무어 임상해부학

MOORE'S Clinically Oriented Anatomy

9판

무어 임상해부학 9판

초판 인쇄: 2024년 2월 27일
초판 발행: 2024년 3월 5일

저 자: Arthur F. Dalley II, Anne M. R. Agur
역 자: 김대중 · 김명주 · 김영석 · 김호정 · 노구섭
손현준 · 엄창섭 · 이법이 · 허대영 · 황영일
발 행 인: 문정구
발 행 처: (주)바이오사이언스출판
주 소: (우)06569 서울특별시 서초구 도구로 115, 3층(방배동)
전 화: (02)581-4057~8 팩스: (02)581-4059
이 메 일: inquiry@biosciencepub.com
홈페이지: http://www.biobooks.co.kr
I S B N: 978-89-6824-154-3 93510
등록번호: 제22-3079호
값 85,000원

무어 임상해부학

MOORE'S Clinically Oriented Anatomy

9판

김대중 · 김명주 · 김영석 · 김호정 · 노구섭
손현준 · 엄창섭 · 이법이 · 허대영 · 황영일 역

Arthur F. Dalley II

Anne M. R. Agur

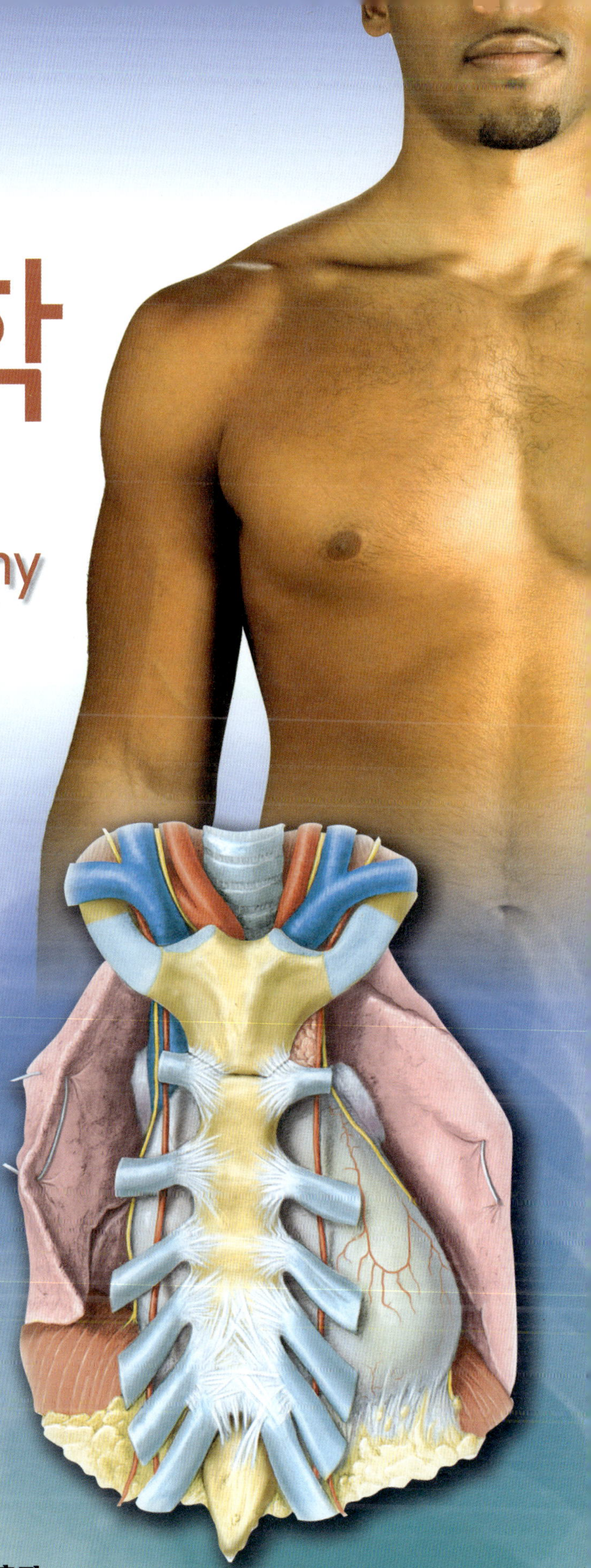

Wolters Kluwer
Philadelphia • Baltimore • New York • London
Buenos Aires • Hong Kong • Sydney • Tokyo

BIO BIOSCIENCE (주)바이오사이언스출판

Dr. Keith Leon Moore(1925~2019)

by Arthur F. Dalley II and Anne M. R. Agur

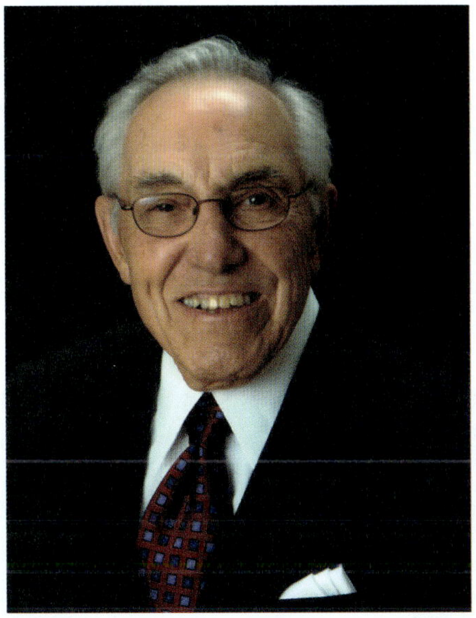

Dr. Keith Leon Moore
BA, MSc, PhD, Hon. DSc (OSU), Hon. DSc (WU)
FIAC, FRSM, FAAA

이 시대의 저명한 해부학자의 한 분인 무어 박사(Dr. Keith Leon Moore)가 2019년 11월 25일 작고하셨다. 그는 1980년에 *Clinically Oriented Anatomy*(COA)를 첫 출간하였으며, 1996년에는 Anne Agur와 같이 *Essential Clinical Anatomy*(ECA)를 공동 저술함으로써 임상해부학 교과서 출간의 선구자 역활을 하였다. 그는 COA의 첫 세 개정판에서는 단독 저자였으며 4판부터는 Arthur Dalley와, 6판부터는 Anne와 공동 저술을 하였다. 본인은 ECA 4판부터 Keith, Anne와 같이 공동 저술을 하였다. 이제 Anne와 본인은 무어 박사의 지도에 힘입어 COA 9판, ECA 6판을 완성하게 되었다. 무어 박사의 선구자적인 업적과 유산을 기리고자 COA와 ECA에 “Moore's”라는 이름을 추가하였다. 그는 또한 4권의 임상발생학 교과서의 저자 및 공동저자로 참여하였다.

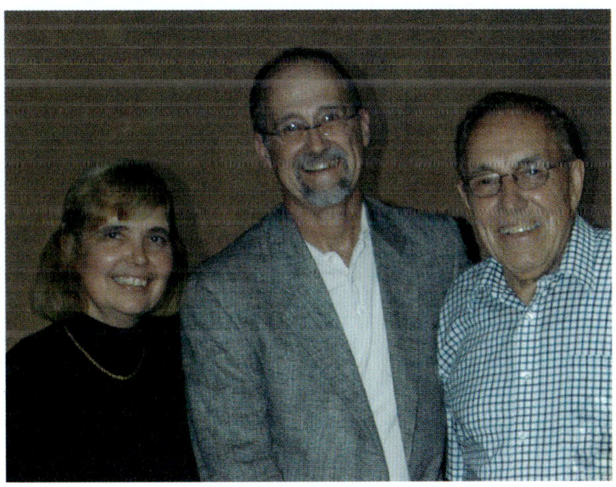

Anne Agur, Art Dalley, and Keith Moore

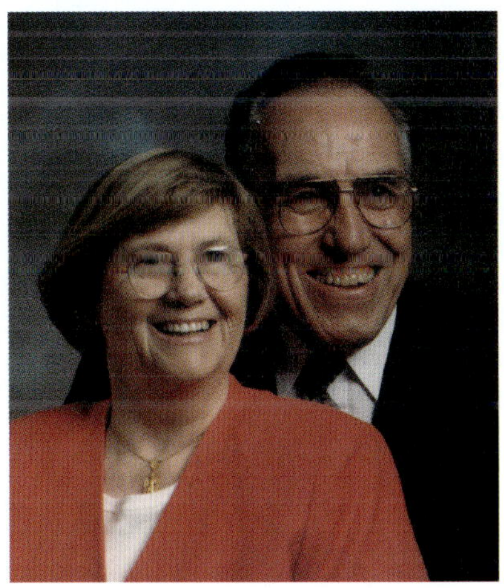

Keith and Marion Moore

무어 박사는 1925년 10월 5일 캐나다 브랜포드에서 태어났다. 2차 세계대전 중 캐나다 해군으로 복무하며 밴쿠버섬에서 환자 산모의 출산을 도우며 방사선 기사로서 훈련을 받았다. 종전 후 Western 대학에 들어가 학사, 석사, 박사 학위를 취득하였다. 1949년에 Marion McDermid와 결혼하여 5명의 자녀와 9명의 손자, 손녀를 두었다. Marion은 타이피스트로서 COA 첫 3판의 초기 비평을 제공하였다.

1956년 무어 박사는 Winnipeg의 Manotoba 대학의 조교수가 되었고, 1965년 해부학 주임교수가 되었다. 1976년에 Toronto 대학에서 해부학과장 및 기초의과학부의 부학장을 역임하였다. 1991년 정년퇴직 후 20여 년 동안 그의 저서들에 대한 작업과 초청강연 및 많은 해부학회의에 참여하였다.

무어 박사는 우수한 교육자로 인정받아 많은 명망 있는 상을 받았다. 특별히 의학 및 치의학 학부-대학원 인체 해부학교육에서의 큰 업적을 인정받아 최고 영예의 상을 받았다. 그가 발간한 임상해부학과 발생학 저서들의 탁월함으로 American association of Anatomists (AAA)에서 우수교육자상(2007)을, American association of Clinical Anatomists(AACA)로부터 최고회원상(1994)을 받았다. 2012년에는 Ohio State University와 University of Western Ontario로부터 명예 과학박사학위를 받았다. 또한 캐나다인에게 수여하는 엘리자베스 2세 Diamond Jubilee Medal을 받았으며, American Association of Anatomists에 기여한 공로로 R. Benton Adkins, Jr 특별상을 수상하였다.

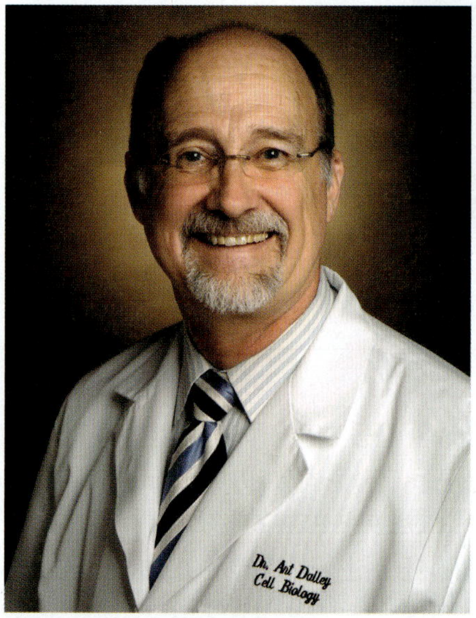

Arthur F. Dalley II
PhD, FAAAFIAC, FRSM, FAAA

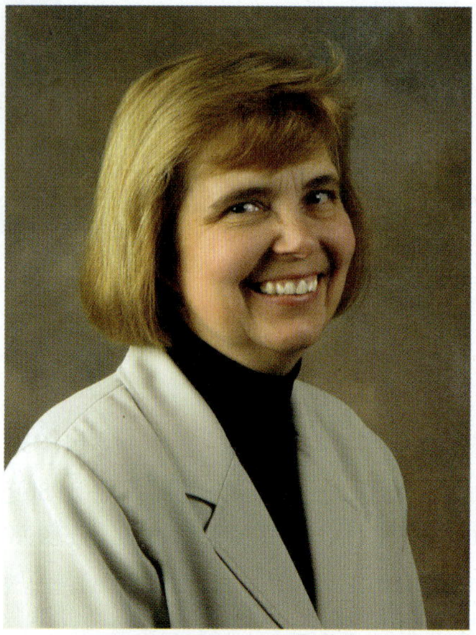

Anne M. R. Agur
PhD, FAAAFIAC, FRSM, FAAA

Anne와 본인은 우리의 멘토, 공동저자이며 친구와 같은 그를 보내어 슬픈 심정이다. 무어 박사의 업적은 앞으로도 교육, 임상 그리고 미래의 의료현장에 많은 영향을 줄 것이다. 우리뿐만 아니라 해부학 분야에서 진정한 해부학/발생학의 거인으로서 기억될 것이다.

머리말

본 임상해부학(*Clinically Oriented Anatomy*) 책의 첫 판이 출간된 지도 벌써 30여 년이 지났다. 다른 기초과학에 비해 해부학은 오랜 시간이 지나도 그 내용이 꾸준히 유지되는 편이지만, 이 책은 지금까지 많은 개선을 거쳐 왔다. 즉, 해부학의 폭넓은 임상적 적용, 실제 해부학을 가시화하는 새로운 영상기술과 이를 통해 얻은 정보들을 효율적으로 전달하는 시각 및 출판 기술의 발달 같은 여러 변화를 반영해 왔던 것이다. 또한 학생들이 보다 쉽게 공부할 수 있도록 하면서도 이 책의 신뢰성을 높이려는 노력을 꾸준히 기울였다. 9판은 많은 학생, 해부학자, 임상 의사들이 철저히 감수하여 정확하고 보완된 내용으로 수정하였으며, 이 과정에서 의미있는 새로운 변화와 개정이 이루어졌다.

주요 특징(KEY FEATURES)

무어 임상해부학 책은 임상과 해부학을 밀접하게 연관시켜 그 가치를 널리 인정받고 있다. 이전 판들과 같이 이번 9판도 일차의료, 진단영상의 해석, 응급의료, 외과적 수술 등에 필수적인 임상해부학에 초점을 맞추었다. 이제 21세기에 들어 학생들이 더욱 중점적으로 알아야 할 해부학적 지식들을 중심으로 새로운 내용들을 추가하고 기존의 내용들 또한 개정하였다.

풍부한 그림(EXTENSIVE ART PROGRAM)

7판부터 본 9판까지 많은 그림들을 개정하였다. 이전의 그림보다 정확성과 일관성을 높였고 "그란트 사람해부 아틀라스(*Grant's Atlas of Anatomy*)"의 새 그림을 도입하여 더욱 생생한 그림을 볼 수 있게 하였다. 9판에서는 더욱 확실하고 효과적으로 그림과 설명을 개정하였다. 또한 표와 같이 표시한 근육의 그림도 많이 개정하였고 전체 동맥, 팔다리 신경지배 등이 새로 수록되었다. 책 내용 중에 설명한 모든 해부학적 구조물을 그림으로 나타내기 위해 많은 노력을 기울였다. 문장과 그림을 능동적으로 연계하여 최대의 학습 효율을 유도하였고, 구조물을 따로 찾기 위해 시간을 허비하지 않도록 하였다. 책에 실린 대부분의 임상질환에도 사진과 그림 등을 첨부하였다. 다양한 시각자료는 해부사진, 구조물 표기, 영상의학자료 등으로 구성되어 있으며, 표 또한 적절한 색상배치와 그림을 더해 학생들이 구조물들을 쉽게 이해할 수 있도록 하였다.

임상적용(CLINICAL BLUE BOXES)

임상적용란에 잘 알려진 임상관련 내용을 더욱 보강하였으며, 이들 대부분에 사실적인 그림과 사진을 덧붙여 학생들의 이해를 도왔다. 이번 판에서는 임상적용 부분을 폭넓게 개정하여 최근의 발전된 의학 부분을 반영하였다.

임상적용은 그 임상 내용의 유형에 따라 다음과 같은 기호로 분류하였다.

해부학적 변이(Anatomical variation) 해부실습이나 임상에서 접할 수 있는 해부학적 구조물의 변이를 나타내어, 이들의 임상적 중요성을 강조하였다.

인체 발달과정(Life cycle) 출생전 발달 요인들을 설명하여 출생후 해부학 및 인체 발달과정(아동기, 청소년기, 성년기, 노년기 등)을 이해할 수 있도록 하였다.

외상(Trauma) 골절이나 탈구 등의 외상이 정상 해부학에 미치는 영향과 이로 인한 임상현상과 기능장애를 설명하였다.

진단과정(Diagnostic procedure) 이학적 진단에 필요한 해부학적 특징과 관찰소견을 설명하였다.

수술과정(Surgical procedure) 절개, 국소 마취 등의 수술과정에 대한 해부학적 근거를 실었다.

병리학(Pathology) 질환이 정상 해부학에 미치는 영향(예: 유방암)과 체내에서의 병의 전이 등에 관련된 해부학 구조물들을 다루었다.

핵심정리(BOTTOM LINE SUMMARIES)

핵심정리 부분을 통해 각 장에서 다루어진 내용을 다시 요약 정리하였다. 이를 통해 깊은 이해를 돕기 위한 상세한 설명들 속에서도 가장 중요한 핵심을 놓치지 않도록 하였다. 핵심정리 부분을 이용해 큰 숲을 바라보며 꾸준한 복습을 하면 효과적일 것이다.

실용적이고 기능적인 해부학(ANATOMY DESCRIBED IN PRACTICAL, FUNCTIONAL CONTEXT)

근골격계는 더욱 실용적인 방향으로 접근하였다. 실생활에서의 근육 및 근육무리 동작, 특히 걸음걸이, 손으로 쥐기 등에 초점을 맞추었다. 기존 해부학 교과서에서 중점적으로 다뤄지는 동심성 수축(concentric contraction)뿐만 아니라 실제 근수축에서 중요한 기능을 차지하는 늘임 수축(eccentric contraction)도 잘 설명해 놓았다. 이 실용적인 접근은 이 책으로 공부하는 물리 및 임상 치료 전공학생들을 포함한 많은 보건의료인에게 큰 도움이 될 것이다.

표면해부학과 영상의학(SURFACE ANATOMY AND MEDICAL IMAGING)

이전 판에서 따로 다루었던 표면해부학과 영상의학 자료들을 각 단원의 부위별 설명에 함께 수록함으로써, 이학적 검사/진단과 해부학의 관계를 더 잘 이해하도록 하였다. 실제 표면해부학 사진뿐만 아니라 해당 장기를 겹쳐 그린 그림도 부위별 단원마다 실었다. 정상 신체를 촬영한 MRI, CT, 초음파 사진과 조영증강사진 등의 자료에 이름을 표기하고 설명을 함께 실어 학생들로 하여금 영상진단에 익숙해지도록 하였다.

용어(TERMINOLOGY)

이 책에서 쓰인 모든 용어는 *Terminologia Anatomica: International Anatomical Nomenclature*(1998)에 기반을 두었다. 이것은 Federative International Programme on Anatomical Terminologies (FIPAT)에서 만들어져 International Federation of Associations of Anatomists(IFFA)에서 승인된 것이다. 책 전반에 걸쳐 공식적인 영어용어를 사용하였으며, 새로운 용어를 소개할 때에는 유럽, 아시아 등 다른 나라에서 사용하고 있는는 라틴용어도 제시하였다. 또한 용어의 어원과 파생형도 덧붙여 학생들의 이해와 암기를 돕고자 했다. IFAA에서 공식적으로 인정하진 않지만, 인명(人名)을 따른 용어(예: sternal angle 복장뼈각—'angle of Louis')도 따옴표와 함께 기입하여 실제 임상학습 시 학생들에게 도움이 되도록 하였다.

유지 및 개선된 특징들 (RETAINED AND IMPROVED FEATURES)

본 임상해부학 책에 대한 학생과 교수진의 의견을 최대한 반영하였다.

- 줄어드는 강의시간, 기술적 서술에만 치중한 실험 가이드, 여러 출처의 강의록 등에 대응하여 본 교재에서는 포괄적이고 종합적인 내용을 제공하여 학생들이 모르거나 혼동되는 사항을 스스로 찾아볼 수 있도록 하였다.
- 기초와 임상해부학의 여러 과정에서 각각 강조하며 특별히 다루는 내용들을 다루는 데 부족함이 없도록 풍부한 내용을 담았다.
- *Grant's Atlas of Anatomy*와 *Grant's Dissector* 책과 일치되도록 각 장의 순서를 편성하였다.
- 총론(제1장)에서는 각 부위별, 단원별 해부학을 공부하기에 앞서서 필요한 전반적인 계통적 학습 내용을 담았다. 여러 나라의 많은 학생들이 이 방식에 대해 긍정적인 평가를 보내왔다. 보건의료계열 학생들의 학습배경과 경험이 그 어느 때보다도 다양해지고 있는 가운데, 교육과정의 제한으로 인해 학생들이 자칫 나무만 보고 숲을 바라보지 못하는 경우가 종종 있다. 즉, 부분을 배우기 전에 알아야 할 계통적 지식을 제대로 배우지 않은 채 대충 짐작하고 넘어가는 것이다. 이는 전체의 이해뿐만 아니라 부분의 이해도 곤란하게 한다. 이를 돕기 위해 총론에서 계통해부학 전체에 대해서 충분한 요약을 하였다. 학생들의 의견을 반영하여 특별히 신경계 및 말초 자율신경계에 대한 내용을 더욱 보강하였다. 내장신경계와 소화기계의 특이한 신경지배에 대한 정보와 설명은 기존 해부 교과서 중 이 책에서 최초로 시도된 것이다.
- 이번 9판에서 1장에는 성별에 따른 단면이 추가되었고, 제6장 골반과 샅에는 성전환에 대한 개요, 기본 개념과 임상적용 부분을 설명하였다.
- 기본적 사항들(예: 근육 부착점, 신경지배, 기능 등)은 학습 내용을 쉽게 이해하도록 표와 그림을 통해 설명하였다. 이 책에는 다른 해부학 교재보다 더욱 많은 표가 실려 있다.
- 임상그림은 설명과 함께 임상적으로 적용되는 해부학적 구조를 일치시켰다.
- 그림에는 교과서를 사용하는 사람들과 치료받는 환자들의 다양성을 반영하였다.
- 방향, 위치를 나타내는 기호를 그림에 충분히 넣었으며, 확대된 부분에 대한 그림이 따로 있을 경우 그 부분을 가리키는 화살표도 넣었다. 그림설명에 따로 표시하였던 구조물의 이름을 각 구조물 옆으로 옮겼다. 이름표기와 구조물 간의 거리를 최소화하고 둘을 잇는 선도 가능한 똑바르고 혼동없이 위치하도록 하였다.
- 여성과 남성의 해부학을 같은 수준으로 설명하는 데 초점을 두었

다. 기존 교과서에서는 남성 생식기에 대해서는 자세히 설명하였으나 여성의 외부생식기에 대해서는 불충분하게 소개하였다. 즉 여성의 음핵(clitoris)은 남성 음경에 해당하는 작은 구조라고만 설명하였다. 이번 판에서는 여성 음핵에 대한 자세하고 확실한 설명을 추가하여 그것의 해부학적 구조가 남성생식기와 다른 부분을 보여주었다.

- **굵은 글자(bold type)**는 중요한 해부용어로서 이에 대한 설명이 뒤따른다. 찾아보기에 이들 페이지를 수록하여 주요 부분을 쉽게 찾을 수 있게 하였다. 파란 페이지에서 임상용어를 정의할 때도 굵은 글자를 사용하였다.
- 한글은 고딕체이고 영문 이탤릭(*Italic type*)은 주제 및 다뤄지고 있는 부위와 깊은 관련이 있는 해부용어를 나타내며 그림에서 언급되고 있는 용어를 나타낸다.
- 각 장 내용의 간추린 순서를 앞부분에 실어 활용도를 높였다.

학생교육에 대한 기여 (COMMITMENT TO EDUCATING STUDENTS)

이 책은 보건의료 학생들을 위해 집필하였으며, 사전에 해부학적 지식을 접한 적이 없는 학생들 역시 감안하였다. 최대한 흥미롭게 공부할 수 있도록 집필하여 추후 배우게 될 자세한 교육과정(진단학, 재활의학, 외과학 등)과의 연계가 잘 이뤄지도록 하였다. 우리는 이 책이 교육과 흥미의 두 가치를 모두 충족시키기를 바라며 학생들이 임상해부학에 대한 열정을 키우게 된다면 이 책은 그 목표를 달성한 것이라고 할 수 있을 것이다.

Arthur F. Dalley II
Anne M. R. Agur

약어

a., aa. artery, arteries 동맥, 동맥들
abd. abdomen, abductor 배, 벌림근
acc. accessory 덧, 더부
ACL anterior cruciate ligament 앞십자인대
add. adductor 모음근
ANS autonomic nervous system 자율신경계
ant. anterior 앞의
ASIS anterior superior iliac spine 앞위엉덩뼈가시
AV atrioventricular 심장 방실의
C cervical 목의
CCA common carotid artery 온목동맥
CN cranial nerve 뇌신경
CNS central nervous system 중추신경계
Co coccygeal 꼬리뼈의
CSF cerebrospinal fluid 뇌척수액
ECA external carotid artery 바깥목동맥
e.g. for example 예
EJV external jugular vein 바깥목정맥
ENS enteric nervous system 내장신경계
et al. and others 기타 등등
ext. extensor, external 폄근, 바깥의
flex. flexor 굽힘근
Fr. French 프랑스어의
G. Greek 그리스어의
GI gastrointestinal 위장관의
ICA internal carotid artery 속목동맥
i.e. that is 즉
IJV internal jugular vein 속목정맥
inf. inferior 아래의
int. internal 속, 안의
IVC inferior vena 아래대정맥
l. left 왼쪽
L liter, lumbar 리터, 허리의
L. Latin 라틴어의
LA left atrium 왼심방
lat. lateral 가쪽의
LCA left coronary artery 왼심장동맥
lev. levator 올림근
LLQ left lower quadrant 왼아래사분면
LRV left renal vein 왼콩팥정맥
LUQ left upper quadrant 왼위사분면
LV left ventricle 왼심실
m. mm. muscle, muscles 근육, 근육들
med. medial 안쪽의
PCL posterior cruciate ligament 뒤십자인대
PNS peripheral nervous system 말초신경계
post. posterior 뒤의
PSIS posterior superior iliac spine 뒤위엉덩뼈가시
PSNS parasympathetic nervous system 부교감신경계
PV hepatic portal vein 간문맥
r. right 오른쪽의
RA right atrium 오른심방
RCA right coronary artery 오른심장동맥
RLQ right lower quadrant 오른아래사분면
RUQ right upper quadrant 오른위사분면
RV right ventricle 오른심실
S sacral 엉치뼈의
SA sinu-atrial 심장굴심방의
SCM sternocleidomastoid 목빗근
SNS sensory nervous system 감각신경계
sp. spinal 척수의
SPNS sympathetic nervous system 교감신경계
sup. superior 위의
supf. superficial 얕은
SV sinoventricular 심장굴심실의
SVC superior vena cava 위대정맥
T thoracic 가슴의
TA Terminologia Anatomica 해부학용어
TMJ temporomandibular joint 턱관절
v. vv. vein, veins 정맥, 정맥들
vs. versus 대(對)
yo years old 연령

역자 소개

대표역자
김 대 중 인하대학교 의과대학 해부학교실

김 명 주 단국대학교 의과대학 해부학교실

김 영 석 인제대학교 의과대학 해부학교실

김 호 성 가톨릭관동대학교 의과대학 해부학교실

노 구 섭 경상국립대학교 의과대학 해부학교실

손 현 준 충북대학교 의과대학 해부학교실

엄 창 섭 고려대학교 의과대학 해부학교실

이 법 이 건국대학교 의과대학 · 의학전문대학원 해부학교실

허 대 영 인제대학교 의과대학 해부학교실

황 영 일 서울대학교 의과대학 해부학교실

역자 머리말

인체의 모든 장기는 서로 유기적으로 연결되어 있다. 이 장기들은 계(system)를 형성하여 일관되고 고유한 기능을 수행하고 있다. 인체해부학은 이러한 인체의 상호관계를 이해하고 연구하는 데에 가장 기본이 되는 학문이다.

따라서 인체해부학 과목은 모든 의과대학, 치과대학, 한의과대학 및 보건의료 관련 교과과정에서 가장 기본이 되는 학문이며 가장 많은 시간이 편성되어 있다. 따라서 학생들에게는 매우 중요하면서도 어려운 과목으로 인식되어 왔다.

근래 의학의 발달과 함께 새로운 영상정보가 축적되고 이를 기반으로 복잡한 구조물들을 쉽게 이해하도록 보여주는 그림들과 이를 잘 설명해주는 책들이 발간되기 시작하였다.

이에 본 의과대학 교수진은 많은 인체해부학 책 중 'Moore's Clinically Oriented Anatomy'가 그 내용과 그림, 임상관련 설명들이 매우 신뢰성이 있고 효과적인 교과서임을 확신하고 이를 우리말 용어로 번역하는 작업에 참여하게 되었다.

본 저서는 2007년에 5판 번역본이 나온 후 2018년 8판까지 계속 번역되고 개정되어 국내 대학에서 가장 널리 쓰이는 교과서로 인정받아 왔다.

2022년도에 그 내용이 더욱 보강되어 개정된 9판이 발간되었다. 이에 그간 수년에 걸쳐 번역작업을 해주신 교수님들을 중심으로 9판 번역에 착수하여 이제 새로운 결실을 보게 되었다.

우리나라의 의학용어는 1990년 이전에는 대부분 한자용어로 되어 있어 용어 자체를 이해하는 데에 어려움이 많았다. 이에 대한해부학회는 학생, 의료인과 일반인이 쉽게 이해할 수 있는 우리말 용어를 만들기 시작하였고 근래 해부학용어집 6판이 발표되었다.

이 책에 사용한 용어는 대한해부학회 의학용어집 6판(2018)과 의사협회 의학용어집 6판(2019)을 기준으로 하였다. 원서의 모든 용어는 Terminologia Anatomica: International Anatomical Nomenclature (1998)에 기반을 두었다.

역자들은 새 원서의 내용을 보다 더 간결하고 정확하게 번역하는 데에 많은 시간과 노력을 들였다. 이 '무어의 임상해부학' 책이 많은 의학 관련 학생, 교수, 임상의 및 관련된 분들에게 큰 도움이 될 것을 기대하며 독자들의 많은 성원을 바라는 바이다.

또한 교정을 도와준 충북대학교 의과대학의 최나래, 권찬양 님과 최신 지견의 의학서적 출간을 위해 꾸준히 지원을 해주신 (주)바이오사이언스출판의 문정구 대표이사님, 최성원 상무님, 담당 실무진 및 편집, 교정, 교열에 많은 수고를 해주신 홍수희 팀장님께 깊은 감사의 마음을 전합니다.

2024년 2월
역자 일동

차례

임상적용의 목록

1 총론 Overview and Basic Concepts

2 등 Back

3 팔 Upper Limb

4 가슴 Thorax

5 배 Abdomen

10 뇌신경 요약
Summary of Cranial Nerves

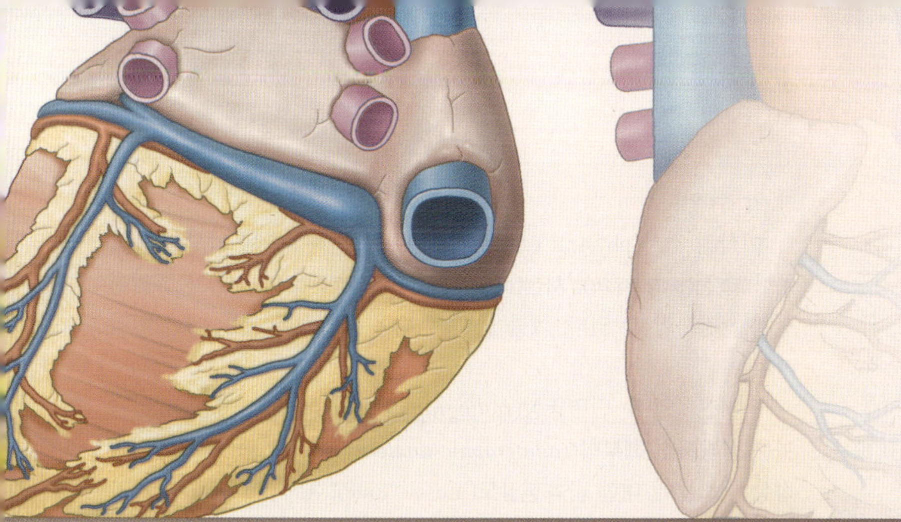

1

총론
Overview and Basic Concepts

건국대학교 의과대학 · 의학전문대학원 해부학교실 **이 법 이**

임상적용 아이콘

해부학적 변이 | 진단과정 | 인체 발달과정 | 수술과정 | 외상 | 병리학

해부학 공부를 위한 접근 방법 (Approaches to Studying Anatomy)

해부학은 생명현상(기능)이 일어나는 곳(구조)에 대해 연구하는 학문이다. 이 책은 주로 인체의 기능적 맨눈해부학(인체육안해부학, human gross anatomy)을 현미경을 사용하지 않고 다룬다. 해부학을 공부하는 데는 목적에 따라 국소적(regional), 계통적(systemic), 임상적(clinical) 혹은 응용적(applied) 접근 방법이 사용된다.

국소해부학(Regional Anatomy)

국소해부학(regional anatomy, topographical anatomy)은 인체의 구성을 부위(parts) 또는 부분별(segments)로 설명하는 것이다(그림 1.1). 인체는 하나의 주체(main body)와 한 쌍의 팔다리 부분으로 구성되며 주체 부분은 머리(head), 목(neck) 및 몸통(trunk)으로 구성된다. 몸통은 가슴(thorax), 배(abdomen), 등(back), 골반(pelvis), 샅(perineum)으로 구성되고, 각 부분들은 좀 더 작은 지역(areas)이나 부위(regions)로 세분된다. 국소해부학은 특정 부분(예: 머리, head), 부위(예: 얼굴, face), 작은 부위(예: 안와, orbital region or eye region)로 관점을 좁혀서 인체 구조를 공부하는 방법이다. 국소해부학을 통하여 다양한 계통적 구조들(근육, 신경, 혈관 등)의 배열과 관계를 관찰하고, 인접한 구조들을 순차적으로 연구하는 것이다.

이 책은 이러한 방법으로 기술되어 있으며, 각 장에서 인체의 주요 부분에 대한 해부학을 다루며, 이는 실제 해부 과정에 적용되는 접근 방법이다. 이러한 방법으로 공부할 때, 관점은 국소해부학이지만 전체로서의 몸과 인접한 부분의 연관 관계를 아는 것이 중요하다.

국소해부학은 또한 인체의 구성을 층적인 구조(layers)로 보여준다. 인체는 피부(skin), 피부밑조직(피하조직, subcutaneous tissue) 혹은 얕은근막(천근막, superficial fascia), 깊은근막(심근막, deep fascia)의 순서로 배열되어 있고, 근육, 뼈대, 공간 등은 깊은근막보다 깊게 위치하고 있으며, 이러한 공간안에 장기(organs)가 들어 있다. 이들 깊은 구조물들은 부분적으로는 몸의 바깥을 싸는 구조 바로 밑에 위치하여 표면해부학을 통해 생체에서 관찰되고 연구되기도 한다.

표면해부학(surface anatomy)은 국소해부학 연구의 필수적인 부분이다. 이 책의 표면해부학 항목에서는 생체에서 설 때나 움직일 때 피부밑에서 만져지는 구조물들에 대한 지식을 강조하였다. 바깥 형태와 표면을 관찰하거나 그 아래 위치한 구조물들의 표면을 느끼고 관찰함으로써 많은 것을 배울 수 있다. 이 방법의 목적은 표면에 형상(contour)으로 보이거나, 그 아래에서 만져지는 구조를 상상하게 하거나(*visualize*: 뚜렷한 영상을 마음에 그리는 것), 임상에서 비정상적이거나 이상이 있는 관찰물을 구분하는 것이다. 다르게 표현하면, 표면해부학은 표면 밑에 있는 구조물들의 해부학을 철저하게 이해하는 것이 필요하다. 예를 들면, 의사는 칼에 찔린 상처가 있는 환자가 손상을 입었을 깊은 구조물들을 예측할 수 있어야 한다. 표면해부학을 통하여 관찰하거나 만질 필요없이 우리 몸에 대한 지식을 쉽게 알 수 있다.

이학적 검사(physical examination)는 표면해부학의 임상적 응용이다. 촉진(*palpation*), 시진(*observation*) 및 청진(*listening*)을 통하여 신체를 검사할 수 있다. 예를 들면, 맥박을 측정하는 것도 이학적 검사이다.

방사선촬영 및 단면영상(*radiographic and sectional imaging*)을 이용한 방사선 해부학(*radiographic anatomy*)에 의하여, 생체에서의 정상 구조물에 대한 근육긴장도(muscle tone), 체액(body fluids), 압력(pressures), 중력(gravity)에 의한 영향에 대해서 유용한 정보를 알 수 있으며, 이러한 정보는 시체해부를 통한 연구에서는 얻기 힘들다. 진단 방사선학(*diagnostic radiology*)을 통하여 외상, 병리적 현상 및 노화가 정상구조에 미치는 영향을 알 수 있다. 이 책에서는 각 장의 끝부분에 의학영상 항목에서 방사선 영상과 단면영상에 대한 방법과

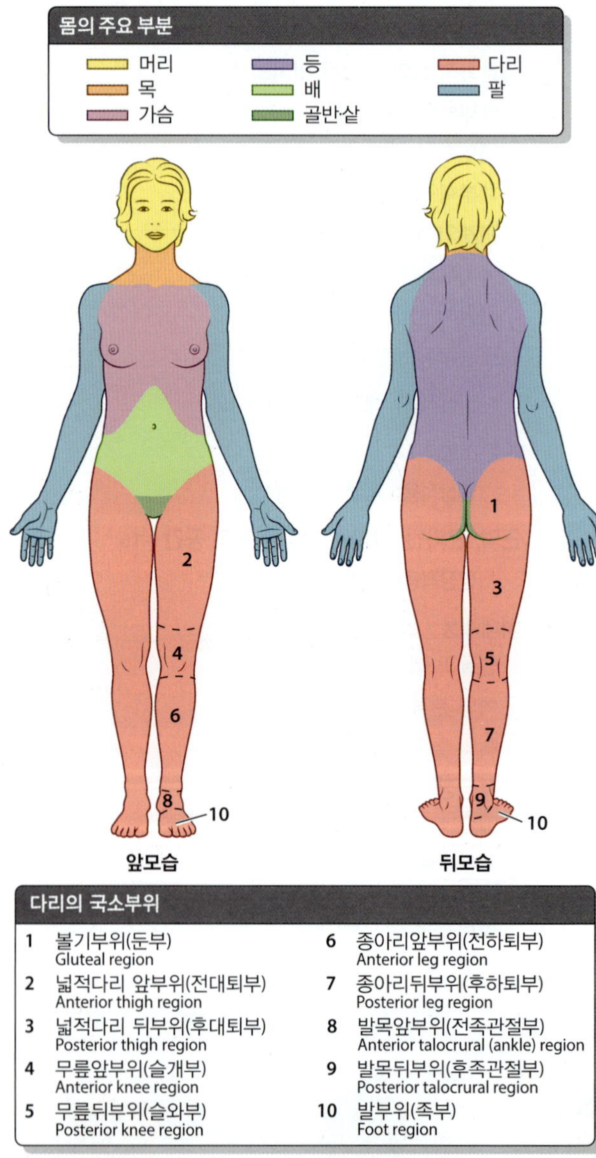

그림 1.1. 몸의 주요 부분과 다리의 국소부위. 해부학에서 몸의 부위와 구조의 명칭을 기술할 때는 위의 그림과 같은 해부학적 자세를 기준으로 한다.

우리 몸의 여러 부분의 연속적인 단면영상(series of sectional image)을 소개하였다. 내시경기술(*endoscopic techniques*)은 구부러지기 쉬운 광섬유(flexible fiber optic device)를 위(stomach)와 같은 내장장기에 집어 넣거나 혹은 작은 수술적 "절개(portal)"를 통하여 생생하게 내부를 직접 볼 수 있게 만든 것이다. 그러나 깊은 구조물의 3차원적 해부학과 주위관계를 자세하고 철저하게 공부하기 위해서는 잘라 보거나 해부과정을 통해 직접 구조물들을 표면에서부터 벗겨가며 관찰하는 것이 가장 좋다. 표면해부학, 방사선 영상, 해부학을 공부하면서 쌓은 경험들이 복합되어 실제 임상에서 각 환자에 대한 해부학 지식으로 제공될 것이다.

컴퓨터는 2차원 또는 3차원적 해부학 연출의 조작이나 상호작용으로 학습에 도움을 준다. 해부학적 구조물들을 관찰하기 위하여 정교하게 준비된 **시체 해부(prosections)**도 매우 유용하다. 그렇지만 강의나 교과서 중심의 학습과 실제 **해부(dissection)**의 경험이 복합될 때, 즉 실습에 의한 학습이 가장 효율적이며 기억력에 오래 남는다. 해부 실습 중에 인체의 각 부분들을 관찰하고, 만지고, 움직여 보고, 순서대로 나타나게 한다. 1770년에 스코틀랜드의 저명한 해부학자이며 산부인과 의사였던 William Hunter 박사는, "자유롭고 신속하게 생체를 자르거나 관찰할 수 있는 시체 해부만이 우리를 가르친다"라고 하였다.

계통해부학(Systemic Anatomy)

계통해부학(systemic anatomy)은 복합된 기능을 수행하는 인체의 장기계통을 연구하는 학문 분야이다. 기본적인 계통과 연구 분야(대괄호안의 이탤릭체)는 다음과 같다.

- **피부계통(integumentary system)**은 피부(skin; 라틴어로 a covering을 의미하는 *integumentum*)와 그 부속물인 털(모, hair), 손·발톱(조갑, nail), 땀샘(한선, sweat gland)과 피부 바로 아래의 피부밑 조직(subcutaneous tissue)으로 구성되어 있다. 피부는 광범위한 감각기관이며 몸의 바깥을 보호하는 덮개(covering)와 용기(container)역할을 한다[피부과학(*dermatology*)].
- **뼈대계통**(골격계통, **skeletal system**)은 뼈(골, bone)와 연골(cartilage)로 구성되며, 몸의 기본적인 형태를 만들어 지지한다. 근육계통에 의해 뼈대계통은 움직이게 되며, 또한 심장, 허파, 골반장기 같은 필수 장기를 보호한다[골학(*osteology*)].
- **관절계통(articular system)**은 관절(joint)과 관련 인대(ligament)로 구성되며, 뼈대계통의 뼈를 연결시키며 운동이 일어나는 부위이다[관절학(*arthrology*)].
- **근육계통(muscular system)**은 근육으로 구성되는데, 뼈대근육(골격근, skeletal muscle)은 몸의 자세를 유지하게 하거나 운동(수축)이 일어나게 한다. 민무늬근육(평활근, smooth muscle)과 심장근육(심근, cardiac muscle)은 체액 혹은 체액 성분을 방출하거나, 흐름을 조절한다[근육학(*myology*)].
- **신경계통(nervous system)**은 중추신경계와 말초신경계로 구성되며, 중추신경계(central nervous system)는 뇌(brain), 척수(spinal cord)로 이루어지며, 말초신경계(peripheral nervous system)는 신경(nerves), 신경절(ganglia), 운동·감각신경 말단(motor and sensory endings)을 포함한다. 신경계통은 장기 계통의 기능을 통제하고 조정하여 주어진 환경에서 몸이 반응하고 활동하게 한다. 감각기관(sense organs)도 종종 신경계통에 포함시키며, 이러한 감각기관에는 후각기관(olfactory organ), 눈(eye), 귀(ear) 및 미각기관이 있다. 눈은 [안과학(*ophthalmology*)]에 관여하며, 귀는 청각과 평형감각을 담당한다[이과학(*otology*)] [신경학(*neurology*)].
- **순환계통(circulatory system)**은 심혈관계통과 림프계통으로 구성되며, 체액을 운반한다[혈관학(*angiology*)].
    - **심혈관계통(cardiovascular system)**은 심장과 혈관으로 구성되어 몸의 각 부분으로 혈액을 운반하여 산소와 영양분, 호르몬을 세포로 운반하고 노폐물을 제거하는 기능을 한다[심장학(*cardiology*)].
    - **림프계통(lymphatic system)**은 그물망모양의 림프관으로 구성되어 있으며, 세포사이공간으로부터 남아 있는 조직액(림프액)은 림프관으로 들어와 림프절을 통해 여과된 후 혈류로 들어간다.
- **소화기계통(alimentary** or **digestive system)**은 입안(구강, mouth)에서 항문(anus)까지이며, 음식물의 섭취(ingestion), 씹기(mastication), 삼키기(deglutition), 소화(digestion), 흡수(absorption), 배변과 관련된 장기와 샘들로 구성되어 있다[위장관학(*gastroenterology*)].
- **호흡기계통(respiratory system)**은 기도와 허파(폐, lung)로 구성되며, 세포호흡을 위해 혈액에 산소를 공급하고 이산화탄소를 제거하는 기능을 한다. 가로막(횡격막, diaphragm)과 후두(larynx)는 호흡기계통에서 공기의 흐름을 조절하고, 후두에 의해 소리가 만들어지고 이러한 소리는 혀와 치아, 입술에 의해 변형되어 언어가 만들어진다[호흡기학(*pulmonology*)].
- **비뇨기계통(urinary system)**은 콩팥(신장, kidney), 요관(ureter), 방광(urinary bladder), 요도(urethra)로 구성되며, 혈액을 여과하여 소변(액체 노폐물)을 만들어 운반하고, 일정 시간 저장한 후 배설한다[비뇨기학(*urology*)].
- **생식기계통(reproductive** or **genital system)**은 난자와 정자를 만드는 생식샘(gonads; 난소 ovary, 고환 testis), 운반하는 생식관(genital duct), 교접이 일어나게 하는 생식기(genitalia)로 구성되며, 수정 후에 여성 생식관은 태아에 영양을 공급하고 분만에 관여한다[부인과학(*gynecology*), 남성과학(*andrology*)].
- **내분비계통(endocrine system)**은 호르몬을 분비하는 특수화된 조직이다. 이들 조직은 여러 형태로 존재하는데, 갑상샘(thyroid gland)처럼 관이 없는 별개의 샘(선, glands)으로 존재하거나 혹

은 소화관이나 혈관벽에 세포집단으로 존재하거나 혹은 특수한 신경말단(nerve endings)형태로 존재한다. 호르몬(hormone)은 유기물질이며(organic molecules), 호르몬은 순환계통을 통해 몸의 모든 부분에 위치한 효과기 세포(effector cells)에 운반된다. 내분비계통의 영향은 신경계통과 마찬가지로 광범위하게 작용한다. 호르몬은 대사에 영향을 미치고, 월경주기(menstral cycle), 임신(pregnancy) 및 출산(parturition) 같은 과정에도 관여한다[내분비학(*endocrinology*)].

인체의 모든 계통은 단독적으로 기능하는 것이 아니다. 수동적인(passive) 뼈대와 관절계통은 능동적인(active) 근육계통과 같이 기능하여야 몸의 운동이 일어나므로 이들은 슈퍼시스템(super system)인 **운동기계통(locomotor system** or **apparatus)**을 구성한다[정형외과학(*orthopedics*)]. 운동에 직접적으로 관여하는 구조물이 팔다리의 근육, 뼈, 관절, 인대라고 하더라도 다른 계통들도 간접적으로 영향을 미친다. 순환계통의 동맥, 정맥이 산소와 영양분을 공급해야 하고 노폐물을 제거해야 하며, 특히 시각과 평형감각을 담당하는 감각기관은 중력 환경에서 활동의 방향성을 결정하는 데 중요한 역할을 수행한다.

이 책 총론에서는 인체의 계통에 대한 대략적인 설명이 있고, 제2장부터 제9장까지는 국소해부학부분, 제10장은 뇌신경과 연관된 계통해부학적 설명이 있다.

임상해부학(Clinical Anatomy)

임상해부학/응용해부학(**clinical anatomy**/applied anatomy)은 의학, 치과학 그리고 보건학의 현장에서 임상적으로 중요한 몸의 구조와 기능적인 측면을 강조한다. 해부학을 공부하는데 국소 또는 계통적 접근을 통합하여 임상적 적용을 강조한다.

임상해부학은 때로 국소해부학 또는 계통해부학을 공부할 때 했던 전형적인 생각을 뒤집어야 한다. 예를 들면, "이 근육의 기능은 ~이다"라고 생각하는 대신, 임상해부학은 "이 근육 기능의 결손이 어떻게 나타날까?"라고 생각한다. "~ 신경은 이곳 피부를 지배한다"라고 하는 대신, 임상해부학은 "이 부위의 마비는 ~ 신경의 손상인가?"라고 생각한다.

임상해부학은 임상적인 문제를 해결하는 것이기 때문에 흥미를 갖고 학습할 수 있다. 이 책에서 "파란 상자(blue boxes)"는 해부학의 임상적용을 기술하였다. 파란상자에는 임상사례(case studies), 임상현장에서의 해부학적 접근, 해부학적 연구를 통한 임상접근이 기술되어 있다.

생물학적 성과 사회적 의미의 성(Sex and Gender)

성별은 남성이든 여성이든 유전적으로 결정된다. 여성은 2개의 X 염색체를 포함하는 46개의 염색체, 남성은 X와 Y를 모두 포함하는 46개의 염색체를 가지고 있다. 염색체 수가 변하는 흔하지 않은 유전적 이상도 있으며, 예를 들어 47개의 염색체를 포함하는 클라인펠터 증후군(Klinefelter syndrome, XXY) 및 47개의 염색체를 포함하는 Jacob 증후군(Jacob syndrome, XYY)이 있다.

성 정체성(*gender identity*)은 자신의 성별에 대한 개인의 고유한 생각이며, 염색체(또는 유전적 성별, genetic sex)로 지정된 성별과 일치하거나 일치하지 않을 수 있다. 성(gender)은 이분법적으로 구분하는 것이 아니라 외모, 성격, 행동, 관계 등으로 표현될 수 있는 스펙트럼이며, 전적으로 겉으로 표현되는 것이 아니다.

임상현장에서 성별(sex)과 젠더(gender)의 차이점을 이해하는 것은 환자와의 신뢰 관계를 형성하고 이해하는 데 중요하다. 임상적으로 성별 불쾌감(gender dysphoria, 젠더 디스포리아)은 성 정체성과 유전적 성별 간의 불일치로 인해 개인이 겪을 수 있는 심각한 고통이다. 일부 어린이는 자신의 해부학적 성적구조가 사회가 보는 방식과 다른 의미를 갖는다고 생각하지만, 많은 개인은 사춘기 또는 훨씬 이후까지도 관련된 감정과 행동을 표현하지 않을 수 있다.

의학해부학 용어(Anatomicomedical Terminology)

해부학용어는 의학용어의 기본을 형성하고, 용어의 대부분을 차지한다. 학생들은 정확하게 용어를 사용하여야 한다. 인체의 부분과 부위에 대한 일상적인 용어에 익숙해 있더라도 국제해부학용어로 학습해야만 전 세계적으로 의학을 연구하는 학자뿐 아니라 의료 전문가들 사이에 정확한 의사소통이 가능하게 될 것이다(예: armpit 대신 axillary fossa, collarbone 대신 clavicle로 사용하여야 한다). 또한 사람들이 불편함을 표현할 때 사용하는 평범하고 일상적인 용어(colloquial term)도 알아야 한다. 게다가 의학적 문제점을 일반 사람들에게 설명할 때는 이해할 수 있는 일상적인 용어를 사용해야 한다.

이 책에서 사용한 해부학용어는 새로운 **국제해부학용어**(*International Anatomical Terminology*)와 대한해부학회에서 정한 해부학용어(2019년 전자판)를 참조로 하였다. *Terminologia Anatomica* (TA)와 *Terminologia Embryologica* (TE)에는 용어가 라틴어와 영어로 동시에 표기되어 있다(예: 어깨세모근은 라틴어로 musculus deltoideus이고, 영어로는 deltoid muscle이다). 이 책의 대부분 용어는 영어식 표현이다. 공식적인 용어는 온라인에서는 http://www4.unifr.ch/ifaa에서 확인할 수가 있다. 불행히도 임상에서 일반적으로 사용하는 용어는 공식적인 용어와 다를 수 있다. 이러한 불일치가 혼동을 야기할 수 있기 때문에, 이 책에서는 흔히 혼동되는 용어를 명확히 하여 비공식적인 용어를 괄호 안에 두었다. 예를 들면, **귀관인두**[*pharyngotympanic tube* (auditory tube, eustachian tube)], **속가슴동맥**[*internal thoracic artery* (internal mammary artery)]. 인명에서 유래한 **용어**(*eponym*)는 구조물의 위치나 형태에 대한 단서를 주지 못하므로 사용하지 않았다. 그럼에도 일반적으로 많이 사용하는 용어

(eponym)는 그 용어가 처음 나오는 부분—복장뼈각(sternal angle, angle of Louise)—에서와 같이 괄호 안의 영어 용어 뒤에 표시하였다.

용어의 구조(Structure of terms). 해부학은 인체의 여러 과정(processes)과 구조에 대해서 기술하는 학문이기 때문에 많은 용어가 필요하다. 대부분의 용어가 라틴어와 그리스어에서 유래하였으므로, 의학 용어는 처음에는 어려운 것같이 보이지만 용어의 기원을 알면 쉽게 이해할 수 있다.

수많은 해부학용어들은 구조의 형태, 크기, 위치, 기능 혹은 구조 간의 유사성에 대한 정보를 제공해준다. 예를 들면, 어깨를 덮고 있는 *deltoid muscle*(어깨세모근)은 삼각형모양을 하고 있으며 그리스 알파벳인 *delta*(Δ)와 유사한 모양을 하고 있다. 접미사 *-oid*는 비슷하다는 의미를 갖고 있으며, deltoid는 delta와 비슷하다는 의미이다. *Biceps*는 머리가 두 개라는 의미이며, *triceps*는 머리가 세 개라는 의미이다. 일부 근육의 명칭은 근육의 모양을 따라 명명되었다. *Piriformis muscle*은 서양배(pear) 모양 때문에 명명되었는데, 라틴어로 *pirum*은 pear이며, forma는 라틴어로 형태(form)라는 의미이다. 또한 근육의 명칭은 근육의 위치에 따라 명명되기도 한다. *Temporal muscle*(관자근)은 머리뼈의 관자부위(temporal region, temple)에 위치하기 때문에 명명되었다. 어떠한 근육은 근육의 동작 때문에 명명된다. *Levator scapulae muscle*(어깨올림근)은 어깨뼈(scapula)를 올리기 때문에 명명되었다. 인체의 여러 구조에 대해 비교적 논리적으로 해부학 용어를 정하였기 때문에, 용어의 의미를 잘 이해하고 공부하고 해부를 한다면 쉽게 그 용어를 기억할 수 있을 것이다.

용어의 약자(Abbreviations). 용어의 약자는 이 책뿐만 아니라 여러 다른 책에서도 근육, 동맥, 신경들의 표를 만들 때 유용하게 사용되고 있다. 임상에서의 약자 사용은 환자의 증상이나 증후를 기술하는 데 사용된다. 이러한 약자 사용은 노트 필기하는 데 속도를 낼 수가 있다. 예를 들어 temporomandibular joint(턱관절)를 TMJ라고 약하여 표기한다. 이러한 약자와 관련된 용어는 이 책의 웹사이트에서 확인할 수 있다

해부학적 자세(Anatomical Position)

모든 해부학용어는 애매모호한 기술을 배제하기 위하여 해부학적 자세를 기준으로 표현된다(그림 1.1과 1.2). 환사나 해부용 시신은 바로 **누운 자세**(앙와위, **supine**, recumbent: 등이 비닥을 향하고 얼굴이 위를 향하는 자세)이거나 혹은 **엎드린 자세**(복와위, **prone**: 배가 바닥을 향하고 얼굴은 아래를 향하는 자세)를 취하지만, 환자나 해부용 시신을 기술할 때는 실제의 어떤 자세나 위치와 상관없이 바로 서 있는 자세로 기술하여야 한다. 이러한 **해부학적 자세(anatomical position)**는 다음과 같다.

- 머리와 눈, 발끝이 정면을 향한다.
- 팔은 몸통 옆으로 내려 손바닥이 앞을 향하게 한다.
- 다리는 두 발을 모아 발끝이 앞을 향한다.

이러한 해부학적 자세는 해부학과 의학적 기술에서 공통적으로 적용된다. 이 자세와 적절한 용어를 사용함으로써 몸의 각 위치와 상호 관계를 알 수 있다. 서 있는 자세에서 중력 때문에 내부장기가 아래로 이동되지만, 대부분의 임상적인 검사는 누워 있는 상태에서 진행되기 때문에 환자에서 검사하고자 하는 장기의 위치는 해부학적 자세를 기준으로 기술해야 한다.

해부학적 면(Anatomical Planes)

해부학적 기술은 해부학적 자세에서 몸을 나누는 4개의 가상면(imaginary planes; 정중면, 시상면, 이마면, 가로면)을 기초로 한다(그림 1.2).

- **정중면(median plane)**은 몸을 좌우 대칭으로 나뉘게 길이 방향으로 자르는 **수직면**(*vertical anteroposterior plane*)이다. 이 면은 **머리, 목 그리고 몸통의 정중선**을 통과하여 몸을 왼쪽 반과 오른쪽 반으로 나뉜다(그림 1.2A). 정중선(midline)은 때로 정중면의 동의어로 잘못 사용되기도 한다.
- **시상면(sagittal plane)**은 **정중면에 평행하게** 지나는 **수직면**(*vertical planes*)이다. 흔히 사용하는 시상옆(parasagittal)이라는 용어는 불필요한 것이다. 왜냐하면 정중면의 옆에 평행한 면은 모두 시상면이기 때문이다. 정중면 바로 옆의 평행한 면을 **정중옆면**(*paramedian plane*)으로 표현할 수 있다.
- **이마면** 또는 **관상면(frontal** or **coronal planes)**은 정중면에 직각이며 몸을 앞(front)과 뒤(back)로 나누는 **수직면**이다(그림 1.2 B, C).
- **가로면(transverse plane)**은 정중면과 이마면에 직각으로 몸을 위(upper)와 아래(lower)로 나누는 면이다(그림 1.2C). 방사선 학자들은 **가로축면**(*transaxial*)으로 표현하고 줄여서 **수평면**(*axial planes*)이라고도 한다.

시상면, 이마면, 가로면들의 수는 무제한이기 때문에 기준점(가령, 보이거나 만져지는 구조 혹은 척추뼈높이)이 필요하다. 예를 들면 배꼽을 통과하는 가로면으로 언급한다. 머리, 목 및 몸통의 이마면 혹은 가로면에서는 좌우 대칭적인 구조를 확인할 수 있다.

해부학적 면의 주된 용도는 단면을 기술하는 것이다(그림 1.3).

- **세로단면**(종단면, **longitudinal sections**)은 몸과 각 부분의 장축을 따라 평행하게 길이 방향으로 자르는 것이고, 몸의 위치와 상관없이 적용된다(그림 1.3A). 정중면, 시상면 및 이마면은 일반적으로 사용되는 세로단면이며 대략 180도 정도의 범위를 갖는다.
- **가로단면**(횡단면, **transverse sections** 또는 cross sections)은 몸과 각 부분을 장축의 직각으로 자르는 것이다(그림 1.3B). 발의 장축은 수평으로 놓여 있으므로 발의 가로단면은 이마면에 놓인

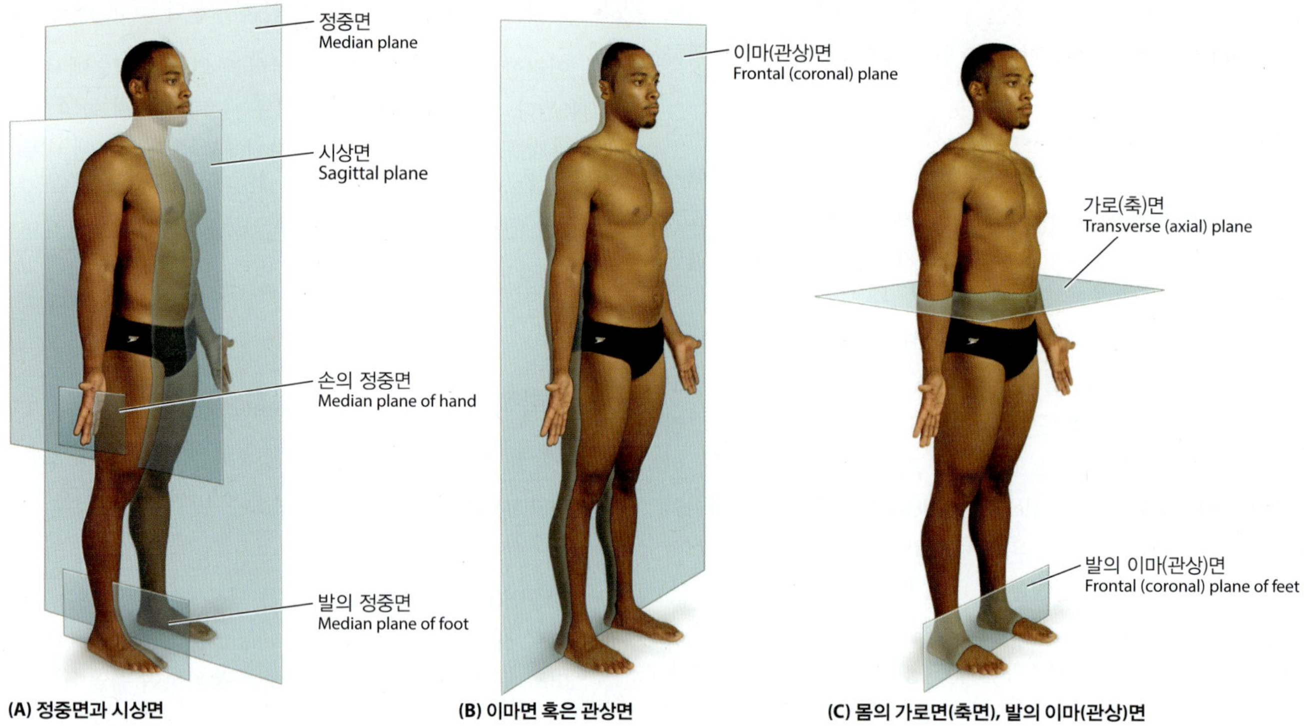

그림 1.2. 해부학자세와 해부학적 면. 주요 해부학적 면.

다(그림 1.2C).

- **빗단면**(경사단면, **oblique sections**)은 몸과 각 부분을 이미 전술한 해부학적 면을 따라 자르는 것이 아니다(그림 1.3C). 실제로 많은 방사선 영상과 해부학적 단면은 정확하게 시상면, 이마면, 가로면에 놓이지 않고 때로 비스듬하게 잘리는 경우가 있다.

해부학자들은 해부학적으로 인체구조의 단면을 형상화하고, 임상가들은 CT 같은 단면영상기술(planar imaging technologies)을 이용하여 내부장기를 기술한다.

관계와 비교에 대한 용어 (Terms of Relationship and Comparison)

인체에서 오른쪽과 왼쪽에 쌍으로 놓여 있는 다양한 구조물들은 해부학적 자세에서 관계가 설명되고, 두 구조물의 위치를 서로 비교하게 된다(그림 1.4). 몇몇 용어들은 해부학적 자세 또는 해부학적 면

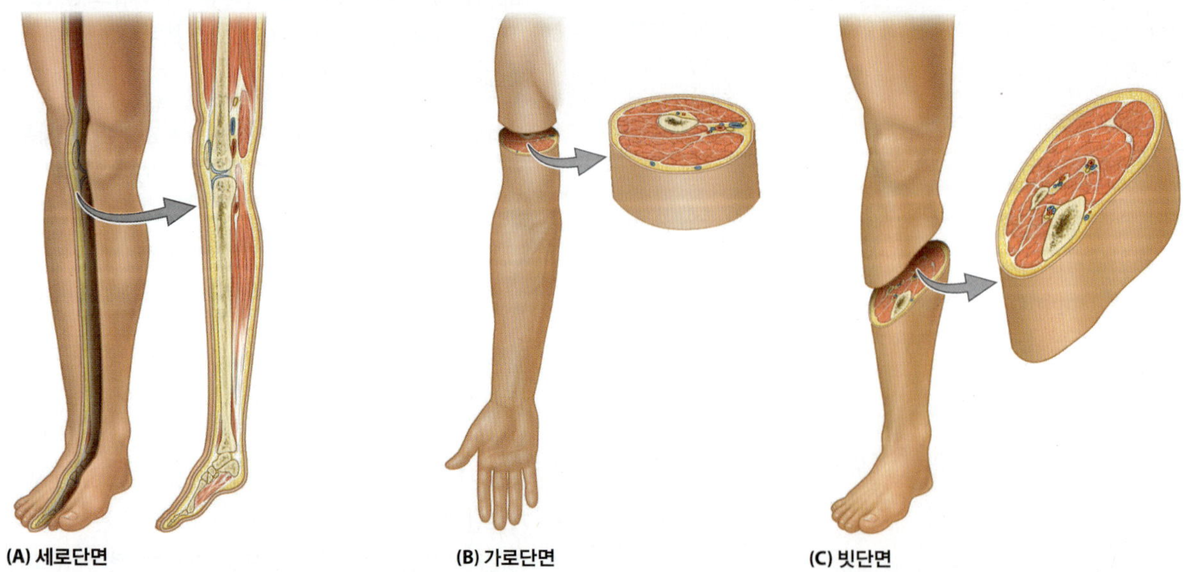

그림 1.3. 팔다리의 단면. 팔다리에서 해부학적 또는 영상의학적으로 볼 수 있는 단면들.

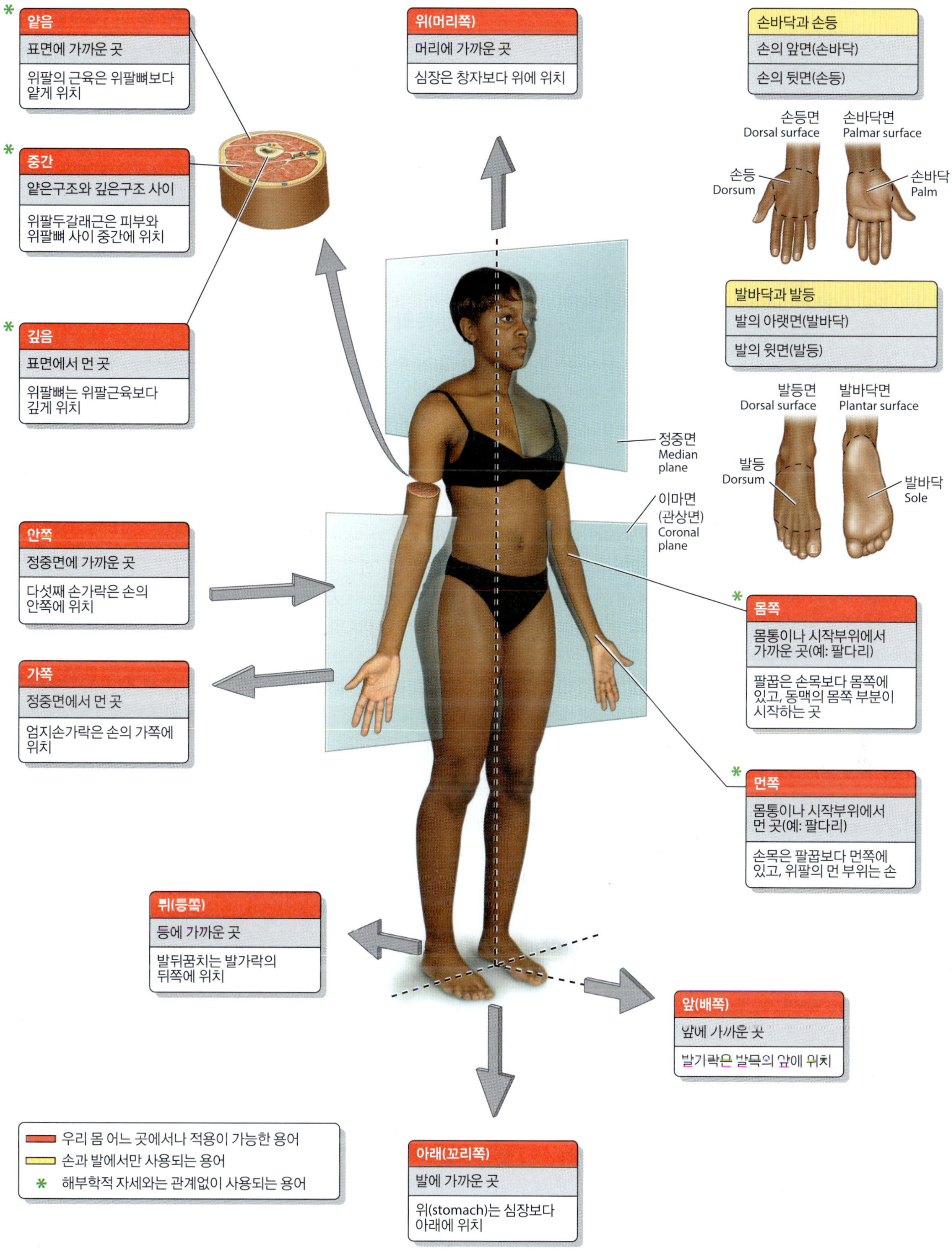

그림 1.4. 우리 몸에 있는 구조물의 위치에 관한 용어. 일반적으로 다른 구조물과의 상대적인 관계 또는 비교에 이용된다.

과 특별히 관련되어 있다.

위(상, **superior**)는 머리뼈의 가장 꼭대기에 있는 **머리마루점**(두정, **vertex**) 가까이 있는 구조를 나타낸다. **머리쪽**(두, **cranial**)은 머리뼈(두개골, cranium; 라틴어로 skull)와 관계되어 머리를 향한다는 의미의 유용한 방향표시 용어이다. **아래**(하, **inferior**)는 발의 발바닥 가까이 놓이는 구조에 대한 용어이다. **꼬리쪽**(미, **caudal**; 라틴어로 *cauda, tail*)은 꼬리부분을 향하는 의미를 뜻하는 방향표시 용어로, 인체에서는 척주의 아래 끝에 있는 작은 뼈인 꼬리뼈(coccyx)를 나타낸다.

뒤(후, **posterior**)는 몸의 뒤쪽을 가리키며, 등쪽(배,背, dorsal)과 같은 의미로 쓰인다. **앞**(전, **anterior**)은 몸의 앞쪽을 가리킨다. 부리쪽(rostral)은 가끔 뇌부분을 설명할 때 앞쪽 대신에 **부리**(**rostrum**; 라틴어로 beak)를 향한다는 의미로 쓰인다. 그러나 인체에서는 머리의 앞부분에 더 가까이 위치하는 구조를 의미한다(예: 뇌의 이마엽은 소뇌보다 앞쪽에 놓임).

안쪽(내측, **medial**)은 해부학적 자세에서 정중면에 가까이 있는 구조를 의미한다. 예를 들어, 다섯째 손가락은 다른 손가락보다 안쪽에 위치한다. 반대로 **가쪽**(외측, **lateral**)은 정중면보다 떨어져 있는 구조를 의미한다. 엄지손가락은 다른 손가락보다 가쪽에 위치한다.

등쪽(dorsum)은 인체의 부위 중 앞으로 돌출된 구조(혀, 코, 음경, 발)의 위(superior)를 의미한다. 그리고 등쪽은 손의 뒤(posterior)를 의미한다. 반대쪽은 **손바닥**(장, *palm*)이라고 한다. 인간에서는 **등쪽**은 위(superior) 그리고 뒤(posterior) 모두에 적용되지만, 곰과 같이 손·발바닥으로 걷는 네발 동물을 생각하면 왜 이들 표면이 뒤쪽으로 표현되는지를 쉽게 이해할 수 있다. **발바닥**(*sole*)은 발의 바닥 또는 아래쪽 면을 가리키며, 맨발로 서 있을 때 땅에 닿는 부분이다. 손, 발, 손가락 혹은 발가락의 등쪽은 **등쪽면**(배면, **dorsal surface**)에 해당되고, 손과 손가락의 손바닥쪽을 **손바닥면**(장면, **palmar surface**)이라고 하고, 발과 발가락의 발바닥쪽을 **발바닥면**(족저면, **plantar surface**)이라고 한다.

복합된 용어는 중간 형태의 위치로 배열될 때 사용된다. **아래안쪽(inferiomedial)**은 발쪽 그리고 정중면에 가까운 것을 의미하며, 예를 들면 갈비뼈의 앞부분은 아래안쪽을 향한다. **위가쪽(superolateral)**은 머리쪽 그리고 정중면보다 먼쪽이다.

또 다른 용어들은 해부학적 자세 혹은 해부학적 면과 무관하게 설명되며, 이들 용어는 몸의 표면 혹은 몸의 깊은곳과의 관계로 설명한다.

- **얕은**(천, **superficial**), **중간**(**intermediate**), **깊은**(심, **deep**)은 구조물의 몸 표면에 대한 위치와 상호 관계에서 표현된다
- **바깥**(외, **external**)은 장기 또는 공간의 중심에서 방향은 상관없이 멀거나, **속**(내, **internal**)은 가까운 것을 의미한다.
- **몸쪽**(근위, **proximal**)과 **먼쪽**(원위, **distal**)은 팔다리 부착이나 선상의 구조(a linear structure)의 중심에서부터 가까운 곳과 멀리 있는 쪽을 나타낼 때 각각 사용한다.

쪽치우침(편측성)에 대한 용어(Terms of Laterality)

오른쪽과 왼쪽이 쌍을 이루는 구조물[예: 콩팥(신장, kidney)]은 **양측성(bilateral)**이라 하고, 한쪽에만 있는 것(예: 지라, spleen)을 **편측성(unilateral)**이라고 한다. 양측성 기관에서 오른쪽과 왼쪽에서의 차이를 아는 것은 임상의사에게 필수적이다. **같은 쪽(ipsilateral)**은 몸의 같은 쪽에 위치하는 것을 나타낸다. 오른쪽 엄지와 오른쪽 엄지발가락은 같은 쪽(동측, ipsilateral)에 있다. **반대쪽**(대측성, **contralateral**)은 다른 구조에 비해 반대쪽에 위치함을 의미한다. 오른손과 왼손은 반대쪽에 있다.

운동의 용어(Terms of Movement)

팔다리와 몸의 다른 부위의 운동을 설명하는 다양한 용어들이 있다(그림 1.5). 대부분 운동은 해부학 자세와의 관계로 정의할 수 있으며, 운동에 관한 용어는 운동의 양상과 축과의 관계 등에 의해 결정된다. 대부분의 운동은 2개 이상의 뼈와 연골이 서로 관절하는 곳에서 일어나며, 뼈대가 아닌 구조물들에서도 운동이 일어난다(예: 혀, 입술, 눈꺼풀 그리고 목의 목뿔뼈). 운동에 대한 용어는 반대 운동과 동반되어 표현된다.

굽힘과 폄은 가로축을 중심으로 시상면에서 일어나는 운동이다(그림 1.5A, B). **굽힘**(굴곡, **flexion**)은 뼈사이 또는 몸의 부분 사이에서 각이 감소하거나 굽어지는 것을 나타낸다. 무릎보다 위쪽부위의 관절에서는 굽힘은 일반적으로 앞쪽방향으로 운동이 일어난다. **폄**(신전, **extension**)은 뼈사이 또는 몸의 부분 사이에서 각을 증가시키거나 펴는 것을 나타낸다. 폄은 대개 뒤쪽 방향으로 운동이 일어나는데, 무릎관절은 다른 관절과 180도 반대방향이기 때문에 무릎관절의 굽힘은 뒤쪽 방향으로 운동이 일어나고 폄은 앞쪽 방향으로 운동이 일어난다. 등쪽굽힘 혹은 **발등굽힘**(배굴, **dorsiflexion**)은 발목 관절에서의 굽힘으로 언덕을 올라갈 때나 지면에서 발가락을 들어 올릴 때 일어나는 운동이다(그림 1.5I). 바닥쪽굽힘 혹은 **발바닥굽힘**(저굴, **plantarflexion**)은 발이나 발가락이 발바닥 쪽을 향하는 움직임이다(예: 발가락으로 서 있을 때). 팔다리나 몸의 폄이 정상 범위를 넘어갈 때 젖힘(**과신전, hyperextension**)이라고 하는데, 차나 오토바이 충돌 시 목이 굽혀졌다 젖혀지면서 목의 손상(whiplash)을 야기할 수 있다.

벌림과 모음은 일반적으로 앞뒤축을 중심으로 이마면에서 일어난다(그림 1.5E, G). 손, 발가락에서는 예외지만 **벌림**(외전, **abduction**)은 이마면에서 정중면으로부터 멀어지는 운동을 의미하고(예: 팔이 몸에서 멀어질 때), **모음**(내전, **adduction**)은 이마면에서 중심을 향해 운동이 일어난다. 손가락, 발가락의 벌림(*abduction*)은 각각 중립의 위치인 셋째손가락과 둘째발가락에서부터 벌어지는 운동이다. 셋째손가락과 둘째발가락을 기준으로 중립위치에서 안쪽과 가쪽으로 벌어진다. 손가락과 발가락의 모음(*adduction*)은 반대운동이다. 이러한 모음운동으로 인하여 함께 벌려졌던 손가락과 발가락은 중립위치인 셋째손가락과 둘째발가락으로 모아지게 된다. 오른쪽과 왼

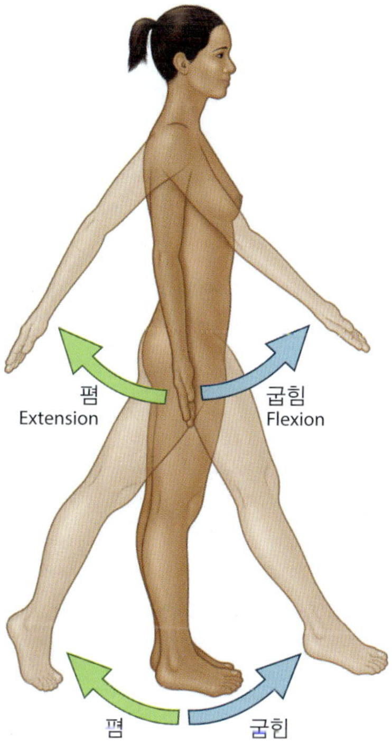

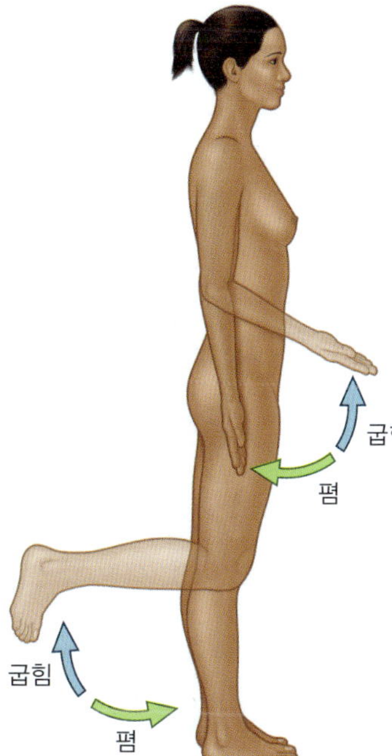

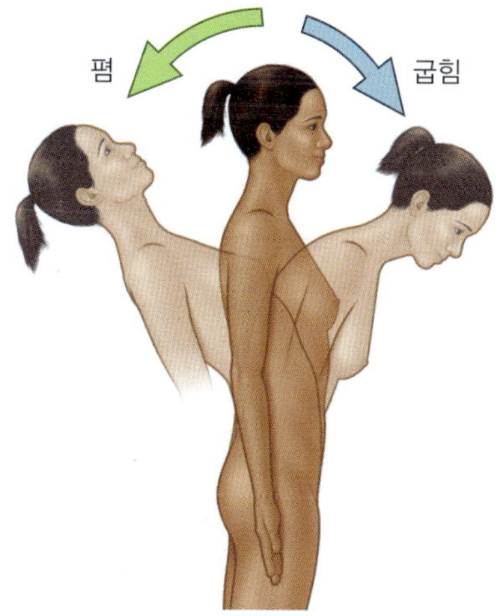

척추사이관절에서 척주의 굽힘과 폄

(A) 어깨관절에서 위팔과 엉덩관절에서 다리의 굽힘과 폄

팔꿉관절에서 아래팔과 무릎관절에서 다리의 굽힘과 폄

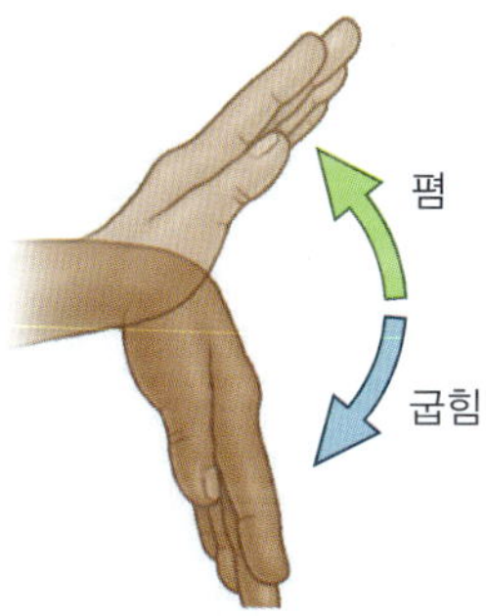

(B) 손목관절에서 굽힘과 폄

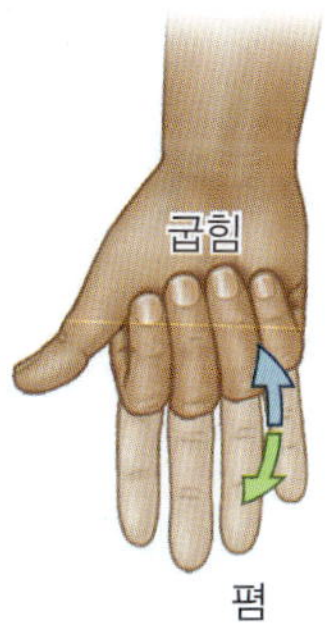

허리손가락관절과 손가락뼈사이관절에서 손가락의 굽힘과 폄

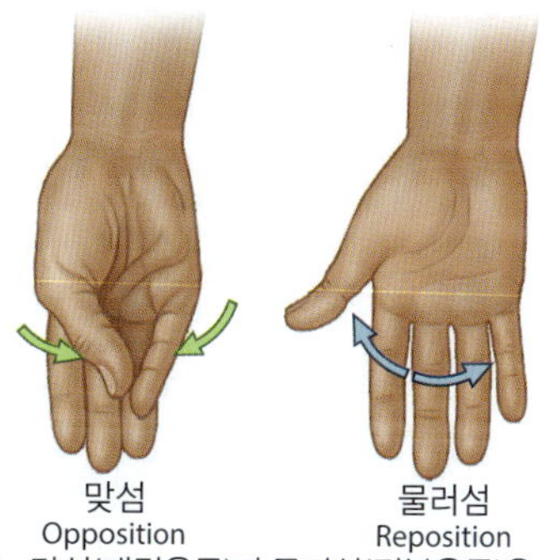

(C) 맞섬(대립운동)과 물러섬(정복운동)은 손목손허리관절을 따라 움직이는 엄지와 손허리손가락관절을 따라 움직이는 새끼손가락이 붙었다 떨어질 때 일어나는 운동이다.

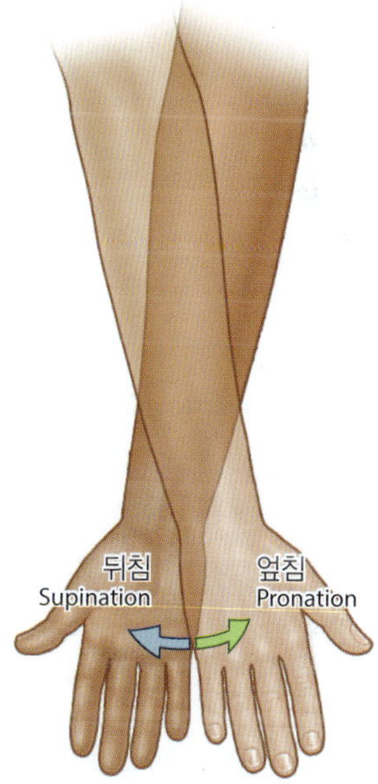

(D) 아래팔의 노자관절에서 엎침과 뒤침

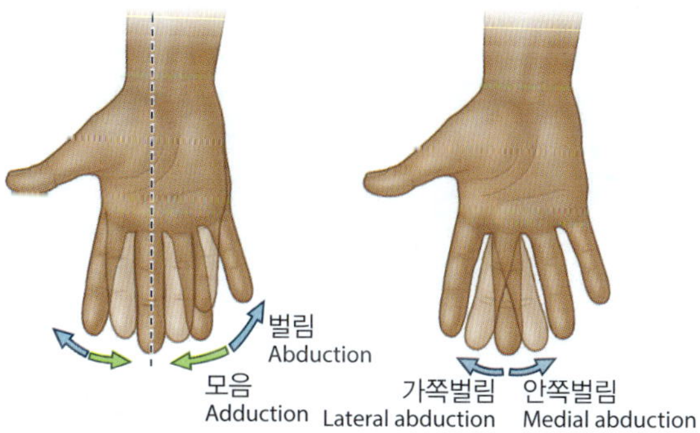

(E) 손허리손가락관절에서의 둘째, 넷째, 다섯째손가락의 벌림과 모음

손허리손가락관절에서의 셋째손가락의 벌림

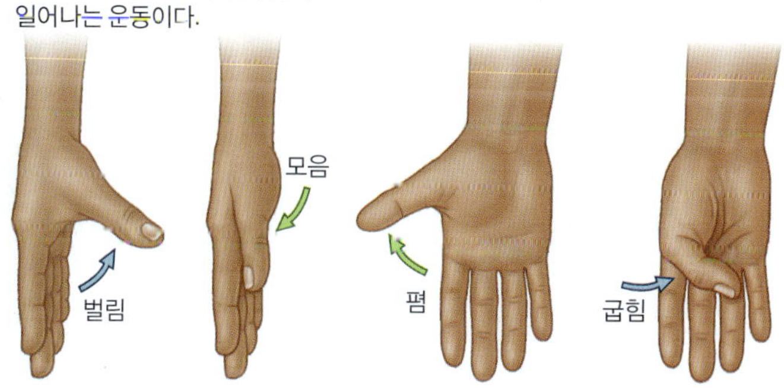

(F) 엄지손가락은 다른 손가락들에 비해 운동의 방향이 다양하고, 그 범위가 넓어 90° 회전이 가능하다. 이런 이유로 엄지손가락은 다른 손가락과 맞닿는 맞섬운동이 가능한 것이다.

그림 1.5. 운동의 용어들. A~M. 이 용어들은 팔다리와 몸의 다른 부분들의 운동을 설명한다. 운동은 2개 이상의 뼈와 연골이 서로 연결되는 관절에서 일어난다.

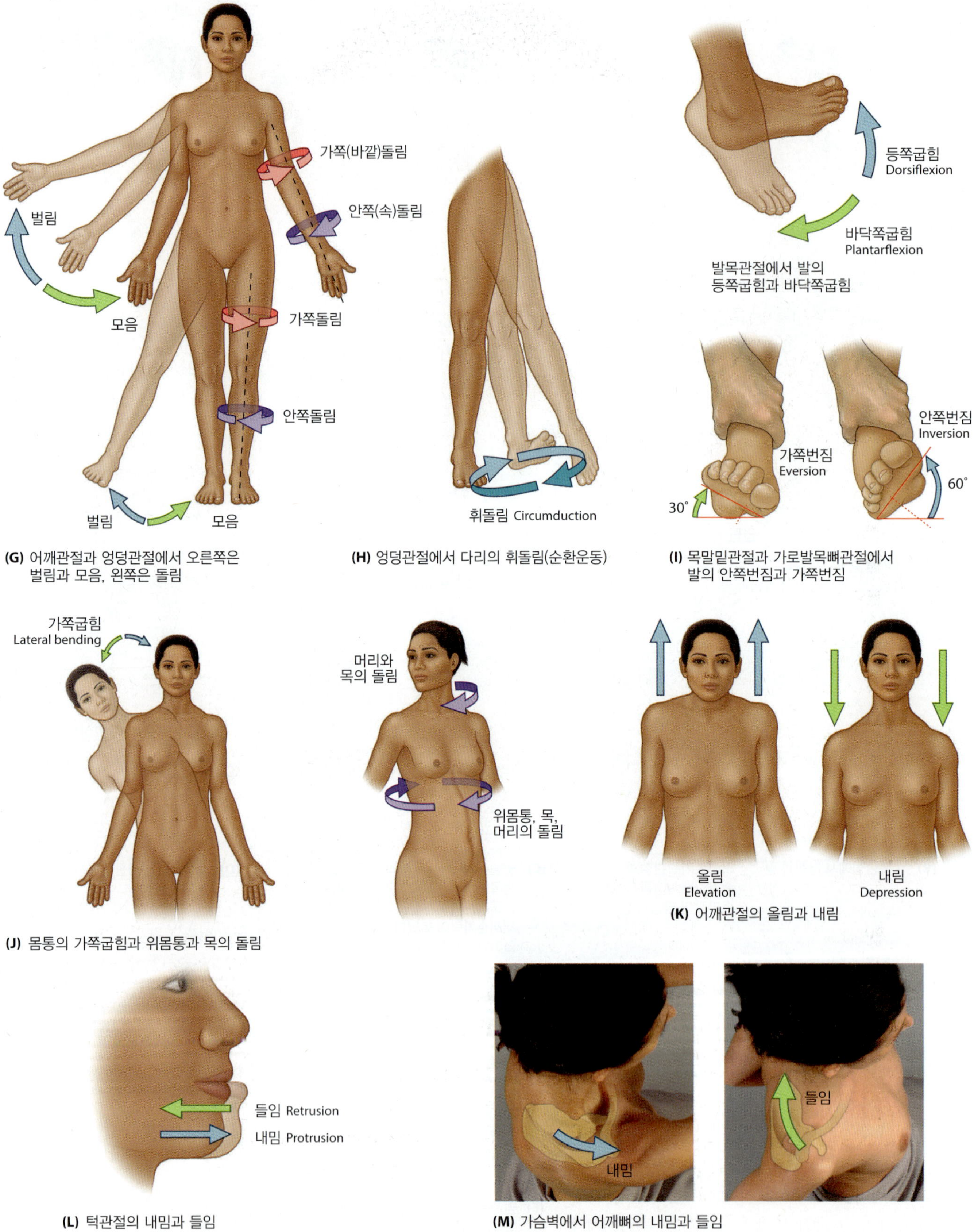

(G) 어깨관절과 엉덩관절에서 오른쪽은 벌림과 모음, 왼쪽은 돌림

(H) 엉덩관절에서 다리의 휘돌림(순환운동)

(I) 목말밑관절과 가로발목뼈관절에서 발의 안쪽번짐과 가쪽번짐

(J) 몸통의 가쪽굽힘과 위몸통과 목의 돌림

(K) 어깨관절의 올림과 내림

(L) 턱관절의 내밈과 들임

(M) 가슴벽에서 어깨뼈의 내밈과 들임

그림 1.5. (계속)

1

쪽 **가쪽굽힘(lateral flexion**, lateral bending)은 목과 몸통(trunk)에서만 일어나는 벌림의 특수한 형태이다(그림 1.5J). 얼굴과 위쪽 몸통(upper trunk)은 앞쪽을 향하고 머리와 어깨는 오른쪽 또는 왼쪽으로 기울어져 몸의 중심 자체가 양옆으로 기울어지게 한다. 이것은 여러 개의 인접한 척추뼈 사이에서 일어나는 복합된 운동이다.

엄지 손톱이 향하는 방향을 보면 해부학적 자세에서 뒤를 향하는 대신 가쪽으로 향하고 있고, 다른 손가락에 비해 90° 회전되어 있다(그림 1.5F). 그러므로 엄지는 이마면에서 굽힘과 폄이 일어나고, 시상면에서 벌림과 모음이 일어난다.

휘돌림(circumduction)은 긴뼈의 몸쪽 끝은 고정되고 먼쪽끝이 원을 그리며 돌아가는 운동으로 굽힘, 폄, 벌림, 모음이 복합된 운동이며, 운동의 순서는 반대일 수 있다(그림 1.5H). 휘돌림은 위의 모든 운동이 가능한 관절에서 일어날 수 있다(예: 어깨관절 및 엉덩관절).

돌림(rotation)은 뼈의 세로축을 중심으로 제자리에서 돌아가는 운동이다. 예를 들면, 머리를 수직으로 세운 상태에서 얼굴을 좌우로 돌리는 운동이다(그림 1.5J). **안쪽돌림**(내측회전, **medial rotation**, internal rotation)은 팔다리의 앞면이 정중면에 가까이 오는 것이고, **가쪽돌림**(외측회전, **lateral rotation**, external rotation)은 앞면이 정중면에서 멀어지는 것이다(그림 1.5G).

엎침(pronation)과 뒤침(supination)은 아래팔과 손의 회전 운동을 의미하며, 이때 노뼈(요골, radius)는 먼쪽 끝이 자뼈(척골, ulnar)의 앞쪽 면을 안쪽 또는 가쪽으로 가로지르며 각각 엎침과 뒤침이 일어나며, 노뼈의 몸쪽 끝은 그 자리에서 회전한다(그림 1.5D). 자세히 설명하면, **엎침**(회내, **pronation**)은 노뼈가 안쪽으로 돌아가는 것으로 손바닥이 뒤를 향하고, 손등이 앞을 향한다. 팔꿉관절을 굽혔을 때 엎침이 일어나면 손바닥이 아래를 향한다(예: 손바닥을 테이블에 놓게 함). **뒤침**(회외, **supination**)은 엎침과 반대방향의 회전 운동이며, 노뼈는 가쪽으로 돌아가지만 자뼈를 가로지르지 않고 엎침 상태를 해부학적 자세로 돌려놓는다. 팔꿉관절을 굽혔을 때 뒤침이 일어나면 손바닥이 위를 향한다. 발에 적용해 보면, 뒤침은 일반적으로 발의 안쪽 가장자리를 올리는 운동이 된다. [기억하는 요령: 해부학적 자세에서 팔꿉관절이 굽혀 있을 때 당신은 뒤침에 의해 수프(*soup*)가 든 접시를 잡을 수 있지만, 만약에 엎침이 일어나면 수프를 흘리게 된다!]

가쪽번짐(외번, **eversion**)은 정중면에서 발바닥을 가쪽으로 향하게 발을 비트는 운동이다(그림 1.5I). 발이 완전히 가쪽번짐이 되면 등쪽굽힘(dorsiflexion)이 되는 것이다. **안쪽번짐**(내번, **inversion**)은 정중면에서 발바닥이 안쪽으로 향하게 발을 비트는 운동이다. 발이 완전히 안쪽번짐이 되면 바닥쪽굽힘(plantarflexion)이 되는 것이다. 발의 엎침은 가쪽번짐과 벌림의 복합적인 운동이며, 그 결과로 발의 안쪽모서리가 낮아지고, 발의 뒤침은 안쪽번짐과 모음의 복합적인 운동이며 그 결과로 발의 안쪽 모서리가 높아진다.

맞섬(대립운동, **opposition**)은 엄지손가락(thumb)과 다른 손가락의 끝마디 부분이 만나는 운동이다(그림 1.5C). 이 운동은 사물을 잡을 때, 단추를 잠글 때, 찻잔 고리를 들어 올릴 때 사용된다. **물러섬**(위치복원운동, **reposition**)은 엄지손가락이 맞섬에서 해부학적 자세인 위치로 돌아가는 운동이다.

내밈(돌출, **protrusion**)은 턱, 입, 혀를 앞으로 내미는 운동이다(그림 1.5L). **들임**(후퇴운동, **retraction**)은 턱, 입, 혀를 뒤로 가게 하는 운동이다. 유사한 용어로 **내밈(protraction)**과 **들임(retraction)**은 어깨뼈가 가슴벽(thoracic wall)에 대하여 앞가쪽 그리고 뒤안쪽운동에 의해 어깨가 앞쪽과 뒤쪽으로 이동될 때 사용된다(그림 1.5M).

올림(상전운동, **elevation**)은 위로 올리는 운동으로, 어깨를 으쓱 올리는 것이나 눈을 뜰 때에서 위눈꺼풀(안검, upper eyelid)을 올리고, 입천장으로 혀를 밀어 올리는 운동이다(그림 1.5K). **내림**(하전운동, **depression**)은 몸의 일부분을 아래로 움직이게 하는 것으로 편하게 서 있을 때 어깨를 내리고, 눈을 감을 때 위눈꺼풀을 내리고, 입천장에서 혀를 잡아 당기는 움직임이다.

해부학적 변이(Anatomical Variations)

사람의 일생에서 구조적인 변이는 정상적인 상태로 나타날 수 있고, 심할 때는 죽음을 야기한다. **해부학적인 변이(anatomical variations)**는 일반적으로 정상 기능에 영향을 미치지 않는다. 해부학적인 변이는 영상촬영 또는 외과 수술 , 부검 그리고 해부학 연구 중에 종종 발견된다. **선천적 기형** 또는 **출산 외상(congenital anomaly** or **birth defect)**은 출생시 또는 종종 이상한 형태로 인해 나중에 분명해지면서 발견된다. 출산 외상은 경증에서 중증까지 다양하다. 많은 선천성 기형이 치료될 수 있지만, 치명적인 경우도 있다. 그러한 변이와 기형이 어떻게 신체 검사, 진단 및 치료에 영향을 미치는 것을 아는 것이 중요하다.

해부학 교과서는 기본적으로 인체에서 주로 관찰되는 가장 일반적인 유형의 구조를 기술한다. 그러나 때로 특정 구조는 정상범위 내에서 많은 변이를 보이며, 가장 흔한 양상이 1/2보다 적게 발견되기도 한다! 공부를 시작하는 학생들은 그들이 관찰하고 해부하는 인체의 구조가 그림책이나 교과서에서 확인할 수 없을 때 자주 당황한다(https://www.anatomyatlases.org; Tubbs et al., 2016). 흔히 학생들은 변이를 무시하거나 확인하려고 시도하다가 의도하지 않은 손상을 수기도 한다. 그러므로 해부 실습을 하거나 해부된 표본을 관찰할 때는 해부학적 변이를 예상(*expect anatomical variations*)해야만 한다.

임의의 집단에서 개인들은 각기 신체적인 모양이 다르다. 뼈대의 뼈는 기본 형태뿐 아니라 표면의 구조에서도 다양하다. 크기, 형태, 근육의 부착 모양에서 큰 차이를 보인다. 이와 유사하게 정맥·동맥·신경 가지의 유형에 매우 많은 변이가 존재한다. 정맥이 가장 차이가 많고 신경이 가장 덜하다. 개인차는 일반 진찰, 진단, 치료에서도 고려되어야 한다.

임상적용 CLINICAL BOX

해부학적 변이(ANATOMICAL VARIATIONS)

임상적으로 중요한 변이와 출산손상 (Clinically Signicant Variations and Birth Defects)

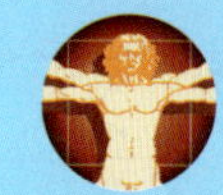

이 책에 서술된 대부분은 변이의 정상범위로 추정한다. 그러나 변이의 빈도는 사람-집단 간에 차이가 있고, 한 집단에서 수집된 변이가 다른 집단에는 적용되지 않기도 한다. 예를 들면, 쓸개(담낭, gallbladder)로 가는 쓸개동맥(담낭동맥, cystic artery)의 이는곳과 경로에서 일어나는 변이는 임상적으로 중요하며(제5장, 배 참조), 이러한 지식 없이 외과의사가 수술을 한다면 문제를 일으킬 것이다. 이 책에서 임상적으로 의미 있는 변이는 해부학적 변이 아이콘(왼쪽)에서 확인된 파란 상자에 서술되어 있다.

인종이나 성별의 차이와는 관계없이 사람은 다지증(polydactyly, extra digits)과 같은 유전적 변이가 나타난다. 신생아의 약 3%에서는 1개 이상의 의미 있는 선천성 기형을 보인다(Moore, et al., 2020). 다른 결함들(장폐쇄, atresia or blockage of the intestine)은 증상이 나타날 때까지 발견되지 않는다. 시체에서 변이와 선천성 기형을 발견하는 것은 직접 해부가 주는 여러 가지 장점 중 하나이다. 왜냐하면 그것은 학생들에게 변이 출현을 인식하고 빈도에 대한 판단력을 익히게 하기 때문이다.

피부계통(Integumentary System)

피부(skin; 라틴어로 *integumentum*, a covering)는 접근하기 쉽고 일반적인 건강상태를 알 수 있는 가장 좋은 지표 중 하나이므로 관찰 시 주의 깊게 관찰하는 것이 중요하다. 대부분의 감별진단에도 고려해야 한다. 피부는 다음과 같은 기능을 제공한다.

- 찰과상, 체액 감소, 유해물질, 자외선, 미생물 같은 환경 요인으로부터 몸을 **보호**(*protection*)
- 몸의 구조물(예: 조직과 장기)과 생명유지에 필수물질(특히 세포외액)을 싸는 **역할**(*containment*)을 수행하여 탈수현상을 막아준다. 화상과 같은 광범위한 피부손상이 있을 경우 생명이 위험해질 수도 있다.
- 땀의 증발과 얕은 혈관의 확장과 수축을 통한 **열 조절**(*thermal regulation*)
- 신경과 신경종말에 의한 **감각**(*sensation*)
- 비타민 D의 **합성과 저장**(*synthesis and storage*)

피부는 인체에서 가장 큰 장기이며, 얕게 위치한 세포층인 표피와 깊게 위치한 결합조직층인 진피로 구성되어 있다(그림 1.6).

표피(epidermis)는 각질화한 상피(*keratinized epithelium*)이며, 표피의 **얕은층**(*superficial layer*)은 거칠고 단단하여 깊은층을 보호하고, 이러한 **깊은층**(deep or *basal layer*)은 재생 능력이 있고 색소를 함유한다. 표피에는 혈관이나 림프관이 없다. **혈관이 없는 표피**(*avascular epidermis*)는 아래 위치한 **혈관이 많은 진피**(*vascularized dermis*)로부터 영양공급을 받으며, 피부의 동맥들은 연결하여(anastmosing) 피부밑 그물(cutaneous plexus)을 형성하여 영양공급을 한다. 피부에는 들신경종말(구심성신경종말, afferent nerve ending)이 분포하기 때문에 접촉, 통증, 온도에 예민하다. 대부분 신경종말은 진피에 위치하며, 일부만 표피를 뚫고 분포한다.

진피(dermis)는 **아교섬유**(교원섬유, *collagen fibers*)와 **탄력섬유**(*elastic fibers*)로 짜인 치밀층(dense layer)이다. 이들 섬유는 피부에 장력(skin tone)과 힘(strength), 단단함(toughness)을 제공한다. 동물의 진피는 벗겨져 가죽으로 만들기 위해 무두질을 한다. 진피에 있는 아교섬유 다발이 단단한 조직이 되도록 모든 방향으로 배열되어 있지만 특정 부위에서는 대부분의 섬유가 같은 방향으로 가는 것이 관찰된다. 이러한 아교섬유가 특정한 패턴을 형성하기 때문에 피부에 주름이 생기고 특징적인 긴장선이 형성된다.

긴장선 혹은 **분할선(tension lines**, cleavage lines 또는 Langer lines)은 팔다리에서는 세로방향으로 만들어지며, 목과 몸통에서는 가로방향으로 달리는 경향이 있다(그림 1.7). 팔꿉, 무릎, 발목, 손목에 있는 분할선은 팔다리가 굽어졌을 때 만들어지는 가로주름(transverse crease)에 평행하게 나타난다. 손목을 굽혀 보면 많은 가로 주름을 볼 수 있다. 진피의 탄력섬유는 나이가 듦에 따라 저하되고 재생되지 않으므로 그 결과, 노인이 되면 피부에 탄력이 없어져 주름이 생기고 처진다.

피부는 많은 구조물들을 함유한다(그림 1.6). 진피의 깊은층에는 **털주머니**(모낭, *hair follicle*), 털주머니에 달려 있는 털세움근과 기름샘이 있다. **털세움근(arrector muscles of hairs**; 라틴어로 *musculi arrector pili*)의 수축은 털을 세우고 소름(goose bumps)을 만든다. 털주머니는 일반적으로 한쪽으로 경사지어 있으며, 몇 개의 **기름샘**(피지선, *sebaceous glands*)이 털의 곁에 놓이고 표면에서 털이 된다(털이 피부로 들어가는 것처럼 보이지만 피부에서 털이 나오는 것임). 털세움근의 수축은 털을 똑바로 세우고 기름샘의 내용물을 짜서 피부 표면에 기름 성분을 분비하게 만든다. 피부의 **땀샘**(한선, *sweat glands*)은 땀 분비를 통하여 열을 식히는 체온조절 기선(thermoregulatory mechanism)을 제공한다. 몸에 열을 없애거나 남아 있게 하는 것은 진피에 있는 세동맥(소동맥, arterioles)이다. 이들이 확장되면 **얕은 모세혈관**에 혈액이 차서 열을 방출하고(피부를 붉게), 수축하면 열이 방출되는 것을 최소화한다(피부, 특히 입술과 손끝을 푸르게 함). 다른 피부 구조물과 유래물들로는 털, 손톱, 발톱, 젖샘(mammary glands), 치아의 에나멜 등이 있다.

진피와 깊은근막 사이에는 **피부밑조직**(피하조직, **subcutaneous tissue**)이 위치하고, 얕은근막(천근막, superficial fascia)에 해당하며, 여기에는 주로 성긴 결합조직과 저장된 지방으로 구성되며, 땀샘, 얕

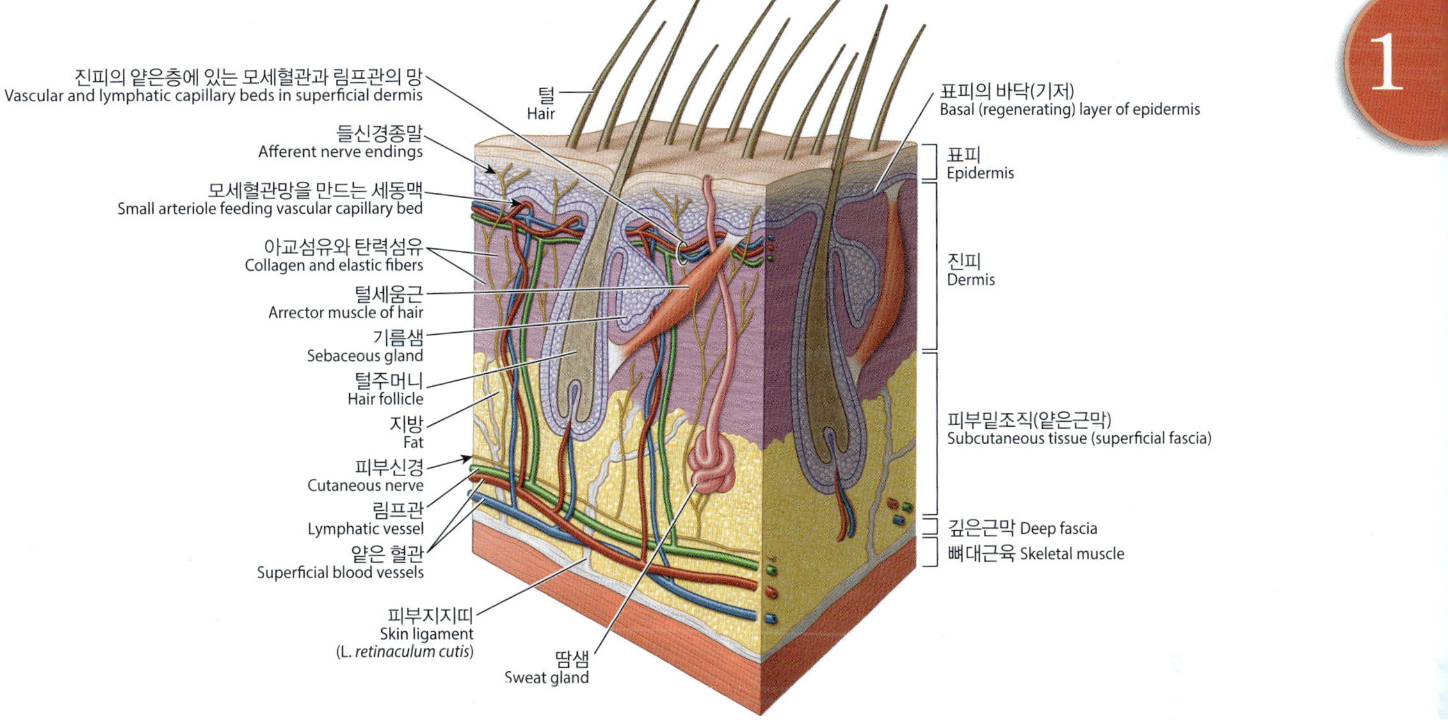

그림 1.6. 피부. 피부의 층에 대한 설명 그리고 피부의 특수한 구조.

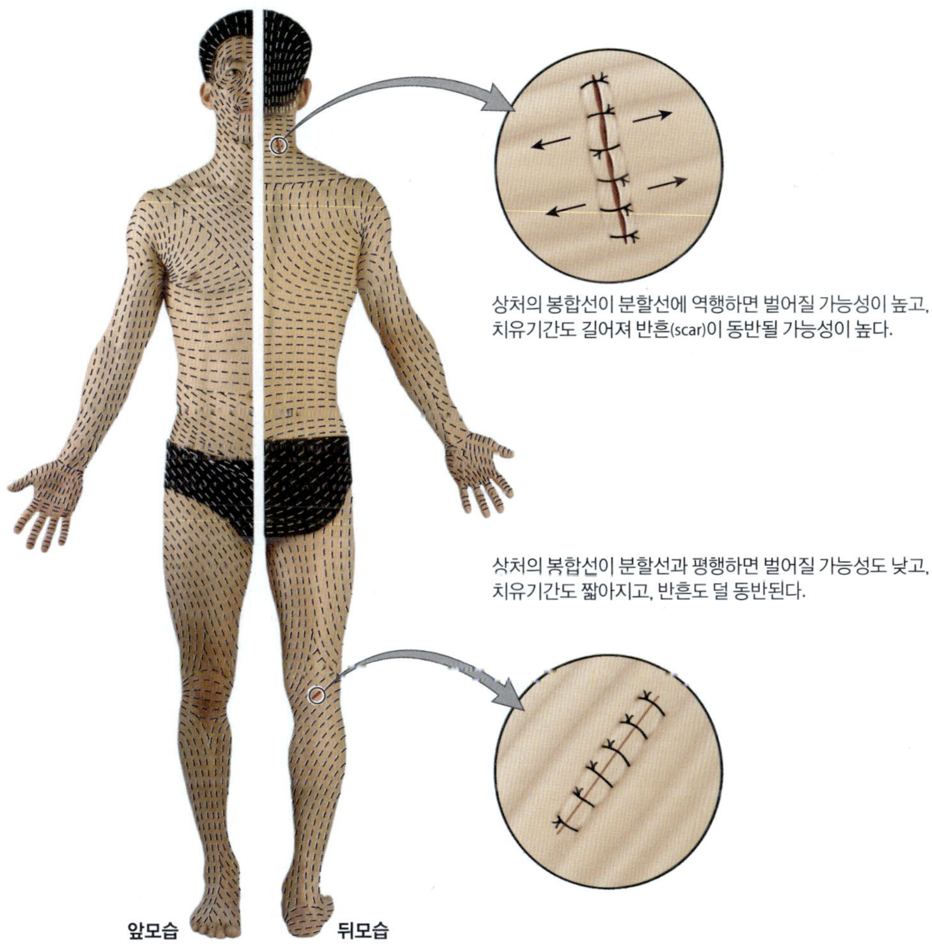

그림 1.7. 피부에 있는 분할선. 그림의 *파선(dashed line)*은 진피층에 존재하는 아교섬유들의 주행방향과 일치한다.

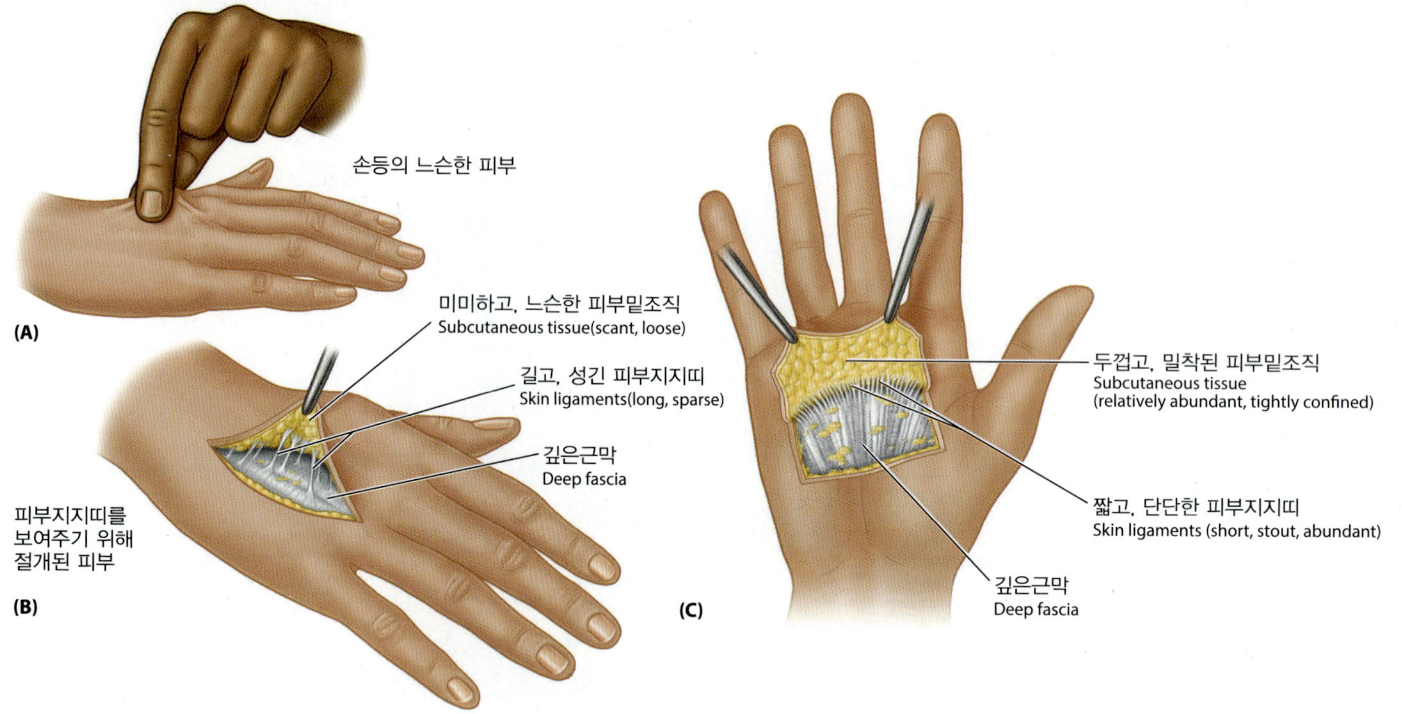

그림 1.8. 피부밑조직에 있는 피부지지띠(skin ligament). A. 피부밑조직의 두께. 피부밑조직의 두께는 피부를 들어올릴 때 생기는 피부주름(skin fold) 두께의 약 절반이다. 손등에는 피부밑조직이 비교적 적게 분포한다. **B.** 길고 느슨한 피부인대. 손등에 있는 피부지지띠는 길고, 느슨하여 그림 **A**에서처럼 피부의 움직임이 자유롭다. **C.** 짧고 치밀한 피부인대. 손바닥에 있는 피부는(발바닥의 피부도 마찬가지) 상대적으로 짧고 치밀한 피부인대에 의해 밑에 있는 깊은근막에 단단히 고정되어 있다.

은 혈관, 림프관, 피부신경(cutaneous nerve)이 위치한다(그림 1.6). 신경혈관(neurovascular) 구조물들이 얕은근막을 주행하며, 신경혈관 구조의 종말가지만이 피부에 분포한다.

피부밑조직은 몸에 있는 대부분의 지방을 저장하고 있어서 그 두께가 영양상태에 따라 크게 차이가 난다. 영양상태와 상관없이 피부밑조직의 분포는 한 사람에게서도 몸의 부위에 따라 분포가 상당히 다르다. 예를 들면, 피부를 잡았을 때 만져지는 두께로 알 수 있는 피부밑조직의 상대적인 양은 허리나 넓적다리와 다리의 앞안쪽(anteromedial)과 손등을 비교해 보면 쉽게 알 수 있다. 또한 피부밑조직과 지방의 분포는 남녀에 따라 다르다. 성인 여성은 유방과 다리에, 남성은 아래 배벽에 축적되는 경향이 있다.

피부밑조직은 몸 중심(body's core)에 있는 열을 유지하는 전열체(insulation)로서 기능을 하여 체온조절에 기여한다. 엉덩이(buttocks)와 같이 뼈의 돌출부위에 의한 압박부위의 피부를 보호하기 위해 지방을 채워 넣는 역할도 한다.

피부지지띠(피부인대: **skin ligaments**; 라틴어로 *retinacula cutis*)는 여러 개의 작은 섬유띠로 피부밑조직을 관통하여 진피의 깊은면과 깊은근막에 부착된다(그림 1.6). 이들 지지띠의 길이와 치밀도는 깊은 구조물을 덮는 피부의 유동성(mobility)을 결정한다. 피부지지띠가 길고 성글게 있으면 손등과 같이 피부가 좀 더 움직임이 있다(그림 1.8A, B). 지지띠가 짧고 풍부하면 손바닥이나 발바닥처럼 피부가 아래 있는 깊은근막에 단단히 부착된다(그림 1.8C). 해부할 때 피부지지띠가 짧고 풍부하게 관찰되면, 날카로운 칼을 사용한다. 유방에서는 피부지지 띠가 길고 잘 발달되어 무게를 잘 견디는 걸이인대(제인대, *suspensory ligaments*)를 형성한다(제4장, 가슴 참조).

임상적용 CLINICAL BOX

피부계통(INTEGUMENTARY SYSTEM)

신체 진단에서의 피부색깔의 이용 (Skin Color Signs in Physical Diagnosis)

진피에 위치한 얕은 모세혈관그물망을 통하여 흐른 혈액은(그림 1.6) 피부의 색깔에 영향을 주고, 이러한 색깔은 임상적 진단에 도움을 준다. 어떤 사람이 순환장애에 빠지거나 숨을 못 쉬게 될 경우에는 혈액 내에 산소농도가 감소하여 피부 색깔은 검푸르게 된다(bluish or cyanotic). 혈액 내에서 산소를 운반하는 헤모글로빈은 산소를 운반할 때는 밝은 적색을 띠며, 이러한 것은 동맥이나 모세혈관에서 나타나는 현상이다. 그러나 정맥에서는 헤모글로빈은 산소가 부족하여 짙은 보라색(deep purplish)을 띠게 된다. 청색증(cyanosis)은 입술, 눈꺼풀과 같은 피부가 얇은 부분에서 확실히 보이고, 또한 청색증은 손톱의 깊은 부위에서도 관찰

1

할 수 있다. 과량의 열에 노출되거나, 감염, 염증 혹은 알러지반응에서는 피부의 얕은모세혈관그물망이 종창(engorged)되어 피부는 비정상적으로 붉게 보이며, 이러한 현상을 발진(erythema)이라고 한다. 또한 간(liver)질환의 특수한 경우에서는, bilirubin이라는 황색색소가 눈이나 피부에 침착되기도 하는데 이를 황달(jaundice)라고 한다. 이러한 피부색깔 변화는 백인에서는 관찰이 쉽지만 짙은 피부색을 갖고 있는 사람에게서는 구별이 어렵다.

피부절개, 흉터(Skin Incisions and Scarring)

피부는 항상 긴장상태(under tension)에 있다. 일반적으로 분할선에 평행한 열상(lacerations)이나 절개(incisions)는 섬유의 절단(disruption)이 적어 별 흉터 없이 잘 치유된다(그림 1.7, 아래 삽입그림). 분할선과 평행한 손상은 큰 흉터가 없다. 그러나 분할선을 가로지른 열상이나 절개는 좀 더 많은 아교섬유를 절단한다. 이러한 것은 외력이 분할선을 손상을 주어서 상처가 벌어지게 하고(그림 1.7, 위 삽입그림) 과도한 흉터(keloid scar)를 남기고 치유된다. 외과의사가 수술할 때, 신경을 적절하게 노출하거나 신경으로의 접근 혹은 피하는 것이 중요하지 않을 때는 외과 의사는 미용 면을 고려하여 흉터를 줄이기 위해 분할선에 평행한 절개선을 사용하기도 한다.

피부의 튼살(Stretch Marks in Skin)

진피에서 아교질(collagen)과 탄력섬유(elastic fibers)는 조직의 탄력 있고 유연한 짜임새를 형성한다. 피부는 어느 정도 팽창될 수 있으므로 탄력성이 없는 고정된 시체실습에 비해, 같은 술기라도 수술 중에서는 비교적 적은 절개가 사용된다. 피부는 늘어날 수 있고 주위 장기의 크기가 점차 증가할 때 적응하기 위하여 커진다. 그러나 임신 중의 체중 증가와 배 부위의 팽창 같은 현저하고 빠른 증가는 피부를 너무 과도하게 잡아당겨 진피에 있는 아교섬유를 손상시킨다(그림 B1.1). 얇은 주름진 피부의 띠는 곧 붉게 되고, 나중에는 자주색으로 되었다가 흰색의 튼살(임신선, white stretch marks; 라틴어로 *striae gravidarum*)이 되며, 예를 들면, 임신 중에 배, 볼기, 넓적다리, 유방에 튼살이 남게 된다. 튼살(stretch marks; 라틴어로 *striae cutis distensae*)은 뚱뚱한 사람이나 어떤 특정 질병(예: 고코티졸혈증 혹은 쿠싱증후군)에서도 나타나는데, 깊은근막이 느슨하게 되고 아교섬유 사이에서 결합이 저하되면서 피부 당김으로 나타난다. 당김 흔적은 일반적으로 임신과 체중감소 후에 사라지지만 완전하게 없어지지는 않는다.

피부 손상과 상처(Skin Injuries and Wounds)

열상(lacerations). 갑작스런 피부 상처는 얕거나 깊을 수 있다. 얕은 열상(superficial lacerations)은 표피와 진피의 얕은층을 침범해서 출혈이 일어나지만, 진피를 절단하지 않는다. 깊은 열상(deep lacerations)은 진피의 깊은층과 피부밑조직이나 그 아래층까지도 침투하며, 상처가 벌어져서 흉터를 줄이기 위해 진피의 절단면을 봉합(suturing or stitches)해 주어야 한다.

화상(burns). 화상은 피부에 흔한 손상으로 열, 자외선, 방사선 또는 화학약품에 의해 발생한다. 화상은 심한 정도와 피부손상 깊이에 따라 분류된다. 현재 분류 시스템은 가장 심한 4도 화상을 제외하고 숫자 지정을 사용하지 않는다(그림 B1.2).

- 얕은 화상(superficial burn): 일광화상(sunburn)과 같은 손상이 표피에 한정되며, 증상으로 발진(erythema: 뜨겁고 붉어진 피부),

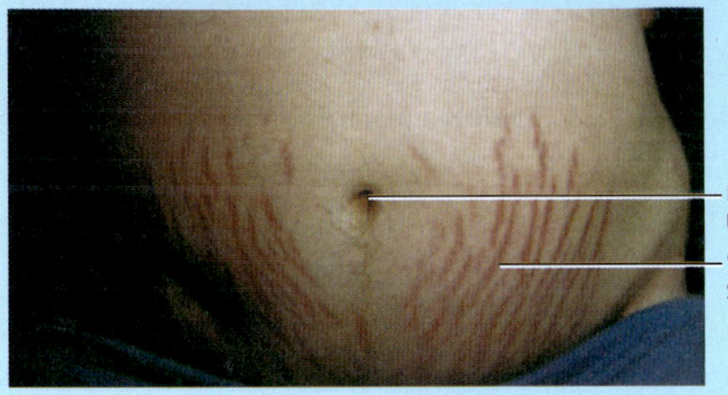

그림 B1.1. 임신선.

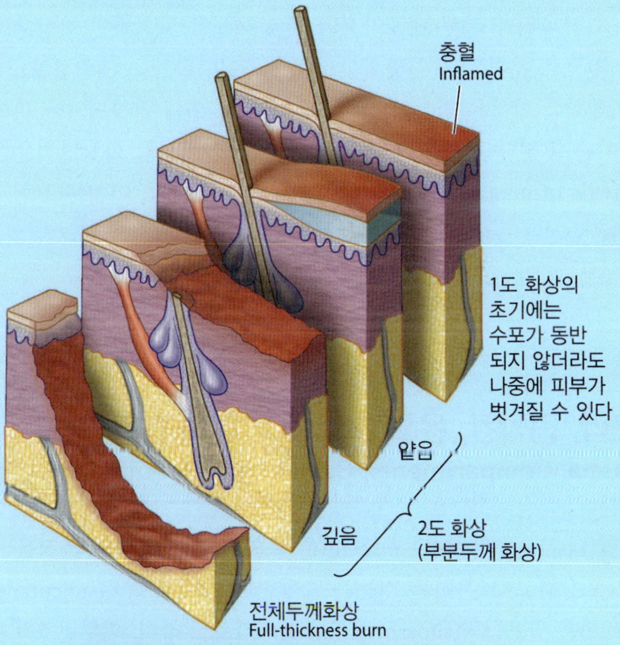

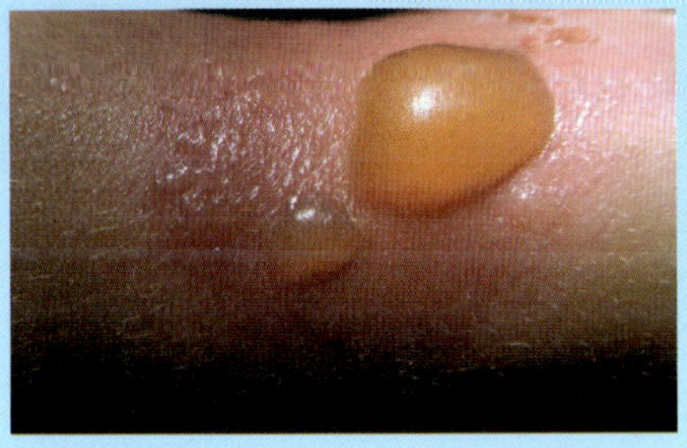

그림 B1.2. 피부화상.

통증, 부종이 있고 얕은층이 며칠 후에 벗겨지지만(peeling, desquamation), 유의한 흉터 없이 표피의 바닥층에서 빠르게 새 피부로 대치된다. 햇볕에 탄 것이 그 예다.

- 부분두께 화상(partial-thickness burn): 표피와 진피의 얕은층이 손상을 입어서 물집(blistering)이 생기고, 신경종말이 손상되어 통증이 심하다. 대부분의 땀샘과 털주머니는 가장 표층을 제외하고는 손상받지 않아 이곳에서 피부가 재생되어 표피의 바닥층을 만든다. 치유는 천천히 일어나 3주에서 수개월 정도 소요되며, 흉터를 만들고 약간의 수축이 일어나지만 대개는 완전하게 아문다.
- 전체두께 화상(full-thickness burn): 피부의 전체 두께와 아래 있는 근육까지도 손상된다. 뚜렷한 종창(edma)이 관찰되고, 화상부위에서 신경말단이 파괴되기 때문에 감각이 소실된다. 상처 끝부분에서 약간의 치유가 있으나 벌어져서 궤양이 된 부분에는 피부이식이 필요하다. 괴사딱지(가피, eschar)를 제거하고 화상이 없는 곳의 피부를 채취(harvest)하여 대치해 주어야 한다. 이러한 이식피부는 환자의 정상피부에서 이식받거나(autograft) 시체 혹은 돼지 혹은 인공피부에서 공여받을 수 있다.
- 4도 화상: 피부의 전체두께와 피부아래의 근막, 근육 혹은 뼈까지도 손상받는 치명적인 경우이다.

화상부위가 전체 체표면적의 20% 이상을 차지하면 화상은 심각한 것으로 분류된다(일광화상과 같은 표피 화상을 제외하고). 이러한 심각한 화상은 외상이나 흡입 부상으로 인해 합병되거나 화학 물질이나 고전압 전기로 인해 발생한다. 성인에서의 화상면적은 "9법칙(rule of nines)"에 의해 쉽게 계산될 수 있는데, 이것은 그림 B1.3에서처럼 신체를 9%의 여러 부분으로 구분하였다. 화상으로 인한 생명위협을 증가시키는 세 가지 요소는 (1) 60세 이상의 나이, (2) 신체표면적이 40% 이상인 부분두께 화상과 전체두께 화상, (3) 흡입 손상의 존재.

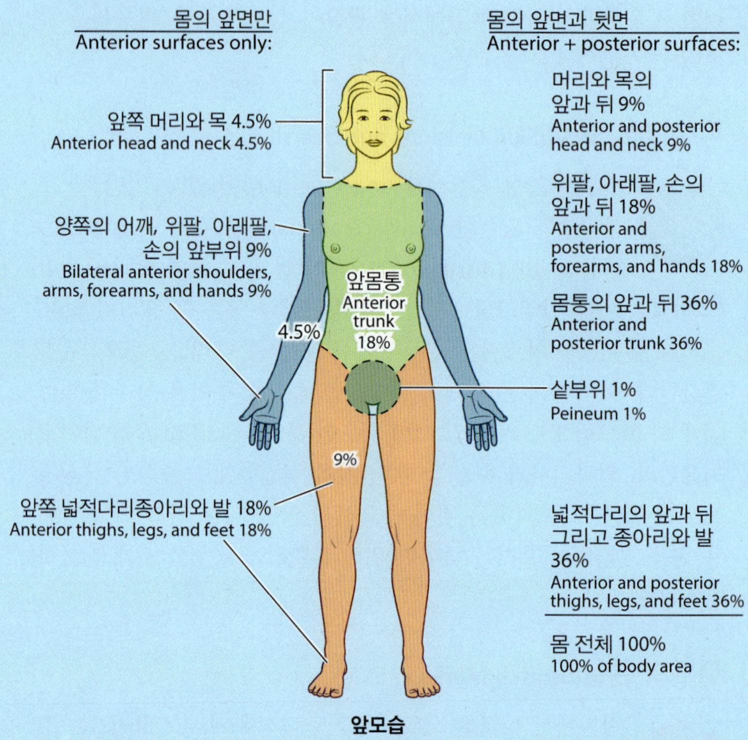

그림 B1.3. 몸의 화상부위의 측정.

근막, 근막칸, 윤활주머니, 잠재적 공간(Fascias, Fascial Compartments, Bursae, and Potential Spaces)

근막(**fascias**; 라틴어로 *fasciae*)은 몸의 깊은 구조물의 물질을 감싸고, 포장하고, 보온하는 기능을 수행한다. 피부밑조직(subcutaneous tissue)은 얕은근막(superficial fascia)이라고도 하며, 피부밑조직 아래에는 깊은근막이 위치한다(그림 1.9). **깊은근막**(심근막, **deep fascia**)은 치밀하게 잘 짜인 결합조직층이며, 여기에는 지방이 없고, 피부와 피부밑조직에 평행하게 몸의 대부분을 덮고 있다. 깊은 근막은 속으로 연장되어 깊은 구조물을 감싸면서 각 근육(개개의 근육을 감싸면서 *epimysium*이 된다, 그림 1.21 참조)과 신경혈관 다발을 감싸는 근막(investing fascia)이 되며, 두께는 매우 다양하고, 얼굴에서는 뚜렷한 깊은근막이 없다.

팔다리에서는 동일한 신경지배와 유사한 기능을 하는 근육집단이 **근막칸**(근막구획, **fascial compartment**) 안에 놓여 있는데, 깊은 근막의 두꺼운 막은 **근육사이막**(**intermuscular septa**)이 되어, 근막칸을 분리한다. 팔다리 전체를 싸고 있는 이러한 깊은근막이 중심부로 뻗어 뼈에 부착된다. 이들 근막칸은 염증이나 종양이 주위로 퍼지는 것을 막거나 염증이 퍼지는 방향을 유도할 수 있다.

깊은근막은 속에 있는 근육의 붙는부분(이는곳, 기시부, origin)을 제공하기도 하지만(대개는 이는곳과 닿는곳 목록에 언급되지는 않음), 대부분 근육은 깊은근막 속에서 자유롭게 수축하여 움직인다. 하지만 깊은근막 자체는 뼈 위를 결코 자유롭게 지나지 않고, 뼈와 닿는 부위에서 뼈막(골막, periosteum)과 단단히 결합한다. 팔다리의 근막칸은 비교적 유연하지 못하여 근육을 싸는 깊은근막은 수축하는 뼈대근육이 밖으로 팽창되는 것을 제한한다. 혈액은 근육속 정맥이 압박을 받을 때 혈액은 빠져나오게 된다. 정맥에 있는 판막(valve)은 혈액이 심장을 향해 한 방향으로만 흐르게 하여 근육이 이완될 때 역류하지 않게 한다. 특히 다리에서는 혈액이 중력에 역행해서 이동해야 하므로 깊은근막, 수축하는 근육, 정맥판막은 함께 근정맥 펌프

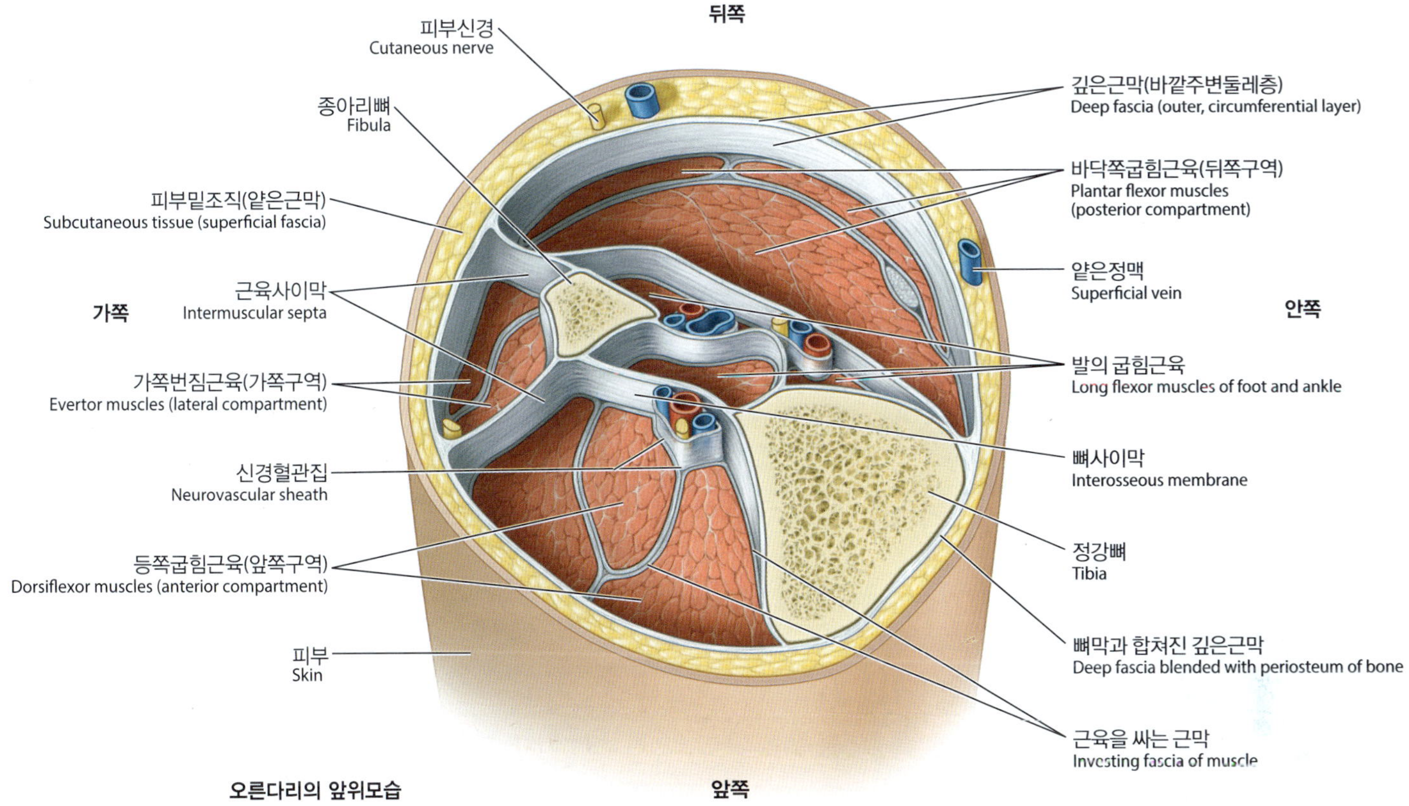

그림 1.9. 해부된 다리의 단면. 깊은근막과 근막칸을 확인할 수 있다.

(musculovenous pump)로 작용하여 혈액이 심장으로 가게 한다(그림 1.26 참조).

손목이나 발목 같은 관절에서는 깊은근막이 현저하게 두꺼워져 **지지띠**(지지대, **retinaculum**)를 형성하여, 굽힘과 폄 동작중에 관절 위를 지나는 힘줄을 제 위치에 있게 함으로써 힘줄이 당겨질 때 **활줄**(*bow stringing*) 같이 튕겨나오지 않게 한다(그림 1.19 참조).

장막밑근막(장막하근막, **subserous fascia**)은 다양한 양의 지방조직을 함유하며, 근육뼈대 벽(musculoskeletal walls)의 안쪽면과 몸 공간(체강, body cavities)을 싸는 장막 사이에 있다. 이들은 **가슴속근막**(흉내근막, *endothoracic fascia*), **벽배근막**(내복근막, *endoabdominal fascia*), **벽골반근막**(내골반근막, *endopelvic faacia*)이며, 후자 둘을 합쳐 **복막바깥근막**(복막외근막, *extraperitoneal fascia*)이라고도 한다.

윤활주머니(윤활낭, **bursa**)는 밀폐된 주머니로 **장막**(**serous membrane**: 매끈한 안쪽면에 윤활작용을 하는 용액을 분비하는 섬세한 결합조직막)에 싸여 있고, 정상적으로 납작한 모양이다. 윤활주머니는 삼차원적인 실제 공간구조는 아니며, 이들 공간은 접혀져서 깊이가 없고 서로의 벽은 윤활액의 얇은 막으로 거의 붙어 있는 상태이다. 벽이 어느 지점에서 찢어지거나 용액이 과도하게 분비되면 확실한 공간으로 되는데, 이는 비정상적이거나 병적인 것이다.

윤활주머니는 주로 마찰이 일어나기 쉬운 장소에 위치하여 한 구조물이 다른 구조물 위에서 용이하게 움직일 수 있게 한다. **피부밑주머니(subcutaneous bursa)**는 팔꿉이나 무릎같이 뼈 돌출부와 피부 사이에서 피부밑조직에 위치한다. **근막밑주머니(subfascial bursa)**는 근막밑에 위치하고, **힘줄밑주머니(subtendinous bursa)**는 뼈 위에서 힘줄의 움직임을 용이하게 한다. **윤활힘줄집(synovial tendon sheaths)**은 힘줄이 뼈섬유 터널(osseofibrous tunnels)을 관통할 때 힘줄주위를 길게 싸고 있는 특이한 형태의 윤활주머니이다(그림 1.10A).

윤활주머니는 관절의 윤활 공간(synovial cavity)과 때로 연결되어 있다. 섬세하고 투명한 장막으로만 형성되어 납작해져 있기 때문에 해부실습 중에는 쉽게 볼 수 없다. 색이 있는 용액을 주사하여야 윤활주머니가 보이고 연결된 것을 알 수 있다.

이와 같이 밀착된 윤활주머니는 많은 중요한 상기(예: 심장, 폐, 배안 장기)와 구조물들(힘줄 수위)을 둘러싼다. 이것은 주먹 같은 구조물 주위에 크지만 비어 있는 풍선이 둘러싼 것 같은 모양이다(그림 1.10B). 물체가 빈 풍선의 두 층에 의해 둘러싸여 있고, 풍선 안에 있는 것은 아니며, 풍선 자체는 비어 있다. 좀 더 정확하게 비유하자면, 풍선은 물로 차 있다가 비어 있어서, 빈 풍선 안쪽면이 젖어 있는 상태이다. 이와 같은 방법으로 심장은 **심장막주머니**(*pericardial sac*)로 둘러싸여 있다. 각 허파(lung)도 가슴막주머니(pleural sac)로 둘러싸여 있고, 배안 장기도 **복막주머니**(*peritoneal sac*)로 둘러싸여 있

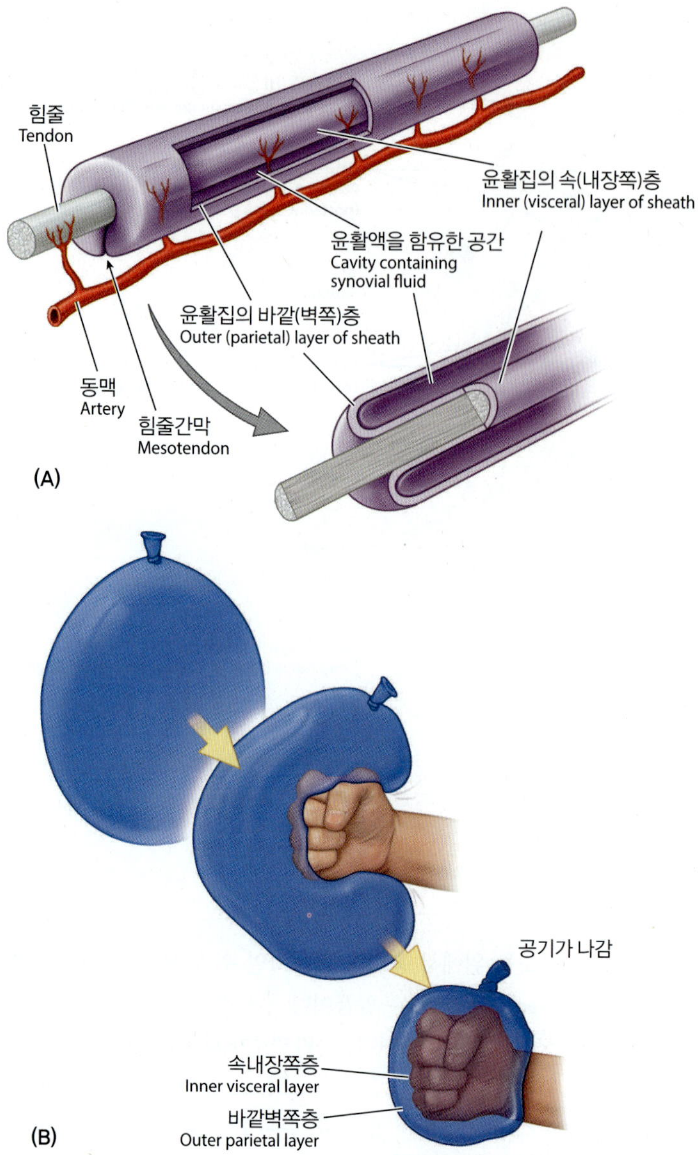

그림 1.10. 윤활힘줄집과 윤활주머니. A. 윤활힘줄집(synovial tendon sheath)은 힘줄을 둘러싸고 있는 세로방향의 섬유성 윤활주머니로서 지지띠(retinacula)나 섬유집(digital sheaths) 아래를 지난다. **B.** 윤활주머니(bursal sacs)는 심장, 허파, 배안장기 그리고 힘줄 같은 구조물들을 싸고 있는 구조로 마치 주먹으로 눌려 납작해진 풍선의 모습과 흡사하다. 윤활주머니 안에는 윤활액이 미끈한 막을 형성하고 있기 때문에 해당 구조물이 자유롭게 움직일 수 있다. 윤활주머니는 벽층(parietal layer)과 장막층(visceral layer)으로 구분되는데 손에서 연결줄기(connecting stalk)나 배안장기로 드나드는 신경혈관다발 주변에서는 두 층이 합쳐져서 두겹의 주름을 만드는데, 이러한 구조를 힘줄간막(mesotendon)이라 부른다.

다. 풍선, 장막주머니의 안쪽층(주먹, 장기에 인접한 곳)을 **내장쪽층(visceral layer)**이라고 하고, 풍선의 바깥층을 **벽쪽층(parietal layer)**이라고 한다. 막의 이중층이 둘러싸고 맞붙어 있는 면은 젖어 있어서, 가슴(thorax) 속에 있는 심장이나 뼈섬유 터널을 관통하는 힘줄 같이 제한된 공간 내에 둘러싸여 있는 구조물의 움직임을 자유롭게 한다.

임상적용 CLINICAL BOX

근막(FASCIAS)

근막면의 수술적 응용(Fascial Planes and Surgery)

생체에서 근막면(근막사이와 근막안, *interfascial* and *intrafascial*)이 존재하는데, 이것은 인접하는 근막이나 근막으로 싸인 구조물 사이 또는 장막밑근막(*subserous fascias*) 같은 성긴 근막 내에 있는 잠재적 공간이다. 수술 중에 외과의사는 이동하는 실제공간을 확보하고 깊은 구조물에 도달하거나 구조물을 분리하는데 이 근막면을 이용한다. 일부 시술을 보면, 외과의사는 가슴막바깥(extrapleural) 또는 복막바깥(extraperitoneal) 근막면을 사용하여 몸공간(체강)을 싸는 막의 바깥에서 접근하는 수술을 함으로써 오염의 가능성, 염증의 파급, 공간 내에서의 유착형성을 최소화한다. 불행히도 이 면들은 때로 융합되어 고정된 시체에서는 확인하기 어렵다.

핵심정리: 피부, 근막 그리고 해부학적 공간 (Integument, Fascia, and Anatomical Spaces)

피부계통(Integumentary system): 피부계통(피부)은 표피, 진피 그리고 특수하게 분화된 구조물(털주머니, 기름샘, 땀샘)로 구성된다. 피부는 ■ 보호, 함유, 열 조절, 감각의 중요한 기능을 수행하며 ■ 비타민 D를 합성하고 저장한다. ■ 피부에 있는 분할선(tension lines)은 수술이나 상처치유에 관계된다. ■ 피부밑조직(subcutaneous tissue)은 진피 아래 위치하며, 저장 지방의 대부분이 이곳에 있다.

근막과 윤활주머니(Fascias and bursae): 깊은근막은 피부밑조직 아래에서 몸을 완전하게 싸고 있는 잘 구성된 결합조직이다. 깊은근막은 ■ 근육 속으로 들어가 구획으로 나뉘고(근육사이막, intermuscular septa), ■ 근육과 신경혈관다발을 싸고(investing fascia), ■ 근육뼈대벽과 몸공간을 싸는 장막(장막밑근막, subserous fascia) 사이에 놓인다. ■ 지지띠(retinacula)는 깊은근막이 두꺼워진 것으로 관절 운동 중에 힘줄을 제자리에 있게 한다. ■ 윤활주머니는 장막으로 형성된 밀폐된 주머니이며, 마찰이 일어나기 쉬운 장소에 위치하고, 한 구조물이 다른 구조물 위에서 자유롭게 움직이게 한다.

뼈대계통(Skeletal System)

뼈대계통은 두 가지 기능적 부분으로 나뉜다(그림 1.11).

- **몸통뼈대**(축골격, **axial skeleton**)는 머리[head, 머리뼈(*cranium* 또는 *skull*)], 목[neck, 목뿔뼈(설골, *hyoid bone*), 목뼈(경추, cervical

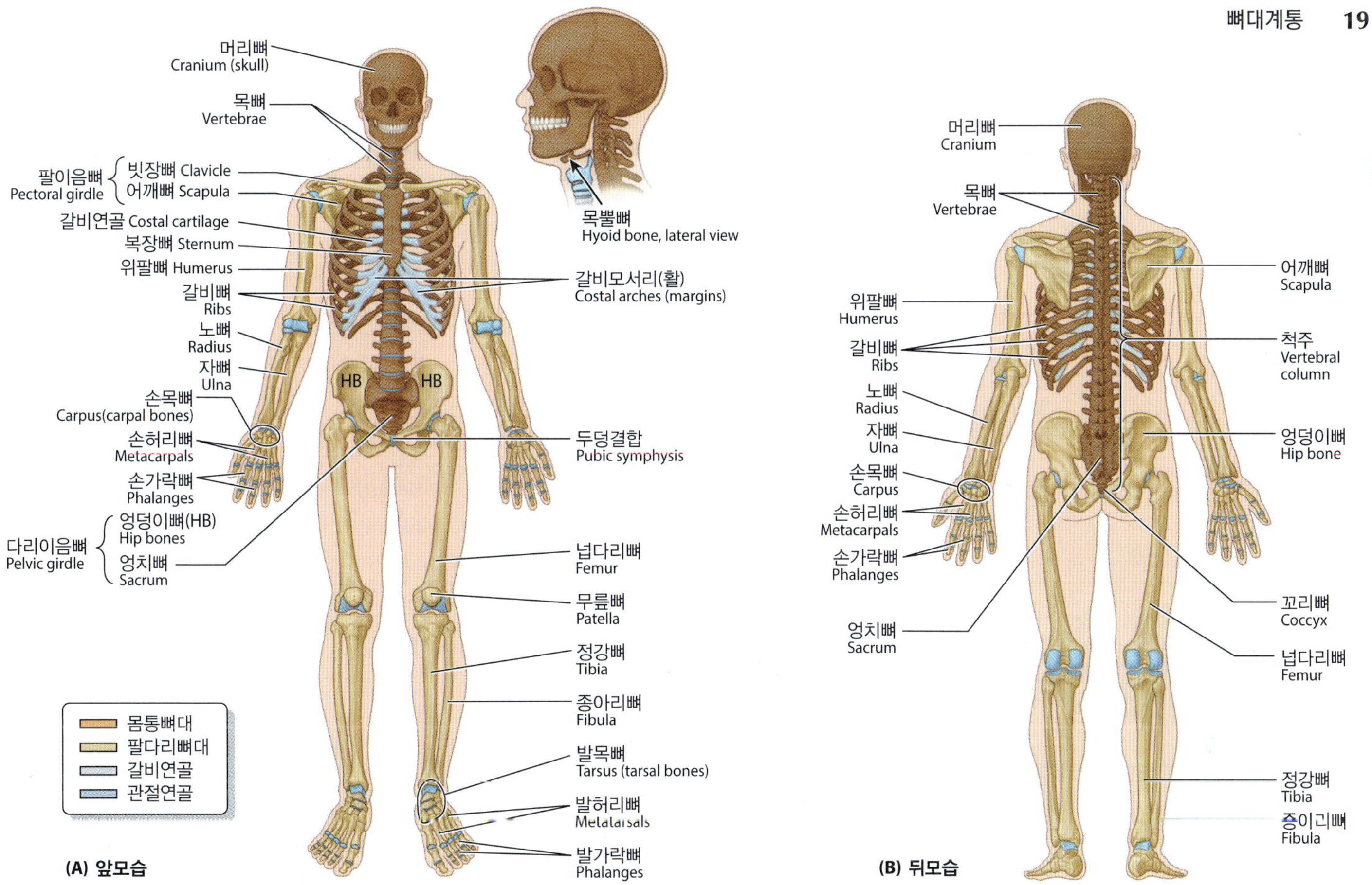

그림 1.11. 뼈대계통.

vertebrae)], 몸통[trunk, 갈비뼈(늑골, *ribs*), 복장뼈(흉골, *sternum*), 척추뼈(척추골, *vertebrae*), 엉치뼈(천골, *sacrum*)]의 뼈로 구성된다.

- **팔다리뼈대**(사지골격, **appendicular skeleton**)는 팔 · 다리뼈로 구성되며, 팔이음뼈(shoulder girdle)와 다리이음뼈(pelvic girdle) 부분도 포함된다.

연골과 뼈(Cartilage and Bones)

뼈대는 연골과 뼈로 구성되어 있다. **연골**(물렁뼈, **cartilage**)은 실기면서 반경성(semirigid)형태의 결합조직이며, 연골은 좀 더 유연성이 요구되는 부분에서 뼈대부분을 형성한다. 예를 들면, 갈비연골(늑연골, *costal cartilage*)은 갈비뼈(늑골, ribs)를 복장뼈(흉골, sternum)에 연결시켜 준다. 또한 **윤활관절(articulating cartilage)**에서 뼈가 관절하는 표면은 매끈하고 마찰을 적게 하면서 자유롭게 움직일 수 있도록 **관절연골(articular surfaces)**로 덮여 있다(그림 1.16A 참조). 연골에는 혈관이 없으므로, 연골세포들은 확산(diffusion)에 의해서 산소와 영양공급을 받는다. 뼈대에서 뼈와 연골의 구성 비율은 몸이 성장함에 따라 변하므로, 젊을수록 연골이 많다. 신생아의 뼈는 부드럽고 유연해서 대부분이 연골로 구성되어 있다.

뼈(bone)는 살아 있는 조직으로 결합조직이 특수하게 변형되어 단단한 형태를 이루어 뼈대의 대부분을 구성한다. 몸을 지지하는 주된 조직으로 성인 뼈대의 뼈는 다음의 기능을 한다.

- 몸과 생존에 필요한 공간(vital cavities)에 대한 지지 작용
- 심장과 같은 생존에 필요한 구조물(vital structures)에 대한 보호
- 운동에 대한 기계적인 틀(지렛대)
- 무기물질 저장(예: 칼슘)
- 새로운 혈액세포 형성(대부분 뼈안에 있는 뼈속 공간에서 생성)

섬유결합조직은 관절연골을 제외하고 각 뼈대를 둘러싸는데, 이를 **뼈막**(골막, **periosteum**)이라고 하고(그림 1.15 참조), 연골을 둘러싸는 것은 **연골막(perichondrium)**이라고 한다. 뼈막과 연골막은 뼈대조직의 바깥 부분에 영양을 공급한다. 그들은 연골과 뼈를 만들 수 있고(특히 골절후 재생), 힘줄(건, *tendons*)과 인대(*ligaments*)의 부착면을 제공한다.

뼈에는 **치밀뼈**(치밀골, **compact bone**)와 **해면뼈**[해면골, **spongy** (trabecular) **bone**]의 두 가지 형태가 있다. 뼈는 단단한 물질의 상대적인 양과 공간의 크기, 수에 의해 구별된다(그림 1.12). 모든 뼈의 표면에는 치밀뼈가 얇게 위치하고, 뼈의 깊은 부분에는 해면뼈가 위치하며, 해면뼈부위에서는 **골수공간**[*medullary (marrow) cavity*]이 위치한다. 성인 골수공간 속에는 해면뼈의 **잔기둥**(골소주, **spicules**, trabeculae)이 위치하고, 잔기둥 사이에서 혈액세포, 혈소판들이 생성된다. 성인의 골수공간의 잔기둥 사이에는 **황색골수**(*yellow bone marrow*)와 **적색골수**(*red bone marrow*: 혈구와 혈소판이 생성되는

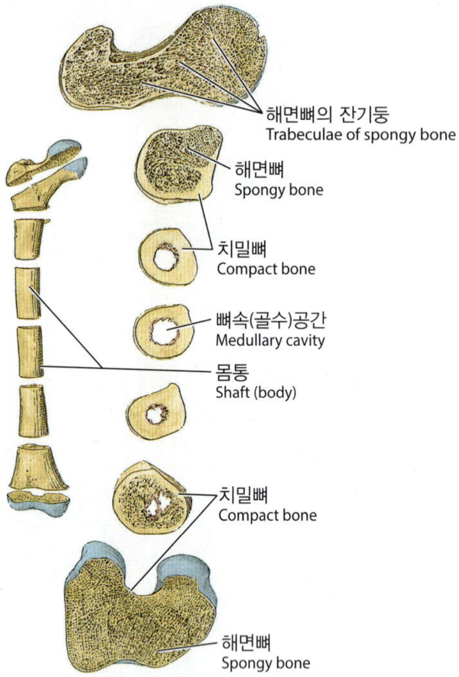

그림 1.12. 위팔뼈의 가로단면. 뼈의 몸통부분은 관 모양의 골수공간이 치밀뼈에 의해 둘러싸여 있다.

곳)가 관찰된다.

치밀뼈와 해면뼈의 구조와 비율은 기능에 따라 다르다. 치밀뼈는 무게를 지탱하는 힘을 제공한다. 긴뼈(장골, *long bone*)는 근육과 인대의 부착과 견고함으로 설계되어 치밀뼈의 양은 부러지기 쉬운 몸통(*shaft*) 중심에 가장 많다. 또한 긴뼈는 올라온 부분[예: 능선(*ridge, crests*), 결절(*tubercle*)]에 큰 근육이 부착되는 버팀목으로 작용한다. 살아 있는 뼈는 탄력성(*elasticity*), 유연성(*flexibility*)과 강한 견고함(*rigidity*, hardness)이 있다.

뼈의 분류(Classification of Bones)

뼈는 형태에 따라 다음과 같이 분류한다.

- **긴뼈**(장골, **long bones**)는 원통형이다[팔의 위팔뼈(상완골, humerus)].
- **짧은뼈**(단골, **short bones**)는 입방형이고, 발목(ankle, tarsus), 손목(wrist, carpus)에서만 발견된다.
- **납작뼈**(편평골, **flat bones**)는 주로 보호하는 기능(뇌를 보호하는 머리뼈들)을 수행한다.
- **불규칙뼈**(불규칙골, **irregular bones**)는 긴뼈나 짧은뼈 또는 납작뼈보다는 다양한 형태를 띤다[예: 얼굴의 뼈(bone of the face)].
- **종자뼈**(종자골, **sesamoid bones**)는 특정 힘줄(tendons)에서 발달하며 팔다리에선 긴뼈의 끝을 힘줄이 건너는 곳에서 발견되며, 종자뼈는 과도한 힘의 작용에서 힘줄을 보호하고 부착점을 지나가는 힘줄의 각을 변화하기도 한다[예: 무릎뼈(슬개골, patella)].

뼈의 돌출물과 형성(Bone Markings and Formations)

뼈 돌출물(bone markings)은 힘줄, 인대, 근막이 부착되는 곳이나 동맥이 인접하거나 뼈로 들어가는 부위에 나타난다. 힘줄이 지나가는 부분과 관련되거나 관절에서 운동형태를 조절하기 위해서도 뼈 형성부위가 나타난다. 뼈의 다양한 돌출물과 형태는 다음과 같다(그림 1.13).

- 몸통(체부, *body*): 뼈의 주요한 덩어리부위이며, 긴뼈에서는 뼈의 중간부위(shaft)를 형성하고, 척추뼈에서는 앞쪽부위에 위치하여 척추사이원반사이에서 체중을 지탱한다.
- 작은머리(소두, *capitulum*): 작고 둥근 관절머리[예: 위팔뼈작은머리(상완골소두, capitulum of the humerus)]
- 관절융기(과, *condyle*): 주먹결절(knuckle) 같은 둥근 형태이며, 대개는 쌍으로 나타남[예: 넙다리뼈의 안쪽 그리고 가쪽관절융기(medial and lateral femoral condyle)]

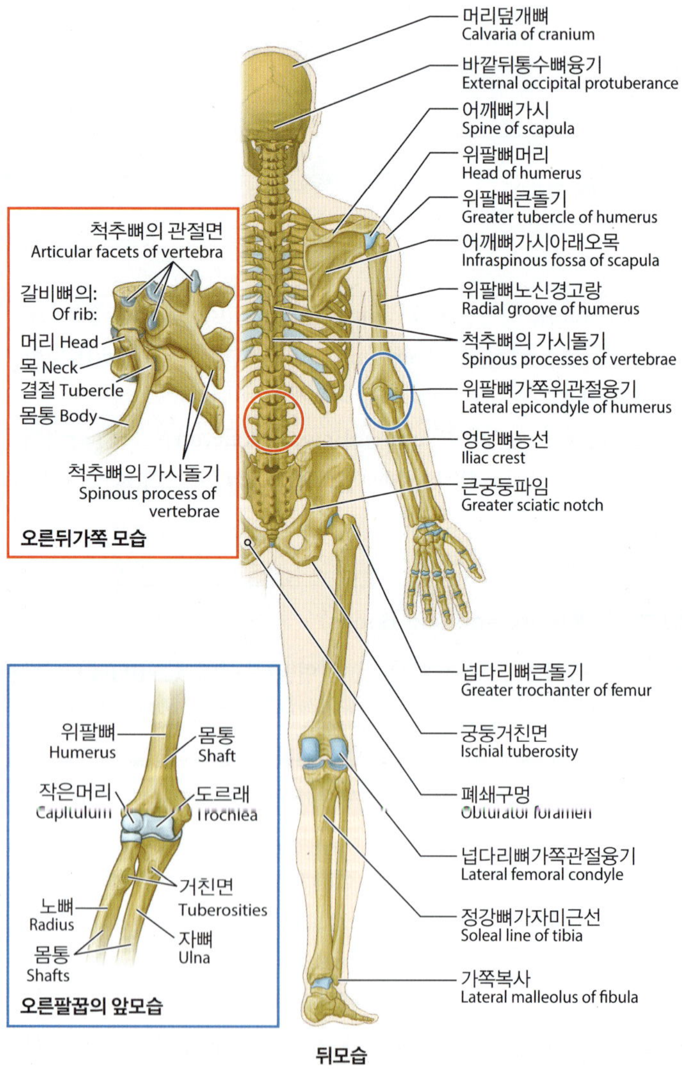

그림 1.13. 뼈의 돌출물과 뼈형성. 뼈에 있는 돌출물은 대개 힘줄, 인대, 근막이 부착하는 장소가 되며, 그 외에도 뼈의 구조는 관절의 형성, 힘줄의 통과, 최적의 운동역학과 관련되어 있다.

- 능선(*crest*): 산등성이처럼 길게 뻗은 돌기[예: 엉덩능선(iliac crest)]
- 위관절융기(*epicondyle*): 관절융기 위쪽에 있는 돌출[예: 위팔뼈가쪽위관절융기(lateral epicondyle of humerus)]
- 관절면(*facet*): 다른 뼈와 만나 관절을 이루는 곳으로 연골로 덮여 매끈하고 납작한 부분[예: 갈비뼈가 관절하기 위한 척추 몸통에 있는 위갈비뼈관절면(superior costal facet)]
- 구멍(공, *foramen*): 뼈안에 뚫린 것[예: 폐쇄구멍(obturator foramen)]
- 오목(와, *fossa*): 속이 비거나 낮게 파임[예: 가시아래오목(infraspinous fossa)]
- 고랑(구, *groove*): 좁고 긴 파임[예: 위팔뼈의 노신경고랑(radial groove of the humerus)]
- 뼈머리(두, *head*; 라틴어로 *caput*): 크고 둥근 관절 끝부분[예: 위팔뼈머리(head of the humerus)]
- 선(*line*): 선으로 된 돌기[예: 정강뼈가자미근선(soleal line of the tibia)]
- 복사(과, *malleolus*): 둥근 돌기[예: 종아리뼈가쪽복사(lateral malleolus of the fibula)]
- 목(*neck*): 머리에 인접한 비교적 좁은 부위
- 파임(절흔, *notch*): 뼈가장자리에서 패인 것[예: 큰궁둥파임(greater sciatic notch)]*
- 돌기(*process*): 특징적인 모양 혹은 방향을 갖는 돌출구조물[예: 척추뼈의 관절돌기, 가시돌기 혹은 가로돌기(articular process, spinous process, or transverse process of a vertebra)]
- 융기(*protuberance*): 뼈의 돌출부위[예: 바깥뒤통수뼈융기(external occipital protuberance)]
- 몸통(*shaft*): 긴뼈의 뼈몸통(diaphysis, or body, of a long bone)
- 가시(극, *spine*): 가시 같은 돌기[예: 어깨뼈가시(spine of the scapula)]
- 돌기(*trochanter*): 크고 뭉뚝한 돌출[예: 넙다리뼈큰돌기(greater trochanter of the femur)]
- 도르래(활차, *trochlea*): 도르래 같은 역할을 하거나 실패 같은 관절돌기[예: 위팔뼈도르래(trochlea of the humerus)]
- 결절(*tubercle*): 작은 돌출물[예: 위팔뼈큰결절(greater tubercle of the humerus)]
- 거친면(조면, *tuberosity*): 크고 둥근 돌출[예: 궁둥거친면(ischial tuberosity)]

뼈성장(Bone Development)

대부분 뼈는 성장하고 성숙하는 데 오랜 시일이 걸린다. 예를 들면, 위팔뼈(상완, humerus)는 태생기 8주에 뼈되기(골화, ossification)를 시작하여 20세에도 뼈되기가 완성되지 않는다. 모든 뼈는 태생기 결합조직인 **중간엽**(*mesenchyme*)에서 유래하며, 막속뼈되기(intramembranous ossification, 중간엽에서 직접 뼈가 만들어진다)와 연골속뼈되기(endochondral ossification; 중간엽이 연골을 형성하고, 연골이 뼈로 대치된다)라는 두 종류의 다른 과정을 통하여 뼈는 형성된다(Pawlina, 2020). 그러나 두 개의 과정을 통하여 형성된 뼈의 조직학(현미경)적 구조는 동일하다.

- **막속뼈되기**(막내골화, **intramembranous ossification**)는 배자시기에 중간엽이 막 모양의 뼈의 틀을 형성한 후에 태아기에 직접 중간엽에서 뼈가 형성된다.
- **연골속뼈되기**(연골내골화, **endochondral ossification**)는 태아기에 뼈의 형태로 연골틀이 만들어진 후 연골은 점차 뼈로 대치된다.

연골속뼈되기과정을 이해하면 긴뼈의 성장을 이해하는 데 도움이 된다(그림 1.14). 중간엽 세포가 응집되고 **연골모세포**(*chondroblasts*)로 분화하여 **연골뼈모형**(*cartilaginous bone model*)을 만든다. 이러한 모형의 중간부분에서 연골에 칼슘염이 침착되면서 석회화

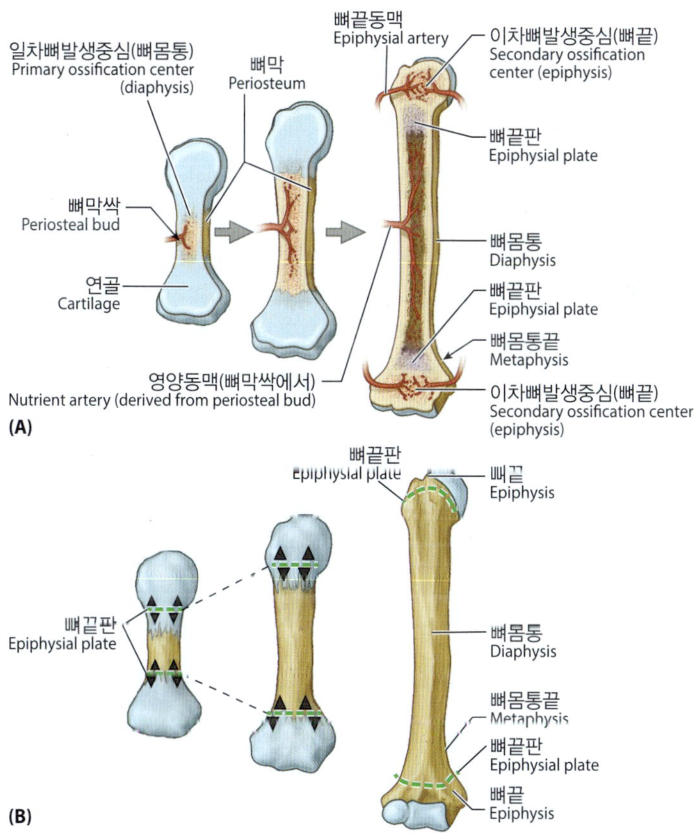

그림 1.14. 긴뼈(long bone)의 발달과 성장. A. 뼈되기중심. 일차와 이차뼈되기중심이 보인다. **B.** 긴뼈의 성장. 길이성장은 양쪽 뼈끝의 뼈끝판(*화살표머리*)에서 일어난다. 뼈몸통의 일차뼈되기중심에서 만들어진 뼈와 뼈끝의 이차뼈되기중심에서 형성된 뼈는 성인의 뼈크기가 될 때까지는 합쳐지지 않는다. 성장이 중단되면 연골성 뼈끝판은 뼈융합(골유합, synostosis)을 통해 뼈로 대체되어 방사선촬영이나 절단뼈에서 뼈끝선(epiphyseal line)으로 보인다.

* 현재 해부학용어집에는 패임이 맞음. 고려의학 대한해부학회에서 발간한 국소해부학 4판에는 파임으로 되어 있고, 새 해부학회 용어집에는 파임으로 바뀔 예정임. 이 책에서는 파임, 패임 혼용되어 쓰임.

(*calcify*)가 되고, **뼈막의 모세혈관**(*periosteal capillaries*)이 뼈모형의 석회화한 연골로 성장하여 들어와 연골 안쪽에 분포한다. 이들 혈관은 **뼈형성세포**(*osteogenic cells*)와 같이 **뼈막싹**(*periosteal bud*)을 형성한다(그림 1.14A). 들어온 모세혈관에 의해 **일차뼈되기중심**(일차골화중심, **primary ossification center**)이 시작되고 뼈모형의 중심에서 연골의 대부분이 뼈조직으로 대치된다. 일차뼈되기중심에서 뼈로 된 몸통을 **뼈몸통**(골간, **diaphysis**)이라 하며, 뼈되기가 진행되면서 뼈몸통에서 뼈성장이 일어난다.

대부분의 **이차뼈되기중심**(**secondary ossification center**)은 출생 후에 성장 중인 뼈에서 일어나는데, 이차뼈되기중심에서 만들어진 뼈를 **뼈끝**(골단, **epiphysis**)이라 한다. 뼈끝중심에 있는 연골세포가 비대해지고, 연골세포 사이의 **뼈바탕질**(*bone matrix*: 세포바깥 물질)이 석회화된다. **뼈끝동맥**(*epiphysial artery*)이 뼈발생세포(osteogenic cells)와 함께 형성 중인 공간으로 성장하면서 들어간다. 뼈끝 가까이 있는 뼈몸통에서 깔때기 모양으로 벌어진 부분을 **뼈몸통끝**(골간단, **metaphysis**)이라 한다. 뼈성장이 지속되기 위해서 뼈몸통에 있는 일차뼈되기중심에서 형성된 뼈와 뼈끝의 이차뼈되기중심에서 형성된 뼈는 성인 크기의 뼈가 될 때까지 융합이 일어나지 않는다. 그러므로 긴뼈의 성장 중에는 뼈몸통과 뼈끝 사이에 **연골뼈끝판**(연골골단선, cartilaginous **epiphysial plates**) 혹은 성장판(growth plates)이 존재한다(그림 1.14B). 이러한 성장판(growth plates)은 결국 양쪽 끝부분에서 뼈로 대치된다. 이때 뼈성장이 멈추고 뼈몸통은 뼈끝과 융합한다. 이 뼈융합(뼈결합, synostosis)과정에서 생긴 봉합선은 특히 치밀해서 방사선사진에서 **뼈끝선**(골단선, **epiphysial line**)으로 인식된다(그림 1.15). 뼈의 뼈끝 융합은 사춘기에서 성인이 되기까지 점차적으로 일어난다. 짧은뼈의 뼈되기과정은 긴뼈의 일차뼈되기중심에서 일어나는 변화와 유사하다. 짧은뼈 중에 발꿈치뼈(calcaneus)만이 이차뼈되기중심이 발달한다.

뼈의 혈관과 신경분포(Vasculature and Innervation of Bones)

뼈에는 혈관이 풍부하게 분포한다. 대부분 뚜렷한 하나 이상의 **영양혈관**(**nutrient artery**)이 뼈막 밖에 위치한 인접 혈관에서 기원한다. 영양혈관은 긴뼈의 몸통에 위치한 **영양혈관구멍**(**nutrient foramina**)을 통해 치밀뼈를 비스듬하게 뚫고 들어온다. 영양혈관은 골수공간에서 세로 방향으로 가지를 내어 뼈의 양쪽끝을 향하며 골수, 해면

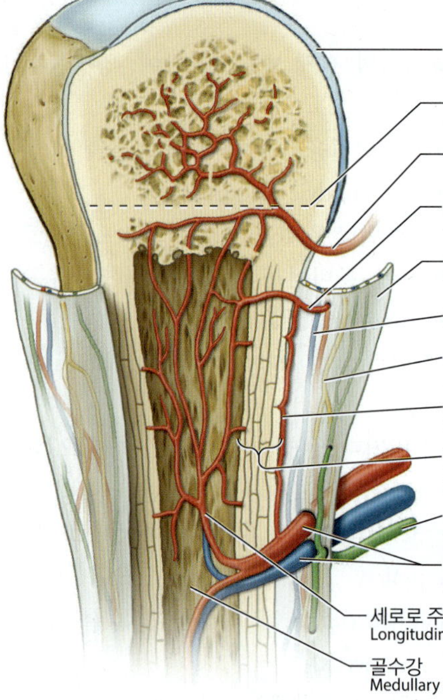

그림 1.15. 긴뼈의 혈관분포와 신경분포.

뼈, 치밀뼈의 깊은층에 혈액을 공급한다(그림 1.15). 그러나 치밀뼈 대부분의 혈액공급은 뼈막에 위치한 뼈막혈관(periosteal arteries)을 통하여 공급받는다. 그 결과, 뼈막이 제거되면 뼈는 죽는다.

치밀뼈속에 있는 뼈세포(osteocytes)까지 혈액은 미세관계통(microscopic canal systems)인 **하버스계통** 혹은 뼈단위(**haversian system** 혹은 osteon)에 의해 도달되며, 하버스계통에는 작은 혈관이 발달되어 있다. 뼈의 말단 부위는 관절에 혈액을 공급하는 혈관으로부터 유래하는 뼈몸통끝혈관(metaphyseal artery)과 뼈끝혈관(epiphyseal)에 의해 공급받는다. 팔다리에서는 이들 혈관이 **관절주위동맥얼기**(*peri-articular arterial plexus*)를 형성하여 관절 주위를 싸고 있으며, 관절의 자세에 상관없이 관절의 먼쪽으로 혈액이 흐르게 한다.

정맥은 영양구멍을 통해 동맥과 동반된다. 많은 큰 정맥이 뼈의 관절 끝부분에 있는 구멍을 통해 나간다. 적색골수가 있는 뼈에는 큰 정맥이 많다. **림프관**(*lymphatic vessel*)은 뼈막에 풍부하다.

신경은 뼈에 분포하는 혈관과 동반된다. 뼈막에는 통증 섬유를 가진 **감각신경**(뼈막신경, **periosteal nerve**)이 많이 위치한다. 골절이 되면 심한 통증이 있는 이유는 뼈막이 특히 찢김이나 장력에 민감하기 때문이다. 뼈 자체는 감각신경 종말이 비교적 드물게 분포한다. 뼈 속에서는 **혈관운동신경**(**vasomotor nerve**)이 혈관의 수축과 이완을 하게 하여 골수로 들어가는 혈류를 조절한다.

임상적용 CLINICAL BOX

뼈(BONES)

덧뼈/과잉뼈(Accessory Bones/Supernumerary Bones)

덧뼈(과잉뼈)는 추가적인 뼈되기중심이 나타날 때 발생되며 부수적인 뼈를 형성한다. 많은 뼈에서 여러 개의 뼈되기중심이 발생되고 정상적으로는 융합된다. 가끔 이들 중 하나가 융합되지 않아 부수적인 뼈가 된다. 그러나 정확한 표현으로는 뚜렷한 덧뼈는 주된 뼈(main bone)의 잃어버린 부분이다. 국한적인 뼈(circumscribed bone)는 머리뼈의 봉합선을 따라 발견되고, 특히 마루뼈(parietal bone)와 연관되어 발견된다(제8장, 머리 참조). 이러한

작고 불규칙하면서 벌레 모양의 뼈를 **봉합뼈**(*sutural bone*, wormian bones)라 한다. 발에서 흔히 보이는 덧뼈는 방사선이나 의학영상검사시 뼛조각으로 오진하지 않는 것이 중요하다.

이소성뼈(Heterotopic Bones)

뼈가 정상적으로 존재하지 않은 연부조직(soft tissue)속에 발생하는 경우가 있다. 말 타는 기수에게서 넓적다리속에 **이소성뼈**(*heterotopic bones*)가 발생하기도 한다(rider's bones). 이러한 현상은 만성적인 근육 긴장으로 근육 내에 작은 출혈이 있은 후 석회화하고 골화가 일어난 것으로 추정된다.

뼈의 외상과 변화(Trauma to Bone and Bone Changes)

뼈는 살아 있는 장기로, 손상되면 아프고, 골절되면 출혈이 일어나며, 압박에 대해 변형되고, 나이에 따라 변화한다. 다른 장기와 같이 뼈에는 혈관, 림프관, 신경이 있고, 질병에 걸리기도 한다. 팔다리의 마비로 뼈를 사용하지 않으면 크기가 **위축**(*atrophy*)된다. 발치 후에 치아가 있었던 아래턱뼈가 흡수되기도 한다. 오랜 기간 힘을 받게 되면 뼈가 **비대**(*hypertrophy*)해진다.

뼈는 외상으로 부러질 수 있다. 골절이 적절하게 치유되기 위해서는 부러진 끝이 정상적인 위치에 근접하게 놓여져 잘 결합되어야 한다. 이를 **골절정복**(*reduction of fracture*)이라고 한다. 뼈가 치유되는 중에 주변에 있는 결합조직 세포인 섬유세포(fibroblast)가 증식하여 아교를 분비하며, 뼈를 부착하는 **가골기둥**(*collar of callus*)을 형성한다(그림 B1.4). 뼈변형(bone remodeling)은 골절 부위에서 일어나고, 가골은 석회화되며 결국, 가골은 흡수되고 뼈로 대치된다. 특히 젊은 사람에게서는 수개월 후에 골절의 흔적이 거의 없어진다. 골절은 성인보다 아이들에게 흔한데, 이는 아이들의 뼈가 가늘고 성장 중이며 활동이 부주의하기 때문이라고 할 수 있다. 다행히 이 골절의 대부분은 뼈가 구부러지는 생나무골절 또는 **불완전굴곡골절**(*greenstick fracture*)이다. 어린이에서는 뼈의 골절은 성인의 뼈보다 빨리 치유된다.

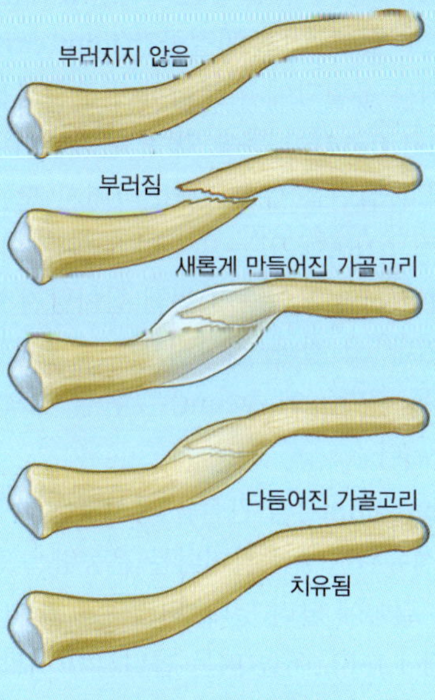

그림 B1.4. 골절치유과정.

뼈엉성증(골다공증, Osteoporosis)

노화과정으로 뼈의 유기질과 무기질 성분이 모두 감소하여 뼈의 양이 감소하거나 뼈대 조직이 위축되어 **뼈엉성증**(골다공증)이 생긴다(그림 B1.5). 그러므로 뼈는 부서지게 되고, 탄력성을 잃어 쉽게 골절된다. **뼈스캔**(*bone scanning*)은 감소된 뼈의 양을 확인할 수 있는 이미지법이다("의학적 영상기법"은 이 장의 끝을 참조하라).

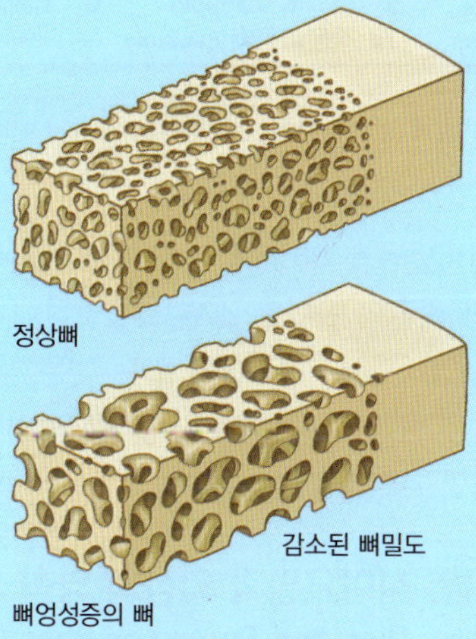

그림 B1.5. 골다공증.

복장뼈 천자(흉골천자, Sternal Puncture)

골수검사는 혈액질환을 검사하는 데 유용한 정보를 제공한다. 복장뼈(sternum, breast bone)는 피부 바로 아래 놓여 쉽게 만져지므로 골수 천자에 흔히 사용된다. **복장뼈 천자**는 구멍이 큰 바늘로 복장뼈의 얇은 겉층을 뚫고 해면뼈에서 적색골수(red bone marrow)를 주사기에 흡인하여 검사하는 것이다. 골수이식(bone marrow transplantation)은 백혈병 치료를 위해 시행되기도 한다. 쇼크 환자에서 혈관 허탈(vascular collapse)이 발생한 경우, 체액은 바늘을 이용하여 정강뼈 혹은 복장뼈의 골수에 빠르게 주입될 수 있다.

뼈성장과 뼈나이 평가 (Bone Growth and Assessment of Bone Age)

뼈되기중심(ossification centers)이 생기는 위치와 시기, 성장속도, 뼈결합 시기는 임상의학, 법의학, 체질인류학에서 중요하다. 유아기, 유년기, 청소년기에서 성장의 일반적인 지표는 **뼈나이**(골연령, *bone age*)로 나타나는데, 방사선검사에 의해 결정된다(그림 B1.6). 젊은 사람의 나이는 뼈되기중심을 연구함으로써 결정할 수 있다. 주요 지표는 (1) 뼈몸통 또는 뼈끝에 석회화 물질의 출현, (2) 뼈끝판을 나타내는 검은 선의 소실(이 선의 소실은 뼈

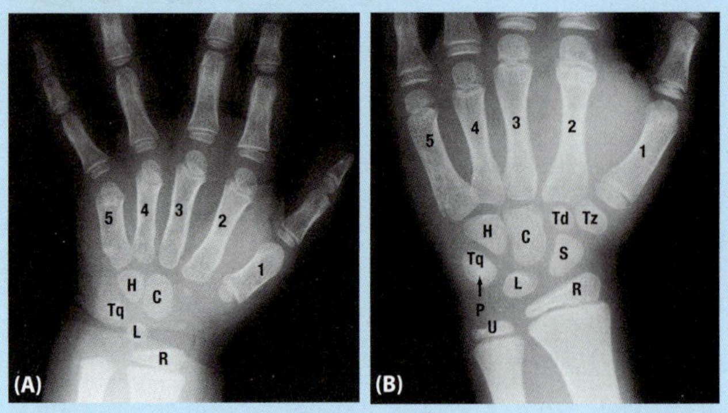

C 알머리뼈 Capitate
H 갈고리 Hamate
L 반달뼈 Lunate
P 콩알뼈 Pisiform
R 노뼈의 뼈끝 Radial epiphysis
S 손배뼈 Scaphoid
Td 작은마름뼈 Trapezoid
Tq 세모뼈 Triquetrum
Tz 큰마름뼈 Trapezium
U 자뼈의 뼈끝 Ulnar epiphysis

그림 B1.6. 앞쪽 방사선사진. 2.5세(**A**) 소아와 11세(**B**)의 오른손.

끝판의 융합이 일어났음을 의미, 융합은 뼈끝마다 특정 시기에 일어남)이다. 뼈몸통과 뼈끝의 융합은 소년보다 소녀에게 1~2년 먼저 일어난다. 뼈나이를 결정하는 것은 이른 또는 늦은 청소년기에서 성인 키를 예측하는 데 도움을 준다. 뼈나이 평가는 법의학적 문제에서 사람 뼈대의 대략적인 나이를 확립하는 데 도움을 준다.

뼈성장에서 질병, 식이요법과 외상의 영향 (Effects of Disease, Diet, and Trauma on Bone Growth)

정상인과 비교하여 어떤 질병은 조기에 **뼈끝 융합**을 야기하고, 또 다른 질병은 융합을 지연시키기도 한다. 성장하는 뼈대는 비교적 경미하고 일시적인 질병과 영양실조에 민감하다. 뼈몸통끝에서 연골 증식이 기아와 질병이 있을 때 느려지고, 연골세포의 퇴화는 지속되어 일시적인 석회화의 진한 선이 생긴다. 이 선들은 나중에 두꺼워진 잔기둥(trabeculae)을 가진 뼈가 되거나 정지된 성장선(*lines of arrested growth*)이 된다.

뼈끝의 이동과 분리 (Displacement and Separation of Epiphyses)

다양한 연령에서 방사선검사 혹은 다른 진단적 영상을 검사할 때, 뼈성장과 뼈의 출현시기에 대한 지식이 없으면, 위치가 **이동된 뼈끝판**을 골절로 오진할 수 있고, **뼈끝의 분리**는 골절된 뼛조각으로 분석할 수도 있다. 환자의 나이와 뼈끝의 위치를 알면 이러한 해부학적 실수를 방지할 수 있다. 뼈몸통과 뼈끝의 가장자리는 뼈끝판 부위에서 매끄럽게 휘어 있다. 골절은 항상 날카롭고, 균일하지 않은 가장자리를 남긴다. 성인에게 골절을 일으키는 손상은 소아에게는 주로 뼈끝의 위치를 이동시킨다.

무혈관괴사(Avascular Necrosis)

뼈끝이나 다른 부분에 공급되는 혈관의 소실은 뼈조직을 죽게 하여 **무혈관괴사**(*avascular necrosis*; 그리스어로 *nekrosis*, deadness)를 일으킨다. 모든 골절 후에 인접뼈의 조그만 부분은 괴사가 진행된다. 어떤 경우에는 뼈의 많은 부분에서 무혈관괴사가 일어나기도 한다. 소아에서 원인을 알 수 없는 무혈관괴사로 인해 뼈끝의 많은 임상적 이상이 발생하는 질환을 **뼈연골증**(*osteochondroses*)이라고 한다.

관절(Joints)

관절(joints)은 뼈대의 단단한 부분 또는 2개 이상 뼈 사이의 결합 또는 연결부이다. 관절은 다양한 형태와 기능을 가진다. 성장하는 긴뼈의 뼈끝(epiphysis)과 뼈몸통(diaphysis)사이의 뼈끝판(epiphysial plates) 같은 관절에서는 운동이 없으며, 치아확(teeth sockets)에서는 약간의 운동만 가능하기도 하며, 어깨관절(shoulder joint)같이 자유롭게 움직이는 관절도 있다.

관절의 분류(classification of joints)

관절은 마주하고 있는 뼈를 연결시키는 물질의 유형과 방법에 따라 세 가지로 분류된다(그림 1.16).

1. **윤활관절(synovial joint)**의 관절을 형성하는 뼈는 **관절주머니 [joint** (articular) **capsule]**로 싸여 있으며, 관절주머니는 관절공간을 둘러싸고 연결시켜준다. 관절주머니의 바깥쪽은 질긴 섬유막(fibrous layer)으로 되어 있고 안쪽에는 **장액성 윤활막(synovial membrane)**으로 덮여 있다. **관절공간(joint cavity)**은 잠재성 공간이며, 이곳에는 윤활막에서 분비하여 윤활작용을 하는 소량의 **윤활액(synorial fluid)**이 들어 있다. 관절주머니의 안쪽에는 관절연골이 뼈의 관절면을 덮고 있고, 나머지 모든 부분은 윤활막이 덮는다. 그림 1.16A에 있는 마주하고 있는 뼈는 정상적으로는 매우 근접하게 있지만 보여주기 위해 잡아당겨져 있고, 관절주머니가 부풀려 있다. 그 결과, 정상적으로는 잠재성 공간이 과장되었다. 뼈를 싸는 뼈막(periosteum)은 관절 밖으로 관절주머니의 섬유층에 혼합된다.
2. **섬유관절(fibrous joints)**의 관절을 형성하는 뼈는 섬유조직에 의해 연결된다. 섬유관절에서 일어나는 운동량은 관절하는 뼈를 연결시키는 섬유 길이에 달려 있다. 머리뼈의 **봉합**(*suture*)은 섬유관절의 예로(그림 1.16B), 이들 뼈는 톱니같이 서로 맞물려 있다. 섬유관절의 **인대결합(syndesmosis type)**은 인대나 섬유막 같은 섬

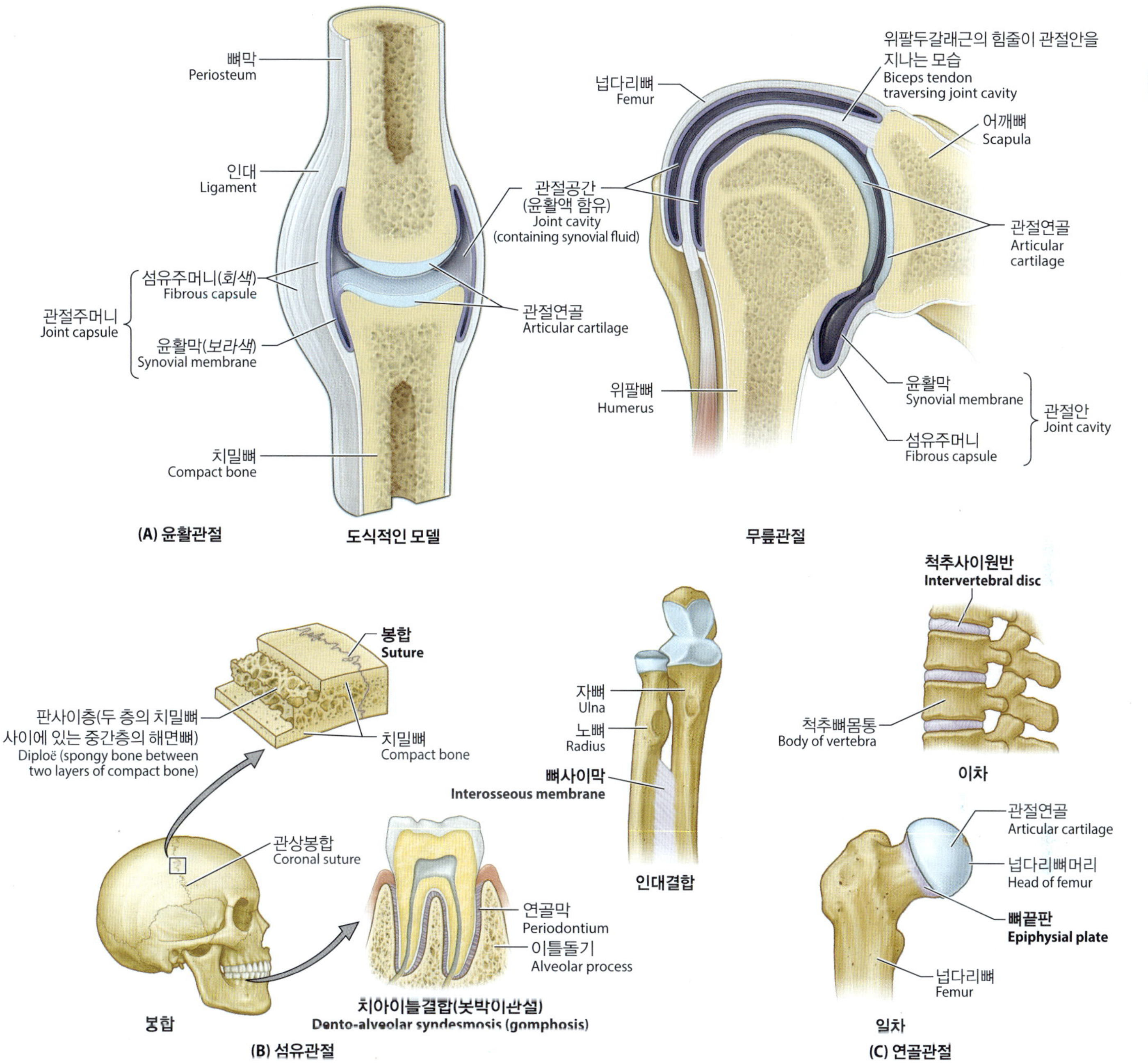

그림 1.16. 관절의 분류. A. 자유롭게 움직이는 윤활관절의 개략적인 모습과 어깨관절에서의 예를 들었다. **B.** 섬유관절. **C.** 연골관절이며, 일차연골관절과 이차연골관절을 보여준다.

유조직의 막에 의해 뼈가 연결된다. 그 결과, 이 관절 유형은 부분적으로 움직일 수 있다. 아래팔에 있는 뼈사이막(interosseous membrane)은 인대결합으로 노뼈와 자뼈를 연결시키는 섬유조직의 막이다. **못박이관절** 또는 치아이틀결합(*gomphosis*, **dentoalveolar syndesmosis**)은 치아 뿌리와 턱의 이틀돌기(alveolar process)사이에서 쐐기못 같은 돌기가 소켓모양으로 관절을 형성하는 형태의 섬유관절이다. 이 관절이 움직인다는 것[느슨한 치아(loose tooth)]은 치아를 지지하는 조직이 병적인 상태임을 나타낸다. 그러나 미세한 움직임은 치아로 씹거나 물고 있는 물질이 얼마나 단단한지와, 치아 사이에 이물질이 끼었는지에 대한 정보[고유감각(proprioception)]를 제공한다.

3. **연골관절(cartilaginous joint)**은 관절을 형성하는 구조물이 유리연골 또는 섬유연골에 의해 연결된다. **일차연골관절(primary cartilaginous joint**; 유리연골결합, *synchondroses*)은 뼈들이 유리연골로 연결되어 있어서, 나이가 어릴 때는 약간의 구부림이 가능하다. 일차연골관절은 대개 일시적인 결합 형태로 긴뼈의 발달 중에 나타나며(그림 1.14, 1.16C), 이것에서 뼈끝과 뼈몸통이 뼈끝판에 의해 결합된다. 나이가 들면서 뼈끝판은 뼈로 바뀌어 뼈끝이 뼈몸통과 융합된다. **이차연골관절** 또는 **섬유연골결합(secondary cartilaginous joints**, *symphyses*)은 섬유연골에 의해

연결되며, 강하고 약간의 운동이 가능한 관절이다. 척추뼈들 사이에 있는 섬유연골인 **척추사이원반**(*intervertebral disc*)은 척추뼈를 결합시키는 결합조직으로 구성된다(그림 1.16C). 이들 관절은 척주에 유연성뿐 아니라 힘을 제공하고 충격을 흡수하는 기능을 한다.

윤활관절은 관절의 가장 보편적인 형태이며, 결합하는 뼈 사이에서 자유로운 운동이 가능하게 하여 거의 모든 팔다리 관절에서 볼 수 있는 전형적인 형태의 관절이다. 윤활관절에서는 관절주머니 부분이 두꺼워져서 형성되거나, 관절주머니와 분리된 **부속인대(accessory ligaments)**에 의해 보강된다. 이러한 부속인대는 바깥기원(외인성, *extrinsic*)이거나, 관절주머니의 일부가 변형된 자체기원(내인성, *intrinsic*)이다. 일부 윤활관절에서는 특이한 형태로 섬유연골인 관절판 또는 반월판(articular discs, menisci)이 뼈의 관절면에 존재하기도 한다(그림 1.16A).

윤활관절의 여섯 가지 유형은 관절 표면의 모양과 가능한 운동 형태에 따라 분류된다(그림 1.17).

1. **평면관절(plane joint)**에서는 관절 표면에서 약간의 미끄럼(gliding or sliding) 운동이 가능하다. 뼈의 마주하는 면이 편평하며 단단한 관절주머니에 의해 움직임이 제한된다. 이 관절은 신체에 많이 분포되지만, 대부분 작다. 예를 들면, 어깨뼈(scapula)의 어깨뼈봉우리(acromion)와 빗장뼈(clavicle) 사이에 있는 봉우리빗장관절(견봉쇄골관절, acromioclavicular joint)이 좋은 예이다.
2. **경첩관절(hinge joints)**에서는 뼈의 장축과 직각을 이루는 한 방향으로만 운동(*uniaxial joints*)이 가능하여 굽힘(flexion)과 폄(extension) 운동만 일어나는 관절이다. 이 관절의 관절주머니는 매우 얇고 운동이 일어나는 앞쪽과 뒤쪽으로 늘어져 있다. 그러

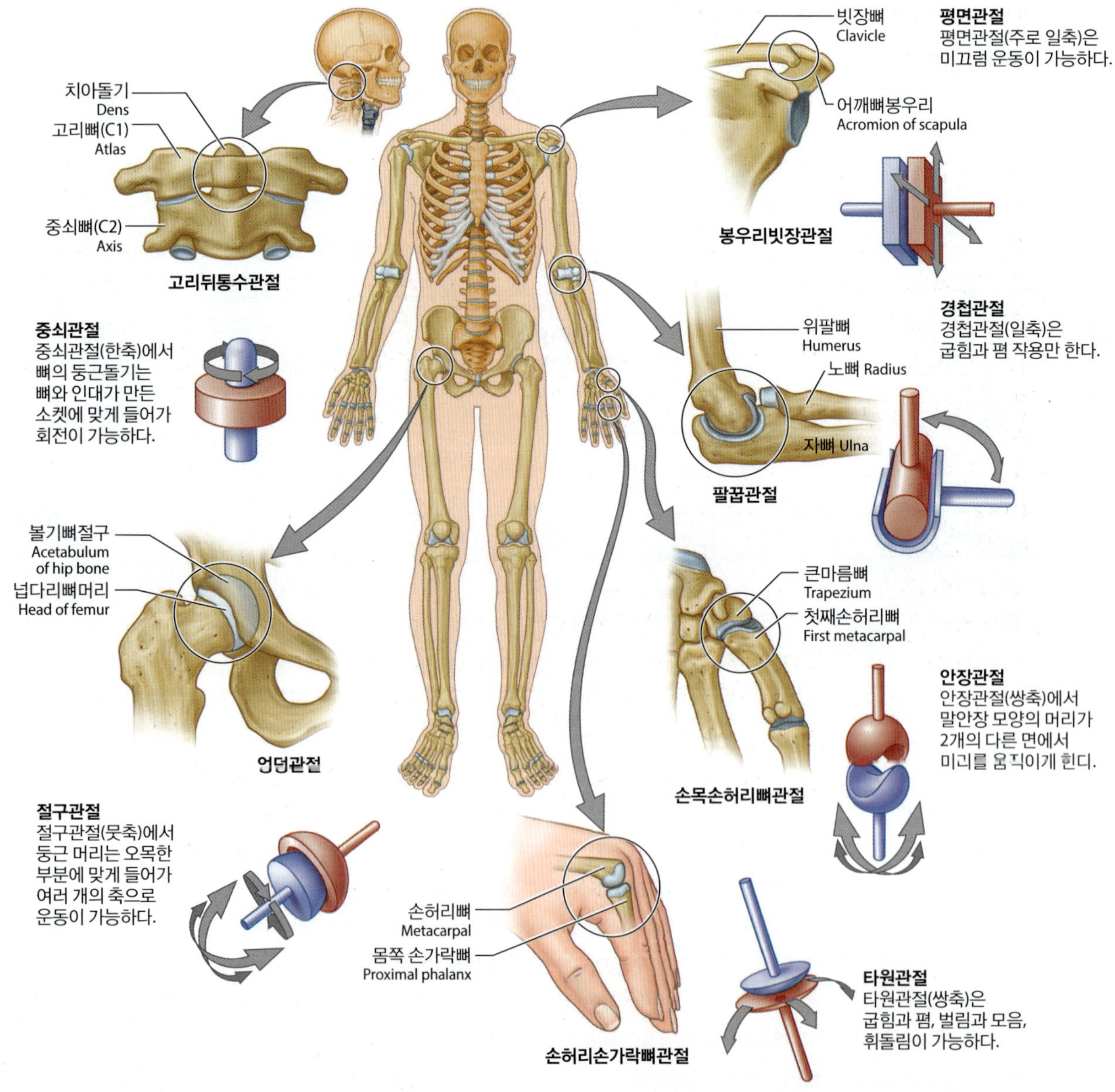

그림 1.17. 윤활관절의 6종류. 윤활관절은 관절면의 생긴 모양과 가능한 운동의 유형에 따라 분류된다.

나 뼈는 강하게 가쪽에서 곁인대(collateral ligament)에 의해 보강되어 있다. 예를 들면, 팔꿉관절(주관절, elbow joint)이 예이다.

3. **안장관절(saddle joint)**에서는 2개의 **축 주위로**(*biaxial joint*) 각을 이루는 운동이며, 2개의 축은 서로 직각이다. 안장관절에서는 벌림(abduction)과 모음(adduction), 굽힘과 폄 운동이 가능하다. 원을 그리는 운동인 **휘돌림**(*circumduction*)도 가능하다. 이러한 휘돌림운동이 가능하게 된 이유는 관절면이 말안장처럼 생겨 있기 때문이다(한쪽 관절면은 볼록하고 반대쪽 관절면은 오목하다). 예를 들면, 엄지손가락의 손목손허리관절(수근중수관절, carpometacarpal joint)이 예이다.
4. **타원관절(condyloid joint)**에서는 2개의 축 주위로 운동이 일어나며 굽힘과 폄, 벌림과 모음 운동이 가능하다. 그러나 시상면에서의 운동이 다른 면(plane)에서 보다 더 크고 자유롭게 일어난다. 휘돌림운동은 안장관절보다 제한적이나 가능하다. 손허리손가락뼈관절(중수지절관절, metacarpophalangeal joints)을 예로 들 수 있다.
5. **절구관절**(구상관절, **ball and socket joints**)은 여러 방향 축에서 운동이 가능한 **뭇축관절**(*multiaxial joint*)로 굽힙과 폄, 벌림과 모음, 회전(rotation), 휘돌림 운동이 일어난다. 가장 운동성이 높은 관절로 구상으로(spheroidal surface) 생긴 뼈가 소켓 모양의 다른 뼈에서 움직이는 것이다. 예를 들면, 엉덩관절(고관절, hip joint)은 공모양의 넙다리뼈의 머리(head of the femur)가 소켓 모양인 볼기뼈(hip bone)의 절구(acetabulum)에서 돌아가는 것이다.
6. **중쇠관절(pivot joints)**은 중심축(central axis) 주위를 돌아가는 운동으로 단축관절이다(uniaxial joint). 이 관절에서는 뼈의 둥근 돌기가 고리 내에서 회전한다. 예를 들면, 정중고리중쇠관절(정중환축관절, median atlantoaxial joint)은 머리를 돌릴 때 고리뼈(환추, atlas/C1)가 중쇠뼈(축추, axis/C2)의 손가락 모양 돌기인 치아돌기(dens, odentoid process) 주위를 회전하는 것이다.

관절의 혈관과 신경분포(joint vasculature and innervation)

관절은 주변 혈관으로부터 오는 **관절동맥(articular artery)**에서 혈액을 받는다. 동맥은 관절 주위에서 흔히 연결(anastomose)되어 그물망을 형성하고(*peri-articular arterial anastomose*), 관절의 다양한 자세에서 관절을 가로질러 혈액을 공급한다. **관절정맥(articular vein)**은 동맥과 동반하며(동반정맥; 라틴어로 *venae comitantes*), 동맥과 같이 관절주머니에 위치하고 대부분의 윤활막에도 분포한다.

관절에는 신경분포가 풍부하며, 신경종말이 관절주머니에 위치한다. 손과 발에서는 관절신경(articular nerve)이 관절을 덮는 피부의 피부신경 가지들이다. 그러나 대부분 관절신경은 관절을 가로질러 움직이게 하는 근육을 공급하는 신경의 가지들이다. **힐턴의 법칙(Hilton law)**[1]에 의하면, 관절에 분포하는 신경은 관절을 움직이는 근육에 분포하는 신경이며, 이러한 신경은 그 근육의 먼쪽부착 부분을 덮고 있는 피부에도 분포한다(Ellis & Mahadevan, 2019).

관절신경은 몸 부분의 자세나 움직임을 감지하는 **고유감각(proprioception)**을 전달한다. 윤활막은 비교적 민감하지 않다. 통증섬유는 섬유층과 관련 인대에 풍부하여 관절이 상처를 받았을 때 통증을 야기한다. 감각신경종말은 농구 같은 운동 중에 일어나는 뒤틀림이나 당김에 반응한다.

---

[1] 존 힐튼(John Hilton, 1805~1878), 런던 Guy 병원의 외과의사.

임상적용 CLINICAL BOX

관절(JOINTS)

신생아 머리뼈의 관절(Joints of Newborn Cranium)

신생아 머리덮개뼈(두개골, calvaria, skullcap)는 뼈들이 서로 완전하게 붙어 있지 않다(그림 B1.7). 봉합은 **숫구멍**(친문, *fontanelles*)이라는 섬유소식의 넓은 부분으로 구성된다. **앞숫구멍**(대천문, *anterior fontanelle*)은 가장 뚜렷하며, 살 보르는 사람들은 이곳을 아기의 '약한 부분(soft spot)'이라고 한다. 태아가 산도(birth canal)를 통해 나올 때, 숫구멍은 머리덮개뼈가 눌려 머리뼈들(cranial bones)이 겹치기 때문에 신생아의 숫구멍은 종종 능선(ridge)으로 촉지되기도 한다. 정상적으로 앞숫구멍은 납작하지만 숫구멍이 불룩할 때는 뇌압이 상승한 것을 나타내며, 아기가 울 때도 정상적으로 불룩해진다. 숫구멍의 박동은 맥박을 반영한다. 숫구멍이 오목한 것은 아기가 탈수되었을 때 관찰된다(Swartz, 2021).

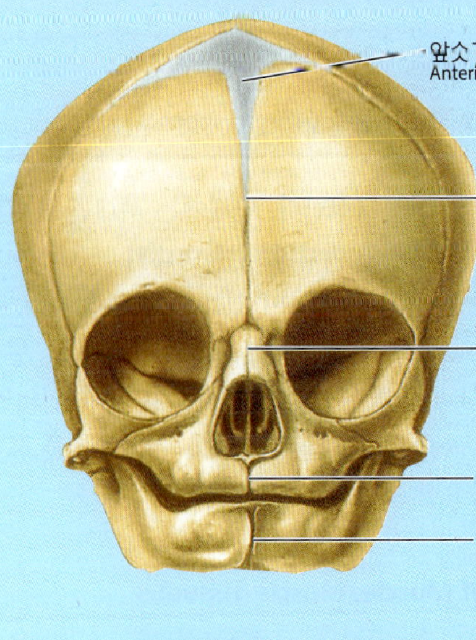

그림 B1.7. 신생아의 머리뼈.

퇴행성 관절질환(Degenerative Joint Disease)

윤활관절은 닳는 것에 견디도록 잘 설계되어 있지만 수십 년 동안 과도하게 사용하면 퇴행성 변화가 나타난다. 어떤 손상은 조깅 같은 활동 중에도 일어나서 관절연골을 마멸시키고, 밑에 위치한 뼈의 관절면을 침식하기도 한다. 관절연골의 정상적인 노화는 성인기의 초기에 시작되어 천천히 진행되며, 관절하는 뼈의 끝에서 일어나고, 특히 엉덩이, 무릎, 척주, 손에서 일어난다(Salter, 1998). 이러한 관절에서의 비가역적인 퇴행성 변화는 관절연골이 충격을 흡수하고 윤활면을 제공하는 데 덜 효과적이게 한다. 그 결과, 관절 운동 중에 일어나는 반복된 마찰에 의해 점차 상처입기 쉽게 된다. 이러한 변화가 어떤 사람에게는 별 증상이 없기도 하고, 또 다른 사람에게는 심한 통증을 일으키기도 한다.

퇴행성 관절질환인 **뼈관절염**(골관절염, *osteoarthritis*)에서 경직(stiffness), 불편함, 통증이 동반되며, 노인에게 잘 발생하며, 주로 몸무게를 견디는 관절인 엉덩이나 무릎관절에서 호발한다. 혈류에 있는 대부분의 물질은 정상적으로나 병리적으로 쉽게 관절공간으로 들어간다. 마찬가지로 관절의 외상성 감염은 관절의 염증인 **관절염**(*arthritis*)으로 될 수 있고, 혈액에 균이 침입하여 **패혈증**(*septicemia*)이 될 수 있다.

관절경검사(Arthroscopy)

윤활관절 공간은 관(cannula)과 작은 **관절경**(*arthroscope*)을 관절에 삽입하여 관찰할 수 있다. 이러한 외과적 시술인 **관절경검사**(*arthroscopy*)를 통하여 정형외과 의사는 찢어진 관절원반(articular disc) 같은 이상(abnormalities)에 대해 관절을 관찰하고, 작은 절개를 통해 기구를 삽입한다. 관절경을 삽입하기 위해 관절주머니에 뚫은 구멍은 작기 때문에 전통적인 관절수술보다 회복이 빠르다.

핵심정리: 뼈대계통(Skeletal System)

연골과 뼈(Cartilage and bones): 뼈대계통은 머리뼈, 목뼈, 몸통뼈로 이루어진 몸통뼈대(axial skeleton)와 팔다리뼈로 이루어진 팔다리뼈대(appendicular skeleton)로 나뉜다. 뼈대 자체는 ■ 단단한 결합조직인 연골과 딱딱한 결합조직 형태인 뼈로 구성되며, ■ 지지, 보호, 운동, 무기질 저장, 혈액세포 생성의 기능을 제공한다. ■ 뼈를 둘러싸는 뼈막, 연골을 둘러싸는 연골막은 이들 조직에 영양을 공급하고 새로운 연골과 뼈형성을 하는 곳이다. ■ 뼈는 해면뼈와 치밀뼈의 두 가지 형태로 고형물질의 양과 공간의 크기, 수에 따라 구분된다. ■ 뼈는 긴뼈, 짧은뼈, 불규칙뼈, 납작뼈 또는 종자뼈로 분류되며, ■ 특정 뼈의 돌출물과 형태에 대한 표준용어는 개별 뼈의 구조를 설명할 때 사용된다. ■ 대부분 뼈는 수년에 걸쳐 성장한다. 뼈는 두 개의 과정을 통하여 성장한다. 막속뼈되기(intramembranous ossification)는 출생 전에 중간엽에서 뼈가 형성되는 과정이고, 연골속뼈되기(endochondral ossification)는 태아기에 뼈의 형태로 연골틀이 만들어진 후 연골은 출생 후에 점차 뼈로 대치되는 과정이다.

관절(Joints): 관절은 2개 이상의 뼈나 뼈대의 단단한 부분 사이에서의 결합이다. 섬유관절, 연골관절, 윤활관절의 세 종류로 구분된다. 윤활관절은 ■ 가장 보편적인 형태로 ■ 평면, 경첩, 안장, 타원, 절구, 중쇠 관절로 분류할 수 있다. ■ 관절은 관절혈관으로부터 혈류를 공급받으며, 이러한 관절혈관은 흔히 그물형태를 띠기도 한다. ■ 관절정맥은 주로 윤활막 내에 존재한다. ■ 관절은 풍부한 신경 지배를 받으며, 몸 부분의 자세나 움직임을 감지하는 고유감각을 전달한다.

근육조직과 근육계통 (Muscle Tissue And The Muscular System)

근육계통은 몸의 모든 근육을 구성한다. 인체에는 뼈대근육 이외에도 다른 형태의 근육이 존재한다. 이러한 다른 형태의 근육들은 대부분 이름이 있는 경우가 드물지만, 이름이 있는 경우도 있어서, 예를 들면 섬모체근(ciliary muscle), 방광배뇨근(detrusor muscle), 털세움근(arrector muscles of hairs) 등은 이름이 있다. 뼈대근육 이외의 다른 근육들은 심혈관계, 소화기계, 비뇨생식기계, 피부계통을 포함하여 다른 계통 장기의 중요한 구성요소를 형성한다.

근육의 종류(Type of Muscle, Muscle Tissue)

근육세포(muscle cell)는 이완되었을 때는 길고 좁기 때문에 흔히 근육섬유(*muscle fiber*)라고 부르며, 특수하게 수축하는 세포이다. 이들 근육세포는 근육조직을 형성하여 몸의 부분을 움직이거나 내장기관을 일시적으로 모양을 변형시켜 전체 또는 부분 둘레를 감소시킨다. 근육세포를 싸고 있는 결합조직을 통하여 신경섬유와 모세혈관이 근육세포에 분포하며, 이러한 결합조직은 근육세포를 근육다발(근속, muscle bundles, fascicles)로 묶어주는 역할을 한다. 근육의 세 가지 유형은 다음과 같은 뚜렷한 특징에 기초하여 설명된다.

- 정상적으로 의지에 의해 통제되는가[수의근육(*voluntary*): 불수의근육(*involuntary*)]
- 현미경검사에서 줄무늬가 있는가[가로무늬근육(*striated*): 민무늬근육(*smooth* or *unstriated*)]
- 몸의 벽과 팔다리에 있는가 아니면 몸통공간(체강, body cavity)의 내장기관이나 혈관을 구성하는가[몸근육(*somatic*) : 내장근육

(*visceral*)]

세 종류의 근육은 다음과 같다(표 1.1).

1. **뼈대가로무늬근육**(골격횡문근, **skeletal striated muscle**)은 수의적 몸근육(voluntary somatic muscle)으로 뼈와 다른 구조물(예: 안구)을 움직이고 고정시키는 근육계통을 구성하는 육안적 뼈대근육을 형성한다.
2. **심장가로무늬근육**(심근, **cardiac muscle**)은 불수의적 내장근육(involuntary visceral muscle)으로 심장벽과 근처의 대동맥 같은 큰 혈관의 벽을 형성한다.
3. **민무늬근육**[평활근, **smooth muscle**(unstriated muscle)]은 불수의적 내장근육으로 대부분의 혈관과 내장의 벽을 형성하여 조화된 수축으로 물질을 이동시킨다[방출(pulsations) 또는 연동적 수축(peristaltic contractions)].

1

표 1.1. 근육의 종류

근육의 종류	위치	세포의 특징	활동 양상	자극
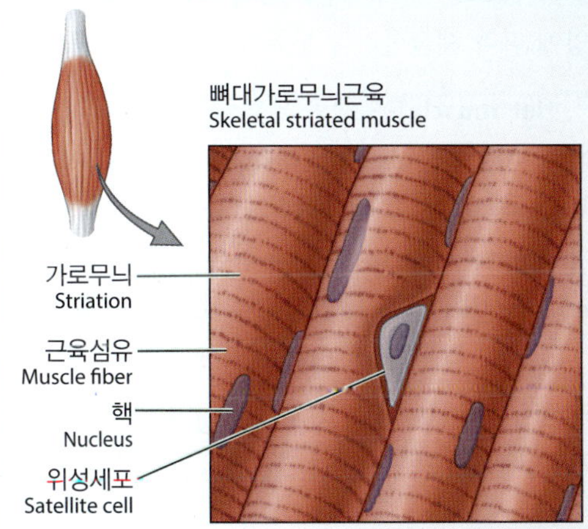	팔다리, 몸벽, 머리/목의 근막과 뼈대에 부착된 맨눈으로 볼 수 있고 이름이 있는 근육으로 구성(예: 위팔두갈래근)	크고 매우 길며 가지가 없는 원통 모양의 섬유로, 가로무늬가 평행하는 섬유다발에 배열; 여러 개의 핵이 가장자리쪽에 놓임	기본적인 긴장도보다 강한 간헐적(위상) 수축은 주로 근육이 짧아져서 운동이 생기는 집중수축(concentric contraction)을 통하여 등장성수축(isotonic contraction)을 일으키거나, 혹은 편중수축(eccentric contraction)을 통하여 근육이 길어지거나 혹은 움직임이 없이 중력이나 다른 저항에 대하여 유지시킨다(등척수축, isometric contraction)	몸신경계통에 의한 수의적(또는 반사적)
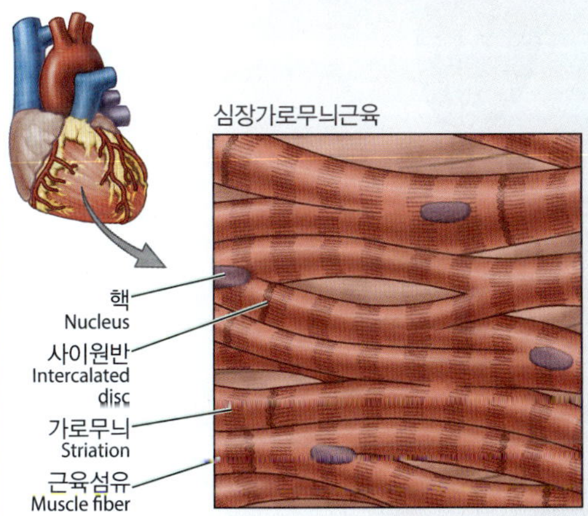	심장근육층과 인접한 큰 혈관(대동맥, 대정맥) 부분	근육섬유는 분지되고 또 만나며, 가로무늬가 존재, 복합연결에 의해 끝과 끝이 연결(사이원반); 핵이 중심에 1개	강하고 빠른 지속적인 수축; 심장에서 혈액의 펌프 작용	불수의적; 내재적인(심장성) 자극에 의해 전달; 수축의 빈도와 강도가 자율신경계통에 의해 변형
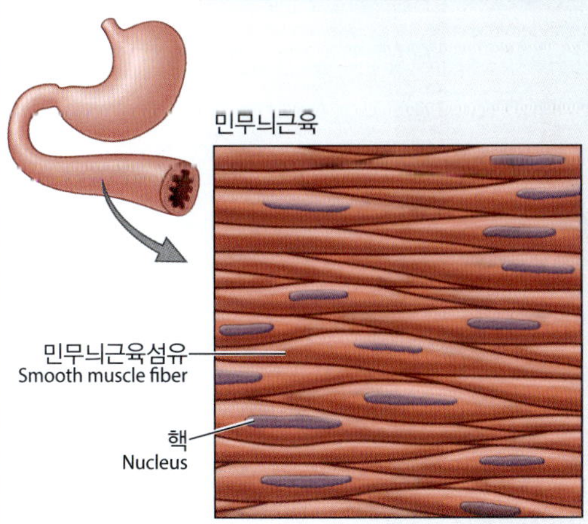	공간이 있는 내장과 혈관의 벽, 눈의 홍채와 선모체; 털세움근	하나 또는 덩어리진; 작고 방추형인 섬유이며 가로무늬가 없음; 중심에 1개의 핵	약하고 천천히 지속적인 기장도의 수축; 주로 내용물을 내보내고(연동), 흐름을 제한(혈관수축과 조임구 역할)	자율신경계통에 의한 불수의적

뼈대근육(Skeletal Muscles)

형성, 형태, 근육 명칭(form, features, and names of muscles)

모든 뼈대근육은 일반적으로 '근육'이라 부르며, 이러한 근육은 육질(freshy) 부위이고, 붉고, 수축하는 부분이며, 수축부위는 하나 또는 2개 이상의 갈래(heads) 또는 힘살(bellies)로 구성되어 있다. 어떤 근육은 전체가 육질부분(freshy)으로만 구성되지만 대부분 뼈대근육은 흰색의 수축하지 않는 부분인 힘줄(건, tendon)이 있으며, 이 힘줄은 주로 잘 구성된 아교섬유 다발로 구성되어서 근육의 부착 기능을 수행한다(그림 1.18).

근육의 길이는 힘살(복, 사물의 둥그런 부분, belly)과 힘줄 모두가 포함된다. 즉 근육의 길이는 근육의 부착 사이를 의미한다. 대부분의 뼈대근육은 직접 또는 간접적으로 뼈, 연골, 인대, 근막, 또는 이들의 복합 부위에 부착된다. 어떤 근육은 장기(예: 안구, eyeball)에, 피부(예: 얼굴표정근육, facial muscles)에, 점막(예: 자체기원 혀근육, intrinsic tongue muscles)에 부착되기도 한다. 근육은 운동하는 장기이지만, 또한 정지된 지지(static support)를 제공하고, 몸의 형태를 만들며, 열을 생성하기도 한다. 그림 1.19는 가장 표면에 위치하는 뼈대근육을 보여준다. 깊은 근육은 각 부분을 공부할 때 확인하게 된다.

근육의 구성과 모양은 다양하다(그림 1.18). 어떤 근육의 힘줄은 납작한 판으로 **널힘줄**(건막, **aponeuroses**)을 형성하여 근육을 뼈대(주로 융기 또는 가시돌기 부위)에, 깊은근막[예: 넓은등근(latissimus dorsi muscle)]에, 혹은 다른 근육의 널힘줄(예: 앞배벽의 빗근)에 부착시키기도 한다. 대부분 근육은 기능이나 부착된 뼈에 따라 명명된다. 예를 들면, 새끼벌림근(소지외전근, abductor digiti minimi muscle)은 새끼손가락을 벌린다. 목빗근(흉쇄유돌근, sternocleidomastoid muscle; 그리스어로 *kleides*)은 아래로는 복장뼈(흉골, sternum)와 빗장뼈(쇄골, clavicle)에, 위로는 머리의 관자뼈(측두골, temporal bone) 꼭지돌기(유양돌기, mastoid process)에 부착된다. 위치(안쪽, 가쪽, 앞쪽, 뒤쪽) 또는 길이(짧은, 긴)에 따라 명칭을 붙이기도 한다. 근육은 모양에 따라 서술하거나 분류하고 명명하기도 한다.

- **납작근육**(평평근, **flat muscle**)은 주로 널힘줄이 있는 평행한 근육섬유를 가진다[예: 바깥빗근(external oblique muscle)]. 또한 넙다리빗근(sartorius muscle)은 좁고 납작한 근육의 예이다.
- **깃근육**(익상근, **pennate muscle**)은 근육섬유다발이 깃털 모양(라틴어로 *pennatus*, feather)으로 배열된 것으로 **반깃근육**(반우상근, *unipennate muscle*), **깃근육**(*bipennate muscle*), **뭇깃근육**(다우상근, *multipennate muscle*)이 있다[예: 긴발가락폄근(장지신근, extensor digitorum longus muscle)은 반깃근, 장딴지근(비복근,

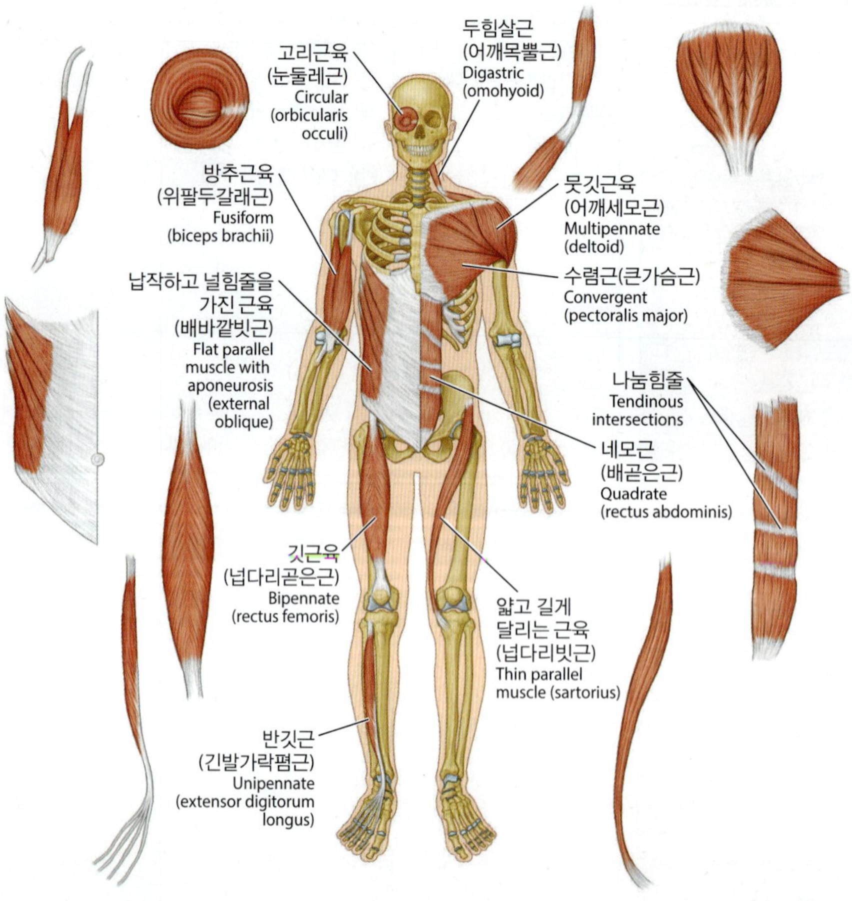

그림 1.18. 뼈대근육의 구조와 모양. 뼈대근육의 구조와 모양은 근육섬유의 배열에 따라 다르다.

1

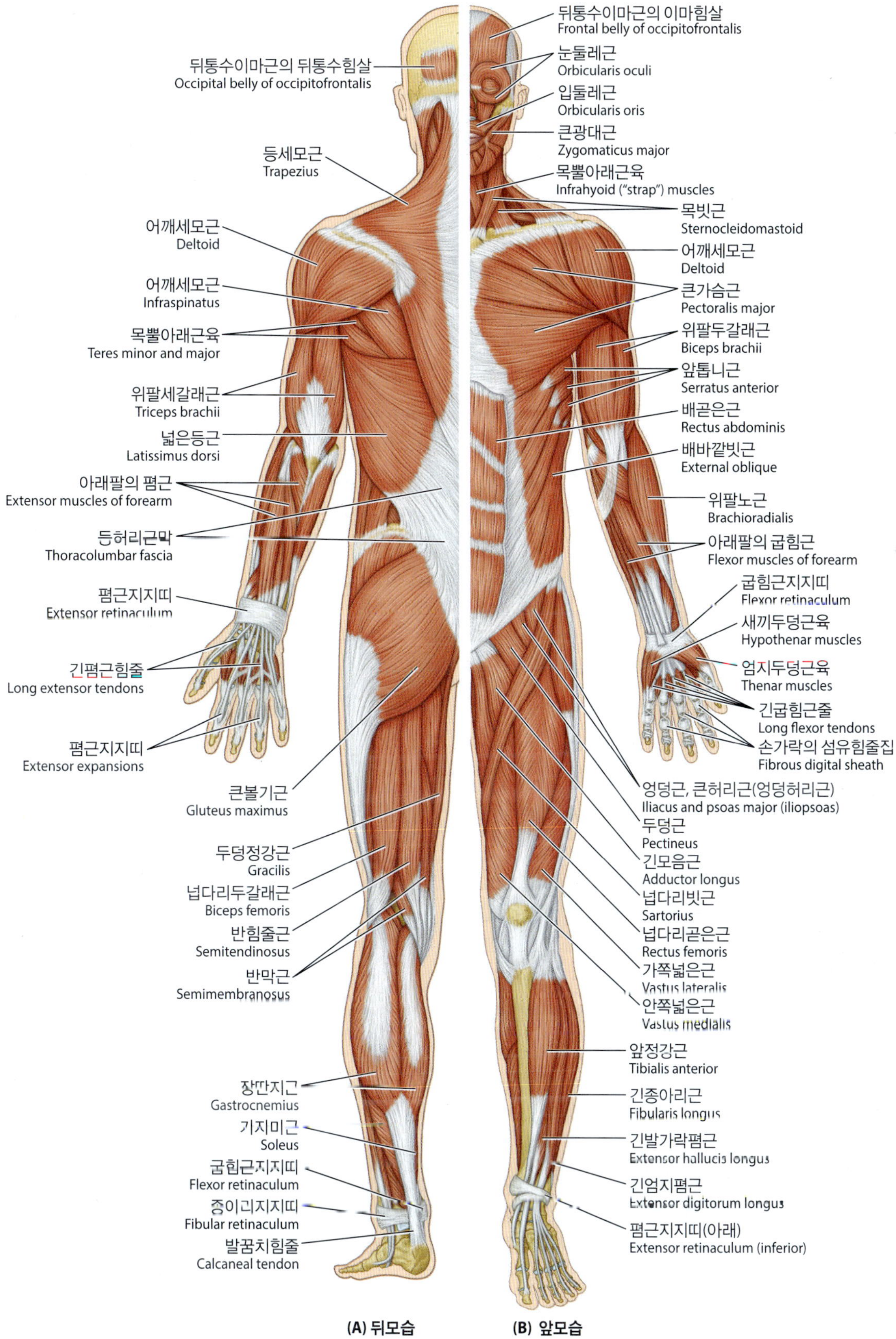

그림 1.19. 얕은층에서 관찰되는 뼈대근육. 보여주는 대부분의 근육은 이동(locomotion)을 위해 뼈대를 움직이며, 머리에 있는 몇몇 근육은 다른 구조들(예: 안구, 머리덮개, 눈꺼풀, 얼굴의 피부, 혀)을 움직인다. 납작한 배근육들의 근막으로 형성된 배곧은근집은 잘라 열어두었다. 지지띠(retinaculum)는 관절을 지나면서 속에 위치한 힘줄을 뼈에 고정시키는 역할을 수행한다.

gastrocnemius muscle)은 깃근육, 어깨세모근(deltoid muscle)은 뭇깃근육]이다.

- **방추근육(fusiform muscle)**은 둥글고 두꺼운 중간 부분에 양끝이 가늘어진 방추 형태이다[예: 위팔두갈래근(상완이두근, biceps brachii muscle)].
- **수렴근육(convergent muscle)**은 넓은 지역에서 시작된 근육이 단일한 힘줄로 모아지는 형태이다[예: 큰가슴근(대흉근, pectoralis major)].
- **네모근육(quadrate muscle)**은 사각형(라틴어로 *quadratus*, square)모양이다[예: 네모엎침근(방형회내근, pronator quadratus muscle)].
- **고리** 또는 **조임 근육(circular** or **sphincteral muscle)**은 구멍 주위를 둘러싸고 수축할 때 조인다[예: 입둘레근(구륜근, orbicularis oris muscle)은 입을 닫음].
- **뭇갈래근** 또는 **뭇배근(multiheaded** or **multibellied muscle)**은 부착하는 갈래나 수축하는 둥근 힘살(belly) 부분이 하나 이상이다[예: **위팔두갈래근**은 두 갈래를, **위팔세갈래근**은 세 갈래를 가지고, 두힘살근(이복근, digastric muscle)은 나란히 배열된 2개의 힘살(bellies)이며, 장딴지근(gastrocnemius muscle)은 평행하게 배열된 두 힘살을 가진다].

근육 수축(contraction of muscles)

뼈대근육은 수축하여 잡아당기는 기능만 할 뿐 밀어내는 기능은 하지 못한다. 그러나 기압을 균등하게 하는 '귀에서 펑 소리가 나는 것(popping of the ears)' 같은 현상과 **근육정맥 펌프**(*musculovenous pump*)에서는 수축 중에 근육의 팽창을 이용하는 것이다(그림 1.26). 근육이 수축하고 짧아질 때 한쪽 부착부는 고정되고 움직임이 일어나는 다른 쪽이 잡아당겨져 운동이 일어나는 것이다. 근육의 부착은 일반적으로 **이는곳**(기시부, **origin**)과 **닿는곳**(정지부, **insertion**)으로 표현된다. 이는곳은 주로 근육이 몸쪽(proximal)에 있어서 근수축 중에 고정되는 부분이고, 닿는곳은 먼쪽(distal)에 위치하여 움직이는 부분이다. 그러나 항상 그런 것은 아니다. 어떤 근육은 다른 상황에서 양쪽 방향으로 운동할 수도 있다. 예를 들면, 팔굽혀펴기(push-up) 중에 팔의 먼쪽(손)이 바닥에 고정되고 팔의 몸쪽 끝과 몸통이 움직인다. 그러므로 이 책에서는 대부분 근육 부착을 설명할 때 **몸쪽**(근위, *proximal*), **먼쪽**(원위, *distal*), **안쪽**(내측, *medial*), **가쪽**(외측, *lateral*)이란 용어를 사용한다. 근육 부착부위를 알 수있다면 근육의 기능은 암기하기보다는 유추하여 생각할 수 있다. 근육 부착을 공부할 때 직접 몸을 움직여 보면 좀 더 쉽게 배울 수 있다.

반사적 수축(Reflexive Contraction). 뼈대근육이 수의근이라고 하더라도 자동적(**반사적**)으로 일어날 수 있다. 그러므로 수축은 수의적으로 통제되지 않는다. 예를 들면, 가로막(횡격막, diaphragm)의 호흡 운동에서는 혈중 산소와 이산화탄소의 농도에 따라 자극된 반사에 의해 운동이 일어나며(제한적으로 의지에 의해서 제어되기도 하지만), 또한 **근육신전반사**(*myotatic reflex*)에서는 반사 망치(reflex hammer)로 힘줄을 타진하여 발생하는 근육신장(muscle stretch) 후에 움직임이 일어나는 것이다.

긴장성 수축(Tonic Contraction). 의식적으로 근육이 이완되었을 때라도 대부분 어느 정도는 수축되어 있다. 이러한 약한 수축을 **긴장성 수축(tonic contraction)** 또는 **근긴장도(muscle tone**, tonus)라 부르며, 이때는 운동이 일어나지 않고 또한 능동적인 저항(활동성 수축과 같이)이 일어나지 않는다. 근긴장도는 근육에 어느 정도의 단단함을 주고, 관절의 안정성과 자세를 유지하며, 적절한 자극에 반응할 수 있는 준비 상태로 만든다. 근긴장도는 무의식상태(깊은 수면이나 전신마취)나 신경손상으로 마비되었을 때는 주로 없어진다.

위상성 수축(Phasic Contraction). **위상성 수축(phasic muscle contraction)**은 두 가지 유형이 있다. (1) **등장성 수축(isotonic contraction)**은 운동과 관계되어 근육의 길이가 변하는 것이고, (2) **등척성 수축(isometric contraction)**은 근육의 길이가 변하지 않고 동작이 일어나지 않으며, 중력과 다른 길항력(antagonist force)에 저항하기 위하여 힘(근장력, muscle tension)이 근긴장도 이상으로 증가

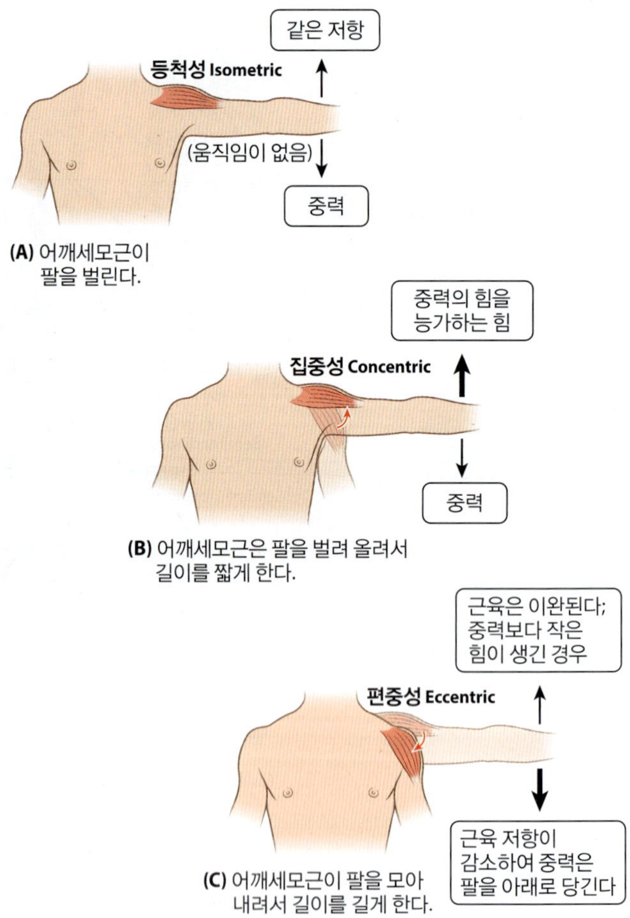

그림 1.20. 등척성과 등장성 수축. A. 등척성 수축. 등척성 수축을 통해서 몸의 움직임 없이 관절의 위치를 유지시킨다. **B와 C.** 등장성 수축. 근육의 길이가 변하며, 그 결과로 움직임이 일어난다. 집중성(구심성)수축(**B**)에서는 근육의 길이가 짧아지고, 편중성(원심성)수축(**C**)에서는 근육의 길이가 길어진다.

하는 것이다(그림 1.20). 후자는 선 자세(upright posture)를 유지하는 데 중요하며, 근육이 고정근이나 연결근육(shunt muscle)으로 작용한다.

등장성 수축에는 두 가지 유형이 있다. 일반적으로 생각하는 **구심성수축(concentric contraction)**은 근육이 짧아져서 운동이 일어나는 것으로, 컵을 들거나 문을 밀거나 무언가를 때릴 때 작용한다. 구심성수축을 사용하여 특출한 힘을 적용하는 능력은 아마추어와 운동선수를 구분하게 한다. 다른 유형인 **원심성수축(eccentric contraction)**은 수축하는 근육이 길어지는 것이며, 지속적으로 감소하는 힘이 작용하는 동안 통제된 점차적인 이완이 진행된다. 이와 같은 원심성수축은 밧줄을 감는 것(playing out a rope)과 같은 운동에서 관찰할 수 있다. 일상적이지는 않지만 편중된 수축은 걷고, 뛰고, 앉는 조화된 기능적인 운동에서 구심성수축만큼 중요하다.

종종, 특정한 운동을 위한 근육(*prime mover*)이 구심성수축을 할 때 대항근은 원심성수축을 한다. 걸을 때 중력의 중심을 앞으로 끌어당기기 위해 집중적으로 수축하며, 중력의 중심이 다리 앞을 지나면서 다른 다리에 무게를 전달하는 동안 기울어지는 것을 방지하기 위해 원심성수축을 한다. 원심성수축은 같은 하중에서 대사 에너지가 덜 요구되지만, 최대한 수축에서는 구심성수축보다 50% 더 큰 긴장도를 만들어낼 수 있다(Marieb & Hoehn, 2019).

근육의 **구조적 단위**(*structural unit*)는 뼈대가로무늬 근육섬유이지만, **기능적 단위**(*functional unit*)를 **운동단위(motor unit)**라고 하며, 운동단위는 운동신경원과 운동신경이 지배하는 근육섬유로 구성된다(그림 1.21). 척수의 **운동신경원**(*motor neuron*)이 자극되면, 임펄스가 시작되어 운동단위가 지배하는 모든 근육섬유들이 동시에 수축한다. 운동단위에 있는 근육섬유의 수는 1개부터 수백 개까지 다양하다. 운동단위에서 운동신경원의 지배를 받는 근육섬유의 수는 근육의 크기와 기능에 따라 다양하다. 큰 운동단위는 하나의 신경원이 수백 개의 근육섬유를 공급하며, 큰 몸통과 넓적다리 근육에 분포한다. 섬세한 운동이 요구되는 작은 눈이나 손에 있는 근육은 운동단위가 몇 개의 근육섬유를 포함한다. 운동(위상성 수축)은 많은 수의 운동단위 활성화에 기인되며, 긴장성을 유지하는 수준 이상이다.

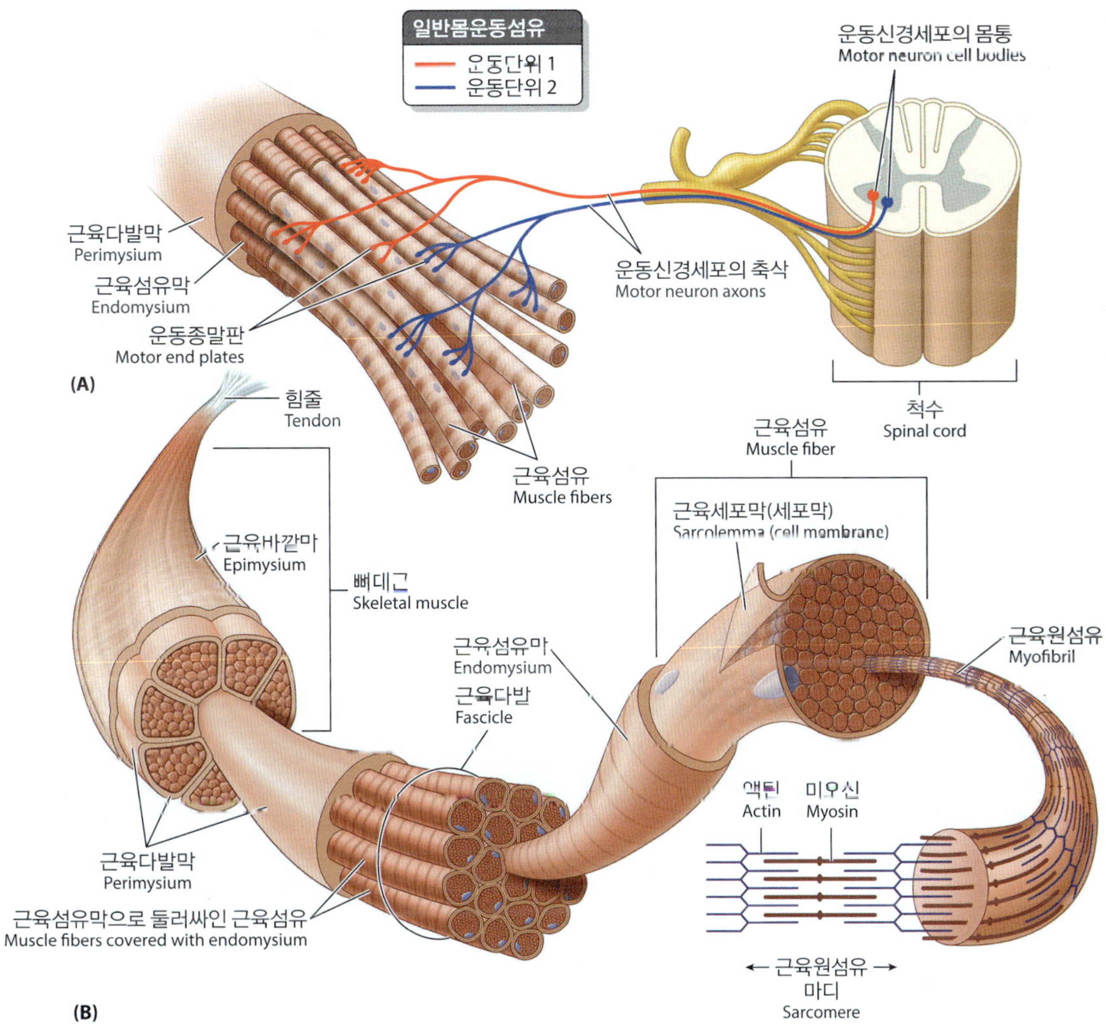

그림 1.21. 뼈대근의 구조와 운동단위. A. 운동단위. 운동단위(motor unit)란 하나의 운동신경세포와 그 신경세포의 지배를 받는 근육섬유를 합쳐 일컫는 말이다. **B.** 뼈대근육 구조. 근육바깥막은 감싸고 있는 근막과 같다. 액틴(가는 섬유) 그리고 미오신(두꺼운 섬유) 섬유는 근육섬유속에서 수축성분이다.

근육의 기능(functions of muscles)

근육은 몸을 이동하고 자세를 유지하는 데 특별한 기능을 수행한다.

- **주작용근**(주동근, **prime mover**, *agonist*)은 몸의 특정 운동을 하는 데 주된 작용을 하는 근육이다. 원하는 운동을 하기 위해 집중적으로 수축하여 요구되는 일(에너지의 대부분을 소모)을 수행한다. 대부분 운동에서 하나의 주작용근이 있으나 2개의 주작용근이 똑같이 작용하는 경우도 있다.
- **고정근(fixator)**은 운동이 먼쪽 부위에서 일어나는 동안 등척성 수축을 통해 팔다리의 몸쪽 부위를 고정한다.
- **협동근(synergist)**은 주작용근의 활동을 보완한다. 주작용근을 직접 돕기도 하는데, 같은 운동에 대한 물리적으로 약한 부분을 제공한다. 주작용근이 하나 이상의 관절을 지나갈 때 관절 사이에 고정근으로 작용함으로써 간접적으로 돕기도 한다. 특정 운동에서 주작용근을 도와주는 여러 개의 협동근을 갖는 경우가 많이 있다.
- **대항근(antagonist)**은 다른 근육 운동에 반대로 작용하는 근육이다. 일차 대항근(primary antagonist)은 주작용근에 직접 반대로 작용하고, 이차 대항근(secondary antagonist)은 협력근에 대해 반대작용을 한다. 작용근육이 구심성수축으로 운동이 일어날 때 대항근은 원심성수축으로 점차 이완됨으로써 부드러운 운동이 조화롭게 이루어지게 한다.

같은 근육이라도 상황에 따라 작용근, 대항근, 협동근 또는 고정근으로 작용할 수 있다. 주어진 자세에서 실제적인 주작용근은 중력이 될 수도 있음을 주지해야 한다. 이런 경우에 역설적 상황이 존재할 수 있는데, 운동에 관여한 것으로 서술된 주작용근은 수동적이며, 중력에 반하는 대항근의 통제된 이완(원심성수축)이 에너지가 요구되는 능동적 요소이다. 예를 들면, 서 있는 자세에서 90° 각도로 팔을 벌린 상태에서 팔을 내리는(모으는) 운동이 있다(그림 1.20C). 주작용근(모음근)은 중력인데, 이 운동에 대한 주작용근으로 기술된 근육인 큰가슴근(대흉근, pectoralis major muscle), 넓은등근(광배근, latissimus dorsi muscle)은 비활동적이며 수동적인 것이다. 활동적으로 원심성수축에 관여하여 작용한 근육은 벌림근인 어깨세모근(삼각근, deltoid muscle)으로 벌림에 대한 대항근이다.

부착된 뼈의 긴축에 평행하게 잡아당기는 근육[예: 위팔노근(brachioradialis muscle)]은 운동이 일어나는 데 불리하다. 그 대신 관절면 사이의 접촉을 유지하는 기능을 하여 탈구되려는 힘에 저항하며, 이런 근육을 **연결근육**(문합근, **shunt muscle**)이라 한다. 예를 들어, 팔이 옆에 있을 때 어깨세모근은 연결근육(shunt muscle)과 같이 기능한다. 운동을 유발하는 뼈에 비스듬히 부착된 경우(예: 팔꿉의 굽힘에 위팔두갈래근)에는 빠르고 효과적인 운동을 할 수 있으며, 이러한 근육을 **분출근육(spurt muscle)**이라고 한다. 어깨세모근(deltoid muscle)은 팔의 벌림이 다른 근육에 의해 시작되었을 때는 분출근육으로의 효과가 증가된다.

근육에 분포하는 신경과 동맥들(nerves and arteries to muscles)

근육의 신경분포에 대한 변이는 드물어서 거의 일정한 양상을 보인다. 팔다리에서 유사한 기능을 가진 근육은 일반적으로 **공통적인 근막칸**(*common fascial compartment*) 안에 있고, 동일한 신경지배를 받는다(그림 1.9). 그러므로 기능적 군(functional groups)의 관점에서 팔다리 근육의 신경지배를 공부해야 하며, 예외에 대한 것만 기억하는 것이 필요하다. 뼈대근육을 지배하는 신경(**운동신경**, **motor nerve**)은 근육의 근육질 부위로 들어가서 공급하는 근육에 의해 보호받는다. 몇 가지 예외는 있다. 신경이 근육을 뚫을 때 근육질 부위 또는 부착된 두 갈래 사이로 들어가 그 근육을 공급한다. 예외적으로 등의 피부에 분포하는 척수신경의 뒤가지(후지, dorsal rami)의 피부신경 가지는 등의 얕은 근육을 관통한 후에 피부에 분포한다.

근육의 혈액분포는 신경분포처럼 일정하지 않고, 주로 다양하다. 동맥은 접하고 있는 구조물에 혈액을 공급한다. 따라서 동맥의 주행을 공부해야 하며, 모든 동맥은 인접한 근육들을 지배한다.

임상적용 CLINICAL BOX

뼈대근육(SKELETAL MUSCLES)

근육검사(Muscle Testing)

근육검사는 신경손상을 진단하는 데 도움을 준다. 일반적으로 두 가지 검사 방법이 있다.

- 검사자의 힘에 저항하는 운동을 하게 한다. 예를 들면, 검사자가 아래팔을 펴려고 시도하는 동안 환자는 굽힌 자세를 유지한다. 이 방법은 환자의 운동하는 힘을 측정할 수 있다.
- 검사자가 환자의 운동에 저항하는 움직임을 수행한다. 아래팔의 굽힘을 검사할 때, 환자에게 팔을 굽히라고 하고 검사자가 팔을 펴려고 한다. 주로 근육은 양쪽을 비교하여 검사한다.

근전도검사(electromyography, EMG)는 근육의 전기 자극을 기록하여 근육 기능을 검사하는 방법이다. 검사자는 근육 표면에 전극봉(electrodes)을 설치하고 환자에게 특정 운동을 하게 하면, 근육의 전기활동전압(electrical action potentials)의 차이가 증폭되어 기록된다. 정상적인 휴식시 근육은 기준선 활동(baseline activity)만을 보이지만, 긴장도(muscle tone)는 깊은수면이나 마비, 마취하에서는 사라진다. 수축하는 근육은 다양한 위상성의 활동(phasic activity)을 보인다. 근전도검사는 다른 운동 중에 각 근육의 활동을 분석하게 하며, 근육 활동을 회복시키는 치료과정의 하나가 될 수도 있다.

근육 기능장애와 마비(Muscle Dysfunction and Paralysis)

근육위축(*atrophy*) 은 근육 자체의 원인에 의하거나 근육에 분포하는 신경손상에 의한다. 그리고 근육위축은 기브스와 같이 장기간 움직임이 없을 때도 생긴다.

임상적 관점에서 주어진 근육이 정상적으로 기능하는지의 측면뿐 아니라, 근육이 마비되었을 때(*paralysis*) 어떤 기능 소실이 일어나는지를 고려하는 것이 중요하다. 주어진 근육이나 근육들의 기능장애를 어떻게 증명할 것인가(어떤 징후가 나타나는가)?

근육 긴장도 소실(Absence of Muscle Tone)

근육의 미세한 힘이라도 휴식시 근긴장도(resting muscle tone)는 중요한 영향을 가질 수 있다. 예를 들면, 입술의 근긴장도는 치아의 정렬에 중요하다. 치아에 미치는 이러한 약하지만 일정한 압력이 없으면(입술근육의 마비나 짧은 입술은 치아가 노출되게 함) 치아가 이동하여 밖으로 뻗친다["뻐드렁니, (buck teeth)"].

의식이 없는 환자(예: 전신마취하)에서 근긴장도 소실은 환자를 들거나 자세를 바꿀 때 관절이 탈구될 수 있다. 근육에 신경지배가 소실될 때 마비가 된다(축 늘어진, 필요에 의해서나 반사적으로나 긴장도와 물리적으로 수축할 능력이 모두 없어진 상태). 근육의 정상적인 긴장이 없으면 반대되는 근육(대항근)의 긴장도가 이상한 자세를 유발할 수 있다. 더구나 신경지배가 없어진 근육은 섬유화가 되고 탄력성이 없어져 휴식시 이상 자세를 만든다.

근육통증과 "당겨진" 근육
(Muscle Soreness and "Pulled" Muscles)

원심성수축(eccentric contraction)은 높은 긴장수준을 만들 수 있기 때문에 과도한 새로운 임무(novel task)에 의한 원심성수축은 지연성(delayed-onset) 근육통증을 유발할 수 있다. 많은 계단을 걸어 내려가면 원심성수축에 의해 같은 높이를 올라가는 것보다 근육통증(muscle soreness)을 더 유발한다. 원심성수축의 길이를 길게 하는 중에 일어나는 근육 이완은 길이를 짧게 하는 수축(구심성수축)보다 근육을 미세하게 찢어지게 하거나 뼈막에 자극을 주기 쉽다.

뼈대근육은 근육의 길이를 늘리는 능력에 제한적이다. 대부분의 경우에 근육은 손상을 주지 않고 휴식상태 길이의 1/3 이상 길게 할 수 없다. 이는 뼈대에 부착된 것을 반영하며 과도하게 늘이는 것을 허용하지 않는다. 예외는 넓적다리 뒤에 있는 넓적다리뒤근육(슬와부근, hamstring muscle)이다. 무릎관절이 펴진 상태에서 넓적다리뒤근육은 엉덩관절이 완전히 굽혀지기 전에 최대한으로 길어진다(엉덩관절의 굽힘은 길게 늘어난 넓적다리뒤근육의 능력에 의해 제한됨). 확실히 원심성수축과 관련된 힘뿐 아니라 이러한 현상은 넓적다리뒤근육이 다른 근육보다 더 잘 "당겨져" 끊어지는 이유가 설명된다(그림 B1.8).

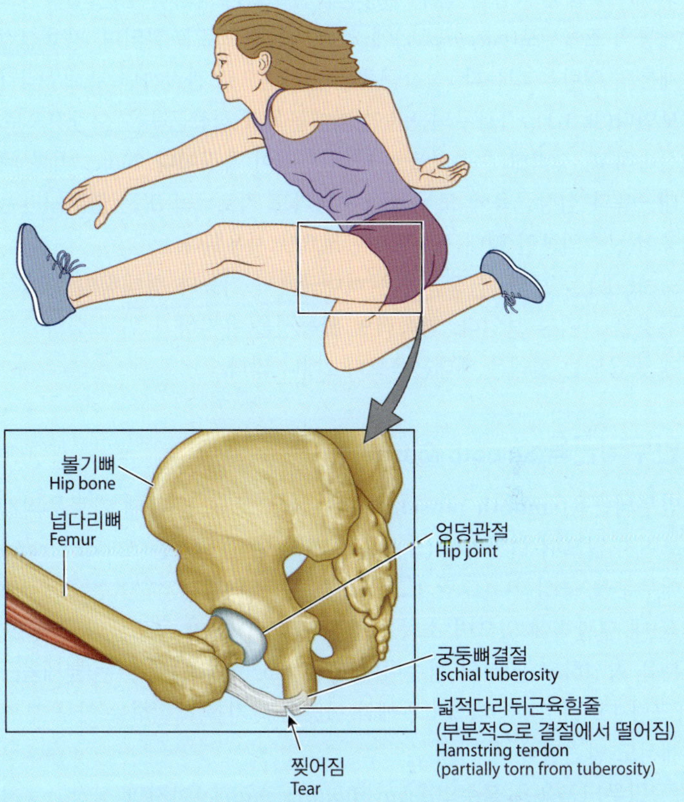

그림 B1.8. 넓적다리뒤근육(hamstring)힘줄의 찢어짐.

뼈대근육의 성장과 재생
(Growth and Regeneration of Skeletal Muscle)

뼈대근육섬유는 분열하지 않으나 뼈대근육이 위성세포(satellite cells of skeletal muscle)로부터 유래에 의해 새로운 근육섬유로 대치된다(뼈대근육 그림, 표 1.1 참조). 근육섬유의 바닥막 안쪽에 위치하는 이들 위성세포는 근육세포의 전구세포인 근육모세포(myoblasts)의 잠재적 제공처이며, 필요에 의해 새로운 뼈대근육섬유을 형성하여 서로 융합할 수 있는 세포이다(Pawlina, 2020). 생성된 새로운 섬유의 수는 주된 근육의 재생이나 손상을 보상할 정도로는 불충분하다. 효과적으로 재생되기보다는 근육섬유와 섬유흉터조직으로 무질서하게 혼합되어 새로운 뼈대근육을 구성하게 된다. 뼈대근육은 체형관리 같은 과도한 운동에 반응하여 크게 성장할 수 있다. 이러한 성장은 새로운 섬유의 추가가 아니라 기존 섬유의 비대(hypertrophy of existing fibers)에 기인한다. 비대 현상은 근육섬유 내의 근육원섬유(myofibrils)가 길어지고 증가한 것이므로(그림 1.21 참조), 근육이 수행할 수 있는 일의 양이 증가한다.

심장가로무늬근육(Cardiac Striated Muscle)

심장가로무늬근육(cardiac striated muscle)은 심장벽의 **심장근육층**(*myocardium*)을 형성한다. 일부 심장근육은 대동맥, 폐정맥, 위대정맥 벽에서도 볼 수 있다. 심장근육은 수의적으로(voluntary) 수축할 수 없다. 심장 박동은 특수 심장근육섬유로 구성되어 있는 심장전도계통의 **조율세포**(*pacemaker*)에 의해 자동적으로 조절되며, 자율신경계통의 영향을 받는다. 심장근육은 현미경으로 관찰하면 가로무늬가 보인다(표 1.1). 가로무늬근육인 뼈대근육과 심장근육은 순간적으로, 신속하고, 강력한 수축력을 나타내는 것이 특징이다. Note: 비록 뼈대근육과 심장근육에 모두 적용되더라도 **가로무늬** 또는 **줄무늬**라는 용어는 수의근인 뼈대근육에 일반적으로 사용된다.

표 1.1을 보면, 심장근육은 뼈대근육과 기능과 형태적인 면에서 뚜렷한 차이를 보인다. 연속적인 활동성을 유지하기 위해 심장근육에 공급되는 혈액은 뼈대근육보다 2배나 많다.

민무늬근육(Smooth Muscle)

민무늬근육(smooth muscle)은 현미경으로 관찰할 때 가로무늬가 보이지 않으며 혈관벽의 (모세혈관 크기 이상) **중간층**(*tunica media*) 대부분을 구성한다(그림 1.23; 표 1.1 참조). 민무늬근육은 모든 조직 내 혈관벽에 있으며 소화기관과 관(duct) 모양 구조물의 근육 부분을 형성하고, 피부와 털주머니(모낭, hair follicle)에 있는 **털세움근**(그림 1.6 참조)과 렌즈의 두께와 동공의 크기를 조절하는 안구 부위에서도 발견된다.

민무늬근육은 **불수의근**(*involuntary muscle*)이지만 심장근육처럼 자율신경계통의 직접 지배를 받는다. 근육의 수축은 호르몬의 자극이나 근육의 신장 같은 국소적인 자극에 의해 시작될 수 있다. 민무늬근육은 가로무늬근육에 비해 천천히 반응하지만 지속적인 수축을 한다. 민무늬근육은 장시간 동안 일부분만 수축할 수도 있고, 근육을 신장시키는 능력은 가로무늬근에 비해 더 크다. 이러한 특징들은 관 구조의 속공간직경 크기를 변화시키거나 조임근의 크기 조절에 중요하다. 소화관, 자궁관 및 요관 벽에서 민무늬근육세포는 연동운동(peristalsis), 과 율동성 수축운동(rhythmic contractions)을 일으켜 소화관의 내용물을 밀어내게 된다.

임상적용 CLINICAL BOX

심장근육과 민무늬근육 (CARDIAC AND SMOOTH MUSCLE)

심장근육층의 비대와 심근경색 (Hypertrophy of the Myocardium and Myocardial Infarction)

보상적 비대(compensatory hypertrophy)가 일어날 때 심장근육층에서는 근육섬유의 크기가 커진다. 심정지시 혈액공급 감소에 의해 심장근육섬유가 손상을 입게 되면 심근조직은 괴사(myocardial necrosis)가 일어나고 이 부분에 섬유성 흉터조직이 생기는 심근경색(myocardial infarct)이 유발된다. 이때 심장근육세포는 분열하지 않으므로 변성된 심근세포는 재생되지 않으며, 더구나 새로운 심장근육세포를 생성할 수 있는 뼈대근육의 위성세포에 해당하는 세포도 존재하지 않는다.

민무늬근육의 비대와 과형성 (Hypertrophy and Hyperplasia of Smooth Muscle)

민무늬근육세포는 필요에 반응하여 보상적 비대(compensatory hypertrophy)가 일어난다. 자궁벽에 있는 민무늬근육세포는 세포분열 능력이 있기 때문에 임신 중에는 세포의 크기뿐 아니라 그 수가 증가한다(과형성, hyperplasia). 그뿐 아니라 새로운 민무늬근육 세포가 작은 혈관을 따라 위치하고 있는 혈관주위세포(pericytes)로부터 발생하게 된다(Pawlina, 2020).

핵심정리: 근육조직과 근육계통 (Muscle Tissue and Muscular System)

뼈대근육(Skeletal muscles): 근육은 뼈대가로무늬근육(골격횡문근, skeletal striated muscle), 심장가로무늬근육(심근, cardiac striated muscle) 그리고 민무늬근육(평활근, smooth muscle)로 분류된다. ■ 뼈대근육은 모양에 따라 납작근육(flat muscles), 깃근육(pennate muscles), 방추근육(fusiform muscles), 네모근육(quadrate muscles), 고리 또는 조임근육(circular or sphincteral muscles), 그리고 뭇갈래근 또는 뭇배근(multiheaded or multi-bellied muscles)로 세분된다. ■ 뼈대근육의 수축작용은 자동적 수축 혹은 반사적 수축(automatic or reflexive contraction)을 일으키고, 긴장성 수축(tonic contraction)과정을 통하여 근육긴장도를 유지하고, 등장성 수축(isotonic contractions)과 등척성 수축(isometric contractions)을 통하여 위상성 수축(phasic contraction)을 일으킨다. ■ 등장성 수축에는 근육이 짧아져서 운동이 일어나는 구심성수축(concentric contraction)과 수축하는 근육이 길어지는 원심성수축(eccentric contraction)이 있다. ■ 주작용근(주동근, prime mover)은 몸의 특정 운동을 하는 데 주된 작용을 하는 근육이다. ■ 고정근(fixators)은 팔다리의 한 부분이 운동할 때 다른 부분은 "고정"시켜 주는 근육이다. ■ 협동근(synergists)은 주작용근(prime moves)의 활동을 증진한다. ■ 대항근(antagonist)은 다른 근육운동에 반대로 작용하는 근육이다.

심장근육과 민무늬근육(Cardiac and smooth muscle): 심장근육은 몇몇 큰 혈관의 벽과 심장벽의 심장근육층에서 발견되는 가로무늬근이다. ■ 심장근육의 수축은 수의적으로 조절되는 것이 아니라 특수

핵심정리 (계속)

하게 분화된 조율세포(pacemaker)에 의해 활성화되며, 그 작용은 자율신경계통에 의해 조절된다. ■ 민무늬근육은 가로무늬가 없고, 모든 혈관 조직과 소화관, 그리고 장기의 벽에서 관찰된다. ■ 민무늬근육은 자율신경계통의 직접 지배를 받기 때문에 수의적으로 조절되지 않는다.

심장혈관계통(Cardiovascular System)

순환계통(cardiovascular system)은 몸 전체에 체액을 운반하는 것으로 심장혈관계통 및 림프계통으로 구성된다. 심장과 혈관은 혈액을 운반하는 연결망(network)인 **심장혈관계통**을 형성한다. 이 계통을 통해 심장은 혈액을 몸 전체의 혈관으로 내보내고, 혈액은 영양분과 산소, 그리고 노폐물을 세포에서 세포로 운반한다.

혈관을 통한 순환(Vascular Circuits)

심장(*heart*)은 두 개의 근육성 펌프(muscular pumps)로 구성되며, 이들 펌프는 서로 인접하여 위치하고 이들 펌프의 작용은 연속적으로 일어나며 혈액순환은 **허파순환**(폐순환, *pulmonary circulation*)과 **몸순환**(체순환, *systemic circulation*)으로 나뉜다(그림 1.22A, B). **오른심실**(우심실, *right ventricle*)은 몸순환을 거쳐 산소분압이 낮은

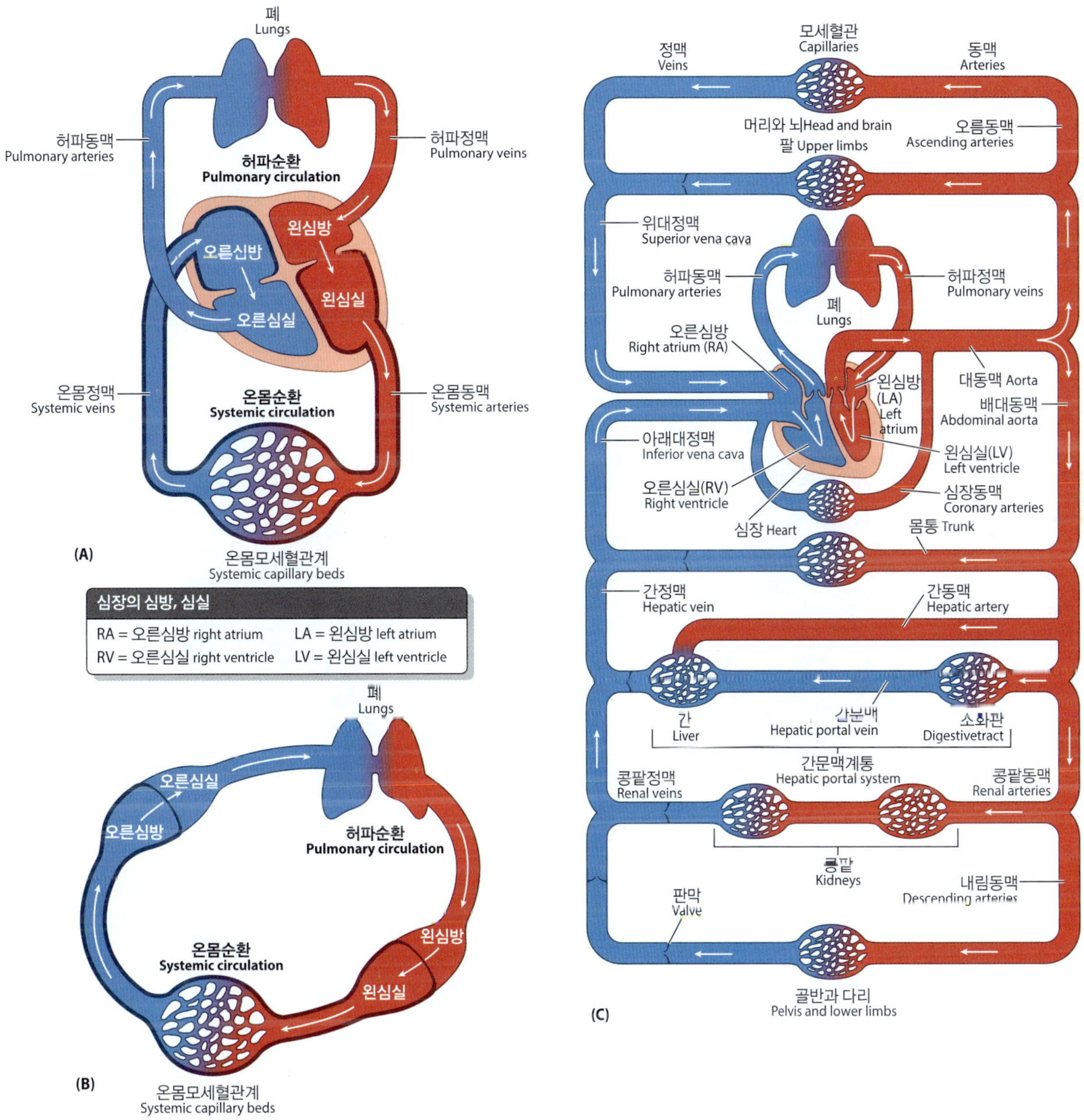

그림 1.22. 혈액순환. A. 허파순환과 몸순환을 지원하는 두 가지 근육펌프(왼쪽 심장, 오른쪽 심장)의 해부학적 모식도. **B.** 연속적 기능수행을 통해 오른쪽과 왼쪽심장이 두 개의 펌프로 몸순환을 구성하는 것을 보여주는 모식도. **C.** 몸순환이 몸의 여러 장기와 부위에서 동시에 일어나고 있는 다양한 혈액순환임을 나타내는 자세한 모식도.

혈액을 **허파동맥**(폐동맥, *pulmonary artery*)을 통하여 허파로 보낸다. 이산화탄소는 허파 속의 모세혈관에서 산소와 교환이 일어나므로 산소분압이 높은 혈액은 **허파정맥**(폐정맥, *pulmonary vein*)을 통하여 허파의 **왼심방**(좌심방, *left atrium*)으로 보내진다. 이렇게 혈액이 오른심실에서 허파를 경유하여 왼심방으로 가는 경로를 **허파순환(pulmonary circulation)**이라고 한다. 왼심실(좌심실, left ventricle)은 허파순환을 통해 심장으로 돌아온 산소분압이 높은 혈액을 대동맥과 그 가지들인 **몸동맥(systemic artery)**을 통하여 신체의 여러 부위에 보내 몸의 각 부위에서 모세혈관 속의 이산화탄소를 받아들이고 대신 산소와 영양분을 공급하게 된다. 산소분압이 낮은 혈액은 위 및 아래대정맥(상·하대정맥, superior and inferior vena cava) 같은 **몸정맥(systemic vein)**을 통하여 오른심방(우심방, right atrium)으로 들어온다. 이와 같이 왼심실에서 오른심방으로 가는 혈액순환은 **몸순환(systemic circulation)**이라고 한다.

이러한 몸순환은 신체의 여러 부위와 기관계통에서 동시에 진행된다(그림 1.22C).

혈관(Blood Vessels)

혈관의 종류에는 **동맥**(*artery*), **정맥**(*vein*), **모세혈관**(*capillary*)이 있다(그림 1.23). 혈액은 높은 압력으로 심장을 떠나 두꺼운 벽을 가진 동맥의 가지를 통하여 몸 전체에 보내지게 된다. 마지막에 분포하는 혈관이 **세동맥**(*arteriole*)이며, 세동맥은 산소분압이 높은 혈액을 모세혈관에 공급한다. 모세혈관은 **모세혈관그물**(*capillary bed*)을 형성하여, 산소, 영양분, 노폐물등이 세포바깥액(세포외액, extracellular fluid)과 교환이 일어나게 된다. 모세혈관그물의 혈액은 벽이 얇은 **세정맥**(*venule*)으로 운반되며, 세정맥의 혈액은 작은 정맥을 거쳐 큰 정맥으로 들어간다. 가장 큰 정맥인 위대정맥과 아래대정맥은 산소분압이 낮은 혈액을 심장으로 보낸다.

순환계통의 대부분 혈관은 세 층으로 되어 있다.

- **속막**(내막, **tunica intima**)은 한 층의 편평상피로 이루어진 **내피세포(endothelium)**와 그 밑의 섬세한 결합조직으로 구성된다. 모세혈관은 내피세포층만으로 이루어져 있으며, 아래쪽에는 지지하는 바닥막(기저막, basement membrane)이 있다.
- **중간막**(중막, **tunica media**)은 민무늬근육으로 구성된 중간층이다.
- **바깥막**(외막, **tunica adventitia**)은 바깥쪽의 결합조직층이다.

혈관의 중간층은 가장 다양한 구조를 하고 있어서 동맥, 정맥과

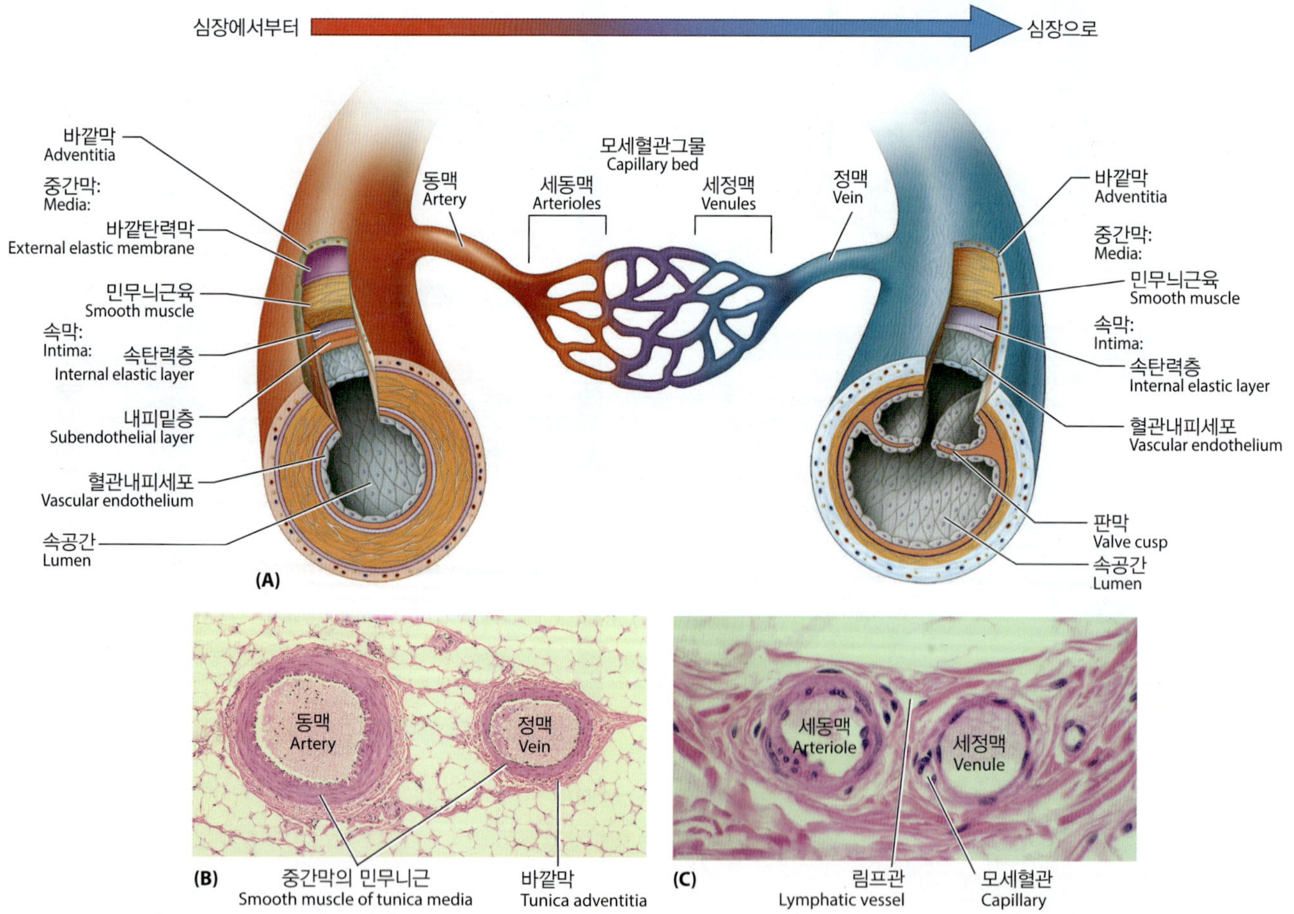

그림 1.23. 혈관의 구조. A. 혈관벽은 세 개의 조직층(조직막, *tunics*)을 가지고 있다. 정맥에는 근육분포가 적고, 동맥과 비교하여 벽은 얇으며 내강은 크다. **B.** 저배율에서의 근육동맥과 정맥. **C.** 고배율에서의 세동맥과 세정맥.

림프관은 중간층의 두께가 특징적으로 차이가 나며, 동맥의 경우는 탄력섬유(elastic fibers)가 중간층에 많이 존재한다.

동맥(arteries)

동맥(artery)은 정맥에 비해 높은 혈압을 유지하며 심장으로부터 혈액을 운반하여 온몸으로 분배하는 혈관이다(그림 1.24A). 혈액은 점차 직경이 작아지는 동맥을 통과한다. 동맥은 전체적인 크기와 중간층에 있는 근육과 탄력섬유의 상대적인 양(그림 1.23), 속공간(내강, lumen)에 대한 벽의 두께, 그리고 기능에 따라 구분된다. 동맥은 크기와 유형과 같은 형태적 특징이 연속적으로 변화하면서 세 가지 유형으로 나뉜다.

- **큰 크기의 탄력동맥(large elastic artery)** 혹은 전도동맥(conducting artery)은 벽에 많은 탄력섬유를 가지고 있어서 처음 심장으로부터 혈액을 받을 때 동맥이 확장되면 혈압변화를 최소화하

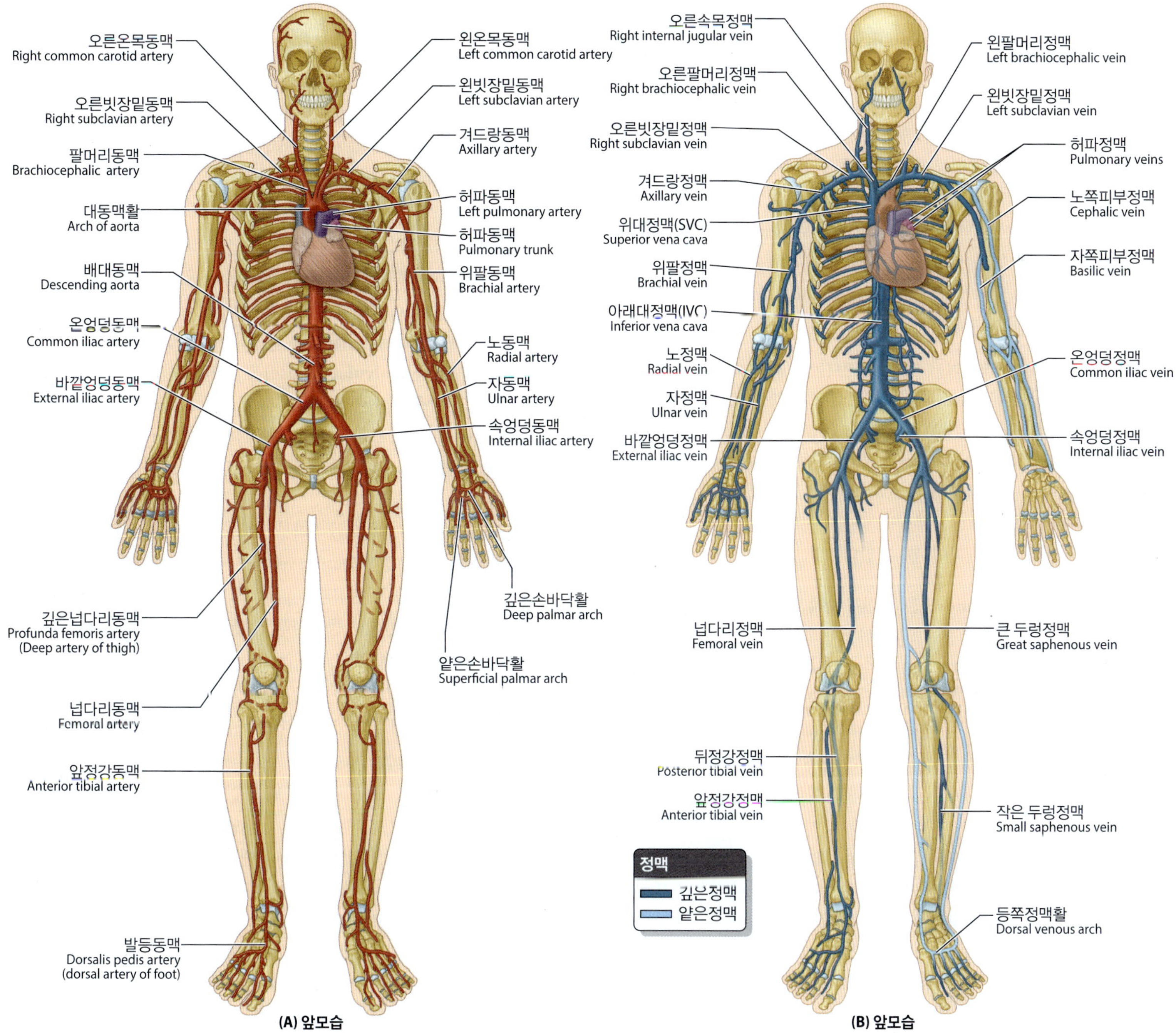

그림 1.24. 심장혈관계통의 몸순환 부분. A. 몸동맥. 동맥은 산소분압이 높은 혈액을 심장에서 몸의 모세혈관그물로 보내고, **B.** 몸정맥. 정맥은 산소분압이 낮은 혈액을 모세혈관그물에서 심장으로 돌려보냄으로써 몸순환을 구성한다. 그림에서는 한 개의 혈관으로 표시되어 있지만 깊은 정맥들은 쌍을 이뤄 함께 주행한다. 몸동맥, 몸정맥 및 모세혈관 그물은 몸순환(systemic circulation)을 구성한다.

면서 혈액을 그 다음 단계인 중간크기의 동맥으로 밀어낼 수 있게 한다. 이것에 의해 심장수축사이기(심실압력이 0으로 떨어졌을 때)에 동맥 계통의 혈압을 유지함으로써 심장이 수축과 이완할 때 혈압강하를 최소화한다. 큰 탄력동맥의 예로는 대동맥(aorta)과 대동맥활(대동맥궁, arch of the aorta)에서 나오는 동맥인 팔머리동맥(완두동맥, brachiocephalic trunk), 빗장밑동맥(쇄골하동맥, subclavian artery), 온목동맥(총경동맥, common carotid artery), 허파동맥(폐동맥, pulmonary trunk) 등이 있다(그림 1.24A).

- **중간 크기의 근육동맥(medium muscular artery)** 혹은 분배동맥(distributing artery)은 돌림방향의 민무늬근육 섬유로 구성된 층을 갖고 있다. 혈관 속공간의 크기를 작게 하는 능력(혈관수축력, vasoconstrict)은 상황(예: 신체활동, 체온조절)에 따라 몸의 각 부위로 가는 혈류를 조절한다. 근육층벽(실제 두께와 무관)의 주기적인 수축(pulsatile contractions)은 반복적으로 속공간을 조여서 점차 혈액을 몸의 여러 부위로 공급하게 된다. 해부실습 도중 몸통 벽과 팔다리에서 관찰되는 팔동맥(완동맥, brachial artery), 넙다리동맥(대퇴동맥, femoral artery) 등 대부분의 동맥들은 중간크기의 근육동맥들이다.
- **소동맥(small arterie)**과 **세동맥(arteriole)**은 비교적 좁은 속공간과 두꺼운 근육벽을 갖고 있다. 혈관계 내에서 혈액이 모세혈관 그물을 채우는 양과 혈압의 수준은 세동맥 벽의 민무늬근육 긴장도(*degree of tonus*; firmness)에 의해 주로 조절된다. 긴장도가 정상보다 높으면 고혈압(*hypertension*)이 된다. 소동맥은 보통 이름이 붙여져 있지 않아 해부실습 중에 구별하기는 쉽지 않으며, 세동맥은 확대경을 써야만 볼 수 있다.

연결(문합, **anastomose**)은 관절부위에 발달되며 그리고 병리적 상황 또는 수술적 폐쇄 등에 의해 혈류가 차단되었을 때 동맥가지들 간의 연결을 통해 혈류가 우회할 수 있도록 해주는 구조이다. 만약 주된 경로가 막히면 다른 부위의 작은 혈관이 점차 확장되어 **곁순환**(측부순환, **collateral circulation**)이 가능하게 됨으로써 막힌 부분의 먼 쪽 구조물에 혈액을 공급한다. 그러나 곁순환이 형성되는 데는 시간이 필요하므로 보통 짧은 시간 내에 혈류차단 문제를 해결할 수는 없다.

또한 곁순환이 형성되지 않거나 형성되더라도 주된 경로를 대치할 수 없는 곳도 있다. 주변동맥들과 연결이 형성되지 않는 동맥들은 해부학적으로 말단 부위에 분포하는 끝동맥(end arteries; **종말동맥, terminal artery**)들이다. 끝동맥이 막히면 그 혈관이 공급하는 장기 부분에 혈액공급이 차단된다. 끝동맥의 폐쇄는 장기의 특정 부위에 혈류공급을 차단하므로 예를 들어, 망막에 혈액을 공급하는 끝동맥이 폐쇄되면 앞을 볼 수 없게 된다. 또한 구조적 말단동맥이 아니라 기능적 **끝동맥**(연결이 불충분한 동맥)도 있는데 이들은 뇌, 간, 콩팥, 지라, 소화관 또는 심장에 혈액을 공급하는 동맥들에서 볼 수 있다.

정맥(veins)

정맥은 일반적으로 산소분압이 낮은 정맥혈액을 모세혈관그물로부터 심장으로 돌아가게 하는 것으로 검푸른색을 띤다(그림 1.24B). 허파정맥은 예외적으로 산소분압이 높은 혈액을 허파에서 심장으로 운반한다. 정맥계통은 혈압이 낮고 함께 주행하는 동맥에 비해 벽이 얇다(그림 1.23). 일반적으로 정맥은 맥박이 없고 절단되었을 때 피가 솟구치지도 않는다. 정맥은 크기에 따라 세 가지로 구분한다.

- **세정맥(venule)**은 가장 작은 정맥이다. 세정맥은 모세혈관 그물의 혈액을 정맥으로 운반하며 세정맥들은 서로 연결되어 작은 정맥을 형성한다. 세정맥은 확대경을 이용해야만 관찰할 수 있다. 작은 정맥은 큰 정맥의 가지들로, 발의 발등정맥활(족배정맥궁, dorsal venous arch of foot) 같은 **정맥얼기(venous plexuse)**를 형성한다(그림 1.24B). 세정맥은 이름이 없다.
- **중간크기의 정맥(medium vein)**은 정맥얼기의 혈류를 받으며 중간크기의 동맥과 함께 주행한다. 팔다리와 일부 부위에서는 혈류가 중력에 대해 역행할 때 역류하지 않고 심장 쪽으로 흐를 수 있도록 하기 위해 **정맥판막(venous valve)**이 있다. 정맥판막은 혈관내피(endothelium)로 형성된 첨판(cusps)을 갖고 있으며, 첨판은 수동적 피판(passive flaps)을 형성하며, 위에서부터 채워지는 컵 모양의 **판막굴(valvular sinuse)**을 가지고 있다(그림 1.26 참조). 판막의 작용기전은 정맥내의 혈액 기둥(columns of blood)을 더 짧은 부분으로 나누어 압력을 감소시킨다. 두 가지 효과는 **근육정맥펌프**(*musculovenous pump*)가 중력을 극복하여 혈액을 심장으로 되돌려 보내기 쉽게 한다. 중간크기의 정맥의 예는 팔의 노쪽피부정맥(요골측피부정맥, cephalic vein)과 자쪽피부정맥(척골쪽피부정맥, basilic vein), 다리의 두렁정맥(복재정맥, saphenous vein) 등 얕은정맥(superficial veins)들이며, 또한 이름이 있는 동맥과 동반하는 **동반정맥**(반행정맥, *accompanying vein*; *vena comitans*)이다(그림 1.24B).
- **큰 정맥(large vein)**은 세로로 배열된 민무늬근육 다발과 바깥막(tunica adventitia)의 발달이 특징적이다. 예로는 위대정맥이 있다.

정맥은 동맥보다 넓게 분포한다. 비록 정맥은 벽이 얇지만 내경은 상응하는 동맥보다 크다. 정맥은 벽이 얇아서 확장 능력이 커 심장으로 들어가는 혈류가 압박을 받거나 내압(internal pressure)이 높을 경우 혈류의 흐름이 억제될 수 있다[예: 심호흡 후 숨을 참는 것; 발살바법(*Valsalva maneuver*)].

동맥과 정맥은 순환구조로 되어 있어서 혈액량의 50%는 동맥에 있고 50%는 정맥에 있을 것으로 생각되지만, 정맥의 지름이 더 크고 팽창할 수 있는 능력이 있으므로 실제로는 혈액의 20%만이 동맥에 있고 80%는 정맥에 있게 된다.

흔히 그림을 간결하게 하기 위해 정맥은 한 개의 혈관으로 묘사하지만 한 부위에 정맥은 2개 또는 그 이상인 경우가 많다. 깊은 동맥과 같이 주행하는 **동반정맥(accompanying vein**; 라틴어로 *venae*

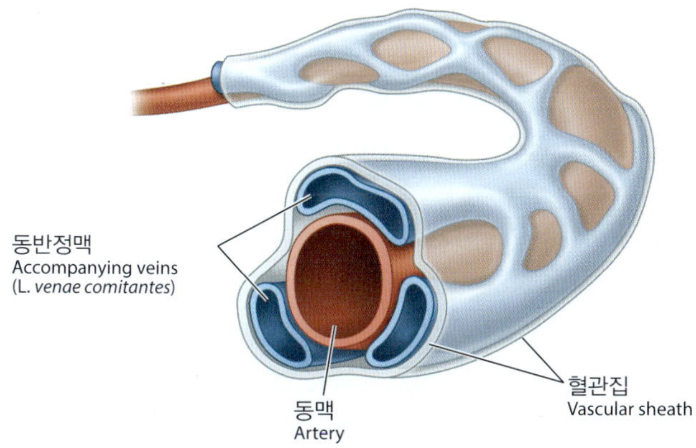

그림 1.25. 동반정맥. 몸통에 있는 대부분의 정맥은 커다란 한 개의 정맥으로 존재한다. 그렇지만 다리에 있는 정맥은 두 개 이상의 작은 정맥들이 동맥과 함께 혈관막에 싸여 있다.

comitantes)은 불규칙하게 가지를 쳐서 동맥을 그물망구조를 만들어 둘러싼다(그림 1.25). 이러한 배열은 **대향류 열교환기**(*countercurrent heat exchanger*)로 작용하여 팔다리에서 심장으로 혈액이 들어갈 때 따뜻한 동맥혈액이 차가운 정맥혈액을 보온하는 효과가 있다. 정맥은 동반하는 동맥과 함께 비교적 단단한 근막인 **혈관집(vascular sheath)**으로 싸여 있어서 심장 수축기에 동맥이 확장되면 정맥을 눌러 정맥혈액이 심장으로 들어가는 것을 도와주는 **동정맥펌프**(*arteriovenous pump*)로 작용한다.

몸정맥(systemic vein)에서는 **정맥연결**(*venous anastomose*)이 자연적으로 연결되거나 직접 또는 간접적으로 2개의 정맥 사이에 흔히 관찰되어 동맥보다 다양하게 관찰된다. 팔다리에 있는 뼈대근육이 수축할 때 근육 복부(belly)의 팽창은 깊은근막에 의해 제한되므로 골격근 내부 및 주변의 **깊은정맥(deep vein)**을 압박하여 위로 심장을 향해 혈액을 짜주게 되는데, 이는 일종의 **정맥펌프**(venous *pump*)인 셈이다(그림 1.26). 정맥의 판막은 혈액 기둥을 단절시킴으로써 과도한 압력을 분산시키고 정맥혈액이 심장 쪽으로만 흐르게 한다. 바쁜 하루의 끝에 경험하는 발의 정맥충혈은 몸통보다 다리를 높게 올려놓고 쉬면 해결되는데 이러한 발의 자세는 정맥혈액이 심장으로 흘러들어가는 것을 도와주기 때문이다.

팔다리의 **얕은정맥(superficial vein)**은 깊은근막보다 겉에 위치하여, 근육수축시 영향을 받지않는다. 많은 **관통정맥(perforating vein)**이 깊은근막을 관통하여 얕은정맥과 깊은정맥을 연결시켜주며, 이러한 경로는 심장으로의 정맥순환을 도와준다.

모세혈관(blood capillaries)

동맥을 통해 몸의 각 세포로 운반되는 산소와 영양분은 혈관을 떠나 세포 사이에 있는 혈관밖공간(extravascular space), 즉 세포밖(세포사이)공간으로 들어가야 한다. **모세혈관(capillary)**은 단층의 내피세포관(endothelial tubes)으로 혈액순환의 동맥측과 정맥측을 연결하며 세포 사이 또는 **세포바깥용액(extracellular fluid**, ECF)과 물질

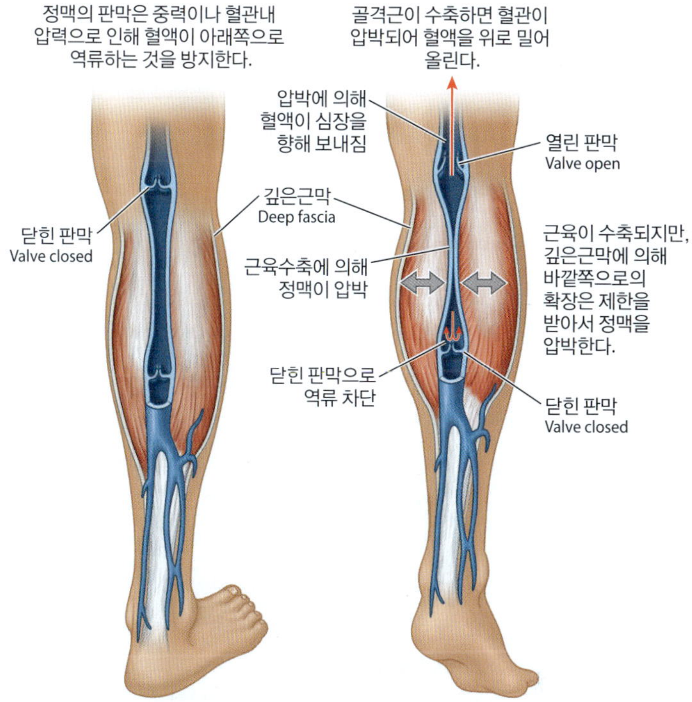

그림 1.26. 근육정맥 펌프. 다리근육이 수축하면 판막이 있는 정맥은 혈액을 심장으로 돌려보낸다. 이때 수축하는 근육의 복부팽창이 깊은근막에 의해 제한되므로 여기서 발생되는 압력 때문에 중력의 반대방향으로 혈액이 흐르도록 압박하는 힘이 발생된다.

교환이 일어나게 한다. 모세혈관은 일반적으로 세동맥과 세정맥을 연결하는 **모세혈관그물망(capillary bed)**을 형성한다(그림 1.23). 혈액은 세동맥을 통해 모세혈관그물로 들어가는데 이때 세동맥이 혈액의 흐름을 조절하여 모세혈관내 혈액이 세정맥으로 배출되게 한다.

세동맥의 높은 혈압은 산소, 영양분 및 다른 세포내 물질을 함유하고 있는 동맥혈액이 모세혈관그물의 동맥 끝에서 세포바깥공간으로 나가 주위조직에 있는 세포와 물질교환이 일어나게 한다. 그렇지만 혈장단백질은 모세혈관 벽을 통과하지 못한다. 따라서 모세혈관그물의 정맥 끝에서는 모세혈관 내 단백질에 의한 삼투압 때문에 노폐물과 이산화탄소를 포함하는 대부분의 세포바깥용액이 혈액으로 재흡수되는 것이다[이 원리를 **스탈링 가설**(*Starling hypothesis*)이라고 부름].

손가락 부위에서는 작은 세동맥과 세정맥이 직접 연결되는데, 이러한 연결을 **동정맥연결[arteriolovenular** (arteriovenous) **anastomosis**, AVA]이라 하며, 모세혈관을 통하지 않고 동맥에서 정맥으로 직접 혈액이 흘러들어 간다. 동정맥연결은 피부에 많아서, 체온을 유지하는 데 중요한 역할을 하게 된다.

어떤 부위에서는 혈액이 심장으로 가기 전에 두 개의 모세혈관그물을 거치는데, 2개의 모세혈관그물을 연결시키는 정맥계통을 **문맥계통(portal venous system)**이라 한다. 소화관의 모세혈관그물에서 간의 모세혈관그물 또는 굴모세혈관(동양모세혈관, sinusoids)으로 영양분이 풍부한 혈액을 전달하는 정맥계통인 **간문맥계통**(*hepatic portal system*)이 그 대표적인 예이다(그림 1.22C).

임상적용 CLINICAL BOX

심장혈관계통(CARDIOVASCULAR SYSTEM)

동맥경화증: 허혈과 경색
(Arteriosclerosis: Ischemia and Infarction)

동맥에서 가장 흔한 질환(또한 해부실습 시 흔하게 발견되는 질환)은 동맥경화증인데, 이것은 동맥벽이 두꺼워지고 탄력성이 감소하는 특징적인 질환들을 말하는 것이다. 동맥경화증(**죽상경화증**, *atherosclerosis*)에서는 흔히 동맥벽에 지방(주로 콜레스테롤)이 축적된다. 칼슘이 침착되는 **죽종**(*atheromatous plaque*, atheroma)은 단단해진 노란색 부위 또는 동맥의 내막 면에 부종이 특징적이다(그림 B1.9A). 그 결과 동맥의 속공간이 협소해지고 표면의 불규칙성 때문에 혈전(thrombosis: 혈관내 국소적인 응고물이 형성되는 것)이 생길 수 있으며, 혈전은 동맥을 막거나 혈류 내로 떨어져 나가 색전(embolus)을 형성하여 좀 더 멀리 있는 작은 혈관을 막는다(그림 B1.9B). 동맥경화증의 결과는 **허혈**(*ischemia*: 장기나 국소부위에 혈액 공급이 감소하는 것)과 **경색**(*infarction*: 혈액공급 감소로 장기 또는 조직 일부가 괴사되는 것)이 발생하는 것이다. 이러한 결과는 심장(**허혈성 심장질환**과 **심근경색** 또는 심정지), 뇌(뇌졸중), 팔다리의 먼쪽(괴저: *gangrene/necrosis*)에서 특히 중요하다.

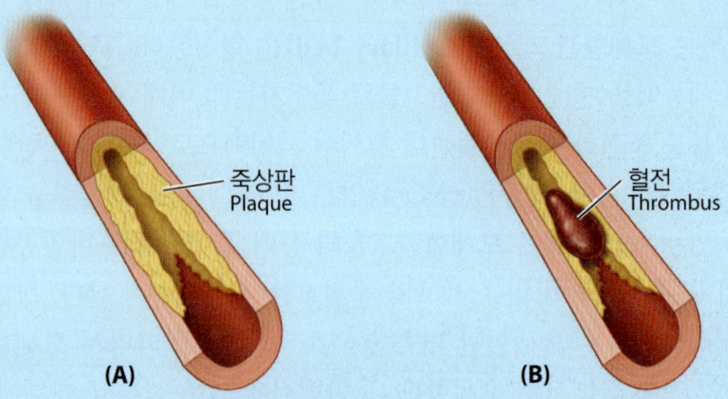

그림 B1.9. 동맥경화증.

정맥류(Varicose Veins)

정맥은 벽이 탄력성을 잃으면 약해진다. 약해진 정맥벽은 중력 때문에 생긴 혈액기둥으로 인해 팽창된다. 그 결과 **정맥류**—비정상적으로 붓고 뒤틀어진 정맥—가 주로 다리에서 발생한다(그림 B1.10). 정맥류는 정상정맥보다 속공간이 크며, 판막(valve cusp)의 접촉부위가 서로 맞지 않거나 염증으로 인해 손상된 것이다. 정맥류는 **불완전한 판막**(*incompetent valve*)을 가지고 있어 심장을 향해 상행하는 혈액기둥을 단절시킬 수 없으므로 약해진 혈관벽에 계속된 압력을 가하게 되므로 정맥류를 악화시킨다. 정맥류는 깊은근막이 변성될 때에도 일어난다. **불완전한 근막**(*incompetent fascia*)은 수축하는 근육의 팽창을 견딜 수 없게 되므로 근육정맥펌프가 무력해진다.

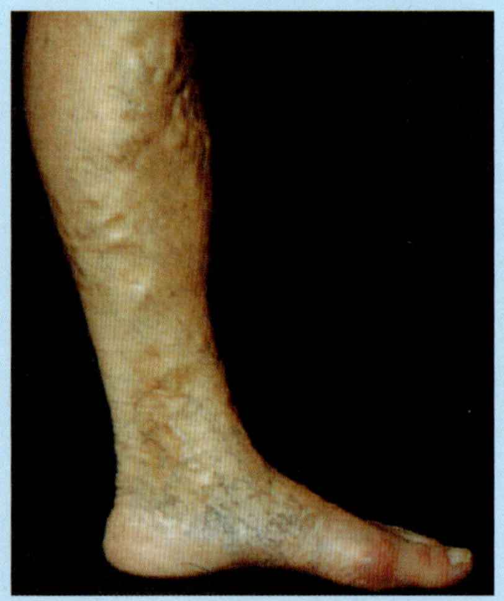

그림 B1.10. 정맥류.

림프계통(Lymphoid System)

림프계통은 몸 전체에 넓게 분포되어 있지만 실습용 시신에서는 비록 확실하게 구분되지 않으나 살아 있는 사람에서는 생존에 필수적인 계통이다. 림프계통의 해부학적 지식은 임상의사에게 중요하다. 이미 언급한 **스탈링의 가설**은 모세혈관으로부터 세포바깥공간으로 빠져나간 체액과 전해질의 대부분이 어떻게 다시 재흡수되는가를 설명한다. 그러나 하루에 3 L나 되는 많은 양이 모세혈관에서 재흡수되지는 못한다. 더구나 일부 혈장단백질은 세포바깥공간으로 새어나가고, 조직세포 자체에서 만들어진 물질도 모세혈관벽을 통과하지 못하여 지속적으로 세포가 있는 공간으로 들어간다. 만약 이러한 물질이 세포바깥공간에 축적된다면 역삼투압이 일어나 많은 액체를 흡수해서 **부종**(**edema**: 세포 사이 액체가 과다하여 붓는 현상)이 발생할 것이다. 그러나 세포사이액의 양은 정상상태에서는 거의 일정하고, 단백질과 세포부스러기가 세포바깥공간에 축적되지 않는 것도 림프계통 때문이다.

림프계통(lymphoid system)은 넘쳐나는(overflow) 조직액을 배출하고 혈장단백질을 혈류로 들어가게 하며, 세포파괴나 염증으로 인한 부스러기를 제거한다. 림프계통의 중요한 요소는 다음과 같다(그림 1.27):

- **림프관얼기(lymphatic plexus)**는 막힌 관으로 시작하는 **모세림프관(lymphatic capillary)**의 연결망이 대부분 조직의 세포바깥

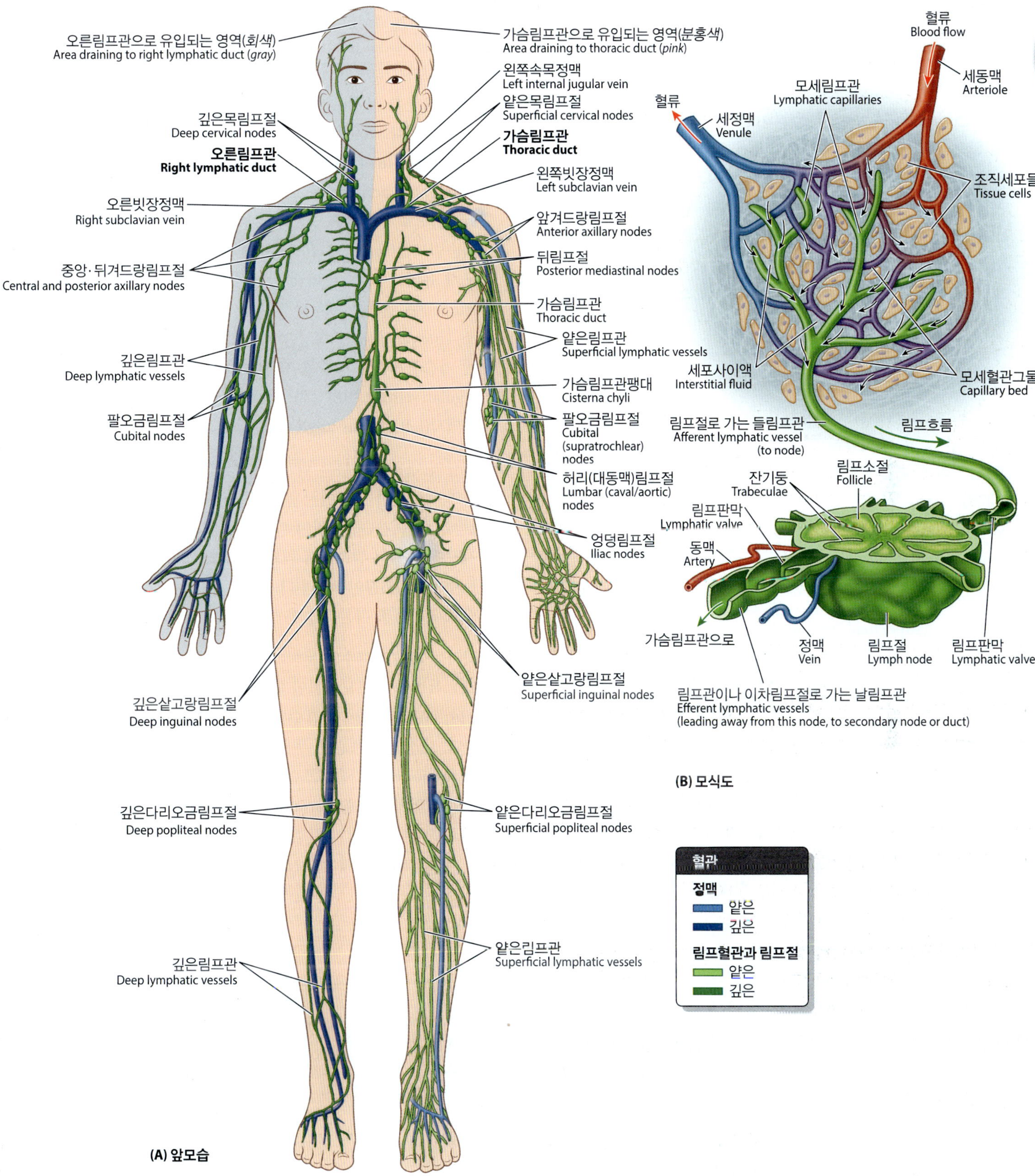

그림 1.27. 림프계통. A. 림프의 흐름. 몸통의 오른쪽 위 1/4을 제외하면(*분홍색*), 림프는 가슴림프관을 경유하여 왼쪽의 정맥각으로 흘러들어간다. 오른쪽 위 1/4 부분은 오른쪽 가슴림프관을 통해 오른쪽 정맥각으로 흘러들어간다. **B.** 세포밖 공간에서 림프절을 통과해 흐르는 림프의 모식도. *검은색 작은 화살표*는 모세혈관 밖으로 나가(배출) 림프모세관으로 다시 들어가는(흡수) 세포외액의 흐름을 나타낸다.

(세포사이)공간에서 형성된 것이다. 그들은 바닥막이 없는 매우 빈약한 내피세포로 형성되어 과다한 조직액, 혈장단백질, 세균, 세포 부스러기, 세포(특히 림프구)가 그 안으로 쉽게 들어갈 수 있게 해준다.

- **림프관(lymphatic vessel**, lymphatics)은 림프 판막(valves)을 가진 얇은 맥관이 전신에 방대한 그물구조를 형성한다. 살아 있는 사람에서 림프관은 조밀하게 판막을 가지고 있는 부분이 불룩하게 되어 림프관이 염주 모양을 하게 된다. **림프줄기(lymphatic trunk)**는 여러 부위의 림프관에서 림프를 받아주는 큰 관이다. 모세림프관과 림프관은 모세혈관이 있는 부위 대부분에서 발견되나, 치아, 뼈, 골수, 중추신경계(과다한 조직액이 뇌척수액으로 배출된다)에는 예외적으로 없다.
- **림프(lymph**; 라틴어로 *lympha*, clear water)는 모세림프관으로 들어온 조직액으로 림프관에 의해 운반된다. 주로 맑은 액체로 약간 노르스름하고 혈장과 유사한 조성을 가진다.
- **림프절(lymph node)**은 림프관을 따라 위치한 림프조직의 작은 덩어리로 정맥계통으로 흘러들어가는 림프를 여과한다(그림 1.27B).
- **림프구(lymphocyte)**는 순환하는 면역세포로 이물질에 대항한다.
- **림프기관(lymphoid organ)**은 림프구를 만드는 곳으로 가슴샘, 적색골수, 지라, 편도선 및 소화관 벽과 충수돌기의 림프절 등이다.

얕은림프관(superfical lymphatic vessel)은 피부밑 조직에 많으며 자유롭게 연결되고 정맥을 따라 주행하며 모인다. 이들 림프관은 결국 동맥을 따라 주행하는 **깊은림프관(deep lymphatic vessel)**으로 합류하고 깊은림프관은 내장기관의 림프유입을 받는다. 깊은림프관은 동반하는 동맥에 의해 압박을 받아 판막이 있는 관을 따라 림프를 짜서 내보내는 것이, 앞에 언급된 동반정맥에서와 유사하다. 얕은림프관과 깊은림프관 모두 림프절을 통과하며 인접한 부위에서 오는 관과 합쳐져서 점차 커진다. 큰 림프관은 집합관인 림프관줄기(lymphatic trunk)로 들어가며, 이들은 합쳐져서 오른림프관(우임파관, right lymphatic duct)이나 가슴림프관(흉관, thoracic duct)이 된다(그림 1.27A):

- 오른림프관(*right lymphatic duct*)은 몸의 오른쪽 위 1/4(머리와 목의 오른쪽 부위, 오른팔, 가슴의 오른쪽 반)에서 들어온 림프가 유입된다. 목의 뿌리(root of neck)에서 오른속목정맥(우내경정맥, right internal jugular vein)과 오른빗장밑정맥(우쇄골하정맥, right subclavian vein)이 만나는 **오른 정맥각(right venous angle)**으로 들어간다.
- 가슴림프관(*thoracic duct*)은 몸의 나머지 부분에서 들어온 림프가 유입된다. 몸의 아래 반에서 유입된 림프관줄기(lymphatic trunks)는 배에서 합쳐져 팽대된 주머니인 가슴림프관팽대(유미조, *cisterna chyli*)를 형성한다. 여기서 몸통에서 유입된 관과 합쳐진 가슴림프관이 가슴을 거슬러 올라가 왼속목정맥(left internal jugular vein)과 왼빗장밑정맥(left subclavian vein)이 만나는 **왼 정맥각(left venous angle)**으로 들어간다.

이상의 내용이 대부분 림프의 전형적인 유입 양상이지만 림프관은 몸의 광범위한 부분에서 정맥과 자유롭게 연결된다. 그 결과, 림프관줄기 또는 가슴림프관이 폐쇄되더라도 일시적인 폐쇄만 나타날 뿐, 새로운 유입이 말초에서 림프와 정맥을 통해 일어나고 후에는 림프관 사이에서 연결이 확립된다.

림프계통의 또 다른 기능은 다음과 같다:

- 식이성 지방의 흡수와 운반(*Absorption and transport of dietary fat*). 특별한 림프모세관인 암죽관(유미관, *lacteals*; 라틴어로 *lacteus*, milk)은 장에서 흡수된 모든 지방과 지용성 비타민을 흡수한다. 내장의 림프관은 우유 같은 용액인 암죽(*chyle*; 그리스어로 *chylos*, juice)을 가슴림프관으로 운반하여 정맥계통으로 보낸다.
- 몸의 방어기전 형성(*Formation of a defense mechanism for the body*). 외래단백질이 감염부위로 유입되면 면역세포나 림프구에서 외래단백질에 대한 항체가 만들어져서 감염부위로 보내진다.

임상적용 CLINICAL BOX

림프계통(LYMPHOID SYSTEM)

암의 파급(Spread of Cancer)

암은 암세포가 인접조직으로 자라 들어가거나 암세포의 전이를 통해 몸을 침범한다. 전이는 세 가지 방법을 통해 일어난다.

1. 몸 공간을 덮고 있는 장막에서 직접 증식(*direct seeding*)
2. 림프관을 통한 전파(*lymphogenous spread*)
3. 혈관을 통한 전파(*hematogenous spread*)

얇은 근막이나 장막이 종양의 침범을 막아내고 있다는 사실은 매우 놀랍다. 그러나 악성종양이 몸 공간으로 침투하면 장막에서 직접 증식하게 된다.

암세포의 림프관을 통한 전파는 상피암(*carcinomas*)의 초기 파급에 가장 흔한 경로이다. 일차 종양으로부터 떨어져 나온 세포들은 림프관을 통해 이동한다. 림프로 들어간 세포는 림프절을 통과하면서 여과되고, 일부는 림프절에 남아 이차(전이성) 암의 장소가 된다.

림프절 침범의 양상은 림프유입의 자연적인 경로를 따른다. 그래서 의심되는 전이암을 제거할 때 외과의사는 정상적인 림프의 경로를 따라 유입되는 장기와 부분을 검사하여 **전이가 된 정도**를 결정한다. 그러므로 의사는 림프의 유입 경로에 대한 전후관계를 아는 것이 중요하다. 즉 (1) 종양이 어떤 부위나 장기에서 발견되면 영향을 미칠 수 있는 림프절이 어떤 것인지를 아는 것과, (2) 커진 림프절을 발견했을 때 종양의 발생장소를 결정할 수 있어야 하는 것이다. **종양성 림프절**(*cancerous node*)은 림프절 내 암세포가 증식함에 따라 커지게 되는데 이때는 감염으로 부어오른 림프절과는 달리, 압박을 하더라도 아프지 않다.

암세포의 혈관을 통한 전파는 흔하지는 않지만 좀 더 악성인 **육종**(*sarcomas*: 결합조직 암)의 가장 보편적인 경로이다. 정맥은 숫자가 많고 벽이 얇아 저항이 덜하기 때문에 동맥보다 정맥을 통해 전이가 흔하게 일어난다. 혈액 내 세포들은 정맥 혈류를 따라 이동하므로 이차 육종의 가장 흔한 장소는 간과 허파이다.

전형적인 일차 종양의 치료와 제거는 어렵지 않지만 침범된 림프절을 모두 제거하거나 다른 이차 종양을 완벽하게 치료하고 제거하는 것은 불가능할 가능성이 높다(Kumar et al., 2020).

림프관염, 림프절염과 림프부종 (Lymphangitis, Lymphadenitis, and Lymphedema)

림프관염(*lymphangitis*)과 **림프절염**(*lymphadenitis*)은 각각 림프관과 림프절의 이차 염증이다. 이들은 심한 손상이나 감염 후 화학물질이나 박테리아에 의해 림프계통에서 발생한다. 림프관은 정상일 때에는 잘 보이지 않지만, 염증이 발생되면 피부에 적색 줄이 나타나고, 림프절은 아프면서 커진다. 만약에 치료가 안 되면 이 상황은 **패혈증**(*septicemia*, blood poisoning)으로 될 수 있기 때문에 위험하다. **림프부종**(*lymphedema*)은 몸의 특정 부위에서 림프가 배출되지 않아 발생한다. 예를 들면, 악성종양의 림프절이 겨드랑이에서 수술로 제거된다면 팔에 림프부종이 발생할 수 있다. 고형세포의 증식은 림프관에 침범하여 크기가 작은 **세포색전**(*cellular emboli*)을 형성한 후 주위 림프절로 빠져나갈 수 있다. 림프성 파급은 이러한 방법으로 다른 조직과 장기로 퍼지게 된다.

핵심정리: 심장혈관계통 및 림프계통(Cardiovascular and Lymphoid Systems)

심장혈관계통(Cardiovascular system): 심장혈관계통은 심장과 혈관(동맥, 정맥, 모세혈관)으로 구성된다. ■ 동맥과 정맥(림프관)은 속막층, 중간막층, 바깥막층의 3층으로 구성된다. ■ 동맥은 벽에 탄력섬유와 근육섬유가 있어 심장혈관계통을 통해 혈액을 순환시킨다. ■ 정맥은 동맥보다 벽이 얇고 혈액의 역류를 방지하는 판막이 특징적이다. ■ 모세혈관은 가장 작은 혈관으로 혈관내피세포 한 층으로 된 관으로 가장 작은 동맥(세동맥)과 정맥(세정맥)을 연결한다.

림프계통(Lymphoid system): 림프계통은 세포바깥공간의 넘치는 액체를 혈액으로 배출한다. 또한 ■ 림프계통은 몸의 방어체계의 주요 부분도 담당하고 있다. ■ 림프계통의 중요한 요소는 림프모세관, 림프관얼기, 림프관, 림프, 림프절, 림프구, 림프계통 장기들의 연결구조로 되어 있다. ■ 림프계통은 특정 유형의 암세포가 몸 전체를 통해 파급되는 경로를 제공한다. ■ 림프관의 염증과 림프절의 비대는 손상, 감염 또는 질병(예: 암)의 중요한 전조현상이다.

신경계통(Nervous System)

신경계통은 내부와 외부 환경의 계속적인 변화에 몸이 반응할 수 있게 하여 혈액순환, 호흡과 같은 몸이 다양한 활동을 조절하고 총괄한다. 신경계통은 다음과 같이 구분한다.

- 구조적으로는 **중추신경계통**(*central nervous system*, CNS)과 **말초신경계통**(*peripheral nervous system*, PNS)으로 구분되며, 중추신경계통은 뇌(brain)와 척수(spinal cord)를 포함하고, 말초신경계통은 중추신경계를 제외한 나머지 신경계통을 포함한다.
- 기능적으로는 **몸신경계통**(체신경계통, *somatic nervous system*, SNS)과 **자율신경계통**(*autonomic nervous system*, ANS)으로 구분된다.

신경조직은 두 종류의 세포로 구성된다. **신경세포**(*neurons*, nerve cell)와 신경세포를 지지하는 신경아교세포(신경교세포, *neuroglia*, glial cell)로 구성된다.

- **신경세포(neuron)**는 자극 전달을 빠르게 하기 위해 특화된 신경계통의 구조적, 기능적 단위이다(그림 1.28과 1.29). 신경세포는 **가지돌기**(수상돌기, **dendrite**)라 불리는 돌기를 갖는 **신경세포체(cell body)**와 자극을 신경세포체로부터 멀리 전달하는 **축삭(axon)**으로 구성된다. 지질층인 *myelin*과 난백질성분은 말이집(*myelin* sheath)을 형성하여 축삭주위를 둘러싸고, 이러한 말이집은 자극의 전도속도를 크게 증가시킨다. 대부분의 신경계통(특히, 말초신경계통)에서는 두 가지 형태의 신경세포가 관찰된다(그림 1.28).

1. **뭇극운동신경세포**(다극운동신경세포, **multipolar motor neuron**)는 두 개 이상의 가지돌기와 한 개의 축삭을 갖고 있으며 축삭은 한 개 이상의 곁가지를 가지고 있다. 이들 신경세포는 신경계통(중추신경계통과 말초신경계통)에서 가장 일반적인 형태이고, 뼈

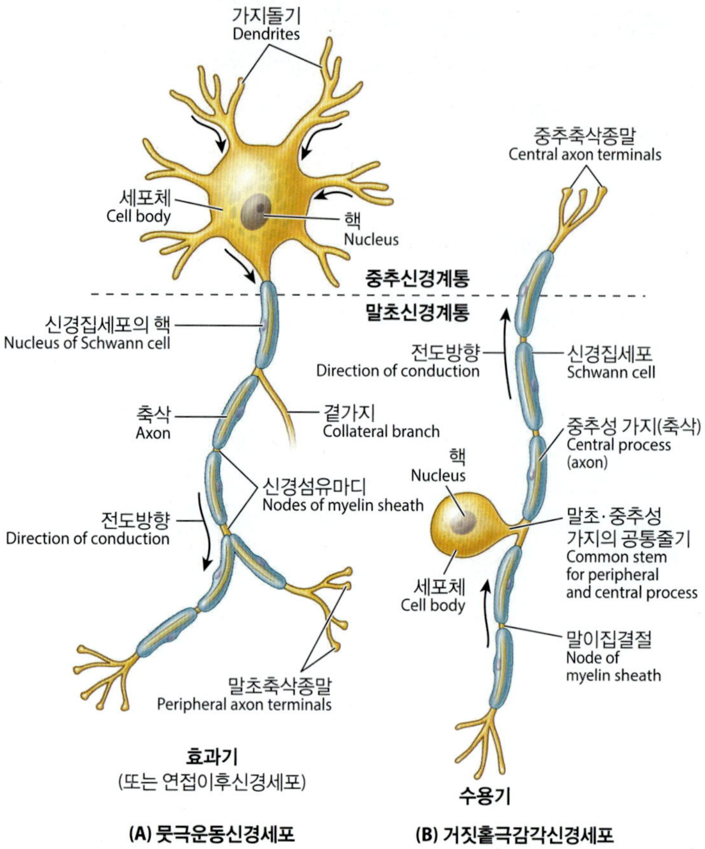

그림 1.28. 신경세포. 일반적인 신경세포의 모습. **A.** 뭇극운동신경세포. 뼈대근육을 조절하는 운동신경세포와 자율신경계통을 구성하는 운동신경세포는 모두 뭇극신경세포이다. **B.** 거짓홑극신경세포. 몇몇 특수감각(예: 후각, 시각)을 제외한 모든 말초신경계통의 감각신경세포는 감각신경절에 세포체가 있는 거짓홑극신경세포이다.

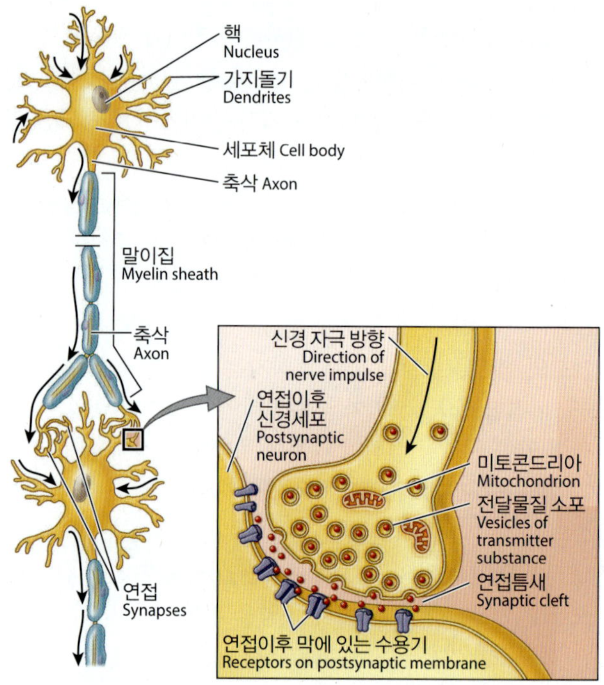

그림 1.29. 뭇극운동신경세포의 연접. 신경세포는 연접부위에서 다른 신경세포에 정보를 전달한다. *삽입그림*: 축삭-가지돌기 연접의 확대구조. 두 개의 신경세포 틈새를 통해 확산된 신경전달물질은 수용기에 결합한다.

대근육을 조절하는 모든 운동신경세포와 자율신경계통을 구성하는 신경세포들은 모두 뭇극신경세포이다.

2. **거짓홑극감각신경세포**(가성단극감각신경세포, **pseudounipolar sensory neuron**)는 짧은 한 개의 돌기가 신경세포체에서 나와 말초쪽 돌기와 중추쪽 돌기로 나뉘며, 말초쪽 돌기는 감각수용기(예: 피부의 촉각, 통각 혹은 온도감각 수용기)의 자극을 세포체로 전달해주고 중추쪽 돌기는 전달된 자극을 세포체에서 중추신경계로 전달해준다. 이들 신경세포의 세포체는 중추신경계 밖에 있는 감각신경절(sensory ganglia)에 있으므로 말초신경계의 일부분이 된다. 신경세포는 신경세포 사이의 접촉부위인 연접(synapses)에서 서로 연결된다(그림 1.29). 신경연접에서는 한쪽 신경세포에서 유리되거나 분비된 화학물질인 **신경전달물질**을 통해 다른 신경세포를 흥분시키거나 억제시킴으로써 반응이나 자극의 전달을 지속시킬 수도 있고 끝낼 수도 있다.

- **신경아교세포(neuroglia)**는 신경세포보다 다섯 배가량 많으며 신경세포를 지지하고, 절연하거나(insulting) 영양을 공급해 주는 비신경성세포(nonneuronal)인 동시에 비흥분성(nonexcitable) 세포이다. 중추신경계통에는 **희소돌기아교세포**(핍지교세포, *oligodendroglia*), **별아교세포**(성상교세포, *astrocyte*), **뇌실막세포**(*ependymal cell*), **미세아교세포**(*microglia*) 등의 신경아교세포가 존재하고, 말초신경계통에는 척수신경절(posterior root ganglia)과 자율신경절(autonomic ganglia)의 **신경절아교세포**(*satellite cells*)와 **신경집세포**[*Schwann (neurolemma) cell*] 등의 신경아교세포가 존재한다(그림 1.28과 1.29).

중추신경계통(Central Nervous System)

중추신경계통(central nervous system, CNS)은 뇌와 척수로 구성된다(그림 1.30). 중추신경계통의 주된 역할은 들어오고 나가는 신경신호를 통합하고 조정하며, 사고와 학습 같은 고등 정신기능을 수행하는 것이다.

중추신경계통에서 신경세포체가 모여 있는 곳을 **신경핵(nucleus)**이라 하며, 인접하거나 멀리 떨어져 있는 신경핵을 서로 연결하는 신경섬유다발을 **신경로(tract)**라고 한다. 뇌와 척수는 회색질과 백색질로 구성된다. 신경세포체는 **회색질(gray matter)**에 주로 분포하며 신경핵 사이를 연결하는 신경로계통은 **백색질(white matter)**을 구성한다(그림 1.31). 척수의 가로단면에서 회색질은 백색질 가운데 파묻혀 있으며 대략 H자 모양을 나타낸다. H자 모양의 기둥에 해당하는 부위가 **뿔**(각, **horn**)이므로 오른쪽과 왼쪽에 각각 뒤뿔(후각, posterior or dorsal horn)과 앞뿔(전각, anterior or ventral horn)이 있다.

3개의 막층인 연막(pia mater), 거미막(지주막, arachnoid mater), 경막(dura mater)은 함께 **뇌척수막**(*meninges*)을 구성한다. 뇌척수막

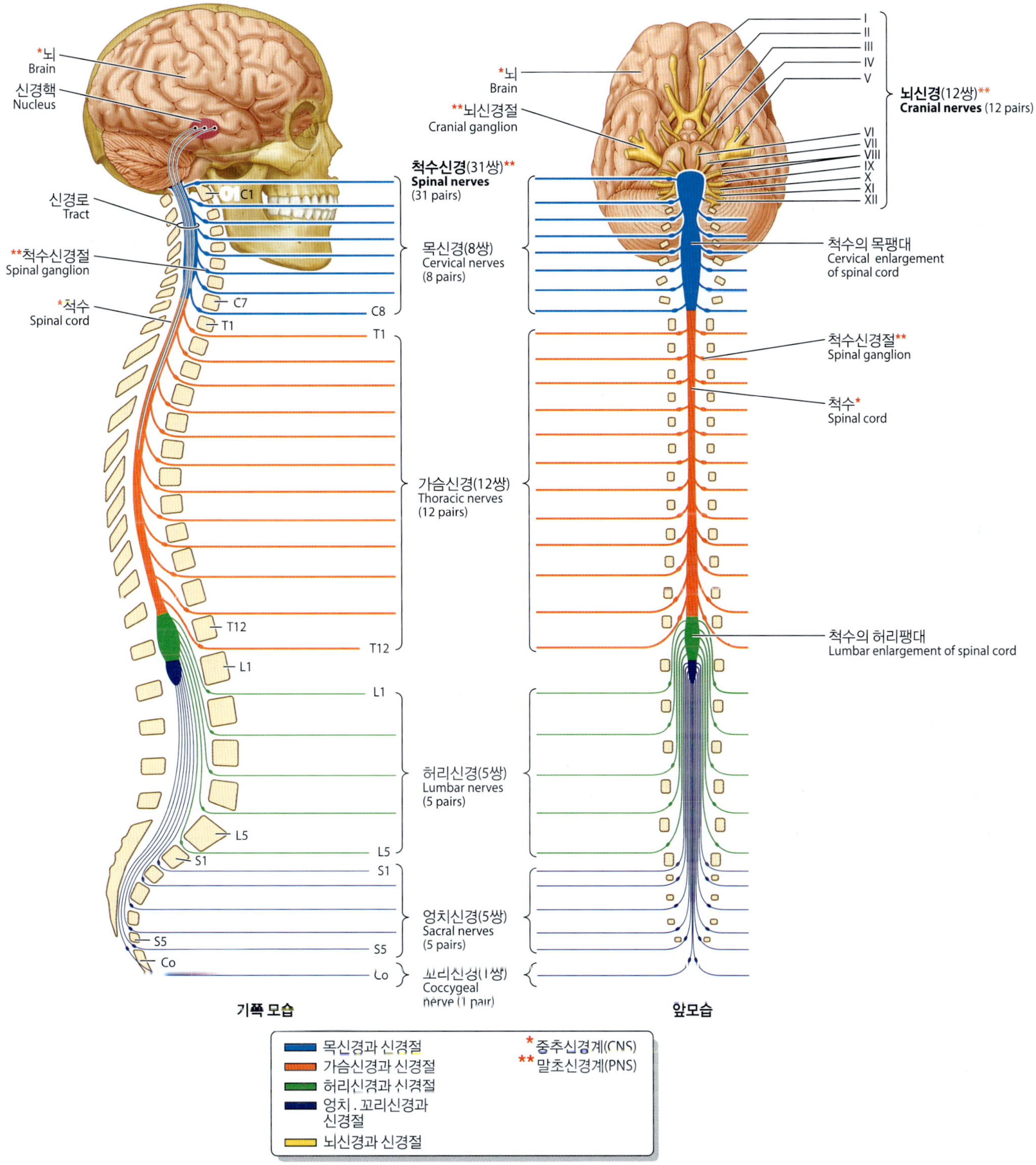

그림 1.30. 신경계통의 기본구조. 중추신경계통은 뇌와 척수로 구성되고, 말초신경계통은 신경섬유와 신경절로 구성된다. 신경섬유는 뇌신경섬유나 척수신경섬유 또는 이들에서 유래한 것들이다. 목 부위에서 각 척수신경은 아래쪽 척추뼈와 같은 문자와 번호로 표시한다. 척수신경 C8은 C7 척추뼈와 T1 척추뼈 사이로 나온다. 목부위와 허리부위의 척수팽대는 팔다리의 신경분포와 관련이 있다.

과 뇌척수액(*cerebrospinal fluid, CSF*)은 중추신경계통을 둘러싸며 보호한다. 뇌와 척수의 표면은 뇌막 중 가장 안쪽 층에 위치하는 섬세하고 투명한 막인 연막(*pia mater*)이 직접 감싸고 있다. 뇌척수액은 연막과 거미막(*arachnoid mater*) 사이에 위치한다. 연막과 거미막 바깥에는 두껍고 질긴 경막(*dura mater*)이 있다. 뇌의 경막은 머리뼈(neurocranium)의 안쪽 면에 밀착되어 있고, 척수의 경막은 지방이 차 있는 경막바깥공간(*epidural space*)에 의해 척주뼈로 부터 분리되어 있다.

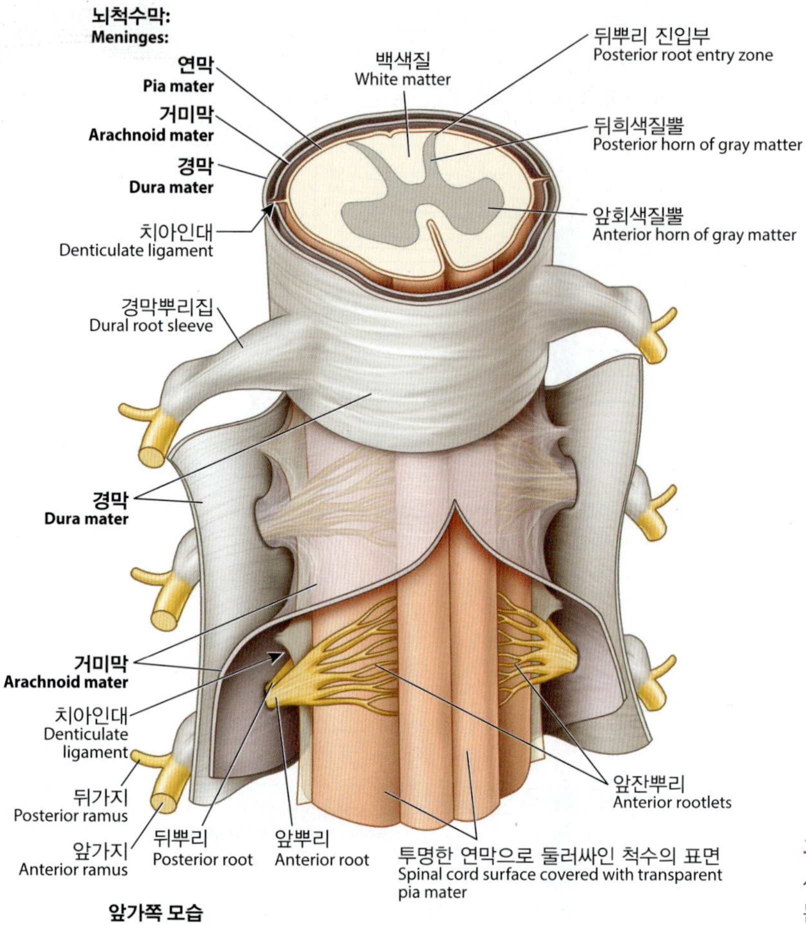

그림 1.31. 척수와 척수막. 경막과 거미막은 척수신경의 뒤뿌리와 앞뿌리 그리고 치아인대(양쪽에 길이방향으로 치아모양의 두꺼워진 연막으로 척수를 척주관의 중심에 고정시킨다)가 보이도록 절개하여 노출시켰다. 척수는 회색질 뿔이 보이도록 절개하였다. 신경뿌리를 따라 뻗어 있는 척수막은 뒤뿌리와 앞뿌리가 합쳐지는 곳에서 신경바깥막에 합쳐지고, 감각신경절(뒤뿌리신경절)을 둘러싸서 경막소매를 형성한다.

말초신경계통(Peripheral Nervous System)

말초신경계통(Peripheral Nervous System, PNS)은 중추신경계통으로 드나들며 자극을 전달하는 신경세포체와 신경섬유로 구성되고, 신경섬유는 중추신경계통과 말초신경계통의 구조들을 연결한다(그림 1.30). 말초신경계(PNS)는 중추신경계(CNS)와 말초구조를 연결하는 신경으로 형성된다.

한 개의 **신경섬유(nerve fiber)**는 축삭과 축삭을 싸고 있는 신경집(neurolemma; 그리스어로 *neuron*, nerve + 그리스어로 *lemma*, husk) 그리고 신경속막이라는 결합조직으로 둘러싸여 있다(그림 1.32). **신경집**(신경초, **neurolemma**)은 신경집세포(슈반세포, Schwann cell)의 세포막으로 형성되며 축삭을 감싸서 다른 축삭과 분리시킨다. 말초신경계통에서 신경집은 두 종류가 있어서 이에 따라 신경섬유도 두 종류로 구분된다.

1. 말이집신경섬유(유수신경섬유, myelinated nerve fiber)의 신경집은 축삭단위로 별도의 신경집세포가 있어서 이들이 연속적으로

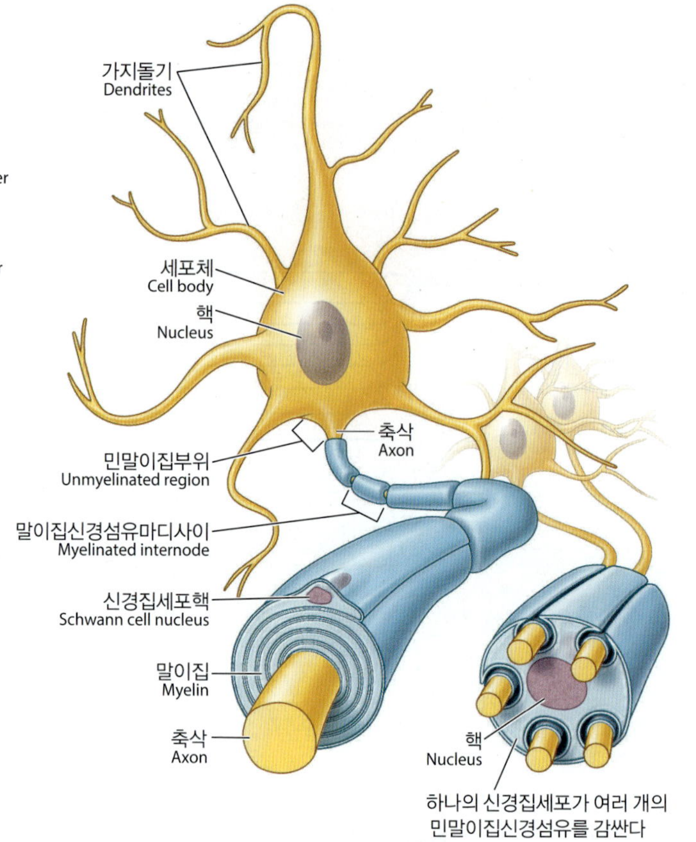

그림 1.32. 말이집신경섬유와 민말이집신경섬유. 말이집신경섬유는 연속된 신경집세포가 형성하는 막에 둘러싸여 있다. 이때 신경집세포들은 한 개의 축삭돌기를 둘러싸는 연속된 수초분절을 형성하게 된다. 민말이집 신경섬유는 여러 개의 축삭이 개별적으로 신경집세포 내에 묻혀 있으나 여기서는 신경집세포가 수초를 형성하지 않는다.

말이집을 형성하고 있다.

2. 민말이집신경섬유(무수신경섬유, unmyelinated nerve fiber)의 신경집은 말이집세포가 연속되어 있지 않고 여러 개의 축삭이 한 개의 신경집세포 세포질 내에 분리되어 매몰되어 있다. 이러한 신경집세포는 말이집을 만들지 않는데 피부신경(피부감각을 전달하는 신경)에서는 대부분의 신경섬유가 민말이집신경섬유이다.

말초신경은 다음의 성분들을 포함하고 있다:

- 중추신경계 밖에서의 신경섬유 다발(a bundle of nerve fibers) 혹은 큰 신경(a lager nerve)에서는 신경섬유다발의 묶음("bundle of bundled fibers," or *fascicles*)
- 신경섬유와 신경섬유다발을 연결시키고 둘러싸는 결합조직
- 신경섬유와 이를 둘러싸는 결합조직에 영양분을 공급하는 혈관벽혈관(맥관벽혈관, *vasa nervorum*)(그림 1.33)

말초신경은 강하고 탄력이 있는데, 이는 신경섬유가 3층의 결합조직으로 둘러싸여 있기 때문이다.

1. **신경속막**(신경내막, **endoneurium**), 신경집세포와 축삭 바깥을 둘러싸는 섬세한 결합조직
2. **신경다발막**(신경주위막, **perineurium**), 신경섬유다발을 둘러싸

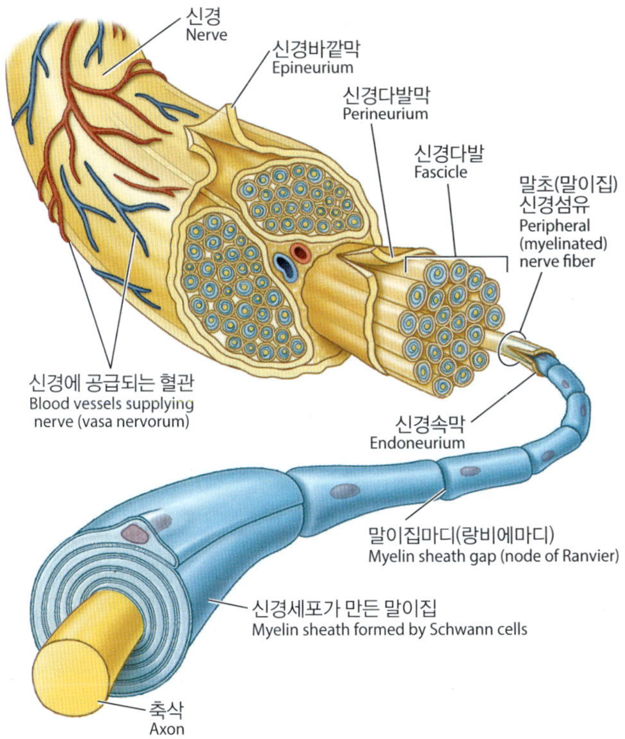

그림 1.33. 말이집신경섬유의 배열과 심유막 형성. 말초신경은 결합조직 섬유층에 싸여 있는 여러 개의 신경섬유다발로 구성되어 있고 그 표면에 혈관(vasa nervorum)이 분포하고 있다. 낱개의 신경섬유가 모여 한 뭉치를 이루고 있는 것을 신경섬유다발이라 한다.

며 이물질이 신경섬유에 들어오지 못하도록 효과적인 벽을 제공하는 치밀한 결합조직층

3. **신경바깥막**(신경외막, **epineurium**), 몇 개의 신경다발을 한꺼번에 둘러싸는 두꺼운 결합조직막으로 신경의 가장 바깥층을 형성하며 지방조직과 혈관, 림프관을 포함하고 있다.

말초신경은 전화선처럼 구성되어 있다. 축삭은 신경집과 신경속막에 의해 절연된 각각의 전선과 같고, 절연된 전선들은 신경다발막에 의해 신경섬유다발을 형성하고 있으며, 다발들은 신경바깥막에 의해 둘러싸여 전화선의 바깥 피복을 형성한다(그림 1.33). **신경섬유와 신경**을 구분하는 것은 때로는 같은 구조물을 나타내기 때문에 중요하다.

중추신경계통 밖에 있는 신경세포체의 집합은 **신경절(ganglion)**이라 하는데 운동신경절(자율신경절, autonomic ganglia)과 감각신경절(sensory ganglia)이 있다.

말초신경의 유형(types of nerves)

말초신경계통은 해부학적 구조나 기능면에서 중추신경계통과 연속되어 있다(그림 1.30). **들신경섬유[감각신경섬유, afferent (sensory) fiber]**는 감각기관(예: 눈)과 몸의 여러 부분에 있는 감각수용기(예: 피부)로부터 중추신경계통에 신경자극을 전달한다. **날신경섬유[운동신경섬유, efferent (motor) fiber]**는 중추신경계통에서 **작용기관**(근육과 분비샘)으로 신경자극을 전달한다.

말초신경은 뇌신경(cranial nerves)과 척수신경(spinal nerves)으로 나뉜다(그림 1.30).

- **뇌신경(cranial nerve)**은 머리뼈(그리스어로 *kranion*, skull)에 있는 구멍을 통해 머리뼈 공간을 빠져나와 명칭(예: 도르래신경, trochlear nerve)이나 로마자(예: CN IV)로 표기된다. 뇌신경 12쌍 중 11쌍만이 뇌에서 시작되고, 한 쌍(CN XI)은 척수의 윗부분에서 기원된다.
- **척수신경[spinal (segmental) nerve]**은 척추사이구멍(추간공, intervertebral foramen)을 통해 척주에서 나온다. 척수신경은 각 척수분절에서 좌우 쌍으로 나온다. 모두 31쌍이 척수에서 나오며 31개의 척수분절에서 기원하는 순서에 따라 위에서 아래 순서로 알파벳과 숫자로 표기한다(C: 목신경, T: 가슴신경, L: 허리신경, S: 엉치신경, Co: 꼬리신경).

척수신경(Spinal Nerves). 척수신경은 척수에서 앞, 뒤 두 부분에서 **잔뿌리(rootlet)**가 나와 2개의 신경뿌리(nerve root)를 형성한 뒤 합쳐진다(그림 1.34).

1. **앞뿌리[전근, anterior (ventral) root]**: 운동신경[날신경, motor (efferent)]섬유로 구성되며 척수 회색질의 앞뿔에 위치하는 신경

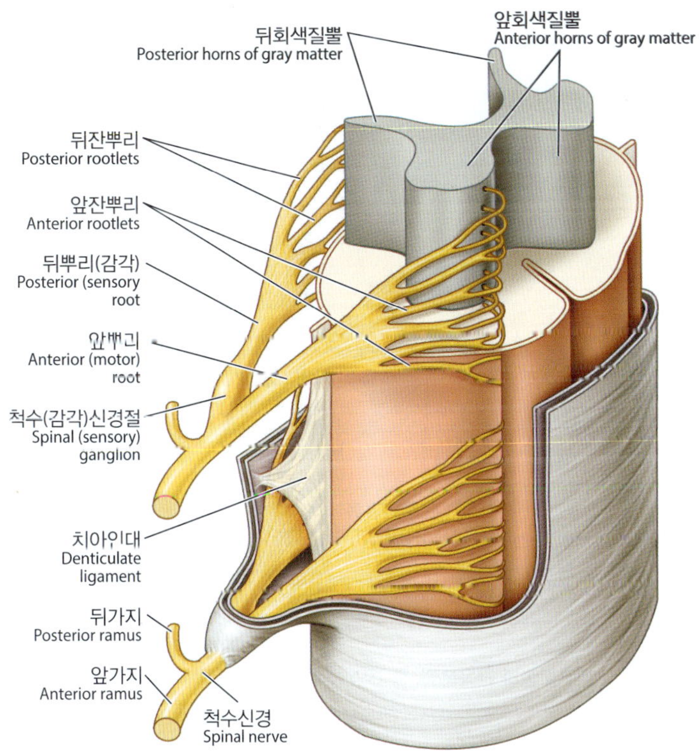

그림 1.34. 척수회색질, 척수뿌리 및 척수신경. 척수에서 H자 모양의 회색질과 두 척수신경의 앞뒤 뿌리와 그 잔뿌리들이 보이도록 척수막이 절개되어 있다. 앞뒤 척수신경 잔뿌리들은 앞뒤 회색질뿔로 각각 드나든다. 앞과 뒤 척수신경뿌리는 척수신경절의 먼 부위에서 합쳐져 혼합척수신경이 된 다음 척수신경의 앞뒤가지로 나누어진다.

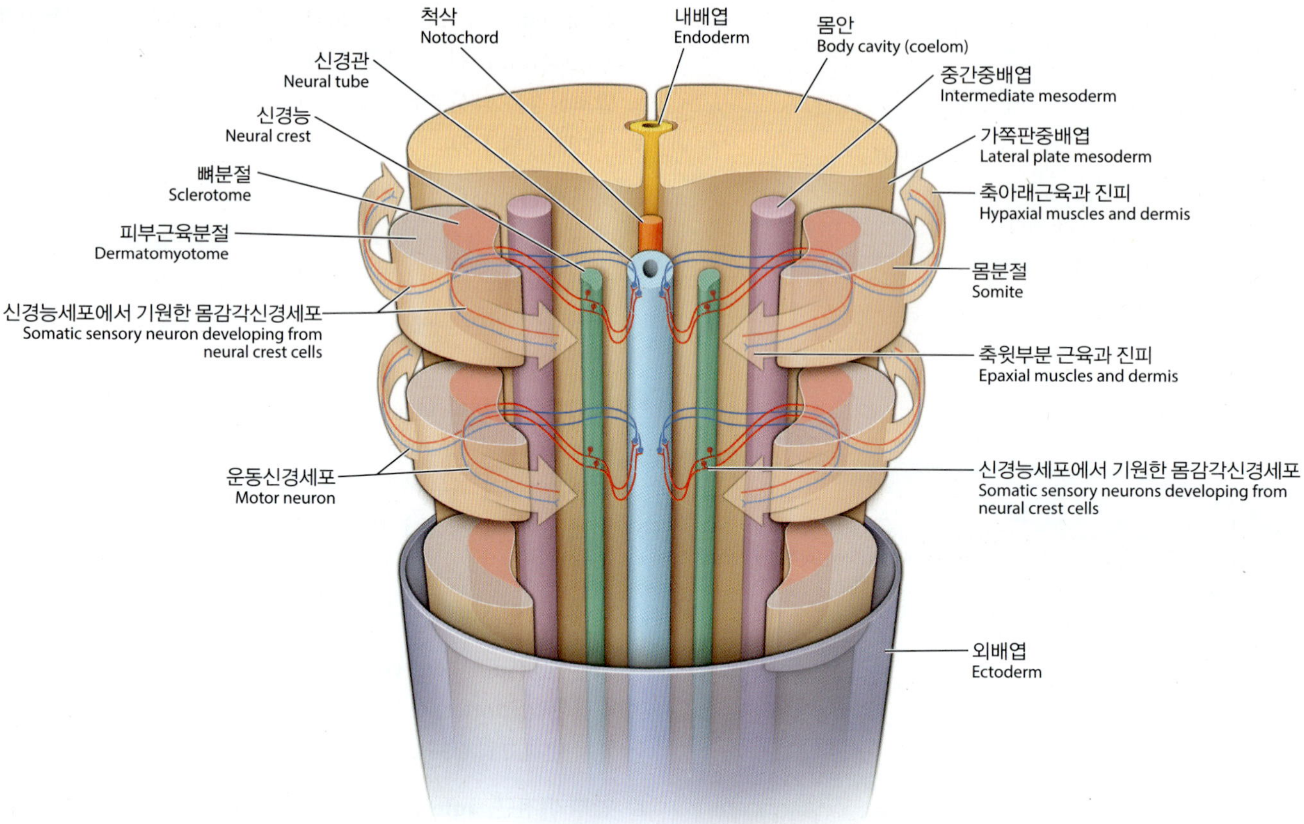

(A) 뒤에서 본 모습

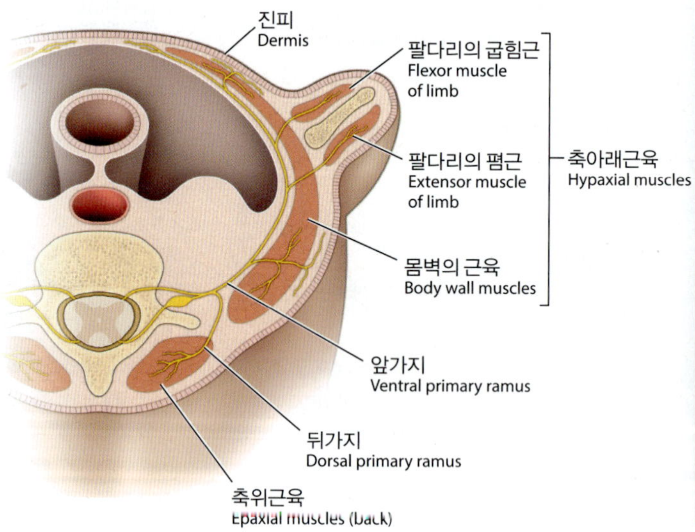

(B) 뒤에서 본 모습

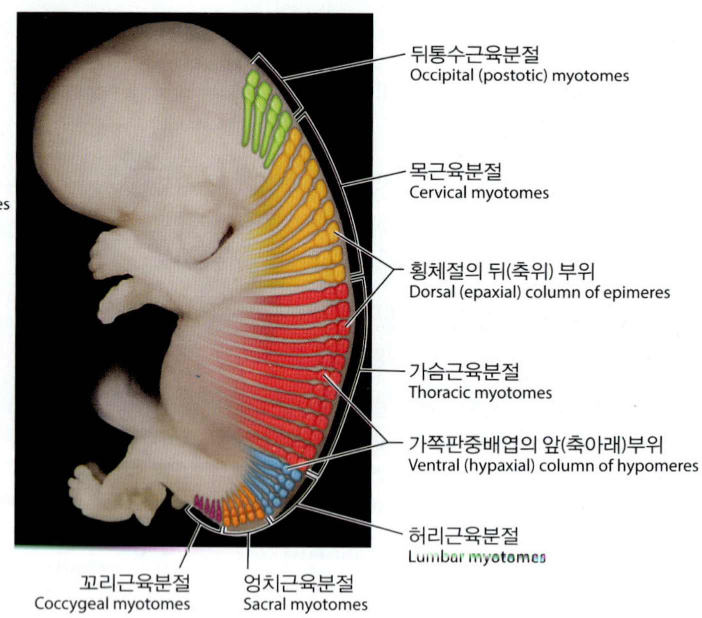

(C) 왼가쪽에서 본 모습

그림 1.35. 피부분절과 근육분절. 한 개의 척수신경이 분포하는 피부분절과 근육분절의 모식도. **A.** 몸분절시기의 중간(25~28일). 근육분절의 분절적분포: **B.** 초기 팔다리싹이 나오는(대략 5주) 그리고 **C.** 6주경. 근육분절은 합쳐져서 팔다리로 이동하여, 뼈대근을 형성한다.

세포체에서 나와 말초에 위치한 작용기관으로 간다.

2. **뒤뿌리[후근, posterior (dordal) root]**: 감각신경[들신경, sensory (afferent)]섬유로 구성되며 척수신경절 혹은 뒤뿌리신경절(spinal ganglion or dorsal root ganglion, 흔히 약자로 DRG)에 있는 세포체에서 나와 말초부위는 감각 종말과 연결되고, 중추부위는 척수 회색질의 뒤뿔로 간다.

앞뒤 2개의 신경뿌리는 척추사이구멍 부근에서 합쳐져 혼합(mixed nerve. 운동신경과 감각신경) **척수신경**을 형성하고 곧바로 2개의 일차가지인 **뒤가지**[후지, *posterior* (*dorsal*) *ramus*]와 **앞가지**[전지, *anterior* (*ventral*) *ramus*]로 나뉜다. 혼합척수신경의 가지인 뒤가지와 앞가지는 각각 감각섬유와 운동섬유를 함께 포함하고, 계속해서 그 가지들을 낸다. **운동신경**(*motor nerve*)과 **감각신경**(*sensory nerve*)은 거의 상대적인 용어이며, 예를 들면, 운동신경섬유의 **대부분**은 운동성분을 포함한다는 것이다. 몸통과 팔다리의 근육에 분포하는 신경에는, 40% 가량의 감각섬유가 존재하여 통증과 고유감각정보를 운반한다. 반대로 피부신경(감각신경)도 운동섬유를 함유하여 땀샘과 혈관, 털주머니의 민무늬근육에 분포한다.

신경(nerves)과 피부(skin) 및 근육(muscle) 사이의 관계는 초기 발생 과정에서 완성된다. 인간의 분절적 구조와 구성(segmental structure and organization)은 환형동물(annelids)처럼 분명한 것은 아니지만, 인체의 발생과정에는 **몸분절기**(*somite period*)로 알려진 시기는 분명하다. 이러한 초기 배아기(embryonic period)를 거친 후, 우리의 분절적 구조는 척추와 갈비뼈의 뼈대구조 그리고 가슴부위의 신경과 근육에서 가장 뚜렷하다.

몸분절기(그림 1.35) 동안, 근육, 뼈 및 기타 결합 조직(진피를 포함하여)이 될 조직은 원시 척수(primitive spinal cord)의 양옆에 비스킷 같은 구조물로 나타난다. 이것을 **몸분절(somites)**이라고 칭한다.

- 몸분절(somites)의 안쪽은 **뼈분절**(골분절, **sclerotomes**)이 되며, 이 세포들은 몸분절을 빠져나와 안쪽으로 이동한다(그림 1.35A).
  - 배쪽으로(ventrally) 이동한 뼈분절세포는 척삭(notochord)을 둘러싸고, **척추뼈 몸통**의 초기형태를 형성한다.
  - 등쪽으로(dorsally) 이동한 뼈분절세포는 신경관을 둘러싸고, **척추뼈의 신경활싹**(*neural arch*)을 형성한다.
- 몸분절세포의 가쪽면(**피부근육분절, dermatomyotomes**)은 뼈대근육과 진피를 형성한다.
  - 피부근육분절의 세포중에서 뒤쪽으로 이동하는 세포는 등부위이 자체기원근육(intrinsic or epaxial muscle) 그리고 근육을 덮는 진피를 형성한다(그림 1.35B, C).
  - 피부근육분절의 세포 중에서 앞쪽으로 이동하는 세포는 몸통의 앞가쪽근육 그리고 팔다리근육을 발생시킨다(물론 관련된 진피도 발생시킨다)
- 신경은 양측으로 발생하여 인접한 몸분절의 진피 및 근육을 형성하는 조직에 분포한다(그림 1.35A).
  - 신경관의 앞쪽부위에서 발생하는 운동신경세포는 말초부위로 가지를 보내어서 피부근육분절의 앞과 뒤에 분포한다.
  - 신경능(neural crest)에서 발생하는 감각신경세포는 말초부위로 가지를 보내어서 피부근육분절에 분포하고, 중추로 가지를 내어서 신경관의 뒤부위(posterior neural tube)로 연결한다.
  - 몸 감각 및 운동신경 섬유(somatic sensory and motor nerve fibers)는 신경관을 따라 분절적으로 구성되어서 모든 척수신경과 일부 뇌신경을 형성한다.
  - 신경능에서 유래 된 감각세포는 중추신경계의 밖에서 감각신경절을 형성한다.
- 피부근육분절에서 기원한 신경과 조직 사이의 관계는 평생 지속된다.
  - 하나의 척수신경 감각섬유가 지배하는 피부의 영역을 **피부분절(dermatome)**이라 부른다.
  - 하나의 척수신경섬유가 지배하는 근육덩어리를 **근육분절(myotome)**이라 한다.

평생 동안, 하나의 척수신경 절단은 이 신경에 의해 지배되었던 근육과 피부영역에 신경공급을 차단하게 된다.

뒤뿌리 또는 척수신경의 손상에 대한 임상연구에서 피부분절지도(dermatome maps)는 각 척수신경이 지배하는 피부의 전형적인 양상을 나타낸다(그림 1.36). 그러나 하나의 뒤뿌리나 척수신경 손상

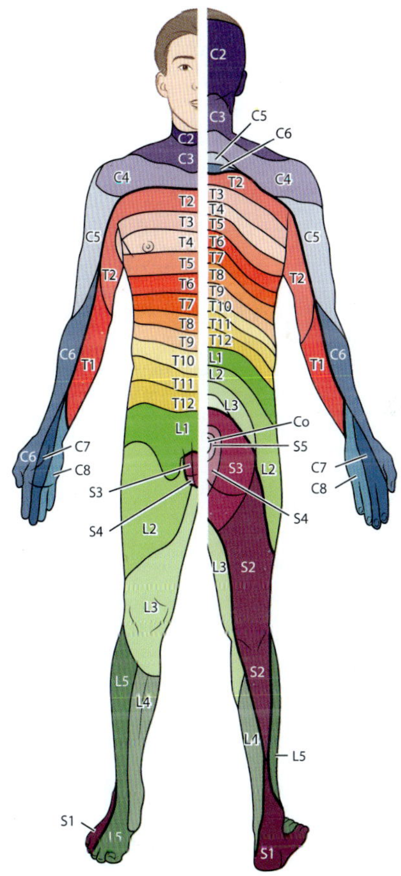

그림 1.36. 피부분절(피부신경분절의 분포). 몸통의 피부분절 지도는 척수신경의 손상시 임상증상 데이터를 수집하여 만든 것이다. 이것은 Foerster(1933)의 연구에 근거해 만들어진 것으로 실제 해부학적 신경분포와 임상경험이 반영된 것이다. 다른 피부분절지도는 Keegan과 Garrett(1948)가 작성한 것으로 규칙적이고 피부분절의 추론이 좀 더 쉽다. 척수신경 C1은 들신경 성분이 없어 피부에 분포하지 않는다. 따라서 피부분절지도에도 C1 부위는 표시되어 있지 않다. Foerster 피부분절에서 C5–T1과 L3–S1 부분은 팔다리 전체에 분포하고 있는 반면 몸통에서는 거의 볼 수 없다.

이 이 지도에 있는 해당 신경에 대한 피부분절 지역에서 마비로 나타나지는 않는다. 왜냐하면 인접 척수신경에 의해 분포된 신경섬유가 거의 겹쳐서 이중으로 분포하기 때문이다. 피부분절지도에 있는 피부분절을 나타내는 선이나 피부분절지도는 색을 단계적 변화로 나타내는 것이 더 좋다. 일반적으로 마비를 식별할 수 있는 영역을 만들기 위해서는 적어도 2개의 인접한 척수신경(또는 뒤뿌리신경)이 차단되어야 한다(그림 1.44.B).

척수신경은 척추사이구멍을 빠져나오면서 두 개의 가지로 나뉜다(그림 1.37; 그림 1.44.B 참조).

1. **척수신경 뒤가지(posterior rami)**는 척주의 윤활관절 등의 깊은 근육과 피부에 분절양상으로 신경섬유가 분포한다. 일반적으로 뒤가지(몸 신경얼기를 형성하지 않고)는 서로 분리된다.
2. **척수신경 앞가지(anterior rami)**는 나머지 넓은 지역인 몸통의 앞쪽과 가쪽, 팔다리에 분포한다. 몸통에 분포하는 앞가지는 서로 분리되어 각 분절 양상에 따라 근육과 피부에 분포한다(그림 1.38과 1.39; 그림 1.44B 참조). 그러나 팔다리에 분포하는 앞가지의 대부분은 한 개 이상의 인접하는 앞가지들과 합쳐져서 **몸 신경얼기**(체신경총, *somatic nerve plexus*)를 형성하고 섬유가 혼합되어

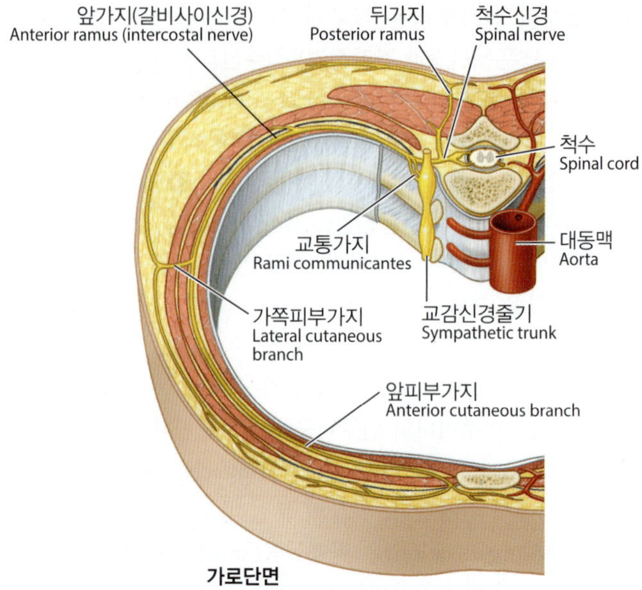

그림 1.37. 척수신경의 분포. 앞뒤 척수신경뿌리가 합쳐져 척수신경이 되면 척수신경은 앞뒤가지로 나누어진다. 뒤가지는 척주의 활액관절, 등의 깊은 근육, 그리고 그 위를 덮는 피부에 분포한다. 앞가지는 팔다리와 앞가쪽 배벽에 분포한다. 척수신경 T2–T12의 앞뒤가지는 신경얼기를 형성하지 않는다.

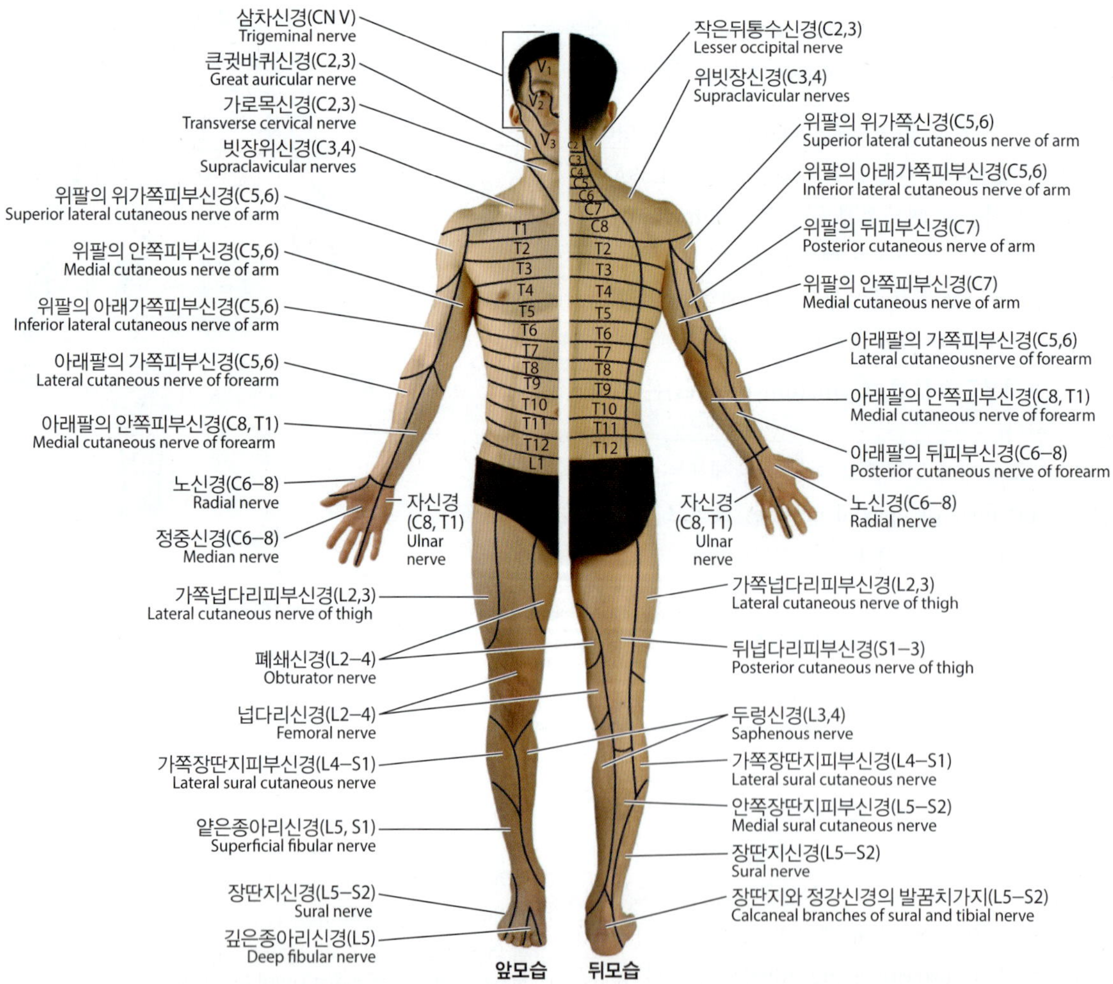

그림 1.38. 말초 피부신경의 분포. 말초신경의 피부분포지도는 해부에 근거해 만들어지고 임상소견이 반영된 것이다.

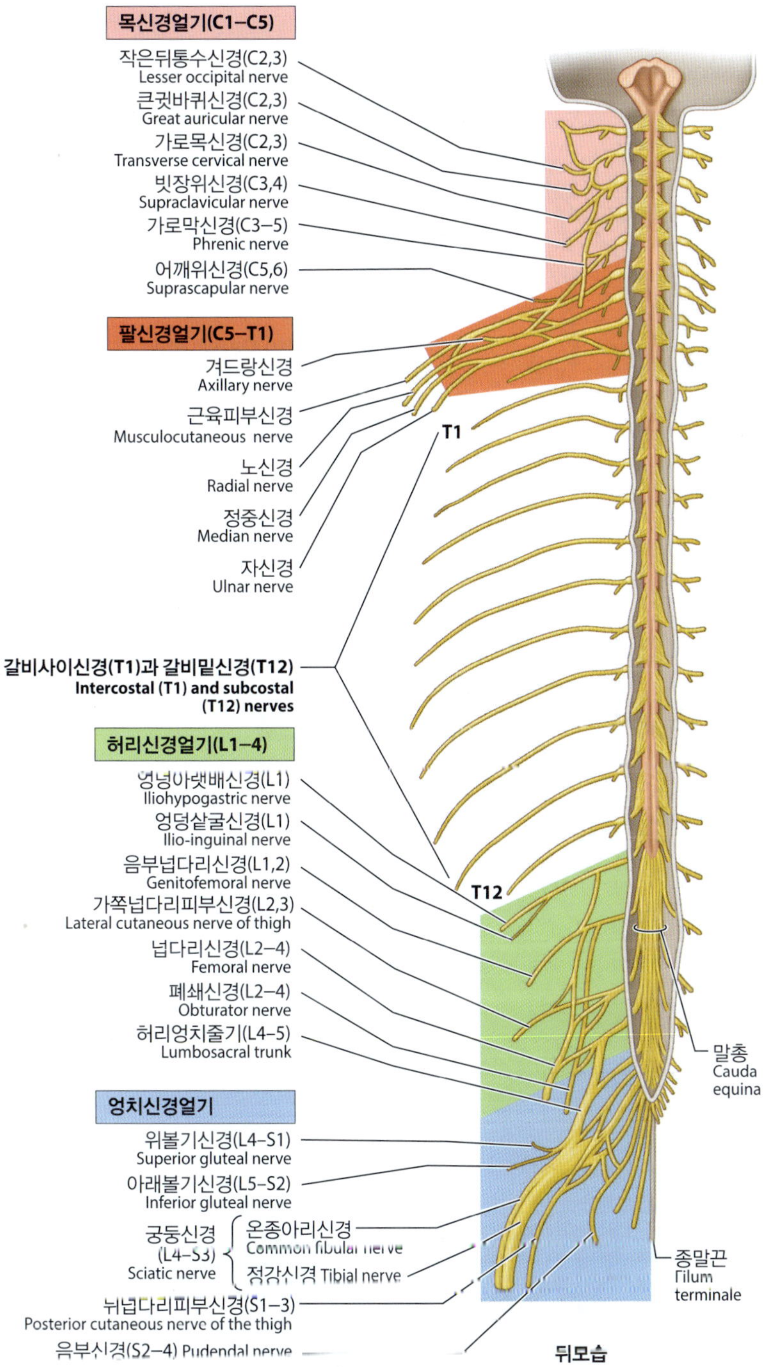

그림 1.39. 척수신경의 앞가지와 신경얼기 형성. 척수신경의 뒤가지들은 일반적으로 서로 관련없이 개별적으로 분포하는 데 비해 대부분의 앞가지(31쌍 중 20쌍)들은 신경얼기를 형성하여 주로 팔다리에 분포하게 된다. 그렇지만 몸통에 분포하는 앞가지들은 일반적으로 뒤가지들처럼 개별적으로 분포한다.

새로운 **뭇분절 말초신경**(*multisegmental peripheral nerve*)이 된다(그림 1.39와 1.40A, B). 신경얼기 형성에 참여하는 척수신경의 앞가지는 얼기에서 나오는 여러 개의 말초신경으로 신경섬유를 보낸다(그림 1.40A). 따라서 신경얼기에서 나오는 대부분의 말초신경은 여러 개의 척수신경으로부터 온 신경섬유로 구성된다(그림 1.40B).

척수신경이 얼기를 형성하고 나누어지면서 그들의 정체성이 없어진다고 해도 특정 척수분절에서 나오는 신경섬유와 하나의 척수신경에서 나온 것은 결국 한 분절의 피부분절에 분포된다. 신경얼기로부터 나오는 여러 분절의 말초신경을 거쳐 피부분절에 도달하더라도 그들 또한 신경섬유를 모두 또는 부분적으로 인접 피부분절에 신경섬유를 보낸다(그림 1.40C).

척수신경에 의해 신경섬유가 분포하는 양상[**분절적 신경지배 혹은 분포**(*segmental innervation* or *distribution*)—예를 들면, 피부분절(dermatomes)과 근육분절(myotomes)을 표시하는 "T4"]과 신경얼기의 가지에 의해 신경섬유가 분포하는 양상, 예를 들면 정중신경으로 표시되는 말초신경을 구분하는 것은 중요하다(그림 1.36, 1.38). 피부분절의 지도화(mapping segmental innervation, 임상적 경험에 의해 결정된 피부분절)와 말초신경 분포의 지도화(mapping the distribution of peripheral nerves: 이름이 붙은 신경의 분포를 직접 해부하여 결정)는 서로 다른 지도가 만들어지지만, 예외적으로 신경얼기 형성이 없는 대부분의 몸통에서는 피부분절과 말초신경의 분포가 일치한다. 인접한 척수신경의 신경섬유가 피부분포에서 겹치는 것은 인접한 말초신경의 신경섬유가 피부에 분포할 때도 나타난다.

뇌신경(Cranial Nerves). 중추신경계통에서 시작되는 뇌신경은 감각신경 또는 운동신경만 포함하거나 혹은 혼합신경을 포함한다(그림 1.41). 신경 사이의 연결은 뇌신경 사이에 또는 뇌신경과 위목척수신경(upper cervical spinal nerves) 사이에서도 일어나서 연결과정에서 초기에는 운동섬유만 운반하던 신경이 주행 중에 말초부위에서 감각섬유를 받을 수도 있고, 반대의 현상도 일어난다. 첫째 및 둘째 뇌신경(후각과 시각신경)은 예외지만, 뇌신경은 거짓홑극신경세포의 세포체가 위치하는 감각신경절이 있는 뇌부위에 감각섬유를 보낸다. 비록 용어의 정의가 **피부분절**(*dermatome*)은 척수신경에만 적용된다고 해도 하나의 뇌신경에 의해 공급되는 피부 영역도 확인하여 지도화할 수 있다. 그렇지만 피부분절과 달리 뇌신경에 의해 공급되는 피부 지배 영역은 거의 중복되지 않는다.

몸신경섬유와 내장신경섬유(somatic and visceral fibers)

뇌신경 또는 척수신경에 의해 운반되는 신경섬유의 유형은 다음과 같다(그림 1.41).

- 몸신경섬유(somatic fibers)
  - **일반몸감각섬유**[일반몸들신경섬유, *general somatic afferent (GSA) fiber*]는 몸의 감각을 중추신경계로 전달하는데, 피부의 **외부수용감각**(*exteroceptive sensation*: 통증, 온도 감각, 촉각, 압력) 혹은 근육, 힘줄 및 관절에서 오는 통증과 **고유감각(proprioceptive sensation)** 등이 있다. 고유감각은 보통 무의식적으로 전달되며, 관절의 위치, 힘줄과 근육의 긴장도(tension)와 관련된 정보를 제공하고, 이러한 정보는 속귀(내이, inner ear)의 안뜰기관(전정기관, vestibular apparatus)의 정보

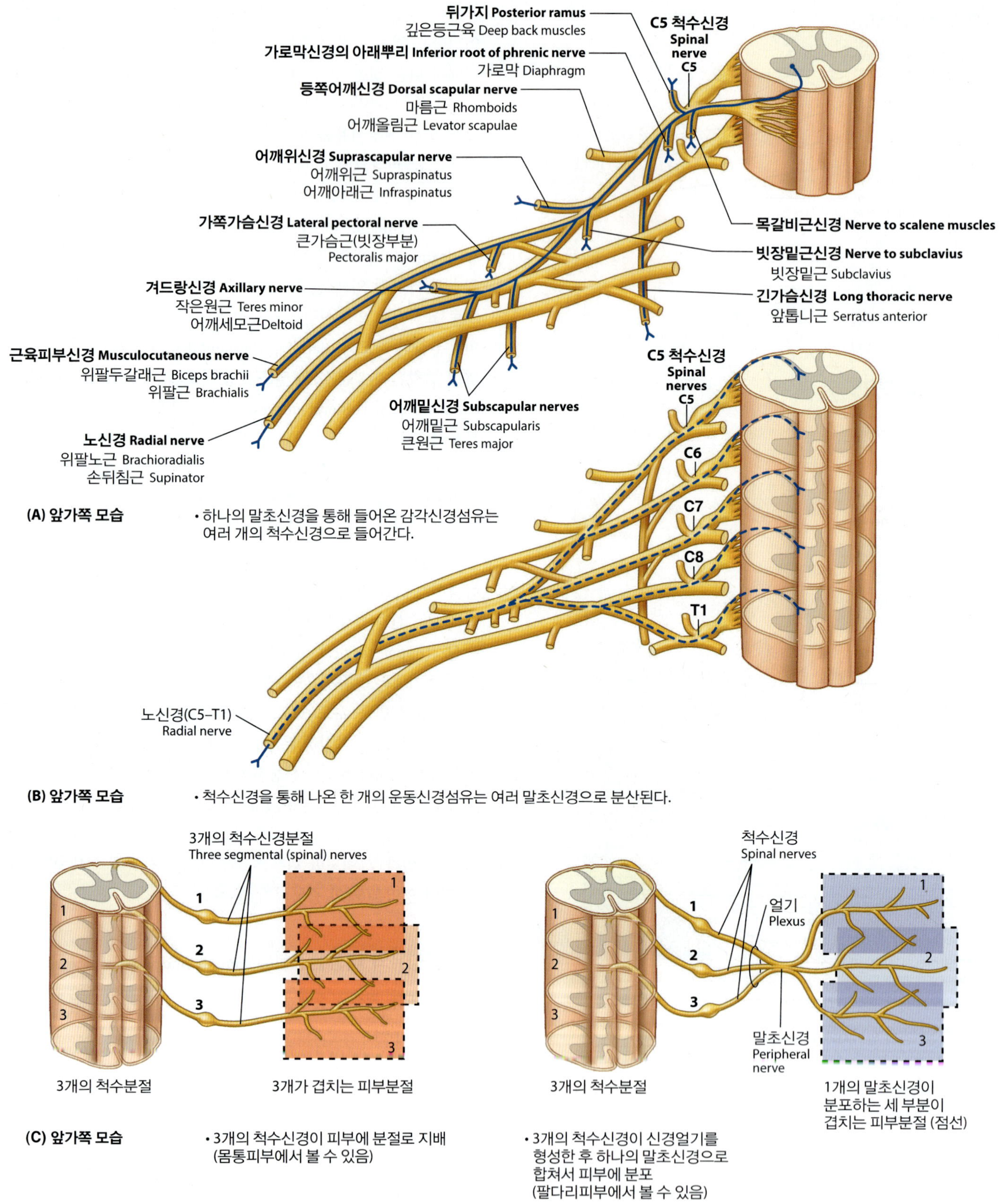

그림 1.40. 신경얼기 형성. 척수신경의 인접한 앞가지들은 합쳐져 신경얼기를 형성하고 여기서 신경섬유들은 서로 신경섬유를 교환하고 재배치되어 새로운 신경을 형성한다. **A.** 신경얼기로 들어가는 한 개 척수신경의 섬유들은 신경얼기 내 여러 가지에 분포하게 된다. **B.** 여러 개의 척수신경에서 온 신경섬유를 받아 형성된 신경얼기로부터 나온 말초신경. **C.** 각 척수신경들이 합쳐지면 해당 척수신경 고유의 속성은 잃어버리지만 신경얼기를 형성하게 되면 다시 다분절성 말초신경을 형성하게 되므로 신경섬유의 피부분절 분포형태는 유지된다.

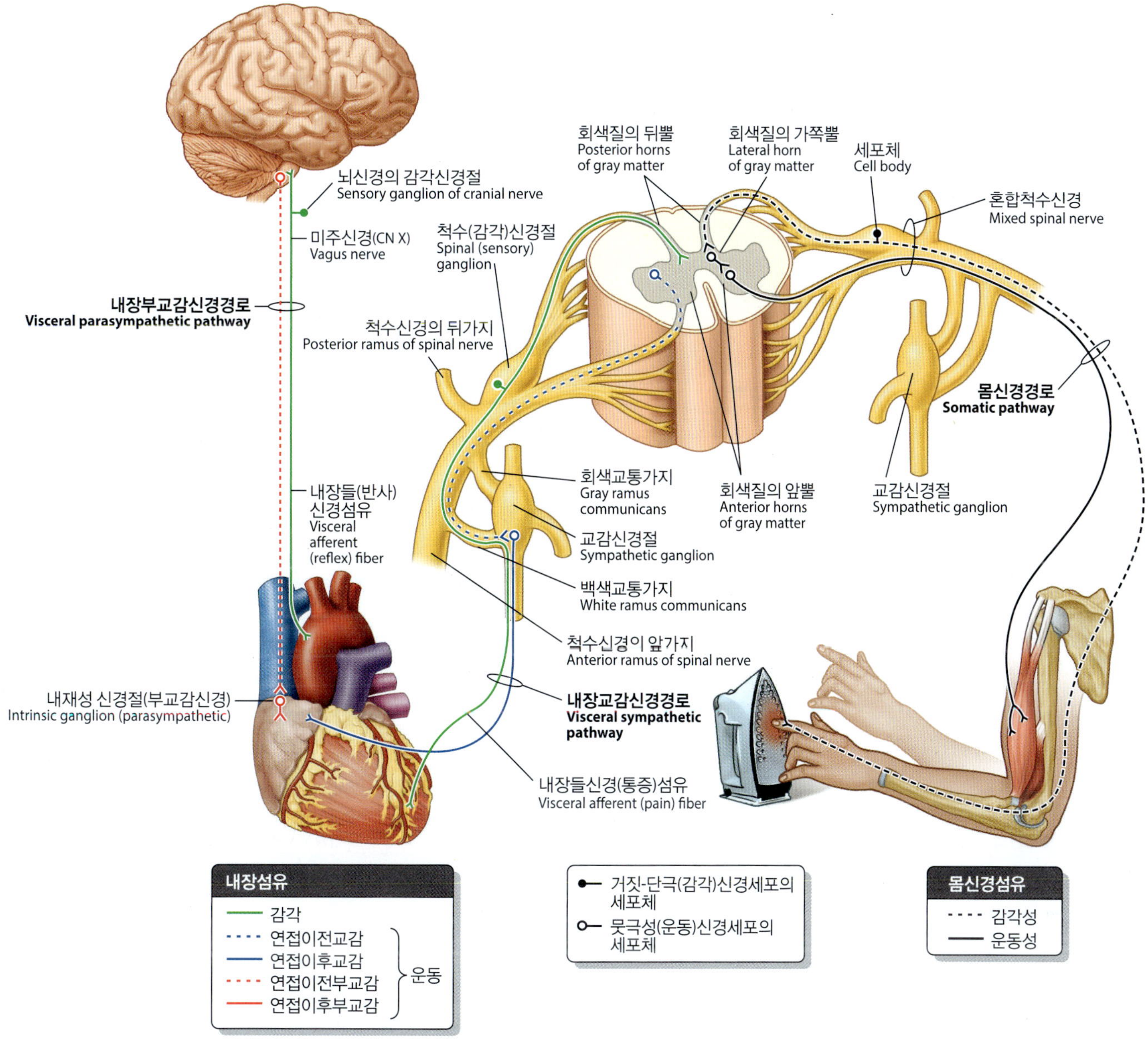

그림 1.41. **척수신경, 내장신경, 뇌신경의 몸과 내장분포.** 몸운동신경계통은 사람이 뜨거운 다리미를 만질 때처럼 뼈대근육 수축에 의한 수의적 반사운동에 관여한다.

와 통합되어 시각정보와 무관하게 몸과 팔다리의 공간적 위치를 알게 해준다.

- **일반몸운동섬유**[일반몸날신경섬유, *general somatic efferent (GSE) fiber*]는 뼈대(수의)근육에 신경자극을 전달한다.

- 내장신경섬유(visceral fibers)
  - **일반내장감각섬유**[일반내장들신경, *general visceral afferent (GVA) fiber*]는 내장이나 혈관에서 중추신경계로 보내는 무의식적인 내장의 **반사감각**(visceral **reflex sensations**: 팽창, 혈액가스, 혈압에 관한 정보)이나 통증감각을 중추신경계에 전달한다.
  - **일반내장운동섬유**[일반내장날신경, *general visceral efferent (GVE) fiber*]는 내장의 민무늬근육과 샘조직에 신경자극을 전달한다. 두 종류의 신경섬유인 **신경절이전섬유**(*presynaptic fibers*)와 **신경절이후섬유**(*postsynaptic fibers*)가 함께 작용하여 신경 자극을 중추신경세포부터 민무늬근육이나 샘조직에 전달한다.

두 종류의 감각신경섬유인 일반내장감각섬유와 일반몸감각섬유는 중추신경계 밖에 위치하는 척수신경절과 뇌신경절(spinal or cranial sensory ganglia)에 세포체가 위치하는 거짓홑극(pseudounipolar) 신경세포의 돌기들이다(그림 1.41과 1.42). 운동섬유는 뭇극(multipolar) 신경세포의 축삭이다. 몸 운동신경세포와 신경절이전(presynaptic) 내장운동신경세포의 세포체는 척수의 회색질에 위치한

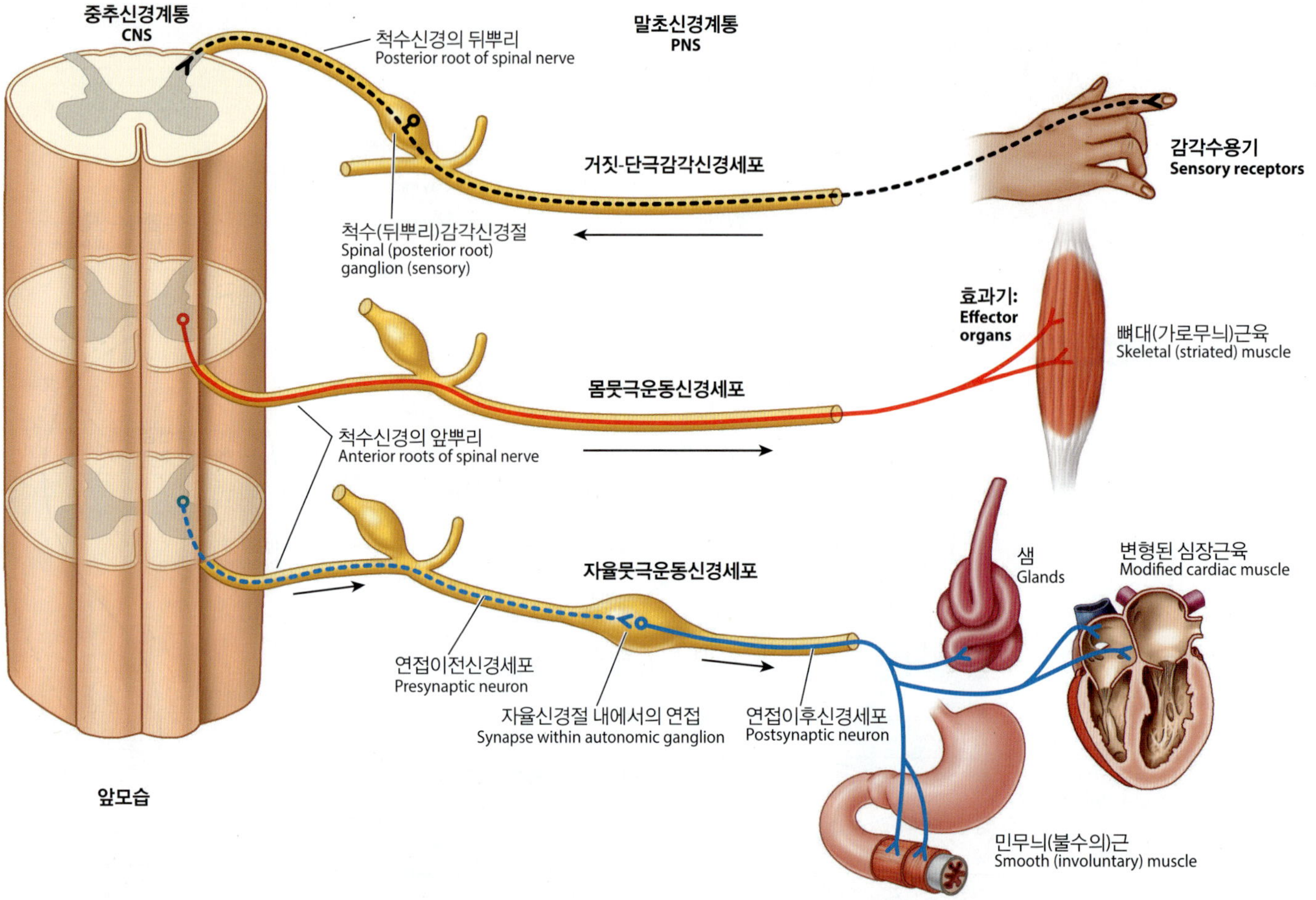

그림 1.42. 말초신경계통의 신경섬유. 몸신경계통과 내장신경계통에 관련된 신경세포의 종류와, 중추신경계통과 관련된 신경세포체의 일반적인 위치와 그 수용기 또는 표적장기에 유의하시오.

다. 신경절이후 운동신경세포의 세포체는 중추신경계의 밖인 자율신경절(autonomic ganglia)에 위치한다.

위에서 언급된 신경섬유 외에, 일부 뇌신경은 **특수감각섬유(special sensory fibers**: 후각, 시각, 청각, 평형감각, 미각)에 대한 신경섬유를 가지고 있다. 계통발생학적 기준에서, 머리와 목에 위치하는 일부 뼈대근육으로 가는 뇌신경의 운동섬유는 전통적으로 특수내장섬유(special visceral)로 분류되지만, 이러한 표현은 혼동을 줄 수 있으므로 임상에는 사용하지 않고, 배아의 인두굽이(인두궁, pharyngeal arch)에서 유래한 근육조직이므로 아가미 운동(*branchial motor*)신경섬유로 종종 표현된다.

임상적용 CLINICAL BOX

중추신경계통과 말초신경계통 (CENTRAL AND PERIPHERAL NERVOUS SYSTEMS)

중추신경계통의 손상(Damage to the CNS)

뇌와 척수에 장애가 생겼을 때 손상된 축삭은 대부분 회복되지 않는다. 절단된 축삭의 몸통쪽 잘린 부위(proximal stumps)는 재생되기 시작하여 손상부위로 자라기 시작하지만, 이러한 성장은 별아교세포(astrocyte) 증식에 의해 차단되어 축삭은 곧 위축된다. 그 결과, 중추신경계통의 신경로 파괴라는 영구장애가 유발된다.

신경근절단술(Rhizotomy)

척수신경의 뒤뿌리와 앞뿌리는 감각신경섬유와 운동신경섬유가 분리된 유일한 곳이다. 그러므로 외과의사는 견딜 수 없는 통증이나 경련성 마비가 유발될 때 이 부위에서 기능적으로 선택적 절개를 할 수 있다(*rhizotomy*).

신경변성과 신경허혈
(Nerve Degeneration and Ischemia of Nerves)

신경세포는 성인 신경계통에서는 증식하지 않지만, 후각상피에서 후각과 관련 있는 세포들은 예외이다. 그러므로 질병이나 외상에 의해 파괴된 신경세포는 회복되지 않는다(Mihailoff & Haines, 2018). 말초신경이 늘어나고, 으깨지거나(crushed), 절단될 때(severed) 신경세포의 생존은 세포체에 의존하기 때문에 손상된 부분에서 먼 쪽의 축삭에 변성이 먼저 일어난다. 축삭이 손상되고 세포체에는 이상이 없다면 신경세포의 재생과 기능 회복은 일어날 수 있다. 말초신경이 단지 압박만 받았을 때는 신경세포의 생존에 문제가 없다. 일반적으로 신경에 대한 압박은 **이상감각**(*paresthesia*)을 야기하여 다리를 구부리고 너무 오래 앉아 있을 때 다리가 저린 증상이 나타난다.

신경이 으깨졌을 때(*crushing nerve injury*), 손상부위보다 먼 쪽의 축삭은 손상되거나 죽게 되지만, 신경세포체는 생존하며, 신경을 덮고 있는 결합조직 또한 그대로이다. 이러한 손상에서는 손상받지 않은 결합조직이 축삭의 성장을 인도하므로 수술적 치료가 필요하지 않다. 재생은 절단된 말초신경에서는 잘 일어나지 않으며, 축삭의 몸통 쪽에서 새로운 축삭이 자라 나오지만, 새로 성장하는 축삭은 멀리 떨어진 표적부위까지는 도달하지 못한다. **신경절단** 시에는 신경의 재생을 위해 신경바깥막의 봉합을 통해 잘라진 끝을 서로 붙여줘야 하므로 수술에 의한 치료가 필요하다. 이때 개별 신경다발은 가능한 한 정확하게 끝을 맞춰야 한다. **왈러변성**[*anterograde* (*Wallerian*) *degeneration*]은 세포체와 분리된 축삭이 변성을 일으키는 것이다. 변성과정은 축삭과 말이집에서 진행된다.

장기간 **신경속혈관**(*vasa nervosum*)이 **압박되어** 신경의 혈액공급이 차단되면 신경 변성이 일어날 수 있다(그림 1.33 참조). 신경조직에 허혈(혈액공급 부족)이 지속되면 신경이 으깨지거나 절단될 때 유발되는 손상보다 결코 덜하지 않다. **토요일밤 증후군**(saturday night syndrome)은 심한 과음으로 의식없이 의자나 침대에 팔을 늘어뜨리고 있는 사람에게 붙여진 증상으로 심각하고 때론 영구적인 이상감각을 일으키는 예이다. 이러한 상황은 수술 중에 지혈대를 오랫동안 사용했을 때도 일어난다. 허혈이 오래 지속되지 않으면 일시적인 마비와 이상감각이 생긴다. **일시적 이상감각**은 치과치료를 위해 마취주사를 맞은 사람에서 흔히 볼 수 있다.

몸신경계통(Somatic Nervous System, SNS)

몸신경계통은 중추신경계통과 말초신경계통의 몸신경 부분으로 구성되며 몸(그리스어로 *soma*)의 각 부분에 감각신경과 운동신경을 분포시키는데, 몸 공간(체강)에 있는 내장, 민무늬근육, 샘에는 분포하지 않는다(그림 1.41과 1.42). 몸감각신경계통(somatic sensory system)은 감각수용기로부터 촉각(touch), 통각(pain), 온도 감각(temperatue)및 위치감각(position)을 전달한다. 이러한 감각의 대부분은 의식할 수 있다(즉, 우리는 그것들을 알고 있다; conscious levels). **몸운동신경계통**(somatic motor system)은 뼈대근육에만 분포함으로써 근육을 수축시켜 뜨거운 다리미를 만질 때의 반사 운동(reflexive movement)이나 자발적인(voluntary) 운동에 관여한다

자율신경계통(Autonomic Nervous System)

자율신경계통(autonomic nervous system, ANS)은 오랫동안 내장신경계통(*visceral nervous system*) 또는 내장운동계통(*visceral motor system*)으로 명명되어 왔으며(그림 1.41, 1.42), 민무늬근육(불수의근), 심장근육(심장의 내인성 신경전도조직, intrinsic stimulating and conducting tissue of the heart), 샘(분비)세포를 자극하는 운동신경섬유 등으로 구성된다. 그러나 자율신경계통의 내장날신경섬유(visceral efferent fibers)는 내장들신경섬유(visceral afferent fibers)와 함께 주행한다. 자율신경 반사에서 내장들신경섬유는 내장의 통증자극을 전달함으로써 내장기능을 조절하는 역할을 한다.

자율신경계통의 날신경섬유와 자율신경절은 **교감신경계통**(가슴 허리부분, *thoracolumbar division*)과 **부교감신경계통**(뇌엉치부분, *craniosacral*)으로 분류된다. 감각 및 몸 운동신경지배와 다르게 중추신경계통과 감각종말 사이의 신경자극 경로에는 하나의 신경세포가 위치하나, 중추신경계로부터 효과기로 신경자극이 전달될 때는 두 개의 연속된 뭇극신경세포가 관련된다(그림 1.42). 첫 번째 **연접이전(신경절이전)신경세포[presynaptic (preganglionic) neuron]**의 세포체는 중추신경계통의 회색질에 위치하며 그 축삭은 두 번째 신경세포인 **연접이후(신경질이후)신경세포[postsynaptic (postganglionic) neuron]**의 세포체하고만 연접한다. 두 번째 신경세포의 세포체는 중추신경계통 밖에 있는 자율신경절에 위치하고 그 신경섬유는 효과기(민무늬근육, 변형된 심장근육, 샘)에서 끝난다.

자율신경계통의 교감신경부분과 부교감신경부분 간의 해부학적 차이는 주로

1. 연접이전신경세포체의 위치와
2. 어떤 신경이 중추신경계통으로 부터 연접이전섬유를 운반하는가에 있다.

자율신경계통의 약리적, 기능적 차이는 두 신경계통의 연접이후 신경섬유가 각기 다른 신경전달물질을 분비하여 교감신경은 **노르에피네프린**(*norepinephrine*: 땀샘의 경우는 예외)을 분비하는 데 비해 부교감신경계통은 **아세틸콜린**(*acetylcholine*)을 분비한다는 것이다.

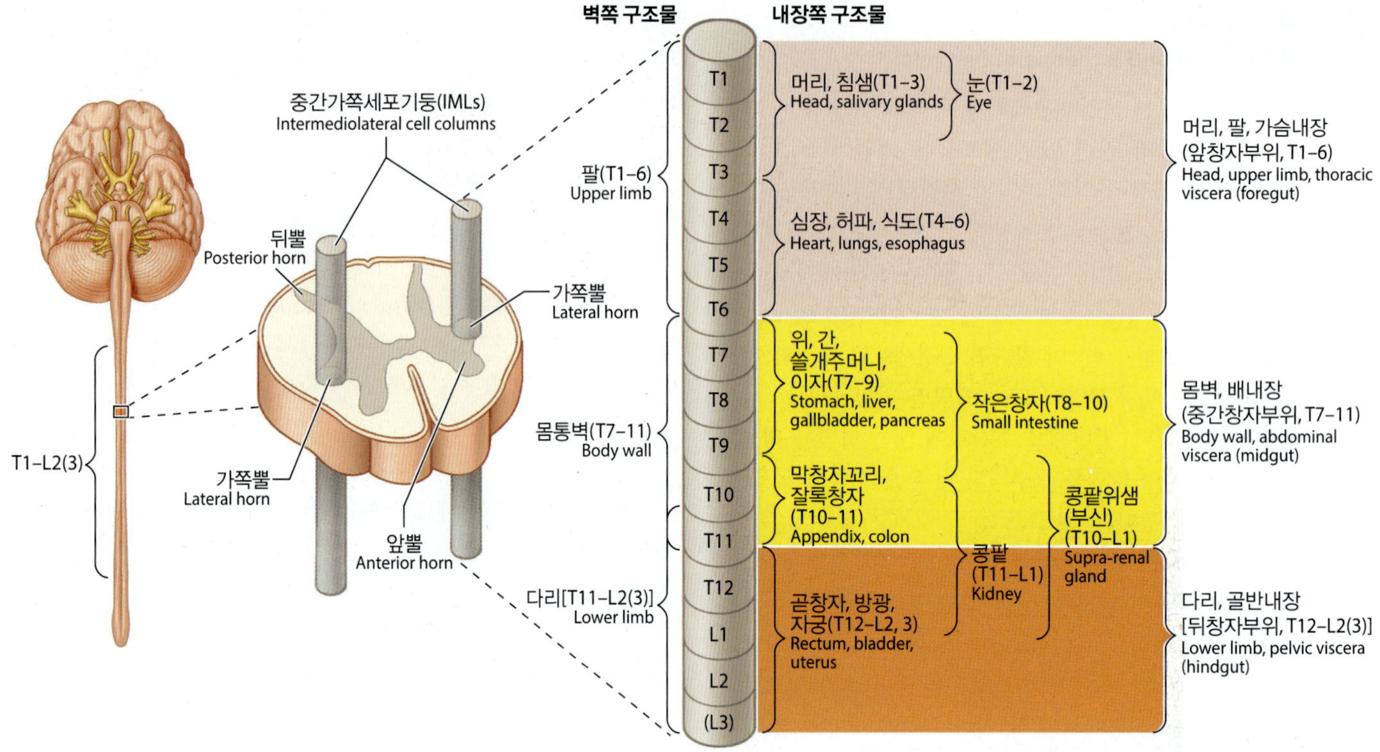

그림 1.43. 중간가쪽신경세포기둥. 중간가쪽신경세포기둥(IML)이나 신경핵들은 척수분절 T1–L2(또는 L3) 회색질의 가쪽뿔을 구성하며 교감신경계통 연접이전신경섬유의 세포체로 구성되는데 이들은 몸통부위별로 배치되어 있다.

자율신경계통의 교감신경부분
[sympathetic (thoracolumbar) division of ANS]

자율신경계통의 교감신경부분을 구성하는 연접이전신경세포체는 척수의 **중간가쪽신경세포기둥(intermediolateral cell column**, IML)에서만 발견된다(그림 1.43). 왼쪽과 오른쪽에 한 쌍으로 존재하는 중간가쪽신경세포기둥은 척수의 가슴분절(T1–T12)과 위쪽 허리분절(L1–L2 또는 L3)부분의 회색질에 위치한다. 척수의 가로절단면을 관찰해 보면 중간가쪽신경세포기둥은 H자 모양을 띠는 회색질의 앞뿔과 뒤뿔 사이에서 H자의 가로선이 연장된 것처럼 보이며, 가쪽뿔(외측각, lateral horn)을 형성한다. 중간가쪽신경세포기둥은 몸의 위치에 따른 배열을 한다(*somatotopically*: 몸과 같이 배열되어 각 부위에 대한 세포체의 위치가 머리부위에 분포하는 신경세포는 위쪽에, 골반내장과 다리에 분포하는 신경세포는 아래에 위치한다). 그러므로 몸의 특정부위에 분포하는 신경연접이전신경세포체의 위치를 유추하는 것이 가능하다.

교감신경계통의 연접이후신경의 세포체는 척주옆신경절과 척주앞신경절의 두 군데 위치한다(그림 1.44).

- **척주옆신경절(paravertebral ganglion)**은 척주의 양쪽에서 척주의 길이를 따라 연결되어 오른쪽과 왼쪽의 **교감신경줄기**(*sympathetic trunk*)를 이루고 있다. **위척주옆신경절**(*superior cervical ganglion*: 교감신경줄기의 위목신경절)은 머리뼈 바닥부분에 위치하고, **홀신경절**(무대신경절, *ganglion impar*)은 아래쪽 꼬리뼈 높이에서 양쪽 교감신경줄기가 합쳐지는 곳에 형성된다.
- **척주앞신경절(prevertebral ganglion)**은 배대동맥에서 큰 가지가 나오는 부분을 둘러싸는 신경얼기에 위치하는데, **복강동맥**(*celiac trunk*)이 나오는 곳을 둘러싸는 2개의 큰 **복강신경절**(*celiac ganglia*)이 그 예이다.

이 신경들은 운동신경섬유이므로 연접이전신경세포의 축삭은 척수신경 T1–L2(또는 L3)부위에서 척수의 앞뿌리를 통해 척수 밖으로 나가 척수신경의 앞가지로 들어간다(그림 1.45와 1.46). 척수신경의 앞가지로 들어가자마자 연접이전신경섬유는 **백색교통가지(white rami communicantes**, *communicating branches*)를 통해 척주 옆의 교감신경줄기로 들어간다. 교감신경줄기 속에서 연접이전신경섬유는 네 경로 중 하나를 따른다.

1. 교감신경줄기 속에서 올라가 위쪽의 척주옆신경절에 있는 연접이후신경세포와 연접을 한다.
2. 교감신경줄기 속에서 내려가 아래쪽의 척주옆신경절에 있는 연접이후신경세포와 연접을 한다.
3. 들어가자마자 그 위치에서 척주옆신경절의 연접이후신경세포와 연접을 한다.
4. 교감신경줄기 속에서는 연접하지 않고 통과하여 배안과 골반 안에 분포하는 배골반내장신경(abdominopelvic splanchnic nerve)

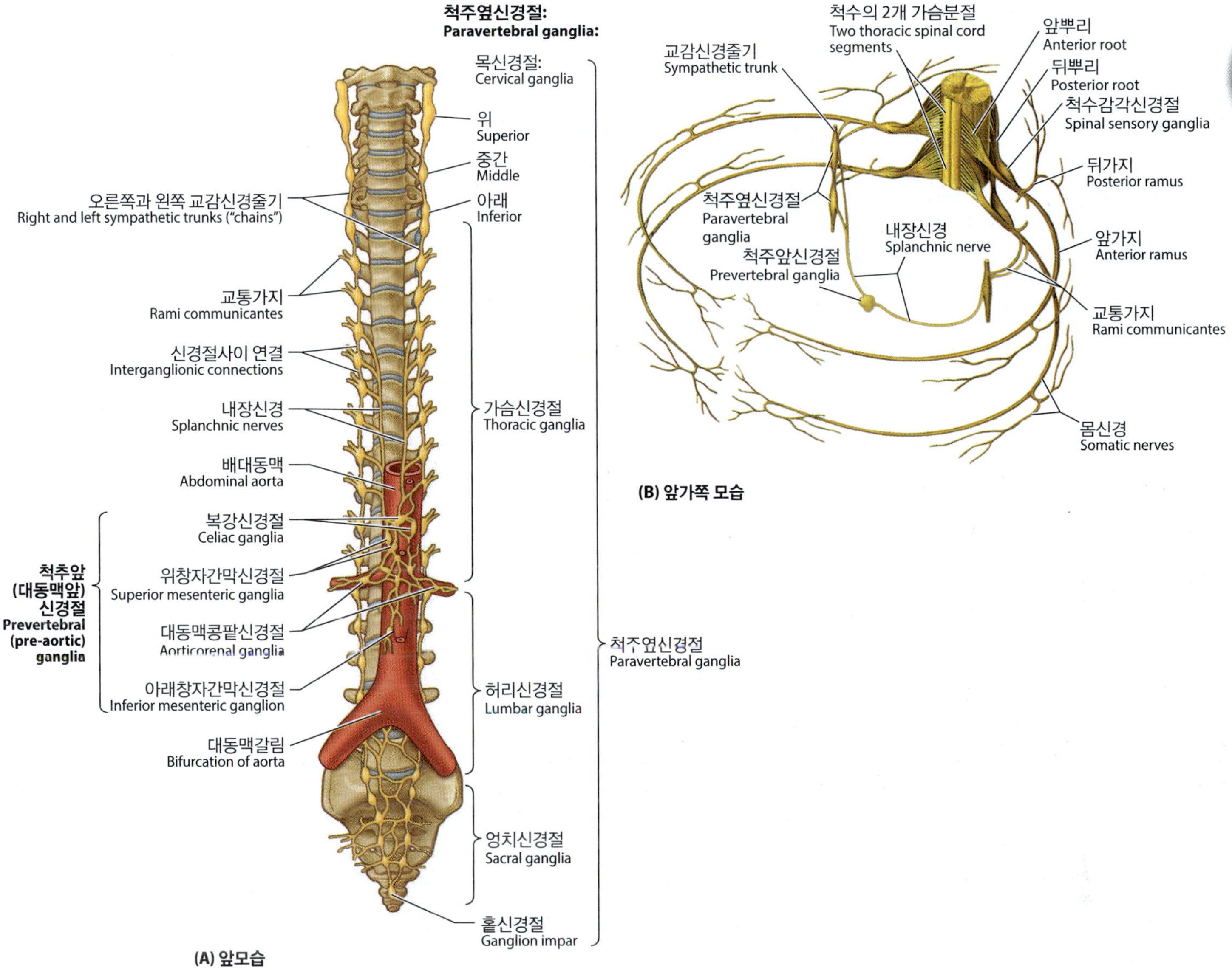

그림 1.44. 교감신경계통 신경절. 교감신경계통에서 연접이후신경세포의 세포체는 교감신경줄기의 척추옆신경절이나 척추앞신경절에 위치하는데 이들은 주로 배대동맥 주요가지의 시작부위 근처에 존재한다. 척추앞신경절은 배골반내장의 신경분포와 관련되며 몸의 다른 부위에 분포하는 연접이후신경세포의 세포체는 척추옆신경절 내에서 관찰된다. **A.** 교감신경절과 척주의 관계. **B.** 척수의 인접한 2개의 가슴분절의 교감신경절과 척수신경들이.

이 되어 교감신경줄기 밖으로 나가서 척주앞신경절에 도달한다.

연접이전교감신경섬유(presynaptic sympathetic fiber)는 머리, 목, 몸통벽, 팔다리, 가슴공간에 분포하는데 첫 세 경로 중 하나를 따라 척주옆신경절에서 연접한다. 배골반공간속 장기에 분포하는 연접이전교감신경섬유는 네 번째 경로를 따른다.

연접이후교감신경섬유(postsynaptic sympathetic fiber)는 연접이전교감신경섬유보다 수가 많으며, 각 연접이전신경섬유는 30개 이상의 연접이후신경섬유와 연접한다. 연접이후교감신경섬유는 교감신경줄기 속의 척주옆신경절에서 **회색교통가지(gray rami communicantes)**를 통해 인접한 척수신경의 앞가지로 다시 들어가 척수신경 성분이 되어 목과 몸통벽, 팔다리에 분포한다(그림 1.46). 이렇게 되어 연접이후교감신경섬유는 척수신경 31쌍의 모든 가지로 들어가 퍼지게 된다.

연접이후교감신경섬유는 혈관의 수축(*vasomotion*), 머리털 털세움근의 수축(*pilomotion*, 소름을 만듦)을 자극하거나 땀을 분비하는(*sudomotion*) 등의 작용을 한다. 머리에 분포하는 연접이후교감신경섬유의 세포체는 교감신경줄기 위쪽 끝 부분에 위치한 **위목신경절**(*superior cervical ganglion*)에 위치하며, **동맥주위신경얼기**(*periarterial plexus*)를 형성하여 **머리로 향하는 가지(cephalic arterial branch)**를 따라 목적지까지 간다(Maklad et al., 2001).

내장신경(splanchnic nerve)은 몸 안의 여러 내장으로 연결되는 내장들신경섬유와 내장날신경섬유(자율신경)로 이루어진다. 심장, 허

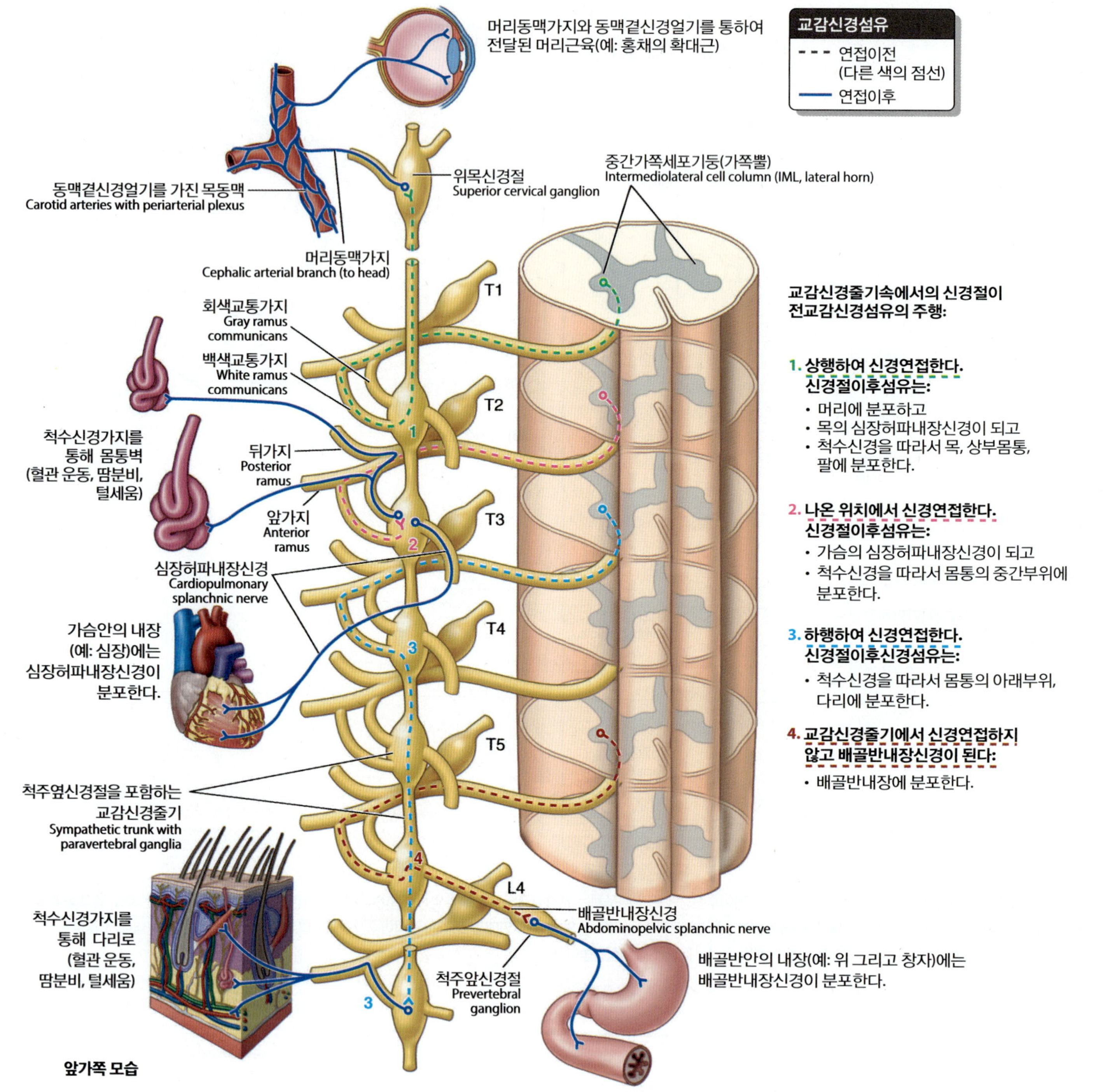

그림 1.45. 교감신경계통 운동섬유의 분포. 모든 연접이전신경섬유는 교감신경줄기에 도달할 때까지 동일한 경로를 따른다. 교감신경줄기에서는 네 가지 경로 중 하나를 따르게 된다. 가로막 윗부분의 몸통과 팔 또는 내장에 대한 교감신경분포에 참여하는 신경섬유는 교감신경줄기의 척추옆신경절에서 연접하는 1~3번 경로를 따른다. 그리고 배골반내장에 분포하는 신경섬유들은 배골반내장신경을 경유하여 척주앞신경절로 가는 4번 경로를 따른다.

파나 위와 같은 몸통공간의 내장에 분포하는 연접이후교감신경섬유는 **심장허파내장신경(cardiopulmonary splanchnic nerve)**을 통해서 심장, 허파 및 식도의 신경얼기로 들어간다(그림 1.45와 1.46). 배안과 골반안의 장기(예: 위와 장)에 분포하는 연접이전교감신경섬유는 **배골반내장신경(abdominopelvic splanchnic nerve**: 큰, 작은 및 최소 가슴신경과 허리 내장신경, greater, lesser, least thoracic, and lumbar splanchnic nerves)을 거쳐 척주앞신경절로 들어간다(그림 1.45~1.47). 부신으로 가는 신경섬유를 제외한 모든 배골반내장신경의 연접이전교감신경섬유는 척주앞신경절에서 연접이후신경세포와 연접을 이루며, 척주앞신경절에서 나온 연접이후신경섬유는 동맥

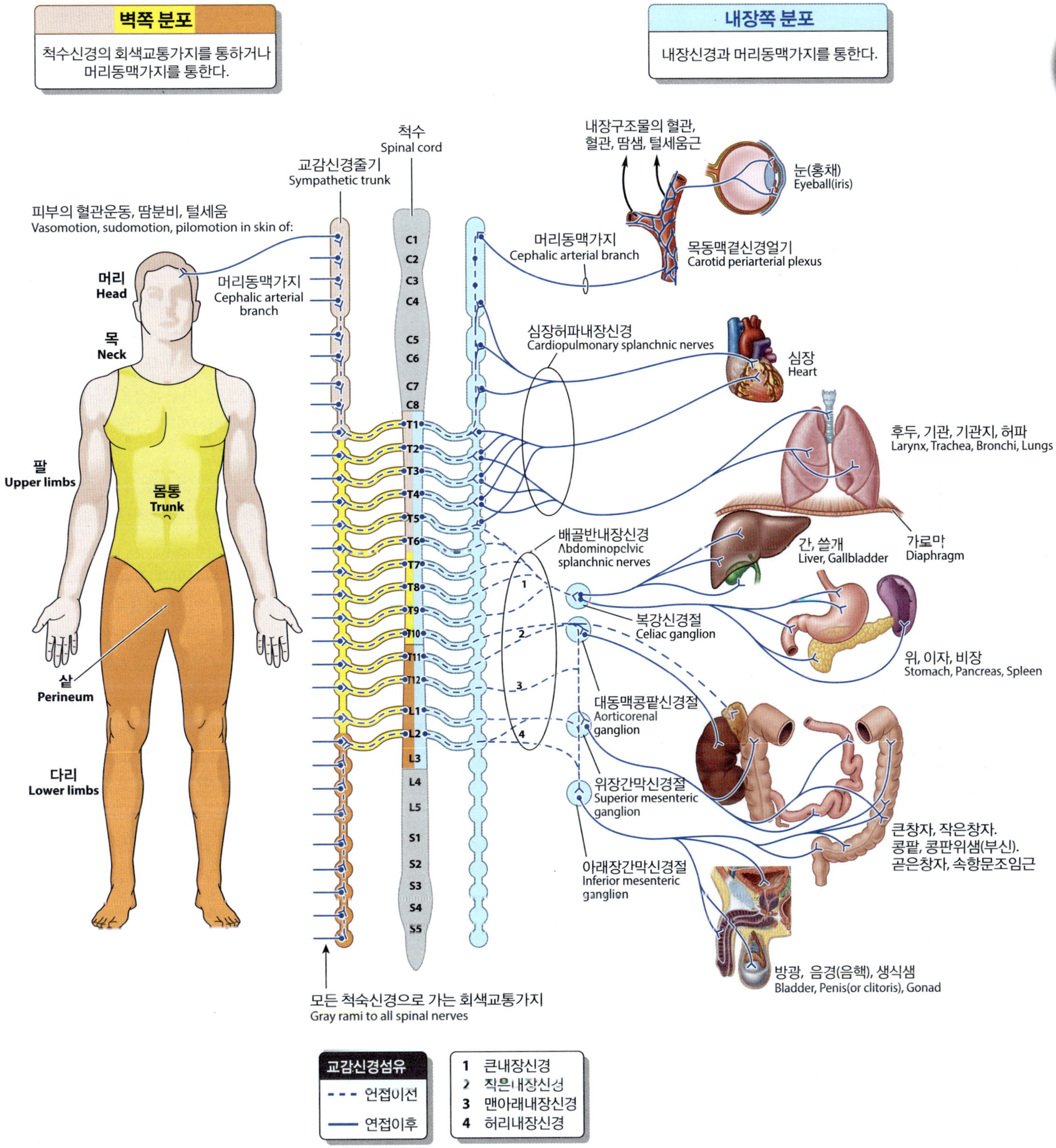

그림 1.46. 자율신경계통의 교감신경(가슴허리)부분. 척수의 첫째가슴분절과 둘째 혹은 셋째허리분절(IML T1–L2–L3)에서 시작된 교감신경계는 교감신경줄기, 척수신경 그리고 동맥가지를 따라 말초에 대한 분포하며, 이러한 이유로 혈관이 분포하는 모든 신체부위에 교감신경을 분포하게 된다. 연접이후교감신경섬유는 그 분포부위에 따라 교감신경줄기에서 서로 다른 방식으로 나온다. 목, 몸통, 팔다리에 분포하는 신경섬유는 교감신경줄기에서 회색교통가지를 통해 척수신경의 앞가지를 따라 나간다. 머리에 분포하는 신경섬유는 목신경절에서 머리동맥의 가지를 따라 목의 동맥주변 신경얼기를 형성하여 나간다. 그리고 가슴안의 내장(예: 심장)으로 가는 신경섬유는 심장허파내장신경을 따라 나간다. 배골반공간에 있는 내장(예: 위)에 분포하는 연접이전교감신경섬유는 교감신경줄기를 통해 배골반내장신경을 거쳐 척추앞신경절로 간다. 척추앞신경절에서 나온 연접이후신경섬유는 동맥주변 신경얼기를 형성하여 배대동맥의 가지를 따라 각 분포부위에 도달한다.

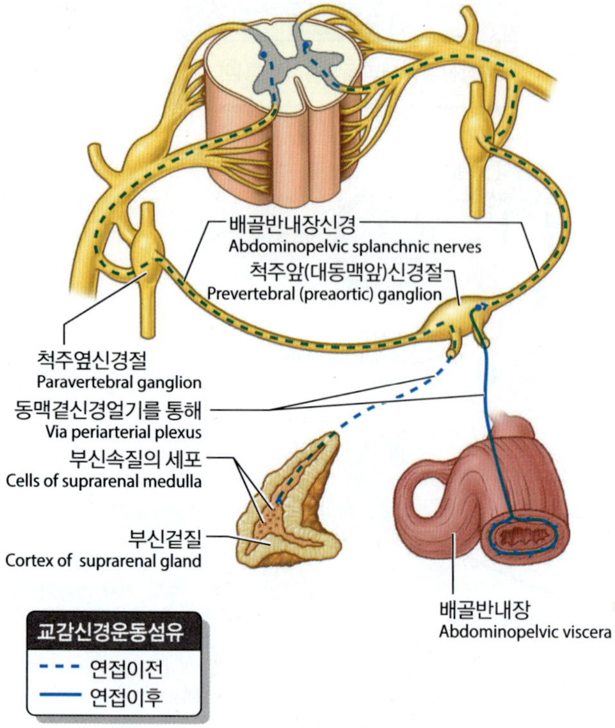

그림 1.47. 부신수질의 교감신경 분포. 부신의 교감신경분포는 다른 장기와 다르다. 부신의 분비세포는 연접이후교감신경세포의 축삭돌기나 가지돌기가 없다. 부신수질에는 연접이전교감신경세포가 직접 분포하고 있으며 부신수질세포에서 분비된 신경전달물질은 혈중으로 분비되어 온몸에서 교감신경반응을 일으킨다.

주위신경얼기를 이루어 배대동맥의 가지를 따라 여러 장기에 도달한다.

몇몇 연접이전교감신경섬유는 척주앞신경절(복강신경절)을 연접 없이 통과한 후, 부신속질에 있는 세포에 도달한다(그림 1.47). 부신속질세포는 연접이후신경세포가 특수하게 변화된 형태로 신경전달물질을 특수한 효과기 세포에 방출하는 대신에 혈액 속으로 직접 방출하여 몸 전체에 걸쳐서 광범위한 교감신경반응을 일으킨다. 그러므로 이 샘의 교감신경 지배는 예외적이다.

이전에도 기술했듯이 연접이후교감신경섬유는 거의 모든 척수신경 가지의 구성요소가 되며, 혈관주변 얼기를 통해 몸의 혈관, 땀샘, 머리털의 털세움근 및 그 밖의 많은 내장구조물에 분포한다. 따라서 교감신경계통은 사실상 연골과 손톱 같은 무혈관성 조직을 제외한 모든 부위에 분포한다. 교감신경절의 두 종류는 몸의 중심부와 중심선상에 근접하여 위치하므로 연접이전섬유의 길이가 비교적 짧고, 연접이후섬유의 길이가 비교적 길어 몸의 모든 부위에 연장되어 분포한다.

자율신경계통의 부교감신경부분
[parasympathetic (craniosacral) division of ANS]

연접이전부교감신경 세포체는 중추신경계통의 두 곳에 위치하며 신경섬유들은 두 가지 경로를 통해 나온다. 이러한 배치로 인해 자율신경계통의 부교감신경부분을 뇌엉치부분이라고도 부른다(그림 1.48).

- 뇌신경(CN) III, VII, IX, X은 뇌줄기의 회색질에서 중추신경계통을 빠져나와 **뇌부교감신경(cranial parasympathetic outflow)**을 구성한다.
- 척수신경 S2–S4는 척수의 엉치분절(sacral segment) 회색질에서 엉치신경 S2–S4의 앞뿌리 및 그 앞가지들에서 나온 골반내장신경(pelvic splanchnic nerve)을 통해 중추신경계통을 빠져나와 **엉치부교감신경(sacral parasympathetic outflow)**을 구성한다.

뇌에서 나오는 신경(cranial outflow)은 머리부위의 부교감신경지배를 담당하고, 엉치에서 나오는 신경(sacral outflow)은 골반내장의 부교감신경지배를 담당한다. 가슴과 배안의 내장은 미주신경(CN X, vagus nerve)을 통해 주로 지배받는다. 미주신경은 모든 가슴내장과 식도에서 왼창자굽이(left colic flexure)까지 이르는 대부분의 위창자관(gastrointestinal tract)에 분포한다.

부교감신경계통의 엉치부분은 내림창자(하행결장, descending colon)와 구불창자(S자결장, sigmoid colon), 곧창자(직장, rectum)에만 분포한다.

부교감신경계통의 뇌신경부분은 광범위하게 분포하기는 하지만 교감신경계통보다는 분포부위가 적어서 머리, 몸통의 내장, 바깥생식기관의 발기조직에만 분포한다. 또한 부교감신경섬유는 몸통의 벽이나 팔다리에는 분포하지 않으며, S2–4의 앞가지 시작부분을 제외하고는 척수신경의 성분으로도 포함되지 않는다.

머리부위에는 네 쌍의 독립된 부교감신경절이 있다. 부교감신경은 연접이전섬유와 연접이후세포체의 연접이 **표적장기(intrinsic or enteric ganglia)**의 벽(wall) 또는 그 안 한 군데서 형성되고, 대부분의 연접이전섬유는 매우 길게 뻗어서 표적장기에 이르는 반면, 연접이후섬유는 표적장기 안에 묻혀 있거나 표적장기 근처에 있는 신경절에서 나오기 때문에 매우 짧다.

내장신경계(enteric nervous system)

위장관의 신경절이후부교감신경(postsynaptic parasympathetic neurons)으로 확인된 운동신경세포는 신경절이전 부교감신경에서 정보를 받아서 민무니근육과 땀샘으로 전달하는 것보다 훨씬 정교한 역할을 하는 것으로 알려져 있다. 이 운동신경세포는 내장신경계의 주요 구성 요소이다. 내장신경계(*enteric nervous system*, ENS)에 대해 점점 더 밝혀지면서, 이러한 내장운동시스템 자율신경계의 세 번째 구성 요소로 알려져 있다. 내장신경계는 자율신경계의 다른 부분 혹은 외인성 내장의 감각자극을 중추신경계와 연결없이 활동하며, 심지어 그것의 복잡성, 통합기능 및 자율적으로 기능하는 능력으로 인해 "두 번째 뇌(second brain)"로 인식된다.

ENS는 위장관의 벽에서 두 개의 상호 연결된 신경그물로 구성되어 있다: 위장관벽의 근육층에 위치한 근육층신경얼기(*myenteric plexus*) 그

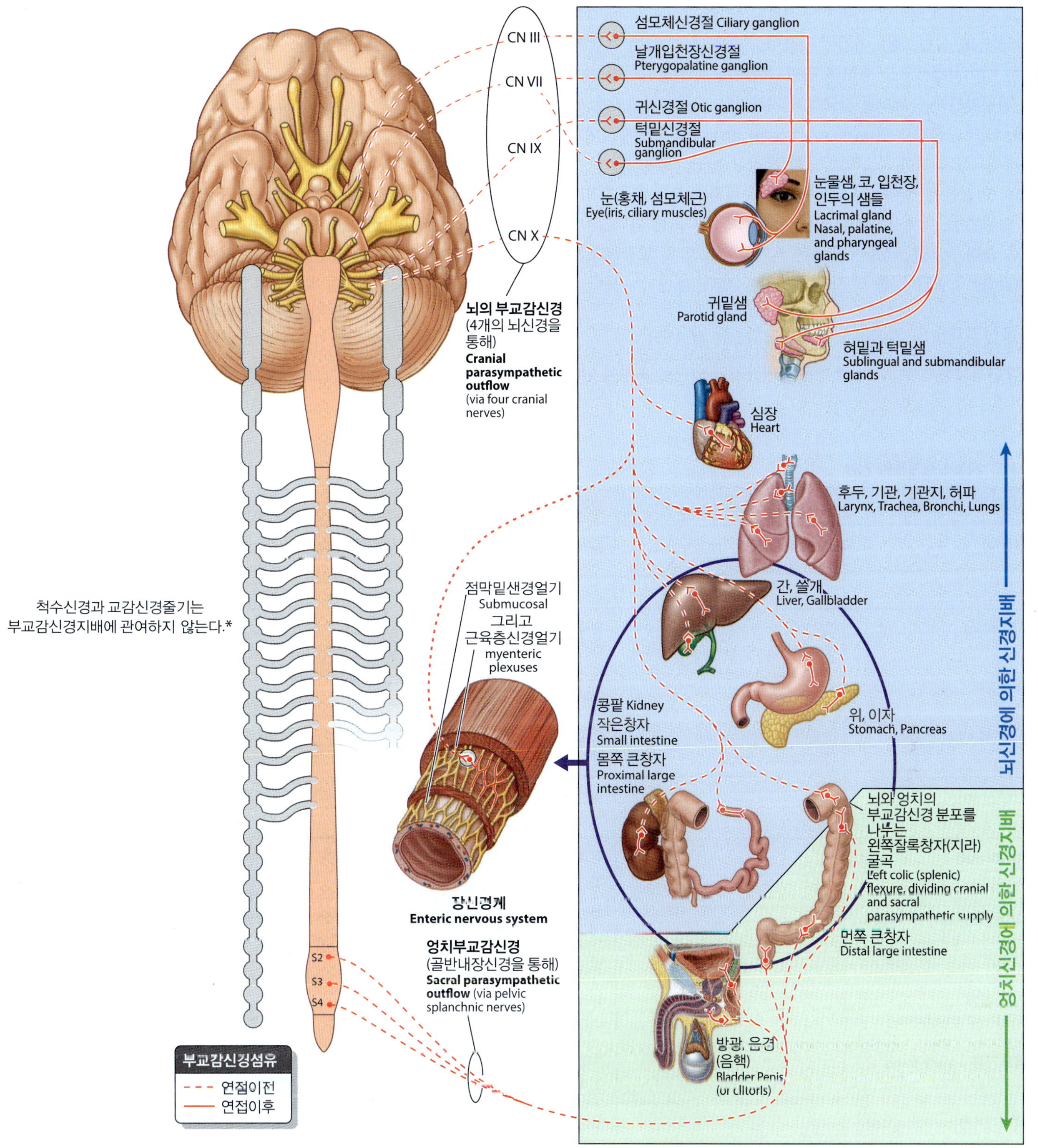

* 예외적으로, S2–S4의 앞가지에서 기원한 골반내장신경은 부교감신경계에 관여한다.

그림 1.48. 자율신경계통의 부교감신경(뇌엉치)부분. 연접이전부교감신경 세포체는 중추신경계통의 양쪽 끝에 위치하며 두 가지 경로를 따라 나간다: (1) 뇌줄기의 회색질에서 중추신경계통을 나가는 신경섬유는 뇌신경 III, VII, IX, X(이 신경섬유들은 뇌부교감신경을 구성한다)이고 (2) 척수 엉치분절(S2–4)의 회색질에서 중추신경계통을 나가는 신경섬유들은 척수신경 S2–4의 앞뿌리를 따라가 앞가지에서 일어나는 골반내장신경들(이 신경섬유들은 엉치부교감신경을 구성한다)이다. 뇌부교감신경세포는 머리, 목, 그리고 몸통의 대부분에 부교감신경섬유를 보내고 엉치부교감신경세포는 골반내장에 부교감신경섬유를 보낸다.

리고 위장관의 점막밑에 위치한 **점막밑신경얼기**(*submucosal plexus*)(그림 1.48, 삽입그림). 여기에 덧붙여, 운동신경세포들은 직접적으로 혹은 사이시경세포를 통하여 광범위하게 상호 연결되어 있다. 이러한 신경얼기에는 국소적 자극을 인지하거나, 운동신경세포에 자극을 주는 일차들신경세포(primary afferent neurons)가 존재하며, 이들 신경세포를 통하여 국소적 반사회로(local reflex circuitry)가 이루어지며, 이것들은 창자에서 외분비샘의 분비와 내분비샘의 분비 그리고 혈관활동, 미세자동력(micromotility) 등 그 또한 면역활동에 도움을 준다. 이러한 국소적 활동은 외인성 부교감 및 교감신경섬유에 의해서만 조절된다. 좀 더 자세한 사항을 제5장 배에서 다룬다.

자율신경계통의 기능(functions of divisions of ANS)

교감신경계통과 부교감신경계통은 내장처럼 의지로 조절이 안 되는 장기에 함께 분포하여 서로 길항적으로 작용하면서 조화를 이룬다(그림 1.46과 1.48). 일반적으로 교감신경계통은 **이화작용**(에너지 방출, *catabolic*)을 통해 몸이 스트레스를 처리하도록 한다. 부교감신경계통은 주로 몸이 **항상성**(*homeostatic*)을 유지하거나 **동화작용**(에너지 보존, *anabolic*)을 통해 조용하고 질서 있는 상태로 동화되게 한다. 표 1.2는 자율신경계통의 기능을 부위별로 요약해 놓았다.

교감신경계통의 주된 기능은 혈관을 조절하는 것으로 다른 효과를 나타내는 여러 가지 수단을 통해 수행된다. 몸 전체의 혈관은 교감신경의 조화로운 지배를 통해 적당한 혈관수축 상태를 유지한다. 대부분의 모세혈관그물에서 교감신경 신호가 증가하면 혈관이 수축되고, 교감신경 신호가 감소하면 혈관이 이완된다. 그러나 몸의 특정 부위에서 는 교감신경 신호가 혈관을 이완시킨다(교감신경 전달물질은 혈관수축을 억제함으로써 혈압에 의해 혈관을 수동적으로 확장

표 1.2. 자율신경계통의 기능

장기, 관, 또는 계통		교감신경 자극 효과[a]	부교감신경 자극 효과[b]
눈(eye)	동공(pupil) 섬모체(ciliary body)	동공확대(멀리 떨어진 구조물의 정확도를 증가시키기 위해 빛의 양을 증가시킴)	동공수축(지나치게 밝은 빛으로부터 동공보호) 섬모체근을 수축하여 수정체를 두껍게 조절(accomodation)
피부(skin)	털세움근(arrector muscle of hair) 말초혈관(peripheral blood vessels) 땀샘(sweat glands)	털을 세움("소름," "닭살") 혈관수축(피부 · 입을 희게, 손가락 끝을 푸르게 한다) 땀분비 증가[d]	효과 없음(도달하지 않음)[c] 효과 없음(도달하지 않음)[c] 효과 없음(도달하지 않음)[c]
다른 샘(other glands)	눈물샘(lacrimal glands) 침샘(salivary glands)	분비가 약간 감소[e] 분비량 감소, 진하고 좀 더 끈적이게 함[e]	분비증진 분비량 증가, 묽은 분비물 분비 촉진
심장(heart)		박동수와 수축력 증가; 부교감신경의 효과를 억제하여 심장혈관 이완[e]	심장박동수와 수축력 감소(에너지보존); 심장혈관 수축
허파(lungs)		부교감신경계통의 효과를 억제하여 기관지확장, 분비 감소, 기체교환 극대화	기관지수축(에너지 보존)과 기관지분비 증가
소화기관(digestive tract)		연동운동 억제, 소화관의 혈관축소로 뼈대근육의 혈류원활; 속항문조임근을 수축하여 배변억제	연동운동과 소화액분비 자극 곧창자 수축, 속항문조임근수축을 억제하여 배변유도
간과 쓸개 (liver and gallbladder)		글리코겐을 포도당으로 분해 촉진(증가된 에너지 위해)	글리코겐 생성과 보존 촉진; 담즙분비 증가
비뇨기관(urinary tract)		콩팥혈관의 수축으로 요형성 지연; 방광의 속조임 근수축으로 배뇨억제	방광의 속조임근 수축억제, 방광벽 근육수축으로 배뇨 유발
생식기계통(genital system)		사정과 혈관수축으로 발기완화	바깥생식기관의 발기유발
부신속질 (suprarenal medulla)		아드레날린을 혈중으로 분비	효과 없음(신경분포 없음)

[a]일반적으로 교감신경 자극은 이화작용으로 몸을 투쟁 또는 투쟁반응에 대한 준비 상태로 준비시킨다.

[b]일반적으로 부교감신경 자극은 동화작용으로 에너지를 보존하고 정상 기능을 향상시킨다.

[c]부교감신경의 분포는 머리, 목과 몸공간(생식기의 발기조직 제외)에 제한되며, 몸통벽이나 팔다리에는 부교감신경이 없다. 교감신경섬유는 몸통의 혈관이 있는 모든 곳에 분포한다.

[d]땀샘은 예외적으로 샘 분비가 교감신경으로 자극된다.

[e]심장동맥은 예외적으로 혈관수축이 부교감신경에 의해 자극되고, 샘조직(땀샘 외에 다른)에 대한 교감신경의 자극은 혈관수축의 간접적인 효과이다.

시킴). 심장혈관, 뼈대근육의 혈관, 외부생식기의 혈관에서 교감신경 자극은 혈관을 확장시킨다.

내장감각(visceral sensation)

내장들신경섬유(*visceral afferent fibers*)는 자율신경계통에서 해부학적으로나 기능적으로 중요한 역할을 한다. 우리들은 몸의 내적 환경 조건에 대한 감각정보를 보통 인식하지 못하지만, 이 정보는 중추신경계통에서 통합되어 흔히 내장반사나 몸반사를 유발시킨다. 내장반사는 심장박동수나 호흡수, 혈관저항 같은 기능 변화에 의해 혈압이나 화학반응을 조절한다.

의식수준에 도달한 내장감각은 일반적으로 위치가 뚜렷하지 않은 통증이나 배고픔, 포만감, 메스꺼움 같은 형태로 나타난다. 국소마취하에 있는 환자를 수술하는 외과의사는 감각을 느끼게 하지 않으면서 내장기관을 만지고, 자르고, 묶고, 지지고 할 수 있다. 그러나 다음과 같은 자극은 내장통증을 유발할 수 있다.

- 갑작스런 팽창(sudden distension)
- 경련이나 강한 수축(spasms or strong contractions)
- 화학적 자극(chemical irritants)
- 물리적 자극, 특히 장기가 활동할 때(mechanical stimulation)
- 통증자극에 대한 역치를 낮게 하는 병리적인 상태(특히 허혈, ischemia)

내장기관의 정상적인 활동으로는 보통 아무런 감각을 느끼지 못하지만, 혈액공급이 부족하여 국소적인 빈혈이 생긴 경우에는 통증을 느낄 수 있다. 대부분의 무의식적인 내장반사와 일부 통증은 부교감신경섬유와 동반되는 내장들신경섬유를 통해 전달된다. 대부분 내장의 통증자극(심장과 배안의 대부분 장기에서 유발된)은 교감신경섬유와 동반되는 내장들신경섬유를 통해 중추 쪽으로 전달된다.

핵심정리: 신경계통(The Nervous System)

중추신경계통과 말초신경계통(Central and peripheral nervous systems): 신경계통은 기능적으로 뇌와 척수로 구성된 중추신경계와, 중추신경계 밖의 신경섬유와 세포체로 구성된 말초신경계로 나눌 수 있다. ■ 신경세포는 신경계통의 기능적 단위로 세포체와 가지돌기, 축삭으로 구성되어 있다. ■ 축삭(신경섬유)은 다른 신경세포나 표적기관 또는 근육에 신경자극을 전달하며, 감각신경의 경우는 말초 감각기관에서 중추신경계통으로 신경자극을 전달한다. ■ 신경아교세포는 신경세포가 아니라 신경계통을 지지하는 세포이다. ■ 중추신경계통에서 신경세포체의 집합을 신경핵(nucleus)이라 부르며 말초신경계통에서는 신경절(ganglion)이라 한다. ■ 중추신경계통에서 핵을 연결하는 신경섬유다발을 신경로(tract)라 부르는데, 말초신경계통에서는 결합조직이 신경다발을 묶어주고 혈관(신경속혈관, vasa nervorum)이 동반되어 신경(nerve)을 형성한다. ■ 머리뼈에서 나가는 신경은 뇌신경이고, 척주에서 나가는 신경은 척수신경이다. ■ 일부 뇌신경은 한 종류의 신경섬유로 구성되지만 대부분의 신경은 여러 내장신경이나 몸신경, 또는 감각신경이나 운동신경 등으로 구성된다.

자율신경계통(Autonomic nervous system, ANS): 자율신경계통은 운동신경계통의 일부분으로 몸의 기능을 무의식적으로 조절한다. ■ 연접이전신경섬유와 연접이후신경섬유는 중추신경계통을 민무늬근육, 샘조직, 심장근육같은 말초장기와 연결한다. ■ 연접이전신경섬유의 세포체 위치에 따라 자율신경계통은 교감신경계통과 부교감신경계통으로 나눌 수 있다. ■ 교감신경계통의 연접이전신경섬유의 세포체는 척수의 가슴허리 부분(thoracolumbar spinal cord) 회색질의 중간가쪽신경세포 기둥에만 위치하며 몸의 부위에 따라 구성되어 있다. ■ 교감신경계통의 연접이전섬유는 연접이후교감신경세포의 세포체가 모여 있는 교감신경절에서 끝난다. ■ 교감신경절은 교감신경줄기에 있거나(척추옆신경절, paravertebral ganglion), 배대동맥의 주요 가지가 나오는 뿌리주변(척주앞신경절, prevertebral ganglion)에 위치한다. ■ 부교감신경계통의 연접이전 신경섬유 세포체는 뇌줄기나 척수의 엉치부위 회색질에 위치한다. ■ 부교감신경계통의 연접이후섬유 세포체는 몸통에서는 신경지배를 받는 표적장기의 속 또는 표면에 위치하는 반면에 머리부위에서는 별도의 신경절을 구성한다. ■ 교감신경과 부교감신경계통은 보통 반대되는 작용을 갖지만 서로 조화된 효과를 나타낸다. ■ 교감신경계통은 주로 혈관을 조절하여 응급상황에 대처하도록 한다. ■ 부교감신경계통은 머리, 목 같은 장기나 몸통 공간과 생식기의 받기 조직에 분포하여 주로 몸의 보호나 교감신경계 자극에 반대되는 작용을 한다. ■ 자율적으로 기능하는 독특한 구조와 능력으로 인해, 위장관을 담당하는 연접이후부교감신경 및 다른 신경세포를 포함하는 장신경계(enteric nervous system)는 점점 내장신경계(visceral nervous system)의 분리된 구성 요소로 간주되고 있다. ■ 몸통 공간에 자율신경계통의 섬유를 전달하는 일부 신경은 통증 또는 반사에 대한 신경자극을 유발하는 장기로부터 나온 내장감각신경섬유를 운반한다.

의료영상 기술(Medical Imaging Techniques)

방사선 해부학(radiologic anatomy)은 의학영상기법들을 이용하여 우리 몸의 구조와 기능을 공부하는 학문이다. 이것은 임상해부학의 중요한 한 부분으로 방사선학의 해부학적 기초가 되며, 질병의 진단과 치료에서 방사선에너지를 다루는 의학의 한 분야이다. 방사선사진(X선)에서 정상 구조물을 구분하는 능력은 질병이나 외상에 의해 야기된 구조적 변화를 쉽게 인지할 수 있게 한다. 임상에서 흔히 사용되는 의학영상기술을 익숙하게 사용할 수 있으면 의사들은 선천성 기형, 종양 및 골절 등을 구분할 수 있다. 가장 흔하게 사용되는 의학영상기술은 다음과 같다.

- 일반방사선촬영술(X-ray images)
- 컴퓨터단층촬영술(CT)
- 초음파영상술(US)
- 자기공명영상술(MRI)
- 핵의학영상술(nuclear medicine imaging)

비록 기술이 다르더라도 각 영상은 몸의 조직을 통과하고 반사되는 약한 에너지광선에 의해 만들어지게 된다. 의학영상기술은 살아있는 사람에서 해부학적 구조를 관찰하고 정상 또는 이상 움직임(예: 심장과 위)을 조사할 수 있게 한다.

일반방사선촬영술(Conventional Radiography)

오늘날의 일반 X선 촬영은 비록 필름 대신에 모니터상에서 디지털영상으로 만들어지지만 임상적으로는 **단순필름관찰**(*plain film study*)이라 부른다(그림 1.49). 방사선검사에서는 투과력이 강한 X선이 환자의 몸을 투과하면서 여러 조직들의 서로 다른 밀도(비교적 밝거나 어두운 부분)의 영상이 필름이나 모니터상에 나타내게 된다(그림 1.50). 몸에서 밀도가 높은 조직(치밀뼈)이나 장기는 덜 치밀한 조직(해면뼈)에 비해 좀 더 많은 X선을 흡수하거나 한다. 그 결과 치밀한 조직이나 장기는 X선 필름에 좀 더 희게 나타나는데 이유는 X선이 필름이나 탐지기에 거의 도달하지 않기 때문이다. 치밀한 물질은 **방사선비투과성**(*radiopaque*)인 반면, 덜 치밀한 부분은 **방사선투과성**(*radiolucent*)이 높다.

그림자를 만드는 데 적용되는 원리가 일반 방사선 촬영에 적용된다. 벽에 손 그림자를 만들 때 손을 벽에 가까이 가져갈수록 그림자는 선명해지고 벽에서 멀어질수록(광원에 더 가까이 갈수록) 그림자는 커진다. 방사선사진은 환자의 몸을 X선 필름이나 탐지기에 가

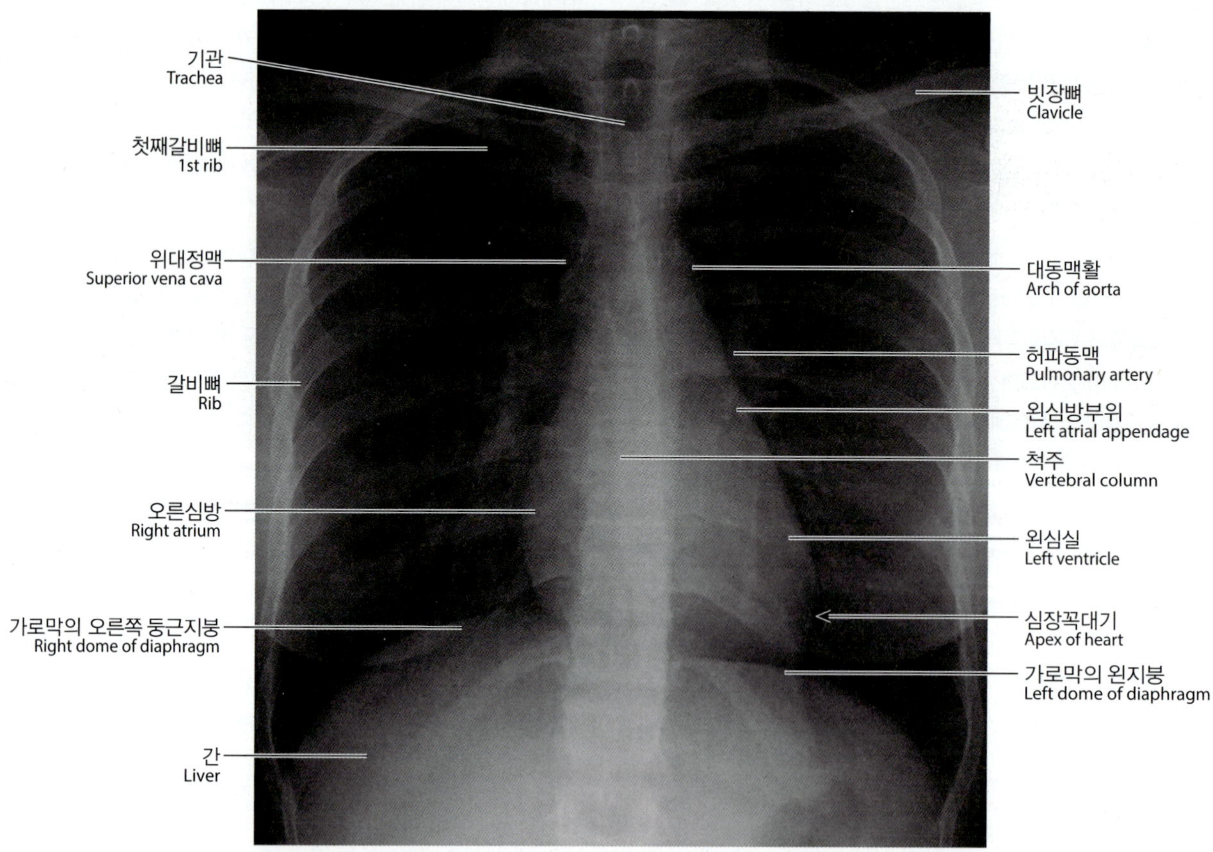

그림 1.49. 흉부(가슴) 방사선사진. 사진에서 뼈대구조는 좀 더 하얗게 보이고, 허파와 기관의 공기구조는 좀더 어둡게 보이며, 연부조직은 중간 정도이다. 가로막의 오른쪽 돔구조는 간보다 위에 위치하고 왼쪽 돔구조는 심장꼭대기의 아래에 위치한다.

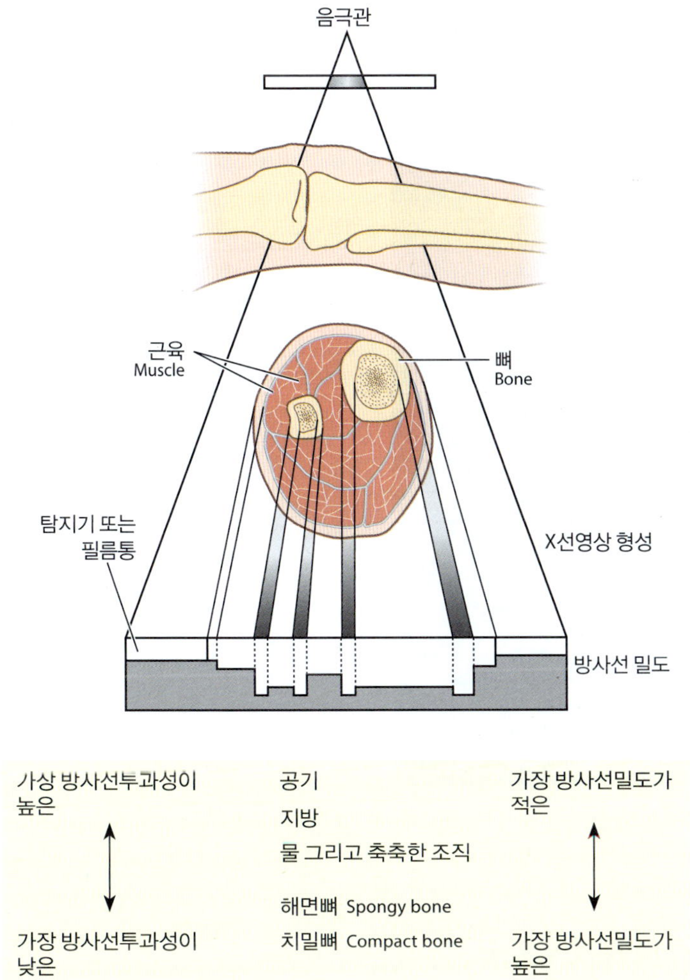

그림 1.50. 방사선영상 형성의 원리. 몸을 통과하는 방사선은 조직의 두께와 밀도에 따라 방사선의 강도가 다양해진다. 방사선은 구조물에 의해 빛이 흡수 또는 반사되어 필름이나 검출기에 반응을 나타낸다.

까이 두어 영상의 선명도는 증가시키고 영상확대에 따른 인공산물을 적게 만든다. 기본적인 방사선 용어에서 **후전방향촬영**[*postero-anterior (PA) projection*; 그림 1.51A]사진은 방사선이 환자 등 뒤에서 앞으로 투과되므로, X선관이 환자의 뒤쪽에 위치하고 방사선 필름은 환자의 앞에 위치하는 것이다. **전후방향촬영**[*anteroposterior (AP) projection*] 사진은 그 반대이다. X선 빔이 후방에서 전방으로(*PA* 투영) 또는 전방에서 후방으로(*AP* 투영) 신체를 횡단했는지 여부에도 불구하고, 대부분의 신체 방사선 사진은 환자가 당신을 바라보고 있는 것처럼 보여 전후방 영상[*anteroposterior (AP) view*]이라고 하며, 간단하게 "전방 영상(Anterior View)"이라고 한다. 그림 1.49와 같이 PA 가슴 방사선사진을 보면, 환자의 오른쪽은 검사자에서 보면 왼쪽이 되지만, AP 가슴 방사선사진에서는 환자와 검사자 쪽이 동일하다. 손목, 손, 발의 경우, 방사선사진은 마치 손목, 손 또는 발을 보고 있는 것처럼 보인다. 측면 방사선영상에서는 필름이나 탐지기에 가까이 놓인 부분을 방사선비투과성 글자로 R 또는 L자로 나타내게 되며, 영상은 방사선이 투사된 같은 방향으로부터 보이게

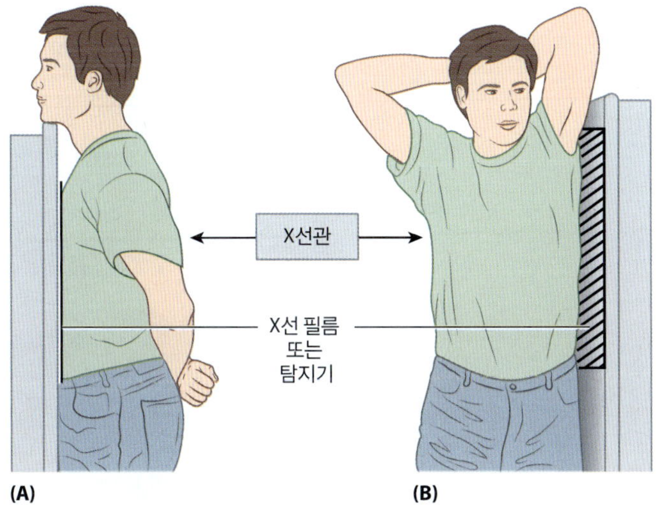

그림 1.51. 방사선사진 촬영 시 환자의 가슴방향. A. 후전방투영 방사선사진 촬영 시 방사선은 환자의 뒤에서 앞쪽으로 가슴을 통과하여 X선 필름이나 검출기에 도달하게 된다. **B.** 측면투영 방사선 촬영 시 방사선은 환자의 한쪽 측면에서 가슴을 통과하여 반대편에 있는 X선 필름에 도달하게 된다.

된다(그림 1.51B).

조영제(요오드나 바륨 같은 방사선비투과성 액체)의 사용은 일반 필름에서는 잘 보이지 않는 공간이 있는 장기나 혈관성 장기, 그리고 소화관, 혈관, 콩팥, 관절공간, 거미막공간 같은 잠재성 또는 실제 공간의 관찰을 가능하게 한다(그림 1.52). 대부분의 방사선검사는 서로 직각을 이루는 적어도 2개의 다른 방향에서 촬영을 한다. 각 방사선영상은 삼차원 구조를 평면으로 나타내어 X선이 구조물들을 순차적으로 통과하여 서로 중첩되어 나타나기 때문이다. 그러므로 비정상적인 구조를 정확하게 찾고 정확한 위치를 확인하는 데는 하나 이상의 촬영단면이 필요하다.

컴퓨터단층촬영술(Computed Tomography, CT)

컴퓨터단층촬영술은 횡단면의 해부학적 절단면과 비슷한 몸의 방사선영상을 보여준다(그림 1.53). 이 기술에서는 X선관과 탐지기가 몸의 축을 중심으로 돌면서 X선이 몸을 통과한다. 방사상으로 흡수된 에너지가 여러 번 중복적으로 컴퓨터에 기록되어 선택된 면에 대한 각 용적(3D 화소, *voxel*)의 방사능밀도를 결정한다. 각 3D 화소의 방사능밀도(흡수된 방사능의 양)가 각 구조물에서 물, 지방, 뼈의 양을 결정하면 컴퓨터는 각 3D 화소를 평면영상으로 모니터에 보여주거나 출력한다. CT 영상은 일반 방사선영상과 유사하여 X선의 흡수가 많은 부분(예: 뼈)은 비교적 흰색으로 보이며, 흡수가 적은 곳은 검정으로 나타난다(그림 1.53). 수평면 CT 및 MRI(axial CT 및 MRI; 다음 절 참조) 이미지는 항상 바로누운자세(앙와위, supine) 환자의 발에 서 있는 것처럼 보인다—즉, 아래에서 보는 것처럼 보인다(from an inferior view). 이마면 CT 및 MR(coronal CT and MR) 이미지는 환자가 당신을 마주보고 있는 것처럼 보인다. 시상면 CT

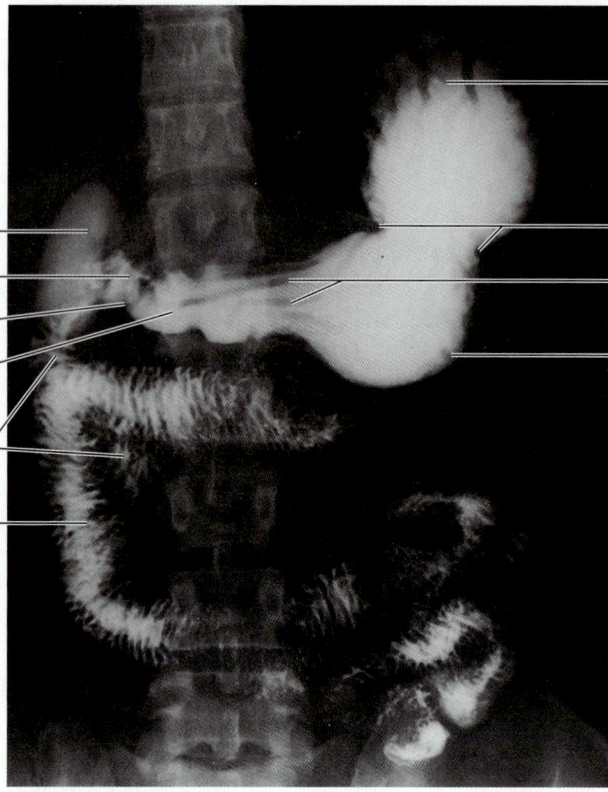

그림 1.52. 위, 작은창자, 쓸개주머니의 방사선사진. 위점막주름을 관찰하시오. 또한 위내용물을 쓸개주머니 가까이에 있는 샘창자 쪽으로 이동시키는 연동운동을 관찰하시오.

및 MRI(sagittal CT and MRI) 이미지는 보통 환자의 왼쪽에 서 있는 것처럼 보인다.

초음파영상술(Ultrasonography)

초음파영상술은 조직에서 반사되는 초음파의 반사파를 기록함으로써 몸의 얕은 또는 깊은 구조물을 보여주는 기술이다(그림 1.54). 초음파영상술은 CT나 MRI보다 비교적 시술가격이 저렴하고 기계가 운반 가능해서 진찰실이나 병실 또는 수술대에서도 검사를 시행할 수 있다. 피부에 접촉하는 탐촉자(transducer)에 의해 고주파의 음파가 발생되어 몸을 통과하면 물렁조직이나 뼈와 같이 서로 특성이 다른 조직의 경계면에서 반사가 일어난다. 이때 몸에서 나오는 반사파는 탐촉자로 다시 들어가 전기적 에너지로 바뀌게 된다. 이 전기적 신호들이 모니터에 단면영상(cross-sectional image)으로 기록되고 표시되는데 정지 영상으로 기록하거나 실시간으로 보면서 비디오테이프에 녹화도 가능하다.

초음파영상술의 큰 장점은 실시간 영상을 만들 수 있어서 혈관내 혈류의 흐름과 구조물의 움직임 등을 직접 볼 수 있다는 것이다. **도플러(*Doppler*) 초음파영상술**에서는 발생된 초음파와 반사파의 주파수 변화를 이용하여 움직이는 물체의 속도를 측정할 수 있다. 이 기술은 **도플러효과(*Doppler effect*)**의 원리에 기초를 두고 있어서 혈관속 혈류를 색으로 나타낼 수도 있고, 이차원적인 단면영상에 중첩시켜 표시할 수도 있다.

배 표면에서 골반장기를 검사할 때 보통 방광은 완전히 팽창되어 있어야 한다. 소변은 음파를 전달하는 "음파의 창(acoustic window)" 역할을 하여 방광 뒤에 있는 골반 장기를 관찰할 수 있게 한다. 방광이 팽창되면 가스가 차 있는 소화관은 골반 밖에서 관찰된다. 질을 통한 초음파검사(transvaginal sonography)에서는 탐촉자를 관찰하고자 하는 장기(예: 난소)에 가까이 위치시켜 음파를 흡수하거나 반사하는 지방과 가스를 피할 수 있게 한다. 뼈는 거의 모든 초음파를 반사하는 반면에 공기는 거의 전달하지 않아 중추신경계와 공기가 차 있는 성인의 폐는 초음파로 관찰하지 않는다.

산과학 분야에서 초음파검사가 흔히 사용되는 것은 방사능을 사용하지 않는 비침습적인 방법으로, 자궁내임신(intrauterine pregnancy)과 자궁외임신(ectopic pregnancy)인지, 배아나 태아가 살아 있는지 등 임신과 관련된 유용한 정보를 얻을 수 있기 때문이다. 이 방법은 오늘날 배아(embryo)나 태아(fetus)의 성장과 발달을 평가하는 기본 검사가 되고 있다.

자기공명영상술(Magnetic Resonance Imaging, MRI)

자기공명영상(magnetic resonance imaging, MRI)은 CT 촬영과 유사한 몸의 영상을 보여주지만 조직 감별능력이 더 우수하다. MRI는 특히 뇌 같은 장기에서 해부학적 단면과 아주 유사한 영상을 보

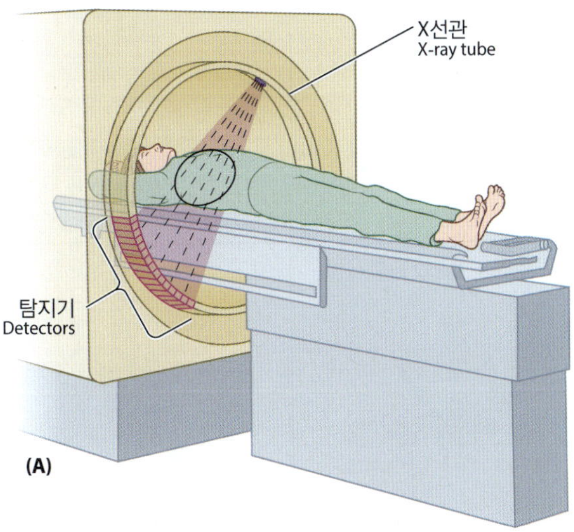

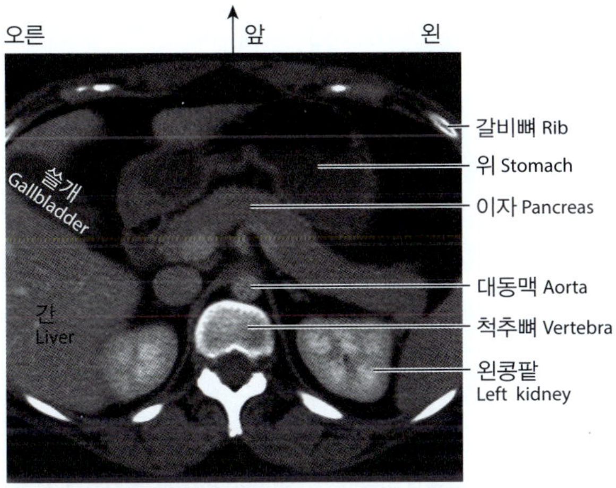

(B) 배의 윗부분의 가로CT 영상

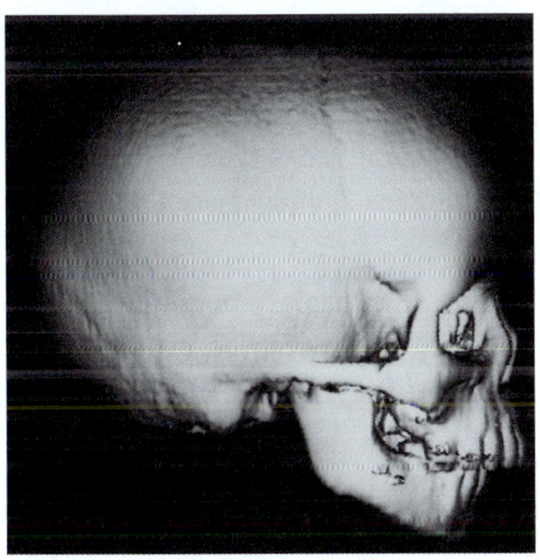

(C) 3세 어린이의 머리뼈의 CT 영상의 3차원적 재구축 (오른쪽 가쪽 모습)

그림 1.53. 컴퓨터단층촬영기술. A. X선 튜브는 컴퓨터단층촬영기 내에서 환자주위를 회전하면서 X선을 부채 모양으로 다양한 각도에서 촬영한다. 몸의 반대방향에 있는 방사선 검출기는 환자 몸을 통과한 방사선의 양을 측정한다. **B.** 컴퓨터가 여러 장의 단층영상을 재구성하면 컴퓨터단층촬영 영상이 만들어진다. 단층촬영 영상은 환자의 배가 위를 향하는 자세에서 촬영자가 환자의 발쪽에 서서 보는 모습으로 나타난다. **C.** 2D "슬라이스"뿐만 아니라 컴퓨터가 스캔하여 3D 재구성 이미지를 생성할 수 있다.

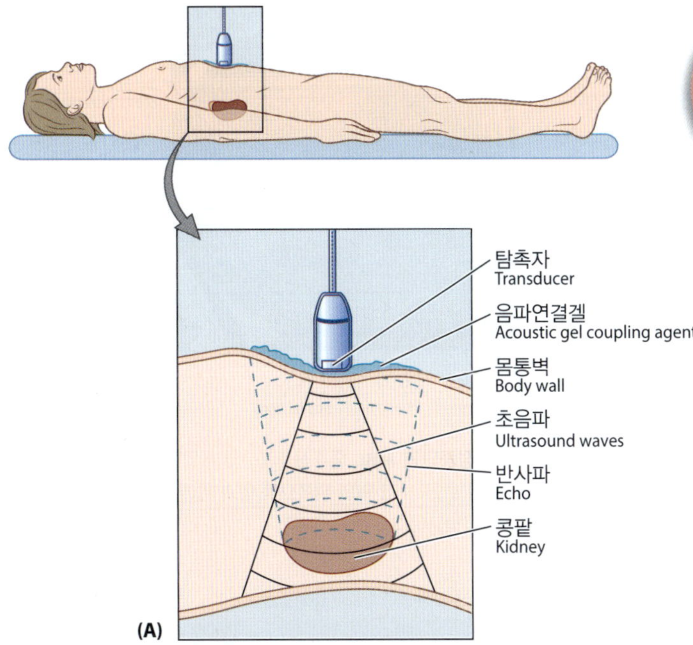

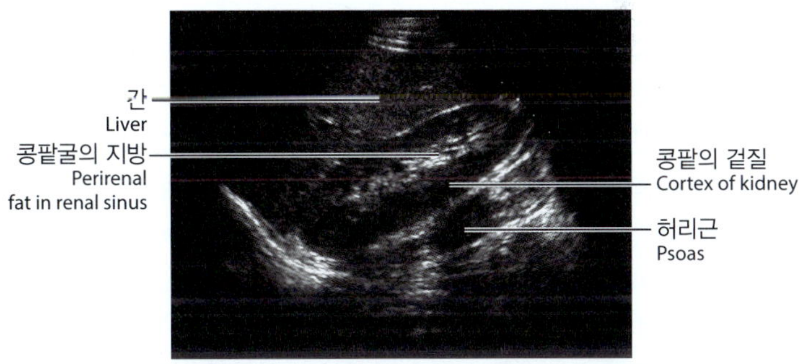

(B)

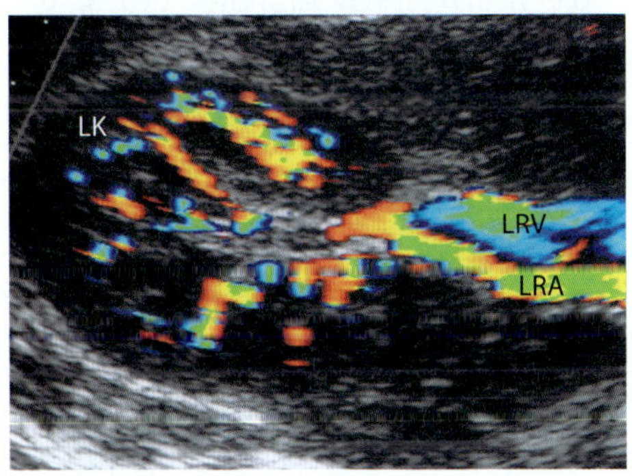

(C) 도플러 초음파의 가로영상

그림 1.54. 배의 윗부분의 초음파 이미지를 생성하는 기법. A. 이미지는 초음파의 다른 밀도의 배 구조에 대한 초음파 반사에 의한 것이다. **B.** 오른쪽 콩팥의 이미지는 모니터에 표시된다. **C.** 도플러 초음파(Doppler US)는 콩팥으로 들어오고 나가는 혈류를 보여준다. *LK*, 왼콩팥; *LRA*, 왼콩팥동맥; *LRV*, 왼콩팥정맥.

여준다(그림 1.55). 사람을 강한 자기장이 걸려 있는 스캐너 안에 두고, 몸을 전자기파로 진동시킨 다음 환자의 조직에서 나오는 신호를 컴퓨터에 저장하여 몸의 각 부분을 다양한 영상으로 재구성하는 것이다. 생성된 영상의 조직모습은 전자기파의 조절방식에 따라 달라

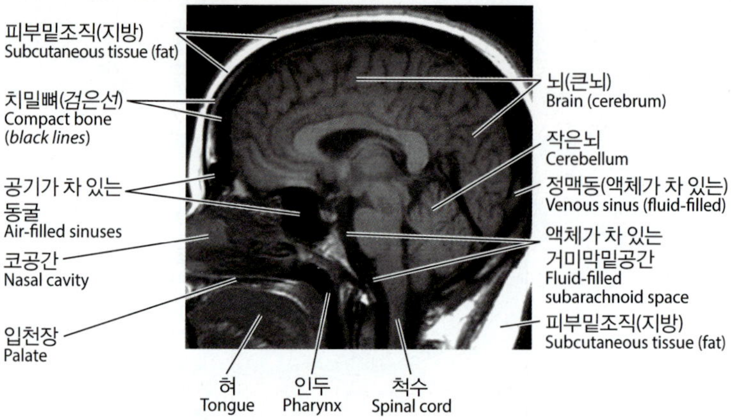

그림 1.55. 머리부분의 정중단면 MRI. 중추신경계통의 세밀한 구조와 코와 입안 그리고 목에 있는 구조물들이 보인다. 코 안의 위쪽으로 앞과 뒤에 검게 보이는 부분은 공기가 들어 있는 이마굴과 나비굴이다.

질 수 있다.

둘러싸고 있는 자기장에 의해 정렬된 조직 내 자유 양성자(free proton)는 전자기파에 의해 흥분상태가 된다. 양성자가 뒤로 튀면 미세한 에너지 신호가 방출된다. 지방과 물같이 양성자의 밀도가 높은 조직은 양성자의 밀도가 낮은 조직에 비해 많은 신호를 방출한다. 조직에서 발생되는 신호는 몸의 특정 부위에서 양성자의 세 가지 속성에 기초한다. 이들을 T1, T2 이완 그리고 양성자 밀도(proton density)라고 부른다. 비록 액체는 높은 밀도의 자유 양성자를 가지고 있더라도 혈액처럼 움직이는 액체의 자유 양성자는 튀어서 신호를 발생시키기 전에는 흥분되지 않은 양자로 대치된다. 그 결과 움직이는 액체는 T1 영상에서 검은색으로 나타난다.

MRI 스캐너와 연결된 컴퓨터는 얻어진 데이터로부터 가로면, 정중면, 시상면, 이마면 또는 임의 경사면의 조직단면을 재구성할 수 있다. 얻어진 데이터로 삼차원 구조도 재구성할 수 있다. MRI 스캐너는 전리 방사선(ionizing radiation)을 사용하지 않고도 물렁조직에 대한 선명한 영상을 만들 수 있다. 장시간 스캐닝을 하는 동안 환자가 움직이면 초창기 스캐너에서는 문제점이 발생되었으나 최근에는 빠른 스캐너를 사용하기 때문에 심장과 혈류 같은 움직이는 구조물까지도 실시간으로 관찰할 수 있게 되었다.

핵의학영상술(Nuclear Medicine Imaging)

핵의학영상기법은 몸에 주입한 미량의 방사성 물질에 대해 분포와 농도 정보를 제공한다. 핵의학검사는 소량의 방사성물질을 정맥주사한 후 특정 장기의 영상을 얻는다. 방사성핵종(radionuclide)은 해당

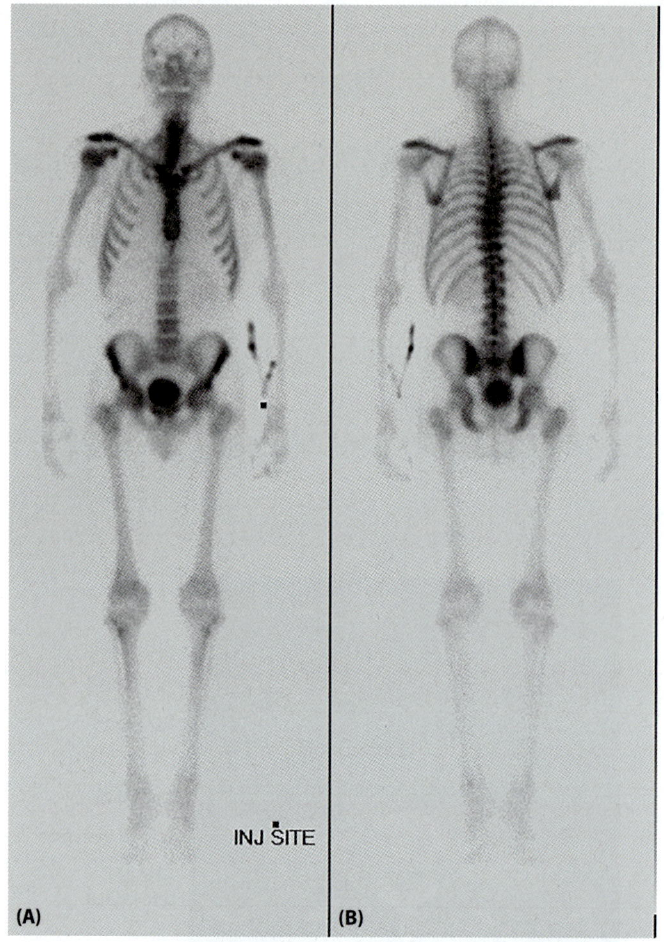

그림 1.56. 평면신티그램촬영법(planar scintigraphy)을 이용하여 몸의 앞부위(A), 뒤부위(B)의 뼈스캔. 이러한 핵의학영상은 몸전체 혹은 단면으로 볼 수 있다. 방사성물질을 정맥에 주사하여 영상을 얻기도 하며, 어떠한 물질은 정맥벽에 붙어 있을 수 있다.

장기에서 선택적으로 흡수되는 혼합물에 표지되어서, 예를 들면 뼈에는 technetium-99m methylene diphosphonate (^{99m}Tc-MDP)가 사용된다(그림 1.56).

양전자단층촬영(positron emission tomography, PET)은 지극히 짧은 반감기를 가진 시클로트론(cyclotron)의 동위원소를 사용하여 양전자를 방출한다. PET 스캐닝은 뇌와 같은 장기의 생리적인 기능을 활동성에 근거하여 평가하기 위해 사용된다. 뇌활동이 증가된 부위에 서는 주입된 동위원소가 선택적으로 흡수된다. 영상은 전체를 볼 수도 있고 단면을 볼 수도 있다. 단일양전자단층촬영술(single-photon emission computerized tomography, SPECT)도 유사하지만 오랫동안 작용하는 동위원소를 사용할 수 있으므로 비용이 저렴한 반면, 시간이 많이 걸리고 해상력이 낮다.

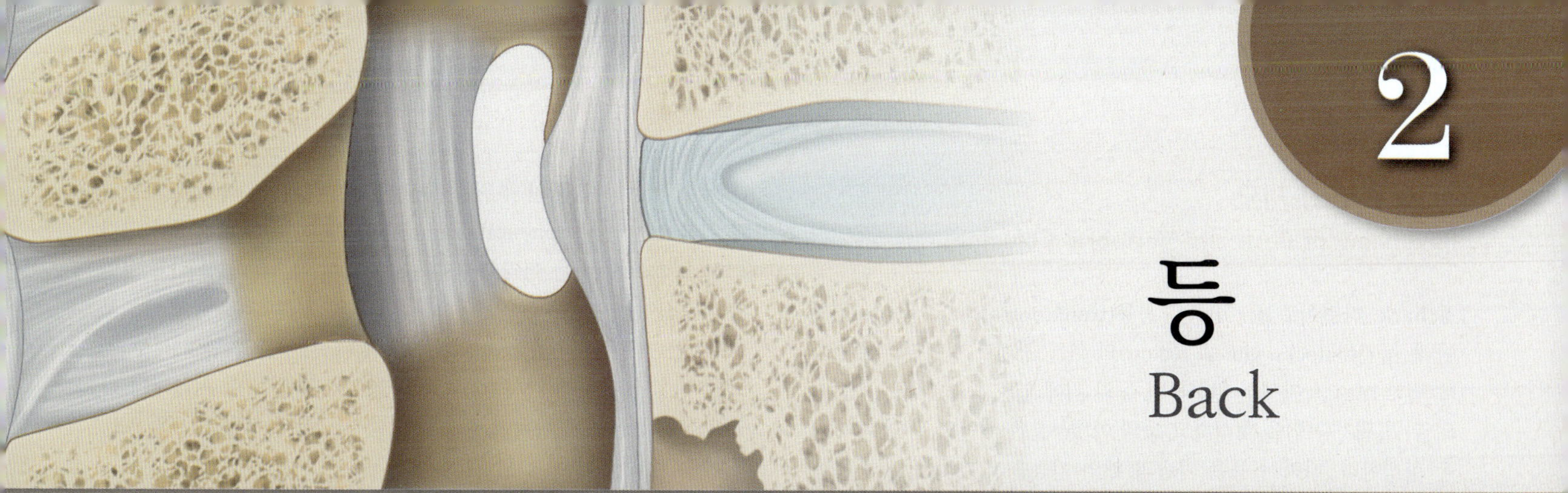

2 등 Back

경상국립대학교 의과대학 해부학교실 **노 구 섭**

임상적용 아이콘

해부학적 변이 | 진단과정 | 인체 발달과정 | 수술과정 | 외상 | 병리학

등과 척주의 개요 (Overview of Back and Vertebral Column)

등(**back**; 라틴어로 *dorsum*)은 몸통(trunk, torso)의 뒤, 목(neck)의 아래, 볼기(butocks, gluteal region)의 위를 경계로 형성된 부위이다(그림 2.1A~C). 자세히 말하자면 등의 위에 있는 중심부위는 가슴안의 뒤벽(뒤가슴벽)을 형성하고 등의 아랫부분은 배안의 뒤벽(뒤배벽)을 형성한다. 따라서 등은 가슴과 배의 기능을 평가하는 데 중요한 부위이다. 등에 있는 뼈를 기준으로 등은 해부학적으로 5개의 좌우 부위(**허리**, **어깨**, **어깨위**, **어깨사이**, 그리고 **어깨아래부위**)와 2개의 정중부위(**척추**와 **엉치부위**)로 구분한다(그림 2.1A). 어깨뼈(*scapulae*)는 등에 존재하지만 팔다리이음뼈의 팔부위를 구성하는 뼈다. 어깨뼈와 관련 부위의 해부학은 위팔에서 설명하고(제3장, 팔 참조), 몸통의 허리가쪽부위는 앞가쪽몸통벽에서 설명한다(제5장, 배 참조). 이 장에서는 척추와 엉치부위를 중심으로 설명한다. 척주와 어깨뼈는 척추기준선의 연장선을 긋는 기준이 된다(그림 2.1B).

피부와 근막아래의 등은 외인성등근육(extrinsic back muscle)인 위팔근육층으로 덮혀 있고 이 근육들은 위팔을 고정하고 움직이는 데 주로 관여한다(그림 2.1C, D). 이 근육층 아래는 있는 갈비뼈각안쪽의 내인성(intrinsic)등근육은 축뼈대의 자세유지 또는 움직임에 관여한다.

등의 뼈대는 갈비뼈각의 안쪽부위인 갈비뼈 뒷부분과 **척주**(**vertebral column**, spine, backbone)를 형성하는 척추뼈와 척추사이원반으로 구성된다(그림 2.1E와 2.2A~D). 머리뼈(cranium), 척주, 갈비뼈, 복장뼈와 관절하는 **축뼈대**(*axial skeleton*)의 주요부위인 목과 등의 뼈대를 척주라고 한다(그림 2.2.D). 척추뼈와 갈비뼈를 순서대로 만질 수 있는 특징적인 부위는 중요한 몸안 장기의 높이를 가늠하기 위한 이학적검사(physical examination)를 하는 데 유용하다(그림 2.1E; 표 2.1). 척주는 머리뼈에서부터 꼬리뼈 끝까지 연장된다. 성인의 척주길이는 72~75 cm이며, 이 길이의 약 1/4은 척추뼈를 나누고 결합하는 척추사이원반들에 의해 형성된다. 대부분의 힘이 척주 앞에 몰려 있기 때문에 가시돌기와 가로돌기와 같은 강한 지레대에 다수의 강한 근육이 부착되어 척주의 뒤를 지탱한다(그림 2.1D와 2.3). 척주의 기능은 다음과 같다.

- 척수(spinal cord)와 척주를 통해 나오는 척수의 척수신경(spinal nerve)을 감싸고 보호한다.
- 골반높이 윗부분의 체중을 지탱한다(그림 2.1E와 2,2D).
- 부분적으로 몸통의 단단하고 유연한 축과 머리가 놓여 회전할 수 있는 축의 지지대를 제공한다.
- 자세(posture)와 한 장소에서 다른 장소로의 이동하는 **보행**(*locomotion*)에 중요한 역할을 한다.

척추뼈(Vertebrae)

성인의 척주는 전형적으로 5개 부위의 33개 척추뼈로 목(척추)뼈(목뼈, cervical vertebrae) 7개, 등(척추)뼈(등뼈, thoracic vertebrae) 12개, 허리(척추)뼈(허리뼈, lumbar vertebrae) 5개, 엉치(척추)뼈(엉치뼈, sacral vertebrae) 5개, 그리고 4개의 꼬리(척추)뼈(꼬리뼈, coccygeal vertebrae)로 구성되어 있다(그림 2.2A~D). 중요한 운동은 단지 상위 25개 척추뼈에서만 일어난다. 성인에서는 아래 9개 척추뼈 중 5개의 엉치뼈는 서로 융합되어 하나의 **엉치뼈**(*sacrum*)를 형성하며, 약 30세 이후에는 4개의 꼬리뼈도 융합되어 하나의 **꼬리뼈**(*coccyx*)

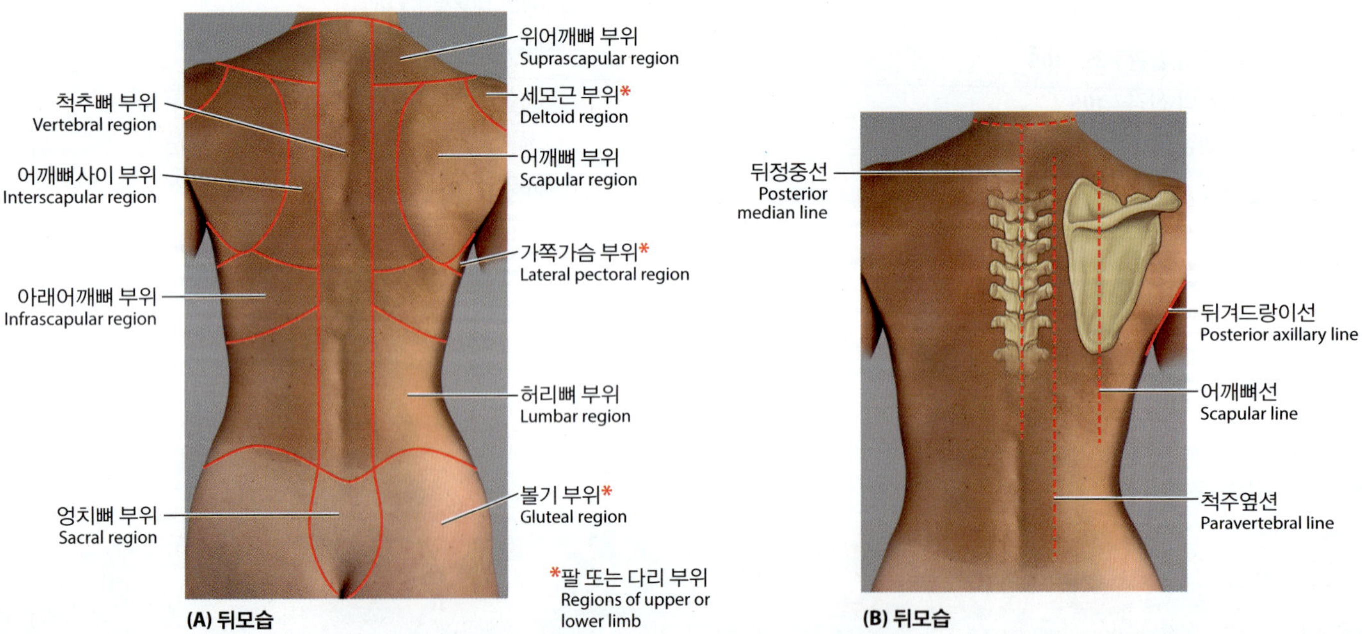

그림 2.1. **등의 해부학. A.** 등부위. **B.** 등의 기준선.

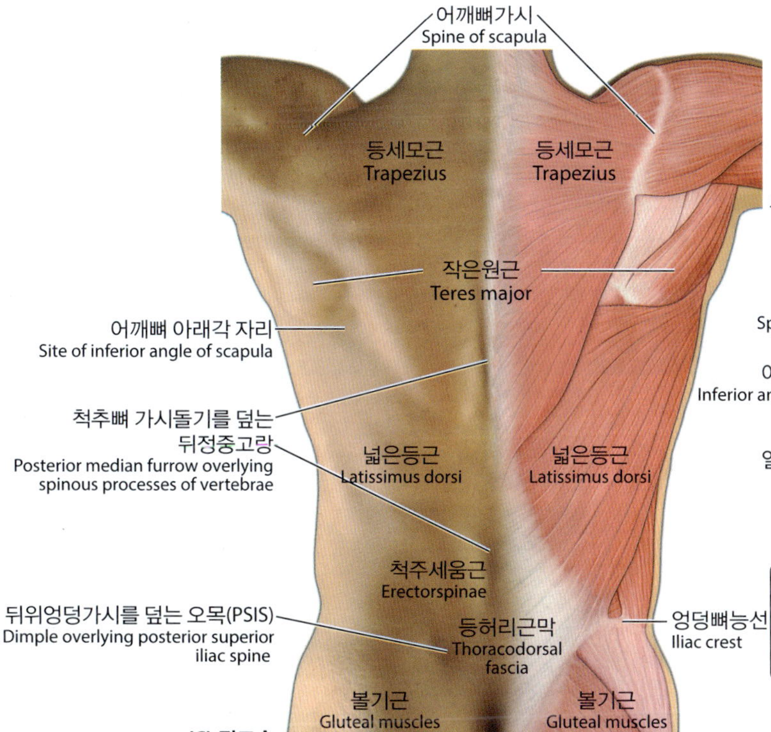

(C) 뒤모습

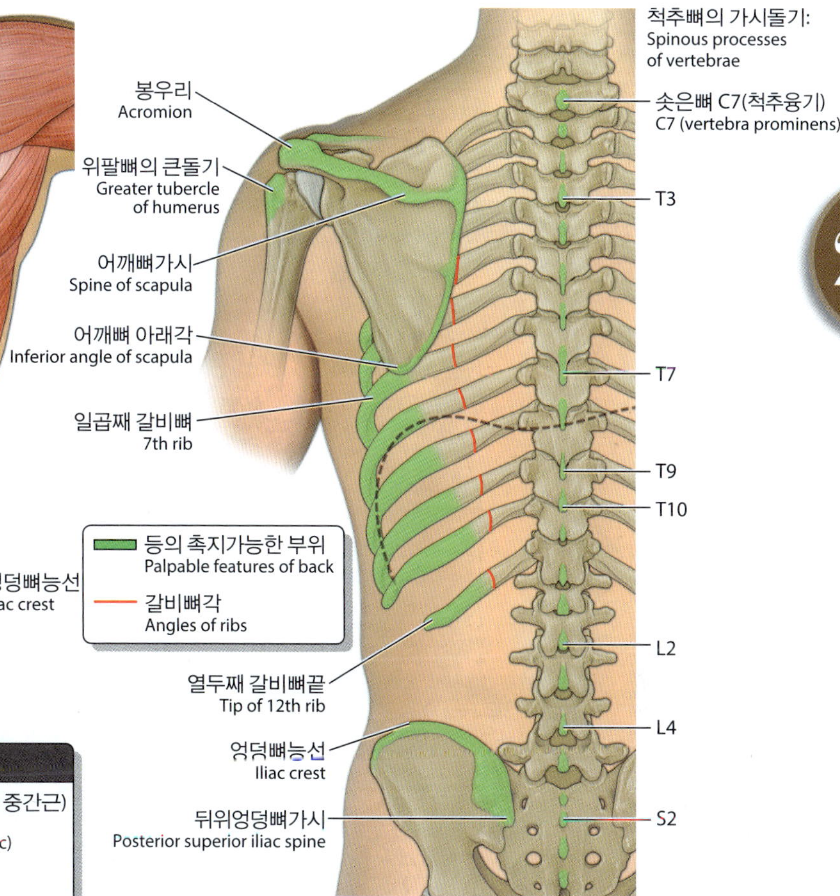

(E) 뒤모습

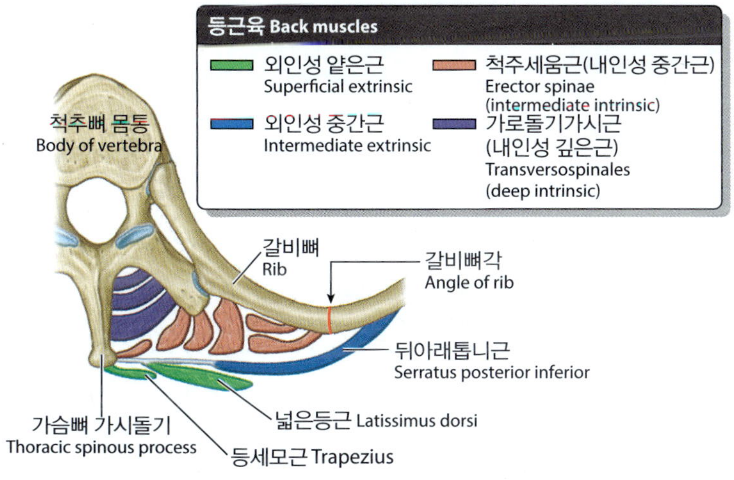

(D) 가로절단면 모식도

그림 2.1. **(계속) C.** 등의 표면해부학. 근육이 잘 발달된 날씬한 사람에서는 위팔을 지지하는 외인성등근육이 잘 보인다. **D.** 외인성등근육과 내인성등근육이 층별로 잘 배열된 모습. 내인성등근육들은 갈비뼈각(angle of rib)의 안쪽부위에 위치한다. **E.** 등의 뼈대. 갈비뼈의 뒤부위와 연결된 척주와 척추사이원반의 중심부위는 등의 축뼈대(axial skeleton)를 구성한다. 일반적으로 촉지할 수 있는 부위는 녹색으로 표시하였다. 어깨뼈는 등에 위치하지만 팔다리이음뼈의 팔부위를 구성하는 뼈다.

표 2.1. 촉지할 수 있는 등의 표지점과 중요한 깊은 구조물과의 관계

촉지가능한 표지점(landmark)	가시돌기	중요한 깊은 구조물
솟을척추뼈(vertebra prominens)	C7	폐의 꼭대기, 갑상샘연결(thyroid isthmus)
어깨뼈가시(spine of scapula)	T3	위대정맥(superior vena cava)의 형성
	T4	T4–T5 척추사이원반; 가로가슴단면(교차하는 것: 복장뼈각, 대동맥궁, 기관갈림, 활꼴정맥궁)
어깨뼈 아래각(inferior angle of scapula)	T7	앞가슴벽의 젖꼭지(nipple)높이
	T9–T10	가로막의 중심힘줄; 폐의 바닥
열두째갈비뼈끝(tips of 12th rib)	L2	척수의 아래끝
엉덩뼈능선(iliac crest)	L4	대동맥 갈림; 넷째와 다섯째허리뼈사이에 주로 사용되는 허리천자(lumbar puncture)의 부위
뒤위엉덩뼈가시부위의 오목(dimple covering posterior superior iliac spine)	S2	경막주머니/거미막아래공간의 아래확장

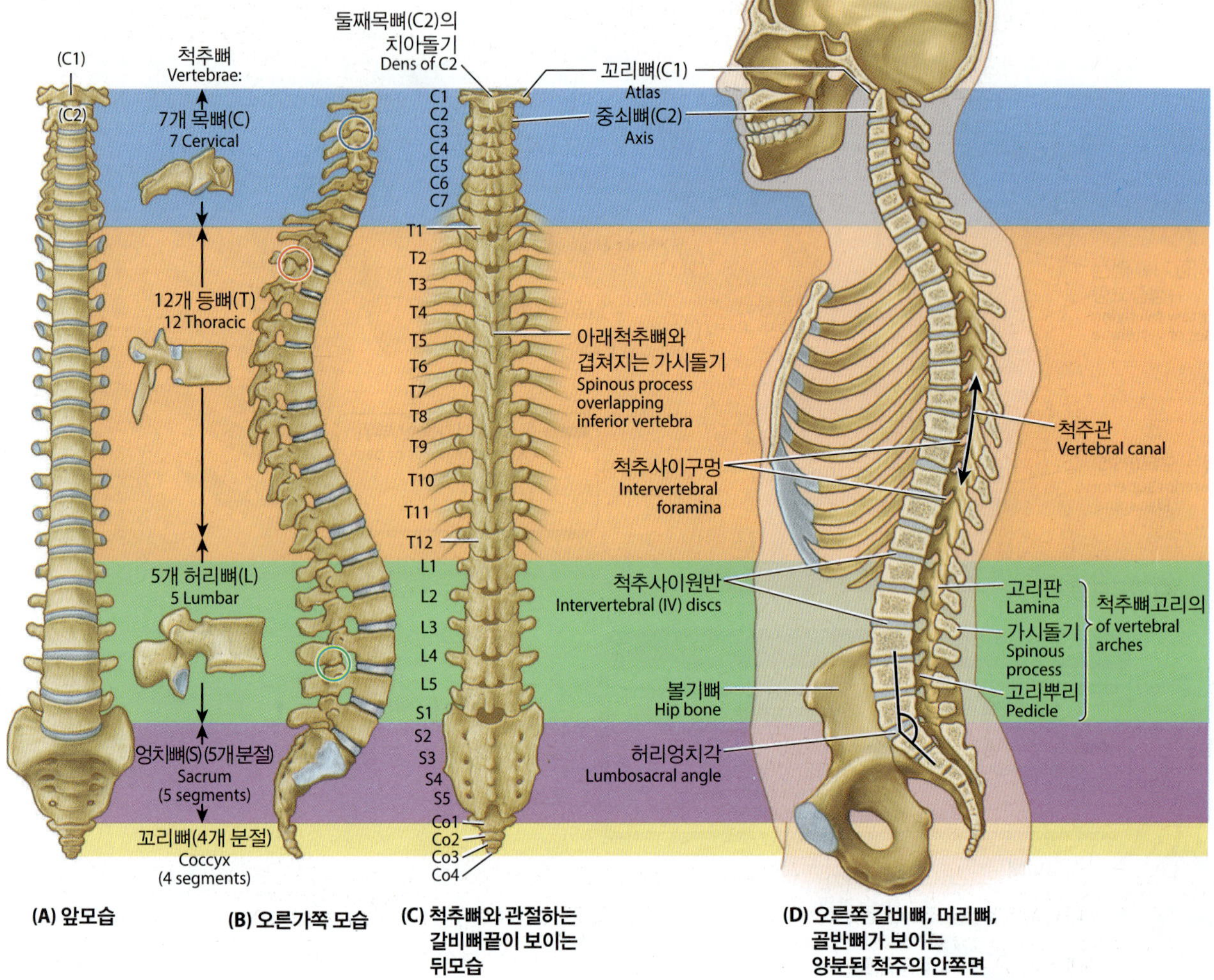

그림 2.2. 척주와 척주의 5부위. A와 B. 척주의 앞모습과 가쪽 모습으로 운동성이 있는 목뼈, 등뼈, 허리뼈를 포함한 전형적인 각각의 척추뼈를 보여준다. 연속되고 무게를 지탱하는 척추뼈몸통과 척추사이원반은 척주가 내려갈수록 크기가 증가한다. 각 부위의 "○"는 대표적인 돌기사이관절(zygapophysial joint)을 나타낸다. **C.** 갈비뼈의 척추뼈끝(vertebral end)이 보이는 뒤모습으로 등의 뼈대를 전체적으로 보여준다. **D.** 축뼈대와 골반이 반으로 절단된 척주에서는 척주관(vertebral canal)이 관찰된다. **B**에 보이는 척추사이구멍(intervertebral foramina)은 척수신경이 척주관을 빠져나오는 척주 가쪽벽의 출구이다.

를 형성한다. 허리엉치각(*lumbosacral angle*)은 세로축인 척주의 허리뼈와 엉치뼈의 결합에 의해 형성된다(그림 2.2D). 척주가 엉치뼈 쪽으로 내려오면서 척추뼈는 점차 커지고, 그 후 꼬리뼈의 꼭지 쪽으로 점차 작아진다(그림 2.2A~D). 이러한 크기의 변화는 척주가 아래쪽으로 내려올수록 증가하는 몸무게를 연속되는 척추뼈가 지탱해야 한다는 사실과 관련이 있다. 척추뼈는 엉치뼈 바로 위에서 최대 크기에 달하며, 엉치뼈는 몸무게를 엉치엉덩관절(sacroiliac joint)에서 다리이음뼈(pelvic girdle)로 전달한다.

척주는 탄력성이 있는 척추사이원반들에 의해 서로 분리된 **척추뼈(vertebrae**; 단수 = **vertebra)**라는 비교적 작은 많은 뼈들로 구성되어 있어 유연하다(그림 2.2D). 25개의 목뼈, 등뼈, 허리뼈, 첫째엉치뼈사의 관절들은 척주의 유연성을 도와주고 조절하는 **윤활 돌기사이관절**[*zygapophysial* (*facet*) *joint*]이다(그림 2.5C 참조). 비록 두 인접 척추뼈간 움직임은 작지만, 척추뼈와 척추사이원반은 서로 어우러져 매우 유연하면서도 강직한 기둥을 만들어 척수를 둘러싸서 보호한다.

척추뼈의 구조와 기능
(Structure and function of vertebrae)

척추뼈는 부위에 따라 크기와 특징들이 서로 다르며, 같은 부위에서도 조금은 서로 다르지만 기본 구조는 비슷하다. **전형적인 척추뼈(typical vertebra**; 그림 2.3)는 하나의 척추뼈몸통, 하나의 척추뼈고

리, 7개의 돌기로 구성된다.[1]

척추뼈몸통(vertebral body)은 보다 크고, 거의 원통형이며, 척추뼈의 앞부위를 형성하며 척주에 힘을 부여하고 몸무게를 지탱한다. 척추뼈몸통의 크기는 척주가 아래로 내려가면서, 특히 넷째등뼈(T4) 이하에서 눈에 띄게 커지며, 점차 더 큰 몸무게를 지탱한다.

척추뼈몸통은 얇은 바깥층인 치밀뼈(compact bone)로 둘러싸인 혈관성 **해면뼈**(잔기둥뼈, *trabecular bone*, spongy bone, cancellous bone)로 구성된다(그림 2.4). 해면뼈는 짧은 수평잔기둥과 서로 교차하는 긴 수직 잔기둥으로 주로 이루어진 그물망이다. 잔기둥뼈 사이공간은 적색골수(red bone marrow)가 차지하며, 이는 성인에게서 가장 활발한 조혈(hematopoietic, blood-forming)조직에 속한다. 척추뼈몸통의 뒤표면에 있는 하나 또는 다수의 큰 구멍은 골수를 배출하는 척추뼈몸통정맥(basivertebral vein)이 지나는 공간이 위치한다 (그림 2.30 참조).

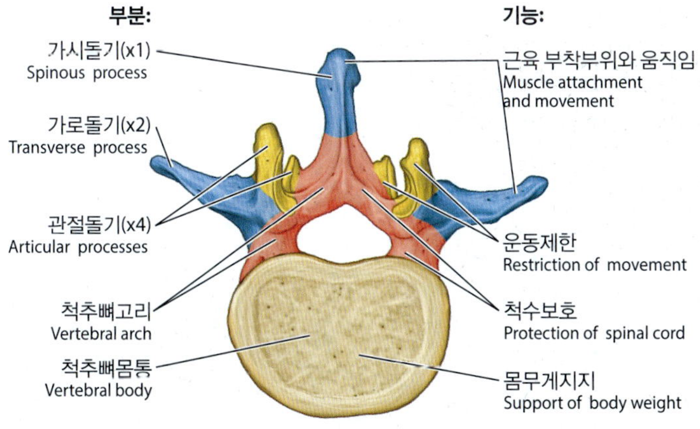

그림 2.3. 전형적인 둘째허리뼈의 기능적인 구성성분. 척추뼈몸통(뼈색), 척추뼈고리(*붉은색*), 7개의 돌기는 근육부착점과 지레대작용을 위한 3개의 돌기(*파란색*)와 위아래 척추뼈와 윤활관절하는 4개의 관절돌기(*노란색*)로 구성.

살아 있을 때 척추뼈몸통의 대부분 위와 아랫면은 유리연골원반[hyaline cartilage: 척추뼈 '끝판'(*vertebral end plates*)]으로 덮여 있는데, 이는 뼈되기(골화)가 일어나는 연골모형(cartilaginous model)의 잔유물이다. 실험실 또는 박물관의 죽은 뼈표본에서는 이 연골이

[1]현재 **척추뼈몸통**(*vertebral body*)과 **척추뼈중심**(*vertebral centrum*), 그리고 **척추뼈고리**[*vertebral arch*와 **신경고리**(*neural arch*)]가 종종 동의어로 잘못 사용되고 있다. 그러나 기술적으로 전자는 성인 척추뼈의 부분에 적용하는 육안해부학(gross anatomy) 용어이고, 후자는 일차뼈되기중심에서 뼈생성이 일어나는 발생 중인 척추뼈의 부분을 지칭하는 용어이다. 척추뼈몸통은 중심과 신경고리의 일부분을 포함한다. 따라서 척추뼈고리는 신경고리보다 덜 광범위하며, 척추뼈중심은 척추뼈몸통보다 덜 광범위하다(O'Rahilly, 1986; Standring, 2021).

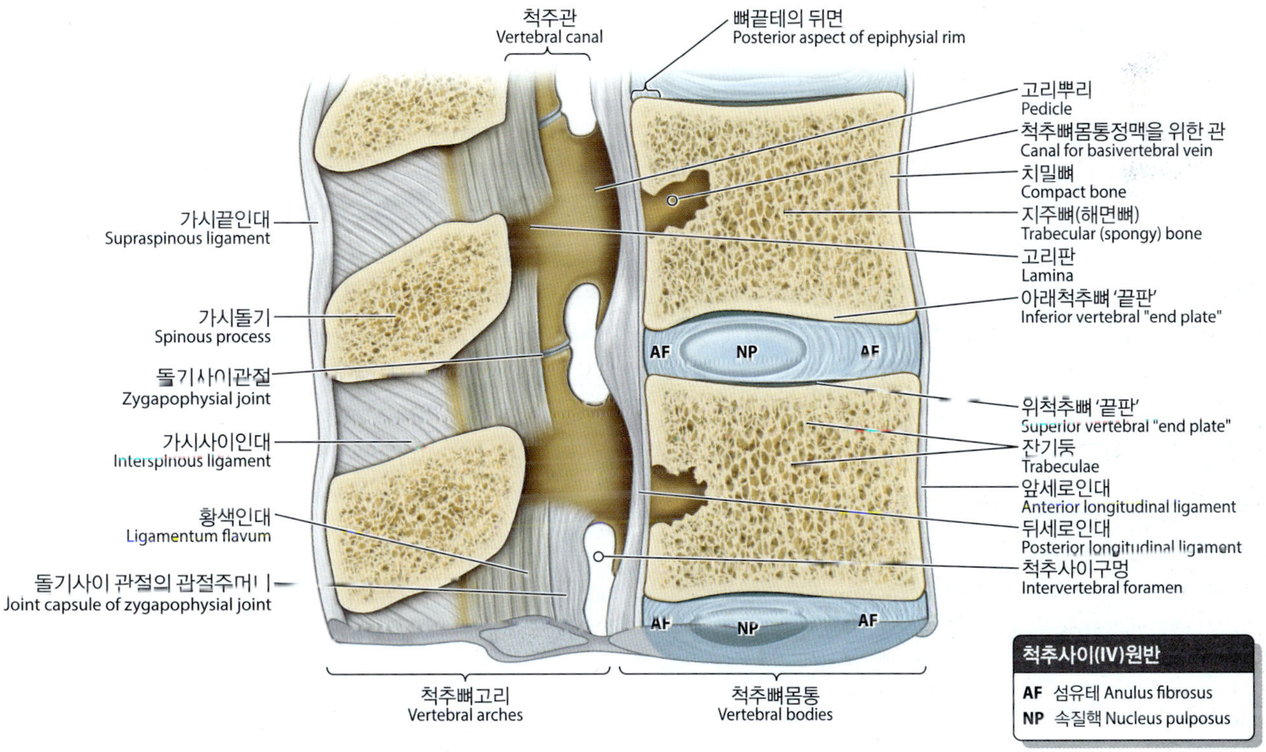

2개의 연속된 척추뼈와 척추사이원반의 왼쪽반이 보이는 안쪽모습

그림 2.4. 척추뼈몸통과 척주관의 속면. 척추뼈몸통은 길고 수직방향으로 지지하는 잔기둥(trabeculae)과 이들을 연결하는 짧은 수평방향의 잔기둥으로 된 해면뼈(spongy bone)로 주로 구성된다. 상대적으로 얇은 치밀뼈(compact bone)층으로 덮여 있다. 유리연골(hyaline cartilage)인 끝판(end plate)이 척추뼈몸통의 위와 아랫면을 덮고 매끈한 뼈로 된 뼈끝테(epiphyseal rim)가 둘러싸고 있다. 척추뼈몸통의 뒷면을 덮고 척추사이원반과 연결되는 뒤세로인대(posterior longitudinal ligament)가 척주관의 앞벽을 형성한다. 척주관의 가쪽벽과 뒤벽은 척추사이구멍과 황색인대가 교대로 보이는 척추뼈고리(고리뿌리와 고리판)에 의해 형성된다.

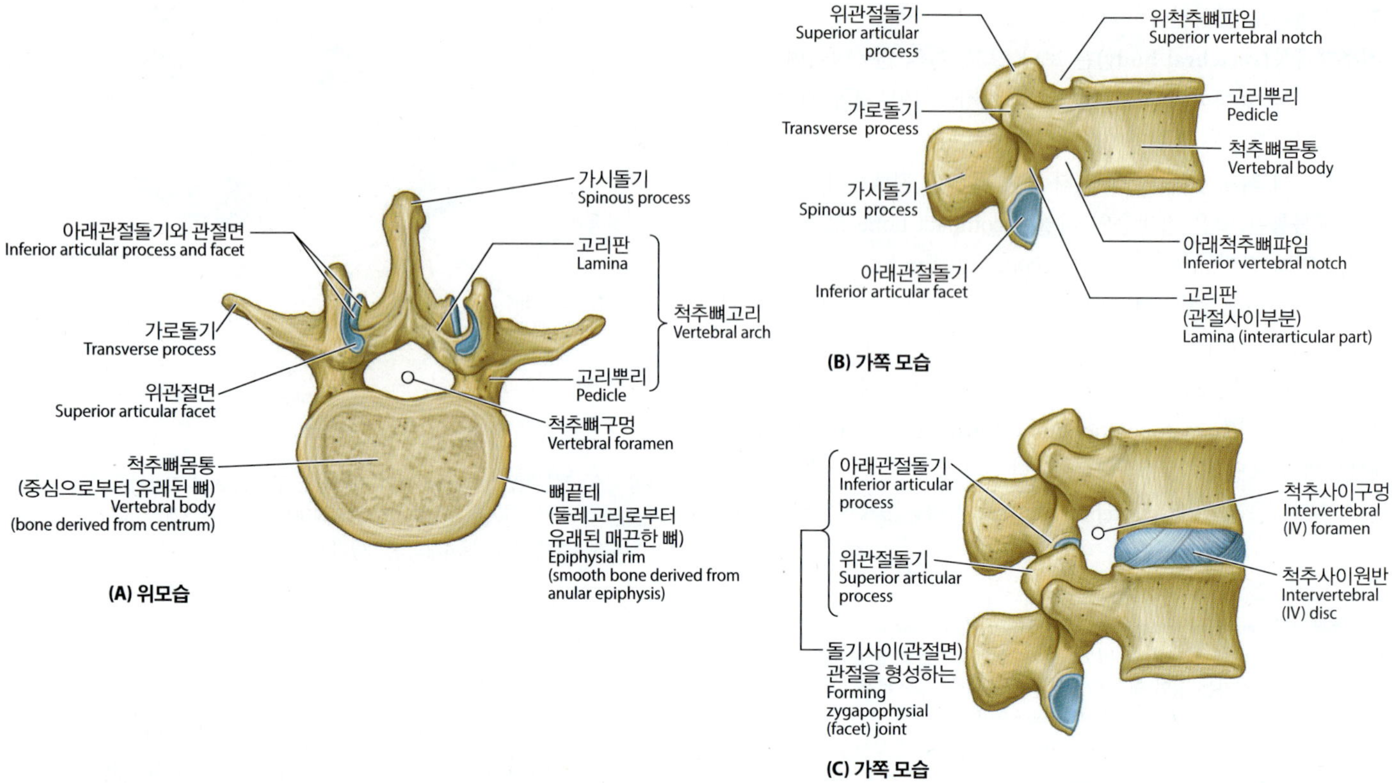

그림 2.5. 전형적인 둘째허리뼈의 특징. A와 B. 척추뼈의 구성. 척추뼈구멍(vertebral foramen)은 척추뼈고리(vertebral arch)와 척추뼈몸통으로 둘러싸여 형성된다. 윗부분의 작은 척추뼈파임과 아랫부분의 큰 척추뼈파임은 고리뿌리(pedicle)의 위와 아래에 형성된다. **C.** 척추사이구멍(intervertebral foramen). 인접 척추뼈의 위와 아래파임과 척추뼈를 연결하는 척추사이원반은 척수신경과 이와 동반하는 혈관들의 통과를 위한 척추사이구멍을 형성한다. **A~C.** 각 관절돌기는 관절면이 있어 인접 척추뼈의 관절면과 접촉한다.

없으며, 둘레고리(*anular epiphysis*)에서 유래된 **뼈끝테(epiphyseal rim),** 즉 매끈한 뼈의 고리가 몸통에 융합된 가장자리 부분을 제외하면 노출된 해면뼈처럼 보인다(그림 2.5A).

둘레고리와 연골성 잔유물은 성장부위가 될 뿐 아니라 척추뼈몸통을 보호하는 기능도 약간 있고, 척추사이원반과 척추뼈몸통에 있는 혈관(모세혈관) 사이에 액체의 일부 확산을 허용한다(그림 2.29와 2.30 참조). 일반적으로 위와 아래 뼈끝은 성인초기(약 25세, 그림 2.14 참조)에 척추뼈몸통 중앙의 대부분을 형성하는 일차뼈되기중심인 **척추뼈중심(centrum)**과 합쳐진다(그림 2.5A).

척추뼈고리(vertebral arch)는 척추뼈몸통 뒤쪽에 있으며 2개(왼쪽과 오른쪽)의 고리뿌리와 고리판으로 구성된다(그림 2.3과 2.5A). **고리뿌리(pedicle)**는 짧고 뭉툭한 원통형 돌기로, 척추뼈몸통에서 뒤쪽으로 튀어나와 **고리판(lamina)**이라고 부르는 2개의 넓고 납작한 뼈판과 만나며, 고리판은 정중선에서 서로 융합한다. 척추뼈고리와 척추뼈몸통의 후면은 **척추뼈구멍(vertebral foramen)**의 벽을 형성한다(그림 2.2D와 2.4). 관절을 형성하는 척주에서 척추뼈구멍들이 연속되어 **척주관[vertebral canal,** 척수관(spinal canal)]을 형성하고, 여기에 척수와, 척수에서 분지하는 척수신경의 뿌리, 이 뿌리를 둘러싸거나 보호해주는 막(척수막, spinal meninges), 지방, 혈관들이 있다[임상적용의 "척추후궁절제술(laminectomy)" 참조].

척추뼈파임(vertebral notch)은 척추뼈를 옆에서 볼 때 고리뿌리의 위와 아래에서 관찰되는 함입(indentation)된 것으로, 뒤쪽에 형성된 위와 아래관절돌기와 앞쪽에 있는 몸통에서 튀어나온 고리뿌리 사이에서 만들어진다(그림 2.5B). 인접하는 척추뼈의 **위**와 **아래 척추뼈파임(superior** and **inferior vertebral notch)**과 척추사이원반은 **척추사이구멍(intervertebral foramen)**을 형성하고(그림 2.2D와 2.5C), 이 구멍을 통해 척주로부터 척수신경들이 빠져나온다(그림 2.32 참조). 또한 척수신경절[spinal (posterior root) ganglia]이 척추사이구멍에 위치한다.

전형적인 척추뼈의 척추뼈고리로부터 7개의 돌기(process)가 나온다(그림 2.3과 2.5A).

- 하나의 정중 **가시돌기(spinous process)**가 고리판과 만나는 지점에 있는 척추뼈고리로부터 뒤쪽으로(보통 아래방향으로, 전형적으로 아래 척추뼈와 겹침) 돌출된다.
- 2개의 **가로돌기(transverse process)**가 고리뿌리와 고리판이 만나는 지점으로부터 뒤가쪽으로 돌출된다.
- 4개의 **관절돌기(articular process;** 그리스어로 *zygapophyses*)—2개의 **위돌기**와 2개의 **아래돌기**—들이 각각 하나의 **관절면[articular surface (facet)]**을 가지며 고리뿌리와 고리판이 만나는 지점에서부터 나온다.

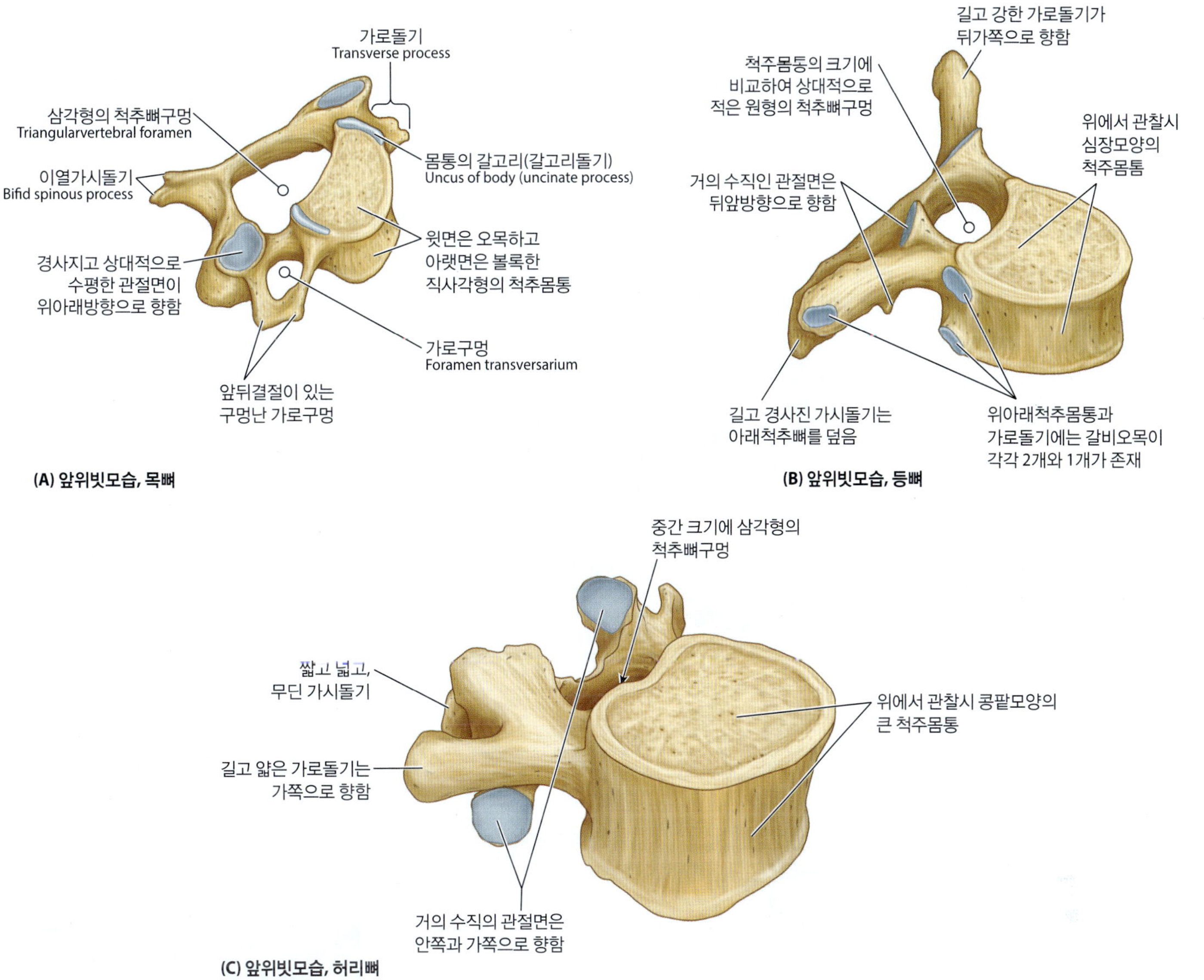

그림 2.6. 전형적인 목뼈, 등뼈, 허리뼈의 비교. 척주는 내려올수록 증가되는 몸무게 하중에 비례하여 척추뼈몸통의 크기는 증가한다. 척주관(vertebral canal)의 크기는 척수(spinal cord)의 직경에 비례하여 변한다.

가시돌기와 가로돌기는 깊은등근육(deep back muscle)들에 붙는 점을 제공하고, 지렛대 역할을 하여 척추뼈의 위치를 고정하거나 바꾸는 근육들을 돕는다.

관절돌기들은 인접하는 위와 아래척추뼈의 상응하는 돌기들과 짝을 이루어 **돌기사이관절**[*zygapophysial (facet) joint*]을 형성한다(그림 2.2D와 2.5C). 이러한 돌기들은 관절운동에 관여함으로써 각 척주부위에서 인접하는 척추뼈 사이의 운동을 허용하고 제한한다.

관절돌기는 인접 척추뼈들을 정렬시키는 데 도움을 주기도 하는데, 특히 위에 있는 척추뼈가 아래척추뼈 앞쪽으로 미끄러지는 것을 방지한다. 일반적으로 관절돌기들은 구부러진 자세에서 일어나거나 목뼈가 측면으로 최대한 일방적으로 굽혀졌을 때와 같은 경우에 무게를 일시적으로만 지탱한다. 그러나 다섯째허리뼈(L5)의 아래 관절돌기들은 직립자세에서도 무게를 지탱한다.

척추뼈의 부위별 특징(Regional Charateristics of Vertebrae)

33개 각각의 척추뼈는 특이하지만 대부분의 척추뼈는 척주의 다섯 부위 중 하나에 속하는 특징적인 모양이 있다(예: 가로돌기에 구멍이 있는 척추뼈는 목뼈)(그림 2.6). 추가로 척추뼈의 특징적인 모양이 있는데, 예를 들어 일곱째목뼈(C7)는 가장 긴 가시돌기를 가지고 있다. 목의 뒤에서, 특히 목이 굽혀졌을 때 피부 아래에서 돌출되어 나온다(그림 2.10A 참조).

각 부위에서 **관절면(articular facet)**은 척추뼈의 관절돌기에서 특징적인 방향으로 향하여 인접하는 척추뼈 사이에서, 그리고 그 부위 전체에서 움직일 수 있는 운동의 유형을 결정한다. 예를 들어 등뼈의 관절면은 거의 수직이며, 전체가 합쳐서 척추사이원반에 중심을 갖는 활(arc)을 만든다. 이러한 배열은 이 부위에서 척주의 회전과 가쪽굽힘(lateral flexion)을 가능하게 한다(그림 2.9 참조). 척주관의 크기와 모양이 부위별로 다른 것은 척수의 다양한 두께에 따른 것이다(그림 2.2D).

목뼈(cervical vertebrae)

목뼈는 목의 뼈를 형성한다(그림 2.2와 2.7). 24개의 운동성이 있는 척추뼈 중 가장 작은 목뼈는 머리뼈와 등뼈 사이에 있다. 목뼈의 크기가 작다는 것은 더 큰 아랫부위 척추뼈들보다 작은 무게를 지탱함을 반영한다. 비록 목 척추사이원반들이 아랫부위의 원반들보다 얇지만, 원반과 연결되는 척추뼈몸통의 크기에 비하면 상대적으로 두껍다. 원반들의 상대적 두께, 거의 수평방향으로 향한 관절면, 그리고 이를 둘러싸는 작은 척추뼈몸통은 목 부위가 모든 척추 가운데 가장 큰 범위로 다양한 운동을 할 수 있게 한다.

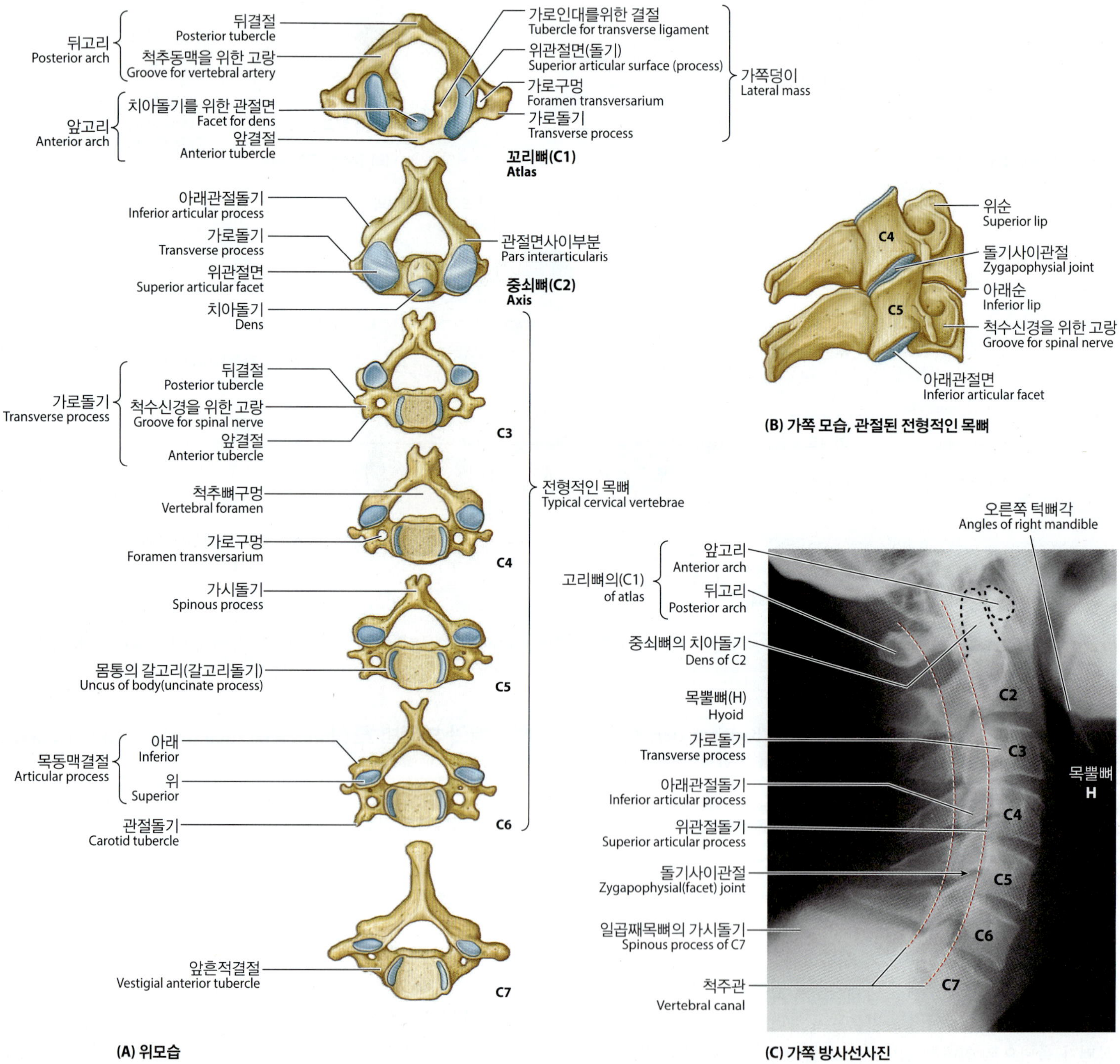

그림 2.7. 목뼈. A. 목뼈의 비교. C1, C2, C3 목뼈는 비전형적인 목뼈이다. **B.** 목뼈의 관절. 목뼈의 몸통 위와 아랫면은 상반되게 오목하고 볼록하다. 관절면이 경사져 있어 가쪽굽힘 분만 아니라 굽힘과 폄을 가능하게 해준다. **C.** 목뼈의 정렬. 고리뼈(C1)의 앞고리는 둘째–일곱째 목뼈(C2–C7)몸통의 앞면으로 형성된 연속된 곡선의 앞에 놓인다.

표 2.2. 목뼈[a]

부위	특징
척추뼈몸통(vertebral body)	작고 앞뒤보다 양옆으로 더 넓음; 오목한 윗면은 몸통의 갈고리(갈고리돌기)가 있고 아랫면은 볼록함
척추뼈구멍(vertebral foramen)	크고 삼각형임
가로돌기(transverse processes)	가로구멍과 앞과 뒤결절; 척추동맥과 동반하는 정맥 그리고 교감신경얼기(sympathetic plexus)가 구멍을 통과해 지나간다. C7은 예외로 단지 작은 덧척추정맥만 통과시킴
관절돌기(articular processes)	위뒤를 향한 위관절면; 아래관절면은 아래앞을 향함; 비스듬하게 놓인 관절면은 이 부위에서 가장 수평에 가까움
가시돌기(spinous processes)	C3–C5는 짧고, C3–C6는 이열(bifid)[b]임; C6의 돌기는 길고, C7 돌기는 더 깊[따라서 C7을 '솟을뼈(vertebra prominens)'라고 부름]

[a]첫째목뼈(C1), 둘째목뼈(C2), 그리고 일곱째목뼈(C7)는 비전형적이다.
[b]특히 백인 남자에서 보임.

목뼈의 특징적인 모양을 그림 2.6A와 2.7 그리고 표 2.2에 나타내었다. 목뼈의 가장 눈에 띄는 점 중 하나는 **가로돌기**(*transverse process*)에 있는 타원형의 **가로구멍(foramen transversarium**, transverse foramen)이다. 척추동맥과 주행하는 정맥은 가로구멍을 통과하는데, 일곱째목뼈의 가로구멍을 지나는 혈관은 예외로, 단지 작은 덧정맥(accessory vein)만 통과한다. 따라서 다른 목뼈에 있는 것들보다 일곱째목뼈의 가로구멍이 더 작으며, 때로는 존재하지도 않는다.

목뼈의 가로돌기들은 가쪽으로 두 개의 돌출, 즉 **앞결절(anterior tubercle)**과 **뒤결절(posterior tubercle)**을 만들며 끝난다. 결절은 가쪽으로 형성된 목근육군[어깨올림근(levator scapulae muscle)과 목갈비근(scalenes muscle)]에 대한 부착부위를 제공한다. 목척수신경(cervical nerve)들의 앞가지(anterior rami)는 결절 사이의 **척수신경을 위한 고랑(grooves for spinal nerves)**이 있는 가로돌기를 경유한다(그림 2.7A, B). 여섯째목뼈(C6)의 앞결절을 **목동맥결절(carotid tubercle)**이라 부른다. 이유는 온목동맥(common carotid artery)의 출혈이 있을 때 앞결절과 몸통 사이의 고랑을 압박하면 출혈을 조절할 수 있기 때문이다. 목동맥의 가지들이 인접하거나 반대측 가지들과 연결되어 때문에 출혈은 계속되지만 속도를 느리게 할 수 있다.

셋째 – 일곱째목뼈(C3–C7)는 진형적인 목뼈이다(그림 2.6A, 2.7A; 표 2.2). 이 부위의 목뼈에는 팔의 신경지배를 담당하는 척수의 목팽대(*cervical enlargement*)를 포함하는 큰 척추뼈구멍이 존재한다. 가로로 긴 몸통의 위가장자리는 뒤쪽으로, 특히 가쪽으로 융기되어 있으며 앞쪽으로는 내려가 있어 다소 조각한 의자를 닮았다.

위쪽에 있는 척추뼈몸통의 아래가장자리는 이와 상호모양으로 생겼다. 인접하는 목뼈 사이의 관절은 자유로운 굽힘, 폄, 약간의 가쪽굽힘을 가능하게 하지만 회전은 제한된다. 관절돌기의 평면적이고 거의 수평적인 관절면은 이런 운동을 하기에 적합하다. 융기된 위가쪽모서리는 **몸통의 갈고리[uncus of the body**, 갈고리돌기(uncinate process)]이다(그림 2.6A와 2.7A).

셋째–여섯째목뼈(C3–C6)의 가시돌기들은 짧고 백인에게서는 보통 두 갈래로 갈라져 있으며, 아프리카 후손 또는 여성들에게서는 그렇지 않다(Duray et al., 1999). 일곱째목뼈(C7)는 매우 특징적인 척추뼈로 긴 가시돌기가 있어 **솟을뼈(vertebra prominens)**라고 부른다. 목 뒤의 정중선을 따라 두드러진 일곱째목뼈의 가시돌기를 느낄 때까지 손가락을 내려가 본다. 70%의 사람에서 가장 특징적인 가시돌기를 가지고 있다(그림 2.10A 참조).

가장 위쪽에 있는 2개의 목뼈는 비전형적이다. **첫째목뼈(C1)**는 **고리뼈(atlas)**라고 부르며, 몸통과 가시돌기도 없는 점에서 특이하다(그림 2.7A와 2.8B). 이 고리 모양의 뼈는 1쌍의 가쪽덩이(lateral mass)를 가지고 있어 몸에서 지구같이 생긴 머리뼈의 무게를 지탱한다. 마치 그리스신화의 아틀라스가 어깨에 지구의 무게를 지탱하는 것과 유사하다(그림 2.8E). 고리뼈의 가로돌기는 **가쪽덩이(lateral mass)**에서 나오기 때문에 아래 척추뼈들의 가로돌기보다 더 가쪽으로 치우치게 된다. 이런 특징으로 목뼈 가운데 고리뼈가 가장 넓으며, 따라서 부착된 근육들의 지레대 역할을 증가시킨다.

콩팥 모양의 오목한 **가쪽덩이의 위관절면(superior articular surfaces of lateral mass)**은 큰구멍(foramen magnum)의 가쪽에서 **뒤통수뼈관절융기(occipital condyle)**라고 부르는 2개의 큰머리뼈융기(cranial protuberance)와 관절한다(그림 2.8A). **고리뼈의 앞**과 **뒤고리(anterior** and **posterior arches of atlas)**는 각각 바깥면의 가운데에 결절(tubercle)이 있는데, 가쪽덩이 사이에서 뻗어서 완선한 고리를 형성한다(그림 2.8B). 뒤고리는 전형적인 척추뼈의 고리판에 해당하는데, 윗면에는 **척추동맥을 위한 넓은 고랑(groove for the vertebral artery)**이 있다. 첫째목신경(C1)도 이 고랑을 지나간다.

둘째목뼈(C2)는 **중쇠뼈(axis)**라고 부르며, 목뼈중에서 가장 강하다(그림 2.7A와 2.8C). 머리뼈를 지탱하는 첫째목뼈는 '아니오'를 의미하는 머리를 돌릴 때 둘째목뼈 위에서 회전한다. 중쇠뼈는 2개의 크고 납작한 위관절면에서 고리뼈가 회전한다. 중쇠뼈의 특징적인 모양은 뭉툭한 치아(tooth) 같은 **치아돌기(dens of the axis**, odontoid process)인데, 이는 몸통에서 위로 튀어나온다. 고리뼈는 치아돌기와 척수막으로 둘러싸인 척수를 둘러싼다. 치아돌기는 척수 앞쪽에 놓여 있고 회전이 일어나는 축 역할을 한다.

치아돌기는 **고리가로인대(transverse ligament of atlas)**에 의하여 고리뼈앞고리의 뒷면에 기댄 위치로 고정된다(그림 2.8B). 이 인

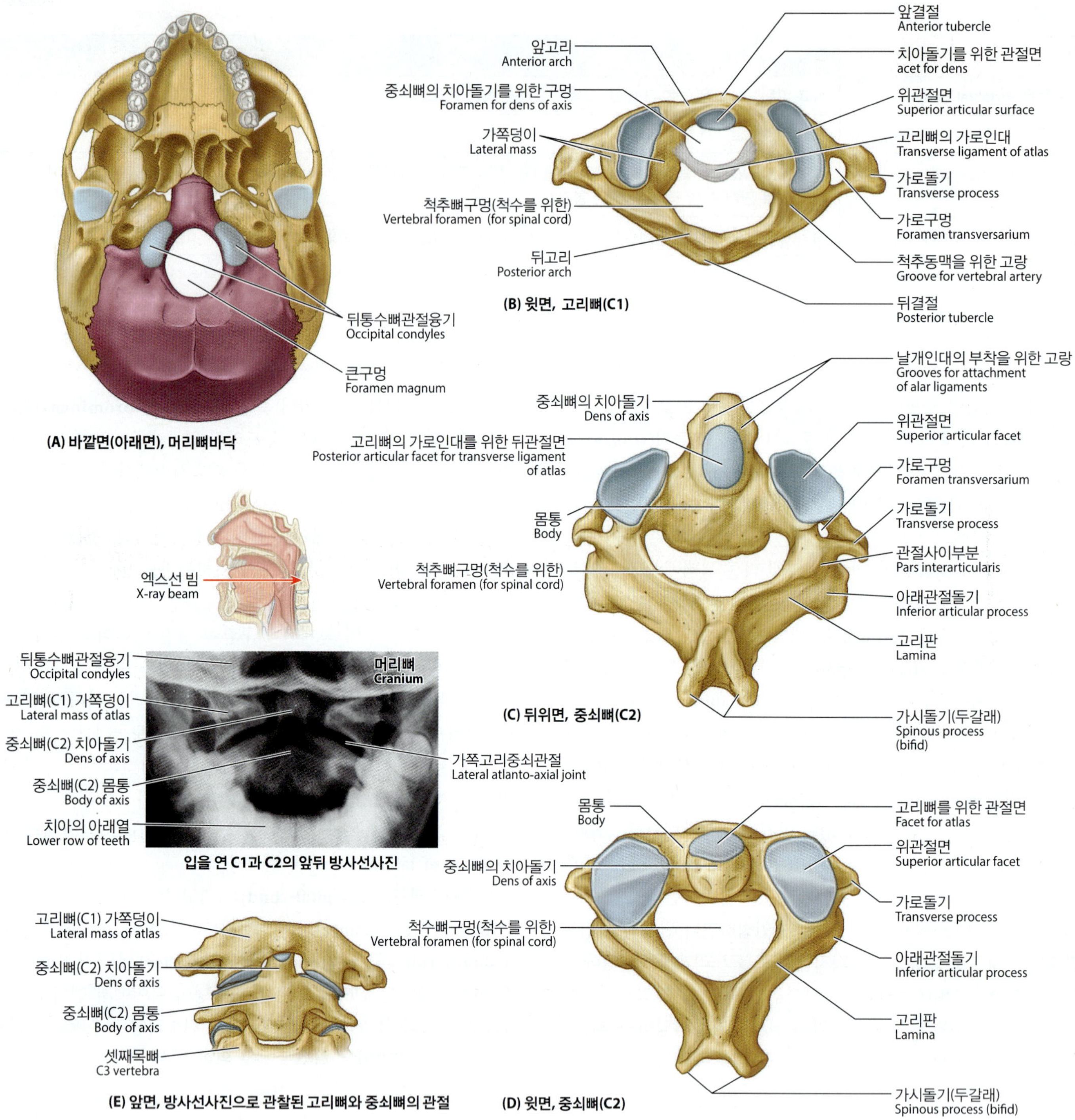

그림 2.8. 머리뼈바닥, 첫째목뼈(C1), 둘째목뼈(C2). A. 머리뼈의 뒤통수뼈관절융기(occipital condyle). 뒤통수뼈관절융기는 고리뼈(atlas, C1)의 위관절면과 관절한다. **B.** 고리뼈의 고리와 가쪽덩이. 머리뼈가 놓이는 고리뼈는 가시돌기와 몸통이 없다. 고리뼈는 앞과 뒤고리로 연결된 두 가쪽덩이로 구성된다. **C와 D.** 중쇠뼈(axis, C2)의 치아돌기. 치아 같은 치아돌기는 중쇠뼈의 특징으로, 고리뼈가 머리뼈를 지탱하면서 회전할 수 있는 축이 되어준다. 앞쪽으로는 고리뼈앞고리(**B**부분의 '치아돌기를 위한 관절면')와 뒤쪽으로는 고리가로인대와 관절을 이룬다(**B**부분 참조). **E.** 방사선사진과 관련된 고리뼈와 중쇠뼈에서는 중쇠뼈 몸통으로부터 위로 솟은 치아돌기가 고리뼈의 가쪽덩이 사이에 위치하는 것을 보여준다. 고리뼈와 중쇠뼈는 아래턱(그림 2.7C)의 뒤에 위치하기 때문에, 치아돌기의 위치를 알기 위해서는 입을 연 채로 앞에서 방사선사진을 찍어야 한다.

대는 고리뼈의 한쪽 가쪽덩이에서 뻗어나 치아돌기와 척수 사이를 지나 반대쪽 가쪽덩이에 부착되어 치아돌기를 포함하는 '소켓(socket)'의 뒤벽을 형성한다. 따라서 이 인대는 치아돌기의 뒤(수평)이동[posterior (horizontal) displacement]과 고리뼈의 앞이동(anterior displacement)을 방지한다. 어느 이동에서든 첫째목뼈에서 척수가 지나가는 척추뼈구멍 부분을 포함한다. 둘째목뼈는 두 갈래로 갈라진 커다란 가시돌기를 갖는데(그림 2.8C, D), 목 뒤에 있는 얕은 수직 고랑인 목덜미고랑(*nuchal groove*)의 깊은 곳에서 느껴볼 수 있다.

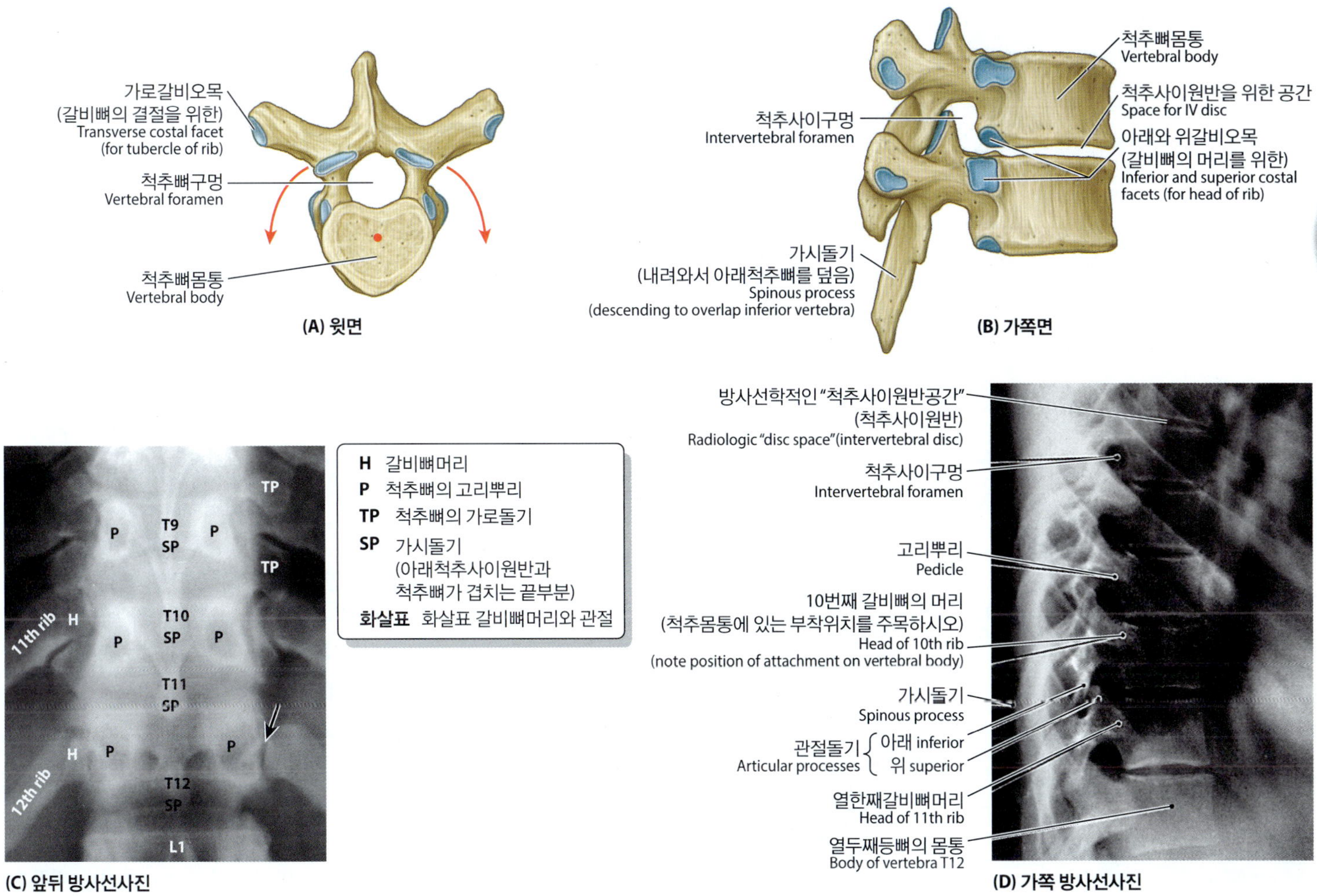

그림 2.9. 등뼈(thoracic vertebrae). A. 독립된 전형적인 등뼈. **B.** 관절된 전형적인 등뼈. **C.** 앞에서 찍은 방사선사진에서는 관절하는 갈비뼈들이 척추뼈의 가쪽특징을 희미하게 한다. **D.** 가쪽에서 찍은 방사선사진에서는 관절하는 갈비뼈들이 척추를 구성하는 척주궁(vertebral arch)을 희미하게 하지만 일정한 척추몸통과 척추사이원반의 방사투과성에 의해 형성된 "원반공간(disc space)"은 뚜렷하게 보인다.

표 2.3. 등뼈

부위	특징
척추뼈몸통(vertebral body)	심장 모양; 갈비뼈머리와 관절을 위한 2 또는 4개의 갈비오목
척추뼈구멍(vertebral foramen)	원형이고 목뼈와 허리뼈의 척추뼈구멍보다 작음(중간크기 집게손가락의 먼쪽이 들어감)
가로돌기(transverse processes)	길고 튼튼하며 뒤가쪽으로 뻗음; 길이는 T1에서 T12로 가면서 줄어듦(T1–T10은 갈비결절과 관절을 형성하기 위한 오목이 있음)
관절돌기(articular processes)	거의 수직인 관절면, 위관절면은 뒤쪽 그리고 약간 가쪽으로 향함; 아래 관절면 앞쪽 그리고 약간 안쪽을 향함; 관절면은 척추뼈몸통에 중심을 둔 활(arc)에 놓임
가시돌기(spinous processes)	길며; 뒤아래로 기울어짐; 끝은 척추뼈몸통 높이 아래로 뻗음

등뼈(thoracic vertebrae)

등의 윗부분에 있는 **등뼈(thoracic vertebrae)**는 갈비뼈의 부착점을 제공한다(그림 2.2 참조). 따라서 등뼈의 가장 중요한 특징적 모양은 갈비뼈와 관절을 형성하기 위한 **갈비오목(costal facet)**이다. 등뼈의 갈비오목과 기타 특징적 모양을 그림 2.6B와 2.9 그리고 표 2.3에 나타내었다.

가운데 4개의 등뼈(T5–T8)는 등뼈의 전형적인 모든 특징을 나타낸다. 짝을 이룬 거의 관상(coronal)방향의 관절면을 갖는 등뼈의 관

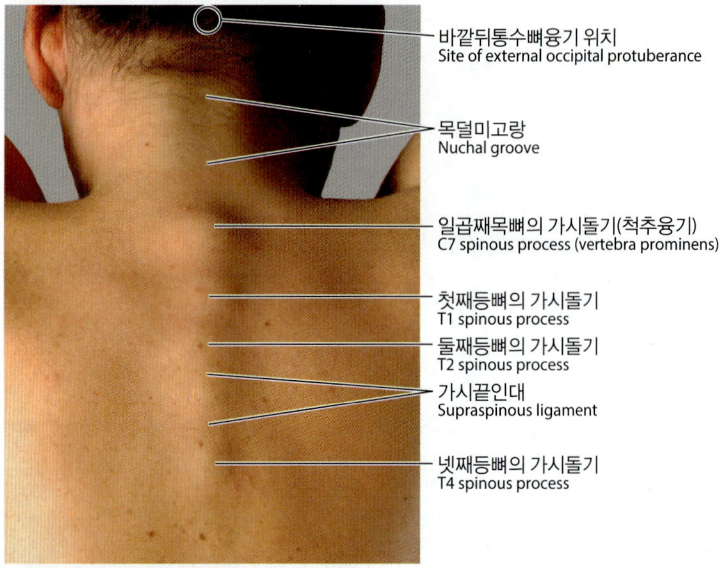

(A) 뒤모습, 목과 등을 굽히고 어깨를 내민 자세

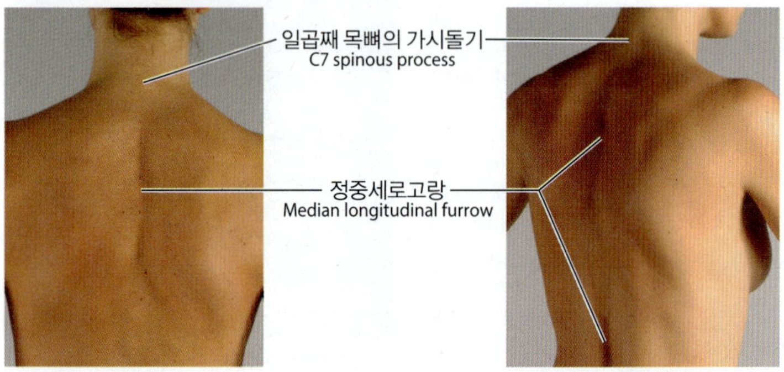

(B) 뒤모습, 해부학적 자세

(C) 뒤모습, 왼팔은 비스듬히 펴고, 오른팔은 비스듬히 굽힘

그림 2.10. 목뼈와 등뼈의 표면해부학. C7척추뼈(솟을뼈)의 가시돌기를 제외하면 피하조직의 정도와 목, 등, 팔(특히 어깨뼈를 내밀거나 들일 때)의 위치에 따라 가시돌기가 보인다. 하지만 등뼈의 가시돌기와 가로돌기들은 정중선과 가쪽정중선에서 종종 촉지할 수 있다.

절돌기는 수직으로 뻗는데, 관절면은 척추사이원반에 중심점을 둔 활(arc)을 형성한다. 활은 이 부위에서 척주의 회전과 약간의 가쪽굽힘을 가능하게 하는데, 사실 가장 큰 회전이 여기에서 허용된다(그림 2.9A). 그러나 관절면이 수직방향으로 형성되고 가시돌기가 중첩되어 있으며, 이에 더하여 갈비뼈우리(rib cage)가 부착되어 있어 가쪽굽힘은 물론, 굽힘과 폄이 제한된다.

첫째–넷째등뼈(T1–T4)는 목뼈의 일부 특징을 공유한다. 첫째등뼈(T1)는 솟을뼈의 가시돌기와 거의 비슷한 정도로 현저하게 길고 거의 수평에 가까운 가시돌기를 갖는다는 점에서 비전형적인 등뼈 중의 하나이다(그림 2.10A). 또한 첫째등뼈(T1)는 척추뼈몸통의 위가장자리에 첫째갈비뼈를 위한 완전한 갈비오목과, 아래가장자리에 둘째 갈비뼈를 위한 관절면에 기여하는 반관절면(demifacet)을 갖는다.

아홉째–열두째등뼈(T9–T12)는 허리뼈의 일부 특징[예: 덧돌기(accessory process)와 같은 결절]을 갖는다. **꼭지돌기**(*mammillary process*: 작은결절)도 열두째등뼈(T12)에서 일어난다. 그러나 등부위 특징에서 허리부위 특징으로의 대부분 전환은 열두째등뼈에서 보인다. 일반적으로 열두째척추뼈의 위 절반은 등뼈의 특징이 있어 주로 회전 운동을 허용하는 갈비오목과 관절돌기가 있다. 반면 아래 절반은 허리뼈의 특성을 띠어 갈비오목이 없고 굽힘과 폄만 허용하는 관절돌기가 있다. 결과적으로 열두째등뼈는 이행부하(transitional stress)를 받기 쉬워 가장 흔히 골절되는 척추뼈가 된다.

목뼈와 등뼈의 표면해부학 (surface anatomy of cervical and thoracic vertebrae)

등을 굽히고 어깨뼈를 당기면 일반적으로 몇 개의 **가시돌기**(*spinous process*)들이 관찰된다(그림 2.10A); 지방이 정중선에는 축적되지 않기 때문에 대부분의 사람에서 가시돌기가 만져진다—심지어 비만인 사람에서도 만져진다.

C7 목뼈 **가시돌기**의 끝은 표면적으로 가장 분명히 드러나 보이는 가시돌기이다. 흔히 사람이 바른 자세로 서 있을 때 볼 수 있는 유일한 가시돌기이다(그림 2.10B); 따라서 **솟을뼈**(*vertebra prominens*)라고 한다. C2의 **가시돌기**는 머리와 목의 관절하는 정중선의 돌출부로 **바깥뒤통수뼈융기**(*external occipital protuberance*) 아래의 정중선에서 깊게 만져진다. C1는 가시돌기가 없다. 이것의 작은 뒤결절(posterior tubercle)은 보이지도 만져볼 수도 없다.

C3–C5 척추뼈의 짧은 이열(bifid)가시돌기는 목근육 사이에 있는 **목덜미고랑(nuchal groove)**에서 만져볼 수 있다. 그러나 뒤쪽으로 오목한 목굽이가 이들을 표면으로부터 깊게 놓이게 하고, 목덜미인대(nuchal ligament)에 의하여 이들을 표면으로부터 분리시키기 때문에 만져보기가 쉽지 않다. 목을 굽혔을 때, *C6* **척추뼈의 이열가시돌기**는 긴 돌기 때문에 볼 수 있는 일곱째목뼈 돌기끝(솟을뼈)보다 위쪽에서 쉽게 만져볼 수 있다(그림 2.10A).

목과 등을 굽혔을 때, **등뼈의 가시돌기**들 또한 보일 수 있다. 특별히 마른 사람인 경우, 연속적인 능선이 이들의 끝을 연결하는 것이 나타난다—**가시위인대**(*supraspinous ligament*)(그림 2.10C).

C7이 볼 수 있고 쉽게 만져볼 수 있는 가장 상위의 가시돌기이지만 T1의 가시돌기를 때때로 가장 분명히 만질 수 있다. 다른 등뼈의 가시돌기들은 마른 사람들에게서 분명하고, C7 가시돌기에서 시작하여 T1 가시돌기 바로 상부까지 위에서 아래로 만져보면 확인할 수 있다. **등뼈가시돌기**(*thoracic spinous process*)의 끝들은 아래 척추뼈와 겹치기(같은 높이에 놓이기) 때문에 대응하는 척추뼈몸통의 높이를 표시하지는 않는다(그림 2.2D와 2.9B, C 참조).

등을 굽히지 않거나 어깨뼈를 당기지 않으며 등뼈의 가시돌기의 끝은 **정중세로고랑(median longitudinal furrow)**의 깊은 곳에 위치한다(그림 2.10B, C). 가시돌기의 끝은 비록 전체적으로는 정중선에서 약간 벗어나지만, 정상적으로는 서로 일렬로 선다. 인접 가시돌기의 정렬(alignment)이 갑작스레 이탈하는 것은 돌기사이관절의 한

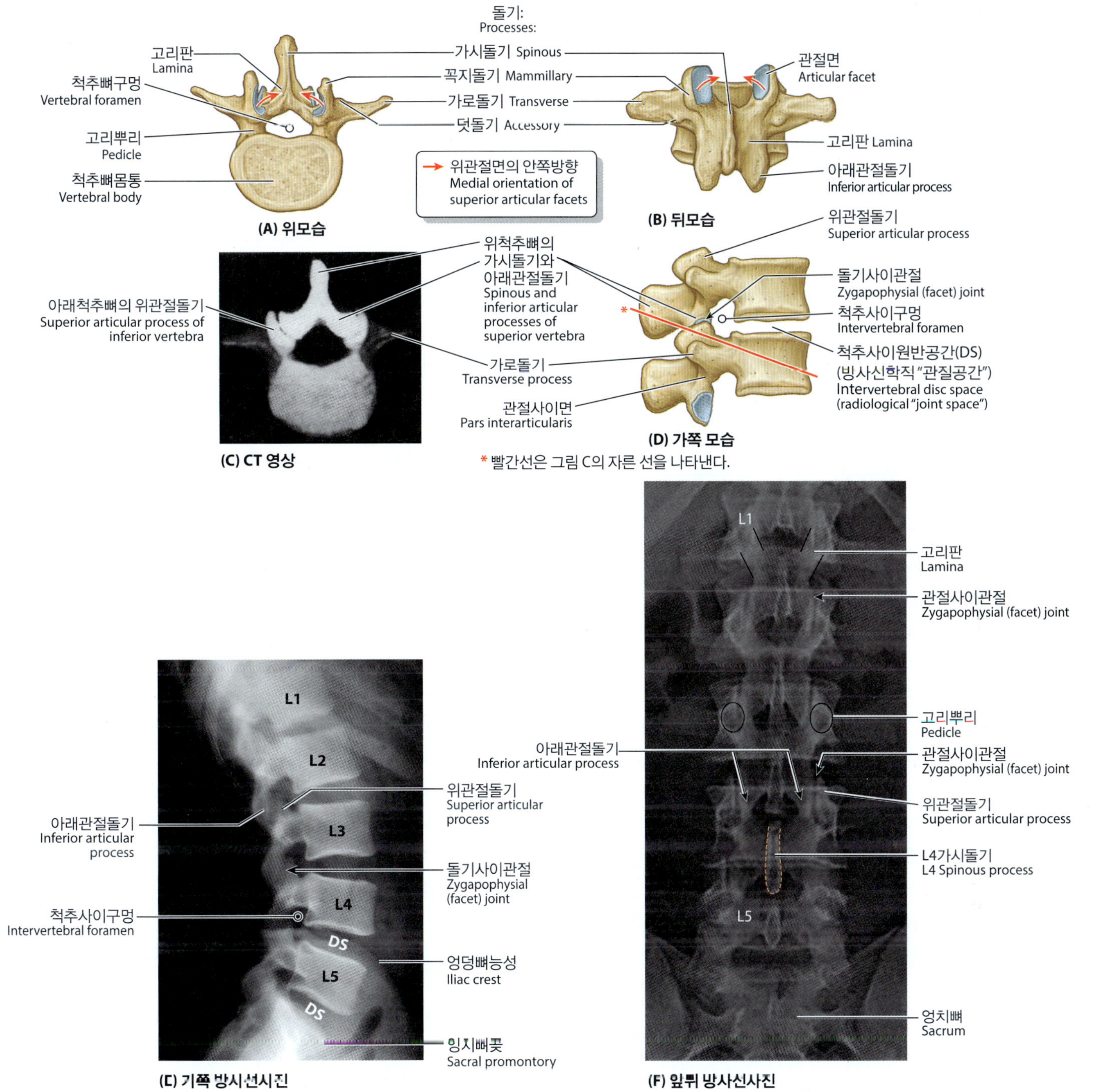

그림 2.11. 허리뼈(lumbar vertebra). A~C. 독립된 허리뼈. **D~F.** 관절된 전형적인 허리뼈. **E.** 가쪽에서 찍은 방사선사진. 쐐기 모양의 허리뼈와 더불어 허리척추사이원반이 특히 잘 보인다. 척주관이 일차적으로 척수사이구멍의 방사선투과성처럼 보인다. **F.** 앞뒤 방사선사진에서는 척주관이 기둥형태(*화살표* 사이)처럼 보인다.

표 2.4. 허리뼈

부위	특징
척추뼈몸통(vertebral body)	크고; 위에서 보면 콩팥(kidney) 모양임
척추뼈구멍(vertebral foramen)	삼각형이고; 등뼈에 있는 것보다는 크고 목뼈의 구멍보다는 작음
가로돌기(transverse processes)	길고 가늘며; 각 돌기바닥(process base)의 뒷면에 덧돌기(accessory process)가 존재함
관절돌기(articular processes)	거의 수직인 관절면; 위관절면은 뒤안쪽 또는 안쪽을 향하고; 아래관절면은 앞가쪽(또는 가쪽)을 향함; 각 위관절돌기(supeiror articular process)의 뒷면에 꼭지돌기(mammillary process)가 존재함
가시돌기(spinous processes)	짧고 튼튼함; 두껍고, 넓고, 자귀(hatchet) 모양임

쪽어긋남(unilateral dislocation)의 결과일 수 있다. 그러나 약간의 비규칙적인 정렬이탈은 가시돌기의 골절(fracture)로부터 올 수도 있다. 짧은 열두째갈비뼈는 그 가쪽 끝을 뒤겨드랑선(posterior axillary line)에서 만져볼 수 있는데, T12 가시돌기의 위치를 확인하는 데 사용될 수 있다.

C1 가로돌기는 꼭지돌기[*mastoid process*: 귀 뒤쪽의 관자뼈(temporal bone) 융기(prominence)]와 턱의 각 사이에서 측면으로 깊게 만져볼 수 있다. C6 가로돌기의 앞결절인 **목동맥결절**(*carotid tubercle*)은 만져볼 수 있을 만큼 충분히 클 수 있다. **목동맥**(*carotid artery*)은 이것의 앞쪽에 놓인다. 마른사람에서는 등뼈의 가로돌기를 등부위 가시돌기의 양 가쪽에서 만져볼 수 있다. 갈비뼈도 어깨뼈 아래에 있는 등아래부위의 갈비각 가쪽에서 만져볼 수 있다(그림 2.1E 참조).

허리뼈(척추)(lumbar vertebrae)

허리뼈는 가슴(thorax)과 엉치뼈(sacrum) 사이의 등아래부위에 위치한다(그림 2.2 참조). 허리뼈의 특징은 그림 2.6C와 2.11 그리고 표 2.4에 나타내었다. 척주의 아래끝으로 가면서 지탱하는 몸무게가 점차 증가하기 때문에 허리뼈는 큰 척추뼈몸통을 가져 정중면에서 몸통아래부위에서는 상당한 두께를 차지한다. 이들의 관절돌기는 수직으로 뻗고, 관절면의 시작부위는 시상(sagital)방향이지만(T12–L1과 함께 갑자기 시작함) 척주를 내려오면서 점차 관상(coronal)방향을 향한다.

다섯째등뼈–첫째엉치뼈(T5–S1) 관절면은 특징적으로 관상방향이다. 보다 시상방향으로 향한 위관절에서는 위에 있는 척추뼈의 아래돌기 관절면이 가쪽방향을 바라보고 있다. 이것은 안쪽방향을 바라보는 아래척추뼈의 위돌기 관절면에 의하여 굽힘과 폄을 도와주는 방식으로 '꽉 쥐어져' 있어 가쪽굽힘은 허용되지만 회전은 금지된다(그림 2.11A, B, D, E).

가로돌기는 가쪽으로는 물론이고 다소 뒤위쪽으로 뻗는다. 각 가로돌기 바닥의 뒷면에는 작은 **덧돌기(accessory process)**가 있고, 이것은 가로돌기사이근(intertransversarii muscle)의 붙는 부분이 된다. 위관절돌기의 뒷면에는 **꼭지돌기(mammillary process)**가 있고, 이것은 등의 뭇갈래근(multifidus muscle)과 가로돌기사이근육들이 붙는 부분이 된다.

큰 척추뼈몸통과 가로돌기로 다른 척추뼈들과 구별되는 다섯째허리뼈(L5)는 움직일 수 있는 척추뼈 가운데 가장 크다. 이것은 위몸통 전체의 무게를 지탱한다. 척추뼈몸통은 앞쪽이 현저하게 깊다. 이는 척주의 허리부위의 장축과 엉치뼈의 장축 사이에 허리엉치각(lumbaosacral angle)이 형성되는 주된 원인이다(그림 2.2D 참조). 몸무게는 다섯째허리뼈에서 첫째엉치뼈의 윗면에 의하여 만들어지는 엉치뼈(*sacrum*)의 바닥으로 전달된다(그림 2.12A).

엉치뼈(sacrum)

성인에서 쐐기 모양의 **엉치뼈(sacrum**; 라틴어로 sacred bone)는 보통 5개의 융합된 엉치뼈로 구성된다(그림 2.12). 엉치뼈는 볼기뼈(hip bone) 사이에 있고 뒤골반안(posterior pelvic cavity)의 지붕(roof)과 뒤위벽을 형성한다. 엉치뼈의 삼각형은 엉치뼈 가쪽덩이의 크기가 발생 중에 급격히 작아져서 형성된다. 엉치뼈 아래 절반은 무게를 지탱하지 않는다. 엉치뼈는 골반(pelvis)에 힘과 안정성을 부여하고, 볼기뼈와 엉치뼈에 의해 만들어지는 **다리이음뼈**(*pelvic girdle*)에 몸의 무게를 전달한다. 다리이음뼈에는 다리(하지, lower limb)가 붙는다(제7장 다리, 그림 7.3 참조).

엉치뼈관(sacral canal)은 엉치뼈에서 척주관의 연속이다(그림 2.12B, C). 엉치뼈관은 첫째허리뼈 하부에서 일어나는 **말총**(*cauda equina*; 라틴어로 horsetail)으로 알려진 척수뿌리(spinal root)의 다

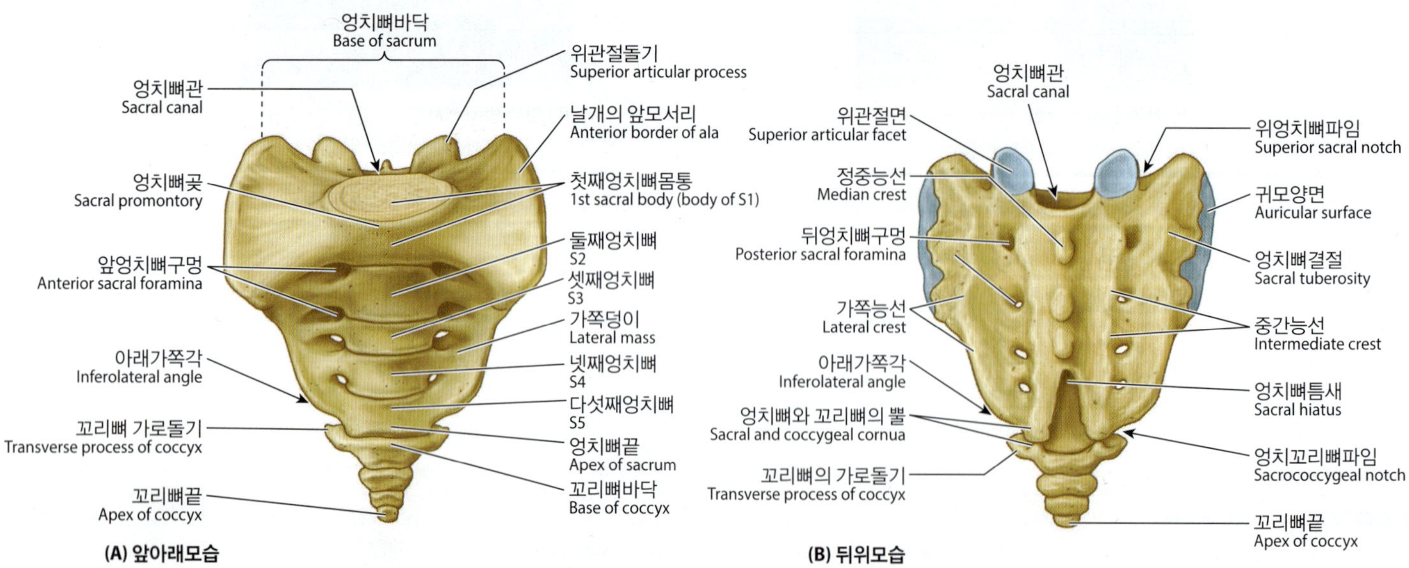

그림 2.12. 엉치뼈(sacrum)와 꼬리뼈(coccyx). A. 엉치뼈와 꼬리뼈의 바닥과 골반면. **B.** 엉치뼈와 꼬리뼈의 등쪽면.

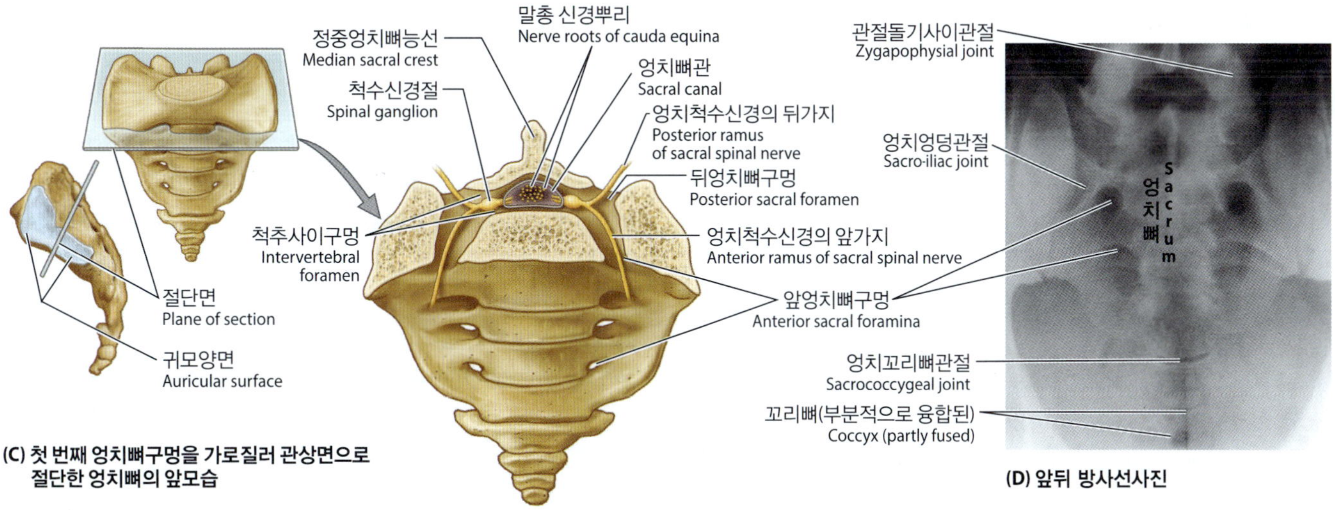

(C) 첫 번째 엉치뼈구멍을 가로질러 관상면으로 절단한 엉치뼈의 앞모습

(D) 앞뒤 방사선사진

그림 2.12. **(계속) C.** 엉치뼈의 해부학적 자세. 해부학적 자세에서 엉치뼈를 가쪽과 앞쪽 방향의 그림은 사실상 말총(cauda equina)을 포함하는 엉치뼈관(sacral canal)을 나타내기 위해 자른 앞면(frontal plane)과 높이를 보여준다. 척수신경절(spinal ganglia)은 상위 척추뼈 높이에서와 같이 척추사이구멍 속에 놓여 있다. 그러나 척수신경의 엉치뒤가지(sacral posterior rami)와 엉치앞가지(sacral anterior rami)는 각각 뒤와 앞(골반면의) 엉치뼈구멍(sacral foramen)을 통하여 나온다. 가쪽방향에서 그린 그림은 엉치엉덩관절(sacroiliac joint)의 윤활부분(synovial part)을 형성하기 위하여 엉덩뼈(ilium)와 만나는 관절면을 보여준다. 해부학적 자세에서, S1–S3 척추뼈는 사실상 가로면(transverse plane)으로 놓여 골반안(pelvic cavity)뒤의 지붕을 형성한다. **D.** 엉치엉덩관절의 방사선사진. 앞뒤 방사선사진에서 귀모양면에는 2개의 경사선이 보이는데 가쪽선은 관절의 앞면이고 안쪽선은 관절의 뒷면이다.

발을 내포하며, 이는 척수가 끝나는 지점을 지나 더 내려간다. 엉치뼈의 골반면과 뒷면에는 전형적으로 척수신경뒤가지(posterior rami)와 앞가지(anterior rami)의 출구를 위한 4쌍의 **엉치뼈구멍(sacral foramina)**이 있다(그림 2.12A~D). 앞(골반)엉치뼈구멍[anterior (pelvic) sacral foramen]은 뒤(등)엉치뼈구멍[posterior (dorsal) foramen]보다 더 크다.

엉치뼈바닥(base of sacrum)은 첫째엉치뼈(S1)의 윗면에 의해 형성된다(그림 2.12A). S1위관절돌기는 다섯째허리뼈(L5)의 아래관절돌기와 관절한다. 첫째엉치뼈몸통의 앞으로 돌출한 가장자리가 **엉치뼈곶(sacral promontory**; 라틴어로 mountain ridge)이고, 이는 중요한 산과학의 이정표이다(제6장, 골반과 샅 참조). 엉치뼈의 점점 작아지는 아래끝인 **엉치뼈끝(apex of sacrum)**은 꼬리뼈(coccyx)와 관절을 위한 타원형 관절면을 갖는다.

엉치뼈는 척주를 지지하고 뼈골반의 뒷부분을 형성한다. 엉치뼈는 기울어져 다섯째허리뼈(L5)와 **허리엉치각(lumbosacral angle)**에서 관절을 형성하며(그림 2.2D 참조), 이 각은 130°~160°로 다양하다. 엉치뼈는 흔히 길이가 같으면 폭은 남성보다 여성이 더 넓다. 그러나 첫째엉치뼈몸통은 보통 남성이 더 크다(제6장 골반과 샅, 그림 6.3과 표 6.1 참조).

엉치뼈골반면(pelvic surface of the sacrum)은 매끄럽고 오목하다(그림 2.12A, C). 성인의 경우, 이 면에 있는 4개의 가로선들은 엉치뼈 융합이 일어난 자리를 표시한다. 아동기에 개개의 엉치뼈는 유리연골(hyaline cartilage)로 연결되어 있으며, 척추사이원반에 의해 분리되어 있다. 엉치뼈 융합은 20세 이후에 시작하지만, 대부분 척추사이원반은 중년 또는 이후까지 뼈되기(ossification)가 되지 않은 상태로 남는다.

엉치뼈등쪽면(dorsal surface of the sacrum)은 거칠고 볼록하며 5개의 분명한 세로능선(longitudinal ridge)이 나타난다(그림 2.12B). **정중엉치뼈능선(median sacral crest)**인 중앙능선은 위 3개 또는 4개 엉치뼈의 융합된 흔적가시돌기(rudimentary spinous process)를 나타낸다. 다섯째엉치뼈(S5)는 가시돌기가 없다. **중간엉치뼈능선(intermediate sacral crest)**은 융합된 관절돌기를 나타내고, **가쪽엉치뼈능선(lateral sacral crest)**은 융합된 엉치뼈의 가로돌기끝들이다.

엉치뼈등쪽면에서 임상적으로 중요한 특징은 뒤집어진 U자 모양의 엉치뼈틈새와 엉치뼈뿔이다. **엉치뼈틈새(sacral hiatus)**는 다섯째엉치뼈, 때로는 넷째엉치뼈(S4)의 고리판 또는 가시돌기의 결여에서 초래된다. 엉치뼈틈새는 엉치뼈관으로 통한다. 이것의 깊이는 넷째엉치뼈 가시돌기와 고리판이 얼마나 많이 존재하느냐에 따라 다양하다. **엉치뼈뿔(sacral cornua)**은 다섯째엉치뼈 아래관절돌기를 대변하는데 엉치뼈틈새의 양쪽에서 아래쪽으로 튀어나오며, 이 구조의 위치를 찾는 데 도움을 준다.

엉치뼈가쪽면(lateral surface of the sacrum)의 윗부분은 다소 귓바퀴(auricle)와 비슷하다(라틴어로 external ear). 그 모양 때문에 이 부위를 **귀모양면(auricular surface)**이라고 부른다(그림 2.12B, C). 이는 엉치뼈와 엉덩뼈(ilium) 사이의 엉치엉덩관절(sacroiliac joint)의 윤활부분(synovial part)이다. 살아 있는 동안 귀모양면은 유리연골로 덮여 있다.

꼬리뼈(coccyx)

꼬리뼈(coccyx)는 작은 삼각형으로, 일부 사람들의 경우에 뼈의 수가 1개 많거나 적을 수 있지만, 보통 4개의 흔적꼬리뼈(rudimentary coccygeal vertebrae)가 융합되어 만들어진다(그림 2.12A~D). **첫째꼬리뼈(vertebra Co1)**는 따로 분리될 수도 있다. 꼬리뼈는 인간 배아 발생 4주부터 8주 초기까지 존재하는 꼬리 비슷한 꼬리융기(caudal eminence) 골격의 잔유물이다(Moore et al, 2020). 꼬리뼈의 골반면은 오목하고 비교적 매끄러우며, 뒷면은 흔적관절돌기(rudimentary articular process)를 갖는다. 첫째꼬리뼈는 모든 꼬리뼈 가운데 가장 크고 넓다. 이의 짧은 가로돌기들은 엉치뼈와 연결되어 있고, 이의 흔적관절돌기들은 **꼬리뿔(coccygeal cornua)**을 형성하는데, 이는 엉치뼈뿔(sacral cornua)과 관절을 형성한다. 마지막 3개의 꼬리뼈는 종종 중년기에 융합하여 부리 같은 꼬리뼈(그리스어로 *coccyx* cuckoo)를 형성한다. 나이가 들면서 첫째꼬리뼈는 종종 엉치뼈와 융합하고, 남아 있는 꼬리뼈들은 보통 융합하여 하나의 뼈를 형성한다.

서 있을 때 꼬리뼈는 다른 척추뼈와 함께 몸무게를 지탱하는데 관여하지 않지만, 앉아 있을 때는 꼬리뼈가 다소 앞쪽으로 굽어지는데, 이는 일부 무게를 받는 것을 의미한다. 꼬리뼈는 큰볼기근(gluteus maximus muscle)과 꼬리근(coccygeus muscle)의 일부, 그리고 두덩꼬리근(pubococcygeus muscle)의 정중섬유교차점인 **항문꼬리인대**(*anococcygeal ligament*)의 붙는부분을 제공한다(제6장, 골반과 샅 참조).

허리뼈, 엉치뼈, 꼬리뼈의 표면해부학 (surface anatomy of lumbar vertebrae, sacrum, and coccyx)

허리뼈의 가시돌기는 크고 몸통을 굽혔을 때 쉽게 관찰할 수 있다(그림 2.13A). 허리뼈는 **뒤정중고랑**(*posterior median furrow*)에서도 만져진다(그림 2.13B, C). *L2* 가시돌기는 척수 아래끝의 위치를

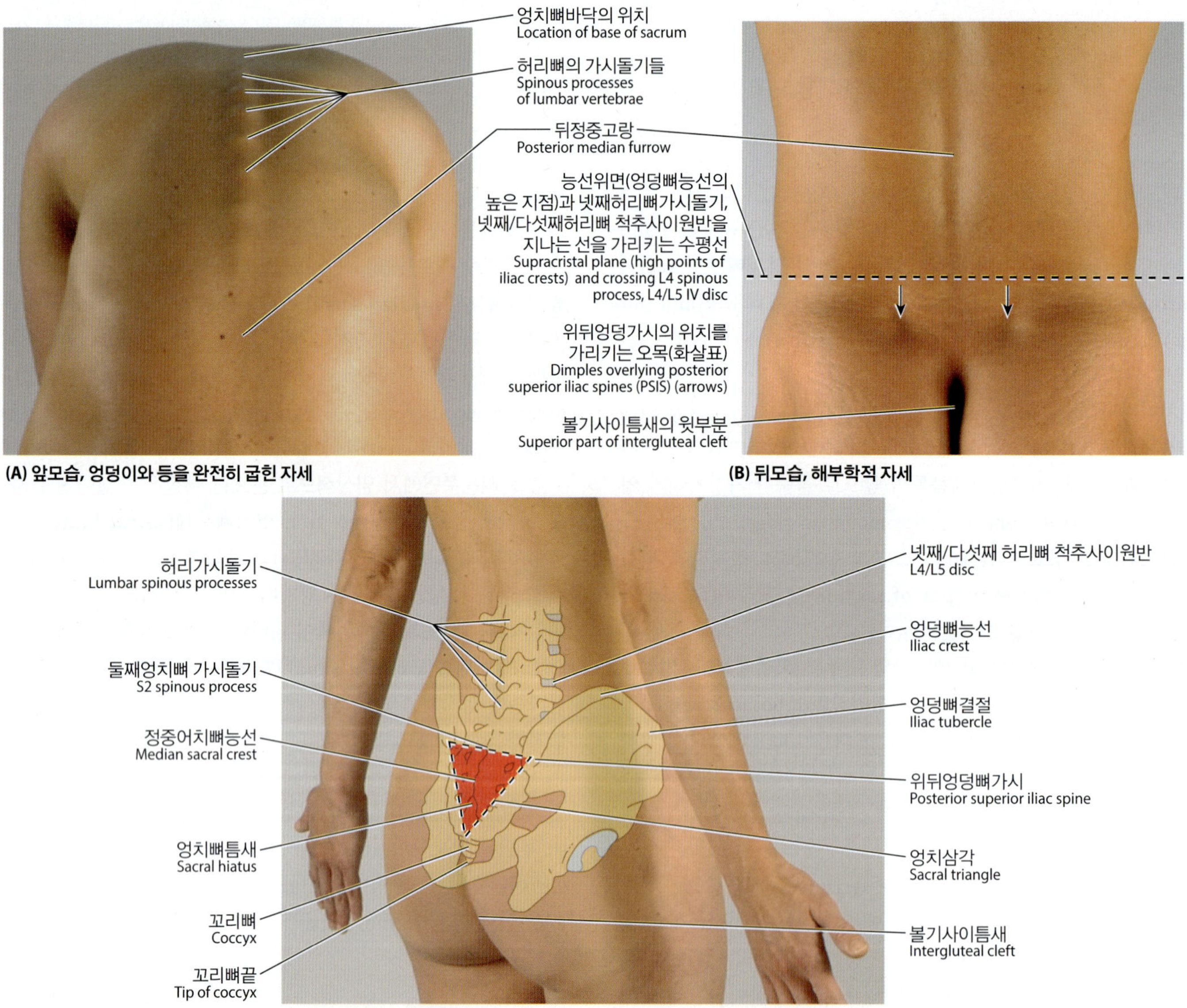

(A) 앞모습, 엉덩이와 등을 완전히 굽힌 자세

(B) 뒤모습, 해부학적 자세

(C) 뒤가쪽 모습, 해부학적 자세

그림 2.13. 허리뼈, 엉치뼈, 꼬리뼈의 표면해부학.

예측하게 한다. 엉덩뼈능선의 최고점을 잇는 수평선은 L4 가시돌기의 끝과 L4−L5 척추사이원반을 통하여 지나간다. 이것은 뇌척수액(cerebrospinal fluid, CSF)을 채취하기 위하여 허리천자를 시행할 때 유용한 지표가 된다[이 장의 파란 상자 "허리척수천자(lumbar spinal puncture)" 참조].

S2 가시돌기는 뒤위엉덩뼈가시(*posterior superior iliac spine*)들 사이를 그은 선 중앙에 놓이며(그림 2.13B), 이 선은 피부와 깊은근막이 이 가시들에 붙음으로 생기는 피부오목(skin dimples)으로 나타난다. 이 높이는 거미막밑공간(허리수조)의 아래 한계를 의미한다. 엉치뼈의 정중능선은 상위 3~4개의 엉치뼈 가시돌기의 융합으로 형성되며, L5 가시돌기 아래에서 만져볼 수 있다. **엉치삼각(sacral triangle)**은 2개의 뒤위엉덩뼈가시 사이 **볼기사이틈새[intergluteal** (natal) **cleft]**의 윗부분을 연결하는 선으로 형성된다. 엉치뼈의 윤곽을 형성하는 엉치삼각은 흔히 아래등 삠(sprain)을 초래하는 통증부위가 된다. 엉치뼈틈새는 볼기사이틈새의 윗부분에 위치하는 엉치뼈의 아래 끝에서 만져볼 수 있다.

등뼈와 허리뼈의 가로돌기는 두꺼운 근육으로 덮이고, 만져질 수도 아닐 수도 있다. 꼬리뼈는 엉치삼각 꼭지의 하부에 있는 볼기사이틈새에서 만져볼 수 있다. **꼬리뼈꼭지(apex of the coccyx)**는 항문의 약 2.5 cm 뒤위에서 만져볼 수 있다. 임상적으로 꼬리뼈는 항문관에서 장갑을 낀 손가락으로 검진한다.

척추뼈의 뼈되기(골화, Ossification of Vertebrae)

척추뼈는 발생기에 척삭(notochord) 주위에 중간엽농축(mesenchymal condensation)이 일어나면서 발생하기 시작한다. 후에 이 중간엽 뼈모형(mesencymal bone model)은 연골화하고 연골성 척추뼈를 형성한다. 전형적으로 척추뼈는 배아기가 끝날 무렵(8주째)에 3개의 **일차뼈되기중심(primary ossification center)**이 각각의 연골성 척추뼈에서 발생하기 시작하면서 뼈되기를 시작한다. 궁극적으로 척추뼈몸통의 대부분을 구성할 하나의 연골내중심(endochondral *centrum*), 그리고 **신경고리(neural arch)** 각각의 절반에 있는 2개의 연골주위중심(perichodral center)들이다(그림 2.14B, D, G, J, M).

뼈되기(골화, ossification)는 태아기 동안 지속된다. 출생 시 각각의 전형적 척추뼈와 가장 위쪽의 엉치뼈는 유리연골로 연결된 3개의 뼈 부분을 갖는다. 이때 엉치뼈의 모든 꼬리뼈는 아직 전적으로 연골이다. 이 뼈들은 영아기에 뼈되기를 한다. 신경고리의 절반들은 **척추몸통고리관절(neurocentral joint)**에서 관절을 형성하는데, 이는 주로 연골관절(cartilaginous joint)이다(그림 2.14G). 신경/척추뼈고리(neural/vertebral arch)의 절반들은 출생 후 첫해에 허리부위에서 시작한 후 등부위와 목부위의 척주관 뒤에서 서로 융합하기 시작한다. 신경고리는 3세 말기 무렵에서 위목부위에서 중심과 융합을 시작한다. 그러나 아래허리부위(lower lumbar region)에서는 일반적으로 이 과정이 6세 이후까지 완결되지 않는다(Moore et al., 2020).

5개의 **이차뼈되기중심(secondary ossification center)**은 각각의 전형적인 척추뼈에서 사춘기에 발생한다: 가시돌기의 끝에 하나; 각각의 가로돌기 끝에 하나; 그리고 2개의 둘레고리(anular epiphysis, ring epiphysis), 각 척추뼈몸통의 위모서리에 하나, 아래모서리에 하나, 즉 척추뼈몸통의 위와 아랫면 가장자리 주변에 발생한다(그림 2.14F, I~L).

척추사이원반이 부착하는 **유리연골성 둘레고리(anular epiphyses)**는 가끔 뼈끝연골(**뼈끝성장판**, *epiphyseal growth plate*)로 지칭되며, 척추뼈몸통의 높이성장이 일어나는 구역을 형성한다. 성인기 초기에 성장이 중지될 때 뼈끝(epiphysis)은 보통 척추뼈몸통과 융합한다. 이 융합으로 성인 척추뼈몸통의 위와 아랫면 주변에 특징적으로 매끈하고 융기된 가장자리인 **뼈끝테(epiphyseal rim)**가 만들어진다(그림 2.4B, 2.5A 참조). 모든 이차뼈되기중심들은 보통 25세까지 척추뼈와 융합하지만 특정 융합이 일어나는 나이는 다양하다.

전형적인 유형의 뼈되기에 예외적인 것이 첫째·둘째·일곱째 목뼈(C1, C2와 C7; 그림 2.14A~C), 엉치뼈(그림 2.14M, N)와 꼬리뼈에서 일어난다. 이에 더하여 모든 높이에서 흔적 '갈비뼈'(**갈비뼈요소, costal elements**)가 가로돌기(**가로돌기요소, transverse elements**)의 이차뼈되기중심과 연관되어 나타난다. 갈비뼈요소는 정상적으로 등부위에서만 갈비뼈로 발달하며, 다른 부위에서는 가로돌기의 일부분 또는 이에 상응하는 구조가 된다.

목부위에서 갈비뼈요소는 정상적으로는 가로돌기의 부분으로 축소되어 남는다. 가로구멍(*foramina transversarii*)은 2개의 가쪽뼈되기중심 사이의 틈새로 발달하는데, 연결하는 **갈비가로돌기막대(costo-transverse bar)**의 안쪽에 있으며, 이 막대는 구멍의 가쪽경계를 형성한다(그림 2.14A~F). 또한 목뼈의 가로돌기가 이 2개의 발생 구조물로부터 형성되는 결과로 목뼈의 가로돌기는 가쪽으로 앞결절(갈비뼈요소로부터)과 뒤결절(가로돌기요소로부터)로 종결된다. 첫째목뼈와 둘째목뼈의 비전형적인 형태도 발생기에 만들어진다. 첫째목뼈의 중심은 둘째목뼈의 중심과 융합되고 첫째목뼈 잔여부분과의 주변부 연결을 잃어 치아돌기를 형성한다(그림 2.14C). 이들 첫 2개의 중심이 융합되어 이제 둘째목뼈의 일부분이 되기 때문에 첫째목뼈와 둘째목뼈 사이에 이들을 서로 연결시켜주기 위한 척추사이원반은 형성되지 않는다. 첫째목뼈에 잔류하는 일부 몸통 부분은 첫째목뼈의 앞고리와 결절이 된다.

등부위에서 갈비뼈요소는 발달 중인 척추뼈와 분리되어 갈비뼈로 길어지고, 가로돌기요소가 단독으로 가로돌기를 형성한다(그림 2.14I).

가로돌기의 바닥을 제외한 허리뼈의 나머지 모든 부분은 갈비뼈요소로부터 발생한다(그림 2.14J). 따라서 성숙된 뼈에서는 돌출되어 보이는 이 막대를 **갈비돌기(costal process)**라고 부른다. 허리뼈의 가로돌기요소는 꼭지돌기(*mammillary process*)를 형성한다.

엉치뼈의 날개와 귀모양면은 가로돌기요소와 갈비뼈요소가 융합되어 형성된다.

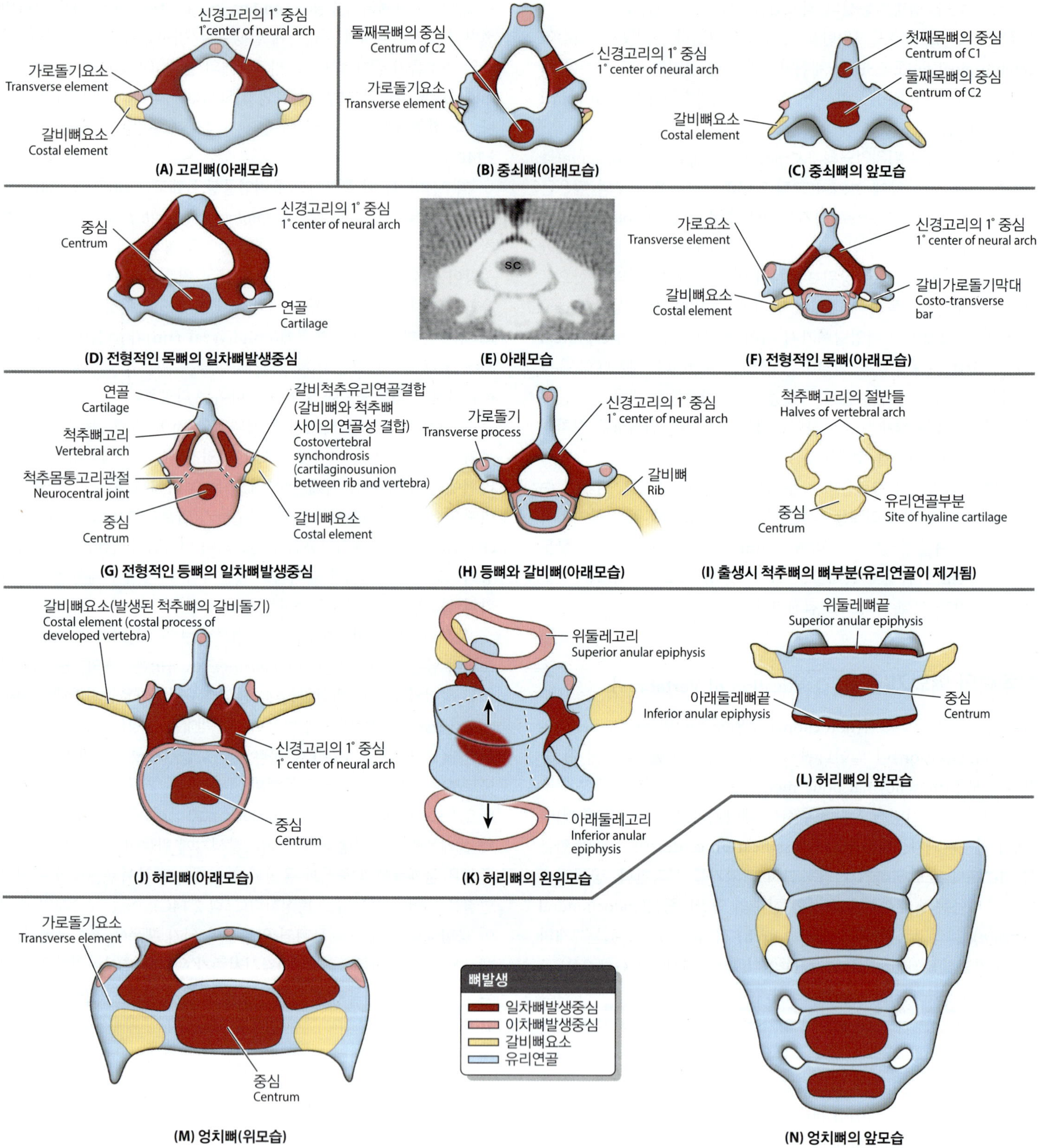

그림 2.14. 척추뼈의 뼈되기(골화). A. 첫째목뼈[고리뼈(atlas)]는 중심(centrum)이 없다. **B와 C.** 둘째목뼈[중쇠뼈(axis)]는 2개의 중심을 갖는데, 그들 가운데 하나는 치아돌기의 대부분을 형성한다. **D~F.** 전형적인 목뼈의 발생. **D.** 목뼈의 유리연골(hyaline cartilage) 속에 있는 일차뼈되기중심. **E.** D(척수, spinal cord)에 보여준 척추뼈의 CT 영상. **F.** 일차와 이차 뼈되기중심. **G~I.** 등뼈의 발생. **G.** 7주 배아의 연골성 척추뼈에 있는 3개의 일차뼈되기중심. 이 단계에 존재하는 관절들을 관찰하기. **H.** 일차와 이차 뼈되기중심으로 갈비뼈요소로부터 갈비뼈가 발생됨. **I.** 연골이 제거되는 골화 후 등뼈의 뼈부분. **J~L.** 허리뼈의 발생. **J.** 일차와 이차 뼈되기중심. **K.** 척추뼈 몸통에서 분리된 둘레뼈끝(anular epiphyses). **L.** 제 위치에 둔 둘레뼈끝. **M과 N.** 엉치뼈의 발생. 엉치뼈의 골화와 융합은 35세까지 완전히 형성되지 못한다.

척추뼈의 변이(Variations in Vertebrae)

대부분의 사람들은 33개의 척추뼈를 갖지만 발생실수로 32 또는 34개의 척추뼈가 생길 수 있다(그림 2.15). 엉치뼈(정상 수는 24) 윗부분에서 비정상적인 수의 척추뼈가 생길 예상확률은 5~12%이다. 척추뼈의 변이는 인종, 성 그리고 발생적 요인(유전적·환경적)의 영향을 받는다. 척추뼈 수의 증가는 남성에게 더 흔하며, 감소는 여성에게 더 흔히 일어난다. 일부 인종은 더 흔한 척추뼈 수의 변이를 보인다. 척추뼈 수의 변이는 임상적으로 중요하다. 척주의 엉치뼈앞부위(presacral region)의 길이가 증가하면 지레작용이 커져서 척주의 허리부위 아랫부분에 긴장(strain)이 증가한다. 그러나 대부분의 수적 변이는 다른 이유로 임상영상조사를 시행하다가, 또는 등문제 병력이 없는 환자를 해부하거나 부검하는 과정에서 우연히 발견된다.

상해를 설명할 때는 주의가 필요하다(예: 척추뼈골절의 위치를 보고할 때). 척추뼈를 샐 때는 목의 바닥에서 시작한다. 목뼈의 수(7개)는 매우 일정하다(사람뿐 아니라 포유류, 심지어 기린과 뱀도 목뼈가 7개임). 수적 변이를 고려할 때, 일부 사람은 5개 이상의 허리뼈와 이에 보상하여 줄어든 수의 등뼈를 갖기 때문에, 등과 허리부위는 함께 고려해야 한다(O'Rahilly, 1986).

척추뼈의 변이에는 척추뼈와 갈비뼈의 관계, 엉치뼈를 형성하기 위하여 융합되는 척추뼈의 수도 포함된다(그림 2.15). 갈비뼈 또는 엉치뼈에 대한 엉치뼈앞 척추뼈(presacral vertebrae)의 관계는 정상보다 높게(**머리쪽 변위**, *cranial shift*) 또는 낮게(**머리쪽 변위**, *caudal shift*) 나타날 수 있다. 그러나 흔적목갈비뼈(들)와 관절을 형성하는 일곱째목뼈(C7)는 그래도 목뼈로 간주된다. 허리뼈와 허리갈비뼈에 대해서도 마찬가지다. 마찬가지로 엉치뼈에 융합된 다섯째허리뼈는 엉치뼈화한 '다섯째허리뼈'라고 부른다(이 장의 임상적용 "척추뼈의 기형융합" 참조).

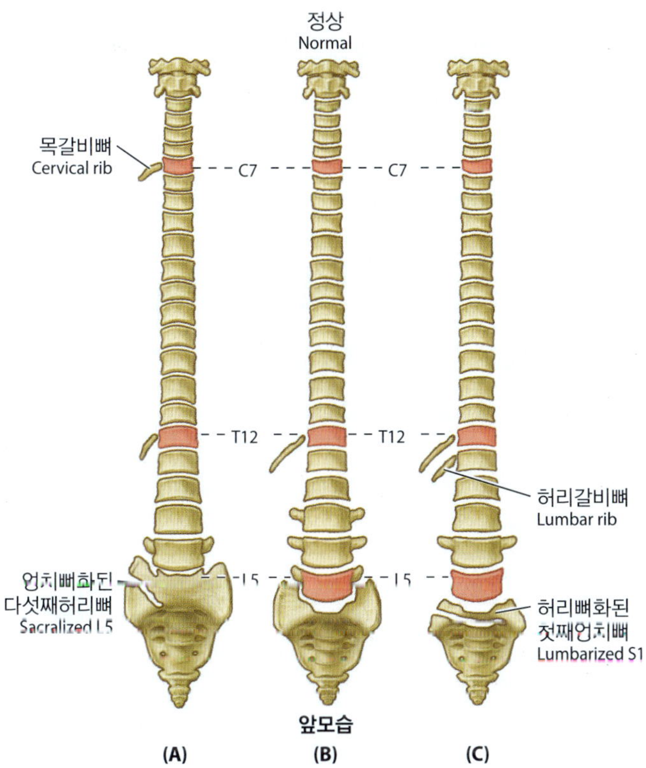

그림 2.15. 척추뼈와 척추뼈에 관절하는 갈비뼈와의 관련 변이. A. 일곱째목뼈와 관절을 형성하는 목갈비뼈(cervical rib), 그리고 열두째등뼈와 관절을 형성하는 작아진 열두째갈비뼈를 포함하여, 13개의 갈비뼈가 있는 '머리쪽 변위(cranial shift)'를 보여준다. 다섯째허리뼈는 부분적으로 엉치뼈에 합체된 것을 보여준다. 그러나 완전한 '엉치뼈화(sacralization)'도 있을 수 있다. 가장 하위의 엉치분절(sacral segment, S5)은 부분적으로 분절되어 있다. **B.** 척추뼈의 일반적인 배열과 첫째와 열두째 갈비뼈의 위치. **C.** 열두째갈비뼈의 크기가 커지고, 작은 허리갈비뼈(lumbar rib)가 있는 '꼬리쪽 변위(caudal shift)'를 보여준다. 넷째허리뼈의 가로돌기는 크기가 커진 반면, 다섯째허리뼈의 가로돌기는 매우 작아졌다. 첫째엉치뼈 분절은 엉치뼈의 나머지 부분으로부터 부분적으로 분리되어 있음을 보여준다. 그러나 완전한 '허리뼈되기(lumbarization)'도 일어날 수 있다. 첫째꼬리분절은 엉치뼈에 합체되어 '엉치뼈화'되었다.

임상적용 CLINICAL BOX

척추뼈(VERTEBRAE)

척추뼈몸통 골다공증(뼈엉성증, Vertebral Body Osteoporosis)

흔한 대사성 뼈질환인 **척추뼈몸통 골다공증**(*vertebral body osteoporosis*)은 정기적인 방사선 검진에서 종종 발견된다. 골다공증은 정상적인 칼슘의 침착과 재흡수의 불균형으로 인한 뼈의 탈회(demineralization)가 발생하여, 뼈의 질(quality)이 감소하고 근육위축이 동반된다. 골다공증이 신체의 모든 뼈에 영향을 미치지 않더라도 가장 흔히 영향을 받는 뼈들은 넙다리뼈(femur)의 목부분, 척추뼈몸통, 손허리뼈(metacarpal), 그리고 노뼈(radius)이다. 이 뼈들은 약하고 깨지기 쉬워 골절되기 쉽다.

조기에서 중등도 골다공증의 시기에 찍은 방사선사진에서 뼈의 탈회가 관찰되는데 척추뼈몸통의 해면뼈(trabecular, spongy bone)에서 방사선밀도(radiodensity)가 감소된 것이 뚜렷하게 보이고, 얇아진 겉질뼈(cortical bone)가 상대적으로 더 뚜렷하게 보인다(그림 B2.1B). 특히 골다공증은 척추뼈몸통 해면뼈의 수평지주에 영향을 많이 미친다(그림 2.4와 B2.10A 비교). 따라서 수직선 모양이 뚜렷하게 보이는데, 아마도 수평으로 지지하는 해면뼈의 지주소실과 더불어 수직지주가 두꺼워져 보이기 때문이다(그림 B2.1A). 후기 단계의 골다공증 방사선사진에서는 척추뼈허탈(vertebral collapse)인 압박골절(compression fracture)과 증가된 등척주후만증(thoracic kyphosis)이 관찰된다(그림 B2.1C; 그림 B2.22B, F 참조). 척추뼈몸통의 골다공증은 모든 척추뼈에서 일어나지만, 등뼈에서 가장 흔하고, 특히 폐경기 이후의 여성에서 흔하다.

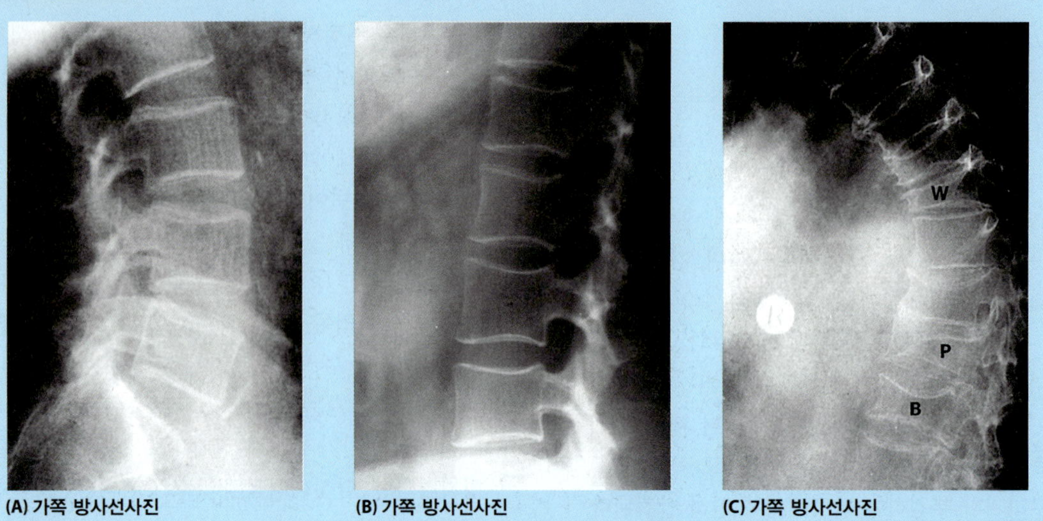

그림 B2.1. **골다공증이 척추에 미치는 영향. A.** 초기에서 중등도 골다공증. 이 단계는 척추뼈몸통에 수직 줄무늬가 있는 것이 특징이다. **B.** 후기 골다공증. 해면뼈가 계속 소실되어 균일한 방사선 반투명을 만들게 됨에 따라 줄무늬양상은 없어진다(덜 희고, 더'투명함'). 반대로 척추끝판의 겉질뼈는 엷어졌지만 상대적으로 더 두드러져 보인다. **C.** 등부위 척주에서의 말기 골다공증. 쐐기 모양이 되거나(*W*), 편평해지거나(*P*), 그리고 양면오목한(*B*) 척추뼈몸통의 뚜렷한 허탈의 결과로 과도한 등척주후만증(thoracic kyphosis)을 보인다.

목갈비뼈(Cervical Rib)

목갈비뼈는 상대적으로 흔한 기형이다. 일곱째목뼈(C7)의 발생학적 갈비뼈부분(costal element)은 정상적으로는 가로구멍의 앞쪽에 있는 가로돌기의 작은 부분이 되지만(그림 2.7A 참조), 1~2%의 사람에서는 비정상적으로 비대하게 된다(그림 B2.2). 이 구조는 작은 융기(protuberance) 크기에서부터 약 60%의 경우에서 양측성으로 일어나는 완전한 갈비뼈 크기에 이르기까지 다양하다.

여분의 **과잉갈비뼈**(*supernumerary rib*) 또는 이것의 끝에서부터 첫째가슴갈비뼈까지 이어지는 섬유성 연결은 위가슴우리문(superior thoracic aperture)에서 빠져나오는 구조들에 압력을 증가시키거나 가할 수 있다. 특히 빗장밑동맥(subclavian artery) 또는 팔신경얼기(brachial plexus)의 아래줄기 또한 **가슴문증후군**(*thoracic outlet syndrome*)을 야기할 수 있다.

척추후궁절제(척추고리판절제, Laminectomy)

척주의 특정 부위에 있는 하나 또는 그 이상의 가시돌기와 인접하여 지지하는 척추고리판을 외과적으로 제거하는 것을 **척추후궁절제**(*laminectomy*)라고 한다(그림 B2.3A의 *1*). 일반적으로 고리뿌리(pedicle)를 절단하여 대부분의 척추뼈고리를 제거하는 것을 말한다(그림 B2.3A의 *2*).

척추후궁절제는 외과적으로(또는 해부실습실에서 해부학적으로) 척주관에 접근하기 위하여 시행하는데, 척수(L2 높이 이상에서 행해진다면)를 뒤쪽에서 노출시키거나 또는 특정 척수신경들의 뿌리들을 노출시킨다. 외과적 척추후궁절제는 암이나, 탈출된 척추사이원반 또는 뼈의 비대 또는 과도한 성장에 의한 척수나 척수신경뿌리에 가해지는 압력을 완화하기 위하여 시행된다.

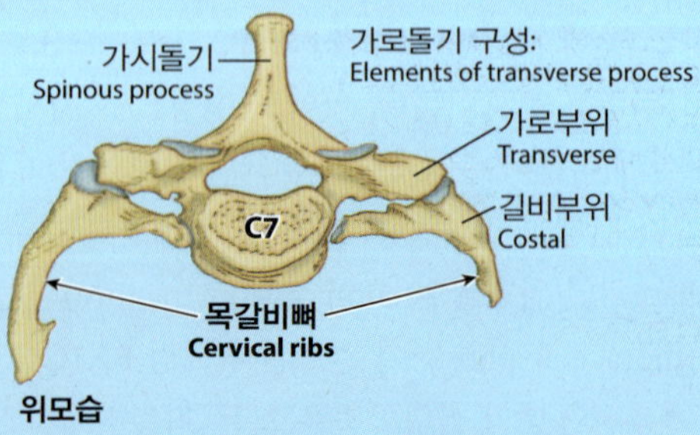

그림 B2.2. **목갈비뼈.**

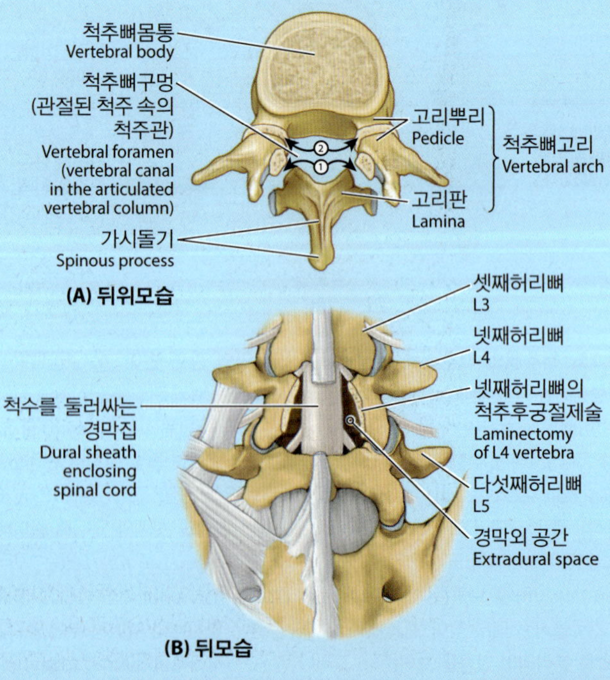

그림 B2.3. **척추후궁절제. A.** 척추후궁절제가 시행되는 위치. **B.** 뒤척추후궁절제.

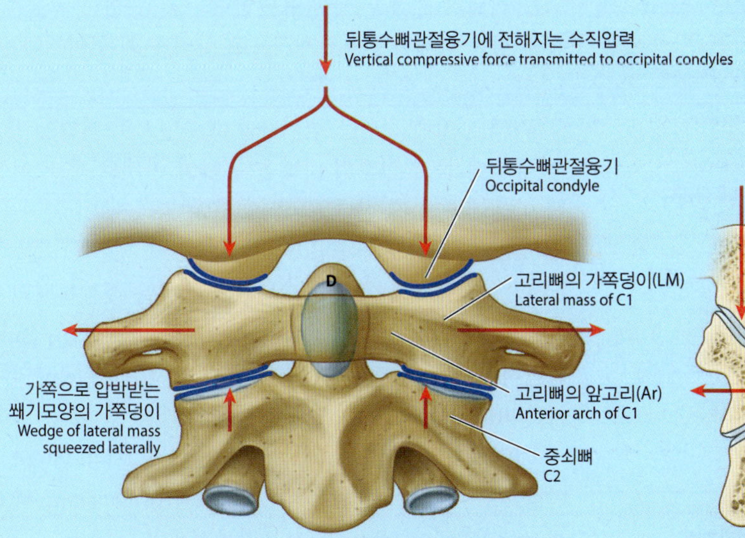

(A) 뒤통수뼈관절융기, 고리뼈, 중쇠뼈의 앞모습

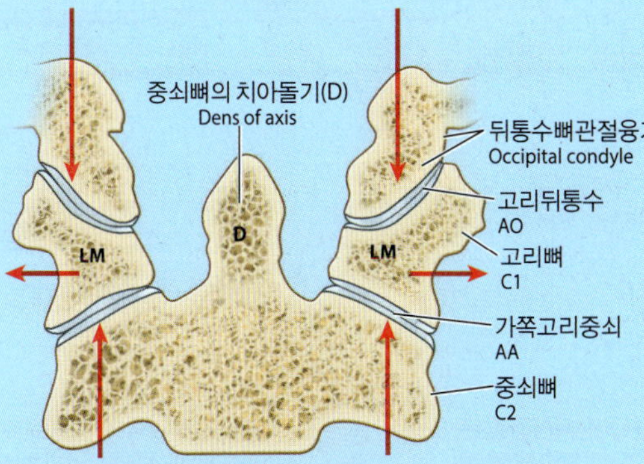

(B) 머리뼈척추(고리뒤통수와 가쪽고리중쇠)관절의 관상절단의 앞모습. E의 사진과 비교하시오.

고리뼈의 골절과 어긋남
(Fracture and Dislocation of the Atlas)

C1척추뼈인 고리뼈는 뼈고리로, 2개의 쐐기 모양으로 된 가쪽덩이가 상대적으로 얇은 앞과 뒤고리와 가로인대에 의해 연결되어 있다(그림 2.8B 참조). 가쪽덩이 쐐기의 두꺼운 쪽이 가쪽으로 향해 있기 때문에, 다이빙 사고에서 수영장바닥에 들이박는 것과 같은 수직으로 가하는 힘에 의해 뒤통수뼈관절융기(occipital condyle)와 중쇠뼈 사이에 있는 가쪽덩이가 압박되어 고리뼈의 앞뼈고리 또는 뒤뼈고리의 하나 또는 둘 다 골절되어 분리된다(그림 B2.4A, B).

힘이 충분하면 이것을 연결하는 가로인대의 파열이 일어날 것이다(그림 B2.4C). 이로 인해 초래되는 *Jefferson* 골절 또는 파열골절(*burst fracture*; 그림 B2.4C~E) 자체로는 뼈고리의 크기가 실제로는 증가하기 때문에 반드시 척수 손상을 일으키는 것은 아니다. 그러나 가로인대도 파열된다면 척수 손상이 일어날 가능성이 더 높으며, 넓게 퍼진 가쪽덩이가 방사선사진에 관찰된다(임상적용의 "고리가로인대의 파열" 참조).

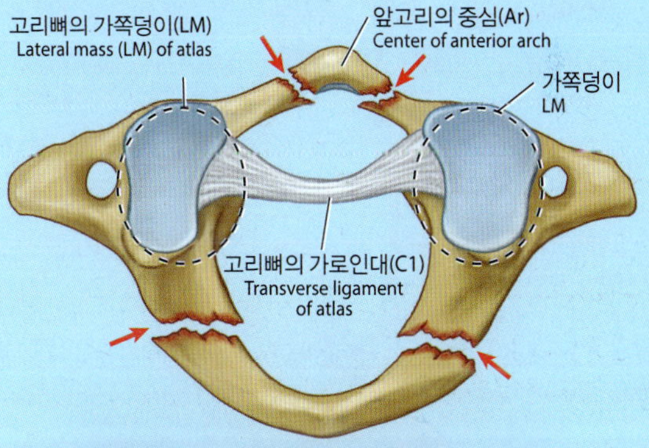

(C) 고리뼈의 Jefferson(파열)골절의 아래모습

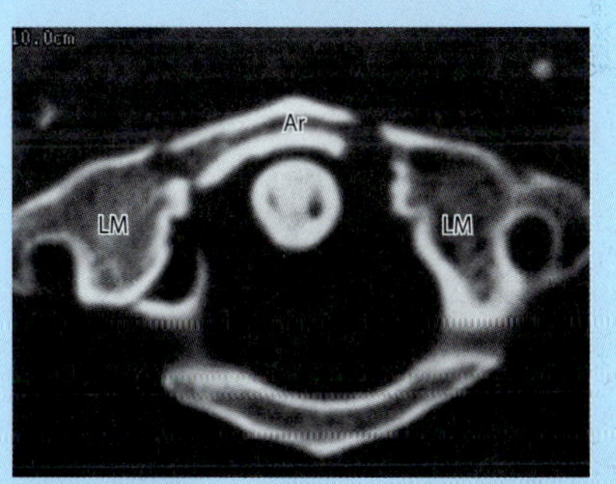

(D) Jefferson 골절의 CT 영상

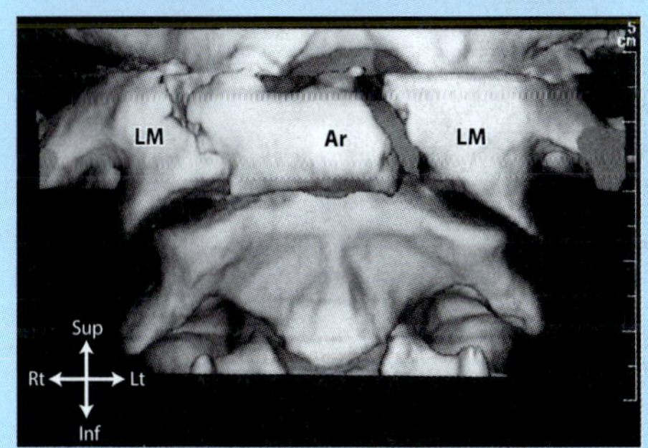

(E) 앞고리(Ar)의 조각과 가쪽 바깥으로 이동된 고리뼈 가쪽덩이(LM)를 보여주는 Jefferson 골절의 CT 영상 재구성의 앞모습

그림 B2.4. 고리뼈의 Jefferson 골절.

중쇠뼈의 골절과 어긋남
(Fracture and Dislocation of the Axis)

C2척추뼈인 중쇠뼈의 척추뼈고리골절은 목뼈 손상에서 가장 흔하다(40%까지)(Yochum and Rowe, 2004). 일반적인 골절은 중쇠뼈의 위·아래 관절돌기, 즉 관절간부위(pars interarticularis)에 의해 형성되는 뼈기둥에서 일어난다(그림 2.8C 참조). 이 위치에서의 골절을 둘째목뼈(C2)의 외상척추분리증(*traumatic spondylolysis of C2*)이라고 부르고(그림 B2.5A, B, D), 머리와 목의 복합 젖힘(*hyperextension*)보다는 목에 머리가 젖힘이 발생되는 편타손상(*whiplash injury*) 시에 일어난다. 편타손상은 골절보다는 근육

또는 인대의 긴장을 흔히 유발한다. 편타손상은 고통스럽고 단기간 안에 점점 약해지지만 잠재적으로 삶의 변화를 야기하는 척추골절과는 다르다.

머리의 이런 젖힘은 범죄자를 교수형으로 처벌할 때 사용하는데, 이 경우에 몸이 형장의 바닥을 통하여 아래로 뚝 떨어질 때 매듭을 턱 아래에 놓이게 한다(그림 B2.5C). 따라서 이 골절을 **교수형골절**(*hangman's fracture*)이라고 부른다.

더 심각한 손상에서 둘째목뼈의 몸통은 셋째목뼈의 몸통에 비하여 앞쪽으로 이동된다. 중쇠뼈의 이러한 불완전탈구(subluxation)를 동반하든 아니든 간에 척수 또는 뇌줄기(brainstem)의 손상은 때로 **사지마비**(*quadriplegia*) 또는 사망을 초래할 수 있다.

치아돌기의 골절도 흔한 중쇠뼈 손상으로(40~50%) 머리에 수평 방향으로 가해지는 타격이나 **뼈감소증**(*osteopenia*: 뼈 부피의 병리적 소실)으로 일어날 수 있다(임상적용의 "중쇠뼈의 치아돌기골절" 참조).

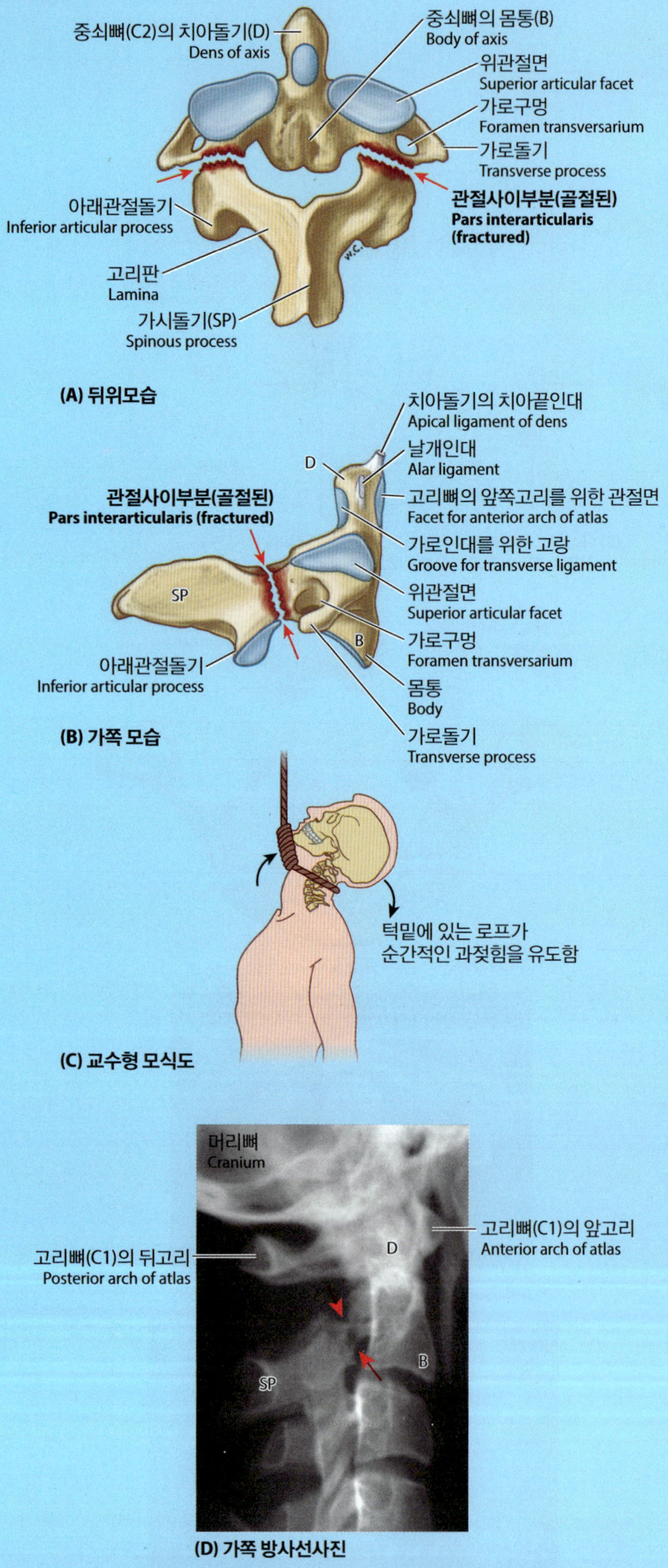

그림 B2.5. 중쇠뼈의 교수형골절(hangman's fracture)과 탈구(dislocation). A 와 B. 둘째목뼈의 관절간부위가 골절되었다(*화살표*). **C.** 교수형매듭의 위치는 교수형동안 과젖힘(hyperextension)을 발생시킨다(*화살표*). **D.** 방사선사진은 교수형골절(*화살표*)을 보여준다.

목뼈의 탈구(Dislocation of Cervical Vertebrae)

더 수평으로 향한 관절면 때문에 목뼈는 다른 척추뼈보다 덜 강하게 깍지 끼어 있다. 동전처럼 쌓여 있는 목뼈는 골절되는 데 필요한 힘보다 적은 힘으로도 탈구될 수 있다(그림 B2.6A~F). 목부위에서는 큰 척주관 때문에 척수가 손상되지 않으면서 가벼운 탈구가 일어날 수 있다(그림 B2.6B). 심한 탈구 또는 골절을 동반한 탈구는 척수를 손상시킨다. 탈구가 일어나 이동된 관절돌기의 잠금(locking)이 있는 '관절면도약(facet jumping)'을 초

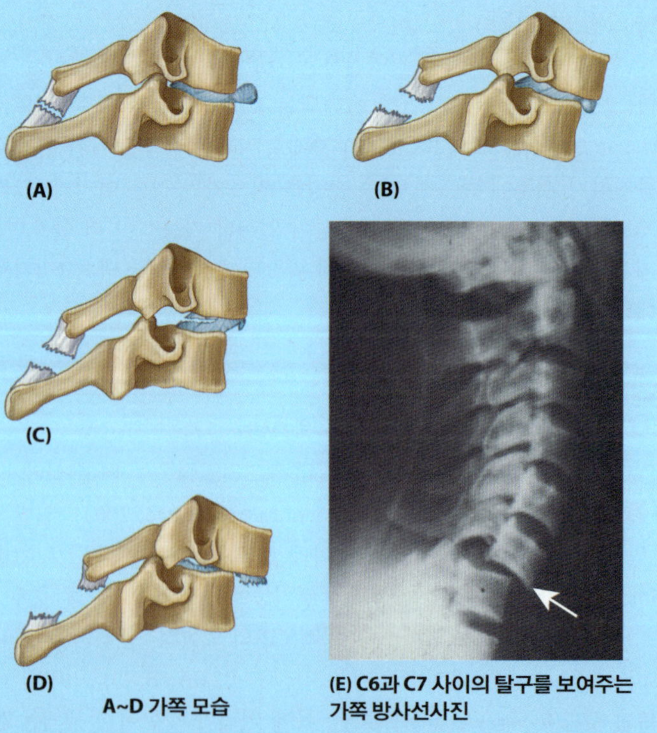

그림 B2.6. A~E. 목뼈의 탈구.

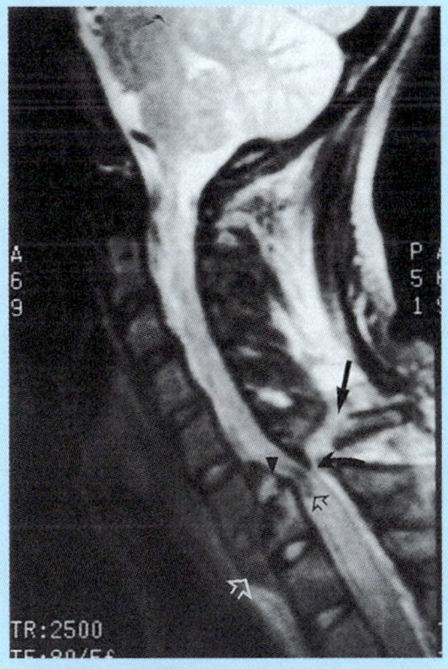

(F) 정중 MRI 영상

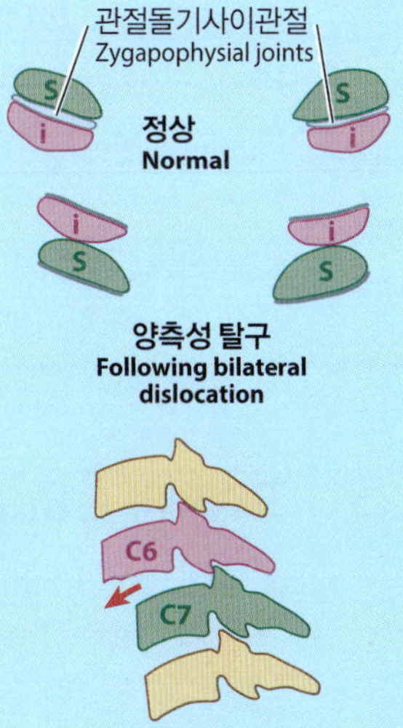

양측성 관절면 탈구(잠긴 관절면)

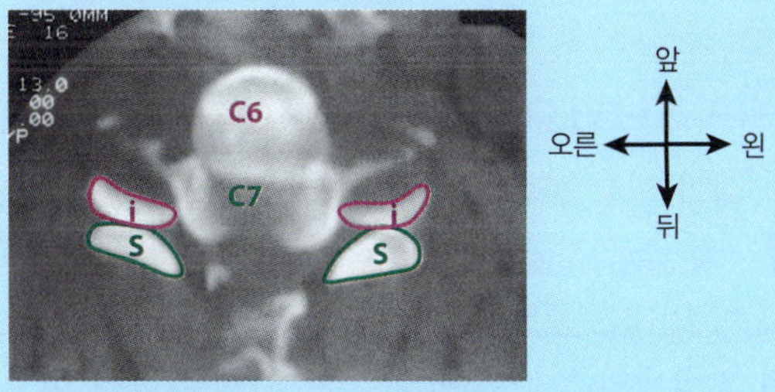

(G) 가로 CT 영상

i C6의 아래관절돌기
s C7의 위관절돌기

일반적으로 아래관절돌기가 위관절돌기 앞에 이치하고 납작한 관절면이 서로 접촉하여 돌기사이관절을 형성한다.

그림 B2.6. (계속) **A~D.** 4단계의 손상을 보여준다: **A.** 1단계, 굽힘삠(flexion sprain). **B.** 2단계, 25% 앞전위가 있는 앞불완전탈구(subluxation). **C.** 3단계, 50% 전위(translation). **D.** 4단계, 완전한 탈구(dislocation). **E.** 방사선사진은 50% 전위(*화살표*)가 있는 3단계 탈구를 보여준다. **F.** 척수손상이 있는 4단계 탈구의 MRI 사진. 일곱째목뼈의 몸통이 골절되었음을 보여준다(*열린 흰색 화살표*). 황색인대(ligamentum flavum)는 파열되었고(*흰 검은색 화살표*), 가시돌기는 박리되어 있다(*곧은 검은색 화살표*). **G. F** 부분에서 보여준 것과 동일한 CT 사진. '관절면도약(facet jumping)'으로 여섯째와 일곱째목뼈의 관절돌기가 역전된다.

래하지 않는다면(그림 B2.6F, G), 목뼈가 스스로 후퇴되어(제자리로 나시 미끄러져 들어가) 방사선사진에는 척수 손상이 나타나지 않을 수 있다. 그러나 자기공명영상(MRI)으로는 이로 인한 물렁조직손상(soft tissue damage)을 볼 수 있다(그림 B2.6F).

허리척추관협착증(Lumbar Spinal Stenosis)

허리척추관협착증은 하나 이상의 허리뼈에서 척추뼈구멍이 좁아지거나 협착된 것을 말한다(그림 B2.7B). 유전적인 기형으로, 이런 사람은 연령과 관련된 척추사이원반융기와 같은 퇴행성 변화에 더 취약할 수 있다. 척주의 아래로 내려갈수록 허리척수신경의 크기는 증가하지만 반대로 척추사이구멍의 크기는 작아진다. 협착은 보통 척추사이원반 높이에서 최대가 된다. 그러나 허리척추뼈구멍 자체의 협착도 아래 척주관을 차지하고 있는 척수신경뿌리의 하나 이상에 압박을 가할 수 있다(그림 2.2D 참조). 허리협착(lumbar stenosis)의 외과적 치료에는 감압척추후궁절제(decompressive laminectomy)가 있다(임상적용의 "척추후궁절제" 참조). 척주관협착증(spinal stenosis)이 있는 환자에게 척추사이원반돌출이 일어날 경우(그림 B2.7B), 마치 관절염증식(arthritic proliferation)과 인대변성(인대퇴행, ligamentous degeneration)이 그러하듯이 이미

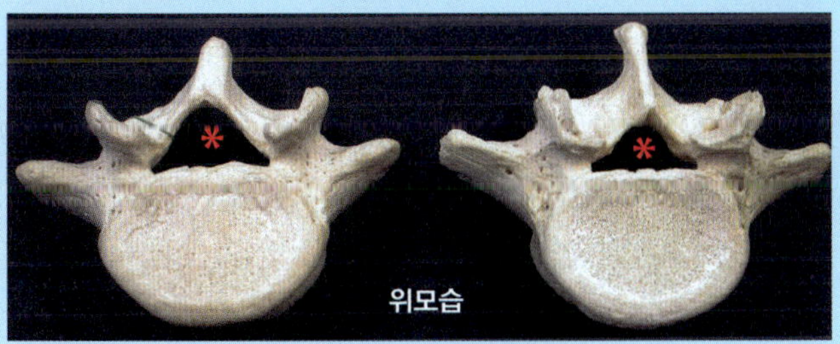

(A) 정상적인 척추뼈구멍 (B) 협착된 척추뼈구멍

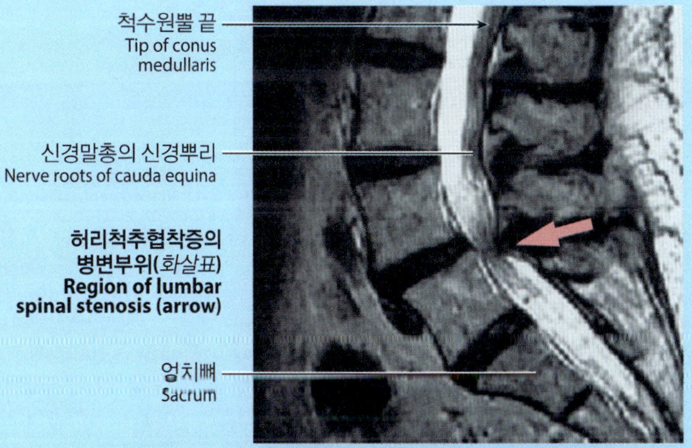

(C) 정중 MRI 영상

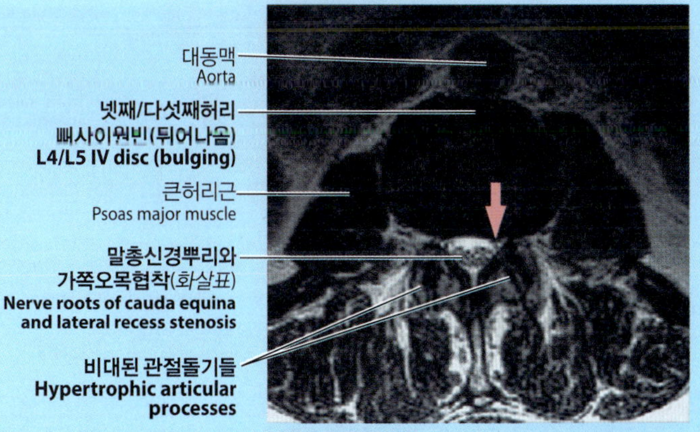

(D) 가로 MRI 영상

그림 B2.7. **허리척추관협착증(lumbar spinal stenosis). A와 B.** 정상(**A**) 척추뼈구멍과 척추뼈구멍(*별표*)의 협착(**B**)을 비교하였다. **C와 D.** 허리MRI사진은 과증식관절돌기와 황색인대 그리고 중등도 L4–L5 사이의 척추사이원반의 주변부 돌출에 의한 고도의 협착(high-grade stenosis)을 보여준다.

제한되어 있는 척주관을 더 악화시킨다.

꼬리경막바깥마취(Caudal Epidural Anesthesia)

살아 있는 사람의 엉치뼈틈새는 막성엉치꼬리인대(sacrococcygeal ligament)에 의하여 닫혀 있으며(그림 B2.8A), 이 인대는 **종말끈**(*terminal filum*: 척수의 끝에서부터 꼬리뼈까지 연장되어 있는 결합조직의 선)에 의하여 꿰뚫어져 있다(그림 B2.8C). 이 인대의 깊은(위) 곳에 있는 엉치뼈관(sacral canal)의 경막바깥공간(epidural space)은 지방질 결합조직으로 차 있다(그림 B2.8B). 꼬리경막바깥마취(*caudal epidural anesthesia* 또는 *caudal analgesia*)에서 국소마취제를 엉치신경의 근위부를 감싸는 엉치뼈관 지방조직에 주입한다. 이 주입은 엉치뼈틈새를 포함하여 몇 가지 경로로 할 수 있다(그림 B2.8B, C). 엉치뼈틈새가 엉치뼈뿔과 S4 가시돌기 또는 안쪽엉치능선(medial sacral crest) 사이에 위치하기 때문에 촉진할 수 있는 뼈 경계표는 틈새를 찾는 데 중요하다(그림 B2.8A). 마취액은 위쪽과 경막바깥(extradural)으로 퍼져 말총(cauda equina)의 S2–Co1 척수신경들에 작용한다. 마취가 위로 올라가는 높이는 주입량과 환자의 자세로 조절한다. 경막바깥차단마취(epidural block) 아래부위에서는 감각이 상실된다. 마취제는 뒤엉치뼈구멍을 통하여 척수신경뿌리 주위의 엉치뼈관에 주입할 수도 있다(엉치관통경막바깥마취, *transsacral epidural anesthesia*; 그림 B2.8B). 출산 중 경막바깥마취의 역할과 마취되는 부위는 제6장 골반과 샅에서 설명한다.

꼬리뼈의 손상(Injury of Coccyx)

볼기(buttocks)로 갑자기 바닥에 부딪히게 되면 고통스런 뼈막밑멍(뼈막밑타박상, subperiosteal bruising) 또는 꼬리뼈골절 또는 엉치꼬리관절(sacrococcygeal joint)의 골절-탈구(dislocation)를 야기할 수 있다. 전위(displacement)는 흔하며, 통증을 제거하기 위하여 골절된 뼈를 수술하여 제거하는 것이 필요할 수도 있다. 가끔 특별한 난산인 경우에 산모가 꼬리뼈 손상을 입는다. 골치 아픈 징후인 **꼬리뼈통증**(*coccygodynia* 또는 coccydynia)

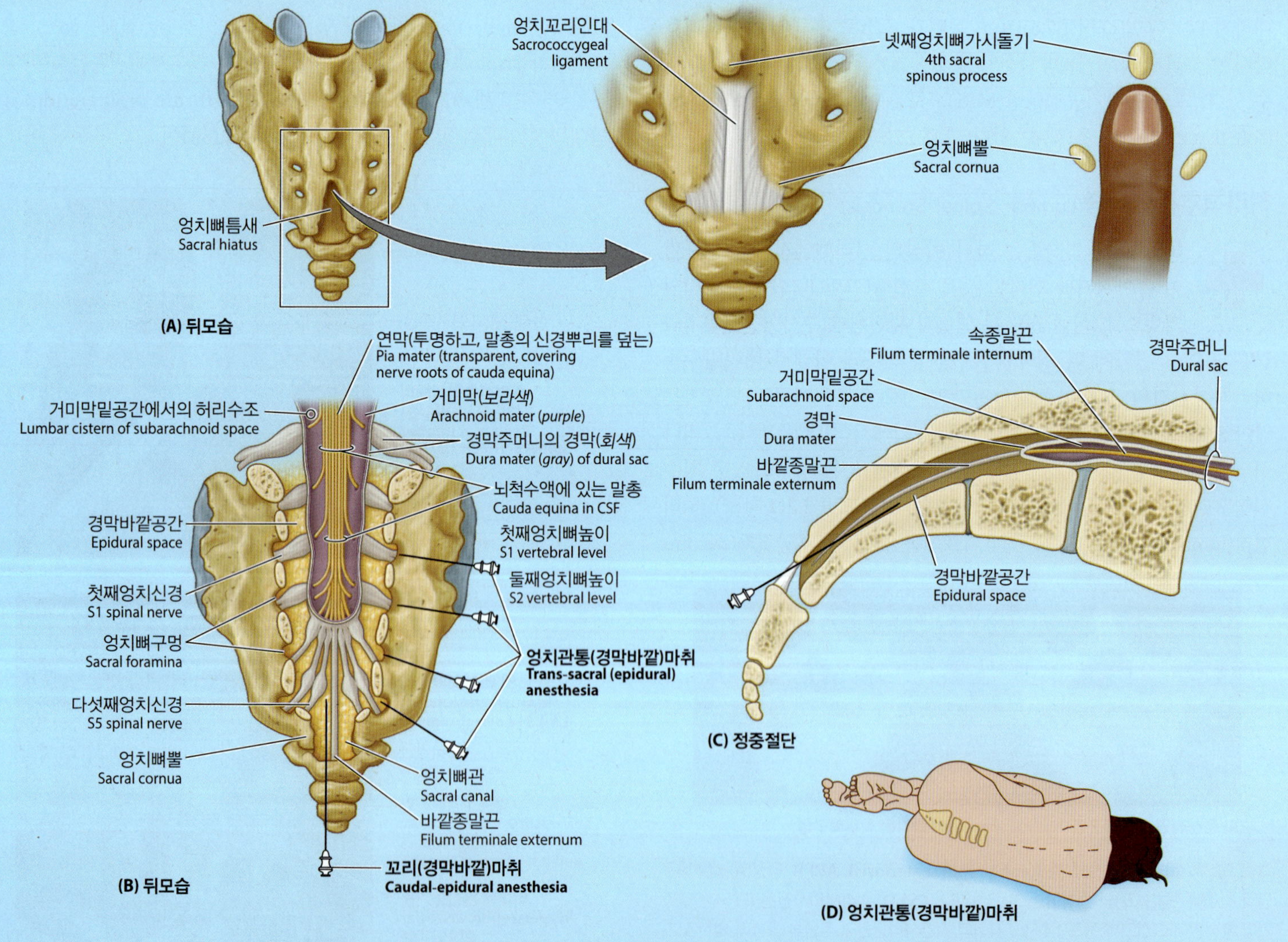

그림 B2.8. **경막바깥마취(epidural anesthesia). A.** 엉치꼬리인대의 촉지. **B와 C.** 주사바늘위치를 보여주는 엉치뼈단면. **D.** 환자 자세.

이 종종 꼬리뼈외상(coccygeal trauma) 후에 나타나는데, 대개 통증이 쉽게 호전되지 않는다.

척추뼈의 기형융합(Abnormal Fusion of the Vertebrae)

사람의 약 5%에서 다섯째허리뼈는 부분적으로 또는 완전히 엉치뼈에 포함되는데 이를 각각 **다섯째허리뼈의 반엉치뼈되기 및 엉치뼈되기**(*hemisacralization* and *sacralization of L5 vertebra*)라고 한다(그림 B2.9A). 이와 달리, 첫째엉치뼈가 엉치뼈로부터 다소 분리되어 있고, 부분적으로 또는 완전히 다섯째허리뼈와 융합된다. 이를 **첫째엉치뼈의 허리뼈되기**(*lumbarization of S1 vertebra*)라고 한다(그림 B2.9B). 다섯째허리뼈가 엉치뼈화되면 다섯째허리뼈–첫째엉치뼈 부위는 단단해지고, 넷째–다섯째허리뼈 부위는 퇴화되어 종종 통증을 유발한다.

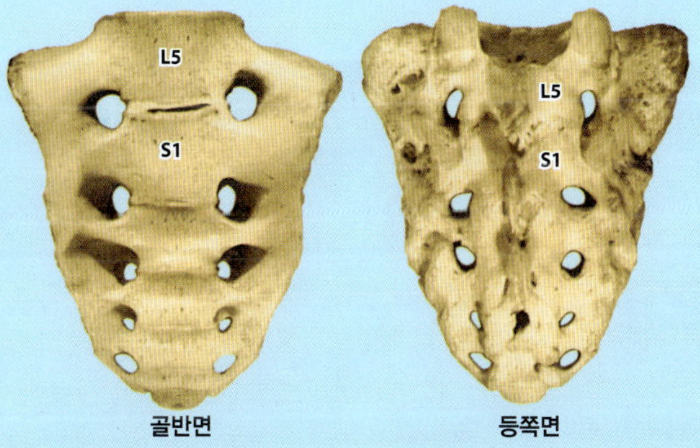

(A) L5 척추뼈의 엉치뼈화

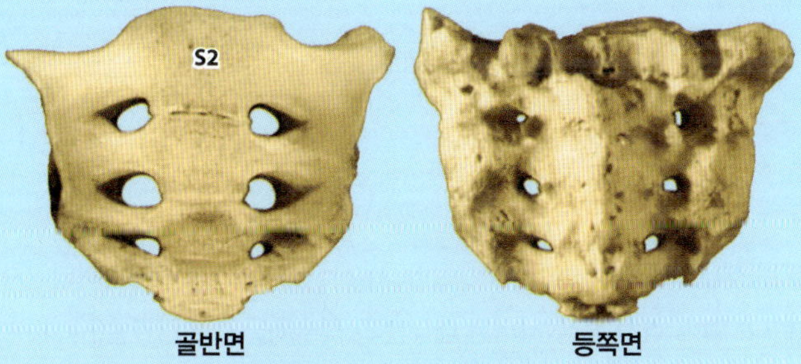

(B) S1 척추뼈의 허리뼈화(S1는 엉치뼈의 일부분이 아님)

그림 B2.9. 척추뼈의 기형융합.

노화가 척추뼈에 미치는 영향 (Effect of Aging on Vertebrae)

전형적인 허리뼈의 몸통은 출생 후 5세까지 높이가 3배(5~6 mm부터 15~18 mm로)로 증가하고, 5~13세에는 45~50% 더 증가한다. 길이성장은 사춘기 동안 지속되지만, 속도가 느려져 18~25세에 완성된다.

중년기와 노년기에 뼈밀도와 강도가 전반적으로 감소되는데 특히 척추뼈몸통의 중앙부에서 감소된다. 결과적으로 척추뼈의 관절면이 점차 안쪽으로 굽게 되어 위와 아랫면 모두가 점점 더 오목하게 되고(그림 B2.10A), 척추사이원반은 점차 볼록하게 된다. 뼈손실과 그에 따른 척추뼈몸통 모양의 변화는 나이가 들면서 키가 조금 작아지는 부분적인 이유이다. 이렇게 오목하게 되는 것은 방사선사진에서 척추뼈몸통의 모서리들 사이의 거리를 기준으로 볼 때 척추사이 '공간'이 겉보기에 좁아지게 할 수 있다. 그러나 이것을 척추사이원반 두께의 감소로 해석해서는 안 된다.

척추뼈 모양의 변화와 더불어 척추사이원반의 노화는 원반들이 부착하는 장소인 척추뼈몸통의 주변부위에 압력 증가를 초래한다. 이에 반응하여 척추뼈몸통의 모서리 주위에, 특히 앞과 뒤로 **뼈곁돌기**[*osteophyte*, 몸통돌기(body spur)]가 흔히 발생한다(원반의 바깥부분에 섬유의 부착을 따라; 그림 B2.10B). 마찬가지로 변화된 역학적 기전은 돌기사이관절에 더 큰 스트레스를 가함에 따라 관절주머니(articular capsule)와 덧인대(accessory ligament)의 부착, 특히 위

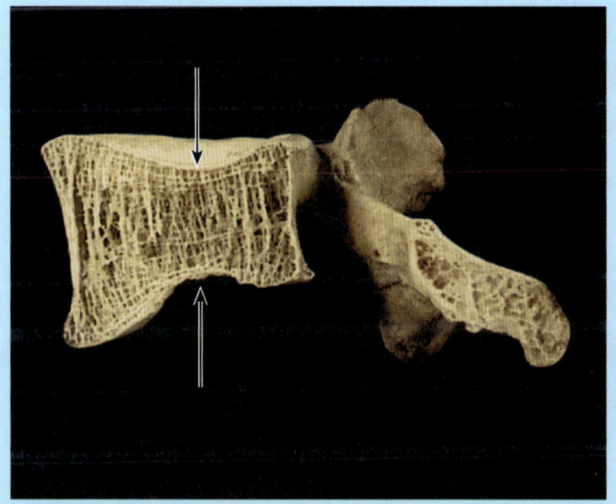

(A) 허리뼈의 정중단면(*화살표*, 증가된 오목면)

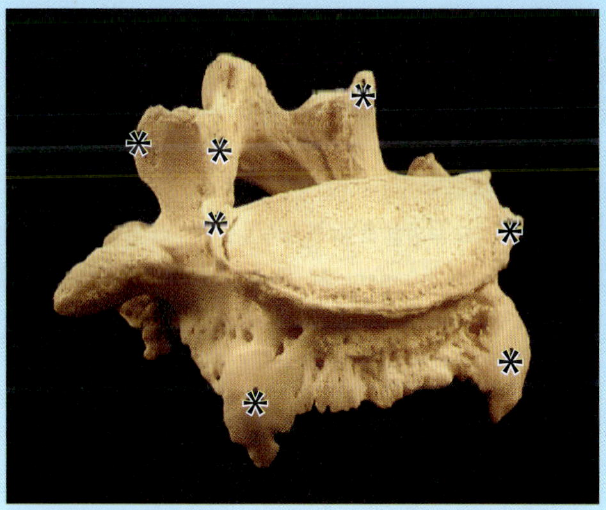

(B) 앞가쪽 모습, 허리등뼈 * 뼈곁돌기(osteophyte)

그림 B2.10. 노화(aging)가 척추뼈에 미치는 영향.

관절돌기의 부착을 따라 뼈곁돌기가 발달한다. 반면에 관절연골[둘러겹침 범퍼(wraparound bumpers)]의 연장이 아래돌기의 관절면 주위에 발달한다.

노화과정 동안의 뼈 또는 연골성 성장은 전통적으로 질병과정[척추뼈몸통의 경우에는 **척추굳음증**(*spondylosis*), 돌기사이관절의 경우에는 **뼈관절염**(*osteoarthrosis*)]이라고 보고되고 있다. 그러나 노화와 더불어 일어나는 특정 연령범위에 대한 정상적 해부구조를 나타내는, 예상된 형태학적 변화로 보는 것이 더 현실적일 것이다.

흔히 이런 변형과 통증의 연관성은 찾기 어렵다. 이런 특징을 보이는 일부 환자들은 통증이 있지만, 다른 환자들은 똑같은 노화 관련 변형을 보이지만 통증이 없다. 다른 환자들은 거의 형태적 변형을 보이지 않지만 분명한 변형이 있는 환자와 같은 종류의 통증을 호소한다. 이런 관점과 전형적인 변형들이 나타나기 때문에 일부 의사들은 노화 관련 변화를 병리학적 과정으로 보는 것은 정당하지 않다고 주장한다(Bogduk, 2012).

척추뼈의 기형(Anomalies of the Vertebrae)

때때로 가로돌기의 뼈끝이 융합되지 않는다. 따라서 방사선사진이나 CT 영상에서 융합되지 않은 뼈끝(epiphysis)을 척추뼈골절로 잘못 보지 않도록 주의하여야 한다.

척주의 흔한 선천성 결함은 **숨은척추갈림증**(*spina bifida occulta*)으로, 다섯째허리뼈 또는 첫째엉치뼈의 고리판(신경고리)이 정상적으로 발달하지 못하고 척주관 뒤에 융합한다. 이 뼈 결함은 사람의 24%에까지 존재하고(Greer, 2010), 흔히 다섯째허리뼈 또는 첫째엉치뼈의 척추뼈고리에서 일어난다. 척추갈림증의 심하지 않은 유형은 피부에 의해 척추갈림증의 윗부분을 덮고 있지만, 그 위치가 흔히 한술의 털로 표시된다. 이와 같은 유형의 척추갈림증이 있는 대부분의 신생아는 등문제를 가지고 있다(Moore et al, 2020). 신생아를 검진할 때, 목에서 엉치부위까지 척추뼈고리가 온전하고 연속적임을 확신하기 위해서는 인접하는 척추뼈가 차례로 만져져야 한다.

척추갈림증(spina bifida)의 심한 유형인 **낭성척추갈림증**(*spina bifida cystica*)에서는 하나 또는 그 이상의 척추뼈고리가 완전하게 발달하지 못할 수 있다. 낭성척추갈림증은 척수막[수막탈출증(meningocele): 척수막주머니와 관련된 척추갈림증] 또는 척수탈출(spinal herniation)과 관련이 있다(그림 B2.11). **수막척수탈출증**(*meningomyelocele*)의 심각한 경우에 보통 신경과적 증상[예: 사지의 마비와 방광과 배변조절(bowel control)의 장애]이 있다. 척추갈림증의 심각한 유형은 배아발생 넷째주에 신경관의 닫힘결손과 같은 신경관결손(*neural tube defect*)에서 초래된다(Moore, et al., 2020).

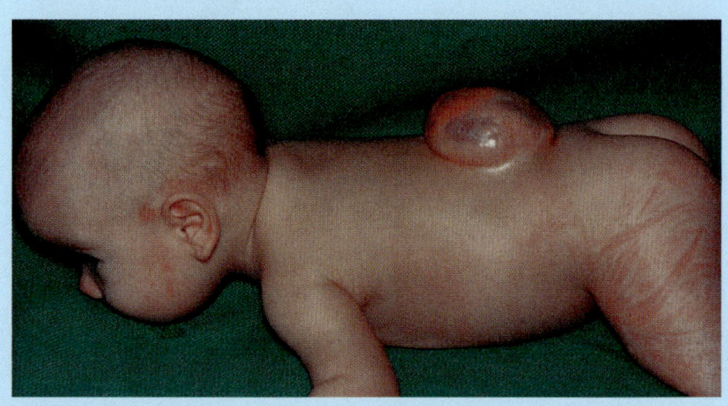

그림 B2.11. 허리부위에 보이는 수막척수탈출증을 동반한 낭성척추갈림증의 유아.

핵심정리: 척추뼈(Vertebrae)

전형적인 척추뼈: 척추뼈는 지탱하는 몸무게에 비례하여 크기가 커지는 척추뼈몸통과 척수와 척수신경뿌리를 수용하고 보호하는 척추뼈고리로 구성된다. ■ 척추뼈고리에서 뻗어나오는 돌기들은 근육들의 붙는 부분과 지렛대가 되거나 척추뼈 사이의 직접적인 운동을 하게 한다.

척추뼈의 주요 부위별 특징: 주요 부위별 척추뼈 특징은 ■ 목뼈는 가로구멍(transverse foramen), ■ 등뼈는 갈비오목(costal facets), ■ 허리뼈는 가로구멍(transverse foramen)과 갈비오목(costal facets)의 없음, ■ 인접한 엉치뼈의 융합, ■ 꼬리뼈의 흔적성(rudimentary nature)이다.

척추뼈의 뼈되기: 전형적으로 척추뼈는 척추뼈몸통의 대부분을 형성하는 뼈되기중심(centrum)과 신경고리(neural arch) 각각의 절반에 있는 뼈되기 중심들의 연골성 모형(cartilaginous model) 속에 있는 3개의 일차뼈되기중심(골화중심, primary ossification center)에서부터 뼈되기가 시작된다. ■ 따라서 출생 시까지 대부분의 척추뼈들은 유리연골(hyaline cartilage)로 결합된 3개의 뼈부분으로 구성된다. ■ 융합은 첫 6년 동안에 허리부위에서 시작하여 멀어지는 양상으로 일어난다. ■ 사춘기에 5개의 이차뼈되기중심(secondary ossification center)이 나타난다. 즉 3개는 가시돌기 · 가로돌기와 관련이 있고, 2개는 척추뼈몸통의 위 · 아래 모서리 주변의 둘레고리(anular epiphysis)와 관련이 있다. ■ 가로돌기의 뼈되기중심과 연관되어 형성되는 갈비뼈부분(costal element)들은 보통 단지 가슴부위에 있는 갈비뼈를 형성한다. 이들은 가로돌기를 형성하고, 다른 부위에서는 이에 상응하는 구조를 구성하는 요소를 형성한다. ■ 척추뼈의 뼈되기 유형을 알면 변이와 기형은 물론, 전형적인 정상구조와 비전형적인 척추뼈를 이해할 수 있다.

척주(Vertebral Column)

척주(vertebral column, spine)는 통합구조로 33개의 척추뼈와 이들을 하나의 구조 및 기능적 단위로 연결되는 몸통뼈대(axial skeleton)의 '축(axis)'이다(그림 2.2 참조). 척주는 몸통운동이 일어나는 반경직성 '중심핵(core)'이 되기 때문에, 길이를 따라 주행하는 '부드럽거나 속이 빈 구조들은 손상이나 비틀림을 약하다(예: 척수, 내림대동맥, 대정맥들, 가슴림프관, 식도). 따라서 이 구조들은 척추뼈 축에 매우 가깝게 위치하고 있어 척추뼈 축의 반경직성 지지를 받기 때문에 가해지는 비틀림 힘을 최소화한다.

척주의 관절(Joints of Vertebral Column)

척주의 관절은 다음을 포함한다.

- 척추뼈몸통(vertebral body)의 관절
- 척추뼈고리(vertebral arch)의 관절
- 머리뼈척추이 관절[craniovertebral joints, 고리중쇠관절(atlanto-axial joint), 고리뒤통수(atlanto-occipital joint)]
- 갈비척추관절(costovertebral joint, 제4장, 가슴 참조)
- 엉치엉덩관절(sacroiliac joint, 제6장, 골반과 샅 참조)

척추뼈몸통의 관절(joints of vertebral bodies)

척추뼈몸통의 관절은 무게를 지탱하고 내구력을 위하여 설계된 **섬유연골결합**[*symphysis*, **이차연골결합**(*secondary cartilaginous joint*)]이다. 인접 척추뼈의 관절면은 척추사이원반(IV disc)과 인대에 의하여 연결된다(그림 2.16과 2.17).

척추사이원반[intervertebral (IV) discs]은 척추뼈몸통 사이에서 강한 부착을 제공하여 이들을 연속적인 반경직성 기둥(척주)으로 만들며, 척추사이구멍의 앞쪽 가장자리의 아래 절반을 형성한다. 전체 척주에서 원반은 척주길이(높이)의 20~25%를 차지한다(그림 2.2 참조). 인접 척추뼈 사이에 움직임을 허용할 뿐 아니라 탄력적 변형성은 충격흡수자로 작용할 수 있게 한다. 각각의 척추사이원반은 섬유

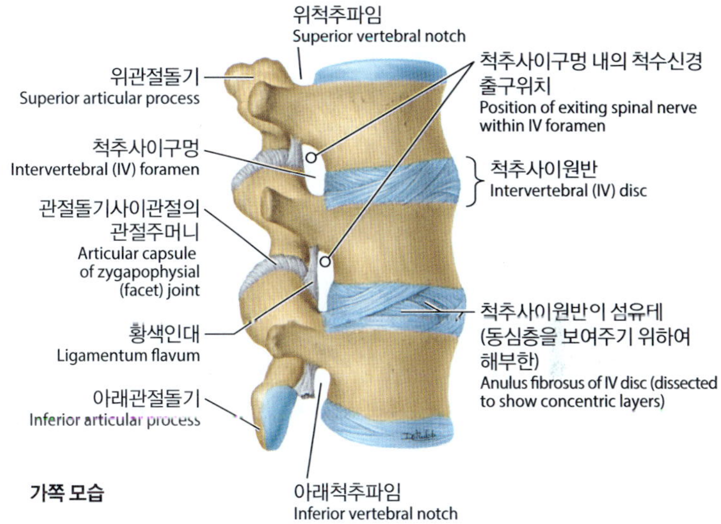

그림 2.17. 허리뼈와 척추사이원반. 위허리부위의 그림은 척추사이원반의 섬유테 층판구조와 척추사이구멍형성에 관련된 구조들을 보여준다. 목부위는 제외하고 원반은 척추사이구멍 앞경계면의 아래 절반을 형성한다. 따라서 원반의 탈출은 뼈로 둘러싸인 척추사이구멍의 위쪽부분에서 빠져나오는 척수신경에는 영향을 미치지 않을 것이다.

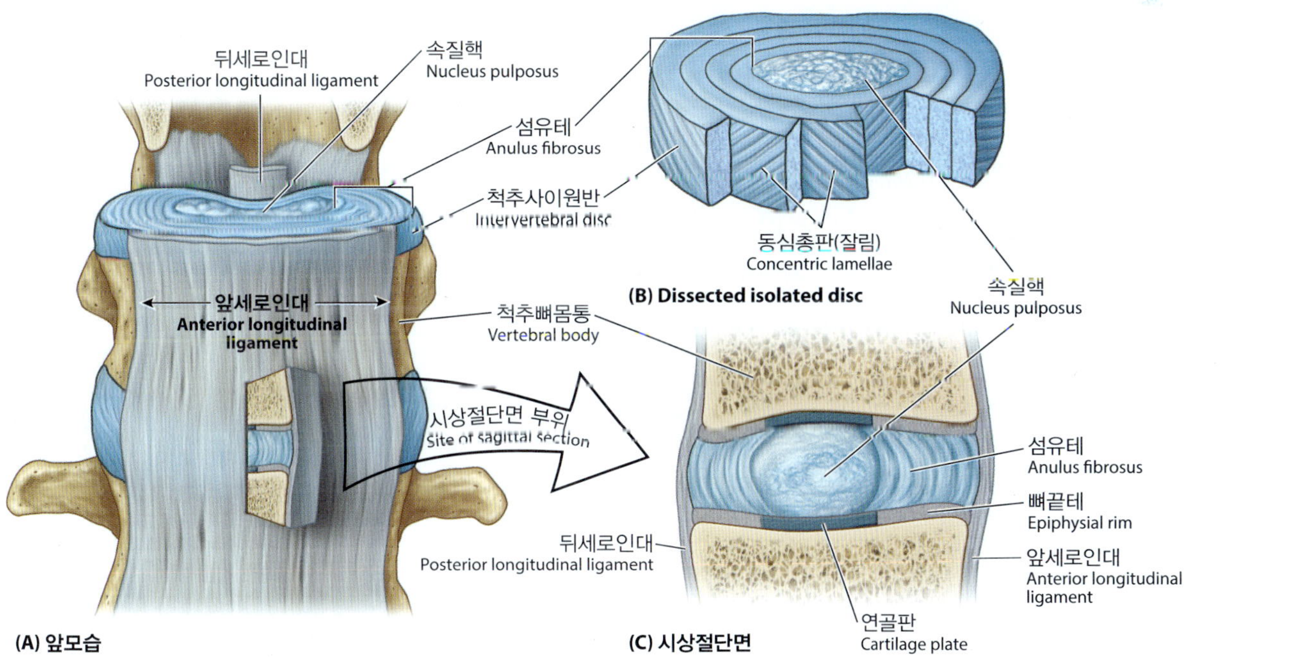

그림 2.16. 척추사이원반의 구조. A. 절단된 허리부분으로 확대된 **C**에서 보이는 시상단면을 포함한다. **B.** 동심층판을 보여주기 위한 절단된 척추사이원반. **C. A**의 시상절단면 일부분으로 원반속의 속질핵의 편심성 위치를 보여준다.

연골의 동심층으로 이루어진 바깥부분, 즉 **섬유테**(*anulus fibrosus*)와 **속질핵**(*nucleus pulposus*)으로 불리는 아교성의 중앙부분으로 구성된다.

섬유테(anulus fibrosus; 라틴어로 *anus*, ring)는 척추사이원반의 주변부를 형성하는 동심층판으로 구성된다(그림 2.16과 2.17). 섬유테들은 융합된 **둘레고리**(*anular epiphysis*)에 의하여 형성되는 척추뼈몸통의 관절면에 있는 부드럽고 둥글게 된 **뼈끝테**(*epiphyseal rim*)에 끼어든다(그림 2.5A와 2.14K, L 참조). 각 층판을 형성하는 섬유는 하나의 층판에서 다른 하나로 약 30도 또는 그 이상으로 경사지게 달린다. 인접층판의 또 다른 섬유들은 60도 이상 각도로 반대방향으로 경사지게 달린다(그림 2.16B와 2.17). 이런 배열은 인접 척추뼈 사이에 강한 결합을 제공하면서도 약간의 운동을 허용한다. 섬유테는 뒷부분이 얇고 성인의 목부분의 섬유테는 뒷부분이 완전하지 못하다(Mercer and Bogduk, 1999). 섬유테의 중심으로 갈수록 혈관발달이 줄어들고 단지 바깥 1/3만 감각신경지배를 받는다.

속질핵(nucleus pulposus; 라틴어로 *pulpa*, fleshy)은 척추사이원반의 중심핵이다(그림 2.16과 2.18A). 출생 시 유연한 핵은 88%가 물이며, 초기에는 섬유성이기보다 연골성이다. 이들의 반유동성 성질은 척추사이원반과 척추 전체의 유연성·탄력성의 대부분을 차지한다.

수직의 힘은 원반을 변형시키므로 원반은 충격 흡수역할을 한다. 유연한 핵은 압박되었을 때 더 넓게 되고, 팽팽하게 되거나 늘어났을 때(목매달거나 매달려 있을 때와 같이) 더 얇게 된다(그림 2.18B, C). 압박과 팽팽함은 척추의 앞과 가쪽굽힘과 폄 동안 같은 원반에서 동시에 일어난다(그림 2.18E). 회전할 때(그림 2.18D)와 더불어 이 운동 중에 부어오른 핵은 반액체성 지레받침으로 작용한다. 섬유테의 층판들이 앞쪽이나 가쪽보다 뒤쪽이 얇고 수가 적기 때문에 속질핵은 원반의 중앙에 위치하지 않고 가운데와 뒤쪽 사이에 위치한다(그림 2.16). 속질핵에는 혈관이 없으므로 이 구조는 섬유테와 척추뼈몸통 가장자리에 있는 혈관으로부터 확산에 의하여 영양분을 받는다.

첫째목뼈와 둘째목뼈 사이에는 척추사이원반이 없다. 가장 아래의 기능적 원반은 다섯째허리뼈와 첫째엉치뼈 사이에 있다. 원반은 척추뼈의 부위마다 두께가 다양하다. 원반의 두께는 척주가 내려갈수록 증가한다. 하지만 연결하는 척추뼈몸통 크기에 비하여 목과 허리 부위에서 상대적으로 가장 두껍다. 원반은 목과 허리 부위에서는 앞쪽이 더 두껍고, 등부위에서는 두께가 거의 일정하다. 원반의 다양한 모양은 척주의 이차굽이를 유발한다(그림 2.2B, 2.27과 2.28 참조).

갈고리돌기관절[uncovertebral 'joints' 또는 cleft(of Luschka)]은 10세 이후에 셋째–여섯째 또는 넷째-일곱째 척추뼈몸통의 갈고리(uncus)와 이 위에 있는 척추뼈몸통에 빗각을 이루는 아래가쪽면(inferolateral surface) 사이에 위치한다(그림 2.19). 관절은 척추사이원반의 가쪽과 뒤가쪽모서리(posterolateral margin)에 있다. 이 관절 같은 구조의 관절면은 중간에 낀 잠재 공간 또는 '낭(capsule)' 속에 함유된 액체에 의해 보습되는 연골로 덮여 있다. 일부 학자들은 이들을 윤활관절(synovial joint)로 간주한다. 다른 일부는 원반에 있는 세포외액으로 찬 퇴행성 공간(cleft)으로 간주한다. 갈고리돌기관절은 흔히 가시(박차, spur)가 형성되는 자리로, 이는 목 통증을 유발한다.

앞세로인대(anterior longitudinal ligament)는 강하고 넓은 섬유성 띠로서 척추뼈몸통과 척추사이원반을 덮고 연결한다(그림 2.20). 이 인대는 엉치뼈의 골반면에서부터 첫째목뼈(C1)의 앞결절(anterior tubercle)까지, 그리고 큰구멍 앞쪽에 있는 뒤통수뼈(occipital

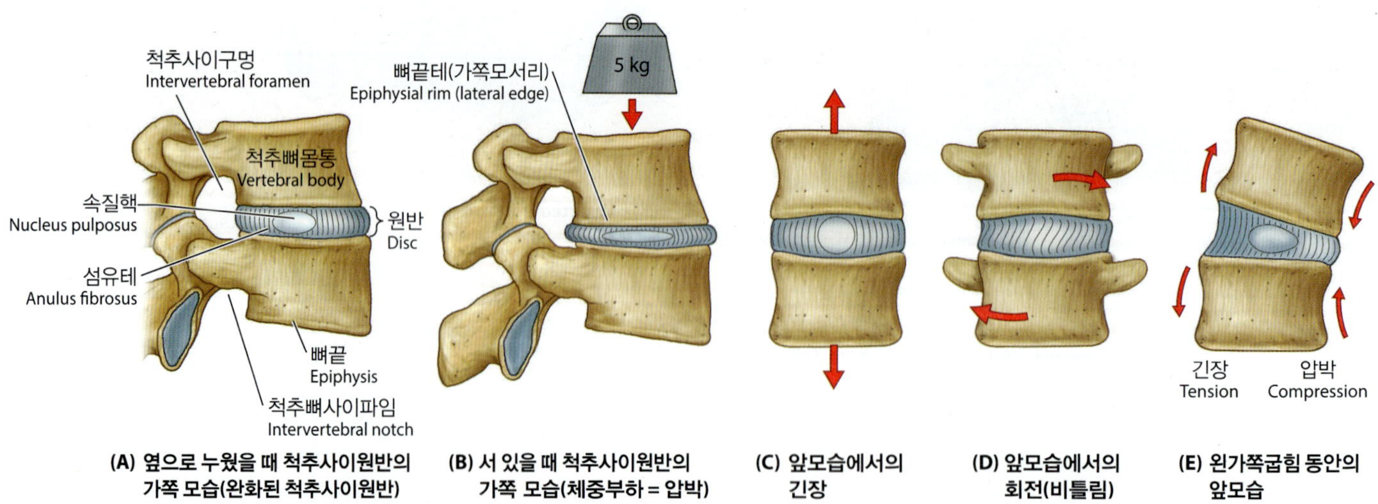

그림 2.18. 척추사이원반의 구조와 기능. A. 체중부하가 없는 척추운동단위. 속질핵은 척추사이원반의 중심에서 특이한 위치를 차지하고 받침점과 쿠션 또는 충격흡수기전으로 작용한다. **B~E.** 척추사이원반의 역학. 가해자는 힘과 움직임은 속질핵의 모양을 바꾼다. **B.** 압박(compression). 체중이 가해지면 속질핵이 수축되고 섬유테가 부푼다. 서 있을 때와 들어올릴 때 더 많이 일어난다. **C.** 긴장(tension). 팔로 매달리면 척추사이원반은 몸무게로 인해 수직으로 늘어나서 속질핵은 원형이 된다. **D.** 비틀림(forsion). 회전운동은 섬유테에 비틀림힘이 가해져 속질핵을 압박한다. **E.** 복합긴장과 압박. 굽힘과 폄운동 시 속질핵은 받침점 역할을 한다. 섬유테는 동시에 한쪽은 압박과 반대편은 긴장상태에 놓이게 된다.

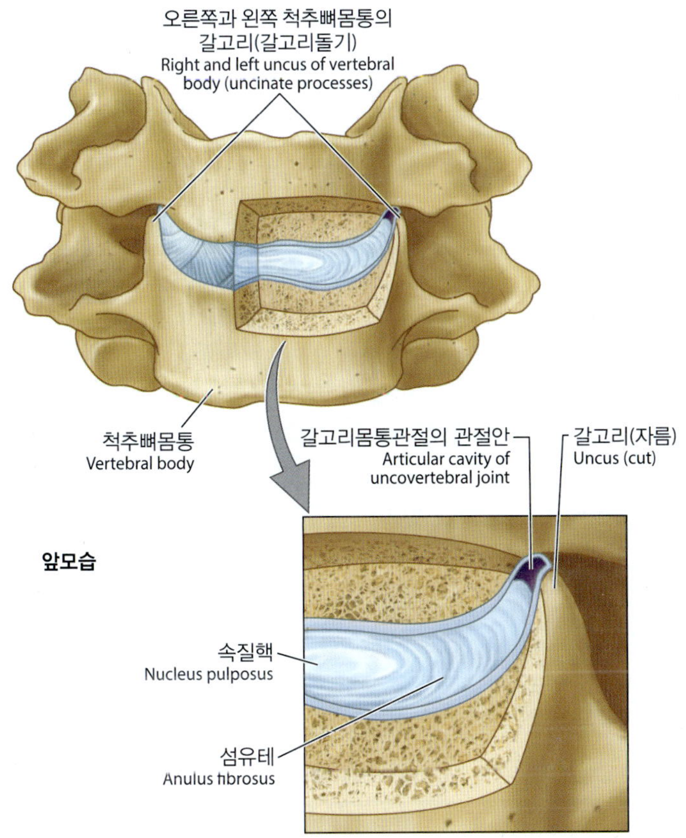

그림 2.19. 갈고리몸통관절(uncovertebral joint). 작은 윤활관절(synovial joint)과 닮은 구조는 아래척추뼈몸통의 갈고리(uncus)와 이들이 받치고 있는 위척추뼈몸통의 경사진 면 사이에 있다. 이 관절은 척추사이원반의 뒤가쪽모서리에 있다.

bone)까지 연장된다. 특히 인대의 가장끝부위는 앞고리중쇠 그리고 고리뒤통수인대라고 한다. 앞세로인대는 척추뼈몸통의 앞면이 가장 두껍지만(그리고 흔히 이 가장 두꺼운 부분만 예시됨), 척추사이구멍까지 몸통의 가쪽면을 덮는다. 이 인대는 척추뼈몸통 사이 관절의 안정성을 유지하면서 척주의 젖힘을 방지한다. 앞세로인대는 폄을 제한하는 유일한 인대로, 다른 모든 척추사이인대(IV ligament)는 굽힘의 형태를 제한한다.

뒤세로인대(posterior longitudinal ligament)는 앞세로인대보다 상당히 좁으며 다소 약한 띠다(그림 2.20과 2.21B). 뒤세로인대는 척주관에서 척추뼈몸통의 뒷면을 따라 달린다. 이는 둘째목뼈(C2)로부터 엉치뼈까지 주로 척추사이원반에 부착하고, 다소 약하게 척추뼈몸통의 뒷면에 부착하며, 흔히 인대와 뼈 표면 사이에 있는 지방과 혈관에 다리를 놓는다. 이 인대는 척주의 과다굽힘(hyperflexion)을 약하게 저항하고, 속질핵의 뒤쪽 탈출을 방지하거나 방향을 고치는 데 도움을 준다. 이 인대에는 유해성(통증) 신경말단이 풍부하다.

척추뼈고리의 관절(joints of vertebral arches)

척추뼈고리의 관절은 **돌기사이관절(zygapophysial joint, facet joint)**다. 이 관절은 인접 척추뼈의 위와 아래관절돌기(그리스어로 *zygapophysis*)들 사이의 평면윤활관절(plane synovial joint)이다(그림 2.17과 2.20). 각 관절은 얇은 **관절주머니**(*joint capsule*)로 둘러싸여 있다. 목부위에 있는 것들은 특히 얇고 느슨하여 넓은 폭으로 움직인다(그림 2.21). 관절주머니는 인접 척추뼈 관절돌기의 관절면 모서리에 닿는다. 덧인대가 고리판, 가로돌기, 가시돌기를 결합하고 관절을 안정화하는 데 도움을 준다.

돌기사이관절은 관절돌기 사이에 미끄럼운동을 가능하게 하며, 관절면의 모양과 배치가 가능한 움직임의 유형을 결정한다. 움직임의 범위는 척추뼈몸통 크기와 관련이 있는 척추사이원반의 크기에 따라 결정된다. 목과 허리 부위에서 이 관절들은 일부 무게를 지탱하고, 특히 가쪽굽힘 동안에는 척추사이원반과 무게를 함께 지탱한다.

돌기사이관절은 척수신경뒤가지의 안쪽가지에 이는 관절가지

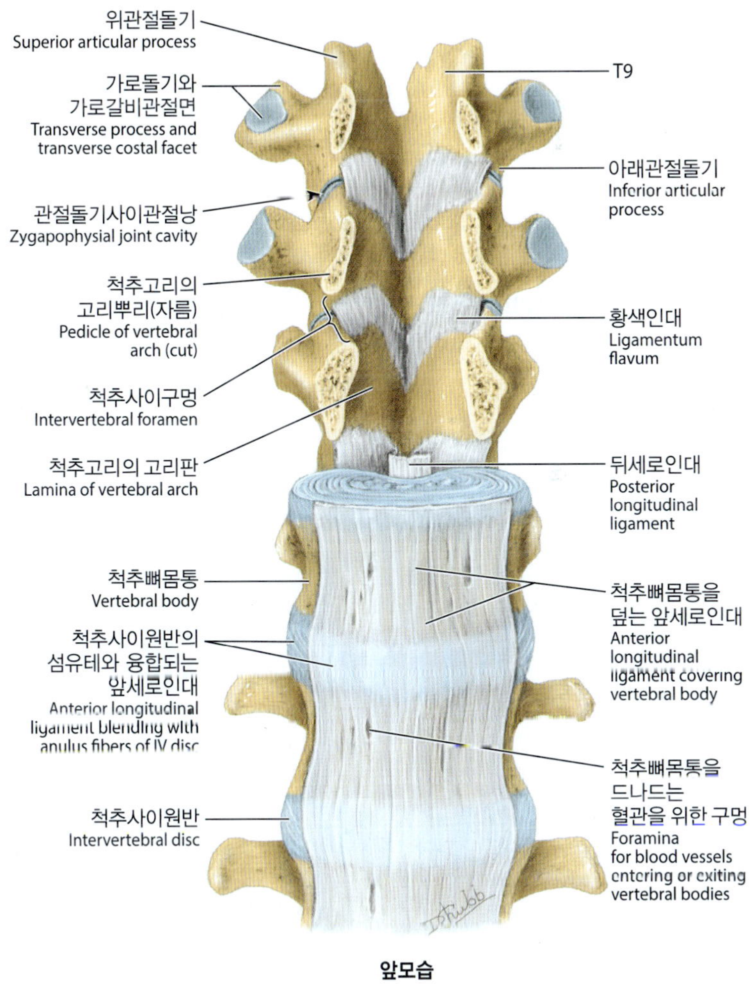

그림 2.20. 척추뼈와 척추사이원반과 인대의 관계. 아래등[inferior thoracic (T9–T12)] 및 위허리[superior lumbar (L1–L2)] 척추뼈를 이들과 연관된 원반과 인대를 보여준다. 아홉째-열한째등뼈(T9–T11)의 고리뿌리는 이들의 몸통과 사이에 끼는 원반과 같이 제거하여, 척주관 뒤벽의 앞면을 보이게 하였다. 인접하는 왼쪽 또는 오른쪽 고리뿌리 사이에서 아래·위관절돌기와 이들 사이의 돌기사이관절(관절주머니는 제거하였음), 그리고 황색인대의 가장 가쪽이 척추사이구멍의 뒤경계를 형성한다. 앞세로인대는 넓은 반면, 뒤세로인대는 좁다.

(articular branch)에 의하여 신경지배를 받는다(그림 2.22). 이 신경들이 뒤아래로 지나가기 때문에 이들은 가로돌기의 안쪽부분의 뒷면에 있는 고랑에 놓이게 된다. 각 관절가지는 2개의 인접하는 관절을 공급한다. 따라서 각 관절은 2개의 신경에 의하여 공급받는다.

척추뼈사이관절의 덧인대
(accessory ligamentof intervertebral joints)

인접 척추뼈고리판은 **황색인대(ligamenta flava**; 라틴어로 *flavus*, yellow)라고 부르는 넓고 연한 노란색의 탄력조직에 의하여 연결된다. 이 황색인대는 위고리판에서 아래고리판으로 거의 수직으로 뻗어 반대편의 것들이 정중선에서 서로 만나 결합한다(그림 2.17과 2.20). 이 인대는 인접하는 척추뼈고리판을 서로 결합하고, 척주관 뒤벽에 번갈아 나타나는 구획을 형성한다. 황색인대는 목부위에서는 길고 얇고 넓으며, 등부위에서는 더 두껍고, 허리부위에서는 가장 두껍다. 이 인대는 척주의 갑작스런 굽힘을 저지하여 척추뼈고리판의 분리를 막고, 그리하여 척추사이원반의 손상을 방지한다. 강하고 탄력적인 황색인대는 척주의 정상만곡을 보존하는 데 도움을 주고, 굽힘 후 척주가 똑바로 되는 것을 돕는다.

인접하는 가시돌기는 약하고, 거의 막과 같은 가시사이인대와 강한 섬유성 가시위인대에 의하여 결합된다(그림 2.21A, B). 얇은 **가시사이인대(interspinous ligament)**는 인접하는 가시돌기를 연결하고 각 돌기의 뿌리에서부터 꼭지까지 닿는다. 끈 같은 **가시위인대**

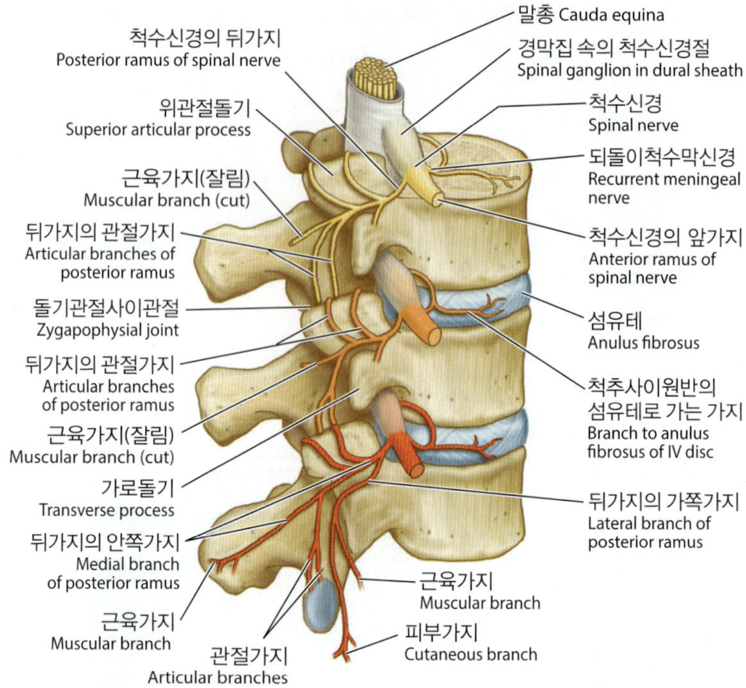

왼뒤가쪽 모습

그림 2.22. 돌기사이관절(zygapophysial joint)의 신경분포. 뒤가지는 척추사이구멍 바깥의 척수신경에서 일어 안쪽과 가쪽가지로 분지한다. 안쪽가지는 관절가지를 내어 그 높이의 돌기사이관절과 그것의 출구보다 한 수준 낮은 관절에 분포한다. 따라서 각 돌기사이관절은 두 인접 척수신경뒤가지의 안쪽가지로부터 관절가지를 받는데, 이 두 뒤가지의 안쪽가지들을 모두 제거해야 돌기사이관절의 신경분포를 제거할 수 있다.

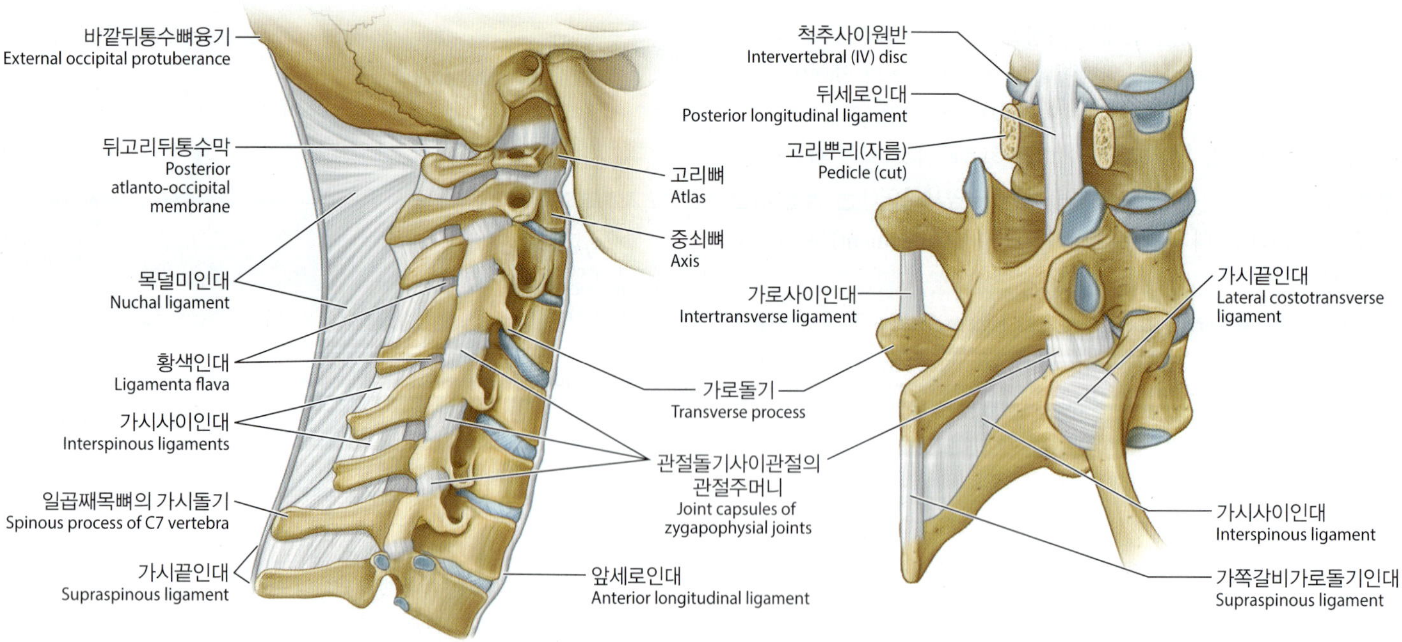

(A) 가쪽 모습 **(B) 뒤빗모습**

그림 2.21. 척주의 관절과 인대. A. 목부위의 인대. 일곱째목뼈(솟을뼈, vertebra prominens)의 두드러진 가시돌기보다 위에 있는 가시돌기는 깊게 위치하고 위를 덮는 목덜미인대에 부착한다. **B.** 등부위의 인대. 위 2개의 척추뼈의 고리뿌리들을 자르고 척추뼈고리(vertebral arch)들을 제거하여 뒤세로인대를 드러나게 하였다. 가로사이인대(intertransverse), 가시위인대(supraspinous), 가시사이인대(interspinous ligament)는 자르지 않은 척추뼈고리와 척추뼈에 표시하였다.

(supraspinous ligament)는 일곱째목뼈(C7)부터 엉치뼈까지 가시돌기의 끝을 연결하는데, 위로 목 뒤에 있는 강하고 넓은 정중 띠인 목덜미인대와 합쳐진다(프랑스어로 *nuque*, back of neck; 그림 2.21A). 가시사이인대와 가시위인대 또는 달리 **목덜미인대(nuchal ligament**; 라틴어로 *ligamentum nuchae*)는 두꺼워진 섬유탄력성 조직으로 구성되며 바깥뒤통수뼈융기(external occipital protuberance)와 큰구멍의 뒤경계에서부터 목뼈의 가시돌기까지 연장된다. 셋째-다섯째목뼈가시돌기가 짧기 때문에 목덜미인대는 뼈를 대신하여 근육의 부착점을 제공한다. **가로사이인대(intertransverse ligament)**는 인접 가로돌기를 연결하고 목부위에서는 흩어진 섬유로, 등부위(thoracic region)에서는 섬유성 끈으로 이루어진다(그림 2.21B). 허리부위의 가로사이인대는 얇고 막성(membranous)이다.

머리뼈척추관절(craniovertebral joints)

고리뼈(첫째목뼈, atlas)와 머리뼈의 뒤통수뼈(occipital bone) 사이에 형성된 고리뒤통수관절(*atlanto-occipital joint*), 그리고 고리뼈와 중쇠뼈(둘째목뼈, axis) 사이에 형성된 고리중쇠관절(*atlanto-axial joints*) 등 두 가지의 머리뼈척추관절이 있다(그림 2.23). 그리스어 *atlanto*는 아틀라스(atlas, C1)를 지칭한다. 머리뼈척추관절은 척추사이원반이 없는 윤활관절이다. 이 관절은 척주의 다른 곳보다 더 넓은 범주의 운동을 하게 설계되어 있으며 뒤통수뼈관절융기, 고리뼈, 중쇠뼈가 관여한다.

고리뒤통수관절(Atlanto-Occipital Joint). 고리뒤통수관절은 고리뼈의 가쪽 위관절면들과 뒤통수뼈관절융기들 사이의 관절이다(그림 2.23; 그림 2.8A, B 참조). 이 관절은 '예(yes)'와 같은 대답을 할 때 동작을 하는 목 굽힘이나 폄과 같이 고개를 끄덕일 수 있게 해준다. 이 관절은 머리를 옆으로 기울이는 것도 허용한다. 주된 움직임은 굽힘이고 약간 측면으로 굽힘과 회전운동도 한다. 이들은 융기관절(condyloid)형태의 윤활관절이며, 얇고 느슨한 관절주머니를 갖는다.

머리뼈와 첫째목뼈는 **앞**과 **뒤고리뒤통수막(anterior** and **posterior atlanto-occipital membrane)**에 의해서도 연결되는데, 이들은 첫째목뼈의 앞과 뒤고리에서 큰구멍의 앞과 뒤 모서리까지 연장된다(그림 2.24A와 2.25). 앞막(anterior membrane)은 넓고 조밀하게 짜인 섬유로 구성된다(특히 앞세로인대와 연속되는 부위인 중앙쪽으

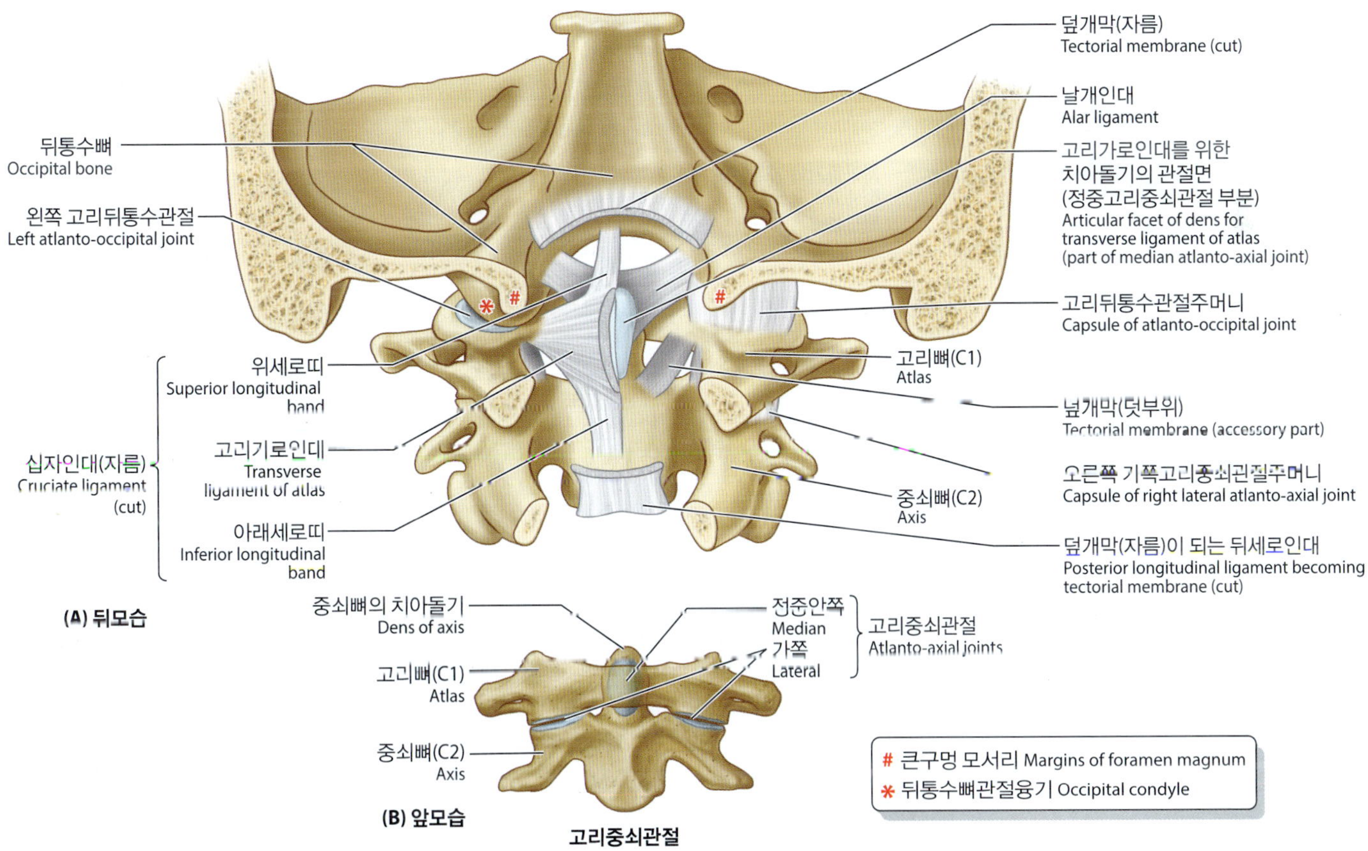

그림 2.23. 머리척추뼈의 관절, 인대, 덮개막. A. 고리뒤통수인대와 고리중쇠관절의 인대. 덮개막(tectorial membrane)과 고리십자인대(cruciate ligament)의 오른쪽을 제거하여 오른쪽 날개인대(alar ligament)가 둘째목뼈(중쇠뼈)의 치아돌기에 닿는 것을 보여주었다. **B.** 정중 고리중쇠관절. 치아돌기를 중심으로 중쇠뼈가 회전하면 가쪽에는 있는 고리중쇠관절에서는 서로 반대방향의 미끄럼운동이 나타난다.

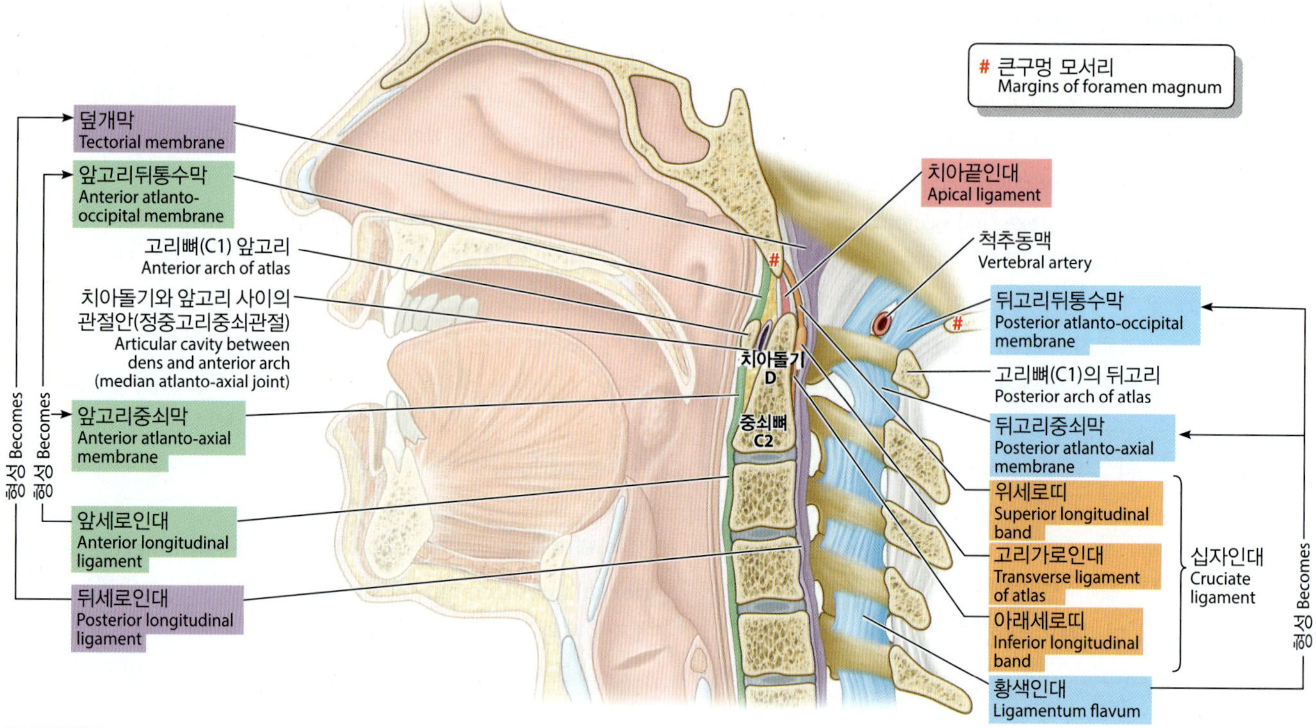

(A) 정중절단

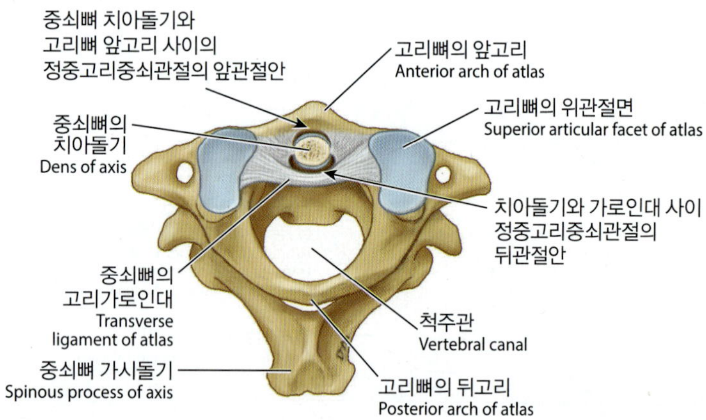

(B) 위모습

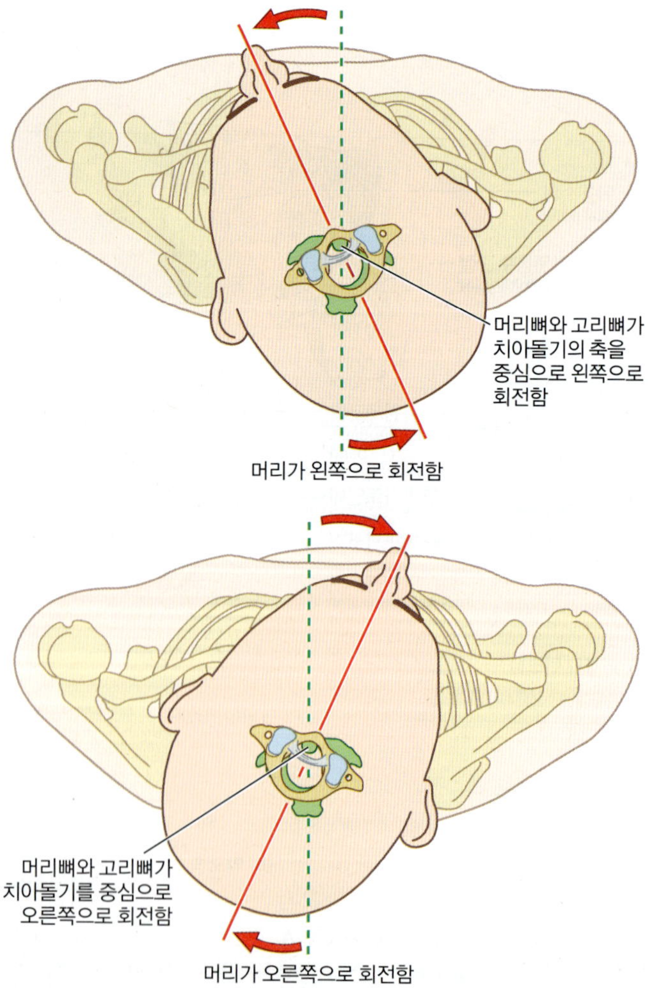

(C) 위모습

그림 2.24. 정중 고리중쇠관절의 구조와 기능. A. 머리척추막의 연속성. 정중 절단한 머리뼈척추부위는 정중고리중쇠관절과 황색인대 또는 세로인대의 막성 조성물들을 보여준다. **B.** 관절된 고리뼈와 중쇠뼈의 윗면. 정중 고리중쇠관절이 앞고리와 형성되고, 고리뼈가로인대가 중쇠뼈치아돌기를 위한 소켓을 형성함을 보여준다. **C.** 고리중쇠관절의 운동. 머리를 좌우로 흔들 때('아니오 '동작), 머리를 흔드는 동안 머리뼈와 고리뼈는 하나의 단위가 되어 치아돌기의 축을 회전한다.

로). 뒤막(posterior membrane)은 넓으나 상대적으로 약하다. 고리뒤통수막(atlanto-occipital membrane)은 이 관절들의 과도한 움직임을 방지하는 데 도움을 준다.

고리중쇠관절(Atlanto-Axial Joint). 3개의 고리중쇠관절이 있다(그림 2.23A, B). 즉 2개(오른쪽과 왼쪽)의 **가쪽고리중쇠관절(lateral atlanto-axial joint**: 첫째목뼈의 가쪽 아래관절면과 둘째목뼈의 위관

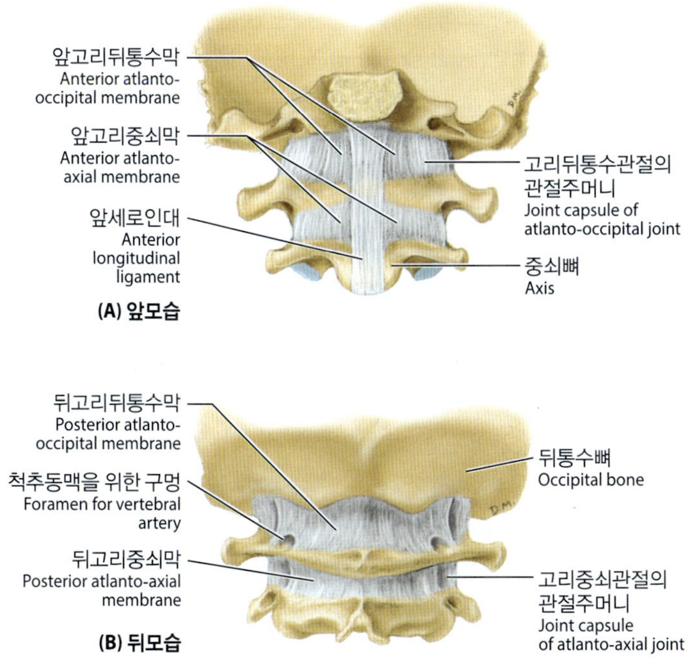

그림 2.25. 머리뼈척추관절의 막. A. 앞부분의 막과 인대. 앞고리중쇠막(anterior antlantoaxial membrane)과 뒤고리뒤통수막(posterior atlanto-occipital membrane)이 위방향으로 연속되는 것을 보여주기 위하여 앞세로인대의 두껍고 가장 앞쪽 부분만 여기에 포함시켰다. 가쪽으로 이 막들은 가쪽고리중쇠관절, 고리뒤통수관절의 관절주머니와 혼합된다. **B.** 뒷부분의 막. 뒤고리뒤통수막과 고리중쇠막은 위로는 고리뼈(C1)의 뒤고리·뒤통수뼈(큰구멍의 뒤가장자리)와, 아래로는 중쇠뼈(C2)의 고리판까지 걸친다. 척추동맥은 큰구멍을 통과하기전에 고리뒤통수막을 통과한다.

절면 사이)과 하나의 **정중고리중쇠관절(median atlanto-axial joint**: 둘째목뼈의 치아돌기와 고리뼈앞고리 사이에 있음). 가쪽고리중쇠관절은 미끄럼(gliding) 형태의 윤활관절인 반면, 정중고리중쇠관절은 중쇠관절(pivot joint)이다.

세 가지 모든 고리중쇠관절에서의 움직임은 '아니오(no)' 라는 거절의 뜻으로 머리를 좌우로 흔들 때 일어나는 것과 같이 옆에서 옆으로 머리를 돌리는 것을 허용한다(그림 2.24C). 이 움직임 동안에 머리뼈와 첫째목뼈는 둘째목뼈 위에서 하나의 단위로 회전한다. 머리를 회전하는 동안 둘째목뼈의 치아돌기는 축 또는 중쇠로 작용하여 앞쪽으로는 고리뼈앞고리, 뒤쪽으로는 첫째목뼈 가쪽 안쪽면의 결절들 사이에 연장되어 있는 강한 띠인 **고리가로인대**(*transverse ligament of atlas*)에 의해 형성된 소켓 또는 칼라 속에 유지된다(그림 2.23과 2.24A · C; 표 2.12 참조).

수직방향이지만 상당히 약한 위 및 아래 **세로띠**(*longitudinal band*)들은 가로인대를 지나 위쪽으로는 뒤통수뼈까지, 아래쪽으로는 둘째목뼈(C2)의 몸통까지 지나간다. 합하여 가로인대와 세로인대는 **고리십자인대(cruciate ligament of the atlas)**를 형성하는데, 십자가를 닮아 그렇게 이름지었다(그림 2.23A).

날개인대(alar ligament)는 치아돌기의 측면에서부터 큰구멍의 가쪽모서리까지 연장된다. 지름이 약 0.5 cm인 짧고 둥근 날개인대는 머리뼈를 첫째목뼈에 부착시키고 이 관절에서의 과도한 회전을 방지하는 제한인대(check ligament)로 작용한다.

덮개막(tectorial membrane; 그림 2.23A와 2.24A)에서 정중고리중쇠관절과 인대를 가로지르는 뒤세로인대의 강한 위쪽 연장막이다. 강하다. 이것은 큰구멍을 통해 둘째목뼈 몸통에서부터 뒤통수뼈의 안쪽면을 형성하는 머리안(cranial cavity)의 중앙바닥까지 달려 덮는다.

2

척주의 움직임(Movements of Vertebral Column)

척주의 움직임 범위는 부위와 개인에 따라 다르다. 유아기 시절 동안 훈련을 한 곡예사들은 예외적인 움직임이 가능하다. 건강한 젊은 성인에게 가능한 움직임의 범위는 전형적으로는 나이가 들면서 50% 또는 그 이상으로 줄어든다.

척주의 운동성은 주로 척추사이원반의 압축성과 탄력성에 기인한다. 척주는 굽힘, 폄, 가쪽굽힘과 폄, 비틀림(torsion)이 가능하다(그림 2.26). 중립(직립) 자세에서 오른쪽 또는 왼쪽으로 척주의 구부림(bending)은 **가쪽굽힘**(*lateral flexion*)이고, 가쪽굽힘 자세에서부터 직립자세로 돌아오는 것은 **가쪽폄**(*lateral extension*)이다.

척주의 움직임의 범위를 제한하는 것에는 다음과 같은 것이 있다.

- 척추사이원반의 두께, 탄력성 그리고 압축성
- 돌기사이관절의 모양과 방향
- 돌기사이관절의 관절주머니의 긴장
- 등근육과 인대의 저항성(예: 황색인대와 뒤세로인대)
- 가슴(갈비뼈)우리의 부착
- 주변 조직의 크기

운동은 등근육에 의해서만 전적으로 일어나지 않는다. 이 근육들은 중력과 앞가쪽배근육(anterolateral abdominal muscle)들에 의하여 도움을 받는다. 인접 척추뼈 사이의 움직임은 척추사이원반의 탄력적인 속질핵(움직임의 축으로 작용)에서와 돌기사이관절에서 일어난다(그림 2.17과 2.18 참조).

돌기사이관절의 운동방향은 어떤 운동은 허용하고, 다른 운동은 제한한다. 아마도 첫째-둘째목뼈(C1-C2)를 제외하면 척주의 단일 절편에서는 운동이 절대로 일어나지 않는다. 인접 척추뼈 사이의 운동이 비록 작지만(특히 등부위에서) 작은 운동의 총합은 척주을 전체로 상상한 범위로 움직이게 한다(예: 바닥을 만지려고 굽힐 때; 그림 2.26B). 척주의 운동은 다른 부위보다 목·허리 부위에서 더 자유롭다. 목의 굽힘, 폄, 가쪽굽힘 그리고 회전은 특히 자유롭다. 그 이유는 다음과 같다.

- 척추사이원반(intervertebral disc)은 대부분 다른 원반에 비하여 얇지만 이 높이의 척추뼈몸통의 크기에 비하여 상대적으로 두껍다.
- 돌기사이관절의 관절면은 상대적으로 크며, 관절평면은 거의 수

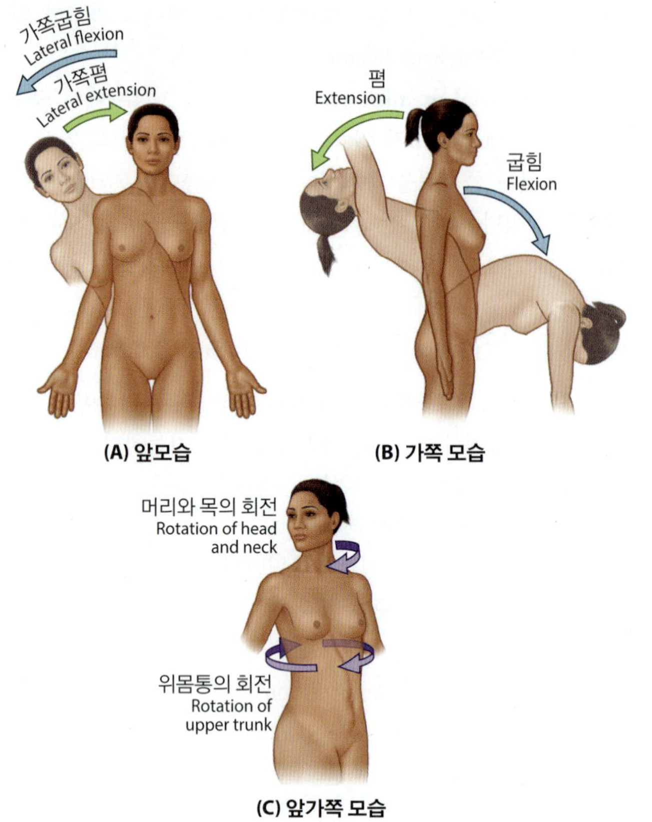

그림 2.26. 척주의 움직임. A. 가쪽굽힘과 폄. 이 운동은 앞뒤면에서의 오른쪽 또는 왼쪽운동이다. 굽힘과 폄은 주로 목과 허리 부위에서 일어난다. **B.** 굽힘과 폄. 두 운동은 정중면에서 일어나고 주로 목과 허리부위에서 일어난다. **C.** 회전. 주로 머리뼈척추관절(목돌기사이관절에 의해 더 증가된)과 등부위에서 일어나는 세로축을 중심으로 한 회전을 보여준다.

평이다.

- 돌기사이관절(zygapophysial joint)의 관절주머니는 느슨하다.
- 목은 상대적으로 가늘다(몸통과 비교하여 주변의 물렁조직량이 적음).

척주의 굽힘은 목부위에서 가장 크다. 허리부위의 시상면을 향한 관절평면은 굽힘과 폄을 돕는다. 척주의 폄은 허리부위에서 가장 현저하고, 보통은 굽힘보다 더 심하게 일어난다. 그러나 여기서 깍지를 끼고 있는 관절돌기들이 회전을 방지한다(그림 2.11A~D 참조). 목부위와 마찬가지로 허리부위는 척추뼈몸통의 크기에 비하여 상대적으로 큰 척추사이원반을 갖는다. 척주의 가쪽굽힘은 목과 허리부위에서 가장 크다(그림 2.26A).

이와 대조적으로 등부위는 척추뼈몸통의 크기에 비하여 상대적으로 얇은 척추사이원반을 갖는다. 갈비뼈와 갈비연골에 의하여 복장뼈(sternum)에 연결되어 있기 때문에 이 부분의 척주에는 상대적 안정성이 또한 부여된다. 이 곳의 관절평면은 척추뼈몸통에 중심을 둔 활(arc) 위에 놓여 등부위에서의 회전을 허용한다(그림 2.9A 참조). 위몸통(upper trunk)의 이 회전은 목부위와 고리중쇠관절에서 허용되는 회전과 조화를 이루어, 어깨 위로 뒤돌아볼 때 일어나는 것과 같은 몸통뼈대(axial skeleton)의 비틀림을 가능하게 한다(그림 2.26C). 그러나 가쪽굽힘을 포함하여 등부위에서 굽힘은 제한된다.

척주의 굽이(Curvatures of Vertebral Column)

성인의 척주는 4개의 굽이를 갖는다. 즉 목(cervical), 가슴(thoracic), 허리(lumbar), 엉치(sacral)굽이이다(그림 2.27). **등과 엉치척주후만증[thoracic and sacral kyphoses**(단수 = **kyphosis**)]은 앞쪽으로 오목하고, 반면에 **목과 허리척주전만증[cervical and lumbar lordoses** (단수 = **lordosis**)]은 뒤쪽으로 오목하다. 특히 가쪽에서 몸통의 뒷면을 관찰하면 척주의 정상적인 굽이가 보인다(그림 2.28).

가슴과 엉치척주후만증은 굽혀진 태아자세와 관련되어 태아기에 발생하는 **일차굽이(primary curvature)**이다(Moore et al., 2020). 그림 2.27에 있는 굽이들을 비교하여 일차굽이들은 태아 척주의 주된 굽이와 같은 방향임을 주목한다. 일차굽이는 척주의 앞과 뒷부분의 높이 차의 결과로 평생 유지된다.

목과 허리척주전만증은 굽혀진 태아자세로부터 펴져 생기는 **이차굽이(secondary curvature)**이다. 이들은 태아기에 나타나기 시작하지만 영아(infancy)까지는 분명하지 않다(1세). 이차굽이는 주로 척추사이원반의 앞과 뒷부분 사이의 두께 차이에 의하여 유지된다.

목척주전만증(*cervical lordosis*)은 영아가 엎드린 자세(prone position)에서 머리를 들기(extend) 시작할 무렵에, 그리고 앉아 있을

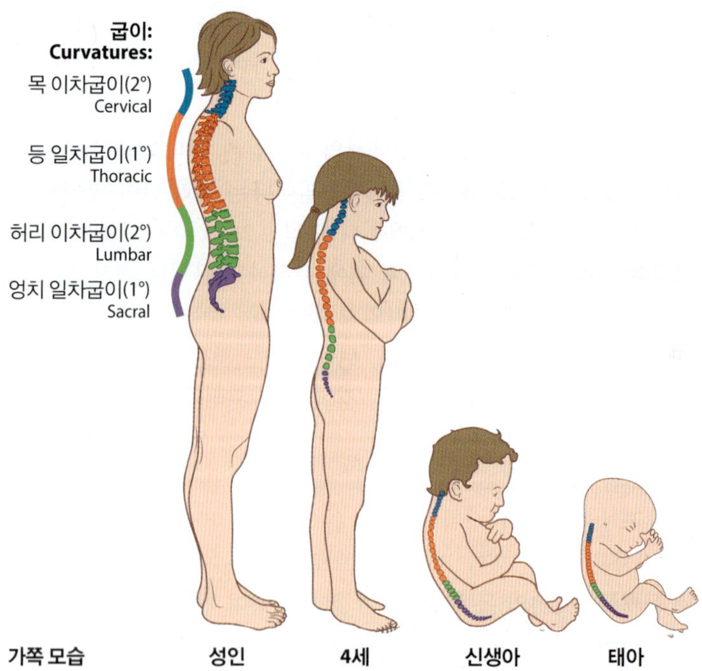

그림 2.27. 척주의 굽이. 성인 척주의 4 굽이—목, 가슴, 허리, 그리고 엉치—는 일차(1°)굽이만 존재하는 태아기 동안 척주의 C자 모양 굽이와 비교시켰다. 이차(2°)굽이는 영아기와 아동기에 발달한다.

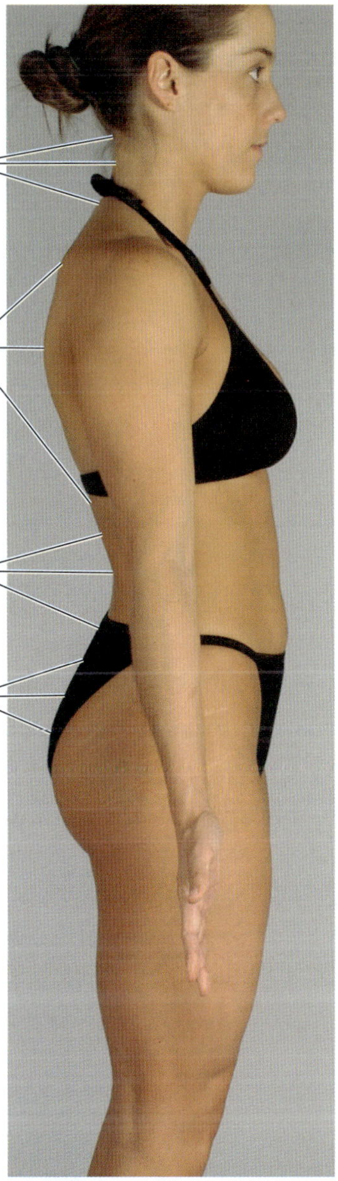

그림 2.28. 척주의 굽이 표면해부학.

때 머리를 똑바로 유지하기 시작할 때 충분히 분명하게 된다. 허리척주전만증(*lumbar lordosis*)은 영아가 서서 걸으며 꼿꼿이 선 자세(upright posture)를 유지할 수 있을 때 분명해진다. 이 굽이는 일반적으로 여성에게 더욱 분명하고, 다섯째허리뼈와 엉치뼈가 만나는 지점에 형성된 허리엉치각(*lumbosacral angle*)에서 끝난다(그림 2.2D 참조). 엉치척주후만증(*sacral kyphosis*)은 남성과 여성에게 달라서 여성의 것은 감소되어 꼬리뼈가 골반출구로 덜 들어가게 되어 있다(제6장, 골반과 샅 참조).

척주의 굽이들은 부가적인 유연성(충격을 흡수하는 탄력성)을 부여하여 척추사이원반에 의한 유연성을 더 증가시킨다. 척주에 부여된 부하가 크게 증가하면(예: 무거운 등짐을 지거나 어깨에 다른 사람을 올리는 경우와 같이) 척추사이원반과 유연성이 있는 굽이가 모두 압박된다(즉, 굽이가 심화되려 함).

척추사이원반에 의한 유연성이 수동적이고 주로 돌기사이관절과 세로인대에 의해 제한되는 반면, 굽이에 의해 부여되는 유연성은 능동적으로(역동적으로) 그 움직임에 맞버티는 근육들의 수축으로 저항한다[예: 등의 긴폄근(long extensor)들이 증가된 가슴척주후만증(thoracic kyphosis)을 저항하고, 반면에 배굽힘근육(abdominal flexor)들은 증가된 허리척주전만증(lumbar lordosis)을 저항함].

몸의 정상 중력축보다 앞쪽에 무게를 더 갖는 것도(예: 비정상적으로 큰 젖가슴, 불룩 튀어나온 배, 또는 어린아이를 안고 운반하는 것) 이 굽이를 심화시키는 경향이 있다. 굽이의 심화에 저항을 하게 하는 근육들은 일반적으로 장기간 무게를 지탱하면 아프다.

앉아 있을 때, 특히 등받침 없이 장기간 앉아 있을 때, 우리는 뻣뻣함과 피로를 최소화하기 위하여 보통 등굽힘(구부정한 자세를 취하는 것)과 폄(허리를 펴고 똑바로 앉는 것)을 번갈아 취한다. 이는 등의 폄근에 의한 능동적 지지와 인대가 부여하는 굽힘에 대한 수동적 저항이 교대로 일어나게 한다.

척주의 혈관구조(Vasculature of Vertebral Column)

척추뼈는 주요 목 및 구역혈관들의 **뼈막가지**(*periosteal*) 및 **적도가지**(*equatorial branches*)와 **분절동맥**(*segmental arteries*), 척수가지(spinal branches)에 의하여 공급받는다(그림 2.29). 뼈막가지, 적도가지, 척수가지의 주혈관은 척주에 매우 가까이에서 척주의 모든 높이에서 일어나며, 아래 혈관들을 포함한다(다른 장에 자세히 설명되어 있다).

- 목의 **척추동맥**(*vertebral arteries*)과 오름목동맥(*ascending cervical arteries*) (제9장, 목 참조)
- 몸통(trunk)의 주요 **분절동맥**(*segmental arteries*):
  - 등부위의 **뒤갈비사이동맥**(*posterior intercostal arteries*) (그림 2.29)
  - 배의 **갈비밑동맥**(*subcostal*)과 **허리동맥**(*lumbar arteries*) (제5장, 배 참조)
  - 골반의 엉덩허리동맥(iliolumbar)과 가쪽·안쪽엉치동맥(lateral & medial sacral arteries) (제6장, 골반과 샅 참조)

뼈막가지 및 **적도가지**는 척추뼈의 바깥(앞가쪽)면을 지나면서 이 동맥들에서 일어난다. 척수가지는 척추사이구멍을 들어가 분지된다. 보다 작은 **앞**과 **뒤척주관가지**(**anterior** and **posterior vertebral canal branch**)는 각각 척추뼈몸통과 척추뼈고리로 지나가고 오름과 내림 가지들을 만들며, 이들은 인접 높이의 척수관가지들과 연결된다(그림 2.29). 앞척주관가지는 앞쪽으로 척추뼈몸통에 영양동맥(nutrient arteries)을 내어 척추뼈몸통 중앙 대부분의 적색골수(red marrow)를 공급한다(Bogduk, 2012). 척수가지의 보다 큰가지들은

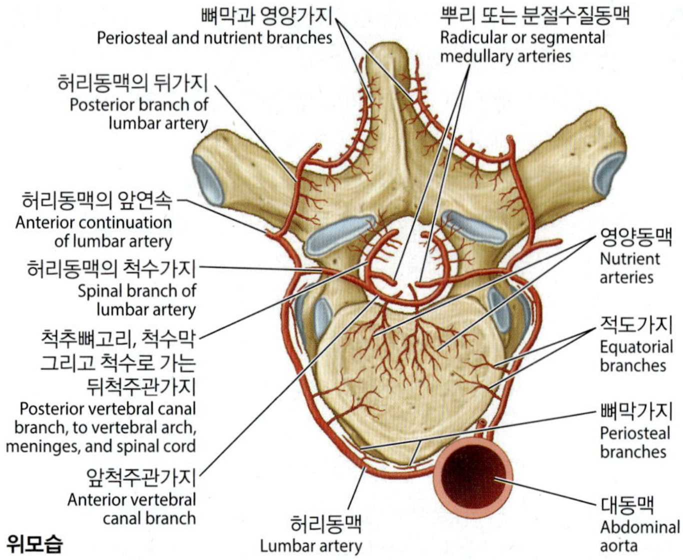

그림 2.29. 척추뼈의 혈액공급. 전형적인 척추뼈는 분절동맥(segmental artery)—뒤갈비사이동맥—에 의하여 공급받는다. 등과 허리부위에서 각 척추뼈는 대동맥에서 분지하는 한 쌍의 갈비사이동맥 또는 허리동맥에 의하여 둘러싸인다. 구역동맥은 적도가지(equatorial branch)를 내어 척추뼈몸통에, 뒤가지는 척추뼈고리 구조물 및 등근육에 공급한다. 척수가지는 척추사이구멍을 통하여 척주관로 들어가 뼈, 뼈바깥막, 인대, 그리고 경막바깥공간의 경계를 이루는 척수막을 공급하고, 신경조직(척수신경뿌리 및 척수)을 공급하는 뿌리동맥(radicular artery) 또는 구역동맥을 공급한다.

끝 뿌리동맥 또는 끝 분절수질동맥(*terminal radicular* or *segmental medullary artery*)으로 계속되어 척수신경의 뒤 및 앞뿌리와 이들의 피복(covering), 그리고 척수에 각각 분포한다(이 장의 "척수와 척수신경뿌리의 혈관구조" 참조).

척수정맥(spinal vein)은 척주를 따라 척주관의 안쪽과 바깥쪽 모두에 정맥얼기를 형성한다. 이 얼기들은 각각 **속척주정맥얼기(internal vertebral venous plexuses;** 경막바깥정맥얼기, epidural venous plexus)와 **바깥척주정맥얼기(external vertebral venous plexus)**이다(그림 2.30). 이 얼기들은 척추사이구멍을 통하여 서로 교통한다. 두 얼기 모두 앞쪽과 뒤쪽으로 가장 조밀하고, 가쪽으로는 상대적으로 성기다. 크고 구불구불한 **척추뼈몸통정맥(basivertebral vein)**은 척추뼈몸통 속에서 형성된다. 이들은 구멍에서 척추뼈몸통의 표면으로 나와(대부분 뒤쪽으로) 앞 가쪽 그리고 특히 앞속척주정맥얼기로 배출되어 커다란 세로굴(longitudinal sinus)을 형성한다. **척추사이정맥(intervertebral vein)**은 척수 및 척주정맥얼기의 정맥으로부터 받아서, 척추사이구멍을 통하여 척수신경를 따라 목의 척주정맥과 몸통의 구역정맥[segmental; 갈비사이(intercostal), 허리(lumbar), 엉치(sacral) vein]으로 배출한다(그림 2.30A와 2.31).

척주의 신경(Nerves of Vertebral Column)

돌기사이관절(관절에서 설명하였듯이, 뒤가지에서 안쪽가지의 관절가지에 의하여 신경지배를 받음)을 제외하면 척주는 척수신경의 **(되돌이) 척수막가지[(recurrent) meningeal branches of the spinal nerve]**에 의하여 신경지배를 받는다(그림 2.31과 2.32). 혼합척수신경으로부터 이는 유일한 작은가지는 혼합척수신경이 형성된 바로 직후에, 그리고 이것이 앞과 뒤가지로 분지되기 전에 일어나며, 또는 분지가 형성된 바로 직후 앞가지로부터 인다.

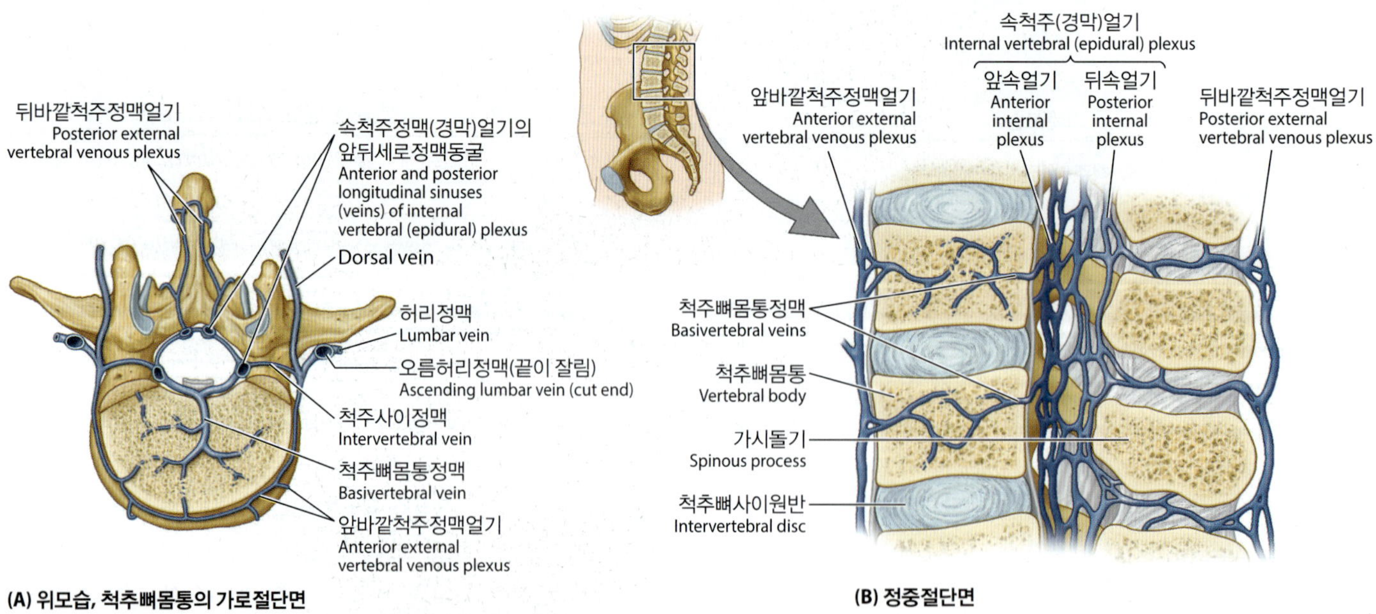

그림 2.30. 척주의 정맥배출. A. 배출양상. 정맥배출은 동맥공급과 나란히 하여 바깥과 속척주정맥얼기로 들어간다. 척추뼈의 바깥면에서 구역정맥으로 들어가는 앞가쪽 배출도 있다. **B.** 정상 정맥. 척주관 내에 얇은 벽의 조밀한 속척주정맥얼기는 앞뒤세로정맥동굴(anteior and posterior longitudinal venous sinus) 사이의 연결은 판막(valve)이 없는 정맥으로 이루어져 있다.

2~4개의 이 미세한 가지가 모든 척추뼈 높이의 양측에서 인다. 이는곳 가까이에서 척수막가지는 인접하는 회색교통가지들로부터 교통가지를 받는다. 척수신경이 척추사이구멍을 빠져나오면서 대부분의 척수막가지들은 뒤로 척추사이구멍을 통하여 척주관으로 달린다[그리하여 **되돌이**(*recurrent*)라는 대체 용어를 쓰기도 함]. 그러나 일부 가지는 관 외부에 남아서 척추뼈몸통 척추사이원반의 앞가측면에 분포한다. 이들은 뼈바깥막 및 특히 섬유테와 앞세로인대에 공급한다. 척주관 안쪽에는 가로가지, 올림가지 그리고 내림가지가 신경섬유를 아래의 구조들로 분포시킨다.

- 뼈바깥막(뒤척추뼈몸통, 고리뿌리, 그리고 고리판을 덮는)
- 황색인대
- 척추사이원반의 뒤 및 뒤가쪽 측면의 섬유테
- 뒤세로인대
- 척수경막
- 척주관 속의 혈관

뼈바깥막, 섬유테, 그리고 인대로 가는 신경섬유는 통증수용체를 공급하는데, 섬유테와 인대로 가는 것들은 고유감각(proprioception)

2

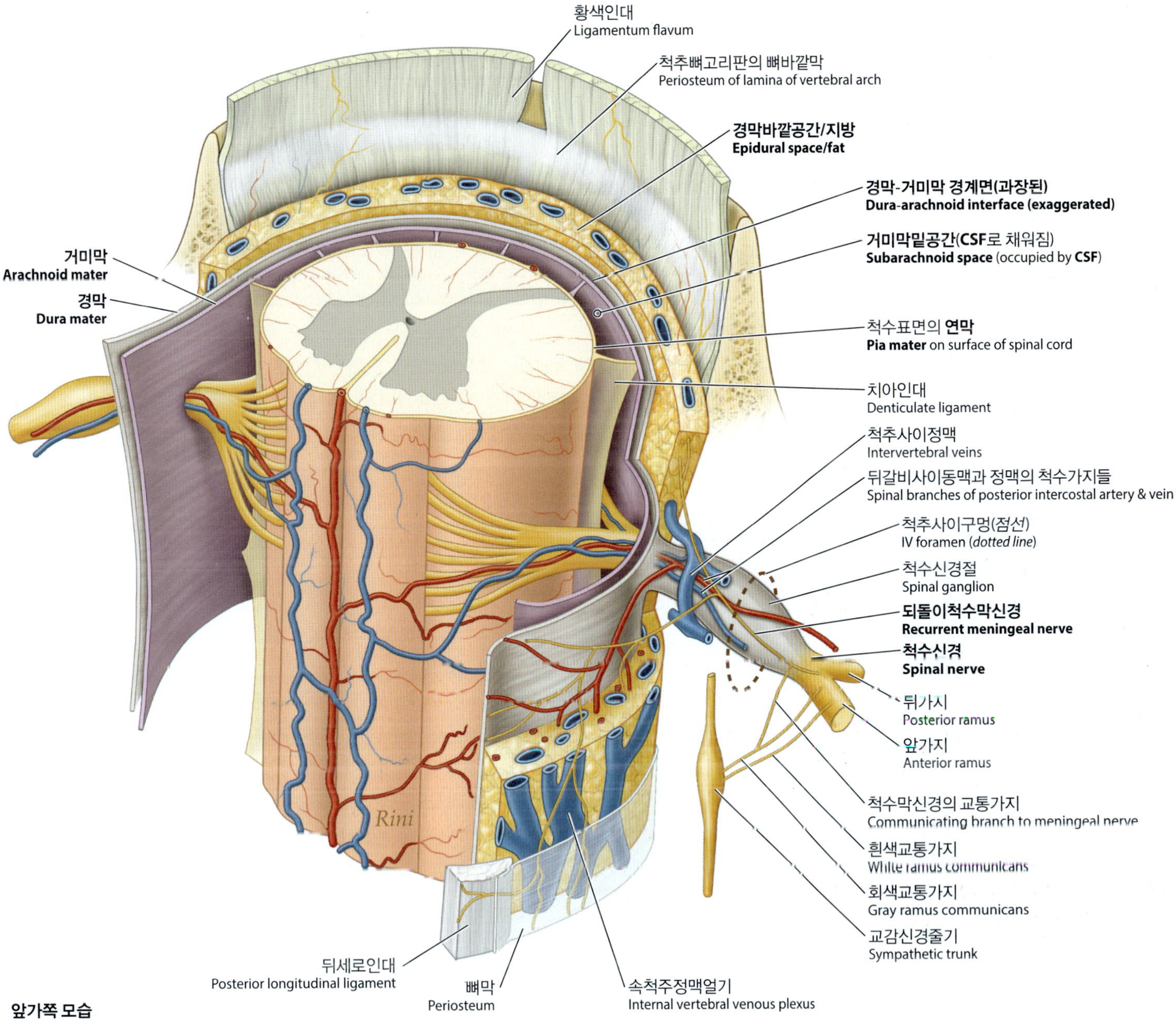

그림 2.31. 척주의 뼈바깥막과 인대 그리고 척수막의 신경분포. 돌기사이관절과 척추뼈고리의 바깥부분을 제외하고, 척주의 섬유뼈대구조물들과 척수막은 (되돌이)척수막신경에 의해 지배를 받는다. 척수신경 모식도와 예시에서 종종 빠지지만, 이 미세한 신경은 31쌍의 모든 척수신경에서 이는 첫째 가지이며, 척추사이원반의 급성탈출(acute herniation), 또는 척주 그 자체의 삠(sprain), 타박상(contusion), 골절, 또는 암(tumor)에 의하여 야기되는 등으로부터의 국소통증감각(localized pain sensation)을 처음으로 전달한다.

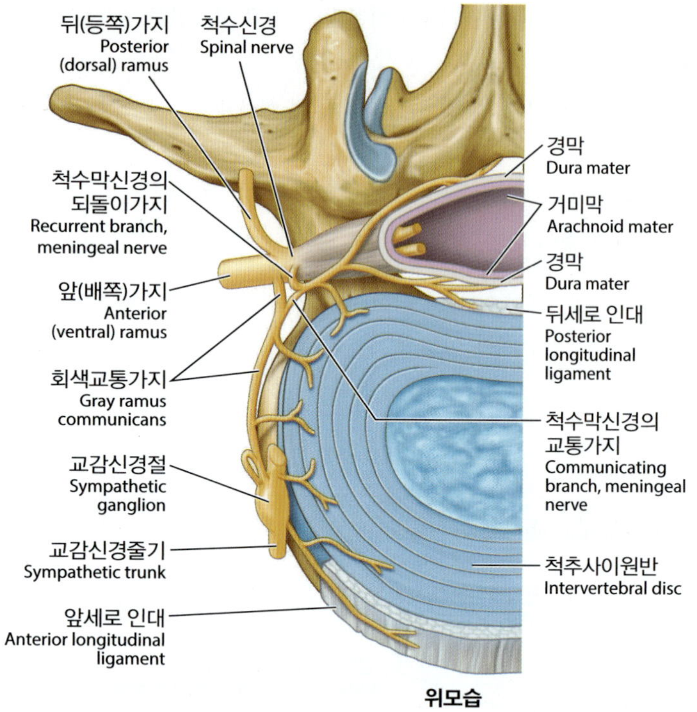

그림 2.32. **척주의 뼈바깥막과 인대, 척수막의 신경분포.**

에 대한 수용체도 공급한다(자세에 대한 감각). 혈관으로 가는 교감 섬유는 혈관수축을 자극한다.

임상적용 CLINICAL BOX

척주(VERTEBRAL COLUMN)

척추사이원반의 노화(Aging of Intervertebral Discs)

나이가 들면서 속질핵은 탈수되고 탄력소(elastin)와 프로테오글리칸(proteoglycan)은 소실되고, 반면에 아교질(collagen)이 더해진다. 결과적으로 척추사이원반은 팽압(turgor)이 없어지고, 더 딱딱해져, 변형이 더 어려워진다. 속질핵이 탈수되고 아교질이 쌓임에 따라 원반의 두 부분은 서로의 구분이 점차 줄어들면서 합쳐진다. 더 나이가 들면서 속질핵은 건조해지고 과립상으로 되어 뚜렷한 모양이 없어진다. 이러한 변화로 인해 섬유테는 수직부하 또는 이와 동반하는 스트레스와 힘을 더욱더 많이 받게 된다. 섬유테의 층판은 더 두꺼워져 틈새(fissure)와 공간(cavity)을 형성한다.

척추뼈몸통의 위와 아랫면이 얕은 오목으로 되면서 인접한 척추뼈몸통의 모서리들이 더 가깝게 보이지만(노화와 더불어 신장이 약간 줄어드는 가장 가능성이 있는 이유), 척추사이원반의 크기는 나이와 더불어 증가한다. 원반은 점차 더 볼록하게 될 뿐 아니라, 20~70세에 원반의 앞뒤(anteroposterior/AP)지름은 여성에서 약 10%, 남성에서 약 2% 증가한다. 원반의 중앙부분의 두께는 남녀 모두 약 10% 증가한다. 특히 위에 위치한 원반이 더 커져 원반이 현저히 줄어들면 정상적인 노화가 아니라 **퇴행성원반질환**(*degenerative disc disease*)인 병적상태를 말한다(Bogduk, 2012).

등통증(Back Pain)

일반적인 **등통증**(*back pain*)과 특이한 **아래등통증**(*lower back pain*)은 심각한 건강문제로, 감기에 이어 두 번째로 사람들이 의사를 찾는 이유다. 건강상태에서 일을 못하는 이유로 등통증이 두통 다음으로 두 번째다. 통증의 해부학근거에서, 특히 척주 그 자체로부터 통증을 감지하고 운반하는 데 초기에 관여하는 신경은 거의 설명되고 있지 않다.

등에서 신경지배를 받고 통증의 원인이 되는 5가지 구조분류:

1. 섬유골격구조: 뼈바깥막, 인대, 그리고 척추사이원반의 섬유테
2. 척수막(spinal meninges): 척수를 둘러쌈
3. 윤활관절(synovial joint): 돌기사이관절의 주머니
4. 근육: 등의 내재근육(intrinsic muscle)
5. 신경조직: 척추사이구멍를 빠져나오는 척수신경 또는 신경뿌리

첫 2가지의 구조는 척수신경의 (되돌이)뇌척수막가지(recurrent, meningeal branch)에 의해서 신경지배를 받고, 다음 2가지는 뒤가지(관절가지 및 근육가지)에 의해서 신경지배를 받는다. 신경조직에서 오는 통증은, 즉 척수신경 또는 척수뿌리의 압박 또는 자극에 의해 야기되는 그 신경에 의해 공급되는 분절(피부분절 dermatome)에 연관되지만[이 장 임상적용의 "속질핵의 탈출(척추사이원반의 탈출)" 참조], 국소통증이 동반될 수 있다.

뇌척수막과 관련된 통증은 상대적으로 드물며 이 장의 후반에 설명한다.

등에서 오는 것으로 지각되는 통증인 **국소등통증**(localized lower *back pain*, LBP)은 일반적으로 근육, 관절, 또는 섬유골격 통증이다. **근육통증**(*muscular pain*)은 보통 **허혈**(*ischemia*)을 야기하는 반사성 경련[reflexive cramping: 연축(spasm)]과 관련이 있고, 종종 **방위**(*guarding*; 통증을 기대하여 근육이 수축하는 것)의 결과 이차적으로 일어난다. **돌기사이관절 통증**(*zygapophysial joint pain*)은 일반적으로 관절의 노화(뼈관절염, osteoarthritis) 또는 질환(류마티스관절염, rheumatoid arthritis)과 관련 있다. 척추뼈골절이나 어긋남으로부터 오는 통증은 다른 뼈와 관절에서 오는 것과 다를 바 없다. 골절에 의한 예리한 통증은 대부분 뼈를 둘러싸는 뼈막 기원인 반면, 어긋남에 의한 통증은 인대구조와 관련있는 인대성이다. 척추사이원반 탈출과 관련된 급성국소통증(acute localized pain)은 찢어진 섬유테와 뒤세로인대에 가해지는 충격에서부터 나오는 것으로 의심할 바 없다. 이 모든 후자들의 경우에 나타나는 통증은 초기에는 척수신경의 뇌척수막가지에 의해 전달된다(그림 2.31과 2.32 참조).

속질핵 또는 척추사이원반의 탈출
(Herniation of Nucleus Pulposus or IV disc)

젤라틴속질핵(gelatinous nucleus pulposus)이 섬유테로 들어가거나 섬유테를 통과하여 탈출(herniation) 또는 돌출(protrusion)되는 것이 아래등과 하지통증의 잘 알려진 원인이다(그림 B2.12). 하지만 아래등통증의 다른 원인들이 많다; 더구나 증상이 없는 개인에서도 종종 우연히 발견된다.

젊은 사람의 척추사이원반은 강하다. 일반적으로 매우 강하여 낙상하게 되면 흔히 원반이 파열되기 전에 척추뼈가 먼저 골절된다. 더구나 속질핵은 수분함량이 높아서(약 90%) 큰 팽압(충만)을 갖는다. 그러나 척주의 과격한 과다굽힘(hyperflexion)은 척추사이원반을 파열시키거나 인접 척추뼈몸통을 골절시킬 수 있다.

척주의 굽힘은 앞쪽은 압박하고 뒤쪽은 펴이나 긴장을 생성하는데, 이는 속질핵을 더욱더 뒤쪽으로 섬유테의 가장 얇은 부분을 향하여 쥐어 짠다. 섬유테가 퇴화되면 속질핵은 척주관으로 탈출될 수 있고, 척수 또는 말총의 신경뿌리를 누를 수 있다(그림 B2.12A~C). **탈출된 척추사이원반**(*herniated IV disc*)을 일부 사람들이 '척추원반이탈(slipped disc)'이라고 부르는 것은 적절하지 않다.

속질핵의 탈출은 보통 뒤가쪽으로 뻗는데, 이곳은 섬유테가 상내적으로 얇고 뒤세로인대 또는 앞세로인대로부터 지지를 받지 않는 부위이다(그림 2.12B). 뒤가쪽으로 탈출된 척추사이원반은 척수신경뿌리가 가까이에 있기 때문에 아마도 더 증상이 있을 수 있다. 탈출된 원반의 **국소등통증**(*localized back pain*)은 흔히 **급성통증**(*acute pain*)이며, 세로인대와 섬유테의 가장자리에 생기는 압력과 파열된 속질핵으로부터 나오는 물질들에 의한 화학적 자극으로 인한 국소염증에 의하여 생성된다. 탈출된 척추사이원반에 의해 척수신경뿌리가 압박되어 발생되는 **만성통증**은 일반적으로 해당 신경이 지배하는 피부분절 영역에서 오는 것으로 인식되는 연관통증이라고 한다. 척추사이원반은 허리와 허리엉치 부위에서 가장 크기 때문에 결과적으로 운동이 더 크고, 속질핵의 뒤가쪽 탈출은 여기에서 가장 흔하다.

허리 **척추원반탈출**(*lumbar disc protrusions*)의 약 95%가 넷째-다섯째허리뼈(L4–L5) 또는 다섯째허리뼈–첫째엉치뼈(L5–S1) 높이에서 일어난다. 속질핵의 급성 탈출결과로 일어날 수 있는 **척추사이공간**(즉, 원반 높이)의 현저한 감소는 척추사이구멍의 협착도 초래할 수 있으며, 아마도 척수신경뿌리의 압박을 더 심화시킨다. 특히 둘러싸고 있는 뼈에 비대(hypertrophy)도 함께 일어난 경우에 더욱 그와 같은 결과를 초래한다. 노화에 따라 속질핵이 점차 탈수되고 섬유질화하며 심지어 과립상 또는 고체화되기 때문에, 나이가 든 환자를 급성탈출로 진단할 때는 일단 의심해 볼 필요가 있다. 아마도 그것은 척추사이구멍에 뼈되기가 증가되어 신경뿌리가 빠져나오면서 압박되었을 가능성이 있기 때문이다.

급성중간아래등통증은 다섯째허리뼈–첫째엉치뼈(L5–S1) 높이

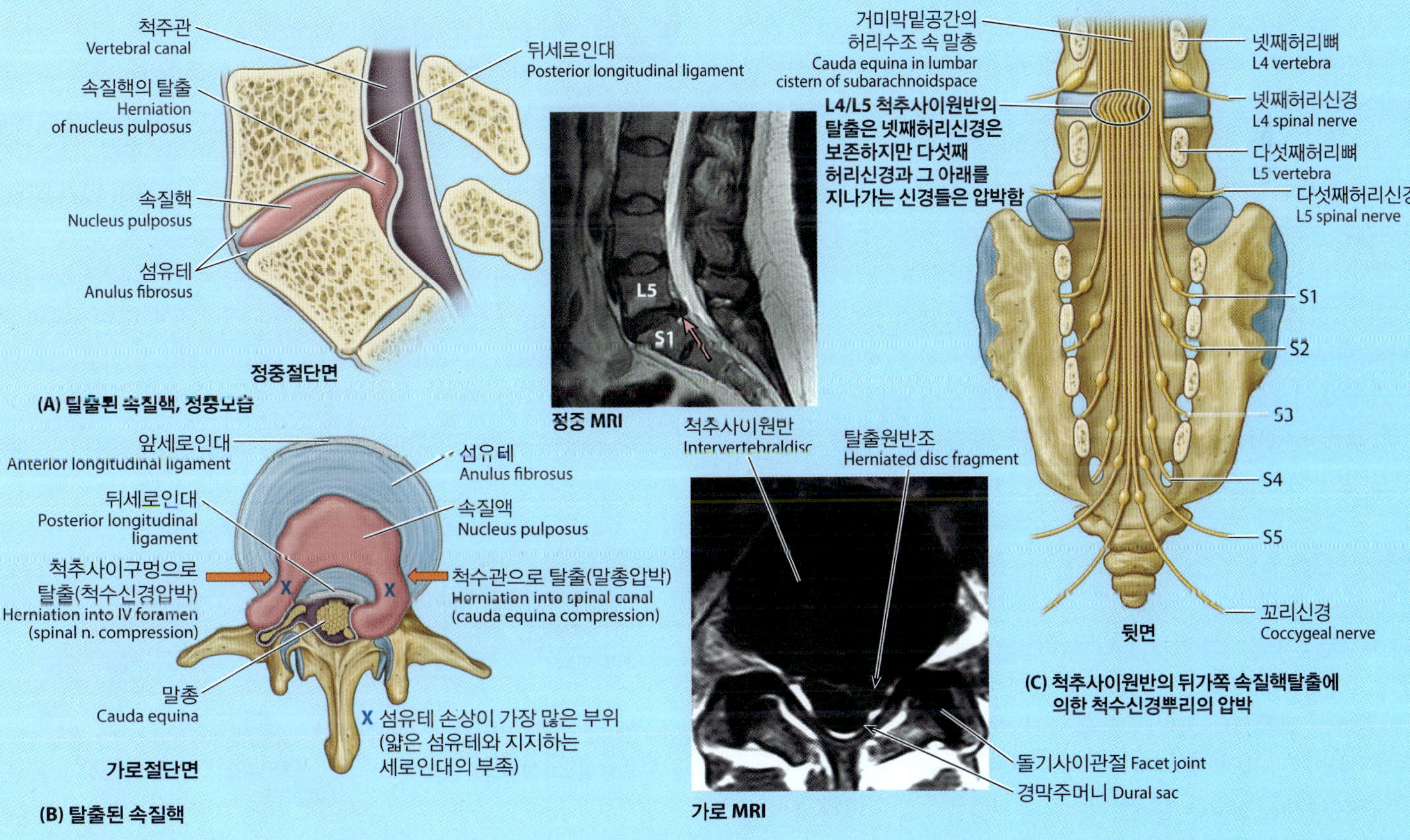

그림 B2.12. 속질핵의 탈출. A~C. 정중절단면**(A)**, 가로절단면**(B)**, 뒷면**(C)**에서 관찰되는 경막주머니와 말총에 영향을 주는 탈출의 그림. MRI 사진에서의 *화살표*들은 탈출을 가리킨다.

에 있는 허리뼈 척추사이원반이 약간 뒤가쪽으로 돌출되어 야기되는데, 이 돌출은 이 부위에 있는 뒤세로인대에 있는 것들과 같은 통각수용기(통증) 신경말단에 영향을 미친다. 임상적 양상은 상당히 다양하지만 아래등의 급성 시작(acute onset) 통증이 공통으로 나타나는 증상이다. 근육연축(muscle spasm)이 아래등통증과 연관되기 때문에 척주의 허리부위는 긴장되고, 상대적 허혈(*ischemia*, 국소적 혈액공급 상실)이 일어나면서 점차 경련이 일어나는데 움직이면 매우 강한 통증을 느낀다.

넓적다리 뒤쪽에서 아래로 퍼져 다리로 방사되는 아래등과 엉덩이의 통증인 **엉덩뼈신경통**(*sciatica*)은 흔히 궁둥신경(sciatic nerve)의 다섯째허리신경 또는 첫째엉덩신경 성분을 압박하고 손상시키는 탈출된 허리척추사이원반에 의해 야기된다(그림 B2.12C). 허리부위의 척추사이구멍은 크기가 줄어들고, 허리신경은 크기가 증가한다. 이는 왜 엉덩뼈신경통이 그렇게 흔한지를 설명할 수 있다. 노화와 더불어 돌기사이관절 또는 뒤가쪽모서리에 침착된 새로운 **뼈돌기**(*bone spur*, osteophyte)는 구멍을 더 좁게 만들 수 있어 다리로 통증을 유발시킨다. Lasègue sign이라고 하는 편다리검사(straight leg test)는 등통증(LBP)을 동반한 환자에게 척추사이원반 탈출 유무를 확인하기 위한 검사이다. 환자는 무릎을 완전히 폄상태에서 의사가 엉덩관절을 굽힌다(그림 B2.13). 이 동작은 궁둥신경을 형성하는 신경뿌리를 잡아당기게 되어 허리부위의 원반탈출이 될 경우 통증을 유발하게 된다.

척추사이원반은 별난 골프스윙과 같은 과격한 비틀림이나 척주의 굽힘에 의해서도 손상받을 수 있다. 일반적인 법칙은 척추사이원반이 튀어나오면 흔히 그 원반 번호보다 하나 아래 번호의 신경뿌리가 압박된다. 예로서, L4–L5 척추사이원반 탈출에 의해서는 L5 신경이 압박을 받는다(그림 B2.12C). 등과 허리부위에서 척추사이구멍의 앞경계는 아래 절반에 척추사이원반이, 위 절반에는 위 척추뼈몸통의 뼈에 의하여 형성된다(그림 2.2와 2.7 참조).

척수신경뿌리는 척추사이구멍으로 내려오고 여기에서 합쳐져 척수신경이 되어 빠져나온다. 주어진 척추사이구멍을 빠져나오는 신경은 그 구멍의 위 뼈 절반을 통하여 통과한다. 따라서 위쪽에 놓이게 되고 그 높이에서 일어난 척추원반탈출에 의해서는 영향을 받지 않는다. 그러나 척추사이구멍을 바로 지나 더 아래로 내려가는 신경뿌리는 탈출부위를 직접 가로지른다. 증상을 야기하는 척추사이원반돌출은 허리부위에서와 거의 같은 빈도로 목부위에서 일어난다.

만성 또는 갑작스런 강제적인 목부위의 과다굽힘은 미식축구에서 머리를 맞대어 충돌하거나 반칙적인 머리블로킹(head blocking) 시에 발생한다(그림 B2.14). 예를 들어 척추뼈몸통의 골절없이 척추사이원반을 뒤쪽으로 파열시킬 수 있다 이 부위에서 척추사이원반은 척추사이구멍의 경계 가운데에 존재하며, 탈출된 원반은 그 높이에서 빠져나가는 신경을 압박한다(허리부위에서와 같이 아래 높이가 아니라).

그러나 목신경은 같은 번호의 척추뼈보다 더 위로 빠져나감을 상기한다. 따라서 탈출하는 원반의 번호와 영향을 받는 신경의 번호는 동일하다(예: 가장 흔히 파열되는 목척추사이원반은 C5–C6와 C6–C7에 있는 것들로서 각각 C6–C7 신경뿌리를 압박한다). 목부위의 척추사이원반돌출은 목, 어깨, 팔 그리고 손에 통증을 초래한다. 움직임이 목이나 아래등 아래를 향하거나 비트는 압력을 가하는 동작이 포함된 어떤 운동도 속질핵의 탈출을 만들 수 있다.

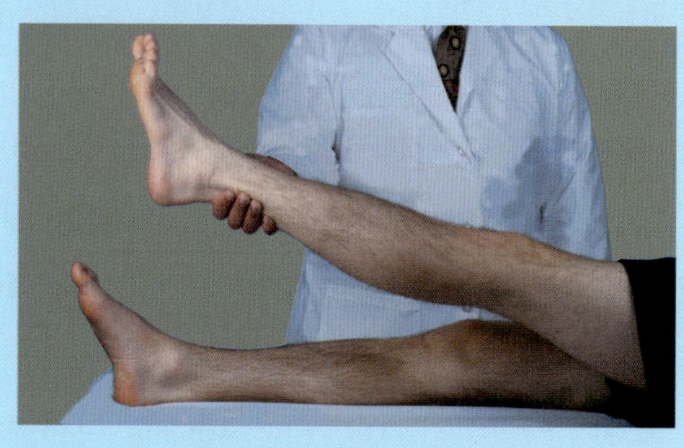

그림 B2.13. **편다리검사(straight leg test).**

척추유합술과 척추사이원반치환술 (Spinal Fusion and IV Disc Replacement)

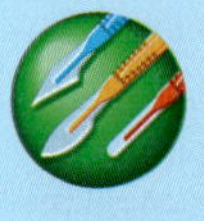

퇴행성원반질환(*degenerative disc disease*)은 현저히 줄어든 척수사이원반의 공간(그림 B2.15A)으로 종종 척추관과 척추사이구멍이 좁아져 신경병증(neuropathy)을 유발하는 **척추관협착**(*spinal stenosis*)을 야기한다. 이것은 수술적으로 척추유합을 하거나 하지 않는 **척추후궁절제**(*laminectomy*)로 치료한다. 척추후궁절제는 관여된 신경의 압력을 완화시키는 반면 **척추유합술**(**관절유합술**, *arthrodesis*)은 이차적인 압력이 발생할 수 있는 2개 이상의 등운동관절(IV관절) 사이의 움직임을 제거해준다(이 장의 임상적용 "척추후궁절제" 참조). 골반뼈와 뼈은행에서 제공받은 뼈를 이용하여 척추뼈사이에 교량이식(graft)을 만든다(그림 B2.15B). 이식된 뼈는 위 아래척추뼈를 융합하는 새로운 뼈로 대치될 것이다(그림 B2.15C). 일

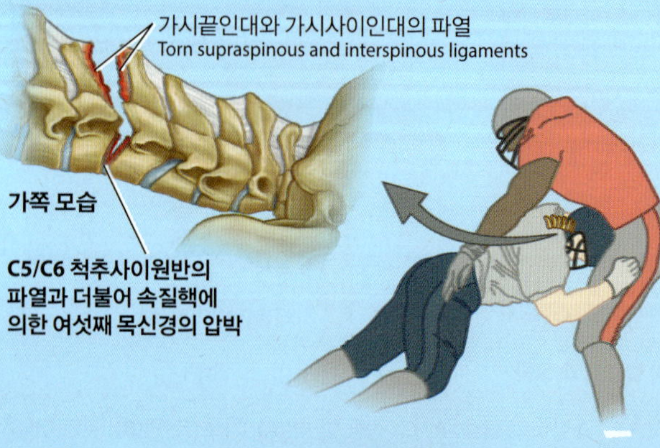

그림 B2.14. **목뼈의 굽힘손상.**

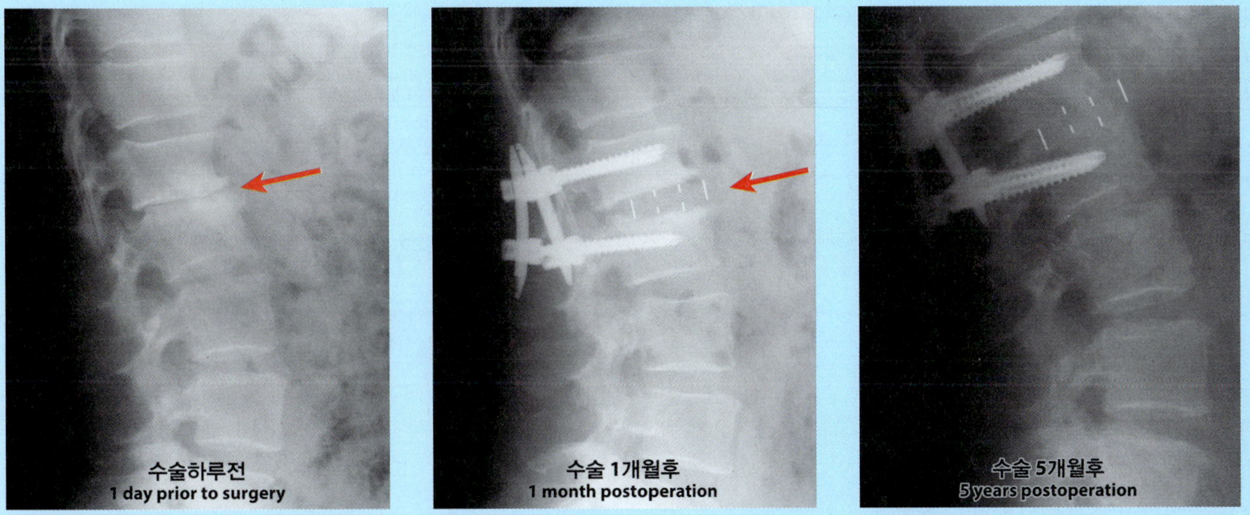

(A) 가쪽 방사선사진 (B) 가쪽 방사선사진 (C) 가쪽 방사선사진

그림 B2.15. 척추사이원반치환술과 척추유합술로 치료한 원반퇴행성. 가쪽면. A. L1–L2 척추사이원반의(*화살표*) 퇴행성 변화는 L1–L2 척추사이구멍을 통해 나오는 L1 신경을 압박하여 고샅부위(inguinal region)로의 통증을 유발한다. **B.** 척추뼈의 수직으로 보이는(*화살표*) 방사투과성표지의 지지대로 복원된 원반공간(disc space). **C.** 새로운 뼈인 지지대로 치환되어 L1과 L2 척추뼈가 융합됨.

반적으로 "막내"라는 금속이식물을 새뼈가 자라는 공간의 척추뼈를 지지하는 곳에 이식한다. 이 수술은 등통증을 완화시키는 것보다 다리의 저림통증과 허약함을 완화시키는 데 효과적이다. 운동 범위가 좁아지면 인접한 부위에 스트레스가 가중될 수 있으며, 특히 여러 부위가 융합되면 결국 더 많은 신경통증을 유발할 수 있다.

인공관절원반치환술(artificail disc replacement)은 한 개 또는 두 개 부위가 관여할 때 유합술 대체로 개발되었다. 보철원반은 심한 퇴행성원반으로 없어진 원반공간을 대체하여 협착을 완화시키지만 여전히 운동의 제한이 발생한다. 다른 장점은 주위척추뼈부분의 미성숙파괴의 예방에 도움이 된다.

돌기사이관절의 손상과 질병
(Injury and Disease of Zygapophysial Joints)

돌기사이관절은 척주관으로부터 척수신경이 나오는 척추사이구멍 가까이에 있기 때문에 임상적으로 흥미롭다. 이 관절들이 손상받거나 노화과정에 뼈곁돌기(osteophyte)가 발생하면(**뼈관절염**, *osteoarthritis*) 관련된 척수신경이 흔히 영향을 받는다(그림 B2.10B 참조). 이는 **피부분절**(*dermatome*)의 분포양상을 따라 동증과, 연관된 **근육분질**(*myotome*)로부터 유래된 근육들의 연축을 일으킨다. 근육분절은 하나의 척수신경으로부터 신경분포를 받는 모든 근육과 근육부분으로 구성된다.

허리뼈 돌기사이관절의 신경차단(*denervation of lumbar zygapophysial joint*)은 역사적으로 이 관절의 질병에 의한 등통증을 치료하는 데 사용되는 과정이다. 이 신경을 관절 근처에서 절단하거나 고주파(radiofrequency) 경피(피부경유) 신경뿌리붕괴술(*percutaneous rhizolysis*; 그리스어로 *rhiza*, root + 그리스어로 *lysis*, dissolution)로 파손시킨다(그림 B2.16). 이러한 신경차단은 척수의 두 인접 뒤가지의 관절가지에 시행한다. 왜냐하면 각 관절은 그 높이에서 나오는 신경과 인접한 윗부분에서 나오는 신경에 의하여 신경을 받기 때문이다(그림 2.22 참조).

척추뼈의 골절과 어긋남
(Fractures and Dislocations of Vertebrae)

비록 척주의 구조가 지지·보호는 물론 상당한 양의 움직임을 허용하지만, 과도하거나 갑작스런 과격한 움직임 또는 특정 부위에서 허용되지 않은 형태의 움직임은 척주의 골절, 어긋남 그리고 골절-어긋남(탈구)을 초래할 수 있다.

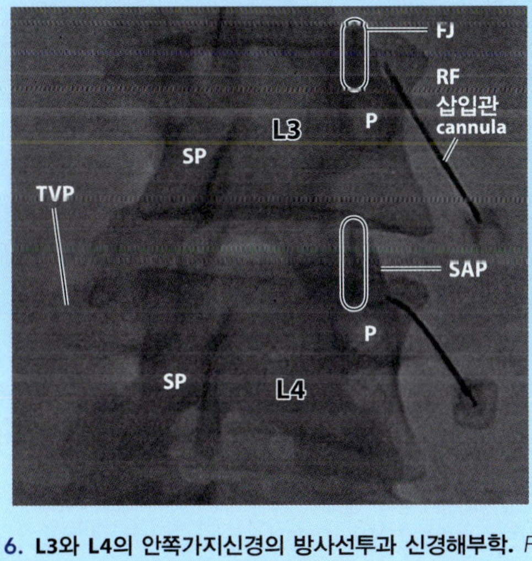

그림 B2.16. L3와 L4의 안쪽가지신경의 방사선투과 신경해부학. *FJ*, 돌기사이관절; *P*, 척추뿌리; *RF*, 방사선투과; *SAP*, 위관절돌기; *SP*, 가시돌기; *TVP*, 가로돌기.

자동차 사고나 머리를 등에 격렬하게 들이받을 때 일어나는 것과 같은 갑작스럽고 강한 굽힘은 흔히 하나 또는 그 이상의 척추뼈몸통의 으깸골절(crush fracture)이나 압박골절(compression fracture)을 야기한다. 척추뼈의 과격한 앞쪽 움직임이 압박과 함께 일어나면 척추뼈는 아래 척추뼈에서 앞쪽옮김(앞쪽이동)이 될 수 있다(예: C6 또는 C7 척추뼈의 어긋남; 임상적용의 "목뼈의 어긋남" 참조) 보통 이 옮김은 그 2개 척추뼈 사이의 관절면을 어긋나게 하여 골절시키며, 가시사이인대를 파열한다. 치유할 수 없는 척수 손상은 대부분 심각한 척주굽힘손상을 동반한다.

목의 갑작스럽고 강한 폄 또한 척주와 척수를 손상시킬 수 있다. 미식축구에서 머리박치기나 범칙적 얼굴블로킹(face blocking)은 목의 과신전손상(*hyperextension injury*)으로 갈 수 있다(그림 B2.17A). 이러한 심각한 젖힘은 척추뼈고리와 이들의 돌기를 으깨거나 압박하여 척추뼈의 두 부분을 손상시킬 가능성이 가장 높다. 목뼈의 골절은 통증을 목뒤와 어깨뼈부위(scapula region)로 방사시킨다. 왜냐하면 척추뼈로부터 통증신호를 받는 것과 동일한 척수신경절(spinal sensory ganglia)이나 척수분절(spinal segment)이 목근육을 공급하는 데 관여하기도 하기 때문이다.

목의 심한 과신전(hyperextension)의 편타손상(whiplash injury)은 자동차 후방 충돌 시 발생하는데, 특히 머리 받침대가 너무 낮을 때 일어난다(그림 B2.17B). 이러한 유형의 과신전 손상에서는 앞세로인대가 심하게 늘어나고 찢어질 수 있다.

척주의 과다굽힘은 젖힘 후 머리를 앞쪽 가슴위로 순간적으로 꺾어지는 머리 '리바운드(되튐, 반동)'로도 일어날 수 있다. 목뼈의 '관절면 도약(facet jumping)' 또는 잠금(locking)은 척추뼈고리의 어긋남으로 일어날 수 있다(임상적용의 "목뼈의 어긋남" 참조). 위 목(upper neck) 위로 머리의 심한 젖힘은 목뼈분리증(cervical spondylolysis) 또는 교수형 골절(hangman's fracture)을 야기하는데 더하여(임상적용의 "중쇠뼈의 골절과 어긋남" 참조), 앞세로인대와 C2–C3의 인접섬유테를 파열한다. 이것이 일어나면 머리뼈, C1, 그리고 C2의 앞부분(치아돌기와 몸통)이 몸통뼈대(axial skeleton)의 다른 부위로부터 분리되고(그림 B2.17C), 척수는 보통 절단된다. 이런 심한 손상을 입은 사람은 거의 살아남기 힘들다. 미식축구, 다이빙, 낙마, 그리고 자동차 충돌은 척주의 목부위 골절 중 대부분의 원인이 된다. 증상은 거의 아프지 않은 정도에서 운동·감각 기능의 점진적 소실까지 범위가 넓다.

상대적으로 유연성이 없는 등부위에서 상당히 운동성이 좋은 허리부위로의 전환은 불행하게도 급작스레 일어난다. 결과적으로 T11과 특히 T12(위로는 회전운동에 참여하지만 아래로는 단지 굽힘과 폄 운동에만 관여함)는 가장 흔히 골절되는 목뼈가 아닌 척추뼈이다.

등·허리 부위의 척추뼈 어긋남은 관절돌기가 깍지를 끼고 있기 때문에 흔하게 일어나지 않는다. 하지만 위아래관절돌기(*pars interarticularis*, 또는 interarticular part)를 연결하는 척주골절인 척추분리증(*spondylolysis*)은 깍지기전(interlocking mechanism)에 손상되

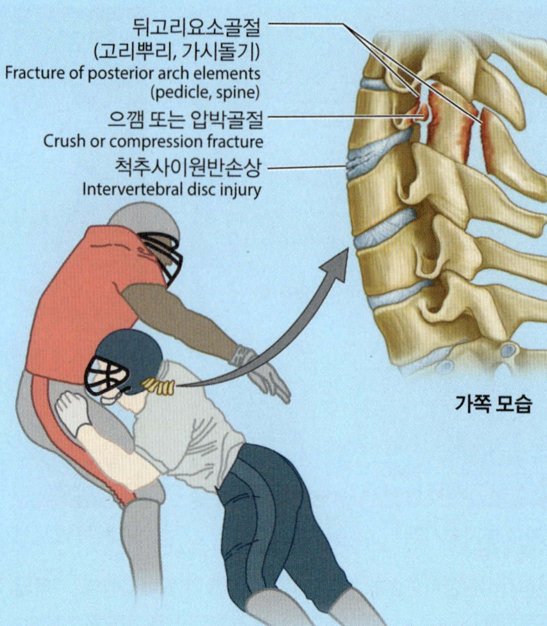

(A) 목의 과신전

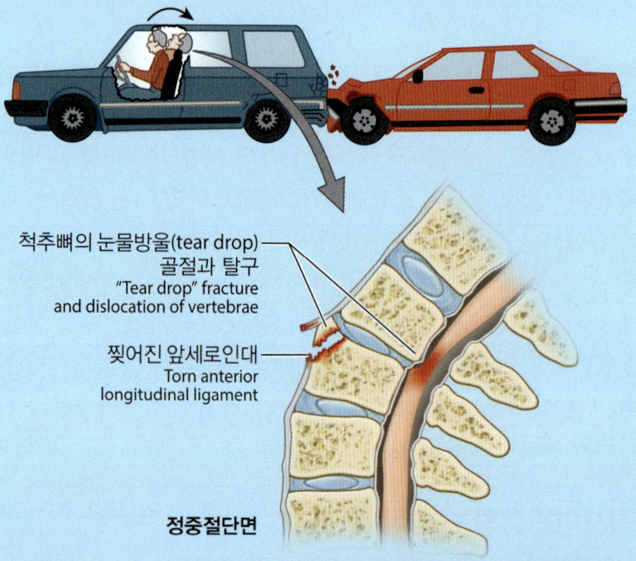

(B) 편타손상(whipplash injury)

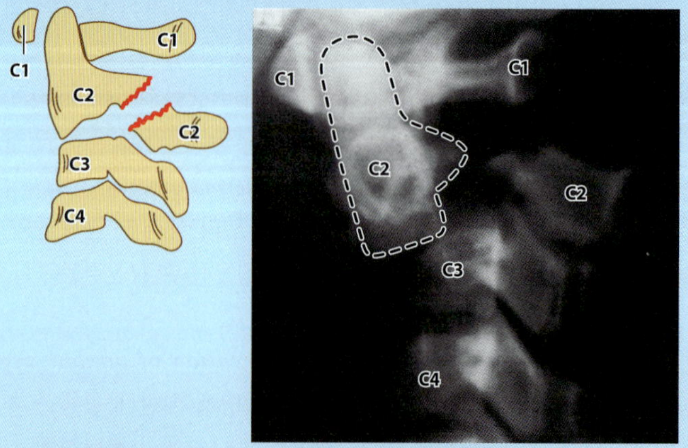

(C) 왼쪽 가쪽 방사선사진, C2/C3 원반과 앞세로인대의 파열이 있는 교수형 골절

그림 B2.17. 목뼈의 신전손상.

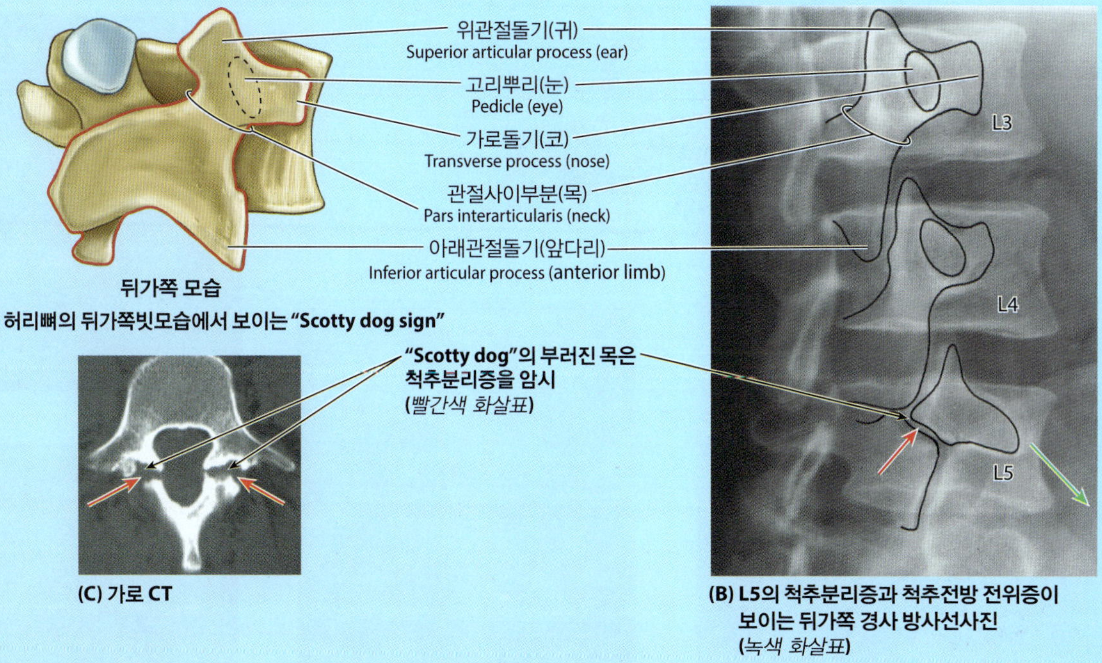

그림 B2.18. 척추분리증(spondylolysis).

었을 때 발생된다(그림 B2.18A~C). 결국 척추전방전위증(*spondylolisthesis*)인 위아래척추뼈의 어긋남이 발생된다. L5 척추뼈 고리판의 관절사이부분의 기능상실 또는 골절(*L5 척추분리증*)은 L5 척추뼈몸통이 엉치뼈(S1 척추뼈)에 비하여 상대적으로 앞쪽으로 이동되는 결과를 초래한다(그림 B2.19). 대부분의 사람들은 L5 척추분리증 또는 이에 대한 취약함이 아마도 L5의 중심(centrum)이 발생 동안 척추몸통의 고리관절(neurocentral joint)에서 신경고리(neural arch)와 적합하게 융합하지 않은 결과라고 말한다(이 장의 "척추뼈의 뼈되기" 참조). L5–S1 관절에서 척추분리증은 아마도 (꼭 그렇지는 않지만) 말총의 척수신경이 엉치뼈 윗부분을 지나갈 때 이들에 압력을 초래할 수 있어 등과 다리통증을 야기한다.

중쇠뼈 치아돌기의 골절(Fracture of Dens of Axis)

고리가로인대는 둘째목뼈의 치아돌기보다 더 강하다. 치아돌기의 골절은 중쇠뼈골절의 약 40%를 차지한다. 가장 흔한 치아돌기 골절은 바닥, 즉 치아돌기가 중쇠뼈의 몸통과 연결되는 부위(그림 B2.20A)에서 일어난다. 흔히 이 골절은 불안정하다(재결합하지 않음). 왜냐하면 고리가로인대가 조각(fragment) 사이에 끼이게 되고(Crockard, et al., 1993), 또한 분리된 조각(즉 치아돌기)은 더 이상 혈액공급을 받지 못하여 무혈관괴사(*avascular necrosis*)를 초래하기 때문이다. 이와 거의 비슷하게 흔한 것은 치아돌기바닥보다 더 아래에 위치하는 척추뼈몸통의 골절이다(그림

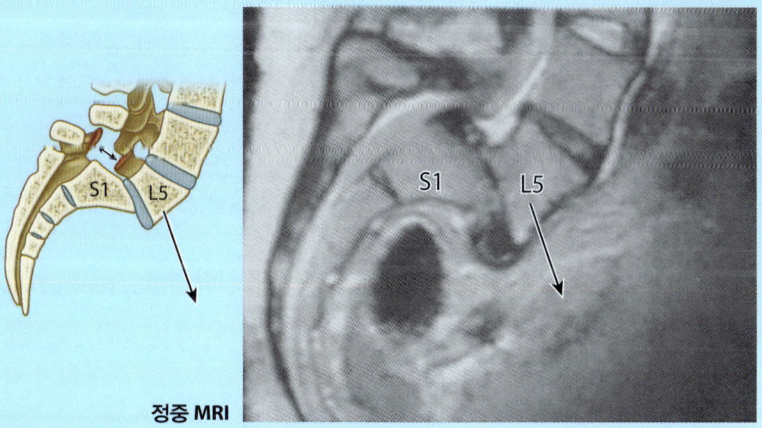

그림 B2.19. 다섯째허리척추뼈의 척추분리증의 2차로 발생한 척추전방전위증(spondylolisthesis, *화살표*).

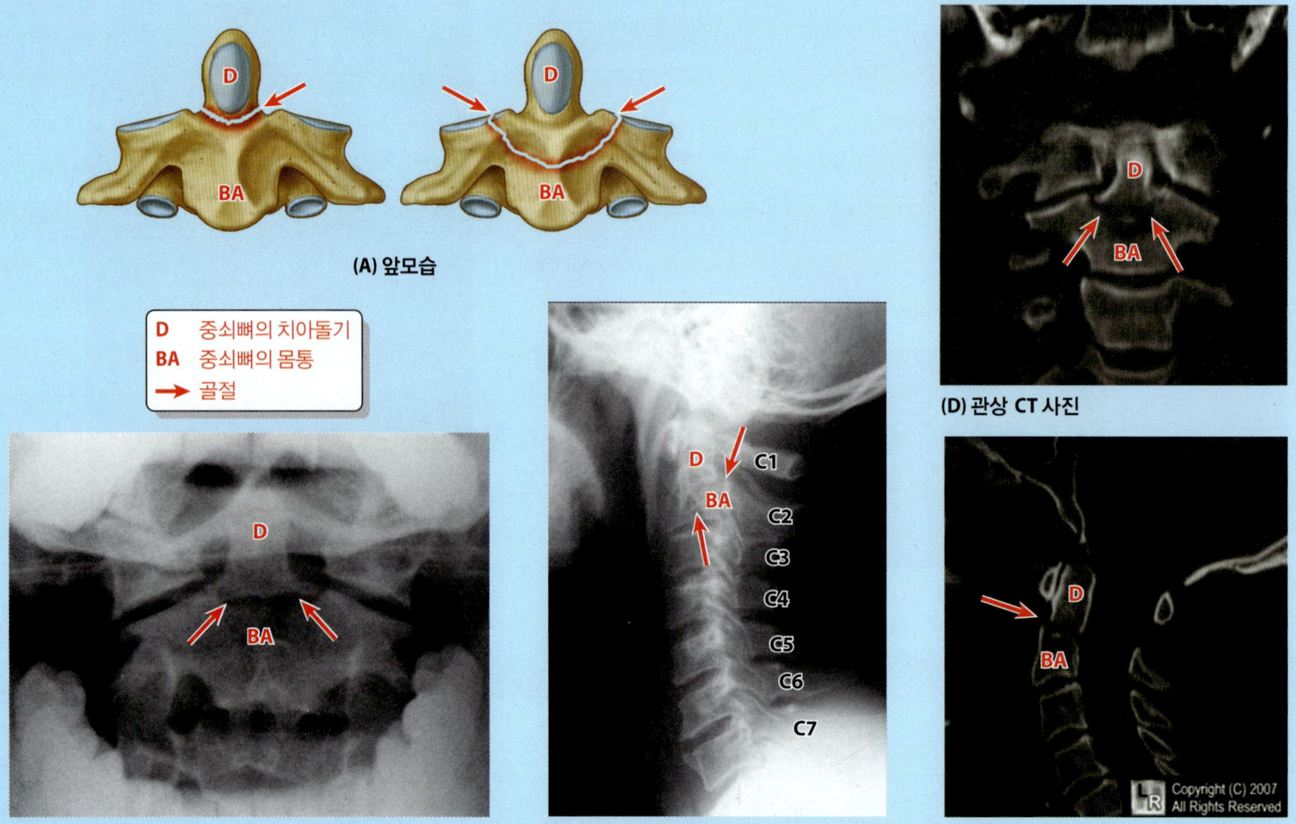

(A) 앞모습 (B) 입을 연 상태의 방사선사진(그림 2.8E와 비교) (C) 가쪽 방사선사진 (D) 관상 CT 사진 (E) 정중 CT 사진

그림 B2.20. 중쇠뼈(C2) 치아돌기(dens)의 골절.

B2.20B~E). 이 유형의 골절은 조각들에 혈관공급이 유지되기 때문에 보다 쉽게 치유된다. 다른 치아돌기 골절들은 기형적인 뼈되기 양상에 의하여 일어난다.

고리가로인대의 파열
(Rupture of Transverse Ligament of Atlas)

고리가로인대가 파열되면 치아돌기가 자유롭게 되고, 고리중쇠불완전탈구(atlanto-axial subluxation) 또는 정중고리중쇠관절의 불완전 어긋남(탈구, dislocation)이 일어난다(그림 B2.21A). 가로인대와 인접 인대들의 병적인 연화(softening)는 보통 결합조직의 질병으로부터 초래되는데, 이 역시 고리중쇠불완전탈구를 야기할 수 있다(Bogduk & Macintosh, 1984). 다운증후군(Down syndrome)이 있는 사람 중 20%는 이 인대의 존재가 애매모호하거나 무발생(agenesis)을 보인다. 가로인대 파열이나 무발생에 의한 어긋남은 치아돌기의 골절에서 생기는 것보다 더 크게 척수 압박을 가할 수 있다(그림 B2.21B). 치아돌기의 골절에서 치아돌기 조각은 가로인대에 의하여 고리뼈앞고리에 기댄 채 그 자리에 유지되며, 치아돌기와 고리뼈는 하나의 단위로 움직인다.

적당한 인대가 없으면 척수의 위목부위는 고리뼈의 가까워진 뒤고리와 치아돌기 사이에 압박되어 사지에 마비를 야기하거나(사지마비, quadriplegia; 그림 B2.21A), 뇌줄기(brainstem)의 숨뇌(medulla) 속으로 밀려들어가 죽음을 초래할 수 있다. 스틸의 삼분율(Steele Rule of Thirds; Steel, 1986); 고리뼈 고리의 약 1/3은 치아돌기가, 1/3은 척수가, 그리고 나머지 1/3은 척수를 둘러싸는 액체로 찬 공간(그림 2.48 참조, 거미막밑공간의 CSF)과 조직(그림 B2.21C, D)이 차지한다. 이것은, 왜 고리뼈의 앞옮김(앞이동, anterior displacement)이 있는 일부 환자들이 심하게 움직이지 않으면(고리뼈 고리 직경의 1/3 이상 크기) 상대적으로 무증상인지를 설명한다. 가끔 머리뼈척추부위의 염증은 머리뼈척추관절 인대의 연화(softening)를 초래하여 고리중쇠관절의 어긋남을 야기한다. 예를 들어 환자를 침대에서 의자로 갑작스레 옮기면 치아돌기의 뒤전위(posterior displacement)와 척수의 손상이 일어난다.

날개인대의 파열(Rupture of Alar Ligaments)

날개인대는 고리가로인대보다 약하다. 결과적으로 머리를 굽힘과 회전을 동시에 하면 하나 또는 둘 모두의 날개인대를 파열할 수 있다. 날개인대의 파열은 반대쪽(contralateral side)으로 약 30% 더 움직일 수 있는 범위가 증가한다(Dvorak

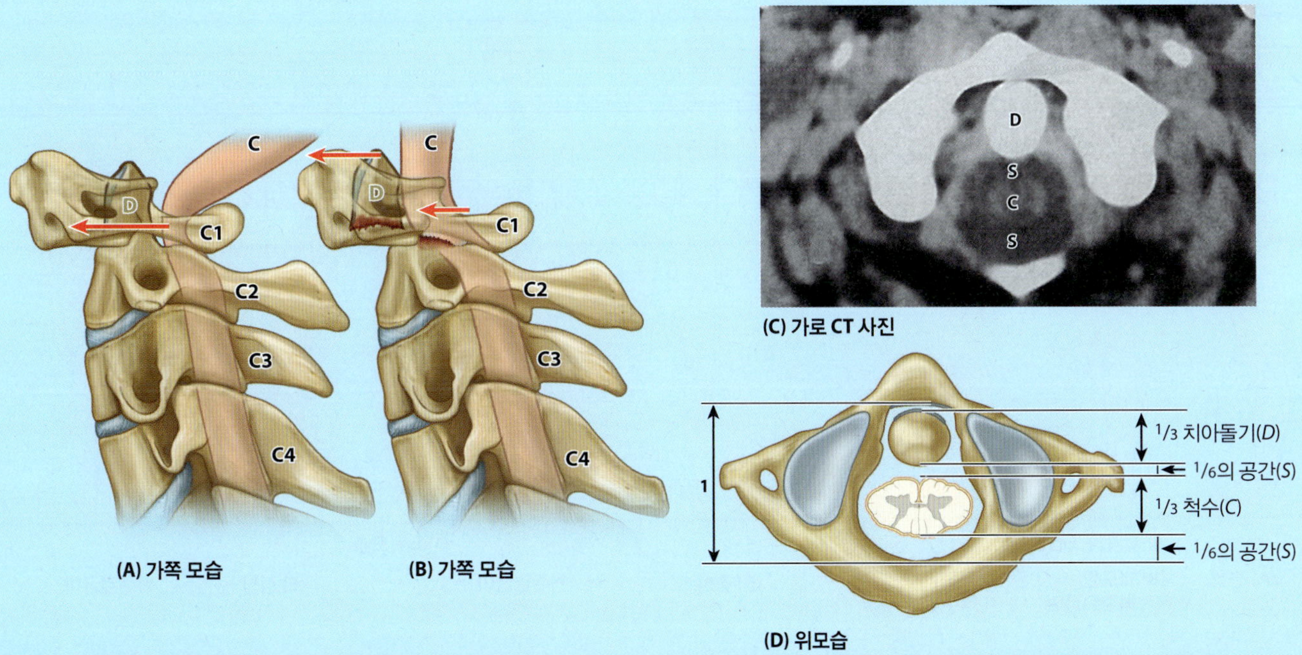

그림 B2.21. 정중고리중쇠관절 외상: 고리뼈의 가로인대(transverse ligament) 파열(rupture) 또는 치아돌기골절. A. 고리가로인대의 파열로 정중고리중쇠관절의 불완전탈구(subluxation)가 발생함. 고리뼈는 움직이지만, 치아돌기는 고정된다. **B.** 치아돌기골절은 가로인대가 치아돌기를 고리뼈앞고리에 유지시키기 때문에, 치아돌기와 고리뼈가 하나의 단위로 함께 움직임을 보여준다. **C와 D.** 정상 정중고리중쇠관절과 스틸의 3분율(Steele's Rule of Third)을 설명하는 그림이다.

et al., 1988).

척주의 비정상굽이
(Abnormal Curvatures of Vertebral Column)

척주의 비정상굽이를 찾기 위하여 한 사람을 해부학적 자세로 서게 한다. 그 사람의 측면에서(그림 B2.22A~C), 다음으로 뒷면에서부터(그림 B2.22D) 척주의 윤곽을 조사한다. 구부리게 하여 앞으로 똑바로 굽힐 수 있는지, 그리고 굽힌 자세에서 등이 수평을 이루는지 관찰한다(그림 B2.22E).

일부 사람들에게 비정상굽이는 발생학적 기형에 기인한다. 다른 일부에서는 병적인 과정에서부터 기형의 굽이가 초래된다. 노인에게, 특히 여성에게 일어나는 가장 흔한 대사적 뼈질환은 골다공증(osteoporosis, 골격조직의 위축)이다.

과다가슴척주후만증(*excessive thoracic kyphosis*)[임상적으로는 간략하게 척주후만증(kyphosis), 비록 이 용어가 실제로는 여기에서 정상 굽이에 적용되지만, 그리고 일상에서는 **곱사**(*humpback*) **또는 곱추**(*hunchback*)로 알려져 있음]은 가슴굽이가 기형적으로 심화된 것이 특징이며 척주는 뒤쪽으로 굽는다(그림 B2.22B, F). 이 기형은 하나 또는 그 이상의 척추뼈의 앞부분의 침식으로 일어날 수 있다(예를 들어, 골다공증에 의한). **도와거험프**(*dowager's hump*)는 골다공증으로 인한 노년여성에게 심한 가슴척주뒤굽이에 대한 일상용어이다. 그러나 과도한 뒤굽이는 노인 남성에서도 일어난다(Swartz, 2021).

특히 골다공증은 척추뼈몸통 잔기둥(해면)뼈의 수평 잔기둥들에 영향을 미친다(그림 B1.6과 B2.10A 참조). 나머지 지지를 잃어버린 수직 잔기둥들은 압박에 저항이 약화되고, 압박 골절을 견디기 힘들게 되어 짧고 쐐기 모양의 등뼈가 된다. 척추뼈의 점진적 침식과 찌그러짐 또한 높이의 전반적 소실을 초래한다. 과도한 척주뒤굽이는 가슴의 앞뒤지름(AP diameter)을 증가시켜 활발한 폐용량의 뚜렷한 감소를 유발한다.

과다허리전만증(*excessive lumbar lordosis*)[비록 다시 한 번 이 용어가 실세적으로는 여기에서 정상 굽이를 설명하지만, 임상적으로는 간략하게 척주앞굽이, 일상용어로 척주전만증(hollow back) 또는 흔들림등(sway back)으로 알려져 있음]은 엉덩관절에서 골반이 앞회전된 것이 특징이며, 허리굽이가 기형적으로 심화되어 척주는 보다 앞쪽으로 굽어진다(그림 B2.22C).

이러한 비정상적인 펌변형(extension deformity)은 흔히 약화된 몸통근육조직, 특히 앞가쪽 배근육들과 관련이 있다. 정상 중력선에 대한 변형을 보상하기 위하여 여성은 임신 후기에 일시적으로 과다허리앞굽이가 된다. 이 허리굽이증은 아래등 통증을 야기하지만, 정상적으로는 출산후 곧 없어진다.

남녀에서 비만 또한 정상 중력선 앞쪽에 있는 배내용물[abdominal content: 예를 들어, 똥배(potbelly)]의 증가된 무게 때문에 과다허리앞굽이와 아래등 통증을 야기한다. 몸무게를 줄이거나 앞가쪽 배근육들의 운동은 이런 유형의 과다척주전만증을 교정하는 데 도움

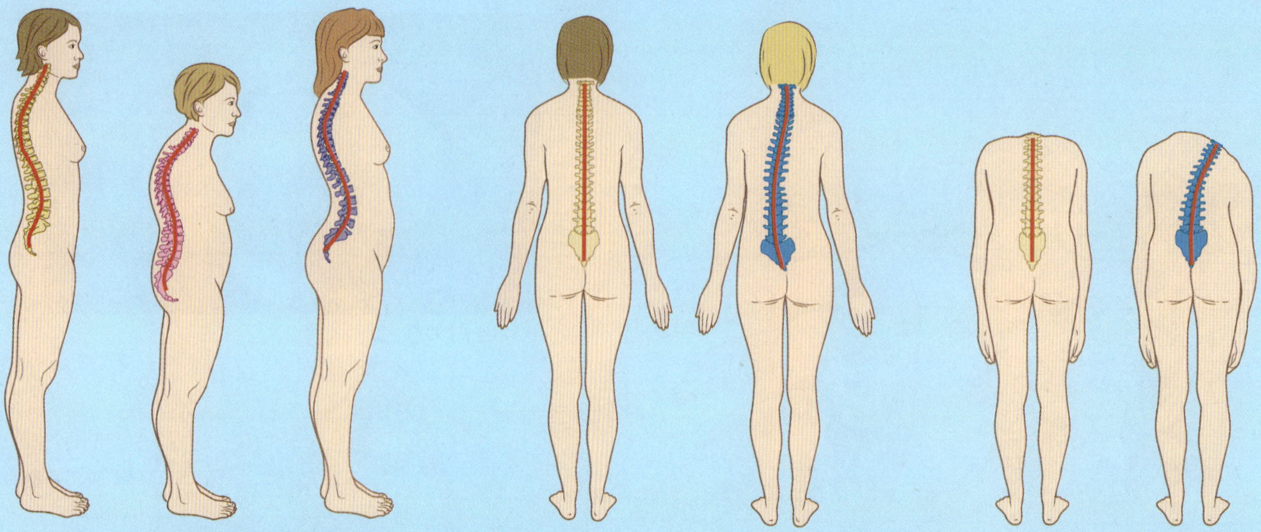

A~C 가쪽 모습

(A) 정상 (B) 과도한 척주뒤굽이 (C) 과도한 척주앞굽이

D~E 뒤모습

(D) 정상 척주옆굽이

(E) 정상 척주옆굽이

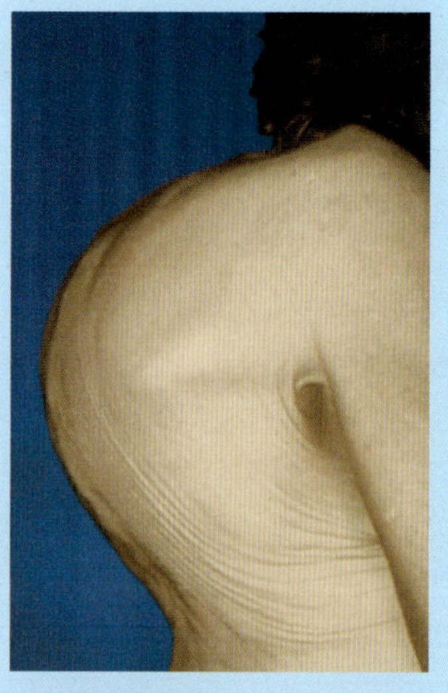

(F) 오른가쪽 모습, 과도한 척주뒤굽이

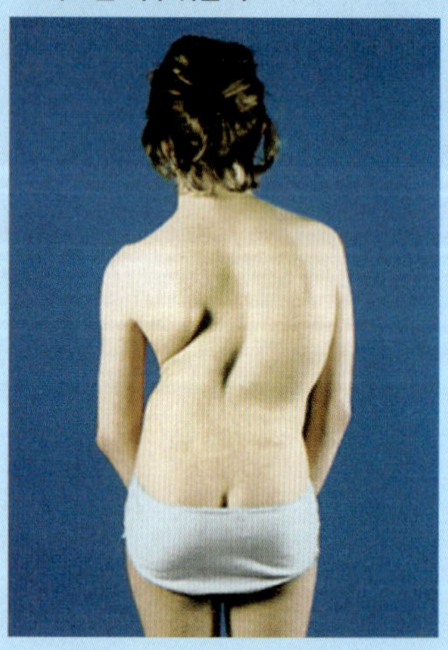

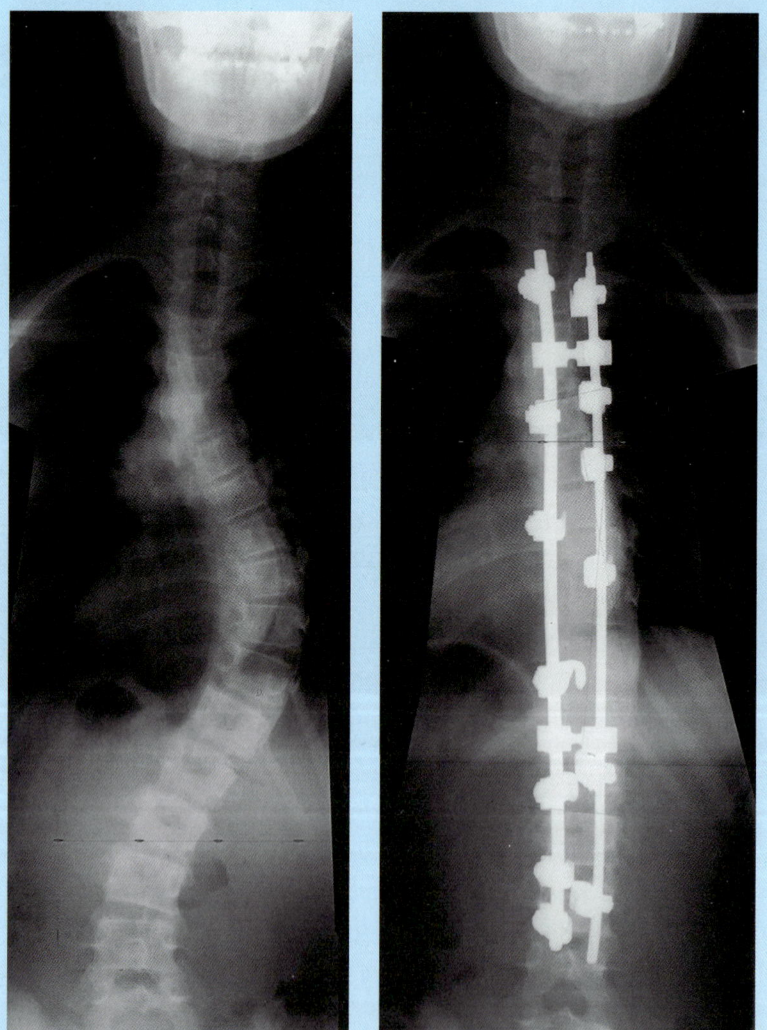

(G) 뒤모습, 교정 전후 등허리 척주옆굽이

그림 B2.22. 척주의 비정상굽이.

이 된다.

척주측만증(*scoliosis*; 그리스어로 crookedness 또는 휘어진 등)은 **기형적인 가쪽굽이**를 특징으로 하는데 이는 척추뼈의 회전을 동반한다(그림 B2.22D, E, G). 가시돌기는 기형적 굽이의 공간쪽으로 돌고, 앞으로 구부릴 때 갈비뼈가 더욱 볼록하게 된 측면에서 뒤쪽으로 돈다(튀어나옴).

척추뼈의 절반이 발달하지 못하는 **반척추뼈증**(*hemivertebra*) 같은 척주변형은 **구조적 척주측만증**의 원인이다. 가끔 구조적 척주측만증은 **과다가슴척주후만증**(*kyphoscoliosis*)과 동반되는데, 이 경우에는 기형적 앞뒤(AP) 지름이 가슴과 허파 확대에 심한 제한을 야기한다(Swartz, 2021). 모든 구조적 척주측만증의 80%는 특발성 원인이며 알려진 이유나 다른 관련 병은 없다. 특발성척주측만증은 10~14세의 여자와 12~15세의 남자에서 처음으로 시작된다. 대부분 여자에서 발생되며 굽이가 심하다.

내인성등근육의 비대칭적 허약(**근육병증척주측만증**, *myopathic scoliosis*)이나 보상적 골반경사에 붙은 서로 다른 길이와 같은 구조적으로 정상적인 척주에 가해지는 외인성 문제는 **기능적 척주측만증**(*functional scoliosis*)을 야기한다. 바로 섰을 때 한쪽으로 기울거나 치우치면 척주측만증을 의심할 수 있고 이차적으로 척추사이원반이 탈출되기도 한다. **습관성 척주측만증**(*habit scoliosis*)은 불안전한 자세로 서 있거나 앉은 자세에 의해 두드러진다. 척주측만증이 순전히 자세 때문이라면 최대한으로 척주를 굽히면 사라진다. 잠재적 문제를 효과적으로 치료하면 기능적 척주측만증은 없어진다.

2

핵심정리: 척주(Vertebral Column)

척주의 관절: 척추뼈는 척추사이원반과 돌기사이관절에 의하여 연결되어 빈경직성 기둥(즉 척주)이 된다. ■ 원반의 상대적인 두께는 운동성의 정도를 결정한다. ■ 돌기사이관절의 배열은 인접한 척추뼈 사이의 운동 유형을 조절한다. ■ 앞세로인대는 젖힘을 막고 다른 모든 인대는 굽힘에 저항한다. ■ 고리뒤통수관절은 "예" 하고 고개를 끄덕일 때의 동작을 가능하게 한다. ■ 고리중쇠관절은 "아니오" 하며 좌우로 머리를 가로 저을 때의 동작을 가능하게 한다. 날개인대는 회전을 제한한다.

척주의 운동: 목과 허리부위는 가장 운동성이 좋다(결과적으로 손상에 가장 취약함). ■ 굽힘과 폄은 주로 목과 허리부위에서 일어난다. ■ 회전은 목과 등부위에서 일어난다.

척주의 굽이: 일차굽이(가슴 및 엉치 척주후만증)는 발생학적인 선천성이다. 이차굽이(목 및 허리 척주전만증)는 직립 인간자세와 관련된 후천성이다. ■ 굽이는 충격을 흡수하는 탄력성과 유연성을 몸통뼈대에 부여한다. ■ 굽이를 유지하기 위해 등의 폄근(extensor)과 배의 굽힘근(abdominal flexor)이 역동적인 지지를 제공한다.

척주의 혈액공급: 주요 목과 구역동맥의 척수가지는 척주에 혈액공급을 한다. ■ 속바깥척주정맥얼기는 척추뼈로부터 혈액을 모아 목의 척추정맥으로, 그리고 몸통(trunk)의 구역정맥(segmental vein)으로 배출한다.

척주의 신경: 돌기사이관절은 인접한 뒤가지의 안쪽 가지에 의하여 신경지배를 받는다. 척수신경의 (되돌이)뇌척수막가지[(recurrent) meningeal branch]는 척수를 덮고 있는 척수막뿐만 아니라 대부분의 뼈(뼈바깥막), 척추사이원반, 그리고 인대를 신경지배한다. ■ 이 두 신경은 척주로부터 모든 국소적 통증을 전달한다.

등근육(Muscles of Back)

특히 비만인 사람은 대부분의 몸무게가 척주의 앞부분으로 쏠리기 때문에 척주를 지지하고 움직이는 데 필요한 강한 근육들이 척추뼈의 가시돌기와 가로돌기에 부착된다.

등에는 두 가지 주요 근육군이 있다. **외인성등근육(extrinsic back muscles)**은 얕은층과 중간층근육(*superficial* and *intermediate muscle*)을 포함하는데, 이들은 각각 팔다리(limb)와 호흡운동에 관여한다. 내인성(깊은)등근육[*intrinsic* (*deep*) *back muscle*]은 척주에 특별히 작용하는 근육들을 포함하는데, 이를 움직이고 자세를 유지한다.

외인성등근육(Extrinsic Back Muscles)

얕은외인성등근육[superficial extrinsic back muscle; 등세모근(trapezius muscle), 넓은등근(latissimus dorsi muscle), 어깨올림근(levator scapulae muscle), 마름근(rhomboids muscle)]은 몸통팔다리뼈대의 뒤에 있는 근육으로 몸통뼈대(척주)와 위팔뼈대(가슴부위와 위팔)와 연결되어 팔운동을 하며 이를 조절한다(그림 2.33A; 표 3.4 참조). 비록 등부위에 위치하지만 대부분에서 이 근육들은 목신경의 앞가지에서 신경지배를 받고, 위팔에 작용한다. 등세모근은 척수더부신경(CN XI)인 뇌신경으로부터 운동섬유를 받는다.

중간외인성등근육[intermediate extrinsic back muscle; 톱니근(serratus posterior muscle)]은 얇은 근육으로 흔히 얕은호흡근육으

로 지칭되지만, 그 기능이 운동이라기보다 오히려 고유감각인 것 같다(Vilensky et al., 2001). 이들은 가슴벽의 근육과 함께 설명하였다(제4장, 가슴 참조). **위뒤톱니근(serratus posterior superior** muscle)은 마름근보다 깊은 곳에 놓이고, **아래뒤톱니근(serratus posterior inferior** muscle)은 넓은등근보다 더 깊은 곳에 놓인다. 톱니근은 모두 갈비사이신경(intercostal nerve)에 의해 신경지배를 받는데, 윗부

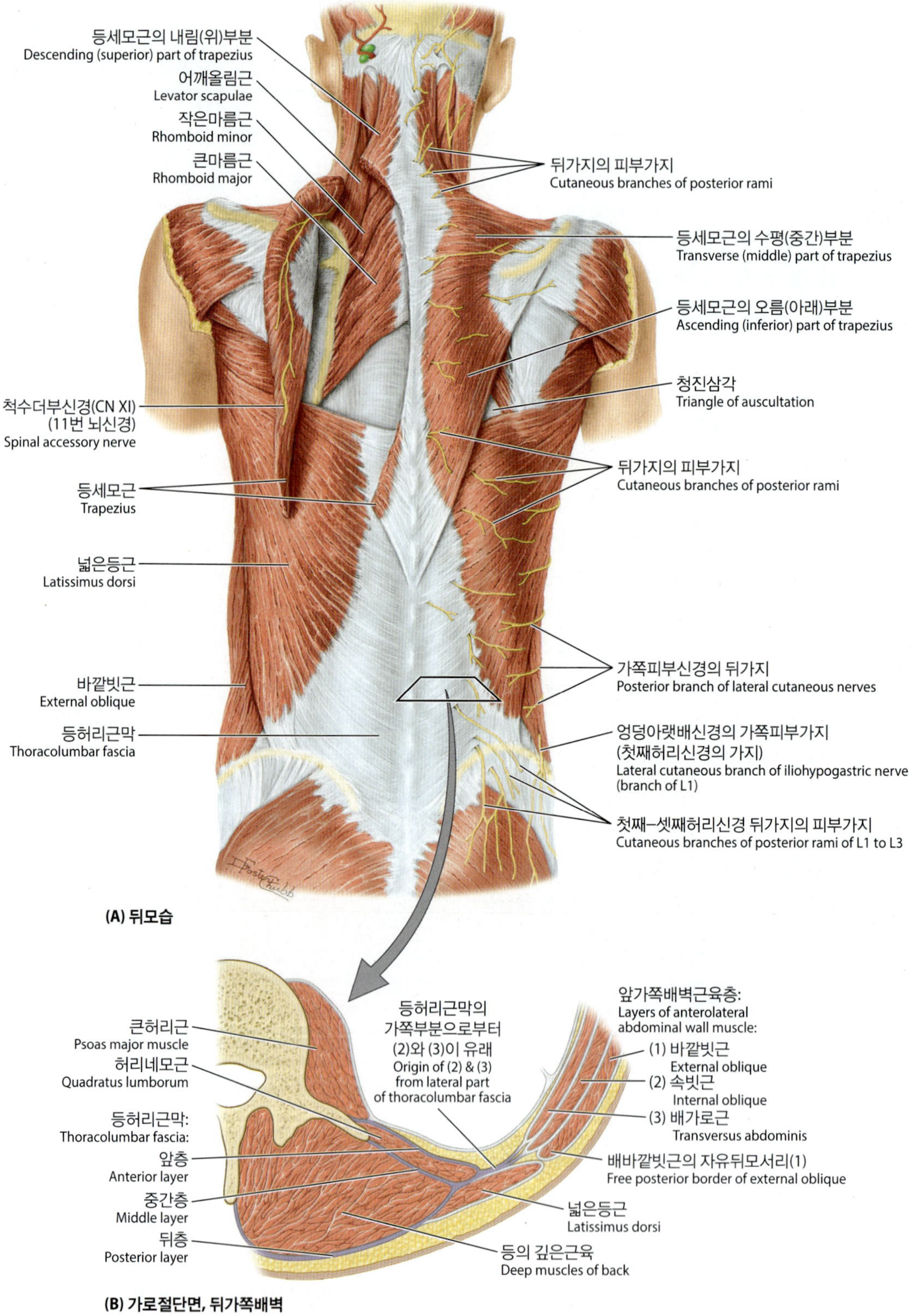

그림 2.33. 등근육. A. 얕은외인성근육. 왼쪽으로 젖혀진 등세모근(trapezius muscle)에서는 근육의 깊은 표면을 따라 지나가는 척수더부신경(CN XI)이 보이고, 노출된 부위에서는 어깨올림근(levator scapulae muscle) 그리고 마름근(rhomboid muscle)이 보인다. **B.** 등 일부분의 가로절단면은 내인성등근육과 이들(등허리근막, *보라색*)과 연관된 근막층들의 위치를 보여준다.

분은 첫 4개의 갈비사이신경에 의해, 아랫부분은 마지막 4개에 의해 신경지배를 받는다.

내인성등근육(Intrinsic Back Muscle)

내인성등근육(등고유근육, 깊은등근육)은 척수신경 뒤가지에 의해 신경지배를 받으며, 자세를 유지하는 데 작용하고, 척주의 움직임을 조절한다(그림 2.33B와 2.34). 이 근육들은 골반에서 머리뼈까지 걸쳐 있는데 **깊은근막**에 의해 둘러싸이고, 이 근막은 안쪽으로 **목덜미인대**(그림 2.34와 2.35), 척추뼈가시돌기끝, 가시위인대, 그리고 엉치뼈의 정중능선에 닿는다. 이 근막은 가쪽으로 목 및 허리뼈 가로돌기에, 그리고 갈비뼈각에 닿는다. 깊은근막의 등 및 허리부분은 **등허리근막**(*thoracolumbar fascia*)을 구성한다(그림 2.33). 이것은 가쪽으로 가시돌기로부터 연장되어 등부위의 깊은근육을 위한 얇은 피복을 형성하고, 허리부위의 근육을 위한 강하고 두꺼운 피복을 형성한다. 내인성등근육은 표면과의 관계에 따라 얕은층, 중간층, 그리고 깊은층의

2

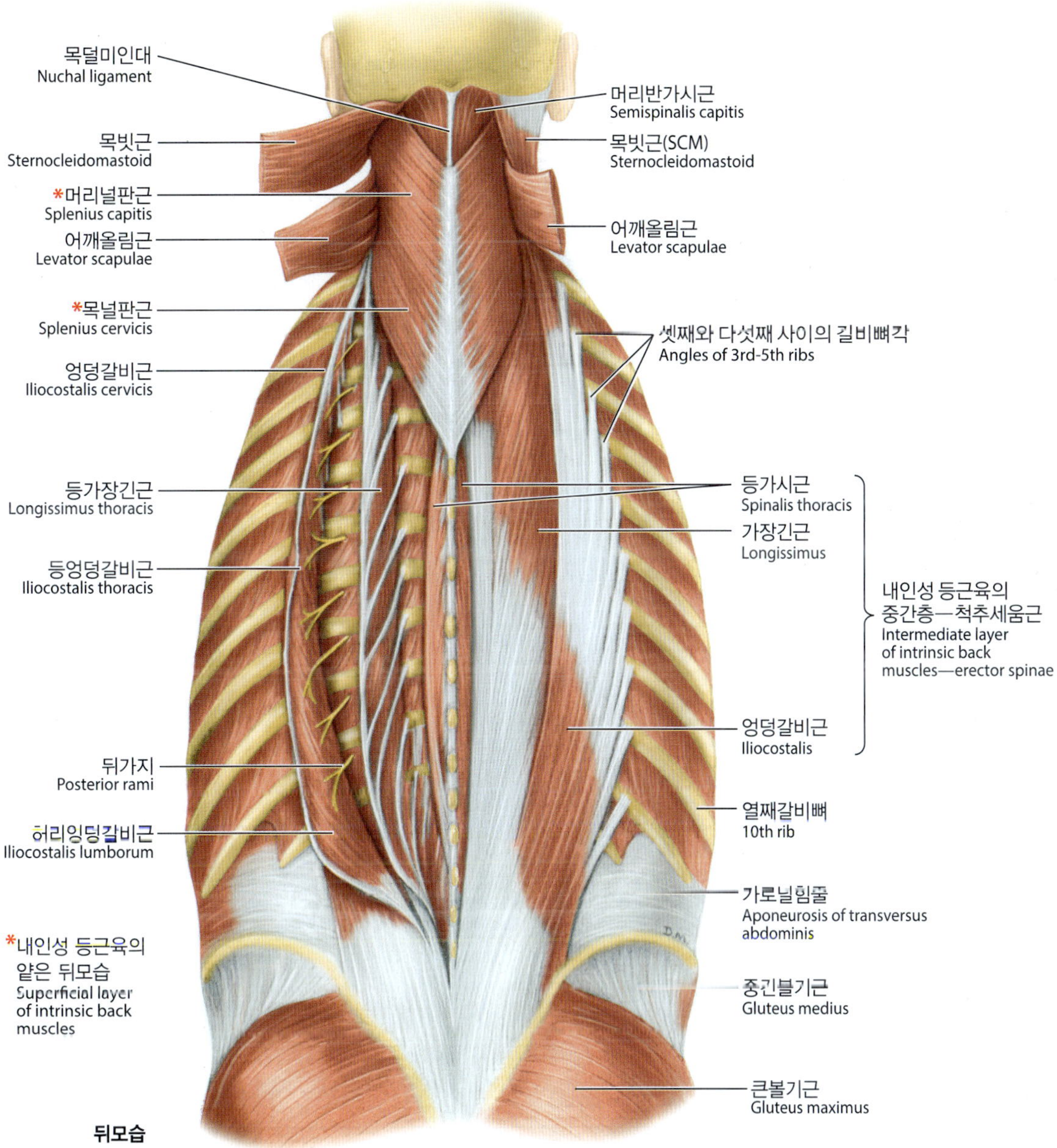

그림 2.34. 내인성등근육의 얕은층과 중간층: 널판근(splenius muscle)과 척주세움근. 목빗근(sternocleidomastoid muscle)과 어깨올림근(levator scapulae muscle)은 머리널판근(splenius capitis muscle)과 목널판근(splenius cervicis muscle) 근육을 보여주기 위하여 젖혔다. 오른편에서 척주세움근은 건드리지 않았으며(그 자리 그대로), 이 덩치가 큰 근육의 세 기둥을 보여준다. 왼쪽 편에서 척주세움근 기둥의 가장 얇고, 가장 안쪽에 위치하는 가시근은 척주세움근의 가장긴근(longissimus muscle)과 엉덩갈비근(iliocostalis muscle) 기둥을 젖혀서 따로 분리된 근육으로 드러내었다. 근육섬유방향은 위로 올라갈수록 다르다. 주요 세 개의 근육은 다음과 같다: 얕은층(널판근)들은 안쪽에서 바깥쪽으로 주행하고 중간층(척주세움근)들은 대부분 위아래로 주행하고 마지막으로 깊은층(가로돌기가시근육)근육들은 주로 가쪽에서 안쪽으로 주행한다(그림 2.37 참조).

근육군으로 나뉜다.

얕은층(superficial layer)

널판근(splenius muscles; 라틴어로 *musculi splenii*)은 두껍고 납작하며 목의 가쪽과 뒷면에 놓여 있고, 다소 붕대같이 수직 근육을 피복한다. 이것이 그 이름을 설명한다(라틴어로 *splenion*, bandage 붕대; 그림 2.34와 2.35). 널판근들(splenii)은 정중선에서 일고 가쪽으로 목뼈(**목널판, splenius cervicis**)와 머리뼈(**머리널판, splenium capitis**)까지 연장된다. 널판근들은 깊은목근육을 덮고 그 위치에 유지시킨다. 내인성 근육의 얕은층은 그림 2.35에 묘사되어 있고 근육의 부착, 신경지배, 그리고 작용에 대한 정보는 표 2.5에 있다.

중간층(intermediate layer)

큰 척주세움근(erector spinae muscles)은 중앙으로는 가시돌기와 가쪽으로는 갈비뼈각 사이에 있으며, 척주의 양쪽 측면에 있는 '고랑(groove)' 속에 놓인다(그림 2.34). 척주세움근은 **척주의 주된 폄근**(*extensor*)이고, 세 기둥으로 나뉜다; **엉덩갈비근(iliocostalis muscle)**은 가쪽기둥을, **가장긴근(longissimus muscle)**은 중간기둥을, **가시근(spinalis muscle)**은 안쪽기둥을 형성한다. 각 기둥은 위쪽 닿는곳에 따라 세 부분으로 나뉜다[즉, 허리엉덩갈비근(iliocostalis lumborum muscle), 등엉덩갈비근(iliocostalis thoracis muscle), 그리고 목엉덩갈비근(iliocostalis cervicis muscle)]. 세 척주세움근 기둥의 공통 이는곳은 넓은 힘줄(tendon)을 통하며, 이 힘줄은 아래로는 엉덩뼈능선의 뒷부분, 엉치뼈의 뒷면, 엉치엉덩인대, 그리고 엉치 및 아래허리 가시돌기에 닿는다.

척주세움근은 종종 등의 '긴 근육'으로 지칭된다. 일반적으로 이들은 역동적인(운동을 만드는) 근육으로서 양측으로 작용하여 굽혀진 몸통을 편다(똑바르게 함). 중간층의 내인성등근육은 그림 2.36에 있고, 근육의 부착, 신경지배, 작용에 대한 정보는 표 2.6에 있다.

깊은층(deep layer)

척주세움근보다 깊은 곳에 비스듬하게 위치하는 **가로돌기가시근육군(transversopinal muscle group)**이라고 부르는 반가시근(semispinalis muscle), 뭇갈래근(mutifius muscle), 돌림근으로 구성된 상당히 더 짧은 근육군이 있다. 이 근육들은 척추뼈 가로돌기에서 일어나 더 상위에 있는 척추뼈 가시돌기로 올라간다. 이들 가로돌기와 가시돌기사이의 '도랑'에 위치하고, 이 돌기들, 돌기사이의 고리판, 그들을 서로 연결하는 인대에 닿는다(그림 2.37).

반가시근(semispinalis)은 이 근육군의 얕은층에 놓여 있다. 그 이름이 의미하듯 이것은 약 절반의 척주에서 인다. 이 근육은 위

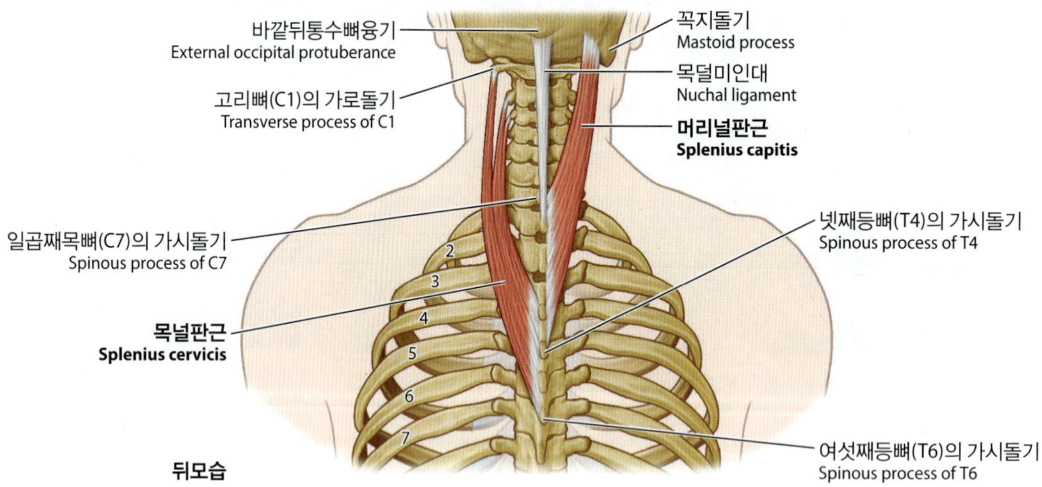

그림 2.35. 내인성등근육의 얕은층(널판근). (목부위에 위치하는 이 근육들은 그림 2.36D에서는 보이지 않는다.)

표 2.5. 내인성등근육(intrinsic back muscles)의 얕은층(superficial layer)

근육	이는곳	닿는곳	신경지배	주요 작용
널판근(splenius)	목덜미인대와 C7–T6의 가시돌기에서 기원	*머리널판근*: 섬유는 위가쪽으로 관자뼈의 꼭지돌기와 뒤통수뼈 위목덜미선의 가쪽 1/3로 달림 *목널판근*: C1–C3 또는 C4 척추뼈 가로돌기의 결절	척수신경뒤가지	*한쪽 작용*: 목을 가쪽으로 굽히고 머리를 활동근육 쪽으로 돌림 *양쪽 작용*: 머리와 목을 폄

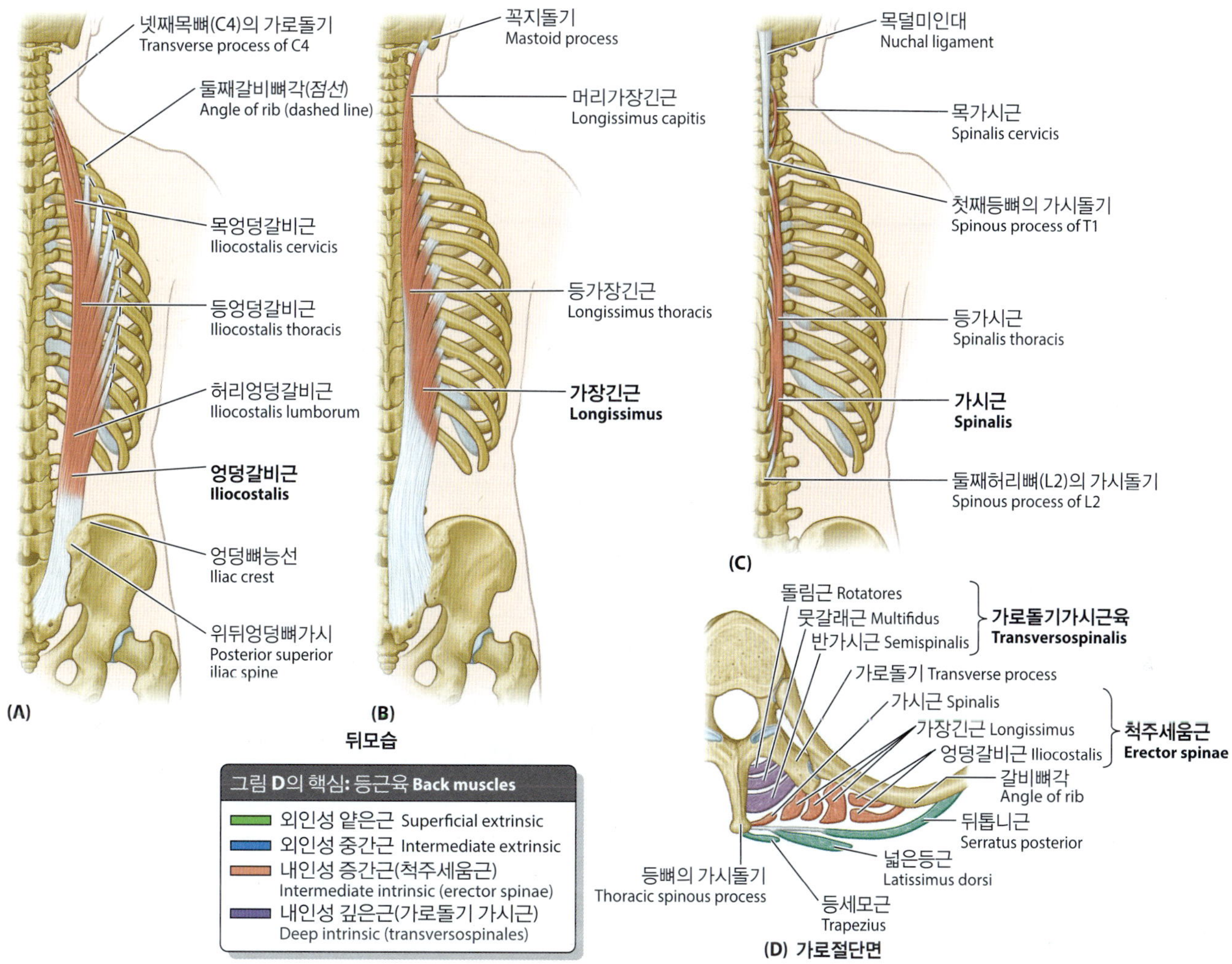

그림 2.36. 내인성등근육의 중간층(척주세움근).

표 2.6. 내인성등근육(intrinsic back muscles)의 중간층(intermediate layer)

근육	이는곳	닿는곳	신경지배	주요 작용
척주세움근(erector spinae) **엉덩갈비근(iliocostalis)** **가장긴근(longissimus)** **가시근(spinalis)**	엉덩뼈능선의 뒷부분, 엉치뼈의 뒤표면, 엉치엉덩인대, 엉치 및 아래허리 가시돌기, 그리고 시위인대로부터의 넓은 힘줄 옆에서 기원	*엉덩갈비근*(허리, 등, 목): 섬유는 위로 달려 아래 갈비뼈 각과 목가로돌기에 닿음 *가장긴근*(등, 목, 머리): 섬유는 위로 달려 결절과 각 사이의 갈비뼈로, 등 및 목부위에 서 가로돌기로, 그리고 관자뼈의 꼭지돌기로 닿음 *가시근*(등, 목, 머리): 섬유는 위로 달려 위등부위에서 가시돌기로, 그리고 머리뼈로 달림	척수신경뒤가지	*양측 작용*: 척주와 머리를 폄. 등이 굽어지면서 섬유를 섬자 늘려 움식임을 소설함 *한쪽 작용*: 척주를 가쪽으로 굽힘

쪽 닿는곳에 따라 **머리반가시근(semispinalis capitis)**, **등반가시근(semispinalis thoracis)**, **목반가시근(semispinalis cervicis)**의 세 부분으로 나뉜다(표 2.7). 머리반가시근은 정중면 가까이에서 목 뒤에 있는 세로팽출(longitudinal bulge)을 만든다(그림 2.38A).

뭇갈래근(multifidus)은 이 근육군의 중간층으로 허리부위에서 가장 두껍고 짧은 삼각형의 근육다발로 구성된다(그림 2.38B).

돌림근(rotatores, 또는 rotator muscle)은 가로가시근육의 3층 가운데 가장 깊게 위치하고 등부위에서 가장 잘 발달되어 있다. 깊은층 내인성등근육의 가로돌기 가시근육군은 그림 2.38에 묘사되어 있고 근육의 부착, 신경지배, 작용에 대한 정보는 표 2.7에 있다.

가시사이근육(interspinales), **가로사이근육(intertransversarii)**, **갈비올림근(levatores costarum)**은 보다 작은 깊은 등근육으로 등부

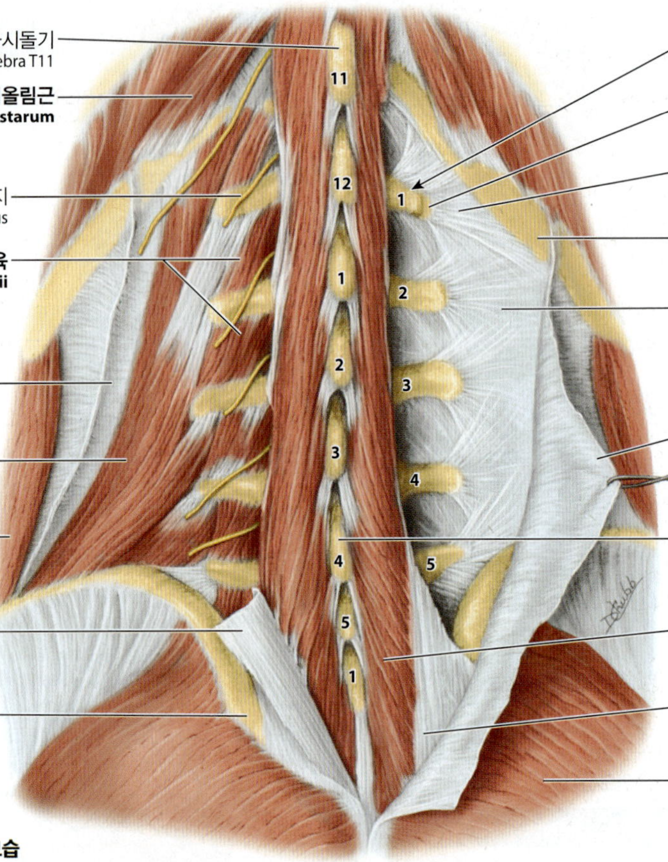

(A) 뒤모습

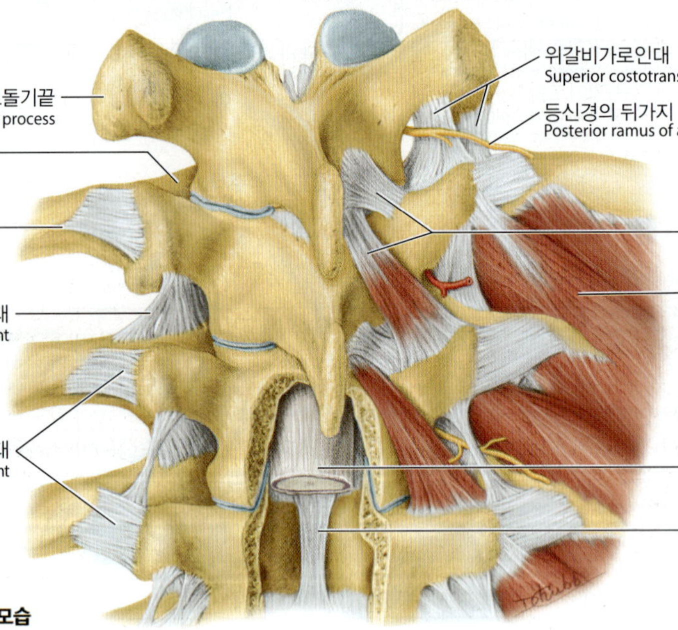

(B) 뒤모습

그림 2.37. 내인성등근육의 깊은층(가로돌기사이근육). A. 뭇갈래근, 갈비올림근, 가로돌기사이근, 등허리근막. 짧은 허리갈비뼈(lumbar rib)는 L1 척추뼈의 가로돌기와 관절을 형성한다. 이 흔한 변이는 문제를 일으키지 않는다. 하지만 이것이 존재할 수 있다는 사실에 익숙하지 않은 사람들은 골절된 가로돌기라고 생각할 수 있다. **B.** 돌림근과 갈비올림근.

위에 빈약하게 발달되어 있다. 가시사이 및 가로사이 근육은 각각 가시돌기와 가로돌기를 연결한다. 갈비올림근은 목뒤 가로사이근육을 대표한다. 내인성등근육의 깊은층에 보다 작은 근육들의 닿는곳, 신경지배, 작용에 대한 자세한 설명은 표 2.7에 있다.

척추뼈사이관절의 움직임을 생성하는 주요 근육들 (principal muscles producing movements of intervertebral joints)

목, 등, 허리척추사이관절의 움직임을 생성하는 주요 근육들은 그림 2.39와 2.40에 있고 자세한 요약설명이 표 2.8과 2.9에 있다. 목뼈에

표 2.7. 내인성등근육의 깊은층

근육	이는곳	닿는곳	신경지배	주요 작용
깊은층				
가로돌기가시근 (transversospinal)	가로돌기	보다 위 척추뼈의 가시돌기	척수신경뒤가지[a]	폄
반가시근(semispinalis)	*반가시근*: C4–T12 가로돌기에서 기원	*반가시근*: 등, 목, 머리 섬유는 위안쪽으로 주행하여 뒤통수뼈와 4~6분절 사이의 등과 목부위의 가시돌기에 닿음		*반가시근*: 머리와 척주의 등 및 목부위를 펴고 이들을 반대측으로 회전함
뭇갈래근(multifidus)	*뭇갈래근*: 엉치뼈 뒤, 뒤위엉덩뼈가시, 척주세움근의 널힘줄, 엉치엉덩인대, 허리뼈 꼭지돌기, T1–T3의 가로돌기, C4–C7의 관절돌기	*뭇갈래근*: 허리부위에서 가장 두꺼움. 섬유는 비스듬하게 위안쪽으로 달려 이는곳보다 2~4분절 위에 위치한 척추뼈가시돌기의 전체 길이에 닿음		*뭇갈래근*: 척주가 국소적으로 움직일 동안 척추뼈를 안정시킴
돌림근(rotatores) (짧은 · 긴)	*돌림근*: 척추뼈의 가로돌기에서 기원. 등부위에서 가장 잘 발달되었음	*돌림근*: 섬유는 위안쪽으로 지나가 바로 그 위치(짧은돌림근) 또는 이는곳보다 2분절위(긴돌림근)에 위치한 척추뼈고리판의 연결부와 가로돌기 또는 가시돌기로 닿음		*돌림근*: 척추뼈를 안정시키고, 척주의 국소적 폄과 회전운동을 도움. 고유감각 기관으로 작용할 것으로 보임
작은 깊은층				
가시사이근(interspinales)	목 및 허리뼈 가시돌기의 윗면	이는곳의 척추뼈보다 위에 있는 척추뼈가시돌기의 아랫면	척수신경뒤가지	척주의 폄과 회전을 도움
가로돌기사이근 **(intertransversarii)**	목 및 허리뼈 가로돌기	인접한 척추뼈의 가로돌기	척수신경의 뒤·앞가지[a]	척주의 가쪽굽힘을 도움. 양측으로 작용하여 척주를 안정시킴
갈비올림근 **(levatores costarum)**	아래가쪽으로 지나가 결절과 각 사이의 갈비뼈에 닿음	C7과 T1–T11 척추뼈가로돌기 끝	C8–T11 척수신경뒤가지	갈비뼈를 올려 호흡을 도움; 척주의 가쪽폄을 도움

[a]대부분의 등근육은 척수신경뒤가지에 의해 신경지배를 받지만 한두 개는 앞가지에 의해 신경지배를 받는다. 목부위의 가로사이근육은 앞가지에 의해 지배된다.

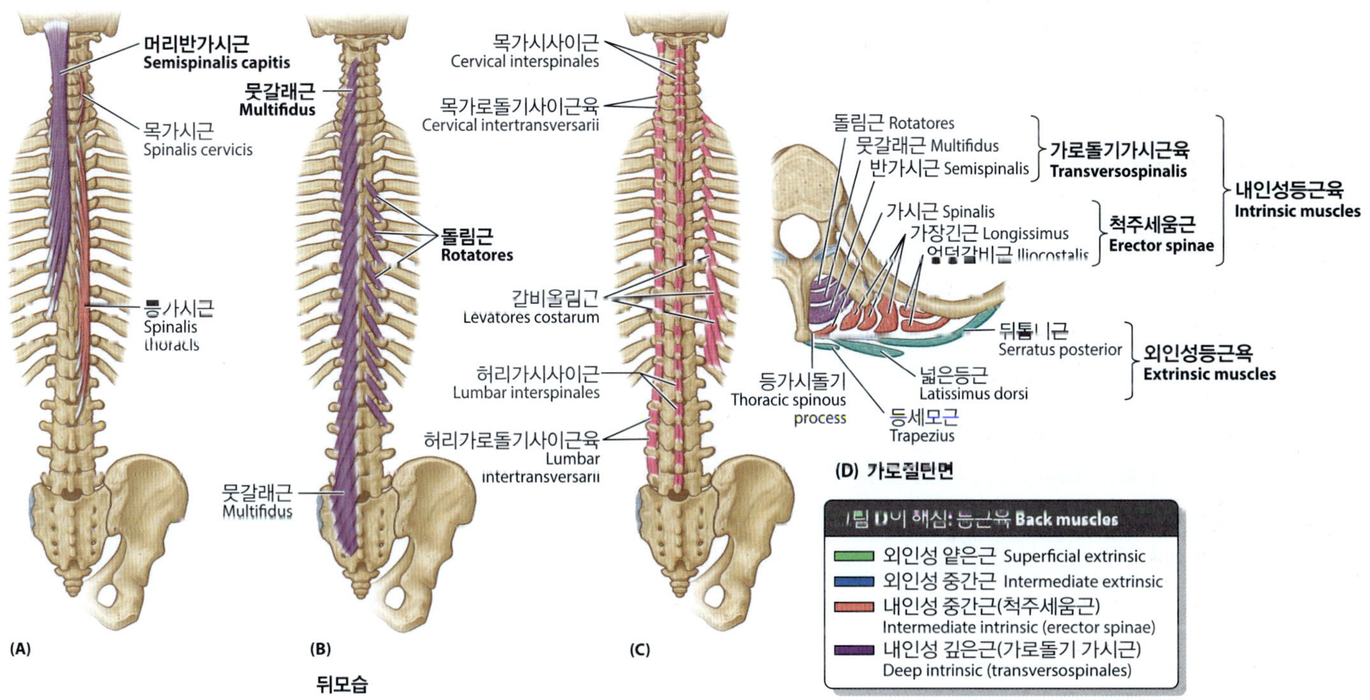

그림 2.38. 내인성등근육의 깊은층. A. 가로돌기가시근육군(주요 깊은층–*보라색*)은 척주세움근보다 깊은 곳에 있다(*분홍색*–**D** 참조). **B.** 돌림근(rotatores)과 갈비가로인대를 보여주는 깊은 해부단면그림이다. 갈비올림근은 등부위의 가로돌기사이근을 대표한다. **C.** 작은깊은층: 가시사이근, 가로돌기사이근, 갈비올림근. **D.** 외인성등근육과 내인성등근육의 개별 근육과 근육군 사이의 관계를 보여주는 가로절단면이다.

작용하는 많은 근육들은 제9장 목에서 구체적으로 설명한다. 등근육들은 편안히 서 있을 때는 상대적으로 비활동적이지만, 특히 내인성 등근육의 짧은 깊은층은 직립자세를 위해 필요한 대로 긴장과 안정을 유지하면서 척주의 정지자세근육(fixators 또는 steadiers)으로 작용한다.

순수한 폄(extension)을 제외한 척추사이관절의 모든 움직임(척주의 모든 움직임)은 배근육의 동심수축(*concentric contraction*)이 포함되거나 이에 의해 단독으로 생성됨을 주목한다(표 2.9). 그러나 모든 움직임에서는 대항근(antagonist muscle)의 신장수축(늘임수축, *eccentric contraction*: 조절된 내인성등근육의 얕은층 이완)이 부드럽고, 조절된 움직임에 절대적으로 필요하다(제1장, 개요의 "근육조직과 근육계통" 참조). 따라서 흡사 당김밧줄이 기둥을 지지하듯, 몸통뼈대를 안정시키고 움직이는 것은 앞(배근육)과 뒤(등든육) 근육(물론 각각은 반대쪽으로 쌍을 이루어)의 상호작용이다. 흔히 만성 등긴장[과다한 허리척주전만증(lumbar lordosis; 그림 B2.22C)에 의한 것과 같은]은 이 지지의 불균형에서 초래된다(척주전만증의 경우 배근육 긴장의 부재). 균형을 회복하기 위하여 운동을 하거나, 과도하고 불균형적으로 분포된 무게를 제거할 필요가 있다.

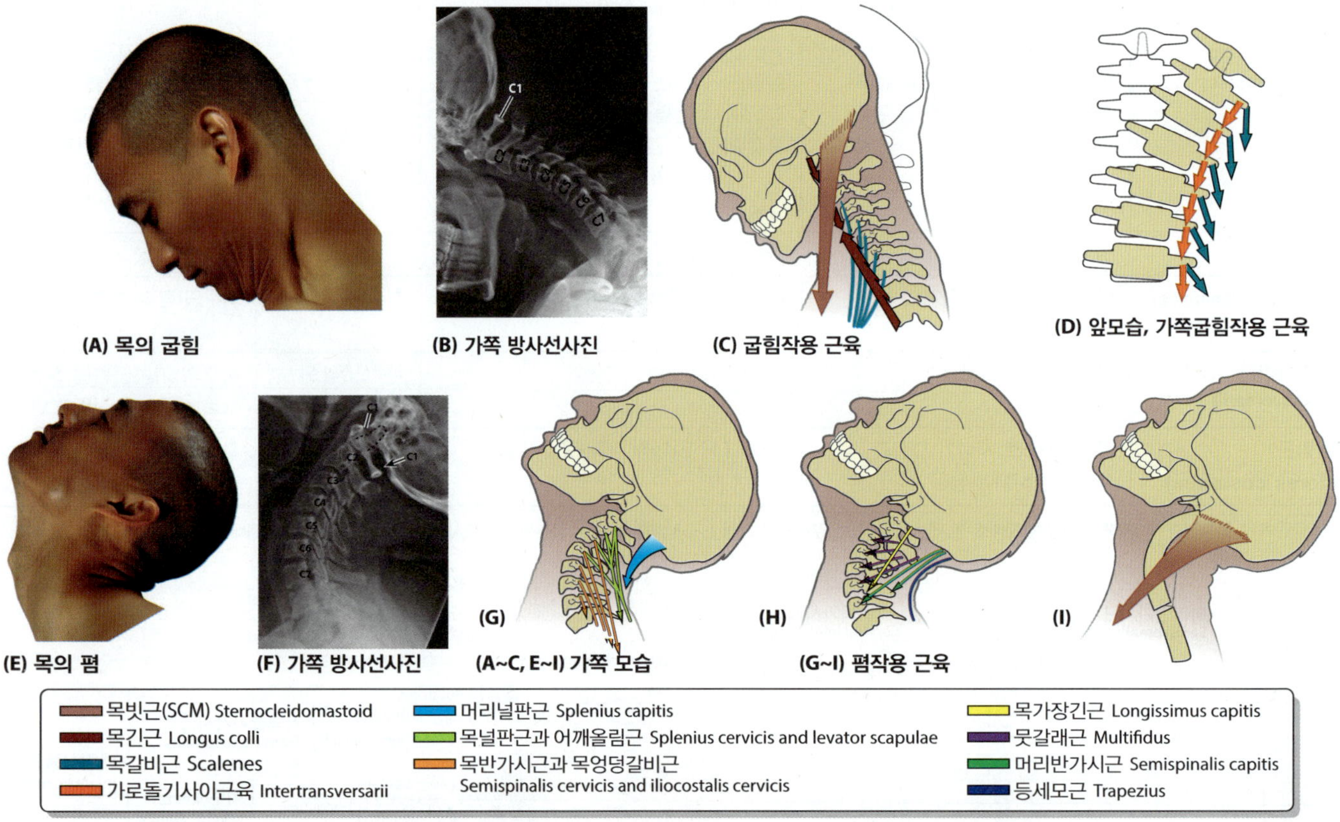

그림 2.39. 목척추사이관절(cervical intervertebral joint)의 움직임을 생성하는 주요 근육들.

표 2.8. 목척추사이관절의 움직임을 생성하는 주요 근육들

굽힘	폄	가쪽굽힘	회전(표시되지 않음)
양쪽 작용 목긴근(longus coli) 목갈비근(scalene) 목빗근(sternocleidomastoid)	목빗근(sternocleidomastoid) 등세모근(trapezius) 깊은 목근육(deep neck muscles) 목반가시근 및 목엉덩갈비근(semispinalis cervicis and iliocostalis cervicis) 목널판근과 어깨올림근(splenius cervicis and levator scapulae) 머리널판근(splenius capitis) 뭇갈래근(multifidus) 목가장긴근(longissimus capitis) 머리반가시근(semispinalis capitis)	목엉덩갈비근의 한쪽 작용 목엉덩갈비근(Iliocostalis cervicis) 머리와 목가장긴근(longissimus capitis and cervics) 머리와 목널판근(splenius capitis and cervicis) 가로돌기사이근육과 목갈비근(intertransverse and scalenes) Sternocleidomastoid	한쪽 작용 돌림근(rotatores) 머리와 목반가시근(semispinalis capitis and cervicis) 뭇갈래근(multifidus) 널판근(splenius cervicis)

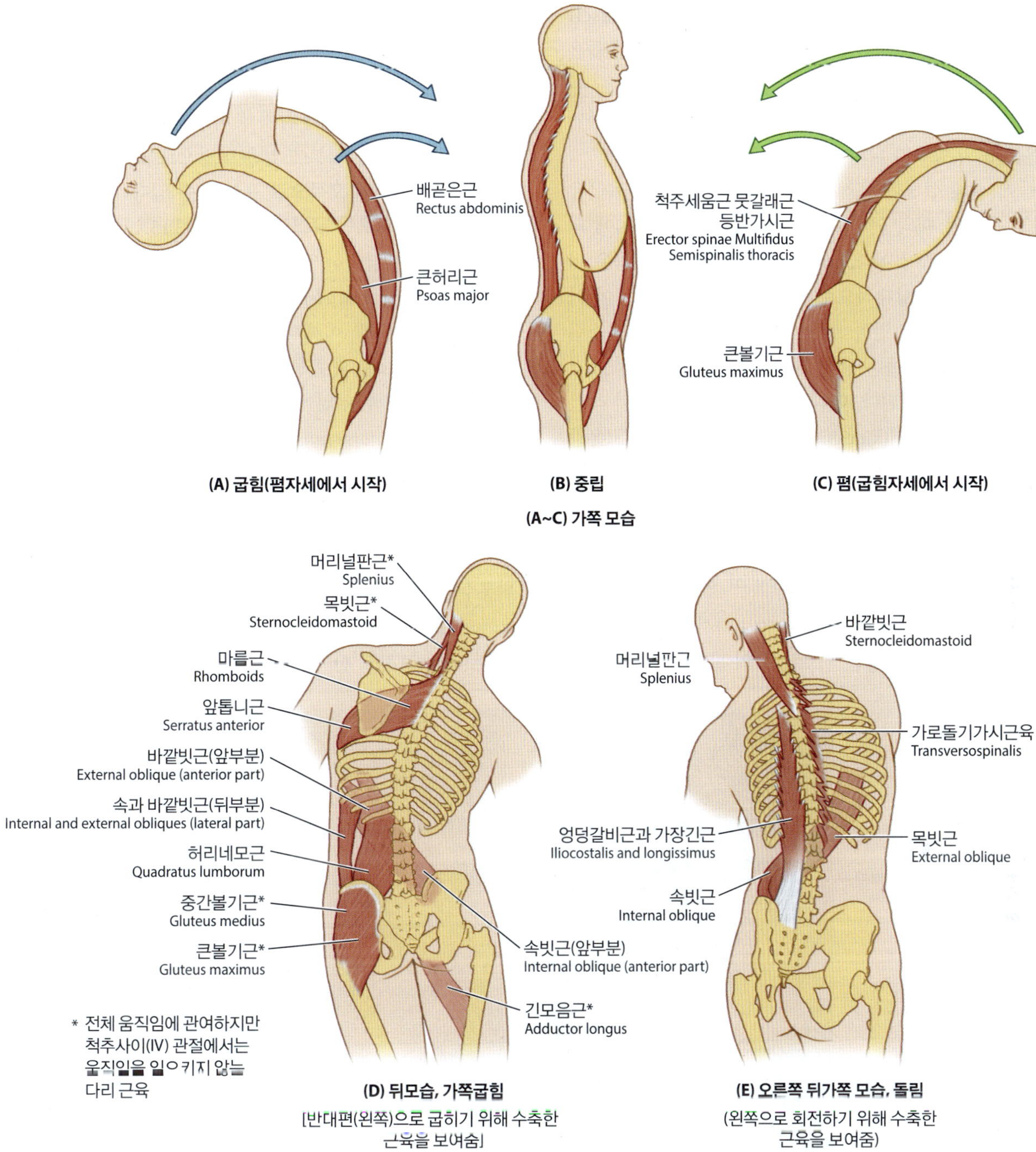

그림 2.40. 등과 허리척추사이관절(thoracic and lumbar intervertebral joints)의 움직임을 생성하는 주요 근육들.

표 2.9. 등과 허리척추사이관절의 움직임을 생성하는 주요 근육들

굽힘	폄	가쪽굽힘	회전
양쪽 작용 배곧은근 (rectus abdominis) 큰허리근 (psoas major) 중력(gravity)	양쪽 작용 척주세움근(erector spinae) 뭇갈래근(multifidus) 등반가시근(semispinalis thoracis)	한쪽 작용 등과 허리 엉덩갈비근(iliocostalis thoracis and lumborum) 등가장긴근(longissimus thoracis) 뭇갈래근(multifidus) 바깥과 속 빗근육(external and internal oblique) 허리네모근(quadratus lumborum) 마름근(rhomboids) 앞톱니근(serratus anterior)	한쪽 작용 돌림근(rotatores) 뭇갈래근(multifidus) 엉덩갈비근(iliocostalis) 가장긴근(longissimus) 반대쪽 속빗근육과 공조하여 작용하는 바깥 빗근육 등널판근(splenius thoracis)

더 작은 근육들은 일반적으로 더 높은 밀도의 **근육방추(muscle spindle**: 근육섬유 사이에 낀 고유감각기)를 갖는다. 작은 근육들은 더욱 많은 고유감각성되먹임(proprioceptive feedback)이 필요한 자세의 미세한 움직임 또는 조정과 같은 가장 정확한 움직임을 만들기 때문에 더 높은 밀도의 방추가 나타나는 것으로 보인다.

작은 근육들에 관해 설명한 움직임은 이들의 닿는 곳, 근육섬유의 방향, 그리고 움직일 때의 근전도검사(electromyography)에 의해 측정한 활성으로 유추한 것이다. 그러나 돌림근과 같은 근육은 너무 작고, 처해 있는 위치가 상대적으로 역학적 장점이 있는 곳이 아니기 때문에 이들이 움직임을 만들 수 있다는 설명은 다소 의문스럽다. 더구나 이렇게 작은 근육들은 흔히 더 우수한 역학적 장점을 갖는 다른 더 큰 근육들과 중복된다. 따라서 작고 큰 근육쌍에서 작은 근육은 보다 더 '운동학적 감시(kinesiological monitor)', 또는 고유감각기관으로 작용하고, 큰 근육들은 운동을 생성한다고 알려져 있다 (Buxton and Peck, 1989).

등근육의 표면해부학(Surface Anatomy of Back Muscles)

뒤정중고랑(*posterior median furrow*)은 척추뼈의 가시돌기끝 위에 놓이는 데 있다(그림 2.41). 이 고랑은 위로는 목의 **목덜미고랑**(*nuchal groove*)과 연속된다. 뒤정중고랑은 아래등과 위허리 부위에서 가장 깊다.

척주세움근(*erector spinae muscle*)은 이 고랑의 양측에 분명한 수직능선을 만든다. 허리부위에서 척주세움근은 쉽게 만져볼 수 있고, 이들의 가쪽경계는 피부에 얕은 고랑으로 표시된다. 서 있을 때 허리 가시돌기는 피부에 오목으로 표시될 수 있다. 이 돌기들은 보통 척주가 굽혀졌을 때 보인다(그림 2.10A와 2.13A, C 참조). 뒤정중고랑은 엉치뼈를 덮는 납작하게 된 삼각형 부위에서 끝나고, 아래로는 **볼기사이틈새**(*intergluteal cleft*)로 교체된다.

팔을 올렸을 때, 어깨뼈는 가슴벽에서 가쪽으로 이동하여 **마름근**(*rhomboid muscle*)과 **큰원근**(*teres major muscle*)을 보이게 한다. 팔을 척주에 연결하는, 얕게 위치한 **등세모근**(*trapezius muscle*)과 **넓은등근**(*latissimus dorsi muscle*)도 분명하게 볼 수 있다(그림 2.41).

뒤통수밑근육과 깊은목근육 (Suboccipital and Deep Neck Muscles)

뒤통수밑부위(suboccipital region)는 뒤목부위의 윗부분에 있는 근육들인 등세모근(trapezius), 목빗근(sternocleidomastoid), 널판근(splenius), 그리고 반가시근(semispinalis) 근육보다 깊은 곳에 위치

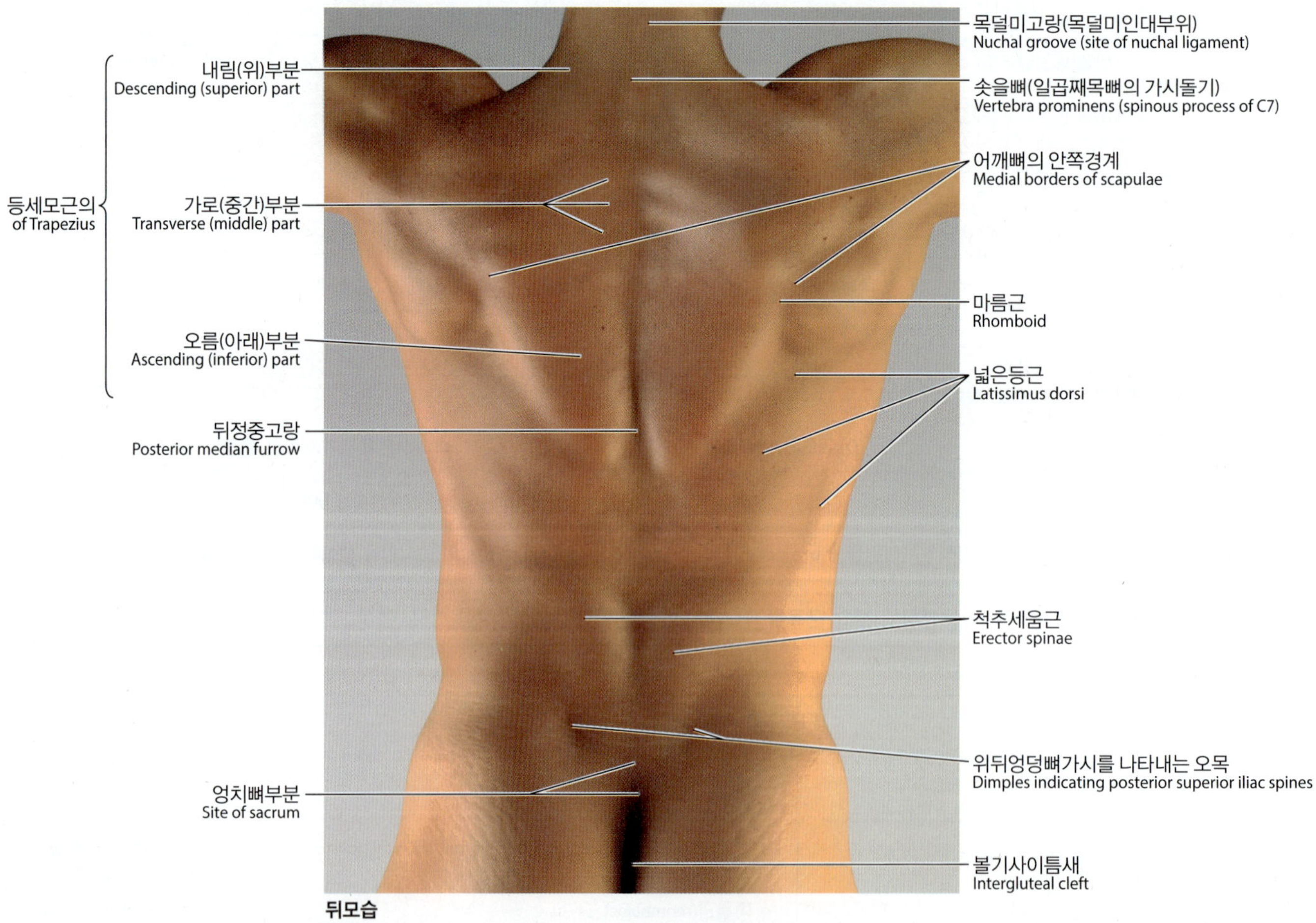

그림 2.41. 등근육의 표면해부학.

한 근육군을 말한다. 이 공간은 바깥뒤통수융기의 아래에 있는 삼각형 구역으로 첫째목뼈(C1)와 둘째목뼈(C2)의 뒷면을 포함한다(그림 2.42).

뒤통수밑부위의 4개의 작은 근육은 등세모근와 머리반가시근 깊은 곳(앞)에 놓이고, 2개의 큰·작은 뒤머리곧은근(rectus capitis posterior major and minor)과 2개의 빗근육으로 구성된다. 4개의 근육 모두 첫째목뼈의 뒤가지, 즉 **뒤통수밑신경(suboccipital nerve)**에 의해 신경공급이 이루어진다. 이 신경은 척추동맥이 **뒤통수밑삼각(suboccipital triangle)**에서 뒤통수뼈와 고리뼈(첫째목뼈) 사이를 깊이 주행하면서 빠져나온다. 이 삼각의 경계와 조성, 그리고 뒤통수밑근육의 닿는곳에 대한 자세한 설명은 그림 2.42와 표 2.10에 나타내었다.

2

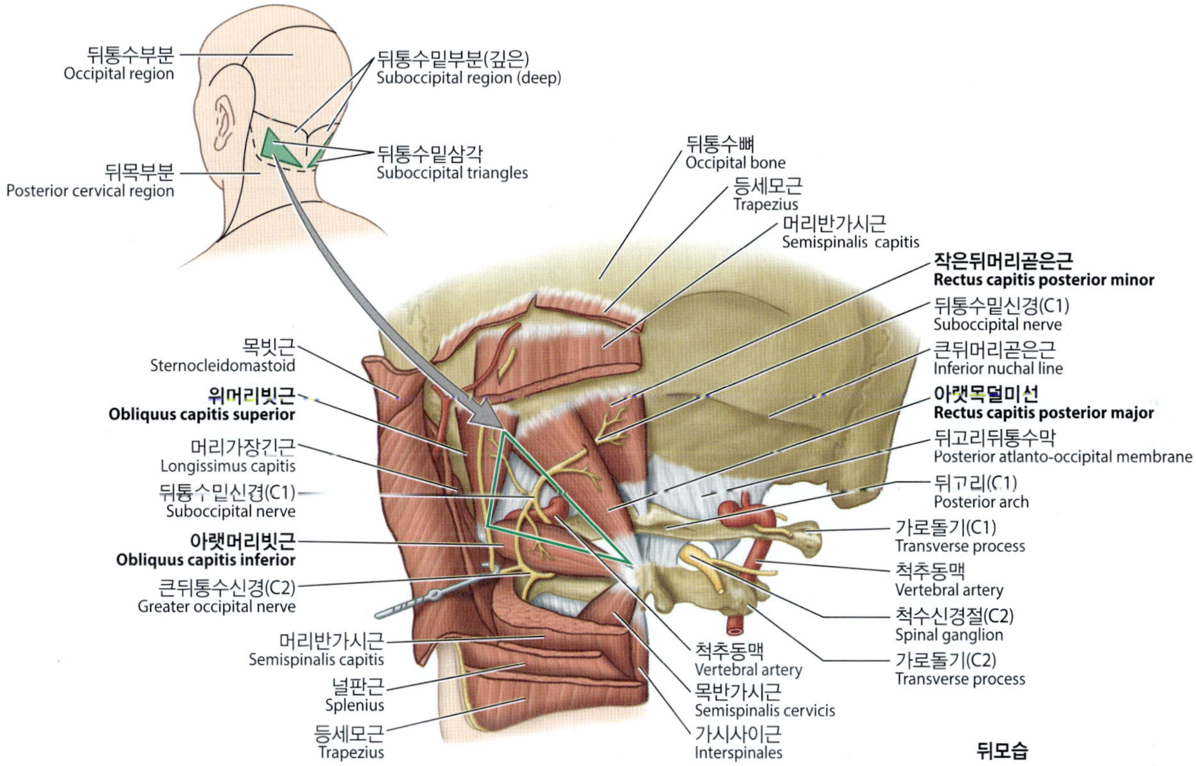

그림 2.42. 뒤통수밑근육(suboccipital muscles)과 뒤통수밑삼각(suboccipital triangles).

표 2.10. 뒤통수밑근육과 뒤통수밑삼각

뒤통수밑근육(suboccipital muscles)		
근육	**이는곳**	**닿는곳**
큰뒤머리곧은근(rectus capitis posterior major)	C2 척추뼈의 가시돌기	뒤통수뼈의 아래 목덜미선의 가쪽부분
작은뒤머리곧은근(rectus capitis posterior minor)	C1(atlas) 척추뼈의 뒤고리의 뒤결절	뒤통수뼈의 아래 목덜미선의 안쪽부분
아래머리빗근(obliquus capitis inferior)	C2(axis) 척추뼈의 가시돌기	C1(atlas) 척추뼈의 가로돌기
위머리빗근(obliquus capitis superior)	C1 척추뼈의 가로돌기	위와 아래 목덜미선 사이의 뒤통수뼈
뒤통수밑삼각(suboccipital triangle)		
삼각의 면	**구조물**	
위안쪽경계(superomedial boundary)	큰뒤머리곧은근(rectus capitis posterior major)	
위가쪽경계(superolateral boundary)	위빗머리근(obliquus capibis superior)	
아래가쪽경계(inferolateral boundary)	아래빗머리근(obliquus capibis inferior)	
바닥(floor)	뒤고리뒤통수막(posterior atlanto-occipital membrane) C1 척추뼈의 뒤고리	
지붕(roof)	머리반가시근(semispinalis capitis)	
내용물(contents)	척추동맥(vertebral artery)과 뒤통수밑신경(suboccipital nerve)	

표 2.11. 고리뒤통수관절의 움직임을 생성하는 주요 근육들

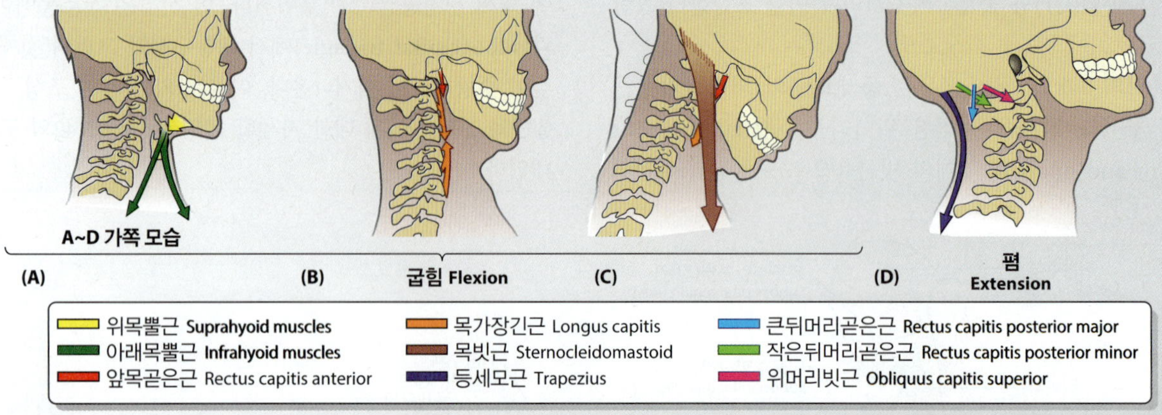

굽힘	폄	가쪽굽힘(lateral flextion)(표시하지 않음)
긴머리근(longus capitis) 앞머리곧은근(rectus capitis anterior) 목빗근(sternocleidomastoid)의 앞섬유(anterior fibers) 목뿔위근육(suprahyoid)과 목뿔아래근육(infrahyoid muscles)	큰뒤머리곧은근(rectus capitis posterior major)과 작은뒤머리곧은근(rectus capitis posterior minor) 위머리빗근(obliquus capitis superior) 머리널판근(splen capitis) 머리가장긴근(longissimus capitis) 등세모근(trapezius)	목빗근(sternocleidomastoid) 위머리빗근(obliquus capitis superior) 가쪽머리곧은근(rectus capitis lateralis) 머리가장긴근(longissimus capitis) 머리널판근(splenius capitis)

아래머리빗근(obliquus capitis inferior)은 머리뼈에 닿지 않는 유일한 '머리' 근육이다. 이 근육은 주로 자세근육이지만 작용은 전형적으로 각 근육이 머리를 움직이는 데 대한 것으로 설명한다.

이 근육들은 머리를 첫째목뼈 위에 펴고 첫째목뼈와 둘째목뼈 위에서 회전시킴으로써 머리에 직접 또는 간접적으로 작용한다고 생각된다[이는 그 이름에 머리(*capitis*)가 포함되는 것을 설명함]. 그러나 작고 큰 근육쌍의 기능에서 작은 근육은 고유 감각을 위한 운동학적 감시(kinesiological monitor)로 작용한다.

머리뼈척추관절의 움직임을 생성하는 주된 근육은 표 2.11과 2.12에, 뒤통수밑부위/삼각을 포함하는 뒤목부위는 그림 2.43과 표 2.13에 요약하였다.

표 2.12. 고리중쇠관절의 움직임을 생성하는 주요 근육들[a]

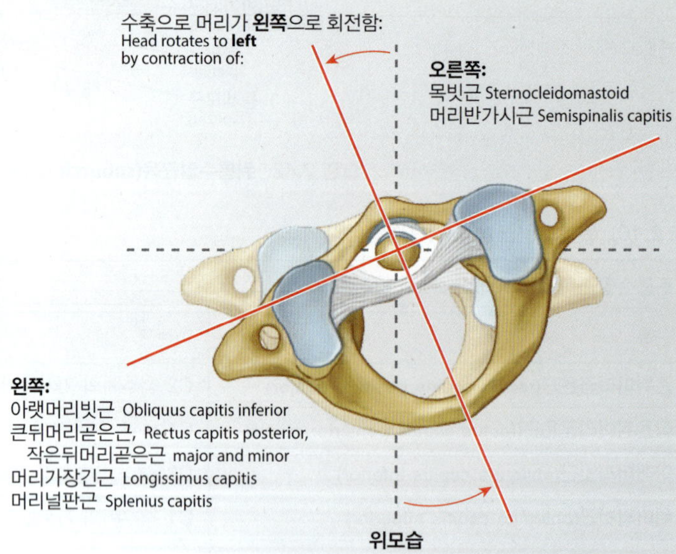

같은쪽(ipsilateral)[b]	반대쪽(contralateral)
아래머리빗근(obliquus capitis inferior) 큰 · 작은 머리곧은근(rectus capitis posterior, major and minor) 머리가장긴근(longissimus capitis) 머리널판근(splenius capitis)	목빗근(sternocleidomastoid) 머리반가시근(semispinalis capitis)

[a]회전은 이 관절들에서 일어나는 특수한 운동이다. 한 관절의 운동은 다른 두 관절의 운동을 동반한다.

[b]머리가 회전하는 쪽과 동일한 쪽이다.

2

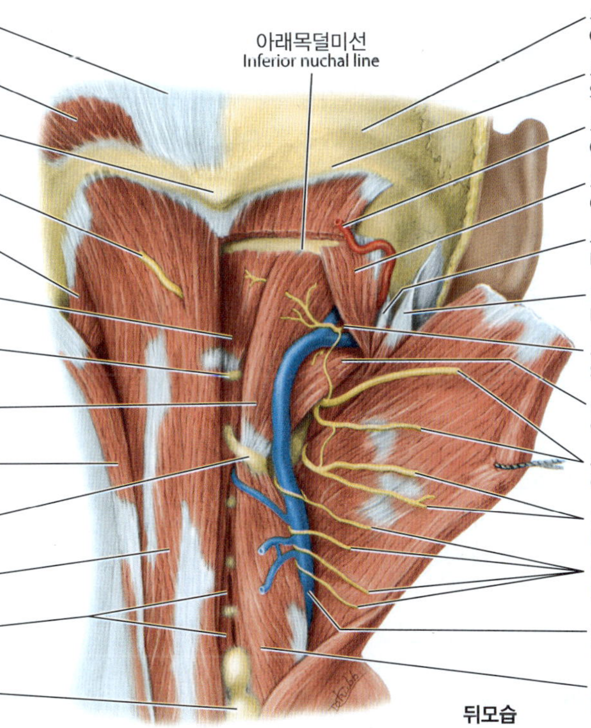

그림 2.43. 뒤통수밑부위/삼각을 포함한 목뒤의 신경.

표 2.13. 뒤통수밑부위/삼각을 포함한 뒤목신경

신경	이는곳	경로	분포
뒤통수밑신경(suboccipital)	척수신경 C1의 뒤가지	머리뼈와 C1 사이를 달려 뒤통수밑삼각에 닿음	뒤통수밑삼각의 근육
큰뒤통수신경(greater occipital)	척수신경 C2의 뒤가지	아래빗근육의 아래에서 나와 뒤 머리덮개로 올라감	목과 뒤통수뼈를 덮는 피부
작은뒤통수신경(lesser occipital)	척수신경 C2–C3의 앞가지	바로 피부로 지나감	위 뒤가쪽 목의 피부와 귀 뒤부위의 머리덮개
뒤가지(posterior rami), C3–C7 신경	척수신경 C3–C7의 뒤가지	근육과 피부로 분절형태로 지나감	등의 내인성근육과 이를 덮는 피부(척주에 인접한)

임상적용 CLINICAL BOX

등근육(MUSCLES OF BACK)

등긴장, 삠(염좌), 연축(Back Strains, Sprains, and Spasms)

적절한 준비운동(warmingup)과 스트레칭(streching), 연습운동(exercise)은 '핵심근육'(core muscles: 허리부위를 안정시키는 데 작용하는 앞가쪽배근육의 하나인 배가로근육)들의 긴장도를 증가시켜 흔한 아래등통증인 등긴장과 삠을 예방한다.

등삠(*back sprain*)은 탈구(dislocation)나 골절 없이 단지 인대조직, 또는 인대의 뼈 붙는 부분만이 관련된 손상이다. 이것은 과다한 폄 또는 회전과 같은, 척주와 관련된 심하고 강한 수축에 의해 초래된다.

등긴장(*back strain*)은 스포츠에 종사하는 사람들의 흔한 손상으로, 과도하게 강한 근육수축으로 초래된다. 등긴장은 근육섬유의 스트레칭 또는 미세한 찢어짐을 어느 정도 포함한다. 보통 포함되는 근육들은 허리척추사이관절, 특히 척주세움근 기둥을 움직이는 것들이다.

척주에 무게가 적절한 균형을 잡지 못하면 근육에 긴장이 가해진다. 이는 의심할 바 없이 아래등통증의 흔한 원인이다. 물건을 들 때

등을 지렛대로 이용하는 것은 척주와 그 인대 및 근육에 굉장한 긴장을 가한다. 몸을 웅크리거나 등을 가능한 한 곧게 유지하고, 볼기(buttock)와 다리 의 근육을 이용하여 드는 데 도움을 주면 이 긴장을 최소화할 수 있다(그림 B2.23).

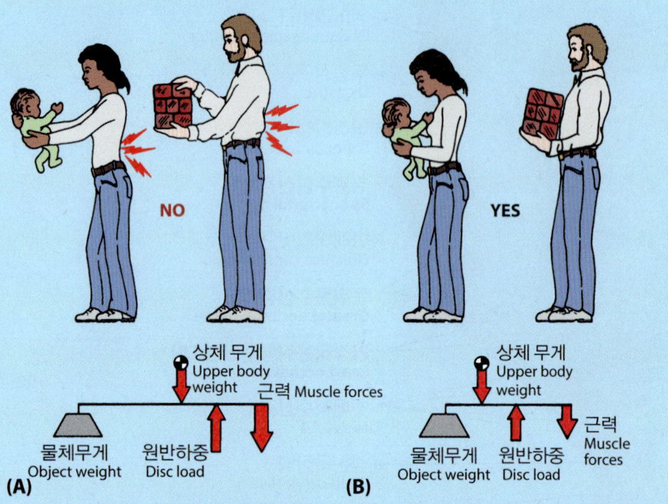

그림 B2.23. 잘못된 방법과 올바른 방법으로 물건을 들어 올릴 때 척추사이원반에 가해지는 하중. A. 잘못된 방법으로 들어 올리는 인체공학자세(ergonomics). **B.** 올바른 방법으로 들어 올리는 인체공학자세. **B** 경우보다 **A** 경우에는 체중이 지렛받침(척추사이원반 중심)로부터 멀리 위치한다. 원반에 가해지는 하중은 들어 올리는 물체의 무게, 상체무게, 등근육의 힘, 원반중심에 대한 각각의 지렛대 팔길이에 따라 달라진다. 그림아래에 있는 지렛대의 평형은 들어 올리는 물체가 척추사이원반의 중심인 몸에 가까울수록 작은근력과 원반하중이 일어난다는 것을 보여준다.

방어기전으로 인대와 같은 등 구조물의 손상 후 또는 감염에 반응하여 등근육은 **연축**(*spasm*)에 들어간다. 연축은 하나 또는 그 이상 근육군의 갑작스런 불수의적 수축이다. 연축은 경련, 통증, 기능의 장애를 수반하여 불수의적 움직임과 비틀림을 일으키며, 때로는 특정 자세를 바꾸거나 피함으로써 완화된다(그림 B2.24).

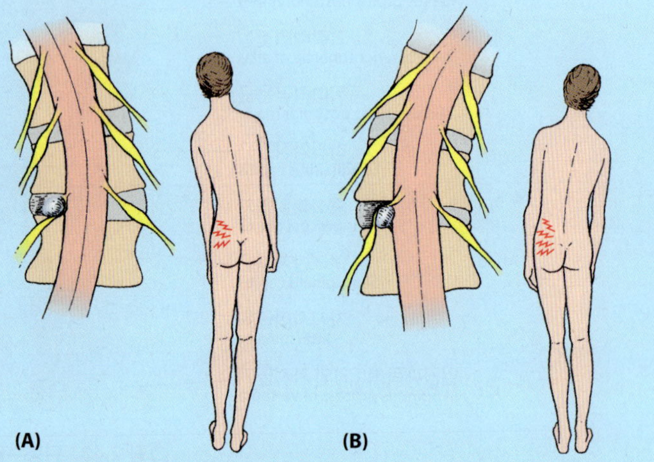

그림 B2.24. 왼쪽의 척추사이원반 돌출로 인한 근육경련. 원반돌출이 신경뿌리의 가쪽(**A**)과 안쪽(**B**)으로 지나간다. 기울기의 방향은 신경을 압박하는 돌출방향으로 통증이 증가한다. 그림으로 보이지 않지만, 만약 반대방향으로 기울이면 신경압박을 감소시켜 통증이 완화된다.

핵심정리: 등근육(Muscles of Back)

외인성등근육: 얕은외인성등근육들은 팔을 움직이는 축팔다리근육(axio-appendicular)들이다. ■ 열한째뇌신경(CN11)이 지배하는 등세모근을 제외한 외인성등근육들은 척수신경의 앞가지들에 의해 신경지배를 받는다.

내인성등근육: 몸통뼈대와 연결되는 깊은내인성등근육들은 대부분 척수신경의 뒤가지들에 의해 신경지배를 받고 다음의 세 층으로 배열되어 있다: 얕은층(널판근), 중간층(척주세움근), 그리고 깊은층(가로돌기가시근육). ■ 내인성등근육들은 일차적으로 자세를 위한 폄과 고유감각을 공급하고, 앞가쪽배벽과 상호상승 작용하여 몸통을 움직인다.

뒤통수밑근육: 뒤통수밑근육들은 목뼈 첫 번째, 두 번째와 뒤통수뼈 사이에 위치하고 머리척주관절의 운동에 관련된 고유감각정보들을 제공한다.

척주관의 내용물(Contents of Vertebral Canal)

척수, 척수신경뿌리, 척수막(spinal meninges) 및 이들을 공급하는 신경혈관(neurovascular) 구조가 척주관 속에 위치한다(그림 2.31 참조).

척수(Spinal Cord)

척수(spinal cord)는 주요 반사중추(reflex center)이며 몸과 뇌 사이의 전달경로이다. 이 원통형 구조는 앞쪽 및 뒤쪽으로 약간 납작하며, 척추뼈 및 이와 연관된 인대와 근육, 척수막, 뇌척수액(CSF)에 의하여 보호된다.

척수는 뇌줄기(brainstem)의 꼬리부분인 숨뇌(**연수, medulla oblongata**; 일반적으로 *medulla*라 불림)의 연속으로 시작한다(그림 8.36 참조). 성인의 척수 길이는 42~45 cm이고, 뒤통수뼈의 큰구멍에서부터 첫째 또는 둘째 허리뼈 높이까지 걸쳐 있다(그림 2.44B). 그러나 이의 점차 가늘어지는 아래끝인 **척수원뿔(conus medullaris)**은 높게는 열두째등뼈에서, 낮게는 셋째허리뼈까지에서 종지할 수 있다. 따라서 척수는 척주관의 위 2/3만 차지한다.

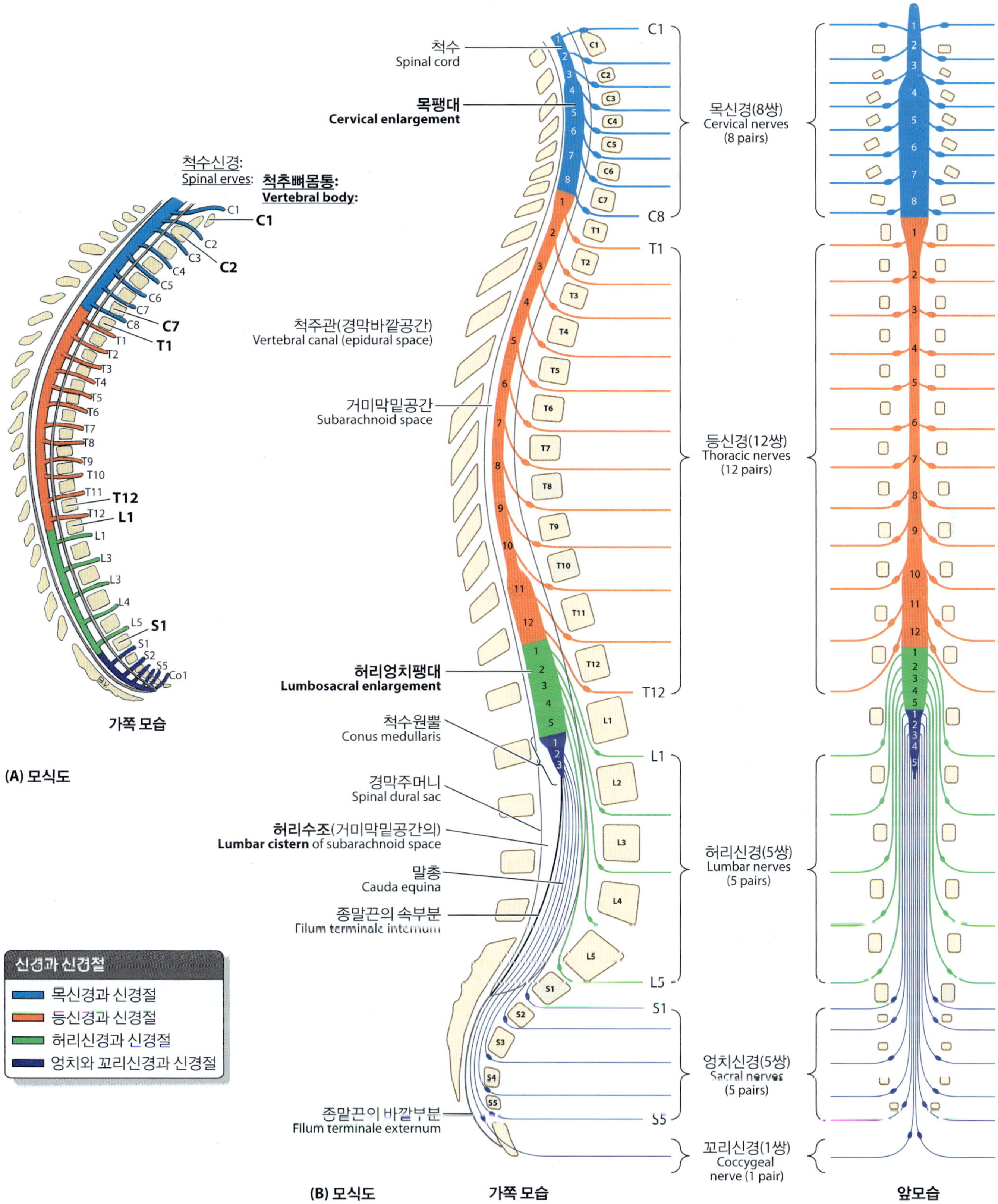

그림 2.44. 척주, 척수분절, 척수신경과 척수신경절. A. 발생 12주에서는 척수는 척주와 같은 높이에 위치한다. **B.** 성인 척주 속의 *번호로 표시된* 척수분절과 척수신경 및 척수신경절의 관계를 보여준다. 척주의 빠른 성장으로 상대적으로 척수의 길이가 짧게 된다. 척수신경은 척주관에서 계속 아래로 길어져 빠져나가는 통로인 척추사이구멍에 도달한다. 허리와 엉치척수신경은 척수아래끝높이까지 확장하여 말총을 형성한다.

척수는 팔다리의 신경지배와 관련되어 2부위에서 팽대된다. **목팽대(cervical enlargement)**는 척수의 넷째목뼈(C4)에서 첫째등뼈(T1) 분절까지 연장되고, 여기에서 나오는 척수신경앞가지의 대부분은 팔신경얼기(*brachial plexus of nerves*)를 형성하여 팔에 신경분포를 한다. **허리엉치팽대(lumbosacral enlargement)**는 척수의 열한째등뼈(T11)에서 첫째엉치뼈(S1) 분절까지 걸쳐 있고, 이 아래로는 척수가 척수원뿔로서 가늘어지면서 계속 내려간다. 이 팽대에서 시작하는 척수신경앞가지는 허리와 엉치신경얼기(*lumbar* and *sacral plexus of nerves*)를 구성하여 다리에 신경들이 분지한다.

척수신경과 신경뿌리(Spinal Nerves and Nerve Roots)

척수신경과 신경뿌리의 형성과 구성은 제1장의 개요에서 설명하였다. 척수신경의 좌우 1쌍의 잔뿌리(rootlet)와 뿌리(root)를 생성하는 척수의 분절을 **척수분절(spinal cord segment)**이라고 부르는데, 이것의 이름은 그로부터 나오는 척수신경과 동일하다.

목신경(C8은 제외)은 신경이 척주관을 빠져나가는 그 척추사이구멍의 아래모서리를 형성하는 척추뼈와 동일한 영숫자 명칭을 갖는다. 보다 아래쪽의 척수신경(T1–Co1)은 이들이 빠져나가는 위모서리를 형성하는 척추뼈와 동일한 영숫자 명칭을 갖는다(표 2.14). 첫째목신경은 인구의 50%에서 뒤가지가 없고 꼬리신경은 없을 수 있다.

배아에서 척수는 척주관의 전 길이에 걸쳐 있다(그림 2.44A); 따라서 척수분절은 대략 같은 번호의 척추뼈 높이에 놓이고, 척수신경은 상응하는 척추사이구멍 가쪽으로 빠져나간다. 태아기에 척주는 척수보다 더 빨리 성장한다; 결과적으로 척수는 척주관에 비하여 상대적으로 상승한다. 출생 시 척수원뿔의 꼭지는 넷째–다섯째허리뼈(L4–L5) 높이에 있다. 따라서 출생 후에는 척수가 척주보다 짧다. 결과적으로 척수신경뿌리는 점차적으로 경사지게 된다(그림 2.44B와 2.45). 척수에서 나오는 신경뿌리의 이는곳과 척주관으로부터 신경의 출구까지의 거리가 척주의 아래끝으로 갈수록 증가하기 때문에 신경뿌리의 길이도 점차 증가한다.

따라서 허리와 엉치신경뿌리는 가장 길고 대략 둘째허리뼈(L2) 높이에 있는 성인척수 종지부를 훨씬 더 지나 아래에 남아 있는 허리, 엉치 그리고 꼬리뼈사이구멍에 다다른다(그림 2.44B, 2.45와 2.46). 이 느슨한 척수신경뿌리 다발은 허리엉치팽대와 척수원뿔에서 일고, 척수의 종지부보다 더 꼬리쪽에 있는 뇌척수액의 허리수조(*lumbar cistern*) 내부를 지나는데, 말의 꼬리를 닮았기 때문에 **말총(cauda equina**; 라틴어로 horse tail)라는 이름이 붙여졌다.

척수원뿔의 끝 꼭지에서 일어나는 종말끈은 말총에 있는 척수신경뿌리 속에서 하강한다. **종말끈(filum terminale)**은 배아의 꼬리 같은 꼬리융기에 있었던 척수의 꼬리쪽 부분이 퇴화한 잔유물이다. 이것의 몸쪽(근위부)끝[**종말끈의 연막부분**(*pial part*) 또는 **속종말끈(filum terminale internum)**]은 연막으로 둘러싸인 신경조직, 결합조직 그리고 신경교조직으로 구성된다. 종말끈은 경막주머니의 아래끝을 뚫고 나오면서 경막의 한 층을 얻어, **종말끈경막부분**[*dural part of the filum terminale*, **바깥종말끈(filum terminale externum**; 꼬리인대, *coccygeal ligament*)으로서 엉치뼈틈새를 통하여 계속 꼬리뼈의 등(dorsum)에 닿는다. 종말끈은 척수와 척수막의 아래끝을 위한 고정이다(그림 2.44B; 그림 2.50 참조).

척수막과 뇌척수액 (Spinal Meninges and Cerebrospinal Fluid, CSF)

척수막(spinal meninges)은 척수를 둘러싸는 경막(dura mater), 거미막(arachnoid mater), 연막(pia mater)으로 이루어진다(그림 2.47과 2.48; 표 2.15). 이 막들은 척수 및 척수신경뿌리(말총의 것들을 포함하여)를 둘러싸고 지지하고 보호하며, 이 구조들이 떠 있는 뇌척수액(CSF)을 포함한다.

척수경막(spinal dura mater)

척수경막(spinal dura mater)은 약간의 탄력조직을 포함하는 견고한 섬유조직으로 구성되며, 척수의 가장 바깥을 둘러싸는 막이다

표 2.14. 척수신경과 척추뼈의 수

분절높이	신경 수	척주로부터 나오는 구멍 높이
목(cervical)	8(C1–C8)	C1[a](뒤통수밑신경)은 첫번째목뼈궁 위를 지나간다 C2–C7 신경은 척수뼈사이구멍을 통과하여 척추뼈 위를 지나간다 C8 신경은 C7과 T1 척추뼈 사이의 척수뼈사이구멍을 통과하여 지나간다
등(thoracic)	12(T1–T12)	T1–L5 신경은 척수뼈사이구멍을 통과하여 척추뼈 아래를 지나간다
허리(lumbar)	5(L1–L5)	
엉치(sacral)	5(S1–S5)	S1–S4 신경은 엉치뼈 내에서 각각 앞뒤엉치뼈구멍을 통해 지나가는 앞뒤가지로 분지한다
꼬리(coccygeal)[a]	1(Co1)	다섯 번째 엉치신경과 꼬리신경들은 엉치구멍을 통해 지나간다

[a]첫 번째 목신경의 뒤뿌리는 사람 50%에서는 없고 꼬리신경들은 없는 경우도 있다.
Barr's The Human Nervous System

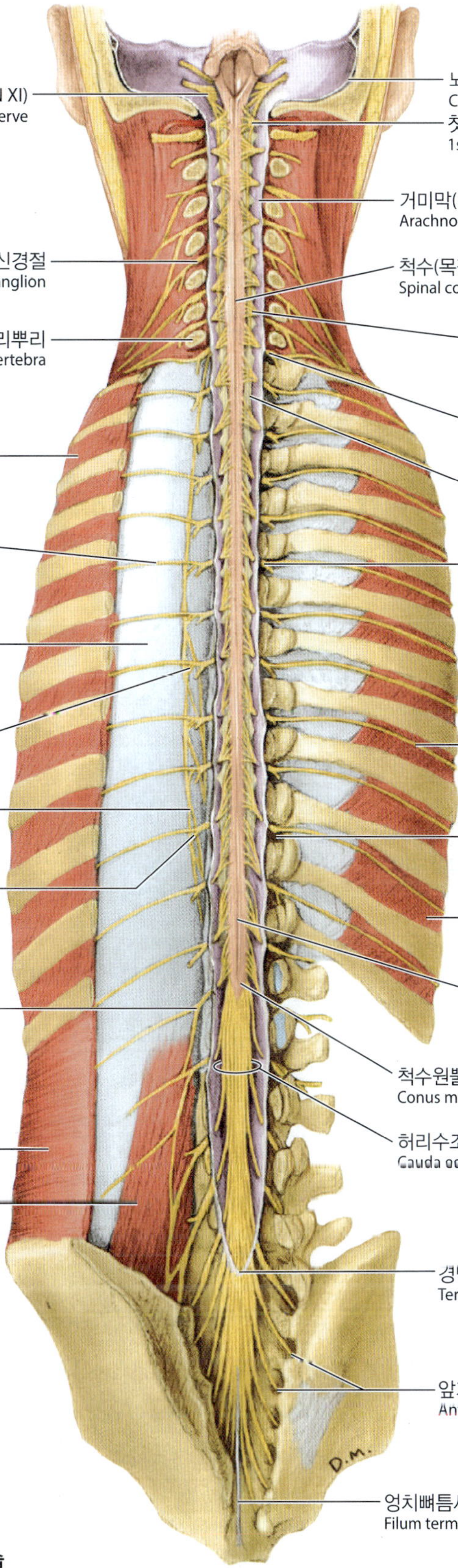

그림 2.45. 정위치(in situ)의 척수. 척주관에 있는 척수를 노출시키기 위하여 척추뼈고리와 엉치뼈의 뒷면을 제거하였다. 척수, 뒤신경뿌리, L1과 L2 척추뼈높이사이의 척수끝부분, S2 분절높이의 척수경막주머니의 끝부분을 노출시키기 위해 척수경막주머니를 노출하였다.

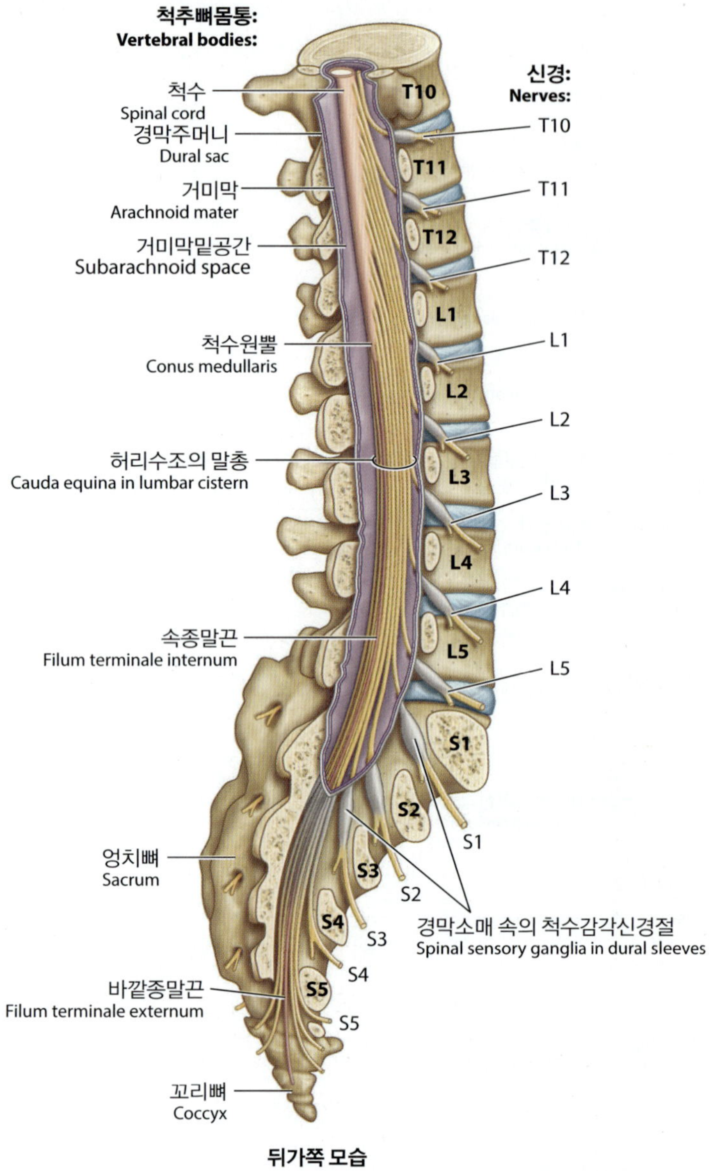

그림 2.46. 허리수조 속의 말총과 종말끈. 척수신경절을 둘러싸는 경막주머니에서 확장된 경막소매(dural sleeve)를 확인한다.

(그림 2.47과 2.48). 척수경막은 뼈바깥막으로 피복된 뼈와 **경막바깥공간(epidural space)**에 의해 척주관의 벽을 형성하는 인대로부터 분리되어 있다. 이 공간은 지방바탕질[fatty matrix, **경막바깥지방(epidural fat)**] 속에 묻힌 속척주정맥얼기가 차지한다. 경막바깥공간은 척주 전체 길이를 달려 위로는 큰구멍에서 끝나고, 가쪽으로는 각각의 열린 구멍을 둘러싸는 뼈바깥막에 부착하는 경막으로서 척추사이구멍에서 끝나고, 아래쪽으로는 엉치뼈틈새가 엉치꼬리인대에 의해 봉인되면서 끝난다.

경막은 척주관 속에 있는 긴 튜브 모양의 집(sheath)인 **척수경막주머니(spinal dural sac)**를 형성한다(그림 2.44B, 2.45와 2.46). 이 주머니는 머리뼈 큰구멍의 가장자리에 부착하고, 여기에서 머리뼈경

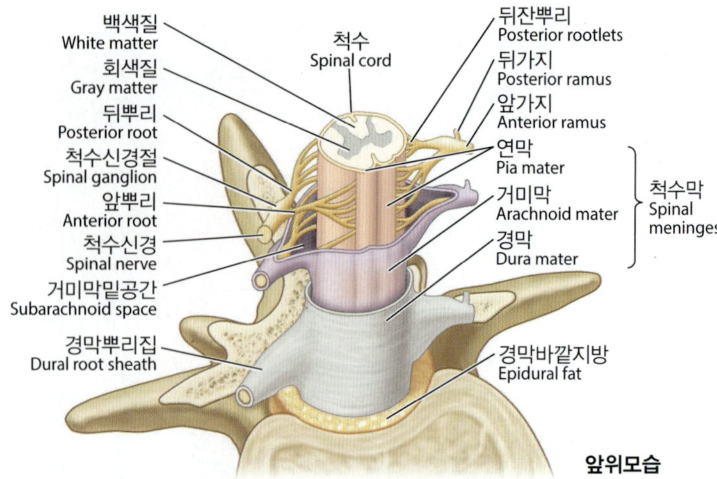

그림 2.47. 척수, 척수신경, 척수막. 경막(dura mater), 거미막(arachnoid mater), 연막(pia mater)의 세 가지 막(척수막)이 척수를 덮는다. 척수신경뿌리가 척추사이구멍에서 뻗어 나오면서, 경막뿌리집(경막소매)에 의하여 둘러싸여, 척수신경의 신경바깥막(epineurium)과 연속된다.

막과 연속된다. 척수경막주머니는 아래로는 **종말끈**(*filum terminale*)의 꼬리뼈에 고정된다. 척수경막주머니는 각각 1쌍의 뒤 · 앞뿌리가 척주관으로부터 가쪽 출구쪽으로 뻗어 나오면서 이들에 의해 팽출(evagination)된다(그림 2.49). 따라서 척수의 점차 가늘어지는 가쪽 연장이 각각 뒤와 앞 신경뿌리 1쌍을 **경막뿌리집(dural root sheath)**, 또는 소매로 둘러싼다(그림 2.46, 2.47과 2.49). 척수신경절의 먼쪽부위에서 이 집은 척추사이구멍을 나열하는 뼈바깥막에 부착하는 **신경바깥막(epineurium**; 척수신경을 둘러싸는 바깥쪽 결합조직)과 혼합된다.

경막의 신경분포(Innervation of Dura Mater). 경막에는 (되돌이)뇌척수막신경[(*recurrent*) *meningeal nerve*]들이 분포한다(그림 2.31 참조). 이 들신경섬유(afferent fiber)와 교감신경섬유(sympathetic fiber)들의 기능은 분명하지 않지만, 들신경섬유는 척수장애의 특성인 연관통증(referred pain)에 관련된 통증수용체를 공급하고, 뇌척수막감염(*meningitis*)이 있을 때 자극된다는 것은 알려져 있다.

척수거미막(spinal arachnoid mater)

척수거미막(spinal arachnoid mater)은 섬세하고 혈관이 없는 막으로서 척수경막주머니와 경막뿌리집 내층의 섬유 및 탄력조직으로 구성된다. 이것은 척수, 척수신경뿌리 그리고 척수신경절을 포함하는 뇌척수액으로 찬 거미막밑공간을 둘러싼다(그림 2.46~2.49).

거미막은 경막에는 부착하지 않지만 뇌척수액의 압력에 의해 이것의 안쪽 면에 기대어 유지된다. 허리척수천자(lumbar spinal puncture)에서 주삿바늘은 경막과 거미막을 동시에 통과한다. 이들이 병치(apposition: 가까이 있음)되어 **경막–거미막 접촉면(dura–arachnoid interface**; 그림 2.48)을 이루는데, 가끔 '경막밑공간(subdural

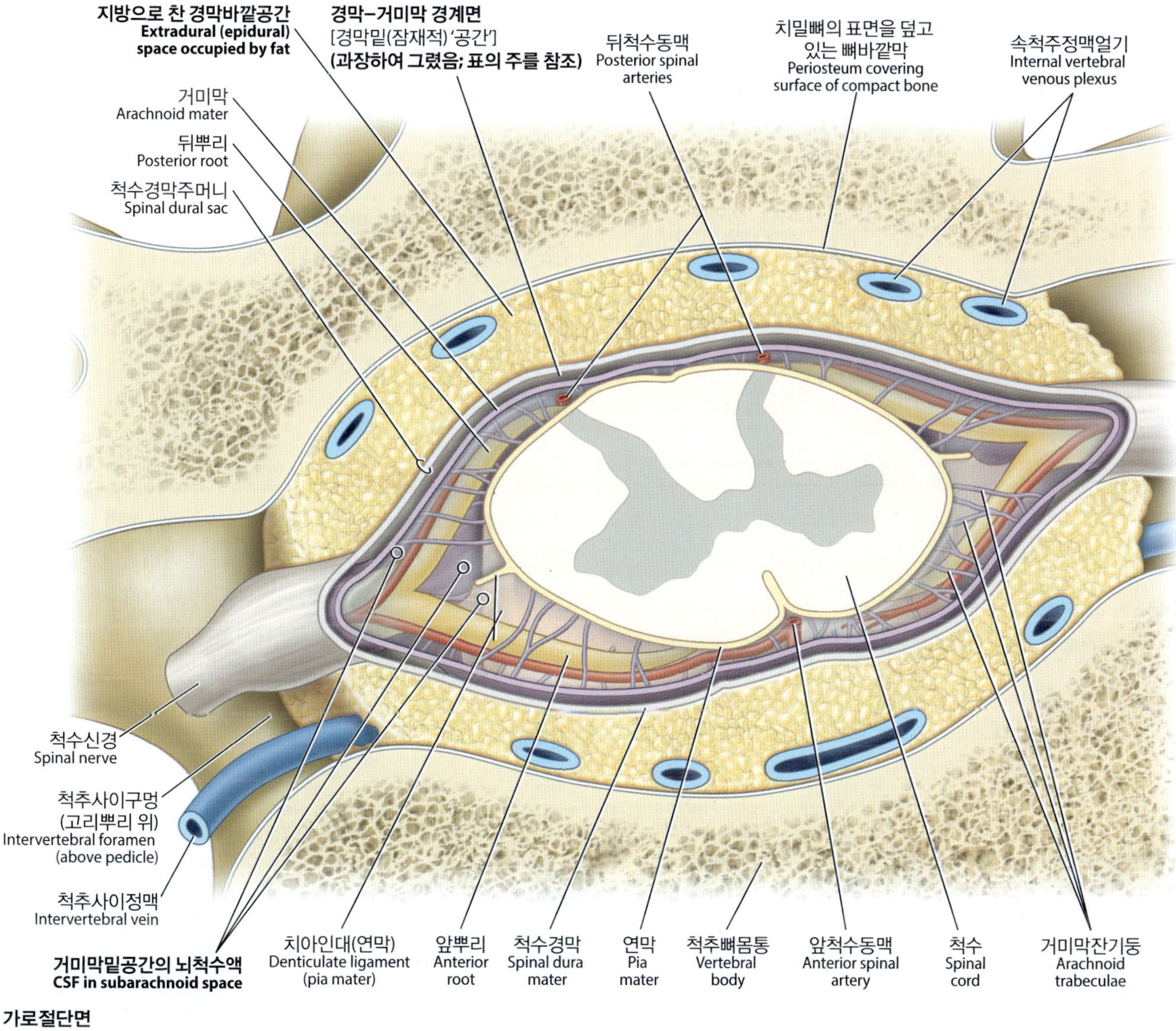

그림 2.48. 척수막과 관련된 공간을 알 수 있는 척수의 가로단면.

표 2.15. 척수막과 연관된 공간[a]

공간	위치	내용물
경막바깥(epidural)	척주관의 뼈벽의 뼈막과 척수경막 사이	지방(성긴결합조직); 속척주정맥얼기; L2 척추뼈 아래에는 척수신경의 집으로 둘러싸인 뿌리
거미막밑(연수막)[subarachnoid(leptomeningeal)]	거미막과 연막 사이에 자연적으로 생성되는 공간	뇌척수액; 뿌리동맥, 분절동맥, 수질동맥, 척수동맥; 척수정맥; 거미막잔기둥

[a]일반적으로 '경막밑공간'이라고 흔히 언급되지만 거미막경막 연결부위의 공간은 실제적으로 존재하지 않는다(Haines & Mihailoff, 2018).

space)'이라고 잘못 지칭된다. 즉 이 부위에서는 자연적으로 발생하는 어떤 실제적 공간은 없다. 이것은 오히려 약한 세포층이다(Haines & Mihailoff, 2018). 이 층으로의 출혈은 경막–거미막 접촉점(dura–arachnoid junction)에서 병리적인 공간을 생성하여 **거미막밑혈종**(*subdural hematoma*)을 형성한다. 사체에서는 뇌척수액이 없기 때문에 거미막은 경막의 안쪽면에서부터 떨어져 나가 척수 표면에 느슨하게 놓인다.

거미막은 뇌척수액을 갖는 **거미막밑공간**(*subarachnoid space*)에

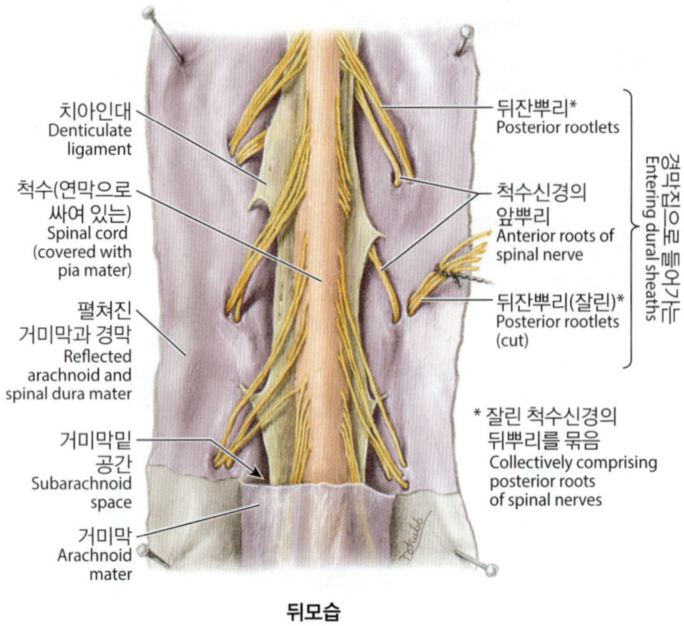

그림 2.49. **척수막 속에 있는 척수.** 척수와 앞뒤척수신경뿌리 사이에 있는 치아인대(denticulate ligament)를 노출하기 위하여 척수경막과 거미막을 잘라 납작하게 펼친 후 핀을 꽂았다.

의해 척수의 표면에 있는 연막으로부터 분리된다. 결합조직의 섬세한 가닥인 **거미막잔기둥(arachnoid trabeculae)**이 거미막밑공간을 건너질러 거미막과 연막을 연결한다.

척수연막(spinal pia mater)

척수연막(spinal pia mater)은 척수의 가장 안쪽을 덮는 막으로서 길고 납작해진 세포로 구성되는데, 이 세포는 같은 두께로 납작해진 가지를 가져 척수의 표면모양을 아주 밀접하게 따른다(Haines & Milhailoff, 2018). 연막은 또한 척수신경의 뿌리와 척수의 혈관을 직접 피복한다. 척수원뿔 아래쪽에서 연막은 종말끈으로 계속된다(그림 2.44B).

척수는 경막주머니 속에서 **종말끈**에 의해, 그리고 특히 척수의 양쪽을 따라 길이로 달리는 오른쪽과 왼쪽 톱니 모양인 **치아인대(denticulate ligament**; 라틴어로 *denticulus*, small tooth)에 의해 매달려 있다(그림 2.49~2.51). 치아인대는 연막의 섬유시트로 구성되는데, 뒤와 앞 신경뿌리 사이 가운데쯤에서 척수의 가쪽면에서부터 뻗어 나온다. 20~22개의 톱니모양가시는 거미막으로 나열된 경막주머니의 내면에 닿는다. 양쪽치아인대의 가장 상위 돌기들은 큰구멍의

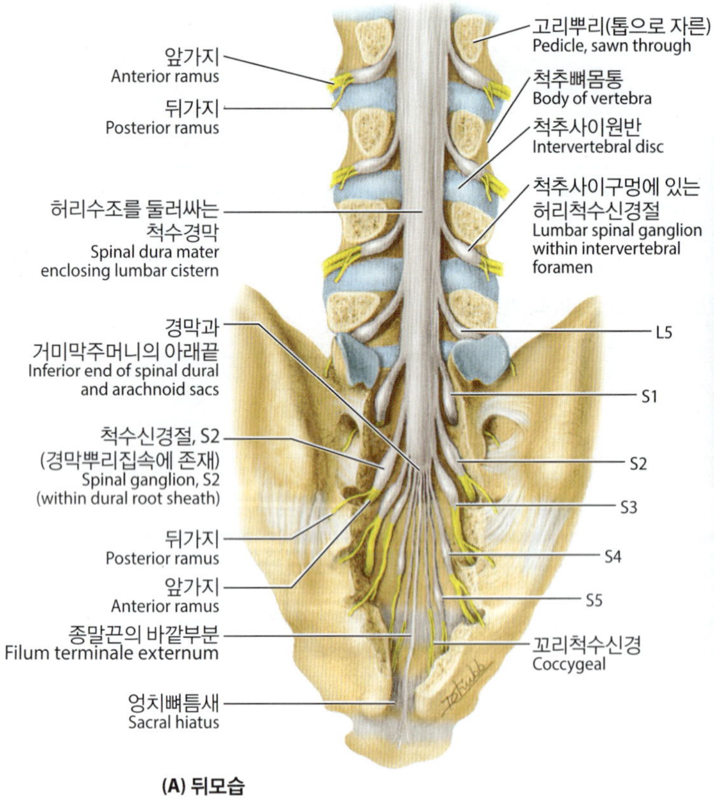

(A) 뒤모습

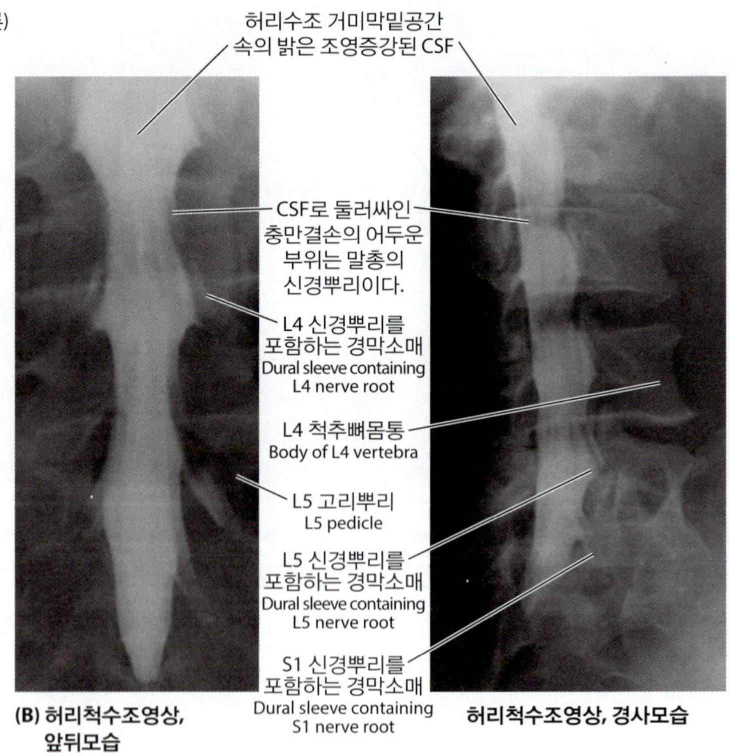

(B) 허리척수조영상, 앞뒤모습 허리척수조영상, 경사모습

그림 2.50. **척수경막주머니의 아래끝. A.** 뇌척수액(CSF)과 말총(cauda equina)을 포함하는 허리수조를 둘러싸는 경막주머니의 아래끝을 보여주기 위하여 시행한 고리판절제술의 표본(허리 및 엉치뼈의 척추뼈고리를 제거하였음). 허리신경절은 척추사이구멍 속에 놓이지만 엉치신경절(S1–S5)은 엉치뼈관에 있다. 허리부위에서 척추사이구멍을 빠져나오는 신경은 그 높이에 있는 척추사이원반 위를 지난다. 따라서 속질핵의 탈출은 보다 아래 높이로 지나가는 신경에 더 영향을 미치는 경향이 있다. **B.** 허리부위 척주의 척수조영상. 조영제를 허리수조에 주입하였다. 가쪽돌출(lateral projection)은 척수신경뿌리 주변에 경막뿌리집(dural root sheath)에 있는 거미막밑공간의 확장을 나타낸다.

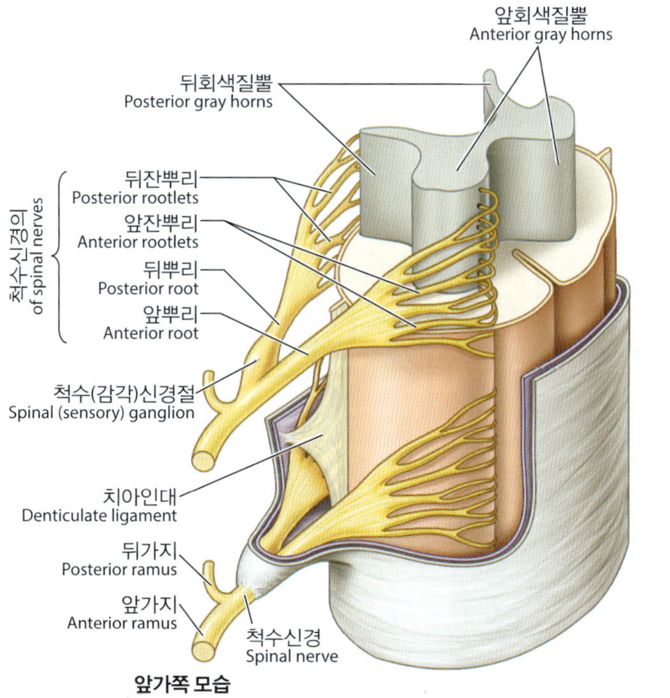

그림 2.51. **척수, 앞뒤신경잔뿌리(rootlet), 신경뿌리(root), 척수신경절, 척수신경, 척수막.**

바로 위에 있는 머리뼈경막에 부착하며, 아래 돌기는 척수원뿔로부터 뻗어 나와 T12와 L1 신경뿌리 사이를 지나간다.

거미막밑공간(subarachnoid space)

거미막밑공간(subarachnoid space)은 거미막과 연막 사이에 위치하며, 뇌척수액으로 차 있다(그림 2.46, 2.47, 2.48과 2.50). 척수원뿔보다 더 꼬리쪽에서 뇌척수액과 말총을 갖는 경막주머니 내부인 거미막밑공간의 팽대가 **허리수조(lumbar cistern)**이다(그림 2.44B, 2.45와 2.46). 이것은 둘째허리뼈에서 둘째엉치뼈까지 연장된다. 거미막밑공간의 연장선에서 척수신경뿌리를 둘러싸는 경막뿌리집은 허리수조로부터 불거져 나온다(그림 2.50A, B).

척수와 척수신경뿌리의 혈관구조 (Vasculature of Spinal Cord and Spinal Nerve Roots)

척수와 척수신경뿌리의 동맥 (arteries of spinal cord and nerve roots)

척수를 공급하는 동맥은 척추, 오름목, 깊은목, 갈비사이, 허리, 가쪽엉치동맥의 가지들이다(그림 2.52와 2.53). 3가지 세로로 달리는 동맥이 척수를 공급한다. 즉 앞척수동맥(*anterior spinal artery*)과 짝을 이룬 뒤척수동맥(*posterior spinal artery*)이다. 이 동맥들은 뇌줄기(brainstem)의 숨뇌(medulla)에서 척수의 척수원뿔까지 세로로 달린다.

척추동맥의 가지들이 합쳐 만들어지는 **앞척수동맥(anterior spinal artery)**은 앞정중틈새(anterior median fissure)에서 아래로 달린다. **고랑동맥(sulcal artery)**은 앞척수동맥에서 일어나 이 틈을 통해 척수로 들어간다(그림 2.53B). 고랑동맥은 척수 단면의 약 2/3를 공급한다(Standring, 2021).

각 **뒤척수동맥(posterior spinal artery)**은 척추동맥 또는 뒤아래소내동맥(*posteroinferior cerebellar artery*)의 가지이다(그림 2.52B와 2.53). 뒤척수동맥은 흔히 연막에서 연결통로(anasmosing channel)를 형성한다.

앞뒤척수동맥들은 자체로는 척수의 짧은 윗부분만 공급할 수 있다. 척수 대부분으로의 순환은 척수신경뿌리를 따라 달리는 분절척수동맥과 뿌리동맥에 의존한다. **앞과 뒤분절척수동맥(anterior and posterior segmental medullary arteries)**들은 오름목, 깊은목, 척추, 뒤갈비사이 그리고 허리동맥의 척수가지들에서 파생된다. 분절척수동맥들은 주로 척수에 양질의 혈액공급이 가장 필요한 곳, 즉 목과 허리엉치팽대에 있다. 이들은 척추사이 구멍을 통해 척주로 들어간다.

아담키위츠(Adamkiewicz)의 **큰앞분절척수동맥(great anterior segmental medullary artery)**은 약 65%의 경우에 왼쪽편에 있으며, 허리엉치팽대를 포함한 척수 2/3로의 순환을 강화한다(그림 2.44B와 2.52A). 큰앞분절척수동맥은 다른 분절수질동맥들보다 훨씬 더 크며, 보통 바로 아래 높이의 갈비사이동맥 또는 바로 위 높이의 허리동맥에서 일어나 아래의 등 또는 위의 허리 높이에서 척추사이구멍을 통하여 척주로 들어간다.

척수신경과 그 피복들의 뒤와 앞뿌리들은 **뒤·앞뿌리동맥(posterior and anterior radicular artery**; 라틴어로 *radix*, root)들에 의해 공급받는데, 이들은 신경뿌리를 따라 달린다(그림 2.52와 2.53). 뿌리동맥들은 뒤, 앞 또는 척수동맥에 다다르지 않는다. 분절척수동맥은 불규칙적인 높이에 다다르지 못하는 뿌리동맥을 대신한다. 이들은 진짜로 큰 혈관으로서 척수동맥까지 깊숙이 들어간다. 대부분 뿌리동맥은 작고 신경뿌리만을 공급한다. 그러나 일부는 척수의 뒤와 앞뿔에 있는 회색질의 얕은부분의 혈액공급을 돕는다.

척수의 정맥(venes of spinal cord)

일반적으로 척수에서 유출하는 정맥의 분포는 척수동맥의 분포와 비슷하다. 보통 3개의 **앞척수정맥(anterior spinal vein)**, 3개의 **뒤척수정맥(posterior spinal vein)**이 있다(그림 2.53A). 척수정맥은 세로로(길이로) 배열되어 있고, 서로 자유롭게 교통하며, 많게는 12개까지의 **앞·뒤척수정맥(anterior and posterior medullary vein)** 및 **뿌리정맥(radicular vein)**에 의해 유출된다. 척수에서 유출되는 정맥은 경막바깥공간에서 속척주(경막바깥)정맥얼기와 합쳐진다(그림 2.31 참조). **속척주정맥얼기**는 큰구멍을 통해 위쪽으로 지나 머리뼈에 있는 경막굴(dural sinus)과 척추정맥과 교통한다. 속척주정맥얼기는 또한 척추뼈의 외부표면에서 바깥척주정맥얼기와 교통한다.

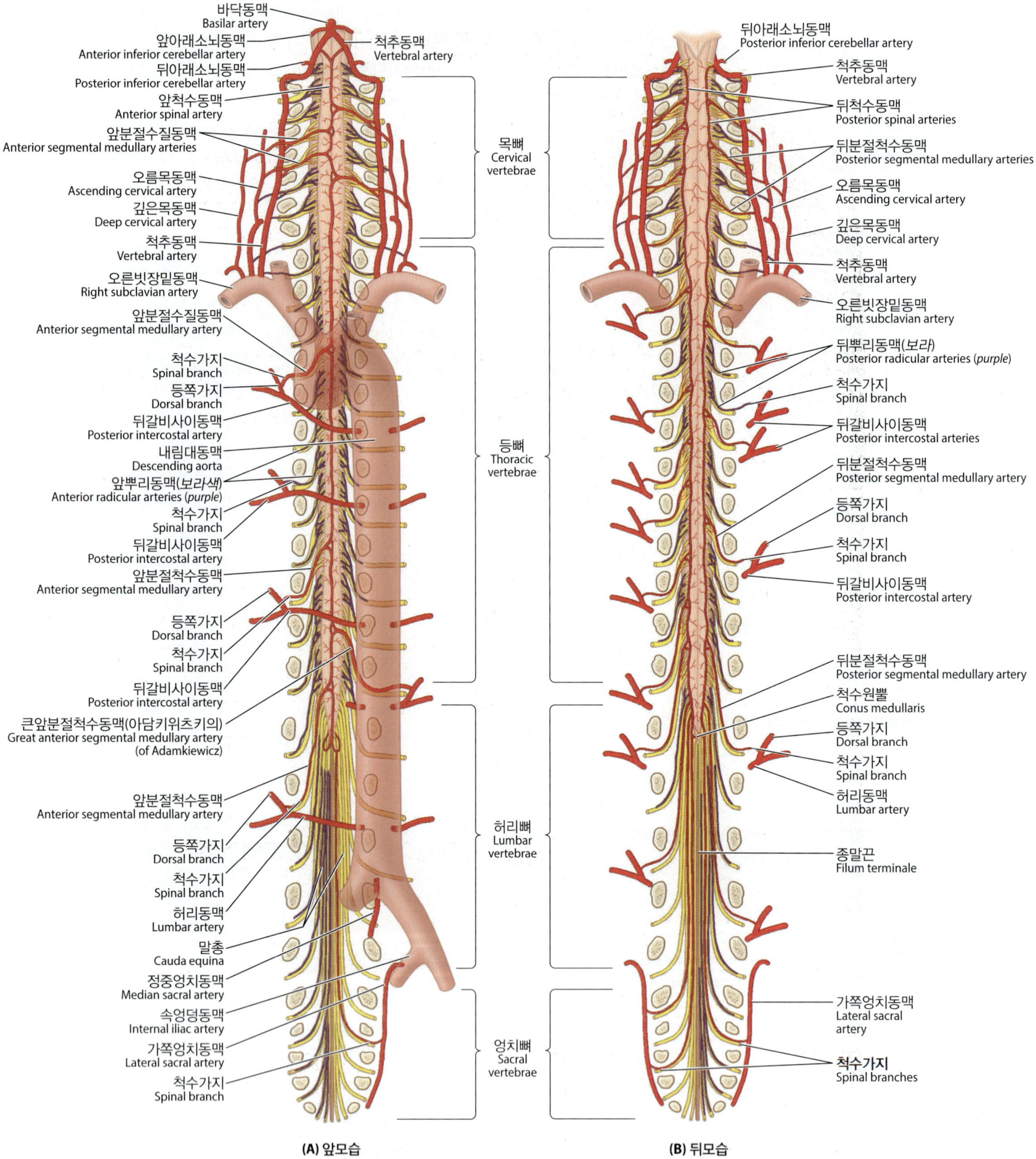

그림 2.52. 척수의 동맥공급. A와 B. 세로로 달리는 3개의 동맥들이 척수를 공급한다: 하나의 앞척수동맥과 2개의 뒤척수동맥. 뿌리동맥(radicular artery)은 목과 등 높이에서만 보여주었으나 허리와 엉치 높이에서도 일어난다.

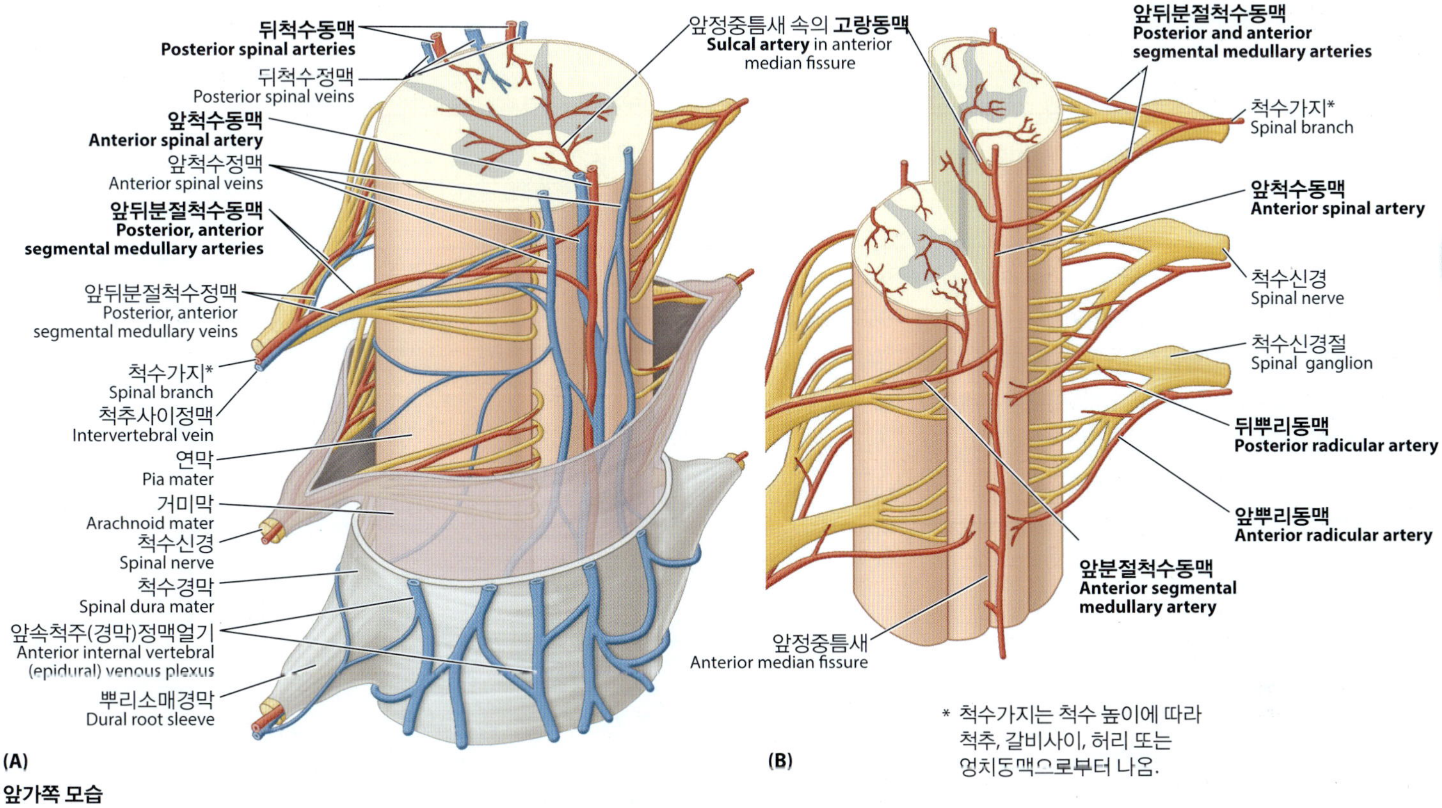

그림 2.53. 척수와 척수신경뿌리의 동맥공급과 정맥배출. A. 척수정맥. 속척주정맥얼기(internal vertebral venous plexuse)와 더불어 척수의 정맥배출을 하는 정맥들은 척추사이정맥(intervertebral vein)으로 배출한 다음 분절정맥(segmental vein)으로 배출된다. **B.** 척수동맥. 척수동맥은 3개의 세로로 위치한 동맥으로부터 공급받는다. 앞정중위치(anteromedian position)에 놓인 하나의 앞척수동맥과 뒤가쪽에 놓인 2개의 뒤척수동맥이다. 이 혈관들은 분절동맥으로부터 유래하는 척수가지(medullary branch)에 의하여 강화된다. 고랑동맥(sulcal artery)은 앞정중틈새를 지나가는 앞척수동맥의 작은 가지이다.

임상적용 CLINICAL BOX

척주관의 내용물(CONTENTS OF VERTEBRAL CANAL)

허리신경뿌리의 압박 (Compression of Lumbar Spinal Nerve Roots)

허리신경은 위에서 아래로 내려가면서 크기가 증가하지만 척추사이구멍의 지름은 감소한다. 결과적으로 L5 척수신경뿌리는 가장 두껍고 그 구멍은 가장 좁다. 이것은 이 신경뿌리가 뼈끝돌기(*osteophyte*, bony spur)가 있거나(그림 B2.10B 참조) 척추사이원반탈출이 존재하면 압박될 기회가 증가된다.

척수조영술(Myelography)

척수조영술은 척수와 척수신경뿌리를 볼 수 있게 하는 방사선비투과성 조영술(radiopaque contrast study)이다(그림 2.50B 참조). 이 과정에서 뇌척수액는 허리천자로 뽑아내고 척수거미막밑공간으로 주입한 조영제로 교체한다. 이 기술은 거미막밑공간의 정도와 이의 경막뿌리집 속에서 척수신경뿌리 주위의 연장을 보여준다. 고해상 MRI의 등장으로 척수조영술은 거의 이용되지 않는다.

뇌척수막과 거미막밑공간의 발달 (Development of Meninges and Subarachnoid Space)

연막과 거미막은 합하여 **연질뇌척수막(leptomeinges;** 그리스어로 slender membranes, 연약한 막)을 형성한다. 이들은 배아 척수를 둘러싸는 중간엽에서 단일 층으로 발달한다. 액체로 찬 공간이 이 층 속에 형성되고 합체하여 거미막밑공간이 된다(Moore et al., 2020). 단일막으로부터 연막과 거미막의 기원됨은 둘 사이를 지나는 수많은 거미막잔기둥으로 반영된다(그림 2.48). 성인의 거미막은 집게로 다룰 수 있을 정도로 충분히 두껍다. 이와 대조적으로 섬세한 연막은 비록 척수 표면이 반들거리게 보이도록 하지만 맨눈으로는 겨우 보인다.

허리척수천자(Lumbar Spinal Puncture)

허리척수천자(LP, spinal tap)는 허리수조로부터 뇌척수액을 뽑아내거나 샘플을 취하는 것으로 다양한 중추신경계 질환을 평가하는 중요한 진단방법이다. 수막염(*meningitis*)과 중추신경계질환은 뇌척수액에 있는 세포를 변화시킬 수 있고, 또는 이것의 화학적 구성물질들의 농도를 변화시킬 수 있다. 뇌척수액의 검사는 혈액이 존재하는지도 결정할 수 있다.

허리척수천자는 환자를 앞으로 기대게 하거나 등을 구부린 채 측면으로 눕게 하여 시행한다(그림 B2.25). 척주의 굽힘은 척추뼈고리판과 가시돌기를 더 넓게 펴고, 황색인대를 늘림으로써 바늘의 삽입을 용이하게 한다.

무균상태에서 아래허리뼈(허리뼈)를 덮는 피부를 마취하고, 속심(stylet)에 맞춰 끼운 허리천자침(*lumbar puncture needle*)을 L3와 L4(또는 L4와 L5) 척추뼈의 가시돌기들 사이 정중선에 삽입한다. 엉덩뼈능선의 최고점을 절단하는 평면인 능선위면(*supracristal plane*)은 보통 L4 가시돌기를 지난다. 이 높이에서는 척수를 다칠 위험이 없다.

성인의 경우에는 4~6 cm(비만에서는 더 깊이)를 지나면 주삿바늘이 황색인대를 팡하고 뚫으면서 경막과 거미막을 뚫고 허리수조로 들어간다. 속심을 제거하면 뇌척수액이 1초당 약 한 방울의 속도로 새어 나온다. 거미막밑압력이 높으면 뇌척수액이 분출되듯이 흘러나오거나 새어 나온다.

허리천자는 머리속압력이 증가되어 있으면 시행하지 않는다. 허리천자 전에 머리속압력은 이제 일반적으로 CT 영상으로 결정한다. 그러나 검안경(ophthalmoscope)으로 안구 안쪽의 바닥(fundus 또는 back)을 검사하여 결정할 수도 있다(제8장, 머리의 임상적용 "유두부종" 참조).

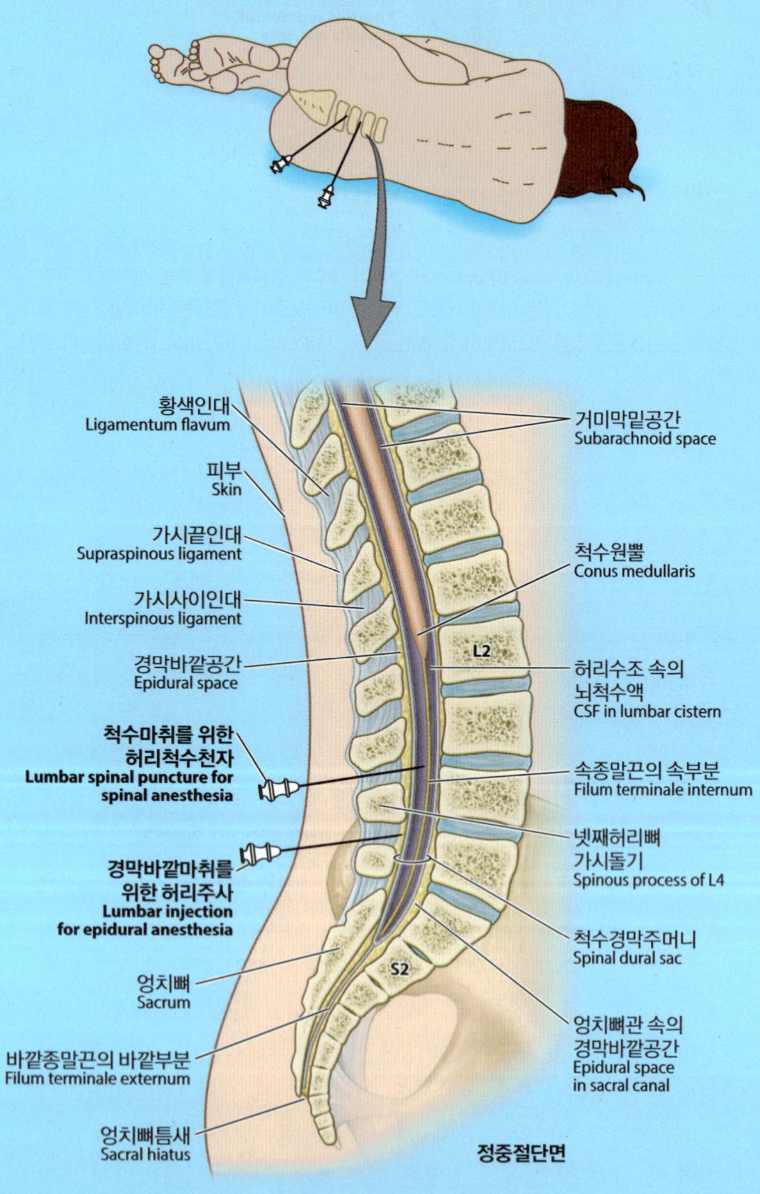

그림 B2.25. 허리척수천자(lumbar spinal puncture).

척수마취(Spinal Anesthesia)

마취제를 거미막아래공간에 주사한다. 마취는 보통 1분 내에 일어난다. 두통이 척수마취(*spinal anesthesia*) 후 발생할 수 있는데 이는 허리천자를 통하여 뇌척수액이 누출되어 일어난다(제6장 골반과 샅의 임상적용 "출산을 위한 마취" 참조).

경막외마취(Epidural Anesthesia, Blocks)

허리척수천자에서 기술한 자세 또는 엉치뼈틈새(caudal epidural anesthesia/block)를 통해 마취제는 경막바깥공간에 주사한다(제6장 골반과 샅의 임상적용 "출산을 위한 마취" 참조).

척수의 허혈(Ischemia of Spinal Cord)

분절척수동맥으로부터 척수로의 혈액공급이 분절마다 보강되는 것은 앞·뒤 척수동맥에 혈액을 공급하는 데 중요하다. 골절, 어긋남, 그리고 골절-어긋남은 척수동맥과 분절척수동맥으로부터 척수로 혈액공급을 방해할 수 있다.

척수의 혈액공급 결핍(허혈, ischemia)은 척수의 기능에 영향을 미치고 근쇠약(muscle weakness)과 마비(paralysis)에 이를 수 있다. 척수는 분절척수동맥, 특히 Adamkiewicz(아담키 위츠)의 큰앞분절척수동맥이 폐쇄성동맥질환(*obstructive arterial disease*)에 의해 좁아지면 순환장애를 겪을 수 있다.

수술 중 가끔 대동맥을 의도적으로 결찰하는 환자와 대동맥의 파열된 동맥 자루(동맥류, aneurysm)가 있는 환자, 또는 큰앞분절척수동맥의 막힘이 있는 환자들은 척수로 혈액공급이 손상된 높이 그 이하에서의 모든 감각과 자의적 운동을 잃을 수 있다(하반신마비, *paraplegia*). 이는 그 앞척수동맥에 의해 공급받는 척수부분에 있는 신경세포가 죽음으로 이차적으로 나타나는 현상이다(그림 2.52와

2.53).

세포체가 허혈부위로부터 멀리 떨어져 있는 신경세포들도 그 부위를 지나가는 축삭의 퇴화에 의한 이차적 결과로 죽을 것이다. **의원성하반신마비**(*iatrogenic paraplegia*)의 가능성은 환자의 연령, 질환의 정도, 대동맥을 가로질러 찝은 시간의 길이에 달려 있다.

전신혈압(systemic blood pressure)이 3~6분 동안 심각하게 떨어지면, 분절척수동맥에서부터 척수의 중간가슴부위를 공급하는 앞척수동맥으로 혈액흐름이 줄어들거나 중단될 수 있다. 이런 사람들 또한 영향을 받은 척수 높이에서 감각과 자의적 운동을 잃어버릴 수 있다.

척수손상(Spinal Cord Injuries)

척주관은 크기와 모양이 높이에 따라, 특히 목과 허리부위에서 상당히 변화한다. 목부위의 좁은 척주관에는 척수가 꽉 끼는데 이 부위는 잠정적으로 위험하다. 왜냐하면 목뼈의 작은 골절 또는 어긋남도 척수를 손상시킬 수 있기 때문이다. 목 손상으로 목척추사이원반이 척주관으로 삐져 들어가면 손상부위 하부의 마비와 연관된 **척수쇼크**(*spinal cord shock*)를 초래할 수 있다.

일부 사람에게서 목뼈의 골절이나 어긋남이 발견되지 않을 수 있다. 만일 그 사람이 사망하여 부검을 시행하면 목 원반돌출 부위에 척수의 연화가 발견될 수 있다. 삐져나온 척추사이원반에 의한, 부은 황색인대에 의한, 또는 **돌기사이관절의 뼈관절염**(*osteoarthritis of the zygapophysial joint*)에 의한 척주관의 구부러짐은 말총의 척수신경뿌리 하나 또는 그 이상에 압력을 가할 수 있다. 이 압력은 관련된 척수신경이 분포하는 지역에 감각 및 운동신경증상을 야기할 수 있다. 이 그룹의 뼈와 관절의 기형은 허리척추굳음증(**요추증**, *lumbar spondylosis*; 퇴행성 관절 질환)이라고 부르며, 국소통증과 뻣뻣함을 야기하기도 한다.

척수의 절단(*transection of the spinal cord*)은 손상부위 하부의 모든 감각과 능동운동의 소실을 초래한다. 아래에 나타낸 높이들 사이의 척수 절단은 다음과 같은 결과를 초래한다.

- C1–C3: 머리 높이 이하의 기능 상실; 호흡을 유지하기 위한 인공호흡기가 필요
- C4–C5: **사지마비**(*quadriplegia*: 팔다리 기능이 없음); 호흡 유지
- C6–C8: 손기능과 다양한 정도의 팔기능의 상실과 더불어 다리기능 상실; 개인에 따라서 스스로 먹거나 휠체어를 끌 수 있음
- T1–T9: **하반신마비**(*paraplegia*: 양쪽 다리마비); 몸통 조절은 손상의 높이에 따라 결정
- T10–L1: 일부 넓적다리 근육의 기능을 유지하여 긴 다리보조기로 걸을 수 있음
- L2–L3: 대부분의 다리근육 기능을 유지; 보행을 위하여 짧은 다리보조기가 필요

핵심정리: 척주관의 내용물(Contents of Vertebral Canal)

척수, 척수신경뿌리, 뇌척수액, 이들을 둘러싸는 척수막들이 척주관의 주요 구성요소이다(그림 2.31 참조).

척수: 성인의 척수는 척주관의 위 2/3만 차지하고, 팔과 다리의 신경분포와 관련된 2개의 (목 및 허리엉치) 팽대를 갖는다. ■ 척수의 아래쪽 점점 가늘어지는 끝인 척수원뿔은 첫째 또는 둘째 허리뼈 높이에서 끝난다. ■ 그러나 척수의 허리엉치부분으로부터 나오는 종말끈과 신경뿌리는 말총를 형성하며, 뇌척수액을 갖는 허리수조 속에서 아래로 계속 내려간다.

척수막과 뇌척수액: 척주관의 신경조직과 신경혈관(neurovascular)구조는 경막주머니와 경막뿌리집 속의 뇌척수액에 부유되어 있다. ■ 액체로 찬 거미막밑공간은 연속적인 막(연질뇌척수막, leptomeninges)인 연막과 거미막으로 둘러져 있다. ■ 척수는 허리수조(거미막밑공간의 아랫부분)로 연장되지 않기 때문에, 이 부위는 뇌척수액을 취하거나 마취제를 주입하는데 이상적인 부위이다.

척수의 혈액공급과 척수신경뿌리: 척수에 혈액공급을 하는 세로방향의 척수동맥들은 주로 목과 허리팽대부위에서 비대칭 분절척수동맥들에 의해 보강을 받고 다른 부위에서는 척추신경뿌리에도 혈액공급을 한다. ■ 좌우 분절척수동맥은 서로 다른 척수부위에서 나오고 이 동맥에서 분지하는 뿌리동맥들은 척수신경뿌리에 혈액공급을 한다. ■ 정상적으로 3개씩의 세로 척수정맥이 앞과 뒤의 양측에 있지만, 척수에서 유출되는 정맥은 척수동맥과 전반적으로 비슷한 분포와 유출을 보인다.

3

팔
Upper Limb

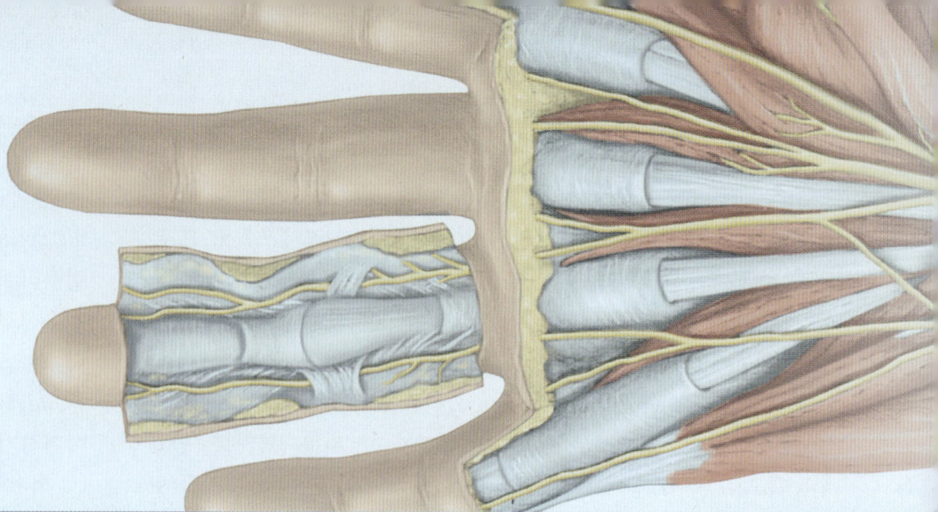

서울대학교 의과대학 해부학교실 **황 영 일**

임상적용 아이콘

해부학적 변이 | 진단과정 | 인체 발달과정 | 수술과정 | 외상 | 병리학

3

팔의 개요(Overview of Upper Limb)

팔(상지, upper limb)의 특징은 운동성이 클 뿐 아니라 붙잡고, 치고, 섬세한 운동(조작, *manipulation*)을 수행할 수 있다는 것이다. 이러한 특징은 셔츠의 단추를 채우는 것과 같은 조작을 할 때 특히 두드러진다.

특정한 일을 수행할 때 위팔 관절들 사이에서 조화로운 상호작용이 일어나서 관절 사이 부분이 그 일을 수행하는 데 가장 적절한 거리와 위치에서 그 일을 원활하고 효과적으로 수행할 수 있도록 해준다. 손 기능의 효율성 중 상당 부분은 어깨가슴관절(scapulothoracic joint), 어깨관절(glenohumeral joint), 팔꿉관절(elbow joint), 노자관절(radio-ulnar joint), 손목관절(wrist joint)의 운동에 의해 손이 적절한 위치에 있을 수 있기 때문에 가능한 것이다.

팔은 4개의 주요 부위로 나누며, 각 부위는 보다 세밀하게 기술하기 위하여 다시 여러 부분으로 나눈다(그림 3.1, 3.2):

1. **어깨(shoulder)**: 몸통(가슴과 등)의 일부와 목 아래가쪽 부분을 포함하는 팔의 몸쪽 부위를 말한다. 이 부위는 **큰가슴근부위(pectoral region)**, **어깨뼈부위(scapular region)**, 위팔의 **어깨세모근부위(deltoid region)**, 뒤목삼각(lateral cervical region) 가쪽 부분(큰빗장위오목, greater supraclavicular fossa)을 포함하며, 팔이음뼈가 있는 부위의 절반과 겹친다. **팔이음뼈[상지대, pectoral (shoulder) girdle]**란 어깨뼈(*scapula*)와 빗장뼈(*clavicle*)를 말하며, 양쪽 팔이음뼈는 뒤쪽으로는 열려 있는 불완전한 뼈 고리(bony ring)를 형성한다. 앞에서는 몸통뼈대의 일부인 **복장뼈자루**(*manubrium of sternum*)가 고리를 완성한다.
2. **위팔(상완, arm**; 라틴어로 *brachium*): 몸통에 부착된 팔의 첫째 부분으로 어깨와 팔꿉(elbow) 사이를 말하며 팔 부위 중 가장 길다. 위팔부위는 **위팔앞부위(anterior region of arm)**와 **위팔뒤부위(posterior region of arm)**로 구분하며, 위팔부위 중심에는 위팔뼈(humerus)가 있다.
3. **아래팔(전완, forearm**; 라틴어로 *antebrachium*): 팔에서 두 번째로 긴 부위로, 팔꿉과 손목 사이를 말한다. 그 중심에는 자뼈(ulna)와 노뼈(radius)가 있고, **아래팔앞부위(anterior region of forearm)**와 **아래팔뒤부위(posterior region of forearm)**로 나뉜다.
4. **손(hand**; 라틴어로 *manus*): 아래팔보다 먼쪽에 있는 팔 부위로 손목뼈(carpal bones), 손허리뼈(metacarpal bones), 손가락뼈(phalanges)가 뼈대를 이룬다. 손의 세부 부위로 **손목(wrist)**, **손바닥(palm)**, **손등(dorsum of hand)**, (맞섬 운동이 가능한 엄지손가락을 포함해서) **손가락(digits**, fingers) 등이 있으며, 손에는 촉각, 통각, 온도각에 대한 감각종말이 풍부하게 분포한다.

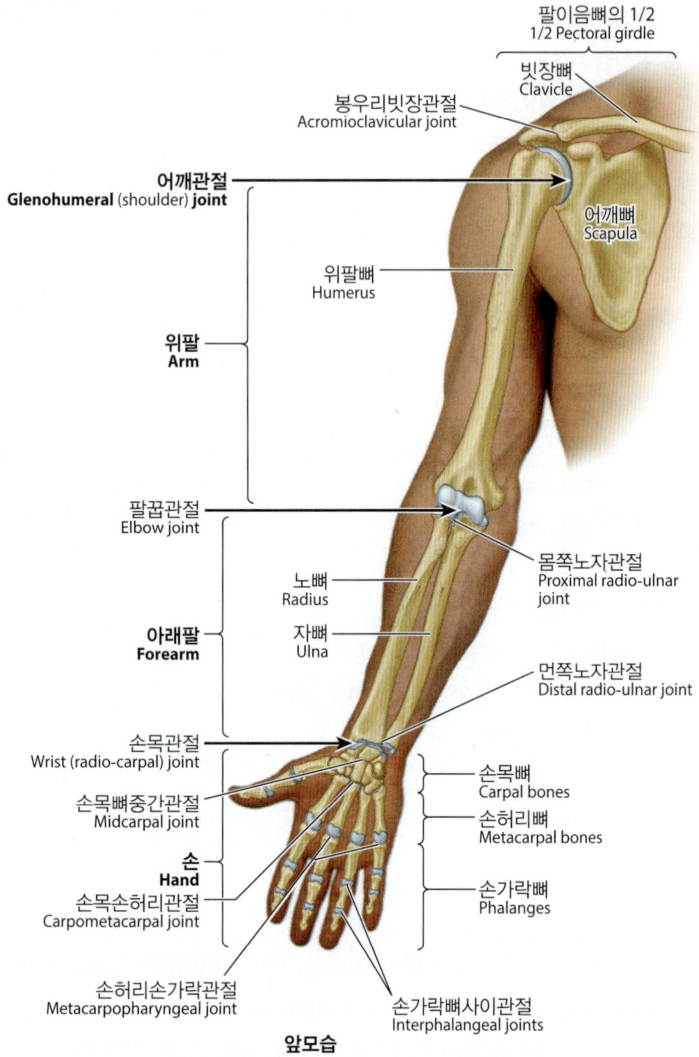

그림 3.1. 팔의 여러 부위와 각 부위의 뼈. 관절이 팔의 뼈대를 나누고, 이에 따라 팔 자체도 어깨, 위팔, 아래팔, 손의 네 부위로 나뉜다.

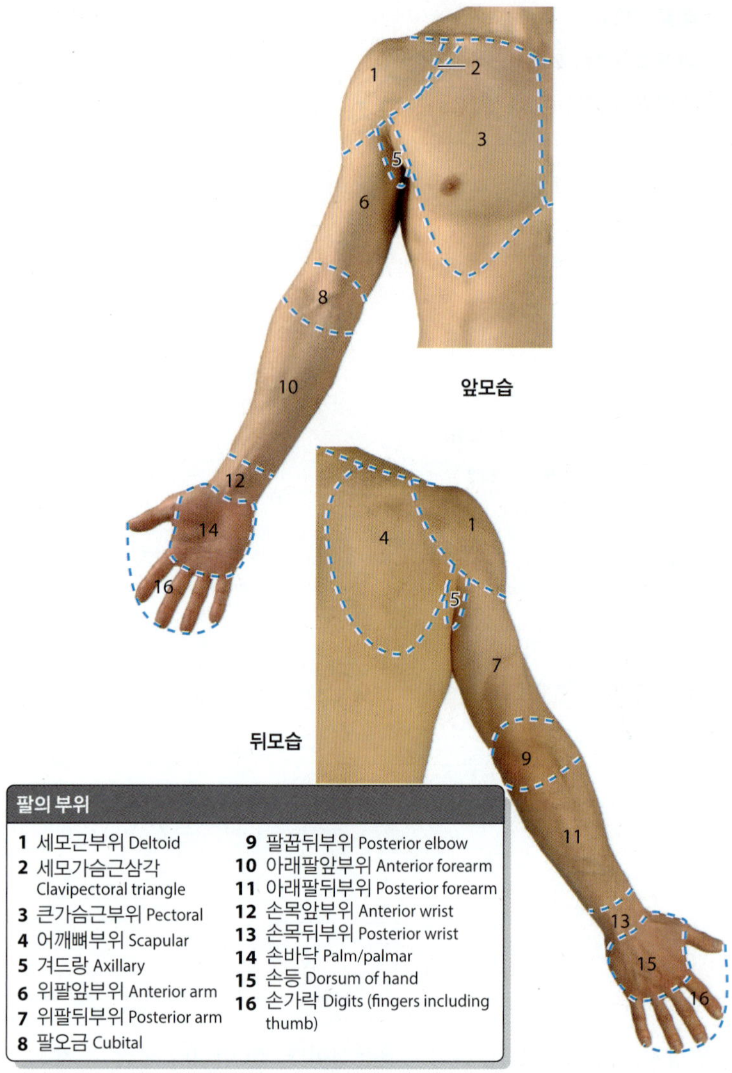

그림 3.2. 팔의 여러 부위. 명확한 기술을 위하여, 팔은 속에 있는 근육, 뼈, 관절 등이 밖에서 보이는 모습(표면해부학)에 근거하여 여러 부위로 구분한다.

팔과 다리의 비교
(Comparison of Upper and Lower Limbs)

팔과 다리는 발생 과정이 서로 비슷하기 때문에 생긴 모양도 공통점이 많다. 그러나 한편으로는 구조상 명확하게 차이 나는 부분도 있어서 그 기능과 능력이 확연하게 다르다. 팔은 보통 체중부하(weight bearing)나 몸의 이동(motility)에는 관여하지 않기 때문에 안정성(stability)이 떨어지는 대신 운동성(mobility)이 크다. 그럼에도 팔에는 충분한 힘이 있고, 손은 노(paddle)를 잡거나 움켜쥐거나 필요한 형상을 취할 수 있기 때문에, 어떤 상황에서는 몸의 이동에 한몫을 담당하기도 한다.

팔과 다리는 각각 팔이음뼈와 다리이음뼈를 통해 **몸통뼈대(axial skeleton**; 머리뼈, 척주, 척주와 이어진 가슴우리)에 연결된다. 다리이음뼈(하지대, *pelvic girdle*)는 엉치뼈(sacrum)에 연결된 2개의 볼기뼈(hip bone)로 구성된다(그림 7.3 참조). 팔이음뼈는 어깨뼈와 빗장뼈로 이루어지며, 복장뼈자루에 연결된다. 두 종류 이음뼈는 모두 뒤쪽에 크고 납작한 뼈가 하나씩 있는데(즉 엉덩뼈와 어깨뼈), 이들 납작뼈는 몸쪽에서 오는 근육이 닿는 곳을 제공하며, 앞에서는 작은 버팀대, 즉 두덩뼈가지(pubic rami)와 빗장뼈를 통해서 반대쪽 것과 연결된다. 그러나 다리이음뼈의 납작한 엉덩뼈(iliac bone)는 견고하고 체중을 받치는 엉치엉덩관절(sacroiliac joint)을 통해서 뒤쪽 엉치뼈로도 연결된다. 다리이음뼈가 이렇게 뒤에서 엉치뼈를 통해 몸통뼈대에 연결됨으로써 다리가 몸통뼈대 아래에 있게 되고, 일차적으로 중력선과 연관하여 기능하기 때문에, 다리는 체중을 지지하게 된다. 또한 양쪽 다리이음뼈가 앞뒤로 모두 연결되어 견고하고 완전한 고리를 형성하여 운동성이 제한되기 때문에 한쪽 다리의 움직임이 다른 쪽 다리의 움직임에 큰 영향을 미친다. 그러나 팔이음뼈는 앞에서만, 세 방향으로 움직일 수 있는 유연한 관절에 의해 복장뼈를 통해 몸통에 연결되고 뒤에서는 양쪽 어깨뼈가 서로 연결되어 있지 않기 때문에 불완전한 고리를 이룬다. 따라서 한쪽 팔의 운동은 다른 팔의 운동과 관계없이 독립적으로 일어나며, 양쪽 팔은 몸통 앞에서 효과적으로 작용하여 거리와 높이를 조절함으로써 눈과 손의 정밀한 협응이 가능하게 한다.

팔과 다리 모두에서 가장 몸쪽 부위에 있는 긴뼈(long bone)는 가장 크며 하나만 존재한다. 팔다리에서 먼쪽 부위로 갈수록 긴뼈의 수는 점차 늘어나지만 그 크기는 감소한다. 팔다리의 둘째 몸쪽 부위(즉 종아리와 아래팔)에는 나란히 놓여 있는 뼈가 2개 있는데, 아래팔에서는 두 뼈가 몸쪽 부위 긴뼈와 모두 관절을 이루고 종아리에서는 두 뼈가 먼쪽 부위 뼈들과 모두 관절을 이룬다. 종아리와 아래팔의 두 뼈는 모두 한 단위로 굽혀지고 펴지지만, 아래팔의 뼈들은 서로에 대하여 움직일 수 있고[뒤침(supination)과 엎침(pronation)], 종아리의 뼈들은 엎친 자세로 고정되어 있다.

손목과 발목에는 비슷한 수(각각 8개와 7개)의 짧은뼈(short bone)가 있으며, 이들 짧은뼈 먼쪽으로는 다시 일련의 긴뼈들이 이어진다. 손과 발의 짧은뼈는 비슷한 수이, 기본적으로는 동일한 종류의 관절로 서로 연결된다. 엄지를 포함해서 손가락은 팔다리 여러 부위 중 가장 가동성이 큰 곳이다. 그러나 팔의 모든 다른 부위들도 다리의 상응 부위들보다는 가동성이 더 크다.

팔뼈(Bones of Upper Limb)

팔이음뼈와 자유팔뼈(bones of free part of upper limb)가 **팔뼈대(superior appendicular skeleton)**를 형성하고(그림 3.3), 다리이음뼈와 자유다리뼈가 **다리뼈대(inferior appendicular skeleton)**를 이룬다. 팔뼈대는 몸통뼈대와 복장빗장관절(*sternoclavicular joint*)로만 연결되므로 유동성이 크다. 상대적으로 유동성이 적은 **몸통뼈대**(*axial skeleton*)인 갈비뼈(ribs), 복장뼈, 척추뼈(vertebra)에 부착하는 **몸통팔근육(axio-appendicular muscles)**이 팔이음뼈인 빗장뼈와 어깨뼈를 지지하고 안정시키며 움직인다.

빗장뼈(Clavicle)

빗장뼈(쇄골, clavicle, collar bone)는 팔을 몸통에 연결한다(그림 3.3, 3.4). **빗장뼈몸통(쇄골체, shaft of clavicle)**은 수평면 상에서 두 번 휘어져 있다. 이 뼈의 안쪽 2/3는 앞쪽으로 볼록하고, 안쪽 끝인 **복장끝(흉골단, sternal end)**은 세모꼴로 팽대되어 있으며 복장뼈자루(*manubrium of sternum*)와 복장빗장관절[*sternoclavicular* (SC) *joint*]을 형성한다. 빗장뼈의 가쪽 1/3은 납작하며 앞쪽으로 오목하다. 가쪽 끝인 **봉우리끝(견봉단, acromial end)**은 납작하며 어깨뼈 **봉우리(acromion)**와 봉우리빗장관절[*acromioclavicular* (AC) *joint*]을 이룬다(그림 3.3B, 3.4). 빗장뼈 앞·뒤로 오목한 만곡은 빗장뼈의 탄성을 높여주며, 뼈 전체가 대문자 S자처럼 보이게 한다.

빗장뼈는

- 움직이는 기중기와 유사한 지주(견고한 지지대)로 작용하여 그 끝에 매달린 어깨뼈와 자유팔뼈를 몸통에서 멀리 떨어뜨려 팔이 최대한 자유롭게 움직이게 해준다. 빗장뼈 자체가 움직일 수 있고, 또한 어깨뼈가 "어깨가슴관절(*scapulothoracic joint*)"[1]에서 가슴벽을 따라 움직이도록 하여 팔의 운동범위를 증가시킨다. 빗장뼈를, 특히 올린 후에, 그 자리에 고정하면 갈비뼈를 올려 깊은 들숨(deep inspiration)이 가능하게 한다.
- 목겨드랑관(*cervico-axillary canal*; 목과 위팔 사이의 통로)의 뼈 경계 중 하나를 형성하여 팔에 분포하는 중요한 신경혈관다발(neurovascular bundle)을 보호한다.
- 팔에서 몸통뼈대로 쇼크(외상성 충격)를 전달한다.

빗장뼈는 피부밑에 위치하여 전체 길이가 만져지며 임상적 처치를 위한 표지로 자주 이용된다.

빗장뼈는 긴뼈로 분류되지만 골수공간[medullary (marrow) cavity]이 없으며, 표면의 얇은 치밀뼈와 그 속의 해면뼈로 이루어져 있다.

빗장뼈 윗면(superior surface of clavicle)은 피부와, 피부밑조직에 있는 넓은목근(platysma; 그리스어로 flat plate) 바로 밑에 있으며 매끈하다.

빗장뼈 아랫면(inferior surface of clavicle)은 거친데, 이는 강인한 인대가 복장끝 근처에서 빗장뼈를 첫째갈비뼈에 연결하고 봉우리끝에서는 어깨뼈를 매달고 있기 때문이다. 빗장뼈 봉우리끝 근처의 **원뿔인대결절(원추인대결절, conoid tubercle)**에는 원뿔인대(*conoid ligament*)가 부착한다(그림 3.4). 이 인대는 팔의 나머지 부분을 빗장뼈에 수동적으로 매달고 있는 부리빗장인대(*coracoclavicular ligament*)의 안쪽 부분이다. 또한 빗장뼈 봉우리끝 근처에는 **마름인대선(능형인대선, trapezoid line)**이 있는데, 여기에는 부리빗장인대의 가쪽 부분인 마름인대(*trapezoid ligament*)가 붙는다.

빗장뼈몸통의 안쪽 1/3에 있는 **빗장밑근고랑(쇄골하근구, subclavian groove**, groove for subclavius)은 빗장밑근(subclavius)이 부착하는 곳이다. 더 안쪽에는 거칠고 때로는 패여 있는 타원형 부위인 **갈비빗장인대자국(늑쇄인대압흔, impression for costoclavicular ligament)**이 있는데, 여기에는 첫째갈비뼈(라틴어로 *costa*)와 빗장뼈를 연결하는 갈비빗장인대가 부착하며, 이 인대로 인해서 어깨가 올라가는 것이 제한된다.

[1]**어깨가슴관절(scapulothoracic joint)**은 관절을 형성하는 뼈 사이에서 운동이 일어나는 해부학적 관절이라기보다는, 근육뼈대 구조물(어깨뼈와 이에 부착된 근육과 가슴벽 사이의) 사이에서 운동이 일어나는 생리적 "관절"이다. 어깨가슴관절에서 어깨뼈는 올림과 내림(elevation, depression), 내밈과 들임(protraction, retraction), 돌림(rotation) 등의 운동을 한다.

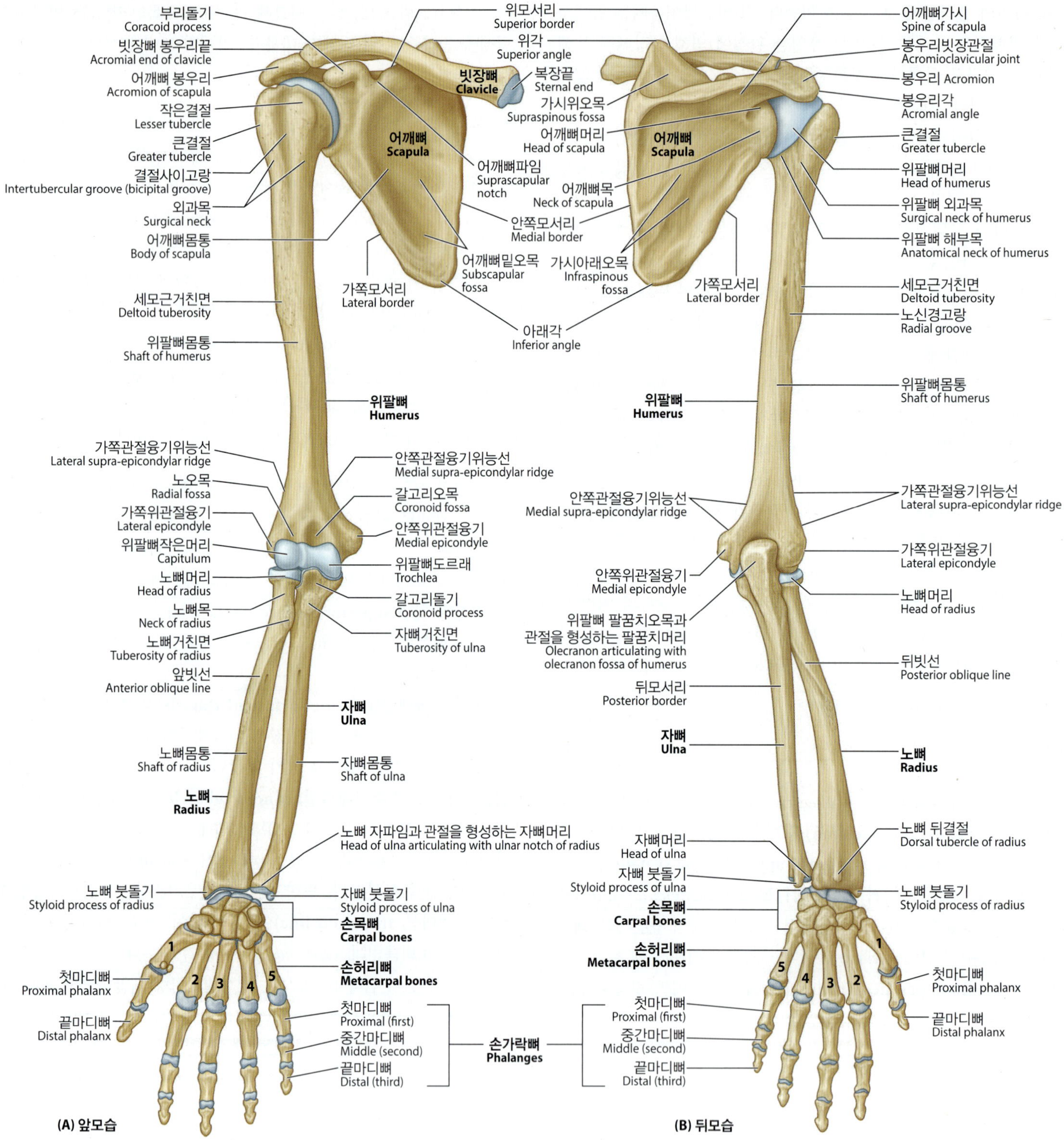

그림 3.3. 팔뼈.

어깨뼈(Scapula)

어깨뼈(견갑골, scapula, shoulder blade)는 가슴 뒤가쪽에 있는 세모꼴의 납작뼈(flat bone)로 둘째–일곱째갈비뼈를 덮고 있다(그림 4.1B 참조). 어깨뼈의 볼록한 **뒤면(posterior surface)**은 두껍게 돌출된 뼈 능선인 **어깨뼈가시(견갑극, spine of scapula)**에 의해 작은 **가시위오목(극상와, supraspinous fossa)**과 훨씬 큰 **가시아래오목(극하와, infraspinous fossa)**으로 불균등하게 나뉜다(그림 3.5A). **갈비면(늑골면, costal surface)**은 어깨뼈 대부분에 걸쳐있으며 오목하여 **어깨뼈밑오목(견갑하와, subscapular fossa)**이라고 한다. 이 세 오목의 넓은 표면에는 두툼한 근육이 부착한다. 세모꼴인 **어깨뼈몸통**

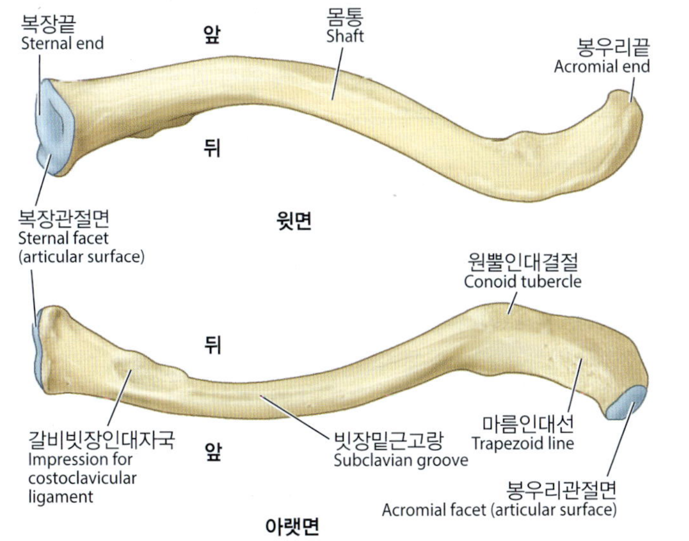

그림 3.4. 오른쪽 빗장뼈. 빗장뼈 윗면과 아랫면의 주요 특징. 빗장뼈는 팔을 몸통에 연결하는 가동성 지주(지지하는 버팀대)로 작용하며, 길이가 있기 때문에 팔이 몸통 주변을 돌 수 있다.

(body of scapula)은 어깨뼈가시의 위, 아래에서는 얇고 반투명하지만 모서리, 특히 가쪽모서리는 다소 두껍다. 어깨뼈가시는 가쪽으로 납작하고 팽대한 **봉우리[견봉, acromion**; 그리스어로 *akros*, 점(point)]로 이어지며, 봉우리는 피부밑 어깨점(subcutaneous point of shoulder)을 형성하고 빗장뼈 봉우리끝과 관절을 이룬다. 어깨뼈가시의 **세모근결절(deltoid tubercle)**은 어깨세모근(deltoid)의 맨 안쪽 부착점이 되는 융기부이다. 어깨뼈가시와 봉우리는 여기에 부착된 근육, 특히 등세모근(trapezius)에 대한 지렛대로 작용한다.

봉우리는 어깨뼈가 가쪽으로 연장된 것이기 때문에 봉우리빗장관절(acromioclavicular joint)은 어깨뼈와 어깨뼈에 부착하는 근육 덩어리 가쪽에 있게 된다(그림 3.5C). 이 근육들이 움직이는 어깨관절[*glenohumeral* (shoulder) *joint*]은 봉우리빗장관절 거의 바로 밑에 있다. 따라서 어깨뼈 덩어리는 자유팔 덩어리와 균형을 이루고 있고, 이들을 매달고 있는 구조물(부리빗장인대, coracoclavicular ligament)이 이 두 덩어리 사이에 있다.

위가쪽으로 어깨뼈 가쪽면에는 **접시오목[관절와, glenoid cavity;**

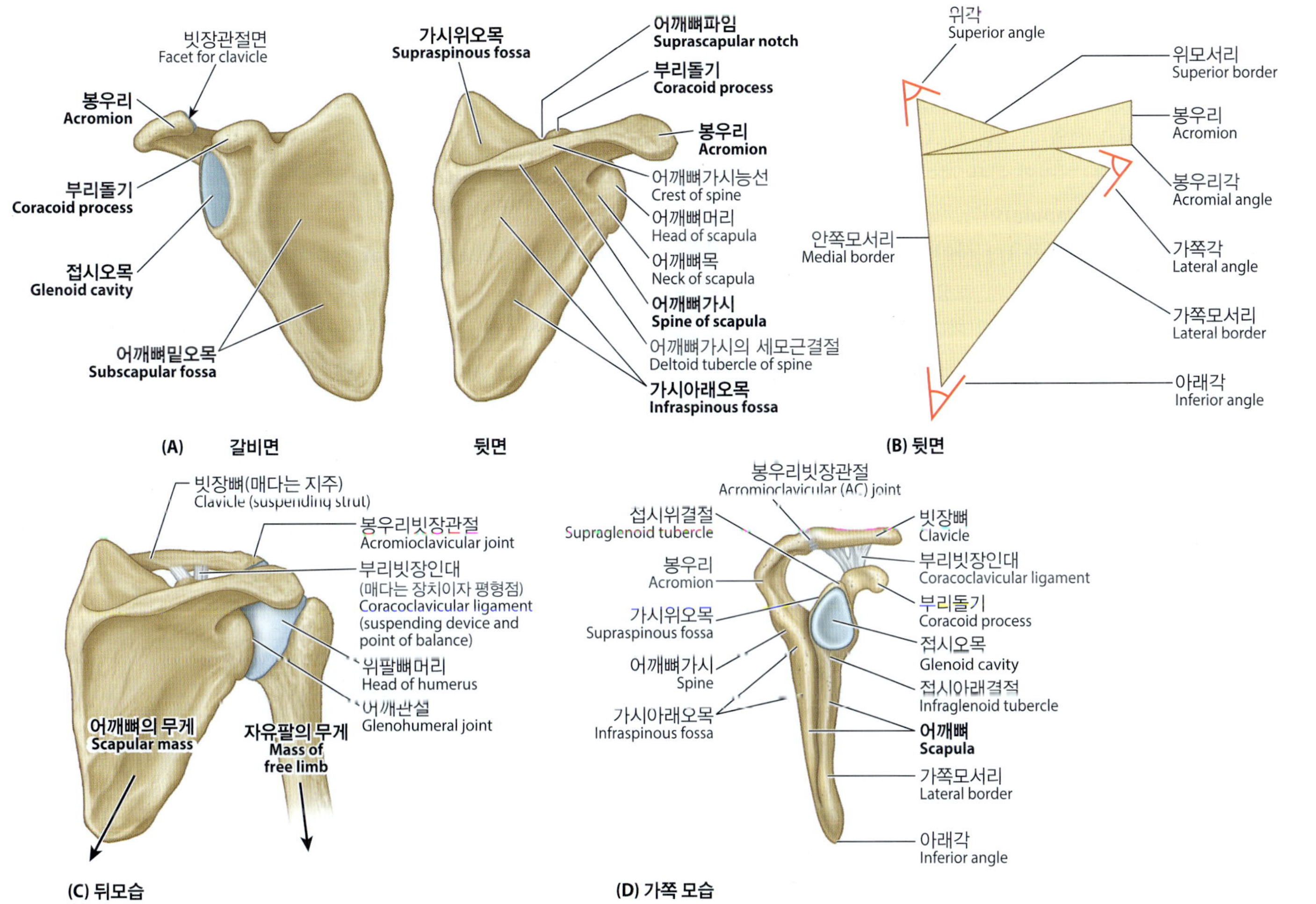

그림 3.5. 오른쪽 어깨뼈. A. 어깨뼈 갈비면과 뒷면의 모습. **B.** 어깨뼈의 모서리와 각. **C.** 어깨뼈가 매달려 있는 모습. 어깨뼈는 부리빗장인대에 의해 빗장뼈에 매달려 있는데, 이곳에서 안쪽으로는 어깨뼈와 여기에 붙어 있는 근육의 무게와 그 작용, 그리고 가쪽으로는 자유팔의 무게 사이에 균형이 맞추어져 있다. **D.** 어깨뼈의 가쪽 모습.

그리스어로 확(socket)을 의미함]이 있으며, 접시오목은 위팔뼈머리(head of humerus)와 어깨관절을 형성한다(그림 3.5A, C). 접시오목은 얕게 파인 타원형 오목(라틴어로 *fossa ovalis*)으로, 앞가쪽, 그리고 약간 위쪽을 향한다. 접시오목은 이곳과 관절을 하는 위팔뼈머리에 비해 상당히 작다. 부리 모양의 **부리돌기(오훼돌기, coracoid process**; 그리스어로 *korak-odés*, 까마귀의 부리 같은)는 접시오목 위에서 앞가쪽으로 돌출되어 있다. 이 돌기는 또한 크기, 모양, 방향이 마치 구부러진 손가락이 어깨뼈를 가리키는 것 같으며, 손가락 관절에 해당하는 위치에 수동적 지지 구조물인 부리빗장인대의 아랫부분이 부착한다.

어깨뼈에는 안쪽, 가쪽, 위모서리와 위, 가쪽, 아래각이 있다(그림 3.5B). 해부학자세에서 어깨뼈의 얇은 **안쪽모서리(내측연, medial border)**는 등뼈 가시돌기 약 5 cm 가쪽에서 이와 나란히 놓인다. 따라서 이 모서리는 흔히 **척주모서리**(추골연, *vertebral border*)라고도 한다(그림 3.5B). 어깨뼈 **가쪽모서리(외측연, lateral border)**는 아래각에서 위가쪽으로 겨드랑 꼭대기를 향해 달리므로 흔히 **겨드랑모서리**(액와연, *axillary border*)라고도 한다. 가쪽모서리는 두꺼운 뼈막대로 되어 있어서, 어깨뼈에서 압력을 감당하는 이 부분이 휘는 것을 방지한다.

가쪽모서리는 뭉뚝한 모양의 **가쪽각(외측각, lateral angle)**에서 끝나는데, 이곳은 어깨뼈에서 가장 두꺼운 부위로, 넓은 **어깨뼈머리(head of the scapula)**가 있다(그림 3.5A, B). 어깨뼈머리에는 특징적으로 접시오목이 있다. 머리와 몸통 사이의 약간 잘록한 부분은 **어깨뼈목(견갑경, neck of scapula)**이다. **어깨뼈 위모서리(상연, superior border)** 안쪽 2/3와 가쪽 1/3 사이에는 **어깨뼈파임(견갑절흔, suprascapular notch)**이 있는 것이 특징이다. 이 파임은 위모서리가 부리돌기의 바닥과 만나는 곳에 위치한다. 위모서리는 세 모서리 중 가장 얇고 짧다.

어깨뼈는 어깨가슴관절에서 가슴벽 위로 상당 정도 움직일 수 있으며, 팔이 움직일 때 발판을 제공한다. 위팔을 자유롭게 움직일 수 있게 해주는 이러한 운동에 대해서는 이 장의 뒷부분에서 어깨뼈를 움직이는 근육과 함께 기술하였다.

위팔뼈(Humerus)

위팔뼈(상완골, humerus, arm bone)는 팔에서 가장 큰 뼈로, 어깨관절에서는 어깨뼈와, 팔꿉관절(elbow joint)에서는 노뼈(요골, radius) 및 자뼈(척골, ulna)와 관절을 이룬다(그림 3.1, 3.3, 3.5C; 그림 3.7B 참조). 위팔뼈 몸쪽 끝에는 위팔뼈머리, 외과목과 해부목, 큰결절과 작은결절이 있다. 공 모양인 **위팔뼈머리(상완골두, head of humerus)**는 어깨뼈 접시오목과 관절을 이룬다. 위팔뼈 **해부목(해부경, anatomical neck)**은 위팔뼈머리를 둘러싸는 고랑을 말하며, 위팔뼈머리를 큰결절 및 작은결절과 분리한다. 위팔뼈해부목은 어깨관절의 관절주머니(joint capsule)가 부착하는 선에 해당한다. 위팔뼈 **외과목(외과경, surgical neck)**은 위팔뼈머리와 결절의 먼쪽에 있는 가장 가느다란 부분으로(그림 3.3), 골절이 자주 일어나는 곳이다.

위팔뼈머리와 목이 위팔뼈몸통과 만나는 곳에는 큰결절과 작은결절이 있는데, 일부 어깨위팔근육(scapulohumeral muscles)이 이곳에 부착하고 또 이들을 지렛대로 이용한다(그림 3.3). **큰결절(대결절, greater tubercle)**은 위팔뼈 가쪽 부위에 있고, **작은결절(소결절, lesser tubercle)**은 위팔뼈에서 앞으로 돌출되어 있다. 두 결절 사이에는 **결절사이고랑[결절간구, intertubercular (bicipital) groove]**이 있고, 이곳을 지나는 위팔두갈래근(biceps brachii) 긴갈래(long head)의 가느다란 힘줄을 보호하는 통로가 된다.

위팔뼈몸통[상완골체, shaft (body) **of humerus]**에는 특징적인 부분이 두 곳이 있다. 하나는 가쪽에 위치하는 **세모근거친면(삼각근조면, deltoid tuberosity)**으로, 이곳에는 어깨세모근(deltoid)이 부착한다. 다른 하나는 뒤쪽에 있는 비스듬한 **노신경고랑(요골신경구, radial groove, groove for radial nerve**, spiral groove)인데, 노신경(radial nerve)과 깊은위팔동맥(deep brachial artery)이 위팔세갈래근(triceps brachii) 긴갈래 앞에서 안쪽갈래와 가쪽갈래 사이를 지날 때 이 고랑을 따라 지난다. 위팔뼈몸통의 먼쪽 끝은 날카로운 안쪽과 가쪽**관절융기위능선**[내측 및 외측과 **상릉**, medial and lateral **supra-epicondylar** (supracondylar) **ridges**]을 형성하면서 넓어지다가, 그 먼쪽으로는 아래팔의 앞칸 근육(굽힘근육)과 뒤칸 근육(폄근육)이 붙는 자리인 크게 튀어나온 **안쪽위관절융기(내측상과, medial**

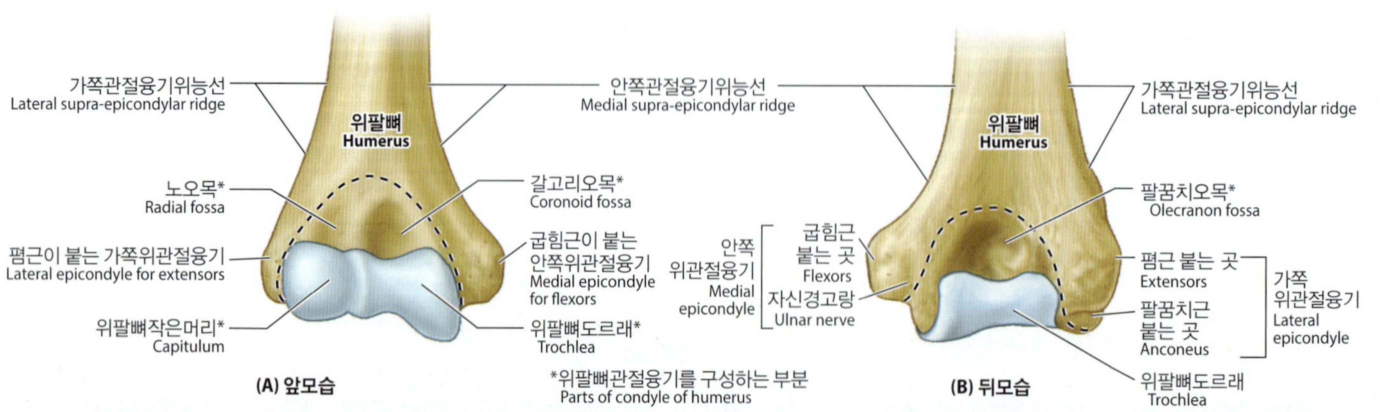

그림 3.6. 오른쪽 위팔뼈의 먼쪽 끝. A, B. 관절융기(그 경계를 *긴 점선*으로 나타내었음)에는 위팔뼈작은머리, 위팔뼈도르래, 노오목, 갈고리오목, 팔꿈치오목 등이 있다.

epicondyle)와 **가쪽위관절융기(외측상과, lateral epicondyle)**가 되면서 끝난다.

위팔뼈도르래, 위팔뼈작은머리, 팔꿈치오목, 갈고리오목, 노오목을 포함하는 위팔뼈의 먼쪽 끝을 **위팔뼈관절융기(상완골과, condyle of humerus)**라고 한다(그림 3.6). 위팔뼈관절융기에는 관절면이 2개 있다. 가쪽에 있는 **위팔뼈작은머리[상완골소두, capitulum**; 라틴어로 작은 머리(little head)를 의미함]는 노뼈머리와 관절을 이루고, 안쪽에 있는 실패 모양 또는 도르래처럼 생긴 **위팔뼈도르래[상완골활차, trochlea**; 라틴어로 도르래(pulley)를 의미함]는 자뼈의 몸쪽 끝(도르래파임, trochlear notch)과 관절을 이룬다. 위팔뼈도르래 위에는 앞뒤로 오목 2개가 서로 맞대고 있으며, 이 때문에 양쪽 위관절융기 사이의 위팔뼈관절융기는 상당히 얇다. 앞쪽의 **갈고리오목(구상돌기와, coronoid fossa)**에는 팔꿈을 완전히 굽혔을 때 자뼈 갈고리돌기(coronoid process)가 맞물린다. 뒤쪽의 **팔꿈치오목(주두와, olecranon fossa)**에는 팔꿉을 완전히 폈을 때 자뼈 팔꿈치머리(olecranon)가 맞물린다(그림 3.3B). 앞쪽에서 위팔뼈작은머리 위로 더 얕은 **노오목(요골와, radial fossa)**이 있어서 아래팔을 완전히 굽혔을 때 노뼈머리 둘레관절면이 맞물린다.

아래팔뼈(Bones of Forearm)

아래팔뼈 2개는 함께, 어깨관절을 발판으로 해서 관절로 연결된 가동성 지주의 두 번째 단위(첫 번째 단위는 위팔뼈임)를 형성하여 손의 위치를 이동시킨다. 그러나 이 단위는 하나(노뼈)가 다른 하나(자뼈)의 둘레를 따라 움직일 수 있는 2개의 평행한 뼈로 이루어져 있기 때문에 뒤침(supination)과 엎침(pronation)이 가능하며, 이것이 팔꿉을 굽힌 상태에서 손을 돌릴 수 있게 한다.

자뼈(ulna)

자뼈(척골, ulna)는 아래팔을 안정시키는 뼈이며, 두 아래팔뼈 중 안쪽에 위치하고 더 길다(그림 3.7, 3.8). 몸쪽 끝이 먼쪽 끝보다 좀 더 크고, 몸쪽으로는 위팔뼈와, 가쪽으로는 노뼈머리와 관절을 이루도록 특화되어 있다. 자뼈에는 위팔뼈와 관절을 형성하는, 튀어나온 돌기가 두 개 있다: (1) **팔꿈치머리(주두, olecranon)**는 자뼈 뒤에서 몸쪽으로 돌출해 있고 [팔꿉점(point of elbow)을 형성] 팔꿉을 펴는 것에 대한 짧은 지렛대로 작용하며, (2) **갈고리돌기(구상돌기, coronoid process)**는 앞으로 돌출되어 있다.

팔꿈치머리와 갈고리돌기는 **도르래파임(활차절흔, trochlear notch)**의 벽을 형성한다. 도르래파임은 위팔뼈도르래와 관절을 형성하면서 위팔뼈도르래를 움켜잡는데, 옆에서 보았을 때 그 모습이 마치 멍키 렌치(crescent wrench)의 턱을 닮았다(그림 3.7B, C). 아래팔을 엎치고 뒤치는 동안 약간의 벌림과 모음이 일어나긴 하지만, 자뼈와 위팔뼈 사이의 팔꿉관절은 기본적으로 굽힘과 폄만이 가능하다. 갈고리돌기 아래에는 위팔근(brachialis) 힘줄이 붙는 **자뼈거친면(척골조면, tuberosity of ulna)**이 있다(그림 3.7A와 3.8A).

갈고리돌기 가쪽에는 매끈하고 둥근 오목인 **노파임(요골절흔, radial notch)**이 있으며, 이것은 노뼈머리의 넓은 둘레관절면과 맞물린다. 노파임 아래에서 자뼈몸통 가쪽면에는 돌출된 능선인 **뒤침근능선(회외근릉, supinator crest)**이 있다. 뒤침근능선과 갈고리돌기 먼쪽 부분 사이에는 오목한 **뒤침근오목(supinator fossa)**이 있다. 손뒤침근(supinator) 깊은갈래가 뒤침근능선과 뒤침근오목에 붙는다(그림 3.7A).

자뼈몸통(척골체, shaft of ulna)은 몸쪽에서는 굵고 원통형이지만, 먼쪽으로 가면서 점차 가늘어진다(그림 3.8A). 자뼈의 가느다란 먼쪽 끝에는 작지만 뚜렷하게 팽대한 원반 모양의 자뼈머리(척골두, head of ulna)가 있고, **자뼈머리(head of ulna)**에는 작은 원뿔형의 **자뼈 붓돌기(척골경상돌기, ulnar styloid process)**가 솟아 있다. 자

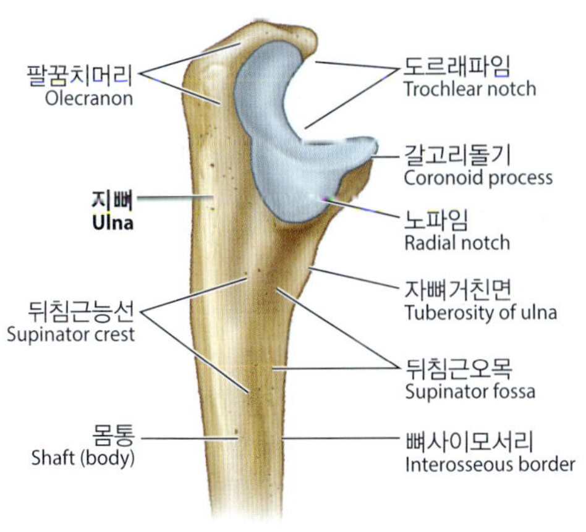

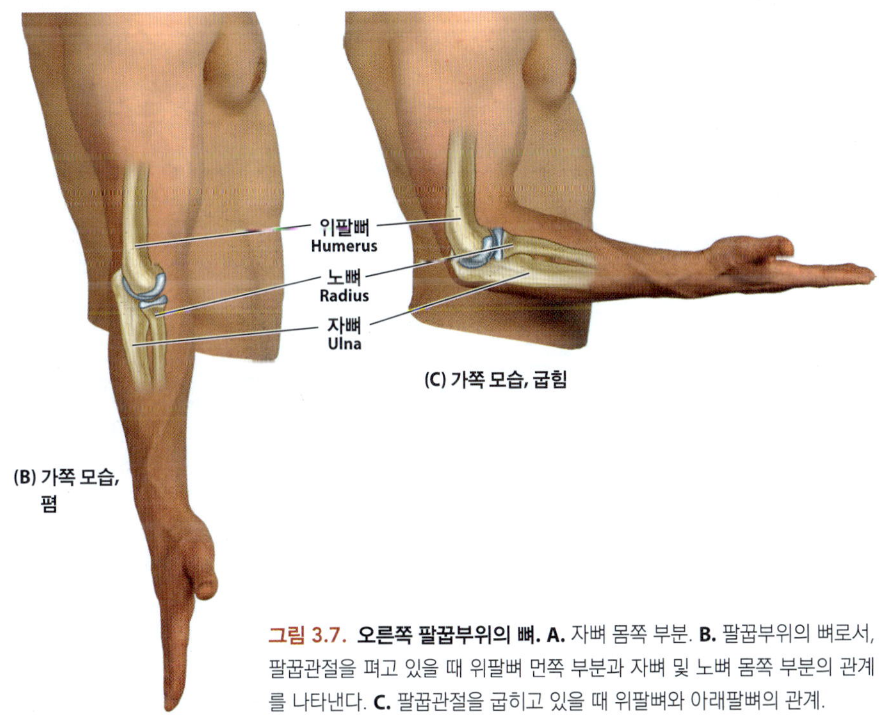

그림 3.7. 오른쪽 팔꿉부위의 뼈. A. 자뼈 몸쪽 부분. **B.** 팔꿉부위의 뼈로서, 팔꿉관절을 펴고 있을 때 위팔뼈 먼쪽 부분과 자뼈 및 노뼈 몸쪽 부분의 관계를 나타낸다. **C.** 팔꿉관절을 굽히고 있을 때 위팔뼈와 아래팔뼈의 관계.

뼈는 손목관절[wrist (radiocarpal) joint]까지는 이르지 않으며, 따라서 이 관절에는 참여하지 않는다(그림 3.8).

노뼈(radius)

노뼈(요골, radius)는 두 아래팔뼈 중 가쪽에 위치하고 더 짧다. 몸쪽 끝에는 짧은 머리, 목, 안쪽을 향하고 있는 노뼈거친면이 있다(그림 3.8A). 원반 모양인 **노뼈머리(요골두, head of radius)**의 매끈한 윗면은 오목하며, 팔꿉관절을 굽히고 펴는 동안 위팔뼈작은머리와 관절을 형성한다. 또한 노뼈머리의 가장자리는 자뼈 노파임과 관절을 이루며, 따라서 노뼈머리는 관절연골로 덮여 있다.

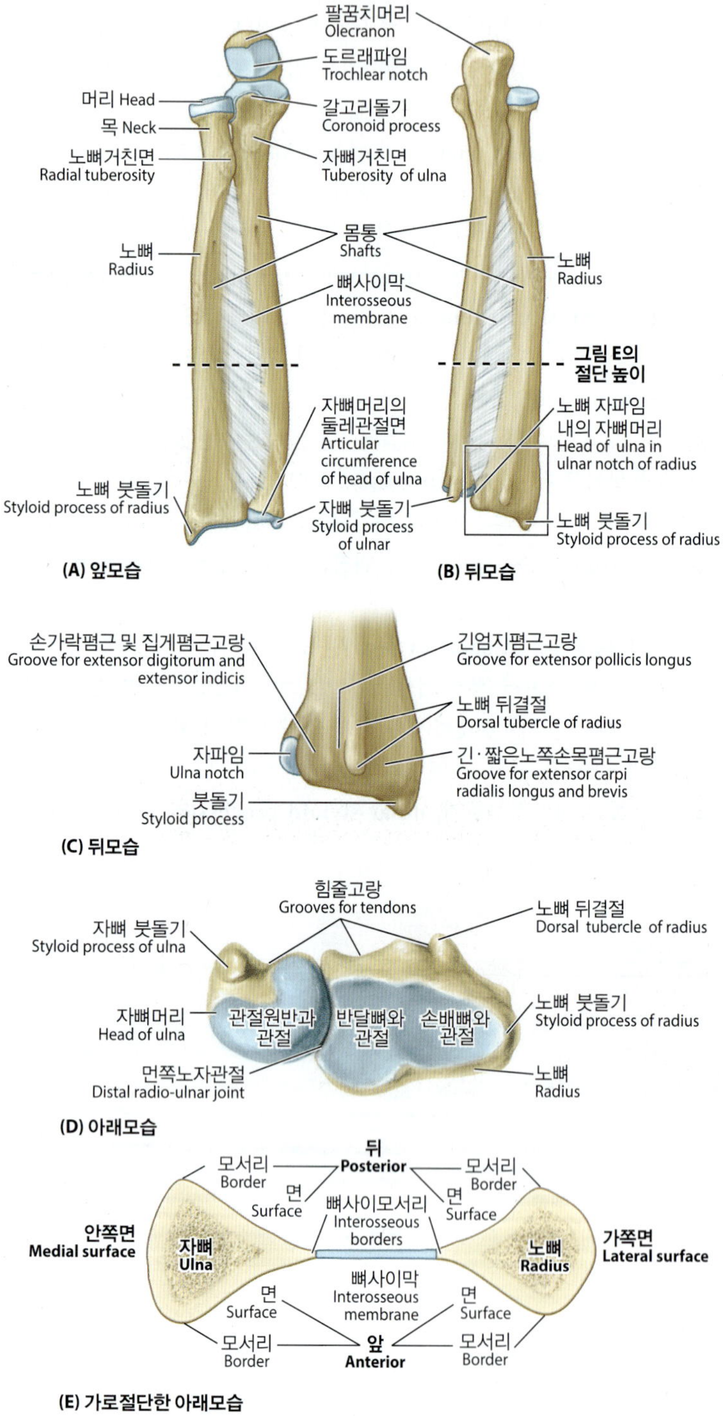

그림 3.8. 오른쪽 노뼈와 자뼈. A, B. 노뼈와 자뼈가 뼈사이막으로 연결된 모습을 보여주고 있다. **C, D.** 아래팔뼈 먼쪽 끝의 모습. **E.** 가로단면에서 노뼈와 자뼈의 몸통 단면의 모습은 전체 길이의 중간과 먼쪽 1/3의 대부분에 걸쳐 서로 거의 거울상으로 나타난다.

노뼈목(요골경, neck of radius)은 노뼈머리 먼쪽에 있는 잘록한 부분을 말한다. 노뼈목 안쪽 부분 먼쪽에는 타원형의 **노뼈거친면(요골조면, radial tuberosity)**이 있어서 노뼈몸통과 몸쪽 끝(노뼈머리와 노뼈목)의 경계가 된다.

노뼈몸통(요골체, shaft of radius)은 자뼈몸통과는 대조적으로 먼쪽으로 갈수록 점차 커진다. 가로로 절단해 보면 노뼈 먼쪽 끝은 기본적으로 4개의 면으로 이루어져 있다. 안쪽면은 오목한 **자파임(척골절흔, ulnar notch)**을 형성하여(그림 3.8C, D) 자뼈머리와 관절한다. 가쪽면은 점점 능선처럼 돌출하다가 먼쪽으로 **노뼈 붓돌기(요골경상돌기, styloid process of the radius)**를 낸다.

등쪽으로 돌출된 **노뼈 뒤결절(후결절, dorsal tubercle of radius)**은 아래팔 근육의 힘줄들이 지나는 얕은 고랑들 사이에 놓여 있다. 노뼈 붓돌기는 자뼈 붓돌기보다 더 크고 더 먼쪽까지 뻗어 있다(그림 3.8A, B). 이 상호관계는 자뼈 그리고/또는 노뼈가 골절되었을 때 임상적으로 중요한 의미가 있다(임상적용 "노뼈와 자뼈의 골절" 참조).

노뼈와 자뼈의 몸통은 가로단면이 대부분 길이에서 기본적으로 삼각형인데, 둥근 바닥은 표면을 향하고 날카로운 꼭대기는 깊은 쪽을 향한다(그림 3.8A, E). 이 꼭대기는 **노뼈** 또는 **자뼈의 뼈사이모서리(골간연, interosseous border)**에 해당하며, 여기에는 얇은 섬유 구조물인 **아래팔뼈사이막(전완골간막, interosseous membrane of forearm)**이 붙어 있다(그림 3.8A, B, E). 뼈사이막 섬유의 대부분은 노뼈에서 아래쪽으로 비스듬히 달려 안쪽 자뼈에 닿는다(그림 3.8A, B). 따라서 이 섬유들은 (손을 경유하여) 노뼈가 받아들인 힘을 자뼈를 통해 위팔뼈까지 전달한다.

손뼈(Bones of Hand)

손목[carpus; 라틴어로 손목(wrist)[2]을 의미함]은 각 4개씩 몸쪽과 먼쪽 열로 배열된 여덟 개의 **손목뼈(수근골, carpal bones)**로 이루어진다(그림 3.9A~C). 이 작은 뼈들은 아래팔과 손의 연접부에 위치하며 손목에 유연성을 부여한다. 손목은 뒤로는 안쪽에서 가쪽으로 뚜렷하게 볼록하고 앞으로는 오목하다. 두 열의 손목뼈가 서로에 대하여 미끄러지고 또 각 뼈는 인접한 뼈들에 대하여 미끄러짐으로써 손목관절에서의 운동을 증대시킨다.

가쪽에서 안쪽으로 가면서 몸쪽 열에 있는 4개의 손목뼈(그림 3.9A, B의 보라색)는 다음과 같다.

---

[2] "wrist"라는 말은 흔히 부정확하게 사용된다. 이 단어를 "carpus"와 동의어로 사용하면 안 된다. 왜냐하면 "wrist"는 손목시계나 팔찌를 착용하는 아래팔의 먼쪽 끝을 이르는 말로 적절하기 때문이다.

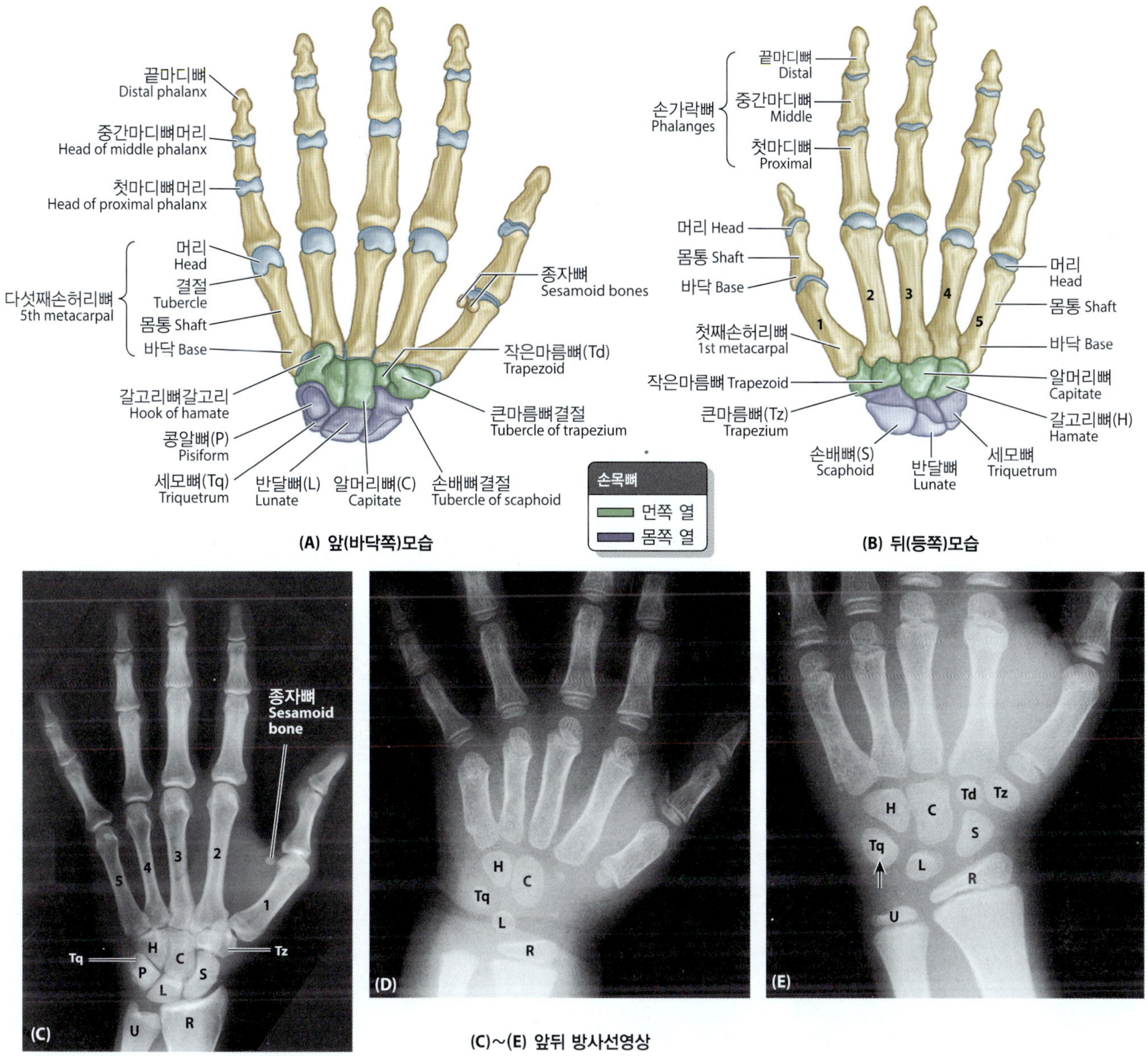

그림 3.9. 오른쪽 손뼈. A~C. 손의 뼈대는 세 부위, 즉 손바닥 바닥 쪽에 있는 (몸쪽과 먼쪽 열로 세분되는) 손목뼈, 손바닥의 손허리뼈, 손가락의 손가락뼈로 구성된다. *U*, 자뼈; *R*, 노뼈. **D.** 2.5세 어린이. 손목뼈 중 4개에서만 뼈되기중심이 보인다. 노뼈(*R*) 먼쪽 끝에서 뼈끝(epiphysis)이 관찰된다. **E.** 11세 어린이. 모든 손목뼈에서 뼈되기중심이 보인다. *화살표*는 세모뼈 앞면에 놓여 있는 콩알뼈를 가리킨다. 자뼈 먼쪽 뼈끝은 뼈가 되었지만, 모든 뼈끝판(선)은 아직 열려 있다(즉, 이 판은 아직 뼈가 되지 않았다).

1. **손배뼈**[**주상골, scaphoid**; 그리스어로 *skaphé*, 소형 보트(skiff), 배(boat)]: 몸쪽으로 노뼈와 관절을 이루는 배 모양의 뼈로, 손목뼈 몸쪽 열에서 가장 큰 뼈이다. 손배뼈에는 튀어나온 **손배뼈결절**(**주상골결절, scaphoid tubercle**)이 있다.
2. **반달뼈**[**월상골, lunate**; 라틴어로 *luna*, 달(moon)]: 손배뼈와 세모뼈 사이에 있는 달 모양의 뼈이다. 몸쪽으로 노뼈와 관절하고 앞이 뒤보다 더 넓다.
3. **세모뼈**[**삼각골, triquetrum**; 라틴어로 *triquetrus*, 세모진(three-cornered)]: 손목 안쪽에 있는 피라미드 모양의 뼈이다. 몸쪽으로 먼쪽노자관절(distal radio-ulnar joint)의 관절원반(articular disc)과 관절을 이룬다.
4. **콩알뼈**[**두상골, pisiform**; 라틴어로 *pisum*, 완두콩(pea)]: 세모뼈의 바닥쪽 면에 놓여 있는 작은 완두콩 모양의 뼈이다.

가쪽에서 안쪽으로 가면서 먼쪽 열에 있는 4개의 손목뼈(그림 3.9A, B의 초록색)는 다음과 같다:

1. **큰마름뼈**[**대능형골, trapezium**; 그리스어로 *trapeze*, 탁자(table)]: 손목의 가쪽에 위치하는, 면이 4개인 뼈이다. 첫째와 둘째손허리뼈, 손배뼈, 작은마름뼈와 관절을 이룬다.
2. **작은마름뼈**(**소능형골, trapezoid**): 큰마름뼈와 닮은 쐐기 모양의 뼈이다. 둘째손허리뼈, 큰마름뼈, 알머리뼈, 손배뼈와 관절을 이

룬다.

3. **알머리뼈**[**유두골**, **capitate**; 라틴어로 *caput*, 머리(head)]: 한쪽 끝이 동그란 머리 모양의 뼈로 손목에서 가장 큰 뼈이다. 먼쪽으로는 주로 셋째손허리뼈와 관절하며, 주변의 작은마름뼈, 손배뼈, 반달뼈, 갈고리뼈와도 관절을 이룬다.
4. **갈고리뼈**[**유구골**, **hamate**; 라틴어로 *hamulus*, 작은 갈고리(a little hook)]: 손의 안쪽에 있는 쐐기 모양의 뼈로 넷째와 다섯째 손허리뼈, 알머리뼈, 세모뼈와 관절을 이룬다. 앞쪽으로 독특하게 갈고리 모양으로 뻗은 돌기인 **갈고리뼈갈고리(유구골구, hook of hamate)**가 있다.

손목뼈 먼쪽 열의 몸쪽 면은 손목뼈 몸쪽 열과 관절을 이루고, 그 먼쪽 면은 손허리뼈와 관절을 이룬다.

손허리뼈(**중수골**, **metacarpal bones**, metacarpals)는 손목과 손가락 사이에서 손바닥의 뼈대를 형성하며 모두 5개가 있다. 각 손허리뼈는 바닥(저, base), 몸통(체, shaft), 머리(두, head)로 구성된다. 몸쪽의 **손허리뼈바닥(중수골저, base of metacarpal)**은 손목뼈와 관절을 형성한다. 먼쪽의 **손허리뼈머리(중수골두, head of metacarpal)**는 손가락 첫마디뼈와 관절을 이루고 주먹결절(knuckle)을 형성한다. (엄지손가락의) 첫째손허리뼈는 손허리뼈 중에서 가장 굵고 짧다. 셋째손허리뼈에는 그 바닥 가쪽면에 **붓돌기(경상돌기, styloid process)**가 있는 것이 특징이다(그림 3.12A 참조).

각 손가락에는 **손가락뼈(지골, phalanges)**가 3개 있지만 첫째(엄지)손가락에는 2개만 있다. 첫째손가락의 손가락뼈는 다른 손가락의 손가락뼈들보다 더 튼튼하다. 각 손가락뼈는 몸쪽의 **바닥(저, base)**, **몸통(체, shaft**, body), 먼쪽의 **머리(두, head)**로 구성된다(그림 3.9). 첫마디뼈(기절골, proximal phalanges)가 가장 크고, 중간마디뼈(중절골, middle phalanges)는 중간 크기이며, 끝마디뼈(말절골, distal phalanges)가 가장 작다. 마디뼈몸통은 먼쪽으로 가면서 점차 가늘어진다. 끝마디뼈 먼쪽 끝은 납작하게 펴져 있으며 손톱바닥(nail bed) 밑에 놓인다.

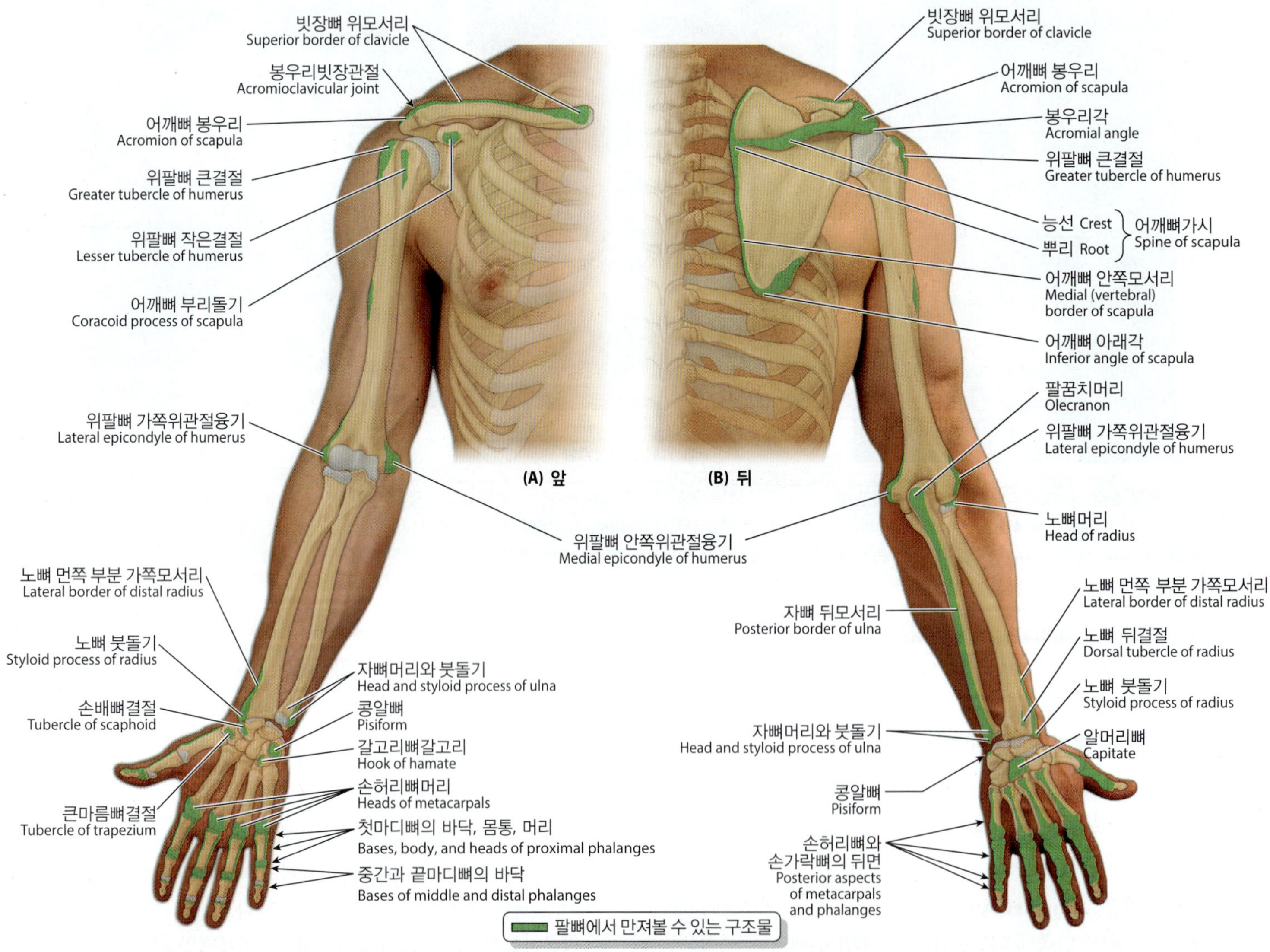

그림 3.10. **팔뼈의 표면해부학.**

손뼈의 뼈되기(ossification of bones of hand)

뼈나이(bone age, skeletal age)를 가늠하기 위해서 손목과 손의 방사선사진이 흔히 이용된다. 임상적 검사를 위해서 이 방사선사진을 뼈발생 방사선 도해서에 실려 있는 일련의 표준 사진과 비교하여 뼈대의 나이를 결정한다. 뼈되기중심(ossification center)은 보통 생후 1년 안에 분명하게 나타나지만, 출생 전에 나타나기도 한다. 출생 후 각 손목뼈에는 대개 뼈되기중심이 1개가 나타난다(그림 3.9D). 알머리뼈와 갈고리뼈의 뼈되기중심이 가장 먼저 나타난다.

각 마디뼈몸통은 태아기 중에 뼈가 되기 시작한다. 출생 후 안쪽 4개 손허리뼈의 머리와 첫째손허리뼈 바닥에 뼈되기중심이 나타나고, 11세에 이르면 모든 손목뼈에서 뼈되기중심이 보인다(그림 3.9E 참조).

팔뼈의 표면해부학 (Surface Anatomy of Upper Limb Bones)

대부분 팔뼈에는 겉에서 만져지는 부위나 면이 있기 때문에 (반달뼈와 작은마름뼈는 예외임) 숙련된 검사자는 이를 활용해서 외상(골절 또는 탈구)이나 기형으로 인한 이상을 식별해 낼 수 있다(그림 3.10).

빗장뼈는 피부밑에 있어서 전체 길이를 쉽게 만질 수 있다. 복장끝은 복장뼈자루 위로 돌출되어 있다(그림 4.1A 참조). 양쪽 빗장뼈의 융기된 복장끝 사이를 **목아래파임(jugular notch**, suprasternal notch)이라고 한다. 빗장뼈 봉우리끝은 흔히 봉우리보다 높이 솟아 있어 **봉우리빗장관절**[*acromioclavicular (AC) joint*]에서 만질 수 있는 융기부를 형성한다. 봉우리끝은 봉우리 가쪽모서리의 안쪽 2~3 cm에서, 특히 위팔을 번갈아 굽히고 펼 때 만져 볼 수 있다. 빗장뼈의 어느 한쪽 또는 양쪽 끝이 유난히 돌출되기도 하는데, 만약 이런 모습이 보인다면 이는 좌우 모두에서(bilateral) 나타난다.

빗장뼈를 덮고 있는 피부는 매우 탄력적이어서 쉽게 주름이 집힌다. 이러한 특징은 이곳에서 빗장밑동맥(subclavian artery)의 셋째부분을 묶을 때 유용하다. 빗장밑동맥이 있는 부위를 덮고 있는, 즉 빗장뼈 위쪽의 피부를 빗장뼈 쪽으로 잡아내려 절개한 후 놓아주면 피부는 빗장뼈 위쪽으로 되돌아간다. 이렇게 함으로써 절개하는 동안에 빗장밑동맥을 다칠 염려가 없어진다.

빗장뼈를 따라 가쪽으로 가다 보면 빗장뼈 안쪽 부분이 앞으로 볼록하다는 것을 느낄 수 있다. 팔로 가는 큰 혈관과 신경들이 이 볼록한 부분 뒤를 지난다. 빗장뼈의 납작한 봉우리끝은 어깨뼈 봉우리 가쪽 끝에 의해 형성된 어깨점(point of shoulder)까지는 도달하지 않는다.

어깨뼈 **봉우리**는, 특히 어깨세모근(deltoid)이 저항에 대항하여 수축할 때, 쉽게 만질 수 있고 종종 눈에도 보인다. 봉우리 윗면은 피부밑에 있고 안쪽으로 봉우리빗장관절까지 따라가 볼 수 있다. 봉우리 가쪽모서리와 뒤모서리는 서로 만나 **봉우리각(acromial angle)**을 형성한다(그림 3.10B). 접시오목과 닿아 있는 위팔뼈와 어깨세모근이 어깨의 둥근 만곡을 형성한다. **어깨뼈가시의 능선(crest of scapular spine)**은 전체 길이가 피부밑에 있고 쉽게 만져진다.

팔이 해부학자세로 있을 때:

- 어깨뼈 위각은 둘째등뼈(T2) 높이에 있다.
- 어깨뼈가시 뿌리의 안쪽 끝은 셋째등뼈(T3) 가시돌기와 마주하고 있다.
- 어깨뼈 아래각은 일곱째갈비뼈 아래모서리 근처와 일곱째갈비사이공간에서 일곱째등뼈(T7) 높이에 있다.

어깨뼈 **안쪽모서리**는 셋째-일곱째갈비뼈 범위에서 어깨뼈가시 뿌리의 아래쪽에서 만질 수 있다. 어깨뼈 가쪽모서리는 큰원근(teres major)과 작은원근(teres minor)으로 덮여 있기 때문에 쉽게 만져지지 않는다. 팔을 벌리고 손을 머리 뒤에 대면 어깨뼈가 돌아가면서 접시오목이 위로 올라가고 어깨뼈 안쪽모서리는 여섯째갈비뼈와 나란해진다. 따라서 이러한 동작으로 여섯째갈비뼈의 위치를 추정하고, 그 속에 있는 허파 빗틈새(oblique fissure)의 위치를 어림잡을 수 있다. 어깨뼈 아래각은 쉽게 만질 수 있고 흔히 눈에 보인다. 어깨관절의 운동을 검사할 때는 어깨뼈를 움직이지 못하도록 이 각을 움켜잡는다. 어깨뼈 **부리돌기**는 세모가슴근삼각[쇄골흉삼각, *clavipectoral (deltopectoral) triangle*]의 가쪽을 깊게 촉진하면 느낄 수 있다(그림 3.11).

위팔뼈머리는 아래쪽을 제외하면 근육으로 둘러싸여 있다. 따라서 위팔뼈머리는 손가락을 **겨드랑오목**(*axillary fossa*, armpit)[3] 안으로 한참 밀어 올려야만 만져진다. 이때 위팔을 완전히 벌리지 말아야 하는데, 그렇지 않으면 겨드랑에 있는 근막이 팽팽해져 위팔뼈머리를 만지는 것을 방해한다. 어깨뼈를 (제자리에) 고정한 채로 위팔을 움직이면 위팔뼈머리를 만질 수 있다.

위팔뼈 **큰결절**은 피검자가 팔을 몸통 옆에 나란히 늘어뜨린 상태에서 어깨세모근을 통해 깊게 촉진하면 봉우리 가쪽모서리의 아래쪽에서 느낄 수 있다. 이 자세에서 큰결절은 어깨의 가장 가쪽에 있는 뼈섬(bony point)이 되고, 어깨세모근과 더불어 어깨의 둥근 윤곽을 만든다. 위팔을 벌리면 큰결절이 봉우리 밑으로 당겨져 들어가 더 이상 만질 수 없다.

위팔뼈 **작은결절**은 위팔 앞쪽에서 부리돌기 끝의 약간 아래, 대략 1 cm 가쪽으로 어깨세모근을 통해 깊게 촉진하면 어렵게 만질 수 있다. 위팔을 돌리면 이 결절은 조금 쉽게 만져진다. 큰결절과 작은결절 사이에 있는 결절사이고랑의 위치는 팔꿉관절을 굽히고 펴는 동안 위팔두갈래근 긴갈래 힘줄이 결절사이고랑을 따라 움직이므로 이것을 따라 위쪽 방향으로 촉진하면 식별할 수 있다.

위팔뼈몸통은 이것을 둘러싸는 근육을 통해 다양한 정도로 느낄

[3]해부학용어(6판)에는 'axilla'와 'axillary fossa'가 모두 '겨드랑'으로 등재되어 있으나 여기서는 두 용어가 서로 다른 의미로 쓰이고 있으므로 혼란을 피하기 위하여 'axillary fossa'를 '겨드랑오목'으로 번역하였음—역자 주

3

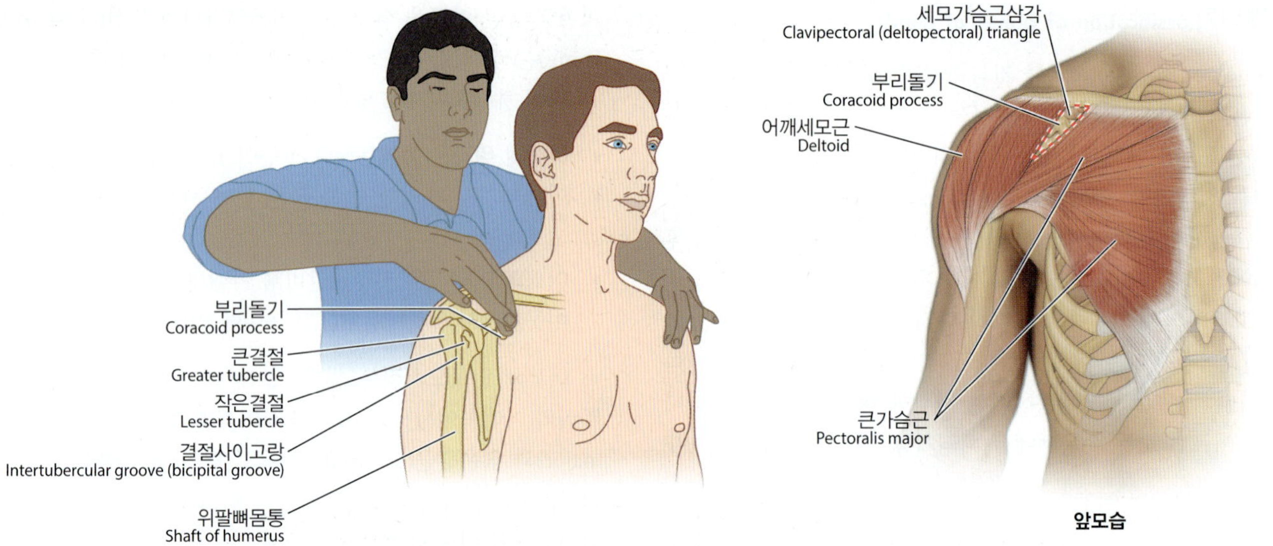

그림 3.11. 어깨뼈 부리돌기의 촉진.

수 있다. 위팔뼈몸통의 몸쪽 부분은 어느 곳도 피부밑에 위치하지 않는다.

위팔뼈의 안쪽과 가쪽위관절융기는 피부밑에 있고 팔꿉부위의 안쪽과 가쪽에서 쉽게 만질 수 있다. 뒤안쪽으로 돌출된 혹 모양의 **안쪽위관절융기**는 가쪽위관절융기보다 더 튀어나와 있다.

팔꿉관절을 조금만 굽히면 **가쪽위관절융기**가 보인다. 팔꿉관절을 완전히 펴면 팔꿉 뒤가쪽에 있는 오목한 곳의 깊은 쪽에서 가쪽위관절융기가 만져지지만 보이지는 않는다.

자뼈 팔꿈치머리는 쉽게 만질 수 있다(그림 3.12). 팔꿉관절을 폈을 때 팔꿈치머리의 끝과 위팔뼈의 위관절융기들이 한 직선상에 놓

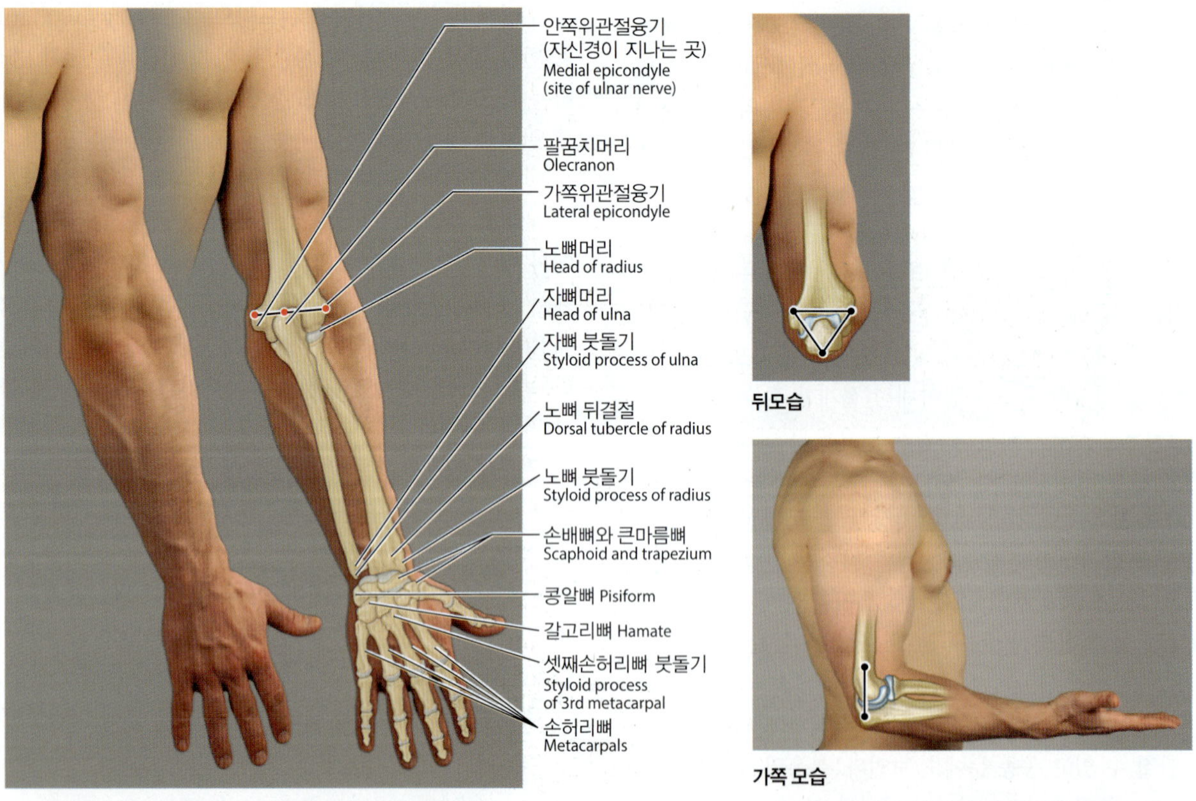

(A) 뒤모습, 팔꿉을 폈을 때 양쪽 위관절융기와 팔꿈치머리의 배열 상태

(B) 굽힘: 팔꿉을 90° 굽혔을 때 양쪽 위관절융기와 팔꿈치머리는 삼각형을 이루면서 수직으로 배열한다.

그림 3.12. 팔꿉부위 뼈의 표면해부학.

인다(그림 3.12A, B). 팔꿉을 굽히면 팔꿈치머리가 내려가 그 끝이, 양쪽 위관절융기가 각각 밑변의 각을 이루는, 대략적인 정삼각형의 꼭지점을 형성한다(그림 3.12B). 이러한 정상적인 관계는 특정 팔꿉 손상(예: 팔꿉관절의 탈구)의 진단에 중요하다.

아래팔 전체 길이에 걸쳐 만져지는 **자뼈 뒤모서리**는 아래팔의 굽힘근–엎침근칸(flexor–pronator compartment)과 폄근–뒤침근칸(extensor–supinator compartment) 사이의 뒤안쪽 경계를 이룬다. **자뼈머리**는 손목 등쪽면의 안쪽에서 특히 손을 엎칠 때 쉽게 보이고 만져지는 크고 둥근 피부밑 융기를 형성한다. 피부밑에 있는 뾰족한 **자뼈 붓돌기**는 손을 뒤칠 때 둥근 자뼈머리의 약간 먼쪽에서 느낄 수 있다(그림 3.12A).

노뼈머리는 팔꿉관절을 편 상태에서 팔꿉의 뒤가쪽에 움푹 들어간 부위에서 위팔뼈 가쪽위관절융기 바로 먼쪽에서 만져진다. 또한 아래팔을 엎치고 뒤치면 이곳에서 노뼈머리가 회전하는 것을 느낄 수 있다. 위팔뼈 안쪽위관절융기 뒷면에서는 이곳을 지나는 **자신경**(*ulnar nerve*)이 굵은 끈처럼 느껴진다. 여기서 이 신경을 누르면 불쾌한 “짜릿한 뼈(funny bone)” 감각을 일으킨다.

노뼈 붓돌기는 손목 가쪽에 있는 **해부코담배갑**(*anatomical snuff box*)에서 쉽게 만질 수 있다(그림 3.67B 참조). 이것은 자뼈 붓돌기보다 크고 대략 1 cm 정도 더 먼쪽으로 뻗어 있다. 노뼈 붓돌기는 엄지를 벌렸을 때 가장 만지기 쉽다. 엄지로 가는 근육의 힘줄들이 노뼈 붓돌기 표면을 지난다. 노뼈 붓돌기가 자뼈 붓돌기보다 더 먼쪽까지 뻗어 있어서 손목은 벌림보다는 모음을 더 많이 할 수 있다.

노뼈 붓돌기와 자뼈 붓돌기 사이의 위치 관계는 특정 손목손상[예: 콜리스골절(Colles fracture); 그림 B3.3B 참조]의 진단에 있어 중요하다. 노뼈 붓돌기에서 몸쪽으로 노뼈의 앞면, 가쪽면, 뒷면이 몇 cm 정도 만져진다. **노뼈 뒤결절**은 노뼈 먼쪽 끝의 뒷면 중간 근처에서 쉽게 만져진다. 뒤결절은 그 안쪽을 지나는 긴엄지폄근 힘줄에 대한 도르래로 작용한다.

콩알뼈는 손목 안쪽모서리의 앞쪽에서 만질 수 있고, 손을 이완하면 이 뼈를 양옆으로 움직일 수도 있다. 콩알뼈의 가쪽, 그리고 먼쪽으로 약 2 cm 되는 지점에서 손바닥 안쪽 부위를 깊게 누르면 **갈고리뼈갈고리**(*hook of hamate*)를 만질 수 있다. **손배뼈결절**과 **큰마름뼈결절**은 손을 편 상태에서 **엄지두덩**(*thenar eminence*, ball of thumb)의 바닥과 안쪽 부위에서 만질 수 있다.

손가락의 긴 폄근 힘줄로 덮여 있긴 하지만 손등에서 **손허리뼈**를 만질 수 있다. 손허리뼈머리는 주먹의 주먹결절(knuckles of fist)을 형성하며, 셋째손허리뼈머리가 가장 많이 튀어나와 있다. **셋째손허리뼈 붓돌기**는 노뼈 뒤결절에서 약 3.5 cm 아래에서 만져진다. 손가락뼈의 뒷면 역시 쉽게 만질 수 있다. 손가락의 주먹결절(knuckles of fingers)은 첫마디뼈와 중간마디뼈의 머리에 의해 형성된다.

한쪽 팔을 반대쪽 팔과 비교하거나 또는 팔의 성장과 크기에 대한 정상 표준과 비교하기 위하여 팔 또는 팔의 부위를 계측할 때에는 **봉우리각**(그림 3.10B), **위팔뼈 가쪽위관절융기**, **노뼈 붓돌기**, **셋째손가락 끝**이 계측점으로 가장 흔히 이용된다. 계측은 팔을 이완시키고(매달려 있는 상태) 손바닥은 앞을 향하고 있는 상태에서 시행한다.

팔, 특히 손의 손상은 그 손상 정도에 비하여 기능이 소실되는 효과가 월등하게 크기 때문에 팔의 구조와 기능에 대한 철저한 이해가 대단히 중요하다. 손상된 팔을 치료하는 목적은 그 기능을 보존 또는 회복시키는 것이기 때문에 기능에 대한 이해 없이 구조만 아는 것은 임상적으로 거의 쓸모가 없다.

임상적용 CLINICAL BOX

팔뼈(BONES OF UPPER LIMB)

빗장뼈 골절(Fracture of Clavicle)

빗장뼈는 가장 자주 골절되는 뼈 중의 하나이다. **빗장뼈 골절**(*clavicular fractures*)은 어린이들에서 특히 빈발하고, 손을 쭉 편 상태에서 넘어지면서 손으로 디딜 때 그 충격이 아래팔과 위팔의 뼈를 거쳐 어깨로 전달되는 간접적인 힘에 의해 흔히 유발된다. 어깨로 직접 넘어지는 경우에도 골절이 일어날 수 있다. 빗장뼈 중 가장 약한 부분은 중간과 가쪽 1/3 사이이다. 빗장뼈 골절은 성인 운동선수(예: 축구, 하키, 사이클 선수)에서도 흔히 일어난다.

빗장뼈 골절이 일어나면 목빗근(sternocleidomastoid m.)이 이 뼈의 안쪽 분절을 들어올린다(그림 B3.1). 빗장뼈는 피부밑에 위치하기 때문에 들어 올려진 분절의 끝이 돌출하여 쉽게 만져지고 분명하게 보인다. 팔 무게 때문에 등세모근(trapezius m.)이 가쪽 분절을 떠받칠 수 없고, 따라서 어깨가 처진다. 부리빗장인대(coracoclavicular lig.)가 강력하기 때문에 대개는 봉우리빗장관절[acromioclavicular (AC) joint]의 탈구는 일어나지 않는다. 빗장뼈가 골절되면 사람들은 축 늘어진 팔을 다른 팔로 받친다. 빗장뼈 가쪽 분절은 밑으로 처질 뿐 아니라 큰가슴근(pectoralis major m.)과 같은 위팔의 모음근에 의해 안쪽으로 당겨진다. 안쪽과 가쪽 뼈 분절이 겹쳐지면 빗장뼈가 짧아진다. 팔걸이를 사용하여 빗장뼈가 지탱할 팔의 무게를 덜어주면 뼈가 잘 정렬되고 치유 과정이 용이해진다.

신생아 어깨가 넓은 경우에 분만 중에 빗장뼈가 골절될 수도 있다. 하지만 이 골절은 보통 빠르게 치유된다. 종종 어린아이들에서는 빗장뼈 골절이 불완전하게 일어나는 경우가 있다. 이를 생나무골

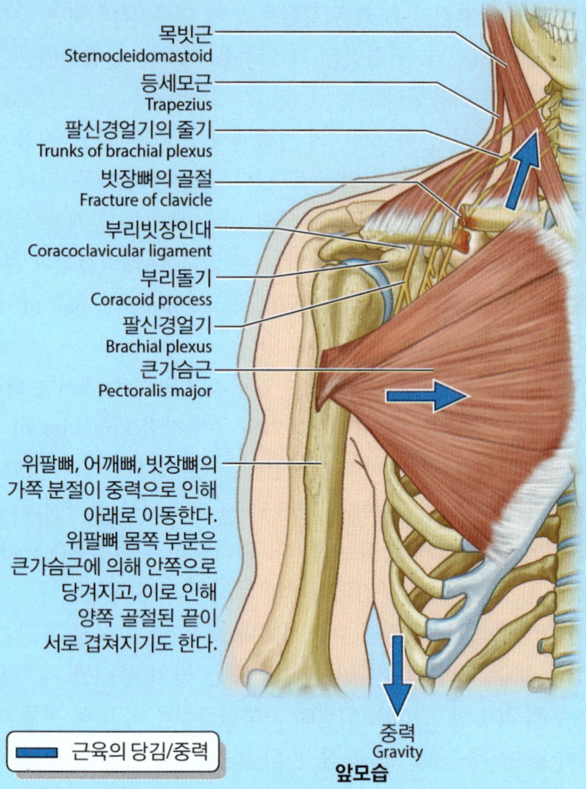

그림 B3.1. 빗장뼈 골절.

절(greenstick fracture)이라고 한다(이 장의 임상적용 "위팔뼈 골절" 참조).

빗장뼈의 뼈되기(Ossification of Clavicle)

빗장뼈는 [막속뼈되기(*intramembranous ossification*)를 통해] 긴뼈 중에서는 최초로 뼈가 되기 시작한다. 빗장뼈의 뼈되기는 빗장뼈몸통에서 서로 가까이 있는 안쪽과 가쪽 일차뼈되기중심(primary ossification center)에서 발생 5~6주 사이에 시작된다. 빗장뼈의 끝은 나중에 연골단계(**연골뼈되기**, *endochondral ossification*)를 거치는데, 이 연골은 다른 긴뼈들과 비슷한 성장대(growth zone)를 형성한다. 이차뼈되기중심(secondary ossification center) 하나가 복장끝에 나타나서 비늘 모양의 뼈끝(epiphysis)을 형성하는데, 이것은 18~25세 사이에 빗장뼈몸통(뼈몸통, diaphysis)과 붙기 시작하여 25~31세 사이에 완전히 융합한다. 긴뼈 뼈끝 중에서는 가장 나중에 융합하는 것이다. 매우 작은 뼈끝이 빗장뼈 봉우리끝에 존재하기도 하는데, 이것을 골절로 오인해서는 안 된다.

간혹 빗장뼈의 두 뼈되기중심이 융합하지 않는 경우도 있다. 그 결과, 빗장뼈 가쪽과 안쪽 1/3 사이에 뼈가 결손된다. 이러한 선천결함이 일어날 수 있음을 알고 있어야, 이것을 제외하면 정상인 빗장뼈에 대하여 골절이라는 진단을 내리지 않을 것이다. 이 결손은 보통 양쪽성이기 때문에 의심이 들면 두 빗장뼈를 모두 방사선촬영해서 비교해 본다(Olson et al., 2009).

어깨뼈 골절(Fracture of Scapula)

어깨뼈 골절은 보통 자동차가 보행자를 치는 경우와 같은 심한 외상의 결과이다. 대개는 갈비뼈도 같이 골절된다. 어깨뼈는 앞뒤면이 모두 근육으로 덮여 있기 때문에 대부분 골절은 많은 처치를 요하지 않는다. 대부분 경우에 피부밑에서 돌출되어 있는 봉우리의 골절을 포함한다.

위팔뼈 골절(Fracture of Humerus)

위팔뼈 몸쪽 끝에서 일어나는 대부분의 손상은 **외과목 골절**(*fractures of surgical neck*)이다. 이 손상은 **뼈엉성증**(골다공증, *osteoporosis*)이 있는 노인에게 특히 빈번하게 발생하는데, 탈회된 뼈는 부러지기 쉽기 때문이다. 위팔뼈 골절에서 종종 한 분절이 다른 분절의 해면뼈에 처박히는 일이 생긴다(**끼임골절** 또는 **감입골절**, *impacted fracture*). 이 손상은 보통 가볍게 넘어지면서 손을 짚을 때, 쭉 편 팔의 아래팔뼈를 따라 힘이 위쪽으로 전달된 결과로 발생한다. 분절들이 서로 꼭 끼어 있기 때문에 때로는 골절부가 안정되어 약간의 통증이 있지만 위팔을 수동적으로 움직일 수 있다. **위팔뼈 큰결절의 찢김골절**(**견열골절**, *avulsion fracture*)은 중년과 노인에서 가장 흔히 관찰되는 것으로, 큰결절의 작은 일부분이 떨어져 나가는 것을 말한다(그림 B3.2A). 이 찢김골절은 보통 위팔뼈 탈구(dislocation)가 원인이다. 젊은 사람에서는 위팔을 과다하게 벌리거나 굽힌 상태에서 충격을 받으면 큰결절의 골절이 생길 수 있다. 이 골절이 일어나면 위팔뼈에 아직 붙어 있는 근육, 특히 어깨밑근(subscapularis)이 위팔을 당겨 안쪽으로 돌린다.

위팔뼈몸통의 골절은 흔히 위팔에 대한 직접적인 타격 또는 위팔의 비틀림이 원인이며, 여러 유형의 골절이 일어난다. 소아에서 긴뼈몸통의 골절은 종종 **생나무골절**(*greenstick fracture*)로 나타나는데, 이 골절에서는 한쪽의 겉질뼈(cortical bone)는 부러지는 반면에 다른 쪽의 겉질뼈는 구부러진다(그림 B3.2C). 이런 경우 뼈의 분절들은 서로 분리되지 않으며, 예리하게 구부러졌지만 끊어지지는 않은 나뭇가지(greenstick)를 닮았기 때문에 이 골절이 그렇게 명명되었다.

위팔뼈몸통에 **가로골절**(*transverse fracture*)이 생긴 경우에 어깨세모근이 몸쪽 분절을 잡아당겨 가쪽으로 이동시킨다(그림 B3.2B). 손을 쭉 뻗은 상태에서 넘어져 생긴 간접적인 손상에서는 **위팔뼈몸통의 나선형골절**(*spiral fracture*) 또는 **경사골절**(*oblique fracture*)이 일어날 수 있다. 비스듬히 골절된 뼈의 비스듬한 끝부분이 서로 겹치면 팔이 짧아지기도 한다. 위팔뼈는 근육으로 둘러싸여 있고 잘 발달된 뼈막이 있기 때문에 분절들을 적절하게 정렬해 놓으면 대개는 잘 붙는다.

위팔뼈 관절융기사이골절(*intercondylar fracture*)은 팔꿉을 굽힌 상태에서 세게 넘어지거나 또는 자동차 사고에서처럼 강한 충격 손상을 받는 것이 그 원인이다. 자뼈 팔꿈치머리가 위팔뼈관절융기(condyle)의 안쪽과 가쪽 부분 사이에 쐐기처럼 끼어 들어가 한쪽 또

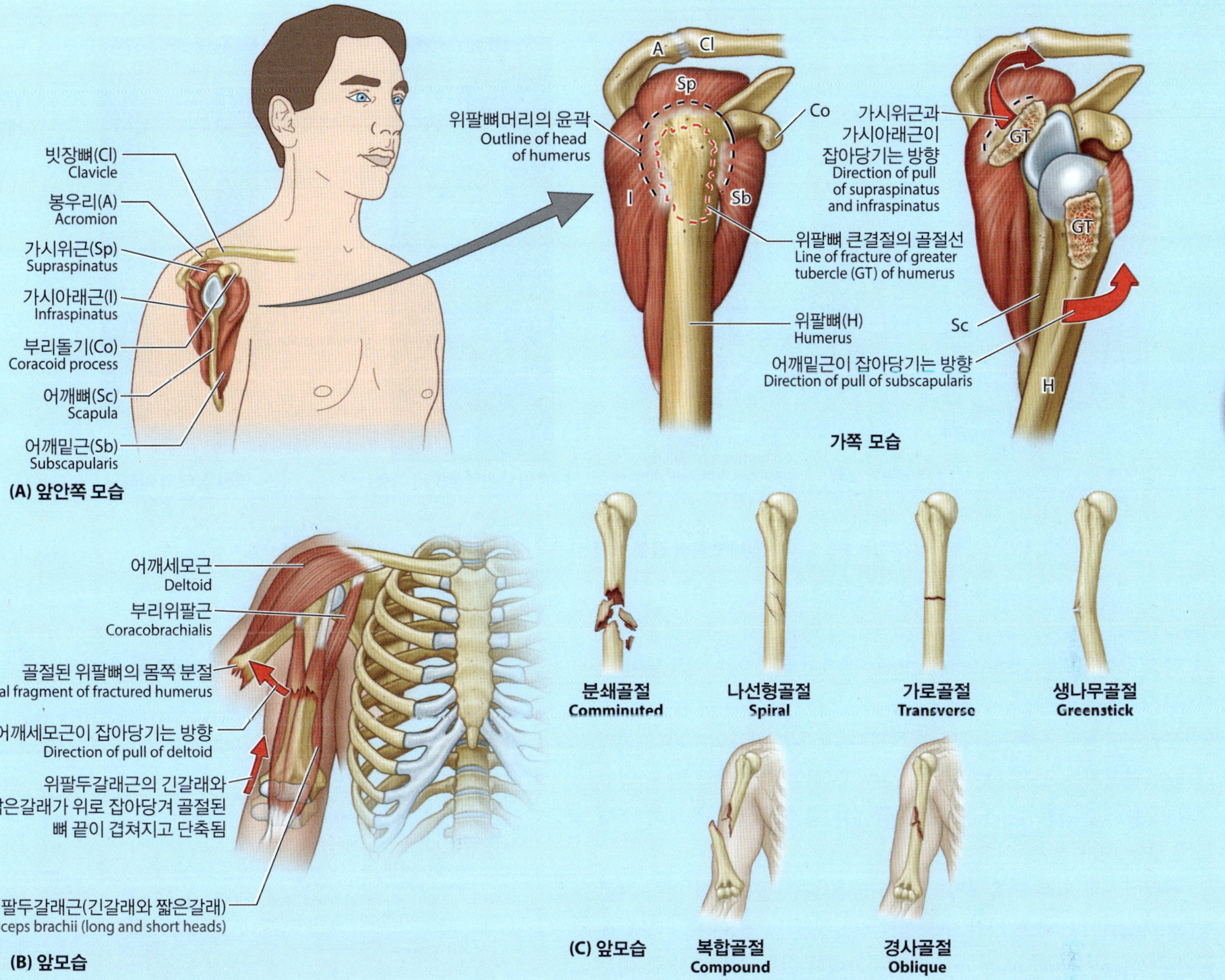

그림 B3.2. 위팔뼈 골절. A. 위팔뼈 큰결절의 찢김골절. **B.** 위팔뼈몸통의 가로골절. **C.** 골절 유형.

는 양쪽 뼈관절융기 모두를 위팔뼈몸통에서 분리시킨다.

위팔뼈의 다음 부분들은 신경과 맞닿아 있다.

- 외과목: 겨드랑신경(axillary nerve)
- 노신경고랑: 노신경(radial nerve)
- 위팔뼈 먼쪽 끝: 정중신경(median nerve)
- 안쪽위관절융기: 자신경(ulnar nerve)

이 신경들은 위팔뼈의 맞닿아 있는 부분이 골절되었을 때 손상될 수 있다. 이러한 손상에 대해서는 이 장의 뒤부분에 기술하였다

노뼈와 자뼈의 골절(Fracture of Radius and Ulna)

어린아이에서 노뼈 그리고/또는 자뼈의 골절은 흔히 불완전하다. 즉, 생나무골절이다.

노인과 성인 운동선수에서 노뼈와 자뼈가 모두 골절되는 것은 보통 심한 손상의 결과이다. 직접적인 손상을 받으면 보통 두 뼈가 같은 높이에서 가로골절이 일어나는데, 대개는 중간 1/3 부위이다. 노뼈 또는 자뼈가 단독으로 골절되는 경우도 있다. 두 뼈의 몸통은 뼈사이막으로 서로 단단히 연결되어 있기 때문에 한 뼈에 골절이 생기면 가장 가까운 관절의 탈구가 함께 일어나기 쉽다.

50세 이상 성인에서 노뼈 먼쪽 끝의 골절이 흔히 일어나는데, 뼈엉성증 때문에 여성에서 좀 더 많이 일어난다. 아래팔에서 가장 흔한 골절은 노뼈 먼쪽 2 cm에 생기는 완전한 가로골절인데, 이를 **콜리스골절**(*Colles fracture*)이라고 한다(그림 B3.3B). 먼쪽 분절은 뒤쪽으로 이동되며, 종종 분쇄골절(*comminuted fracture*)의 형태로 나타난다. 이 골절은 손목관절이 상하게 펴질 때 생기는데, 보통 넘어질 때 팔을 쭉 뻗어 디딘 결과이다.

자뼈 붓돌기는 종종 떨어져 나갈 수가 있다(찢김골절, 건열골절, avulsion fracture). 정상적으로는 노뼈 붓돌기가 자뼈 붓돌기보다 더 멀리 돌출되어 있다(그림 B3.3A). 콜리스골절이 생기면 노뼈가 짧아지기 때문에 그 결과 이 관계가 역전된다(그림 B3.3B). 이 골절을 흔히 **삼지창변형**(**포크배상변형**, *dinner fork deformity*)이라고 하는데, 이는 손목 바로 몸쪽에서 아래팔 뒤로 각이 형성되고 (구부러지고)

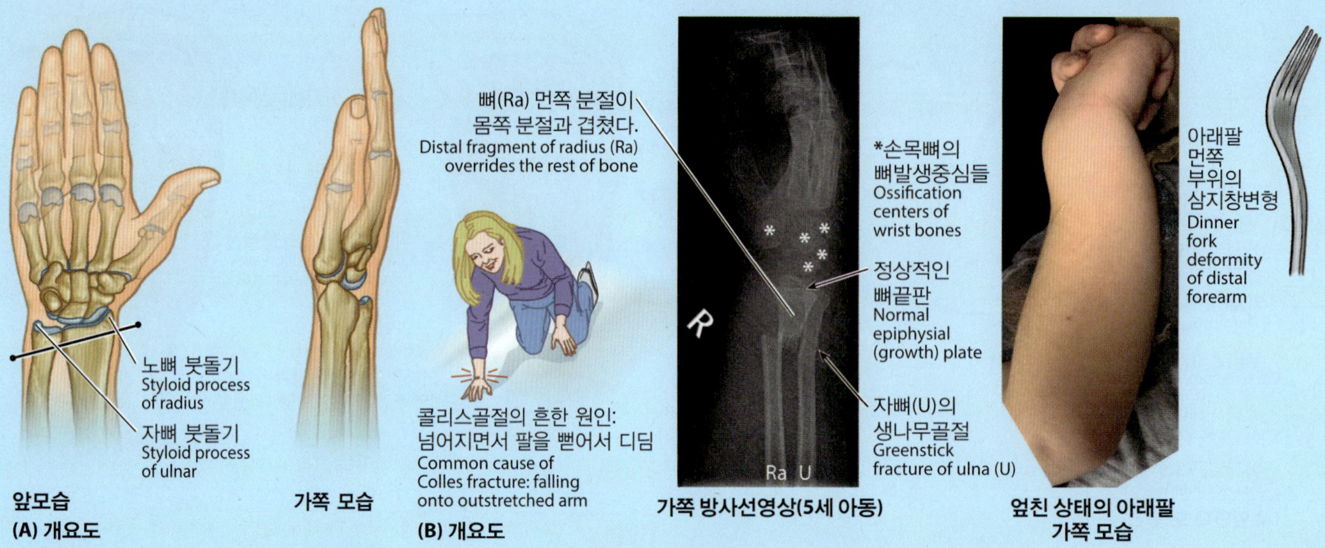

그림 B3.3. **아래팔뼈 먼쪽의 골절. A.** 정상 손목. **B.** 삼지창변형을 수반하는 콜리스골절.

이완된 손은 정상적으로 앞으로 굽어 있기 때문이다. 이렇게 아래팔이 뒤로 구부러지는 것은 노뼈의 먼쪽 분절이 뒤쪽으로 이동되어 기울어지기 때문이다.

콜리스골절을 당한 환자의 전형적인 병력은 미끄러지거나 헛디디면서 넘어지는 것을 막기 위해 팔을 쭉 뻗어 아래팔과 손을 엎친 채로 땅을 짚은 것이다. 노뼈 먼쪽 끝에는 혈액 공급이 풍부하기 때문에 보통 뼈가 잘 붙는다.

어린이에서 노뼈 먼쪽 끝이 골절되었을 때는 골절선이 먼쪽 뼈끝판(epiphysial plate)을 지날 수도 있다(이 장의 그림 B3.42 참조). **뼈끝판 손상**(*epiphysial plate injuries*)은 학령기 아동에게 흔한데, 이는 아이들이 자주 넘어지고 이때 힘이 손에서 노뼈와 자뼈로 전달되기 때문이다. 치유과정에서 뼈끝판이 잘못 배열되어 노뼈 성장에 지장을 줄 수도 있다.

손배뼈 골절(Fracture of Scaphoid)

손배뼈는 손목뼈 중에서 가장 빈번하게 골절되는 뼈이다. 흔히 손을 벌리고 손바닥으로 넘어질 때 발생하며, 골절은 손배뼈의 잘록한 부분을 가로질러 일어난다(그림 B3.4A). 촉진을 해보면 통증이 주로 손목 가쪽의 해부코담배갑에서 일어나는데, 특히 손을 등쪽으로 굽히고 벌릴 때 심하다. 처음에 찍은 손목 방사선사진에서는 골절이 나타나지 않을 수도 있다. 이 손상은 종종 '손목을 심하게 삔 것(**손목염좌**, *sprained wrist*)'으로 (잘못) 진단된다.

골절된 곳에서 뼈의 흡수가 일어나기 때문에 10~14일 후에 찍은 방사선사진에는 골절이 나타난다(그림 B3.4B). 손배뼈 몸쪽 부분에는 혈액공급이 빈약하기 때문에 골절된 부분이 붙는 데 적어도 3개월은 걸린다. **손배뼈 몸쪽 분절의 무혈관괴사**(*avascular necrosis*: 혈액공급이 불충분해서 생기는 뼈의 병리학적 사멸)가 일어날 수도 있고, 손목의 **퇴행관절병**(*degenerative joint disease of wrist*)이 생기기도 한다. 어떤 경우에는 손목뼈를 외과적으로 융합시켜 주는 것이 필요하다(**관절유합술**, *arthrodesis*).

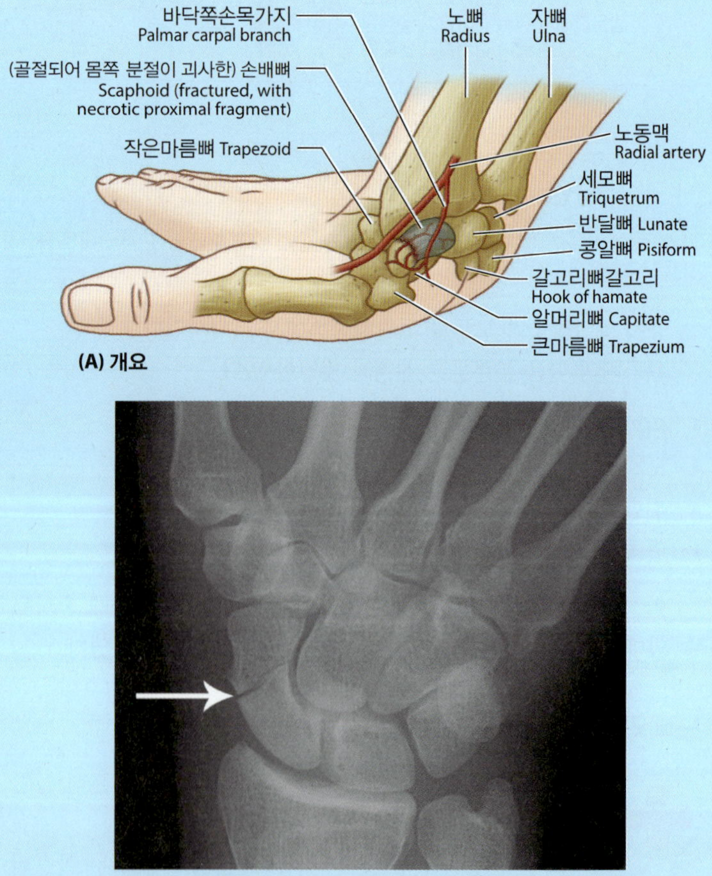

그림 B3.4. **손배뼈 골절(*흰 화살표*).**

갈고리뼈 골절(Fracture of Hamate)

갈고리뼈 골절은 여기에 부착된 새끼두덩근육들에 의한 견인 때문에 골절된 뼈 부분들이 붙지 않을 수도 있다. 자신경이 갈고리뼈갈고리에 가까이 있어서 이 골절로 손상될 수 있고, 손상 시 손의 쥐는 힘이 약해진다. 갈고리뼈 골절 시 자동맥 또한 손상될 수 있다.

손허리뼈 골절(Fracture of Metacarpals)

첫째를 제외한 나머지 손허리뼈들은 서로 밀접하게 묶여 있다. 따라서 손허리뼈가 하나만 골절된 경우에는 안정적인 경향이 있다. 더욱이 이 뼈들은 혈액공급이 좋아서, 골절은 보통 빠르게 치유된다. **손허리뼈에 경사(나선형)골절**[*oblique (spiral) fracture*]이 생기면 뼈 겹침 그리고/또는 먼쪽 분절의 돌림이 생겨서 해당 손가락이 짧아지거나 나머지 손가락과 함께 굽혀지지 않는다. 손의 심한 짓이김손상(압궤손상, *crushing injuries*)이 있을 시 손허리뼈 여러 개가 골절되어 손이 불안정 해 질 수 있다. 흔히 **'권투선수 골절**(*boxer's fracture*)'이라고 하는 다섯째손허리뼈 골절은 숙련되지 못한 사람이 주먹을 쥐고 손목을 벌려 뭔가를 칠 때 일어난다. 이 경우 다섯째손허리뼈머리가 몸통 먼쪽 끝 위로 돌아가는 굽힘 변형(flexion deformity)이 일어난다.

손가락뼈 골절(Fracture of Phalanges)

끝마디뼈의 짓이김손상은 흔히 일어난다(예: 손가락이 자동차 문에 끼었을 때). 손가락에는 감각이 고도로 발달해 있기 때문에 이러한 손상은 심한 통증을 유발한다. **끝마디뼈 골절** 시 보통 뼈가 분쇄되고, 곧이어 통증이 심한 혈종(hematoma: 혈액이 국소적으로 고이는 것)이 생긴다. **첫마디뼈와 중간마디뼈 골절**은 보통 짓이김손상 또는 젖힘손상(과신전손상, hyperextension injuries)으로 일어난다. 손가락뼈 골절과 굽힘근 힘줄은 밀접하여 있기 때문에, 손가락의 정상적인 기능을 회복시키기 위해서는 뼈 분절들을 반드시 조심스럽게 재정렬해야 한다.

3

핵심정리: 팔뼈(Bones of Upper Limb)

팔과 다리의 비교(Comparison of upper and lower limbs): 팔과 다리는 그 발생과 구조에 있어 공통점이 많다. 그러나 팔은 인간으로 하여금 환경에 반응할 뿐 아니라 환경을 고도로 조작하고 조절할 수 있도록 해주는 가동성 기관이 되었다. ■ 팔은 가동성이 점점 더 커지는 4개 부위로 나뉜다. 몸쪽 세 부위(어깨, 위팔, 아래팔)는 일차적으로 넷째 부위(손)의 위치를 잡아주는 역할을 하고, 넷째 부위는 움켜잡고, 조작하고, 만지는 데에 쓰인다. ■ 네 가지 특징이 있어서 팔이 독립적으로 작동하며, 이것이 손을 정확하게 위치시키고 정밀한 눈–손 협동이 가능하게 한다. (1) 팔은 체중부하나 보행에는 관여하지 않고, (2) 팔이음뼈는 가동성이 매우 큰 관절을 통해 앞에서만 몸통뼈대에 부착하며, (3) 아래팔에 있는 한 쌍의 뼈는 서로에 대하여 움직일 수 있고, (4) 손에는 길고 가동성 있는 손가락과, 맞설 수 있는 엄지손가락이 있다.

빗장뼈(Clavicle): 피부밑에 있는 빗장뼈는 팔(팔뼈대)을 몸통(몸통뼈대)에 연결한다. ■ 빗장뼈는 움직일 수 있는 기중기 같은 지주로 작용하는데, 어깨뼈와 자유팔뼈를 몸통에 어느 정도 거리를 두고 부착시킴으로써 이들이 자유롭게 움직이게 한다. ■ 팔(특히 어깨)이 받아들이는 충격은 빗장뼈를 통해 전달되어 이 뼈의 골절을 초래하는데, 빗장뼈 골절은 중간과 가쪽 1/3 사이에서 가장 흔히 일어난다. ■ 빗장뼈는 뼈되기는 제일 처음에 일어나지만 가장 마지막에 뼈로 완성된다.

어깨뼈(Scapula): 어깨뼈는 자유로운 위팔이 작동할 수 있도록 가동성 있는 발판을 제공한다. ■ 이 세모꼴의 납작한 뼈는 가슴벽에 맞추어 휘어져 있고, 큰 면과 모서리에는 근육들이 부착되어 있다. ■ 이 근육들은 (1) 생리적 어깨가슴관절을 통해 어깨뼈를 가슴벽 표면 위에서 움직이고, (2) 위팔뼈 몸쪽 부분까지 가서 어깨관절을 유지하고 또 이 관절에서 운동을 일으킨다. ■ 어깨뼈가시와 봉우리는 지렛대로 작용한다. 봉우리는 어깨뼈와 이에 부착된 근육이 봉우리빗장관절 및 어깨관절과 함께 몸통 안쪽 부분에 위치하게 하여 몸통 가쪽으로 운동이 일어날 수 있게 한다. ■ 어깨뼈 부리돌기는 팔을 수동적으로 지지하는 부리빗장인대가 부착하는 곳이고 또 근육(힘줄)이 붙는 장소이다.

위팔뼈(Humerus): 길고 강한 위팔뼈는 손을 몸통에서부터 적절한 높이와 거리에 위치시켜 그 효용을 극대화하는 데 사용되는 일련의 두 지주 중 첫 번째 지주이다. ■ 위팔뼈 머리는 둥글어서 가동성 있는 어깨뼈 발판 위에서 광범위하게 움직일 수 있다. 먼쪽 끝에 있는 위팔뼈도르래와 위팔뼈 작은머리는 팔꿉의 경첩운동, 그리고 동시에 노뼈의 돌림운동을 가능하게 한다. ■ 위팔뼈의 긴 몸통은 팔꿉에 일차적으로 작용하는 근육들이 부착하는 표면을 제공할 뿐 아니라, 팔을 뻗어 물건을 들어올릴 때 힘이 작용하는 효과적인 지렛대 역할을 하도록 해 준다. ■ 위팔뼈 먼쪽 끝이 안쪽과 가쪽으로 튀어나온 구조물인 안쪽과 가쪽위관절융기는 손목의 굽힘근과 폄근이 부착할 수 있는 추가적인 표면을 제공한다.

자뼈와 노뼈(Ulna and radius): 자뼈와 노뼈는 관절로 연결된 두 지주 중 둘째 지주(첫째 지주는 위팔뼈임)를 함께 구성한다. 이들 지주는 가동성 발판(어깨)에서 돌출되어 손의 위치를 결정하는 역할을 한다. ■ 아래팔

핵심정리 (계속)

의 지주는 평행한 두 뼈에 의해 형성되고 또 노뼈는 자뼈 둘레를 돌 수 있기 때문에, 팔꿉을 굽히고 있는 동안 손의 뒤침과 엎침이 가능하다. ■ 몸쪽에서는 더 크고 안쪽에 위치한 자뼈가 위팔뼈와 주로 관절을 이루는 반면, 먼쪽에서는 더 짧고 가쪽에 위치한 노뼈가 손목관절을 통해 손과 주로 관절을 이룬다. ■ 자뼈는 손목관절까지 도달하지 않기 때문에 손을 통해 전달되는 힘은 뼈사이막을 통해 노뼈에서 자뼈로 전달된다.

손(Hand): 팔의 각 부위는 맨 끝에 있는 손의 기능을 증가시킨다. ■ 가동성 발판(어깨)에서 연장되어 관절로 연결된 두 지주(위팔과 아래팔) 끝에 있는 손은 몸통 주변으로 넓은 범위에 걸쳐 놓일 수 있다. ■ 손은 여러 개의 작은 손목뼈를 통해 가동성 지주와 연결되는데, 이러한 연결은 아래팔의 회전과 함께 손을 특정 부위에 훨씬 더 잘 위치하게 하여 손가락이 필요한 방향으로 굽힐(밀거나 쥘) 수 있게 해 준다. ■ 손목뼈는 각각 뼈 4개로 이루어진 두 열로 배열되어 있으며, 전체가 한 단위로 몸쪽으로는 노뼈와, 먼쪽으로는 손허리뼈와 관절한다. ■ 반가동성 발판(손바닥)에서 뻗어 나온 길고 고도로 유연한 손가락은 쥐거나 조작하고, 또한 여러 개별 운동을 동시다발적으로 수행하는 복잡한 운동(예: 자판을 두드리거나 피아노를 치는 것)을 할 수 있다.

표면해부학(Surface anatomy): 팔에는 만질 수 있는 뼈표지가 여러 개 있는데, 이들은 (1) 골절, 탈구, 기형을 진단할 때, (2) 속에 있는 구조물의 위치를 추정할 때, 그리고 (3) 절개 위치와 치료 목적의 천자(puncture) 위치 또는 병변이나 손상 영역을 정확하게 기술할 때 유용하다.

팔의 근막(Fascia of Upper Limb)

피부 깊은 곳에는 (1) 지방을 포함하는 **피부밑조직(subcutaneous tissue**; 얕은근막, superficial fascia)과 (2) 근육을 둘러싸고 칸을 나누는 **깊은근막(deep fascia)**이 있다(그림 3.13). 만일 피부와 뼈 사이에 별다른 구조물(예: 근육, 힘줄, 또는 윤활주머니)이 없는 경우에는 깊은근막은 보통 뼈에 붙어 있다.

큰가슴근부위(pectoral region)의 근막은 빗장뼈와 복장뼈에 부착한다. **큰가슴근막(흉근근막, pectoral fascia)**은 큰가슴근(pectoralis major)을 싸고 있고 아래로 앞배벽의 근막과 이어진다. 큰가슴근막은 큰가슴근 가쪽모서리를 지나 겨드랑(겨드랑 피부 깊은 곳에 있는 칸) 바닥을 형성하는 **겨드랑근막(액와근막, axillary fascia)**과 이어진다. 큰가슴근막과 큰가슴근 깊은 곳에는 또 다른 근막층인 **빗장가슴근막(쇄골흉근근막, clavipectoral fascia)**이 빗장뼈에서 내려와 빗장밑근(subclavius)과 작은가슴근(pectoralis minor)을 둘러싸고 아래로 겨드랑근막과 이어진다.

주로 큰가슴근에 분포하는 가쪽가슴근신경(lateral pectoral nerve)이 빗장밑근과 작은가슴근 사이에 있는 빗장가슴근막 부분인 **갈비부리막(costocoracoid membrane)**을 관통한다. 작은가슴근 아래에 있는 빗장가슴근막 부분인 **겨드랑걸이인대(suspensory ligament of axilla)**는 겨드랑근막을 지지하고, 위팔을 벌리는 동안 이 근막과 그 표면에 놓인 피부를 위로 잡아당겨 **겨드랑오목(axillary fossa**, armpit)을 만든다.

어깨뼈를 덮고 어깨의 둥근 부분을 형성하는 어깨위팔근육 역시 깊은근막으로 싸여 있다. **어깨세모근막(삼각근막, deltoid fascia)**은 빗장뼈, 봉우리, 어깨뼈가시에서부터 어깨세모근 표면을 덮고 내려간다. 어깨세모근막의 깊은 면에서 다수의 사이막(결합조직 칸막이)이 이 근육의 근육다발 사이로 뚫고 들어간다. 아래쪽에서 어깨세모근막은 앞으로는 큰가슴근막과, 뒤로는 치밀한 가시아래근막(infraspinous fascia)과 이어진다. 어깨뼈의 앞·뒷면을 덮는 근육들은 표면이 깊은근막으로 덮여 있으며, 이 근막은 어깨뼈 가장자리, 그리고 뒤에서는 어깨뼈가시에 부착한다.

깊은근막의 이러한 배열로 인해서 뼈섬유성 칸인 어깨밑칸(*subscapular compartment*), 가시위칸(*supraspinous compartment*), 가시아래칸(*infraspinous compartment*)이 만들어진다. 각 칸 속의 근육들은 그들을 덮고 있는 근막의 속면에 부분적으로 부착하며(근막에서 일어나며), 이로 말미암아 이 근육들은 뼈에만 부착하는 경우에 비해 크기(덩치)가 더 크다. 어깨뼈 뒷면에서 가시위근과 가시아래근을 각각 덮고 있는 **가시위근막(supraspinous fascia)**과 **가시아래근막(infraspinous fascia)**은 몹시 치밀하고 불투명하여 이 근육들을 보려면 해부 도중 이들 근막을 제거해야 할 정도이다.

깊은근막 집(sheath)인 **위팔근막(상완근막, brachial fascia)**은 피부와 피부밑조직 깊은 곳에서 꼭 맞는 소매처럼 위팔을 둘러싸고 있다(그림 3.13A와 3.14A, B). 위팔근막은 위로 어깨세모근막, 큰가슴근막, 겨드랑근막, 가시아래근막과 이어진다. 아래로는 위팔뼈 위관절융기와 자뼈 팔꿈치머리에 부착하고, 아래팔 깊은근막인 **아래팔근막(전완근막, antebrachial fascia)**으로 이어진다. 위팔근막 속면에서 2개의 근육사이막인 **안쪽**과 **가쪽근육사이막(medial** and **lateral intermuscular septa)**이 뻗어 나와 중심부의 위팔뼈몸통과 안쪽 및 가쪽관절융기위능선에 닿는다(그림 3.14B). 이들 사이막은 위팔을 **앞(굽힘근)**과 **뒤(폄근)근막칸[anterior (flexor)** and **posterior (extensor) fascial compartments]**으로 나누고, 각 칸에는 기능이 유사하며 같은 신경지배를 받는 근육들이 들어있다. 팔의 근막칸은 또한 팔의 감염이나 출혈을 가두고 이것이 퍼지는 것을 통제하므로 임상적

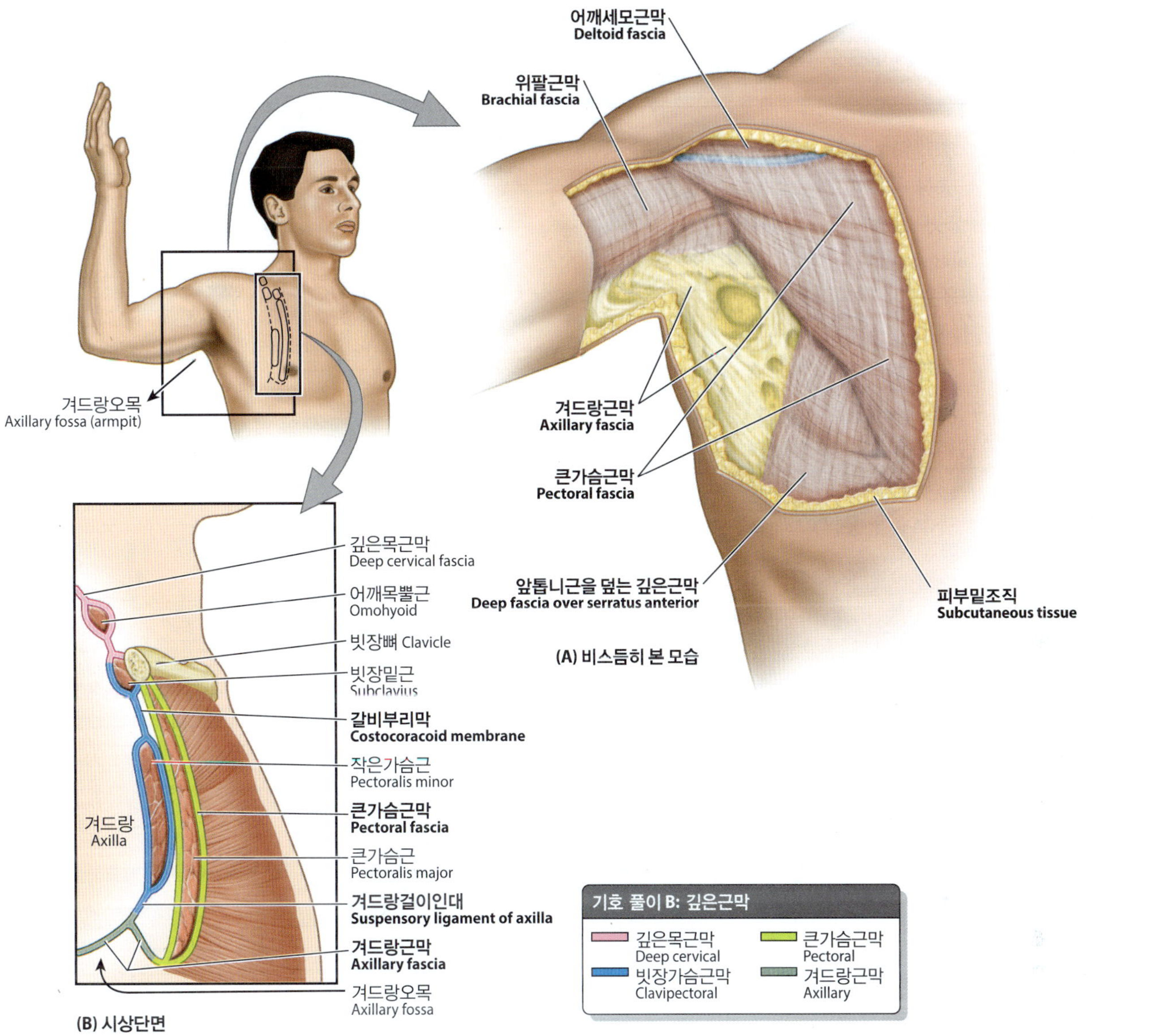

그림 3.13. 겨드랑의 앞벽과 바닥. A. 겨드랑근막. 겨드랑근막은 겨드랑의 바닥을 형성하고, 큰가슴근막과 이어진다. **B.** 큰가슴근막과 빗장가슴근막. 큰가슴근막은 큰가슴근을 둘러싸며 겨드랑 앞벽의 앞층을 형성한다. 빗장가슴근막은 어깨뼈 부리돌기, 빗장뼈, 겨드랑근막 사이에 뻗어 있다.

으로 중요하다.

아래팔에도 유사한 근막칸이 아래팔근막(전완근막, *antebrachial fascia*)으로 둘러싸여 있고, 노뼈와 자뼈를 잇는 **뼈사이막(골간막, interosseous membrane)**으로 분리되어 있다(그림 3.14C). 아래팔근막은 뒤에서 노뼈와 자뼈의 먼쪽 끝을 덮는 곳에서 두터워져 가로띠인 **폄근지지띠(신근지대, extensor retinaculum)**를 형성하며, 이것은 폄근 힘줄들을 제자리에 잡아두는 역할을 한다(그림 3.14D).

아래팔근막은 또한 앞에서도 두터워져 있지만 폄근지지띠와 이어져 있는 이 구조물에는 공식 이름이 없다. 일부 저자들은 이것을 바닥쪽손목인대(*palmar carpal ligament*)라고 부른다(그림 3.14A, D). 아래팔근막은 또한 바닥쪽손목인대 바로 먼쪽 그리고 더 깊은 곳에서 **굽힘근지지띠(굴근지대, flexor retinaculum; 가로손목인대, transverse carpal ligament)**[4]로 이어진다. 이 섬유 띠는 손목뼈에서 앞쪽으로 솟은 구조물들 사이에 걸쳐 있어서 손목 앞의 오목을 손목굴(*carpal tunnel*)로 바꾸며, 이 굴을 통해 굽힘근 힘줄과 정중신경(median nerve)이 지나간다.

팔의 깊은근막은 바닥쪽손목인대와 굽힘근지지띠를 지나 손바닥근막(*palmar fascia*)으로 이어진다. 손바닥근막의 중심 부분인 손바닥널힘줄(수장건막, *palmar aponeurosis*)은 삼각형의 두꺼운 힘줄같

[4]'굽힘근지지띠'라고 공식적으로 명명된 구조물이 위치와 구조에 있어서 폄근지지띠와 상응하지 않고, 상응하는 다른 구조물[바닥쪽손목인대(palmar carpal ligament): 현재는 해부학용어(*Terminologia Anatomica*)에 등재되어 있지 않음]이 있다는 점은 다소 어색하다. 임상학계에서는 '굽힘근지지띠'라는 용어 대신에 구조적 특징을 좀 더 잘 반영하는 '가로손목인대(*transverse carpal ligament*)'를 사용할 것을 제안하고 널리 채택하여 왔다.

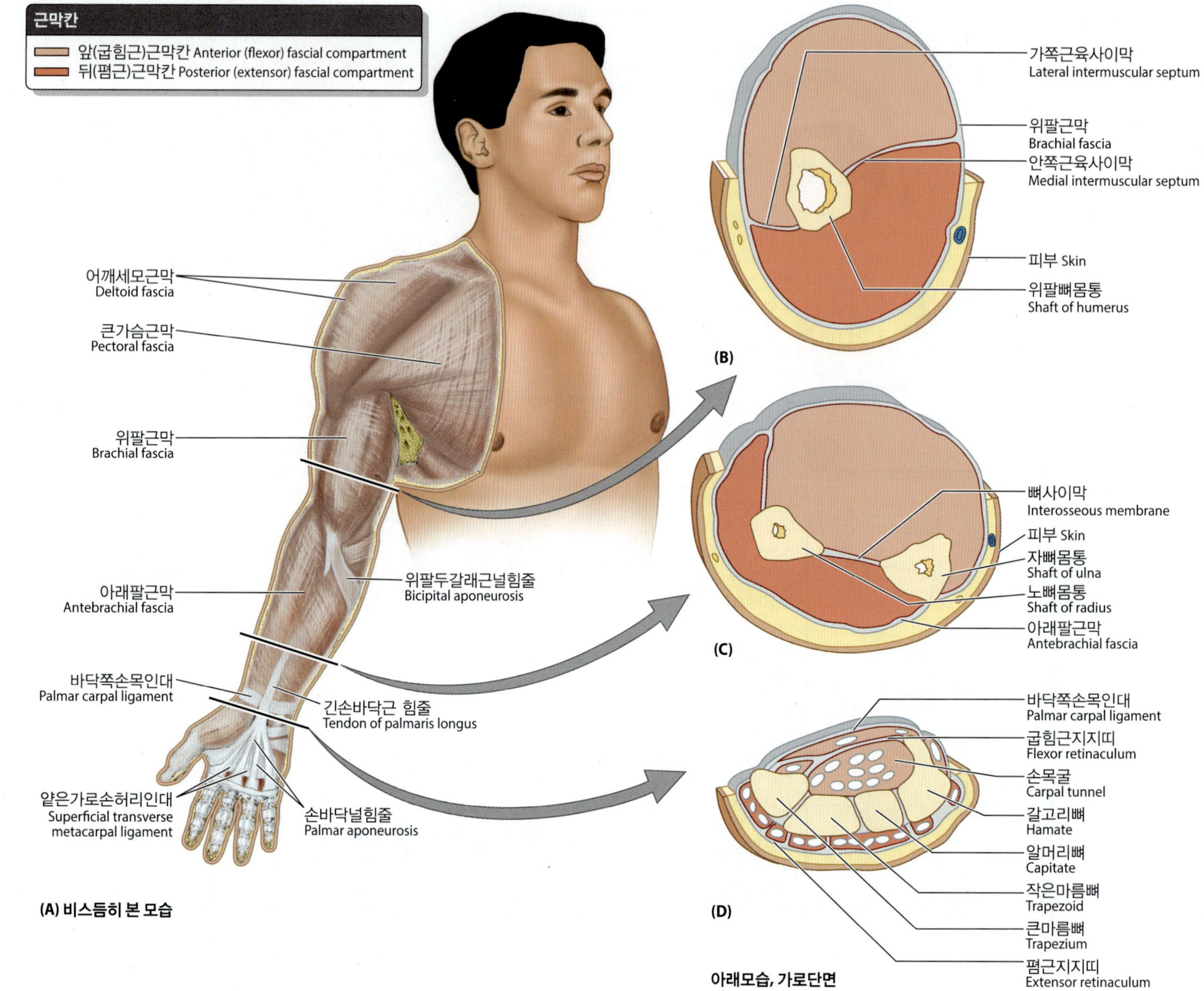

그림 3.14. 팔의 근막과 칸. A. 위팔근막과 아래팔근막. **B.** 위팔, 가로단면. **C.** 아래팔, 가로단면. **D.** 손목, 가로단면. 굽힘근지지띠가 손목뼈 중 앞으로 돌출된 부분 사이에 걸쳐있으면서 손목뼈 앞의 오목을 뼈섬유성 손목굴로 바꾸었다.

은 막으로 손바닥의 중심칸(central compartment)을 덮고 있다. 삼각형의 꼭지점은 몸쪽을 향하며, 긴손바닥근(*palmaris longus*)이 있는 경우 그 힘줄과 이어진다. 먼쪽에서 손바닥널힘줄은 4개의 뚜렷한 두꺼운 띠를 형성하는데, 이들은 손가락 바닥까지 부채꼴로 뻗어나가 손가락섬유(힘줄)집(fibrous tendon sheaths of digits)으로 이어진다. 먼쪽에서 **얕은가로손허리인대(천횡중수인대, superficial transverse metacarpal ligament)**가 이 띠들을 가로지르는데, 이 인대가 손바닥널힘줄의 밑변을 이룬다. 수많은 미세하고 강인한 피부지지띠(피부소지대, skin ligaments; 라틴어로 *retinacula cutis*)가 손바닥널힘줄에서 피부까지 뻗어 있다(제1장. 총론 참조; 그림 1.8B). 이 지지띠들은 손바닥 피부를 손바닥널힘줄에 밀착시켜 피부가 거의 움직이지 않도록 한다.

팔의 혈관과 신경 (Vessels and Nerves of Upper Limb)

팔의 동맥분포 개요 (Overview of Arterial Supply of Upper Limb)

팔의 동맥분포는 겨드랑동맥(액와동맥, *axillary artery*)에서 시작된다. 겨드랑동맥은 이름을 세 번 바꿔가면서 길게 이어지는 하나의 동맥 중에서 두 번째 부분에 해당한다(그림 3.15A). 이 동맥의 첫 번째 부분은 빗장밑동맥(쇄골하동맥, subclavian artery)으로, 어깨뼈부위의 동맥공급에 기여하기는 하지만 목의 동맥으로 간주된다(제9장, 목 참조). 빗장밑동맥이 첫째갈비뼈 가쪽모서리를 지나면서 겨드랑동맥

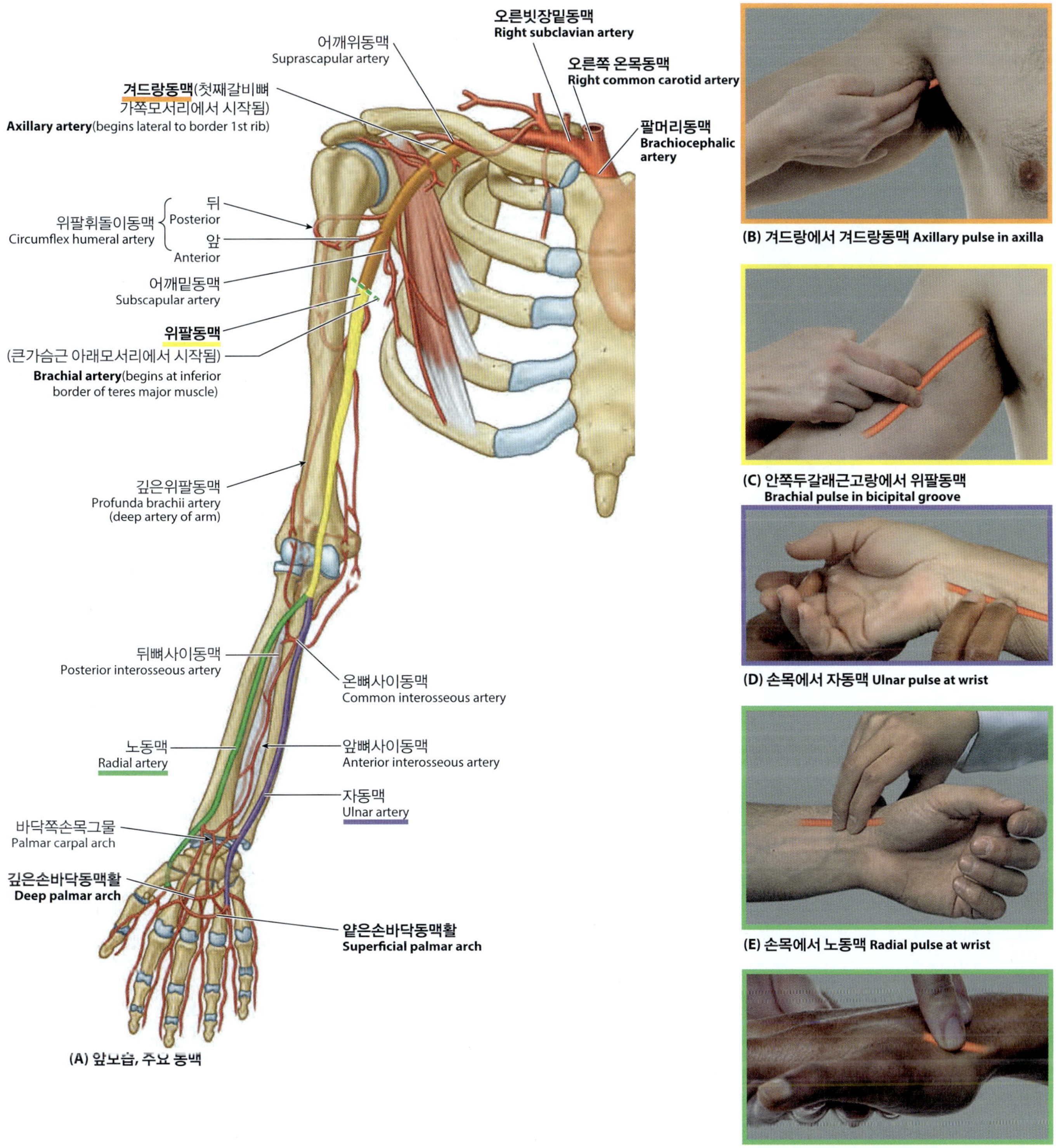

그림 3.15. 팔에서 동맥의 분포와 동맥 박동을 촉진하는 곳. A. 개요. **B~F.** 촉신 상소.

이 된다. 겨드랑동맥은 어깨부위와 큰가슴근부위에 분포한 후에 큰가슴근 아래모서리를 지나면서 **위팔동맥**(상완동맥, *brachial artery*)이 된다. 위팔동맥은 팔꿉부위에서 아래팔의 두 동맥인 보다 안쪽의 **자동맥**(척골동맥, *ulnar artery*)과 보다 가쪽의 **노동맥**(요골동맥, *radial artery*)으로 나뉘면서 끝난다. 자동맥과 노동맥은 특징적으로, 손에서 서로 교통하면서 **얕은손바닥동맥활**(표재수장궁, *superficial palmar arch*)과 **깊은손바닥동맥활**(심부수장궁, *deep palmar arch*)을 만들면서 끝난다. 신체검사를 하는 동안에 그림 3.15B~F에 나타난 것처럼 특정 장소에서 팔 동맥의 박동을 검사할 수 있다. 이들 동맥의 보다 자세한 내용, 가지, 문합 등은 팔 각 부위에 기술되어 있다.

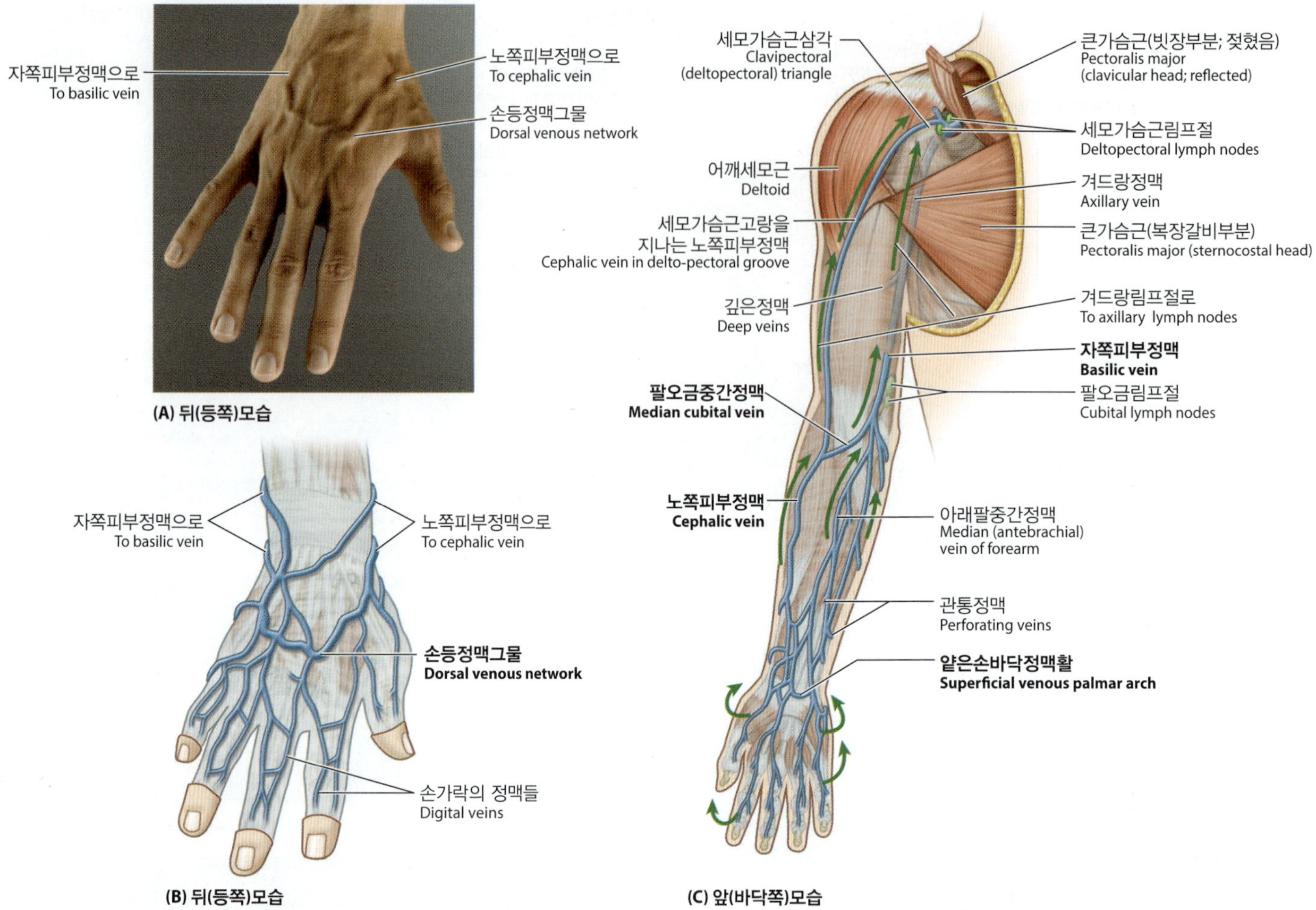

그림 3.16. 팔의 얕은정맥과 림프배출. A와 B. 손가락의 정맥과 손등정맥그물. **C.** 자쪽피부정맥과 노쪽피부정맥. *화살표*는 림프관 안에서 림프가 흘러가는 방향을 나타낸 것이다. 림프관은 정맥 쪽으로 모이며, 팔오금림프절과 겨드랑림프절로 배출된다.

팔의 정맥 배출(Venous Drainage of Upper Limb)

팔의 얕은정맥(superficial veins of upper limb)

팔의 주요 얕은정맥인 노쪽피부정맥과 자쪽피부정맥은 손등 피부밑조직 내에서 손등정맥그물(수배정맥망, dorsal venous network)로부터 일어난다(그림 3.16A, B). **관통정맥(perforating veins)**은 얕은정맥과 깊은정맥 사이의 교통로를 형성한다(그림 3.16C). 피부분절의 패턴처럼, 팔의 주요 피부정맥을 cephalic(머리를 향한, toward the head)과 basilic(바닥을 향한, toward the base)이라고 명명한 이유는 팔을 배아 때의 최초 자세로 놓아보면 분명해진다.

노쪽피부정맥[**요측피정맥, cephalic vein**; 그리스어로 *kephalé*, 머리(head)]은 피부밑조직 내에서 손등정맥그물 가쪽 부분에서 시작하여 위로 올라가며, 손목 가쪽 모서리, 아래팔과 위팔의 앞가쪽 면을 따라 올라간다. 이 정맥은 종종 피부를 통해 보인다. 노쪽피부정맥은 팔꿉 앞에서 **팔오금중간정맥(주정중피정맥, median cubital vein)**과 교통하고, 팔오금중간정맥은 팔오금(cubital fossa: 팔꿉 정면의 오목한 부분)에서 팔꿉 앞면을 비스듬히 가로질러 자쪽피부정맥과 만난다. 노쪽피부정맥은 어깨세모근과 큰가슴근 사이의 세모가슴근고랑(deltopectoral groove)을 따라 위로 올라가 **세모가슴근삼각**(*clavipectoral triangle*)으로 들어가고(그림 3.11과 3.16C), 이곳에서 빗장가슴근막의 갈비부리막을 뚫고 겨드랑정맥(axillary vein) 끝부분으로 합쳐진다.

자쪽피부정맥(척측피정맥, basilic vein)은 손등정맥그물 안쪽 끝에서 시작하여 피부밑조직 내에서 아래팔과 위팔 아랫부분 안쪽을 따라 올라가며, 종종 피부를 통해 볼 수 있다. 위팔의 중간과 아래쪽 1/3 경계 부위 근처에서 위팔근막을 뚫고 속으로 들어가 위팔동맥과 안쪽아래팔피부신경을 동반하여 위로 올라가 겨드랑에 도달하며, 이곳에서 위팔동맥 동반정맥[accompanying veins (라틴어로 *venae comitantes*) of brachial artery; 위팔정맥, brachial vein]과 합쳐져 겨드랑정맥(axillary vein)을 형성한다.

아래팔중간정맥(전완정중피정맥, median antebrachial vein, median vein of forearm)은 변이가 매우 많다. 이 정맥은 엄지손가락 바닥 등쪽에서 시작하여 손목 가쪽을 돌아 아래팔 앞면 중간에서 노쪽피부정맥과 자쪽피부정맥 사이로 올라간다. 아래팔중간정맥은 때로는 자쪽피부정맥으로 합류하는 **자쪽중간정맥**(*median basilic vein*)과 노쪽피부정맥으로 합쳐지는 **노쪽중간정맥**(*median cephalic vein*)으로 나뉜다.

팔의 깊은정맥(deep veins of upper limb)

깊은정맥은 깊은근막 속에 있고, 얕은정맥과는 달리 보통 팔의 주요 동맥과 같이 달리는 한 쌍의 (계속해서 서로 연결되어 있는) **동반정맥**(*accompanying veins*)으로 존재하며, 동맥과 같은 이름으로 불린다(그림 3.17).

팔의 림프 배출(Lymphatic Drainage of Upper Limb)

얕은림프관(*superficial lymphatic vessels*)이 손가락, 손바닥, 손등의 피부에 있는 **림프관얼기**(*lymphatic plexus*)에서 시작하여 대부분이 노쪽피부정맥이나 자쪽피부정맥과 같은 얕은정맥과 함께 올라간다(그림 3.18). 자쪽피부정맥을 따라가는 일부 림프관은 안쪽위관절융기 몸쪽, 그리고 자쪽피부정맥 안쪽에 위치하는 **팔오금림프절(주임파절, cubital lymph nodes)**로 들어간다. 이 림프절에서 나오는 날림프관(efferent vessels)은 위팔을 따라 올라가 **겨드랑림프절의 가쪽림프절[외측액와임파절, humeral (lateral) axillary lymph nodes]**에서 끝난다(제4장, 가슴 참조).

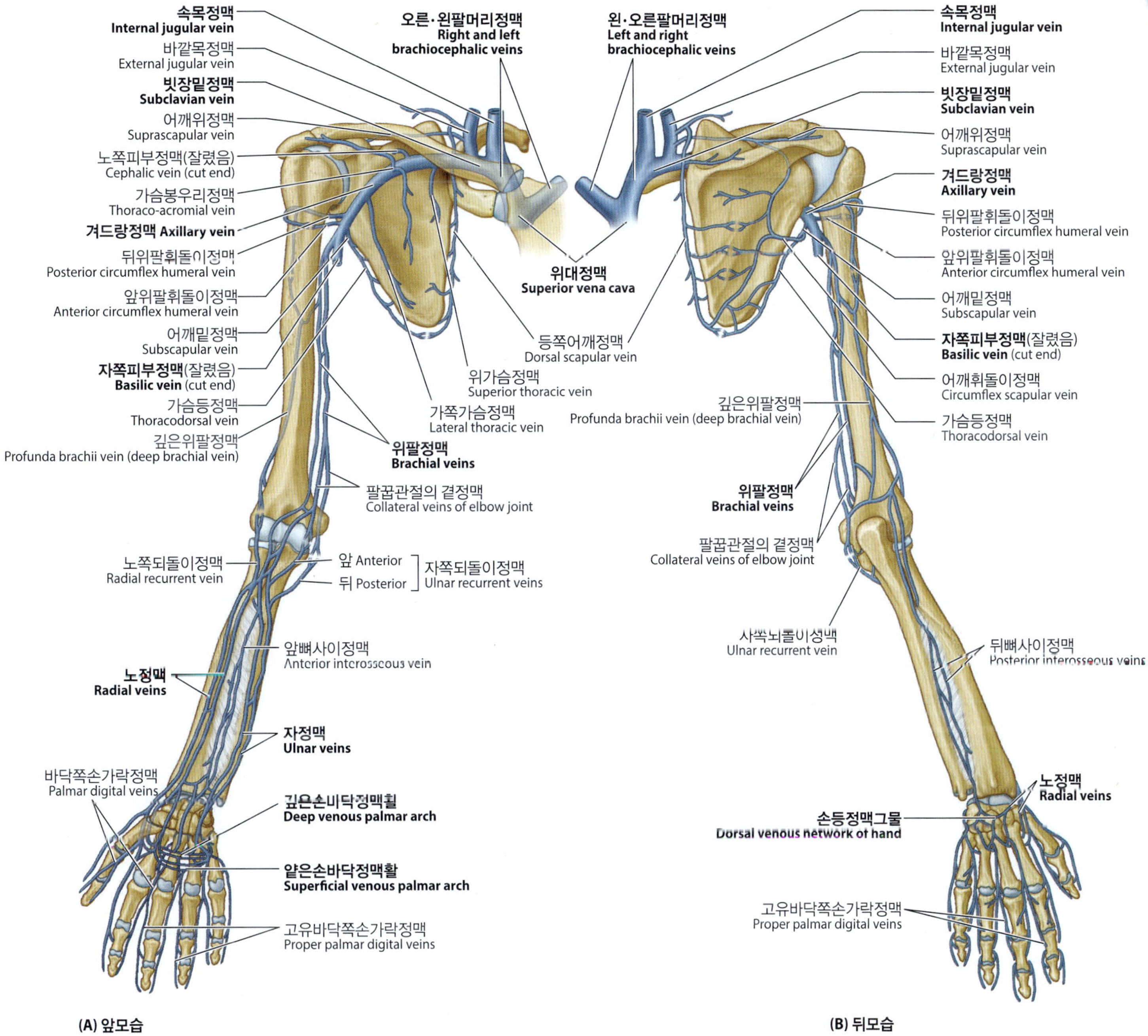

그림 3.17. **팔의 깊은정맥.** 깊은정맥의 이름은 동반하고 있는 동맥의 이름과 같다.

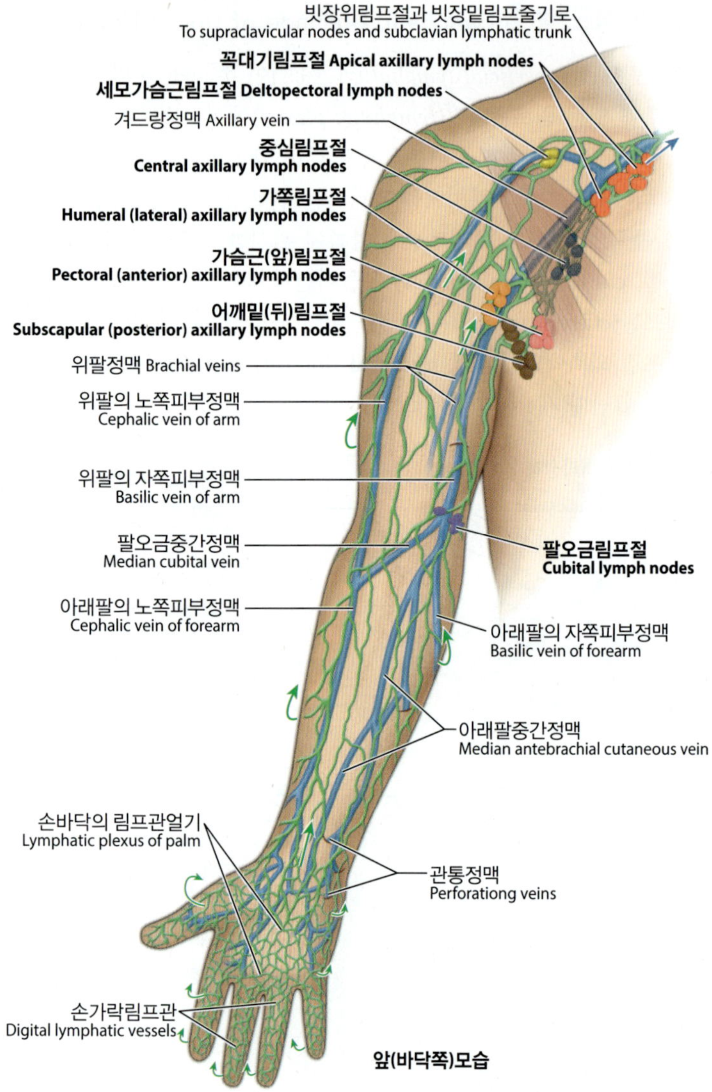

그림 3.18. 팔의 림프배출. 손가락의 손가락림프관과 손바닥의 림프관얼기에서 얕은 림프관이 유래한다. *화살표*는 림프 배출이 손등이나 팔 뒤쪽으로 향하는 것을 나타낸다. 대부분의 림프가 이러한 경로로 배출된다.

노쪽피부정맥을 따라가는 얕은림프관 대부분은 위팔 몸쪽과 어깨 앞면을 가로질러 **겨드랑림프절의 꼭대기림프절(첨액와임파절, apical axillary lymph nodes)**로 들어간다. 그러나 일부 림프관은 이에 앞서 더 얕게 위치하는 **세모가슴근림프절(삼각근흉근임파절, deltopectoral lymph nodes)**로 들어간다.

깊은림프관(*deep lymphatic vessels*)은 얕은림프관보다 수가 적고 팔의 주요 깊은정맥(노정맥, 자정맥, 위팔정맥)(그림 3.18)을 따라 올라가 겨드랑림프절의 가쪽림프절에서 끝난다. 이들은 관절주머니, 뼈막, 힘줄, 신경, 근육 등에서 림프를 거둔다. 이들의 주행 경로를 따라 소수의 깊은림프절이 있기도 한다. 겨드랑림프절(액와임파절, axillary lymph nodes)의 림프는 **빗장밑림프줄기(쇄골하임파본간, *subclavian lymphatic trunk*)**에 의해 배출된다. 이 둘에 대해서는 이 장에서 겨드랑과 더불어 상세하게 설명하였다.

팔의 피부신경과 운동신경 분포 (Cutaneous and Motor Innervation of Upper Limb)

팔의 피부신경 분포(Cutaneous Innervation of Upper Limb)

발생학적으로 팔다리는 엄지(손가락 또는 발가락)가 머리쪽에 위치한(엄지가 위를 향한) 상태로 몸통 옆에서 돌출하여 자란다는 점을 생각한다면, 피부신경(cutaneous nerves)이 팔에 분포하면서 보이는 전반적인 패턴을 이해하기 쉬울 것이다. 즉, 팔 가쪽에는 안쪽보다 좀더 머리쪽의 척수분절(spinal segment) 또는 척수신경이 분포한다.

널리 쓰이는 **피부분절지도**(*dermatome map*)가 2개 있다(그림 3.19). 하나(Keegan & Garrett, 1948)는 팔다리 발생의 개념과 부합하는 것으로 더 직관적이고 심미적이기 때문에 널리 받아들여졌다. 다른 하나(Foerster, 1933)는 임상적인 발견에 기초한 것으로 일반적으로 신경과의사들이 선호한다. 이 두 종류는 모두 대략적인 것으로, 각각의 피부분절을 뚜렷한 구역으로 표시하고 있지만 실제로는 인접한 피부분절(dermatome)은 서로 상당히 겹치기도 하며 (심지어 같은 사람에서 좌우 사이에) 많은 변이가 있다. 두 지도는 모두 개략도로서 피부분절을 뚜렷한 구역으로 그리고 있다. 두 지도 모두에서, 팔을 "최초의 배아자세(엄지를 위로 향하고 팔을 벌린 자세)"에 놓고 팔 주변을 따라가면서 신경분포가 분절 순서대로 배열되어 있는 모습을 확인해 보시오(그림 3.19; 표 3.1).

팔 피부신경의 대부분은 다섯째목신경－첫째가슴신경(C5－T1) 앞가지로 만들어지는 주요한 신경그물인 **팔신경얼기**(*brachial plexus*)에서 유래한다(이 장의 "팔신경얼기" 참조). 그러나 어깨에 분포하는 신경은 **목신경얼기**(*cervical plexus*)에서 유래하는데, 이것은 처음 네 목신경의 인접한 앞가지들 사이에 형성된 일련의 신경고리로 이루어진 신경얼기이다. 목신경얼기는 목 앞가쪽 면에서 목빗근 깊이 놓여 있다.

위팔과 아래팔의 피부신경[5]을 그림 3.20에 그려놓았고, 이 신경들을 구성하는 척수신경, 기원, 경로와 분포를 표 3.2에 나타내었다.

위팔과 아래팔에는 가쪽, 안쪽, 뒤피부신경이 있음에 주목하라(그러나 앞피부신경은 없다). 이 장에서 나중에 기술하겠지만 이러한 패턴은 팔신경얼기 다발(cords)의 패턴과 일치한다.

팔의 운동신경분포(근육분절) (motor innervation of upper limb)

몸운동(일반몸날)섬유는 피부신경으로 감각섬유를 나르는 신경과 동일한 혼합 말초신경을 타고 가서 팔의 수의근육(voluntary muscles)에 신경자극을 전달한다. 하나의 척수분절 또는 척수신경의 지배를 받는 배아의 한쪽 근육덩이(그리고 이로부터 유래한 근육)를 **근육분절**(근절, *myotome*)이라고 한다(그림 3.21). 팔근육은 보통 여러 개의 척수분절 또는 척수신경에서 운동섬유를 받는다. 따라서 대부분

---

[5]여기서는 주로 사용되는 용어인 '해부학용어(*Terminologia Anatomica*)'에 실린 영어 용어를 사용하였다. 공식적인 용어는 *of the arm*을 *brachial*로, *of the forearm*을 *antebrachial*로 대신한다.

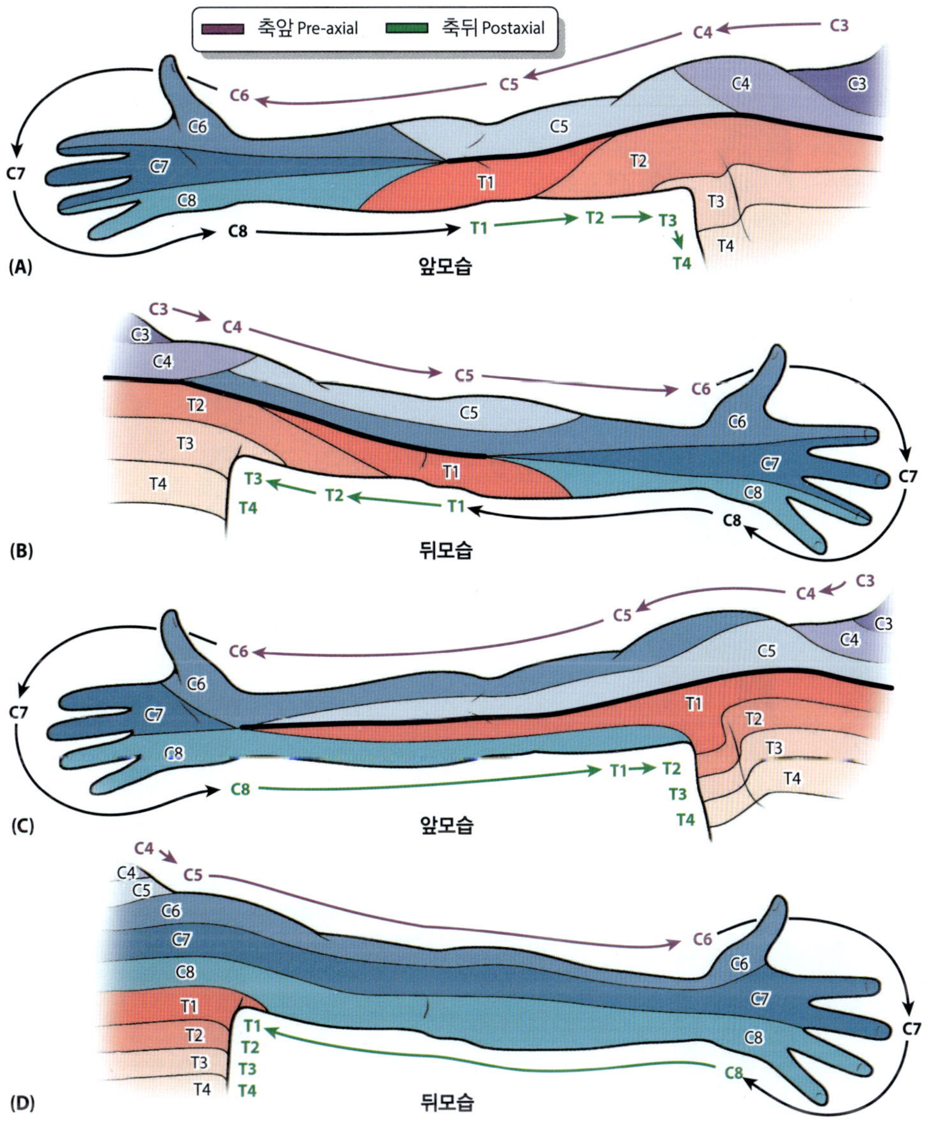

그림 3.19. 팔에서 척수분절(피부분절)과 말초(피부)신경의 분포. A, B. Foerster(1933)가 제안한, 팔에서 척수분절(피부분절) 분포 양상. 팔 안쪽에는 위쪽 가슴척수분절(T1–T3)이 분포하는 것으로 묘사하고 있는데, 이것은 심장의 통증(협심증)이 이 부위에 연관통으로 나타난다는 경험과 부합한다. **C, D.** Keegan과 Garrett(1948)이 제안한 분절 분포 양상. 이 방식은 널리 받아들여져 왔는데, 아마도 분절을 나타내는 띠가 차례대로 규칙적으로 그려져 있고 발생학 개념과 연결되기 때문일 것이다. 두 양식 모두에서 (엄지손가락을 위로 향하고) 쭉 편 팔 주변을 따라서 피부분절이 순서대로 연속적으로 묘사되어 있으며, 이를 통해 신경분포의 분절 양상을 어림잡을 수 있다.

표 3.1. 팔의 피부분절

척수분절/신경	피부분절에 대한 기술
C3, C4	목 바닥 부위, 가쪽으로 어깨 부위까지 연장
C5	위팔 가쪽 면(즉, 벌린 상태에서 위팔 윗면)
C6	아래팔 가쪽 부분과 엄지손가락
C7	가운데손가락과 반지손가락(또는 중간의 세 손가락) 그리고 아래팔 뒷면의 중앙부
C8	새끼손가락, 손과 아래팔의 안쪽 면(즉, 벌린 상태에서 위팔 아랫면)
T1	위팔 아랫부분과 아래팔 안쪽 면
T2	위팔 위쪽 부분의 안쪽 면과 겨드랑 피부[a]

[a]이것은 Keegan과 Garrett(1948)의 피부분절 지도에는 표시되어 있지 않다. 그러나 T1과 T2가 매개하는 것으로 생각되는, 심근경색 중 경험하는 통증을 보통 "왼쪽 위팔의 안쪽 면을 따라 퍼져 내려간다"고 묘사한다.

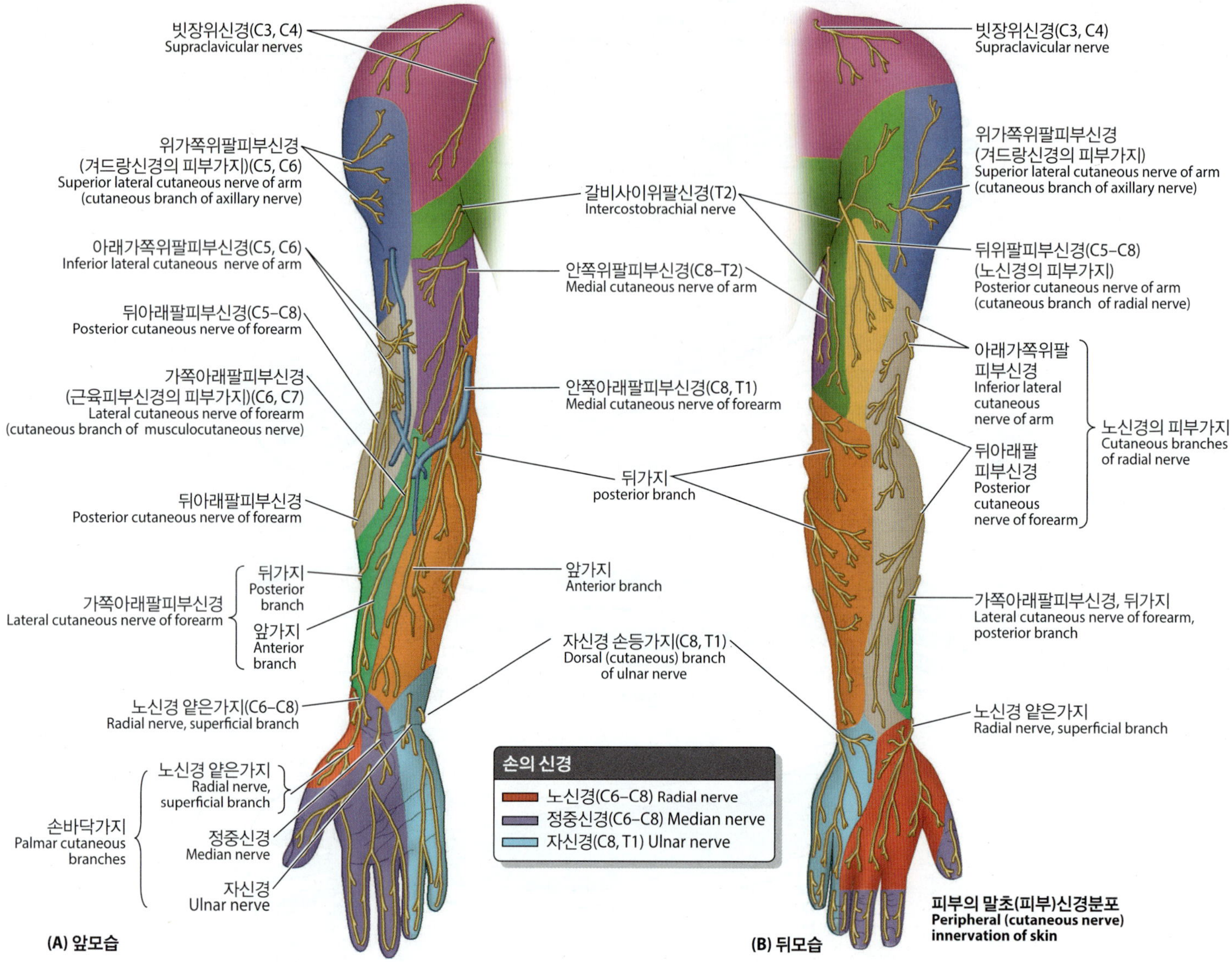

그림 3.20. 팔에서 (명명된) 말초 피부신경의 분포. 대부분은 신경얼기의 가지이며, 따라서 2개 이상의 척수신경 또는 척수분절에서 유래하는 신경섬유를 가지고 있다.

표 3.2. 팔의 피부신경

피부신경	기여 척수신경	기원	경로와 분포
빗장위신경(쇄골상신경, supraclavicular nerves)	C3, C4	목신경얼기	넓은목근 바로 밑에서 빗장뼈 앞을 지나며, 빗장뼈와 큰가슴근 위가쪽 면을 덮는 피부에 분포함
위가쪽위팔피부신경(상외측상완피신경, superior lateral cutaneous nerve of arm)	C5, C6	겨드랑신경 종말가지	어깨세모근 뒤모서리 밑을 지나 피부로 와서 이 근육의 아랫부분과 위팔 중간 부분의 가쪽 면을 덮는 피부에 분포함
아래가쪽위팔피부신경(하외측상완피신경, inferior lateral cutaneous nerve of arm)	C5, C6	노신경(또는 뒤위팔피부신경)	위팔세갈래근 가쪽갈래를 뚫고 나와 노쪽피부정맥 바로 옆을 지나면서 위팔 아래가쪽 면의 피부에 분포함
뒤위팔피부신경(후상완피신경, posterior cutaneous nerve of arm)	C5–C8	노신경(겨드랑에서)	갈비사이위팔신경의 뒤를 가로지르며 이와 교통하고, 팔꿈치머리까지 위팔 뒷면 피부에 분포함
뒤아래팔피부신경(후전완피신경, posterior cutaneous nerve of forearm)	C5–C8	노신경(아래가쪽위팔피부신경과 함께)	위팔세갈래근 가쪽갈래를 뚫고 나와 위팔에서는 가쪽으로 내려가다가 아래팔에서 손목까지 뒷면을 따라 달리며 분포함

표 3.2. 팔의 피부신경 (계속)

피부신경	기여 척수신경	기원	경로와 분포
가쪽아래팔피부신경(외측전완피신경, lateral cutaneous nerve of forearm)	C6, C7	근육피부신경 종말가지	노쪽피부정맥의 깊은 곳에서 위팔두갈래근 힘줄의 가쪽에서 피부로 나와, 손목까지 아래팔 앞가쪽 면의 피부에 분포함
안쪽아래팔피부신경(내측전완피신경, medial cutaneous nerve of forearm)	C8, T1	팔신경얼기 안쪽다발 (겨드랑에서)	위팔동맥 안쪽을 따라 내려오다 위팔 중간에서 자쪽피부정맥과 함께 깊은근막을 뚫고 나오며, 앞가지와 뒤가지로 나뉘어 아래팔로 들어가 손목까지 앞안쪽 면의 피부에 분포함
안쪽위팔피부신경(내측상완피신경, medial cutaneous nerve of arm)	C8–T2	팔신경얼기 안쪽다발 (겨드랑에서)	갈비사이위팔신경과 교통하며, 위팔 먼쪽 부분의 안쪽 면까지 계속되면서 그 피부에 분포함
갈비사이위팔신경(늑간상완신경, intercostobrachial nerve)	T2	둘째갈비사이신경의 가쪽피부가지로	가쪽으로 뻗으면서 뒤 및 안쪽위팔피부신경과 교통하며, 겨드랑과 위팔 몸쪽 부분의 안쪽 면을 덮는 피부에 분포함

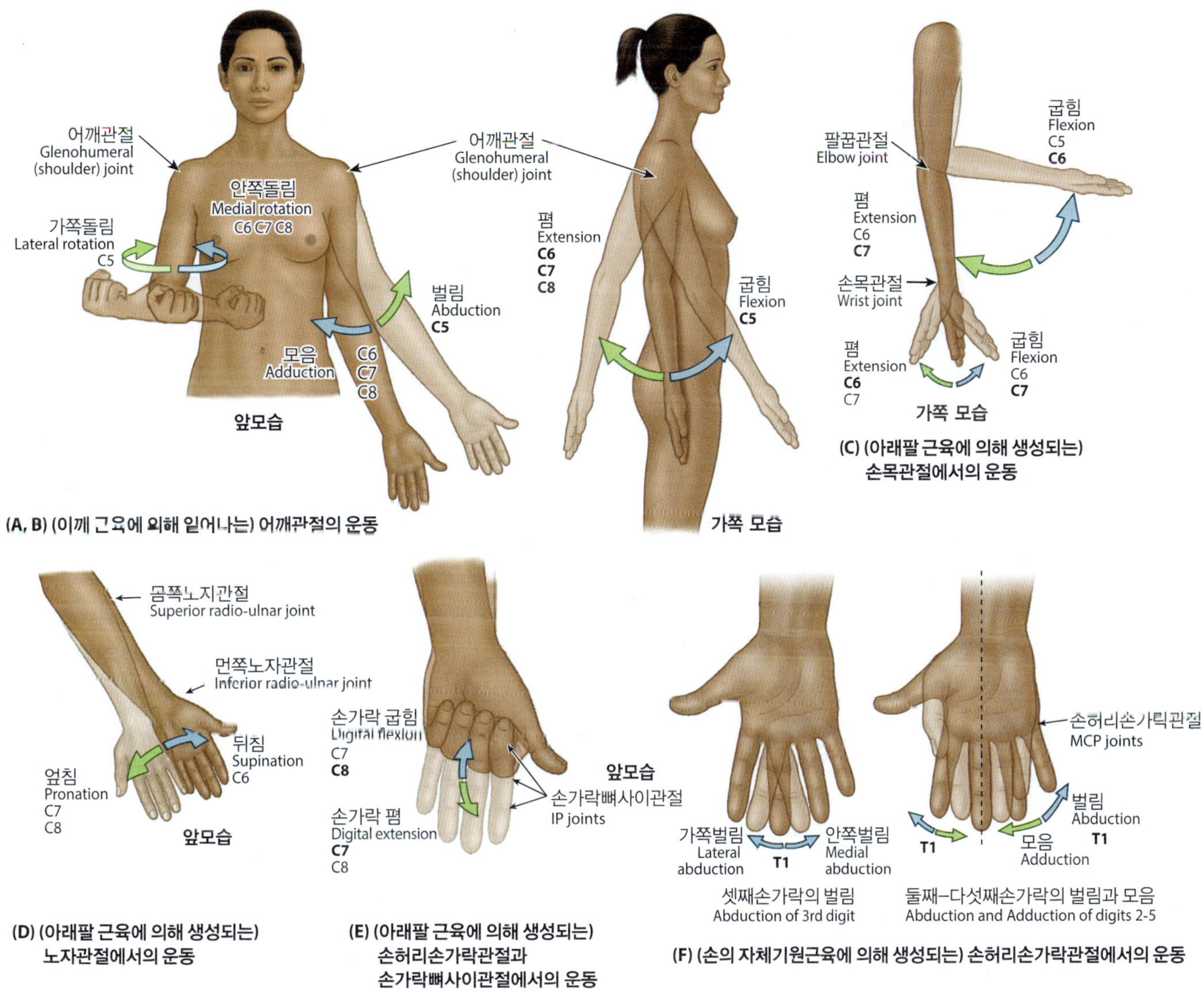

그림 3.21. 팔 운동의 분절적 신경지배. A~F. 대부분 운동에는 다수의 근육분절이 관여한다. 그러나 손(**F**)의 자체기원근육은 근육분절 하나(T1)만이 관여한다.

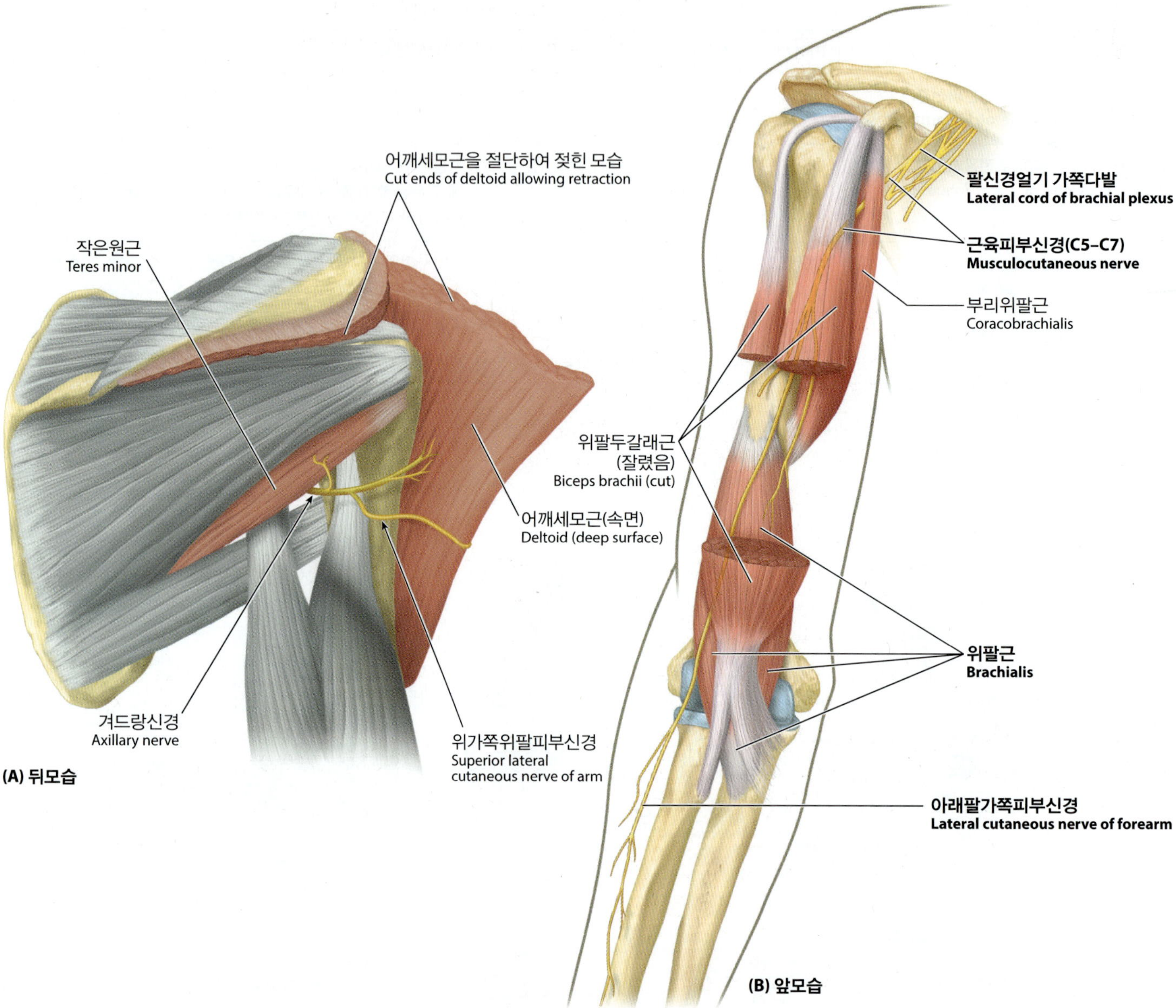

그림 3.22. 팔 근육에 분포하는 말초신경 요약. A. 겨드랑신경. **B.** 근육피부신경.

근육은 2개 이상의 근육분절로 구성되며, 팔의 운동을 일으키는 데에는 보통 다수의 척수분절이 관여한다. 그러나 손의 자체기원근육(intrinsic muscles)은 하나의 근육분절(T1)로 구성된다.

팔에 분포하는 말초신경 요약 (Summary of Peripheral Nerves of Upper Limb)

팔에 감각과 운동신경을 전달하는 신경은 겨드랑신경, 근육피부신경, 정중신경, 자신경, 노신경이다. 이들은 모두 팔신경얼기에서 일어난다(그림 3.22A~E). 이들 신경에서 분지된 피부신경의 이름은 대개는 해당 피부신경이 분포하는 영역을 반영한다.

겨드랑신경(*axillary nerve*)은 다섯째와 여섯째 목신경(C5–C6)의 신경섬유로 구성되며, 어깨에 있는 어깨세모근과 작은가슴근에 분포한다(그림 3.22A). 피부가지로 위가쪽위팔피부신경(superior lateral cutaneous nerve of the arm)을 낸다.

근육피부신경(*musculocutaneous nerve*)은 다섯째에서 일곱째 목신경(C5–C7)의 신경섬유로 구성되며 위팔앞칸에 있는 근육들, 즉 부리위팔근, 위팔두갈래근, 위팔근에 분포한다(그림 3.22B). 피부가지로는 가쪽아래팔피부신경(lateral cutaneous nerve of the forearm)을 낸다.

정중신경(*median nerve*)은 다섯째목신경에서 첫째등신경(C5–T1)의 신경섬유로 구성된다. 그러나 이 신경은 위팔에서는 신경지배를 하지 않는다(그림 3.22C). 아래팔에서는 자신경이 분포하는 근육

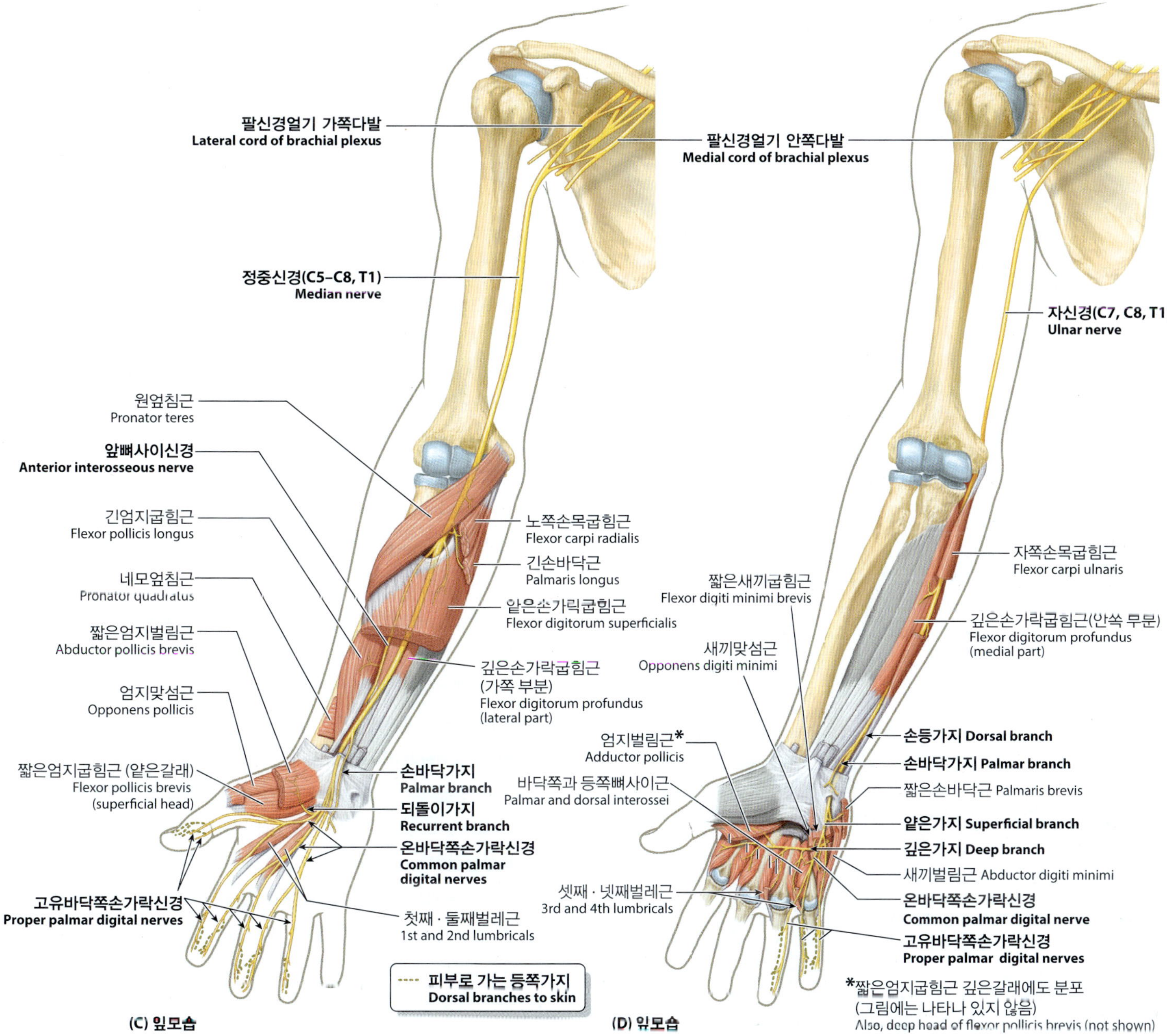

그림 3.22. **(계속)** **C.** 정중신경. **D.** 자신경.

을 제외한 모든 아래팔앞칸 근육에 분포한다. 손에서는, 역시 자신경의 지배를 받는 근육을 제외하고 엄지두덩의 모든 근육들을 지배한다. 정중신경은 벌레근 중에서 가쪽(엄지 쪽)에 있는 2개도 신경지배한다. 정중신경의 피부가지는 가쪽 3개 반 손가락의 손바닥쪽 피부, 손톱바닥, 인접한 손바닥의 피부 등에 분포한다.

자신경(*ulnar nerve*)은 일곱째목신경에서 첫째등신경(C7–T1)의 신경섬유로 구성된다(그림 3.22D). 자신경도 정중신경과 마찬가지로 위팔에는 분포하지 않고, 아래팔에서는 앞칸에서 자쪽손목굽힘근(flexor carpi ulnaris)과 깊은손가락굽힘근(flexor digitorum profundus)의 안쪽 절반에 분포한다. 손에서는 새끼손가락의 근육, 안쪽 벌레근 2개, 엄지모음근(adductor pollicis), 짧은엄지굽힘근 깊은갈래(deep head of the flexor pollicis brevis)에 분포한다. 피부감각은 안쪽 하나 반 손가락의 손바닥쪽과 손등쪽 피부와 이에 인접한 손바닥의 피부를 담당한다.

노신경(*radial nerve*)은 정중신경과 동일하게 다섯째목신경에서 첫째등신경(C5–T1)의 신경섬유로 구성되는데, 위에 언급한 신경들과는 달리 위팔과 아래팔의 뒤칸으로 가서 그곳의 모든 근육에 분포한다(그림 3.22E). 노신경에서는 피부신경이 3개 나오는데, 아래가쪽위팔피부신경(inferior lateral cutaneous nerve of the arm), 뒤위팔피부신경(posterior cutaneous nerve of the arm), 뒤아래팔피부신경

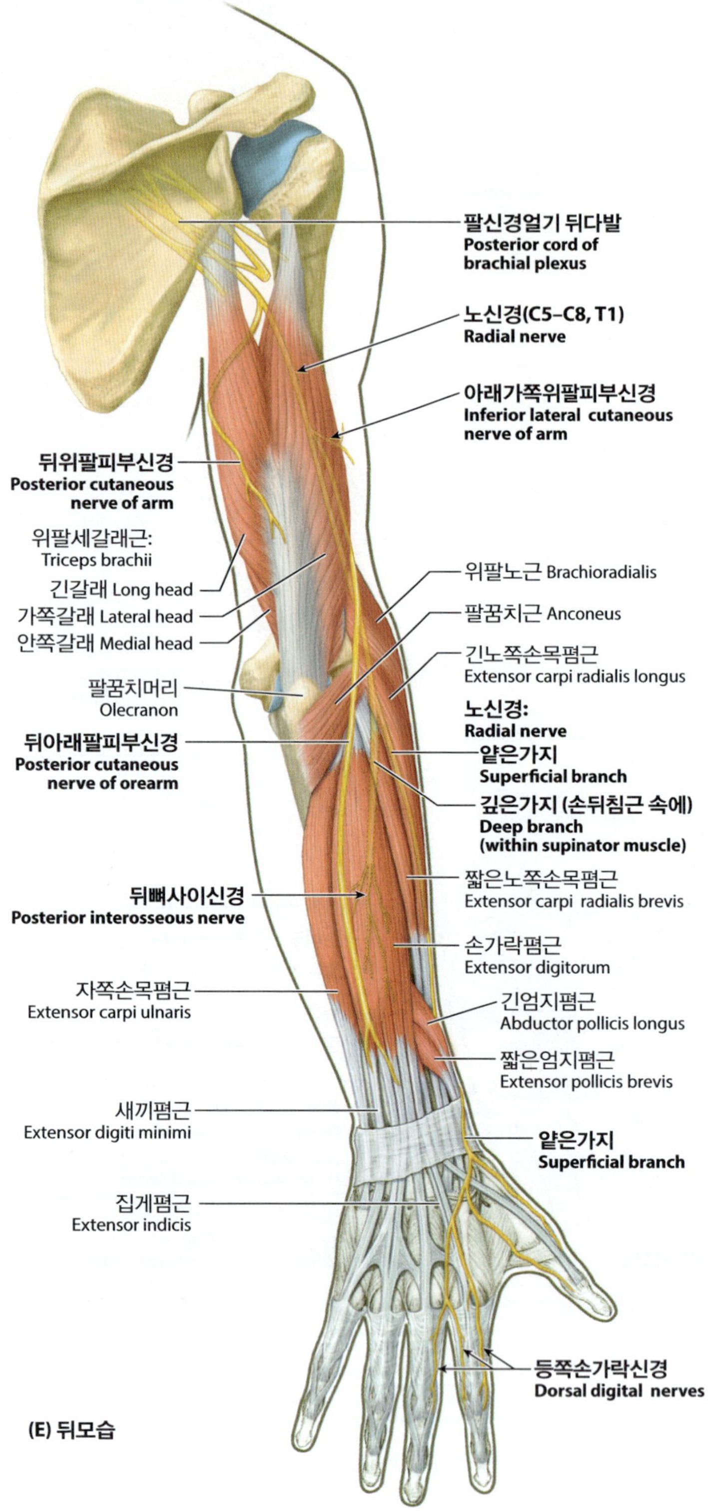

그림 3.22. (계속) E. 노신경.

(posterior cutaneous nerve of the forearm)이 그것이다. 뒤아래팔피부신경은 손등과 엄지손가락 뿌리 쪽 피부에도 분포한다.

위팔에 분포하는 피부신경 5개에 관해서는 이들이 분포하는 해당 부위에서 자세히 기술하였다.

핵심정리: 팔의 근막, 혈관, 신경 (Fascia, Vessels, and Nerves of Upper Limb)

근막(Fascia): 팔의 단단한 깊은근막은 피부와 피부밑조직 깊은 곳에서 팔의 구조물들을 둘러 감싸고 있는 막이다. ■ 깊은근막의 속면은, 때로는 근육의 이는곳으로 이용되어 이는곳의 면적을 넓히기도 하며, 그 속에 있는 뼈에 직접 또는 근육사이막을 통해서 부착한다. ■ 따라서 깊은근막은 기능과 신경분포가 유사한 근육 무리 또는 개별 근육을 둘러싸는 근막칸을 형성한다. ■ 이 칸에 감염이나 출혈이 있는 경우 그 안에 머물게 하거나 확산을 통제한다.

동맥(Artries): 어깨와 위팔에는 연속된 하나의 동맥이 빗장밑동맥, 겨드랑동맥, 위팔동맥 등으로 이름을 세 차례 바꿔가면서 분포한다. ■ 위팔동맥은 팔꿉부위에서 자동맥과 노동맥으로 나뉘며, 이들은 각각 아래팔 안쪽과 가쪽에 혈액을 공급하고, 손에서는 얕은손바닥동맥활과 깊은손바닥동맥활로 문합하여 손에 혈액공급을 한다.

얕은정맥(Superficial veins): 노쪽피부정맥은 팔의 가쪽 모서리를 따라 달리는 반면, 자쪽피부정맥은 팔의 안쪽 모서리를 따라 주행한다. ■ 두 정맥은 모두 손등의 손등정맥그물에서 시작하며, 각각 겨드랑정맥의 시작(자쪽피부정맥)과 끝(노쪽피부정맥)으로 배출됨으로써 끝난다.

깊은정맥(Deep veins): 팔의 깊은정맥은 보통 짝을 이룬 동반정맥의 형태로 존재하며, 동반하고 있는 동맥과 이름이 같다.

림프관(Lymphatic vessels): 얕은림프관은 일반적으로 얕은정맥을 향해 모여 이를 따라가고, 깊은림프관은 깊은정맥을 따라간다. ■ 팔의 림프는 얕은림프관과 깊은림프관을 통해 겨드랑림프절로 배출된다.

피부분절(Dermatomes): 신경얼기가 형성된 결과로 팔의 피부신경 분포는 두 가지 관점에서 살펴볼 수 있다. (1) 하나는 척수신경을 기준으로 한 척수분절 분포(피부분절, dermatomes)이고, (2) 다른 하나는 여러 분절이 합쳐진 (명명된) 말초신경에 의한 신경분포이다. 팔을 (엄지손가락을 위로 향하고 벌린) 최초 배아 자세로 놓으면 분절 분포 양상을 가장 쉽게 볼 수 있다. ■ 이때 피부분절은 팔 둘레에서 내림차순으로 차례로 배열된다(목뿌리에서 C4 피부분절로 시작하여, 팔 윗면을 따라 가쪽 또는 먼쪽으로 배열되고, 또한 팔 아랫면을 따라 안쪽 또는 몸쪽으로 배열되어 가슴벽의 T2 피부분절로 이어짐).

피부신경 분포(Cutaneous innervation): 팔신경얼기가 뒤, 가쪽, 안쪽다발(앞다발은 없음)을 형성하는 것처럼 위팔과 아래팔에는 뒤, 가쪽, 안쪽피부신경이 있다(앞피부신경은 없음). ■ 안쪽피부신경들은 팔신경얼기 안쪽다발의 가지이다. ■ 뒤피부신경들은 노신경의 가지이다. ■ 가쪽피부신경은 각각 다른 신경(겨드랑신경, 노신경, 근육피부신경)에서 일어난다.

근육분절(Myotomes): 대부분 팔근육은 2개 이상의 근육분절 성분을 포함하고 있으며, 따라서 여러 개의 척수분절 또는 척수신경에서 운

핵심정리 (계속)

동신경섬유를 받는다. ■ 따라서 팔의 운동에는 다수의 척수분절이 관여한다. ■ 손의 자체기원근육은 하나의 근육분절(T1)로 구성된다.

말초신경(peripheral nerves): 팔신경얼기에서 자유 팔의 운동과 피부 감각을 담당하는 주된 신경이 5개 나온다. ■ 겨드랑신경은 어깨부위의 두 근육과 위팔 위가쪽 피부에 분포한다. ■ 근육피부신경은 위팔앞칸의 근육과 아래팔 가쪽 면의 피부에 분포한다. ■ 노신경은 위팔과 아래팔 뒷면의 근육과 피부에 분포한다. ■ 정중신경과 자신경은 아래팔 앞면, 손의 근육, 손바닥 피부에 분포한다. ■ 정중신경은 아래팔앞칸 대부분 근육과 손의 피부에 분포한다. ■ 따라서 자신경은 아래팔앞칸 근육에는 약간과 손의 피부에 분포하지만, 손의 근육에는 대부분에 분포한다.

3

큰가슴근부위와 어깨뼈부위 (Pectoral and Scapular Regions)

앞몸통팔근육(Anterior Axio-Appendicular Muscles)

큰가슴근, 작은가슴근, 빗장밑근, 앞톱니근의 네 앞몸통팔근육[anterior axio-appendicular (thoraco-appendicular or pectoral) muscles]이 팔이음뼈를 움직인다. 이 근육들과 그 붙는 곳을 그림 3.23에 도시하였고, 그들의 붙는 곳, 신경분포, 주요 작용을 표 3.3에 요약하였다.

큰가슴근(대흉근, pectoralis major)은 가슴 위쪽 부분을 덮고 있는 크고 부채처럼 생긴 근육이다(그림 3.23A). 큰가슴근에는 **빗장부분**(쇄골부, *clavicular head*)과 **복장갈비부분**(흉륵부, *sternocostal head*)이 있는데, 복장갈비부분이 훨씬 더 크고, 그 가쪽 부분은 겨드랑 앞벽의 대부분을 이루는 근육덩이를 형성한다. 가쪽 부분의 아래모서리는 **앞겨드랑주름**(*anterior axillary fold*)을 형성한다("겨드랑" 참조). 큰가슴근과 이에 인접한 어깨세모근은 함께, 노쪽피부정맥이 지나가는 좁은 **세모가슴근고랑(deltopectoral groove)**을 형성한다(그림 3.16C와 3.36 참조). 그러나 이 근육들은 위로 가면서 서로 약간 벌어지면서 빗장뼈와 더불어 **세모가슴근삼각**[*clavipectoral (deltopectoral) triangle*]을 형성한다(그림 3.11과 3.16C 참조).

큰가슴근의 두 부분은 함께 작용하면 위팔이 강력한 모음과 안쪽돌림을 일으킨다. 또한 두 부분은 독립적으로 작용할 수도 있는데, 빗장부분은 위팔뼈를 굽히고, 복장갈비부분은 굽혀진 위치에서 위팔뼈를 뒤로 잡아당겨 편다.

큰가슴근 빗장부분을 검사하려면, 위팔을 90°로 벌리게 한 다음 저항에 대항하여 위팔을 앞쪽으로 움직이도록 한다. 만약 정상이라면 빗장부분을 보고 만질 수 있다.

큰가슴근 복장갈비부분을 검사하려면, 위팔을 60°로 벌리게 한 다음 저항에 대항하여 모으게 한다. 만약 정상이라면 복장갈비부분을 보고 만질 수 있다.

작은가슴근(소흉근, pectoralis minor)은 겨드랑 앞벽에 위치하며, 이곳에서 훨씬 커다란 큰가슴근으로 거의 완전히 덮여 있다(그림 3.23B와 3.24). 작은가슴근은 세모꼴이며, 세모의 밑변(몸쪽 붙는 곳, proximal attachment)은 갈비연골 근처에서 셋째–다섯째갈비뼈 앞끝에 부착된 근육 갈래로 이루어져 있다. 세모의 꼭지점(먼쪽 붙는 곳, distal attachment)은 어깨뼈 부리돌기에 있다. 이 근육이 갈비뼈에 붙는 곳에는 변이가 많다.

작은가슴근은 어깨뼈를 안정시키고, 팔이 닿는 거리 바로 너머에 있는 물체를 만지기 위해 팔을 앞으로 쭉 뻗을 때 사용된다. 또한 작은가슴근은 팔이음뼈가 고정되어 있거나 올라간 상태에서 갈비뼈를 들어 올려 숨을 깊이 들이쉬는 것을 돕는다. 작은가슴근은 겨드랑 내의 구조물(예: 겨드랑동맥)에 대한 유용한 해부학적 및 외과적 표지이다. 작은가슴근은 부리돌기와 더불어 "다리(bridge)"를 형성하여, 위팔로 드나드는 혈관과 신경이 그 밑을 지난다.

빗장밑근(쇄골하근, subclavius)은 해부학자세에서는 거의 수평으로 놓여 있다(그림 3.23B와 3.24). 이 작은 원통형 근육은 빗장뼈 아래에 위치하며, 빗장뼈가 골절되는 경우에 빗장밑혈관(subclavian vessels)과 팔신경얼기 위줄기(superior trunk)를 어느 정도 보호한다. 빗장밑근은 빗장뼈를 고정시키고 끌어내려 팔을 움직이는 동안 빗장뼈를 안정시킨다. 또한 빗장밑근은 복장빗장관절(sternoclavicular joint)이 탈구되려고 하는 경향을 억제하기도 한다(예: 줄다리기 시합을 하면서 세게 잡아당길 때).

앞톱니근(전거근, serratus anterior)은 가슴 가쪽 부분 위에 놓여 있고 겨드랑 안쪽벽을 형성한다(그림 3.23C; 그림 3.39B나 3.40A 참조). 이 넓은 판 모양의 두꺼운 근육은 그 근육 갈래의 배열이 톱니 모양이기 때문에 그렇게 명명되었다[라틴어로 *serratus*, 톱(a saw)]. 근육 갈래들은 뒤쪽으로 가다 안쪽으로 달려 어깨뼈 아래각을 포함하여 안쪽모서리 앞면 전체 길이에 부착한다. 앞톱니근은 가장 강력한 팔이음뼈 근육들 중 하나이다. 앞톱니근은 강한 어깨뼈 내밈근(protractor)이며 앞쪽으로 주먹질을 하거나 팔을 내밀 때 이용된다(일부 사람들은 이것을 "권투 선수의 근육(boxor's muscle)"이라 부름).

앞톱니근의 강인한 아랫부분은 어깨뼈를 돌려 접시오목을 올림으로써 위팔이 어깨 위로 올라가도록 한다. 이 근육은 또한 어깨뼈를 고정하여 어깨뼈가 가슴벽에 밀착하도록 함으로써 다른 근육들이 위

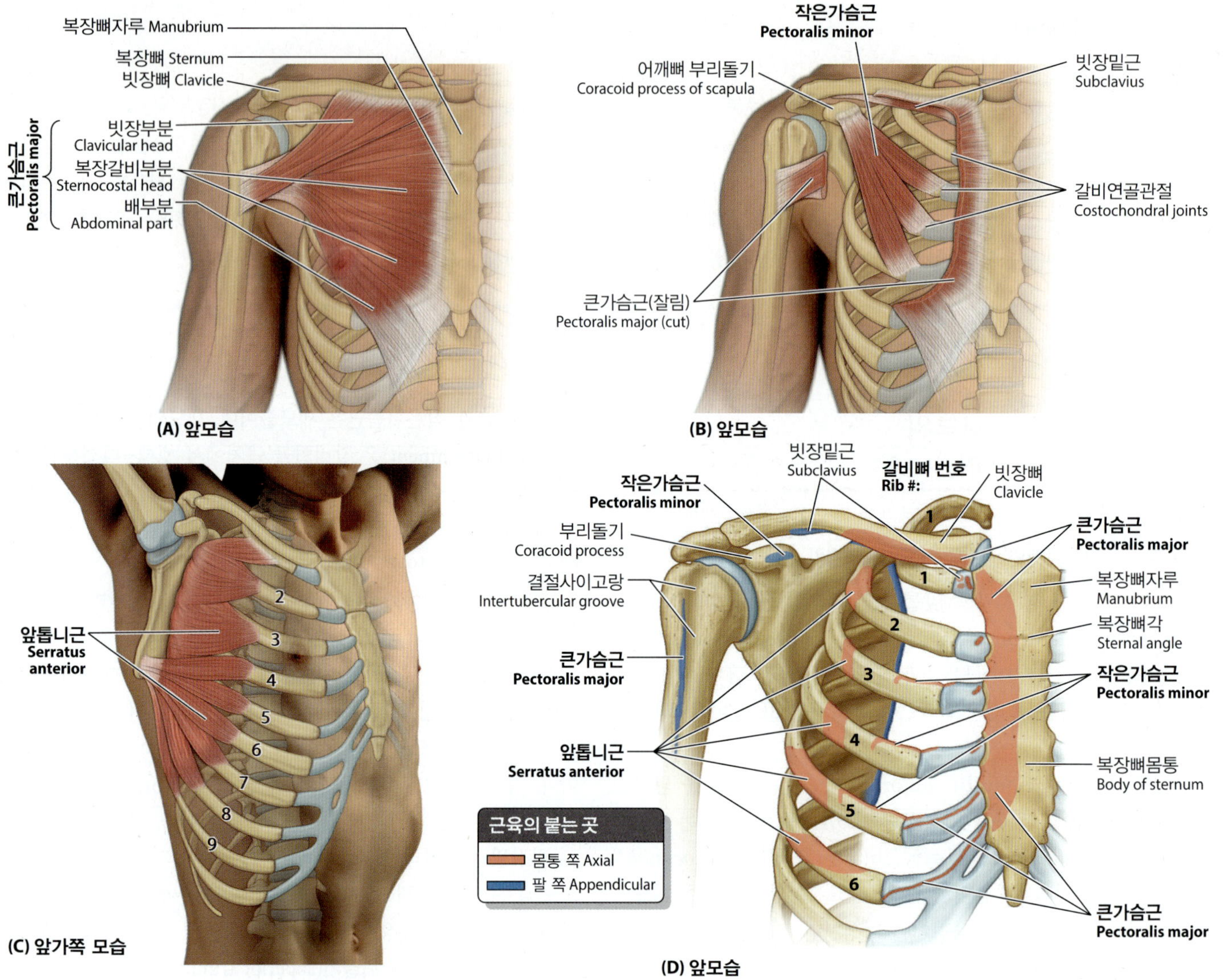

그림 3.23. 앞몸통팔근육. A. 큰가슴근. **B.** 작은가슴근과 빗장밑근. **C.** 앞톱니근. **D.** 뼈에 부착하는 곳.

표 3.3. 앞몸통팔근육

근육	몸쪽 붙는 곳	먼쪽 붙는 곳	신경분포[a]	주요 작용
큰가슴근(대흉근, pectoralis major)	빗장부분(clavicular head): 빗장뼈 안쪽 절반의 앞면 복장갈비부분(sternocostal head): 복장뼈 앞면, 위쪽 6개 갈비연골, 배바깥빗근 널힘줄	위팔뼈 결절사이고랑 큰결절능선	가쪽과 안쪽가슴근신경; 빗장부분(C5, **C6**), 복장갈비부분(**C7**, **C8**, T1)	위팔뼈를 모으고 안쪽으로 돌림, 어깨뼈를 앞으로, 아래로 당김 홀로 작용할 경우, 빗장부분은 위팔뼈를 굽히고 복장갈비부분은 굽힌 위팔을 폄
작은가슴근(소흉근, pectoralis minor)	갈비연골 근처의 셋째–다섯째갈비뼈	어깨뼈 부리돌기 안쪽모서리와 윗면	안쪽가슴근신경(C8,T1), 가쪽가슴근신경(다양함)	어깨뼈를 아래로, 앞으로 잡아당겨 가슴벽에 대하여 이 뼈를 안정시킴
빗장밑근(쇄골하근, subclavius)	첫째갈비뼈와 갈비연골의 연접부	빗장뼈 중간 1/3의 아랫면	빗장밑근신경(**C5**, C6)	빗장뼈를 고정하고 아래로 내림
앞톱니근(전거근, serratus anterior)	첫째–여덟째갈비뼈 가쪽 부분 바깥면	어깨뼈 위각과 아래각을 포함해서 안쪽모서리 앞면	긴가슴신경 (C5, **C6**, **C7**)	어깨뼈를 내밀고 가슴벽 가까이에 붙들어 둠; 어깨뼈를 돌림

[a]분포하는 신경의 척수분절을 나타내었다(예: "**C5**, C6"은 빗장밑근에 분포하는 신경이 척수의 다섯째와 여섯째 목분절에서 유래한다는 의미임). 굵은 글씨체로 나타낸 숫자(예, **C5**)는 주로 분포하는 분절을 말한다. 열거된 척수분절 중 하나 또는 그 이상이 손상되거나 또는 여기서 기원하는 운동신경 뿌리가 손상되면 해당 근육은 마비된다.

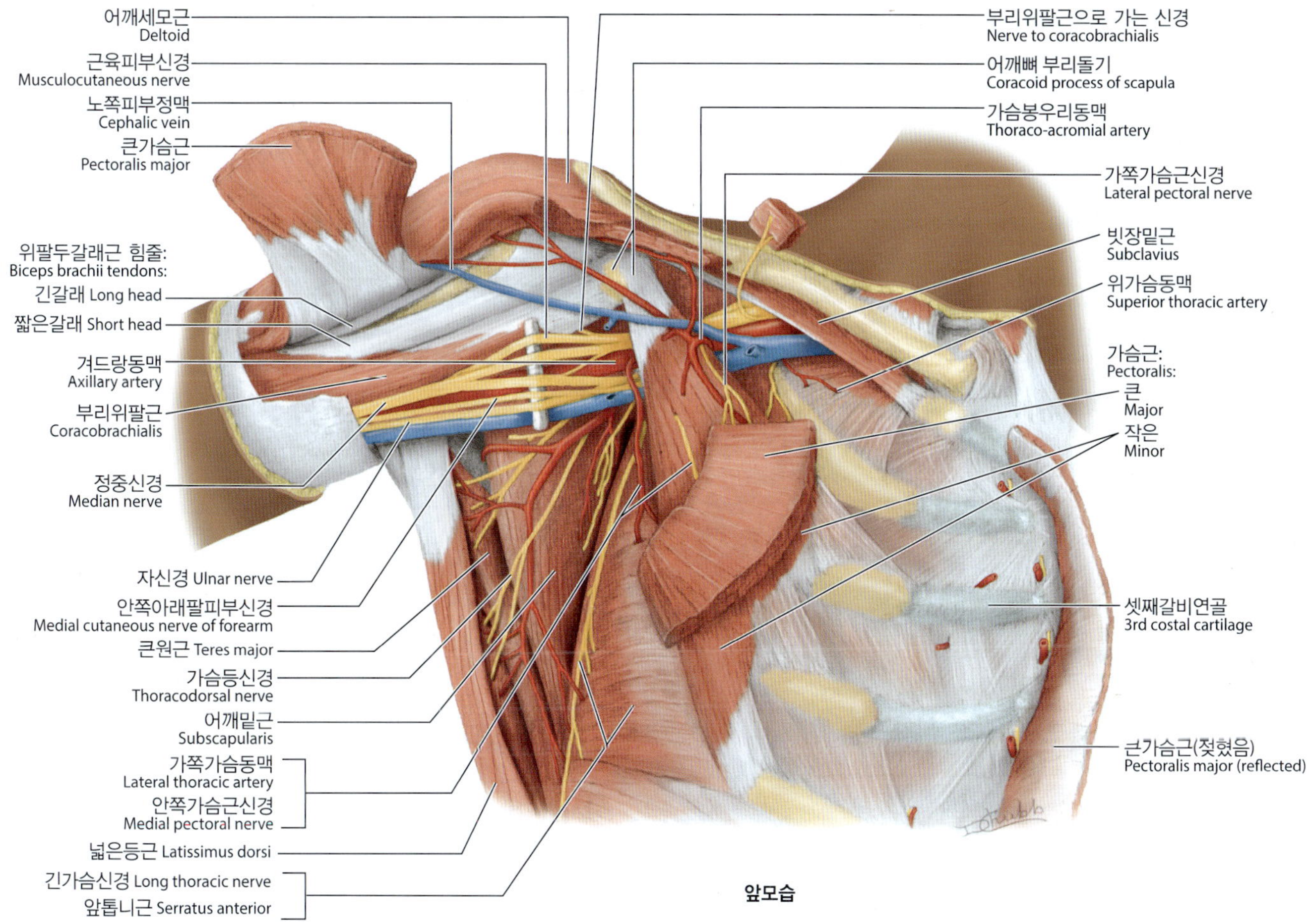

그림 3.24. 겨드랑 벽을 형성하는 몸통팔근육. 앞벽을 형성하는 앞몸통팔근육 중 큰가슴근의 일부(뼈에 붙은 부분, 작은가슴근 위에 놓인 중앙 부분, 빗장뼈 위로 젖혀진 입방형의 근육), 작은가슴근, 빗장밑근만 남겼다. 신경혈관다발을 둘러싸는 겨드랑집, 빗장가슴근막, 겨드랑 지방 등도 모두 제거하였다. 이렇게 함으로써 앞톱니근에 의해 형성된 겨드랑 안쪽 벽과, 뒤벽을 형성하는 넓은등근을 관찰할 수 있다.

팔뼈를 움직일 때 어깨뼈를 고정된 발판으로 이용할 수 있도록 해준다. 앞톱니근은 팔굽혀펴기를 할 때나 저항에 대항하여 밀 때(예: 차를 밀 때) 어깨뼈를 가슴벽에 붙들어 둔다.

앞톱니근[또는 이 근육에 분포하는 긴가슴신경(long thoracic nerve)의 기능]을 검사하려면, 팔을 앞으로 뻗어 손으로 벽을 밀게 한다. 만일 앞톱니근이 정상이라면 이 근육의 근육 갈래 여러 개를 보고 만질 수 있다.

뒤몸통팔근육과 어깨위팔근육(Posterior Axio-Appendicular and Scapulohumeral Muscles)

뒤몸통팔근육(posterior axio-appendicular muscles; 바깥기원 등근육의 얕은무리와 중간무리)은 팔뼈대를 (몸통의) 몸통뼈대에 부착시킨다.

뒤어깨근육(posterior shoulder muscles)은 세 무리로 나뉜다(표 3.4):

- 얕은뒤몸통팔(바깥기원 어깨)근육[*superficial posterior axio-appendicular (extrinsic shoulder) muscles*]: 등세모근과 넓은등근
- 깊은뒤몸통팔(바깥기원 어깨)근육[*deep posterior axio-appendicular (extrinsic shoulder) muscles*]: 어깨올림근과 마름근
- 어깨위팔(자체기원 어깨)근육[*scapulohumeral (intrinsic shoulder) muscles*]: 어깨세모근, 큰원근, 4개의 돌림근띠 근육(가시위근, 가시아래근, 작은원근, 어깨밑근)

얕은뒤몸통팔(바깥기원 어깨)근육[superficial posterior axio-appendicular (extrinsic shoulder) muscles]

얕은뒤몸통팔(바깥기원 어깨)근육[superficial posterior axio-appendicular (extrinsic shoulder) muscles]에는 등세모근과 넓은등근이 있다. 이 근육들을 그림 3.25에 도시하였고, 붙는 곳, 신경분포, 주요 작용은 표 3.4에 열거하였다.

등세모근. **등세모근(승모근, trapezius)**은 팔이음뼈를 몸통에 직접 연결한다. 이 커다란 세모꼴 근육은 목과 몸통 위쪽 절반의 뒷면을 덮고 있다(그림 3.26). 이 근육은 양쪽에 있는 것들이 함께 **부등변사각형**(*trapezium*; 그리스어로 불규칙한 사각형을 의미함)을 형성하기 때문에 이런 이름이 붙었다. 등세모근은 팔이음뼈를 머리뼈와

척주에 연결하고 팔을 매달고 있는 것을 보조한다. 등세모근 섬유는 세 부분으로 나뉘며, 각 부분은 어깨뼈와 가슴벽 사이의 생리적 어깨가슴관절에서 서로 다른 작용을 한다(그림 3.27; 표 3.5):

- 내림(위)섬유[descending (superior) fibers]는 어깨뼈를 올린다(예: 어깨를 으쓱할 때).
- 중간섬유(middle fibers)는 어깨뼈를 들인다(즉, 어깨뼈를 뒤로

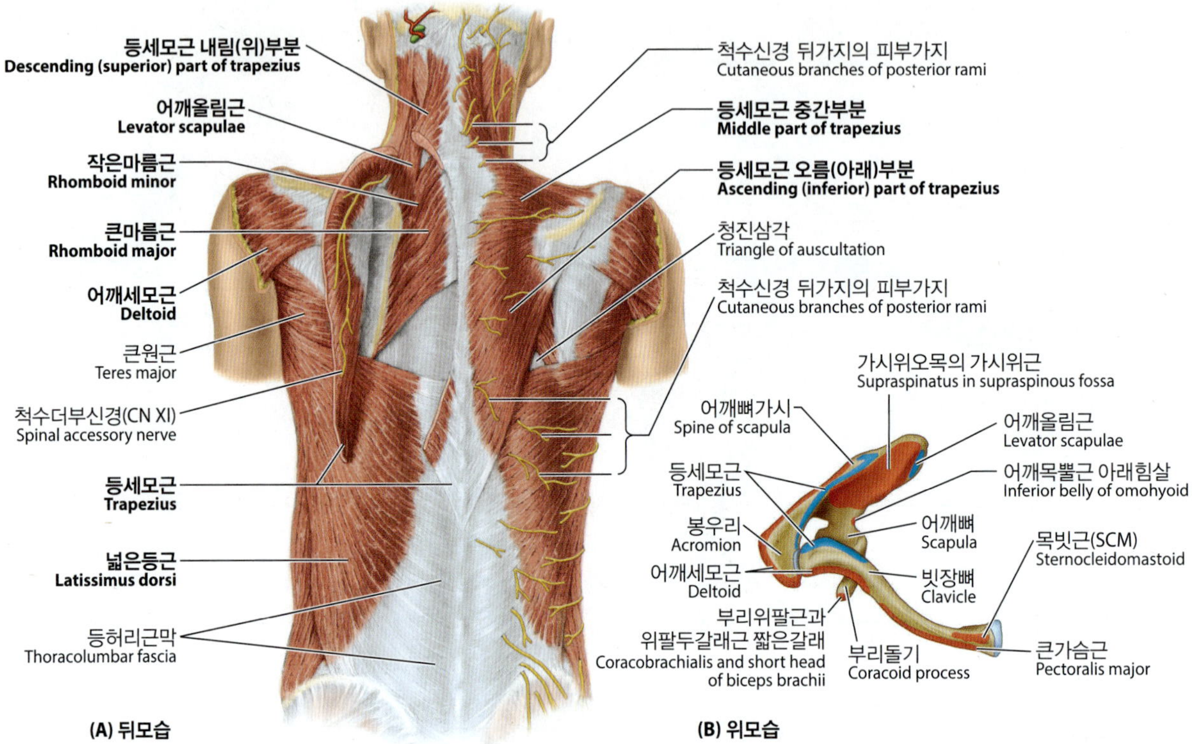

그림 3.25. 뒤몸통팔근육. A. 개요. **B.** 근육의 부착점.

표 3.4. 뒤몸통팔근육

근육	몸쪽 붙는 곳	먼쪽 붙는 곳	신경분포[a]	근육 작용
얕은뒤몸통팔(바깥기원 어깨)근육[superficial posterior axio-appendicular (extrinsic shoulder) muscles]				
등세모근(승모근, trapezius)	위목덜미선 안쪽 1/3; 바깥뒤통수뼈융기; 목덜미인대; C7–T12 척추뼈의 가시돌기	빗장뼈 가쪽 1/3; 봉우리와 어깨뼈가시	척수더부신경(CN XI)(운동)과 C3, C4 척수신경(통각과 고유감각)	내림부분은 어깨뼈를 올리고; 오름부분은 내리며; 중간부분은 (또는 모든 부분이 함께) 어깨뼈를 들임; 내림부분과 오름부분이 함께 작용하여 접시오목을 위쪽으로 돌림
넓은등근(광배근, latissimus dorsi)	아래쪽 6개 등뼈의 가시돌기; 등허리근막; 엉덩뼈능선; 아래쪽 3-4개 갈비뼈	위팔뼈 결절사이고랑의 바닥	가슴등신경(**C6**, **C7**, C8)	위팔뼈를 펴고, 모으고, 안쪽으로 돌림; 등반 시에는 몸을 위팔 쪽으로 올림
깊은뒤몸통팔(바깥기원어깨)근육[deep posterior axio-appendicular (extrinsic shoulder) muscles]				
어깨올림근 (견갑거근, levator scapulae)	C1–C4 척추뼈 가로돌기 뒤결절	어깨뼈가시 뿌리 위쪽의 어깨뼈 안쪽모서리	등쪽어깨신경(C4, C5), 목신경(C3, C4)	어깨뼈를 올리고, 어깨뼈를 돌려서 접시오목이 아래쪽으로 향하게 함
작은마름근과 큰마름근 (소능형근과 대능형근, rhomboid minor and major)	작은마름근: 목덜미인대; C7과 T1 척추뼈 가시돌기 큰마름근: T2–T5 척추뼈 가시돌기	작은마름근: 어깨뼈가시 안쪽 끝에 있는 매끈한 세모꼴 부위 큰마름근: 어깨뼈가시 높이에서 아래각까지의 어깨뼈 안쪽모서리	등쪽어깨신경(C4, **C5**)	어깨뼈를 들이고 접시오목을 아래쪽으로 돌림; 어깨뼈를 가슴벽에 고정함

[a]주로 분포하는 분절을 말한다(예: "C4, **C5**"는 마름근에 분포하는 신경이 척수의 넷째와 다섯째 목분절에서 유래한다는 의미임). 굵은 글씨체로 나타낸 숫자(예, **C5**)는 주로 분포하는 분절을 말한다. 열거된 척수분절 중 하나 또는 그 이상이 손상되거나 또는 여기서 기원하는 운동신경 뿌리가 손상되면 해당 근육은 마비된다.

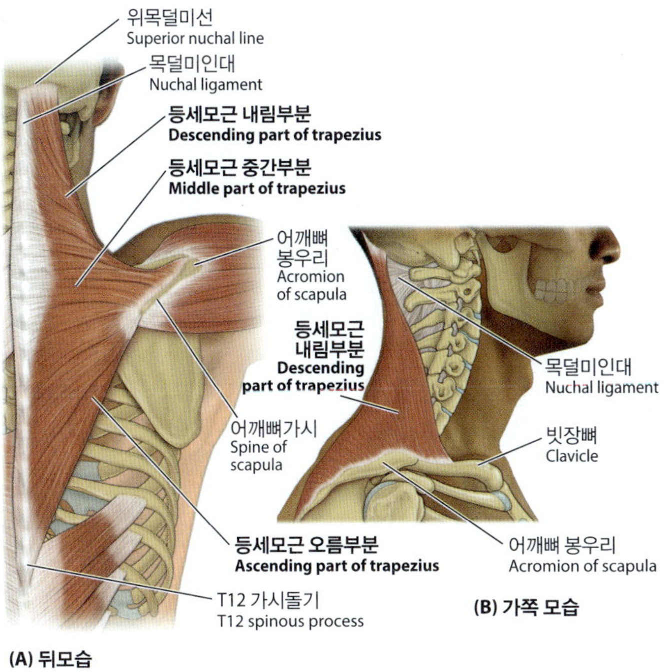

그림 3.26. 등세모근. A. 개요. **B.** 내림부분.

당김).

- 오름(아래)섬유[ascending (inferior) fibers]는 어깨뼈를 내리고 어깨를 낮춘다.

등세모근의 내림섬유와 오름섬유는 함께 작용하여 어깨뼈가 가슴벽 표면에서 서로 다른 방향으로 돌아가도록 함으로써 어깨뼈를 비튼다. 등세모근은 또한 어깨뼈를 뒤로 위로 잡아당겨 어깨를 떠받치고 긴장수축(tonic contraction)을 통해 어깨뼈를 가슴벽 제자리에 고정한다. 따라서 이 근육이 약해지면 어깨가 처진다.

등세모근[또는 이 근육에 분포하는 척수더부신경(spinal accessory nerve; CN XI)의 기능]을 **검사하려면**, 저항에 대항하여 어깨를 으쓱거리게 한다(검사자가 어깨를 내리누르고, 피검자는 어깨를 올리려고 시도함). 만일 등세모근이 정상이라면 이 근육의 위모서리가 쉽게 보이고 만져진다.

넓은등근. **넓은등근(광배근, latissimus dorsi**; 라틴어로 등의 가장 넓은 근육을 의미함). 넓은등근이란 이름은 이 근육이 등의 넓은 부위를 덮고 있는 모습을 잘 반영한 이름이다(그림 3.25, 3.28; 표 3.4). 이 큰 부채꼴 근육은 몸통에서 위팔뼈까지 뻗어 있고 어깨관절에는 직접, 그리고 팔이음뼈(어깨가슴관절)에는 간접적으로 작용한다. 넓은등근은 위팔뼈를 펴고, 들이며, 안쪽으로 돌린다(예: 등 뒤로 양손을 잡거나 반대쪽 어깨뼈부위의 피부를 긁을 때).

큰가슴근과 함께 넓은등근은 위팔의 강력한 모음근이며, 이 운동과 관련하여 어깨뼈의 아래쪽돌림(downward rotation of scapula, lateral rotation)에 있어 주된 역할을 한다(그림 3.27; 표 3.5). 이 근육은 또한 어깨 위로 벌린 팔을 제자리로 돌아가게 하는 데에도 유용하며, 따라서 넓은등근은 등반할 때 중요하게 사용된다. 큰가슴근과 함께 작용하여 넓은등근은, 예를 들면 턱걸이나 나무타기를 할 때처럼, 몸통을 위팔까지 들어올린다. 이러한 움직임은 또한 장작 패기, 카누 젓기, 수영(특히 크롤 영법)을 할 때도 활용된다.

넓은등근[또는 여기에 분포하는 가슴등신경(thoracodorsal nerve)의 기능]을 **검사하려면**, 위팔을 90°로 벌린 후 저항에 대항하여 모으게 한다. 만일 이 근육이 정상이라면 뒤겨드랑주름(posterior axillary fold; "겨드랑" 참조)에서 이 근육의 아래모서리를 볼 수 있고 쉽게 만질 수 있다.

깊은뒤몸통팔(바깥기원 어깨)근육
[deep posterior axio-appendicular (extrinsic shoulder) muscles]

3

깊은뒤몸통팔근육[deep posterior axio-appendicular muscles; 몸통어깨근육(axio-scapular muscles) 또는 가슴팔근육(thoraco-appendicular muscles)]에는 어깨올림근과 마름근이 있다. 이 근육들은 팔뼈대를 몸통뼈대에 직접 연결한다. 붙는 곳, 신경분포, 주요 작용은 표 3.4에 정리하였다.

어깨올림근. 끈 모양의 **어깨올림근(견갑거근, levator scapulae)** 위쪽 1/3은 목빗근 깊이 놓여 있고, 아래쪽 1/3은 등세모근 깊이 위치한다. 어깨올림근 섬유는 위쪽 목뼈의 가로돌기에서 시작하여 아래로 어깨뼈 위안쪽 모서리까지 뻗는다(그림 3.25, 3.29; 표 3.4). 그 이름에 걸맞게 어깨올림근은 등세모근 내림부분과 함께 작용하여 어깨뼈를 올리거나 고정한다(짐을 나를 때처럼 어깨뼈를 내리누르는 힘에 저항함)(그림 3.27; 표 3.5).

마름근 및 작은가슴근과 더불어 어깨올림근은 어깨뼈를 돌려 접시오목을 내린다(어깨뼈를 돌려서 접시오목을 아래로 기울임). (또한 등세모근과 함께) 양쪽 근육이 함께 작용하면 어깨올림근은 목을 펴고, 한쪽 근육만 작용하면 목의 가쪽굽힘에 기여한다(작용하는 근육 쪽으로 목을 굽힘).

마름근. 항상 서로 명확하게 분리되지는 않는 (큰 및 작은) **마름근(rhomboids)**은 마름모꼴이다. 즉 이들은 비스듬한 등변평행사변형을 형성한다(그림 3.25, 3.30; 표 3.4). 마름근은 등세모근 깊이 위치하며, 척주에서 아래가쪽으로 어깨뼈 안쪽모서리까지 뻗어 있는 나란한 넓은 띠를 형성한다. 얇고 납작한 **큰마름근(대능형근, rhomboid major)**은 그 위에 놓여 있는 보다 두꺼운 **작은마름근(소능형근, rhomboid minor)**보다 약 두 배 정도 더 넓다.

마름근은 어깨뼈를 들이고 돌려 접시오목을 내린다(표 3.5). 이들은 또한 앞톱니근이 어깨뼈를 가슴벽에 붙이고 팔을 움직이는 동안 어깨뼈를 고정하는 역할을 보조한다. 마름근은 올라간 팔을 힘차게 내릴 때 이용된다(예: 큰 망치로 말뚝을 박을 때).

마름근[또는 이들에 분포하는 등쪽어깨신경(dorsal scapular nerve)의 기능]을 **검사하려면**, 피검자에게 손을 뒤쪽으로 볼기에 대도록 하고 저항에 대항하여 팔꿉을 뒤쪽으로 밀게 한다. 마름근이 정상이라면 어깨뼈 안쪽모서리를 따라 이 근육들을 만질 수 있다. 이 근육들은 등세모근 깊이 놓여 있으므로 검사하는 동안 보이지는 않는다.

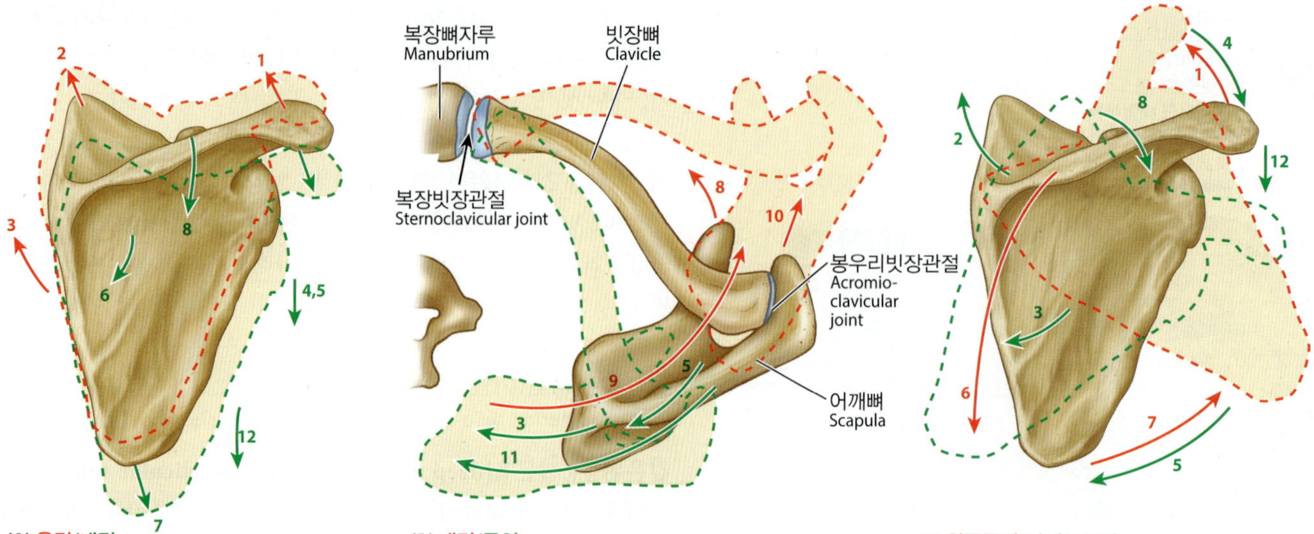

(A) 올림/내림
뒤모습

(B) 내밈/들임
팔이음뼈 오른쪽 절반의 위모습

(C) 위쪽돌림/아래쪽돌림
뒤모습

그림 3.27. 어깨뼈의 운동과 각 운동을 일으키는 근육. *화살표*는 당기는 방향을 나타낸다. 각 운동을 일으키는 근육(그리고 중력)은 표 3.5에 열거한 *숫자*로 나타내었다.

표 3.5. 어깨뼈의 운동

어깨뼈의 운동	운동을 일으키는 근육[a]	근육에 분포하는 신경	운동 범위(돌림 각, 이동 거리)
올림(elevation)	**등세모근 내림부분**(1) 어깨올림근(2) 마름근(3)	척수더부신경(CN XI) } 등쪽어깨신경	10~12 cm
내림(depression)	**중력**(12) 큰가슴근 아래쪽 복장갈비부분(4) 넓은등근(5) 등세모근 오름부분(6) 앞톱니근 아랫부분(7) 작은가슴근(8)	 가슴근신경 가슴등신경 척수더부신경(CN XI) 긴가슴신경 안쪽가슴근신경	
내밈(protraction)	**앞톱니근**(9) 큰가슴근 (10) 작은가슴근(8)	긴가슴신경 가슴근신경 안쪽가슴근신경	40~45°; 15 cm
들임(retraction)	**등세모근 중간부분**(11) 마름근(3) 넓은등근(5)	척수더부신경(CN XI) 등쪽어깨신경 가슴등신경	
위쪽돌림(upward rotation)[b]	**등세모근 내림부분**(1) 등세모근 오름부분(6) **앞톱니근 아랫부분**(7)	} 척수더부신경(CN XI) 긴가슴신경	60°; 아래각: 10~12 cm, 위각: 5~6 cm
아래쪽돌림(downward rotation)[c]	중력(12) 어깨올림근(2) 마름근(3) **넓은등근**(5) 작은가슴근(8) 큰가슴근, 아래쪽 복장갈비부분(4)	 } 등쪽어깨신경 가슴등신경 안쪽가슴근신경 안쪽과 가쪽가슴근신경	

[a]굵은 글씨체는 주작용근을 나타낸다. 숫자는 그림 3.27을 참조하라.
[b]위팔을 벌릴 때처럼 접시오목이 위쪽으로 움직인다.
[c]위팔을 모을 때처럼 접시오목이 아래쪽으로 움직인다.

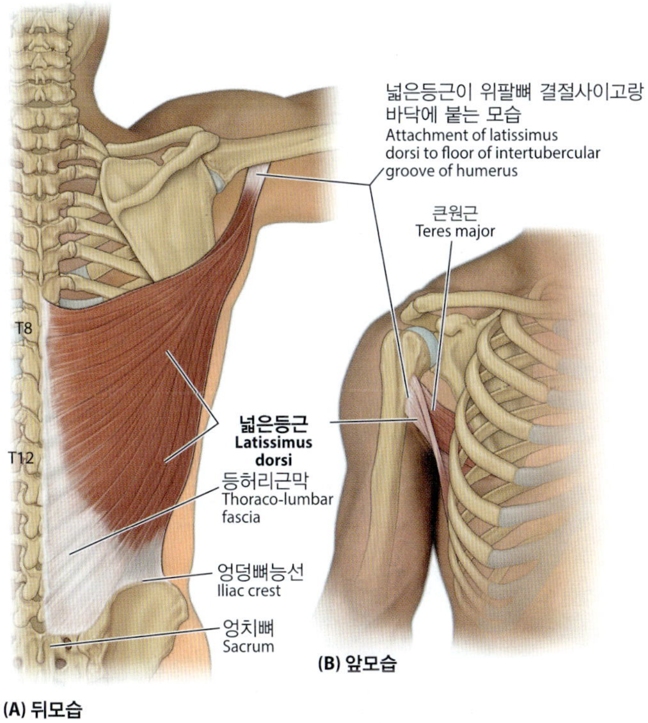

그림 3.28. **넓은등근.** 자세한 사항은 표 3.4를 참조하시오.

어깨위팔(자체기원어깨)근육 [scapulohumeral (intrinsic shoulder) muscles]

어깨위팔근육 6개(어깨세모근, 큰원근, 가시위근, 가시아래근, 어깨밑근, 작은원근)는 비교적 짧은 근육으로, 어깨뼈에서 위팔뼈 사이에 뻗어 있으며 어깨관절에 작용한다. 이 근육들을 그림 3.25와 3.31에 도시하였고, 이들의 붙는 곳, 신경분포, 주요 작용은 표 3.6에 요약하였다.

어깨세모근. **어깨세모근(삼각근, deltoid)**은 어깨를 덮고 어깨의 둥근 윤곽을 형성하는 두껍고 강하며 질감이 거친 근육이다(그림 3.25, 3.32; 표 3.6). 이름이 나타내듯이 어깨세모근은 거꾸로 선 그리스 문자 델타(Δ)처럼 생겼다. 이 근육의 앞부분(빗장부분)과 뒷부분(가시부분)은 빈깃근육(unipennate muscle)이며, 중간 부분(봉우리부분)은 뭇깃근육(multipennate muscle)이다(그림 1.18 참조). 각 부분들은 따로 작용할 수도 있고 함께 작용할 수도 있다. 어깨세모근의 세 부분이 모두 동시에 수축하면 위팔을 벌린다. 앞부분과 뒷부분은 위팔을 벌릴 때 당김밧줄처럼 작용하여 위팔을 안정시킨다.

어깨세모근이 위팔을 벌릴 때 처음 15°는 가시위근의 도움을 받는다(그림 3.31B, C). 위팔을 완전히 모은 상태에서 어깨세모근의 당김 선은 위팔뼈 세로축과 일치하므로 이 근육은 위팔뼈를 똑바로 위로 당길 뿐 벌림을 일으키거나 시작할 수 없다. 그러나 이 근육은, 여행 가방을 들어 나를 때처럼, 위팔뼈머리가 접시오목에서 아래로 이탈되는 것에 저항하는 연결근육(shunt muscle)으로 작용할 수 있다. 위팔을 완전히 모은 자세에서 벌리는 것은 반드시 가시위근에 의해 시작되거나, 또는 몸통을 옆으로 기울여 중력으로 하여금 이 운동을 시작하게 하여야 한다. 어깨세모근은 위팔을 15° 정도 벌린 후에야 벌림근으로서의 효력을 충분히 발휘하게 된다.

어깨세모근의 앞과 뒷부분은 보행 중 팔을 흔드는 데 이용된다. 앞

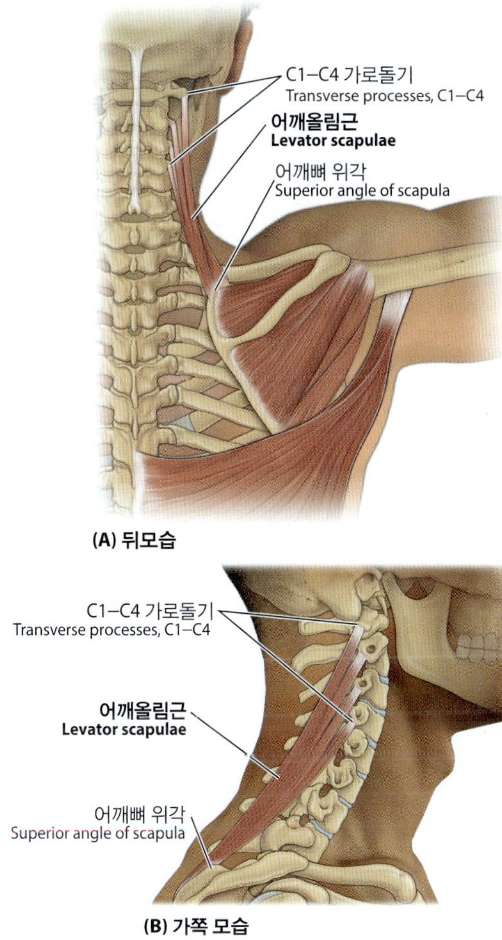

그림 3.29. **어깨올림근. A.** 어깨부위 다른 근육과 어깨올림근의 관계. **B.** 어깨올림근만 보이는 모습.

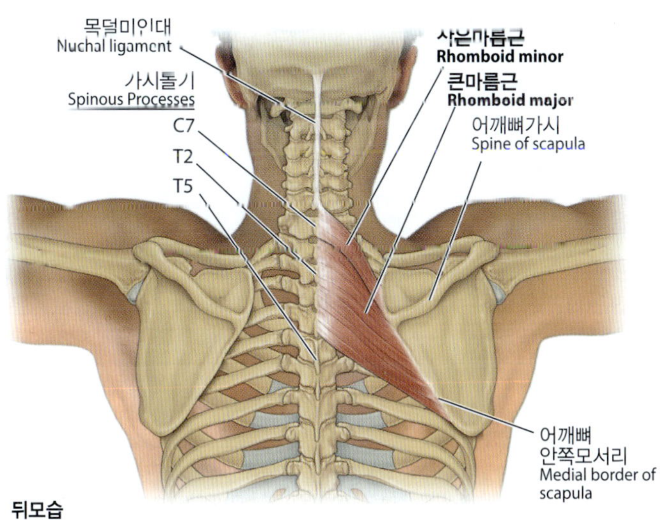

그림 3.30. **마름근.**

부분은 위팔을 굽힐 때 큰가슴근을 보조하고, 뒷부분은 위팔을 펼 때 넓은등근을 돕는다. 어깨세모근은 또한 어깨관절을 안정시키고 팔을 움직이는 동안 위팔뼈머리를 접시오목에 붙잡아 두는 것을 돕는다.

어깨세모근[또는 이 근육에 분포하는 겨드랑신경(axillary nerve)의 기능]을 검사하려면, 위팔을 약 15°부터 시작하여 저항에 대항하여 벌리도록 한다(그림 3.33). 만일 정상이라면 어깨세모근을 쉽게

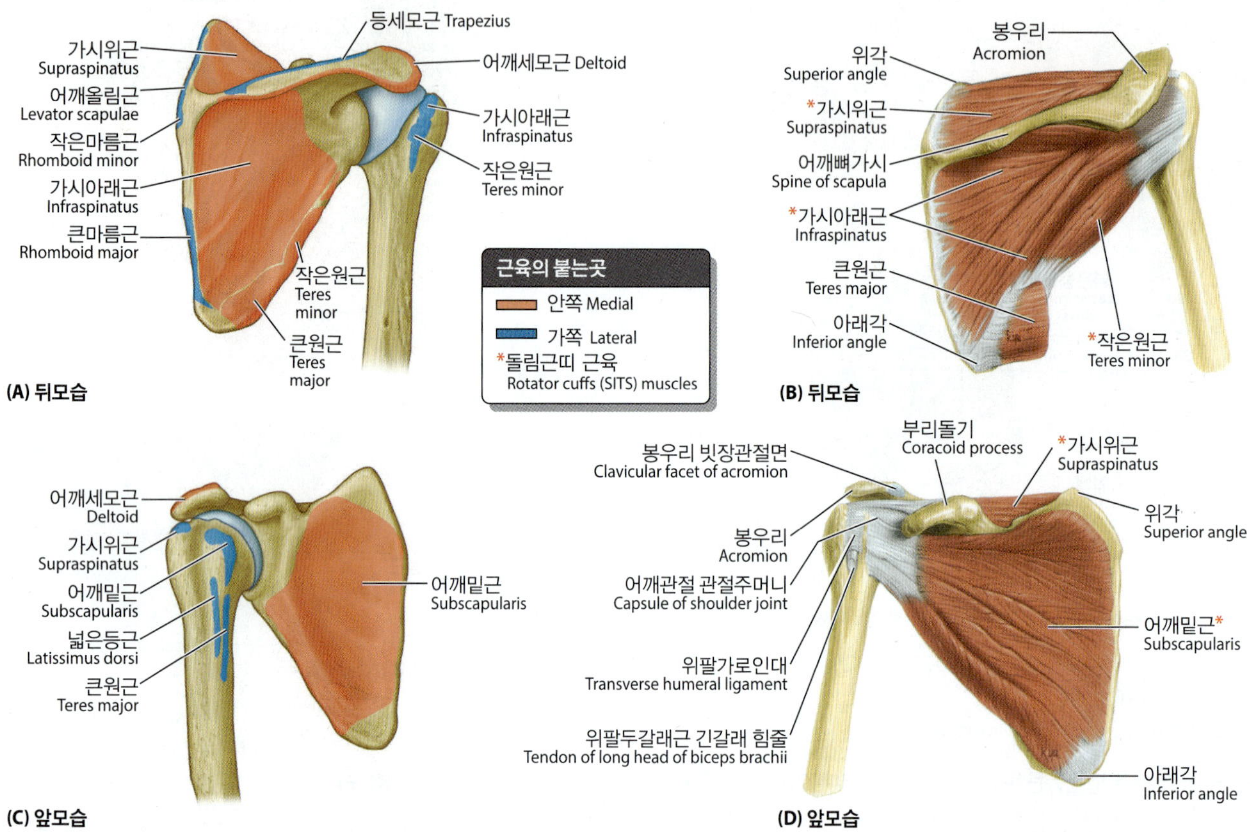

그림 3.31. 어깨위팔근육. A~D. 이 근육들은 어깨뼈에서 위팔뼈로 가며 어깨관절에 작용한다. 어깨세모근은 이 그림이 아닌 그림 3.32에 나타내었다.

표 3.6. 어깨위팔(자체기원어깨)근육

근육	몸쪽 붙는 곳	먼쪽 붙는 곳	신경분포[a]	근육 작용
어깨세모근(삼각근, deltoid)	빗장뼈 가쪽 1/3; 봉우리; 어깨뼈가시	위팔뼈 세모근거친면	겨드랑신경(**C5**, C6)	빗장(앞)부분: 위팔을 굽히고 안쪽으로 돌림 봉우리(중간)부분: 위팔을 벌림 가시(뒤)부분: 위팔을 펴고 가쪽으로 돌림
가시위근(극상근, supraspinatus)[b]	어깨뼈 가시위오목	위팔뼈 큰결절 윗면	어깨위신경 (C4, **C5**, C6)	위팔의 벌림을 시작하고, 어깨세모근이 위팔을 벌리는 것 보조하며, 돌림근띠 근육과 함께 작용함[b]
가시아래근(극하근, infraspinatus)[b]	어깨뼈 가시아래오목	위팔뼈 큰결절 중간면	어깨위신경(**C5**, C6)	위팔을 가쪽으로 돌림; 돌림근띠 근육과 함께 작용함[b]
작은원근(소원근, teres minor)[b]	어깨뼈 가쪽모서리 중간 부분	위팔뼈 큰결절 아랫면	겨드랑신경(**C5**, C6)	위팔을 가쪽으로 돌림; 돌림근띠 근육과 함께 작용함[b]
큰원근(대원근, teres major)	어깨뼈 아래각 뒷면	위팔뼈 결절사이고랑 작은결절능선	아래어깨밑신경 (C5, **C6**)	위팔을 모으고 안쪽으로 돌림
어깨밑근(견갑하근, subscapularis)[b]	어깨뼈밑오목(어깨뼈 앞면의 대부분)	위팔뼈 작은결절	위와 아래어깨밑신경 (C5, **C6**, C7)	위팔을 안쪽으로 돌림; 돌림근띠의 일부로서 위팔뼈머리를 접시오목에 붙들어 두는 것을 도움

[a]분포하는 신경의 척수분절을 나타내었다(예: "**C5**, C6"은 어깨세모근에 분포하는 신경이 척수의 다섯째와 여섯째 목분절에서 유래한다는 의미임). 굵은 글씨체로 나타낸 숫자(예: **C5**)는 주로 분포하는 분절을 말한다. 열거된 척수분절 중 하나 또는 그 이상이 손상되거나 또는 여기서 기원하는 운동신경 뿌리가 손상되면 해당 근육은 마비된다.

[b]가시위근, 가시아래근, 작은원근, 어깨밑근을 돌림근띠 근육 또는 SITS 근육이라 총칭한다. 이들의 주요 작용은 어깨관절의 모든 운동이 일어나는 동안 위팔뼈머리를 어깨뼈 접시오목에 붙들어 두는 것이다.

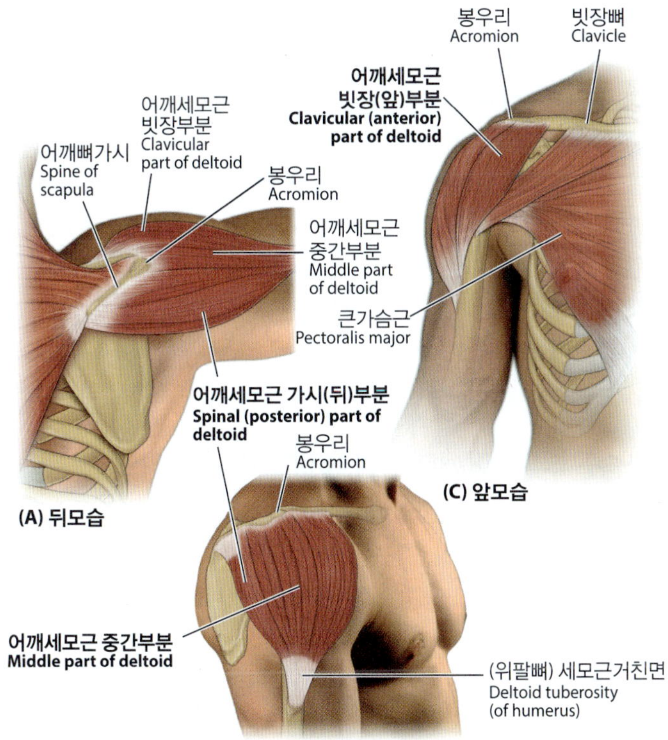

그림 3.32. 어깨세모근.

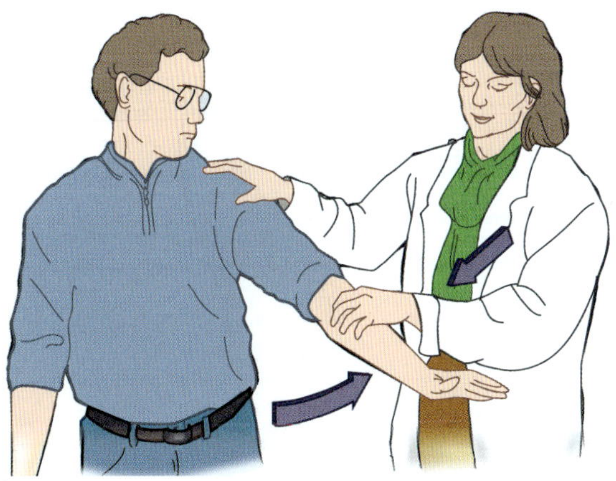

그림 3.33. 어깨세모근의 검사. 검사자는 환자가 어깨세모근으로 위팔을 벌리는 것에 대하여 저항한다. 만일 어깨세모근이 정상이라면 이 근육의 중간 부분이 수축하는 것을 만질 수 있다.

보고 만질 수 있다. 피검자가 바로누운자세(supine position)로 있으면 중력의 영향을 피할 수 있다.

큰원근. 큰원근[**대원근, teres major**; 라틴어로 *teres*, 둥근(round)]은 어깨뼈 아래가쪽 1/3에서 가쪽으로 가는 두꺼운 원통형 근육이다(그림 3.25; 3.31A, B; 3.34; 그림 3.38 참조; 표 3.6). 큰원근 아래모서리는 겨드랑 뒤벽 가쪽 부분의 아래모서리를 이룬다. 큰원근은 위팔을 모으고 안쪽으로 돌린다. 이 근육은 또한 굽힌 자세에서 위팔을 펴는 것을 도울 수 있고, 접시오목 안에 있는 위팔뼈머리에 대한 중요한 안정근이다. 즉, 이 근육은 소켓 속에 있는 위팔뼈머리가 흔들리지 않도록 한다.

큰원근[또는 여기에 분포하는 아래어깨밑신경(lower subscapular nerve)]을 검사하려면, 위팔을 벌린 상태에서 저항에 대항하여 모으게 한다. 만일 정상이라면 뒤겨드랑주름에서 이 근육을 쉽게 보고 만질 수 있다(그림 3.36).

돌림근띠 근육(rotator cuff muscles)

(*SITS* 근육이라고도 하는) 가시위근, 가시아래근, 작은원근, 어깨밑근의 네 어깨위팔근육(자체기원 어깨근육)은 어깨관절 둘레에 근육힘줄성 돌림근띠(회전근개, *rotator cuff*)를 형성하기 때문에 **돌림근띠 근육(회전근개근, rotator cuff muscles)**이라 불린다(그림 3.31B, D와 3.35). 가시위근을 제외한 나머지 세 근육은 위팔뼈의 돌림근(rotators)이다. 가시위근은 돌림근띠의 일부일 뿐 아니라 어깨세모근이 위팔을 벌릴 때 처음 15°를 벌리기 시작하여 이 근육을 돕는다.

SITS 근육의 힘줄은 어깨관절 관절주머니의 섬유막(fibrous layer)과 섞여 이를 보강함으로써(그림 3.31D) 어깨관절을 보호하고 어깨관절에 안정성을 부여하는 돌림근띠를 형성한다. 돌림근띠 근육의 긴장수축은 위팔을 움직이는 동안 상대적으로 큰 위팔뼈머리를 작고 얕은 어깨뼈 접시오목에 붙들어 둔다. 돌림근띠(SITS) 근육과 그 붙는 곳을 그림 3.31에 도시하였고, 그들의 붙는 곳, 신경분포, 주요 작용은 표 3.6에 실었다.

가시위근. 가시위근(**극상근, supraspinatus**)은 어깨뼈 가시위오목을 차지하고 있다(그림 3.5A; 3.31A, B; 3.35A). 가시위오목의 가쪽 1/4에서 이 근육과 오목 사이에는 윤활주머니(bursa)가 있다. (이 장의 "어깨세모근"에 위팔 벌림에서 가시위근과 어깨세모근의 협동작용을 설명하였다.)

가시위근을 검사하려면, 위팔을 완전히 모은 자세에서 저항에 대항하여 벌리도록 하고, 그 동안 어깨뼈가시 위쪽에서 이 근육을 만져본다.

가시아래근. 가시아래근(**극하근, infraspinatus**)은 가시아래오목의 안쪽 3/4을 점유하고(그림 3.5A), 어깨세모근과 등세모근에 의해 부분적으로 덮여 있다. 가시아래근은 어깨관절을 안정시키며 위

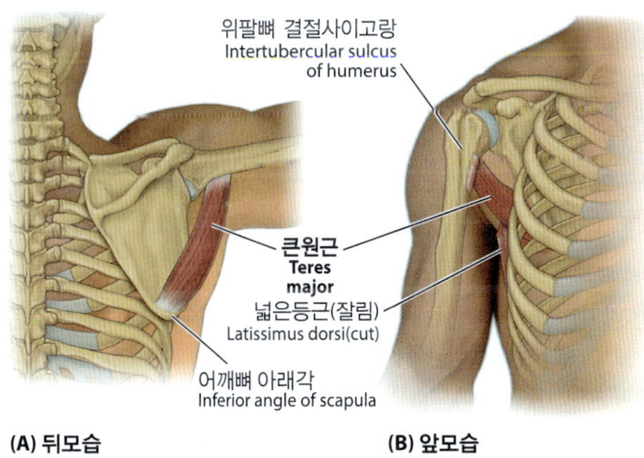

그림 3.34. 큰원근.

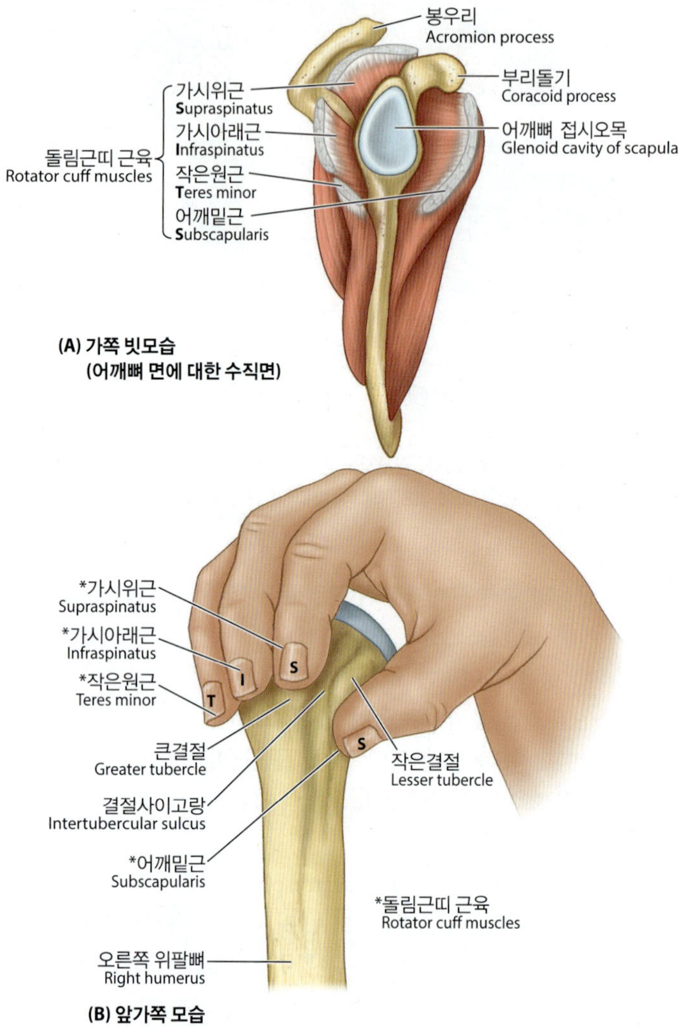

그림 3.35. 돌림근띠 근육의 배치. A. 접시오목과의 관계. 어깨뼈 앞뒤면에 있는 어깨뼈의 세 오목에서 가쪽으로 온 돌림근띠(SITS) 근육 4개가 위팔뼈머리를 감싼다. **B.** 위팔뼈 큰결절과 작은결절에의 부착. 이 네 돌림근띠 근육의 일차적인 공동 기능은 상대적으로 큰 위팔뼈머리를 "움켜잡고" 안쪽으로 당겨서, 더 작고 얕은 어깨뼈 접시오목에 이것을 붙들어 두는 것이다. (세 손가락과 엄지손가락으로 나타낸) 이 근육의 힘줄은 어깨관절 관절주머니의 섬유막과 섞여 근육힘줄성 돌림근띠를 형성하며, 이것은 세 면(앞, 위, 뒤)에서 이 관절주머니를 보강함으로써 어깨관절을 적극적으로 지지한다.

팔뼈의 강력한 가쪽돌림근(lateral rotator)이다.

가시아래근을 검사하려면, 팔꿉을 굽히고 위팔을 모으게 한 다음 저항에 대항하여 위팔을 가쪽으로 돌리게 한다. 만일 이 근육이 정상이라면 어깨뼈가시 아래에서 이 근육을 만질 수 있다. 가시위근과 가시아래근에 분포하는 어깨위신경(*suprascapular nerve*)의 기능을 검사하려면, 앞서 기술한 것과 같은 방법으로 두 근육을 모두 검사하여야 한다.

작은원근. **작은원근(소원근, teres minor)**은 가늘고 길쭉한 근육으로 어깨세모근에 의해 완전히 가려져 있고, 종종 가시아래근과 분명하게 분리되지 않는다. 작은원근은 가시아래근과 함께 작용하여 위팔을 가쪽으로 돌리고 모은다. 작은원근과 가시아래근은 신경분포가 매우 분명하게 구분된다. 가시아래근에는 어깨위신경(suprascapular nerve)이 분포하는 반면에 작은원근에는 겨드랑신경(axillary nerve)이 분포한다(표 3.6).

어깨밑근. **어깨밑근(견갑하근, subscapularis)**은 두꺼운 세모꼴 근육으로 어깨뼈 갈비면에 위치하며 겨드랑 뒤벽의 일부를 형성한다(그림 3.31C, D와 3.35A). 이 근육은 어깨관절 앞을 가로질러 위팔뼈로 간다. 어깨밑근은 위팔의 주된 안쪽돌림근(medial rotator)이며 또한 위팔을 모은다. 이 근육도 다른 돌림근띠 근육과 마찬가지로 어깨관절에서 일어나는 모든 운동 시 위팔뼈머리를 접시오목에 붙잡아 두는 데 관여한다(즉, 팔꿉, 손목, 손을 움직이는 동안 어깨관절을 안정시킴).

큰가슴근부위, 어깨뼈부위, 어깨세모근부위의 표면해부학(Surface Anatomy of Pectoral, Scapular, and Deltoid Regions)

빗장뼈는 목 뿌리와 가슴을 구분하는 경계이다. 이 뼈는 또한 (마치 분수계 영역을 나누는 산맥처럼) 깊은목림프절 분수계(deep cervical lymph sheds)와 겨드랑림프절 분수계(axillary lymph sheds) 사이의 "분수령"이기도 하다. 빗장뼈 위 구조물에서 나오는 림프는 깊은목림프절(deep cervical nodes)을 경유하여 배출되고, 아래로 배꼽까지 빗장뼈 아래에 있는 구조물에서 오는 림프는 겨드랑림프절(axillary lymph nodes)을 거쳐 배출된다.

빗장아래오목(쇄골하와, infraclavicular fossa)은 빗장뼈 가쪽 부분의 바로 아래에 있는 움푹 들어간 곳을 말한다(그림 3.36). 이 오목은, 위로는 빗장뼈, 안쪽으로는 큰가슴근, 가쪽으로는 어깨세모근으로 둘러싸인 **세모가슴근삼각(clavipectoral triangle, deltopectoral triangle)**의 표면에 있으며, 마른 사람에서는 이 삼각이 빗장아래오목 내에서 분명하게 보인다. 팔에서 올라온 노쪽피부정맥이 세모가슴근삼각으로 들어와 빗장가슴근막을 뚫고 겨드랑정맥으로 합쳐진다. 어깨뼈 부리돌기는 피부밑에 위치하는 구조물이 아니다. 부리돌기는 어깨세모근 앞모서리로 덮여 있다. 하지만 세모가슴근삼각 가쪽에서 깊게 촉진해보면 그 끝을 느낄 수 있다. 부리돌기는 팔신경얼기차단마취(brachial plexus block)를 수행할 때 뼈표지로 이용되며, 그 위치는 어깨관절의 탈구를 진단하는데 있어 중요하다.

무거운 것을 들어 올리면서, 앞쪽으로 비스듬히 내려오는 등세모근 앞모서리와 등세모근 내림섬유가 빗장뼈 가쪽 1/3에 부착하는 곳을 만져보라. 위팔을 벌린 다음 저항에 대항하여 모으게 하면 큰가슴근 복장갈비부분을 보고 만질 수 있다. 겨드랑의 경계를 이루는 앞겨드랑주름(*anterior axillary fold*)을 엄지와 나머지 손가락 사이로 잡으면 큰가슴근 복장갈비부분의 아래모서리를 느낄 수 있다. 앞겨드랑주름 아래에서는 앞톱니근의 손가락돌기(digitation) 여러 개를 볼 수 있다. 뒤겨드랑주름(*posterior axillary fold*)은 겨드랑의 뒤쪽 경계를 이루는 피부와 근육조직(넓은등근과 큰원근)으로 이루어져 있다.

봉우리 가쪽모서리를 손으로 더듬어 뒤쪽으로 따라가면 봉우리각(*acromial angle*)에 닿을 수 있다(그림 3.37A). 임상적으로 위팔의

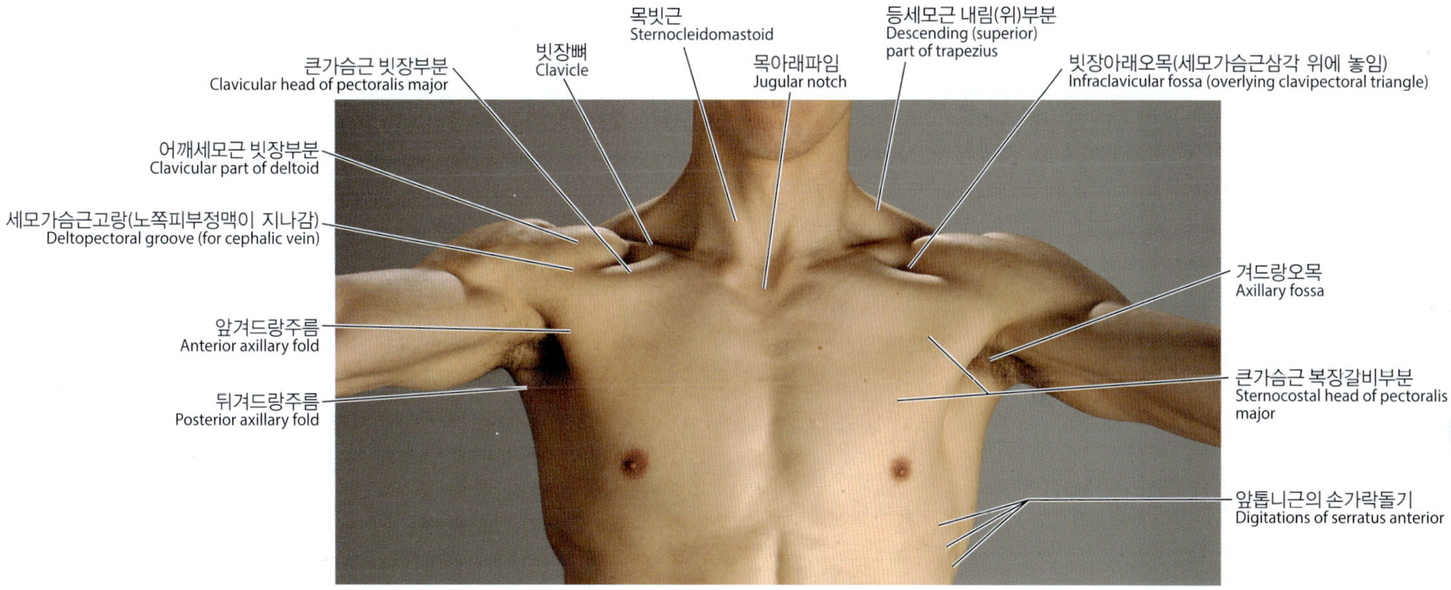

앞모습

그림 3.36. 큰가슴근부위와 어깨세모근부위의 표면해부학.

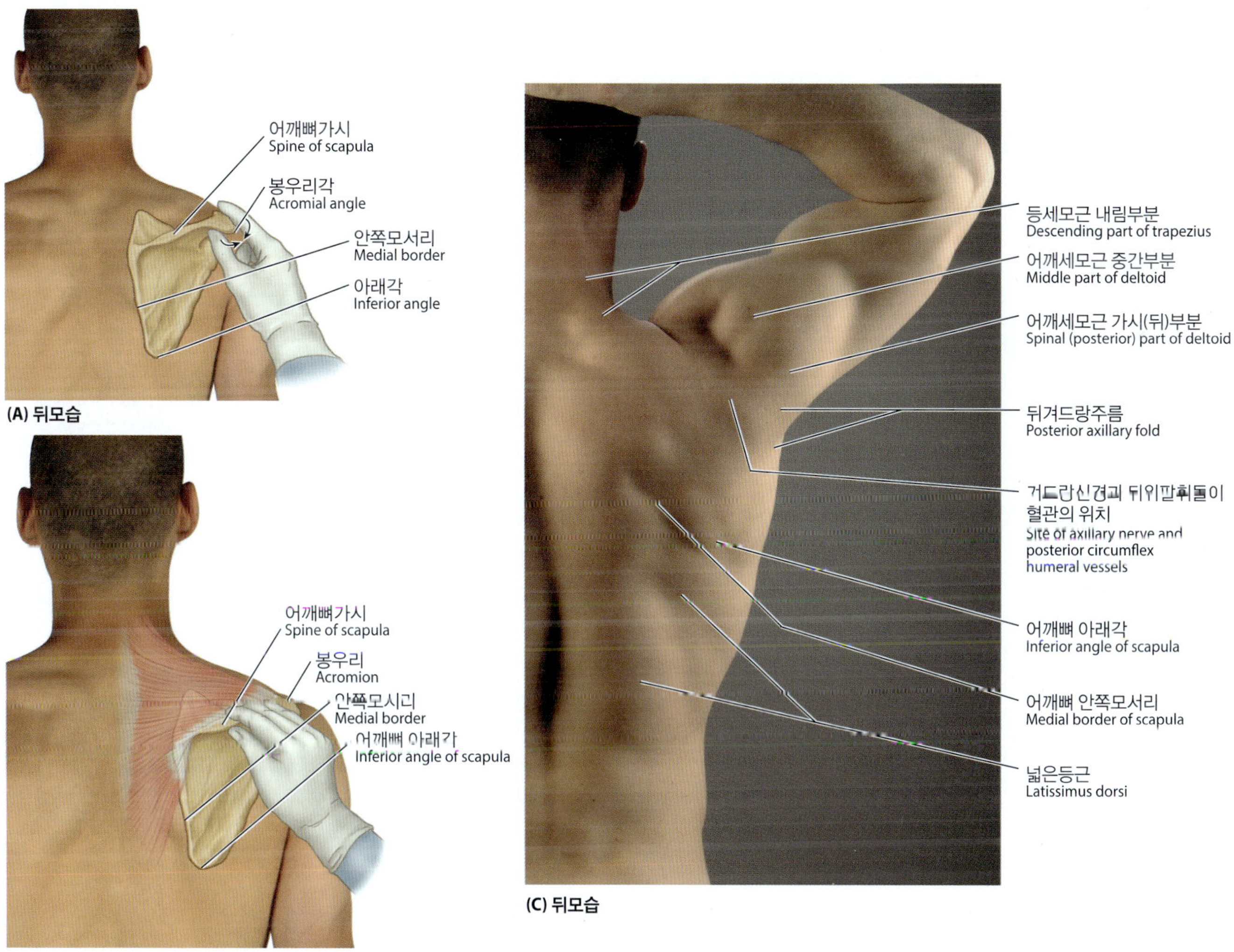

그림 3.37. 어깨뼈와 어깨뼈부위의 표면해부학. A. 봉우리를 촉진하는 모습. **B.** 어깨뼈가시를 촉진하는 모습. **C.** 표면에서 볼 수 있는 여러 모습들.

길이(*length of arm*)는 봉우리각에서 위팔뼈 가쪽위관절융기까지를 말한다. 어깨뼈가시는 전체 길이가 피부밑에 있으며 봉우리에서 안쪽, 그리고 약간 아래쪽으로 뻗어 있는 것을 쉽게 만져 볼 수 있다(그림 3.37B). 어깨뼈가시의 뿌리(안쪽 끝)는 위팔을 모았을 때 셋째 등뼈(T3) 가시돌기 끝 높이에 위치한다. 어깨뼈 안쪽모서리는 어깨뼈가시 뿌리에서부터 아래로 셋째–일곱째갈비뼈 높이에서 만질 수 있다(그림 3.37C). 일부 사람, 특히 마른 사람에서는 이것이 보이기도 한다. 어깨뼈 아래각은 쉽게 만져지고 보통 보인다. 어깨뼈 아래각을 엄지와 다른 손가락으로 잡고 어깨뼈를 위아래로 움직여 보라. 위팔을 모은 상태에서 어깨뼈 아래각은 일곱째등뼈(T7) 가시돌기의 끝 높이에 있으며 일곱째갈비뼈 또는 갈비사이공간 표면에 위치한다.

위팔뼈 큰결절은 위팔을 모았을 때 어깨에서 가장 가쪽에 있는 뼈점이고, 깊게 촉진하면 봉우리 가쪽모서리 아래에서 어깨세모근을 통해 느낄 수 있다. 위팔을 벌리면 큰결절이 봉우리 밑으로 사라져 더 이상 만질 수 없다. 위팔뼈 몸쪽 부분을 덮고 있는 **어깨세모근**은 어깨의 둥근 근육질 윤곽을 형성한다. 저항에 대항하여 위팔을 벌리도록 하면 보통 어깨세모근의 모서리와 각 부분을 볼 수 있다(그림 3.38). 어깨의 둥근 근육질 모습이 없어지고 봉우리 먼쪽으로 표면에 오목이 나타나는 것은 **탈구된 어깨**(*dislocated shoulder*) 또는 어깨관절 탈구(dislocation of glenohumeral joint)의 특징적인 모습이다. 이 오목은 위팔뼈머리의 변위(displacement)에 의한 것이다. 위팔을 벌린 상태에서 저항에 대항하여 이것을 모으고 안쪽으로 돌리면 (예: 체조선수가 링에서 십자버티기를 하면서 어깨관절을 안정시키거나 고정시킬 때처럼) 큰원근이 두드러진다.

팔을 벌리면 어깨뼈가 가슴벽을 따라 가쪽으로 움직여서 **마름근**을 만져 볼 수 있다. 마름근은 **등세모근** 깊이 위치하므로 항상 볼 수 있는 것은 아니다. 만약에 한쪽 마름근이 마비되면, 마비된 근육은 어깨뼈를 뒤로 들일 수 없기 때문에 마비된 쪽 어깨뼈가 정상인 반대쪽 것에 비해 정중선에서 더 멀리 위치한다.

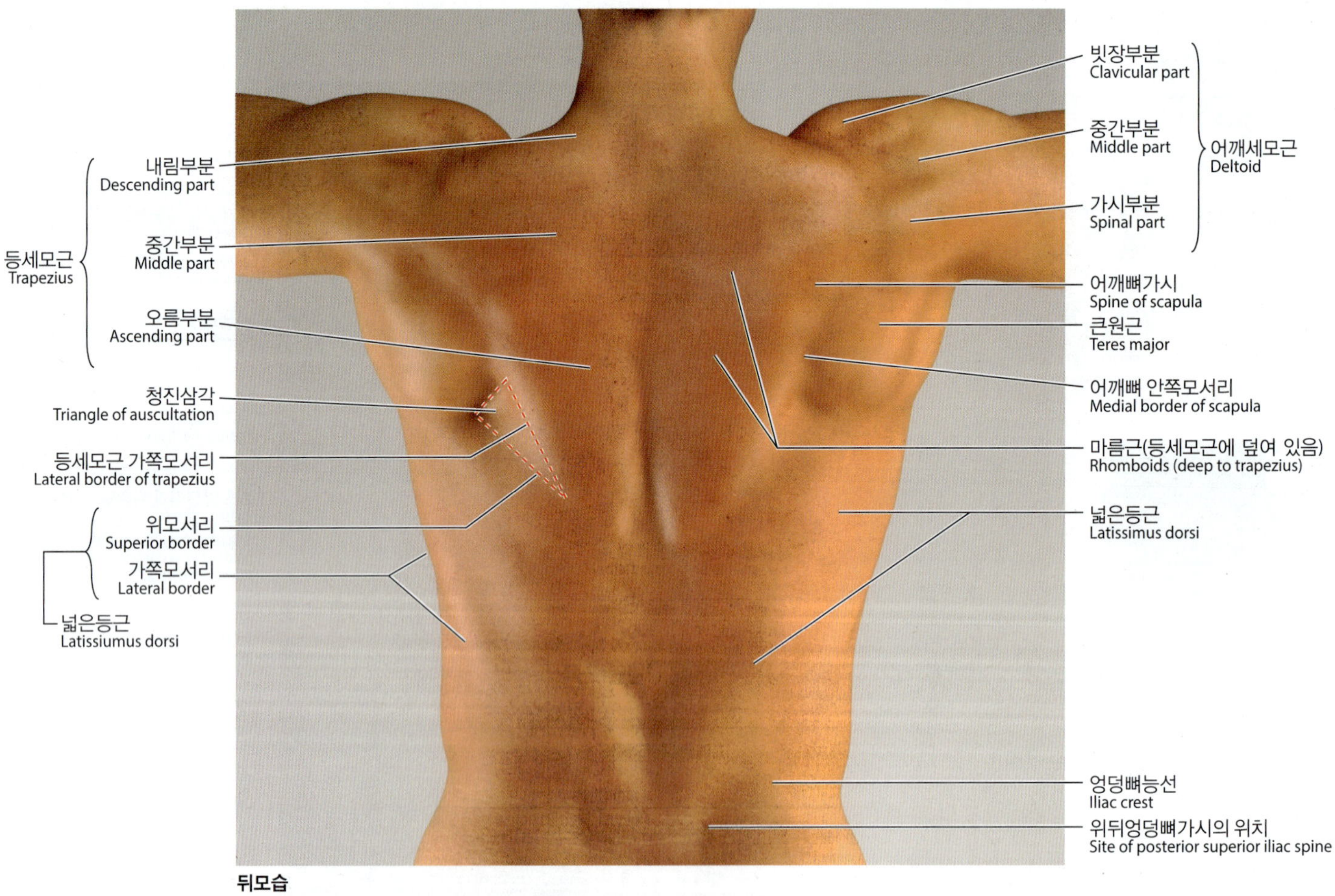

뒤모습

그림 3.38. 뒤몸통팔근육과 어깨위팔근육의 표면해부학.

임상적용 CLINICAL BOX

큰가슴근부위, 어깨뼈부위, 어깨세모근부위 (PECTORAL, SCAPULAR, AND DELTOID REGIONS)

몸의 부분, 기관, 조직의 선천적 결여(무발생)[Congenital Absence of a Body Part, Organ, or Tissue (Agenesis)]

배아에서 보통 원시 조직을 생성하도록 하는 유전 신호가 결핍되어 이후의 발달이 이루어지지 못한 탓에 몸의 부분 또는 기관이 형성되지 않은 것을 특정 구조물의 **무발생**(*agenesis*)이라고 한다. 만일 그 구조물이 **생명 유지에 필수적**인 것이라면 태아는 살아서 태어나지 못한다. 생명 유지에 필수적이 아닌 부분이 형성되지 않은 경우에는 다양한 정도의 한계를 가지고 생존할 수 있다. 외과적 재건술을 통해서 정상 또는 정상에 가까운 기능과 외모를 복원할 수 있다.

역사적으로 특정 구조물의 무발생은 그 구조물의 기능을 이해하는 데 기여해 왔으며, 해당 구조물이 없을 때 우리 몸이 보완하고 적응하는 능력과 다른 부위 또는 계통의 구조물 발달에 어떤 영향을 미치는지에 대해 통찰하게 해 주었다. 예를 들면 근육이 하나 없으면 체형에 영향을 주기도 하지만, 그 근육이 정상적으로 부착하는 뼈의 성장에 어떤 영향을 미치는지를 운동과 정지 위치 관점에서 그 역할을 알 수 있으며 더불어서, 길항근의 역할과, 결손된 근육의 기능을 보완할 잠재적 협동근에 대해서도 알아볼 수 있다. 근육 무발생의 결과를 보면 근육이 마비되거나 외과적으로 절제했을 때 나타날 모습, 즉 위상수축(phasic contraction) 결여로 인한 특정 운동의 수행 불능, 안정위(resting position) 때 대항근의 긴장수축(tonic contraction)으로 인한 자세 등을 짐작해 볼 수 있다.

폴란드증후군(Poland syndrome)은 한쪽 팔에서 발달 결핍이 있는 선천기형으로 흔치 않지만 드물지도 않다. 가장 경미한 것이 큰가슴근(특히 복장갈비부분)과 작은가슴근의 무발생이다(그림 B3.5). 병변이 있는 쪽에는 큰가슴근 아래모서리를 덮고 있는 피부와 근막에 의해 형성되는 앞겨드랑주름이 없고, 젖꼭지가 정상보다 더 아래에 위치한다. 기능장애는 근치유방절제술(진행유방암으로 인한 젖과 가슴근의 제거)을 받은 여성이 겪는 것과 유사한데, 위팔의 모음과 폄이 약화되고 어깨를 앞으로 끌어당기는 능력과 정지된 팔을 안쪽으로 돌리는 능력이 저하된다. 폴란드증후군의 보다 심한 형태로는 젖형성저하증(아동기에 젖꼭지 결손으로 발견됨), 2~4개 갈비 분절의 결손(허파 탈출의 가능성이 있음), 자유팔에서의 추가적인 발달 결핍 등이 있다.

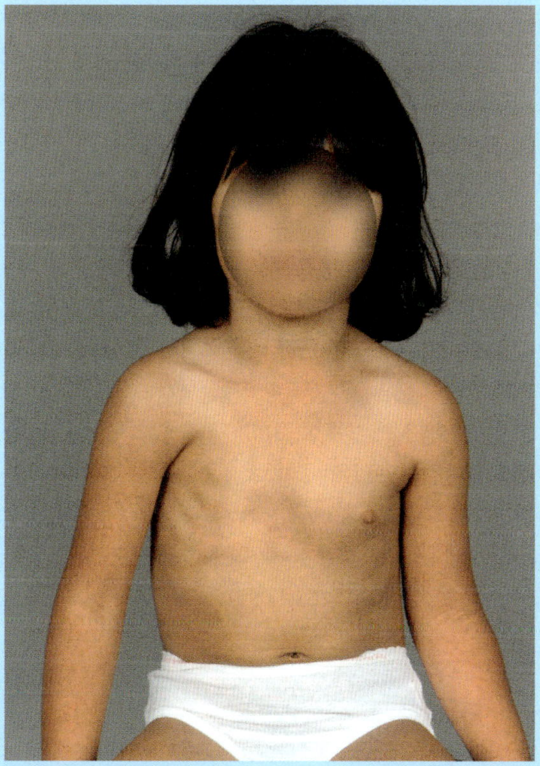

그림 B3.5. 폴란드증후군(Poland syndrome). 가슴근과 젖꼭지가 없는 심한 폴란드증후군의 여아.

긴가슴신경의 손상과 앞톱니근 마비(Injury of Long Thoracic Nerve and Paralysis of Serratus Anterior)

긴가슴신경(*long thoracic nerve*; 그림 3.24 참조)의 손상으로 인해 앞톱니근이 마비되면, 어깨뼈 안쪽모서리가 가슴벽에서 뒤쪽, 가쪽으로 들떠서 어깨뼈가 날개 모양이 되는데, 이런 현상은 손으로 기대거나 팔을 벽에 대고 누를 때 특히 뚜렷하다. 위팔을 올리면 어깨뼈 안쪽모서리와 아래각이 뚜렷하게 뒤가슴벽에서 떨어지는데, 이것이 **날개어깨뼈**(익상견갑골증, *winged scapula*)라고 하는 변형이다(그림 B3.6). 또한 이런 사람은 대개는 팔을 수평 위치보다 위로 벌릴 수 없다. 왜냐하면 위팔을 완전히 벌리거나 올리기 위해

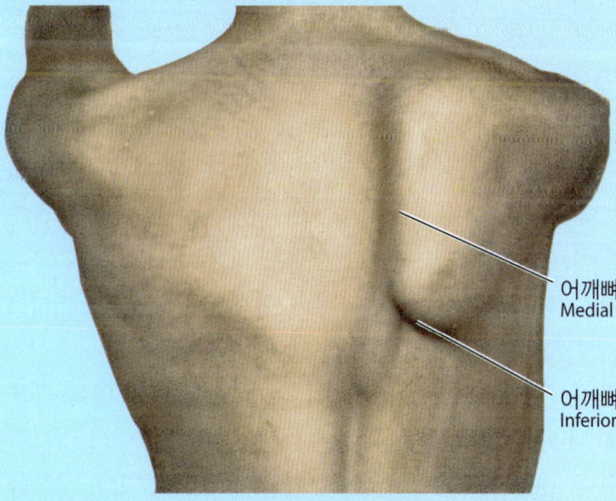

그림 B3.6. 오른쪽 날개어깨뼈.

앞톱니근이 어깨뼈를 위로 돌려서 접시오목을 위로 올리는 것이 불가능하기 때문이다. 등세모근 역시 위팔을 수평 이상으로 올리는 것을 돕는다는 것을 기억하라. 팔이 몸통 옆에 있을 때는 이 신경을 보호하긴 하지만, 긴가슴신경은 자신이 분포하는 앞톱니근의 표면을 지난다는 점에서 예외적이다. 따라서 이 신경은 칼싸움을 할 때처럼 팔을 올린 상태에서는 특히 손상받기 쉽다. 가슴에 겨눠진 총탄과 같은 무기들이 긴가슴신경 손상의 일반적인 원인이다. 이 신경은 또한 유방절제 수술(유방암 치료를 위해 젖을 제거하는 것)을 받는 동안 손상받기 쉽다.

청진삼각(Triangle of Auscultation)

어깨뼈 아래각 근처에는 근육조직이 없는 작은 세모꼴 틈새가 있다. 넓은등근의 수평한 위모서리, 어깨뼈 안쪽모서리, 등세모근 아래가쪽 모서리가 **청진삼각**(*triangle of auscultation*)을 형성한다(그림 3.25와 3.38 참조). 등의 두꺼운 근육조직 사이에 있는 이 간격은 근육이 크게 발달한 사람에서 청진기로 허파 뒤구역(posterior segments)을 청진하기 좋은 장소이다. 가슴 앞으로 위팔을 접어 어깨뼈를 앞쪽으로 이동시키고 몸통을 굽히면 청진삼각이 커진다.

척수더부신경의 손상 (Injury of Spinal Accessory Nerve; CN XI)

척수더부신경 마비(*spinal accessory nerve palsy*)의 주된 임상증상은 저항에 대항하여 어깨를 올릴(으쓱거릴) 때 손상된 쪽에 현저한 근무력증을 동반한 어깨 "처짐"("dropped" shoulder)이 나타나는 것이다. 척수더부신경 손상은 흔히 채찍질손상, 종양, 목림프절 생검 또는 뒤목삼각의 외과적 시술과 같은 것에 기인하는 당김손상(traction injury)의 결과로 나타난다. 척수더부신경의 손상은 제9장, 10장에서 자세히 설명하였다.

가슴등신경의 손상(Injury of Thoracodorsal Nerve)

넓은등근에 분포하는 가슴등신경(C6–C8)은 겨드랑 아랫부분의 수술 시 손상될 위험이 있다. 이 신경은 겨드랑 뒤벽을 따라 아래쪽으로 가다가 넓은등근이 힘줄로 이행하는 곳 가까이에서 이 근육의 안쪽 면으로 들어간다(그림 B3.7). 이 신경은 또한 유방절제술(mastectomy) 중 젖의 겨드랑돌기(axillary tail of breast)를 제거할 때 손상되기 쉽다. 이 신경은 또한 어깨밑림프절(subscapular lymph nodes)에 대한 수술을 하는 동안 손상되기 쉬운데, 왜냐하면 그 끝부분이 이 림프절과 어깨밑동맥(subscapular artery) 앞에 위치하기 때문이다(그림 B3.8).

넓은등근과 큰가슴근 아랫부분은 몸통과 위팔 사이의 앞뒤 근육걸이(muscular sling)를 형성하는데, 넓은등근이 이 걸이의 더 강력한 부분을 형성한다. **넓은등근이 마비되면** 등반을 할 때처럼 팔로 몸통을 끌어올리는 일을 할 수 없게 된다. 더욱이 이런 사람은 겨드랑목발을

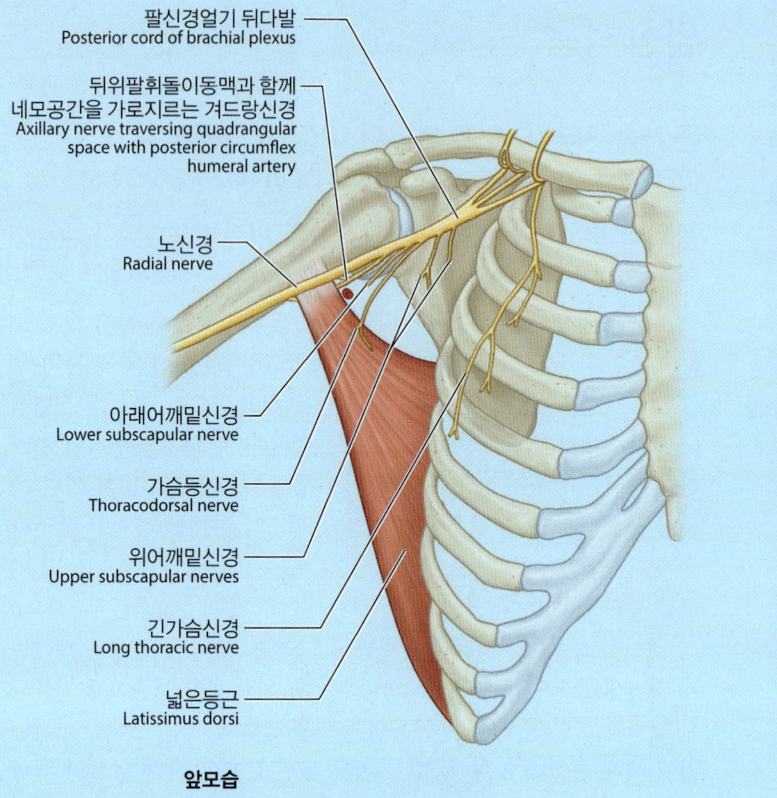

그림 B3.7. **가슴등신경을 비롯한 팔신경얼기 뒤다발의 가지.**

사용할 수 없는데, 이는 목발에 의해 어깨가 위로 밀리기 때문이다. 이런 동작은 어깨뼈를 능동적으로 내리는 것이 필요한 대표적인 동작이다. 대부분의 활동에서는 어깨뼈가 중력에 의해 수동적으로 내려가는 정도면 적당하다.

등쪽어깨신경의 손상(Injury to Dorsal Scapular Nerve)

마름근과 어깨올림근에 분포하는 등쪽어깨신경의 손상은 이 근육들의 작용에 영향을 미친다. 만일 한쪽 마름근이 마비되면 마비된 쪽 어깨뼈가 정상 쪽 어깨뼈보다 정중선에서 더 멀리 위치한다.

겨드랑신경의 손상(Injury to Axillary Nerve)

겨드랑신경(C5, C6)이 심하게 손상되면 어깨세모근과 작은원근이 위축된다. 겨드랑신경은 위팔뼈머리 아래를 지나 위팔뼈 외과목 둘레를 감아 돌기 때문에(그림 B3.9A), 이 부분이 골절되면 보통 이 신경이 손상된다. 이 신경은 또한 어깨관절의 앞쪽 탈구 시에도 손상될 수 있으며, 목발을 잘못 사용할 경우에도 압박에 의해 손상될 수 있다. 어깨세모근이 위축됨에 따라서 어깨의 둥근 윤곽이 손상되지 않은 쪽에 비해서 납작해진다. 이로 인해 어깨는 편평한 모양이 되고 봉우리 아래쪽이 약간 패인다. 어깨세모근의 위축

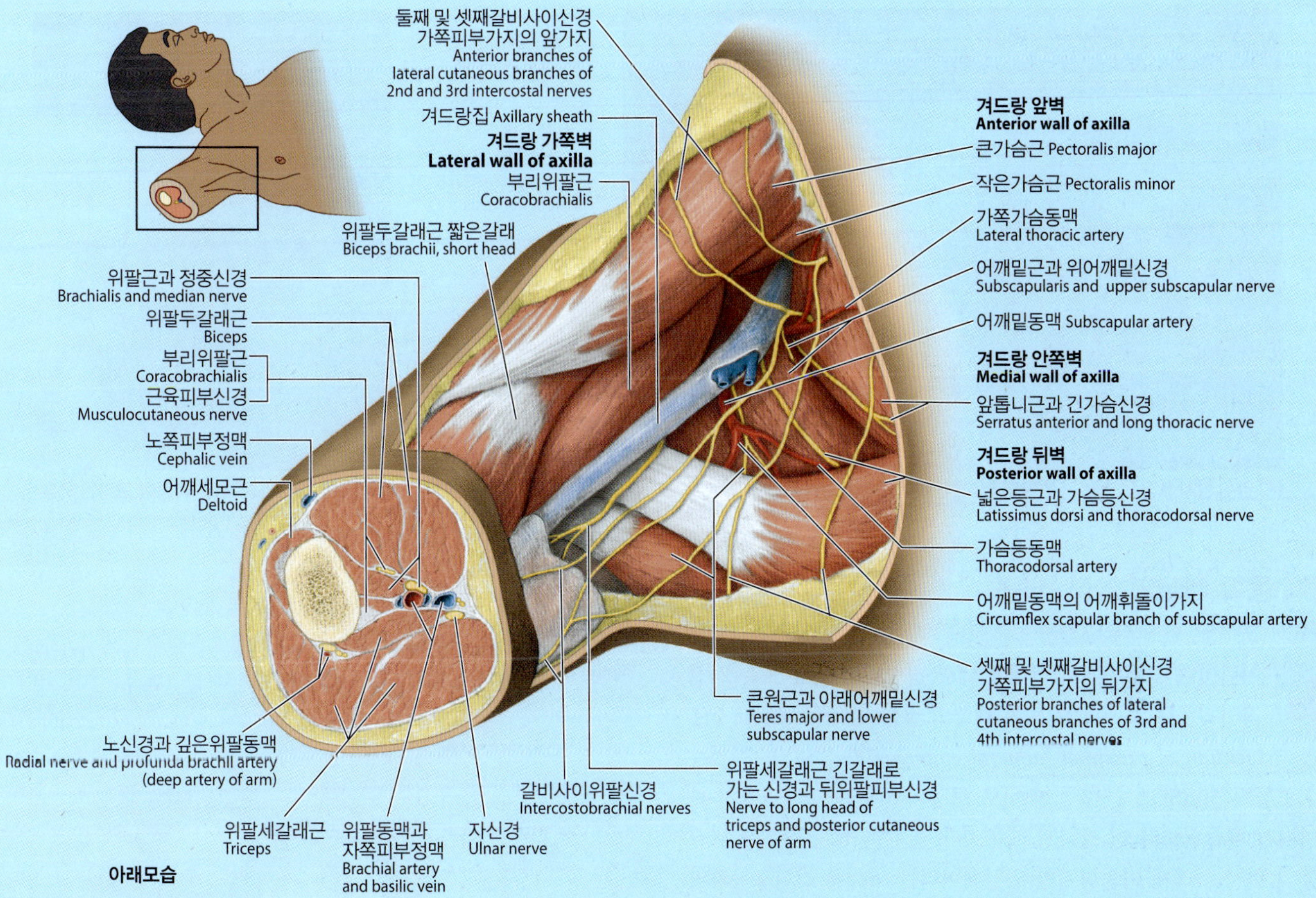

그림 B3.8. 겨드랑 벽에 인접하여 있는 신경.

외에도, 겨드랑신경의 피부가지인 위가쪽위팔피부신경(*superior lateral cutaneous nerve of arm*)이 분포하는 영역인 위팔 몸쪽 부분 가쪽 면에 감각 소실이 일어날 수 있다(그림 B3.9B의 붉은색).

어깨세모근은 보통 약물의 근육주사(intramuscular injection)를 시행하는 장소이다. 겨드랑신경은 위팔뼈 외과목 높이에서 어깨세모근에 덮인 채 가로로 달린다(그림 B3.9A). 이 신경의 위치를 알고 있으면 어깨에 대한 수술적 접근 시 이 신경을 손상하는 것을 피할 수 있다.

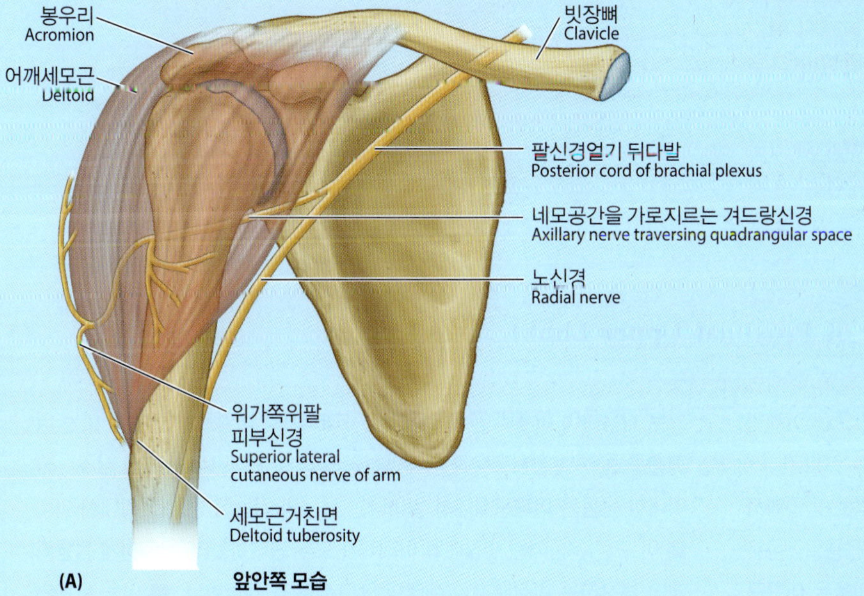

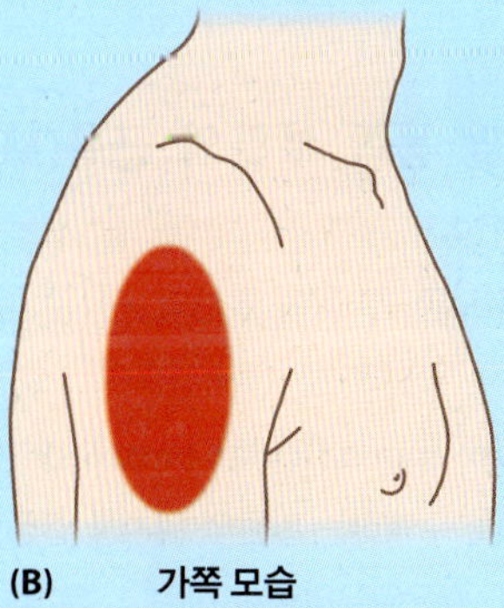

그림 B3.9. 겨드랑신경의 손상. A. 겨드랑신경의 정상 경로. **B.** 겨드랑신경 손상에 따른 무감각 영역(붉은색).

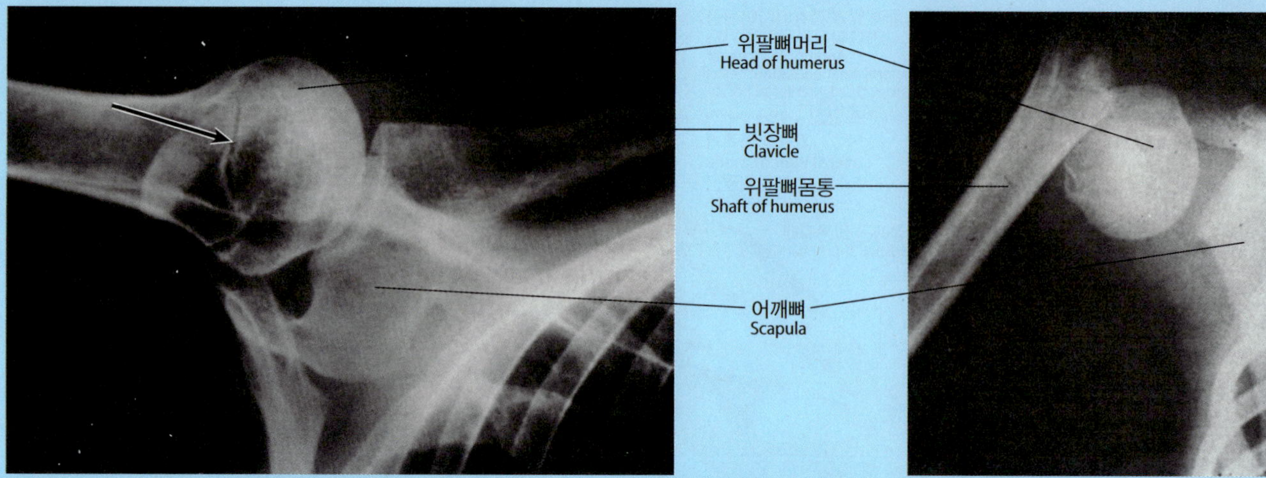

(A) 앞뒤 방사선영상. 청년기 위팔의 정상적인 뼈끝 모습(*화살표*)

(B) 앞뒤 방사선영상. 위팔 뼈끝이 분리된 모습

그림 B3.10. 위팔뼈 몸쪽 뼈끝의 골절-탈구.

위팔뼈 몸쪽 뼈끝의 골절-탈구 (Fracture-Dislocation of Proximal Humeral Epiphysis)

어린이나 청소년에서 어깨에 대한 직접적인 타격 또는 간접적인 손상으로 위팔뼈 몸쪽 뼈끝의 골절-탈구(*fracture-dislocation of proximal humeral epiphysis*)가 일어날 수 있는데, 이는 돌림근띠(SITS 근육의 힘줄)로 보강되어 있는 어깨관절의 관절주머니가 뼈끝판보다 더 강하기 때문이다. 골절이 심한 경우에 위팔뼈몸통의 위치는 크게 이동하지만 위팔뼈머리는 어깨뼈 접시오목과의 정상적인 관계를 유지한다(그림 B3.10). 뼈끝에 생긴 골절로 뼈의 성장이 지연될 수 있다.

돌림근띠의 손상(Rotator Cuff Injuries)

상해 또는 질환으로 근육힘줄성 구조물인 돌림근띠가 손상될 수 있으며, 이로 인해 어깨관절이 불안전해질 수 있다.

외상으로 한 개 또는 그 이상의 돌림근띠 근육 힘줄이 찢어지거나 파열될 수 있는데, 가시위근 힘줄이 가장 흔히 파열된다(그림 B3.11).

돌림근띠 퇴행성힘줄염(*degenerative tendonitis of rotator cuff*)은 흔한데, 특히 노인에서 그렇다. 이 증후군에 대해서는 '어깨관절'에 자세히 설명하였다.

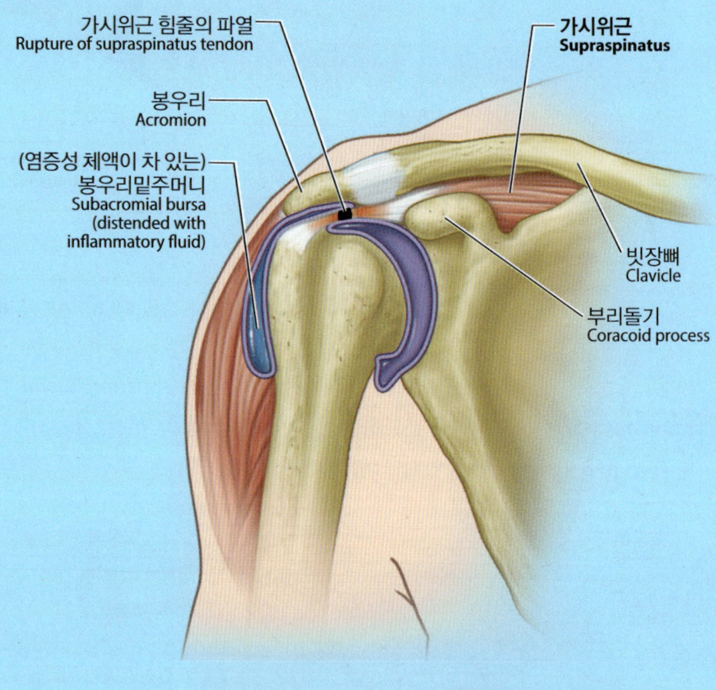

앞모습

그림 B3.11. 돌림근띠의 손상.

핵심정리: 팔 몸쪽 부분의 근육(Muscles of Proximal Upper Limb)

붙는 곳의 관점에서 보면, 팔 몸쪽 부분의 근육은 몸통팔근육 또는 어깨위팔근육이다.

몸통팔근육(Axio-appendicular muscles): 몸통팔근육은 몸통에서 팔이 뻗어나가 기능을 수행하는 발판의 위치를 결정한다. ■ 몸통팔근육은 앞무리, 얕은뒤무리, 깊은뒤무리로 구성된다. ■ 이 근육 무리들은 대항근으로 작용하여 어깨뼈 전체를 올리고—내리거나 내밀고—들이며, 또는 어깨뼈를 돌려서 접시오목과 어깨관절을 올리거나 내린다(표 3.5 참조). ■ 이러한 운동은 어깨관절에서 일어나는 운동의 기능적 범위를 확대시킨다. ■ 이 모든 운동에는 빗장뼈와 어깨뼈가 모두 관여하는데, 유일하게 몸통뼈대에 부착하는 빗장뼈가 어깨뼈의 모든 운동을 제한한다. ■ 이들 운동의

핵심정리 (계속)

대부분은 서로 다른 신경지배를 받는 여러 근육의 협동을 통해 일어난다. 따라서 신경 하나가 손상되면 대개는 대부분의 운동이 약화되기는 하지만 없어지지는 않는다. ■ 주목할 만한 예외는 어깨뼈 가쪽각의 위쪽돌림(등세모근 위쪽 부분/척수더부신경만 이 작용을 관장함)과 어깨뼈 아래각의 가쪽돌림(앞톱니근 아랫부분/긴가슴신경만 이 작용을 관장함)이다.

어깨위팔근육(Scapulohumeral muscles): 어깨위팔근육(어깨세모근, 큰원근, SITS 근육)은 일부 몸통팔근육과 더불어 서로 길항적으로 작용하여 위팔뼈의 위치를 정하고, 위팔의 벌림–모음, 굽힘–폄, 안쪽돌림–가쪽돌림, 휘돌림을 일으킨다. ■ 이렇게 함으로써 아래팔과 손이 작동하게 될 높이, 몸통에서의 거리, 방향을 정한다. ■ 기본적으로 어깨위팔근육이 어깨관절에서 일으킨 모든 운동은, 특히 초기 이후에, 몸통팔근육이 복장빗장관절과 어깨가슴관절에서 일으킨 운동을 동반한다. ■ 해부학에 식견이 많은 숙련된 검사자는 손으로 팔을 고정하거나 위치를 잡아서 팔운동의 특정 부분을 분리하여 검사할 수 있다. ■ SITS 근육은 돌림근띠 형성에 기여하며, 돌림근띠는 위팔뼈머리를 돌릴 뿐 아니라(위팔뼈를 벌리고, 안쪽과 가쪽으로 돌림), 접시오목의 얕은 소켓에 위팔뼈머리를 단단히 붙잡아 둠으로써 어깨관절 관절주머니를 온전하게 잘 보전할 수 있도록 해준다.

3

겨드랑(Axilla)

겨드랑(액와, axilla)은 위팔과 가슴이 만나는 곳에서 어깨관절 아래, 그리고 겨드랑근막 위에 있는 피라미드 모양의 공간이다(그림 3.39). 겨드랑은 팔에 분포하는 신경혈관 구조물이 지나가는 통로 또는 "유통센터"가 되며, 보통 팔을 모으고 있을 때 보호받는다. 이 유통센터에서 신경혈관 구조물은:

- 위로는 목겨드랑관(*cervico-axillary canal*)을 지나 목 뿌리로 가거나 또는 그곳에서 온다(그림 3.39A).
- 앞으로는 세모가슴근삼각을 지나 큰가슴근부위로 간다(그림 3.39D).
- 아래가쪽으로는 팔 자체로 간다.
- 뒤로는 네모공간(*quadrangular space*)을 통해 어깨뼈부위로 간다.
- 아래안쪽으로는 가슴벽을 따라 그 아래에 위치한 몸통팔근육(앞톱니근과 넓은등근)으로 간다.

겨드랑의 모양과 크기는 위팔의 위치에 따라 달라진다. 위팔을 완전히 벌리면 겨드랑이 납작해지며, 이 자세에서는 그 내용물이 손상받기 쉽다. "간지럼 반사(tickle reflex)"를 일으키면 사람들 대부분은 위협을 느낄 때처럼 재빨리 방어하는 자세를 취한다.

겨드랑에는 꼭대기, 바닥, 4개 벽이 있는데, 그중 세 벽은 근육으로 이루어져 있다:

- 겨드랑 꼭대기(*apex of axilla*)는 목과 겨드랑 사이의 통로인 **목겨드랑관(cervico-axillary canal)**으로서, 첫째갈비뼈, 빗장뼈, 어깨뼈 위모서리가 그 경계이다. 동맥, 정맥, 림프관, 신경이 이 겨드랑 위쪽 구멍을 지나 위팔로 드나든다(그림 3.39A).
- 겨드랑 바닥(*base of axilla*)은 위팔에서 가슴벽(대략 넷째갈비뼈 높이)까지 뻗어 있는 오목한 피부, 피부밑조직, 겨드랑(깊은)근막[axillary (deep) fascia]으로 이루어지며, **겨드랑오목(axillary fossa**, armpit)을 형성한다. 겨드랑 바닥과 겨드랑오목은 그 경계가 앞겨드랑주름, 뒤겨드랑주름, 가슴벽, 위팔 안쪽면이다(그림 3.39C).
- 겨드랑 앞벽(*anterior wall of axilla*)은 큰가슴근과 작은가슴근, 그리고 이들을 덮고 있는 큰가슴근막과 빗장가슴근막의 두 층으로 되어 있다(그림 3.13B와 3.39B, C). **앞겨드랑주름(anterior axillary fold)**은 앞벽의 가장 아랫부분으로, 손가락으로 잡을 수 있다. 이 주름은 큰가슴근이 가슴벽에서 위팔뼈로 건너가면서 그 위를 덮고 있는 피부와 함께 형성한다(그림 3.39C, D).
- 겨드랑 뒤벽(*posterior wall of axilla*)은 주로 어깨뼈와 그 앞면에 위치한 어깨밑근에 의해 형성되며, 아래로는 큰원근과 넓은등근으로 이루어진다(그림 3.39B, C). **뒤겨드랑주름(posterior axillary fold)**은 손으로 잡을 수 있는 뒤벽의 가장 아랫부분이다. 이 주름은 앞겨드랑주름보다 더 밑으로 내려와 있고 넓은등근, 큰원근과 그 위를 덮는 피부에 의해 형성된다.
- 겨드랑 안쪽벽(*medial wall of axilla*)은 가슴벽(첫째~넷째갈비뼈와 그 사이의 갈비사이근)과 그 위를 덮는 앞톱니근에 의해 형성된다(그림 3.39A, B).
- 겨드랑 가쪽벽(*lateral wall of axilla*)은 위팔뼈 결절사이고랑에 의해 형성된 좁은 뼈 벽이다.

겨드랑에는 겨드랑혈관(겨드랑동맥과 그 가지, 겨드랑정맥과 그 가지), 림프관, **겨드랑림프절**(*axillary lymph nodes*) 무리가 들어있으며, 이들은 모두 **겨드랑 지방**(*axillary fat*) 속에 묻혀 있다(그림 3.39C). 겨드랑에는 또한 목에서 팔로 가는 얽힌 신경그물인 팔신경얼기(brachial plexus)의 다발(cord)과 가지 등 큰 신경들이 들어있다(그림 3.40B). 몸쪽에서 이 신경혈관 구조물들은 목근막(cervical fascia)이 소매처럼 연장된 구조물인 **겨드랑집(액와초, axillary sheath)**으로 싸여 있다(그림 3.40A).

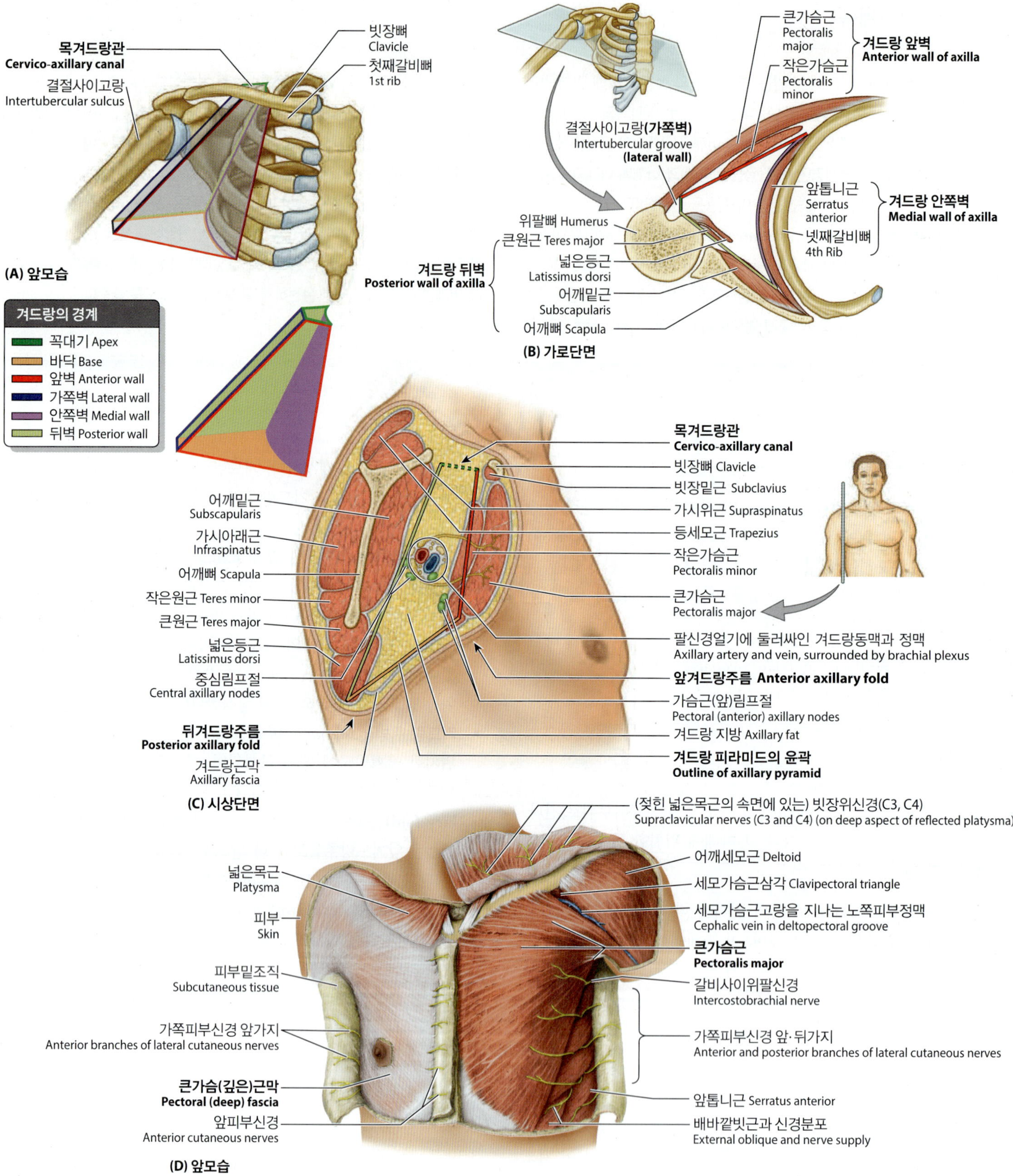

그림 3.39. 겨드랑의 위치, 경계, 내용물. A. 겨드랑의 경계. 겨드랑은 위팔과 가슴이 만나는 곳에서 어깨관절 아래와 겨드랑오목을 덮는 피부 사이에 있는 공간이다. **B.** 겨드랑의 근육 벽. 겨드랑의 작은 가쪽벽은 뼈 부위인 위팔뼈 결절사이고랑으로 되어 있다. **C.** 겨드랑의 내용물. 어깨뼈와 가슴근들이 각각 겨드랑의 뒤벽과 앞벽을 형성한다. 큰가슴근 아래모서리가 앞겨드랑주름을 형성하고 넓은등근과 큰원근이 뒤겨드랑주름을 형성한다. **D.** 큰가슴근부위의 얕은 해부. 빗장위신경과 함께 넓은목근을 위로 젖혀서 큰가슴근과 어깨세모근이 잘 보이도록 하였다.

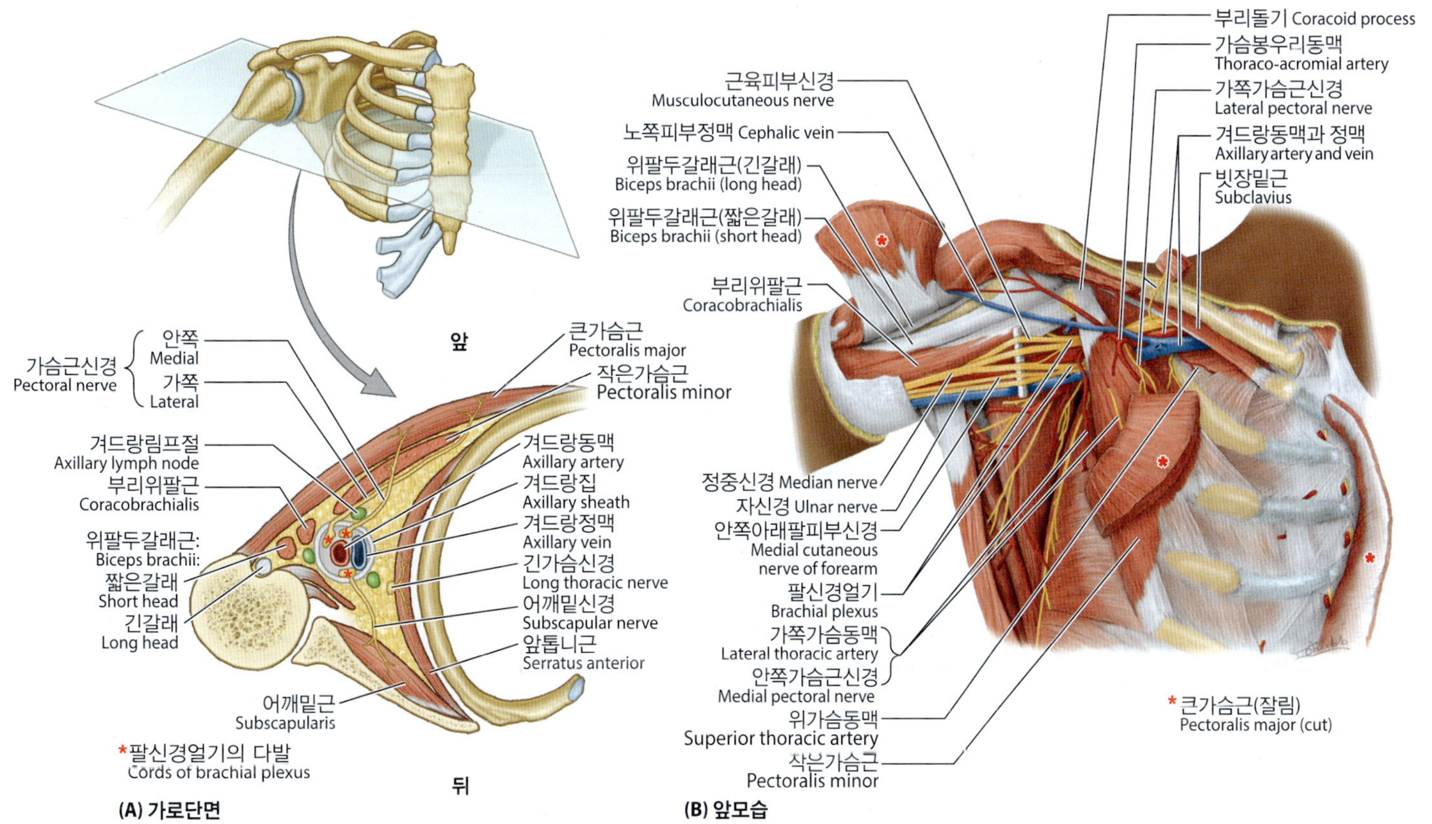

그림 3.40. 겨드랑의 내용물. A. 겨드랑집. 겨드랑집은 겨드랑동맥, 겨드랑정맥, 팔신경얼기의 세 다발을 둘러싸고 있다. 겨드랑 벽을 구성하는 근육에 분포하는 신경도 나타내었다. 위팔두갈래근 힘줄이 결절사이고랑 안에 놓여 있다. **B.** 해부한 모습. 큰가슴근을 대부분 제거하였다. 빗장가슴근막, 겨드랑지방, 겨드랑집은 완전히 제거하였다. 팔신경얼기가 겨드랑동맥을 가쪽과 안쪽(여기서는 팔을 벌리고 있기 때문에 이 동맥의 위쪽과 아래쪽에 있는 것처럼 보임) 그리고 뒤쪽(이 시야에서는 보이지 않음)에서 둘러싸고 있다. 그림 3.24는 그림 **B**를 확대한 모습이다.

겨드랑동맥(Axillary Artery)

겨드랑동맥(액와동맥, axillary artery)은 빗장밑동맥(*subclavian artery*)의 연속으로, 첫째갈비뼈 가쪽모서리에서 시작하여 큰원근 아래모서리에서 끝난다(그림 3.41). 이 동맥은 작은가슴근 뒤를 지나 위팔로 들어간 다음 큰원근 아래모서리를 지나면서 위팔동맥(*brachial artery*)이 되는데, 이 지점에서 겨드랑동맥은 보통 위팔뼈에 근접한다(그림 3.41). 편의상 겨드랑동맥은 작은가슴근을 기준으로 세 부분으로 나눈다(각 부분을 나타내는 숫자와 각 부분에서 나오는 가지 수가 같음).

1. **겨드랑동맥의 첫째 부분**은 첫째갈비뼈 가쪽모서리와 작은가슴근 안쪽모서리 사이에 위치하고, **겨드랑집**에 싸여 있으며, 가지로는 위가슴동맥(*superior thoracic artery*) 하나만 낸다(그림 3.40B와 3.41A; 표 3.7).
2. **겨드랑동맥의 둘째 부분**은 작은가슴근 뒤에 놓여 있고, 이 근육의 안쪽과 가쪽을 각각 지나는 가슴봉우리동맥(*thoraco-acromial artery*)과 가쪽가슴동맥(*lateral thoracic artery*)의 두 가지를 낸다.
3. **겨드랑동맥의 셋째 부분**은 작은가슴근 가쪽모서리에서 큰원근 아래모서리까지 뻗어 있고 3개의 가지를 낸다. 어깨밑동맥(*subscapular artery*)은 겨드랑동맥의 가장 큰 가지이다. 이 동맥이 이는곳 반대편에서 앞위팔휘돌이동맥(*anterior circumflex humeral artery*)과 뒤위팔휘돌이동맥(*posterior circumflex humeral artery*)이 이는데, 때때로 이들은 온줄기(common trunk)로 일어나기도 한다.

겨드랑동맥의 가지는 그림 3.41에 도시하였고, 이는곳과 경로는 표 3.7에 나타내었다.

위가슴동맥(상흉동맥, superior thoracic artery)은 작고 변이가 많은 혈관으로 빗장밑근 바로 아래에서 일어난다(그림 3.41A). 이 동맥은 보통 겨드랑정맥 뒤에서 아래안쪽으로 달리면서 빗장밑근, 첫째와 둘째갈비사이공간의 근육, 앞톱니근 위 갈래, 그 위를 덮는 가슴근들에 분포한다. 이 동맥은 갈비사이동맥(intercostal arteries) 그리고/또는 속가슴동맥(internal thoracic artery)과 연결된다.

가슴봉우리동맥(흉견봉동맥, thoraco-acromial artery)은 짧고 굵은 줄기로, 갈비부리막을 뚫고 나와 큰가슴근 빗장부분 깊은 곳에서 4개의 가지(봉우리가지, acromial branch; 세모근가지, deltoid branch; 가슴근가지, pectoral branch; 빗장가지, clavicular branch)로 나뉜다(그림 3.42).

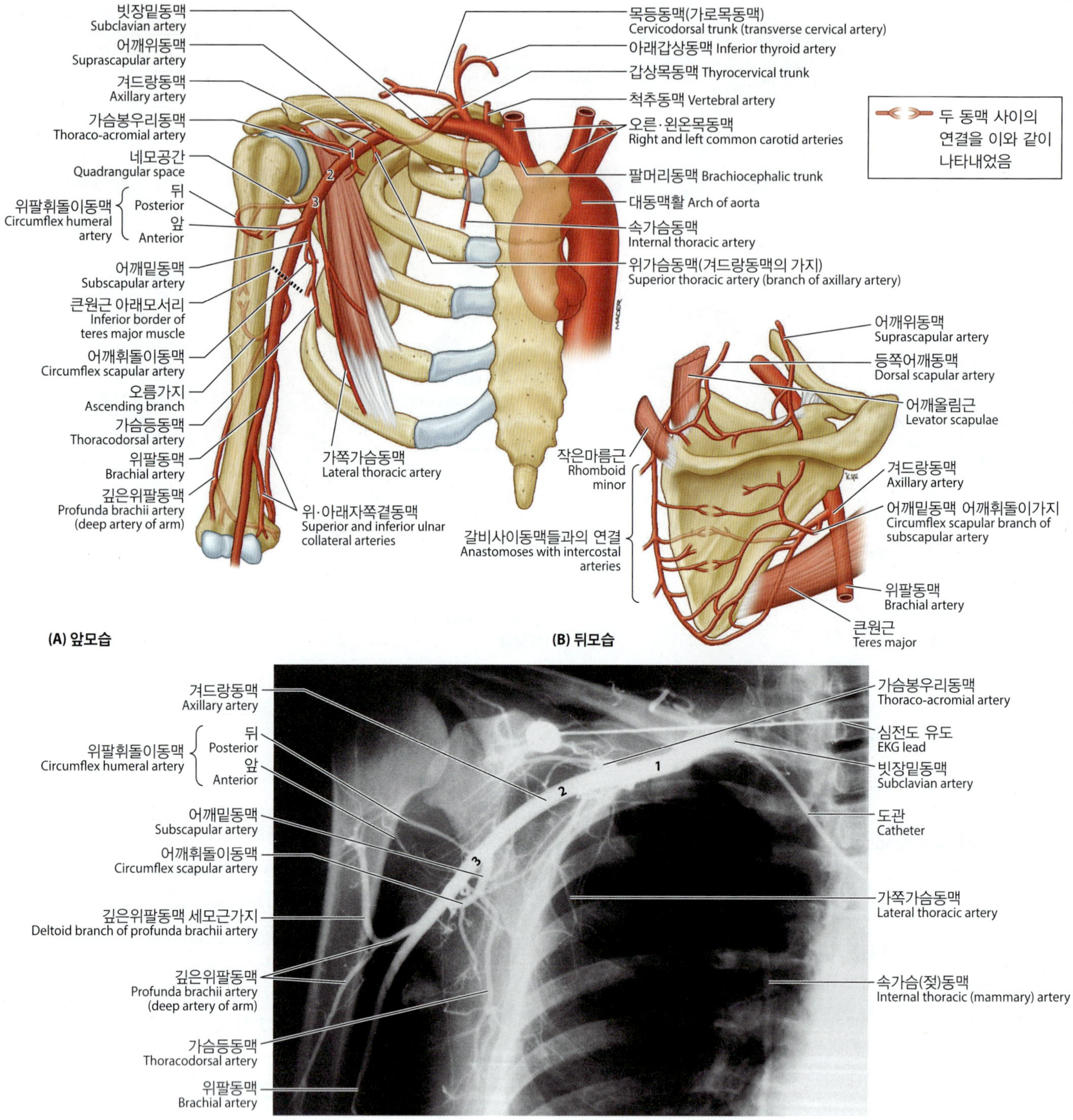

(C) 앞뒤 방사선영상

1: 겨드랑동맥의 첫째 부분은 첫째갈비뼈 가쪽모서리와 작은가슴근 안쪽모서리 사이에 위치한다.
2: 겨드랑동맥의 둘째 부분은 작은가슴근 뒤에 놓여 있다.
3: 겨드랑동맥의 셋째 부분은 작은가슴근 가쪽모서리에서 큰원근 아래모서리까지 뻗어 있고, 여기서 위팔동맥이 된다.

그림 3.41. 팔 몸쪽 부분의 동맥.

가쪽가슴동맥(외측흉동맥, lateral thoracic artery)은 이는곳이 다양하다. 이 동맥은 보통 겨드랑동맥 둘째 부분의 둘째 가지로 일어나 작은가슴근 가쪽모서리를 따라 가슴벽까지 내려간다(그림 3.40B와 3.41A). 그러나 이 동맥은 가슴봉우리동맥, 어깨위동맥(suprascapular artery), 또는 어깨밑동맥에서 일기도 한다. 가쪽가슴동맥은 큰가슴근, 앞톱니근, 갈비사이근, 겨드랑림프절, 젖의 가쪽 부분에 혈

표 3.7. 팔 몸쪽 부분(어깨부위와 위팔)의 동맥

동맥	이는곳	경로
속가슴동맥(내흉동맥, internal thoracic artery)	첫째 부분의 아랫면	빗장뼈 복장끝과 첫째갈비연골 뒤에서 앞안쪽으로 비스듬히 내려가 가슴으로 들어가서 복장옆면을 따라 내려감; 관통가지(perforating branches), 앞갈비사이동맥(anterior intercostal arteries), 근육가로막동맥(musculophrenic artery), 위배벽동맥(superior epigastric artery)을 냄
갑상목동맥(갑상경동맥, thyrocervical trunk)	첫째 부분의 앞면 } 빗장밑동맥(subclavian artery)	짧고 굵은 동맥줄기로 올라가 어깨위동맥(suprascapular a.), 오름목동맥(ascending cervical a.), 아래갑상동맥(inferior thyroid a.), 목등동맥(cervicodorsal trunk; 가로목동맥, transverse cervical a.)의 네 가지를 냄
어깨위동맥(견갑상동맥, suprascapular artery)	갑상목동맥(혹은 빗장밑동맥에서 직접 일어나기도 함)	빗장뼈 뒤에서 이와 나란하게 가쪽으로 달리면서 앞목갈비근, 가로막신경, 빗장밑동맥, 팔신경얼기를 가로질러 아래가쪽으로 감; 이어서 위가로어깨인대 위를 지나 가시위오목에 도달한 다음 (봉우리 깊은 곳에서) 어깨뼈가시 가쪽을 지나 어깨뼈 뒷면의 가시아래오목에 도달함
위가슴동맥(상흉동맥, superior thoracic artery)	첫째 부분(유일한 가지임)	작은가슴근 위모서리를 따라 앞안쪽으로 달리다 이 근육과 큰가슴근 사이를 지나 가슴벽에 도달함; 첫째와 둘째갈비사이공간과 앞톱니근 윗부분에 혈액 공급을 도움
가슴봉우리동맥(흉견봉동맥, thoraco-acromial artery)	둘째 부분(첫째 가지)	작은가슴근 위안쪽모서리를 감아돈 후 갈비부리막(빗장가슴근막)을 뚫고 가슴근가지(pectoral branch), 세모근가지(deltoid branch), 봉우리가지(acromial branch), 빗장가지(clavicular branch)의 네 가지로 나뉨
가쪽가슴동맥(외측흉동맥, lateral thoracic artery)	둘째 부분(둘째 가지) } 겨드랑동맥(axillary artery)	작은가슴근 겨드랑모서리를 따라 내려가 가슴벽 표면에 도달하여 젖 가쪽 면에 혈액을 공급함
앞 및 뒤위팔휘돌이동맥(전 및 후 상완회선동맥, anterior and posterior circumflex humeral arteries)	셋째 부분(때로는 온줄기로 일어나기도 함)	위팔뼈 외과목을 감아 돌아 가쪽에서 서로 연결됨; 보다 큰 뒤위팔휘돌이동맥은 네모공간을 가로지름
어깨밑동맥(견갑하동맥, subscapular artery)	셋째 부분(모든 가지 중 가장 큰 가지임)	어깨밑근 아래모서리 높이에서 일어나 어깨뼈 가쪽모서리를 따라 내려가다 2~3 cm 이내에서 어깨휘돌이동맥과 가슴등동맥의 두 종말가지로 갈라짐
어깨휘돌이동맥(견갑회선동맥, circumflex scapular artery)	어깨밑동맥	어깨뼈 가쪽모서리를 돌아 가시아래오목으로 들어가 어깨위동맥과 연결됨
가슴등동맥(흉배동맥, thoracodorsal artery)	어깨밑동맥	어깨밑동맥의 경로를 이어받아 가슴등신경과 함께 내려가서 넓은등근 꼭대기로 들어감
깊은위팔동맥(상완심동맥, deep brachial artery, profunda brachii artery)	위팔동맥이 이는곳 부근	노신경을 동반해서 위팔뼈 노신경고랑을 따라 내려가 위팔 뒤칸에 혈액을 공급하고 팔꿉관절그물 형성에 기여함
위자쪽곁동맥(상척측측부동맥, superior ulnar collateral artery)	위팔 중간 부근 } 위팔동맥(brachial artery)	자신경을 동반하여 팔꿉 뒷면까지 내려가 뒤자쪽되돌이동맥(posterior ulnar recurrent artery)과 연결됨
아래자쪽곁동맥(하척측측부동맥, inferior ulnar collateral artery)	위팔뼈 안쪽위관절융기의 위쪽	위팔뼈 안쪽위관절융기 앞을 지나 앞자쪽되돌이동맥(anterior ulnar recurrent artery)과 연결됨

액을 공급한다.

어깨밑동맥(견갑하동맥, subscapular artery)은 겨드랑동맥의 가지 중 가장 굵지만 가장 짧은 동맥으로, 겨드랑 뒤벽에서 어깨밑근 가쪽모서리를 따라 내려가다 곧 어깨휘돌이동맥과 가슴등동맥으로 나뉘면서 끝난다.

어깨휘돌이동맥(견갑회선동맥, circumflex scapular artery)은 어깨밑동맥의 종말가지 중 종종 더 큰 가지로 어깨뼈 가쪽모서리를 돌아 뒤로 가서 어깨밑근과 큰원근 사이를 지나 어깨뼈 뒷면에 있는 근육에 혈액을 공급한다(그림 3.41B). 이 동맥은 어깨뼈 주변의 동맥연결에 참여한다.

가슴등동맥(흉배동맥, thoracodorsal artery)은 어깨밑동맥의 경로를 이어받아서 어깨뼈 아래각으로 향하며 인접한 근육, 주로 넓은등근에 혈액을 공급한다(그림 3.41A, C). 이 동맥 또한 어깨뼈 주변의 동맥연결에 참여한다.

위팔휘돌이동맥들은 위팔뼈 외과목을 감아 돌면서 서로 연결된다. 보다 작은 **앞위팔휘돌이동맥(전상완회선동맥, anterior circumflex**

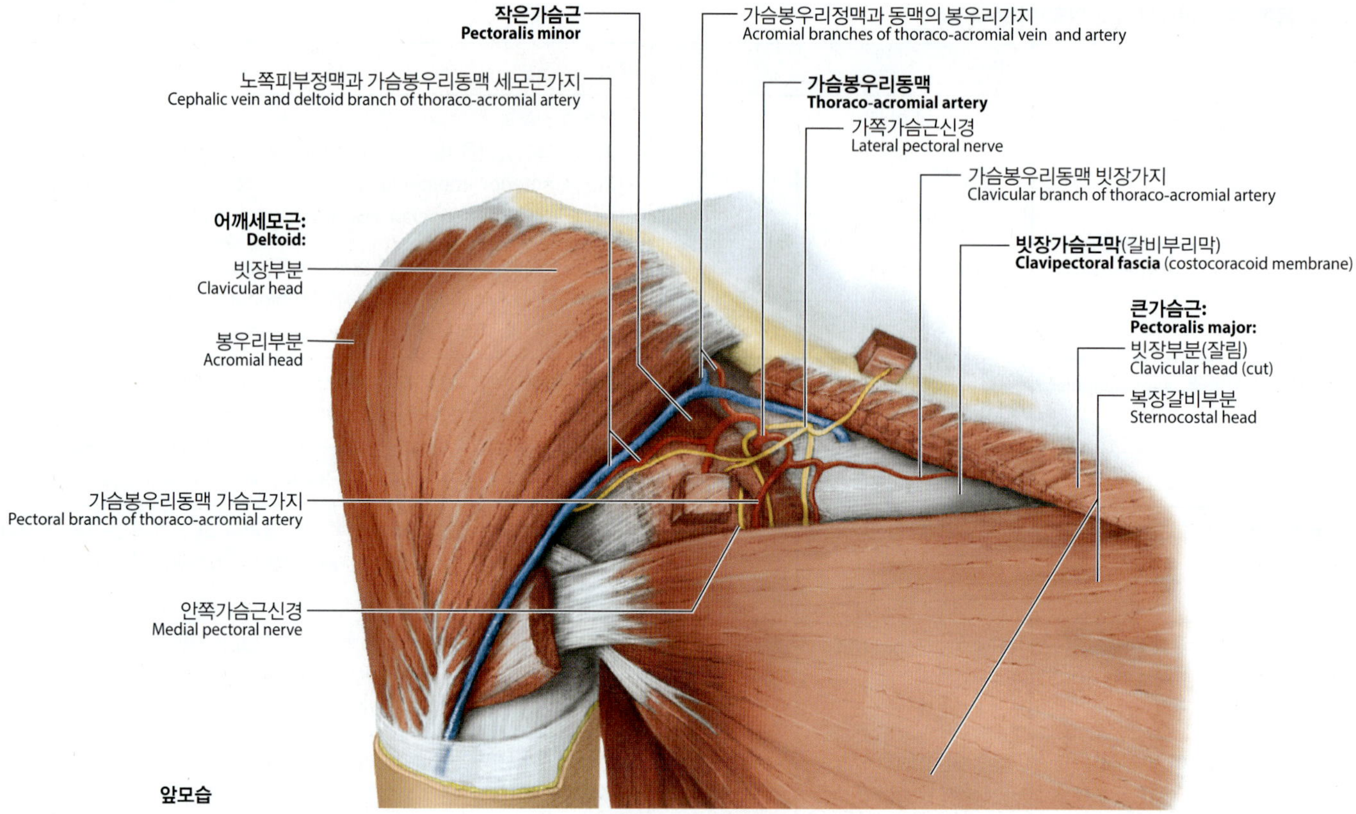

그림 3.42. 겨드랑 앞벽. 큰가슴근 빗장부분을 절제하여 속을 노출하였지만, 이 근육이 빗장뼈와 위팔뼈에 붙는 끝부분과, 이 근육에 신경이 분포하는 모습을 보여주기 위해서 육면체 두 개는 남겨 놓았다.

humeral artery)은 부리위팔근(coracobrachialis)과 위팔두갈래근(biceps brachii) 깊은 곳에서 가쪽으로 달린다. 이 동맥은 어깨에 혈액을 공급하는 오름가지(ascending branch)를 하나 낸다. 보다 큰 **뒤위팔휘돌이동맥(후상완회선동맥, posterior circumflex humeral artery)**은 겨드랑 뒤벽을 가로질러 가쪽으로 가다 겨드랑신경(axillary nerve)과 함께 **네모공간(quadrangular space)**을 통과하여 어깨관절과 주변의 근육(어깨세모근, 큰원근, 작은원근, 위팔세갈래근 긴갈래)에 분포한다(그림 3.41A, C; 표 3.7).

겨드랑정맥(Axillary Vein)

겨드랑정맥(액와정맥, axillary vein)은 처음에는 (먼쪽에서는) 겨드랑동맥 앞안쪽에 있다가, 끝부분은 이 동맥의 앞아래 쪽에 위치하게 된다(그림 3.43). 이 큰 정맥은 큰원근 아래모서리에서 **위팔정맥**(*brachial vein*, 위팔동맥의 동반정맥)과 **자쪽피부정맥**(*basilic vein*)이 합쳐져 형성된다.

겨드랑정맥은 겨드랑동맥의 세 부분과 같이 세 부분으로 나뉜다. 따라서 시작부인 먼쪽 끝이 셋째 부분이고, 끝부분인 몸쪽 끝이 첫째 부분이다. 겨드랑정맥(첫째 부분)은 첫째갈비뼈 가쪽모서리에서 끝나고, 여기서 **빗장밑정맥(쇄골하정맥, subclavian vein)**이 된다. 겨드랑의 정맥은 동맥보다 더 많고, 변이가 심하며, 빈번하게 서로 연결된다. 겨드랑정맥은 일반적으로 겨드랑동맥의 가지에 해당하는 분지를 받지만 소수의 주요한 예외가 있다.

- 가슴봉우리동맥(thoraco-acromial artery)의 가지에 해당하는 정맥들은 동맥처럼 하나의 온줄기(common tributary)로 합쳐지지는 않는다. 일부는 따로 겨드랑정맥으로 들어가지만, 다른 것들은 노쪽피부정맥으로 합쳐진다. 노쪽피부정맥은 그 후 작은가슴근의 위쪽, 겨드랑정맥이 빗장밑정맥으로 이행되는 곳 근처에서 겨드랑정맥으로 합쳐진다.
- 겨드랑정맥은 직접 혹은 간접적으로 **가슴배벽정맥(흉복벽정맥**, *thoraco-epigastric vein*)을 받는데, 이 정맥은 고샅부위(inguinal region)의 얕은정맥과 겨드랑정맥의 가지(보통 가쪽가슴정맥)와 합쳐져 형성된다. 이 정맥은 아래대정맥이 막혔을 때 정맥피가 심장으로 되돌아올 수 있도록 해주는 곁순환로를 구성한다(제5장의 임상적용 "배골반정맥의 곁순환"을 참조하시오).

겨드랑림프절(Axillary Lymph Nodes)

겨드랑의 섬유지방성 결합조직(겨드랑지방, axillary fat)에는 많은 림프절이 있다. 겨드랑림프절은 가슴근림프절, 어깨밑림프절, 가쪽림프절, 중심림프절, 꼭대기림프절의 5개 무리로 배열되어 있다. 이 무

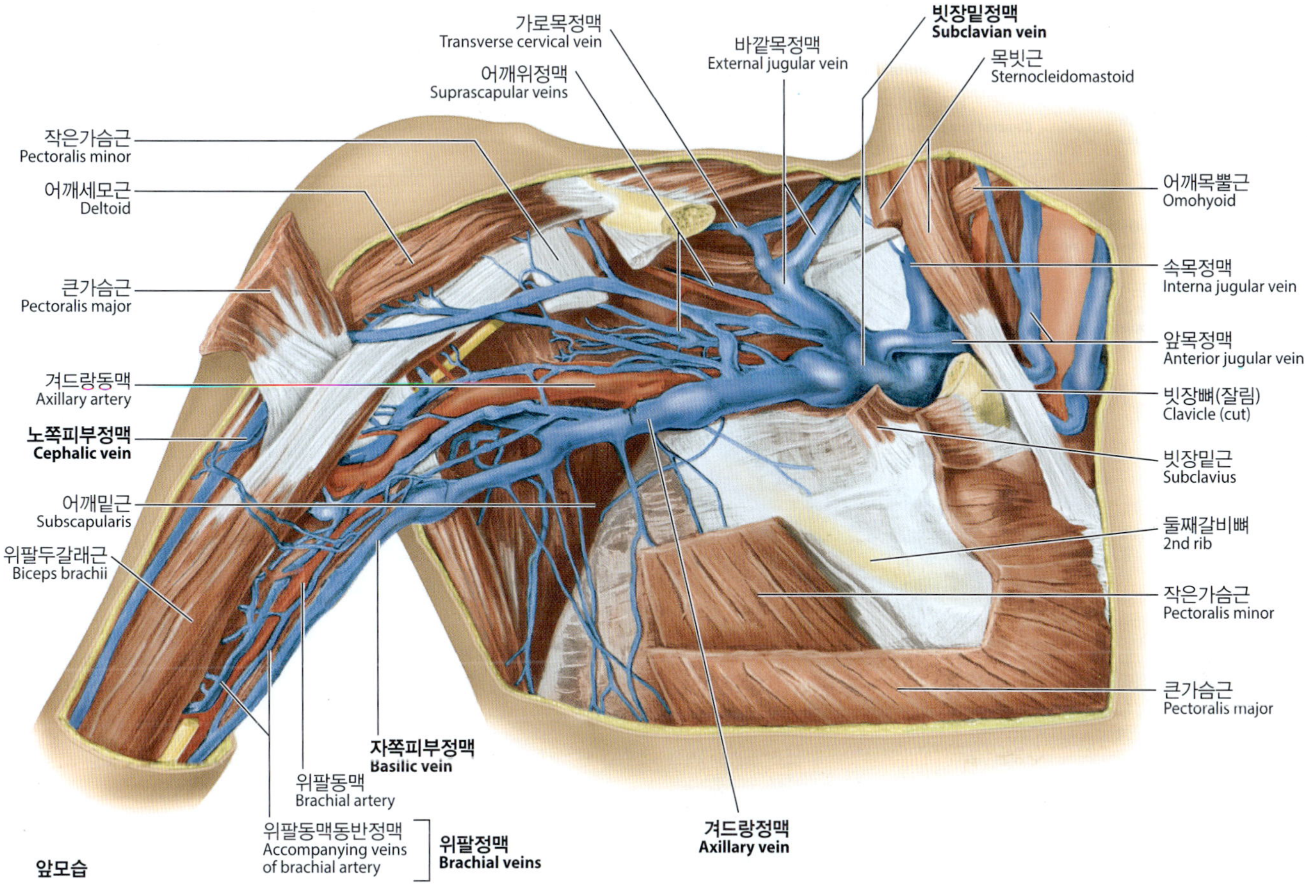

그림 3.43. 겨드랑의 정맥. 자쪽피부정맥은 위팔동맥과 나란히 달려 겨드랑에 도달하고, 여기서 위팔동맥 동반정맥과 합쳐져 (L. *venae comitantes*) 겨드랑정맥을 형성한다. 겨드랑에 있는 다수의 작고 변이가 심한 정맥들도 겨드랑정맥의 가지들이다.

리들은 겨드랑의 피라미드 모양에 맞추어 배열되어 있다(그림 3.39A 참조). 겨드랑림프절의 세 무리가 각각 피라미드 바닥의 한 모퉁이에 위치한다(그림 3.44A, C).

가슴근(앞)림프절[흉근임파절, pectoral (anterior) nodes]은 겨드랑 안쪽 벽을 따라 가쪽가슴정맥과 작은가슴근 아래모서리 주변에 위치하는 3~5개의 림프절로 이루어진다. 가슴근(앞)림프절은 주로 젖의 대부분[특히 위가쪽사분역(위바깥사분역)과 젖꽃판밑림프얼기(subareolar plexus); 제4장, 가슴 참조]을 포함하여 앞가슴벽에서 림프를 받는다.

어깨밑(뒤)림프절[견갑하임파절, subscapular (posterior) nodes]은 뒤겨드랑수름과 어깨밑혈관(subscapular blood vessels)을 따라 놓여 있는 6~7개의 림프절로 구성된다. 이 림프절은 가슴벽 뒤쪽과 어깨뼈부위에서 림프를 받는다.

가쪽림프절[외측액와임파절, humeral (lateral) nodes]은 겨드랑 가쪽벽을 따라 겨드랑정맥 안쪽과 뒤쪽에 있는 4~6개의 림프절로 구성된다. 이 림프절은 노쪽피부정맥을 동반하는 림프관에 의해 운반되는 림프를 제외하고 팔에서 오는 거의 모든 림프를 받는다. 노쪽피부정맥을 따라가는 림프관은 겨드랑 꼭대기림프절과 빗장아래림프절(infraclavicular nodes)로 직접 배출된다.

이상의 세 무리의 림프절에서 나가는 날림프관은 중심림프절로 간다. **중심림프절(중심액와임파절, central nodes)**은 겨드랑 바닥 근처에서 작은가슴근 깊이 있는 3~4개의 큰 림프절로, 겨드랑동맥의 둘째 부분과 인접하여 있다. 중심림프절에서 나가는 날림프관은 꼭대기림프절로 간다. **꼭대기림프절(첨액와임파절, apical nodes)**은 겨드랑동맥의 첫째 부분에서 겨드랑정맥 안쪽을 따라 겨드랑 꼭대기에 위치한다.

꼭대기림프절은 노쪽피부정맥 몸쪽 부분을 동반하는 림프관뿐 아니라 다른 모든 겨드랑림프절 무리에서 오는 림프를 받는다. 꼭대기림프절에서 나가는 날림프관은 목겨드랑관(*cervico-axillary canal*)을 지난다.

일부 림프관이 도중에 **빗장림프절[빗장아래림프절(infraclavicular nodes)과 빗장위림프절(supraclavicular nodes)]**로 배출되기도 하지만, 이 날림프관들은 서로 합쳐져 최종적으로 **빗장밑림프줄기(쇄골하임파본간, subclavian lymphatic trunk)**를 형성한다. 이렇게 형성된 다음, 오른쪽에서는 빗장밑림프줄기가 목림프줄기(경임파본간, jugular trunk) 및 기관지세로칸림프줄기(기관지종격임파본간, bronchomediastinal trunk)와 합쳐져 **오른림프관(우임파관, right lymphatic duct)**을 형성하거나, 또는 독자적으로 오른정맥각(right

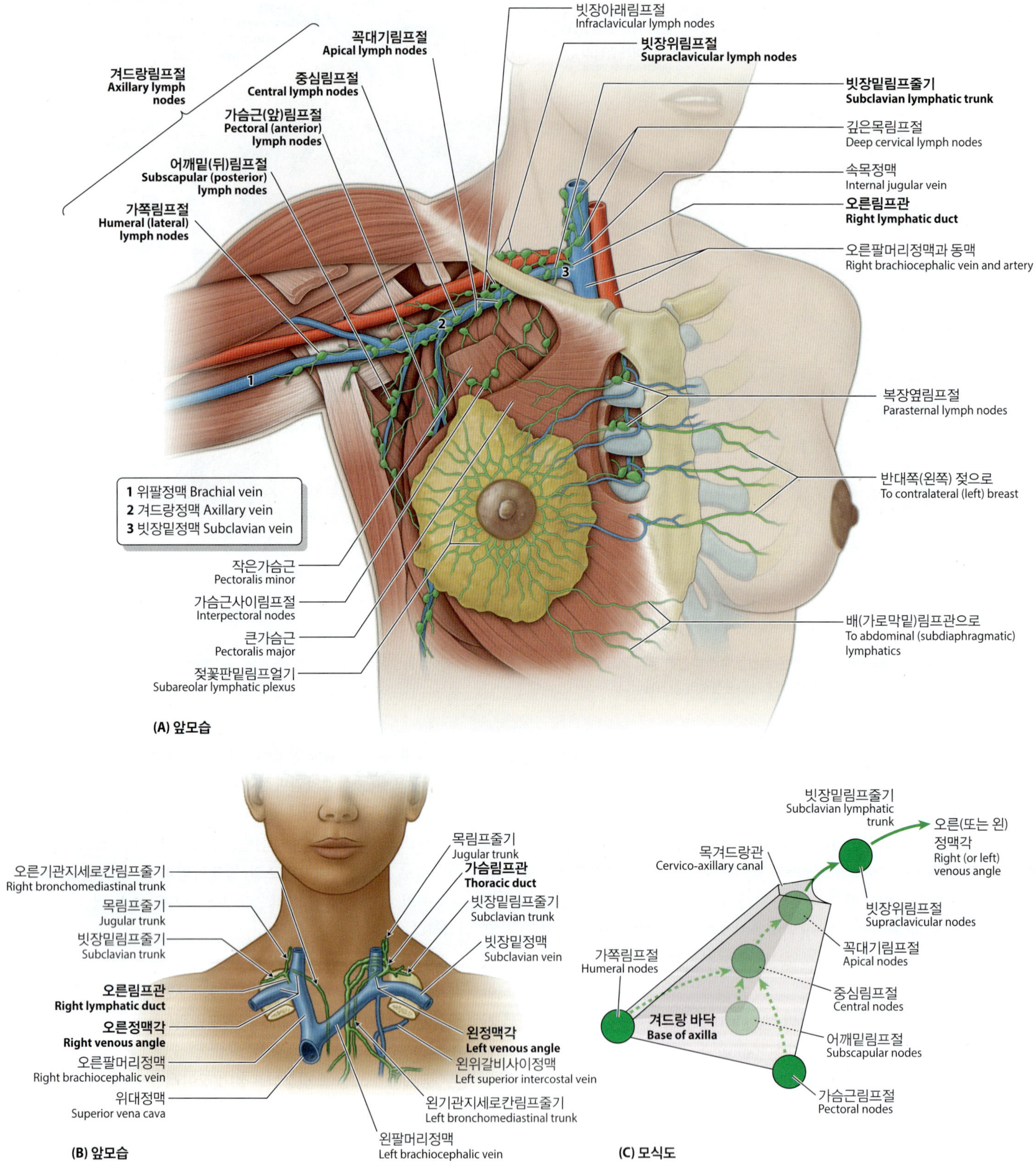

그림 3.44. 오른쪽 팔과 젖의 림프배출과 겨드랑림프절. A. 겨드랑림프절 무리의 개요. 팔에서 오는 림프관 대부분은 겨드랑림프절 중 가쪽림프절과 중심림프절에서 끝난다. 그러나 노쪽피부정맥 윗부분을 동반해 올라온 림프관은 꼭대기림프절에서 끝난다. 젖의 림프관은 제4장에 기술하였다. **B.** 가슴림프관과 오른림프관. 겨드랑림프절을 통과한 림프는 빗장밑림프줄기를 형성하는 날림프관으로 들어가고, 빗장밑림프줄기는 보통 속목정맥과 빗장밑정맥이 만나는 곳(정맥각)으로 합쳐진다. 오른쪽에서는 때때로 빗장밑림프줄기가 목림프줄기 그리고/또는 기관지세로칸림프줄기와 합쳐져 짧은 오른림프관을 형성한다. 왼쪽에서는 보통 가슴림프관의 끝부분으로 합쳐진다. **C.** 겨드랑림프절의 위치. 피라미드 모양으로 나타낸 겨드랑에서 겨드랑림프절 다섯 무리의 상대적인 위치를 나타내었다. 림프 배출의 전형적인 패턴도 표시하였다.

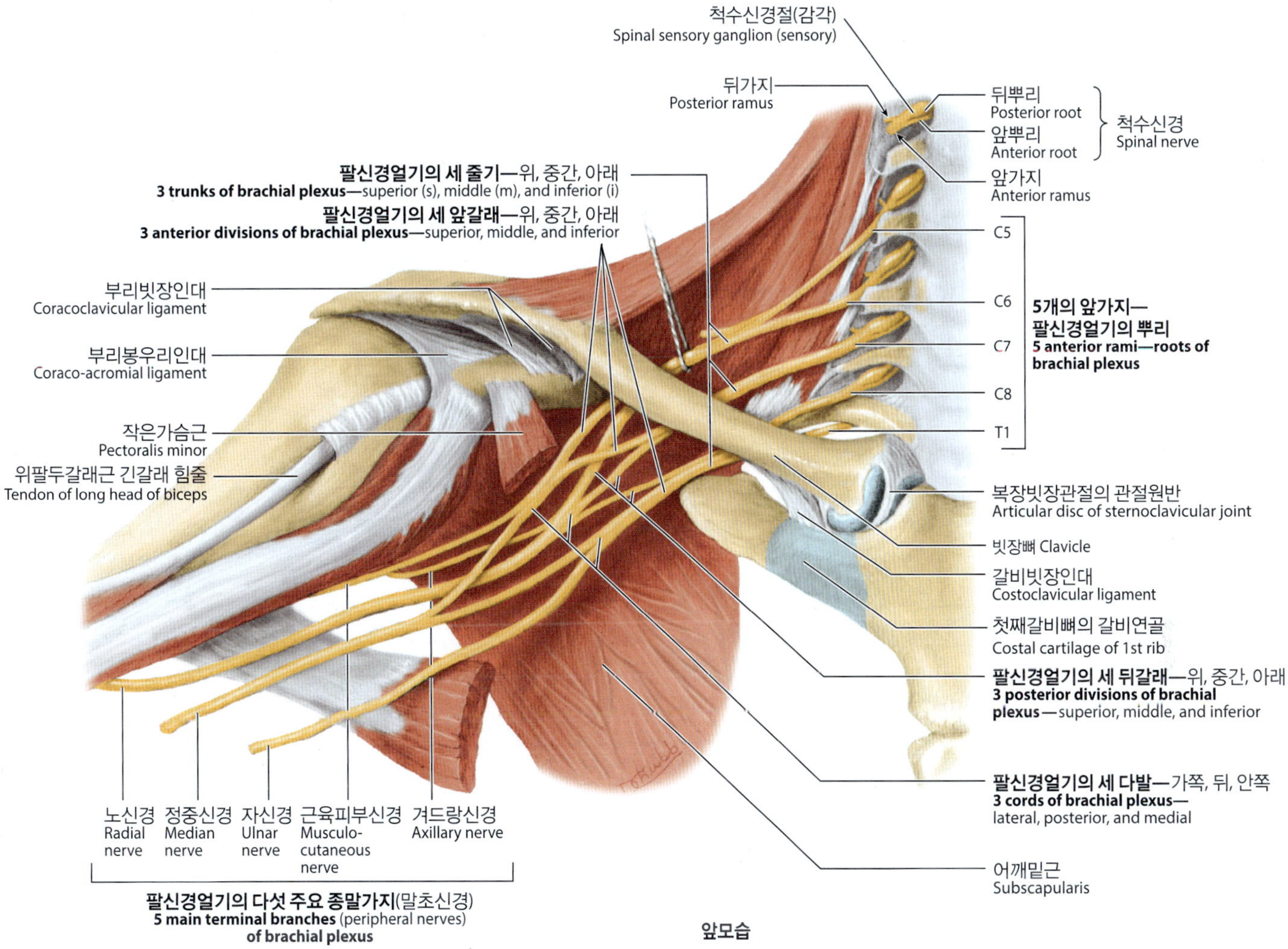

그림 3.45. 팔신경얼기의 구성. 이 큰 신경그물은 목에서부터 (빗장뼈, 첫째갈비뼈, 어깨뼈 위모서리로 둘러싸인) 목겨드랑관을 경유하여 팔까지 뻗어서 팔과 어깨부위에 신경을 공급한다. 팔신경얼기는 전형적으로 다섯째–여덟째목신경 앞가지와 첫째가슴신경 앞가지 상당 부분(팔신경얼기의 *뿌리*)에 의해 형성된다. 팔신경얼기 뿌리는 서로 합쳐지고 이어져서 3개의 줄기를 형성하고, 각 줄기는 앞과 뒤갈래로 갈라지며, 갈래들이 합쳐져 3개의 *다발*을 형성하고, 신경얼기의 최종 산물로서 다발에서 주요 종말가지(*말초신경*)가 유래함을 관찰하라.

venous angle)으로 들어간다. 왼쪽에서는 빗장밑림프줄기가 보통 **가슴림프관(흉관, thoracic duct)**으로 합쳐진다(그림 3.44A, B).

팔신경얼기(Brachial Plexus)

팔에 분포하는 대부분의 신경은 주요 신경그물인 **팔신경얼기(완신경총, brachial plexus)**(그림 3.40B와 3.45)에서 일어난다. 팔신경얼기는 목에서 시작하여 겨드랑까지 뻗어 있다. 팔신경얼기 가지의 대부분은 (이 얼기가 첫째갈비뼈를 가로지른 후) 겨드랑에서 일어난다. 팔신경얼기는 마지막 4개 목신경(C5–C8)과 첫째가슴신경(T1)의 앞가지가 합쳐져 형성되고, 이 앞가지들은 **팔신경얼기의 뿌리(roots of brachial plexus)**를 구성한다(그림 3.45와 3.46; 표 3.8).

팔신경얼기의 뿌리는 보통 빗장밑동맥과 함께 앞과 중간목갈비근(anterior and middle scalene; 라틴어로 *scalenus anterior and medius*) 사이를 통과한다(그림 3.47). 이 두 근육 사이를 지나는 동안 팔신경얼기의 각 뿌리는 중간과 아래목신경절(middle and inferior cervical ganglia)에서 회색교통가지(gray rami communicantes)를 통해서 교감신경섬유를 받는다.

목 아랫부분에서 팔신경얼기의 뿌리는 서로 합쳐져 3개의 줄기(trunks)를 형성한다(그림 3.45~3.47과 3.48A; 표 3.8):

1. **위줄기(상신경간, superior trunk)**는 다섯째목신경(C5)과 여섯째목신경(C6) 뿌리가 합쳐진 것이다.
2. **중간줄기(중신경간, middle trunk)**는 일곱째목신경(C7) 뿌리가 계속된 것이다.
3. **아래줄기(하신경간, inferior trunk)**는 여덟째목신경(C8)과 첫째가슴신경(T1) 뿌리가 합쳐진 것이다.

팔신경얼기가 빗장뼈 뒤에서 **목겨드랑관**을 통과할 때 팔신경얼기의 각 줄기는 앞갈래와 뒤갈래로 나뉜다(그림 3.45). **앞갈래(anterior divisions of trunks)**는 팔의 앞(굽힘근)칸[*anterior* (*flexor*)

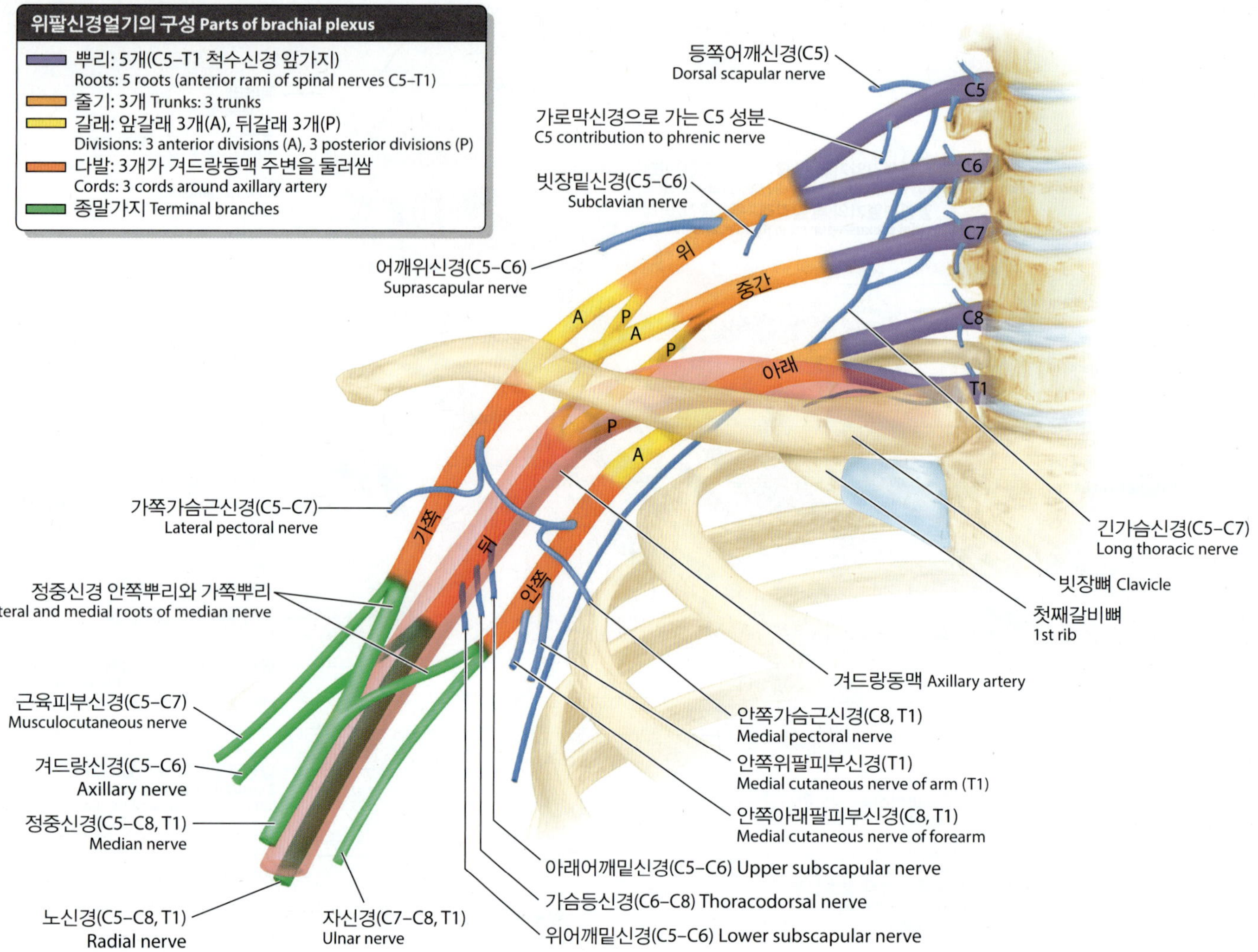

그림 3.46. 팔신경얼기.

표 3.8. 팔신경얼기와 팔의 신경

신경	이는곳[a]	경로	분포하는 구조물
빗장위가지(supraclavicular branches)			
등쪽어깨신경(견갑배신경, dorsal scapular nerve)	**C5** 앞가지 뒷면, 흔히 C4에서 가지를 받음	중간목갈비근을 관통하여 어깨올림근과 마름근 깊은 곳으로 내려감	마름근; 때때로 어깨올림근에도 분포함
긴가슴신경(장흉신경, long thoracic nerve)	**C5, C6**, C7 앞가지의 뒷면	목겨드랑관을 통과해(그림 3.39A, C) 팔신경얼기의 C8과 T1 뿌리(앞가지) 뒤로 내려가서 앞톱니근 표면을 따라 아래쪽으로 주행함	앞톱니근
어깨위신경(견갑상신경, suprascapular nerve)	위줄기, **C5**, C6, 때로는 C4에서 신경섬유를 받음	팔신경얼기 위에서 가쪽목부위(뒤목삼각)를 가로질러 가쪽으로 간 다음, 위가로어깨인대 밑으로 어깨뼈파임을 통과함	가시위근과 가시아래근; 어깨관절
빗장밑근신경(쇄골하근신경, subclavian nerve, nerve to subclavius)	위줄기, C5, **C6**, 종종 C4에서 신경섬유를 받음(그림 3.46)	빗장뼈 뒤, 팔신경얼기와 빗장밑동맥 앞으로 내려감(그림 3.31); 흔히 *덧가로막신경*을 냄	빗장밑근과 복장빗장관절(덧가로막신경은 가로막에 분포함)

표 3.8. 팔신경얼기와 팔의 신경 (계속)

신경	이는곳[a]	경로	분포하는 구조물
빗장아래가지(infraclavicular branches)			
가쪽가슴근신경(외측흉근신경, lateral pectoral nerve)	가쪽다발의 옆가지, C5, **C6**, C7에서 신경섬유를 받음	갈비부리막을 뚫고 큰가슴근 깊은 곳에 도달함; *안쪽가슴근신경으로 가는 교통가지*가 겨드랑동맥과 정맥 앞을 지남	주로 큰가슴근, 그러나 일부 가쪽가슴근신경 섬유는 안쪽가슴근신경으로 가는 가지를 경유하여 작은가슴근에도 분포함(그림 3.48A), 봉우리빗장관절과 어깨관절
근육피부신경(근피신경, musculocutaneous nerve)	가쪽다발의 종말가지, C5–C7에서 신경섬유를 받음	부리위팔근을 뚫고 겨드랑을 빠져나와(그림 3.45) 위팔두갈래근과 위팔근 사이로 내려오면서(그림 3.49B, 3.50) 이 두 근육에 분포함; *가쪽아래팔피부신경*으로 이어짐	위팔앞칸의 근육(부리위팔근, 위팔두갈래근, 위팔근)(그림 3.48B); 아래팔 가쪽 면 피부
정중신경(median nerve)	**정중신경 가쪽뿌리**는 가쪽다발의 종말가지임(C6, C7) **정중신경 안쪽뿌리**는 안쪽바달의 종말가지임(C8, T1).	겨드랑동맥 가쪽에서 가쪽과 안쪽뿌리가 합쳐져 정중신경을 형성함; 위팔동맥에 인접하여 위팔을 내려오다 점차 이 동맥 앞을 가로질러 팔오금에서는 위팔동맥 *안쪽*에 놓임(그림 3.55 참조)	(자쪽손목굽힘근과 깊은손가락굽힘근의 자쪽 절반을 제외한) 아래팔앞칸의 근육, 손바닥의 엄지 쪽 절반에 있는 5개의 자체기원근육과 손바닥 피부(그림 3.48B)
안쪽가슴근신경(내측흉근신경, medial pectoral nerve)	안쪽다발의 옆가지, C8, T1에서 신경섬유를 받음	겨드랑동맥과 정맥 사이를 지난 후 작은가슴근을 뚫고 큰가슴근 속면으로 들어감; 안쪽다발에서 일어나 안쪽이라 불리지만 가쪽가슴근신경의 가쪽에 놓여 있음	작은가슴근과 큰가슴근 복장갈비부분
안쪽위팔피부신경(내측상완피신경, medial cutaneous nerve of arm)		팔신경얼기의 가장 작은 신경; 겨드랑정맥과 위팔정맥의 안쪽을 따라 달림; *갈비사이위팔신경*과 교통함	먼쪽으로 위팔뼈 안쪽위관절융기와 자뼈 팔꿈치머리까지 위팔 안쪽 피부
안쪽아래팔피부신경(내측전완피신경, medial cutaneous nerve of forearm)		처음에는 자신경과 함께 달리지만(자신경과 혼동되기도 함) 자쪽피부정맥과 함께 깊은근막을 뚫고 피부밑조직으로 나와 앞가지와 뒤가지로 나뉨	먼쪽으로 손목까지의 아래팔 안쪽 피부
자신경(척골신경, ulnar nerve)	안쪽다발의 보다 큰 종말가지, C8, T1, 종종 C7에서 신경섬유를 받음	위팔 안쪽으로 내려오다 위팔뼈 안쪽위관절융기 뒤를 지난 후 아래팔 자쪽 면을 따라 손까지 내려감(그림 3.48C, 3.49A)	자쪽손목굽힘근과 깊은손가락굽힘근의 자쪽 절반(아래팔); 대부분의 손 자체기원근육; 넷째손가락 중심선 안쪽의 손 피부
위어깨밑신경(상견갑하신경, upper subscapular nerve)	뒤다발의 옆가지, **C5**에서 신경섬유를 받음	뒤쪽으로 가서 어깨밑근으로 직접 들어감	어깨밑근 윗부분
아래어깨밑신경(하견갑하신경, lower subscapular nerve)	뒤다발의 옆가지, **C6**에서 신경섬유를 받음	어깨밑동맥과 정맥 심이 아래가쪽으로 지나감	어깨밑근 아랫부분과 큰원근
가슴등신경(흉배신경, thoracodorsal nerve)	뒤다발의 옆가지, C6, **C7**, C8에서 신경섬유를 받음	위·아래어깨밑신경 사이에서 일어나 겨드랑 뒤벽을 따라 아래가쪽으로 달려 넓은등근 꼭대기 부분에 도달함	넓은등근
겨드랑신경(액와신경, axillary nerve)	뒤다발의 종말가지, **C5**, C6에서 신경섬유를 받음	겨드랑오목을 뒤쪽으로 빠져나와 뒤위팔휘돌이동맥과 함께 네모공간[b]을 통과함(그림 3.50); *위가쪽위팔피부신경*을 낸 다음, 어깨세모근 깊은 곳에서 위팔뼈 외과목을 감아 돎(그림 3.48D)	봉우리빗장관절과 어깨관절; 작은원근과 어깨세모근(그림 3.48D); (어깨세모근 아랫부분을 덮는) 위팔 위가쪽의 피부
노신경(요골신경, radial nerve)	뒤다발의 보다 큰 종말가지(팔신경얼기의 가장 큰 가지), C5–T1에서 신경섬유를 받음	겨드랑동맥 뒤쪽으로 겨드랑오목을 빠져나와, 위팔뼈 뒤로 가서 위팔세갈래근 가쪽갈래와 안쪽갈래 사이에서 깊은위팔동맥과 함께 노신경고랑을 지남; 가쪽근육사이막을 뚫고 팔오금으로 들어가 *얕은가지*(피부신경)와 *깊은가지*(운동신경)로 나뉨(그림 3.48D)	위팔과 아래팔 뒤칸에 있는 모든 근육(그림 3.48D); 위팔 뒤쪽과 아래가쪽의 피부, 아래팔 뒤쪽의 피부, 넷째손가락 중심선 가쪽의 손등 피부

[a]굵은 글씨체(예를 들면, **C5**)는 해당 신경의 주 성분을 나타낸다.

[b]위로는 어깨밑근, 위팔뼈머리, 작은원근, 아래로는 큰원근, 안쪽으로는 위팔세갈래근 긴갈래, 가쪽으로는 부리위팔근과 위팔뼈 외과목으로 둘러싸여 있다(그림 3.50)

3

compartments]에, **뒤갈래(posterior divisions of trunks)**는 뒤(폄근)칸[*posterior (extensor) compartments*]에 분포한다.

줄기의 갈래는 서로 합쳐져 팔신경얼기의 세 다발(신경속, cord)을 형성한다(그림 3.45, 3.46, 3.48; 표 3.8).

1. 위줄기와 중간줄기의 앞갈래는 서로 합쳐져 **가쪽다발(외측신경속, lateral cord)**을 형성한다.
2. 아래줄기 앞갈래는 **안쪽다발(내측신경속, medial cord)**로 계속된다.
3. 세 줄기 모두의 뒤갈래는 서로 합쳐져 **뒤다발(후신경속, posterior cord)**을 형성한다.

팔신경얼기 다발은 겨드랑동맥 둘째 부분을 둘러싸며, 다발의 위치는 각각의 이름에 나타나 있다. 예를 들면 가쪽다발은, 팔을 벌렸을 때 가장 잘 보이기 때문에 이를 관찰하기 위해서 팔을 벌린 상태에서는 겨드랑동맥 '위쪽'에 있지만, 해부학자세에서는 겨드랑동맥 '가쪽'에 위치한다.

신경얼기의 최종 산물은 여러 척수분절의 성분이 섞여 있는 다분절성 (명명된) 말초신경이다. 팔신경얼기는 빗장뼈를 기준으로 **빗장위부분(supraclavicular part)**과 **빗장아랫부분(infraclavicular part)**으로 구분하기도 한다(그림 3.46; 표 3.8). 팔신경얼기 빗장위부분에서는 가지 4개(등쪽어깨신경, dorsal scapular nerve; 긴가슴신경, long thoracic nerve; 빗장밑근신경, nerve to subclavius; 어깨위신경, suprascapular nerve)가 팔신경얼기 뿌리(앞가지)와 줄기에서 일어나며 목을 통해 접근할 수 있다. 또한 공식적으로 명명되어 있지 않은 근육가지(*muscular branches*)들이 팔신경얼기의 뿌리 5개(C5–T1의 앞가지) 모두에서 일어나서 목갈비근(scalene muscles)과 목긴근(longus colli)에 분포한다. [목신경얼기(*cervical plexus*)의 가지로 간주되는] 가로막신경(*phrenic nerve*)의 다섯째목신경(C5) 뿌리는 팔신경얼기 다섯째목신경 뿌리에서 나와 앞목갈비근 앞면에서 가로막신경의 셋째–넷째목신경(C3–C4) 성분과 합쳐진다(그림 3.47). 팔신경얼기 빗장아랫부분의 가지는 팔신경얼기 다발에서 일어나며 겨드랑을 통해 접근할 수 있다(그림 3.46과 3.48). 각 다발에서 분지되는 가지(side branches)와 종말가지(terminal branches)를 세어보면, 가쪽다발에서는 3개가 일어나는 반면, (정중신경의 뿌리를 별개의 가지로 센다면) 안쪽다발과 뒤다발에서는 각각 5개가 나온다. 팔신경얼기 빗장위부분과 빗장아래부분의 가지를 그림 3.46과 3.48에 도시하였고, 이는곳, 경로, 분포를 표 3.8에 나타내었다.

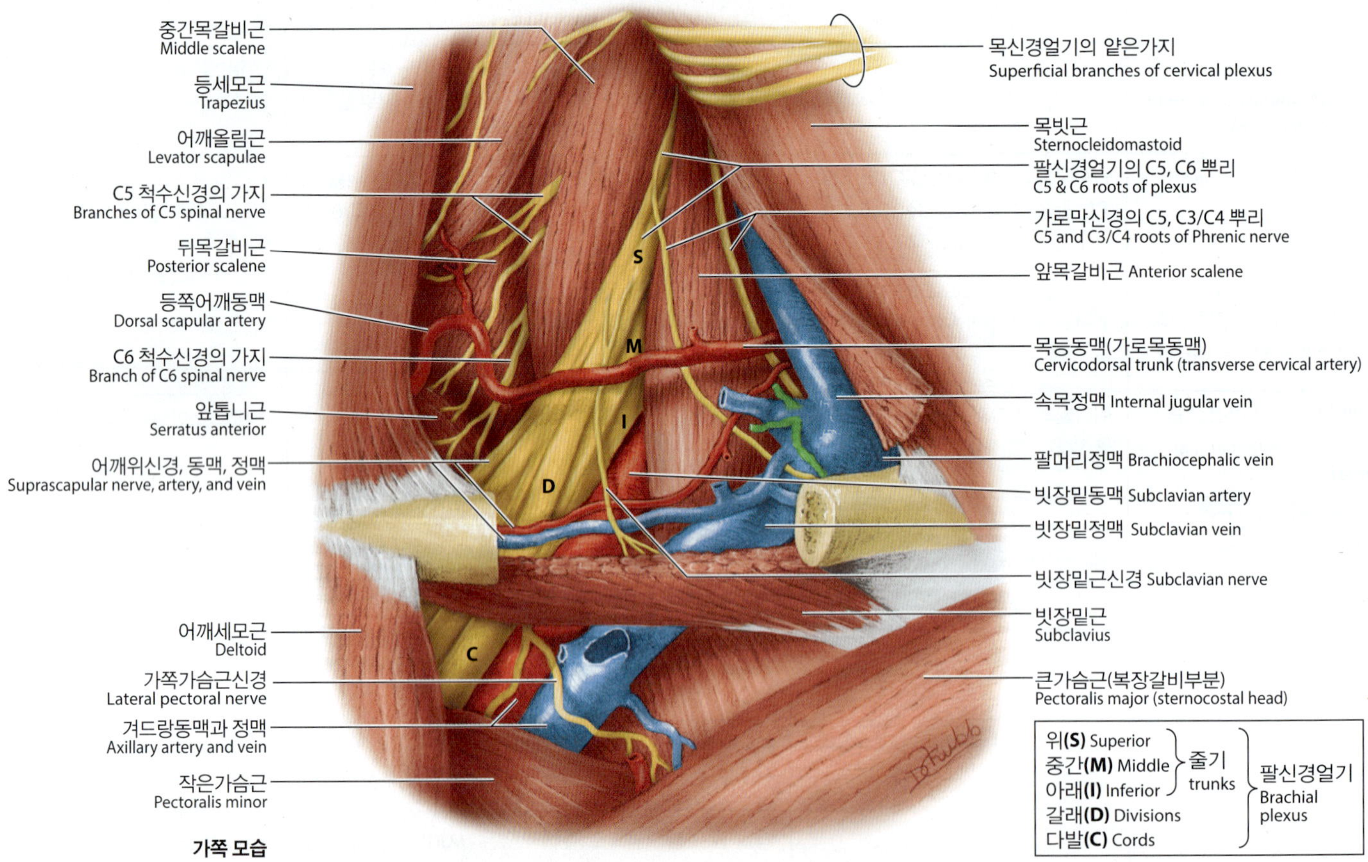

그림 3.47. 오른쪽 가쪽목부위(뒤목삼각)의 해부. 팔신경얼기와 빗장밑혈관을 해부하였다. 다섯째–여덟째목신경(그리고 첫째가슴신경, 여기서는 빗장밑동맥의 셋째 부분에 의해 가려져 있음)의 앞가지가 팔신경얼기의 뿌리를 구성한다. 뿌리를 따라온 신경섬유들이 합쳐지고 갈라지면서 그림에 나타난 높이에서 줄기와 갈래를 형성한다. 빗장밑동맥이 팔신경얼기 뿌리와 함께 중간목갈비근과 앞목갈비근 사이로 나온다.

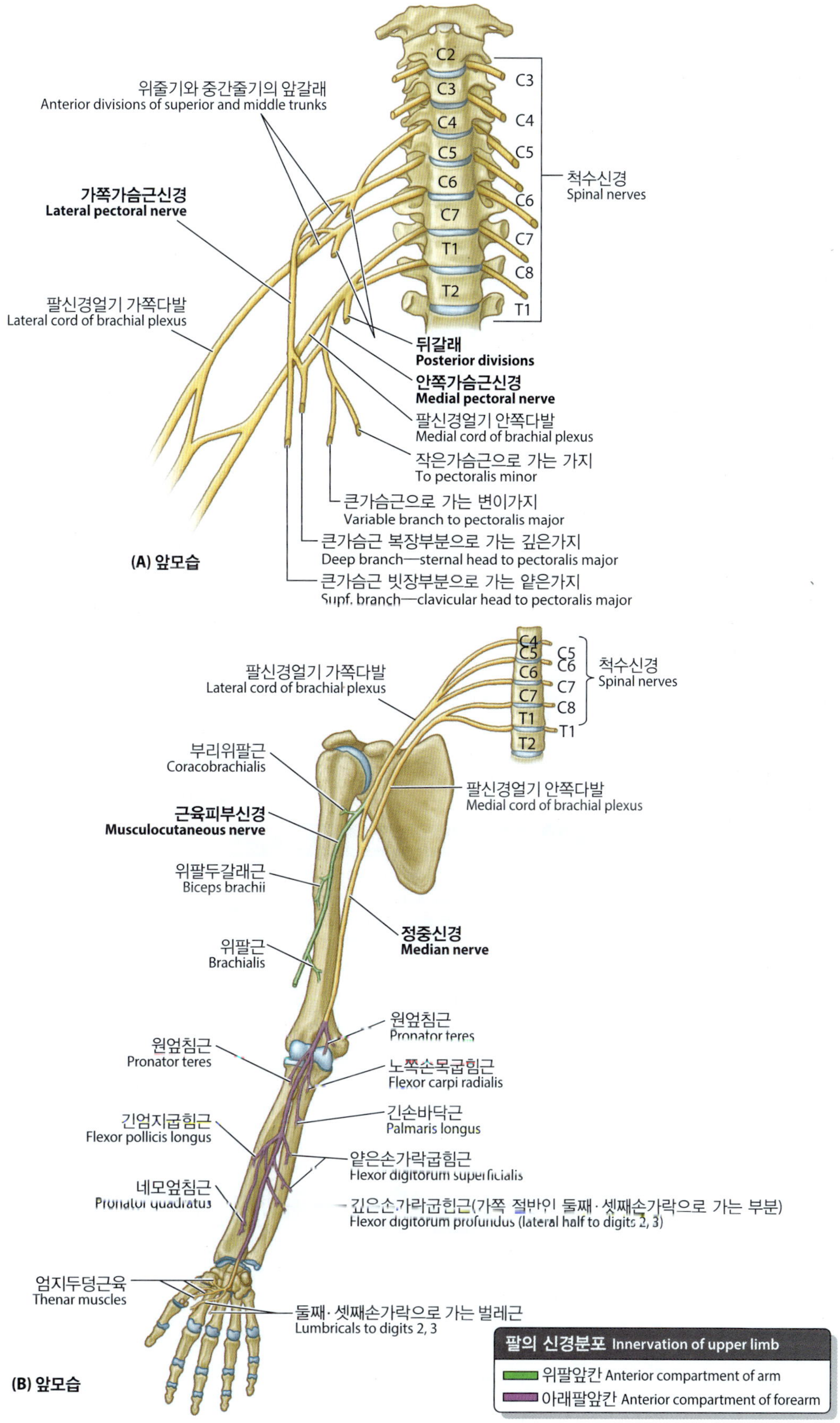

그림 3.48. 팔신경얼기 다발에서 유래하는 운동가지. A. 안쪽가슴근신경과 가쪽가슴근신경. 이들 신경은 각각 팔신경얼기 안쪽과 가쪽다발에서 일어난다(또는 여기에 나타낸 가쪽가슴근신경처럼 해당 다발을 형성하는 줄기 앞갈래에서 일어난다). **B.** 정중신경과 근육피부신경. 이들 신경의 경로와 그 운동가지의 전형적인 분지 양상을 나타내었다.

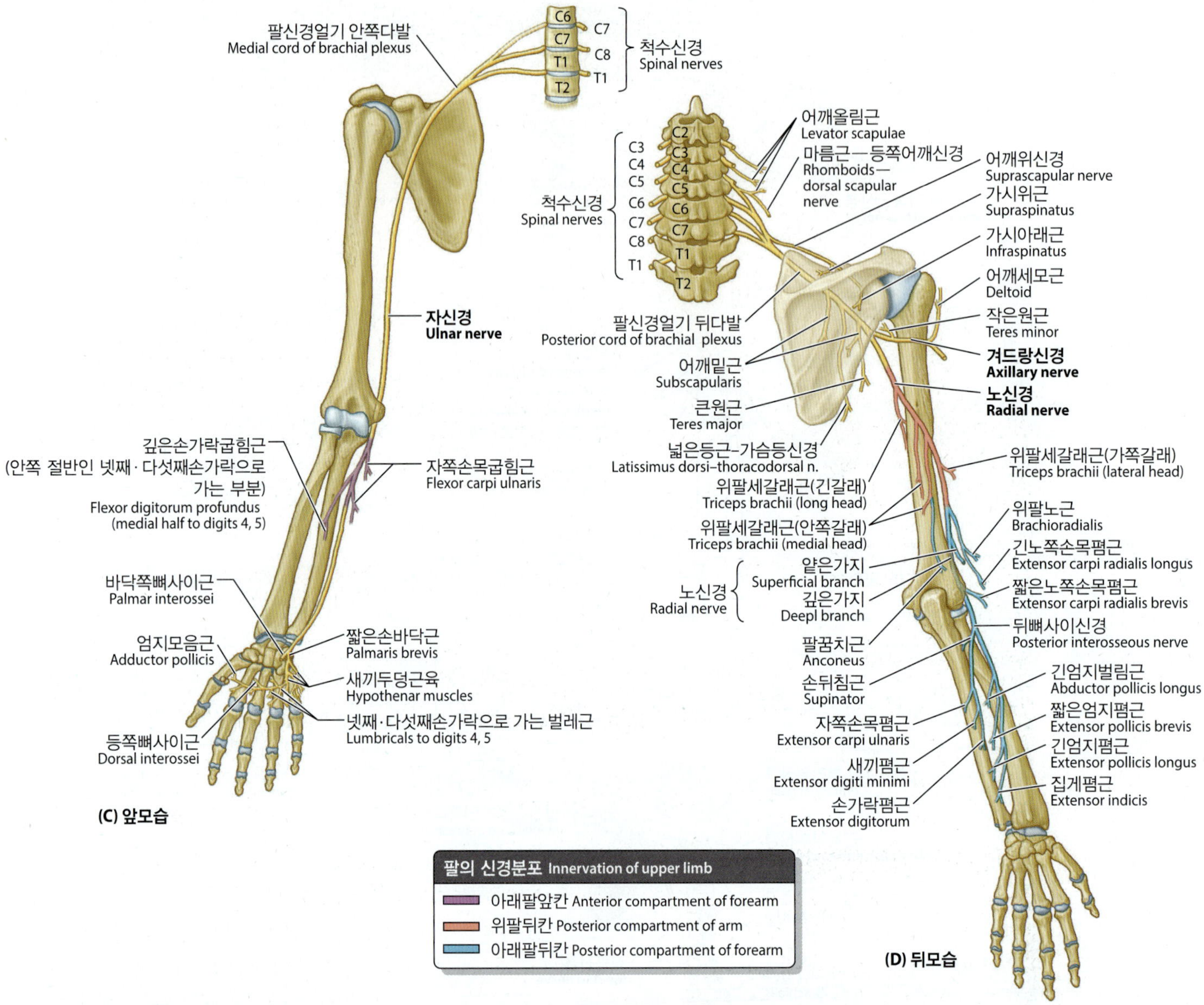

그림 4.48. (계속) C. 자신경. 자신경의 경로와 운동가지의 전형적인 분지 양상을 나타내었다. **D.** 겨드랑신경과 노신경. 이들 신경의 경로와 운동가지의 전형적인 분지 양상을 나타내었다. 뒤뼈사이신경은 노신경 깊은가지의 연속이며, 이 그림에선 두 가지로 나뉘어 아래팔뒤칸 전체에 있는, 힘살이 있는 모든 근육에 분포하는 모습을 표현하였다. 손등에는 근육 힘살이 없으며, 따라서 손등에는 운동신경이 분포하지 않는다.

임상적용 CLINICAL BOX

겨드랑(AXILLA)

어깨뼈 주위의 동맥연결 (Arterial Anastomoses Around Scapula)

어깨뼈 주위에는 많은 동맥연결이 있다. 등쪽어깨동맥, 어깨위동맥, (어깨휘돌이동맥을 경유하여) 어깨밑동맥 등 몇 개 혈관이 서로 만나 어깨뼈 앞면과 뒷면에서 그물을 형성한다(그림 B3.12).

이러한 동맥연결에 의해 가능해지는 곁순환(측부순환, *collateral circulation*)의 중요성은 빗장밑동맥이나 겨드랑동맥이 찢어져 묶어야(ligation) 할 때 그 필요성이 분명해진다. 예를 들면, 겨드랑동맥은 반드시 첫째갈비뼈와 어깨밑동맥 사이에서 묶어야 할 수도 있다. 또는 겨드랑동맥의 죽상경화성 질환(atherosclerotic lesion)으로 인해 혈관협착(*vascular stenosis*)이 생겨 혈류 감소가 야기될 수도 있다. 어느 경우든, 어깨밑동맥의 혈류 방향이 역전되어 혈액이 겨드랑동

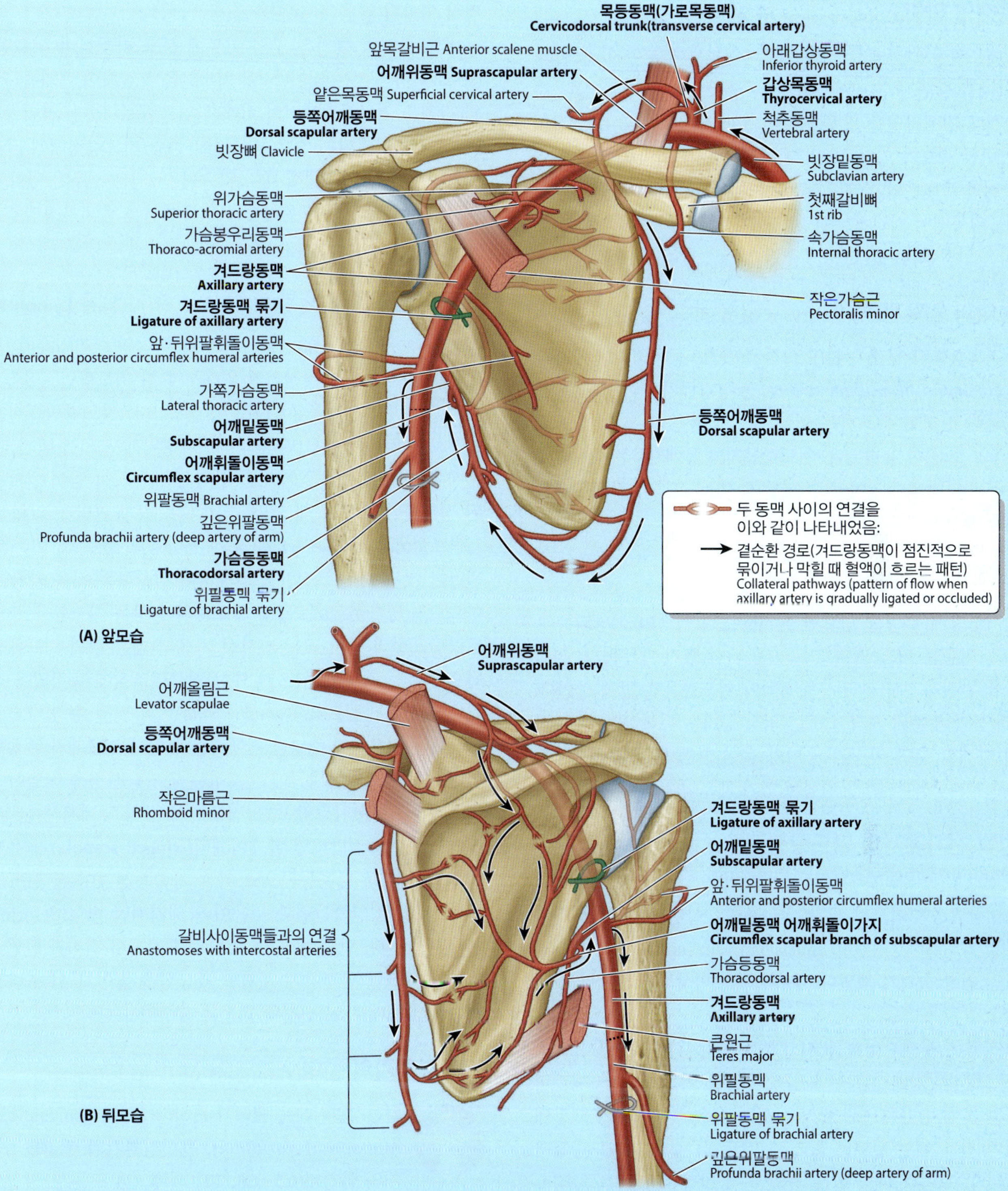

그림 B3.12. 어깨뼈 주위의 동맥연결.

맥 셋째 부분에 도달할 수 있도록 해준다. 어깨밑동맥은 어깨위동맥, 등쪽어깨동맥, 갈비사이동맥과 교통하는 몇 개의 연결(anastomosis)을 통해 혈액을 받는 것에 주목하라.

(예를 들면, 병이나 외상 때문에) 겨드랑동맥이 서서히 막히는 경우 흔히 충분한 결순환이 발달해서 허혈(ischemia: 혈액공급의 소실)을 방지한다. 갑작스럽게 막히는 경우 보통 적절한 곁순환이 발달할 충분한 시간이 없어서 위팔, 아래팔, 손에 대한 혈액 공급이 불충분해진다. 잠재적 곁순환로(관절주위연결, peri-articular anastomosis)가 몸쪽으로는 어깨관절 주위에, 먼쪽에서는 팔꿉관절 주위에 있기는 하지만 이 곁순환은 충분하지 않기 때문에, 어깨밑동맥과 깊은위팔동맥의 이는곳 사이에서 겨드랑동맥을 외과적으로 묶으면 위팔로 가는 혈액 공급이 끊길 수도 있다.

겨드랑동맥의 압박(Compression of Axillary Artery)

겨드랑동맥은 겨드랑 가쪽벽 아랫부분에서 만질 수 있다. (예를 들면, 겨드랑에 자상이나 총상으로 인하여) 심한 출혈이 발생하였을 경우에는 이 동맥의 셋째 부분을 위팔뼈에 대고 압박할 필요가 있다. 만일 더 몸쪽 부위를 압박할 필요가 있으면, 빗장뼈와 목빗근의 아래쪽 붙는 곳 사이의 각에서 아래로 누름으로써 겨드랑동맥이 시작하는 곳(빗장밑동맥이 첫째갈비뼈를 가로지르는 곳)을 압박할 수 있다.

겨드랑동맥의 동맥자루(Aneurysm of Axillary Artery)

겨드랑동맥 첫째 부분이 확장되어(**겨드랑동맥의 동맥자루**, ***aneurysm of axillary artery***) 팔신경얼기 줄기를 누르면, 눌린 신경이 분포하는 피부 영역에 통증과 무감각(anesthesia: 감각의 소실)이 유발된다. 겨드랑동맥의 동맥자루는 야구투수와 미식축구 쿼터백에게 일어날 수 있는데, 이는 그들이 위팔을 빠르고 힘차게 움직이기 때문이다.

겨드랑정맥의 손상(Injuries to Axillary Vein)

겨드랑에 부상을 입으면 흔히 겨드랑정맥이 손상되는데, 그 이유는 이 정맥이 크고 노출되어 있기 때문이다. 위팔을 완전히 벌리면 겨드랑정맥이 겨드랑동맥 앞에 놓인다. 겨드랑정맥 몸쪽 부분의 외과적 또는 외상 상처는 특히 위험한데, 이는 출혈이 막대할 뿐만 아니라 공기가 들어가 혈액 내에 **공기색전**(*air emboli*; 공기방울)을 만들 위험이 있기 때문이다.

빗장밑정맥 천자에서의 겨드랑정맥 (Axillary Vein in Subclavian Vein Puncture)

빗장밑정맥 속으로 도관(catheter)을 삽입하는 빗장밑정맥 뚫기(쇄골하정맥천자, subclavian vein puncture)는 보편적인 임상 술기가 되었다(제9장, 목의 임상적용 "빗장밑정맥 천자" 참조).

겨드랑정맥은 첫째갈비뼈를 지나면서 빗장밑정맥이 된다(그림 3.47 참조). 빗장밑정맥 천자에서 주사바늘을 이 정맥이 첫째갈비뼈를 지나는 곳에서 안쪽으로 찔러서 정맥 속으로 집어넣기 때문에 "빗장밑정맥 천자"에서 실제로 뚫리는 (삽입점) 정맥은 겨드랑정맥의 끝부분이다. 그러나 바늘 끝은 거의 즉시 빗장밑정맥 속공간(lumen)으로 진입한다. 따라서 겨드랑정맥이 겨드랑동맥, 그리고 이곳에서 겨드랑동맥을 둘러싸기 시작하는 팔신경얼기 부분의 앞쪽과 아래쪽(즉 표면)에 위치한다는 점이 임상적으로 중요하다.

겨드랑림프절의 감염(Infection of Axillary Lymph Nodes)

팔이 감염되면 겨드랑림프절이 비대해지고 압통과 염증이 생길 수 있는데, 이러한 상태를 **림프관염**(*lymphangitis*: 림프관의 염증)이라고 한다. 보통 가쪽림프절 무리가 가장 먼저 이환된다.

림프관염의 특징은 팔의 피부에 붉고 따뜻하며 누르면 아픈 선(streaks)이 생기는 것이다. 배 윗부분을 포함하여 큰가슴근부위와 젖의 감염도 겨드랑림프절의 비대를 일으킬 수 있다. 암이 꼭대기림프절 무리로 전이되는 경우 림프절이 종종 겨드랑정맥에 달라붙어 이 혈관의 일부분을 절제해 내지 않으면 안 되는 경우가 있다. 꼭대기림프절이 비대해지면 작은가슴근 위쪽에서 노쪽피부정맥을 막아버릴 수도 있다.

겨드랑림프절의 해부(Dissection of Axillary Lymph Nodes)

유방암(breast cancer)과 같은 암의 **병기**(*staging*)와 적절한 치료법을 결정하기 위해서 흔히 겨드랑림프절을 적출하여 병리판독을 하는 것이 필요하다. 겨드랑림프절은 특정한 순서로 배열되어 림프(따라서 전이유방암세포도)를 받기 때문에, 그 순서에 따라 림프절을 제거하여 검사하는 것이 암이 발달하여 전이된 정도를 결정하는 데 있어 중요하다. 병기 판단을 위해서 흔히 **감시림프절생검**(*sentinel lymph node biopsy*)을 하는데, 이는 암이 전이될만한 첫 번째 림프절만을 절제하여 검사하는 것을 말한다. 이렇게 함으로써 있을 수 있는 주변 구조물의 손상을 최소화하고자 한다. 겨드랑림프절의 제거 또는 방사선 치료 후에는 팔의 림프배출이 방해될 수 있고, 그 결과 림프가 특히 피부밑조직에 축적되어 생기는 부기(swelling)인 **림프부종**(*lymphedema*)이 유발될 수 있다.

겨드랑림프절의 해부를 진행하는 동안 신경 2개가 손상될 위험이 있다. 수술 중 앞톱니근에 분포하는 긴가슴신경을 식별하여 가슴벽에 붙여 보존한다(그림 B3.8 참조). 이 장의 앞에서 논한 바와 같이, 긴가슴신경을 절단하면 날개어깨뼈(winged scapula)가 유발된다(그림 B3.6 참조). 넓은등근으로 가는 가슴등신경이 잘리면(그림 B3.7 참조) 위팔의 안쪽돌림과 모음이 약해지지만 변형(deformity)은 일어나지 않는다. 만일 이 신경 주변 림프절에서 전이가 발견된다면 모든 악성세포를 완전하게 제거할 가능성을 높이기 위해 림프절을 절제하면서 때때로 이 신경의 회손을 감수해야 한다.

팔신경얼기의 변이(Variations of Brachial Plexus)

팔신경얼기에는 변이가 흔하다(*Illustrated Encyclopedia of Anatomical Variation*). 팔신경얼기의 뿌리를 구성하는 5개의 앞가지(C5–C8, T1) 외에, C4 또는 T2의 앞가지에서 나오는 작은 가지가 팔신경얼기 형성에 참여하기도 한다. 팔신경얼기의 맨 위뿌리(앞가지)가 C4이고, 맨 아래뿌리가 C8인 경우를 **상위팔신경얼기**(*prefixed brachial plexus*)라고 한다. 위뿌리가 C6이고 아래뿌리가 T2이면 **하위팔신경얼기**(*postfixed brachial plexus*)라고 한다. 후자의 경우, 팔신경얼기 아래줄기가 첫째갈비뼈에 눌려서 팔의 신경혈관 증상을 일으킬 수도 있다. 줄기, 갈래, 다발의 기원이나 조합, 겨드랑동맥과 목갈비근과의 위치 관계 등에 변이가 일어날 수 있다. 예를 들면, 가쪽다발 또는 안쪽다발이 각각 통상적인 높이보다 아래 또는 위에 있는 앞가지에서 신경섬유를 받을 수 있다.

일부 사람에서 줄기가 나뉘거나 다발 형성이 팔신경얼기 일부에서 없을 수도 있는데, 하지만 이 경우에도 종말가지의 구성은 변하지 않는다. 각 말초신경은 결합조직으로 한데 묶여 있는 신경섬유의 집합이므로, 예를 들면 정중신경 안쪽뿌리가 하나가 아니라 2개일 수도 있다(즉, 신경섬유가 두 다발로 나뉘어 묶인 상태). 이 경우에 팔신경얼기 안쪽다발 섬유가 세 개로 나뉘어서 그중 2개는 정중신경을 형성하고 셋째 다발은 자신경을 형성한 것이다. 2개의 안쪽뿌리가 완전히 분리되어 있으면 때로는 더 혼란스러울 수 있다. 그러나 정중신경 안쪽뿌리가 2개라 하더라도 이 신경의 성분은 동일하다는 것을 이해하라(즉, 신경전달은 하나의 뿌리를 지나든 2개의 뿌리를 지나든 간에 동일한 장소에서 일어나 동일한 목적지에 도달한다).

팔신경얼기의 손상(Brachial Plexus Injuries)

팔신경얼기의 손상은 팔의 운동과 피부감각에 영향을 미친다. 가쪽 목부위(뒤목삼각; 제9장, 목 참조)나 겨드랑에 생기는 질환, 잡아당김, 상처로 인해서 팔신경얼기에 손상이 생길 수 있다. 팔신경얼기의 어느 부분이 손상되었느냐에 따라 징후와 증상이 달라진다. 팔신경얼기의 손상은 **마비**(*paralysis*)와 **무감각**(*anesthesia*)을 초래한다. 운동수행 능력을 검사함으로써 마비 정도를 평가할 수 있다. **완전마비**(*complete paralysis*)에서는 운동이 전혀 감지되지 않는다. **불완전마비**(*incomplete paralysis*)에서는 모든 근육이 다 마비되는 것은 아니므로 움직일 수는 있지만 정상인 쪽에 비하여 운동이 약하게 일어난다. 통증을 느끼는 능력을 측정하는 것으로[예: 피부의 찌르기검사(pinprick)를 통해] 무감각의 정도를 검사한다.

팔신경얼기 윗부분(C5, C6)**의 손상**은 보통 목과 어깨 사이가 과다하게 벌어질 때 생긴다. 이런 손상은 오토바이나 말에서 내던져져 어깨를 땅에 부딪치면서 목과 어깨가 넓게 벌어질 때 일어날 수 있다(그림 B3.13A). 내던져질 때 흔히 어깨는 어떤 물체(예: 나무 또는 땅)에 부딪쳐 정지하지만 머리와 몸통은 계속 움직인다. 이때 팔신경얼기 윗부분이 늘어나고 파열되며 또는 팔신경얼기 뿌리가 척수에서 떨어져 나올 수 있다.

팔신경얼기 위줄기가 손상되면 팔의 독특한 자세("웨이터의 팁 자세", "waiter's tip position")로 인해 외견상 분명히 구별되는데, 이 경우 팔은 안쪽으로 돌려진 채 몸통 옆에 매달려 있다(그림 B3.13B, *화살표*). 분만 도중 목이 과도하게 늘어나는 경우 **팔신경얼기 윗부분의 손상**이 신생아에서도 일어날 수 있다(그림 B3.13C).

팔신경얼기 윗부분이 손상되면(에르브-뒤시엔느 마비, *Erb-Duchenne palsy*) 다섯째와 여섯째목신경이 분포하는 어깨와 위팔 근육(어깨세모근, 위팔두갈래근, 위팔근)의 마비가 일어난다. 팔에 나타나는 일반적인 임상증상은 어깨가 모이고, 위팔이 안쪽으로 돌

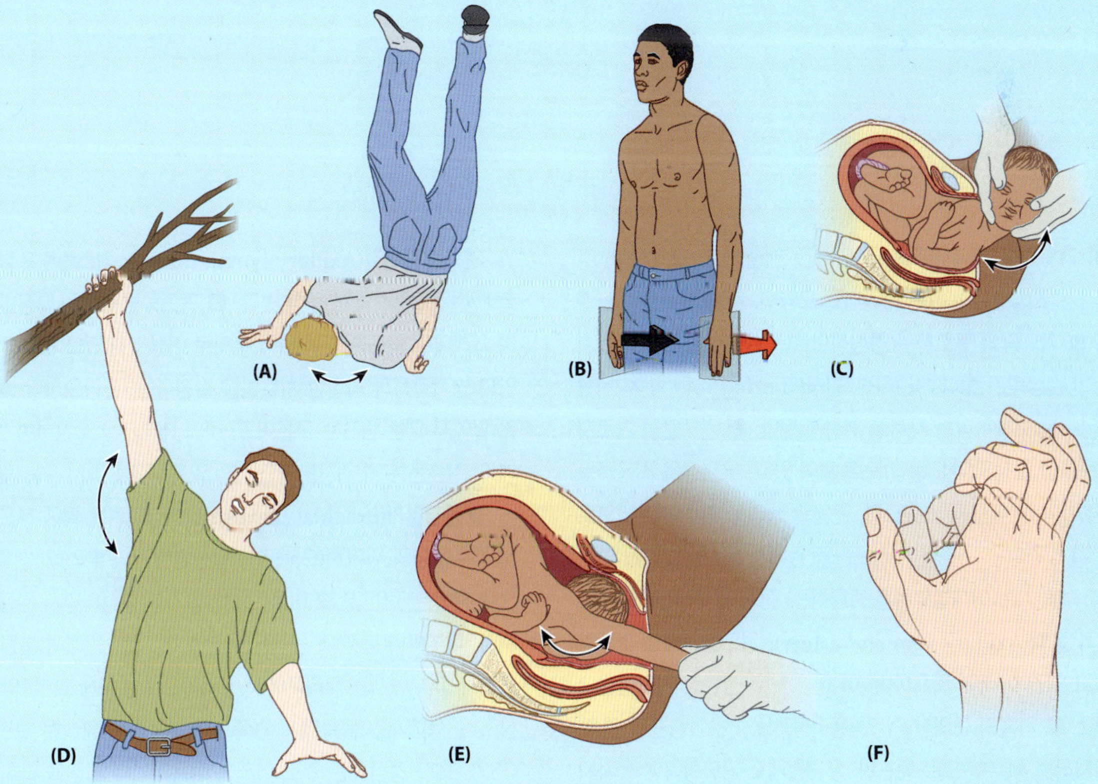

그림 B3.13. 팔신경얼기의 손상. A. 머리와 왼쪽 어깨 사이가 과도하게 벌어지는 모습. **B.** 웨이터의 팁 자세(왼쪽 팔). **C.** 태아 분만 중 머리와 왼쪽 어깨 사이가 과도하게 벌어지는 모습. **D, E.** 몸통과 오른쪽 팔 사이가 과도하게 벌어지는 모습. **F.** 갈퀴손. 이 사람은 밝게 음영 처리를 한 것처럼 주먹을 쥐는 자세를 취하려고 시도하는 중이다.

며, 팔꿉이 펴지는 것이다. 또한 아래팔 가쪽 면에서 감각이 일부 소실되는 것을 경험하게 된다. 무거운 배낭을 져서 생기는 팔신경얼기 위줄기의 만성적인 미세한 외상은 근육피부신경과 노신경이 분포하는 곳에 운동과 감각 결핍을 일으킬 수 있다. 무거운 배낭을 오랫동안 지고 다니는 도보 여행자에서는 **팔신경얼기 윗부분의 손상**이 근육의 연축(spasm)과 심각한 장애를 일으키기도 한다(등짐 지는 사람의 마비, backpacker's palsy).

급성팔신경얼기신경염(*acute brachial plexus neuritis*; **팔신경얼기 신경병증**, *brachial plexus neuropathy*)은 원인 미상의 신경학적 질환으로 보통 어깨 주위에서 갑자기 시작되는 심한 통증이 그 특징이다. 전형적으로 통증은 밤에 시작되고 근무력과 때때로 근육의 위축(**신경성근육위축**, *neurologic amyotrophy*)이 뒤따른다. 팔신경얼기의 염증(**위팔신경염**, *brachial neuritis*)은 흔히 위호흡기감염, 예방접종, 또는 비특이적 외상과 같은 일부 사건에 뒤따라 일어난다. 여기에 이환되는 신경섬유는 보통 팔신경얼기 위줄기에서 유래한 것이다.

천장에 페인트칠을 하는 것과 같이 머리 위에서 수작업을 하면서 오랫동안 위팔을 과다하게 벌리면 **팔신경얼기 다발의 압박**(*compression of cords of brachial plexus*)을 초래할 수 있다. 팔신경얼기 다발이 어깨뼈 부리돌기와 작은가슴근 힘줄 사이에서 이들 구조물과 부딪치거나 눌리게 된다. 일반적인 신경학적 증상은 위팔로 퍼져 내려가는 통증, 무감각(numbness), 감각이상(paresthesia; 저림, tingling), 홍반(erythema: 모세혈관 확장으로 인하여 피부가 붉어지는 것), 손의 무력증(weakness) 등이다. 겨드랑동맥과 정맥이 압박되면 팔의 허혈과 얕은정맥의 팽창이 유발된다. **과다벌림증후군**(*hyperabduction syndrome*)의 이러한 징후와 증상은 겨드랑 혈관과 신경의 압박이 그 원인이다.

팔신경얼기 아랫부분의 손상(**클룸프케 마비**, *Klumpke paralysis*)은 훨씬 드물다. 팔신경얼기 아랫부분의 손상은 팔을 갑자기 위로 잡아당길 때 일어날 수 있다. 예를 들면, 떨어지는 것을 막기 위해 뭔가를 붙잡을 때라든지(그림 B3.13D), 혹은 분만 중 아기의 팔을 너무 과도하게 잡아당길 때(그림 B3.13E) 이런 손상이 생길 수 있다. 이러한 행위로 인해 팔신경얼기 아래줄기(C8, T1)가 손상되고 척수신경 뿌리가 척수에서 뜯어지기도 한다. 손의 짧은 근육들이 영향을 받아 **갈퀴손**(*claw hand*)이 된다(그림 B3.13F).

팔신경얼기의 차단마취(Brachial Plexus Block)

마취제를 겨드랑집(axillary sheath) 속이나 그 주변에 주사하면 말초신경의 신경전달을 차단하여 팔신경얼기 다발에서 나오는 가지가 분포하는 구조물을 마취시킬 수 있다(그림 3.40A 참조). 팔의 모든 속 구조물과 위팔 중간 부분보다 먼쪽의 피부감각이 차단된다. 폐쇄성 압박띠기법(tourniquet technique)을 사용해서 마취제를 가둬두는 방법을 함께 사용하면 외과의는 전신마취(general anesthetic)를 하지 않고도 팔의 수술을 시행할 수 있다. 빗장위나 빗장아래겨드랑접근법 또는 차단을 포함하는 많은 접근법을 통해 팔신경얼기를 마취할 수 있다.

핵심정리: 겨드랑(Axilla)

겨드랑(Axilla): 겨드랑은 팔에 필요한(분포하고, 배출하고, 교통하는) 주요 설비가 지나가거나 이를 수용하는 피라미드 모양의, 지방으로 채워진 칸(유통센터)이다. ■ 겨드랑의 구조물은 정상적으로는 위팔로 보호되고 있지만, 위팔을 벌리면 손상받기 쉽다. "간지럼"반사("tickle" reflex) 시 위협이 감지되면 나타나는 보호하려는 자세를 취하게 된다. ■ 겨드랑을 가로지르는 구조물은 보호성 포장막(겨드랑집)으로 싸여 있고, 유연성을 허용하는 완충재(겨드랑지방) 속에 매몰되어 있으며, 근육과 뼈대로 이루어진 벽으로 둘러싸여 있다. ■ 신경혈관 구조물이 겨드랑을 통해서 목/가슴과 (자유팔, 큰가슴근부위, 어깨뼈부위, 어깨밑부위를 포함하는) 전체 팔 사이를 오간다.

겨드랑정맥과 동맥(Axillary vein and artery): 겨드랑정맥은 겨드랑동맥의 앞, 그리고 약간 아래에 위치하며, 이 둘은 모두 섬유성 겨드랑집으로 둘러싸여 있다. ■ 기술의 편의상 겨드랑동 · 정맥을 작은가슴근의 안쪽, 뒤쪽, 가쪽에 위치하는 세 부분으로 나눈다. 우연찮게도 겨드랑동맥의 가지가 첫째 부분에는 1개, 둘째 부분에는 2개, 셋째 부분에는 3개가 있다.

겨드랑림프절(Axillary lymph nodes): 겨드랑림프절은 겨드랑집 바깥에서 겨드랑지방에 묻혀 있다. ■ 겨드랑림프절은 특정한 순서로 배열되어 차례대로 림프를 받는 여러 무리로 이루어져 있으며, 이러한 배열은 유방암의 병기결정과 적절한 치료법을 결정하는 데 중요하다. ■ 겨드랑림프절은 팔에서 오는 림프는 물론이고, 젖의 대부분을 포함하여 빗장뼈에서 배꼽에 이르는 몸통 벽 위사분역 전체의 얕은 구조물에서 오는 림프를 받는다.

팔신경얼기(Brachial plexus): 팔신경얼기는 팔에 분포하는 인접한 다섯 척수신경의 앞가지(C5–T1, 팔신경얼기의 뿌리)의 신경섬유가 조직적으로 혼합된 것이다. ■ 이들이 신경얼기를 형성하면서 분절 모습은 없어지지만, 피부(피부분절)와 근육(근육분절)에 대한 원래의 분절적 분포는 그대로여서, 피부에서는 머리쪽에서 꼬리쪽으로 분포하고("팔의 피부신경분포" 참조) 근육에서는 몸쪽에서 먼쪽으로 분포하는 양상을 보인다. 예를 들면, C5와 C6 신경섬유는 주로 어깨에 작용하거나 팔꿉을 굽히는 근육에 분포하고, C7과 C8 신경섬유는 팔꿉을 펴거나 아래팔에 속하는 근육에 분포하

핵심정리 (계속)

며, T1 신경섬유는 손의 자체기원근육에 분포한다. ■ 팔신경얼기는 처음에 뿌리의 위, 아래 쌍이 합쳐져 형성되기 시작하며, 그 결과 3개의 줄기가 만들어지고 각 줄기는 앞과 뒤갈래로 나뉜다. ■ 앞갈래를 지나는 신경섬유는 팔 앞칸의 굽힘근과 엎침근에 분포하는 반면, 뒤갈래를 지나는 섬유는 팔 뒤칸에 있는 폄근과 뒤침근에 분포한다. ■ 6개의 갈래가 모여 겨드랑동맥을 둘러싸는 3개의 다발을 형성한다. ■ 3개의 다발 중 2개가 각각 5개의 신경을 내고, 세 번째 것(가쪽다발)은 3개의 신경을 낸다. ■ 다발에서 일어나는 신경 외에도, 팔신경얼기의 다른 부분에서도 신경들이 나온다. ■ 팔신경얼기에서 일어나는 대부분의 신경은 인접한 척수신경 2개 또는 그 이상의 앞가지에서 오는 섬유를 포함하는 다분절성 신경이다.

3

위팔(Arm)

위팔(상완, arm)은 어깨에서 팔꿉까지를 말한다. 팔꿉에서는 위팔과 아래팔 사이에 두 종류의 운동(굽힘–폄과 엎침–뒤침)이 일어난다. 이러한 운동을 수행하는 근육들은 앞과 뒤무리로 분명하게 나뉘며, 위팔뼈, 안쪽과 가쪽근육사이막(medial and lateral intermuscular septa)에 의해 분리되어 있다(그림 3.49). 두 무리의 근육은 모두 팔꿉관절에 주로 작용하지만, 일부 근육은 어깨관절에도 작용한다. 위팔뼈 몸쪽 부분에는 어깨근육의 힘줄이 부착한다.

위팔의 근육(Muscles of Arm)

위팔에 있는 4개의 주요 근육 중에서 굽힘근 3개(위팔두갈래근, 위팔근, 부리위팔근)는 앞(굽힘근)칸[anterior (flexor) compartment)]에 있고 근육피부신경의 지배를 받으며, 폄근 하나(위팔세갈래근)는 뒤칸(posterior compartment)에 있고 노신경의 지배를 받는다(그림 3.50과 3.51B, C, E, F; 표 3.9). 먼쪽에 위치하고 위팔세갈래근을 보조하는 팔꿈치근 역시 뒤칸에 놓여 있다(그림 3.51F). 앞칸의 굽힘근육(flexor muscles)은 모든 위치에서 폄근육(extensors)보다 거의 두 배 정도 강하고, 따라서 사람은 미는 것보다 끌어당기는 것을 더 잘 한다. 그러나 팔꿉의 폄근은 의자에서 몸을 일으키거나 휠체어 활동을 하는 데 특히 중요하다는 것을 꼭 알아두어야 한다. 따라서 위팔세갈래근의 상태는 노인이나 신체장애자들에게 특별히 중요하다.

위팔의 근육과 그 붙는 곳을 그림 3.51에 도시하였고, 붙는 곳, 신경분포, 작용을 표 3.9에 기술하였다.

위팔두갈래근(biceps brachii)

위팔두갈래근(상완이두근, biceps brachii)이라는 용어가 나타내듯이, 이 방추근육의 몸쪽 붙는 곳은 보통 두 갈래이다[*bi*, 둘(two) + 라틴어로 *caput*, 머리(head)]. 위팔두갈래근의 두 갈래는 몸쪽으로 어깨뼈의 돌기에서 힘줄로 일어나고, 그들의 두툼한 힘살은 위팔 중간 바로 먼쪽에서 합쳐진다(그림 3.51B).

약 10%의 사람에서는 위팔두갈래근으로 가는 셋째 갈래가 있다. 셋째 갈래가 있는 경우, 이것은 위팔근 위안쪽 부분에서 나오며(이 근육과 붙어 있음), 보통 위팔동맥의 뒤에 놓여 있다. 어느 경우든 먼쪽에서는 하나의 **위팔두갈래근 힘줄(biceps tendon)**이 되어 노뼈에 붙는다.

위팔두갈래근은 위팔앞칸에 있지만 위팔뼈에는 부착하지 않는다(그림 3.49B, C와 3.51A, B). 위팔두갈래근은 주로 팔꿉관절과 노자관절에 작용하지만, 이 두 관절과 어깨관절을 가로지르며 이들 관절에서 일어나는 운동에 영향을 미치는 "세 관절 근육"이다. 이 근육의 작용과 효율은 팔꿉과 아래팔의 위치에 따라 큰 영향을 받는다. 팔꿉을 편 상태에서 위팔두갈래근은 아래팔의 단순한 굽힘근이나. 그러나 팔꿉이 90° 가까이 굽혀지거나 저항에 대항하여 더 많은 힘이 필요할 경우, 위팔두갈래근은 아래팔의 위치에 따라 두 종류의 강력한 운동을 할 수 있다. 팔꿉을 90° 가까이 굽히고 아래팔을 뒤친 상태에서는, 위팔두갈래근이 가장 효율적으로 팔꿉을 굽힐 수 있다. 아래팔을 엎친 상태에서는 위팔두갈래근이 아래팔의 주된 (가장 강력한) 뒤침근육이다. 예를 들면, 오른손잡이인 사람이 단단한 목재에 나사를 박을 때, 그리고 코르크마개뽑이를 삽입하여 포도주병에서 코르크마개를 잡아 뺄 때 이 근육이 이용된다. 아래팔을 엎치고 있을 때 위팔두갈래근은, 심지어 저항에 대항해서도 굽힘근으로는 거의 작용하지 않는다. 반쯤 엎친 자세에서는 저항이 있을 경우에만 작용한다(Hamill et al., 2022).

위팔두갈래근 긴갈래의 원통형 힘줄은 어깨뼈 접시위결절에서 일어나 어깨관절의 관절안(joint cavity) 속에서 위팔뼈머리를 가로지르고 위팔뼈 결절사이고랑을 따라 내려가면서 계속 윤활막으로 둘러싸여 있다. 넓은 띠 모양의 **위팔가로인대(transverse humeral ligament)**가 위팔뼈 작은결절과 큰결절 사이를 연결하여 결절사이고랑을 관으로 바꾼다(그림 3.45 참조). 이 인대는 위팔두갈래근 긴갈래의 힘줄을 이 고랑에 붙잡아 둔다.

위팔두갈래근은 먼쪽에서 위팔두갈래근 힘줄을 통해 주로 노뼈거친면에 닿는다. 그러나 세모꼴의 막 모양 띠인 **위팔두갈래근널힘줄(상완이두근건막, bicipital aponeurosis)**이 위팔두갈래근 힘줄에서 시작하여 팔오금(cubital fossa)을 가로질러 아래팔 안쪽에서 굽힘근육을 덮고 있는 아래팔(깊은)근막[antebrachial (deep) fascia]에 합쳐진다. 위팔두갈래근널힘줄은 이 근막을 통해 자뼈 피부밑모서리에 간접적으로 부착한다. 이 널힘줄의 몸쪽 부분은 위팔동맥과 정중신

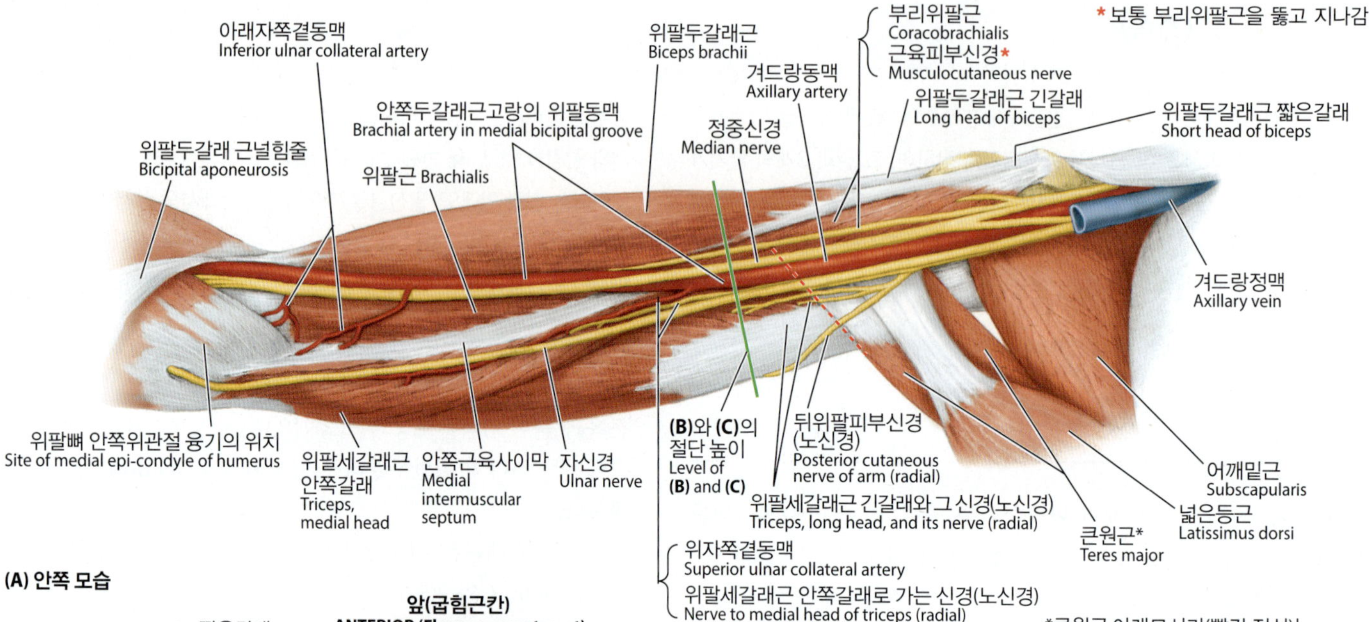

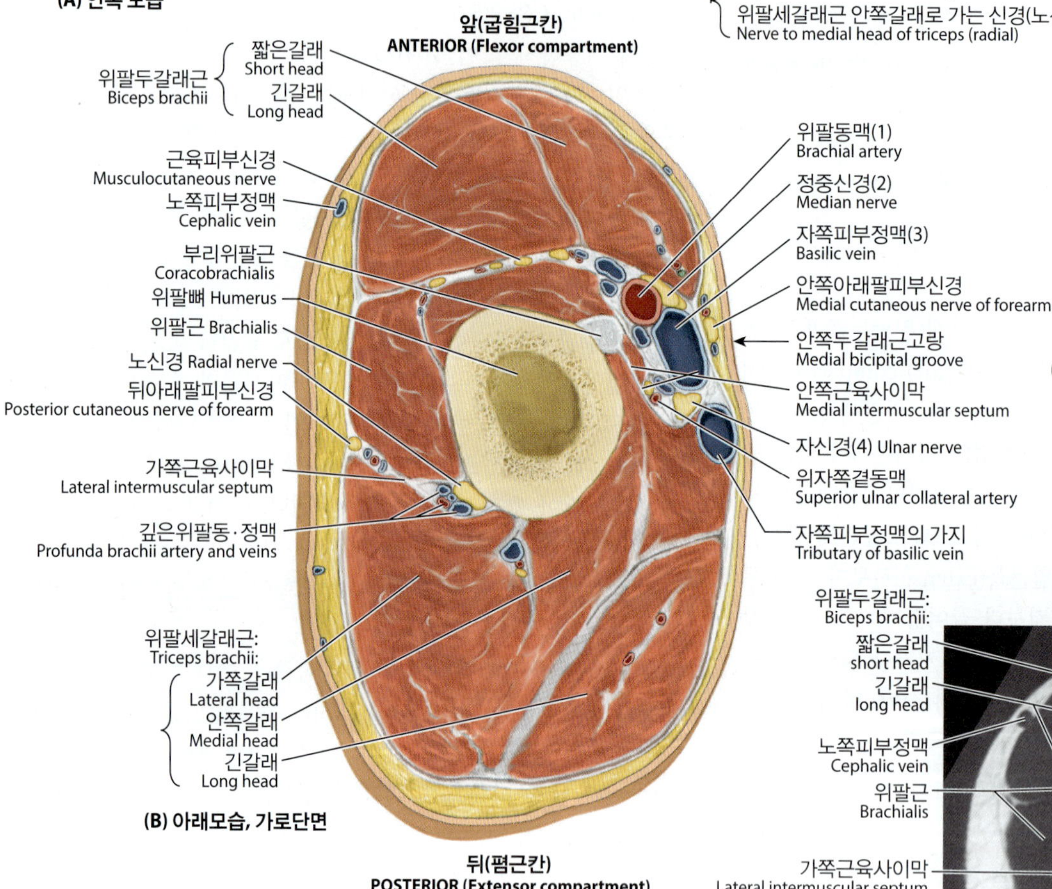

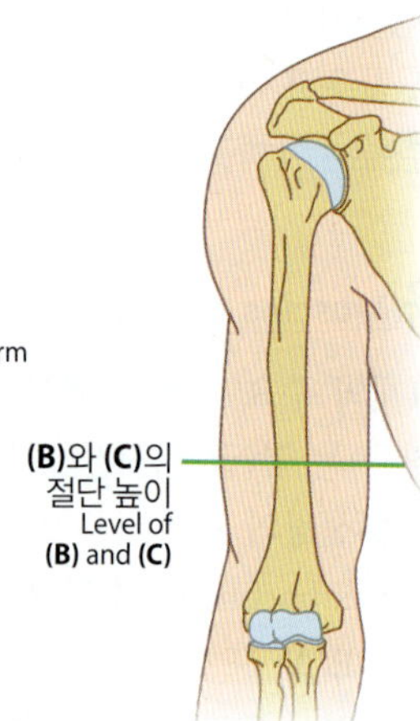

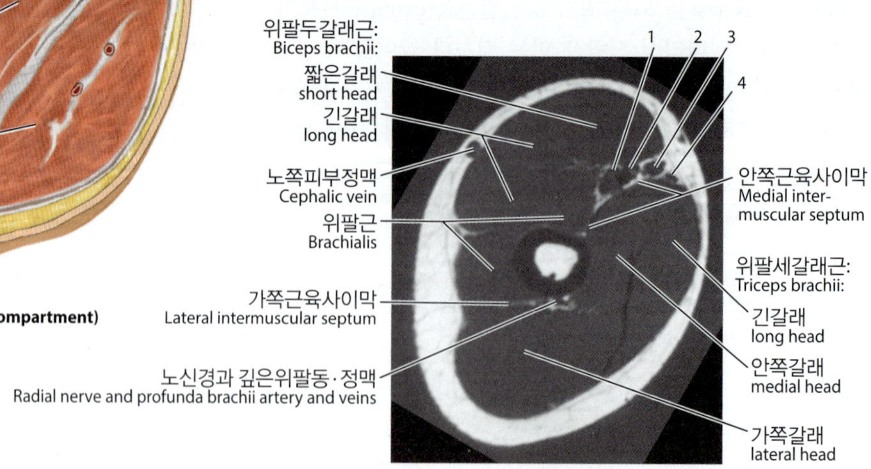

그림 3.49. 위팔의 근육, 신경혈관 구조물, 칸. A. 오른팔의 해부. 겨드랑정맥의 몸쪽 부분을 제외한 모든 정맥을 제거하였다. 위팔의 (보호되는) 안쪽면을 따라가는 근육피부신경, 정중신경, 자신경, 위팔동맥의 경로에 주목하라. 그들의 경로는 위팔 먼쪽 2/3에서 앞칸과 뒤칸을 분리하고 있는 안쪽근육사이막과 대체로 나란하다. **B.** 오른팔의 가로단면. 뒤칸에서 위팔세갈래근의 세 갈래와, (위팔뼈와 닿아 있는) 노신경과 이에 동반된 혈관을 보시오. **C.** 오른팔의 자기공명영상(MRI). 그림 **B**에 있는 구조물을 보여주고 있다. 번호가 붙여진 구조물의 이름은 그림 **B**에서 알 수 있다.

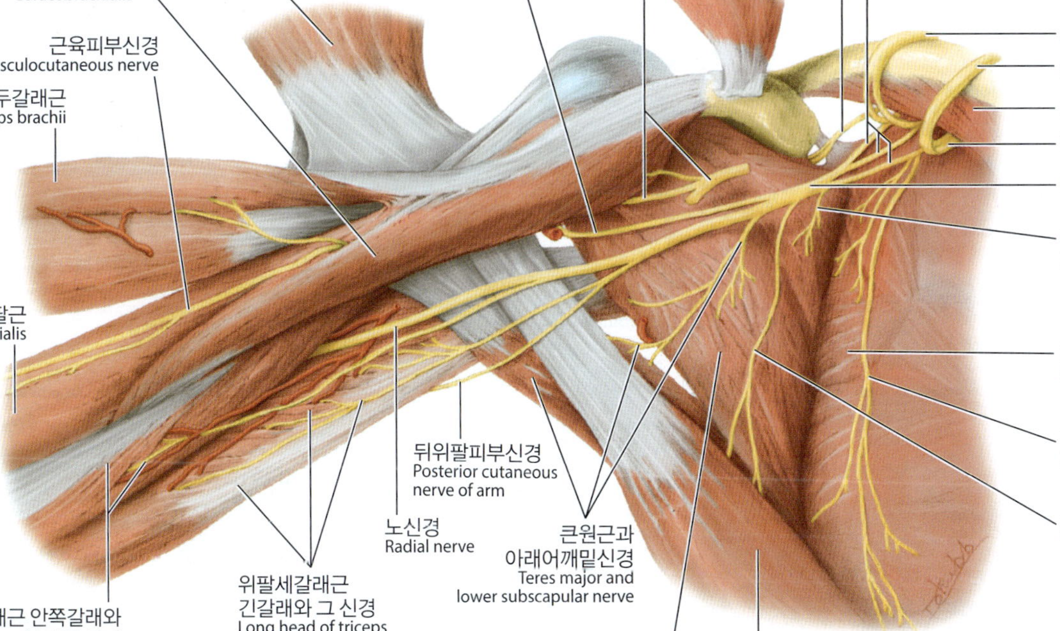

그림 3.50. 겨드랑 안쪽벽, 뒤벽, 위팔 근육에 분포하는 신경. 큰가슴근과 작은가슴근은 위가쪽으로 젖혔고, 팔신경얼기 가쪽다발과 안쪽다발은 위안쪽으로 젖혔다. 모든 주요 혈관, 그리고 (가쪽다발 일부와 이곳에서 일어나는 근육피부신경을 제외하고) 팔신경얼기 안쪽다발과 가쪽다발 및 그 가지들을 모두 제거하였다. 팔신경얼기 세 줄기의 뒤갈래가 모두 합쳐져 형성된 뒤다발을 나타내었다. 뒤다발은 5개의 말초신경을 내는데, 그중 4개는 겨드랑 뒤벽과 팔 뒤칸의 근육에 분포한다.

경을 덮고 비스듬히 지나가는 곳에서 쉽게 느낄 수 있다(그림 3.49A; 그림 3.54A 참조). 이 널힘줄은 팔오금에서 이 구조물들을 비롯한 다른 구조물들을 보호한다. 이것은 또한 아래팔을 엎치고 뒤치는 동안 노뼈시신經에 가해지는 위팔두갈래근 힘줄의 압력을 줄이는 것을 돕는다.

위팔두갈래근을 검사하려면, 아래팔을 뒤친 상태에서 저항에 대항하여 팔꿉관절을 굽히게 한다. 만일 정상이라면 이 근육은 위팔 앞면에서 쉽게 만질 수 있는 불룩한 알통을 형성한다.

위팔근(brachialis)

위팔근(상완근, brachialis)은 위팔두갈래근 뒤쪽(깊은 곳)에 있는 납작한 방추근육이다. 이 근육의 먼쪽 붙는 곳은 팔꿉관절의 앞부분을 덮고 있다(그림 3.49와 3.51C; 표 3.9). 위팔근은 아래팔의 주된 굽힘근이다. 이 근육은 굽힘근으로만 작용하며, 아래팔을 굽히는 데 있어 가장 큰 힘을 낸다. 위팔두갈래근과는 달리 위팔근은 엎침이나 뒤침 등에 영향을 받지 않고 모든 자세에서 아래팔을 굽히는데, 느린 동작과 빠른 동작에 모두 작용할 뿐 아니라 저항이 있을 때나 없을 때도 작용한다. 아래팔을 천천히 펼 때 위팔근은 느리게 이완됨으로써, 즉 편심수축(eccentric contraction)을 함으로써 이 운동을 안정시킨다(예: 찻잔을 조심스럽게 집어 올리고 내려놓을 때 이 근육을 사용함). 팔꿉을 굽힐 때 위팔근은 항상 수축하며, 굽힌 자세를 유지하는 데 주된 역할을 한다. 이 근육의 역할이 중요하고 거의 일정하기 때문에, 이 근육은 팔꿉 굽힘근의 견인차로 간주된다.

위팔근을 검사하려면, 아래팔을 반쯤 엎치게 하고 저항에 대항하여 굽히게 한다. 만일 정상이라면, 수축한 위팔근을 보고 만질 수 있다.

부리위팔근(coracobrachialis)

부리위팔근(오훼완근, coracobrachialis)은 위팔 위안쪽 부위에 있는 길쭉한 근육이다. 이 근육은 위팔에 있는 다른 구조물의 위치를 찾는 데 유용한 표지이다(그림 3.49, 3.50과 3.51C; 표 3.9). 예를 들면, 근육피부신경이 이 근육을 관통하고, 이 근육의 먼쪽 붙는 곳은 위팔뼈 영양구멍(nutrient foramen)의 위치를 나타낸다. 부리위팔근은 위팔을 굽히고 모으는 것을 돕고, 어깨관절을 안정시킨다. 어깨세모근 및 위팔세갈래근 긴갈래와 더불어 이 근육은, 무거운 여행 가방을 나를 때와 같이, 위팔뼈머리가 아래쪽으로 탈구되는 것에 저항하는 연결근육(*shunt muscle*)으로 작용한다. 정중신경 그리고/또는 위팔동맥이

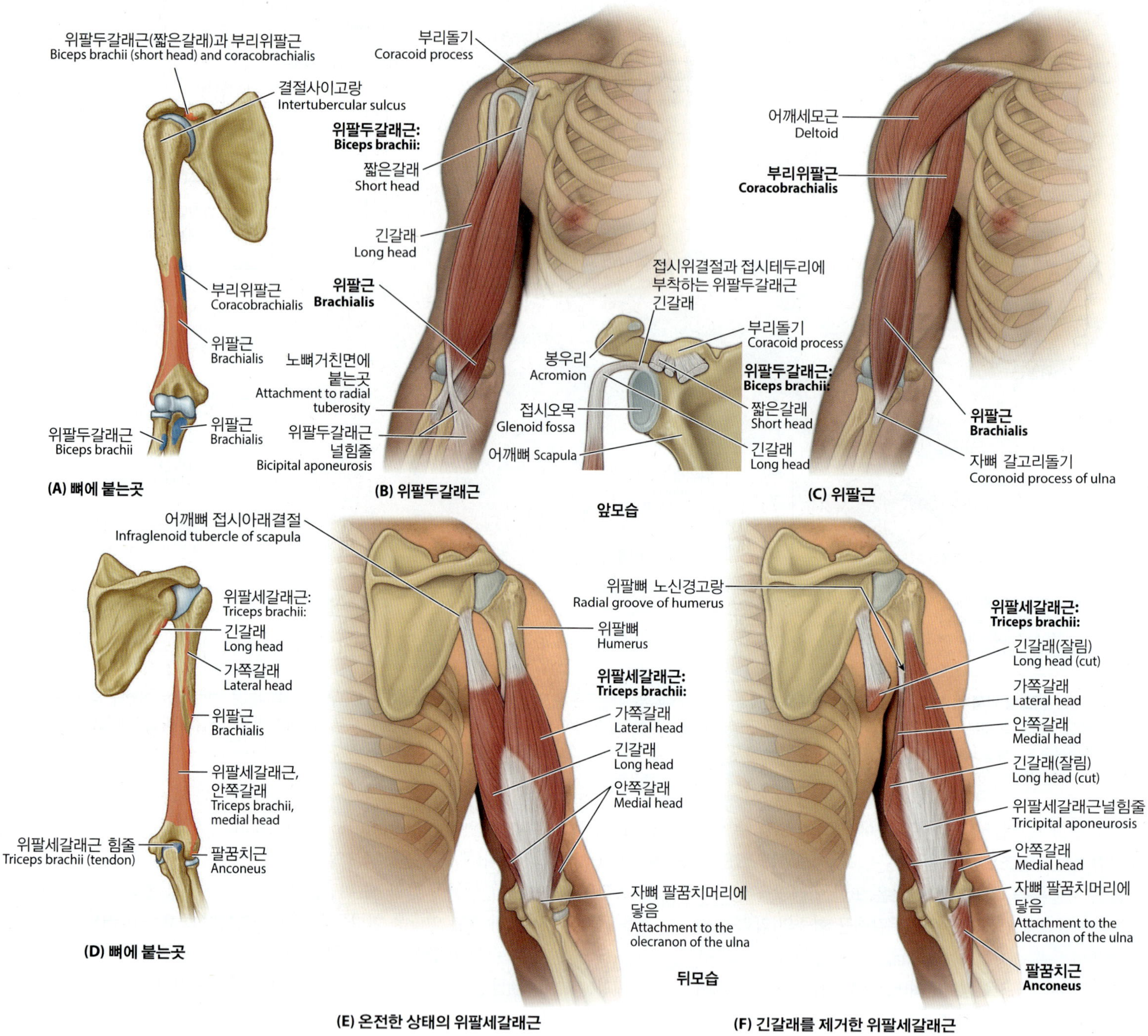

그림 3.51. 위팔의 근육.

표 3.9. 위팔의 근육

근육	몸쪽 붙는 곳	먼쪽 붙는 곳	신경분포[a]	근육 작용
위팔두갈래근(상완이두근, biceps brachii)	*짧은갈래*: 어깨뼈 부리돌기 끝 *긴갈래*: 어깨뼈 접시위결절	노뼈거친면과, 위팔두갈래근널힘줄을 경유하여 아래팔근막	근육피부신경 (C5, **C6**, C7)	아래팔을 뒤치고, 뒤친 상태에서 아래팔을 굽힘; 짧은갈래는 어깨의 탈구에 저항함
부리위팔근(오훼완근, coracobrachialis)	어깨뼈 부리돌기 끝	위팔뼈 안쪽면의 중간 1/3		위팔을 굽히고 모으는 것을 도움; 어깨의 탈구에 저항함
위팔근(상완근, brachialis)	위팔뼈 앞면의 먼쪽 절반	자뼈 갈고리돌기와 자뼈 거친면	근육피부신경[b] (C5, C6)과 노신경 (C5, C7)	모든 자세에서 아래팔을 굽힘

표 3.9. 위팔의 근육 (계속)

근육	몸쪽 붙는 곳	먼쪽 붙는 곳	신경분포[a]	근육 작용
위팔세갈래근(상완삼두근, triceps brachii)	*긴갈래*: 어깨뼈 접시아래결절 *가쪽갈래*: 노신경고랑 위쪽의 위팔뼈 뒷면 *안쪽갈래*: 노신경고랑 아래쪽의 위팔뼈 뒷면	자뼈 팔꿈치머리의 몸쪽 끝과 아래팔근막	노신경 (C6, **C7**, **C8**)	아래팔의 주된 폄근; 긴갈래는 위팔뼈의 탈구에 저항함; 위팔을 모으는 동안 특히 중요함
팔꿈치근(주근, anconeus)	위팔뼈 가쪽위관절융기	자뼈 팔꿈치머리의 가쪽 면과 자뼈 뒷면의 윗부분	노신경 (C7, C8, **T1**)	아래팔을 펴는 데 있어 위팔세갈래근을 도움; 팔꿉관절을 안정시킴; 아래팔을 엎칠 때 자뼈를 벌림

[a]분포하는 신경의 척수분절을 나타내었다(예: "C5, **C6**, C7"은 위팔두갈래근에 분포하는 신경이 척수의 다섯째, 여섯째, 일곱째 목분절에서 유래한다는 것을 의미함). 굵은 글씨체로 표시한 숫자(예: **C6**)는 주로 분포하는 분절을 말한다. 열거한 척수분절 중 하나 또는 그 이상이 손상되거나 또는 여기서 나오는 운동신경 뿌리가 손상되면 관련 근육의 마비가 유발된다.
[b]위팔근 가쪽 부분의 일부에는 노신경의 가지가 분포한다.

부리위팔근 깊은 곳으로 지나가기도 하며 이 근육에 의해 눌릴 수도 있다.

위팔세갈래근(triceps brachii)

위팔세갈래근(상완삼두근, triceps brachii)은 위팔뒤칸에 있는 큰 방추근육이다(그림 3.49; 3.50; 3.51E, F; 3.52; 표 3.9). 그 이름이 나타내듯이 위팔세갈래근은 긴갈래, 가쪽갈래, 안쪽갈래의 세 갈래로 일어난다. 위팔세갈래근은 아래팔의 주요 폄근이다.

이 근육의 **긴갈래(장두, long head)**가 위팔뼈머리가 아래쪽으로 탈구되는 것에 저항하는 연결근육으로 작용하여 이 관절을 안정시키는데 도움을 준다. 긴갈래는 또한 위팔의 폄과 모음을 보조하지만, 가장 약하게 작용하는 갈래이다.

안쪽갈래(내측두, medial head)는 아래팔을 펴는 데 있어서의 견인차로 작용하며, 저항의 유무에 관계없이 모든 속도에서 작용한다.

가쪽갈래(외측두, lateral head)는 가장 강력하지만 주로 저항에 대항하여 수축할 때 작용한다(Hamill et al., 2022). 아래팔의 엎침과 뒤침은 위팔세갈래근의 작용에 영향을 주지 않는다. 위팔세갈래근 먼쪽 붙는 곳의 바로 몸쪽에는 위팔세갈래근 힘줄과 팔꿈치머리 사이의 마찰을 줄여주는 **위팔세갈래근힘줄밑주머니**(subtendinous bursa of triceps brachii muscle, *subtendinous olecranon bursa*)가 있다.

위팔세갈래근을 검사하려면(또는 노신경의 손상 정도를 결정하려면) 위팔을 90°로 벌린 상태에서 저항에 대항하여 굽히고 있는 아래팔을 펴도록 한다. 만일 정상이라면 위팔세갈래근을 보고 만질 수 있다. 피검자가 오른손잡이인지 왼손잡이인지를 고려하여 양쪽의 차이를 고려하더라도 위팔세갈래근의 힘은 반드시 반대쪽 근육과 유사해야 한다.

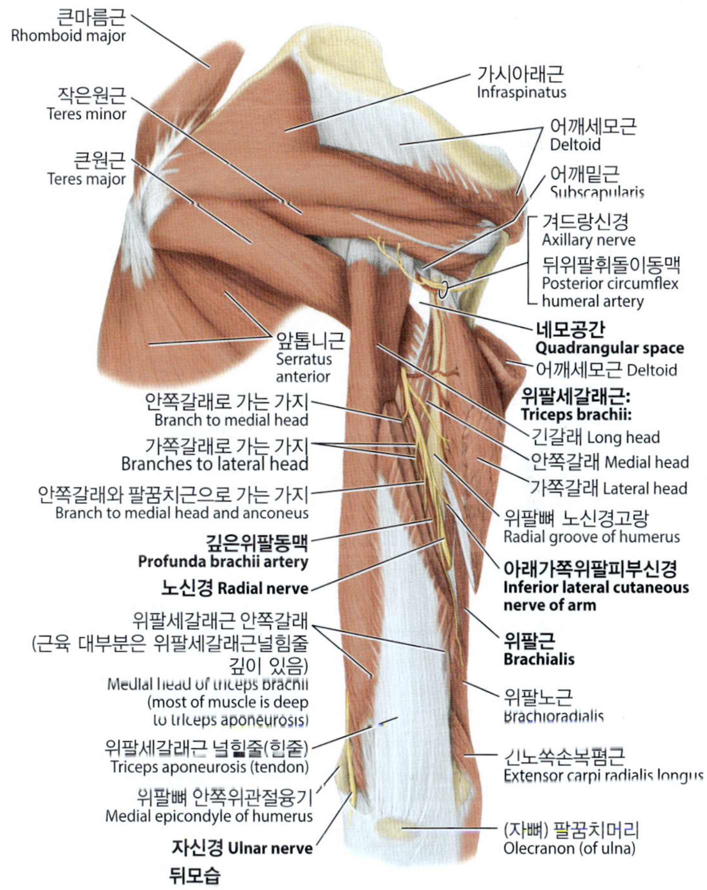

그림 3.52. 어깨뼈부위와 위팔뒤부위의 근육. *네모공간*을 가로지르는 구조물인 노신경과 깊은위팔동맥을 보여주기 위하여 위팔세갈래근 가쪽갈래를 갈라서 벌려 놓았다. 노신경고랑은 위팔세갈래근 가쪽갈래와 안쪽갈래가 붙는 곳 사이에 있으며, 이곳에는 근육 부착이 없이 뼈가 노출되어 있다(근육이 뼈에 붙는 자리는 그림 3.51D에 도시하였음).

팔꿈치근(anconeus)

팔꿈치근(주근, anconeus)은 팔꿉 뒤가쪽에 있는 세모꼴의 작은 근육으로 보통 위팔세갈래근 안쪽갈래와 부분적으로 섞인다(계속된다)(그림 3.51F; 표 3.9). 팔꿈치근은 아래팔을 펼 때 위팔세갈래근을 돕고, 팔꿉관절의 관절주머니를 팽팽하게 잡아당겨 팔꿉을 펴는 동안 관절주머니가 끼는 것을 방지한다. 또한 이 근육은 아래팔을 엎치는 동안 자뼈를 벌린다고 알려져 있다.

위팔동맥(Brachial Artery)

위팔동맥(상완동맥, brachial artery)은 겨드랑동맥이 계속된 것으로 위팔의 주요 동맥이다(그림 3.53). 이 동맥은 큰원근 아래모서리에서 시작하여(그림 3.49A와 3.53) 노뼈목 맞은편의 팔오금에서 끝나고, 여기서 위팔두갈래근널힘줄에 덮여 노동맥(radial artery)과 자동맥(ulnar artery)으로 나뉜다(그림 3.53과 3.54).

비교적 얕게 위치하고 전 경로를 만져볼 수 있는 위팔동맥은 위팔세갈래근과 위팔근 앞에 놓여 있다. 처음에 이 동맥은 위팔뼈 안쪽에 위치하며, **안쪽두갈래근고랑(medial bicipital groove)**에서 그 박동을 짚어볼 수 있다(그림 3.49A, B). 이후 이 동맥은 위팔뼈 안쪽관절융기위능선과 위팔뼈도르래 앞을 지난다(그림 3.53과 3.55).

위팔동맥은 아래가쪽으로 진행하면서 정중신경을 동반하는데, 이 신경은 위팔동맥 앞을 가로지른다(그림 3.49A와 3.55). 위팔을 통과하는 동안 위팔동맥은 다수의 이름 없는 **근육가지**와 **위팔뼈영양동맥(humeral nutrient artery)**을 내는데(그림 3.53), 이들은 동맥 가쪽면에서 일어난다. 이들 이름 없는 근육가지들은 흔히 그림에서는 생략되지만 해부하는 동안 분명히 관찰할 수 있다.

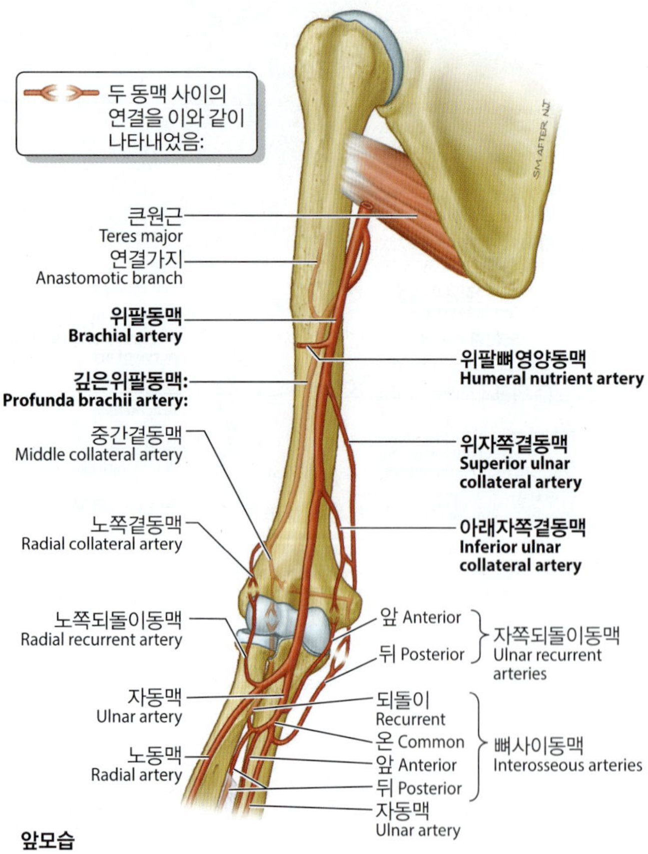

그림 3.53. 위팔과 아래팔 몸쪽 부분의 동맥분포. 기능적으로나 임상적으로나 중요한 관절 주위 동맥사이연결이 팔꿉을 둘러싼다. 그 결과 형성된 곁순환은, 팔꿉을 굽힐 때 위팔동맥 끝부분의 혈액 흐름이 방해받는 경우라도 혈액이 아래팔까지 도달하도록 한다.

위팔동맥 안쪽 면에서 일어나는 명명된 주요 가지로는 깊은위팔동맥, 위자쪽곁동맥, 아래자쪽곁동맥이 있다. 곁동맥들은 **팔꿉부위의 관절 주위 동맥사이연결(peri-articular arterial anastomoses of elbow region; 팔꿉관절그물, cubital anastomosis)**을 형성한다(그림 3.53). 이 동맥사이연결에 포함되는 다른 동맥들은 때로는 2개씩 존재하는 되돌이동맥(recurrent arteries)들인데, 이들은 노동맥, 자동맥, 뼈사이동맥(interosseous artery)에서 일어나 팔꿉관절의 앞과 뒤를 지나 위쪽으로 달린다. 이 동맥들은 깊은위팔동맥과 자쪽곁동맥의 내림관절가지(descending articular branches)들과 연결된다.

깊은위팔동맥(profunda brachii artery)

깊은위팔동맥(상완심동맥, profunda brachii artery, *deep brachial artery*, deep artery of arm)은 위팔동맥의 가장 큰 가지로서 맨 위쪽에서 일어난다. 깊은위팔동맥은 노신경과 함께 노신경고랑을 따라 위팔뼈몸통을 뒤쪽으로 감아 돈다(그림 3.52와 3.55). 깊은위팔동맥은 **중간곁동맥(중측부동맥, middle collateral artery)**과 **노쪽곁동맥(요측측부동맥, radial collateral artery)**으로 나뉘면서 끝나고, 이 가지들은 팔꿉관절그물 형성에 참여한다(그림 3.53).

위팔뼈영양동맥(humeral nutrient artery)

주된 **위팔뼈영양동맥(상완골영양동맥, humeral nutrient artery)**은 위팔 중간 부근에서 위팔동맥에서 일어나 위팔뼈 앞안쪽면에 있는 영양관(*nutrient canal*)으로 들어간다(그림 3.53). 이 동맥은 영양관 속에서 먼쪽으로 팔꿉을 향해 달린다. 다른 작은 위팔뼈영양동맥이 존재하기도 한다.

위자쪽곁동맥(superior ulnar collateral artery)

위자쪽곁동맥(상척측측부동맥, superior ulnar collateral artery)은 위팔 중간 근처에서 위팔동맥 안쪽 면에서 일어나 자신경을 동반하여 위팔뼈 안쪽위관절융기 뒤를 지난다(그림 3.49A와 3.53). 여기서 이 동맥은 뒤자쪽되돌이동맥(posterior ulnar recurrent artery) 및 아래자쪽곁동맥과 연결되어 팔꿉관절그물 형성에 참여한다.

아래자쪽곁동맥(inferior ulnar collateral artery)

아래자쪽곁동맥(하척측측부동맥, inferior ulnar collateral artery)은 팔꿉주름(elbow crease)의 약 5 cm 몸쪽 위팔동맥에서 일어난다(그림 3.49A, 3.53, 3.54B). 이 동맥은 아래안쪽으로 위팔뼈 안쪽위관절융기 앞을 지나가며, 앞자쪽되돌이동맥(anterior ulnar recurrent artery)과 연결되어 팔꿉관절그물에 합류한다.

위팔의 정맥(Veins of Arm)

얕은정맥과 깊은정맥의 두 종류로 구성된 **위팔의 정맥(veins of**

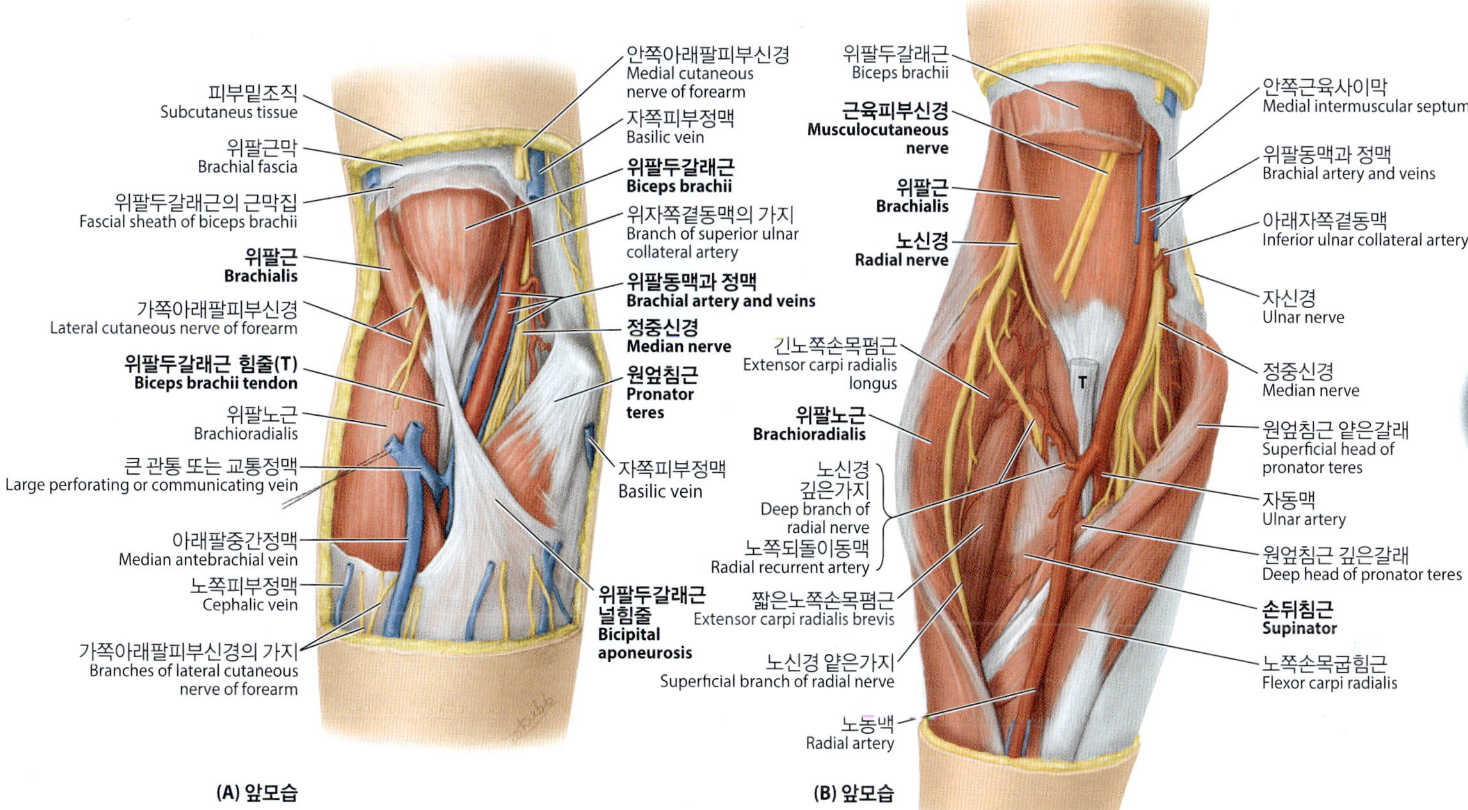

그림 3.54. 팔오금의 해부. A. 얕은 해부. **B.** 깊은 해부. 위팔두갈래근 일부를 절제하였고 아래팔의 폄근을 가쪽으로, 굽힘근을 안쪽으로 잡아당겨 팔오금을 넓게 벌렸다. 가쪽근육사이막을 뚫고 위팔뒤칸을 이제 막 떠나온 노신경은 위팔근과 위팔노근 사이에서 나타나 얕은(감각)가지와 깊은(운동)가지로 나뉜다(자세한 것은 그림 3.59A, B에 나타내었음).

arm)은 서로 자유롭게 연결되어 있다. 얕은정맥은 피부밑조직에 있고, 깊은정맥은 동맥을 동반한다. 두 종류의 정맥 모두 판막(valves)이 있지만 얕은정맥보다 깊은정맥에 더 많다.

얕은정맥(superficial veins)

위팔의 주요한 두 **얕은정맥(superficial veins of arm)**인 **노쪽피부정맥(cephalic vein)**과 **자쪽피부정맥(basilic vein)**은 "팔의 얕은정맥"에서 설명하였다(그림 3.49B, C와 3.54A).

깊은정맥(deep veins)

한 쌍의 깊은정맥이 위팔동맥을 동반하고 있는데, 이들을 **위팔정맥(상완정맥, brachial vein)**이라고 총칭한다(그림 3.54A). 이 정맥들은 온혈관집(common vascular sheath) 속에서 서로 빈번하게 연결되어 위팔동맥을 둘러싸는 연결그물(anastomotic network)을 형성한다. 위팔동맥의 박동은 혈액이 이 정맥그물을 통과하는 것을 돕는다.

위팔정맥은 팔꿉에서 **자동맥동반정맥**과 **노동맥동반정맥**(*accompanying veins of ulnar and radial arteries*)이 합쳐져 시작되며, 자쪽피부정맥과 합쳐져 **겨드랑정맥**을 형성함으로써 끝난다(그림 3.17과 3.43 참조). 깊은정맥들이 그 경로 중에 서로 합쳐져 하나의 위팔정맥을 형성하는 경우도 드물지 않다.

위팔의 신경(Nerves of Arm)

정중신경, 자신경, 근육피부신경, 노신경의 네 주요 신경이 위팔을 통과한다(그림 3.55). 표 3.8에 이들 신경이 팔신경얼기에서 이는곳, 팔에서의 경로, 이들이 분포하는 구조물을 요약하였다. 정중신경과 자신경은 위팔에서는 가지를 내지 않는다.

근육피부신경(musculocutaneous nerve)

근육피부신경(근피신경, musculocutaneous nerve)은 작은가슴근 아래모서리 맞은편에서 시작하여 부리위팔근을 관통한 다음, 위팔두갈래근과 위팔근 사이에서 먼쪽으로 내려간다(그림 3.54B). 위팔앞칸의 세 근육에 모두 분포하고 팔꿉관절에 관절가지를 낸 후, 근육피부신경은 위팔두갈래근 가쪽에서 **가쪽아래팔피부신경**(외측전완피신경, *lateral cutaneous nerve of forearm*)이 되어 나타난다(그림 3.55). 이 신경은 팔오금의 몸쪽에서 깊은근막을 뚫고 피부밑조직으로 나오면서 노쪽피부정맥과 함께 주행한다(그림 3.54A). 팔꿉의 앞면을 가로지른 다음, 이 신경은 아래로 내려가 아래팔 가쪽 피부에 분포한다.

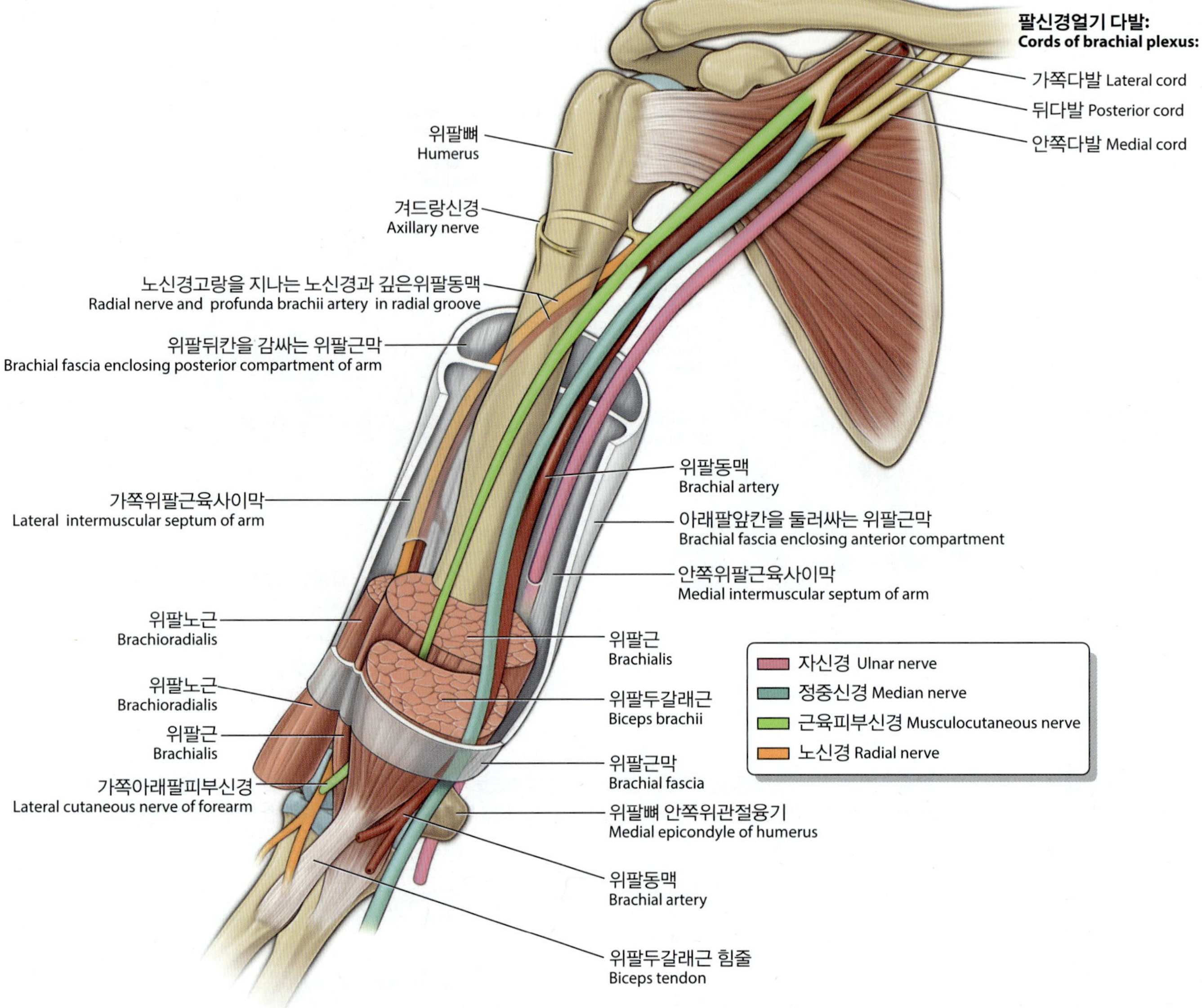

그림 3.55. 위팔의 동맥 및 신경과 위팔뼈 및 위팔 칸의 관계. 노신경과 이를 동반하는 깊은위팔동맥은 노신경고랑에서 위팔뼈 표면에 닿은 채 위팔뼈를 감아 돈다. 이후 노신경과 노쪽곁동맥은 가쪽근육사이막을 뚫고 앞칸으로 간다. 자신경은 안쪽근육사이막을 뚫고 뒤칸으로 간 다음 위팔뼈 안쪽위관절융기 뒤쪽에 있는 자신경고랑에 놓인다. 정중신경과 위팔동맥은 위팔에서 팔오금 안쪽까지 내려가며, 여기서 이들은 잘 보호되어 거의 손상받지 않는다(자세한 것은 그림 3.54에 나타내었음).

노신경(radial nerve)

노신경(요골신경, radial nerve)은 위팔과 아래팔의 뒤칸에 있는 모든 근육에 분포한다. 노신경은 위팔동맥 뒤, 위팔뼈 안쪽, 위팔세갈래근 긴갈래 앞을 지나 위팔로 들어가며, 여기서 위팔세갈래근의 긴갈래와 안쪽갈래에 가지를 낸다(그림 3.50). 이후 노신경은 깊은위팔동맥과 함께 아래가쪽으로 내려가면서 노신경고랑에서 위팔뼈몸통을 감고 지나간다(그림 3.49B, 3.52, 3.55). 위팔세갈래근 가쪽갈래로 가는 노신경의 가지는 노신경고랑에서 나온다. 노신경은 위팔뼈 가쪽모서리에 도달한 후 가쪽근육사이막을 뚫고 위팔앞칸으로 들어가며, 여기서 위팔근과 위팔노근(brachioradialis) 사이로 위팔뼈 가쪽위관절융기 높이까지 계속 내려간다(그림 3.54B).

노신경은 가쪽위관절융기 앞에서 깊은가지와 얕은가지로 나뉜다.

- **노신경의 깊은가지(요골신경 심지, deep branch of radial nerve)**는 그 분포에 있어 완전히 근육 및 관절가지이다.
- **노신경의 얕은가지(요골신경 천지, superficial branch of radial nerve)**는 그 분포에 있어 순전한 피부가지이며, 손과 손가락의 등쪽면에 감각을 공급한다.

정중신경(median nerve)

위팔의 정중신경(*median nerve*)은 위팔동맥 가쪽을 따라 먼쪽으로 달려 위팔 중간까지 도달한 다음, 여기서 이 동맥의 앞을 가로질러 안쪽으로 가서 위팔근에 닿는다(그림 3.55). 이후 정중신경은 팔오금으로 내려가 위팔두갈래근널힘줄과 팔오금중간정맥 깊이 놓인다(그림 3.54). 정중신경은 겨드랑이나 위팔에서는 가지를 내지 않으며, 다만 팔꿉관절로 관절가지를 보낸다.

자신경(ulnar nerve)

위팔의 자신경(척골신경, *ulnar nerve*)은 겨드랑에서 시작하여 큰원근 닿는곳과 위팔세갈래근 긴갈래 앞, 그리고 위팔동맥 안쪽에서 먼쪽으로 간다(그림 3.49). 위팔 중간 근처에서 이 신경은 위자쪽곁동맥과 함께 안쪽근육사이막을 관통하며, 이어서 이 사이막과 위팔세갈래근 안쪽갈래 사이로 내려간다(그림 3.55). 자신경은 안쪽위관절융기 뒤와 팔꿈치머리 안쪽을 지나 아래팔로 들어간다(그림 3.48C와 3.49A 참조). 안쪽위관절융기 뒤쪽에서 자신경은 속칭 "짜릿한 뼈(funny bone)"라 불리는데, 여기서 이 신경은 얕게 위치하고 쉽게 만져지며 손상을 받기 쉽다. 정중신경처럼 자신경도 위팔에서는 가지를 내지 않지만 팔꿉관절로 관절가지를 보낸다.

팔오금(Cubital Fossa)

팔오금(주와, cubital fossa)은 표면에서는 팔꿉부위 앞쪽에 있는 오목으로 분명하게 식별된다(그림 3.57A 참조). 속에서 팔오금은 위팔뼈의 가장 먼쪽 부분과 팔꿉관절 앞에 있는, 다양한 정도의 지방으로 채워진 공간이다. 세모꼴로 생긴 팔오금의 세 경계는 다음과 같다(그림 3.54).

1. 위로는 안쪽과 가쪽위관절융기를 연결하는 가상선.
2. 안쪽으로는 안쪽위관절융기에 부착하는 온굽힘근힘줄(common flexor attachment)에서 일어나는 아래팔 굽힘근들, 특히 원엎침근(*pronator teres*).
3. 가쪽으로는 가쪽위관절융기와 가쪽관절융기위능선에서 일어나는 아래팔 폄근들, 특히 위팔노근(*brachioradialis*).

팔오금의 바닥(*floor of cubital fossa*)은 위팔의 위팔근과 아래팔의 손뒤침근(supinator)에 의해 형성된다. 팔오금의 천장(*roof of cubital fossa*)은 위팔근막의 연상, 위팔두갈래근널힘줄로 보강된 아래팔근막(그림 3.54; 그림 3.60 참조), 피부밑조직, 피부에 의해 형성된다.

팔오금의 내용물은 다음과 같다(그림 3.54와 3.59A 참조).

- 위팔동맥 끝 부분과 그 종말가지인 노동맥과 자동맥의 시작 부위. 위팔동맥은 위팔두갈래근 힘줄과 정중신경 사이에 위치한다.
- 동맥의 (깊은)동반정맥
- 위팔두갈래근 힘줄
- 정중신경
- 팔오금의 가쪽 경계를 이루는 근육(특히 위팔노근)과 위팔근 사이에 깊게 위치하며 얕은가지와 깊은가지로 나뉘는 노신경. 이 신경을 노출하기 위해서는 이 근육들을 반드시 젖혀야 한다.

팔오금을 덮고 있는 피부밑조직에는 위팔동맥 앞에 팔오금중간정맥, 자쪽과 노쪽피부정맥에 인접하여 안쪽과 가쪽아래팔피부신경이 있다(그림 3.57 참조).

위팔과 팔오금의 표면해부학 (Surface Anatomy of Arm and Cubital Fossa)

저항에 대항하여 위팔을 벌리면 어깨세모근의 모서리들을 볼 수 있다. 어깨세모근의 먼쪽 붙는 곳을 위팔뼈 가쪽면에서 만질 수 있다(그림 3.56A).

위팔세갈래근의 긴갈래, 가쪽갈래, 안쪽갈래는 위팔 뒤쪽에 불룩 튀어나와 있고, 굽힌 상태에서 저항에 대항하여 아래팔을 펴면 이들을 식별해 볼 수 있다. 위팔세갈래근 힘줄이 먼쪽에서 부착하는 곳인 팔꿈치머리는 쉽게 만질 수 있다. 팔꿈치머리와 피부 사이에는 팔꿈치피부밑주머니(*subcutaneous olecranon bursa*)만 있는데, 이 주머니로 인해서 팔꿈치머리를 덮고 있는 피부는 잘 움직인다. 위팔세갈래근 힘줄은 위팔 뒤쪽을 따라 팔꿈치머리까지 내려가면서 쉽게 느껴진다. 이 힘줄 양쪽에서 손가락으로 누르면 안으로 쑥 들어가고, 여기서 팔꿉관절은 얕게 위치한다. 위팔세갈래근힘줄밑주머니(*subtendinous bursa of triceps brachii muscle*) 또는 팔꿉관절에 비정상적으로 액체가 차면 이 부위에서 만질 수 있다. 이 주머니는 위팔세갈래근 힘줄 깊이 있다(그림 3.99와 3.103 참조).

위팔두갈래근은 위팔 앞쪽에 불룩한 알통을 형성하는데, 팔꿉을 굽힌 상태에서 저항에 대항하여 뒤치면 그 힘살이 더욱 튀어나온다(그림 3.56B). 위팔두갈래근 힘줄은 특히 저항에 대항하여 팔꿉을 굽힐 때 팔오금 정중선 바로 가쪽에서 만질 수 있다. 위팔두갈래근널힘줄의 몸쪽 부분은 이것이 위팔동맥과 정중신경을 덮고 비스듬히 지나는 곳에서 만져 볼 수 있다. 안쪽과 가쪽두갈래근고랑(*medial and lateral bicipital grooves*)은 위팔두갈래근과 위팔세갈래근 사이에 있고, 각각 안쪽과 가쪽근육사이막의 위치를 나타낸다(그림 3.56C). 노쪽피부정맥은 가쪽두갈래근고랑을 따라, 자쪽피부정맥은 안쪽두갈래근고랑을 따라 올라간다. 안쪽두갈래근고랑 깊은 곳에는 팔의 주된 신경혈관다발이 있다.

위팔뼈몸통은 어느 부분도 피부밑에 위치하지 않지만, 이것을 둘러싸고 있는 근육을 통해, 특히 노인에서 다양한 정도로 만질 수 있다.

위팔뼈머리는 아래쪽만 제외하고 모두 근육으로 둘러싸여 있어서, 손가락을 겨드랑 속으로 깊이 밀어 집어넣으면 만질 수 있다. 이때 겨드랑근막이 느슨해지도록 위팔을 몸통 가까이 둬야 한다. 어깨뼈 아래각을 제자리에 붙들고 있는 상태에서 위팔을 움직이면 위팔뼈머리를 만질 수 있다.

위팔두갈래근 안쪽모서리 깊은 곳에서 위팔동맥의 박동을 느낄 수 있다. 위팔뼈의 안쪽과 가쪽위관절융기는 피부밑에 있고, 팔꿉의 안쪽과 가쪽에서 쉽게 만질 수 있다. 안쪽위관절융기가 더 튀어나와 있다.

3

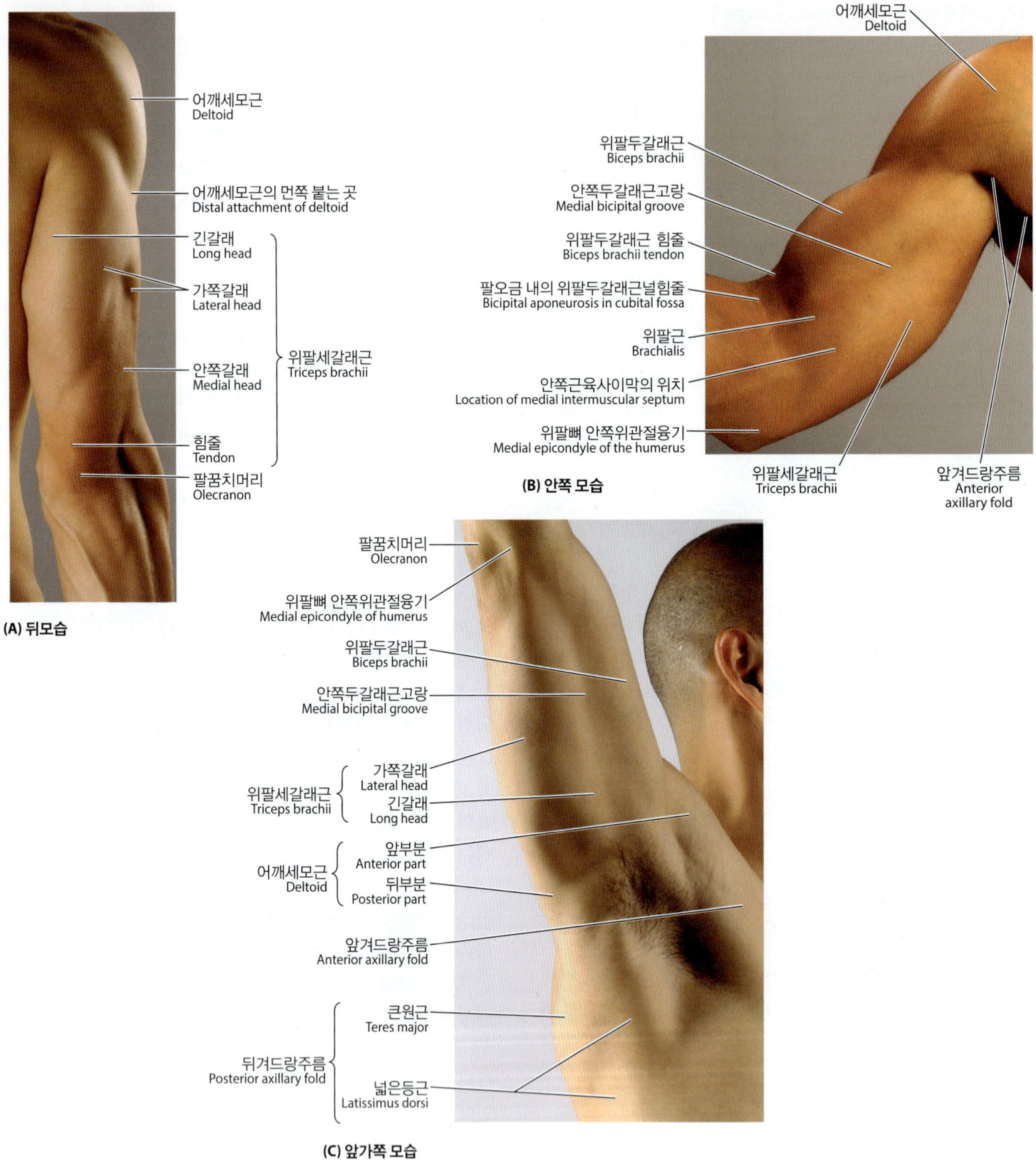

그림 3.56. 위팔의 표면해부학. A. 위팔세갈래근. **B.** 위팔두갈래근과 위팔세갈래근. **C.** 겨드랑주름과 위팔 뒷부분.

위팔에 압박띠를 두르면, 팔오금에서 피부밑조직에 있는 **노쪽피부정맥과 자쪽피부정맥**이 분명하게 보이며, **팔오금중간정맥**도 잘 보인다. 팔오금중간정맥은 위팔두갈래근널힘줄을 가로지르며 위안쪽으로 달려 노쪽피부정맥을 자쪽피부정맥에 연결한다(그림 3.57).

엄지손가락으로 팔오금을 누르면, **아래팔의 긴 굽힘근**으로 이루어진 근육덩이가, 특히 원엎침근(pronator teres)이 가장 직접적으로, 팔오금의 안쪽 경계를 형성함을 느낄 수 있을 것이다.

아래팔 폄근의 가쪽 무리(별도로 잡히는 무른 덩어리), 위팔노근(가장 안쪽), 그리고 손목의 긴 폄근과 짧은 폄근들을 팔오금과 가쪽위관절융기 사이에서 잡아볼 수 있다.

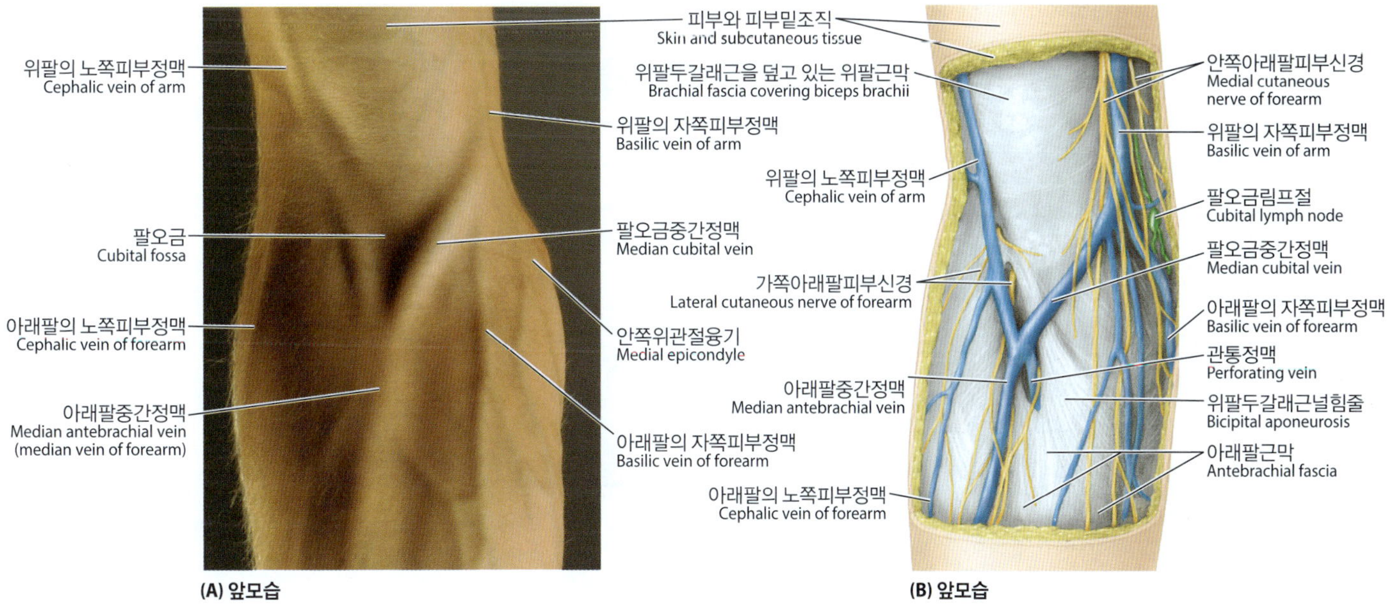

그림 3.57. 팔오금의 표면해부학. A. 겉모습. **B.** 얕게 해부한 모습.

임상적용 CLINICAL BOX

위팔과 팔오금(ARM AND CUBITAL FOSSA)

위팔두갈래근의 근육뻗침반사(Bicipital Myotatic Reflex)

위팔두갈래근반사(*biceps reflex*)는 신체검사를 하는 동안 일반적으로 검사하는 몇 가지 깊은힘줄반사(deep tendon reflex) 중 하나이다. 팔의 힘을 빼도록 한 다음 아래팔을 엎치고 팔꿉관절을 약간 펴게 한다. 검사자는 엄지손가락으로 위팔두갈래근 힘줄 위를 누르고, 반사망치로 엄지손가락 손톱바닥(nail bed)의 바닥을 빠르게 두드린다(그림 B3.14). 정상(양성)인 경우 위팔두갈래근이 불수의적으로 수축하는데, 힘줄이 순간적으로 팽팽해지는 것이 느껴지고, 이와 더불어 팔꿉이 순간적이고 반사적으로 굽혀진다. 양성 반응이 나타나는 것으로 근육피부신경과 C5, C6 척수분절이 온전하다는 것을 확인할 수 있다. 이 반응이 과다 또는 감소, 혹은 오래 간다면 이것은 중추 또는 말초신경계통의 질환 또는 대사장애(예: 갑상샘질환)가 있음을 나타내는 것이다.

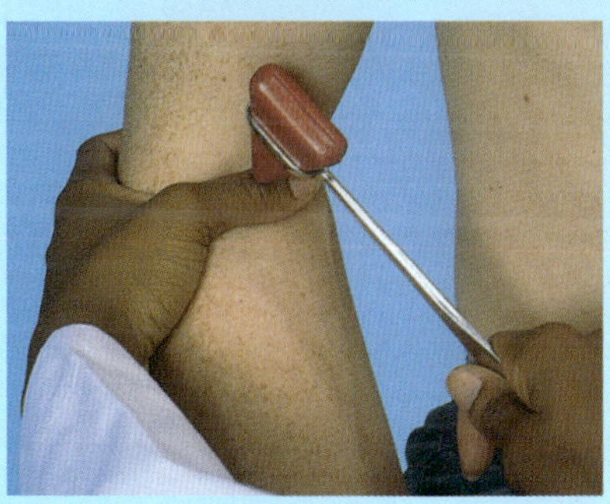

그림 B3.14. 위팔두갈래근반사를 유발하는 방법.

위팔두갈래근 힘줄염/힘줄병증 (Biceps Tendinitis/Tendinosis)

위팔두갈래근 긴갈래 힘줄은 위팔뼈 결절사이고랑 안에서 윤활집(synovial sheath)에 싸인 채 위아래로 움직인다(그림 3.51B 참조). 이 과정에서 마모가 생기면 어깨에 통증이 올 수 있다. 위팔두갈래근 힘줄의 염증(**위팔두갈래근 힘줄염**, *biceps tendinitis*)은 근육힘줄 단위에 갑작스럽게 부하가 걸릴 때 일어나는 미세한 찢어짐이 그 원인이며, 힘줄의 변성, 혈관 파열, 염증성 복구 반응과 관련이 있다. **힘줄병증**(*tendinosis*)은 불량한 혈액공급, 만성적인 과다 사용 또는 노화에 반응하여 아교섬유(collagen)가 퇴화하여 힘줄 아교섬유의 변성이 일어난 것을 말하며, 이 경우에 염증반응은 동반되지 않는다.

이러한 상태는 던지기(예: 야구와 크리켓)와 라켓을 이용하는 스포츠(예: 테니스)에서 흔히 발생하는 반복적인 미세외상(microtrauma)의 결과로 일어날 수 있다. 꼭 끼고 좁으며 거친 결절사이고랑이 이 힘줄을 자극하여 염증을 일으켜서 압통(tenderness)과 마찰음(*crepitus*: 우지직하는 소리)을 일으킨다.

위팔두갈래근 긴갈래 힘줄의 탈구 (Dislocation of Tendon of Long Head of Biceps Brachii)

위팔두갈래근 긴갈래 힘줄이 위팔뼈 결절사이고랑에서 부분적으로 또는 완전히 탈구될 수 있다. 통증이 수반되는 이 상태는 젊은 사람에게서 위팔뼈 몸쪽 뼈끝(proximal epiphysis)이 외상으로 인해 분리될 때 일어날 수 있다. 이 손상은 또한 위팔두갈래근 힘줄염의 병력이 있는 나이 든 사람에서도 발생한다. 위팔을 돌리면 보통 이 힘줄이 갑자기 움직이거나 걸리는 감각을 느낄 수 있다.

위팔두갈래근 긴갈래 힘줄의 파열
(Rupture of Tendon of Long Head of Biceps Brachii)

이 파열은 대개는 염증이 생긴 힘줄이 위팔뼈 결절사이고랑에서 위아래로 움직이면서 닳아 찢어져서 생긴다. 이 손상은 보통 35세가 넘은 사람에게 일어난다. 전형적으로 이 힘줄은 어깨뼈 접시위결절에 붙는 곳에서 찢어지며(그림 3.5D 참조), 보통 "탁"하는 소리를 내며 극적으로 파열된다. 떨어진 근육의 힘살은 위팔 앞면 먼쪽 중심 부위에 공 모양의 융기부를 형성한다(포파이변형, Popeye deformity; 그림 B3.15). 위팔두갈래근 힘줄의 파열은 역도 선수에서처럼 과도한 저항에 대항하여 위팔을 힘차게 굽히면서 생기기도 한다. 그러나 이 힘줄 파열은 더 흔하게는 오랜 힘줄염(tendinitis)의 결과 힘줄이 약해져서 일어난다. 또한 수영 선수나 야구 투수처럼 반복적인 머리 위 동작을 하는 경우에 발생하며, 이런 동작으로 인해 약화된 힘줄이 결절사이고랑에서 찢어진다.

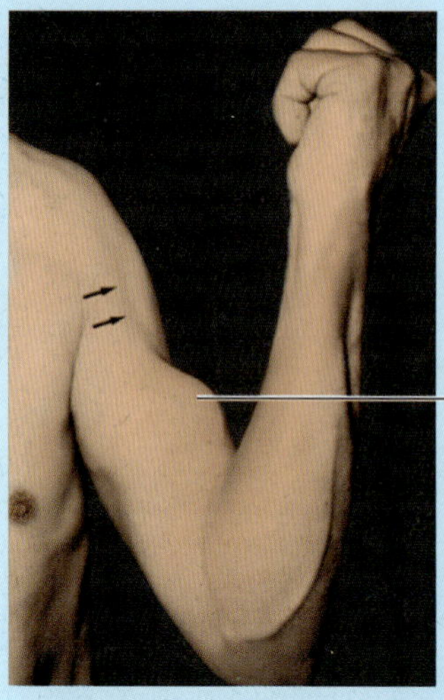

그림 B3.15. 위팔두갈래근 힘줄의 파열(*화살표*).

위팔동맥 내 혈류의 차단
(Interruption of Blood Flow in Brachial Artery)

혈압측정띠(혈압계, sphygmomanometer)를 이용해서 혈압을 측정하는 방법의 원리는 혈류의 일시적인 폐쇄, 감압, 혈류의 완전한 회복이다(그림 B3.16A). 위팔동맥이 중심에 오도록 위팔 둘레에 혈압측정띠를 두르고 편안하게 잡아맨 다음, 이 띠를 충분히 부풀려서 위팔동맥의 혈류가 일시적으로 막히도록 한다. 그다음 팔오금에 청진판을 대고 혈압측정띠의 공기를 서서히 빼면서 청진기로 와류 소리를 청진한다. 처음 들리는 소리는 수축기혈압(systolic blood pressure)을 나타낸다. 혈압측정띠에서 공기가 점차 빠지면서 위팔동맥이 더 이상 눌리지 않게 되면 와류 소리는 더 이상 들리지 않게 되는데, 이것이 확장기혈압(diastolic blood pressure)이다.

수기적 또는 외과적으로 혈류 조절을 통해 출혈을 멈추게 하는

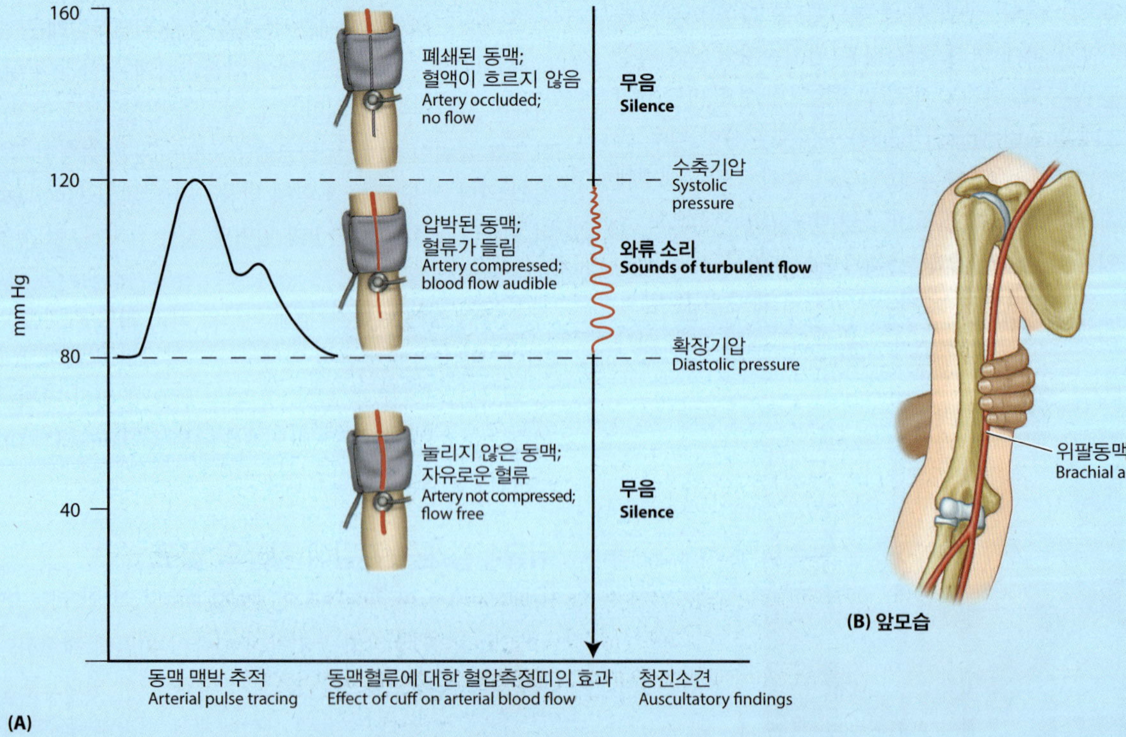

그림 B3.16. 위팔동맥에서 혈류의 차단. A. 혈압 측정. **B.** 위팔동맥의 수기 압박.

것을 지혈(*hemostasis*)이라고 한다. 출혈을 억제하기 위하여 (손 또는 압박띠로) 위팔동맥을 압박하기에 가장 좋은 장소는 위팔 중간 부근의 위팔뼈 안쪽이다(그림 B3.16B). 팔꿉 주변의 동맥연결은 기능적으로나 외과적으로 중요한 곁순환을 제공하기 때문에, 깊은위팔동맥이 이는곳 먼쪽에서 압박함으로써 조직 손상을 피할 수 있다(그림 3.53 참조). 이 시술의 해부학적 근거는 노동맥과 자동맥이 팔꿉 주변의 연결을 통해 여전히 충분한 혈액을 공급받을 수 있다는 것이다.

동맥의 막힘이 점진적으로 일시적이고 부분적으로 생기는 경우 곁순환 경로가 어느 정도 보호 역할을 할 수 있지만, 위팔동맥이 갑자기 완전히 막히거나 찢어지면 **팔꿉과 아래팔의 허혈**(*ischemia*)로 말미암아 수 시간 내에 근육이 마비되기 때문에 외과적 응급상황이 발생한다. 시간이 지나면서 괴사된 조직은 섬유성 흉터 조직으로 대체되고, 이로 인해서 해당 근육이 영구히 짧아지는, **허혈성칸증후군**(*ischemic compartment syndrome*; 볼크만 또는 허혈성연축, Volkmann or ischemic contracture)이라는 굽힘변형(flexion deformity)이 생긴다. 아래팔 굽힘근의 비가역적 괴사(irreversible necrosis)의 결과로 생긴 손가락과 때로는 손목의 굽힘변형으로 손의 힘이 상실되는 결과가 초래된다.

위팔뼈몸통 골절에서의 신경 손상 (Nerve Injury in Fracture of Humeral Shaft)

위팔뼈 중간 부분의 골절(*midhumeral fracture*)로 위팔뼈몸통 노신경고랑을 지나는 노신경이 손상될 수 있다. 노신경이 손상되더라도, 위팔세갈래근 세 갈래 중 두 갈래로 가는 신경이 보다 위쪽에서 일어나기 때문에, 위팔세갈래근은 대개는 마비되지 않는다. 위팔뼈 관절융기위능선 근처에서 발생하는 위팔뼈 먼쪽 부분의 골절을 **관절융기위골절**(*supra-epicondylar fracture*)이라고 한다(그림 B3.17). 먼쪽 뼈 분절은 앞쪽 혹은 뒤쪽으로 이동한다. 위팔근과 위팔세갈래근이 먼쪽 분절을 몸쪽 분절 위로 겹치게 잡아당기는 경향이 있어 팔이 짧아진다. 위팔뼈와 닿아 있는 어떤 신경이나 혈관 가지라도 이동된 뼈 조각에 의해 손상될 수 있다.

근육피부신경의 손상(Injury to Musculocutaneous Nerve)

(겨드랑은 잘 보호받는 곳이므로 흔한 일은 아니지만) 근육피부신경이 겨드랑에서 손상받는 경우는 전형적으로 칼과 같은 무기에 의한 것이다. 근육피부신경이 손상되면 **부리위팔근, 위팔두갈래근, 위팔근이 마비된다.** 위팔두갈래근 긴갈래와 부리위팔근을 지배하는 근육피부신경의 손상으로 인해 어깨관절의 굽힘이 약해진다. 근육 마비의 결과, 팔꿉관절의 굽힘과 아래팔의 뒤침이 현저히 약화되지만 소실되지는 않는다. 약한 굽힘과 뒤침이 아직 가능한데, 이는 각각 위팔노근(brachioradialis)과 손뒤침근(supinator)에 의해 일어나며, 이 두 근육은 모두 노신경의 지배를 받는다. 근육피부신경의 연속인 가쪽아래팔피부신경이 분포하는 아래팔 가쪽 면에 감각 소실이 일어나기도 한다(그림 3.55와 3.71D 참조).

위팔에서의 노신경 손상(Injury to Radial Nerve in Arm)

위팔세갈래근으로 가는 가지가 이는곳보다 위쪽에서 노신경이 손상되면 **위팔세갈래근, 위팔노근, 손뒤침근, 손목과 손가락 폄근의 마비**가 온다. 또한 이 신경이 분포하는 피부 영역에 감각 소실이 일어난다.

이 신경이 노신경고랑에서 손상되면 위팔세갈래근은 보통 완전히 마비되지 않고 약해질 뿐인데, 이는 안쪽갈래만 마비되기 때문이다. 그러나 이보다 더 먼쪽에서 나오는 가지들이 분포하는 아래팔 뒤칸의 근육들은 마비된다. 노신경 손상의 특징적인 임상 징후는 손목

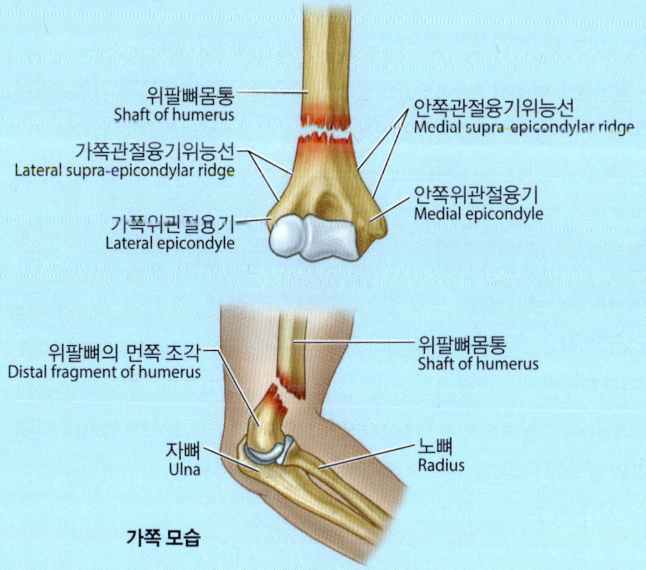

그림 B3.17. 관절융기위골절.

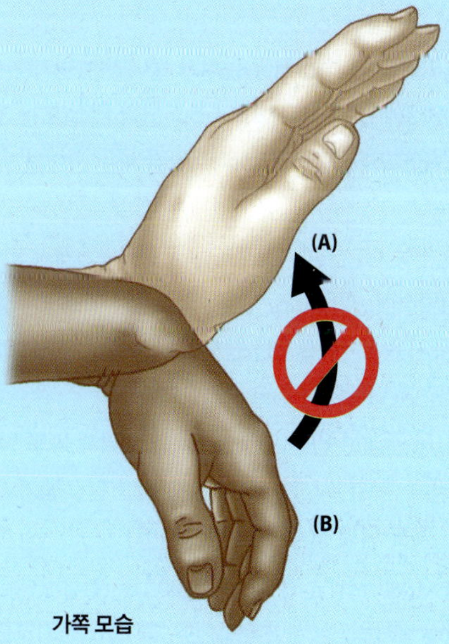

그림 B3.18. 손목처짐.

처짐(*wrist-drop*: 손목관절과 손허리손가락관절에서 손가락을 펼 수 없는 것)이다(그림 B3.18A). 손목을 굽히는 근육들의 긴장(tonus)이 길항되지 못하고, 중력이 작용하여 손목은 부분적으로 굽힌 자세를 취하게 된다(그림 B3.18B).

팔오금에서의 정맥천자(Venipuncture in Cubital Fossa)

팔오금에 있는 정맥은 뚜렷하고 접근하기 쉽기 때문에 흔히 혈액 시료 채취, 수혈, 정맥주사(intravenous injections) 등에 이용된다. 적절한 정맥을 보다 잘 찾기 위해서 팔오금 위쪽에 압박띠를 둘러 정맥류를 차단하면 정맥이 불거진다. 얕은 정맥의 배열이 일반적인 경우에는 주로 팔오금중간정맥이 선택된다(그림 3.57 참조). 이 정맥은 깊은근막 바로 위에 놓여 있고 아래팔의 노쪽피부정맥에서 위팔의 자쪽피부정맥을 향해 비스듬하게 달린다. 이 정맥은 위팔두갈래근널힘줄을 가로지르는데, 이 널힘줄은 그 밑에 있는 위팔동맥과 정중신경을 어느 정도 보호한다. 팔오금의 정맥 배열 양상은 매우 다양하다. 약 20%의 사람에서는 **아래팔중간정맥(median antebrachial vein)**이 위팔의 자쪽피부정맥으로 합쳐지는 **자쪽중간정맥(median basilic vein)**과 위팔의 노쪽피부정맥으로 합쳐지는 **노쪽중간정맥(median cephalic vein)**으로 나뉜다(그림 B3.19). 일단 정맥을 찌른 다음에는 주사약을 주입하거나, 혈액 시료를 채취하고 바늘을 빼내기 전에 압박띠를 풀어주어야 과다한 출혈이나 멍이 드는 것을 방지할 수 있다. 팔오금중간정맥은 또한 심장의 큰 혈관과 방에서 혈액 시료를 확보하기 위하여 심장도관(cardiac catheter)을 삽입하는 장소이다. 심장동맥조영술(관상동맥조영술, *coronary angiography*)을 하기 위해서는 동맥으로 접근해야 하며, 전형적으로는 아래팔에서 노동맥이나 넓적다리 몸쪽에서 넙다리동맥이 이용된다.

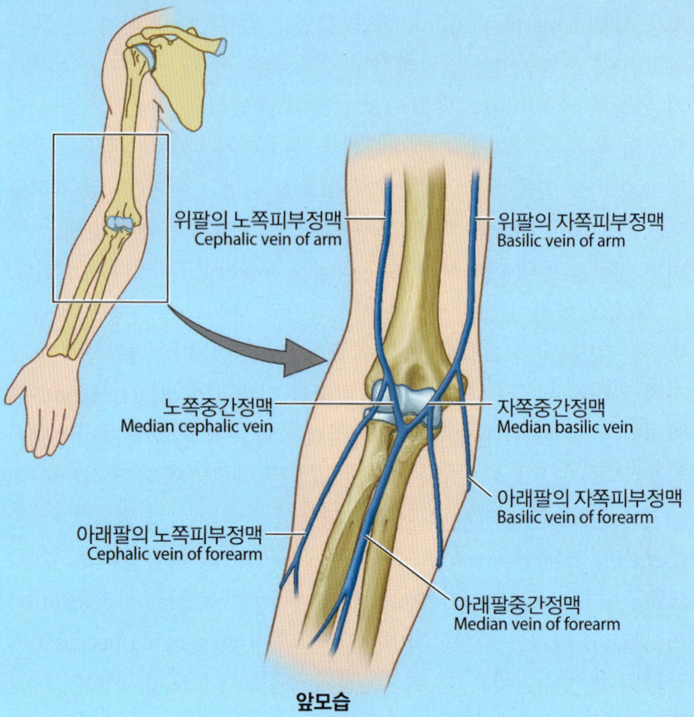

그림 B3.19. 아래팔의 중간정맥.

핵심정리: 위팔과 팔오금(Arm and Cubital Fossa)

위팔(Arm): 위팔은 그 중심에 위팔뼈가 들어있는 원기둥 모양이다. ■ 위팔뼈는 먼쪽 2/3에 있는 근육사이막과 더불어 위팔(또는 보다 구체적으로는 위팔근막 속에 있는 공간)을 세로로 앞칸 또는 굽힘근칸과 뒤칸 또는 폄근칸으로 나눈다.

앞칸에는 근육피부신경이 분포하는 굽힘근육 3개가 있다. ■ 부리위팔근은 어깨에 (약하게) 작용하고, 위팔두갈래근과 위팔근은 팔꿉에 작용한다. ■ 위팔두갈래근은 또한 (팔꿉을 굽히고 있을 때) 아래팔의 주된 뒤침근육이다. ■ 위팔근은 아래팔의 주된 굽힘근육이다.

뒤칸에는 세 갈래로 만들어진 폄근육인 위팔세갈래근이 있으며, 이 근육에는 노신경이 분포한다. ■ 세 갈래 중 하나(긴갈래)가 어깨에 작용하지만, 세 갈래는 주로 함께 작용하여 팔꿉을 편다.

위팔의 두 칸에는 모두 위팔동맥이 혈액을 공급하는데, 뒤칸에는 주로 그 주요 가지인 깊은위팔동맥이 분포한다. ■ 주요 신경혈관다발은 팔 안쪽면에 위치하며, 따라서 이들이 분포하는 팔에 의해 보호된다.

팔오금(Cubital fossa): 세모꼴의 팔오금은 위팔뼈 안쪽과 가쪽위관절융기를 잇는 선, 이 위관절융기에서 각각 일어나는 원엎침근과 위팔노근으로 경계 지어 있다. ■ 위팔근과 손뒤침근이 바닥을 형성한다. ■ 위팔두갈래근 힘줄이 팔오금으로 내려와 노뼈거친면에 닿는다. ■ 이 힘줄 안쪽에는 정중신경과 위팔동맥 종말부분이 있다. ■ 이 힘줄 가쪽 얕은 곳에는 가쪽아래팔피부신경이 있고, 보다 깊은 곳에는 노신경 종말부분이 있다. ■ 피부밑조직에서는 팔오금중간정맥이 있어서, 가장 흔하게는 팔오금을 비스듬히 가로지르면서 아래팔의 노쪽피부정맥을 위팔의 자쪽피부정맥에 연결한다. 이 정맥은 정맥천자에 적합한 부위이다. ■ 약 1/5의 경우에서는 아래팔중간정맥이 노쪽중간정맥과 자쪽중간정맥으로 나뉘고, 이들이 비스듬한 팔오금중간정맥을 대신한다.

아래팔(Forearm)

아래팔(전완, forearm)은 관절로 연결된 팔의 지주 중 먼쪽 단위로, 팔꿉과 손목 사이를 말하며 **뼈사이막(interosseous membrane)**으로 연결된 **노뼈**와 **자뼈**의 두 뼈를 포함한다(그림 3.58A, B, D). 이 섬유성 막은 얇지만 강인하다. 뼈사이막은 엎침과 뒤침이 일어나는 동안 아래팔의 뼈들을 단단히 잡고 있을 뿐 아니라, 일부 깊은 아래팔 근육에 대해 몸쪽 붙는 곳을 제공한다. 자뼈머리는 아래팔 먼쪽 끝에 있는 반면에 노뼈머리는 몸쪽 끝에 위치한다. 팔꿉관절과 노자관절(radio-ulnar joint)에서 일어나는 아래팔 운동의 역할은 어깨관절을 도와 힘을 적용시키고 공간에서 손의 배치를 조절하는 데 있다.

아래팔의 칸(Compartments of Forearm)

위팔에서와 마찬가지로, 아래팔에서도 기능과 신경분포가 유사한 근육들은 같은 근막칸 내에 무리지어 있다. 아래팔 자체의 몸쪽 경계는 팔꿉 관절면으로 규정되어 있지만, 기능적으로 아래팔은 위팔뼈 먼쪽 부분을 포함한다.

아래팔 먼쪽 부분, 손목, 손은 기능은 최대화하면서 크기는 최소화하기 위해서 바깥기원근육(extrinsic muscles)들에 의해 "원격조정"으로 작동되며, 이 근육들의 수축 부분인 큰 힘살은 작용 부위에서 멀리 떨어진 아래팔 몸쪽 부분에 위치한다. 멀리 떨어진 도르래에 도달하는 긴 밧줄처럼, 이 근육들의 가늘고 긴 힘줄은 먼쪽으로 작동 부위까지 뻗어 있다. 더욱이 이 근육과 힘줄들이 작용하는 구조물(손목과 손가락)은 운동범위가 크기 때문에 긴 수축 범위가 필요하고, 따라서 이 근육들은 긴 힘줄뿐 아니라 긴 힘살도 필요하다.

실제로 아래팔 자체는 길지 않아서 몸쪽에 근육이 붙는 데 필요한 충분한 길이와 면적을 제공하지 못하기 때문에 이 근육들의 몸쪽 붙는 곳(이는곳)은 팔꿉보다 몸쪽인 위팔에 있어야 하고, 위팔뼈가 이를 제공하지 않으면 안 된다.

일반적으로 굽힘근은 앞에 그리고 폄근은 뒤에 위치한다. 그러나 위팔뼈 먼쪽 부분의 앞, 뒷면은 팔꿉의 주요 굽힘근과 폄근이 차지하고 있다(그림 3.59A). 따라서 위팔뼈 먼쪽 부분에서는 안쪽과 가쪽이 발달하여 튀어나와(위관절융기와 관절융기위능선) 손목과 손가락의 굽힘근과 폄근이 부착할 자리를 제공한다.

안쪽위관절융기와 안쪽관절융기위능선에는 아래팔 굽힘근이 부착하고, 가쪽위관절융기와 가쪽관절융기위능선에는 아래팔 폄근이 부착한다. 따라서 정확히 앞, 뒤로 위치한다기보다는 아래팔 "앞"(굽힘근–엎침근)칸["anterior" (flexor–pronator) compartment]의 몸쪽 부분은 앞안쪽에, 아래팔 "뒤"(폄근–뒤침근)칸["posterior" (extensor–supinator) compartment]의 몸쪽 부분은 뒤가쪽에 위치한다(그림 3.58D와 3.59B; 그림 3.63C 참조).

이 칸들은 아래팔의 길이를 따라 조금씩 나선형으로 내려와서 아래팔 먼쪽과 손목에서는 똑바로 앞과 뒤에 위치하게 된다. 같은 기능을 하는 근육 무리를 담고 있는 이 근막칸은 뒤(아래팔 몸쪽 부분)와 안쪽(아래팔 먼쪽 부분)에서는 자뼈 피부밑모서리(뒤모서리)가, 앞과 가쪽에서는 노동맥이 경계를 이룬다. 이들 두 구조물은 아래팔 전체 길이에서(노동맥은 그 박동으로 인해) 만져진다. 이들 경계를 가로지르는 운동신경은 없기 때문에, 이 경계들은 외과적 절개 부위로 이용된다.

아래팔의 굽힘근과 엎침근(flexors and pronators of forearm)은 앞칸에 있고 **정중신경**(*median nerve*)의 지배를 받지만, 예외적으로 근육 1개 반은 **자신경**(*ulnar nerve*)의 지배를 받는다. 아래팔의 **폄근과 뒤침근(extensors and supinators of forearm)**은 뒤칸에 있고 모두 **노신경**(*radial nerve*)의 지배를 받는다(직접 또는 깊은가지를 통해).

3

팔다리의 근막칸은 일반적으로 관절에서 끝난다. 따라서 이 칸의 액체나 감염은 그 칸 안에 한정되고 다른 칸으로 쉽게 퍼지지 않는다. 예외적으로 아래팔앞칸은 손목굴(carpal tunnel)을 통해 손바닥 중심칸(central compartment)과 통한다(그림 3.59C; 그림 B3.32 참조).

아래팔의 근육(Muscles of Forearm)

팔꿉관절(elbow joint)을 가로지르는 근육이 17개가 있는데, 그중 일부는 팔꿉관절에만 작용하는 반면, 다른 것들은 손목과 손가락에 작용한다.

아래팔 몸쪽 부분에서는 이 근육들이 위팔뼈 안쪽과 가쪽위관절융기에서 아래쪽으로 뻗어 내려가는 근육덩이를 형성한다(그림 3.58C와 3.59A). 이들 근육의 힘줄은 아래팔 먼쪽 부분을 지나 손목, 손, 손가락으로 계속된다(그림 3.58C, E와 3.59C). 앞칸의 굽힘근은 뒤칸의 폄근보다 그 부피와 힘이 거의 두 배 정도 된다.

아래팔의 굽힘근–엎침근(flexor–pronator muscles of forearm)

아래팔의 굽힘근은 **아래팔앞(굽힘근–엎침근)칸[anterior (flexor–pronator) compartment]**에 있고, 노뼈와 자뼈(그림 3.59B), 그리고 아래팔 먼쪽 2/3에서는 이 두 뼈를 연결하는 뼈사이막에 의해 아래팔의 폄근과 분리되어 있다(그림 3.58B, D).

대부분의 굽힘근 힘줄은 손목 앞에 위치하고, 아래팔근막이 두꺼워진 구조물인 **바닥쪽손목인대(palmar carpal ligament)**와 **굽힘근지지띠**(*flexor retinaculum*; **가로손목인대**, *transverse carpal ligament*)에 의해 제자리를 유지한다(그림 3.58C와 3.60).

굽힘근–엎침근은 세 층 또는 무리로 배열되어 있다(그림 3.61; 표 3.10):

1. 4개 근육(원엎침근, 노쪽손목굽힘근, 긴손바닥근, 자쪽손목굽힘근)으로 이루어진 **얕은층 또는 무리(superficial layer or group)**. 이 근육들은 모두 몸쪽에서 **굽힘근이 함께 붙는 곳**인 위팔뼈 안쪽위관절융기에 **굽힘근온힘줄**(*common flexor tendon*)로 부착한다.
2. 근육 1개(얕은손가락굽힘근)로 이루어진 **중간층(intermediate**

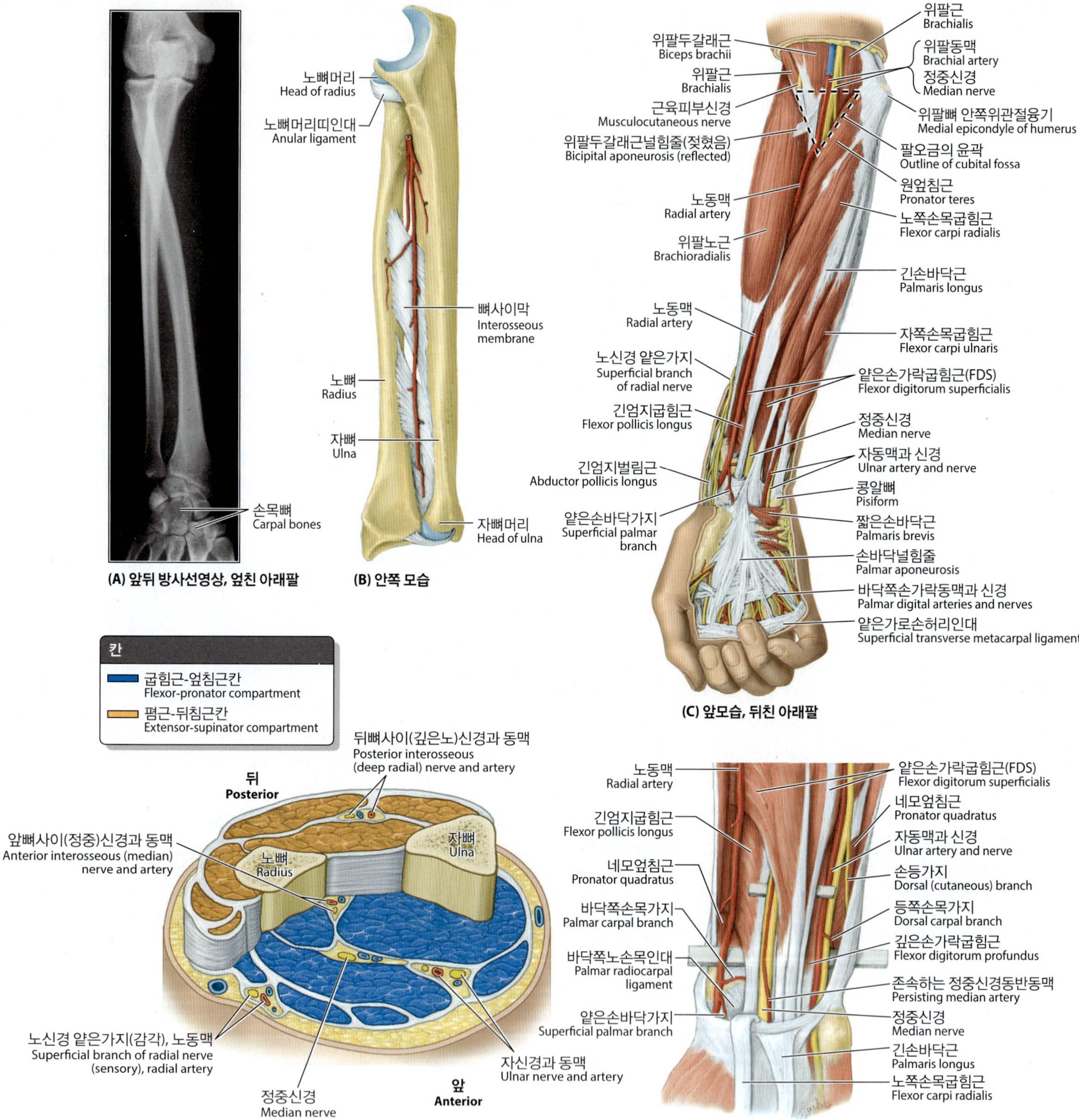

(A) 앞뒤 방사선영상, 엎친 아래팔 **(B) 안쪽 모습** **(C) 앞모습, 뒤친 아래팔** **(D) 앞위 모습** **(E) 앞모습**

그림 3.58. 아래팔의 뼈, 근육, 굽힘근–엎침근칸. A. 엎친 상태의 아래팔 앞뒤 방사선영상. **B.** 아래팔의 뼈와 뼈사이막. **C.** 아래팔 얕은층 근육과 손바닥널힘줄을 보여주는 해부. **D.** 아래팔의 칸을 보여주는 계단 모양의 가로단면. **E.** 얕은손가락굽힘근(FDS)과 인접 구조물. 비스듬히 내려오던 자동맥이 얕은손가락굽힘근 뒤에서 나타나 자신경과 만나 이를 동반한다.

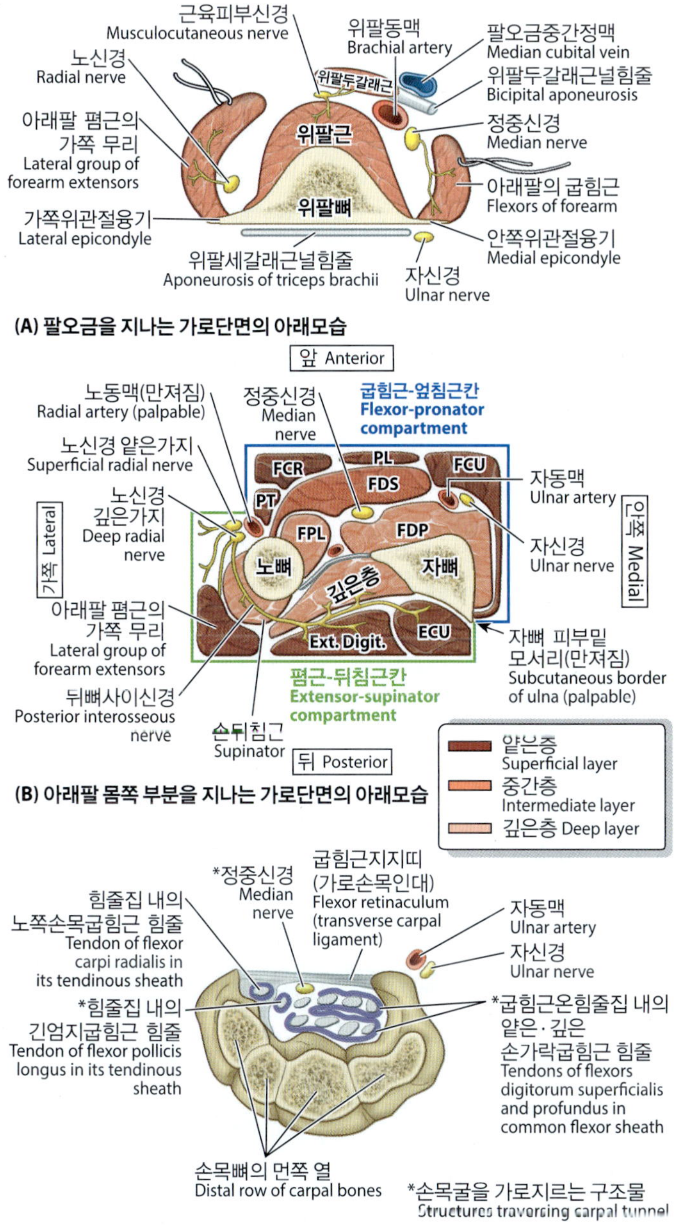

(A) 팔오금을 지나는 가로단면의 아래모습

(B) 아래팔 몸쪽 부분을 지나는 가로단면의 아래모습

(C) 손목을 지나는 가로단면의 아래모습

그림 3.59. 팔오금, 아래팔 몸쪽 부분, 손목에서 여러 구조물의 위치 관계를 보여주는 가로단면. A. 팔오금. 팔꿉의 굽힘근과 폄근이 위팔뼈 앞면과 뒷면을 각각 차지하고 있다. 위팔뼈 가쪽과 안쪽의 위관절융기와 관절융기위능선에 아래팔 폄근과 굽힘근의 몸쪽 붙는 곳(이는곳)이 있다. **B.** 아래팔 몸쪽 부분. 결과적으로 아래팔 몸쪽 부분에서는 "앞쪽"의 굽힘근–엎침근칸이 실제로는 앞안쪽에, "뒤쪽"의 폄근–뒤침근칸은 뒤가쪽에 놓여 있다. 가쪽에서는 노동맥이, 안쪽에서는 피부밑에 위치하는 자뼈의 예리한 뒤모서리가 앞칸과 뒤칸을 분리하는 만질 수 있는 구조물이다. 운동신경이 두 경계 중 어느 것도 가로지르지 않기 때문에 이들은 수술적 접근에 유용하게 쓰인다. *Ext. Digit.*, 손가락폄근; *ECU*, 자쪽손목폄근; *FCR*, 노쪽손목굽힘근; *FCU*, 자쪽손목굽힘근; *FDP*, 깊은손가락굽힘근; *FDS*, 얕은손가락굽힘근; *FPL*, 긴엄지굽힘근; *PL*, 긴손바닥근; *PT*, 원엎침근. **C.** 손목. 아래팔앞칸의 세 근육에서 나온 힘줄 9개(그리고 신경 하나)가 손목굴을 지나고, 그중 8개의 힘줄이 굽힘근온힘줄집을 공유한다.

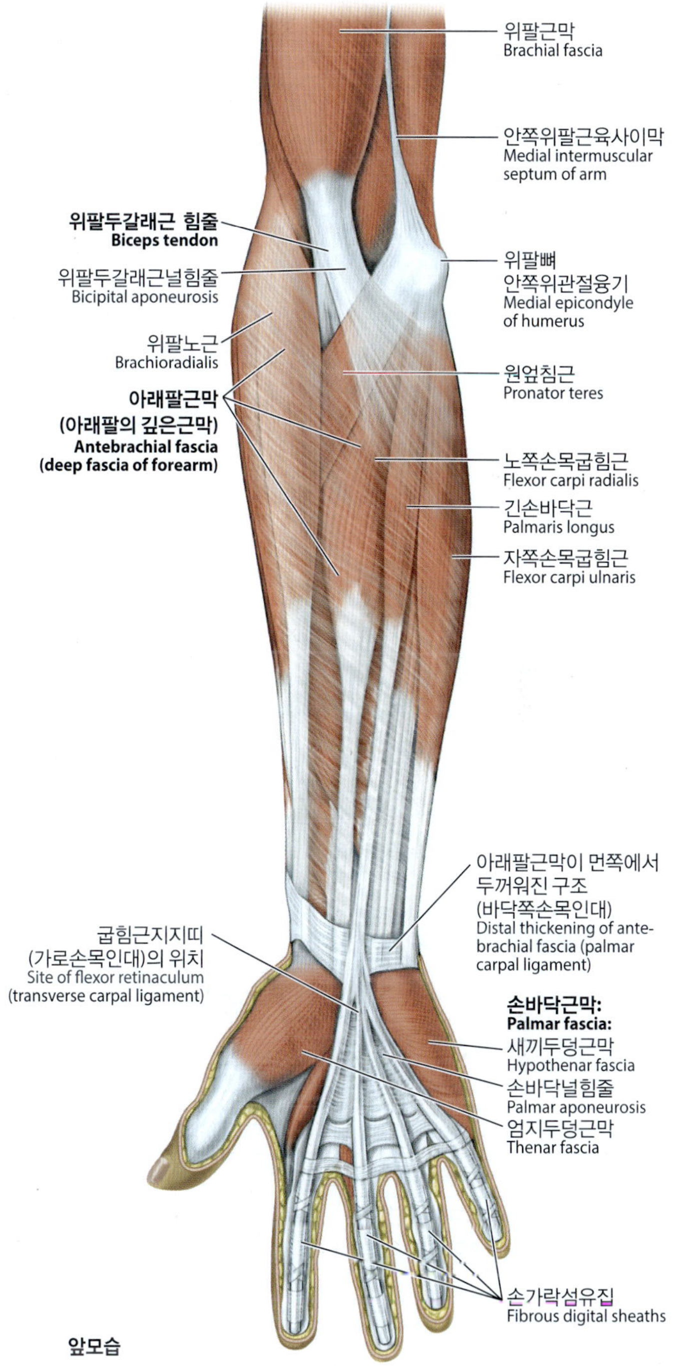

그림 3.60. 팔 먼쪽 부분의 근막과 아래팔 얕은층 근육.

layer)

3. 3개 근육(깊은손가락굽힘근, 긴엄지굽힘근, 네모엎침근)으로 구성된 **깊은층 또는 무리(deep layer or group)**

얕은층 근육과 중간층 근육 5개는 팔꿉관절을 가로지르지만 깊은층 근육 3개는 그렇지 않다. **네모엎침근**을 제외하고는, 근육의 먼쪽 붙는 곳이 더 멀리 위치할수록 그 몸쪽 붙는 곳도 더 멀리 그리고 깊게 위치한다.

아래팔앞(굽힘근–엎침근)칸에 있는 모든 근육에는 정중신경 그

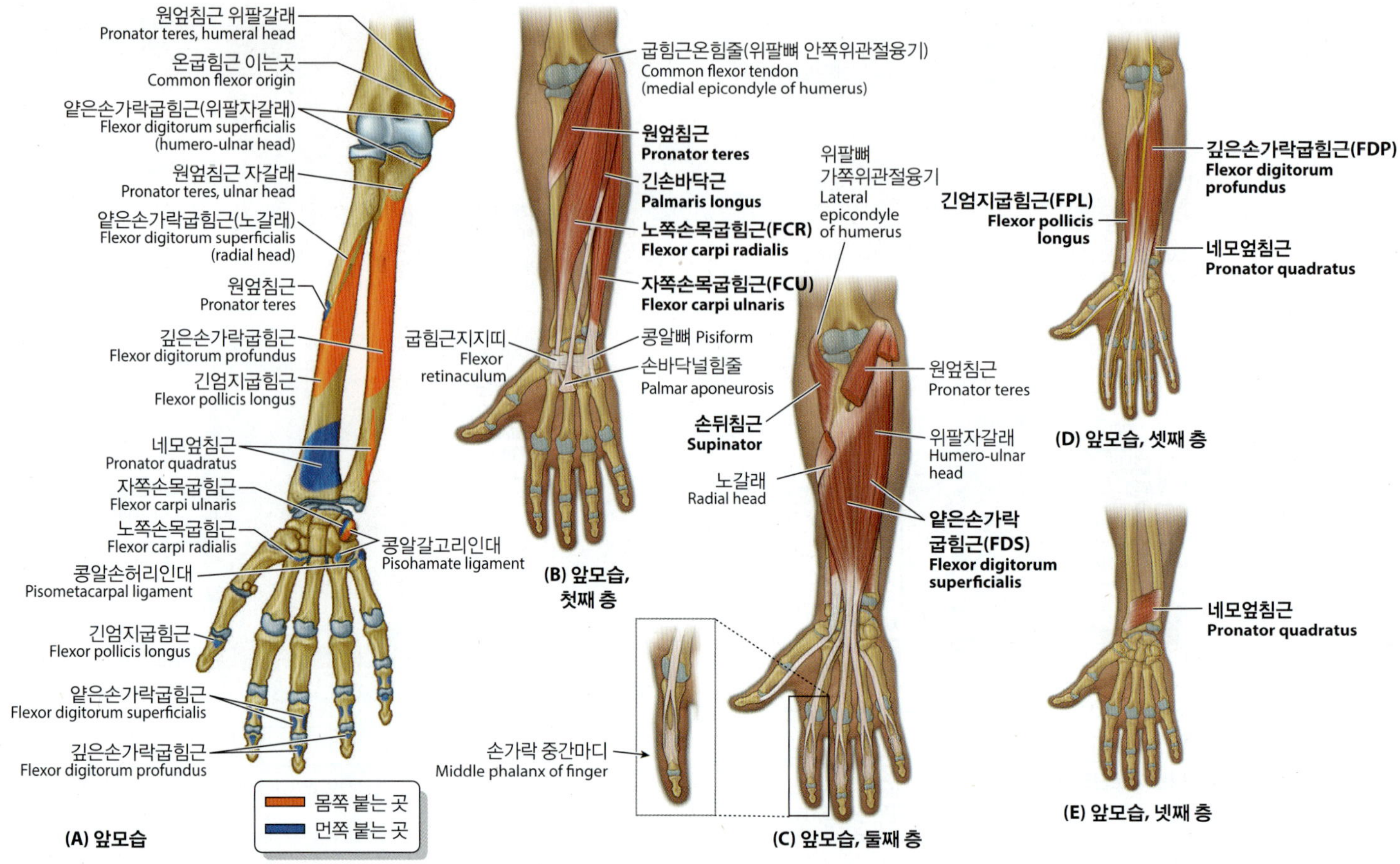

그림 3.61. 아래팔의 굽힘근.

표 3.10. 아래팔앞칸의 근육

근육	몸쪽 붙는 곳	먼쪽 붙는 곳	신경분포[a]	주요 작용
얕은(첫째)층[superficial (first) layer]				
원엎침근(원회내근, pronator teres)				
자갈래(ulnar head)	자뼈 갈고리돌기	노뼈의 볼록한 가쪽면 중간 부분	정중신경 (C6, **C7**)	(팔꿉에서) 아래팔을 엎치고 굽힘
위팔갈래(humeral head)	위팔뼈 안쪽위관절융기(굽힘근온힘줄의 이는곳)			
노쪽손목굽힘근(요측수근굴근, flexor carpi radialis; FCR)		둘째손허리뼈바닥		(손목에서) 손을 굽히고 벌림
긴손바닥근(장장근, palmaris longus)		굽힘근지지띠 먼쪽 절반과 손바닥널힘줄 꼭대기	정중신경 (C7, C8)	(손목에서) 손을 굽히고, 손바닥널힘줄을 긴장시킴
자쪽손목굽힘근(척측수근굴근, flexor carpi ulnaris; FCU)				
위팔갈래(humeral head)		콩알뼈, 갈고리뼈갈고리, 다섯째손허리뼈	자신경(C7, **C8**)	(손목에서) 손을 굽히고 모음
자갈래(ulnar head)	자뼈 팔꿈치머리와 뒤모서리(널힘줄을 경유하여)			
중간(둘째)층[intermediate (second) layer]				
얕은손가락굽힘근(천지굴근, flexor digitorum superficialis; FDS)				
위팔자갈래(humero-ulnar head)	위팔뼈 안쪽위관절융기(굽힘근온힘줄의 이는곳)와 자뼈 갈고리돌기	안쪽 네 손가락의 중간마디뼈몸통	정중신경 (C7, C8, T1)	안쪽 네 손가락의 몸쪽손가락뼈사이관절에서 중간마디뼈를 굽힘; 더 강하게 작용하면 손허리손가락관절에서 첫마디뼈도 굽힘
노갈래(radial head)	노뼈 앞모서리의 위쪽 절반			

표 3.10. 아래팔앞칸의 근육 (계속)

근육	몸쪽 붙는 곳	먼쪽 붙는 곳	신경분포[a]	주요 작용
깊은(셋째)층[deep (third) layer]				
깊은손가락굽힘근(심지굴근, flexor digitorum profundus; FDP)				
안쪽 부분(medial part)	자뼈 안쪽면과 앞면의 몸쪽 3/4과 인접한 뼈사이막	넷째 · 다섯째손가락 끝마디뼈바닥	자신경 (C8, **T1**)	먼쪽손가락뼈사이관절에서 넷째·다섯째손가락의 끝마디뼈를 굽힘
가쪽 부분(lateral part)		둘째 · 셋째손가락 끝마디뼈바닥	정중신경에서 기원하는 앞뼈사이신경(**C8**, T1)	먼쪽손가락뼈사이관절에서 둘째·셋째손가락의 끝마디뼈를 굽힘
긴엄지굽힘근(장무지굴근, flexor pollicis longus; FPL)	노뼈 앞면과 인접한 뼈사이막	엄지손가락 끝마디뼈바닥		엄지손가락의 손가락뼈를 굽힘
네모엎침근(방형회내근, pronator quadratus)	자뼈 앞면의 먼쪽 1/4	노뼈 앞면의 먼쪽 1/4		아래팔을 엎침; 깊은 섬유는 노뼈와 자뼈를 함께 묶어줌

[a]분포하는 신경의 척수분절을 나타내었다(예: "C6, **C7**"은 원엎침근에 분포하는 신경이 척수의 여섯째와 일곱째목분절에서 유래한다는 것을 의미함). 굵은 글씨체로 표시한 숫자(예: **C7**)는 주로 분포하는 분절을 말한다. 열거한 척수분절 중 하나 또는 그 이상이 손상되거나 또는 여기서 나오는 운동신경 뿌리가 손상되면 관련 근육의 마비가 유발된다.

리고/또는 자신경이 분포한다(대부분이 정중신경의 지배를 받고, 예외적인 1개 반 근육에는 자신경이 분포함).

위팔노근(brachioradialis)은 기능적으로는 아래팔의 굽힘근이지만 뒤(뒤가쪽)칸 또는 폄근칸에 위치하고, 따라서 노신경의 지배를 받는다. 그러므로 위팔노근은, (1) 노신경은 폄근에만 분포하고, (2) 모든 굽힘근은 앞(굽힘근)칸에 위치한다는 규칙에 대한 대표적인 예외이다.

손가락의 긴 굽힘근(얕은손가락굽힘근과 깊은손가락굽힘근)은 손허리손가락관절(metacarpophalangeal joints)과 손목관절(wrist joint)도 굽힌다. 깊은손가락굽힘근은 손가락을 느린 동작으로 굽히고, 저항에 대항하거나 빠르게 굽힐 필요가 있을 때는 얕은손가락굽힘근이 이 작용을 보강한다. 손허리손가락관절과 손가락뼈사이관절(interphalangeal joints)을 굽히면서 동시에 손목을 굽힐 때는 손가락이 긴 굽힘근이 부착하고 있는 두 지점 사이의 거리가 짧아지고, 이 근육들은 이렇게 줄어든 거리에 걸쳐 작용하므로 수축으로 인한 작용이 결과적으로 약해진다. 손목을 펴면 이 근육들의 작용 거리가 늘어나고, 따라서 이들 근육이 수축하여 생기는 움켜쥐는 힘이 너 세신다(그림 3.75A 참조).

손가락이 긴 굽힘근 힘줄은 아래팔 먼쪽 부분, 손목, 손바닥을 거쳐 안쪽 네 손가락으로 계속된다. 얕은손가락굽힘근은 중간마디뼈를 굽히고, 깊은손가락굽힘근은 중간마디뼈와 끝마디뼈를 굽힌다.

아래팔앞칸의 근육을 그림 3.61에 도시하였고, 그들의 붙는 곳, 신경분포, 주요 작용은 표 3.10에 열거하였다. 얕은층과 중간층 근육부터 시작해서 이들 근육에 대한 보다 상세한 내용을 아래에 추가로 설명하였다.

원엎침근. 방추근육인 **원엎침근(원회내근, pronator teres)**은 얕은층 아래팔 굽힘근 중 가장 가쪽에 있다. 이 근육의 가쪽모서리는 팔오금의 안쪽 경계를 형성한다.

원엎침근을 검사하려면, 팔꿉을 굽히고 아래팔을 뒤친 자세에서 저항에 대항하여 엎치게 한다. 정상이라면 이 근육이 팔오금 안쪽모서리에서 튀어나오고 만져진다.

노쪽손목굽힘근. **노쪽손목굽힘근(요측수근굴근; flexor carpi radialis, FCR)**은 원엎침근 안쪽에 위치하는 긴 방추근육이다. 아래팔 중간에서 이 근육의 두툼한 힘살은 길고 납작한 힘줄로 대체되고, 이 힘줄은 손목으로 접근하면서 끈 모양이 된다. 노쪽손목굽힘근은 (자쪽손목굽힘근과 함께 작용하면) 손목을 굽히고, (긴노쪽손목폄근 및 짧은노쪽손목폄근과 함께 작용하면) 손목을 벌린다. 노쪽손목굽힘근이 단독으로 작용하면 손목의 굽힘과 벌림을 동시에 일으켜 손을 앞가쪽으로 움직인다.

노쪽손목굽힘근 힘줄은 먼쪽 붙는 곳에 도달하기까지 자신의 윤활집인 **노쪽손목굽힘근힘줄집(tendinous sheath of flexor carpi radialis)**으로 싸인 채 굽힘근지지띠 가쪽 부분에 있는 관과 큰마름뼈에 있는 수직 고랑을 통과한다(그림 3.59C). 노쪽손목굽힘근 힘줄은 바로 그 가쪽에 위치하는 노동맥에 대한 좋은 길잡이이다(그림 3.58C).

노쪽손목굽힘근을 검사하려면, 피검자에게 저항에 대항하여 손목을 굽히도록 한다. 정상이라면 그 힘줄을 쉽게 보고 만질 수 있다.

긴손바닥근. 작은 방추근육인 **긴손바닥근(장장근, palmaris longus)**은 약 14%의 사람에서 한쪽 (보통 왼쪽) 또는 양쪽에서 결손되어 있다. 이 근육은 짧은 힘살과 긴 끈 모양의 힘줄로 되어 있으며, 힘줄은 굽힘근지지띠 표면을 지나고 이 지지띠와 손바닥널힘줄(palmar aponeurosis) 꼭대기에 부착한다(그림 3.58C와 3.59). 긴손바닥근 힘줄은 손목에서 정중신경을 찾을 때 사용하는 유용한 길잡이이다. 이 힘줄은 정중신경이 굽힘근지지띠 밑으로 들어가기 전에 이 신경의 얕은 곳, 그리고 약간 안쪽에 위치한다.

긴손바닥근을 검사하려면, 손목을 굽히고 새끼손가락과 엄지손가락의 손끝 살덩이로 서로 단단히 집도록 한다. 만일 이 근육이 존재하고 정상적으로 작용한다면 그 힘줄을 쉽게 보고 만질 수 있다.

자쪽손목굽힘근. **자쪽손목굽힘근(척측수근굴근; flexor carpi ulnaris, FCU)**은 얕은층 굽힘근 중에서 가장 안쪽에 있다. 자쪽손목굽힘근이 단독으로 작용하면 손목에서 손의 굽힘과 모음이 동시에 일어난다. 이 근육이 노쪽손목굽힘근과 같이 작용하면 손목을 굽히고, 자쪽손목폄근(extensor carpi ulnaris)과 함께 작용하면 손목을 모은다. 자신경이 이 근육의 몸쪽 붙는 곳에서 위팔갈래(humeral head)와 자갈래(ulnar head) 사이를 지나 아래팔로 들어온다(그림 3.58C). 이 근육은 온전히 자신경의 지배를 받는다는 점에서 앞칸 근육들 가운데에서 예외적이다. 자쪽손목굽힘근 힘줄은 손목에서 그 가쪽에 위치하는 자신경과 자동맥에 대한 길잡이이다(그림 3.58 C, E).

자쪽손목굽힘근을 검사하려면, 피검자에게 아래팔과 손의 뒷면을 편평한 탁자 위에 놓게 한 다음, 검사자가 이 근육과 힘줄을 만지는 동안 저항에 대항하여 손목을 굽히게 한다.

얕은손가락굽힘근. **얕은손가락굽힘근(천지굴근; flexor digitorum superficialis, FDS)**은 종종 아래팔의 얕은층 근육으로 간주되는데, 아래팔 얕은층 근육이란 굽힘근온힘줄(common flexor tendon)이 이는곳에 부착하고 따라서 팔꿉을 가로지르는 근육을 말한다(표 3.10). 이렇게 생각하면 이 근육은 아래팔에서 가장 큰 얕은층 근육이다. 그러나 얕은손가락굽힘근은 실제로는 아래팔 근육의 얕은층과 깊은층 사이의 중간층을 형성한다(그림 3.58C와 3.59B). 정중신경과 자동맥이 이 근육의 위팔자갈래(humero-ulnar head)와 노갈래(radial head) 사이를 지나 아래팔로 들어간다(그림 3.68 참조). 손목 근처에서 얕은손가락굽힘근은 4개의 힘줄로 나뉘고, 이들은 굽힘근지지띠 깊은 곳으로 손목굴을 통과하여 손가락으로 간다. 이 네 힘줄은 (깊은손가락굽힘근의 네 힘줄과 함께) 윤활집의 일종인 **굽힘근온힘줄집(지굴근총건초,** *common flexor sheath*)에 싸여 있다(그림 3.59C). 얕은손가락굽힘근은 몸쪽손가락뼈사이관절에서 안쪽 네 손가락의 중간마디뼈를 굽힌다. 지속적으로 작용하면 얕은손가락굽힘근은 손허리손가락관절에서 첫마디뼈를 굽히고 손목관절도 굽힌다. 얕은손가락굽힘근은 각 손가락을 독립적으로 굽힐 수 있다.

얕은손가락굽힘근을 검사하려면, 한 손가락을 몸쪽손가락뼈사이관절에서 저항에 대항하여 굽히도록 하고, 나머지 세 손가락은 깊은손가락굽힘근이 작용하지 못하도록 편 자세로 붙들어 둔다.

아래팔 굽힘근 중간층과 깊은층 사이의 근막 면은 앞(굽힘근–엎침근)칸의 주요한 신경과 혈관이 지나는 면이며, 이 칸에만 분포하는 주요 신경혈관다발이 그 속을 지나간다. 다음 세 근육이 아래팔 굽힘근의 깊은층을 형성한다.

깊은손가락굽힘근. **깊은손가락굽힘근(심지굴근; flexor digitorum profundus, FDP)**은 손가락의 먼쪽손가락뼈사이관절을 굽힐 수 있는 유일한 근육이다(그림 3.61A, D). 이 두꺼운 근육은 자뼈 앞면을 덮고 있다. 깊은손가락굽힘근은 얕은손가락굽힘근이 중간마디뼈를 굽힌 다음 안쪽 네 손가락의 끝마디뼈를 굽힌다(즉, 이 근육은 손가락을 둥글게 말고 손 굽히는 것을 도와서 주먹이 쥐어지도록 한다). 각 힘줄은 두 손가락뼈사이관절, 손허리손가락관절, 손목관절을 굽힐 수 있다. 깊은손가락굽힘근은 네 부분으로 나뉘어 4개의 힘줄로 끝나며, 이 힘줄은 굽힘근온힘줄집 속에서 얕은손가락굽힘근 힘줄과 굽힘근지지띠 뒤를 지난다(그림 3.59C). 이 근육 중 집게손가락으로 가는 부분은 아래팔 먼쪽 부분에서 비교적 일찍 다른 부분과 분리되고 독자적으로 수축할 수 있다. 각 힘줄은 얕은손가락굽힘근 힘줄 뒤에서 해당되는 손가락의 손가락섬유집(수지섬유초, fibrous sheath of digit)으로 들어간다. 얕은손가락굽힘근과는 달리 깊은손가락굽힘근은 집게손가락만 독립적으로 굽힐 수 있다. 따라서 나머지 세 손가락은 몸쪽손가락뼈사이관절에서는 독립적으로 굽혀지지만 먼쪽손가락뼈사이관절에서는 그렇지 않다.

깊은손가락굽힘근을 검사하려면, 몸쪽손가락뼈사이관절을 편 자세로 붙들고 있는 상태에서 피검자에게 먼쪽손가락뼈사이관절을 굽히게 한다. 집게손가락을 이용하여 이 검사를 시행함으로써 아래팔 몸쪽 부분에서 정중신경이 온전한지를 시험할 수 있고, 새끼손가락을 이용함으로써 자신경이 온전한지 평가할 수 있다.

긴엄지굽힘근. 엄지손가락의 긴 굽힘근인 **긴엄지굽힘근(장무지굴근; flexor pollicis longus, FPL)**[라틴어로 *pollex*, 엄지손가락(thumb)]은 깊은손가락굽힘근 가쪽에 있고, 손뒤침근 붙는 곳의 먼쪽에서 노뼈 앞면을 덮고 있다(그림 3.58C, E와 3.61A, D; 표 3.10). 납작한 긴엄지굽힘근 힘줄은 굽힘근온힘줄집 가쪽에서 독자적 윤활집인 **긴엄지굽힘근힘줄집(tendinous sheath of flexor pollicis longus)**에 싸여 굽힘근지지띠 깊이 지나간다(그림 3.59C). 긴엄지굽힘근은 일차적으로 손가락뼈사이관절에서 엄지손가락 끝마디뼈를 굽히고, 이차적으로는 손허리손가락관절과 손목손허리관절에서 각각 첫마디뼈와 첫째손허리뼈를 굽힌다. 긴엄지굽힘근은 엄지손가락의 손가락뼈사이관절을 굽히는 유일한 근육이다. 이것은 또한 손목관절의 굽힘을 보조한다.

긴엄지굽힘근을 검사하려면, 엄지손가락 첫마디뼈를 고정한 상태에서 저항에 대항하여 끝마디뼈를 굽히게 한다.

네모엎침근. **네모엎침근(방형회내근; pronator quadratus, PQ)**은 그 이름이 나타내듯이 네모꼴이고 아래팔을 엎친다(그림 3.61E). 이 근육은 아래팔 앞쪽에서 가장 깊게 위치하는 근육이기 때문에 해부를 하지 않고서는 만지거나 관찰할 수 없다. 때때로 이 근육은 넷째 근육층을 구성하는 것으로 간주된다. 네모엎침근은 노뼈와 자뼈의 먼쪽 1/4과 그 사이의 뼈사이막을 덮고 있다(그림 3.61A, E; 표 3.10). 네모엎침근은 한쪽 끝은 자뼈에만, 그리고 다른 쪽 끝은 노뼈에만 붙는 유일한 근육이다.

네모엎침근은 엎침에 대한 주작용근이다. 이 근육이 엎침을 시작하고, 속도와 힘이 필요한 경우에는 원엎침근이 보조한다. 또한 네모엎침근은 특히 손목을 통해 위쪽으로 힘이 전달될 때(예: 손으로 떨어질 때), 뼈사이막이 노뼈와 자뼈를 함께 묶어주는 것을 돕는다.

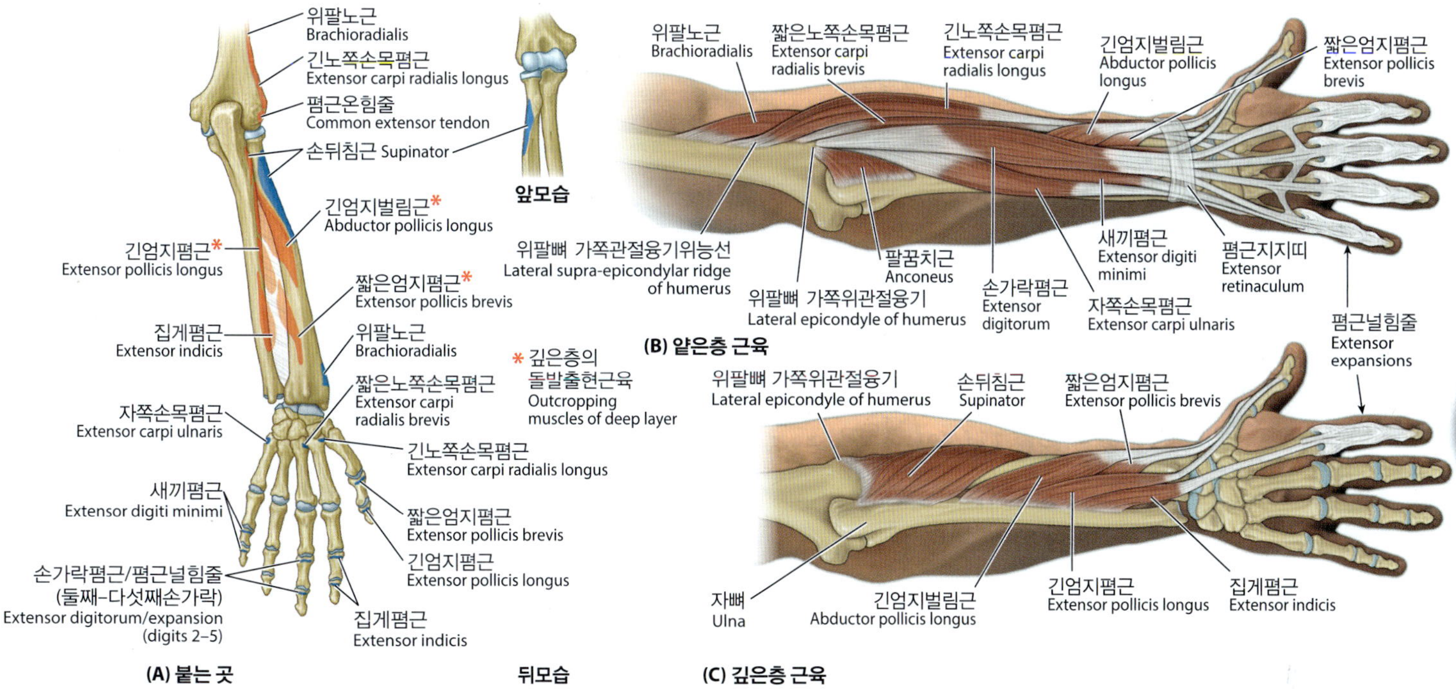

그림 3.62. 아래팔의 폄근.

표 3.11. 아래팔뒤칸의 근육

근육	몸쪽 붙는 곳	먼쪽 붙는 곳	신경분포[a]	주요 작용
얕은층(superficial layer)				
위팔노근(완요골근, brachioradialis)	위팔뼈 가쪽관절융기위능선의 몸쪽 2/3	노뼈 붓돌기 몸쪽의 노뼈 먼쪽 끝 가쪽 면	노신경 (C5, **C6**, C7)	아래팔을 비교적 약하게 굽힘; 아래팔을 반쯤 엎치고 있을 때 최대로 작용함
긴노쪽손목폄근(장요측수근신근, extensor carpi radialis longus; ECRL)	위팔뼈 가쪽관절융기위능선	둘째손허리뼈바닥의 등쪽면	노신경 (C6, C7)	손목관절에서 손을 펴고 벌림; 주먹을 꼭 쥐고 있는 동안 긴노쪽손목폄근이 활성화됨
짧은노쪽손목폄근(단요측수근신근, extensor carpi radialis brevis; ECRB)	위팔뼈 가쪽위관절융기(폄근온힘줄)	셋째손허리뼈바닥의 등쪽면	노신경 깊은가지 (**C7**, C8)	
손가락폄근(지신근, extensor digitorum)		안쪽 네 손가락의 폄근널힘줄		주로 손허리손가락관절에서, 이차적으로는 손가락뼈사이관절에서 안쪽 네 손가락을 폄
새끼폄근(소지신근, extensor digiti minimi; EDM)		다섯째손가락의 폄근널힘줄		주로 손허리손가락관절에서, 이차적으로는 손가락뼈사이관절에서 다섯째손가락을 폄
자쪽손목폄근(척측수근신근, extensor carpi ulnaris; ECU)	위팔뼈 가쪽위관절융기, 자쪽손목굽힘근과 공유하는 널힘줄을 경유하여 자뼈 뒤모서리	다섯째 손허리뼈바닥의 등쪽면		손목관절에서 손을 펴고 모음(주먹을 꼭 쥐고 있는 동안에도 작용함)
깊은층(deep layer)				
손뒤침근(회외근, supinator)	위팔뼈 가쪽위관절융기, 팔꿉관절의 가쪽곁인대와 노뼈머리띠인대, 자뼈 뒤침근오목과 뒤침근능선	노뼈 몸쪽 1/3의 가쪽면, 뒷면, 앞면	노신경 깊은가지 (C7, **C8**)	아래팔을 뒤침; 노뼈를 돌려 손바닥이 앞쪽 혹은 (팔꿉을 굽히고 있을 때에는) 위쪽으로 돌아가도록 함
집게폄근(시지신근, extensor indicis)	자뼈 먼쪽 1/3의 뒷면과 인접한 뼈사이막	둘째손가락의 폄근널힘줄	노신경 깊은가지가 계속된 뒤뼈사이신경 (**C7**, C8)	둘째손가락을 폄(이것을 독립적으로 펼 수 있도록 함); 손목에서 손을 펴는 것을 도움

표 3.11. 아래팔뒤칸의 근육 (계속)

근육	몸쪽 붙는 곳	먼쪽 붙는 곳	신경분포[a]	주요 작용
깊은층의 돌발출현 근육(outcropping muscle of deep layer)				
긴엄지벌림근(장무지외전근, abductor pollicis longus; APL)	자뼈, 노뼈, 뼈사이막 몸쪽 절반의 뒷면	첫째손허리뼈바닥	노신경 깊은가지가 계속된 뒤뼈사이신경(C7, **C8**)	엄지손가락을 벌리고 손목손허리관절에서 엄지를 폄
긴엄지폄근(장무지신근, extensor pollicis longus; EPL)	자뼈와 뼈사이막 중간 1/3의 뒷면	엄지손가락 끝마디뼈 바닥의 등쪽면		손가락뼈사이관절에서 엄지손가락 끝마디뼈를 폄; 엄지손가락의 손허리손가락관절과 손목손허리관절을 폄
짧은엄지폄근(단무지신근, extensor pollicis brevis; EPB)	노뼈와 뼈사이막 먼쪽 1/3의 뒷면	엄지손가락 첫마디뼈 바닥의 등쪽면		손허리손가락관절에서 엄지손가락 첫마디뼈를 폄; 엄지손가락의 손목손허리관절을 폄

[a]분포하는 신경의 척수분절을 나타내었다(예: "**C7**, C8"은 짧은노쪽손목폄근에 분포하는 신경이 척수의 일곱째 및 여덟째 목분절에서 유래한다는 것을 의미함). 굵은 글씨체로 표시한 숫자(예: **C7**)는 주로 분포하는 분절을 말한다. 열거한 척수분절 중 하나 또는 그 이상이 손상되거나 또는 여기서 유래하는 운동신경 뿌리가 손상되면 관련 근육의 마비가 유발된다.

아래팔의 폄근(extensor muscles of forearm)

아래팔뒤칸의 근육을 그림 3.62에 도시하였고, 그 붙는 곳, 신경분포, 주요 작용은 층별로 표 3.11에 제시하였다. 보다 상세한 내용을 아래에 추가로 설명하였다.

아래팔의 폄근은 **아래팔뒤(폄근-뒤침근)칸[posterior (extensor-supinator) compartment]**에 있고, 모두 노신경(radial nerve)의 가지에 의해 신경지배를 받는다(그림 3.59B). 이 근육들은 기능적으로 세 무리로 정리할 수 있다.

1. 손목관절에서 손을 펴고, 벌리거나 모으는 근육(긴노쪽손목폄근, 짧은노쪽손목폄근, 자쪽손목폄근).
2. 안쪽 네 손가락을 펴는 근육(손가락폄근, 집게폄근, 새끼폄근).
3. 엄지손가락을 펴거나 벌리는 근육(긴엄지벌림근, 짧은엄지폄근, 긴엄지폄근).

폄근 힘줄은 손목관절에서 손을 펼 때 힘줄이 활시위처럼 당겨지는 것(활시위처럼 구부러진 팔의 윤곽 이상으로 돌출하는 것)을 방지하는 **폄근지지띠**(*extensor retinaculum*)에 의해 손목 부위에서 제자리에 고정되어 있다. 이 힘줄들은 손목 등쪽을 지날 때 **윤활힘줄집(synovial tendon sheaths)**으로 싸여 있으며, 이것은 폄근지지띠가 노뼈와 자뼈의 먼쪽 부분에 부착함으로써 형성된 뼈섬유굴을 폄근 힘줄이 가로지를 때 생기는 마찰을 줄여준다(그림 3.63). 아래팔 폄근은 해부학적으로 얕은층과 깊은층으로 배열되어 있다(그림 3.59B).

얕은층 폄근(*superficial extensors*) 중 4개(짧은노쪽손목폄근, 손가락폄근, 새끼폄근, 자쪽손목폄근)는 몸쪽에서 **폄근온힘줄**(*common extensor tendon*)로 가쪽위관절융기에 부착한다(그림 3.62A와 3.63 A, B; 표 3.11). 얕은층에 속하는 다른 두 근육(위팔노근, 긴노쪽손목폄근)의 몸쪽 붙는 곳은 위팔뼈 가쪽관절융기위능선과 이에 인접한 가쪽근육사이막이다(그림 3.62A, B). 손가락폄근의 납작한 네 힘줄은 폄근지지띠 깊은 곳을 지나 안쪽 네 손가락으로 간다(그림 3.64). 주먹결절(knuckles) 근처에서 (각각 집게손가락과 새끼손가락의 폄근인) 집게폄근과 새끼폄근의 힘줄이 집게손가락과 새끼손가락으로 가는 온힘줄(common tendons) 안쪽으로 합쳐진다.

위팔노근. 방추근육인 **위팔노근(완요골근, brachioradialis)**은 아래팔 앞가쪽 면에 얕게 놓여 있다(그림 3.60과 3.63A). 이 근육은 팔오금의 가쪽모서리를 형성한다(그림 3.58C). 앞에서 언급한 바와 같이, 위팔노근은 위팔뼈 앞으로 돌아가 있고 따라서 팔꿉에서 아래팔을 굽힌다는 점에서 뒤(폄근)칸의 근육 가운데에서 예외적이다. 이 근육은 빠르게 움직이는 동안이나 아래팔을 굽히는 동안 저항이 존재할 때(예: 무거운 것을 들어 올릴 때) 특히 활성화되어, 노뼈머리의 부분탈구(subluxation)에 저항하는 연결근육으로 작용한다. 위팔노근과 손뒤침근은 손목을 가로지르지 않으므로 손목에 작용할 수 없는 뒤칸의 유일한 근육들이다. 위팔노근은 내려오면서 손뒤침근, 원엎침근 힘줄, 얕은손가락굽힘근, 긴엄지굽힘근 표면에 함께 놓여 있는 노신경과 노동맥을 덮고 있다. 위팔노근 힘줄의 먼쪽 부분은 엄지손가락으로 가는 긴엄지벌림근과 짧은엄지폄근으로 덮여 있다(그림 3.63B).

위팔노근을 검사하려면, 아래팔을 반쯤 엎친 자세로 저항에 대항하여 팔꿉관절을 굽히게 한다. 만일 위팔노근이 정상이라면 이 근육을 보고 만질 수 있다.

긴노쪽손목폄근. 방추근육인 **긴노쪽손목폄근(장요측수근신근; extensor carpi radialis longus, ECRL)**은 위팔노근에 의해 부분적으로 덮여 있고 종종 이 근육과 섞인다(그림 3.63). 이 근육의 힘줄이 위팔노근 뒤에서 먼쪽으로 내려가는 동안 긴엄지벌림근과 짧은엄지폄근이 이 힘줄을 가로지른다. 긴노쪽손목폄근은 주먹을 꼭 쥘 때 없어서는 안 되는 근육이다.

긴노쪽손목폄근을 검사하려면, 아래팔을 엎친 채 손목을 펴고 벌리도록 한다. 만일 정상이라면 팔꿉 가쪽면 아래뒤쪽에서 이 근육을 만질 수 있다. 그 힘줄은 손목 몸쪽에서 만질 수 있다.

짧은노쪽손목폄근. **짧은노쪽손목폄근(단요측수근신근; extensor carpi radialis brevis, ECRB)**은 그 이름이 나타내듯이 긴노쪽손목

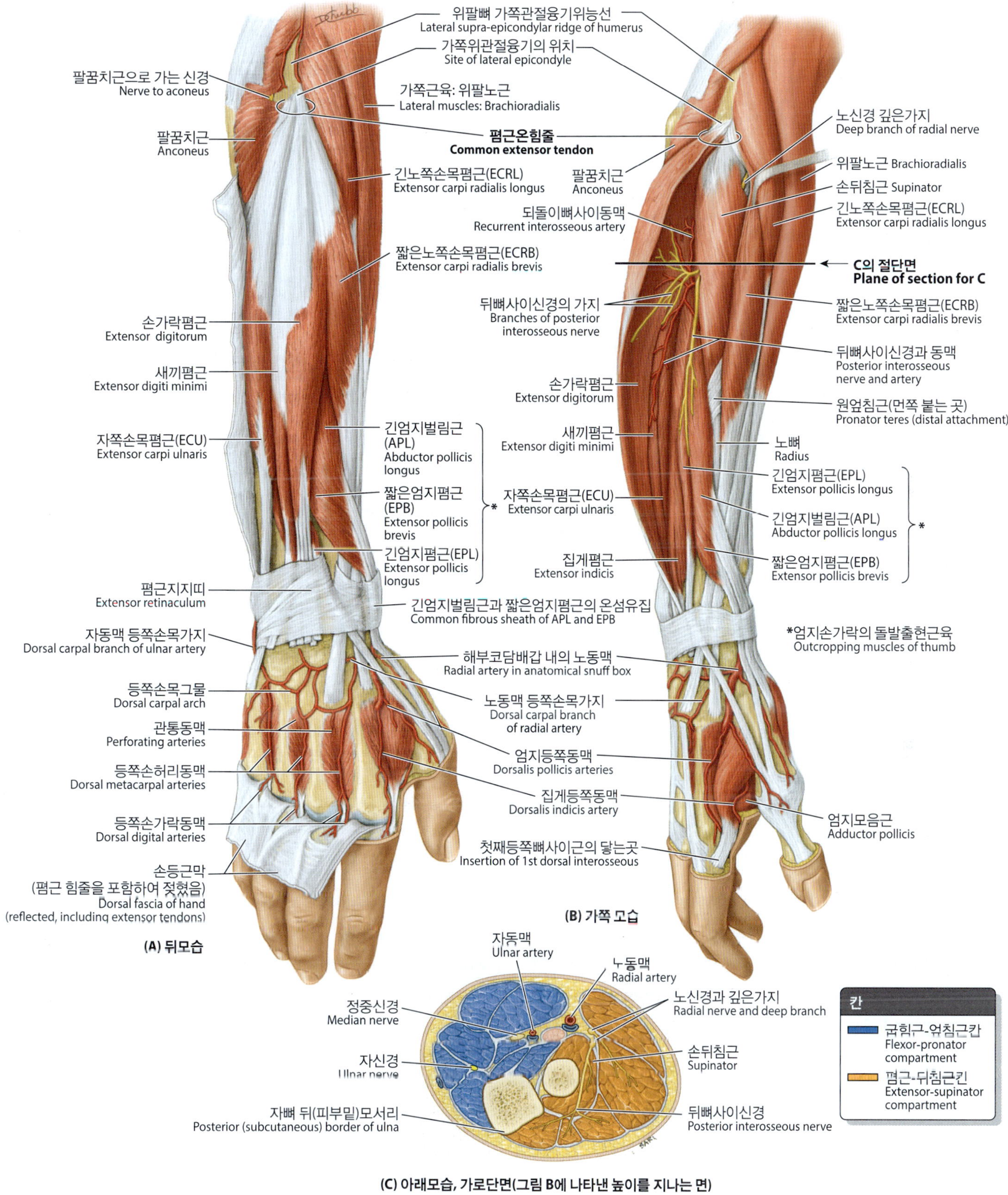

그림 3.63. 오른쪽 아래팔의 펌근-뒤침근칸. A. 펌근 얕은층. 펌근 힘줄의 먼쪽 부분을 손등에서 제거하였지만, 동맥은 손등 뼈대 면에 위치하기 때문에 그대로 남아 있다. 아래팔 가장 먼쪽 부분 뒤에 있는 근막은 두꺼워져 펌근지지띠를 형성하며, 이 띠의 속면은 노뼈와 자뼈에 고정되어 있다. **B.** 펌근 깊은층. 엄지손가락으로 가는 3개의 돌발출현근육(*별표*)인 긴엄지벌림근, 짧은엄지펌근, 긴엄지펌근이 짧은노쪽손목펌근과 손가락펌근 사이에서 나타난다. 이 세 근육이 나오는 고랑을 몸쪽으로 가쪽위관절융기까지 벌려 손뒤침근을 노출하였다. **C.** 아래팔의 가로단면. 뒤칸의 얕은층과 깊은층 근육(*노란색*)에는 노신경이, 앞칸의 근육(*파란색*)에는 자신경과 정중신경이 분포한다.

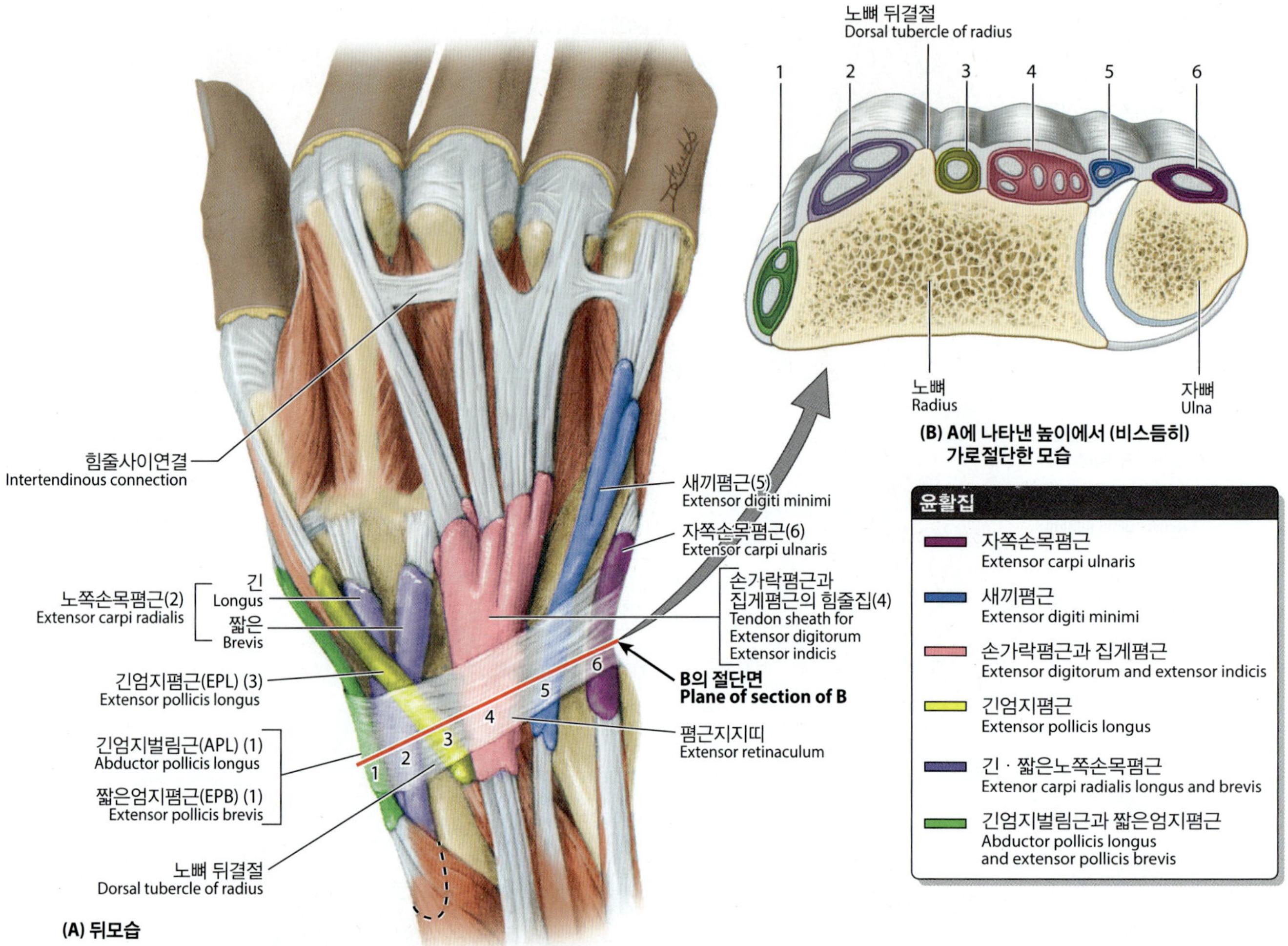

그림 3.64. 아래팔 먼쪽 부분과 손등에 있는 윤활집과 힘줄. A. 해부. 뼈섬유성 굴 6개에 윤활힘줄집 6개가 들어 있는 것을 관찰하라. 이 굴은 폄근지지띠가 자뼈, 그리고 주로 노뼈에 부착함으로써 형성되며, 폄근 9개에서 유래하는 힘줄 12개가 지나가는 통로를 제공한다. 새끼손가락으로 가는 손가락폄근 힘줄은 반지손가락으로 가는 힘줄이 나뉜 것으로 힘줄사이연결을 통해 새끼손가락으로 계속되며, 그 후 새끼폄근 힘줄에서 섬유를 추가적으로 받는다. 이런 변이는 흔하다. 숫자는 그림 **B**에서 번호로 표시한 뼈섬유성 굴을 가리킨다. **B.** 아래팔 먼쪽 끝의 약간 비스듬한 가로단면. 폄근 힘줄이 폄근지지띠 깊은 곳의 6개 뼈섬유성 굴을 가로지른다.

폄근보다 짧은 근육이다. 이 근육은 위팔에서는 긴노쪽손목폄근보다 더 먼쪽에서 일어나지만 손에서는 긴노쪽손목폄근 근처에 부착한다(그러나 둘째가 아니라 셋째손허리뼈 바닥에 부착함). 먼쪽으로 가는 동안 이 근육은 긴노쪽손목폄근으로 덮여 있다. 짧은노쪽손목폄근과 긴노쪽손목폄근은 함께 **노쪽손목폄근힘줄집(tendinous sheath of extensor carpi radiales)**에 싸여 함께 폄근지지띠 밑을 지난다(그림 3.64). 이 두 근육은 보통 다른 근육에 대한 협동근으로서 다양한 정도로 함께 작용한다. 이 두 근육만 독자적으로 작용하면 손을 펴면서 벌린다. 자쪽손목폄근과 함께 작용하면 손을 펴고(짧은노쪽손목폄근이 더 많이 작용함), 노쪽손목굽힘근(FCR)과 함께 작용하면 순수한 벌림만 일으킨다. 자쪽손목폄근과의 협동작용은 안쪽 네 손가락을 강하게 굽히는 (주먹을 꽉 쥐는) 동안 손목을 안정시키는 데 중요하며, 이 기능에는 긴노쪽손목폄근이 더 많이 작용한다.

손가락폄근. 안쪽 네 손가락의 주된 폄근인 **손가락폄근(지신근, extensor digitorum)**은 아래팔 뒷면의 많은 부분을 차지하고 있다(그림 3.62와 3.63A). 몸쪽에서는 이 근육의 네 힘줄이 집게폄근 힘줄과 함께 **손가락폄근과 집게폄근힘줄집(tendinous sheath of extensor digitorum and extensor indicis**; 온폄근윤활집, common extensor synovial sheath)을 통해 폄근지지띠 깊이 지난다(그림 3.64A, B). 손등에서는 이 힘줄들이 손가락을 향해 달리면서 서로 벌어진다. 인접한 힘줄들은 주먹결절(손허리손가락관절)의 몸쪽에서 3개의 비스듬한 **힘줄사이연결**(*intertendinous connections*)에 의해 서로 연결되며, 이 연결은 안쪽 네 손가락(특히 반지손가락)을 독립적으로 펴는 것을 제한한다. 따라서 정상적으로는 다른 손가락을 완전히 펴고 있으면 이들 손가락 중 어떤 손가락도 완전히 굽힐 수는 없다. 보편적으로 넷째 힘줄은 처음에는 반지손가락으로 가는 힘줄과 합쳐져 있다가 힘줄사이연결에 의해 새끼손가락에 도달한다.

안쪽 네 손가락 손허리뼈의 먼쪽 끝에서, 그리고 손가락뼈를 따라가면서 이 네 힘줄은 납작해져서 **폄근널힘줄(신근건팽대, extensor expansions)**을 형성한다(그림 3.65). 각각의 손가락폄근널힘줄

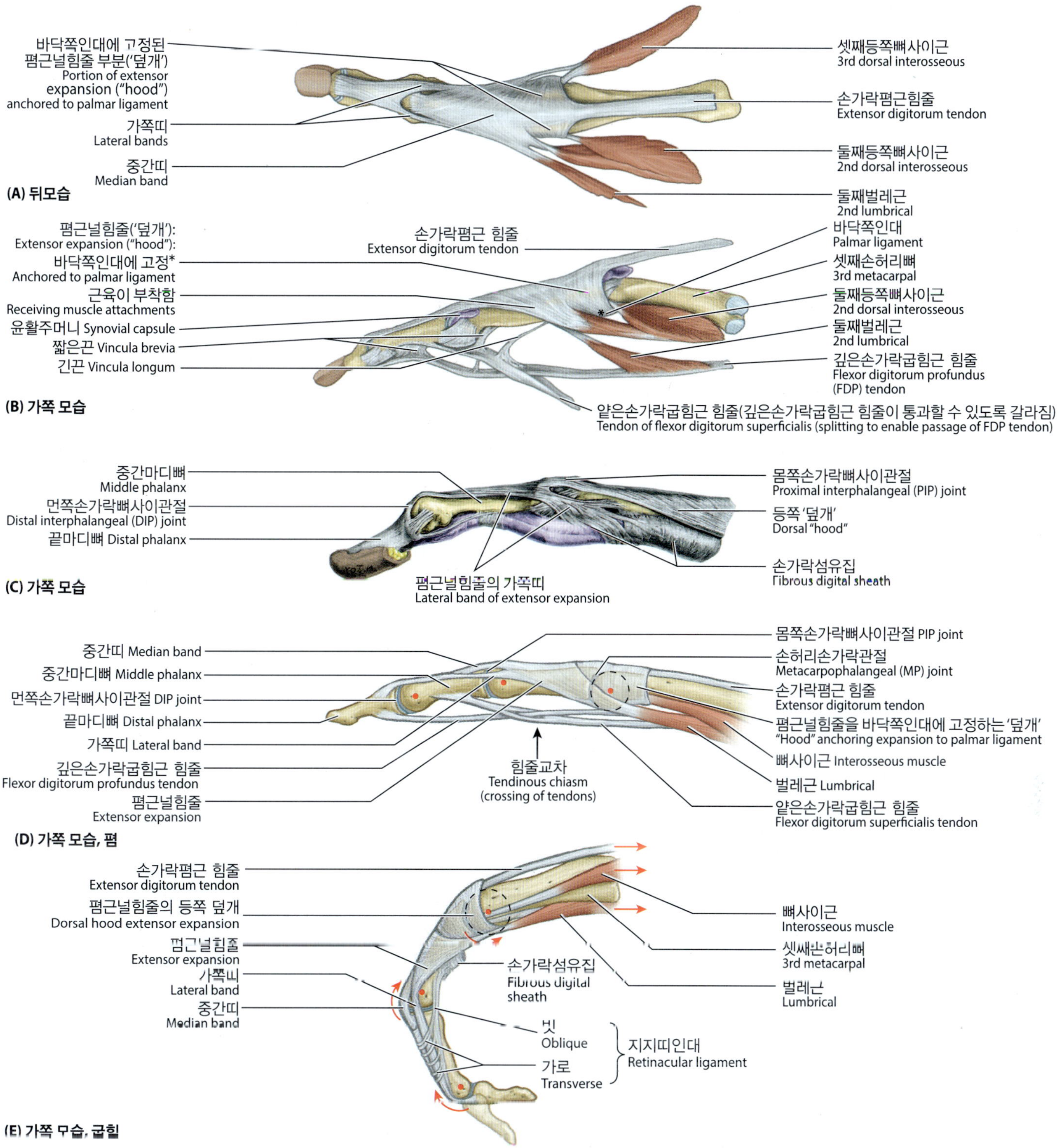

그림 3.65. 셋째손가락의 등쪽(펌근)장치. 그림 **A**, **B**, **D**, **E**에는 손허리뼈와 손가락뼈 3개 모두를, 그림 **C**에는 손가락뼈만 나타내었다. **A.** 손가락펌근 힘줄의 띠. 손가락펌근 힘줄이 3개의 띠로 나뉘는 것에 주목하라. 가쪽띠 2개는 중간마디뼈 위에서 서로 합쳐져 끝마디뼈바닥에 닿고, 하나인 중간띠는 중간마디뼈 바닥에 닿는다. **B.** 뼈사이근 힘줄의 일부는 첫마디뼈바닥에 부착하고, 나머지 부분은 펌근널힘줄에 합쳐지는데, 주로 가쪽띠에 부착하지만 널힘줄로도 퍼져나간다. 이 널힘줄로 퍼져나가는 섬유 중 일부는 중간띠와 합쳐지며, 다른 섬유는 중간띠 위를 넘어 반대쪽에서 일어나는 널힘줄과 섞인다. 각 손가락의 노쪽에서는 벌레근이 노쪽에 있는 가쪽띠에 붙는다. 등쪽 덮개는 가로로 배열된 섬유로 이루어진 넓은 띠로 구성되며, 이 섬유들은 앞쪽으로 손허리손가락관절의 바닥쪽인대에 부착하고 손허리뼈머리와 손허리손가락관절을 둘러싼다. 이 인대는 펌근널힘줄과 섞임으로써 이 장치가 손가락 등쪽면 위에서 중앙에 놓이도록 한다. **C.** 지지띠인대. 먼쪽에서는 손가락섬유집에서 가쪽띠로 뻗어 있는 지지띠인대가 이 장치가 중앙에 위치하는 것을 돕고, 몸쪽과 먼쪽손가락뼈사이관절에서 일어나는 운동을 조정한다. **D.** 손가락 관절의 폄. 뼈사이근과 벌레근의 작용 없이 손가락펌근만 단독으로 수축하면 손허리손가락관절(*점선 원*)을 포함하여 손가락의 모든 관절이 펴진다. **E.** 벌레근과 뼈사이근의 작용. 근육 힘줄 및 가쪽띠와 관절의 돌림 축(그림 **D**와 **E**의 *붉은색 점*)의 상대적인 위치 때문에 뼈사이근과 벌레근이 동시에 수축하면 손허리손가락관절은 굽혀지지만 몸쪽과 먼쪽손가락뼈사이관절은 펴진다(이른바 Z-운동).

[extensor digital expansion; 등쪽널힘줄(dorsal expansion) 또는 덮개(hood)]은 손허리뼈머리와 첫마디뼈의 등과 옆면을 에워싸는 세모꼴의 힘줄성 널힘줄이다. 손허리뼈머리를 덮는 폄근널힘줄에 의해 형성된 투구의 면갑 같은 "덮개(hood)"는 폄근 힘줄을 손가락 중간에 붙들고 있으면서 양쪽으로 **바닥쪽인대(palmar ligament**; 손허리손가락관절 관절주머니의 섬유막이 보강된 부분)에 고정된다(그림 3.65A, C).

폄근널힘줄을 형성하면서 각 손가락폄근 힘줄은 중간마디뼈바닥으로 가는 **중간띠(median band)** 하나, 그리고 끝마디뼈바닥으로 가는 **가쪽띠(lateral bands)** 2개로 나뉜다(그림 3.65D, E). 손의 뼈사이근(interosseous muscles)과 벌레근(lumbrical muscles) 힘줄이 폄근널힘줄 가쪽띠로 합쳐진다(그림 3.65).

지지띠인대(retinacular ligament)는 연약한 섬유성 띠로서, 첫마디뼈와 손가락섬유집(fibrous digital sheath)에서 시작하여 중간마디뼈와 두 손가락뼈사이관절을 비스듬히 가로질러 끝마디뼈로 간다(그림 3.65E). 이들은 끝마디뼈로 가는 폄근널힘줄 띠로 합쳐진다. 먼쪽손가락뼈사이관절을 굽히는 동안 지지띠인대가 팽팽해져서 몸쪽손가락뼈사이관절을 잡아당겨 굽힌다. 이와 유사하게 몸쪽손가락뼈사이관절을 펼 때는 지지띠인대에 의해 먼쪽손가락뼈사이관절이 당겨져 거의 완전하게 펴진다.

손가락폄근은 일차적으로 첫마디뼈를 펴도록 작용하고, 이것을 보강하는 곁 구조물들을 통해 이차적으로 중간과 끝마디뼈도 편다. 손가락을 잡아당긴 후에는, 혹은 손가락을 펴는 것에 대한 저항이 있을 경우, 이 근육은 손목관절에서 손을 펴는 것을 돕는다.

손가락폄근을 검사하려면, 아래팔을 엎치고 손가락을 편 상태에서 검사자가 첫마디뼈를 눌러 손허리손가락관절을 굽히려고 할 때 피검자는 편 상태를 계속 유지하게 한다. 만일 정상이라면 손가락폄근을 아래팔에서 만질 수 있고, 손등에서는 그 힘줄을 보고 만질 수 있다.

새끼폄근. 가는 방추근육인 **새끼폄근(소지신근; extensor digiti minimi, EDM)**은 손가락폄근이 부분적으로 분리된 것이다(그림 3.62B; 3.63A, B; 3.64). 새끼폄근 힘줄은 **새끼폄근힘줄집(tendinous sheath of extensor digiti minimi)**에 싸여 먼쪽노자관절(distal radio-ulnar joint) 뒤에서 독립된 폄근지지띠 칸을 지난다. 이후 이 힘줄은 2개의 가닥으로 나뉘는데 그 중 가쪽 가닥이 새끼손가락으로 가는 손가락폄근 힘줄과 합쳐지며, 이 세 힘줄은 모두 새끼손가락의 손가락폄근널힘줄(extensor digital expansion)에 부착한다. 이 근육은 일차적으로 다섯째손가락을 잡아당겨 편 후에 손을 펴는 데 일조한다.

새끼폄근을 검사하려면, 둘째–넷째손가락을 손허리손가락관절에서 굽힌 채 붙들고 있는 상태에서 저항에 대항하여 새끼손가락을 펴게 한다.

자쪽손목폄근. 아래팔 안쪽 모서리에 위치하는 긴 방추근육인 **자쪽손목폄근(척측수근신근; extensor carpi ulnaris, ECU)**은 두 갈래로 일어난다. 위팔갈래(humeral head)는 폄근온힘줄에서 일어나고, 자갈래(ulnar head)는 자쪽손목굽힘근(FCU) 및 깊은손가락굽힘근(FDP)과 공유되며 자뼈 뒤모서리에 붙는 널힘줄과 아래팔 깊은근막에서 일어난다. 먼쪽에서 이 근육의 힘줄은 **자쪽손목폄근힘줄집(tendinous sheath of extensor carpi ulnaris)**에 싸여 별도의 폄근지지띠 칸을 지나 자뼈머리와 붓돌기 사이의 고랑을 지나간다. 이 근육은 긴노쪽손목폄근(ECRL) 및 짧은노쪽손목폄근(ECRB)과 함께 작용하여 손을 펴고, 자쪽손목굽힘근(FCU)과 함께 작용하면 손을 모은다. 이 근육은 긴노쪽손목폄근처럼 주먹을 꽉 쥘 때 없어서는 안 되는 근육이다.

자쪽손목폄근을 검사하려면, 아래팔을 엎치고 손가락과 손목을 편 다음 저항에 대항하여 펴 있는 손목을 모으게 한다. 만일 정상이라면 이 근육을 아래팔 몸쪽 부분에서 보고 만질 수 있으며 자뼈머리 몸쪽에서는 그 힘줄을 느낄 수 있다.

손뒤침근. **손뒤침근(회외근, supinator)**은 팔오금에 깊이 위치하며, 위팔근과 더불어 팔오금 바닥을 형성한다(그림 3.62A, C; 3.64B; 3.66). 이 판 모양의 근육은 뼈와 인대에서 연속적으로 일어나서 안쪽과 먼쪽을 향해 나선 모양으로 내려오면서 노뼈목과 노뼈몸통 몸쪽 부분을 둘러싼다. 노신경 깊은가지(deep branch of radial nerve)가 팔오금에서 아래팔 뒤쪽으로 가면서 이 근육의 얕은갈래와 깊은갈래 사이를 지난다. 이 가지가 손뒤침근을 빠져나와 뒤뼈사이동맥(posterior interosseous artery)과 만나면서 뒤뼈사이신경(posterior interosseous nerve)이 된다.

특히 아래팔을 펴고 있을 때, 손뒤침근은 저항이 없는 느린 뒤침에 대한 주작용근이다. 위팔두갈래근 역시 아래팔을 뒤치는데, 이 근육

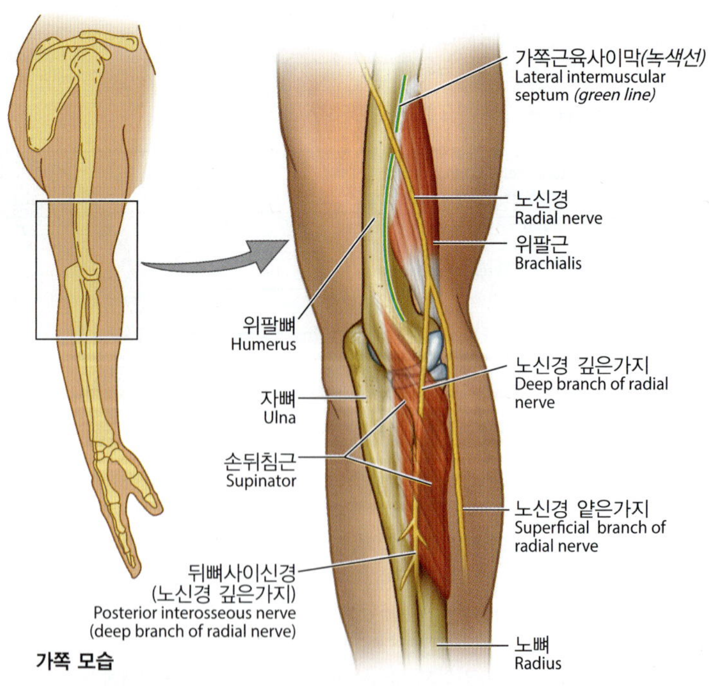

그림 3.66. 위팔근 및 손뒤침근과 노신경의 관계. 팔오금으로 들어온 노신경은 위팔근 가쪽에서 깊은(운동)가지와 얕은(감각)가지로 나뉜다. 깊은가지는 손뒤침근을 관통하여 아래팔뒤칸으로 가서 뒤뼈사이신경이 된다. 이 신경은 같은 이름의 동맥과 만나 아래팔의 얕은층 근육과 깊은층 근육 사이 면을 따라 달린다.

은 아래팔을 굽힌 상태에서 저항에 대항하여 빠르고 힘차게 뒤치는 동안 주작용근으로 작용한다(예: 오른손잡이가 나사못을 돌려서 박을 때).

아래팔의 깊은층 폄근(deep extensors of forearm)은 엄지손가락(긴엄지벌림근, 긴엄지폄근, 짧은엄지폄근)과 집게손가락(집게폄근)에 작용한다(그림 3.62~3.64; 표 3.11). 엄지손가락에 작용하는 세 근육은 얕은층 폄근 깊이 있다가 아래팔 가쪽 부분에서 폄근 사이의 고랑으로 "불쑥 나타난다"("crop out"). 이러한 특징 때문에 종종 이 근육들을 '엄지손가락의 돌발출현근육(*outcropping muscles of thumb*)'이라고 부른다(그림 3.63A).

긴엄지벌림근. **긴엄지벌림근(장무지외전근; abductor pollicis longus, APL)**은 힘살이 길고 방추 모양이며 손뒤침근 바로 먼쪽에 있고(그림 3.62), 짧은엄지폄근과 아주 가까이 있다. 이 근육의 힘줄은, 그리고 때때로 그 힘살도, 보통 두 부분으로 갈라지는데, 그중 하나는 이 근육이 일반적으로 부착하는 부위인 첫째손허리뼈바닥 대신에 큰마름뼈에 부착하기도 한다. 긴엄지벌림근은 엄지를 벌리는 동안 짧은엄지벌림근(abductor pollicis brevis)과 함께 작용하고, 엄지를 펴는 동안에는 엄지폄근들과 함께 작용한다. 긴엄지벌림근은 깊이 있지만, 손목에서는 돌발출현근육의 하나로 나타난다. 이 근육의 힘줄은 짧은엄지폄근 힘줄과 함께 온윤활집인 **긴엄지벌림근과 짧은엄지폄근힘줄집(tendinous sheath of abductor pollicis longus and extensor pollicis brevis)**에 싸여서 폄근지지띠 깊이 지나간다.

긴엄지벌림근을 검사하려면, 손허리손가락관절에서 저항에 대항하여 엄지손가락을 벌리게 한다. 만일 정상이라면, 해부코담배갑의 가쪽, 그리고 인접한 짧은엄지폄근 힘줄 가쪽에서 이 근육의 힘줄을 보고 만질 수 있다.

짧은엄지폄근. 엄지손가락을 펴는 방추형의 짧은 근육인 **짧은엄지폄근(단무지신근; extensor pollicis brevis, EPB)**의 힘살은 긴엄지벌림근 먼쪽에 있고 부분적으로 그것으로 덮여 있다. 이 근육의 힘줄은 긴엄지벌림근 힘줄 바로 안쪽에서 이와 나란히 놓여 있지만, 더 멀리 뻗어가서 첫마디뼈바닥까지 도달한다(그림 3.62A와 3.63B). 엄지손가락의 첫마디뼈를 펴도록 작용한 후 계속되는 작용으로, 또는 대항근에 의해 이 관절이 고정되어 있을 때 작용함으로써, 이 근육은 첫째손허리뼈를 펴고 또 손을 펴고 벌리는 것을 돕는다. 엄지손가락을 완전히 펴면 해부코담배갑이라고 하는 오목한 부분을 손목의 노쪽에서 볼 수 있다(그림 3.67).

짧은엄지폄근을 검사하려면, 손허리손가락관절에서 저항에 대항하여 엄지손가락을 펴게 한다. 만일 짧은엄지폄근이 정상이라면, 이 근육의 힘줄을 해부코담배갑 가쪽, 그리고 인접한 긴엄지벌림근 힘줄의 안쪽에서 보고 만질 수 있다(그림 3.62, 3.63, 3.67).

긴엄지폄근. 짧은엄지폄근에 비해 **긴엄지폄근(장무지신근; extensor pollicis longus, EPL)**은 더 크고 힘줄도 더 길다. 이 근육의 힘줄은 **긴엄지폄근힘줄집(tendinous sheath of extensor pollicis longus)**에 싸여 노뼈 뒤결절 안쪽에서 별도의 굴을 통해 폄근지지띠 밑을 지난다(그림 3.63과 3.64). 이 근육은 엄지손가락 끝마디뼈바닥을 향해 갈 때 노뼈 뒤결절을 도르래로 이용해서 경로를 약간 꺾는다. 엄지손가락으로 가는 폄근의 힘줄들 사이에는 간격이 있는데, 이것이 바로 **해부코담배갑**이다(그림 3.67). 이 근육의 주요 작용(표 3.11) 외에도, 긴엄지폄근은 또한 펴진 엄지를 모으고 가쪽으로 돌린다.

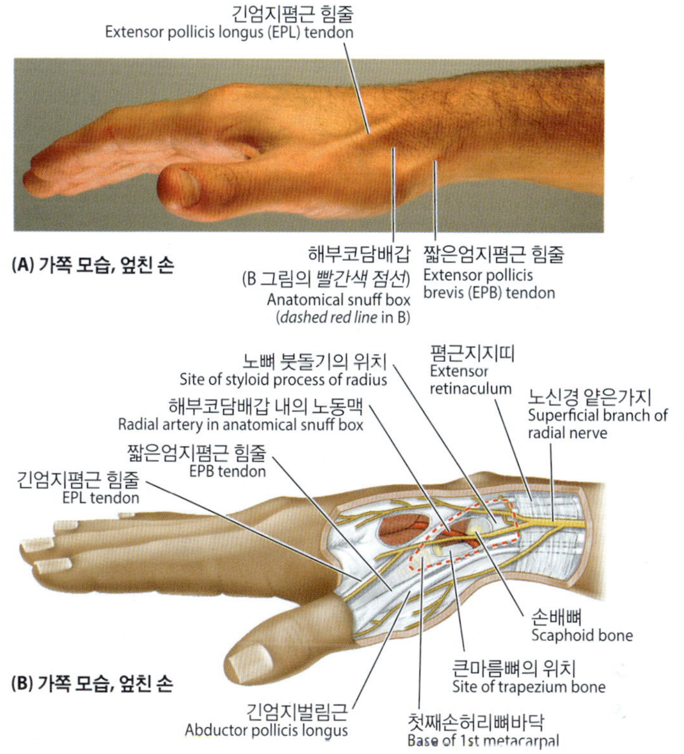

그림 3.67. 해부코담배갑. A. 표면해부학. 엄지손가락을 펴면 안쪽으로는 긴엄지폄근(EPL) 힘줄, 가쪽으로는 짧은엄지폄근(EPB)과 긴엄지벌림근(APL) 힘줄 사이에 세모꼴의 오목이 나타난다. **B.** 해부코담배갑의 바닥. 노동맥이 노뼈 앞면에서부터 손 등쪽면으로 비스듬히 넘어가면서 손배뼈와 큰마름뼈로 이루어진 해부코담배갑의 바닥을 가로지른다.

긴엄지폄근을 검사하려면, 손가락뼈사이관절에서 저항에 대항하여 엄지를 펴게 한다. 만일 긴엄지폄근이 정상이라면, 이 근육의 힘줄을 해부코담배갑 안쪽에서 보고 만질 수 있다.

긴엄지벌림근(APL)과 짧은엄지폄근(EPB)의 힘줄은 **해부코담배갑(anatomical snuff box)**의 가쪽 경계를 이루고, 긴엄지폄근(EPL)의 힘줄은 안쪽 경계를 이룬다(그림 3.63, 3.64, 3.67). 엄지손가락을 완전히 펴면 해부코담배갑을 볼 수 있는데, 이 동작은 힘줄들을 들어올려 그 사이에 세모꼴의 오목한 부분이 만들어지도록 한다. 다음을 관찰하라.

- 노동맥이 해부코담배갑 바닥에 있다.
- 해부코담배갑 내에서 몸쪽에서는 **노뼈 붓돌기**를 만질 수 있고, 먼쪽에서는 첫째손허리뼈바닥을 만질 수 있다.
- 해부코담배갑 바닥에서 노뼈 붓돌기와 첫째손허리뼈 사이로 **손배뼈**와 **큰마름뼈**를 느낄 수 있다(임상적용 "손배뼈 골절"과 그림 3.67 참조).

집게폄근. **집게폄근(시지신근, extensor indicis)**의 힘살은 가늘고 길며 긴엄지폄근 힘살 안쪽에 나란히 놓여 있다(그림 3.63B와 3.64). 이 근육은 집게손가락에 독립성을 부여한다. 다시 말해서 집게폄근은 홀로 또는 손가락폄근과 함께 작용하여 어떤 것을 가리킬 때처럼 몸쪽손가락뼈사이관절에서 집게손가락을 편다. 또한 이 근육은 손을 펴는 것을 돕는다.

아래팔의 동맥(Arteries of Forearm)

아래팔의 주요 동맥은 **자동맥**(*ulnar artery*)과 **노동맥**(*radial artery*)인데, 이들은 위팔동맥의 종말가지로 보통 팔오금 아랫부분 노뼈목 맞은편에서 일어난다(그림 3.68). 아래팔의 명명된 동맥을 그림 3.69에 도시하였고, 그 이는곳과 경로를 표 3.12에서 설명하였다. 추가적으로 보다 자세한 것을 아래에서 설명하였다.

자동맥(ulnar artery)

자쪽손목굽힘근(FCU) 힘줄 가쪽에서 **자동맥(척골동맥, ulnar artery)**의 박동을 짚어볼 수 있으며, 여기서 이 동맥은 자뼈머리 앞에 놓여 있다. 자신경은 자동맥 안쪽에 위치한다. 자동맥이 아래팔에서

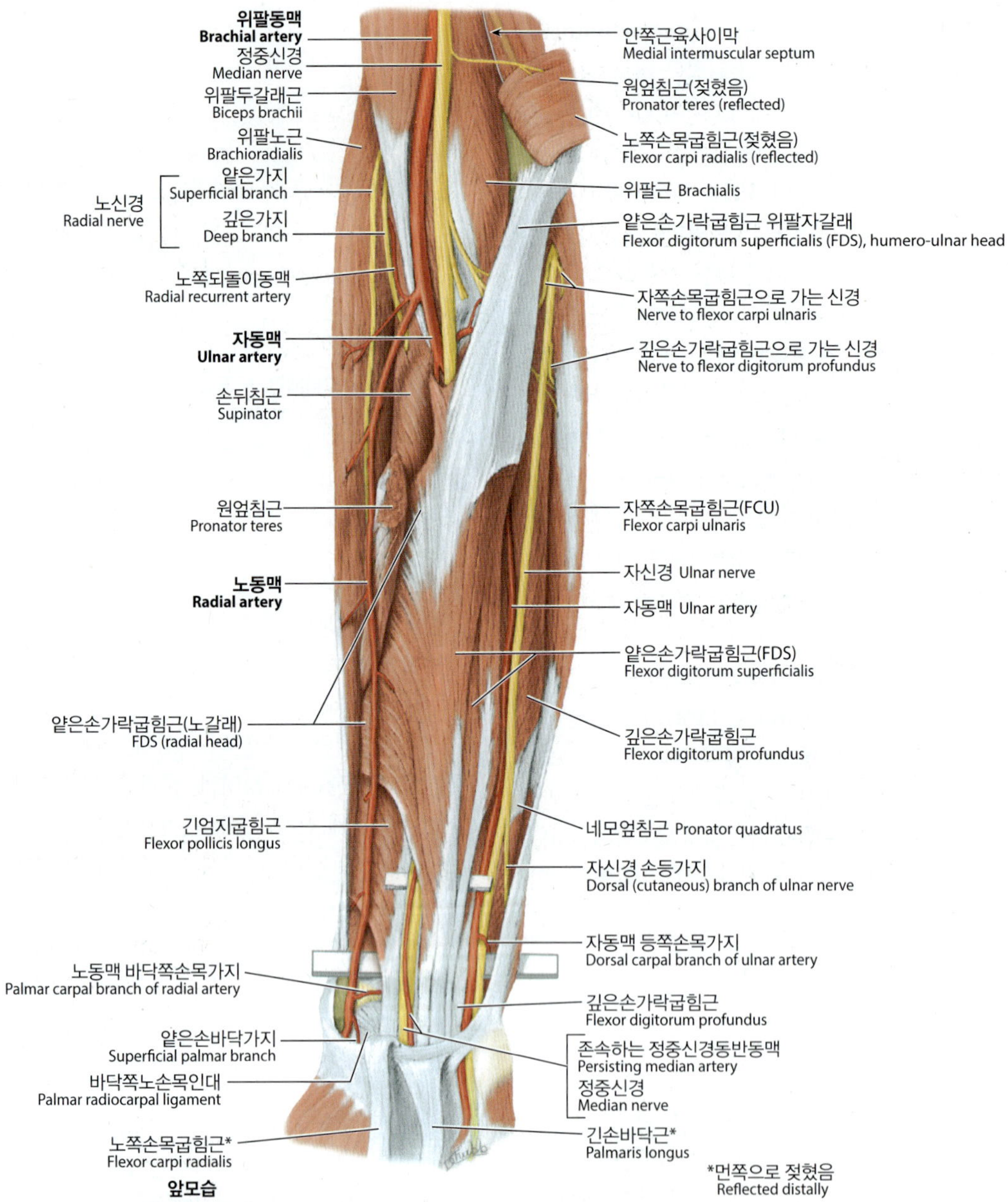

그림 3.68. 얕은손가락굽힘근과 근처의 혈관. 얕은층의 세 근육(원엎침근, 노쪽손목굽힘근, 긴손바닥근)을 뼈에 붙는 끝 부분만 남기고 제거하였다. 얕은층의 네 번째 근육(자쪽손목굽힘근)은 안쪽으로 젖혀 놓았다. 안쪽위관절융기에 힘줄로 붙는 얕은손가락굽힘근의 위팔갈래는 두껍고, 손뒤침근과 원엎침근이 노뼈에 붙는 곳 바로 먼쪽에서 노뼈에 선상으로 붙는 노갈래는 얇다(표 3.10). 자동맥과 정중신경이 얕은손가락굽힘근의 위팔갈래와 노갈래 사이로 지나간다. 자동맥은 얕은손가락굽힘근 깊은 곳에서 비스듬히 내려가 자신경과 만나며, 이 신경은 얕은손가락굽힘근 안쪽 모서리 근처에서 수직으로 내려간다(여기서는 얕은손가락굽힘근과 자쪽손목굽힘근이 유착한 부분을 분리하여 노출하였음). 몸쪽 더듬자로 얕은손가락굽힘근(그리고 정중신경과 존속하는 정중신경동반동맥)을 들어올렸다. 먼쪽 더듬자는 손목관절 앞을 가로지르는 나머지 모든 구조물을 들어올리고 있다.

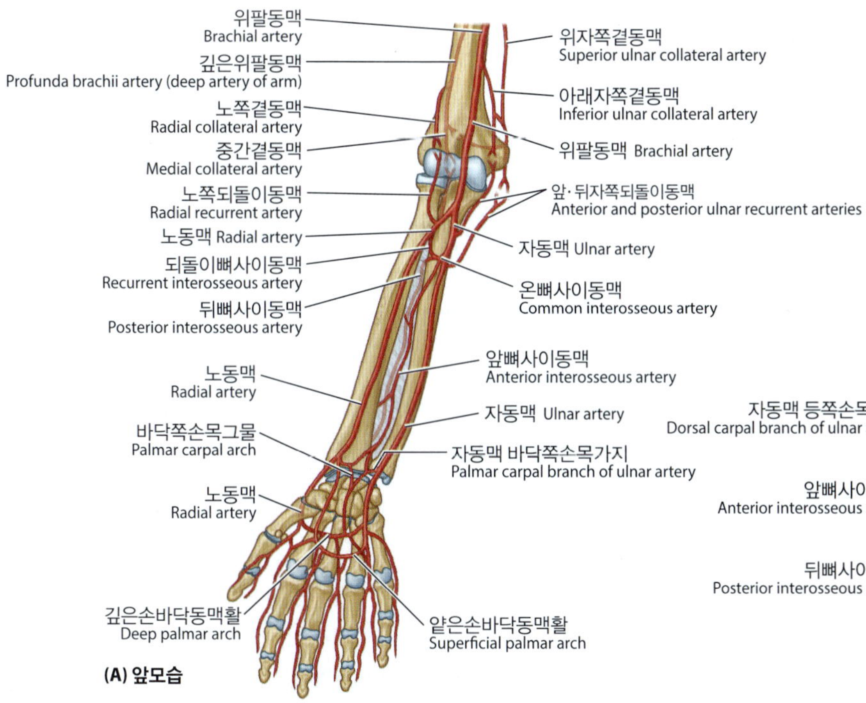

(A) 앞모습

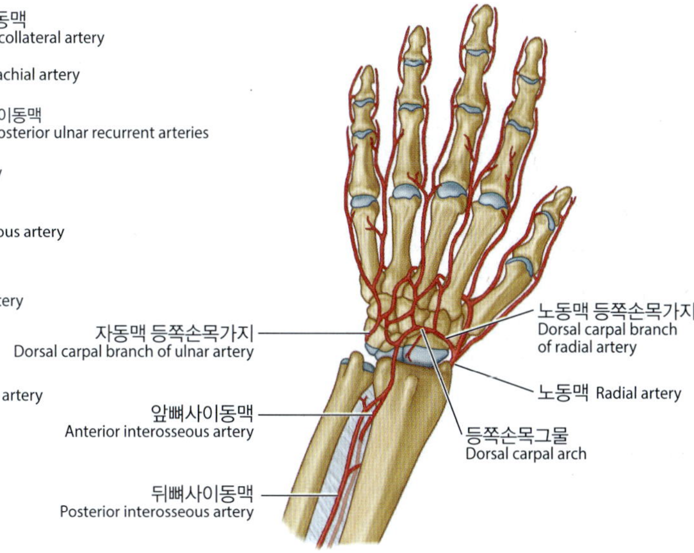

(A) 뒤모습

그림 3.69. 아래팔과 손의 동맥. A. 개요. **B.** 아래팔 먼쪽과 손.

표 3.12. 아래팔과 손목의 동맥

동맥	이는곳	아래팔에서의 경로
자동맥(척골동맥, ulnar artery)	팔오금에서 위팔동맥의 보다 큰 종말가지로서 시작됨	아래팔 굽힘근 얕은층(원엎침근과 긴손바닥근)과 중간층(얕은손가락굽힘근) 깊은 곳에서 아래안쪽으로 내려가다 이어서 똑바로 내려가 아래팔 안쪽 부분에 도달하며, 손목에서는 굽힘근지지띠 표면에서 자신경굴(Guyon굴)을 지나 손으로 들어감
앞자쪽되돌이동맥(전척측반회동맥, anterior ulnar recurrent artery)	팔꿉관절 바로 먼쪽에서 자동맥으로부터 나옴	위팔근과 원엎침근 사이에서 위쪽으로 가면서 이 두 근육에 혈액을 공급한 후, 안쪽위관절융기 앞에서 아래자쪽곁동맥과 연결됨(그림 3.69A 앞모습)
뒤자쪽되돌이동맥(후척측반회동맥, posterior ulnar recurrent artery)	앞자쪽되돌이동맥의 먼쪽에서 자동맥으로부터 나옴	안쪽위관절융기 뒤, 그리고 자쪽손목굽힘근 힘줄 깊은 곳에서 위로 간 다음, 위자쪽곁동맥과 연결됨
온뼈사이동맥(총골간동맥, common interosseous artery)	팔오금에서 위팔동맥이 갈라지는 곳 먼쪽의 자동맥으로부터 나옴	가쪽으로 깊게 달리다 앞·뒤뼈사이동맥으로 갈라지면서 바로 끝남
앞뼈사이동맥(전골간동맥, anterior interosseous artery)	노뼈와 자뼈 사이에서 온뼈사이동맥의 종말가지로서 시작됨	뼈사이막 앞면을 따라 먼쪽으로 달려 네모엎침근 몸쪽 모서리에 도달한 다음, 이 막을 뚫고 뼈사이막 뒤에서 먼쪽으로 계속되어 등쪽손목그물과 만남
뒤뼈사이동맥(후골간동맥, posterior interosseous artery)		뼈사이막 뒤로 가서 되돌이뼈사이동맥을 낸 다음, 아래팔 폄근의 얕은층과 깊은층 사이에서 먼쪽으로 달리면서 이 두 근육 무리에 혈액을 공급함; 먼쪽에서는 앞뼈사이동맥에 의해 대체됨
되돌이뼈사이동맥(반회골간동맥, recurrent interosseous artery)	노뼈와 자뼈 사이에서 뒤뼈사이동맥으로부터 나옴	몸쪽노자관절과 위팔뼈작은머리 뒤에서 위로 달려 (깊은위팔동맥에서 유래한) 중간곁동맥과 연결됨
바닥쪽손목가지(장측수근지, palmar carpal branch)	아래팔 먼쪽 부분에서 자동맥으로부터 나옴	깊은손가락굽힘근 힘줄 깊이 손목 앞을 가로질러 노동맥 바닥쪽손목가지와 연결되어 바닥쪽손목그물을 형성함
등쪽손목가지(배측수근지, dorsal carpal branch)	콩알뼈 몸쪽에서 자동맥으로부터 나옴	아래팔 폄근 힘줄 깊이 손목 등쪽면을 가로질러 노동맥 등쪽손목가지와 연결되어 등쪽손목그물을 형성함
노동맥(요골동맥, radial artery)	팔오금에서 위팔동맥의 보다 작은 종말가지로서 시작됨	위팔노근에 덮여 아래가쪽으로 달림; 아래팔 먼쪽에서는 노쪽손목굽힘근 힘줄 가쪽에 놓임; 노뼈 가쪽을 감아 돌아 해부코담배갑 바닥을 가로지른 후 첫째등쪽뼈사이근을 관통함
노쪽되돌이동맥(요측반회동맥, radial recurrent artery)	위팔동맥이 갈라지는 곳 바로 먼쪽에서 먼쪽에서 노동맥 가쪽면으로부터 나옴	위팔노근과 위팔근 사이로 올라가면서 이 두 근육과 팔꿉관절에 혈액을 공급한 다음, (깊은위팔동맥에서 나오는) 노쪽곁동맥과 연결됨
바닥쪽손목가지(장측수근지, palmar carpal branch)	네모엎침근의 먼쪽 모서리 근처에서 노동맥 먼쪽 부분으로부터 나옴	아래팔 굽힘근 힘줄 깊이 손목 앞을 가로질러 자동맥 바닥쪽손목가지와 연결되어 바닥쪽손목그물을 형성함
등쪽손목가지(배측수근지, dorsal carpal branch)	해부코담배갑 몸쪽 부분에서 노동맥 먼쪽 부분으로부터 나옴	긴엄지폄근과 노쪽손목폄근 힘줄 깊이 손목을 가로질러 안쪽으로 달려 자동맥 등쪽손목가지와 연결되어 등쪽손목그물을 형성함

내는 가지들이 팔꿉관절그물(subital anastomosis)에 참여하고(그림 3.69A) 아래팔의 안쪽과 중심부에 있는 근육, 굽힘근온힘줄집(common flexor sheath), 자신경과 정중신경에 혈액을 공급한다.

- **앞자쪽되돌이동맥**과 **뒤자쪽되돌이동맥**(전 및 후척측반회동맥, *anterior and posterior ulnar recurrent arteries*)은 각각 아래자쪽곁동맥 및 위자쪽곁동맥과 연결되어 **팔꿉의 관절 주위 동맥사이연결(팔꿉관절그물)**에 참여한다. 앞자쪽되돌이동맥과 뒤자쪽되돌이동맥은 (온)자쪽되돌이동맥의 앞가지와 뒤가지로 나오기도 한다.
- **온뼈사이동맥**(총골간동맥, *common interosseous artery*)은 자동맥의 짧은 가지로 팔오금 먼쪽 부분에서 일어나 곧바로 앞뼈사이동맥과 뒤뼈사이동맥으로 나뉜다.
- **앞뼈사이동맥**(전골간동맥, *anterior interosseous artery*)은 앞뼈사이신경과 함께 뼈사이막 앞면에 직접 닿은 채 먼쪽으로 달리는 반면, **뒤뼈사이동맥**(후골간동맥, *posterior interosseous artery*)은 뒤뼈사이신경을 동반하여 폄근의 얕은층과 깊은층 사이로 주행한다. 상대적으로 더 작은 뒤뼈사이동맥은 뒤칸의 중간 1/3에 있는 구조물에 분포하는 주된 동맥이다. 따라서 이 동맥은 아래팔 먼쪽에서는 대부분이 소진되고, 네모엎침근 몸쪽 모서리 근처에서 뼈사이막을 뚫고 뒤칸으로 넘어온 앞뼈사이동맥으로 대체된다.
- 자동맥의 이름 없는 **근육가지**들이 아래팔 안쪽 부분에 있는 근육, 주로 굽힘근–엎침근 무리에 속하는 근육들에 분포한다.

노동맥(radial artery)

노동맥(요골동맥, radial artery)의 박동은 아래팔 전체 길이에서 느낄 수 있기 때문에, 이 동맥은 아래팔의 굽힘근칸과 폄근칸의 앞가쪽 경계로 유용하게 이용된다. 위팔노근을 가쪽으로 젖히면 이 동맥의 전체 길이를 관찰할 수 있다(그림 3.68, 3.69; 표 3.12). 노동맥은 아래팔 먼쪽 부분에 도달하기까지는 근육 위에 놓여 있다. 아래팔 먼쪽에서 노동맥은 노뼈 앞면에 놓이고 피부와 근막으로만 덮여 있으므로, 이곳은 노동맥의 박동을 재는 데 이상적인 장소이다.

아래팔에서 노동맥의 경로는 팔오금 한가운데와 노뼈 붓돌기 바로 안쪽을 연결하는 선으로 표시된다. 노동맥은 손목 가쪽을 감아 돌면서 아래팔을 떠나 해부코담배갑 바닥을 가로지른다(그림 3.63과 3.69).

- **노쪽되돌이동맥**(요측반회동맥, *radial recurrent artery*)은 깊은위팔동맥의 가지인 **노쪽곁동맥**(*radial collateral artery*)과 연결되어 팔꿉관절그물 형성에 참여한다.
- **노동맥 바닥쪽손목가지**와 **등쪽손목가지**(장측 및 배측수근지, *palmar and dorsal carpal branches*)는 자동맥의 상응하는 가지와 앞 및 뒤뼈사이동맥의 종말가지와 연결되어 바닥쪽과 등쪽손목그물(palmar and dorsal carpal arches)을 형성함으로써 **손목의 관절 주위 동맥연결**에 참여한다.
- 노동맥이 앞·뒤칸 사이의 앞가쪽 경계를 이루면서 이 경계를 따라 달리기 때문에, 노동맥의 이름 없는 **근육가지**들이 굽힘근칸과 폄근칸의 인접한 (앞가쪽) 곳에 있는 근육에 모두 분포한다.

아래팔의 정맥(Veins of Forearm)

위팔에서처럼 아래팔에도 얕은정맥과 깊은정맥이 있다. 얕은정맥은 피부밑조직에서 올라가고, 깊은정맥은 아래팔 깊은동맥과 동반한다.

얕은정맥(superficial veins)

팔 얕은정맥의 분포 양상, 일반적인 변이, 임상적 중요성은 이 장의 앞에서 설명하였다.

깊은정맥(deep veins)

아래팔에는 동맥을 동반하는 깊은정맥이 풍부하게 존재한다(그림 3.70). 이들 동반정맥(accompanying veins; 라틴어로 *venae comitantes*)은 손의 **깊은손바닥정맥활(deep venous palmar arch)**에서 일어난다. 이 활의 가쪽에서 한 쌍의 **노정맥(요골정맥, radial veins)**이 일어나 노동맥을 따라가고, 안쪽에서는 한 쌍의 **자정맥(척골정맥, ulnar veins)**이 일어나 자동맥을 따라간다. 각 동맥을 동반하는 정맥들은 서로 자유롭게 연결된다. 노정맥과 자정맥은 아래팔의 정맥을

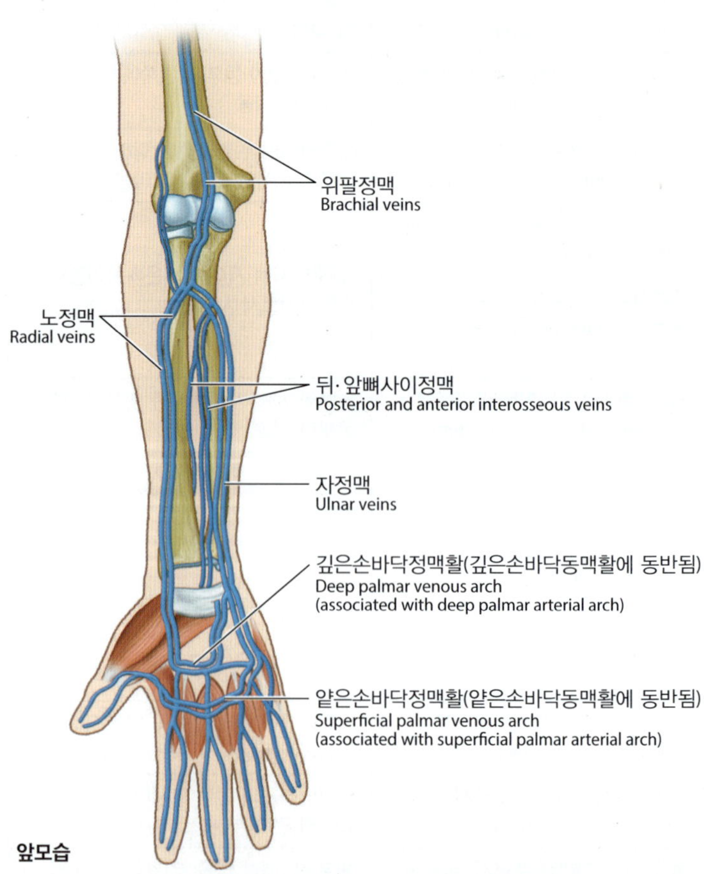

그림 3.70. 팔 깊은정맥의 흐름.

배출하지만 손에서는 비교적 적은 양의 혈액을 운반한다.

아래팔에서 깊은정맥들은 해당 동맥의 옆을 따라 올라가면서 인접한 근육에서 나오는 정맥 가지들을 받아들인다. 깊은정맥은 얕은정맥과 교통한다. 뼈사이동맥을 동반하는 **뼈사이정맥(골간정맥, interosseous veins)**은 노정맥 및 자정맥과 합쳐진다. 팔오금에서 깊은정맥은 얕은정맥인 **팔오금중간정맥**(*median cubital vein*)과 연결된다(그림 3.57B 참조). 이들 팔오금의 깊은정맥은 또한 위팔동맥동반정맥(accompanying veins of brachial artery; 위팔정맥)과 합쳐진다.

아래팔의 신경(Nerves of Forearm)

아래팔의 신경에는 정중신경, 자신경, 노신경이 있다. 정중신경은 아래팔앞(굽힘근-엎침근)칸의 주요 신경이다(그림 3.71A; 그림 3.59B 참조). 노신경은 팔오금 부위에서 나타나지만 곧 아래팔뒤(폄근-뒤침근)칸으로 들어간다. 피부가지를 제외하면 아래팔 앞에는 정중신경과 자신경밖에 없다. 아래팔의 명명된 신경들을 그림 3.71에 도시하였고, 그 이는곳과 경로를 표 3.13에서 설명하였다. 추가적인 자세한 내용과 이름 없는 가지를 아래에 설명하였다.

아래팔의 정중신경(median nerve in forearm)

정중신경(median nerve)은 아래팔앞칸의 주된 신경이다(그림 3.71 A와 3.72; 표 3.13). 이 신경은 (자쪽손목굽힘근을 제외하고) 아래팔 굽힘근의 얕은층과 중간층에 있는 근육에 직접 분포하고, [깊은손가락굽힘근의 안쪽(자쪽) 절반을 제외한] 깊은층 근육에는 그 가지인 앞뼈사이신경을 경유하여 근육가지를 낸다. 정중신경은 위팔동맥으로 가는 작은 가지를 빼면 위팔에서는 가지를 내지 않는다. 아래팔에서 이 신경의 주요 가지는 앞뼈사이신경이다(그림 3.71A; 표 3.13). 또한 아래팔에서는 다음의 이름 없는 가지들이 정중신경에서 나온다.

- **관절가지**. 이 가지들은 정중신경이 팔꿉관절을 지날 때 이 관절로 들어간다.
- **근육가지**. **원엎침근신경**(*nerve to pronator teres*)은 보통 팔꿉에서 일어나 이 근육의 가쪽 모서리로 들어간다. 굵은 신경다발 하나가 얕은층 굽힘근 무리를 뚫고 들어가 노쪽손목굽힘근, 긴손바닥근, 얕은손가락굽힘근에 분포한다.
- **앞뼈사이신경(전골간신경**, *anterior interosseous nerve*). 이 가지는 자뇨동맥의 앞뼈사이동맥과 함께 뼈사이막 앞에서 먼쪽으로 달린다. (넷째·다섯째손가락으로 힘줄을 보내는 깊은손가락굽힘근의 자쪽 부분을 제외한) 아래팔의 깊은층 굽힘근에 분포한 다음, 이 신경은 네모엎침근 깊은 곳을 지나면서 이 근육에 분포하고, 그 후 손목관절로 관절가지를 보냄으로써 끝난다.
- **정중신경 손바닥가지(정중신경의 장지**, *palmar cutaneous branch of median nerve*). 이 가지는 굽힘근지지띠 바로 몸쪽 아래팔에서 일어나지만 손바닥 중앙부의 피부에 분포한다.

아래팔의 자신경(ulnar nerve in forearm)

정중신경과 마찬가지로 **자신경(척골신경**, *ulnar nerve*)도 위팔을 통과하는 동안에는 가지를 내지 않는다. 아래팔에서 이 신경은 근육 1개 반, 즉 자쪽손목굽힘근(자신경이 이 근육의 몸쪽 붙는 곳의 두 갈래 사이를 지나 아래팔로 들어가면서 이 근육에 분포함)과 넷째·다섯째손가락으로 힘줄을 보내는 깊은손가락굽힘근의 자쪽 부분에만 분포한다(그림 3.71B; 표 3.13). 자신경과 자동맥은 손목 바로 몸쪽에서 자쪽손목굽힘근 힘줄 밑에서 나타나 피부밑에 위치하게 된다. 이들은 굽힘근지지띠 표면을 지나며 콩알뼈와 갈고리뼈갈고리 사이의 고랑을 통과하여 손으로 들어간다.

3

굽힘근지지띠에서 나온 섬유조직 띠가 이 고랑 위를 가로지르며 고랑을 작은 **자신경굴(ulnar canal; 기용굴**, Guyon canal)로 바꾼다(그림 3.72B). 아래팔에서 일어나는 자신경의 가지는 이름 없는 근육가지와 관절가지, 그리고 손으로 가는 피부가지 등이 있다.

- 자신경이 팔꿈치머리와 안쪽위관절융기 사이에 있을 때 **관절가지**가 팔꿉관절로 간다.
- **근육가지**는 자쪽손목굽힘근과 깊은손가락굽힘근의 안쪽 절반에 분포한다.
- **손바닥가지(장지**, *palmar cutaneous branch*)와 **손등가지(수배지**, *dorsal cutaneous branch*)는 아래팔에서 일어나지만 그 감각섬유들은 손의 피부에 분포한다.

아래팔의 노신경(radial nerve in forearm)

정중신경이나 자신경과는 달리 **노신경(요골신경**, *radial nerve*)은 위팔과 아래팔에서 모두 운동과 감각기능을 한다(하지만 손에서는 감각기능만 함). 그러나 이 신경의 감각섬유와 운동섬유는 별개의 두 가지인 얕은가지(감각 또는 피부신경)와 깊은가지/뒤뼈사이신경(운동신경)을 통해 아래팔에 분포한다(그림 3.71C, D; 표 3.13). 노신경은 위팔뼈 가쪽위관절융기의 앞, 위팔근과 위팔노근 사이를 지나 팔오금으로 들어오면서 이 두 종말가지로 나뉜다(그림 3.66). 이 두 가지는 즉시 갈라지는데, 깊은가지는 노뼈를 가쪽으로 감아 돌면서 손뒤침근을 뚫고 뒤칸으로 간다.

뒤아래팔피부신경(후전완피신경, *posterior cutaneous nerve of forearm*)은 위팔뒤칸에서 노신경이 위팔뼈 노신경고랑을 따라 달릴 때 노신경에서 나온다. 따라서 이 신경은 노신경과는 별도로 아래팔에 도달하여 아래팔 뒤쪽의 피부밑조직 내에서 손목까지 내려가면서 피부에 분포한다(그림 3.71D).

노신경 얕은가지(요골신경의 천지, *superficial branch of radial nerve*) 역시 피부신경이지만 이것은 또한 관절가지도 낸다. 이 신경은 그 위를 덮고 있는 위팔노근에서 벗어난 후 곧 가지를 내고 해부코담배갑 천장을 가로지르며 손등 피부와 손에 있는 여러 관절에 분포한다(그림 3.67).

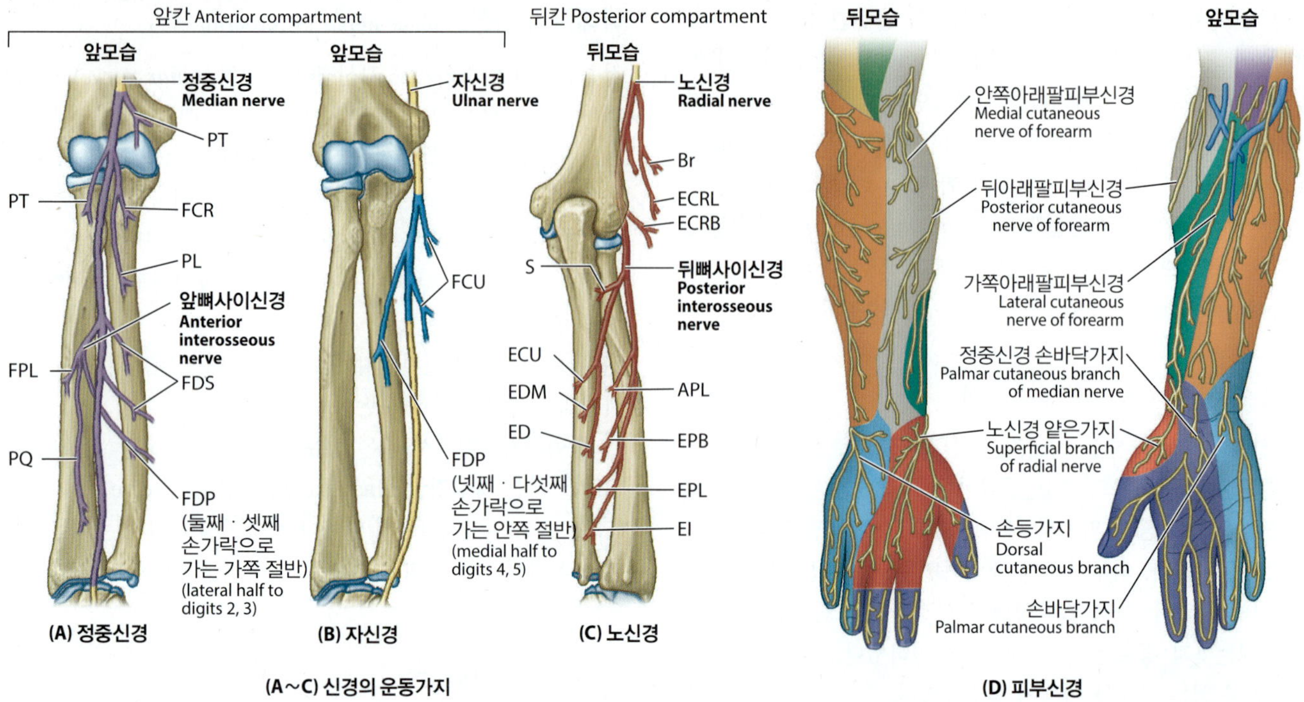

(A)~(C) 기호 풀이

신경	기호	근육
자신경 Ulnar nerve (C8, T1)	APL	긴엄지벌림근 Abductor pollicis longus
노신경 Radial nerve (C6–C8)	Br	위팔노근 Brachioradialis
정중신경 Median nerve (C6–C8)	ECRL/ECRB	긴·짧은노쪽손목폄근 Extensor carpi radialis longus and brevis
	ECU	자쪽손목폄근 Extensor carpi ulnaris
	ED	손가락폄근 Extensor digitorum
	EDM	새끼폄근 Extensor digiti minimi
	EI	집게폄근 Extensor indicis
	EPL/EPB	긴·짧은엄지폄근 Extensor pollicis longus and brevis
	FCR	노쪽손목굽힘근 Flexor carpi radialis
	FCU	자쪽손목굽힘근 Flexor carpi ulnaris
	FDS/FDP	얕은·깊은손가락굽힘근 Flexor digitorum superficialis and profundus
	FPL	긴엄지굽힘근 Flexor pollicis longus
	PQ	네모엎침근 Pronator quadratus
	PL	긴손바닥근 Palmaris longus
	PT	원엎침근 Pronator teres
	S	손뒤침근 Supinator

그림 3.71. 아래팔의 신경.

표 3.13. 아래팔의 신경

신경	이는곳	아래팔에서의 경로
정중신경(median nerve)	팔신경얼기 가쪽다발에서 나오는 정중신경 가쪽뿌리(C6, C7)와 안쪽다발에서 나오는 안쪽뿌리(C8, T1)가 합쳐져 시작됨	위팔동맥 안쪽에서 팔오금으로 들어가며, 원엎침근 두 갈래 사이를 지나 팔오금을 빠져나옴; 얕은손가락굽힘근과 깊은손가락굽힘근 사이의 근막 면을 따라 내려감; 굽힘근지지띠에 접근하면서 긴손바닥근 힘줄 깊이 손목굴을 가로지름
앞뼈사이신경(전골간신경, anterior interosseous nerve)	팔오금 먼쪽 부분에서 정중신경으로부터 나옴	같은 이름의 동맥과 함께 깊은손가락굽힘근과 긴엄지굽힘근 사이로 뼈사이막 앞면을 따라 내려가서 네모엎침근 깊은 곳을 지남
정중신경 손바닥가지(정중신경 장지, palmar cutaneous branch of median nerve)	굽힘근지지띠의 몸쪽, 아래팔 중간과 먼쪽 부분 사이에서 정중신경으로부터 나옴	굽힘근지지띠 표면을 지나 손바닥 중앙의 피부에 도달함
자신경(척골신경, ulnar nerve)	팔신경얼기 안쪽다발의 보다 큰 종말가지로 시작됨(C8, T1, 흔히 C7에서 신경섬유를 받음)	위팔뼈 안쪽위관절융기 뒤를 지난 후 자쪽손목굽힘근 두 갈래 사이를 지나 아래팔로 들어감; 아래팔에서는 자쪽손목굽힘근과 깊은손가락굽힘근 사이로 내려가다 아래팔 먼쪽에서 표면으로 나옴
자신경 손바닥가지(척골신경 장지, palmar cutaneous branch of ulnar nerve)	아래팔 중간 근처에서 자신경으로부터 나옴	자동맥 앞으로 내려가다 아래팔 먼쪽에서 깊은근막을 관통함; 피부밑조직에서 달려 내려가 넷째손가락 중심축 안쪽의 손바닥 피부에 분포함
자신경 손등가지(척골신경 수배지, dorsal cutaneous branch of ulnar nerve)	아래팔 먼쪽 절반에서 자신경으로부터 나옴	자뼈와 자쪽손목굽힘근 사이에서 뒤아래쪽으로 달려 피부밑조직으로 들어간 다음, 넷째손가락 중심축 안쪽의 손등 피부에 분포함

표 3.13. 아래팔의 신경 (계속)

신경	이는곳	아래팔에서의 경로
노신경(요골신경, radial nerve)	팔신경얼기 뒤다발의 보다 큰 종말가지로 시작됨(C5–T1)	위팔노근과 위팔근 사이를 지나 팔오금으로 들어가며, 가쪽위관절융기 앞에서 얕은가지와 깊은가지의 두 종말가지로 나뉨
뒤아래팔피부신경(후전완피신경, posterior cutaneous nerve of forearm)	위팔뼈 뒤 노신경고랑을 지나는 노신경에서 나옴	위팔세갈래근 가쪽갈래를 관통한 후, 위팔 가쪽과 아래팔 뒤를 따라 손목까지 내려감
노신경 얕은가지(요골신경천지, superficial branch of radial nerve)	팔오금에서 노신경의 감각 종말가지로 나옴	원엎침근과 위팔노근 사이로 내려가며, 위팔노근에서 나타나 해부코담배갑 표면에서 갈라져 넷째손가락 중심축 가쪽의 손등 피부에 분포함
노신경 깊은가지/뒤뼈사이신경(요골신경심지/후골간신경, deep branch of radial nerve/posterior interosseous nerve)	팔오금에서 노신경 운동 종말가지로 나옴	깊은가지는 노뼈목을 감고 돌면서 팔오금을 빠져나오는데, 이때 손뒤침근을 관통하면서 이 근육에 분포하고, 아래팔뒤칸에서 뒤뼈사이신경이 되어 같은 이름의 동맥과 함께 뼈사이막 표면을 따라 내려감
가쪽아래팔피부신경(외측전완피신경, lateral cutaneous nerve of forearm)	근육피부신경이 근육가지를 낸 다음 먼쪽으로 계속된 것임	위팔두갈래근 가쪽에서 위팔근 표면으로 나와 처음에는 노쪽피부정맥과 함께 달리며, 아래팔 가쪽 모서리를 따라 손목까지 내려감
안쪽아래팔피부신경(내측전완피신경, medial cutaneous nerve of forearm)	팔신경얼기 안쪽다발에서 나옴, C8과 T1에서 신경섬유를 받음	팔오금보다 몸쪽에서 자쪽피부정맥과 함께 위팔근막을 관통함; 피부밑조직에서 아래팔 안쪽을 따라 손목까지 내려감

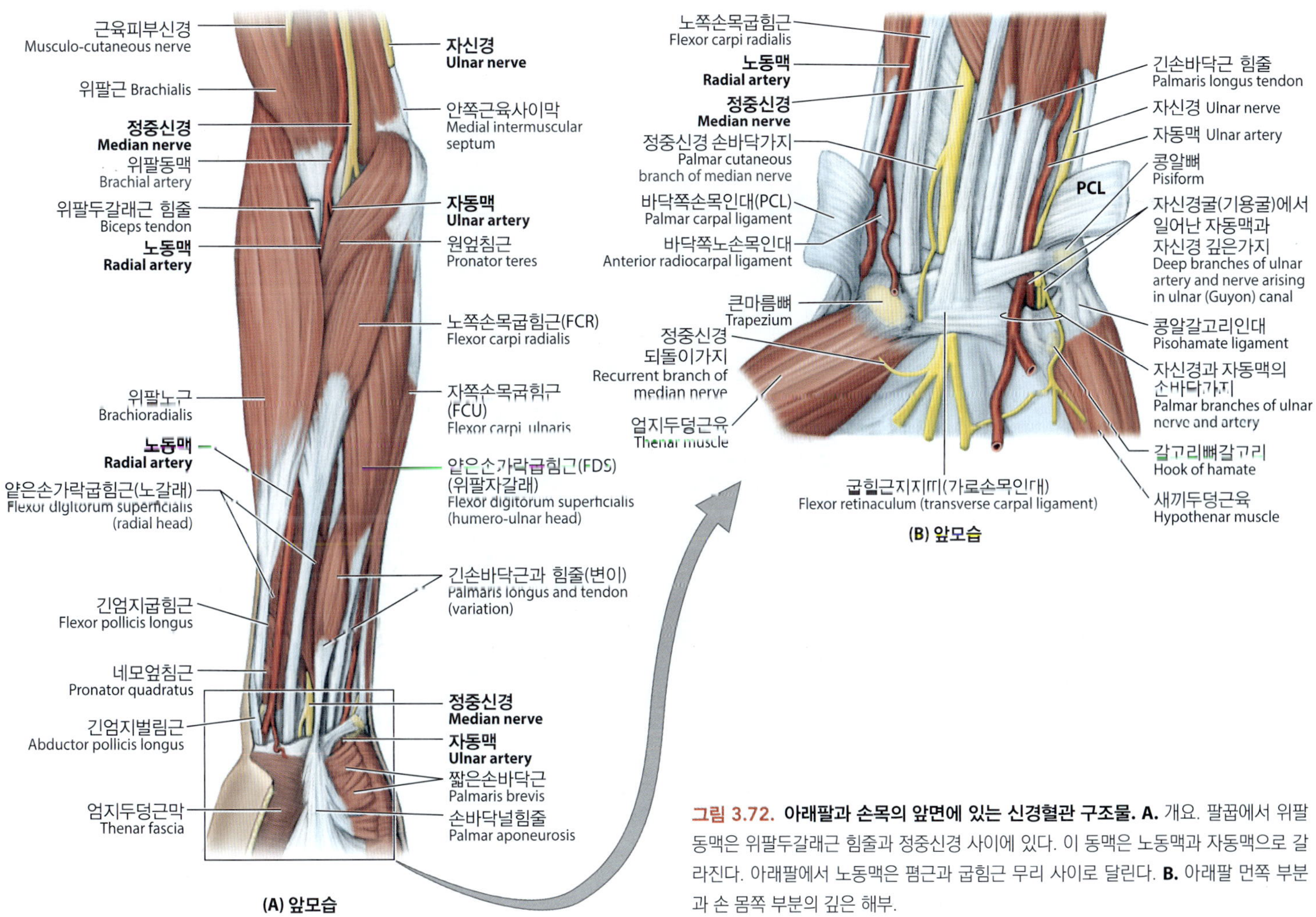

그림 3.72. 아래팔과 손목의 앞면에 있는 신경혈관 구조물. A. 개요. 팔꿉에서 위팔동맥은 위팔두갈래근 힘줄과 정중신경 사이에 있다. 이 동맥은 노동맥과 자동맥으로 갈라진다. 아래팔에서 노동맥은 폄근과 굽힘근 무리 사이로 달린다. **B.** 아래팔 먼쪽 부분과 손 몸쪽 부분의 깊은 해부.

노신경 깊은가지(요골신경의 심지, *deep branch of radial nerve*)는 손뒤침근을 뚫고 나온 다음 뒤뼈사이동맥에 가까이 붙어서 폄근 얕은층과 깊은층 사이의 근막 면을 따라 달린다. 노신경 깊은가지의 이 부분을 보통 **뒤뼈사이신경**(후골간신경, *posterior interosseous nerve*)이라 부른다(그림 3.66과 3.71C). 이 신경은 힘살이 전적으로 아래팔 뒤칸(위팔뼈 가쪽위관절융기 먼쪽)에 있는 모든 근육에 운동신경을 공급한다.

가쪽과 안쪽아래팔피부신경 (lateral and medial cutaneous nerves of forearm)

가쪽아래팔피부신경(외측전완피신경, **lateral cutaneous nerve of forearm**, lateral antebrachial cutaneous nerve)은 근육피부신경이 위팔앞칸의 근육으로 운동가지를 모두 낸 다음 계속된 것이다.

안쪽아래팔피부신경(내측전완피신경, **medial cutaneous nerve of forearm**, medial antebrachial cutaneous nerve)은 팔신경얼기 안쪽다발의 독립된 가지이다. 노신경에서 기원하는 **뒤아래팔피부신경**(후전완피신경, **posterior cutaneous nerve of forearm**)과 더불어 각 신경은 그 이름이 나타내는 피부 영역에 분포하는데, 이 세 신경이 아래팔의 모든 피부신경지배를 담당한다(그림 3.71D). "앞아래팔피부신경"은 존재하지 않는다(팔신경얼기에도 이와 마찬가지로 가쪽, 안쪽, 뒤다발은 있지만 앞다발이 없다는 점을 생각하면 기억하는 데 도움이 됨).

아래팔의 동맥, 정맥, 신경을 따로따로 살펴보았지만, 이들을 해부학적 맥락에 놓고 보는 것이 중요하다. 흔히 피부밑조직에서 독자적으로 주행하는 얕은정맥을 제외하면, 이들 신경혈관 구조물들은 보통 신경혈관다발의 구성 성분으로 존재한다. 이 다발은 동맥, 정맥(팔다리에서는 보통 동반정맥의 형태로 존재함), 신경, 림프관으로 구성되고, 보통 다양한 정도의 신경혈관집(neurovascular sheath)으로 둘러싸여 있다.

아래팔의 표면해부학(Surface Anatomy of Forearm)

팔꿉에서는 위팔뼈 안쪽·가쪽위관절융기와 자뼈 팔꿈치머리의 세 뼈 표지(bony landmarks)를 쉽게 만질 수 있다(그림 3.73). 아래팔을 펴면 팔꿉 뒤가쪽에 위치하는 오목한 곳에서 가쪽위관절융기의 먼쪽으

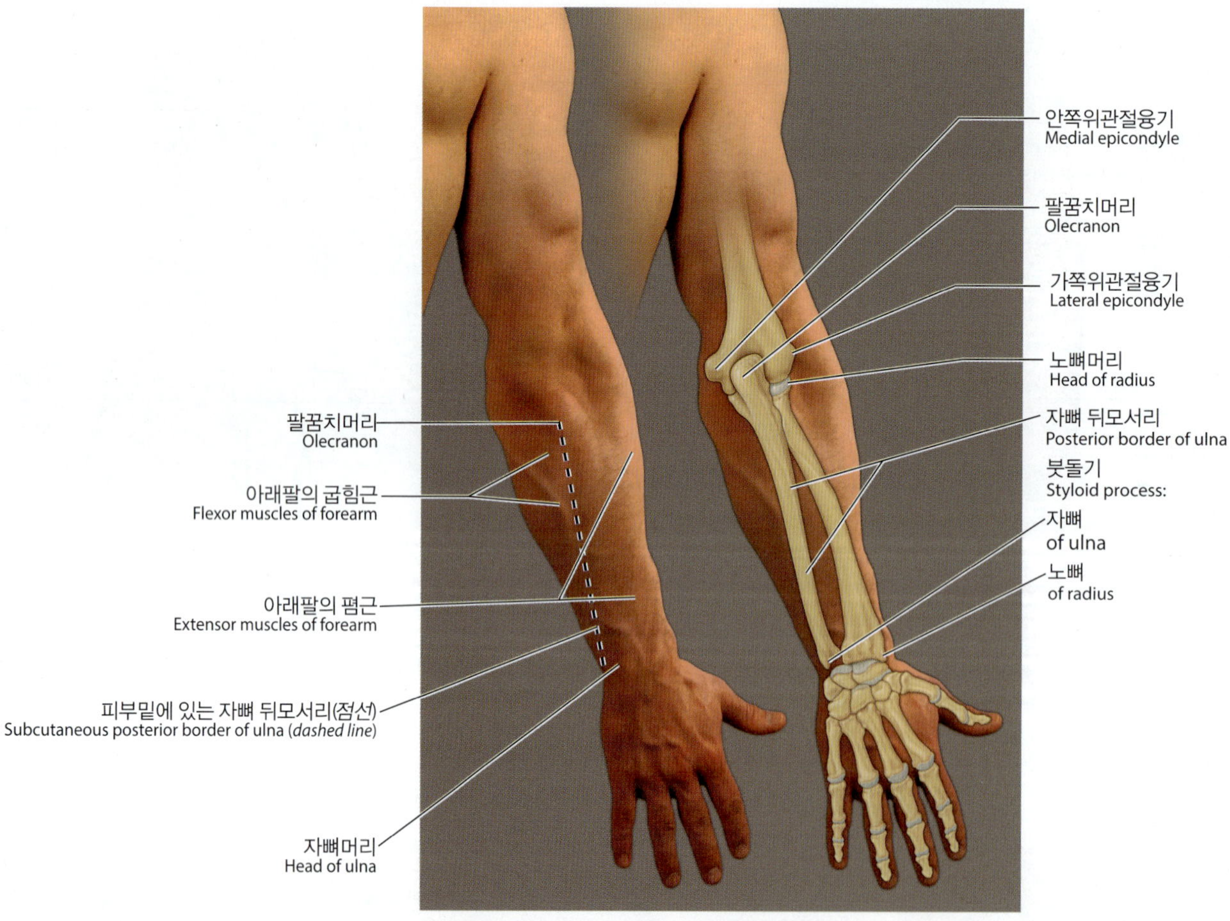

그림 3.73. 아래팔 뒷면의 표면해부학.

로 노뼈머리를 만질 수 있다. 아래팔을 뒤치고 엎치면서 노뼈머리의 움직임을 느껴 보라. **자뼈 뒤모서리(posterior border of ulna)**는 피부밑에 있고 팔꿈치머리에서 먼쪽으로 자뼈 전체 길이를 따라 만져 볼 수 있다. 이 모서리는 아래팔의 굽힘근-엎침근(앞)칸과 폄근-뒤침근(뒤)칸을 나누는 뒤안쪽 경계를 이룬다.

팔꿉 앞면에 있는 세모꼴의 오목한 부위인 **팔오금**은 안쪽위관절융기에 부착하는 **굽힘근-엎침근 근육 무리**로 형성된 융기부에 의해 그 안쪽 경계가 이루어진다. 이 근육들의 위치를 추정하려면 엄지손가락을 안쪽위관절융기 뒤에 놓고 나머지 손가락을 그림 3.74A에 나타낸 것처럼 아래팔 위에 올려놓는다. 손등에 그려진 **검은 점**은 안쪽위관절융기의 위치를 나타낸다.

팔오금의 가쪽 경계는 가쪽위관절융기에 부착하는 **폄근-뒤침근 근육 무리**의 융기부에 의해 형성된다(그림 3.74B). **노동맥의 박동**을 아래팔 전체에 걸쳐 짚어볼 수 있는데, 이는 노동맥이 팔오금에서 (노뼈 붓돌기 앞으로) 손목까지 얕게 달리면서 아래팔의 굽힘근-엎침근칸과 폄근-뒤침근칸을 분리하는 앞가쪽 경계를 이루기 때문이다.

자뼈머리는 자뼈의 먼쪽 끝에 있으며 쉽게 보고 만질 수 있다. 이것은 손을 엎치면 손목에서 둥근 융기부로 나타난다. **자뼈 붓돌기**는 자뼈머리 바로 먼쪽에서 만질 수 있다. 보다 큰 **노뼈 붓돌기**는 손을 뒤치면, 특히 이것을 덮고 있는 힘줄이 이완될 때, 손목 가쪽에서 쉽게 만질 수 있다. 노뼈 붓돌기는 자뼈 붓돌기보다 약 1 cm 정도 더 먼쪽에 위치한다. 붓돌기들의 이러한 관계는 손목부위에서 일어나는 특정 손상(예: 노뼈 먼쪽 끝의 골절)을 진단할 때 중요하다. 노뼈 붓돌기 몸쪽으로 **노뼈의 면들(surfaces of radius)**이 수 센티미터 정도 만져진다. 노뼈 먼쪽 절반의 가쪽면은 쉽게 만질 수 있다.

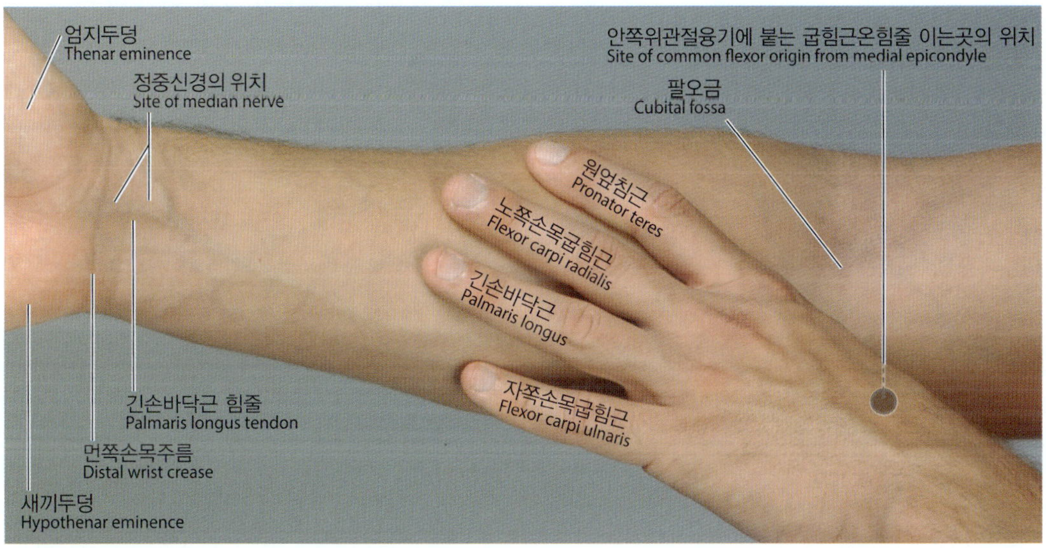

(A) 앞모습, 뒤친 아래팔

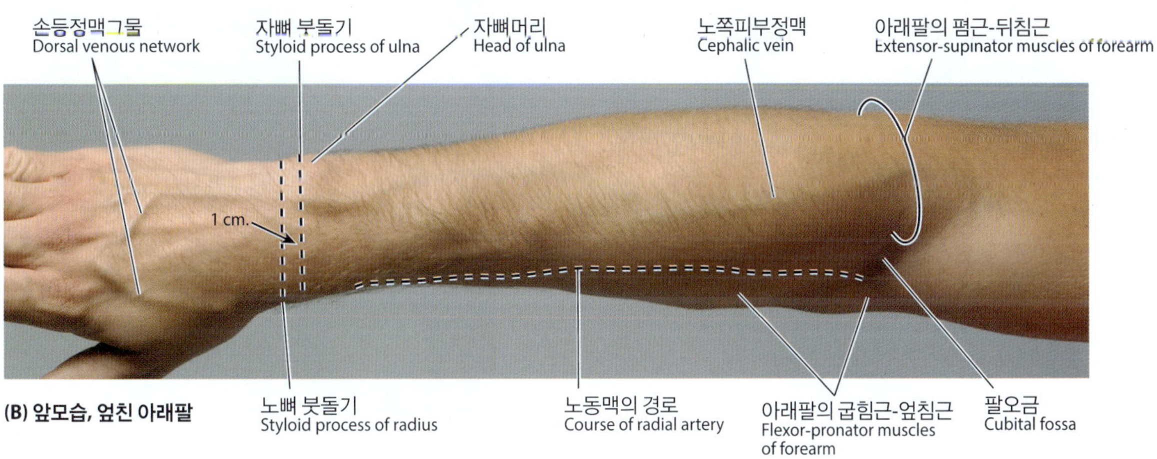

(B) 앞모습, 엎친 아래팔

그림 3.74. 아래팔 앞면의 표면해부학. A. 아래팔 얕은층 굽힘근의 대략적인 위치. **B.** 여러 구조물의 위치.

임상적용 CLINICAL BOX

아래팔(FOREARM)

팔꿉힘줄염/힘줄병증 또는 가쪽위관절융기염 (Elbow Tendinitis/Tendinosis or Lateral Epicondylitis)

팔꿉힘줄염(*elbow tendinitis*; "테니스팔꿉증", "tennis elbow")은 아래팔 얕은층 폄근의 반복적 사용에 뒤따라 일어날 수 있는, 통증을 동반하는 근육뼈대의 병변이다. 통증은 가쪽위관절융기에서 느껴지고 아래팔 뒷면을 따라 아래쪽으로 퍼져 내려간다. 팔꿉힘줄염이 있는 사람은 문을 열 때나 컵을 들어올릴 때 흔히 통증을 느낀다. 손목을 반복적으로 강하게 굽히고 펴는 것으로 말미암아 폄근온힘줄 붙는 곳에 과도한 긴장이 가해지고, 이것이 가쪽위관절융기의 뼈막에 염증을 일으킨다(가쪽위관절융기염, *lateral epicondylitis*).

망치손가락 또는 야구손가락(Mallet or Baseball Finger)

긴 폄근의 힘줄에 갑작스럽게 강한 장력이 가해지면 이 힘줄이 손가락뼈에 붙는 곳이 일부 떨어져 나올 수 있다. 이 손상의 가장 흔한 결과가 망치손가락(*mallet finger*) 또는 야구손가락(*baseball finger*)이다(그림 B3.20A). 이 변형은, 예를 들면 야구공을 잘못 잡거나 손가락이 베이스패드에 끼었을 때, 먼쪽손가락뼈사이관절이 갑자기 강제로 과다하게 굽혀지는 것(과다굽힘, hyperflexion)이 원인이다(그림 B3.20B). 이러한 작용으로 인해 힘줄이 끝마디뼈바닥에 붙는 곳이 찢어진다. 그 결과 먼쪽손가락뼈사이관절을 펼 수 없게 되어 망치(mallet)와 유사한 모양의 변형이 발생한다.

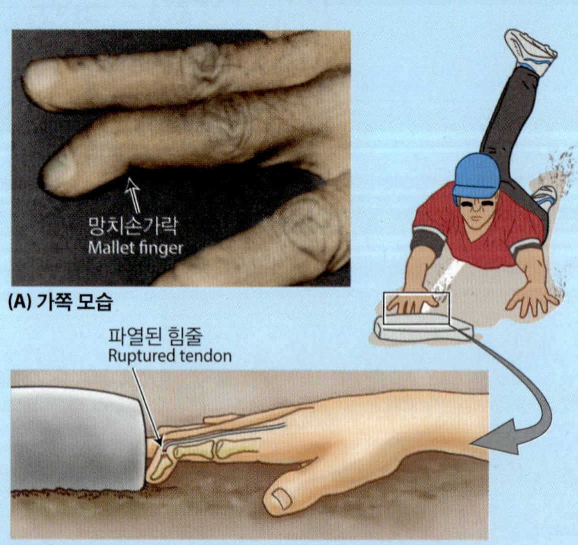

그림 B3.20. **망치손가락. A.** 변형된 모습 **B.** 손상 기전.

팔꿈치머리 골절(Fracture of Olecranon)

팔꿈치머리는 피부밑에 있고, 돌출되어 있기 때문에 속칭 "골절된 팔꿉(fractured elbow)"이라 불리는 팔꿈치머리 골절(*fracture of olecranon*)이 흔히 일어난다. 이 손상의 전형적인 기전은 팔꿉으로 떨어지면서 위팔세갈래근이 갑자기 강력하게 수축하는 것이다. 골절된 팔꿈치머리는 위팔세갈래근의 활성수축(active contraction)과 긴장수축(tonic contraction)에 의해 떨어져 나가며(그림 B3.21A, B), 이 손상은 흔히 찢김골절(avulsion fracture)로 간주된다. 위팔세갈래근의 긴장(tonus)에 의해 생성된 팔꿈치머리 분절에 대한 견인력 때문에 보통 핀을 박는 것이 필요하다. 회복은 느리게 진행되며 흔히 석고붕대(cast)를 장기간 착용하여야 한다.

손목의 점액낭종(Synovial Cyst of Wrist)

때때로 눌러도 아프지 않은 물혹성 부기(낭성종창, cystic swelling)가 손, 가장 흔하게는 손목 등쪽에 나타난다(그림 B3.22). 보통 이 물혹(cyst)은 작은 포도알 정도이지만 크기가 다양하고 서양자두만큼이나 클 수도 있다. 벽이 얇은 이 물혹은 맑은 점액성 액체로 차 있다. 손목을 굽히면 물혹이 커지고 아플 수도 있다. 점액낭종(synovial cysts)은 손목 등쪽에 있는 윤활집

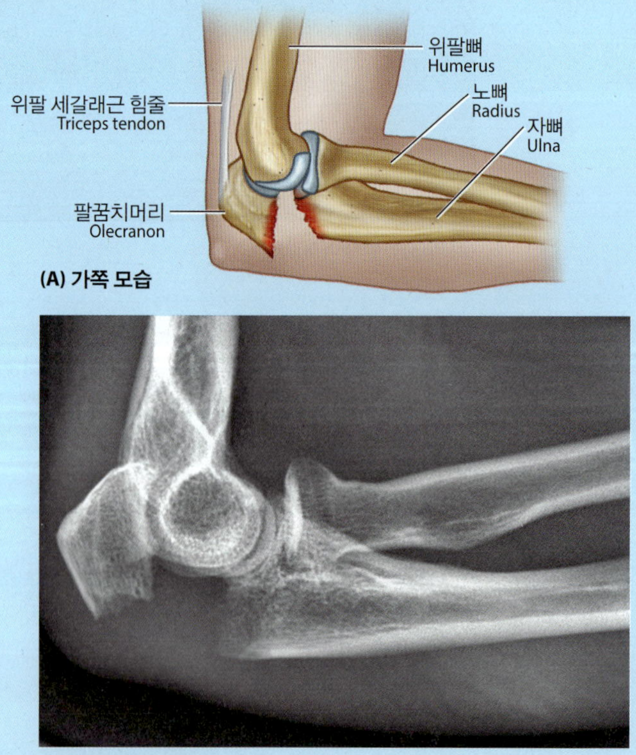

그림 B3.21. **골절된 팔꿈치머리.**

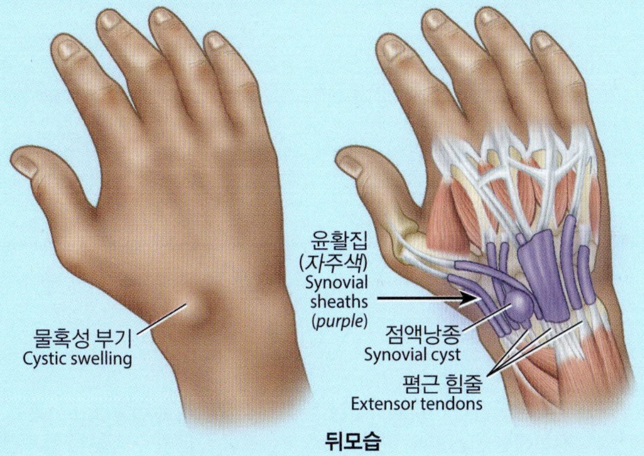

그림 B3.22. **손목의 점액낭종.**

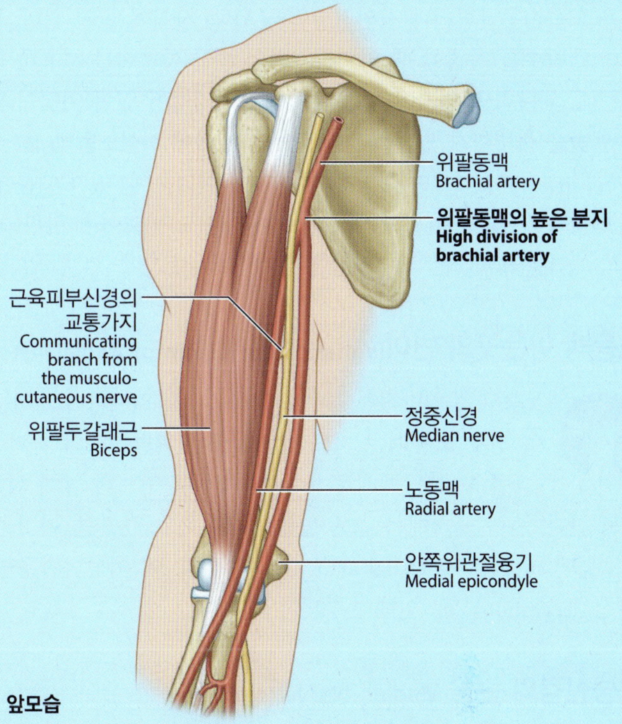

그림 B3.23. **위팔동맥의 몸쪽 분지.**

(synovial sheaths)에 인접해 있고 종종 이와 교통한다(그림 B3.22의 *보라색*). 짧은노쪽손목폄근(ECRB) 힘줄이 먼쪽으로 셋째손허리뼈바닥에 닿는곳이 이런 물혹이 흔히 생기는 또 다른 장소이다. 손목 앞에 생기는 굽힘근온힘줄집(common flexor synovial sheath)의 물혹성 부기(cystic swelling)는 충분히 커져서 손목굴을 좁혀 정중신경을 압박할(손목굴증후군, *carpal tunnel syndrome*) 수도 있다. 이 증후군은 정중신경 감각 분포영역의 통증과 감각이상(부분적 저린감, 화끈거림, 따끔거림)을 유발하고, 손가락 운동이 서툴러지게 한다(임상적용의 "손목굴증후군" 참조).

위팔동맥의 몸쪽 분지(High Division of Brachial Artery)

때때로 위팔동맥이 일반적인 경우보다 더 몸쪽에서 갈라진다. 이런 경우에는 자동맥과 노동맥이 위팔의 위 또는 중간 부분에서 시작되고 정중신경이 그 사이를 지난다. 근육피부신경과 정중신경이 그림 B3.23에서 보여주는 것처럼 보통 서로 교통한다.

얕은자동맥(Superficial Ulnar Artery)

대략 3% 정도의 사람에서는 자동맥이 굽힘근 표면을 따라 내려간다(그림 B3.24). 얕은자동맥(superficial ulnar artery)의 박동을 느끼고 볼 수도 있다. 이 변이는 정맥주사를 하거나 채혈을 위해 정맥절개(venesection)를 시행할 때 반드시 염두에 두어야 한다. 만일 얕은자동맥을 정맥으로 오인하면, 이 동맥을 손상하거나 출혈을 일으킬 수 있다. 특정 약물을 이 변이 동맥으로 주사하면 치명적인 결과를 초래할 수도 있다.

맥박수 측정(Measuring Pulse Rate)

맥박수를 측정하는 보편적인 장소는 노쪽손목굽힘근(FCR) 힘줄 가쪽으로 노동맥이 노뼈 먼쪽 끝 앞면에 놓여 있는 곳이다. 이곳에서 노동맥은 피부와 근막으로만 덮여 있다. 노동맥을 노뼈 먼쪽 끝에 대고 압박할 수 있으며, 여기서 이 동

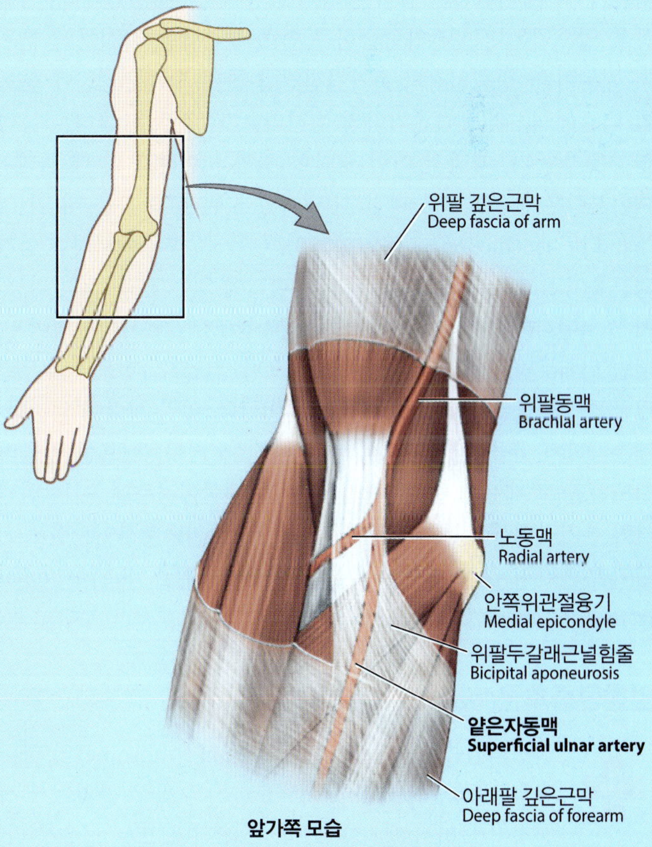

그림 B3.24. **얕은자동맥.**

맥은 노쪽손목굽힘근과 긴엄지벌림근(APL) 사이에 놓여 있다. 노동맥의 맥박수를 측정할 때 엄지손가락의 손끝 살덩이를 사용하면 안 되는데, 왜냐하면 엄지손가락에는 자체의 맥박이 있어 이것이 환자의 맥박을 불명확하게 만들기 때문이다. 한쪽에 **이상노동맥**(*aberrant radial artery*)이 있으면 맥박을 짚는 것이 어려울 수 있기 때문에 만일 맥박을 느낄 수 없으면 다른 손목에서 시도해 보아야 한다. 노동맥의 맥박은 또한 해부코담배갑에서 가볍게 누르면 느낄 수 있다.

노동맥 이는곳의 변이(Variations in Origin of Radial Artery)

노동맥은 일반적인 경우보다 몸쪽에서 일어나기도 하는데, 이 경우 노동맥은 겨드랑동맥 또는 위팔동맥의 가지이다(그림 B3.23). 때때로 노동맥이 깊은근막보다 얕게 위치하기도 한다. 손목 근처에서 얕은 혈관이 박동하고 있으면, 이것은 얕은노동맥(superficial radial artery)일 수 있다. 이 이상혈관은 찢김(열상, laceration)으로 인해 손상되기 쉽다.

정중신경의 손상(Median Nerve Injury)

팔꿉부위에서 정중신경이 절단되면 첫째–셋째손가락 몸쪽손가락뼈사이관절의 굽힘이 소실되고 넷째·다섯째손가락의 굽힘은 약화된다. 둘째·셋째손가락 먼쪽손가락뼈사이관절의 굽힘 또한 소실된다(그림 B3.25A). 넷째·다섯째손가락 먼쪽손가락뼈사이관절의 굽힘은 영향을 받지 않는데, 왜냐하면 이 운동을 일으키는 깊은손가락굽힘근 안쪽 부분에는 자신경이 분포하기 때문이다. 정중신경의 손가락신경이 첫째·둘째벌레근에 분포하기 때문에, 둘째·셋째손가락의 손허리손가락관절을 굽히는 능력도 영향을 받는다. 따라서 이런 사람이 주먹을 쥐려고 할 때 둘째·셋째손가락은 부분적으로 펴진 채 남아있게 된다("축복을 내리는 손", "hand of benediction"; 그림 B3.25B). 손목굴증후군에서처럼 엄지두덩근육(thenar muscle)(엄지손가락 바닥에 있는 근육들)의 기능 역시 소실된다(임상적용 "손목굴증후군" 참조). 앞뼈사이신경이 손상되면 엄지두덩근육은 영향을 받지 않으나, 긴엄지굽힘근과 깊은손가락굽힘근의 불완전마비(paresis)가 일어난다. 이런 사람이 엄지와 집게손가락의 끝을 원형으로 맞서게 하여 "오케이" 신호를 만들려고 시도하면 그 대신에 손의 "집기" 자세가 만들어지는데, 이는 엄지손가락 손가락뼈사이관절과 집게손가락 먼쪽손가락뼈사이관절에서 굽힘이 일어나지 않기 때문이다(**앞뼈사이신경증후군**, *anterior interosseous syndrome*; 그림 B3.25C).

엎침근증후군(Pronator Syndrome)

신경죄임증후군(nerve entrapment syndrome)의 하나인 **엎침근증후군**(*pronator syndrome*)은 팔꿉 근처에서 정중신경이 눌려서 생긴다. 외상, 근육 비대, 또는 섬유성 띠 형성 등의 결과로 정중신경이 원엎침근 두 갈래 사이에서 눌릴 수 있다. 이 증후군이 있는 사람은 임상적으로 우선 아래팔 앞면 몸쪽 부분에서의 통증과 압통(tenderness), 그리고 노쪽 3½ 손가락의 바닥쪽면과 인접한 손바닥의 **감각저하**(*hypesthesia*) 등이 나타난다(그림 B3.26). 증상은 흔히 엎침을 반복하는 활동을 한 후에 나타난다.

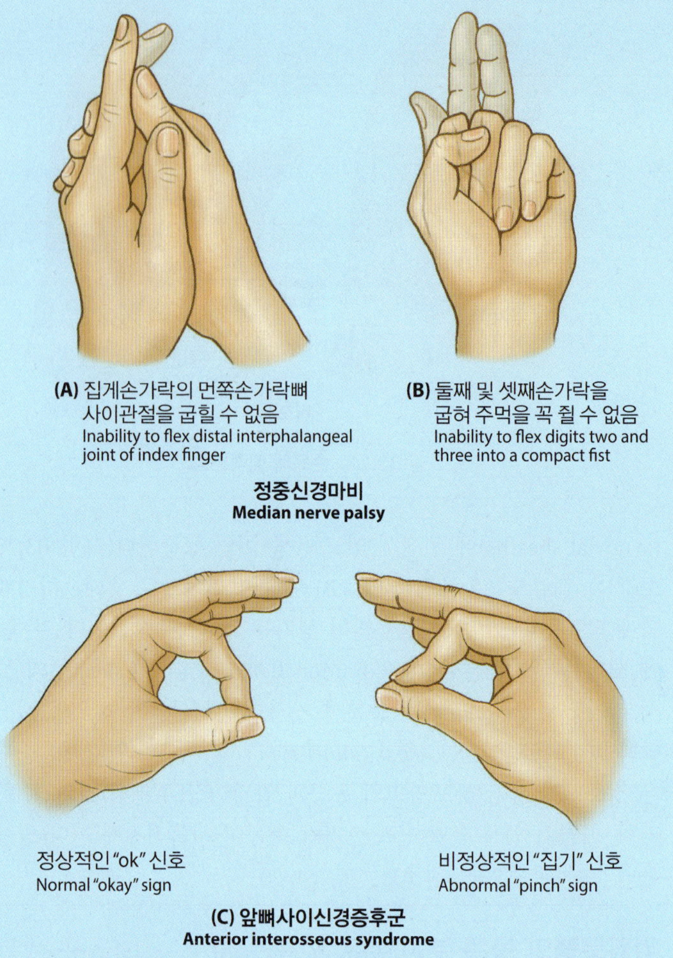

그림 B3.25. 정중신경 손상(마비). A, B. 정중신경 마비에 대한 검사. **C.** 앞뼈사이신경증후군에 대한 검사.

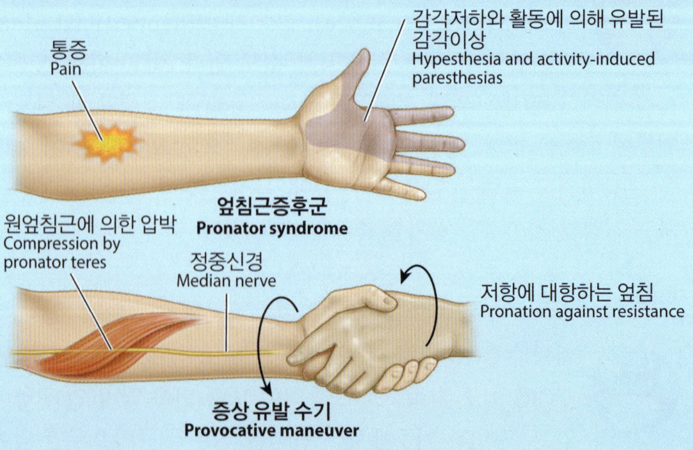

그림 B3.26. 엎침근증후군.

정중신경과 자신경 사이의 교통
(Communications Between Median and Ulnar Nerves)

가끔 아래팔에서 정중신경과 자신경이 서로 교통한다. 이 교통가지들은 보통 가늘지만 이러한 교통은 임상적으로 중요한데, 그 이유는 정중신경이 완전히 손상되더라도 일부 근육은 마비되지 않을 수 있고, 이로 인해 정중신경이 손상되지 않았다는 잘못된 결론으로 이끌 수 있기 때문이다.

팔꿉과 아래팔에서의 자신경 손상
(Injury of Ulnar Nerve at Elbow and in Forearm)

자신경은 그 주행 경로로 인해서 손상에 취약하다. 자신경의 손상은 보통 네 곳에서 일어나는데, (1) 가장 흔하게는 위팔뼈 안쪽위관절융기 뒤(그림 B3.27), (2) 자쪽손목굽힘근 위팔갈래와 자갈래를 연결하는 힘줄활에 의해 형성된 팔꿉굴(cubital tunnel)(임상적용 "팔꿉굴증후군" 참조), (3) 드물게는 손목(이 장의 임상적용 "자신경굴증후군" 참조), 그리고 (4) 손이 그곳이다. 가장 흔한 손상 장소인 위팔뼈 안쪽위관절융기 뒤에서의 손상은 팔꿉 안쪽 부분이 딱딱한 면에 부딪혔을 때, 그리고 종종 이로 인해 안쪽위관절융기가 골절되었을 때 일어난다("짜릿한 뼈", "funny bone"). 자신경이 안쪽위관절융기 위쪽에서 외상을 받았을 경우 손등 안쪽 부분의 감각이상을 일으킨다. 팔꿉에서 자신경이 눌리는 것(팔꿉굴증후군, cubital tunnel syndrome)도 흔하게 일어난다(임상적용 "팔꿉굴증후군" 참조). 자신경 손상은 보통 손바닥 안쪽 부분과 안쪽 손가락 1개 반의 저린감(numbness)과 얼얼함(tingling; 감각이상, *paresthesia*)을 일으킨다(그림 B3.28). 팔꿉 뒤쪽에서 집게손가락으로 자신경을 튕기면 이 손가락에서 얼얼함을 느낄 것이다. 또한 자신경을 세게 누르면 먼쪽으로 퍼져나가는 팔꿉의 통증을 일으킨다.

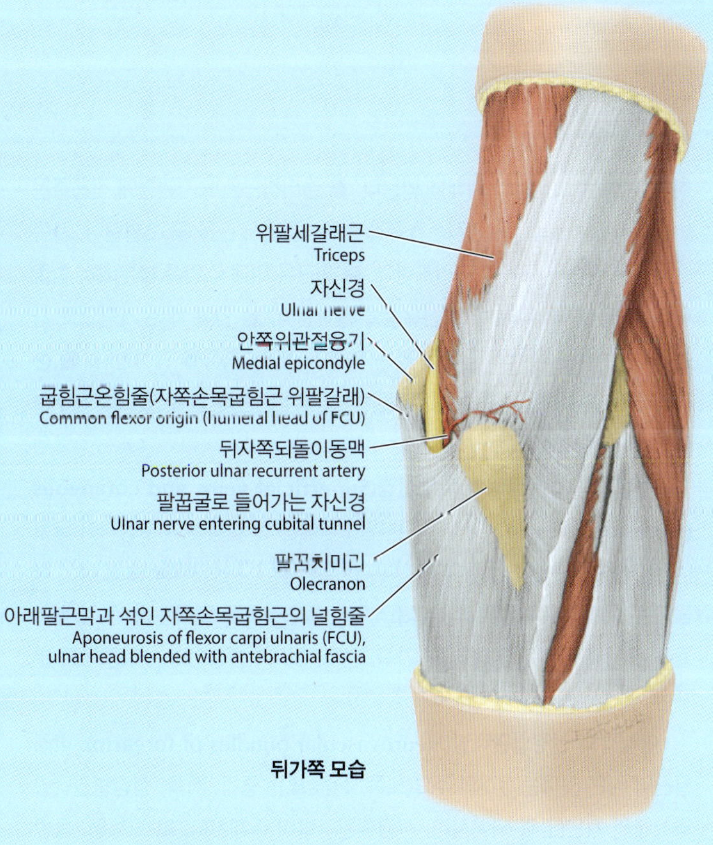

그림 B3.27. 자신경이 손상을 입기 쉬운 위치.

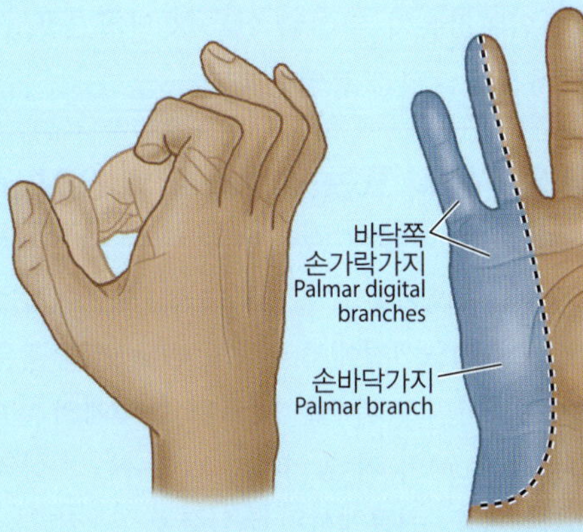

그림 B3.28. 갈퀴손과 자신경의 감각 분포.

자신경 손상으로 손에서 광범위하게 운동과 감각이 상실될 수 있다. 아래팔 먼쪽에서 손상이 있는 경우에 손 자체기원근육 대부분으로 가는 신경이 차단된다. 손목을 모으는 힘이 약해지고, 손목을 굽히려고 할 때 손목은, 자쪽손목굽힘근(자신경이 지배)과의 '균형'이 없이 노쪽손목굽힘근(정중신경이 지배)만의 작용으로 인해 가쪽으로 쏠린다. 자신경이 손상되면 주먹을 쥐는 게 어려워지는데, 왜냐하면 대항작용이 없어지면서 손허리손가락관절이 젖혀지고, 먼쪽손가락뼈사이관절에서 넷째·다섯째손가락을 굽힐 수 없기 때문이다. 또한 손가락을 똑바로 펴려고 할 때 손가락뼈사이관절을 펼 수가 없다. 자신경이 먼쪽에서 손상된 경우에 나타나는 손의 특징적인 모습을 갈퀴손(독수리손, *claw hand, main en griffe*)이라고 한다. 이 변형은 자신경이 분포하는 손의 뼈사이근(interosseous muscles)이 위축된 결과로 생기는 것이다. 갈퀴 모양은 대항이 결여된 상태에서 폄근과 깊은손가락굽힘근이 작용하여 생긴다. 자신경이 외상적으로 심하게 손상된 경우에 정중신경이나 노신경에 비슷한 정도의 손상이 있는 경우에 비해 기능 회복을 기대하기 어렵다. 이는 자신경이 손의 섬세한 운동을 관장하고, 섬세한 운동이 회복되려면 신경재생이 보다 특이적으로 이루어져야 하기 때문이다(Higgins et al., 2022). 손목에서의 자신경 손상에 대한 설명은 임상적용 "자신경굴증후군"을 참조하라.

팔꿉굴증후군(Cubital Tunnel Syndrome)

자신경은 자쪽손목굽힘근 이는곳(그림 B3.27; 표 3.10)의 위팔갈래와 자갈래를 연결하는 힘줄활에 의해 형성된 팔꿉굴(cubital tunnel)에서 눌리기도 한다(자신경죄임, *ulnar nerve entrapment*). 팔꿉굴증후군(*cubital tunnel syndrome*)의 징후와 증상은 위팔뼈 안쪽위관절융기 뒷면에 있는 자신경고랑(ulnar groove)에서 일어나는 자신경 손상과 동일하다.

아래팔에서 노신경(얕은가지 또는 깊은가지)의 손상[Injury of Radial Nerve in Forearm (Superficial or Deep Branches)]

노신경은 보통 위팔뼈몸통의 골절로 인해 위팔에서 손상된다. 이 손상은 (온)노신경에서 손목의 긴 폄근과 짧은 폄근으로 가는 운동가지가 나오는 곳보다 몸쪽에서 일어나며, 따라서 손목처짐(*wrist-drop*)이 이 높이에서 일어나는 손상의 일차적인 임상소견이다(임상적용 "위팔에서의 노신경 손상" 참조).

아래팔 뒤쪽의 상처가 깊을 때(관통상을 입었을 때)는 노신경 깊은가지가 손상될 수 있다. 노신경 깊은가지가 절단되면 엄지손가락을, 그리고 다른 손가락의 손허리손가락관절을 펼 수 없게 된다. 따라서 검사자가 저항을 제공하는 동안 피검자에게 손허리손가락관절을 펴도록 요구함으로써 노신경 깊은가지가 온전한지를 검사할 수 있다(그림 B3.29). 만일 이 신경이 온전하다면 긴 폄근의 힘줄이 손등 위에서 뚜렷해져야 하고, 이로써 손가락이 펴지는 것이 (다른 신경의 조절 하에 있는) 손가락뼈사이관절에서 일어나는 것이 아니라 손허리손가락관절에서 일어난다는 것을 확인할 수 있다.

노신경 깊은가지는 모두 근육과 관절에만 분포하기 때문에 감각소실은 일어나지 않는다. 이 신경이 절단되었을 경우 마비되는 근육(예: 손가락폄근)을 표 3.13에서 확인해 보라.

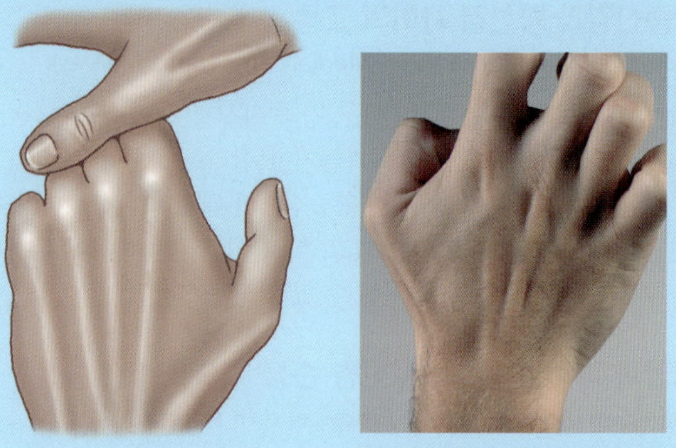

그림 B3.29. 노신경의 검사.

피부신경인 노신경 얕은가지가 절단되었을 경우 감각이 소실되는 영역은 보통 대단히 작다. 보편적으로 첫째와 둘째손허리뼈바닥의 먼쪽에 동전 모양의 무감각 영역이 생긴다. 감각이 소실되는 면적이 기대되는 것(그림 3.71D에 붉은색으로 강조된 영역)보다 작은 이유는 정중신경과 자신경의 피부가지가 상당히 중복되어 분포하기 때문이다.

핵심정리: 아래팔(Forearm)

아래팔앞칸의 근육(Muscles of anterior compartment of forearm): 아래팔앞(굽힘근-엎침근)칸에 있는 얕은층과 중간층 근육은 주로 굽힘근온힘줄로 위팔뼈(안쪽위관절융기와 안쪽관절융기위능선)에서 일어나기 때문에 아래팔의 앞안쪽에 위치한다. ■ 얕은층 근육은 손목을 굽혀서 손을 정치시키고(즉, 이들끼리만 작용하면 손목을 굽히고, 이들과 길항 관계에 있는 폄근과 함께 작용하면 손목을 벌리거나 모음) 엎침을 돕는다. ■ 중간층의 유일한 근육(얕은손가락굽힘근)은 주로 둘째-다섯째손가락의 몸쪽 관절들을 굽힌다. ■ 깊은층 근육은 노뼈와 자뼈 앞면에 부착하며, 다섯 손가락 모두의 모든 (그러나 특히 먼쪽) 관절을 굽히고, 아래팔을 엎친다. ■ 앞칸 근육은 대부분 정중신경의 지배를 받지만 근육 1개 반(자쪽손목굽힘근과 깊은손가락굽힘근의 자쪽 절반)은 자신경의 지배를 받는다. ■ 손목과 손의 굽힘은 잡기, 쥐기, 물건을 자기 쪽으로 끌어당기는 등의 동작에 필요하다. ■ 엎침은 무언가를 조작하거나 집어 들기 위하여 손을 정치시키는 데 필요하다. 두 동작은 모두 기본적인 보호(방어) 동작이다.

아래팔뒤칸의 근육(Muscles of posterior compartment of forearm): 아래팔 몸쪽 부분에서 아래팔뒤칸의 폄근-뒤침근은 뒤가쪽에 위치하며, 이들은 노신경의 지배를 받는다. ■ 손뒤침근은 노자관절에 작용하는 반면, 나머지 근육들은 엄지손가락과 손목관절에서 손을 펴고 벌린다. 자쪽손목폄근은 손의 모음에도 일조한다. ■ 폄근은 아래팔 먼쪽 부분에서 힘줄이 되어 폄근지지띠 깊이 뼈섬유굴을 통과한다. ■ 안쪽 네 손가락으로 가는 힘줄은 각 손가락의 등쪽에 있는 복잡한 폄근널힘줄을 형성한다. ■ 손목의 폄은 손가락 굽힘근들이 주먹을 만들거나 단단히 쥘 수 있도록 해주는 데 있어서 중요하다.

아래팔의 얕은정맥과 피부신경(Superficial veins and cutaneous nerves of forearm): 아래팔 피부밑조직에는 잘 발달한 피부정맥이 달린다. 이 정맥들은 변이가 잦다. ■ 피부신경은 일단 깊은근막을 뚫고 나온 다음에는 정맥과 관계없이 피부밑조직에서 독립적으로 달리는데, 여기서 이들의 위치와 크기는 일정하며, 가쪽, 안쪽, 뒤피부신경이라는 이름대로 분포한다.

아래팔의 신경혈관다발(Neurovascular bundles of forearm): 아래팔근막 깊은 곳에는 3개의 주요(노쪽, 정중 또는 중간, 자쪽) 신경혈관다발과 2개의 작은(앞과 뒤뼈사이) 신경혈관다발이 존재한다. ■ 노동맥, 동반

핵심정리 (계속)

정맥, 노신경 얕은가지를 포함하는 노쪽신경혈관다발은 위팔노근 깊은 곳에서 아래팔앞칸과 뒤칸(혈관은 두 칸 모두에 분포함) 사이의 경계를 따라 주행하며 그 경계를 짓는다. ■ 중간다발(정중신경과 변이가 많은 정중신경동반동 · 정맥)과 자쪽다발(자신경, 자동맥, 동반정맥)은 굽힘근 중간층과 깊은층 사이의 근막 면에서 달린다. 정중신경은 앞칸에 있는 근육 대부분에 분포하는데, 많은 근육이 뼈사이막 앞면을 따라 달리는 앞뼈사이신경을 경유하여 신경지배를 받는다. ■ 예외적으로 근육 1개 반(자쪽손목굽힘근과 깊은손가락굽힘근의 자쪽 절반)에는 자신경이 분포한다. ■ 노신경 깊은가지는 손뒤침근을 뚫고 나가 펌근 얕은층과 깊은층 사이에서 뒤뼈사이동맥과 만난다. 이 신경은 뒤칸에서 일어나는 모든 근육에 분포한다. ■ 앞칸의 굽힘근은 뒤칸의 폄근에 비해 그 부피와 힘이 거의 두 배에 달한다. 이와 더불어 팔의 굽힘근 쪽이 더 잘 보호되는 쪽이라는 사실을 감안하면 주요 신경혈관 구조물이 앞칸에 있고 뒤칸에는 상대적으로 작은 뒤뼈사이혈관과 신경만 있다는 점이 설명된다.

3

손(Hand)

손(수, hand)은 팔 중에서 아래팔 먼쪽에 있는 부분이고, **손목(수근, wrist)**은 아래팔과 손의 연결부에 위치한다. 일단 어깨와 팔꿉이 움직여서 손을 몸통에서의 원하는 높이와 위치에 놓고, 아래팔의 엎침과 뒤침으로 방향이 정해지면, 손의 작동 위치 또는 자세(기울기)는 손목관절에서 조정된다.

손의 뼈대(그림 3.9 참조)는 손목의 **손목뼈(수근골, *carpals*)**, 고유손(hand proper)의 **손허리뼈(중수골, *metacarpals*)**, 손가락(수지, digits, fingers)의 **손가락뼈(지골, *phalanges*)**로 구성된다. 손가락은 엄지손가락부터 시작하여 첫째에서 다섯째까지 번호가 매겨져 있다: 첫째손가락은 엄지손가락(무지, thumb), 둘째손가락은 집게손가락(시지, index finger), 셋째손가락은 가운데손가락(중지, middle finger), 넷째손가락은 반지손가락(무명지, 약지, 환지, ring finger), 다섯째손가락은 새끼손가락(소지, little finger)이다. 손의 바닥 쪽에는 중앙에 오목이 있는데, 이것은 그 몸쪽에 있는 (손목뼈 부위) 주름과 더불어 2개의 융기부를 구분한다: 가쪽으로 엄지손가락 바닥에 있는 **엄지두덩(무지구, thenar eminence)**은 보다 크고 융기되어 있으며, 다섯째손가락 바닥 몸쪽에 있는 **새끼두덩(소지구, hypothenar eminence)**은 안쪽에 있고 보다 작다(그림 3.74A 참조).

직업 활동이나 오락 활동에 있어 능숙한 손놀림은 중요하기 때문에, 자유운동, 움켜쥐기, 정밀조종, 집기와 같은 손의 활동을 유지 또는 회복시키는 데 관여하는 모든 사람들에게 손의 구조와 기능을 잘 이해하는 것은 필수적이다.

움켜쥐기(power grip, palm grasp)는 손바닥쪽으로 작용하는 손가락의 힘찬 운동을 말한다. 예를 들면, 원통형 구조물을 쥘 때처럼(그림 3.75A, G, H), 손가락으로 어떤 물체의 둘레를 에워싼 후 엄지손가락과 나머지 손가락이 서로 반대 방향으로 누르는 것을 말한다. 움켜쥐기에는 (손가락뼈사이관절에 작용하는) 손가락으로 가는 긴 굽힘근, (손허리손가락관절에 작용하는) 손바닥의 자체기원근육, (손목관절과 손목뼈중간관절에 작용하는) 손목의 폄근이 관여한다. 폄근에 의해 손목이 뒤로 젖혀지면 손가락의 굽힘근이 작용하는 거리가 늘어나서 굽힘근이 더 완전하게 수축하는 것과 같은 효과를 나타낸다. 반대로 손목이 더 굽혀질수록 쥐는 힘은 더 약해지고 더 불안정해진다.

고리쥐기(hook grip)는 서류가방을 들고 있을 때 사용되는 손의 자세이다(그림 3.75B). 이 쥐기는 에너지 소모가 적고 주로 손가락의 긴 굽힘근이 작용하는데, 쥐는 물체의 크기에 따라 손가락이 다양한 정도로 굽혀진다.

정밀조종쥐기(precision handling grip)는, 예를 들면 연필 잡기, 동전 다루기, 바늘에 실 꿰기, 또는 셔츠 단추 채우기와 같이(그림 3.75C, D) 어떤 물체를 다루면서 그 위치를 바꾸는 동작을 포함하는 것으로, 이런 동작은 손가락 운동의 미세한 조절을 요한다. 정밀조종쥐기에서는 긴 굽힘근과 폄근이 손목과 손가락을 단단히 붙들고 있는 상태에서 손의 자체기원근육이 손가락의 미세한 운동을 수행한다.

집기(pinching)는 엄지손가락과 집게손가락 사이로(예: 찻잔 잡기나 동전 가장자리 잡기)(그림 3.75E), 또는 엄지손가락과 인접한 두 손가락 사이로(예: 손가락으로 딱 소리내기) 어떤 물체를 압박하는 것을 말한다.

중립자세(position of rest, neutral position)는, 예를 들면 아래팔과 손을 탁자 위에 올려놓고 있을 때처럼, 손에서 힘을 뺀 자세를 말한다(그림 3.75F). 이 자세는 골절 시 석고붕대로 손목과 손을 고정시킬 때 흔히 이용된다.

손바닥의 근막과 칸(Fascia and Compartments of Palm)

손바닥의 근막(*fascia of palm*)은 아래팔근막 및 손등근막(fascia of dorsum of hand)과 연속되어 있다(그림 3.60 참조). **손바닥근막(수장근막, palmar fascia)** 중에서 엄지두덩과 새끼두덩 위의 근막은 얇고, 각각 **엄지두덩근막(thenar fascia)**과 **새끼두덩근막(hypothenar fascia)**이라고 한다(그림 3.76A와 3.77A). 그러나 손바닥근막의 중앙부는 두꺼워져 손바닥널힘줄을 형성하며, 손가락섬유집을 형성하고 있는 손가락에서도 두껍다. **손바닥널힘줄(수장건막, palmar aponeurosis)**은 손바닥의 깊은근막 중에서 강하고 잘 구분되는 부위로 물렁조직과 긴 굽힘근 힘줄을 덮고 있다. 세모꼴인 손바닥널힘

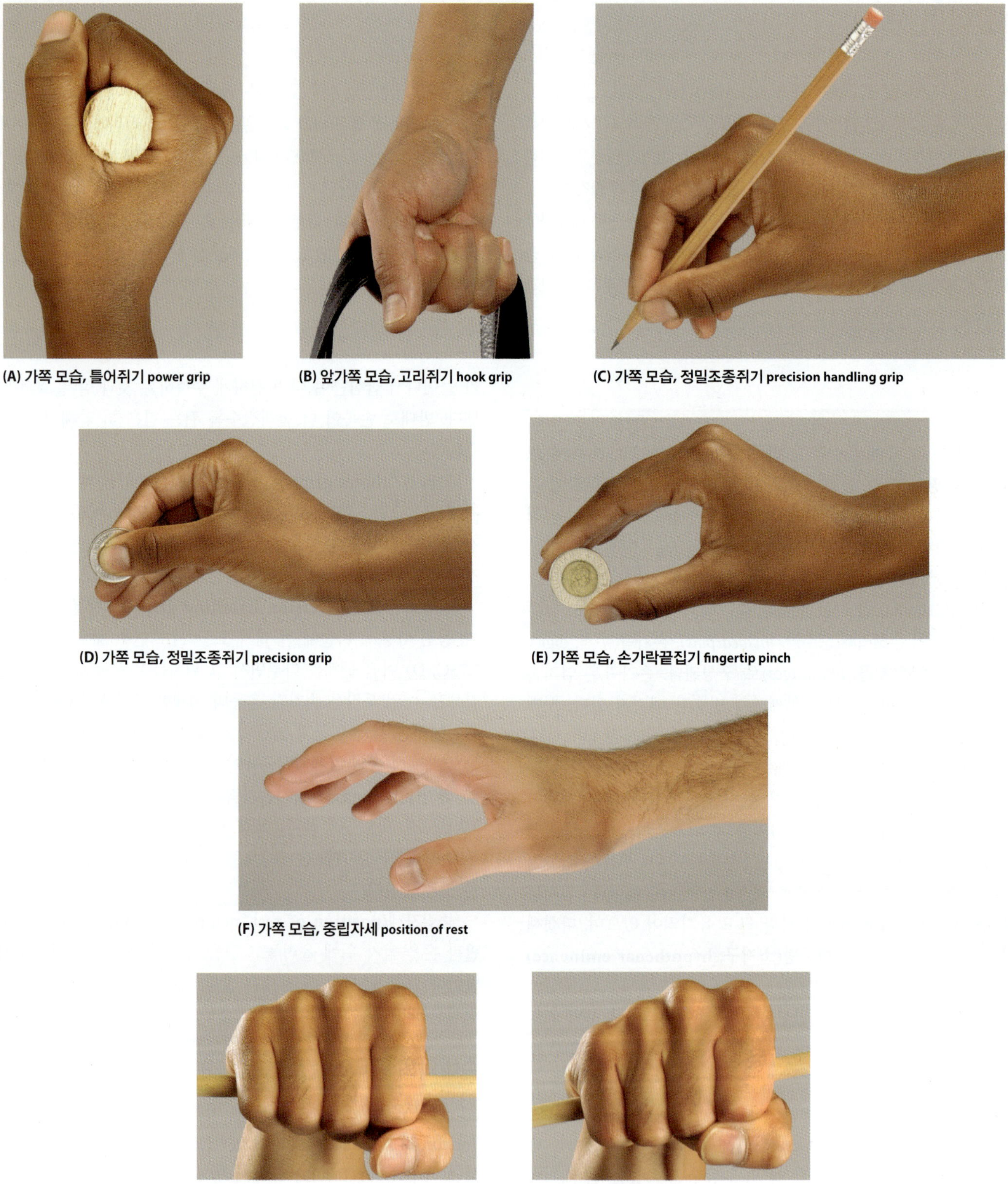

(A) 가쪽 모습, 틀어쥐기 power grip

(B) 앞가쪽 모습, 고리쥐기 hook grip

(C) 가쪽 모습, 정밀조종쥐기 precision handling grip

(D) 가쪽 모습, 정밀조종쥐기 precision grip

(E) 가쪽 모습, 손가락끝집기 fingertip pinch

(F) 가쪽 모습, 중립자세 position of rest

(G) 앞모습, 느슨한 쥐기 loose grip

(H) 앞모습, 단단한 쥐기 firm grip

그림 3.75. 손의 기능적 자세. A. 어떤 물체를 움켜잡는 움켜쥐기에서는 손허리손가락관절과 손가락뼈사이관절은 굽혀지지만 손목관절과 손목뼈중간관절은 펴진다. 손목을 뒤로 젖히면(펴면) 굽힘근 힘줄이 작용하는 거리가 늘어나면서, 긴 굽힘근 힘줄의 장력이 굽힘근 혼자 최대로 수축해서 생기는 것 이상으로 증가한다. **B.** 고리쥐기(둘째-넷째손가락 손가락뼈사이관절의 굽힘)에서는 손가락의 굽힘만으로 중력을 견딘다. **C.** 정밀조종쥐기는 글씨를 쓸 때 이용된다. **D와 E.** 동전을 잡고 다룰 때 정밀조종쥐기를 사용하며(**D**), 손가락 끝으로 어떤 물체를 잡을 때는 집기를 사용한다(**E**). **F.** 골절 시 석고붕대를 할 때는 대개 손과 손목을 중립자세로 놓고 한다. 손목을 약간 펴고 있는 것에 주목하라. **G와 H.** 다른 곳에 부착 고정되어 있지 않은 막대를 느슨하게(**G**) 또는 꽉(**H**) 쥘 때, 둘째 · 셋째 손목손허리관절은 견고하고 안정적이지만, 넷째 · 다섯째 관절은 굽힘과 폄이 가능한 안장관절이어서 단단히 쥘 때 이 굽힘이 증가하면서 막대의 각도가 변한다.

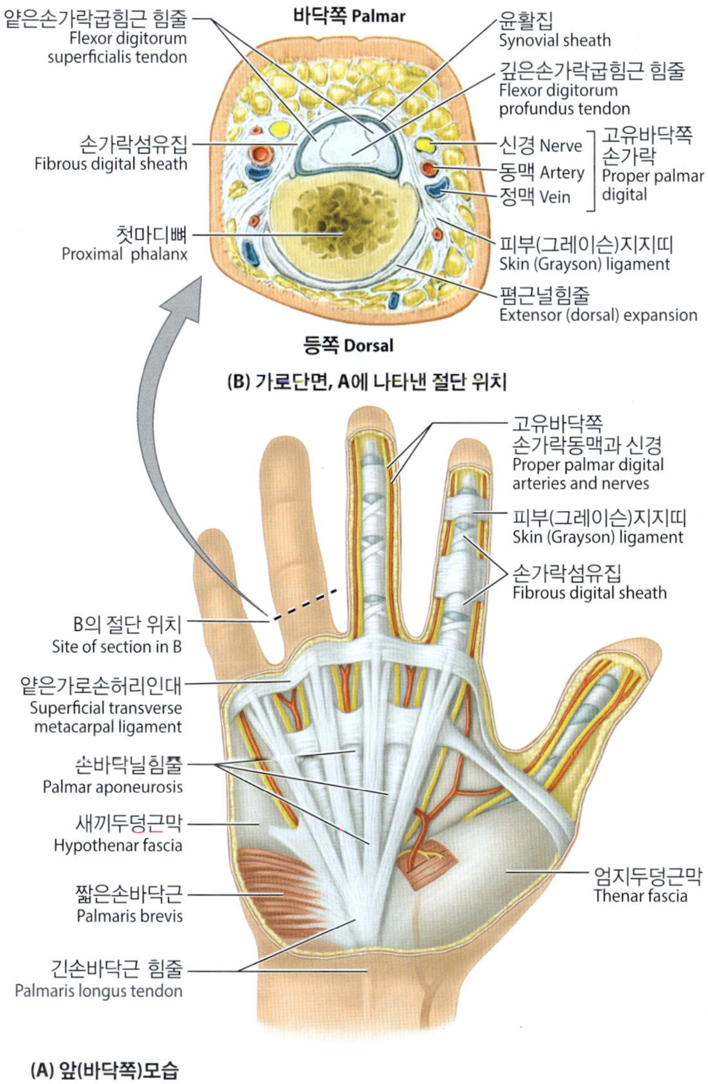

그림 3.76. 손바닥근막과 손가락섬유집. A. 개요. 손바닥근막은 아래팔근막과 이어져 있다. 얇은 엄지두덩근막과 새끼두덩근막이 각각 엄지두덩과 새끼두덩의 자체기원근육을 덮고 있다. 엄지두덩과 새끼두덩의 근육덩이 사이에는 손바닥 중심칸이 두꺼운 손바닥널힘줄로 덮여 있다. **B.** 넷째손가락의 가로단면(첫마디뼈 부위). 손가락섬유집 속에서 얕은손가락굽힘근 힘줄이 중간마디뼈바닥에 붙는 곳의 몸쪽에서 두 가닥으로 갈라져 그 사이로 깊은손가락굽힘근 힘줄이 지나 손가락 중심부를 따라 끝마디뼈까지 갈 수 있도록 해준다.

줄의 몸쪽 끝 또는 꼭대기는 굽힘근지지띠 및 긴손바닥근 힘줄과 연속되어 있다.

긴손바닥근이 존재하는 경우 손바닥널힘줄은 긴손바닥근의 힘줄이 확장된 것이다. 꼭대기의 먼쪽으로 손바닥널힘줄은 4개의 세로손가락띠(longitudinal digital bands or rays)를 형성하는데, 이 띠들은 꼭대기에서부터 먼쪽으로 부채꼴로 뻗어나가 첫마디뼈바닥에 부착하고 손가락섬유집과 연결된다(그림 3.76; 그림 3.60 참조). **손가락섬유집(수지섬유초, fibrous digital sheaths)**은 각 손가락의 바닥쪽을 따라 지나가는 얕은과 깊은손가락굽힘근 힘줄, 긴엄지굽힘근 힘줄, 손가락윤활집(digital synovial sheaths)을 둘러싸는 인대 관이다.

안쪽섬유사이막(medial fibrous septum)이 손바닥널힘줄 안쪽모서리에서 깊게 뻗어 내려가 다섯째손허리뼈에 부착한다(그림 3.77A). 이 사이막 안쪽이 안쪽칸 또는 **새끼두덩칸(hypothenar compartment)**이며, 새끼두덩근육을 포함하고 있고 그 앞은 새끼두덩근막으로 덮여 있다. 이와 유사하게 **가쪽섬유사이막(lateral fibrous septum)**이 손바닥널힘줄 가쪽모서리에서 깊이 연장되어 셋째손허리뼈에 붙는다. 이 사이막 가쪽은 가쪽칸 또는 **엄지두덩칸(thenar compartment)**으로, 엄지두덩근육을 포함하고 있고 그 앞은 엄지두덩근막으로 덮여 있다.

새끼두덩칸과 엄지두덩칸 사이는 **중심칸(central compartment)**으로, 앞쪽으로 손바닥널힘줄로 둘러싸여 있고, 굽힘근 힘줄과 그 힘줄집, 벌레근, 얕은손바닥동맥활, 손가락 혈관과 신경을 포함하고 있다.

손바닥의 가장 깊은 근육 면은 엄지모음근을 포함하는 **모음근칸(adductor compartment)**이다.

굽힘근 힘줄과 깊은 손바닥 근육을 덮는 근막 사이에는 2개의 잠재 공간인 **엄지두덩공간(thenar space)**과 **손바닥중간공간(midpalmar space)**이 있다(그림 3.77). 이 공간들은 손바닥널힘줄 모서리에서 손허리뼈로 가는 안쪽과 가쪽섬유사이막에 의해 그 경계가 이루어진다. 이 두 공간 사이에는 셋째손허리뼈에 부착하는 특히 강한 가쪽섬유사이막이 있다. 대부분의 근막칸이 관절에서 끝나지만 손바닥중간공간은 손목굴을 경유하여 아래팔앞칸과 이어져 있다.

손의 근육(Muscles of Hand)

손의 자체기원근육은 5개의 칸 속에 위치한다(그림 3.77A):

1. 엄지두덩칸에 있는 엄지두덩근육: 짧은엄지벌림근, 짧은엄지굽힘근, 엄지맞섬근.
2. 모음근칸에 있는 엄지모음근.
3. 새끼두덩칸에 있는 새끼두덩근육: 새끼벌림근, 짧은새끼굽힘근, 새끼맞섬근.
4. 손의 짧은 근육인 벌레근은 긴 굽힘근 힘줄과 함께 중심칸에 있다.
5. 뼈사이근은 손허리뼈 사이에 있는 별도의 뼈사이칸(*interosseous compartments*)에 있다.

엄지두덩근육(thenar muscles)

엄지두덩근육(thenar muscles)은 손바닥 가쪽 면에서 엄지두덩을 형성하며(그림 3.74A 참조), 주로 엄지손가락의 맞섬을 책임진다. 엄지손가락의 움직임은 손의 정밀한 활동에 중요하다. 엄지손가락의 손허리뼈는 다른 손허리뼈와는 별개로 있으면서 양쪽 끝의 관절이 모두 움직일 수 있기 때문에 엄지손가락은 매우 자유롭게 움직인다. 엄지손가락의 자유로운 움직임을 조절하기 위해 몇 개의 근육이 필요하다(그림 3.78).

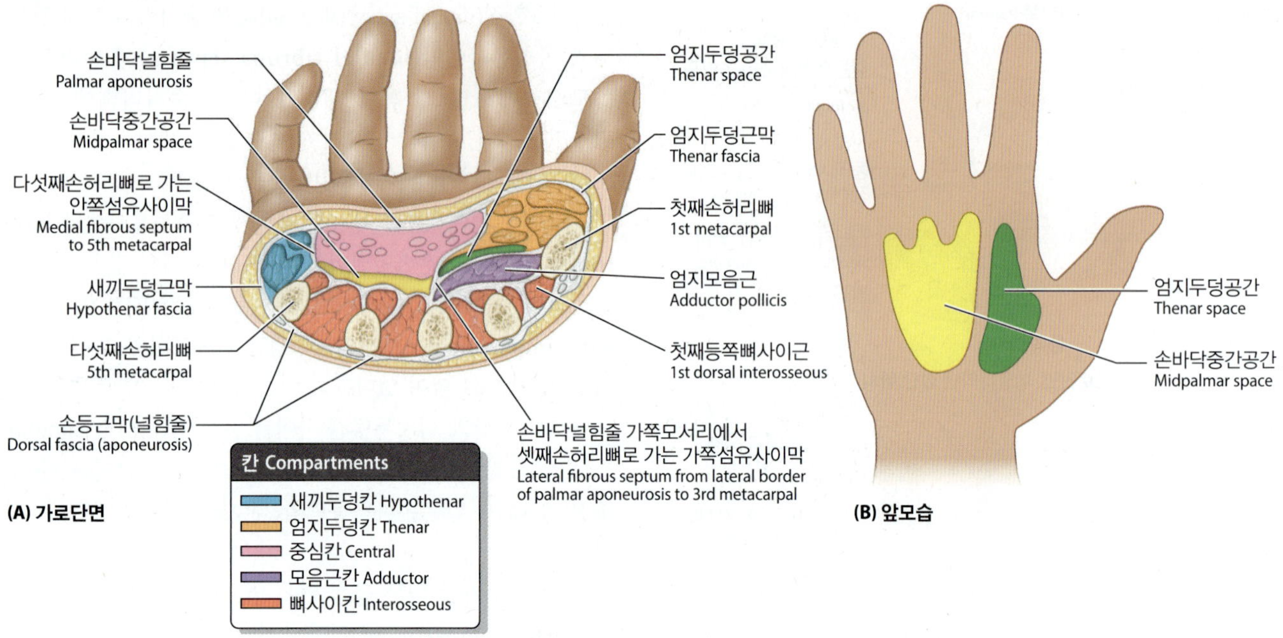

그림 3.77. 손바닥의 칸, 공간, 근막. A. 개요. 손바닥 중간을 지나는 가로단면으로 손의 근막칸을 보여준다. **B.** 엄지두덩공간과 손바닥중간공간. 손바닥중간공간은 손바닥 중심칸 밑에 있으며, 먼쪽으로는 셋째–다섯째손가락의 윤활힘줄집과, 몸쪽으로는 손목굴을 빠져나오는 굽힘근온힘줄집과 인접해 있다. 엄지두덩공간은 엄지두덩칸 밑에 위치하고, 먼쪽으로는 집게손가락 윤활힘줄집과, 몸쪽으로는 손목굴 먼쪽의 굽힘근온힘줄집과 인접해 있다.

- **폄**: 긴엄지폄근, 짧은엄지폄근, 긴엄지벌림근
- **굽힘**: 긴엄지굽힘근과 짧은엄지굽힘근
- **벌림**: 긴엄지벌림근과 짧은엄지벌림근
- **모음**: 엄지모음근
- **맞섬**: 엄지맞섬근. 이 운동은 손목손허리관절에서 일어나고 손바닥을 컵 모양으로 만든다. 엄지손가락 끝을 다섯째손가락 또는 나머지 손가락 중 어떤 것과 접촉시키기 위해서는 엄지맞섬근이 혼자할 수 있는 운동 이외에 훨씬 더 많은 다른 운동이 필요하다.

처음 4개의 엄지손가락 운동은 손목손허리관절과 손허리손가락관절에서 일어난다. 복잡한 운동인 **맞섬(opposition)**은 엄지손가락을 편 자세에서 시작하며, 처음에는 엄지맞섬근의 작용으로 손목손허리관절에서 일어나는 첫째손허리뼈의 벌림과 안쪽돌림(손바닥을 컵 모양으로 만드는 동작)을, 그 다음에는 손허리손가락관절에서 일어나는 굽힘을 포함한다(그림 3.78). 엄지모음근과 긴엄지굽힘근은 맞서고 있는 엄지손가락이 다른 손가락 끝에 가하는 압력을 증가시킨다. 살덩이와 살덩이가 맞닿는 맞섬에서는, 엄지손가락과 맞서는 다른 손가락의 운동도 포함된다.

엄지두덩근육을 그림 3.79에 도시하였고, 붙는 곳은 그림 3.80A에 나타내었으며, 붙는 곳, 신경분포, 주요 작용을 표 3.14에 요약하였다.

짧은엄지벌림근. 엄지손가락의 짧은 벌림근인 **짧은엄지벌림근**

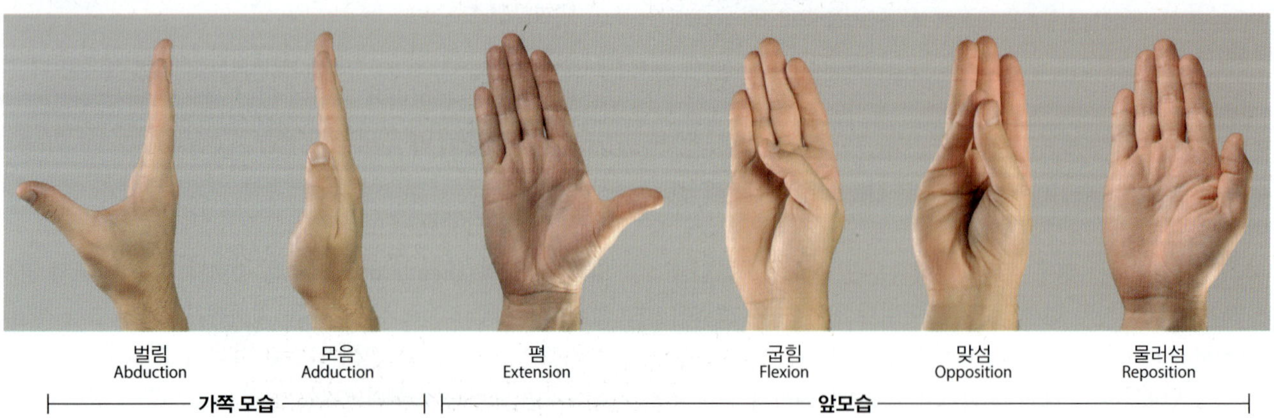

그림 3.78. 엄지손가락의 운동. 엄지손가락은 다른 손가락에 대하여 90° 돌아가 있다. 이것은 엄지손가락의 손톱이 향하는 방향을 다른 손가락의 손톱 방향과 비교해 보면 확인할 수 있다. 따라서 벌림과 모음은 시상면에서 일어나고 굽힘과 폄은 관상면에서 일어난다. 엄지손가락 끝을 다른 손가락(예: 새끼손가락) 손끝 살덩이와 접촉하도록 하는 맞섬은 가장 복잡한 운동이다. 맞섬은 손목손허리관절에서 일어나는 벌림과 안쪽돌림, 그리고 손허리손가락관절에서 일어나는 굽힘으로 구성된다.

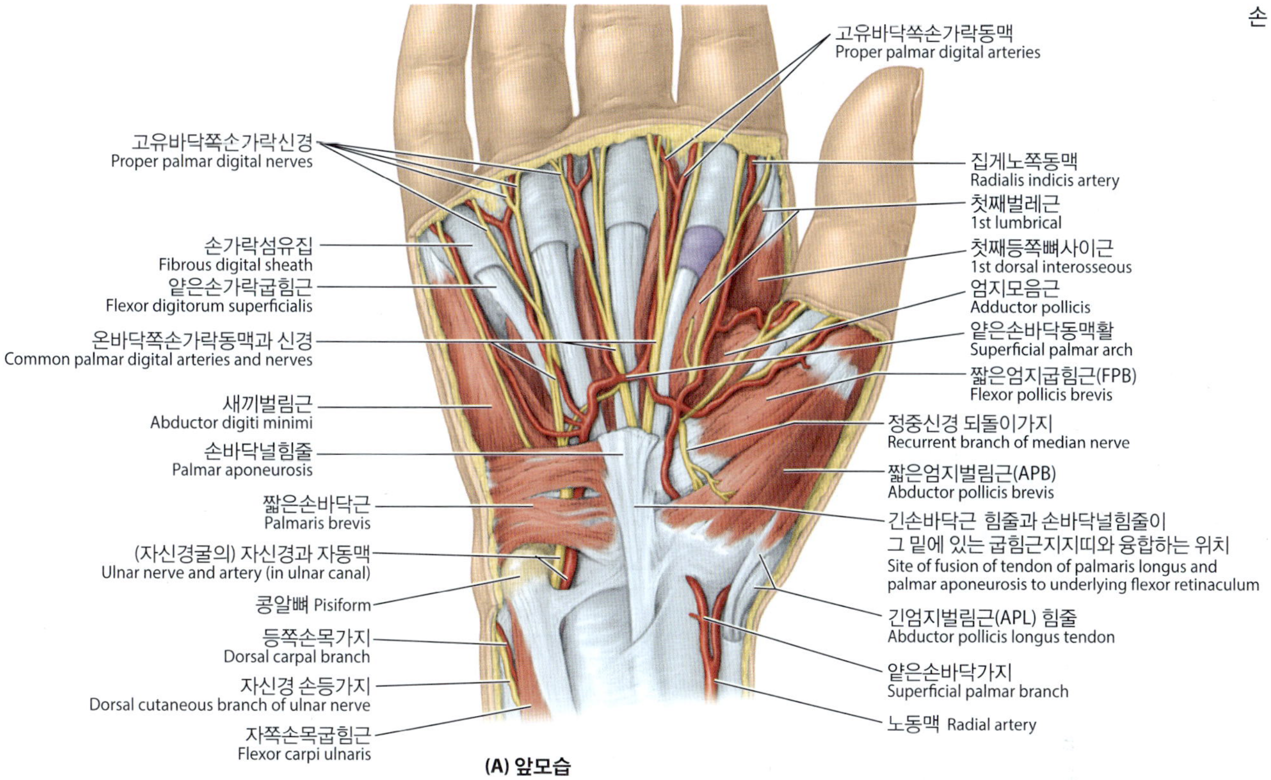

(A) 앞모습

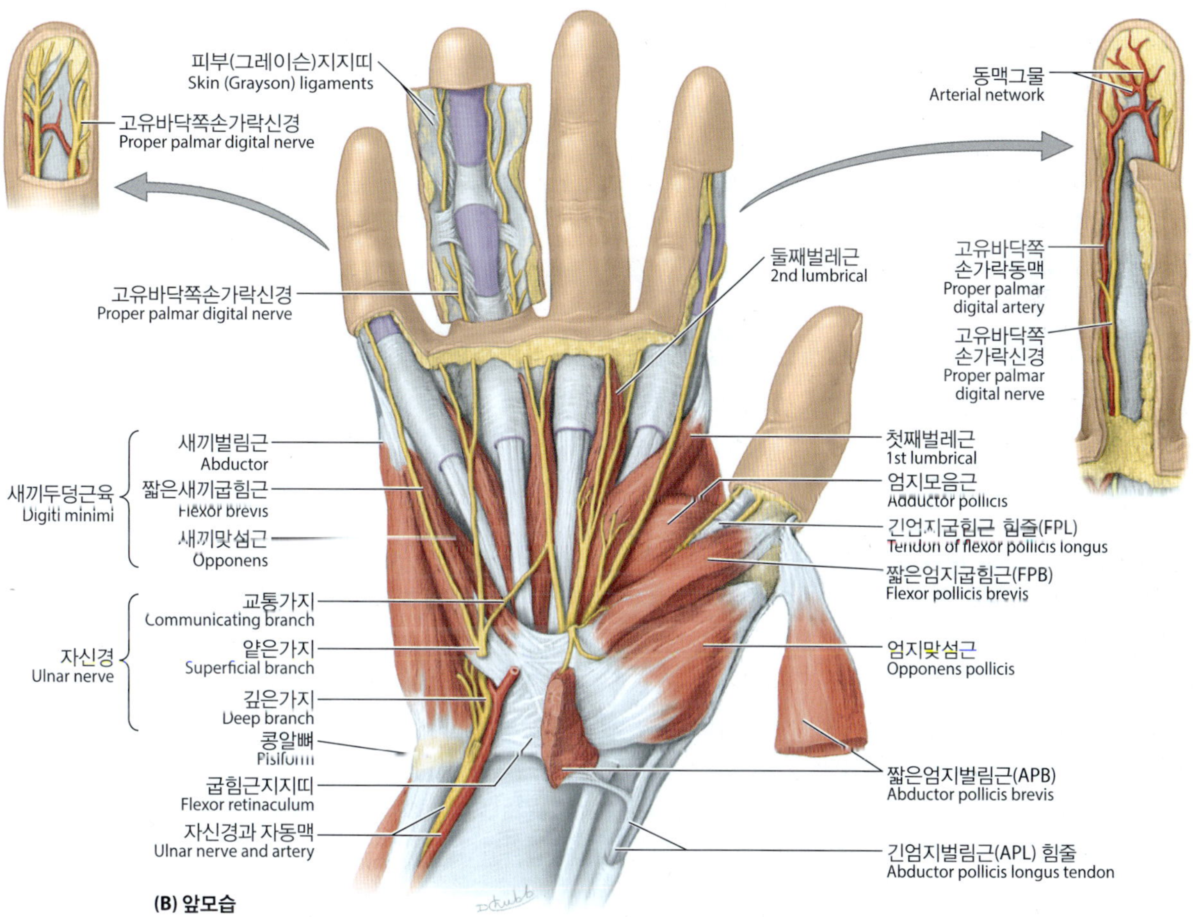

(B) 앞모습

그림 3.79. 오른쪽 손바닥의 얕은 해부. 피부와 피부밑조직을 제거하였고, 대부분의 손바닥널힘줄, 엄지두덩근막, 새끼두덩근막도 제거하였다. **A.** 얕은손바닥동맥활은 손바닥널힘줄 바로 밑에, 그리고 긴 굽힘근 힘줄보다 얕은 곳에 위치한다. 이 동맥활에서 온바닥쪽손가락동맥이 나온다. 손가락에서 동맥(예: 집게노쪽동맥)과 신경이 손가락섬유집 안쪽과 가쪽에 놓여 있다. 콩알뼈는 자신경과 자동맥이 손바닥으로 들어갈 때 이들을 보호한다. **B.** 굽힘근지지띠. 엄지두덩근육 3개와 새끼두덩근육 3개가 굽힘근지지띠, 그리고 이 지지띠로 연결되어 있는 양쪽 가쪽의 네 손목뼈에 붙는다.

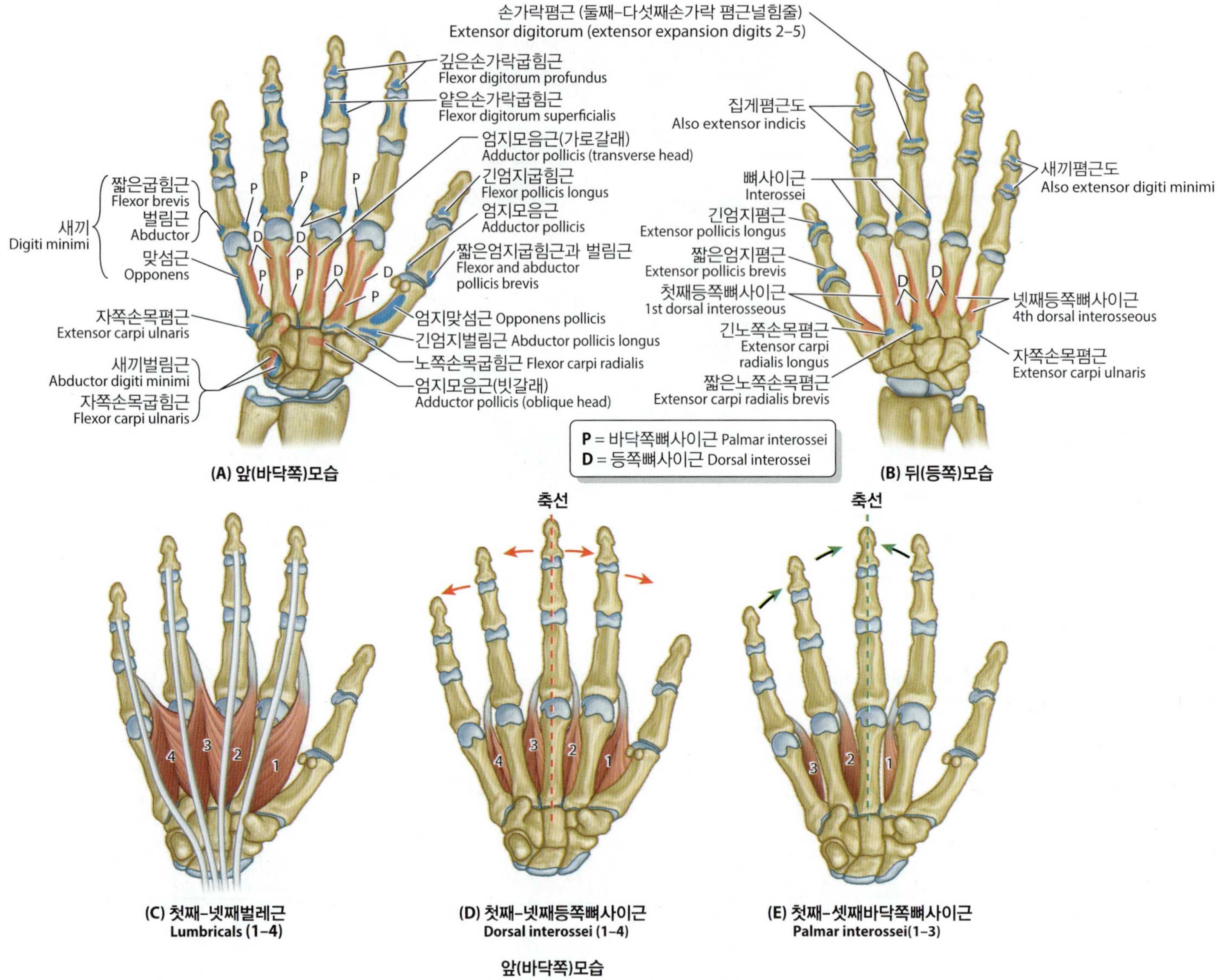

그림 3.80. 손 자체기원근육의 붙는 곳과 뼈사이근의 작용.

(단무지외전근; **abductor pollicis brevis, APB**)은 엄지두덩 앞가쪽 부분을 형성한다(그림 3.79). 짧은엄지벌림근은 엄지를 벌릴 뿐 아니라 첫마디뼈를 약간 안쪽으로 돌려 맞섬의 초기 단계에서 엄지맞섬근을 보조한다.

짧은엄지벌림근을 검사하려면, 저항에 대항하여 엄지를 벌리게 한다. 만일 정상이라면 이 근육을 보고 만질 수 있다.

짧은엄지굽힘근. 엄지손가락의 짧은 굽힘근인 **짧은엄지굽힘근(단무지굴근; flexor pollicis brevis, FPB)**은 짧은엄지벌림근 안쪽에 위치한다. 이 근육의 두 힘살은 긴엄지굽힘근 힘줄 맞은편에 위치하며, 먼쪽 붙는 곳에서 종자뼈를 포함하는 온힘줄을 (서로 그리고 종종 짧은엄지벌림근과) 공유한다. 두 힘살은 보통 그 신경분포가 다르다: 보다 큰 얕은갈래(superficial head)에는 정중신경 되돌이가지(recurrent branch)가, 보다 작은 깊은갈래(deep head)에는 자신경 깊은손바닥가지(deep palmar branch)가 분포한다. 짧은엄지굽힘근은 손목손허리관절과 손허리손가락관절에서 엄지손가락을 굽히고 엄지의 맞섬을 보조한다.

짧은엄지굽힘근을 검사하려면, 저항에 대항하여 엄지손가락을 굽히게 한다. 만일 정상이라면 이 근육을 보고 만질 수 있다. 그러나 긴엄지굽힘근도 엄지를 굽힌다는 것을 유념한다.

엄지맞섬근. 엄지맞섬근(무지대립근, **opponens pollicis**)은 짧은엄지벌림근 깊은 곳, 그리고 짧은엄지굽힘근의 가쪽에 있는 네모꼴 근육이다(그림 3.79B). 엄지맞섬근은 엄지손가락의 가장 중요한 운동인 맞섬을 일으킨다. 맞섬이 일어나는 동안 이 근육은 손목손허리관절에서 첫째손허리뼈를 굽히고 안쪽으로 돌린다. 이 운동은 어떤 물체를 집을 때 일어난다. 그림 3.78에서 보여주는 바와 같이 맞섬이 일어나는 동안 엄지손가락 끝은 새끼손가락 손끝 살덩이와 접

표 3.14. 손의 자체기원근육

근육	몸쪽 붙는 곳	먼쪽 붙는 곳	신경분포[a]	주요 작용
엄지두덩근육(thenar muscles)				
엄지맞섬근(무지대립근, opponens pollicis)	굽힘근지지띠, 손배뼈결절, 큰마름뼈결절	첫째손허리뼈 가쪽 부분	정중신경 되돌이가지 (**C8**, T1)	첫째손허리뼈를 손바닥 중앙을 향해 안쪽으로 당기고, 또 안쪽으로 돌려서 엄지손가락의 맞섬을 일으킴
짧은엄지벌림근(단무지외전근, abductor pollicis brevis)		엄지손가락 첫마디뼈 바닥 가쪽 부분		엄지손가락을 벌리고 맞섬을 도움
짧은엄지굽힘근(단무지굴근, flexor pollicis brevis)				엄지손가락을 굽힘
얕은갈래(superficial head)				
깊은갈래(deep head)			자신경 깊은가지 (C8, **T1**)	
모음근칸(adductor compartment)				
엄지모음근(무지내전근, adductor pollicis)				손바닥 가쪽모서리 쪽으로 엄지손가락을 모음
빗갈래(oblique head)	둘째와 셋째손허리뼈바닥, 알머리뼈, 인접한 손목뼈	엄지손가락 첫마디뼈 바닥 안쪽 부분		
가로갈래(transverse head)	셋째손허리뼈몸통 앞면			
새끼두덩근육(hypothenar muscles)				
새끼벌림근(소지외전근, abductor digiti minimi)	콩알뼈	다섯째손가락 첫마디뼈 바닥 안쪽 부분	자신경 깊은가지 (C8, **T1**)	다섯째손가락을 벌림; 첫마디뼈 굽힘을 도움
짧은새끼굽힘근(단소지굴근, flexor digiti minimi brevis)	갈고리뼈갈고리와 굽힘근지지띠	다섯째손가락 첫마디뼈 바닥 안쪽 부분		다섯째손가락 첫마디뼈를 굽힘
새끼맞섬근(소지대립근, opponens digiti minimi)		다섯째손허리뼈 안쪽 모서리		다섯째손허리뼈를 앞으로 당겨 돌려서 새끼손가락이 엄지손가락과 맞서도록 함
짧은 근육(short muscles)				
벌레근(충양근, lumbricals)				
첫째와 둘째	깊은손가락굽힘근 가쪽 두 힘줄 (반깃근육)	둘째–다섯째손가락 폄근널힘줄 가쪽 부분	정중신경(C8, **T1**)	둘째–다섯째손가락의 손허리손가락관절을 굽히고, 손가락뼈사이관절을 폄
셋째와 넷째	깊은손가락굽힘근 안쪽 세 힘줄 (깃근육)		자신경 깊은가지 (C8, **T1**)	둘째–다섯째손가락의 손허리손가락관절을 굽히고, 손가락뼈사이관절을 폄
등쪽뼈사이근(배측골간근, dorsal interossei), 첫째–넷째	모든 손허리뼈의 인접한 면 (깃근육)	둘째–넷째손가락 첫마디뼈바닥과 폄근널힘줄		중심선으로부터 둘째–넷째손가락을 벌림; 벌레근과 함께 작용하여 손허리손가락관절을 굽히고 손 가락뼈사이관절을 폄
바닥쪽뼈사이근(장측골간근, palmar interossei), 첫째–셋째	둘째, 넷째, 다섯째손허리뼈 바닥면(반깃근육)	둘째, 넷째, 다섯째손가락 첫마디뼈바닥과 폄근널힘줄		둘째, 넷째, 다섯째손가락을 중심선 쪽으로 모음, 벌레근을 도와 손허리손가락관절을 굽히고 손가락뼈사이관절을 폄

[a]척수의 분절적 신경분포를 나타내었다(예: "**C8**, T1"은 엄지맞섬근에 분포하는 신경이 척수의 여덟째목분절과 첫째가슴분절에서 유래한다는 것을 의미한다). 굵은 글씨체로 표시한 숫자(예: **C8**)는 주요한 분절적 신경분포를 나타낸다. 열거한 척수분절 중 하나 또는 그 이상이 손상되거나 또는 여기서 유래하는 운동신경 뿌리가 손상되면 관련 근육의 마비가 유발된다.

축하게 된다.

엄지모음근(adductor pollicis)

엄지모음근(무지내전근, **adductor pollicis**)은 손의 모음근칸에 있다(그림 3.77A). 부채꼴인 이 근육은 두 갈래로 일어난다. 이 두 갈래는 노동맥이 손바닥으로 들어와 깊은손바닥동맥활을 형성하는 부위에서 이 동맥에 의해 분리되어 있다(그림 3.79A, 3.81). 이 근육의 힘줄에는 보통 종자뼈가 들어 있다. 엄지모음근은 엄지손가락을 손바닥쪽으로 움직이는 모음운동을 일으키고(그림 3.78), 이를 통해 쥐는 힘을 부여한다(그림 3.75G, H).

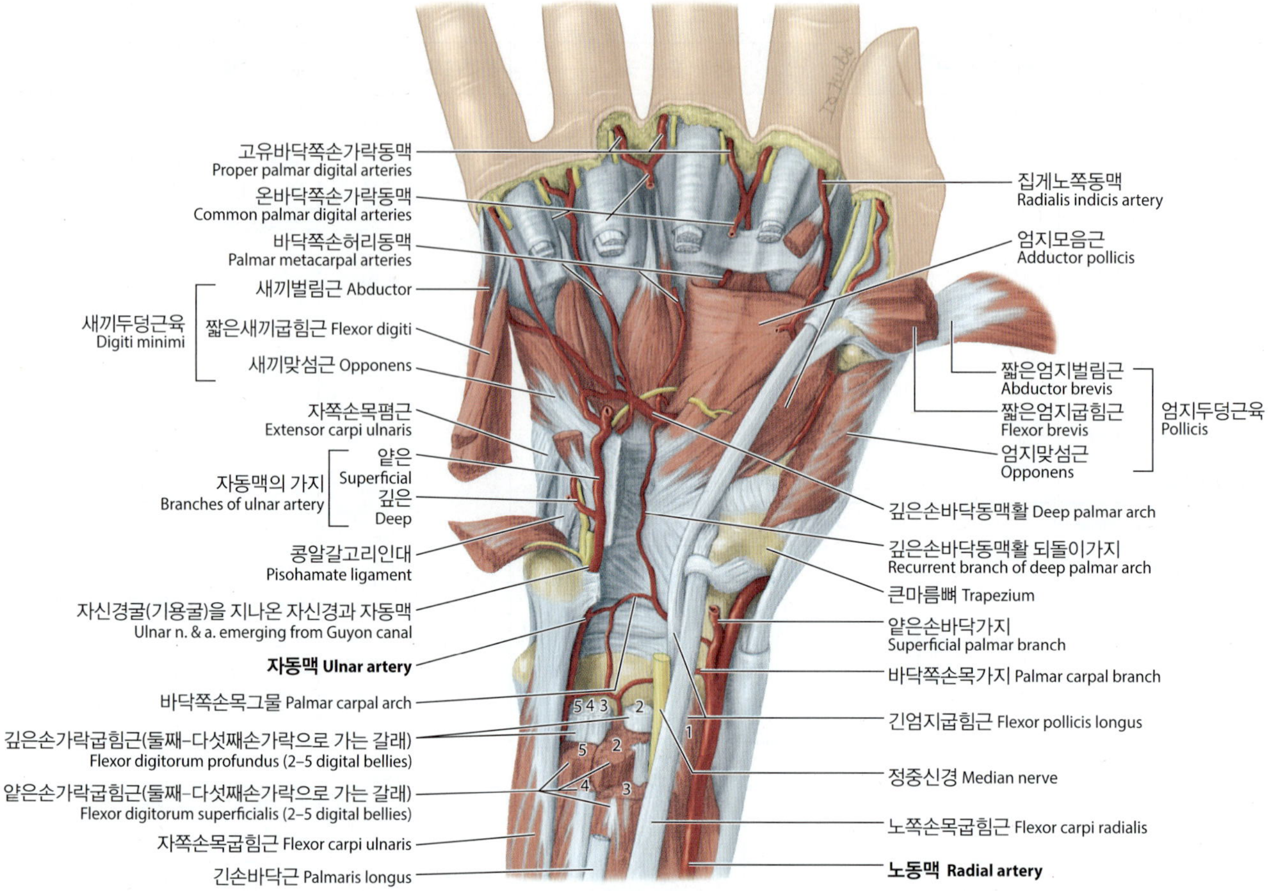

앞모습

그림 3.81. 아래팔 먼쪽 부분과 손바닥 깊은 곳의 근육과 동맥. 손바닥을 깊이 해부하여 노동맥 바닥쪽손목가지와 자동맥 바닥쪽손목가지가 연결되어 바닥쪽손목그물과 깊은손바닥동맥활을 만드는 모습을 보여주고 있다. 깊은손바닥동맥활은 얕은손바닥동맥활보다 몸쪽으로 1.5~2 cm 되는 곳에서 손허리뼈바닥 위치에 놓여 있다.

새끼두덩근육(hypothenar muscles)

새끼두덩근육(hypothenar muscles; 새끼벌림근, 짧은새끼굽힘근, 새끼맞섬근)은 손바닥 안쪽에서 **새끼두덩**을 형성하고 새끼손가락을 움직인다(그림 3.89 참조). 이 근육들은 다섯째손허리뼈와 함께 새끼두덩칸에 위치한다(그림 3.77A와 3.79). 새끼두덩근육의 붙는 곳을 그림 3.80A에 도시하였고, 붙는 곳, 신경분포, 주요 작용을 표 3.14에 요약하였다.

새끼벌림근. **새끼벌림근(소지외전근, abductor digiti minimi)**은 새끼두덩을 형성하는 세 근육 중 가장 얕게 위치하는 근육이다. 새끼벌림근은 다섯째손가락을 벌리고 그 첫마디뼈를 굽히는 것을 돕는다.

짧은새끼굽힘근. **짧은새끼굽힘근(단소지굴근, flexor digiti minimi brevis)**은 새끼벌림근 가쪽에 위치하는 크기가 다양한 근육이다. 짧은새끼굽힘근은 손허리손가락관절에서 다섯째손가락의 첫마디뼈를 굽힌다.

새끼맞섬근. **새끼맞섬근(소지대립근, opponens digiti minimi)**은 새끼벌림근과 짧은새끼굽힘근 깊이 있는 네모꼴 근육이다. 새끼맞섬근은 다섯째손허리뼈를 앞쪽으로 당기고 가쪽으로 돌려 손바닥의 오목이 깊어지도록 하며 다섯째손가락이 엄지손가락과 맞서도록 한다(그림 3.78). 엄지맞섬근처럼 새끼맞섬근도 전적으로 손목손허리관절에만 작용한다.

짧은손바닥근. **짧은손바닥근(단장근, palmaris brevis)**은 새끼두덩 피부밑조직에 있는 작고 얇은 근육으로(그림 3.76A와 3.79A), 새끼두덩칸에 있는 근육은 아니다. 짧은손바닥근은 새끼두덩의 피부를 주름지게 하고 손바닥 오목이 깊어지도록 하여 손바닥으로 쥐는 것을 돕는다. 짧은손바닥근은 자신경과 자동맥을 덮어 이들을 보호한다. 이 근육은 몸쪽으로 손바닥널힘줄 안쪽모서리에 붙고, 먼쪽으로는 손 안쪽 모서리 피부에 붙는다.

손의 짧은 근육(short muscles of hand)

손의 짧은 근육으로 벌레근과 뼈사이근이 있다(그림 3.80C~E; 표 3.14).

벌레근. 4개의 가느다란 **벌레근(충양근, lumbricals)**은 벌레[라틴어로 *lumbricus*, 지렁이(earthworm)]처럼 생겨서 그런 이름이 붙었다(그림 3.79B, 3.80C). 벌레근은 손허리손가락관절에서 손가락을 굽히고 손가락뼈사이관절을 편다.

벌레근을 검사하려면, 손바닥이 위로 향한 자세에서 환자에게 손가락뼈사이관절은 편 상태에서 손허리손가락관절을 굽히도록 요청한다. 검사자는 한 손가락으로 둘째–다섯째손가락 첫마디뼈 바닥면에 차례대로 저항을 가한다. 손가락뼈사이관절의 폄을 검사하기 위해서는, 손허리손가락관절을 굽힌 상태에서 둘째–다섯째손가락 중간마디뼈와 끝마디뼈 등쪽 면에 차례대로 저항을 가해본다.

뼈사이근. 손의 뼈사이칸에서 **등쪽뼈사이근(배측골간근, dorsal interosseous muscles**; dorsal interossei) 4개가 손허리뼈 사이에 있고, **바닥쪽뼈사이근(장측골간근, palmar interosseous muscles**; palmar interossei) 3개가 손허리뼈 바닥쪽 면에 있다(그림 3.77A). 첫째 등쪽뼈사이근은 쉽게 만져볼 수 있는데, 엄지손가락과 집게손가락을 단단히 맞서게 하면 쉽게 느낄 수 있다. 일부 저자들은 바닥쪽뼈사이근이 4개라고 기술하고, 이런 경우에는 짧은엄지굽힘근 깊은갈래를 바닥쪽뼈사이근에 포함하는데, 이는 이 갈래의 신경분포와 엄지손가락에서의 배치가 바닥쪽뼈사이근과 유사하기 때문이다. 등쪽뼈사이근 4개는 손가락을 벌리고, 바닥쪽뼈사이근 3개는 손가락을 모은다(그림 3.80D, E; 표 3.14).

바닥쪽뼈사이근(**P**almar)은 모으고(**AD**duct), 등쪽뼈사이근(**D**orsal)은 벌리는(**AB**duct) 기능이 있음을 머리글자만 따서 각각 PAD, DAB로 하면 기억에 도움이 될 것이다. 등쪽·바닥쪽뼈사이근과 벌레근은 함께 작용하여 손허리손가락관절을 굽히고 손가락뼈사이관절을 편다(이른바 Z-운동을 일으킴). 이런 운동이 일어나는 것은 이들이 폄근널힘줄 가쪽띠에 붙기 때문이다(그림 3.65A, B).

Z-운동을 이해하는 것은 유용한데, 왜냐하면 이것은 자신경이 마비되었을 때 일어나는 갈퀴손(claw hand)과 반대이기 때문이다. 자신경이 마비되면 뼈사이근과 셋째·넷째벌레근이 함께 작용해서 Z-운동을 일으키는 일이 불가능해진다(임상적용 "자신경 손상" 참조).

바닥쪽뼈사이근을 검사하려면, 종이 한 장을 인접한 손가락 사이에 끼우고 검사자가 이 종이를 당기면서 피검자로 하여금 종이가 빠져나가지 않도록 손가락을 힘껏 모으라고 한다(그림 3.82A). **등쪽뼈사이근을 검사하려면,** 피검자의 인접한 두 손가락을 펴고 모은 상태에서 검사자가 엄지와 가운데손가락으로 집고 있으면서 피검자로 하여금 잡혀 있는 손가락을 벌리도록 한다(그림 3.82B).

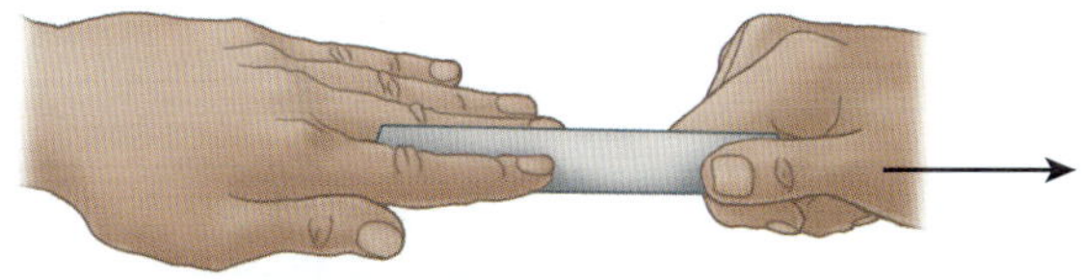

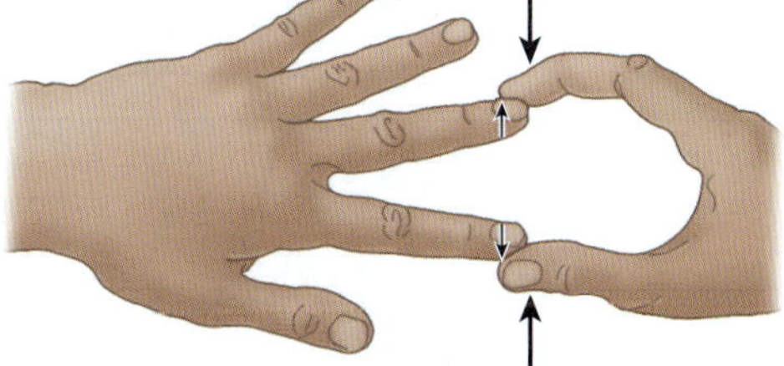

그림 3.82. **뼈사이근(자신경)의 검사. A.** 바닥쪽뼈사이근. **B.** 등쪽뼈사이근. *작은 화살표*는 피검자가 힘을 주는 방향, *큰 화살표*는 검사자가 힘을 주는 방향을 나타낸다.

손의 긴 굽힘근 힘줄과 힘줄집 (Long Flexor Tendons and Tendon Sheaths in Hand)

얕은손가락굽힘근과 깊은손가락굽힘근 힘줄은 굽힘근지지띠 깊이 있는 **굽힘근온힘줄집(지굴근총건초, common flexor sheath**, ulnar bursa)으로 들어간다(그림 3.83A). 이 힘줄들은 손의 중심칸으로 들어가 부채꼴로 펼쳐지며 각각의 **손가락윤활집(수지활액초, digital synovial sheaths)**으로 들어간다. 굽힘근온힘줄집과 손가락윤활집은 손가락을 움직이는 동안 이 힘줄들이 서로에 대하여 자유롭게 미끄러질 수 있도록 해준다. 첫마디뼈바닥 근처에서 얕은손가락굽힘근 힘줄이 양쪽으로 갈라지면서 그 사이로 깊은손가락굽힘근 힘줄이 지나갈 수 있도록 해준다. 이 힘줄들이 교차하는 부분을 **힘줄교차(건교차, tendinous chiasm)**라고 한다(그림 3.83B; 그림3.65D와 3.76B 참조). 둘로 갈라진 얕은손가락굽힘근 힘줄은 중간마디뼈바닥 앞면 가장자리 양쪽에 각각 부착한다. 힘줄교차 먼쪽에서 깊은손가락굽힘근 힘줄은 끝마디뼈바닥 앞면에 붙는다(그림 3.65D).

손가락섬유집(수지섬유초, fibrous digital sheaths)은 강인한 인대 굴로서 그 안에 굽힘근 힘줄과 윤활집을 감싸고 있다(그림 3.76과 3.83C, D). 이 섬유집은 손허리뼈머리에서 끝마디뼈바닥까지 뻗어 있다. 이 섬유집은 굽힘근 힘줄이 손가락에서 활시위처럼 당겨져 들뜨는 것을 방지한다. 손가락섬유집은 뼈와 결합하여 **뼈섬유굴(osseofibrous tunnels)**을 형성하고, 그 속을 굽힘근 힘줄이 지나가 손가락에 도달한다. **섬유집고리부분(섬유초윤상부, anular part)**과 **섬유집십자부분[섬유초십자부, cruciform part**; 임상적으로는 흔히 "도르래(pulleys)"라고 부름]은 손가락섬유집이 두꺼워져 보강된 부분이다(그림 3.83D).

긴 굽힘근의 힘줄은 손가락뼈 뼈막에서 뻗어 나온 윤활주름(synovial folds; **끈, vincula**) 속을 지나는 작은 혈관들에 의해 혈액 공급을 받는다(그림 3.65B 참조). 긴엄지굽힘근 힘줄은 그 자신만의 윤활집에 싸여 굽힘근지지띠 밑을 지나 엄지손가락까지 간다. 손허리뼈머리에서 이 힘줄은 두 종자뼈 사이를 지나는데, 하나는 짧은엄지굽힘근과 짧은엄지벌림근이 합쳐진 힘줄에, 다른 하나는 엄지모음근 힘줄에 있다.

손의 동맥(Arteries of Hand)

흔히 어떤 물건을 쥐거나 압력을 가할 때 손은 그 기능을 수행하기 위해서 여러 위치에서 여러 자세를 취하기 때문에, 어떠한 자세에서도 손의 모든 부분에 산소가 풍부한 혈액이 공급될 수 있도록 손에는 많은 가지로 갈라지며 서로 잘 연결되는 동맥이 풍부하게 분포한다. 더욱이 동맥과 그 가지들은, 땀을 흘려서 과도하게 발생한 열

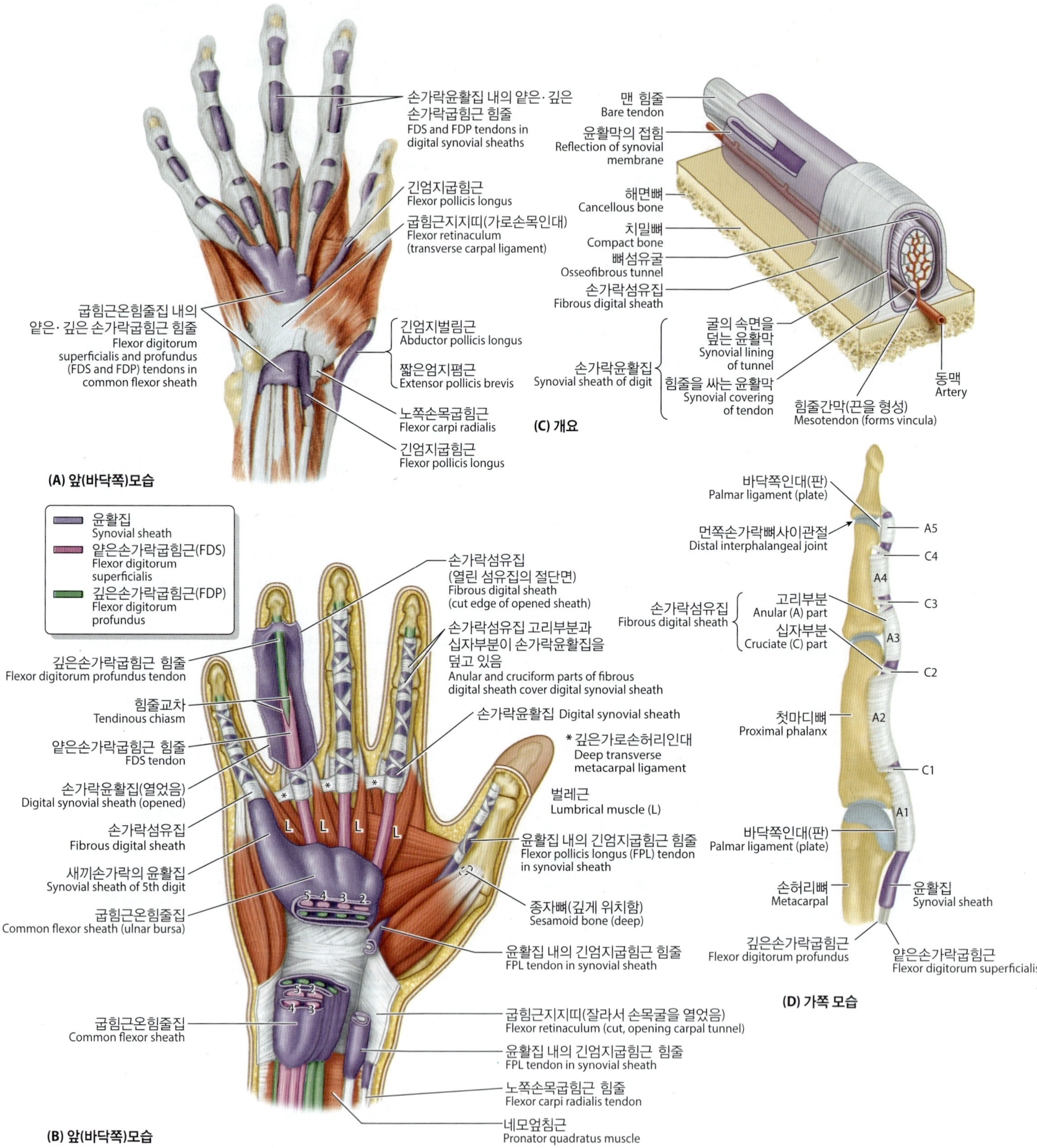

그림 3.83. 굽힘근 힘줄, 굽힘근온힘줄집, 손가락섬유집, 손가락윤활집. A. 윤활집. 손가락으로 가는 긴 굽힘근 힘줄의 윤활집은 두 종류로 배열되어 있다: (1) 하나는 굽힘근지지띠 깊이 있는 몸쪽 또는 손목윤활집이고 (2) 다른 하나는 손가락굽힘근 섬유집 속에 있는 먼쪽 또는 손가락윤활집이다. **B.** 힘줄, 힘줄주머니, 손가락섬유집. **C.** 뼈섬유굴. 힘줄을 싸고 있는 손가락 뼈섬유굴의 구조. 손가락섬유집 속에서 윤활집은 이 굴의 속면을 덮고 있는 (벽쪽)윤활막과 힘줄을 싸고 있는 (내장쪽)윤활막으로 구성된다. 윤활집의 이 두 층은 실제로는 매우 얇은 층의 윤활액에 의해 분리되어 있으며, 이 윤활액은 힘줄이 쉽게 미끄러지도록 윤활막 표면을 매끄럽게 한다. **D.** 손가락섬유집. 섬유집고리부분과 섬유집십자부분("도르래")을 보여준다.

을 방출할 수 있는 피부 바로 밑에 얕게 위치한다. 추운 환경에서 바람직하지 않은 열 손실을 방지하기 위하여 손의 세동맥(arterioles)은 손 표면과 손가락 끝으로 가는 혈류를 줄일 수 있다. 자동맥과 노동맥 및 그 가지들이 손으로 가는 모든 혈액공급을 담당한다. 손의 동맥을 그림 3.84와 3.85에 도시하였고, 이는곳과 경로를 표 3.15에 나타내었다.

손의 자동맥(ulnar artery in hand)

자동맥(척골동맥, ulnar artery)은 콩알뼈와 갈고리뼈갈고리 사이에서 자신경굴(*ulnar canal*; 기용굴, Guyon canal)을 경유하여 굽힘근지지띠 앞을 지나 손으로 들어간다(그림 3.72B 참조). 자동맥은 자신경 가쪽에 위치한다(그림 3.79A). 이 동맥은 두 종말가지인 얕은손바닥동맥활과 깊은손바닥가지(심장지, deep palmar branch)로 나뉜다(그림 3.84와 3.85). 자동맥의 수 종말가지인 **얕은손바닥동맥활(천장동맥궁, superficial palmar arch)**은 3개의 **온바닥쪽손가락동맥(총장측지동맥, common palmar digital arteries)**을 내고, 이들 동맥은 깊은손바닥동맥활에서 나오는 **바닥쪽손허리동맥(장측중수동맥, palmar metacarpal arteries)**과 연결된다. 온바닥쪽손가락동맥 각각은 한 쌍의 **고유바닥쪽손가락동맥(고유장측지동맥, proper palmar digital arteries)**으로 나뉘고, 이들은 둘째–넷째손가락의 인접면을 따라 달린다.

손의 노동맥(radial artery in hand)

노동맥(요골동맥, radial artery)은 손배뼈와 큰마름뼈를 감아 돌

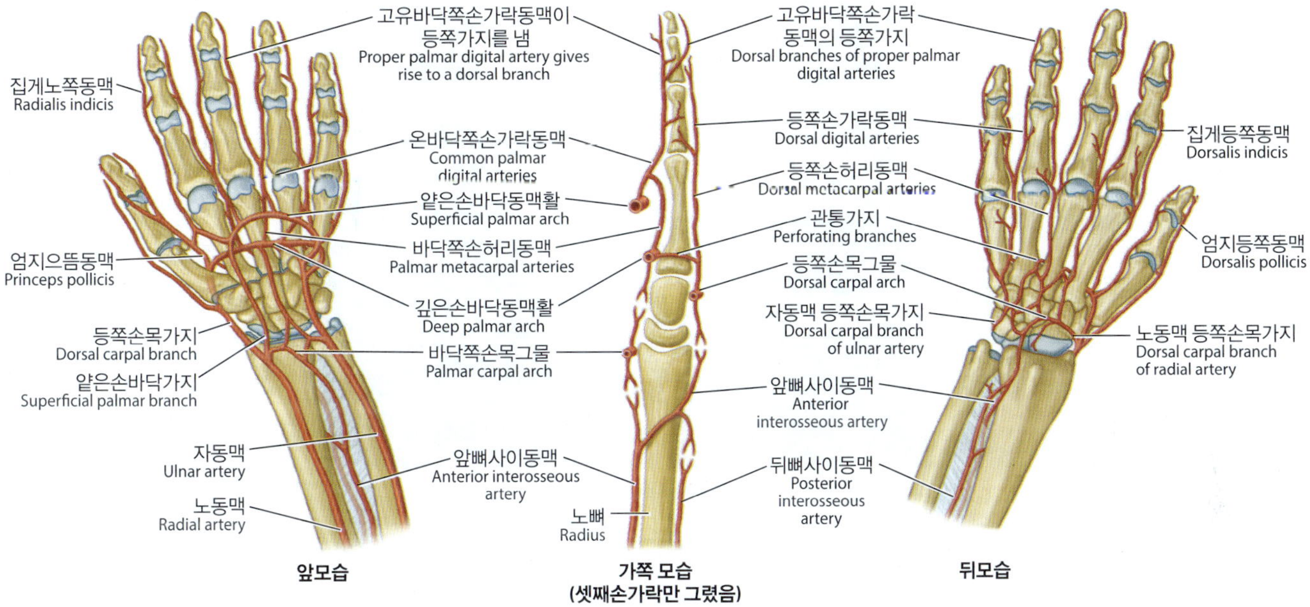

그림 3.84. 손목과 손의 동맥.

표 3.15 손의 동맥

동맥	이는곳	경로
얕은손바닥동맥활(천장동맥궁, superficial palmar arch)	자동맥의 연속; 동맥활은 가쪽에서 노동맥 얕은손바닥가지 또는 그 가지 중 하나와 연결되어 완성됨	손바닥널힘줄 깊이, 긴 굽힘근 힘줄 표면에서 가쪽으로 휘어짐; 동맥활의 휘어진 부분은 편 상태의 엄지손가락 먼쪽 끝 높이에서 손바닥을 가로질러 놓여 있음
깊은손바닥동맥활(심장동맥궁, deep palmar arch)	노동맥의 연속; 동맥활은 안쪽에서 자동맥 깊은손바닥가지에 의해 완성됨	안쪽으로 휘어지며 긴 굽힘근 힘줄 깊이 위치함; 손허리뼈바닥과 접촉함
온바닥쪽손가락동맥(총장측지동맥, common palmar digital arteries)	얕은손바닥동맥활	벌레근 표면에서 먼쪽으로 손가락 바닥의 연결부까지 주행함
고유바닥쪽손가락동맥(고유장측지동맥, proper palmar digital arteries)	온바닥쪽손가락동맥	둘째–다섯째손가락 옆을 따라 달림
엄지으뜸동맥(무지주동맥, princeps pollicis artery)	노동맥이 손바닥으로 들어오는 곳	첫째손허리뼈 바닥쪽 면을 따라 내려가, 첫마디뼈바닥에서 2개의 가지로 나뉘어 엄지손가락 양옆을 따라감
집게노쪽동맥(시지요측동맥, radialis indicis artery)	노동맥, 엄지으뜸동맥에서 나오기도 함	집게손가락 가쪽 면을 따라 그 먼쪽 끝까지 주행함
등쪽손목그물(배측수근동맥망, dorsal carpal arch)	노동맥과 자동맥	손등의 근막 안에 위치하는 동맥그물임

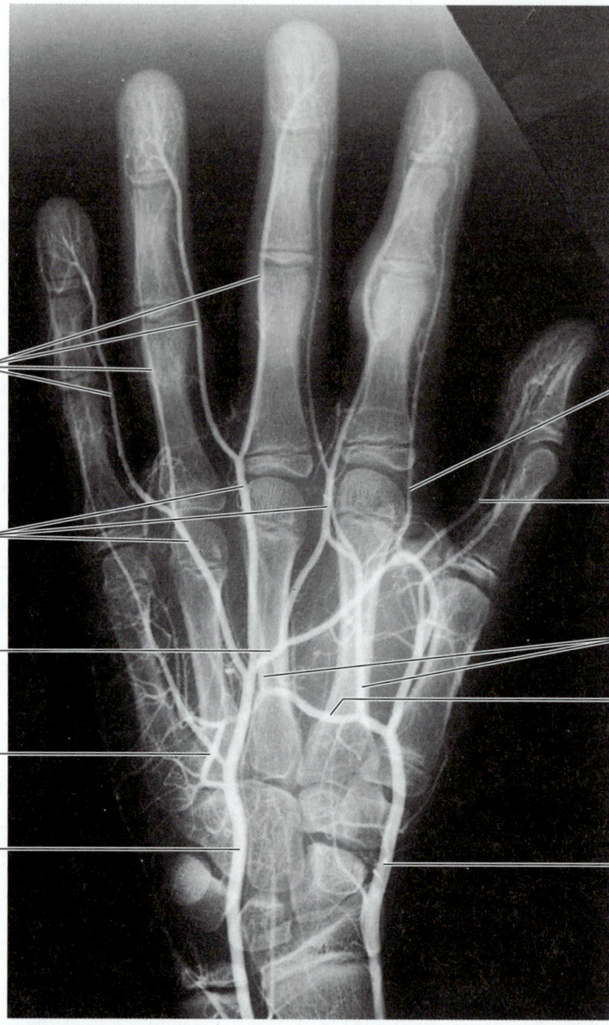

그림 3.85. 손목과 손의 동맥조영상. 이 십대의 손에서 손목뼈들은 완전히 뼈가 되었지만 긴뼈의 뼈끝판(성장판)은 아직 열려 있다. 보통 십대 말에 성장이 완료되면 뼈끝판이 닫힌다.

아 등쪽으로 가서 해부코담배갑의 바닥을 가로지른다(그림 3.63B 참조). 이 동맥은 첫째등쪽뼈사이근의 두 갈래 사이를 지나 손바닥으로 들어온 다음, 엄지모음근 두 갈래 사이에서 안쪽으로 향한다. 노동맥은 자동맥 깊은가지와 만나 **깊은손바닥동맥활(심장동맥궁, deep palmar arch)**을 형성하면서 끝나는데, 이 동맥활은 주로 노동맥에 의해 형성된다. 이 동맥활은 손허리뼈바닥 바로 먼쪽을 가로질러 놓여 있다(그림 3.84). 깊은손바닥동맥활은 3개의 **바닥쪽손허리동맥**(장측중수동맥, *palmar metacarpal arteries*)과 **엄지으뜸동맥**(무지주동맥, *princeps pollicis artery*)을 낸다(그림 3.84와 3.85). **집게노쪽동맥**(시지요측동맥, *radialis indicis artery*)은 집게손가락 가쪽을 따라 달린다. 이 동맥은 보통 노동맥에서 일어나지만 엄지으뜸동맥에서 기원하기도 한다.

손의 정맥(Veins of Hand)

얕은손바닥동맥활과 깊은손바닥동맥활에 동반되어 있는 **얕은손바닥정맥활과 깊은손바닥정맥활**(천 및 심장정맥궁, *superficial* and *deep venous palmar arches*)은 아래팔의 깊은정맥으로 배출된다(그림 3.70 참조). **등쪽손가락정맥**(배측지정맥, dorsal digital veins)은 3개의 **등쪽손허리정맥**(배측중수정맥, dorsal metacarpal veins)으로 들어가고, 이 정맥들은 서로 합쳐져 **손등정맥그물**(수배정맥망, *dorsal venous network*)을 형성한다(그림 3.16A 참조). 이 정맥그물은 손허리뼈 표면에 위치하며, 정맥그물의 가쪽에서는 **노쪽피부정맥**(*cephalic vein*)이, 안쪽에서는 **자쪽피부정맥**(*basilic vein*)이 일어나 몸쪽으로 올라간다.

손의 신경(Nerves of Hand)

정중신경, 자신경, 노신경이 손에 분포한다(그림 3.72, 3.79, 3.86). 이 외에 가쪽과 뒤아래팔피부신경에서 나오는 가지 또는 교통가지들이 손등의 피부에 분포하는 일부 섬유를 내는 경우도 있다. 손에 분포하는 신경과 그 가지들을 그림 3.87과 3.88에 도시하였고, 이는곳, 경로, 분포를 표 3.16에 제시하였다.

손에 분포하는 피부 감각신경은 척수신경 C6–C8에서 나오며,

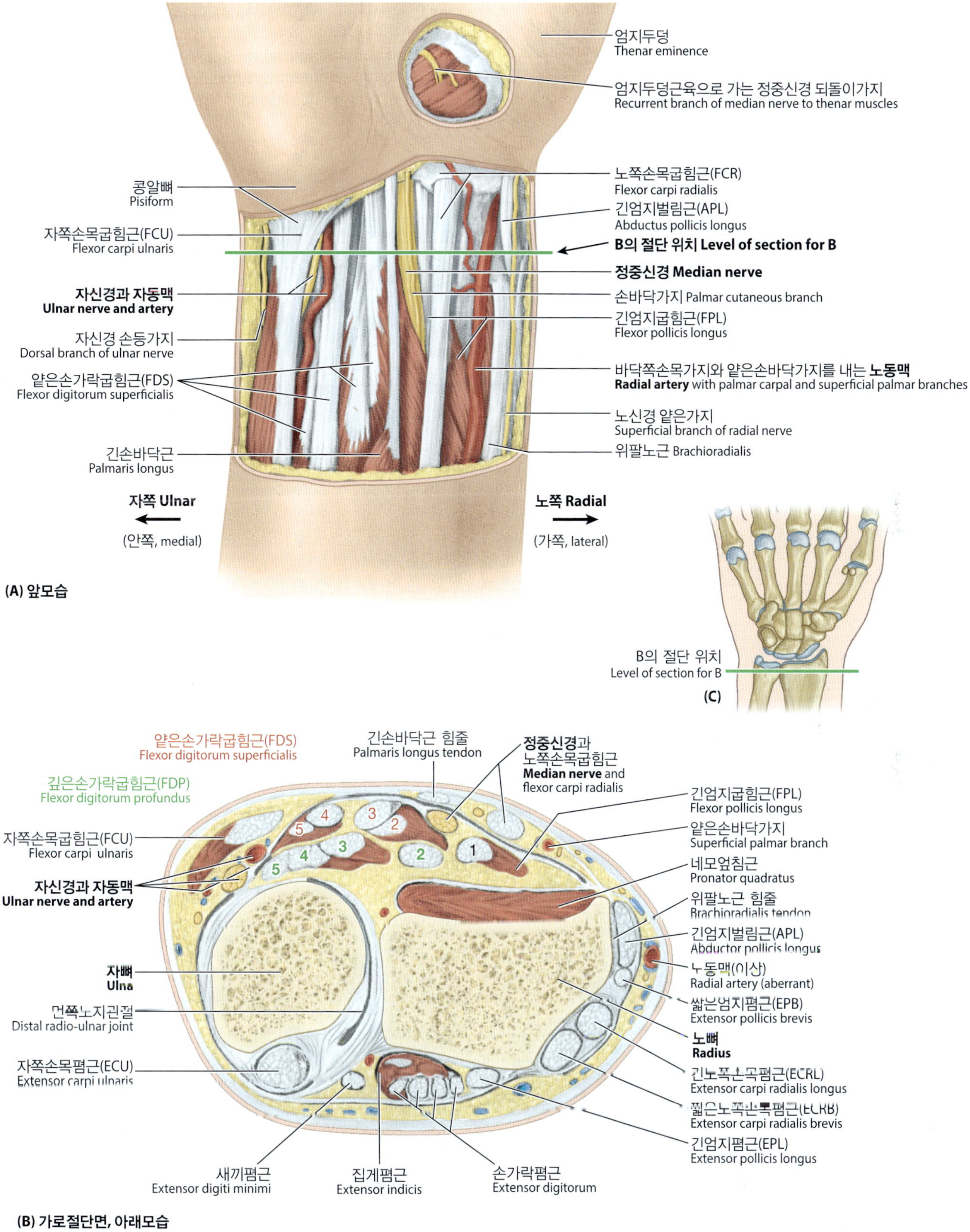

그림 3.86. 아래팔 먼쪽 부분(손목부위)의 구조물. A. 해부. 콩알뼈를 가로질러 가로손목주름을 따라 피부를 절개하였다. 절개선 몸쪽으로 피부와 근막을 제거하여 힘줄과 신경혈관 구조물을 노출하였다. 피부와 엄지두덩근막을 원형으로 절개하고 제거하여 엄지두덩근육으로 가는 정중신경 되돌이가지를 드러냈다. 이 가지는 피부밑에 위치하기 때문에 이 부위가 찢어지면 손상되기 쉽다. **B.** 자신경과 자동맥은 자쪽손목굽힘근에 덮여 있어서 여기서는 자동맥의 박동을 쉽게 만질 수 없다. 빨간 숫자는 얕은손가락굽힘근 힘줄을, 녹색 숫자는 깊은손가락굽힘근 힘줄을 각각의 힘줄이 가는 손가락의 번호를 적어 놓은 것이다. **C.** 그림 **B**의 절단 위치를 나타내는 그림.

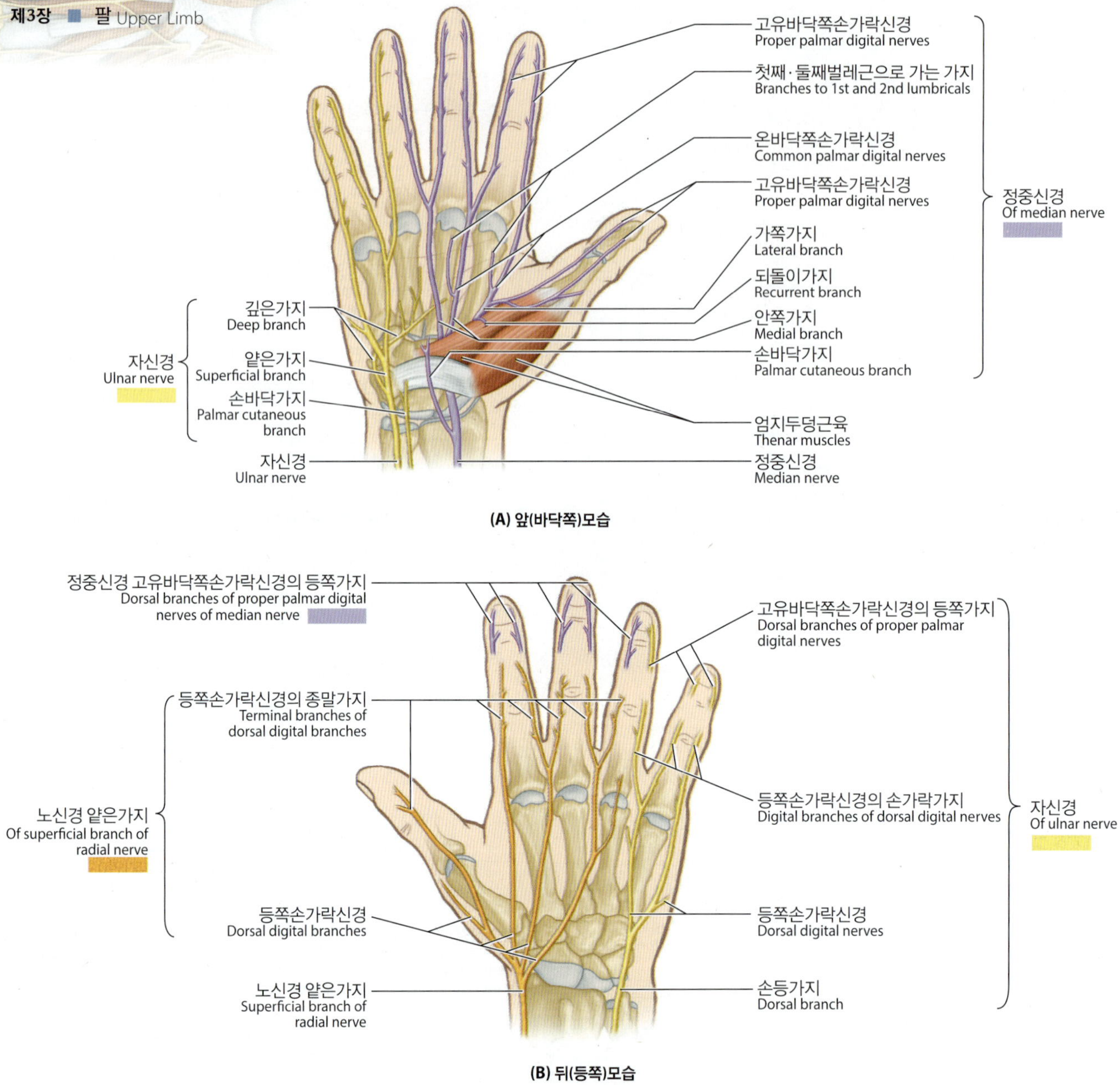

그림 3.87. 손에 분포하는 신경 가지.

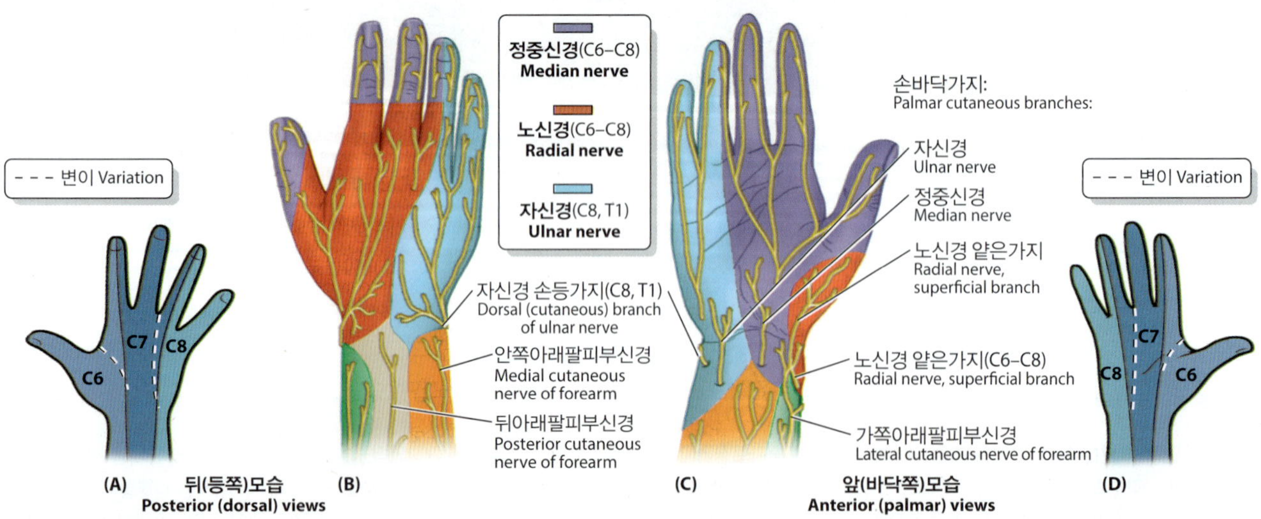

그림 3.88. **손목과 손의 감각신경분포. A, D.** 손과 손목으로 가는 척수신경섬유의 분포(피부분절). **B, C.** 손과 손목으로 가는 말초 피부신경의 분포.

표 3.16. 손의 신경

신경	이는곳	경로	분포
정중신경(median nerve)	팔신경얼기 가쪽다발(C6, C7 섬유)과 안쪽다발(C8, T1 섬유)에서 기원하는 두 뿌리가 합쳐져 형성됨	손목 몸쪽에서 얕은 곳으로 나와, 굽힘근지지띠(가로손목인대) 깊이 손목굴을 통과해 손으로 들어감	(엄지모음근과 짧은엄지굽힘근 깊은갈래를 제외한) 엄지두덩근육, (둘째·셋째손가락으로 가는) 벌레근; 가쪽 3½ 손가락의 바닥쪽 면과 인접한 손바닥, 같은 손가락 등쪽 면의 먼쪽 부분 피부에 대한 감각을 담당
정중신경 되돌이(엄지두덩)가지 [recurrent (thenar) branch of median nerve]	굽힘근지지띠를 지나자마자 정중신경에서 나옴	굽힘근지지띠 먼쪽 모서리 둘레를 감고 돌아 엄지두덩근육으로 들어감	짧은엄지벌림근, 엄지맞섬근, 짧은엄지굽힘근 얕은갈래
정중신경 가쪽가지(lateral branch of median nerve)	정중신경이 손바닥으로 들어가면서 내는 가쪽 갈래에 해당함	엄지손가락 바닥쪽 면과 둘째손가락 노쪽 면을 향해 가쪽으로 달림	첫째벌레근; 엄지손가락과 둘째손가락 노쪽 절반의 바닥쪽 면과 등쪽 면 먼쪽 부분의 피부
정중신경 안쪽가지(medial branch of median nerve)	정중신경이 손바닥으로 들어가면서 내는 안쪽 갈래에 해당함	안쪽으로 달려 둘째–넷째 손가락의 인접 면을 따라감	둘째벌레근; 둘째–넷째손가락 인접 면의 바닥쪽 면과 등쪽 면 먼쪽 부분의 피부
정중신경 손바닥가지(정중신경장지, palmar cutaneous branch of median nerve)	굽힘근지지띠 바로 몸쪽 정중신경에서 일어남	긴손바닥근 힘줄과 노쪽손목굽힘근 힘줄 사이를 지나 굽힘근지지띠 표면을 지남 달림	손바닥 중앙부의 피부
자신경(척골신경, ulnar nerve)	팔신경얼기 안쪽다발의 종말가지임(C8, T1 섬유; 종종 C7 섬유도 받음)	아래팔 먼쪽 부분에서 얕게 위치하게 되며, 굽힘근지지띠(가로손목인대) 표면을 지나 손으로 들어감	대부분의 손 자체기원근육[새끼두덩근육, 뼈사이근, 엄지모음근, 짧은엄지굽힘근 깊은갈래, (넷째·다섯째손가락으로 가는) 벌레근]; 안쪽 1½ 손가락의 바닥쪽 면과 인접한 손바닥, 그리고 같은 손가락 등쪽 면 먼쪽 부분의 피부에 대한 감각을 담당
자신경 손바닥가지(척골신경장지, palmar cutaneous branch of ulnar nerve)	아래팔 중간 근처에서 자신경으로부터 나옴	자동맥 표면을 따라 내려가서 아래팔 먼쪽 1/3에서 깊은근막을 관통함	안쪽 손목뼈를 덮고 있는 손바닥 안쪽 부분 바닥의 피부
자신경 손등가지(척골신경수배지, dorsal branch of ulnar nerve)	굽힘근지지띠의 약 5 cm 몸쪽에서 자신경으로부터 일어남	자쪽손목굽힘근 깊은 곳에서 먼쪽으로 가다 뒤쪽으로 깊은근막을 뚫고 나가 손등 안쪽을 따라 주행하면서 2~3개의 등쪽손가락신경으로 나뉨	손목관절; 손등 안쪽 면, 그리고 새끼손가락과 넷째손가락 안쪽 절반 몸쪽 부분의 피부(때때로 넷째와 가운데손가락 몸쪽 부분의 인접 면에도 분포함)
자신경 얕은가지(척골신경의 천지, superficial branch of ulnar nerve)	자신경이 콩알뼈와 갈고리뼈 사이를 지나는 동안 일어남	짧은손바닥근을 지나 2개의 온바닥쪽손가락신경으로 나뉨	짧은손바닥근, 다섯째손가락과 넷째손가락 안쪽 면의 바닥쪽 면과 등쪽 면 먼쪽 부분, 손바닥 몸쪽 부분의 피부감각을 담당함
자신경 깊은가지(척골신경의 심지, deep branch of ulnar nerve)		새끼두덩근육 사이를 지나 깊이 들어가 깊은손바닥동맥활과 함께 손바닥을 가로지름	손목관절; 새끼두덩근육(새끼벌림근, 짧은새끼굽힘근, 새끼맞섬근), 넷째·다섯째손가락으로 가는 벌레근, 모든 뼈사이근, 엄지모음근, 짧은엄지굽힘근 깊은갈래
노신경 얕은가지(요골신경의천지, radial nerve, superficial branch)	팔오금에서 노신경으로부터 나옴	위팔노근 깊은 곳으로 주행하다가 노뼈 먼쪽 부분 가쪽에서 이 근육을 벗어나 깊은근막을 관통함	손등의 가쪽 2/3, 첫째–셋째손가락과 넷째손가락 가쪽 절반의 등쪽 면 몸쪽 부분의 피부

따라서 C6–C8 피부분절 영역에는 손이 포함되어 있다(그림 3.88A, D). 정중신경과 자신경은 T1 척수신경에서 손으로 운동섬유를 나르며, 손의 자체기원근육은 T1 근육분절을 구성한다(그림 3.21F 참조).

손의 정중신경(median nerve in hand)

정중신경(*median nerve*)은 얕은손가락굽힘근, 깊은손가락굽힘근, 긴엄지굽힘근의 힘줄 9개와 함께 굽힘근지지띠 깊이 손목굴을 통해 손으로 들어간다(그림 3.86). **손목굴(수근관, carpal tunnel)**은 가쪽으로는 손배뼈결절과 큰마름뼈결절, 안쪽으로는 콩알뼈와 갈고리뼈갈고리 사이에서 굽힘근지지띠로 덮여 있는 통로이다(그림 B3.32A~C 참조). 손목굴 먼쪽에서 정중신경은 엄지두덩근육 2개 반과 첫째·둘째벌레근에 분포한다(그림 3.87A). 정중신경은 또한 가쪽 세 손가락의 전체 바닥쪽 면과 옆면, 넷째손가락의 가쪽 절반, 그리고 이 손가락들 먼쪽 절반의 등쪽을 덮는 피부로 감각섬유를 보낸다. 그러나 손바닥 중앙부에 분포하는 **정중신경 손바닥가지**(장지, *palmar cutaneous branch*)는 굽힘근지지띠 몸쪽에서 일어나 그 표면을 지남(즉, 이것은 손목굴을 지나지 않음)에 유의하라.

손의 자신경(ulnar nerve in hand)

자신경(척골신경, ulnar nerve)은 자쪽손목굽힘근 힘줄 깊은 곳에서 나와 아래팔을 떠난다(그림 3.79, 3.86). 이 신경은 자신경굴[*ulnar (Guyon) canal*]을 경유하여 먼쪽으로 계속하여 손으로 간다(그림 3.72 참조). 여기서 자신경은 (안쪽으로) 콩알뼈와 (가쪽으로) 자동맥 사이를 지나면서 근막에 의해 굽힘근지지띠 앞면에 붙어 있다.

손목 바로 몸쪽에서 자신경은 **손바닥가지(장지, palmar cutaneous branch)**를 내는데, 이 가지는 굽힘근지지띠와 손바닥널힘줄 표면을 지나 손바닥 안쪽 면을 덮는 피부에 분포한다(그림 3.87A).

자신경 **손등가지(수배지, dorsal cutaneous branch)**는 손등의 절반, 다섯째손가락, 넷째손가락의 안쪽 절반에 분포한다(그림 3.87B). 자신경은 굽힘근지지띠 먼쪽 모서리에서 얕은가지와 깊은가지로 나뉨으로써 끝난다(그림 3.79B).

자신경 얕은가지(superficial branch of ulnar nerve)는 안쪽 1개 반 손가락 앞면에 피부가지를 공급한다. **자신경 깊은가지(deep branch of ulnar nerve)**는 새끼두덩근육, 안쪽 2개 벌레근, 엄지모음근, 짧은엄지굽힘근 깊은갈래, 모든 뼈사이근에 분포한다. 깊은가지는 또한 여러 관절(손목관절, 손목뼈사이관절, 손목손허리관절, 손허리뼈사이관절)에도 분포한다. 자신경은 복잡한 손의 운동과 관련된 자체기원근육의 대부분에 분포하므로 흔히 미세운동신경(*nerve of fine movements*)이라 불린다(표 3.16).

손의 노신경(radial nerve in hand)

노신경(요골신경, *radial nerve*)은 손의 근육에는 분포하지 않는다(표 3.16). 노신경 얕은가지(*superficial branch of radial nerve*)는 순전한 감각신경이다(그림 3.87B). 이 신경은 손목 등쪽 면 부근에서 깊은근막을 뚫고 손등 가쪽 2/3, 엄지손가락 등쪽면, 나머지 손가락 중 가쪽 손가락 2개 반의 몸쪽 부위를 덮는 피부와 근막에 분포한다(그림 3.88A).

손의 표면해부학(Surface Anatomy of Hand)

우리가 짚어볼 수 있는 다른 맥박처럼 **노동맥의 맥박(radial artery pulse)**도 심장의 작용이 말초로 반영된 것이다. 노동맥은 노뼈 먼쪽 끝 앞면에서 이 동맥에 대한 길잡이 역할을 하는 노쪽손목굽힘근 힘줄의 가쪽에 놓여 있으며(그림 3.89), 이곳에서 노동맥의 맥박수(pulse rate)를 측정한다. 여기에서 노쪽손목굽힘근과 긴엄지벌림근 힘줄 사이로 노동맥의 박동을 느낄 수 있으며, 노뼈에 대고 노동맥을 압박할 수 있다.

손목 앞쪽에서 중간 약간 가쪽으로 **노쪽손목굽힘근과 긴손바닥근의 힘줄**을 만질 수 있고, 주먹을 쥐고 저항에 대항하여 손목을 굽히면 보통 이 힘줄들을 볼 수 있다. 긴손바닥근 힘줄은 노쪽손목굽힘근 힘줄보다 작고, 항상 존재하는 것은 아니다. 긴손바닥근 힘줄은 이 힘줄 깊이 놓여 있는 정중신경에 대한 길잡이 역할을 한다(그림 3.86B). **자쪽손목굽힘근 힘줄**은 손목 안쪽 근처에서 손목 앞면을 가로질러 콩알뼈에 닿는데, 이곳에서 힘줄을 만져볼 수 있다. 자쪽손목굽힘근 힘줄은 자신경과 자동맥에 대한 길잡이 역할을 한다.

얕은손가락굽힘근 힘줄은 손가락을 굽혔다 폈다 하면 만질 수 있다. 자동맥의 맥박은 때때로 짚기 어려울 수 있다. **긴엄지벌림근과 짧은엄지폄근의 힘줄**은 해부코담배갑의 가쪽 경계를 나타낸다(그림 3.90). **긴엄지폄근 힘줄**은 해부코담배갑의 안쪽 경계를 나타낸다. 노동맥은 해부코담배갑의 바닥을 가로지르며, 여기서 그 맥박을 느낄 수 있다(그림 3.15F와 3.67B 참조). **손배뼈**와 덜 확실하지만 **큰마름뼈**를 해부코담배갑 바닥에서 만져 볼 수 있다.

손등의 피부는 얇고, 손과 손가락을 펴면 느슨해진다. 손등 피부

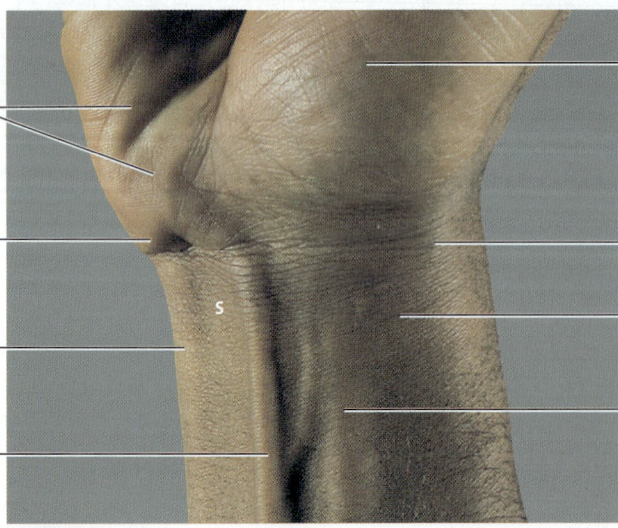

앞가쪽 모습

그림 3.89. 손목부위 앞쪽의 표면해부학.

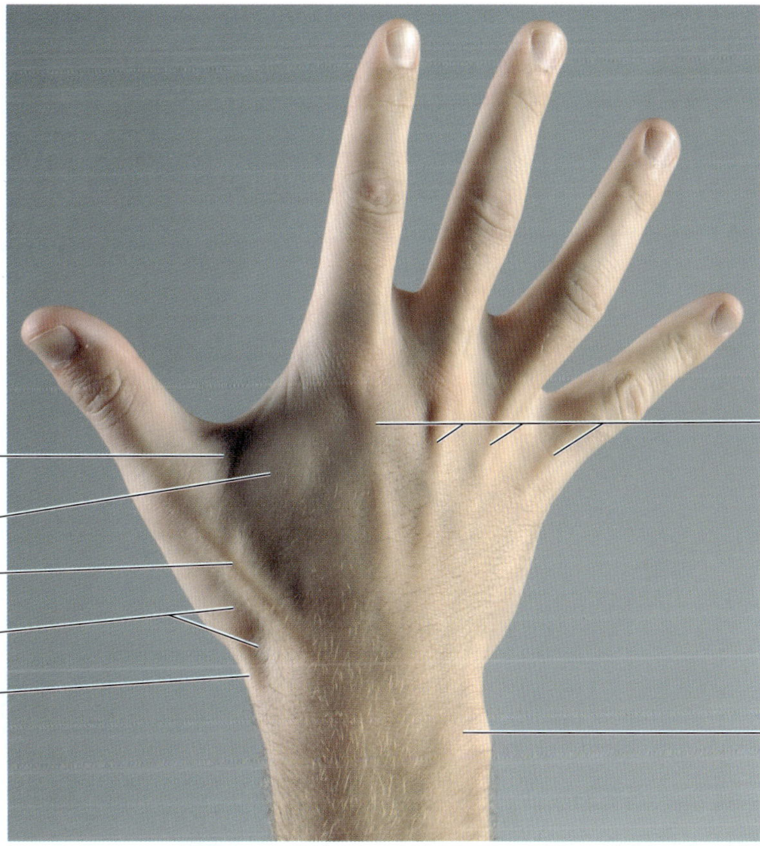

그림 3.90. 손등의 표면해부학.

를 집어서 당겨 보면 이를 알 수 있을 것이다. 손등 피부가 이렇게 느슨한 것은 피부밑조직의 유동성이 크고 섬유성 피부지지띠(skin ligament, retinaculum cutis)가 비교적 적기 때문이다. 이 부위와 손가락의 몸쪽 부분에는 특히 남성에서 털이 나 있다.

손가락을 벌리고 저항에 대항하여 손목을 편 상태에서 손등을 검사해 보면, 손가락으로 가는 **손가락폄근 힘줄**이 특히 마른 사람에서 두드러져 보인다(그림 3.90). 이 힘줄들은 주먹결절 이후로는 보이지 않는데, 이는 여기서 힘줄들이 납작해져 손가락의 폄근널힘줄을 형성하기 때문이다(그림 3.65B 참조).

수먹을 쥐면 보이는 주먹결절은 손허리뼈머리에 의해 만들어진다. 손등의 느슨한 피부밑조직과 폄근 힘줄 밑에서 손허리뼈를 만질 수 있다. 손등에서 특별히 관찰되는 것은 바로 **손등정맥그물**이나(그림 3.16A 참조)

손바닥의 피부는 일이나 놀이를 하면서 닳고 해지는 것을 견뎌야 하기 때문에 두껍다(그림 3.91). 여기에는 땀샘(sweat glands)이 풍부하게 분포하지만 털이나 기름샘(sebaceous glands)은 없다.

얕은손바닥동맥활은 엄지손가락이 펴진 상태에서 가장 먼쪽 높이에서 손바닥 중앙을 가로질러 놓여 있다. 이 동맥활의 주 줄기는 엄지두덩에서 끝난다(그림 3.89).

깊은손바닥동맥활은 얕은손바닥동맥활보다 대략 1 cm 정도 몸쪽에 있다. 손바닥 피부에는 **손금**(*flexion creases*) 몇 개가 어느 정도 일정하게 존재하는데, 이곳에서 피부는 깊은근막과 단단히 붙어 있으며, 손금을 이용해서 손바닥의 상처 부위를 기술하거나 속 구조물의 위치를 알아낸다(그림 3.91A).

- **몸쪽, 중간, 먼쪽손목주름(proximal, middle, distal wrist creases)**: 먼쪽손목주름은 굽힘근지지띠 몸쪽 모서리의 위치를 나타낸다.
- **가로와 세로손바닥주름(transverse, longitudinal palmar creases)**: 엄지손가락을 맞서게 하면 세로손바닥주름이 깊어지고, 손허리손가락관절을 굽히면 가로손바닥주름이 깊이진다.
    - **노쪽세로손바닥주름[radial longitudinal crease**: 손금보기(palmistry)의 생명선(life line)]: 엄지손가락의 짧은 근육에 의해 형성된 **엄지두덩**을 부분적으로 둘러싼다.
    - **몸쪽(가로)손바닥주름[proximal (transverse) palmar crease]**: 둘째손허리뼈머리 표면의 손바닥 가쪽 모서리에서 시작하여 셋째-다섯째손허리뼈몸통 표면의 손바닥을 가로질러 안쪽과 약간 몸쪽으로 뻗어 있다.
- **먼쪽(가로)손바닥주름[distal (transverse) palmar crease]**: 집게손가락과 가운데손가락 사이의 틈새 또는 그 근처에서 시작하여 셋째손허리뼈머리 표면을 지난 후 넷째와 다섯째손허리뼈머리의 몸쪽까지 약간 볼록하게 손바닥을 가로지른다.

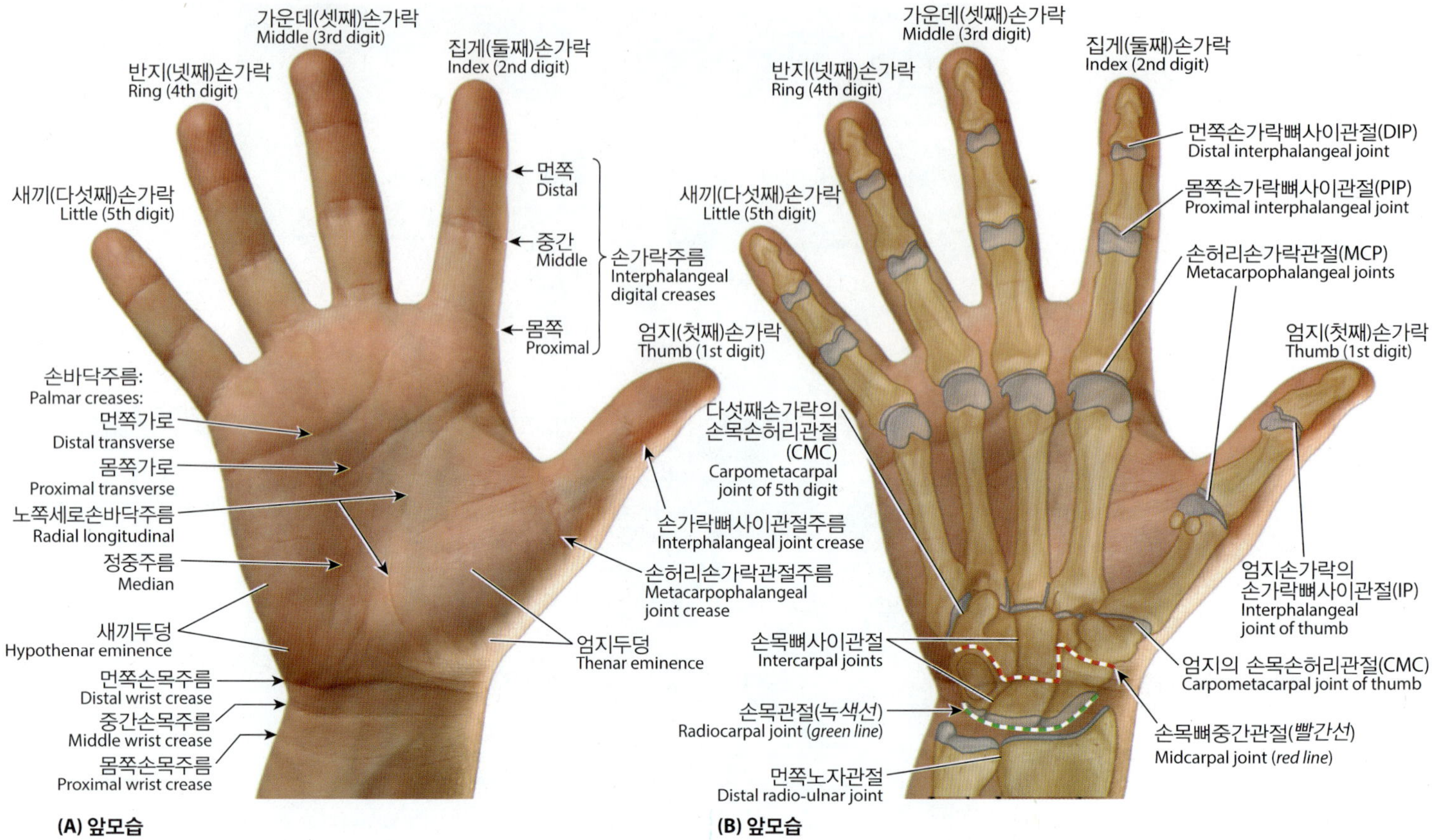

그림 3.91. 손바닥의 표면해부학.

안쪽 네 손가락 각각에는 보통 **가로손가락굽힘주름**(*transverse digital flexion creases*)이 3개 있다.

- **몸쪽손가락주름(proximal digital crease)**: 손허리손가락관절보다 약 2 cm 먼쪽, 손가락 뿌리에 위치한다.
- **중간손가락주름(middle digital crease)**: 몸쪽손가락뼈사이관절 부위에 있다.
- **먼쪽손가락주름(distal digital crease)**: 먼쪽손가락뼈사이관절 부위나 바로 몸쪽에 있다.

손가락뼈가 2개인 엄지손가락에는 굽힘주름도 2개만 있다. 엄지손가락의 몸쪽손가락주름은 첫째손허리손가락관절 또는 그 몸쪽을 비스듬히 가로지른다. 손가락 끝의 살덩이에는 **지문**(*fingerprints*)을 형성하는 **피부능선(skin ridges)**이 있는데, 이것은 사람마다 독특한 양상을 보이므로 신원확인에 이용된다. 이 피부능선의 기능은 물건을 잡을 때 미끄러지는 것을 줄이는 것이다.

임상적용 CLINICAL BOX

손(HAND)

손바닥근막의 뒤피트렌구축 (Dupuytren Contracture of Palmar Fascia)

뒤피트렌구축(*Dupuytren contracture*)은 손바닥근막과 손바닥널힘줄이 점차 짧아지고 두꺼워지며 섬유증(fibrosis)을 유발하는 손바닥근막의 질환이다. 손 안쪽에 있는 손바닥널힘줄 세로띠에서 섬유성 변성이 생기면 넷째·다섯째손가락을 잡아당겨 손허리손가락관절과 몸쪽손가락뼈사이관절에서 일부 굽혀지도록 한다(그림 B3.30A).

이 구축은 흔히 양쪽성이고 50세가 넘은 일부 남성에게서 관찰된다. 그 원인은 알려져 있지 않지만 여러 증거들은 유전적 소인이 있음을 가리킨다. 이 질환의 일차적 소견은 손바닥널힘줄이 통증 없이 결절처럼 비후되어 피부에 유착하는 것이다. 세로띠가 점차 수축하면서 손바닥 피부에 손 몸쪽에서 넷째·다섯째손가락 바닥까지 연장되는 융기 능선을 생성한다(그림 B3.30B). 뒤피트렌구축의 치료는 보통 섬유증이 일어난 손바닥근막의 모든 부분을 외과적으로 절제해서 손가락을 자유롭게 해주는 것이다.

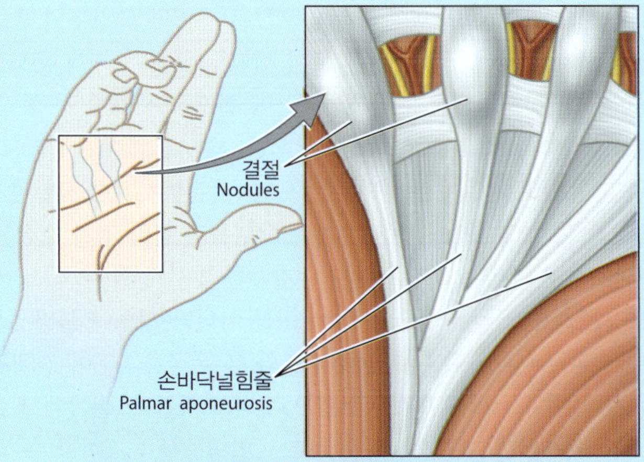

(A) 넷째 및 다섯째손가락의 손가락섬유집으로 가는 손바닥널힘줄의 세로띠가 결절 모양으로 구축됨

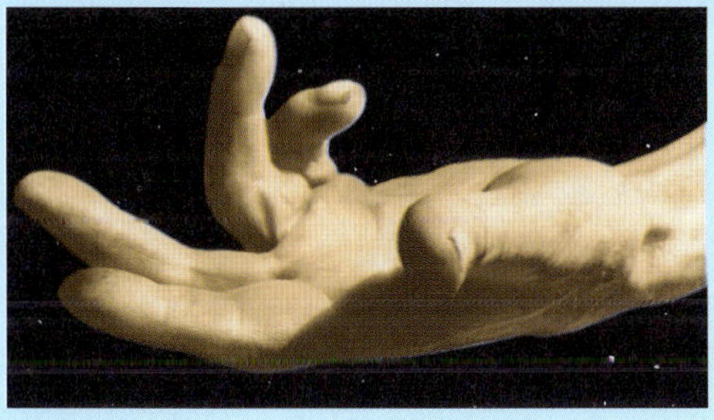

(B) 가쪽 모습

그림 B3.30. **뒤피트렌구축.**

손의 감염(Hand Infections)

손바닥근막은 두껍고 강하기 때문에 손이 감염되어 생기는 부기(swellings)는 보통 근막이 더 얇은 손등에 나타난다. 손바닥의 잠재적인 근막 공간은 감염되는 경우가 있기 때문에 중요하다. 근막 공간에 따라서 감염으로 인한 고름(pus)이 퍼져나가는 방향과 범위가 결정된다.

감염 부위에 따라 고름은 엄지두덩칸, 새끼두덩칸, 손바닥중간공간, 또는 모음근칸에 축적된다(그림 3.77A 참조). 항생제요법을 쓰면 감염이 이들 근막칸 중의 하나를 넘어 퍼져나가는 일이 드물지만, 치료하지 않으면 감염은 손바닥중간공간에서 손목굴을 통해 아래팔까지 가서 네모엎침근과 그 근막 앞까지 퍼져나갈 수도 있다.

힘줄윤활막염(Tenosynovitis)

녹슨 못에 손가락을 찔리는 것과 같은 손상으로 **손가락윤활집에 감염**이 생길 수 있다(그림 3.83A 참조). 힘줄과 윤활집의 염증인 **힘줄윤활막염**(건초염, *tenosynovitis*)이 생기면 손가락이 붓고 움직이면 아프다. 둘째, 셋째, 넷째손가락의 힘줄윤활집은 대부분 독립적으로 존재하기 때문에, 감염은 보통 감염된 손가락에만 국한된다. 그러나 감염을 치료하지 않으면 이 윤활집의 몸쪽 끝이 파열되어 감염이 손바닥중간공간으로 퍼질 수 있다(그림 3.77B 참조).

새끼손가락의 윤활집은 보통 굽힘근온힘줄집(common flexor sheath)과 이어져 있기 때문에(그림 3.83B 참조) 이 손가락의 힘줄윤활막염은 굽힘근온힘줄집으로 퍼지고, 손바닥과 손목굴을 통해 아래팔 앞부분까지 퍼져 네모엎침근과 그 표면에 있는 긴 굽힘근 힘줄 사이의 공간(**파로나공간**, *Parona space*)까지 번진다. 마찬가지로 엄지손가락의 힘줄윤활막염도 그것과 이어져 있는 긴엄지굽힘근힘줄집(tendinous sheath of FPL, radial bursa)을 통해서 퍼질 수 있다. 손가락의 감염이 얼마나 멀리 퍼지는지는 굽힘근온힘줄집과 어느 정도 연결되어 있느냐는 변이 정도에 달렸다.

긴엄지벌림근과 짧은엄지폄근의 힘줄은 손목 등쪽에서 같은 힘줄집에 싸여 있다. 온힘줄집에 대한 이 힘줄들의 과도한 마찰은 온힘줄집의 섬유성 비후(fibrous thickening)와 뼈섬유굴의 협착(stenosis)을 초래한다. 이러한 과도한 마찰은 어떤 물건을 잡고 비틀면서 손을 반복적으로 강하게 사용할 때 나타난다(예: 옷에서 물을 짜내는 것). 이러한 상태를 **쿼바인폐쇄성힘줄윤활막염**(*Quervain tenovaginitis stenosans*)이라고 하며, 이때 손목의 통증이 몸쪽으로는 아래팔까지, 먼쪽으로는 엄지손가락 쪽으로 뻗친다. 손목 가쪽에서 온힘줄집 위로 국소적인 압통이 느껴진다.

손가락을 반복적으로 강하게 사용하면 손가락 바닥쪽의 손가락섬유집이 두꺼워져 뼈섬유굴의 협착이 발생한다. 얕은손가락굽힘근과 깊은손가락굽힘근의 힘줄이 이 굴 몸쪽에서 팽대하면, 이런 사람은 손가락을 펼 수 없다. 손가락을 수동적으로 펴면 우지직하는 소리가 들린다. 손가락을 굽히면 두꺼워진 힘줄이 움직이면서 다시 우지직하는 소리가 난다. 이런 상태를 **손가락폐쇄성힘줄윤활막염**(*digital tenovaginitis stenosans*; **방아쇠손가락**, *trigger finger*; **소리나는손가락**, *snapping finger*)이라고 한다(그림 B3.31).

손바닥동맥활의 찢김(Laceration of Palmar Arches)

손바닥동맥활이 찢어지면 보통 아주 많은 출혈이 일어난다. 이 동맥활이 찢어졌을 때는 아래팔 동맥 하나만 묶는 것으로는 충분하지 않은데, 왜냐하면 아래팔의 두 동맥은 보통 아래팔과 손 여러 곳에서 연결되어 있어, 절단된 양 끝에서 모두 출혈이 일어나기 때문이다. 손의 복잡한 손상을 치료하기 위해서 무혈수술시야를 확보하려면 (예: 공기압지혈대를 이용해서) 팔꿉보다 몸쪽에서 위팔동맥과 그 가지들을 압박하는 것이 필요할 수 있다. 이렇게 하면 혈액이 팔꿉 주변의 동맥연결을 통해 자동맥과 노동맥에 도달하는 것이 차단된다(그림 3.69A).

손가락의 허혈(Ischemia of Digits (Fingers))

간헐적 양쪽성 **손가락허혈**(*ischemia of digits*) 발작은 특징적으로 차가운 자극이나 감정 자극으로 촉발되며, 이때 청색증(cyanosis)이 나타나고 흔히 감각이상과 통증이 수반된다. 때로는 해부학적 이상이나 기저질환이 그 원인일 수도 있다.

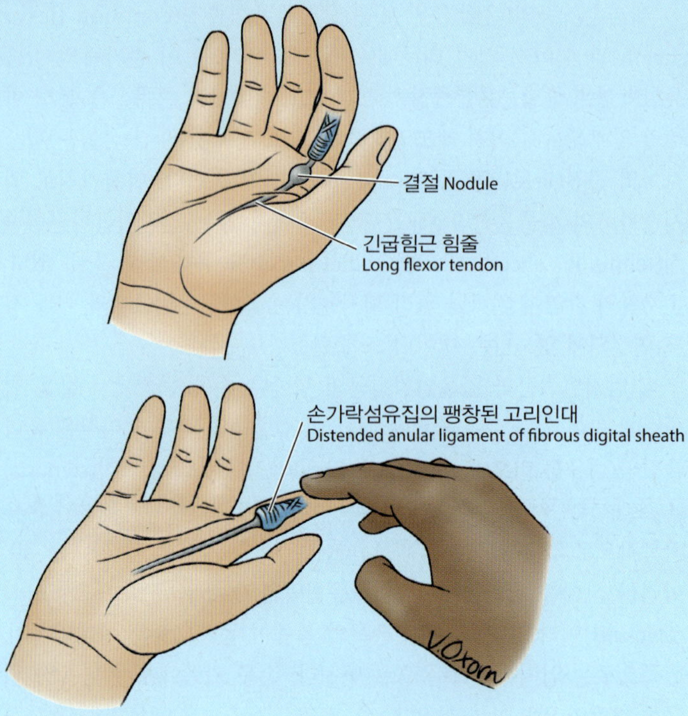

그림 B3.31. 손가락폐쇄성힘줄윤활막염(방아쇠손가락).

그 원인이 특발성(원인불명)이거나 원발성(primary)인 경우에는 레이노증후군[*Raynaud syndrome* (disease)]이라고 한다.

팔의 동맥에는 교감신경이 분포한다. 교감신경절에서 나오는 연접이후섬유가 팔신경얼기를 형성하는 신경으로 들어가며, 이 신경얼기의 가지를 통해 손가락 동맥에 분포한다. 레이노증후군으로 인한 허혈의 치료를 위해 손가락 동맥을 확장시키는 **연접이전교감신경절제술**(*presynaptic symathectomy*; 교감신경의 한 분절을 절제해 내는 것)을 시행하는 것이 필요할 수 있다.

정중신경의 병변(Lesions of Median Nerve)

정중신경의 병변은 보통 아래팔과 손목의 두 곳에서 일어난다. 병변이 가장 흔히 일어나는 장소는 이 신경이 손목굴을 통과하는 곳이다.

손목굴증후군(CARPAL TUNNEL SYNDROME)

손목굴증후군(수근관증후군, carpal tunnel syndrome)은 손목굴의 크기를 현저하게 줄이는 어떠한 병변으로도 초래될 수 있다(그림 B3.32A~D). 보다 보편적으로는, 이곳을 통과하는 구조물 9개 또는 그들의 윤활집 중 일부의 크기가 증가되는 병변(예: 윤활집의 염증)에 기인한다. 액체 잔류, 감염, 손가락의 과다한 운동은 힘줄 또는 윤활집의 부기를 일으킨다. 정중신경은 손목굴에서 가장 민감한 구조물이다. 정중신경은 손의 피부에 분포하는 2개의 종말가지를 낸다. 따라서 가쪽 손가락 3개 반에서 **감각이상**(*paresthesia*: 저림, tingling), **감각저하**(*hypoesthesia*), 또는 **무감각**(*anesthesia*)이 일어날 수 있다. 정중신경 손바닥가지는 손목굴의 몸쪽에서 나오고 이 굴을 통과하지 않으므로 손바닥 중앙부의 감각은 영향을 받지 않는다. 정중신경은 또한 엄지두덩근육 3개에 분포하는 되돌이가지, 첫째벌레근과 둘째벌레근에 분포하는 가지 등 종말 운동가지를 낸다(그림 3.87A 참조).

만일 압박의 원인이 완화되지 않으면 (짧은엄지벌림근과 엄지맞섬근이 약해지기 때문에) 엄지손가락의 협동과 힘이 점차 소실된다. 손목굴증후군이 있는 사람은 엄지손가락을 맞서게 할 수 없으며(그림 B3.32E), 빗과 같은 물건을 잡는 일뿐 아니라 셔츠나 블라우스의 단추를 채우는 일에도 어려움을 겪는다. 손목굴증후군이 진행됨에 따라 감각 변화는 아래팔과 겨드랑으로 퍼져 나간다. 손목에서 손가락으로 약 30초 동안 정중신경을 누르면 압박증상을 재현할 수 있다. 압박과 이로 인한 증상을 모두 해소하기 위해서는 **손목굴해제**(*carpal tunnel release*)라고 하는, 굽힘근지지띠를 부분적으로 또는 완전히 외과적으로 절개하는 것이 필요할 수 있다. 손목굴해제를 위한 절개를 할 때는 정중신경 되돌이가지의 손상을 피하기 위해 손목과 굽힘근지지띠의 안쪽을 향해 한다.

정중신경의 외상(TRAUMA TO MEDIAN NERVE)

정중신경은 비교적 표면에 가까이 있기 때문에 손목이 찢어지면 흔히 손상될 수 있다. 자살하려고 손목을 벴으나 미수에 그친 경우에 정중신경이 보통 굽힘근지지띠 바로 몸쪽에서 손상된다. 이 경우 (엄지모음근과 짧은엄지굽힘근 깊은갈래를 제외한) 엄지두덩근육과 처음 두 벌레근이 마비된다. 그 결과 엄지손가락의 맞섬이 불가능하고 둘째·셋째손가락의 미세한 조정운동에 장애가 생긴다. 또한 엄지손가락과 이에 인접한 손가락 2개 반의 감각이 소실된다.

팔에서 일어나는 대부분의 신경손상은 엄지손가락의 맞섬에 영향을 미친다(그림 3.78 참조). 의심의 여지 없이 손의 자체기원근육에 분포하는 신경, 특히 정중신경에 대한 손상은 이러한 복잡한 운동에 가장 심대한 영향을 미친다. 만일 정중신경이 아래팔이나 손목에서 절단되면 엄지손가락을 맞서게 할 수 없다. 그러나 (뒤뼈사이신경과 자신경이 각각 분포하는) 긴엄지벌림근과 엄지모음근이 비효율적이기는 하지만 맞섬을 흉내 낼 수 있다.

팔꿉부위의 관통창으로 인하여 정중신경이 손상되면 둘째·셋째손가락의 몸쪽·먼쪽손가락뼈사이관절을 굽힐 수 없게 된다. 또한 이 들 손가락의 손허리손가락관절을 굽히는 능력도 영향을 받는데, 이것은 정중신경 손가락가지가 첫째·둘째벌레근에 분포하기 때문이다. **유인원손**(*simian hand*; 그림 B3.32F)은 엄지손가락의 운동이 손바닥면 안에서 굽혀지고 펴지는 것으로만 국한되는 변형을 일컫는다. 이러한 상태는 엄지손가락의 맞섬이 불가능하고 벌림이 제한됨으로써 야기된다. 엄지두덩근육에 분포하는 정중신경 되돌이가지(그림 3.86A 참조)는 피부밑에 위치하며 엄지두덩이 비교적 조금만 찢어지더라도 절단될 수 있다. 이 신경이 절단되면 엄지두덩근육이 마비되어 엄지손가락이 기능을 거의 할 수 없게 된다.

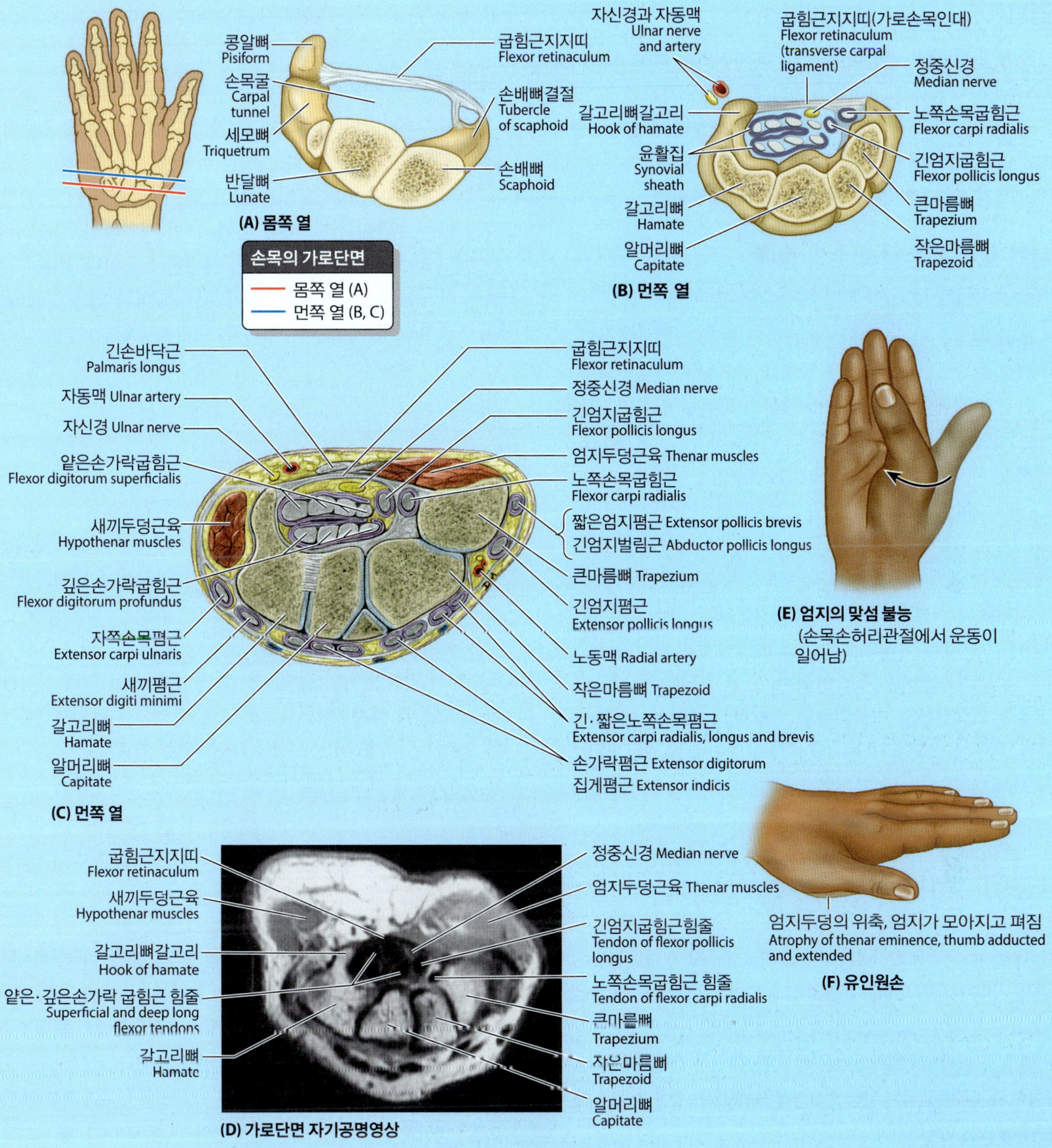

그림 B3.32. 손목굴증후군.

자신경굴증후군(Ulnar Canal Syndrome)

자신경이 손목에서 콩알뼈와 갈고리뼈갈고리의 사이를 지나는 곳에서 자신경의 압박이 일어날 수 있다. 이 뼈들 사이의 오목은 콩알갈고리인대(pisohamate ligament)에 의해 뼈섬유성 굴인 자신경굴(ulnar canal; 기용굴, Guyon tunnel)로 바뀐다(그림 3.72B 참조). 자신경굴증후군(*ulnar canal syndrome*, Guyon tunnel syndrome)의 증상은 안쪽 손가락 1개 반의 감각저하와 손 자체기원근육의 약화로 나타난다.

넷째·다섯째손가락의 "갈퀴증상(clawing)"(몸쪽손가락뼈사이관절의 굽힘을 동반한 손허리손가락관절의 젖힘)은 일어날 수 있지만, 몸쪽에서 일어나는 자신경 손상과는 대조적으로 이들 손가락을 굽히는 능력은 영향을 받지 않으며, 손이 노쪽으로 치우치는 증상도 일어나지 않는다.

핸들신경병증(Handlebar Neuropathy)

손을 편 자세로 손잡이를 잡은 채 자전거를 타고 장거리를 가는 사람들은 갈고리뼈갈고리에 압력을 가하게 되고(그림 3.72B 참조), 이것이 자신경을 압박한다. 핸들신경병증(*handlebar neuropathy*)이라 불리는 이런 유형의 신경압박은 손 안쪽의 감각 소실과 손 자체기원근육의 약화를 초래한다.

위팔에서의 노신경 손상과 손의 장애
(Radial Nerve Injury in Arm and Hand Disability)

노신경이 손의 근육에는 분포하지 않지만 위팔에서의 노신경 손상은 심각한 손의 장애를 일으킬 수 있다. 모두 노신경의 지배를 받는 아래팔 폄근의 마비로 인하여 손목을 펴지 못하는 것이 특징적인 장애이다(그림 3.63B 참조; 표 3.11). 손이 손목에서 굽혀져 있고 축 늘어져 있는데, 이런 상태를 손목처짐(수근하수, *wrist-drop*)이라고 한다(임상적용 "위팔에서의 노신경 손상" 참조). 이완된 손의 손가락도 손허리손가락관절에서 굽혀진 채로 있다. 손목을 펴는 능력이 상실되면 손목과 손가락 굽힘근의 길이 긴장 관계에 영향을 미쳐서 악력과 들어올리기 기능이 대폭 감소한다.

손가락뼈사이관절은 정중신경과 자신경의 지배를 받아서 온전한 벌레근과 뼈사이근의 작용으로 약하게 펴질 수 있다(표 3.13). 손에서 전적으로 노신경만으로 피부신경을 공급받는 부분은 작다. 따라서 노신경이 심하게 손상되더라도 감각이 소실되는 범위는 매우 작고, 보통 손등 가쪽 부분의 작은 영역에 국한한다.

지문학(Dermatoglyphics)

손바닥의 피부능선 패턴을 연구하는 학문을 지문학(*dermatoglyphics*)이라고 하는데, 이것은 통상적인 진찰을 통해 특정 선천기형이나 유전질환이 있는 사람을 검사하는 데 가치 있는 수단이 된다. 예를 들면, 21번 세염색체증(trisomy 21; 다운증후군)이 있는 사람은 지문이 대단히 독특하다. 이중 가장 잘 알려진 것이 가로손바닥주름이 가로로 길게 하나 있는 것(single transverse palmar crease; 원숭이손금, simian crease)이다. 그러나 일반인도 약 1%에서는 이 증후군의 다른 임상적 특징 없이 이 주름이 있다.

손바닥 상처와 외과적 절개
(Palmar Wounds and Surgical Incisions)

손바닥에 상처가 있거나 절개를 가할 때는 얕은손바닥동맥활과 깊은손바닥동맥활의 위치를 유념해야 한다. 뿐만 아니라 얕은손바닥동맥활은 굽힘근온힘줄집의 먼쪽 끝과 같은 높이에 있다는 것을 아는 것도 중요하다(그림 3.79A와 3.83 참조). 앞서 언급한 바와 같이, 엄지두덩 안쪽 면을 따라 상처가 있거나 절개를 할 때 엄지두덩근육으로 가는 정중신경 되돌이가지가 손상될 수 있다(임상적용 "정중신경에 대한 외상" 참조).

핵심정리: 손(Hand)

운동(Movements): 손과 손가락의 보다 크고(범위가 넓고) 강한 운동(움켜잡기, 집기, 가리키기)은, 힘살은 손에서 멀리 떨어진 곳(팔꿉 근처)에 있으면서 가늘고 긴 힘줄이 손과 손가락으로 가는 손의 바깥기원근육에 의해 일어난다. ■ 짧고 섬세하며 약한 운동(자판 치기, 악기 연주하기, 글쓰기)과, 강한 운동이 효과적이게 하기 위해 손가락을 정치시키는 것은 주로 손의 자체기원근육에 의해 이루어진다.

배치(Organization): 손의 근육과 힘줄은 근막칸 5개에 배치되어 있다. 노쪽 칸 2개(엄지두덩칸과 모음근칸)는 엄지손가락, 자쪽 칸 하나(새끼두덩칸)는 새끼손가락, 중심칸 2개는 안쪽 네 손가락을 위한 칸이다(바닥쪽에 있는 칸은 긴 굽힘근 힘줄과 벌레근을 위한 칸이고, 손허리뼈 사이에 있는 깊은 칸은 뼈사이근을 위한 칸임).

근육(Muscles): 가장 큰 자체기원근육은 가동성이 높은 엄지손가락을 움직이는 근육이다. 바깥기원근육까지 고려한다면 실제로 엄지손가락에는 8개의 근육이 있고, 이 근육들이 사람 손을 구별 짓는 광범위한 운동을 일으키고 조절한다. ■ 뼈사이근은 여러 운동을 일으킨다. 등쪽뼈사이근(그리고 엄지벌림근과 새끼벌림근)은 손가락을 벌리는 반면, 바닥쪽뼈사이근(그리고 엄지모음근)은 손가락을 모은다. 이 두 운동은 모두 손허리손가락관절에서 일어난다. ■ 뼈사이근은 벌레근과 함께 작용하여 안쪽 네 손가락의 손허리손가락관절을 굽히고 손가락뼈사이관절을 편다(Z-운동).

혈관(Vasculature): 손에 있는 혈관의 특징은 노쪽과 자쪽 혈관 사이, 그리고 바닥쪽과 등쪽 혈관 사이에 연결이 많다는 점이다. ■ 손의 동맥은 손목과 손의 관절 주변에서 집단적으로 관절 주위 동맥사이연결을 구성한다. 따라서 혈액은 일반적으로 모든 자세에서뿐 아니라 기능(쥐기 또는 누르기)을 수행할 때도 손의 모든 부분으로 가는데, 그렇지 않으면 특히 손바닥 구조물을 위태롭게 할 수도 있다. ■ 손가락으로 가는 동맥의 특징은 추위에 노출되면 수축하여 열을 보존한다는 것과, 확장되어서 (손에 땀이 나는 동안) 여분의 열을 방출할 수 있다는 것이다. ■ 얕게 위치하는 손등정맥그물은 보통 정맥 내로 수액을 투여하는 데 이용된다.

신경분포(Innervation): 몸통과 팔 몸쪽 부분의 피부분절과는 달리 손의 피부신경 분포영역과 운동신경의 역할은 잘 규명되어 있으며, 기능 장

핵심정리 (계속)

애 또한 그러하다. ■ 손의 고유 구조물에 관해서 본다면, 노신경은 얕은가지를 경유하여 손등으로 가는 감각신경만 낸다. ■ 정중신경은 엄지손가락의 기능에 가장 중요하고 가쪽 손가락 3개 반과 인접한 손바닥에서 오는 감각을 담당하는 반면, 자신경은 그 나머지에 분포한다. ■ 손의 자체기원근육은 T1 근육분절을 구성한다. ■ 손등 쪽에 비해 손바닥 쪽 신경과 혈관이 우세해서 이들은 보다 민감하고 기능이 많은 바닥쪽 면뿐 아니라 손가락 먼쪽 부분의 등쪽면(손톱바닥)에도 분포한다.

팔의 관절(Joints of Upper Limb)

팔이음뼈의 운동에는 복장빗장관절, 봉우리빗장관절, 어깨관절이 관여하며(그림 3.92), 보통 이들은 모두 동시에 움직인다. 이 관절 중 어느 하나라도 기능에 결함이 있으면 팔이음뼈의 운동을 저해한다. 팔의 자유로운 운동을 위해서는 어깨뼈의 운동성이 필수적이다. 빗장뼈는 어깨뼈를 붙잡고 있는 지주를 형성하며, 따라서 어깨관절이 가슴에서 떨어져 자유롭게 움직일 수 있다. 빗장뼈는 어깨(팔이음뼈의 절반과 어깨관절)가 복장빗장관절에서 회전하는 반지름이 된다. 봉우리빗장관절에서 일어나는 15~20°의 운동은 위팔의 운동에 필요한 접시오목의 위치 선정을 할 수 있도록 해준다.

팔이음뼈의 운동범위를 검사할 때는 어깨가슴관절(scapulothoracic joint)의 운동(가슴벽 위에서 일어나는 어깨뼈의 운동)과 어깨관절의 운동을 모두 고려해야 한다. 위팔을 처음 30°까지 벌리는 것은 어깨뼈의 운동 없이도 가능하지만, 위팔을 완전히 들어 올리는 운동에서는 2:1의 비율로 운동이 일어난다: 매 3° 올라갈 때마다 어깨관절에서는 약 2°, 생리적 어깨가슴관절에서는 약 1°의 운동이 일어난다.

따라서 위팔이 머리 옆까지 수직이 되도록 올라갔을 때(180°의 위팔 벌림 혹은 굽힘) 어깨관절에서는 120°가, 어깨가슴관절에서는 60°의 운동이 일어난다. 이것을 **어깨위팔리듬(scapulohumeral rhythm)**이라고 한다(그림 3.94C 참조). 팔이음뼈의 중요한 운동은 어깨뼈의 운동이며(표 3.5), 여기에는 어깨뼈의 올림과 내림, 내밈(어깨뼈가 가쪽 또는 앞쪽으로 움직이는 것)과 들임(어깨뼈가 안쪽 또는 뒤쪽으로 움직이는 것), 돌림이 있다.

복장빗장관절(Sternoclavicular Joint)

복장빗장관절[흉쇄관절, sternoclavicular (SC) joint]은 윤활관절의 안장관절(saddle joint)이지만 절구관절(ball-and-socket joint)처

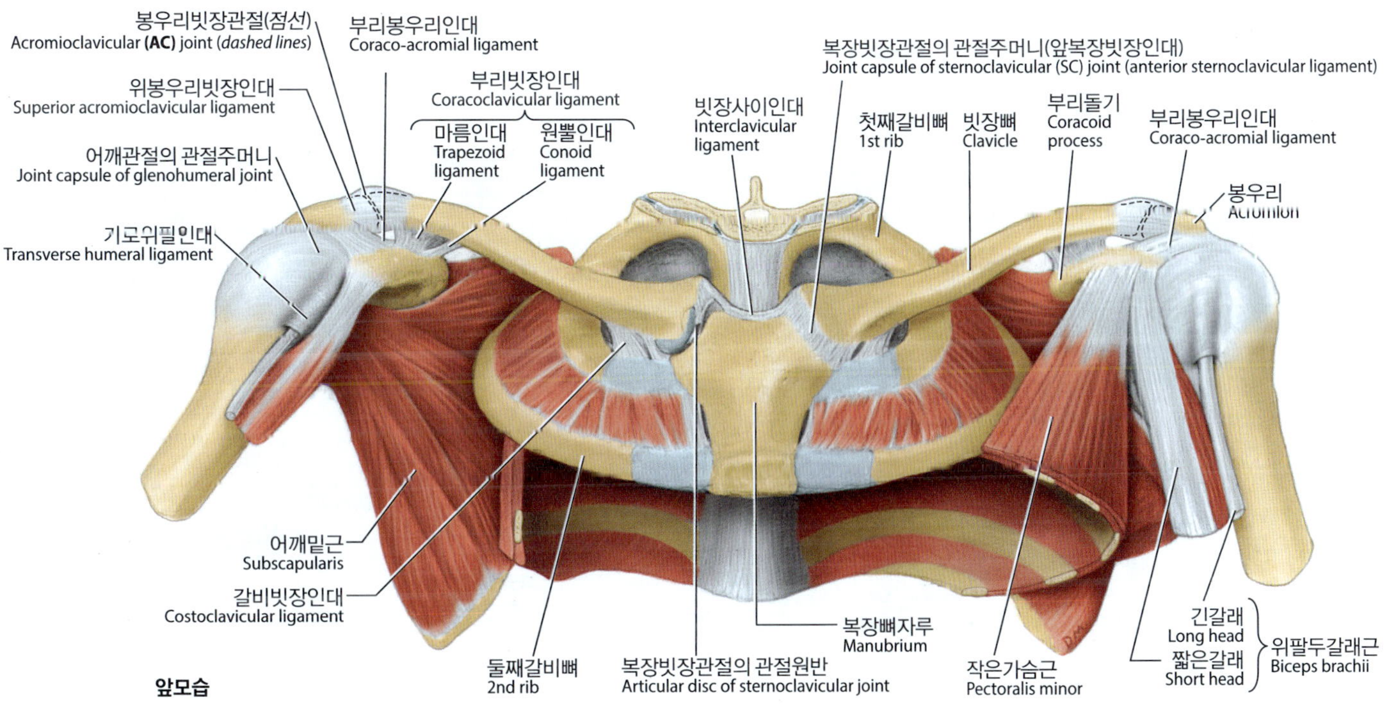

그림 3.92. 팔이음뼈와 주변의 힘줄 및 인대. 팔이음뼈는 복장뼈자루, 빗장뼈, 어깨뼈로 이루어진 (뒤쪽이) 불완전한 뼈고리이다. 이 뼈들과 연관된 관절로 복장빗장관절, 봉우리빗장관절, 어깨관절이 있다. 팔이음뼈는 팔뼈대를 몸통뼈대에 연결하고, 팔이 장착되어 작동할 수 있는 가동성 발판을 제공한다.

럼 기능한다. 복장빗장관절의 관절안은 **관절원반**(관절원판, *articular disc*)에 의해 두 칸으로 나뉜다. 이 관절원반은 **빗장사이인대**(*interclavicular ligament*)뿐 아니라 관절주머니의 섬유막이 두터워진 구조물인 **앞과 뒤복장빗장인대**(*anterior and posterior sternoclavicular ligaments*)에 견고하게 부착한다(그림 3.92).

관절원반이 이렇게 부착한 결과 복장빗장관절은 매우 견고하고, 따라서 관절원반이 팔에서 빗장뼈를 따라 전달되는 힘의 충격흡수장치로 작용함에도 불구하고 빗장뼈가 탈구되는 일은 거의 없는 반면, 빗장뼈 골절은 흔히 일어난다.

복장빗장관절은 팔과 몸통뼈대 사이의 유일한 관절이며, 빗장뼈 복장끝이 복장뼈자루 위에 놓여 있기 때문에 쉽게 만져볼 수 있다.

복장빗장관절의 구성(articulation of sternoclavicular joint)

빗장뼈 복장끝(sternal end)이 복장뼈자루(manubrium) 및 첫째갈비연골과 관절을 형성한다. 관절면(articular surfaces)은 섬유연골로 덮여 있다.

복장빗장관절의 관절주머니 (joint capsule of sternoclavicular joint)

관절주머니(관절낭, *joint capsule*)는 빗장뼈 복장끝의 뼈끝(epiphysis)을 포함하여 복장빗장관절을 둘러싼다. 관절주머니는 관절면 가장자리와 관절원반 둘레에 부착한다. **윤활막**(활액막, *synovial membrane*)은 **관절주머니 섬유막**(*fibrous layer*)의 속면을 덮고 관절면 가장자리까지 연장되어 있다.

복장빗장관절의 인대(ligaments of sternoclavicular joint)

복장빗장관절의 견고성은 그 인대와 관절원반에 좌우된다. **앞과 뒤복장빗장인대(전 및 후흉쇄인대, anterior and posterior sternoclavicular ligaments)**는 관절주머니를 앞, 뒤에서 보강한다. **빗장사이인대(쇄골간인대, interclavicular ligament)**는 관절주머니 위쪽을 강화한다. 이 인대는 양쪽 빗장뼈 복장끝 사이를 연결하고, 복장뼈자루 위모서리에도 부착한다. **갈비빗장인대(늑쇄인대, costoclavicular ligament)**는 빗장뼈 복장끝 아랫면을 첫째갈비뼈와 갈비연골에 고정시켜 팔이음뼈가 올라가는 것을 제한한다.

복장빗장관절의 운동(movements of sternoclavicular joint)

복장빗장관절은 매우 견고하지만, 팔이음뼈와 팔의 운동을 허용할 만큼 운동성이 크다(그림 3.93과 3.94D). 팔을 완전히 올린 경우에 빗장뼈가 약 60° 각도까지 올라간다. 팔을 굽혀서 올릴 때는 빗장뼈가 세로축을 중심으로 돌아간다. 또한 복장빗장관절은 최대 25~30°의 범위에서 앞쪽이나 뒤쪽으로 움직일 수 있다. 미용체조를 하는 경우를 제외하면 보편적으로 하는 운동은 아니지만, 이러한 운동들을 연속적으로 수행하는 운동, 즉 빗장뼈 봉우리끝을 (휘돌림의 형태인) 원형 궤도를 따라 움직이는 운동이 가능하다.

복장빗장관절의 혈액공급(blood supply of sternoclavicular joint)

복장빗장관절은 속가슴동맥(internal thoracic artery)과 어깨위동맥(suprascapular artery)에 의해 혈액을 공급받는다(그림 3.41 참조).

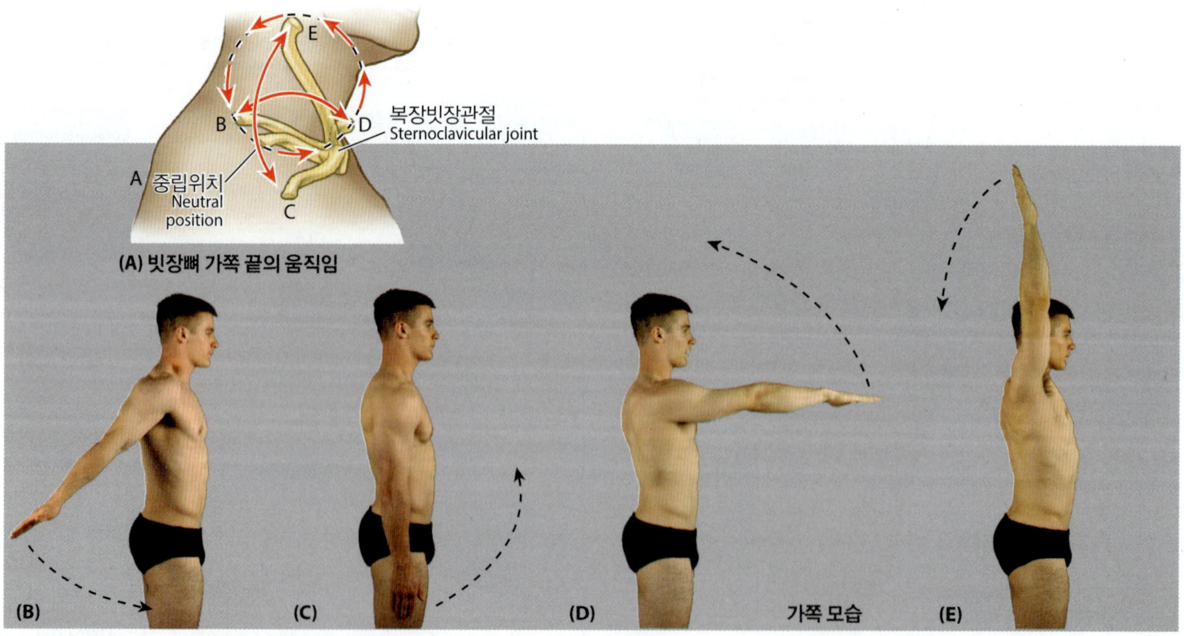

그림 3.93. 팔이음뼈의 관절에서 일어나는 팔의 운동. A. 복장빗장관절에서 일어나는 운동에 의해 허용되는 빗장뼈 가쪽 끝의 운동범위. *문자*는 그림 **B~D**에 나타난 팔의 각 위치에서의 빗장뼈 배열을 가리킨다. *이중머리 화살표*로 나타낸 운동 *D↔B*는 내밈–들임이고 *E↔F*는 올림–내림이다. **B~E.** 팔의 휘돌림 운동은 팔이음뼈와 어깨관절의 조화로운 움직임을 요한다. 팔을 펴고 팔이음뼈를 들인 상태에서 시작해서(**B**), 중립 위치(**C**), 팔을 굽히고 팔이음뼈를 내민 상태(**D**), 마지막으로 팔과 팔이음뼈를 올린 상태(**E**)로 이어진다. 사진 **B~E**의 *점선 화살표*는 각 위치에서 팔이 움직이는 방향을 나타낸 것이다.

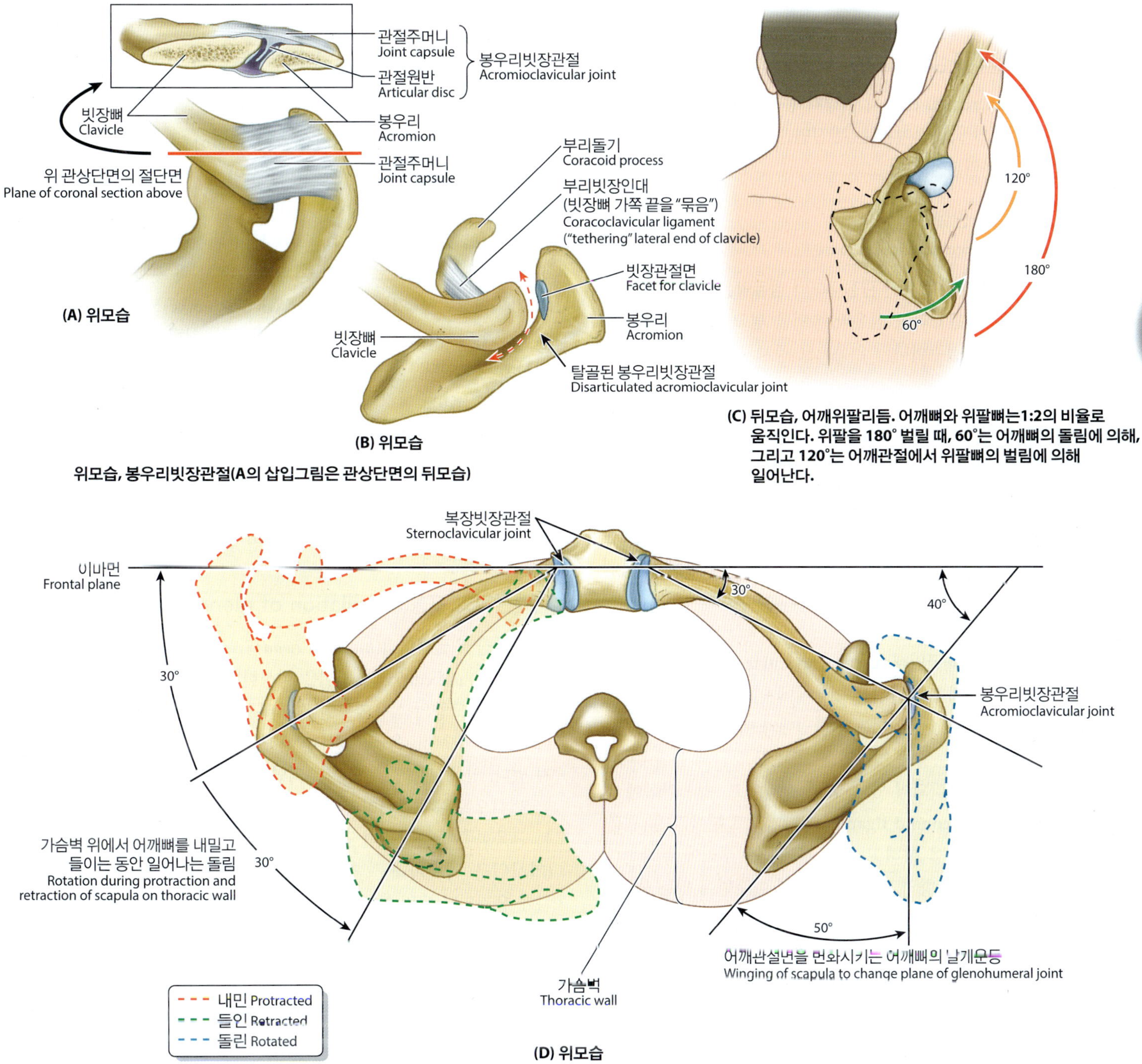

그림 3.94. 오른쪽 봉우리빗장관절, 어깨가슴관절, 복장빗장관절. A. 관절주머니에 불완전한 관절원반(삽입그림)이 있는 것을 보시오. **B.** 부리빗장인대의 기능. 이 인대가 온전하여 빗장뼈가 부리돌기에 매여 있는 한 어깨뼈 봉우리가 빗장뼈 아래로 내려가지 않는다. 그러나 이 인대는 봉우리의 내밈과 들임은 허용한다. **C.** "어깨가슴관절"에서 일어나는 어깨뼈의 놀림. 이 운동은 팔을 벌릴 때 반드시 필요하다. **D.** 복장빗장관절과 봉우리빗장관절에서 빗장뼈의 운동. 이 운동은 가슴벽 위에서 어깨뼈를 내밀고 들이는 것(*빨간 점선과 녹색 점선*)과 어깨뼈의 날개운동(*파란 점선*)을 허용한다. 어깨뼈를 올리고, 내리며, 돌리는 동안 비슷한 규모의 운동이 일어난다. 이들 운동은 각 운동을 일으키는 근육과 함께 표 3.5에 나타내었다.

복장빗장관절의 신경분포(nerve supply of sternoclavicular joint)

안쪽빗장위신경(medial supraclavicular nerve)과 빗장밑근신경(nerve to subclavius)의 가지들이 복장빗장관절에 분포한다(그림 3.46; 표 3.8).

봉우리빗장관절(Acromioclavicular Joint)

봉우리빗장관절[견봉쇄골관절, acromioclavicular (AC) **joint]**은 윤활관절의 평면관절(plane joint)로, 봉우리 가쪽 부분에 의해 형성되는 "어깨점"("point" of shoulder)에서 2~3 cm 떨어진 곳에 위치한다

(그림 3.92와 3.94A).

봉우리빗장관절의 구성(articulation of acromioclavicular joint)

빗장뼈 봉우리끝(acromial end)이 어깨뼈 봉우리(acromion)와 관절을 형성한다. 섬유연골로 덮여 있는 관절면은 쐐기 모양의 불완전한 **관절원반**에 의해 분리되어 있다.

봉우리빗장관절의 관절주머니 (joint capsule of acromioclavicular joint)

비교적 느슨하고 소매처럼 생긴 **관절주머니 섬유막**은 관절면 가장자리에 부착되어 있다. **윤활막**이 섬유막 속면을 덮고 있다. 비교적 약하기는 하지만, 이 관절주머니는 위쪽으로 등세모근의 섬유에 의해 강화되어 있다.

봉우리빗장관절을 보강하는 인대 (ligaments augmenting acromioclavicular joint)

봉우리빗장인대(견봉쇄골인대, acromioclavicular ligament)는 봉우리에서 빗장뼈로 뻗어 있는 섬유성 띠로 봉우리빗장관절의 윗부분을 보강한다(그림 3.92와 3.95A). 그러나 이 관절의 안정성은 이 관절에서 떨어져 있는 바깥기원인대(extrinsic ligaments)에 의해 유지된다.

부리빗장인대(오훼쇄골인대, coracoclavicular ligament)는 강인한 한 쌍의 띠로 어깨뼈 부리돌기를 빗장뼈에 연결하여 빗장뼈를 부리돌기에 고정한다. 부리빗장인대는 원뿔인대와 마름인대라는 2개의 인대로 구성되며, 이들은 종종 빗장밑근 가쪽 끝 부근의 윤활주머니(bursa)에 의해 서로 분리되어 있다. 보다 수직이고 보다 안쪽에 있는 **원뿔인대(원추인대, conoid ligament)**는 거꾸로 된 삼각형(원뿔)으로, 그 꼭지는 아래쪽을 향하고 있고 부리돌기 뿌리에 부착한다. 원뿔인대의 넓은 쪽(삼각형의 밑변)은 빗장뼈 아랫면에 있는 **원뿔인대결절**(*conoid tubercle*)에 부착한다. 거의 수평인 **마름인대(능형인대, trapezoid ligament)**는 부리돌기 윗면에 부착하고 가쪽으로 빗장뼈 아랫면에 있는 **마름인대선**(*trapezoid line*)까지 뻗어 있다. 부리빗장인대는 봉우리빗장관절을 강화할 뿐만 아니라, 어깨뼈와 자유팔이 빗장뼈 지주에 (수동적으로) 매달리도록 하는 수단을 제공한다.

봉우리빗장관절의 운동(movements of acromioclavicular joint)

어깨뼈 봉우리는 빗장뼈 봉우리끝에서 돌아간다. 이 운동은 어깨가슴관절에서 일어나는 움직임과 관련되어 있다(그림 3.93과, 3.94; 그림 3.27 참조; 표 3.5). 봉우리빗장관절을 움직이기 위해 이 관절을 형성하는 뼈를 서로 연결하는 근육은 없지만, 어깨뼈에 부착하여 이를 움직이는 몸통팔근육이 봉우리로 하여금 빗장뼈 위에서 움직이도록 한다.

봉우리빗장관절의 혈액공급 (blood supply of acromioclavicular joint)

봉우리빗장관절은 어깨위동맥과 가슴봉우리동맥(thoraco-acromial artery)에 의해 혈액공급을 받는다(그림 3.41 참조).

봉우리빗장관절의 신경분포 (nerve supply of acromioclavicular joint)

힐튼의 법칙(Hilton law: 관절에는 그 관절에 작용하는 근육에 분포하는 신경의 관절가지가 분포한다)에 맞게, 가쪽가슴근신경(lateral pectoral nerve)과 겨드랑신경(axillary nerve)이 봉우리빗장관절에 분포한다(그림 3.46; 표 3.8). 그러나 이 관절이 피부밑에 위치하고 또 이 관절을 가로지르는 근육이 없다는 사실과 부합하게, 피부신경인 가쪽빗장위신경(lateral supraclavicular nerve)도 봉우리빗장관절에 분포한다. 이것은 팔 먼쪽 부분에서 다소 전형적으로 일어나는 신경지배 양상이다.

어깨관절(Glenohumeral Joint)

어깨관절[견관절, glenohumeral (shoulder) joint]은 윤활관절 중 운동범위가 가장 큰 절구관절(ball-and-socket joint)이지만, 그 운동성으로 인해서 관절은 상대적으로 불안정하다.

어깨관절의 구성(articulation of glenohumeral joint)

크고 둥근 **위팔뼈머리**(*humeral head*)가 상대적으로 얕은 어깨뼈 **접시오목**(*glenoid cavity*)과 관절을 형성한다(그림 3.96과 3.97). 접시오목은 고리 모양의 섬유연골인 **접시테두리[관절순, glenoid labrum**; 라틴어로 입술(lip)을 의미함]에 의해 약간, 그러나 효과적으로 깊어져 있다. 양쪽 관절면은 모두 유리연골로 덮여 있다.

접시오목은 위팔뼈머리의 약 1/3 정도만 받아들이며, 위팔뼈머리는 근육힘줄성 돌림근띠 근육(rotator cuff muscles) 또는 SITS 근육(가시위근, 가시아래근, 작은원근, 어깨밑근)의 긴장 덕분에 접시오목에 유지된다(그림 3.96B; 그림 3.31 참조; 표 3.6).

어깨관절의 관절주머니(joint capsule of glenohumeral joint)

느슨한 **관절주머니 섬유막**이 어깨관절을 둘러싸고 있으며, 안쪽으로는 접시오목 가장자리에, 가쪽으로는 위팔뼈 해부목에 부착한다(그림 3.97A, B). 관절주머니 섬유막은 위로는 부리돌기의 뿌리까지 도달하여, 위팔두갈래근 긴갈래의 몸쪽 붙는 곳인 어깨뼈 접시위결절이 관절안 속에 있게 한다.

관절주머니에는 구멍이 2개 있다: (1) 하나는 위팔뼈의 두 결절 사이에 있는 구멍으로, 이곳으로는 위팔두갈래근 긴갈래 힘줄이 지나가고(그림 3.95A), (2) 다른 하나는 부리돌기 아래에서 앞쪽으로 난 구멍으로, 이 구멍을 통해서 어깨밑근힘줄밑주머니(*subtendinous bursa of subscapularis*)와 어깨관절의 윤활공간(synovial cavity)이 서로 교통한다. 관절주머니 아랫부분은 돌림근띠로 보강되어 있지 않은 유일한 부분으로, 가장 약한 부위이다. 여기에서는 관절주머니가 특히 느슨하며, 위팔을 모으면 주름이 잡히지만 위팔을 벌리면 팽

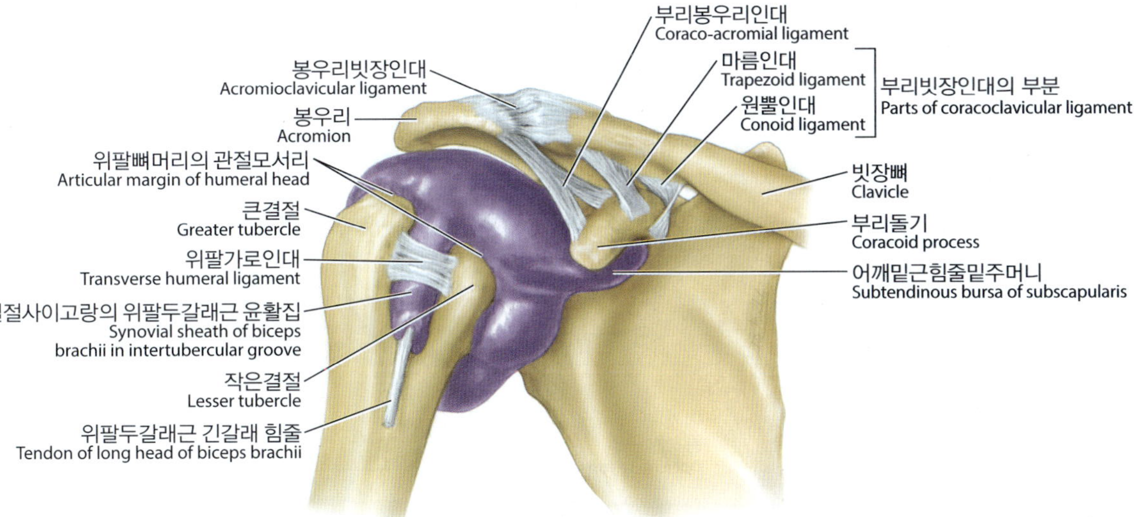

(A) 앞모습

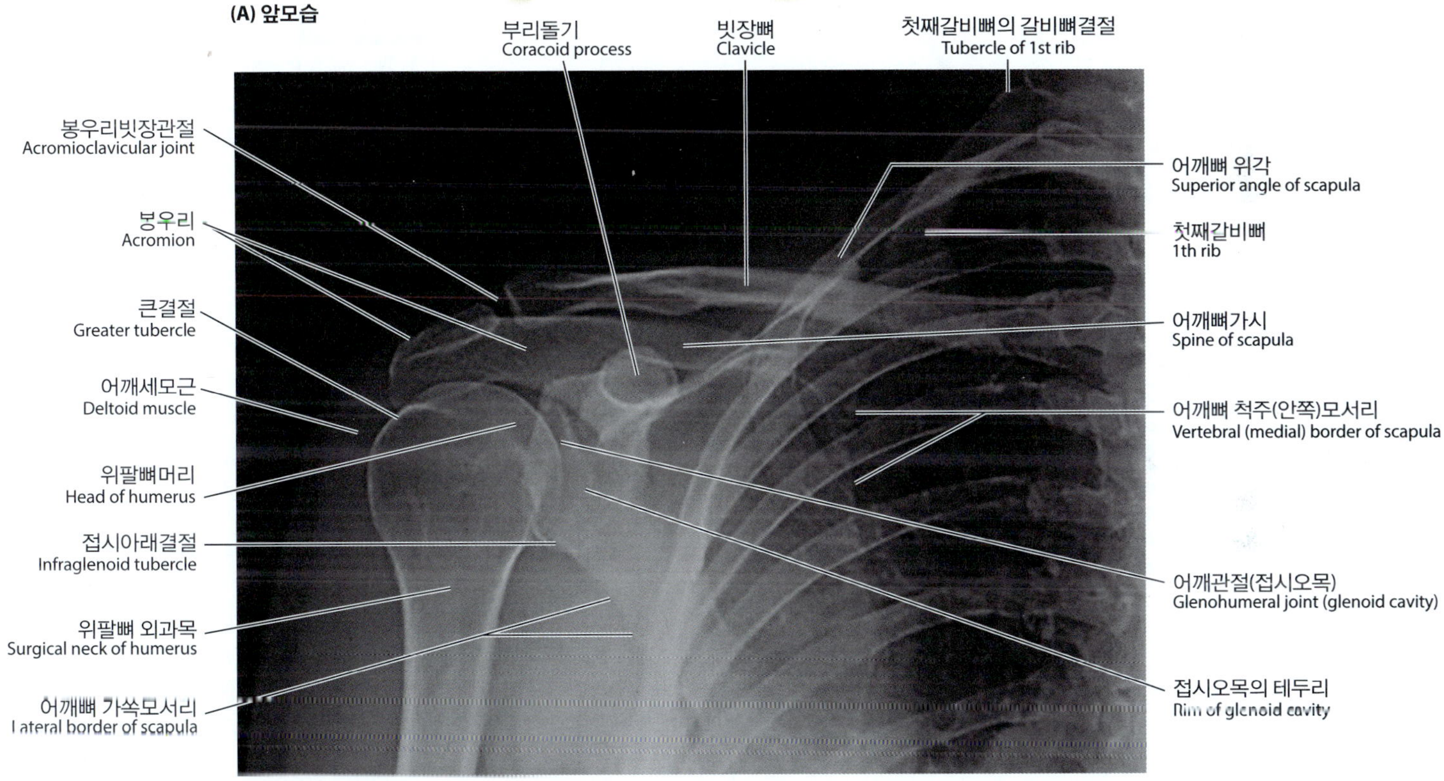

(B) 앞뒤 방사선영상

그림 3.95. 어깨관절. A. 윤활막. 관절안으로 자주색 라텍스를 주입하고 관절주머니 섬유막을 제거하여 어깨관절 윤활막의 범위를 보여주고 있다. 관절안은 두 곳에서 연장되어 있는데, 하나는 위팔뼈 결절사이고랑에서 위팔두갈래근 긴갈래 힘줄을 둘러싸는 윤활집을 형성하는 곳이고, 다른 하나는 부리돌기 아래에서 어깨밑근 힘줄과 접시오목 가장자리 사이로 어깨밑근힘줄밑주머니(subscapular bursa)와 이어지는 곳이다. 봉우리빗장관절의 관절주머니와 자체기원인대(intrinsic ligaments)도 나타내었다. **B.** 해부학자세에서의 방사선 사진. 어깨뼈가 관상면에 있지 않기 때문에 (따라서 접시오목이 시상면에 있지 않고 비스듬히 있어서) 어깨뼈머리와 접시오목이 겹쳐 보이며, 관절면이 가려졌다.

팽해진다.

윤활막은 관절주머니 섬유막 속면을 덮고, 되돌아서 접시테두리와 위팔뼈로 이행한다. 위팔뼈로 이행하는 부분은 위팔뼈머리 관절면 가장자리까지 덮는다(그림 3.95A, 3.96A, 3.97A).

또한 윤활막은 위팔두갈래근 긴갈래 힘줄이 위팔뼈 결절사이고랑에서 관절안(joint cavity)으로 들어가는 곳에서 이 힘줄을 둘러싸는 관 모양의 집을 형성한다(그림 3.95A).

어깨관절의 인대(ligaments of glenohumeral joint)

어깨관절 관절주머니 앞을 보강하는 접시위팔인대와 관절주머니 위를 보강하는 부리위팔인대는 자체기원인대, 즉 관절주머니 섬유막의 일부이다(그림 3.96A와 3.97B).

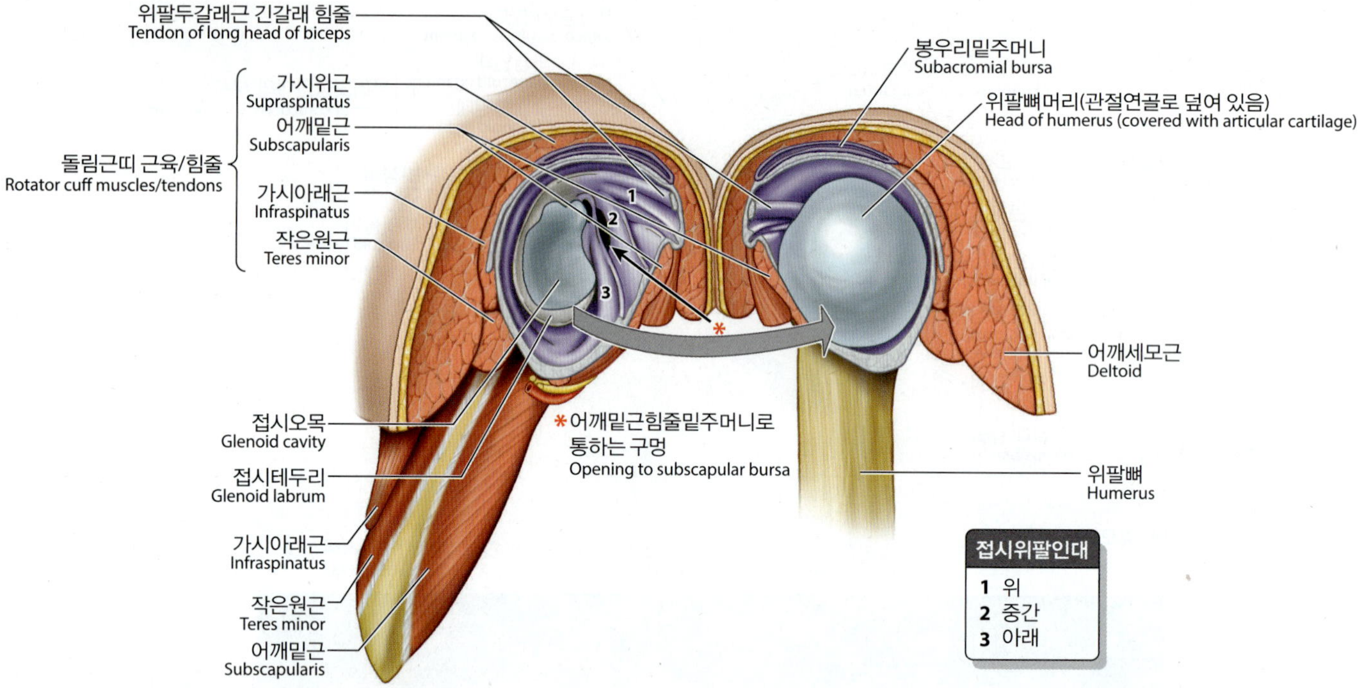

(A) 접시오목의 앞가쪽 모습; 위팔뼈의 뒤안쪽 모습

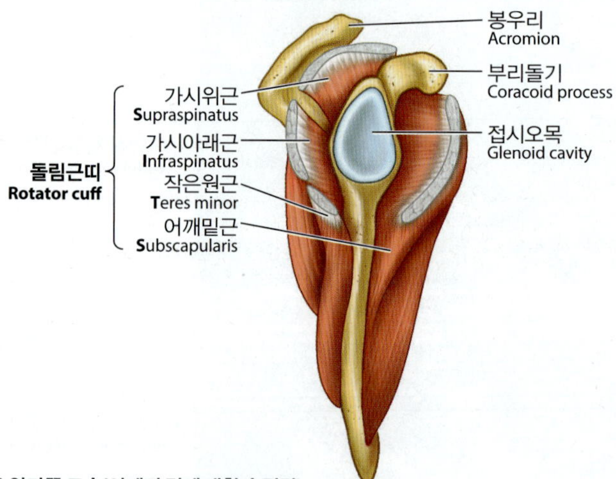

(B) 앞가쪽 모습(어깨뼈 면에 대한 수직면)

그림 3.96. 돌림근띠와 어깨관절. A. 해부. 관절주머니를 절단하여 어깨관절을 마치 책을 펴듯이 열었다. 짧은 SITS 근육 4개(가시위근, 가시아래근, 작은원근, 어깨밑근)가 어깨관절을 가로질러 둘러싸면서 관절주머니와 섞인다. 이 관절의 앞쪽 속면에는 관절을 여느라 절단된 접시위팔인대가 보인다. **B.** 접시오목과 돌림근띠의 관계. SITS 근육이 어깨뼈와 접시오목에 인접해 있는 모습을 보여주고 있다. 이들 근육의 가장 중요한 작용은 상대적으로 큰 위팔뼈머리를 그보다 훨씬 작고 얕은 어깨뼈 접시오목에 붙들어 두는 것이다.

접시위팔인대(관절상완인대, glenohumeral ligaments)는 관절주머니 앞을 강화하는 3개의 섬유성 띠로서, 관절주머니 속면에서만 분명히 구별된다. 이 인대들은 어깨뼈 접시위결절의 접시테두리에서 가쪽과 아래쪽을 향해 부채꼴로 퍼져 나가 먼쪽에서 위팔뼈 해부목에 부착하는 관절주머니의 섬유막과 섞인다.

부리위팔인대(오훼상완인대, coracohumeral ligament)는 부리돌기 바닥에서 위팔뼈 큰결절과 작은결절 앞면까지 뻗어 있는 강하고 넓은 띠이다(그림 3.97B).

위팔가로인대(transverse humeral ligament)는 위팔뼈 큰결절에서 작은결절까지 다소 비스듬히 달리면서 결절사이고랑 위를 가로지르는 넓은 섬유성 띠이다(그림 3.95A와 3.97B). 이 인대는 결절사이고랑을 관으로 변환시켜 어깨관절에서 운동이 일어나는 동안 위팔두갈래근 힘줄과 그 윤활집을 제자리에 붙잡아 준다.

부리봉우리활(오훼견봉궁, coraco-acromial arch)은 어깨뼈 봉우리(*acromion*)의 매끈한 아랫면, 부리돌기(*coracoid process*), 이 둘 사이를 연결하는 **부리봉우리인대(오훼견봉인대, coraco-acromial ligament)**에 의해 형성되는 바깥기원 보호 구조물이다(그림 3.97B). 이 뼈인대성 구조물은 위팔뼈머리를 덮는 보호활(protective arch)을 형성하여 위팔뼈머리가 접시오목에서 위쪽으로 이탈하는 것을 방지한다. 부리봉우리활은 매우 강해서, 위팔뼈에 위쪽으로 가해지는 강한 타격이 있을 시에 부리봉우리활보다는 위팔뼈몸통이나 빗장뼈가 먼저 골절된다.

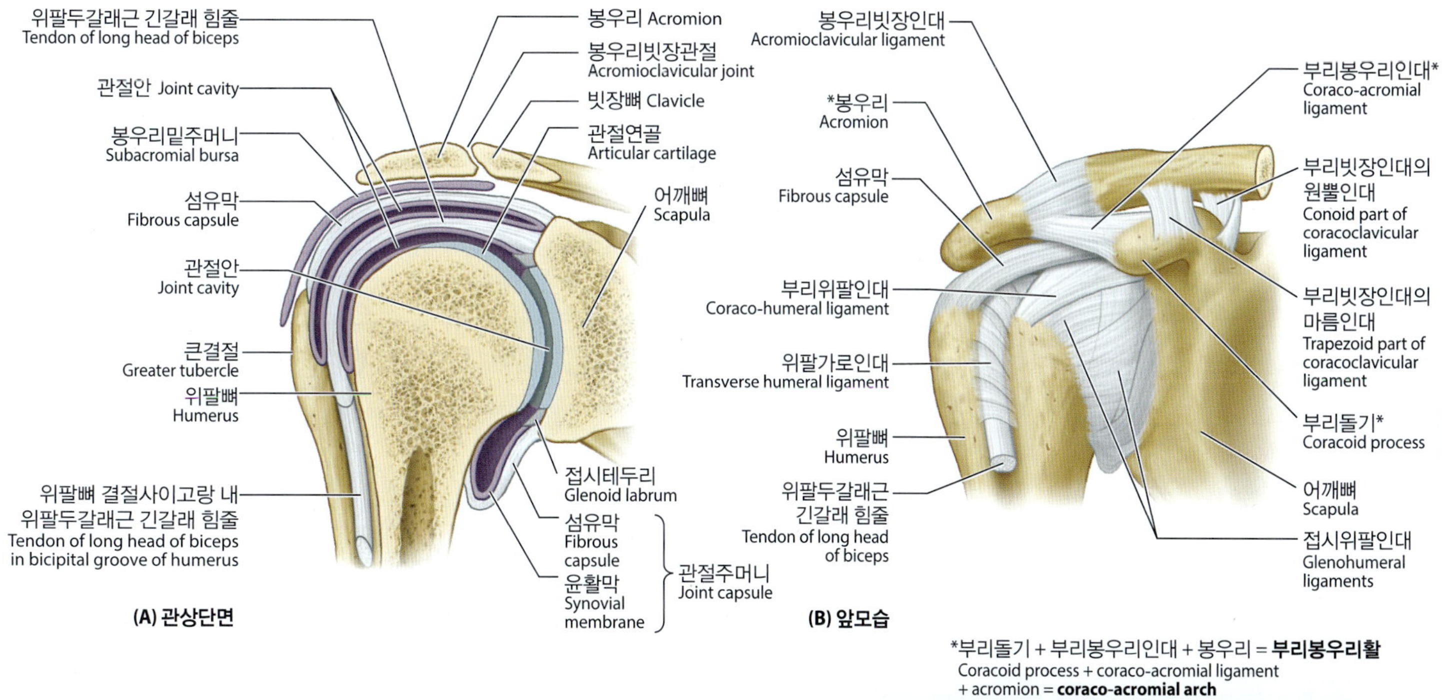

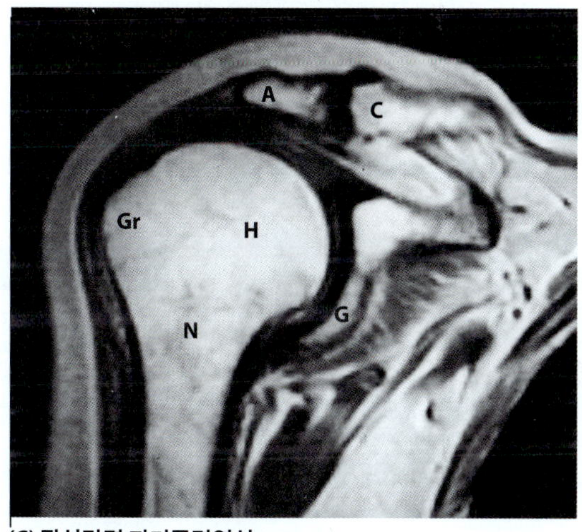

그림 3.97. 어깨관절과 봉우리빗장관절의 관절주머니와 인대. A. 어깨관절과 봉우리밑주머니. 뼈, 관절면, 관절주머니, 관절안, 봉우리밑주머니의 관계를 나타내었다. **B.** 봉우리빗장인대, 부리위팔인대, 접시위팔인대. 접시위팔인대를 관절주머니 바깥면에 나타내었지만, 이 인대는 실제로는 (그림 3.94A에서처럼) 이 관절의 속에서 관찰되는 구조물이다. 이 인대는 어깨관절 관절주머니 앞쪽을 보강하고, 부리위팔인대는 관절주머니 위쪽을 강화한다. **C.** 오른쪽 어깨관절과 봉우리빗장관절의 관상단면 자기공명영상. *A*, 봉우리; *C*, 빗장뼈; *G*, 접시오목; *Gr*, 위팔뼈 큰결절; *H*, 위팔뼈머리; *N*, 위팔뼈 외과목.

위팔뼈를 따라 힘이 위쪽으로 전해질 때(예: 책상에서 일어서면서 팔을 뻗어 몸을 부분적으로 지탱할 때)는 위팔뼈머리가 부리봉우리활을 누르게 된다. 가시위근은 이 활의 아래를 통과하며, 그 힘줄은 돌림근띠의 일부로 어깨관절 관절주머니와 섞이면서 어깨세모근 깊이 놓이게 된다(그림 3.96).

위팔뼈 큰결절로 향하는 가시위근 힘줄이 부리봉우리활 아래를 지날 때 그 운동이 **봉우리밑주머니(견봉하낭, subacromial bursa)**에 의해 윤활된다(그림 3.97A). 이 주머니는 위로는 부리봉우리활, 아래로는 가시위근 힘줄과 큰결절 사이에 있다.

어깨관절의 운동(movements of glenohumeral joint)

어깨관절은 우리 몸의 그 어떤 관절보다도 더 자유롭게 움직인다. 이 자유는 관절주머니가 느슨하다는 것과 접시오목의 작은 크기에 비해 위팔뼈머리가 크다는 것에서 기인한다. 어깨관절의 운동은 3개 축을 중심으로 일어나며, 위팔뼈의 굽힘과 폄, 벌림과 모음, 안쪽과 가쪽 돌림, 휘돌림 등이 있다(그림 3.98).

위팔뼈 가쪽돌림 상태에서 벌림이 더 크게 일어난다. 위팔을 돌리지 않고 벌릴 경우, 큰결절이 **부리봉우리활**에 닿으면서 이용할 수 있는 관절면이 소진되어 더 이상 위팔을 벌릴 수 없게 된다. 그 후 만약 위팔을 가쪽으로 180° 돌리면, 큰결절이 뒤쪽으로 돌아감으로써 더 많은 관절면을 이용할 수 있게 되어 위팔을 계속 올릴 수 있다.

어깨관절에서 일어나는 **휘돌림**은 굽힘, 벌림, 폄, 모음이 순서대로 또는 그 반대 순서대로 연달아 일어나는 것이다(그림 3.93). 좁은 범위에서 일어나는 것이 아니라면, 이들 운동은 어깨관절에서만 일어나는 것이 아니라 팔이음뼈의 다른 두 관절(복장빗장관절과 봉우리빗장관절)에서 함께 일어난다. 팔이음뼈의 관절들이 뻣뻣해지거나

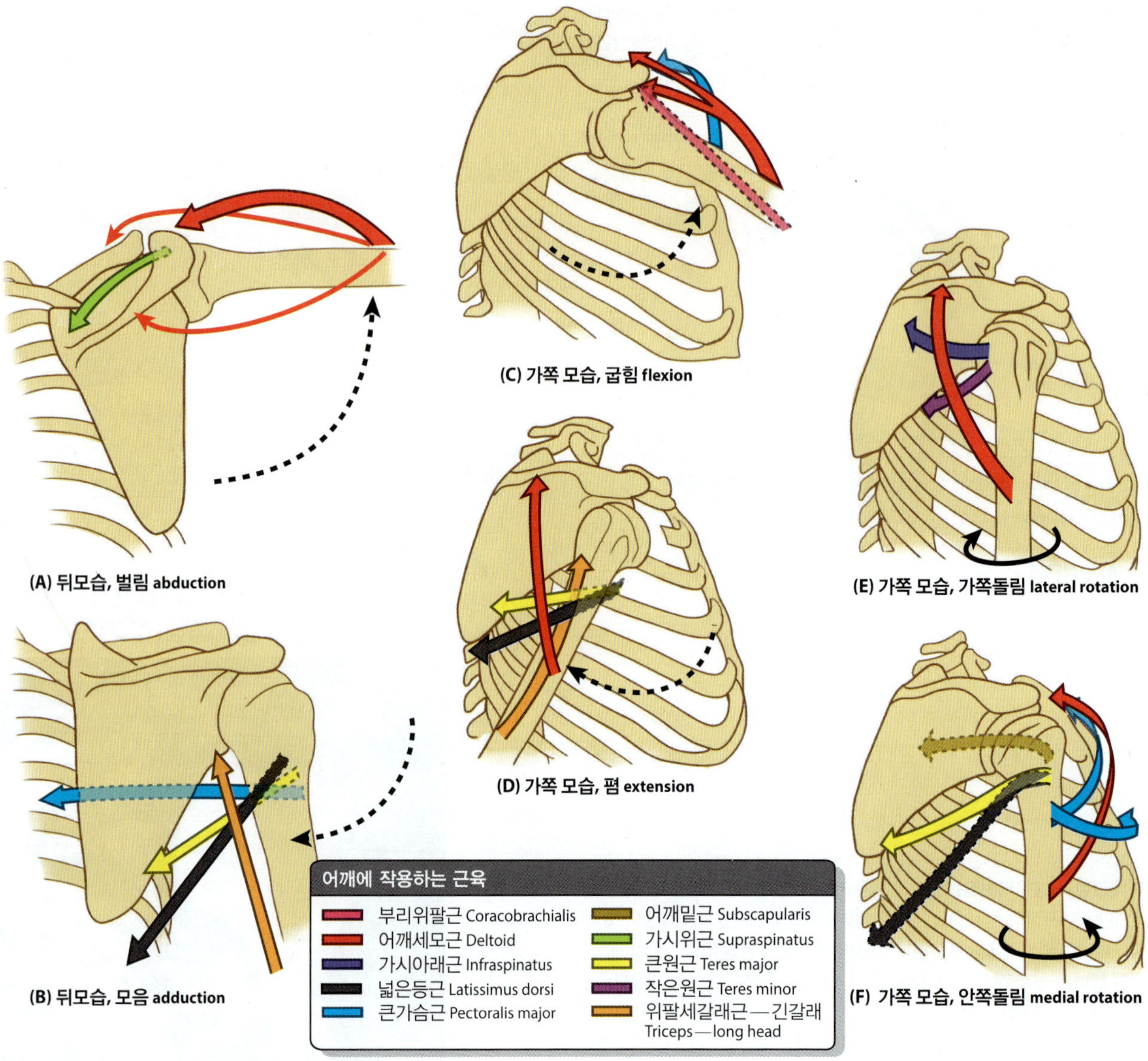

그림 3.98. 어깨관절의 운동.

표 3.17. 어깨관절의 운동

운동(기능)	주작용근(팔이 매달려 있는 자세에서)	협동근	비고
굽힘(flexion)	큰가슴근(빗장부분); 어깨세모근(빗장부분과 앞쪽 봉우리부분)	부리위팔근(위팔두갈래근이 보조함)	완전히 편 위치에서 몸통을 지나는 관상면까지는 큰가슴근 빗장부분이 주로 작용함
폄(extension)	어깨세모근(가시부분)	큰원근; 넓은등근; 위팔세갈래근 긴갈래	넓은등근(큰가슴근 복장갈비부분, 위팔세갈래근 긴갈래)은 완전히 굽힌 위치에서 몸통을 지나는 관상면까지 작용함
벌림(abduction)	어깨세모근(전체가, 그러나 특히 봉우리부분)	가시위근	가시위근은 이 운동을 시작하는 데 특히 중요함; 또한 이 운동의 전 과정에 걸쳐 어깨뼈의 위쪽돌림(upward rotation)이 일어나는데, 이는 벌림에 크게 기여함
모음(adduction)	큰가슴근; 넓은등근	큰원근; 위팔세갈래근 긴갈래	똑바로 선 자세와 저항이 없는 상태에서는 중력이 주된 힘으로 작용함
안쪽돌림(medial rotation)	어깨밑근	큰가슴근; 어깨세모근(빗장부분); 넓은등근; 큰원근	위팔이 올라간 상태에서는 "협동근"이 주작용근보다 더 중요해짐
가쪽돌림(lateral rotation)	가시아래근	작은원근; 어깨세모근(가시부분)	

표 3.17. 어깨관절의 운동 (계속)

운동(기능)	주작용근(팔이 매달려 있는 자세에서)	협동근	비고
관절주머니의 긴장근 (접시오목에 위팔뼈머리를 붙들어 둠)	어깨밑근; 가시아래근(동시에 작용)	가시위근; 작은원근	돌림근띠(SITS) 근육이 함께 작용함; "휴지 상태"에서는 이 근육들의 긴장이 어깨관절의 원래 모습을 적절하게 유지함
아래쪽 탈구에 대한 저항 (연결근육, shunt muscles)	어깨세모근(전체로서)	위팔세갈래의 긴갈래; 부리위팔근; 위팔두갈래근 짧은갈래	특히 무거운 물건(여행 가방, 양동이)을 나를 때 이용됨

굳어지면(관절굳음증, *ankylosis*), 비록 어깨관절은 정상이라 하더라도 운동범위가 크게 제한된다.

어깨관절을 움직이는 근육(muscles moving glenohumeral joint)

어깨관절의 운동과 그 운동을 일으키는 근육들—어깨관절에 간접적으로 작용하는 (즉, 팔이음뼈에 작용하는) 몸통팔근육과 어깨관절에 직접 작용하는 어깨위팔근육(표 3.3, 3.4, 3.5, 3.6)—을 그림 3.98에 도시하였고, 표 3.17에 열거하였다. 또한 (예를 들면, 무거운 여행 가방을 나를 때처럼) 어깨관절에서 운동을 일으키지는 않지만 탈구에 저항하도록 연결근육으로 이 관절에 작용하는 근육들, 또는 상대적으로 얕은 접시오목에 커다란 위팔뼈머리를 유지하는 다른 근육들도 이 표에 열거하였다.

어깨관절의 혈액공급(blood supply of glenohumeral joint)

어깨관절은 앞·뒤위팔휘돌이동맥(*anterior and posterior circumflex humeral arteries*)과 어깨위동맥(*suprascapular artery*)의 가지들에 의해 혈액공급을 받는다(그림 3.41; 표 3.7).

어깨관절의 신경분포(innervation of glenohumeral joint)

어깨위신경(suprascapular nerve), 겨드랑신경(axillary nerve), 가쪽가슴근신경(lateral pectoral nerve)이 어깨관절에 분포한다(표 3.8).

어깨관절 주변의 윤활주머니(bursae around glenohumeral joint)

윤활막에서 분비된 소량의 윤활액(*synovial fluid*)을 담고 있는 **윤활주머니(bursae)** 여러 개가 어깨관절 근처에 있다. 윤활주머니는 힘줄이 뼈, 인대, 또는 다른 힘줄과 마찰하는 곳, 그리고 뼈 돌출부 위에서 피부가 움직이는 곳에 있다. 어깨관절 주위의 윤활주머니는 임상적으로 특별히 중요한데, 이는 그들 중 일부(예: 어깨밑근힘줄밑주머니)가 관절안과 교통하기 때문이다. 따라서 이런 윤활주머니를 여는 것은 어깨관절의 관절안으로 들어간다는 것을 의미한다.

어깨밑근힘줄밑주머니(subtendinous bursa of subscapularis)

어깨밑근힘줄밑주머니(견갑하근건하낭, subtendinous bursa of subscapularis)는 어깨밑근 힘줄과 어깨뼈목 사이에 위치한다(그림 3.95A). 이 주머니는 어깨밑근 힘줄이 부리돌기 뿌리 아래쪽과 어깨뼈목 위로 지나가는 곳에서 이 힘줄을 보호한다. 이 주머니는 보통 관절주머니 섬유막에 있는 구멍을 통해 어깨관절의 관절안과 교통하므로(그림 3.96A) 실질적으로는 어깨관절의 관절안이 연장된 것이다.

봉우리밑주머니(subacromial bursa)

때로는 어깨세모근밑주머니(삼각근하낭, *subdeltoid bursa*)라고도 하는 **봉우리밑주머니(견봉하낭, subacromial bursa)**는 위로는 봉우리, 부리봉우리인대, 어깨세모근, 아래로는 가시위근 힘줄과 어깨관절 관절주머니 사이에 있다(그림 3.97A). 따라서 이 주머니는 부리봉우리활 밑에서 가시위근 힘줄의 운동을 원활하게 하고, 어깨관절 관절주머니와 위팔뼈 큰결절 위에서 어깨세모근의 운동을 원활하게 한다. 이 주머니의 크기는 다양하며, 정상적으로는 어깨관절 관절안과 교통하지 않는다.

팔꿉관절(Elbow Joint)

윤활관절 중 경첩관절(hinge joint) 유형인 **팔꿉관절(주관절, elbow joint)**은 위팔뼈 위관절융기보다 2~3 cm 아래에 위치한다(그림 3.99).

팔꿉관절의 구성(articulation of elbow joint)

실패 모양의 위팔뼈도르래(*trochlea*)와 공 모양의 위팔뼈작은머리(*capitulum*)가 각각 자뼈의 도르래파임(*trochlear notch*)과 약간 오목한 노뼈머리(*head of radius*)의 윗면과 관절을 형성한다. 따라서 팔꿉관절에는 위팔자관절(**humero-ulnar articulation**)과 위팔노관절(humero-radial articulation)이 존재한다. 유리연골로 덮여 있는 관절면은 아래팔을 엎침과 뒤침 사이의 중간 위치에서 직각으로 굽히고 있을 때 서로 가장 잘 (밀접하게) 들어맞는다.

팔꿉관절의 관절주머니(joint capsule of elbow joint)

관절주머니 섬유막이 팔꿉관절을 둘러싸고 있다(그림 3.99A, C). 이 막은 위팔뼈에서는 위팔뼈작은머리와 위팔뼈도르래 관절면의 가쪽

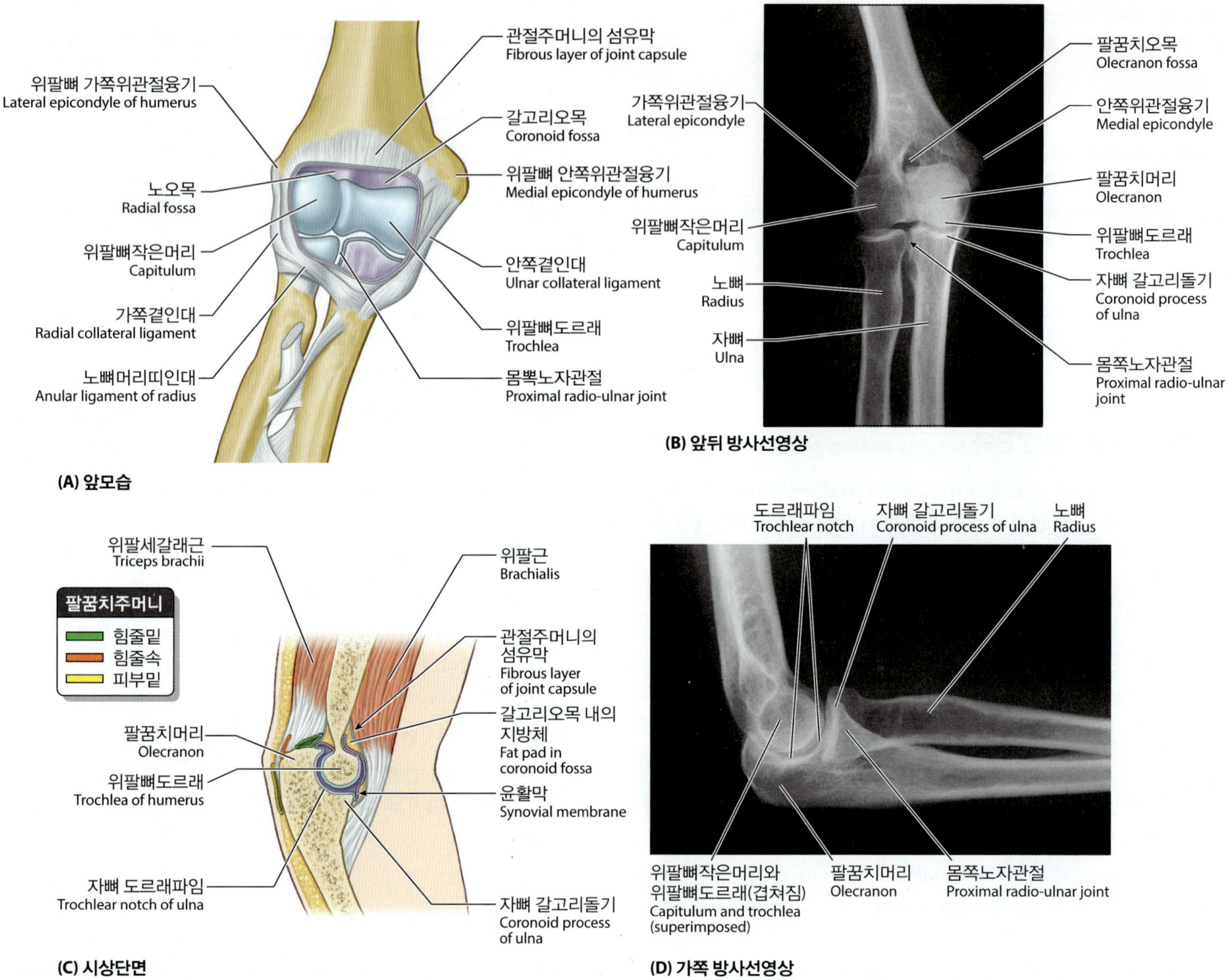

그림 3.99. 팔굽관절과 몸쪽노자관절. A. 관절주머니. 관절주머니의 얇은 앞면을 제거하여 속에 있는 뼈의 관절면을 드러내었다. 강인한 곁인대는 온전하게 남겨두었다. **B.** 편 상태의 팔굽관절 방사선사진. **C.** 위팔자관절과 팔꿈치피부밑주머니. **D.** 굽힌 상태의 팔굽관절 방사선사진.

과 안쪽 끝 모서리에 부착한다. 앞과 뒤에서는 섬유막이 위로 갈고리오목(coronoid fossa)과 팔꿈치오목(olecranon fossa)의 몸쪽까지 다다른다.

윤활막이 관절주머니 섬유막의 속면과 관절주머니 속에 있는 위팔뼈 비관절부분을 덮고, 아래로는 몸쪽노자관절(proximal radio-ulnar joint)의 윤활막과 연결된다. 관절주머니는 앞과 뒤에서는 약하지만 양옆에서는 곁인대에 의해 강화되어 있다.

팔굽관절의 인대(ligaments of elbow joint)

팔굽관절의 곁인대는 세모꼴의 강한 띠로서, 관절주머니 섬유막의 안쪽과 가쪽 부분이 두꺼워진 것이다(그림 3.99A와 3.100). 가쪽에 있는 부채꼴의 **가쪽곁인대(외측측부인대, radial collateral ligament)**는 위팔뼈 가쪽위관절융기에서 뻗어 나와 먼쪽으로 노뼈머리띠인대와 섞인다. **노뼈머리띠인대(요골윤상인대, anular ligament of radius)**는 노뼈머리를 둘러싸서 이것을 자뼈 노파임에 붙들어 둠으로써 몸쪽노자관절을 형성하여 아래팔의 엎침과 뒤침이 일어날 수 있도록 해준다.

안쪽에 있는 세모꼴의 **안쪽곁인대(내측측부인대, ulnar collateral ligament)**는 위팔뼈 안쪽위관절융기에서 자뼈 갈고리돌기와 팔꿈치머리까지 뻗고, 3개의 띠로 구성된다: (1) 끈 모양의 앞섬유띠(*anterior cord-like band*)가 가장 강하고, (2) 부채꼴인 뒤섬유띠(*posterior fan-like band*)가 가장 약하며, (3) 가느다란 빗섬유띠(*oblique band*, 또는 아래섬유띠 *inferior band*)는 위팔뼈도르래를 받아들이는 소켓이 깊어지도록 한다.

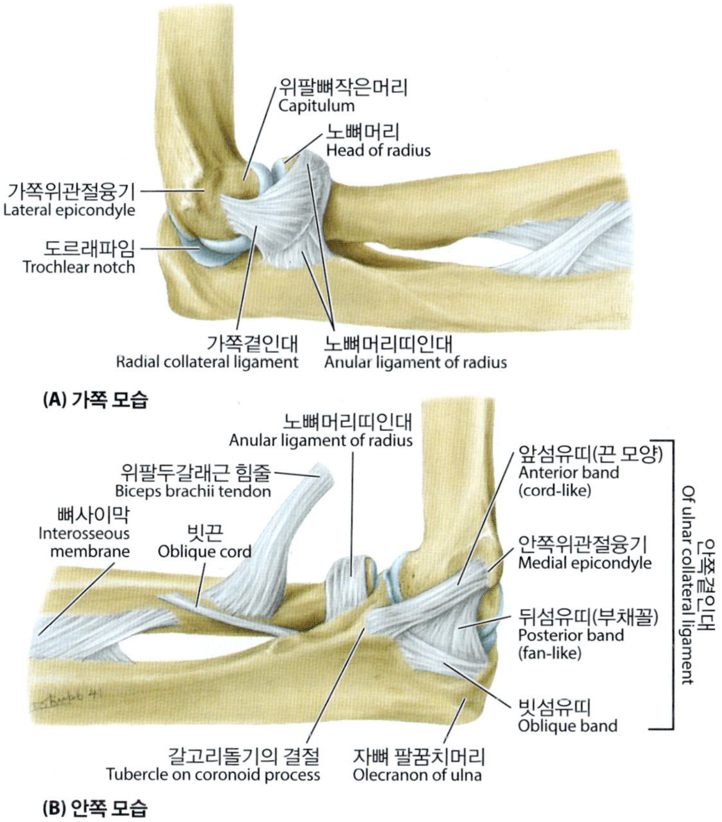

그림 3.100. 팔꿉관절의 곁인대. A. 가쪽곁인대와 노뼈머리띠인대. 부채 모양의 가쪽곁인대는 노뼈머리띠인대에 붙지만, 표면의 섬유들은 자뼈로 계속된다. **B.** 안쪽곁인대. 이 인대는 팔꿉관절을 펴면 팽팽해지는 강한 원통형의 앞섬유띠와, 팔꿉관절을 굽히면 팽팽해지는 약한 부채꼴의 뒤섬유띠로 구성된다. 빗섬유띠는 단지 위팔뼈도르래가 닿는 소켓을 깊게 할 뿐이다.

팔꿉관절의 운동(movements of elbow joint)

팔꿉관절에서는 굽힘과 폄이 일어난다. 팔꿉관절을 완전히 편 상태에서 자뼈 세로축은 위팔뼈 세로축과 약 10°의 각을 이룬다. 이 각을 **운반각(carrying angle)**이라고 하는데(그림 3.101), 운반각이라는 이름은 이 아래팔의 각도가 물 양동이와 같은 물건을 운반할 때 이를 몸에서부터 벌어뜨려 놓는다는 의미로 명명되었다. 운반각은 남자보다 여자에서 더 뚜렷하다(각도가 약 10° 더 예각임). 운반각은 보행 중 흔들리는 팔이 여성의 넓은 골반에 걸리지 않도록 해주는 것이라고 알려져 있다. 해부학자세에서는 팔꿉이 허리 가까이에 있다. 아래팔을 엎치면 운반각은 사라진다.

팔꿉관절을 움직이는 근육(muscles moving elbow joint)

모두 17개의 근육이 팔꿉을 가로질러 아래팔과 손까지 뻗어 있으며, 그중 대부분이 약간이라도 팔꿉관절의 운동에 영향을 미칠 수 있는 잠재력이 있다. 한편으로는 이 근육들이 일으키는 여러 운동에서 그 기능과 효율은 팔꿉의 위치에 의해 영향을 받는다. 팔꿉관절의 주 굽힘근은 위팔근과 위팔두갈래근이다(그림 3.102). 위팔노근은 저항이

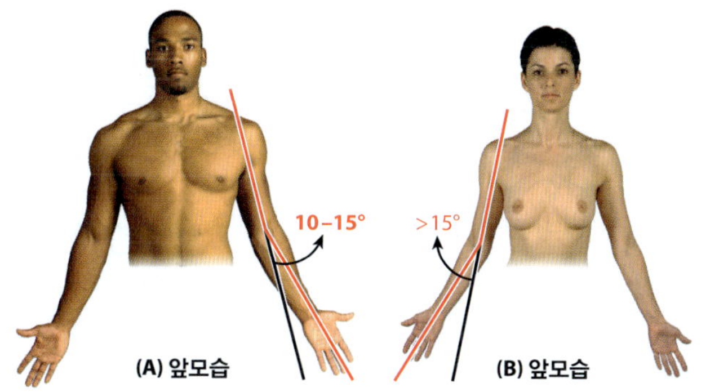

그림 3.101. 팔꿉관절의 운반각. A. 남성. **B.** 여성. 이 각은 팔꿉을 완전히 폈을 때 위팔과 아래팔의 축에 의해 만들어진다. 아래팔이 가쪽으로 벗어나 있으며, 그 정도는 여성에서 더 크다는 것에 주목하라. 이것은 보행 중 팔이 흔들릴 때 넓은 여성의 골반을 피하도록 해주는 것으로 알려져 있다. 그러나 팔꿉관절의 기능에 관해서는 중요한 차이가 존재하지 않는다.

없는 상태에서 (심지어 주 굽힘근이 마비되었을 때도) 빠른 굽힘을 일으킬 수 있다. 정상적으로, 저항이 있는 상태에서는 위팔노근과 원엎침근이 느린 굽힘을 일으키는 데 주 굽힘근을 보조한다. **팔꿉관절의 주 폄근은 위팔세갈래근, 특히 안쪽갈래이며, 팔꿈치근이 이를 약하게 보조한다.**

팔꿉관절의 혈액공급(blood supply of elbow joint)

팔꿉관절에 분포하는 동맥은 팔꿉관절 주변의 동맥연결에서 나온다(그림 3.53 참조).

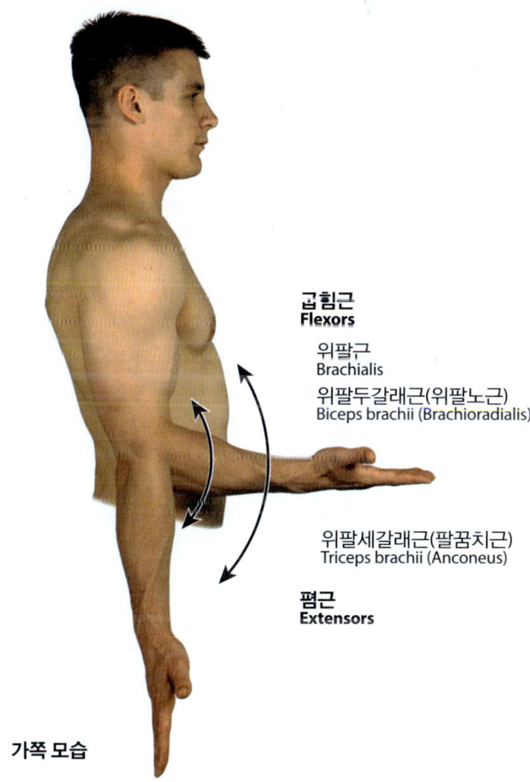

그림 3.102. 팔꿉관절의 운동과 이를 일으키는 근육.

팔꿉관절의 신경분포(nerve supply of elbow joint)

팔꿉관절에는 근육피부신경, 노신경, 자신경이 분포한다(그림 3.71 참조; 표 3.13).

팔꿉관절 주위의 윤활주머니(bursae around elbow joint)

팔꿉관절 주위에 있는 윤활주머니 중 일부만이 임상적으로 중요하다. 3개의 팔꿈치주머니(olecranon bursae)는 다음과 같다(그림 3.98C와 3.103):

1. **위팔세갈래근힘줄속주머니(intratendinous olecranon bursa)**는 위팔세갈래근 힘줄 속에 가끔 존재한다.
2. **위팔세갈래근힘줄밑주머니(subtendinous bursa of triceps brachii muscle, subtendinous olecranon bursa)**는 위팔세갈래근 힘줄이 팔꿈치머리에 붙는 곳의 바로 몸쪽에서 팔꿈치머리와 이 힘줄 사이에 위치한다.
3. **팔꿈치피부밑주머니(subcutaneous olecranon bursa)**는 팔꿈치머리를 덮는 피부밑결합조직 내에 위치한다.

위팔두갈래근노주머니(bicipitoradial bursa, biceps bursa)는 노뼈거친면 앞에서 위팔두갈래근과의 사이에 있으며, 노뼈거친면에 대한 위팔두갈래근의 마찰을 줄여준다.

몸쪽노자관절(Proximal Radio-Ulnar Joint)

몸쪽노자관절[상요척관절, proximal (superior) radio-ulnar joint]은 윤활관절의 중쇠관절(pivot joint)로 자뼈 위에서 노뼈머리의 운동이 일어난다(그림 3.99A, B, D와 3.104).

몸쪽노자관절의 구성(articulation of proximal radio-ulnar joint)

노뼈머리(head of radius)가 자뼈 노파임(radial notch)과 관절을 형성한다. 노뼈머리는 **노뼈머리띠인대**에 의해 제자리에 자리 잡고 있다.

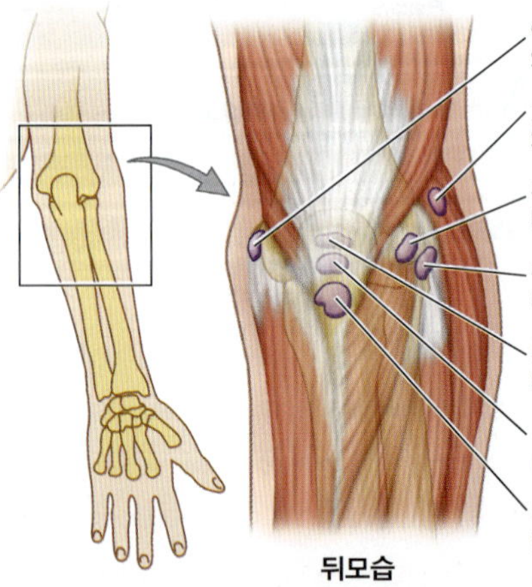

그림 3.103. 팔꿉관절 주위의 윤활주머니. 팔꿉관절 주위의 윤활주머니 중에서 팔꿈치주머니가 임상적으로 가장 중요하다. 윤활주머니의 외상은 주머니염을 일으킬 수 있다.

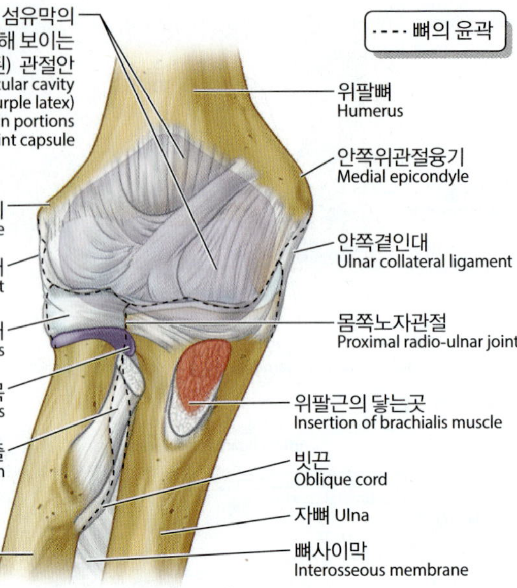

그림 3.104. 몸쪽노자관절. 노뼈머리띠인대는 자뼈 노파임에 부착하여 노뼈머리에 띠를 둘러서(그림 3.105A) 중쇠관절을 만든다. 이 관절의 관절안은 팔꿉관절의 관절안과 이어져 있다. 이는, 팔꿉관절 안으로 푸른 라텍스를 주입하면 이 라텍스가 노뼈머리띠인대 먼쪽 일부를 포함해서 몸쪽노자관절의 얇은 관절주머니 섬유막을 통해서 비쳐 보이는 것으로 알 수 있다.

몸쪽노자관절의 관절주머니 (joint capsule of proximal radio-ulnar joint)

관절주머니 섬유막이 이 관절을 에워싸며 팔꿉관절의 섬유막과 연속되어 있다. 윤활막은 섬유막 속면과 뼈의 비관절면을 덮는다. 이 윤활막은 팔꿉관절의 윤활막이 아래쪽으로 연장된 것이다.

몸쪽노자관절의 인대(ligaments of proximal radio-ulnar joint)

노파임 앞과 뒤에서 자뼈에 부착하는 강한 **노뼈머리띠인대**(*anular ligament of radius*)는 관절을 이루는 뼈의 표면을 둘러싸며, 노파임과 함께 노뼈머리를 완전히 둘러싸는 고리를 만드는 것을 형성한다(그림 3.104~3.106). 노뼈머리띠인대의 속면은 윤활막으로 덮여 있고, 이 윤활막은 먼쪽으로 노뼈목에 있는 **몸쪽노자관절의 주머니오목(sacciform recess of proximal radio-ulnar joint)**으로 연장된다. 이러한 배열 때문에 노뼈가 윤활막을 감거나 늘이거나 혹은 찢는 일 없이 노뼈머리띠인대 안에서 돌아갈 수 있다.

몸쪽노자관절의 운동(movements of proximal radio-ulnar joint)

아래팔에서 엎침과 뒤침이 일어나는 동안 노뼈머리는 노뼈머리띠인대와 자뼈 노파임으로 이루어진 고리 속에서 돌아간다. **뒤침(supination)**은 손바닥을 앞으로, 혹은 아래팔을 굽혔을 때는 위로 돌린다(그림 3.105, 3.107, 3.108). **엎침(pronation)**은 손바닥을 뒤로, 혹은 아래팔을 굽혔을 때는 아래로 돌린다. 이 운동의 축은 몸쪽으로는 노

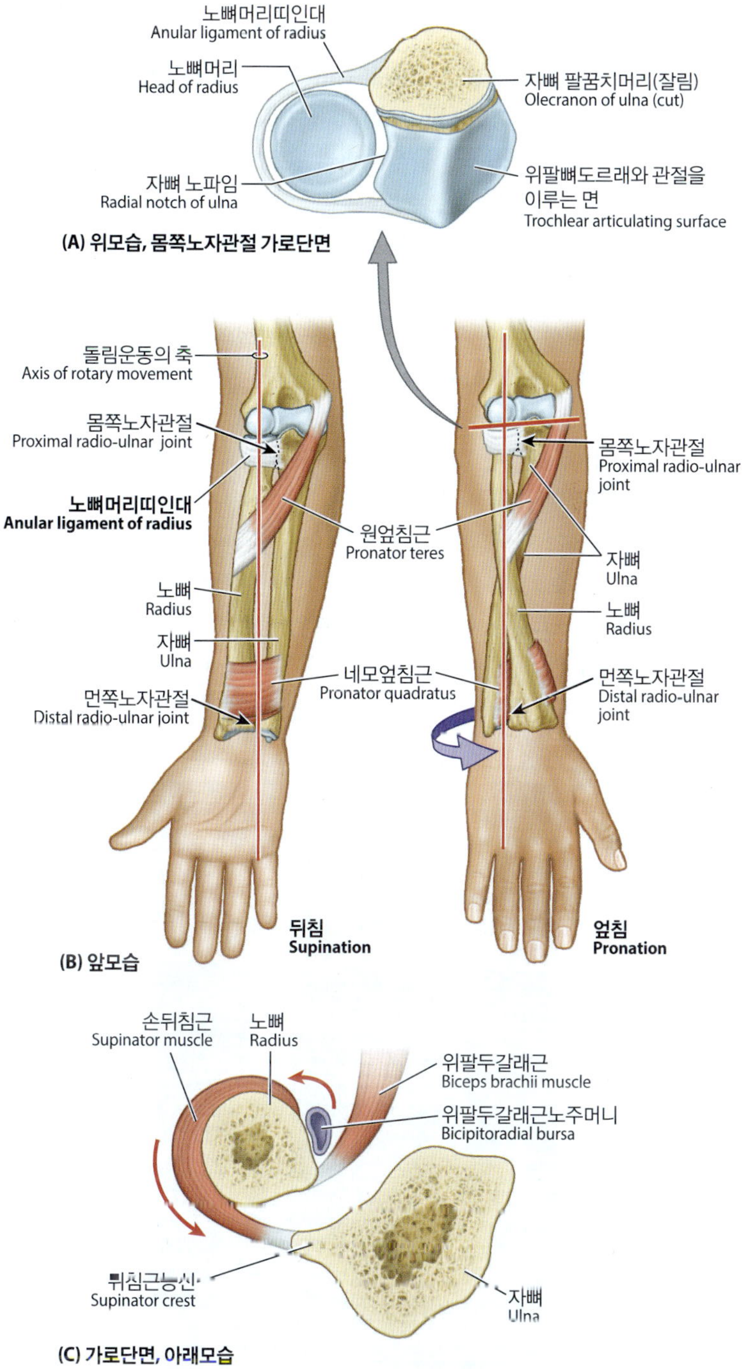

그림 3.105. 아래팔의 엎침과 뒤침. A. 노뼈머리와 노뼈머리띠인대의 관계. 노뼈머리는 노뼈머리띠인대와 자뼈 노파임으로 형성된 "소켓" 안에서 돈다. **B.** 엎침과 뒤침. 뒤침은 노뼈를 세로축 둘레를 따라 가쪽으로 돌려 손등이 뒤를 향하고 손바닥은 앞을 향하게 하는 아래팔의 운동이다. 엎침은 노뼈를 세로축 둘레를 따라 안쪽으로 돌려 손바닥이 뒤를 향하고 손등은 앞을 향하게 하는 아래팔의 운동으로, 원엎침근과 네모엎침근에 의해 일어난다(그림 3.107, 3.108 참조). **C.** 노자관절에서 엎친 상태에서 뒤침을 일으킬 때 위팔두갈래근과 손뒤침근의 작용.

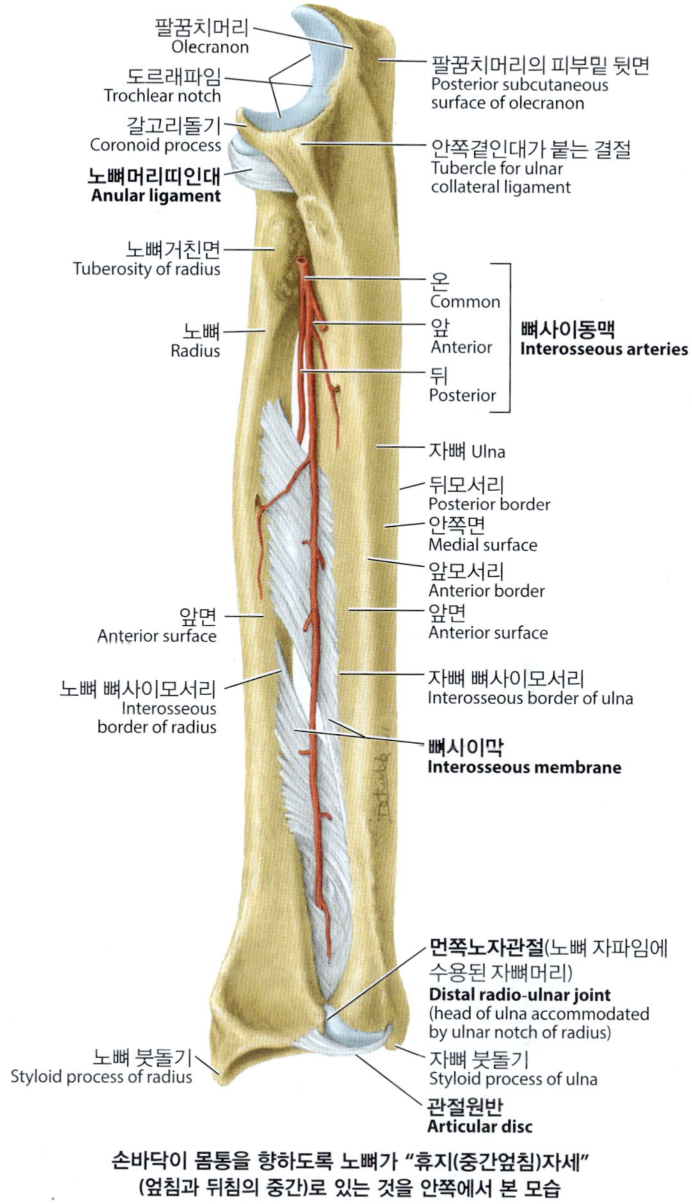

그림 3.106. 노자인대와 뼈사이동맥. 몸쪽노자관절의 인대는 노뼈머리띠인대이다. 먼쪽노자관절의 인대는 관절원반이다. 뼈사이막이 노뼈와 자뼈의 뼈사이모서리를 연결하여 노자인대결합을 형성한다. 뼈사이막 섬유의 일반적인 방향은 손에 가해지는 위쪽으로의 충격을 노뼈가 받아들여 이를 자뼈로 전달하는 식으로 되어 있다.

뼈머리의 중앙을 통과하고, 먼쪽으로는 관절원반 꼭대기가 자뼈머리(붓돌기)에 부착하는 지점을 통과한다. 엎침과 뒤침이 일어나는 동안 돌아가는 것은 노뼈이다. 노뼈머리가 노뼈머리띠인대와 자뼈 노파임으로 만들어진 컵 모양의 깃 속에서 돌아간다. 먼쪽에서는 노뼈 끝이 자뼈머리 둘레를 돈다. 팔꿉을 굽혔을 때를 제외하고는, 뒤침과 엎침은 거의 항상 어깨관절과 팔꿉관절의 협동운동을 동반하는데, 이 협동운동은 자뼈도 동시에 움직이게 한다.

몸쪽노자관절을 움직이는 근육

(muscles moving proximal radio-ulnar joint)

뒤침(*supination*)은 손뒤침근(저항이 없을 때)과 위팔두갈래근(저항 때문에 힘이 필요할 때)에 의해 일어나며, 긴엄지폄근과 긴노쪽손목

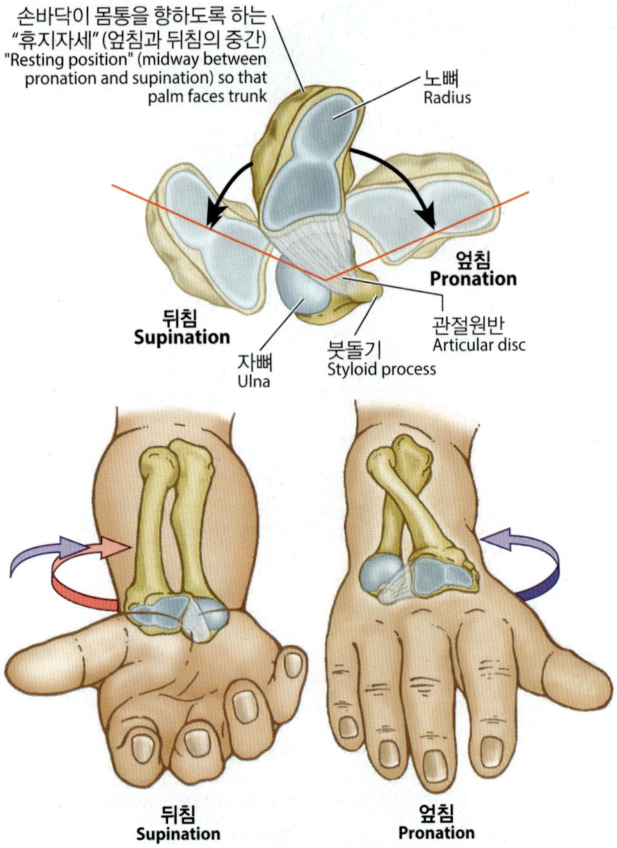

그림 3.107. 아래팔의 엎침과 뒤침 시 일어나는 먼쪽노자관절의 운동. 먼쪽노자관절은 자뼈머리와 노뼈 자파임 사이에 형성된 중쇠형 윤활관절이다. 손을 뒤치고 엎치는 동안 노뼈 아래쪽 끝이 상대적으로 더 고정된 자뼈 끝의 둘레를 따라 움직인다. 먼쪽에서 이 두 뼈는 임상적으로 먼쪽노자관절의 세모인대라 불리는 관절원반에 의해 단단히 결합되어 있다. 이 관절원반이 노뼈에 붙는 곳은 넓지만, 자뼈 붓돌기에 붙는 곳은 좁고 노뼈의 운동에 대한 중심점으로 작용한다.

폄근으로부터 약간의 도움을 받는다(그림 3.105C). 엎침(*pronation*)은 (일차적으로) 네모엎침근과 (이차적으로) 원엎침근에 의해 일어나며(그림 3.105B), (아래팔을 반쯤 엎친 상태에서는) 노쪽손목굽힘근, 긴손바닥근, 위팔노근의 도움을 일부 받는다.

몸쪽노자관절의 혈액공급
(blood supply of proximal radio-ulnar joint)

몸쪽노자관절은 팔꿉관절그물 중 노쪽 부분(노쪽되돌이동맥 및 되돌이뼈사이동맥과 각각 연결되는 노쪽곁동맥과 중간곁동맥)에 의해 혈액공급을 받는다(그림 3.69 참조; 표 3.12).

몸쪽노자관절의 신경분포
(innervation of proximal radio-ulnar joint)

몸쪽노자관절에는 근육피부신경, 정중신경, 노신경이 주로 분포한다. 엎침은 기본적으로 정중신경의 기능인 반면, 뒤침은 근육피부신경과 노신경의 기능이다.

먼쪽노자관절(Distal Radio-Ulnar Joint)

먼쪽노자관절[하요척관절, distal (inferior) radio-ulnar joint]은 윤활관절 중 중쇠관절(pivot joint)이다(그림 3.104). 노뼈가 상대적으로 고정된 자뼈의 먼쪽 끝 둘레를 따라 움직인다.

먼쪽노자관절의 구성(articulation of distal radio-ulnar joint)

둥근 자뼈머리가 노뼈 먼쪽 끝 안쪽에 있는 자파임과 관절을 형성한다. 세모꼴의 섬유연골 구조물인 **먼쪽노자관절의 관절원반[articular disc of distal radio-ulnar joint**; 임상의들은 종종 "세모인대(triangular ligament)"라고 칭함]이 자뼈와 노뼈의 양 끝을 서로 묶어주며, 이것이 이 관절을 결합하는 주된 구조물이다(그림 3.106, 3.107, 3.109B). 관절원반의 밑변은 노뼈 자파임 안쪽 모서리에 붙고, 꼭지는 자뼈 붓돌기 바닥의 가쪽에 붙는다. 이 관절원반의 몸쪽 면은 자뼈머리의 먼쪽 면과 관절을 이룬다. 따라서 관절안은 관상단면에서 L자 모양이다. L자의 수직 막대는 노뼈와 자뼈 사이가 되고, 수평 막대는 자뼈와 관절원반 사이가 된다(그림 3.109B, C와 3.110A). 이 관절원반은 먼쪽노자관절의 관절안을 손목관절의 관절안과 분리한다.

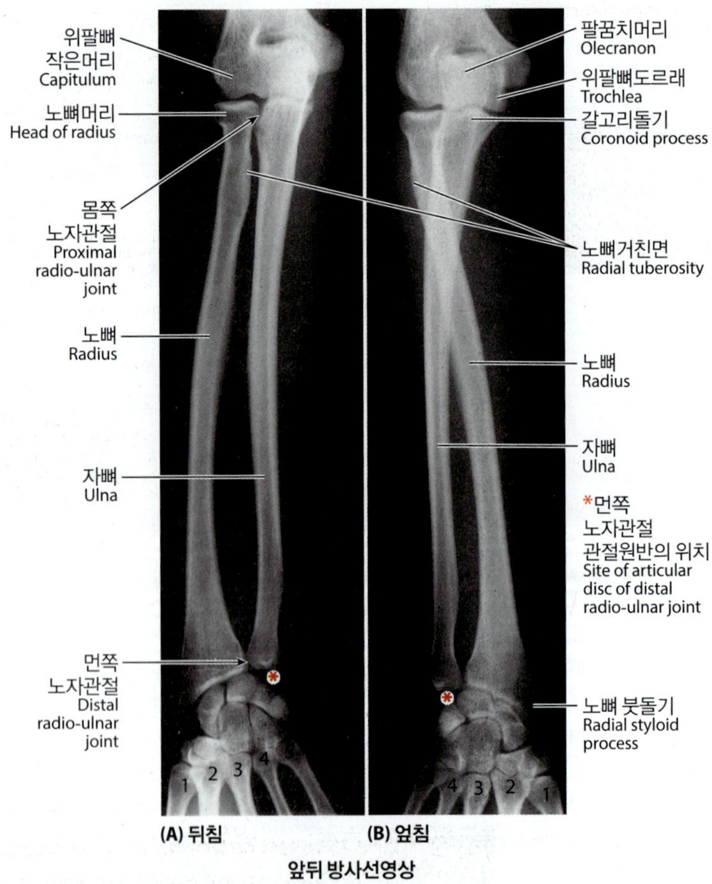

그림 3.108. 노자관절의 방사선사진. A. 뒤친 자세. 노뼈와 자뼈가 나란하다. **B.** 엎친 자세. 엎치는 동안에 노뼈 아래쪽 끝이 자뼈 아래쪽 끝 둘레를 따라 앞쪽과 안쪽으로 움직이면서 손을 함께 이동시킨다. 따라서 엎친 자세에서는 노뼈가 자뼈 앞을 가로지른다. *1~5*, 손허리뼈.

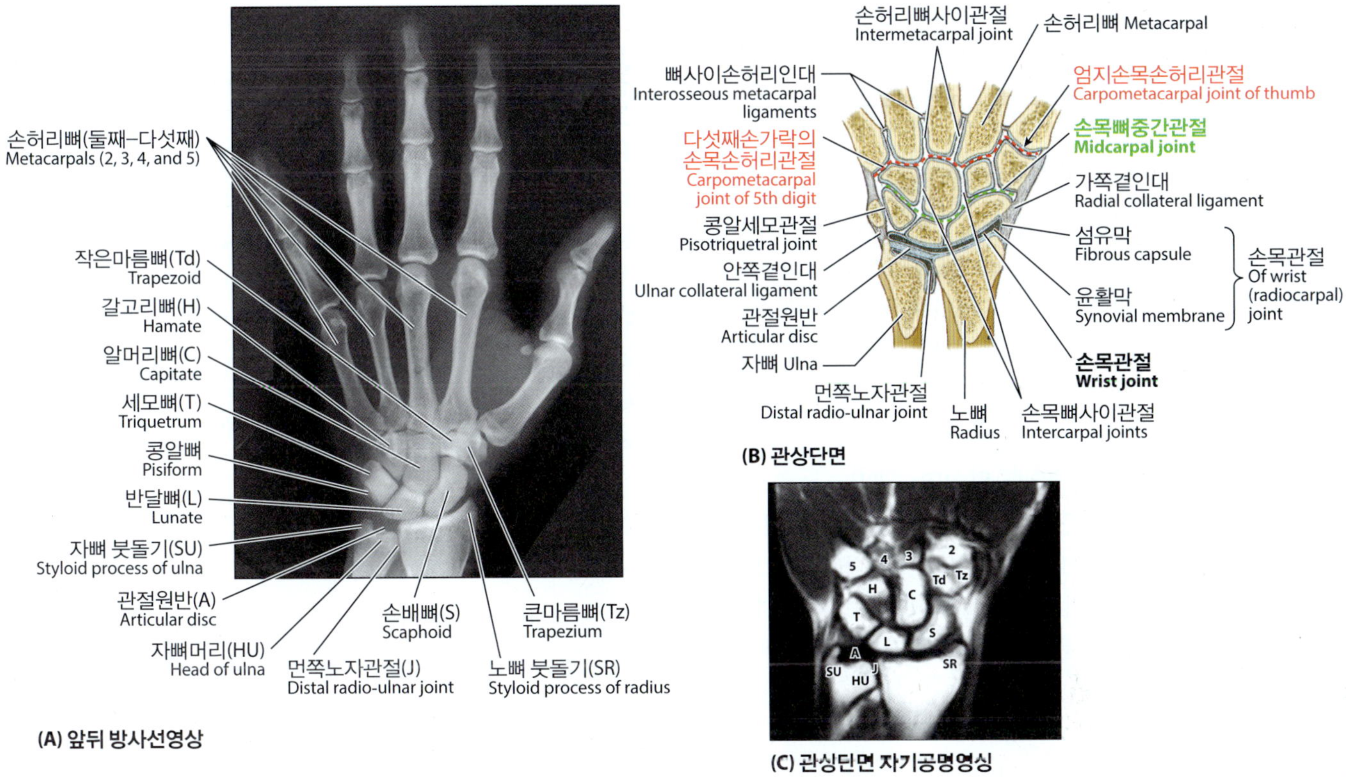

그림 3.109. 손목과 손의 뼈와 관절. A. 손목과 손의 방사선사진. 자뼈 먼쪽 끝에 있는 "관절공간"이 방사선투과성의 관절원반 때문에 넓게 보인다. **B.** 오른손의 관상단면. 먼쪽노자관절, 손목관절, 손목뼈사이관절, 손목손허리관절, 손허리뼈사이관절을 보여준다. 그림 **A**와 **C**의 방사선사진에서는 먼쪽노자관절과 손목관절의 관절안이 이어져 있는 것처럼 보이지만, 이들은 먼쪽노자관절의 관절원반에 의해 분리되어 있다. **C.** 손목의 관상단면 자기공명영상. 구조물의 이름은 그림 **A**에 표시되어 있다.

먼쪽노자관절의 관절주머니 (joint capsule of distal radio-ulnar joint)

관절주머니 섬유막은 먼쪽노자관절을 둘러싸고 있지만, 위쪽은 결핍되어 있다. 윤활막이 노뼈와 자뼈 사이에서 위로 연장되어 **먼쪽노자관절의 주머니오목(sacciform recess of distal radio-ulnar joint)**을 형성한다(그림 3.110A). 이 여분의 윤활주머니가 있어서 아래팔을 엎치는 동안 노뼈 먼쪽 끝이 상대적으로 고정된 자뼈 먼쪽 끝 둘레를 돌아갈 때 관절주머니가 비틀리는 것이 가능하다.

먼쪽노자관절의 인대(ligaments of distal radio-ulnar joint)

앞과 뒤에서 인대가 먼쪽노자관절 관절주머니의 섬유막을 강화한다. 이 비교적 약한 가로띠들은 이 관절의 앞·뒷면을 가로질러 노뼈에서 자뼈까지 뻗어 있다.

먼쪽노자관절의 운동(movements of distal radio-ulnar joint)

아래팔과 손을 엎치는 동안, 노뼈 먼쪽 끝이 자뼈 앞을 가로질러 앞안쪽으로 움직인다(돌아간다)(그림 3.105, 3.107, 3.108). 뒤치는 동안에는 노뼈가 자뼈와의 교차를 풀면서 그 먼쪽 끝이 뒤가쪽으로 움직여(돌아가서) 두 뼈가 나란해진다.

먼쪽노자관절을 움직이는 근육 (muscles moving distal radio-ulnar joint)

먼쪽노자관절의 운동을 일으키는 근육들은 몸쪽노자관절과 더불어 설명하였다.

먼쪽노자관절의 혈액공급 (blood supply of distal radio-ulnar joint)

앞·뒤뼈사이동맥(anterior and posterior *interosseous arteries*)이 먼쪽노자관절에 혈액을 공급한다(그림 3.106).

먼쪽노자관절의 신경분포(innervation of distal radio-ulnar joint)

앞·뒤뼈사이신경(anterior and posterior *interosseous nerves*)이 먼쪽노자관절에 분포한다.

손목관절(Wrist Joint)

손목관절[요골수근관절, wrist (radiocarpal) joint]은 윤활관절의 타원관절[condyloid (ellipsoid) joint]이다(그림 1.17 참조). 이 관절의 위치는 노뼈 붓돌기와 자뼈 붓돌기를 연결하는 선, 또는 몸쪽손목주름(proximal wrist crease)으로 대략 나타낼 수 있다(그림

3.108~3.110; 그림 3.91 참조). 손의 몸쪽 부분인 손목은 8개의 손목뼈로 이루어진 복합체로, 몸쪽으로는 손목관절을 통해 아래팔과 관절을 이루고 먼쪽으로는 손허리뼈 5개와 관절을 형성한다.

손목관절의 구성(articulation of wrist joint)

자뼈는 손목관절 형성에 참여하지 않는다. **노뼈 먼쪽 끝**과 **먼쪽노자관절의 관절원반**이 콩알뼈를 제외한 **손목뼈의 몸쪽 열**과 관절을 형성한다(그림 3.109B, C). 콩알뼈는 주로 종자뼈로 작용하여, 자쪽손목굽힘근에 대한 지레 작용을 한다. 콩알뼈는 다른 손목뼈들보다 더 앞에 위치하며, 세모뼈와만 관절을 형성한다.

손목관절의 관절주머니(joint capsule of wrist joint)

관절주머니 섬유막은 손목관절을 둘러싸며, 노뼈와 자뼈의 먼쪽 끝과 몸쪽 열의 손목뼈(손배뼈, 반달뼈, 세모뼈)에 붙는다(그림 3.110A, B). **윤활막**은 관절주머니 섬유막의 속면을 덮고 관절면 가장자리에 부착한다(그림 3.110B). 다수의 윤활주름(synovial folds)이 존재한다.

손목관절의 인대(ligaments of wrist joint)

관절주머니 섬유막은 강력한 등쪽과 바닥쪽노손목인대에 의해 보강되어 있다. **바닥쪽노손목인대(장측요골수근인대, palmar radiocarpal ligaments)**는 노뼈에서 손목뼈 두 열 모두에 뻗어 있다(그림 3.110A). 이 인대는 강인하며, 아래팔을 뒤치는 동안 손이 노뼈를 따라가도록 배열되어 있다. **등쪽노손목인대(배측요골수근인대, dorsal radiocarpal ligaments)**는 아래팔을 엎치는 동안 손이 노뼈를 따라가도록 동일한 방향으로 배열되어 있다.

관절주머니는 또한 안쪽에서 자뼈 붓돌기와 세모뼈에 부착하는 **안쪽손목곁인대(내측수근측부인대, ulnar collateral ligament)**에 의해 보강된다(그림 3.108B와 3.110A). 가쪽에서는 **가쪽손목곁인대(외측수근측부인대, radial collateral ligament)**에 의해 강화되며, 이 인대는 노뼈 붓돌기와 손배뼈에 붙는다.

손목관절의 운동(movements of wrist joint)

손목관절에서 일어나는 운동은 손목뼈사이관절(intercarpal joint)과 손목뼈중간관절(midcarpal joint)에서 일어나는 부가적인 작은 운동에 의해 증강될 수 있다(그림 3.111). 손목관절에서는 **굽힘–폄**, **벌림–모음(노쪽 치우침–자쪽 치우침)**, **휘돌림**이 일어난다. 손목관절에서 굽힘은 폄보다 더 많이 일어난다. 이러한 운동은 손목뼈의 몸쪽 열과 먼쪽 열 사이에 있는 손목뼈중간관절에서 일어나는 유사한 운동을 동반한다(실제로, 이 관절에서 운동이 시작됨). 손을 벌리는 것보다는 더 많이 모을 수 있다(그림 3.111B). 모음은 대부분 손목관절에서 일어난다. 중립자세에서의 벌림은 손목뼈중간관절에서 일어난다. 손의 휘돌림은 굽힘, 모음, 폄, 벌림이 연속적으로 일어나 이루어진다.

손목관절을 움직이는 근육(muscles moving wrist joint)

손목의 운동은 주로 아래팔의 "손목" 근육("carpi" muscles)에 의해 일어나며, 그 힘줄은 손목의 네 모퉁이(손목의 가로단면을 직사각형에 비유하면; 그림 3.111C)를 따라 내려가 손허리뼈바닥에 부착한다. 만약 콩알뼈를 힘줄 안에 있는 종자뼈로 여긴다면, 자쪽손목굽힘근도 그 힘줄의 연속인 **콩알갈고리인대**(*pisohamate ligament*; 그림 3.112A)를 통해 그렇게 뻗어 내려가 붙는다고 할 수 있다. 손목관절의 운동은 다음과 같이 일어난다.

- **손목관절의 굽힘**은 노쪽손목굽힘근과 자쪽손목굽힘근에 의해 일어나며, 엄지손가락과 다른 손가락의 굽힘근, 긴손바닥근, 긴엄지벌림근의 도움을 받는다(그림 3.111C).
- **손목관절의 폄**은 긴노쪽손목폄근, 짧은노쪽손목폄근, 자쪽손목폄근에 의해 일어나며, 엄지손가락과 다른 손가락 폄근의 도움을 받는다.
- **손목관절의 벌림**은 긴엄지벌림근, 노쪽손목굽힘근, 긴노쪽손목폄근, 짧은노쪽손목폄근에 의해 일어나며, 노뼈 붓돌기가 튀어나와 있기 때문에 약 15° 정도로 제한된다.
- **손목관절의 모음**은 자쪽손목폄근과 자쪽손목굽힘근이 동시에 수축함으로써 일어난다.

대부분의 활동에서 약간의 손목 굽힘이 수반된다. 그러나 단단히 쥘 때(주먹을 꽉 쥐는 것)는 손목의 폄이 필요하다. 또한 손목을 살짝 펴고 있는 자세가 가장 안정된 자세이며 "중립자세(resting position, neutal position)"이다.

손목관절의 혈액공급(blood supply of wrist joint)

손목관절에 분포하는 동맥은 **등쪽과 바닥쪽손목그물**(*dorsal and palmar carpal arches*)의 가지들이다(그림 3.63A, 3.69 참조).

손목관절의 신경분포(innervation of wrist joint)

손목관절의 신경은 **정중신경** 앞뼈사이가지(anterior interosseous branch), **노신경** 뒤뼈사이가지(posterior interosseous branch), **자신경** 손등가지(dorsal branch)와 깊은가지(deep branch)에서 나온다(그림 3.71, 3.87 참조; 표 3.13, 3.16).

손목뼈사이관절(Intercarpal Joints)

손목뼈를 서로 연결하는 **손목뼈사이관절[수근간관절, intercarpal (IC) joints]**은 윤활관절 중 평면관절(plane joint)이며(그림 3.109), 다음과 같이 요약할 수 있다:

- 몸쪽 열에 있는 손목뼈 사이의 관절
- 먼쪽 열에 있는 손목뼈 사이의 관절
- 손목뼈 몸쪽 열과 먼쪽 열 사이의 복합관절인 **손목뼈중간관절(중수근관절, midcarpal joint)**

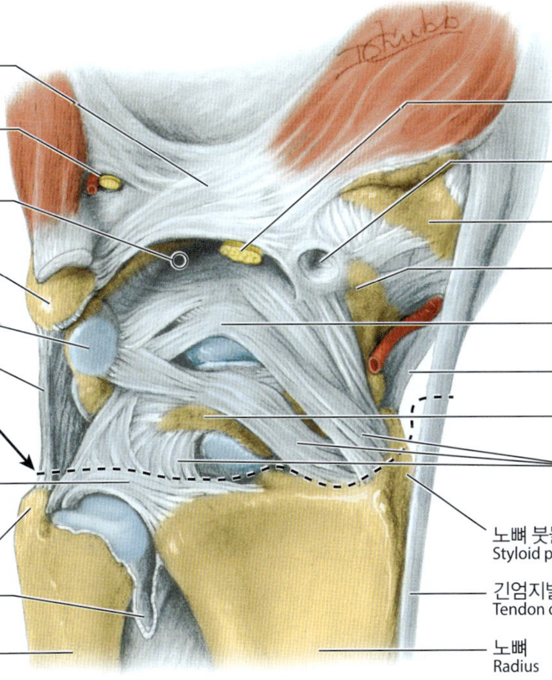

(A) 앞모습

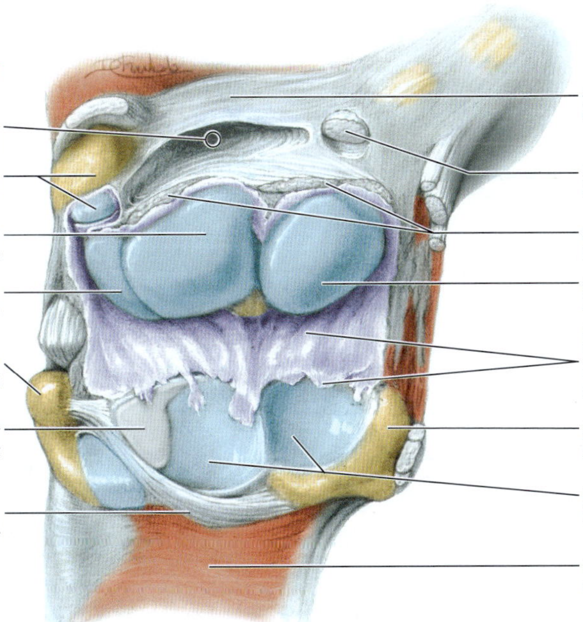

(B) 앞모습

그림 3.110. 먼쪽노자관절, 손목관절, 손목뼈사이관절의 해부. A. 인대. 손을 강제로 편 상태이며, 관절은 온전하다. 노뼈에서 두 열의 손목뼈로 가는 바닥쪽노손목인대를 관찰하라. 이 강한 인대는 손을 뒤칠 때 손이 노뼈를 따라가도록 배열되어 있다. **B.** 노손목관절의 관절면. 손목관절을 앞에서 개방하되 등쪽노손목인대에 붙어 있게 하였다. 손배뼈와 반달뼈의 몸쪽 관절면이 서로 크기가 거의 같고, 반달뼈는 노뼈 및 관절원반과 모두 관절을 형성함을 관찰하라. 세모뼈는 손목을 모을 때만 먼쪽노자관절의 관절원반과 관절을 이룬다.

- 콩알뼈가 세모뼈 바닥쪽면과 관절을 이루어 형성된 **콩알세모관절(pisotriquetral joint)**

손목뼈사이관절의 관절주머니(joint capsule of intercarpal joints)

관절안이 따로 있는 **엄지손목손허리관절(무지수근중수관절, carpometacarpal joint of thumb)**을 제외하면, 손목뼈사이관절과 손목손허리관절(carpometacarpal joints)의 관절안은 서로 연결되어 있다. 손목관절의 관절안도 역시 따로 독립되어 있다. 관절안이 연결되어 있는지 또는 그렇지 않은지는 감염의 전파, 그리고 관절안의 속면과 특징을 살펴보기 위해 그 속으로 굴절성 광섬유내시경(flexible fiber-optic scope)을 삽입하는 **관절경검사**(*arthroscopy*)와 관련하여 중요한 의미가 있다. **관절주머니 섬유막**은 손목뼈사이관절을 감싸며 손목뼈의 결합을 돕는다. **윤활막**은 섬유막의 속면을 덮고 손목뼈 관절면의 모서리에 부착한다.

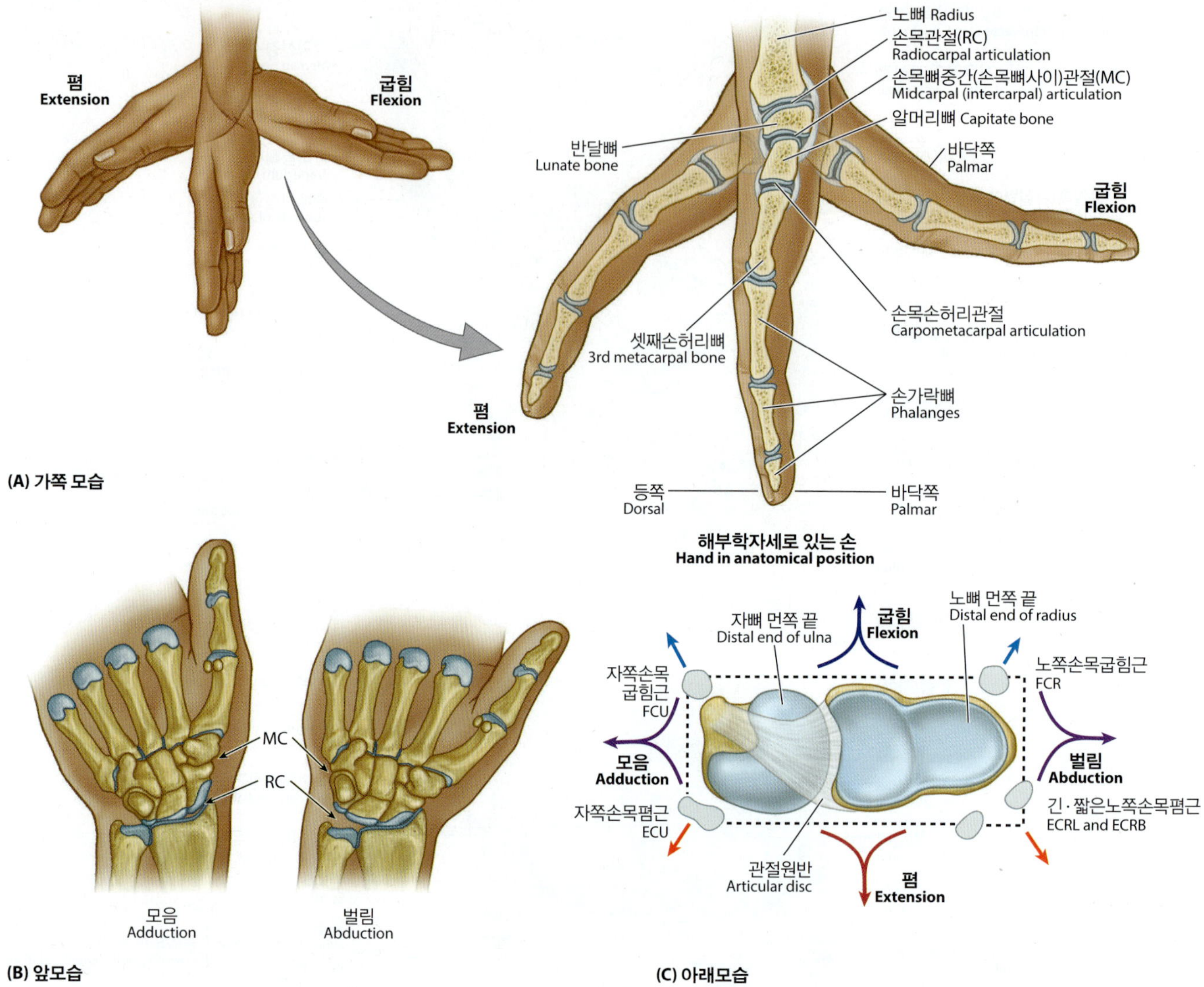

그림 3.111. 손목관절의 운동. A. 굽힘과 폄. 손목과 손을 펴고 굽히는 이 시상단면에서 손목관절, 손목뼈중간관절, 손목손허리관절을 관찰하라. 대부분의 운동은 손목관절에서 일어나지만 손목을 완전히 굽히고 펼 때는 손목뼈중간관절에서 부가적인 운동이 일어난다. **B.** 모음과 벌림. 손목을 모으고 벌리는 동안 손목관절(RC)과 손목뼈중간관절(MC)에서 일어나는 운동을 나타내었다. **C.** 손목에 작용하는 주 근육이 수축할 때 손이 움직이는 방향. *화살표*는 한 근육이 단독으로 또는 인접 근육과 같이 작용할 때 나타나는 운동 방향을 나타낸다. *ECRB*, 짧은노쪽손목폄근; *ECRL*, 긴노쪽손목폄근; *ECU*, 자쪽손목폄근; *FCR*, 노쪽손목굽힘근; *FCU*, 자쪽손목굽힘근.

손목뼈사이관절의 인대(ligaments of intercarpal joints)

손목뼈들은 바닥쪽, 등쪽, 뼈사이손목인대[장측, 배측, 골간수근간인대, palmar (anterior), dorsal (posterior), interosseous intercarpal ligaments]에 의해 결합된다(그림 3.110과 3.112A).

손목뼈사이관절의 운동(movements of intercarpal joints)

손목뼈들 사이에서는 미끄럼운동(gliding movement)이 일어날 수 있는데, 이 운동이 손목관절의 운동에 수반되어 일어남으로써 손목관절의 운동을 증대시키고 운동의 전체 범위를 늘린다. 손의 굽힘과 폄은 실질적으로 손목뼈의 몸쪽 열과 먼쪽 열 사이에 있는 **손목뼈중간관절**(*midcarpal joint*)에서 시작된다(그림 3.109B와 3.111A). 대부분의 굽힘과 모음은 주로 손목관절에서 일어나는 반면, 폄과 벌림은 일차적으로 손목뼈중간관절에서 일어난다. 몸쪽 열이 먼쪽 열보다 약간 더 움직일 수 있기는 하지만, 다른 손목뼈사이관절에서 일어나는 운동은 미미하다.

손목뼈사이관절의 혈액공급(blood supply of intercarpal joints)

손목뼈사이관절에 분포하는 동맥은 등쪽과 바닥쪽손목그물(dorsal and palmar carpal arch)에서 기원한다(그림 3.84 참조; 표 3.15).

손목뼈사이관절의 신경분포(innervation of intercarpal joints)

손목뼈사이관절에는 정중신경 앞뼈사이가지(anterior interosseous branch)와 자신경 손등가지(dorsal branch) 및 깊은가지(deep branch)가 분포한다(그림 3.87 참조; 표 3.16).

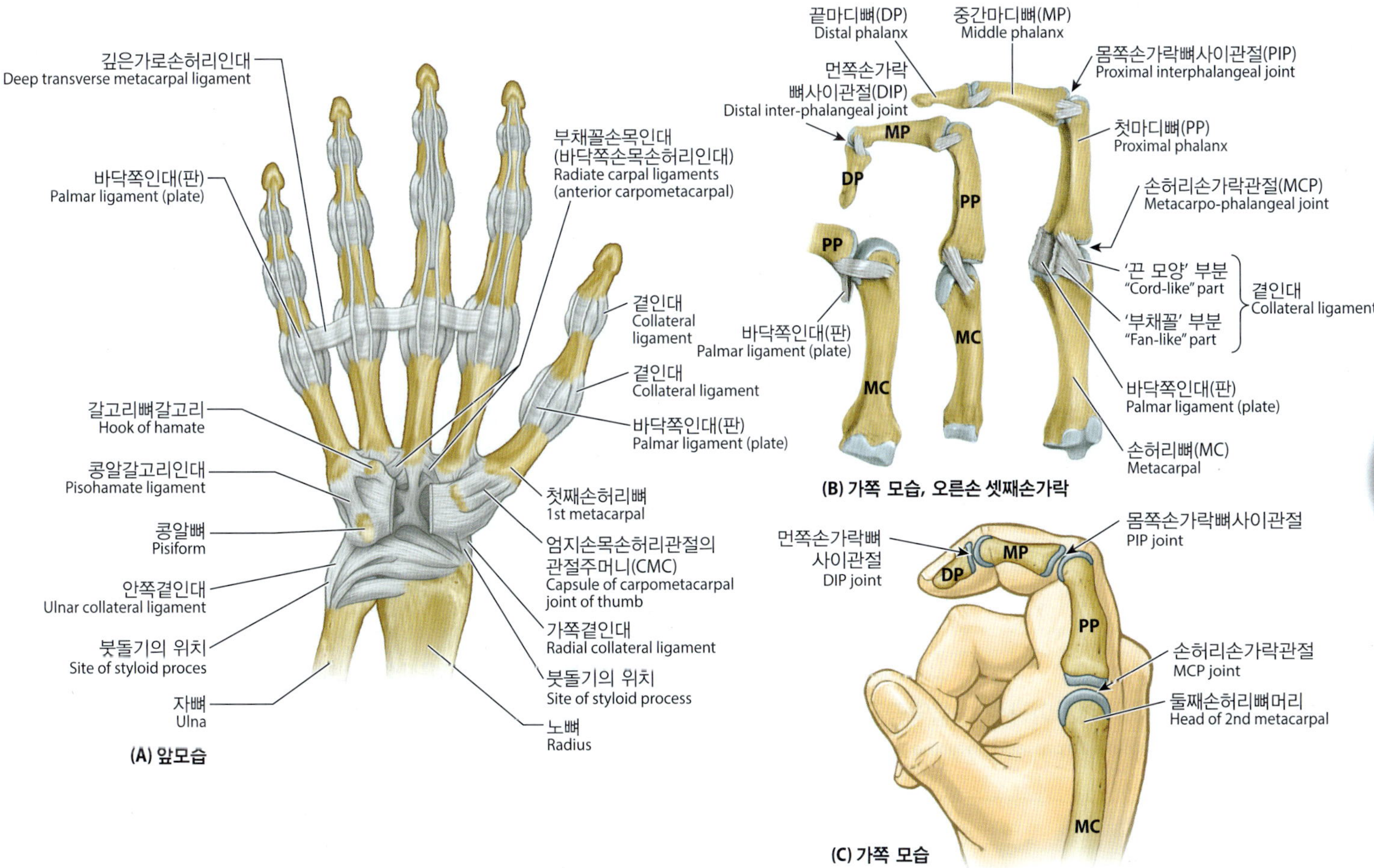

그림 3.112. 손의 관절. A. 노자관절, 손목관절, 손목뼈사이관절, 손목손허리관절, 손가락뼈사이관절의 바닥쪽인대. **B.** 손허리손가락관절과 손가락뼈사이관절. 바닥쪽인대(판)는 손허리손가락관절과 손가락뼈사이관절 관절주머니의 앞면이 변형된 것이다. **C.** 굽힌 상태의 손가락에서 손허리손가락관절과 손가락뼈사이관절의 위치. 주먹결절은 이 뼈들의 머리가 그 먼쪽에 위치하는 관절면과 더불어 형성하는 것이다.

손목손허리관절과 손허리뼈사이관절
(Carpometacarpal and Intermetacarpal Joints)

손목손허리관절[수근중수관절, carpometacarpal (CMC) joints]과 **손허리뼈사이관절[중수간관절, intermetacarpal (IM) joints]**은 윤활관절 중 평면관절(plane joint)이며, **엄지손목손허리관절(carpometacarpal joint of thumb)**은 예외적으로 안장관절(saddle joint)이다(그림 3.109).

손목손허리관절과 손허리뼈사이관절의 구성
(articulations of carpometacarpal and intermetacarpal joints)

먼쪽 열에 있는 손목뼈의 먼쪽 면이 손목손허리관절에서 손허리뼈바닥의 손목 면과 관절을 형성한다. 중요한 엄지손목손허리관절은 큰마름뼈와 첫째손허리뼈바닥 사이에 이루어지며, 독립된 관절안을 갖는다. 손목뼈처럼, 이웃한 손허리뼈도 서로 관절을 형성해서 손허리뼈바닥의 노쪽면과 자쪽면 사이에 손허리뼈사이관절이 생긴다.

손목손허리관절과 손허리뼈사이관절의 관절주머니
(joint capsule of carpometacarpal and intermetacarpal joints)

안쪽 4개의 손목손허리관절과 3개의 손허리뼈사이관절이 바닥쪽과 등쪽면에서 온관절주머니(*common joint capsule*)에 의해 둘러싸여 있다. 온윤활막(*common synovial membrane*)이 관절주머니 섬유막의 속면을 덮으면서 온관절안(*common articular cavity*)을 둘러싼다. 엄지손목손허리관절의 섬유막은 관절을 감싸며 관절면 가장자리에 부착한다. 윤활막은 섬유막의 속면을 덮는다. 관절주머니가 느슨하기 때문에 엄지손목손허리관절은 비교적 자유롭게 움직인다.

손목손허리관절과 손허리뼈사이관절의 인대
(ligaments of carpometacarpal and intermetacarpal joints)

관절 부위에서 뼈들은 **바닥쪽·등쪽손목손허리인대(palmar and dorsal carpometacarpal ligaments)**와 **바닥쪽·등쪽손허리인대(palmar and dorsal metacarpal ligaments)**(그림 3.112A), **뼈사이손허리인대(interosseous metacarpal ligaments)**(그림 3.109B) 등에 의해 결합되어 있다. 이외에 손허리뼈 먼쪽 끝에 인접한 **얕은가로손허리인대(천횡중수인대, superficial transverse metacarpal ligament**: 손바닥널힘줄의 일부임)와 **깊은가로손허리인대(심횡중수인대, deep transverse metacarpal ligament)**는 손허리뼈머리가 분리되는 것을 제한함으로써 손목손허리관절과 손허리뼈사이관절의 운동을 제한하는 역할을 한다.

손목손허리관절과 손허리뼈사이관절의 운동
(movements of carpometacarpal and intermetacarpal joints)

엄지손목손허리관절에서는 모든 면에서 각운동(굽힘-폄, 벌림-모음, 휘돌림)이 일어나고, 약간의 돌림이 가능하다. 가장 중요한 점은 엄지손가락의 맞섬에 필수적인 운동이 여기서 일어난다는 것이다. 엄지맞섬근이 주 작용근이긴 하지만, 모든 새끼두덩근육도 맞섬에 기여한다.

둘째·셋째손가락의 손목손허리관절에서는 운동이 거의 일어나지 않고, 넷째손가락의 손목손허리관절은 약간 움직일 수 있으며, 다섯째손가락의 손목손허리관절은 상당한 정도로 움직일 수 있어 세게 움켜잡는 동안 약간 굽혀지고 돌아간다(그림 3.75G, H 참조). (엄지손가락과 새끼손가락의 손끝 살덩이끼리 맞설 때처럼) 손바닥을 컵 모양으로 만들 때는 운동의 2/3는 엄지손목손허리관절에서 일어나고, 1/3은 넷째·다섯째손가락의 손목손허리관절과 손목뼈사이관절에서 일어난다.

손목손허리관절과 손허리뼈사이관절의 혈액공급
(blood supply of carpometacarpal and intermetacarpal joints)

손목손허리관절과 손허리뼈사이관절은 손과 손목의 관절 주위 동맥사이연결(등쪽·바닥쪽손목그물, 깊은손바닥동맥활, 손허리동맥)에 의해 혈액을 공급받는다(그림 3.84와 3.85 참조).

손목손허리관절과 손허리뼈사이관절의 신경분포
(innervation of carpometacarpal and intermetacarpal joints)

손목손허리관절과 손허리뼈사이관절에는 정중신경의 가지인 앞뼈사이신경, 노신경의 가지인 뒤뼈사이신경, 자신경 손등가지와 깊은가지가 분포한다(그림 3.87 참조).

손허리손가락관절과 손가락뼈사이관절
(Metacarpophalangeal and Interphalangeal Joints)

손허리손가락관절[중수지절관절, metacarpophalangeal (MP) joints]은 윤활관절 중 타원관절(condyloid joint)로, 두 면에서의 운동, 즉 굽힘-폄과 모음-벌림이 가능하다. **손가락뼈사이관절[수지절간관절, interphalangeal (IP) joints]**은 윤활관절 중 경첩관절(hinge joint)로, 굽힘-폄만 가능하다(그림 3.112B).

손허리손가락관절과 손가락뼈사이관절의 구성
(articulations of metacarpophalangeal and interphalangeal joints)

손허리손가락관절에서는 손허리뼈머리가 첫마디뼈바닥과 관절을 이루고, 손가락뼈사이관절에서는 마디뼈머리가 보다 먼쪽에 있는 손가락뼈의 마디뼈바닥과 관절을 형성한다.

손허리손가락관절과 손가락뼈사이관절의 관절주머니(joint capsules of metacarpophalangeal and interphalangeal joints)

관절주머니는 손허리손가락관절과 손가락뼈사이관절을 각각 둘러싸며 각 관절의 가장자리에 부착하고, 윤활막이 섬유막의 속면을 덮는다.

손허리손가락관절과 손가락뼈사이관절의 인대
(ligaments of metacarpophalangeal and interphalangeal joints)

각 손허리손가락관절과 손가락뼈사이관절의 섬유막은 2개의 (안쪽과 가쪽) **곁인대(측부인대, collateral ligaments)**에 의해 보강된다. 이 인대들은 두 부분으로 구성되어 있다:

- 보다 질긴 "**끈 모양 부분**(*cord-like parts*)"은 손허리뼈머리와 마디뼈머리에서 먼쪽으로 마디뼈바닥까지 간다(그림 3.112A, B).
- 보다 얇은 "**부채꼴 부분**(*fan-like parts*)"은 앞쪽으로 가서 두껍고 치밀한 섬유성 또는 섬유연골성 판으로 관절주머니 바닥쪽 부분을 형성하는 **바닥쪽인대[장측인대, palmar ligaments** (plates)]에 부착한다.

곁인대의 부채꼴 부분은 바닥쪽인대로 하여금 그 밑에 놓여 있는 손허리뼈머리 또는 마디뼈머리 위에서 바이저(visor: 용접용 마스크의 움직이는 보호 유리)처럼 움직이도록 한다.

손허리손가락관절 곁인대의 강인한 끈 모양 부분은 손허리뼈머리에 한쪽으로 치우쳐 붙기 때문에 손가락을 펼 때는 느슨해지고 굽히는 동안에는 팽팽해진다. 그 결과, 손허리손가락관절을 완전히 굽히고 있을 때는 보통 손가락을 펼칠(벌릴) 수 없다. 손가락뼈사이관절에도 이에 해당하는 인대가 있으나, 첫마디뼈와 중간마디뼈 먼쪽 끝이 앞뒤로 납작하고 2개의 작은 관절융기가 있어서 벌리거나 모을 수 없다.

바닥쪽인대는 손가락섬유집과 섞여 매끈한 세로 고랑을 형성하는데, 이 고랑은 긴 굽힘근 힘줄이 관절의 볼록한 부분을 가로지를 때 중앙 위치에서 벗어나지 않고 미끄러질 수 있도록 해준다. 둘째-다섯째손허리손가락관절의 바닥쪽인대는 손허리뼈머리를 한데 묶고 있는 **깊은가로손허리인대(deep transverse metacarpal ligaments)**에 의해 결합되어 있다. 또한 각 폄근널힘줄의 등쪽덮개(dorsal hood)가 앞쪽으로 손허리손가락관절의 바닥쪽인대 양옆에 부착한다.

손허리손가락관절과 손가락뼈사이관절의 운동
(movements of metacarpophalangeal and interphalangeal joints)

둘째-다섯째 손허리손가락관절에서는 둘째-다섯째손가락의 굽힘-폄, 벌림-모음, 휘돌림이 일어난다. 엄지손가락의 손허리손가락관절에서 일어나는 운동은 굽힘-폄으로 제한된다. 손가락뼈사이관절에서는 굽힘과 폄만 일어난다.

손허리손가락관절과 손가락뼈사이관절의 혈액 공급 (blood supply of metacarpal and interphalangeal joints)

얕은손바닥동맥활에서 일어나는 손가락동맥들이 손허리손가락관절과 손가락뼈사이관절에 혈액을 공급한다(그림 3.84와 3.85 참조).

손허리손가락관절과 손가락뼈사이관절의 신경분포 (innervation of metacarpal and interphalangeal joints)

자신경과 정중신경에서 일어나는 손가락신경이 손허리손가락관절과 손가락뼈사이관절에 분포한다(그림 3.87A, B 참조).

임상적용 CLINICAL BOX

3

팔의 관절(JOINTS OF UPPER LIMB)

복장빗장관절 탈구(Dislocation of Sternoclavicular Joint)

복장빗장관절 탈구가 드물다는 사실이 이 관절의 강도를 증명하는데, 그 강도는 이 관절의 인대, 관절원반, 힘이 빗장뼈를 따라 전달되는 일반적인 방식에 기인한다. 어깨뼈 봉우리가 타격을 받았을 때 또는 쭉 뻗은 손으로 넘어져 힘이 팔이음뼈로 전달될 때는, 그 타격력이 보통 빗장뼈의 길이, 즉 세로축을 따라 전달된다. 이때 빗장뼈가 중간과 가쪽 1/3 경계 부위에서 골절될 수는 있지만 복장빗장관절이 탈구되는 경우는 드물다. 25세 미만의 사람에서의 복장빗장관절 탈구는 대부분 뼈끝판(epiphysial plate)을 지나는 골절에 기인하는데, 왜냐하면 빗장뼈 복장끝에 있는 뼈끝이 23~25세가 되기 전에는 닫히지 않기 때문이다.

복장빗장관절의 관절굳음증 (Ankylosis of Sternoclavicular Joint)

복장빗장관절에서 일어나는 운동은 어깨의 운동에 대단히 중요하다. 이 관절에 **관절굳음증**(*ankylosis*; 뻣뻣해지거나 굳어지는 것)이 발생하거나 또는 외과적으로 필요할 경우에 빗장뼈 중앙 부위 일부를 제거하여 거짓관절(pseudojoint) 또는 "동요"관절("flail" joint)을 만들어 어깨뼈의 운동이 가능해지도록 한다.

봉우리빗장관절의 탈구 (Dislocation of Acromioclavicular Joint)

비록 이 관절 바깥에 있는 부리빗장인대(coracoclavicular ligament)가 강하기는 하지만, 봉우리빗장관절은 그 자체가 약하여 직접적인 타격에 의해 쉽게 손상된다(그림

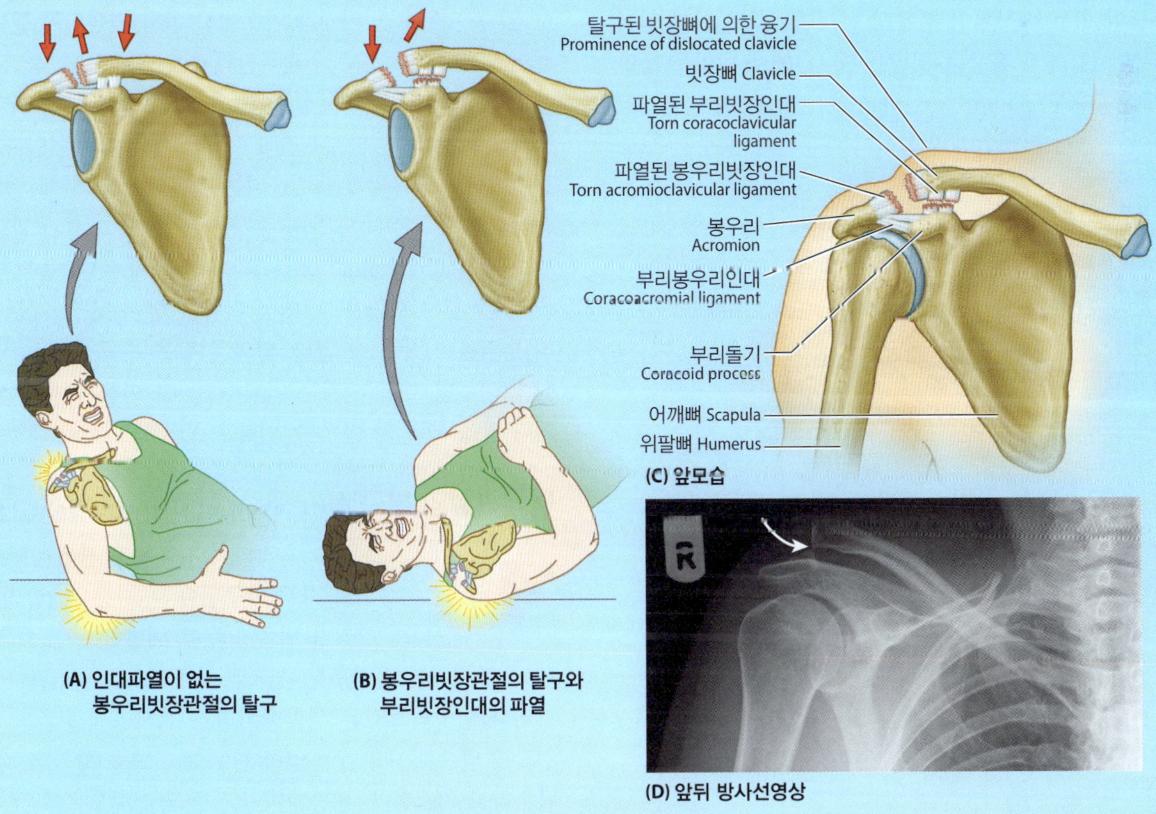

그림 B3.33. 봉우리빗장관절의 탈구.

B3.33A~D). 미식축구, 축구, 하키 또는 무술과 같이 신체접촉이 흔한 운동에서, 어깨로 혹은 쭉 뻗은 팔로 강하게 넘어져서 생기는 **봉우리빗장관절의 탈구**가 드물지 않다. 또한 봉우리빗장관절의 탈구는 아이스하키 선수가 경기장 울타리에 부딪는 경우, 또는 등 위가쪽 부분에 매우 강한 타격을 받는 경우에도 일어날 수 있다.

흔히 "어깨분리(shoulder separation)"라고 하는 봉우리빗장관절 탈구는 봉우리빗장인대(acromioclavicular ligament)와 부리빗장인대가 모두 찢긴 경우에는 심각하다. 부리빗장인대가 찢기면, 어깨가 빗장뼈에서 분리되고 팔 무게로 인해 처지게 된다. **부리빗장인대가 파열되면** 관절주머니 섬유막이 찢겨서 봉우리가 빗장뼈 봉우리끝 아래로 밀려 들어갈 수 있게 된다. 봉우리빗장관절이 탈구되면 봉우리가 더욱 튀어나오고, 빗장뼈는 봉우리 위로 이동하기도 한다.

어깨의 석회힘줄염(Calcific Tendinitis of Shoulder)

봉우리밑주머니(subacromial bursa)의 염증과 석회화는 어깨관절의 통증, 압통, 운동 제한을 초래한다. 이런 상태를 **어깨위팔 석회주머니염**(*calcific scapulohumeral bursitis*)이라고도 한다. 가시위근 힘줄의 칼슘 침착은 흔히 일어난다. 이것은 국소 압력을 증가시켜서 종종 위팔을 벌릴 때 극심한 통증을 일으키며, 이 통증은 손까지 뻗쳐 나가기도 한다. 칼슘 침착이 그 위에 가로놓인 봉우리밑주머니를 자극하여 **봉우리밑주머니염**(**견봉하활액낭염**, *subacromial bursitis*)을 일으킬 수도 있다(그림 B3.34).

어깨관절이 모인 상태에서는 보통 통증은 일어나지 않는데, 이 자세에서는 통증이 있는 손상부가 봉우리 아랫면에서 떨어져 있기 때문이다. 대부분 사람에서 통증은 위팔을 50~130°로 벌리는 동안 일어나는데(**아픈활증후군**, *painful arc syndrome*), 이는 이 범위에서 가시위근 힘줄이 봉우리 아랫면과 밀착하기 때문이다. 통증은 보통 50세 이상의 남성에게 어깨관절을 과도하게 사용하거나 평소에 하지 않던 어깨관절 운동을 한 다음에 나타난다.

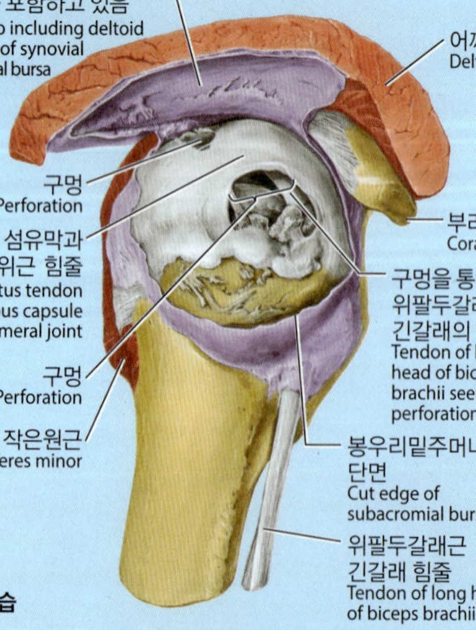

그림 B3.34. 가시위근 힘줄의 마모.

돌림근띠의 손상(Rotator Cuff Injuries)

근육힘줄성의 돌림근띠(rotator cuff)는 팔을 수평 이상에서 반복적으로 사용하는 경우(예: 던지기, 라켓운동, 수영, 역도 등)에 흔히 손상된다. 돌림근띠, 특히 비교적 혈액공급이 적은 가시위근 힘줄의 반복적인 염증은 어깨통증의 흔한 원인이며, 근육힘줄성 돌림근띠의 파열을 초래한다.

(예를 들면, 야구 투수처럼) 돌림근띠 근육(rotator cuff muscles)을 반복적으로 사용하면 위팔뼈머리와 돌림근띠가 부리봉우리활(coracoacromial arch)과 부딪힐 수 있고(그림 3.97B 참조), 이로 인해 부리봉우리활이 자극되고 돌림근띠에 염증이 생길 수 있다. 그 결과, **돌림근띠의 퇴행성힘줄염**(*degenerative tendonitis*)이 발생한다. 또한 가시위근 힘줄의 마모가 일어난다(그림 B3.34).

돌림근띠의 퇴행성힘줄염을 검사하려면, 팔을 완전히 벌린 다음 천천히 부드럽게 내리라고 한다. 만약 돌림근띠(특히 가시위근 부분)에 질환이 있거나 찢어졌다면, 약 90° 정도 벌린 위치에서부터 통제할 수 없는 양상으로 팔이 갑자기 옆으로 떨어질 것이다.

돌림근띠의 손상은 또한 이들 근육에 갑작스러운 긴장이 가해질 때, 예를 들면 노인이 창틀에 꽉 낀 유리창을 들어 올리듯이 어떤 물건을 들어 올리기 위해 무리하게 힘을 쓸 때 일어날 수 있다. 이런 긴장으로 인해 이미 변성되어 있던 근육힘줄성 돌림근띠가 파열될 수 있다. 어깨로 넘어지는 경우에도 이미 변성되어 있던 돌림근띠가 찢어질 수 있다. 종종 위팔두갈래근 긴갈래 힘줄 중 관절주머니 속에 있는 부분이 닳아서(심지어는 마멸되어) 이 힘줄이 결절사이고랑에 붙는 경우도 있다. 그 결과 어깨의 경직이 일어난다. 어깨관절 관절주머니의 섬유막과 돌림근띠는 융합되어 있기 때문에, 돌림근띠가 손상되면 이 섬유막도 보통 손상을 입는다. 그 결과 관절안이 봉우리밑주머니(subacromial bursa)와 교통하게 된다. 돌림근띠가 완전히 찢어지면 가시위근은 더 이상 기능을 할 수 없기 때문에, 환자는 팔의 벌림을 시작할 수 없다. 만약 위팔을 수동적으로 15° 또는 그 이상 벌려주면, 대개 환자는 어깨세모근을 이용하여 그 상태를 유지하거나 팔을 계속 더 벌릴 수 있다.

어깨관절의 탈구(Dislocation of Glenohumeral Joint)

어깨관절은 그 움직임이 자유롭고 불안정해서 직·간접적인 손상으로 자주 탈구된다. 부리봉우리활의 존재와 돌림근띠의 지지가 위쪽 탈구를 예방하는 데 효과적이기 때문에, 위팔뼈머리의 탈구는 대부분 아래쪽으로 일어난다(그림 B3.35). 그러나 임상적으로는 위팔뼈머리가 접시아래결절과 위팔세갈래근 긴갈래 앞으로 내려가면 앞쪽 탈구, (더 드물게) 뒤로 내려가면 뒤쪽 탈구라고 기술한다. 위팔뼈머리는 결국 접시오목의 앞 혹은 뒤에 놓이게 된다.

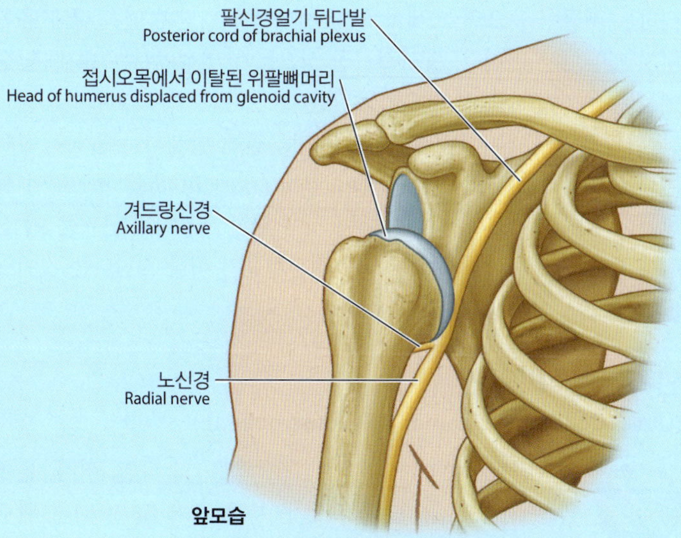

그림 B3.35. 어깨관절의 탈구.

어깨관절의 앞쪽 탈구(*anterior dislocation of glenohumeral joint*)는 젊은 성인, 특히 운동선수에게 매우 빈번하게 일어난다. 이 탈구는 보통 위팔뼈의 과도한 폄과 가쪽돌림에 의해 유발된다(그림 B3.36). 이때 위팔뼈머리는 아래앞쪽으로 내몰리고, 그 과정에서 관절주머니 섬유막과 접시테두리(glenoid labrum)가 접시오목 앞면에서 벗겨진다. 어깨관절을 완전히 벌린 상태에서 위팔뼈에 강한 타격이 가해지면 위팔뼈머리가 아래쪽으로 젖혀져 관절주머니 아래쪽 약한 부분을 밀게 된다. 이로 인해서 관절주머니가 찢어지고 어깨는 탈구되어 위팔뼈머리가 접시오목 아래와 접시아래결절 앞에 놓이게 된다. 이어서 어깨관절의 강력한 굽힘근과 모음근이 보통 위팔뼈머리를 앞위쪽으로 잡아당겨 부리돌기 아래에 놓이게 한다. 위팔을 사용할 수 없게 됨에 따라 환자는 보통 다른 쪽 손으로 탈구된 팔을 지지한다.

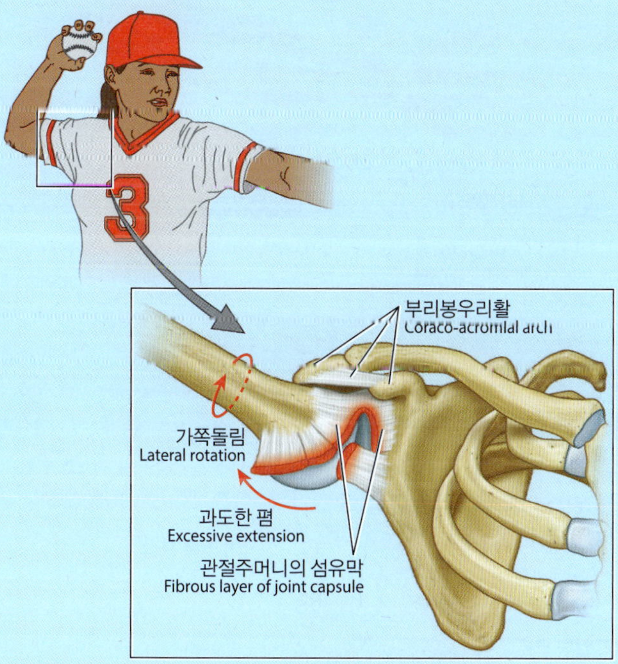

그림 B3.36. 겨드랑신경의 손상.

어깨관절의 아래쪽 탈구(*inferior dislocation of glenohumeral joint*)는 종종 위팔뼈 큰결절의 찢김골절(avulsion fracture)에 뒤따라 일어나기도 하는데, 이는 큰결절에 부착하는 근육들에 의해 위쪽과 안쪽으로 당겨지던 힘이 사라지기 때문이다. 어깨관절이 탈구되면 겨드랑신경이 손상될 수 있는데, 이는 이 신경이 어깨관절 관절주머니 아랫부분에 가까이 위치하기 때문이다(그림 B3.35).

접시테두리의 파열(Glenoid Labrum Tears)

섬유연골성 접시테두리의 파열은 야구공이나 미식축구공을 던지는 운동선수, 그리고 어깨가 불안정하거나 어깨관절이 부분탈구(subluxation)된 사람들에게서 흔하게 일어난다. 접시테두리의 파열은 흔히 위팔두갈래근이 갑작기 수축하거나 위팔뼈머리가 접시테두리를 넘어 강제로 부분탈구되는 것이 그 원인이다(그림 B3.35; 그림 3.97A 참조). 파열은 보통 접시테두리의 앞위쪽 부분에서 일어난다. 전형적인 증상은 던질 때, 특히 가속기(acceleration phase) 중 통증을 느끼는 것이다. 위팔을 벌리고 가쪽으로 돌릴 때 어깨관절에서 "퍽" 또는 "딱"하는 감각을 느낄 수도 있다.

어깨관절의 유착관절낭염 (Adhesive Capsulitis of Glenohumeral Joint)

염증이 있는 어깨관절의 관절주머니, 돌림근띠, 봉우리밑주머니, 어깨세모근 사이의 유착성섬유증(adhesive fibrosis)과 흉터형성은 보통 40~60세의 사람에게서 관찰되는 **유착관절낭염**(*adhesive capsulitis*; "굳은어깨", 동결견, 오십견, "frozen shoulder")을 일으킨다. 이 질환이 있는 사람은 위팔을 벌리는 데 어려움을 느끼며, 어깨뼈를 올리고 회전시켜서 외견상 45°까지는 벌릴 수 있다. 어깨관절에서는 운동이 일어나지 않기 때문에, 봉우리빗장관절에 긴장이 가해져 다른 운동(예: 어깨를 올리거나 으쓱거리는 동작)을 할 때 고통스러울 수도 있다. 급성관절낭염(acute capsulitis)을 일으키는 손상은 어깨관절의 탈구, 가시위근 석회힘줄염(calcific supraspinatus tendinitis), 돌림근띠의 부분적 파열, 위팔두갈래근의 힘줄염 등이다.

팔꿉의 주머니염(Bursitis of Elbow)

팔꿈치피부밑주머니(그림 3.99C와 3.103 참조)는 팔꿉으로 넘어질 때 손상되기 쉽고 팔꿈치머리를 덮고 있는 피부의 찰과상으로 인해 감염되기도 쉽다. 레슬링에서처럼, 거듭된 과다한 압력과 마찰은 이 윤활주머니에 염증을 일으켜 마찰성 **팔꿈치피부밑주머니염**(*subcutaneous olecranon bursitis*)(예: "학생팔꿉", "student's elbow")을 일으킬 수 있다(그림 B3.37). 이러한 유형의 주머니염은 또한 "창던지기선수팔꿉(dart thrower's elbow)" 그리고 "광부팔꿉(miner's elbow)"이라고도 한다. 때때로 이 윤활주머니

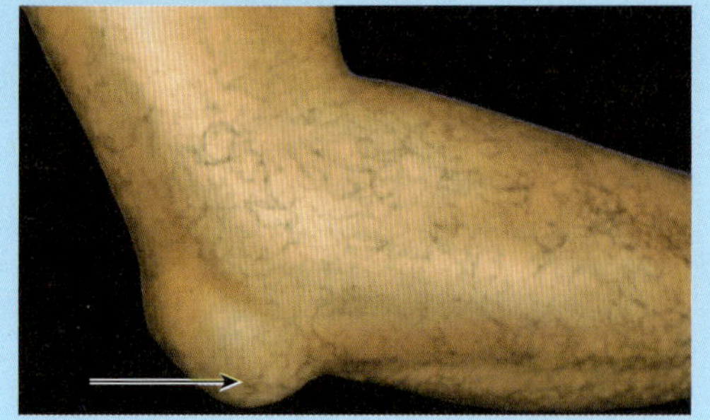

그림 B3.37. 팔꿈치피부밑주머니염.

가 감염되어 그 위를 덮고 있는 부위에 염증이 생긴다.

위팔세갈래근힘줄밑주머니염(*subtendinous olecranon bursitis*)은 훨씬 더 드물다. 이것은 위팔세갈래근 힘줄과 팔꿈치머리 사이의 과도한 마찰 때문에 발생한다. 예를 들어, 일부 조립 라인에서처럼 아래팔을 반복적으로 굽히고 펴는 것이 그 원인이다. 아래팔을 굽히는 동안에 가장 심한 통증을 느끼는데, 이것은 위팔세갈래근 힘줄이 염증이 있는 위팔세갈래근힘줄밑주머니를 누르기 때문이다(그림 3.103 참조).

위팔두갈래근노주머니염(*bicipitoradial bursitis, biceps bursitis*)이 있을 때는 아래팔을 엎칠 때 통증을 생기는데, 왜냐하면 이 운동이 위팔두갈래근노주머니(bicipitoradial bursa)를 노뼈거친면의 앞쪽 절반에 대고 압박하기 때문이다(그림 3.105C 참조).

안쪽위관절융기의 찢김(Avulsion of Medial Epicondyle)

어린이가 넘어지면서 팔꿉을 편 상태로 심하게 벌려지는 일이 있을 수 있는데, 이러한 동작은 이 관절에서 정상적으로 일어날 수 있는 것이 아니며, 이로 인해서 안쪽위관절융기의 찢김이 발생할 수 있다. 안쪽곁인대(ulnar collateral ligament)가 당겨지면서 안쪽위관절융기를 먼쪽으로 잡아당긴다(그림 B3.38). 이러한 찢김에 대한 해부학적 근거는 안쪽위관절융기를 형성하는 뼈끝이 늦으면 20세가 되기 전까지도 위팔뼈 먼쪽 끝과 융합하지 않는다는 것이다. 방사선사진 상으로는 여성에서는 14세, 남성에서는 16세에 보통 융합이 완료된다.

위팔뼈 안쪽위관절융기의 찢김으로 인해 발생하는 팔꿉관절의 벌림에 흔히 자신경의 견인손상(*traction injury of ulnar nerve*)이 동반된다. 이렇게 자신경이 늘어나는 것에 대한 해부학적 근거는 이 신경이 아래팔로 들어가기 전에 안쪽위관절융기 뒤를 지난다는 것이다(그림 3.49A 참조).

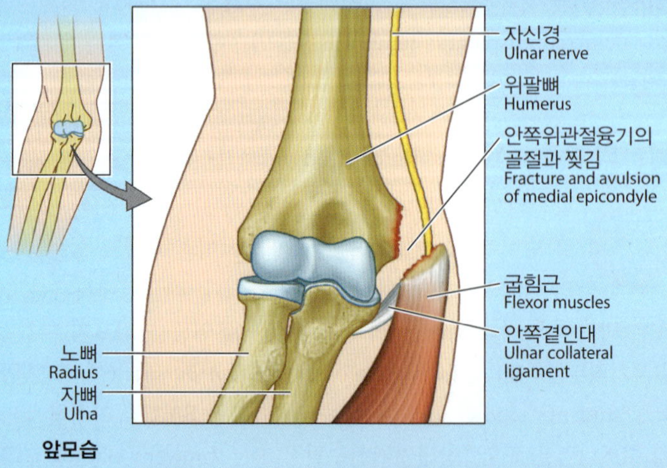

그림 B3.38. 안쪽위관절융기의 골절과 찢김.

안쪽곁인대의 재건
(Ulnar Collateral Ligament Reconstruction)

안쪽곁인대(UCL; 그림 3.109B 참조)의 파열, 찢김, 늘어남은 던지기 경기, 주로 야구 투구(그림 B3.39A)와 관련하여 점점 흔한 손상이 되고 있지만, 이 손상은 또한 미식축구의 패스, 창던지기, 수구 경기가 그 원인이 될 수도 있다. (이 수술을 처음 받은 투수의 이름을 따서) "토미존수술(Tommy John procedure)"이라고 하는 안쪽곁인대의 재건(*reconstruction of ulnar collateral ligament*)은 반대쪽 아래팔 또는 종아리에서 취한 긴 힘줄

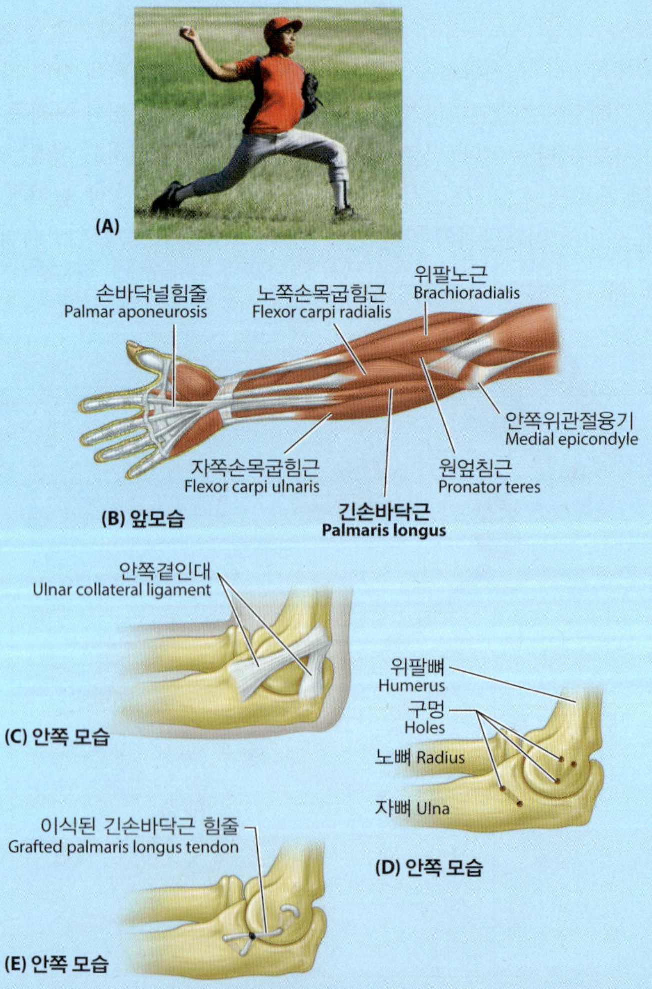

그림 B3.39. 찢어진 안쪽곁인대를 복구하기 위한 "토미존수술".

(예: 긴손바닥근 또는 장딴지빗근 힘줄; 그림 B3.39B)을 자가이식 하는 것이다. 위팔뼈 안쪽위관절융기와 자뼈 갈고리돌기 안쪽 면에 드릴로 구멍을 뚫고 그 사이를 10~15 cm 길이의 힘줄로 연결한다(그림 B3.39C~E).

팔꿉관절의 탈구(Dislocation of Elbow Joint)

어린이가 팔꿉을 굽힌 채 손으로 넘어질 경우에 **팔꿉관절의 뒤쪽 탈구**(*posterior dislocation of elbow joint*)가 일어날 수 있다. 팔꿉관절의 탈구는 또한 젖힘(hyperextension)이나 자뼈를 뒤쪽 혹은 뒤가쪽으로 밀치는 타격에 의해 발생할 수 있다. 자뼈와 노뼈가 뒤쪽으로 탈구됨에 따라 위팔뼈 먼쪽 끝이 관절주머니 섬유막의 약한 앞부분을 통해 내몰린다(그림 B3.40). 안쪽곁인대가 자주 찢어지며, 이와 관련하여 노뼈머리, 자뼈 갈고리돌기, 또는 팔꿈치머리의 골절이 일어나기도 한다. 자신경이 손상될 수도 있으며, 이 경우 새끼손가락 감각이 없어지고 손목의 굽힘과 모음이 약해진다.

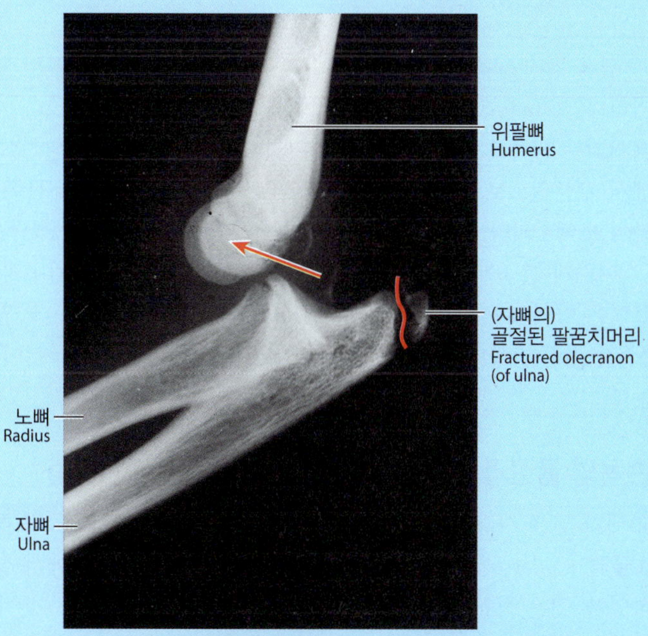

가쪽 방사선영상

그림 B3.40. 팔꿉관절의 탈구. *빨간색 화살표*, direction of dislocation.

노뼈머리의 부분탈구와 탈구 (Subluxation and Dislocation of Radial Head)

미취학 아동, 특히 여아들은 노뼈머리가 일시적으로 **부분탈구**(*subluxation*: 불완전한 탈구)되기 쉽다["보육녀의 팔꿉(nursemaid's elbow)" 또는 "당겨진 팔꿉(pulled elbow)"이라고도 함]. 이러한 탈구의 병력은 전형적이다. 아래팔이 엎친 상태에서 아이의 팔을 갑작스럽게 잡아당겨 올린다(그림 B3.41A). 아이는 울음을 터뜨리고 팔을 사용하지 않으려 하고, 팔꿉을 굽히고 아

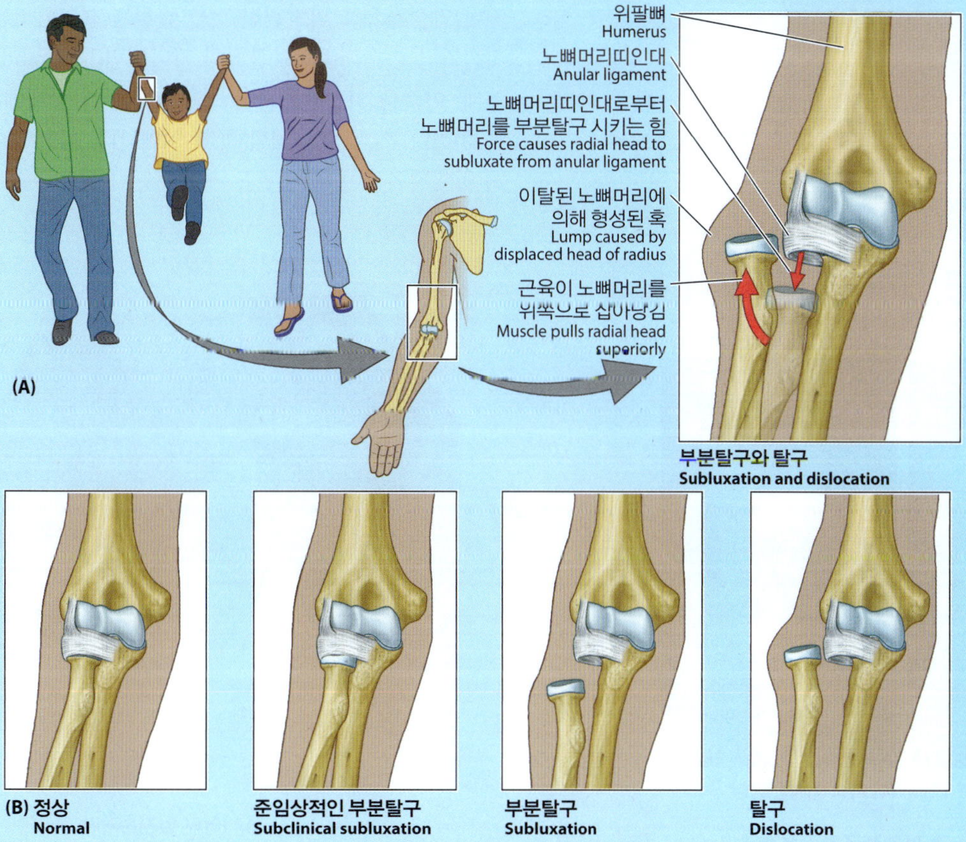

그림 B3.41. 몸쪽노자관절의 탈구(부분탈구).

래팔을 엎친 상태에서 팔을 잡아 보호하려 한다.

팔을 갑작스럽게 잡아당기면 노뼈목에 느슨하게 붙어 있는 노뼈머리띠인대(anular ligament)의 먼쪽 붙는 곳이 찢어진다. 그러면 노뼈머리는 먼쪽으로 이동하여 노뼈머리띠인대에 의해 형성된 "소켓"에서 부분적으로 빠져나간다(그림 B3.41B). 찢어진 인대의 몸쪽 부분이 노뼈머리와 위팔뼈작은머리 사이에 끼게 될 수도 있다.

이렇게 낀 노뼈머리띠인대가 통증의 원인이다. 이 부분탈구의 치료법은 아이의 팔꿉을 굽힌 상태에서 아래팔을 뒤치는 것이다. 팔을 2주간 팔걸이 붕대에 고정하면 노뼈머리띠인대의 찢어진 부분이 낫는다.

손목의 골절과 탈구(Wrist Fractures and Dislocations)

50세가 넘은 사람에게 가장 흔한 골절인 노뼈 먼쪽 끝의 골절(콜리스골절, *Colles fracture*)은 임상적용 "노뼈와 자뼈의 골절"에서 설명하였다. 젊은 성인에게 비교적 흔한 **손배뼈 골절**은 임상적용 "손배뼈 골절"에서 논하였다.

반달뼈의 앞쪽 탈구(*anterior dislocation of lunate*)는 흔치 않으나 심각한 손상으로, 대개 손목을 등쪽으로 굽힌 채 넘어질 때 발생한다(그림 B3.42A). 반달뼈는 손목굴(carpal tunnel) 바닥의 원래 자리에서 손목 바닥쪽 면을 향해 밀려난다. 이동된 반달뼈는 정중신경을 압박하여 **손목굴증후군**(*carpal tunnel syndrome*)을 초래할 수 있다(이 장 앞쪽의 임상적용 참조). 반달뼈는 혈액공급이 빈약하기 때문에 무혈관괴사(*avascular necrosis of lunate*)가 발생하기도 한다. 어떤 경우에는 반달뼈의 적출이 필요할 때도 있다. 손목의 **퇴행성관절질환**(*degenerative joint disease of wrist*)에서는 극심한 고통을 덜어주기 위해 손목뼈의 외과적인 융합(관절유합술, *arthrodesis*)이 필요한 경우도 있다.

노뼈 먼쪽 뼈끝의 골절-분리(*fracture–separation of distal radial epiphysis*)는 어린이에게 흔하게 일어나는데, 왜냐하면 자주 넘어지고, 이때 힘이 손을 통해 노뼈로 전달되기 때문이다(그림 B3.42B, C). 이런 어린이 손목의 가쪽 방사선사진에서는 노뼈 먼쪽 뼈끝이 등쪽으로 이동되어 있는 것이 분명하게 보인다(그림 B3.42C). 이 뼈끝이 정상 위치에 정복(reduction) 되면 정상적인 뼈 성장에 대한 예후는 좋다.

황소 타는 사람의 엄지손가락(Bull Rider's Thumb)

황소 타는 사람의 엄지손가락은 가쪽곁인대(radial collateral ligament)의 삠(염좌, sprain)과 엄지손가락 첫마디뼈 가쪽 부분의 찢김골절(avulsion fracture)을 일컫는다. 이 손상은 기계 소(mechanical bull)를 타는 사람들에게서 흔하다.

스키어의 엄지손가락(Skier's Thumb)

스키어의 엄지손가락(예전에는 사냥터지기의 엄지손가락; game-keeper's thumb)은 첫째손허리손가락관절의 곁인대가 파열되거나 만성적으로 헐거워진 것을 일컫는다(그림 B3.43). 이 손상은 엄지손가락 손허리손가락관절의 과다벌림(hyperabduction)이 그 원인인데, 이것은 엄지손가락이 스키폴에 걸린 상태에서 나머지 손이 땅을 치거나 혹은 눈에 처박힐 때 일어난다. 심한 경우에는 손허리뼈머리에 찢김골절이 일어난다.

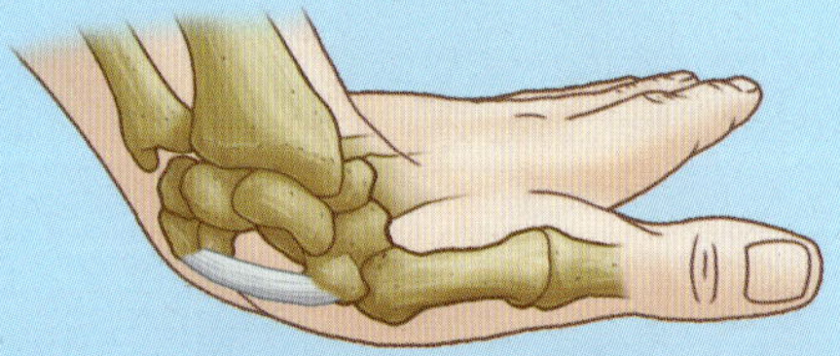

(A) 손목을 펴고 손을 엎친 상태의 뒤가쪽 모습

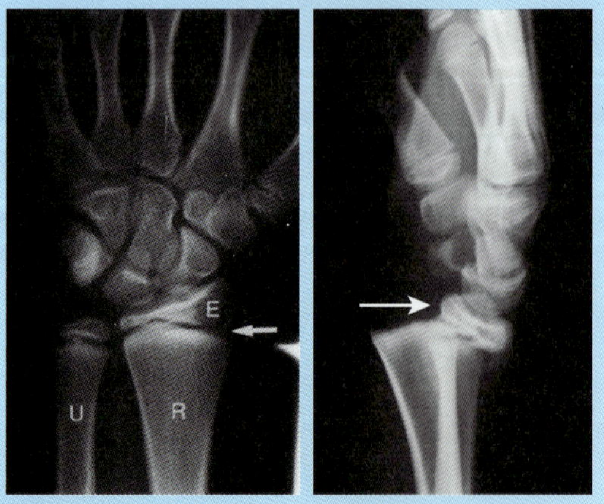

(B) 앞뒤 방사선영상 **(C) 가쪽 방사선영상**

그림 B3.42. 반달뼈의 탈구(A)와 노뼈 먼쪽 뼈끝의 골절-분리(B, C). *U*, 자뼈; *R*, 노뼈; *E*, 노뼈 뼈끝.

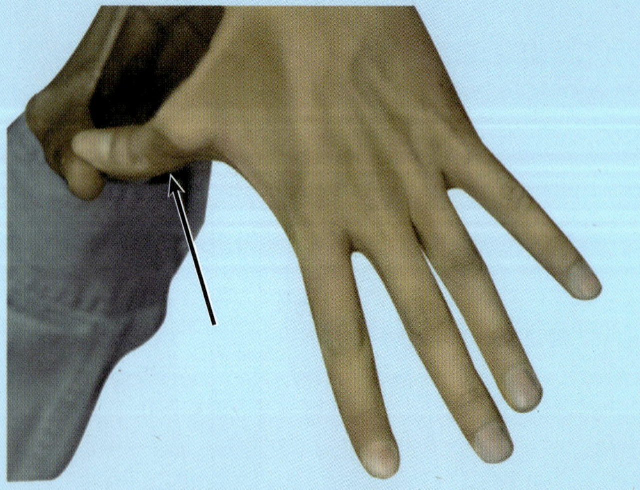

스키어의 엄지손가락(*화살표*)

그림 B3.43. 엄지손가락 손허리손가락관절의 과다벌림.

핵심정리: 팔의 관절(Joints of Upper Limb)

팔이음뼈의 관절(Joints of pectoral girdle): 팔이음뼈의 관절은 팔의 위치를 결정하는 데 있어서 어깨관절의 부속장치로 작용한다. ■ 복장빗장관절이 팔뼈대를 몸통뼈대에 연결한다. ■ 복장빗장관절과 봉우리빗장관절은 생리적 어깨가슴관절에서 운동이 일어날 수 있도록 해주는데, 위팔이 3° 움직일 때마다 그중 1°는 어깨가슴관절에서의 운동이다(어깨위팔 리듬, scapulohumeral rhythm). 다시, 어깨가슴관절의 운동 중 약 2/3는 복장빗장관절의 운동에서, 1/3은 봉우리빗장관절의 운동에서 유래한다. ■ 어깨복합체(shoulder complex)를 이루는 관절들의 강도와 온전함은 그 관절면들이 얼마나 서로 잘 들어맞는가에 있지 않다. ■ 복장빗장관절과 봉우리빗장관절은 자체기원인대와 바깥기원인대, 복장빗장관절의 관절원반에 의해 온전하게 유지된다.

어깨관절[Glenohumeral (shoulder) joint]: 이 절구관절에서, 위팔뼈머리의 크기에 비해서 이를 받아들이는 어깨뼈 접시오목은 상대적으로 얕은 소켓을 형성한다. 이 오목은 접시테두리에 의해 아주 약간 깊어진다(하지만 안정성 측면에서는 의미가 있음). ■ 더욱이, 섬유막이 느슨하여 이 관절에서 큰 범위의 운동이 일어나는 것이 가능하다. ■ 어깨관절은 주로 이 관절을 가로질러 작용하는 근육, 특히 SITS(돌림근띠) 근육의 긴장수축과 능동수축에 의해 온전하게 유지된다. ■ 나이가 들면 돌림근띠의 변성이 흔히 일어나서 통증, 운동 범위와 강도의 제한, 주변 윤활주머니의 염증 등을 유발한다. 이 염증으로 인해 윤활주머니가 관절안으로 열려 서로 교통하기도 한다.

팔꿉관절(Elbow joint): 경첩관절로서의 일차적인 기능 때문에 팔꿉관절은 일견 단순해 보이지만, 몸쪽에 있는 하나의 뼈가 먼쪽으로 2개의 뼈와 관절을 형성하고, 그중 하나는 돌림운동을 하기도 해서, 이 복합관절(compound joint: 세 부분으로 구성됨)은 놀라울 정도로 복잡하다. ■ 이 관절의 경첩운동, 힘을 전달하는 능력, 높은 안정도는 주로 위팔자관절의 관절면(즉, 자뼈 도르래파임과 위팔뼈도르래의 관절면)이 서루 잘 들어맞는 것에서 기인한다. ■ 위팔노관절-몸쪽노자관절 복합체가 그 형태를 온전히 보전하고 기능할 수 있는 것은 일차적으로 노뼈머리띠인대와 가쪽곁인대에 의한다. ■ 위팔노관절은 팔꿉관절의 일부로 위팔뼈작은머리와 노뼈머리 사이의 관절이다.

노자관절(Radio-ulnar joints): 윤활관절인 몸쪽노자관절 및 먼쪽노자관절과 뼈사이막이 함께 아래팔의 엎침과 뒤침을 가능케 한다. ■ 몸쪽노자관절의 노뼈머리띠인대, 먼쪽노자관절의 관절원반, 뼈사이막은 자뼈와 노뼈 사이에서 필요한 운동을 수행하는 동안 두 뼈를 서로 묶어줄 뿐 아니라, (특히 뼈사이막은) 노뼈가 손에서 받아들인 힘을 자뼈로 전달해서, 이어서 위팔뼈와 팔이음뼈로 전달될 수 있게 한다.

손목관절(Wrist joint): 손목에서 일어나는 운동은 손 전체를 움직임으로써 역동적인 기술이나 동작을 할 수 있도록 기여하거나, 또는 사물을 잡거나 다룰 때 손을 특정 위치에 안정시킴으로써 손과 손가락의 효율을 최대화 한다. ■ 손목의 유연함과 복잡함은 여기에 포함된 뼈의 숫자에 기인한다. ■ 폄-굽힘, 벌림-모음, 휘돌림이 일어난다. ■ 전체적으로 보았을 때, 대부분의 손목운동은 노뼈 및 먼쪽노자관절의 관절원반과 몸쪽 열에 있는 손목뼈(주로 손배뼈와 반달뼈) 사이의 손목관절에서 일어난다. ■ 그러나 손목뼈사이관절(특히 손목뼈중간관절)에서 수반되는 운동이 손목관절의 운동을 증강시킨다.

손의 관절(Joints of hand): 안쪽 네 손가락의 손목손허리관절은 온관절안을 공유하며, 운동성은 제한적이어서 (특히 둘째 · 셋째손가락의 손목손허리관절), 손가락이 움직일 때 그 토대가 되는 손바닥의 안정에 기여한다. ■ 셋째 · 넷째손가락의 손목손허리관절에서는 주로 손을 꼭 쥐거나 맞섬을 할 때처럼 손바닥을 컵 모양으로 만들 때 운동이 일어난다. ■ 그러나 안장관절인 엄지손목손허리관절은 운동성이 크기 때문에 엄지손가락에서 일어나는 운동 범위의 대부분이 여기서 일어나며, 특히 이 관절의 큰 운동성은 맞섬을 가능하게 한다. ■ 그러므로 엄지손목손허리관절은 사람 손이 가지고 있는 효용성의 핵심이다. 손목손허리관절과는 대조적으로, 안쪽 네 손가락의 손허리손가락관절에서는 상당히 자유로운 운동(굽힘-폄, 벌림-모음)이 일어나는 반면, 엄지손가락의 손허리손가락관절에서 일어나는 운동은, 모든 손가락뼈사이관절에서 그러하듯이, 굽힘-폄으로 제한된다.

4

가슴
Thorax

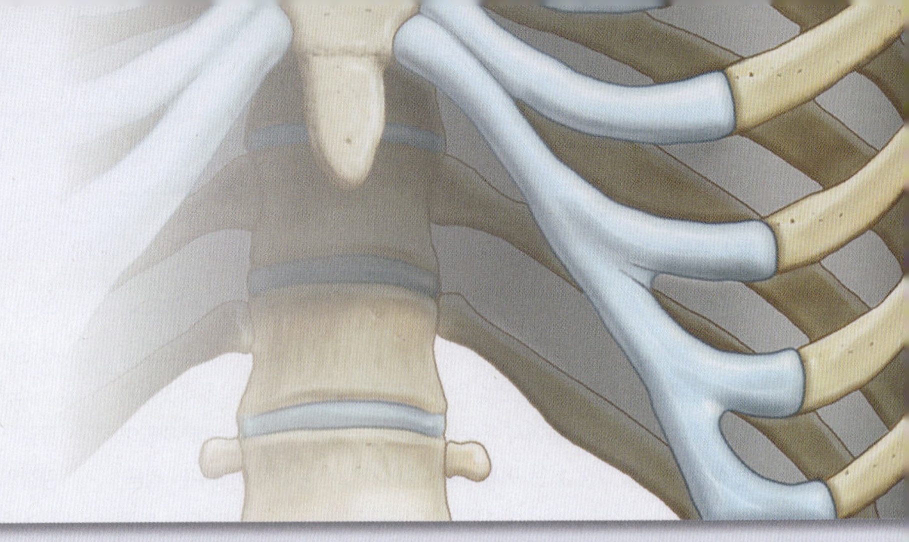

인제대학교 의과대학 해부학교실 **허 대 영**

임상적용 아이콘

해부학적 변이 · 진단과정 · 인체 발달과정 · 수술과정 · 외상 · 병리학

가슴의 개요(Overview of Thorax)

가슴(흉부, thorax)은 목과 복부 사이에 위치한 몸통의 한 부분이다. 일반적으로 사용되는 영어적 개념의 가슴(chest)이란 용어는 해부학적 용어인 가슴(thorax)과 동의어로 사용되지만, 몸통의 윗부분이란 뜻으로 가슴벽과 가슴안의 내장을 포함하는 보다 더 광범위한 개념으로 사용된다. 일반적으로 **가슴(chest)**이란 가슴(*pectoral*), 어깨(*shoulder*), 팔이음뼈(*girdle*)[빗장뼈(쇄골)와 어깨뼈(견갑골)]로 구성되는 가장 넓은 몸통 위쪽의 부분을 일컫는 개념으로, 실제 가슴둘레의 대부분은 가슴과 어깨(팔)근육, 그리고 성인여성에 있어서는 젖(유방, breast)에 의해 형성된다.

인체에서 실제 해부학적인 **가슴안(흉강, thoracic cavity)**과 가슴벽은 원뿔대 모양으로 위쪽이 가장 좁고 아래로 갈수록 둘레가 증가하여 몸통의 배부위와 만나는 부위에서 최고가 된다. **가슴안의 벽**은 비교적 뼈대의 두께만큼 얇다. 가슴 뼈대는 둥근 지붕(돔)형 새장 형태의 **가슴우리(thoracic cage**; 갈비뼈우리, rib cage)를 형성하는데, 수직의 복장뼈(흉골, sternum)와 등뼈(흉추골, thoracic vertebrae)에 의해 지지되는 갈비뼈(늑골, rib)와 갈비연골(늑연골, costal cartilage)이 형성하는 사선대(oblique bars, 거의 수평인)에 의해 이루어진다(그림 4.1). 가슴가로막(thoracic diaphragm)이 이루고 있는 가슴안의 바닥은 배안의 장기들에 의해 위쪽으로 밀려 들어와 깊이 함몰되어 있다. 결과적으로 가슴벽의 아래 절반의 대부분은 가슴안 장기보다 오히려 배안 장기(예: 간, liver)들을 싸고 보호하고 있다. 이렇게 실제 가슴(thorax), 특히 가슴안은 가슴(chest)의 외형 기준으로 생각되는 것보다는 훨씬 작은 형태를 이루고 있다.

가슴(thorax)은 호흡기계와 심혈관계의 주요 장기를 포함하고 있다. 가슴안은 세 주요 공간으로 나뉜다: 중심부분 또는 세로칸(*mediastinum*)에는 허파(폐, lung)를 제외한 가슴장기를 구성하는 심혈관계 주요장기가 놓여 있다. 허파는 세로칸의 양쪽에 존재하는 가쪽부분인 오른쪽과 왼쪽 허파공간(*pulmonary cavity*)을 차지하고 있다.

이렇게 가슴안의 대부분은 허파가 차지하고 있는데, 허파는 공기와 혈액 사이의 산소와 이산화탄소의 교환이 일어나는 곳이다. 가슴안의 나머지 대부분은 심장과 허파로 들어가고 나오는 공기와 혈액의 전달을 담당하는 구조물로 차 있다. 또한 영양 물질(음식)을 위로 운반하는 관 모양의 구조물인 식도는 가슴안을 위아래로 관통한다.

기능과 발생학적으로 젖샘(mammary gland)은 생식기관(reproductive organ)과 보다 밀접하게 연관되어 있지만, 젖(유방, breast)은 가슴벽에 위치하고 이 부위에서 함께 해부되기 때문에 이 장에 포함되었다.

가슴벽(Thoracic Wall)

인체에서 실제 가슴벽은 가슴우리의 앞가쪽면을 덮고 있는 피부, 피부밑조직, 근육과 근막뿐만 아니라 갈비뼈(늑골, rib) 사이에 존재하는 근육 모두를 포함한다. 가슴우리의 뒷면을 덮고 있는 이와 같은 구조물은 등(back)부위로 분류된다. 젖(유방, breast)은 가슴벽의 피부밑조직 속에 존재한다. 어깨는 정확하게는 팔의 일부분이지만, 가슴우리 위에 존재하며 젖의 바닥을 형성하는 앞가쪽 가슴팔근육(제3장, 팔 참조)이 가슴벽에서 관찰되기 때문에 가슴의 일부로 분류하기도 하지만 큰가슴근과 앞톱니근 기능과 신경지배를 기준으로 볼 때 분명히 팔근육에 속한다. 이러한 이유로 이들 근육에 대해 여기서는 간단히 기술한다.

둥근 지붕 형태의 가슴우리는 구성하는 성분이 가볍지만 단단한 구조를 이루고 있어 다음과 같은 기능이 가능하다.

- 외력으로부터 (대부분 공기나 액체로 채워진) 중요한 가슴과 배안 장기를 보호
- 허파의 탄성과 들숨 운동으로 생기는 속음압(대기압보다 낮은 압력)에 대항하여 구조를 유지
- 팔의 부착부위를 제공하고 팔 무게를 지탱
- 배, 목, 등, 호흡에 관여하는 근육의 부착부위(이는곳)를 제공할 뿐만 아니라 몸통에 이어진 팔의 자세를 유지하고 운동을 수행하는 많은 근육의 부착부위 제공

가슴우리의 형태가 단단한 구조를 형성하지만 구성하고 있는 관절과 갈비뼈가 얇고 유연성이 있어 가슴우리도 상당부분 유연성을 가지게 되어, 많은 외력과 압박을 골절 없이 흡수하고 호흡에서 요구되는 반복적인 형태의 변화가 충분히 가능하다. 가슴의 바닥과 벽뿐만 아니라 가슴안의 가장 중요한 구조물(심장, 큰혈관, 허파, 기도)들이 끊임없이 움직이고(변화하고) 있기 때문에, 가슴은 몸에서 가장 동적인 부위이다. 숨을 쉴 때마다 가슴벽의 근육은—가로막과 배벽의 근육이 협력하여 움직이므로—가슴안의 부피를 변화시키는데, 먼저 가슴안 부피를 팽창시키고 이로 인해 허파가 팽창하고 공기가 들어오게 된다. 그 다음 (대부분 허파의 탄성과 근육의 이완으로 인해) 가슴안의 부피가 줄어들고 허파를 압박하여 공기를 내보내게 된다.

4

핵심정리: 가슴의 개요(Overview of Thorax)

가슴안과 그 안의 내용물, 그리고 이를 둘러싸고 있는 가슴벽으로 구성되어 있는 가슴은 목과 배 사이의 몸통부분이다. ■ 가슴안과 가슴벽의 모양과 크기는 실제 외관상의 가슴(위몸통)과는 매우 다른데, 이는 외관상의 가슴은 일부 몸쪽 팔뼈(팔이음뼈)와 근육 그리고 성인의 여자에서는 젖(유방)을 포함하기 때문이다. ■ 가슴에는 호흡기계와 심혈관계의 주요 장기가 위치한다. ■ 가슴안은 심장과 공기, 혈액, 음식을 전달하는 구조물들이 들어 있는 중심의 세로칸과 허파가 들어 있는 오른쪽과 왼쪽 허파공간의 세 주요 공간으로 구분된다.

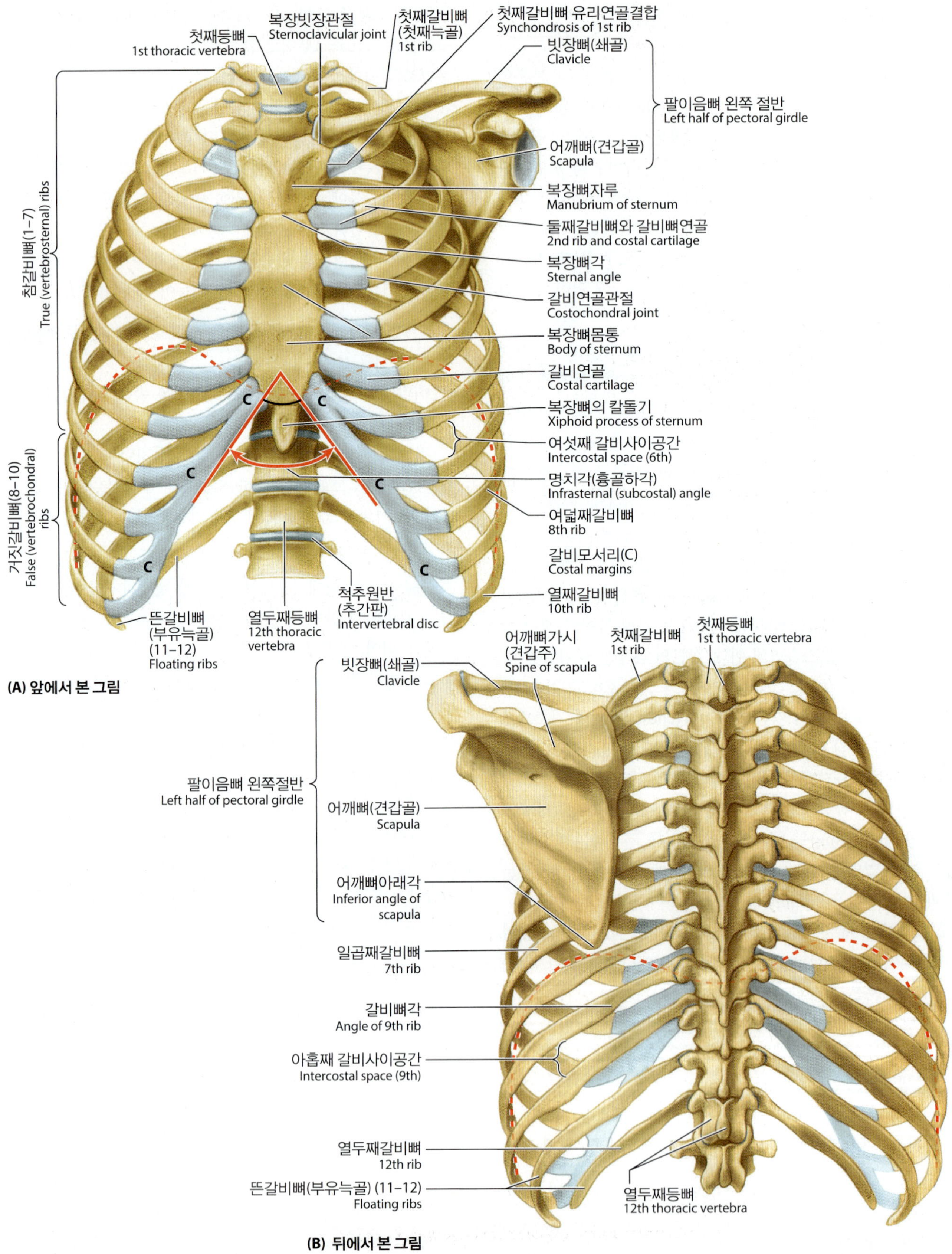

그림 4.1. 가슴뼈대. A와 B. 뼈연골 가슴우리는 복장뼈(흉골, sternum), 12쌍의 갈비뼈(늑골, rib)와 갈비연골(costal cartilage), 12개의 등뼈(vertebrae)와 척추사이원반(intervertebral disc)으로 구성된다. 빗장뼈(쇄골, clavicle)와 어깨뼈(견갑골, scapulae)가 팔이음뼈(pectoral girdle)를 구성하는데, 이 그림에서는 가슴(몸통)뼈대와 팔 뼈대 사이의 관계를 보여주기 위해 왼쪽 빗장뼈와 어깨뼈가 포함되어 있다. *빨간 점선*은 가슴안과 배안을 나누고 있는 가로막의 위치를 나타낸다.

가슴벽의 뼈대(Skeleton of the Thoracic Wall)

가슴골격(thoracic skeleton)은 뼈연골 가슴우리(*thoracic cage*)를 형성하고 있으며(그림 4.1), 가슴 장기와 일부 배안 장기를 보호한다. 가슴골격은 12쌍의 갈비뼈(늑골, rib)와 연결된 갈비연골(costal cartilage), 12개의 등뼈(thoracic vertebrae)와 사이에 끼어 있는 척추사이원반(intervertebral disc, IV), 복장뼈(흉골, sternum)로 구성된다. 갈비뼈와 갈비연골은 가슴우리에서 가장 넓은 부위를 구성하고 있는데, 맨 위쪽의 첫째갈비뼈와 갈비연골에서부터 맨 아래쪽 열두째갈비뼈와 갈비연골까지 양쪽에 같은 수로 존재한다.

갈비뼈와 갈비연골 및 갈비사이공간 (ribs, costal cartilages, and intercostal spaces)

갈비뼈(ribs; 라틴어로 *costae*)는 휘어져 있는 납작뼈로 가슴우리의 대부분을 형성하고 있다(그림 4.1, 4.2와 4.3). 갈비뼈의 무게는 상당히 가볍지만 매우 큰 탄력성을 가지고 있다. 각 갈비뼈의 속은 골수(*bone marrow*: 혈구형성 조직)가 존재하는 해면뼈 구조로 되어 있고, 여기서 혈구를 형성한다. 갈비뼈는 세 가지 형태로 분류하는데, 형태에 따라 전형적인 갈비뼈와 비전형적인 갈비뼈로 분류할 수도 있다.

1. **참갈비뼈[true (vertebrocostal) rib]** (첫째–일곱째갈비뼈): 갈비뼈에 연결된 갈비연골을 통해 복장뼈에 직접 부착한다.
2. **거짓갈비뼈[false (vertebrochondral) rib]** (여덟째, 아홉째와 보통 열째갈비뼈): 연결된 갈비연골은 위쪽 순번의 갈비연골에 연결되고, 이로 인해 복장뼈와 간접적으로 연결된다.
3. **뜬갈비뼈[floating (vertebral, free) rib]** (열한째, 열두째와 때로 열째갈비뼈): 갈비뼈의 갈비연골은 흔적적이며 복장뼈와 간접적으로도 연결되지 않는다. 대신에 이들은 뒤배벽의 근육 속에서 끝난다.

전형적인 갈비뼈(typical ribs, 셋째–아홉째)는 다음과 같은 구성요소를 가진다.

- **머리(head)**: 쐐기 모양으로 **갈비뼈머리능선(crest of head)**에 의해 나눠진 두 개의 면을 가지는데(그림 4.2) 한 면은 동일한 순번의 등뼈와 관절하고 나머지 한 면은 위쪽 순번의 등뼈와 관절한다.
- **목(neck)**: 결절 수준에서 머리와 몸통을 연결한다.
- **갈비뼈결절(tubercle)**: 목과 몸통의 연결부위에 존재하며 등뼈의 가로돌기와 관절하는 매끈한 **관절부분**과 갈비가로인대가 부착하는 거친 **비관절면**을 가지고 있다(그림 4.8B 참조).
- **몸통(body)**: 얇고, 납작하고 갈비뼈가 앞가쪽으로 회전하는 **갈비각(costal angle)** 부위에서 가장 많이 휘어져 있다. 갈비각은 또한 내인성 등근육의 중간층 근육(척추세움근)이 갈비뼈에 부착하는 가쪽끝 경계를 구분지어 준다(그림 2.34와 2.36 참조). 오목한 몸통의 속면에는 갈비뼈 아래모서리와 평행으로 달리는 **갈비뼈고랑(costal groove)**이 존재하여 갈비사이신경과 혈관을 일부 보호하는 역할을 한다.

비전형적인 갈비뼈(atypical ribs, 첫째, 둘째, 열째–열두째)는 서로 다른 각각의 특징을 가진다(그림 4.3):

- **첫째갈비뼈**는 가장 넓고(몸통이 가장 넓고 거의 수평에 가깝다), 짧으며 7개 참갈비뼈 중에서 가장 예각으로 휘어져 있다. 머리에 첫째등뼈(T1)와 관절하는 하나의 관절면을 가지고 있고 윗면에 빗장밑 혈관이 지나는 두 개의 가로방향 고랑이 존재한다. 두 고랑은 **목갈비근결절(scalene tubercle)** 및 능선에 의해 나누어져 있고 결절에는 앞목갈비근이 부착한다.
- **둘째갈비뼈**의 몸통은 보다 얇고, 덜 휘어져 있고 첫째갈비뼈보다 상당히 길며, 머리는 첫째등뼈(T1), 둘째등뼈(T2)와 관절하는 두 개의 면을 가지고 있다. 주요 비전형적 특징은 윗면에 앞톱니근의 일부가 이는 부위인 **앞톱니근거친면(전거근조면, tuberosity for serratus anterior)**이 존재하는 것이다.
- **열째–열두째갈비뼈**는 첫째갈비뼈와 같이 머리에 하나의 관절면을 가지고 하나의 등뼈와 관절한다.
- **열한째와 열두째갈비뼈**는 짧고 목과 결절이 없다.

갈비연골(costal cartilages)은 갈비뼈를 앞으로 연장시키고 가슴벽이 탄성을 가질 수 있게 하여 갈비뼈가 앞쪽 또는 먼 쪽 끝이 유연하게 부착할 수 있게 한다. 연골은 일곱째까지는 갈수록 길이가 길어지다 이후 점차적으로 줄어든다. 위쪽 7쌍의 갈비연골은 복장뼈에 직접적으로 그리고 독립적으로 부착한다. 여덟째–열째갈비연골은 그 위쪽 갈비연골과 관절하여 연속적으로 관절하는 연골성 **갈비모서리(늑골모서리, costal margin)**를 형성한다(그림 4.1A; 그림 4.13 참조). 열한째와 열두째갈비연골은 이들 갈비뼈의 앞쪽 끝에 모자 형태로 존재하고, 다른 뼈나 연골과 관절하지 않는다. 첫째–열째갈비연골은 갈비뼈의 앞쪽 끝을 복장뼈에 단단히 고정시켜, 뒤쪽 끝이 갈비뼈의 수평축을 중심으로 운동하는 것과 같은 전체적인 움직임을 제한하고 있다(그림 4.9 참조).

갈비사이공간(intercostal space)은 갈비뼈와 갈비연골을 위아래로 서로 구분되게 한다(그림 4.1A). 갈비사이공간은 공간의 위쪽 모서리를 형성하고 있는 갈비뼈의 순서에 따라 명명된다. 예를 들어 넷째갈비사이공간은 넷째와 다섯째갈비뼈 사이에 위치한다. 전체적으로 11개의 갈비사이공간이 존재하고 11개의 갈비사이신경이 존재한다. 갈비사이공간은 갈비사이근육과 막에 의해 채워져 있고 두 조(주가지, 곁가지)의 갈비사이혈관과 신경이 지나고 있고 지나는 갈비사이공간의 순번과 동일한 순번의 이름이 명명된다. 열두째갈비뼈아래 공간은 아래에 갈비뼈가 존재하지 않기 때문에 **갈비아래공간(늑골밑공간, subcostal space)**이라고 하며 열두째가슴신경(T12) 신경의 앞가지는 갈비아래신경이 된다. 갈비사이공간은 앞가쪽에서 가장 넓다. 이들 공간은 들숨(inspiration)과 등뼈 척주의 돌림운동과 가쪽굽힘 운동에 의해 더 넓어진다.

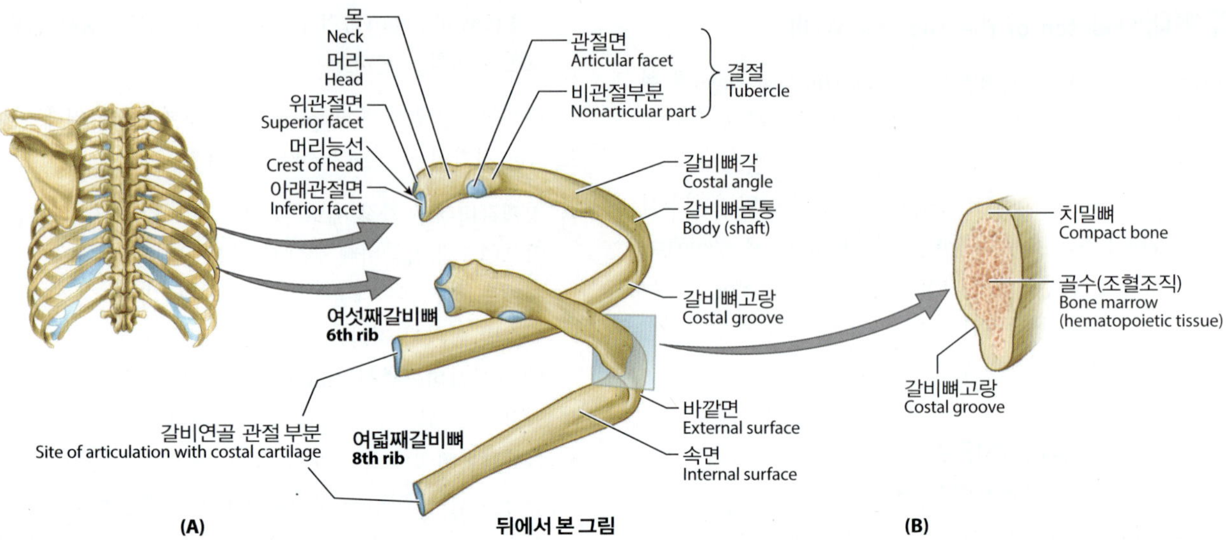

그림 4.2. 전형적인 갈비뼈. A. 셋째에서 아홉째갈비뼈. 전형적인 갈비뼈는 공통된 특징을 가진다: 각 갈비뼈에는 머리, 목, 갈비뼈결절, 몸통이 있다. **B.** 전형적인 갈비뼈의 몸통 중간지점에서의 갈비뼈 단면.

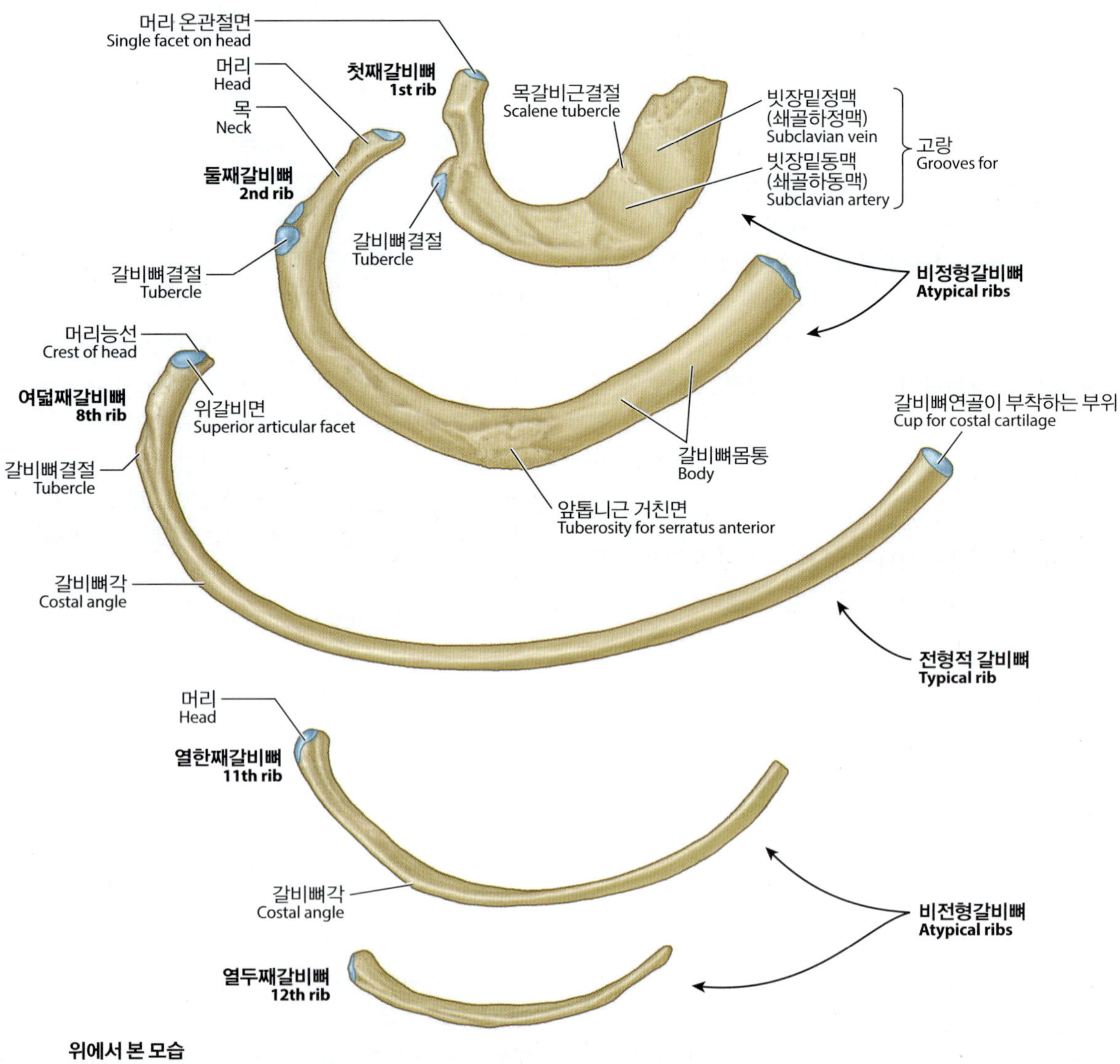

그림 4.3. 비전형갈비뼈(atypical ribs). 비전형적인 첫째, 둘째, 열한째, 열두째갈비뼈는 전형적 갈비뼈(예: 그림 중간의 여덟째갈비뼈)와 차이가 난다.

등뼈(thoracic vertebrae)

대부분의 **등뼈(thoracic vertebrae)**는 전형적인 척추뼈 모양으로 각각 독립적으로 몸통과 척추뼈고리와 근육 및 관절 연결을 위한 일곱 개의 돌기를 가지고 있다(그림 4.4와 4.5). 등뼈의 특징은 다음과 같다.

- 등뼈몸통(*vertebral bodies*)의 양가쪽에는 갈비뼈 머리와 관절하는 갈비오목(늑골와, *costal facet*)이 존재하는데, 대부분 아래와 위

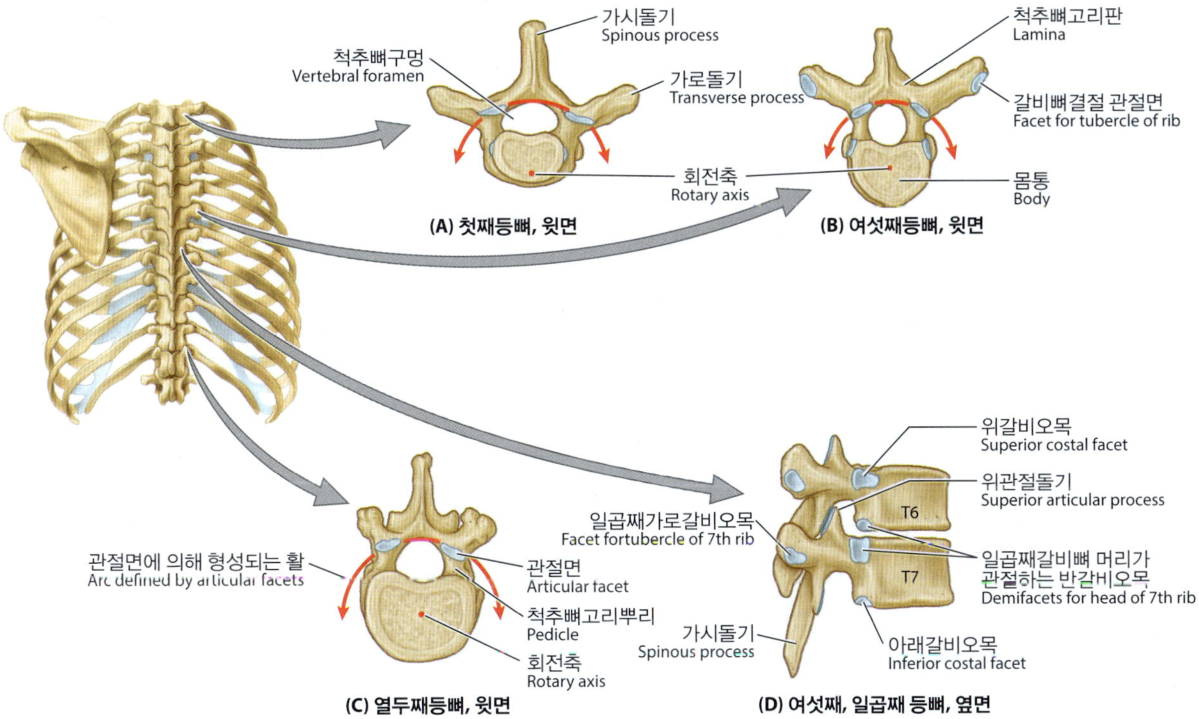

그림 4.4. 등뼈. A. 첫째등뼈는 목뼈와 유사한 형태의 척추뼈구멍과 몸통을 가지고 있다. **B.** 다섯째–아홉째 등뼈는 등뼈의 전형적인 특징을 가지고 있다. **C.** 열두째등뼈는 허리뼈와 유사한 뼈 돌기와 몸통 크기를 가지고 있다. 등뼈의 위, 아래관절돌기의 관절면에 의해 형성되는(*빨간 화살표*) 면은 수직으로 등뼈몸통을 지나는 축을 중심으로 활(arc) 형태를 이룬다 **(A~C)**. **D.** 등뼈의 특징. 척추뼈몸통의 위, 아래갈비오목(반관절면)과 가로갈비오목. 길고 경사진 가시돌기는 등뼈의 특징이다.

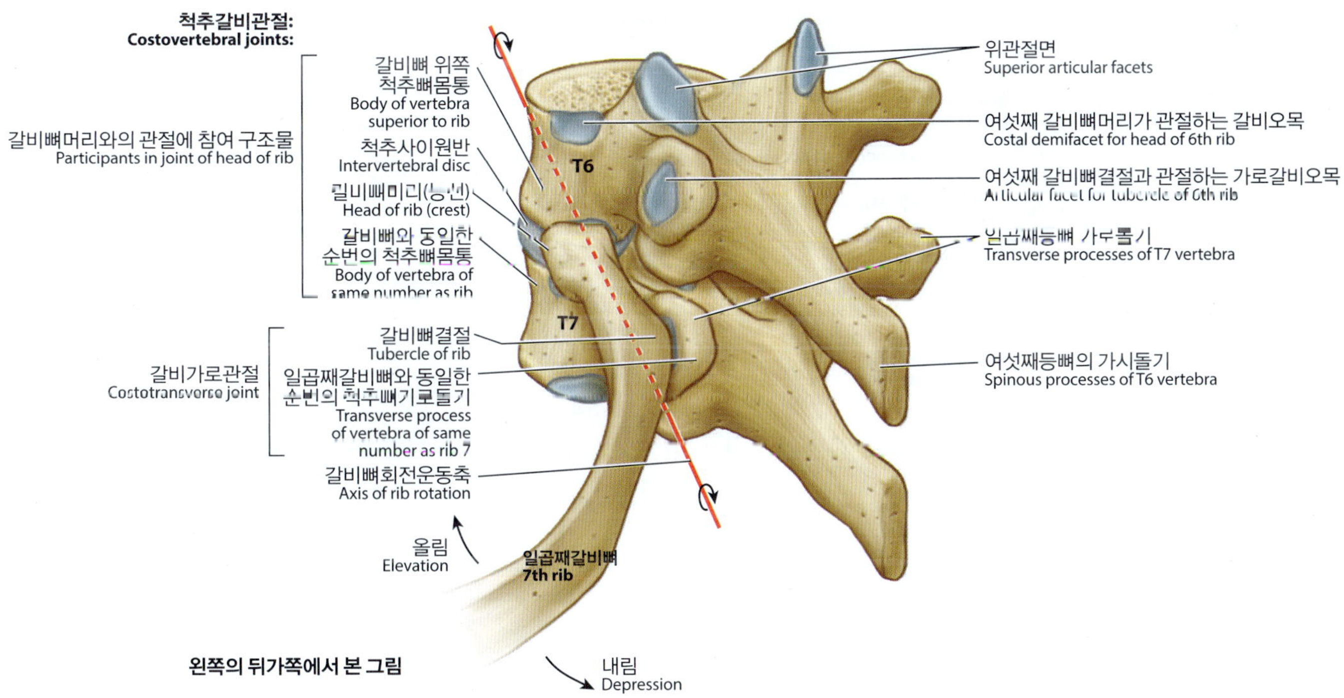

그림 4.5. 전형적 갈비뼈의 척추갈비관절. 척추갈비관절에는 갈비뼈머리 관절와 척추뼈 몸통 및 척추사이원반 사이의 관절과, 갈비뼈결절과 척추뼈가로돌기 사이의 관절에 의해 형성된다. 갈비뼈는 갈비뼈 머리와 목을 가로지르는 축을 중심으로 움직인다(올림과 내림, *화살표*).

쌍으로 존재한다.

- 아래 둘 또는 세 개의 등뼈를 제외한 가로돌기에는 갈비뼈의 결절과 관절하는 **가로돌기갈비오목**(횡돌기늑골와, *costal facet of transverse process*)이 존재한다.
- 길고, 아래로 경사진 **가시돌기**(*spinous processes*).

위·아래갈비오목(**superior** and **inferior costal facet**)의 대부분은 작은 **반관절면**(*demifacet*) 형태로 양가쪽에 쌍으로 존재하며, 전형적인 등뼈(T2–T9)에서 몸통의 위·아래뒤가쪽모서리에 편평한 면의 형태를 이루고 있다. 기능적으로, 갈비오목은 인접한 등뼈에 존재하는 갈비오목과 쌍으로 위쪽 척추뼈의 아래(반)관절면과 아래쪽 척추뼈의 위(반)관절면 형태로 배열되며 등뼈몸통 사이의 갈비사이원반의 옆면에 위치한다. 전형적인 갈비오목은 두 개의 반관절면이 이와 같이 1쌍으로 존재하고 이들 사이의 갈비사이원반의 뒤가쪽 모서리가 아래쪽 척추뼈와 같은 숫자의 갈비뼈 머리를 수용(예: T6의 위갈비오목에 여섯째갈비뼈 머리가 관절)하는 하나의 갈비오목을 형성하고 있다. 비전형적인 등뼈는 반관절면이 존재하는 곳에 하나의 온갈비오목(whole costal facet)을 가지고 있다.

- 첫째등뼈(T1)의 위갈비오목은 위의 일곱째목뼈(C7)에 반관절면이 없기 때문에 온관절오목 형태로, 첫째갈비뼈는 첫째등뼈(T1)와만 관절한다. 첫째등뼈(T1)는 전형적인 (반)관절면의 아래갈비오목도 가지고 있다.
- 열째등뼈(T10)는 오직 양가쪽에 1쌍의 (온)관절면 갈비오목만을 가지고 있는데, 일부는 몸통에 일부는 척추뼈고리뿌리에 위치한다.
- 열한째등뼈(T11), 열두째등뼈(T12)에는 척추뼈고리뿌리에 위치한 단 1쌍의 (온)관절면 갈비오목만이 존재한다.

전형적인 등뼈(예: T6, T7)의 척추뼈고리(추궁)에서 돌출한 **가시돌기**(극돌기, *spinous process*)는 길고 아래로 경사져 있어, 보통은 아래 등뼈를 덮고 있는 형태를 이룬다(그림 4.4D와 4.5). 이 가시돌기는 인접한 등뼈의 **척추뼈고리뿌리**(척추골궁판, *laminae*) 사이의 간격을 덮어 칼과 같은 예리한 도구가 **척추관**(*vertebral canal*)을 통과하여 척수를 손상시키는 것을 방지한다. **위관절돌기**(*superior articular process*)의 볼록한 위관절면(superior articular facet)은 주로 뒤쪽과 약간 가쪽으로 향하고 있는데, 반면에 **아래관절돌기**(*inferior articular process*)의 오목한 아래관절면(inferior articular facet)은 주로 앞쪽과 약간 안쪽으로 향하고 있다. 인접한 등뼈의 각 관절면 사이의 양가쪽 관절의 운동 면은 척추뼈 몸통 내에서 돌림 운동의 축을 중심으로 하는 호를 그린다(그림 4.4A~C). 이렇게 인접한 척추뼈 사이의 관절에서는 작은 돌림운동은 가능하지만 척추뼈 사이관절의 형태와 갈비뼈우리에 부착된 근육에 의해 운동은 제한된다.

복장뼈(the sternum)

복장뼈[**흉골**, **sternum**; 그리스어로 *sternon*(가슴)에서 유래]는 납작하고 긴 뼈로 가슴우리 앞쪽부분의 중간부위를 형성한다(그림 4.6). 복장뼈는 직접적으로 세로칸 장기들 특히, 심장 위에 대부분 위치하여 이를 보호하고 있다. 복장뼈는 복장뼈자루(흉골병, manubrium), 복장뼈몸통(흉골체, body of sternum)과 칼돌기(검상돌기, xiphoid

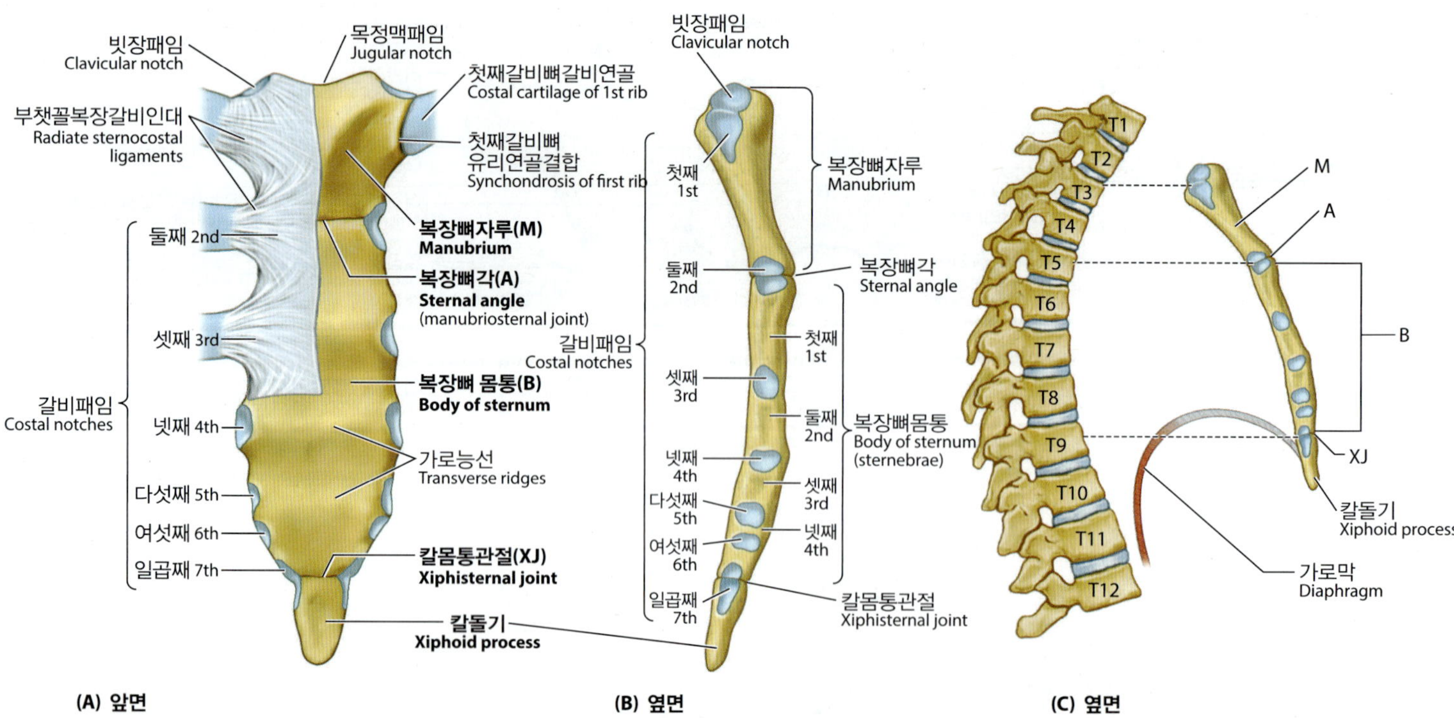

그림 4.6. 복장뼈(sternum). A. 갈비연골에서부터 복장뼈의 앞과 윗면으로 뻗어 있는 부챗꼴복장갈비인대의 얇고 넓은 막성 띠가 오른쪽 위쪽에 보인다. **B.** 빗장패임 사이에 복장뼈자루의 위쪽 1/3의 두께를 관찰하여라. **C.** 복장뼈와 척주와의 높이관계를 보여준다.

process)의 세 부분으로 구성된다. 청소년기와 젊은 성인에서 이 세 부분은 연골관절(유리연골결합, *synchondroses*) 형태로 연결되어 있다가 중년에서 말년 성인기 사이에 골화된다.

복장뼈자루[흉골병, manubrium; 라틴어로 handle(칼의 자루)에서 유래, 복장뼈몸통은 칼날에 해당]는 대략 사다리꼴 모양의 뼈이다. 복장뼈자루는 복장뼈의 세 부분 중에서 가장 넓고 두껍다. 복장뼈자루 위모서리의 쉽게 만져지는 오목한 중앙부위를 **목아래패임(경절흔, jugular notch; 복장뼈위패임, suprasternal notch)**이라 한다. 목아래패임은 빗장뼈의 안쪽끝(복장끝)에 의해 관절되어 있는 골격상태(실제 살아 있는 몸)에서 더 깊어지는데, 이것은 **복장빗장관절**[흉쇄관절, *sternoclavicular (SC) joint*]을 형성하는 복장뼈자루의 비교적 작은 **빗장패임(쇄골절흔, clavicular notch)**보다 관절하는 빗장뼈(쇄골) 안쪽끝이 크기 때문이다(그림 4.1A). 빗장패임의 아래가쪽으로 첫째갈비뼈의 갈비연골이 복장뼈자루의 가쪽모서리에 단단히 부착한다—**첫째갈비뼈의 유리연골결합(synchondrosis of the first rib**; 그림 4.1A와 4.6A). 복장뼈자루와 몸통은 서로 약간 다른 평면에 놓여 있는데 이러한 이유로 서로 만나 형성하는 **자루몸통결합(흉골병연골결합, manubriosternal joint)**은 돌출된 **복장뼈각[흉골각, sternal angle** (of Louis)]을 형성한다(그림 4.6A, B).

복장뼈몸통(body of the sternum)은 복장뼈자루보다 길고 좁으며 얇은데, 다섯째등뼈(T5)–아홉째등뼈(T9) 높이에 위치한다(그림 4.6A~C). 복장뼈의 너비는 다양한데 이는 가쪽모서리가 **갈비패임(늑골절흔, costal notch)**에 의해 가리비 모양을 형성하기 때문이다. 어린이에서는, 네 개의 **복장뼈분절**(*sternebrae*; 복장뼈 원시분절, primordial segments of sternum)이 명확히 구분된다. 복장뼈분절은 서로 일차연골성관절(복장뼈 유리연골결합, *sternal synchondroses*)로 관절한다. 이 관절은 사춘기(성적 성숙기)와 25세 사이의 나이에 아래쪽부터 융합되기 시작된다. 어른에서는 복장뼈몸통은 거의 편평한 앞면을 가지며 세 개의 가변적인 **가로능선(transverse ridges)**이 남게 되는데(그림 4.6A), 이는 본래 서로 다른 네 개의 복장뼈분절이 융합된 선을 나타낸다.

칼돌기(xiphoid process)는 복장뼈 중에서 가장 작고 변이가 심한 부위로 얇고 길쭉하다. 칼돌기의 아래쪽 끝이 열째등뼈(T10) 높이에 위치한다. 돌기의 아래쪽 끝은 무딘 형태를 취하거나, 두 갈래로 나누어져 있는 형태나, 휘어져 있거나, 옆으로나 앞으로 삐뚤어져 있는 경우도 있다. 어린이에서는 연골형태로 존재하다 40세 이상의 성인에서 대체로 골화된다. 노인에서 칼돌기는 복장뼈몸통과 융합되기도 한다.

칼돌기는 정중면에서 다음과 같은 이유로 중요한 기준점이 된다.

- 몸통과 만나는 **칼몸통관절(xiphisternal joint)**부위는 앞 몸통벽에 돌출한 가슴안 중앙부분의 아래경계를 나타낸다. 이 관절은 또한 아래가슴우리문의 오른쪽과 왼쪽 갈비모서리에 의해 형성되는 **명치각(흉골하각, infrasternal angle**; 갈비밑각, subcostal angle)부위이다(그림 4.1A).
- 칼돌기는 간과 가로막의 중심널힘줄의 위경계와 심장의 아래모서리를 나타내는 정중선의 표지자이다.

가슴우리문(Thoracic Apertures)

가슴우리가 외형적으로 완전한 벽 형태를 하고 있지만, 실제 위쪽과 아래쪽으로 열려진 구조이다. 상대적으로 매우 작은 위쪽 구멍은 목 및 팔과 연결되는 통로를 제공한다. 이보다 큰 아래구멍은 반지 모양 형태로 가로막(횡격막, diaphragm)의 이는곳을 제공하는데, 가로막에 의해 완전히 폐쇄된다. 가로막의 운동은 가슴안의 부피/속압력 비를 일차적으로 조절하게 하고 일회 호흡(공기 교환)을 위한 바닥을 제공한다.

위가슴우리문(superior thoracic aperture)

해부학적 가슴 입구(thoracic inlet)인 **위가슴우리문(superior thoracic aperture)**의 경계는 다음과 같다(그림 4.7).

- 뒤쪽경계는 첫째등뼈(T1)로 몸통이 위가슴우리문 앞쪽으로 돌출함
- 가쪽경계는 첫째갈비뼈와 갈비연골 1쌍
- 앞쪽경계는 복장뼈자루의 위모서리

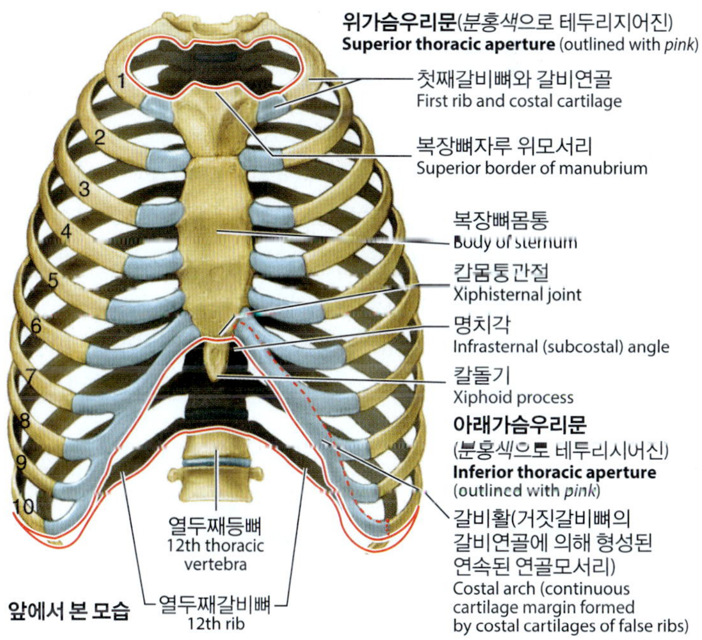

그림 4.7. 가슴우리문(thoracic apertures). 위가슴우리문은 가슴안과 목, 팔 사이의 관문이다. 아래가슴우리문은 가로막이 부착되는 부위를 제공하고, 가로막은 위쪽으로 볼록하게 돌출되어 있어 위쪽 배안의 장기(예: 간)를 가슴우리가 보호하고 있다. 일곱째에서 열째(거짓) 갈비뼈의 연속되는 갈비연골에 의해 형성되는 연골성막대는 갈비모서리(costal margin)를 형성한다.

비스듬한 콩팥 모양의 위가슴문을 통해 가슴안과 목 사이를 지나는 구조물은 기도(trachea), 식도(esophagus)와 머리, 목, 팔에 공급되는 신경과 혈관 등이다.

어른의 위가슴문은 대략 앞뒤로 6.5 cm, 가로로 11 cm 정도이다. 이 구멍의 크기를 가시화하여 나타내면 2-×4-인치 조각의 허리뼈가 통과할 수 있는 크기보다 약간 큰 정도이다. 첫째갈비뼈의 비스듬한 경사도 때문에 위가슴우리문은 앞아래쪽으로 경사져 있다.

아래가슴우리문(inferior thoracic aperture)

해부학적으로 가슴출구(*thoracic outlet*)인 **아래가슴우리문(흉곽하구, inferior thoracic aperture)**의 경계는 다음과 같다.

- 뒤쪽경계는 열두째등뼈(T12)로 몸통은 아래가슴우리문의 앞쪽으로 돌출함
- 뒤가쪽경계는 열한째와 열두째 한 쌍의 갈비뼈와 갈비연골
- 앞가쪽경계는 갈비모서리를 형성하는 일곱째-열째갈비뼈의 갈비연골
- 앞쪽경계는 칼몸통관절(흉골검상관절, xiphisternal joint)

아래가슴우리문은 위가슴우리문보다 넓고 경계가 불규칙하다. 아래가슴우리문 역시 뒤가슴벽이 앞가슴벽보다 훨씬 길기 때문에 비스듬하다. 아래가슴우리문은 가로막에 의해 닫히는데, 가로막은 가슴안과 복막안을 완전히 분리시킨다. 가슴에서 배로 들어가는 구조물과 배에서 가슴으로 들어가는 구조물은 가로막을 가로지르는 구멍을 통과하거나(예: 식도와 아래대정맥) 가로막의 뒤쪽으로 지난다(예: 대동맥).

가슴안의 크기가 종종 실제보다 더 크게 추정되는 것과 마찬가지로, 가슴우리의 아래 범위(가슴안과 배안 사이의 경계에 따라)도 살아 있는 사람에게서 아래가슴우리문과 가로막(가슴안의 바닥) 사이의 불일치 때문에 잘못 추정되는 경우가 많다. 가로막이 아래가슴우리문을 구성하는 구조물들에서 기원하지만 가로막의 볼록한 둥근 지붕은 넷째갈비사이공간 높이까지 올라가고, 간, 지라, 위 등의 배안 장기들은 가슴벽 속인 아래가슴우리문 면의 위쪽에 위치한다(그림 4.1A, B).

가슴벽의 관절(Joints of Thoracic Wall)

가슴벽 관절의 운동은 빈번하지만—예를 들어, 정상호흡과 관련된 운동—개개의 관절 운동의 범위는 비교적 작다. 그럼에도 불구하고, 이러한 관절의 운동성을 감소시키는 어떠한 장애도 호흡에 지장을 줄 수 있다. 깊은 호흡을 하는 동안, 가슴우리의 팽창운동(앞, 위 또는 가쪽)은 상당히 중요하다. 척주의 폄운동은 가슴의 앞뒤지름을 증가시킨다. 가슴벽의 관절은 그림 4.8에 설명되어 있다. 관절의 형태와 관절면 및 가슴벽 관절의 인대는 표 4.1에 정리되어 있다.

인접한 등뼈 몸통 사이의 **등뼈사이관절**(*intervertebral joint*)에는 세로인대와 **척추사이원반**(*intervertebral disc*)이 함께 포함된다. 이러한 관절은 제2장 '등'에서 자세히 다뤄진다. 복장빗장관절(흉쇄관절, sternoclavicular joint)은 제3장에 설명되어 있다.

갈비척추관절(costovertebral joints)

전형적인 갈비뼈는 척주와 갈비뼈머리관절과 갈비가로돌기관절의 두 부위에서 관절하고 있다(그림 4.5).

갈비뼈머리관절(Joints of Heads of Ribs). 갈비뼈머리는 연결되는 (동일 순번의) **등뼈 위갈비오목**(*superior costal facet*)과 이 등뼈의 위쪽 등뼈의 **아래갈비오목**(*inferior costal facet*), 그리고 두 등뼈를 연결하는 척추사이원반과 관절하고 있다(그림 4.4와 4.8A). 예를 들어, 여섯째갈비뼈머리는 여섯째등뼈(T6) 몸통의 윗부분과 다섯째등뼈(T5) 아랫부분, 그리고 이들 등뼈 사이의 척추사이원반과 관절하고 있다. 갈비뼈머리 모서리(늑골머리능선, crest of head of rib)는 관절 속의 **관절속갈비뼈머리인대(관절내늑골두인대, intra-articular ligament of head of rib)**에 의해 척추사이원반에 부착되고, 이 인대에 의해 2개의 윤활 공간(synovial cavity)으로 나눠진다.

관절주머니의 **섬유층**(*fibrous layer of joint capsule*)은 앞쪽에서 제일 단단해서 **부채꼴갈비머리인대(방사상늑골머리인대, radiate ligament of head of rib)**를 형성하는데, 이 인대는 갈비뼈머리의 앞모서리부터 관절하는 두 등뼈몸통과 몸통 사이의 척추사이원반까지 부채꼴로 펼쳐져 있다(그림 4.8A, B). 갈비뼈머리는 등뼈몸통과 매우 단단히 연결되어 있어 갈비뼈머리관절의 관절면에서 약간의 미끄럼운동(관절속갈비뼈머리인대를 중심으로 중쇠운동)만 가능하다. 하지만 이 부위에서의 가벼운 운동은 갈비뼈 먼쪽끝(복장끝 또는 앞쪽끝)에서 상대적으로 큰 운동을 유발할 수 있다.

갈비가로돌기관절(늑횡돌기관절, Costotransverse Joints). 척추뼈 뒷부분(척추뼈고리, vertebral arch)의 가쪽에는 풍부한 인대들이 부착하여 이 관절을 강화시키고 운동을 제한하는데 얇은 관절낭만 존재한다. 갈비뼈목과 등뼈의 가로돌기 사이에 존재하는 **갈비가로돌기인대(늑횡돌기인대, costotransverse ligament)**와 갈비뼈결절과 등뼈의 가로돌기 사이에 존재하는 **가쪽갈비가로돌기인대(외측늑횡돌기인대, lateral costotransverse ligament)**는 관절의 앞면과 뒷면을 각각 강화시킨다. **위갈비가로돌기인대(상늑횡돌기인대, superior costotransverse ligament)**는 갈비뼈목능선(늑골경릉, crest of neck of rib)과 위 순번의 위쪽 등뼈가로돌기를 연결하는 넓은 띠다. 이 인대와 등뼈 사이의 구멍으로 가슴신경(척수신경)과 갈비사이동맥의 뒤가지가 지난다. 위갈비가로돌기인대는 강한 **앞갈비가로돌기인대**와 약한 **뒤갈비가로돌기인대**로 나뉠 수도 있다.

이들 관절에 결합되어 있는 강한 갈비가로돌기인대 때문에 이

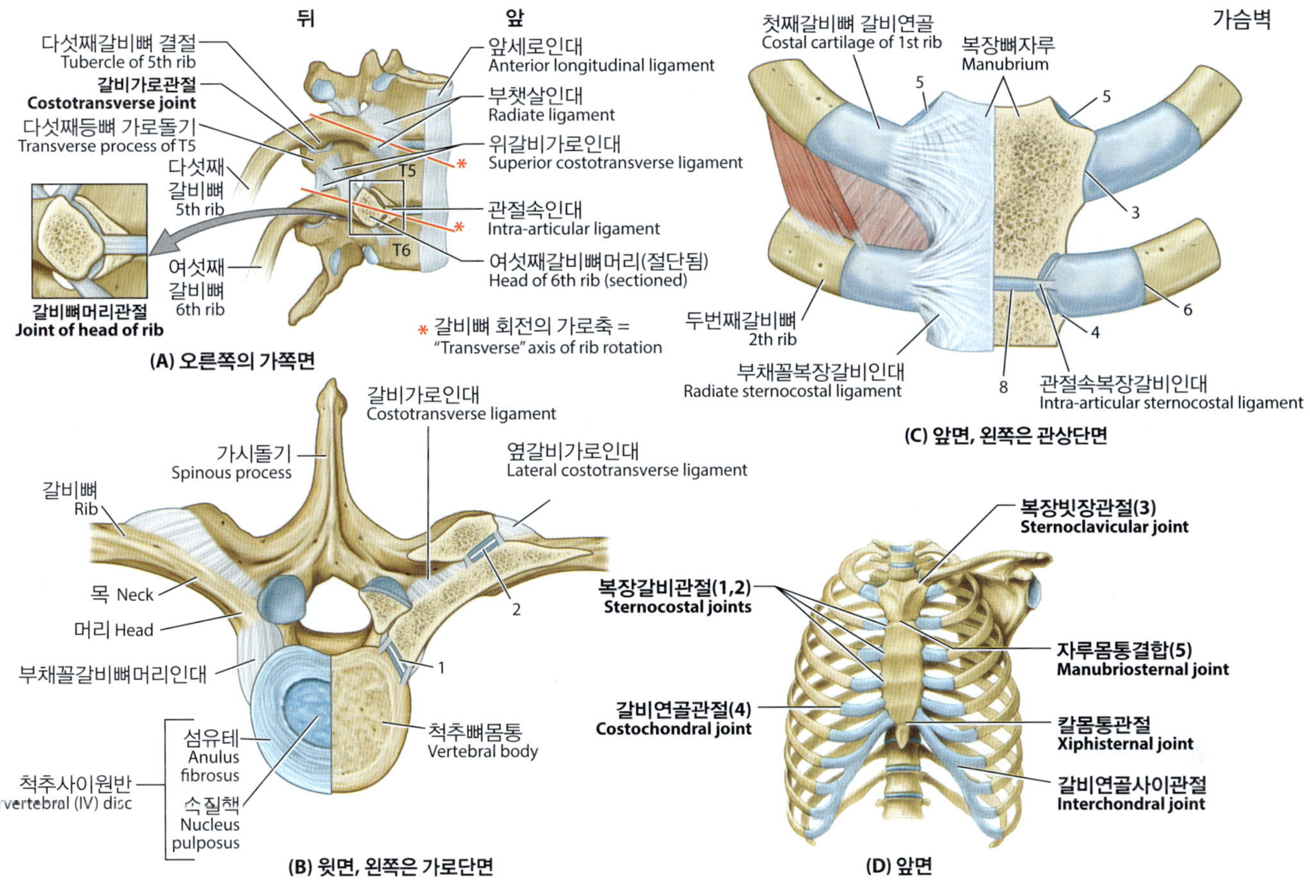

그림 4.8. 가슴벽의 관절(joints of thoracic wall).

표 4.1. 가슴벽의 관절(joints of thoracic wall)

관절이름	종류(형태)	관절	인대	추가 설명
척추사이관절, 첫째–열두째등뼈사이(intervertebral, T1–T12)	섬유연골결합(이차연골관절)	척수사이원반에 의해 결합된 인접한 척추뼈몸통	앞, 뒤세로인대	대부분 움직임은 약간의 회전으로 제한됨
갈비척추관절(costovertebral) 갈비뼈머리관절 (joints of head of rib)	윤활 평면관절	각 갈비뼈머리와 같은 순서의 척추뼈몸통의 위갈비오목 혹은 반오목과 위쪽 척추뼈 몸통의 아래갈비오목 혹은 반오목과 이들 사이의 척추사이원반	갈비뼈머리의 부채꼴인대 및 관절속인대	첫째, 열한째 및 열두째(때로는 열째)갈비뼈머리는 같은 순서의 하나의 척추뼈몸통 관절
갈비가로관절 (costotransverse)		갈비뼈결절은 같은 순번의 등뼈가로돌기와 관절	갈비가로; 가쪽과 위쪽 갈비가로인대	열한째와 열두째갈비뼈는 같은 순번의 등뼈 가로돌기와 관절하지 않음
갈비연골관절(costochondral)	일차(유리)연골관절	갈비뼈 복장끝과 갈비연골의 가쪽끝 사이의 관절	뼈막에 의해 결합된 연골과 뼈	이 관절에서 정상적으로 움직임이 없음; 갈비연골은 유연성을 제공하여 줌
연골사이관절(interchondral)	윤활 평면관절	여섯째와 일곱째와 일곱째와 여덟째 및 여덟째와 아홉째갈비연골 사이의 관절	연골사이 인대	아홉째갈비연골과 열째갈비뼈 사이의 관절은 섬유성관절
복장갈비관절(sternocostal)	첫째: 일차연골관절(유리연골관절)	첫째갈비연골과 복장뼈자루 사이관절		
	둘째–일곱째: 윤활평면관절	둘째–일곱째갈비연골 쌍과 복장뼈사이 관절	앞 및 뒤부채꼴복장갈비 인대; 관절속인대	종종 관절강은 없음; 섬유연골이 관절면을 덮음
복장빗장관절 (sternoclavicular)	안장관절 형태의 윤활관절	빗장뼈 복장끝과 복장뼈자루및 첫째갈비연골 사이관절	앞 및 뒤복장빗장인대; 갈비빗장인대	이 관절은 관절원반에 의해 두 부분으로 나뉜다.
자루몸통결합 (manubriosternal)	이차연골관절(섬유연골결합)	복장뼈자루와 복장뼈몸통 사이 관절		노인들에서 이 관절은 흔히 융합되어 뼈융합이 됨
칼몸통결합(xiphisternal)	일차연골관절(유리연골결합)	복장뼈 칼돌기와 복장뼈 몸통 사이 관절		

척추사이(intervertebral, IV).

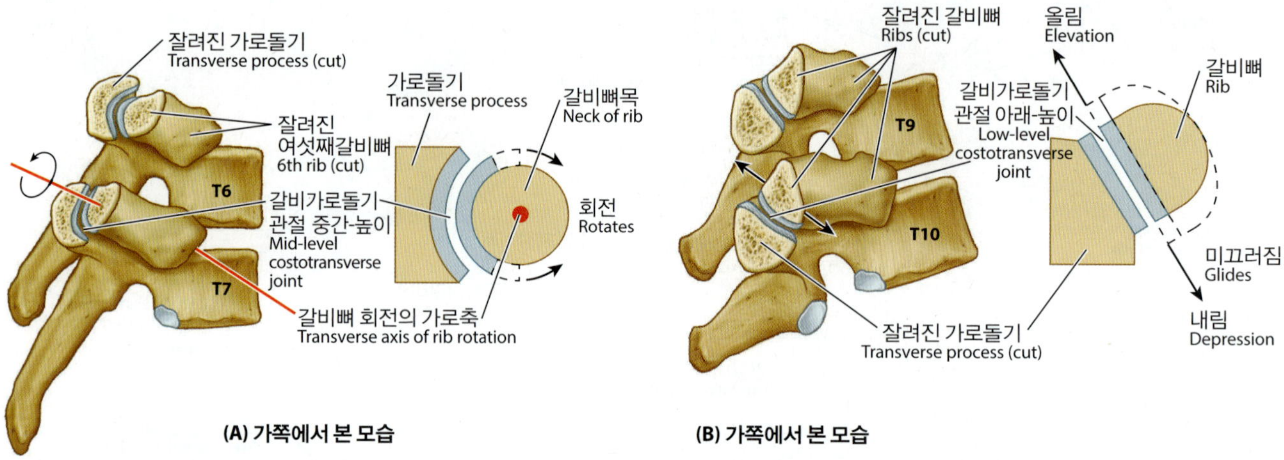

그림 4.9. 갈비가로관절(costotransverse joints). 시상단면에서 드러난 관절면의 구조는 갈비가로관절에서 어떻게 관절움직임이 일어나는지를 보여준다. **A.** 첫째–일곱째 갈비뼈. 갈비뼈는 갈비뼈 목을 세로로 관통하는 축을 중심으로 회전한다. **B.** 여덟째–열째 갈비뼈. 편평한 관절면으로 인해 미끄러짐 운동이 일어난다.

관절에서는 약한의 미끄럼운동만이 가능하다. 위쪽 6개 갈비뼈의 갈비뼈결절 관절면은 볼록하여 가로돌기의 오목한 관절면에 잘 들어맞는다(그림 4.9). 결과적으로, 관절속관절인대와 갈비뼈머리와 목을 가로지르는 대부분의 가로축을 중심으로 하는 돌림운동이 일어난다(그림 4.8A, B). 이로 인하여 시상면에서 갈비뼈 복장끝과 복장뼈의 올림과 내림운동이 일어난다(펌프손잡이 운동; 그림 4.10A, C). 일곱째–열째갈비뼈의 갈비뼈결절과 가로돌기의 편평한 관절면에서는 미끄럼운동이 가능한데(그림 4.9), 이 결과로 가로면에서 이러한 갈비뼈의 가쪽 대부분의 올림과 내림운동이 일어난다(양동이손잡이 운동; 그림 4.10B, C).

복장갈비관절(sternocostal joints)

첫째갈비연골쌍은 복장뼈자루(흉골병, manubrium)와 갈비연골 사이에 삽입되어 단단히 부착되어 있는 섬유연골의 얇은 치밀층에 의해 관절하고 있는데 이를 **첫째갈비뼈의 유리연골결합(synchondrosis of 1st rib)**이라 한다. 둘째–일곱째갈비연골쌍은 연골쪽과 복장뼈쪽 두 면 모두 섬유연골 관절면에 의해 윤활관절 형태로 복장뼈와 관절하고 있어 호흡하는 동안 운동이 가능하다. 이 관절의 관절주머니는 약한데, 앞쪽과 뒤쪽으로 두꺼워져 **부채꼴복장갈비인대(radiate sternocostal ligaments)**를 형성한다. 이 인대는 얇고 넓은 막성 띠로 되어 갈비연골에서부터 복장뼈의 앞면과 뒷면까지 연속하여 뻗어 있어, 허리띠 모양의 복장뼈 덮개를 형성한다.

가슴벽의 운동(Movements of the Thoracic Wall)

들숨(흡기, inspiration) 때 가슴벽과 가로막의 움직임은 가슴안 부피와 가슴의 지름을 증가시킨다(그림 4.10D, F). 이 결과로 인한 압력의 변화는 번갈아서 [**들숨**(*inspiration*) 때는] 공기가 코, 입, 인두, 기도를 지나 허파로 들어가게 하고, [**날숨**(*expiration*) 때는] 동일한 통로를 통해 공기를 배출시킨다. 수동적 날숨을 쉴 동안, 가로막과 갈비사이근육 및 다른 호흡관련 근육들은 이완되어 가슴안 부피를 감소시키고 **가슴안압력**(*intrathoracic pressure*)은 증가하게 된다(그림 4.10E, C). 이와 동시에, **배안압력**(*intra-abdominal pressure*)은 감소하고 배안 장기에 대한 압박은 줄어들게 된다. 이로 인해 허파의 신장된 탄력조직이 다시 꼬이면서 공기의 대부분을 배출한다.

들숨 시 가로막의 수축으로 인해 가로막의 높이가 내려가 배안장기를 누르게 되는데 이런 작용으로 가슴안 중앙부위의 **세로길이**(높이, *vertical dimension*)는 증가한다(그림 4.10F). 날숨 시에는 허파의 탄성에 의해 허파와 가슴벽 사이의 가슴막안에 대기보다 낮은 음압이 생겨 세로길이는 정상위치로 돌아간다. 이 결과로 장기를 누르던 힘은 없어지고, 가로막의 둥근 지붕은 올라가고 세로길이는 감소한다.

가슴의 **앞뒤길이**(*AP dimension*)는 갈비사이근육이 수축할 때 상당히 증가한다. 갈비등뼈 관절에서 위쪽 갈비뼈(주로 둘째–여섯째)의 갈비뼈목을 지나는 축을 중심으로 한 움직임은 갈비뼈의 앞쪽 끝이 올라가게 한다. 갈비뼈가 아래로 기울어져 있기 때문에, 갈비뼈의 올림은, 특히 아래 끝에서 아직 자루몸통관절에서 뼈융합(붙음)이 되지 않은 젊은이에서는 약간의 운동으로 인해 복장뼈의 앞-뒤 운동을 일으키게 된다—**시계추 운동**(*the pendulum movement*; 그림 4.10A, C).

가슴의 **가로길이**(*transverse dimension*)도 갈비사이근의 수축으로 갈비뼈의 중간(가쪽 대부분)이 올라감으로 인해 약간 증가한다—**양동이손잡이 운동**(*bucket-handle movement*; 그림 4.10B, C). 이러한 운동의 복합 작용은 가슴우리를 앞, 위, 가쪽으로 움직인다(그림 4.10C, F).

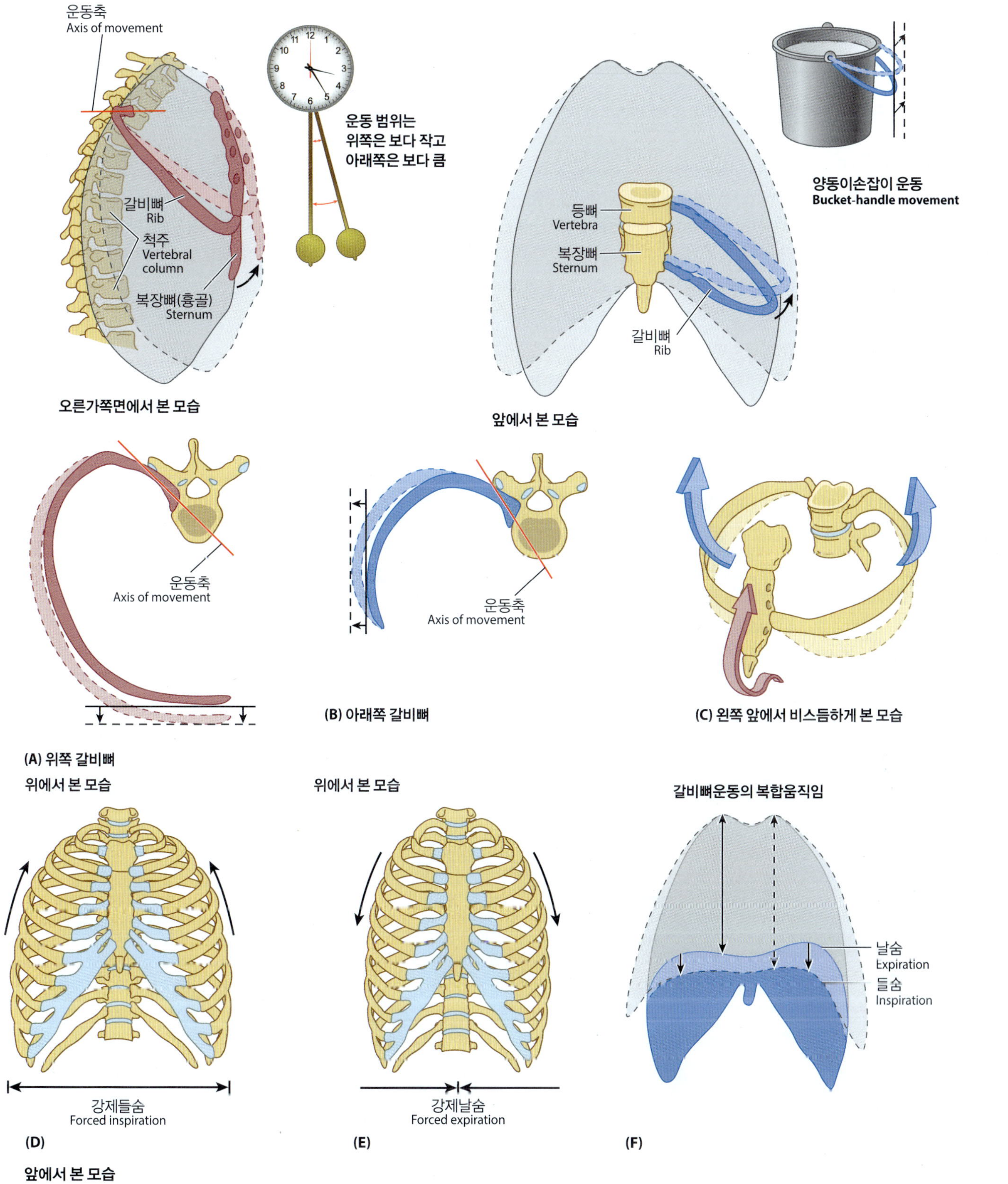

그림 4.10. 가슴벽의 운동. A. 가슴뼈(복장뼈)의 시계추 운동. 위쪽 갈비뼈가 올라갔을 때, 가슴의 앞뒤 길이는 증가하는데 시계추 운동에서 아래끝에서 더 큰 운동이 일어나는 것처럼 가슴의 아래쪽으로 갈수록 길이 증가가 더 크게 일어난다. **B.** 갈비뼈가 올라갔을 때, 아래쪽 갈비뼈의 중간부위는 가쪽으로 움직여 가로 길이를 증가시킨다. **C.** 갈비뼈의 양동이손잡이 운동. 강제들숨 동안 생기는 갈비뼈의 복합 움직임(*화살표*)은 가슴우리의 앞뒤와 가로 길이를 증가시킨다. **D.** 강제들숨 동안 갈비뼈가 올라감으로 가슴우리는 넓어진다(*화살표*). **E.** 강제날숨 동안 갈비뼈가 내려감으로 가슴우리는 좁아진다(*화살표*). **F.** 들숨(안정 혹은 강제)의 일차적 운동은 가로막의 수축이고, 이는 가슴안의 수직 길이를 증가시킨다(*화살표*). 가로막이 이완되었을 때, 배안장기의 감압은 가로막을 위쪽으로 밀어 날숨 시 수직 길이를 감소시킨다.

임상적용 CLINICAL BOX

가슴벽(THORACIC WALL)

가슴통증(Chest Pain)

가슴통증(**흉통**, *chest pain*)은 허파질환에 의해 발생할 수 있긴 하지만, 아마도 심장질환의 가장 중요한 증상이다(Bickley, 2021). 하지만 가슴통증은 장, 쓸개 및 근골격계 질환에서도 발생할 수 있다. 가슴통증 환자를 진찰할 때에는 심각한 상태와 여러 부수적인 원인에 의한 통증 사이의 감별에 주로 관심을 갖는다. **심장발작**(*heart attack*)을 경험한 사람들은 대개 관련된 통증이 휴식을 취해도 사라지지 않는 "압착하는" 복장밑 통증(substernal pain)으로 기술한다.

갈비뼈골절(Rib Fractures)

짧고 넓은 첫째갈비뼈는 빗장뼈의 뒤쪽 아래에 위치한다. 이러한 위치 때문에 보호가 잘 되어 있어 첫째갈비뼈는 거의 골절되지 않는다(만져지지 않는다). 따라서 첫째갈비뼈의 골절은 심각한 부상의 특징으로 일반적으로 여겨진다. 하지만 골절되었을 때는 윗면을 지나 팔로 가는 구조물인 팔신경얼기(완신경총, brachial plexus) 신경들과 빗장밑혈관(쇄골밑혈관, subclavian vessel)이 손상될 수 있다. 보통은 가운데 갈비뼈들이 잘 부러진다. **갈비뼈골절**(*rib fracture*)은 대개 타박이나 압착 손상에 의해 발생한다. 갈비뼈에서는 갈비뼈각의 바로 앞쪽이 가장 약하나, 직접 손상을 받았을 때는 어디나 부러질 수 있고 부러진 끝이 허파(폐) 그리고/또는 지라(비장)와 같은 속 장기를 손상시킬 수 있다. 아래쪽 갈비뼈골절(lower rib fracture)은 가로막을 찢을 수 있고, 이로 인해 **가로막탈장**(*diaphragmatic hernia*)이 생길 수 있다(제5장, 배 참조). 갈비뼈 골절은 호흡할 때, 기침할 때, 웃을 때 그리고 재채기할 때 부러진 부분이 움직이기 때문에 아프다. 이러한 이유로 갈비뼈골절은 수술로 고정하거나 재건한다. 하지만 이러한 진료는 아직 논쟁의 여지가 있다.

동요가슴(Flail Chest)

여러 개의 갈비뼈가 골절되면 상당한 크기의 앞쪽 그리고 혹은 옆쪽 가슴벽 구획이 자유롭게 움직이게 된다. 가슴벽에서 골절에 의해 분리된 부분은 숨을 들이쉴 때 들어가고 내쉴 때 나오는 정상과 반대의 움직임을 보인다. 이러한 임상 증상을 **동요가슴**(*flail chest*)이라 하는데, 이는 극도로 심한 통증을 유발하는 손상이고 호흡에 장애를 준다. 그 결과 혈액의 산소화에 영향을 준다. 동요가슴을 치료하는 동안 골절에 의해 분리된 부분은 갈고리 그리고/또는 철사로 고정시켜 움직이지 못하도록 한다.

가슴절개술(개흉술), 갈비사이공간 절개, 갈비뼈 절제 (Thoracotomy, Intercostal Space Incisions, and Rib Excision)

가슴벽을 통해 가슴막공간에 들어가기 위해 구멍을 만드는 수술과정을 가슴절개술(**개흉술**, *thoracotomy*)이라고 한다(그림 B4.1). 앞가슴절개술(**전개흉술**, *anterior thoracotomy*)

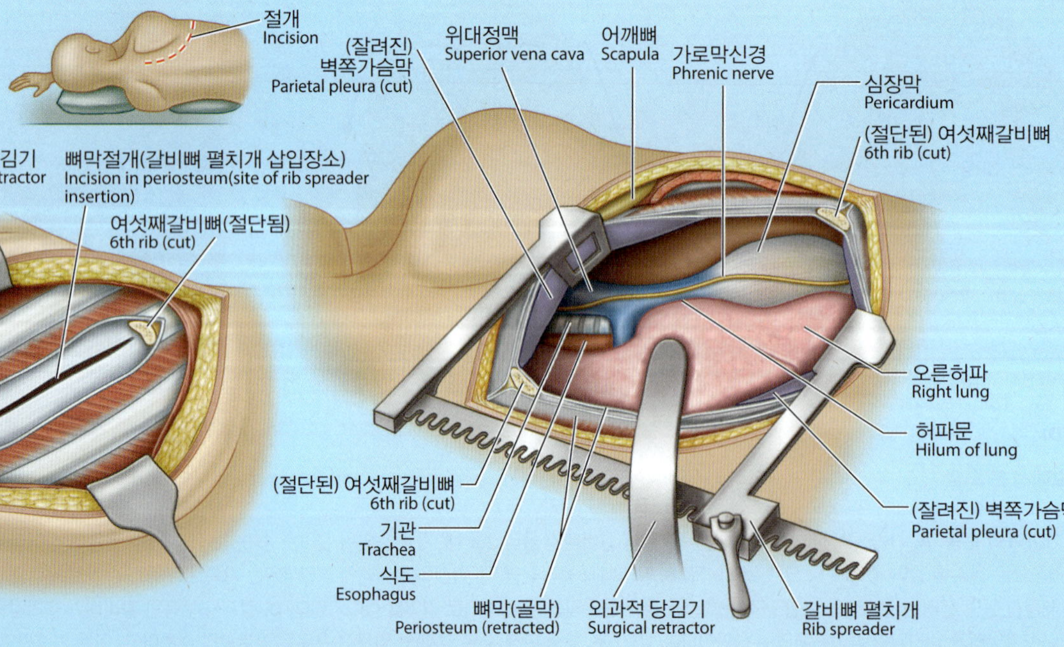

그림 B4.1. 가슴절개술(개흉술, thoracotomy).

은 하나 이상의 갈비뼈연골을 연골막을 따라 H자 모양으로 절제하여 갈비뼈연골의 일부를 들어내고 가슴안으로 들어가는 과정이다(그림 4.13, 오른쪽 참조).

뒤가슴절개술(후개흉술, posterior thoracotomy) 절개는 다섯째–일곱째갈비 사이공간의 뒤가쪽 측면에서 이루어진다. 대개 가쪽으로 접근하여 가슴안으로 들어가는 것이 가장 만족스럽다(그림 B4.1). 환자가 옆으로 누운 상태에서, 팔을 완전히 벌리고 아래팔은 환자의 머리 뒤에 위치시킨다. 이렇게 하면 어깨뼈 아래각이 들리고 가쪽으로 회전하여 높게는 넷째갈비뼈사이공간까지도 들어갈 수 있게 된다.

외과 의사들은 갈비뼈를 싸고 있는 뼈막 표면을 절개하기 위해 H자 모양의 절개를 하고 갈비뼈에서 골막을 벗겨낸 뒤, 가슴안으로 보다 쉽게 들어가기 위해 **갈비뼈의 큰 부분을 제거한다**. 이러한 갈비뼈 절제는 예를 들어, 가슴 안으로 들어가 허파를 제거(**허파절제술; 폐절제술**, *pneumonectomy*)하기 위해 필요하다. 갈비뼈가 없는 경우, 가까운 갈비뼈사이근육을 다치지 않으면서 뼈막집(periosteal sheath)의 깊은 면을 통해 가슴안으로 들어갈 수 있다. 수술 후, 갈비뼈를 들어낸 부분은 불완전하긴 하지만 손상되지 않은 뼈막에서 재생된다.

많은 사례에서 최소 침습성 내시경 접근방식을 사용하여 가슴안 수술을 진행할 수 있나[이 장의 임상적용 "가슴안보개검사(흉강경검사, Thyrocoscopy)" 참조].

과잉갈비뼈(Supernumerary Ribs)

사람들은 보통 양쪽에 12개의 갈비뼈가 있지만, 목 또는 허리갈비뼈에 있어 숫자가 증가하거나 열두째갈비뼈가 만들어지지 않을 경우 숫자가 적어진다. 목갈비뼈가 상대적으로 흔한데(0.5~2%), 목갈비뼈는 위가슴우리문(superior thoracic aperture)으로 나가는 신경혈관 구조물에 이상을 초래할 수도 있다. 이에 반에 허리갈비뼈는 덜 흔하다. **과잉갈비뼈**(*supernumerary rib*)들은 방사선사진이나 다른 진단영상검사에서 등뼈 위치 확인에 혼란을 줄 수도 있어 임상적으로 중요하다.

갈비연골의 보호기능과 노화
(Protective Function and Aging of Costal Cartilages)

갈비연골은 가슴우리에 탄성을 제공하고 많은 더박(디격)으로부터 복장뼈와 갈비뼈의 골절을 방지한다. 어린이에서 갈비뼈와 갈비연골이 상당한 탄력성을 가지고 있어, 갈비뼈골절 없이 가슴안에 손상이 생길 수도 있다. 노인에서는 갈비연골은 이러한 탄력성이 소실되고 약해지는데, 갈비연골은 석회화가 일어나 방사선 사진에서 방사선 비투과성(방사선촬영에서 흰색)을 보이기도 한다. 결론적으로, 노인에게 심폐소생술(CPR; 흉골압축법)을 실시하면 갈비뼈가 골절될 가능성이 더 높다.

칼돌기 골화(Ossified Xiphoid Process)

40대 초반의 많은 사람들이 자신의 **칼돌기가 일부 골화**(*ossified xiphoid process*)되었음을 갑자기 알게 된다. 사람들은 의사에게 **명치오목**(*epigastric fossa*)에 딱딱한 덩어리가 있다고 말하기도 한다. 이전에는 칼돌기에 대해 인식하지 못해 왔기 때문에 그들은 종양이 발생했을까봐 두려워하게 되기도 한다. 위쪽 복부(개복) 절개 시 필요에 따라 어느 한쪽으로 휘어지는 절개에 의해 칼돌기가 손상되거나 절단되는 것을 주의해야 한다. 손상된 연골 세포가 절개부위로 이식될 수 있어 이소골화(heterotropic ossification)의 원인이 된다.

복장뼈골절(Sternal Fractures)

피부 아래에 위치하고 있지만 **복장뼈골절**(*sternal fracture*)은 흔하지 않다. 압궤 손상은 가슴벽이 사고로 눌렸을 때 발생할 수 있는데, 예를 들어 교통사고에서 운전자의 가슴이 운전대에 부딪혔을 때와 같은 경우이다. 차량에 에어백이 장착됨에 따라 복장뼈골절의 빈도는 감소하였다. 복장뼈몸통골절은 대개가 **분쇄골절**(*comminuted fracture*)로 여러 조각으로 부서진다. 뼈조각의 위치이동은 드문데, 이는 복장뼈가 **깊은근막**(*deep fascia*: 부채꼴복장갈비인대의 섬유성 연결부분; 그림 4.6A 참조)에 싸여 있고, 큰 가슴근이 복장뼈에 붙어 있기 때문이다. 나이든 노인에서 복장뼈골절이 일어나는 가장 흔한 부위는 복장뼈각(흉골각, sternal angle)부위인데, 이곳은 복장뼈몸통자루 관절(흉골병연골결합, manubriosternal joint)이 융합된 곳이다. 이 부위골절에 의해 **복장뼈흉골몸통자루 관절의 탈구**가 일어난다.

복장뼈 손상에서는 골절 자체보다는 심장 손상(심근좌상, 심장파열, 심장눌림증) 또는 허파 손상(폐 손상) 가능성에 더 관심을 두게 된다. 대부분 이러한 손상들 때문에 복장뼈골절과 관련된 사망률은 25~45%나 된다. 이러한 이유로 **복장뼈 좌상**(*sternal contusion*)을 입은 모든 환자를 진찰할 때는 반드시 내부 장기 손상에 대한 평가를 해야 한다(Walls et al., 2018).

정중복장뼈절개(Median Sternotomy)

심장동맥우회술(관상동맥우회로술이식, *coronary artery bypass grafting*)과 같은 세로칸 수술에서 가슴안으로 들어가기 위해 복장뼈는 정중면에서 분리되어 젖혀진다. 갈비뼈와 갈비뼈연골의 유연성 때문에 **정중복장뼈절개**(**정중흉골절개**, *median sternotomy*)가 요구되는 수술이 이루어지는 동안 복장뼈 절반이 분리되어 젖혀질 수 있다. 이와 같은 복장뼈 분리는 허파의 위엽(폐상엽)에 있는 종양의 절제를 위한 좋은 수술 시야를 확보할 수 있게 해준다. 수술 후 복장뼈 절반은 철사봉합을 이용하여 다시 결합된다[임상적용 앞부분에 기술된 "가슴절개술(개흉술, thoracotomy), 갈비사이공간 절개, 갈비뼈 절제" 참조].

복장뼈 조직검사(Sternal Biopsy)

복장뼈몸통은 피하에 위치하고 형태가 넓적하여 종종 **골수생검**(*bone marrow needle biopsy*)이 시술된다. 바늘은 얇은겉질뼈(피질골, cortical bone)를 뚫고 혈관이 풍부한 갯솜뼈(해면뼈, spongy bone) 속으로 들어간다. 대부분 복장뼈 조직검사는 골수이식을 위한 검사표본을 얻거나 전이암 및 **혈액질환**(*blood dyscrasia*)의 진단을 위해 시행된다.

복장뼈 기형(Sternal Anomalies)

복장뼈(흉골)는 **복장뼈대**(**흉골대**, *sternal band* 또는 *bar*)라고 하는 풋연골(전연골)조직이 양쪽에서 수직으로 뭉쳐진 막대 부분이 융합되어 발생한다. 이러한 발생으로 인해 태아 복장뼈의 융합이상이 발생할 수 있다. 복장뼈의 융합이상에 의해 심장이 돌출되는 증상(**심장딴곳증**, *ectopia cordis*)을 보이는 **완전복장뼈갈림**(**완전흉골열**, *complete sternal cleft*)은 실제 임상적으로는 드물게 관찰된다. 복장뼈자루(흉골병)와 몸통의 위절반이 포함되는 부분적인 복장뼈갈림(흉골열)은 V 또는 U자 모양으로 나타나고, 영아기에 연골성 복장뼈 절반 부분을 직접 덧붙여(direct apposition) 고정하는 시술로 교정될 수 있다. 때로 태아 복장뼈판(sternal plate)의 융합이 불완전하여 복장뼈 몸통에 구멍이 남아 있을 수 있다(**복장뼈구멍**, *sternal foramen*). 이는 임상적 중요성은 없으나 방사선검사에서 총상으로 잘못 해석될 수 있기 때문에 구멍의 존재 가능성에 대해서 알고 있어야 한다. **오목가슴**(*pectus excavatum*, funnel chest)과 **새가슴**(*pectus cavinatum*, pigeon chest)은 아동기 때 두드러져 명확하게 판단될 수 있는 복장뼈 기형의 다양한 형태이다.

칼돌기의 천공은 노인에서 흔히 발생하나 이는 노화현상으로, 임상적으로 큰 의의는 없다. 유사하게 칼돌기가 영아기에 돌출되는 경우도 드물지 않은데, 있더라도 대개 교정은 필요하지 않다.

가슴문증후군(Thoracic Outlet Syndrome)

해부학자들은 위가슴우리문을 **가슴문입구**(**흉곽입구**, *thoracic inlet*)라고 하는데 공기나 음식물이 이 문을 통해서만 들어올 수 있기 때문이다. 임상의들이 위가슴우리문을 **가슴문출구**(**흉곽출구**, *thoracic outlet*)라고 하기도 하는데, 이는 가슴에서 나와 이 문을 통해 목아래와 위팔로 들어가는 동맥과 첫째가슴신경(T1 신경)을 강조하는 용어이다. 따라서 위가슴우리문이 막혀 영향을 받는 구조물에 따라 다양한 형태의 **가슴문증후군**(*thoracic outlet syndrome*, TOS)이 존재한다(Brannagan & Tanji, 2022). 가슴문증후군은 가슴이라는 위치를 의미하지만, 실제로 폐쇄는 문 밖의 목천장부위(roof of the neck)에서 발생하는데 증후군의 증상에는 위팔의 이상이 포함된다(제3장, 팔과 제9장, 목 참조).

갈비뼈탈구(Dislocation of Ribs)

갈비뼈탈구(*rib dislocation*, 'slipping rib' syndrome)는 갈비뼈연골이 복장뼈로부터 위치가 이탈되는 것으로, **복장갈비관절의 탈구**(*dislocation of sternocostal joint*) 또는 연골사이관절이 전위되는 것을 말한다. 갈비뼈탈구는 신체접촉 운동경기에서 흔하다. 인접한 신경, 혈관 및 근육의 압력이나 손상에 의한 합병증이 발생할 수 있다. **연골사이관절의 전위**(*displacement of interchondral joint*)는 대개 한쪽성으로 여덟째, 아홉째, 열째갈비뼈에서 발생한다. 이런 관절전위를 유발하는 정도의 외상은 종종 가로막이나 간과 같은 갈비뼈 내부의 구조물도 손상시켜 심한 통증을 유발하기도 하는데 특히 깊이 숨을 들이쉴 때 통증이 심하다. 손상에 의해 관절의 전위가 발생한 부위는 덩어리처럼 변형된다.

갈비뼈의 분리(Separation of Ribs)

'갈비뼈분리(rib separation)'는 갈비뼈와 연골 사이 **연결부위의 탈구**를 말한다. 셋째-열째갈비뼈의 분리의 경우, 대개는 연골막과 골막이 찢어진다(tearing). 이로 인해 갈비뼈가 위쪽으로 이동하여, 위쪽 갈비뼈 위로 겹쳐져 통증을 일으킨다.

가로막 마비(Paralysis of Diaphragm)

가로막 절반의 마비는 가로막으로 공급되는 운동신경(**가로막신경**, *phrenic nerve*)의 손상 때문인데 오른쪽과 왼쪽 가로막은 각각 따로 신경공급을 받기 때문에 한쪽 마비는 다른 한쪽에 영향을 미치지 않는다. **가로막 마비**(*paralysis of the diaphragm*)는 방사선 검사에서 가로막의 모순운동을 관찰함으로 알 수 있다. 들숨(흡기, inspiration) 동안 수축에 의해 가로막이 내려가는 대신(그림 B4.2A), 마비된 가로막은 상승하게 되는데, 이는 들숨 때 수축하는 반대쪽 가로막에 의해 눌린 내장이 마비된 가로막을 위로 밀기 때문이다(그림 B4.2B). 마비된 가로막은 날숨(호기, expiration) 동안 올라가지 않고 허파 내의 양압에 의해 내려가게 된다.

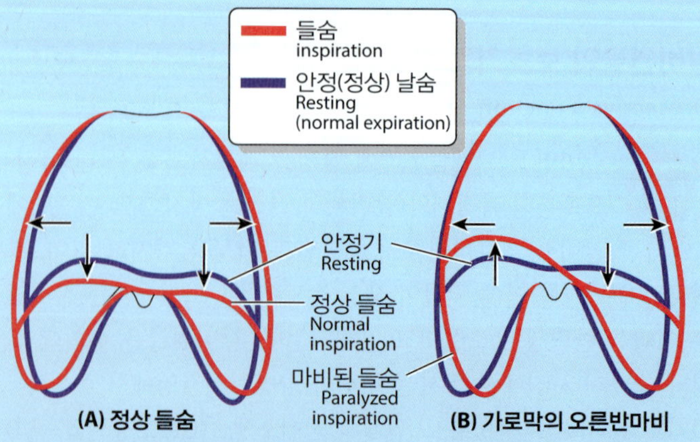

그림 B4.2. 가로막과 가슴벽의 움직임(*화살표*). **A.** 정상운동. **B.** 모순운동.

핵심정리: 가슴벽의 골격, 가슴문, 관절, 운동
(Skeleton, Apertures, Joints, and Movements of Thoracic Wall)

가슴벽의 뼈대(골격, Skeleton of thoracic wall): 가슴벽은 (1) 가슴안 내용물의 보호 (2) 호흡을 위한 역학(mechanic) 제공 (3) 목과 등, 팔과 복부 근육의 부착부위를 제공 등의 기능을 가지고 있다. ■ 둥근 지붕 모양의 형태는 가슴우리의 적절한 단단함과 가벼움을 제공해 주며, 비교적 유연한 뼈연골 구성요소와 관절은 특히 호흡에 필요한 유연성을 제공해 준다. ■ 뒤쪽의 가슴우리는 열두 개의 등뼈와 등뼈 사이에 낀 척추사이원반으로 구성된다. ■ 가쪽과 앞쪽의 가슴우리는 열두 개의 갈비뼈와 갈비뼈에서 앞쪽으로 이어져 직접 또는 간접적으로 복장뼈와 관절하는 갈비연골로 구성된다. 앞쪽으로는 세 부분으로 구성된 복장뼈가 중심부위의 가슴안 장기를 보호한다.

가슴문(Apertures of thoracic wall): 가슴벽은 외형적으로 완전한 형태를 이루지만, 가슴우리는 위쪽과 아래쪽으로 열려 있다. ■ 위가슴우리문은 목과 팔로 들어가거나 나오는 구조물들이 통과하는 비교적 작은 통로이다. ■ 아래가슴우리문은 가로막이 부착하는 테두리를 제공한다. 가슴과 배 사이를 지나는 구조물은 가로막의 구멍(예: 식도)이나 뒤쪽 틈새(예: 대동맥)를 지난다.

가슴벽의 관절: 가슴벽의 관절은 가슴벽의 운동을 가능하게 하고 운동범위를 결정한다. ■ 뒤쪽으로 갈비뼈는 약간의 유연성이 존재하는 가슴부위척추와 갈비척추관절을 이루고 있다. ■ 앞쪽으로 갈비뼈는 갈비연골과 갈비연골관절을 이루고 있다. ■ 첫째-일곱째갈비연골은 복장뼈와 직접, 여덟째-열째갈비뼈는 복장뼈와 간접으로 관절하는데, 첫째갈비연골는 유리연골결합을 이루고 나머지는 윤활관절인 복장갈비관절과 연골사이관절을 이루고 있다.

가슴벽의 운동: 대부분 갈비뼈의 운동은 갈비뼈 머리, 목, 결절을 지나는 일반적인 가로축 중심으로 일어난다. ■ 이 축에 갈비뼈의 기울기와 휘어짐이 더하여 가슴의 가로지름을 변화시키는 양동이손잡이 형태의 운동과 앞뒤 지름을 변화시키는 가슴뼈의 시계추 유형의 운동이 일어난다. ■ 위쪽으로 볼록한 가로막의 수축과 이완이 가슴의 수직 부피를 변화시킨다. ■ 증가된 부피만큼 숨을 들이쉬게 되고 감소된 부피만큼 숨을 내쉬게 된다.

4

가슴벽의 근육(Muscles of Thoracic Wall)

가슴우리를 덮고 있거나 부착되어 있는 일부의 근육은 기능적으로 다른 부위에 속한다. **가슴팔근육(axioappendicular muscle)**에 속하는 일부 근육은 가슴우리(축골격)에서부터 팔뼈(팔다리골격, 사지골격)까지 뻗어 있다. 이러한 근육과 유사하게 앞가쪽 배벽, 등 및 목의 일부 근육이 가슴우리에 부착부위가 존재한다(그림 4.11). 이러한 가슴팔근육은 주로 팔의 운동에 관여한다(제3장, 팔 참조). 하지만 이들 근육 중 **큰가슴근**(*pectoralis major*)과 **작은가슴근**(*pectoralis minor*) 및 **앞톱니근**(*serratus anterior*) 등의 근육은 깊은 강제 들숨시(예: 장거리 달리기 후)에 가슴안을 팽창시키기 위해 갈비뼈를 들어올리는 것과 같이 호흡 보조근육으로서의 기능도 한다. 목갈비근육(사각근, *scalene muscle*)은 목부위 척추뼈에서부터 시작되어 첫째와 둘째갈비뼈까지 내려오는데, 주로 척주의 운동에 관여한다. 하지만 이 근육 역시 이들 갈비뼈를 고정시키고 갈비뼈를 연결하고 있는

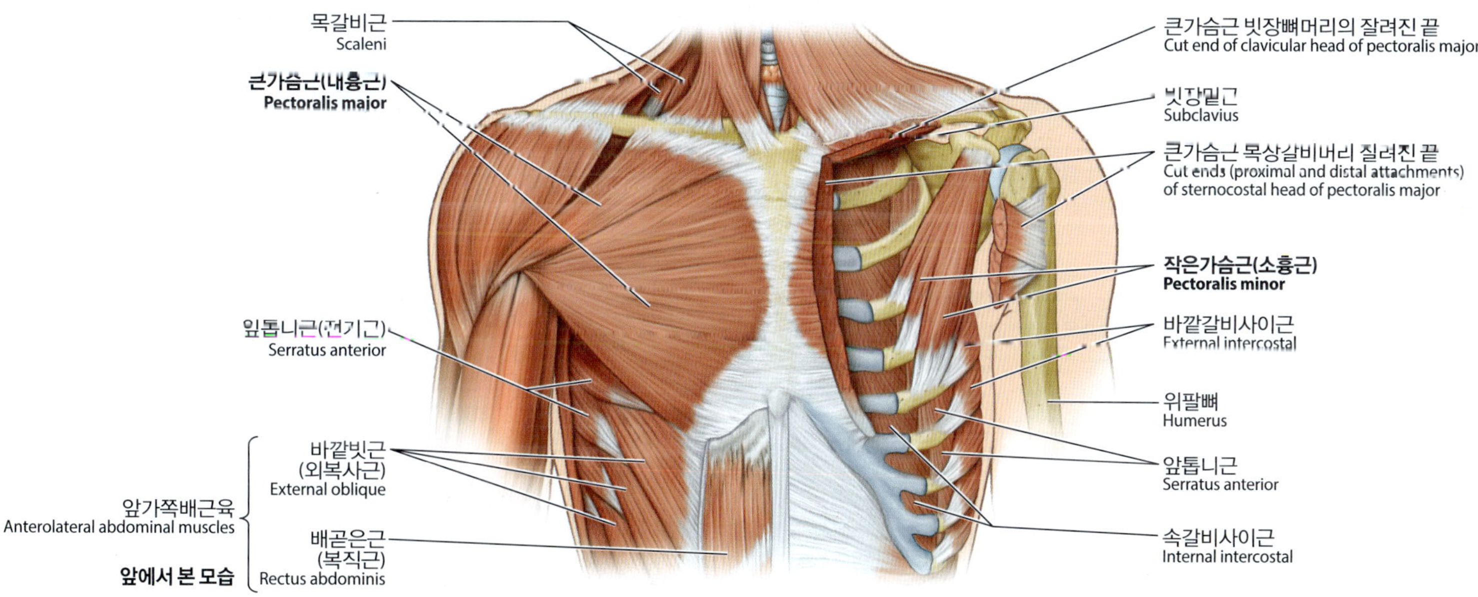

그림 4.11. 가슴벽을 덮고 있는 가슴팔근육과 앞가쪽 배근육. 왼쪽의 큰가슴근(pectoralis major)은 작은가슴근(pectoralis minor)과 빗장밑근(subclavius), 바깥갈비사이근(external intercostal muscles)을 볼 수 있게 제거되었다. 위팔근육이 제거되었을 때, 가슴우리는 둥근지붕(돔) 형태가 된다.

근육으로 강제 들숨 시 아래쪽 갈비뼈를 들어올리는 데 보다 효과적으로 작용할 수 있게 하는 호흡 보조근육으로 작용한다.

가슴벽의 참근육(true muscle)에는 뒤톱니근(후거근, serratus posterior), 갈비올림근(늑골거근, levatores costarum), 갈비사이근(늑간근, intercostal), 갈비밑근(늑하근, subcostal), 가슴가로근(흉횡근, transversus thoracis)이 있다. 그림 4.12A, B에 이들 근육의 그림이 설명되어 있고, 부착부위와 신경지배 및 기능은 표 4.2에 정리되어 있다.

뒤톱니근육(*serratus posterior muscle*)은 전통적으로 호흡근육으로 여겨졌지만 근전도검사법 또는 다른 증거들을 볼 때 호흡 작용은 확실하지 않은 것으로 밝혀졌다. 근육의 부착부위와 위치를 기준(그림 4.12C)으로 위쪽의 **위뒤톱니근(상후거근, serratus posterior superior)**은 위쪽 네 개의 갈비뼈를 올려 가슴의 앞뒤지름을 증가시키고 복장뼈를 들어올리는 것으로 여겨지고, 아래쪽의 **아래뒤톱니근(하후거근, serratus posterior inferior)**은 아래쪽 갈비뼈를 아래로 내려 갈비뼈가 가로막에 의해 위쪽으로 당겨 올라가는 것을 방지한다. 하지만 여러 갈비뼈에 걸쳐 있는 이들 근육이 비교적 유연하지 않은 등부위 척주를 보다 유연한 목부분과 허리부분의 척주로 이어주며 위가슴문과 아래가슴문을 넓혀주는 기능을 하지만 일차적으로 운동 기능을 담당하는 것은 아닐 것이라 제안하고 있다(Vilensky et al., 2001). 이보다는 이 근육은 고유감각 기능을 가지고 있을 것으로 생각된다. 이들 근육은 특히 위뒤톱니근의 경우 안면근 동통증후군

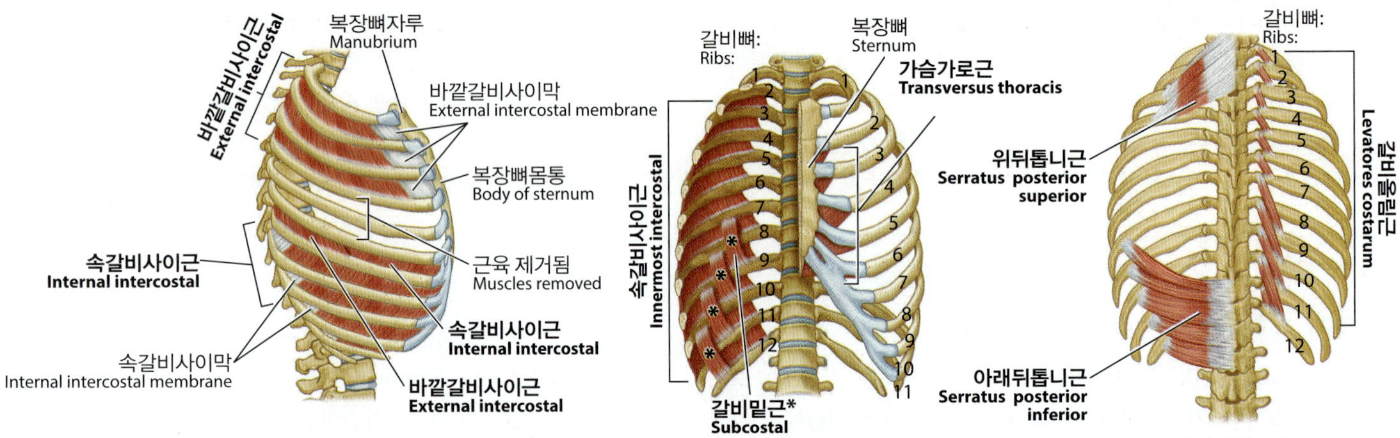

그림 4.12. 가슴벽의 근육.

표 4.2. 가슴벽의 근육

근육	위부착부위	아래부착부위	신경지배	주요 작용	
위뒤톱니근(serratus posterior superior)	목덜미인대, 일곱째목뼈에서 셋째등뼈까지의 가시돌기	둘째에서 넷째갈비뼈 위모서리	둘째에서 다섯째갈비사이신경	고유감각(갈비뼈 올림)[a]	
아래뒤톱니근(serratus posterior inferior)	열한째등뼈에서 둘째허리뼈사이의 가시돌기	여덟째에서 열두째갈비뼈의 갈비뼈각 근처 아래모서리	아홉째에서 열두째가슴신경의 앞가지	고유감각(갈비뼈 내림)[a]	
갈비올림근 (Levator costarum)	일곱째에서 열한째가로돌기	아래쪽 갈비뼈의 갈비뼈결절과 갈비뼈각 사이	여덟째목신경에서 열한째 가슴신경의 일차뒤가지	갈비뼈 올림	
바깥갈비사이근 (external intercostal)	갈비뼈 아래모서리	아래 갈비뼈 위모서리	갈비사이신경	강제들숨 동안 갈비뼈 올림[b]	
속갈비사이근 (internal intercostal)				뼈사이부분: 갈비뼈 내림 연골사이부분: 갈비뼈 올림	능동(강제) 호흡 동안[b]
맨속갈비사이근 (innermost intercostal)					
갈비밑근(subcostal)	갈비뼈의 갈비뼈각 근처 속면	아래 둘째와 셋째갈비뼈위모서리		속갈비사이근과 동일하게 작용	
가슴가로근 (transversus thoracis)	아래쪽 복장뼈 뒷면	둘째에서 여섯째갈비연골의 속면		갈비뼈를 약하게 내림[a] (고유감각?)	

[a]부착에 따라 전통적으로 부여된 기능; 대부분 고유감각기능을 보인다.
[b]모든 갈비사이근육은 갈비사이공간을 단단하게 한다, 이렇게 하여 갈비사이공간이 날숨 동안 부풀어 오르는 것과 들숨 동안 가슴안 공간으로 당겨져 들어가는 것을 막는다. 개개의 갈비사이근육과 호흡 보조근육의 갈비뼈를 움직이는 것에 대한 역할을 해석하는 것은 많은 근전도검사 연구에도 아직 어렵다.

(myofacial pain syndrome)의 만성 통증의 원인으로 여겨지고 있다.

갈비올림근(**늑골거근**, **levatores costarum muscle**; 라틴어로 *levator*)은 12개의 부채꼴 모양 근육으로 갈비뼈를 올린다(그림 4.17 참조). 그러나 정상적인 들숨에서 갈비뼈를 들어 올리는 작용을 하는지는 확실하지 않다.

갈비사이근(**늑간근**, *intercostal muscles*)은 갈비사이공간에 존재한다(그림 4.11, 4.12, 4. 13과 4.14; 표 4.2). 얕은층은 바깥갈비사이근(외늑간근, external intercostal muscle)에 의해 형성되고, 속층은 속갈비사이근(내늑간근, internal intercostal)에 의해 형성된다. 속갈비사이근의 가장 깊은 섬유는 갈비사이혈관의 속에 놓이기 때문에, 때로는 분리된 **맨속갈비사이근**(**최내늑간근**, *innermost intercostals*)으로 인위적인 구분을 하기도 한다.

- **바깥갈비사이근**(11쌍, **외늑간근**, **external intercostal muscles**)은 뒤쪽의 갈비뼈결절에서부터 앞쪽의 갈비연골관절까지의 갈비사이공간을 차지하고 있다(그림 4.11~4.13과 4.15). 앞쪽에서는 근육섬유가 **바깥갈비사이막**(**외늑간막**, **external intercostal membrane**)으로 대치된다(그림 4.15A). 이 근육들은 갈비뼈 사이를 아래앞쪽으로 달린다. 각 근육은 위쪽으로는 갈비뼈의 아래모서리에 부착하고 아래쪽으로는 갈비뼈의 위모서리에 부착한다(그림 4.15C).이 근육들은 아래쪽으로 앞가쪽 배벽에 존재하는 **배바깥빗근**(**외복사근**, *external abdominal oblique muscles*)으로 연속된다. 바깥갈비사이근은 들숨 때 가장 큰 역할을 하는 근육이다.
- **속갈비사이근**(11쌍, **내늑간근**, **internal intercostal muscles**)은 바깥갈비사이근보다 깊이 그리고 직각을 이루며 주행한다(그림 4.12B, 4.14와 4.15C). 근육섬유는 아래뒤쪽으로 갈비뼈고랑의 바닥에서부터 아래쪽 갈비뼈의 위모서리로 달린다. 속갈비사이근은 갈비뼈몸통과 갈비연골에 앞쪽으로는 복장뼈까지, 뒤쪽으로는 갈비뼈각까지 부착되어 있다(그림 4.16). 뒤쪽으로 갈비뼈각 안쪽의 갈비뼈 사이에는 속갈비사이근이 **속갈비사이막**(**내늑간막**, **internal intercostal membrane**)으로 바뀐다(그림 4.15A). 아래쪽 속갈비사이근은 앞가쪽 배벽의 **배속빗근**(**내복사근**, *internal abdominal oblique muscle*)으로 이어진다. 바깥갈비사이근보다 약한 속갈비사이근은 날숨 때 가장 강력한 작용을 하는 근육이다. 특히 뼈사이부분이 이러한 날숨 때 주로 작용한다(이와는 반대로 연골사이부분은 능동 들숨 때 바깥갈비사이근육과 함께 작용한다).
- **맨속갈비사이근**(**최내늑간근**, **innermost intercostal muscle**)은 속갈비사이근과 유사하며 실질적으로 속갈비사이근의 깊은 부분이다. 맨속갈비사이근은 갈비사이신경과 혈관에 의해 속갈비사이근과 분리된다(그림 4.15A, B와 4.17). 이 근육은 인접한 갈비뼈의 속면 사이를 지나고 갈비사이공간의 가쪽 구역에 위치한다. (아직 완전히 밝혀져 있지는 않지만) 이 근육의 작용은 속갈비사이근육의 작용과 같다고 생각된다.

갈비밑근(**늑하근**, **subcostal muscle**)의 크기와 모양은 다양하고 대부분 아래쪽 가슴벽 쪽에서만 잘 발달되어 있다. 이 얇은 근육 조각은 갈비뼈각의 속면에서부터 아래쪽 둘째 또는 셋째갈비뼈의 속면으로 뻗어 있다. 하나 또는 두 개의 갈비사이공간을 가로질러 갈비밑근은 속갈비사이근과 동일한 방향으로 달리며 속갈비사이근과 섞인다(그림 4.15B).

가슴가로근(**흉횡근**, **transversus thoracis muscle**)은 복장뼈몸통의 아랫부분의 뒷면에서 위가쪽방향의 방사형으로 뻗어 있는 네 개 또는 다섯 개의 근육조각으로 구성되어 있다(그림 4.13, 4.14와 4.15A). 가슴가로근은 아래쪽의 앞가쪽배벽의 **배가로근**(**복횡근**, *transverse abdominal muscle*)으로 이어진다. 이들 근육은 약한 날숨 기능과 고유감각 정보를 제공한다.

바깥갈비사이근과 속갈비사이근이 각각 들숨과 날숨 때 작용하지만, 대부분의 작용은 등장성이다[움직임을 만들어 내지 않으면서 긴장(緊張)을 증가시킴]. 갈비뼈의 운동에 있어 이들 근육의 역할은 주로 **강제호흡** 시 나타난다. 가로막은 들숨의 주 근육이다. 날숨은 저항이 걸리거나(예: 풍선을 불 때), 보통 때보다 빨리 공기를 배출시키기 위해 노력하지 않는다면(예: 기침, 재채기, 콧바람, 고함침) 수동적으로 이루어지는데, 허파의 탄성과 배안 장기에 대한 감압은 이전에 흡입한 공기를 내보낸다. 호흡에서 속갈비사이근육의 주 역할은 갈비사이공간을 지지하는 작용인데(갈비사이공간의 긴장이나 단단함을 증가시키는 작용), 특히 속가슴압력이 가장 낮아졌을 때(음압) 들숨 동안 모순운동에 대해 저항하는 작용을 한다. 이러한 작용은 높은 수준의 척수 손상 상태에서 잘 나타나는데, 초기에 모든 몸통의 이완 마비가 일어나지만 가로막은 여전히 작용을 한다. 이러한 환경에서 폐활량은 들숨 동안 가슴벽의 모순적인 수축에 의해 상당부분 보상된다. 몇 주 후, 마비는 경직성으로 되며, 가슴벽의 강직과 폐활량은 증가한다(Standring, 2021).

갈비뼈 운동에서 갈비사이근육의 기계적 작용은, 특히 강제호흡 동안, 단순한 모델을 사용하여 알 수 있다(그림 4.15C). 갈비사이공간을 싸고 있는 갈비뼈를 나타내는 한 쌍의 굽어진 지레를 뒤쪽으로 고정된 척주와 앞쪽으로는 움직임이 가능한 복장뼈에 경첩으로 관절시킨다. 갈비뼈(와 그것을 관여하는 갈비사이공간)는 앞쪽으로 가면서 아래로 내려가 대략 갈비연골관절부위가 가장 낮은 시점이 되고 나서 복장뼈관절지점까지는 올라간다. 부착이 갈비뼈의 경사면에 가장 근접한 근육섬유(바깥갈비사이근육과 속갈비사이근육의 연골사이부분, 그림 4.15C의 근육섬유 A, C)의 단축수축은 갈비뼈를 뒤축 중심에서 위쪽으로 회전시켜 갈비뼈와 복장뼈를 들어올린다. 부착이 갈비뼈의 경사면에 거의 수직인 근육섬유(속갈비사이근육의 뼈사이부분)의 단축수축은 갈비뼈를 뒤축 중심에서 아래쪽으로 회전시켜 갈비뼈와 복장뼈를 내린다(Slaby et al., 1994).

(가슴) **가로막**(*diaphragm*)은 가슴과 배를 나누는 공통 벽(실제로 한쪽은 바닥, 한쪽은 지붕)이다. 이 근육은 몸통의 두 부분 모두와 관련된 기능을 가지지만, 가장 중요한(생명유지에 필요한) 기능은 들숨의 주 근육으로의 기능이다. 가슴가로막 다리(crura)의 이는곳이 배

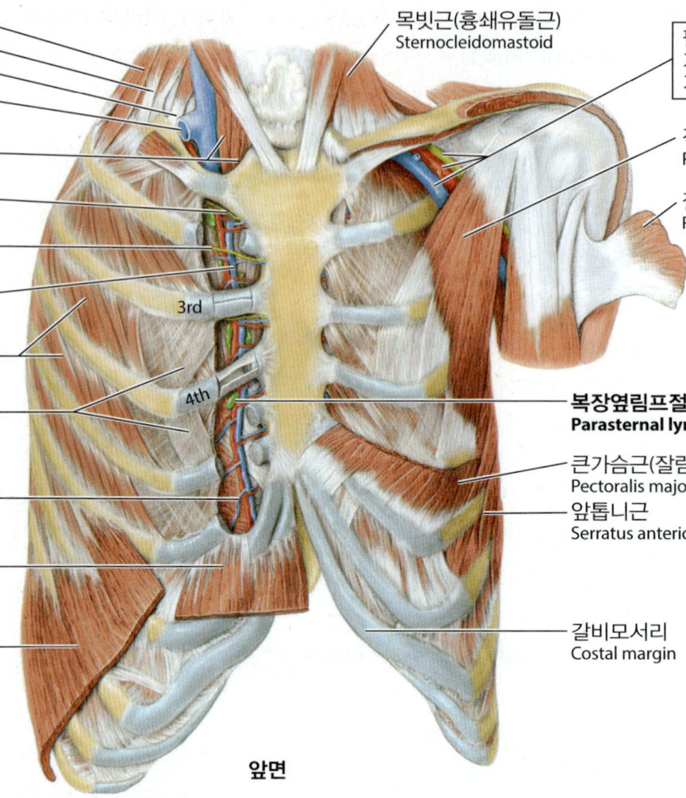

그림 4.13. 앞가슴벽의 앞면 해부. 바깥갈비사이근이 갈비연골사이에서는 막으로 바뀐다. 연골조각을 잘라 낼 때는 셋째와 넷째갈비연골의 연골막을 따라 H형 절개가 사용되는데, 개흉술이 이루어지는 한 방법을 보여준다. 이 그림에서처럼 여덟째갈비뼈가 복장뼈에 직접 부착하는 것은 드문 경우는 아니다. 속가슴혈관과 복장옆림프절(녹색)은 복장뼈의 가쪽 가슴우리 내에 놓여 있다.

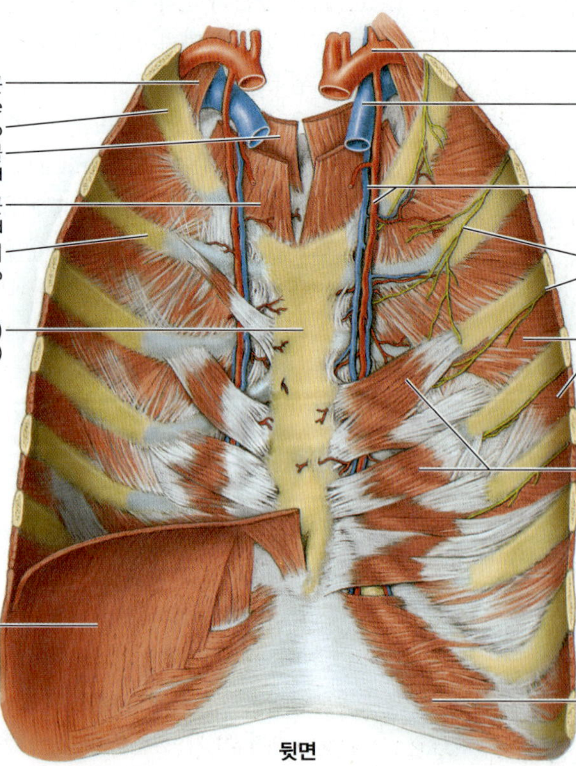

그림 4.14. 앞가슴벽의 뒷면. 빗장밑동맥(subclavian artery)으로부터 나오는 속가슴동맥(internal thoracic artery)은 아래쪽으로 가면서 정맥과 쌍을 이뤄 동행한다. 둘째갈비연골의 위쪽으로는 속가슴정맥 단독으로 존재한다. 이 그림의 오른쪽처럼, 가로막이 제거되었을 때 가슴가로근(transversus thoracis muscle)은 배가로근(transversus abdominis muscle)으로 연속되는 것이 뚜렷이 관찰된다.

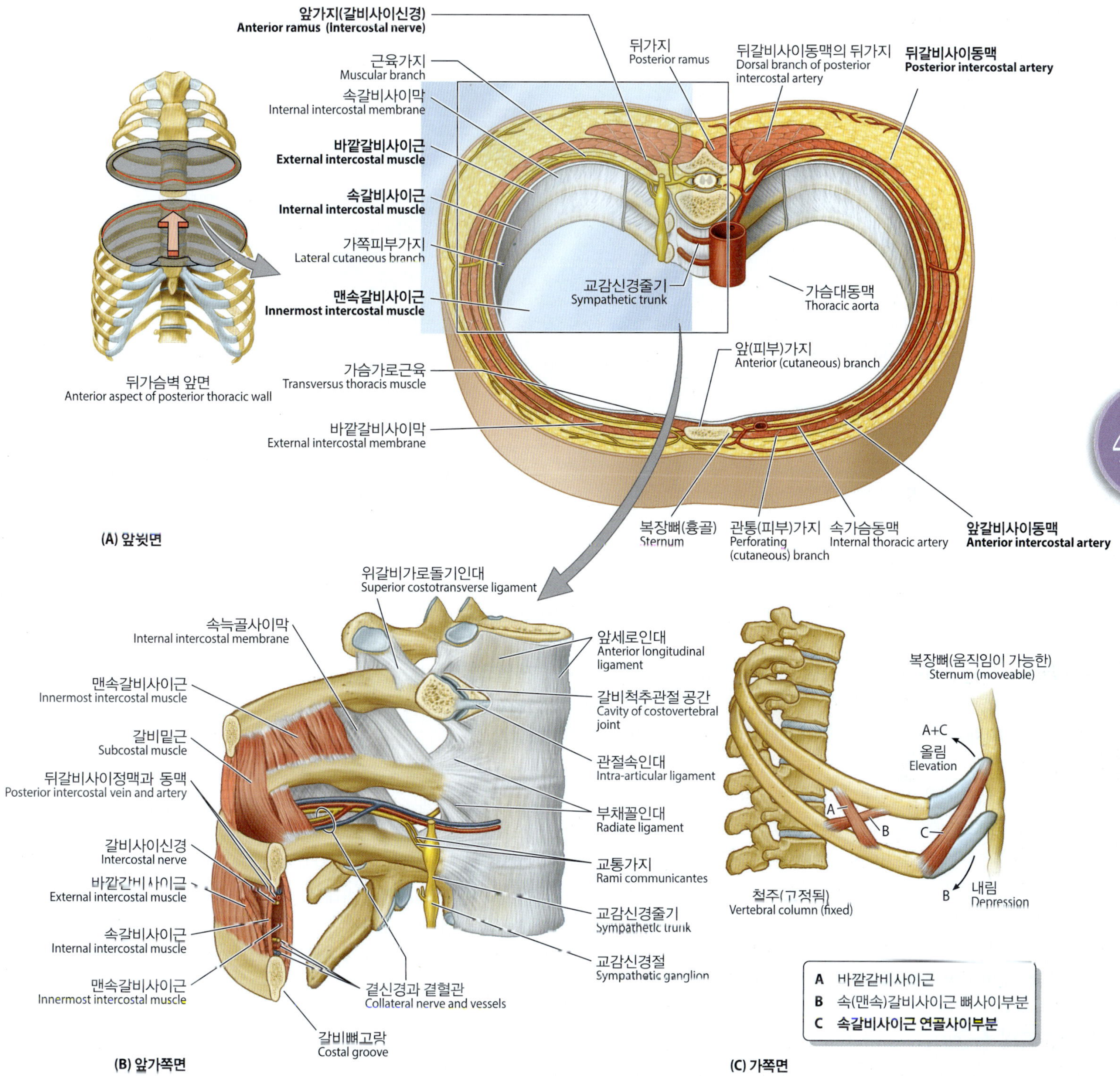

그림 4.15. 갈비사이공간(intercostal space)의 내용물. A. 이 가로단면은 갈비사이공간 내의 신경(*오른쪽*)과 동맥(*왼쪽*)을 보여준다. **B.** 갈비사이공간의 뒷부분을 보여준다. 갈비척추관절 하나의 관절주머니(부채꼴인대)는 제거되었다. 맨속갈비사이근은 하나의 갈비사이공간을 메운다; 갈비밑근은 두 갈비사이공간을 메운다. 갈비사이공간 내의 신경혈관 구조물의 위쪽에서 아래쪽 순서를 잘 기억할 수 있게 하는 단어는 영문 'VAN'(vein, artery, nerve)이다. 갈비사이신경과 교감신경줄기 사이에 뻗어 있는 교통가지가 보인다. **C.** 갈비사이근의 작용에 대한 단순 모형을 보여준다. 주어진 지점에서 갈비뼈의 기울기와 가장 평행인 근육섬유(근육섬유 *A*와 *C*)의 수축은 갈비뼈와 복장뼈를 들어올린다; 갈비뼈의 기울기와 거의 수직인 근육섬유(근육섬유 *B*)의 수축은 갈비뼈를 내린다.

높이(허리뼈)에서 이루어지고 가로막의 부착부분도 아랫면(배면)에서 가장 잘 관찰되기 때문에 가슴가로막의 자세한 기술은 제5장 배(복부, Abdomen)에 되어 있다.

가슴벽의 근막(Fascia of the Thoracic Wall)

깊은근막의 각 부분은 근막이 싸고 있는 근육이나 부착하는 구조물에 따라 명명된다. 결과적으로, 앞가슴벽을 덮고 있는 깊은근막의 대

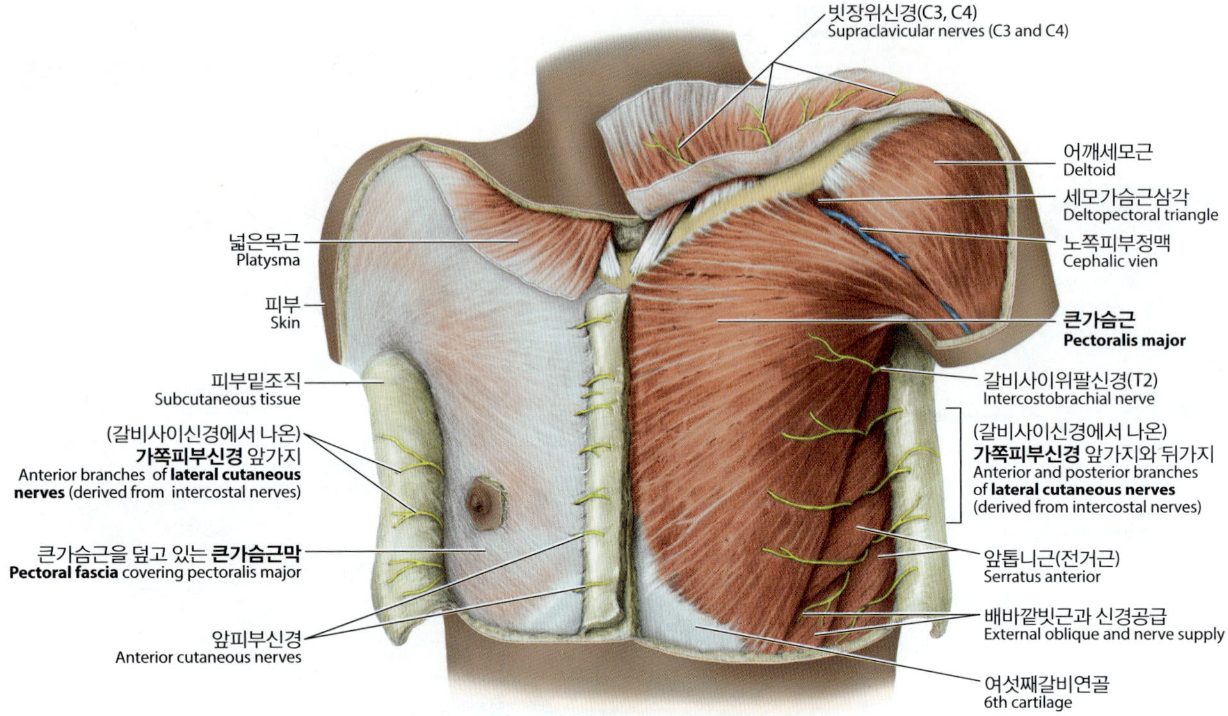

그림 4.16. 남자 가슴부위(pectoral region)의 표면해부. 오른쪽 넓은목근(platysma)은 아래로 지나는 빗장위신경과 함께 짧게 잘려서 왼쪽으로 젖혀진 상태이다. 오른쪽 큰가슴근을 싸고 있는 얇은 깊은근막을 관찰하시오. 왼쪽에는 깊은근막이 제거되어 있다. 젖에 분포하는 갈비사이신경의 피부가지를 보여준다.

부분은 큰가슴근과 관계 있기 때문에 **큰가슴근막(pectoral fascia)**이라고 한다(그림 4.16). 다음으로 큰가슴막의 많은 부분은 **젖의 바닥**(*bed of the breast*: 젖의 바로 밑구역이나 구조, 즉 젖이 놓이는 부분)의 대부분을 형성한다. 큰가슴근과 큰가슴근막의 밑에는 빗장뼈에서부터 늘어져 작은가슴근을 싸고 있는 **빗장가슴근막**(*clavipectoral fascia*)이라는 깊은근막의 또 다른 한 층이 존재한다.

가슴우리는 **가슴속근막(endothoracic fascia)**에 의해 속으로 덮여 있다(그림 4.30C 참조). 이 얇은 섬유윤문상층(fibroareolar layer)은 허파공간을 경계 짓는 인접한 부분(갈비쪽 벽쪽가슴막)을 가슴벽에 부착시킨다. 이 막은 허파의 꼭대기 부분에서 섬유성 성분이 많아진 가슴막위막(*suprapleural membrane*)이 된다.

가슴벽의 신경(Nerves of Thoracic Wall)

열두 쌍의 가슴신경(흉신경, *thoracic spinal nerve*)이 가슴벽에 분포한다. 가슴신경들은 신경이 시작되는 지점인 척추사이구멍(추간공, intervertebral foramen)을 나오자마자 앞가지(anterior rami)와 뒤가지(posterior rami)로 나뉜다(그림 4.15A, 4.17). **첫째-열한째가슴신경**(*T1-T11*)의 **앞가지들**은 갈비사이공간을 따라 주행하는 **갈비사이신경(intercostal nerve)**을 형성한다. **열두째가슴신경**(*T12*)의 **앞가지**는 열두째갈비뼈 아래로 주행하는 **갈비밑신경(subcostal nerve)**이 된다. **가슴신경의 뒤가지**는 등뼈관절돌기의 바로 가쪽을 지나, 뒤로 가서 가슴부위의 관절, 깊은 등근육, 등(back)의 피부에 분포한다.

전형적인 갈비사이신경(typical intercostal nerves)

셋째-여섯째가슴신경(T3-T6)은 뒤쪽 갈비사이공간의 가장 안쪽 부분으로 들어가 처음에는 속가슴근막 내로 주행하고 갈비사이공간의 거의 중간부위에서는 벽쪽가슴막(parietal pleura, 허파공간을 덮고 있는 장막)과 속갈비사이막 사이로 지난다(그림 4.15A, B와 4.17). 갈비뼈각 근처에서 신경은 속갈비사이근과 맨속갈비사이근 사이를 지난다. 이 지점에서 갈비사이신경은 갈비뼈고랑(costal groove)으로 들어가 갈비사이동맥의 아래로 계속해서 주행한다. 이러한 신경혈관다발(특히 혈관)은 오목한 고랑에 위치하여 갈비뼈 아래모서리에 의해 보호되고 있다. 이 신경들의 곁가지는 갈비뼈각 근처에서 일어나 아래 갈비뼈의 위쪽모서리를 따라 주행한다. 신경들은 앞쪽으로 속갈비사이근과 맨속갈비사이근 사이로 계속하여 주행하며 이들 근육과 다른 근육에 가지를 내고 중간겨드랑선(중간액와선, MAL) 부근에서 가쪽피부가지를 낸다. 앞쪽에서는 갈비사이신경은 속갈비사이근의 속면에서 관찰된다. 복장뼈 근처에서, 갈비사이신경은 앞쪽으로 방향을 바꿔 갈비연골 사이를 지나 앞피부가지가 된다.

각 가슴신경(둘째-열두째)은 뒤가지와 앞가지에서 나오는 가쪽 및 앞피부가지를 통해 뒤정중선에서부터 앞정중선까지 뻗어 있는 띠 모양의 **피부분절**(*dermatome*)에 분포하고 있다(그림 4.18). 각 쌍의 척수신경 앞가지(갈비사이신경)와 뒤가지가 분포하는 근육의 무리는 **근육분절(근절,** ***myotome*****)**을 형성한다. 대부분의 가슴신경(둘째-열한째)의 근육분절은 특정 척수신경의 앞가지(갈비사이신경)가 존

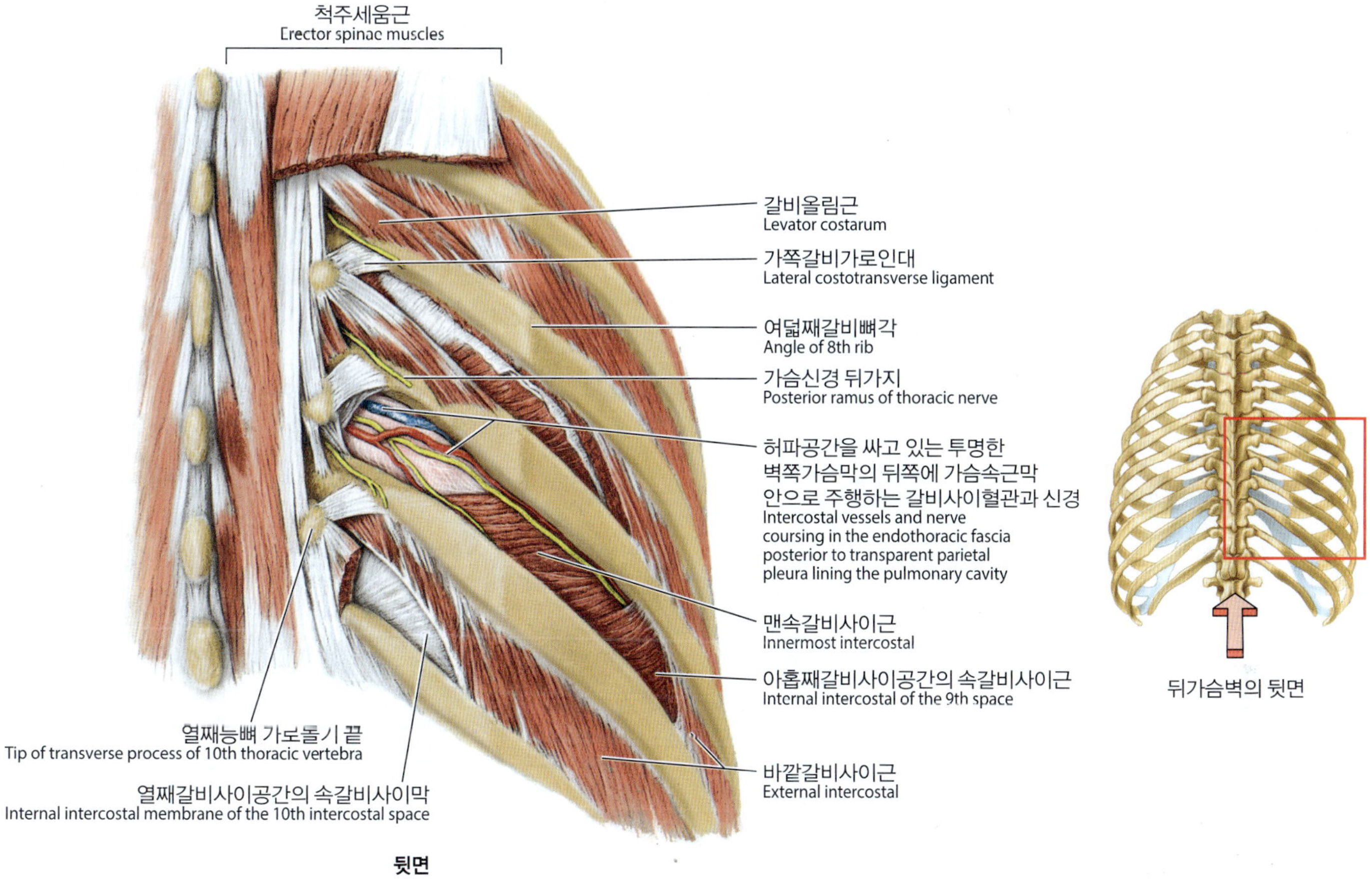

그림 4.17. 가슴벽 뒷면의 해부. 등의 대부분 깊은근육은 갈비올림근(늑거근, levatores costarum)이 보일 수 있게 제거되어 있다. 여덟째와 열째갈비사이공간의 바깥갈비사이근은 아래에 존재하는 속갈비사이막이 보일 수 있게 다양한 부분이 제거되어 있다. 속갈비사이막은 속갈비사이근으로 이어진다. 아홉째갈비사이공간에는 갈비올림근이 갈비사이혈관과 신경이 보이게 제거되어 있다.

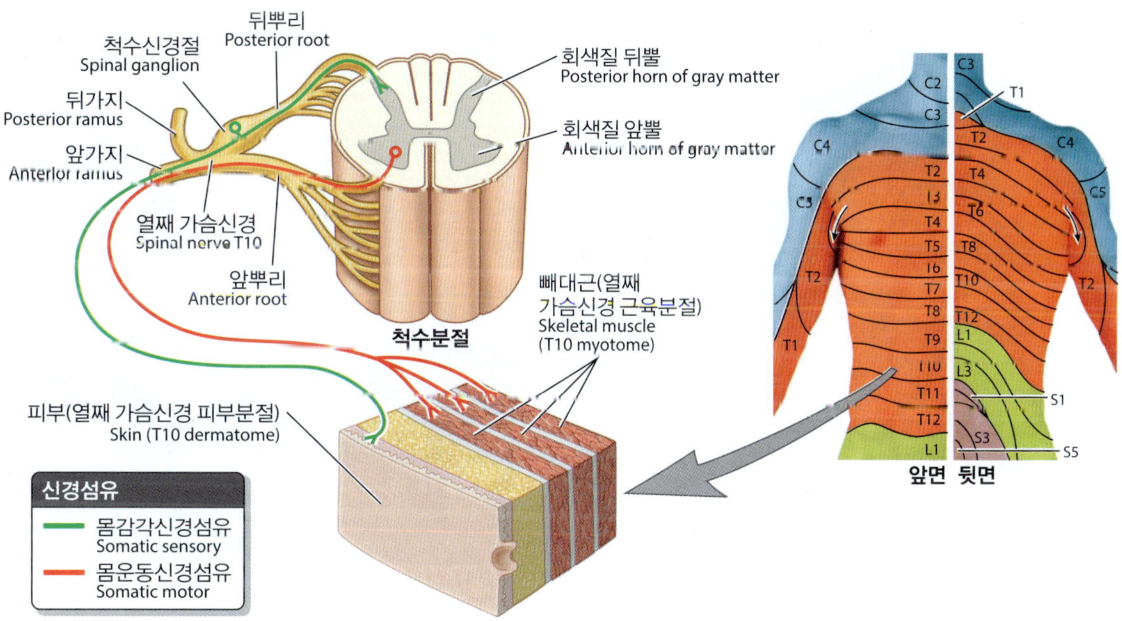

그림 4.18. 가슴벽의 피부분절[segmental innervation (dermatomes) of thoracic wall]. 다섯째목신경에서 첫째가슴신경이 분포하는 피부분절은 대부분 팔에 위치하고 몸통에서는 거의 나타나지 않는다. 둘째에서 열두째가슴신경의 앞가지는 얼기 형성에 관여하지 않기 때문에 피부분절과 말초신경분포 사이에 차이가 없다. 넷째가슴신경의 피부분절은 젖꼭지를 포함하고 있고 열째가슴신경의 피부분절은 배꼽을 포함하고 있다.

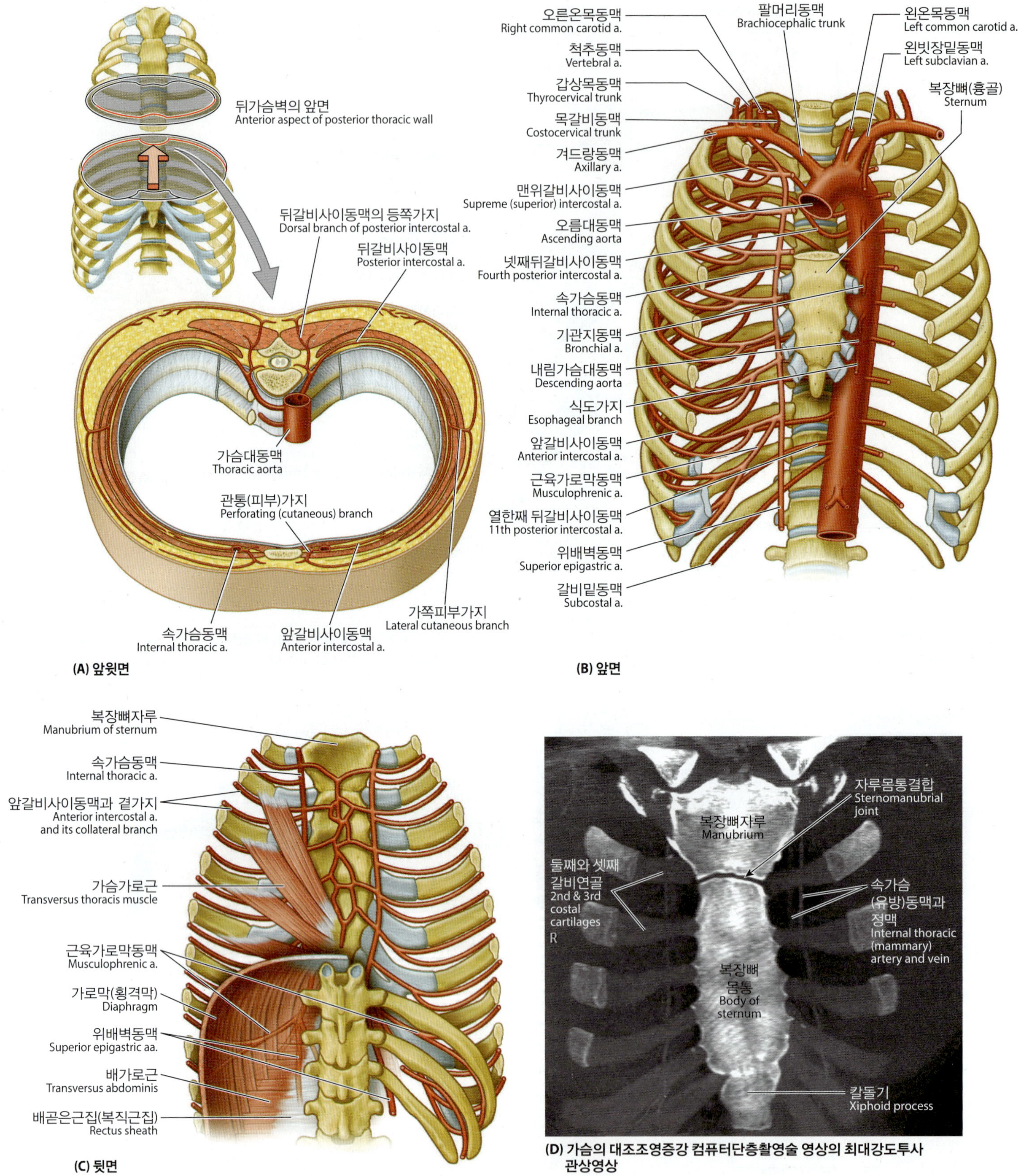

그림 4.19. 가슴벽의 동맥. 가슴벽의 동맥분포는 가슴대동맥에서 나오는 뒤갈비사이동맥과 갈비밑동맥(**A**, **B**와 **D**), 겨드랑동맥(**B**)에서 나오는 속가슴동맥(**C**), 빗장밑동맥에서 나오는 맨위갈비사이동맥(**B**)에 의해 이루어진다. 동맥들 사이의 연결은 곁순환 경로가 가능하게 한다. **D.** 가슴의 조영증강 컴퓨터단층촬영술의 최대강도투사(maximum intensity projection, MIP) 영상. 여기에 표시된 구조를 **A~C**와 그림 4.44의 앞가슴벽 구조와 비교한다.

표 4.3. 가슴벽의 동맥분포

동맥	이는곳	경로	분포
뒤갈비사이동맥 (posterior intercostals)	위갈비사이동맥(첫째와 둘째갈비사이공간)과 가슴대동맥(나머지 갈비사이공간)	속갈비사이근과 맨속갈비사이근 사이를 지남	갈비사이근과 덮고 있는 피부, 벽쪽 가슴막
앞갈비사이동맥 (anterior intercostals)	속가슴동맥(첫째에서 여섯째갈비사이공간)과 근육가로막동맥(일곱째에서 아홉째갈비사이공간)		
속가슴동맥(internal thoracic)	빗장밑동맥	갈비연골과 가슴가로근사이로 복장뼈의 아래쪽과 가쪽으로 지나 위배벽동맥과 근육가로막동맥으로 나뉨	앞갈비사이동맥을 통해 첫째에서 여섯째갈비사이공간에 분포(가쪽 종말 가지)
갈비밑동맥(subcostal)	가슴대동맥	열두째갈비뼈의 아래모서리를 따라 주행	앞가쪽배벽의 근육

재하는 갈비사이공간과 연관되어 있는 갈비사이근, 갈비밑근, 가로가슴근, 갈비올림근, 뒤톱니근과 등의 깊은 근육을 덮고 있는 부분이 포함된다.

전형적인 갈비사이신경의 가지는 다음과 같다(그림 4.15A, B).

- **교통가지(rami communicantes** 또는 communicating branches)는 각 갈비사이신경을 동측의 교감신경줄기와 연결한다. 연접이전섬유는 각 가슴(위쪽 허리)신경 앞가지의 시작부위에서 백색교통가지로 떠나고 **교감신경줄기**(*sympathetic trunk*)로 간다. 연접이후섬유는 회색가지를 경유하여 교감신경줄기의 신경절에서 나와 모든 갈비사이신경을 포함하는 가장 가까운 척수신경의 앞가지와 합쳐져 몸 벽과 팔, 다리에 분포한다. 교감신경섬유는 모든 척수신경의 모든 가지(앞가지와 뒤가지)를 통해 닿는 몸 벽과 팔다리의 혈관과 땀샘, 민무늬근에 분포한다.
- **곁가지(collateral branches)**는 갈비뼈각 근처에서 일어나 아래갈비뼈의 위쪽모서리를 따라 주행하며, 갈비사이근과 벽쪽가슴막의 신경분포에 기여한다.
- **가쪽피부가지(lateral cutaneous branches)**는 중간겨드랑선 부근에서 일어나 속갈비사이근과 바깥갈비사이근을 뚫고 앞가지와 뒤가지로 나누어진다. 종말가지는 가쪽 가슴과 배벽의 피부에 분포한다.
- **앞피부가지(anterior cutaneous branches)**는 복장옆선 지점에서 갈비사이공간의 근육과 막을 뚫은 후, 안쪽과 가쪽가지로 나뉜다. 종말가지는 가슴과 배의 앞면 피부에 분포한다.
- **근육가지(muscular branches)**는 갈비사이근, 갈비밑근, 가로가슴근, 갈비올림근, 뒤톱니근에 분포한다.

비전형적인 갈비사이신경(atypical intercostal nerves)

대부분 가슴신경의 앞가지는 단순한 그 높이의 갈비사이신경이 되지만, 첫째가슴신경(*T1*)의 앞가지는 처음으로 큰 위쪽부분과 작은 아래쪽부분으로 나뉜다. 위쪽부분은 팔에 분포하는 신경얼기인 **팔신경얼기**(*brachial plexus*)에 합쳐지고, 아래쪽부분은 첫째갈비사이신경이 된다. 특이한 갈비사이신경의 다른 비전형적인 특징은 다음과 같다.

- 첫째와 둘째갈비사이신경(*1st and 2nd intercostal nerve*)은 갈비뼈고랑의 아래쪽 모서리를 따라가지 않고 첫째와 둘째갈비뼈의 속면으로 주행한다(그림 4.14).
- 첫째갈비사이신경(*1st intercostal nerve*)은 앞피부가지가 없고 종종 가쪽피부가지가 없는 경우도 있다. 가쪽피부가지가 있을 경우, 이 가지는 겨드랑부위 피부에 분포하고 갈비사이위팔신경이나 팔의 안쪽피부신경과 교통한다.
- 둘째(때로는 셋째)갈비사이신경(*2nd* and sometimes 3rd *intercostal nerve*)은 큰 가쪽피부신경인 **갈비사이위팔신경(intercostobrachial nerve)**을 낸다. 이 신경은 중간겨드랑선에서 둘째갈비사이공간으로부터 나와 앞톱니근을 뚫고 겨드랑과 팔로 들어간다. 갈비사이위팔신경은 보통 겨드랑 바닥—피부와 피부밑조직—에 분포하고 팔의 안쪽과 뒤쪽 표면에 분포하는 **위팔안쪽피부신경**(*medial cutaneous nerve of the arm*)과 교통한다. 셋째갈비사이신경의 가쪽피부가지는 흔히 둘째갈비사이위팔신경을 낸다.
- 일곱째–열한째갈비사이신경(*7th–11th intercostal nerve*)은 가쪽피부가지를 낸 후 갈비모서리를 뒤쪽으로 가로질러 주행하여 배부위 피부와 근육에 분포한다. 이 신경은 더 이상 갈비사이에 있는 것이 아니기 때문에 앞배벽의 **가슴배신경**(*thoraco-abdominal nerve*)이 된다(제5장, 배 참조). 이 신경의 앞피부가지는 배곧은근집(rectus sheath)을 뚫고 정중면 근처의 피부신경이 된다.

가슴벽의 혈관구조(Vasculature of Thoracic Wall)

일반적으로 가슴벽의 혈관분포의 형태는 가슴우리의 구조를 반영한다. 즉, 갈비뼈와 평행하게 갈비사이공간으로 주행한다.

가슴벽의 동맥(arteries of thoracic wall)

가슴벽의 동맥분포(그림 4.19; 표 4.3)는 다음의 혈관들에서 나온다:

- 가슴대동맥(흉대동맥, *thoracic aorta*), 뒤갈비사이동맥과 갈비밑동맥이 여기에서 나온다.

- 빗장밑동맥(쇄골하동맥, *subclavian artery*), 속가슴동맥과 맨위 갈비사이동맥이 여기에서 나온다.
- 겨드랑동맥(액와동맥, *axillary artery*), 위가슴동맥과 가쪽가슴동맥이 여기에서 나온다.

갈비사이동맥(늑간동맥, intercostal artery)은 갈비뼈 사이의 가슴벽을 통해 주행한다. 열째와 열한째갈비사이공간을 제외하고, 각 갈비사이공간에는 다음 세 동맥이 분포한다: 큰 뒤갈비사이동맥(곁가지와 함께)과 작은 한 쌍의 앞갈비사이동맥.

뒤갈비사이동맥(posterior intercostal artery):

- 첫째와 둘째갈비사이공간에서는 빗장밑동맥의 목갈비동맥에서 나오는 가지인 **맨위갈비사이동맥[supreme (superior) intercostal artery]**에서 나온다.
- 셋째–열한째갈비사이공간에서는 갈비밑공간의 갈비밑동맥과 함께 가슴대동맥으로부터 뒤쪽에서 일어난다(그림 4.19). 대동맥이 척주의 약간 왼쪽에 위치하기 때문에 오른쪽 셋째–열한째갈비사이동맥은 왼쪽 보다 긴 주행경로를 가진다(그림 4.19B).
- 모든 뒤갈비사이동맥은 척수신경의 뒤가지와 동행하는 위가지를 내어 척수, 척주, 등근육, 피부에 분포한다.
- 갈비사이공간을 가로지르는 작은 곁가지를 내고, 곁가지는 갈비뼈의 위쪽 모서리를 따라 위모서리 아래쪽에서 주행한다.
- 갈비사이공간을 통해 갈비사이신경과 동행한다. 갈비뼈각 근처에서 동맥은 갈비뼈고랑으로 들어가 갈비사이정맥과 신경 사이에 놓인다. 처음에 동맥은 벽쪽 가슴막과 속갈비사이막 사이의 속갈비근막속으로 주행한다(그림 4.17). 그런 다음, 이들은 맨속갈비사이근과 속갈비사이근 사이로 주행한다.
- 앞쪽으로 앞갈비사이동맥과 만나는 종말가지와 곁가지를 낸다(그림 4.19A).

속가슴동맥(internal thoracic arteries, 이전 internal mammary artery)

- 목의 근부에서 빗장밑동맥 첫 부분의 아랫면에서 일어난다.
- 빗장뼈와 첫째갈비연골의 위쪽으로 가슴안으로 내려간다(그림 4.13, 4.14와 4.19).
- 동측 가로막신경이 이는곳 부근을 가로지른다.
- 복장뼈 약간 가쪽으로 위쪽 여섯 개 갈비연골의 뒤 가슴 속면으로 내려와서 속갈비사이근 사이로 들어간다. 둘째갈비연골을 지나 내려간 뒤에, 속가슴동맥은 가로가슴근의 앞쪽으로 주행한다(그림 4.14, 4.15A와 4.19C). 가로가슴근 사이에서 동맥은 뒤쪽으로 벽쪽가슴막에 닿아 있다.
- 여섯째갈비사이공간에서 **위배벽동맥**(상복벽동맥, *superior epigastric artery*)과 **근육가로막동맥(근횡격동맥, musculophrenic artery)**으로 끝난다.
- 직접적으로 위 여섯 개의 갈비사이공간에 분포하는 앞갈비사이동맥을 낸다.

앞갈비사이동맥(anterior intercostal artery)의 동측 한 쌍

- 위쪽 아홉 개의 갈비사이공간의 앞부분에 분포한다.
- 갈비사이공간의 가쪽을 지나며 하나는 위쪽 갈비뼈의 아래모서리 근처에서 다른 하나는 아래쪽 갈비뼈의 위모서리 근처를 지난다.
- 첫 두 개의 갈비사이공간에서는 벽쪽 가슴막과 속갈비사이근육 사이의 속가슴근막 속에 놓인다.
- 셋째–여섯째갈비사이공간에 분포하는 앞갈비사이동맥은 가로가슴근육에 의해 가슴막과 분리되어 있다.
- 일곱째–아홉째갈비사이공간의 앞갈비사이동맥은 속가슴동맥의 가지인 **근육가로막동맥**(*musculophrenic artery*)에서 나온다.
- 갈비사이근에 혈액을 공급하고 가슴근, 젖, 피부에 분포하는 가지를 낸다.
- 아래 두 갈비사이공간에서는 존재하지 않는다. 이 공간은 뒤갈비사이동맥과 이 동맥의 곁가지에 의해 혈액을 공급받는다.

가슴벽의 정맥(veins of thoracic wall)

갈비사이정맥(intercostal vein)은 가슴사이동맥, 신경과 동행하고 대부분 갈비뼈 고랑의 가장 위쪽에 놓인다(그림 4.15B와 4.20). 오른쪽과 왼쪽에 각각 열한 개의 **뒤갈비사이정맥(posterior intercostal vein)**과 하나의 **갈비밑정맥(subcostal vein)**이 있다. 뒤갈비사이정맥은 **앞갈비사이정맥(속가슴정맥의 지류, anterior intercostal vein)**과 연결된다. 뒤갈비사이정맥은 척주 근처에 위치하며 그 높이의 척수신경 **뒤가지**와 동행하는 정맥의 뒤가지와 척주(vertebra column)에 존재하는 척추정맥얼기에서 들어오는 **척추사이정맥**(*intervertebral vein*)으로부터 정맥을 받는다. 대부분 뒤갈비사이정맥(넷째–열한째)은 위대정맥(SVC)으로 들어가는 **홀정맥/반홀정맥체계**(*azygos/hemi-azygos venous system*)에서 끝난다. 첫째갈비사이공간의 뒤갈비사이정맥은 일반적으로 바로 오른쪽과 왼쪽의 팔머리정맥으로 들어간다. 둘째와 셋째(가끔은 넷째) 갈비사이공간의 뒤갈비사이정맥은 합쳐져 **위갈비사이정맥**(*superior intercostal vein*)이라는 줄기를 형성한다(그림 4.20).

오른위갈비사이정맥(right superior intercostal vein)은 위대정맥에 들어가기 전의 대표적인 **홀정맥**의 마지막 지류이다. 하지만 **왼위갈비사이정맥(left superior intercostal vein)**은 일반적으로 **왼팔머리정맥**(*left brachiocephalic vein*)으로 혈류가 이동한다. 이것은 왼위갈비정맥은 위세로칸의 왼편을 따라 앞쪽으로 지나는데, 특히 대동맥활 또는 대동맥활에서 나오는 큰혈관의 근부를 가로질러 미주신경과 가로막신경 사이로 주행한다(그림 4.70B 참조). 이 정맥은 일반

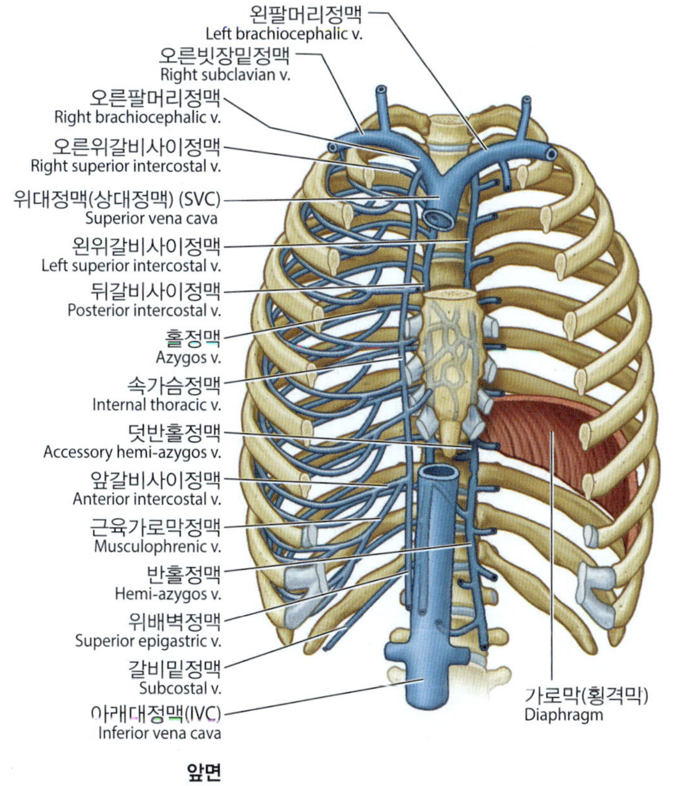

그림 4.20. 가슴벽 정맥(veins of thoracic wall). 이 그림에서는 연결되어 있지만, 앞갈비사이정맥과 뒤갈비사이정맥은 분리된 혈관으로 정상적으로 반대방향으로 흘러 들어간다. 두 혈관의 연결(anastomose; 문합)은 앞겨드랑선 부근에서 이루어진다. 이러한 정맥에는 판막이 없기 때문에 정맥의 흐름이 역류될 수 있다.

적으로 왼기관지정맥으로부터 정맥피를 받으며 왼심장가로막정맥으로부터도 정맥피를 받는다. 특징적 이 정맥은 아래쪽을 **보조반홀정맥**(*accessory hemi-azygos vein*)과 교통하고 있다. **속가슴정맥(internal thoracic vein)**은 속가슴동맥의 짝정맥(companion vein; 라틴어로 *venae comitantes*)이다.

젖(유방, Breasts)

젖은 앞가슴벽에서 가장 두드러진 표면 구조물로, 특히 여성에서 잘 발달되어 있다. **젖(유방, breat**; 라틴어로 *mammae*)은 샘꽈리조직과 지지성 조직인 섬유성 조직으로 구성되는데, 이들 조직이 지방 바탕질 속에 혈관, 림프관, 신경과 함께 묻혀 있다. 남자와 여자 모두 젖을 가지고 있다. 보통 젖은 여자에서만 잘 발달되어 있다(그림 4.21과 4.22). **젖샘(mammary glands)**은 큰가슴근과 작은가슴근 위에 있는 피부밑조직에 존재한다. 젖에서 가장 두드러진 곳을 **젖꼭지**(*nipple*)라 하고, **젖꽃판(유륜, areola**: '작은 구역'의 라틴어에서 유래)이라는 원형의 짙은 색의 피부구역이 주위에 존재한다.

젖속에 존재하는 젖샘은 여자에게서는 생식 부속샘이지만 남자에게서는 흔적기관으로, 기능이 없는 단지 몇 개의 작은 관 또는 상피세포 끈으로 구성되어 있다. 일반적으로 남성 젖에 존재하는 지방은 다른 곳의 피부밑조직에 존재하는 것과 차이가 없고 정상남성에서는 샘꽈리 체계가 발달되지 않은 상태로 있다.

임상적용 CLINICAL BOX

가슴벽의 근육과 신경혈관(MUSCLES AND NEUROVASCULATURE OF THORACIC WALL)

호흡곤란: 숨쉬기 어려움(Dyspnea: Difficult Breathing)

사람들은 호흡기 문제(예: 천식)나 심부전(*heart failure*)이 있어 숨쉬기 어려울 때(호흡곤란, *dyspnea*), 가슴안(흉강, thoracic cavity)의 팽창을 보조하기 위해 보조호흡근을 사용하게 된다. 목 근육(목빗근, 등세모근, 목갈비근)의 움직임들이 특히 현저하게 관찰된다. 그런 사람들은 팔이음뼈(흉곽대, pectoral girdle)를 고정하기 위해 무릎이나 의자의 팔걸이에 기대어, 보조호흡근이 갈비뼈 부착부위에 작용하여 가슴을 팽창시키도록 한다.

가슴막바깥 가슴안의 외과적 접근 (Extrapleural Intrathoracic Surgical Access)

방부 처리된 시신에서는 고정 때문에 이해하기 힘들지만, 실제 수술에서는 비교적 느슨한 성질의 얇은 가슴속근막에 의해 천연의 분할면이 생겨 외과 의사가 가슴벽에서 가슴안을 싸고 있는 벽쪽 갈비가슴막을 분리할 수 있다. 이런 과정으로 가슴안 안에서부터 림프절과 같은 가슴막바깥 구조물로의 접근이 가능하게 되고, 또한 허파를 둘러싸고 있는 공간인 가슴막공간(pleural cavity)을 열거나 오염시키지 않고 기구를 위치시킬 수 있다.

척수신경절의 대상포진감염 (Herpes Zoster Infection of Spinal Ganglia)

대상포진감염(*herpes zoster infection*)은 전통적으로 피부분절을 따라 분포하는 피부병변인 대상포진(*shingle*)을 유발하는데, 이는 임상적으로 심한 통증을 유발한다(그림 B4.3). 대상포진은 주로 척수신경절의 바이러스 감염이 원인인데, 대개 수두대상포진바이러스(varicella–zoster virus, VZV)나 수두바이러스(chickenpox virus)의 재활성화에 의해 발생한다. 신경절 침범 후, 바이러스는 침범한 신경이 분포하는 피부분절에 날카롭고 화끈거리는 통증을 유발한다(그림 4.18 참조). 침범된 피부부위는 붉어지고, 수포성 돌출이 생긴다. 통증은 피부 돌출 이전 또는 뒤에 생긴다. 주로 감각신경병(*sensory neuropathy*: 신경의 병적 변화)이지만 운동

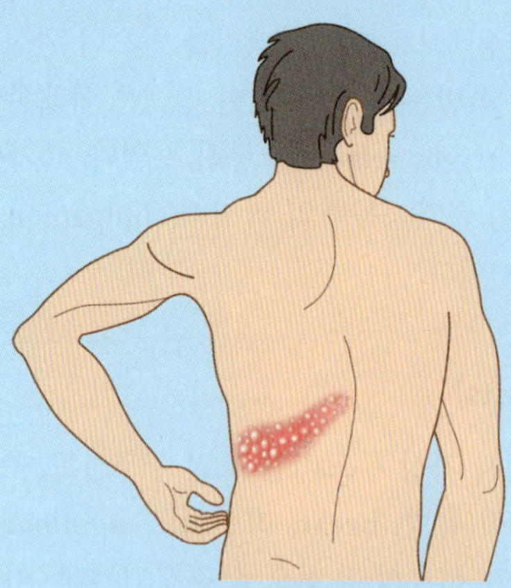

그림 B4.3. 대상포진(herpes zoster).

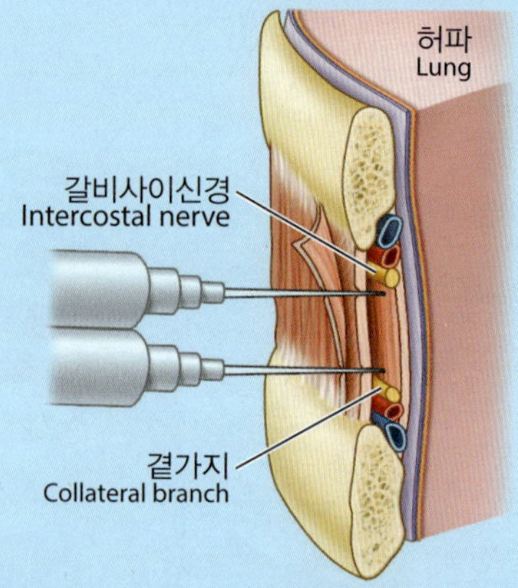

그림 B4.4. 갈비사이신경차단(늑골간신경차단, intercostal nerve block).

신경 침범에 의한 약화도 사람의 0.5~5% 정도에 발생하는데, 고령의 암 환자에서 흔하다(Brannagan & Tanji, 2022). 근육약화는 대개 피부분절의 통증과 수포성 돌출이 발생한 바로 그 근육분절에서 나타난다. 백신 접종은 대상포진에 대한 면역성을 주어 예방에 도움이 되므로 60세 이상에게 추천한다.

갈비사이신경차단(Intercostal Nerve Block)

갈비사이공간의 국소마취는 척추주위선과 마취가 필요한 부위 사이에 있는 갈비사이신경 주위에 국소마취제를 주사하여 유도한다. 이런 갈비사이신경차단(*intercostal nerve block*)은 갈비사이신경줄기와 이의 곁가지 주변에 마취제를 침투시키는 과정이다(그림 B4.4). 차단이라는 것은 피부의 신경종말 및 자극이 통증에 관련된 정보를 감각신경을 통해 척수와 뇌에 전달하기 전에 차단하는 것을 말한다. 자극이 어떤 특정 피부부위는 대개 두 개의 인접한 신경지배를 받기 때문에, 인접한 피부분절 간에 상당한 겹침이 있다. 따라서 두 군데 이상의 갈비사이신경을 마취시키지 않는다면, 완전히 감각이 사라지는 일은 잘 생기지 않는다.

핵심정리: 가슴벽의 근육과 신경혈관(Muscles and Neurovasculature of Thoracic Wall)

가슴벽의 근육: 가슴은 일부 목, 등, 배 근육을 비롯한 팔의 가슴팔근육에 의해 겹겹이 싸여 있다. ■ 이러한 근육의 대부분은 팔이음뼈가 고정되었을 때 깊은 호흡에 영향을 주고 가슴부위의 표면에서 특징적 구조물로 관찰된다. 하지만 참가슴근육은 이러한 표면 구조물에서 거의 관찰되지 않는다. ■ 뒤톱니근은 고유감각 기관으로 작용할 것으로 생각되는 작은 힘살을 가진 얇은 근육이다. ■ 갈비사이근은 강제 호흡을 할 때 갈비뼈를 움직일 수 있다. 하지만 실제 갈비근의 주작용은 평상 호흡을 할 때 가슴안의 음압과 양압에 저항하여 갈비사이공간을 지지해 주는 기능(긴장시키는 작용)을 한다. ■ 가로막은 호흡의 주된 근육으로 들숨을 담당하고 있다(정상 날숨에서는 거의 수동적으로 작용한다). ■ 깊은근막은 다른 부위에서와 마찬가지로 가슴벽의 근육을 덮고 싸고 있다. ■ 가슴사이근육의 힘살부분이 없는 부분에서는 근막이 갈비사이막으로 연속되어 가슴벽이 완성된다. ■ 가슴속막은 가슴우리의 속면과 허파공간 경계 사이의 얇고 섬유유문상의 층으로 가슴속 구조에 접근하기 위한 수술을 할 때에는 개복될 수 있다.

가슴벽의 신경혈관: 가슴벽 신경혈관 구조의 분포 양상은 가슴우리구조의 형태를 반영하고 있다. ■ 이러한 신경혈관 구조물은 갈비뼈에 평행하게 갈비사이공간으로 주행하고 갈비사이근육과 이들의 표면 쪽의 피부와 속면쪽의 가슴막에도 분포한다. ■ 가슴벽과 관련하여 얼기 형성은 일어나지 않기 때문에 말초 및 피부분절의 형태는 이 부위에서 명확하다. ■ 갈비사이신경은 각 갈비사이공간 전체 길이를 따라 위쪽에서 앞쪽으로 주행하고, 앞과 뒤갈비사이동맥 및 정맥은 앞겨드랑선 부근에서 서로 연결된다. ■ 가슴대동맥에서 나오는 뒤혈관들은 홀정맥체계로 연결된다. ■ 속가슴동맥에서 나오는 앞혈관과 그 가지들은 속가슴정맥과 그 지류들로 연결된다.

여성 젖(female breasts)

샘꽈리조직 주위를 둘러싸고 있는 지방의 양에 따라 수유하지 않는 젖(유방)의 크기가 정해진다. 대략적 원형의 여성 젖(female breasts) 몸통은 가로로는 복장뼈의 가쪽모서리에서부터 중간겨드랑선까지 뻗어 있고 세로로는 둘째와 여섯째갈비뼈 사이에 위치하고 있다. **젖 바닥(bed of the breast)**의 2/3 정도는 큰가슴근을 덮고 있는 큰가슴근막에 의해 형성되며, 나머지 1/3 부분은 앞톱니근을 싸고 있는 근막에 의해 형성된다. 젖과 **큰가슴근막**(*pectoral fascia*) 사이는 성긴결합조직으로 되어 있는 잠재적인 공간이 존재하는데 이를 **젖샘뒤공간(retromammary space**, bursa)이라 한다. 지방의 적은 양을 포함하고 있는 이 공간은 젖이 큰가슴근막 위에서 약간 움직일 수 있게 해준다. 젖샘의 일부는 큰가슴근의 아래가쪽 모서리를 따라 겨드랑오목방향으로 뻗어 **겨드랑돌기** 또는 겨드랑꼬리[**axillary process** or tail (of Spence)]를 형성한다. 일부 여자들은 이 부분을 발견하여(특히 월경주기 동안 커졌을 때) 혹시 종괴(암)나 커진 림프절이 아닌지를 의심하기도 한다.

젖샘은 피부아래에 존재하는 진피에 단단히 부착되어 있는데, 특히 피부인대(라틴어로 *retinacula cutis*)인 **젖샘걸이인대[유방제인대, suspensory ligaments** (of Cooper)]에 의해 부착되어 있다. 이러한 섬유결합조직은 젖샘의 위쪽부분에 특히 잘 발달되어 있어 **젖샘의 엽과 소엽**(*lobes and lobules of mammary gland*)을 잘 지지해준다.

사춘기(8~15세) 동안, 젖은 정상적으로 커지는데, 부분적으로는 샘꽈리의 발달 때문에 커지지만 실제는 주로 지방의 축적이 증가되어 커진다. 젖꽃판과 젖꼭지도 함께 커진다. 젖의 크기와 모양은 유전, 인종, 식이 인자 등에 의해 결정된다. **젖샘관(lactiferous duct)**은 가지를 내어 샘꽈리 조직으로 된 15~20개의 **젖샘의 소엽(lobules of mammary gland)**으로 발달하는데, 이러한 소엽이 젖샘의 **실질(parenchyma**: 기능적 실질)을 구성하고 있다. 각 소엽은 젖샘관으로 배액되고, 각 관은 일반적으로 젖꼭지에 독립적으로 열려 있다. 관은 자전거 바퀴의 살처럼 젖꼭지 방향으로 집중되어 있다. 젖꽃판 아래에 각 관은 확장된 부분인 **젖샘관팽대(lactiferous sinus)**를 가지고 있는데, 수유하는 여성에서 우유의 작은 방울이 여기에 모여 있게 된다. 아기가 젖을 빨기 시작하면, 젖꽃판(아래의 젖샘관팽대와 함께)의 압박이 모여 있던 우유방울을 배출시켜 아기가 계속해서 젖을 빨게 하여 호르몬 매개 **최유반사**(사출반사, *let-down reflex*)가 계

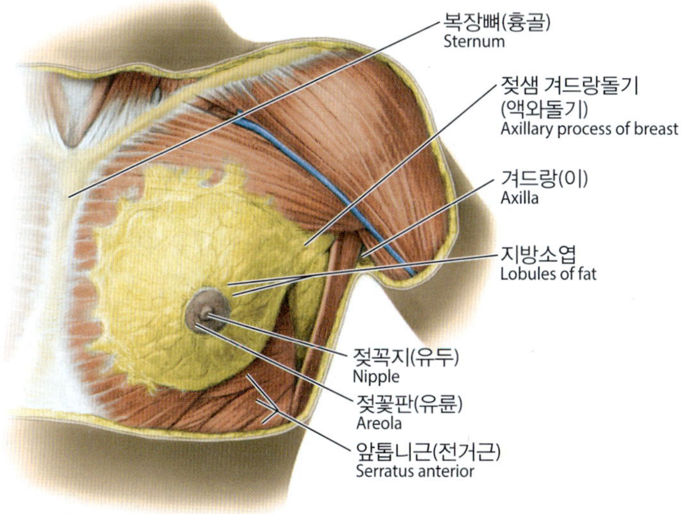

그림 4.21. 젖(유방)의 바닥. 여성 가슴부위(pectoral region)의 표면 해부. 큰가슴근막은 젖 아래에 있는 부위를 제외하고는 제거되어 있다. 젖의 바닥은 둘째에서 여섯째갈비뼈에 위치한다. 젖샘의 겨드랑돌기(axillary processl)는 겨드랑오목 방향으로 뻗어 있고 일부 겨드랑오목으로 들어간다.

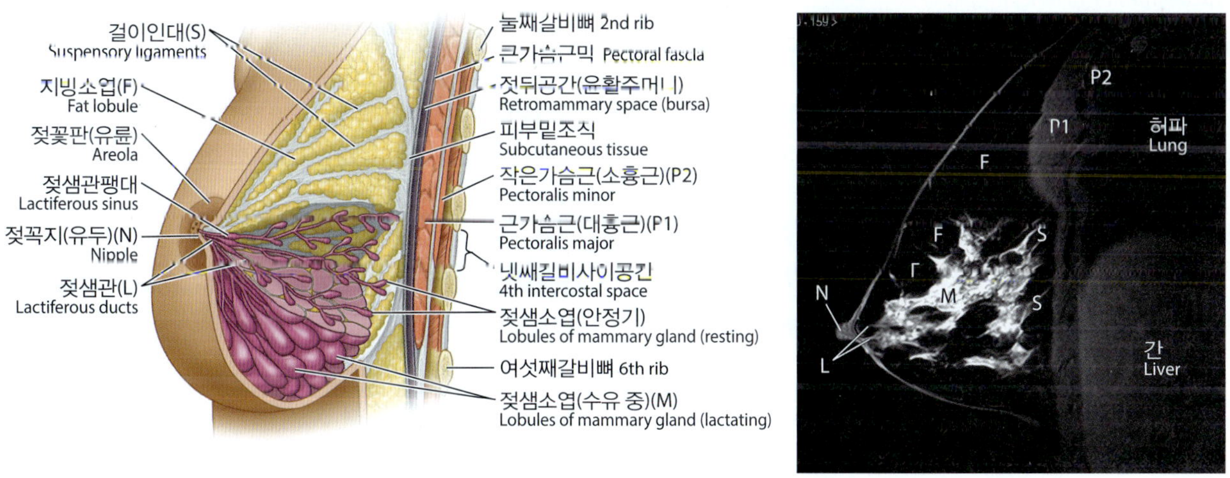

(A) 안쪽면 **(B) 젖의 자기공명영상 시상단면**

그림 4.22. 여성 젖(유방). A. 여성 젖과 앞쪽가슴벽 구조의 단면 해부. 그림의 위쪽 2/3 부분에는 휴지기의 젖샘소엽으로 구성되어 있는 젖의 걸이인대(suspensory ligament)와 젖의 젖꽃판을 보여주고 있다; 아랫부분은 수유 중인 젖샘의 소엽을 보여준다. **B.** 젖의 내부 구조와 뒤쪽과의 관계를 보여주는 앞가슴벽의 자기공명영상(MRI) 시상단면.

속하여 일어나 모유가 아기의 입안으로 분비된다. 아기가 젖샘으로부터 빠는 것이 아니다.

젖꽃판은 많은 수의 **기름샘(sebaceous gland)**을 가지고 있어, 임신 중에 커지고 기름 성분을 분비하여 젖꽃판과 젖꼭지에 윤활 작용을 하여 보호하게 되는데, 특히 산모와 아기가 수유를 시작하게 됨으로 생기는 피부마찰이나 자극을 줄여준다. **젖꼭지(nipple)**는 원뿔 또는 원주형으로 젖꽃판 중앙에 돌출되어 있다. 젖꼭지는 지방, 털, 땀샘이 없다. 젖꼭지의 끝은 이곳으로 개구하는 젖샘관에 의해 갈라져 있다. 젖꼭지는 대부분의 원형으로 배열되어 있는 민무늬근으로 이루어져 있는데, 이 민무늬근은 수유 중에 젖샘관을 압박하고 아기가 빨기 시작할 때와 같이 자극에 반응하여 젖꼭지를 세우는 기능을 한다.

젖샘은 변형된 땀샘이다. 그러므로 여기에는 특별한 주머니나 집(sheath)이 없다. 원형의 윤곽을 갖는 젖 부피의 대부분은 피부밑지방에 의해 생겨나는데, 예외적으로 임신 중에는 젖샘이 커지고 새로운 샘꽈리 조직이 형성되어 커진다. 우유를 분비하는 **꽈리(alveoli**: '작은 함몰'의 라틴어에서 유래)는 포도송이처럼 덩어리로 배열되어 있다. 일부 여성에서는 월경주기의 후기(황체기)에 젖이 커지고 아플 수도 있다. 이러한 변화는 대부분 에스트로겐(estrogen)과 프로게스테론(progesterone)의 분비의 급격한 변화로 인해 젖의 샘조직 증식으로 인해 일어난다.

젖의 혈관구조(Vasculature of Breast)

젖의 **동맥**(그림 4.23A, B)은 다음의 동맥에서 나온다:

- 빗장밑동맥에서 나오는 속가슴동맥의 앞갈비사이가지와 **관통가지의 안쪽젖샘가지(medial mammary branches of perforating branches)**.
- 겨드랑동맥의 가지인 **가쪽가슴 및 가슴봉우리동맥**(*lateral thoracic and thoracoacromial arteries*).
- 둘째, 셋째, 넷째갈비사이공간에서 가슴대동맥의 가지인 **뒤갈비사이동맥**(*posterior intercostal arteries*).

젖의 **정맥 배류**는 주로 겨드랑정맥(axillary vein)으로 이루어진다. 하지만 일부 속가슴정맥으로도 배류된다(그림 4.23C).

젖의 **림프 배류**는 암세포 전이에서의 역할 때문에 중요하다. 젖꼭지, 젖꽃판, 샘의 소엽에서 나오는 림프는 **젖꽃판밑 림프얼기(subareolar lymphatic plexus)**로 들어간다(그림 4.24A, B). 이 림프얼기로부터 배류된다.

- 대부분의 림프(>75%)는 특히 가쪽 젖 사분역으로부터 나오는 림프는 **겨드랑림프절**로 배류되는데, 처음에는 대다수 **앞 또는 가슴림프절**로 간다. 하지만 일부 림프는 직접 다른 겨드랑림프절로 들어가거나 심지어 가슴근사이림프절, 세모가슴근림프절, 빗장위림프절, 또는 아래목깊은림프절 등으로 들어간다. (겨드랑림프절은 제3장 팔에서 상세히 설명되어 있다.)
- 나머지 림프의 대부분, 특히 안쪽 젖 사분역으로부터 나오는 림프는 **복장옆림프절**(*parasternal lymph nodes*)이나 반대편 젖으로 들어간다, 반면에 아래 사분역에서 나오는 림프는 깊숙이 존재하는 배림프절[가로막아래 **아래가로막림프절**(*inferior phrenic lymph node*)]로 들어간다.

젖꼭지와 젖꽃판을 제외한 젖부위 피부에서 들어오는 림프는 같은 쪽의 겨드랑림프절과 아래목깊은림프절, 빗장아래림프절, 양쪽의 복장옆림프절로 들어간다.

겨드랑림프절 림프는 **빗장(빗장아래 및 빗장위)림프절**[*clavicular (infraclavicular and supraclavicular) lymph nodes*]로 흘러가고, 빗장림프절의 림프는 **빗장밑림프줄기**(*subclavian lymphatic trunk*)로 들어가는데, 빗장밑림프줄기로는 팔에서 오는 림프도 모여진다. 복장옆림프절은 **기관지세로칸림프관줄기**(*bronchomediastinal lymphatic trunk*)로 들어가고, 여기로 가슴 장기들로부터 나오는 림프도 모인다. 이러한 림프줄기의 종말은 변화가 많다. 전통적으로 이들 줄기는 서로 합쳐지고 목과 머리의 림프가 모이는 **목림프줄기**(*jugular lymphatic trunk*)와도 합쳐져 오른쪽에서는 짧은 **오른림프관**(*right lymphatic duct*)을 형성하고, 왼쪽에서는 가슴관(thoracic duct)으로 들어감으로 끝나는 것으로 기술되어 있다. 하지만 많은 경우(아마 대부분), 줄기들은 독립적으로 속목정맥과 빗장밑정맥 이음부(junction of internal jugular and subclavian vein)인 **오른쪽 또는 왼쪽 정맥각**(*venous angle*)으로 개구하며 **오른쪽과 왼쪽팔머리정맥**(*brachiocephalic veins*)을 형성한다(그림 4.24C). 일부에서 정맥각 바로 앞 부위에서 이 두 정맥에 모두 개구하는 경우도 있다.

젖의 신경(nerves of breast)

젖의 신경(*nerves of the breast*)은 넷째-여섯째갈비사이신경의 **앞피부신경과 가쪽피부신경 가지**에서 나온다(그림 4.15 참조). 갈비사이신경의 가지는 큰가슴근을 덮고 있는 깊은근막을 뚫고 큰가슴근 위에 놓여 있는 젖의 피부밑조직과 피부에까지 뻗어 있다. 이렇게 되어 갈비사이신경의 가지를 통해 감각신경섬유가 젖의 피부에 분포하고 교감신경섬유는 젖의 혈관과 피부와 젖꼭지 부분의 민무늬근에 분포하게 된다.

가슴벽의 표면해부학(Surface Anatomy of Thoracic Wall)

빗장뼈[쇄골, *clavicle* (collar bones)]는 피부밑에 위치하며 가슴과 목 이음부에 경계를 형성하고 있다(그림 4.25A, B). 이 빗장뼈는 전체 길이가 쉽게 만져지는데, 특히 복장뼈자루와 관절하는 안쪽 끝부분이 잘 만져진다. 빗장뼈는 림프가 배류되는 구역들 중에서 위쪽 구역을 구분하는 경계가 되는데, 빗장뼈 위쪽 구역의 림프는 최종적으로 아래목림프절로 흘러가고, 빗장뼈 아래에서는 (몸벽과 위팔에서 온) 벽쪽 림프가 겨드랑림프절로 흘러간다.

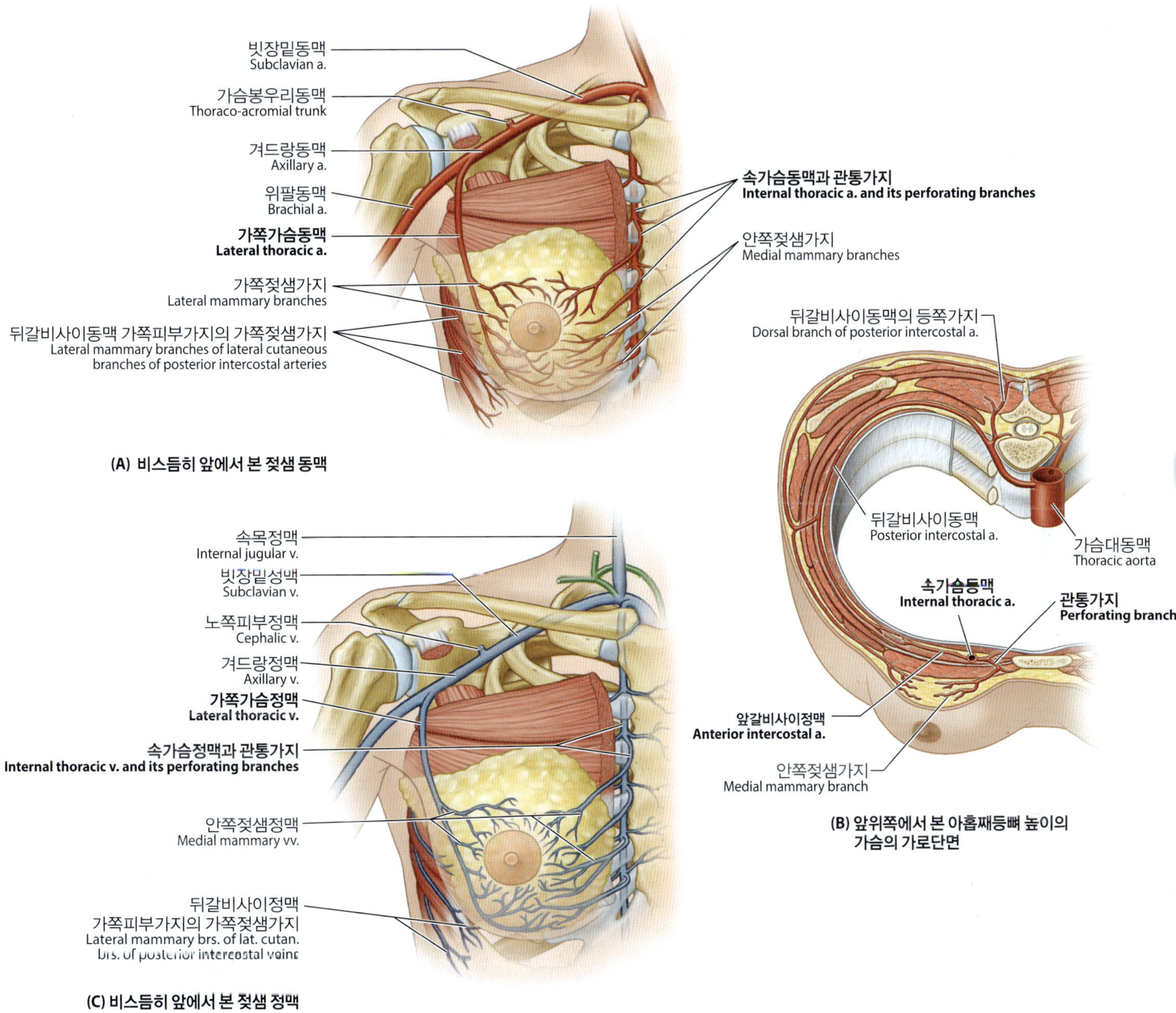

그림 4.23. 젖(유방)의 혈관구조. **A.** 표면동맥 가지들. 젖샘의 안쪽면은 주로 속가슴동맥의 관통가지에 의해 혈액을 공급받고 가쪽과 위쪽은 겨드랑동맥의 몇몇 가지(주로 가쪽가슴동맥)에 의해 혈액을 공급받는다. **B.** 깊은 가지들. 젖의 깊은 쪽은 갈비사이동맥으로부터 나오는 가지에 의해 혈액을 공급받는다. **C.** 정맥배출. 젖 정맥은 겨드랑정맥(주로)과 속가슴정맥으로 배출된다. *a.*, 혈관; *brs.*, 가지; *cuta.*, 피부; *lat.*, 가쪽; *v.*, 정맥; *vv.*, 정맥들.

복장뼈(*sternum*, breast bone)는 앞 정중선의 피부밑에 위치하여 전체가 만져진다. 양쪽 복장빗장관절의 빗장뼈 안쪽끝의 융기 사이에 복장뼈자루의 **목아래패임**(*jugular notch*)이 만져진다. 목패임은 T2 몸통의 아래모서리 높이의 T1과 T2 가시돌기사이공간에 위치한다.

복장뼈자루(*manubrium*)는 약 4 cm 정도의 길이로 T3, T4 몸통 높이에 존재한다(그림 4.26). 어린이에서 **복장뼈각**(*sternal angle*)은 강제 호흡 시 자루몸통결합에서 발생하는 약간의 운동으로 인해 만져지고 종종 눈으로 확인되기도 한다. 복장뼈각은 넷째와 다섯째 척추사이원반과 T3, T4 가시돌기사이공간 높이에 위치한다. 복장뼈각은 둘째갈비연골 쌍의 높이를 나타낸다. 복장뼈자루의 왼쪽은 대동맥활의 앞쪽이며, 복장뼈자루의 오른쪽은 **위대정맥**(*superior vena cava*, SVC)으로 합쳐지는 팔머리정맥의 바로 위쪽이다(그림 4.24C). 중환자의 영양공급이나 다른 목적을 위한 위대정맥으로의 삽관은 흔히 행해지는 임상 수기이기 때문에, 이 큰 정맥의 표면해부학에 대한 지식은 반드시 알아야 한다. 위대정맥은 아래로 복장뼈자루와 자루몸통 이음부 밑으로 지나는데 뼈구조물의 오른쪽 모서리에서 손가락

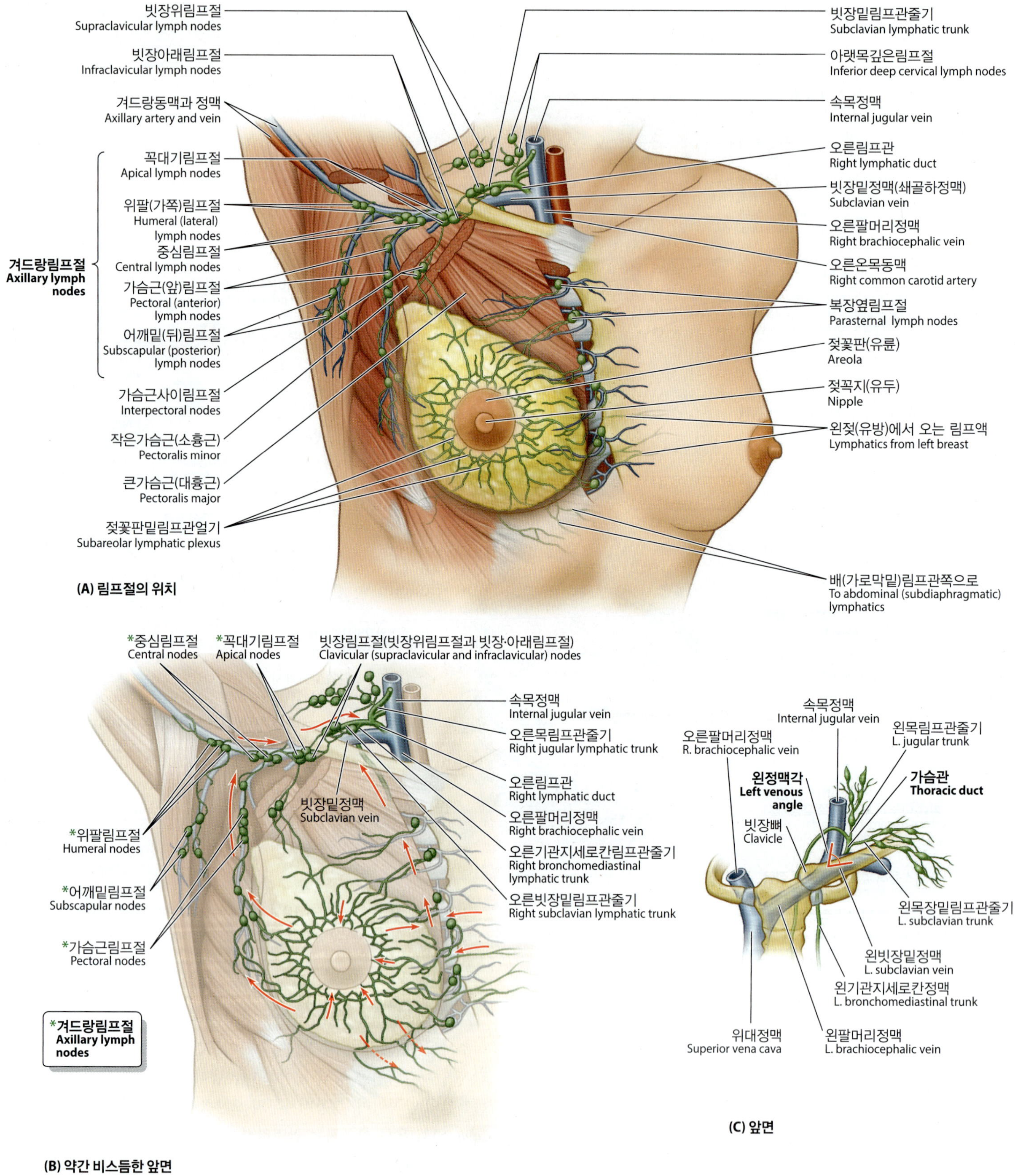

그림 4.24. 젖의 림프 배출. A. 젖샘주위의 림프절을 보여준다. **B.** *빨간 화살표*는 젖에서부터 나오는 림프의 흐름을 나타낸다. 대부분의 림프, 특히 젖의 위가쪽 사분역과 중심부분은 겨드랑림프절로 배출되고 이 림프는 다시 빗장밑 림프줄기로 들어간 다음 오른 림프관을 통해 정맥계로 들어간다. **C.** 왼쪽 젖에서 배출되는 대부분의 림프는 왼정맥각으로 들어가는 가슴관을 통해 정맥계로 들어간다.

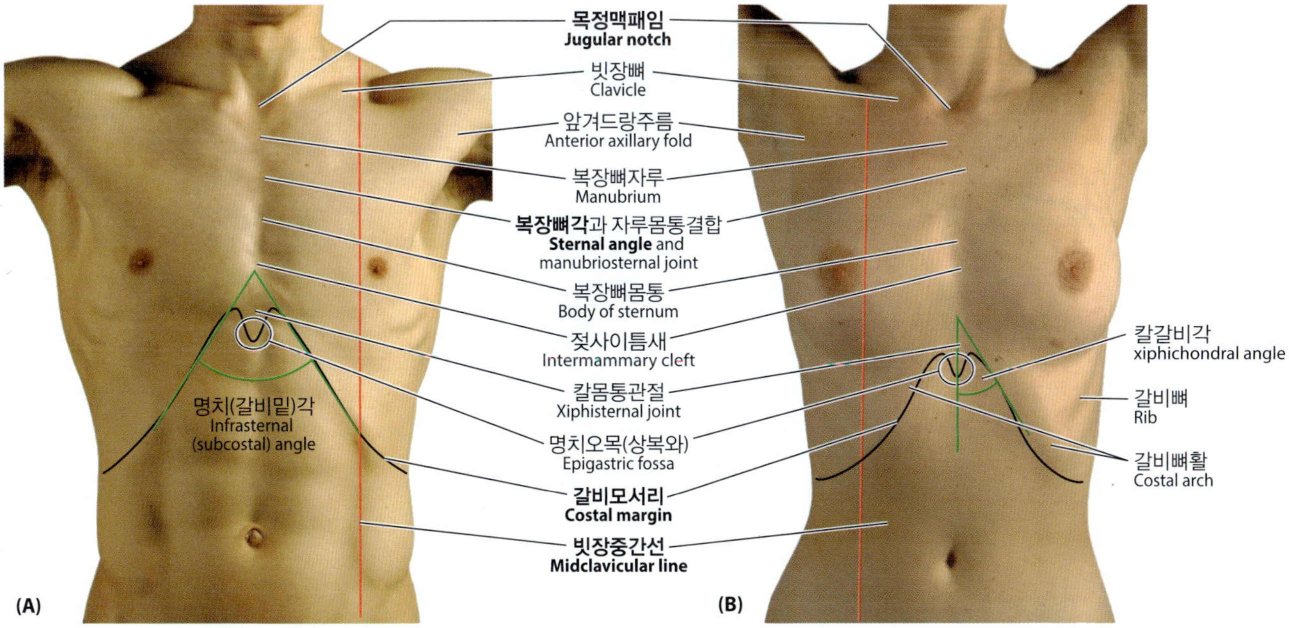

그림 4.25. 앞가슴벽의 표면 특징.

너비만큼 옆으로 돌출되어 있다. 위대정맥은 반대편 오른 셋째갈비연골부위에서 심장의 오른심방으로 들어간다.

복장뼈몸통(*body of sternum*)은 약 10 cm 길이로 심장의 오른모서리와 다섯째–아홉째등뼈의 앞에 위치한다(그림 4.26). 성인 여성의 젖 사이의 정중오목인 **젖사이틈새(intermammary cleft)**가 복장뼈몸통 위에 놓인다(그림 4.25와 4.29 참조). 칼돌기(검상돌기, *xiphoid process*)는 약간 함몰된 **명치오목(epigastric fossa)**에 위치한다. 이 오목은 심폐소생술(cardiopulmonary resuscitation, CPR)을

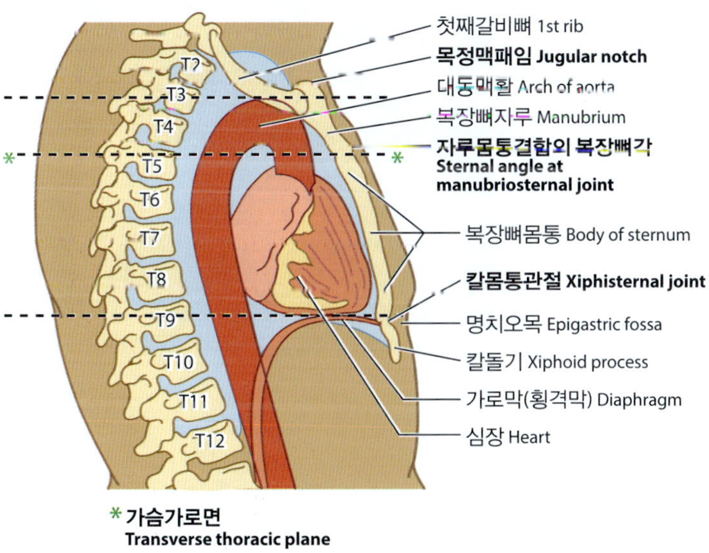

그림 4.26. 복장뼈(흉골, sternum)와 가로가슴면(transverse thoracic plane)의 척추높이.

시행할 때 복장뼈몸통의 아랫부분에 놓는 손의 적절한 위치를 위한 기준으로 사용된다. **칼몸통관절(흉골검상결합, *xiphisternal joint*)**은 종종 아홉째등뼈의 아래모서리 높이에서 만져지고 종종 능선처럼 보이기도 한다.

일곱째–열째갈비연골이 합쳐져 형성되는 **갈비모서리**(*costal margin*)는 칼몸통결합에서부터 아래가쪽으로 뻗어 있기 때문에 쉽게 만져진다. 양쪽의 갈비모서리는 **명치각**(*infrasternal angle*)을 형성한다.

갈비뼈(*rib*)와 **갈비사이공간**(*intercostal space*)은 가슴벽이나 가슴벽 속의 손상이나 병변부위나 구조의 위치를 기술할 때 기준이 되는데, 이는 배가 항해할 때 위도의 선과 같은 역할을 한다. 예를 들어, '심장의 왼심방실판막의 박동은 왼젖꼭지 아래 다섯째와 여섯째 갈비뼈사이의 갈비사이공간에 청진기를 대면 들린다'라고 기술한다. 첫째갈비뼈는 만져지지 않기 때문에 진찰(이학적 검사) 시 갈비뼈의 개수는 피부 바로 밑의 복장뼈각에서 쉽게 만져지는 둘째갈비뼈부터 시작한다. 갈비뼈와 갈비사이공간을 앞에서 세기 위해서는 손가락을 가쪽으로 복장뼈각으로부터 둘째갈비연골쪽으로 밀면서 손가락을 이동하면서 갈비뼈와 갈비사이공간을 센다. 첫째갈비사이공간은 둘째갈비연골의 위쪽에 위치—즉, 갈비사이공간은 위쪽 경계를 이루는 갈비뼈의 순서에 따라 순번지어진다. 일반적으로 손가락끝이 갈비뼈사이의 공간으로 쏙 들어가는 경향이 있기 때문에 이렇게 세는 것이 보다 믿을 수 있는 방법이다. 한 손가락은 다음 공간의 위치를 파악하기 위해 그 공간에 둔다. 모든 손가락을 사용하여 한 번에 네 개의 공간의 위치를 알 수 있다. 갈비사이공간은 앞가쪽(대략 빗장중간선)에서 가장 넓다. 갈비사이공간을 세면서 손가락이 가슴벽으로부터 떨어지면, 손가락은 쉽게 같은 공간으로 돌아갈 수 있지만 한 단

4

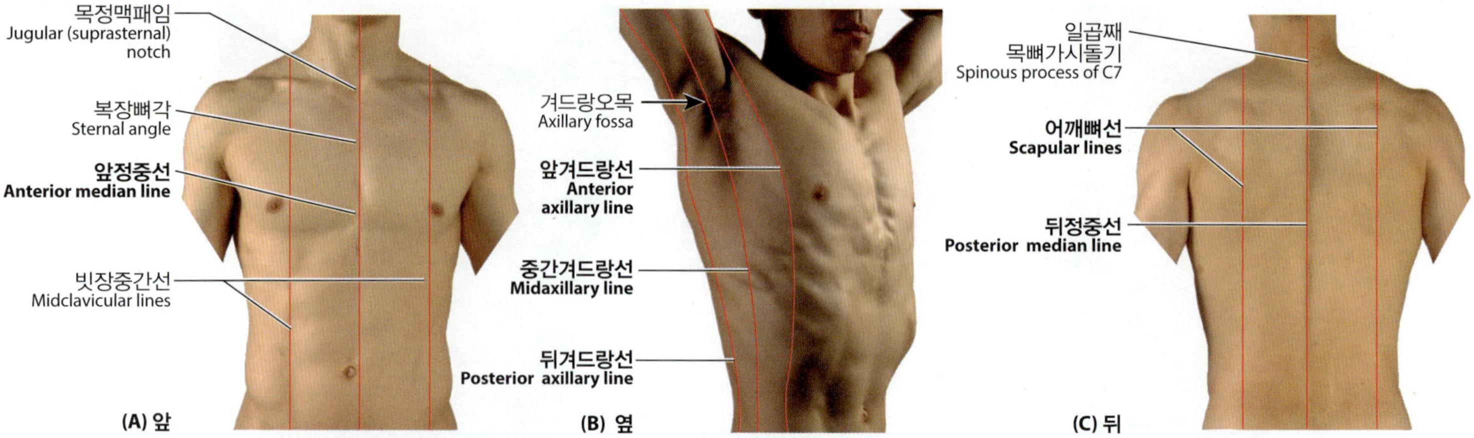

그림 4.27. 가슴벽의 수직선.

계 아래의 공간으로 오인될 수도 있다. 뒤쪽으로 어깨뼈 가시의 안쪽 끝이 넷째갈비뼈 위에 놓인다.

갈비뼈와 또는 갈비사이공간은 가슴벽의 위치를 파악하는데 '위도' 역할을 하며, 몇 개의 가상적인 선이 "경도(longitude)"로써 역할을 하면서 어떤 부위에 대한 정확한 해부학적, 임상적 기술을 가능하게 한다. 다음은 만져지거나 보여지는 표면의 특징적 구조물을 기준으로 하여 가슴벽 위에 가상적인 경도 역할을 하는 선들이다.

- **앞정중선[anterior median (midsternal) line**, AML]은 앞가슴벽의 정중면을 가로지르는 선을 나타낸다(그림 4.27A).
- **빗장중간선(midclavicular line**, MCL)은 빗장뼈의 중앙을 앞정중선에 평행하게 지난다.
- **앞겨드랑선(anterior axillary line**, AAL)은 큰가슴근의 아래가쪽 모서리에 의해 형성되는 앞겨드랑주름을 따라 수직으로 달린다(그림 4.27B).
- **중간겨드랑선(midaxillary line**, MAL)은 겨드랑오목의 꼭대기에서 앞겨드랑선과 평형으로 달린다.
- **뒤겨드랑선(posterior axillary line**, PAL)도 앞겨드랑선과 평행으로 넓은등근과 큰원근에 의해 형성되는 뒤겨드랑주름을 따라 수직으로 그은 선이다.
- **뒤정중선[posterior median (midvertebral) line**, PML]은 척추의 가시돌기끝을 따라 수직으로 그은 선이다(그림 4.27C).
- **어깨선(scapular line**, SL)은 뒤중앙선과 평행하게 어깨뼈 아래각을 지난다.

(그림에서 표시되지는 않았지만) 복장뼈나 척추와 같이 만져지는 뼈 모서리를 따라 복장옆선(parasternal line)과 척추옆선(paravertebral line; 그리스어로 *para*, alongside of, adjacent to)과 같이 추가적인 선이 삽입될 수 있다.

젖(유방, *breast*)은 특히 여성들에서 앞가슴벽의 가장 두드러진 특징적 표면 구조물이다. 피부밑조직이 과다하게 존재할 경우를 제외하고는 남성에 있어 젖은 대부분 **큰가슴근**(*pectoralis major muscle*) 윤곽을 강화하고 있는데, 빗장중간선(MCL)의 가쪽에 넷째갈비사이공간에 존재하는 젖꼭지가 가장 두드러진 특징이다(그림 4.27). 적당히 운동을 한 사람에서, 큰가슴근의 윤곽은 명확하며, 복장뼈 위에 놓이는 젖사이틈새(intermammary cleft)에 의해 정중선에서 양쪽이 분리되어 있고 근육의 가쪽모서리는 **앞겨드랑주름**(*anterior axillary fold*)을 형성한다(그림 4.25). 아래가쪽으로 젖바닥의 1/3 정도를 형성하고 있는 **앞톱니근의 손가락돌기(digitations of serratus anterior)**는 갈비뼈에 부착되어 배바깥빗근(외복사근, *external oblique*)과 서로 깍지 낀 것처럼 배열되어 있어 톱니 모양으로 보인다(그림 4.28). 아래쪽 갈비뼈(*inferior rib*)와 갈비모서리(*costal margin*)는 종

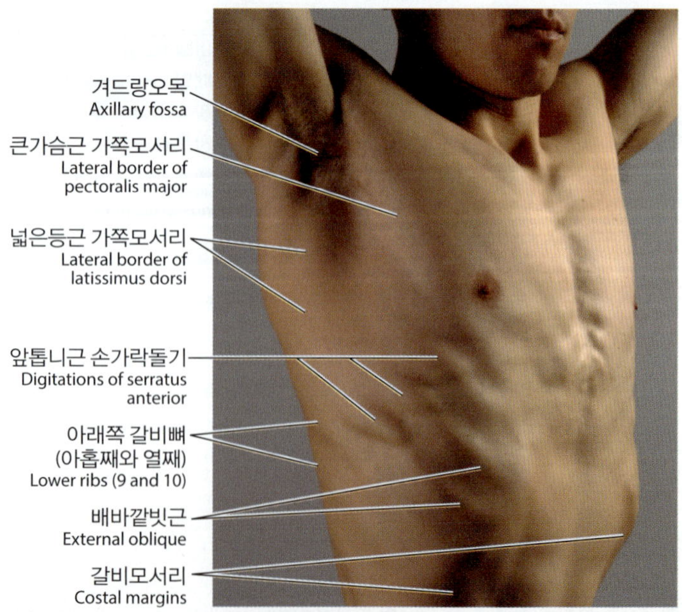

그림 4.28. 가슴벽 근육의 표면해부학.

종 두드러져 보이는데 특히 배근육이 수축하여 힘살을 안으로 당길 때 더욱 명확히 보인다. 정상적으로는 갈비사이 근육은 뚜렷하게 보이지 않는다. 하지만 드물게 갈비사이근육이 없거나 위축이 왔을 경우, 갈비사이공간은 들숨(흡기, inspiration) 동안에는 오목해지고 날숨(호기, expiration) 동안에는 돌출되는 것이 명확히 관찰된다.

여성의 젖 크기와 모양 및 대칭성은 다양한데, 심지어 한 사람의 양쪽 젖 사이에도 차이가 나는 것이 일반적이다. 젖의 평평한 위쪽면에는 가슴벽 앞면과의 뚜렷한 경계가 보이지 않지만, 가쪽과 아래쪽 모서리는 뚜렷이 구분된다(그림 4.29). 젖 위의 정맥분포는 종종 눈으로 보이는데, 특히 임신 중에 잘 관찰된다.

젖꼭지(*nipple*)는 약간 돌출되고 원형의 짙은색의 **젖꽃판**(*areola*)이 싸고 있는데, 이 색깔은 여자의 얼굴색(안색, complexion)에 따라 다르다. 젖꽃판은 임신 중에 더 검어지는데, 출산 후에도 짙어진 색은 남게 된다. 젖꽃판은 정상적으로 **젖꽃판샘**(*areolar glands*: 젖꽃판을 형성하는 피부에 있는 기름샘)의 구진상개구로 인해 점상 형태를 보인다. 경우에 따라 한쪽 또는 양쪽 젖꼭지가 힘몰되어 있고 이러한 작은 선천성 이상은 수유가 힘들게 하기도 한다.

남자와 중간크기의 젖을 갖고 있는 젊은 **미산부**(*nulliparous women*: 출산 경험이 없는 여성)에서, 젖꼭지는 앞정중선(AML)에서 10 cm 정도 떨어진 넷째갈비사이공간 앞에 위치한다. 여자에게서 젖꼭지의 위치는 젖의 크기에 따라 매우 다양한데, 특히 **다산부**(*multiparous women*)—두 번 이상의 아이 출산 경험이 있는 여성에서는 변이가 심하다. 결론적으로 크기와 모양의 변이 때문에 젖꼭지가 성인 여성에 있어 넷째갈비사이공간의 표지자가 될 수는 없다.

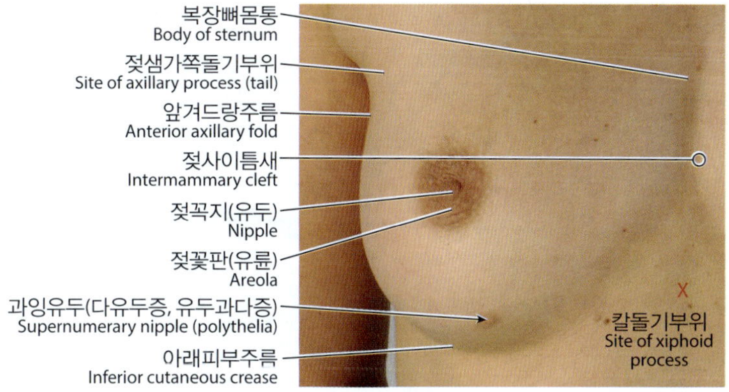

그림 4.29. 여자 젖(유방, breast)의 표면해부학.

임상적용 CLINICAL BOX

젖(유방, BREAST)

젖의 변화(Changes in Breasts)

젖샘관의 분지와 같은 **젖 조직에서의 변화**가 월경기간과 임신 중에 일어난다. 젖샘은 임신중기까지 우유를 분비하기 위해 준비를 하지만, 아기가 태어난 바로 직후에는 우유를 생산하지 못한다. **첫젖**(초유, *colostrum*)은 크림 같은 누란빛의 흰색 전우유 액체로 임신 마지막 삼분기와 첫 수유기 동안에 분비된다. 첫젖은 특히 영아의 단백질, 면역인자와 영아의 창자에 영향을 주는 성장인자 등이 풍부하다고 알려져 있다. 다산부(두 번 이상 출산 경험이 있는 여성)에서 젖은 종종 크고 늘어져 있다. 나이든 여자의 젖은 일반적으로 지방의 감소와 샘꽈리조직의 위축으로 인해 작다.

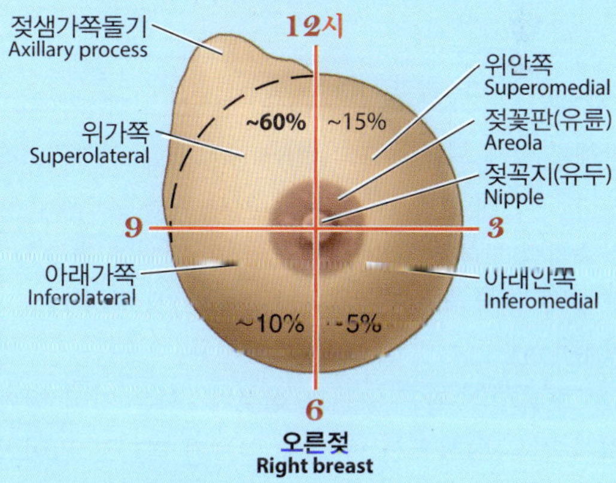

그림 B4.5. 젖의 사분면.

젖의 사분역(Breast Quadrants)

종양과 물혹의 해부학적 위치와 기술을 위해 편의상 젖의 표면은 네 개의 **사분역**(*four quadrants*)으로 구분된다(그림 B4.5). 예를 들어, 의사의 기록은 다음과 같이 기술될 것이다: "딱딱한 불규칙 덩어리가 젖의 위안쪽사분역 2시 방향 젖꽃판에서 2.5 cm 정도의 위치에서 만져진다."

젖암(유방암, Carcinoma of the Breast)

젖의 림프배출을 이해하는 것은 **젖암**(유방암, *carcinoma of breast*, breast cancer)의 전이를 예측하는 데 실제 중요하다. 젖암은 악성 종양으로 일반적으로 젖샘 소엽내 젖샘관의 상피세포에서 유래한 **샘암종**(*adenocarcinoma*)이다(그림 B4.6D). 림프관으로 들어가는 전이 암세포는 정맥계로 들어가기 전에 일반적

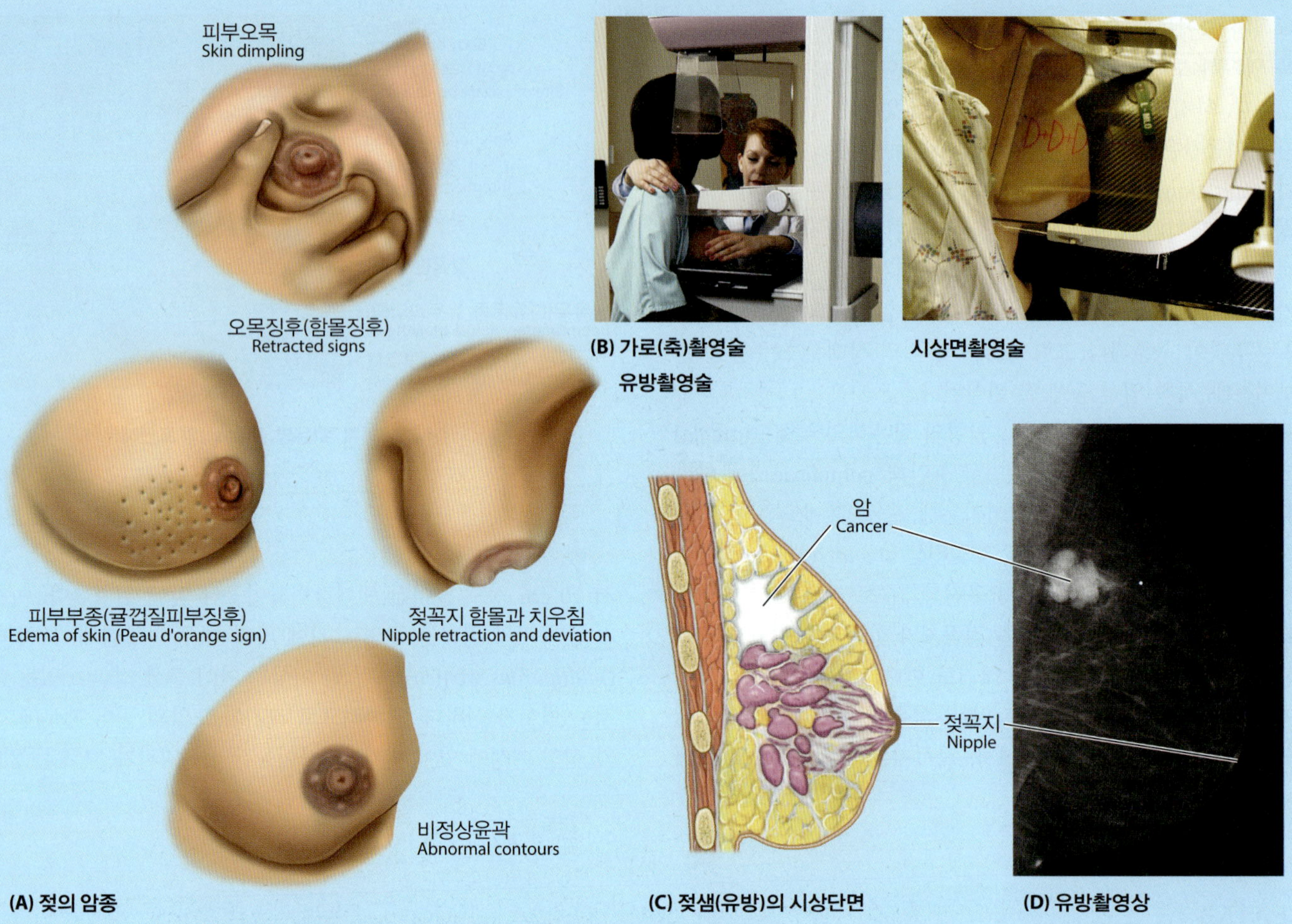

그림 B4.6. 유방암의 발견.

으로 두 개 또는 세 개의 림프절 군을 지나게 된다. 암에 의해 림프 배출이 방해를 받게 되면 **림프부종**(*lymphedema*: 피부밑조직의 과도한 액체)이 생기는데, 이후에는 젖꼭지의 편위를 일으키고 피부가 두꺼워져 가죽처럼 보이게 한다. 옴폭한 구멍 사이에 돌출한 또는 "부은(puffy)" 피부는 오렌지 껍질 모양처럼 보이게 한다(*peau d'orange sign*; 그림 B4.6A).

보다 큰 오목(손가락끝 크기나 이보다 큰)은 암이 샘꽈리 조직을 침범하여 섬유화(섬유성 변성)를 일으킨 결과로 걸이인대가 짧아지거나 피부를 당기게 되어 일어난다. **젖꽃판밑 유방암**(*subareolar breast cancer*)은 젖샘관을 침범하는 비슷한 기전으로 인해 젖꼭지가 들어가게 되는(retraction) 원인이 될 수 있다.

젖암(유방암)은 전형적으로 림프관을 통해 퍼지는데(**림프성전이**, *lymphogenic metastasis*), 림프관이 암세포를 젖으로부터 림프절(주로 겨드랑이 림프절)로 이동시킨다. 림프절에 들어간 암세포는 암세포 둥지를 만든다(**전이**, *metastasis*). 림프 배출 경로와 겨드랑이, 목, 빗장옆림프절 등 림프절 간에 서로 풍부한 교통을 하고 있기 때문에 젖에서부터 빗장위림프절, 반대편 젖 또는 배안까지 전이가 일어날 수 있다(그림 4.24A, B 참조). 젖의 림프배출 대부분이 **겨드랑림프절**(*axillary lymph node*)로 되기 때문에 유방암의 가장 흔한 전이 장소는 겨드랑림프절이다. 만져지는 이 림프절이 커졌다는 것은 유방암의 가능성을 시사하고 조기 발견의 열쇠가 되기도 한다. 그러나 겨드랑림프절이 커지지 않았다고 해서 유방암으로부터 전이가 없다고 할 수는 없다. 암세포가 겨드랑림프절로 가지 않고 다른 림프절, 즉 빗장아래림프절과 빗장위림프절과 같은 림프절로 갈 수 있기 때문이다(제3장, 팔; 임상적용 "겨드랑림프절의 해부" 참조).

뒤갈비사이정맥은 척추몸통을 따라 **홀/반홀정맥 정맥계**(*azygos/hemi-azygos system of vein*)로 들어가고(그림 4.38B 참조) 척수 주위의 속척추정맥얼기와 교통한다. 암세포는 또한 이러한 정맥 경로를 따라 젖에서부터 척추나 머리뼈나 대뇌로 전이가 일어날 수도 있다. 암은 또한 인접한 곳(인접한 조직으로 침투)으로도 퍼질 수 있다. 젖 암세포가 **젖뒤공간**(*retromammary space*)으로 침범하였을 때(그림 4.22 참조), 큰가슴근을 덮고 있는 깊은근막을 침범하거나 가슴근사이림프절로 전이가 일어나게 되어 근육이 수축할 때 젖이 올라가게 된다. 이 움직임은 진행된 유방암의 임상적 징후이다. 이와 같은 위로의 운동이 관찰하려면, 의사가 환자에게 손을 엉덩이에 댄 상태에서 팔꿈치를 앞으로 당기면서 가슴근육에 긴장을 가하면 된다.

젖 구조 영상화와 병리
(Visualizing Breast Structure and Pathology)

의학적인 영상촬영에 의한 유방 검사는 젖의 이상 징후를 감지하며, 낭과 종양덩어리를 젖 구조의 다양한 변이로부터 구별하도록 한다. 젖의 방사선 검사 또는 유방촬영술(mammography)은 젖을 납작하게 하여 검사할 수 있는 영역을 넓히고 두께를 줄여 더 균일하게 만들어 더욱 가시화한다(그림 B4.6B). 유방촬영술은 젖의 문제가 분명해지기 전에 선별검사를 위해 사용되는 기술의 하나이다. 암종은 주로 **유방촬영상**(*mammogram*)에서 크고 톱니 모양의 음영으로 나타난다(그림 B4.6C, D). 종양 위의 피부는 두꺼워지며 젖꼭지는 함몰된다. 일반적인 유방촬영술에서, 종양과 정상 걸이인대와 같은 상대적으로 밀도가 높은 구조물은 밝게 보인다. 초음파검사법(ultrasonography, US)은 유방촬영상에는 명확하게 보이지 않지만 만져지는 구조물을 관찰할 때 유용한데, 특히 밀도 높은 유방조직을 가진 여성들에게 보다 유용하다. 그리고 유방촬영상에서 보고자 하는 영역에 대한 보다 자세한 정보를 얻고자 하거나 이전 유방촬영상과 비교하여 변화를 확인하고자 할 때 유용하다. 초음파검사법은 액체로 채워진 낭이나 농양을 고체 덩어리로부터 구별하는 비침습적인 수단이다. 초음파검사법은 생검바늘 또는 액체 흡인의 길잡이로 이용한다. 유방 자기공명영상(magnetic resonance imaging, MRI)은 유방촬영술과 초음파검사법으로 확인된 문제를 보다 자세하게 검사하여 거짓 양성 결과를 배제하고 치료 계획을 수립하기 위해서 사용하는데, 특수기계(**자기공명영상과 유방 전용 코일**)와 함께 시행한다.

유방암의 외과적 절개와 외과적 제거술(Surgical Incisions of Breast and Surgical Removal of Breast Pathology)

가슴벽과 젖 사이의 이행은 아래쪽에서 가장 급격히 일어나 하나의 선, 주름 또는 깊은 피부주름—**아래피부주름**(*inferior cutaneous crease*)을 형성한다(그림 4.29 참조). 바로 이 주름을 따라 절개를 하면 가장 적게 표시가 나고 실제 젖에 의해 덮여 안 보이게 된다. 젖꽃판 근처나 젖 자체에 해야만 되는 절개는 일반적으로 젖꼭지의 다른 쪽에 방사상(부채꼴)방향으로 하거나[이 부위에서 피부긴장선(Langer tension line)은 가로방향으로 지난다] 젖꼭지 둘레로 한다(그림 1.7, 제1장, 총론 참조).

유방절제술(*mastectomy*, breast excision)은 한때는 유방암에 대한 치료법이었지만 일반적으로 행해지는 것은 아니다. **단순유방절제술**(*simple mastectomy*)에서 젖은 젖뒤공간까지 제거된다. **근치유방절제술**(*radical mastectomy*)은 보다 광범위한 외과적 시술로 젖과 가슴근, 지방, 근막과 겨드랑과 가슴부위의 가능한 많은 림프절을 제거하는 수술이다. 최근에는 종종 종양과 주변조직만 제거하고—**덩어리절제술**(*lumpectomy*) 또는 **사분역절제술**(*quadrantectomy*), **젖보존수술**(*breast-conserving surgery*)로 알려진 광범위국소절제술(wide local excision)—이후 방사선치료를 함께 시행하기도 한다(Goroll, 2021).

유방과다증, 유두과다증, 유방없음증
(Polymastia, Polythelia, and Amastia)

유방과다증(과다유방, *polymastia*) 또는 **유두과다증**(과다유두, *polythelia*)은 대개는 정상적인 한 쌍의 젖이 위치하는 아래에 생기는데, 간혹 겨드랑오목 또는 앞배벽에 생기기도 한다(그림 4.29와 B4.7). 과다유방은 일반적으로 단지 흔적적인 젖꼭지와 젖꽃판으로 구성되는데, 임신 중에 정상 젖꼭지와 함께 짙은색으로 변화되기 전까지는 점(모반, nevus)으로 오인되기도 한다. 하지만 샘꽈리조직이 존재하기도 하고 젖분비(수유)가 가능할 수 있도록 발달하기도 한다. 이러한 작은 과다유방은 겨드랑이에서 사타구니까지 이은 선을 따라 어디에서도 발생할 수 있다—이 선은 젖이 발달하는 **배아젖능선**[배아유방릉, *embryonic mammary crest*(젖선, 유선, milk line)]이라 하며, 동물에서는 이 선을 따라 다수의 젖이 발달한다. **유방없음증**(*amastia*)은 남자와 여자 어느 쪽에서도 발생할 수 있는데, 젖꼭지만 있거나 젖꼭지와 젖꽃판이 함께 있을 수도 있지만 샘꽈리조직은 없다.

남자 유방암(Breast Cancer in Men)

유방암의 약 1.5%가 남자에서 발생한다. 여자에게서 유방암은 일반적으로 겨드랑림프절로 전이되지만 뼈, 가슴막, 허파, 간, 피부로도 갈 수 있다. 미국에서 연간 약 1,000명의 남자가 유방암에 걸린다(Swartz, 2021). 눈에 보이거나 만져지는 젖꽃판밑 덩어리나 젖꼭지에서 분비물이 나온다면 **악성 종양**(*malignant tumor*)을 나타내는 경우가 많다. 남성에서 유방암은 큰가슴근막, 큰가슴근, 겨드랑이의 꼭대기 림프절에 침범하는 경향이 있다. 남자에게서 유방암은 흔하지 않지만, 예를 들어 뼈전이와 같이 광범위한 전이가 발생하기 전까지 발견되지 않기 때문에 예후는 매우 좋지 않다.

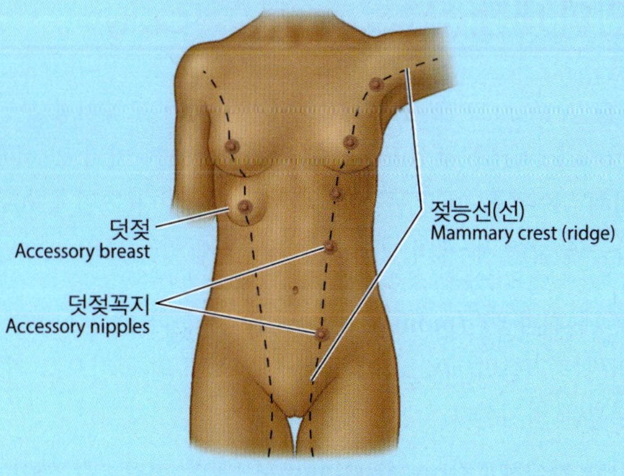

그림 B4.7. 유방과다증과 유두과다증(polymastia and polythelia).

여성유방증(Gynecomastia)

사춘기(10~12세) 때 남자에서 젖의 일시적인 커짐은 일반적으로 일어난다(빈도 = 70%). 사춘기 이후 남자에서 젖의 비대(여성유방증, *gynecomastia*)는 비교적 드문데(<1%), 나이관련성이거나 약물관련성[예: 전립선암에 대한 디에틸스틸베스트롤(diethylstilbestrol) 치료 후]이다. 여성유방증은 여성호르몬과 남성호르몬의 불균형이나 간에서 성호르몬 대사의 변화의 결과로도 생길 수 있다. 여성유방증은 반드시 증상의 하나로 간주되어 콩팥위샘(부신, suprarenal), 고환암, 간경화 같은 중요한 잠재적 원인에 의한 것인지를 반드시 확인하여야 한다(Goroll, 2021). 클라인펠터증후군(*Klinefelter syndrome*, XXY trisomy)을 가지고 있는 사춘기 이후 남자의 약 40% 정도가 여성유방증을 보인다(그림 B4.8). 클라인펠터증후군은 작은 고환과 불균형적으로 긴 다리가 특징적이다(Moore et al., 2020).

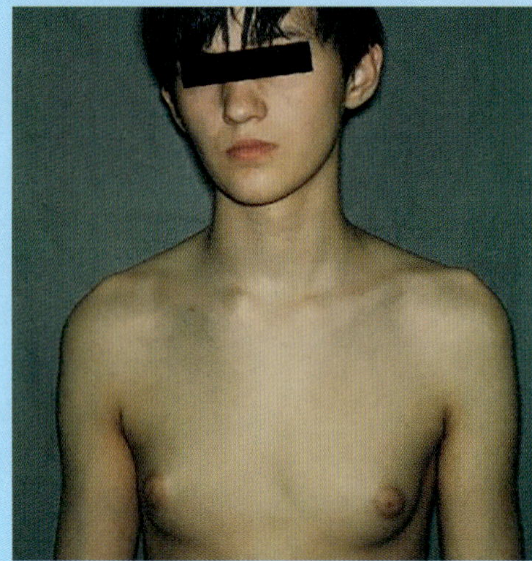

그림 B4.8. 클라인펠터증후군의 여성유방증. 클라인펠터증후군(XXY)의 남자 청소년은 젖이 있다. 이 증후군의 남자의 약 40%가 여성유방증(젖의 발달)과 작은 고환을 보인다.

핵심정리: 젖과 가슴벽의 표면해부학(Breasts and Surface Anatomy of Thoracic Wall)

젖(유방, Breast): 젖샘은 젖의 피부밑조직 내에 존재하며, 큰가슴근과 앞톱니근 위에 놓이고 깊은근막과 연관되어 있다(젖의 바닥을 이룸). ■ 샘꽈리조직의 소엽은 젖꼭지 방향으로 모여 있고, 각 소엽에는 젖샘관이 존재하여 젖꼭지에 개구한다. ■ 젖의 위가쪽 사분역은 겨드랑이쪽으로 뻗어 있음으로 인해 샘꽈리조직이 가장 많은 부분인데, 그로 인해 가장 암이 많이 발생하는 부분이다. ■ 젖에는 속가슴혈관과 가쪽가슴혈관 및 둘째-여섯째갈비사이(늑간) 혈관과 신경이 분포한다. 젖에서 나오는 대부분의 림프는 겨드랑림프절로 들어간다. 이 사실은 젖암(유방암)의 관점에서 중요하다. ■ 젖샘과 겨드랑림프절은 표면에 위치하기 때문에, 정기적인 젖검사에서 일차성과 전이성 종양을 촉진될 수 있는데 이는 유방암의 조기 발견과 치료의 가능성을 증가시키고 있다.

가슴벽의 표면해부학: 가슴벽에는 볼 수 있거나 만져지는 특징적 구조물이 잘 들어나 있어 가슴벽과 가슴안 장기의 특징을 진찰하는 데 유용하다. ■ 복장뼈각 높이의 둘째갈비뼈에서부터 셀 수 있는 갈비뼈와 갈비사이공간은 가슴벽에서 위도로서 이용된다. ■ 빗장뼈, 젖꼭지, 겨드랑주름, 어깨뼈, 척주는 가슴벽에서 경도로 이용된다. ■ 젖은 가슴벽에서 두드러진 특징적 구조물로 남자에게서 젖꼭지는 넷째갈비사이공간의 위치를 나타내는 지표가 될 수 있다.

가슴안의 내장(Viscera of Thoracic Cavity)

가슴안(흉강, *thoracic cavity*)의 가로단면은 콩팥 모양처럼 보인다. 등척주(thoracic vertebral column)와 갈비뼈(rib)의 머리 및 목과의 관절에 의해 뒤안쪽을 따라 둥글게 움푹 들어가 있다(그림 4.30A). 가슴안은 다음과 같이 세 개의 구획으로 나누어져 있다(그림 4.30A, C):

- 오른·왼**허파공간(pulmonary cavity)**은 허파(폐, lung)와 허파를 둘러싸는 **가슴막**(*pleura*)이 들어 있는 양쪽의 공간으로 가슴안의 대부분을 차지한다.
- 중간의 **가슴세로칸(mediastinum)**은 양쪽 허파공간 사이에서 두 공간을 완전히 분리하고 있는 부분으로, 허파를 제외한 주요한 가슴 구조물들이 존재하고 있다. 주요 구조물에는 심장(heart), 큰혈관(great vessel)들과 기관(trachea)의 가슴부분(thoracic part), 식도(esophagus), 가슴샘(흉선, thymus), 림프절(lymph node) 등이 포함된다. 가슴세로칸은 위가슴문(superior thoracic aperture)에서 시작하여 가로막(횡격막, diaphragm)에 이르며, 앞뒤로는 복장뼈(sternum)에서 등뼈(thoracic vertebra)의 몸통에 이르는 부위이다.

가슴막과 허파 및 기관기관지나무 (Pleurae, Lungs, and Tracheobronchial Tree)

가슴막(pleura)은 양쪽 허파공간(*pulmonary cavity*)의 속면을 둘러싸고 있고, 허파의 겉표면을 덮고 있다(그림 4.30B, C). 가슴막과 허파의 관계를 이해하려면, 약하게 분 풍선에 주먹을 눌러보면 알 수 있다(그림 4.30C). 허파를 주먹이라 했을 때, 주먹과 맞닿은 풍선벽은 **허파쪽가슴막**(*visceral pleura*)에 해당하며, 나머지 풍선벽이 **벽쪽가슴막**(*parietal pleura*)에 해당한다. 그리고 두 풍선벽 사이에 공기로 차 있는 공간이 가슴막안(pleural cavity)에 해당한다. 실제 허파공간에는 소량의 액체가 얇은 막을 이루고 있다. 벽쪽가슴막과 허파쪽가슴막은 함께 **가슴막주머니**(*pleural sac*)를 형성하며, 이들은 주먹의 손목부분에서 서로 이어지는 것을 볼 수 있는데, 이는 허파뿌리에 해당한다. 주의해서 볼 것은 가슴막주머니가 허파를 둘러싸고 있을 뿐, 가슴막주머니 속에 허파가 있는 것은 아니라는 점이다.

그림 4.30C의 주먹 그림을 참고로 하여 허파와 가슴막의 발달과정을 살펴보면, 배아기의 허파는 가슴막안의 기원구조라 할 수 있는 **심장막복막관(pericardioperitoneal canal)** 속으로 들어간다. 풍선벽이 주먹을 덮는 것처럼, 같이 따라 들어가는 **체강상피**(*coelomic epithelium*)가 원시허파를 둘러싸면서 허파쪽가슴막이 된다. 심장막복막관의 벽을 구성하는 상피세포는 벽쪽가슴막이 된다. 배아발생(embryogenesis)이 일어나는 동안, 가슴막안은 심장막안(pericardial cavity)과 복막안(peritoneal cavity)으로부터 분리된다.

가슴막(pleurae)

각 허파는 두 개의 연속된 막으로 구성된 장액성 **가슴막주머니**(serous **pleural sac**)에 둘러싸여 있다. 하나의 막은 허파를 직접 둘러싸 반짝반짝하게 빛나는 **허파쪽가슴막**이며, 나머지는 허파공간을 두르고 있는 **벽쪽가슴막**이다(그림 4.30B, C).

두 가슴막에 의해 형성된 잠재적인 공간인 **가슴막안(흉막강, pleural cavity)**에는 **장액성 가슴막액(serous pleural fluid)**의 얇은 층이 덮고 있어 호흡을 할 때 두 개의 가슴막이 서로 부드럽게 미끄러지도록 윤활액 역할을 한다. 또한 장액성분의 표면장력 덕분에, 물 묻은 두 장의 유리판처럼 허파가 가슴벽(thoracic wall)에 붙어 흡착력이 생기게 된다. 이로 인해 가슴이 확장될 때 허파가 같이 부풀어 공기로 가득 차게 된다.

허파쪽가슴막(visceral pleura, pulmonary pleura)은 수평틈새(horizontal fissure)와 빗틈새(oblique fissure)를 포함한 허파의 표면에 밀착하여 둘러싸고 있으며, 허파표면에서 떼어 낼 수 없다(그림 4.30B, C와 4.31A). 시체해부실습에서 일반적으로는 허파쪽가슴막을 허파 표면에서 분리시킬 수 없다. 허파에 밀착한 허파쪽가슴막은 미끄러지기 쉬운 매끄러운 표면을 가지고 있어 벽쪽가슴막 위에서 허파가 자유스럽게 움직일 수 있게 한다. 허파쪽가슴막은 **허파의 뿌리**(*root of* the *lung*)를 형성하는 **허파문(hilum of the lung)**에서 벽쪽가슴막과 이어진다. 허파문은 허파로 들어가고 나오는 기관지(bronchus)와 허파혈관(pulmonary vessel)에 의해 형성된다(그림 4.30C).

벽쪽가슴막(parietal pleura)은 가슴벽(thoracic wall), 가슴세로칸(mediastinum), 가로막(diaphragm)을 두르며 허파공간(pulmonary cavity)을 형성한다. 벽쪽가슴막은 허파쪽가슴막에 비해 두꺼워 수술 중이나 시신해부 중에 가슴벽에서 분리될 수 있다. 벽쪽가슴막은 갈비부분(*costal part*), 세로칸부분(*mediastinal part*), 가로막부분(*diaphragmatic part*) 세 부분과 가슴막꼭대기(*cervical pleura*)로 구분된다.

벽쪽가슴막의 갈비부분은 갈비척추가슴막(costovertebral pleura)이나 **갈비가슴막**(*costal pleura*)이라 부르며 가슴벽의 속면을 덮고 있다(그림 4.30B, C와 4.32). **가슴속근막**(*endothoracic fascia*)에 의해 가슴벽(복장뼈, 갈비뼈 및 갈비연골, 갈비사이 근육과 막, 등뼈의 양옆)의 속면과 분리된다. 가슴속근막은 성긴결합조직으로 구성된 얇은 층이며, 가슴벽에서 갈비가슴막을 외과적으로 떼어낼 때 쉽게 떨어지도록 한다(이 장의 임상적용 "가슴막바깥 가슴안의 외과적 접근" 참조).

벽쪽가슴막의 세로칸부분은 세로칸가슴막(mediastinal pleura)이라 부르며, 양쪽 허파공간과 가슴막 주머니를 나누는 조직과 기관을 나누고 있는 가슴세로칸의 가쪽면을 덮고 있다. 세로칸가슴막의 위쪽은 목뿌리로 들어간 가슴막꼭대기로 이어지고, 앞뒤로는 갈비가슴막으로 이어지며, 아래쪽으로는 가로막가슴막(diaphragmatic pleura)으로 이어진다. 허파뿌리의 위쪽에 위치한 세로칸가슴막은 복장뼈(sternum)와 척주(vertebral column) 사이에 앞뒤를 지나는 종이처럼 놓여 있다. 허파문(*hilum*)부위에서는 이 세로칸가슴막이 허파뿌리를 따라 허파쪽가슴막으로 이어진다.

벽쪽가슴막의 가로막부분은 가로막가슴막(diaphragmatic pleura)이라 하며, 가로막의 윗부분을 덮고 있으나, 가로막의 시작부분인 갈비부착부위와 심장막과 연결되는 부위는 덮지 않는다(그림 4.30B, C와 4.32). 얇고 보다 탄력적인 가슴속근막(endothoracic fascia)인 **가로막가슴막근막(phrenicopleural fascia)**은 가로막가슴막과 가로막의 근육부분을 연결한다(그림 4.30C).

가슴막꼭대기(pleural cupula)는 가슴막주머니의 둥근 지붕 모양의 뚜껑에 해당하며, 갈비가슴막과 세로칸가슴막의 위쪽 끝에 해당한다. 가슴막꼭대기는 허파의 꼭대기를 덮고 있고, 위가슴문(superior thoracic aperture)을 통해 목뿌리에 이른다(그림 4.30B, C, 4.31A). 이 부분은 벽쪽가슴막의 갈비부분과 세로칸부분의 위쪽 연장에 해당한다. 가슴막꼭대기의 가장 높은 곳은 첫째갈비뼈의 목부위 높이에서 빗장뼈의 안쪽 1/3 지점의 2~3 cm 위에 이른다. 가슴막꼭대기는 첫째갈비뼈의 속면과 C7의 가로돌기(transverse process)에 붙어 있는 섬유성 가슴속근막의 일종인 **가슴막위막(suprapleural membrane**, Sibson fascia)에 의해 보강된다(그림 4.30C).

한쪽 가슴막안에서 다른 한쪽으로 넘어갈 때 벽쪽가슴막이 접히면서 상대적으로 가파른 선을 만들게 되는데, 이를 **가슴막접힘선**(*line of pleural reflection*)이라 한다(그림 4.31과 4.32). 한쪽 허파공간의 범위를 경계 짓는 세 개의 가슴막접힘선은 다음과 같다. **복장선**(*sternal line*), **갈비선**(*costal line*) 및 **가로막선**(*diaphragmatic line*) 세 선이다. 오른쪽과 왼쪽 허파공간의 경계는 비대칭적인데, 이는 심장이 왼쪽 방향으로 치우쳐서 존재하고 있어 왼쪽 허파공간을 오른쪽

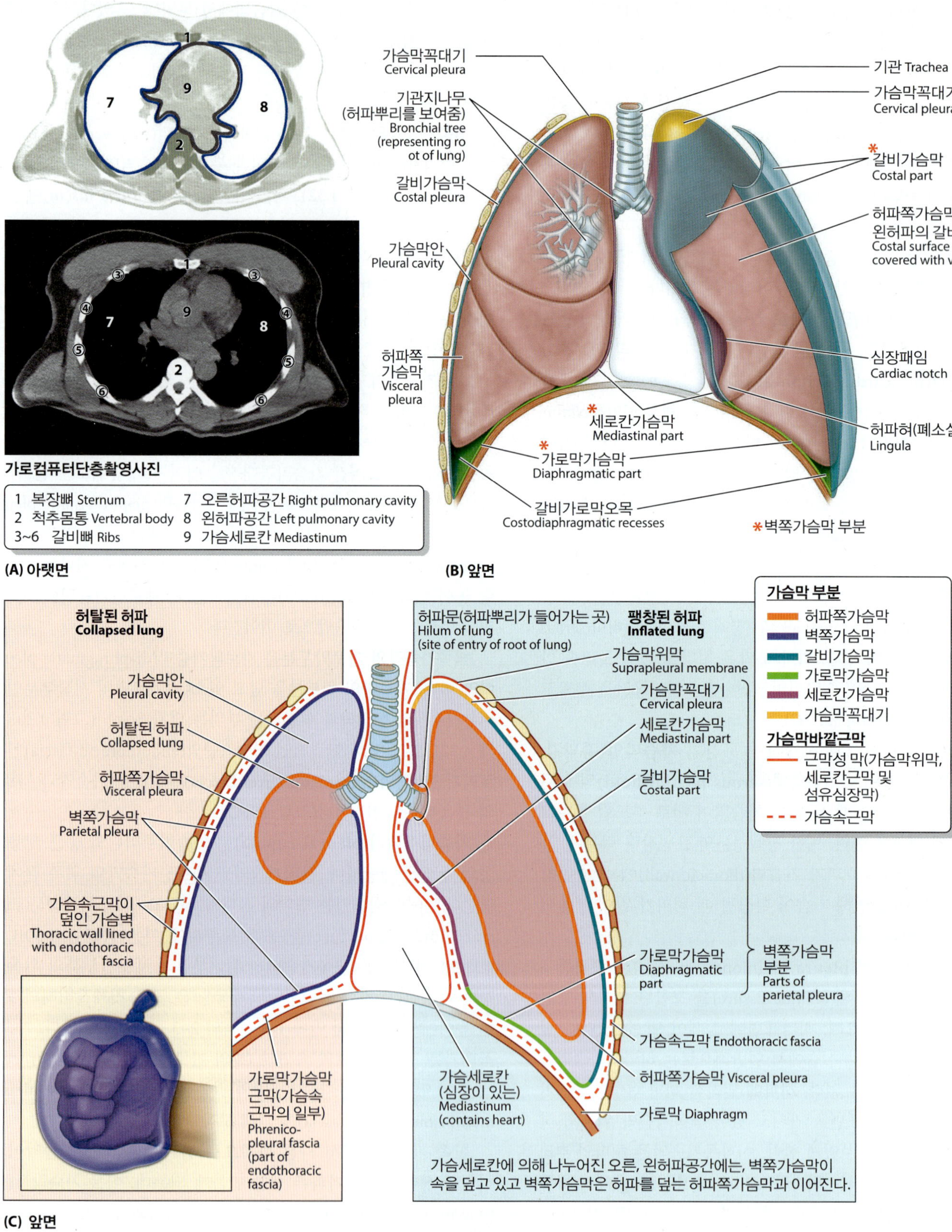

그림 4.30. 가슴안(thoracic cavity)과 허파공간(pulmonary cavity)을 덮는 가슴막의 구분. A. 가슴안 가로면의 전산단층촬영과 모식도는 등뼈 몸통의 돌출로 인하여 콩팥 모양을 하고 있는 가슴안 가로단면을 보여주는데, 가슴안은 3개의 구획으로 나누어져 있는 것을 알 수 있다. **B와 C.** 허파(가슴막)와 가슴막공간의 내벽들을 보여주는 입체 도해와 관상단면 도해 그림. 벽쪽가슴막(parietal pleura)은 허파공간을 덮고 있으며, 각 허파는 허파가 밀고 들어간 주머니의 안쪽층이 덮고 있다. **삽입그림:** 살짝분 풍선에 주먹을 밀어 넣어 가슴막과 허파의 관계를 보여준다. 주먹이 허파에 해당하며, 풍선이 가슴막주머니에 해당한다.

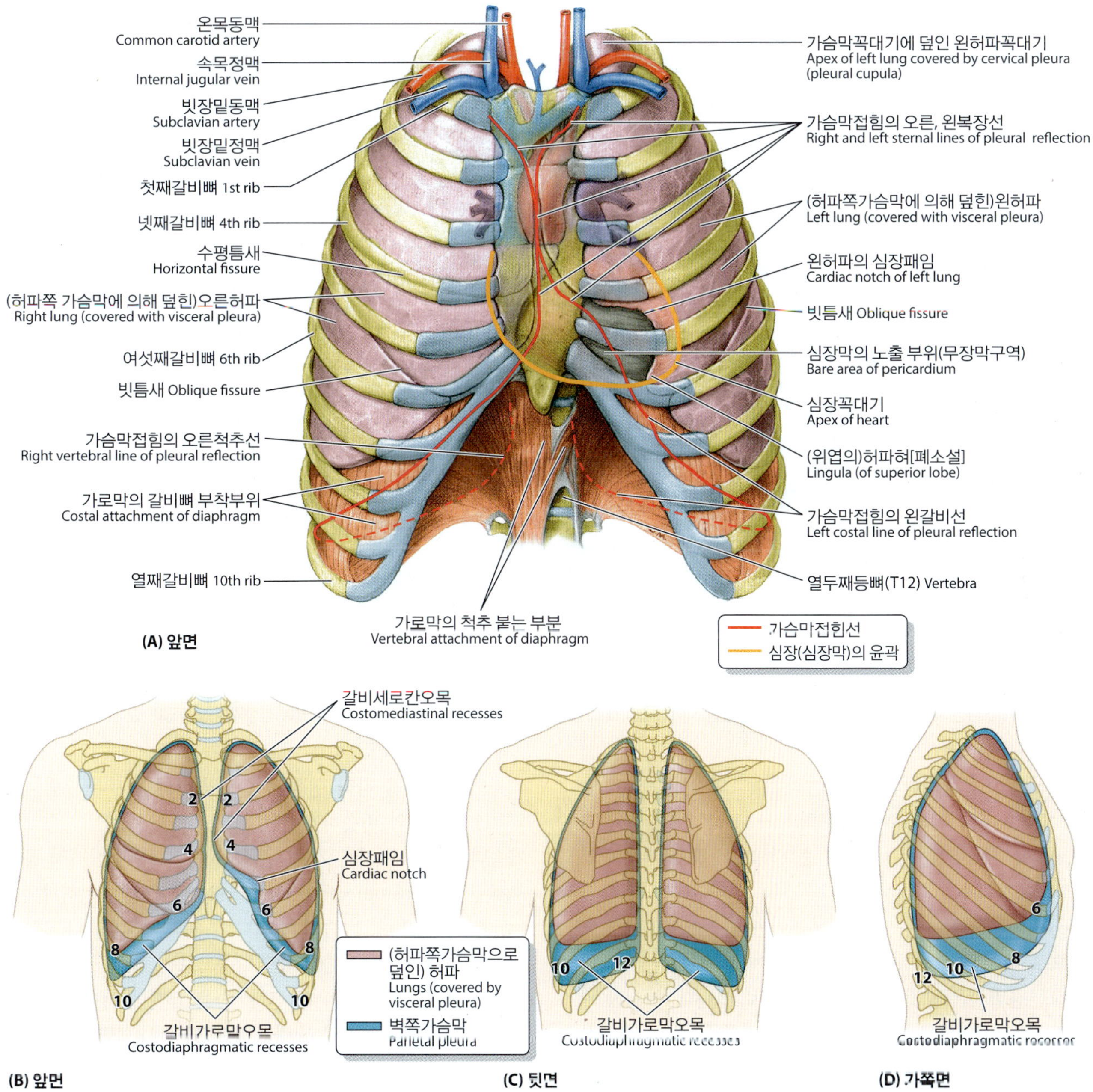

그림 4.31. 가슴우리(thoracic cage) 속 내용물의 위치관계. A. 허파꼭대기(apex of lung)와 가슴막꼭대기(cervical pleura)는 목까지 뻗어 있다. 벽쪽가슴막의 왼복장접힘과 왼허파의 앞모서리는 정중면에서 심장이 있는 부분 주위를 돌아가면서 기울어져 있다. 이곳은 "무장막구역(bare are)"로 허파와 가슴막이 없어 심장막천자를 시행할 수 있다. **B~D.** 조용하게 숨을 쉴 때, 허파의 윤곽 대비 가슴막의 윤곽을 보여준다. 갈비가로막오목에는 허파가 없으며, 사람이 바로 섰을 때 가슴막 삼출물(pleural exudate)이 고이게 된다. 왼허파의 심장패임(cardiac notch)은 왼쪽 가슴막 경계에서 보이는 것보다 더 깊게 패여 있다. 오른허파의 수평틈새는 넷째갈비뼈와 평행으로 주행한다. 숫자는 갈비뼈의 순서를 의미한다.

보다 더 많은 부분 잠식하고 있기 때문이다.

심장이 왼쪽으로 치우쳐져 존재하는 것은 주로 **오른쪽**과 **왼쪽복장선(right** and **left sternal lines of pleural reflection)**에 영향을 주게 되어 좌우 비대칭을 만들게 된다. 복장선은 갈비가슴막(costal pleura)이 앞쪽으로 세로칸가슴막(mediastinal pleura)으로 이어지면서 갑자기 형성된다. 가슴막접힘의 양쪽 복장선은 가슴막 꼭대기(cupulae)에서부터 위쪽으로 시작하여(그림 4.31A) 아래안쪽으로 달려 복장빗장관절(sterno-clavicular joint)의 뒤쪽을 지나 앞정중선(anterior median line, AML)과 만나고 복장각 높이에서 복장뼈의 뒤로 주행한다. 양쪽 복장선은 둘째-넷째갈비연골 높이에서 밀착되어 내려간다. 양쪽의 가슴막주머니는 서로 약간 겹치기도 한다.

오른복장선은 앞정중선(AML)을 따라 내려와 여섯째갈비연골 높이의 칼돌기(검상돌기, xiphoid process) 뒷면에 이르러 바깥쪽으로 꺾어진다(그림 4.31). **왼복장선**은 넷째갈비연골 높이까지만 앞정중선(AML)을 따라 내려오고, 이어 복장뼈의 왼모서리를 지나 여섯째 갈비연골을 향해 내려가면서 심장막(pericardium)과 앞가슴벽 사이

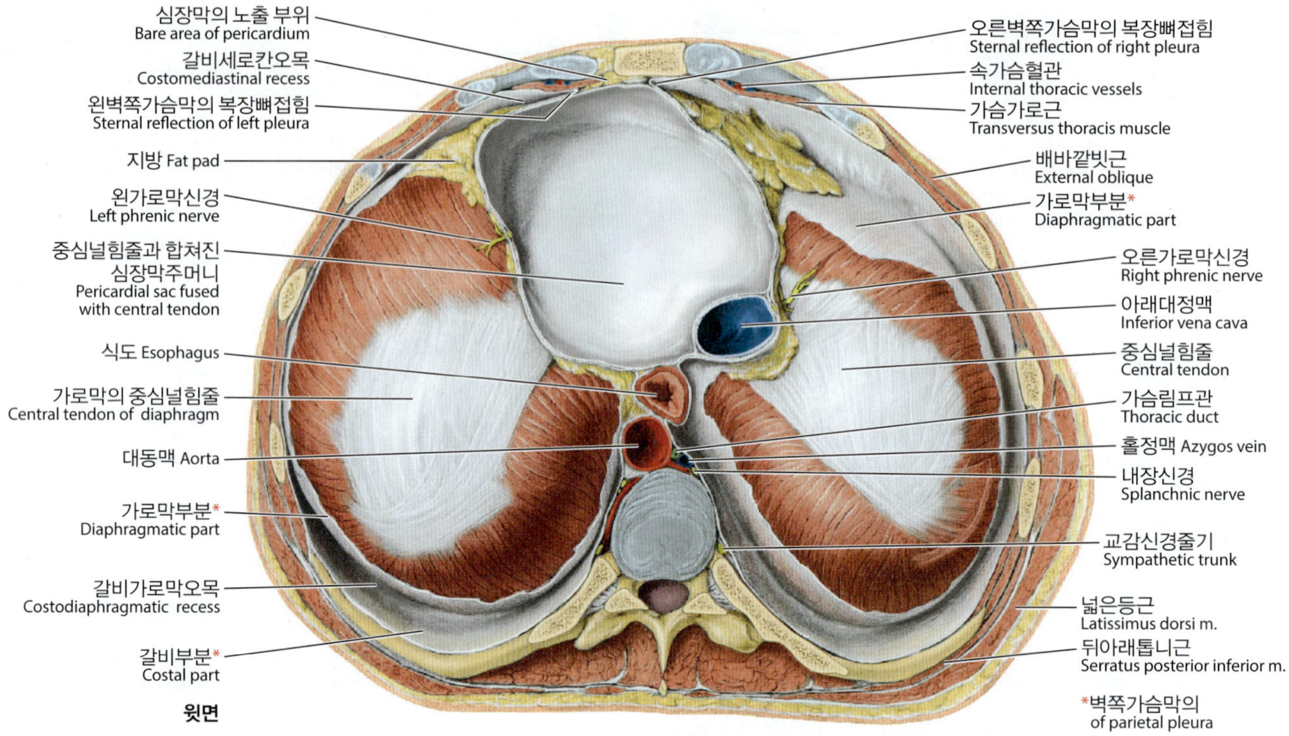

그림 4.32. 가로막, 허파공간과 가슴세로칸의 바닥, 갈비가로막오목. 가로막가슴막의 대부분은 제거되었다. 이 높이의 가슴세로칸은 심장막주머니와 뒤세로칸으로 구성되어 있다. 뒤세로칸에서는 식도와 대동맥이 관찰된다. 가로막의 볼록한 부분의 깊게 패인 테두리가 갈비가로막오목(costodiaphragmatic recess)이며, 벽쪽가슴막이 덮고 있다. 이 높이에서 앞쪽으로는 가슴벽과 심장 사이에 심장막과 가슴막의 복장접힘 사이의 갈비세로칸오목(costomediastinal recess)만이 있어 심장막이 노출되어 있다.

에 얕은 패임(notch)을 형성한다. 이 가슴막주머니의 얕은패임과 앞가슴벽과 닿게 되는 가슴막의 "무장막구역(bare area)"은 **심장막천자**(*pericardiocentesis*)를 시행하는 데 있어 중요하다(이 장 뒷부분의 임상적용 "심장막천자" 참조).

갈비선(costal line)은 가슴막 갈비부분이 아래쪽에서 가슴막의 가로막부분으로 이어지는 부위에서 복장선이 예리하게 꺾여 이어지며 생긴다. 오른갈비선은 앞정중선에서 가쪽으로 뻗는다. 하지만 왼쪽 심장막의 무장막구역으로 인해 왼갈비선은 빗장중간선에서 시작된다. 나머지 부분에서는 오른갈비선과 왼갈비선은 대칭적인데, 가쪽으로 뒤쪽으로 향해 뻗은 다음 안쪽으로 빗장중간선(midclavicular line, MCL)에서 여덟째갈비뼈를 비스듬하게 가로지르고, 중간겨드랑선(midaxillary line, MAL)에서 열째갈비뼈를 가로질러, 열두째갈비뼈의 목(neck)이나 아래쪽을 지나간다.

척추선(vertebral line)은 매우 둥글고 점점 두꺼워지는 가슴막접힘으로 가슴막의 갈비부분이 뒤쪽으로 가슴막 세로칸부분으로 이어지는 곳에서 시작된다. 가슴막접힘 척추선은 척주(vertebral column)에 평행하게 T1-12의 척주옆면(paravertebral plane)을 따라 내려와 갈비선으로 이어진다.

숨을 들이쉬어도 허파가 허파공간을 완전히 채우지 못하기 때문에, 가로막가슴막의 가장자리부분과 갈비가슴막의 가장 낮은 부분이 서로 만나는 부위는 공간이 형성된다. 이 잠재적인 공간을 **갈비가로막오목(costodiaphragmatic recess)**이라 하며, 가로막 지붕을 둘러싸며 가슴벽을 따라 형성된 고랑의 형태를 띤다(그림 4.30B, 4.32와 4.33C). 이와 비슷하게 복장뼈의 뒤쪽에서 갈비가슴막과 세로칸가슴막이 만나서 작은 가슴막오목을 만든다. 이 잠재적 공간을 갈비세로칸오목(costomediastinal recess)이라 하며, 왼허파의 **심장패임**(*cardiac notch*)이 가슴막 주머니 부분의 패임(notch)보다 더 크기 때문에 결과적으로 가슴막 주머니쪽으로는 공간을 덜 차지하고 있어 왼쪽 갈비세로칸오목이 더 크다. 숨을 깊게 들이쉬면 가슴막오목으로 허파의 아래모서리가 내려왔다가, 숨을 내쉬면 다시 돌아간다(그림 4.33B, C).

허파(lungs)

허파(lungs)는 호흡을 담당하는 필수기관이다. 허파의 주요 기능은 들이쉰 공기에서 허파모세혈관 속의 정맥혈에 산소를 공급하는 것이다. 시신의 허파는 크기가 줄어들어 있고, 만졌을 때 단단하며, 색깔도 변해 있지만, 살아 있는 사람의 건강한 허파는 가볍고, 부드러우며, 스펀지와 비슷한 느낌이 들고, 허파공간을 가득 채우고 있다. 또한 탄성복원력이 있어, 가슴안을 열었을 때 원래 크기의 약 1/3로 줄어든다(그림 4.30C). 허파는 가슴세로칸(mediastinum)에 의해 서로 분리되어 있다. 각각의 허파는 다음과 같은 부분으로 구성된다(그림 4.33과 4.34).

- **허파꼭대기(폐첨, apex of lung)**는 허파의 뭉뚝한 위쪽 끝으로서,

첫째갈비뼈 위쪽으로 올라가 목뿌리(root of neck)에 이른다. 가슴막꼭대기(cervical pleura)에 의해 둘러싸여 있다.

- **허파바닥(폐저, base of lung)**은 허파꼭대기의 반대쪽의 허파의 오목한 아랫면으로 휴식기 가로막의 같은쪽 돔 모양에 맞춰져 있는 모양이다.
- 둘 또는 세 엽(*lobe*)은 하나 또는 두 개의 틈새(fissure)에 의해 생긴다.
- 세 면(*surface*)—갈비(costal), 세로칸(mediastinal), 가로막(diaphragmatic) 면
- 세 모서리(*border*)—앞(anterior), 아래(inferior), 뒤(posterior) 모서리

오른허파(right lung)는 특징적인 **오른빗틈새(right oblique fissure)**와 **수평틈새(horizontal fissure)**에 의해 **위, 중간, 아래** 세 엽으로 나눠진다. 오른허파가 왼허파에 비해 더 크고 무겁지만, 가로막의 오른지붕이 더 위로 솟아 있는 덕분에 오른허파가 더 짧으며, 심장과 심장막(pericardium)이 왼쪽으로 치우쳐 있어 오른허파가 더 넓다. 오른허파의 앞모서리는 상대적으로 반듯하다. **왼허파(left lung)**는 하나의 **왼빗틈새(left oblique fissure)**에 의해 **위**와 **아래** 두 엽으로 나뉜다. 왼허파는 앞모서리에는 심장꼭대기부위가 왼쪽으로 치우

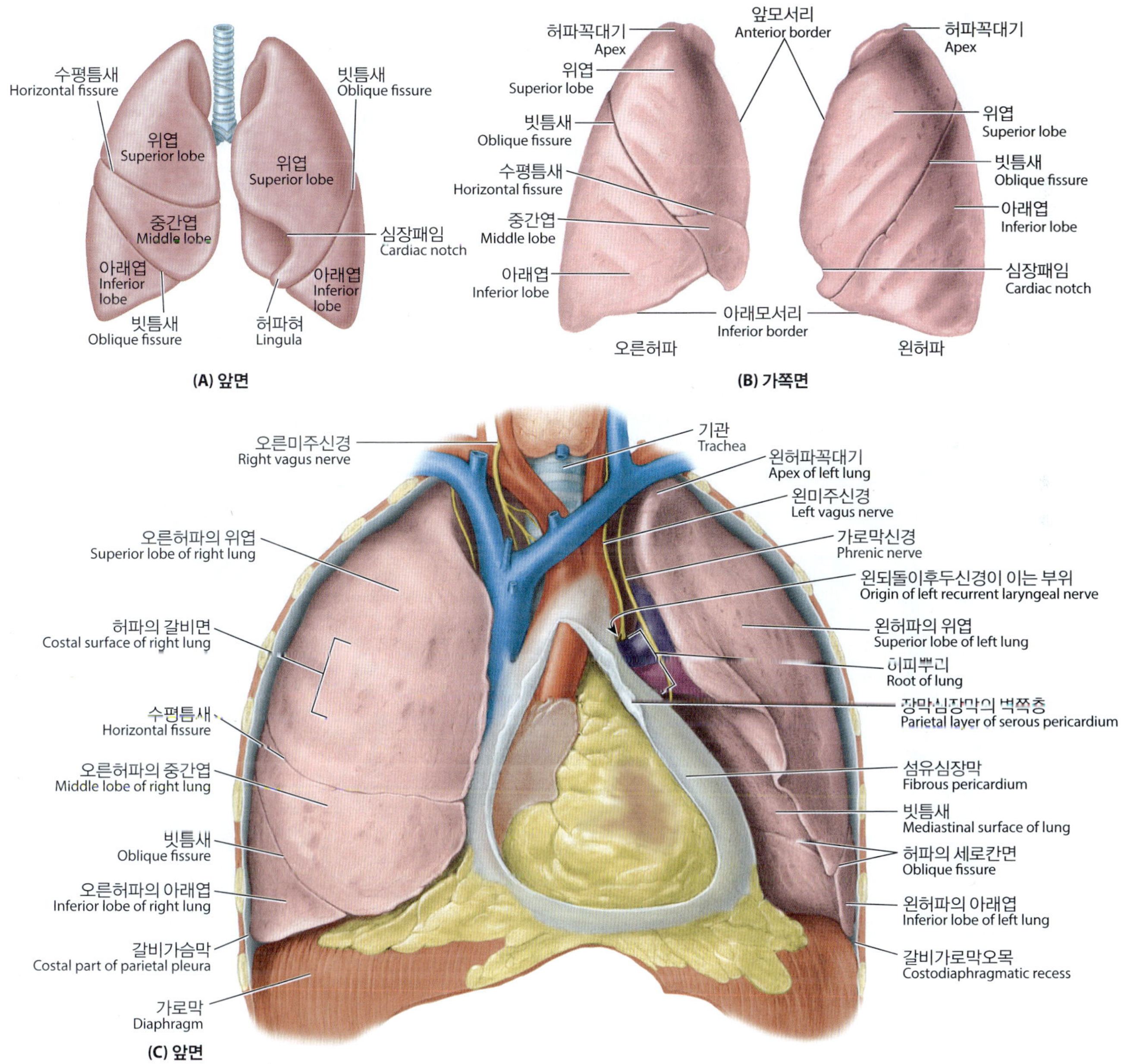

그림 4.33. 허파의 갈비면. A와 B. 허파만 따로 분리시킨 앞면을 보여준다(**A**), 허파의 가쪽면에서는 엽과 틈새를 보여준다(**B**). **C.** 사람 속에 있는 허파와 심장을 보여준다. 왼허파를 당겨, 왼허파뿌리의 앞으로 지나가는 가로막신경을 보여준다. 미주신경은 허파뿌리의 뒤로 지나간다. 그림 **C**에서 왼허파의 위엽은 두드러진 심장패임(cardiac notch)이나 허파혀(폐소설, ligula)가 없는 변이형태이다.

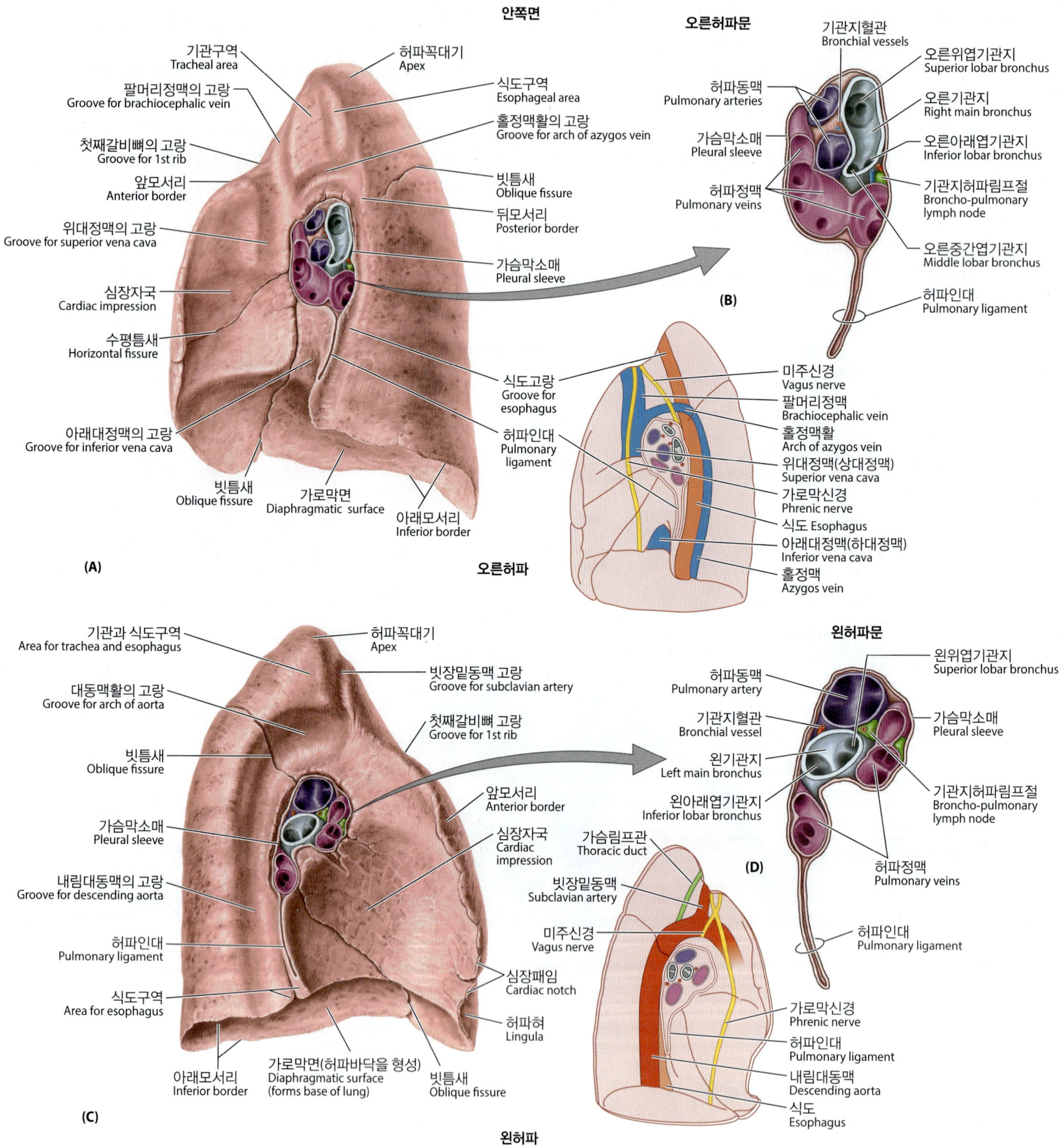

그림 4.34. 허파의 허파문과 세로칸면. 방부 처리된 허파에서는 인접한 구조물과의 접촉에 의한 자국이 형성된다. **A와 C.** 세로칸면. 오른허파 뿌리의 위쪽으로 홀정맥활(azygos arch)에 의해 고랑이 형성되고 이 고랑은 앞으로 주행하여 위대정맥(superior vena cava, SVC)으로 들어간다(**A**); 반면에 왼허파 뿌리의 위쪽에는 비슷하지만 대동맥활(aortic arch)에 의한 형성되는 보다 큰 고랑이 있고, 뒤쪽으로 내려가서 가슴대동맥에 의해 형성되는 고랑이 된다(**C**). 각 허파의 세로칸면 중간에 허파문(hilum of lung)이 존재한다. **B와 D.** 허파문. 각 허파뿌리는 가슴막소매(sleeve of pleura)에 의해 둘러싸여 있고, 허파뿌리의 아래쪽으로 늘어진 가슴막소매를 허파인대(pulmonary ligament)라 한다. 허파정맥은 허파뿌리의 가장 앞쪽과 아래쪽에 있다. 기관지는 중간부분과 뒤쪽에 있다.

쳐서 움푹 파인 깊은 **심장패임(cardiac notch)**이 있다. 심장패임은 왼허파의 위엽(superior lobe) 앞아랫부위가 움푹 들어가 생기며, 이로 인해 위엽이 얇은 혀 모양으로 튀어나온 **허파혀(폐소설, lingula)**가 만들어진다. 허파혀는 심장패임의 아래쪽으로 내려와 호흡할 때 갈비세로칸오목(costomediastinal recess) 속을 드나든다(그림 4.30B, 4.31A와 4.34C).

방부 처리된 시신의 허파는 만졌을 때 단단하며, 인접한 갈비뼈, 심장, 큰혈관들과 같은 주변구조물에 의해 형성된 여러 개의 자국(impression)이 있다(그림 4.33A와 4.34A, C). 이러한 자국들은 허파와 다른 구조물들과의 위치관계를 이해하는 것에 도움을 주지만, 수술 중의 허파나 방부 처리되지 않은 시신의 허파에서는 심장자국(심압흔, cardiac impression)만 관찰될 뿐, 나머지 자국은 관찰되지 않는다.

허파의 갈비면(costal surface)은 넓고, 부드러우며, 볼록하다. 갈비면은 갈비가슴막(costal pleura)을 사이에 두고, 갈비뼈(rib), 갈비연골(costal cartilage), 맨속갈비사이근(innermost intercostal muscle)과 맞닿아 있다(그림 4.33C). 갈비면의 뒷부분은 등뼈(thoracic vertebra)의 몸통과 접하고 있어 갈비면의 척추부분(*vertebral part*)이라 하기도 한다.

허파의 세로칸면(mediastinal surface)은 심장과 심장막이 들어 있는 중간세로칸(middle mediastinum) 때문에 오목하다(그림 4.34). 세로칸면에는 허파문(*hilum*)이 있으며, 가슴막이 형성한 가슴막소매(pleural sleeve)로 둘러싸인 허파뿌리부분이 들어온다. 허파뿌리를 둘러싼 가슴막소매의 아래쪽은 허파인대(pulmonary ligament)를 형성하며 아래쪽으로 매달려 있다. 방부처리된 오른허파의 세로칸면에는 식도(*esophagus*)가 놓인 고랑(*groove*)이 있으며, 심장이 놓인 심장자국(*cardiac impression*)이 있다. 심장의 2/3가 정중선을 넘어 왼쪽에 위치하기 때문에, 왼허파의 세로칸면에는 훨씬 큰 심장자국이 있다. 또한 왼허파에는 뚜렷하게 이어진 대동맥활(*aortic arch*)과 내림대동맥(*descending aorta*)의 고랑이 있으며, 식도의 고랑도 약하게 관찰된다(그림 4.34C).

허파의 가로막면(diaphragmatic surface)은 **허파바닥(base of lung)**을 형성하며, 가로막의 둥근 지붕위에 놓이게 되어 오목하다. 가로막의 오른지붕이 간을 덮고 있어 더 높이 올라와 있기 때문에 오른허파의 가로막면이 왼쪽보다 더 오목하다. 가로막면의 가쪽과 아래쪽은 얇고 날카로운 아래모서리에 의해 경계를 이루며, 아래모서리는 갈비가로막오목(*costodiaphragmatic recess*) 속으로 뻗어 있다(그림 4.33C와 4.34).

허파의 앞모서리(anterior border)는 갈비면과 세로칸면이 앞쪽에서 만나 형성하며, 심장을 덮고 있어 왼허파의 앞모서리에는 심장패임(cardiac notch)이 있다. **허파의 아래모서리(inferior border)**는 가로막면을 경계짓는 선으로 가로막면과 갈비면을 분리한다. **허파의 뒤모서리(posterior border)**는 갈비면과 세로칸면이 뒤쪽에서 만나 형성하며, 넓고 둥글게 척주 가슴부위의 양쪽 옆 공간에 놓이게 된다.

허파는 **허파뿌리(root of lung)**에 의해 가슴세로칸에 붙어 있다. 즉, 허파뿌리를 구성하는 것은 기관지와 기관지혈관, 허파동맥, 위·아래허파정맥, 허파신경얼기(교감·부교감신경 및 내장들심경섬유), 림프관이며, 이들은 허파문을 구성하고 이곳을 통해 허파로 들어간다(그림 4.34). 주기관지와 허파동맥이 가지로 나누어지기 전에 허파뿌리를 자른 단면을 보았을 때, 허파문에서 관찰되는 구조물들의 배열순서는 다음과 같다.

- 허파동맥(*pulmonary artery*): 왼허파에서는 가장 위쪽에 있다. 오른허파에서는 오른위엽기관지(superior lobar bronchus, eparterial bronchus)가 가장 위쪽에 있다.
- 위·아래허파정맥(*superior and inferior pulmonary vein*): 각각 가장 앞쪽에, 가장 아래쪽에 위치한다.
- 주 기관지(*main bronchus*): 대개 허파뿌리의 뒤쪽 경계의 중간부분에 위치하며, 허파혈관들이 기관지를 둘러싸고 있다.

4

허파문(폐문, hilum of lung)은 각 허파의 안쪽면에 위치하며, 허파뿌리를 형성하는 구조물들이 허파로 드나드는 쐐기 모양의 구역이다(그림 4.34B, D). 허파뿌리의 구성물들이 허파문으로 들어가는 모습은 땅 위에 서 있는 나무의 뿌리가 들어가는 땅의 모습과 흡사하다. 허파문의 안쪽에서 허파뿌리는 벽쪽가슴막과 허파쪽가슴막 사이의 가슴막 연장부위에 담겨 있으며, 이 부분의 가슴막을 **가슴막소매(pleural sleeve)** 또는 허파간막(mesopneumonium, mesentery of lung)이라 한다.

허파뿌리의 아래쪽으로 벽쪽가슴막과 허파쪽가슴막이 이어져 **허파인대(폐인대, pulmonary ligament)**를 형성하여 식도의 바로 앞쪽으로 허파와 세로칸 사이로 뻗어 있다(그림 4.34A~D). 허파인대는 약간의 결합조직에 의해 분리되어 있는 두 층의 가슴막으로 구성되어 있다. 허파뿌리는 남겨두고 허파만 제거하게 되었을 때 허파인대는 허파뿌리에 걸려 있는 형태로 존재하는 것을 볼 수 있다. 이러한 허파뿌리, 이것의 주위를 싸는 허파간막 및 허파뿌리에 달려 있는 허파인대에 대한 구조를 이해하려면, 자기 체형보다 아주 큰 실험복을 입고 팔을 벌려 보라. 이때 아래팔은 허파의 뿌리부분에 해당하고, 실험복의 소매는 허파뿌리를 싸고 있는 가슴막소매에 해당한다. 허파인대는 아래팔에 매달린 것처럼 보이는 소매의 늘어진 부분에 해당한다. 그리고 손목, 손 및 벌려진 손가락은 허파뿌리에서 가지를 내고 있는 기관지와 허파혈관과 같은 구조물에 해당한다.

기관기관지나무(tracheobronchial tree)

후두(*larynx*)에서 시작하는 기도(airway)의 벽은 말굽 모양 또는 C자 모양의 유리연골(hyaline cartilage)이 지지하고 있다. 후두아래쪽의 기도는 **기관기관지나무(tracheobronchial tree)**를 형성한다. 기관(*trachea*)은 위세로칸(*superior mediastinum*)에 위치하며, 기관기관지나무의 몸통에 해당한다. 기관은 복장뼈각(sternal angle)에 해당하는 수평가슴면(transverse thoracic plane) 높이에서 한 쌍의 (**주** 또는 일차) 기관지(main bronchus)로 나뉜다. 하나의 기관지는 아래가쪽으로 뻗어 각각의 허파문으로 들어간다(그림 4.35E).

- **오른기관지(right main bronchus):** 오른허파문으로 바로 들어가기 때문에, 왼기관지에 비해 넓고 짧으며 더 수직으로 달린다.
- **왼기관지(left main bronchus):** 대동맥활(aortic arch)의 아래와 식도(esophagus) 및 가슴대동맥(thoracic aorta)의 앞쪽을 지나 아래가쪽으로 내려와 왼허파문으로 들어간다.

허파 속에서 일차기관지는 일정한 형태를 띠며 분지해 기관기관지나무의 가지를 형성한다. 기관기관지나무의 **가지**들은 각 허파의 뿌리(기관지와 허파동맥 및 허파정맥으로 구성)를 구성하는 성분이 되는 것을 확인할 수 있다.

각각의 주(일차)기관지는 이차기관지(secondary bronchus)인 **엽기관지(lobar bronchus)**로 나뉘는데, 왼쪽에 두 개 오른쪽에 세 개의 엽기관지가 각각의 허파엽에 분포한다. 각각의 엽기관지는 몇 개

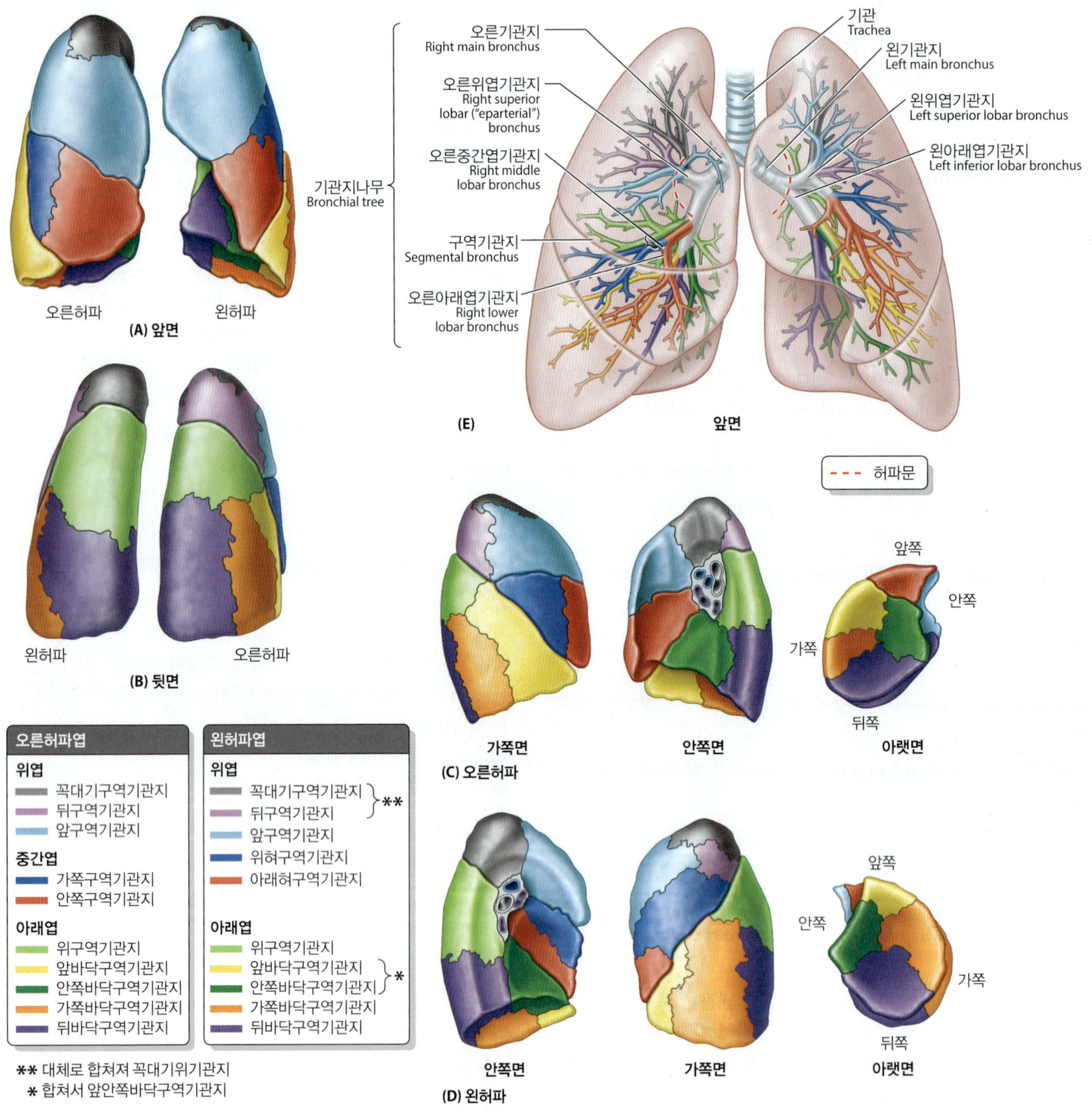

그림 4.35. 기관기관지나무(tracheobronchial tree)와 허파구역(폐구역, bronchopulmonary segment). A~D. 각 삼차구역기관지에 서로 다른 색상의 라텍스를 주입한 뒤의 허파구역. **E.** 삼차 구역기관지가 표시된 기관지허파나무, 색은 각 공기를 공급하는 허파구역과 일치시킴. 오른주기관지는 허파문으로 들어가기 전에 오른 위엽기관지를 낸다.

의 삼차기관지(tertiary bronchus)인 **구역기관지(segmental bronchus)**로 나뉘어 각 허파구역에 분포한다(그림 4.35와 4.36).

허파구역(bronchopulmonary segment)은 다음과 같다.

- 허파엽(lobe)의 가장 큰 세분화 구역이다.
- 허파구역은 피라밋 모양의 구역으로 꼭대기(apex)부분은 허파뿌리(root of lung), 바닥(base)은 허파의 가슴막면(pleural surface)에 해당한다.
- 인접한 허파구역 간에는 결합조직으로 된 사이막(septum)에 의해 분리되어 있다.
- 구역기관지(segmental bronchus)와 허파동맥(pulmonary artery)의 삼차가지(tertiary branch)는 허파구역끼리 서로 독립적으로 분포되어 있다.
- 각 허파구역의 이름은 분포하는 구역기관지에 따라 명명된다.
- 인접한 허파구역사이의 결합조직에 위치한 구역사이 허파정맥

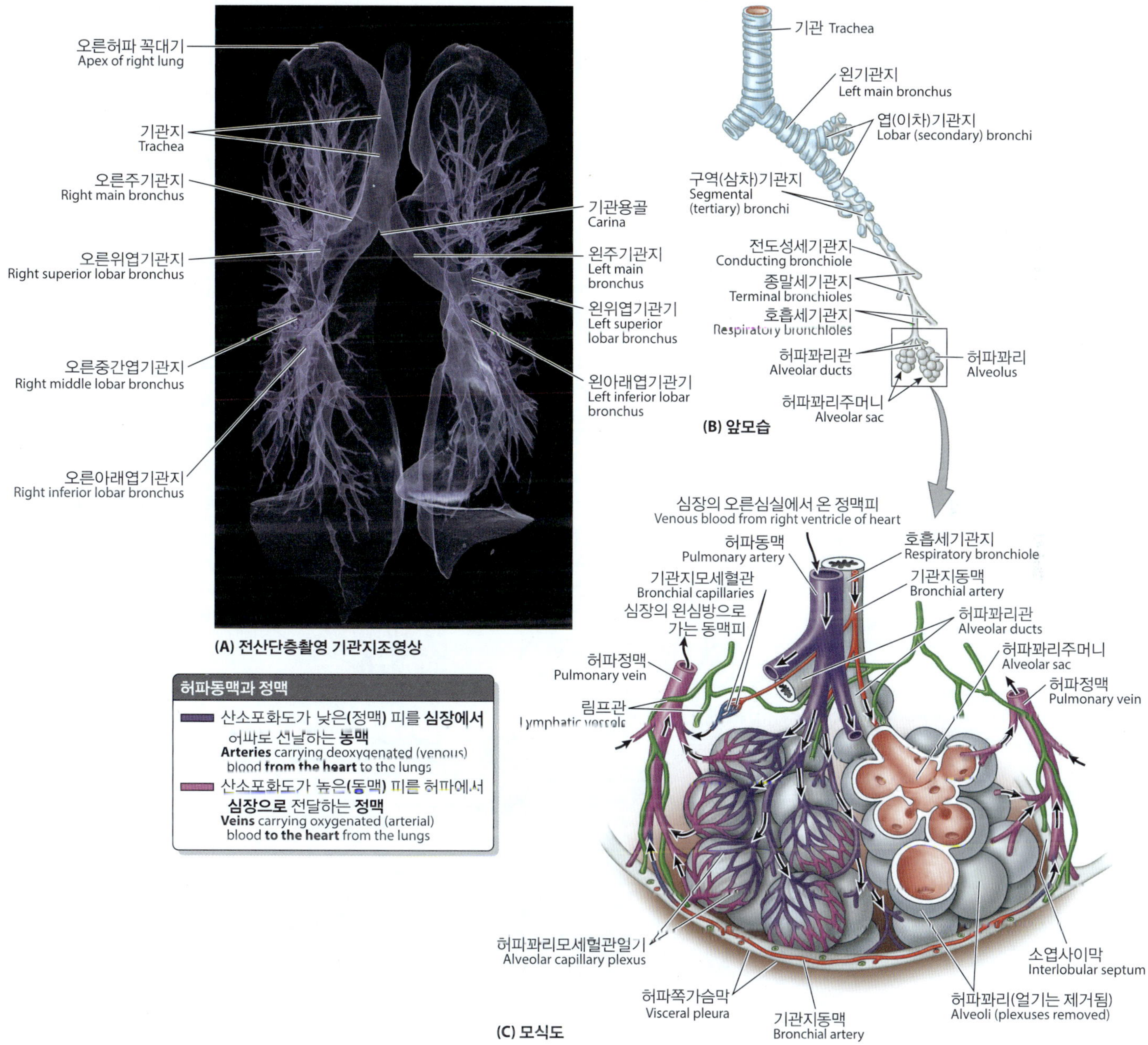

그림 4.36. 허파의 내부구조와 구성. A. 3D 컴퓨터단층촬영의 기도연구 영상. **B.** 기관지나무의 단계적 세분화 모식그림. **C.** 허파꽈리. 허파 속에서 기관지와 허파동맥은 쌍을 이루어 같이 갈라진다. 삼차가지인 구역가지는 각 허파구역에 분포한다. 허파구역 속의 허파동맥은 산소가 적은 혈액을 운반하며, 허파꽈리주머니(alveolar sac)벽의 모세혈관에 연결되어 있다. 허파꽈리의 모세혈관에서는 산소와 이산화탄소의 교환이 이뤄진다. 허파구역사이 허파정맥은 허파모세혈관에서 시작하며, 인접한 허파구역사이의 사이막 속으로 달린다. 허파정맥에는 산소가 풍부한 혈액이 이동한다. 기관지동맥은 기관지나무를 따라 분포되어 기관지에 혈액을 공급한다. 기관지동맥을 통해 허파의 변두리에 공급된 혈액은 기관지정맥이 아닌 허파정맥을 통해 배출된다. 이로 인해 매우 적은 양의 산소 혈액은 산소가 풍부한 허파정맥의 혈액에 섞이게 된다.

(intersegmental pulmonary vein)을 통해 정맥이 배출된다.

- 대개 18~20개가 존재한다(오른허파에 10개, 왼허파에서 구역간에 합쳐진 정도에 따라 8~10개의 허파구역이 존재한다).
- 허파구역만 따로 외과적으로 절제가 가능하다.

삼차 구역기관지 이후에는(그림 4.35B), 20~25개의 전도성 세기관지로 나뉘고 최종적으로 가장 작은 전도성 세기관지인 **종말세기관지(terminal bronchiole)**로 분지가 끝난다(그림 4.36). **세기관지(bronchiole)**는 벽에 연골이 없다. **전도성 세기관지(conduction bronchiole)**는 공기를 전달하는 역할만 할 뿐 샘이나 허파꽈리는 없다. 각 종말세기관지는 몇 개의 **호흡세기관지(respiratory bronchiole)**를 형성하는데, 호흡세기관지에는 얇은 벽으로 되어 있는 내강에서 뻗어 있는 허파꽈리(폐포, alveolus)가 산재해 있다. **허파꽈리(pulmonary alveolus)**는 허파의 가스 교환의 구조적 기본 단위이다. 허파꽈리가 존재에 의해 호흡세기관지는 공기의 전달과 가스 교환 모두에 관여한다. 각 호흡세기관지에는 2~11개의 **허파꽈리관(폐포관, *alveolar duct*)**이 있고, 하나의 허파꽈리관에는 5~6개의 **허파꽈리주머니(alveolar sac)**가 연결되어 있다. **허파꽈리관**은 **허파꽈리(alveolar sac)**가 밀접하여 덮고 있는 긴 기도로, 허파꽈리의 무리들은 하나의 허파꽈리주머니를 공유하여 이 공유 공간으로 열려진 상태로 존재한다. 8세가 될 때까지 새로운 허파꽈리가 생성되며, 그 숫자는 약 3억 개에 이른다.

허파와 가슴막의 혈관(vasculature of lungs and pleurae)

각 허파는 1개의 큰 허파동맥(pulmonary artery)을 통해 혈액을 공급받고, 2개의 허파정맥(pulmonary vein)을 통해 혈액을 배출한다(그림 4.37). **오른·왼허파동맥(right and left pulmonary artery)**은 **복장뼈각**(*sternal angle*) 높이에서 하나의 **허파동맥**(*pulmonary trunk*)에서 갈라져 나오며, 산소가 적은 정맥혈을 산소교환을 위해 허파로 전달한다(따라서 대부분의 해부학그림에서 동맥임에도 정맥처럼 푸른색으로 표시되어 있다). 각 허파동맥은 담당하는 허파의 허파뿌리를 구성하고 나누어져 이차 **엽동맥(lobar artery)**이 된다. 허파문에 들어가기 전 위엽(*superior lobe*)에 분포하는 **오른 및 왼위엽동맥**(*right* and *left superior lobar artery*)이 처음으로 분지되어 나온다. 허파 속으로 들어가서 동맥은 주기관지의 뒤가쪽으로 내려가 왼허파에서는 **왼아래엽동맥**(*inferior lobar artery of left lung*)으로 이어지고 오른허파에서는 중간동맥(intermediate artery)이 되는데, 이 중간동맥은 **오른중간엽동맥**(*middle lobar artery of right lung*)과 **오른아래엽동맥**(*inferior lobar arteries of right lung*)으로 나눠진다. 엽동맥은 삼차 **구역동맥(segmental artery)**으로 나뉜다. 동맥과 기관지는 허파에서 짝을 이루고 있고 동시에 분지하고 평행하게 진행한다. 결론적으로 한 쌍의 이차 엽동맥과 기관지가 각 엽에 분포하고 한 쌍의 삼차 구역동맥과 기관지가 각 허파의 기관지허파구역에 분포하는데, 일반적으로 동맥이 기관지의 앞면에 위치한다.

허파정맥(*pulmonary vein*)은 한 쪽에 **위·아래허파정맥(superior and inferior pulmonary vein)**, 두 개씩 있으며, 허파의 엽에서부터 나와 산소포화도가 높은 혈액(동맥혈액)을 심장의 왼심방으로 운반한다. **중간엽정맥(middle lobe vein)**은 오른위허파정맥의 지류이다(허파정맥은 해부관련 그림에 흔히 동맥과 같이 붉은색 또는 자주색

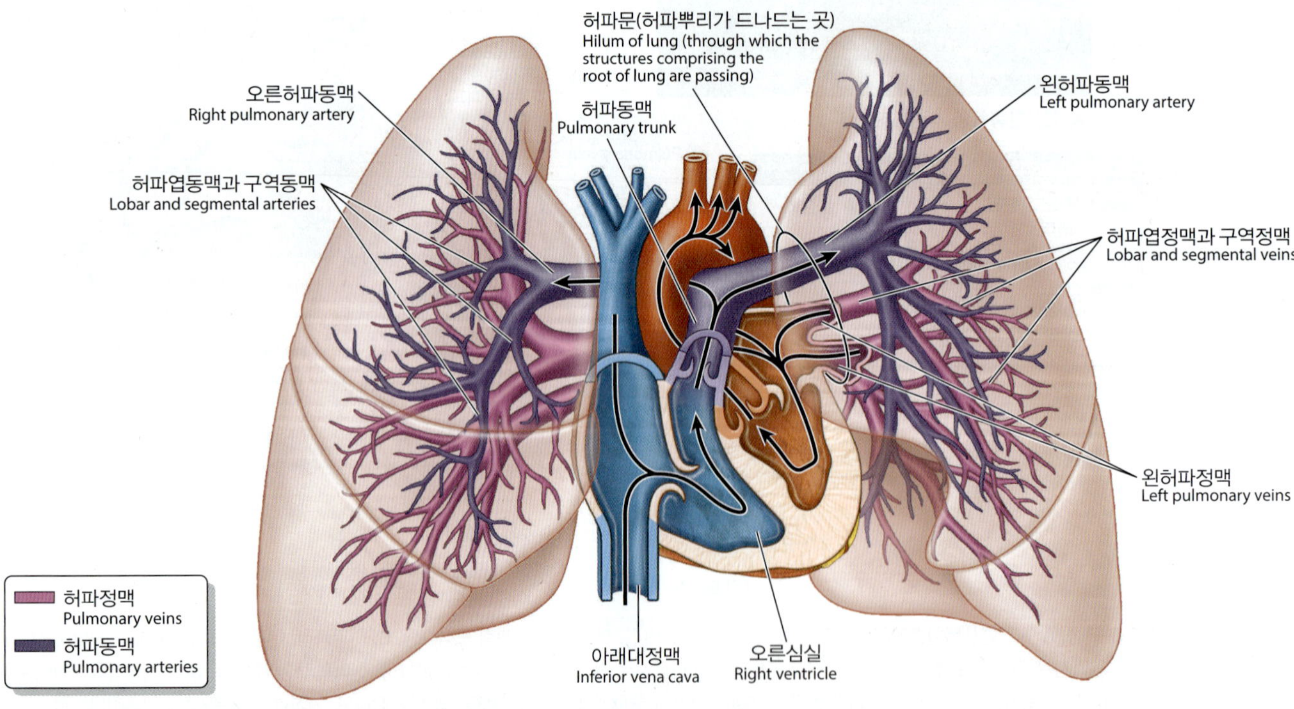

그림 4.37. 허파순환(pulmonary circulation). 허파뿌리에서 혈관을 구분하기 쉽게 과장되게 분리하였으나, 허파속 구조물의 위치관계를 비교적 정확하게 그려 놓았다. 오른허파동맥이 대동맥활(aortic arch)의 아래를 지나는 것을 관찰하고, 왼허파동맥이 대동맥활의 왼쪽에 있는 것을 주의하여 관찰한다. *화살표*는 혈액의 흐름을 보여준다.

으로 표시된다). 허파정맥은 허파동맥 및 기관지와 독립적으로 주행하는데, 기관지허파구역 사이를 지나며 인접한 기관지허파구역으로부터 혈액을 받으며 허파문을 향해 주행한다. 허파의 중심과 가장자리를 제외하고 허파쪽 가슴막으로부터 나오는 정맥과 기관지 정맥순환을 거친 혈액은 모두 허파정맥으로 들어가는데, 산소포화도가 낮은 비교적 적은 용량의 혈액이 산소포화도가 높은 많은 용량의 혈액에 섞여서 심장으로 들어간다. 벽쪽가슴막에서 나오는 정맥 혈액은 가슴벽의 인접한 부위의 전신정맥(체정맥, systemic vein)으로 유입된다.

기관지동맥(bronchial artery)은 허파뿌리를 구성하는 구조와 허파의 지지조직(supporting tissue), 허파쪽가슴막(visceral pleura)에 영양을 공급한다(그림 4.38A). 두 개의 **왼기관지동맥(left bronchial artery)**은 가슴대동맥(thoracic aorta)에서 직접 나온다. 하나의 **오른기관지동맥(right bronchial artery)**은 대동맥에서 직접 나오기도 하지만, 대부분 셋째오른뒤갈비사이동맥(right 3rd posterior intercostal artery)이나 왼위기관지동맥(left superior bronchial artery)에서 나온다.

작은 기관지동맥은 식도(esophagus)의 윗부분(upper part)에 가지를 내고, 기관지의 뒷면을 따라 달리면서 호흡세기관지(respiratory bronchiole)까지 비슷한 경로로 분포한다(그림 4.63과 4.69에서는 시신에서 관찰되는 기관지동맥의 변이를 보여준다). 기관지동맥의 가장 끝쪽은 세기관지(bronchiole)의 벽과 허파쪽가슴막(visceral pleura)에 분포하는 허파동맥의 가지와 동맥연결(anastomosis)된다. 벽쪽가슴막(parietal pleura)에는 가슴벽에 분포하는 동맥이 혈액을 공급한다.

기관지정맥(bronchial vein)에는 주로 허파뿌리의 시작부분과 가까운 곳의 기관지동맥에서 공급된 혈액의 일부만이 들어온다(그림 4.38B). 나머지 허파쪽가슴막과 허파의 변두리지역, 허파뿌리로부터 먼 곳의 혈액은 허파정맥으로 배출된다. 오른기관지정맥(*right bronchial vein*)은 홑정맥(*azygos vein*)으로 유입되며, 왼기관지정맥(*left bronchial vein*)은 덧반홀정맥(*accessory hemiazygos vein*)이나 왼위갈비사이정맥(*left superior intercostal vein*)으로 유입된다. 또한 식노성맥의 일부 혈액도 기관지정맥으로 들어간다.

허파림프얼기(pulmonary lymphatic plexus)는 자유롭게 연결되어 있다(그림 4.39). **얕은가슴막밑/림프얼기(superficial subpleural/lymphatic plexus)**는 허파쪽가슴막 아래 깊숙이 위치하며, 허파쪽가슴막과 허파실질의 림프를 받아들인다. 이곳에서 나온 림프관은 허파문에 위치한 **기관지허파림프절(bronchopulmonary lymph node;** 허파문림프절, hilar lymph node)로 유입된다.

깊은**기관지허파림프얼기**(deep **bronchopulmonary lymphatic plexus**)는 기관지의 점막밑층(submucosa)과 기관지주위결합조직(peribronchial connective tissue)에 위치한다. 주로 허파뿌리를 구성하는 구조물의 림프가 유입된다. 깊은림프얼기에서 나온 림프관은 우선 엽기관지(lobar bronchus)를 따라 늘어선 내재성 **허파림프절**(intrinsic **pulmonary lymph node**)로 유입된다. 허파림프절의 림프관은 기관지와 허파혈관을 따라 이어져 허파문을 통해 기관지허파림프절(bronchopulmonary lymph node)로 들어간다. 깊은림프얼기와 얕은림프얼기에서 기관지허파림프절로 모인 림프는 기관이 기관지로 나뉘는 지점의 위·아래에 위치한 **위·아래기관기관지림프절(superior** and **inferior tracheobronchial lymph node)**로 유입된다. 오른허파의 림프는 주로 오른쪽의 림프절로 들어가고, 왼허파의 위엽(superior lobe)의 림프는 왼쪽의 림프절로 들어간다. 모두는 아니지만 대부분의 왼아래엽(left lower lobe)의 림프는 오른위기관기관지림프절(right superior tracheobronchial lymph node)로 들어가 오른쪽 림프흐름에 유입된다.

기관기관지림프절에서 나온 림프는 가슴 장기에서 나오는 주 림프 통로인 **오른·왼기관지세로칸림프줄기(right** and **left bronchomediastinal lymph trunk)**로 들어간다. 이 림프관줄기들은 대개 빗장밑정맥(subclavian vein)과 속목정맥(internal jugular vein)이 만

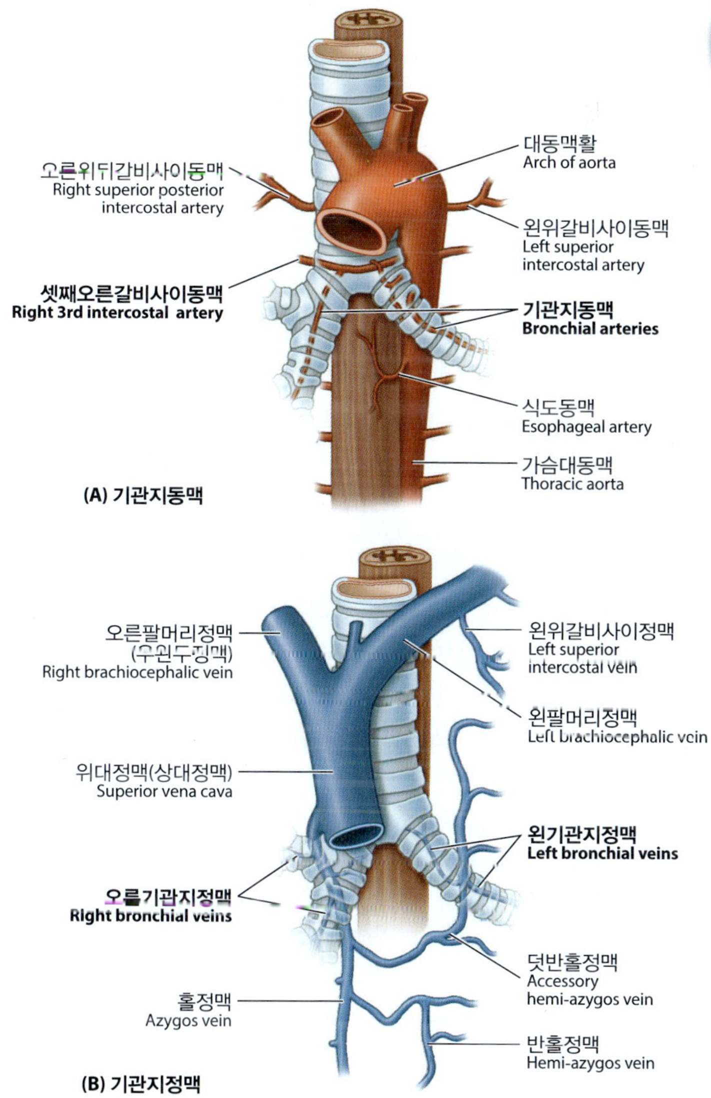

그림 4.38. 기관지 혈관구조. A. 기관지동맥. 기관지동맥은 허파쪽가슴막과 허파를 지지하는 조직에 혈액을 공급한다. **B.** 기관지정맥. 기관지동맥이 공급하는 허파문 근처의 모세혈관계는 기관지정맥(bronchial vein)으로 배출되지만, 나머지 부분은 허파정맥(pulmonary vein)으로 배출된다.

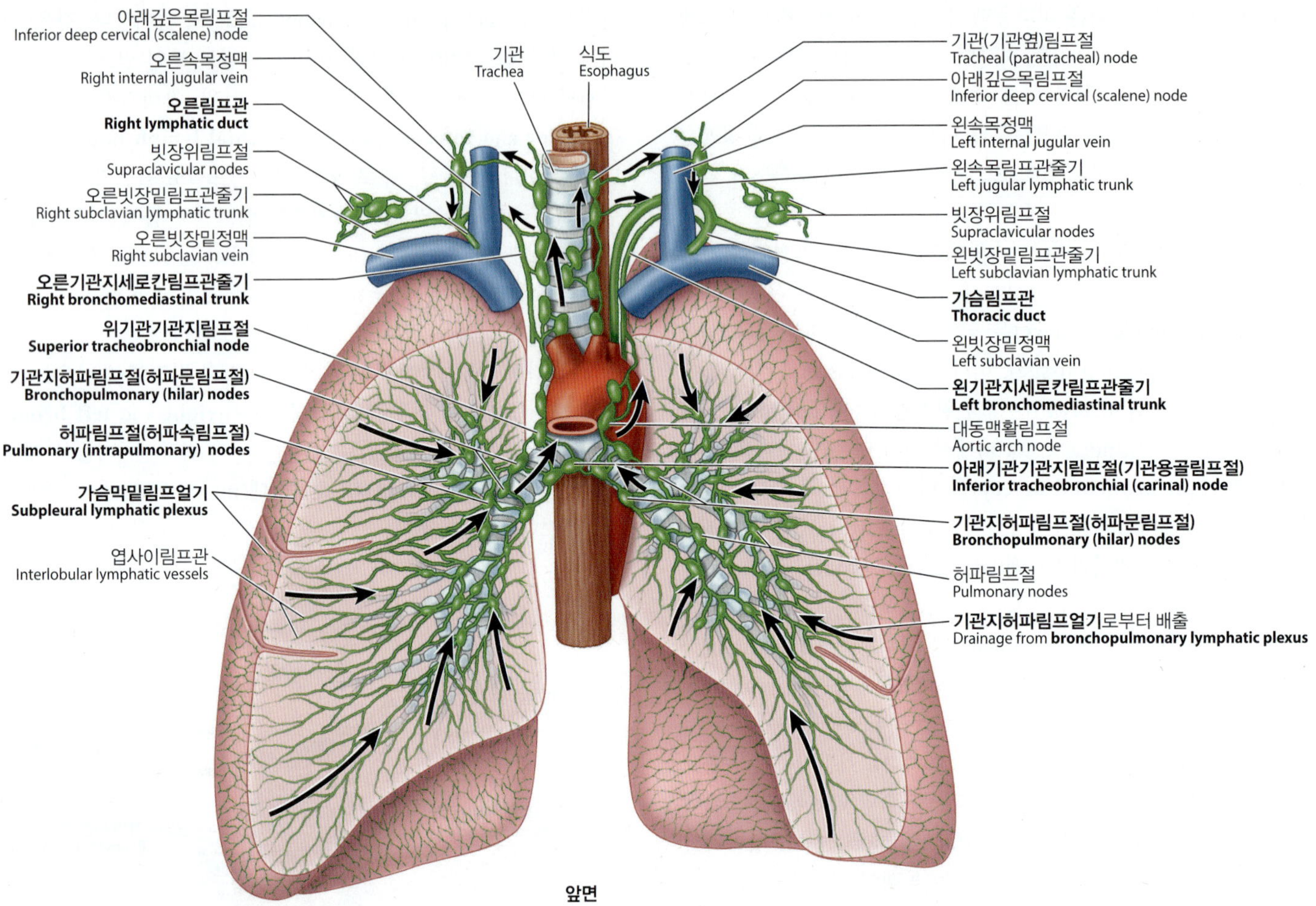

그림 4.39. 허파의 림프 배출. 가슴막밑의 얕은림프얼기와 깊은림프얼기에서 림프관이 만들어진다. 허파의 모든 림프는 허파뿌리를 따라 흘러 위, 아래기관기관지림프절(tracheobronchial lymph node)로 모인다. 양쪽 허파의 아래엽에서 흐르는 림프는 아래기관기관지림프절로 모여 오른쪽 림프관줄기로 배출된다. 양쪽 허파의 나머지 부분은 같은 쪽의 위기관기관지림프절로 모여 각 방향의 림프관줄기로 배출된다. 기관기관지림프절에서 나온 림프는 다양한 개수를 가진 기관옆림프절(paratracheal lymph node)을 거쳐 기관지세로칸림프관줄기(bronchomediastinal trunk)로 들어간다.

나는 연결지점(정맥각, *venous angle*)에서 끝나지만, 오른기관지세로칸림프관줄기에 다른 림프관줄기들이 합쳐져 짧은 **오른림프관**(*right lymphatic duct*)을 만들기도 하고, 왼기관지세로칸림프관줄기는 **가슴림프관**(**흉관**, *thoracic duct*)으로 들어가기도 한다. 벽쪽가슴막에서 나온 림프는 가슴벽에 있는 갈비사이림프절(intercostal lymph node), 복장옆림프절(parasternal lymph node), 세로칸림프절(mediastinal lymph node), 가로막림프절(phrenic lymph node)로 유입된다. 가슴막꼭대기(cervical pleura)에서 나오는 몇 개의 림프관은 겨드랑림프절(axillary lymph node)로 유입된다.

허파와 가슴막의 신경(nerves of lungs and pleurae)

허파와 허파쪽가슴막의 신경은 허파뿌리의 앞, (주로) 뒤에 있는 **허파신경얼기(pulmonary plexus)**에서 나온다(그림 4.40). 이 신경얼기에는 부교감신경섬유(parasympathetic fiber), 교감신경섬유(sympathetic fiber), 내장들신경섬유(visceral afferent fiber)가 포함되어 있다.

허파신경얼기로 들어가는 **부교감신경섬유**(*parasympathetic fiber*)는 미주신경(vagus nerve, CN X)에서 나오는 연접이전신경섬유이다. 이 신경섬유는 **부교감신경절세포**(*parasympathetic ganglion cell*)와 허파신경얼기에서 연접하고 기관지나무(bronchial tree)의 가지를 따라 분포한다. 부교감신경섬유는 기관지나무의 민무늬근육(smooth muscle)에 작용하여 **기관지수축작용**(*bronchoconstrictor*)과 허파혈관을 이완시키는 **혈관확장작용**(*vasodilator*) 및 기관지나무의 샘분비를 촉진하는 **샘분비작용**(*secretomotor*)을 한다.

허파신경얼기의 **교감신경섬유**(*sympathetic fiber*)는 연접이후신경섬유(postsynaptic fiber)이다. 이 신경세포의 신경세포체인 **교감신경절세포**(*sympathetic ganglion cell*)는 **교감신경줄기**(*sympathetic trunk*)의 **척주옆교감신경절**(*paravertebral sympathetic ganglion*)에 분포한다. 교감신경섬유는 기관지근육에 작용하여 **기관지확장작용**(*bronchodilator*), 허파혈관을 수축시키는 **혈관수축작용**(*vasoconstrictor*), 제2형 분비허파꽈리 상피세포에 작용하여 기관지나무의 샘분비를 억제시키는 작용을 한다(그림 4.36).

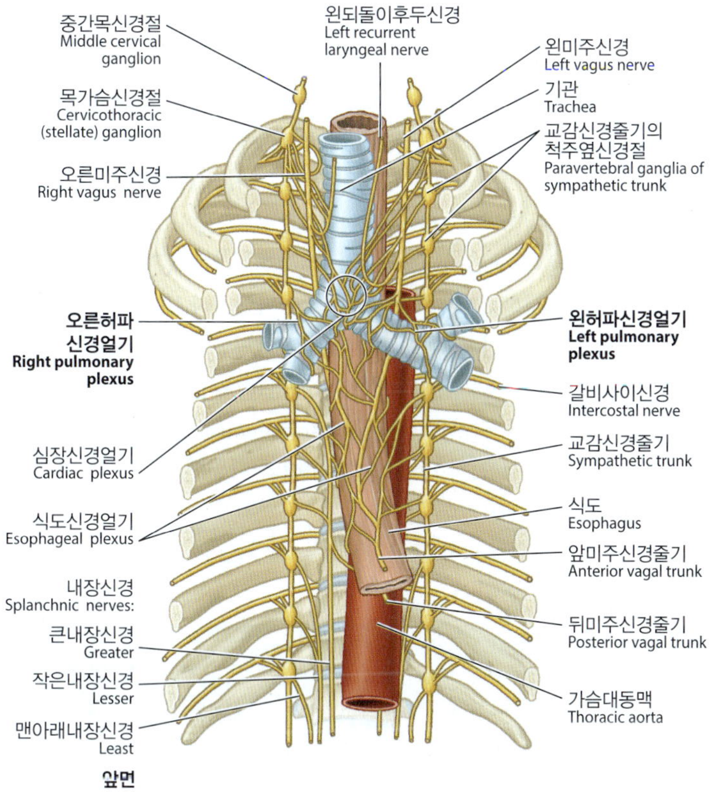

그림 4.40. 허파와 허파쪽가슴막의 신경. 오른, 왼허파신경얼기는 허파뿌리의 앞, 뒤에 위치하며, 양쪽의 교감신경줄기에서 교감신경을 받고, 양쪽 미주신경에서 부교감신경을 받는다. 허파신경얼기에 참여하고 남은 미주신경은 아래쪽으로 내려와 식도신경얼기가 되면서, 미주신경의 형태를 잃고 앞, 뒤미주신경줄기로 재편성된다. 허파신경얼기의 가지는 허파동맥과 기관지를 따라 분포한다.

허파신경얼기의 **내장들신경섬유**(*visceral afferent fiber*)는 반사(기능을 조절하는 반사와 관련된 잠재의식적 감각의 전달)나 통각반사(화학적 자극물이나 허혈 및 과도한 신장과 같은 아프거나 유해한 자극에 반응하여 생성되는 통증 감각의 전달)와 관련이 있다. 미주신경의 감각신경절 내의 신경세포체를 가지는 **반사성 내장들신경섬유**는 부교감신경섬유와 동행하고 다음과 같은 부위의 신경말단으로부터 자극을 전달한다.

- 기관지 점막층(bronchial mucosa): 기침반사(cough reflex)를 일으키는 촉각(tactile sensation)과 관련 있을 것으로 생각된다.
- 기관지근육(bronchial muscle): 긴장감각(stretch reception)과 관련 있을 것으로 생각된다
- 허파꽈리사이결합조직(interalveolar connective tissue): 호흡운동을 제한하는 기전인 *Hering-Breuer* 반사와 관련이 있다.
- 허파동맥(pulmonary artery): 혈압을 감지하는 압력수용기(pressor receptor)에 분포한다.
- 허파정맥(pulmonary vein): 혈액내 가스농도를 감지하는 화학수용기(chemoreceptor)에 분포한다.

허파쪽가슴막과 기관지에 분포하는 **통증들신경섬유**(*nociceptive afferent fiber*)는 교감신경섬유와 동행하며 교감신경줄기를 통해 가슴부위 척수신경 윗부분의 감각신경절로 들어간다. 반면에, 기관에 분포하는 통증들신경섬유는 부교감신경섬유와 동행하여 미주신경(CN X)의 감각신경절로 들어간다.

벽쪽가슴막(*parietal pleura*)의 신경은 갈비사이신경과 가로막신경(phrenic nerve)에서 유래한다. 갈비가슴막(costal pleura)과 가로막가슴막(diaphragmatic pleura)의 주변부분은 **갈비사이신경**(*intercostal nerve*)이 분포하며, 촉각(touch)과 통증 감각을 전달한다. 가로막 가슴막의 중심부분과 세로칸가슴막(mediastinal pleura)은 가로막신경(횡격막신경, phrenic nerve)이 분포한다(그림 4.32와 4.34B, D).

허파와 가슴막의 표면해부학(surface anatomy of pleurae and lungs)

가슴막꼭대기와 허파꼭대기는 위가슴문를 지나 **빗장위오목(쇄골상와, supraclavicular fossa)**에 위치한다. 이 오목은 빗장뼈(clavicle)의 뒤쪽과 위쪽, 그리고 목빗근의 힘줄의 가쪽에 위치하는 함몰부위

4

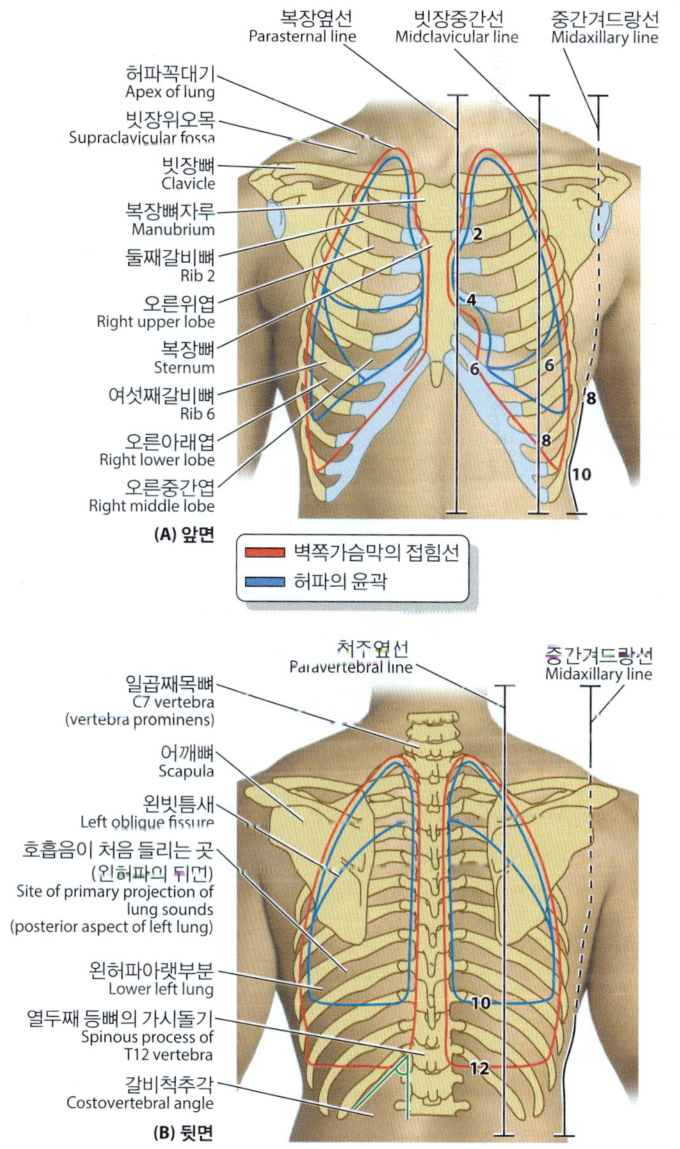

그림 4.41. 가슴막과 허파의 표면해부학(숫자는 교차하는 갈비뼈 순서를 나타낸다).

이다(그림 4.41A). 허파의 앞모서리는 벽쪽가슴막(parietal pleura)이 둘째–넷째갈비연골(costal cartilage) 사이에서 앞으로 접힌 복장선(sternal line, anterior line)과 거의 일치한다. 왼쪽의 복장선은 가쪽으로 내려와 심장패임(cardiac notch)을 만들고 여섯째갈비연골에 이른다. 왼허파의 앞모서리는 가슴막의 심장패임보다 더 깊게 움푹 들어가 있다. 오른쪽 가슴막접힘(pleural reflection)의 복장선은 넷째와 여섯째갈비연골 사이를아래쪽으로 내려와, 오른허파의 앞모서리와 가깝게 평행하게 내려온다. 양쪽의 가슴막접힘은 여섯째갈비연골의 바깥쪽을 지나 여덟째갈비연골 높이에서 빗장중간선(midclavicular line, MCL)을 지나고, 열째갈비뼈(rib) 높이에서 중간겨드랑선(midaxillary line, MAL)을 지나며, 열두째갈비뼈 높이에서 어깨뼈선(scapular line)을 지나 열두째등뼈(T12)의 가시돌기(spinous process) 높이까지 내려온다. 하지만 허파의 아래모서리는 여섯째갈비뼈 높이에서 빗장중간선을 지나고, 여덟째갈비뼈 높이에서 중간겨드랑선을 지나며, 열째갈비뼈 높이에서 어깨뼈선을 지나 열째등뼈(T10)의 가시돌기 높이까지만 내려와 있다. 그런 다음 허파아래모서리는 열두번째 등뼈의 가시돌기쪽 방향으로 뻗는다. 따라서 벽쪽가슴막은 허파 아래쪽으로 대략 갈비뼈 2개만큼 더 뻗어 있다.

허파의 **빗틈새**(*oblique fissure*)는 뒤쪽에서 둘째등뼈(T2)의 가시돌기 높이부터 시작하여 앞쪽의 여섯째갈비연골까지 내려온다. 이는 양팔을 머리위로 들었을 때, 어깨뼈(scapula)의 아래각(inferior angle)이 가쪽으로 돌아가면서 안쪽모서리(medial border)가 만드는 선과 거의 일치한다. 오른허파의 **수평틈새**(*horizontal fissure*)는 앞에서 보았을 때 빗틈새에서 시작하여 넷째갈비뼈와 갈비연골을 따라 안쪽으로 달린다(그림 4.41B).

임상적용 CLINICAL BOX

가슴막, 허파, 기관기관지나무 (PLEURAE, LUNG, AND TRACHEOBRONCHIAL TREE)

가슴막꼭대기와 허파꼭대기의 손상 (Injuries of Cervical Pleura and Apex of Lung)

위가슴문(superior thoracic aperture)을 형성하는 첫째갈비뼈가 아래쪽으로 기울어져 있기 때문에, 가슴막꼭대기(cervical pleura)와 허파꼭대기(apex of lung)가 위가슴문을 지나 목빗근(sternocleidomastoid muscle)의 부착부위 뒤쪽에 솟아올라와 있다. 따라서 **목뿌리부위**(*the base of the neck*)의 상처(wounds)로 인해 허파나 가슴막주머니가 손상받을 수 있으며, 결과적으로 가슴막안에 공기(그리스어로 *pneuma*)가 들어가는 **공기가슴증**(**기흉**, *pneumothorax*)이 생길 수 있다. 빗장밑 정맥이나 목정맥으로의 도관삽입을 시도할 때 바늘에 의해 가슴막이 뜻하지 않게 찔려서 이러한 기흉이 유발될 수도 있다. 영아나 어린이는 목이 짧아 가슴막꼭대기가 상대적으로 높이 올라와 있으므로, 영아기와 아동기 동안은 가슴막꼭대기 손상에 특히 취약하다.

가슴막 다른 부분의 손상(Injury to Other Parts of Pleurae)

가슴막은 세 군데에서 갈비활(costal margin)의 아래쪽으로 내려온다. 이로 인해 배를 부주의하게 절개하면 가슴막주머니를 열게 됨: 명치각(infrasternal angle, substernalangle)의 오른쪽 부위와 왼·오른쪽 갈비척추각(costovertebral angle)부위의 가슴막이 이에 해당된다(그림 4.41). 열두째갈비뼈 아래 안쪽의 갈비척추각에 노출된 작은 가슴막부위는 콩팥위끝의 뒤쪽에 놓이게 된다. 예를 들어 콩팥을 드러내는 수술이나 손상 시 뒤배벽 절개로 인해 공기가슴증(기흉)이 발생할 수 있어 이 부위의 가슴막은 위험에 노출될 수 있는 부위에 해당한다. 이러한 가슴막 침입(pleural entry)은 또한 식도구멍 주위를 수술할 때도 발생할 수 있다. 이것은 아마도 가장 흔한 상황의 하나인데, 환자가 여전히 마취상태에 있는 동안에 간단한 흡인술로 치료가 가능하다.

허파허탈(Pulmonary Collapse)

공기를 잔뜩 담고 있는 허파는 바람을 가득 넣은 풍선에 비교될 수 있다. 부풀어진 바람이 빠지게 되면, 고유의 탄성에 의해 쪼그라들어 허탈에 빠지게 된다. 한 번 확장되었던 허파가 허탈에 빠지게 되는 것을 **이차무기폐**(*secondary atelectasis*)라 하며, 태어나면서 허파의 확장에 실패한 것은 **일차무기폐**

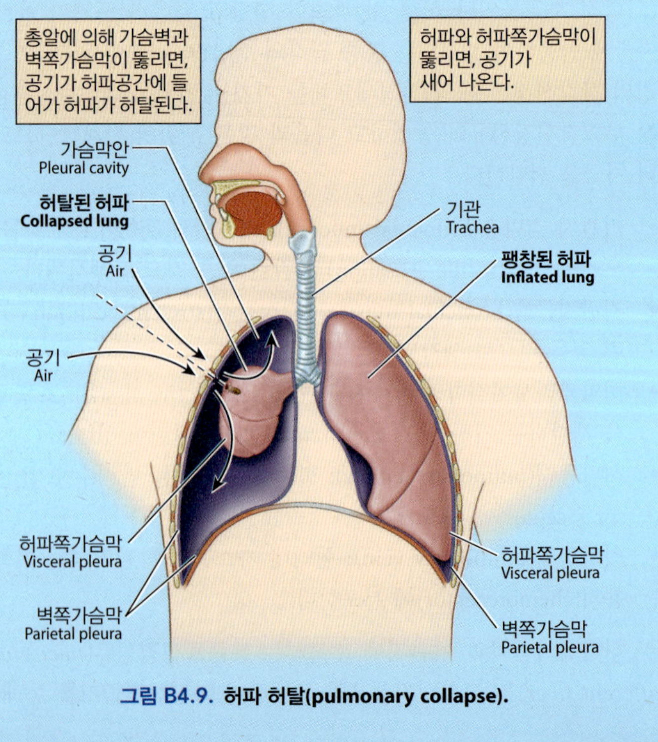

그림 B4.9. 허파 허탈(pulmonary collapse).

(*primary atelectasis*)라 한다. 풍선은 벽이 완전히 수축하게끔 되어 있기 때문에 바람을 넣은 풍선은 바람구멍을 묶어 놓은 동안에만 계속 부풀어져 있다. 그러나 몸안의 정상적인 허파는 기도(airway)가 열려 있더라도 계속 부풀어져 있다. 이는 허파를 둘러싼 허파쪽가슴막(visceral pleura)과 가슴벽의 벽쪽가슴막(parietal pleura) 사이에 있는 가슴막액(pleural fluid)의 표면장력으로 인해 두 막이 서로 붙어 있기 때문이다. 허파의 탄성복원력 때문에 가슴막안(pleural cavity)의 압력은 대기압보다 통상적으로 −2 mm Hg 정도로 낮으며, 숨을 들이쉴 때에는 −8 mm Hg 정도로 낮아진다.

이러한 낮은 압력으로 인해, 가슴(thorax)이나 허파에 관통창(penetrating wound)을 입게 되면, 공기가 가슴막안으로 빨려들어간다(그림 B4.9). 이로 인해 허파쪽가슴막과 벽쪽가슴막을 부착시켜주던 표면장력이 사라지게 되면, 허파는 고유의 탄성복원력으로 인해 허탈(collapse)에 빠지게 되고 허파 속의 대부분의 공기가 빠져나가게 된다. 허파허탈(lung collapse)이 되면, 정상적으로는 잠재적인 공간이었던 가슴막안이 실질적인 공간이 되어버린다.

양쪽의 가슴막주머니는 서로 연결되어 있지 않으므로, 한쪽이 손상에 의해 허탈에 빠지더라도 다른 한쪽은 허탈되지 않는다. 허파의 표면이 터지거나 찢어지거나 가슴벽이 관통되면, 출혈을 일으켜 가슴막안으로 혈액이 들어가기도 한다. 들어간 혈액이나 공기의 양은 허파허탈의 정도에 따라 결정된다.

허파허탈이 일어나면, 허파는 허파공간 내에 작은 부피만을 차지하게 되고, 숨을 들이마셔도 허파공간이 커지지 않고, 오히려 작아질 수 있다. 방사선사진을 보면 이러한 모습을 확인할 수 있는데, 허탈이 일어난 쪽의 가로막이 정상보다 더 높이 위치하고, 갈비사이공간(intercostal space)이 좁아져 있으며, 가슴세로칸(mediastinum)이 허탈된 방향으로 치우쳐 있는 것을 볼 수 있다(세로칸변위, *mediastinal shift*). 게다가 허탈된 허파는 보다 하얗게 관찰되지만, 주변은 공기 때문에 더욱 검게 관찰된다.

가슴벽절개수술(*open-chest surgery*)을 하게 되면, 기관(trachea)에 삽관(intubation)한 다음 들숨과 날숨의 압력을 반복적으로 조절하는 양압펌프(positive-pressure pump)를 이용하여 호흡과 허파의 확장을 유지해야 한다.

공기가슴증, 물가슴증, 혈액가슴증 (Pneumothorax, Hydrothorax, and Hemothorax)

가슴막안으로 공기가 들어가는 것을 **공기가슴증**(**기흉**, *pneumothorax*)이라 한다. 공기가슴증은 총알에 의해 벽쪽가슴막에 관통창(penetrating wound)이 생기거나, 허파가 파열되어 **기관지허파샛길**(*bronchopulmonary fistula*)이 생겼을 때 일어나며, 부러진 갈비뼈가 허파쪽가슴막이나 허파를 찢어도 일어날 수 있다. 공기가슴증이 생기면 결과적으로 허파가 허탈(collapse)된다(그림 B4.9). 가슴막안에 **가슴막삼출액**(*pleural effusion*)으로 인해 액체의 양이 현저하게 늘어난 것을 **물가슴증**(**수흉증**, *hydrothorax*)이라 한다. 가슴우리의 상처로 인해 혈액이 가슴막안으로 들어가면 **혈액가슴증**(**혈흉증**, *hemothorax*)이라 한다(그림 B4.10). 혈액가슴증은 허파 자체의 손상보다 속가슴혈관(internal thoracic vessel)이나 갈비사이혈관(intercostal vessel)의 손상에 의해 주로 일어난다. 공기와 액체(혈액 포함)가 모두 가슴막안에 들어가게 되면(**혈액공기가슴증**; **혈기흉**, *hemopneumothorax*), 방사선사진에서 **공기와 액체의 경계면**(*air-fluid level*)이 관찰된다. 환자의 자세에 따라 경계면이 관찰되는 위치는 다르지만, 항상 수평선으로 나타나고 위쪽이 공기층이 된다.

가슴천자(Thoracentesis)

가슴막안의 가슴막액을 채취하거나 혈액, 고름을 제거하기 위해 갈비사이공간(intercostal space)에 피부를 통해 바늘을 찔러넣어야 할 때가 있다. 이러한 시술을 **가슴천자**(*thoracentesis*)라 한다(그림 B4.11). 갈비사이신경과 혈관을 손상시키지 않기 위해, 바늘은 갈비뼈의 위쪽으로 넣어야 한다. 이때, 곁가지를 피하기 위해 충분히 위쪽을 찌른다. 바늘은 갈비사이근을 지나 갈비가슴막(costal pleura)을 뚫고 가슴막안으로 들어간다. 환자가 마

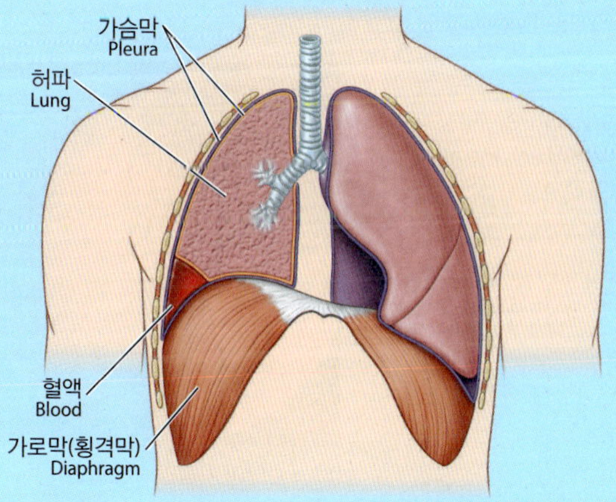

그림 B4.10. 오른허파공간의 혈액가슴증(hemothorax).

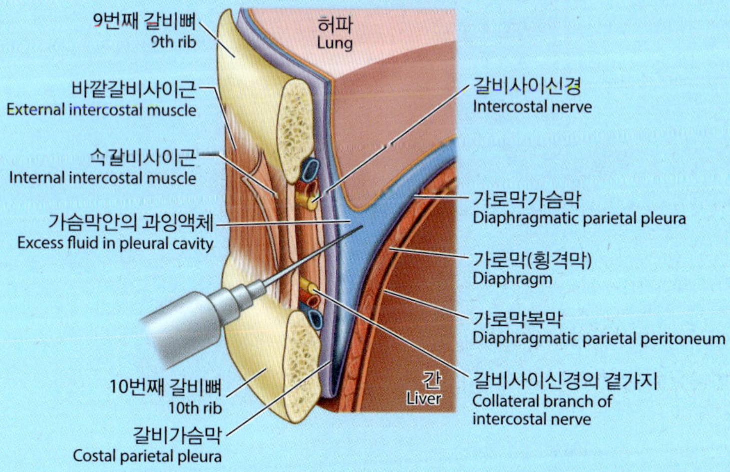

그림 B4.11. 중간겨드랑선(midaxillary line)에서의 가슴막천자(thoracentesis).

로 섰을 때, 가슴막안의 액체는 갈비가로막오목(costodiaphragmatic recess)에 고이게 된다. 숨을 내쉰 상태의 중간겨드랑선(midaxillary line) 위의 아홉째갈비사이공간을 찌르면 허파의 아래모서리를 피해 갈비가로막오목에 도달할 수 있다. 바늘을 찌를 때 위쪽을 향해 비스듬하게 넣어야 갈비가로막오목[가로막벽쪽가슴막(diaphragmatic parietal pleura)의 얇은 층과 간을 덮고 있는 가로막이 위치]의 깊은 부분을 뚫고 가로막과 간(liver)을 손상시키는 것을 방지할 수 있다.

가슴관의 삽입(Insertion of a Chest Tube)

가슴막안에 생긴 공기나, 혈액, 삼출액, 고름 등의 대부분은 일반적으로 **가슴관**(*chest tube*)을 **삽입**(*insertion*)하여 제거한다. 중간겨드랑선(midaxillary line) 위의 다섯째나 여섯째갈비사이공간(대략적으로 젖꼭지 높이)을 작게 절개하고 가슴관을 삽입하는데, 공기를 제거하려면 가슴막꼭대기(cervical pleura)를 향해 위쪽으로 넣고(그림 4.31A 참조), 액체를 빼내려면 갈비가로막오목(costodiaphragmatic recess)을 향해 아래쪽으로 넣는다. 삽입된 관의 반대쪽 끝은 공기가 다시 가슴막안으로 빨려 들어가지 않도록 수중배출장치(underwater drainage system)에 연결시키며, 때때로 흡입장치에 연결시키기도 한다. 가슴막안에서 공기를 제거하면 허탈된 허파가 다시 부풀어질 수 있다. 가슴막안의 액체를 제거하지 않으면, **허파의 표면**(*lung decortication*)에 저항성 섬유화가 일어나게 되어 허파의 확장을 저해할 수 있다.

가슴막절제술과 가슴막유착술(Pleurectomy and Pleurodesis)

가슴막염(*pleuritis*: 가슴막의 염증)과 같은 질병에 의해 가슴막이 손상받거나, **가슴막절제술**(**흉막절제술**, *pleurectomy*)을 통해 가슴막의 일부를 제거하여도(그림 B4.12A) 운동할 때 약간의 통증이 생길 수 있는 것 외에 기능적으로 심각한 문제를 일으키지 않는다. 가슴막절제술 외에 가슴막에 관한 처치술에는 가슴막유착술(*pleurodesis*)이 있다. 자극성 가루나 경화제(sclerosing agent)를 넣어 가슴막의 두 층을 서로 유착시키는 시술이다. 가슴막절제술이나 가슴막유착술은 **자발성이차무기폐**(*spontaneous secondary atelectasis*)의 재발을 막기 위해 시행된다. 재발성 자발무기폐는 만성공기가슴증(chronic pneumothorax)이나 악성가슴막삼출(malignant pleural effusion)에 의해 생길 수 있다(Shields et al., 2019).

가슴안보개검사(Thoracoscopy)

가슴안보개검사(흉강경, *thoracoscopy*)는 가슴막안을 내시경으로 관찰하는 진단적 도구로 쓰이며, 가끔 치료적 목적으로 사용되기도 한다(그림 B4.12B). 갈비사이공간에 작은 절개를 하고 내시경을 넣어 가슴막안으로 들어간다. 내시경으로 안을 관찰하면서 생검(biopsy)을 하기도 하고, 필요에 따라 유착부위를 제거하거나 병변부위를 제거하는, 치료 목적으로도 사용된다(예: 가슴막유착이나 가슴막석회 제거).

가슴막염(Pleuritis, Pleurisy)

호흡을 할 때, 정상적으로 적당히 젖어 있는 부드러운 가슴막에서는 **청진**(*auscultation*)을 통해 소리가 들리지 않는다. 그러나 가슴막에 염증이 생기는 **가슴막염**(**흉막염**, *pleuritis*; *pleurisy*)이 있게 되면, 허파의 표면이 거칠어져 **가슴막마찰음**(**흉막마찰음**, *pleural rub*)이 들릴 수 있다. 이 소리는 머리카락 뭉치를 손가락으로 비빌 때 나는 소리와 흡사하다. 또한 가슴막 표면의 염증은 허파쪽가슴막과 벽쪽가슴막을 서로 **유착**(**가슴막유착**, *pleural adhesion*)시키기도 한다. 급성가슴막염(acute pleuritis)은 찢어질 듯 칼로 베는 것 같은 통증을 특징으로 하며, 계단을 오르는 것과 같은 운동을 할 때와 같이 호흡이 빨라지고 깊어지면 더욱 심해진다.

허파엽의 변이(Variations in Lobes of Lung)

허파 형성과정에서 변이들이 생길 수 있다. 일부에서 빗틈새과 수평틈새가 불완전하거나 없을 수도 있어 이로 인해 허파엽의 수가 줄어들거나 구분이 없어지기도 한다. 때로

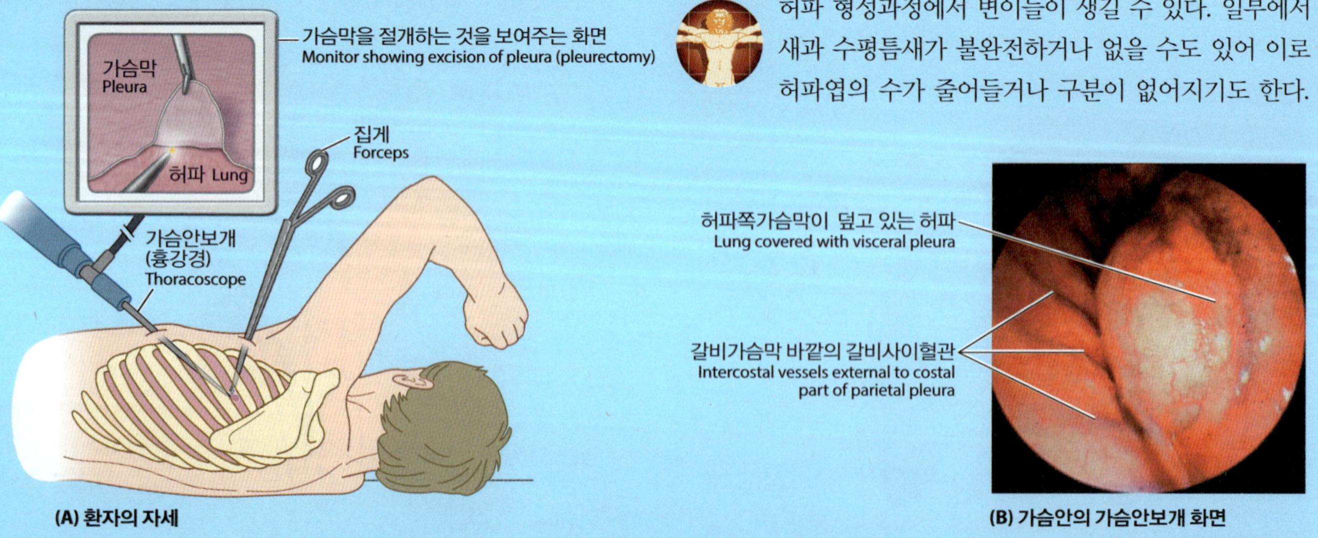

그림 B4.12. 가슴막절제술(흉막절제술, pleurectomy).

는 별도의 틈새(fissure)에 의해 허파엽이 더 나뉘기도 한다. 이러한 결과로 인해 왼허파가 3개의 엽을 가지기도 하고, 오른허파가 2개의 엽을 가지기도 한다. 왼허파위엽에 혀구역이 없는 경우도 있다(그림 4.33A, B 참조). 가장 흔한 덧엽(accessory lobe)은 약 1%의 오른허파에서 관찰되는 **홀엽**(*azygos lobe*)이다. 일반적으로 작은덧엽은 오른허파의 허파문의 위쪽에서 나타나는데 홀정맥활이 놓이는 깊은고랑에 의해 허파의 나머지 부분과 분리되어 있다. 보다 덜 흔한 큰 홀엽은 갈라진 허파꼭대기처럼 나타나기도 한다.

탄소입자와 자극성 물질을 들이쉰 허파의 모습 (Appearance of Lungs and Inhalation of Carbon Particles and Irritants)

어린아이나 공해가 적은 지역에 사는 담배를 피지 않는 성인의 건강한 허파는 밝은 핑크빛을 띤다. 그런 현대화된 지역에 사는 대부분의 성인들, 특히 담배를 피는 사람의 허파는 대개 검은 빛을 띤다. 담배의 자극성 물질들과 공기중의 탄소입자, 먼지알갱이들을 흡입하였기 때문이다. **흡연자들이 자주 기침**(*smoker's cough*)을 하는 것도 담배 속의 자극성물질 때문이다. 하지만 허파는 상당한 양의 탄소입자들이 축적되어도 큰 문제를 일으키지 않는다. 허파에 흐르는 림프에는 특수한 **포식세포**(*phagocyte*)인 먼지세포(dust cell)가 있으며, 먼지세포는 탄소입자를 가스를 교환하는 표면에서 제거하여 주변의 '비활성(inactive)' 결합조직이나 허파에서 나오는 림프가 들어가는 림프절에 쌓아둔다.

허파색전증(Pulmonary Embolism)

허파동맥이 피떡(응고혈액, blood clot; **색전**, *embolus*)으로 막히게 되면, 심각한 증상을 일으키고 사망에 이르게 할 수 있다. 허파동맥의 색전(embolus)은 복합골절(compound fracture) 등에 의해 응고된 피떡이나 지방덩어리(fat globule), 공기방울(air bubble) 등이 다리 정맥을 타고 떠돌아다니다 심장의 오른쪽부분을 통해 허파동맥을 따라 허파로 이동하여 발생한다. 이런 색전이 허파동맥 또는 그 가지를 막게 되는 것을 **허파색전증**(*pulmonary embolism, PE*)이라 한다. 허파동맥은 온몸의 정맥혈을 심장에서 모아 허파로 보내는 통로이기 때문에, 허파색전증이 생기면 허파로 가는 혈액이 부분적 또는 모두 차단되게 된다. 이로 인해 전체 허파나 특정 허파구역에 공기의 환기(ventilation)는 일어나지만 혈액이 흐르는 관류(perfusion)가 일어나지 않는다.

큰 색전이 허파동맥을 막게 되면, 허파로 들어가는 혈액이 차단되면서 산소포화도가 급격히 하강하여 환자는 **급성 호흡곤란**(*acute respiratory distress*)을 일으킨다. 더불어 몸에서 돌아오는 정맥혈을 허파 쪽으로 밀어내는 것이 막히게 된 심장의 오른쪽 부분은 갑자기 늘어나게 된다. 이런 현상을 **급성 허파심장증**(*acute cor pulmonale*)이라 한다. 급성 허파심장증이 나타나면 몇 분만에 사망할 수도 있다. 중간 크기의 색전은 허파구역(bronchopulmonary segment)을 담당하는 혈관에 막히게 되어, 해당 허파구역의 조직이 괴사(necrosis)되는 **허파경색**(*pulmonary infarct*)이 생긴다.

육체활동이 왕성한 사람은 곁순환(collateral circulation)이 잘 발달되어 있으므로 허파색전증이 생겨도 허파경색이 쉽게 생기지 않거나 작은 범위에 국한된다. 종말세기관지(terminal bronchiole)에서는 허파동맥의 가지와 기관지동맥의 가지의 동맥연결이 풍부하게 일어난다. **만성 울혈**(*chronic congestion*)과 같이 허파의 혈액순환에 문제가 있는 환자에서는 허파색전증에 의해 쉽게 허파경색(pulmonary infarct)이 일어난다. 허파쪽가슴막에 혈액공급이 원활하지 않으면 **가슴막염**(*pleuritis*)을 일으키며, 이로 인해 민감한 벽쪽가슴막에 자극이나 유착이 일어나 통증을 유발한다. 벽쪽가슴막에서 시작된 통증 자극은 갈비사이신경(intercostal nerve)이 분포된 피부신경을 통해 가슴벽(thoracic wall)의 연관통증(referred pain)을 일으키며, 때때로 아래쪽의 신경을 통해 앞배벽(anterior abdominal wall)에 연관통증을 일으키기도 한다.

4

폐암과 세로칸신경(Lung Cancer and Mediastinal Nerves)

한쪽 가로막신경(phrenic nerve)을 침범하는 폐암은 가로막 반쪽의 마비를 일으킬 수 있다(반쪽가로막, hemidiaphragm) (이 장 앞쪽의 임상적용 부분 내 "가로막 마비" 참조). 허파꼭대기와 **되돌이후두신경**(*recurrent laryngeal nerve*)은 서로 가까이 위치하기 때문에(그림 4.33C 참조) **허파꼭대기암**(*apical lung cancer*)이 되돌이후두신경에 침범할 수 있으며, 이때는 성대(vocal cord)의 마비로 인해 목쉼(hoarseness)이 나타난다.

허파의 청진과 가슴의 타진 (Auscultation of Lungs and Percussion of Thorax)

청진기(stethoscope)를 이용하여 **허파의 소리를 듣는 청진**(*auscultation*; 그림 B4.13G)과 허파를 덮고 있는 **가슴**(*thorax*)을 손가락으로 두드려 소리를 듣는 **타진**(*percussion*; 그림 B4.13C, D)은 중요한 신체검사(physical examination) 방법이다. 청진을 통해 허파엽에 뻗어 있는 기관지(bronchus)와 기관(trachea)을 흐르는 공기의 흐름을 판단하게 된다. 타진은 두드리는 지점의 아래쪽 구조물의 상태 파악에 도움을 준다. 공기로 차 있으면 공명음(resonant sound)이 나며, 액체로 차 있으면 둔탁음(dull sound)이 나고, 딱딱한 물질이 있으면 탁음(flat sound)이 난다. 뼈와 허파의 위치 등 정상적인 해부학 구조를 알고 있으면 위치에 따라 타진에 의해 정상적으로 들리는 소리를 미리 알 수 있다(그림 B4.13A, B). 청진과 타진은 허파꼭대기(apex of lung)가 있는 목뿌리(root of neck)에서도 시행해야 한다(그림 B4.13A, B, E~G; 그림 4.41A 참조). 임상의사들이 말하는 허파바닥(base of lung)의 청진은 허파의 해부학적 바닥인 가로막면(diaphragmatic surface)의 청진을 의미한 것이 아니라 대개 아래엽(inferior lobe) 아래뒤쪽부분의 청진을 의미한다. 이곳을 청진하려면, 열째등뼈 높이의 뒤가슴벽에 청진기를 댄다(그림 B4.13E).

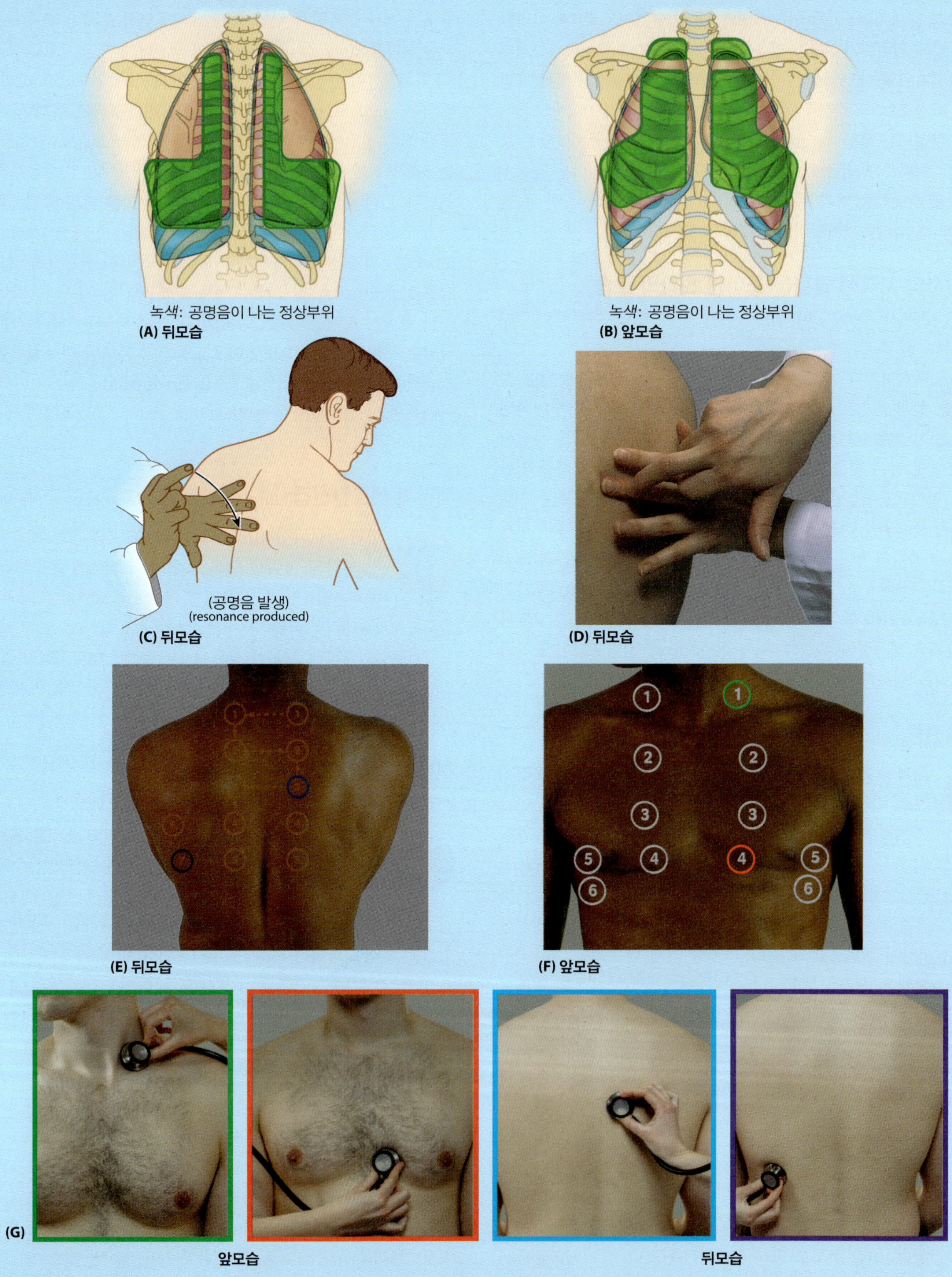

그림 B4.13. 허파의 타진(percussion)과 청진(auscultation). A와 B. 공명음이 들리는 정상부위(녹색구역)를 보여주는데, **A**부분에서는 어깨뼈가 있는 부위와 **B**부분에서는 근육이 조밀하게 있는 부위를 제외한 부위에서 타진 시 공명음이 들린다. **C와 D.** 두손 타진법. **E~G.** 허파 청진을 위한 청진장소를 보여준다.

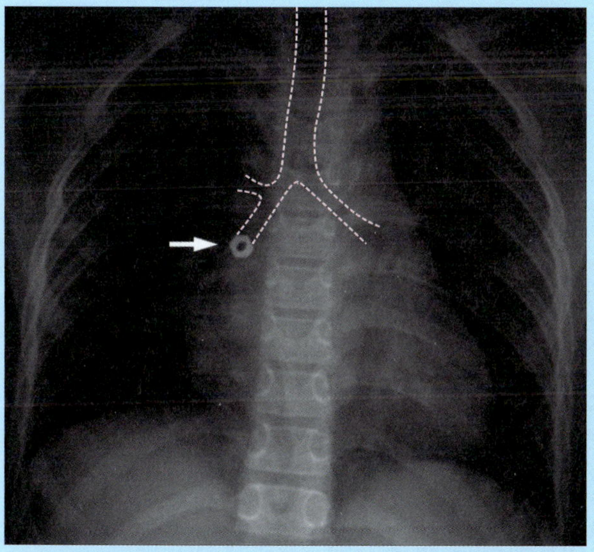

그림 B4.14. **이물질 흡인.** 12살 남자아이는 입으로 무엇을 집어넣는 신경성 습관(nervous habit)이 있었다. 아이는 ("너트와 볼트"에서) 너트를 실수로 흡인(aspirate)하여 너트가 오른중간기관지(*화살표*)에 걸렸다. 기관지경술이 이물질 제거에 필요하다.

이물질 흡인(Aspiration of Foreign Bodies)

오른주기관지가 더 넓고 짧으며, 더 수직적으로 이어지기 때문에 흡인된 이물질 또는 음식은 오른주기관지 또는 이 곁가지에 들어가 걸릴 가능성이 더 높다. 치과의사는 환자가 치아 또는 치아 충전제를 흡인하여 오른주기관지에 걸릴 수 있는 한 가지 잠재적 위험을 안고 있다(그림 B4.14). 살균 환경을 조성하고 유지하며 이물질 흡인을 방지하기 위해서 일부 치과의사는 치료를 진행하기 전에 입안(oral cavity)에 얇은 고무댐을 삽입하는 경우도 있다.

기관지보개검사(Bronchoscopy)

기관지보개(기관지내시경, *brochoscope*)를 기관(trachea)을 통해 넣어 기관지(bronchus)로 들어갈 때, 두 개의 기관지구멍 사이에 있는 기관용골(기관분기부, carina)을 볼 수 있다(그림 B4.15). 마지막 기관연골고리(tracheal ring)가 튀어나와 형성된 기관용골은 보통 시상면(sagittal plane)에 위치하며, 상당히 뚜렷한 모서리를 가지고 있다. 양쪽의 기관지가 만드는 각에 위치한 기관기관지림프절(tracheobronchial lymph node)이 기관지유래암(기관지암, *bronchogenic carcinoma*)에서 전이된 종양세포 등에 의해 커지게 되면, 정상적인 기관용골이 변형되어 뒤쪽으로 넓어지면서 움직이지 않게 된다. 따라서 기관지보개검사로 관찰하는 기관용골의 형태학적 변화는 호흡기의 질병을 진단하고 감별하는 데 중요한 징후(sign)가 된다.

기관용골을 둘러싸고 있는 점막은 기관기관지나무(tracheobronchial tree) 중 가장 예민한 부분이며 기침반사(*cough reflex*)와 관련이 있다. 예를 들면, 어린아이가 땅콩을 흡인하면 사레가 걸려 기침

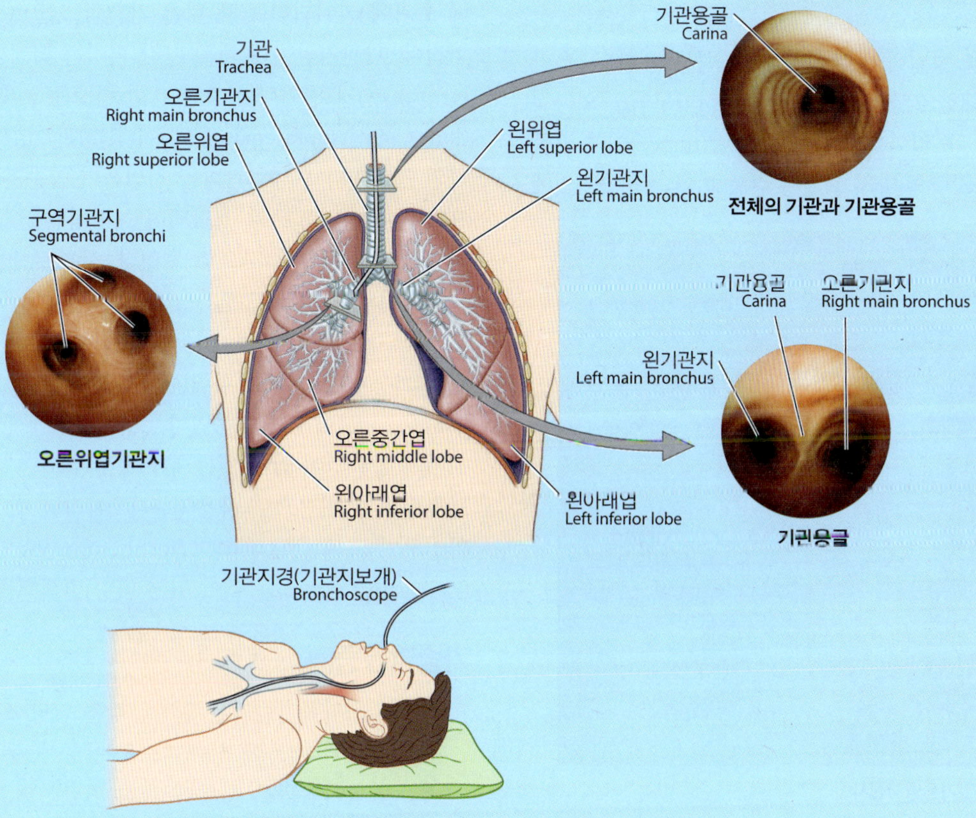

그림 B4.15. **기관지경술(기관지보개술, bronchoscopy).**

을 하게 된다. 그러다가 땅콩이 기관용골을 지나가게 되면 대개 기침을 멈춘다. 사래 걸린 환자를 거꾸로 뒤집어 중력에 의해 이물질을 꺼내려 하면, 허파의 분비물이 기관용골을 지나면서 기침을 유발하며, 이는 이물질 배출에 도움이 된다.

림프의 흐름과 가슴막유착 (Lymphatic Drainage and Pleural Adhesion)

가슴막의 허파쪽과 벽쪽 두 층이 서로 유착되면(**가슴막유착**, *pleural adhesion*), 허파와 허파쪽가슴막의 림프관은 벽쪽가슴막의 림프관과 연결되어(*anastomose* join) 겨드랑림프절(axillary lymph node)로 흐르게 된다. 겨드랑림프절에서 탄소입자가 발견되면, 가슴막유착이 있었음을 추정할 수 있다.

구역무기폐(구역허탈, Segmental Atelectasis)

흡인된 이물질에 의해 구역기관지(segmental bronchus)가 막히게 되면, 해당 허파구역으로 공기가 들어가는 것이 막히게 된다. 막힌 구역의 공기는 천천히 혈액 속으로 흡수되고 결국엔 해당 구역은 허탈(collapse)된다(그림 B4.16). 구역허탈(segmental collapse)이 일어나도 가슴막안에 보상성 공간이 생기지 않는데, 이는 줄어든 부피만큼 인접한 허파구역이 팽창하기 때문이다.

허파의 절제(Lung Resections)

허파구역(bronchopulmonary segment)에 대한 해부학적 지식(그림 4.35 참조)은 허파의 방사선사진을 포함하는 여러 의학영상을 정밀하게 분석하는 데 꼭 필요하다. 뿐만 아니라 이러한 구역에 대한 지식은 문제가 있는 허파구역을 외과적으로 절제하기 위해서도 꼭 알아두어야 한다. 종양(tumor)이나 고름집(abscess)과 같은 기관지나 허파의 질환은 종종 하나의 허파구역에 국한되어 외과적으로 절제가 가능할 때가 있다. **폐암**(*lung cancer*)의 치료를 위해, 외과 의사는 허파 전부를 제거하는 **허파절제술**(*pneumonectomy*)이나 허파엽을 제거하는 **엽절제술**(*lobectomy*), 허파구역을 제거하는 **구역절제술**(*segmentectomy*)을 시행한다.

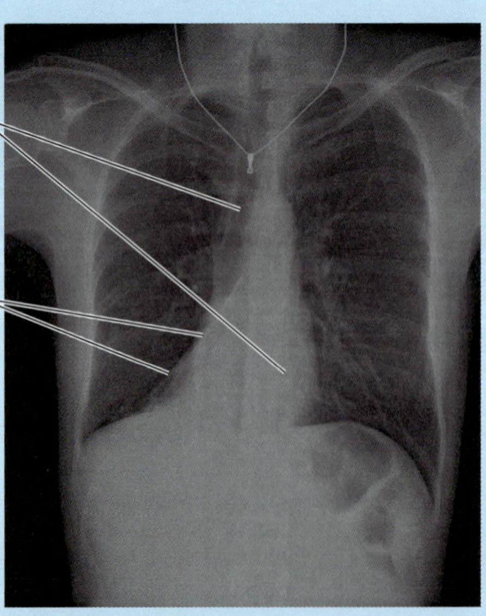

그림 B4.16. 구역무기폐(구역허탈, segmental atelectasis).

객혈(Hemoptysis)

허파나 기관지나무로부터 나온 혈액이나 혈액이 포함된 객담은 기관지나 허파의 출혈 때문이다. 약 95% 경우에서 출혈은 기관지동맥의 가지에서 일어난다. 가장 흔한 원인으로는 **기관지염**(*bronchitis*: 기관지의 염증), **폐암**(*lung cancer*), **폐렴**(*pneumonia*), **기관지확장증**(*bronchiectasis*), **허파색전증**(*pulmonary embolism*), **결핵**(*tuberculosis*)이 포함된다.

기관지유래암(Bronchogenic Carcinoma)

기관지유래암(**기관지암**, *bronchogenic carcinoma*)이란 용어는 원래 기관지에서 기원한 종양을 의미하였다. 그러나 요즘엔 모든 폐암에 사용될 수 있다. **폐암**(**허파암**)은 주로 흡연에 의해 생긴다. 대부분의 폐암은 큰 기관지의 점막층(mucosa)에서 시작되며, 지속적이며 가래가 심한 기침을 동반하며 피가 섞인 가래인 **객혈**(*hemoptysis*)을 보이기도 한다. 또한 가래(sputum)에서 악성종양세포(malignant cell)가 관찰된다. 원발암(primary tumor)은 허파의 방사선사진에서 커지는 덩어리로 관찰되며(그림 B4.17), 기관지허파림프절(bronchopulmonary lymph node, hilar lymph node)에 초기에 전이되어 금새 다른 가슴림프절(thoracic lymph node)로 퍼진다. 기관지암이 혈액을 따라 퍼지는 **혈행성 전이**(*hematogenous metastasis*)가 일어나는 가장 흔한 장소는 뇌(brain), 뼈(bone), 허파(lung), 부신(suprarenal gland)이다. 기관지암의 종양세포는 아마 허파의 정맥이나 모세혈관벽을 침범하여 몸순환(systemic circulation)으로 들어가는 것으로 생각되며 허파정맥을 통해 심장을 거쳐 각종 기관들로 이동하는 것으로 보인다. 때때로 기관지암의 종양세포가 빗장뼈위의 **빗장위림프절**(*supraclavicular lymph node*)에 이동하여 커질 때가 있다. 의사는 이곳을 촉진하여 가슴이나 배 장기의 악성 질환 가능성을 가늠할 수 있어, 빗장위림프절을 **감시림프절**(*sentinel lymph node*)이라고도 하였다. 보다 최근에 감시림프절이란 용어는 위치와 상관없이 암이 있는 부위에서 나오는 림프액을 처음 받는 림프절이라는 개념으로 사용되는데, 이러한 림프절에는 전이 여부를 확인하기 위해 테크네튬-99(technetium-99)와 같은 방사선 추적자(radioactive tracer)가 들어 있는 파란 염색액을 주사하기도 한다.

가슴막통증(Pleural Pain)

허파쪽가슴막은 일반감각을 담당하는 체신경이 분포하지 않기 때문에 상대적으로 통증에 둔감하다. 그에 반해 벽쪽가슴막은 통증에 극히 민감하며, 특히 갈비가슴막부분이 민감하다. 벽쪽가슴막에는 갈비사이신경(intercostal nerve)과 가

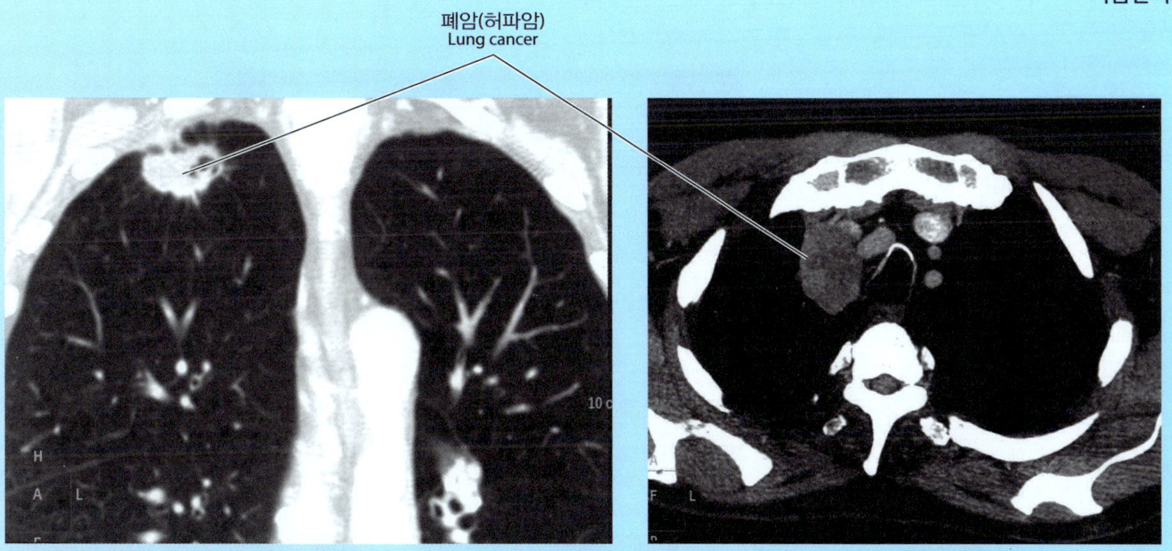

(A) 컴퓨터전산촬영 연조직 재구성 관상단면 **(B) 컴퓨터단층촬영 가로단면, 셋째등뼈 높이**

그림 B4.17. 폐암(허파암, lung cancer). 오른위엽의 앞구역에 존재하는 (종양)덩이가 두 명의 다른 환자들에서 각각 다른 부위를 침범한 것을 볼 수 있는데, **(A)**는 허파의 가슴막면 침범, **(B)**는 위세로칸면을 침범한 상태이다.

로막신경(phrenic nerve)의 가지가 풍부하게 분포하기 때문이다. 벽쪽가슴막을 자극하면 국소통증과 함께 연관통증이 나타난다. 연관통증은 자극받은 신경이 공유하는 척수신경절(spinal ganglion)과 척수분절(spinal segment)에서 분포하는 피부분절(dermatome)로 방사된 통증을 말한다. 갈비가슴막과 가로막가슴막(diaphragmatic pleura)의 주변부분이 자극되면, 국소통증과 함께 가슴벽과 배벽의 피부분절로 연관통증이 나타난다. 세로칸가슴막(mediastinal pleura)과 가로막가슴막의 중심부분이 자극되면, 목뿌리(root of neck)와 어깨 너머에 연관통증이 나타난다(C3–C5의 피부분절).

가슴 X선(Chest X-Ray)

가슴에서 가장 많이 찍는 방사선 검사법은 X-선 광선을 뒤에서 앞으로 투사하여 촬영하는 **뒤앞투영법**[*posteroanterior (PA) projection*](그림 B4.18A)으로 **가슴 앞방사선사진**(보통은 "가슴 X선")이라 한다(그림 B4.18B). 이 검사법은 주로 가슴부위의 가슴벽과 호흡과 심혈관계 구조물을 관찰할 때 사용된다. 영상의학과 의사나 방사선사는 환자 가슴의 앞쪽에 X선 감지기나 필름을 놓고, 어깨를 앞으로 돌려 어깨뼈(scapulae)가 허파(lung) 윗부분을 가리지 않게 한다(그림 B4.18A). 그 다음 숨을 크게 들이마신 후 멈추도록 한다. 이는 깊은 들숨(inspiration)에 의해 가로막(diaphragm)이 아래쪽으로 내려가고, 허파가 공기로 가득 채워져 방사선이 투과되기 좋게 만들어주며, 허파의 아래모서리가 갈비가로막오목(costodiaphragmatic recess)까지 내려오게 해준다. 아래쪽 모서리는 뾰족한 예각으로 촬영되어야 한다. 이 부위에 가슴막 삼출액이 고이게 되면 오목부위로 내려오는 아래모서리가 보이지 않게 되는데, 대개는 방사선투과성이 높은 공기 밀도가 방사선비투과성 탁한 음영으로 바뀌어서 나타나게 된다. 폐렴(pneumonia)와 같은 엽에 발생되는 질환은 허파의 나머지 방사선투과성이 좋은 부분과 대비되어 국소적으로 비교적 방사선불투과성 구역으로 나타난다.

젖(유방, breast)을 포함한 물렁조직의 영상은 구성하고 있는 물질과 두께에 따라 다양한 그림지(음영, shadow)로 나타난다. 빗장뼈(clavicle)의 위모서리는 뼈를 덮고 있는 피부(skin)와 피부밑조직(subcutaneous tissue)에 의해 만들어 지는 음영과 나란하게 관찰된다. 갈비뼈(rib), 아래쪽 목뼈(cervical vertebra), 위쪽 등뼈(thoracic vertebra) 또한 관찰된다. 대부분의 갈비뼈는 상대적으로 투명한 허파에 비해 쉽게 구분된다(그림 B4.18B). 아래쪽의 갈비뼈는 촬영 당시의 호흡상태에 따라 범위가 달라지기는 해도 가로막(diaphragm)과 배안(예: 간)의 내용물에 가려 잘 보이지 않는다. 그리고 뒤앞방향 방사선사진에서는 복장뼈자루(manubrium)의 가쪽 모서리만 관찰되고, 아래쪽 등뼈(thoracic vertebra)도 복장뼈나 가슴세로칸(mediastinum)에 가려진다. 가끔 목갈비뼈(cervical rib)가 보이거나 갈비뼈가 없는 것이 보이기도 하고, 갈라지거나 합쳐진 갈비뼈가 보이기도 한다. 나이든 사람에서는 갈비연골(costal cartilage)의 석회화(calcification)를 관찰할 수 있는데, 주로 아래쪽 갈비연골부위에서 볼 수 있다.

앞방사선사진에서는 심장에 가려 잘 보이지 않는 중심널힘줄(central tendon)에 의해 나누어진 가로막의 양쪽 지붕(dome)을 볼 수 있다. 오른지붕(right dome)은 아래쪽의 간(liver)에 의해 만들어지므로, 왼지붕(left dome)에 비해 갈비사이공간의 절반 정도 더 높다. 허파는 밀도가 낮아서 주변의 구조물에 비해 상대적으로 방사선투과성이 높게 보인다. 허파는 공기와 비슷한 방사선음영(radiodensity)을 보이므로 가슴의 양쪽에 커다란 방사선투과지역(radiolucent area)을 만든다. 허파의 아래쪽은 가로막 지붕으로 가려지고, 앞뒤로는 가슴세로칸에 의해 가려진다. 허파동맥(pulmonary artery)은 각 허파문(hilum of lung)에서 보이며, 허파속혈관(intrapulmonary vessel)의 지름이 아래엽(inferior lobe)에서 약간 더 큰 것이 관찰된다. 공기가 찬 기관지(bronchus)의 가로단면은 중심이 투명하게 보이고 얇은

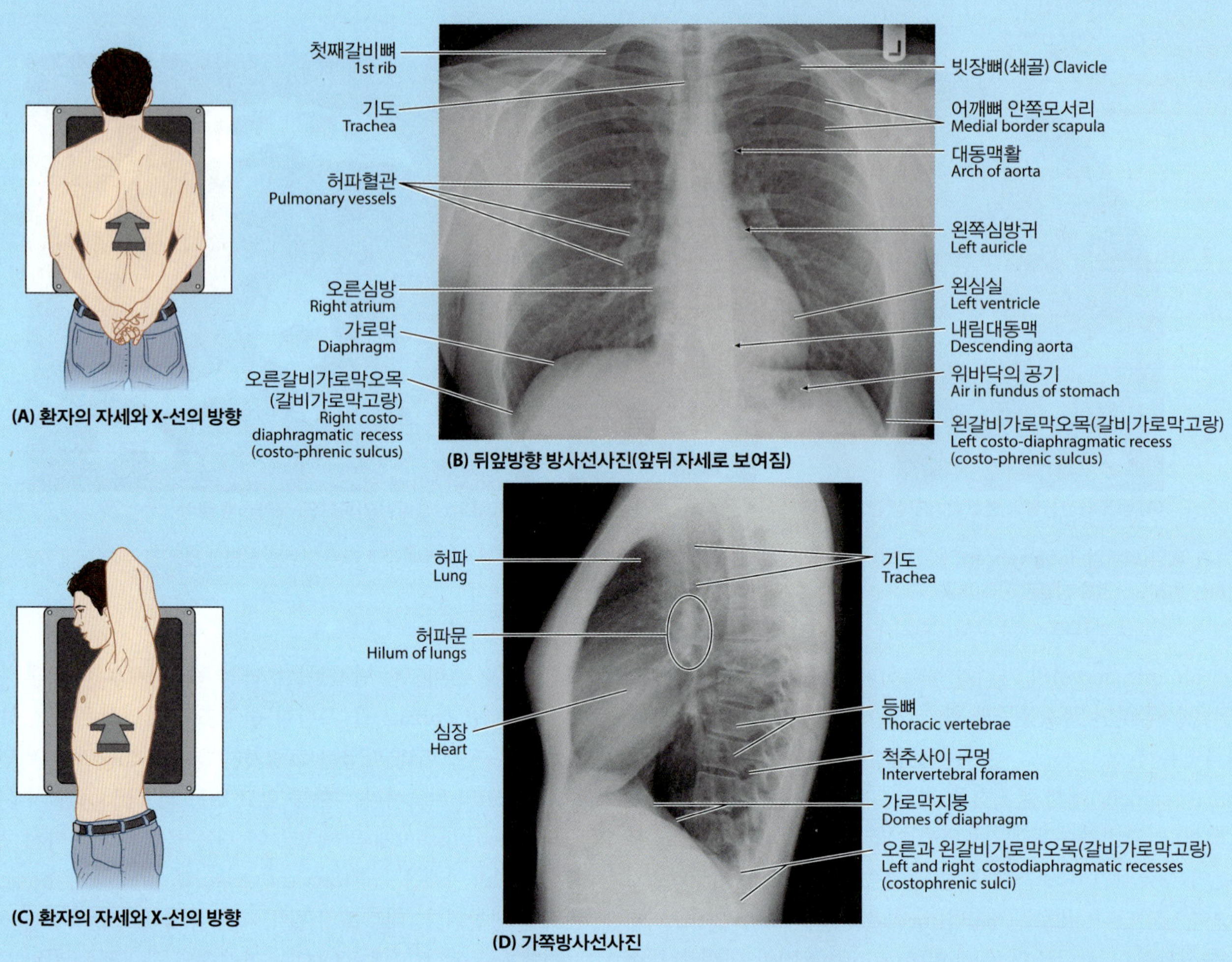

그림 B4.18. 가슴방사선사진. A. 앞방사선사진을 찍는 자세(*화살표*는 X선 방출방향). **B.** 환자를 진료할 때 보는 가슴의 앞방사선사진("가슴 X-선"). **C.** 가쪽방사선사진을 찍는 자세(*화살표*는 X선 방출방향). **D.** 방사선 방향에 따라 가쪽을 보여주는 가슴의 가쪽방사선사진("가쪽 가슴 X-선").

벽이 관찰되어 반지처럼 보인다.

환자가 설수 없는 정도로 아플 경우(예로 기관삽관/인공호흡기를 단 집중치료실 환자) 가슴 X선검사는 앞뒤투영법[*anteroposterior (AP) projection*]으로 촬영된다. 이렇게 촬영된 방사선사진도 여전히 앞방사선사진처럼 보이지만, 구조물이 상대적인 크기와 골격관계에 있어 약간은 차이가 있기 때문에 앞뒤투영법으로 촬영되었다는 것을 아는 것은 중요하다.

앞방사선사진에서 가려진 모호한 구역은 가쪽방사선사진(lateral radiograph)에서 비교적 잘 볼 수 있다. **가쪽방사선사진(lateral radiograph)**에서는 뒤앞투영에서는 잘 보이지 않던, 중간과 아래쪽의 등뼈(thoracic vertebra)가 갈비뼈에 약간 가려지기는 해도 잘 관찰된다(그림 B4.18D). 복장뼈의 3부분도 잘 보인다. 가쪽방사선사진에서는 한쪽에 국한된 손상이나 기형을 더 잘 볼 수 있다. 가로막의 양쪽 지붕이 위쪽으로 휘어진 모습도 보인다. **가쪽방향** 방사선사진을 얻으려면, 가슴의 가쪽을 X선 감지기나 필름에 대고, 팔을 머리 위로 올린 다음 촬영한다(그림 B4.18C).

핵심정리: 가슴막, 허파, 기관기관지나무(Pleurae, Lungs, and Tracheobronchial Tree)

가슴막(Pleurae): 가슴안은 양쪽의 허파공간과 중앙에 위치한 가슴세로칸으로 구성된 3개의 부분으로 나뉜다. ■ 허파공간은 벽쪽가슴막에 의해 완전히 둘러져 있으며, 허파뿌리를 따라 들어간 벽쪽가슴막은 허파쪽가슴막으로 이어진다. 허파쪽가슴막은 허파의 바깥표면에 밀착하여 둘러싸고 있다. ■ 두 개의 가슴막 사이에 형성된 가슴막안은 윤활제 역할을 하는 얇은 가슴막액 층을 제외하고 비어있다. 가슴막액은 허파의 허탈을 방지하며 숨을 들이마실 때 가슴의 확장에 따라 허파가 확장하게 해 준다. ■ 벽쪽가슴막의 대부분은 덮고 있는 구조물에 따라 이름이 붙여져, 갈비, 세로칸, 가로

핵심정리 (계속)

막 가슴막으로 명명한다. ■ 가슴막꼭대기는 목뿌리속으로 뻗어 첫째갈비뼈와 빗장뼈 앞면 위에서 둥근 지붕모양을 형성한다. ■ 벽쪽가슴막은 가로막신경과 갈비사이신경이 분포하여 통증에 민감하다. ■ 허파공간을 허파가 완전히 채우지 못하고, 아래쪽에서는 가로막과 배의 장기들이 밀려올라와 가로막안의 주변부에 고랑이 생기된다. 이 고랑을 갈비가로막오목이라 한다. 몸통을 바로 세웠을 때, 이 공간에 삼출물이 고이게 된다.

허파(Lungs): 허파는 호흡의 중요한 기관으로, 호흡된 공기와 정맥혈 사이에서 산소와 이산화탄소를 교환한다. ■ 공기와 혈액은 각 허파뿌리를 구성하는 허파혈관과 기관지와 그 가지를 통해 허파문을 드나든다. ■ 양쪽의 허파는 피라미드 모양이며, 꼭대기, 바닥, 3개의 면, 3개의 모서리를 가지고 있다. ■ 오른허파는 수평틈새와 빗틈새로 나뉘는 3개의 엽으로 되어 있고, 왼허파는 빗틈새만으로 2개의 엽으로 나뉜다. ■ 왼허파의 앞모서리에는 비대칭적인 심장의 위치 때문에 뚜렷한 심장패임이 있다.

기관기관지나무(Tracheobronchial tree): 기관기관지나무는 벽에 들어 있는 연골이 육안적으로 가장 큰 특징이다. ■ 복장뼈각 높이에서 기관은 비대칭적으로 나누어진다. 오른기관지는 왼쪽에 비해 더 수직이며, 큰 지름을 가지고 있다. ■ 기관지와 허파동맥은 비슷한 경로와 갈라짐을 보인다. 일차기관지와 허파동맥은 각 허파를 담당하며, 2번째로 갈라진 가지들은 2~3개의 엽에 분포한다. 3번째로 갈라진 가지들은 8~10개의 허파구역에 분포한다. ■ 허파구역은 외과적으로 절제할 수 있는 가장 작은 단위이다. ■ 허파정맥은 인접한 허파구역의 혈액을 모아 구역사이조직을 통해 독립적으로 달린다. ■ 허파뿌리를 구성하는 구조물과 허파를 지지하는 조직(식도의 일부 포함)은 기관지동맥의 혈액을 공급받는다. ■ 오른허파와 왼허파의 위엽은 위치한 곳의 림프흐름을 통해 각각 오른림프관줄기와 가슴림프관으로 들어가지만, 왼허파의 아래엽의 림프는 오른쪽 림프흐름으로 들어간다. 허파신경얼기에 분포하는 신경섬유는 자율신경과 내장들신경인데, 기관지수축과 분비운동은 미주신경에서 나오는 부교감신경섬유가 담당하고 억제작용과 혈관수축작용은 교감신경이 반사와 통증의 전달은 내장들신경섬유가 담당한다.

4

가슴세로칸의 개요(Overview of Mediastinum)

라틴어로 중간사이막(middle septum)이라는 뜻인 가슴세로칸(mediastinum)은 2개의 허파공간(pulmonary cavity) 사이에 각종 장기들로 채워진 공간으로 가슴안(thoracic cavity)의 중심부분에 해당한다(그림 4.42). 가슴세로칸의 옆면은 양쪽 **세로칸가슴막**(*mediastinal pleura*)이 덮고 있고, 속에는 허파를 제외한 모든 가슴내장(thoracic viscera)이 들어 있다. 가슴세로칸은 위쪽으로 위가슴문(superior thoracic aperture)에서 시작하여 아래쪽으로 가로막(diaphragm)에 이르며, 앞쪽에는 복장뼈(sternum)와 갈비연골(costal cartilage)에서부터, 뒤쪽으로 등뼈(thoracic vertebra)의 몸통에 이른다. 방부 처리된 시신에서는 딱딱하게 관찰되지만, 살아 있는 사람의 가슴세로칸에서는 들어 있는 구조물들이 주로 속이 비어 있고 지방성분이 들어 있는 성긴결합조직(loose connective tissue)으로 연결되어 있어 잘 움직일 수 있다. 또한 가슴세로칸의 주요구조물들은 혈관, 림프관, 림프절, 신경, 지방으로 둘러싸여 있다.

주변의 결합조직이 느슨하고, 허파와 가슴세로칸 양옆의 벽쪽가슴막이 탄력을 가지고 있기 때문에, 호흡, 심장박동, 혈관의 박동, 음식물 삼킴과 같이 가슴안의 혈압변화나 부피변화 및 구조물의 움직임에 대해 적응할 수 있다. 결합조직이 노화에 의해 섬유화되거나 단단해지면, 가슴세로칸의 운동성은 떨어지게 된다. 가슴세로칸은 설명의 편의를 위해 인위적으로 위·아랫부분으로 나눌 수 있다(그림 4.42).

위세로칸(superior mediastinum)은 위가슴문이 위쪽 경계를 이루고 복장뼈각(*sternal angle*)과 넷째–다섯째등뼈 사이의 척추사이원반(*intervertebral disc*)이 이루는 **가슴가로면(transverse thoracic plane)**이 아래쪽 경계를 형성한다. **아래세로칸(inferior mediastinum)**은 가슴가로면과 가로막 사이의 세로칸을 의미하며, 심장막에 의해 앞, 중간, 뒤의 3개 부분으로 다시 나눈다. 심장막과 그 구성물(심장, 큰혈관의 뿌리)은 **중간세로칸(middle mediastinum)**을 형성한다. 식도(esophagus) 같은 몇 개의 구조물은 여러 개의 세로칸부분을 수직으로 가로지르기도 한다.

심장막(Pericardium)

중간세로칸에는 심장막, 심장과 함께 심장을 드나드는 오름대동맥, 허파동맥, 위대정맥 등의 큰 혈관들의 뿌리가 들이 있다(그림 4.33C 참조).

심장막(pericardium)은 심장과 큰 혈관들의 뿌리를 덮고 있는 폐쇄된 수머니 형태의 두 층의 섬유장막(fibroserous membrane)으로 구성되어 있다(그림 4.33; 그림 4.43C 참조). 거친 바깥층은 **섬유심장막(fibrous pericardium)**으로서 가로막의 중심널힘줄(central tendon)과 합쳐진다(그림 4.32 참조). 섬유심장막의 속면은 **장막심장막의 벽쪽층(parietal layer of serous pericardium)**이 반짝거리는 장막의 형태로 덮고 있다. 벽쪽장막심장막은 큰 혈관쪽에서 접히면서 심장을 덮는 **장막심장막의 내장쪽층(visceral layer of serous pericardium)**이 된다. **장막심장막(serous pericardium)**은 벽쪽층과 내장쪽층 모두 납작한 모양의 상피세포가 한층으로 배열된 중피

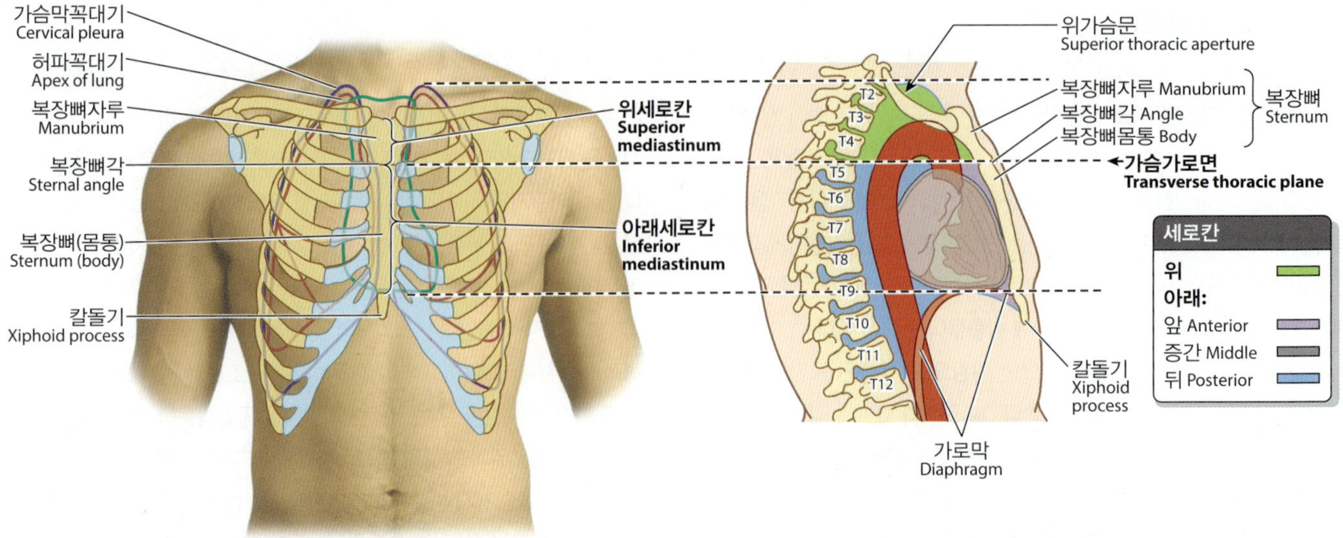

그림 4.42. 가슴세로칸의 구분과 높이. 사람이 바로 누워 있을 때, 구분된 가슴세로칸을 보여준다. 가슴세로칸을 나누는 기준인 내장의 높이는, 자세에 따라 달라지며 중력의 영향을 받는다.

(mesothelium)로 구성되어 있다. 섬유심장막의 위치관계는 다음과 같다.

- 심장을 드나드는 큰 혈관의 **혈관바깥막**(*tunica adventitia*: 혈관 주위 결합조직)과 깊은목근막(deep cervical fascia)의 기관앞층(pretracheal layer)은 섬유심장막의 위쪽에서 서로 합쳐진다.
- 섬유심장막의 앞쪽은 **복장심장막인대(sternopericardial ligament)**에 의해 복장뼈의 뒷면에 부착된다. 복장심장막인대의 부착형태는 매우 다양하다.
- 섬유심장막은 뒤쪽으로 느슨한 성긴결합조직(loose connective tissue)에 의해 뒤세로칸(posterior mediastinum)의 구조물과 경계를 이루고 있다.
- 섬유심장막의 아래쪽은 가로막의 중심널힘줄(central tendon)과 합쳐진다(그림 4.43C, D).

섬유심장막주머니(fibrous pericardial sac)의 바닥은 가로막의 중심널힘줄에 단단히 붙어 있고 일부는 서로 섞여 있다. 이 연결을 **심장막가로막인대(pericardiacophrenic ligament)**라 불러왔으나 실제로 섬유심장막과 중심널힘줄이 별개의 구조였다가 이차적으로 합쳐진 것도 아니고, 절개를 통해 분리되지도 않는다. 심장막은 심장과 큰혈관, 복장뼈, 가로막의 움직임에 영향을 받지만, 심장은 섬유성 주머니 속에서 비교적 잘 고정되어 있다.

심장막 속에서 심장과 큰 혈관의 뿌리의 앞쪽에는 복장뼈, 갈비연골 및 왼쪽 셋째-다섯째갈비뼈 앞끝이 위치한다(그림 4.44). 심장

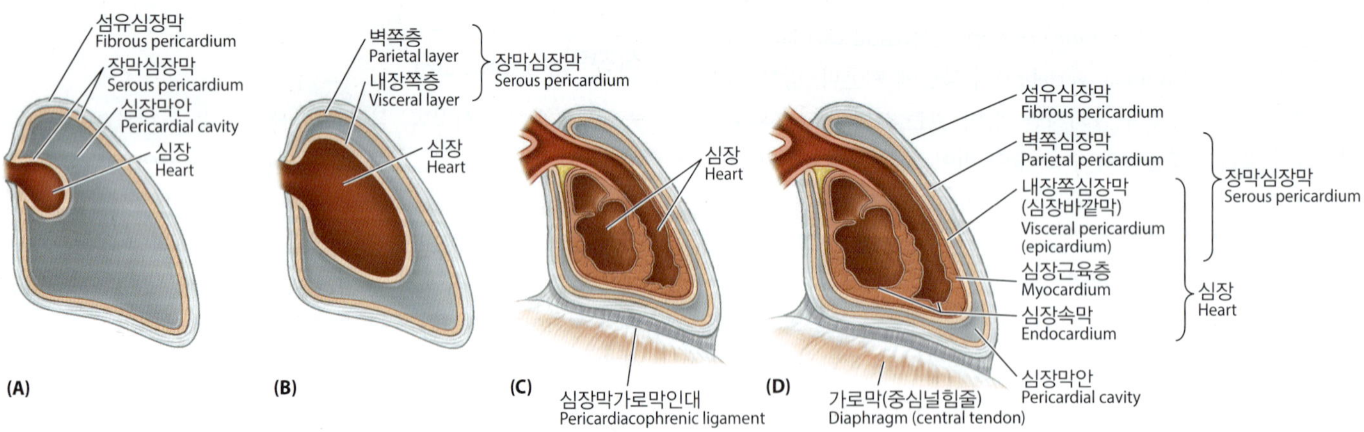

오른가쪽면에서 본 도식도

그림 4.43. 심장과 심장막. 심장은 중간 세로칸에 위치하고 심장막에 의해 싸여 있는데, 두 부분으로 구분된다. 질긴 바깥부분의 심장막은 심장을 안정화시키고 심장이 지나치게 확장하는 것을 막는다. 심장막과 심장 사이를 "허탈" 주머니를 장막심장막이라 한다. **A와 B.** 모식화 그림에서 발생 중인 심장은 장막심장막 벽으로 함입되어 들어가면서 점점 커지는 것을 보여준다. **C와 D.** 결과적으로는 심장이 실질적으로 심장막공간을 차지하게 되고, 장막심장막의 층 사이의 잠재적 공간만 남게 된다. 심장가로막인대(**D**)는 가로막의 중심널힘줄로 이어지는 바깥심장막의 연속적 구조물이다.

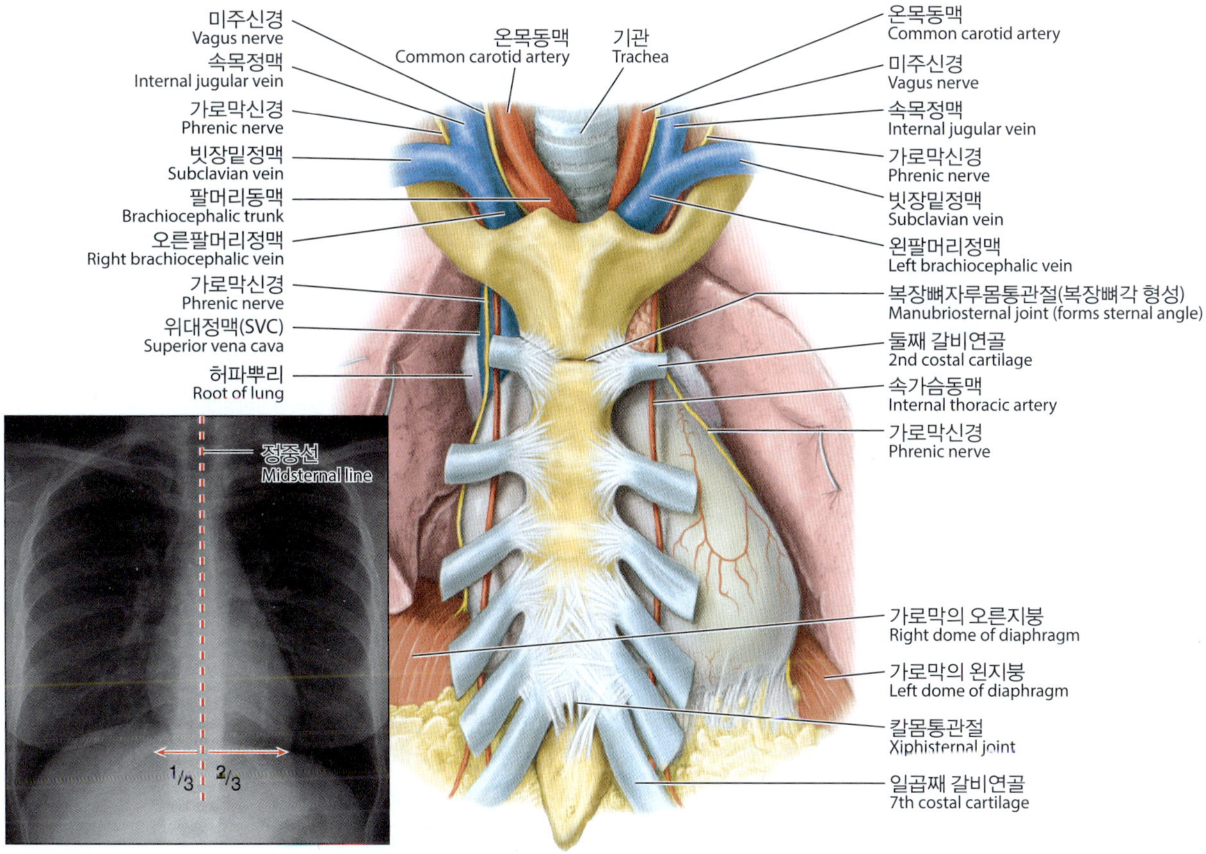

그림 4.44. 심장막주머니(pericardial sac)와 복장뼈, 가로막신경(phrenic nerve). 복장뼈몸통 뒤의 심장막주머니를 보여준다. 복장뼈각(sternal angle)의 바로 위에서부터 칼몸통관절(xiphisternal joint) 높이 사이에 위치한다. 심장막주머니(심장과 함께)는 복장중앙선(midsternal line)의 오른쪽에 1/3가 있고, 왼쪽에 2/3가 있다(**삽입그림**). 주석: 이 그림의 앞가슴벽의 특징적 구조물(복장뼈, 갈비연골, 속가슴동맥)을 그림 4.19D와 비교하시오.

과 심장막주머니는 비스듬히 위치하고 정중선에서 2/3부분은 왼쪽에, 1/3 부분은 오른쪽에 위치한다. 어깨의 회전 없이 얼굴을 왼쪽으로 45도 돌리면, 회전한 머리의 정도가 몸통에 대한 심장의 회전 정도와 비슷하다.

섬유심장막은 큰 혈관에 기끼이 붙어 있고, 난난하기 때문에 심장이 갑작스럽게 팽창하는 것을 막아준다. 오름대동맥(ascending aorta)을 따라 올라간 심장막은 심장위쪽으로 복장뼈각(sternal angle) 높이까지 이른다.

심장막안(pericardial cavity)은 장막심장막의 벽쪽층과 내장쪽층 사이의 잠재적 공간이다. 이곳에는 액체가 얇은 층처럼 들어 있으며, 이 액체는 심장이 박동하거나 움직일 때 마찰이 없도록 해준다.

장막심장막의 내장쪽층(*visceral layer*)은 심장벽을 이루는 3층의 가장 바깥층인 **심장바깥막**(*epicardium*)을 형성한다. 심장바깥막은 크게 2곳의 큰 혈관 시작부위에서 접혀 장막심장막의 벽쪽층(parietal layer)으로 이어진다. 한 군데는 심장에서 나오는 대동맥과 허파동맥에서 나타나고, 나머지는 위·아래대정맥(superior and inferior vena cava)과 허파정맥이 심장으로 들어가는 곳에서 나타난다. 이 2개의 혈관 집단을 덮은 장막접힘 사이에는 심장막안 내에서 가로방향의 통로인 **가로심장막굴(transverse pericardial sinus)**이 형성되며, 정맥들을 덮은 장막접힘은 아래쪽으로 트인 공간을 둘러싸고 있는데, 이 공간을 **빗심장막굴**(*oblique pericardial sinus*)이라 한다. 이런 심장막굴들은 심장이 발생하는 과정에서 원시심장관(primordial heart tube)이 구부러지면서 형성되는 것이다. 심장관이 구부러지면서 정맥끝이 뒤위쪽으로 이동하여(그림 4.45) 동맥끝과 가까이 놓이게 된다. 이때 두 혈관 끝 사이에 있던 심장막주머니가 두 끝 사이에 가로로 놓여 둘을 분리하게 되는데 이것이 가로심장막굴이다(그림 4.46). 따라서 가로심장막굴은 오름대동맥과 허파동맥의 심장막속부분의 뒤에 있게 되고, 위대정맥의 앞쪽에 있으며, 심방(atrium)의 위쪽에 위치하게 된다.

심장의 정맥들이 발생하고 팽창하면서 이들을 둘러싸고 있는 심장막접힘에 의해 **빗심장막굴(oblique pericardial sinus)**이 만들어진다. 빗심장막굴은 심장바닥(base)의 뒤쪽에 위치한 심장막안에서 왼심방에 의해 형성되는 넓은 주머니 모양의 오목(recess)으로 관찰된다(그림 4.45와 4.46). 빗심장막굴은 가쪽으로 허파정맥과 아래대정맥을 둘러싼 심장막접힘에 의해 경계를 이루고, 뒤쪽으로는 식도의 앞면을 덮은 심장막이 있다. 빗심장막굴의 앞쪽은 왼심방(left

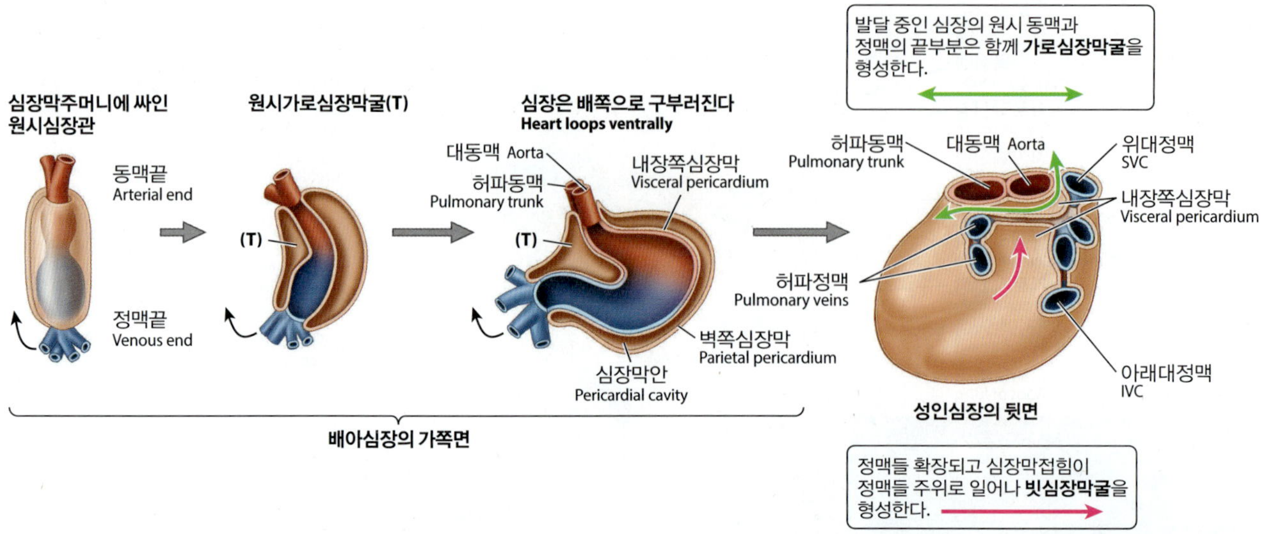

그림 4.45. 심장과 심장막의 발생. 길다란 배아심장관(embryonic heart tube)은 2층의 심장막주머니(pericardial sac)으로 싸여 있다. 마치 핫도그 빵 속의 소시지와 비슷하다. 원시심장관이 배쪽으로 고리 모양으로 휘어지면서 양쪽에 있던 원시정맥끝과 동맥끝이 한쪽으로 모이게 되고, 그 사이에 원시가로심장막굴(*T*)이 형성된다. 배아가 크면서 정맥들이 아래쪽과 가쪽으로 멀어지게 되면, 이 정맥들을 둘러싸는 심장막접힘부위가 빗심장막굴의 경계를 형성하게 된다. *IVC*, 아래대정맥(inferior vena cava); *SVC*, 위대정맥(superior vena cava).

atrium)이 형성한다. 빗심장막의 아래쪽은 여러 개의 손가락이 들어갈 정도로 열려 있지만, 아래쪽을 제외한 곳은 막혀 있는 주머니(blind sac, cul-de-sac)이다.

심장막의 혈액공급(arterial supply of pericardium; 그림 4.47)은 주로 속가슴동맥(internal thoracic artery)에서 나온 가는 가지인 **심장막가로막동맥(pericardiacophrenic artery)**에 의해 이루어진다. 심장막가로막동맥은 가로막신경(phrenic nerve)과 같이 가거나 평행하게 가로막을 향해 달린다. 그 외에 심장막에 혈액을 공급하는 보다 작은 동맥들은 다음과 같다.

- 근육가로막동맥(*musculophrenic artery*): 속가슴동맥의 끝가지이다.
- 기관지동맥(*bronchial artery*), 식도동맥(*esophageal artery*), 위가로막동맥(*superior phrenic artery*): 모두 가슴대동맥(thoracic aorta)

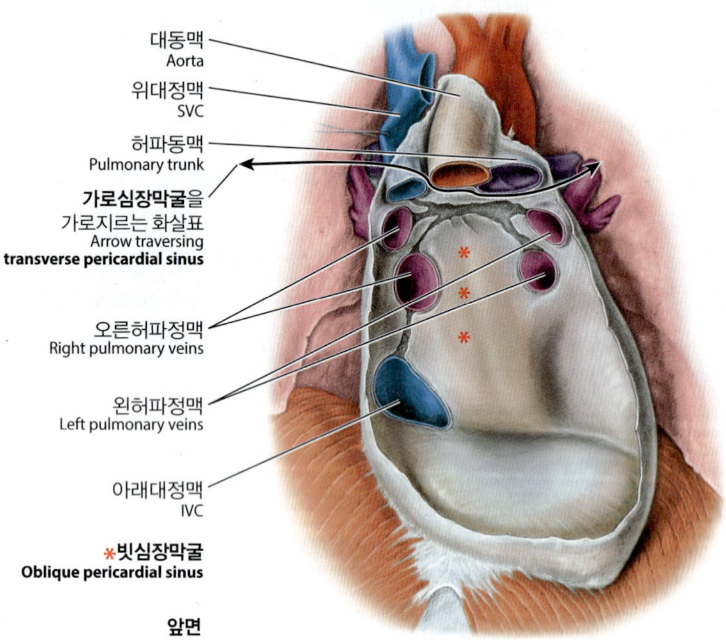

그림 4.46. 심장막주머니의 속. 심장을 제거하면, 심장막주머니를 뚫고 나가는 8개의 혈관이 관찰된다. 빗심장막굴은 5개의 정맥에 둘러싸여 있다. 위대정맥(*SVC*), 허파동맥, 대동맥의 심장막속부분(intrapericardial portion)은 심장막에 둘러싸여 있지 않고, 심장막주머니의 가장 높은 부분은 오름대동맥이 대동맥활로 바뀌는 지점에 해당한다. 가로심장막굴의 앞쪽 경계는, 허파동맥과 오름대동맥의 뒤쪽을 덮고 있는 장막심장막이며, 뒤쪽 경계는 위대정맥을 덮고 있는 장막심장막, 아래쪽 경계는 심방을 덮고 있는 내장쪽심장막이다. *IVC*, 아래대정맥.

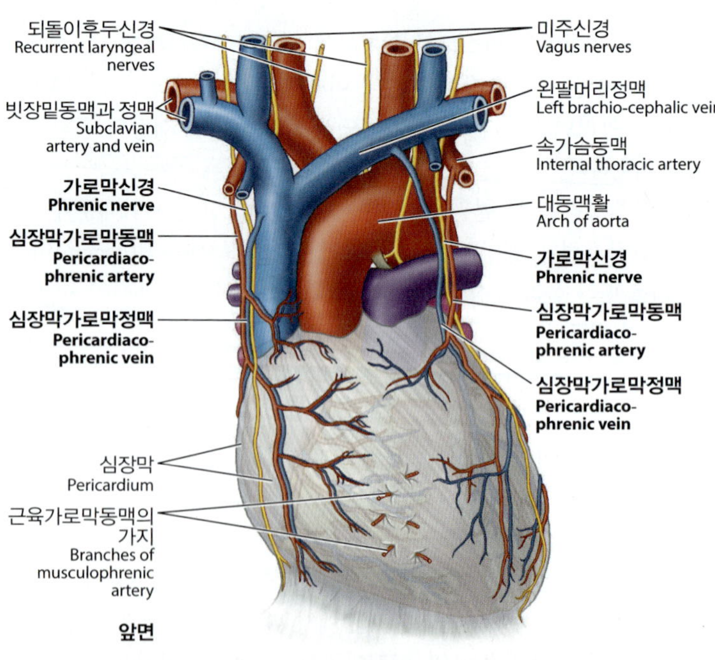

그림 4.47. 심장막의 동맥분포과 정맥배출. 심장막의 동맥은 주로 속가슴동맥(internal thoracic artery)에서 나오며, 가슴대동맥에서 나온 근육가로막가지(musculophrenic branch)의 작은 가지가 일부 분포한다. 정맥은 팔머리정맥의 가지이다.

의 가지이다.

- 심장동맥(관상동맥, *coronary artery*): 대동맥의 첫째가지로 장막심장막의 심장쪽층(visceral layer)에만 분포한다.

심장막의 정맥배출(venous drainage of pericardium)은 다음과 같다.

- 심장막가로막정맥(*pericardiacophrenic vein*): 팔머리정맥(brachiocephalic vein)이나 속가슴정맥(internal thoracic vein)의 지류(tributary)이다.
- 홀정맥계통(*azygos venous system*): 다양한 형태의 변이를 보인다 (이 장의 뒤에서 설명된다).

심장막의 신경(nerve supply of pericardium)은 다음과 같다.

- 가로막신경(*phrenic nerve*): C3–C5 신경에서 나온다. 감각신경섬유가 주로 분포한다. 가로막신경을 따라 전달된 통증감각은 같은 쪽의 빗장위지역(supraclavicular region)의 피부(C3–C5의 피부분절)의 연관통증으로 나타난다.
- 미주신경(*vagus nerve*): 정확한 기능은 알지 못한다.
- 교감신경줄기(*sympathetic trunk*): 혈관 수축 작용(vasomotor)을 보인다.

임상적용 CLINICAL BOX

4

가슴세로칸의 개요와 심장막 (MEDIASTINUM OVERVIEW AND PERICARDIUM)

가로막신경에 의한 심장막의 체신경분포 (Somatic Innervation of Pericardium by Phrenic Nerves)

가로막신경에 의한 심장막의 신경분포는 발생의 결과로 인한 것이고, 유방과 허파 사이를 지나는 이러한 **체신경의** 경로는 섬유심장막의 발생과정을 살펴보면 좀 더 쉽게 이해할 수 있게 된다. 가슴막신경을 포함하고 있는 **가슴심장막**(*pleuropericardial membrane*)이 발생 중인 몸벽에서부터 발생 중인 가슴막안에 의해 분리되는데, 이 막과 가슴막안은 빨리 자라는 허파에 보조를 맞춰 길어지고 커진다(그림 B4.19). 허파는 앞창자의 양쪽 옆을 달리는 심장막복막관(pericardioperitoneal canal) 속에서 발생하는데, 이 관은 가로중격(septum transversum)의 양옆에서 가슴안과 배안을 연결하고 있다. 심장막복막관이 만드는 원시가슴막안(primordial pleural cavity)은 빠른 속도로 커지는 허파를 수용하기에는 너무 작기 때문에, 원시가슴막안은 몸벽의 중간엽(mesenchyme) 속으로 앞, 뒤, 가쪽으로 파고들어가게 된다. 이로 인해 몸벽을 이루는 중간엽이 두 층으로 나뉘게 된다: 바깥층은 뚜렷한 가슴벽(갈비뼈와 갈비사이근육)이 되고 속층 혹은 깊은층(가슴심장막)은 가로막신경을 포함하게되고 섬유심장막을 형성한다(Moore et al., 2020). 이러한 이유로 심장막주머니는 몸벽의 피부분절로 방사되는 연관통증의 형태이기는 하지만, 가슴우리(rib cage)나 벽쪽가슴막(parietal pleura)처럼 체신경에 의한 통증을 유발시킬 수 있다.

가슴세로칸구분에 따른 내장의 높이 (Levels of Viscera Relative to Mediastinal Divisions)

위세로칸(superior mediastinum)과 아래세로칸(inferior mediastinum)을 나누는 기준인 **가슴가로면**(*transverse thoracic plane*)은 뼈를 기준으로 하여 정하였기 때문에 중력의 영향을 받지 않는다. 하지만 아래세로칸을 더 나누는 기준인 내장의 위치는 중력의 영향을 받기 때문에 자세에 따라 다르게 된다

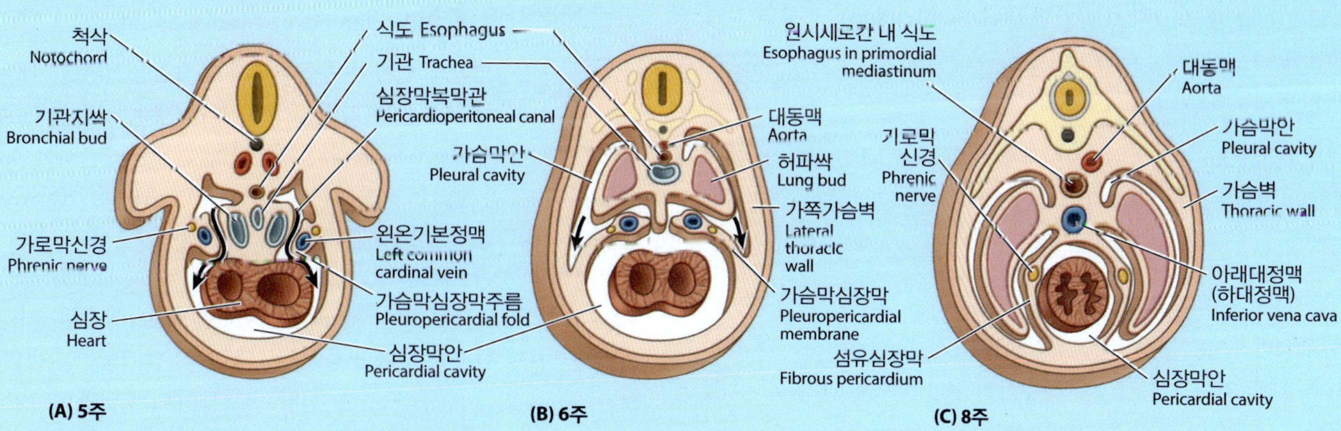

그림 B4.19. 배아의 가로사이막(septum transversum) 머리쪽 부위의 가로단면. 이러한 가로단면은 섬유심장막의 발생과 가로막신경의 위치변화(이전)를 보여준다. 허파의 원시가슴막안(심장막복막관) 속으로의 급격한 성장은 몸벽으로부터 가슴막심장막주름이 갈라지게 하여 가슴심장막을 형성하게 한다. 이 막은 가로막신경을 포함하고 있고 심장을 둘러싸는 섬유심장막을 형성하고 가슴막과 심장막안(심낭, pericardial cavity)을 분리시킨다.

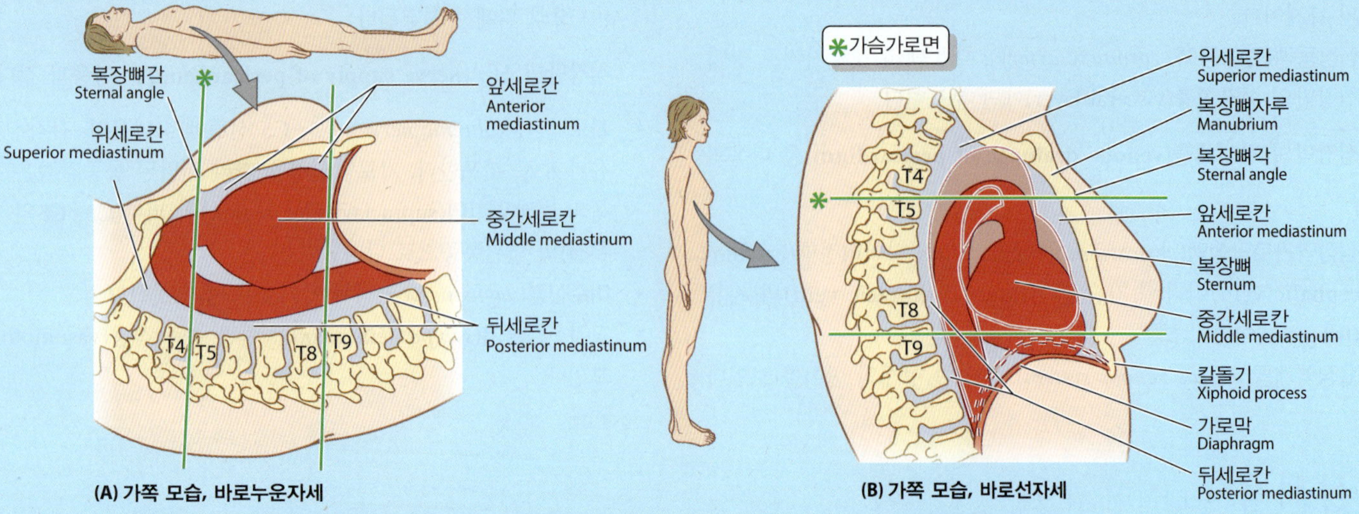

그림 B4.20. 누운자세(A)와 선자세(B)에서 중력에 의한 가슴 내장의 뼈대면 기준에 따른 위치변화.

바로누운자세의 사람이나 해부용 시신에서는, 바로선자세(upright position)의 사람보다 세로칸을 구획으로 나누기 위한 기준이 위쪽에 위치하게 된다(그림 4.42와 B4.20A). 이와 달리 사람이 섰을 때는 중력이 내장을 아래방향으로 당기게 된다.

전통적으로 내장의 해부학적 위치는 바로누운자세를 기준으로 기술되며, 이 자세에서는 배의 내장들이 수평으로 퍼지게 되어 세로칸의 구조물들이 위쪽으로 밀리게 된다. 그런데 사람이 앉거나 서게 되면, 그림 B4.20B에서 보이는 것처럼 중력의 영향으로 가슴세로칸에 존 구성하는 내장인 심장과 심장막, 큰혈관들이 아래쪽으로 늘어지게 된다.

바로누운자세(*supine position*; 그림 B4.20A)에서 각 내장의 위치는 다음과 같다.

- 대동맥활(aortic arch): 가슴가로면(transverse thoracic plane)의 위쪽에 놓인다.
- 기관갈림(tracheal bifurcation): 가슴가로면에서 나뉜다.
- 가로막(diaphragm)의 중심널힘줄(central tendon): 심장의 가로막면 또는 아래 끝에 해당하며, 칼몸통결합(xiphisternal junction)과 아홉째등뼈 높이에 위치한다.

서거나(*standing*) 똑바로 앉은 자세(*sitting upright position*)에서 각 내장의 위치는 다음과 같다(그림 B4.20B).

- 대동맥활: 가슴가로면에 놓인다.
- 기관갈림: 가슴가로면의 아래쪽에 놓인다.
- 가로막의 중심널힘줄: 칼돌기(검상돌기, xiphoid process)의 중간과 아홉째, 열째등뼈 사이의 척수사이원반(intervertebral disc) 높이까지 내려온다.

이런 위치에 따른 세로칸 구조물의 수직적 움직임은 진찰이나 방사선검사를 수행할 때 알아두어야 한다. 더하여 옆으로 눕게 되면, 가슴세로칸은 중력방향으로 아래로 늘어지게 된다.

세로칸보개검사와 세로칸 생검 (Mediastinoscopy and Mediastinal Biopsies)

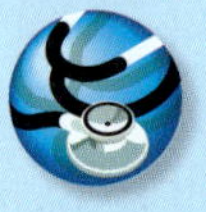

내시경(endoscope)을 이용하여 가슴세로칸의 많은 부분을 관찰할 수 있으며, 간단한 외과적 처치도 시행할 수 있다. 외과 의사는 목뿌리(root of neck)의 목아래패임(jugular notch) 바로 위를 약간 절개하고 세로칸보개(종격내시경, *mediastinoscope*)를 기관(trachea)의 앞쪽 공간에 넣는다. 세로칸보개검사(*mediastinoscopy*)를 하면서 기관지유래암종(bronchogenic carcinoma)의 전이 여부를 파악하기 위해 세로칸림프절(mediastinal lymph node)을 확인하고 생검(biopsy)할 수도 있다. 물론 앞가슴절개술(*anterior thoracotomy*; 갈비연골의 일부를 제거)을 하여 가슴세로칸을 살펴보고 생검할 수도 있다(이 장 앞부분의 임상적용 "가슴절개술(개흉술), 갈비사이공간 절개, 갈비뼈 절제" 참조).

가슴세로칸의 확장(Widening of Mediastinum)

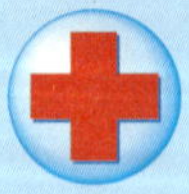

영상의학과 의사와 응급의학과 의사들은 방사선사진을 통해 가슴세로칸의 확장을 종종 보게 된다. 가슴세로칸에 있는 구조물 모두가 병리적 확장을 일으킬 수 있다. 예를 들어, 차량의 정면 충돌에 의한 외상 후에 대동맥, 위대정맥(SVC)과 같은 큰 혈관이 찢어져 가슴세로칸의 출혈이 일어났을 경우 종종 가슴세로칸의 확장이 관찰된다. 또한 악성 림프종(*malignant lymphoma*)으로 인해 세로칸림프절(mediastinal lymph node)이 매우 커지면서 가슴세로칸의 확장이 나타날 수 있다. 울혈성심장기능상실(울혈성 심부전, *congestive heart failure* 심장으로 들어오는 정맥혈액이 심박출량을 초과하는 속도로 유입됨으로 인해 종종 발생함)에 의한 심장비대(*hypertrophy of the heart*)는 아래세로칸(inferior mediastinum) 확장의 흔한 원인이 된다.

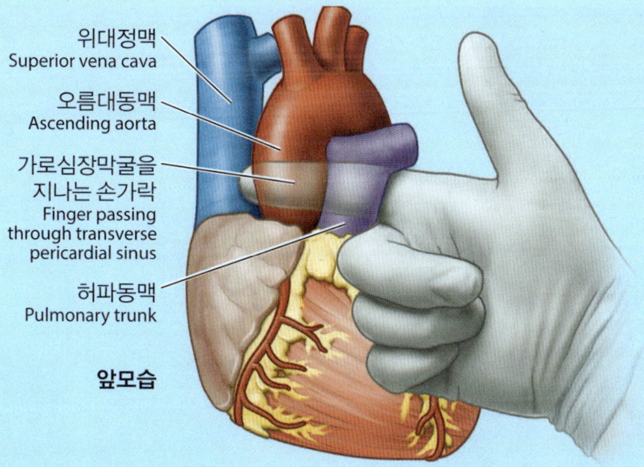

그림 B4.21. **가로심장막굴(transverse pericardial sinus).**

가로심장막굴의 외과적 중요성
(Surgical Significance of Transverse Pericardial Sinus)

가로심장막굴(*transverse pericardial sinus*)은 심장을 수술하는 외과 의사에게 특히 중요하다. 심장막주머니를 앞쪽에서 열었을 때, 대동맥과 허파동맥이 뒤쪽에 있는 가로심장막굴을 통해 손가락을 통과시킬 수 있다(그림 B4.21). 이곳을 통해 대동맥과 허파동맥주위를 묶거나(ligature) 외과용 집게(surgical clamp)를 넣어 심장혈관우회기계(coronary bypass machine)의 관을 집어넣을 수 있으며, 이로 인해 **심장동맥우회로이식술**(*coronary artery bypass grafting*)과 같은 심장수술을 하는 동안 큰 혈관의 혈액 흐름을 차단하거나 우회시킬 수 있다.

아래대정맥과 위대정맥의 노출(Exposure of Venae Cavae)

아래대정맥(inferior vena cava)의 가슴부분(thoracic part)은 약 2 cm 남짓 되며 가로막을 지나자마자 심장막으로 들어간다. 따라서 아래대정맥의 윗부분을 노출시키려면 심장막주머니를 열어야만 한다. 위대정맥(superior vena cava, SVC)의 일부는 심장막의 밖에 있고 일부는 속에 있기 때문에, 위대정맥의 끝부분을 노출시키려면 역시 심장막주머니를 열어야만 한다.

심장막염, 심장막마찰음, 심장막삼출
(Pericarditis, Pericardial Rub, and Pericardial Effusion)

심장막에 생기는 질환은 여러 가지이다. 심장막에 염증이 생기는 **심장막염**(*pericarditis*)은 대개 가슴통증(chest pain)을 일으킨다. 염증은 또한 장막심장막을 거칠게 만들어 정상적으로 들리지 않는 소리가 청진을 통해 들리게 된다. 심장막염이 있을 때 청진기(stethoscope)를 왼복장뼈모서리(left sternal border)와 위쪽 갈비뼈 즈음에 대면, 마치 비단을 비비는 것 같은 **심장막마찰음**(*pericardial friction rub*)을 들을 수 있다. 심장막에 만성적으로 염증이 있거나 심장막이 두꺼워지면, 석회화(calcification)가 일어나 심장운동의 능률을 심각하게 저해할 수 있다. 염증에 의해 심장막안에 액체나 고름이 모이게 되는 **심장막삼출**(*pericardial effusion*)이 생길 수도 있으며, 이로 인해 심장이 압박을 받아 운동에 방해가 되기도 한다. 비염증성 심장막삼출은 종종 울혈성심장기능상실(**울혈성 심부전**, *congestive heart failure*)이 있는 경우에는 생기는데, 이 경우 심장으로 들어오는 정맥혈액이 심박출량을 초과하는 속도로 유입됨으로 오른심장고혈압(심장의 오른쪽의 압력이 증가됨)을 유발한다.

심장눌림증(Cardiac Tamponade)

섬유심장막은 튼튼하고 탄력이 없으며, 닫혀 있는 주머니로서 심장과 약간의 심장막액이 윤활층을 이루며 들어 있다. 많은 양의 심장막삼출이 있게 되면, 심장막안의 여유공간이 줄어들어 심장의 충분한 확장을 억제하게 되고, 이로 인해 심장으로 들어오는 혈액의 양이 제한되면서 결국 나가는 혈액도 줄어들게 된다. 이런 현상을 심장눌림증(**심장압전**, *cardiac tamponade*, heart compression)이라 하며, 심장의 확장할 수 있는 공간이 자꾸 줄어들면 사망에 이를 수 있다.

혈액심장막증(*hemopericardium*)도 마찬가지로 심장눌림증을 만들 수 있다. 혈액심장막증은 **심근경색증**(*myocardial infarction, MI*)에 의해 약해진 심장근육이 뚫린다던가, 심장수술을 받은 후, 또는 칼에 찔린 상처를 통해 심장막안으로 혈액이 들어가면서 생긴다. 혈액심장막증에 의한 심장눌림증의 경우, 높은 혈압으로 인해 매우 빨리 심장막안이 채워지게 되어 매우 치명적이다. 심장은 점차적으로 압박을 받게 되고 결국 순환기능이 정지하게 된다. 이때 위대정맥을 통해 피가 심장으로 들어가지 못해, 목과 얼굴의 정맥이 늘어나 붉거지게 된다.

공기가슴증(*pneumothorax*)을 가진 환자에서, 가슴막안의 공기가 결합조직을 따라 밀고 들어가 심장막주머니 속으로 들어갈 수 있는데, 이런 경우를 **공기심장막증**(*pneumopericardium*)이라 한다.

심장막천자(Pericardiocentesis)

심장눌림증(cardiac tamponade)을 완화시키기 위해서는 심장막안에서 액체를 빼내는 **심장막천자**(*pericardiocentesis*)가 필요하다. 굵은 바늘을 왼쪽 다섯째 또는 여섯째갈비사이공간에 복장뼈 가까이 찔러 넣는다. 이 위치에서는 왼허파의 깊은 심장패임(cardiac notch)과 그보다는 조금 얕은 왼쪽 가슴막주머니의 패임 덕분에 심장막이 바로 노출되어 있기 때문에 이 부분을 **심장막의 노출부위(bare area of the pericardium)**라고 한다(그림 4.31A와 4.32 참조) 이 방법 외에 명치각(infrasternal angle subcostal angle)에 위뒤쪽으로 바늘을 찔러 심장막주머니에 접근할 수도 있다(그림 B4.22). 명치각을 통해 찌르는 방법은 허파와 가슴막을 피할 수 있지만 속가슴동맥(internal thoracic artery)이나 그 가지를 손상시킬 수 있으므로 주의해야 한다. 혈액심장막증(hemopericardium)에 의한 급성심장압전이 생기면, 응급가슴절개술(emergency thora-

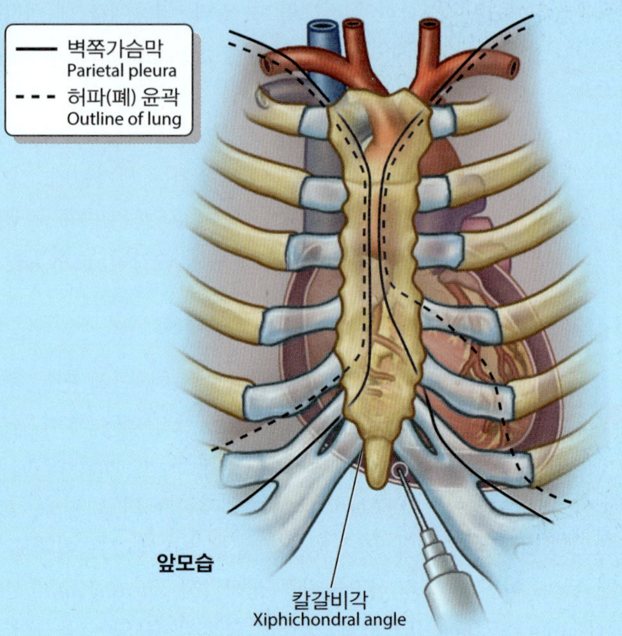

그림 B4.22. **심장막천자(pericardiocentesis).**

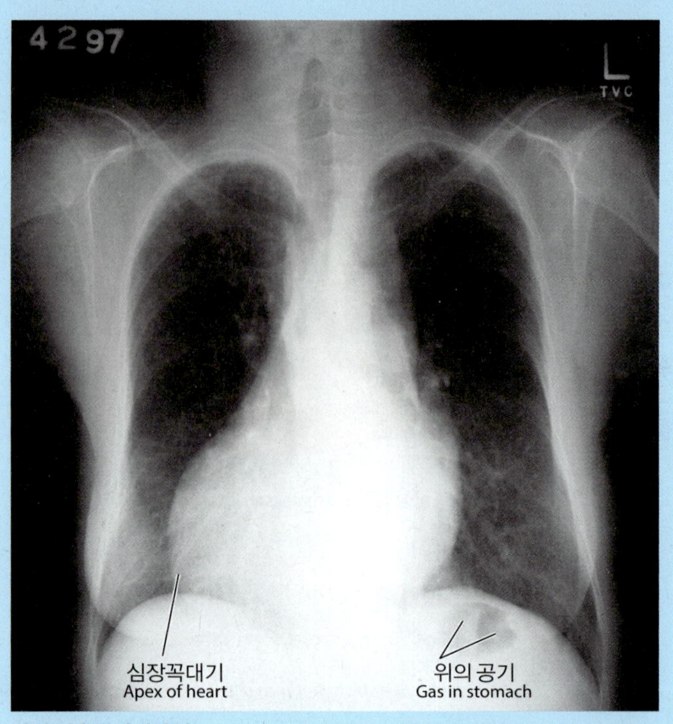

그림 B4.23. **오른심장증(dextrocardia).**

cotomy)을 시행하여 심장막주머니를 열어 심장의 압박을 해소시킨 다음, 울혈(stasis of the hemorrhage)을 처리해야 한다[이 장의 임상적용 "가슴절개술(개흉술), 갈비사이공간 절개, 갈비뼈 절제" 참조].

심장의 위치이상(Positional Abnormalities of Heart)

배아심장(embryonic heart)의 접힘이 정상적으로 일어나지 않으면, 심장꼭대기가 왼쪽이 아닌 오른쪽으로 완전히 넘어가기도 한다. 이를 오른심장증(우심증, *dextrocardia*)이라 한다(그림 B4.23). 심장의 위치이상 중 오른심장증이 가장 많지만, 그리 흔한 선천이상(congenital anomaly)은 아니다. 오른심장증에는 큰 혈관과 대동맥활의 위치가 거울처럼 뒤집히게 된다. 또한 오른심장증이 몸의 모든 내장이 뒤집히는 **좌우바뀜증**(*situs inversus*)에 동반되는 경우도 있지만, 심장만 뒤바뀐 **단독오른심장증**(*isolated dextrocardia*)도 있다. 좌우바뀜증에 동반된 오른심장증에서는 심장 자체의 이상이 있는 경우는 적으며 대개 기능적으로 정상이다. 하지만, 단독오른심장증에서는 **큰동맥자리바뀜증**(**대혈관전위증**, *transposition of great artery*)과 같은 심각한 선천심장이상(congenital cardiac anomaly)이 있을 수 있다(Moore et al., 2020).

핵심정리: 가슴세로칸 개요와 심장막(Mediastinum Overview and Pericardium)

가슴세로칸 개요(Mediastinum overview): 가슴세로칸은 가슴안의 중심부분이며, 허파를 제외한 모든 가슴내장들이 들어 있다. ■ 가슴세로칸을 채우고 있는 내장들은 속이 비어 있으며, 앞쪽과 뒤쪽은 뼈에 의해 둘러싸여 있지만, 양쪽에는 일정하게 부피가 변화하는 공기 또는 액체주머니에 의해 싸여 있다. ■ 따라서 가슴세로칸은 유연하며 중력이나 자세뿐 아니라 호흡, 심장박동과 같은 운동에 의해 잘 움직이는 구조물이다. ■ 가슴가로면 위쪽의 위세로칸에는 기관과 큰 혈관들의 윗부분이 있다. ■ 아래세로칸의 중간부분에는 심장이 들어 있다. ■ 뒤세로칸의 대부분에는 가슴 속에서 수직으로 가로지르는 대부분의 내장들이 들어 있다.

심장막(Pericardium): 심장막은 섬유장막주머니로서 심장과 큰 혈관의 뿌리부분을 싸고 있다. ■ 섬유심장막은 탄력이 없으며 앞쪽으로 복장뼈에,아래쪽으로 가로막에 붙어 있다. 그리고 위쪽에서는 심장막을 드나드는 큰 혈관의 혈관바깥막과 합쳐진다. 따라서 섬유심장막은 심장을 중간세로칸에 고정시키게 되고, 심장의 확장을 제한하게 된다. ■ 심장막안에 액체나 종양이 차지하게 되면 심장의 공간은 그만큼 줄어들게 된다. ■ 장막심장막은 섬유심장막의 속면과 심장의 바깥면을 덮고 있다. 이 반짝이면서 매끄러운 면은 심장이 수축하는 동안 박동을 위해 쥐어짜는 움직임을 자유롭게 해준다. ■ 장막심장막의 벽쪽층은 통증에 민감하며, 여기서 생성된 통증 감각은 가로막신경의 몸신경을 따라 전달되어 연관통증을 일으킨다.

심장(Heart)

느슨하게 쥔 주먹보다 약간 큰 크기를 가진 **심장(heart)**은 스스로 움직임을 조절하며, 온몸의 혈액을 빨아들이고 뿜어내는 펌프이다. **심장의 오른쪽**은 위대정맥(superior vena cava)과 아래대정맥(inferior vena cava)을 통해 산소가 적은 정맥혈을 몸으로부터 받아 허파동맥(pulmonary trunk)을 통해 산소화를 위해 허파(lung)로 보낸다(그림 4.48A). **심장의 왼쪽**은 허파정맥(pulmonary vein)을 통해 허파로부터 산소가 풍부한 동맥혈을 받아 대동맥(aorta)을 통해 몸으로 밀어낸다.

심장은 **오른심방(right atrium)**, **왼심방(left atrium)**, **오른심실(right ventricle)**, **왼심실(left ventricle)**의 4개의 방으로 구성되어 있다. 심방(atrium)은 혈액을 받아 심실(ventricle)로 보낸다. 오른쪽과 왼쪽의 펌프가 장단에 맞춰 수축하면서 **심장주기(cardiac cycle)**를 만들어낸다(그림 4.48B~F). 심장주기는 심실이 확장되면서 혈액이 채워지는 **이완기(diastole)**로 시작하여 심실이 수축하면서 혈액이 비워지는 **수축기(systole)**로 끝난다.

청진을 해보면 두 개의 **심장음(heart sound)**을 들을 수 있다. 심

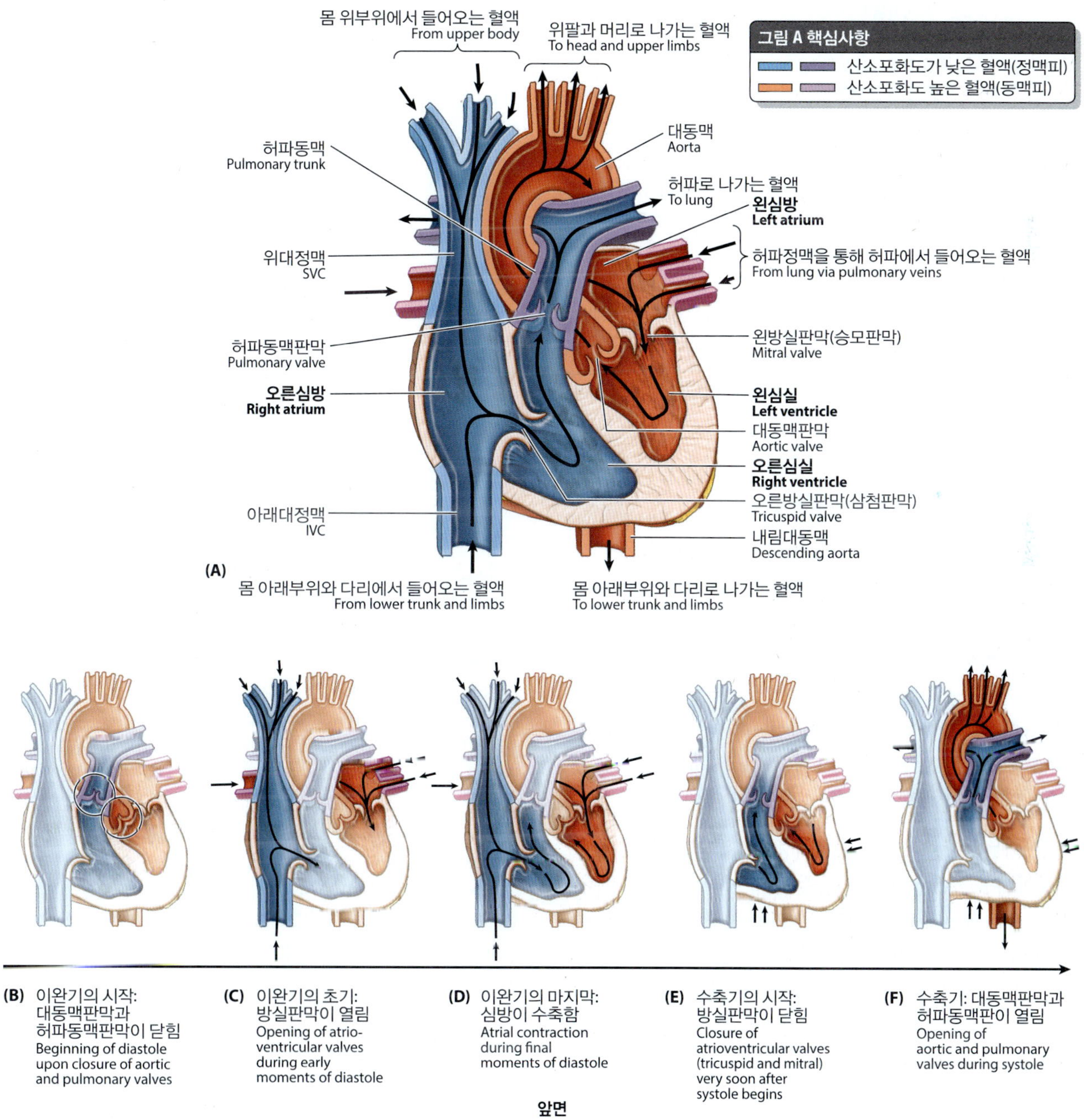

그림 4.48. 심장주기(cardiac cycle). A. 심장내 혈액순환. 오른심장(*파란쪽*)은 허파순환의 펌프이다; 왼심장(*붉은쪽*)은 체순환의 펌프이다. **B~F.** 심장주기 단계. 심장주기는 심장 혹은 심박동의 완전한 움직임을 보여주는데, 한 번의 심박동의 시작부터 다음 심박동이 시작하는 동안의 기간을 말한다. 이 심장주기에는 이완기(심실이 이완되면서 채워지는)와 수축기(심실의 수축하면서 비워지는)로 구성된다. 심장주기의 생리학적인 상관관계는 그림 4.49를 참조하시오. *화살표*는 혈액 흐름의 방향.

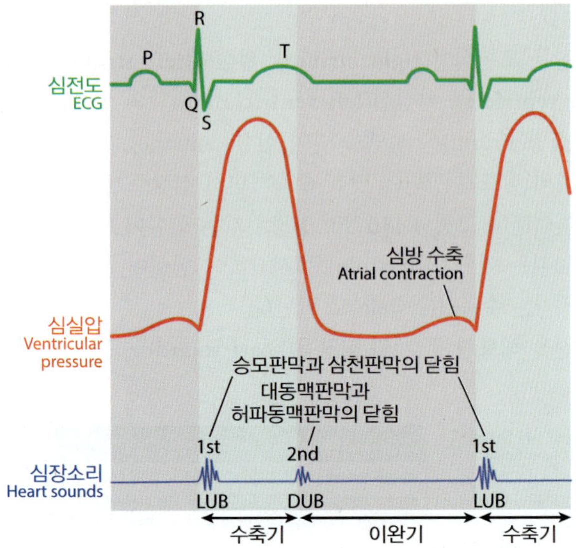

그림 4.49. 정상심전도(electrocardiogram, ECG)와 심실압(ventricular pressure) 및 심장소리의 상관관계. 수축기의 닫힌 왼방실판막(승모판막, 이첨판막)과 오른방실판막(삼첨판막)은 그림 4.55C에서, 이완기의 닫힌 대동맥판막과 허파동맥판막은 그림 4.55B에서 볼 수 있다.

방에서 심실로 혈액이 빨려가면서 '둑(*lub*)' 소리가 나며, 심실에서 심장밖으로 혈액을 밀어내면서 '닥(*dub*)' 소리가 난다. 심장음은 혈액흐름의 역류를 방지하는 판막(valve)이 갑자기 닫히면서 나는 소리이다(그림 4.49).

심장을 이루는 방의 벽은 다음과 같이 얕은층에서 깊은층 순서대로 세 층으로 구성되어 있다(그림 4.43 참조).

1. **심장속막(endocardium):** 심장의 속면을 형성하는 얇은 층으로 내피층(endothelium)과 내피밑결합조직(subendothelial connective tissue)으로 구성되어 있다. 판막에도 존재한다.
2. **심장근육층(myocardium):** 심장의 중간층을 형성하며, 심장근육(cardiac muscle)이 나선형으로 배열된 두꺼운 층이다.
3. **심장바깥막(epicardium):** 중피(mesothelium)로 구성된 심장의 가장 바깥층이며, 장막심장막(serous pericardium)의 내장쪽층(visceral layer)에 해당한다.

심장의 벽은 대부분이 두꺼운 심장근육층이며, 특히 심실에서 두드러진다. 심실이 수축하면, 심장근육은 두 층의 나선 모양으로 배열되어 있어(Torrent-Guasp et al., 2001) 쥐어짜는 듯한 움직임을 만들어낸다(그림 4.50). 바깥쪽에 위치한 바닥나선근육(basal spiral)이 수축하면 심장이 좁아졌다가 이내 짧아지면서 심실 속의 혈액을 밀어내게 된다. 그 다음 속에 위치한 꼭지나선근육(apical spiral)이 수축하면서 심장을 잡아 늘이고, 곧이어 심장근육이 이완되면서 심장이 넓어져 심방의 피가 심실로 들어온다.

심장근육섬유는 **섬유심장뼈대(fibrous skeleton of heart)**에 연결되어 있다(그림 4.51). 섬유심장뼈대는 4개의 **섬유고리(fibrous ring**; 라틴어로 *annuli fibrosi*)와 오른·왼**섬유삼각(right and left**

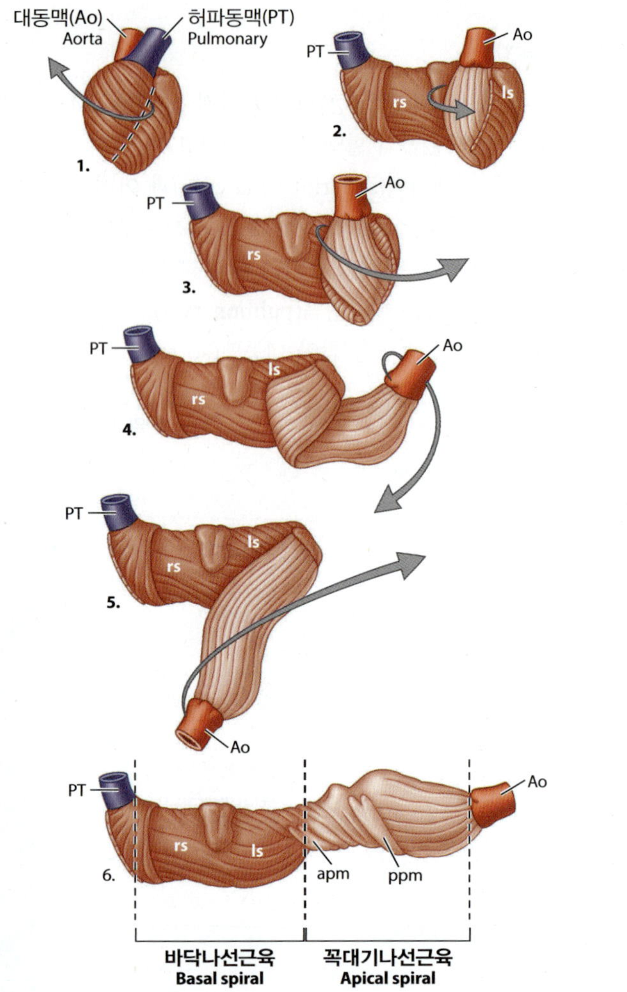

그림 4.50. 심장근육과 섬유심장뼈대(fibrous skeleton of heart)의 배열. 심장근육의 나선(이중나선) 배열. 얕은심장근육을 앞심실사이고랑(anterior interventricular groove)을 따라 절개하고(*그림 1의 점선*), 허파동맥(pulmonary trunk, *PT*)의 섬유고리(fibrous ring)로부터 근육의 이는 부위에서 시작하여 접어 올리면(*그림 2*), 두꺼운 이중 나선형의 심실근육띠를 볼 수 있다(*그림 3*). 그림에서는 꼬인 심실근육띠를 점차적으로 풀어져 가는 상태를 보여줌(*그림 3–6*). 거의 수평 근육섬유(horizontal fibers)의 띠는 바깥바닥나선근육(outer basal spiral, *짙은색 근육; 그림 6*)을 형성하여 오른심실의 바깥벽(right segment, *rs*)과 왼심실의 바깥벽의 바깥층(left segment, *ls*)을 구성한다. 이보다 깊은 꼭대기나선근육(deeper apical spiral, *옅은색 근육*)은 왼심실 바깥벽의 속층(internal layer of outer wall)을 구성한다. 서로 교차하는 부분은 심실사이막(interventricular septum)을 형성한다. 이와 같이, 심실사이막 역시 왼심실의 벽과 같이 중층이다. 심장근육띠의 일련의 순차적인 수축은 심실이 혈액을 빨이들이고 뿜어내는 펌프에 준하는 기능을 하게 한다; 수축과정에 있어, 심실은 단순히 속으로 협착되는 것이라기보다는 심실을 비틀어 짜는 것처럼 된다(*apm*, 앞꼭지근 anterior papillary muscle; *ppm*, 뒤꼭지근 posterior papillary muscle).

fibrous trigone), 심실사이막(interventricular septum)과 심방사이막(interatrial septum)의 막부분(membranous part)이 형성하는 질긴 아교질(collagen)의 뼈대이다. 섬유심장뼈대는 다음과 같은 특징을 가지고 있다.

- 섬유심장뼈대는 판막구멍이 줄어들지 않게 유지시키고, 증가된

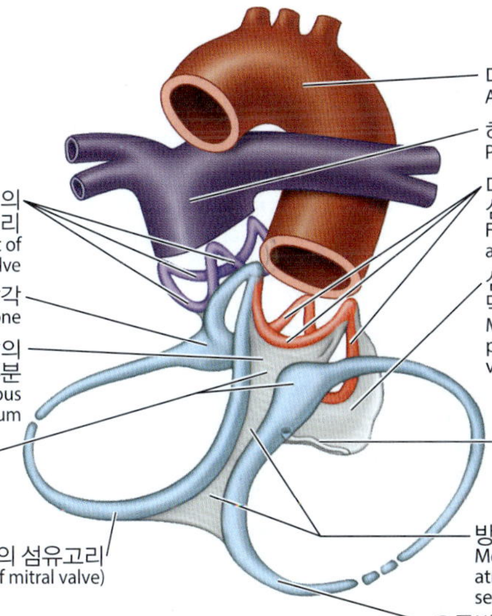

그림 4.51. 심장의 섬유뼈대(fibrous skeleton of heart). 섬유심장뼈대를 따로 분리하여 보여준다. 섬유심장뼈대는 각 판막의 테두리를 형성하는 4개의 섬유고리와 2개의 섬유삼각, 그리고 심실사이막과 심방사이막, 방실사이막의 막부분으로 구성되어 있다. *AV*, 방실(aterioventricular).

혈액으로 인해 과도하게 늘어나는 것을 방지해 준다.

- 섬유심장뼈대에는 판막의 첨판(cusp)이 부착된다.
- 심장근육(myocardium)이 부착된다. 나선형의 심장근육을 풀어보면, 허파동맥판막(pulmonary valve)의 섬유고리(fibrous ring)에서 시작하여 대동맥판막(aortic valve)의 섬유고리로 이어지는 연속된 **심실근육띠(ventricular myocardial band)**를 만든다(그림 4.50).
- 섬유심장뼈대는 심방과 심실 사이에서 전기적 "절연체(insulator)"로 작용한다. 따라서 심방과 심실은 독립적으로 수축할 수 있다. 또한 심장전도계통(conducting system of heart)에 해당하는 방실다발(atrioventricular bundle)의 시작부분을 둘러싸며 통과시키고 있다(이 장의 뒤에서 다시 설명함).

겉으로 보았을 때, 심방은 **방실사이고랑(atrioventricular groove; coronary sulcus)**에 의해 심실과 구분된다. 또한 오른·왼심실은 **앞·뒤심실사이고랑[anterior** and **posterior interventricular (IV) sulci** (grooves)]에 의해 서로 구분된다(그림 4.52B, C). 심장을 앞이나 뒤에서 보면 사다리꼴처럼 보이지만(그림 4.52A, D), 입체적으로 보면 끝이 뭉뚝하며 4개의 면을 가진 피라밋 모양이다. 피라밋의 꼭대기(그림 4.52B 삽입그림)에 해당하는 부분은 왼쪽으로 치우쳐 앞을 향하고 있고, 바닥에 해당하는 부분은 대부분 뒤쪽을 보고 있다.

심장꼭대기(apex of heart)는 다음과 같다(그림 4.52B).

- 심장꼭대기는 왼심실의 아래가쪽부분에 의해 형성된다.
- 성인의 경우 정중면에서 약 9 cm 떨어진 왼쪽 다섯째갈비사이공간의 뒤쪽에 위치한다.
- 심장주기 동안에도 움직임이 없다.
- 왼방실판막(mitral valve)에서 나는 소리가 가장 크게 들리는 지점(**심첨박동, apex beat**)이다.

심장바닥(base of heart)은 다음과 같다(그림 4.52B의 삽입그림, C, D).

- 심장바닥은 심장의 뒷면(심장꼭대기의 반대편)에 해당한다.
- 주로 왼심방에 의해 형성되며, 오른심방도 일부 관여한다.
- 뒤쪽으로는 여섯째–아홉째등뼈의 몸통과 마주보며, 그 사이에는 심장막, 빗심장막굴(oblique pericardial sinus), 식도(esophagus), 대동맥이 있다.
- 위쪽 경계는 허파동맥이 나뉘는 지점이며, 아래쪽은 방실고랑(coronary groove)이다.
- 심장바닥을 이루는 왼심방의 오른·왼쪽에는 허파정맥이 들어오고, 심장바닥을 이루는 오른심방의 위·아래쪽에는 위·아래대정맥이 각각 들어온다.

심장의 네 면(surface)은 다음과 같다(그림 4.52A~D).

1. **앞면(anterior surface)**은 **복장갈비면(sternocostal surface)**이라고도 하며, 주로 오른심실에 의해 형성된다.
2. **가로막면(diaphragmatic surface)**은 **아랫면(inferior surface)**에 해당한다. 주로 왼심실에 의해 만들어지며, 부분적으로 오른심실도 포함된다. 해당부위의 심장막은 가로막의 중심널힘줄(central tendon)과 붙어 있다.
3. **오른허파면(right pulmonary surface)**은 주로 오른심방을 형성한다.
4. **왼허파면(left pulmonary surface)**은 주로 왼심실(left ventricle)이 형성하며, 왼허파(left lung)의 심장자국(cardiac impression)을 형성한다.

심장은 앞(그림 4.52A, B)과 뒤(그림 4.52C, D)에서 보면, 마름모꼴처럼 보인다. 이러한 모양으로 볼 때 만들어지는 심장의 네 모서리(*border*)는 다음과 같다.

1. **오른모서리(right border):** 약간 볼록하며, 위·아래대정맥 사이에서 주로 오른심방이 형성한다.
2. **아래모서리(inferior border):** 거의 수직에 가깝게 비스듬하며, 주로 오른심실이 형성하지만, 일부 왼심실도 형성한다.
3. **왼모서리(left border):** 거의 수평이며, 왼심실이 주로 형성하고 왼심방귀(left auricle)도 일부 형성한다.
4. **위모서리(superior border):** 양쪽 심방(atrium)과 심방귀(auricle)의 앞쪽이 형성한다. 이곳에서 오름대동맥(ascending aorta), 허파동맥(pulmonary trunk)이 나오며, 위대정맥(superior vena cava)은 오른쪽을 형성한다. 또한 이 부분은 대동맥과 허파동맥의 뒤쪽과 위대정맥의 앞쪽에서 가로심장막굴(transverse pericardial sinus)의 아래 경계를 만든다.

4

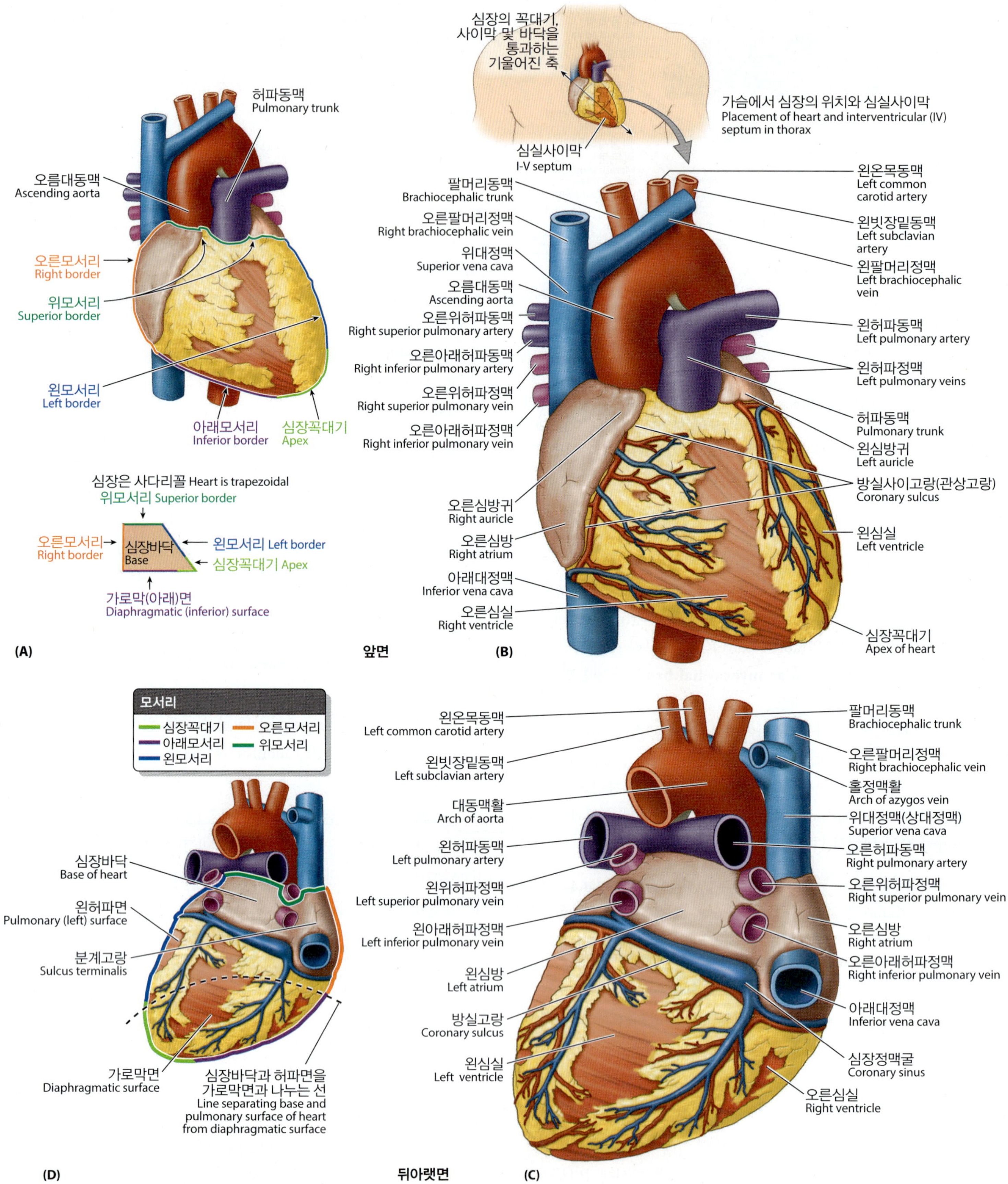

그림 4.52. 심장의 모양, 위치, 면, 모서리. A와 B. 심장의 복장갈비면과 큰혈관의 위치관계를 보여준다. 복장갈비면은 오른심실이 2/3, 왼심실이 2/3을 형성한다. **C와 D.** 왼허파면과 가로막면, 심장바닥을 큰혈관과 함께 보여준다.

허파동맥(pulmonary trunk)은 길이 약 5 cm, 폭 약 3 cm이며, 오른심실에 연결되어 있으며, 곧 **오른·왼허파동맥**으로 나뉜다. 허파동맥과 그 가지는 산소가 적은 정맥혈을 허파로 보낸다(그림 4.52B; 그림 4.48A 참조).

오른심방(right atrium)

오른심방(우심방, right atrium)은 심장의 오른모서리를 형성하며, 위·아래대정맥, 심장정맥굴로부터 정맥혈을 받는다(그림 4.52B, D). 귀처럼 생긴 **오른심방귀(right auricle)**는 원뿔 모양의 근육주머니이며, 오름대동맥위를 덮으며 심방에 덧붙여진 것처럼 튀어나와 있으며 심방의 공간을 늘인다.

오른심방 속면(*interior of the right atrium*)은 다음과 같다(그림 4.53).

- 부드럽고 얇은 뒷부분은 **정맥굴(sinus venarum)**에 해당하는 곳으로, 위·아래대정맥과 심장으로부터 모인 정맥혈이 들어오는 심장정맥굴이 열린다.
- 앞벽은 거친 근육층이며, 빗살근육(pectinate muscle; 라틴어로 *musculi pectinati*)으로 구성되어 있다.
- 오른방실구멍(right atrioventricular orifice)이 있으며, 이를 통해 정맥혈이 오른심실로 들어간다.

오른심방벽은 바깥의 **분계고랑(sulcus terminalis**; 그림 4.52D) 에 상응하는 **분계능선(crista terminalis)**에 의해 부드러운 부분과 거친 부분으로 나뉜다(그림 4.53A). 위대정맥은 셋째오른갈비연골 높이의 오른심방 윗부분으로 들어온다. 위대정맥이 들어오는 곳에서 거의 수직으로 내려오면 다섯째오른갈비연골 높이에 아래대정맥이 들어온다.

심장정맥굴(coronary sinus)은 심장에서 나오는 심장정맥의 대부분이 모이는 짧은 정맥줄기이며, 오른방실구멍(right atrioventricular orifice)과 아래대정맥구멍(inferior vena cava orifice) 사이의 위치에서 오른심방에 열린다. 심방을 나누는 **심방사이막(interatrial septum)**에는 둥글게 엄지손가락으로 누른 자국 같은 **타원오목(oval fossa**; 라틴어로 *fossa ovalis*)이 있다. 타원오목은 태아(fetus)에 있는 **타원구멍(oval foramen**; 라틴어로 *foramen ovale*)과 그 판막의 흔적 구조이다. 오른심방의 특징을 완전히 이해하기 위해서는 심장의 발달과정에 관한 지식이 필요하다(이 장의 임상적용 "오른심방의 발생학" 참조).

오른심실(right ventricle)

오른심실(우심실, right ventricle)은 심방 앞면(anterior surface)의 대부분과 가로막면(diaphragmatic surface)의 일부를 형성하며, 아래 모서리의 거의 전부를 차지한다(그림 4.52B). 오른심실의 위쪽은 허파동맥으로 연결되는 **동맥원뿔(conus arteriosus**; infundibulum)로 연결된다(그림 4.54A, B). 오른심실의 속에는 불규칙적 근육융기인 **근육기둥(trabeculae carneae)**이 있다. **심실위능선(supraventricular crest)**이라 불리는 두꺼운 근육 능선(ridge)은 심실의 근육이 울퉁불

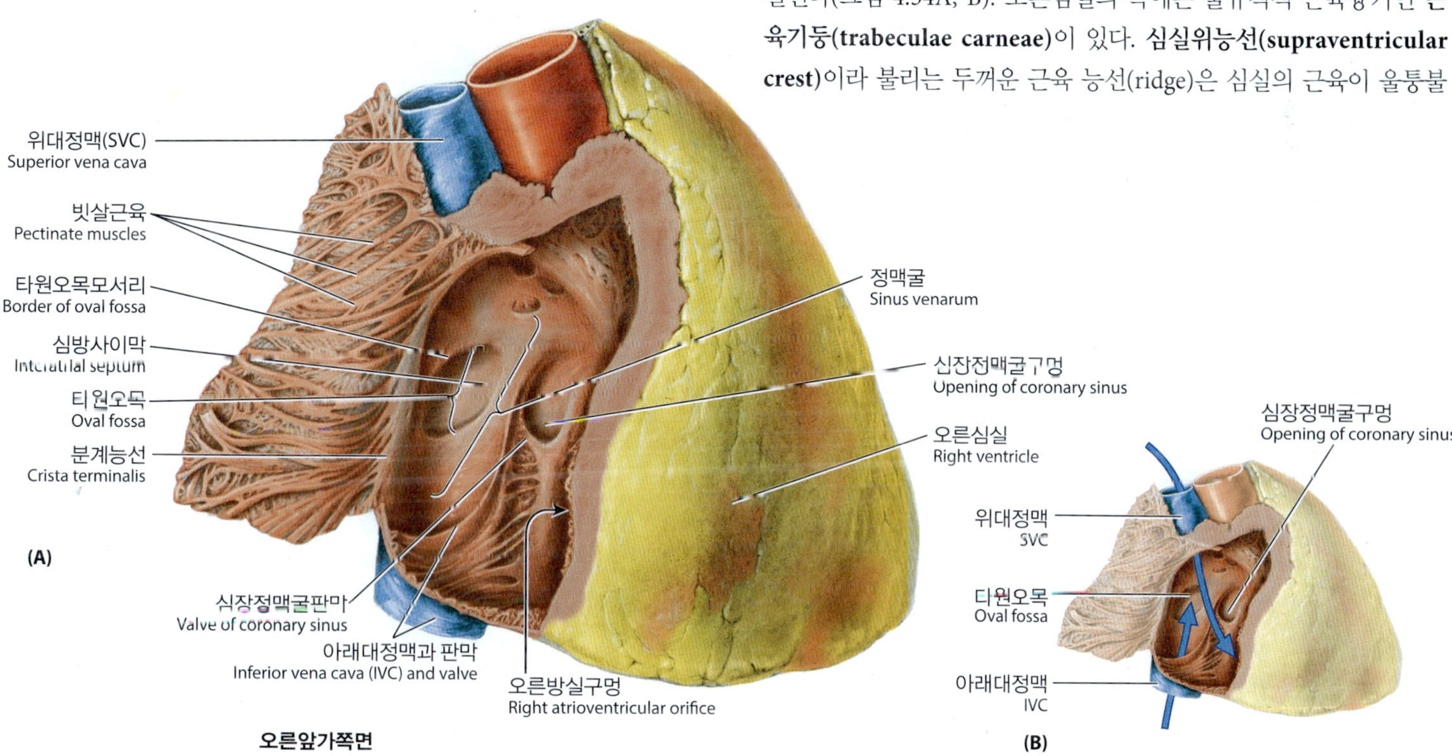

그림 4.53. 심장의 오른심방. A. 오른심방의 외벽은 오른심방귀에서부터 가로막면까지 절개되어 있다. 절개된 벽은 당겨져 심방의 매끄러운 벽 부분인 정맥굴(sinus venarum)이 보이게 노출되어 있다. 정맥굴은 태아 심장의 정맥굴(venous sinus)이 흡수되면서 생긴다. 오른 심방으로 들어가는 모든 정맥 구조물들(위대정맥과 아래대정맥 및 심장정맥굴)이 정맥굴로 개구한다. 얕게 패인 타원오목(oval fossa)은 타원구멍(oval foramen)의 배아판막과 심방사이막이 합쳐지면서 만들어진다. **B.** 태어난 후 위대정맥(*SVC*)으로 들어오는 혈액의 흐름은 오른방실구멍을 향하고, 아래대정맥(*IVC*)으로 들어오는 혈액은 타원오목을 향한다.

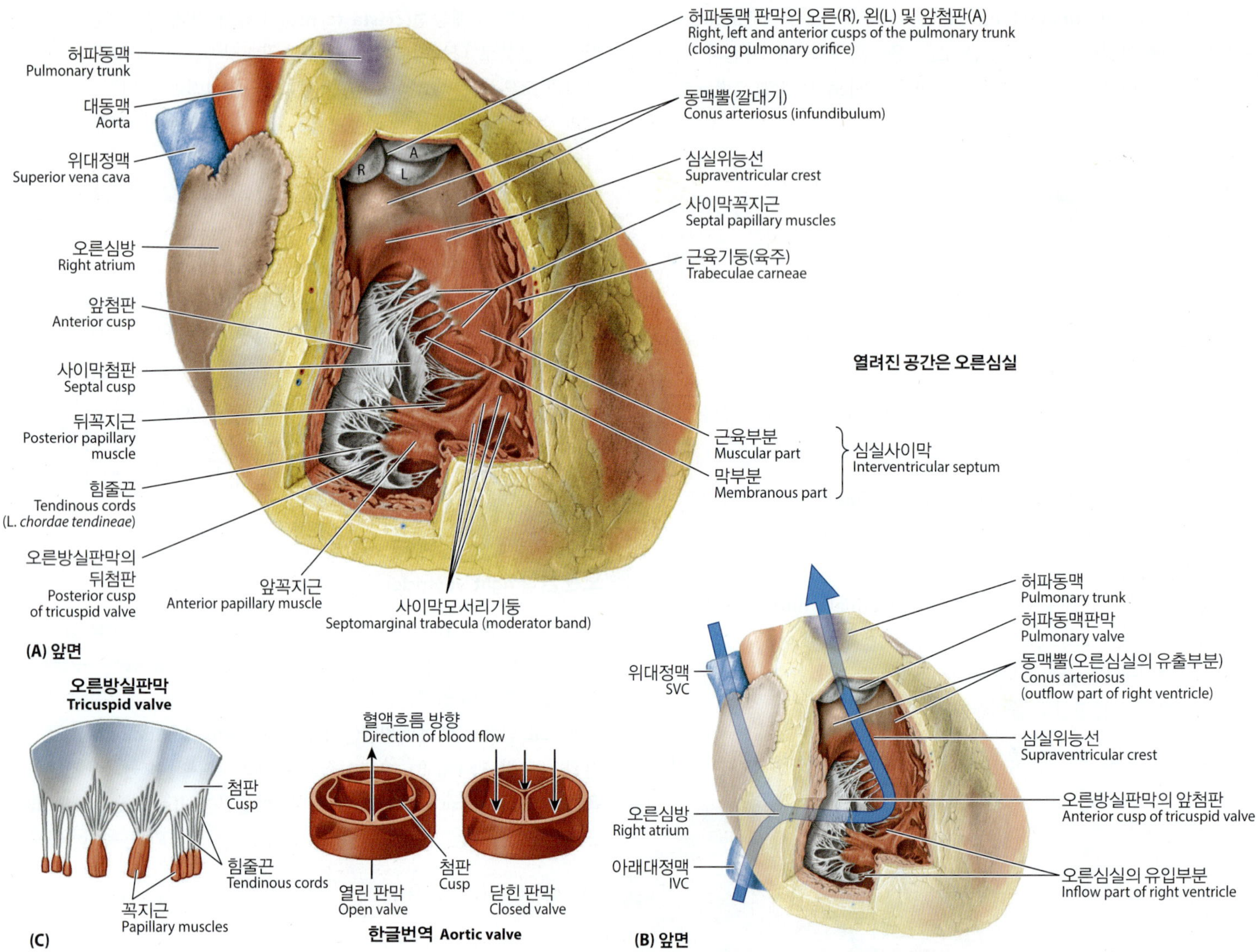

그림 4.54. 심장의 오른심실. 오른심실의 복장갈비벽을 절개하였다. **A.** 심실로 들어가는 입구에서 오른방실판막은 열려져 있고 허파동맥으로 나가는 부위의 허파판막은 닫혀진 상태로 심실에 피가 차고 있는 상태를 나타낸다. 매끄러운 깔대기 모양의 동맥뿔(conus arteriosus)은 심실에서 허파동맥으로 연결되는 혈액 흐름의 경로가 된다. **B.** 심실의 뒤아래쪽에서 유입된 혈액은 앞쪽으로 오면서 심장꼭대기를 향해 왼쪽으로 흐른다. 그리고 위뒤쪽으로 방향을 바꾸면서 허파동맥으로 혈액이 배출된다. *IVC*, 아래대정맥; *SVC*, 위대정맥. **C.** 해부하여 펼쳐 놓은 오른방실판막(*왼쪽*)과 판막이 열리고 닫힌 상태에서의 혈류의 영향을 보여주는 허파판막(*오른쪽*).

통한 입구부분의 근육벽과 동맥원뿔(conus ateriosus)의 부드러운 심장벽의 출구부분을 나눈다. 심실의 입구부분은 **오른방실구멍[right AV (tricuspid) orifice]**을 통해 오른심방의 혈액이 들어오는 곳이다(그림 4.55A). 오른방실구멍은 넷째, 다섯째갈비사이공간 높이의 복장뼈몸통(body of sternum) 뒤에 위치한다. 오른방실구멍은 앞서 설명한 **섬유심장뼈대**(*fibrous skeleton of heart*)의 섬유고리(fibrous ring)에 의해 둘러싸여 있다(그림 4.51). 섬유고리는 방실구멍의 크기가 줄어들지 않게 유지해주며(손가락 3개 정도의 끝이 통과할 정도), 압력에 의해 늘어나는 것도 막아준다.

오른방실판막(right atrioventricular valve)은 **삼첨판막(tricuspid valve)**이라 불리며, 오른방실구멍을 단속한다(그림 4.54와 4.55). 판막을 이루는 첨판(cusp)은 방실구멍을 둘러싼 섬유고리에 붙어 있고 섬유고리가 방실구멍의 크기를 유지하고 있으므로, 심장이 뛸 때마다 첨판들은 서로 닿게 된다. 앞(anterior), 뒤(posterior), 사이막첨판(septal cusp)들의 심실면(ventricular surface)의 자유모서리에는 낙하산끈처럼 **힘줄끈(tendinous cord**; 라틴어로 *chordae tendineae*)이 붙어 있다(그림 4.54A, C). 각 힘줄끈은 심실벽에서 원뿔처럼 튀어나온 근육돌기인 **꼭지근(papillary muscle)**에서 나온 것이다. 꼭지근은 심실이 수축하기 전부터 수축하여 힘줄끈을 팽팽하게 하고, 첨판들을 서로 당긴다. 힘줄끈은 인접한 두 개의 첨판에 붙어 있어, 첨판들이 서로 분리되는 것을 막고, **수축기**(*systole*) 동안 판막들이 외번(eversion, 오른심방으로 탈출되는 것)을 막는다. 따라서 오른심실에

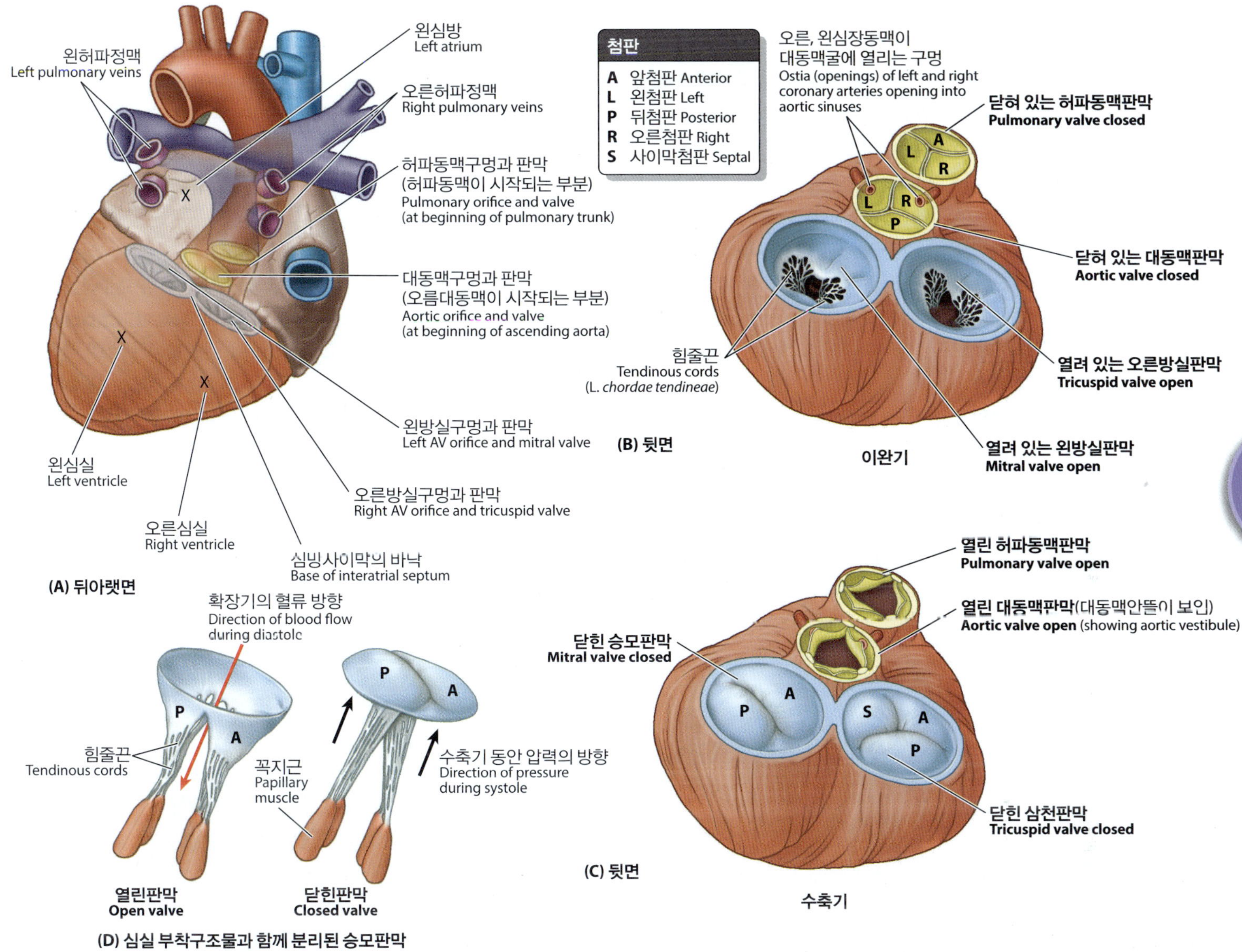

그림 4.55. 심장판막과 큰혈관. (A~D 시계방향 순서로 보시오.) **A.** 실제 심장에서 위치하고 있는 상태의 심장판막들을 보여준다. **B.** 이완기가 시작될 때, 대동맥판막과 허파동맥판막이 닫힌다. 바로 그다음, 방실판막들이 열린다(그림 4.48에서도 볼 수 있음). **C.** 수축기가 시작된 직후 방실판막들이 닫히면서, 대동맥판막과 허파동맥판막이 열린다. **D.** 왼방실판막(승모판막)이 정상적으로 열리고 닫히는 상태에서 혈류/혈압의 영향.

서 오른심방으로 혈액이 역류(regurgitation)되는 것을 판막이 막아주게 된다(그림 4.55C).

오른심실에는 오른방실판막(삼첨판막)의 각 첨판에 상응하는 3개의 꼭지근이 있다(그림 4.54A).

1. **앞꼭지근(anterior papillary muscle):** 3개의 꼭지근 중 가장 크고 뚜렷하며, 오른방실의 앞벽에서 나온다. 앞꼭지근의 힘줄끈(tendinous cord)은 삼천판막의 앞·뒤첨판에 붙는다.
2. **뒤꼭지근(posterior papillary muscle):** 앞꼭지근보다 작으며, 여러 개의 부분으로 구성되어 있다. 오른심실의 아래벽에서 나온다. 뒤꼭지근의 힘줄끈은 삼첨판막의 뒤·사이막첨판에 붙는다.
3. **사이막꼭지근(septal papillary muscle):** 심실사이막에서 나오며, 힘줄끈은 심첨판막의 앞·사이막첨판에 붙는다.

심실사이막(interventricular septum, IVS)은 근육부분(muscular part)과 막부분(membraous part)으로 이루어져 있으며, 양쪽 심실 사이에 비스듬하게 놓인 두꺼운 칸막이로 각 심실의 벽이 만든다(그림 4.54A; 그림 4.57A 참조). 왼심실의 압력이 훨씬 크기 때문에 심실사이막은 오른쪽으로 튀어나와 있으며, 왼심실벽이 오른심실벽보다 2~3배 두꺼워 **근육부분(muscular part)**이 대부분인 심실사이막도 왼심실벽만큼 두껍다. 심실사이막의 위뒤쪽에 놓인 **막부분(membraous part)**은 무척 작으며, 섬유심장뼈대(fibrous skeleton of heart)의 일부이다(그림 4.51). 오른방실판막(삼첨판막, tricuspid valve)의 사이막첨판(septal cusp)이 섬유심장뼈대 막부분 중간에 붙어 있으므로(그림 4.54A), 사이막첨판의 아래쪽은 심실사이막에 해당하고 위쪽은 **방실사이막**(*atrioventricular septum*)에 해당한다.

사이막모서리기둥(septomarginal trabecula, moderator band)은 심실사이막(interventricular septum)의 아랫부분에서 앞꼭지근(anterior papillary muscle)의 바닥쪽으로 가로지르는 휘어진 근육다발이다. 이 기둥에는 앞꼭지근으로 가는 **방실다발(atrioventricular bundle, AV bundle)의 오른갈래(right branch)**가 들어 있어 중요하다(이 장의 뒷부분에 "심장의 자극, 전도 및 조절계통" 참조). 지름길에 해당하는 사이막모서리기둥은 앞꼭지근의 조화로운 수축을 용이하게 해주는 것으로 추측된다.

오른심실이 이완되어 비워질 때, 오른심방이 수축한다; 이를 통해 혈액이 오른방실사이구멍을 통해 심실로 들어가는데, 이때 혈액이 오른방실판막의 첨판이 커튼처럼 밀게 된다. 오른심실로 들어오는 혈액의 유입은 심실의 뒤쪽으로 들어오며(**유입로**), 심실이 수축하여 나가는 혈액의 흐름은 위쪽으로 형성되어 허파동맥으로 나간다(**유출로**; 그림 4.54B). 결과적으로 오른심실의 혈액흐름은 140도 방향이 바뀌는 U자 모양이 된다. 이런 방향 전환은 **심실위능선(supraventricular crest)**이 많은 도움을 준다. 입구에 해당하는 방실구멍과 출구에 해당하는 허파동맥구멍은 약 2 cm 떨어져 있다. **허파동맥판막(pulmonary valve)**은 동맥원뿔(conus arteriosus)의 꼭대기(apex)에 있으며(그림 4.54B와 4.55), 셋째왼갈비연골 높이에 해당한다(그림 B4.25A 참조).

왼심방(left atrium)

왼심방(좌심방, left atrium)은 심장바닥(base of heart)의 대부분을 형성하고 있다(그림 4.52C, D). 오른·왼허파정맥(right and left pulmonary vein)은 판막(valve)이 없으며, 심방의 매끄러운 벽쪽으로 들어온다(그림 4.56 참조). 배아(embryo) 때에는 허파동맥(pulmonary trunk)처럼 하나의 온허파정맥(common pulmonary vein)을 가지고 있다. 그러다가 정맥굴(sinus venosus)이 오른심방으로 합쳐지는 것처럼 허파정맥과 4개의 가지가 왼심방벽으로 합쳐진다. 이렇게 합쳐진 배아허파정맥부분은 심방의 매끄러운 벽을 형성한다. 대롱처럼 생긴 근육성 **왼심방귀(left auricle)**는 빗살근육(*pectinate muscle*)이 기둥처럼 배열된 부분이다. 왼심방귀는 심장 왼모서리의 윗부분을

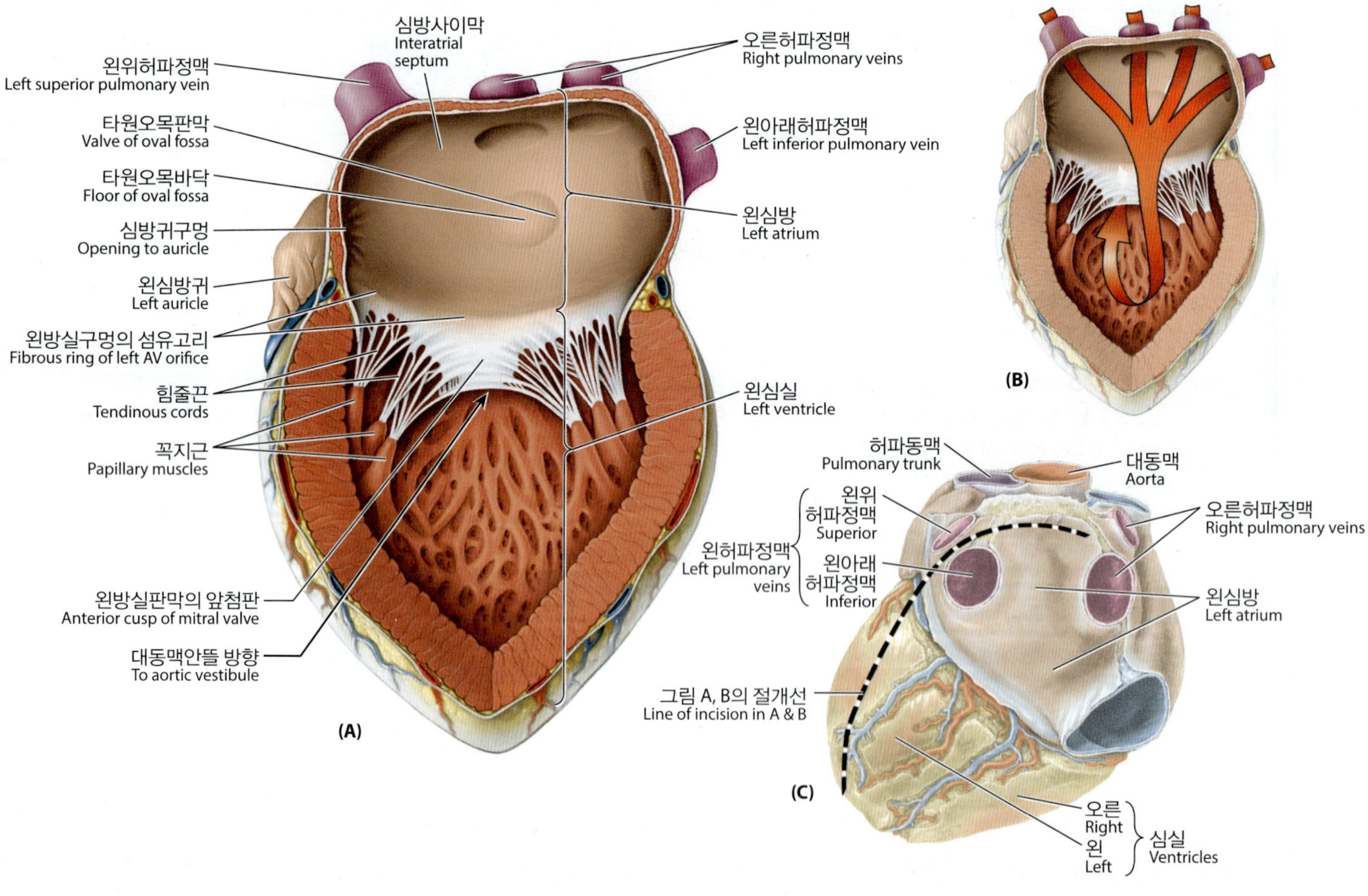

그림 4.56. 왼심방과 왼심실의 속구조. A. 심방의 속과 심실의 입구부분을 보여준다. **B.** 심장의 왼쪽을 흐르는 혈액의 흐름을 보여준다. **C. A**와 **B**의 모습을 보기 위해 심장을 절개한 위치를 보여준다. 심장의 왼모서리를 따라 수직으로 절개한 다음, 왼위허파정맥과 왼아래허파정맥사이를 지나면서 심장바닥 윗부분을 가로로 절개한다.

형성하며, 허파동맥(*pulmonary trunk*)의 뿌리부분을 덮고 있다(그림 4.52B). 왼심방귀는 원시왼심방(primordial left atrium)의 흔적이다. 심방사이막(interatrial septum)에는 오른심방의 타원오목(oval fossa)의 바닥에 해당하는 **반달오목**(*semilunar depression*)이 있으며, 반달오목의 테두리는 타원오목판막(valve of oval fossa)에 해당한다(그림 4.56A).

왼심방 속면(*interior of left atrium*)은 다음과 같다.

- 넓은 매끄러운 벽 부분과, 빗살근육을 가진 작은 근육성 심방귀를 가지고 있다.
- 4개의 허파정맥: 2개의 위허파정맥과 2개의 아래허파정맥이 매끄러운 뒤벽으로 들어온다(그림 4.56A, B).
- 오른심방에 비해 약간 더 두꺼운 벽을 가지고 있다.
- 심방사이막은 오른뒤쪽으로 기울어져 있다.

허파정맥을 통해 왼심방으로 들어온 산소가 풍부한 혈액은 왼방실구멍을 통해 왼심실로 배출된다(그림 4.56B).

왼심실(left ventricle)

왼심실(좌심실, left ventricle)은 심장의 꼭대기를 형성하며, 대부분이 왼쪽면과 모서리, 가로막면(diaphragmatic surface)을 만든다(그림 4.52와 4.57). 허파순환(pulmonary circulation)보다 몸순환(systemic circulation)의 동맥압(arterial pressure)이 훨씬 높기 때문에 왼심실은 오른심실에 비해 많은 일을 한다.

왼심실 속면(*interior of left ventricle*)은 다음과 같다(그림 4.57).

- 오른심실의 벽보다 2~3배 정도 두껍다.
- 벽은 대부분은 왼심실보다 더 많고 뚜렷한 **근육기둥**(*trabeculae carneae*)이 그물망처럼 얽혀 있다.
- 오른심실의 뿔공간보다 긴 뿔공간.
- 뿔공간(conical cavity)이 오른심실보다 더 길다. 앞·뒤꼭지근(anterior and posterior *papillary muscle*)이 오른심실보다 더 크다.
- 왼심실의 위앞쪽에는, 매끄러운 면을 가지고 근육이 없는 출구부분인 대동맥안뜰(aortic vestibule)이 있으며, 이곳을 통해 **대동맥구멍(aortic orifice)**과 **대동맥판막**(*aortic valve*)으로 연결된다(그림 4.57A~C).
- 왼방실구멍(left atrioventricular orifice)에는 두 개의 첨판을 가진 왼방실판막(**승모판막**, *mitral valve*)이 있다(그림 4.55~4.57).
- **대동맥구멍(aortic orifice)**은 오른쪽 뒤윗부분에 위치하며, 섬유고리(fibrous ring)가 둘러싸고 있다. 섬유고리에는 대동맥판막의 오른·뒤·왼첨판(right, posterior, left cusp)이 부착되며, 대동맥구멍에서부터 오름대동맥(ascending aorta)이 시작된다.

왼방실판막은 **승모판막(mitral valve)**이라고도 불리며, 앞·뒤의 2개의 첨판(cusp)을 가지고 있다. 승모판막이란 이름은 판막의 모양이 승려의 모자(miter)와 비슷하게 생겨 붙은 것이다. 왼방실판막은 넷째갈비연골 높이에서 복장뼈(sternum)의 뒤쪽에 위치한다. 각 첨판에는 1~2개의 꼭지근(papillary muscle)에서 나온 힘줄끈(tendinous cord)이 붙어 있으며, 이로 인해 왼심실이 수축(펌핑)하는 동안 증가된 압력을 버티며 역류를 막을 수 있다(그림 4.55C와 4.57A). 힘줄끈은 수축기 바로 직전부터 수축기가 진행되는 동안 팽팽해지면서 첨판이 왼심방으로 들어가는 것을 막는다. 왼심실로 들어온 혈액의 흐름은 오른쪽으로 두 번 꺾어지면서 180도 방향이 바뀌게 된다. 이런 방향 전환은 왼방실판막의 앞첨판 부근에서 일어난다(그림 4.57B).

반달첨판(semilunar cusp)을 가지고 있는 **대동맥판막(aortic valve)**은 왼심실과 오름대동맥의 사이에 비스듬하게 놓여 있으며(그림 4.55), 셋째갈비사이공간 높이에서 복장뼈 왼모서리의 뒤쪽에 있다(그림 B4.25A 참조).

반달판막(semilunar valves)

허파동맥판막(pulmonary valve)은 앞·오른·왼쪽 3개의 **반달첨판(semilunar cusp)**으로 되어 있고, **대동맥판막(aortic valve)**은 뒤·오른·왼쪽 3개의 **반달첨판**으로 구성되어 있다. 각 반달첨판은 위에서 보았을 때 오목하다(그림 4.55B와 4.57A). (이 장의 임상적용 "대동맥판막과 허파동맥판막을 구성하는 첨판에 이름을 붙이는 원칙" 참조.) 반달첨판은 지지해주는 힘줄끈이 없다. 이 반달판막들은 방실판막보다 크기가 작으며, 방실판막의 첨판에 가해지는 힘의 절반밖에 되지 않는다. 첨판은 동맥 쪽으로 내밀고 있고, 심실이 수축하며 나온 혈액이 첨판을 심장벽 쪽으로 밀어내며 배출된다(그림 4.55C와 4.58B). 심실이 이완되면, 허파동맥과 대동맥의 벽 자체의 탄성복원력으로 인해 심장 쪽으로 혈액이 흐르도록 압력이 걸린다. 하지만 바람을 가두는 우산처럼 거꾸로 흐르는 혈액은 첨판에 가둬지게 된다(그림 4.55B와 4.58C). 세 첨판의 모서리는 서로 맞닿아 판막구멍을 완전히 닫아버린다. 이로 인해 혈액이 심실로 역류하는 것을 막게 된다.

각 첨판의 서로 닿는 모서리는 두꺼워져, **반월(lunule)**을 형성한다. 또한 각 모서리가 꺾어지면서 형성한 꼭짓점(apex)부분도 두꺼워져, **첨판결절(nodule)**을 형성한다(그림 4.58A). 반달판막의 바로 위쪽에는 허파동맥과 대동맥 시작부위의 벽이 약간 늘어나 굴(sinus)을 형성하며, 이로 인해 각 첨판과 늘어난 부분 사이에 생긴 굴을 **허파동맥굴(pulmonary sinus)**, **대동맥굴(aortic sinus)**이라 부른다(그림 4.55B와 4.57A, C). 약간 늘어난 굴 부분은 판막이 완전히 열렸을 때 벽에 붙지 않게 하여, 이 좁은 틈을 통해 역류하는 혈액이 판막을 닫기 쉽게 해준다.

오른심장동맥(우관상동맥, right coronary artery)은 **오른대동맥굴(right aortic sinus)**에 연결되어 시작하며, 왼심장동맥(좌관상동맥, left coronary artery)은 **왼대동맥굴(left aortic sinus)**에 열려 있다. **뒤대동맥굴[posterior aortic (noncoronary) sinus]**에는 정상적으로 아무런 동맥도 시작하지 않는다(그림 4.57A와 4.58).

4

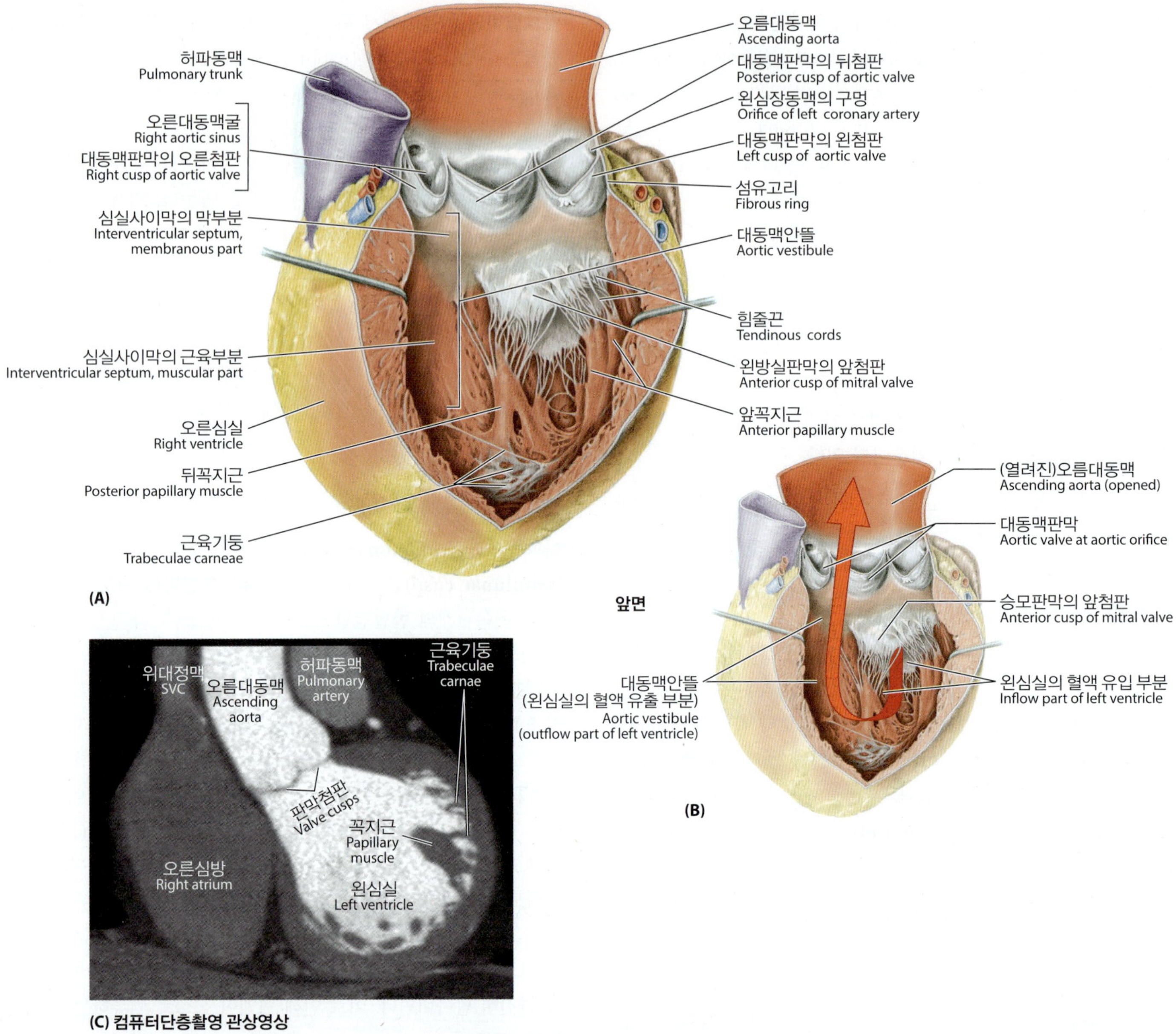

그림 4.57. 심장 왼심실의 속구조와 혈액 흐름경로. A와 B. 왼심실의 앞면을 심실사이고랑을 따라 평행하게 절개하고 오른쪽으로 벌려서, 왼심실 출구부분의 앞면을 보여준다. **B.** 왼방실구멍과 왼방실판막은 뒤쪽에 위치하며, 위쪽의 대동맥안뜰은 약간 오른쪽의 대동맥판막으로 나가는 출구를 형성한다. **C.** 컴퓨터단층촬영 심장동맥조영술. 조영제는 왼심실과 혈액 유출경로를 밝게 보여준다.

심장의 혈관(vasculature of heart)

심장의 혈관은 대표적으로 심장동맥(관상동맥, coronary artery)과 심장정맥(관상정맥, coronary vein)으로 구성되어 있으며, 대부분의 심장근육층(myocardium)에 혈액을 공급하고 받는다(그림 4.59; 그림 4.61 참조). 심장속막(endocardium)과 심장속막 바로 바깥에 위치한 심장속막밑조직(subendocardial tissue)의 일부는 심장의 방에서 미세혈관을 통하거나 확산(diffusion)을 통해 직접 영양을 공급받는다. 정상적인 심장의 혈관은 주로 지방 속에 묻혀 있고, 심장바깥막(epicardium) 깊이에서 심장 표면을 가로지르지만, 가끔 일부의 혈관이 심장근육층 속에 묻혀 있기도 한다. 심장의 혈관은 교감신경과 부교감신경의 지배를 받는다.

심장의 동맥분포. 심장동맥(관상동맥, *coronary artery*)은 대동맥의 첫째가지이며, 심장근육층(myocardium)과 심장바깥층(epicardium)에 혈액을 공급한다. 오른·왼심장동맥은 각각 대동맥판막의 바로 위의 오른·왼대동맥굴(right and left aortic sinus)에서 시작한다. 대동맥에서 나온 심장동맥은 앞쪽의 허파동맥(pulmonary trunk)의 둘레를 지나간다(그림 4.58과 4.59; 표 4.4). 심장동맥은 심방과 심실 모두에 혈액을 공급하지만, 심방에 분포하는 동맥은 매우 작아 시신의 심장에서는 쉽게 관찰되지 않는다. 심실에 분포하는 각 심장동맥의 경계는 뚜렷하지 않다.

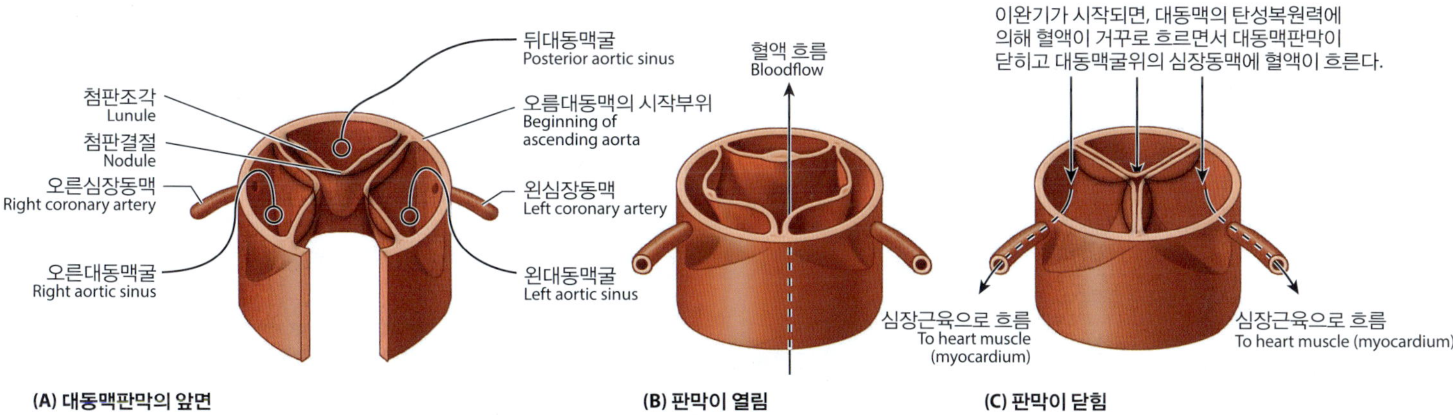

그림 4.58. 대동맥판막, 대동맥굴, 심장동맥. A. 허파동맥판막처럼 대동맥판막은 오른, 왼, 뒤 3개의 반달첨판을 가지고 있다. **B.** 왼심실에서 혈액이 배출되면서 대동맥판막의 첨판은 서로 멀어져 열리게 된다. **C.** 대동맥판막이 닫히면, 첨판조각과 첨판결절이 중심에서 서로 만난다.

4

오른심장동맥[**우관상동맥, right coronary artery** (RCA)]은 오른대동맥굴(right aortic sinus)에서 나와서 허파동맥의 오른쪽을 지나 방실사이고랑 위를 달린다(그림 4.58과 4.59A). 보통 오른심장동맥이 시작하는 바로 근처에서, 위쪽으로 올라가는 **굴심방결절가지(동방결절지, sino-atrial nodal branch)**가 갈라져 나온다. 굴심방결절가지는 굴심방결절에 혈액을 공급한다. 그 다음 오른심장동맥은 방실사이고랑을 따라 내려오다가 **오른모서리가지(우연지, right marginal branch)**를 낸다. 오른모서리가지는 심장의 꼭대기를 향해 오른모서리를 달리면서 혈액을 공급한다. 이후 오른심장동맥은 방실사이고랑을 따라 왼쪽으로 돌아 심장의 뒤쪽으로 달린다. 심장사이막과 4개 방의 벽이 만나는 지점인 **심장교차(crux of heart)**에 이르게 되면, 방실결절에 공급하는 **방실결절동맥(atrioventricular nodal branch)**이 나오게 된다(그림 4.59A~C). 방실결정동맥은 방실결절에 혈액을 공급한다. 굴심방결절과 방실결절은 **심장전도계통**(*conducting system of heart*)의 일부이다.

심장동맥계통(coronary artery system)의 우세성(dominance)은 어떤 심장동맥이 뒤심실사이가지(posterior descending artery)를 내는가에 달려 있다. 일반적으로 오른심장동맥이 우세하며(약 67%) (그림 4.59A와 4.60A); 오른심장동맥에서 **뒤심실사이가지(후실간지, posterior interventricular branch)**가 나와 뒤심실사이고랑(posterior interventricular groove)을 따라 심장꼭대기쪽으로 내려온다. 뒤심실사이가지는 인접한 양쪽 심실부위에 혈액을 공급하고, 심실벽을 관통하여 심실사이막(interventricular septum)에 분포하는 **심실사이막가지(심실중격지, interventricular septal branch)**를 낸다. 뒤심실사이가지를 낸 오른심장동맥은 방실고랑을 따라 짧은 마지막 가지를 내며 끝난다(그림 4.59A, B와 4.60A). 종합하여 볼 때, 오른심장동맥이 심장의 가로막면에 혈액을 공급하는 것이 가장 일반적인 형태이다.

전형적인 오른심장동맥이 혈액을 공급하는 부위는 다음과 같다(그림 4.59와 4.60A).

- 오른심방
- 오른심실의 대부분
- 왼심실의 일부분(가로막면)
- 심실사이막의 일부로 보통은 뒤쪽 1/3 부분
- 굴심방결절(sinuatrial node, 사람의 약 60%)
- 방실결절(atrioventricular node, 사람의 약 80%)

왼심장동맥[좌관상동맥, left coronary artery (LCA)]은 오름대동맥의 **왼대동맥굴**(*left aortic sinus*)에서 나온다(그림 4.58A). 왼심장동맥은 왼심방귀와 허파동맥의 왼쪽 사이를 지나 방실고랑을 따라 달린다(그림 4.59A, B). 약 40%의 사람에서, **굴심방결절가지(동방결절지, SA nodal branch)**가 왼심장동맥(LCA)의 휘돌이가지(circumflex branch)로부터 나오게 되며, 왼심방의 뒤쪽으로 올라가 굴심방결절로 들어간다. 왼심장동맥은 방실고랑으로 들어가자마자 앞심실사이고랑의 위 끝에서 2개의 가지로 나뉜다. 하나는 **앞심실사이가지**(전실간지, *anterior interventricular branch, left anterior descending branch*)이며—임상 의사들은 이 혈관을 왼앞내림가지(left anterior descending branch)의 약자로 LAD로 사용하고 있다—하나는 **휘돌이가지**(*circumflex branch*)이다(그림 4.59A~C).

앞심실사이가지(anterior IV branch)는 앞심실사이고랑을 따라 심장 꼭대기를 향해 내려오며, 꼭대기를 지나 심장의 아래모서리에서 오른심장동맥의 뒤심실사이가지와 대개 연결된다. 앞심실사이가지는 인접한 양쪽 심실에 혈액을 공급하고, 심실사이막가지를 통해 심실사이막의 앞 2/3에 혈액을 공급한다(그림 4.59C와 4.60A). 많은 경우에, 앞심실사이가지에서 **가쪽가지(lateral branch)** 또는 대각가지(diagonal branch)가 나오며, 심장의 앞면을 따라 내려온다(그림 4.59A).

왼심장동맥의 휘돌이가지(circumflex branch)는 심장의 왼모서리부근의 방실고랑(coronary groove)을 타고 돌아 심장의 뒷면으로 달린다. 왼휘돌이가지에서 나온 **왼모서리동맥(left marginal artery)**

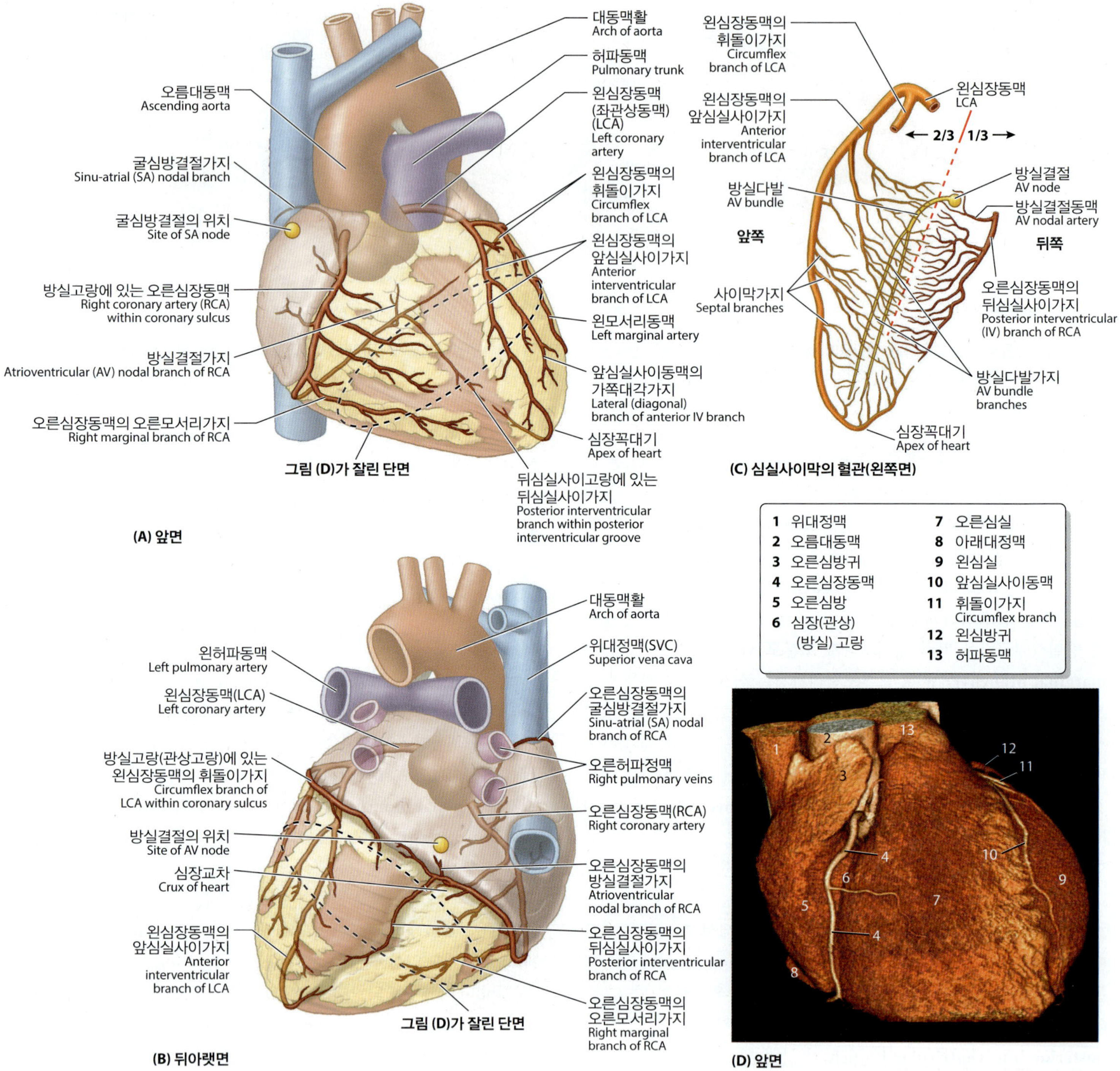

그림 4.59. 심장동맥. A와 B. 가장 전형적인 심장동맥의 형태를 보여준다. 오른심장동맥(RCA)이 뒤심실사이동맥(IV)을 낸 후의 가지가 왼심장동맥의 휘돌이가지(LCA)와 연결된다. **A~C.** 앞심실사이동맥[임상에서는 왼앞아래동맥가지(LAD)라고도 명명함]은 심장꼭대기 부근을 타고 넘어 뒤심실사이동맥(IV)과 연결된다. **C.** 심실사이막동맥(IVS)을 보여준다. 오른심장동맥(RCA)의 방실결절(AV node)로 가는 가지는 뒤심실사이동맥(IV)에서 나오는 여러 사이막가지 중 첫 번째 가지이다. 왼심장동맥(LCA)에서 나온 앞심실사이가지의 사이막가지는 심실사이막의 앞쪽 2/3의 혈액을 공급한다. 방실다발과 그 가지는 심실사이막의 중심에 위치하기 때문에, 왼심장동맥이 이러한 전도 조직에 대부분의 혈액을 공급한다. **D.** 심장과 심장혈관의 3차원 입체 재건영상.

은 심장의 왼모서리를 따라 내려와서 왼심실에 혈액을 공급한다. 대개의 경우, 왼휘돌이가지는 방실고랑을 따라 돌다가 심장교차(crux of heart)에 이르기 전에 끝난다(그림 4.59B), 그러나 1/3 정도에서 왼휘돌이가지가 뒤심실사이고랑까지 이어지는 경우도 있다(그림 4.60B).

왼심장동맥의 전형적인 분포는 다음과 같다(그림 4.59와 4.60A).

- 왼심방
- 왼심실의 대부분

표 4.4. 심장의 동맥분포

동맥/가지	이는곳	경로	분포	동맥연결
오른심장동맥(right coronary, RCA)	오른대동맥굴	방실고랑 속을 주행	오른심방, 굴심방결절, 방실결절, 심실사이막의 뒷부분	왼심장동맥의 휘돌이가지, 앞심실사이가지
굴심방결절가지(SA nodal)	오른심장동맥의 시작 부위(60%)	굴심방결절로 올라감	허파동맥, 굴심방결절	
오른모서리가지 (posterior marginal)	오른심장동맥	심장아래모서리와 심장꼭대기를 지나감	오른심실, 심장꼭대기	심실사이가지
뒤심실사이가지 (posterior interventicular)	오른심장동맥(67%)	뒤심실사이고랑을 따라 심장꼭대기로 주행	오른심실, 왼심실, 심실사이막의 뒤 1/3	심장꼭대기에서 왼심장동맥의 앞심실사이가지
방실결절가지(AV nodal)	오른심장동맥에서 나오는 뒤심실사이가지 시작부위	방실결절로 감	방실결절	
왼심장동맥(left coronary, LCA)	왼대동맥굴	방실고랑 속을 달리며 앞심실사이가지와 휘돌이가지를 냄	왼심방과 왼심실, 심실사이막, 방실다발의 대부분, 가끔 방실결절	오른심장동맥
굴심방결절가지(SA nodal)	휘돌이가지(40%)	왼심방의 뒷면에서 굴심방결절로 올라감	왼심방, 굴심방결절	
앞심실사이가지 (anterior interventicular)	왼심장동맥	앞심실사이고랑을 따라 심장꼭대기로 주행	오른심실, 왼심실, 심실사이막의 앞 2/3	심장꼭대기에서 오른심장동맥의 뒤심실사이가지
휘돌이가지(circumflex)	왼심장동맥	방실고랑의 왼쪽을 지나 심장의 뒷면으로 주행	왼심방, 왼심실	오른심장동맥
왼모서리가지(left marginal)	휘돌이가지	심장 왼모서리를 따라감	왼심실	심실사이가지
뒤심실사이가지 (posterior interventicular)	왼심장동맥(33%)	뒤심실사이고랑속에서 심장꼭대기로 주행	오른심실, 왼심실, 심실사이막의 뒤 1/3	(심장꼭대기에) 왼심장동맥의 앞심실사이가지

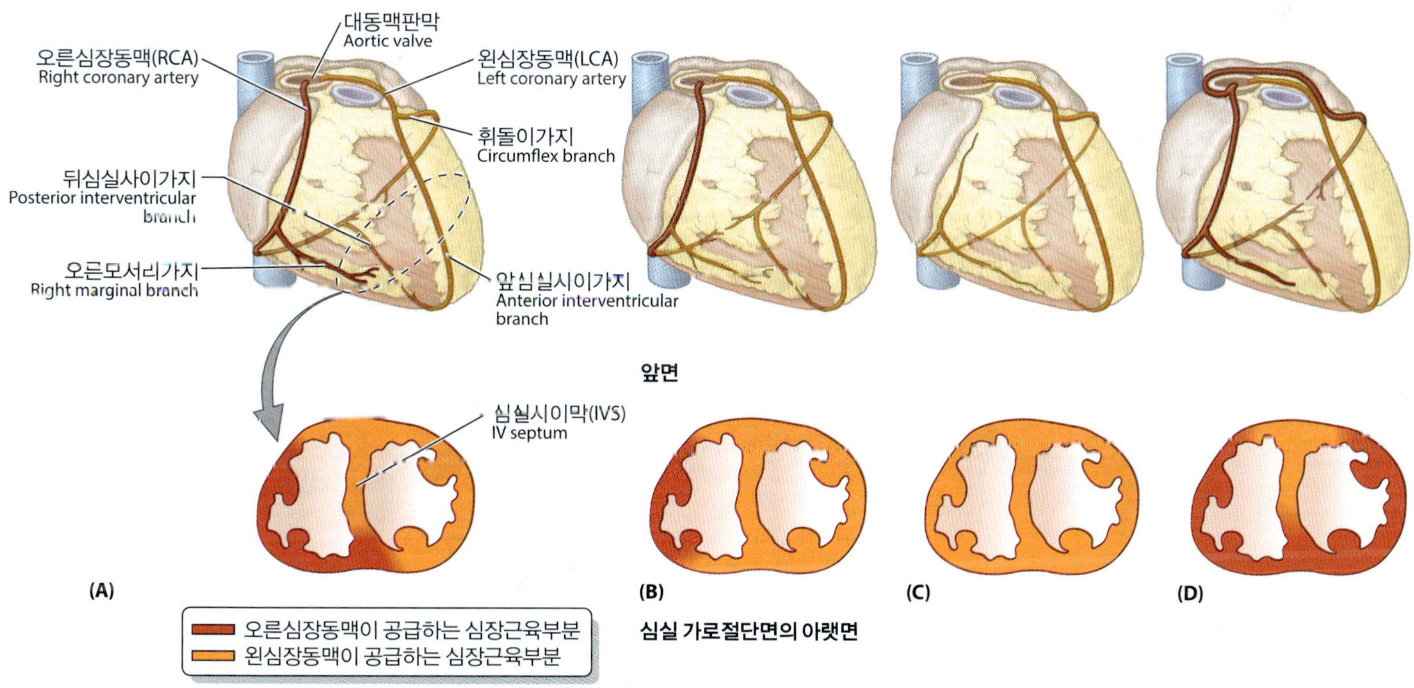

그림 4.60. 심장동맥 분포의 변이. A. 가장 흔한 형태(67%). 오른심장동맥(RCA)이 우세하여 뒤심실사이가지를 낸다. **B와 C.** 약 15%의 사람에서 왼심장동맥(LCA)으로부터 뒤심실사이가지가 나온다. **D.** 그 외에 오른심장동맥이 왼휘돌이가지를 대신하는 것과 같은 여러 변이들이 나타난다.

- 오른심실의 일부
- 심실사이막의 대부분(보통 앞쪽 2/3), 심실사이막관통가지(perforating interventricular septal branch)를 통해 심장전도계통의 방실다발에도 혈액을 공급한다.
- 방실결절(SA node, 약 40% 정도의 사람에서만 존재)

심장동맥의 변이(Variation) 심장가지가 갈라지는 형태나 분포의 변이는 흔히 나타난다. 오른심장동맥이 우세한 형태는 약 67%로 가장 흔하며, 오른심장동맥과 왼심장동맥이 혈액을 공급하는 비율이 거의 비슷하다(그림 4.59와 4.60A). 약 15%에서는 왼심장동맥이 우세하게 나타나는데, 왼휘돌이동맥에서 뒤심실사이가지(posterior interventricular branch)가 나온다(그림 4.60B). 이와 비슷하게 18%의 사람에서는 오른·왼심장동맥이 모두 심장교차(crux of heart)에 가지를 낸다. 드물기는 하지만, 하나의 심장동맥을 가진 경우도 있으며(그림 4.60C). 휘돌이가지(circumflex branch)가 오른대동맥굴(right aortic sinus)에서 나오는 경우도 있다(그림 4.60D). 사람의 약 4%는 덧심장동맥(accessory coronary artery)을 가지고 있다.

심장곁순환(Coronary Collateral Circulation) 심장동맥(coronary artery)의 가지는 일반적으로 **기능끝동맥(functional end artery)**의 형태로 알려져 있어, 동맥의 가지가 막히게 되면 해당부위의 심장근육에 혈액이 공급되지 못하게 된다. 하지만 심장동맥들끼리 동맥연결이 만들어지기도 하고, 심장바깥막밑이나 심실근육 속에서, 가슴벽의 혈관 같은 심장바깥쪽의 혈관들과도 동맥연결이 만들어질 수 있다(Standring, 2021). 오른심장동맥과 왼심장동맥의 심실사이가지의 끝가지들이 서로 동맥연결되는 경우는 정상 심장의 약 10%에서도 관찰된다. 이런 곁순환은 모두 있는 것은 아니지만, 상당수의 심장에 존재하는 것으로 생각된다.

심장의 정맥배출. 심장의 정맥은 심장정맥굴로 모여 오른심방으로 들어가며, 일부 작은 정맥을 통해 직접 오른심방으로 들어가기도 한다(그림 4.61). **심장정맥굴(coronary sinus)**은 심장 뒤쪽의 방실고랑(coronary sulcus)을 따라 왼쪽에서 오른쪽으로 달리는 넓은 정맥의 통로이다. 심장동맥굴의 왼쪽 끝에는 큰심장정맥(great cardiac vein)이 들어오며, 오른쪽 끝에는 중간심장정맥(middle cardiac vein)과 작은심장정맥(small cardiac vein)이 들어온다. 왼뒤심실정맥(left posterior ventricular vein)과 왼모서리정맥(left marginal vein)도 심장정맥굴로 들어간다.

큰심장정맥(great cardiac vein)의 시작부분은 **앞심실사이정맥(anterior interventricular vein)**으로서 심장꼭대기에서 왼심장동맥의 앞심실사이가지(*anterior IV branch of the LCA*)를 따라 올라간다. 방실고랑에 이르러 왼쪽으로 돌면서 둘째부분을 형성하는데, 왼심장동맥의 휘돌이가지를 따라 심장의 왼쪽을 돌아 심장정맥굴로 들어간다. 같이 달리는 동맥과 정맥이 서로 반대로 흐르는 것이 일반적인데, 특이한 점은 큰심장정맥의 둘째부분과 왼심장동맥의 휘돌이가지에 흐르는 혈액의 방향이 같다는 것이다[여기서 종종 혈액의 흐름이 쌍(paired)으로 존재하는 동맥과 정맥 안에서 같은 방향으로 흐르는 특이한 상황을 관찰할 수 있다!] 큰심장정맥은 왼심장동맥이 공급한 부위에서 혈액을 받는다.

중간심장정맥(middle cardiac vein)은 뒤심실사이정맥(*posterior interventricular vein*)에 해당하며, 오른심장동맥의 뒤심실사이가지와 같이 달린다. **작은심장정맥(small cardiac vein)**은 오른심장동맥의 오른모서리가지(*right marginal branch*)와 같이 달린다. 따라서 두 심장정맥은 오른심장동맥이 공급한 부위의 혈액을 받는다. **왼심방의 빗정맥(oblique vein**, vein of Marshall)은 작은 혈관으로서 태어난 후에는 별로 중요하지 않다. 빗정맥은 왼심방의 뒤벽으로 내려와 큰심장정맥과 합쳐져 심장정맥굴로 들어간다. 빗정맥은 배아왼위대정맥(embryonic left superior vena cava)의 흔적으로 대개 위축되어 사라지지만, 가끔씩 성인에게 남아 위대정맥의 기능을 돕거나 아예 대체하기도 한다.

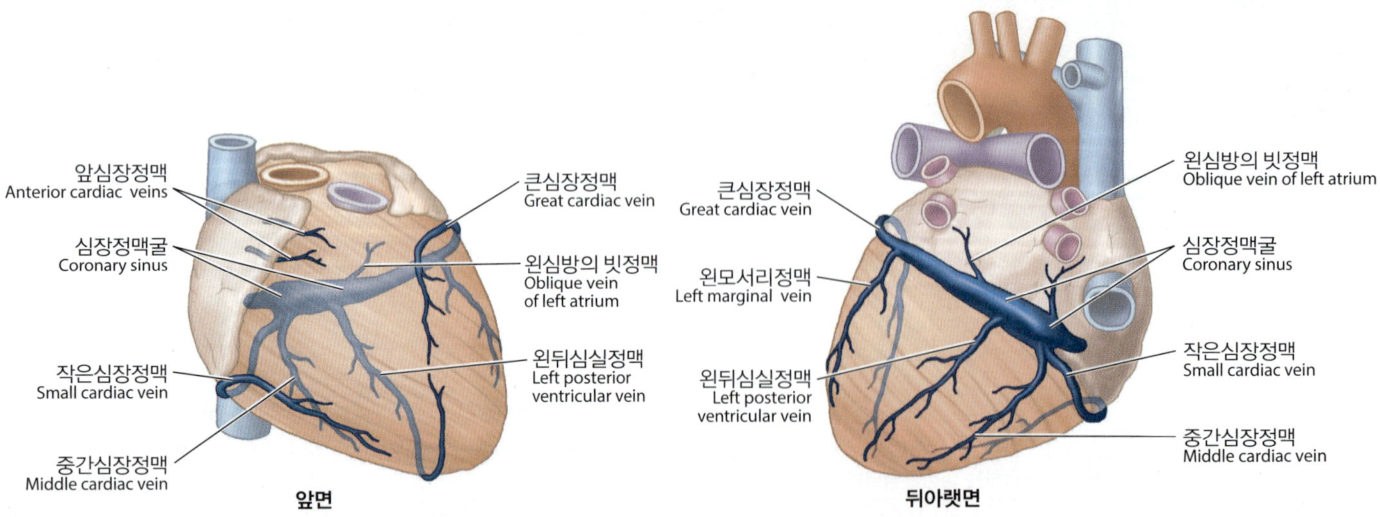

그림 4.61. 심장정맥. 큰심장정맥, 중간심장정맥, 작은심장정맥과 함께 왼심방의 빗정맥(oblique vein), 왼뒤심실정맥이 심장정맥굴(coronary sinus)로 들어가는 주요 가지이다. 심장정맥굴은 오른심방으로 들어가며, 앞심장정맥은 오른심방귀를 통해 직접 심방으로 들어간다.

몇 개의 심장정맥들은 심장정맥굴로 들어가지 않는다. 몇 개의 작은 **앞심장정맥(anterior cardiac vein)**은 오른심실의 앞면에서 시작하여 방실고랑을 가로질러 오른심방으로 직접 들어간다. **최소심장정맥(smallest cardiac vein**, 라틴어로 *venae cordis minimae*)은 아주 작은 혈관으로서, 심장근육층의 모세혈관에서 시작하여 심장의 방, 주로 심방으로 직접 들어간다. 정맥이지만, 판막이 없어 심장의 방에서 심장근육층으로 혈액이 흐르기도 한다.

심장의 림프흐름. 심장근육층(myocardium)과 심장속막밑결합조직(subendocardial connective tissue)의 림프관은 **심장막밑림프관얼기(subpericardial lymphatic plexus)**로 들어간다. 이 얼기에서 나온 림프관은 방실고랑을 지나 심장동맥을 따라 달린다. 심장에서 나온 여러 개의 림프관이 합쳐서 만들어진 하나의 림프관은 허파동맥과 왼심방 사이를 따라 올라가, 주로 오른쪽에 있는 **아래기관기관지림프절(inferior tracheobronchial lymph node)**에 유입된다.

심장의 자극, 전도 및 조절계통
(stimulating, conducting, and regulating systems of heart)

심장의 자극과 전도계통. 심장주기에서 일어나는 일반적인 순서는, 한쪽의 심방과 심실이 함께 수축하게 되는 것이다. **심장의 전도계통(conducting system of the heart**; 그림 4.62)은 **심장주기**(이 장의 앞부분에서 설명됨)의 잘 조화된 수축을 일으키는 자극을 생성시키고 전달한다. 전도계통은 심장박동을 시작하고 네 개의 심방의 수축을 조절하는 **결절조직**(*nodal tissue*)과 심장의 다른 부위로 자극을 신속하게 전달하는 고도로 특화된 **전도섬유**(*conducting fibers*)로 구성되어 있다. 그런 다음 심근세포에 의해 자극이 퍼져 심방벽이 동시에 수축한다.

굴심방결절[동방결절, sino-atrial (SA) node]은 심장의 앞가쪽에 위치하며, **분계고랑**(*sulcus terminalis*)의 위쪽 끝에 해당하는 위대정맥과 오른심방이 만나는 연결부위의 심장바깥막(epicardium) 바로 밑에 존재한다(그림 4.59A와 4.62A). 굴심방결절은 결절조직과 특화된 심장근육섬유(specialized cardiac muscle fiber), 섬유탄력결합조직(fibroelastic connective tissue)이 작게 뭉쳐 있는 것으로, **심장의 박동조율기**(*pacemaker*)이다. **심장 수축의 신호는 굴심방결절에서 시작되고 조절되는데**, 대부분의 사람에서 분당 약 70회의 신호가 만들어진다. 굴심방결절에서 출발한 수축신호는 양쪽 심방의 근육을 타고 퍼져 나간다. 굴심방결절은 **굴심방결절동맥(sino-atrial nodal artery)**에서 혈액을 공급받으며, 60%의 경우 오른심장동맥에서 나오며, 40%에서는 왼심장동맥에서 나온다. 굴심방결절은 자율신경계(autonomic nervous system)의 교감신경(sympathetic nerve)의 자극에 의해 박동이 빨라지고, 부교감신경(parasympathetic nerve)의 자극에 의해 정상 수준으로 떨어진다.

방실결절[atrioventricular (AV) node]은 굴심방결절보다 조금 작으며, 결절조직으로 구성되어 있다. 방실결절은 심장정맥굴(coronary sinus)이 열리는 곳 근처의 심방사이막(interatrial septum) 뒤아래쪽 부위에 위치한다(그림 4.59A~C와 4.61B). 굴심방결절에서 만들어진 신호는 오른심방의 벽을 따라 흘러 심방근육으로 퍼진다. 이를 **근육전도(myogenic conduction)**라 하며, 빠르게 방실결절로 전달된다. 방실결절에 도착한 신호는 **방실다발**(atrioventricular bundle, **AV bundle**)을 따라 심실로 전달된다(그림 4.62B). 교감신경자극은 이런 전도의 속도를 빠르게 하고, 부교감신경자극은 느리게 한다. 방

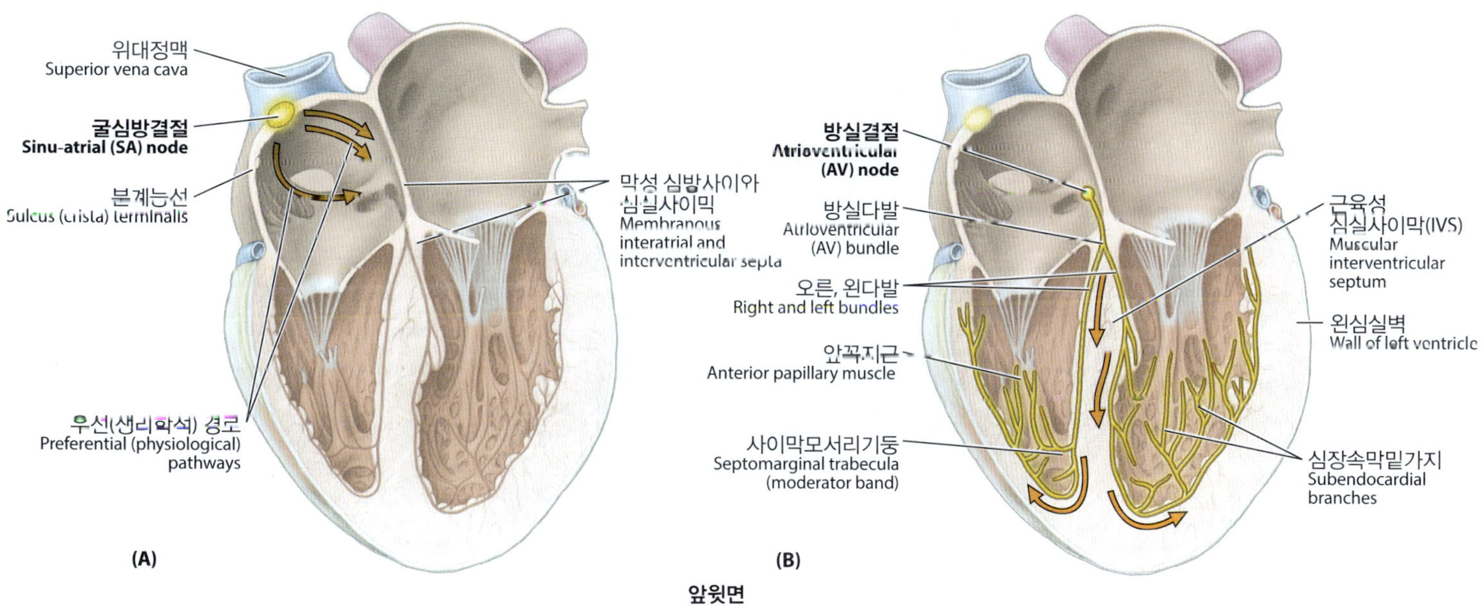

그림 4.62. 심장전도계통. A. 굴심방결절(SA node)에서 시작된 수축신호는 *화살표*로 표시하였다. 굴심방결절은 분계능선의 위쪽 끝에 있으며, 만들어진 수축신호는 심방근육을 통해 방실결절(AV node)에 전달된다. **B.** 방실사이막의 밑부분에 있는 방실결절(AV node)에 전달된 신호는 방실다발(AV bundle)을 통해 심실근육에 전달된다(*화살표*로 표시하였다). 방실결절에서 시작된 방실다발은 심실사이막(IVS)의 막부분과 근육부분의 사이에서 오른 및 왼다발로 나뉜다.

실다발은 심방과 심실근육사이의 유일한 연결통로이며, 방실결절에서 시작하여 **섬유심장뼈대**(*fibrous skeleton of heart*)의 틈을 통해 심실사이막의 막부분을 따라 내려온다(그림 4.51 참조).

심실사이막의 막부분과 근육부분이 만나는 지점에서, 방실다발은 **오른다발(right bundle)**과 **왼다발(left bundle)**로 나뉜다(그림 4.62B). 이 다발들은 심실사이막 양쪽의 심장속막밑으로 지나가면서 **심장속막밑가지[subendocardial branch**, 푸르킨예섬유(Purkinje fiber)]로 갈라져 각 심실의 근육 속으로 퍼진다. 오른다발의 심장속막밑가지는 심실사이막 근육을 자극하고, 사이막모서리기둥(septomarginal trabecula)을 따라 오른심실의 앞꼭지근(anterior papillary muscle)을 자극하며, 이어 오른심실벽에 전달된다. 왼다발은 방실다발에서 갈라지자마자 약 6개의 작은 가지로 나누어져 심실사이막, 왼심실의 앞·뒤꼭지근(anterior and posterior papillary muscle), 왼심실벽을 자극한다.

방실결절은 **방실결절동맥(AV nodal artery)**이 혈액을 공급한다. 방실결절동맥은 대개 뒤심실사이동맥(posterior interventricular artery)에서 나온 사이막가지(septal branch) 중 첫 번째이며, 가장 큰 혈관이다. 대부분의 사람(80%)에서 뒤심실사이동맥은 오른심장동맥에서 나온다(그림 4.59A~C). 이와 같이 방실결절이나 굴심방결절은 모두 오른심장동맥을 통해 혈액을 받는 것이 일반적이다. 하지만 방실다발은 심실사이막의 중심부분을 가로지르기 때문에, 방실다발의 앞쪽 2/3는 왼심장동맥에서 나온 앞심실사이가지의 사이막가지로부터 혈액을 공급받는다(그림 4.59C, D).

심장의 수축신호의 생성과 전도는 다음과 같이 정리할 수 있다.

- 굴심방결절(sino-atrial node)에서 만들어진 신호는 빠른 속도로 심방근육섬유를 통해 전달되어 심방을 수축시킨다(그림 4.62A).
- 근육전도(myogenic conduction)를 통해 퍼진 신호는 방실결절로 빠르게 전달된다.
- 방실결절의 신호는 방실다발과 그 가지인 오른·왼다발을 통해 심실사이막의 양쪽으로 전달되며, 이어 심실속막밑가지를 통해 심실의 꼭지근(papillary muscle)과 벽에 전달된다(그림 4.62B).

심장의 신경분포. 심장에는 **심장신경얼기(cardiac plexus)**로부터 나오는 자율신경섬유가 분포한다(그림 4.63; 4.68B, C 참조). 이 신경섬유를 편의에 의해 얕은(superficial)부분과 깊은(deep)부분으로 나누지만, 어디까지나 인위적인 것이다. 이런 신경얼기는 기관이 기관지로 나누어지는 곳 앞쪽에 있는 것으로 흔히 알려져 있는데, 오름대동맥과 허파동맥을 제거하였을 때 쉽게 관찰할 수 있다. 하지만 주요한 관계는 허파동맥과 오름대동맥의 뒤쪽, 특히 오름대동맥 뒤쪽이다. 심장신경얼기는 심장으로부터 오는 반사적 자극과 통증자극을 전달하는 내장들신경섬유뿐만 아니라 심장으로 가는 교감신경과 부교감신경이 형성한다. 이 심장신경얼기에서 나온 신경섬유는 심장혈관과 전도계통을 따라 분포하는데, 특히 굴심방결절에 많다.

심장의 **교감신경분포(sympathetic nerve supply)**는 연접이전신

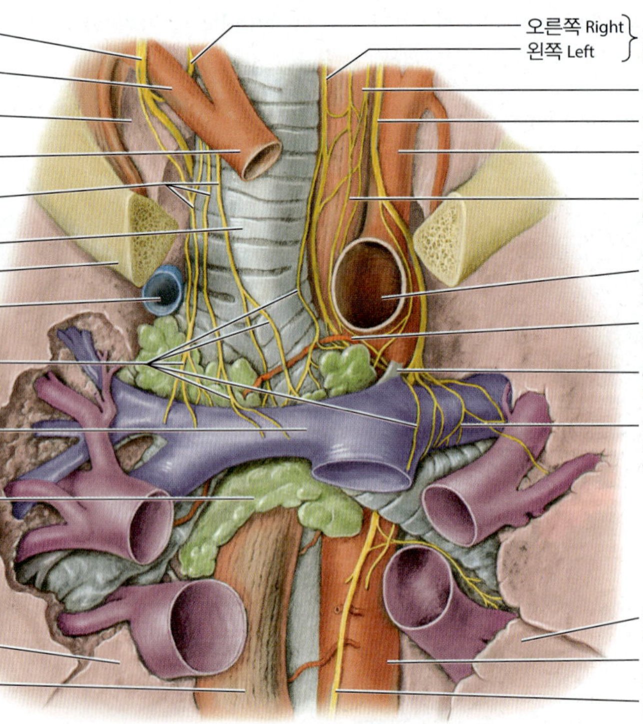

그림 4.63. 심장신경과 심장신경얼기. 이 그림에서는 위세로칸과 뒤세로칸에서 관찰되는 신경을 보여준다. 미주신경(10번 뇌신경)과 교감신경줄기(sympathetic trunk)에서 나오는 심장가지가 기관(trachea)의 옆을 타고 내려와 심장신경얼기(cardiac plexus)에 합쳐지는 것이 관찰된다. 그림에서는 신경얼기가 기관나뉨의 앞에 붙어 있는 것처럼 보이지만, 심장신경얼기는 일차적으로 오름대동맥과 허파동맥에 가까이 분포한다. 대동맥은 신경얼기가 잘 들어날 수 있게 제거하였다.

경섬유(presynaptic fiber)와 연접이후신경섬유(postsynaptic fiber)가 모두 분포한다. 연접이전신경섬유의 세포몸통은 다섯째나 여섯째척수가슴분절(spinal thoracic segment)의 중간가쪽세포기둥(intermediolateral cell columns, IMLs)에 있으며, 연접이후신경섬유의 세포몸통은 교감신경줄기(sympathetic trunk)의 목·위가슴척주옆신경절(cervical and superior thoracic paravertebral ganglion)에 있다. 연접이후신경섬유는 **심장허파내장신경**(*cardiopulmonary splanchnic nerve*)과 심장신경얼기를 통해 굴심방결절과 방실결절에서 끝나며, 심장동맥을 따라 들어온 부교감신경섬유의 끝과 인접해 있다. **교감신경자극**(*sympathetic stimulation*)은 심장박동수(heart rate), 신호전도속도를 증가시켜, 수축하는 힘을 강화한다. 이와 동시에, 증가된 부하에 필요한 혈액을 공급하도록 심장혈관의 혈액 흐름을 증가시킨다. 굴심방결절과 전도조직에 아드레날린(adrenalin)이 전달되면, 박동조율세포(pacemaker cell)의 탈분극 속도가 빨라지고, 방실전도속도가 빨라진다. 교감신경을 통해 아드레날린이 직접 전달되기도 하고, 혈관을 통해 부신호르몬(suprarenal hormone)이 간접적으로 전달되기도 한다. 심장혈관에 분포하는 대부분의 아드레날린 수용기(adrenergic receptor)는 β2-수용기로서, 자극이 전달되면 혈관민무늬근육이 이완되어 동맥이 확장된다(Wilson-Pauwels et al., 1997). 이를 통해 부하가 증가된 심장근육에 더 많은 산소와 영양을 공급할 수 있게 된다.

심장의 **부교감신경분포**(*parasympathetic supply*)는 미주신경의 연접이전신경섬유가 담당하고 있다. 연접이후부교감신경세포의 몸통은 고유신경절(intrinsic ganglion)에 해당하며, 굴심방결절과 방실결절 근처의 심방사이막과 심방벽에 심장동맥을 따라 분포한다. **부교감신경자극**(*parasympathetic stimulation*)은 심장박동수를 떨어뜨리고, 수축의 힘을 감소시키며 심장동맥을 수축시킨다. 연접이후부교감섬유에서는 아세틸콜린(acetylcholine)이 전달물질로 사용되며, **무스카린 수용체**(*muscarinic receptor*)에 결합하여 박동조율세포의 탈분극 속도와 방실전도속도를 느리게하고 심방의 수축하는 힘을 떨어뜨린다.

4

임상적용 CLINICAL BOX

심장(HEART)

심장 타진(Percussion of Heart)

타진(*percussion*)을 통해 심장의 크기와 밀도를 알 수 있다. 고전적인 타진법은 가슴우리를 손가락으로 톡톡 두드림에 의한 진동을 생성하여 음파전도의 차이에 의한 느낌과 소리를 통해 속의 구조물을 알아내는 방법이다. **심장 타진**(*cardiac percussion*)은 셋째, 넷째, 다섯째갈비사이공간을 왼앞겨드랑선(left anterior axillary line)에서 오른앞겨드랑선(right anterior axillary line)에서 한다(그림 B4.24). 이때 심장이 있는 위치에서 공명음(resonance)에서 둔탁음(dullness)으로 바뀌게 되는데, 보통 복장뼈(sternum)의 왼모서리 6 cm 바깥쪽에서 시작된다.

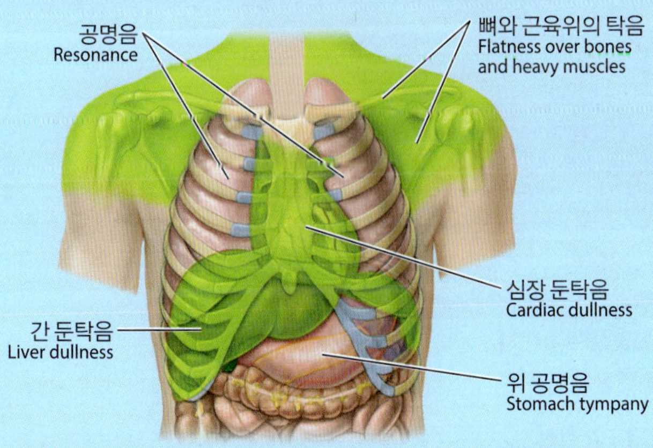

그림 B4.24. 심장 타진. 탁음(*연두색*)과 공명음(*음영 없는 부분*)이 타진되는 구역.

심장판막의 표면(피부) 투영도 및 청진 (Surface Projection and Auscultation of Heart Valves)

심장과 큰혈관은 가슴의 중간쯤에 위치하고 허파가 가쪽과 뒤쪽으로 가슴뼈(흉골)가 앞쪽으로 둘러싸고 있는 형태로 가슴우리의 중심부를 차지하고 있다(그림 B4.25A, B). 심장의 경계는 사람마다 변동이 심한데, 가로막의 위치에 따라 달라지며 사람의 체구나 신체 조건에 따라 달라진다. 한 가지를 제외하고는, 심장 청진의 일차위치를 연결하면 심장의 사각형 윤곽을 대략 알 수 있다(그림 B4.25C~G).

임상의사는 심장 판막의 소리를 잘 청진하기 위한 목적으로 심장과 심장판막의 표면 투영도에 대해 관심을 가진다. 심장 **청진의 일차위치**는 명시된 판막의 판막음을 들을 수 있는 시작지점으로 그 판막의 소리가 나는 가능한 가장 멀리 떨어진 지점이면서 그 판막에서 나는 소리가 다른 판막에서 나는 소리와 명확하게 구별되는 위치라고 할 수 있다. 혈액은 소리를 혈류방향으로 전달하는 경향을 가지고 있다; 따라서 이들 청진 위치는 판막을 지난 혈액이 들어가는 심장의 공간이나 큰혈관의 피부표면으로 판막입구와 일직선상에 위치한다. 하지만 이러한 심장 판막의 정상음을 들을 수 있는 위치는 사람마다 상당한 변동성을 보인다(그림 B4.25B). 판막은 가슴뼈의 뒤쪽에 위치하고 있다; 하지만 이들 판막이 만들어 내는 소리는 청진 위치(그림 B.25A, C~G)로 투영되는 데, 청진위치는 청진기를 갖다 대었을 때 일차적으로 가슴뼈에 의한 간섭을 피할 수 있으면서 소리를 최대화시킬 수 있는 범위 내에 위치한다(그림 B4.25B).

- 대동맥판막(A): 가슴뼈모서리 두 번째 오른 갈비사이공간으로 심장꼭대기쪽으로 범위가 이른다.

(A) 대동맥판막구역:
오른 둘째갈비사이공간/복장뼈위모서리
Right 2nd intercostal (IC) space/upper sternal border

(P)허파동맥판막구역:
왼 둘째갈비사이공간/복장뼈위모서리
Left 2nd IC space/upper sternal border

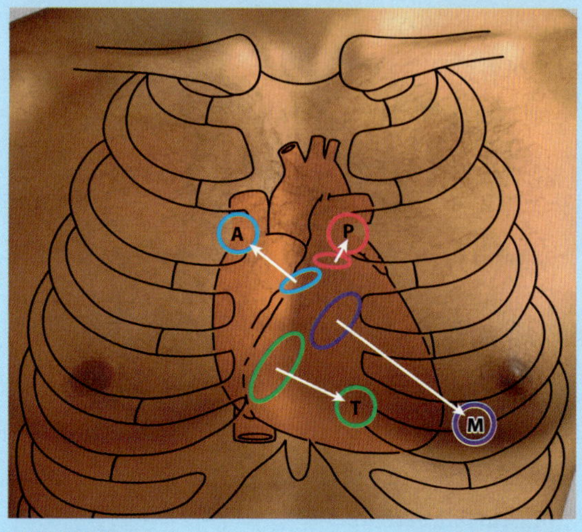

(T) 오른방실판막구역:
오른 혹은 왼 넷째 갈비사이공간/복장뼈아래모서리
Right or left 4th IC space/lower sternal border

(M) 왼방실판막구역:
왼다섯째 갈비사이공간
Left 5th IC space

(A) 판막(*타원*)**과 청진위치**(*원*)**의 해부학적 위치;**
혈액흐름의 방향(*흰 화살표*)

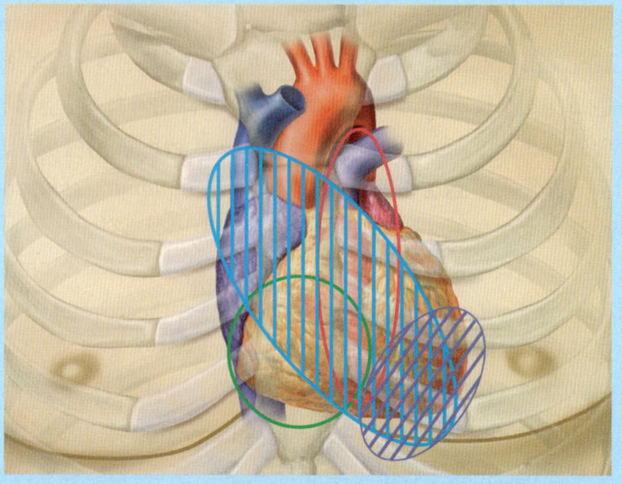

(B) 최대로 판막음과 심잡음을 들을 수 있는 범위
(각 판막의 특정 청진구역에서 시작하여)

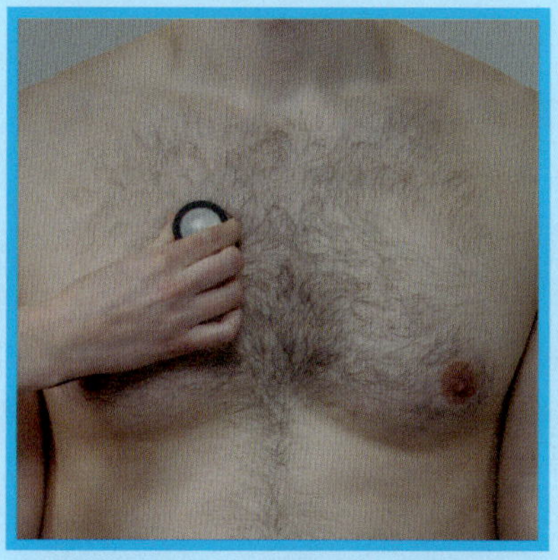

(C) 대동맥판막 Aortic valve

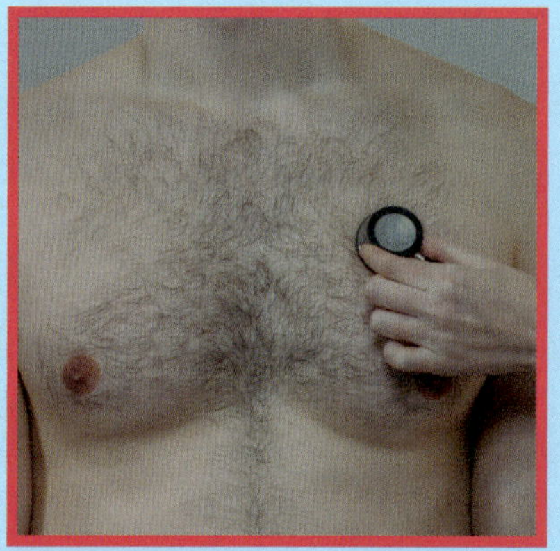

(D) 허파동맥판막 Pulmonary valve

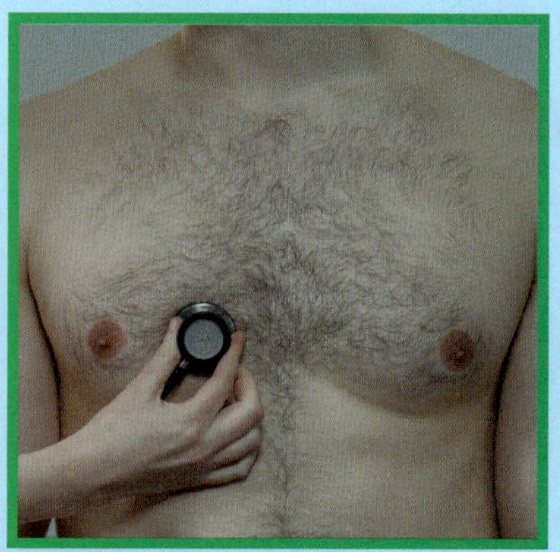

(E) 오른방실판막 Tricuspid valve

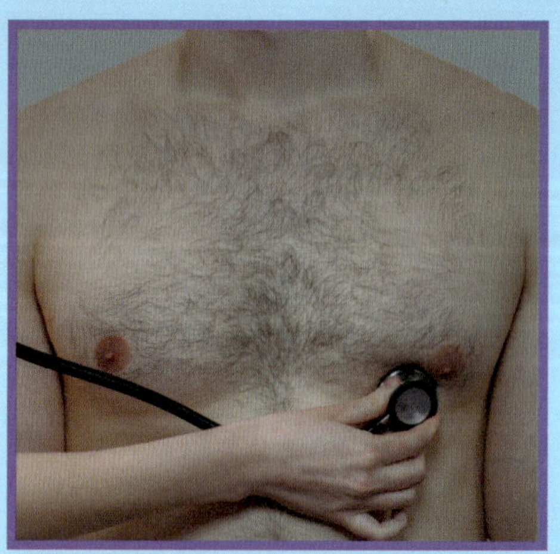

(F) 왼방실판막: 남자

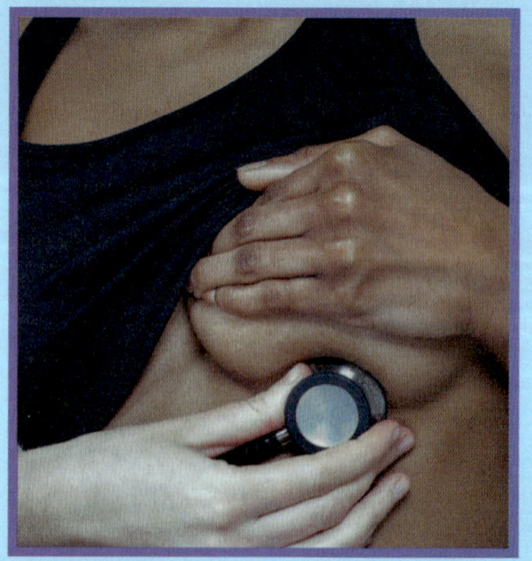

(G) 왼방실판막: 여자

(C~G): 청진위치에 청진기를 댄 모습

그림 B4.25. **심장판막의 표면투영도와 청진.**

- 허파동맥판막(P): 가슴뼈모서리 두 번째 왼갈비사이공간, 왼가슴뼈모서리를 따라 아래쪽으로 범위가 이른다.
- 오른방실판막(T): 왼가슴뼈모서리 다섯째 갈비사이공간, 넷째와 다섯째 오른갈비뼈모서리까지 범위가 이른다
- 왼방실판막(M): 중간빗장뼈선상 왼쪽 다섯째갈비사이공간에서 심장꼭대기 위, 범위는 위쪽과 안쪽으로 넷째 혹은 다섯째 왼쪽 갈비사이공간의 왼 가슴뼈모서리까지. 이 소리를 왼심실이 수축할 때 심장꼭대기가 앞가슴벽을 닿이면서 생기는 충격이기 때문에 심첨박동(*apex beat*)이라고도 한다.

심장도관삽입술(Cardiac Catheterization)

심장도관삽입술은 투시검사(fluoroscopy)로 관찰하면서 말초정맥(예로 넙다리정맥, femoral vein) 안으로 방사선비투과성도관(radiopaque catheter)을 오른심방, 오른심실, 허파정맥과 허파동맥에 밀어 넣는다. 이 방법을 이용하여 심장속압력(intracardiac pressure)을 측정하고 혈액시료를 채취한다. 만약 방사선조영제(radiopaque contrast medium)를 주사하면, 영화방사선조영술(*cineradiogrphy*)을 이용하여 방사선조영제가 심장과 큰혈관을 지나는 흐름을 추적할 수 있다.

심장초음파검사법(**echocardiography**, *cardiac ultrasonography*)도 비침습적 검사로 박동중인 심장을 통한 혈액순환의 관찰이 가능하다. 두 검사법 모두 선천심장기형(congenital cardiac defect)에 연구에 도움이 된다.

오른심방의 발생학(Embryology of Right Atrium)

성인에서 보이는 원시심방(primordial atrium)은 오른심방귀(right auricle)이다. 심방은 배아정맥굴(*embryonic venous sinus*)의 대부분이 합쳐지면서 커지게 된다(그림 B4.26A~C). 심장정맥굴(coronary sinus) 또한 배아정맥굴에서 유래된 것이다. 원시심방(primordial atrium)에 합쳐진 배아정맥굴은, 매끄러운 벽으로된 성인 오른심방의 정맥굴(sinus venarum)이 된다(그림 4.53A 참조). 원시심방인 오른심방귀와 배아정맥굴이었던 정맥굴 사이의 경계는, 속으로 **분계능선**(*crista terminalis*), 바깥으로 **분계고랑**(*sulcus terminalis*)이다. 분계능선의 위끝에 위치한 위대정맥의 구멍의 바로 앞에는 굴심방결절(sino-atrial node)이 있다.

태어나기 전에는 태반(placenta)에서 산소가 풍부한 혈액이 배꼽정맥(umbilical vein)을 통해 아래대정맥으로 들어온다(그림 B4.26D). 아래대정맥으로 들어온 대부분의 혈액은 아래대정맥판막 때문에 타원구멍(oval foramen)을 통해 왼심방으로 넘어가게 된다. 타원구멍은 판막을 가지고 있어 오른쪽에서 왼쪽으로는 넘어갈 수 있지만, 왼쪽에서 오른쪽으로 넘어오지 못하게 한다. 태어나서 아기가 숨을 쉬게 되면, 허파가 공기로 부풀게 되고, 오른심장 속의 압력이 왼심장 속의 압력 아래로 떨어지게 된다(그림 B4.26E). 이로 인해 타원구멍은 처음이자 마지막으로 닫히게 되고, 타원구멍의 판막은

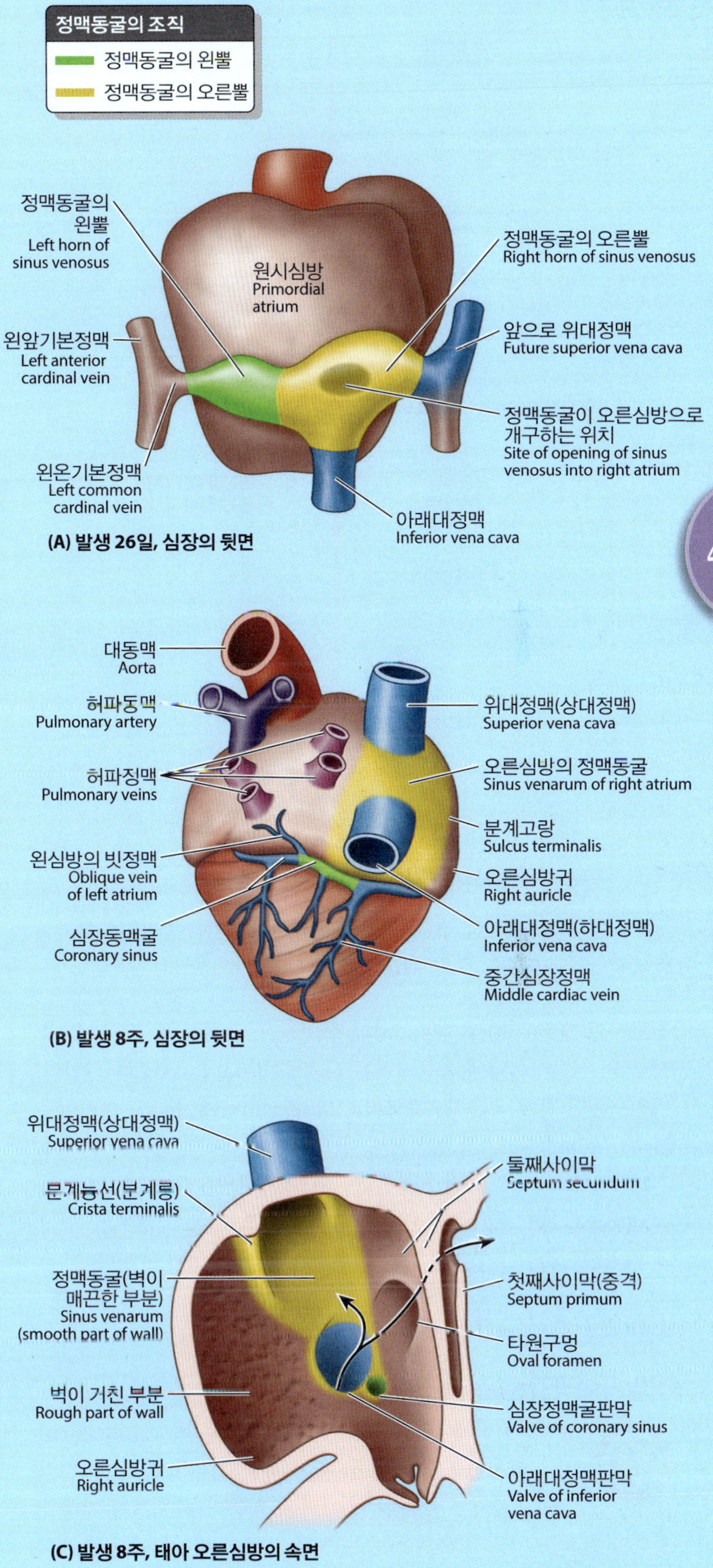

그림 B4.26. 오른심방 구조물의 발생. A. 원시심방과 정맥굴. **B.** 오른굴뿔(right sinual horn)은 오른심방의 일부가 되고; 왼굴뿔(left sinual horn)은 관상정맥동이 된다. **C.** 굴뿔은 오른심방 벽의 일부로 유도된다.

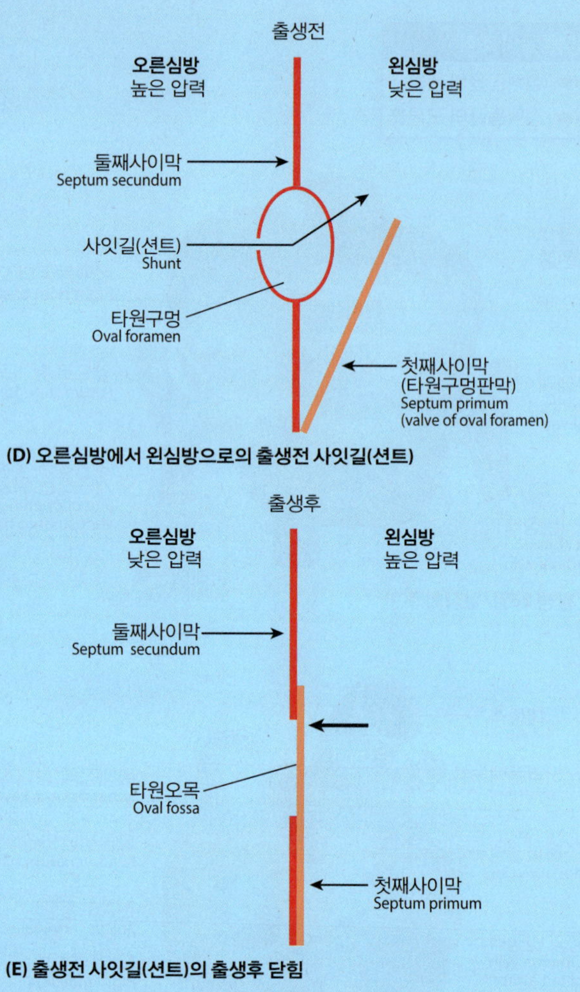

그림 B4.26. (계속) D와 E. 태어나기 전에는 심장내지름길(단락) 압력으로 타원구멍이 열려져 있고(**D**), 태어난 후에는 타원구멍이 닫혀 타원오목이 된다(**E**).

심방사이막(interatrial septum)에 합쳐진다. 닫혀진 타원구멍은 출생 후의 심방사이막에 움푹패여진 타원오목(oval fossa)로 나타난다. 타원오목의 경계는 **타원오목모서리(border of oval fossa**; 라틴어로 *limbus fossae ovalis*)가 형성하며, 바닥은 타원오목의 판막이 만든다. 흔적적으로 남은 초승달 모양의 **아래대정맥판막(valve of inferior vena cava, IVC valve)**은 태어난 후에는 거의 기능이 없어진다. 아래대정맥판막은 크기가 매우 다양하며, 가끔 아예 없기도 하다.

사이막결손(Septal Defects)

심방사이막결손(ATRIAL SEPTAL DEFECTS)

심방사이막에 생기는 선천이상은 타원구멍(oval foramen)의 불완전한 닫힘(closure)에 의해 생기는 **심방사이막결손**(*atrial septal defect, ASD*)이다. 더듬자(probe)가 지나갈 정도의 작은 구멍은 15~25%의 성인 타원오목의 윗부분에서 발견된다(Moore et al, 2020). 이런 작은 구멍은 혈류역학으로 이상을 보이지 않아 임상적 중요성이 없어 심방사이막결손으로 다루지 않는다. 임상적으로 의미있는 심방사이막결손은 그 크기와 위치가 다양하며, 더 복잡한 선천심장 이상과 동반된다. 큰 심방사이막결손은 허파로부터 들어온 산소가 풍부한 혈액이 왼심방에서 오른심방으로 넘어가게 하고 오른심방과 오른심실, 허파동맥이 커지게 만든다(그림 B4.27A). 이런 왼오른지름길(좌우단락, left to right shunt)은 허파혈관에 과부하가 걸리게 하여, **오른심방비대**(*right atrial hypertrophy*), **오른심실비대**(*right ventricular hypertrophy*), 허파동맥비대(hypertrophy of pulmonary artery)를 일으킨다.

심실사이막결손(VENTRICULAR SEPTAL DEFECTS)

심실사이막(interventricular septum)의 막부분은 근육부분과 별도로 발생되며, 발생학적으로 복잡한 기원을 가지고 있다. 따라서 심실사이막결손(VSDs)은 심장결손(cardiac defect) 중에서 가장 흔한 질환이다. 심실사이막의 막부분은 **심실사이막결손**(**심실중격결손**, *ventricular septal defect, VSD*)의 가장 흔한 위치이다(그림 B4.27B). **단독심실사이막결손**(*isolated VSD*)마저도 전체 선천심장이상의 25%를 차지할 정도로 가장 흔한 심장결손이다. 결손부위의 크기는 1~25 mm로 아주 다양하다. 심실사이막결손은 결손부위를 통해 왼오른지름길(left-to-right shunt)을 만든다. 큰지름길이 생기면, 허파동맥으로 흐르는 혈액의 양이 증가하여 **허파동맥고혈압**(*pulmonary hypertension*)과 같은 심각한 허파질환이나 **심장기능상실**(**심부전**, *cardiac failure*)을 일으킬 수 있다. 흔하지는 않지만 근육부분에 생기는 심실사이막결손은 아동기(childhood) 동안 스스로 닫혀버리는 경우가 많다(Resnik et al., 2019).

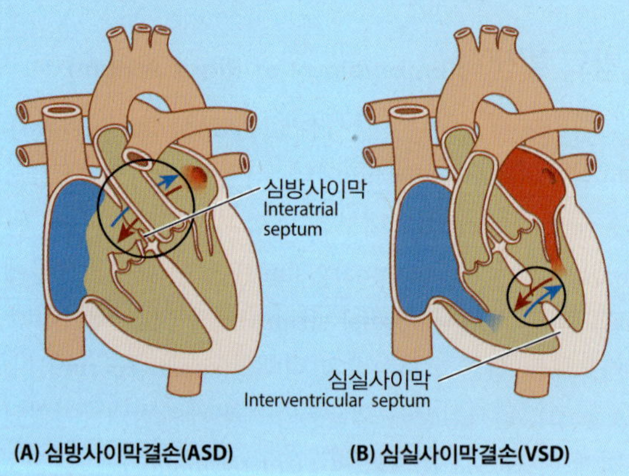

그림 B4.27. 사이막결손.

대동맥판막과 허파동맥판막을 구성하는 첨판에 이름을 붙이는 원칙(Basis for Naming Cusps and Sinuses of Aortic and Pulmonary Valves)

대동맥판막(*aortic valve*)과 허파동맥판막(*pulmonary valve*)에 이름을 붙이는 원칙에 대해 설명하고자 한다. 발생 중인 배아심장(embryonic heart)은 양쪽 심실에서 공유하여 나온 하나의 **동맥줄기(truncus arteriosus)**를 가지고 있으며, 이는 4개의 첨판을 가지고 있다(그림 B4.28A). 동맥줄기는 2개의 혈관으로 나누어지면서 각자 3개의 첨판을 가진 판막으로 나누어진다(그림

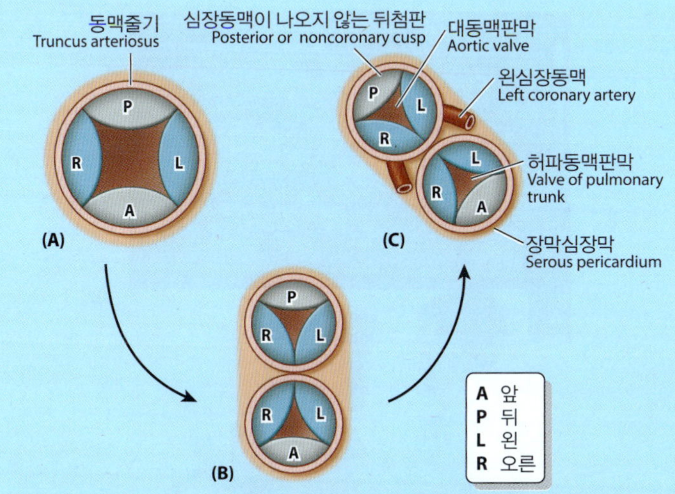

그림 B4.28. 판막 첨판의 이름이 부치게 된 발생학적 원리. A. 동맥줄기의 나뉘지 않은 판막. **B.** 동맥줄기판막이 대동맥판막과 허파동맥판막으로 나뉜 후의 모습. **C.** 대동맥판막과 허파동맥판막의 최종 위치 및 관계.

B4.28B). 그리고 심장의 꼭대기부분이 왼쪽으로 부분적으로 회전하면서, 판막첨판의 배치도 그림 B4.28C처럼 바뀌게 된다. 결과적으로 첨판의 이름은 해부학적 위치가 아닌 발생학적으로 원래 있던 위치에 따라 붙여졌다. 따라서 허파동맥판막은 오른·왼·앞판막을 가지게 되고, 대동맥판막은 오른·왼·뒤판막을 가지게 되었다. 같은 이유로 대동막 판막 위의 대동맥굴(aortic sinus)의 이름도 오른·왼·뒤대동맥굴로 붙여졌다.

이러한 이름을 붙이는 방법은 심장동맥(coronary artery)에도 적용된다. 오른심장동맥은 대동맥판막의 오른첨판 위의 오른대동맥굴에서 시작하며, 왼심장동맥은 왼첨판 위의 왼대동맥굴에서 시작한다. 뒤첨판 위에서는 어떤 심장동맥도 나오지 않는다. 뒤첨판과 뒤대동맥굴에서는 심장동맥이 나오지 않는다; 이러한 이유로 이들 첨판과 대동맥굴은 "무심장동맥(무관상동맥)" 첨판과 대동맥굴로 표현되기도 한다. 심장동맥 시작의 변이들도 발생한다(그림 B4.29; 그림 4.60 참조).

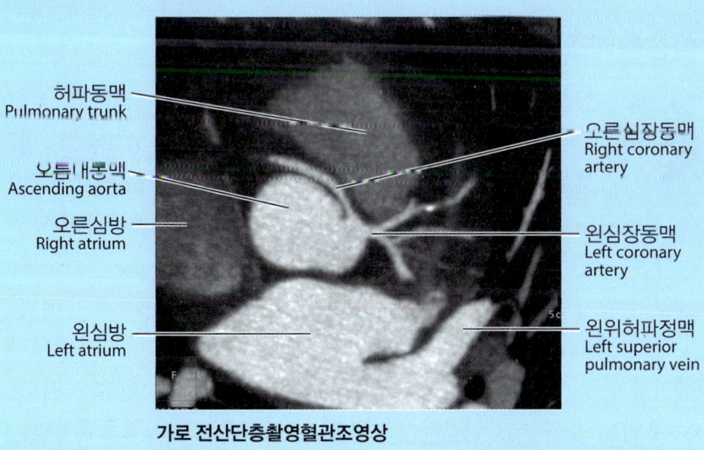

그림 B4.29. 오른심장동맥의 이상기원. 왼대동맥굴에서 기시하는 오른심장동맥. 이러한 변이에서는 오른심장동맥이 대동맥과 허파동맥 사이에서 눌리게 될 수 있다.

뇌졸중이나 뇌혈관 사고
(Stroke or Cerebrovascular Accident)

여러 가지 심장질환에 의해 왼심방벽에서 **혈전**(*thrombus*)이 생성될 수 있다. 이런 혈전이 떨어져 나오거나 조각이 나게 되면, 혈관을 따라 순환하다가 말초동맥(peripheral artery)을 막게 된다. 뇌(brain)에 혈액을 공급하는 혈관이 막히게 되면, **뇌졸중**(*stroke*)이나 **뇌혈관 사고**(*cerebrovascular accident, CVA*)를 일으키게 된다. 이로 인해 시력이나 인지능력, 현재 손상된(허혈, ischemic) 뇌 구역이 조절했던 몸의 운동기능에 문제가 생기게 된다.

심장판막질환(Valvular Heart Disease)

심장판막에 질환이 생기면, 심장 펌프기능의 효율성이 떨어진다. **심장판막질환**에는 좁아지면서 생기는 협착과 제대로 기능하지 못하는 기능부족이 있다. **협착**(*stenosis*)에서는 판막이 완전히 열리지 못하면서 심방이나 심실로부터 혈액이 느리게 이동하게 된다. 반면 **기능부족**(*insufficiency*)이나 **역류**(*regurgitation*)에서는 판막이 완전히 닫히지 못하면서 배출되었던 혈액이 다시 돌아가게 된다. 기능부전의 중증도(severity)는 역류의 양과 비례한다. 이런 역류는 판막이 수축(contraction)되거나 상처가 생기면서 판막의 모서리가 서로 잘 만나지 않거나 정렬이 되지 않기 때문에 일어난다. 협착이나 기능부족은 심장의 부하(workload)를 증가시킨다.

높은 압력으로 좁은 틈 사이를 빠르게 지나가게 되면, 와류(turbulence)를 만들게 된다. 와류는 작은 **소용돌이**(*eddy*)를 만들어내고, 이는 진동을 일으켜 잡음을 낸다. 심지어 와류가 있는 부분 위의 피부에서 **떨림**(*thrill*)이 느껴지기도 한다.

판막의 기능이상은 미미한 정도로 임상적으로 큰 의미가 없는 것에서부터 아주 심하여 생명이 위태로운 것까지 다양하다. 판막기능이상의 원인(etiology), 기간(duration), 정도(degree)와 같은 요인들에 의해 심장, 혈관, 다른 장기 등 판막이 앞, 뒤로 관계되는 장기가 이차적인 변성을 일으키기도 한다. 판막질환은 선천적일 수도 후천적일 수도 있으며, 기능부족의 경우 대개 판막 자체와 지지구조물들(힘줄끈, 테두리의 이상, 심장벽의 늘어남 등)의 병리적 문제에 의해 생기게 된다. 또한 힘줄끈(tendinous cord)의 끊어짐 등에 의해 생기는 **급성**(*acute*) 판막 기능부족과, 상처에 의해 상대적으로 오랜 시간 진행되는 **만성**(*chronic*) 판막기능부족으로 나눌 수 있다. 그에 반해 판막협착(valvular stenosis)은 대부분이 판막 자체의 이상(abnormality)에 의해 생기며 만성적인 경우가 대부분이다(Kummar et al., 2020).

판막질환은 판막의 기계적 문제이기 때문에, 손상된 판막을 외과적으로 바꿔주는 **판막성형술**(*valvuloplasty*)을 흔히 시행한다. 합성물질로 만든 **인공판막보형물**(artificial *valve prosthesis*)을 판막성형술에 가장 많이 사용하지만, 돼지의 판막과 같이 다른 종(species)의 이종판막(xenograft valve)을 사용하기도 한다.

왼방실판막 기능부족[승모판막 탈출증, MITRAL VALVE INSUFFICIENCY (MITRAL VALVE PROLAPSE)]

승모판 탈출증(*mitral valve prolapse*)이라 불리는 왼방실판막 기능부족(승모판부전)은 또는 양쪽의 첨판이 커지거나 헐렁헐렁하게 늘어나면서 수축기 동안 혈액이 왼심방으로 넘어가는 것을 말한다. 결과적으로 혈액이 왼심방으로 역류하면서 **잡음**(*murmur*)을 만들게 된다. 20명에 1명꼴로 생길 정도로 매우 흔하며, 특히 젊은 여성에서 많다. 대개 진찰(physical examination)에서 우연히 발견하는 경우가 많으며, 가슴통증(chest pain)이나 피로(fatigue)를 호소할 정도로 심각한 경우는 그리 많지 않다.

허파동맥판막협착(PULMONARY VALVE STENOSIS)

허파동맥판막협착(폐동맥판협착, *pulmonary valve stenosis*)이 있는 경우, 첨판들이 서로 융합(fusion)되어 중심에 좁은 통로를 가진 둥근 지붕을 만들게 된다. **허파동맥깔대기협착**(*infundibular pulmonary stenosis*)은 동맥원뿔(conus arteriosus)이 발생학적으로 덜 발생되어 생긴다. 두 종류의 허파동맥협착이 같이 있는 경우도 있다. 허파동맥협착에 의해 오른심실에서 배출되는 혈액의 흐름이 제한을 받으면, 오른심실이 비대(hypertrophy)해지며 그 정도는 다양하다.

허파동맥판막기능부족(PULMONARY VALVE INCOMPETENCE)

반달첨판조각(*lunule* of semilunar valve)이 두꺼워지면서 단단해지거나 질환에 의해 손상을 받게 되면, 판막이 완전히 닫히지 않게 된다. 이로 인해 이완기(diastole) 때 상대적으로 혈압이 높은 허파동맥 쪽에서 오른심실로 혈액이 돌아가게 된다. 다른 판막이상과 같이 허파동맥역류(pulmonary regurgitation)에서도 허파동맥판막첨판의 손상으로 인해 생기는 심음의 이상인 **심장잡음**(*heart murmur*)이 청진기에서 들리게 된다.

대동맥판막협착(AORTIC VALVE STENOSIS)

대동맥판막협착(*aortic valve stenosis*)은 가장 흔한 판막이상이다. 20세기 초기와 중기에 태어난 대동맥판막협착을 가진 태아에게서는 류마티스열(rheumatic fever)이 가장 흔한 원인이었지만, 현재는 10% 미만 정도만 대동맥판막협착과 관련이 있다. 현재의 대동맥판막협착의 대부분은 퇴행성 석회화(degenerative calcification)에 의해 생기고 일부는 선천성 이엽대동맥판막에 의해서도 발생하는데, 60세 이상에서 임상적 주의가 필요한 질환이다. 대동맥판막협착이 있게 되면, 심장에 과중한 부하가 유발 되고 **왼심실비대**(*left ventricular hypertrophy*)가 생기게 된다.

대동맥판막기능부족(AORTIC VALVE INSUFFICIENCY)

대동맥판막기능부족(*insufficiency of aortic valve*)은 대동맥역류(aortic regurgitation)를 일으키며, 심장잡음이 들리며, 맥박이 상승하였다 갑자기 떨어지는 **허탈맥박**(*collapsing pulse*; 빠르게 사라지는 강력한 박동)이 나타난다.

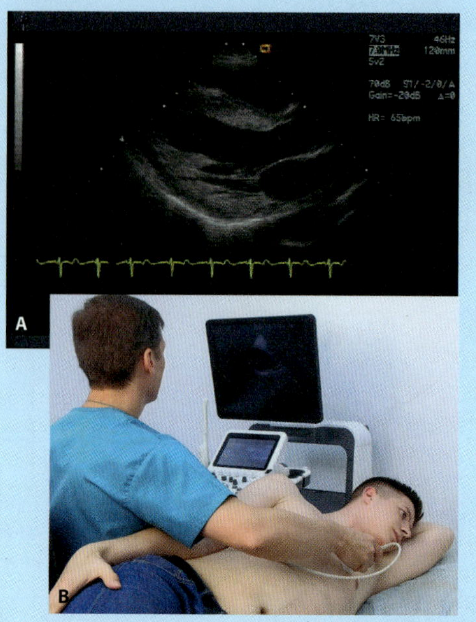

그림 B4.30. 심장초음파검사(echocardiography). A. 정상심장초음파상. **B.** 초음파탐촉자(transducer)를 심장위의 복장옆선 부근의 갈비사이공간에 올려놓고 검사를 하고 있는 초음파검사자(sonographer).

심장초음파검사(Echocardiography)

심장초음파검사(*echocardiography*, ultrasonic cardiography)는 가슴벽을 통해 쏘았다가 돌아오는 초음파를 측정하여, 심장의 위치와 움직임을 사진으로 보여주는 방법이다(그림 B4.30). 심장초음파검사를 통해 심장판막의 협착과 역류를 알 수 있다. 이 검사를 이용하면 심장막안(pericardial cavity)에 고인 20 mL 정도의 적은 양의 액체도 찾아낼 수 있다. **도플러 심장초음파검사**(*Doppler echocardiography*)는 도플러심장초음파기계를 이용하여 심장에서 큰 혈관으로 흐르는 혈류를 보여주고 기록하는 검사법이다. 이 검사법은 특히 심장중격이상, 판막협착 및 역류와 같은 심장의 혈류에 문제가 있는 경우에 진단과 분석을 위해 유용하게 사용되는데, 특히 심장 왼쪽의 이상에 유용한 검사법이다.

심장동맥조영술(Coronary Angiography)

심장동맥조영술(*coronary angiography*)을 이용하면, 심장동맥(*coronary artery*)을 관찰할 수 있다(그림 B4.31). 샅굴부위(서혜부)에서 넙다리동맥(대퇴동맥, femoral artery)을 통해 길고 가는 도관을 오름대동맥(ascending aorta)까지 밀어넣는다, 하지만 아래팔의 자동맥(요골동맥, radial artery)을 통한 도관 삽입이 증가추세에 있다. 투시검사로 관찰하면서 도관의 끝을 심장동맥 입구에 넣는다. 방사선조영제를 조금씩 주사하면, 영화방사선 촬영상을 통해 심장동맥과 그 가지를 관찰할 수 있으며, 좁아져 있는 부위도 볼 수 있다. 점차적으로 침습적인 기존의 심장동맥조영술은 비침습적인 전산화단층촬영술과 자기공명 혈관조영술로 대체되고 있는 추세이다. (그림 B4.41과 B4.47 참조).

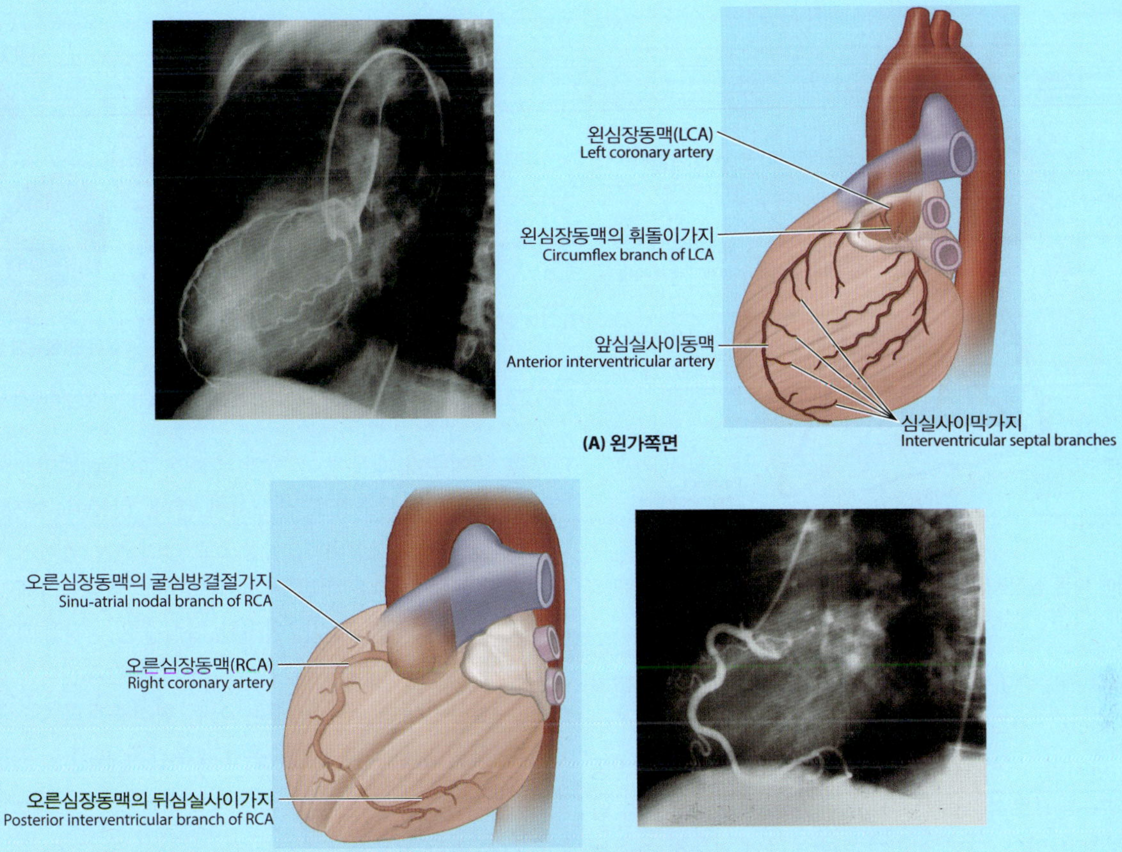

그림 B4.31. 일반적인 심장동맥조영술(coronary arteriograms).

심장동맥질환 (Coronary Artery Disease or Coronary Heart Disease)

심장동맥질환(*coronary artery disease, CAD*)은 사망의 흔한 원인 중 하나이다. 심장동맥질환의 원인은 여러 가지가 있지만, 모두 심장근육조직에 공급되는 혈액의 감소를 일으킨다.

심근경색증(MYOCARDIAL INFARCTION)

큰 심장동맥이 색전(embolus; 그리스어로 *embolos*, plug)에 의해 갑자기 막히게 되면, 해당 혈관이 분포했던 심장근이 허혈상태인 경색(*infarction*)에 빠지게 되었다가, 괴사(*necrosis*)에 이르게 된다. 가장 많이 막히는 심장동맥의 부위와 각 동맥의 막히는 비율은 다음과 같다(그림 B4.32):

1. 왼심장동맥의 앞심실사이가지: 40~50%.
2. 오른심장동맥: 30~40%.
3. 왼심장동맥의 휘돌이가지(circumflex branch): 15~20%.

심장혈관이 막혀 괴사에 빠진 심장근육부분을 일컬어 **심근경색증**(*myocardial infarction*, MI)이라 하며, 이러한 **허혈심장질환**(*ischemic heart disease*)의 가장 흔한 원인은 죽상경화증(atherosclerosis)에 의한 심장동맥의 기능부족(insufficiency)이다.

심장동맥죽상경화증(CORONARY ATHEROSCLEROSIS)

죽상경화(*atherosclerosis*) 현상은 동맥의 속막(intima, lining layer)에 지방성분이 쌓이게 되는 것을 말하며, 성인 초기부터 시작되어 서서히 동맥이 좁아지게 된다(그림 B4.33). **심장동맥죽상경화증**이 진행되더라도, 심장동맥끼리 형성한 곁순환에 의해서 일상생활 정도의 일에는 크게 문제되지 않을 수 있다. 그러나 이런 곁순환에도 불구하고, 몸이 움직임이 많아져 심장근육이 충분한 산소를 공급받지 못하게 되면, **심근허혈**(*myocardial ischemia*)에 이어 심근경색(myocardial infarction, MI)에 빠지게 된다.

서서히 진행되는 심장동맥질환 (SLOWLY PROGRESSIVE CORONARY ARTERY DISEASE)

심장동맥이 천천히 막히게 되면, 곁순환이 증가하여 심근허혈에 빠질 수 있는 환경에서도 적절한 혈액공급을 할 수 있게 된다. 결과적으로 심근경색으로 진행되지 않게 된다. 큰 심장동맥가지가 갑자기 막히게 되면, 약간의 심근경색이 불가피하지만, 경색부위의 범위는 곁순환의 발달정도에 따라 결정되게 된다. 양쪽심장동맥의 큰가지가 부분적으로 막히게 되면, 심장바깥곁순환(extracardiac collateral circulation)에 의해 혈액이 공급되기도 한다. 심장바깥곁순환은 여러 형태가 있을 수 있는데, 대동맥과 허파동맥의 혈관바깥막(tunica adventitia)에 있는 작은 혈관인 맥관벽혈관(vasa vasorum)과 심장동

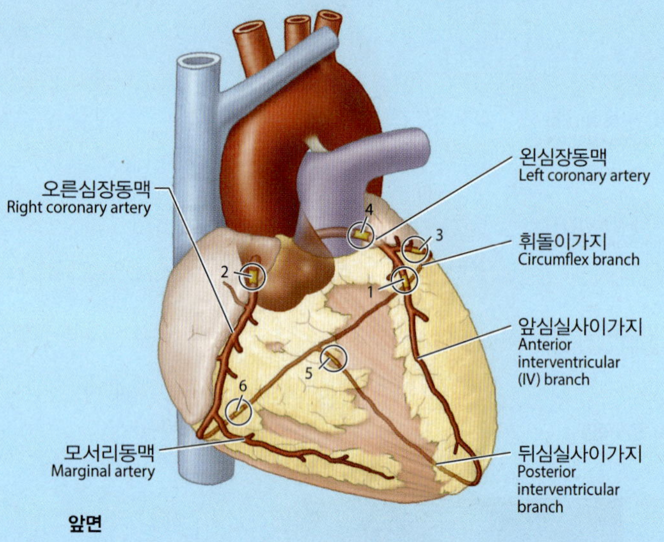

그림 B4.32. 순서에 따른 심장동맥막힘 호발부위(원). 1~3번 위치에서 심장동맥의 모든 막힘의 85% 이상이 발생한다.

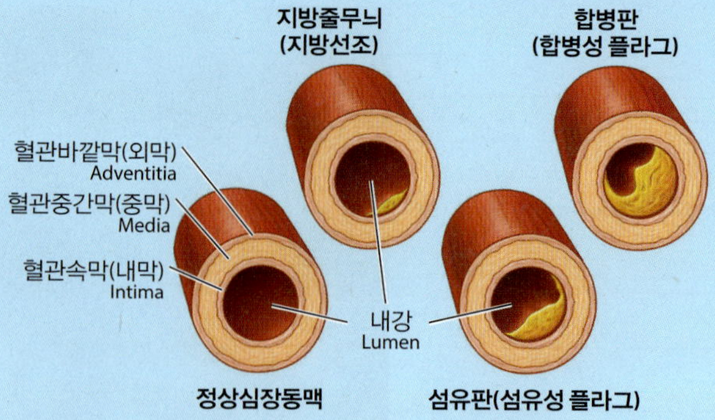

그림 B4.33. 죽상경화증(죽경화증). 심장동맥에서 발생단계.

맥이 연결되기도 하고, 속가슴동맥(internal thoracic artery), 기관지동맥(bronchial artery), 가로막동맥(phrenic artery)과 심장동맥이 연결되기도 한다. 하지만, 이런 다양한 동맥연결들은 **갑작스런 심장동맥의 막힘**에는 곁순환으로서 제 기능을 하지 못하는 것으로 여러 임상연구에서 밝혀지고 있다. 다만 이러한 동맥연결의 기능적 가치는 육체적으로 활동적인 사람의 천천히 진행되는 심장동맥질환에서보다 효과적이다.

협심증(Angina Pectoris)

심장에서 나타나는 통증을 **협심증**(*angina pectoris*; 라틴어로 *angina*, strangling pain + 라틴어로 *pectoris*, of the chest)이라 한다. 협심증의 형태는 대개 15초~15분 정도의 짧은 시간 동안 나타나는 쥐어짜는 듯한 통증이며, 복장뼈(sternum) 깊숙한 곳에서 가슴을 죄어오는 듯하는 통증을 호소한다. 이런 통증은 심장근육의 허혈에 의해 생긴다. 심장동맥이 좁아지거나 단단해지면서 생기는 협심증이 가장 흔하다. 심장근육으로 공급되는 혈액이 감소하면서, 심장근육세포로 전달되는 산소의 양이 줄어든다.

이런 제한적인 무산소대사의 결과, 해당 부위의 근육에 젖산(lactic aid)이 쌓이게 되고 pH가 감소하며, 젖산은 통증수용기(pain receptor)를 자극한다. 식사 후에 심한 운동을 하거나, 갑작스럽게 추위에 노출되는 등의 스트레스는 심장이 더 많은 일을 하도록 만드는데, 좁아진 심장동맥들은 충분한 혈액을 공급할 수 없다. 일반적으로 음식물을 먹게 되면, 소화관으로 흐르는 혈액이 증가하게 되며, 상대적으로 심장으로 공급되는 혈액은 더 줄어들게 된다.

협심증의 통증은 1~2분 정도의 휴식을 취하면 사라진다. 니트로글리세린(nitroglycerin)을 알약이나 스프레이 제제로 혀밑으로 투여하게 되면(*sublingual nitorglycerin*) 심장동맥을 확장시켜 심장으로 공급되는 혈액의 양을 증가시킨다. 또한 다른 동맥도 확장시켜 저항을 줄여주기 때문에, 심장의 부하가 줄어들 뿐만 아니라 결과적으로 심장의 필요산소량도 감소시켜 준다. 덧붙여, 확장된 혈관 속에 더 많은 혈액이 저장되어, 심장으로 들어오는 혈액이 감소하여 심장의 울혈을 줄여준다. 이런 기전에 의해 니트로글리세린이 협심증의 통증을 사라지게 해준다. 이러한 협심증은 심장동맥에 문제가 있음을 알리는 경고이며, 생활습관을 바꾸거나 건강관리를 해야 한다.

심근경색에 의한 통증은 이런 협심증보다 더 심한 것이 보통이다. 심근경색에 의한 통증은 1~2분간의 휴식 이후에도 사라지지 않는다.

심장동맥우회로이식술(Coronary Bypass Graft)

심장동맥이 막힌 몇몇 환자들과 심한 협심증을 가진 환자에게 **심장동맥우회로이식술**(*coronary bypass graft operation*)을 시행한다. 동맥이나 정맥의 조각을 이식하게 되는데, 한쪽 끝은 오름대동맥(ascending aorta)이나 심장동맥의 시작부위(proximal part)에 연결시키고, 다른쪽 끝은 막힌 심장동맥의 끝부분(distal part)에 연결시키게 된다(그림 B4.34). 이런 우회로이식술에 가장 많이 사용되는 혈관은 **큰두렁정맥**(*great saphenous vein*)이다. (1) 큰두렁정맥은 심장동맥보다 더 굵고, (2) 다리에서 쉽게 얻을 수 있으며, (3) 판막이나 갈래나뉨을 최소화하면서 충분한 길이의 혈

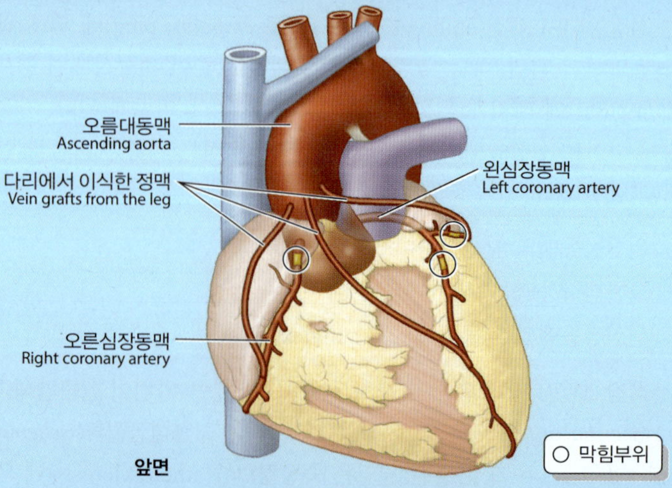

그림 B4.34. 3중 심장동맥우회술(triple coronary artery bypass).

관을 얻을 수 있기 때문이다. 설사판막이 있는 부분을 사용해야 하더라도, 판막이 제 기능을 못하도록 거꾸로 연결하면 된다. **노동맥**(**요골동맥**, *radial artery*) 또한 사용되며, 최근에 점차적으로 그 이용이 증가하는 추세이다. 심장동맥우회로이식술을 통해, 막힌 심장동맥의 아래쪽으로 대동맥의 혈액을 보낼 수 있게 된다. 간단히 말하면, 좁아지거나 막힌 부분을 우회하는 길을 만들어 준 셈이다. 이외에 외과적으로 심장동맥과 속가슴동맥(internal thoracic artery)을 연결시킴으로써 심장근육에 혈액을 공급해주는 방법 또한 시도된다. 동맥우회로이식술이 시행된 심장은 해부학실험실에서 해부 도중 종종 발견된다.

심장혈관성형술(Coronary Angioplasty)

일부 선택된 환자에서는 **피부관경유심장혈관성형술**(*percutaneous transluminal coronary angioplasty*, PTCA)을 시행한다. 작은 풍선이 달린 도관(catheter)을 막힌 심장동맥에 집어넣는다(그림 B4.35). 도관이 심장동맥의 막힌 부분에 이르게 되면, 풍선을 부풀려 죽상경화판(atherosclerotic plaque)을 혈관 벽쪽으로 밀어낸다. 이를 통해 혈관 속을 넓히게 되어 혈액의 흐름을 좋게 만든다. 어떤 경우에는 **트롬보키나아제**(*thrombokinase*)를 도관을 통해 주입하기도 한다. 트롬보키나아제는 응고된 혈액을 녹이는 효소이다. 도관을 통해 회전하는 칼날(rotating blade)이나 레이저를 사용하기도 한다. 혈관을 넓히고 나면, **혈관속스텐트**(*intravascular stent*)를 넣어 넓어진 혈관을 유지시킨다. 스텐트는 단단한 관 모양의 그물망으로 도관에 넣을 때는 찌부러뜨려 접어 넣는다. 스텐트를 원하는 자리에 위치시킨 다음, 같이 넣은 풍선을 부풀리면, 스텐트도 같이 펴지면서 내강의 지름을 유지시킨다.

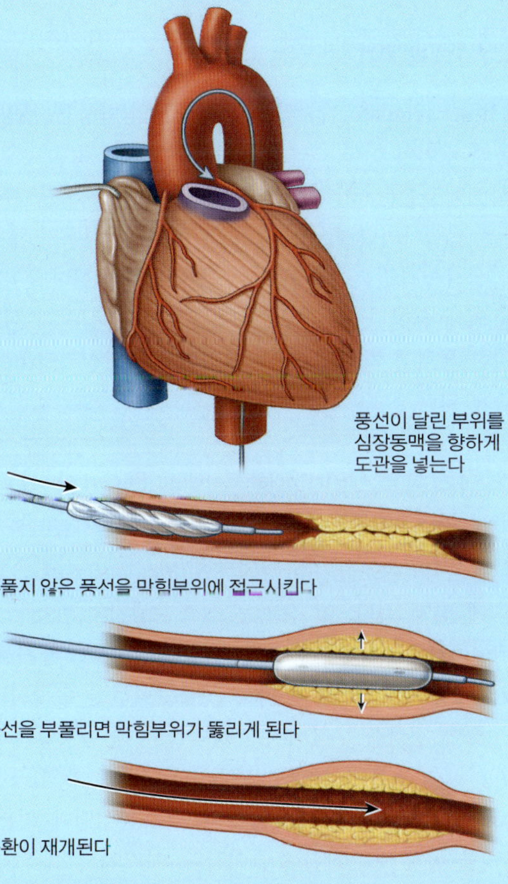

그림 B4.35. 피부관경유혈관성형술(percutaneous transluminal angioplasty).

최소심장정맥을 통한 곁순환
(Collateral Circulation via the Smallest Cardiac Veins)

심장의 **방 속의 혈액**(**luminal blood**)이 **앞심장정맥**(*anterior cardiac vein*)이나 **최소심장정맥**(*smallest cardiac vein*)을 통해 일부분의 심장근육층(myocardium) 모세혈관으로 흐름으로써, 추가적인 심장 곁순환이 일어나기도 한다. 하지만 이전의 허혈심장질환(ischemic heart disease)에 의해 이런 곁순환 통로가 늘어나 있는 경우, 특히 신체적 조건에 부합되어 늘어나 있는 경우를 제외하고는 갑작스런 심장발작에 별 도움이 되지 못한다.

심전도법(Electrocardiography)

굴심방결절(sino-atrial node)에서 나와 심장전도계(conducting system)를 통해 심장으로 퍼지는 전기자극과 심장근육재분극 양상은 증폭되어 **심전도**[*electrocardiogram* (*ECG, EKG*)]로 기록될 수 있다(그림 B4.36). 심장 기능에 대한 검사는 트레드밀검사(treadmill stress test)라고도 불리는 운동부하검사(exercise tolerance test)를 통해 이뤄진다. 이를 통해 일차적으로 심장동맥질환의 가능성을 검사한다. 운동부하검사를 통해 불규칙적인 심장박동을 찾아내는 것이 중요하며, 트레드밀을 통해 운동량을 증가시키면서 심장박동수(heart rate), 심전도, 혈압(blood pressure)을 관찰한다. 이를 통해 환자의 심장이 안전하게 버틸 수 있는 최대운동량을 알 수 있다.

심장동맥막힘과 심장전도계통
(Coronary Occlusion and Conducting System of Heart)

심장동맥질환에 의해 생긴 허혈에 의해 심장전도계통(conducting system of heart)에 손상이 오면, 심장근육의 수축에 장애가 생길 수 있다. 대개 앞심실사이가지(anterior interventricular branch, LAD)에서 방실다발에 혈액을 공급하고 방실결절과 굴심방결절은 대부분 오른심장동맥이 담당하기 때문에(그림 B4.37; 그림 4.59C 참조), 심장전도계통은 오른심장동맥이 막혔을 때 영향을 받는 경우가 흔하며 이로 인해 **방실차단**(*heart block*; atrioventricular block)이 일어날 수 있다. 방실차단이 나타나 환자가 생존한 경우, 심실은 심방과 독립적으로 스스로 수축하게 되는데, 정상적으로 가장 느린 박동수(분당 40~45회)보다 훨씬 느린 분당 25~30회의 속도로 박동한다. 굴심방결절에 문제가 없는 경우, 심방은 정상적인 박동수로 수축을 계속하지만, 굴심방결절의 수축신호는 심실로 전달되지 않는다.

신경다발 중 하나가 손상을 입으면 **다발갈래차단**(*bundle branch*

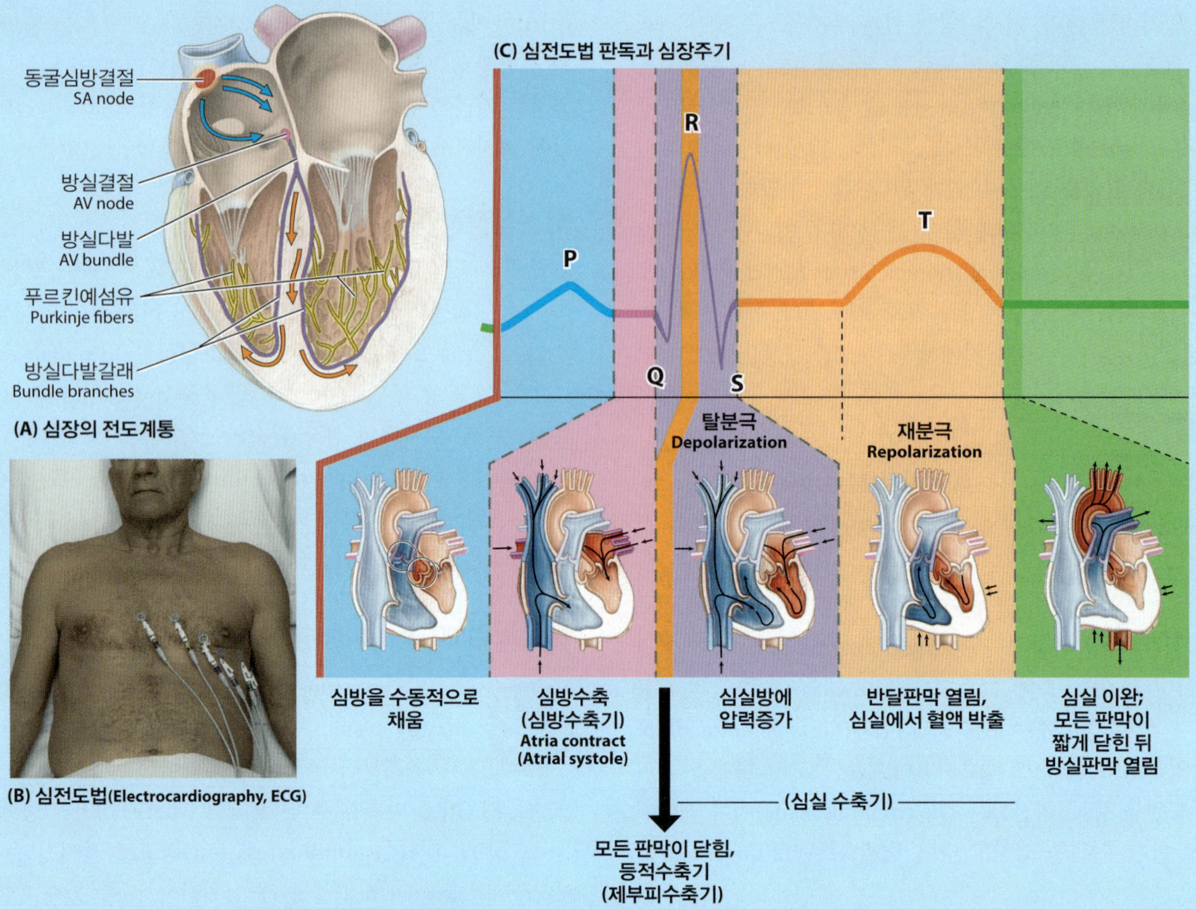

그림 B4.36. 심장의 전도계통 및 심장주기와 심전도(electrocardiogram)의 관계.

block)이 나타난다. 이 경우, 손상되지 않은 다발이 분포하는 심실만 이 정상적인 리듬에 맞추어 수축한다. 손상받은 다발이 분포하는 심실은 근육전도(*myogenic conduction*)에 의해 신호를 전달받고 수축하게 되는데, 이로 인해 비동기수축(asynchronous contraction)이 느리게 나타난다. 이런 환자는 인공심장박동조율기(*cardiac pacemaker*, artificial heart regulator)를 삽입하여 심실의 박동을 분당 70~80회 정도로 올려 주어야 한다.

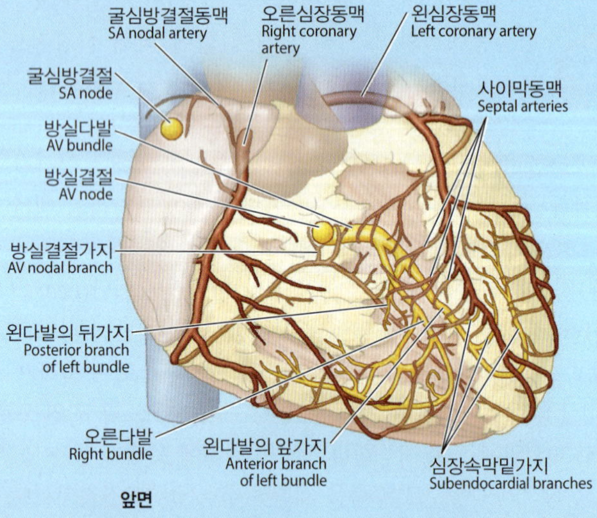

그림 B4.37. 심장전도계통의 동맥분포. *AV*, 방실(arteriventricular); *SA*, 굴심방(sino-atrial).

심실사이막결손(ventricular septal defect, VSD)을 가진 환자의 방실다발은 심실사이막결손 모서리부분에 놓인 경우가 많다. 따라서 수술로 심실사이막결손을 복구하는 과정에서 방실다발이 손상되지 않도록 주의해야 한다. 방실다발을 손상시키면 심방과 심실을 연결하는 유일한 통로를 자르게 되어, 결과적으로 방실차단(heart block)이 일어나게 된다.

인공심장박동조율기(Artificial Cardiac Pacemaker)

방실차단을 가진 일부의 환자에게 손목시계만한 크기의 인공심장박동조율기(*artificial cardiac pacemaker*)를 피부 밑에 넣게 된다. 이 장치는 신호발생기와 배터리, 전선, 전극(electrode)으로 구성되어 있다. 인공심장박동조율기를 통해 생성된 전기신호는 이미 입력된 박동주기로 심실을 수축시킨다. 도관(catheter) 끝에 전극을 부착시키고 정맥을 통해 집어넣은 다음, **투시검사경**(*fluoroscope*)으로 보면서 도관을 심장쪽으로 접근시킨다. 위대정맥(superior vena cava, SVC)을 통해 오른심방에 이른 다음, 오른방실판막을 통해 오른심실로 들어간다. 여기에서 전극을 근육기둥(trabeculae carneae)에 단단히 고정시킨다.

심장을 다시 뛰게 하기(Restarting Heart)

심장마비(cardiac arrest)를 일으킨 환자에게 응급구조대원은 **심장허파소생술**(**심폐소생술**, *cardiopulmonary resuscitation*, CPR)을 수행한다. 복장뼈몸통(sternal body)의 아랫부분 바로 위쪽에서 가슴우리를 강하게 압박하면, 복장뼈가 뒤쪽으로 4~5 cm 움직이게 된다. 가슴속압력(intrathoracic pressure)이 증가하면서 심장 속의 혈액을 큰 혈관 쪽으로 밀어낸다. 눌렀던 힘이 없어지면, 가슴속압력이 떨어지면서 심장은 피로 채워진다. 심장수술 중에 심장이 멈추게 되면(**심장마비**, *cardiac arrest*), 외과 의사는 정상 혈액순환이 돌아올 때까지 개흉 심장마사지를 하여 심장이 다시 뛰게 하기 위한 시도를 한다.

심장의 잔떨림(Fibrillation of Heart)

잔떨림(**세동**, *fibrillation*)이라 함은 근육섬유가 수도 없이 아주 빠르게 떨리듯 수축하거나 경련을 일으키는 것을 말한다. **심방잔떨림**(**심방세동**, *atrial fibrillation*)이 생기게 되면, 정상적인 수축과 달리, 빠르고 불규칙적이며 조절되지 않는 경련형태의 수축이 된다. 심방에서 전달된 비정상적인 신호가 심실로 전달되지만, 심실은 불규칙적으로 수축하기는 해도 혈액순환은 비교적 정상적으로 유지된다. 그러나 **심실잔떨림**(**심실세동**, *ventricular fibrillation*)이 생기면, 심실이 빠르고 불규칙적인 경련형태의 수축을 하면서 정상적인 펌프기능을 하지 못한다. 이로 인해 몸순환을 유지할 수 없게 되며, 심장동맥에도 혈액이 제대로 공급되지 않는다. 심장전도계통이 손상되면, 심장이 정상적으로 기능하지 못한다. 결과적으로, 조화롭지 못한 불규칙적인 수축이 심실에서 일어날 수 있다. 심실잔떨림은 **부정맥**(*dysrhythmia*)의 가장 심한 형태이다. 심실잔떨림이 있는 상태에서는 심장의 실제적 박출은 거의 일어나지 않는다. 이러한 상황이 지속되게 되면 치명적이다.

심장의 잔떨림제거(제세동, Defibrillation of Heart)

제세동 진기충격(*defibrillating electric shock*)은 노(paddle) 모양의 커다란 전극을 이용하여 가슴벽을 통해 심장에 전달되게 된다. 심장의 모든 움직임이 사라지게 되고, 몇 초 후에 심장이 좀 더 정상적으로 뛰기 시작한다. 조화로운 수축이 만들어지면서 심장의 펌프기능이 다시 형성되며, 이로 인해 몸(심장 포함)순환이 제대로 이루어지게 된다. 심장 수술 등과 같이 가슴이 이미 열어져 있는 상태(개흉)라면 제세동기의 특수한 장치(주걱모양 패들)를 직접 심장에 갖다 대기도 한다.

심장연관통증(Cardiac Referred Pain)

심장은 잘린 느낌이나 촉감을 느낄 수 없으며, 차가움과 뜨거움도 느끼지 못한다. 반면에 쌓인 대사물질(metabolic product)이나 허혈이 심장근육층(myocardium)에 있는 통증감각말단을 자극한다. 통증들신경섬유(afferent pain fiber)는 교감신경줄기(sympathetic trunk)의 가슴심장가지(thoracic cardiac branch)와 중간·아래목가지(middle and inferior cervical branch)를 통해 중추신경으로 전달된다. 이 감각신경세포의 축삭(axon)은 왼쪽에 위치한 첫째가슴신경에서 넷째 혹은 다섯째가슴신경 높이의 척수분절(spinal cord segment)로 들어간다.

심장연관통증(*cardiac referred pain*)은 심장에서 생긴 해로운 자극을 몸의 표면에서 생긴 통증으로 느끼는 현상을 말한다. 주로 왼쪽 팔부위에서 느끼게 된다. **내장연관통증**(*visceral referred pain*)은 교감신경섬유와 같이 달리는 내장들신경섬유(visceral afferent fiber)에 의해 전달된다. 내장들신경섬유를 통해 들어온 통증자극은 척수신경절(spinal ganglion)로 전달되고, 이는 같은 신경세포를 공유하는 다른 부위(팔, 다리 등)의 들신경(afferent fiber)으로 들어온 통증처럼 연관하여 느끼게 된다(Kaufman & Jones, 2018).

협심통증(*anginal pain*)은 복장뼈밑과 왼가슴근부위(left pectoral region)에서 시작하여 왼어깨와 왼위팔의 안쪽면에 방사된다(그림 B4.38A). 이 부분은 안쪽위팔피부신경(medial cutaneous nerve of arm)이 분포하는 곳이다. 종종 둘째, 셋째갈비사이신경(intercostal nerve)의 가쪽피부가지(lateral cutaneous branch)가 안쪽위팔피부신경의 분포와 겹치기도 한다. 이들 신경이 나오는 척수신경분절(첫째–셋째가슴신경 높이)에 심장동맥(coronary artery)에 분포하는 내장들신경이 들어가므로 협심증에 의한 통증이 왼위팔(left upper limb)로 방사된다. 척수에서 맞교차신경세포(commissural neuron)에 의해 연결되어 오른쪽으로 연관통증이 전달되기도 한다. 이런 이유로 심장에서 생긴 통증이 보통은 왼쪽에서 느껴지지만, 오른쪽이나 양쪽, 또는 등에서 느낄 수도 있게 된다(그림 B4.38B, C).

4

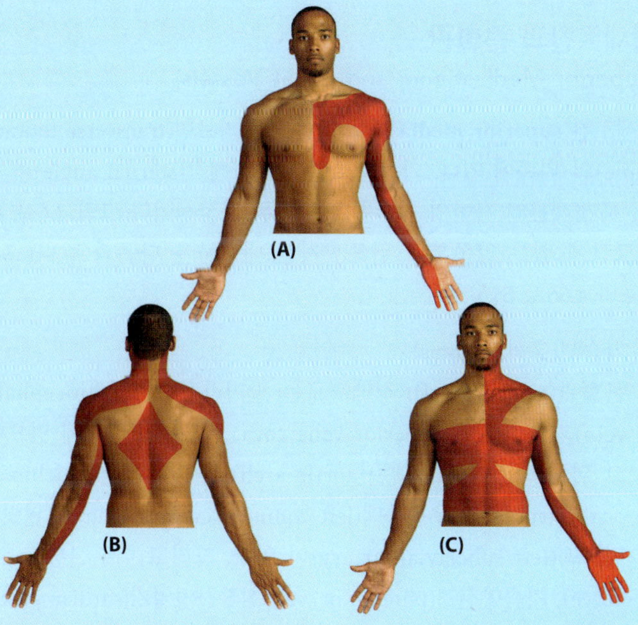

그림 B4.38. 심장 연관통 영역(*붉은색*). A. 일반적인 협심통증의 양상. **B와 C.** 덜 일반적인 심장 연관통 양상.

핵심정리: 심장(Heart)

심장(Heart): 심장은 두 개의 흡입펌프와 두 개의 배출펌프를 가진 기관으로, ■ 오른심장이 허파순환을, 왼심장이 몸순환을 담당하여 두 개의 순환고리를 형성한다. ■ 심장은 끝이 뭉뚝한 피라밋 모양이며, 꼭대기가 왼쪽 앞아래를 향하고 바닥이 꼭대기의 반대쪽인 뒤쪽을 보고 있다. ■ 심장의 양쪽에는 혈액을 받아들이는 심방이 혈액을 빨아들이고, 압축하여 배출하는 심실이 있다. ■ 양쪽의 방들은 비스듬한 심장사이막에 의해 독립적으로 분리되어 있으며, 심장사이막의 대부분은 근육으로 이루어져 있지만, 일부 막부분도 있다. ■ 방실판막은 한쪽 심방과 심실 사이에 위치하여, 모아서 배출하는 2단계의 펌프 기능을 도와준다. ■ 반달판막 역시 한쪽으로만 흐를 수 있는 판막으로 심실배출부분의 끝에 위치한다. 대동맥판막과 허파동맥판막이 이에 해당하며, 심실로 혈액이 거꾸로 들어오는 것을 막아 큰 동맥들의 이완기압력을 유지시켜 준다. 단, 심장동맥은 대동맥판막이 닫히면서 혈액이 공급된다. ■ 심장의 각 방들은 매끈한 내피로 둘러져 있는 심장속막과 근육의 벽인 심장근육층, 바깥을 덮고 있는 심장바깥막을 가지고 있다. 심장바깥막은 장막심장막의 내장쪽층에 해당하며, 각 방의 심장근육층은 방 속의 압력에 따라 다양한 두께를 가지게 된다. ■ 심장근육층은 심장섬유뼈대의 결합조직에 붙어 있고, 서로 분리되어 있다. ■ 섬유뼈대는 4개의 섬유고리, 2개의 섬유삼각과 심장사이막의 막부분으로 구성되어 있다. ■ 심방에서 심실로 흐르는 수축신호는 섬유뼈대의 특정한 장소를 통해서만 전달된다. ■ 또한 섬유뼈대는 심장근, 판막첨판이 부착하는 장소이며, 방실구멍과 큰혈관이 연결되는 구멍의 형태를 유지시켜준다.

심장동맥순환(관상동맥순환, Coronary circulation): 심장근육에 혈액을 공급하는 심장동맥은 심실이완기 동안 대동맥의 탄성복원력에 의해 혈액이 채워진다. 반드시 그런 것은 아니지만, 전형적인 심장동맥은 기능적으로 끝동맥(end artery)이다. ■ 심방에는 오른심장동맥(RCA)과 왼심장동맥(LCA)의 휘돌이가지에서 작은 가지가 나와 분포한다. ■ 굴심방결절(SA node)과 방실결절(AV node)은 대개 오른심장동맥이 혈액을 공급하며, 오른심실의 대부분(앞면 제외)과 왼심실의 가로막면, 심실사이막의 뒤쪽 1/3에도 오른심장동맥이 혈액을 공급한다. ■ 대부분의 경우, 왼심장동맥(LCA)은 방실다발을 포함하는 심실사이막의 앞쪽 2/3, 오른심실의 앞면, 왼심실의 대부분(가로막면 제외)에 혈액을 공급한다. ■ 심장근육의 모세혈관에서 나온 혈액은 심장정맥굴에 모여 오른심방으로 들어오며, 최소심장정맥을 통해 직접 심장의 방들에 들어가기도 한다. 이런 정맥들은 모두 판막이 없다.

심장의 전도(Conducting), 자극(Stimulating) 및 조절체계(Regulating system): 심장전도계통은 율동적인 자극을 만들도록 특수화된 자체결절과 신호를 전달하도록 변화된 심장근육의 다발로 구성되어 있어, 심방과 심실의 조화로운 수축을 일으킨다. ■ 심장박동수와 신호의 전도속도는 교감신경에 의해 빨라지며, 부교감신경에 의해 억제된다. 이는 필요할 때 자극하고, 평상시에는 힘을 아끼는 자율신경계통의 작용이다. ■ 박동신호를 만들어내는 굴심방결절(SA node)과 이어서 연결되는 방실결절(AV node)은 일반적으로 오른심장동맥(RCA)의 가지에서 혈액을 공급받는다. 방실다발과 그 가지는 일차적으로 왼심장동맥(LCA)의 사이막가지가 공급한다. ■ 이런 동맥이 막히게 되어 결절과 전도조직의 경색이 일어나게 되면, 이를 대신하기 위해 인공심장박동조율기를 삽입하기도 한다. ■ 심장동맥에 분포하는 자율신경은 심장전도계통과는 반대로 작용한다. 교감신경자극에 의해 혈관이 이완되고, 부교감신경에 의해 혈관이 수축된다.

위세로칸과 큰혈관 (Superior Mediastinum and Great Vessels)

위세로칸(superior mediastinum)은 가슴가로면(transverse thoracic plane)의 위쪽에 있다. 가슴가로면은 복장뼈각(sternal angle)과 넷째–다섯째등뼈 사이의 척추원반을 잇는 가상선이다(그림 4.64). 위세로칸에 있는 앞쪽부터 뒤쪽까지의 내용물은 다음과 같다(그림 4.65와 4.66A, B).

- 가슴샘(흉선, thymus).
- 큰혈관(great vessel): 정맥으로는 팔머리정맥(brachiocephalic vein)과 위대정맥(superior vena cava, SVC)이 맨 앞에 있으며, 그 뒤에 동맥인 대동맥활(aortic arch), 팔머리동맥(brachiocephalic trunk), 왼온목동맥(left common carotid artery), 왼빗장밑동맥(left subclavian artery)이 있다. 그리고 미주신경(vagus nerve), 가슴막신경(phrenic nerve), 심장신경얼기(cardiac plexus of nerve)가 있다.
- 아래쪽으로 내려온 목(neck)의 내장(viscera): 앞쪽으로 기관(trachea)이 내려오고, 뒤쪽으로 식도(esophagus)가 내려온다. 왼되돌이후두신경(left recurrent laryngeal nerve)은 올라간다.
- 가슴림프관(thoracic duct)과 림프관줄기(lymphatic trunk).

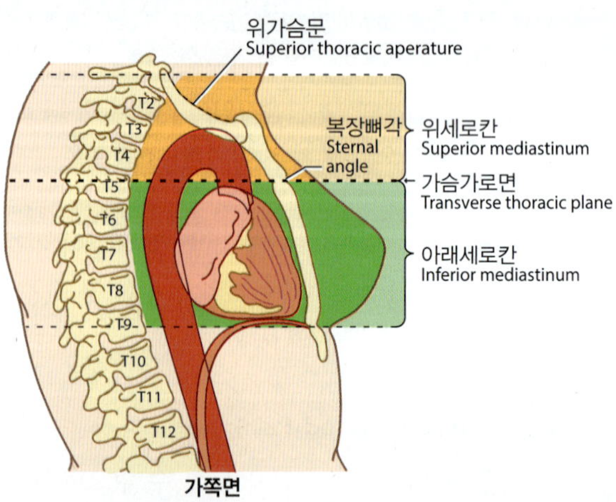

그림 4.64. 위세로칸의 경계. 위세로칸은 위가슴문(superior thoracic aperture)에서 아래쪽으로 가슴가로면(transverse thoracic plane)까지 범위의 공간이다.

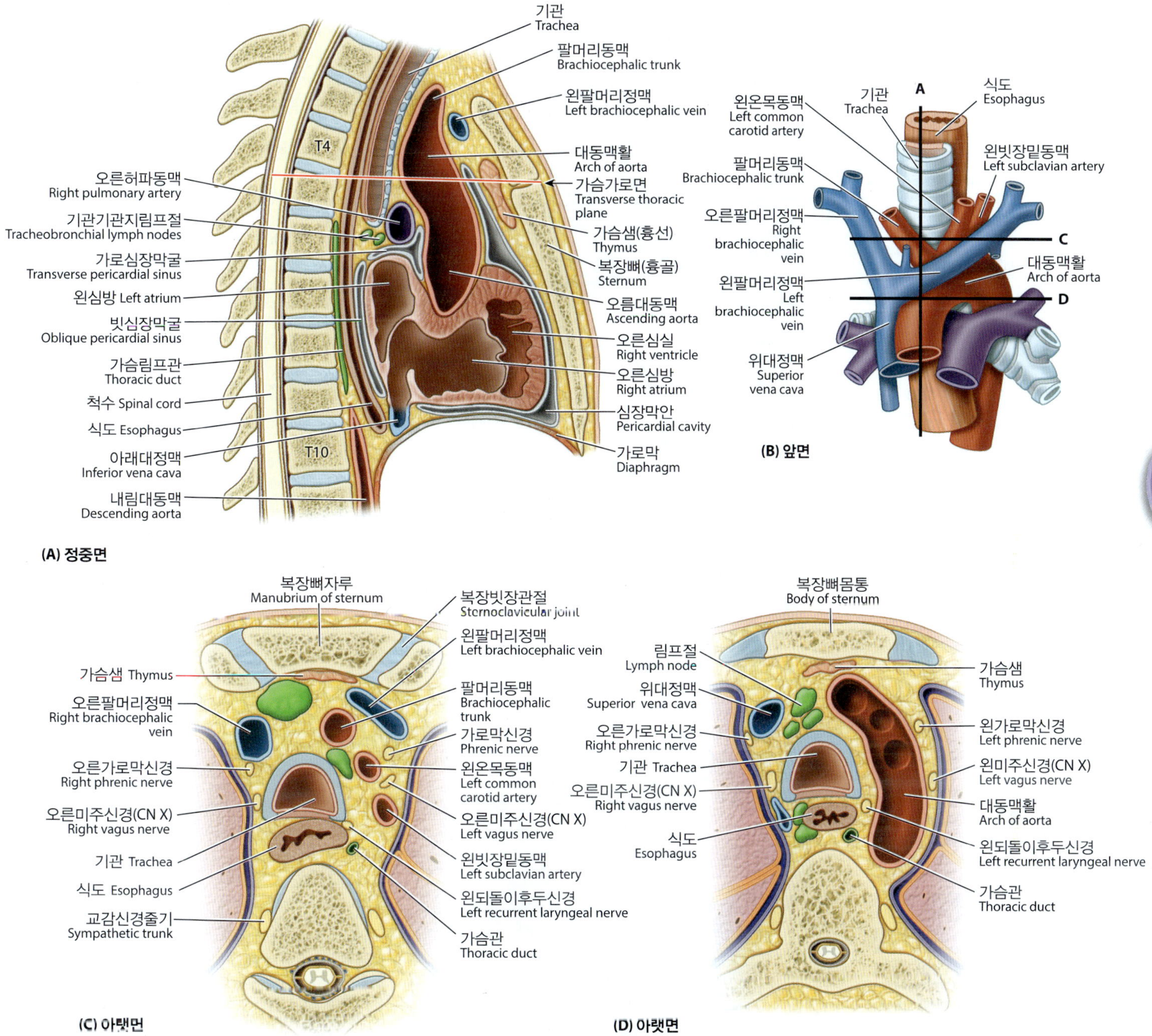

그림 4.65. 위세로칸속 구조물의 위치관계. 위세로칸 속의 구조물을 앞에서 뒤로의 순서로 정중단면(**A**), 앞면(**B**), 아랫면(**C**, **D**)쪽에서 관찰할 수 있다: 관찰되는 구조물로는 가슴샘, 정맥, 동맥, 기도(기관), 소화관(식도), 림프관, 척추몸통과 척추원반, 척수 등이다.

체계적으로 정리하면, 위세로칸의 주요구조물은 앞에서부터 *(1)* 가슴샘 *(2)* 정맥 *(3)* 동맥 *(4)* 기도 *(5)* 소화관 *(6)* 림프관줄기이다.

가슴샘(thymus)

가슴샘(흉선, thymus)은 일차림프기관(primary lymphoid organ)이며, 목의 아랫부분과 위세로칸의 앞부분에 위치한다(그림 4.65와 4.66A). 가슴샘은 플라스크 모양의 엽으로 구성된 납작한 모양의 샘으로 복장뼈자루(manubrium)의 뒤쪽에 놓여 앞세로칸(anterior mediastinum)과 섬유심장막(fibrous pericardium)의 앞까지 뻗어 있다. 사춘기(puberty) 이후에는 점차적으로 퇴화하여 빈공간은 지방으로 채워진다. 가슴샘에 풍부하게 분포하고 있는 동맥은 주로 **속가슴동맥(internal thoracic artery)**의 앞갈비사이가지(anterior intercostal branch)와 **앞세로칸가지(anterior mediastinal branch)**에서 나온다. 가슴샘의 정맥(*vein of thymus*)은 왼팔머리정맥(left brachio-cephalic vein), 속가슴정맥(internal thoracic vein), 아래갑상정맥(inferior thyroid vein)으로 들어간다. 가슴샘의 림프관(*lymphatic vessels of thymus*)

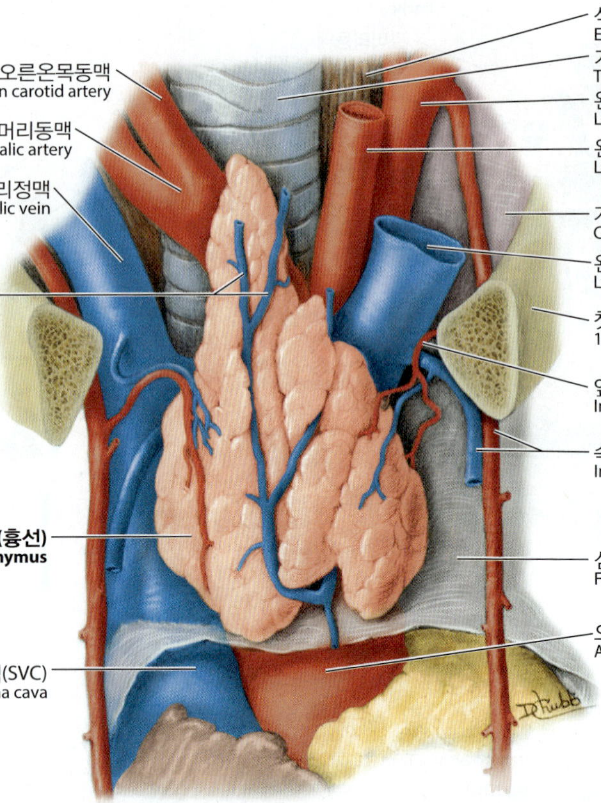

(A) 앞면

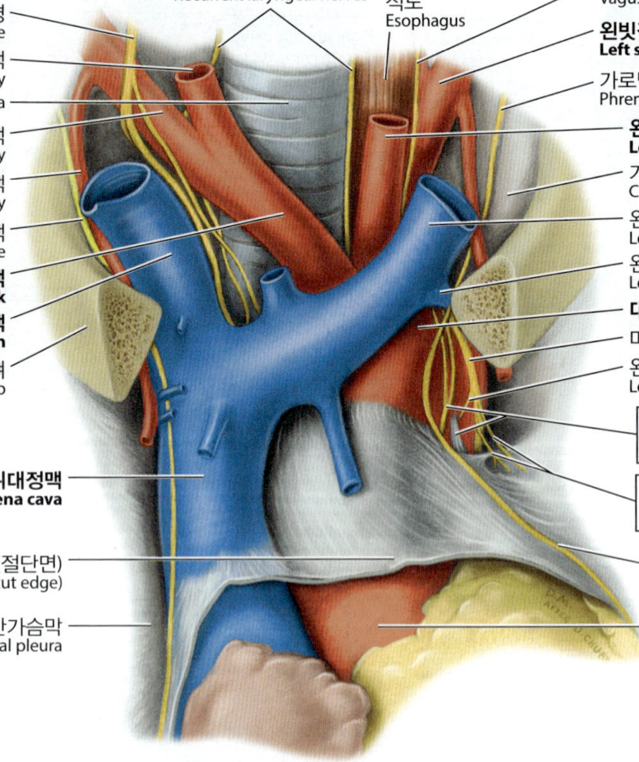

(B) 앞면

그림 4.66. 위세로칸의 해부. A. 위세로칸의 얕은 구조물을 보여준다. 관찰의 편의를 위해 복장뼈, 갈비뼈, 가슴막을 제거하였다. 성인에서 뚜렷한 가슴샘이 관찰되는 것은 드물며 사춘기를 지나면서 지방과 섬유조직으로 대체된다. **B.** 위세로칸과 목뿌리의 깊은 구조물을 보여주기 위해 가슴샘을 제거하였다. 오른미주신경(10번 뇌신경)이 오른빗장밑동맥의 앞을 지나가면서 내는 오른되돌이후두신경은 기관(trachea)과 식도를 따라 안쪽으로 올라간다. 왼되돌이후두신경은 대동맥활의 아래쪽으로 돌아 대동맥의 뒤쪽으로 올라가며, 기관과 식도사이를 지나 후두에 분포한다.

은 복장옆림프절(parasternal lymph node), 팔머리림프절(brachiocephalic lymph node), 기관기관지림프절(tracheobronchial lymph node)로 유입된다.

큰혈관(great vessels)

오른·왼팔머리정맥(right and left brachiocephalic vein)은 복장빗장관절[sternoclavicular (SC) joint]의 뒤쪽에서 속목정맥(internal jugular vein)과 빗장밑정맥(subclavian vein)이 합쳐지면서 만들어진다. 첫째오른갈비연골(right costal cartilage)의 아래모서리 높이에서 양쪽의 팔다리정맥은 합쳐져 위대정맥(SVC)을 형성한다(그림 4.65B와 4.66B). 왼팔다리정맥(*left brachiocephalic vein*)은 왼쪽에서 대동맥활의 세 주요가지를 가로질러 넘어오므로 오른팔다리정맥(right brachiocephalic vein)보다 2배 이상 길다(그림 4.66B). 이를 통해 머리와 목, 팔의 정맥혈액이 오른심방으로 들어간다.

위대정맥(superior vena cava, SVC)은 심장과 허파를 뺀 가로막 위쪽의 모든 구조물로부터 나온 혈액이 모이는 곳이다. 위대정맥은 아래로 내려와 셋째갈비연골 높이에서 오른심방으로 들어가며 끝이 난다. 위대정맥은 위세로칸의 오른쪽에 있으며, 기관의 앞가쪽, 오름대동맥의 뒤가쪽에 놓인다. 오른가로막신경(right phrenic nerve)은 위대정맥과 세로칸가슴막(mediastinal pleura)의 사이에 있다. 위대정맥의 끝부분 절반은 중간세로칸(middle mediastinum)에 들어와 오름대동맥의 바로 옆에 있으며, 가로심장막굴(transverse pericardial sinus)의 뒤쪽 경계를 형성한다(그림 4.45 참조).

오름대동맥(ascending aorta)은 약 2.5 cm 지름을 가지고 있으며, 대동맥구멍(aortic orifice)에서 시작된다. 오름대동맥의 유일한 가지는 대동맥굴에서 나오는 심장동맥이다(그림 4.55B 참조). 오름대동맥은 심장막속(intrapericardial)에 있고(그림 4.66A, B), 가슴가로면의 아래쪽에 있기 때문에 중간세로칸의 내용물에 해당한다.

대동맥활(arch of the aorta; 대동맥궁, aortic arch)은 오름대동맥이 이어져 휘어진 부분이다(그림 4.65A와 4.67; 표 4.5 참조). 복장뼈각(sternal angle) 높이의 둘째오른복장갈비관절(right sternocostal joint)의 뒤에서 시작하여 위쪽으로 구부러졌다가 왼쪽을 향해 뒤쪽으로 진행하다 아래로 내려간다. 대동맥활은 오른허파동맥의 앞과 기관나뉨(bifurcation of trachea)의 앞쪽으로 올라가며, 왼허파뿌리(root of left lung)를 넘으면서 가장 높이 올라가는 부분을 기관과 식도의 왼쪽에서 형성한다. 그리고 넷째등뼈(T4) 몸통의 왼쪽에서 왼허파뿌리의 뒤쪽으로 내려간다. 대동맥활은 둘째왼복장갈비관절(left sternocostal joint)의 높이에서 **가슴대동맥(thoracic aorta)**이 되면서 끝난다.

대동맥활의 반대쪽에 해당하는 기관의 오른쪽에는, 대동맥활과 방향은 반대이지만 오른허파뿌리(root of right lung)를 넘어 **홀정맥활(arch of azygos vein)**이 자리잡고 있다(그림 4.63 참조). **동맥관인대(ligamentum arteriosum)**는 태아의 동맥관(ductus arteriosum)의 흔적으로, 왼허파동맥의 시작부위에서 대동맥활의 아랫면으로 연결되어 있다. 대동맥활에서는 팔머리동맥, 왼온목동맥, 왼빗장밑동맥이 나온다(그림 4.67과 4.68A).

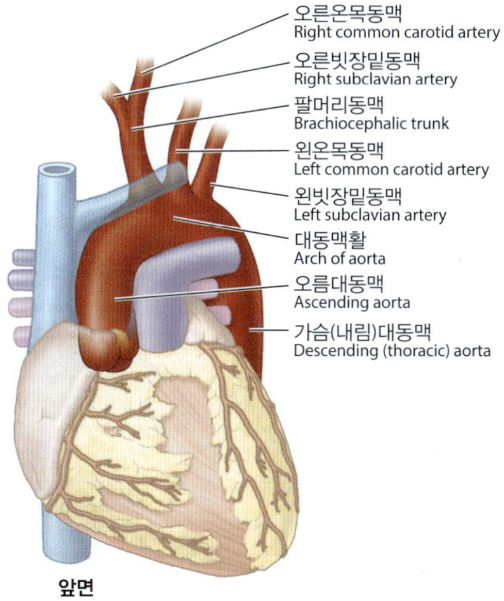

그림 4.67. 대동맥활 가지의 일반적 형태. 65%의 사람에서 이와 같은 가지 형태를 보인다. 가장 큰 가지인 팔머리동맥(brachiocephalic trunk)이 대동맥활의 시작부위에서 나오는 첫째가지이며 오른빗장밑동맥과 오른온목동맥으로 나뉜다. 대동맥활에서 나오는 둘째가지는 왼온목동맥(left common carotid artery)이며, 약 1 cm 옆에서 셋째가지인 왼빗장밑동맥(left subclavian artery)이 나온다.

팔머리동맥(brachiocephalic trunk)은 대동맥활의 첫째가지이며 가장 큰 가지로서, 복장뼈자루의 뒤에서 기관의 앞쪽과 왼팔머리정맥의 뒤쪽을 통해 나온다(그림 4.65A, B, 4.66B와 4.68A). 팔머리동맥은 위가쪽으로 올라가다가 오른복장빗장관절 밑 기관의 오른쪽에서 오른온목동맥과 오른빗장밑동맥으로 나뉜다.

왼온목동맥(left common carotid artery)은 대동맥활의 둘째가지로, 복장뼈자루 뒤의 팔머리동맥의 왼쪽 약간 뒤쪽에서, 대동맥활로부터 나온다. 왼빗장밑동맥의 앞쪽으로 올라가서 처음에는 기관의 앞쪽을 지나다가 이어 기관의 왼쪽을 따라 올라간다. 왼복장빗장관절의 뒤를 지나 목으로 들어간다.

왼빗장밑동맥(left subclavian artery)은 대동맥활의 셋째가지로, 왼온목동맥의 바로 뒤쪽을 통해 대동맥활의 뒷부분에서 나온다. 기관과 왼온목동맥의 가쪽을 통해 위세로칸을 지나가게 되며, 세로칸에서 가지를 내지는 않는다. 가슴에서 빠져나와 왼복장빗장관절의 뒤에서 목뿌리로 들어간다.

위세로칸의 신경(nerves in the superior mediastinum)

머리뼈에서 나온 **미주신경(*vagus nerve*)**은 목의 뒤가쪽을 통해 온목동맥으로 내려온다(그림 4.67A; 표 4.6 참조). 양쪽의 미주신경은 각각 복장빗장관절과 팔머리정맥의 뒤쪽을 통해 위세로칸으로 들어간다.

오른미주신경(right vagus nerve, RVN)은 오른빗장동맥의 앞에서 **오른되돌이후두신경(right recurrent laryngeal nerve)**을 낸다

(그림 4.68A~C). 오른되돌이후두신경은 오른빗장밑동맥을 타고 돌면서 기관과 식도 사이를 지나 올라가 후두에 분포한다. 오른미주신경(RVN)은 기관의 오른쪽을 타고 뒤아래쪽으로 내려온다. 이어 오른팔머리정맥, 위대정맥, 오른허파뿌리의 뒤를 지나면서 여러 개의 가지로 나누어져 **오른허파신경얼기(right pulmonary plexus)**를 형성한다(그림 4.68C). 이후 오른미주신경은 오른허파신경얼기에서 보통 하나의 신경으로 빠져나와 식도를 타고 내려오다가 **식도신경얼기[esophageal (nerve) plexus]**를 형성하면서 흩어진다. 또한 심장신

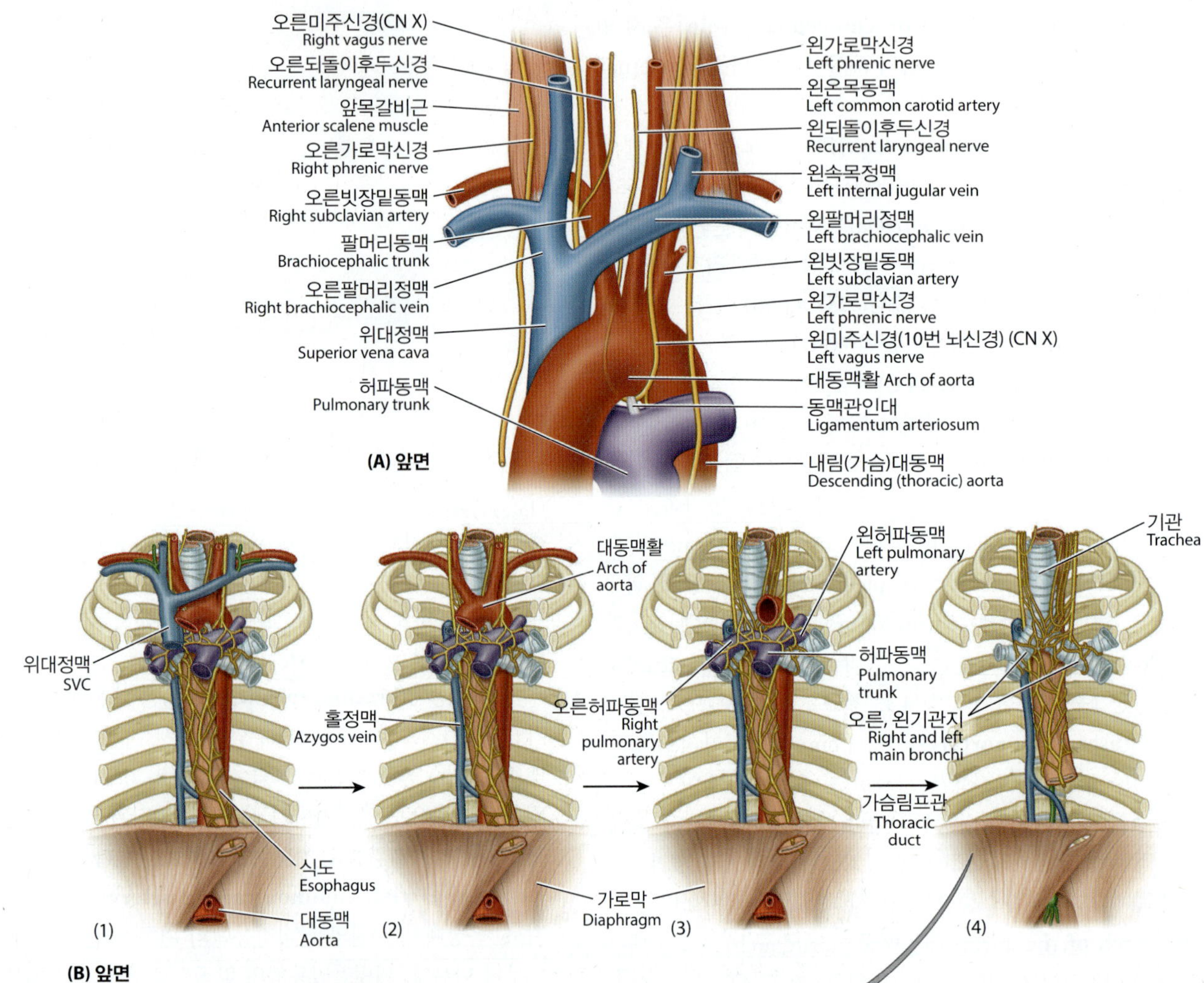

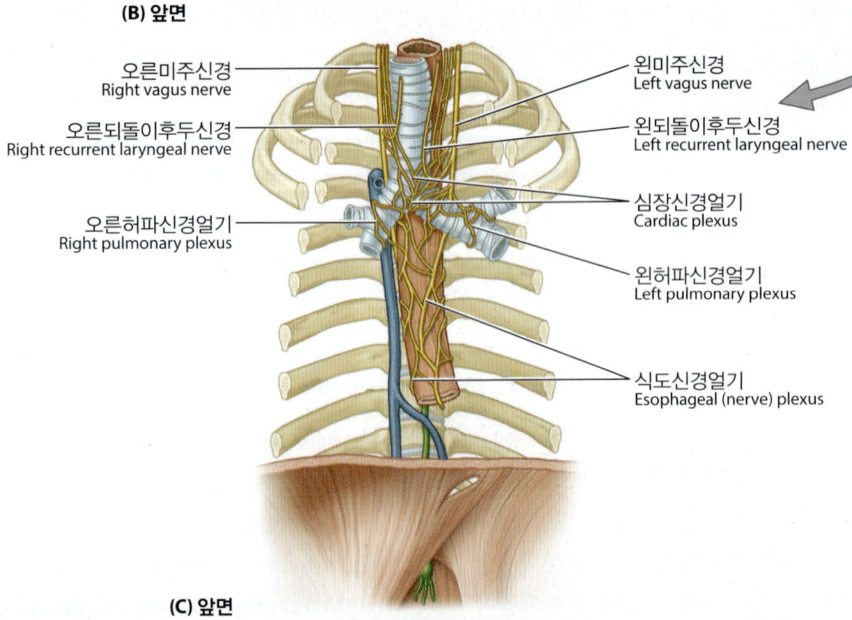

그림 4.68. 큰혈관과 신경. A. 아랫목과 위세로칸의 큰혈관과 신경을 보여준다. 동맥관인대는 태아의 기능하지 않는 허파를 우회하는 동맥관의 흔적이다. **B.** 기관나뉨 주변의 구조물을 깊이 별로 구분해서 보여준다. *(1)* 가장 앞쪽이며, 왼팔머리정맥이 대동맥활에서 나온 세 개의 가지 앞을 지나간다. *(2)* 오름대동맥은 오른허파동맥의 앞쪽을 지나가고, 대동맥활은 오른허파동맥의 위쪽을 지나간다. *(3)* 허파동맥이 두 개로 나뉘는 지점과 오른허파동맥은 기관나뉨의 바로 앞에 위치한다. *(4)* 대동맥활과 허파동맥을 제거하면 심장신경얼기가 기관나뉨의 앞에 남아 있게 된다. **C.** 위세로칸과 뒤세로칸의 신경을 보기 위해 기관과 식도 앞에 존재하는 내장을 제거하였다.

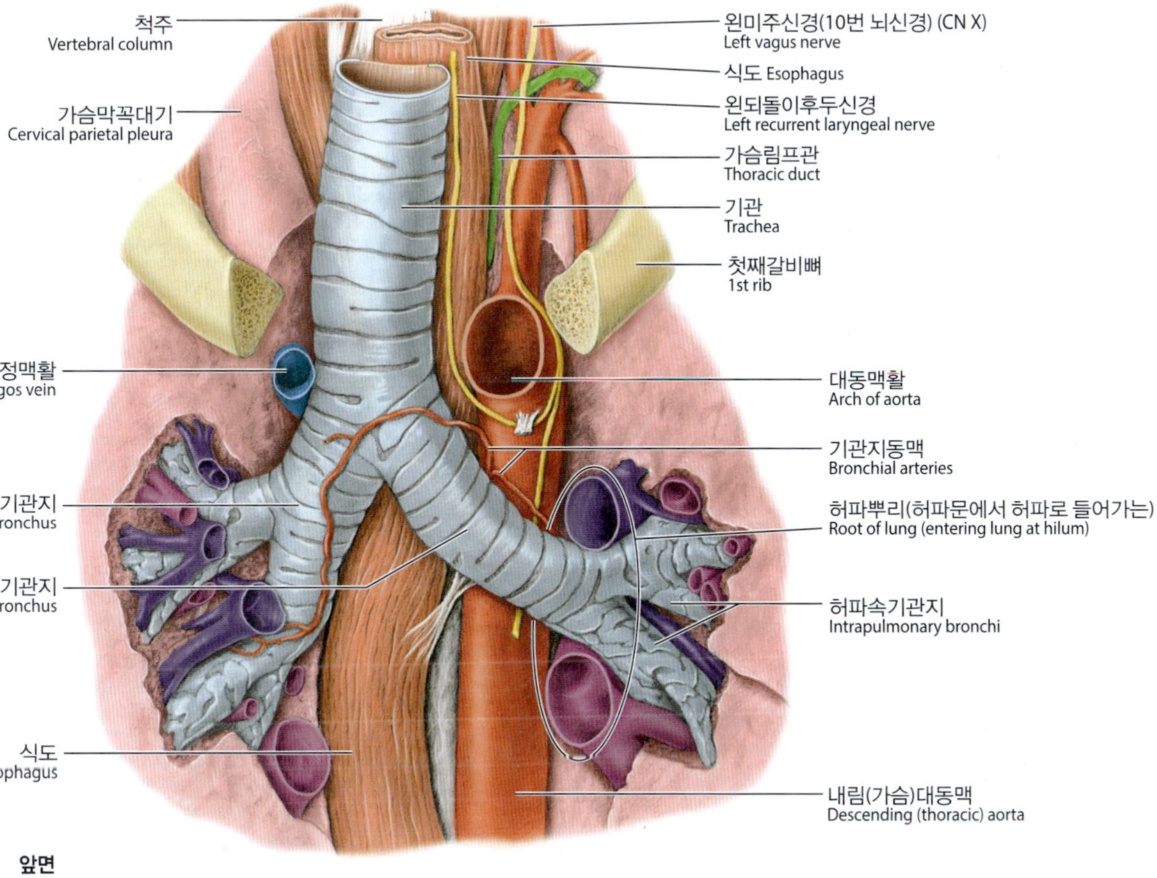

그림 4.69. 위세로칸의 깊은 부위 해부. 위가슴문을 서로 나란하게 지나가는 4개의 구조물이 있다. 이는 기관, 식도, 왼되돌이후두신경, 가슴림프관이다. 오른기관지는 왼기관지에 비해 더 수직이고, 짧으며 넓다. 이 그림의 오른기관지동맥은 일반적인 형태는 아니며, 보통 오른기관지의 뒤쪽으로 지나간다.

경얼기(*cardiac plexus*)의 형성에도 참여한다.

왼미주신경(left vagus nerve, LVN)은 왼온목동맥의 뒤를 통해 목으로 내려온다(그림 4.68A). 이후 왼온목동맥과 왼빗장밑동맥의 사이를 통해 가슴세로칸으로 들어온다. 왼미주신경은 대동맥활의 왼쪽에 이르러 가로막신경의 뒤쪽으로 지나가며, 가로막신경과 왼미주신경 사이로 왼위갈비사이정맥이 지나간다. 대동맥활의 아래모서리를 안쪽으로 디고 넘어가는 **왼되돌이후두신경(left recurrent laryngeal nerve)**이 왼미주신경에서 나온다. 왼되돌이후두신경은 동맥관인대(ligamentum arteriosum)의 바깥쪽을 바짝 타고 돌아 기관과 식도 사이로 올라가 후두에 분포한다(그림 4.63, 4.66B, 4.68A~C와 4.69). 왼미주신경은 왼허파뿌리의 뒤를 지나 여러 가지로 나뉘어 **왼허파신경얼기(left pulmonary plexus)**를 형성한다. 왼허파신경얼기에서 빠져나온 한줄기의 왼미주신경은 오른미주신경의 식도가지와 함께 식도신경얼기(*esophageal nerve plexus*)를 형성한다(그림 4.68B, C).

가로막신경(*phrenic nerve*)을 통해 가로막에 운동신경섬유와 감각신경섬유가 분포된다(그림 4.68A). 감각신경섬유가 전체섬유의 1/3을 차지하고 있다. 가로막신경은 가로막뿐 아니라 심장막, 가로막가슴막의 감각도 수용한다. 양쪽의 가로막신경은 양쪽의 빗장밑동맥과 팔머리정맥의 시작부분 사이를 지나 위세로칸으로 들어온다(표 4.6 참조). 가로막신경은 허파뿌리의 앞쪽을 지나가며, 이는 미주신경과 가로막신경을 구분하는 중요한 방법이다.

오른가로막신경(right phrenic nerve)은 오른팔머리정맥, 위대정맥, 오른심방을 덮은 심장막의 오른면을 따라 내려온다. 이어 오른허파뿌리의 앞을 지나고 아래대정맥의 오른면을 따라 내려오면서 가로막의 대정맥구멍(caval opening) 근처에서 가로막을 뚫고 들어간다(그림 4.70A).

왼가로막신경(left phrenic nerve)은 왼빗장밑동맥과 왼온목동맥의 사이를 통해 내려온다. 그리고 왼미주신경의 앞쪽에서 대동맥활의 왼쪽면을 가로지른다. 이때 왼미주신경과 왼가로막신경 사이에는 왼위갈비사이정맥이 지나간다. 그런 다음 왼미주신경은 왼허파뿌리의 앞을 지나 왼심방과 왼심실을 덮은 섬유심장막을 따라 내려오다가 가로막을 뚫고 들어간다(그림 4.70B). 가로막신경의 대부분의 가지는 가로막의 아랫면(배안면)에서 갈라진다.

기관(trachea)

기관(trachea)은 식도의 앞쪽을 타고 위세로칸으로 들어오며, 정중선에서 약간 오른쪽으로 기울어져 있다(그림 4.68B, C와 4.69). 기관의 뒷면은 식도와 닿아 납작하다(그림 4.65B). 기관은 복장뼈각 높이

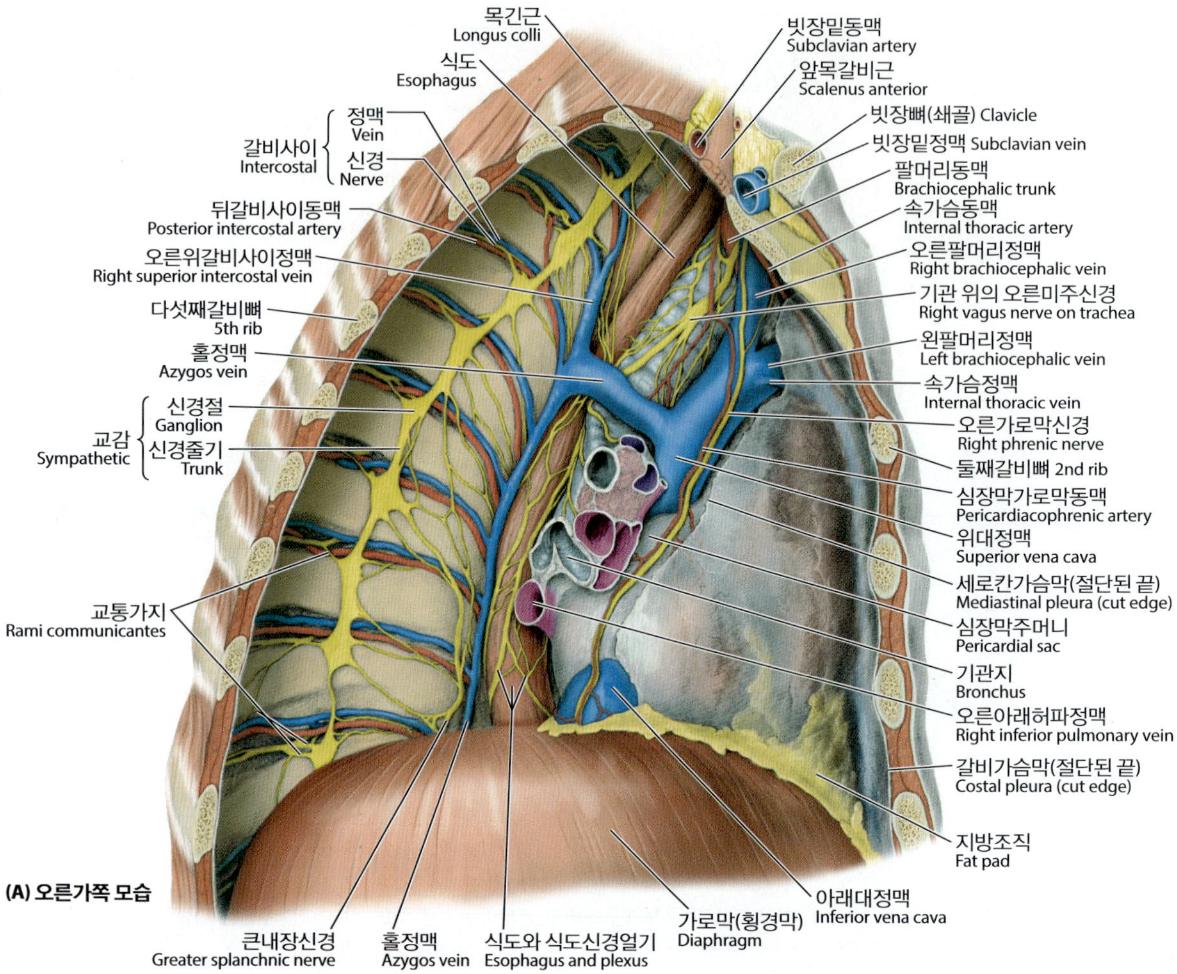

그림 4.70. 세로칸을 가쪽으로 노출시켜 관찰한 모습. A. 세로칸의 오른쪽 옆모습, 가슴막 아래의 구조물들 관찰하기 위해 대부분의 갈비가슴막과 세로칸가슴막을 제거하였다. 세로칸의 오른쪽면은 "정맥면(*파란색면*)"으로 정맥과 관련된 구조물들인 홀정맥과 홀정맥활, 위대정맥, 오른심방, 아래대정맥을 주로 관찰할 수 있다.

에서 오른·왼주기관지로 나누어지면서 끝난다(그림 4.65A와 4.69). 기관은 심장의 위쪽에서 이미 끝나기 때문에, 뒤세로칸의 내용물에 포함되지 않는다.

식도(esophagus)

식도(esophagus)는 인두와 위 사이의 섬유근육관이다(그림 4.65A, B, 4.68B, C, 4.69, 4.70A, 4.71). 식도는 기관과 첫째–넷째등뼈(T1–T4) 몸통 사이를 지나 위세로칸으로 들어온다. 식도는 보통 앞뒤로 납작해져 있으며, 처음에는 왼쪽으로 약간 치우쳐 내려오다가 대동맥활에 의해 정중면의 뒤쪽으로 밀리면서 오른쪽으로 기울어져 거의 정중면에 가까워진다. 그 다음 왼허파뿌리에 눌리면서 그 뒤쪽으로 지나간다. 위세로칸의 가슴림프관(*thoracic duct*)은 대개 대동맥활의 뒤에서 식도의 왼쪽에 놓여 있다(그림 4.69와 4.70B). 대동맥활을 지난 식도는 왼쪽으로 비스듬하게 내려가 가로막의 **식도구멍(esophageal hiatus)** 쪽으로 향하고 이 구멍을 통해 배로 들어간다(그림 4.71).

뒤세로칸(Posterior Mediastinum)

뒤세로칸(posterior mediastinum)은 아래세로칸의 뒷부분에 해당하는 부위로 가슴가로면의 아래쪽에 위치하며, 다섯째–열두째등뼈(T5–T12)의 앞, 심장막과 가로막의 뒤, 양쪽 허파의 벽쪽가슴막 사이에 있다(그림 4.65A와 4.68C). 뒤세로칸에는 가슴대동맥, 가슴림프관, 림프관줄기, 뒤세로칸림프절, 홀정맥, 반홀정맥, 식도, 식도신경얼기가 들어 있다. 몇몇 학자들은 가슴교감신경줄기와 가슴내장신경을 뒤세로칸에 포함시키기도 하지만, 이들은 등뼈 몸통의 가쪽에 있기 때문에, 엄밀하게 말하면 뒤세로칸의 구조물이 아니다.

가슴대동맥(thoracic aorta)

가슴대동맥(thoracic aorta)은 대동맥활 이후의 대동맥에 해당한다(그림 4.69, 4.71과 4.72; 표 4.5). 넷째등뼈(T4) 몸통의 아래모서리 왼쪽에서 시작하여 다섯째–열두째등뼈(T5–T12)의 왼쪽을 따라 뒤세로칸을 내려온다. 왼쪽으로 내려오던 가슴대동맥은 점차 정중면으로 오면서 식도를 오른쪽으로 밀어낸다. 내려오는 가슴대동맥은 자율신

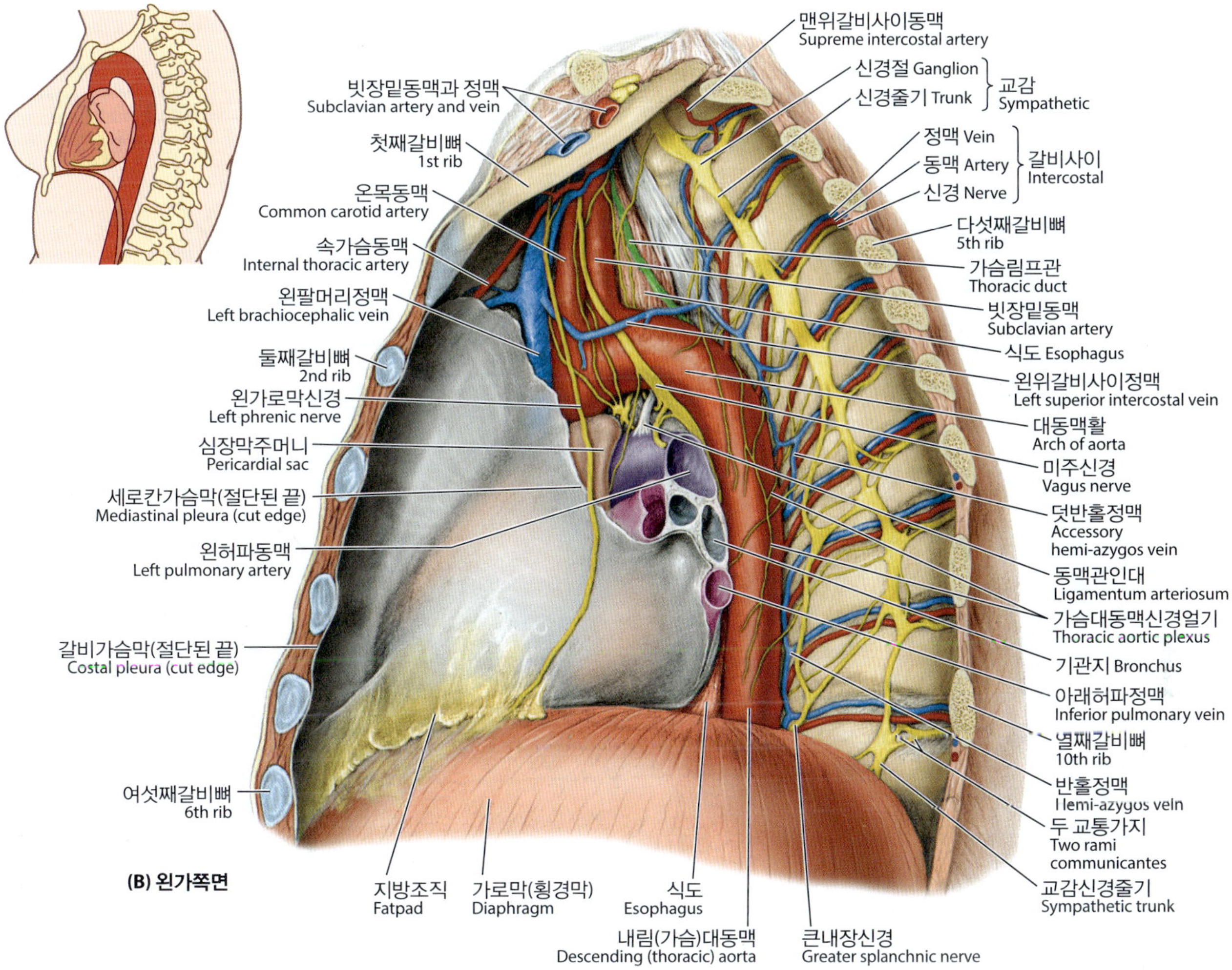

(B) 왼가쪽면

그림 4.70. (계속) B. 세로칸의 왼쪽면은, 오른쪽면에 대조적으로 *"빨간색면"*으로 불리며 주로 동맥 관련 구조물을 관찰할 수 있다: 대동맥활, 가슴대동맥, 왼온목동맥, 빗장밑동맥, 그리고 왼심실(추가적으로 허파동맥과 왼허파동맥). 등뼈와 위쪽 허리뼈 높이에서 쌍교통가지(*흰색*과 *회색*)에 의해 교감신경줄기가 갈비사이신경에 연결된다. 위쪽 둘째에서 셋째갈비사이공간의 정맥이 들어오는 왼위갈비사이정맥은 앞쪽으로 주행하여 왼팔머리정맥으로 들어간다.

경이 얽힌 **가슴대동맥신경얼기(thoracic aortic plexus)**가 둘러싸고 있다(그림 4.70B). 가슴대동맥은 왼허파뿌리, 심장막, 식도의 뒤쪽에 놓인다(그림 4.69와 4.70B). 가슴대동맥은 열두째등뼈(T12)의 아래모서리 앞에서 가로막의 **대동맥구멍(aortic hiatus)**을 통해 배로 내려가 **배대동맥**(*abdominal aorta*)이 되면서 끝난다(그림 4.71). 대동맥구멍에는 대동맥의 오른쪽으로 가슴림프관과 홀정맥이 함께 지나간다.

배대동맥에서 더 뚜렷하게 보이는 **내림대동맥**(*descending aorta*)의 가지 나뉨 형태는 다음과 같은 세 개의 "혈관면(vascular plane)"을 형성한다(그림 4.72).

1. **홀내장가지의 앞·정중면:** 소화관(태아 소화관)과 그 유도체에 분포한다(그림 4.72 삽입그림 *A*).
2. **쌍내장가지의 가쪽혈관면:** 소화관이 아닌 내장과 그 유도체에 분포한다(그림 4.72 삽입그림 *B*).
3. **쌍벽쪽가지의 뒤가쪽혈관면:** 몸벽에 분포한다(그림 4.72 삽입그림 *C*).

가슴대동맥의 앞혈관면의 **홀내장가지**(*unpaired visceral branch*)에 해당하는 혈관은 **식도동맥(esophageal artery)**이다. 식도동맥은 보통 2개이지만 5개를 가지는 경우도 있다(그림 4.72; 표 4.5). 가슴에 분포하는 가쪽혈관면의 **쌍내장가지**(*paired visceral branch*)에 해당하는 대표적인 혈관은 **기관지동맥**(*bronchial artery*)이다(그림 4.69). 오른·왼기관지동맥이 가슴대동맥에서 직접 나오는 경우도 있지만, 왼기관지동맥만 대동맥에서 나오고 오른기관지동맥은 오른뒤갈비사이동맥에 나오는 경우가 대부분이다. 오른기관지동맥은 셋째오른뒤갈비사이동맥에서 흔히 나온다. 가슴대동맥의 뒤가쪽에서 쌍으로 나오는 **벽쪽가지**(*paired parietal branch*)는 위쪽 두 개 갈비사이공간을 제외한 모든 갈비사이공간에 분포하는 **뒤갈비사이동맥**(*posterior intercostal artery*)과 **갈비밑동맥**(*subcostal artery*)이다(그림 4.72). 갈비밑동맥은 가슴대동맥에서 나오지만, 실제로는 가로막 아래로 주행한다. 이들 혈관은 뒤갈비사이동맥과 같은 일련의 동맥 가지이다.

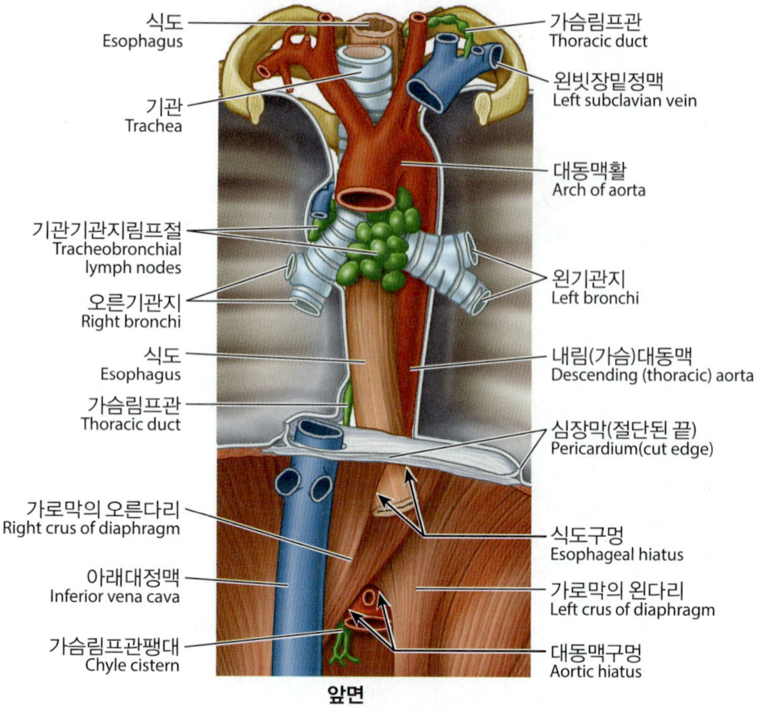

그림 4.71. 앞에서 본 식도(esophagus), 기관(trachea), 기관지(bronchi), 대동맥(aorta). 대동맥활은 기관과 식도의 왼쪽에서 뒤쪽으로 휘어진다. 아래기관기관지림프절(inferior tracheobronchial nodes)이 커지게 되면 오른, 왼기관지가 나누어지는 각이 넓어지기도 한다. 여기서는 가슴림프관이 왼빗장밑정맥으로 들어가고 있다.

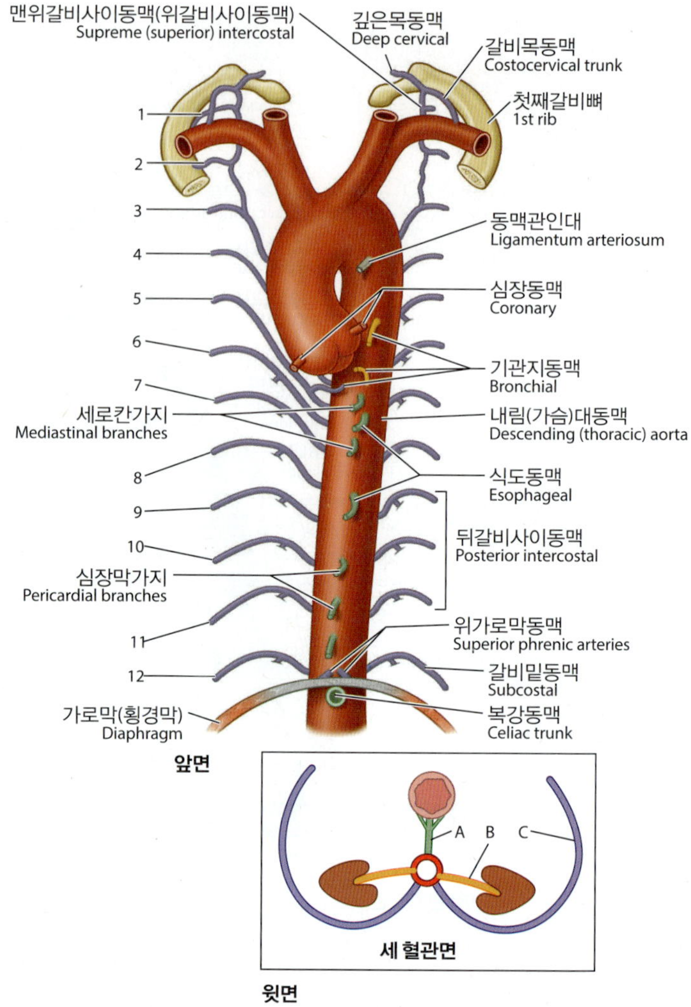

그림 4.72. 가슴대동맥의 가지. 가슴대동맥에서 나오는 가지는 혈관면을 따라 나오는 경향이 있다(**삽입그림**). 식도와 심장막으로 가는 가지는 홑으로 나오는 내장가지이며, 대동맥의 앞쪽에서 나온다(**삽입그림**의 *A*). 기관지동맥은 쌍으로 나오는 내장가지이며, 대동맥의 가쪽에서 나온다(**삽입그림**의 *B*). 뒤갈비사이동맥과 갈비밑동맥(*1~12*)은 쌍으로 나오면서 구역별로 분포하는 벽쪽가지이며, 대동맥의 뒤쪽에서 나온다(**삽입그림**의 *C*). 쌍으로 나오는 위가로막동맥은 가슴대동맥의 아랫부분에서 나오며 가로막에 분포하고 일반적인 분포 형태에서 벗어난다; 이들은 쌍으로 나오는 벽쪽 가지로 앞쪽으로 이동되어 있다.

이런 일반적인 형태와 다르게 가슴대동맥에서 나오는 가지는 다음과 같다.

- **위가로막동맥(superior phrenic artery):** 쌍으로 나오는 벽쪽가지이지만, 대동맥의 앞가쪽에서 나와 가로막의 윗면에 분포한다. 위가로막 동맥은 속가슴동맥의 근육가로막가지와 심장막가로막가지와 연결된다.
- **심장막가지(pericardial branch):** 앞쪽에서 홑으로 나오는 가지이지만, 소화관이 아닌 심장막에 분포한다. 뒤세로칸의 림프절과 다른 조직에 혈액을 공급하는 작은 **세로칸동맥(mediastinal artery)**도 심장막가지와 같은 형태이다.

식도(esophagus)

식도(esophagus)는 위세로칸에서 내려와 대동맥활의 뒤쪽을 통해 약간 오른쪽으로 치우쳐 뒤세로칸으로 들어와 심장막과 왼심방의 뒤를 지나간다(그림 4.68C, 4.69와 4.71). 식도는 심장바닥의 뒤를 지나 왼쪽으로 비스듬하게 내려가 열째등뼈(T10) 높이의 대동맥의 앞쪽에서 가로막의 식도구멍(*esophageal hiatus*)으로 들어간다.

식도는 가슴에서 세 개의 "협착(constriction)"이 만들어지며, 방사선조영제를 삼키고 찍은 방사선사진에서 속이 좁아진 모양으로 관찰된다. 이런 세 개의 협착은 (1) 대동맥활, (2) 왼주기관지, (3) 가로막 세 구조물에 의해 눌려서 만들어진다. 처음 두 협착은 가까이 붙어 있어 구분하기 힘들지만, 뒤앞영상에서는 대동맥활에 의한 협착(대동맥자국, aortic arch compression)이 가장 뚜렷하고, 가쪽영상(lateral view)에서는 왼기관지에 의한 협착(기관지자국, bronchial impression)이 잘 보인다. 속이 비어 있을 때는 이러한 협착을 관찰할 수 없지만, 음식물 등에 의해 채워져 식도가 팽창되면 주변의 구조물이 식도벽을 압박하여 협착 부위를 관찰할 수 있다.

가슴림프관과 림프관줄기(thoracic duct and lymphatic trunks)

가슴림프관(thoracic duct)은 사람 몸에서 가장 큰 림프관이다. 뒤세로칸의 가슴림프관은 아래쪽 7개의 등뼈몸통의 앞에 놓여 있다(그림 4.73). 다리와 골반안, 배안, 머리와 목, 왼팔과 가슴의 왼쪽에서 모인

표 4.5. 가슴부위의 대동맥과 대동맥 가지

동맥	이는곳	경로	가지
오름대동맥(ascending aorta)	왼심실의 대동맥구멍	복장뼈각에서 약 5 cm 위로 올라가 대동맥활이 된다	오른, 왼심장동맥
대동맥활(arch of aorta)	오름대동맥에서 이어진다	기관과 식도의 왼쪽에서 왼기관지의 위쪽을 향해 뒤로 휘어진다	팔머리동맥, 왼온목동맥, 왼빗장밑동맥
가슴대동맥[thoracic (descending) aorta]	대동맥활에서 이어진다	뒤세로칸에서 척주의 왼쪽을 따라 내려오며, 점차적으로 오른쪽으로 기울어 가로막의 대동맥구멍에서는 정중면에 놓인다	뒤갈비사이동맥, 갈비밑동맥, 가로막동맥의 일부, 대동맥 내장가지의 일부(예: 식도가지)
뒤갈비사이동맥 (posterior intercostal)	가슴대동맥의 뒤쪽	갈비뼈와 나란하게 가쪽으로 달리다가 앞쪽으로 넘어온다	가쪽과 앞피부가지
기관지동맥기관지동맥 (bronchial, 1~2가지)	대동맥의 앞쪽이나 뒤갈비사이동맥에서 나온다	기관기관지나무를 따라 달린다	기관지와 기관지주위조직, 허파쪽가슴막
식도동맥(esophageal, 4~5가지)	가슴대동맥의 앞쪽	식도의 앞쪽을 달린다	식도에 분포
위가로막동맥(superior phrenic, 가지 수는 사람에 따라 다름)	가슴대동맥의 앞쪽	가로막의 대동맥구멍에서 시작하여 가로막의 위쪽을 지난다	가로막에 분포

4

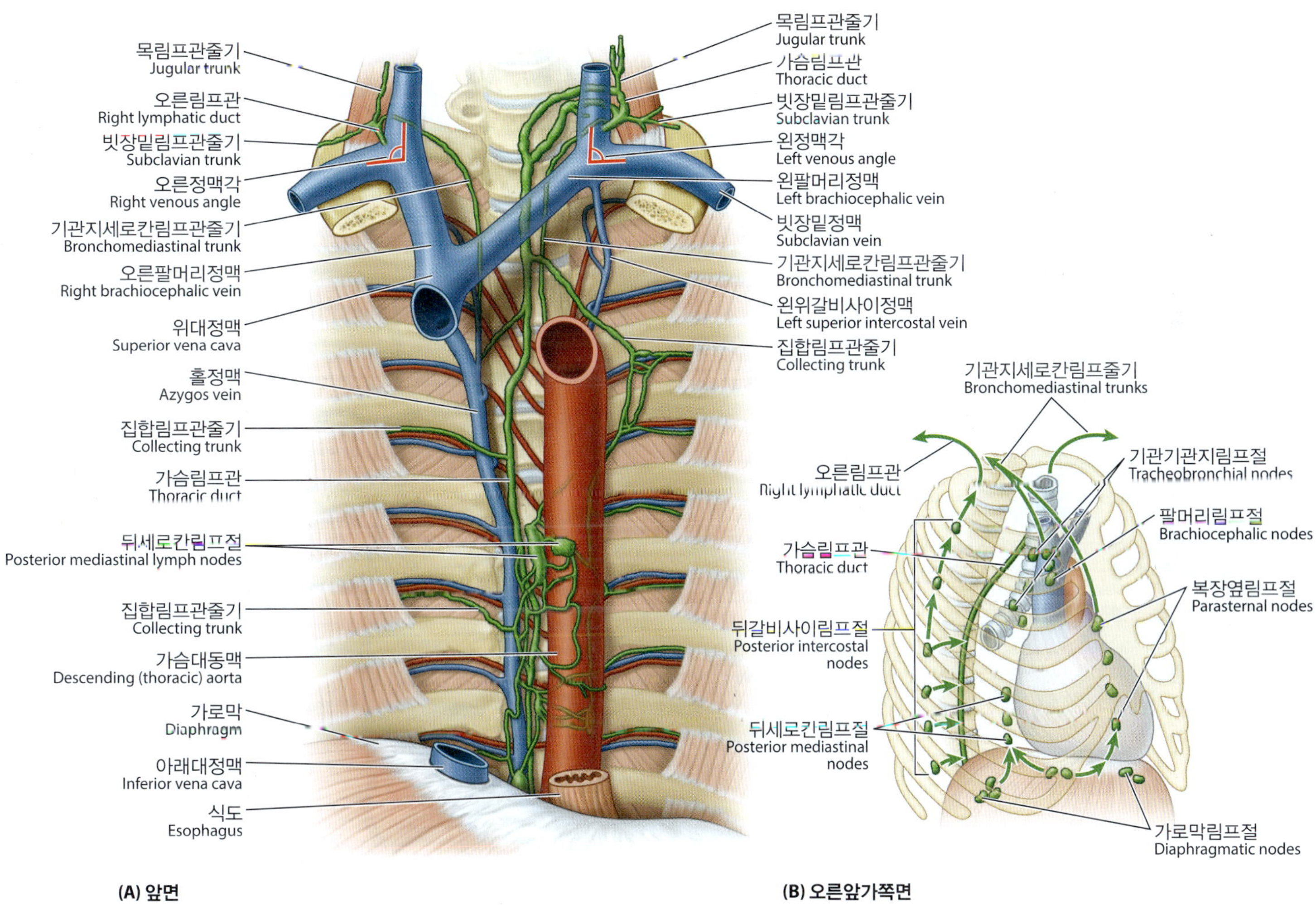

그림 4.73. 가슴림프관과 기관지세로칸림프관줄기. A. 가슴대동맥을 왼쪽으로 살짝 밀고, 홀정맥을 오른쪽으로 살짝 밀어 가슴림프관을 보여준다. 대략 가슴가로면 높이에서 가슴관은 왼쪽으로 넘어가 목으로 올라가며, 가쪽으로 휘어지면서 왼속목정맥과 왼빗장밑정맥이 만나는 곳인 왼정맥각(left venous angle) 부근으로 들어간다. 오른림프관은 오른목림프관줄기와 오른갈비밑림프관줄기, 오른기관지세로칸림프관이 합쳐져 만들어지는 짧은 림프관이다. **B.** 가슴안의 림프의 흐름과 림프절을 보여준다.

림프, 즉 몸의 위오른쪽 1/4을 제외한 림프는 가슴림프관을 통해 정맥으로 들어간다(제1장, 총론의 "림프계통" 개요 부분 참조).

가슴림프관은 배의 **가슴림프관팽대(cisterna chyli**, chyle cistern)에서 시작하며, 가로막의 대동맥구멍을 통해 가슴으로 올라온다(그림 4.71). 보통 연한 흰색이며 얇은 벽을 가진 가슴림프관은 많은 판막을 가지고 있어 마치 구슬목걸이처럼 보이기도 한다. 가로막을 지나, 가슴림프관은 왼쪽으로 가슴대동맥, 오른쪽으로 홀정맥, 앞쪽으로 식도, 뒤쪽으로 등뼈몸통을 지나며 올라온다. 넷째–여섯째등뼈(T4–T6) 높이에서, 가슴림프관은 식도의 뒤를 지나 왼쪽으로 가로지르며 위세로칸으로 올라간다.

윗부분과 중간부분의 양쪽 갈비사이공간에서 모인 림프는 여러 개의 집합림프관줄기를 타고 가슴림프관으로 모이며, 뒤세로칸 구조물의 림프도 가슴림프관으로 들어간다. 가슴림프관이 정맥에 연결되어 끝나기 전에, 목림프관줄기(*jugular lymphatic trunk*), 빗장밑림프관줄기(*subclavian lymphatic trunk*), 기관지세로칸림프관줄기가 유입되기도 한다. 가슴림프관은 보통 왼속목정맥과 왼빗장밑정맥이 연결되는 지점(왼정맥각, left venous angle)이나 왼팔머리정맥이 시작되는 지점에서 정맥으로 들어간다(그림 4.73A). 하지만 그림 4.71에서 보이듯 왼빗장밑정맥(left subclavian vein)으로 들어가기도 한다.

뒤세로칸의 혈관과 림프절 (vessels and lymph nodes of posterior mediastinum)

가슴대동맥과 그 가지는 앞서 설명했으므로, 정맥과 림프절에 대해 설명한다. **뒤세로칸림프절(posterior mediastinal lymph node)**은 심장막(pericardium)의 뒤에 놓여 있으며, 주변에 식도와 가슴대동맥이 인접해 있다(그림 4.73A, B). 몇 개의 림프절은 식도 아랫부분의 뒤에 있고, 더 많은 림프절(8개 이상)이 식도의 앞과 가쪽에 있다. 뒤세로칸림프절은 심장막 뒷부분, 식도, 가로막, 중간부위의 뒤갈비사이공간으로부터 림프를 받는다. 이어 오른림프관줄기이나 가슴림프관을 통해 정맥으로 유입된다.

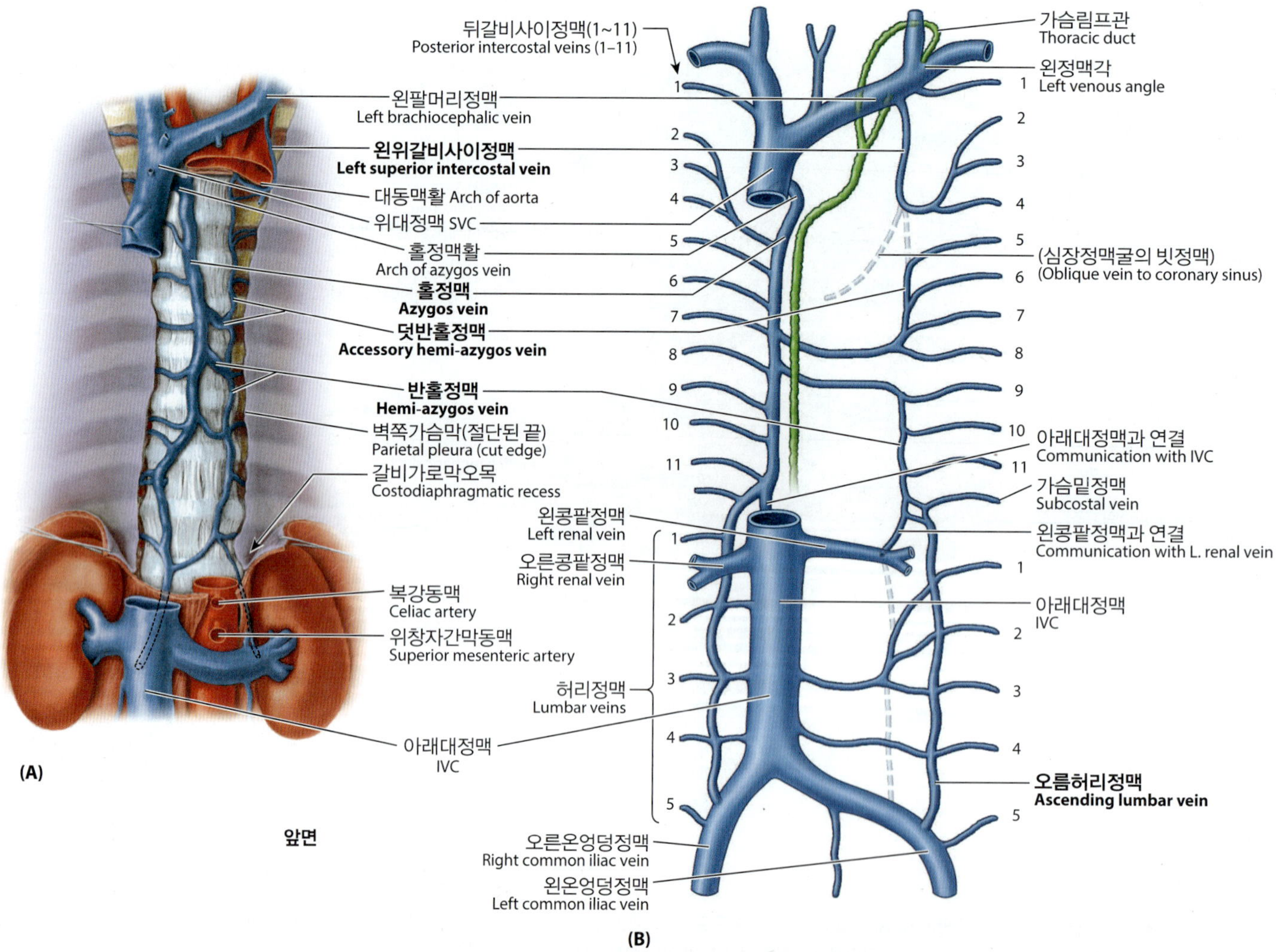

그림 4.74. **홀정맥계통. A.** 홀정맥은 아래대정맥(*IVC*)과 위대정맥사이(*SVC*)를 직접 연결해준다. **B.** 홀정맥과 반홀정맥은 가로막 아래의 오름허리정맥과 연결된다.

홀정맥계통(azygos system of vein)은 등과 가슴배벽(thoracoabdominal wall)뿐만 아니라 세로칸 내장의 정맥혈액이 들어오는 곳이며, 척주의 양쪽에 놓여 있다(그림 4.73A와 4.74A, B). 홀정맥계통은 이는 부위와 경로, 가지, 연결이 매우 다양하다. **홀정맥**(*azygos vein*, 그리스어로 *azygos*)과 그 큰 가지인 **반홀정맥**(*hemi-azygos vein*)은 아래대정맥이나 콩팥정맥의 뒤에서 나오는 많은 뿌리들이 오름허리정맥(ascending *lumbar vein*)과 합쳐져 만들어진다.

홀정맥(azygos vein)은 위대정맥과 아래대정맥 사이의 곁순환통로에 해당하며, 가슴과 배의 뒤벽에서 오는 혈액이 들어온다. 홀정맥은 아래쪽 8개의 등뼈몸통의 오른쪽에 가깝게 지나가며 뒤세로칸으로 올라온다. 올라온 홀정맥은 위대정맥과 연결되는 오른허파뿌리의 위쪽을 타고 휘어지는데, 이는 대동맥활이 왼허파뿌리를 넘어가는 모습과 유사하다. 홀정맥에는 **뒤갈비사이정맥**(*posterior intercostal vein*)뿐만 아니라 등과 척추 등에 분포된 척주정맥얼기도 들어온다. 세로칸정맥과 식도정맥 및 기관지정맥도 홀정맥으로 들어간다(그림 4.74).

반홀정맥(hemi-azygos vein)은 왼갈비밑정맥과 오름허리정맥이 합쳐지면서 왼쪽에 만들어진다. 반홀정맥은 척주의 왼쪽에서 가슴대동맥의 뒤를 따라 아홉째등뼈(T9)까지 올라간다. 이곳에서 대동맥과 가슴림프관, 식도의 뒤쪽을 지나 오른쪽으로 넘어가 홀정맥과 합쳐진다. 아래쪽 3개의 왼뒤갈비사이정맥과 아래식도정맥, 여러 개의 작은 세로칸정맥이 반홀정맥으로 들어간다. **덧반홀정맥(accessory hemi-azygos vein)**은 넷째 또는 다섯째갈비사이공간의 안쪽 끝에서 시작하여, 다섯째–여덟째등뼈(T5–T8)로 구성된 척주의 왼쪽을 따라 내려온다. 넷째–여덟째왼뒤갈비사이정맥과 가끔 왼기관지정맥이 덧반홀정맥으로 들어간다. 덧반홀정맥은 일곱째등뼈(T7)이나 여덟째등뼈(T8)에서 가슴대동맥과 가슴림프관의 뒤쪽을 지나 홀정맥과 합쳐진다. 어떤 경우에는 덧반홀정맥이 반홀정맥과 합쳐진 다음, 홀정맥으로 들어가기도 한다. 그림 4.74에서 보이는 것처럼 덧반홀정맥에 왼위갈비사이정맥이 연결된 경우도 흔하다. 이 경우, 첫째–셋째왼갈비사이공간의 정맥이 들어가는 왼위갈비사이정맥의 혈액이 덧반홀정맥으로 흐를 수 있지만, 일차적으로는 왼팔머리정맥으로 흐른다.

뒤세로칸의 신경(nerves of posterior mediastinum)

뒤세로칸의 신경은 교감신경줄기와 그 신경절이 대부분을 차지하고 있다(그림 4.75; 표 4.6). **가슴교감신경줄기(thoracic sympathetic trunk)**는 목교감신경줄기, 허리교감신경줄기와 이어져 있다. 가슴의 윗부분에서는 갈비뼈머리에 맞닿아 있고, 중간부분에서는 갈비척추관절에 놓여 있으며, 아랫부분에서는 척추몸통의 양옆에 놓여 있다. **아래가슴내장신경(lower thoracic splanchnic nerve)**은 큰내장신경, 작은내장신경, 최소내장신경에 해당하며, 가로막 아래의 내장에 분포하는 **배골반내장신경**(*abdominopelvic splanchnic nerve*)의 한 부분이다. 다섯째–열두째교감신경절에서 나온 연접이전신경섬유로 구성된 아래가슴내장신경은 가로막을 지나 배안의 척주앞신경절에서 신경연접을 하고, 배안내장의 대부분에 분포한다. 이들 내장신경에 대해서는 제5장, 배에서 자세히 설명되어 있다.

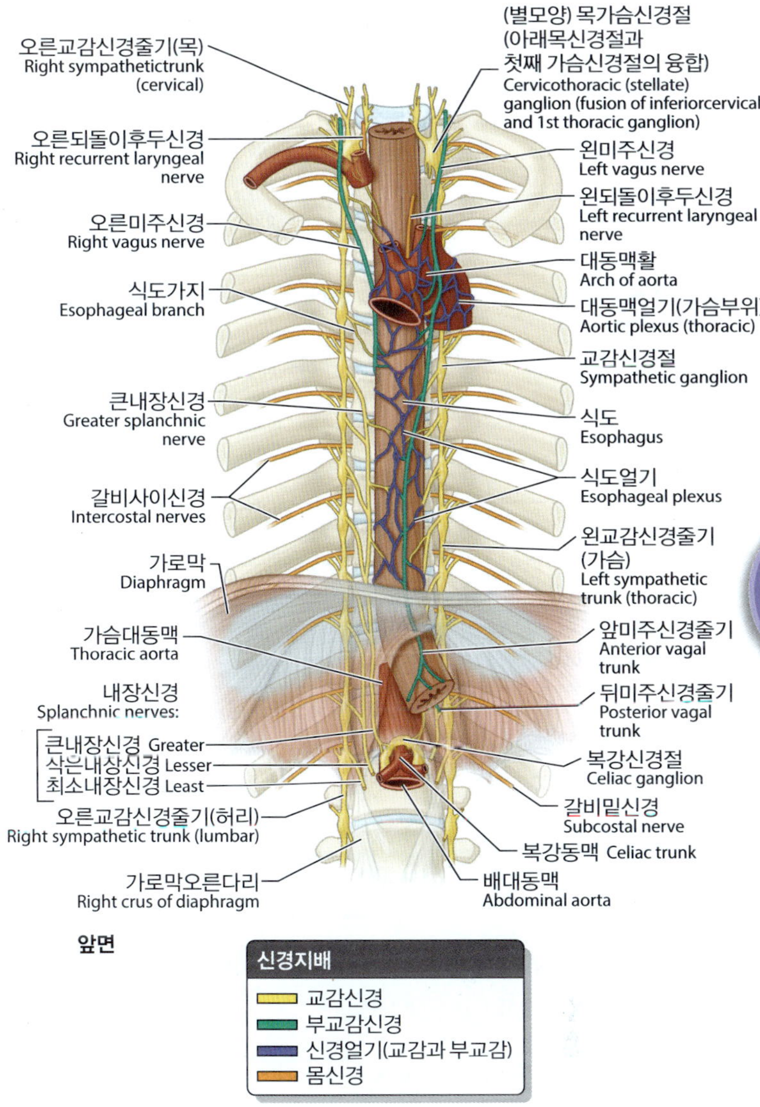

그림 4.75. 위세로칸과 뒤세로칸의 신경.

앞세로칸(Anterior Mediastinum)

앞세로칸은 가슴세로칸 중 가장 작은 부분이다(그림 4.42). 앞쪽에는 복장뼈몸통과 가슴가로근이 있고, 뒤쪽에는 심장막이 있다. 위로는 복장뼈각 높이에서 위세로칸과 연결되며, 아래쪽은 가로막으로 막혀 있다. 앞세로칸에는 성긴결합조직(loose connective tissue)으로 구성된 **복장심장막인대(sternopericardial ligament)**와 지방, 림프관, 약간의 림프절, 속가슴혈관의 가지가 들어 있다. 아기나 어린이의 앞세로칸에는 위세로칸에서 내려온 가슴샘의 아랫부분이 들어 있으며, 어떤 경우에는 가슴샘이 넷째갈비연골 높이까지 내려오기도 한다.

표 4.6. 가슴의 신경

신경	이는곳	경로	분포
미주신경(vagus, CN X)	뇌줄기의 숨뇌에서 나온 8~10개의 신경뿌리	복장빗장관절과 팔머리정맥의 뒤를 통해 위세로 칸으로 들어온다. 되돌이후두신경을 내며, 아래로 내려와 배로 들어간다.	허파신경얼기, 식도신경얼기, 심장신경얼기
가로막신경(phrenic)	셋째-다섯째목신경의 앞가지	위가슴문을 지나 세로칸가슴막과 심장막사이를 달린다.	가로막의 중심부분; 근육, 벽쪽가로막, 가로막 중심부분의 배막(복막)
갈비사이신경 (intercostals, 1~11)	첫째-열한째가슴신경의 앞가지	맨속갈비사이근과 속갈비사이근 사이를 지나 갈비사이공간을 따라 달린다.	갈비사이공간을 덮은 피부와 근육, 아래쪽의 갈비사이신경은 앞가족 배벽의 근육과 피부에도 분포
갈비밑신경(subcostal)	열두째가슴신경의 앞가지	12번째 갈비의 아래모서리를 따라 배벽을 지난다.	배벽, 볼기부위 피부
되돌이후두신경 (recurrent laryngeal)	미주신경	오른쪽은 빗장밑동맥을, 왼쪽은 대동맥활을 돌아서 기관식도고랑을 따라 올라간다.	반지방패근을 제외한 후두속근육, 성대 아랫부위의 감각
심장신경얼기 (cardiac plexus)	미주신경의 목가지와 심장가지와 교감신경줄기에서 나오는 심장허파 내장신경	대동맥활과 심장의 뒷면을 따라 분포하며, 섬유가지는 심장동맥을 따라 굴심방결절까지 이른다.	굴심방결절: 부교감신경은 심장박동의 속도와 힘을 떨어뜨리고 심장동맥을 수축시킨다. 교감신경은 반대작용을 함
허파신경얼기 (pulmonary plexus)	미주신경과 교감신경줄기에서 나오는 심장허파내장신경	허파뿌리에서 형성되며, 기관지를 따라 분포한다.	부교감신경은 세기관지를 수축시키고, 교감신경은 확장시킨다. 들신경을 통해 반사를 전달
식도신경얼기 (esophageal plexus)	오른, 왼 미주신경과 교감신경줄기에서 나오는 내장신경	기관나뉨의 아래쪽에서 미주신경과 교감신경이 합쳐져, 식도를 둘러싸는 얼기를 형성한다.	식도 2/3 아랫부분의 민무늬근육과 샘에 미주신경과 교감신경이 분포

임상적용 CLINICAL BOX

위 · 뒤 · 앞세로칸(SUPEIROR, POSTERIOR, AND ANTERIOR MEDIASTINUM)

큰동맥의 변이(Variations of Great Arteries)

대동맥활 가지의 변이 (VARIATIONS IN BRANCHING OF ARCH OF AORTA)

앞서 설명한 대동맥활로부터 나오는 가지의 형태는 약 65%의 사람에서 나타나는 일반적인 형태이다(그림 B4.39A). 그 외에 대동맥활의 가지가 나오는 시작부위의 변이는 꽤 흔하다(그림 B4.39B). 약 27%의 사람에서 왼온목동맥이 팔머리동맥에서 나온다. 약 2.5%의 사람에서는 팔머리동맥이 만들어지지 않고, 오른온목동맥과 오른빗장밑동맥으로 바로 나와 4개의 가지가 대동맥활에 있게 된다. 약 5%의 경우 왼척추동맥이 대동맥활에서 직접 나오기도 하며, 팔머리동맥이 양쪽으로 형성되는 경우도 약 1.2%에서 나타난다(Bergman, 2015).

대동맥활과 대동맥 가지의 기형 (ANOMALIES OF AORTIC BRANCHES AND AORTIC ARCH)

때로는 대동맥활의 마지막 가지로 식도뒤오른빗장밑동맥(*retro-esophageal right subclavian artery*)이 나오기도 한다(그림 B4.40A). 이 동맥은 식도의 뒤를 지나 오른팔(right upper limb)로 들어가면서, 식도를 압박하여 음식물을 삼키기 어렵게 한다(삼킴곤란, 연하곤란, *dysphagia*). 갑상샘(thyroid gland)으로 가는 덧동맥(accessory artery)인 **맨아래갑상동맥(thyroid ima artery**; 라틴어로 *arteria thyroidea ima*) 또한 대동맥활이나 팔머리동맥에서 나오기도 한다.

대동맥활의 가장 높은 부분은 복장뼈자루(manubrium) 위모서리의 2.5 cm 아래까지 올라가는 것이 보통이지만, 약간의 차이는 있다. 때때로 오른허파뿌리를 넘어 휘어지면서 **오른대동맥활(right arch of the aorta)**을 만들기도 한다. 몇몇 경우 오른허파뿌리를 넘어가 식도의 뒤를 지나 왼쪽으로 넘어와 본래의 위치로 가기도 한다. 아주 드물지만, 식도나 기관을 둘러싸는 혈관고리 형태를 띠는 **이중대동맥활(double arch of the aorta)**이 만들어지기도 한다(그림 B4.40B). 호흡에 영향을 줄 정도로 기관을 압박하게 되면, 외과적으로 혈관 고리(vascular ring)를 나누기도 한다.

오름대동맥류(Aneurysm of Ascending Aorta)

왼심실이 수축하면서 나오는 혈액은 오름대동맥의 끝부분을 강하게 밀어낸다. 섬유심장막은 오름대동맥을 지나 대동맥활이 시작되는 지점의 혈관바깥막에 합쳐지므로 오름대동맥은 섬유심장막에 의해 덧대어져 있지 않다(그림 4.66B 참조). 따라서 오름대동맥은 상대적으로 늘어남에 취약하여, **동맥류**(*aneurysm*)가 생길 수 있다. 대동맥동맥류(aortic aneurysm)는 단순가슴

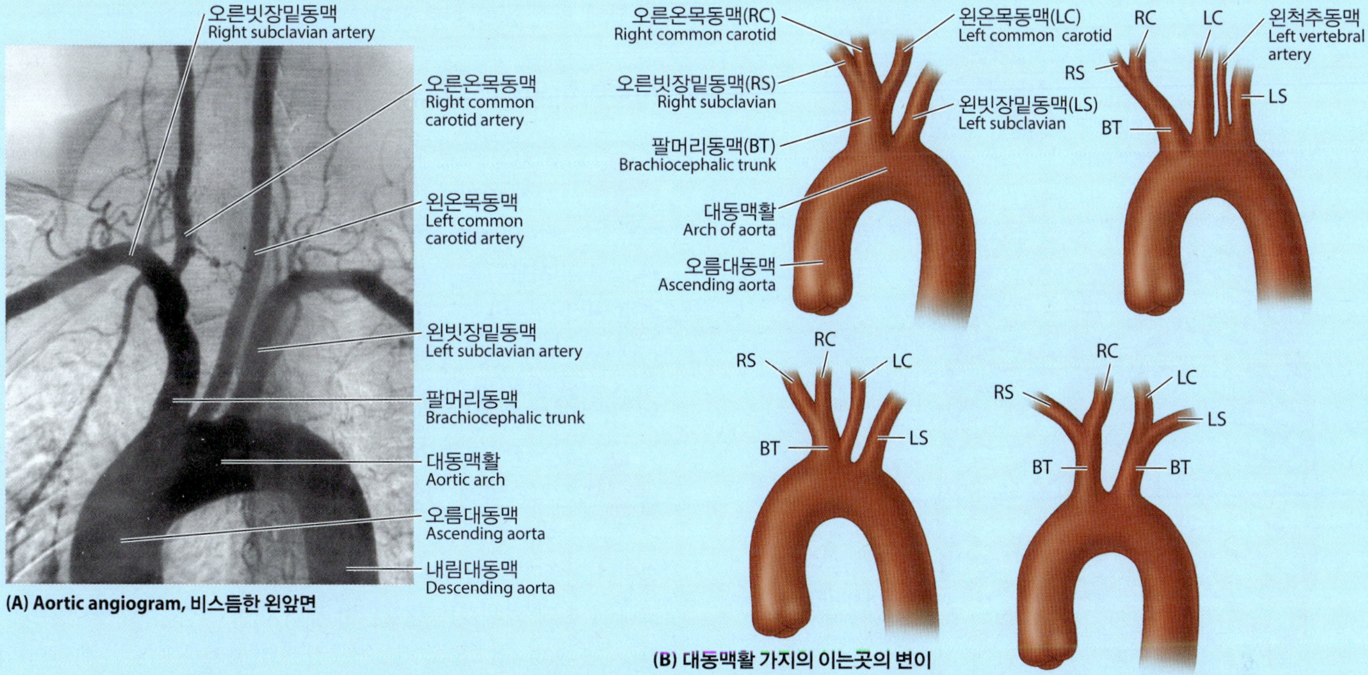

(A) Aortic angiogram, 비스듬한 왼앞면

(B) 대동맥활 가지의 이는곳의 변이

그림 B4.39. 대동맥활 가지의 변이들. A. 일반적인 대동맥 가지를 보여주는 대동맥 혈관조영상(대동맥조영상, aortogram). **B.** 대동맥활 가지의 변이들.

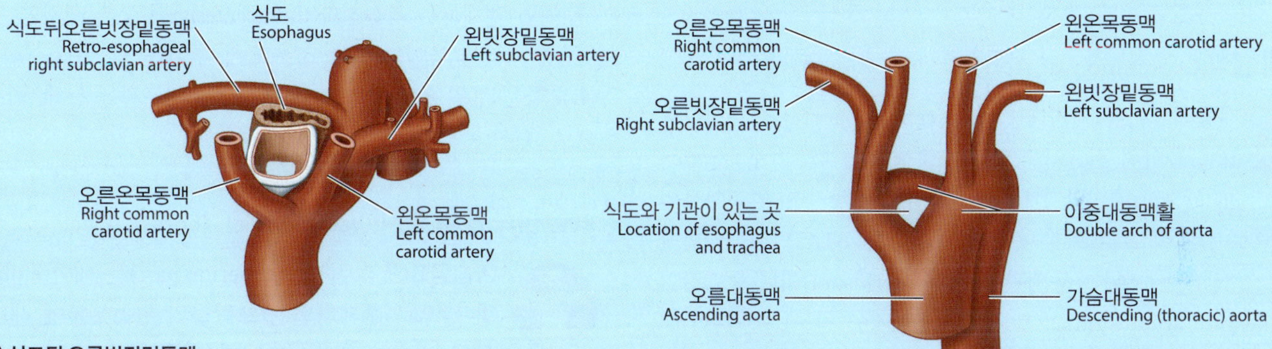

(A) 식도뒤 오른빗장밑동맥

(B) 이중 대동맥활

그림 B4.40. 대동맥활과 대동맥 가지의 기형.

방사신사진이나 자기공명 혈관조영상(MR angiogram; 그림 B4.41)에서 오름대동맥의 그림자(silhouette)가 커져 있는 것이 뚜렷이 관찰된다. 오름대동맥류를 가진 환자는 등으로 방사되는 가슴통증을 호소한다. 동맥류가 기도, 식도 및 되돌이후두신경을 눌러서 호흡이나 삼킴에 어려움을 줄 수도 있다.

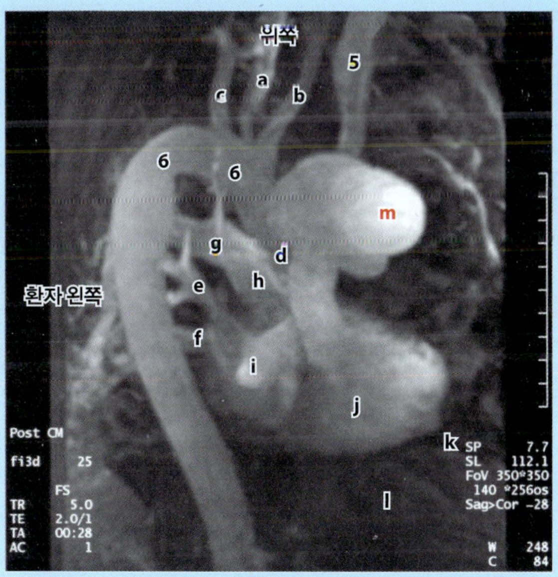

그림 B4.41. 대동맥활의 동맥류(aneurysm). *5*, 위대정맥; *6*, 대동맥활; *a*, 왼온목동맥; *b*, 팔머리동맥; *c*, 왼빗장밑동맥; *d*, 오름대동맥; *e*, 오른허파정맥; *f*, 왼허파정맥; *g*, 왼허파동맥; *h*, 허파동맥; *i*, 왼심방; *j*, 왼심실; *k*, 가로막; *l*, 간; *m*, 오름대동맥으로부터 기시한 큰 주머니동맥류.

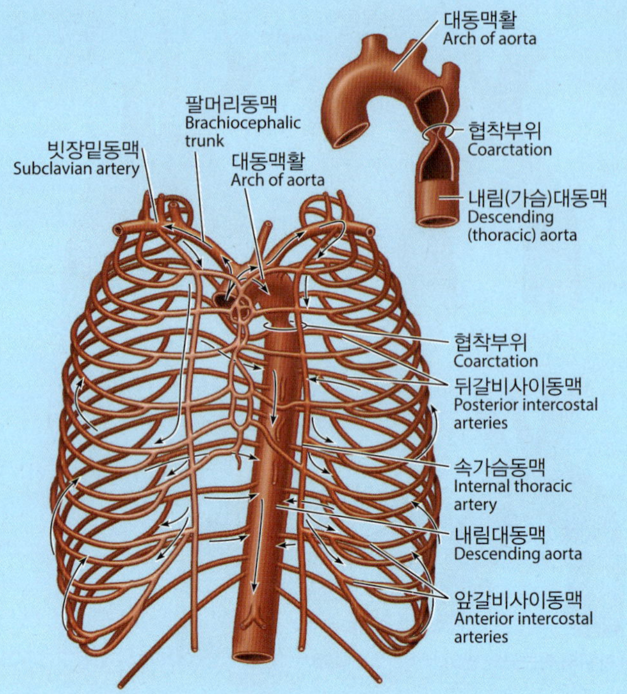

그림 B4.42. 대동맥협착(coactation of the aorta). *화살표*는 혈류방향.

대동맥협착(Coarctation of Aorta)

대동맥활이나 내림대동맥(descending aorta)이 비정상적으로 좁아져 지름이 작아지는 것을 **대동맥협착**(*coarctation of the aorta*)이라 한다. 대동맥협착이 생기면, 막힌부분의 아래쪽으로 혈액이 잘 흐르지 못하게 된다(그림 B4.42). 대동맥협착이 가장 잘 생기는 부위는 동맥관(ductus arteriosum)이나 동맥관인대(ligamentum arteriosum)의 부근이다(그림 4.63 참조). 동맥관인대의 아래쪽으로 **협착**(*postductal coarctation*)이 생기면, 갈비사이동맥과 속가슴동맥에 의해 원활하지 못한 혈액순환을 보상하기 위한 곁순환(collateral circulation)이 일어난다. 이런 곁순환 덕분에 오랫동안 별다른 증상이 나타나지 않는다. 이런 곁순환 혈관들은 점차 커지면서 갈비사이공간에서 맥박이 느껴지기도 하며, 방사선사진에서도 보일 정도로 인접한 갈비뼈가 침식되기도 한다.

되돌이후두신경의 손상 (Injury to Recurrent Laryngeal Nerves)

되돌이후두신경(recurrent laryngeal nerve)은 후두속근육(intrinsic laryngeal muscle) 중 하나를 제외한 모든 근육을 지배한다. **세로칸절개술**(*mediastinotomy*)과 같은 시술이나 위세로칸의 질환에 의해 이 신경이 손상되면, 목소리에 영향을 준다. 왼되돌이후두신경은 대동맥활을 감아 돌아 기관과 식도의 사이를 통해 올라가기 때문에, 기관지암이나 식도암, 세로칸림프절비대, **대동맥활의 동맥류**(*aneurysm of the arch of the aorta*)가 생기게 되면, 이 신경에 영향을 줄 수 있다. 이러한 상태에서는 신경이 이완된 활에 의해 늘어날 수 있다.

식도막힘(Blockage of Esophagus)

주변 구조물에 의해 생긴 식도의 자국부위들(impressions)에서 음식물 흐름이 느려지는 것은 임상적으로 의미가 있다. 이곳은 삼킨 이물질이 쉽게 걸리는 곳이며, 양잿물(lye)과 같은 독성물질을 마셨을 때 협착(stricture)이 잘 일어나는 부위이기도 하다.

가슴림프관찢김(Laceration of Thoracic Duct)

가슴림프관(thoracic duct)은 살아 있는 사람에서 일반적으로 얇은 벽을 가지고 흐릿한 흰색을 띠고 있어 거의 무색으로 구분하기 어렵다. 이러한 이유로, 뒤세로칸에서 수술이나 각종 진단검사를 시행하는 과정에서 쉽게 손상될 수 있다. 사고나 수술에 의해 **가슴림프관이 찢어지면**, 가슴림프관의 림프가 시간당 75~200 mL의 속도로 가슴안으로 빠져나온다. 소화관의 암죽성 액체(lacteal)에서 나오는 암죽(chyle)이나 림프가 이 찢어진 틈을 타고 가슴막안으로 들어가 **암죽가슴증**(*chylothorax*)을 만들 수도 있다. 이런 액체들은 가슴천자(thoracentesis)를 통해 제거할 수 있지만, 가슴림프관을 묶어야 하는 경우도 있다. 가슴림프관을 묶더라도(tie off), 묶은 부위 위쪽으로 들어오는 다른 림프관을 통해, 림프가 정맥으로 흐를 수 있다.

가슴림프관의 변이(Variations of Thoracic Duct)

가슴림프관의 위부분(superior part)은 배아(embryo)에서 한 쌍으로 존재하던 림프관들의 왼쪽부분에 해당하기 때문에, 변이가 흔히 나타난다. 가끔, 짧은 거리를 두고 두 개의 가슴림프관이 있는 경우도 있다.

심장으로 들어오는 정맥의 다른 경로 (Alternate Venous Routes to Heart)

심장으로 들어오는 정맥의 다른 경로 홀정맥, 반홀정맥, 덧반홀정맥은 **아래대정맥**(**하대정맥**, *inferior vena cava, IVC*)이 막혔을 때 가슴과 배 및 등 부위로부터 오는 정맥 혈액이 심장으로 들어가는 우회 경로를 제공한다. 일부 사람들에게서는 덧홀정맥이 오른쪽에서 홀정맥과 나란히 주행하기도 한다. 다른 일부사람들에게서는 반홀정맥계가 없는 경우도 있다. 흔하지는 않지만, 임상적으로 중요한 변이는 홀정맥이 간을 제외한 아래 대정맥의 모든 혈액을 받는 경우이다. 이 사람에게는 홀정맥으로 소화관을 제외한 가로막 아래의 모든 혈액이 들어오게 된다. **위대정맥**(**상대정맥**, *superior vena cava, SVC*)의 **폐쇄**가 홀정맥이 들어가는 곳 위에서 발생하게 되면 혈액은 아래쪽 배벽의 정맥으로 들어가게 되고 다시 홀정맥과 아래대정맥을 통해 오른심방으로 들어가게 된다.

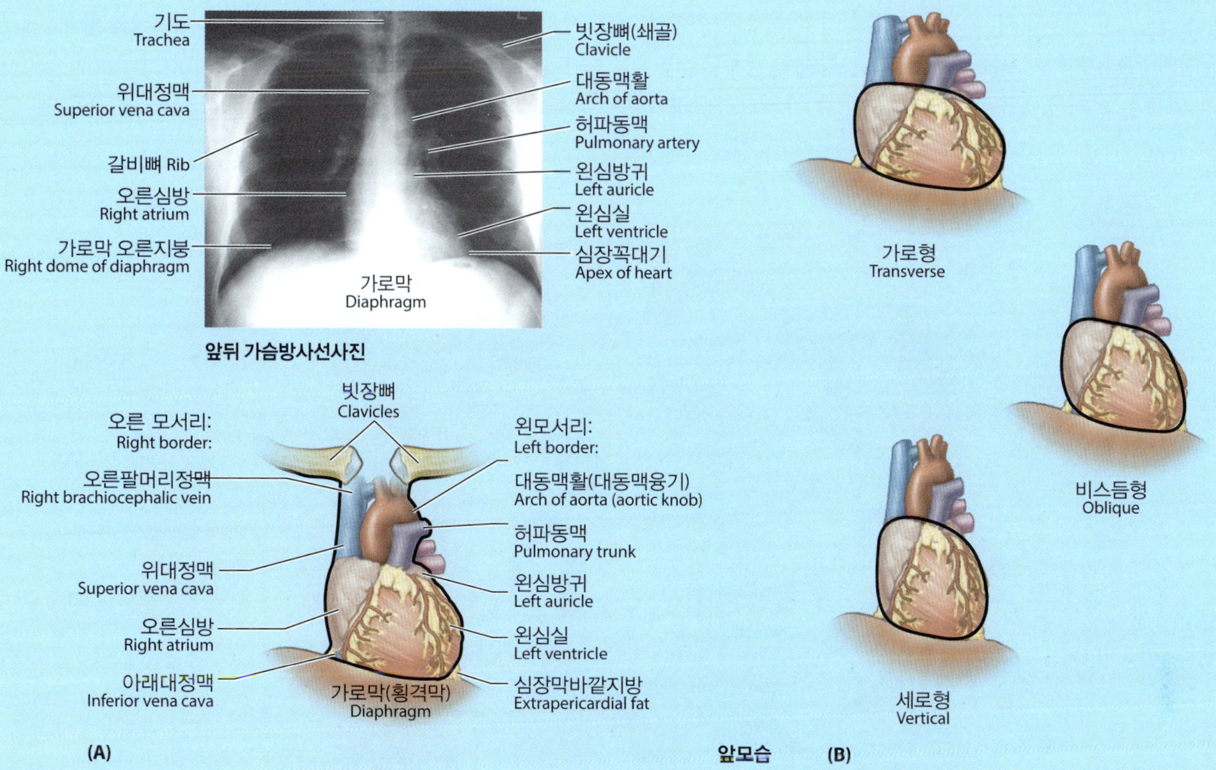

그림 B4.43. 심장혈관음영(세로칸윤곽). A. 심장혈관그림자의 모서리를 구성하는 구조물. **B.** 심장혈관음영의 일반적 형태.

가슴샘의 나이에 따른 변화(Age Changes in Thymus)

가슴샘(thymus)은 영아기와 아동기에서 위세로칸의 두드러진 특징적 구조물의 하나이다. 어떤 아기에서는 가슴샘이 기관을 압박하기까지 한다. 가슴샘은 면역계통의 발달과 유지에 매우 중요한 기능을 한다. 사춘기에 이르게 되면 가슴샘의 크기가 점차적으로 줄어들기 시작하고, 성인이 되면 대개 지방조직(adipose tissue)으로 바뀌어버려 알아보기도 힘들어지지만, T림프구는 계속 생산하고 있다.

세로칸의 방사선촬영술(Radiography of Mediastinum)

심장은 뒤앞투영의 중심에서 방사선비투과그림자(radiopaque shadow)로 보이지만(그림 B4.43), 심장의 각방은 구분되지 않는다. **심장혈관그림자(cardiovascular shadow)** 나 윤곽(silhouette)을 형성하고 있는 구조물에 대해 아는 것은 중요한데, 왜냐하면 이러한 그림자에서의 변화가 기형이나 기능에 이상이 존재하는 질환을 나타내 주기 때문이다(그림 B4.43A). 뒤앞방향 방사선사진(PA radiograph, 앞뒤영상)에서 만들어지는 심장혈관그림자의 모서리는 다음과 같다.

- 오른모서리(*right border*): 오른팔머리정맥, 위대정맥(superior vena cava, SVC), 오른심방, 아래대정맥.
- 왼모서리(*left border*): 대동맥활의 끝부분, 허파동맥, 왼심방귀, 왼심실.

심장혈관그림자의 왼아랫부분은 심장꼭대기에 해당한다. 전형적인 심장꼭대기의 해부학적 위치는 보통 가로막의 그림자 아래쪽이다. 심장혈관그림자는 체형에 따라 크게 다음의 세 가지 형태로 나타난다(그림 B4.43B).

- 가로형(*transverse type*): 비만인 사람, 임신한 여자, 아기(infant)에서 관찰할 수 있다.
- 빗형(*oblique type*): 대부분의 사람에서 보이는 형태이다.
- 수직형(*vertical type*): 좁은 가슴우리를 가진 사람에서 보인다.

컴퓨터단층촬영, 자기공명영상(CT and MRI of Mediastinum)

컴퓨터단층촬영과 자기공명영상은 가슴의 검사에 흔히 사용된다(그림 B4.44). 물렁조직(연조직, soft tissue)에 대해 보다 정밀한 검사가 필요하면, 자기공명영상을 촬영한다. 자기공명영상은 평면영상과 재구성 영상 모두가 가능하여 세로칸의 내장과 림프절, 허파뿌리를 관찰하고자 할 때 특히 유용하다(그림 B4.45~B4.47). 가슴자기공명영상은 유방에 대한 검사로도 사용된다. 가로방향영상(transverse view; 축영상, axial view)으로 찍은 컴퓨터단층촬영과 자기공명영상은 환자를 밑에서 위로 보는 방향으로 항상 만들어진다. 환자를 침대에 바로 눕히고 환자의 다리쪽에서 환자 단면을 보는 것과 같다. 따라서 사진에서 위쪽은 환자의 앞쪽을 의미하고, 사진의 왼쪽은 환자의 오른쪽에 해당한다. 컴퓨터단층촬영과 자기공명영상을 통해 얻어진 정보는 컴퓨터를 통해 재구성하여 환자 몸의 가로면(transverse section), 시상면(sagittal section), 관상면(coronal section), 빗면(oblique section)을 그림으로 볼 수 있다.

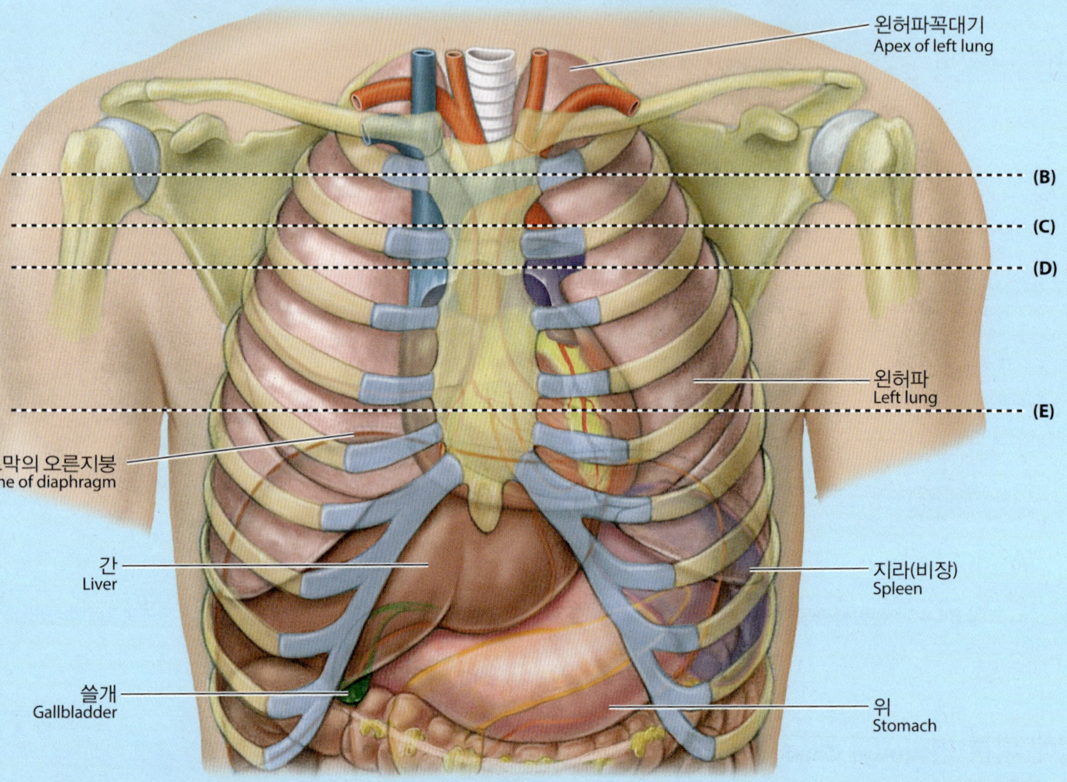

(A) 앞모습

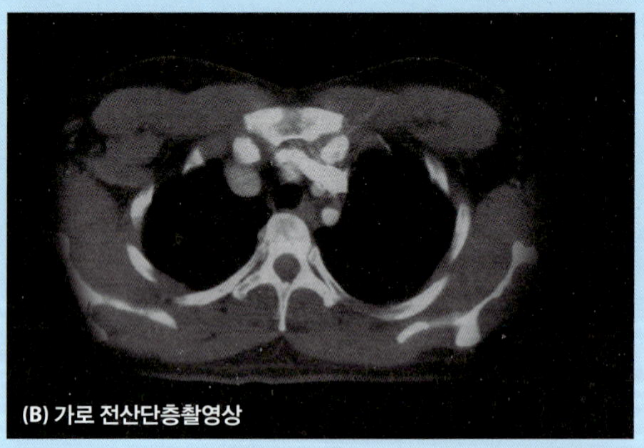

(B) 가로 전산단층촬영상

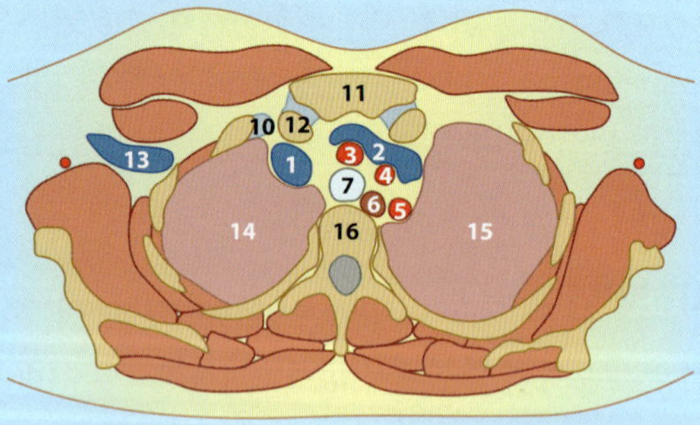

주요 구조물 B~E

1	오른팔머리정맥(right brachiocephalic vein)	8	오른기관지(right main bronchus)
2	왼팔머리정맥(left brachiocephalic vein)	9	왼기관지(left main bronchus)
3	팔머리동맥(brachiocephalic artery)	10	갈비연골(costal cartilage)
4	왼온목동맥(left common carotid artery)	11	복장뼈(sternum)
5	왼빗장밑동맥(left subclavian artery)	12	빗장뼈(clavicle)
6	식도(esophagus)	13	겨드랑정맥(axillary vein)
7	기관(trachea)		

그림 B4.44. **가슴의 연속촬영 가로 전산단층촬영상. A.** 각 영상이 스캔한 높이를 *점선*으로 표시하였다. **B.** 복장빗장관절높이에서 왼팔머리정맥(*2*)이 *대동맥활에서 나온 3개의 가지*(*3, 4, 5*)의 앞을 지나가며 오른팔머리정맥(*1*)에 합쳐져 그 아래에서 위대정맥(*22*)을 만든다.

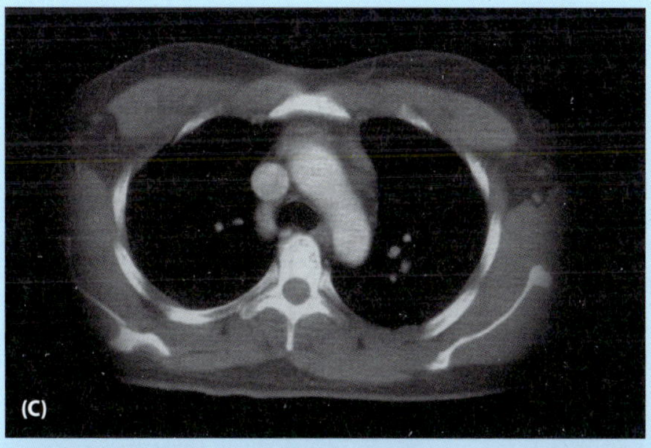

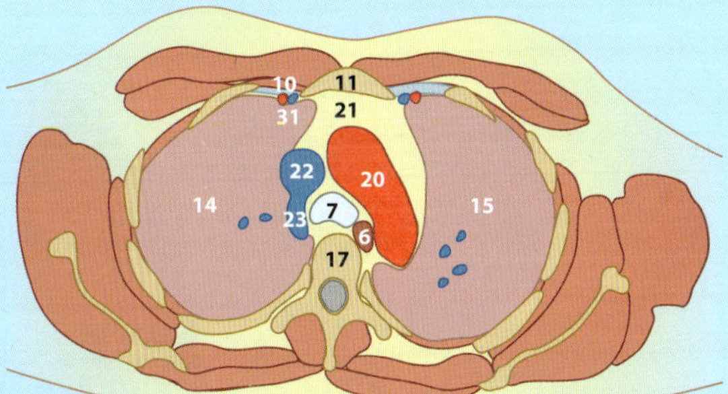

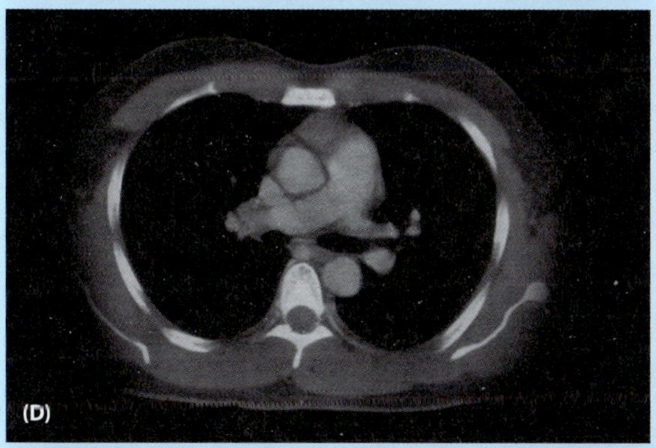

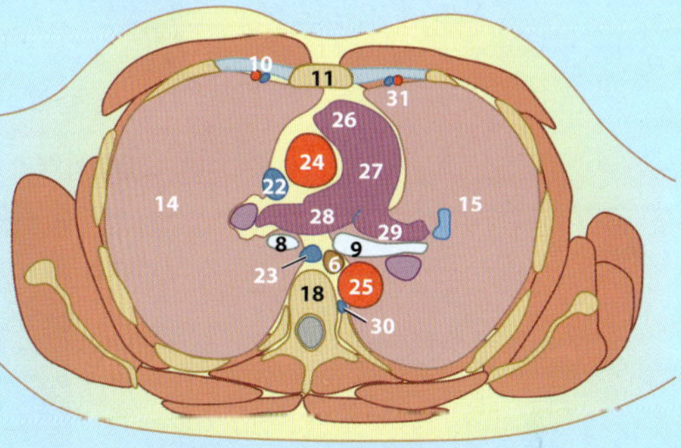

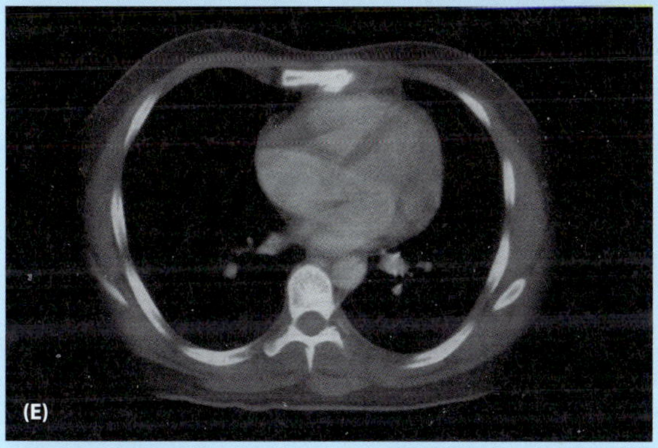

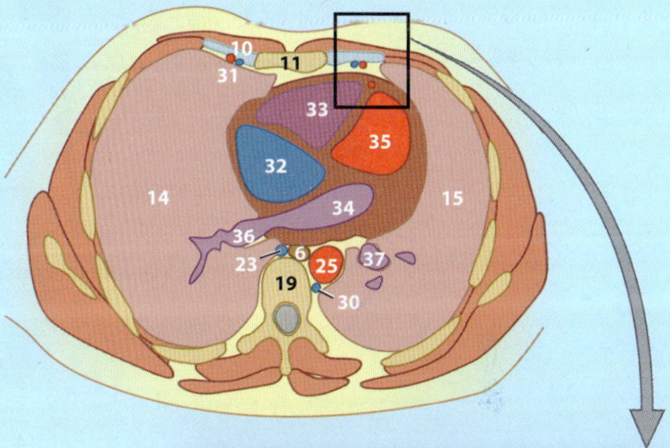

가로 전산단층촬영상

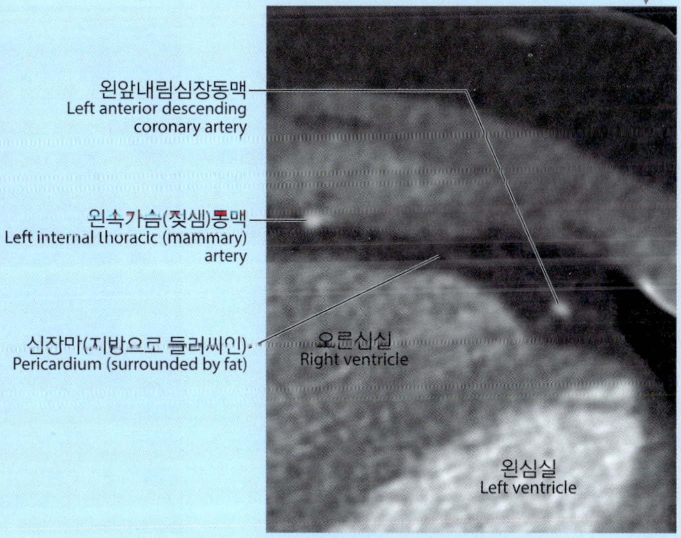

(F) 가로 자기공명영상(조영제 투여)

주요 구조물 (B~E) 계속

- **14** 오른허파(right lung)
- **15** 왼허파(left lung)
- **16** 넷째등뼈몸통(T4 vertebral body)
- **17** 다섯째등뼈몸통(T5 vertebral body)
- **18** 여섯째등뼈몸통(T6 vertebral body)
- **19** 여덟째등뼈몸통(T8 vertebral body)
- **20** 대동맥활(arch of aorta)
- **21** 앞세로칸[anterior mediastinum (region of thymic remnant)]
- **22** 위대정맥(superior vena cava)
- **23** 홀정맥활(arch of azygos vein)
- **24** 오름대동맥(ascending aorta)
- **25** 내림대동맥(descending aorta)
- **26** 동맥원뿔(conus arteriosus)
- **27** 허파동맥(Pulmonary trunk)
- **28** 오른허파동맥(Right pulmonary artery)
- **29** 왼허파동맥(left pulmonary artery)
- **30** 반홀정맥(hemi-azygos vein)
- **31** 속가슴혈관(internal thoracic vessels)
- **32** 오른심방(right atrium)
- **33** 오른심실(right ventricle)
- **34** 왼심방(left atrium)
- **35** 왼심실(left ventricle)
- **36** 오른아래허파정맥(inferior right pulmonary vein)
- **37** 왼아래허파정맥(inferior left pulmonary vein)

그림 B4.44. (계속) C. 대동맥활(*20*)은 비스듬하게 놓여 있으며, 앞쪽은 정중선에서 끝나고, 뒤쪽은 등뼈몸통(*17*)의 왼쪽에서 끝난다. 오른쪽의 위대정맥(*22*)의 뒤쪽에는 홀정맥(*23*)이 들어온다. **D.** 허파동맥(*27*)은 거꾸로된 Y자 모양을 만들며, Y자의 팔은 오른허파동맥(*28*), 왼허파동맥(*29*)에 해당한다. 오른허파동맥(*28*)은 대동맥활의 바로 밑을 지나가며, 이는 오름대동맥(*24*)과 내림대동맥(*25*) 사이에 위치하는 것을 보면 알 수 있다. E. 심장의 지름이 가장 크게 보이는 높이이다. 4개의 방(*32~35*)이 보이며, 심실사이막(*33*과 *35* 사이)이 대각선으로 보인다. **삽입그림 F.** 그림 **E**에 *사각형*으로 표시된 구역을 확대한 것으로 심장막과 왼속가슴동맥 및 앞내림심장동맥을 자세하게 관찰할 수 있다.

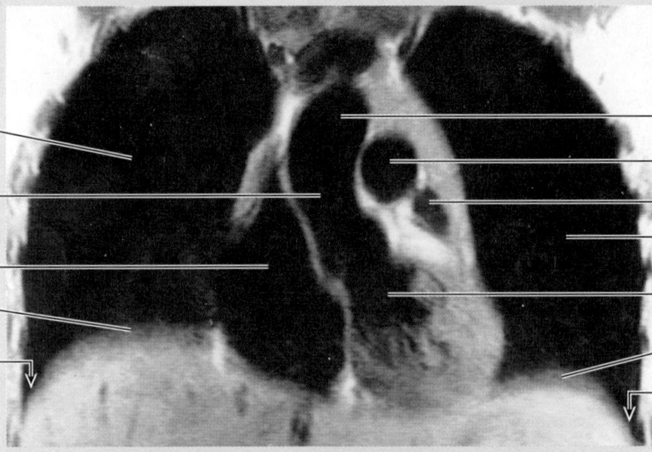

(A) 오름대동맥과 대동맥활을 지나는 관상 자기공명영상

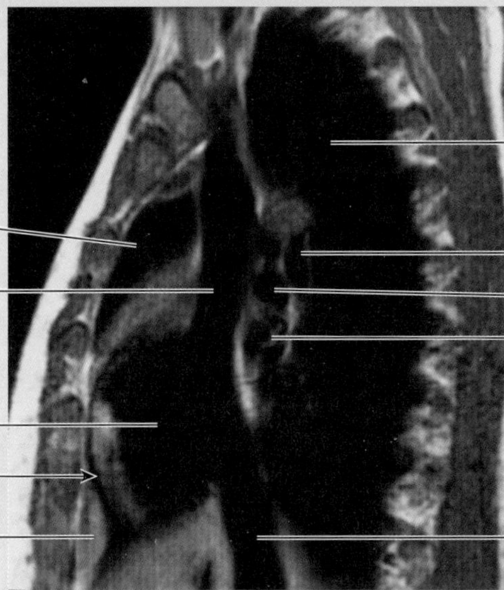

(B) 위대정맥과 아래대정맥을 지나는 시상 자기공명영상

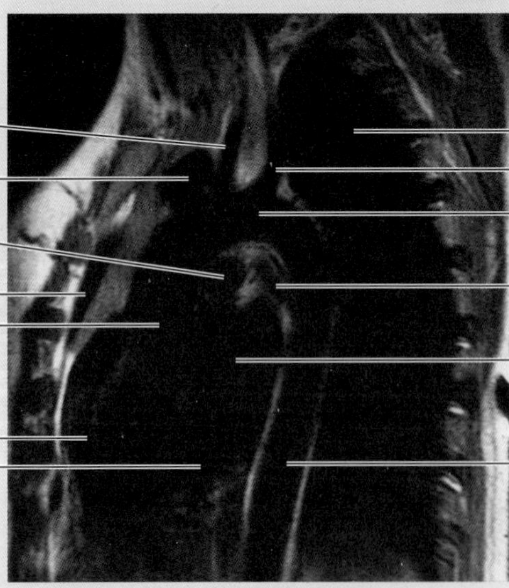

(C) 대동맥활을 지나는 시상 자기공명영상

그림 B4.45. 가슴의 관상과 시상 자기공명영상. A. 오름대동맥과 대동맥활을 지나는 관상 자기공명영상. **B.** 위대정맥과 아래대정맥을 지나는 시상자기공명영상. **C.** 대동맥활을 지나는 시상 자기공명영상.

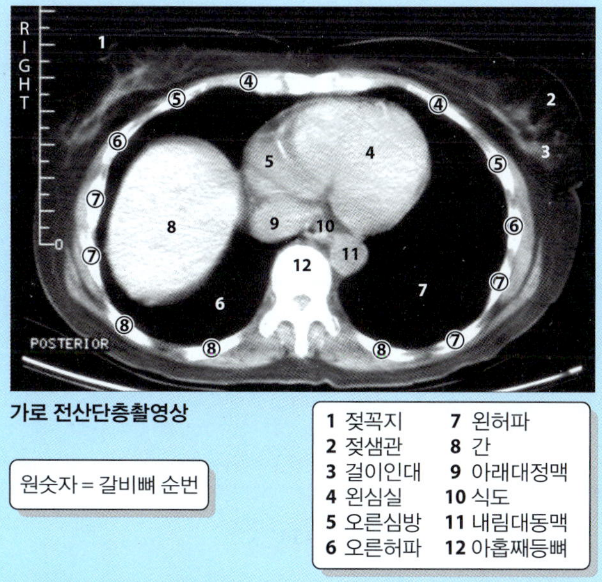

그림 B4.46. 젖(유방, breasts)과 세포칸의 컴퓨터단층촬영검사.

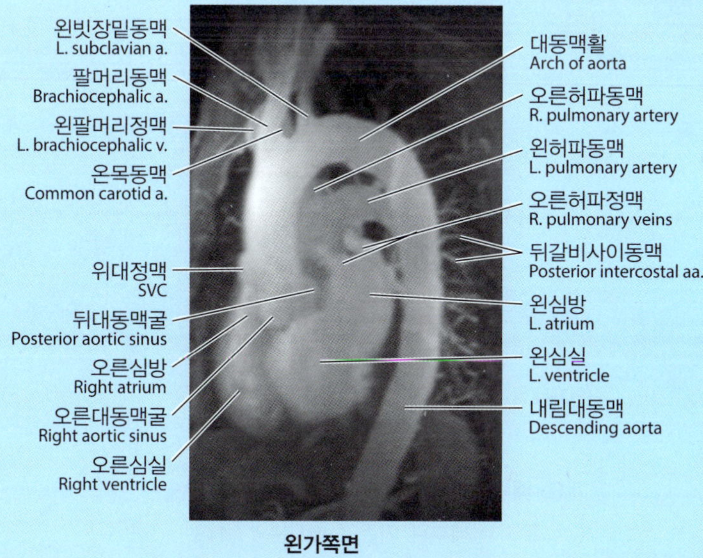

그림 B4.47. 자기공명영상으로 재구성한 심장과 큰혈관의 동맥조영상(angiogram). 왼쪽에서 약간 앞쪽으로 바라본 가쪽영상. 나선자기공명영상으로 얻어진 정보를 토대로 재구성된 것으로 심장의 각 방과 큰혈관을 선명하게 관찰할 수 있다. *SVC*, 위대정맥(superior vena cava).

핵심정리: 위 · 뒤 · 앞세로칸(Superior, Posterior, and Anterior Mediastinum)

위세로칸(Superior mediastinum): 위세로칸은 위가슴문과 가슴가로면 사이의 공간이다. 다른 세로칸에 걸치지 않고 위세로칸에만 있는 장기는 성인 가슴샘뿐이다. ■ 나머지 장기들은 목에서 내려오거나 목과 배 사이를 지나간다. ■ 위세로칸의 구조물을 앞에서 뒤로 계통별로 층을 나누어 정리하면, (1) 림프계통인 가슴샘, (2) 순환계통인 정맥과 그 뒤의 동맥, (3) 호흡계통인 기관, (4) 소화계통인 식도, (5) 림프혈관계통 ■ 신경계통은 위세로칸에서 고유의 층을 형성하지는 않지만, 가로막신경과 미주신경이 2번째 층에, 되돌이후두신경이 3번째와 4번째 사이의 층에 지나간다. ■ 대동맥활에서 분지하는 가지의 형태는 약 35%의 사람에서 변이를 가진다.

뒤세로칸(Posterior mediastinum): 뒤세로칸은 양쪽 허파 사이, 심장과 가로막 뒤쪽에 만들어지며, 가슴에서 배를 드나드는 구조물이 지나가는 좁은 통로이다. 이 공간은 가슴에서부터 배로 내려가는 구조물과 배에서 가슴으로 올라오는 구조물들이 존재한다. ■ 이와 같은 뒤세로칸에 들어 있는 구조물들에는 식도와 식도신경얼기, 가슴대동맥과 가슴림프관, 림프관줄기, 뒤세로칸림프절, 홀정맥과 반홀정맥이 있다. ■ 가슴대동맥의 가지는 일차적으로 3개의 혈관면의 형태로 갈라진다. ■ 가슴대동맥과 그 가지에 대응되는 정맥은 홀/반홀정맥계통이다. ■ 교감신경줄기의 가슴부분과 가슴내장신경은 뒤세로칸의 구성물로 포함되기도 하고 제외되기도 한다.

앞세로칸(Anterior mediastinum): 세로칸 중에서 가장 작은 부분으로 목상뼈과 가슴가로근(횡흉근) 사이에 있는 공간으로 수술면으로 주로 중요하게 다뤄지고 있으며, 이 공간에는 주로 성긴결합조직이 존재하는데 유아나 어린이에게서는 가슴샘의 아랫부분이 차지하고 있다.

5

배
Abdomen

인제대학교 의과대학 해부학교실 **김 영 석**

임상적용 아이콘

해부학적 변이 | 진단과정 | 인체 발달과정 | 수술과정 | 외상 | 병리학

배(복부, **abdomen**)는 가슴과 골반 사이에 위치한 몸통의 한 부분이다(그림 5.1). 배는 소화계통장기 대부분과 비뇨계통장기 일부를 담고 있는 유연하고 모양이 변할 수 있는 주머니이다. 배의 장기가 담긴 이 공간은 앞가쪽으로 근육널힘줄벽(muscluo-aponeurotic wall), 위쪽으로 가로막(횡격막, diaphragm), 아래쪽으로 골반근육들에 의해 만들어진다. 앞가쪽 근육널힘줄벽은 두 개의 뼈로 된 고리(위쪽의 가슴우리뼈 아래모서리와 아래쪽의 다리이음뼈) 사이에 매달려 있다. 두 뼈고리 사이는 뒤배벽의 허리척주로 연결되어 어느 정도 움직일 수 있다. 가슴우리(thorax)와 골반(pelvis)은 단단하지만, 그 사이에 위치한 배는, 호흡을 하거나 자세를 취하고 걸어다는 데 필요한 유연함을 제공하는 것과 동시에 속의 내용물을 싸고 보호해 준다.

의도적 혹은 반사에 의해 앞가쪽벽, 지붕, 바닥의 근육이 수축하

5

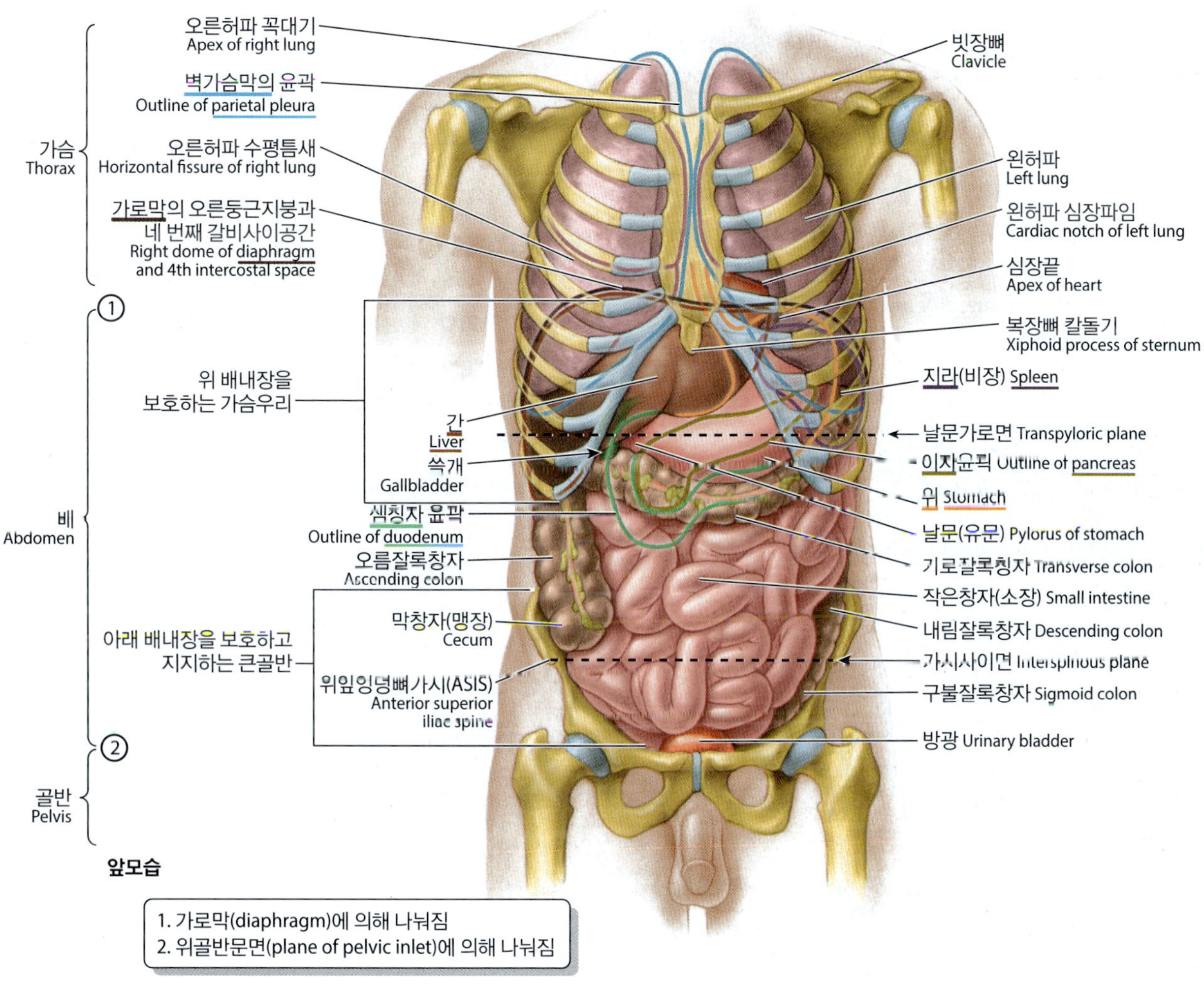

그림 5.1. **원위치에 존재하는 가슴과 배의 장기의 개요.**

면서 배안의 압력(복압)을 증가시킬 수 있는데, 이는 가슴안(허파와 기관지)의 공기를 방출시키거나 배골반안의 액체(예: 오줌이나 구토물), 방귀(가스), 대변의 배출과 태아의 출산을 돕는 기능을 한다.

개요: 배벽, 배안, 배부위, 배면 (Overview: Walls, Cavities, Regions, and Planes)

여러 층의 근육과 널힘줄로 구성된 **배벽(abdominal wall)**은 다양하게 모양이 변할 수 있는 구조로서, 배안 압력을 증가시키기 위해 수축할 수 있을 뿐 아니라 상당한 정도까지 늘어날 수 있어 소화, 임신, 지방축적, 병적 상황에 맞춰 팽창한다.

앞가쪽배벽(*anterolateral abdominal wall*)의 속면과 뒤벽(*posterior wall*)에 붙어 있는 여러 장기는 복막(*peritoneum*)이라는 장막(serosa)에 덮여 있다. 복막은 위와 창자, 간, 지라의 표면을 따라 급격히 접히면서 **배안내장(abdominal viscera)**을 둘러싸는 막으로 이어진다. 이로 인해 복막주머니 또는 얇게 짜부러진 잠재적 공간(복막안, *peritoneal cavity*)이 배벽과 내장 사이에 형성되고, 그 속에는 복막안을 만들거나 채우고 있는 구조물 대부분의 표면을 매끄럽게 하는 세포외액(extracellular fluid)이 들어 있다. 소화와 관련된 내장은 자유롭게 움직일 수 있도록 되어 있으며, 내장의 혈관과 림프관, 신경은 배벽과 내장을 이어주는 두 층의 복막접힘 속으로 지난다. 사람에 따라 다양한 양의 지방이 배벽과 내장, 내장을 덮고 있는 복막 사이에 들어 있기도 한다.

배안은:

- **배골반안(abdominopelvic cavity)**의 위쪽 대부분을 형성하며(그림 5.2), 가슴가로막(*thoracic diaphragm*)과 골반가로막(*pelvic diaphragm*) 사이에 이어진 공간이다.
- 배안은 골반안으로 이어지기 때문에 바닥이 존재하지 않는다. 위골반문(*pelvic inlet*)이라는 가상의 면에 의해 골반안과 구분된다.
- 배안의 위쪽은 뼈연골로 된 가슴우리(흉곽, *thoracic cage*)의 넷째갈비사이공간까지 올라가 있다(그림 5.1). 결과적으로, 지라(비장, spleen), 간, 콩팥(신장, kidney)의 일부, 위(stomach)와 같은 몇몇 배안내장은 가슴우리에 의해 보호된다. 위골반문 위에 있는 큰골반(대골반, *greater pelvis*; 거짓골반, false pelvis)은 돌창자(회장, ileum)의 일부, 막창자(맹장, cecum), 구불잘록창자(S상 결장, sigmoid colon)와 같은 배 아래쪽의 내장을 지지하고 부분적으로 보호한다.
- 배안에는 대부분의 소화기와 일부 비뇨생식기(콩팥, 요관 대부분), 지라가 있다.

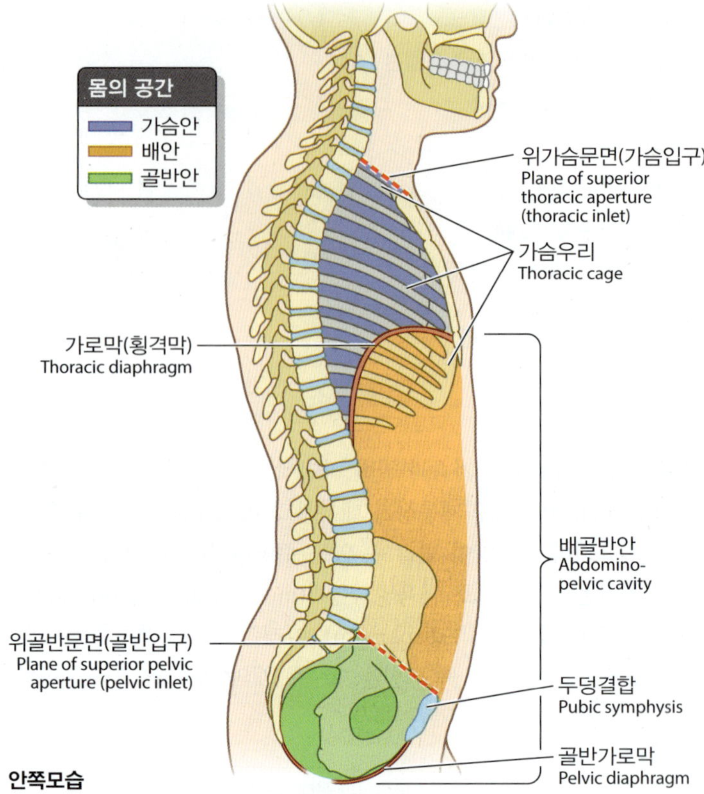

그림 5.2. 배골반안(abdominopelvic cavity). 서로 이어진 배안(abdominal cavity)과 골반안(pelvic cavity)으로 구분하기 위해 시상절단으로 잘랐다.

배안 내장의 위치, 통증 또는 병변 부위를 설명하기 위해 배안을 9개의 부위로 나누어 왔다(표 5.1A, B). 이 부위들은 2개의 수직면과 2개의 수평면으로 만들어진다. 2개의 수직면은 일반적으로 양쪽 빗장중간면(*midclavicular planes*)을 말한다. 빗장중간면은 빗장뼈의 중간점(정중선에서 약 9 cm 정도 떨어진)과 **고샅중간점(midinguinal point)** 사이를 지난다. 고샅중간점은 위앞엉덩뼈가시(*anterior superior iliac spine, ASIS*)와 두덩결합(*pubic tubercle*)을 이은 선의 중간을 말한다.

가장 보편적으로 사용하는 수평면은 양쪽 열째갈비연골의 아래모서리를 지나는 **갈비밑면(subcostal plane)**과 엉덩뼈결절(iliac tubercle, 양쪽 위앞엉덩뼈가시의 뒤쪽으로 약 5 cm 떨어진)과 L5 몸통 사이를 지나는 **결절사이면**(결절횡면, **transtubercular plane**)이다. 이들 두 면은 만져지는 구조물을 통해 쉽게 확인할 수 있는 장점이 있다.

하지만 몇몇 임상의사들은 **날문가로면(transpyloric plane)**과 가시사이면(interpinous plane)에 의해 9개의 부위로 구분하기도 한다. 복장뼈자루 위모서리와 두덩결합(pubic symphysis, 보통 L1 높이) 중간에 위치하는 날문가로면은 환자가 눕거나 엎드린 자세에서 날문(*pylorus*: 위의 먼쪽 관부분)을 가로지른다(그림 5.1). 중력의 작용 때문에 선 자세에서 날문은 더 낮은쪽에 위치한다. 또한 날문가로면은 날문 외에도 다른 많은 중요한 구조물(쓸개바닥, 이자목, 위창자간막동맥의 이는곳, 문맥, 가로잘록창자간막뿌리, 샘창자빈창자 이음부위, 콩팥문 등)을 가로지르기 때문에 매우 유용한 표지점으로 사용된

표 5.1. 배부위(A), 기준면(B), 배사분역(quadrants) (C)

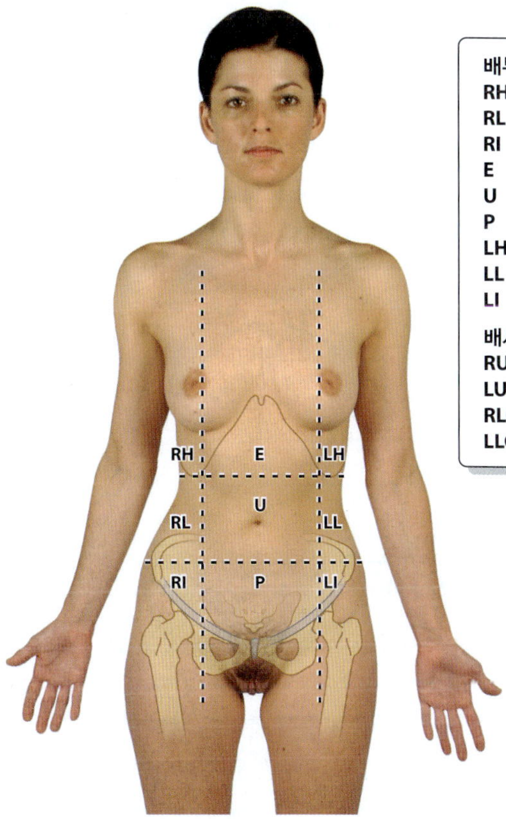

(A) 배부위

배부위:
RH 오른갈비밑부위
RL 오른옆구리(가쪽부위)
RI 오른고샅부위
E 명치부위
U 배꼽부위
P 두덩부위
LH 왼갈비밑부위
LL 왼옆구리(가쪽부위)
LI 왼고샅부위

배사분역:
RUQ 오른위사분역
LUQ 왼위사분역
RLQ 오른아래사분역
LLQ 왼아래사분역

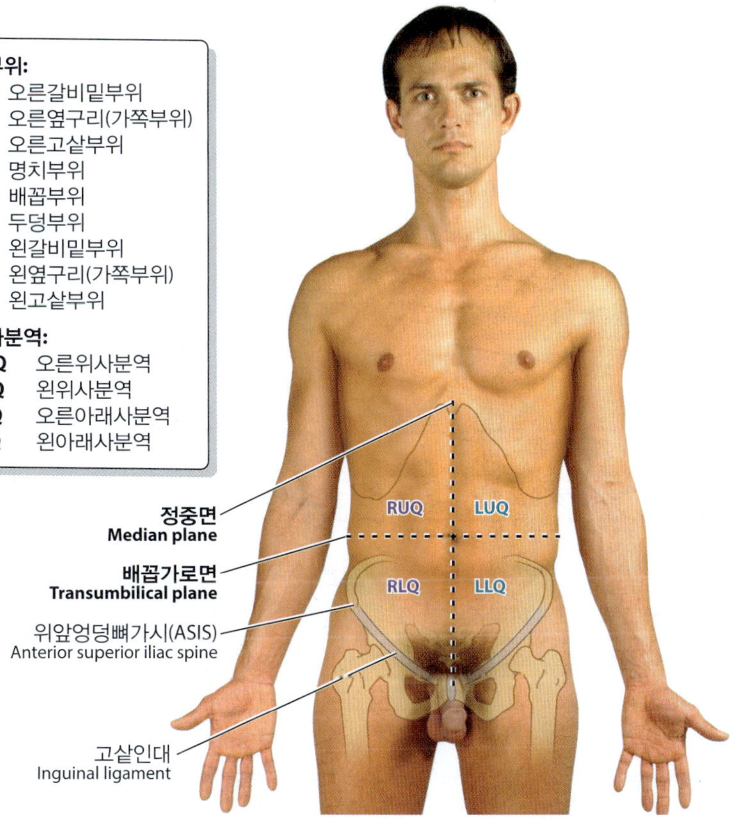

(C) 배사분역

오른위사분역(RUQ)	왼위사분역(LUQ)
간: 오른엽	간: 왼엽
쓸개	지라
위: 날문	위
샘창자: 1~3부분	빈창자와 돌창자 몸쪽부분
이자: 머리	이자: 몸통과 꼬리
오른부신	왼콩팥
오른콩팥	왼부신
오른(잘록)창자굽이(간굽이)	왼(잘록)창자굽이(지라굽이)
오름(잘록)창자: 윗부분	가로(잘록)창자: 왼절반
가로(잘록)창자: 오른절반	내림(잘록)창자: 윗부분

오른아래사분역(RLQ)	왼아래사분역(LLQ)
막창자	구불(잘록)창자
막창자꼬리	내림(잘록)창자: 아랫부분
돌창자 대부분	왼난소
오름(잘록)창자: 아랫부분	왼자궁관
오른난소	왼요관: 배부분
오른자궁관	왼정삭: 배부분
오른요관: 배부분	자궁(커진 경우)
오른정삭: 배부분	방광(꽉찬 경우)
자궁(커진 경우)	
방광(꽉찬 경우)	

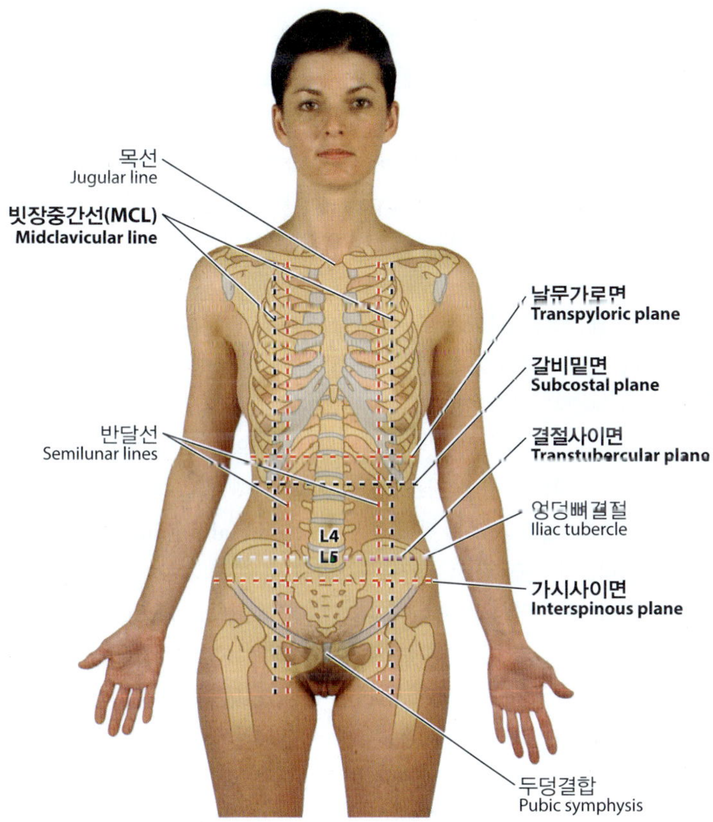

(B) 기준면

다. **가시사이면(interspinous plane)**은 양쪽에서 쉽게 만져지는 위앞엉덩뼈가시(ASIS) 사이를 지난다(표 5.1B).

더 일반적인 임상적 기술방법으로, 배안을 손쉽게 2개의 면으로 나눈 사분역[quandrant: 오른위사분역(RUQ), 오른아래사분역(RLQ), 왼위사분역(LUQ), 왼아래사분역(LLQ)]이 있다. 그 두 면은 (1) 배꼽(umbilicus)과 L3–L4 사이의 척추사이원반을 수평으로 지나는 배꼽가로면(transumbilical plane)과 (2) 몸을 오른쪽과 왼쪽의 반으로 나누는 수직 세로선인 **정중면**(*median plane*)이다(표 5.1C).

배안의 각 부위 또는 사분역에 어떤 장기가 위치하는지를 아는 것은 각 장기의 청진, 타진, 촉진의 위치를 알기 위해서 중요하다(표 5.1). 또한 신체진찰(physical examination) 소견을 기록하기 위해서 반드시 필요하다.

앞가쪽배벽(Anterolateral Abdominal Wall)

배벽은 모두 이어져 있지만, 편의상 **앞벽, 오른가쪽벽, 왼가쪽벽, 뒤벽**으로 나눈다(그림 5.3). 허리척주를 포함하는 뒤벽을 제외하고 근육널힘줄(musculo-aponeurotic)로 이루어져 있다. 앞벽과 가쪽벽의 경계는 정확하게 나눌 수 없고, 몇몇 근육이나 피부신경의 경우 앞배벽과 가쪽배벽에 모두 존재하기 때문에 **앞가쪽배벽(anterolateral abdominal wall)**이란 용어를 주로 사용한다. 앞가쪽배벽은 가슴우리에서 골반까지 뻗어 있다.

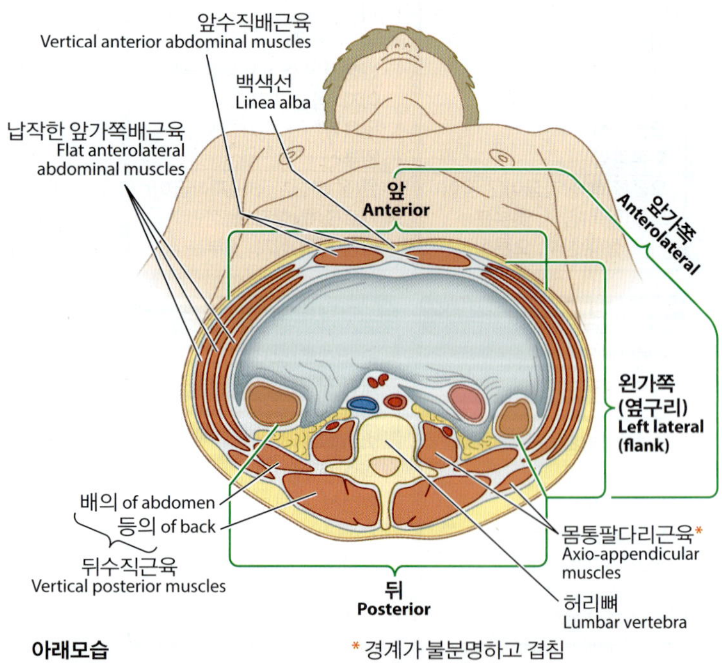

그림 5.3. 배벽의 구분. 배의 가로절단면은 배벽과 배벽구성요소의 다양한 면을 보여준다. (상대적으로 얇은 곳에 있는 넓은등근은 팔과 연결되고, 보다 깊은 큰허리근은 다리에 연결된다. 둘 다 몸통과 팔다리를 연결하는 근육이다.)

앞가쪽배벽의 경계는 위쪽으로는 일곱째–열째갈비연골과 복장뼈(sternum)의 칼돌기(xiphoid process)에 의해, 아래쪽으로는 고샅인대(서혜인대, inguinal ligament)와 볼기뼈의 앞가쪽면 위모서리부분[엉덩뼈능선(iliac crest), 두덩뼈능선(pubic crest), 두덩결합(pubic symphysis)]에 의해 형성된다(그림 5.4A).

앞가쪽배벽은 피부, 주로 지방으로 된 결합조직(얕은근막), 근육과 그 널힘줄, 깊은근막(deep fascia), 복막바깥지방(extraperitoneal fat), 벽복막(parietal peritoneum)으로 이루어져 있다(그림 5.4B). 피부는 단단하게 붙어 있는 배꼽을 제외하고는 피부밑조직(subcutaneous tissue)과 약하게 붙어 있다. 대부분의 앞가쪽배벽은 3개의 근육힘줄층이 존재하는데, 각 층의 섬유는 서로 다른 방향으로 달린다. 이러한 세층의 층판 구조는 가슴벽의 갈비사이공간(intercostal space)을 이루는 구조와 비슷하다.

앞가쪽배벽의 근막
(Fascia of the Anterolateral Abdominal Wall)

앞가쪽배벽의 대부분을 덮는 피부밑조직에는 다양한 양의 지방이 포함되어 있으며, 사람의 주요 지방 저장 장소이다. 남성은 특히 아랫배의 피부밑조직에 지방의 축적이 잘되며, 병적으로 비만(*morbid obesity*)인 경우, 지방층이 매우 두꺼워 앞치마처럼 처진 피부주름(라틴어로 *panniculi*; singular = *panniculus*, apron)을 하나 이상 만들기도 한다.

배꼽 위쪽의 피부밑조직은 배 대부분의 부위와 비슷한 구조를 가지고 있다. 배꼽 아래에서는, 피부밑조직 가장 깊은 부분이 많은 탄력섬유와 아교섬유에 의해 강화되므로 이곳의 **피부밑조직은 얕은 지방층(superficial fatty layer**, Camper fascia)과 **깊은 배막층(deep membranous layer**, Scarpa fascia)의 두 층으로 구성된다. 배막층은 아래쪽 샅막층(Colles fascia)으로 이어지지만 넓적다리까지 가지는 않는다(그림 5.9B 참조).

배근육근막(*investing fascia*)은 근막얕은층, 근막중간층, 근막깊은층으로 구성되며, 앞가쪽배벽의 세 근육층과 그 널힘줄(*aponeurosis*)의 바깥을 싸고 있고 근육에서 쉽게 분리되지 않는다. 배근육근막은 매우 얇고, 근육의 표면이나 근육 사이의 근육바깥막(근상막, *epimysium*, 제1장, 총론 참조)에 해당한다. 배벽의 속면은 다양한 두께의 막층과 지방층으로 덮여 **벽배근막(endoabdominal fascia)**을 형성한다. 이 근막은 모두 이어져 있지만, 싸고 있는 근육이나 널힘줄에 따라 다른 이름이 붙는다. 배가로근(transverse abdominal muscle)의 깊은면과 널힘줄을 싸는 부분을 **배가로근막**(복횡근근막, **transversalis fascia**)이라 한다. 배안을 둘러싸고 있는 윤기나는 막인 **벽복막**(*parietal peritoneum*)은 한 층의 상피세포(epithelial cell)와 결합조직으로 만들어지며, 배가로근막의 바로 속면에 있다. 두 막 사이에는 다양한 양의 **복막바깥지방**(복막외지방, **extraperitoneal fat**)이 존재하여 두 막을 분리한다.

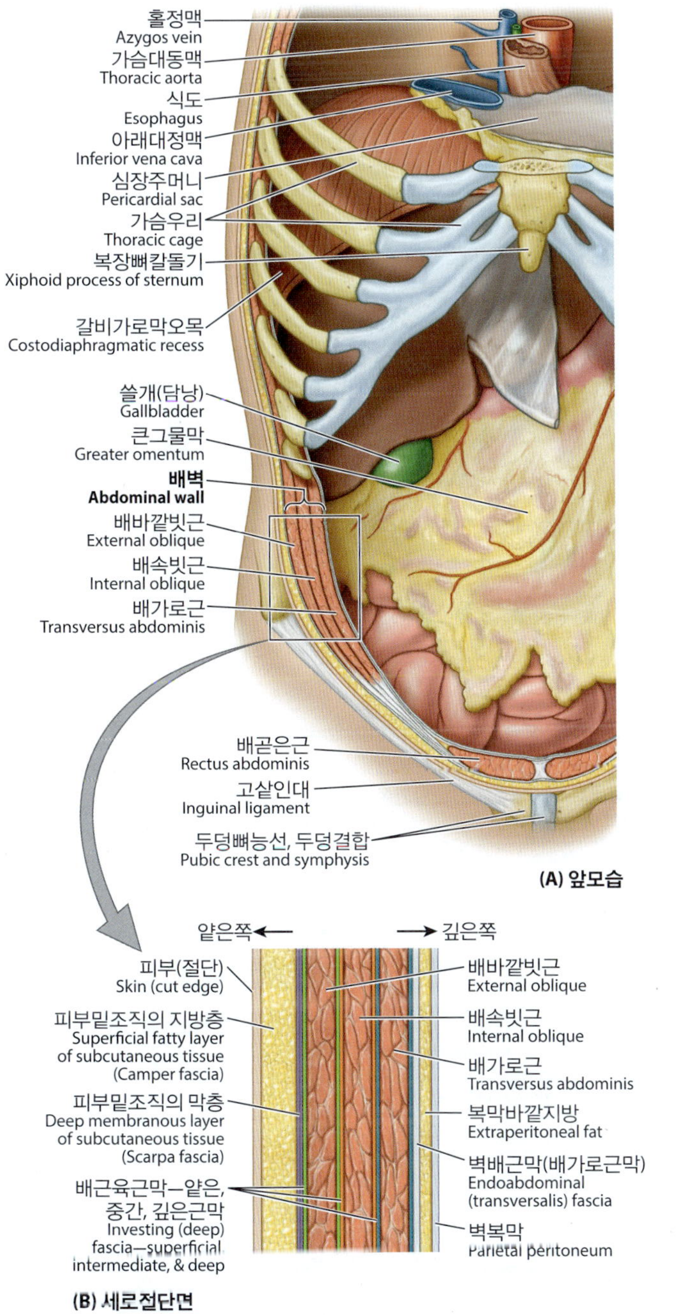

그림 5.4. 앞가쪽배벽의 층. A. 개요. 앞배벽과 앞가슴벽의 물렁조직은 제거되었다. **B.** 피부에서 벽복막에 이르는 앞가쪽배벽의 층.

앞가쪽배벽의 근육
(Muscles of Anterolateral Abdominal Wall)

앞가쪽배벽에는 납작한 3개의 근육과 2개의 수직근육, 총 5개의 근육(양쪽으로 1쌍)이 존재한다(그림 5.3). 이 근육의 붙는부분은 그림 5.5에 신경분포, 주요 작용은 표 5.2에 나타내었다.

납작한 세 근육은 배바깥빗근(*external oblique muscle*), 배속빗근(*internal oblique muscle*), 배가로근(*transverse abdominal muscle*)이다. 이러한 세 근육은 동심원형태로 층을 이루지만, 섬유의 방향은 다양하다. 바깥 두 층의 근육섬유는 비스듬하게 배열되어 있는데 서로 수직으로 교차하고, 깊은층의 근육섬유는 가로로 달린다. 납작한 세 근육은 앞쪽과 안쪽에서 널판 모양의 널힘줄(aponeurosis)로 이어진다(그림 5.6A). 이 널힘줄은 빗장중간선(midclavicular line)과 정중선(midline) 사이에서 튼튼한 힘줄로 된 **배곧은근집**(*rectus sheath*)이 되며 속에 배곧은근을 싸고 있다(그림 5.6B). 배곧은근집을 형성한 널힘줄은 반대편 널힘줄부분과 얽혀서 **백색선(linea alba)**이라 부르는 정중선 **솔기(raphe**; 그리스어로 *rhaphe*, 봉합 혹은 이음매를 뜻함)를 형성하며, 이 백색선은 복장뼈 칼돌기에서 두덩결합까지 이어져 있다. 이곳에서는 오른쪽, 왼쪽의 널힘줄 섬유가 교차할 뿐만 아니라 얕은층, 중간층, 깊은층의 널힘줄 섬유끼리도 서로 얽혀 교차한다.

배곧은근집이 싸고 있는 2개의 수직근육 중 크기가 큰 것은 **배곧은근**(*rectus abdominis muscle*)이고 작은 것은 **배세모근**(*pyramidalis muscle*)이다.

배바깥빗근(external oblique muscle)

배바깥빗근(외복사근, **external oblique muscle**)은 앞가쪽에 있는 납작한 3개의 배근육 중에서 가장 크며 바깥쪽에 위치한다(그림 5.7). 배바깥빗근의 붙는곳은 그림 5.5A에, 신경분포, 주요 작용은 표 5.2에 정리되어 있다. 다른 두 층과는 달리 배바깥빗근은 뒤쪽에서 등허리근막과 이어지지 않고, 근육의 가장 두꺼운 부분인 맨뒤쪽 섬유가 갈비쪽 이는곳과 엉덩뼈능선 사이에 수직으로 펼쳐져 있는 자유모서리 형태로 존재한다(그림 5.5D, E). 이 근육의 힘살부분은 주로 배벽의 가쪽부분을 구성하고, 널힘줄부분은 벽의 앞쪽부분 구성에 기여한다.

가장 뒤쪽 근육섬유는 열두째갈비뼈에서 엉덩뼈능선으로 거의 수직으로 달리지만, 좀 더 앞쪽의 근육섬유는 점차 안쪽방향으로 펼쳐지면서 대부분의 힘살부분은 아래안쪽방향으로 달리게 되며, 주머니에 손을 넣었을 때의 손가락방향과 같다. 가장 앞쪽과 위쪽 근육섬유는 거의 수평방향을 이룬다. 근육섬유들은 대략 빗장중간선 안쪽과 **배꼽가시선(spinoumbilical line**: 배꼽에서 위앞엉덩뼈가시에 이르는 선) 아래에서는 널힘줄이 되어 백색선에서 서로 만나고 반대편 배속빗근의 널힘줄로 이어진다(그림 5.6A). 서로 반대편의 배바깥빗근과 배속빗근이 함께 공통된 중심널힘줄(central tendon)을 공유함으로써 하나의 운동 단위로 작용하는 "두힘살근(digastric muscle)"을 형성한다(제1장, 총론 참조). 그 예로 오른배바깥빗근과 왼배속빗근은 몸통회전운동(torsional movement of trunk, 오른어깨를 왼엉덩이로 닿게 하는 운동)을 할 때 굽힘과 돌림 운동작용에 함께 작용한다는 것을 들 수 있다.

아래쪽에서 배바깥빗근힘줄은 **두덩뼈결절**(치골결절, *pubic tubercle*) 안쪽에 있는 같은쪽 **두덩뼈능선**(치골능선, *pubic crest*)에 부착한다, 반대쪽으로 넘어가는 섬유는 반대쪽 두덩뼈능선에 붙으면서 두덩결합을 튼튼하게 만든다(그림 5.6A). 배바깥빗근힘줄의 아래모서리는

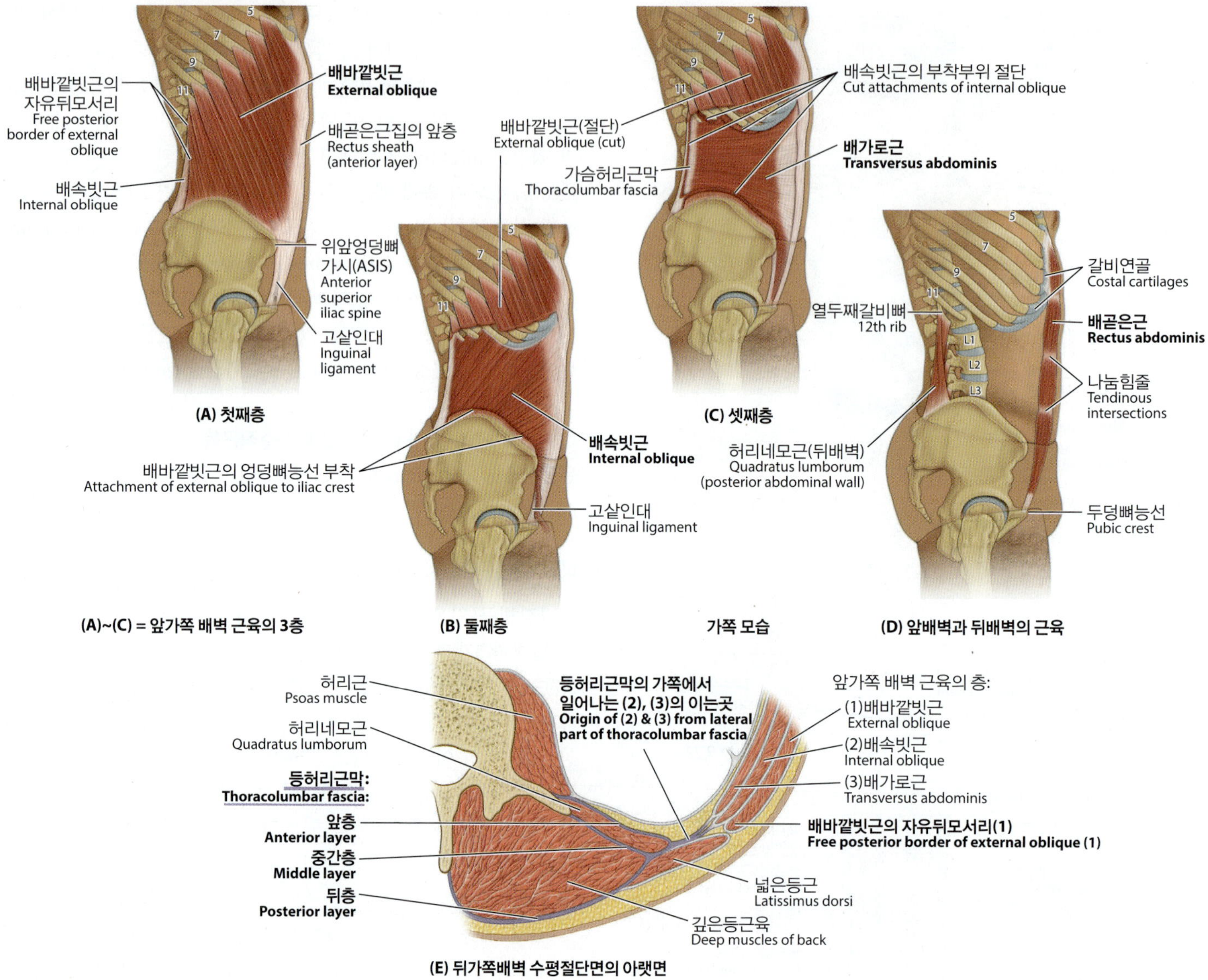

그림 5.5. 앞가쪽배벽의 근육.

표 5.2. 앞가쪽배벽의 근육

근육	이는곳	닿는곳	신경분포	주요 작용[a]
배바깥빗근(external oblique muscle) (그림 5.5A)	다섯째와 열두째갈비뼈의 바깥면	백색선, 두덩뼈결절, 엉덩뼈능선의 앞쪽 절반	가슴배신경(T7–T11 척수신경)과 가슴밑신경	배안내장[b]의 압박과 지지, 몸통의 굽힘과 돌림
배속빗근(internal oblique muscle) (그림 5.5B)	등허리근막, 엉덩뼈능선의 앞쪽 2/3, 고샅인대의 가쪽 1/3 깊은 곳의 결합조직	열째–열두째갈비뼈의 아래모서리, 백색선, 고샅낫힘줄(conjoint tendon)을 지나 두덩뼈빗(pecten pubis)	가슴배신경(T6–T12 척수신경의 앞가지)과 첫째허리신경	
배가로근(transverse abdominal) (그림 5.5C)	일곱째–열두째갈비연골의 속면, 등허리근막, 엉덩뼈능선, 고샅인대의 가쪽 1/3 깊은 곳의 결합조직	배속빗근의 널힘줄, 백색선, 두덩뼈능선, 고샅낫힘줄을 지나 두덩뼈빗		배안내장의 압박과 지지[b]
배곧은근(rectus abdominis muscle) (그림 5.5D)	두덩결합과 두덩뼈능선	복장뼈 칼돌기와 다섯째와 일곱째 갈비연골	가슴배신경(T6–T12 척수신경의 앞가지)	몸통의 굽힘(허리뼈 수준에서)과 배안 내장의 압박, 골반기울기의 안정과 조절(척주앞굽음증의 반대작용)

[a]약 80% 정도의 사람은 *배세모근(pyramidalis muscle)*이란 크게 중요하지 않은 근육을 가지고 있으며, 이 근육은 배곧은근의 가장 아랫부분의 앞쪽 배곧은근집에 위치하고, 볼기뼈의 두덩뼈능선에서 백색선까지 이어진다. 이 작은 근육은 백색선에서 끝난다.

[b]이러한 근육의 작용은 날숨 때 가로막의 대항근(길항근) 역할을 한다.

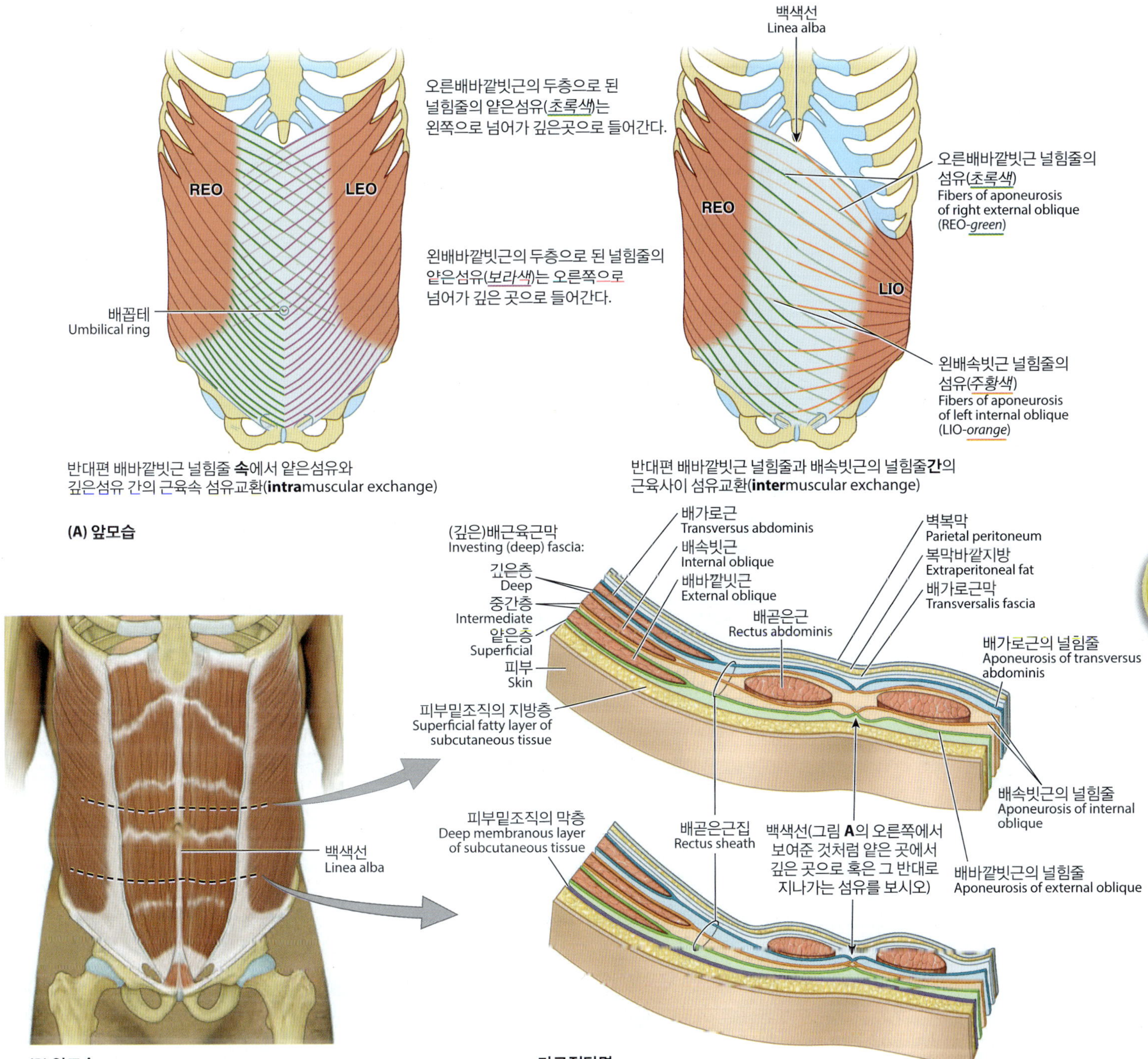

그림 5.6. 앞가쪽배벽의 구조. A. 배바깥빗근과 배속빗근의 두 층 널힘줄 사이에서 일어나는 근육 사이의 근육속 섬유의 맞교환을 보여준다. **B.** 배꼽의 위쪽과 아래쪽의 가로절단면으로 배곧은근집의 형성을 보여준다.

두꺼워지면서 고샅인대(서혜인대, *inguinal ligament*, Poupart ligament)에 합쳐진다(그림 5.7B, 5.8).

넓적다리와 몸통 사이의 접힘선 중간부위를 위아래로 움직이면서 손가락으로 깊게 눌러 자신의 고샅인대를 만져보자. 아래쪽에서 고샅인대는 넓적다리의 깊은근막으로 이어진다. 고샅인대가 유용한 해부학적 표지점이기 때문에 마치 별도의 인대처럼 설명하기도 하지만, 실제로 팔다리근육의 인대와 같이 독립된 구조는 아니다. 이것은 넓적다리로 들어가는 근육과 신경, 혈관이 아래쪽으로 지나가게 하는 **지지띠**(*retinaculum*) 역할을 한다. 배바깥빗근보다 깊은쪽에 위치한 2개의 배벽 근육의 아랫부분은 고샅인대의 가쪽부분에서 이는곳이 시작된다. 앞가쪽배벽 근육의 아래안쪽 널힘줄과 고샅인대의 붙는곳에서 보이는 복잡한 변이는 이 장 후반의 고샅부위(inguinal

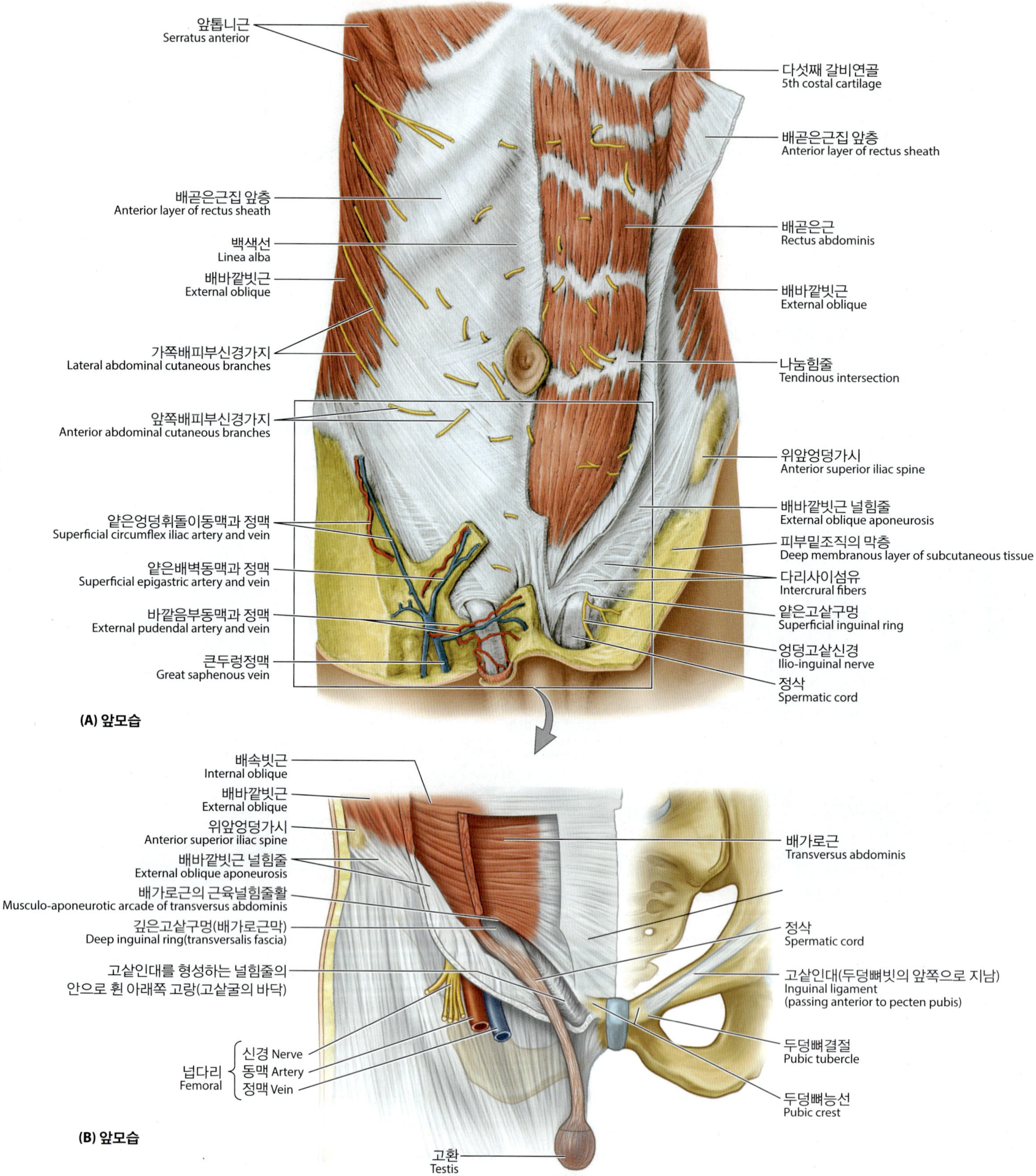

그림 5.7. 앞가쪽배벽. A. 얕은 해부모습. 왼쪽의 배곧은근집의 앞층은 젖혀져 있다. 배곧은근과 배곧은근집의 앞층을 뚫고 나오는 앞피부가지(T7–T12)를 관찰한다. **B.** 이어서 층층이 해부한 모습. 3개의 납작한 배근육과 고샅인대의 형성을 보여준다.

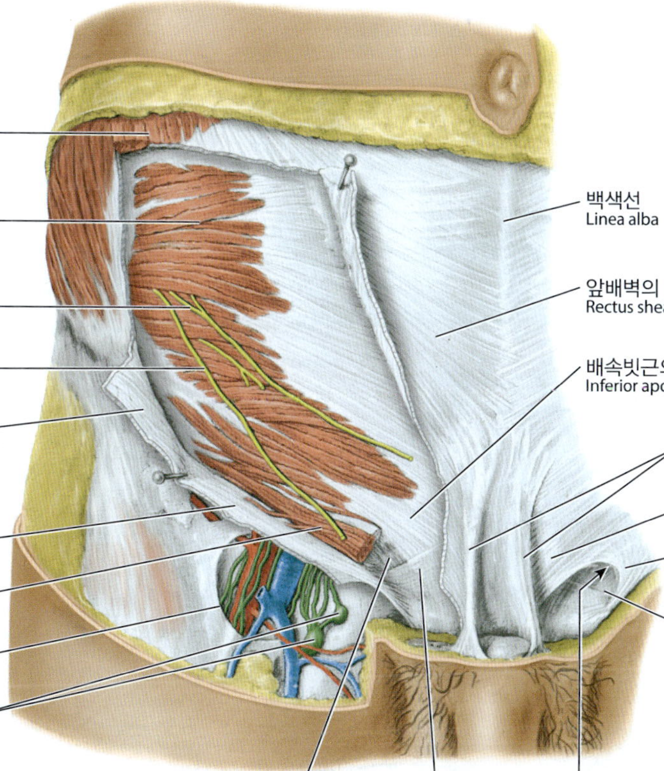

그림 5.8. 남성의 아래배벽과 고샅부위. 배바깥빗근은 부분적으로 잘려졌고, 정삭은 잘려져 고샅굴에서 제거되었다.

region)에서 자세하게 다룬다.

배속빗근(internal oblique muscle)

배속빗근(내복사근, **internal oblique muscle**)은 세 근육 중 중간에 위치하며 앞안쪽을 향하여 얇게 펼쳐진 천 모양의 근육이다(그림 5.5B, 5.8, 5.9A). 아래쪽 끝의 근육섬유를 제외한 대부분의 섬유는 고샅인대의 가쪽 절반에서 일어나고, 배바깥빗근의 섬유와 직각을 이루며 위안쪽방향으로 달린다(자신의 가슴에 손가락을 올려놓았을 때의 방향처럼). 이 근육섬유 역시 배바깥빗근과 마찬가지로 빗장중간선 부근에서 널힘줄로 변하며 배곧은근집을 만든다. 배속빗근의 붙는곳은 그림 5.5B에, 신경분포, 주요 작용은 표 5.2에 정리되어 있다.

배가로근(transversus abdominis muscle)

3개의 납작한 배근육 중에서 가장 속에 있는 **배가로근**(복횡근, **transversus abdominis muscle**)의 근육섬유는 배속빗근과 평행하게 달리는 아랫부분을 제외하고는 대체로 수평으로 달린다(그림 5.5C, 5.7B 참조). 이런 식으로 수평원통모양의 섬유 방향은 배안 내용물을 압박하고 복압을 상승시키기에 이상적이다. 배가로근의 근섬유 또한 널힘줄에서 끝나 배곧은근집(rectus sheath)의 형성에 기여한다(그림 5.9). 배가로근의 붙는부분은 그림 5.5C에, 신경분포, 주요 작용은 표 5.2에 정리되어 있다.

배속빗근과 배가로근 사이는 **신경혈관면**(*neurovascular plane*)이며, 갈비사이공간의 신경혈관면과 유사하다. 두 부위 모두 중간근육과 가장 깊은 근육 사이에 신경혈관면이 존재한다(그림 5.9A). **앞가쪽배벽의 신경혈관면(neurovascular plane of the anterolateral abdominal wall)**에는 앞가쪽배벽에 분포하는 신경과 혈관이 들어있다. 이 신경혈관면에서 갈라져 나온 혈관과 신경들의 대부분은 배벽 앞쪽의 피부밑조직에 분포한다.

배곧은근(rectus abdominis muscle)

길고 넓은 가죽끈 모양인 **배곧은근**(복직근, **rectus abdominis muscle**; 라틴어로 *rectus*는 '똑바른'이란 뜻)은 앞배벽을 이루는 주된 세로근육이다(그림 5.5D, 5.6B, 5.7A와 5.9B). 배곧은근의 붙는곳은 그림 5.5D에, 신경분포, 주요 작용은 표 5.2에 정리되어 있다. 양쪽의 배곧은근은 백색선(linea alba)에 의해 나뉘며, 아래쪽에서는 서로 매우 가깝게 놓여 있다. 배곧은근의 위쪽은 아래보다 세 배 정도 넓지만 얇고, 아래쪽은 좁지만 더 두껍다. 배곧은근의 대부분은 배곧은근집(rectus sheath)에 싸여 있으며, 적어도 세 곳 이상의 **나눔힘줄**(건획, **tendinous intersections**; 그림 5.5D, 5.7A)부위에서 가로선 형태로

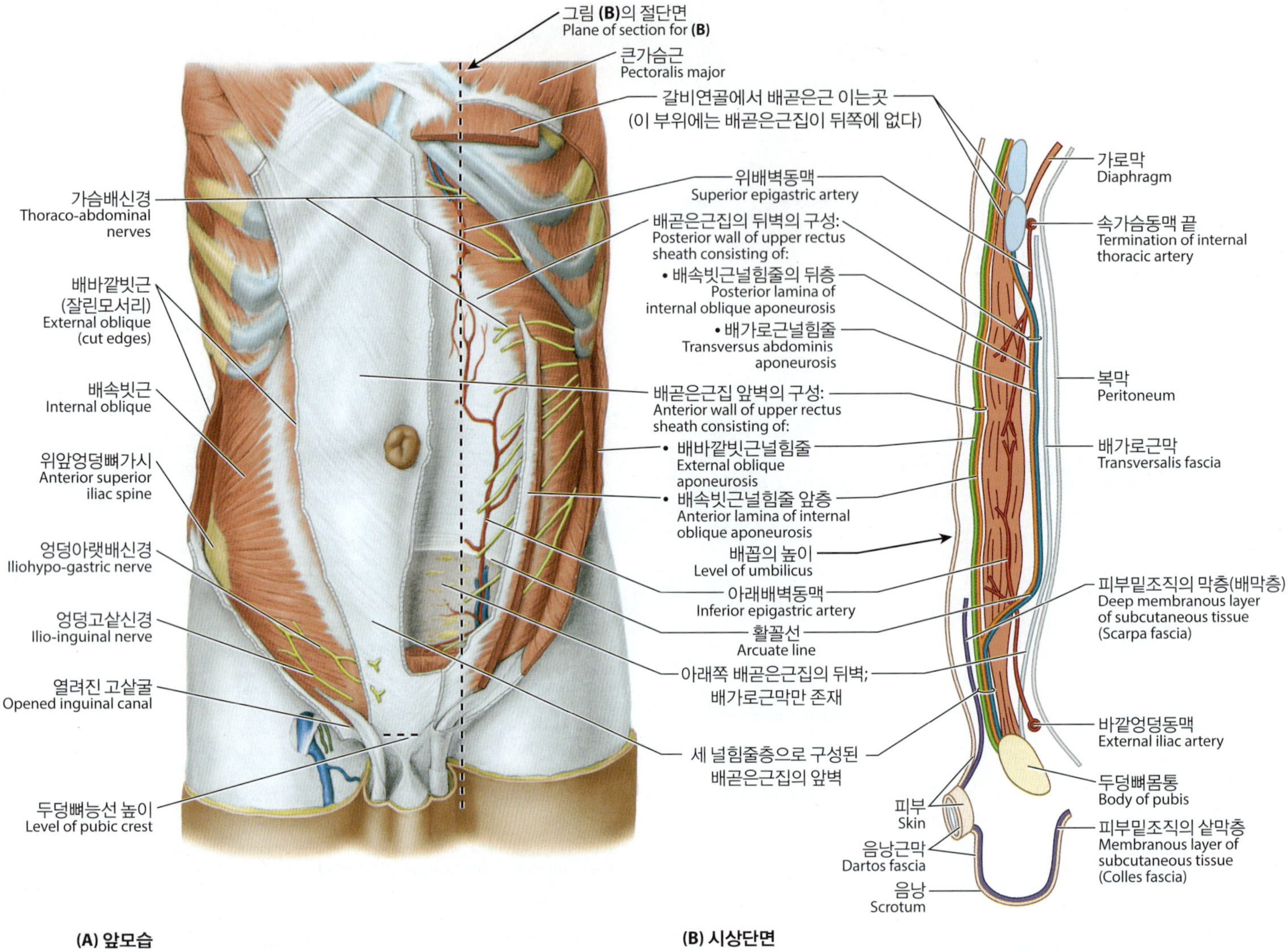

그림 5.9. 배곧은근집의 형성과 앞가쪽배벽의 신경혈관. A. 깊이 해부한 모습. 오른쪽 배바깥빗근 힘살부분을 잘라내고, 배바깥빗근 널힘줄과 배곧은근집의 앞벽은 남겨두었다. 왼쪽에서는 배곧은근집과 배곧은근을 제거하여 배곧은근집의 뒤벽이 보인다. 왼쪽 배곧은근집의 가쪽에서 배속빗근의 힘살부분은 세로로 잘려 있고, 잘린 모서리는 가슴배신경이 배속빗근과 배가로근 사이의 신경혈관면으로 지나가는 것을 보여주기 위해 당겨져 있다. **B.** 모식도. 배곧은근집을 지나는 시상단면.

배곧은근집의 앞층에 붙어 있다. 근육이 잘 발달된 사람이 배곧은근에 힘을 주면 나눔힘줄 사이의 근육부분이 겉으로 돌출된다. 이러한 근육부분의 돌출 사이에는 피부고랑이 생겨 이 부위가 나눔힘줄부위인 것을 알 수 있는데, 보통 복장뼈칼돌기, 배꼽 높이와 더불어 그 사이 중간높이에 보인다.

배세모근(pyramidalis)

배세모근(pyramidalis)은 약 20%의 사람에게는 존재하지 않는 작은 삼각형 근육이며 크게 중요하지 않은 근육이다. 이 근육은 배곧은근 아래쪽 부분의 앞에 놓이고 두덩뼈와 앞두덩인대(anterior pubic ligament)의 앞면에 붙는다. 두덩결합(pubic symphysis) 위쪽으로 사람마다 다른 길이를 가지며 두꺼워져 백색선에서 끝난다. 배세모근은 백색선을 긴장시키는 역할을 한다. 배세모근이 존재할 때, 외과의사는 배세모근이 백색선에 붙는곳을 배의 정중절개의 표지점으로 사용한다(Skandalakis, 2021).

배곧은근집, 백색선, 배꼽고리 (rectus sheath, linea alba, and umbilical ring)

배곧은근집(복직근초, **rectus sheath**)은 배곧은근과 배세모근의 질기고 불완전한 섬유칸이다(그림 5.7~5.9). 배곧은근집 속에는 위아래배벽동맥·정맥(epigastric artery and vein), 배벽 림프관과 가슴배신경의 먼쪽부분(T7−T12 척수신경 앞가지의 배부위)이 함께 발견된다.

배곧은근집은 납작한 배근육들의 널힘줄이 서로 만나 교차하면서 엮여져 만들어진다(그림 5.6B). 배바깥빗근널힘줄이 전체 길이에 걸쳐 배곧은근집의 앞벽 형성에 기여한다. 배속빗근널힘줄의 위쪽

2/3는 배곧은근의 가쪽모서리에서 두 층으로 나뉘어 한 층은 배곧은근의 앞으로 지나고, 다른 층은 뒤로 지난다. 앞으로 지나는 층은 배바깥빗근의 널힘줄과 합쳐져 배곧은근집의 앞층을 이루고, 뒤로 지나는 층은 배가로근의 널힘줄과 합쳐져 배곧은근집의 뒤층을 이룬다.

배꼽에서 두덩뼈능선 쪽으로 약 1/3 지점 아래부터 세 배근육의 모든 널힘줄은 배곧은근 앞쪽을 지나 배곧은근집의 앞층을 형성하고, 비교적 얇은 배가로근막만이 배곧은근의 뒤를 감싼다. 배곧은근집의 위쪽 3/4 뒤벽은 널힘줄성 근막이 존재하고, 아래 1/4 뒤벽은 배가로근막만 덮여 있어 그 경계가 나타나며, 반달모양의 **활꼴선**(궁상선, **arcuate line**; 그림 5.9)이다. 배곧은근집의 전체 길이에 걸쳐 배곧은근집 앞층과 뒤층의 섬유가 앞쪽 중앙에서 합쳐져 백색선(*linea alba*)을 이룬다.

배가로근은 위쪽으로 갈비연골 속면에 있는 가슴가로근(그림 4.14 참조)과 합쳐져 이어지고 배속빗근은 갈비모서리에 붙기 때문에, 갈비모서리(costal margin) 위쪽의 배곧은근집에는 뒤층이 없다. 그러므로 갈비모서리의 위쪽으로는 배곧은근이 직접 가슴벽에 붙는다(그림 5.9B).

앞배벽 전체를 세로로 달리고 양쪽 배곧은근집을 양분히는 **백색선**(**linea alba**; 그림 5.7A)은 배꼽 아래에서는 두덩결합(pubic symphysis) 너비 정도로 좁아지고, 배꼽 위로는 칼돌기 너비 정도로 넓어진다. 백색선을 통해 피부로 가는 작은 혈관과 신경이 지나간다. 마른 사람에게서는 백색선을 덮는 피부에서 고랑이 보이기도 한다. 배꼽 근처의 백색선 중간 높이 부근에는 백색선이 없는 **배꼽고리**(제륜, **umbilical ring**)가 존재하는데, 이곳은 태아 때 탯줄과 태반으로부터 들어오고 나가는 혈관들이 지났던 구조물이다. 앞가쪽배벽의 모든 층은 배꼽에서 합쳐진다. 태어난 후 지방이 피부밑조직(subcutaneous tissue)에 축적되면 피부가 배꼽고리 주위로 솟아 올라 배꼽이 들어가게 된다. 이러한 현상은 탯줄이 위축되어 떨어지는 생후 7~14일에 일어난다.

앞가쪽배근육의 기능과 운동 (functions and actions of anterolateral abdominal muscles)

앞가쪽배벽 근육은 다음과 같은 기능과 운동을 한다:

- 앞가쪽배벽의 강하고 광범위한 지지구조를 만든다.
- 대부분의 손상으로부터 배안 내장을 보호하고 지지한다.
- 복압을 올리거나 유지하기 위해 배를 압박하며, 그동안 가로막작용과 반대작용을 한다(증가된 복압은 배출에 도움을 줌).
- 몸통 운동과 자세 유지에 도움을 준다.

배빗근들과 배가로근이 양쪽에서 함께 작용하여, 배안 장기를 강하게 압박하는 근육 지지대(girdle)를 형성한다. 이때 배곧은근은 거의 관여하지 않는다. 배안 장기의 압박과 증가된 복압은 이완된 가로막을 들어 올려 날숨 시 공기를 배출시키고, 보다 강력한 힘이 필요한 기침이나 재채기, 콧방귀, 트림, 하품을 하거나 비명을 지를 때도 작용한다. 들숨 동안 가로막이 수축할 때는 앞가쪽배벽 근육이 이완하여 앞배벽이 팽창함으로써 간과 같은 장기들이 아래쪽으로 밀려 올 수 있는 공간을 만들어준다. 또한 앞가쪽배근육들의 복합적인 작용은 대변을 배출하거나 오줌을 누고 구토나 출산할 때 요구되는 힘을 만들어 낸다. 증가된 복압은 무거운 물건을 들어 올릴 때도 관여하고, 때로는 탈장(hernia)을 일으키기도 한다.

더불어 앞가쪽배근육은 허리뼈에서 일어나는 몸통 운동에 관여하고, 서 있을 때 자세를 유지하기 위해[허리앞굽음증(lumbar lordosis)이 일어나지 않도록] 골반의 기울기 조절에도 참여한다. 이런 결과로, 앞가쪽배벽 근육을 강화시키면 선 자세와 앉은 자세를 좋게 만들어준다. 배곧은근은 가슴부위와 특히 척주의 허리부위에 강한 굽힘근으로 작용하여 앞갈비모서리와 두덩뼈능선이 서로 가까워지도록 당긴다. 배빗근들 역시 특히 아래쪽 허리와 가슴부위 척주의 가쪽굽힘, 돌림 등 몸통 운동의 보조 역할을 한다. 배가로근은 척주에 큰 영향을 미치지 못한다(Standring, 2021).

앞가쪽배벽의 신경혈관 (Neurovasculature of Anterolateral Abdominal Wall)

5

앞가쪽배벽의 피부분절 (dermatomes of anterolateral abdominal wall)

앞가쪽배벽의 피부분절 지도는 말초신경 분포 지도와 거의 일치한다(그림 5.10). 이것은 배벽의 대부분에 분포하는 T7−T12 척수신경앞가지가 신경얼기를 만들며 서로 섞이지 않기 때문이다. L1 수준에서 예외적으로 L1 척수신경앞가지는 두 갈래로 나뉘어 2개의 말초신경이 된다. 각각의 피부분절은 뒤쪽에서부터 보았을 때, 척주의 척추사이구멍을 통해 나가는 척수신경에서 시작하여 몸통을 둘러싼 갈비뼈의 경사를 따라 분포한다. T10의 피부분절은 배꼽부위를 포함하고, L1 피부분절은 고샅주름(inguinal fold)을 포함한다

앞가쪽배벽의 신경(nerves of anterolateral abdominal wall)

다음의 신경들이 앞가쪽배벽의 피부와 근육을 지배한다(그림 5.9A, 5.10; 표 5.3):

- **가슴배신경**(흉복신경, **thoraco-abdominal nerve**): 6개의 가슴신경(T7−T11) 아래앞가지의 먼쪽 배부분신경, 이 신경들은 갈비모서리 아래쪽에 있는 아래쪽 갈비사이신경들이다.
- **가쪽(가슴)피부가지**[외측(흉)피지, **lateral (thoracic) cutaneous branches**]: T7−T9 또는 T10 가슴신경가지.
- **갈비밑신경**(늑하신경, **subcostal nerve**): T12 척수신경의 큰 앞쪽가지.
- **엉덩아랫배신경**(장골하복신경, **iliohypogastric nerve**)과 **엉덩고샅신경**(장골서혜신경, **ilio-inguinal nerve**): L1 척수신경 앞가지

의 종말가지.

가슴배신경(*thoraco-abdominal nerve*)은 갈비사이공간에서 아래앞 방향으로 나와 배속빗근과 배가로근 사이의 신경혈관면으로 들어가 배의 피부와 근육에 혈액을 공급한다. **가쪽피부가지**(*lateral cutaneous branches*)는 앞가쪽배벽의 근육으로부터 나와 앞겨드랑선(anterior axillary line)을 따라 피부밑조직으로 들어간다. 반면 앞배피부가지(anterior abdominal cutaneous branches)는 정중면에서 약간 떨어진 배곧은근집을 뚫고나와 피부밑조직으로 들어간다. **가슴배신경의 앞배피부가지**(*anterior abdominal cutaneous branches of thoraco-abdominal nerve*) 중에서 각 신경가지의 분포는 다음과 같다(그림 5.10; 표 5.3).

- *T7–T9* 가지는 배꼽 위쪽의 피부에 분포

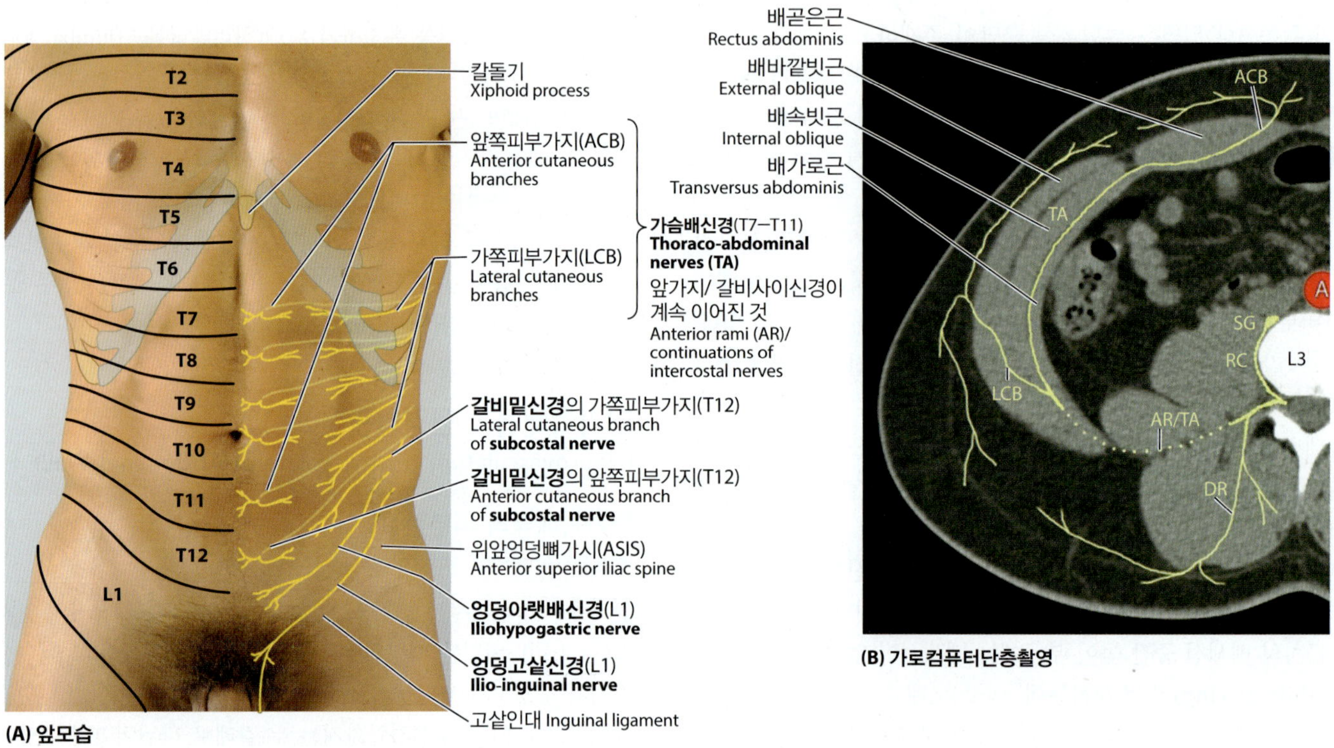

그림 5.10. 앞가쪽배벽의 신경분포. A. 피부가지의 분포와 피부분절(dermatome). **B.** 허리신경가지의 신경혈관면을 보여주는 L3 높이 컴퓨터단층촬영사진. *A*, 배대동맥; *DR*, 등쪽가지; *RC*, 교통가지; *SG*, 교감신경줄기의 교감신경절.

표 5.3. 앞가쪽배벽의 신경

신경	이는곳	경로	분포
가슴배신경 (thoracoabdominal) (T7–T11)	갈비모서리의 끝에 있는 아래쪽 갈비사이신경(T7–T11)에서 이어짐	배근육의 둘째층과 셋째층 사이를 달림; T10–T11의 가쪽피부가지는 앞겨드랑선 부위에서, T7–T11 앞쪽 피부가지들은 복장옆선 부위에서 피부밑조직으로 나옴	앞가쪽배벽 근육과 덮고 있는 피부
일곱째–아홉째가쪽피부가지(lateral cutaneous branches)	일곱째–아홉째갈비사이신경 (T7–T9의 앞가지)	앞가지는 갈비모서리를 가로질러 피부밑조직으로 이어짐	오른쪽과 왼쪽 갈비밑부위의 피부
갈비밑신경(subcostal) (T12의 앞가지)	T12 척수신경	열두째갈비뼈의 아래모서리를 따라 달림. 그 다음 배꼽아래부위 배벽 근육의 둘째층과 셋째층 사이를 지난다.	배꼽아래와 엉덩뼈능선 사이의 앞가쪽배벽의 근육(배바깥빗근 아래쪽 대부분을 포함)과 그 위를 덮고 있는 피부
엉덩아랫배신경 (iliohypogastric) (L1)	L1 척수신경 앞가지의 위쪽종말가지	배가로근을 뚫고 배근육의 둘째층과 셋째층 사이로 달린다; 가지들은 아래쪽 배벽의 배바깥빗근 널힘줄을 뚫음	엉덩뼈능선, 고샅부위 위쪽과 아랫배부위를 덮는 피부; 배속빗근과 배가로근
엉덩고샅신경(ilio-inguinal) (L1)	L1 척수신경 앞가지의 아래쪽종말가지	배근육의 둘째층과 셋째층 사이를 지난다. 그런 다음, 고샅굴을 가로지름	고샅부위 아래쪽, 불두덩(mons pubis), 음낭 앞쪽이나 대음순, 인접한 넓적다리 안쪽의 피부; 배속빗근과 배가로근의 가장 아래쪽

- *T10* 가지는 배꼽 주위의 피부에 분포
- *T11* 가지는 갈비밑신경(T12), 엉덩아랫배신경, 엉덩고샅신경(L1)의 피부가지와 함께 배꼽 아래쪽의 피부에 분포

앞가쪽배벽을 통해 지나면서 가슴배신경, 갈비밑신경, 엉덩아랫배신경은 서로 연결되어 있다.

앞가쪽배벽의 혈관(vessels of anterolateral abdominal wall)

배벽의 피부와 피부밑조직에는 복잡한 피부밑정맥얼기가 존재한다. 안쪽으로 속가슴정맥과, 가쪽으로는 가쪽가슴정맥으로 배벽 위쪽의 피부밑정맥얼기가 들어가고, 아래쪽은 얕은배벽정맥과 아래배벽정맥, 넙다리정맥과 바깥엉덩정맥으로 각각 들어간다(그림 5.11). 배꼽주위의 피부정맥은 **배꼽옆정맥**(제방정맥, *para-umbilical vein*)과 정맥연결을 이루며, 배꼽옆정맥은 **배꼽정맥의 흔적**(*obliterated umbilical vein*, 간원인대)과 평행한 **간문맥**(*hepatic portal vein*)의 작은 가지이다. 가쪽배의 얕은 곳에서 비교적 직접 서로 연결되는 통로로서 **가슴배벽정맥**(흉복벽정맥, **thoraco-epigastric vein**)은 넙다리정맥의 가지인 **얕은배벽정맥**(*superficial epigastric vein*)과 겨드랑정맥의 가지인 **가쪽가슴정맥**(*lateral thoracic vein*) 사이에 이미 존재하거나 새로 생성되기도 한다(정맥흐름의 변경에 의해). 앞가쪽배벽의 깊은정맥은 같은 이름의 동맥과 함께 지나간다. 보다 깊은 안쪽 정맥연결은 바깥엉덩정맥의 가지인 **아래배벽정맥**(*inferior epigastric vein*)과 빗장밑정맥의 가지인 **위배벽정맥**(*superior epigastric vein*)/**속가슴정맥**(*internal thoracic vein*) 사이에 있거나 생길 수 있다. 얕은 및 깊은 정맥연결은 아래대정맥이 막혔을 경우에 곁순환이 일어날 수 있게 한다.

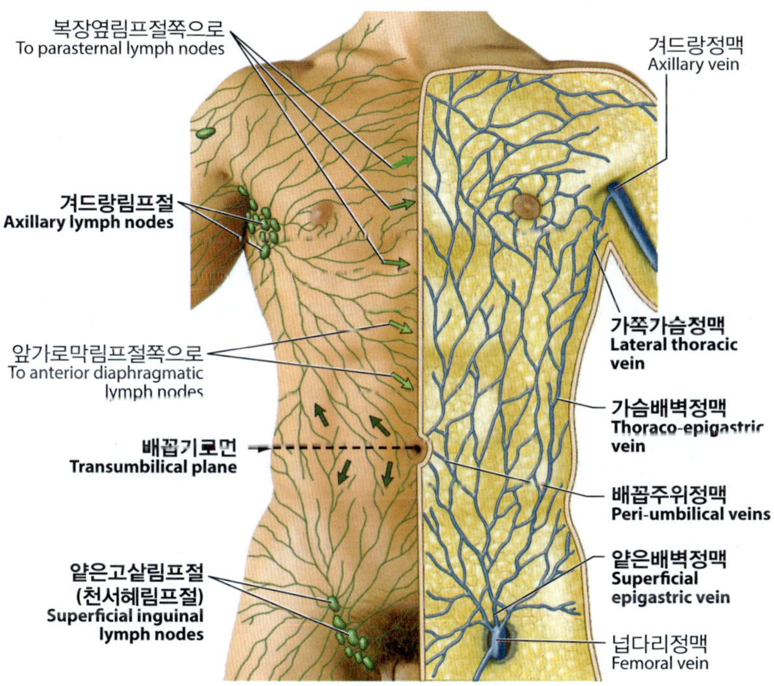

그림 5.11. 앞가쪽배벽의 림프관과 얕은정맥.

앞가쪽배벽의 주요 혈관은 다음과 같다.

- **위배벽혈관**(*superior epigastric vessels*)과 **근육가로막혈관**(*musculophrenic vessels*)의 가지: 속가슴혈관에서 나옴
- 아래배벽혈관(inferior epigastric vessels)과 깊은엉덩휘돌이혈관(deep circumflex iliac vessels): 바깥엉덩혈관에서 나옴
- **얕은엉덩휘돌이혈관**(*superficial circumflex iliac vessels*)과 **얕은배벽혈관**(*superficial epigastric vessels*): 넙다리동맥(femoral artery)과 큰두렁정맥(greater saphenous vein)에서 각각 나옴
- 10th−11th 갈비사이공간의 **뒤갈비사이혈관**(*posterior intercostals vessels*)과 **갈비밑혈관**(*subcostal vessels*)의 앞가지

앞가쪽배벽에 분포하는 동맥은 그림 5.12에 보이고 표 5.4에 정리되어 있다. 깊은배벽동맥의 분포는 배근육의 섬유배열을 따른다. 앞가쪽배벽의 혈관은 위쪽의 갈비사이혈관과 유사하게(그림 4.19 참조) 몸통을 둘러싸며 비스듬히 놓여 있다. 반면에 중심의 앞배벽 혈관은 보다 수직 방향으로 배열되어 있다.

위배벽동맥(상복벽동맥, **superior epigastric artery**)은 속가슴동맥(*internal thoracic artery*)에서 직접 이어지는 가지이다. 이 혈관은 배곧은근집 위로 들어가서 뒤층을 지나 배곧은근의 윗부분에 혈액을 공급하고, 배꼽부위 근처에서 아래배벽동맥과 연결된다(그림 5.9 참조; 표 5.4).

아래배벽동맥(하복벽동맥, **inferior epigastric artery**)은 고샅인대의 바로 위에 있는 **바깥엉덩동맥**(*external iliac artery*)에서 나온다. 배가로근막 속으로 올라와 활꼴선 아래에 있는 배곧은근집으로 들어간다. 이 동맥의 가지는 배곧은근의 아랫부분에 분포하고 배꼽부위에서 위배벽동맥의 가지와 연결된다(그림 5.9).

앞가쪽배벽의 림프액 흐름은 다음 형태를 따른다(그림 5.11):

- **얕은림프관**(*superficial lymphatic vessels*)은 피부밑정맥과 동행한다. 배꼽 위에서 림프는 주로 **겨드랑림프절**(액와임파절, *axillary lymph nodes*)로 들어가고, 일부는 **복장옆림프절**(흉골방임파절, *parasternal lymph nodes*)로 들어간다. 배꼽 아래의 얕은림프관은 **얕은고샅림프절**(천서혜임파절, *superficial inguinal lymph nodes*)로 들어간다.
- 깊은림프관(deep lymphatic vessels)은 배벽의 깊은정맥과 동행하며 바깥엉덩림프절(외장골임파절, external iliac lymph nodes), 온엉덩림프절(총장골임파절, common iliac lymph nodes), 오른허리와 왼허리(또는 대정맥과 대동맥)림프절(lymph nodes) 등으로 들어간다.

얕은림프관과 깊은림프관의 흐름에 대한 개요는 제1장 "총론"을 참조한다.

5

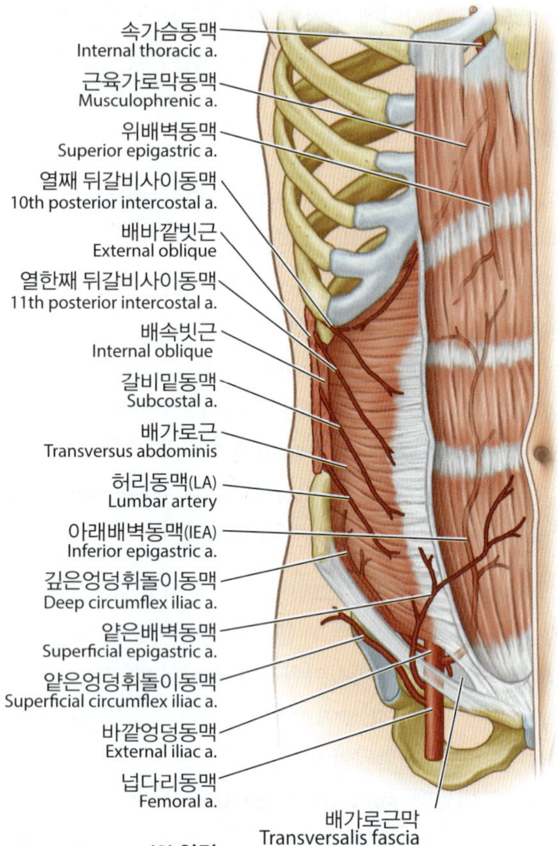

(A) 앞면

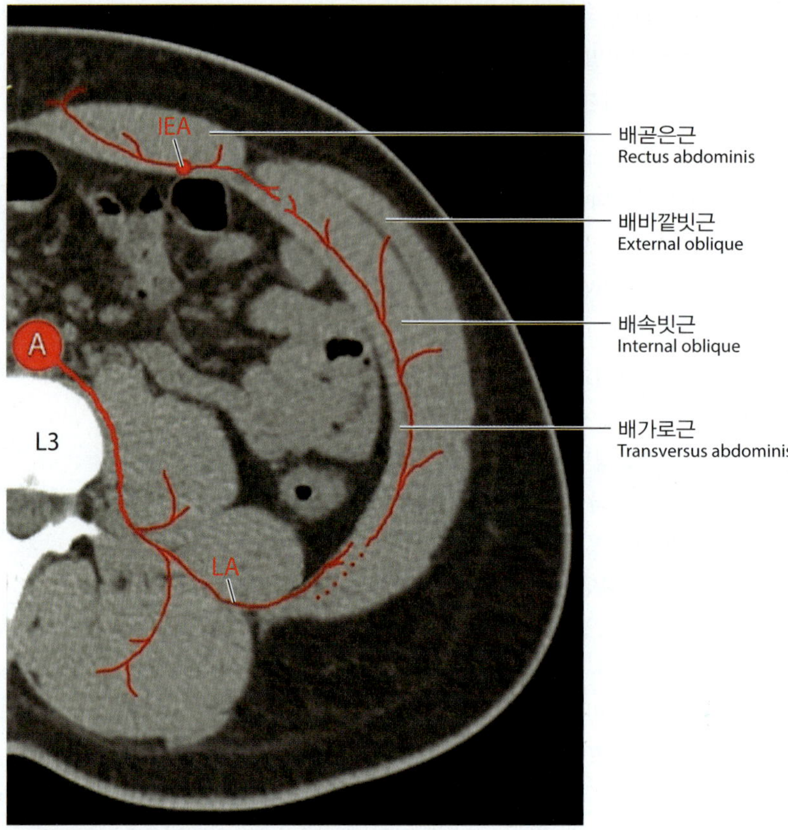

(B) 가로컴퓨터단층촬영

그림 5.12. 앞가쪽배벽의 동맥. A. 동맥의 분포. **B.** 배벽의 깊은 동맥이 지나는 신경혈관면을 보여주는 L3 높이의 가로 컴퓨터단층촬영사진. *A*, 대동맥; *LA*, 허리동맥.

표 5.4. 앞가쪽배벽의 동맥

동맥이름	이는곳	경로	분포
근육가로막동맥 (musculophrenic artery)	속가슴동맥 (internal thoracic artery)	갈비모서리를 따라 내려감	갈비밑부위의 얕은배벽과 깊은배벽; 앞가쪽가로막
위배벽동맥 (superior epigastric artery)		배곧은근의 깊은 곳에 위치하며 배곧은근집 속으로 내려감	배곧은근; 명치부위와 배꼽위부위의 얕은배벽과 깊은 배벽
열째와 열한째 뒤갈비사이동맥(10th and 11th posterior intercostal artery)	대동맥(aorta)	갈비뼈를 넘어 이어진 동맥이 배속빗근과 배가로근 사이의 배근육 속으로 내려감	가쪽부위(허리와 옆구리)의 얕은배벽과 깊은배벽
갈비밑동맥(subcostal artery)			
아래배벽동맥 (inferior epigastric artery)	바깥엉덩동맥 (external iliac artery)	위쪽으로 달려 배곧은근집 속으로 들어감, 배곧은근보다 깊숙이 달림	배곧은근; 두덩부위와 배꼽아래부위의 깊은배벽
깊은엉덩휘돌이동맥(deep circumflex iliac artery)		고샅인대와 평행하게 앞배벽의 깊은면 쪽으로 달림	엉덩근과 고샅부위의 깊은배벽; 엉덩뼈오목
얕은엉덩휘돌이동맥 (superficial circumflex iliac artery)	넙다리동맥 (femoral artery)	고샅인대를 따라 피부밑조직 속으로 달림	고샅부위의 얕은배벽과 인접한 넓적다리의 앞쪽부분
얕은배벽동맥(superficial epigastric artery)		배꼽 방향의 피부밑조직 속으로 달림	두덩부위와 배꼽아래부위의 얕은배벽

임상적용 CLINICAL BOX

앞가쪽배벽의 근막과 근육 (FASCIA AND MUSCLES OF ANTEROLATERAL ABDOMINAL WALL)

배벽 근막과 근막 공간의 임상적 중요성 (Clinical Significance of Fascia and Fascial Spaces of Abdominal Wall)

지방흡입술(*liposuction*)은 피부를 통한 흡입관과 높은 진공 압력을 이용하여 원하지 않는 피부밑지방을 제거하는 외과적 방법이다. 흡입관은 작은 피부절개를 통해 피부 아래로 삽입된다. 배꼽 아래쪽 부분의 피부절개를 봉합할 때, 튼튼하게 하기 위해 피부밑의 막층을 포함하여 봉합한다. 이 막층과 배곧은근과 배바깥빗근을 덮는 깊은근막 사이는 액체(예: 요도 파열에 의한 오줌)가 고일 수 있는 잠재성 공간이다. 이 공간에는 액체가 위쪽으로 퍼지는 것을 막는 장벽이 중력 외에는 없지만, 아래쪽으로는 피부밑조직의 깊은막층이 고샅인대(inguinal ligament)의 5.5 cm 아래쪽으로 평행한 선을 따라 **넙다리근막**(*fascia lata*)과 융합되어 있어 액체가 아래로는 더 이상 확산되지 않는다.

이러한 **벽배근막**(*endoabdominal fascia*)은 외과 의사에게는 특별히 중요한데, 이곳을 통하여 배안의 장기를 싸고 있는 복막을 열지 않고 뒤배벽의 앞면이나 속에 있는 콩팥, 허리뼈로의 접근이 가능하다. 이는 수술 시 복막을 열지 않기 때문에 오염의 위험이 최소가 된다. 배가로근막과 벽복막 사이에 존재하는 **잠재성 공간**(*space of Bogros*)의 앞가쪽부분은, 예를 들어 고샅탈장(inguinal hernia)을 치료할 때 보철물(예: 고어텍스망)을 넣는 공간으로도 사용된다(Skandalakis et al., 1996; 그림 5.15A, B 참조).

배나옴(Protuberance of Abdomen)

영아나 유아는 상당히 많은 양의 공기가 위창자길(위장관)에 존재하기 때문에 배가 나온 것이 정상이다. 그 덕에 앞가쪽 배안의 공간이 넓어지고, 배근육들도 팽팽해진다. 영아와 유아의 상대적으로 큰 간도 이러한 배나옴(protuberance of abdomen)에 기여하고 있다. 배근육은 긴장상태에서 장기를 가장 효과적으로 보호하고 지지한다. 적당히 운동을 하는 정상 체중의 성인은 누운 자세에서 납작하거나 배 모양(scaphoid, boat shaped, 또는 약간 오목한)의 배를 가진다.

배가 나오는 여섯 가지 일반적인 원인은 음식(food), 액체(fluid), 지방(fat), 대변(feces), 방귀(flatus), 태아(fetus)로 영어에서 모두 *f*로 시작하는 단어들이다. 배꼽의 뒤집힘(외번, eversion)은 증가된 복압 상승의 징후인데, 대부분 복수(배안에 장액성 액체의 비정상적인 축적)나 큰 덩어리(예: 암, 태아, 또는 간과 같은 장기의 비대) 때문에 나타나는 증상이다. 영양과다에 의한 과다한 지방축적은 피부밑 지방층에서 가장 흔하게 일어난다. 하지만 몇몇 비만의 형태에서는 복막바깥지방의 과다한 축적이 있을 수도 있다. 암과 **장기비대**(*organomegaly*, 지라의 비대 등)에 의해 배가 커질 수도 있다. 노인이나 운동 부족과 같이 앞 배근육이 위축되었거나 발달되지 않았을 때, 앞쪽 골반에 나온 배의 무게를 지탱할 수 없게 된다. 이때 골반은 선 자세에서 앞쪽으로 기울어져(두덩뼈는 내려가고, 엉치뼈는 올라간 상태) 척주의 허리부위에서 **허리앞굽음증**(*lumbar lordosis*)을 일으킨다(그림 B2.22C 참조).

배의 탈장(Abdominal Hernias)

앞가쪽배벽은 **배의 탈장**(*abdominal hernia*) 장소가 되기도 한다. 이런 탈장들은 배벽을 뚫고 지나는 혈관과 정삭 등이 있는 곳에 흔하게 나타나며, 이곳의 배벽이 잠재적으로 약해지기 때문이다.

대부분의 탈장은 고샅부위, 배꼽부위, 명치부위에서 일어난다(이 장의 "고샅탈장" 참조). **배꼽탈장**(*umbilical hernia*)은 배꼽고리(umbilical ring)부위의 앞배벽이 상대적으로 약한 신생아, 특히 저체중 신생아에게 흔하다. 배꼽탈장은 일반적으로 크기가 작으며, 출산 시 탯줄 결찰 뒤에 앞배벽이 약하거나 불완전하게 닫히는 경우에 복압이 상승하면 발생한다. 작은 배꼽탈장의 상당수는 스스로 닫힌다. **후천배꼽탈장**은 대부분 여성이나 비만한 사람에게 일어난다. 이 경우에 복막바깥지방이 단독 혹은 복막과 함께 탈장주머니 속으로 돌출한다. 배근육널힘줄의 섬유들이 서로 섞이는 부위도 탈장이 일어날 수 있는 잠재성 부위가 된다(그림 5.6B 참조). 때때로 섬유들의 교환이 일어나면서 틈이 생길 수가 있는데, 예를 들어 정중부위나 널힘줄에서 배곧은근집으로 전환되는 부위에서 일어날 수 있다. 이러한 틈은 선천적일 수도 있고, 비만과 나이먹음의 결과로 올 수도 있고, 수술(복강경 포함)이나 외상에 의한 상처 때문에 생길 수도 있다.

백색선을 통해 명치부위에서 일어나는 탈장인 **명치탈장**(*epigastric hernia*)은 칼돌기와 배꼽 사이의 정중선에서 발생한다. 이 탈장은 단순히 지방이 삐져나온 것이 많다. 신경을 압박한 경우 간혹 통증이 있기도 한다. **스피겔탈장**(반달선탈장, *Spigelian hernia*)은 반달선(semilunar line; 표 5.1B 참조)을 따라 발생하는 탈장이다. 이 탈장은 40세 이상에서 발생하고 일반적으로 비만과 관련 있다. 탈장주머니는 복막으로 구성되어 있고, 피부와 피부밑지방조직으로만 덮여 있다.

5

앞가쪽배벽의 신경과 혈관(NEUROVASCULATURE OF ANTEROLATERAL ABDOMINAL WALL)

앞가쪽배벽의 촉진
(Palpation of Anterolateral Abdominal Wall)

배벽을 촉진할 때는 반드시 따뜻한 손으로 해야 한다. 차가운 손은 앞가쪽배근육을 긴장하게 하여 **근성방위**(*muscle guarding*)라는 근육의 불수의적 연축을 유발한다. 심한 근성방위의 경우, 장기(막창자꼬리와 같은)의 염증이 있을 때 딱딱한 널판지처럼 반사적인 근육경직이 촉진에서 만져지고, 의도적으로 수축을 억제할 수 없다. 이는 임상적으로 중요한 **급성복증**(*acute abdomen*)의 징후가 된다. 불수의적인 근육 연축은 갑작스런 압력으로부터 배 장기를 보호하기 위한 것인데, 배안에 감염이 있을 때는 오히려 수축이 통증을 유발한다. 이러한 현상은 피부와 근육이 공통된 신경지배를 받기 때문에 일어난다.

배 장기에 대한 촉진은 누운 자세에서 앞가쪽배벽의 충분한 이완이 가능할 수 있게 넙다리와 무릎을 반 정도 굽힌 상태에서 행해진다. 그렇게 하지 않으면, 넙다리의 깊은근막이 배의 피부밑조직의 막층을 당기게 되어 배벽에 긴장이 유발된다. 어떤 사람은 누웠을 때 양손을 포개어 머리 뒤에 놓는 경우가 있는데, 이것은 근육을 긴장시켜 진찰을 어렵게 한다. 양옆에 팔을 두고, 무릎 아래에 베개를 두면 앞가쪽배근육이 이완된다.

표면배반사(Superficial Abdominal Reflexes)

배벽은 배 장기 대부분의 유일한 방어막이다. 이로 인해 만약 장기에 질병이 발생하거나 손상이 생기면 배벽은 반응을 보인다. 누워서 근육이 이완된 상태에서, **표면배반사**(*superficial abdominal reflexes*)는 가쪽에서 안쪽 방향으로 배꼽을 향해 빠른 속도로 수평방향 수축을 일으킨다. 보통 이러한 배근육의 수축은 느껴지지만, 비만한 사람의 경우에는 관찰되지 않을 수도 있다. 비슷하게, 배 피부의 손상이 배근육의 빠른 반사성 수축을 일으키기도 한다.

앞가쪽배벽의 신경손상
(Injury to Nerves of Anterolateral Abdominal Wall)

아래쪽 가슴신경(T7–T12)과 엉덩아랫배신경, 엉덩고샅신경(L1)은 독립적으로 배벽 근육으로 들어가서 배근육에 분절 단위로 여러 개의 신경분포를 만든다. 따라서 이 신경들은 앞가쪽배벽을 가로질러 분포하고, 비스듬하지만 대부분 수평으로 달린다. 이로 인해 배벽의 어떤 높이에서도 외과적 절개나 외상에 의해 신경들이 손상되기 쉽다. **수술 중의 손상이나 외상에 의한 신경손상은 배근육을 약화시킨다.** 가장 흔한 원인은 수술이며, 간/이자 수술이나 과거에 많이 하던 개복담낭절제(open cholecystectomy)에서 사용하는 빗갈비밑절개(oblique subcostal incision)를 하면서, 신경을 주의 깊게 구분하고 살려두지 않으면 배벽 일부의 신경이 손상될 수 있다. 고샅부위에서 이러한 배근육의 약화로 인해 고샅탈장(inguinal hernia)이 발생하기도 한다(이 장의 임상적용 "고샅탈장" 참조).

배의 외과적 절개(Abdominal Surgical Incisions)

외과 의사들은 다양한 절개법을 이용하여 배안으로 접근한다. 가능하면 절개는 피부의 **분할선**(*cleavage line*, Langer line)을 따라 행해진다(그림 1.7과 제1장, 총론 "분할선"에 대한 논의 참조). 충분한 노출이 가능하고, 이차적으로 미용적인 효과가 가장 좋은 절개방법이 선택된다. 절개의 위치는 수술 종류와 외과 의사가 수술하고자 하는 장기의 위치, 주위 뼈와 연골의 경계, 피해야 할 신경(특히 운동신경), 혈액공급의 유지, 좋은 치유결과를 위한 배벽의 근육과 근막 손상의 최소화 등에 따라 결정된다. 이렇게 외과 의사는 절개하기 전에 근육섬유의 방향과 널힘줄과 신경의 위치를 고려해야 한다. 결과적으로 다양한 절개방법이 사용되고, 각 절개방법에는 나름대로의 장점과 제한점이 있다.

근육을 가로로 절개하면 탈신경화와 근육위축, 통증 및 출혈 증가를 일으키므로, 외과 의사는 근육섬유의 결을 따라 사이를 벌려 접근한다. 배곧은근은 예외적으로 가로절개가 가능한데, 이는 근육섬유들이 나눔힘줄(tendinous intersections)에 의해 짧게 분절로 나뉘어 있고, 각 분절의 신경은 배곧은근집의 가쪽부분으로 들어가서 신경의 위치를 쉽게 알 수 있어 보존하기 쉽기 때문이다. 목표로 하는 장기에 접근하기 위해, 일반적으로 외과의사는 근육에 분포하는 신경의 손상을 최소화하면서 가장 자유롭게 접근할 수 있는 앞가쪽배벽 부위를 선택하여 절개한다. 근육과 장기를 당길 때는 분포하는 신경과 혈관의 이는곳에서 멀어지는 쪽이 아니라, 가까운 방향으로 당긴다.

운동신경의 절단은 신경이 분포하는 근육의 마비를 초래하여 결과적으로 앞가쪽배벽이 약화된다. 하지만 배벽에는 신경들이 서로 겹쳐져 분포하기 때문에 1개 또는 2개의 작은 신경가지는 끊어지더라도 대부분 뚜렷한 근육의 운동 소실과 피부감각 소실이 없다.

세로절개(LONGITUDINAL INCISIONS)

정중절개(median incision)와 정중곁절개(paramedian incision; 그림 B5.1) 같은 **세로절개**(수직절개, *longitudinal incisions*)는 좋은 시야가 확보되고 장기에 접근하기 쉬우며 필요에 따라 합병증을 최소화하면서 확장이 가능하기 때문에 탐색수술(exploratory operation)에 많이 행해진다.

정중절개는 근육과 주요 혈관과 신경의 절단 없이 빠르게 행해질 수 있다. 정중절개는 칼돌기(xiphoid process)와 두덩결합(pubic symphysis) 사이의 백색선을 따라 어디에서든 할 수 있다. 백색선을 통해 작은 혈관과 신경만 지나가기 때문에 정중절개는 비교적 피가 나지 않고 주요 신경의 손상을 피할 수 있다. 하지만 몇몇 사람에게서는 절개 시 혈관이 잘 발달된 지방 조직이 다량 발견되기도 한다. 반

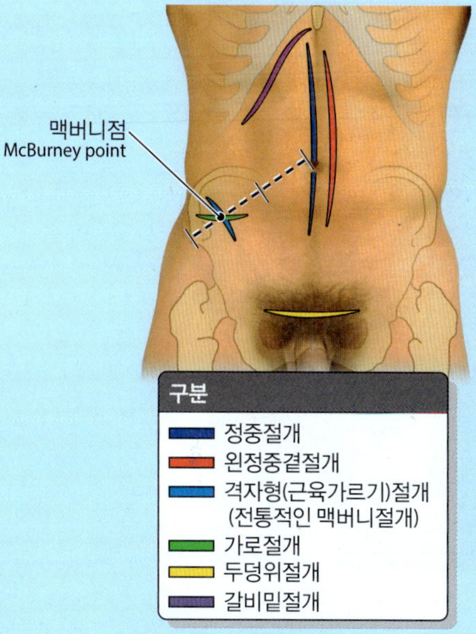

그림 B5.1. 배의 외과절개.

대로 출혈이 적은 대신, 상대적으로 혈관 공급이 적기 때문에 절개 후 봉합하는 동안 끝부분이 잘 맞지 않으면 백색선 부위의 괴사가 일어나거나 퇴화될 수도 있다. 정중절개는 칼돌기에서 두덩결합까지 백색선의 어느 부위에서도 가능하다. **정중곁절개**(*paramedian incisions*)는 갈비모서리에서부터 음모선까지의 시상면에서 행해진다. 배곧은근집의 앞층을 절개한 후, 근육은 혈관과 신경이 당겨지거나 손상되는 것을 막기 위해 자르지 않고 가쪽으로 당겨진다. 그런 다음, 배곧은근집 뒤층과 복막을 절개하여 배안으로 들어간다.

비스듬절개와 가로절개(OBLIQUE AND TRANSVERSE INCISIONS)

비스듬절개(*oblique incisions*)와 가로절개(*transverse incisions*)는 근육섬유의 방향과 근처의 딱딱한 조직(갈비모서리나 엉덩뼈능선, 두덩뼈능선)의 유무, 신경 손상을 최소화하는 것과 관련 있다. **격자형절개**(*gridiron*, 근육분리)는 흔히 충수절제(appendectomy)에서 사용된다. 비스듬한 *McBurney* 절개는 가시배꼽신(*spino-umbilical line*)의 위앞엉덩뼈가시 위안쪽 약 2.5 cm에 있는 McBurney 지점 사이에서 행해진다. 배바깥빗근은 섬유의 방향대로 아래안쪽으로 절개되어 당겨진다. 배속빗근과 배가로근의 근육널힘줄 섬유는 각각의 근육섬유 방향대로 절개하여 벌린다. 배속빗근 깊숙이 달리는 엉덩아랫배신경을 확인 후 보존한다. 신중하게 시행하면, 근육널힘줄 섬유를 자르지 않고 완전하게 노출하는 것이 가능하다. 그러므로 절개가 봉합되었을 때, 근육섬유는 손상 없이 원래처럼 움직이고 배벽은 수술하기 전 정도로 튼튼해진다. **두덩위절개**(*suprapubic incision, Pfannenstiel incision*; 일명 '비키니' 절개)는 음모선부위에서 시행된다. 이 절개는 약간 볼록한 수평 방향 절개로 산부인과 수술(예: 제왕절개)에서 가장 흔히 사용된다. 백색선과 배곧은근집의 앞층이 가로로 절개되고 위쪽으로 떼어낸 뒤, 배곧은근을 가쪽으로 벌리거나 배곧은근의 힘줄부분을 따라 절개하여 근육섬유의 손상 없이 재부착이 가능하도록 한다. 엉덩아랫배신경과 엉덩고샅신경을 확인하고 보존한다.

배곧은근집의 앞층과 배곧은근을 **가로절개**(*transverse incision*)하면 접근성이 좋고 배곧은근에 분포하는 신경의 손상을 최소화한다. 이 근육은 절개한 곳에 근육이 다시 붙게 되면 나눔힘줄과 유사한 새로운 가로띠가 형성되기 때문에 심한 손상 없이 가로로 절개할 수 있다. 나눔힘줄에는 피부신경과 위배벽혈관의 가지들이 지나기 때문에 나눔힘줄을 따라서 가로절개를 하지 않는다. 이 절개에서는 필요에 따라 가쪽으로는 확대가 가능하지만, 위쪽과 아래쪽으로 확대가 어렵기 때문에 결장창냄술(colostomy)이나 회장창냄술(ileostomy)과 같은 탐색술기(exploratory procedure)에는 적합하지 않다.

갈비밑절개(*subcostal incision*)에서 오른쪽에서는 쓸개와 쓸개관의 접근이, 왼쪽에서는 지라(spleen)의 접근이 용이하다. T7, T8 척수신경의 손상을 피하기 위해 갈비모서리 아래 적어도 2.5 cm 지점에서 갈비모서리와 평행하게 절개한다(표 5.3 참조).

고위험절개(HIGH-RISK INCISIONS)

고위험절개(*hight-risk incisions*)에는 **배곧은근곁절개**(*pararectus incision*)와 고샅절개(inguinal incision)가 포함된다. 배곧은근곁절개는 배곧은근집의 가쪽모서리를 따라 절개하는 것인데, 배곧은근에 분포하는 신경이 절단될 수 있어 피해야 한다. **고샅탈장**을 고치기 위한 고샅절개는 엉덩고샅신경을 손상시키지 않도록 주의해야 한다.

5

절개탈장(INCISIONAL HERNIA)

절개탈장(*incisional hernia*)은 수술절개부위를 통해 **그물막**(*omentum*, 복막의 주름)이나 장기가 돌출되는 것이다. 근육과 널힘줄층이 제대로 치유되지 않았을 때 절개탈장이 생길 수 있다.

최소 침습(내시경)수술 [MINIMALLY INVASIVE (ENDOSCOPIC) SURGERY]

이제는 많은 배골반수술(예: 쓸개제거술)이 **복강경**(*laparoscope*)을 사용하여 행해지고 있다. 큰 일반적인 절개를 대신하여 원격조정 기구의 삽입을 위해 아주 작은 관통절개만 행해진다. 이러한 수술은 신경 손상이나 절개탈장 또는 열린상처(개방창)를 통한 오염과 회복 시간을 최소화할 수 있다.

얕은배정맥의 곁순환경로 및 정맥의 역류 (Reversal of Venous Flow and Collateral Pathways of Superficial Abdominal Veins)

위대정맥 또는 아래대정맥에서 정맥의 흐름이 막혔을 때, 가슴배벽정맥(thoracoepigastric vein)과 같은 몸순환 정맥의 가지들 사이에서 심장으로 피가 되돌아갈 수 있는 정맥의 곁순환이 일어나게 된다(그림 B5.2).

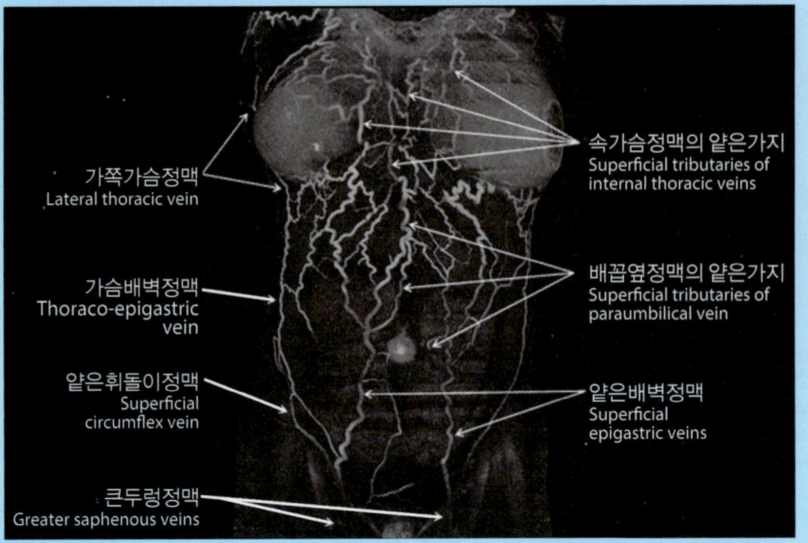

앞모습

그림 B5.2. 배의 얕은정맥 결순환경로.

핵심정리: 앞가쪽배벽의 근막, 근육, 신경혈관 (Fascia, Muscles, and Neurovasculature of Anterolateral Abdominal Wall)

근막: 앞가쪽배벽의 근막은 (얕은)피부밑층, (깊은)배근육근막, 벽배근막으로 구성된다. ■ 피부밑층(subcutaneous layer)은 배꼽의 아랫부분에서는 변형되어 얕게 위치한 지방층(Camper fascia, fatty layer)과 깊은 곳에 있는 배막층(Scarpa fascia, membranous layer)으로 나눌 수 있다. ■ 지방층은 특히 남성에게서 지방 축적을 위해 특화되어 존재하고, 막층은 유출된 액체(혈액이나 오줌)를 싸는 막이 되고 수술 시 봉합을 위한 장소를 제공한다. ■ 배근육근막(investing layer)은 맘대로근(수의근)을 싸고 있는 깊은 근막의 전형적인 형태로, 납작한 배근육과 널힘줄의 세층 배열구조를 이루고 있다. ■ 벽배근막(endoabdominal fascia)은 복막안으로 들어가지 않고 외과의사에게 뒤배벽 구조물(예: 콩팥, 요관, 허리뼈 몸통)의 앞쪽 접근을 용이하게 하는 아주 중요한 공간을 제공한다.

근육: 앞가쪽배근육은 앞가쪽에 위치하는 동심원을 그리며 납작한 근육들과 정중선 근처 앞쪽에 있는 수직근육으로 구성된다. ■ 배부위의 납작한 근육은 가슴부위와 같이 세 층으로 배열되어 있다. 하지만 가슴부위에서 관찰되는 신경지배의 분절성(metamerism)이 배부위에서는 나타나지 않는다. ■ 납작한 근육의 힘살부위는 앞쪽으로 가면서 널힘줄이 된다. 널힘줄의 근육섬유는 정중선에서 섞여 백색선을 형성하고 반대편 근육의 널힘줄로 이어진다. ■ 배바깥빗근의 널힘줄 섬유는 정중선을 가로질러 반대편 배속빗근널힘줄 섬유로 이어진다. ■ 이러한 납작한 양쪽의 두힘살근육의 세 층이 몸통을 둘러싸면서 비스듬하고 가로로 배열된 테두리띠(girdle)를 형성하여 배안을 담게 된다. ■ 배벽의 위쪽 2/3에서 널힘줄 층은 백색선의 양 옆에서 나누어져 세로 주머니를 만들어 배곧은근을 싸는 배곧은근집이 된다. 이를 통해 배곧은근은 배의 테두리띠 앞쪽 버팀대 역할을 하게 되며, 납작한 배근육들과 배곧은근이 서로 기능적으로 연결된다. ■ 앞배벽의 아래쪽 1/3에서는 납작한 근육의 세 층 널힘줄이 모두 배곧은근의 뒤쪽으로 지난다. ■ 배곧은근은 몸통의 굽힘근으로서 등의 깊은층 근육(폄근)의 대항근(길항근) 역할을 한다. 이러한 폄근과 굽힘근의 발달과 근력의 균형은 자세에 영향을 주게 된다(배근육의 약화는 과도한 허리앞굽음증(lumbar lordosis)을 유발시킬 수 있음). ■ 앞가쪽배근육의 특별한 배열은 배 장기를 싸고 있는 벽에 유연성을 부여하여, 복압을 상승시키거나 배 바깥으로 물질을 배출하기 위해 배의 부피를 줄이고, 몸통의 앞굽힘, 가쪽굽힘, 돌림운동이 가능하게 한다.

신경: 앞가쪽배근육은 아래쪽 가슴신경(T7–T12)과 허리신경(L1)의 앞가지로부터 나온 다분절(multi-segmental) 신경지배를 받고 있다. ■ 이 가지들은 5개의 가슴배신경(T7–T11), 엉덩아랫배신경(T12), 엉덩고샅신경(L1)이 되어 둘째와 셋째근육 사이로 각각 지나간다. ■ 가쪽피부가지는 빗장중간선 가쪽의 배를 덮고 있는 피부에 분포한다. ■ 앞쪽피부가지는 빗장중간선의 안쪽 피부에 분포한다. ■ L1 피부분절을 제외하고는 배 피부분절 지도와 말초신경의 분포는 일치한다. ■ 피부분절의 표지점은 배꼽이 포함된 T10 피부분절과 고샅주름을 포함하는 L1 피부분절이다.

혈관: ■ 배벽의 피부와 피부밑조직의 정맥은 안쪽으로는 속가슴정맥을 경유하고, 가쪽으로는 가쪽가슴정맥을 경유하여 위쪽으로 올라가 결국 위

핵심정리 (계속)

대정맥으로 가고, 얕은배벽정맥과 아래배벽정맥을 경유하여 아래쪽으로 내려와 아래대정맥으로 들어간다. ■ 배꼽 주위의 피부정맥은 간문맥의 작은 가지들과 연결되어 있다. ■ 보다 깊은 배 혈관의 분포는 근육의 배열을 반영한다. ■ 앞가쪽배벽의 혈관은 위쪽 가슴의 갈비사이혈관과 유사하게 비스듬한 둘레띠 배열을 이루며 앞쪽에서는 수직 배열을 이룬다. 앞가쪽배벽 둘레의 혈관은 일곱째–열한째뒤갈비사이혈관, 갈비밑혈관, 깊은엉덩휘돌이혈관에서 연결된 가지들이다. ■ 수직 혈관은 배곧은근집 속에서 위, 아래배벽혈관 사이의 동정맥연결에 해당한다. ■ 얕은 연결통로인 가슴배벽정맥과, 깊은 연결통로인 아래와 위 배벽정맥의 연결은 위, 아래대정맥이 막혔을 때 곁순환을 가능하게 한다. ■ 배꼽 위쪽의 얕은배벽림프관은 주로 겨드랑림프절로 들어가고, 배꼽 아래쪽은 얕은고샅림프절로 들어간다. ■ 깊은림프관은 배벽의 깊은정맥과 같이 다니며, 엉덩림프절과 오른·왼 허리림프절(대정맥·대동맥 림프절)로 들어간다.

앞가쪽배벽의 속면
(Internal Surface of Anterolateral Abdominal Wall)

앞가쪽배벽의 속(뒤쪽)면은 배가로근막과 복막바깥지방(사람에 따라 다양한 양), 벽복막(parietal peritoneum)으로 덮여 있다(그림 5.13). 속면의 배꼽아래쪽에는 배꼽으로 향하는 5개의 **배꼽복막주름**(*umbilical peritoneal fold*)이 있으며, 양쪽에 2개씩과 정중면에 하나가 있다.

- **정중배꼽주름**(정중제주름, **median umbilical fold**)은 방광꼭대기(방광첨, apex of urinary bladder)에서 배꼽까지 연결되어 있고, 태아 때 태아 방광꼭대기가 배꼽과 만나는 요막관(urachus)의 흔적인 정중배꼽인대(정중제인대, median umbilical ligament)를 덮는다.
- 2개의 **안쪽배꼽주름**(내측제주름, **medial umbilical fold**)은 정중배꼽주름의 가쪽에 있고, **배꼽동맥**(*umbilical arteries*)의 막힘부분이 만든 안쪽배꼽인대(내측제인대, medial umbilical ligament)를 덮는다.

5

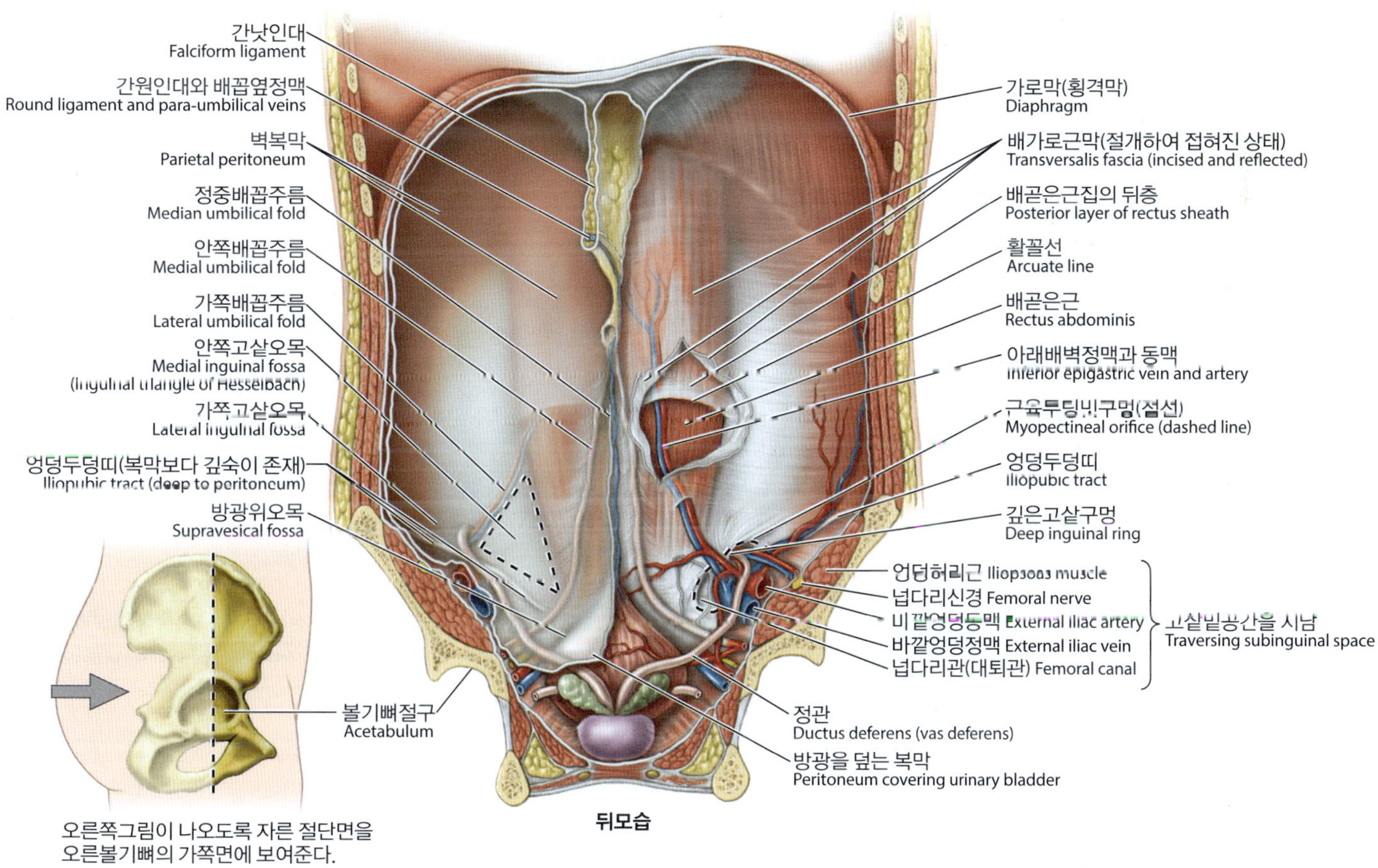

그림 5.13. 남성의 앞가쪽배벽의 뒷면. 복막인대, 복막주름, 복막오목이 이 부분의 주요 특징적 구조물이다.

- 2개의 **가쪽배꼽주름**(외측제주름, **lateral umbilical fold**)은 안쪽 배꼽주름의 가쪽에 있고 **아래배벽혈관**(*inferior epigastric vessels*)을 덮고 있어 잘라지면 피가 난다.

이 배꼽주름들의 가쪽에는 움푹 들어간 **복막오목**(*peritoneal fossae*)들이 있으며, 이 부분 각각은 잠재적으로 탈장(hernia)이 생길 수 있는 곳이다. 이 복막오목에 탈장이 생기는 위치에 따라 탈장을 분류할 수 있다. 배꼽주름 사이에 생기는 얕은 복막오목은 다음과 같다.

- **방광위오목**(방광상와, **supravesical fossa**)은 정중배꼽주름과 안쪽배꼽주름 사이에 위치하며, 복막이 앞배벽에서 방광 위로 접히면서 형성된다. 방광위오목의 위치는 방광이 차고 비는 것에 따라 오르내린다.
- **안쪽고샅오목**(내측서혜와, **medial inguinal fossa**)은 안쪽배꼽주름과 가쪽배꼽주름 사이에 위치하며, 이 부위를 일반적으로 **고샅삼각**(서혜삼각, **inguinal triangle**, Hesselbach triangle)이라 한다. 이곳은 직접고샅탈장이 간혹 일어나는 곳이다.
- **가쪽고샅오목**(외측서혜와, **lateral inguinal fossa**)은 가쪽배꼽주름의 가쪽에 위치하고, **깊은고샅구멍**(*deep inguinal ring*)을 포함하고 있어 아래배벽에서 **간접고샅탈장**(*indirect inguinal hernia*)이 가장 흔하게 생기는 곳이다(이 장 임상적용의 "고샅탈장" 참조).

앞배벽 속면의 배꼽 위쪽 부분에는 앞배벽 위쪽과 간을 잇는 **간낫인대**(겸상인대, **falciform ligament**)가 시상방향으로 존재한다. 이 간낫인대는 간의 아래쪽 자유모서리에 있는 **간원인대**(*round ligament of liver*; 라틴어로 *ligamentum teres hepatis*)와 **배꼽곁정맥**(*para-umbilical vein*)을 감싼다. 간원인대는 태아기 때 배꼽과 간을 연결하던 **배꼽정맥**(*umbilical vein*)의 섬유성 잔재물이다(그림 5.13).

고샅부위(Inguinal Region)

위앞엉덩뼈가시와 두덩뼈결절 사이를 잇는 **고샅부위**(서혜부, **inguinal region**)는 해부학적으로나 임상적으로 모두 중요한 곳이다. 해부학적으로는 배안으로 들어가거나 나오는 구조물들이 존재하기 때문에 중요하고, 임상적으로는 잠재적으로 탈장이 일어날 수 있어 고샅탈장이 생기는 곳이기 때문에 중요한 부위이다.

태어난 후에는 남성 생식샘인 고환이 샅(회음, perineum)에 위치하지만, 처음에는 배속에서 만들어진다. 고환이 고샅굴(inguinal canal)을 통해 배에서 샅부위로 이동하면서 이 부위의 구조적 특징이 생긴다. 전통적으로 고환과 음낭을 앞배벽과 샅부위에서 해부하고 학습해왔으므로 남성의 해부학 구조를 여기에서 더 자세히 다루도록 하겠다.

고샅인대와 엉덩두덩띠(inguinal ligament and iliopubic tract)

두꺼워진 **섬유띠**(또는 지지띠, *retinaculum*)는 운동범위가 넓은 많은 관절에서 나타나며, 관절의 다양한 움직임 상태에서도 구조를 유지하는 역할을 한다(제1장, 총론 참조). 위앞엉덩뼈가시와 두덩뼈결절(pubic tubercle)을 잇는 **고샅인대**(*inguinal ligament*)와 **엉덩두덩띠**(*iliopubic tract*)가 엉덩관절의 두 층으로 된 앞(굽힘)지지띠를 형성한다(그림 5.13, 5.14). 이 지지띠는 **고샅밑공간**(서혜하강, **subinguinal space**) 위에 놓이고, 이 공간을 통해 엉덩굽힘근과 다리로 드나드는 많은 신경혈관 구조물이 지난다. 이 섬유띠들은 배바깥빗근의 아래

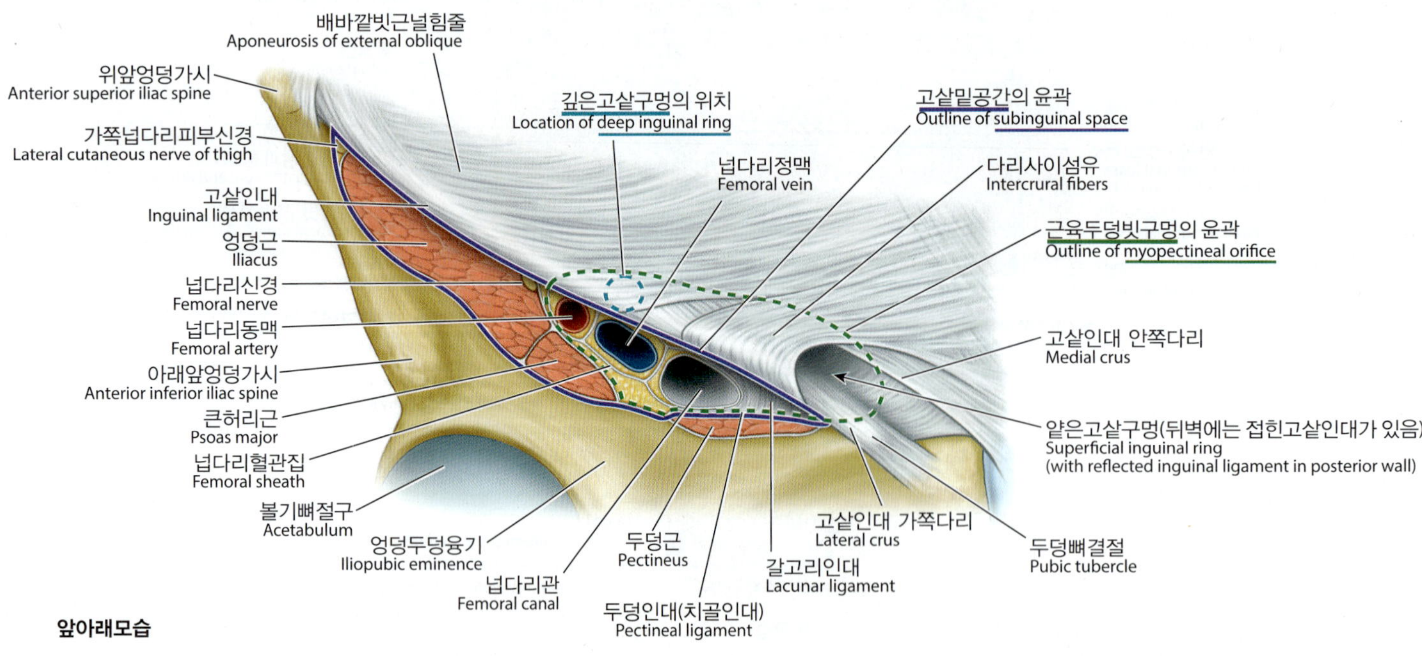

그림 5.14. 고샅부위의 형성. 고샅인대는 두꺼워지고 아래로 휘어진 배바깥빗근 널힘줄의 아래모서리로 고샅밑공간의 다리 역할을 하는 널힘줄을 형성한다. 배바깥빗근널힘줄의 안쪽과 가쪽 다리 사이의 좁은 틈새가 다리사이섬유로 연결되어 얕은고샅구멍을 형성한다.

가쪽 대부분과 배가로근의 아래모서리 및 널힘줄이 두꺼워진 부분으로, 이 부위의 주요 표지점이다.

고샅인대(서혜인대, **inguinal ligament**)는 배바깥빗근널힘줄의 가장 아랫부분을 구성하는 강한 띠 구조물이다. 인대 안쪽 끝 섬유의 대부분이 두덩뼈결절로 들어가지만, 나머지 부분은 다음과 같은 경로를 따른다(그림 5.14).

- 더 깊은쪽 섬유의 일부는 뒤쪽을 지나 두덩뼈결절 가쪽의 **두덩뼈위가지**(*superior pubic ramus*)에 붙고, 활꼴의 **갈고리인대**[열공인대, **lacunar ligament** (of Gimbernat)]를 형성하여 고샅밑공간의 안쪽 경계를 형성한다. 이 섬유의 가장 가쪽 섬유는 **두덩뼈빗**(*pecten pubis*)을 따라 **두덩뼈빗인대**[치골즐인대, **pectineal ligament** (of Cooper)]로 이어진다.
- 더 위쪽 섬유의 일부는 위쪽으로 펼쳐져 **두덩뼈결절**을 지나고 백색선을 가로질러 반대편 배바깥빗근널힘줄의 아래 섬유와 합쳐진다. 이러한 섬유는 **접힌고샅인대**(반회서혜인대, **reflected inguinal ligament**)를 형성한다(그림 5.8, 5.14, 5.15A).

엉덩두덩띠(장치인대, **iliopubic tract**)는 배가로근막의 아래모서리가 두꺼워진 것으로, 고샅인대의 뒤쪽으로 나란하게 달리는 섬유띠처럼 보인다(그림 5.13, 5.15B). 엉덩두덩띠는 고샅부위의 안(뒤쪽에 해당)에서 보았을 때(예: 복강경) 고샅인대부위에서 관찰되는데, 고샅밑공간을 가로지르는 구조물들의 다리역할을 하면서 뒤배벽과 고샅의 바닥을 지지해 준다.

고샅인대와 엉덩두덩띠는 고샅부위에서 선천적으로 약한 부위를 덮고 있어 이 부위를 **근육두덩빗구멍(myopectineal orifice)**이라고 한다(Fruchaud, 1956). 배벽을 가로지르는 구조물과 관련되어 발생하는 이러한 약한 부위는 직·간접고샅탈장과 넙다리탈장의 장소가 된다.

고샅굴(inguinal canal)

고샅굴(서혜관, **inguinal canal**)은 태아가 발생하는 동안 고환의 위치변화에 의해 형성된다. 어른의 경우에 고샅굴은 앞가쪽배벽 아래에서 아래안쪽 방향으로 비스듬하게 달리는 약 4 cm 가량의 구조물이다. 고샅인대(inguinal ligament)의 안쪽 절반 바로 위에, 고샅인대와 평행하게 놓여 있다(그림 5.14, 5.15 참조). 고샅굴을 지나는 주요 구조는 남성에게서는 정삭이며, 여성에게서는 자궁원인대(round ligament of uterus)이다. 이 구조물들은 같은 위치에서 발생하지만, 기능적으로나 발생학적으로나 서로 다른 구조물이다. 남녀 모두의 고샅굴에는 혈관, 림프관, 엉덩고샅신경(ilioinguinal nerve), 음부넙다리신경(genitofemoral nerve, 고환올림근으로 가는 신경; 그림 7.31A 참조)의 음부가지가 들어 있다. 고샅굴의 양끝은 다음과 같이 열려 있다.

- **깊은고샅구멍**(심서혜륜, **deep inguinal ring**)은 고샅굴의 입구에 해당하며, 고샅인대의 중간부분 위쪽과 아래배벽동맥(inferior epigastric artery)의 가쪽에 위치한다(그림 5.14). 이곳은 배가로근막(transversalis fascia)이 뒤집히면서(외번) 굴의 입구처럼 구멍을 형성한다(그림 5.7B, 5.13, 5.15). 남성인 경우는 배바깥의 정관(ductus deferens, vas deferens)과 고환 혈관이, 여성인 경우는 자궁원인대가 이 구멍을 통해 고샅굴으로 들어가며, 남녀 모두 음부넙다리신경의 음부가지가 들어간다. 배가로근막은 고샅굴으로 이어져 고샅굴을 지나는 구조물의 가장 속막(internal fascia)을 만들어 싸고 있다.
- **얕은고샅구멍**(천서혜륜, **superficial inguinal ring**)은 남성의 정삭이나 여성의 자궁원인대, 그리고 엉덩고샅신경이 고샅굴을 빠져나가는 통로이다(그림 5.7A, 5.14, 5.15). 얕은고샅구멍은 배바깥빗근널힘줄의 섬유 사이에 생긴 틈새이며, 두덩뼈결절(치골결절, pubic tubercle)의 바로 위가쪽에 위치한다. 얕은고샅구멍의 안쪽과 가쪽의 널힘줄부분은 모서리를 형성하고, 이를 **다리**(*crura*)라고 한다. **가쪽다리**(외측각, **lateral crus**)는 두덩뼈결절에 붙고, **안쪽다리**(내측각, **medial crus**)는 두덩뼈능선에 붙는다. 배바깥빗근과 널힘줄을 덮고 있는 배근육근막(investing fascia)의 얕은층 섬유들은 얕은고샅구멍의 위가쪽부분을 한쪽 다리에서 다른쪽 다리로 가로지르며 널힘줄섬유와 수직으로 달린다. 이 섬유를 **다리사이섬유**(각간섬유, **intercrural fibers**)라 하며, 양쪽 다리가 벌어지는 것을 막아준다.

5

고샅굴(*inguinal canal*)은 지나다니는 구조물을 압박하듯 정상적으로 앞뒤로 찌부러져 있지만, 두 구멍 사이의 고샅굴에는 지붕, 바닥뿐 아니라 2개의 벽(앞, 뒤)이 있다(그림 5.14, 5.15A, B). 경계를 형성하는 구조물은 표 5.5에 정리되어 있다.

고샅굴을 형성하는 2개의 벽(앞, 뒤)과 지붕, 바닥은 다음과 같다(그림 5.8, 5.15A, B):

- 앞벽(anterior wall): 배바깥빗근널힘줄이 고샅굴 전체에 걸쳐 앞벽을 만든다. 가쪽은 배속빗근의 근육섬유로 보강된다.
- 뒤벽(*posterior wall*): 배가로근막으로 만들어진다. 안쪽부분은 배속빗근과 배가로근 널힘줄의 두덩뼈 부착부위에 의해 보강되며 종종 두 널힘줄이 합쳐져 고샅인대가 접혀진 **고샅낫힘줄(inguinal falx**, *conjoint tendon*)로 뻗어나가기도 한다.
- 천장(*roof*): 가쪽은 배가로근막(transversalis fascia)이 만들고, 중심은 배속빗근과 배가로근의 근육널힘줄의 근육활에 의해 만들어진다. 안쪽은 배바깥빗근널힘줄의 안쪽다리(medial crus)가 만든다.
- 바닥(*floor*): 가쪽은 엉덩두덩띠에 의해, 중심은 고샅인대에 의해 고랑이 만들어진다. 안쪽은 갈고리인대(lacunar ligament)에 의해 만들어진다.

고샅인대(inguinal ligament)와 엉덩두덩띠(iliopubic tract)가 **근육두덩빗구멍**(*myopectineal orifice*)으로 이어지면서(그림 5.13), 고샅굴과 고샅구멍들의 아래쪽 경계를 이룬다. 고샅인대와 엉덩두덩띠

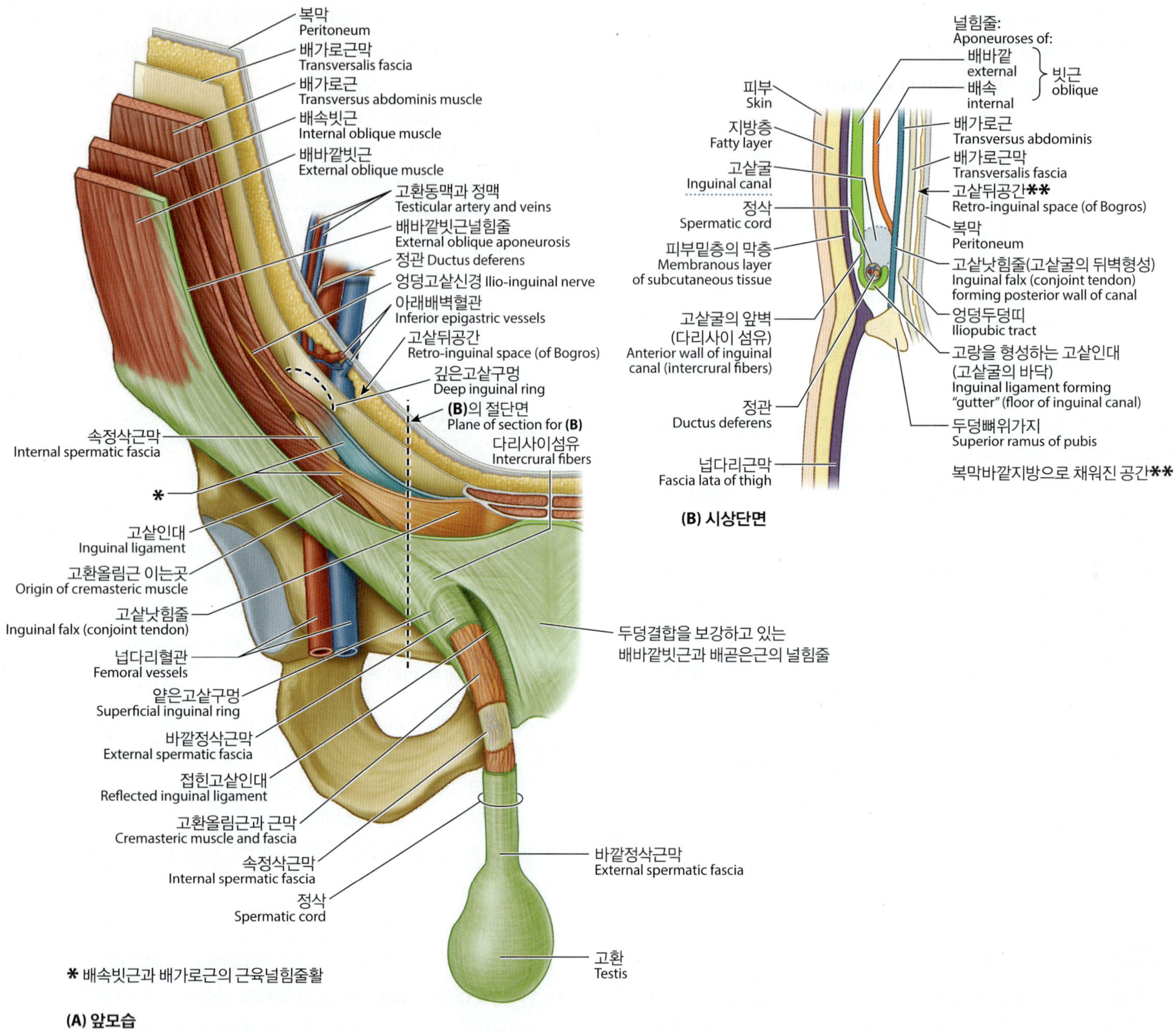

그림 5.15. 고샅굴과 정삭. A. 배벽의 층과, 배벽에서 유래되어 정삭과 고환을 덮고 있는 막 **B.** 모식도. 그림 **A**에서 표시된 앞배벽과 고샅굴의 시상단면.

표 5.5. 고샅굴의 경계

경계	깊은구멍쪽, 가쪽 1/3	중간 1/3	얕은구멍쪽, 안쪽 1/3
뒤벽(posterior wall)	배가로근막(transversalis fascia)	배가로근막	고샅낫힘줄과 고샅인대의 접힌인대(reflected inguinal ligament)
앞벽(anterior wall)	배속빗근과 배바깥빗근널힘줄의 가쪽다리	배바깥빗근 널힘줄(다리사이섬유와 가쪽다리)	배바깥빗근 널힘줄(다리사이섬유)과 바깥정삭근막으로 이어지는 배바깥빗근 근막
지붕(roof)	배가로근막	배속빗근과 배가로근의 근육널힘줄활	배바깥빗근널힘줄의 안쪽다리
바닥(floor)	엉덩두덩띠(iliopubic tract)	고샅인대(inguinal ligament)	갈고리인대(lacunar ligament)

에 의해 위쪽의 고샅삼각(inguinal triangle)과 아래쪽의 넙다리혈관집(넙다리혈관과 넙다리관)으로 나뉘며, 넙다리혈관집은 고샅밑공간의 안쪽부분을 가로지른다. 이 부위의 탈장은 남자인 경우에는 대부분 엉덩두덩띠 위쪽을 지나지만(고샅탈장), 여자인 경우에는 아래쪽을 지난다(넙다리탈장). 근육두덩빗구멍은 복막바깥고샅뒤공간(extraperitoneal retroinguinal space, "space of Bogros")에 있으며, 상대적으로 약한 부분이기 때문에 내시경을 이용한 탈장수술 시 인공 구조물을 사용하여 보강하는 경우가 많다.

고샅굴의 발생. 고환은 뒤배벽 허리 윗부분에 있는 복막바깥결합조직에서 발생한다(그림 5.16A). **고환길잡이**(고환도대, **male gubernaculum**)는 원시고환(primordial testis)을 장래의 깊은고샅구멍이 되는 곳까지 연결하는 섬유끈이다. 복막주머니의 일종인 **고환집돌기**(초상돌기, **processus vaginalis**)는 원시음낭(primordial scrotum)으로 들어가기 전 앞가쪽배벽의 근육층과 근막층에 싸여 발생 중인 고샅굴을 가로지른다. 발생 12주째에 고환은 골반에 위치하고, 28주째(7개월)에는 발생 중인 깊은고샅구멍 근처에 도달하게 된다(그림 5.16B). 고환은 발생 28주째에 고샅굴을 지나기 시작하고 통과하는데 3일 정도 소요된다. 약 4주가 지난 뒤, 고환은 음낭으로 들어간다(그림 5.16C). 고환과 정관으로 가는 혈관과 신경이 내려가고 앞가쪽배벽의 근육과 근막이 연장되어 구조물을 싸게 되는데, 이 근육과 근막이 발달하여 성인의 두 층(속, 바깥)의 정삭근막(*spermatic fasciae*), 고환올림근(cremaster muscle) 등의 구조물이 된다(그림 5.15). 고환집돌기의 줄기 부위는 정상적으로 퇴화하지만, 먼쪽의 주머니 부위는 고환과 부고환을 감싸는 장막집인 **고환집막**(정소초막, *tunica vaginalis*)을 만든다(Moore et al., 2020).

난소(*ovary*) 역시 허리 윗부분 뒤배벽에서 발생하여 골반의 가쪽벽으로 이동한다(그림 5.17). 복막의 칼집돌기는 깊은 고샅구멍이 있는 부위에서 남성에게서 고샅굴을 형성하는 배가로근막(transversalis fascia)을 가로질러 발생 중인 대음순(*labium major*, 남성의 음낭에 해당)으로 돌출한다.

난소와 원시자궁은 발생 중인 대음순과 연결하는 섬유끈인 **난소길잡이**(난소도대, **female gubernaculum**)는 태어난 후 난소와 자궁 사이에 있는 **난소인대**(**ovarian ligament**)와 **자궁원인대**(자궁원삭, **round ligament of uterus**; 라틴어로 *ligamentum teres uteri*)로 남는다. 자궁원인대는 자궁의 위가쪽에서 뿔처럼 뻗어 나와 얕은고샅구멍을 지난다. 난소인대가 자궁에 붙어 있기 때문에 난소는 고샅부위로 내려가지 않게 된다. 하지만 자궁원인대는 고샅굴을 지나 대음순의 피부밑조직으로 퍼진다(그림 5.17B, C).

고환집돌기는 가장 아랫부분인 고환을 싸는 장막 주머니인 고환집막(*tunica vaginalis*)을 제외하고는 보통 태아에게서 발생 6개월에 없어진다. 여성의 고샅굴은 남성보다 좁고, 영아의 고샅굴은 모든 남녀 성인보다 짧고 덜 비스듬하다. 영아의 얕은고샅구멍은 깊은고샅구멍의 거의 바로 앞에 있다.

고샅굴과 증가된 복압. 성인인 경우에 고샅굴 경로가 비스듬하

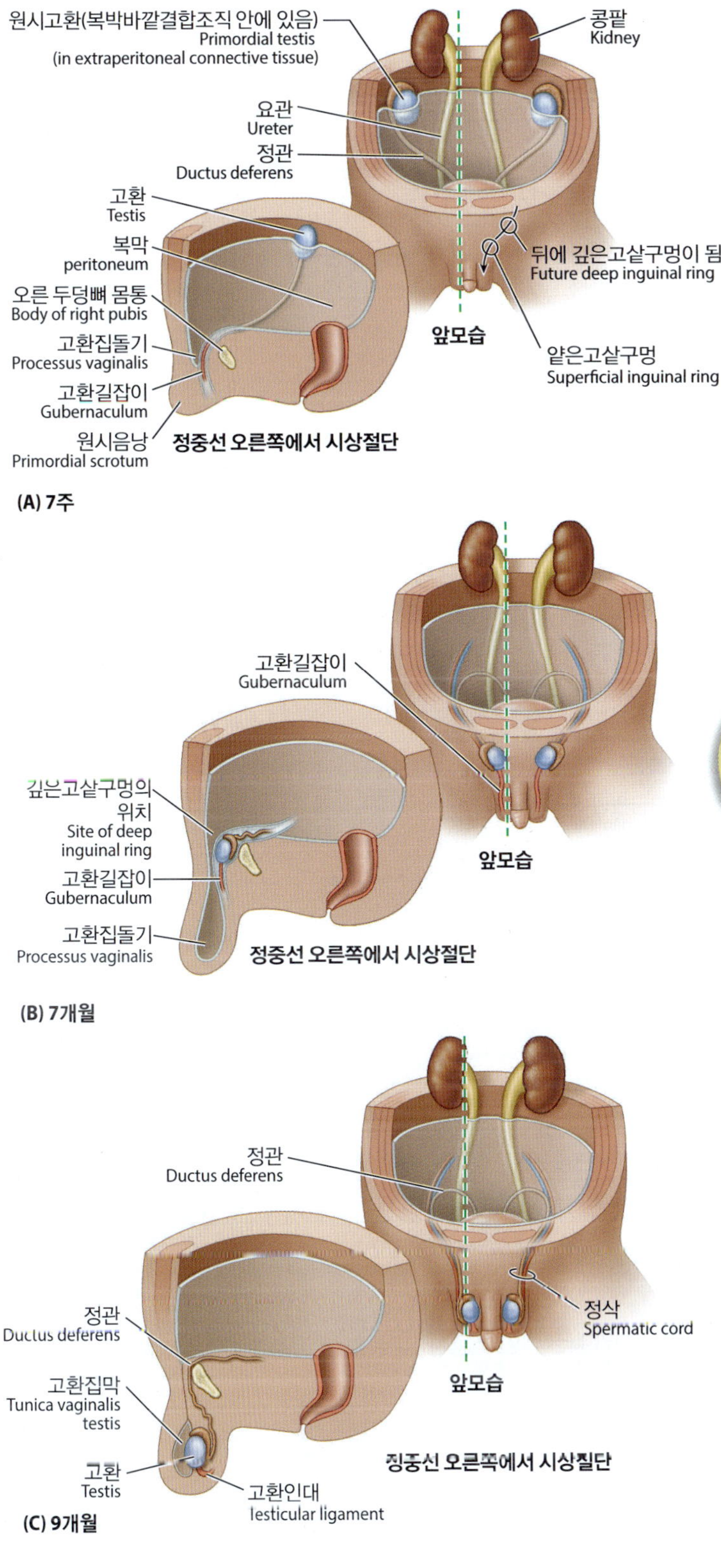

그림 5.16. 고샅굴의 형성과 고환의 위치변경. A. 7주 배아. 고환은 아직 뒤배벽에 붙어 있다. **B.** 28주(7개월) 태아. 고환집돌기와 고환이 고샅굴을 지나는 것이 보인다. 고환은 고환집돌기를 통과하지 않고 뒤쪽으로 지난다. **C.** 갓 태어난 신생아. 고환집돌기 줄기의 폐쇄가 일어난다. 고환집돌기의 잔유물은 고환의 고환집막을 형성하고 고환길잡이의 잔유물은 사라진다.

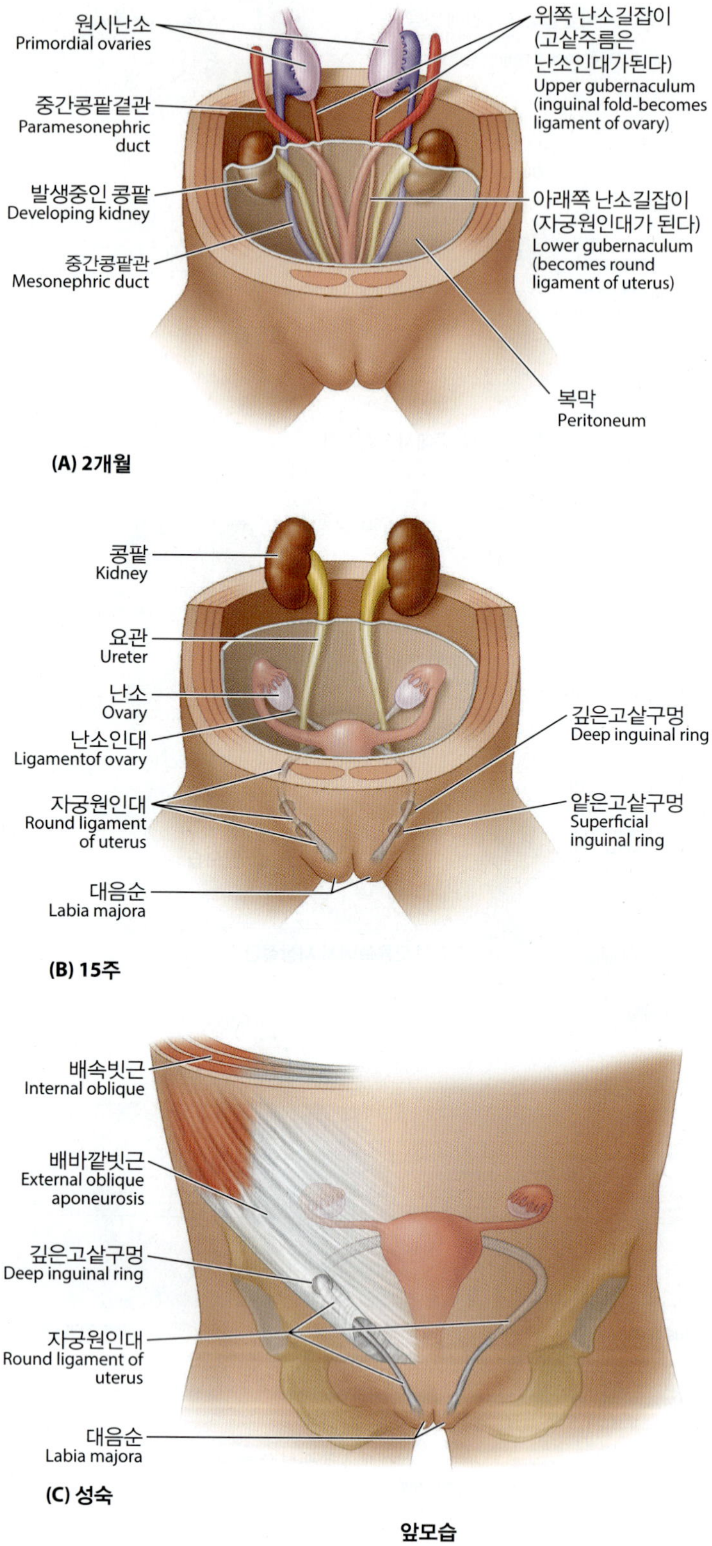

그림 5.17. 여성의 고샅굴 형성. A. 2개월. 미분화 생식샘(원시난소)은 뒤배벽에 위치한다. **B.** 15주. 난소는 큰골반으로 내려온다. 남성 태아인 경우에는 고환집돌기(그려져 있지 않음)가 배벽을 지나 양쪽의 고샅굴을 형성한다. 자궁원인대는 고샅굴을 지나 대음순의 피부밑조직에 붙는다. **C.** 성숙을 마친 여성 태아. 고환집돌기가 퇴화하지만, 자궁원인대는 남아 고샅굴을 지난다.

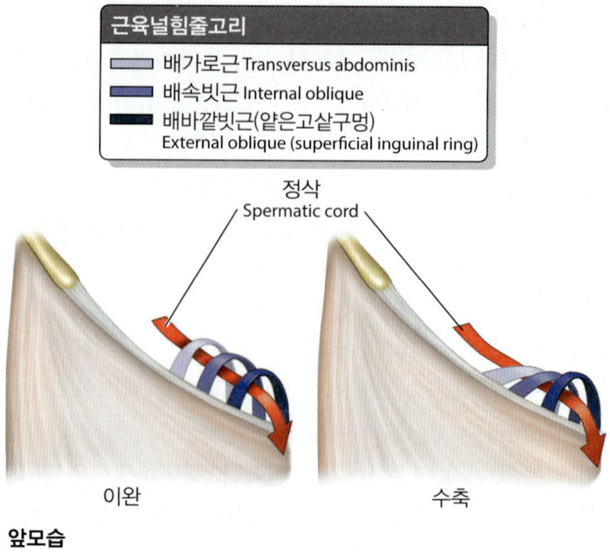

그림 5.18. 고샅굴의 고리. 고샅굴에는 정삭이나 자궁원인대를 가로지르는 3개의 근육널힘줄고리(musculoaponeurotic arcade)가 있다(*화살표*). 근육이 수축하면 복압이 증가하며 고샅굴의 지붕이 아래로 내려오고, 고샅굴이 좁아지면서 동시에 앞뒤로 찌부러든다.

기 때문에 깊은고샅구멍과 얕은고샅구멍이 서로 겹치지 않는다. 따라서 배압력이 올라가 고샅굴에 작용하여도 고샅굴의 뒤벽이 앞벽 쪽으로 밀리면서 벽을 튼튼하게 만들기 때문에, 이를 이길 정도의 강한 압력이 생기지 않는 이상 탈장이 생기지 않는다. 이와 동시에 배바깥빗근이 수축하면 고샅굴의 앞벽이 뒤벽에 밀착된다. 이러한 힘은 안쪽과 가쪽 다리의 긴장도를 높여 얕은고샅구멍이 넓어지는 것을 막는다. 배속빗근과 배가로근의 가쪽부분을 형성하는 근육부분이 수축하면, 고샅굴의 지붕이 내려오게 되어 고샅굴을 수축시키게 된다(그림 5.18).

정삭, 음낭, 고환(Spermatic Cord, Scrotum, and Testes)

정삭(spermatic cord)

정삭에는 고환으로 들어가고 나가는 구조물이 담겨 있고, 음낭에 있는 고환을 매달고 있다(그림 5.19; 표 5.6). 정삭은 아래배벽혈관(inferior epigastic vessels) 가쪽의 깊은고샅구멍에서 시작하며 고샅굴을 지나 얕은고샅구멍으로 나와 음낭에 있는 고환 뒤모서리에서 끝난다(그림 5.15; 표 5.6). 발생 중 앞가쪽배벽에서 유래한 근막이 정삭을 둘러싸고 있다. 정삭을 덮고 있는 막은 다음과 같다.

- **속정삭근막**(내정근막, **internal spermatic fascia**): 배가로근막(transversalis fascia)에서 유래
- **고환올림근막**(정소거근막, **cremasteric fascia**): 배속빗근의 얕은면과 깊은면 양쪽을 덮고 있는 근막에서 유래
- **바깥정삭근막**(외정근막, **external spermatic fascia**): 배바깥빗근 널힘줄과 근막에서 유래

고환올림근막 속에는 배속빗근의 가장 아래쪽 근육다발로 이루어진 **고환올림근**(정소거근, **cremasteric muscle**) 고리가 들어 있으며, 이는 고샅인대(inguinal ligament)에 붙어 있다(그림 5.15A; 그림 5.8 참조). 고환올림근은 특히 추울 때 음낭에 있는 고환을 반사적으로 위로 당긴다. 뜨거운 목욕을 할 때처럼 따뜻한 환경에서는 고환올림근이 이완하여 음낭 안으로 고환이 깊이 내려간다. 이 두 반응은 **정자생성**(*spermatogenesis*)을 위한 온도조절이나 성활동 중 고환을 보호하기 위한 반응이다. 정자생성에는 몸의 온도보다 약 1도 정도 낮은 일정 온도가 필요하다. 고환올림근은 음낭의 지방 없는 **피부밑조직**(음낭근막, *dartos fascia*)의 민무늬근인 **음낭근(dartos muscle)**과 동시에 작용한다. 음낭근은 피부에 닿아 있으며, 고환올림근과 동일한 자극에 의해 고환을 올리는 작용을 보조하고 음낭의 피부 수축을 유발한다. 고환올림근은 **허리신경얼기**에서 나온 **음부넙다리신경의 음부가지**(음부대퇴신경 음부가지, *genital branch of genitofemoral nerve*, L1, L2)가 신경지배를 하고 있다(그림 5.19). 고환올림근은 몸신경지배를 받는 가로무늬근육이지만, 음낭근은 자율신경지배를 받는 민무늬근이다. 정삭의 고환올림근과 음낭근에 해당하는 막들은 자궁원인대와 잘 구분되지 않는다. 정삭의 구성물은 다음과 같다(그림 5.15; 그림 5.21 참조; 표 5.6).

- **정관**(*ductus deferens*, vas deferens): 부고환(epididymis)에서 사정관(ejaculatory duct)까지 정자를 운반하는 대략 45 cm 길이의 근육성 관이다.
- **고환동맥**(정소동맥, *testicular artery*): 대동맥에서 일어나 고환과 부고환에 분포.
- **정관동맥**(*artery of ductus deferens*): 아래방광동맥에서 일어난다.
- **고환올림근동맥**(정소거근동맥, *cremasteric artery*): 아래배벽동맥(하복벽동맥, inferior epigastric artery)에서 일어난다.
- **덩굴정맥얼기**(*pampiniform venous plexus*): 위쪽으로 오른·왼고환정맥으로 들어가는 12개 이상의 정맥에 의해 형성되는 정맥얼기.
- **교감 신경섬유**: 동맥과 정관에 분포.
- 음부넙다리신경의 음부가지(genital branch of genitofemoral nerve): 고환올림근에 분포.
- **림프관**: 고환과 주위 관련조직으로부터 림프액을 받아 허리림프절로 전달.
- **고환집돌기의 흔적(vestige of processus vaginalis)**: 복막과 고환집막(tunica vaginalis) 사이를 연결하는 정삭의 앞부분에 존재하는 섬유성 끈으로 보인다. 보통 잘 관찰되지 않는다.

5

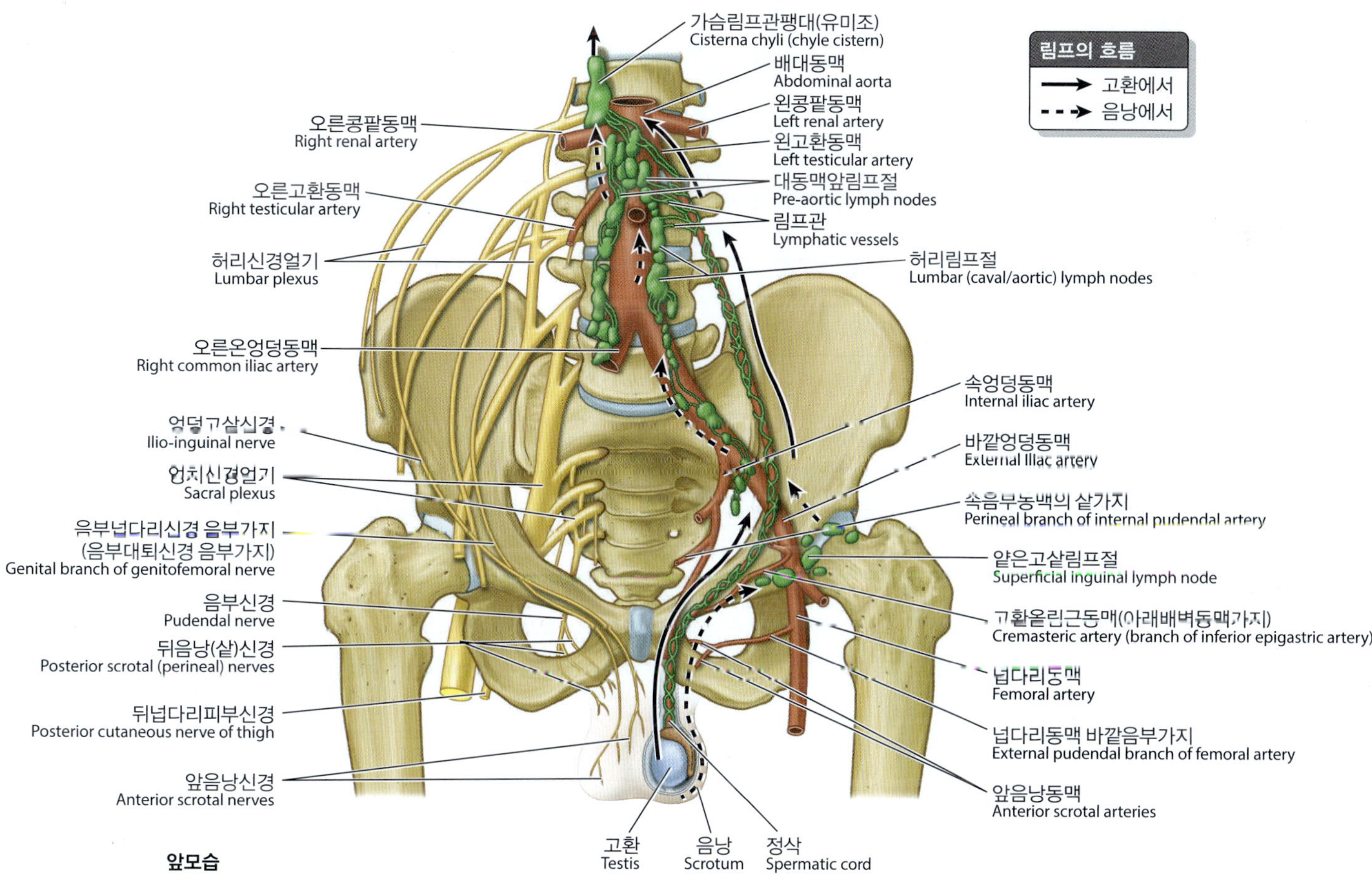

그림 5.19. 고환과 음낭의 동맥분포와 림프배출, 음낭의 신경분포. 고환과 음낭의 림프는 서로 다르게 배출된다. 음낭의 앞가쪽면은 허리신경얼기의 가지에 의해 신경지배를 받고, 뒤아랫면은 뒤로 지나는 엉치신경얼기의 가지로부터 신경지배를 받는다.

표 5.6. 앞배벽, 음낭, 정삭의 서로 대응하는 층

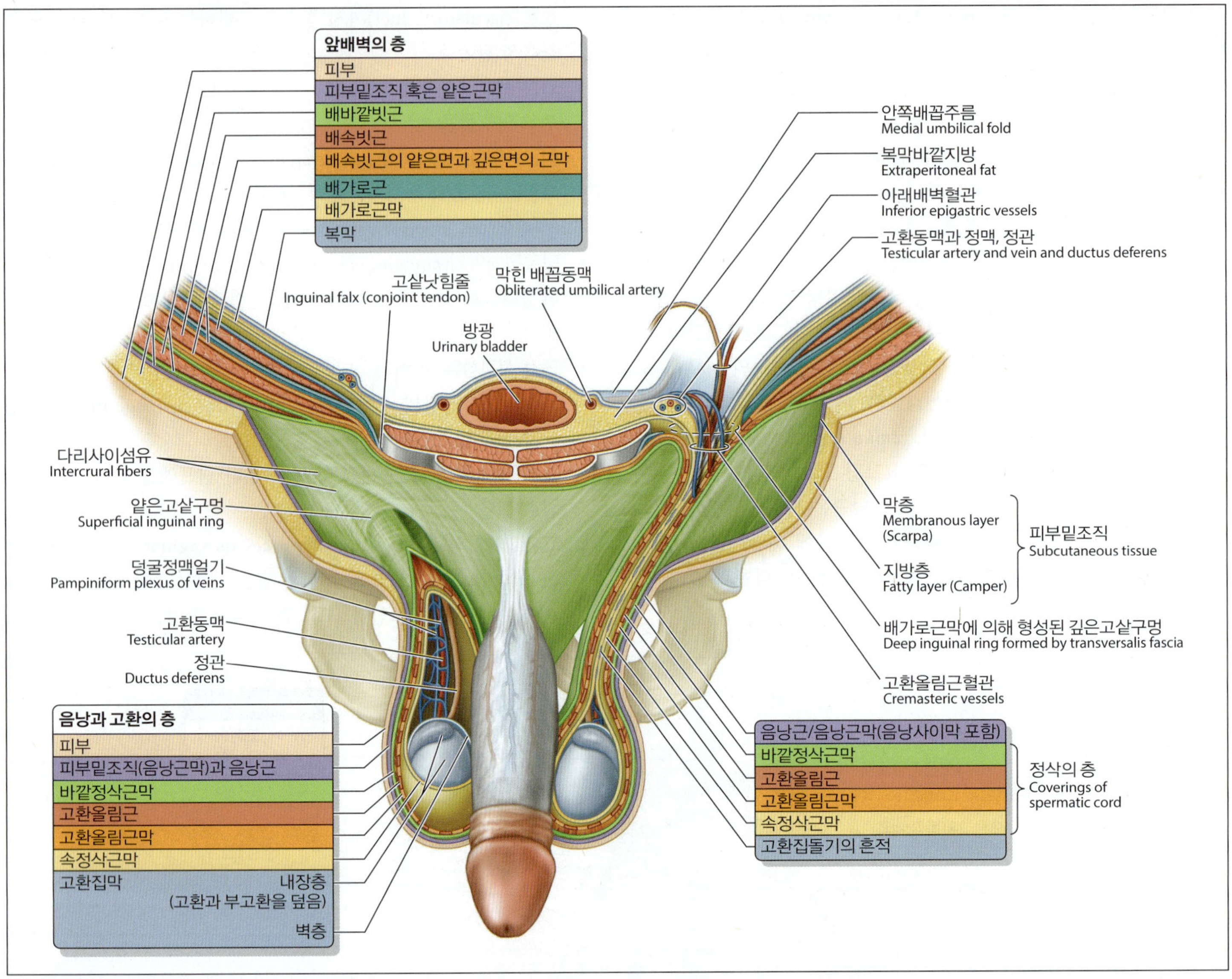

여성의 자궁원인대는 정삭에 대응하는 구조물이 아니기 때문에 유사한 구조물을 포함하지 않고, 단지 난소길잡이의 아래쪽 부분의 흔적 구조물만 들어 있다. 이 부분은 간혹 있을 수 있는 막힌 고환집돌기 흔적과 나란하게 있다.

음낭(scrotum)

음낭(scrotum)은 두 층으로 된 피부주머니이다. 색소가 많이 침착된 피부와 피부 바로 아래 **음낭근막(dartos fascia)**의 두 층으로 구성되며, 음낭근막은 음낭의 주름진 모양을 만드는 민무늬근육층으로, 지방이 없는 근막층이다(그림 5.9B 참조; 표 5.6). 음낭근(dartos muscle)은 피부에 붙어 있기 때문에, 이 근육의 수축은 추울 때 음낭에 주름을 만들고, 피부를 두껍게 하여 음낭의 표면적을 줄여 주며, 고환올림근이 고환을 몸쪽으로 당기는 것을 돕는다. 이러한 모든 기전은 열손실을 막는 작용을 한다.

음낭의 속은 음낭근막이 이어져 만들어진 **음낭사이막**(음낭중격, *septum of scrotum*)에 의해 오른쪽과 왼쪽으로 나뉜다. 음낭사이막은 몸 밖에서 보았을 때 **음낭솔기**(*scrotal raphe*) 위치에 해당한다(제6장, 골반과 샅 참조). 음낭솔기는 발생과정의 **음순음낭융기**(*labio-scrotal swelling*)가 합쳐져 생긴 피부능선이다. 얕은 음낭근막은 지방이 없고 앞쪽으로 **배막층**(*membranous layer of subcutaneous tissue of the abdomen*, Scarpa fascia), 뒤쪽으로는 **샅막층**(*membranous layer of subcutaneous tissue of the perineum*, Colles fascia)과 이어진다(그림 5.9B 참조).

음낭의 발생은 고샅굴의 형성과 밀접하게 관련 있다. 음낭은 **음순음낭융기**에서 발생하는데, 앞배벽에서 유래한 2개의 피부주머니가 합쳐져 아래로 축처진 피부주머니를 만든다. 고환과 정삭은 태아기 후반에 음낭으로 들어간다.

음낭의 혈액공급은 다음의 동맥에서 나온다(그림 5.19).

- 샅동맥의 뒤음낭가지(회음동맥 후음낭가지, posterior scrotal branches of perineal artery): 속음부동맥(내음부동맥, internal pudendal artery)의 가지
- 바깥음부동맥의 앞음낭가지(심외음부동맥 전음낭가지, anterior scrotal branches of deep external pudendal artery): 넙다리동맥(대퇴동맥, femoral artery)의 가지
- **고환올림근동맥**(정소거근동맥, **cremasteric artery**): 아래배벽동맥(inferior epigastric artery)의 가지

음낭정맥은 동맥과 같이 지난다. 음낭의 림프관는 얕은고샅림프절(천서혜임파절, superficial inguinal nodes)로 들어간다.

음낭에 분포하는 신경(그림 5.19)은 앞가쪽면에는 허리신경얼기가, 뒷면과 아랫면에는 엉치신경얼기의 가지들이 분포한다.

- 음부넙다리신경의 음부가지(*genital branch of genitofemoral nerve*, L1, L2): 음낭의 앞가쪽면에 분포한다.
- **앞음낭신경**(전음낭신경, **anterior scrotal nerve**): 엉덩고샅신경(L1)의 가지로 앞면에 분포한다.
- **뒤음낭신경**(후음낭신경, **posterior scrotal nerve**): 음부신경(*pudendal nerve*, S2−S4) 샅가지의 가지로 음낭의 뒷면에 분포한다.
- 뒤넙다리피부신경 샅가지(perineal branches of posterior cutaneous nerve of thigh, S2, S3): 음낭 아랫면에 분포한다.

고환(testes)

고환(testes; 정소, testicles)은 남성 생식샘(male gonads)으로 정자(sperm, spermatozoa)와 테스토스테론(testosterone)이 주성분인 남성호르몬을 생성하는 1쌍의 타원형 생식기관이다(그림 5.20). 고환은 정삭에 의해 음낭 속에 매달려 있는데, 대개는 왼쪽 고환이 오른쪽보다 더 아래쪽에 매달려 있다.

고환의 표면은 고환이 부고환과 정삭에 붙는 자리를 제외하고 **고환집막고환층(visceral layer of tunica vaginalis)**으로 싸여 있다. **고환집막(tunica vaginalis)**은 고환의 일부를 둘러싸는 폐쇄복막주머니(closed peritoneal sac)로 태아의 고환집돌기(추상돌기, processus vaginalis)의 먼쪽부분에 해당한다. 고환집막의 고환층(visceral layer)은 고환, 부고환, 정관의 아랫부분과 가깝게 붙어 있다. **부고환굴(sinus of epididymis)**이라고 부르는 고환집막의 좁은 틈새는 부고환 몸통과 고환의 뒤가쪽면 사이에 위치한다.

속정삭근막에 인접한 **고환집막벽층(parietal layer of tunica vaginalis)**은 고환층보다 더 넓으며, 위쪽으로 정삭 먼쪽부분까지 뻗어 있다. 고환집막공간에 존재하는 약간의 액체가 고환층과 벽층을 분리시켜 고환이 음낭 안에서 자유롭게 움직일 수 있게 한다.

고환은 **백색막(tunica albuginea)**이라는 섬유로 된 튼튼한 겉면이 있고, 백색막 속면의 뒤쪽은 두꺼워져 **고환세로칸(mediastinum of testis)**이라는 모서리를 만든다(그림 5.21). 정자를 만드는 작지만 길고 심하게 꼬인 정세관(seminiferous tubules)이 모여 고환소엽을 만들고, 고환소엽 사이사이로 섬유사이막(fibrous septa)이 고환세로칸부터 고환 속으로 뻗어 있다. 정세관은 **곧은세관**(직세관, **straight tubules**)에 의해 고환세로칸에 존재하는 **고환그물**(정소망, **rete testis**; 라틴어로 *rete*는 그물이란 뜻)이란 세관 얼기에 합쳐진다.

길이가 긴 **고환동맥**(정소동맥, **testicular arteries**)은 콩팥동맥의 바로 아래의 **배대동맥**의 앞가쪽면에서 나온다(그림 5.19). 고환동맥은 비스듬히 복막 뒤로 지나, 요관과 바깥엉덩동맥의 아랫부분을 가로질러 깊은고샅구멍에 도달한다. 깊은고샅구멍을 통해 고샅굴을 통과한 뒤, 얕은고샅구멍으로 나와 정삭으로 들어가 고환에 혈액을 공급한다. 고환동맥이나 고환동맥의 가지 중 하나는 **정관동맥**(*artery of ductus deferens*)과 연결된다.

고환과 부고환에서 나오는 정맥은 8~12개의 정맥이 얽힌 **덩굴정맥얼기**(만상정맥총, **pampiniform venous plexus**)를 형성하고, 정삭 속에서 정관의 앞에 놓이며 고환동맥을 둘러싸고 있다(그림 5.21). 덩굴정맥얼기는 고환올림근과 음낭근을 따라 놓인 고환의 온도 조절 시스템의 일부로 고환이 일정한 온도를 유지할 수 있게 도움을 준다. 각각의 덩굴정맥얼기는 위쪽으로 들어가 아래대정맥으로 들어가는 **오른고환정맥**(우정소동맥, **right testicular vein**)과 왼콩팥정맥으로 들어가는 왼고환정맥(좌정소동맥, left testicular vein)이 된다(그림 5.76 참조).

고환의 림프액은 고환동맥과 정맥을 따라 가며 양쪽 허리림프절

5

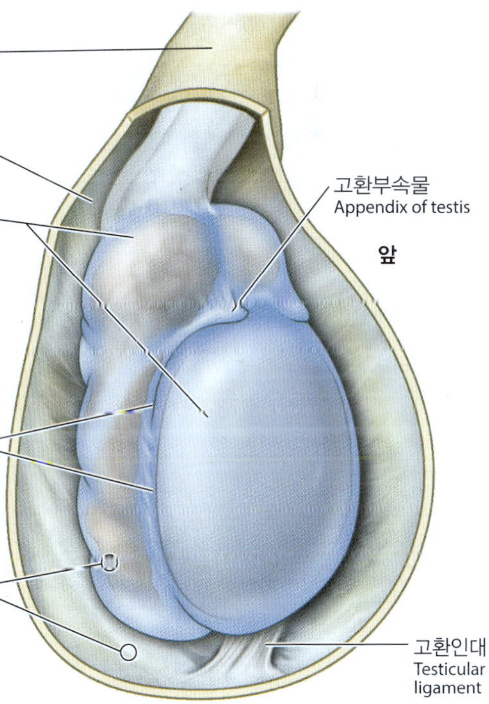

그림 5.20. 고환집막(열림). 정삭 내용물의 끝부분과 부고환, 고환의 대부분은 찌부러진 주머니인 '고환집막'에 의해 둘러싸여 있다. 따라서 고환집막의 내장층(고환층)에 직접 덮인 고환과 부고환은 음낭 속에서 움직일 수 있다. 고환집막의 바깥쪽 벽층은 속정삭근막의 고환주위로 이어진 부위를 덮고 있다.

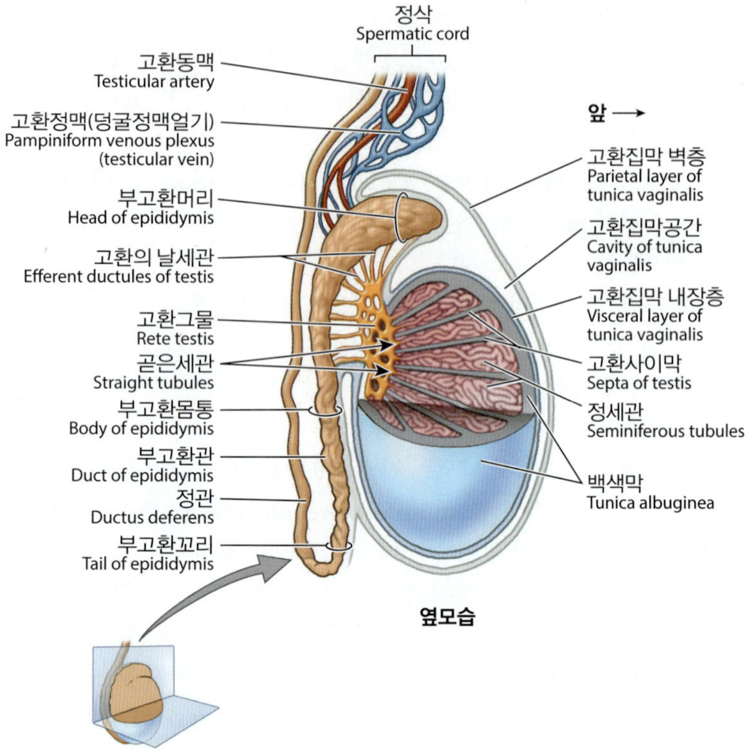

그림 5.21. 고환과 부고환의 구조. 고환의 막과 고환의 1/4을 제거하여, 정삭의 먼쪽 부분과, 부고환, 고환의 자세한 속 구조를 보여주고 있다. 고환집막공간은 실질적으로 잠재적 공간이지만 과장하여 보여주었다.

(요임파절, *lumbar lymph nodes*)과 대동맥앞림프절(대동맥전임파절, *preaortic lymph nodes*)로 들어간다(그림 5.19 참조). 고환의 자율신경은 고환동맥에 있는 고환신경얼기(정소신경총, testicular plexus of nerve)가 담당하며, 여기에는 척수의 T10(−T11) 분절에서 나오는 교감신경섬유, 내장들신경섬유가 포함되어 있으며, 아마도 미주신경 기원의 부교감신경섬유도 있는 것 같다. 또한 정관신경얼기(deferential plexus)을 통해서도 자율신경이 고환에 분포한다.

부고환(epididymis)

부고환(epididymis)은 고환의 뒤에 있는 길쭉한 구조물이다(그림 5.20). 고환의 **날세관(efferent ductules)**은 새로 만들어진 정자를 고환그물로부터 부고환으로 전달한다. 부고환은 미세하게 꼬인 **부고환관(duct of epididymis)**이 만들며, 한 덩어리처럼 보일 정도로 단단하게 밀집되어 있다(그림 5.21). 부고환의 관은 고환 위쪽의 부고환머리에서 꼬리쪽으로 갈수록 점점 가늘어진다. 부고환꼬리(tail of epididymis)에서 부고환관은 정관으로 이어진다. 이 관의 전 부위에 걸쳐 정자가 저장되어 있고 성숙이 일어난다. 부고환의 구성은 다음과 같다.

- **부고환머리(head of epididymis)**: 위쪽의 확장된 부분으로, 12~14개 날세관의 꼬여 있는 끝부분으로 형성된 소엽으로 이루어져 있다.
- **부고환몸통(body of epididymis)**: 부고환의 곱슬세관으로 구성된 가장 큰 부분이다.
- **부고환꼬리(tail of epididymis)**: 정관으로 점차 바뀌어가는 부분이며, 정관은 사정하는 동안 요도를 통해 정자의 배출할 수 있도록 정자를 부고환에서 사정관으로 운반하는 관이다(제6장, 골반과 샅 참조).

앞가쪽배벽의 표면해부학 (Surface Anatomy of Anterolateral Abdominal Wall)

배꼽(제, **umbilicus**)은 앞가쪽배벽에서 눈에 띄는 특징이며, 탯줄이 붙어 있던 흔적이면서 배꼽가로면(*transumbilical plane*)의 기준

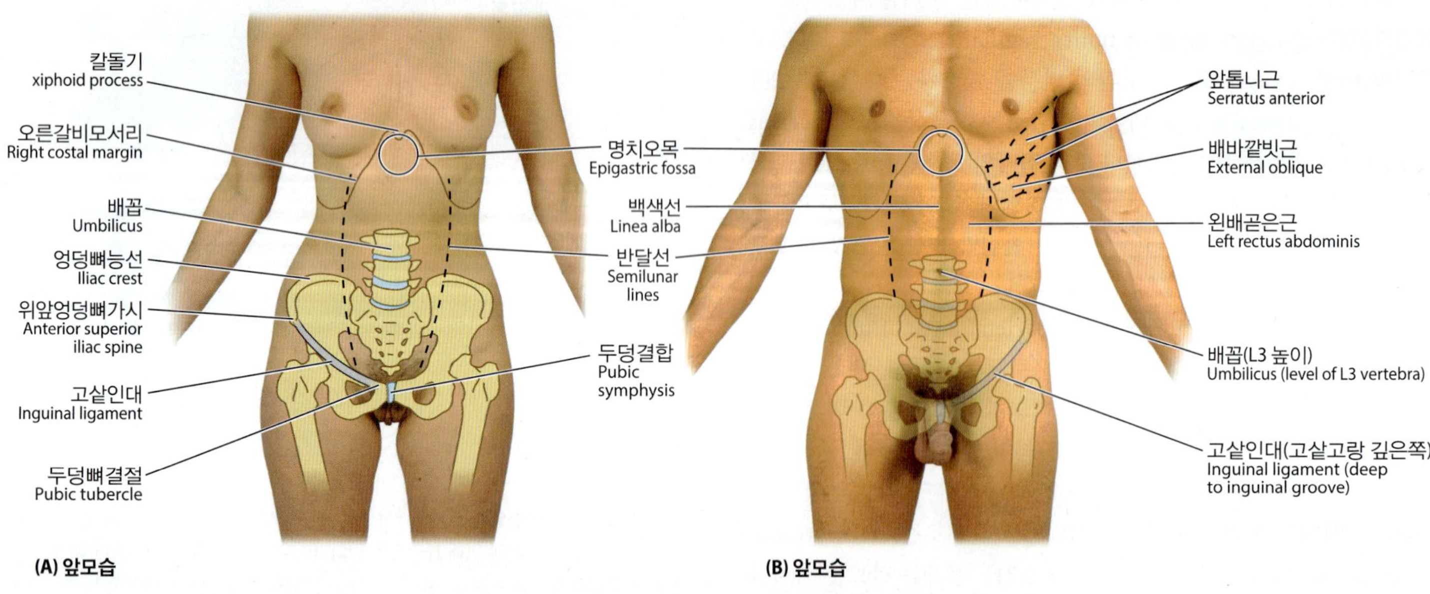

그림 5.22. 앞가쪽배벽의 표면해부학. A. 여성. **B.** 남성.

점이다(그림 5.22; 표 5.1C 참조). 앞배벽의 중앙에 피부가 주름져 움푹 들어간 배꼽은 전형적으로 L3와 L4 사이의 넷째척추사이원반 높이에 있다. 하지만 피부밑지방이 많으면 더 내려갈 수 있는 등 위치는 달라질 수 있다. 그래도 배꼽이 어느 높이에 있던 T10 피부분절 높이에 해당한다. 명치오목(상복와, epigastric fossa pit of the stomach)은 칼돌기(*xiphoid process*) 바로 아래 명치부위에 있는 얕은 오목이다. 이 오목은 바로누운자세에서 특별히 잘 관찰되는데, 배안 내장이 펼쳐지고 이 부위 앞가쪽배벽이 뒤쪽으로 당겨지기 때문이다. 이곳에서 종종 **가슴쓰림**[*pyrosis*("heartburn"; 위산이 식도로 역류되어 나타나는)] 통증이 느껴지기도 한다. 일곱째–열째갈비연골이 명치오목의 양옆에서 합쳐지면서 연골의 안쪽모서리가 **갈비모서리**(*costal margin*)를 형성하며, 가슴과 배의 경계를 이룬다. 바로누운자세에서 숨을 쉴 때 배벽이 오르락내리락하는 것을 볼 수 있는데, 들숨 때 올라가고, 날숨 때 내려간다. 바로누운자세에서 머리와 어깨를 힘을 들여 들으려 하면 배곧은근이 만져지고 관찰된다.

백색선(*linea alba*)의 위치는 그 위에 수직선의 피부고랑이 바로 나타나므로 마른 사람에서 볼 수 있다. 배꼽 위쪽에는 백색선이 양쪽의 배곧은근 사이에 약 1 cm 너비로 존재하기 때문에 피부고랑이 보통 뚜렷하다. 배꼽 아래쪽에서는 피부고랑이 잘 나타나지 않는다. 몇몇 임산부, 특히 머리색과 얼굴빛이 짙은 임산부에서는 백색선의 바깥 피부정중선을 따라 심하게 착색된 **흑색선(linea nigra)**이 나타난다. 출산 후 이 선의 색은 옅어진다.

두덩뼈의 **위쪽모서리**(두덩뼈능선, *pubic crest*)와 연골관절인 **두덩결합**(*pubic symphysis*)은 백색선의 아래쪽 끝에서 만져진다. 고샅인대(inguinal ligament)는 **위앞엉덩뼈가시**[전상장골극, *anterior superior iliac spines* (ASIS)]와 **두덩뼈결절**(**치골결절**, *pubic tubercle*) 사이에 있으며, 그 위로 얕고 비스듬한 피부 고랑인 고샅고랑(inguinal fold)이 만들어진다. L4 높이의 **엉덩뼈능선**(*iliac crest*)은 쉽게 만져지고 위앞엉덩뼈가시에서 뒤쪽으로 뻗어 있다. 두덩뼈능선과 고샅고랑, 엉덩뼈능선은 앞배벽의 아래쪽 경계를 이루어, 가운데에서 배와 샅부위(회음부, perineum)를 구분하고, 가쪽은 배와 다리(넓적다리)를 나누어준다.

반달선(**semilunar lines**; 라틴어로 *lineae semilunares*)은 아홉째갈비연골 근처의 아래갈비모서리에서 두덩뼈결절까지 이어진 약간 휘어진 선모양의 피부자국이다. 이러한 반달모양의 피부 고랑(정중선에서 5~8 cm 떨어진 위치)은 배곧은근집의 가쪽모서리와 평행하기 때문에 임상적으로 중요하다.

배곧은근의 **나눔힘줄**(건획, *tendinous intersections*)을 덮고 있는 피부고랑도 존재하는데, 이 피부고랑은 배곧은근이 잘 발달한 사람에서 명확하게 보인다. **앞톱니근**과 **배바깥빗근**의 깍지를 낀 모양의 힘살이 보이기도 한다.

고샅인대 위치는 고샅인대 바로 아래를 따라 평행하게 생기는 피부주름인 **고샅고랑(inguinal groove)**에 의해 알 수 있는데, 이 고랑은 진찰대에 눕는 동안 한쪽 다리를 바닥에 늘어뜨리도록 시키면 쉽게 관찰된다. 이 고샅고랑은 앞가쪽배벽과 넓적다리 사이를 나누는 표지점이 된다.

임상적용 CLINICAL BOX

앞가쪽배벽과 고샅부위의 속면 (INTERNAL SURFACE OF ANTEROLATERAL ABDOMINAL WALL AND INGUINAL REGION)

안내려간고환 [미하강고환; Undescended (Cryptorchid) Testis]

고환은 만삭출생아의 약 3%, 조산아의 30%에서 내려오지 않는다(Moore et al., 2020). 안내려간고환의 약 95%는 한쪽에서 발생한다. 고환이 내려오지 않거나 아래로 끌어내릴 수 없을 때를 **잠복고환증**(*cryptorchidism*)이라고 한다. **안내려간고환**(*undescended testis*)은 출생 전 내려오는 정상경로 어딘가에 놓이는데 보통은 고샅굴에 있다. 잠복고환증이 중요한 이유는 안내려간고환에서 악성 종양의 발생위험이 매우 증가하며, 잘 만져지지 않고 종양이 진행될 때까지 발견되지 않기 때문이다. 고환은 수정능력을 가지기 위해 시원한 환경이 필요하므로, 어렸을 때 보통 수술로 교정한다.

배꼽정맥의 출생 후 열림상태 (Postnatal Patency of Umbilical Vein)

태아 출산 전, 배꼽정맥은 태반으로부터 태아에게 산소와 영양분이 풍부한 혈액을 운반한다. 문헌에 보통 배꼽정맥이 막히면서 간원인대를 형성한다고 되어 있으나, 이 정맥은 출생 후 얼마간 열려 있어 **태아적혈구모증**(*erythroblastosis fetalis*)이나 **신생아용혈병**이 있는 영아인 경우에 시행되는, 교환수혈을 위한 배꼽정맥 노관 삽입시술에 사용된다(Kleigman et al., 2020).

자궁암의 대음순 전이 (Metastasis of Uterine Cancer to Labium Majus)

종양의 림프성 전이 중 가장 흔한 경로는 종양이 처음 발생한 장기의 정맥흐름과 나란한 림프관을 따라 이루어지는 것이다. 이것은 자궁의 경우도 마찬가지여서 정맥과 림프관은 대부분 깊은 곳을 따라 배출된다. 그러나 어떤 림프관들은 고샅굴을 따라 자궁원인대 경로를 따라간다. 따라서 흔하지는 않지만 전이되는 자궁암 세포가(특히 자궁원인대 몸쪽 붙는곳 근처에서 발생한 종양의 경우) 자궁에서부터 대음순으로 퍼질 수 있으며(대음순은 음낭과 발생학적으로 동일부위이고 자궁원인대의 먼쪽 붙는곳임), 샅부위 피부(음순 포함)의 림프를 받는 얕은고샅림프절까지 이른다.

정삭, 음낭, 고환
(SPERMATIC CORD, SCROTUM, AND TESTES)

고샅탈장(Inguinal Hernias)

배의 탈장 대부분은 고샅부위에서 일어난다. 배의 탈장 중 75%가 고샅탈장이다. 고샅탈장은 남자, 여자 모두에게 일어나지만, 대부분(약 86%)의 경우 남자에서 일어난다. 남자의 경우 **고샅굴**(*inguinal canal*)을 통해 정삭이 지나가기 때문이다.

고샅탈장(서혜부탈장, *inguinal hernia*)은 벽복막과 작은창자와 같은 내장이 정상 또는 비정상 구멍을 통해 원래 자리에서 바깥으로 돌출하는 것이다. 대부분의 탈장은 원래대로 돌아올 수 있다. 이것은 적절한 처치에 의해 복막안의 정상위치로 되돌아갈 수 있다는 의미이다. 고샅탈장은 **직접/간접고샅탈장**(*direct/indirect inguinal hernia*) 2가지 유형이 있으며 2/3 이상이 간접고샅탈장이다. 직접과 간접고샅탈장의 특징은 표 B5.1에 그림과 함께 정리되어 있다. 관련된 해부학은 그림 B5.3A~E에 그려져 있다.

정상적으로 고환집돌기(processus vaginalis)의 대부분은 고환집막(tunica vaginalis)을 형성하는 먼쪽부분을 제외하고는 출생 전에 퇴화된다(표 5.6과 그림 5.20 참조). 간접고샅탈장의 탈장주머니 중 복막부분은 고환집돌기가 남아 만들어진다. 고환집돌기의 전체 줄기가 남아 있다면 탈장은 고환의 위쪽 음낭 안까지 들어와 완전한 간접고샅탈장을 형성한다(표 B5.1).

얕은고샅구멍(*superficial inguinal ring*)은 집게손가락으로 음낭 위쪽 피부를 눌러보면 두덩뼈결절의 위가쪽에서 만져진다(그림 B5.3C). 검사자의 손가락은 정삭을 따라 얕은고샅구멍의 위가쪽으로 들어간다. 이 구멍이 확장되어 있으면 통증 없이 손가락이 들어간다. 탈장이 존재한다면, 환자에게 기침을 해보라고 했을 때 검사자의 손가락 끝을 통해 갑작스런 충격을 느낄 수 있다(Swartz, 2021). 하지만 고샅탈장의 두 종류 모두 얕은고샅구멍으로 나오기 때문에 이 부위에서 충격을 느끼는 것으로 두 종류를 구별할 수는 없다.

앞배벽에서 두덩뼈결절의 위가쪽 2~4 cm 떨어진 지점의 고샅인대 위쪽에 피부의 함몰을 손가락으로 느낄 수 있으며, 이곳이 **깊은고샅구멍**(*deep inguinal ring*)이다. 얕은고샅구멍에서 충격이 만져지고 깊은고샅구멍에서 덩이가 만져지면, 이것은 간접고샅탈장을 의미한다.

직접고샅탈장검사는 고샅삼각 위에 집게손가락과 가운데손가락의 손바닥면을 대고 기침을 하게 하거나 배에 힘을 주라고 했을 때, 탈장이 존재하면 힘 있는 충격이 손가락에서 느껴진다. 또한 얕은고샅구멍에 손가락을 놓았을 때, 직접탈장이 있다면 기침을 하거나 힘을 줄 때 손가락 안쪽에서 갑작스런 충격을 느낄 수 있다.

고환올림근반사(Cremasteric Reflex)

고환올림근의 수축은 면봉이나 혀누르개(설압자)로 넓적다리 윗부분 안쪽면의 피부를 가볍게 긁으면 유발된다. 이 부위의 피부는 **엉덩고샅신경**(*ilio-inguinal nerve*)이 지배한다. 긁은 피부의 같은 쪽 고환이 빠르게 올라가는 것을 **고환올림근반사**(정소거근반사, *cremasteric reflex*)라 한다. 이 반사는 어린이들에서 가장 잘 나타나는데, 결론적으로 과도한 고환올림근 반사는 안내려간고환(undescended testis)처럼 보일 수 있다. 과도한 고환올림근 반사는 어린이에게 다리를 꼬아서 앉게 하고 웅크린 자세를 하게 하면 없어진다. 만약 고환이 내려왔다면, 이 자세에서 음낭 속의 고환이 만져진다.

고샅주머니와 고샅탈장
(Cysts and Hernias of Canal of Nuck)

간접고샅탈장은 여성에게도 나타날 수 있지만 남성에게 약 20배 정도 더 많이 발생한다. 만약 고환집돌기가 여성에게 남아 있다면, **고샅굴 안에 누크굴**(*canal of Nuck*)로 알려져 있는 작은 복막주머니를 형성하는데, 대음순까지 이어져 있다. 여성 영아에게서는 이것이 커져 고샅굴 속에 물주머니를 만들 수 있다. 이 물주머니는 대음순의 앞부분에 돌출될 수도 있고, 간접고샅탈장이 되기도 한다.

정삭과 고환의 음낭수종
(Hydrocele of Spermatic Cord and/or Testis)

음낭수종(*hydrocele*)은 남아 있는 고환집돌기(processus vaginalis)에 과다한 액체가 존재하는 것이다. 이 선천기형은 간접고샅탈장과 관련이 있다. 고환집막의 내장층에서 비정상적인 양의 장액성 액체를 분비하여 액체가 축적된다. 수종의 크기는 고환집돌기가 남아 있는 양에 달려 있다.

고환음낭수종(*hydrocele of testis*)은 음낭에 국한되고 고환집막을 팽창시킨다(그림 B5.4A). **정삭음낭수종**은 정삭에 국한되고 고환집돌기 줄기의 이어진 부분을 팽창시킨다(그림 B5.4B). 정삭과 고환의 선천음낭수종은 복막안과 연결될 수 있다.

음낭수종의 검출에는 **투과조명법**(*transillumination*)이 필요하다. 투과조명법은 어두운 방에서 커진 음낭 옆으로 밝은 빛을 비춰주는 시술이다. 환하게 빨간 빛이 보이면 음낭에 과다한 장액성 액체가 있다는 것을 뜻한다. 갓 태어난 남자 영아는 종종 고환집막에 복막액이 남아 있기도 하지만, 이 액체는 보통 생후 1년 동안에 흡수된다. 부고환의 외상이나 염증과 같은 명확한 질병상태는 성인에게서도 음낭수종을 일으킬 수 있다.

표 B5.1. 고샅탈장의 특징

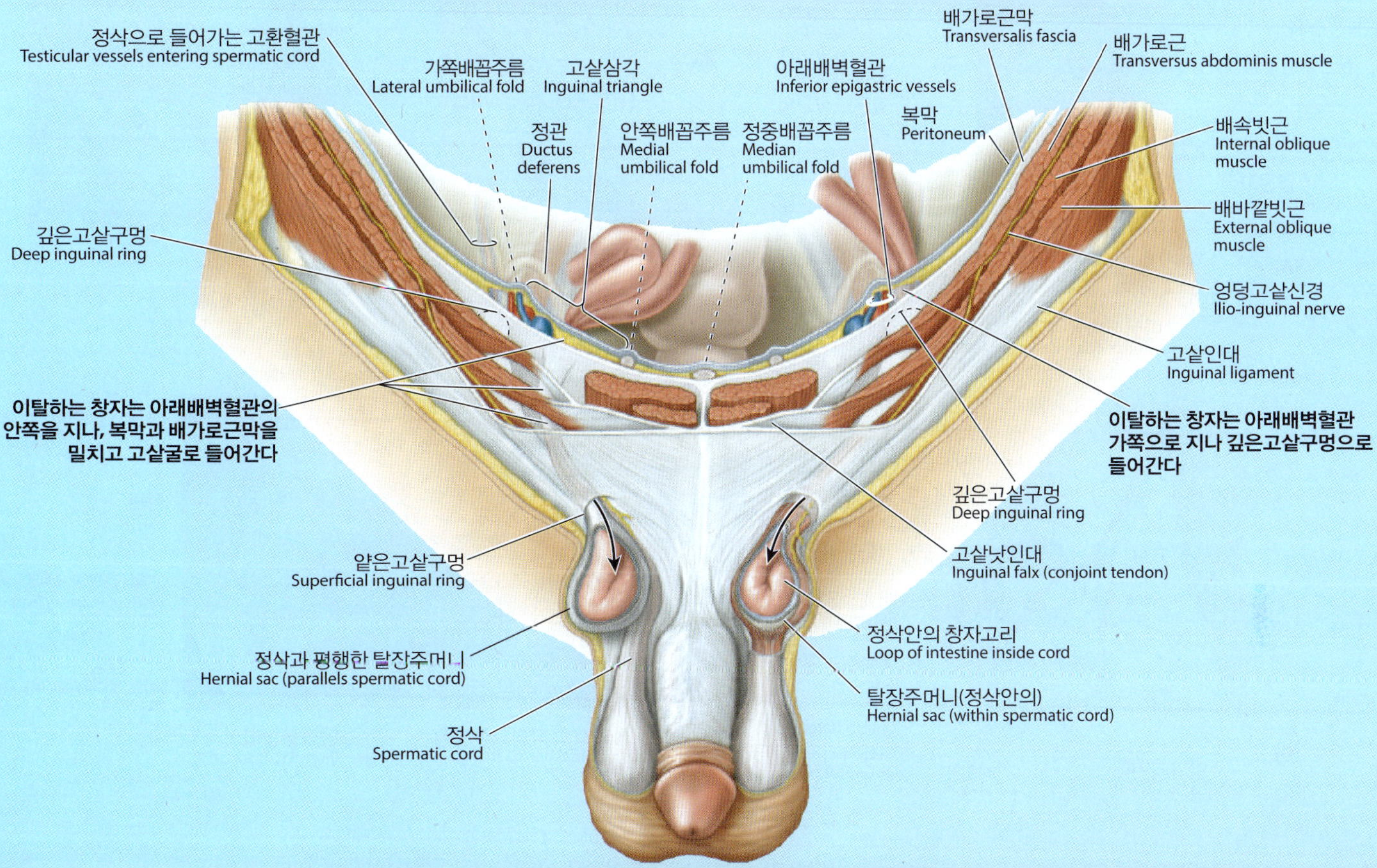

특징	직접(후천)	간접(선천)
선행요소(predisposing factors)	고샅삼각의 앞배벽 약화(예: 40세 이상 남성에서 늘어난 얕은 고샅구멍, 좁아진 고샅낫인대, 널힘줄의 약화)	고환집돌기의 계속 열림(완전히 열리거나 적어도 위쪽부분 열림), 젊은 남성에게 자주 발생
빈도(frequency)	드물게 발생(전체 고샅탈장의 1/3~1/4에 해당)	보다 흔히 발생(전체 고샅탈장의 2/3~3/4)
배안의 출구(exit from abdominal cavity) (그림 B5.3A, B)	복막과 배가로근막(정삭을 싸는 속의 한 층 또는 두 층 근막의 바깥에 놓임)	남아 있는 고환집돌기의 복막과 정삭이나 자궁원인대를 싸는 세 층의 근막
경로(course) (그림 B5.3C)	고환집돌기 흔적의 바깥으로 평행하게 고샅굴의 안쪽 1/3을 가로질러 고샅굴을 통과하거나 고샅굴 주변에 있음	고환집돌기에 둘러싸여 고샅굴을 지남(충분한 크기라면 전체 고샅굴을 지남)
앞배벽의 출구 (exit from anterior abdominal wall)	얕은고샅구멍을 통해 정삭의 가쪽으로 나오며, 음낭으로 들어가는 경우는 드묾	얕은고샅구멍을 통해 정삭 속으로 들어가, 대부분 음낭이나 대음순으로 들어감

화살표, 탈장의 경로

출처: Gest TR. *Atlas of Anatomy*, 2nd ed. Philadelphia, PA. Wolters Kluwer, 2020; Plates 5.12B, 5.13B, C

고환혈액낭종(Hematocele of Testis)

고환혈액낭종(*hematocele of testis*)은 고환의 외상 등으로 고환동맥 가지가 파열되어 고환집막에 피가 고인 것이다(그림 B5.4C). 외상은 음낭과 고환혈종(*hematoma*; 일반적으로 혈관 바깥에 응고된 혈액의 축적)을 일으킨다. 혈액은 빛이 투과되지 않으므로 투과조명법으로 음낭수종과 혈액낭종을 구별할 수 있다. 고환혈액낭종은 음낭조직으로 혈액의 삼출이 일어나 음낭혈액낭종(*scrotal hematocele*)이 될 수도 있다.

정삭꼬임(Torsion of Spermatic Cord)

정삭꼬임(정삭염전, *torsion of spermatic cord*)은 고환의 괴사가 일어날 수 있기 때문에 외과적 응급상황이다. 정삭꼬임은 결과적으로 부종과 출혈에 의해 먼저 정맥의 배출을 막고, 다음으로 동맥의 폐쇄가 일어난다. 꼬임은 대부분 고환의

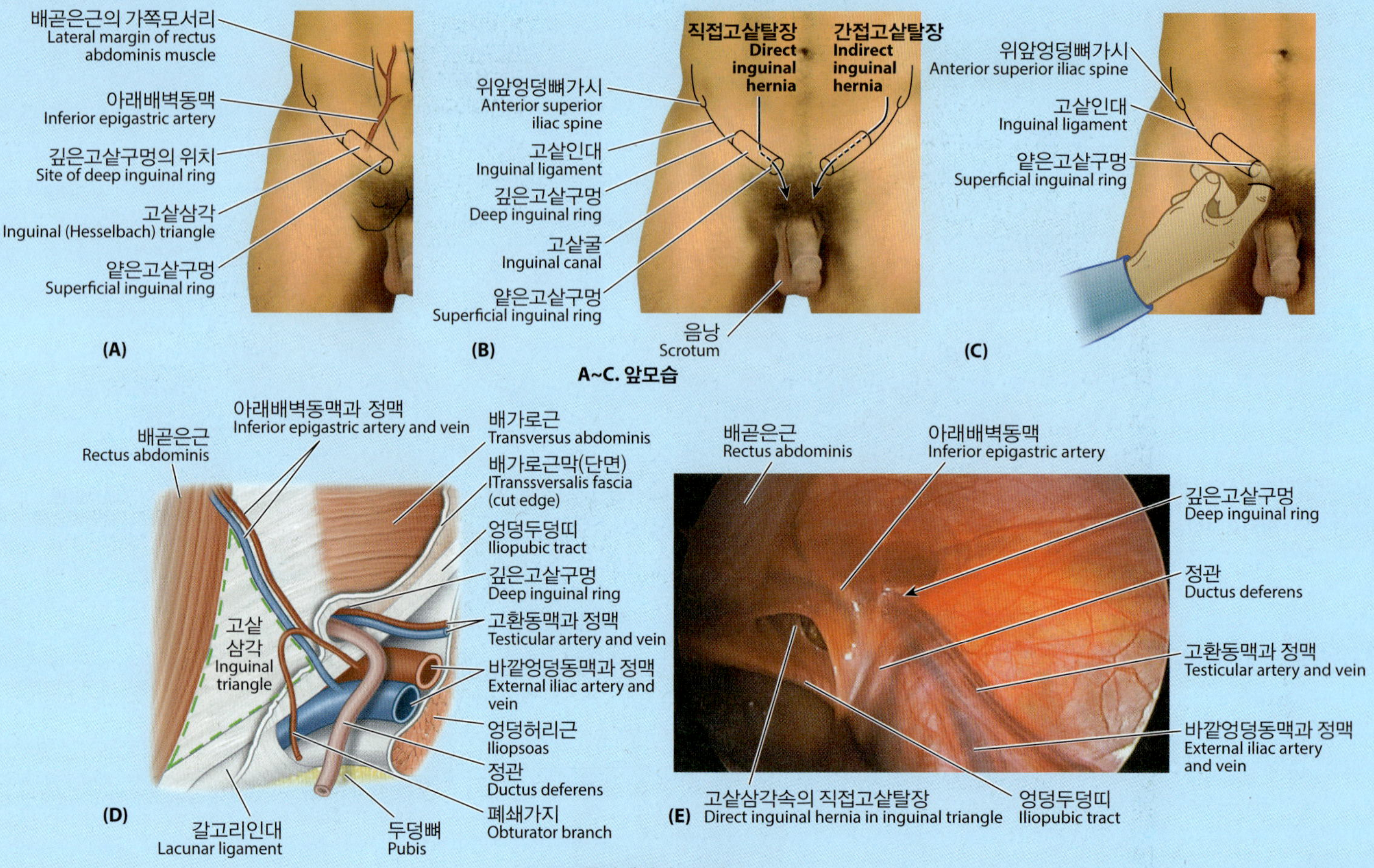

그림 B5.3. 고샅굴과 고샅탈장.

위끝 바로 위에서 일어난다(그림 B5.4D). 신체진찰에서 이를 알 수 있는 하나의 단서는 고환이 옆으로 누워 있는 것처럼 느껴지는 것이다. 매달려있는 간막이 부고환이 있는 뒤쪽에 있는 대신에 마치 위쪽에 있는 것처럼 느껴진다(*bell clapper* 변형; 매달린 종 모양). 초음파 검사를 통해 확진할 수 있다. 재발과 반대쪽의 발생을 막기 위해 수술로 양쪽 고환을 음낭사이막(scrotal septum)에 고정시키기도 한다.

음낭마취(Anesthetizing Scrotum)

음낭의 앞가쪽면은 허리신경얼기[주로 L1가 엉덩고샅신경(ilioinguinal nerve)을 통해], 뒤아래쪽은 엉치신경얼기[주로 S3가 음부신경(pudendal nerve)을 통해]의 신경이 분포한다. 이 때문에 음낭의 앞가쪽면을 척수마취할 때, 뒤아랫면을 마취할 때 필요한 높이보다 더 위쪽으로 척수마취제를 주사해야 한다.

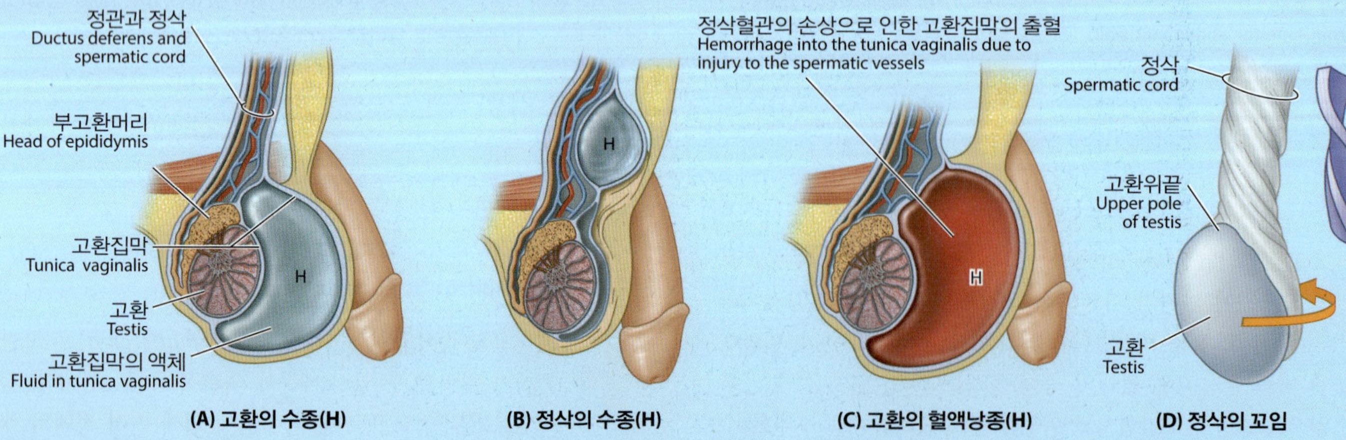

그림 B5.4. 정삭과 고환의 음낭수종, 고환꼬임.

정액낭과 부고환낭(Spermatocele and Epididymal Cyst)

정액낭(*spermatocele*)은 부고환에 생기는 저류낭종(retention cyst, collection of fluid)으로(그림 B5.5A), 보통 부고환머리 근처에 생긴다. 정액낭은 우윳빛 액체가 들어 있는데, 대부분 증상이 없다. **부고환낭**(*epididymal cyst*)은 부고환의 어떠한 부위에도 생길 수 있는 액체의 저류(collection of fluid)를 말한다(그림 B5.5B).

발생생식관의 흔적
(Vestigial Remnants of Embryonic Genital Ducts)

고환집돌기를 열면 고환과 부고환의 위쪽 끝에 흔적적인 구조물이 관찰되기도 한다(그림 B5.6). 이 구조물들은 태생기 때 생식관의 작은 흔적이다. 이 구조물은 병적인 변화가 발생하지 않는 이상 거의 알 수 없다. 고환부속물(appendix of testis)은 자궁의 절반을 형성하는 생식관인 **중간콩팥곁관**(*paramesonephric duct, miilerian duct*)의 머리쪽 끝이 퇴화하여 남은 소포성 흔적이다. 이는 고환의 위쪽 끝에 붙어 있다. 부고환부속물(appendices of epididymis)은 남성에서 정관의 일부가 되는 생식관인 **중간콩팥관**(*mesonephric duct, wolffian duct*)의 머리쪽 끝부분이 퇴화하여 남은 흔적으로, 부고환머리에 붙어 있다.

덩굴정맥류(Varicocele)

나무덩굴 모양의 **덩굴정맥얼기**가 늘어나거나 꼬일 수가 있는데, 이를 **덩굴정맥류**(정계정맥류, *varicocele*)라 한다. 이것은 일반적으로 사람이 서 있을 때나 힘을 주었을 때만 관찰된다. 이러한 정맥의 확장은 누우면 대부분 사라지게 되는데, 바로 누워 음낭이 대정맥보다 높게 되면 중력에 의해 정맥이 비워지기 때문이다. 덩굴정맥류를 만지면 벌레 주머니를 만지는 느낌이다. 덩굴정맥류는 고환정맥의 판막에 문제가 생겨 발생되지만, 콩팥이나 콩팥정맥의 문제 때문에 덩굴정맥얼기가 늘어날 수도 있다. 덩굴정맥류는 왼쪽에서 더 잘 발생되는데, 이는 아마도 오른고환정맥이 대정맥으로 들어갈 때는 예각을 이루고 왼고환정맥이 왼콩팥정맥으로 들어갈 때 거의 직각을 이루기 때문에 정맥이 역류되거나 막히는 것이 왼쪽에 더 잘 생길 수 있기 때문이라 생각된다.

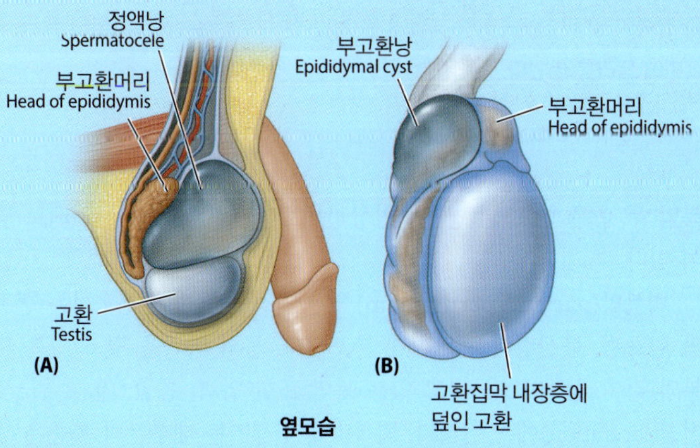

그림 B5.5. 부고환낭. A. 정액낭(spermatocele). **B.** 부고환낭(epididymal cyst).

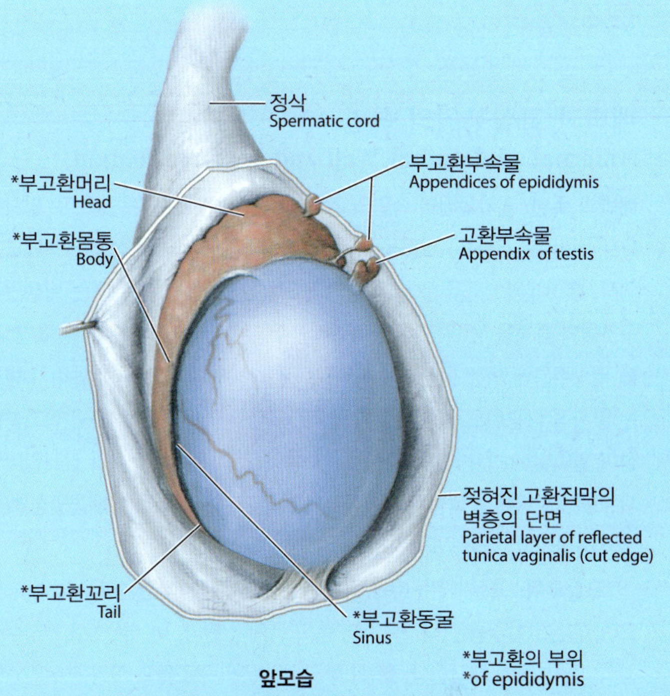

그림 B5.6. 발생생식관의 흔적.

고환과 음낭의 암(Cancer of Testis and Scrotum)

고환암에서는 림프액을 통한 전이가 흔하기 때문에 림프액 배출에 대한 지식은 고환암의 치료에 도움을 준다(Kumar et al., 2020). 고환은 태생기 동안 뒤배벽에서 음낭으로 내려오기 때문에, 앞가쪽배벽 피부에서 기원한 음낭(그림 5.15 참조)과 림프액 배출이 다르다. 따라서 고환과 음낭의 암 전이 경로는 다음과 같다.

- 고환의 암(*cancer of testis*): 처음에 콩팥정맥의 바로 아래에 있는 뒤배벽의 허리림프절(lumbar lymph nodes)로 전이되고 이어 세로칸림프절과 빗장위림프절로 전이될 수 있다.
- 음낭의 암(*cancer of scrotum*): 큰두렁정맥(great saphenous vein)의 말단부위를 따라 고샅인대 아래쪽 피부밑조직에 존재하는 **얕은고샅림프절**(*superficial inguinal lymph nodes*)로 전이된다.

고환암을 수술할 때, 처음부터 혈관과 림프관을 관리하며 수술할 수 있으므로 고샅부위 절개를 할 수 있다. 음낭을 절개하여 수술할 때 하는 고전적인 실수는 덩이를 단순한 음낭수종으로 착각할 수도 있다는 것이다. 신체진찰을 세심하게 하고 초음파검사를 통해 이러한 실수를 피할 수 있다.

또한 고환암의 전이는 혈액성 전파에 의해 허파, 간, 뇌와 뼈로 일어날 수도 있다.

핵심정리

배벽과 고샅부위의 속면 (Internal Abdominal Wall and Inguinal Region)

배벽의 속면: 앞가쪽배벽 속면의 일차 특징은 배꼽고리를 중심으로 방사형으로 뻗는 복막주름(구조물을 덮음)과 복막주름에 의해 형성되는 복막오목이다. ■ 5개의 배꼽주름 중에 중앙의 3개(정중/안쪽배꼽주름)는 발생단계 구조물의 흔적을 덮고 있지만, 가쪽배꼽주름은 아래배벽 혈관을 덮고 있다. ■ 복막주름에 의해 형성되는 복막오목은 방광의 채움에 따라 높이가 변하는 일시적 방광위오목과, 앞배벽의 약한 부분을 덮고 있어 직 · 간접고샅탈장이 일어날 수 있는 안쪽/가쪽고샅오목이 있다. ■ 배꼽 위의 간낫인대의 자유모서리 속에는 태생기 배꼽정맥의 흔적, 그와 같이 가는 배꼽옆정맥(간문맥의 가지)이 들어 있다.

고샅부위: 고샅부위는 위앞엉덩뼈가시에서 두덩뼈결절까지 이어져 있으며, 얕은고샅주름은 다리와 배부분의 경계가 된다. 이 부위는 L1 척수신경의 피부분절에 해당한다. ■ 이 부위 대부분의 구조물과 모양은 위앞엉덩뼈가시와 두덩뼈결절의 두 지점 사이를 연결하는 고샅인대와 엉덩두덩띠에 의해 형성되는 두 층의 널힘줄과 관련 있다. 이 두 띠는 배바깥빗근널힘줄과 배벽의 배가로근막 아래모서리가 각각 두꺼워진 것이다.

고환이 출생 후 시원한 피부밑에 자리잡기 위해(정자의 발달을 위해 시원한 장소가 필요함), 고샅인대의 안쪽 절반의 위쪽에서 인대와 나란하게 고샅굴이 배벽을 가로지른다. ■ 여성인 경우에는 난소길잡이의 아랫부분만 고샅굴을 가로질러 자궁원인대가 된다. ■ 고샅굴은 속에 있는 깊은 구멍, 바깥쪽 얕은 구멍을 포함하여, 두 구멍 사이에 있는 2개의 근육-널힘줄활로 구성되어 있다. ■ 서로 떨어진 고샅구멍을 통해 비스듬히 연결된 고샅굴과 속에 들은 널힘줄활들은 복압이 상승하면 찌부러진다. ■ 태생 전 고환집돌기의 막힘과 근육-널힘줄활의 수축과 더불어 고샅굴의 찌부러짐은, 배안의 내용물이 고샅굴로 탈장되려는 것을 막는다. ■ 고환집돌기가 막히지 않거나, 구조의 결손부위가 있거나, 조직의 변성이 생기면 고샅탈장이 발생하게 된다.

정삭, 음낭, 고환 (Spermatic Cord, Scrotum, and Testes)

정삭: 고샅굴 속을 지나는 고환집돌기, 고환, 정관, 고환으로 들어가는 신경혈관 구조물(여성은 고환집돌기, 난소길잡이 아랫부분)은 고샅굴을 가로지르는 대부분(3/4)의 근막에서 유래한 막에 싸여 있다. 결과적으로 세 층의 근막이 덮는다. ■ 배가로근막, 배속빗근막과 배바깥빗근막의 세 층이 각각 속정삭근막, 고환올림근막, 바깥정삭근막을 만든다. ■ 정삭 안의 고환집돌기 부분은 막히지만, 고환에 인접한 부분은 고환집막으로 남는다. ■ 정삭의 내용물은 정관과 신경혈관 구조물이며, 발생 중에 뒤배벽으로부터 내려온 고환에 이어져 있다.

음낭: 남성의 음낭은 고환이 내려온 뒤 고환이 들어 있는 음순음낭융기로부터 만들어진 피부주머니이다. 배벽 피부밑조직의 지방층은 음낭에서는 민무늬근 음낭근으로 바뀌지만, 배피부밑조직의 막층은 음낭근막과 음낭사이막으로 이어진다. ■ 음낭에는 넙다리부분의 바깥음부동맥을 경유하여 나온 앞음낭동맥과 샅부위의 속음부동맥에서 나온 뒤음낭동맥이 분포하고, 속으로 아래배벽동맥으로부터 나온 고환올림근동맥이 분포한다. ■ 앞음낭신경은 허리신경얼기에서 나온 음부넙다리신경과 엉덩고샅신경에서 나오고, 뒤음낭신경은 엉치신경얼기에서 나오는 음부신경으로부터 나온다.

고환: 성숙한 고환은 모양과 크기가 큰 올리브나 작은 서양자두 모양인 남성 생식샘으로 정자와 남성호르몬을 생산한다. ■ 각 고환은 뒤쪽과 위쪽을 제외하고는 복막에서 유래한 고환집막이라고 하는 두 층의 장막주머니에 싸여 있다. ■ 바깥면은 섬유성 백색막이 덮고 있고, 속과 뒤쪽으로 가면서 두꺼워져 고환사이막이 갈라지는 고환세로칸이 된다. ■ 고환사이막 사이에는 정자가 만들어지고 있는 가는 정세관 고리가 들어 있다. 이 세관은 고환세로칸의 고환그물로 들어가고 여기에서 날세관에 의해 부고환으로 연결된다. ■ 고환이 뒤배벽에서 기원하였기 때문에 신경지배와 혈관분포, 림프 배출 모두 뒤배벽에 있는 구조물과 같은 방법을 따르고 있으며, 음낭주머니와는 독립적이다. ■ 부고환은 날세관으로부터 정관까지를 연결하는 빽빽하게 많이 꼬여 있는 부고환관으로 이루어져 있다. 이곳은 정자의 저장과 성숙이 일어나는 곳이다. 부고환은 보다 잘 보호될 수 있는 고환의 위뒤쪽면에 들러붙어 있다.

복막과 복막안(Peritoneum and Peritoneal Cavity)

복막(peritoneum)은 반짝이고 미끄럽고 투명한 연속된 장막이다. 이 막은 배골반안(abdominopelvic cavity)과 장기를 둘러싸고 있다(그림 5.23). 복막은 서로 이어져 있는 두 층으로 되어 있다. 이 두 층은 배골반벽의 속면을 덮고 있는 **벽복막**(*parietal peritoneum*)과 위와 창자 등의 내장을 싸고 있는 **내장복막**(*visceral peritoneum*)이다. 복막 두 층은 한 층의 단층편평상피세포인 **중피**(*mesothelium*)로 덮여 있다.

벽복막(parietal peritoneum)에는 인접한 배벽에 분포하는 혈관과 림프관, 몸신경이 동일하게 분포한다. 몸의 바깥을 덮고 있는 피부와 같이, 몸의 속을 덮고 있는 복막 또한 압력, 통증, 열, 추위, 찢어짐(laceration)에 민감하다. 벽복막에서 생기는 대부분의 통증은 위치를 잘 파악할 수 있는데(이 장의 후반부에 상세히 논함), 가로막신경(phrenic nerve)이 분포하는 가로막(diaphragm) 중심의 아랫면은 예외이다. 가로막신경이 분포하는 부분의 자극은 종종 어깨 위의 C3−C5 피부분절로 연관통증이 발생한다.

내장복막(visceral peritoneum)과 그에 싸여 있는 내장은 같은 혈관과 림프관, 내장신경을 공유한다. 내장복막은 촉각, 열, 추위, 찢어짐에 둔감하지만, 늘어남(stretching)과 화학적 자극에 의해 주로 자극된다. 발생한 통증은 거의 위치 파악이 힘들고 감각신경섬유가 전달되는 척수신경절이 담당하는 피부분절 정중부위에 연관통으로 나타난다. 결론적으로 앞창자에서 유래한 장기의 통증은 보통 명치부위에 서 느낄 수 있고, 중간창자에서 유래한 장기의 통증은 배꼽부위에서, 뒤창자에서 유래한 장기의 통증은 두덩부위에서 느껴진다.

복막과 장기는 배골반안에 위치해 있고, 장기와 복막의 관계는 다음과 같다.

- 복막속장기(*intraperitoneal organ*)는 거의 완전히 내장복막으로 덮여 있다(예: 위, 지라). 이때 사용한 '복막속(*intraperitoneal*)'이란 용어는 복막안(peritoneal cavity) 속을 의미하지 않는다(임상적으로는 배안으로 물질을 주사할 때 이 용어를 사용하긴 한다). 여기서 복막속장기라는 것은 글자 그대로의 뜻이 아니고, 바람을 넣은 풍선에 주먹으로 누르는 것처럼 주머니에 싸여 벽복막만으로 구성한 가상의 공간 속에 들어 있다는 개념적인 용어이며, 실제로는 내장복막에 싸여 복막의 바깥에 있는 셈이다(제1장, 총론 중 "잠재적 공간"에 대한 논의 참조).
- 복막바깥(*extraperitoneal*), 복막뒤(*retroperitoneal*), 복막밑(*subperitoneal*) 장기란 용어 또한 복막안의 바깥(벽복막의 바깥)을 의미한다. 이들은 부분적으로만 복막에 의해 덮여 있다(보통은 한 면만). 콩팥과 같은 복막뒤장기는 벽복막과 뒤배벽 사이에 존재하고, 단지 앞면만 벽복막으로 덮여 있다(종종 다양한 양의 지방이 사이에 끼기도 한함). 이와 유사하게, 방광은 위쪽만 벽복막이 존재한다.

복막안(복막강, **peritoneal cavity**)은 배안(복강, abdominal cavity)에 존재하고 아래로는 골반안(pelvic cavity)으로 이어진다. 복막안은 복막의 벽층과 내장층 사이의 모세혈관 두께 정도의 얇은 잠재성 공간이다. 여기에는 장기는 없고 단지 **복막액(peritoneal fluid)**이 얇은 필름처럼 존재한다. 복막액에는 물, 전해질, 인접한 조직의 사이질액(interstitial fluid)에서 유래한 물질들이 존재한다. 복막액은 복막면끼리 매끄럽게 윤활작용을 하여, 내장이 서로 마찰 없이 움직일 수 있게 하고 소화운동에 필요한 운동을 가능하게 한다. 장기 표면의 윤활작용 외에도, 복막액은 백혈구와 감염에 저항하는 항체를 포함하고 있다. 이 복막액은 림프관 특히 가로막 아랫면의 림프관으로 흡수된다. 남성의 복막안은 완전히 닫힌 주머니이지만, 여성의 경우에는 자궁관(uterine tube), 자궁안(uterine cavity), 질(vagina)을 통하여 몸의 바깥부분과 통한다. 이러한 경로는 몸밖의 감염이 복막안으로 전파될 수 있는 잠재성 경로가 된다.

5

복막안의 발생(Embryology of Peritoneal Cavity)

창자가 처음 만들어질 때는 발생 중인 몸의 길이와 같지만, 이후 넓

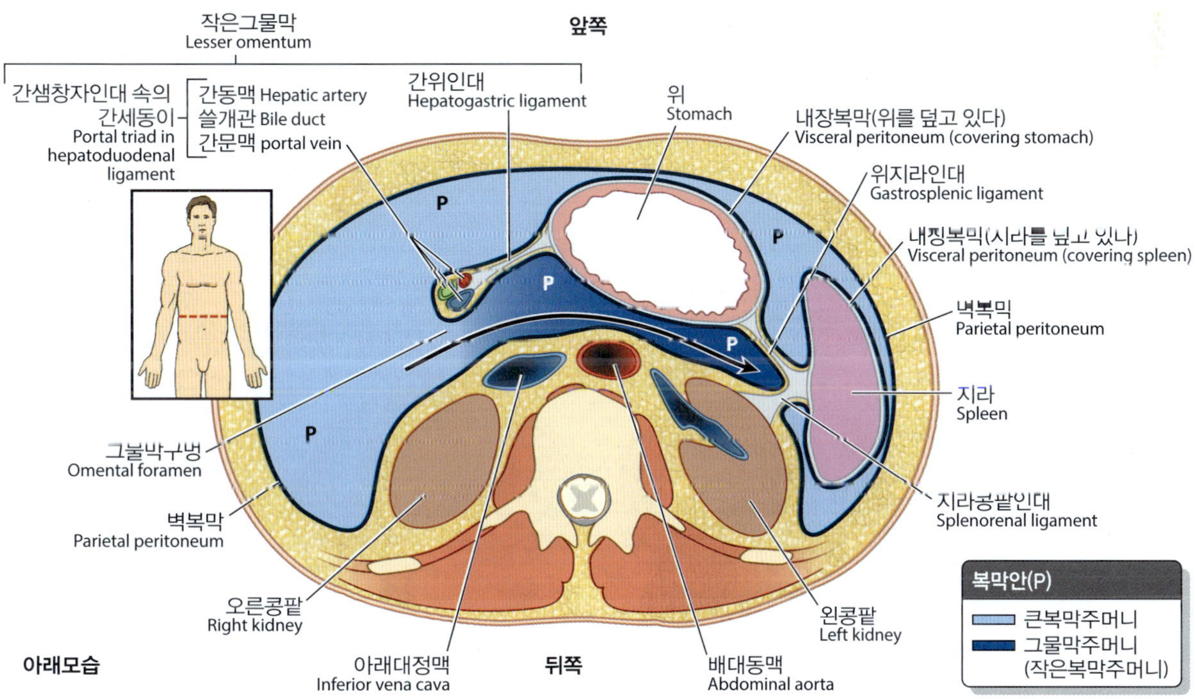

그림 5.23. 그물막주머니 높이에서 배의 가로절단면. 작은 그림(*삽입그림*)에는 피부에서 보이는 절단면의 높이를 보여준다. 짙은 화살표는 그물막구멍을 통해 큰복막주머니(*P*)에서 그물막주머니(작은복막주머니) 전체로 넘어가는 것을 표시한다.

은 영양 흡수 면적을 위해 과다 성장을 하여 발생 10주 말에는 창자가 몸보다 더 길어진다. 발생 초기에 길이가 늘어나기 위해서는, 창자는 신경연결과 혈액공급은 유지한 채 몸벽보다 자유롭게 움직여야 한다. 이러한 창자의 성장에 의해(나중에는 창자의 운동에 의해), 상대적으로 한정된 공간에 창자 길이가 늘어나면서 구불구불해져서, 몸 안에 장막으로 된 공간이 만들어진다. 초기 창자의 성장 속도는 몸통의 적절한 공간의 성장을 앞지르게 되어, 빠르게 길어지는 창자가 앞배벽 바깥으로 잠시 동안 나가게 된다(이 장의 임상적용 "중간창자의 발생학적 회전에 대한 간단한 고찰" 참조).

발생 초기에 배아체강 또는 **배아속체강**(embryonic body cavity, *intraembryonic coelom*)은 복막의 원기(primordium)인 **중배엽**(*mesoderm*)으로 덮여 있다. 조금 뒤 단계에서 원시배안(primordial abdominal cavity)은 중배엽에서 유래된 **벽복막**(*parietal peritoneum*)으로 덮인 주머니를 형성한다. 이 복막주머니(peritoneal sac)의 속이 **복막안**(*peritoneal cavity*)이 된다. 내장이 발달하면서 복막주머니쪽으로 돌출하게 되며, 이때 내장의 표면이 복막으로 덮이게 되어 이를 **내장복막**(장측복막, *visceral peritoneum*)이라 한다. 콩팥과 같은 장기는 복막 속으로 아주 일부분만 돌출한다. 따라서 콩팥은 주로 복막뒤(retroperitoneal), 즉 복막안의 바깥이며 배안을 덮고 있는 복막의 뒤쪽에 존재하게 된다. 위나 지라와 같은 내장은 완전히 복막주머니 속으로 돌출하여 내장 전체가 내장복막으로 싸여 있다. 이 경우를 **복막속**(*intraperitoneal*)이라고 한다.

이러한 내장은 두 층의 복막과 그 사이에 있는 얇은 성긴결합조직층으로 이루어진 **창자간막**(장간막, *mesentery*)에 의해 배벽과 연결되어 있다. 일반적으로 콩팥과 같이 비교적 크기와 모양이 작은 내장은 복막 뒤에 위치하고, 위(stomach)와 같이 속을 채웠다 비웠다 하며 꿈틀운동 등에 의해 모양이 많이 변하는 내장은 내장복막에 의해 싸여 있다. 작은창자(샘창자 일부 제외)와 같이 창자간막을 가지고 있는 복막속장기는 창자간막의 길이에 따라 다양한 움직임이 가능하다. 간과 지라는 모양의 변화가 없지만(혈액이 찰 때 서서히 크기가 변화하지만), 인접한 가로막이 많이 움직이므로, 수동적인 위치 변화에 적응하기 위해 내장복막에 의해 싸여 있다.

장기가 복막주머니 속으로 돌출하게 되더라도 장기에 분포하는 혈관, 신경, 림프관은 복막바깥(보통 복막뒤)에 있는 큰줄기와 연결되어 있어야 하므로, 창자간막을 형성하는 두 층의 복막 사이에 이런 신경과 맥관들이 지나가게 된다. 발생 초기에 원시 소화관 전체는 뒤배벽의 정중앙에 붙어 있는 뒤 쪽창자간막(posterior mesentery)에 의해 복막안의 중심에 매달려 있다. 장기들이 커지면서 복막안의 크기는 점차 줄어들어 단지 벽복막과 내장복막 사이의 잠재성 공간으로만 남게 된다. 결과적으로 창자의 일부분은 뒤배벽에 놓이게 되고, 연결된 장기가 누르는 압력에 의해 이 창자들의 뒤쪽창자간막은 점차 없어진다(그림 5.24). 예를 들면, 발생과정 중 점차 커지는 꼬불꼬불한 작은창자 덩어리는 장차 내림잘록창자(하행결장, descending colon)가 될 부분을 왼쪽으로 밀치고 그 창자간막을 뒤배벽쪽으로 누른다. 이 창자간막을 형성하는 왼쪽부분의 복막과 몸통에 닿아 있는 창자의 내장복막, 그리고 몸통의 벽복막이 합쳐질 때까지 창자간막이 고정되게 되고, 결과적으로 이 잘록창자는 앞면만 복막으로 덮인 채 뒤배벽의 왼쪽에 고정된다. 내림잘록창자(오른잘록창자는 뒤배벽 오른쪽에 같은 기전으로 고정됨)는 처음에는 복막속장기였지만, 이렇게 **이차복막뒤장기**(*secondary retroperitoneal organs*)가 된다(Moore et al., 2020).

이렇게 합쳐진 복막의 층은 뒤복막과 내림잘록창자간막 사이에 만들어지는 결합조직면인 **부착막[fusion fascia** (of Toldt)]을 형성하며, 여기로 내림잘록창자로 가는 신경과 혈관이 계속해서 존재하게 된다. 따라서 성인의 내림잘록창자는 가쪽모서리를 따라 복막을 절개하고 부착막을 따라 대충 박리를 하면, 뒤배벽에서 나오는 신경혈관

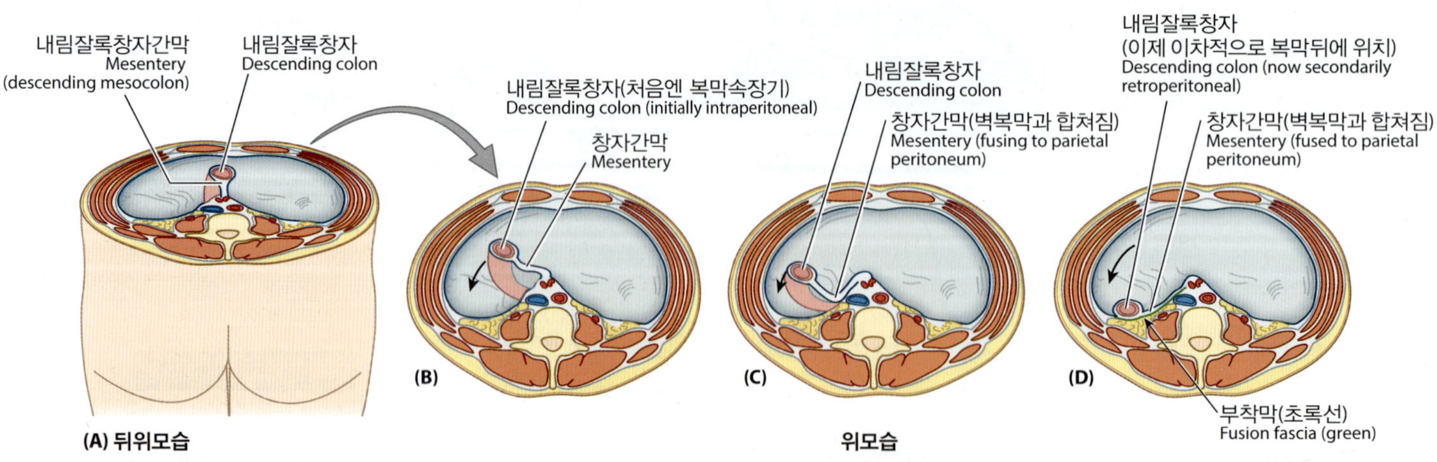

그림 5.24. 내림잘록창자간막의 이동과 융합. 태생 초기에는 내림잘록창자는 뒤배벽의 정중선에 달려 있다(**A**). 잘록창자간막이 왼쪽으로 밀리기 시작하여(**B**), 잘록창자간막이 뒤벽 복막과 점차적으로 합쳐진다(**C**). **D.** 이렇게 해서 만들어진 내림잘록창자는 이차적으로 형성된 복막뒤장기가 된다. *화살표*는 왼잘록창자옆고랑을 나타내며, 이곳을 절개하여 수술 중 내림잘록창자를 이동시킨다. 내림잘록창자가 골반에 위치하는 경우, 가끔 그림 **C**에서 보이는 것처럼 짧은 창자간막을 가지는 경우도 있다.

구조물을 들어 올리면서 뒤배벽에서 정중선에 도달할 정도까지 들어 젖힐 수 있다(외과적으로 이동된 것임). 오름잘록창자(ascending colon)도 오른쪽에서 유사하게 떼어 낼 수 있다.

일부의 소화관과 관련 장기[예: 샘창자(십이지장, duodenum)의 대부분과 이자(췌장, pancreas), 오름잘록창자와 내림잘록창자]가 이차적으로 복막뒤장기가 된다. 이들은 앞면만 복막에 의해 덮여 있다. 내장의 일부[구불잘록창자(sigmoid colon)와 지라(비장, spleen)]는 상대적으로 짧은 창자간막이 남아 있다. 하지만 이러한 짧은 창자간막의 뿌리(root)들은 정중선에서 일어나 시작되지 않고 내림잘록창자에서 언급되었던 부착막 융합과정에 의해 왼쪽 혹은 오른쪽으로 치우쳐 있다.

복막의 형성(Peritoneal Formation)

복막안(*peritoneal cavity*)은 복잡한 모양을 하고 있다. 이와 관련된 몇 가지 사실은 다음과 같다.

- 복막 안에는 길이가 긴 창자가 있으며, 창자의 대부분은 복막으로 덮여 있다.
- 몸벽에서 내장에 필요한 신경혈관구조가 전달되기 위해 벽복막층과 내장복막층 사이는 넓은 범위에서 서로 이어진다.
- 배안의 부피는 몸의 일부분에 불과하지만, 배안의 복막안을 덮고 있는 벽복막과 내장복막은 몸 바깥면(피부)의 표면적보다 훨씬 더 넓다. 그러므로 복막은 심하게 구불구불하다.

장기와 다른 장기 혹은 장기와 배벽을 연결하는 복막의 일부분과 그로 인해 형성되는 구획과 틈새오목(오목, recess)을 표현하기 위해 다양한 용어들이 사용된다.

창자간막(mesentery)은 복막이 장기를 싸는 것에 의해 생기는 벽복막과 이에 이어진 내장복막으로 만들어진 이중층의 복막 구조물이다. 이 구조물은 그 장기와 몸벽 사이의 신경혈관의 통로가 된다(그림 5.25A, B, E). 창자간막은 복막속장기를 몸벽(대부분 뒤배벽)과 연결한다(예: 작은창자의 창자간막).

작은창자간막(small intestine mesentery)을 보통 '창자간막(mesentery)'이라고 하고, 소화관의 다른 부위에 연결된 창자간막은 별도의 이름을 붙인다. 예를 들어, 가로잘록창자간막(*transverse mesocolon*)과 구불창자간막(*sigmoid mesocolons*)(그림 5.25B), 식도간막(*mesoesophagus*), 위간막(*mesogastrium*), 막창자꼬리간막(*mesoappendix*)과 같이 이름을 붙인다. 이런 창자간막들에는 혈관과 림프관, 신경, 림프절, 지방 등을 포함하고 있는 결합조직 중심부가 있다(그림 5.48A 참조).

그물막(망, omentum)은 위(stomach)와 샘창자의 시작부분을 인접한 장기와 연결하는 두 층의 복막주름(peritoneal fold)이며 2종류가 있다(그림 5.25).

- **큰그물막**(대망, **greater omentum**)은 위의 큰굽이(대만, greater curvature)와 샘창자의 시작부분에서 앞치마처럼 아래로 늘어진 뚜렷한 4겹의 복막주름이다(그림 5.25A~C, E). 내려온 주름은 뒤로 접혀 가로잘록창자(transverse colon)와 그 창자간막의 앞면에 붙는다.
- **작은그물막**(소망, **lesser omentum**)은 위의 작은굽이(소만, lesser curvature)와 샘창자의 시작부분을 간과 연결하는 훨씬 작은 2층의 복막주름이다(그림 5.25B, D와 5.26). 또한 작은그물막의 자유모서리는 위와 이어져 있으며, 그 속에는 샘창자와 간 사이를 달리는 세동이(triad) 구조물이 들어 있다(그림 5.23, 5.26).

복막인대(peritoneal ligament)는 장기와 다른 장기를 연결하거나 장기와 배벽 사이를 연결하는 복막의 두 층이 합쳐져 만들어진다.

간(liver)은 다음과 같이 연결된다.

- 낫인대(*falciform ligament*)에 의해 앞배벽과 연결된다(그림 5.26; 5.13 참조).
- 작은그물막의 막부분(membranous portion)인 **간위인대(hepatogastric ligament)**에 의해 위와 연결된다.
- 작은그물막의 두꺼워진 자유모서리인 **간샘창자인대**(간십이지장인대, **hepatoduodenal ligament**)에 의해 샘창자와 연결되고, 여기에는 간세동이(portal triad)가 들어 있다. 간세동이는 간문맥(portal vein), 간동맥(hepatic artery), 쓸개관(bile duct)이다(그림 5.23, 5.26).

간위인대와 간샘창자인대는 작은그물막에서 서로 이어진 부분이지만 설명의 편의를 위해 나누었다.

위는 다음과 같이 연결된다.

- **위가로막인대**(위횡격막인대, **gastrophrenic ligament**)에 의해 가로막(diaphragm)의 아래쪽과 연결된다.
- **위지라인대**(위비장인대, **gastrosplenic ligament**)에 의해 지라(spleen)와 연결되고, 지라문(hilum of spleen)으로 접혀 이어진다.
- **위잘록창자인대**(위결장인대, **gastrocolic ligament**)에 의해 가로잘록창자와 연결되는데, 이 인대는 큰그물막의 앞치마 같이 보이는 부분으로, 위의 큰굽이 아래로 내려와 아래쪽에서 방향을 바꿔 가로잘록창자로 올라간다.

이 세 구조물도 위의 큰굽이를 따라 연속적으로 이어져 있고 큰그물막에 해당하지만, 단지 설명을 위해 구분하였다.

복막속장기는 거의 전체가 내장복막에 의해 덮여 있지만, 모든 장기에는 신경혈관이 드나드는 복막으로 덮여 있지 않는 부위가 있다. 그러한 부위를 **무장막구역(bare area)**이라고 하는데, 신경혈관구조들이 지나는 창자간막, 그물막, 인대를 포함하여 장기에 붙는 복막의 형태에 따라 무장막구역이 만들어진다.

복막주름(peritoneal fold)은 몸벽 밑에 있는 혈관, 관, 폐쇄된 태

5

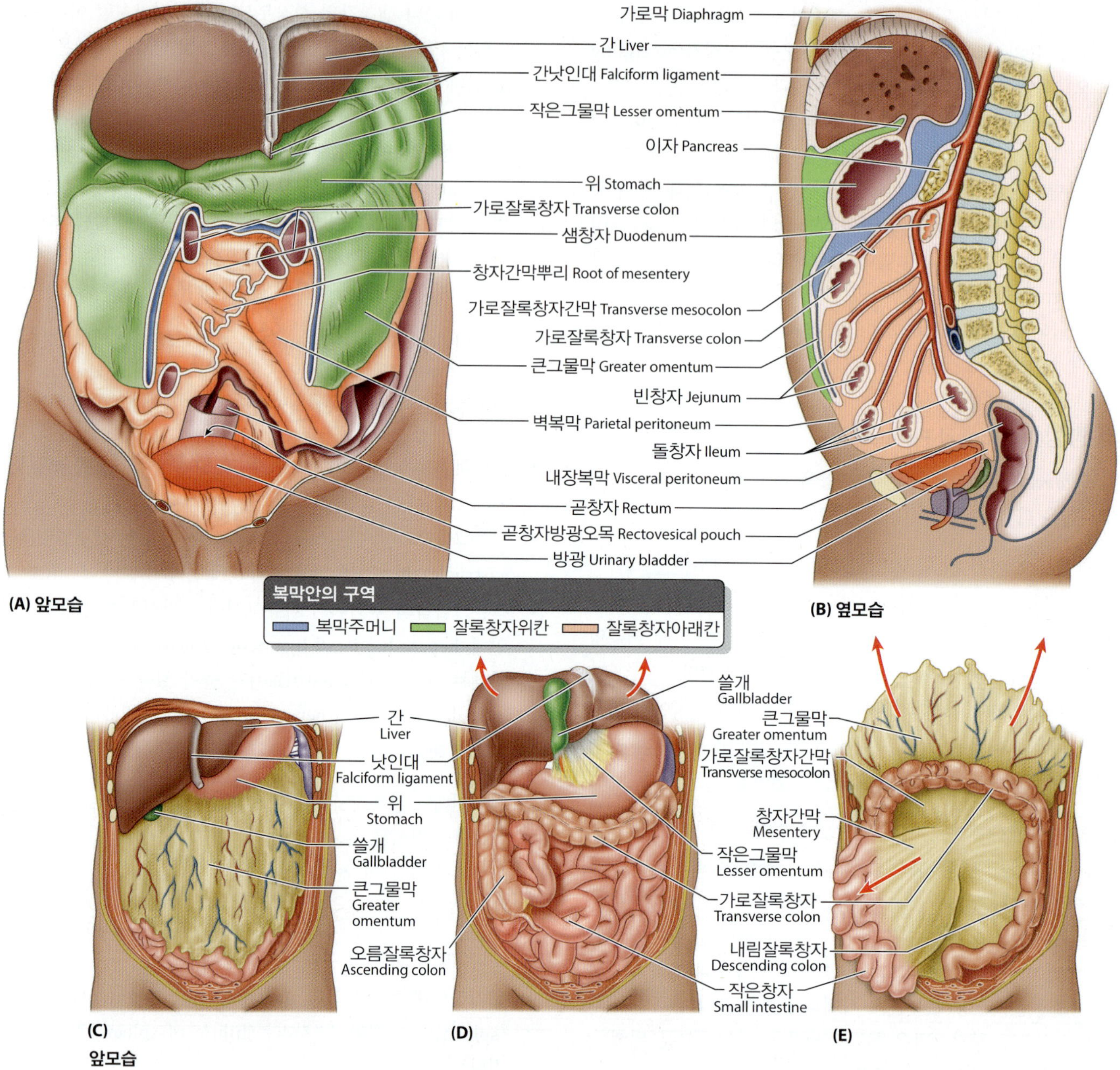

그림 5.25. 복막의 주요 구성. A. 복막안의 구획. 배를 열어 본 앞모습으로 큰그물막, 가로잘록창자, 작은창자와 작은창자간막은 제거되어 깊은 위치의 구조물과 창자간막 단면의 층을 보여준다. 작은창자간막과 구불잘록창자간막은 뿌리쪽에서 짧게 제거하였다. **B.** 남성의 복막이 붙어 있는 관계를 보여주는 배골반 안의 정중절단면. **C.** 큰그물막. 큰그물막이 정상적인 위치에서 배안내장을 덮고 있는 것을 보여준다. **D.** 작은그물막. 작은그물막은 간에서 위의 작은굽이 사이에 붙어있다. 간과 쓸개는 위로 젖혔다. 큰그물막은 창자를 보여주기 위해 위의 큰굽이와 가로잘록창자에서 제거하였다. **E.** 작은창자간막. 큰그물막을 위로 들어 올리고, 작은창자는 오른쪽으로 당겨 작은창자간막과 가로잘록창자간막을 보여준다.

아혈관에 의해 생긴 인대(예: 앞가쪽배벽의 속면에 있는 **배꼽주름**; 그림 5.13 참조)를 덮으며 볼록 솟은 복막의 접힘이다. 아래배벽동맥이 들어 있는 가쪽배꼽주름과 같은 몇몇 복막주름은 혈관이 들어 있어 잘리면 피가 난다.

복막오목(peritoneal recess, peritoneal fossa)은 복막주름에 의해 만들어진 복막주머니다[예: 큰그물막(greater omentum) 사이에 있는 그물막주머니(omental bursa)의 아래오목(inferior recess), 배꼽주름들 사이의 방광위오목(supravesical recess)과 배꼽오목(umbilical recess); 그림 5.13 참조].

복막안의 구분(Subdivision of Peritoneal Cavity)

발생과정에서 위의 큰굽이(greater curvature)의 발달과 회전(이 장의 임상적용 "중간창자의 발생학적 회전에 대한 간단한 고찰" 참조)이 일어난 후, 복막안(peritoneal cavity)은 큰복막주머니(greater peritoneal sac)와 작은복막주머니(lesser peritoneal sac)로 나뉜다(그림 5.27A). **큰복막주머니**는 복막안의 주요 부분이며 작은복막주머니

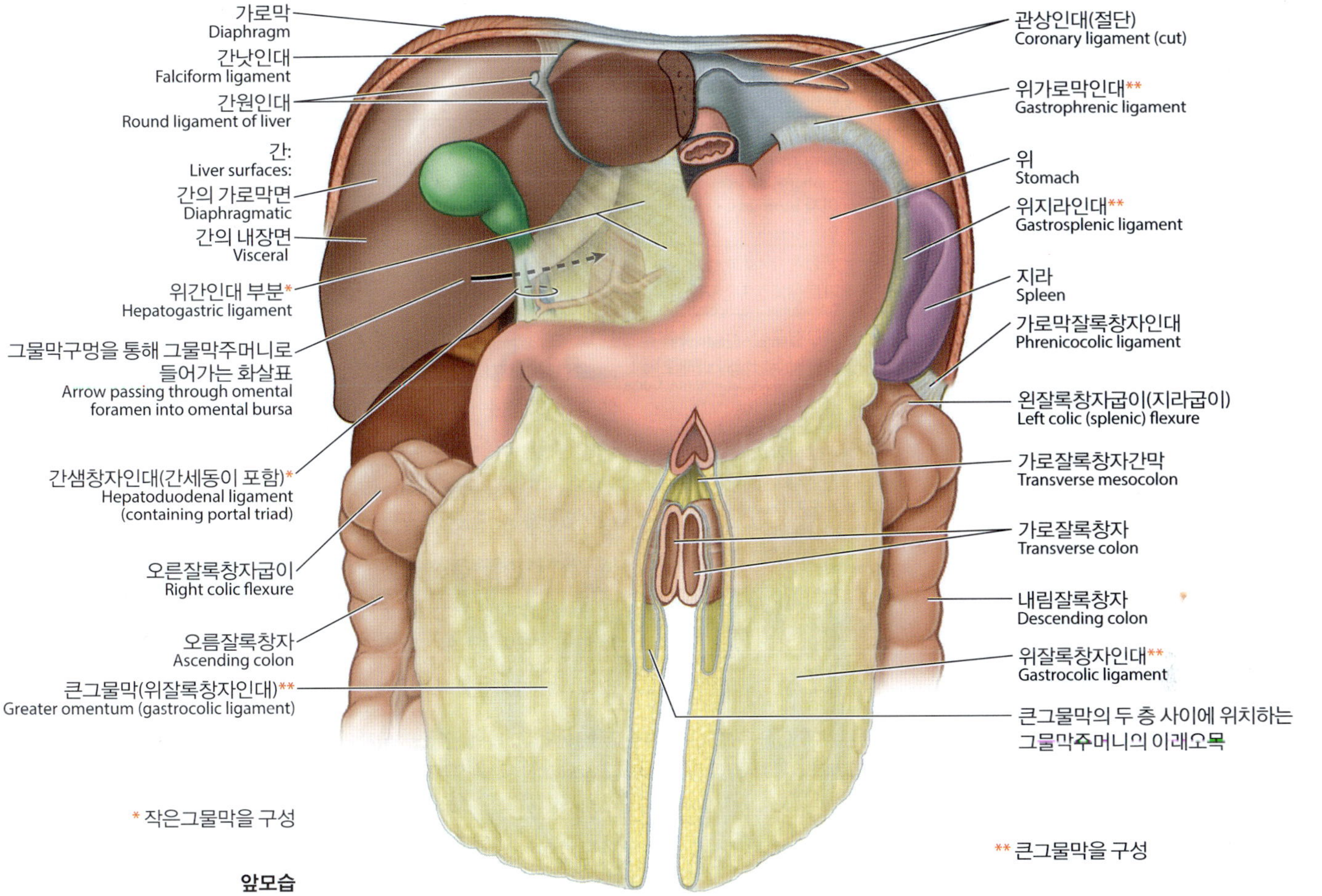

그림 5.26. 큰그물막과 작은그물막의 구성. 간과 쓸개를 위로 들어 올렸다. 큰그물막의 중간부분은 잘라내어 가로잘록창자와 큰그물막의 관계를 보여준다. *큰그물막*이라는 용어는 위잘록창자인대와 같은 뜻이며, 위의 큰굽이에 연속되어 부착된 다른 구조물인 위지라인대와 위가로막인대도 큰 의미에서 큰그물막에 포함된다. 작은그물막의 자유모서리에 해당하는 간샘창자인대는 속으로 *간세동이*(간동맥, 쓸개관, 문맥)를 운반한다.

보다 더 크다. 앞가쪽배벽을 통한 수술절개를 하면 큰복막주머니로 들어가게 된다. **작은복막주머니** 또는 **그물막주머니**(*omental bursa*)는 위와 작은그물막 뒤쪽에 놓인다.

가로잘록창자간막(transverse mesocolon)은 배안을 위와 간, 지라가 있는 **잘록창자위칸(supracolic compartment)**과 작은창자, 오름잘록창자, 내림잘록창자가 존재하는 **잘록창자아래칸(infracolic compartment)**으로 나눈다. 잘록창자아래칸은 큰그물막의 뒤에 있고 작은창자간막(*mesentery of small intestine*)에 의하여 **왼잘록창자아래공간(left infracolic space)**과 **오른잘록창자아래공간(right infracolic space)**으로 나뉜다(그림 5.27B). 잘록창자의 가쪽면과 뒤가쪽배벽 사이에 생기는 **잘록창자옆고랑(paracolic gutter)**을 통해 잘록창자위칸과 잘록창자아래칸 사이를 자유롭게 드나들 수 있다. 뭔가 흐르기에는 오른쪽 잘록창자옆고랑의 통로가 가장 자유롭다.

그물막주머니(망낭, **omental bursa**)는 위와 작은그물막, 이에 인접한 구조물의 뒤쪽에 놓이는 광범위한 주머니 모양 공간이다(그림 5.23, 5.27A, 5.28). 그물막주머니에는 위쪽으로는 가로막, 뒤쪽으로는 간의 관상인대(hepatic coronary ligament)에 의해 만들어지는 위오목(*superior recess*)과 큰그물막을 구성하는 층의 위쪽부분 사이에 생기는 **아래오목**(*inferior recess*)이 있다(그림 5.26, 5.28A).

그물막주머니 앞벽과 뒤벽은 서로 잘 미끄러지기 때문에 위(stomach)가 뒤쪽과 아래쪽의 구조위로 자유롭게 움직일 수 있다. 그물막주머니 아래오목의 대부분은 큰그물막의 앞층과 뒤층이 서로 합쳐지면서 위의 뒤쪽에 있는 그물막주머니의 몸통과 분리된다(그림 5.28B).

그물막주머니는 **그물막구멍**[망낭공, **omental foramen**(epiploic foramen)]을 통해 큰복막주머니와 연결되어 있다. 그물막구멍은 작은그물막의 간샘창자인대 자유모서리 뒤쪽에 위치한 구멍이다. 쓸개를 따라 손가락을 작은그물막의 자유모서리로 넣으면 그물막구멍의 위치를 확인할 수 있다(그림 5.29). 그물막구멍은 보통 손가락 2개 정도가 들어갈 수 있다. **그물막구멍의 경계**는 다음과 같다.

- 앞쪽: 간샘창자인대(간십이지장인대, hepatoduodenal ligament, 작은그물막의 자유모서리), 간문맥, 간동맥, 쓸개관이 들어 있음(그림 5.23, 5.26).

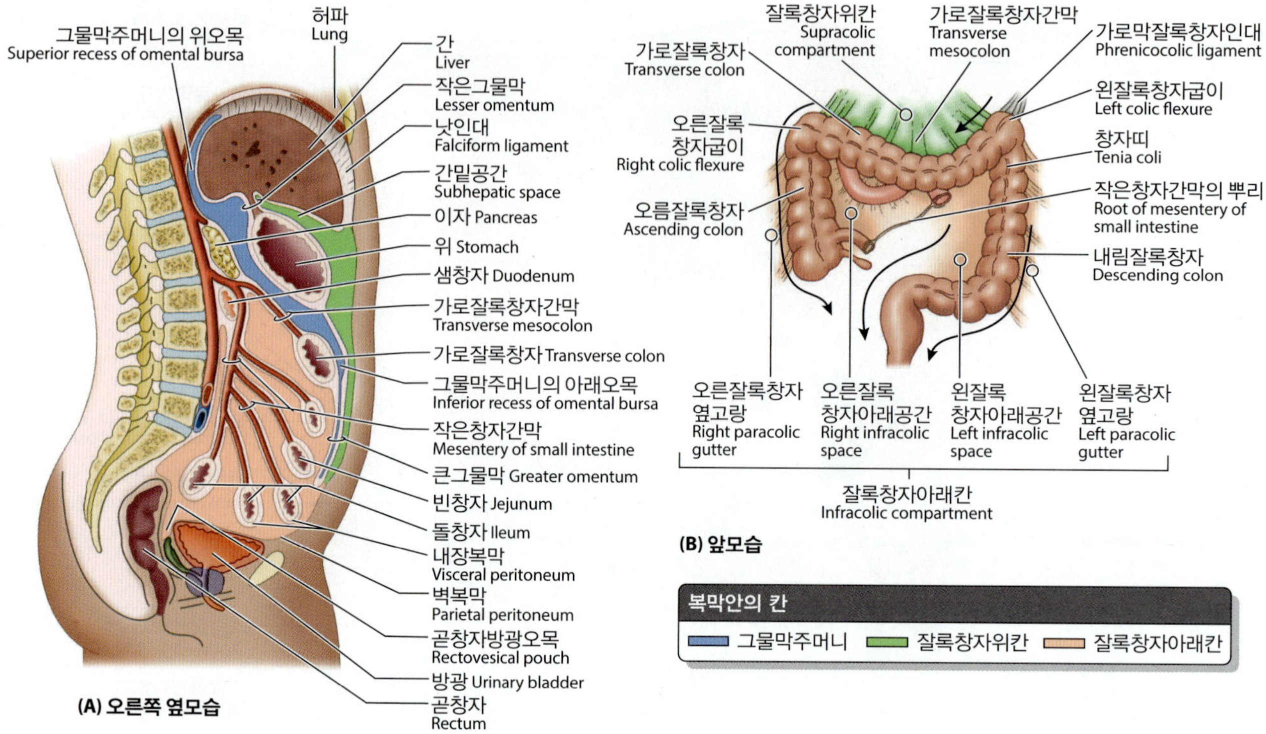

그림 5.27. 복막안의 구분. A. 배골반안을 정중선에서 절단하여 복막안을 구분하여 보여준다. **B.** 복막주머니의 잘록창자위칸(supracolic compartment)과 잘록창자아래칸(infracolic compartment). 큰그물막을 제거하였다. 잘록창자아래칸과 잘록창자옆고랑(paracolic gutter)은 몸을 세우거나 기울였을 때 복수(ascitic fluid)가 흐르는 길이 되며, *화살표*로 표시하였다.

- 뒤쪽: 벽복막이 앞쪽을 덮고 있는 아래대정맥(inferior vena cava), 근육띠, 가로막의 오른다리(right crus of diaphragm) (이들은 복막뒤장기임)
- 위쪽: 내장복막으로 덮인 간(그림 5.28, 5.29)
- 아래쪽: 샘창자의 위쪽 또는 첫째부분

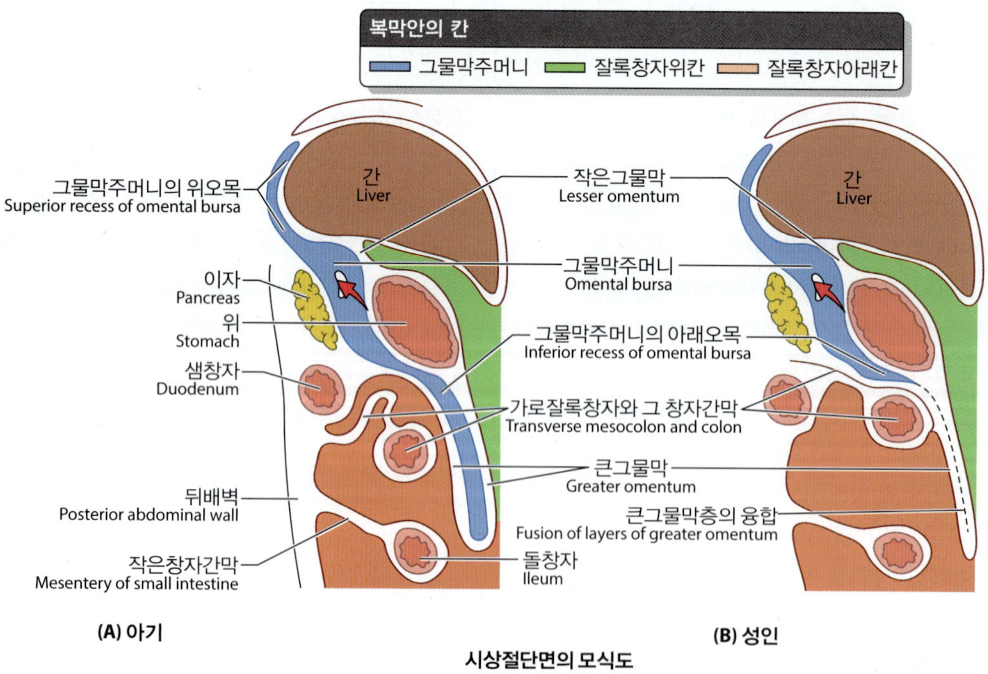

그림 5.28. 그물막주머니의 벽과 오목. A. 신생아. 그물막주머니가 큰복막주머니와 분리된 공간임을 보여주고 있다. 그물막주머니는 위의 뒤쪽에 있고, 위쪽에는 간과 가로막까지 뻗어 있으며(그물막주머니 위오목), 아래쪽으로 큰그물막의 두 층 사이(그물막주머니 아래오목)로 내려간다. **B.** 성인. 큰그물막의 두 층이 합쳐져 그물막주머니의 아래오목이 가로잘록창자까지만 내려오는 것을 볼 수 있다. *빨간화살표*는 그물막구멍을 통해 큰복막주머니에서 그물막주머니로 연결되는 것을 보여준다.

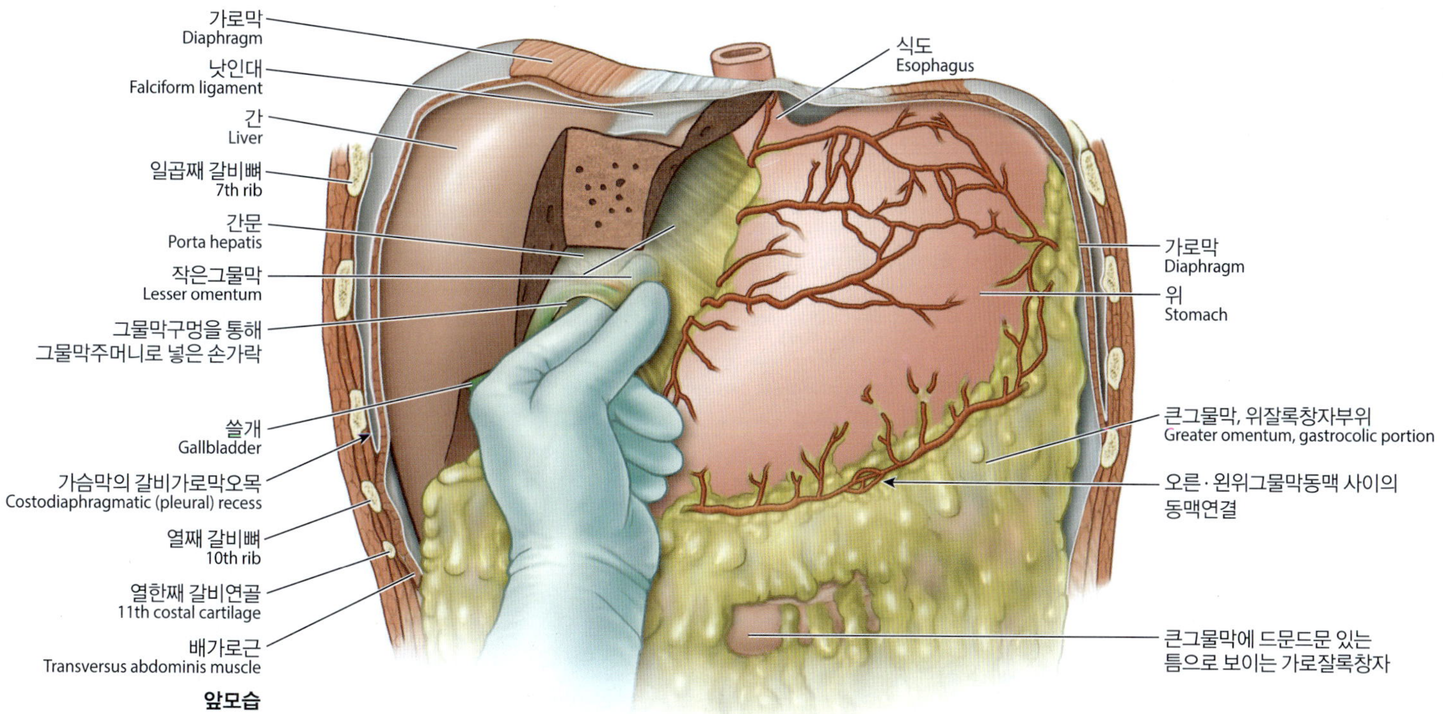

그림 5.29. 그물막구멍과 그물막주머니. 집게손가락을 그물막구멍을 통해 그물막주머니로 넣이 큰복막주머니와 이어짐을 보여준다. 집게손가락과 엄지손가락으로 간샘창자인대를 잡고 있으며, 그 속의 간세동이(문맥, 간동맥, 쓸개관)를 압박할 수 있다

임상적용 CLINICAL BOX

복막과 복막안
(PERITONEUM AND PERITONEAL CAVITY)

자궁관의 열림과 막힘
(Patency and Blockage of Uterine Tubes)

이론상 미생물이 자궁관을 통해 직접 여성 복막안으로 침입하는 것이 가능하지만, 그러한 인체복막염은 매우 드물며, 이는 여성 생식관의 방어기전이 효율적임을 보여주는 근거가 된다. 그러한 감염을 막는 일차 기전은 자궁의 바깥구멍을 효과적으로 막고 있는 점액마개(mucous plug)로서 정자를 제외한 대부분의 병원균을 막는다. **자궁관의 열림**(*patency of the uterine tubes*)은 공기나 방사선비투과성 염색제를 자궁 안에 주사하였을 때 자궁관을 통해 복막안으로 정상적으로 들어가는 것을 이용하여 임상적으로 확인이 가능하다[**자궁자궁관조영술**(*hysterosalpingography*), 자세한 것은 제6장, "골반과 샅" 참조].

복막과 수술기법(Peritoneum and Surgical Procedures)

복막은 신경분포가 잘 되어 있기 때문에 수술부위가 크고 침습적이거나 개복수술(laparotomy)을 한 환자들은 **복강경**(*laparoscopic*) 절개 또는 질식수술(vaginal operation)보다 통증이 더 심하다.

장기를 덮은 복막[임상적으로는 흔히 **장막**(*serosa*)이라고 함]은 작은창자와 같은 복막속장기의 빈틈없는 *끝끝연결*(end-to-end anastomoses)을 비교적 쉽게 가능하게 한다. 식도의 가슴부위처럼 장막 없이 바깥층(outer adventitial layer)만 가진 복막바깥 구조물은 빈틈없는 연결이 더 어렵다.

복막을 여는 개복수술 후에 복막염과 복막유착 같은 합병증(임상적용 "복막유착과 유착절제" 참조)이 잘 일어나기 때문에 가능하면 복막을 열지 않으려고 노력한다[예: 허리경유(translumbar) 또는 복막바깥을 통해 콩팥의 앞쪽으로 접근하는 수술법]. 개복이 필요한 경우, 복막안의 오염을 막기 위해 최대한 노력한다.

복막염과 복수(Peritonitis and Ascites)

개복수술을 하는 동안 세균 오염이 발생하였을 때나 창자가 외상에 의해 관통되거나 감염이나 염증(막창자꼬리염)에 의해 파열되었을 때, 가스나 대변, 세균 등이 복막안으로 들어와 복막의 염증이나 감염을 일으킬 수 있고 이를 **복막염**(*peritonitis*)이라 한다. 혈청, 섬유소, 세포, 농양이 복막안으로 삼출이 일어나고, 그 위를 덮고 있는 피부의 통증과 함께 앞가쪽배벽 근육의 긴장이 증가된다. 복막염이 발생한 면적이 광범위하거나 복막안의 세균독소 등이 포함된 물질이 빠르게 흡수되면, 복막염은 **범복막염**(*generalized peritonitis*: 복막염이 복막안으로 넓게 퍼짐)이 되며, 이는 위험하고 생명을 잃을 수도 있는 상황이 된다. 이 경우 배에 심한 통증뿐만 아니라 압통(tenderness, 누름통증), 어지러움과 구역/구토, 열과 변비가 발생한다.

범복막염은 또한 위나 샘창자 벽의 궤양에 의한 천공(perforation)이 일어나 산성분이 복막안으로 흘러나왔을 때도 일어난다. 복막안에 쌓인 과다한 액체를 **복수**(*ascitic fluid*)라고 하며, 이를 가지고 있는 임상적 상태를 **복수**(*ascites*)라고 한다(한글 용어는 혼용해 쓴다). 복수는 기계적 손상(출혈이 동반될 수 있다)이나 문맥고혈압, 암세포의 광범위한 배안장기 전이, 기아(starvation: 혈장 단백질의 생산이 되지 않아 농도기울기 변화가 일어나 역설적으로 배가 돌출됨) 등과 같은 병리적인 상태의 결과로 나타난다. 이런 경우 복막안은 수 리터의 복수로 인해 팽창되어, 장기의 움직임에 장애가 생긴다.

정상적으로 호흡에 따라 앞가쪽배벽의 율동성 움직임이 일어난다. 만약 가슴이 팽창할 때 배가 들어가거나(**모순배가슴율동**, *paradoxical abdominothoracic rhythm*) 근육의 경직이 존재하면, 복막염이나 폐렴(허파의 염증)을 의심해 볼 수 있다. 움직이면 통증이 심해지기 때문에, 복막염이 있는 사람은 보통 무릎을 굽혀 앞가쪽 벽근육을 이완한 상태로 누워 있다. 또한 복압과 통증을 줄이기 위해 호흡을 얕고 빠르게 내쉬고 있다. 숨을 쉴 때 생기는 가로막의 흡입효과 때문에 흘러나온 액체 같은 것들이 가로막밑공간으로 끌려 들어온다. 그로 인해 가로막밑고름집(subphrenic abscess)이 복막염의 흔한 합병증으로 생긴다.

복막유착과 유착절개
(Peritoneal Adhesions and Adhesiotomy)

복막이 예를 들어 찔린 상처(자창)에 의해 손상받거나, 감염이 일어나면, 복막의 표면에 염증이 생기고 그로 인해 섬유소(fibrin)가 잘 붙게 된다. 치유되면서, 섬유소는 섬유조직으로 바뀌고 인접한 내장의 내장복막 사이, 내장복막과 인접한 배벽의 벽복막 사이에 비정상적인 부착이 발생한다. **유착**(*adhesion*: 흉터조직)은 배수술(예: 파열된 막창자꼬리 수술) 뒤에도 일어날 수 있고, 내장의 정상적인 움직임을 제한한다. 이러한 유착은 만성적인 통증을 유발하거나 창자가 유착부위를 중심으로 꼬이게 되어 창자가 막히는 응급 합병증(**장꼬임**, *vovulus*)을 일으킬 수 있다.

유착절개(*adhesiotomy*)는 유착을 수술적으로 분리하는 시술이다. 이러한 유착은 시체 해부에서도 종종 발견된다(예: 그림 5.39B에서 지라와 가로막의 유착에 대한 내용 참조).

복부천자(Abdominal Paracentesis)

대부분의 복막염은 수술에 의해 이차적으로 생기는 경우이다. 복수는 간경화증이나 암에 의해 생기며, 아주 드물지만 간경화증이 있는 만성복수 환자에게서 수술적 원인이 없이 **일차복막염**(*primary peritonitis*)이 생기기도 한다.

범복막염을 치료할 때 복수가 아주 많거나 세균 배양과 같은 진단을 위해 복수를 빼내야 하기도 한다. 감염이 존재할 때는 다량의 항생제가 투여된다. 때로는 국소적으로 액체가 고이면 검사를 위해 제거해야 하기도 한다. 이러한 액체의 흡입과 배출을 위한 복막안의 수술적 찌름술을 **복부천자**(*paracentesis*)라 한다. 예를 들면, 국소마취제를 투여하고 바늘이나 트로카(trocar)를 찌른 다음 도관(cannula)을 앞가쪽배벽의 백색선 부위를 통해 복막안으로 삽입한다. 바늘은 아래배벽동맥의 손상을 피하기 위해 빈 방광의 위쪽으로 찌른다.

복막안 주사와 복막투석(Peritoneal Dialysis)

복막은 매우 넓은 표면적을 가진 반투과성 막이다. 대부분의 복막밑(특히, 가로막아랫부분)에는 모세혈관과 림프모세관 층이 놓여 있다. 이러한 이유로 복막안으로 액체를 주사하면 빠르게 흡수된다.

신부전(*renal failure*)에서 요소(urea)와 같은 노폐물은 혈액과 조직에 축적되는데, 결국 치명적인 수준까지 도달한다. **복막투석**(*peritoneal dialysis*)은 묽은 무균 용액을 복막안의 한쪽으로 넣고 다른 한쪽으로 배출하면서 수용성 물질과 과도한 물을 복막을 투과하여 제거하는 방법이다. 확산성 용질과 물은 혈액과 복막안으로 투여된 액체 사이의 농도차에 따라 전달된다. 복막투석은 대개는 일시적으로 행해지며, 장기적으로는 혈액을 직접 콩팥투석기를 통해 투석하는 방법이 더 선호된다.

큰그물막의 기능(Functions of Greater Omentum)

크고 지방이 많은 큰그물막은 내장복막이 벽복막에 유착되는 것을 막는다. 큰그물막은 상당히 유동적이고 내장의 꿈틀운동에 따라 복막안에서 돌아다닌다. 문제가 있는 부위로 이동하기 때문에 '배의 경찰'이라 불리기도 한다. 막창자꼬리 등에 염증이 생기면 근처에 유착이 생기고, 그 부위를 싸서 다른 장기로 염증이 퍼지는 것을 막는다. 해부나 수술 시 배안을 보면 큰그물막은 해부학적 그림에서 거의 일정하게 묘사된 "정상" 위치와 상당히 다른 곳에 존재하고 있는 것이 보통이다. 큰그물막은 손상으로부터 배안 내장을 보호하는 쿠션 역할과 몸의 열손실을 막는 단열역할도 한다.

고름집 형성(Abscess Formation)

샘창자궤양의 천공, 쓸개의 파열, 막창자꼬리의 천공 등은 가로막밑오목에 국소적인 화농삼출물(purulent exudate)이 축적되는 **고름집**(농양, *abscess*)을 만들 수 있다. 큰그물막이 유착되어 고름집의 아래쪽에 벽이 만들어질 수도 있다(이 장의 임상적용 "가로막밑고름집" 참조).

병적 용액의 전파(Spread of Pathological Fluids)

복막오목은 농(pus)과 염증의 산물과 같은 병적 용액의 전파와 관련되어 임상적으로 중요하다. 이런 복막오목들은 장기에 질병이나 손상이 있을 때 복막안으로 퍼진 액체의 범위와 방향을 결정하게 된다.

복수와 농의 흐름(Flow of Ascitic Fluid and Pus)

잘록창자옆고랑은 복수의 흐름과 복막속 감염의 전파 경로를 제공하기 때문에 임상적으로 상당히 중요하다(그림 5.27B). 배안의 화농성 물질(농으로 이루어져 있거나 농이 포함된)이 잘록창자옆고랑을 따라 골반으로 전파될 수 있는데, 특히 사람이 선 자세에서 잘 전파될 수 있다. 따라서 복막염이 있는 환자는 독소의 흡수가 느리고 비교적 쉽게 빼낼 수 있는 골반안으로 삼출액이 더 잘 흘러가도록 종종 앉은 자세를 취하게 한다(적어도 45도 각도). 반대로 누운 자세에서는 골반의 감염이 가로막밑오목으로 퍼질 수 있다(이 장의 임상적용 "가로막밑고름집" 참조). 이와 유사하게 잘록창자옆고랑은 암의 궤양면에서 탈락한 암세포가 전이되는 경로를 제공하기도 한다.

그물막주머니의 액체(Fluid in Omental Bursa)

위의 뒤벽 천공이 발생하면 액체 내용물이 그물막주머니로 흘러들어가게 된다. 이자의 염증이나 손상에 의해서도 이자액이 주머니로 흘러들어가 이자거짓주머니(*pancreatic pseudocyst*)를 만든다.

그물막구멍을 통한 속탈장 (Internal Hernia Through Omental Foramen)

드물긴 하지만, 작은창자의 고리가 그물막구멍을 통해 그물막주머니로 빠져나오고, 구멍의 가장자리에 의해 창자가 꼬일 수 있다. 그물막구멍의 모든 경계부위에 혈관들이 있기 때문에 구멍주위를 절개해서는 안되고, 부풀어 오른 창자는 반드시 바늘로 감압을 시켜 그물막구멍을 통해 큰복막주머니로 되돌아가도록 해주어야 한다.

쓸개동맥을 이용한 출혈의 일시적 조절 (Temporary Control of Hemorrhage from Cystic Artery)

쓸개동맥은 담낭절제(*cholecystectomy*) 중에 반드시 묶거나 겸자로 잡아 절단되어야 한다. 그러나 때때로 적절하게 묶기 전에 우연히 절단되는 경우가 있다. 이때, 외과 의사는 간샘창자인대를 가로지르는 간동맥을 압박하여 출혈을 조절할 수 있다. 집게손가락을 그물막구멍에 놓고 엄지를 구멍의 앞벽에 위치시킨다(그림 5.29). 간동맥을 압박하다 풀어주는 과정을 반복하여 외과 의사는 출혈이 일어나는 동맥을 찾아 묶을 수 있다. 간이나 주변 구조에 심한 손상이 있을 때 일시적으로 출혈을 조절하기 위해 사용하기도 한다("Pringle 수기").

5

핵심정리: 복막, 복막안, 복막형성(Peritoneum, Peritoneal Cavity, and Peritoneal Formations)

복막과 복막안: 복막은 배골반안(벽복막)과 공간 안에 존재하는 장기(내장복막)를 덮으며 서로 이어진 장막이다. ■ 정상적으로는 두 복막층 사이의 복막안은 찌부러진 상태이며 막의 속면을 윤활시킬 수 있는 만큼의 복막액(약 50 mL)이 들어 있다. 이러한 구조는 창자가 소화에 필요한 자유스런 운동을 가능하게 한다. ■ 감염이나 손상에 의해 형성된 유착은 이러한 운동을 방해한다. ■ 벽복막은 모세혈관과 림프모세관이 풍부하며, 통증에 예민한 반투과성 막이고, 가로막밑면의 깊은 부분은 특히 모세혈관과 림프모세관이 잘 발달되어 있다.

복막형성과 복막안의 구분: 창자가 배골반안으로 들어가고 나오는 곳에 내장복막과 벽복막 사이의 이어짐과 연결이 생긴다. ■ 복막의 일부는 두층으로 된 주름(창자간막과 그물막, 복막인대) 형태로 나타나는데, 여기에는 신경혈관 구조물과 내장으로 오가는 부속 장기의 관들이 들어 있다. ■ 복막인대는 연결되어 있는 구조들에 따라 이름을 붙인다. ■ 발생 중 창자의 회전과 과다성장에 의하여 복막안의 구성이 복잡해진다. 복막안의 주요부위(큰복막주머니)는 가로잘록창자간막에 의해 잘록창자위칸과 잘록창자아래칸으로 나뉜다. ■ 복막안의 작은 부분인 그물막주머니(작은복막주머니)는 위의 뒤쪽에 놓이고, 위를 뒤배벽의 복막뒤장기로부터 분리시킨다. 그물막주머니는 그물막구멍을 통해 큰복막주머니와 통한다. ■ 복막안의 복잡한 구성은 병적인 상태에서 복막안에 채워지는 과다한 액체(복수)의 흐름과 고임을 결정한다.

배안내장(Abdominal Viscera)

배안내장과 소화관의 개요 (Overview of Abdominal Viscera and Digestive Tract)

배의 내장은 소화계통 대부분을 만들며, 식도(esophagus)의 끝부분과 이에 연결된 위(stomach), 창자(intestine)와 더불어 지라(비장, spleen), 이자(pancreas), 간(liver), 쓸개(담낭, gallbladder), 콩팥(신장, kidney), 부신(suprarenal gland)이다(그림 5.30, 5.31). 배안(abdominal cavity)을 공부하기 위해 한 번 열어보자. 우선, 간과 위, 지라가 가로막(diaphragm)의 볼록한 부분을 채우고 있는 것을 확인할 수 있다. 이 장기들은 가슴안(thoracic cavity)으로 들어가 있어 가슴우리(thoracic cage)의 아랫부분에 의해 보호받는다. 또한 오른간엽과 왼간엽을 표면적으로 나누고 있는 간낫인대(*falciform ligament*)

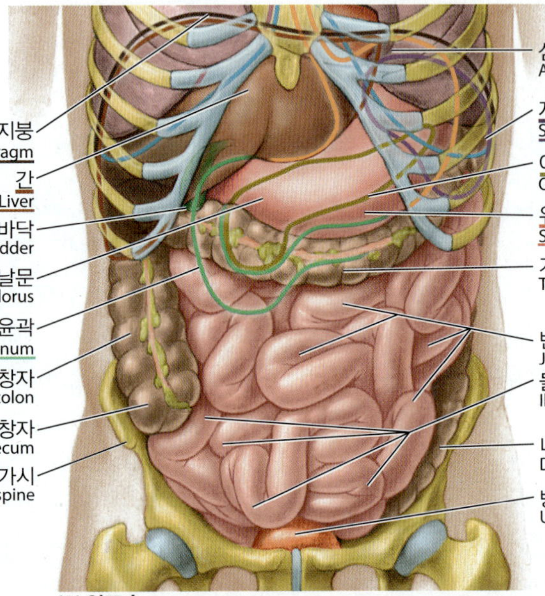

(A) 앞모습

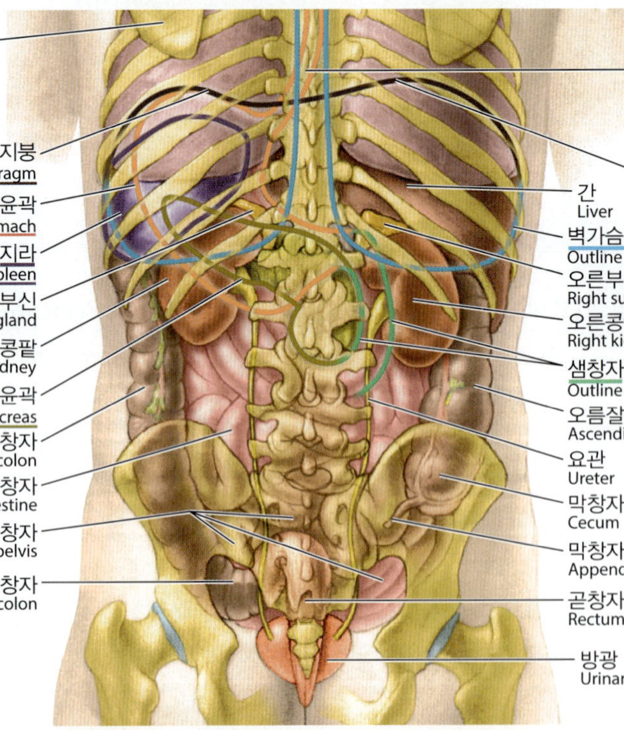

(B) 뒤모습

그림 5.30. 가슴과 배안내장의 개요. A와 B. 배안내장의 일부는 가슴우리 윗부분까지 분포되어 있어 가슴우리에 의해 보호된다. 갈비뼈에 의해 부분적으로 보호되는 오른콩팥은 왼콩팥보다 아래에 있으며, 이는 간이 오른쪽에서 공간을 차지하기 때문이다. 작은창자의 대부분은 골반 속에 있다.

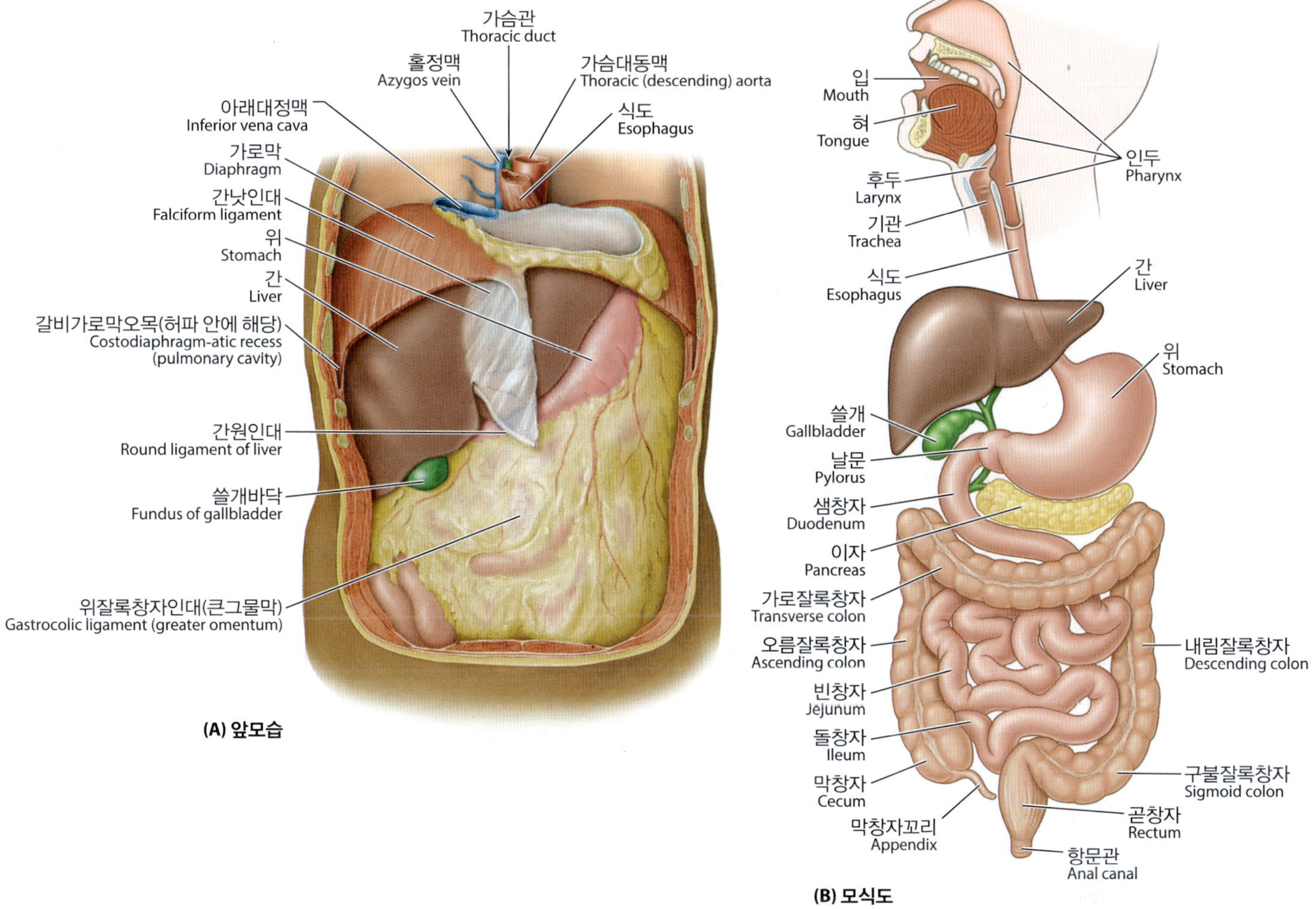

그림 5.31. 소화관과 관련하여 원래 위치의 배안 내용물. A. 개요. 펼쳐 놓지 않은 배속 모습이다. 앞배벽과 가슴벽은 생략되었다. 간낫인대는 앞배벽과 연결된다. **B.** 소화관계통

를 볼 수 있는데, 정상적인 경우 앞배벽(anterior abdominal wall)을 따라 배꼽(umbilicus)까지 이어져 붙어 있다. 또한 창자의 대부분은 보통 지방이 얼기설기 달린 **큰그물막**(*greater omentum*)이 덮고 있으며, 쓸개(gallbladder)는 간이 예리한 아래모서리 밑으로 튀어나와 있다(그림 5.31A).

입으로 들어간 음식은 인두(pharynx)를 지나 **식도**(*esophagus*)를 타고 **위**(*stomach*)에 다다른다(그림 5.31B). 소화(digestion)는 위와 샘창자(십이지장, duodenum)에서 주로 이루어지게 된다. 위의 중간 부분부터 시작하여 **날문**(*pylorus*)으로 천천히 움직이는 고리 모양의 수축성 물결 운동을 **꿈틀운동**(연동운동, **peristalsis**)이라고 하며, 씹어서 부서진 음식물과 위의 소화액은 샘창자(duodenum)로 내려갈 때까지 꿈틀운동에 의해 계속 섞이게 된다.

화학물질의 흡수는 기본적으로 **작은창자**(*small intestine*)에서 일어난다. 작은창자는 **샘창자**(십이지장, *duodenum*), **빈창자**(공장, *jejunum*), **돌창자**(회장, *ileum*)로 구성된 5~6 m 길이의 꼬여 있는 관으로, 살아 있을 때는 탄성으로 인하여 이보다 더 짧다. 빈창자와 돌창자에서도 꿈틀운동이 일어나지만, 막힘이 있을 경우를 제외하고 그리 강하지 않다. 샘창자는 위에 이어져 있으면서 소화관의 주요 분비샘인 **이자**(*pancreas*)와 가장 큰 소화샘인 **간**(*liver*)과 연결되어 있다.

큰창자(*large intestine*)는 **막창자**(맹장, *cecum*)로 시작하여 **막창자꼬리**(충수, *appendix*), **잘록창자**(결장, *colon*), **곧창자**(직장, *rectum*)로 이어져 항문(anus)과 연결되는 **항문관**(*anal canal*)으로 이루어져 있다. 돌창자의 끝부분과 연결된 부분이 막창자이며, 잘록창자에는 오름(ascending), 가로(transverse), 내림(descending), 구불(sigmoid) 창자가 있다. 물의 흡수는 주로 오름잘록창자에서 일어나고, 대변은 내림잘록창자와 구불잘록창자에서 만들어져 배변하기 전까지 곧창자에 쌓이게 된다. 식도와 위, 창자는 **위장관**(**gastrointestinal tract**)을 형성하며, 이들은 **원시앞창자**(*primordial foregut*), **원시중간창자**(*midgut*), **원시뒤창자**(*hindgut*)로부터 유래되었다.

소화관의 혈액공급은 **배대동맥**(*abdominal aorta*)에서 이루어지며, **복강동맥**(*celiac trunk*)과 **위창자간막동맥**(*superior mesenteric artery*), **아래창자간막동맥**(*inferior mesenteric artery*)이 중요한 3개의 가지이다(그림 5.32A).

간문맥(*hepatic portal vein*)은 **위창자간막정맥**(*superior mesenteric*

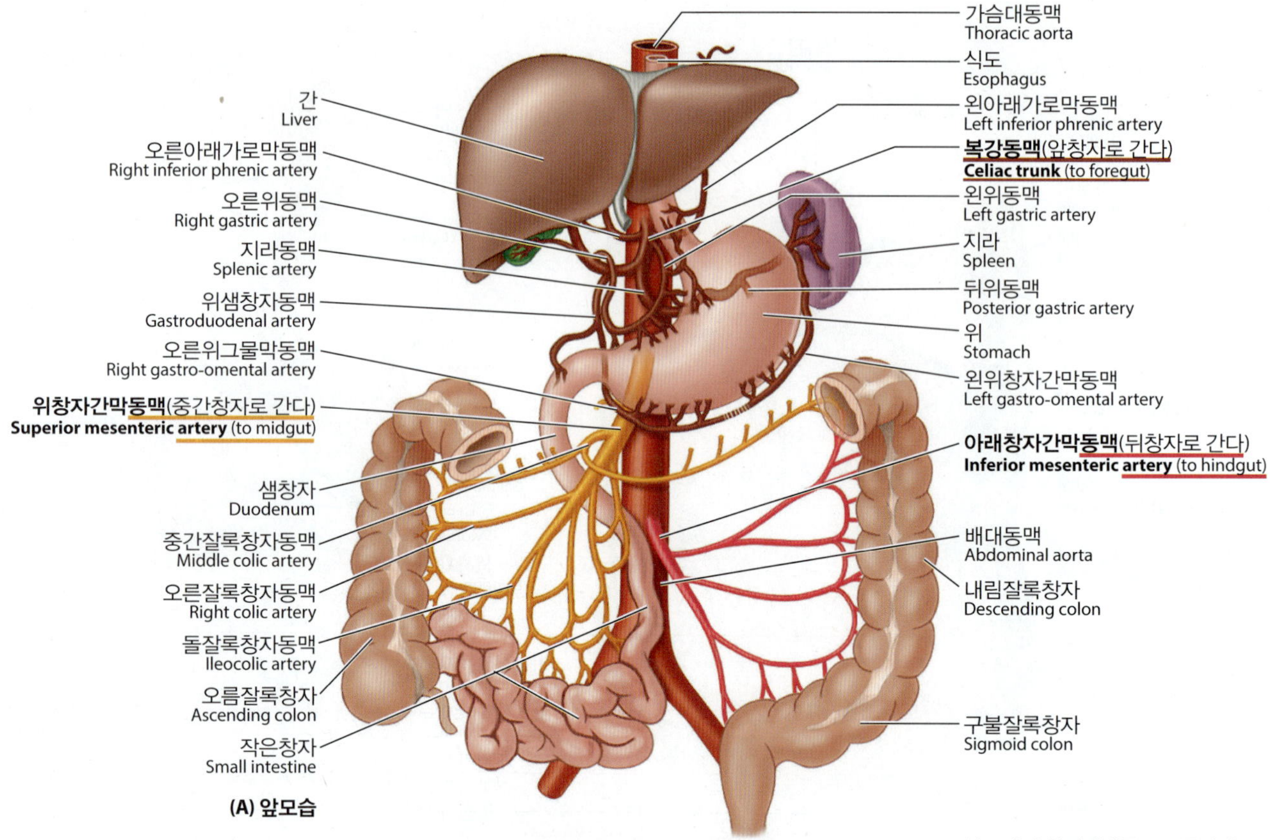

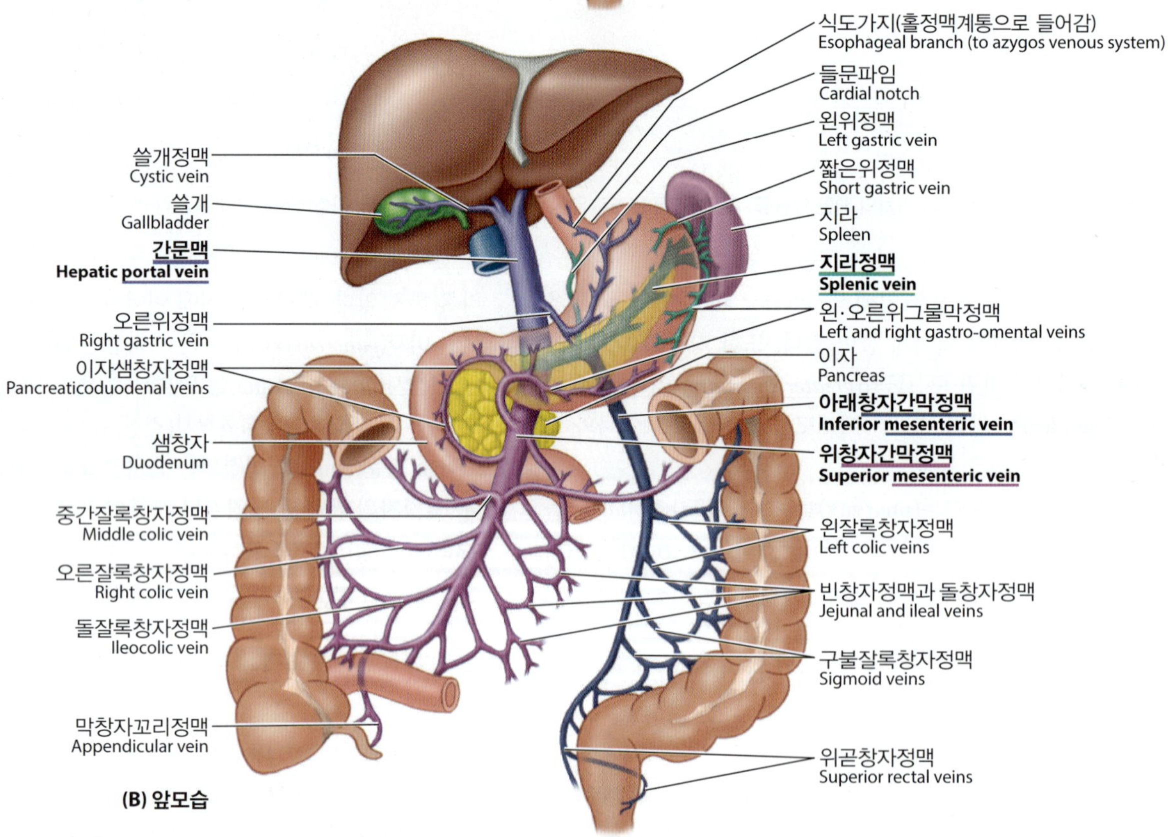

그림 5.32. 소화계통 배부위의 동맥과 정맥분포. A. 동맥의 분포. 배대동맥에서 3개의 홑동맥이 앞창자, 중간창자, 뒤창자에서 유래된 곳에 공급한다. **B.** 정맥의 배출. 위장관, 지라(비장), 이자(췌장), 쓸개에서 나온 영양성분이 풍부한 혈액은 문맥을 통해 간으로 모두 들어간다.

vein)과 지라정맥(*splenic vein*)이 만나 형성되며(그림 5.32B), 배안에 위치한 소화관과 쓸개의 대부분, 이자, 지라에서 모인 혈액을 간으로 운반하는 **문맥계통**(*portal venous system*)의 주요 통로이다.

식도(Esophagus)

식도(esophagus)는 음식물을 인두에서 위까지 전달해주는 약 25 cm(10 인치) 길이와 2 cm의 지름을 가진 근육형 관이다(그림 5.33A). 바륨(barium)을 이용하여 X-선 **투시술**(*fluoroscopy*)(그림 5.34)을 해보면 정상적으로 세 군데의 좁아진 부분을 관찰할 수 있으며, 이는 식도 주변구조물에 눌려 생긴 것이다.

- **목부분잘록(cervical constriction, upper esophageal sphincter)**: 앞니(incisor teeth)로부터 약 15 cm 들어온 **인두식도경계(pharyngo-esophageal junction)**에서 시작된다. 이는 반지인두근(*cricopharyngeus muscle*)에 의해 생긴 것이다(제8장, 머리 참조).
- **가슴부분잘록(기관지대동맥잘록)[thoracic (broncho-aortic) constriction]**: 앞니로부터 22.5 cm 떨어진 곳에는 대동맥활(aortic arch)이, 27.5 cm 떨어진 곳에는 왼기관지(left main bronchus)가 교차하면서 생기는 복합잘록이다. 대동맥활에 의한 것은 앞뒷면에서, 왼기관지에 의한 것은 가쪽면에서 관찰된다.
- **가로막잘록(diaphragmatic constriction)**: 가로막의 식도구멍(*esophageal hiatus*)을 통과하면서 생기는 잘록으로 앞니에서 약 40 cm 떨어진 곳에 있다(그림 5.33A).

식도를 통해 위로 의료기구를 삽입하거나, **삼킴곤란**(*dysphagia*)을 호소하는 환자의 방사선사진을 판독하기 위해 이러한 정상적 식도잘록은 알아두어야 한다.

식도의 일반적 특징은 다음과 같다.

- 식도는 척주(vertebral column)가 구부러진 면을 따라 목과 세로칸(mediastinum)을 통과한다. 세로칸은 가슴안의 중간부분을 말한다(그림 5.33A).
- 식도는 안쪽의 돌림층(*circular layer*)과 바깥쪽의 세로층(*longitu-*

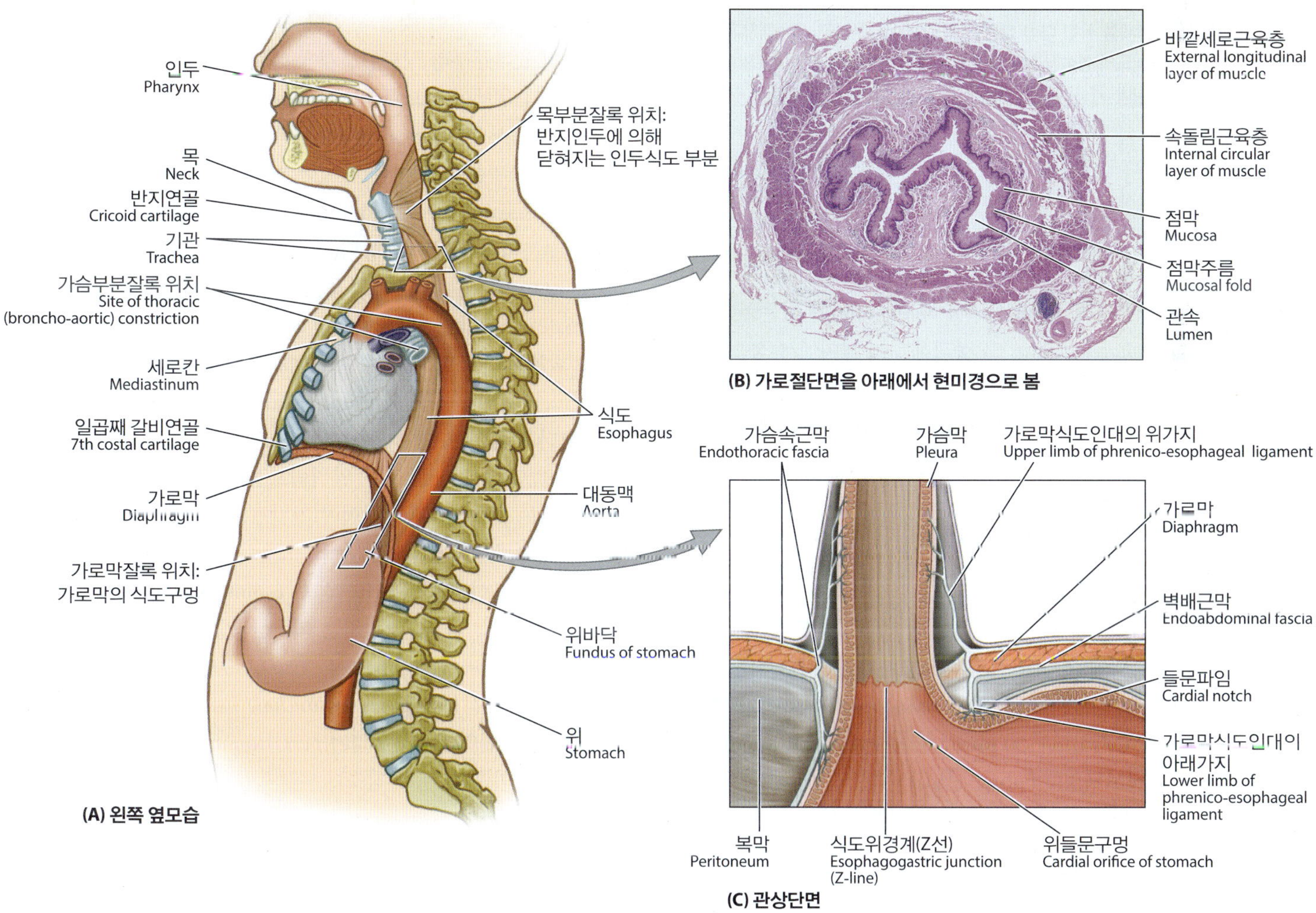

그림 5.33. 식도와 주변장기. A. 개요. 식도는 반지연골(cricoid cartilage) 높이에서 시작되며 기관(trachea) 뒤로 내려간다. 식도는 가로막의 식도구멍을 지나 가슴을 빠져나간다. **B.** 헤마톡실린과 에오진으로 염색한 식도단면의 현미경사진. 식도벽 속의 두 층의 근육층과 주름진 점막층을 보시오. **C.** 위식도연결부위와 가로막식도인대. 가로막식도인대는 식도와 가로막을 유연하게 이어준다. 이 인대는 음식물을 삼키고 호흡하는 동안 식도가 위쪽으로 움직이는 것을 제한한다.

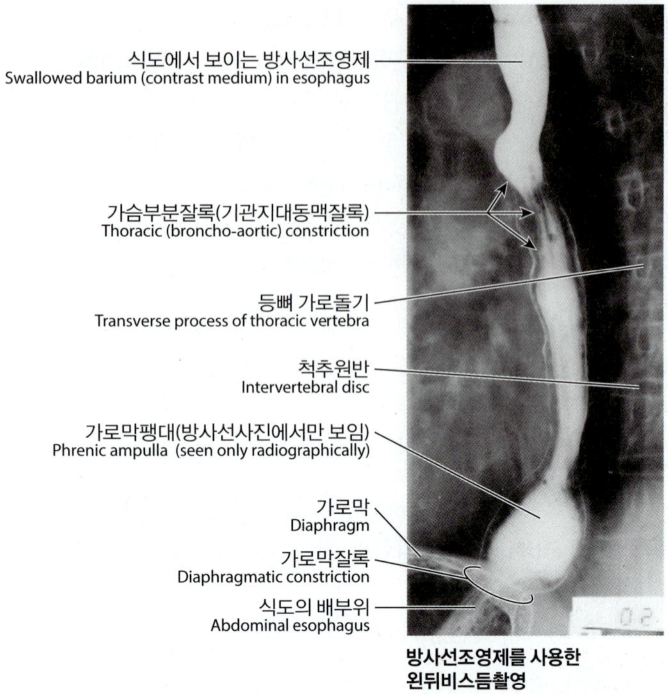

그림 5.34. 방사선조영제를 삼킨 다음 촬영한 식도의 방사선사진. 대동맥활과 왼주기관지에 의해 눌려진, 식도의 정상적 잘록 3개 중 2개가 보인다. 식도의 가로막팽대는 방사선사진으로만 관찰되며, 가로막 바로 위에서 식도가 늘어나 있는 부분이다.

dinal layer) 근육으로 이루어져 있다(그림 5.33B). 바깥층의 위쪽 1/3은 맘대로가로무늬근(voluntary striated muscle)이지만, 아래쪽 1/3은 민무늬근(smooth muscle)이다. 중간 1/3은 두 종류의 근육이 섞여 있다.

- 식도는 **가로막오른다리**(*right crus of diaphragm*)에 있는 타원형의 **식도구멍**(*esophageal hiatus*)을 통과해 T10 높이에서 정중선보다 약간 왼쪽에 있다.
- 식도는 위와 연결되는 **위들문구멍**(*cardial orifice*)에서 끝이 난다(그림 5.33C). 이 부분은 T11과 일곱째왼쪽갈비연골 높이에서 정중선 왼쪽에 위치한다.
- 식도는 끝부분에서 식도신경얼기(esophageal nerve plexus)에 의해 둘러싸여 있다(그림 5.35).

음식물은 근육의 꿈틀운동에 의해 빠른 속도로 식도를 통해 내려간다. 꿈틀운동 덕택에 거꾸로 서더라도 중력과 관계없이 삼킬 수 있다. 식도는 아래가로막근막(inferior diaphragmatic fascia)이 연장된 **가로막식도인대**(횡격식도인대, **phrenico-esophageal ligament**)에 의해 가로막의 식도구멍(esophageal hiatus)의 모서리에 붙어 있다(그림 5.33C). 이 인대는 호흡과 음식을 섭취하는 동안에 가로막과 식도가 독립적으로 움직이게 해준다.

트럼펫처럼 생긴 식도의 배안부분(abdominal part)은 1.25 cm 정도 남짓이다. 가로막오른다리의 식도구멍을 지나면서 **위들문구멍**(*cardiac orifice of stomach*)에 이르게 되며, 내려오면서 앞쪽과 왼쪽으로 넘어오게 되며 점차 넓어진다. 이 부분의 식도 앞면은 복막이 덮고 있으며, 위의 앞면을 덮고 있는 막과 이어지면서 간의 뒷면인 내장면(visceral surface)과 연결된다.

식도 배안부분(abdominal part of the esophagus)의 뒷면은 그물막주머니(omental bursa)의 막이 덮고 있으며 위의 뒷면으로 이어진다. 식도 배안부분의 오른모서리는 위의 작은굽이(lesser curvature)로 자연스럽게 이어지지만, 왼모서리는 **들문파임**(*cardial notch*)에 의해 위의 바닥(fundus)과 구분된다(그림 5.37A).

식도위경계(esophagogastric junction)는 칼돌기(xiphoid process) 끝을 지나는 수평면에서 T11의 왼쪽에 위치한다. 식도점막에서 위점막으로 연결되면서 갑작스럽게 변하는 들쭉날쭉한 점막선이 관찰되는데, 이를 외과의사와 내시경 전문가는 **Z선(Z-line)**이라고 부른다(그림 5.33C). Z선 바로 윗부분에서는 가로막의 오른다리 근육이 식도구멍(esophageal hiatus)을 형성하면서 생리적 **아래식도조임근**(*inferior esophageal sphincter*)으로 작용한다. 이런 생리적 아래식도조임근 역할은 들문구멍을 둘러싼 다양한 두께의 근육층과 같이 작용한다. 방사선검사를 하면 음식물이 그 부분에서 잠시 멈추는 것을 볼 수 있으며, 이러한 조임 기전은 위의 내용물이 식도로 역류하는 것을 효과적으로 막는 것을 확인할 수 있다. 음식을 먹지 않았을 때는 식도의 윗부분부터 식도위경계에 이르기까지 내부 공간이 좁아져 있어 음식과 위액이 식도로 역류하는 것을 막아준다.

식도의 목부분(cervical portion)과 가슴부분(thoracic portion)의 신경과 혈관분포에 대한 자세한 사항은 제2장, 등; 제9장, 목에 나눠 다루므로, 배안부분(abdominal part)에 대해서만 설명한다. 식도 배안부분의 동맥은 복강동맥(celiac trunk)의 가지인 **왼위동맥**(*left gastric artery*)과 **왼아래가로막동맥**(*left inferior phrenic artery*)이다(그림 5.32A). 점막밑정맥으로부터 모인 정맥은 일부는 **왼위정맥**(*left gastric vein*; 그림 5.32B)을 통한 **문맥계통**(*portal venous system*)으로 들어가고, 일부는 **식도정맥(esophageal vein)**을 통해 **홀정맥**(*azygos vein*)을 타고 **몸정맥계통**(*systemic venous system*)으로 들어간다.

식도 배안부분의 림프는 왼위림프절(좌위임파절, left gastric *lymph node*; 그림 5.35)로 들어가고 날림프관을 통해 주로 **복강림프절**(*celiac lymph node*)로 들어간다.

식도는 **식도신경얼기**(식도신경총, **esophageal plexus**)에 의해 신경지배를 받는다. 식도신경얼기는 **미주신경줄기**(*vagal trunk*)와 **가슴교감신경줄기**(*thoracic sympathetic trunk*)로 만들어지는데, 가슴교감신경줄기는 **큰내장신경**(*greater splanchnic nerve*)과 왼위동맥과 아래가로막동맥 주변의 **동맥주위얼기**(*periarterial plexus*)를 통해 들어온다("배안내장의 신경분포" 참조).

위(Stomach)

위(stomach)는 식도와 작은창자 사이에 위치한 소화관이 넓어진 부분이다(그림 5.31B). 소화된 음식을 담아둘 수 있는 특수한 기관이다. 위는 음식을 뒤섞고 저장하는 기능을 하지만, 가장 중요한 기능은 효소에 의한 소화(enzymatic digestion)이다. 위액(*gastric juice*)에

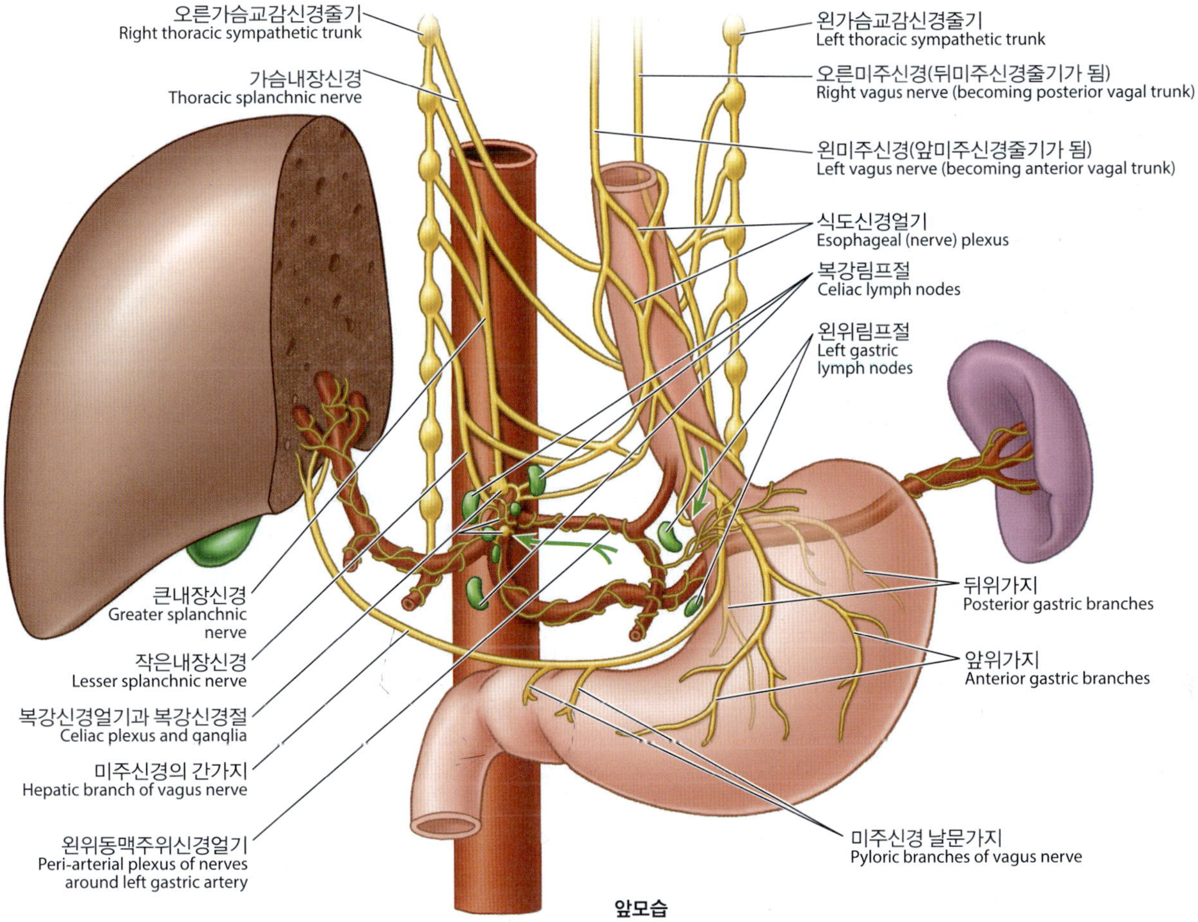

그림 5.35. 식도와 위의 신경과 림프의 분포. 미주신경(X 뇌신경)은 가지를 내어 식도의 아랫부분을 둘러싼 식도신경얼기를 형성한다. 이 얼기에서 나온 앞 · 뒤 위가지는 식도를 따라 내려와 식도구멍(esophageal hiatus)을 지나 위(stomach)의 앞쪽과 뒤쪽에 분포한다. 앞가지는 위날문과 간에도 분포한다. 복강신경얼기에서 나온 연접이후교감섬유는 동맥주위얼기를 통해 이들 장기에 분포한다. 위의 림프관은 동맥과 비슷하게 분포하지만 속의 흐름은 반대 방향이다. 따라서, 위와 식도의 배안부분에서 나온 림프는 위림프절을 통해 복강림프절로 들어간다.

의해 천천히 음식덩어리를 반액체 혼합물인 **암죽**(*chyme*)으로 만들어 꽤 신속하게 샘창자(십이지장, duodenum)로 보낸다. 비어 있는 위는 큰창자의 지름보다 약간 더 클 뿐이지만, 잘 늘어나서 2~3 L의 음식을 담아둘 수 있다.

위의 위치, 부분, 표면 투사구조
(position, parts, and surface projection of stomach)

위의 크기와 모양, 위치는 체형에 따라 매우 다양하게 나타나고, 한 사람에서도 호흡에 의한 가로막의 움직임이나 위에 든 음식물의 양, 자세에 따라 달라질 수 있다. 바로누운자세(supine position)에서 위의 일반적인 위치는 왼위사분역과 오른위사분역(left and right upper quadrant) 또는 명치(epigastric), 배꼽(umbilical), 왼갈비밑(left hypochondriac), 허리(lumbar)부위가 된다(그림 5.36A). 선 자세에서는 위가 아래쪽으로 내려간다. 마른 사람은 위가 골반까지 내려올 수도 있다(그림 5.36B).

위는 4개의 부분으로 구성되어 있다(그림 5.36A, 5.37A~C):

- **들문**(분문, **cardia**). **들문구멍**(분문구, **cardial orifice**)을 둘러싼 부분이다. 바로누운자세에서 T11 높이의 몸정중선에서 2~4 cm 떨어진 여섯째왼갈비연골(left costal cartilage) 바로 뒤에 있다.
- **위바닥**(위저부, **fundus**): 가로막의 왼지붕(left dome)에 인접한 부분으로 들문구멍의 수평면을 기준으로 위쪽으로 늘어나 있는 부분이다. **들문파임**(분문절흔, **cardial notch**)은 식도와 위바닥 부분 사이에 위치한다. 바닥부분은 종종 가스나 액체, 음식물 등으로 늘어나 있다. 바로누운자세에서 빗장중간선(midclavicular line, MCL) 위의 왼쪽여섯째갈비뼈 뒤에 있다(그림 5.36A).
- **위몸통**(위체부, **body**): 위바닥과 날문방(pyloric antrum) 사이에 있는 위의 가장 큰 부분이다.
- **날문부분**(유문부, **pyloric part**): 깔때기 모양을 한 위의 출구부분이다. 이 부분 중 넓어져 있는 부분을 **날문방**(유문동, **pyloric antrum**)이라 하고, 좁아진 **날문관**(유문관, **pyloric canal**)으로

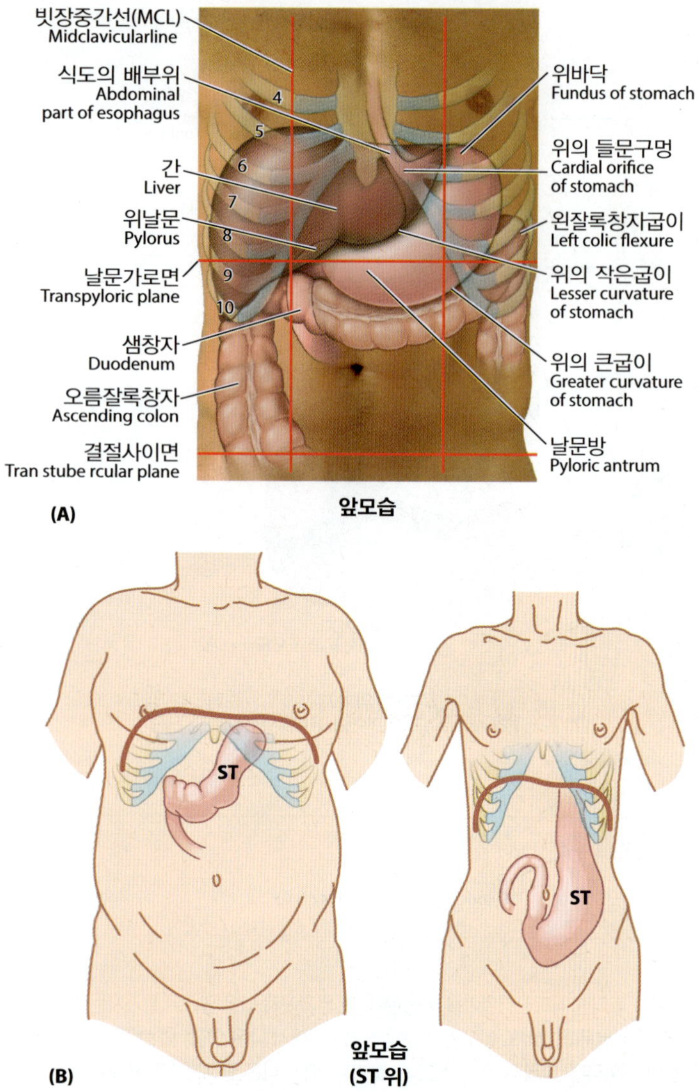

그림 5.36. 표면 투사구조 및 체형(body type)에 따른 위의 위치 변화와 모양의 변화. A. 바로누운자세나 엎드린자세에서 관찰되는 위의 가장 흔한 위치. **B.** 원래 위의 위치. 짧은 가슴과 긴 배를 가진 뚱뚱한 사람의 위는 높게 위치하고, 가로로 놓여 있다. 마른 사람에서 위는 낮게 위치하고, 수직으로 놓여 있다.

이어진다(그림 5.37A~E). 날문부분의 가장 끝쪽은 조임근부분으로 날문(유문, pylorus)이라고 한다. 민무늬근으로 된 돌림근육층이 눈에 띄게 두꺼워져 있으며, 위 내용물을 **날문구멍**(유문구, **pyloric orifice**)을 통해 샘창자로 보내는 것을 조절한다(그림 5.37, 5.38B).

위가 간헐적으로 비워지는 것은 위 속의 압력이 날문(pylorus)의 저항을 넘어설 때 나타난다. 평상시의 날문은 조임근이 긴장하여 수축해 있어 **암죽**(*chyme*) 상태 음식물을 방출할 때 외에는 위날문구멍(pyloric orifice)이 작아져 있다. 불규칙적인 **위의 꿈틀운동**(*peristalsis*)은 소화된 음식물을 날문관과 날문구멍을 통해 작은창자로 보내고, 작은창자에서는 혼합·소화·흡수가 일어난다.

바로누운자세에서 위날문부위는 **날문가로면(transpyloric plane)** 높이에 있다. 날문가로면은 위쪽으로 목아래파임(경절흔, jugular notch)과 아래쪽으로 두덩뼈능선(치골능선, pubic crest)의 중간에 위치한다(그림 5.36A). 이 면은 여덟째갈비연골과 L1 위를 가로지른다. 바로선자세(erect position)에서는 L2에서 L4 높이까지 다양하게 위치할 수 있다. 날문구멍(pyloric orifice)은 몸중간선(midline) 오른쪽 1.25 cm 정도에 위치한다.

또한 위는 2개의 굽이(curvature)가 있다(그림 5.37A~C):

- **작은굽이**(소만, **lesser curvature**): 위의 짧고 오목한 오른모서리를 만든다. **모파임**(각절흔, **angular incisure**)은 작은굽이의 가장 아랫부분을 가리키며, 위몸통과 날문부분이 만나는 지점이다(그림 5.37A, B). 모파임은 몸중간선의 약간 왼쪽에 있다.
- **큰굽이**(대만, **greater curvature**): 위의 길고 볼록한 왼모서리를 만든다. 큰굽이는 왼쪽부터 다섯째갈비사이공간과 빗장중간선이 만나는 지점에서 아래쪽으로 내려와 오른쪽으로 휘어지면서 아홉째 또는 열째왼갈비연골(9th or 10th left costal cartilage) 밑을 지나 가운데에서 날문방(pyloric antrum)으로 이어진다.

작은굽이와 큰굽이의 다른 길이 때문에, 사람의 위는 대부분 알파벳 J자 모양을 하고 있다.

위의 음식물을 뒤섞는 기능을 촉진하기 위해 위벽은 3층의 민무늬근육을 가지고 있다. 보통 2층으로 되어 있는 소화관과 다르게 빗층(oblique layer) 근육이 추가로 있다(그림 5.38A).

위의 속면(interior of stomach)

살아 있는 사람의 위점막에서 매끈한 면은 분홍색의 날문부분을 제외하고 붉은빛이 도는 갈색이다. 또한 위산으로부터 보호하기 위해 점액층으로 덮여 있다. 위가 수축했을 때 위점막은 **위점막주름(gastric fold**, rugae)이라 불리는 긴 융기를 만든다(그림 5.38B). 이 융기는 날문부분(pyloric part)으로 갈수록 큰굽이(greater curvature)를 따라서 더욱 뚜렷해진다. 음식물을 삼킬 때 작은굽이(lesser curvature)를 따라 위점막주름 사이에 **위몸통관**(위도, **gastric canal**)이 일시적으로 생기기도 한다. 방사선사진이나 내시경을 통해 이를 확인할 수 있다. 위몸통관은 점막이 근육층에 단단히 부착되어 있기 때문에 생기며, 생기는 부위에는 위빗근(oblique muscular layer)이 없다. 위가 대부분 비워지면 침이나 적은 양의 음식물, 기타 액체들은 위몸통관을 통해 날문관(pyloric canal)으로 흘러간다. 이러한 위몸통관은 위가 가득 차게 되면 늘어나 없어진다.

위의 주변 구조물(relations of stomach)

위는 굽이(curvature)를 따라 지나가는 혈관과 들문구멍 뒤쪽의 작은 부위를 제외하고 복막으로 둘러싸여 있다(그림 5.36A). 위를 둘러싼 작은그물막(lesser omentum)은 두 층으로 되어 있고, 큰굽이(greater curvature)부위에서 끝이 나면서 큰그물막(greater omentum)이 된

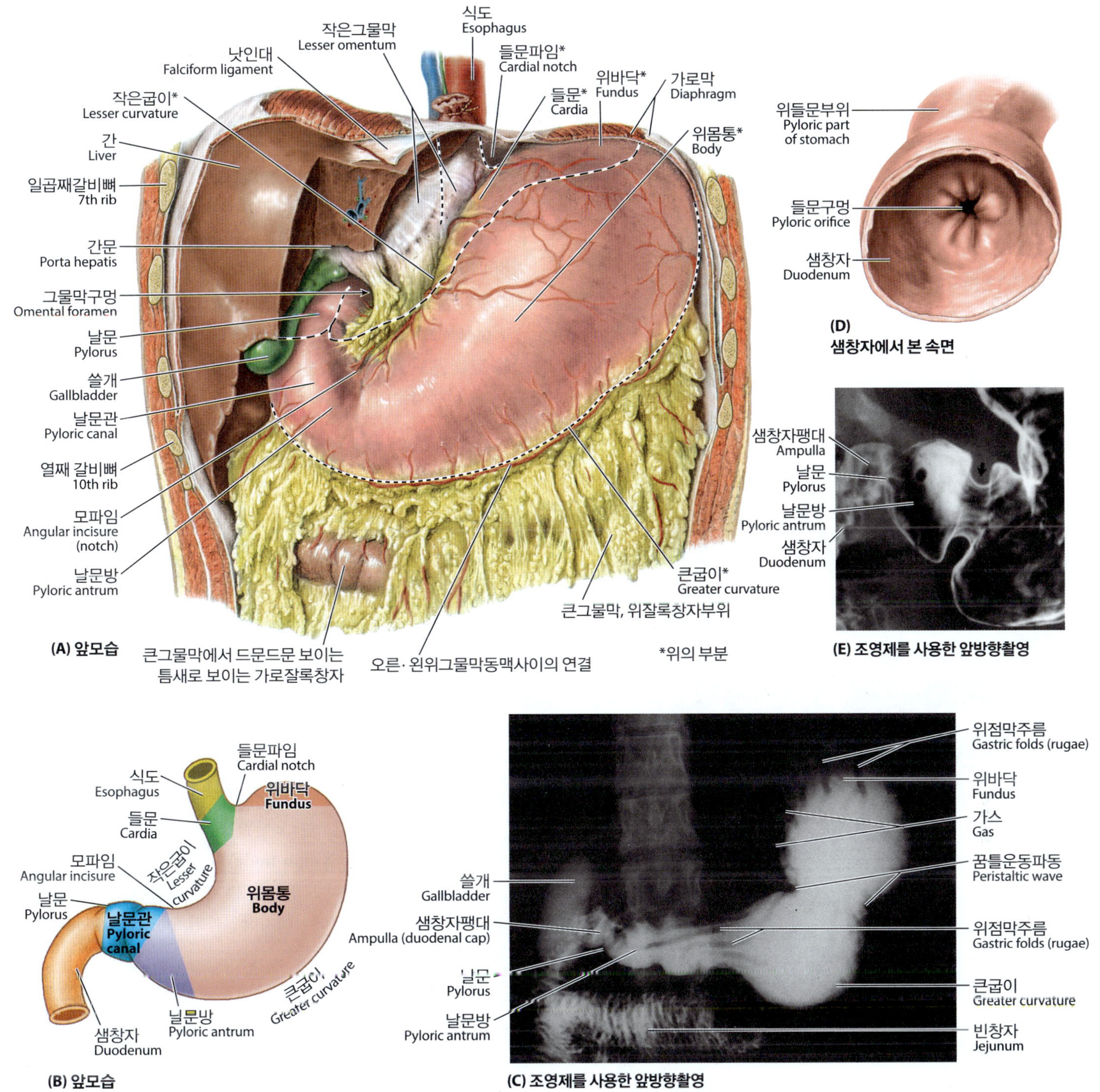

그림 5.37. 식도 배안부분과 위. A. 개요. 위는 공기로 부풀렸다. 작은그물막과 그물막주머니의 입구인 그물막구멍을 보여주기 위해 간의 왼쪽부분을 제거하였다. 전체 간의 형태는 *점선*으로 표시하였다. **B.** 위의 각 부분. **C.** 방사선조영제를 마신 후 위의 방사선사진. 둥근 꿈틀운동파동은 위몸통에서 시작하여 날문관(**E**의 *화살표*)에서 끝난다. 바로누운자세의 환자에서 들문부위와 위바닥에 가스가 보인다. **D.** 날문구멍. 날문구멍은 샘창자와 연결되는 위날문관의 구멍이다. **E.** 방사선조영제를 마시고 위의 날문부위와 샘창자의 윗부분을 보여주는 방사선사진이다

다(그림 5.28, 5.31, 5.37A). 앞쪽으로는 가로막, 왼간엽과 배벽의 앞쪽과 인접해 있다. 뒤쪽에는 그물막주머니(omental bursa)와 이자(pancreas)가 있으며, 그물막주머니의 앞벽의 대부분을 위의 뒷면이 만들게 된다(그림 5.39A). 가로잘록창자가 위의 아래쪽과 가쪽에 놓이게 되는데, 위의 큰굽이(greater curvature)를 따라 왼잘록창자굽이(left colic flexure)까지 달린다.

바로 누웠을 때 위가 놓이는 부위를 **위자리(bed of stomach)**라고 하며 그물막주머니(omental bursa)의 뒤벽에 해당하는 부위이다.

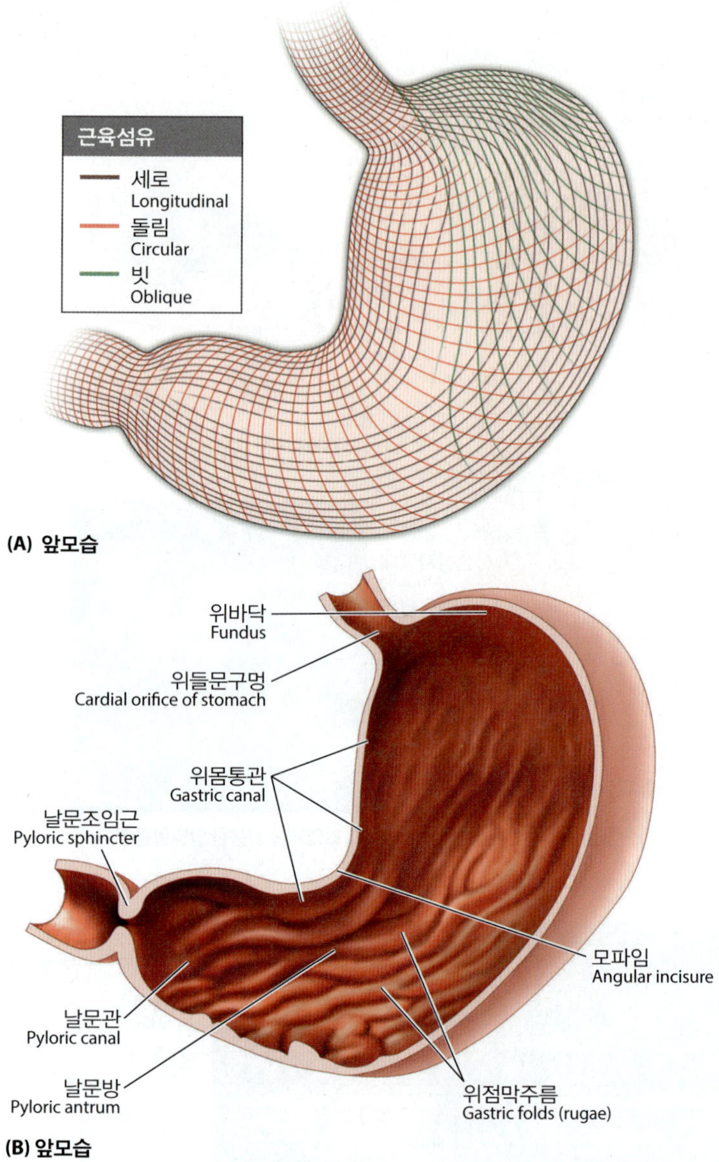

그림 5.38. 위의 벽과 속면. A. 위의 근육층. **B.** 절개한 모습. 위의 앞벽은 속을 보여 주기 위해 제거되었다. 세로위주름은 위가 늘어나게 되면 사라진다. 음식물을 삼키는 동안 작은굽이를 따라서 식도에서 날문까지 위점막의 세로주름사이에 위몸통관이 만들어진다.

위쪽에서부터 아래쪽으로 보았을 때 가로막 왼지붕(left dome), 지라(비장, spleen), 왼콩팥과 부신(suprarenal gland), 지라동맥(splenic artery), 이자, 가로잘록창자간막(transverse mesocolon), 가로잘록창자(transverse colon)의 순서로 위자리를 만든다(그림 5.39B).

위의 혈관과 신경(vesels and nerves of stomach)

위의 동맥은 복강동맥(celiac trunk)과 그 가지에서 풍부하게 공급받는다(그림 5.40; 표 5.7). 대부분의 혈관들이 서로 연결되어 있으며, 작은굽이를 따라서 **오른·왼위동맥**(좌·우위동맥, **right** and **left gastric artery**)이 서로 연결되고, 큰굽이에는 **오른·왼위그물막동맥**(좌·우위대망동맥, **right** and **left gastro-omental artery**)이 연결된다. 위바닥과 위쪽 위몸통부분은 **짧은위동맥**(단위동맥, **short gastric artery**)과 **뒤위동맥**(후위동맥, **posterior gastric artery**)이 혈액을 공급한다.

위의 정맥들은 동맥과 나란히 분포한다(그림 5.41). **오른·왼위정맥(right** and **left gastric vein)**은 간문맥(*hepatic portal vein*)으로 들어가며, **왼위그물막정맥(left gastro-omental vein)**과 **짧은위정맥(short gastric vein)**은 지라정맥(*splenic vein*)으로 들어가 위창자간막정맥(superior mesenteric vein)과 합쳐져 문맥으로 들어간다. **오른위그물막정맥(right gastro-omental vein)**은 위창자간막정맥(superior mesenteric vein)으로 들어간다. **날문앞정맥(prepyloric vein)**은 날문 앞을 지나 위쪽에 있는 오른위정맥(right gastric vein)으로 들어가는데, 날문앞정맥은 살아 있는 사람에게서 뚜렷하게 보이기 때문에 외과 의사들이 날문을 찾는 데 이용한다.

위림프관(gastric lymphatic vessel; 그림 5.42A)은 위의 큰굽이와 작은굽이에서 동맥을 따라 흐른다. 위의 앞·뒷면에서 큰굽이와 작은굽이 쪽으로 림프가 흐르며, 이곳에는 **위림프절(gastric lymph node)**과 **위그물막림프절**(위대망임파절, **gastro-omental lymph node**)이 있다. 이들 림프절에서 나오는 날림프관은 큰 동맥을 따라 분포하는 복강림프절(*celiac lymph node*)에 연결된다. 위의 림프흐름을 정리하면 다음과 같다.

- 위의 위쪽 2/3의 림프는 양쪽 위혈관들을 따라 **위림프절(gastric lymph node)**로 들어간다. 위바닥과 위몸통 위쪽의 림프는 짧은위동맥과 왼위그물막혈관을 따라 이자지라림프절(췌비장임파절, *pancreaticosplenic lymph node*)로 들어간다.
- 위의 아래쪽 1/3의 림프는 오른위그물막혈관을 따라 **날문림프절**(유문임파절, **pyloric lymph node**)로 들어간다.
- 큰굽이의 왼쪽 1/3에서 모인 림프는 짧은위혈관과 지라혈관을 따라 **이자샘창자림프절**(췌십이지장임파절, **pancreaticoduodenal lymph node**)로 들어간다.

위에 분포하는 부교감신경(*parasympathetic nerve*, 그림 5.42B)은 식도구멍을 통해 배로 내려오는 앞·뒤미주신경줄기와 그 가지가 담당한다.

앞미주신경줄기(전미주신경간, *anterior vagal trunk*)는 왼미주신경(left vagus nerve, CN X)에서 나와 식도 앞쪽을 따라 하나의 가지로 배로 내려온다. 위의 작은굽이를 따라 달리면서 간샘창자인대를 지나는 간가지(hepatic branch)와 샘창자가지(duodenal branch)를 낸다. 나머지 앞미주신경줄기는 작은굽이를 따라 이어지면서 앞위가지(anterior gastric branch)를 낸다.

앞미주신경줄기보다 크기가 큰 뒤미주신경줄기(후미주신경간, *posteior vagal trunk*)는 주로 오른미주신경(right vagus nerve)에서 나오며, 식도 뒤쪽을 통해 배로 들어와 위의 작은굽이쪽으로 달린다. 뒤미주신경줄기는 위의 앞·뒷면에 모두 가지를 낸다. 그리고 복강

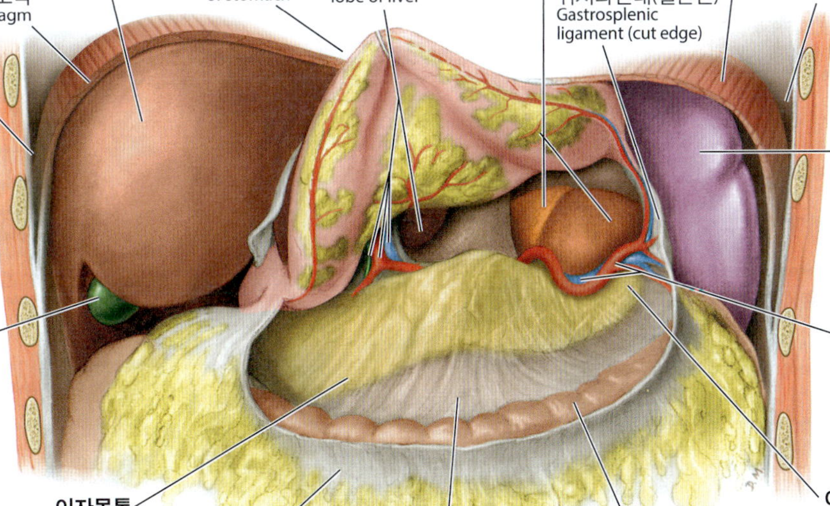

(A) 앞모습

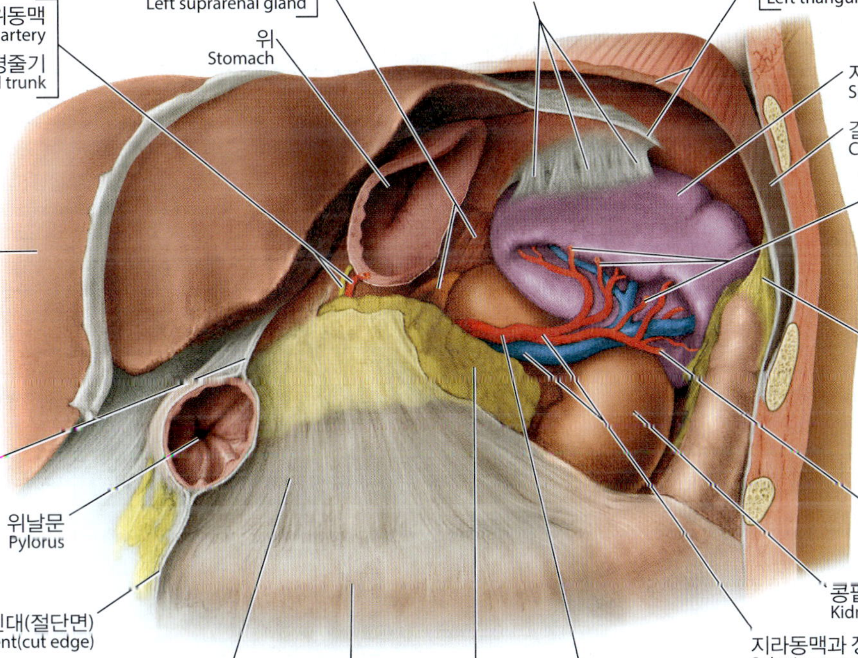

(B) 앞모습

그림 5.39. 그물막주머니와 위자리(stomach bed). A. 그물막주머니. 큰그물막과 위지라인대를 큰굽이를 따라 잘라내고 위는 위쪽으로 당겨 올렸다. 그물막주머니의 오른쪽 끝에는 그물막구멍의 2개의 경계가 보인다. 그것은 간세동이(portal triad)가 들어 있는 간샘창자인대의 아래쪽 뿌리와 간의 꼬리엽이다. **B.** 위자리. 위와 작은그물막의 대부분은 제거되었다. 위자리를 덮고 있는 그물막주머니의 뒤벽 복막을 넓게 제거하였다. 가로막과 지라 사이의 유착이 관찰되지만, 이는 시신에서 흔히 보이는 경우이며 정상 해부학구조는 아니다.

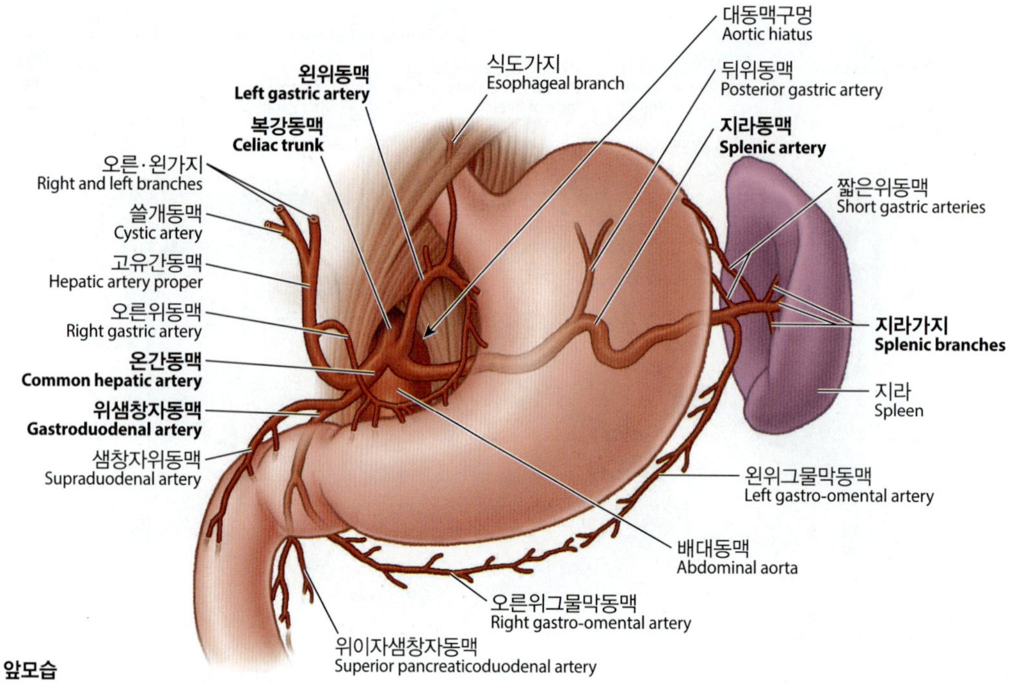

그림 5.40. 위, 샘창자, 지라의 동맥. 식도의 배안부위, 위, 샘창자의 위쪽(윗부분과 내림부분 위쪽), 지라의 동맥은 복강동맥에서 나온다. 복강동맥에서 직접 나오는 동맥은 두꺼운 글씨체로 표시하였다.

표 5.7. 앞창자유래 배안내장의 동맥분포: 식도, 위, 간, 쓸개, 이자, 지라

동맥	이는곳	경로	분포
복강동맥(celiac trunk)	배대동맥(대동맥구멍 높이)	짧게 앞아래로 가서 지라동맥과 온창자간막동맥으로 갈라짐	식도, 위, 샘창자의 시작부분, 간, 쓸개, 이자
왼위동맥(left gastric artery)	복강동맥(celiac trunk)	식도구멍을 통해 복막뒤로 올라가면서 식도가지를 냄. 작은굽이를 따라 내려가서 오른위동맥과 연결됨	식도의 끝부분(거의 배안부분), 위의 작은굽이
지라동맥(splenic artery)		이자의 위모서리를 따라 복막뒤로 달려 지라콩팥인대를 가로질러 지라문으로 감	이자몸통, 지라, 위의 큰굽이와 뒤몸통
뒤위동맥(posterior gastric artery)	위 뒤의 지라동맥	그물막주머니의 뒤벽을 따라 복막뒤로 올라가 위가로막인대로 들어감	위의 뒷면과 위바닥
왼위그물막동맥 (left gastro-omental artery) (left gastroepiploic)	지라문 속의 지라동맥	위지라인대의 두 층 사이를 지나 위로 가며, 큰굽이를 따라 오른위그물막동맥과 연결됨	위의 큰굽이의 왼쪽
짧은위동맥(short gastric artery) (n = 4~5개)		위지라인대의 두 층 사이를 지나 위바닥으로 감	위바닥
간동맥(hepatic artery)[a]	복강동맥	복막뒤로 달려 간샘창자인대에 이르며, 간문의 두 층으로 들어가 오른·왼 간동맥으로 나누어짐	간, 쓸개, 쓸개관, 위, 샘창자, 이자 및 간의 각엽
쓸개동맥(cystic artery)	오른간동맥	Calot 삼각 안의 간샘창자인대안에서 나옴	쓸개, 쓸개주머니관
오른위동맥(right gastric artery)	간동맥	위의 작은굽이를 따라 달려 왼위동맥과 연결됨	위의 작은굽이의 오른쪽
위샘창자동맥 (gastroduodenal artery)		복막뒤로 내려와 위샘창자경계의 뒤로 감	위, 이자, 샘창자의 첫부분, 쓸개관의 끝부분

표 5.7. 앞창자유래 배안내장의 동맥분포: 식도, 위, 간, 쓸개, 이자, 지라 (계속)

동맥	이는곳	경로	분포
오른위그물막동맥 (right gastro-omental artery) (right gastroepiploic)	위샘창자동맥	큰그물막의 두 층 사이로 지나가 위의 큰굽이를 따라 왼위그물막동맥과 연결됨	위의 큰굽이의 오른쪽
위이자샘창자동맥(superior pancreaticoduodenal artery)		앞·뒤 동맥으로 나뉘어 이자머리의 앞·뒷면으로 내려가며, 아래이자샘창자의 비슷한 가지와 연결됨	샘창자의 시작부분, 이자머리의 위쪽
아랫니자샘창자동맥(inferior pancreaticoduodenal artery)	위창자간막동맥	앞·뒤 동맥으로 나뉘어 이자머리의 앞·뒷면으로 올라가며, 위이자샘창자의 비슷한 가지와 연결됨	샘창자의 끝부분, 이자머리

[a]설명을 위해 간동맥은 종종 온간동맥과 고유간동맥으로 나뉘며, 복강동맥에서 위샘창자동맥이 갈라지는 지점까지를 온간동맥, 나머지를 고유간동맥이라고 한다.

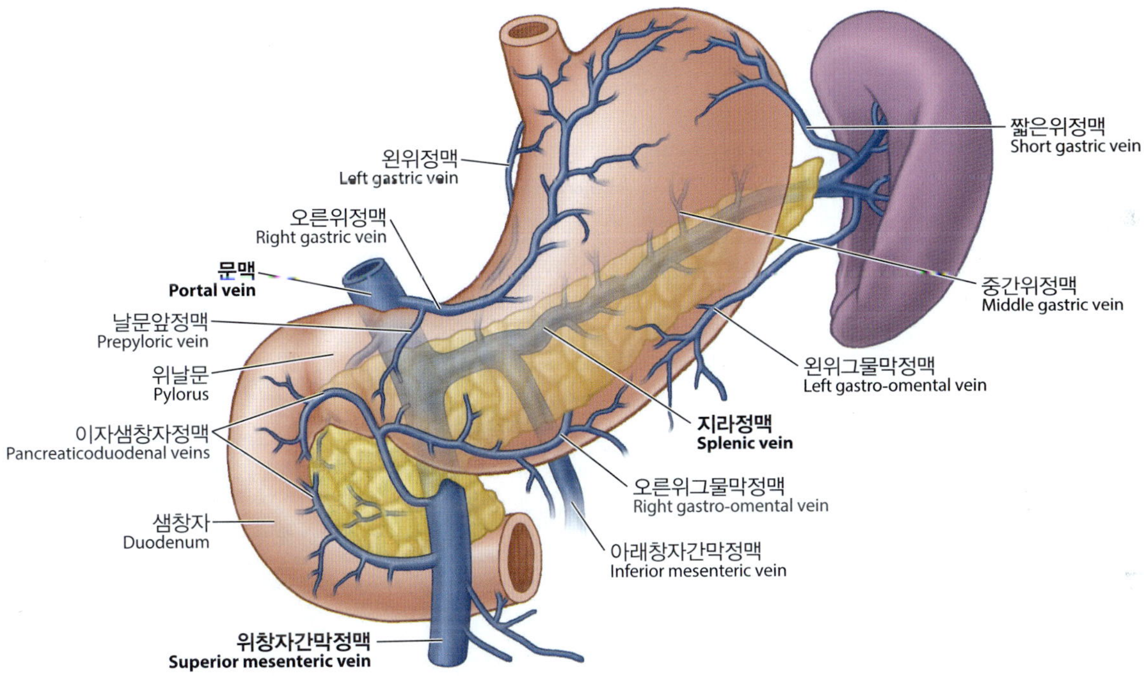

그림 5.41 위, 샘창자, 지라의 정맥. 식도, 위, 샘창자 위쪽(위부분, 내림부분의 위쪽), 이자, 지라의 정맥은 간문맥으로 들어가고 직·간접적으로 지라정맥이나 위창자간막정맥으로 들어가기도 한다. 아래창자간막정맥이 지라정맥으로 들어가고, 지라정맥은 위창자간막정맥과 합쳐져 문맥을 형성한다. 위정맥은 동맥과 위치와 달리는 방향이 나란하다.

신경얼기(복강신경총, *celiac plexus*)로 가는 복강가지(celiac branch)를 낸 다음, 작은굽이를 따라 이어져 뒤위가지(posterior gastric branch)를 낸다.

위의 교감신경(*sympathetic nerve*)은 여섯째부터 아홉째가슴분절에서 나와 큰내장신경(*greater splanchnic nerve*)을 통해 복강신경얼기(celiac plexus)로 연결된 다음, 위동맥과 위그물막동맥을 따라 분포한다(“배안내장의 신경분포” 참조).

작은창자(Small Intestine)

작은창자(소장, **small intestine**)는 샘창자(십이지장, duodenum), 빈창자(공장, jejunum), 돌창자(회장, ileum)로 구성되어 있으며(그림 5.43), 소화된 음식에서 영양을 흡수하는 일차적 장소이다. 위날문(pylorus)과 연결되어 시작되고, 큰창자(large intestine)의 첫부분인 막창자(cecum)와 연결되는 시점에서 돌막창자경계(ileocecal junction)를 형성하며 끝난다. 위날문부에서 음식물이 샘창자(duodenum)로 넘어오게 되는데, 위날문에 의해 음식물 유입이 조절된다.

샘창자(duodenum)

샘창자(십이지장, **duodenum**)는 작은창자의 첫부분이다. 약 25 cm 정도로 작은창자 중 가장 짧으며, 라틴어로 손가락폭 12개 길이란

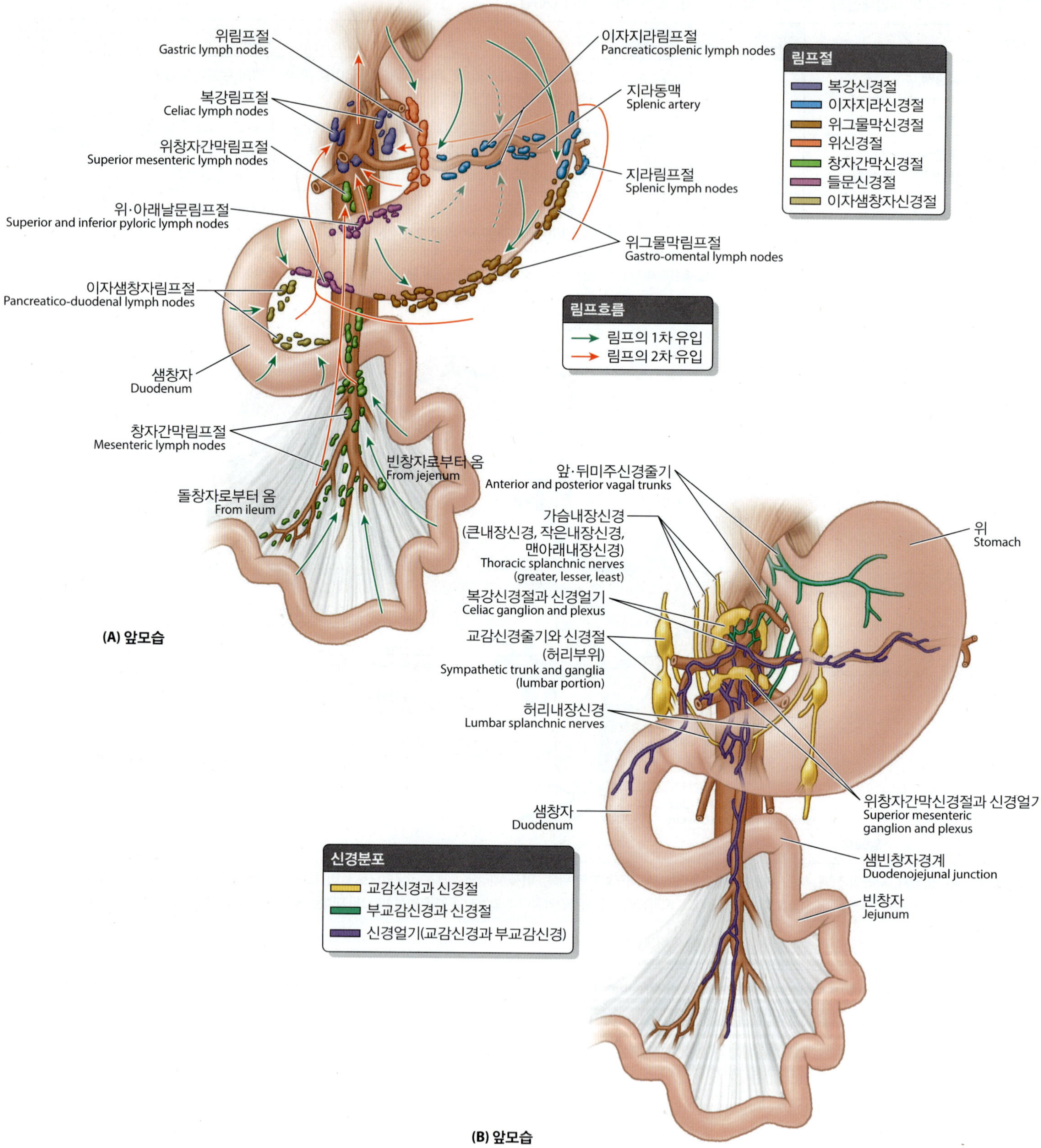

그림 5.42. 위와 작은창자의 림프와 신경분포. A. 림프배출. *화살표*는 림프절로 가는 림프 흐름의 방향을 나타낸다. **B.** 신경분포. 위의 신경분포는 부교감신경과 교감신경이 모두 분포하는데, 부교감신경은 미주신경으로부터 식도신경얼기를 통해 들어오고, 교감신경은 큰내장신경, 복강신경얼기, 동맥주위신경얼기를 통해 들어온다.

뜻이다. 지름은 작은창자 중 가장 넓고, 대부분이 고정되어 있다. 이자(pancreas)의 머리부분을 둘러싸며 C자 모양으로 구부러져 있다(그림 5.43C, 5.44A, C). 샘창자는 오른쪽에는 위날문으로 시작하고 오른쪽에서 **샘빈창자경계**(십이지장공장결합, **duodenojejunal junction**)로 끝난다(그림 5.44B, C). 샘빈창자경계는 L2 높이에서 몸 중간선 2~3 cm 왼쪽에 생기게 된다. 이 연결은 보통 급히 꺾어진 형태를 띠는데, 그래서 샘빈창자굽이(십이지장공장곡, duodenojejunal flexure)라 불리기도 한다. 샘창자의 대부분은 뒤배벽에 복막에 덮여 고정되어, 부분적으로 복막뒤장기(retroperitoneal organ)에 속한다. 샘창자는 다음과 같이 네 부분으로 나누어져 있다(그림 5.44C, 5.45).

- 윗부분(첫째부분)[*superior part* (first part)]: 약 5 cm로 짧다. L1 몸통의 앞가쪽에 있다.
- 내림부분(둘째부분)[*descending part* (second part)]: 7~10 cm로 가장 길다. L1-L3의 오른쪽을 따라 내려온다.
- 아랫부분(셋째부분)[*inferior part* (third part)]: 6~8 cm이며 L3를 가로지른다.
- 오름부분(넷째부분)[*ascending part* (fourth part)]: 5 cm로 짧다. L3의 왼쪽에서 시작하여 L2의 위모서리까지 올라간다.

위날문(pylorus)과 바로 연결된 샘창자 윗부분의 첫 2 cm는 창자간막(mesentery)에 의해 붙어 있고 움직일 수 있다. 이 자유부위는 **샘창자팽대(ampulla)**라 불리며, 조영제를 이용한 방사선사진을 보면 나머지 부위와 다른 모습을 보인다(그림 5.37C, E). 윗부분의 먼쪽 3 cm는 나머지 세 부분과 더불어 복막뒤장기(retroperitoneal organ)로 창자간막이 없고 움직일 수 없다. 샘창자의 주요 주변장기

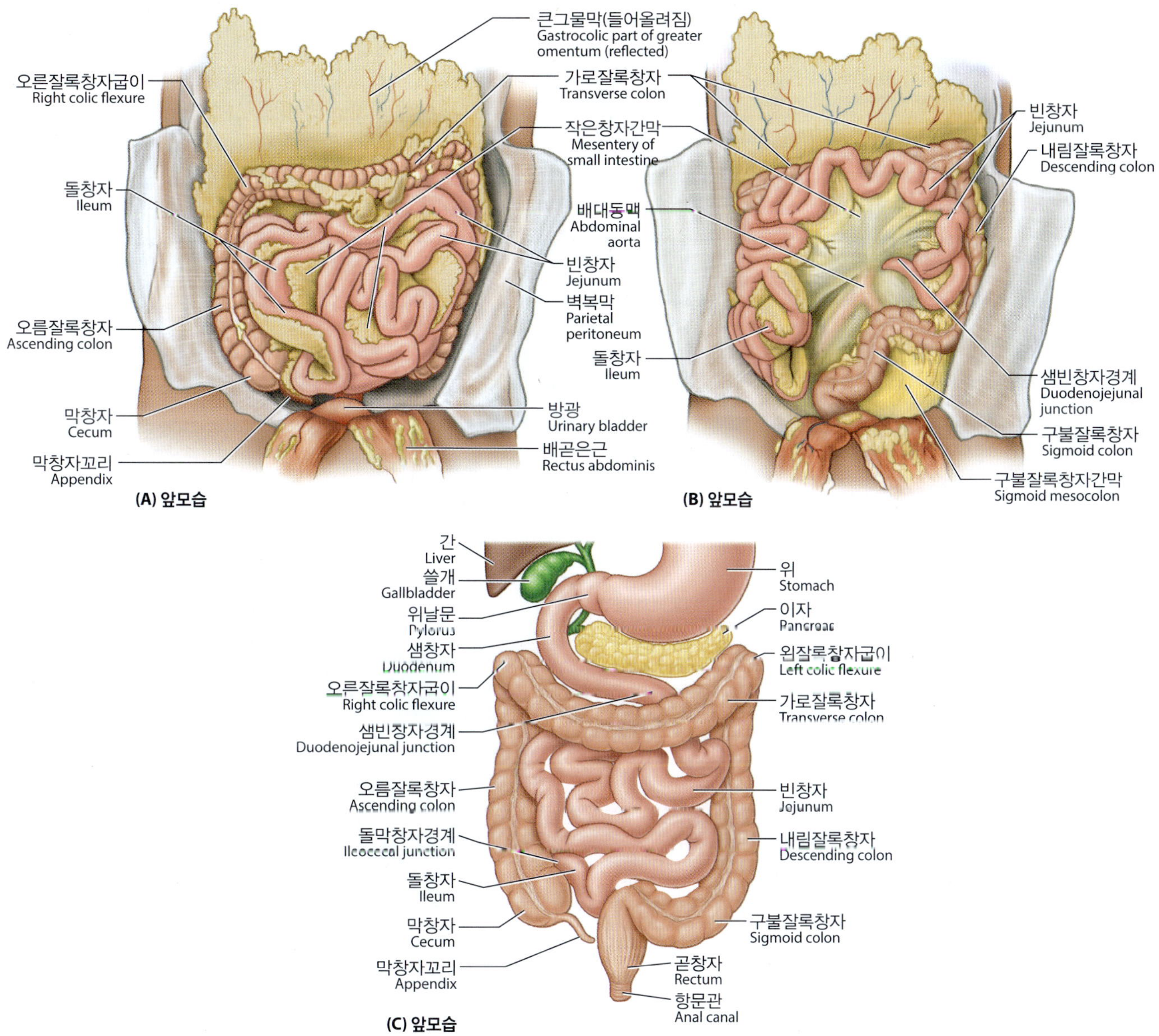

그림 5.43. 작은창자와 큰창자. A. 제자리 위치관계. 배안에서 작은창자가 꼬여 있는 모습을 주의 깊게 관찰한다. 3면이 큰창자에 둘러싸여 있으며, 큰그물막을 들어 올려야 관찰된다. **B.** 작은창자간막. 작은창자를 윗쪽으로 당겼다. **C.** 개요. 소화관의 일반적 위치와 위치관계에 대한 대략적인 그림이다.

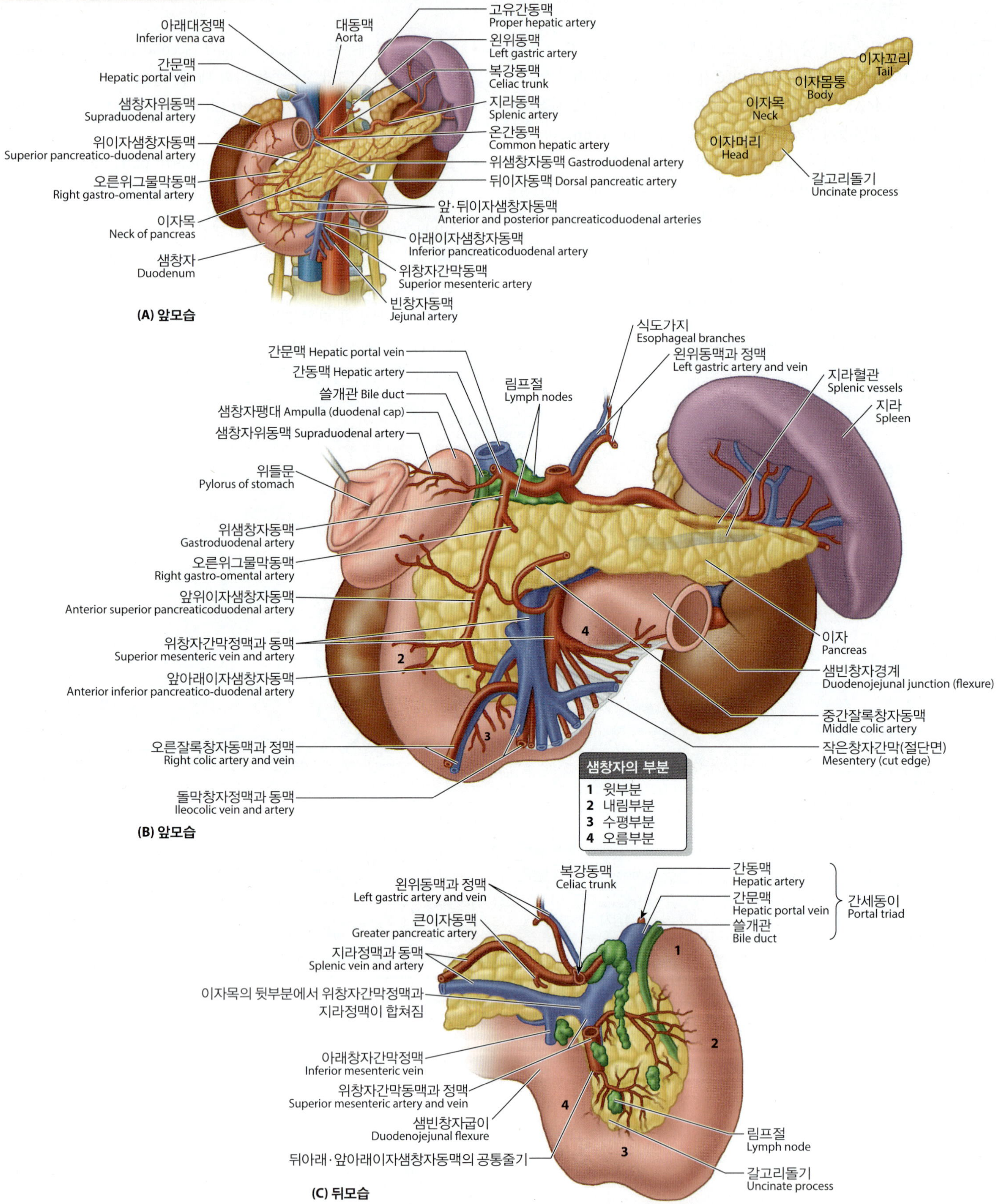

그림 5.44. 샘창자, 이자, 지라. A. 개요. 샘창자, 이자, 지라와 혈액공급을 보여주기 위해 위, 가로잘록창자, 복막을 제거하였다. **B.** 샘창자와 이자의 앞쪽과 관련 혈관. 샘창자는 이자머리를 둘러싸고 있다. **C.** 샘창자와 이자의 뒤쪽. 이자머리와 샘창자 셋째 부분은 배대동맥과 아래대정맥이 지나가기 위해 오목하다. 갈고리돌기(uncinate process)는 이자머리가 위창자간막혈관의 뒤쪽으로 뻗은 부분이다. 쓸개관은 이자머리 뒷부분의 고랑으로 내려간다. *SMV*, superior mesenteric vein(위창자간막정맥).

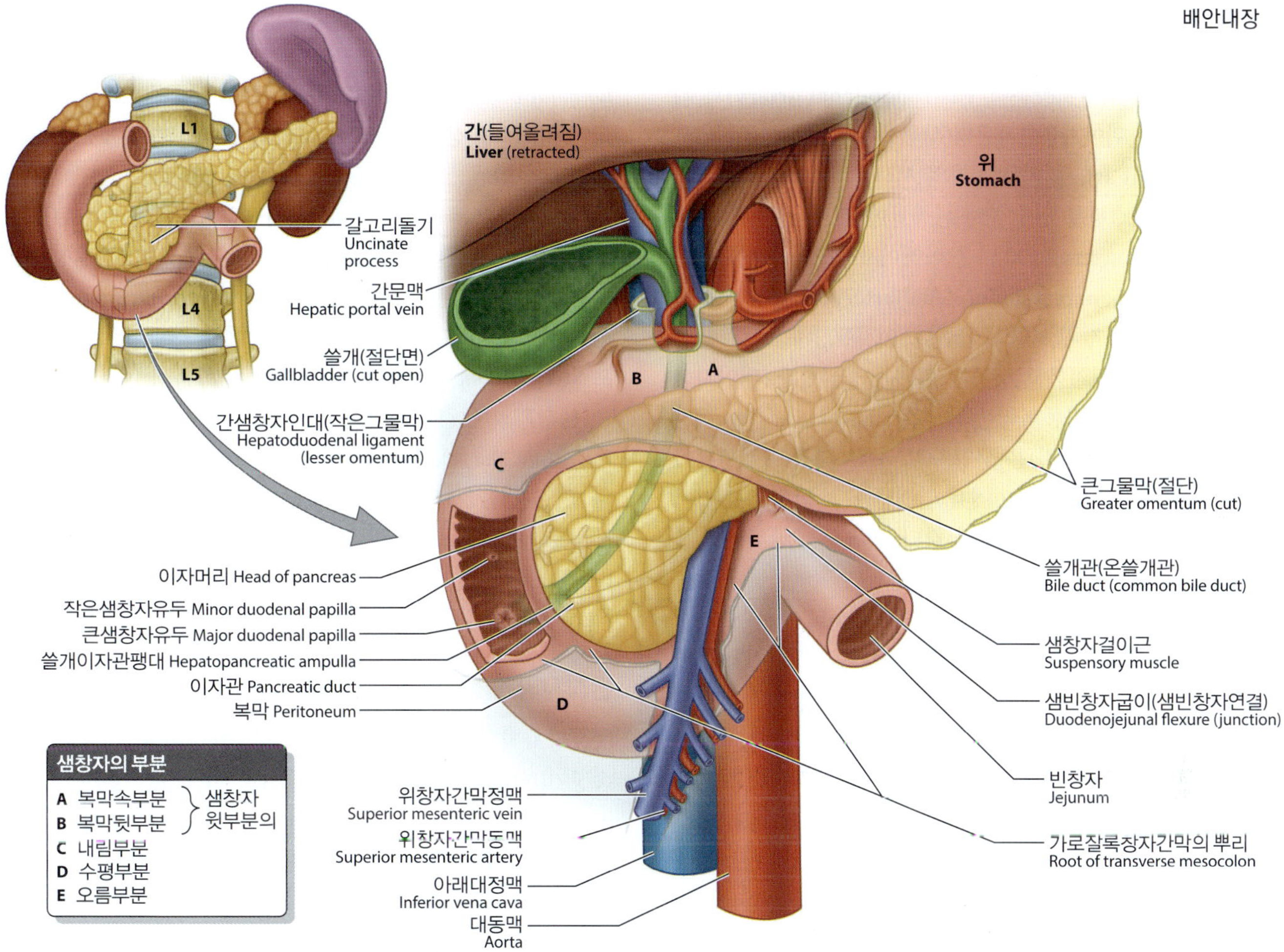

그림 5.45. 샘창자의 주변장기. 샘창자는 이자머리 주위를 C자 형태로 달린다.

는 그림 5.44, 5.45에 정리되어 있다.

샘창자의 윗부분(상부, **superior part of duodenum**)은 위날문에서 위로 올라가는데, 간(liver)과 쓸개(담낭, gallbladder)에 의해 덮여 있다. 윗부분의 앞쪽은 복막이 덮고 있으나, 뒷부분은 샘창자팽대(ampulla)를 제외하고는 복막이 없다. 몸쪽부분인 시작부위는 위쪽으로 간샘창자인대(*hepatoduodenal ligament*)가 붙어 있고, 아래쪽으로는 큰그물막(greater omentum)이 붙어 있다(그림 5.26).

샘창자의 내림부분(하행부, **descending part of duodenum**)은 아래쪽으로 내려와 이자의 머리부분을 둘러싸며 회전한다(그림 5.44, 5.45). 처음에는 아래대정맥의 오른쪽으로 평행하게 위치한다. **쓸개관**(*bile duct*)과 **이자관**(*main pancreatic duct*)이 샘창자 내림부분의 뒤안쪽벽에 연결되는데, 두 관은 보통 **쓸개이자관팽대**(담췌관팽대부, **hepatopancreatic ampulla**)를 형성하여 **큰샘창자유두**(대십이지장유두, **major duodenal papilla**)에 열린다. 샘창자 내림부분은 모두 복막뒤장기이다. 시작부위와 끝부분 각 1/3의 앞면은 복막에 덮여 있지만, 가운데부분의 복막은 가로잘록창자간막(transverse mesocolon)과 연결된다.

샘창자의 아랫부분[하부, **inferior (horizontal) part of duodenum**]은 아래대정맥, 대동맥, L3를 수평방향으로 가로질러 왼쪽으로 달린다. 아랫부분의 위쪽에는 위창자간막동맥과 정맥(superior mesenteric artery and vein), 빈창자와 돌창자 창자간막(mesentery)의 뿌리부분이 수직으로 가로지른다. 아랫부분의 위쪽에는 이자머리와 갈고리돌기(uncinate process)가 있다. 앞면은 복막이 덮여 있지만, 창자간막의 뿌리부분은 위창자간막혈관이 지나가는 부분에는 덮여 있지 않다. 뒷면은 척주(vertebral column) 사이에 오른큰허리근(right psoas major muscle)과 아래대정맥, 대동맥, 오른고환혈관(right testicular vessel)이나 오른난소혈관(right ovarian vessel)이 놓여 있다.

샘창자의 오름부분(상행부, **ascending part of duodenum**)은 대동맥의 왼쪽 면을 따라 올라가다 이자몸통의 아래모서리까지 이른다. 여기서 앞쪽으로 휘어지면서 빈창자(jejunum)와 연결되며, 이 부분을 샘빈창자경계(duodenojejunal junction)라 하고 **샘창자걸이근**(십이지장제근, **suspensory muscle of duodenum**, ligament of Treitz)에 의해 달려 있다. 샘창자걸이근은 샘창자의 셋째와 넷째부분의 민무늬근육에서 기원한 섬유띠와 가로막의 골격근이 섞여 있다. 이 근육이 수축하면 샘빈창자굽이(duodenojejunal flexure)의 각도를 넓게 하고, 창자내용물의 이동을 원활하게 만들어 준다. 샘창자걸이근은 이자와 지라정맥(splenic vein)의 뒷부분과 왼콩팥정맥(left renal vein)의 앞쪽으로 지나간다.

샘창자의 동맥은 복강동맥(celiac trunk)과 위창자간막동맥(superior mesenteric artery)에서 나온다(그림 5.44). 복강동맥에서 나온 **위샘창자동맥**(위십이지장동맥, **gastroduodenal artery**)과 위샘창자동맥에서 나온 **위이자샘창자동맥**(상췌십이지장동맥, **superior pancreaticoduodenal artery**)이 샘창자의 시작부분부터 내림부분의 쓸개관(bile duct) 연결부분까지 혈액을 공급한다. 위창자간막동맥(superior mesenteric artery)에서 나온 **아래이자샘창자동맥**(하췌십이지장동맥, **inferior pancreaticoduodenal artery**)이 샘창자 쓸개관 연결부위에서 끝쪽까지 혈액을 공급한다. 이자샘창자동맥은 샘창자와 이자머리 사이에 위치하고 양쪽에 혈액을 공급한다. 위이자샘창자동맥과 아래이자샘창자동맥의 동맥연결(anastomosis, 예: 복강동맥과 위창자간막동맥의 연결)은 샘창자의 내림부분과 아랫부분이 만나는 지점과 쓸개관의 입구 사이에서 일어난다. 소화관에서 일어나는 혈액공급의 중요한 변화는 다음과 같다. 식도의 배안부분을 포함한 이른바 입쪽으로 향하는 소화관은 복강동맥의 혈액공급을 받는다. 입에서 멀어지는 쪽으로 왼잘록창자굽이(left colic flexure)까지 해당하는 먼쪽의 소화관은 위창자간막동맥이 혈액을 공급한다. 이런 혈액공급의 변화 원칙은 발생학적으로 앞창자와 중간창자의 연결부위와 관계가 있다.

샘창자의 정맥은 동맥을 따라 분포하며, 직접 또는 간접적으로 위창자간막정맥(superior mesenteric vein)이나 지라정맥(splenic vein)을 통해 문맥(*portal vein*)으로 들어간다(그림 5.41).

샘창자의 림프관도 역시 동맥을 따라 분포한다. 앞림프관(*anterior lymphatic vessel*)은 위이자샘창자동맥과 아래이자샘창자동맥을 따라 늘어선 이자샘창자림프절(*pancreaticoduodenal lymph node*)로 들어가거나 위샘창자동맥(gastroduodenal artery)을 따라 위치하는 날문림프절(*pyloric lymph node*)로 들어간다(그림 5.46). 뒤림프관(*posterior lymphatic vessel*)은 이자머리의 뒤쪽을 지나 **위창자간막림프절**(상장간막임파절, **superior mesenteric lymph node**)로 들어간다. 샘창자림프절(duodenal lymph node)에서 나오는 날림프관은 복강림프절(*celiac lymph node*)로 들어간다.

샘창자의 신경은 미주신경(*vagus nerve*)과 큰내장신경(*greater splanchnic nerve*), 작은내장신경(*lesser splanchnic nerve*)에서 분포한다. 이 신경들은 복강신경얼기(celiac plexus)와 위창자간막신경얼기(superior mesenteric plexus)를 경유하여 이자샘창자동맥(pancreaticoduodenal artery) 주변의 동맥주위신경얼기(periarterial nerve plexus)를 타고 샘창자로 전달된다("배안내장의 신경분포" 참조).

빈창자와 돌창자(jejunum and ileum)

작은창자의 둘째부분인 **빈창자**(공장, **jejunum**)는, 샘창자가 복막속장기(intraperitoneal organ)로 다시 시작되는 샘빈창자굽이(duodenojejunal flexure)에서 시작한다. 작은창자의 셋째부분인 **돌창자**(회장, **ileum**)는 돌창자와 막창자(cecum)가 합쳐지는 **돌막창자경계(ileocecal junction)**에서 끝난다(그림 5.43C, 5.47). 빈창자와 돌창

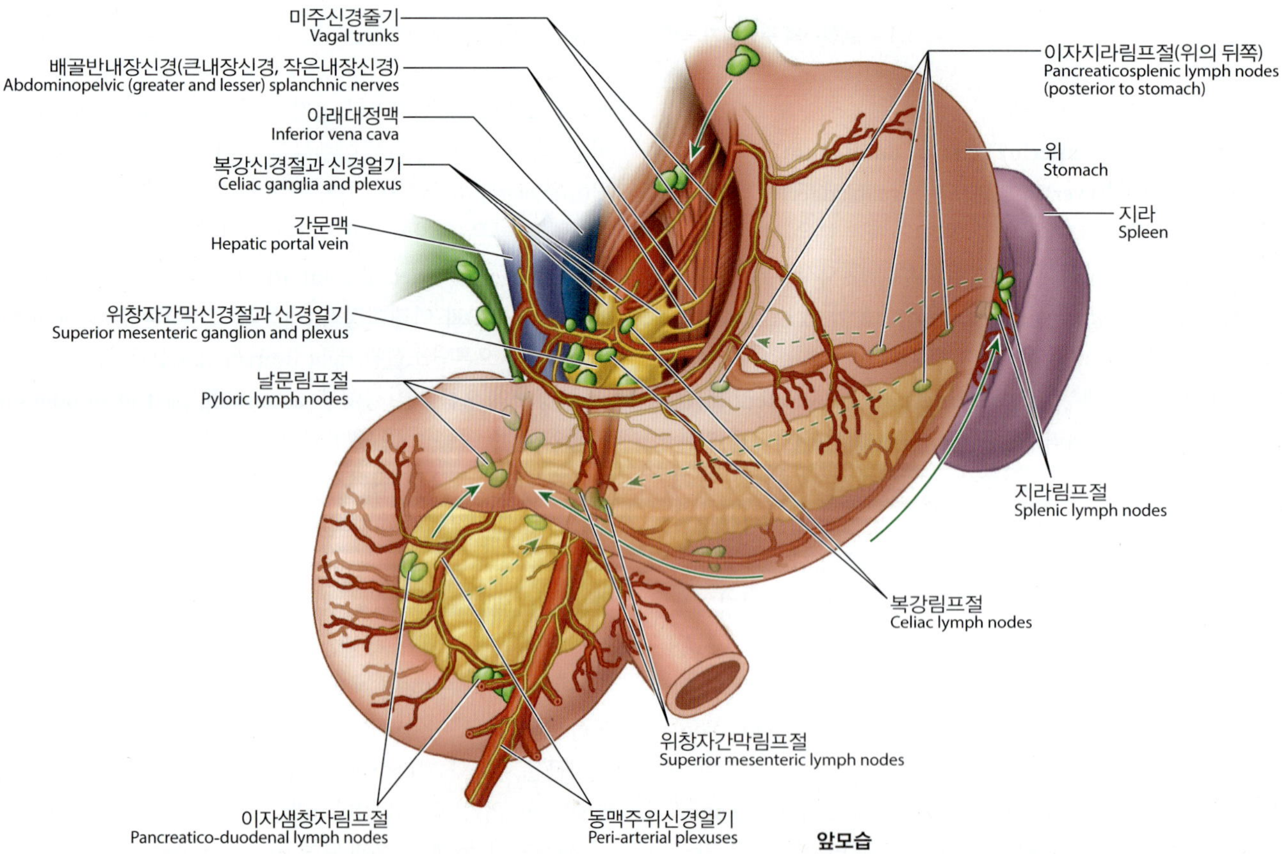

그림 5.46. 샘창자, 이자, 지라의 림프와 신경분포. 인접기관들과 아주 가까이 붙어 있어 혈관과 림프관, 신경을 전체 혹은 부분적으로 공유한다.

자는 합쳐서 약 6~7 m에 이르며, 작은창자 복막속부분(intraperitoneal section)의 2/5가 빈창자이고, 나머지 3/5이 돌창자에 해당한다.

빈창자의 대부분은 왼위사분역(left upper quadrant, LUQ)에 위치하며, 돌창자의 대부분은 오른아래사분역(right lower quadrant, RLQ)에 위치한다. 돌창자의 끝은 골반에 위치하고 막창자의 안쪽모서리에서 끝난다. 빈창자와 돌창자를 구분할 수 있는 뚜렷한 경계선은 없지만, 각각 외과적으로 중요한 특징이 있다(그림 5.48B~F; 표 5.8).

창자간막(장간막, **mesentery**)은 부채 모양으로 주름진 복막으로, 빈창자와 돌창자를 뒤배벽에 부착시킨다(그림 5.43B, 5.48A). **창자간막의 뿌리(root of mesentery)**는 길이가 약 15 cm이며, 아래쪽을 향해 오른쪽으로 기울어져 있다(그림 5.49A). L2 왼쪽에 위치한 샘빈창자경계(duodenojejunal junction)에서 시작하여, 오른엉치엉덩관절(right sacroiliac joint)과 돌잘록창자경계(ileocolic junction)까지 뻗어 있다. 창자간막의 뿌리에서 창자가 부착되는 모서리에 이르는 평균너비는 약 20 cm이다. 뿌리부분은 샘창자의 오름부분과 아랫부분, 배대동맥, 아래대정맥, 오른요관(right ureter), 오른큰허리근(right psoas major muscle), 오른고환혈관(right testicular vessel) 또는 오른난소혈관(right ovarian vessel)을 가로지른다. 두 층으로 된 창자간막 속에는 위창자간막혈관(superior mesenteric vessel)과 림프절, 다양한 양의 지방, 자율신경이 들어 있다.

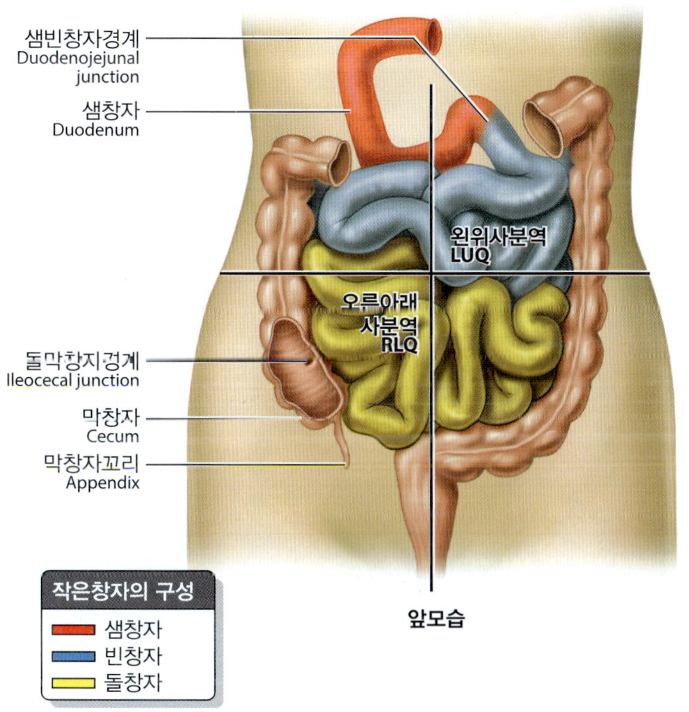

그림 5.47. 빈창자와 돌창자. 빈창자는 샘빈창자굽이에서 시작하고, 돌창자는 막창자에서 끝난다. 둘을 겉에서 구분하는 뚜렷한 경계선이 없기 때문에 *빈돌창자(jejunoileum)*란 용어를 쓰기도 한다. *LUQ*, 왼위사분역(left upper quadrant), *RLQ*, 오른아래사분역(right lower quadrant).

위창자간막동맥(상장간막동맥, **superior mesenteric artery, SMA**)은 **빈창자동맥**(공장동맥, **jejunal artery**)과 **돌창자동맥**(회장동맥, **ileal artery**)을 통해 빈창자와 돌창자에 혈액을 공급한다(그림 5.49B).

위창자간막동맥은 일반적으로 L1 높이의 배대동맥에서 시작하며, 이는 복강동맥(celiac trunk)의 약 1 cm 아래쪽에 있다. 배대동맥에서 나온 위창자간막동맥은 창자간막 사이로 달려 빈창자와 돌창자로 가는 15~18개의 가지를 낸다(그림 5.54, 5.55 참조). 이 가지들은 합쳐져 고리(loop)나 활(arch) 모양을 이루며, 이를 **활꼴동맥**(궁상동맥, **arterial arcades**)이라 한다. 활꼴동맥에서 직선 모양의 혈관을 나오며, 이를 **곧은혈관**(직행혈관, **vasa recta**)이라고 한다(그림 5.48B, 5.49B).

빈창자와 돌창자의 정맥은 **위창자간막정맥**(상장간막정맥, *superior mesenteric vein, SMV*)으로 들어간다(그림 5.49B). 위창자간막정맥은 창자간막 뿌리에서 위창자간막동맥의 오른쪽 앞에 있다(그림 5.49A). 위창자간막정맥은 이자목의 뒷부분에서 지라정맥(splenic vein)과 합쳐져 간문맥(hepatic portal vein)을 만들면서 끝이 난다(그림 5.44C).

작은창자 속의 점막이 작게 돌출된 **창자융모(intestinal villi)**에는 특수한 림프관인 **유미림프관(lacteal)**이 있는데, 이는 지방을 흡수하는 곳이다. 유미림프관을 통해 흡수된 우유 같은 액체는 빈창자와 돌창자의 벽에 있는 림프관얼기로 들어간다. 이어서 창자간막 사이의 림프관으로 흘러들고, 결국 세 분류의 림프절로 모이게 된다(그림 5.50):

- **창자옆림프절**(소장방임파절, **juxta-intestinal lymph node**): 창자벽과 가까이 위치한다.
- **창자간막림프절**(장간막임파절, **mesenteric lymph node**): 활꼴동맥 주변에 흩어져 있다.
- **중심위창자간막림프절**(상중심임파절, **superior central node**): 위창자간막동맥의 시작부분을 따라 위치한다.

창자간막림프절(mesenteric lymph node)에서 나온 날림프관은 **위창자간막림프절**(*superior mesenteric lymph node*)로 들어간다. 돌창자의 끝에서 나온 림프는 돌잘록창자동맥(ileocolic artery)의 돌창자가지를 따라 **돌잘록창자림프절**(회결장임파절, **ileocolic lymph node**)에 들어간다.

위창자간막동맥과 그 가지 주변의 **혈관주위신경얼기**(*perivascular nerve plexus*)는 혈관이 분포하는 창자에 같이 분포한다(그림 5.51). 돌창자와 빈창자에 분포하는 교감신경은 척수의 여덟째에서 열째가슴신경분절에서 시작되며 **교감신경줄기**(*sympathetic trunk*)와 가슴배골반내장신경(*thoracic abdominopelvic splanchnic nerve*)을 통해 **위창자간막신경얼기(superior mesenteric nerve plexus)**에 이르게 된다. 신경절이전교감섬유는 **복강신경절**(*celiac ganglia*)과 **위창자간막신경절**(*superior mesenteric ganglia*)에서 신경절이후교감신경세포의 세포몸통과 연접(synapse)을 이루게 된다. 빈창자와 돌창자에 분포하

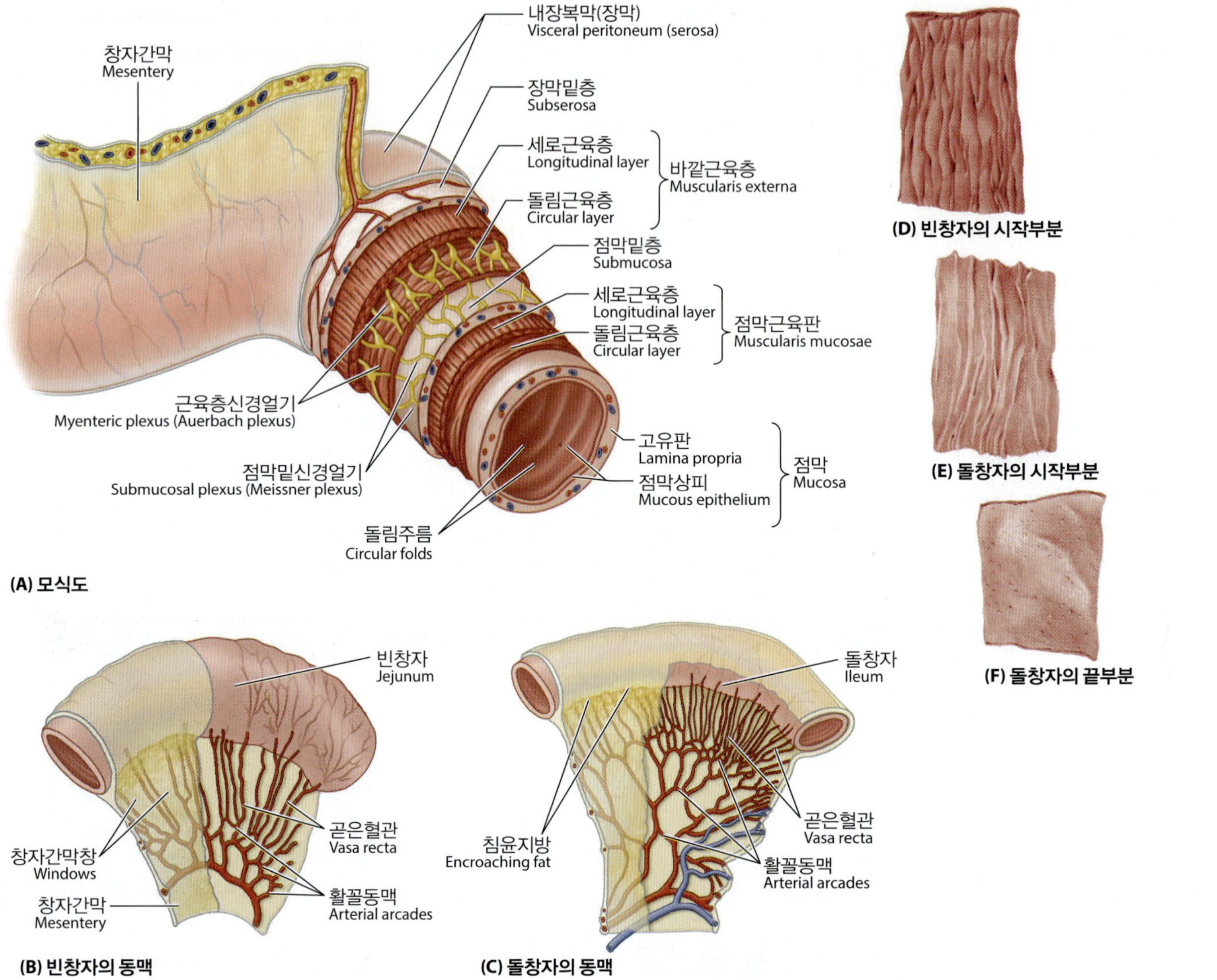

그림 5.48. 창자간막과 작은창자의 구조: 빈창자와 돌창자의 차이점. A. 창자간막과 작은창자벽. 창자간막은 내장복막으로 된 2층의 주름임을 확인하자. 창자간막은 창자를 뒤벽에 달려 있게 하고, 속에는 몸의 뒤벽에서 오는 신경과 혈관이 들어 있다. **B~F.** 표 5.8에서 정리한 빈창자와 돌창자의 차이점을 그림으로 보여준다.

표 5.8. 살아 있는 사람의 빈창자와 돌창자의 차이점(그림 5.48)

특징	빈창자(B, D)[a]		돌창자(C, E, F)[a]	
색깔	짙은 붉은색		옅은 분홍색	
지름	2~4 cm		2~3 cm	
벽	두껍고 무겁다		얇고 가볍다	
혈관분포	많다	(B)	적다	(C)
곧은혈관	길다	(B)	짧다	(C)
활꼴동맥	고리가 적지만 크다	(B)	고리가 짧지만 많다	(C)
창자간막의 지방	적다		더 많다	
돌림주름(라틴어로 *plicae circulares*)	크고 높으며 치밀하다(**D**)		낮고 드문드문 있으며(**E**), 끝부분에는 없다(**F**)	
림프결절(Peyer판 포함)	거의 없다		많다(**F**)	

[a]각 알파벳은 그림 5.48을 참조.

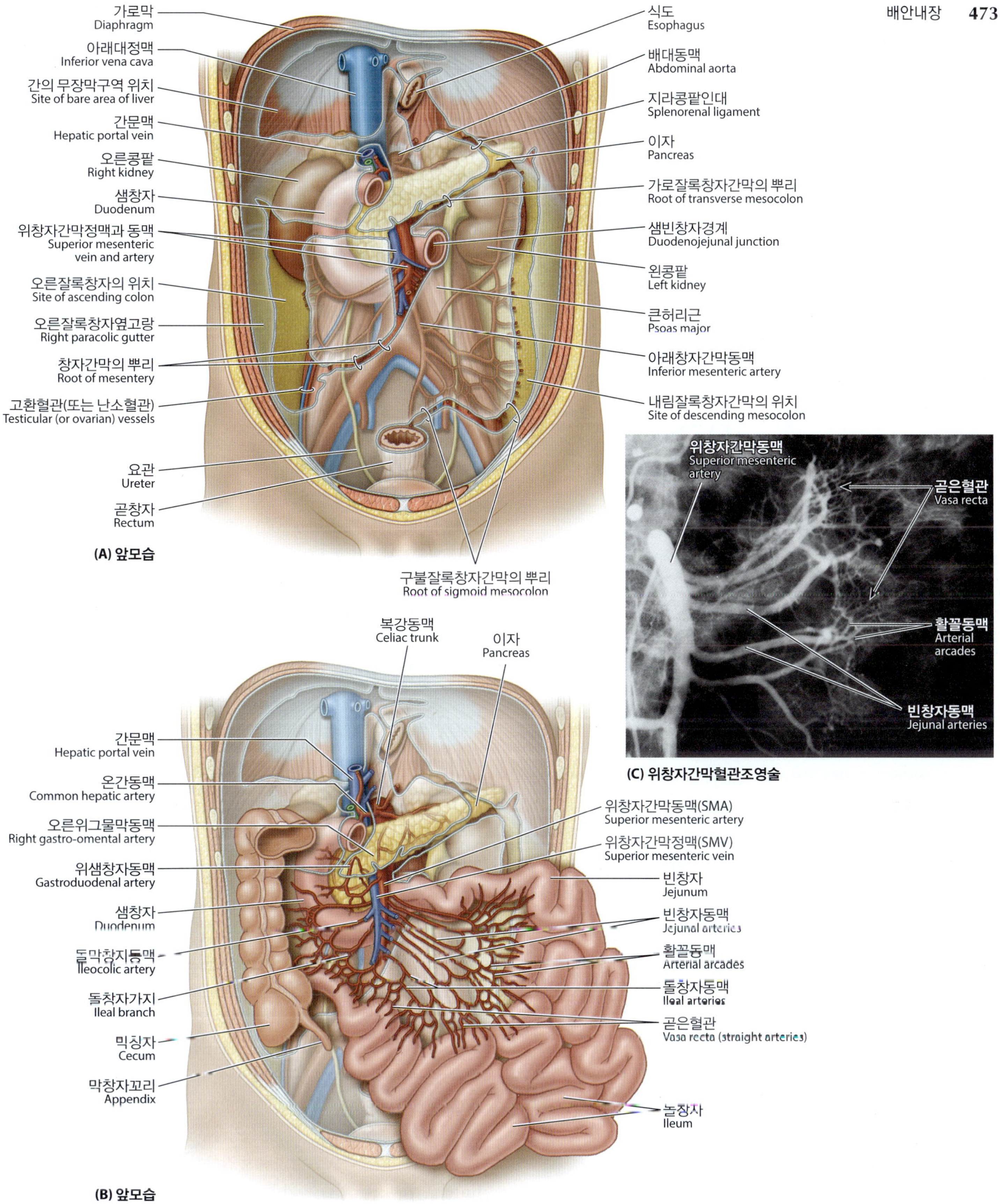

그림 5.49. 창자간막과 동맥분포. A. 큰창자에 분포하는 동맥. 가로잘록창자간막과 구불잘록창자간막, 작은창자간막은 뿌리부분에서 제거되었다. 돌막창자동맥과 왼잘록창자동맥은 오른쪽에서, 오른잘록창자동맥과 구불잘록창자동맥은 왼쪽에서 창자간막(오름/내림 잘록창자간막)속으로 달린다. 창자간막은 뒤배벽에 합쳐지는데 외과적으로 다시 만들어 줄 수 있다. **B.** 작은창자의 동맥과 정맥을 보여준다. 작은창자 중 샘창자 시작부분을 제외하고 위창자간막동맥이 분포한다. 위창자간막정맥은 창자로부터 혈액을 모아 문맥으로 보낸다. **C.** 빈창자동맥을 보여는 혈관조영사진.

5

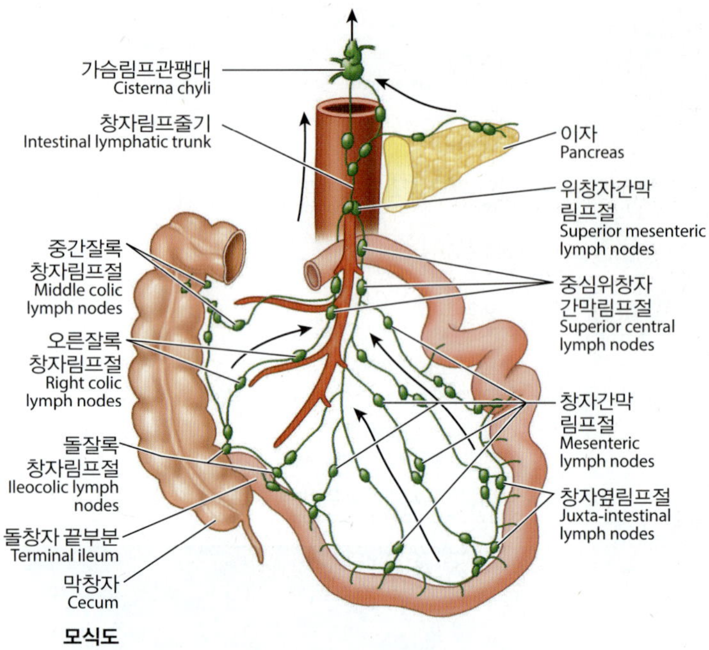

그림 5.50. 창자간막림프절. 위창자간막림프절은 위창자간막동맥의 뿌리부근에 있는 중심창자간막림프절(central mesenteric lymph node)을 만든다. 창자옆림프절(juxta-intestinal lymph node)의 림프액이 창자간막림프절, 돌잘록창자림프절, 오른잘록창자림프절, 중간잘록창자림프절로 들어가고 이어서 중심창자간막림프절로 들어간다. 창자옆림프절은 창자 가까이에 많이 존재한다. 아주 적은 수의 림프절이 동맥을 따라 나타난다. *화살표*, 림프액의 흐름.

는 부교감신경은 뒤미주신경줄기(*posterior vagal trunk*)에서 시작된다. 신경절이전부교감섬유는 창자벽안의 **근육층신경얼기**(*myenteric plexus*)와 **점막밑층신경얼기**(*submucosal plexus*)에서 신경절이후부교감신경세포와 연접을 한다("배안내장의 신경분포" 참조).

교감신경자극은 창자의 운동과 샘분비를 억제하여 소화를 억제하거나 멈추게 하고, 혈관을 수축시켜 비상사태에 적극 대처할 수 있도록 혈액을 중심으로 모은다. 부교감신경자극은 장운동을 증가시키고 샘분비를 촉진시켜 교감신경자극에 의한 소화억제를 회복하게 해준다. 교감신경 자극이 멈추면 혈관이 확장되고, 창자들이 활동할 수 있도록 혈액흐름이 돌아온다. 또한 작은창자는 내장들신경섬유에 해당하는 감각섬유를 가지고 있는데, 자르거나 뜨거움과 같은 통증성 자극(pain stimuli)에는 무감각하지만 확장(distension)되는 자극에는 민감하여 **경련복통**(*colic*, spasmodic abdominal pain, intestinal cramps)을 느끼게 된다. 작은창자의 내장통증은 같은 감각신경절을 공유하는 척수분절의 피부분절로 방사될 수 있다.

큰창자(Large Intestine)

큰창자(대장, **large intestine**)는 소화되지 않고 남은 액체 상태의 암죽(chyme)에서 물을 흡수하여 반고체의 변(stool)으로 만들고, 배변(defecation) 전까지 변을 저장하는 곳이다. 큰창자는 **막창자**(맹장, *cecum*), **막창자꼬리**(충수돌기, *appendix*), **오름잘록창자**(상행결장, *ascending colon*), **가로잘록창자**(횡행결장, *transverse colon*), **내림잘록창자**(하행결장, *descending colon*), **구불잘록창자**(S상결장, *sigmoid colon*), **곧창자**(직장, *rectum*), **항문관**(*anal canal*)으로 구성되어 있다(그림 5.52). 큰창자와 작은창자는 다음과 같은 차이점이 있다.

- **복막주렁**(복막수, **omental appendices**): 그물막 모양으로 돌출된 작은 지방덩어리.
- **잘록창자띠**(결장끈, **teniae coli**): (1) **간막띠(mesocolic tenia)**: 가로잘록창자간막(transverse mesocolon)과 구불잘록창자간막(sigmoid mesocolon)에 붙어 있다. (2) **그물막띠(omental tenia)**: 큰그물막이 붙어 있다. (3) **자유띠(free tenia)**: 창자간막, 큰그물막이 없이 복막주렁만 있다.
- **잘록창자팽대**(결장팽기, **haustra**): 잘록창자띠 사이에서 보이는 잘록창자벽의 주머니 모양으로 부풀어 오름.
- 작은창자보다 많이 큰 안지름(internal diameter).

큰창자의 세로 방향의 민무늬근육이 뭉쳐서 형성된 두꺼운 띠가 **잘록창자띠**(결장끈, *teniae coli*)이다. 막창자꼬리(appendix)의 바닥(base)에서 시작하여 3개의 띠로 갈라진다. 3개의 띠는 큰창자의 길이를 따라 달리다가, 곧구불창자경계(rectosigmoid junction)에서 갑자기 넓어지면서 합쳐져 곧창자 주위의 세로근육층에 이어진다. 창자띠가 수축하여 창자벽이 짧아지면, 띠 사이로 장이 주름지게 되어 올록볼록하고 헐렁한 잘록창자팽대(haustra)가 만들어진다.

막창자와 막창자꼬리(cecum and appendix)

막창자(맹장, **cecum**)는 큰창자가 시작되는 부분으로 오름잘록창자(ascending colon)와 연결되어 있다. 막힌 주머니 모양으로 길이와 너비가 약 7.5 cm이다. 오른아래사분역(right lower quadrant)의 엉덩뼈오목(iliac fossa) 안에 위치한다(그림 5.52, 5.53). 막창자가 변이나 가스로 팽창했을 때 앞가쪽배벽에서 만질 수 있다.

막창자는 보통 고샅인대(inguinal ligament)에서 2.5 cm 이내에 놓여 있으며, 거의 대부분이 복막으로 둘러싸여 있고 자유롭게 움직여진다. 그러나 막창자는 창자간막이 없다. 막창자의 움직임이 비교적 자유롭기 때문에 오른엉덩뼈오목(right iliac fossa)에서 벗어날 수 있지만, 복막으로 된 한두 개의 **막창자주름**(맹장주름, **cecal fold**)에 의해 가쪽배벽(lateral abdominal wall)에 붙어 있다(그림 5.53B). 돌창자 끝은 막창자에 비스듬히 들어가며, 부분적으로 막창자쪽으로 말려 들어가 있다.

시신해부를 통한 관찰에서는 **돌창자구멍**(회장구, **ileal orifice**)의 입구가 위쪽과 아래쪽으로 갈라진 **돌잘록창자입술**(회결장순, **ileocolic lip**)을 만들며, 두 입술이 가쪽에서 만나 **돌창자구멍주름띠(frenula of ileal orifice)**를 형성한다(그림 5.53A). 막창자가 팽창하거나 수축했을 때, 돌창자구멍주름띠(frenula)가 팽창되면서 일종의 판막(valve)이 닫히고, 막창자에서 돌창자로 음식물의 역류를 막게 된다. 그러나 살아 있는 사람을 내시경으로 보면 앞의 내용과 다르게 나타

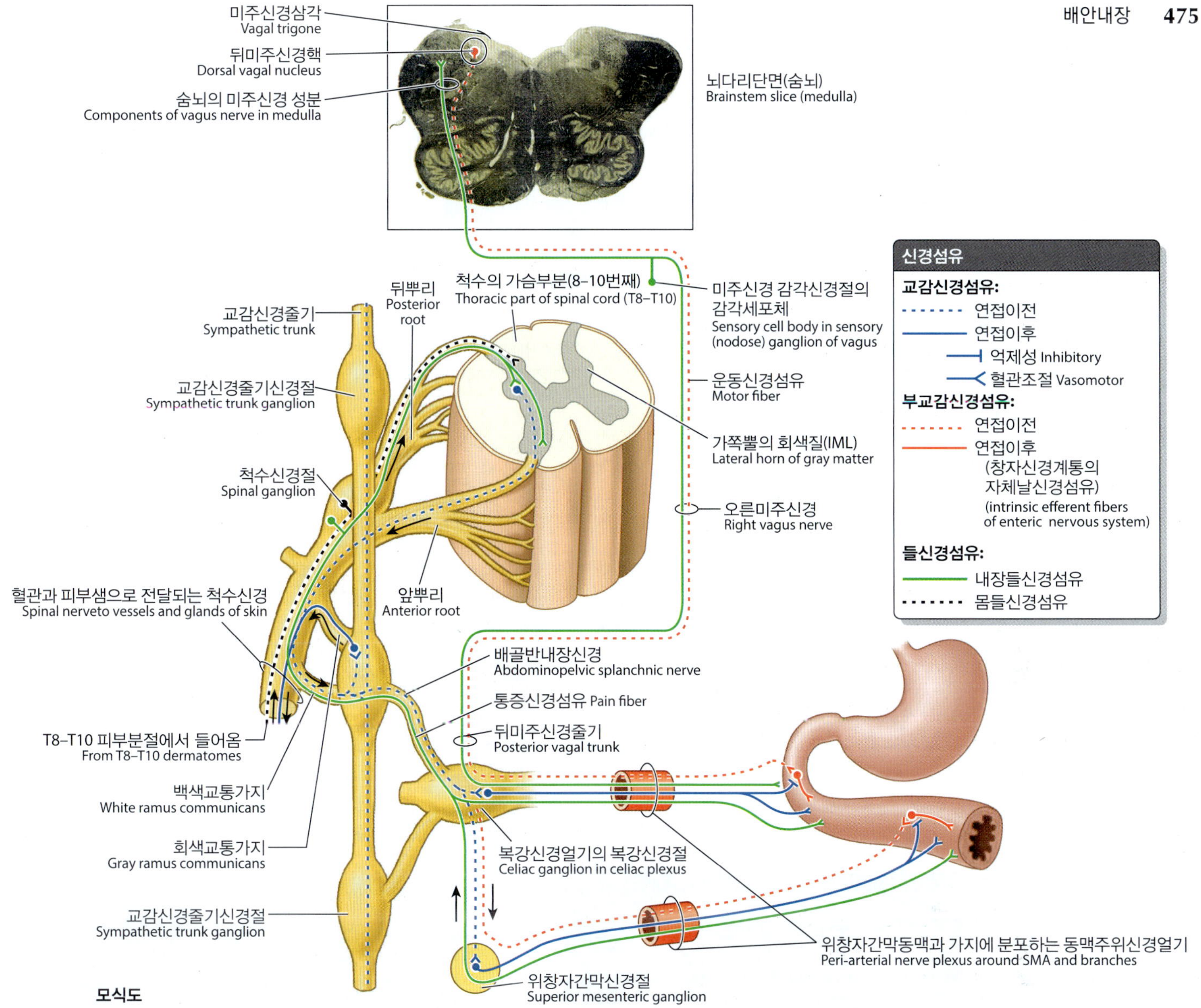

그림 5.51. 작은창자의 바깥기원신경분포(extrinsic innervation). 척수의 열째–열한째분절을 거쳐 여덟째 또는 아홉째 가슴신경에서 나온 연접이전교감섬유는 교감신경줄기를 통해 큰내장신경과 작은내장신경을 따라 복강신경얼기로 전달된다. 복강신경절과 위창자간막신경절에서 연접을 한 다음, 연접이후교감섬유는 동맥을 따라 창자에 분포하며, 들신경섬유를 통해 통증과 긴반사정보(long reflex)를 전달한다. 연접이전부교감섬유는 숨뇌(연수)에서 나온 미주신경을 따라 나오며, 뒤미주신경줄기를 따라 창자로 분포한다. 부교감신경은 창자벽에 있는 창자신경계통(enteric nervous system)의 연접이후 자체기인신경세포에서 연접을 한다. *SMA*, 위창자간막동맥; *화살표*, 신호전달방향; *IML*, 중간가쪽세포기둥

난다. 돌창자구멍 주위의 돌림근육이 잘 발달되지 않아 돌창자에서 막창자로 음식물이 넘어가는 조임근의 역할을 거의 하지 못하는 것으로 보인다. 그러나 돌창자구멍은 대개 긴장성 수축으로 인해 닫혀 있어 막창자쪽에서 보았을 때 **돌창자유두**(회장유두, **ileal papilla**)로 보이게 된다(그림 5.53B). 아마도 이 유두가 수동적인 덮개판막처럼 작용해서, 오름잘록창자쪽으로 음식물을 보내기 위해 수축하더라도 막창자에서 돌창자로 역류하는 것을 막는 것으로 보인다(Magee & Dalley, 1986).

막창자꼬리[충수돌기, (vermiform) **appendix**; 라틴어로 *vermis*는 '벌레'라는 뜻]는 한 6~10 cm 길이의 막힌 소화관 곁주머니(diverticulum)이다. 속에는 많은 림프조직(lymphoid tissue)을 가지고 있다. 막창자꼬리는 막창자의 뒤안쪽면(posteromedial aspect)에서 시작하여 돌막창자경계의 아래쪽에서 시작된다. 막창자꼬리는 짧은 삼각형의 창자간막인 **막창자꼬리간막**(충수간막, **meso-appendix**)을 가지고 있으며, 돌창자 끝의 창자간막 뒷부분에서 나온 것이다(그림 5.52A). 막창자꼬리간막은 막창자와 막창자꼬리의 시작부위에 붙는다. 막창자꼬리의 위치는 다양하지만, 대개 막창자뒤쪽(retrocecal)에 놓여 있다(그림 5.53C; 이 장의 임상적용 "막창자꼬리의 위치" 참조).

막창자의 동맥은 위창자간막동맥의 마지막 가지인 **돌잘록창자동맥**(회결장동맥, **ileocolic artery**)에서 나온다(그림 5.54, 5.55; 표 5.9). 막창자꼬리에는 돌잘록창자동맥에서 나온 **막창자꼬리동맥**(충수동맥, **appendicular artery**)이 혈액을 공급한다. 막창자와 막창자

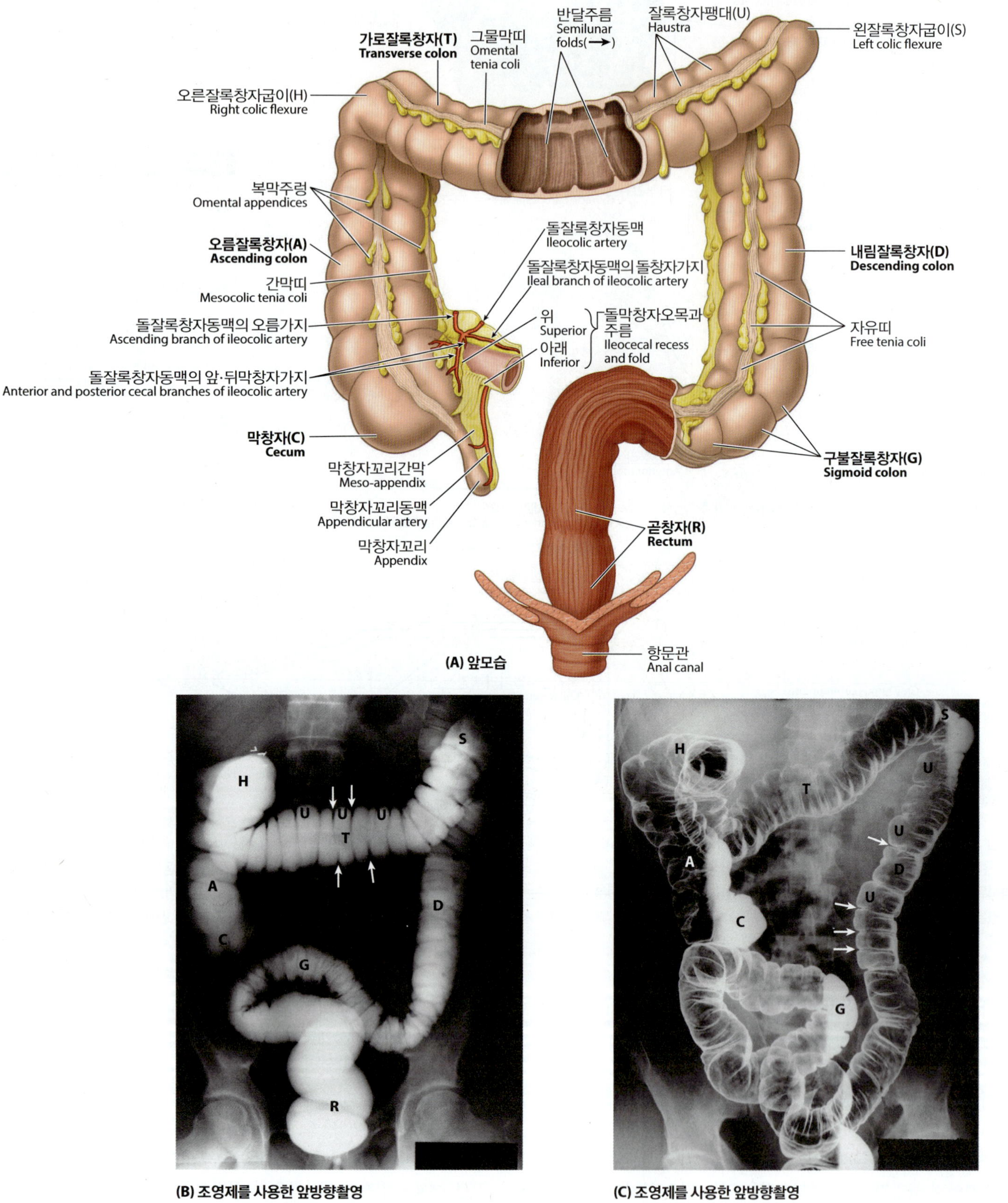

그림 5.52. 돌창자의 끝부분과 큰창자(막창자꼬리 포함). A. 개요. 곧창자에는 잘록창자의 특징인 잘록창자띠, 잘록창자팽대, 복막주렁이 없다. **B.** 단일대조검사(single contrast study). 잘록창자를 관찰하기 위해, 관장을 하여 내용물을 비운 다음, 바륨관장을 한다. 잘록창자팽대와 반달모양의 점막주름이 보인다. **C.** 이중대조검사(double contrast study). 단순대조검사 이후 방사선조영제를 배출시키고 공기를 넣어 잘록창자를 부풀린다. 잘록창자의 속면이 방사선조영제의 얇은 층으로 관찰된다. *화살표*, 반달주름.

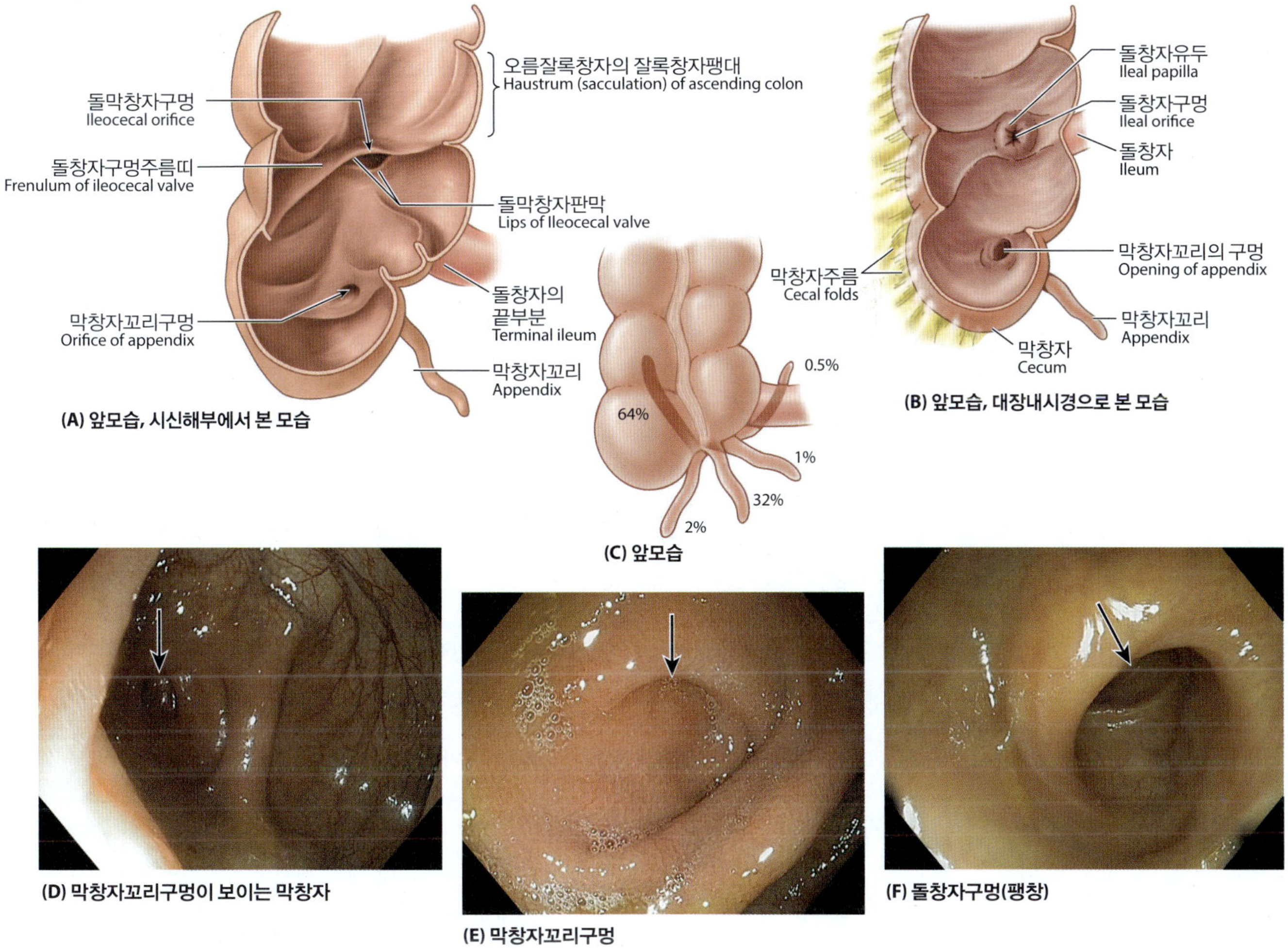

그림 5.53. 돌창자 끝부분, 막창자, 막창자꼬리. A. 공기로 채워 말려 연 막창자. 돌막창자판막과 돌창자구멍을 관찰한다. 시신에서 더 잘 보이는 돌창자구멍주름띠는 돌막창자판막 위에서 막창자와 오름잘록창자가 만나는 벽을 따라 만들어지는 주름이다. **B.** 살아 있는 사람에서 내시경으로 본 막창자의 속. **C.** 10,000례의 증례 분석하여 막창자꼬리의 다양한 위치에 대한 대략적인 빈도. **D~F.** 대장내시경 사진(*화살표*가 구멍을 지시함).

꼬리의 정맥은 **돌잘록창자정맥**(회결장정맥, **ileocolic vein**)으로 들어가 위창자간막정맥(superior mesenteric vein)으로 들어간다(그림 5.56A).

막창자와 막창자꼬리에서 나온 림프관은 막창자꼬리간막에 있는 림프절과 돌잘록창자동맥을 따라 늘어선 **돌잘록창자림프절**(*ileocolic lymph node*)로 들어간 뒤(그림 5.56B), 최종적으로 **위창자간막림프절**(*superior mesenteric lymph node*)로 들어간다.

막창자와 막창자꼬리에 분포하는 신경은 **위창자간막신경얼기**(*superior mesenteric plexus*)에서 나온 **교감신경**과 **부교감신경**이다(그림 5.56C). 척수의 아래가슴신경부위(lower thoracic part)에서 **교감신경섬유**가 나오고, **부교감신경섬유**는 미주신경에서 나온다. 막창자꼬리에서 나온 들신경섬유는 교감신경을 따라 척수의 열째가슴분절로 들어간다("배안내장의 신경분포" 참조).

잘록창자(colon)

잘록창자(결장, **colon**)는 4개의 부분으로 나눠지며, 오름잘록창자(상행결장, ascending colon), 가로잘록창자(횡행결장, transverse colon), 내림잘록창자(하행결장, descending colon), 구불잘록창자(S상결장, sigmoid colon)가 이에 해당한다(그림 5.43C, 5.52). 각각의 잘록창자는 활 모양으로 서로 이어져 있다. 잘록창자는 작은창자를 둘러싸고 있으며, 오름잘록창자는 작은창자의 오른쪽, 가로잘록창자는 작은창자의 앞이나 위쪽, 내림잘록창자는 작은창자의 왼쪽, 구불잘록창자는 작은창자의 아래쪽에 있다.

오름잘록창자(상행결장, **ascending colon**)는 큰창자의 두 번째 부분이다. 막창자(cecum)의 오른쪽에서 위로 올라가 오른간엽(right lobe of liver)에 이르러 왼쪽으로 꺾어지는 **오른잘록창자굽이**(우결장곡, **right colic flexure**, *hepatic flexure*)를 형성한다. 오른잘록창자굽이는 아홉, 열째갈비뼈 아래에 있으며 간의 아랫부분이 위를 덮고 있다.

오름잘록창자는 막창자보다 지름이 좁고 뒤배벽의 오른쪽에 위치한다. 앞면이 복막으로 덮여 있는 이차적으로 형성된 복막뒤장기(retroperitoneal organ)지만, 25%의 사람에게는 짧은 창자간막이 있

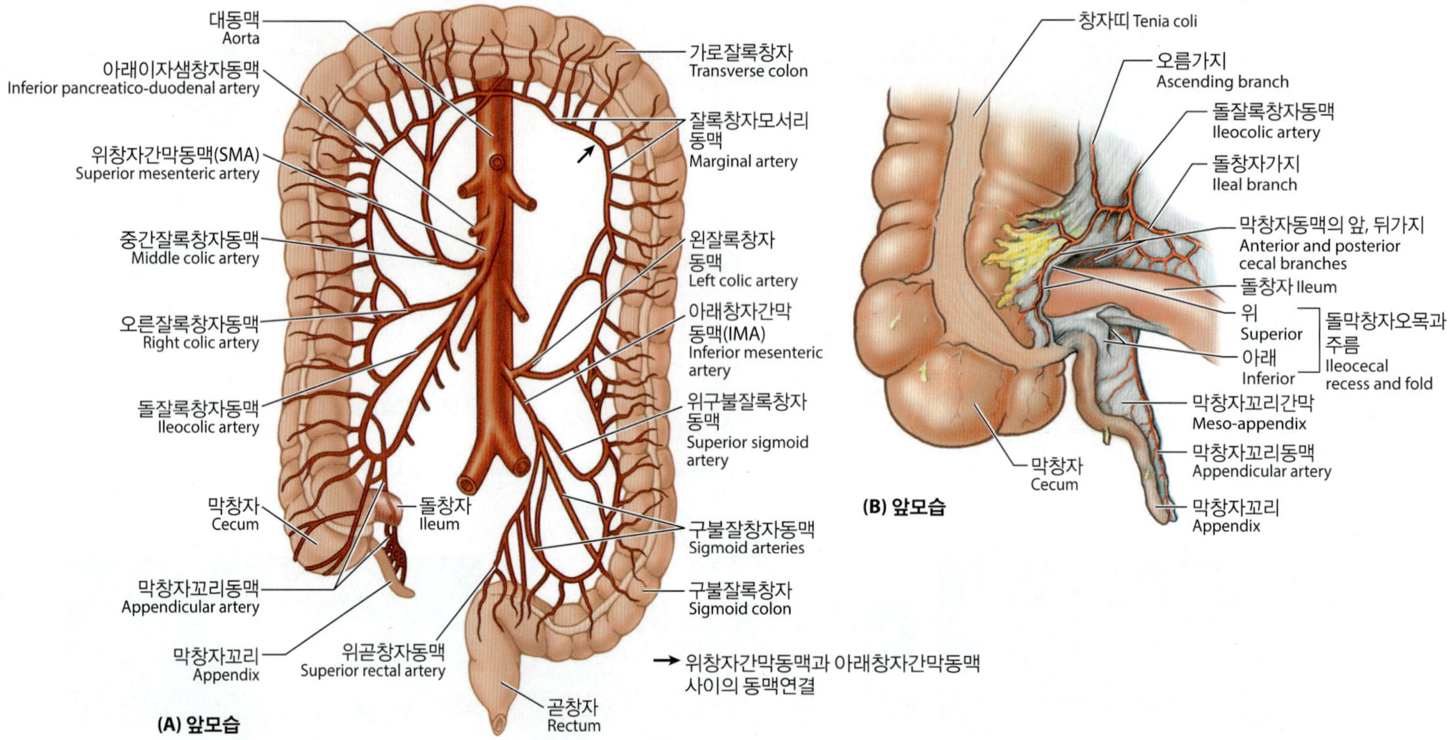

그림 5.54. 큰창자와 막창자꼬리의 동맥. A. 개요. **B.** 돌막창자부위의 동맥.

기도 한다. 오름잘록창자는 큰그물막에 의해 앞가쪽배벽과 분리된다. 오름잘록창자의 오른쪽 면과 뒤배벽 사이에는 벽복막이 수직으로 깊게 패인 고랑이 있으며, 이를 오른잘록창자옆고랑(*right paracolic gutter*)이라고 한다(그림 5.49A 참조).

오름잘록창자와 오른잘록창자굽이의 혈액공급은 위창자간막동맥의 가지인 돌잘록창자동맥(*ileocolic artery*)과 **오른잘록창자동맥**(우결장동맥, **right colic artery**)이 담당한다(그림 5.54, 5.55; 표 5.9). 이들 동맥은 중간잘록창자동맥(*middle colic artery*)의 오른가지와 연결(anastomosis)되는데, 이후에 왼잘록창자동맥, 구불잘록창자동맥과 함께 연속적으로 연결된 **잘록창자모서리동맥**(결장연동맥, **marginal artery**, *juxtacolic artery*)을 형성하여 잘록창자와 나란히 창자간막모서리를 따라 달린다.

오름잘록창자의 정맥들은 위창자간막정맥의 가지인 돌잘록창자정맥(*ileocolic vein*)과 **오른잘록창자정맥**(우결장정맥, **right colic vein**)으로 들어간다(그림 5.56A). 오름잘록창자의 림프관들은 먼저 **잘록창자벽림프절**(결장벽임파절, **epicolic lymph node**)과 **잘록창자옆림프절**(결장방임파절, **paracolic lymph node**)을 거쳐 돌잘록창자림프절(*ileocolic lymph node*)과 **오른잘록창자림프절**(**right colic lymph node**)로 들어간 후, 최종적으로 위창자간막림프절(*superior mesenteric lymph node*)로 들어간다(그림 5.56B). 오름잘록창자의 신경은 위창자간막신경얼기(*superior mesenteric nerve plexus*)에서 나온다(그림 5.56C).

가로잘록창자(횡행결장, **transverse colon**)는 큰창자의 세 번째 부분이며, 가장 길고 많이 움직일 수 있는 부분이다(그림 5.52). 오른잘록창자굽이(*right colic flexure*)에서 왼잘록창자굽이(*left colic flexure*)로 배를 가로지르고, 이후에는 내림잘록창자(descending colon)가 된다. **왼잘록창자굽이**(좌결장곡, **left colic flexure**, splenic flexure)는 오른잘록창자굽이에 비해 보통 더 위에 위치하며, 구부러진 각이 예리하고 덜 유동적이다. 왼잘록창자굽이는 왼콩팥(left kidney) 아랫부분의 앞쪽에 위치하며 가로막잘록창자인대(*phrenicocolic ligament*)에 의해 가로막에 붙어 있다(그림 5.26 참조). 가로잘록창자와 가로잘록창자간막(*transverse mesocolon*)은 아래쪽으로 구부러져 있고, 가끔은 엉덩뼈능선(iliac crest)까지 내려오기도 한다(그림 5.57B). 또한 가로잘록창자간막은 그물막주머니(omental bursa)의 뒤벽과 합쳐지거나 붙어 있다. **가로잘록창자간막의 뿌리**(횡행결장간막근, **root of transverse mesocolon**; 그림 5.49A 참조)는 이자의 아래모서리를 따라 위치하며, 벽복막으로 이어진다. 가로잘록창자는 자유롭게 움직일 수 있으므로 그 위치가 다양하지만, 대개 L3 높이인 배꼽 높이 정도에 걸려 있다(그림 5.57A). 하지만 키 크고 마른 사람들 중에는 가로잘록창자가 골반까지 늘어뜨려진 경우도 있다(그림 5.57B).

가로잘록창자의 동맥은 위창자간막동맥의 가지인 **중간잘록창자동맥**(중결장동맥, **middle colic artery**)이 담당한다(그림 5.54, 5.55; 표 5.9). 그러나 **잘록창자모서리동맥**(**marginal artery**, of Drummond, juxtacolic artery)을 만드는 오른잘록창자동맥(*right colic artery*)이나 왼잘록창자동맥(*left colic artery*)에서도 일부 혈액이 공급된다.

가로잘록창자의 정맥은 위창자간막정맥으로 들어가며(그림 5.56A), 림프관은 **중간잘록창자림프절**(중결장임파절, **middle colic lymph node**)을 거쳐 위창자간막림프절(*superior mesenteric lymph

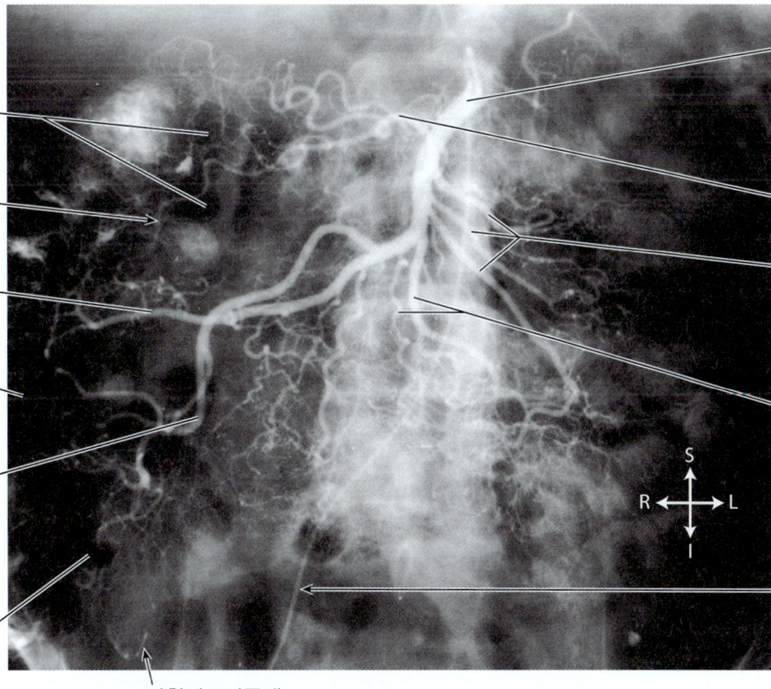

(A) 위창자간막동맥조영술

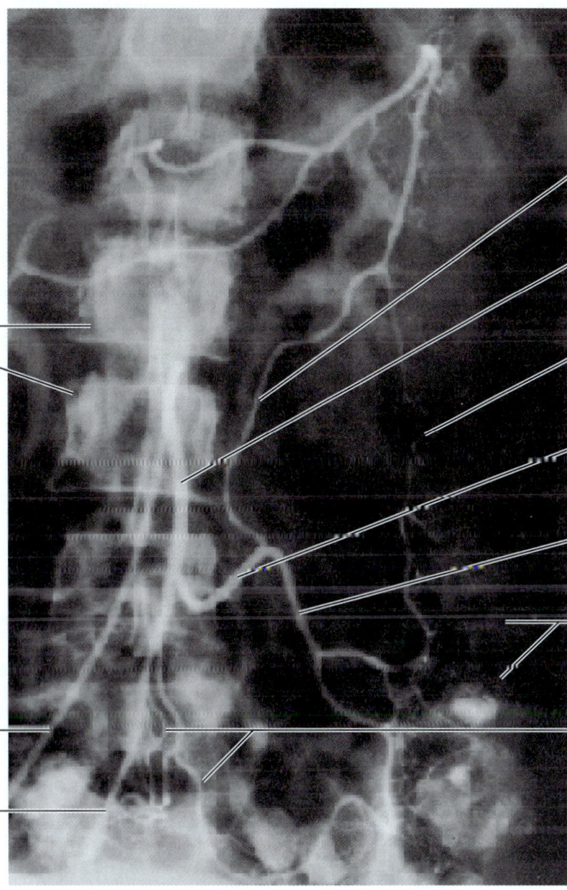

(B) 아래창자간막동맥조영술

그림 5.55. 위창자간막과 아래창자간막의 동맥조영술. A. 위창자간막동맥조영술. 넙다리동맥을 통해 도관을 넣고 엉덩동맥과 대동맥을 거쳐 위창자간막동맥 입구에 조심스럽게 접근하여 방사선비투과조영제를 주입한다. **B.** 아래창자간막동맥조영술.

표 5.9. 창자의 동맥분포

동맥	이는곳	경로	분포
위창자간막동맥 (superior mesenteric artery)	배대동맥(abdominal aorta)	창자간막의 뿌리에서 돌막창자경계로 달린다.	중간창자에서 기원한 위장관
작은창자동맥(intestinal artery) (jejunal and ileal) (n = 15~18개)	위창자간막동맥 (superior mesenteric artery)	창자간막의 두 층 사이로 지나간다.	빈창자와 돌창자
중간잘록창자동맥(middle colic artery)		복막뒤로 올라가서 가로잘록창자간막의 두 층 사이로 지나간다.	가로잘록창자
오른잘록창자동맥(right colic artery)		복막뒤를 지나 오름잘록창자로 간다.	오름잘록창자
돌잘록창자동맥(ileocolic artery)	위창자간막동맥의 끝가지	창자간막의 뿌리를 따라 달려 돌창자가지와 잘록창자가지로 나뉜다.	돌창자, 막창자, 오름잘록창자
막창자꼬리동맥(appendicular artery)	돌잘록창자동맥	막창자꼬리간막의 두 층 사이로 지나간다.	막창자꼬리
아래창자간막동맥 (inferior mesenteric artery)	배대동맥	복막뒤를 통해 배대동맥의 왼쪽으로 내려온다.	뒤창자(hindgut)에서 기원한 위장관
왼잘록창자동맥(left colic artery)	아래창자간막동맥	복막뒤를 통해 내림잘록창자의 왼쪽으로 간다.	내림잘록창자
구불잘록창자동맥(sigmoid artery) (n = 3~4개)		복막뒤를 통해 내림잘록창자의 왼쪽으로 간다.	내림잘록창자와 구불잘록창자
위곧창자동맥(superior rectal artery)	아래창자간막동맥의 끝가지	복막뒤를 내려와 곧창자로 간다.	곧창자의 시작부분
중간곧창자동맥(middle rectal artery)	속엉덩동맥(internal iliac artery)	복막뒤를 지나 곧창자로 간다.	곧창자의 중간부분
아래곧창자동맥(inferior rectal artery)	속음부동맥 (internal pudendal artery)	궁둥항문오목(ischioanal fossa)을 가로질러 곧 창자로 간다.	곧창자의 끝부분과 항문관

node)로 유입된다(그림 5.56B).

가로잘록창자의 신경은 위창자간막신경얼기(*superior mesenteric nerve plexus*)에서 나온 신경이 왼·중간잘록창자동맥을 따라 위치하는 동맥주위신경얼기(periarterial nerve plexus)를 타고 분포한다(그림 5.56C). 이들 신경을 통해 교감신경, 부교감신경(미주신경)과 더불어 내장들신경섬유가 전달된다("배안내장의 신경분포" 참조).

내림잘록창자(하행결장, **descending colon**)는 왼잘록창자굽이(left colic flexure)와 왼엉덩뼈오목(left iliac fossa) 사이에 위치하며, 이후 구불잘록창자(sigmoid colon)와 이어진다(그림 5.52). 내림잘록창자는 이차적으로 생긴 복막뒤장기이기 때문에 앞쪽과 가쪽을 복막이 덮고 있으며, 뒤쪽은 뒤배벽과 붙어 있다. 내림잘록창자가 복막뒤장기이지만, 약 33%의 사람들에게서 짧은 창자간막이 나타난다. 하지만 창자꼬임(volvulus)이 일어날 정도로 길지는 않다. 내림잘록창자는 내려오면서 왼콩팥의 바깥쪽 모서리 앞쪽을 가로지른다. 오름잘록창자와 마찬가지로 창자의 가쪽을 따라 **왼잘록창자옆고랑**(*left paracolic gutter*)이 만들어진다(그림 5.49A).

구불잘록창자(S상결장, **sigmoid colon**)는 다양한 길이를 가지며, S자 모양 구부러짐이 특징이다. 이는 내림잘록창자와 곧창자(rectum) 사이를 연결한다(그림 5.52). 구불잘록창자는 엉덩뼈오목(iliac fossa)에서 시작하여 엉치뼈 S3 즈음에서 곧창자로 이어진다. 잘록창자띠는 항문(anus)에서 약 15 cm 떨어진 곳에서 끝이 나며, 이곳이 **곧구불창자경계**(*rectosigmoid junction*)에 해당한다.

구불잘록창자는 긴 **구불잘록창자간막**(S상결장간막, **sigmoid mesocolon**)이 있어서 특히 중간부분에서 자유롭게 움직일 수 있다(이 장의 임상적용 "구불결장꼬임" 참조). **구불잘록창자간막뿌리(root of sigmoid mesocolon)**는 뒤집어진 V자 모양인데, 바깥엉덩혈관(external iliac vessel)을 따라 처음에는 위안쪽으로 올라가다 온엉덩혈관(common iliac vessel)이 이어지는 지점에서 아래안쪽으로 꺾여 엉치뼈의 앞쪽에서 끝이 난다. 왼요관(*left ureter*)과 왼온엉덩동맥(left common iliac artery)의 가지는 구불잘록창자간막뿌리의 꼭대기 뒤에 있는 복막뒤공간에 놓여 있다. 구불잘록창자는 복막주렁(그림 5.52A)이 길지만 창자간막이 끝나는 지점에서 같이 사라진다. 잘록창자띠 또한 곧창자가 되기 위해 넓어지는 창자벽 속의 세로근육이 되면서 없어진다.

내림잘록창자와 구불잘록창자의 동맥공급은 아래창자간막동맥의 가지인 **왼잘록창자동맥**(*left colic artery*)과 **구불잘록창자동맥**(S상결장동맥, **sigmoid artery**)이 맡는다(그림 5.54; 표 5.9). 따라서 왼잘록창자굽이 즈음에서 배안 소화관 혈액공급의 두 번째 변화가 일어난다. 다시 말해 발생학적 중간창자(embryonic midgut)에 해당하는 왼잘록창자굽이의 위쪽은 위창자간막동맥(superior mesenteric artery)이 분포하고, 발생학적 뒤창자(embryonic hindgut)에 해당하는 왼잘록창자굽이의 아래쪽은 아래창자간막동맥(inferior mesenteric artery)이 분포하는 것이다. 대장절제(colectomy)를 하는 동안, 지속적인 혈액공급을 보장하기 위해 위창자간막동맥과 아래창자간막동

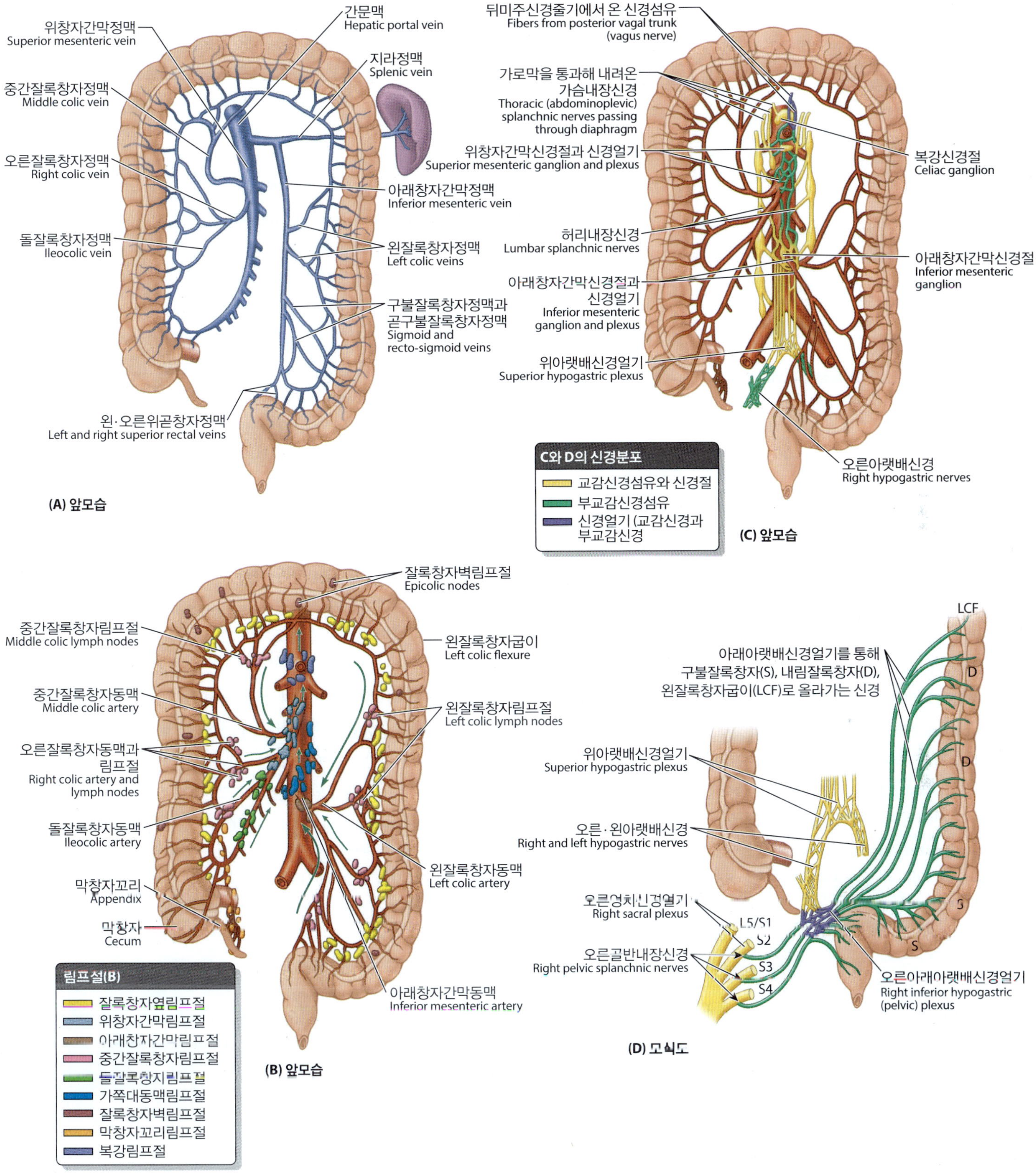

그림 5.56. 큰창자의 정맥, 림프절, 신경. A. 정맥의 배출. 위·아래창자간막정맥의 가지는 같은 이름의 동맥과 유사한 분포를 보인다. **B.** 림프액의 배출. 큰창자의 모든 부분에서 나온 림프는 순서대로 잘록창자벽림프절(창자에서), 잘록창자옆림프절(창자간막 모서리를 따라), 중간잘록창자림프절(잘록창자동맥을 따라)로 들어간 후 위·아래창자간막림프절과 창자림프줄기로 들어간다. **C.** 신경분포. 잘록창자의 신경분포는 위, 아래창자간막동맥을 따라 늘어선 신경절에서 만들어진 동맥주위신경얼기를 통해 이루어진다. **D.** 내림잘록창자와 구불잘록창자의 부교감신경분포. 둘째–넷째엉치신경(S2–S4)에서 나온 부교감신경은 아래아랫배신경얼기(inferior hypogastric plexus)에서 각각 올라가 구불잘록창자, 내림잘록창자, 가로잘록창자의 끝부분에 분포한다.

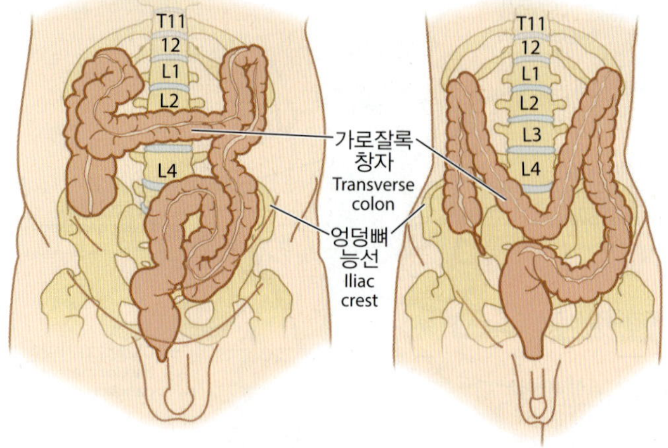

(A) 앞모습 (B)

그림 5.57. 체형에 따른 가로잘록창자의 위치변화. A. 가슴이 짧고 배가 긴 뚱뚱한 체형인 사람. 가로잘록창자가 높은 곳에 위치한다. **B.** 마른 체형의 사람. 가로잘록창자가 내려와 골반까지 이르기도 한다.

맥 사이의 동맥연결을 확인하는 것은 매우 중요하다. 구불잘록창자동맥은 왼쪽으로 비스듬히 내려오다가 위가지와 아래가지를 낸다. 위구불잘록창자동맥(superior sigmoid artery)의 가장 위가지는 왼잘록창자동맥의 내림가지와 연결되어 잘록창자모서리동맥의 일부를 형성한다. 내림잘록창자와 구불잘록창자의 정맥배출은 아래창자간막정맥(*inferior mesenteric vein*, IMV)에 모여 지라정맥을 통해 문맥으로 유입되어 간으로 간다(그림 5.56A; 그림 5.75B 참조).

내림잘록창자와 구불잘록창자의 림프관은 잘록창자벽림프절(epicolic lymph node)과 잘록창자옆림프절(paracolic lymph node)을 지나 왼잘록창자동맥과 나란한 **중간잘록창자림프절**(중간결장림프절, **intermediate colic lymph nodes**)로 들어간다(그림 5.56B). 그리고 아래창자간막동맥 주위의 **아래창자간막림프절**(하장간막임파절, **inferior mesenteric lymph nodes**)로 들어간다. 그러나 왼잘록창자굽이에서 나온 림프는 위창자간막림프절(*superior mesenteric lymph nodes*)로 들어가기도 한다.

왼잘록창자굽이의 위쪽으로는 배대동맥신경얼기(abdominal aorta nerve plexus)에서 나온 교감신경과 부교감신경섬유가 함께 달리다가 동맥주위신경얼기(peri-arterial nerve plexus)를 통해 소화관에 분포한다(그림 5.56C). 그러나 왼잘록창자굽이의 아래쪽으로는 다른 경로를 따르게 된다.

내림잘록창자와 구불잘록창자의 교감신경은 허리교감신경줄기(lumbar sympathetic trunk)에서 나와 허리내장신경(lumbar splanchnic nerve)과 위창자간막신경얼기(superior mesenteric nerve plexus)를 지나 아래창자간막동맥과 그 가지 주변의 동맥주위신경얼기를 거쳐 분포한다.

이 부분의 부교감신경은 골반내장신경(*pelvic splanchnic nerve*)에서 나와 아래아랫배신경얼기(inferior hypogastric plexus)와 아래아랫배신경(inferior hypogastric nerve)을 따라 분포하는데, 이들은 혈관을 따라 분포하지 않는다(그림 5.56D). 구불잘록창자의 중간부분에서 위쪽으로는 내장들신경을 통한 통증이 교감신경섬유를 타고 가슴허리감각척수신경절(thoracolumbar spinal sensory ganglion)로 거꾸로 전달된다. 반면에 반사정보(reflex)는 부교감신경섬유를 타고 감각미주신경절(vagal sensory ganglion)로 전달된다. 구불잘록창자의 중간부분의 아래쪽은 모든 내장들신경을 통한 감각정보가 부교감신경섬유를 거꾸로 타고 S2-S4 척수신경의 감각신경절(sensory ganglion)로 전달된다("배안내장의 신경분포" 참조).

곧창자와 항문관(rectum and anal canal)

곧창자(직장, **rectum**)는 큰창자의 마지막 부분으로 일차복막뒤장기로서 고정되어 있고, 복막밑(subperitoneal)에 위치한다. S3 높이에서 구불잘록창자와 연결되어 있으며, 그 연결부위는 구불잘록창자간막(mesentery of sigmoid colon)의 아래쪽 끝에 위치한다(그림 5.52). 곧창자는 아래쪽에서 **항문관**(*anal canal*)과 연결된다. 큰창자의 이 부분들은 제6장 골반과 샅에서 다뤄진다.

임상적용 CLINICAL BOX

식도와 위(ESOPHAGUS AND STOMACH)

식도정맥류(Esophageal Varices)

아래 식도의 점막밑정맥(submucosal vein)은 문맥계통(portal venous system)과 몸정맥계통(systemic venous system) 양쪽으로 연결되어 있어 문맥몸순환연결(portosystemic anastomosis)을 이룬다. 비정상적으로 문맥계통의 혈압이 증가하여 **문맥고혈압**(*portal hypertension*)이 초래되면, 혈액은 간문맥을 통해 간으로 들어가지 못하고 식도 쪽으로 거꾸로 흘러가게 된다. 식도로 유입된 과량의 혈액은 식도 점막밑정맥을 늘어나게 만들어 **식도정맥류**(*esophageal varices*)를 만들게 된다(그림 B5.7). 이처럼 부풀어 오른 정맥은 터져서 외과적으로 조절하기 어려울 정도로 심한 출혈을 일으켜 생명을 위협하기도 한다. 식도정맥류는 흔히 알코올간경화증(*alcoholic cirrhosis*)이 있는 사람에게 흔히 발생한다(이 장의 임상적용 "간경화증" 참조).

식도통증(Pyrosis)

식도통증(식도작열감, *pyrosis*)을 가슴쓰림(heartburn)이라고 부르며, 식도에서 느끼는 불쾌감이나 복장뼈밑에서 호소하는 통증(substernal pain) 중 가장 흔한 형태이다. 식도

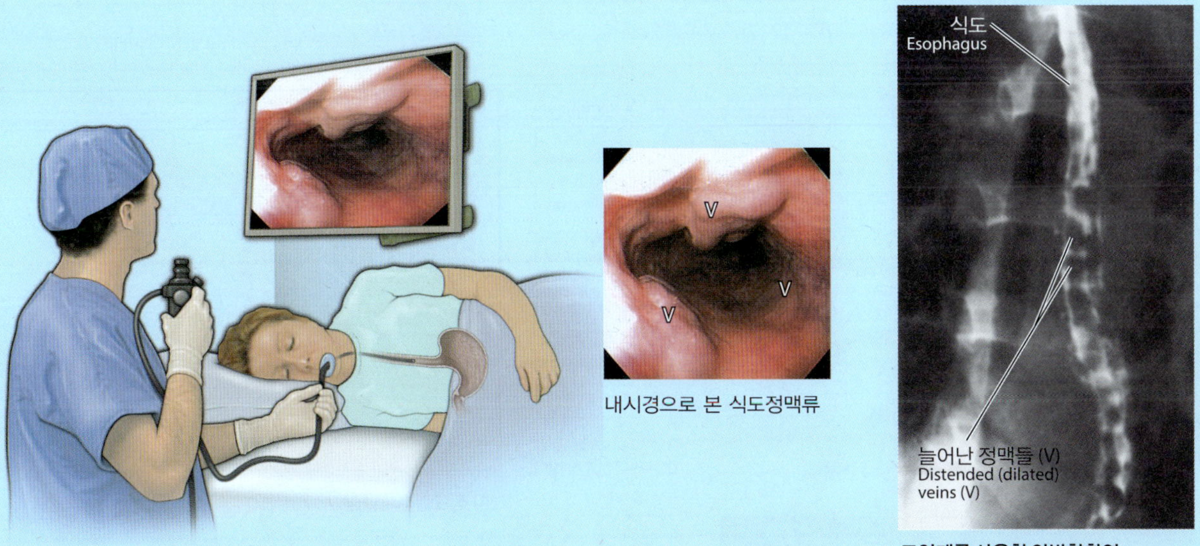

내시경으로 본 식도정맥류

조영제를 사용한 앞방향촬영

그림 B5.7. 식도정맥류.

의 배안부분에서 느끼는 작열감은 일반적으로 위액이나 음식물이 식도로 역류하는 위식도역류(*gastro-esophageal reflux disorder, GERD*) 때문이다. 식도통증은 간혹 **가로막틈새탈장**(*hiatal hernia*)과 연관이 있는 경우도 있다(임상적용 "틈새탈장" 참조). 가슴쓰림이라는 용어에서도 알 수 있듯이 식도통증은 배부분이 아닌 가슴의 통증으로 나타난다.

비만수술(Bariatric Surgery)

비만수술은 극심한 비만환자의 체중을 줄이기 위해 시행한다. 최근에는 비만수술이 위수술 중 가장 흔한 수술이 되었다. 이에는 위의 부피를 줄이는 방법(부피제한술), 영양흡수면적을 줄이는 방법(흡수제한술), 두 가지를 혼합하는 방법들이 포함되며, 많은 경우에서 복강경으로 수술한다. 부피제한술에는 고정식 혹은 조절할 수 있는 띠를 위의 바깥에 끼우거나, 위의 일부를 절개하여 작은 주머니를 만드는 방법, 위 자체가 접히도록 위바닥주름형성술(fundoplication)이 있다. 흡수제한술에는 위와 작은창자를 연결하는 방식을 다양하게 바꾸어주는 수술이 포함된다. 혼합수술 중 위우회술(gastric bypass surgery)은 가장 흔한 비만수술이었지만, 최근에는 눈에 띄게 줄어들고 있다. 확실한 체중감량을 위해 식이조절이 꼭 필요하며, 합병증인 흡수장애증후군(malabsorption syndrome)과 수면무호흡(sleep apnea)을 주의해야 한다. 건강한 식사습관이 수술후 꼭 동반되어야 성공적인 비만수술이 될 수 있다. 비만수술의 합병증은 잘 생기는 편이다.

위전위(Displacement of Stomach)

그물막주머니(omental bursa) 속에 생기는 이자의 거짓주머니(pseudocyst)와 고름집(abscess)은 위를 앞쪽으로 누르게 된다. 가쪽영상이나 컴퓨터단층촬영(CT)을 통해 이러한 위의 자리옮김을 발견할 수 있다. **췌장염**(이자염, *pancreatitis*)을 앓게 되면, 위의 뒤벽이 이자를 덮고 있는 그물막주머니 뒤쪽에 유착되기도 한다. 이는 이자가 위의 뒤벽과 서로 가까이 위치하고 있기 때문이다.

틈새탈장(Hiatal Hernia)

틈새탈장(열공탈장, *hiatal hernia*)이란 위의 일부분이 가로막 식도구멍을 통해 가슴세로칸(mediastinum)으로 빠져나간 것을 일컫는다. 탈장은 대개 중년 이후에 많이 나타나는데, 아마도 가로막의 근육이 약해지면서 식도구멍이 넓어지기 때문인 것 같다. 틈새탈장의 종류는 여러 가지가 있지만, 식도곁틈새탈장과 미끄럼틈새탈장의 두 가지가 가장 대표적이다(Skandalakis et al., 1996).

두 번째로 흔한 **식도곁틈새탈장**(식도방열공탈장, *para esophageal hiatal hernia*)에서는 위들문(cardia)이 정상위치에 있다(그림 B5.8A). 하지만 복막(peritoneum)이 식도구멍을 통해 식도앞 쪽으로 빠져나가 있으며, 복막은 종종 위바닥(fundus)과 같이 탈장되기도 한다. 식도곁틈새탈장에서는 들문구멍이 정상위치에 있으므로 대개 위내용물의 역류는 동반하지 않는다.

가장 흔한 **미끄럼틈새탈장**(활주열공탈장, *sliding hiatal hernia*)은 식도의 배안부분, 들문, 위바닥의 일부가 식도구멍을 통해 위쪽으로 미끄러져 가슴으로 들어간 것이다. 특히 바로 눕거나 몸을 구부렸을 때 잘 일어난다(그림 B5.8B). 가로막오른다리가 식도의 아랫부분을 조여주는 작용(아래식도조임근 역할)이 약해져 있기 때문에 위내용물의 역류도 종종 일어난다.

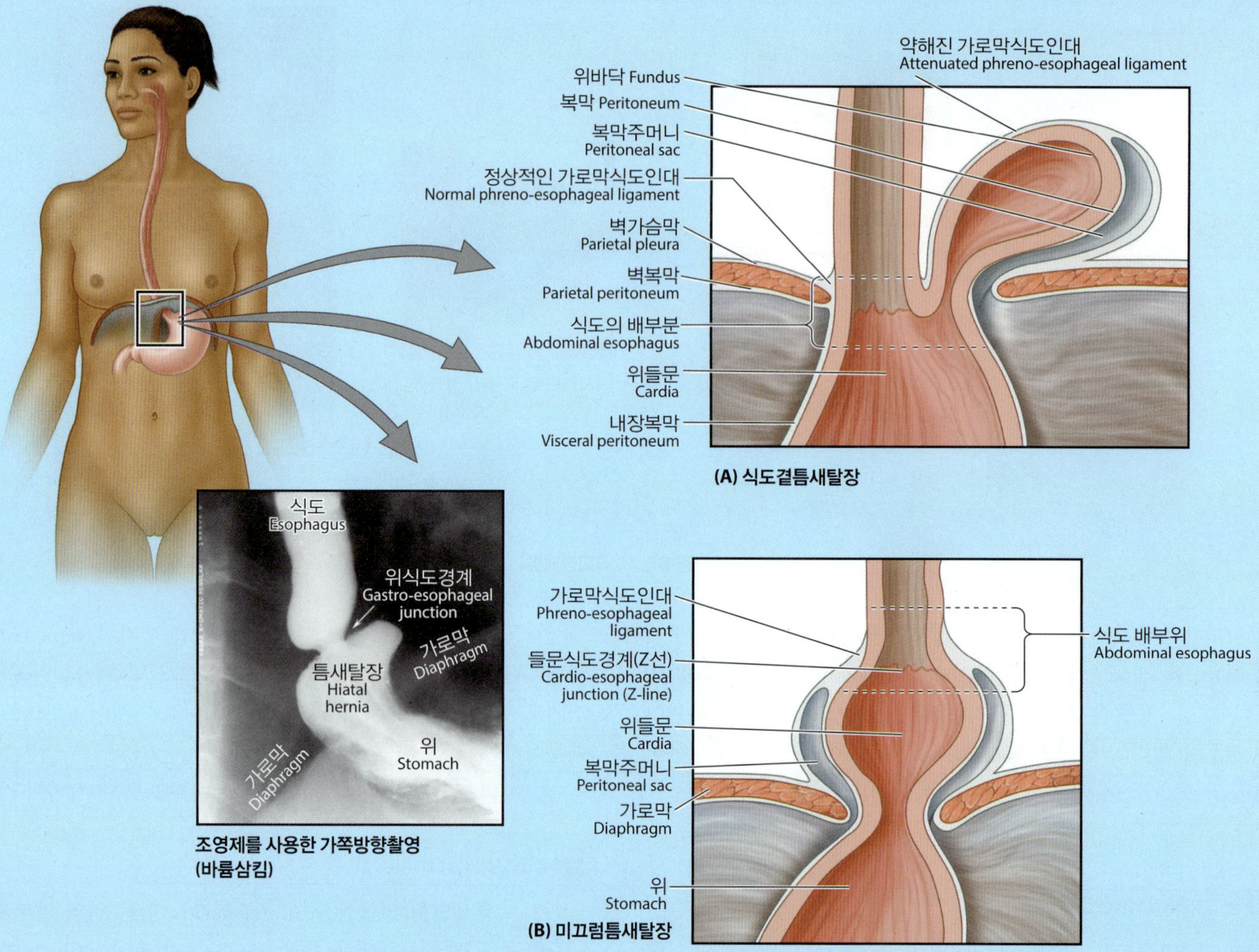

그림 B5.8. 틈새탈장.

날문연축(Pylorospasm)

2~12주에 신생아의 위날문(*pylorus*)은 때때로 **연축수축**(*spasmodic contraction*)을 일으킨다. 날문연축은 날문관(pyloric canal)을 둘러싸고 있는 민무늬근육이 정상적으로 이완되지 않는 특징을 가지고 있다. 결과적으로 음식물이 위에서 샘창자로 잘 넘어가지 않기 때문에 위가 심하게 부풀게 되며, 이로 인해 불쾌감을 느끼거나 구토를 하게 된다.

선천비대날문협착증 (Congenital Hypertrophic Pyloric Stenosis)

선천비대날문협착증은 위날문의 민무늬근이 심하게 두꺼워져 있다. 남성 신생아의 경우에 150명당, 여성의 경우 750명당 1명꼴로 나타난다(Moore et al., 2020). 보통 위꿈틀운동은 위날문관과 날문구멍을 통해 소화된 음식물을 작은창자로 불규칙적으로 밀어낸다(그림 B5.9A). 비대날문협착증이 있는 신생아는 비대해진 위날문이 단단해져 있고 위날문관이 좁아져 있기 때문에, 위에서 음식물이 내려가기 어렵다(그림 B5.9B). 또한 위날문이 막히면서 위의 몸쪽부위(proximal part)는 이차적으로 늘어나게 된다. 선천비대날문협착증의 원인은 잘 모르지만, 일란성 쌍둥이에서 많이 나타나는 것으로 보아 유전적 요인과 연관이 있는 것으로 보인다.

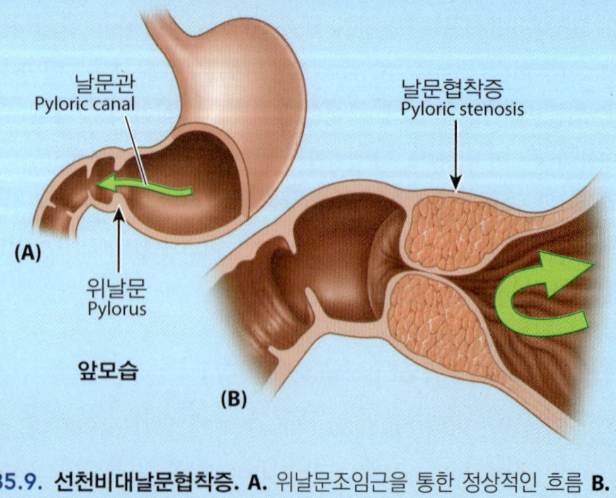

그림 B5.9. **선천비대날문협착증. A.** 위날문조임근을 통한 정상적인 흐름 **B.** 협착에 의한 흐름의 막힘.

날문협착증은 간단한 수술(**날문근육절개**, *pyloromyotomy*)로 치료가 된다. 이 수술에서 외과의사는 비대한 돌림근육층을 절개하여 자유롭게 이동할 수 있는 통로를 만들어준다.

위의 암(Carcinoma of Stomach)

위몸통이나 위날문부분에 악성 종양이 생기면 촉진을 통해 만져지기도 한다. **위내시경**(*gastroscope*)을 통해 내과 의사들은 위의 병변부위를 관찰하고 생검(biopsy)을 할 수 있게 되었다(그림 B5.10). 위는 아주 광범위한 림프분포를 가지고 있고 완전히 림프절을 제거하는 것은 불가능하기에 수술하기 쉽지 않다. 지라혈관을 따라 분포하는 림프절은 지라, 위지라인대(gastrosplenic ligament), 지라콩팥인대(splenorenal ligament)와 이자몸통과 꼬리를 떼어내면서 같이 제거할 수 있다. 위그물막혈관(gastro-omental vessel)을 따라 분포하는 림프절은 큰그물막(greater omentum)을 떼어내면서 제거된다. 그러나 대동맥림프절(aortic lymph node)과 복강림프절(celiac lymph node), 이자의 머리부분의 림프절은 제거하기가 어렵다. 대부분의 위암은 수술로 좋은 효과를 기대할 수 있는 시기를 놓쳐 발견된다.

위절제와 림프절절제 (Gastrectomy and Lymph Node Resection)

위를 모두 제거하는 **전체위절제**(*total gastrectomy*)는 흔하지 않지만, 일부분만을 제거하는 **부분위절제**(*partial gastrectomy*)는 암이 있는 부위를 제거하는 용도로 시행된다. 위에 혈액을 공급하는 동맥들이 서로 동맥연결을 이루어 풍부한 곁순환(collateral circulation)이 일어나기 때문에, 한두 개 정도의 동맥을 수술 중에 묶어도 남아 있는 부분의 혈액공급에 심각한 영향을 미치지 않는다. 예를 들어 위날문방(pyloric antrum)을 떼어내려면 큰그물막(greater omentum)을 오른위그물막동맥(right gastroomental artery)의 아래쪽으로 평행하게 절개하고, 오른위그물막동맥에서 나오는 그물막 동맥가지들을 묶으면 된다. 왼위그물막동맥(left gastroomental artery) 등에서 나온 그물막 동맥가지가 여전히 동맥연결

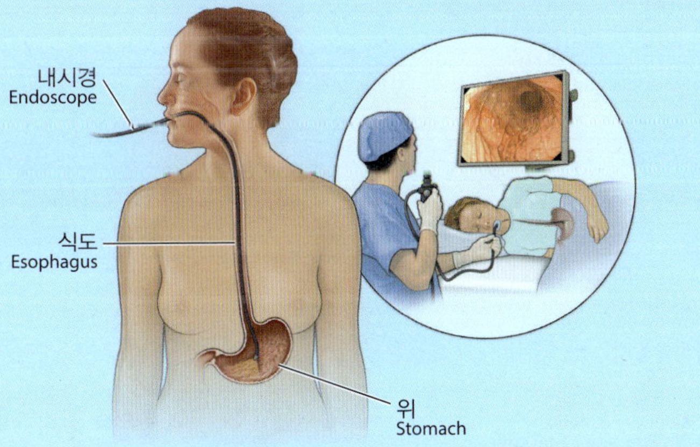

그림 B5.10. 위내시경검사.

에 의해 혈액을 공급하므로 그물막(omentum)이 변성되어 사라지지 않는다. 암을 제거하기 위한 부분위절제는 부근의 모든 림프절을 제거하는 시술을 같이 하게 된다. 날문부에 암이 잘 생기기 때문에, 이 지역으로부터 림프가 흐르는 **날문림프절**(*pyloric lymph node*)과 **오른위그물막림프절**(*right gastro-omental lymph node*)을 제거하는 것이 중요하다. 진행된 위암의 경우, 암세포의 림프를 통한 씨뿌림(lymphogenous dissemination)이 모든 위림프절이 흘러드는 **복강림프절**(*celiac lymph node*)까지 일어난다.

위궤양, 소화궤양, 위염균, 미주신경절단(Gastric Ulcers, Peptic Ulcers, *Helicobacter pylori*, and Vagotomy)

위와 샘창자에 생기는 대부분의 궤양(위의 경우, **위궤양** *gastric ulcer*)은 *Helicobacter pylori*라는 세균의 감염과 관련이 있다. 만성적으로 심각한 불안감에 시달리는 사람들은 소화궤양(peptic ulcer)이 생기기 쉽다. 이런 사람들은 식사와 식사 사이에 정상인에 비해 뚜렷하게 많은 위산을 분비한다. 이렇게 많이 분비된 위산이 샘창자에서 정상적으로 분비된 중탄산염(bicarbonate)의 중화효과를 넘어서면서 점액층의 효력을 떨어뜨리고 결국 *H. pylori*에 취약하게 된다. 세균은 위점막을 보호하는 점액층을 파고들어 점막(mucosa)에 염증을 일으키고, 위에서 분비된 위산과 소화효소(pepsin)가 점막을 손상하게 만든다.

궤양이 위동맥까지 파급되면 생명을 위협할 수 있는 출혈을 일으킬 수 있다. 위산을 분비하는 벽세포(parietal cell)는 대부분 미주신경의 지배를 받으므로, 만성적이거나 재발하는 위궤양 환자에 외과적으로 미주신경을 절단하는 **미주신경절단**(*vagotomy*)을 시행하여 만성 혹은 재발하는 위궤양 환자의 위산 분비를 줄여준다. 이 수술은 드물게 *H. pylori* 검사나 치료를 위해 하기도 한다. 미주신경절단은 때때로 궤양부위절제와 같이 시행된다. 미주신경줄기 자체를 절단하는 **줄기미주신경절단**(*truncal vagotomy*)은 배안의 다른 구조물의 신경지배도 차단하므로 거의 실시되지 않는다(그림 B5.11A). **몸쪽위미주신경절단**(*proximal gastric vagotomy*)은 위의 미주신경은 차단되지만, 위날문, 간, 쓸개관, 창자, 복강신경얼기는 보존된다(그림 B5.11B). **선택몸쪽미주신경절단**(*selective proximal vagotomy*)의 경우, 벽세포가 위치한 영역을 더 특이적으로 차단하기 위해 시술된다. 이는 위운동 등 미주신경에 의한 다른 기능을 보존하면서 위산을 분비하는 세포만 차단하기 위한 시도이다(그림 B5.11C).

뒤부분에 생기는 위궤양(*posterior gastric ulcer*)이 위벽을 뚫고 이자에 침범하면 등에서 연관통증(referred pain)이 느껴진다. 어떤 경우에는 지라동맥에 침범하여 복막안의 극심한 출혈을 일으키기도 한다(지라동맥미란, *erosion of splenic artery*). 위에서 시작된 통증신호는 교감신경이 들어 있는 내장들신경섬유를 따라 이동한다. 완전히 미주신경을 절단하였을 경우에도 궤양에 의한 통증을 느끼는 반면, 양쪽 교감신경절제(bilateral sympathectomy)를 시행한 환자는 통증을 느끼지 못하는 것이 이러한 사실을 뒷받침한다.

5

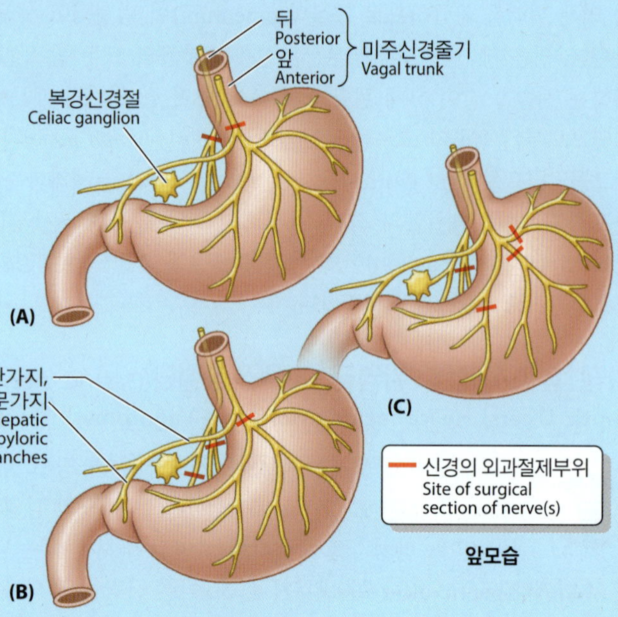

그림 B5.11. 미주신경절제. A. 줄기미주신경절단(truncal), **B.** 몸쪽위미주신경절단(proximal gastric), **C.** 선택몸쪽미주신경절단(selective proximal). *빨간선*은 미주신경의 외과적 절단을 의미한다.

내장연관통증(Visceral Referred Pain)

통증(*pain*)은 실제로 일어난 조직 손상이나 잠정적인(potential) 손상과 관련된 불쾌한 감각이다. 통증은 특정 신경섬유를 따라 뇌로 전달되지만, 느껴지는 형태는 여러 가지로 나타날 수 있다. 위(stomach)와 같은 장기에서 유발되는 **기질적 통증**(*organic pain*)은 그 강도는 다양하지만, 위치를 특정할 수 없다. 통증은 해당 장기에서 오는 내장들신경섬유(visceral afferent fiber)를 수용하는 피부분절(dermatome)로 퍼진다. 예를 들면, 위궤양에서 생성된 **내장연관통증**은 명치부위(epigastric region)와 연관된다. 위의 통증이 큰내장신경(greater splanchnic nerve)을 따라 T7과 T8 척수감각신경절(spinal sensory ganglion)과 척수분절(spinal cord segment)로 전달된다(그림 B5.12). 이로 인해 뇌는 같은 척수감각신경절과 척수분절에서 전달되는 명치부위의 피부 통증으로 해석하게 된다.

벽복막(parietal peritoneum)에서 유발된 통증은 몸통증 형태(somatic type)이며, 대개 매우 고통스럽다. 통증의 기원이 되는 위치를 특정할 수 있다. 통증이 국한되는 현상을 해부학적으로 설명하면, 벽복막에는 가슴신경(thoracic nerve)을 경유하는 몸감각신경섬유(somatic sensory fiber)가 분포하기 때문이며, 반면에 막창자꼬리(appendix)와 같은 내장에는 작은내장신경(lesser splanchnic nerve)을 경유하는 내장들신경섬유가 분포한다. 염증이 생긴 벽복막은 늘어나는 자극에 극히 예민해진다. 손가락으로 염증이 있는 부위의 앞배벽을 눌렀을 때 벽복막이 늘어나게 되고, 손가락을 갑자기 떼어내게 되면 극심한 국소통증(localized pain)이 나타난다. 이런 현상을 **반동압통**(*rebound tenderness*)이라 한다.

작은창자와 큰창자(SMALL AND LARGE INTESTINE)

십이지장궤양(Duodenal Ulcers)

십이지장궤양(샘창자궤양, *duodenal ulcer*)은 **소화궤양**(*peptic ulcer*)이며, 샘창자의 점막에 생기는 염증성 미란(inflammatory erosion)을 말한다. 65% 정도의 십이지장궤양은 위날문에서 3 cm 이내의 샘창자 윗부분(superior part) 뒤벽에서 생긴다. 때때로 샘창자벽(특히 앞쪽)이 뚫리게 되면, 음식물이 복막안으로 빠져나와 **복막염**(*peritonitis*)을 일으킨다. 샘창자 윗부분은 간, 쓸개, 이자와 매우 가까이 붙어 있어, 염증부위에 이들 장기들이 유착되거나 염증이 파급되기도 한다. 십이지장궤양에서 가끔 심한 상부위장관출혈을 일으키는 관내출혈(intraluminal bleeding)은 아주 흔하지만, 샘창자 윗부분의 뒤쪽에 있는 **위샘창자동맥**(*gastroduodenal artery*)이 궤양에 의해 손상되면, 매우 심한 출혈인 **혈액복막**(*hemoperitoneum*)이 일어날 수 있다.

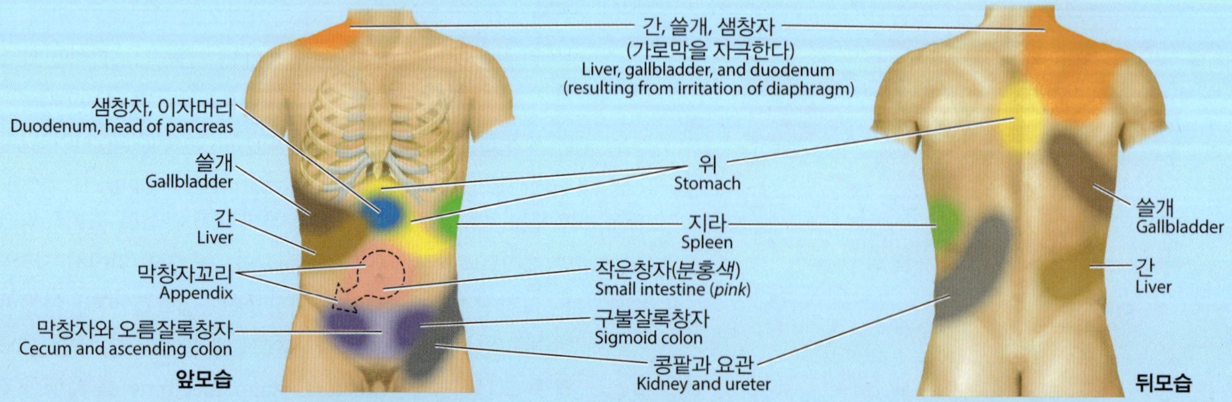

그림 B5.12. 내장연관통증.

샘창자간막의 발생학적 변화
(Developmental Changes in Mesoduodenum)

초기 태아 발생 시기에는 샘창자 전체에 창자간막(mesentery)이 있다. 그러나 샘창자를 가로지르는 가로잘록창자가 누르는 힘에 의해 샘창자의 창자간막 대부분이 뒤배벽에 합쳐진다. 샘창자간막(mesoduodenum)이 배벽에 부착되는 현상은 이차적으로 일어난다["복막안의 발생"에서 설명한 **부착막**(*fusion fascia*)의 형성과정에서 일어남]. 이 때문에 샘창자와 인접한 이자는 아래에 위치한 다른 복막뒤장기와 잘 분리된다(외과적 이동). 샘창자를 수술할 때, 샘창자나 콩팥, 요관의 혈관이 다치지 않게 접근할 수 있는 것도 이러한 이유 때문이다.

십이지장곁탈장(Paraduodenal Hernias)

샘빈창자굽이(duodenojejunal flexure)부위에는 두세 곳의 일정하지 않은 주름(fold)과 오목(fossa)이 있다(그림 B5.13). **샘창자옆주름과 오목**(*paraduodenal fold and fossa*)은 크기가 크고, 샘창자 오름부분의 왼쪽에 위치한다. 창자의 구부러진 부분이 이 오목으로 들어가게 되면 창자가 꼬이게 된다. **십이지장곁탈장**(*paraduodenal hernia*)을 복구할 때는 아래창자간막혈관(inferior mesenteric vessel)과 왼잘록창자동맥(left colic artery)의 오름가지가 다치지 않도록 주의해야 하는데, 이들 혈관이 샘창자옆주름·오목과 밀접히 관련이 있기 때문이다.

중간창자의 발생학적 회전에 대한 간단한 고찰
(Brief Review of Embryological Rotation of Midgut)

중간창자의 회전을 이해하면 성인의 창자 배치에 대해 명확하게 알 수 있다. 원시창자(primordial gut)는 앞창자(foregut), 중간창자(midgut), 뒤창자(hindgut)로 구성되어 있다. 앞창자에서 기원한 식도, 위, 이자, 샘창자, 간, 쓸개관에서 유발된 통증은 **명치부위**(*epigastric region*)에 국한된다. 중간창자에서 기원한 쓸개관 연결부위 이후 작은창자, 막창자, 막창자꼬리, 오름잘록창자 그리고 대부분의 가로잘록창자는 **배꼽부위**(*peri-umbilical region*)의 통증으로 나타난다. 뒤창자에서 기원한 가로잘록창자의 끝부분과 내림잘록창자, 구불잘록창자, 곧창자는 **아랫배부위**(*hypogastric region*)의 통증으로 나타난다(표 5.1 참조).

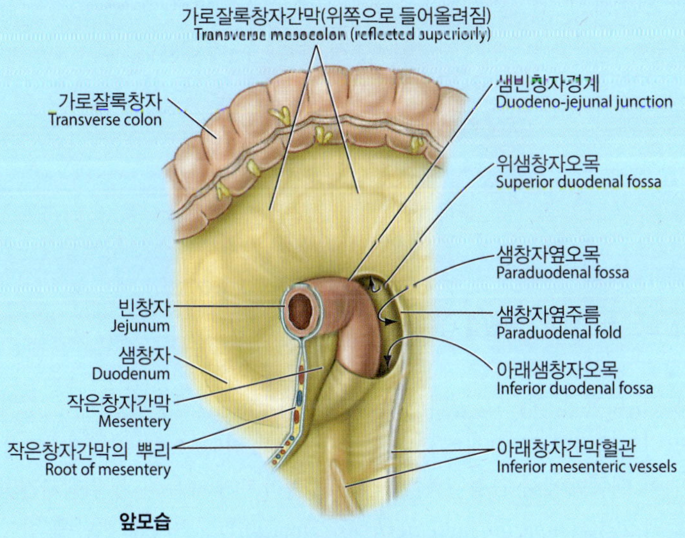

그림 B5.13. 십이지장곁탈장.

발생 4주 동안 중간창자는 위창자간막동맥의 혈액을 공급받으며 빠른 속도로 성장하면서 탯줄의 시작부분에서 생리적 탈장(physiological hernia)이 일어난다(그림 B5.14A). 생리적 탈장이 일어난 중간창자는 난황줄기(yolk stalk, omphalo-enteric duct)에 의해 난황주머니(yolk sac)에 붙는다. 간과 콩팥이 차지하는 상대적 공간이 줄어들면서 중간창자가 들어갈 공간이 생기고, 이어 중간창자가 배안으로 돌아온다. 이때 위창자간막동맥을 축으로 270도 회전한다(그림 B5.14B, C). 창자가 정확한 위치에 들어서면, 창자간막에 의한 부착이 수정되기 시작한다(그림 B5.14D, E). 몇몇 창자간막은 짧아지고, 어떤 것(샘창자간막 대부분)은 아예 없어지면서 샘창자 대부분과 이자, 오름/내림잘록창자는 이차복막뒤장기가 된다. 중간창자의 정상적인 회전이 끝나면 다음과 같은 결과가 나타난다. (1) 샘창자의 위창자간막동맥의 뒤를 지난다. (2) 가로잘록창자와 가로잘록창자간막이 위창자간막동맥의 앞을 지나면서 복막안을 잘록창자위칸(supracolic compartment)과 잘록창자아래칸(infracolic compartment)으로 나누게 된다. (3) 오름/내림잘록창자는 각각 오른쪽, 왼쪽 복막뒤에 놓인다. (4) 빈창자 대부분은 잘록창자아래칸의 왼쪽 위가쪽부분을 채운다. (5) 돌창자 대부분, 막창자, 막창자꼬리는 잘록창자아래칸의 오른쪽 아래가쪽부분을 차지한다. 작은창자가 회전이상(*malrotation*)을 하게 되면 **창자꼬임**(*volvulus of intestine*)과 같은 여러 종류의 선천기형이 동반된다(Moore et al., 2020).

작은창자의 방향 알기(Navigating Small Intestine)

외과적 절개부위를 통해 작은창자의 일부분이 노출되었을 때, 어느 쪽이 시작부위인지 끝부위인지 명확히 알기 어렵다. 이때는 장을 특정 방향으로 따라갔을 때 어떤 구조물이 끝에 위치하는지를 알면 된다. 예를 들면, 돌창자를 끝쪽으로 따라가면 돌막창자경계(ileocecal junction)가 나오게 된다. 꿈틀운동의 방향은 그다지 도움이 되지 못한다. 대신 창자와 창자간막의 양쪽 끝을 잡고 손가락을 이용해 창자간막을 따라 뿌리쪽으로 들어가 본다. 필요하다면 창자를 바로 펴가면서 접근한다. 창자간막과 창자를 바로 펴서 창자간막의 뿌리와 나란한 방향으로 배치하면, 머리쪽 끝이 창자의 시작부분이 되고, 꼬리쪽 끝이 창자의 끝부분이 된다.

작은창자의 허혈(Ischemia of Intestine)

곧은혈관(*vasa recta*; 그림 5.48B 참조)이 색전(emboli, 다른 곳에서 만들어진 피떡)이나 혈전(thrombus, 국소적으로 만들어진 피떡), 죽상경화판(atherosclerotic plaque)에 의

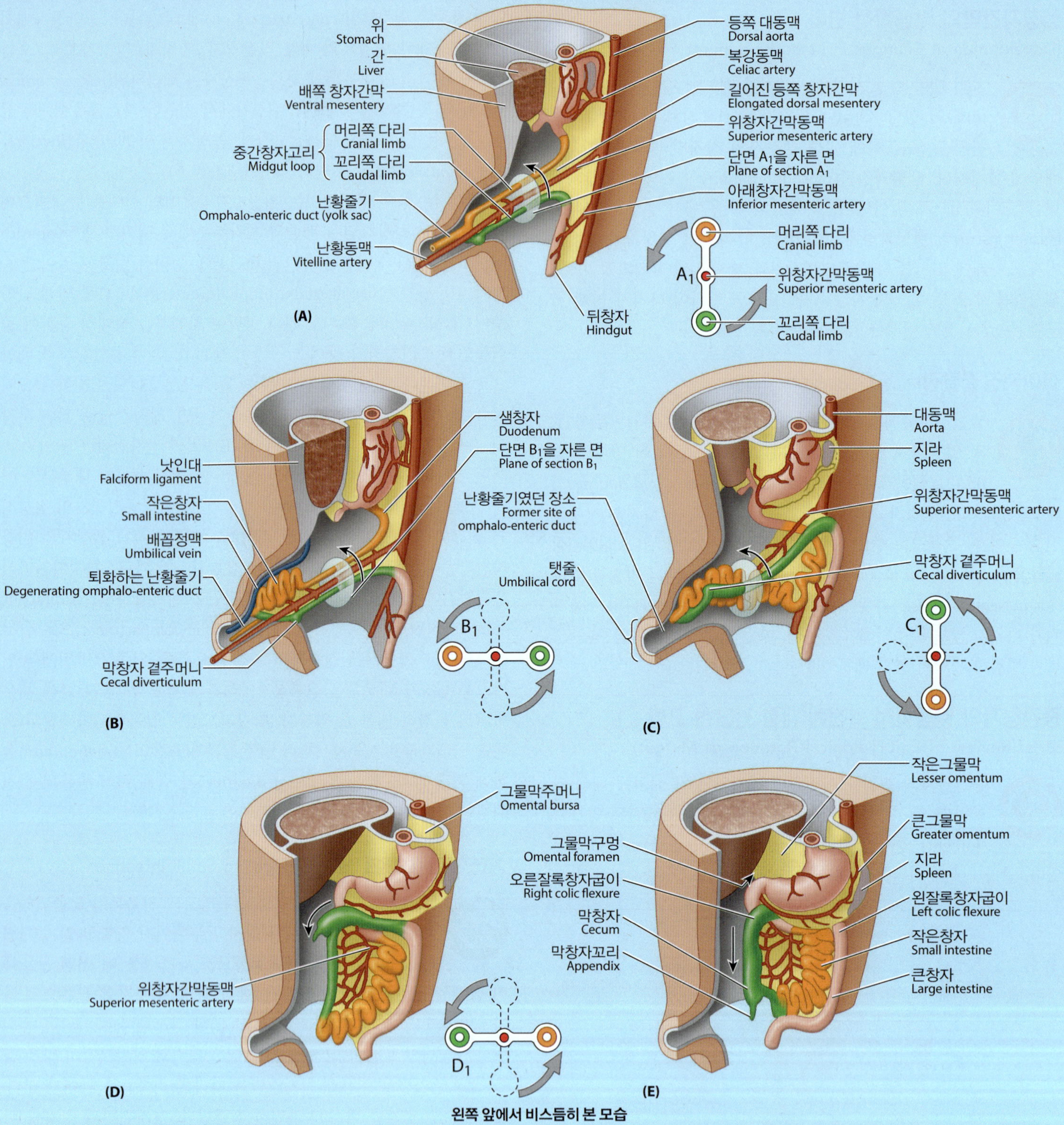

그림 B5.14. 중간창자의 발생단계 회전(*화살표*는 창자의 회전방향을 나타냄).

해 막히게 되면, 창자의 해당 부분이 허혈(*ischemia*)에 빠지게 된다. 허혈이 심하게 되면, 허혈부분에 괴사(*necrosis*)가 일어나 해당 창자 분절이 마비성 **장폐색**(*ileus*)이 된다. 장폐색은 심한 급경련통(colicky pain)을 동반하고, 배의 팽창, 구토가 나타나며, 때로는 고열과 탈수가 나타나기도 한다. 심장에서 만들어진 색전이 대동맥을 타고 내려오면, 다른 동맥(복강동맥, 콩팥동맥, 아래창자간막동맥)보다 위창자간막동맥이나 그 가지에 잘 박히는 경향이 있다. 이는 위창자간막동맥이 대동맥에서 가장 완만한 각도로 갈라지기 때문이다. **위창자간막동맥조영술**(*superior mesenteric arteriogram*)로 초기에 진단을 받아 혈관이 막힌 부분을 외과적으로 뚫어주고 창자를 살릴 수 있게 된다.

돌창자곁주머니(Ileal Diverticulum)

돌창자곁주머니(*ileal diverticulum*; 회장게실, Meckel diverticulum)는 인구의 1~2%에서 나타나는 선천이상(congenital anomaly)이다. 난황줄기(embryonic yolk stalk, omphalo-enteric duct)의 몸쪽부분이 흔적으로 남아 손가락 모양의 주머니로 나타나게 된다(그림 B5.15A). 창자에 창자간막이 붙는 반대쪽에 난황줄기가 부착하기 때문에, 돌창자곁주머니는 항상 창자간막쪽 모서리의 반대에 위치한다. 어린아이에게서는 보통 돌막창자경계(ileocecal junction)에서 위쪽으로 30~60 cm 떨어진 지점에서 발견되고, 성인에게서는 50 cm 떨어진 지점에 주로 나타난다. 배꼽과 연결되지 않은 경우가 74% 정도이며, 배꼽과 연결된 경우가 26%이다(그림 B5.15B). 대부분 곁주머니 속점막은 돌창자의 그것과 같지만, 간간이 위산을 분비하는 위조직이나 이자조직, 돌창자나 잘록창자의 점막을 가지기도 한다. 돌창자곁주머니는 염증이 생기면 마치 충수염(appendicitis)과 비슷한 통증이 나타난다.

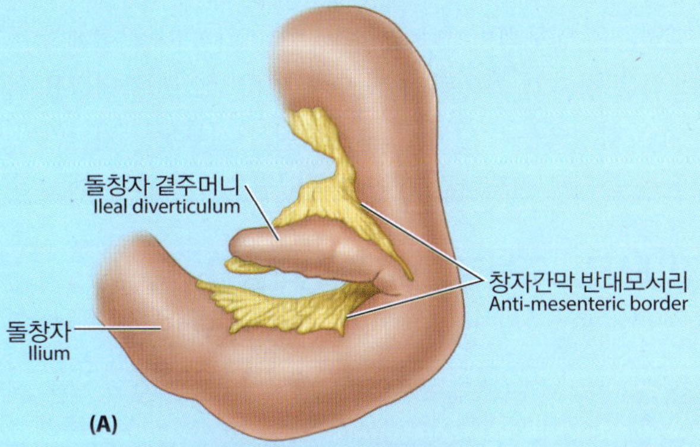

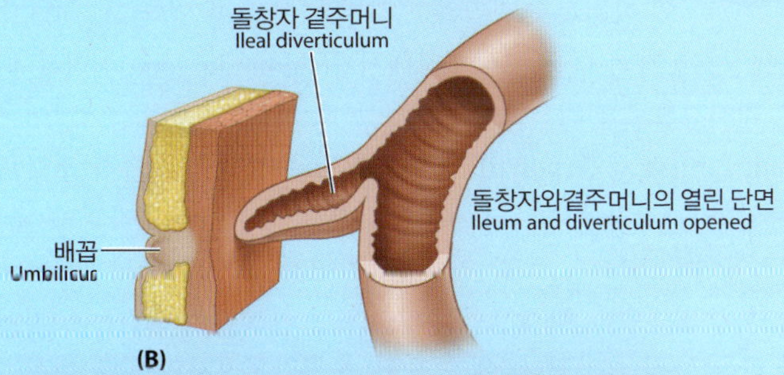

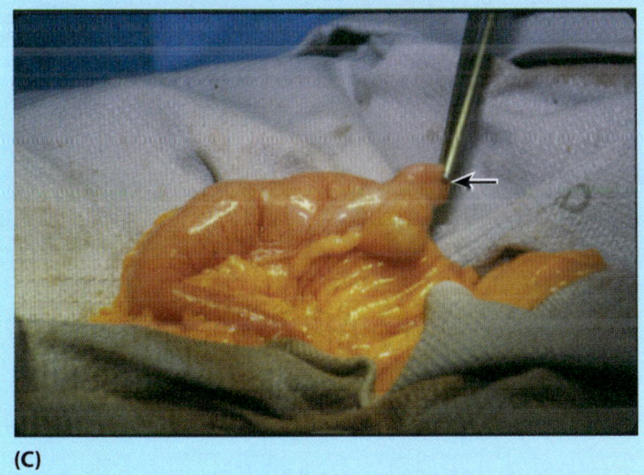

그림 B5.15. 돌창자곁주머니.

막창자꼬리의 위치(Position of Appendix)

막창자뒤쪽(*retrocecal appendix*)에 위치한 막창자꼬리는 오른잘록창자굽이(right colic flexure)를 향해 위쪽으로 뻗어 있지만, 움직임이 대개 자유롭다(그림 5.53C). 가끔 막창자를 덮고 있는 복막의 바로 밑에 있는 경우도 있는데, 이때는 막창자나 뒤배벽에 붙어 있기도 한다. 그 외에 막창자꼬리는 골반모서리에 걸치거나 골반 아래쪽을 향하기도 한다. 이러한 막창자꼬리의 해부학적 위치는 염증이 생겼을 때 증상과 통증의 위치를 결정짓는다. 막창자꼬리의 밑동부분은 일반적으로 오른아래사분역(LRQ)에 있으며, 오른 위앞엉덩뼈가시(ASIS)에서 배꼽을 연결하는 비스듬한 선(spino-umbilical line)을 3등분하였을 때, 위앞엉덩뼈가시에서 1/3 떨어진 지점인 *McBurney*점 깊숙한 부위에 있다. 아래의 "충수절제술"에서 설명하는 **간밑막창자**(*subhepatic cecum*)도 읽어보시오.

충수염(Appendicitis)

막창자꼬리에 생기는 급성 염증인 **충수염**(*appendicitis*)은 갑자기 극심한 복통을 호소하는 **급성 복증**(*acute abdomen*)의 흔한 원인이다. 보통 손가락으로 McBurney점을 눌렀을 때, 가장 심한 압통(tenderness)을 호소한다. 젊은 사람들의 막창자꼬리염은 막창자꼬리에 있는 림프결절(lymphoid follicle)이 증식하여 속공간을 막기 때문에 나타난다. 나이든 사람의 경우에는 대변이 딱딱하게 굳은 **대변돌**(*fecalith, coprolith*)에 의해 막혀서 생긴다. 막창자꼬리에서 나온 분비물이 빠져나오지 못하면 막창자꼬리가 붓고, 내장복막이 늘어나게 된다. 막창자꼬리의 들신경섬유가 T10 높이의 척수신경으로 들어가기 때문에, 막창자꼬리염의 통증은 배꼽주위의 뻐근한 통증(vague pain)으로 시작된다(그림 B5.12 참조). 그러다가 배벽의 벽복막(parietal peritoneum)을 자극하게 되면 오른아래사분역(right lower quadrant)의 극심한 통증으로 발전한다. 이때 막창자꼬리 부근의 허리근과 엉덩근에 의해 통증이 유발된다. 통증은 엉덩관절(hip joint)과 넓적다리까지 파급되기도 한다.

막창자꼬리의 급성 감염은 막창자꼬리동맥(appendicular artery)의 **혈전증**(*thrombosis*)을 일으키기도 한다. 혈액이 굳는 혈전증에 의해 허혈(ischemia), 괴저(gangrene)와 더불어 천공(perforation)이 생길 수도 있다. 막창자꼬리의 파열(*rupture*)은 복막염(*peritonitis*)을 일으키고, 복통이 더욱 심해지며 구역, 구토, 배의 경직(*abdominal rigidity*)을 일으킬 수 있다. 오른쪽 넓적다리(right thigh)를 구부리면 통증이 좀 나아지는데, 이는 다리를 구부리는 근육인 오른큰허리근(right psoas major muscle)이 느슨해지기 때문이다.

충수절제(Appendectomy)

막창자꼬리를 외과적으로 제거하는 시술인 충수절제(appendectomy)는 보통 오른아래사분역의 McBurney점을 중심으로 가로로 절개하거나 근육결을 따라 격자모양(gridiron)으로 절개하여 들어간다(이 장의 임상적용 "배의 외과적

5

절개" 참조). 전통적으로 가시배꼽선(spino-umbilical line)에 수직으로 넣는 격자 모양 절개를 쓰지만, 가로절개도 흔히 사용된다. 절개의 방법과 위치선정은 외과의사가 결정한다. 일반적으로 막창자꼬리는 McBurney점의 깊은 곳에 위치하지만, 실제위치는 가장 통증이 심한 곳과 관련이 있다.

복강경충수절제(laparoscopic appendectomy)는 막창자꼬리를 제거할 때 사용하는 표준술기로 자리잡았다. 복막안에 이산화탄소가스를 넣어 배벽을 부풀려 시야와 함께 수술공간을 만든다. 앞가쪽배벽(예: 배꼽 근처나 배꼽을 통해)에 작은 절개를 넣고 복강경(laparoscope)을 넣는다. 충수돌기와 관련 혈관을 조작하기 위해, 추가로 도구를 넣기 위한 "문(portal)"에 해당하는 1~2개의 작은 절개가 필요하다.

외과의사는 막창자꼬리의 바닥(base)이나 막창자꼬리 자체를 찾기 어려울 때(염증이 심해서 찾기 힘듦), 먼저 돌막창자판막이 있는 부위를 찾은 다음, 3개의 창자띠가 막창자 표면에서 합쳐지는 곳을 찾는다.

창자회전이상(*malrotation of intestine*)의 특이한 형태나 막창자내림이상(failure of descent of cecum)의 경우, 막창자꼬리가 오른아래사분역에 없을 수 있다. **간밑막창자**(*subhepatic cecum*)와 같이 막창자가 높이 위치하는 경우에는 막창자꼬리가 오른갈비밑부위(right hypochondriac region; 표 5.1 참조)에 위치하고, 막창자꼬리염이 생기면 오른아래사분역이 아닌 오른갈비밑부위에서 통증을 느낀다. 임신 중일 때는 자궁이 커져서 막창자꼬리가 머리쪽으로 옮겨지기도 한다. 따라서 후기임신상태에서 막창자꼬리의 진단이나 제거는 이러한 점을 염두에 두어야 한다. 막창자꼬리가 높은 곳에 있을 때는 고전적인 McBurney 절개로는 찾기 어렵다.

유동오름잘록창자(Mobile Ascending Colon)

오름잘록창자의 아랫부분이 창자간막을 가지고 있게 되면, 막창자와 잘록창자의 시작부분이 비정상적으로 움직이게 된다. 11%의 사람에게서 이런 현상이 있으며, **유동막창자접힘**(*cecal bascule*)이나 아주 드물지만 **막창자꼬임**(*cecal volvulus*)이 생길 수 있다. 둘 모두 창자의 막힘을 유발할 수 있다. 막창자의 창자띠와 오름잘록창자를 배벽에 꿰매는 맹장고정(*cecopexy*)은 잘록창자의 꼬임과 막힘이 일어나지 않게 해준다. 맹장고정에서 막창자와 오름잘록창자 시작부위의 잘록창자띠(tenia coli)를 배벽에 꿰매어 붙여준다.

잘록창자염, 결장절제, 회장창냄술, 결장창냄술 (Colitis, Colectomy, Ileostomy, and Colostomy)

잘록창자에 생기는 만성 염증인 **궤양결장염**(*ulcerative colitis*), Crohn병 등은 잘록창자와 곧창자에 심한 염증과 궤양이 생기는 것이 특징이다. 때때로 잘록창자와 돌창자 끝, 곧창자나 항문관을 제거하는 **결장절제**(*colectomy*)를 시행하기도 한다. 결장절제를 하면, 돌창자와 앞가쪽배벽의 피부 사이에 구멍(stoma)을 내는 시술(**회장창냄술**, *ileostomy*)을 하게 된다(그림 B5.16A). 돌창자의 끝부분을 앞가쪽배벽에 뚫은 구멍 테두리에 봉합하여 내용물이 밖으로 나올 수 있게 한다. 부분결장절제(partial colectomy)를 했을 경우에는, **결장창냄술**(*colostomy*) 또는 **구불결장창냄술**(*sigmoidostomy*)을 시행하여 잘록창자의 끝부분과 연결되는 피부구멍을 만들어 준다(그림 B5.16B). 이러한 창냄술은 영구적이거나 일시적일 수 있다. 가끔 절제하여 새로 연결한 다음 창자가 치유될 수 있도록 일시적으로 창냄술을 하기도 한다. 이런 창냄술은 대변이 새로 봉합된 연결부위를 지나가지 않게 하여, 작은 틈새로 빠져나간 대변이 복막염을 일으키는 것을 막아준다.

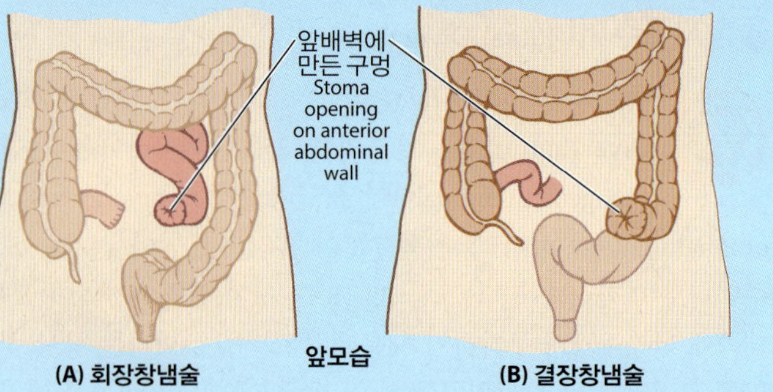

그림 B5.16. 창냄술. A. 회장창냄술(ileostomy). **B.** 결장창냄술(colostomy).

대장내시경, 구불결장내시경, 대장암 (Colonoscopy, Sigmoidoscopy, and Colorectal Cancer)

길고 유연한 광섬유내시경을 항문과 곧창자를 통해 넣는 **대장내시경검사**(colonoscopy, *coloscopy*)를 통해 잘록창자의 아래쪽을 관찰하고 사진을 찍을 수 있다(그림 B5.17A). 구불잘록창자의 속은 구불결장내시경(sigmoidoscope)이라는 더 짧은 내시경으로 본다. 두 내시경을 통해 작은 기구를 집어넣어 생검(biopsy)이나 용종(polyp) 절제술과 같은 간단한 수술적 조작도 할 수 있다. 큰창자에서 나타나는 대부분의 종양이 곧창자와 구불잘록창자에서 나타나며, 그 중 곧구불창자경계(rectosigmoid junction)에서 종종 발견된다. 대장암은 잘록창자나 곧창자에 생기는 위치에 따라 다른 특징을 가진다. 예를 들어, 오름잘록창자의 암은 여성과 노인에서 많고, 곧창자와 구불잘록창자의 암은 남성과 젊은 사람에서 흔하다. 가로잘록창자와 내림잘록창자의 암은 매우 드물다.

곁주머니증(Diverticulosis)

곁주머니증은 창자를 따라 여러 개의 거짓곁주머니(false *diverticulum*)가 생기는 병을 말한다. 거짓곁주머니란 창자의 점막만 바깥쪽으로 주머니처럼 빠져나간 것을 말한다. 보통 중년이나 나이가 많은 사람에게서 발견된다. 곁주머니증은 구불잘록창자에서 보통 발견되며(그림 B5.17D), 잘록창자곧창자경계에 창자띠가 넓어져 합쳐지는 곳에 흔하다. 잘록창자 **곁주머니**(*colonic diverticulum*)는 점막층만 약해진 창자벽을 밀고 나와 형성

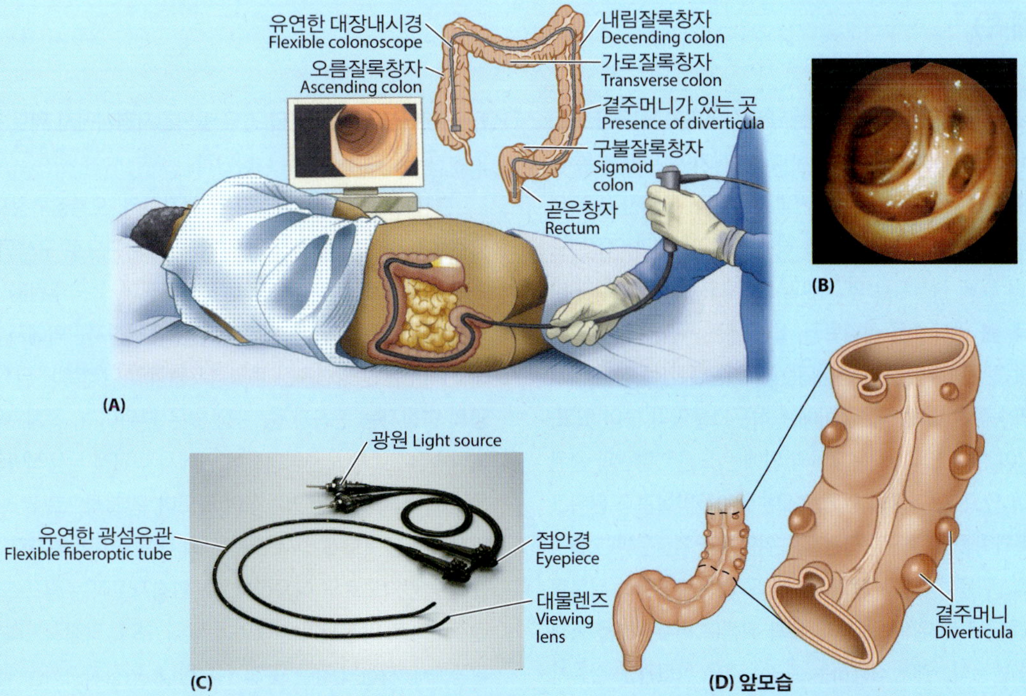

그림 B5.17. 큰창자의 검사. A. 대장내시경검사. **B.** 잘록창자 곁주머니. 대장내시경을 이용해 촬영함. **C.** 대장내시경의 구성. 내시경에 카메라를 부착하여 사진을 찍는다. **D.** 구불잘록창자 곁주머니의 겉모습을 보여준다.

5

되기 때문에, 참곁주머니(true diverticulum)가 아니다. 약해진 창자벽부분을 침범하므로 잘록창자의 전체벽보다 근육섬유 사이에서 나타난다. 보통 영양을 공급하기 위한 동맥이 들어오기 위해 근육층을 뚫은 부분에서 잘 생긴다. 곁주머니는 감염에 취약하고 잘 터질 수 있어 **곁주머니염**(*diverticulitis*)을 일으킨다. 곁주머니염은 영양혈관을 변형시키고 손상시켜 출혈도 일으킬 수 있다. 섬유질이 많은 음식을 많이 섭취하는 것은 곁주머니증의 발병을 줄이는 데 도움이 되는 것으로 밝혀졌다.

구불결장꼬임(Volvulus of Sigmoid Colon)

구불잘록창자나 그 창자간막(mesocolon)이 돌거나 꼬이는 것을 **구불결장꼬임**이라 하며(그림 B5.18), 꼬인 부위의 시작쪽에 해당하는 구불잘록창자와 내림잘록창자의 속이 막히게 된다. **난지변비**(*obstipation*)와 **허혈**(*ischemia*)이 꼬인 부분에서 생길 수 있다. 창자꼬임은 응급상황으로, 자연스럽게 풀리는 경우가 아니라면, 치료를 하지 않았을 때 해당 부위의 **괴사**(*necrosis*)가 일어날 수 있다.

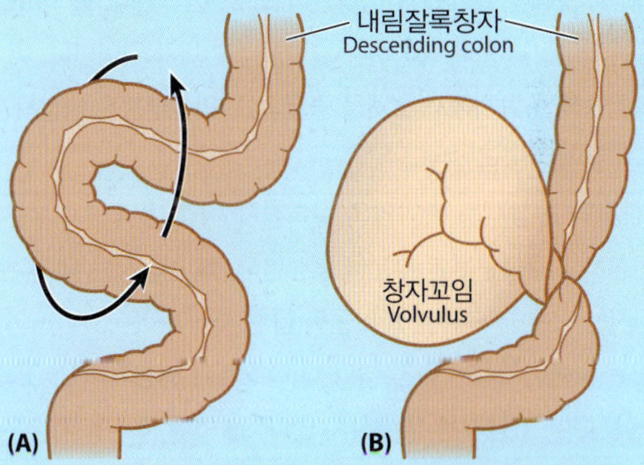

그림 B5.18. 구불결장꼬임(*화살표*는 창자회전의 방향을 나타냄).

핵심정리

식도와 위(Esophagus and Stomach)

식도: 식도는 음식을 인두에서 위까지 운반하는 관모양의 통로이다. ■ T10 높이에서 가로막을 통과하면서 가로막오른다리와 교차하며 생리적 아래식도조임근을 만든다. ■ 트럼펫 모양의 식도 배안부분은 식도신경얼기의 지배를 받는 민무늬근으로 구성되어 있고, 위들문에 연결된다. ■ 식도 배안부분은 복강동맥의 가지인 왼위동맥으로부터 혈액을 공급받는다. ■ 정맥은 문맥계통과 몸정맥계통의 양쪽으로 흘러들어 문맥대정맥연결을 이루며, 이로 인해 문맥고혈압으로 인한 식도정맥류가 생길 수 있다. ■ 살아있는 사람의 식도 속은, 위로 이어지며 점막이 변하는 지점인 Z선에 의해 식도와 위를 구분할 수 있다.

핵심정리 (계속)

위: 위는 식도와 샘창자 사이에 늘어나 있는 소화관이며, 음식물을 모으고 물리적이나 화학적으로 소화시키기 위해 준비하는 장기이다. ■ 보통 비대칭적으로 정중선 왼쪽에 위치하여 왼위사분역에 놓인다. 하지만 위의 위치는 체형에 따라 매우 다양하게 나타난다. ■ 식도의 배안부위가 위들문으로 연결되고, 위날문을 통해 샘창자로 연결된다. ■ 위날문에 의해 위가 비워지는 것이 조절된다. ■ 위의 속을 살펴보면, 살아 있는 사람인 경우에 점액의 보호층으로 덮여 있으며 위주름이 관찰되는데, 이는 위가 팽창하면 사라진다. ■ 위는 복막속장기이며, 작은굽이에는 작은그물막이 붙어 있고, 큰굽이에는 큰그물막이 붙어 있다. 작은그물막 안에는 오른위혈관과 왼위혈관이 서로 연결되어 있고, 큰그물막 안에는 오른위그물막혈관과 왼위그물막혈관이 서로 연결되어 있다. ■ 이 혈관들은 위몸통과 위날문방에 혈액을 공급하고 회수한다. 위몸통의 윗부분과 위바닥은 짧은위혈관과 뒤위혈관이 분포한다. ■ 3층으로 된 위의 민무늬근육과 위샘은 미주신경을 통해 부교감신경의 지배를 받는다. 위에 작용하는 교감신경은 위혈관을 수축시키고, 꿈틀운동을 억제한다.

작은창자와 큰창자(Small and Large Intestines)

작은창자: 샘창자는 작은창자의 첫 부분이며, 위로부터 위산과 소화효소가 섞인 음식물을 들문을 통해 넘겨 받는다. ■ 샘창자의 대부분은 이차적으로 형성된 복막뒤장기이며, 이자머리를 따라 C자 모양으로 휘어 있다. ■ 샘창자의 내림부분에는 쓸개관과 이자관이 모두 열려 있다. ■ 바로 이 부분부터 소화관의 배안부분에 해당하는 혈액공급 변화가 일어난다. 이 지점 윗부분은 복강동맥의 가지에서 혈액을 공급받고, 아랫부분은 위창자간막동맥의 가지에서 혈액을 공급받는다.

빈창자와 돌창자는 복막안의 잘록창자 아래 영역의 대부분을 차지하는 작은창자의 구불구불한 부분을 형성한다. ■ 빈창자는 대개 왼위쪽에 있고 돌창자는 오른아래쪽에 있다. 둘이 합쳐 사체에서는 3~4 m의 길이이며, 살아 있는 사람에게서는 약간 짧다. 입쪽 2/5가 빈창자이고, 꼬리쪽 3/5이 돌창자이지만, 그 경계는 뚜렷하지 않다. ■ 작은창자의 지름은 꼬리쪽으로 갈수록 좁아지며, 혈관들도 덩달아 작아진다. 그러나 활꼴동맥의 층 수는 더 늘어나고, 곧은혈관의 길이는 짧아진다. ■ 창자간막에 붙어 있는 지방덩어리는 꼬리쪽으로 갈수록 많아져 창자간막 속의 혈관들이 잘 보이지 않게 된다. ■ 돌창자는 특징적으로 많은 림프 조직이 결절에 모여 Peyer patch를 형성하고 있다. ■ 작은창자의 복막속부분인 빈창자와 돌창자는 창자간막에 의해 매달려 있으며, 창자간막의 뿌리부분은 L2 높이의 몸중간선 왼쪽에 위치한 샘빈창자경계에서 시작해서 오른엉덩뼈오목에 있는 돌막창자경계에서 끝난다. ■ 돌창자곁주머니는 전체 인구의 1~2%에서 나타나는 선천이상이며, 어른의 경우 돌막창자경계에서 위로 50 cm 떨어진 곳에 3~6 cm의 길이로 주로 나타난다.

큰창자: 큰창자는 막창자, 막창자꼬리, 오름잘록창자, 가로잘록창자, 내림잘록창자, 구불잘록창자, 곧창자, 항문관으로 구성되어 있다. ■ 큰창자는 특징적으로 잘록창자띠, 잘록창자팽대, 복막주렁을 가지고 있으며 작은창자보다 지름이 크다. ■ 큰창자는 돌막창자판막에서 시작하지만, 큰창자의 시작부분인 막창자는 돌막창자판막의 아래쪽에 위치한다. ■ 주머니 모양의 막창자는 큰창자 중 가장 넓은 부위이며, 창자간막은 없지만 완전한 복막속장기로서 오른엉덩오목 안에서 비교적 유동적이다. ■ 돌막창자판막은 판막과 약한 조임근이 섞여 있으며, 간헐적으로 열려 돌창자의 음식물이 막창자로 들어오게 하고, 막창자의 내용물이 돌창자로 넘어가지 못하게 하는 일방판막으로도 작용한다. ■ 막창자꼬리는 림프조직이 풍부한 창자의 곁주머니로 막창자의 안쪽면에 달려 있다. 막창자꼬리는 가시배꼽선의 바깥쪽 2/3 지점의 깊은 곳에 위치한다. 막창자꼬리는 막창자뒤쪽에 위치하는 경우가 가장 많으며, 32%는 골반 밑까지 내려온다. ■ 막창자와 막창자꼬리는 돌막창자혈관의 가지에 의해 혈액을 공급받는다.

잘록창자는 오름잘록창자, 가로잘록창자, 내림잘록창자, 구불잘록창자의 네 부분으로 구성되어 있다. ■ 오름잘록창자는 돌막창자판막과 오른잘록창자굽이 사이의 잘록창자로 막창자 위쪽에 이차적으로 형성된 복막뒤장기이다. ■ 가로잘록창자는 양쪽의 잘록창자굽이 사이에 가로잘록창자간막에 매달려 있는 가장 길고 잘 움직일 수 있는 잘록창자이다. 가로잘록창자의 위치는 체형에 따라 다양하게 나타난다. ■ 내림잘록창자는 왼잘록창자굽이와 왼엉덩뼈오목 사이에 위치하는 이차복막뒤장기로, 구불잘록창자와 이어져 있다. ■ S자 모양을 한 구불잘록창자는 구불잘록창자간막에 달려 있어 잘 움직이고 위치가 다양하며 곧창자에 이어진다. 잘록창자띠, 잘록창자팽대, 복막주렁은 S3 앞에 위치한 곧구불창자경계에서 끝이 난다.

왼잘록창자굽이의 위쪽은 위창자간막혈관의 가지가 분포하며, 왼잘록창자굽이의 아래쪽은 아래창자간막혈관이 분포한다. ■ 또한 왼잘록창자굽이는 뇌신경에서 나온 미주신경과 엉치부교감신경인 골반내장신경이 나뉘어 분포하는 분기점이다. ■ 교감신경섬유는 배골반내장신경을 통하여 내려와 척주앞신경절에 해당하는 위·아래창자간막신경절을 지나고 동맥주위신경얼기의 형태로 분포한다. ■ 배안 소화관 감각신경의 분포를 나누는 분기점은 구불잘록창자의 중간지점이다. 구불잘록창자 중간지점 위쪽의 감각은 교감신경섬유를 따라 감각척수신경절로 거꾸로 올라가지만, 반사정보는 부교감신경섬유를 타고 감각미주신경절로 전달된다. 그에 반해 구불잘록창자 중간지점의 아래쪽 감각은 두 종류 모두 부교감신경섬유를 타고 감각미주신경절로 전달된다.

지라(Spleen)

지라(비장, **spleen**)는 둥글고 보랏빛을 띠는 주먹크기만 한 장기로, 배안내장 중 가장 약하고 다치기 쉽다. 왼위사분역(LUQ)의 위가쪽이나 갈비밑부위(hypochondrium)에 위치하여 아래쪽 가슴우리에 의해 보호받는다(그림 5.58A, B). 몸에서 가장 큰 림프기관이며, 림프구(백혈구)의 증식과 각종 면역반응이 일어나는 장소로 몸의 방어체계에 관여한다.

태어나기 전에는 혈액세포를 만들어내는 조혈기관(hematopoietic organ)이지만, 태어난 후에는 오래된 적혈구(red blood cell, RBC)와 쓸모없는 혈소판(platelet)을 인식하고 파괴하여 철(iron)과 글로빈(globin)을 재활용한다. 또한 적혈구와 혈소판을 저장하는 저장소(reservoir)로 작용함으로써 출혈과 같은 스트레스에 반응하여 제한적이긴 하지만 "자가 수혈(self-transfusion)" 작용을 하기도 한다. 이토록 지라는 크기가 제법 크면서 많은 유용한 기능이 있지만, 생명과 직결되는 필수장기는 아니다.

이런 다양한 기능을 위해 지라는 부드럽고 혈관이 풍부하며, 약한 탄력섬유피막(fibroelastic capsule)으로 덮여 있다(그림 5.58E). 지라혈관(splenic vessel)이 드나드는 **지라문**(비장문, **splenic hilum**)을 제외하고 내장복막에 해당하는 얇은 피막으로 덮여 있다(그림 5.58D). 따라서 지라는 확장되었다가 비교적 빨리 줄어들 수 있다.

지라는 갈비아래쪽으로 내려오지는 않지만 잘 움직이는 장기이며 **왼잘록창자굽이**(*left colic flexure*, 그림 5.58A, B) 위에 놓여 있다. 지라의 뒤쪽에는 아홉째–열한째갈비뼈(지라의 긴축이 열째갈비뼈와 대략 평행함)가 있고, 그 사이에는 가로막과 **갈비가로막오목**(*costodiaphragmatic recess*)이 있다. 갈비가로막오목은 가슴우리의 아래쪽과 가로막 사이에 가슴막이 길게 내려온 틈새이다. 지라의 주변구조물은 다음과 같다.

- 앞쪽: 위(stomach)
- 뒤쪽: 가슴막(pleura)과 허파(lung), 아홉째–열한째갈비와 지라를 분리시켜주는 가로막의 왼쪽 부분

5

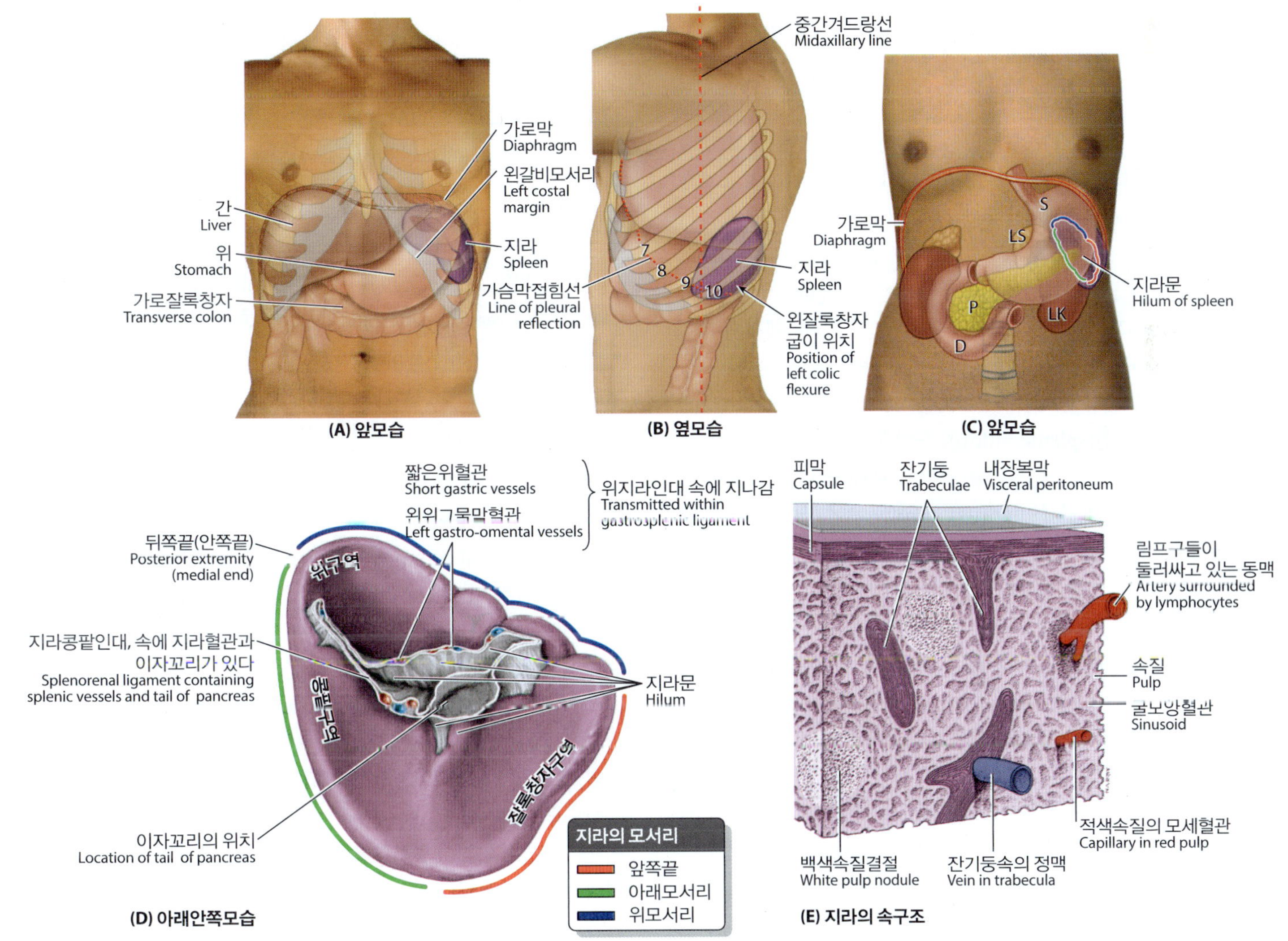

그림 5.58. 지라의 해부학. A와 B. 표면 투사구조. **C.** 가로막과 뒤배내장들과의 관계를 보여주는 지라와 이자의 표면 투사구조. *D*, 샘창자; *LK*, 왼콩팥; *LS*, 왼부신; *P*, 이자; *S*, 위. **D.** 지라의 내장면. 파임은 지라 위모서리의 특징이다. 내장면은 오목하며, 주변장기에 의해 눌린 자국이 있다. **E.** 지라의 속구조.

- 아래쪽: 왼잘록창자굽이(left colic flexure)
- 안쪽: 왼콩팥(left kidney)

지라는 크기와 무게, 모양이 다양하지만, 보통 12 cm의 길이에 7 cm의 폭을 가지고 있다. 두께 1인치, 폭 3인치, 길이 5인치, 무게 7온스(약 200 g)의 홀수로 기억하기 쉽게 외우기도 한다.

지라의 가로막면(diaphragmatic surface)은 볼록하여 가로막아래 공간과 인접한 갈비뼈 몸통의 곡면(그림 5.58A~C)에 딱 맞는다. 갈비뼈와 지라가 가까이 붙어 있기 때문에, 갈비뼈가 지라를 보호해 주기도 하지만, 갈비뼈골절이 있을 때는 손상을 입히기도 한다(이 장의 임상적용 "지라파열" 참조). **앞모서리**와 **위모서리**는 날카로우며 가끔 파임(notch)이 있는 경우도 있으며, **뒤모서리(안쪽모서리)**와 **아래모서리**는 둥글다(그림 5.58D). 일반적으로 지라는 왼갈비모서리(left costal margin)의 아래로 내려오지 않아, 특별히 커지지 않는 이상 앞가쪽배벽에서 거의 촉진할 수 없다. 정상보다 약 3배 정도 커지고 단단해지면, 지라의 파임 있는 **위모서리**가 왼갈비모서리 아래쪽으로 내려온다(이 장의 임상적용 "비장절제와 비장비대" 참조). 숨을 깊이 쉬게 되면 파임이 있는 모서리가 종종 만져지므로 촉진에 도움이 된다.

지라는 정상적으로 많은 양의 혈액을 가지고 있다가, 피막(capsule)과 잔기둥(trabeculae) 안에 있는 민무늬근육의 작용으로 간헐적으로 혈액을 내보낸다. 지라혈관의 큰 크기를 보면 지라의 모세혈관(capillary)과 굴모양혈관(sinusoid)을 통해 많은 양의 혈액이 드나듦을 짐작할 수 있다. 지라를 둘러싸고 있는 얇은 **섬유피막(firbrous capsule)**은 치밀불규칙탄력섬유결합조직(dense irregular fibroelastic connective tissue)으로 되어 있으며, 지라문(그림 5.58E)에서 두꺼워진다. **잔기둥(trabeculae)**이 피막 밑에서 시작하여 깊숙히 뻗어 있고, 그 속에는 혈관이 들어 있다. 이 혈관들은 지라의 실질(parenchyma)에 해당하는 **지라속질(splenic pulp)**을 드나든다.

지라는 위(stomach)의 뒷면과 닿아 있고 **위지라인대**(*gastrosplenic ligament*)에 의해 위의 큰굽이(greater curvature)에 붙어 있다. 또한 **지라콩팥인대**(비신인대, **splenorenal ligament**)에 의해 왼콩팥(left kidney)에 붙어 있다. 지라혈관들이 들어 있는 이 인대들은 안쪽에 있는 지라문에 붙어 있다(그림 5.58D). 지라문은 보통 이자의 꼬리부분과 닿아 있고, 그물막주머니(omental bursa)의 왼쪽 경계를 만든다.

자라의 동맥은 복강동맥(celiac trunk)의 가장 큰 가지인 **지라동맥**(비장동맥, **splenic artery**)이 담당한다(그림 5.59A). 이는 그물막주머니의 뒷면에서 왼콩팥 앞과 이자의 위모서리를 따라 구불구불하게 달린다. 지라콩팥인대 안에서 지라동맥은 5개 이상의 가지로 나뉘어 지라문으로 들어간다. 이 가지들은 서로 연결(anastomosis)되어 있지 않으므로 각 가지들이 맡게 되는 **혈관구역**(*vascular segment*)이 만들어지게 된다. 보통 84% 정도의 사람들은 2개의 혈관구역으로 나누어지며, 나머지는 3개로 나뉘기도 하는데, 각 혈관구역 사이에는 비교적 혈관이 없는 면이 생겨 부분비장절제(subtotal splenectomy)를 가능하게 해준다(이 장의 임상적용 "비장절제과 비장비대" 참조).

지라의 정맥은 지라문 쪽으로 모인 정맥가지들이 **지라정맥(splenic vein)**으로 배출된다(그림 5.59A, 5.60B). 지라정맥은 아래창자간막정맥과 합쳐져 이자의 몸통과 꼬리부분 뒤쪽으로 지나간다. 이후 이자머리 뒤에서 위창자간막정맥과 합쳐져 간문맥(hepatic portal vein)이 된다.

지라의 림프관은 지라문 주변의 림프절로 모인 다음, 지라정맥을 따라 **이자지라림프절**(췌비장임파절, **pancreaticosplenic lymph nodes**)로 들어간다. 이 림프절은 이자의 뒷면과 위모서리에 늘어서 있다. 이자지라림프절은 최종적으로 **복강림프절**(*celiac node*)로 간다(그림 5.61A).

지라의 신경은 **복강신경얼기**(*celiac nerve plexus*; 그림 5.61B)에서 나와 지라동맥을 따라 분포하며 혈관운동(vasomotor)이 주요 작용이다.

이자(Pancreas)

이자(췌장, **pancreas**)는 긴 모양의 **덧소화기샘**(*accessory digestive gland*)이다. 복막뒤에서 날문가로면(transpyloric plane) 높이에 해당하는 L1, 2 몸통을 넘어서 가로로 뒤배벽을 지나간다(그림 5.58C). 오른쪽으로 샘창자와 왼쪽으로 지라가 위치하며 위(stomach)의 뒤에 놓여 있다(그림 5.59A). 가로잘록창자간막(transverse mesocolon)이 이자의 앞쪽모서리를 따라 붙어 있다(그림 5.39A 참조). 이자는 다음과 같은 기능이 있다.

- 외분비기능(exocrine secretion): 꽈리세포(acinar cell)에서 생성된 **이자액**(*pancreatic juice*)이 이자관(main pancreatic duct)과 덧이자관(accessory pancreatic duct)을 통해 샘창자로 들어간다.
- 내분비기능(endocrine secretion): **이자섬**[*pancreatic islet* (of Langerhans)]에서 생성된 **글루카곤**(*glucagon*)과 **인슐린**(*insulin*)을 혈액 내로 분비한다(그림 5.59D).

이자를 모양에 따라 **머리**(*head*), **목**(*neck*), **몸통**(*body*), **꼬리**(*tail*)의 네 부분으로 나눌 수 있다.

이자머리(head of pancreas)는 이자가 넓어져 있는 부위로, 날문가로면의 바로 아래에서 위창자간막동맥(superior mesenteric artery)의 오른쪽으로 C자 모양의 샘창자에 끼어 있으며 샘창자의 내림부분과 수평부분의 안쪽에 단단하게 붙어 있다. 이자머리의 아래쪽으로 튀어나온 **갈고리돌기**(구상돌기, **uncinate process**)는 왼쪽 방향으로 몸의 중심을 향해 뻗어 있으며, 위창자간막동맥의 뒤쪽에 위치한다(그림 5.60A). 이자머리의 뒤쪽에는 아래대정맥(inferior vena cava), 오른콩팥혈관(right renal vessel), 왼콩팥정맥(left renal vein)이 있다. 샘창자의 내림부분으로 들어가는 **쓸개관**(*bile duct*)은 이자머리 위뒤면(posterosuperior surface)에 고랑을 만들면서 지나가거나 아예 이자의 실질 속에 묻혀 있기도 한다(그림 5.59A, B, 5.44C 참조).

이자목(neck of pancreas)은 1.5~2 cm로 짧으며, 위창자간막혈

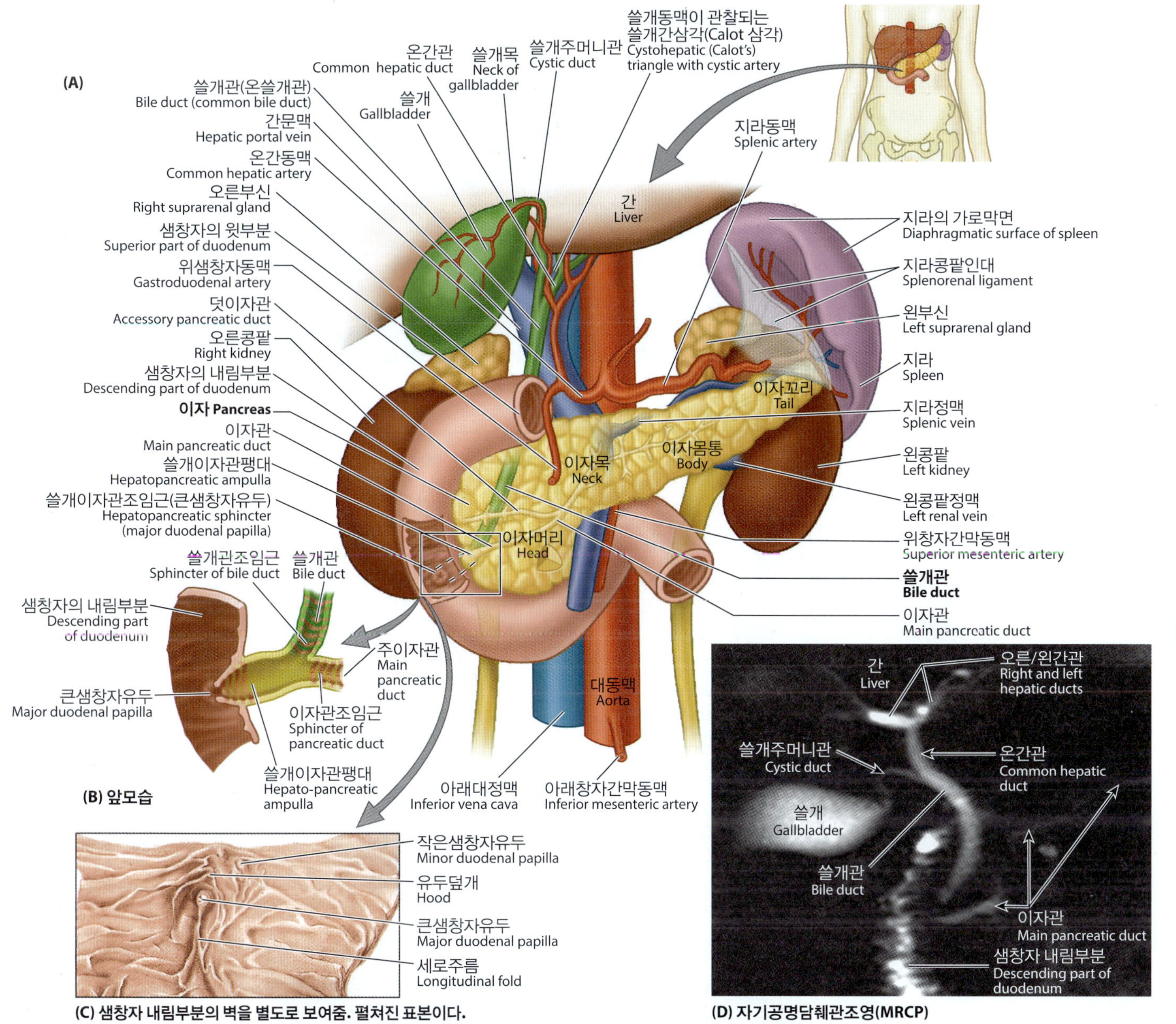

그림 5.59. 이자, 샘창자, 쓸개관, 지라. A. 지라, 이자, 간바깥쓸개관과 주변의 다른 복막뒤장기와의 위치관계를 보여준다. **B.** 쓸개이자관팽대, 이 팽대는 쓸개관과 이자관이 샘창자로 들어가는 통로이다. **C.** 샘창자 내림부분 속면의 큰 · 작은샘창자유두를 보여준다. **D.** 쓸개관과 이자관이 보이는 내시경역행쓸개관조영술과 이자관조영술.

관의 위쪽에 있어 이자머리 뒷면에는 위창자간막혈관의 고랑이 만들어진다(그림 5.44B, C). 이자목의 앞면은 복막이 덮고 있으며, 바로 가까이에 위날문(*pylorus of stomach*)이 있다. 이자목의 뒤에서 위창자간막정맥(superior mesenteric vein)이 지라정맥(splenic vein)과 합쳐져 간문맥(hepatic portal vein)이 된다(그림 5.60).

이자몸통(body of pancreas)은 이자목에서 이어져 대동맥과 L2를 가로지르면서 위창자간막혈관의 왼쪽에 놓여 있다. 이자몸통은 그물막주머니(omental bursa)의 뒤에서 그물막주머니 바닥을 만들게 되며, 이자몸통의 앞면은 복막으로 덮여 있고, 위가 놓일 위자리(stomach bed)를 일부 만들고 있다(그림 5.39A, B 참조). 이자몸통의 뒷면은 복막이 없이 대동맥, 위창자간막동맥, 왼부신(left suprarenal gland), 왼콩팥과 콩팥혈관과 직접 닿는다(그림 5.59A).

이자꼬리(tail of pancreas)는 왼콩팥의 앞쪽에 위치하며, 지라문과 왼잘록창자굽이(left colic flexure)에 가까이 붙어 있다. 이자꼬리는 상대적으로 자유롭게 움직이며 지라콩팥인대(splenorenal ligament)의 층 사이를 지라혈관과 함께 지나간다(그림 5.58D).

이자관(main pancreatic duct)은 이자꼬리끝에서 시작하여 이자의 실질을 지나 이자머리에 이르러 아래쪽으로 휘어지면서 쓸개관(bile duct) 가까이 가게 된다(그림 5.59A, B). 이자관은 보통 쓸개관과 합쳐져 비록 짧지만 넓어진 **쓸개이자관팽대**(담췌관팽대부, **hepato-**

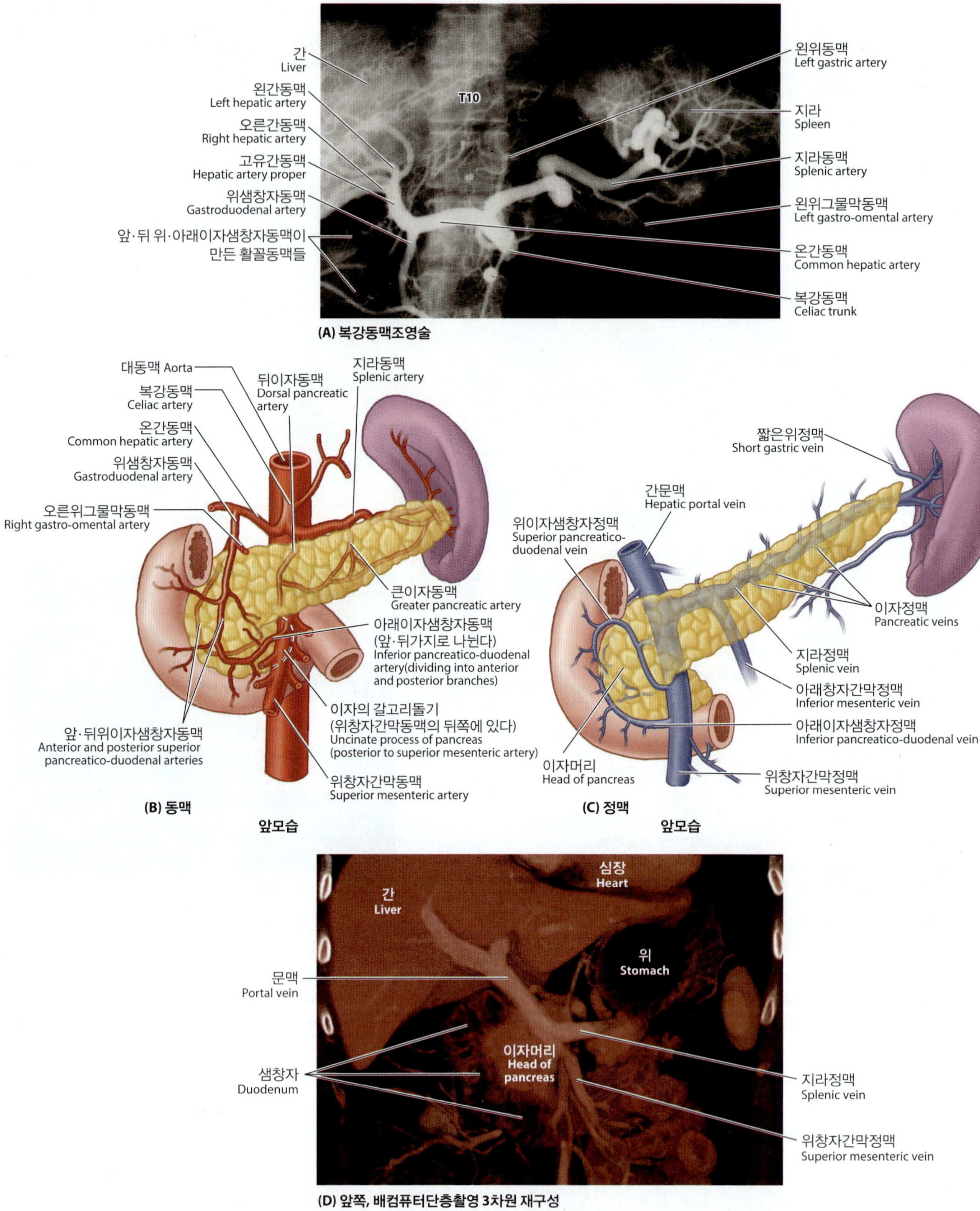

그림 5.60. 이자의 동맥과 정맥. 이자와 샘창자는 가까이 있으므로 상당수의 혈관을 공유한다. **A.** 복강동맥의 가지가 보이는 혈관조영술. 방사선조영제가 복강동맥의 속으로 주입되었다. **B.** 동맥의 분포. 이자머리의 아랫부분(갈고리돌기 포함)을 제외한 지라와 이자는 복강동맥에서 동맥이 들어온다. **C.** 정맥의 흐름. **D.** 배컴퓨터단층촬영을 3차원 재구성한 것이다(문맥조영사진). 위창자간막정맥과 쓸개정맥이 합쳐져 간문맥이 되는 것과 그 주변의 이자머리를 보여준다.

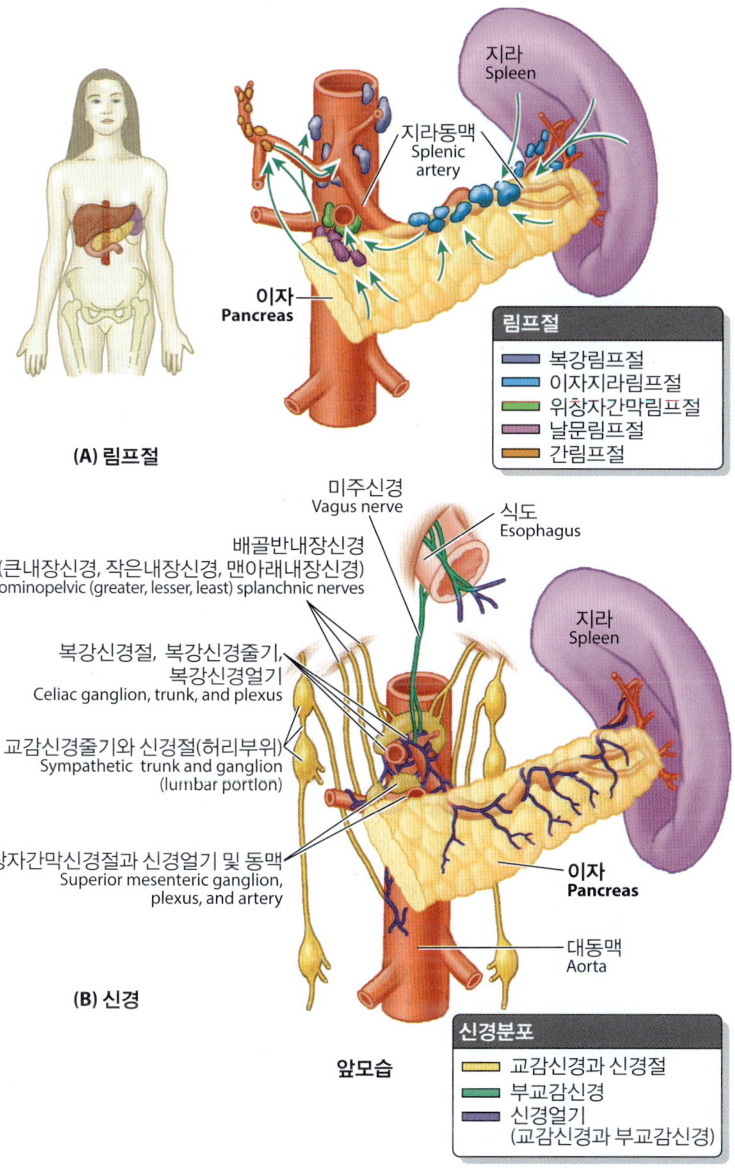

그림 5.61. 이자와 지라의 림프배출과 신경분포. A. 림프배출. *화살표*는 림프의 흐름을 나타낸다. **B.** 신경분포. 이자의 신경은 복강신경얼기와 위창자간막신경얼기에서 분포하는 자율신경이다. 지라의 신경은 복강신경얼기에서 나온 치밀한 신경얼기가 지라동맥을 따라 분포한다. 대부분의 연접이후교감섬유는 지라피막, 잔기둥, 지라속혈관의 민무늬근에 분포한다.

pancreatic ampulla, ampulla of Vater)를 만든다. 쓸개이자관팽대는 샘창자 내림부위의 **큰샘창자유두**(*major duodenal papilla*)에 열리게 된다(그림 5.59B, C). 그 외 적어도 25% 정도에서는 이자관과 쓸개관이 따로 샘창자에 열린다.

이자관의 끝부분을 둘러싸고 있는 **이자관조임근(sphincter of pancreatic duct)**과 쓸개관끝의 **쓸개관조임근(sphincter of bile duct)**, 쓸개이자관팽대 주변의 **쓸개이자관조임근(hepatopancreatic sphincter**, sphincter of Oddi)은 민무늬근으로 된 조임근으로, 샘창자로 들어가는 쓸개즙과 이자액의 흐름을 조절하고 샘창자에서 쓸개이자관팽대로 역류하는 것을 방지한다.

덧이자관(accessory pancreatic duct; 그림 5.59A)은 작은샘창자유두(*minor duodenal papilla*)로 샘창자에 열린다(그림 5.59C). 대부분의 경우 덧이자관은 이자관과 연결되는데, 몇몇 경우에서는 서로 연결되지 않으면서 덧이자관이 이자관보다 더 큰 경우도 있다. 이런 경우에는 덧이자관을 통해 대부분의 이자액이 분비된다.

이자의 동맥은 주로 구불구불한 **지라동맥**(*splenic artery*)에서 나온 여러 개의 **이자동맥**(췌장동맥, **pancreatic artery**)에 의해 공급된다. 여러 개의 이자동맥들은 **위샘창자동맥**(*gastroduodenal artery*)과 **위창자간막동맥**(*superior mesenteric artery*)의 이자가지들과 활꼴동맥고리(arcade)를 형성한다(그림 5.60A). 지라동맥에서 나온 10개 정도의 가지가 이자몸통과 꼬리에 혈액을 공급한다. 이자머리의 혈액은 위샘창자동맥에서 나온 가지인 앞·뒤위이자샘창자동맥(anterior and posterior superior pancreaticoduodenal artery)과 위창자간막동맥에서 나온 가지인 **앞·뒤아래이자샘창자동맥**(*anterior and posterior inferior pancreaticoduodenal artery*)이 앞·뒤에 공급한다(그림 5.60B).

이자의 **정맥**은 지라정맥과 위창자간막정맥(superior mesenteric vein), 문맥(portal vein)으로 연결되지만, 대부분 **지라정맥**(*splenic vein*)으로 흘러들어간다(그림 5.60C, D).

이자의 **림프관**은 혈관을 따라 달린다(그림 5.46, 5.61A; 그림 5.71 참조). 지라동맥과 나란히 있는 **이자지라림프절**(*pancreaticosplenic lymph node*)에 주로 들어가지만, 몇몇 림프관들은 **위날문림프절**(*pyloric lymph node*)로 들어간다. 이 림프절들은 **위창자간막림프절**(*superior mesenteric lymph node*)로 들어가거나 **간림프절**(*hepatic lymph node*)을 통해 **복강림프절**(*celiac lymph node*)로 들어간다.

이자의 **신경**은 가로막을 지나 내려온 **미주신경**(*vagus nerve*)과 **배골반내장신경**(*abdominopelvic splanchnic nerve*)을 타고 들어온다(그림 5.61B). 부교감신경과 교감신경은 **복강신경얼기**(*celiac plexus*)와 **위창자간막신경얼기**(상장간막신경총, **superior mesenteric plexus**)에서 나와 혈관을 타고 이자에 분포한다("배안내장의 신경분포" 참조). 혈관을 따라 교감신경이 분포하고, 이자의 꽈리세포(acinar cell)와 이자섬(pancreatic islet)에는 교감신경과 부교감신경이 모두 분포한다. 부교감신경은 샘의 분비를 자극할 수 있지만, 이자의 일차적인 분비기능은 콜레시스토키닌(cholecystokinin)과 세크리틴(secretin)과 같은 호르몬에 의해 조절된다. 보통 위에서 넘어온 산(acid) 성분이 샘창자와 몸쪽 작은창자의 점막을 자극하여 이 호르몬들을 분비하게 된다.

간(Liver)

간(liver)은 몸에서 피부 다음으로 가장 큰 단일장기이며, 가장 큰 샘(gland)이다. 무게가 약 1,500 g에 달하며, 이는 성인 몸무게의 2.5%에 해당한다. 곧 태어날 태아(fetus)의 경우, 조혈기관(hematopoietic organ)으로도 작용하고 있어 2배 정도 커져 있다(몸무게의 5%).

위와 창자에서 흡수된 모든 영양분 중 지방을 뺀 모든 성분들이 문맥계통(portal venous system)을 통해 간으로 먼저 운반된다. 뿐만 아니라 많은 대사활동(metabolic activity)을 수행하여 글리코겐(glycogen)을 저장하고 **쓸개즙**(담즙, **bile**)을 만들어 낸다. 쓸개즙은 지방용해에 도움을 주는 연갈색 또는 녹색의 액체이다.

간에서 만들어진 쓸개즙은 쓸개관을 통하여 이동하게 된다. 간에서 나온 **오른·왼간관**(*right and left hepatic duct*)은 합쳐져 **온간관**(*common hepatic duct*)을 만들고, 여기에 **쓸개주머니관**(*cystic duct*)이 합쳐져 온쓸개관(*common* bile duct)이 된다. 쓸개즙은 간에서 지속적으로 만들어지기 때문에 식사와 식사 사이에는 쓸개(gallbladder)에 저장된다. 또한 쓸개는 물과 염분(salt)을 흡수하여 쓸개즙을 농축하는 기능도 한다. 음식물이 샘창자에 들어오게 되면, 쓸개는 농축된 쓸개즙을 쓸개관을 통해 샘창자로 내보낸다.

간의 표면투사구조, 면, 복막접힘, 주변장기(surface projection, surfaces, peritoneal reflections, and relationships of liver)

간은 배의 오른위사분역(right upper quadrant)에 위치하며, **가로막**(*diaphragm*)과 **가슴우리**(*thoracic cage*)에 의해 가려져 보호되고 있다(그림 5.62). 정상적인 간은 오른쪽으로 일곱째–열한째갈비뼈 사이에 깊숙이 위치하고 왼젖꼭지쪽으로 몸중간선을 넘어간다. 오른갈비밑부위(right hypochondrium)과 명치부위(epigastrium) 윗부분의 대부분을 간이 차지하며, 왼갈비밑부위(left hypochondrium)까지 뻗어 있다. 서 있을 때는 중력의 영향으로 간의 위치가 아래쪽으로 더 내려가고, 가로막의 움직임에도 따라 움직인다. 이런 움직임은 간의 촉진(palpation)에 도움을 준다(이 장의 임상적용 "간의 촉진" 참조).

간은 위로 볼록한 **가로막면**(*diaphragmatic surface*)과 비교적 평평하면서도 오목한 **내장면**(*visceral surface*)을 가지고 있고, 두 면은 가로막 아래쪽에 위치한 날카로운 **아래모서리**(*inferior border*)에 의해 나뉜다(그림 5.63A).

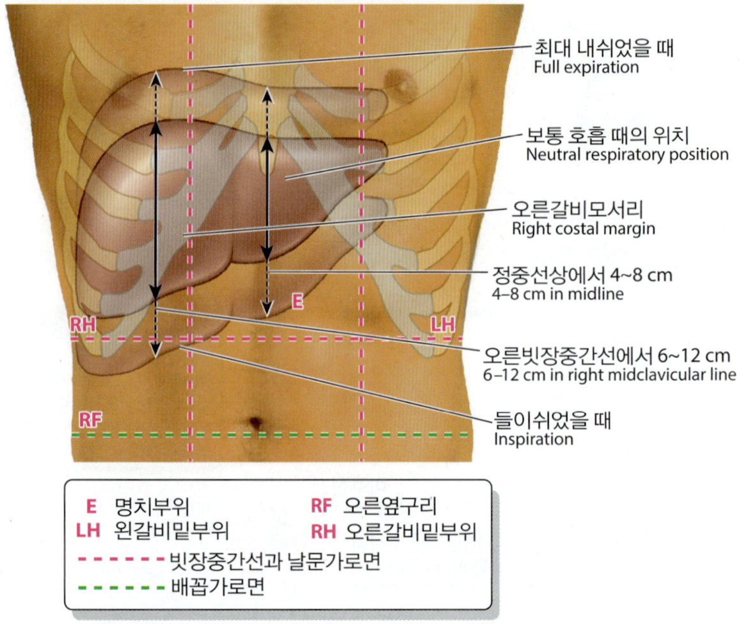

그림 5.62. 간의 표면투사구조. 가로막의 움직임에 따라 변하는 간의 위치, 범위와 가슴우리와의 관계를 보여준다.

간의 가로막면(diaphragmatic surface of liver)은 매끄럽고 위로 둥글게 솟은 지붕 모양이어서 가로막 아랫면의 오목한 면과 맞붙는다(그림 5.63A, B). 간의 가로막면 위쪽의 앞쪽 끝과 가로막 사이에는 복막안(peritoneal cavity)의 작은 공간이 생기며, 이를 **가로막밑오목**(횡격하함요, **subphrenic recess**)이라고 한다. 가로막밑오목은 앞배벽에서 간으로 이어진 낫인대(*falciform ligament*)에 의해 왼·오른오목으로 나뉜다. 복막안 잘록창자위구역(supracolic compartment) 중에서, 간(liver) 바로 아랫부분을 간밑공간(간하공간, subhepatic space)이라고 한다.

간콩팥오목(hepatorenal recess, hepatorenal pouch, Morison

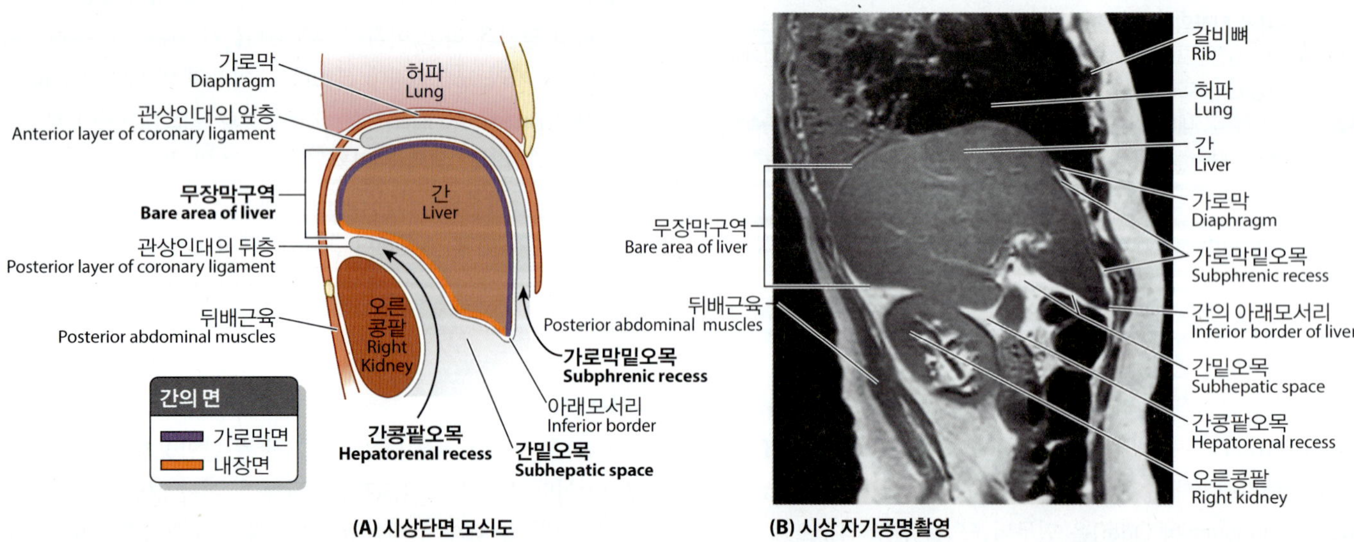

그림 5.63. 간의 면과 관련된 잠재공간. A. 가로막, 간, 오른콩팥을 통해 시상절단한 모식도. 간의 2개 면을 구분하였고 인접한 복막오목을 보여준다. **B.** 중간겨드랑선에서 촬영한 시상자기공명촬영사진. 살아 있는 사람에서 **A**부위의 위치관계를 보여준다.

pouch)은 간밑공간의 위뒤쪽 부분으로 간의 내장면 오른쪽과 오른콩팥과 부신 사이에 위치한다. 간콩팥오목은 바로 누웠을 때 복막안의 중력 방향 아래쪽이 되어, 그물막주머니(omental bursa)에서 흘러나온 액체들이 이곳에 모이게 된다(그림 5.64B, E). 간콩팥오목은 앞쪽으로 오른가로막밑오목(right subphrenic recess)과 연결된다(그림 5.63A, B). 병적상태가 아닐 때 이러한 오목들은 단지 잠재적인 공간이며, 인접한 복막 사이에서 원활히 움직일 만큼의 액체만 있을 뿐이라는 것을 염두에 두자.

간의 가로막면(diaphragmatic surface)은 내장복막(visceral peritoneum)에 의해 덮여 있으나 뒤쪽의 **무장막구역**(노출부, **bare area**)에는 복막 없이 가로막과 직접 붙어 있다(그림 5.64B~D). 무장막구역은 가로막에서 간쪽으로 복막이 접혀 돌아가는 모서리로 경계가 만들어진다. 그 경계는 **관상인대**(**coronary ligament**, 그림 5.63A)의 앞층(위층)과 뒤층(아래층) 사이가 된다. 양쪽의 관상인대는 오른쪽에서 만나 **오른세모인대**(우삼각인대, **right triangular ligament**)를 만들게 되며, 갈라진 두층은 삼각형의 무장막구역을 경계 짓는다(그림 5.64A~D). 관상인대의 앞층은 낫인대의 오른층과 이어지고, 뒤층은 작은그물막(lesser omentum)의 오른층과 이어진다. 쐐기 모

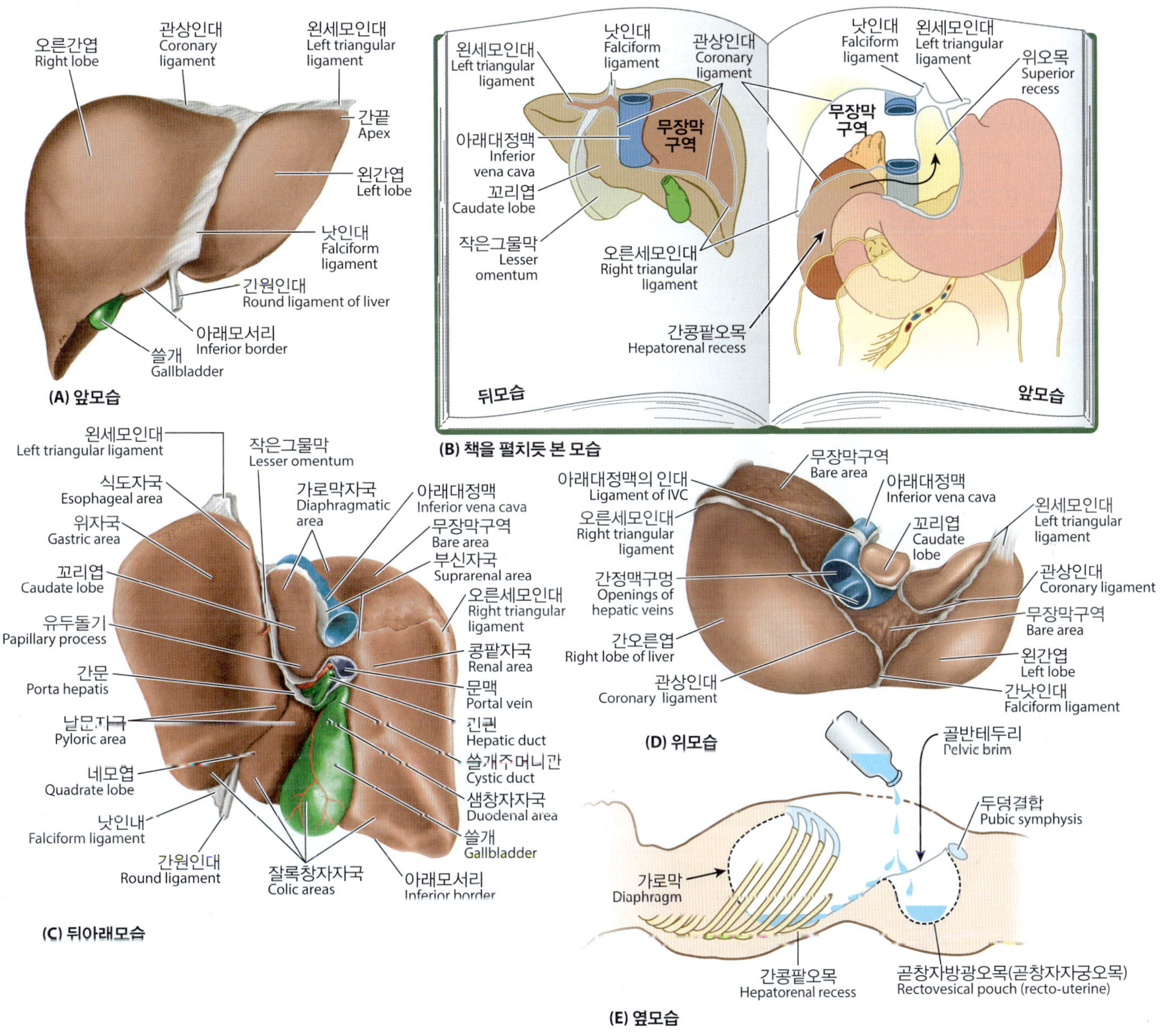

그림 5.64. 간의 주변내장 및 복막의 위치관계. A. 가로막면. 이면은 가로막의 아랫면에 딱 맞게 된다. 가로막면은 간낫인대와 관상인대에 의해 오른간엽과 왼간엽으로 나뉜다. **B.** 복막접힘(인대). 간을 고정하고 있는 구조를 잘라낸 다음, 간을 떼어내 책을 넘기는 것처럼 오른쪽으로 돌려서 뒤로 뒤집어 보여준다. **C.** 내장면. 해부학위치에서 간의 내장면은 아래쪽과 뒤쪽 그리고 왼쪽을 향한다. 약품으로 고정시킨 간은 주변장기들에 의해 눌려 자국이 생긴다. **D.** 간낫인대. 간낫인대를 만드는 두 층의 복막은 간의 윗면을 둘로 나누면서 갈라져 관상인대의 앞층을 형성한다. 무장막구역에는 복막이 덮여 있지 않다. *IVC*, 아래대정맥. **E.** 바로누운자세에서 중력에 따른 배골반안오목. 위쪽에 있는 간콩팥오목에는, 그물막주머니와 복강의 위쪽에서 나온 액체가 배출된다.

양 간의 왼쪽 끝에 생기는 **간끝**(간첨, **apex of liver**)에서는 관상인대의 앞·뒤층이 만나 왼세모인대(좌삼각인대, left triangular ligament)를 만든다. 무장막구역의 **아래대정맥고랑(groove for inferior vena cava)**에는 대정맥이 지나간다(그림 5.64B~D).

간의 내장면(visceral surface of liver)은 **쓸개오목(fossa for gallbladder**; 그림 5.65B)과 **간문(porta hepatis)**을 제외하고 복막에 의해 덮여 있다(그림 5.64C). 간문은 간문맥(hepatic portal vein), 간동맥, 림프관, 간신경얼기(hepatic nerve plexus), 간관(hepatic duct) 들이 드나드는 아랫면 중앙부위의 가로로 열린 틈새이다. 부드러운 가로막면과는 달리 내장면은 여러 개의 틈새와 인접 장기에 눌린 자국이 있다.

앞뒤로 2개의 시상틈새(sagittal fissure)의 중간에 간문이 가로로 이어져 내장면에 H자 모양을 만든다(그림 5.65A). **오른시상틈새**(우시상열, **right sagittal fissure**)는 앞쪽으로 쓸개오목이, 뒤쪽으로 대정맥(vena cava)이 놓인 고랑(groove)이 이어져 만들어진다. **왼시상틈새(좌시상열, left sagittal fissure, unbilical fissure)**는 앞쪽으로 **간원인대틈새(fissure for round ligament)**와, 뒤쪽으로 **정맥관인대틈새(fissure for ligamentum venosum)**와 이어진다. **간원인대(round ligament of liver)**는 태반으로부터 산소와 영양소가 풍부한 혈액을 태아에게 운반하던 **배꼽정맥**(*umbilical vein*)이 흔적으로 남은 섬유조직이다(그림 5.65B). 간원인대는 작은 **배꼽옆정맥**(*paraumbilical vein*)과 함께 간낫인대의 자유모서리로 달린다. **정맥관인대(ligamentum venosum)**는 태아의 **정맥관**(*ductus venosus*)의 흔적으로 남은 섬유조직이며, 정맥관은 배꼽정맥을 통해 들어온 혈액을 간을 통과하지 않고 아래대정맥으로 질러 보내던 구조물이다.

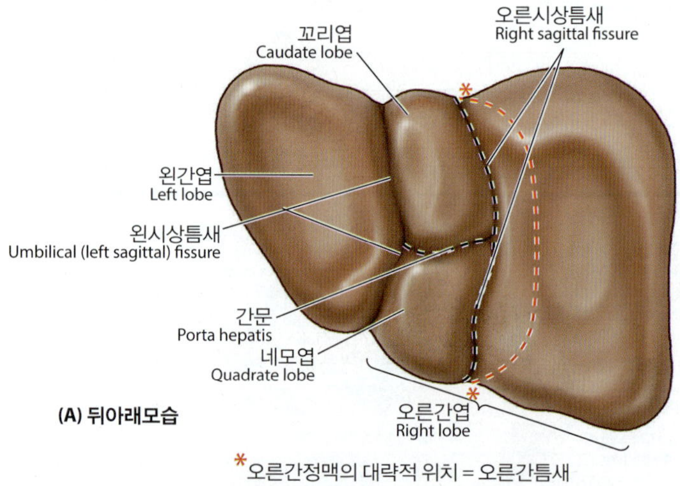

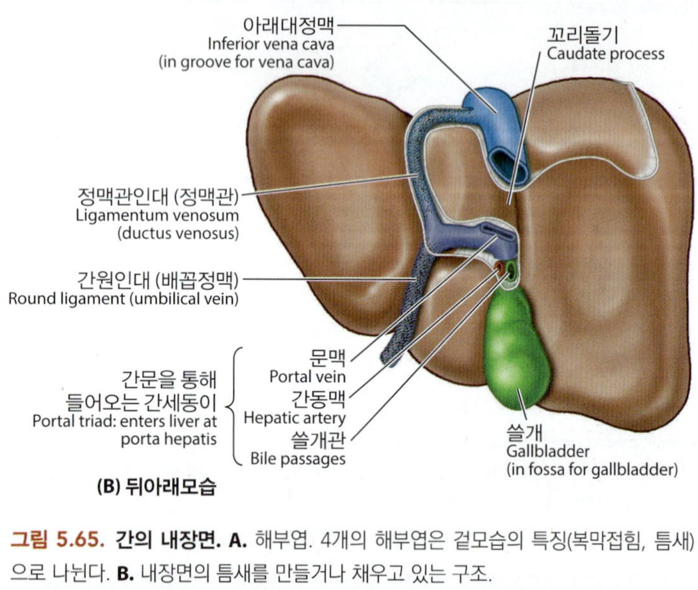

그림 5.65. 간의 내장면. A. 해부엽. 4개의 해부엽은 겉모습의 특징(복막접힘, 틈새)으로 나뉜다. **B.** 내장면의 틈새를 만들거나 채우고 있는 구조.

작은그물막(*lesser omentum*) 속에는 **간세동이**(간삼조, **portal triad**)가 들어 있다. 간세동이는 쓸개관(bile duct), 간동맥(hepatic artery), 간문맥(hepatic portal vein)을 말하며, 간에서 시작하여 위의 작은굽이와 샘창자 윗부분(superior part)의 첫 2 cm 부위까지 이어져 있다(그림 5.66A). 작은그물막의 두꺼운 자유모서리는 간문과 샘창자 사이에 붙어 있는 **간샘창자인대**(*hepatoduodenal ligament*)에 해당하며, 간문을 드나드는 구조물들이 들어 있다. 작은그물막 중 남은 얇은부위는 **간위인대**(*hepatogastric ligament*)라고 하며, 간의 정맥관인대(ligamentum venosum)와 위의 작은굽이 사이에 붙어 있다.

이 틈새들 외에 간에는 주변 장기에 눌린 자국들이 다음과 같이 있다(그림 5.64C).

- 위(stomach) 앞쪽의 오른쪽: **위자국**와 **들문자국**(*gastric* and *pyloric area*).
- 샘창자 윗부분(superior part): **샘창자자국**(*duodenal area*).
- 작은그물막(lesser omentum): 정맥관인대틈새(fissure for ligamentum venosum)로 이어진다.
- 쓸개(gallbladder): 쓸개오목(fossa for gallbladder).
- 오른잘록창자굽이(right colic flexure), 오른가로잘록창자(right transverse colon): **잘록창자자국**(*colic area*).
- 오른콩팥과 부신: **콩팥자국**(*renal area*)과 **부신자국**(*suprarenal area*; 그림 5.66B).

해부학적 간엽(anatomical lobes of liver)

겉으로 보았을 때 간은 2개의 해부학적인 엽(anatomical lobe)과 2개의 덧엽(accessory lobe)으로 나뉜다. 해부학적인 간엽을 나누는 기준은 간 표면 복막접힘들과 혈관, 쓸개(gallbladder) 등의 표면에 보이는 구조물들이다. 통상적으로 '엽'이란 용어를 샘(gland)과 관련하여 사용할 때 그 기능적 측면에서 나누게 된다. 하지만 간의 해부학적 엽은 내부의 기능적 구분과 맞지 않으므로 진짜 '엽'이라 할 수는 없다. 해부학적 간엽은 간낫인대(falciform ligament)와 왼시상틈새(left sagittal fissure)에 의해 크기가 큰 **오른간엽**(우엽, **right lobe**)과 작은 **왼간엽**(좌엽, **left lobe**)으로 나뉜다(그림 5.64A, C, D, 5.65). 내장면에는 오른·왼시상틈새(right and left sagittal fissure)와 간문(porta hepatis)이 2개의 덧간엽(accessory lobe)을 경계 짓는다. 2개의 덧간엽은 해부학적으로는 모두 오른간엽이다. 덧간엽중 앞·아래

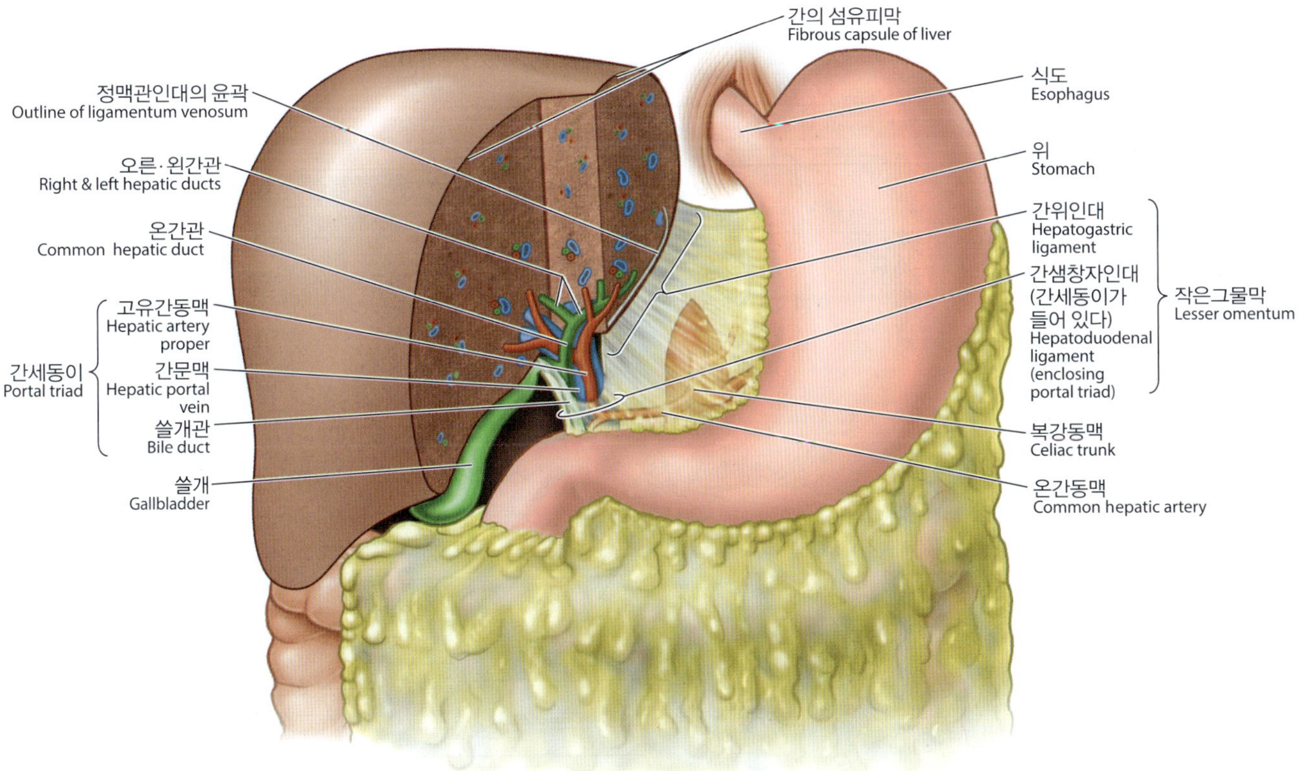

(A) 앞모습

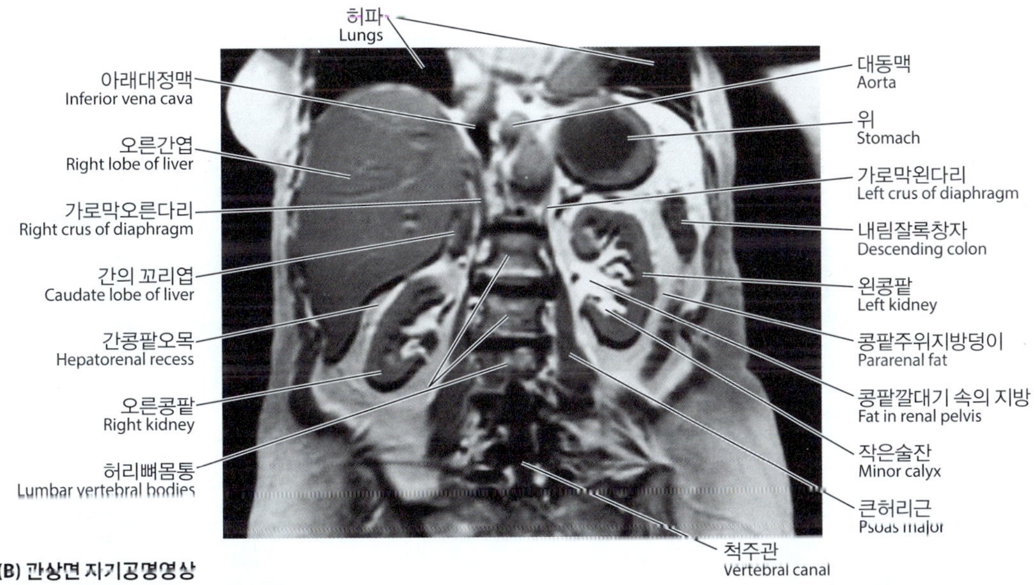

(B) 관상면 자기공명영상

그림 5.66. 간과 배안내장, 작은그물막의 위치관계 및 간세동이. A. 해부단면. 쓸개오목이 있는 앞쪽시상면과 정맥관인대가 있는 뒤쪽시상면을 따라 간을 잘라내었다. 이 시상면이 겹치는 간문위치에서는 관상면을 따라 잘라내었다. 간과 복막안내장과의 위치관계를 보여준다. 간샘창자인대의 두 층 사이에 있는 간세동이는 간문을 통해 간으로 들어간다. 온간동맥은 간위인대 속으로 지나간다. **B.** 관상자기공명영상을 통해 간과 복막뒤내장과의 위치관계를 보여준다.

쪽에 있는 것이 **네모엽**(방형엽, **quadrate lobe**)이고, 뒤·위쪽에 있는 것이 **꼬리엽**(미상엽, **caudate lobe**)이다. 꼬리엽이란 이름은 위치가 꼬리쪽에 있어 붙여진 것이 아니라 길쭉한 **유두돌기**(**papillary process**)의 모양 때문에 붙여진 것이다(그림 5.64C). **꼬리돌기**(미상돌기, **caudate process**)는 아래대정맥과 간문 사이에서 오른쪽으로 뻗어 있으며, 오른간엽과 꼬리엽을 이어주는 다리역할을 한다(그림 5.65B).

간의 기능적 구분(functional subdivision of liver)

간의 실질이 전체적으로 연결되어 있으므로 속을 정확하게 나눌 수는 없지만, 기능적으로 서로 독립적인 **오른간**(우간, **right liver**)과 **왼간**(좌간, **left liver**)으로 나눌 수 있다. 기능적으로 나눈 간의 구분은 문맥엽(portal lobe)이라고도 부른다. 오른쪽이 훨씬 큰 해부학적 간엽과 달리, 기능적 간에서는 오른간이 약간 더 클 뿐 크기가 거의 같다(그림 5.67, 5.68; 표 5.10). 각 부분은 간동맥(hepatic artery)

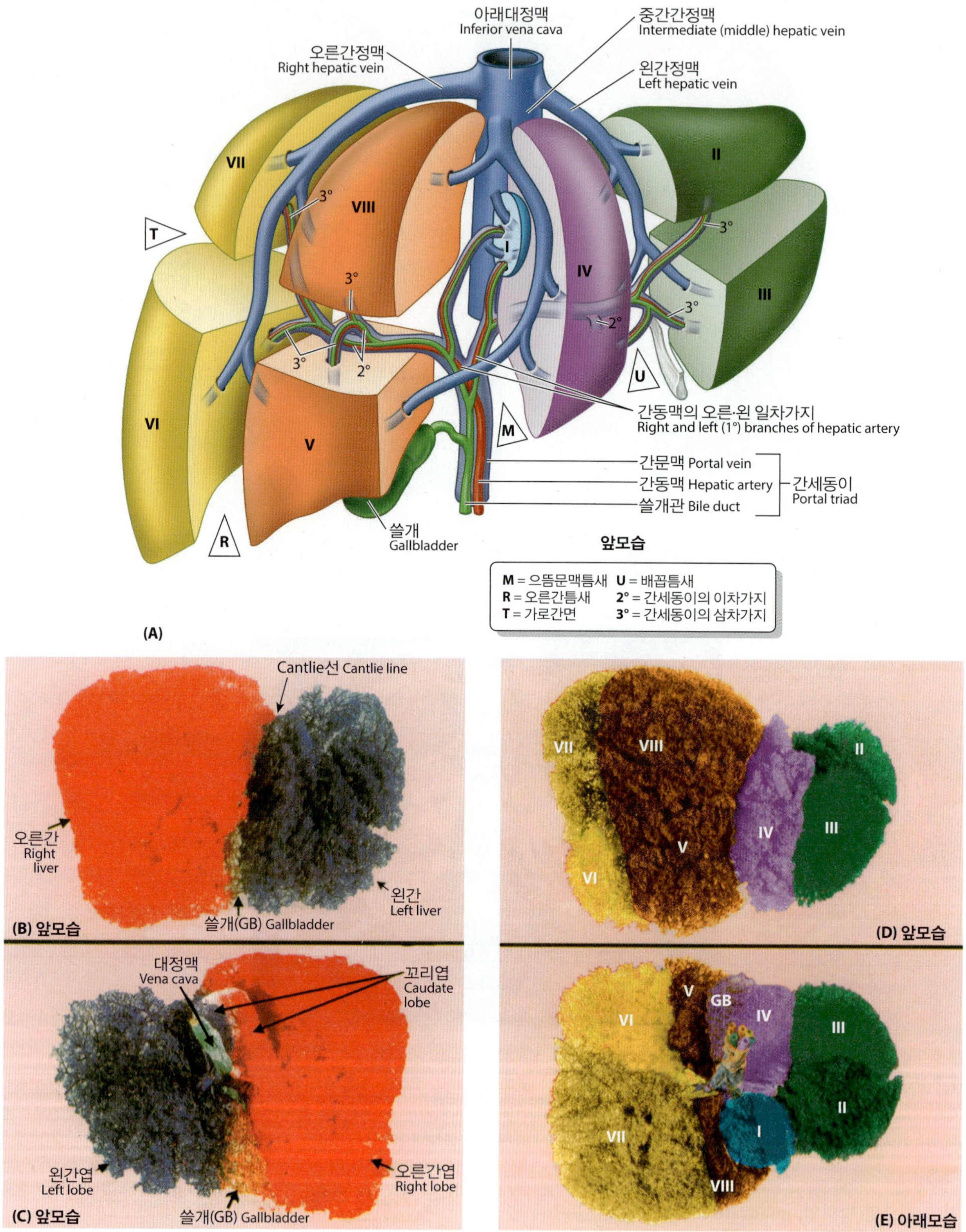

그림 5.67. 간의 구역. A. 모식도. 오른, 중간, 왼간정맥은 오른간틈새(*R*), 으뜸문맥틈새(*M*), 배꼽틈새(*U*)를 따라 달리고, 이로 인해 4개의 수직지역으로 나뉜다. 각 지역(division)은 간세동이의 이차가지(*2°*)가 분포한다. 3개의 지역은 가로문맥면(*T*, transverse portal plane)에서 다시 한번 간구역(hepatic segment)으로 나뉜다. 간구역에는 간세동이의 삼차가지(*3°*)가 분포한다. 왼안쪽지역과 꼬리엽은 각각 하나의 간구역으로 간주되며, 외과적으로 절제 가능한 8개의 간구역(segment I~VIII)이 된다(그림 5.68과 표 5.10). 각 구역들은 고유의 혈액공급과 쓸개즙 배출 기능이 있다. 간정맥은 구역사이에 위치하며, 근처 여러 개의 구역으로부터 혈액이 들어온다. **B와 C.** 오른간문맥에 *빨간색* 라텍스, 왼간문맥에 *파란색* 라텍스를 주입하여 오른간엽과 왼간엽을 보여준다. Cantlie선은 가로막면에서 오른간엽과 왼간엽을 나누고 있다. **D와 E.** 간문맥의 이차가지(IV, V, VIII 구역)와 삼차가지에 각각 다른 색깔의 라텍스를 주입하여 간지역과 간구역(I~VIII)을 보여준다.

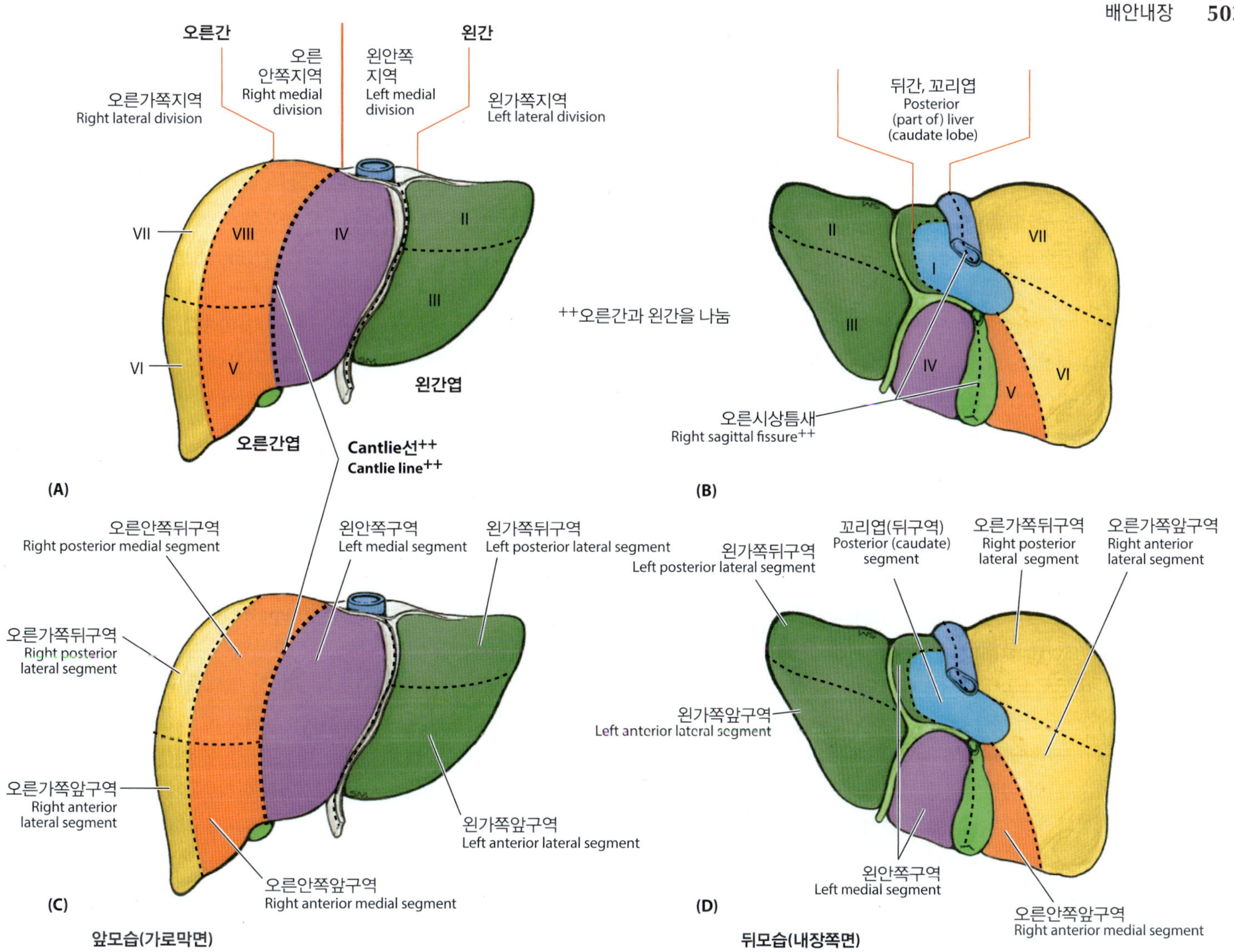

그림 5.68. 간의 부분, 지역(division), 구역(segment). 각 부분, 지역, 구역은 이름이 있으며, 간구역은 로마숫자로도 구분한다.

표 5.10. 간을 구분하는 용어

해부학 구분	오른간엽(right lobe)			왼간엽(left lobe)	꼬리엽(caudate lobe)	
	오른간(right liver) [오른문맥엽(right portal lobe)[b]]		왼간(left liver) [왼문맥엽(left portal lobe)[c]]		뒤간(posterior liver)	
	오른가쪽지역 (right lateral division)	오른안쪽지역 (right medial division)	왼안쪽지역 (left medial division)	왼가쪽지역 (left lateral division)	[오른꼬리엽(right caudate lobe)[b]]	[왼꼬리엽(left caudate lobe)[c]]
기능 · 외과 구분[a]	오른가쪽뒤구역(right posterior lateral segment) **구역 VII** [오른뒤쪽위영역 (posterior superior area)]	오른안쪽뒤구역 (right posterior medial segment) **구역 VIII** [오른앞쪽위영역 (anterior superior area)]	[왼안쪽위영역(medial superior area)] 왼안쪽구역(left medial segment) **구역 IV** [왼안쪽아래영역 (medial inferior area) = 네모엽(quadrate lobe)]	왼가쪽뒤구역(left posterior lateral segment) **구역 II** [왼가쪽위영역 (lateral superior area)]	뒤구역(posterior segment) **구역 I**	
	오른가쪽앞구역 (right anterior lateral segment) **구역 VI** [오른뒤쪽아래영역 (posterior inferior area)]	오른안쪽앞구역 (right anterior medial segment) **구역 V** [오른앞쪽아래영역 (anterior inferior area)]		왼가쪽앞구역(left anterior lateral segment) **구역 III** [왼가쪽아래영역 (lateral inferior area)]		

[a]표와 그림의 영어용어는 *Terminologia Anatomica: International Anatomical Terminology(1998)*를 따랐음. 예전 용어는 대괄호에 표시하였다. 예전 용어에서 꼬리엽은 오른, 왼쪽으로 나눈다.
[b]꼬리엽의 오른쪽 절반은 오른문맥엽(right portal lobe)의 일부로 간주된다.
[c]꼬리엽의 왼쪽 절반은 왼문맥엽(left portal lobe)의 일부로 간주된다.

과 문맥(portal vein)에서 갈라진 **첫째가지**가 분포하며, 각 부분에서 모인 쓸개즙들은 각 부분의 간관(hepatic duct)으로 흘러나간다. 그에 반해 **꼬리엽**(*caudate lobe*)의 경우 간세동이(portal triad)가 나뉘는 일반적인 형태로 혈관이 분포하지 않아, 온간정맥(main hepatic vein)을 거치지 않고 별도로 1~2개의 작은 간정맥(small hepatic vein)을 통해 아래대정맥으로 들어간다. 간은 더 자세하게 4개의 지역(division)으로 나누고, 외과적으로 절제가 가능한 8개의 **구역**(*segment*)으로 나눈다. 각 구역은 간세동이의 **둘째** 또는 **셋째가지**가 서로 독립적으로 분포하므로, 다른 구역의 영향 없이 필요한 구역의 외과적 절제가 가능하다(그림 5.67).

간구역. 꼬리엽(caudate lobe, **I 구역**)을 제외하고, **간세동이**(*portal triad*)의 오른·왼 **일차**(*1°*)**가지**의 분포에 따라 오른간(right liver)과 왼간(left liver)으로 나눈다. 오른간과 왼간 사이에 형성된 **으뜸문맥틈새(main portal fissure)**에는 중간간정맥이 위치한다(그림 5.67A~C). 내장면에서 오른간과 왼간은 **오른시상틈새**(*right sagittal fissure*)에 의해 나뉘고, 가로막면에서는 Cantlie선(Cantilie, 1989)에 의해 나뉜다. *Cantlie*선은 쓸개바닥파임과 아래대정맥을 잇는 가상선이다(그림 5.67B, 6.78A, C).

이차적으로 오른간과 왼간은 수직으로 나누어 **안쪽·가쪽지역**(*medial and lateral division*)으로 나눈다. 이를 나누는 **오른간문틈새**(*right portal fissure*)와 **왼간문틈새**(*left portal fissure*)에는 각각 오른·왼 간정맥이 위치한다(그림 5.67A, D, E, 5.68). 오른간문틈새는 겉모습으로는 알 수 없다. 각 지역(division)은 간세동이의 이차(2°) 가지가 분포한다(그림 5.67A). [노트: 왼간(left liver)의 **왼안쪽지역**(*left medial division*)은 해부학적인 오른간엽(right lobe)에 해당하고 **왼가쪽지역**(*left lateral division*)은 왼엽(left lobe)이라는 것을 알아두자.]

4개의 지역 중 3개는 간세동이의 오른·왼가지의 수평부분과 나란하게 자른 간의 **가로면**(*transverse plane*)에 의해 다시 한 번 나눈다. 이때 왼안쪽지역은 나누어지지 않는다. 이렇게 만들어진 6개의 **간구역**(*hepatic segment*)은 간세동이의 삼차 가지가 분포한다. 왼안쪽지역은 그 자체가 하나의 구역에 해당하므로, 간의 주요 구역은 7개가 되며, 시계 방향으로 **II 구역**에서 **VIII 구역**까지 이름을 붙인다(그림 5.67A, D, E, 5.68). 꼬리엽은 **I 구역**으로 양쪽의 지역(division)으로부터 동맥이 공급되고 자체적인 작은 간정맥을 통해 정맥을 배출한다.

이런 구역나눔의 형태는 가장 흔하게 사용되는 것이지만, 각 구역의 크기나 모양은 간혈관과 간문맥이 갈라지는 형태에 따라 매우 다양하다. 간구역의 임상적 중요성은 이 장의 임상적용 "간엽절제와 구역절제"에서 설명하겠다.

간의 혈관(blood vesels of liver)

간은 허파(lung)처럼 이중의 혈액공급을 받으며, 동맥보다 정맥이 주요 공급원이다(그림 5.67A). **간문맥**(*hepatic portal vein*)은 간으로 들어가는 혈액의 75~80%를 공급한다. 문맥의 혈액은 일반적인 정맥보다 40% 정도 많은 산소를 포함하고 있으며, **간세포**에 영양과 산소를 공급한다(그림 5.69). 소화관에서 흡수된 영양성분 중 지방은 림프관을 통해 간을 우회하지만, 나머지 성분은 모두 문맥을 통해 간의 굴모양혈관(sinusoid)으로 운반된다. 간동맥에서 들어온 동맥혈액은 간의 20~25%의 혈액공급을 맡는다. 간동맥은 간세포가 아닌 비실질구조에 주로 분포하는데, 특히 간속쓸개관(intrahepatic bile duct)에 분포한다.

간문맥은 짧고 큰 정맥으로, 위창자간막정맥과 지라정맥이 이자목의 뒷부분에서 합쳐져 만들어진다. 간문맥은 간샘창자인대(hepatoduodenal ligament) 속에 들어 있는 간세동이(portal triad) 중 하나이며, 아래대정맥의 앞에서 위로 올라간다(그림 5.66A). 복강동맥(celiac trunk)에서 시작된 **간동맥(hepatic artery)**은 두 부분으로 나뉜다. 복강동맥에서 갈라져 위샘창자동맥(gastroduodenal artery)이 나누어지기 전을 **온간동맥**(총간동맥, **common hepatic artery**)이라고 하고, 위샘창자동맥이 갈라진 이후부터 왼·오른간동맥으로 나누어지기 직전까지를 **고유간동맥(hepatic artery proper)**이라고 한다(그림 5.60A, B 참조). 간동맥과 간문맥은 간문(porta hepatis) 근처에서 왼·오른가지로 갈라진다. 이 첫 번째로 나뉜 가지들이 오른간과 왼간에 각각 혈액을 공급한다(그림 5.67). 간동맥과 문맥의 첫째가지들은 동시에 둘째가지를 내면서 각 부분의 안쪽과 가쪽지역(medial and lateral division)으로 분포한다. 둘째가지들은 3, 4개의 셋째가지들을 또 내어 8개의 간구역 중 7개에 각각 공급한다.

간실질(parenchyma)에 있는 **중심정맥**(*central vein*)들이 유입되는 **집합정맥**(*collecting vein*)의 모임인 간정맥(hepatic vein)은 **오른·중간·왼간정맥[right, intermediate (middle), left hepatic vein]**이 있으며, 구역사이(intersegmental)에 분포하면서 인접한 구역에서 나오는 혈액을 모은다(그림 5.69). 이런 간정맥들은 가로막 바로 아래에서 아래대정맥으로 들어가고, 아래대정맥에 단단히 붙어 있으므로 간의 위치를 잡아주는 역할도 한다.

간의 림프배출과 신경분포
(lymphatic drainage and innerv ation of liver)

간은 주요 림프 생성기관이다. 가슴림프관(thoracic duct)으로 들어오는 림프 중 1/4에서 절반 정도가 간에서 온 것이다.

간의 림프관(lymphatic vessel)은 간의 **얕은림프관**(*superficial lymphatic*)과 **깊은림프관**(*deep lymphatic*)에서 시작된다. 얕은림프관은 **간을 둘러싼 복막밑 섬유피막(fibrous capsule**, Glisson capsule) 속에 위치하며(그림 5.66A), 깊은림프관은 결합조직 속에서 간세동이와 간정맥의 가지들과 같이 달린다(그림 5.69A). 림프의 대부분은 **굴모양혈관주위공간(perisinusoidal space**, space of Disse)에서 만들어지며, 이들은 **소엽속간세동이(intralobular portal triad)** 속의 깊은림프관으로 들어간다.

가로막면과 내장면의 앞쪽에서 나온 얕은림프관과 간세동이를 따라 달리는 깊은림프관은 간문에서 합쳐진다. 얕은림프관은 작은그

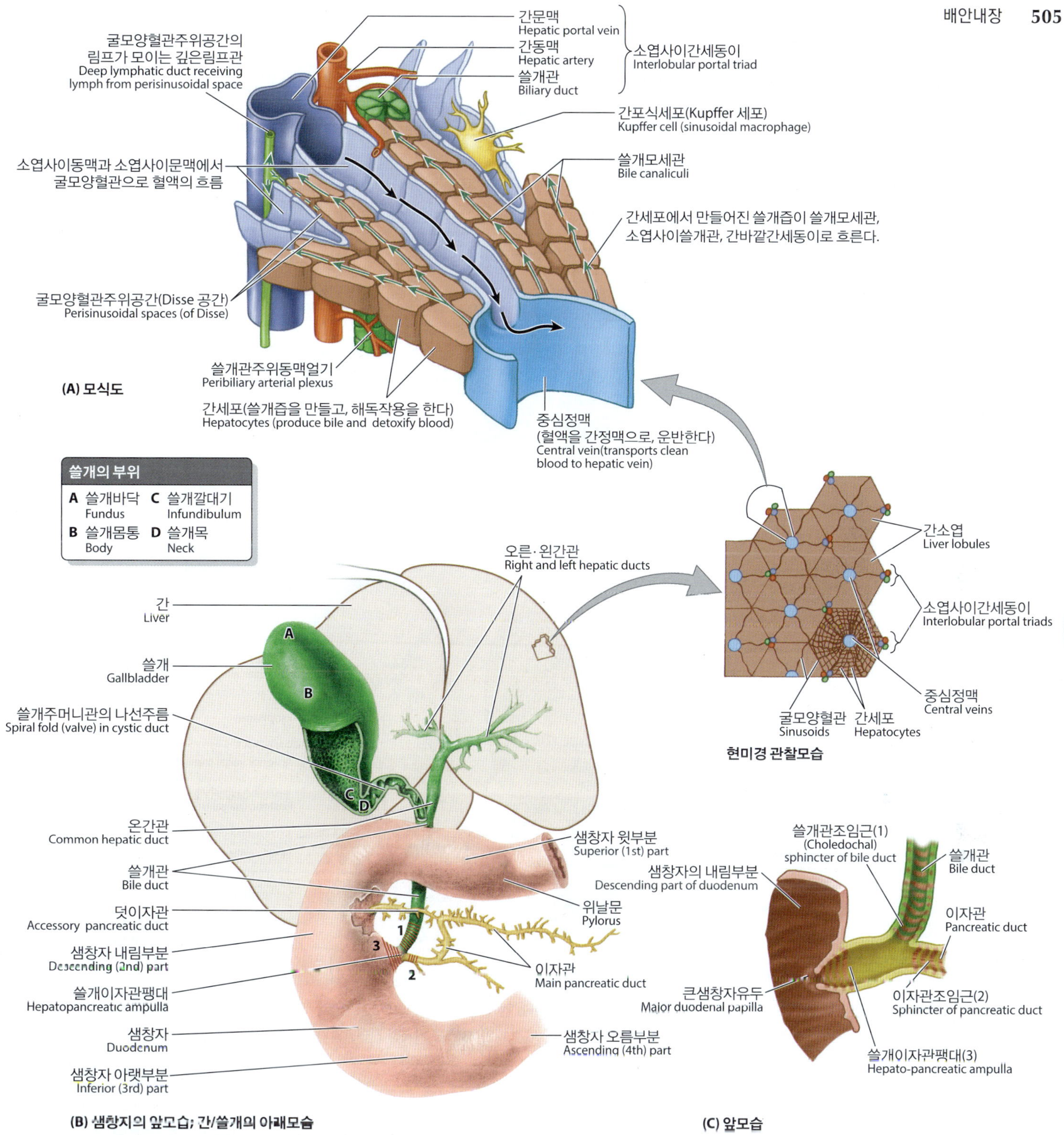

그림 5.69. 간의 혈액과 쓸개즙의 흐름. A. 간소엽. 간소엽의 일부를 통해 소엽사이간세동이를 구성하는 성분과 굴모양혈관, 쓸개모세관의 위치를 보여준다. **B** 부분에서 떼어낸 간 실질부분을 확대해 보면 육각형의 무늬를 보이며, 그 무늬안에 **A**부분이 있다. **B.** 쓸개즙의 간바깥경로와, 쓸개, 이자관. **C.** (1) 쓸개관조임근, (2) 이자관, (3) 쓸개이자관팽대.

물막에 흩어져 있는 **간림프절(hepatic lymph node)**로 들어간다(그림 5.70A). 간림프관에서 나온 날림프관은 복강림프절(*celiac lymph nodes*)로 들어가고, 이어 가슴림프관(thoracic duct) 아랫부분의 가슴림프관팽대(유미조, *cisterna chyli*)로 들어간다(그림 5.101B 참조).

가로막과 내장면의 뒤쪽에서 나온 얕은림프관은 간의 무장막구역(bare area)으로 흘러들어가 **가로막림프절**(횡격막임파절, **phrenic lymph nodes**)로 들어가거나, 간정맥 곁의 깊은림프관과 합져져 아래대정맥을 따라 가로막을 넘어 **뒤세로칸림프절**(후종격임파절, **posterior mediastinal lymph node**)로 들어간다. 이 림프절들은 오른림프관(right lymphatic duct)과 가슴림프관(thoracic ducts)으로 들

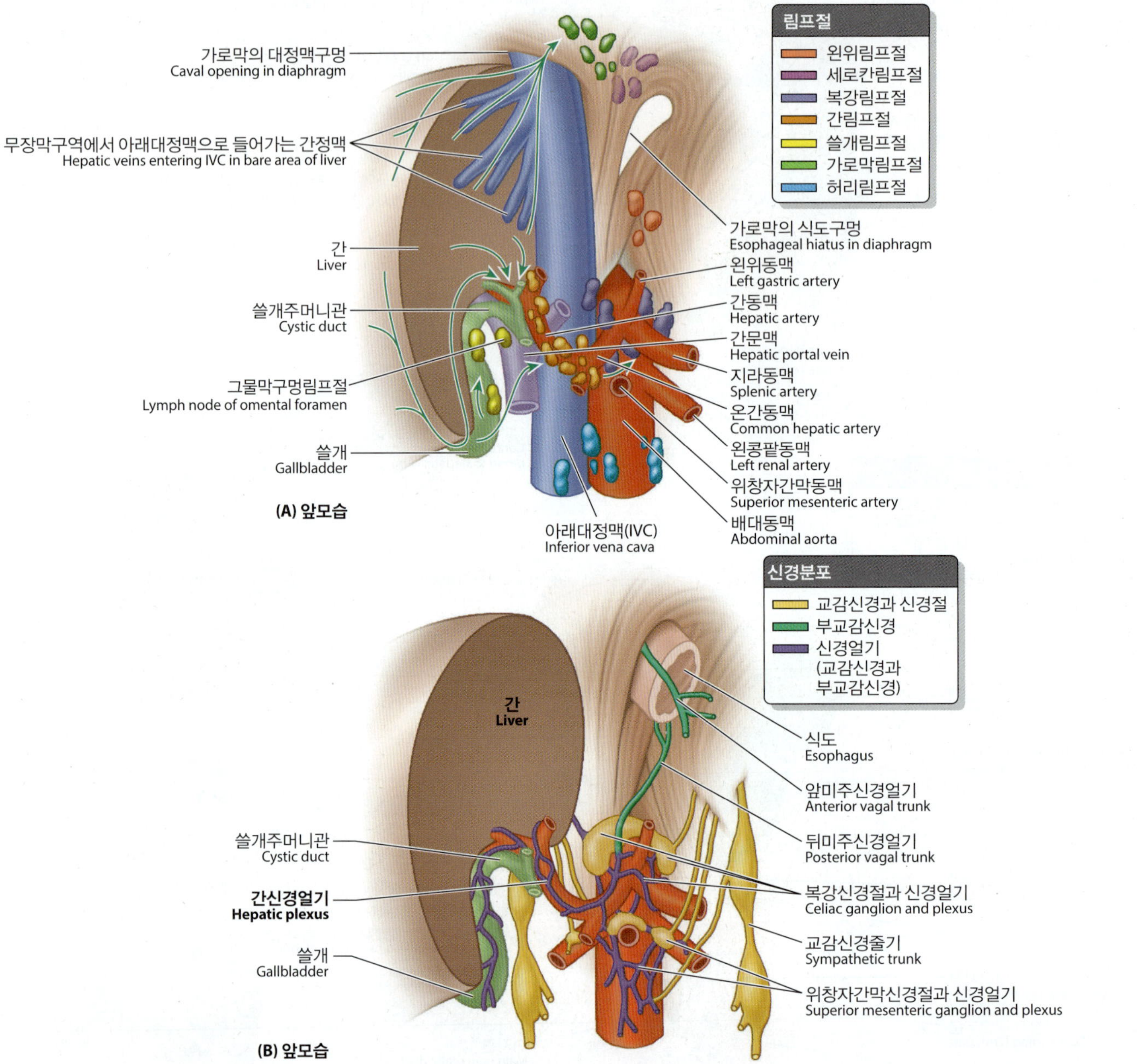

그림 5.70. 간의 림프배출과 신경분포. A. 림프배출. 간은 림프액을 만드는 주요 기관이다. 간의 림프액은 두 방향으로 흐르는데, 간의 위쪽에서 나온 림프액은 위쪽으로 흘러 가슴부위의 림프절로 들어가고, 아래쪽의 림프액은 배로 내려간다. **B.** 신경분포. 복강신경얼기에서 나온 가장 큰 가지인 간신경얼기는 간동맥의 가지를 따라 달리며, 교감신경섬유와 부교감신경섬유가 포함된다. *화살표*, 림프액 흐름의 방향.

어간다. 일부 림프관들은 다음과 같은 경로를 따른다.

- 왼간엽(left lobe)의 뒷면에서 시작하여 가로막의 식도구멍으로 가서 왼위림프절(*left gastric lymph node*)로 들어간다.
- 간낫인대(falciform ligament)를 따라 가로막면 왼쪽 중앙에서 시작해 복장옆림프절(*parasternal lymph nodes*)로 들어간다.
- 간원인대(round ligament of liver)에서 시작하여 배꼽과 앞배벽의 림프관으로 들어간다.

간의 신경은 복강신경얼기(celiac plexus)에서 나온 가장 큰 신경인 **간신경얼기**(간신경총, **hepatic plexus**)가 간동맥과 간문맥의 가지를 따라 간에 분포한다(그림 5.70B). 간신경얼기는 복강신경얼기에서 나온 교감신경과 앞·뒤 미주신경줄기(anterior and posterior vagal trunk)에서 온 부교감신경이 구성하고 있다. 간세동이의 혈관과 쓸개관을 따라 신경이 분포하며, 혈관수축작용을 제외한 기능은 명확하지 않다.

쓸개관과 쓸개(Biliary Duct and Gallbladder)

쓸개관(담도, **biliary duct**)은 간에서 샘창자(duodenum)로 쓸개즙

(bile)을 운반한다. 쓸개즙은 간에서 계속 만들어지고, 쓸개(gallbladder)에서 저장되고 농축되며, 샘창자에 지방이 들어올 때마다 이따금씩 분비된다. 쓸개즙은 지방을 분해하여 창자 끝쪽에서 흡수될 수 있게 만든다.

정상 간조직을 잘라서 저배율의 현미경으로 보면, 육각형의 **간소엽**(*lobule of liver*)을 관찰할 수 있다(그림 5.69A). 각 간소엽중심에는 **간세포(hepatocyte)**가 만든 판과 **굴모양혈관(sinusoid)**이 가운데로 모여드는 **중심정맥(central vein)**이 있다. 중심정맥을 중심으로, 주변에 있는 **소엽사이간세동이**(소엽간문맥삼조, **interlobular portal triad**)들이 만드는 가상의 경계를 향해 방사형으로 채우듯 간세포가 배열되어 있다. 소엽사이간세동이는 간문맥과 간동맥의 끝가지와 쓸개관의 시작가지로 만들어진다. 간 "소엽"이 간의 해부학적 기본구조라고 흔히들 말하지만, 흔히들 말하지만, 처음부터 그 모양으로 만들어진 것은 아니다. 간소엽의 형태는 압력기울기(pressure gradient)에 따라 생리적으로 만들어진 세포배열이다. 이런 세포배열은 질병에 의해 달라지기도 한다. 분비통로인 쓸개관이 간소엽 중심에 하나씩 있는 것이 아니므로, 간소엽은 일반적인 샘의 꽈리구조와 같은 기능적 단위는 되지 못한다. 하지만 간소엽은 워낙 오랫동안 사용된 개념이며, 모양을 표현하기에는 유용하다.

간세포가 만든 쓸개즙은 간세포 사이에 있는 **쓸개모세관**(담소관, **bile canaliculus**)을 통해 분비된다. 쓸개모세관은 작은 소엽사이쓸개관(*interlobular biliary duct*)으로 들어가고, 다음에는 간속간세동이(intrahepatic portal triad)를 구성하는 집합쓸개관(collecting bile duct)으로 모여 **오른·왼간관(right** and **left hepatic duct)**으로 합쳐진다(그림 5.69B). 오른·왼간에서 나온 쓸개즙은 오른·왼간관(right and left hepatic duct)에 각각 모이고, 간문을 빠져나오자마자 합쳐져 **온간관**(총간관, **common hepatic duct**)을 만든다. 온간관은 오른쪽에서 오는 쓸개주머니관(*cystic duct*)과 합쳐져 쓸개관(*bile duct*; 온쓸개관, common bile duct)이 되어 샘창자로 쓸개즙을 운반한다.

쓸개관(bile duct)

예전에 온쓸개관(총담관, common bile duct)으로 부른 **쓸개관(bile duct)**은 쓸개주머니관과 온간관이 합쳐져 만들어지며, 작은그물(lesser omentum)의 자유모서리 속에 위치한다(그림 5.65, 5.69B). 쓸개관의 길이는 쓸개주머니관이 어디서 온간관과 합쳐지는지에 따라 5~15 cm로 다양하다.

쓸개관은 샘창자 윗부분(superior part)의 뒤쪽으로 내려와, 이자머리 뒷면의 고랑을 따라 위치한다. 쓸개관은 샘창자의 내림부분(descending part) 왼쪽에서 이자관(*main pancreatic duct*)과 만난다. 쓸개관과 이자관은 샘창자 내림부분의 벽을 비스듬히 통과하여 합쳐지면서 넓어져 간이자팽대(*hepatopancreatic ampulla*; 그림 5.69C)를 만든다. 이 팽대의 먼쪽끝은 큰샘창자유두(*major duodenal papilla*; 그림 5.45C)를 통해 샘창자 속으로 열린다. 쓸개관 끝 쪽을 둘러싼 돌림근(circular muscle)은 두꺼워져 **쓸개관조임근**(담관괄약근, **sphincter of bile duct**; 라틴어로 *ductus choledochus*)을 형성한다(그림 5.69C). 이 조임근이 수축하면 쓸개즙은 쓸개이자관팽대부로 들어오지 못해 샘창자로 들어오지 못하고, 쓸개즙은 거꾸로 올라가 쓸개주머니관을 통해 쓸개로 들어가서 농축되고 저장된다.

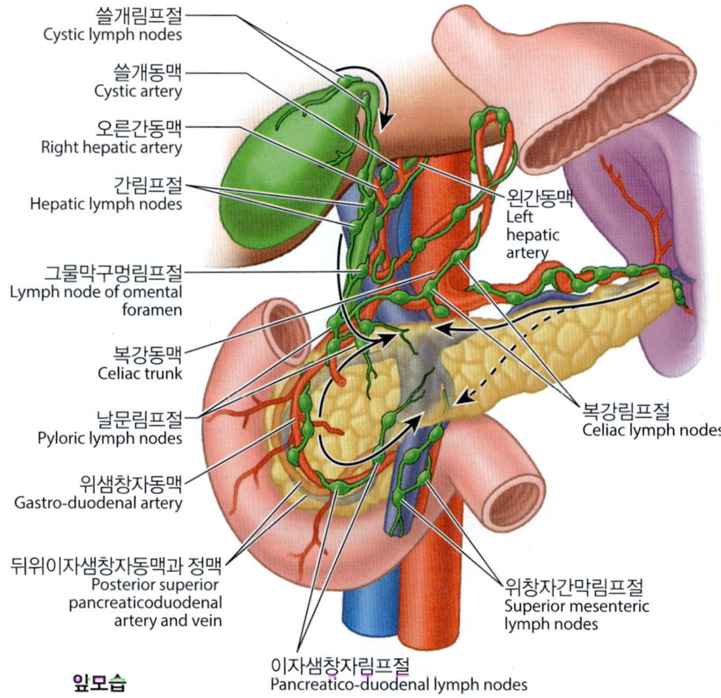

그림 5.71. 쓸개관의 동맥과 쓸개와 쓸개관의 림프배출. 쓸개와 쓸개관의 림프관은 위쪽에서 간의 림프관과 연결되고, 아래쪽에서 이자의 림프관과 연결된다. 대부분은 복강림프절로 흐른다. *화살표*, 림프액 흐름의 방향.

쓸개관의 동맥은 다음과 같다(그림 5.71).

- 쓸개동맥(담낭동맥, *cystic artery*): 쓸개관의 몸쪽 시작부분에 혈액을 공급한다.
- 오른간동맥(우간동맥, *right hepatic artery*): 쓸개관의 중간부분에 혈액을 공급한다.
- 뒤위이자샘창자동맥(후상췌십이지장동맥, posterior superior pancreaticoduodenal artery)과 위샘창자동맥(위십이지장동맥, gastroduodenal artery): 쓸개관의 샘창자뒤부분(retroduodenal part)에 혈액을 공급한다.

쓸개관의 시작부분과 간관의 정맥은 일반적으로 간으로 직접 들어간다(그림 5.72). 쓸개관의 먼쪽 끝부분의 정맥은 뒤위이자샘창자정맥(*posterior superior pancreaticoduodenal vein*)으로 들어가 문맥(portal vein)이나 문맥의 가지에 유입된다(그림 5.60C 참조).

쓸개관의 림프관은 쓸개목(neck of gallbladder) 주변의 **쓸개주머니림프절**(담낭임파절, **cystic lymph nodes**)과 **그물막구멍림프절**(망낭공임파절, **lymph node of omental foramen**), 간림프절(*hepatic lymph nodes*)을 지나(그림 5.70, 5.71) 복강림프절(*celiac lymph nodes*)로 유입된다.

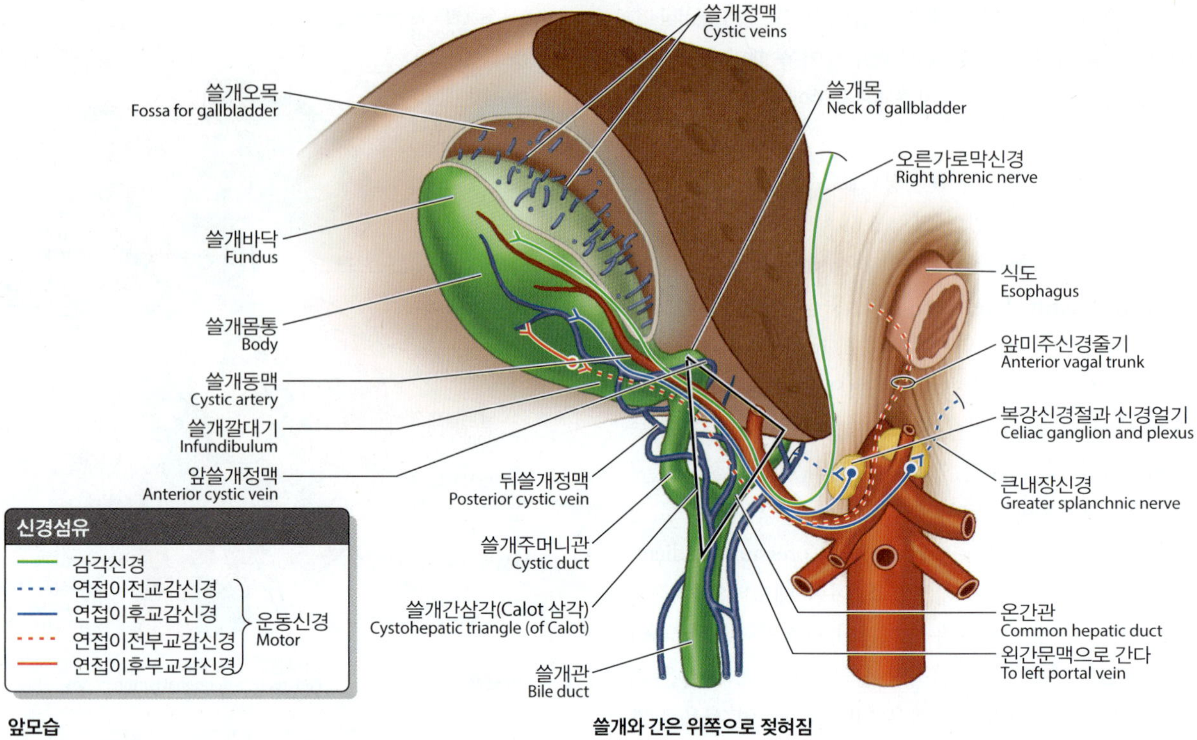

그림 5.72. 간과 쓸개계통의 신경과 정맥. 간의 신경은 간동맥과 쓸개관을 따라 뚜렷하게 보인다. 교감신경은 간과 쓸개계통의 혈관을 수축시킨다. 쓸개목의 정맥은 쓸개주머니관과 쓸개관의 정맥에 연결되어 있다. 간과 붙어 있는 부위에 있는 쓸개의 작은쓸개정맥은 간의 정맥굴로 들어간다.

쓸개(gallbladder)

쓸개(gallbladder)는 간의 내장면에 있는 **쓸개오목**(*fossa for gallbladder*)에 위치하며, 길이는 7~10 cm이다(그림 5.65B, 5.72). 얕은 쓸개오목은 기능적으로 나눈 오른간과 왼간 사이에 있다.

쓸개와 샘창자는 매우 가까이 있어 시신의 샘창자 윗부분(superior part)이 쓸개즙으로 물들어 있는 것을 흔히 볼 수 있다(그림 5.73B). 앞쪽으로 접근하였을 때 쓸개를 보기 위해서는 간과 쓸개를 위쪽으로 들어 올려야 하므로(그림 5.69B; 해부도판에 종종 이런 형태로 그려짐), 쓸개몸통(body)이 샘창자 윗부분의 앞에 위치하고 쓸개주머니관(cystic duct)과 쓸개목(neck)이 샘창자 위에 위치한다는 것을 잊기 쉽다(그림 5.73; 5.37A 참조).

서양배처럼 생긴 쓸개는 50 mL 정도의 쓸개즙을 담아둘 수 있다.

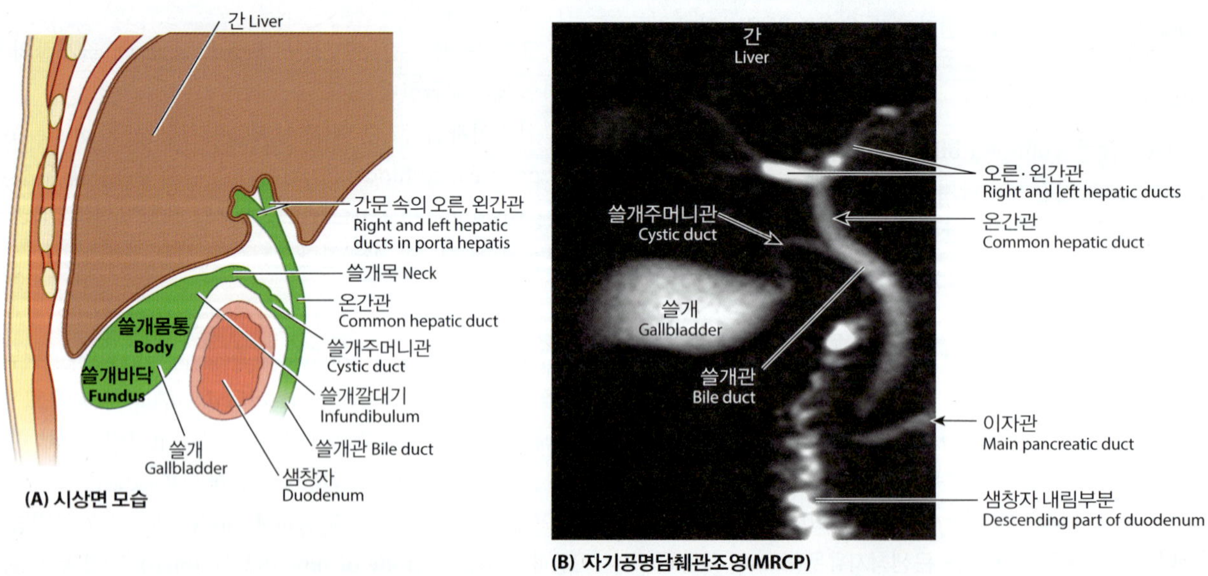

그림 5.73. 쓸개와 간바깥쓸개관의 정상 위치관계. A. 시상절단 모식도로 보여준 샘창자 윗부분과 쓸개의 관계. **B.** 자기공명담췌관조영으로 보는 쓸개, 쓸개의 흐름, 이자관, 샘창자 내림부분.

복막은 쓸개의 바닥(fundus)을 완전히 덮고 있으며, 쓸개의 몸통과 목이 간에 붙어 있게 한다. 쓸개의 간면(hepatic surface)은 간 섬유 피막의 결합조직에 의해 간에 붙어 있다.

쓸개는 다음과 같이 세 부분으로 나뉜다(그림 5.69B, 5.72, 5.73):

- **쓸개바닥(fundus)**: 간의 아래모서리 아래로 튀어나온 넓어진 끝부분으로 빗장중간선 위의 아홉째오른갈비연골(right 9th costal cartilage)의 끝부분에 대개 위치한다(그림 5.30A, 5.31A 참조).
- **쓸개몸통(body)**: 쓸개의 주요 부분으로, 간의 내장면, 가로잘록창자(transverse colon), 샘창자의 윗부분(superior part)과 닿는다.
- **쓸개깔대기(infundibulum):** 쓸개바닥의 반대쪽으로, 간문(porta hepatis)을 향해 점점 좁아지는 끝부분이다.
- **쓸개목(neck)**: 보통 바로 이어지거나 S자 모양으로 구부러져 쓸개주머니관에 합쳐진다.

쓸개주머니관(cystic duct)은 3~4 cm로 쓸개목과 온간관(common hepatic duct)을 연결한다(그림 5.73A, B). 쓸개목의 점막은 나선형으로 돌아 **나선주름(spiral fold**, spiral valve)을 만든다(그림 5.69B). 나선주름은 쓸개주머니관이 열려 있도록 도와주므로, 쓸개이자관조임근(hepatopancreatic sphincter)이나 **쓸개관조임근**(*sphincter of bile duct*)이 닫혔을 때 쓸개즙이 쓸개로 돌아가기 쉽게 해주거나, 쓸개가 수축하였을 때 쓸개즙이 샘창자로 가기 쉽게 해준다. 나선주름은 또한 쓸개관 끝의 조임근들이 닫히거나, 코골이나 기침 등으로 배의 압력이 갑자기 올라갔을 때, 쓸개즙이 갑자기 몰리는 것에 대한 추가적인 저항이 생기게 해준다. 일반적으로 쓸개주머니관은 작은그물막(lesser omentum)의 두 층 사이를 지나 온간관(common hepatic duct)과 나란히 가다 합쳐져 쓸개관(bile duct)을 형성한다.

쓸개와 쓸개주머니관의 동맥공급은 쓸개동맥이 담당한다(그림 5.71, 5.72, 5.74A). **쓸개동맥(cystic artery)**은 대개 온간관과 쓸개주머니관이 만드는 **쓸개간삼각(cystohepatic triangle**, triangle of Calot) 안에서 오른간동맥(right hepatic artery)으로부터 갈라진다(그림 5.72). 쓸개동맥이 나오는 동맥과 경로는 변이가 많다(그림 5.74B, C).

쓸개목, 쓸개주머니관의 정맥은 모여서 **쓸개정맥(cystic vein)**이 되어 간으로 직접 들어가거나 문맥(portal vein)을 통해 간으로 들어가며, 그 전에 간관과 쓸개관 윗부분의 정맥이 합쳐진다(그림 5.72). 쓸개바닥과 몸통의 정맥은 간의 내장면을 통해 간의 굴모양혈관(sinusoid)으로 직접 들어간다. 모세혈관에서 모세혈관으로 혈액이동이 일어나므로 부가문맥계통(additional portal system)이 만들어진다.

쓸개의 림프는 쓸개목 근처의 **쓸개주머니림프절**(*cystic lymph nodes*)을 통하거나 직접 **간림프절**(*hepatic lymph nodes*)로 들어간 다음(그림 5.71), **복강림프절**(*celiac lymph nodes*)에 들어간다.

쓸개와 쓸개주머니관의 신경(그림 5.72)은 **복강신경얼기**(*celiac plexus*)와 **미주신경**, **오른가로막신경**(*right phrenic nerve*)에서 나와 쓸개동맥을 따라 분포한다. 복강신경얼기에서 교감신경과 통증을 전달하는 내장들신경섬유가 들어오고, 미주신경에서는 부교감신경이 들어오며, 오른가로막신경에서 몸들신경섬유가 타고 들어온다. 부교감신경은 쓸개를 수축시키고 쓸개이자관조임근을 이완시킨다. 그러나 이러한 반응은 호르몬인 **콜레시스토키닌**(*cholecystokinin*, CCK)에 의해 자극되는 것이 일반적이다. 콜레시스토키닌은 샘창자에 지방성분이 들어오면 샘창자벽에서 생성되어 혈액으로 분비된다.

간문맥과 문맥몸순환연결
(hepatic portal vein and portal-systemic anastomoses)

간문맥(hepatic portal vein, HPV)은 문맥계통(portal venous system)의 주요 통로이다(그림 5.75A, B). 간문맥은 아래대정맥의 앞과 이자목의 뒤에서 위창자간막정맥(superior mesenteric vein)과 지라정맥(splenic vein)이 합쳐져 만들어진다. 이 지점은 L1 높이나 날문가로

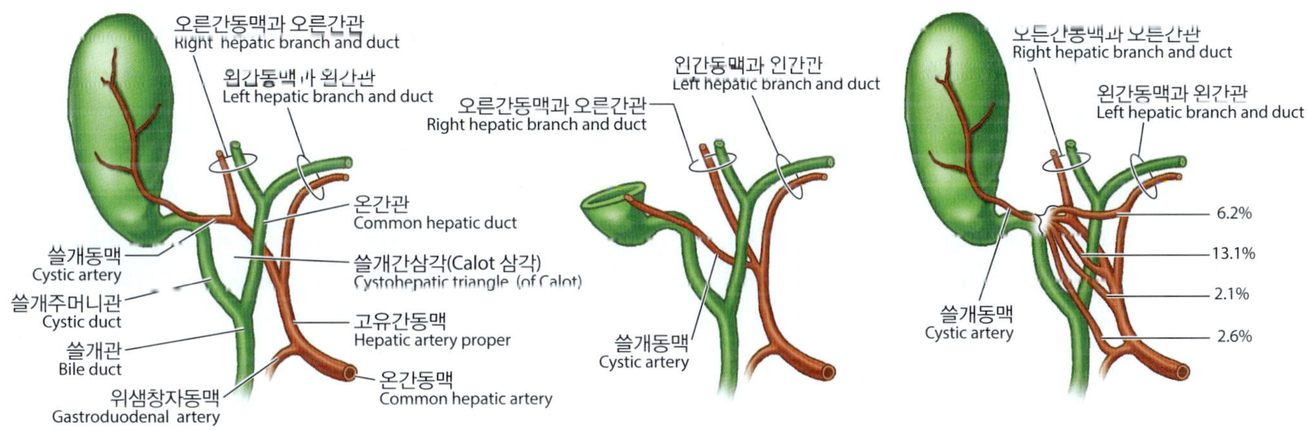

(A) 75.5% **(B) 0.5%** **(C) 24.0%**

앞모습

그림 5.74. 쓸개동맥의 이는곳과 경로의 변이. A. 가장 흔한 형태. 쓸개동맥은 보통 쓸개간삼각(Calot 삼각, 쓸개주머니관, 온간관, 오른간 내장면으로 형성) 속에서 오른간동맥으로부터 나온다. **B와 C.** 쓸개동맥의 이는곳과 변이(Daseler et al., 1947). 이런 변이는 담낭절제를 시행할 때 임상적으로 중요하다.

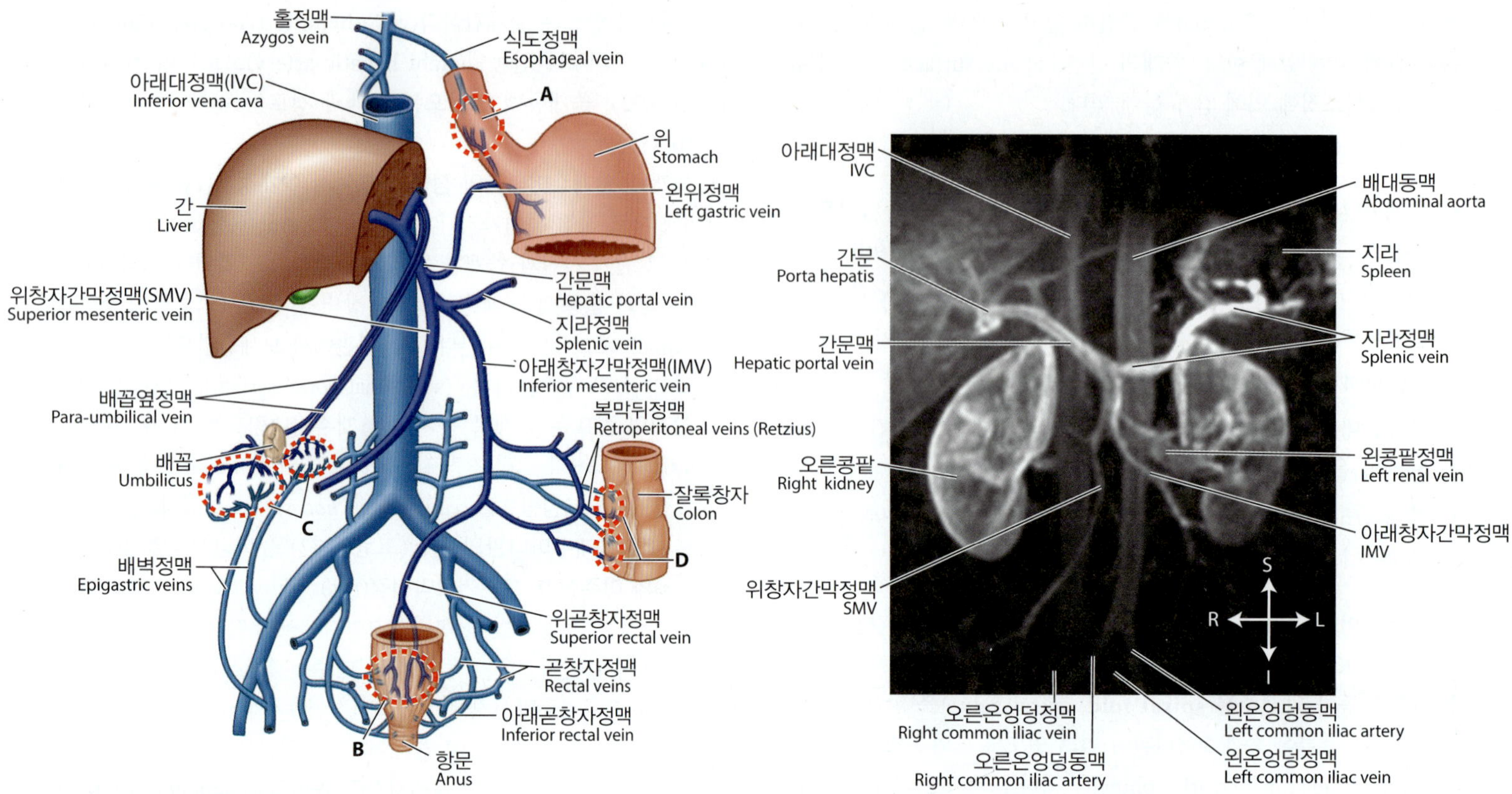

(A) 앞모습 **(B) 앞방향 자기공명혈관조영술**

그림 5.75. 간문맥의 가지와 문맥몸연결. A. 개요. 문맥몸연결은 간이나 문맥이 막혔을 때 곁순환을 가능하게 한다. 문맥의 가지는 *짙은 파란색*으로, 몸정맥의 가지는 *옅은 파란색*으로 표시하였다. *A~D*에 각 연결을 보여준다. *A*는 식도점막밑의 정맥에서 문맥몸연결이 형성된다. 식도정맥은 몸혈관계통인 홀정맥과 문맥계통인 왼위정맥이 만나는 곳이다. 이곳이 늘어나면 식도정맥류가 생긴다. *B*는 아래·중간 곧창자정맥과 위곧창자정맥이 만나는 곧창자에서 문맥몸연결이 형성된다. 아래·중간 곧창자정맥은 몸혈관계통인 아래대정맥으로 들어가며, 위곧창자정맥은 문맥계통인 아래창자간막정맥으로 들어간다. 곧창자의 점막밑정맥들은 정상적으로 정맥류 형태를 보이며 늘어나 있지만, 점막과 함께 늘어나 튀어나오면 *치핵(hemorrhoid)*이 된다. (곧창자정맥류나 치핵의 발생은 일반적으로 알려진 것처럼 문맥고혈압과 상관없다.) *C*는 문맥계통인 배꼽옆정맥과 몸혈관계통인 앞배벽의 작은배벽정맥과의 연결이다. 늘어나면 "메두사의 머리" 현상을 일으킨다(그림 B5.30). *D*에서는 간과 같은 이차적으로 만들어진 복막뒤장기에 있는 무장막구역을 통해 장기 자체의 문맥계통 정맥(예를 들면, 잘록창자정맥, 지라정맥, 간문맥 자체)과 몸혈관계통인 뒤배벽이나 가로막 복막뒤혈관의 연결이 일어난다. **B.** 자기공명혈관조영술을 통해 살아 있는 사람의 간문맥의 형성과 가지를 보여준다.

면(transpyloric plane)에 해당한다. 약 1/3의 사람에서, 아래창자간막정맥(inferior mesenteric vein)이 위창자간막정맥과 지라정맥과 함께 간문맥을 만들기도 한다. 대부분의 사람들의 아래창자간막정맥은 지라정맥(60%; 그림 5.56A 참조)이나 위창자간막정맥(40%)으로 들어간다.

간문맥은 큰 혈관이지만 7~8 cm 정도의 짧은 경로만 가지며, 대부분이 간샘창자인대(hepatoduodenal ligament) 속에 위치한다. 간문맥이 간문(porta hepatis) 근처에 올라가면, 오른가지와 왼가지로 나뉜다. 간문맥은 산소의 농도는 다소 낮지만 소화관과 쓸개, 이자, 더불어 지라에서 운반되는 풍부한 영양분을 가지고 있다. 지라로부터 오는 혈액에는 적혈구가 파괴된 대사물질이 포함되어 있으며, 대부분이 왼간으로 들어간다. 위창자간막정맥의 혈액에는 소화관에서 흡수된 영양분이 들어 있으며, 대부분이 오른간으로 들어간다. 문맥이 간속으로 들어가면, 구역별로 나뉘어 가지로 갈라지며("간의 혈관" 참조), 끝에서는 넓어진 모세혈관인 **굴모양혈관**(*venous sinusoid of liver*)과 연결된다(그림 5.69A 참조).

문맥몸순환연결(portal–systemic anastomosis)은 문맥계통(portal venous system)과 몸정맥계통(systemic venous system)이 연결되는 것이다. 아래 식도(inferior esophagus)의 점막밑층, 항문관(anal canal)의 점막밑층, 배꼽부위(peri-umbilical region), 간이나 이차적으로 형성된 복막뒤장기의 무장막구역(bare area)에서 문맥몸순환연결이 일어난다(그림 5.75; 자세한 것은 그림설명을 참조). 간질환이나 종양에 의해 문맥순환이 감소하거나 차단되었을 때도 문맥으로 흘러야 할 혈액이 이런 곁순환(collateral) 경로에 의해 아래대정맥을 통해 심장으로 갈 수 있다. 이런 곁순환은 문맥과 그 가지들이 판막(valve)이 없어 반대 방향으로 흐를 수 있기 때문에 가능하다. 그런데 이런 곁순환을 통한 혈액의 흐름이 과다하게 되면, 비정상적으로 정맥이 늘어나는 정맥류(varices)가 생길 수 있다(이 장의 임상적용 "문맥고혈압" 참조). 수술로 적절히 우회(이 장의 임상적용 "문맥전신션트" 참조)하지 못하면 치명적인 결과를 초래할 수 있다.

임상적용 CLINICAL BOX

지라와 이자(SPLEEN AND PANCREAS)

지라파열(Rupture of Spleen)

아홉째–열두째갈비뼈로 잘 보호되고 있지만(그림 5.30B 참조), 배안에서 가장 흔하게 손상되는 장기가 지라(spleen)이다. 오른쪽 배 또는 배의 다른 부분을 둔한 물체에 강하게 부딪히면(예: 교통사고의 경우 운전대 따위에 부딪힘), 배안의 압력이 갑자기 증가하여 지라의 얇은 막과 둘러싸고 있는 복막이 터지면서 지라속질이 부서진다. **지라가 터지면** 많은 양의 **복막속출혈**(*intraperitoneal hemorrhage*)을 일으키고 쇼크에 빠지기도 한다.

갈비뼈가 지라를 보통 보호하지만, 갈비뼈와 지라가 가까이 있기 때문에 갈비뼈 골절로 인해 지라가 손상되기도 한다. 몸의 왼쪽을 강하게 부딪쳤을 때, 하나 혹은 여러 개의 갈비뼈가 부러지면서 날카로운 뼛조각이 지라에 상처를 입히거나 파열되기도 한다.

비장절제와 비장비대(Splenectomy and Splenomegaly)

터진 지라(비장)를 복구하는 것은 어렵다. 그래서 지라를 떼어 내는 **비장절제**(*splenectomy*)를 시행하여 생명에 위협적인 출혈을 막는다. 잘라진 지라는 빠르게 재생되므로 가능하면 **대부분비장절제**(*subtotal splenectomy*)가 시도된다. 부득이 **전체비장절제**(*total splenectomy*)를 시행해도 심각한 문제를 일으키지는 않는다. 특히 성인의 경우, 간이나 골수(bone marrow) 등의 그물내피장기(reticuloendothelial organ)가 지라의 기능을 대신한다. 하지만 몇몇 세균의 감염위험은 증가한다. 백혈구가 비정상적으로 증가하는 과립구백혈병(granulocytic leukemia) 등에 의해 지라에 질병이 생기면 정상 크기의 10배 이상 커지기도 하며, 정상무게의 수십 배까지 무거워지기도 한다. 이를 **비장비대**(*splenomegaly*)라고 하며, 종종 고혈압(hypertension)을 동반한다. 성인의 지라는 정상적일 때는 만져지지 않으며, 정상보다 약 3배 이상 커지면, 숨을 들이마셨을 때 왼갈비모서리에서 지라의 아래끝이 만져진다(그림 B5.19A). 비장비대는 적혈구가 빠른 속도로 파괴되는 용혈빈혈(hemolytic anemia)이나 백혈구가 파괴되는 과립백혈구빈혈(granulocytic anemia)에서 동반되기도 하며(그림 B5.19B), 이때는 비장절제를 통해 생명을 구할 수 있다.

덧지라와 비장증[Accessory Spleen(s) and Splenosis]

하나 또는 여러 개의 작은 덧지라(부비, accessory spleen)가 지라문(splenic hilium) 부근에 출생 전에 생기기도 한다. 덧지라들은 부분적으로 이자꼬리에 묻히거나 완전히 들어가 있기도 하며, 위지라인대(gastrosplenic ligament) 속이나 창자간막(mesentery), 또는 드물게 난소나 고환 근처에 존재하기도 한다(그림 B5.20). 덧지라가 있는 경우는 대개 1개인 경우가 흔하다. 10% 정도의 사람에게서 덧지라가 관찰되며, 0.2~10 cm로 크기가 다양하지만, 보통 1 cm 정도로 작아서 림프절과 혼동되기도 한다. 비장절제를 시행해도 증상(예: 지라에 의한 빈혈)이 사라지지 않는 경우는 덧지라의 유무를 확인하는 것이 중요하다. **비장증**(*splenosis*)은 덧지라가 복막, 그물막, 창자간막에 전체적으로 흩어진 것을 말하며, 간혹 비장파열 이후에 생기기도 한다.

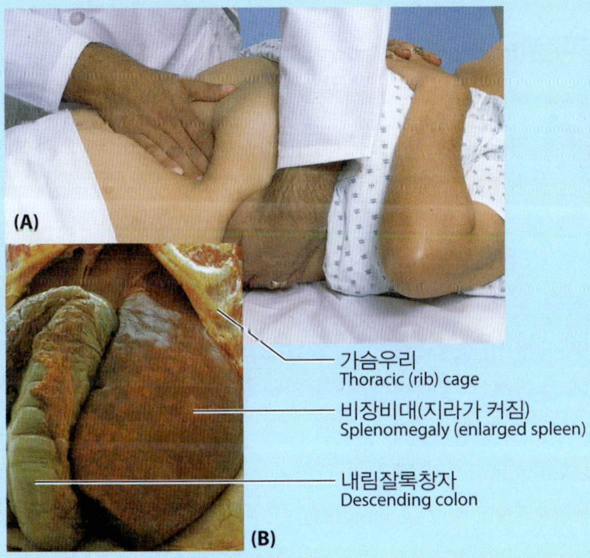

그림 B5.19. 지라의 진찰. A. 지라의 촉진을 보여준다. **B.** 비장비대. 부검에서 관찰된 4,200 g의 지라.

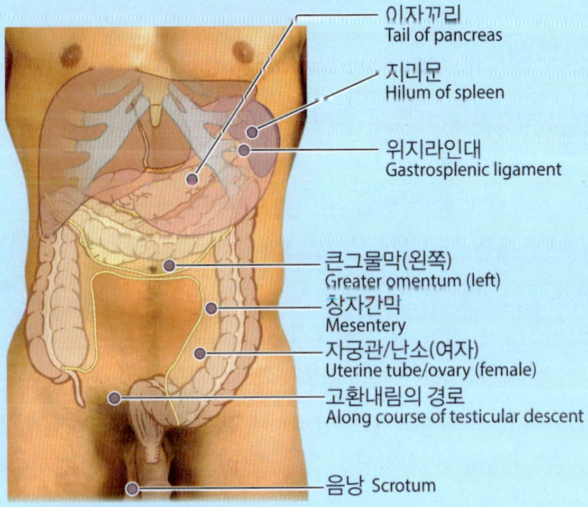

그림 B5.20. 덧지라의 잠재적 위치. 작은 덧지라가 있을 만한 곳을 점으로 표시하였다.

5

비장바늘생검과 비장문맥조영 (Splenic Needle Biopsy and Splenoportography)

가슴막안(pleural cavity)의 갈비가로막오목(costodiaphragmatic recess)과 지라의 위치관계는 임상적으로 중요하다(그림 5.39A, B 참조). 갈비가로막오목은 중간겨드랑선(midaxillary line)의 열째갈비뼈 높이까지 내려와 있다. 이 위치관계는 **비장바늘생검**(*splenic needle biopsy*)이나 **비장문맥조영**(*splenoportography*)을 할 때 꼭 유념해두어야 한다. 비장문맥조영이란 문맥의 모양을 관찰하기 위해 방사선비투과물질(radiopaque material)을 지라 안에 주사하는 시술을 말한다. 조심하지 않으면 방사선비투과물질이 가슴막 안으로 들어가 **가슴막염**(*pleuritis*)을 일으킬 수 있다.

쓸개이자관팽대의 막힘과 췌장염 (Blockage of Hepatopancreatic Ampulla and Pancreatitis)

이자관(main pancreatic duct)이 쓸개관(bile duct)과 합쳐져 쓸개이자관팽대(hepatopancreatic ampulla)를 만들어 샘창자로 들어가기 때문에, 쓸개관을 통해 내려온 담석(*gallstone*)이 좁아진 팽대부 끝에 걸릴 수 있다(그림 5.59A, B 참조). 이런 경우, 쓸개관계통(biliary duct system)과 이자관계통(pancreaticduct system)이 모두 막히게 되어 쓸개즙과 이자액이 샘창자로 들어갈 수 없게 된다. 샘창자로 나갈 수 없게 된 쓸개즙은 간으로 거꾸로 올라가거나 이자관으로 들어가게 되며, 이로 인해 **췌장염**(*pancreatitis*)이 생길 수 있다. 담석 외에도 **쓸개이자관조임근**(*hepatopancreatic sphincter*)의 **경련수축**(*spasm*)이 생겨도 쓸개즙의 역류가 생길 수 있다. 보통, 이자관조임근은 쓸개즙이 이자관으로 들어가는 것을 막는다. 그러나 쓸개이자관팽대가 막히게 되면 팽대부의 압력이 증가하고, 이자관의 약한 조임근이 높은 압력에 버티지 못하여 제구실을 하지 못한다. 덧이자관(accessory pancreatic duct)이 이자관과 합쳐져 샘창자에 열리는 경우, 이자관 막힘과 쓸개이자관조임근의 경련 수축이 왔을 때 일련의 현상들이 완화될 수 있다.

담췌관조영(Cholangiopancreatography)

자기공명담췌관조영(*magnetic resonance cholangiopancreatography*, MRCP)은 자기공명영상의 한 종류로서 이자와 쓸개관 질병을 진단하는 표준 시술이 되었다. 이 기술은 간쓸개관계통(간, 쓸개, 쓸개관)과 이자계통(이자, 이자관)의 자세한 영상을 얻을 수 있다(그림 B5.28. 예시—임상적용 "담석"에 딸린 MRCP 사진). 이 새로운 비침습기술이 과거 표준 시술인 **내시경역행담췌관조영**(*endoscopic retrograde cholangiopancreatography*, ERCP)을 광범위하게 대체하고 있지만, 내시경역행담췌관조영은 몇몇 중재시술(intervention)에서 사용된다(그림 B5.21). 이런 중재시술에는 생검, 담석제거, 스텐트(stent)시술이 포함된다. 먼저 내시경을 입, 식도, 위를 통해 넣은 다음, 샘창자에서 큰샘창자유두(greater duodenal papilla)로 삽입관(cannula)을 넣는다. 그리고 삽입관을 통해 방사선

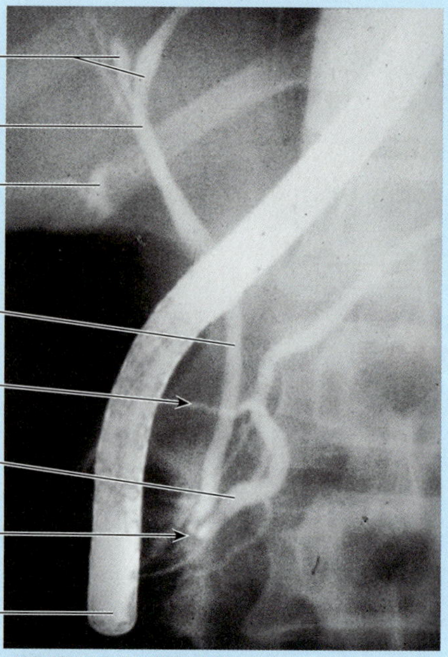

그림 B5.21. **내시경역행담췌관조영(endoscopic retrograde cholangiopancreatogram, ERCP).**

조영제를 주입하면서 투시장치(fluoroscopy)를 통해 쓸개관이나 이자관을 선택하여 관찰한다. 투시장치를 통해 보면서, 내시경을 통한 기구를 조작하며 중재시술을 한다.

덧이자조직(Accessory Pancreatic Tissue)

덧이자조직(*accessory pancreatic tissue*)은 흔하지는 않지만 위(stomach)와 샘창자부위에 주로 나타나고, 그 외 돌창자나 돌창자 곁주머니(diverticulum)에 나타날 수 있다. 덧이자조직도 이자섬 세포가 있으므로 글루카곤(glucagon)이나 인슐린(insulin)을 분비할 수 있다.

췌장파열(Rupture of Pancreas)

이자(췌장)는 몸의 중심에 위치하여 밖에서 만질 수 없으며, 아주 심한 관통상(penetrating trauma) 외에는 잘 다치지 않는다. 이자는 간과 더불어 기능적으로 충분한 여유가 있는 장기이다. 이러한 이유로 외분비샘으로서 이자가 임상문제의 일차적인 원인이 되는 경우는 드물다(내분비샘으로서 **당뇨병**을 일으키는 것은 잠시 논외로 함). 대부분의 외분비적 문제는 쓸개관의 문제에서 이차적으로 생기게 된다. 그러나 교통사고가 났을 때 운전대에 충돌하는 것처럼 갑자기 강하게 배를 누르는 힘에 의해 이자가 손상될 수 있다. 이자가 등뼈 앞에 가로로 놓여 있기 때문에 척주(vertebral column)가 받침대 역할을 하여 파열될 수 있는 것이다.

췌장파열(rupture of pancreas)은 종종 이자관의 찢어짐을 동반하여 이자액이 이자실질로 들어가 주변조직을 손상시키기도 한다. 이자액에 의해 이자나 다른 조직이 소화성 손상을 받게 되면 심한 통증이 유발된다.

대부분췌장절제(Subtotal Pancreatectomy)

췌장절제(*pancreatectomy*)는 이자(췌장)를 부분 혹은 완전히 외과적으로 잘라내는 것으로, 췌장암을 진단받았을 때 가장 흔하게 시행된다(아래의 임상적용 "췌장암" 참조). 그런데 **대부분**(*subtotal*) 혹은 **부분**(*partial*) **췌장절제**는 이자의 손상된 부분을 제거하거나 비수술치료로 실패한 **만성췌장염**의 치료에 사용된다. 췌장염(pancreatitis)은 이자에 염증이 생긴 것이다. 이자의 소화효소가 샘창자에 분비되기 전에 활성화되면 이자를 손상시키게 된다. 대부분췌장절제(subtotal pancreatectomy)는 이자의 크기를 줄여 이자액의 분비를 줄이게 된다. 이자몸통과 꼬리는 절제가 어렵지 않지만, 이자머리는 쓸개관(bile duct), 샘창자(duodenum)의 해부학적 구조나 혈관분포가 얽혀 있어 샘창자나 쓸개관의 일부를 같이 제거하지 않고 이자머리를 모두 절제하는 것이 불가능하다(Skandalakis, 2021). 그래서 샘창자의 혈액공급을 살리기 위해 샘창자 모서리를 따라 이자의 가장자리를 남겨두고 이자를 제거하는 수술을 한다.

췌장암(Pancreatic Cancer)

쓸개관이 간 밖에서 막히는 가장 흔한 이유가 이자머리에 생기는 종양이다. 이자의 뒷부분에 쓸개관이 가까이 있기 때문에, 이자머리에 생기는 종양은 쓸개관이나 쓸개이자관팽대(hepatopancreatic ampulla)를 압박하고 막히게 한다. 온쓸개관이나 팽대부 등의 쓸개길이 막히면 쓸개즙색소가 축적되고, 쓸개(gallbladder)가 커지며, 폐쇄황달(obstructive jaundice)이 생긴다. **황달**(*jaundice*)은 몸 안을 돌아다니는 쓸개즙색소가 피부, 점막, 결막(conjunctiva)을 포함한 몸 전체에 노랗게 침착되는 것을 말한다.

췌장암(pancreatic cancer) 환자의 대부분이 **관샘암종**(*ductular adenocarcinoma*)이며, 극심한 등(back)의 통증이 잘 동반된다. 이자가 문맥과 아래대정맥 위를 덮고 있어(그림 5.60B 참조), 이자목이나 이자몸통의 종양이 이 혈관들을 눌러 막을 수도 있다. 이자는 아주 멀리 있는 림프절까지 광범위하게 연결되어 있고, 초기에 문맥을 따라 간으로 전이(metastasis)되는 일이 흔하므로, 초기진단이 쉽지 않고 수술로 절제하는 것도 쉽지 않다.

췌십이지장절제(*pancreaticoduodenectomy, Whipple procedure*)는 췌장암에서 가장 많이 하는 수술이다. 이자머리와 샘창자(십이지장)의 일부, 쓸개를 제거하는 복잡한 수술이다. 이자몸통과 꼬리에서 자라는 종양은 **끝췌장절제**(*distal pancreatectomy*)로 제거한다.

간, 쓸개관, 쓸개
(LIVER, BILIARY DUCTS, AND GALLBLADDER)

간의 촉진(Palpation of Liver)

바로누운자세(supine position)에서 깊게 숨을 들이마시면, 가로막과 간이 아래쪽으로 내려오게 되어 피부에서 간을 만질 수 있다(그림 5.62 참조). 간을 촉진(palpation)하는 방법은 왼손을 **아래가슴우리**(*lower rib cage*)의 아래쪽 뒤(등쪽)에 놓는다(그림 B5.22). 그 다음 오른손으로 환자의 오른위사분역(right upper quadrant) 위를 누르는데, **배곧은근**(*rectus abdominis*)의 가쪽과 **갈비모서리**(*costal margin*)의 아래쪽을 누른다. 환자에게 숨을 깊게 들이마시게 한 다음, 검사자는 왼손을 앞으로 들어 올리면서 오른손을 뒤위쪽(posterosuperior)으로 누른다(Bickley, 2021).

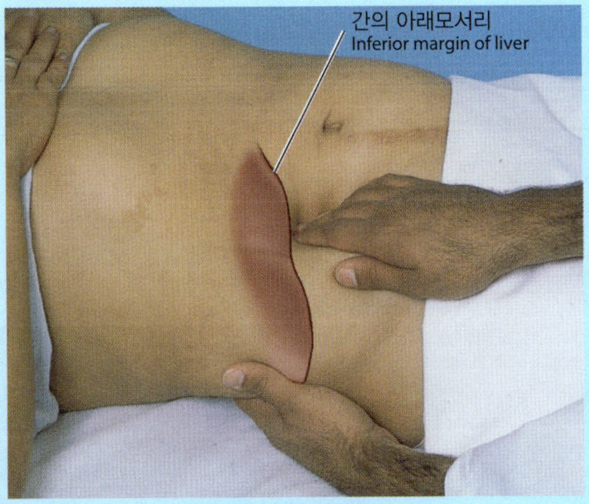

그림 B5.22. 간 아래모서리의 촉진.

가로막밑고름집(Subphrenic Abscesses)

복막염(peritonitis)은 복막안의 다양한 장소에서 **고름집**(농양, *abscess*)을 생기게 한다. 복막염으로 인해 만들어진 고름은 오른쪽이나 왼쪽 가로막밑오목(subphrenic recess)에 가장 흔하게 모인다. 막창자꼬리가 파열되거나 십이지장궤양(duodenal ulcer)의 천공(perforation)이 흔한 복막염의 원인이 되므로, **가로막밑고름집**(*subphrenic abscess*)은 주로 오른쪽에 많이 생긴다. 오른가로막밑오목과 왼가로막밑오목은 누운 상태에서 가장 깊은 복막안인 간콩팥오목(hepatorenal recess)에서 서로 만난다(그림 5.64E 참조). 특히 오래 누워 있는 환자의 경우, 가로막밑오목에서 나온 고름이 간콩팥오목으로 흘러 내려가게 된다.

가로막밑고름집의 고름은 열두째갈비뼈 아래쪽을 절개하여 빼내는 것이 일반적이며(Ellis & Mahadevan, 2019), 복막이나 가슴막에 구멍을 만드는 것은 필요하지 않다. 앞쪽에 생긴 가로막밑고름집은 오른갈비모서리(right costal margin)의 아래쪽을 평행하게 절개하여 고름을 빼낸다. 요즘에는 많은 경우에서 초음파검사나 컴퓨터단층촬영의 도움을 받아 피부를 통해 빼낸다.

간엽절제과 구역절제
(Hepatic Lobectomies and Segmentectomy)

간동맥(hepatic artery)과 간관(hepatic duct), 문맥(portal vein)이 첫째가지를 내고 나서는 서로 연결되지 않기 때문에, 많은 출혈을 일으키지 않고 한쪽 간엽을 제거하는 간엽

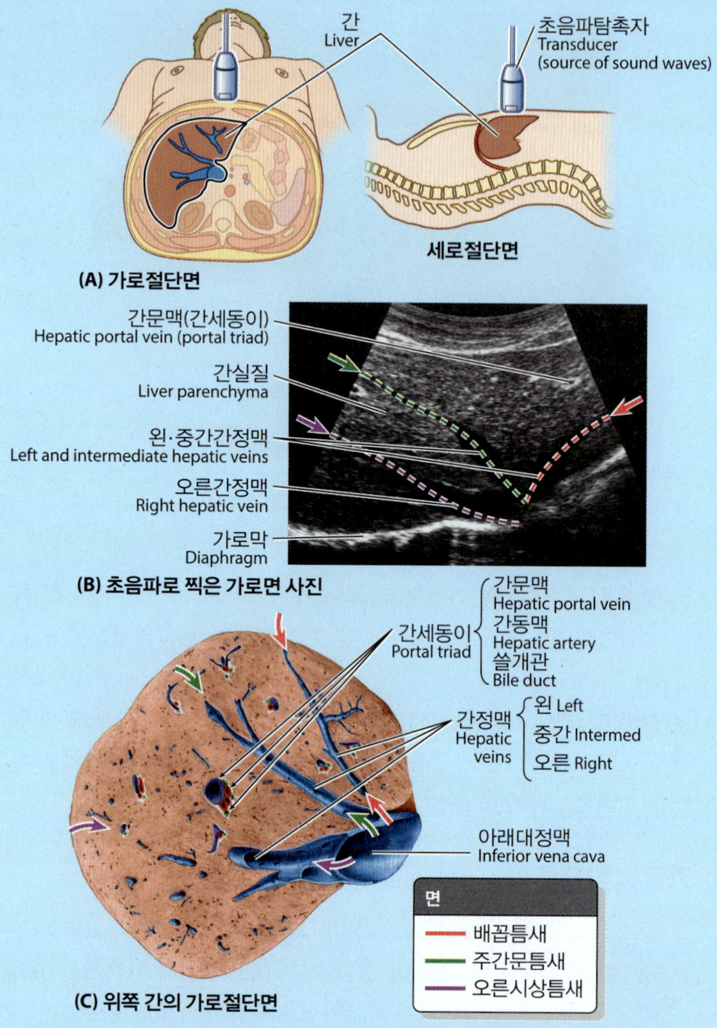

그림 B5.23. 간정맥의 초음파검사(Ultrasonography, US).

절제(*hepatic lobectomy*)가 가능하다.

최근에는 지혈용 도구와 레이저 수술의 발달로 인해 **간구역절제**(*hepatic segmentectomy*)도 가능해졌다. 이로 인해 심각한 손상이 있는 구역이나 종양이 침범한 구역만 제거할 수 있게 되었다. 간구역사이정맥(inter segmental hepatic vein)은 간지역(hepatic division)의 구분에 도움을 주기도 하지만(그림 B5.23), 수술 중 많은 출혈을 일으켜 외과 의사들을 힘들게 하는 장본인이다. 간세동이들이 갈라지는 전형적인 양상을 그림 5.67A에 표시했지만, 사람에 따라 많은 변이(variation)가 있으므로 간구역 또한 크기와 모양이 다양하다. 따라서 간의 절제는 지극히 경험적이며, 환자의 간구역 형태를 파악하기 위해 초음파검사(ultrasonography), 색소주입법, 풍선도관차단술(balloon catheter occlusion)이 필요하다(Cheng et al., 1997).

간파열(Rupture of Liver)

간은 크고 고정되어 있으며 잘 부스러지기 때문에 쉽게 손상을 받는다. 보통 부러진 갈비뼈가 가로막을 뚫고 간을 찢는 경우가 많다. 간은 혈관이 매우 풍부하고 잘 부스러지므로 간의 찢긴상처(laceration)는 심각한 출혈을 일으키고 오른위사분역(right upper quadrant) 통증을 일으킨다. 이런 손상은 이물질을 제거하고 거즈 충진(packing)을 한 다음, 필요에 따라 색전술(embolization)을 통해 혈관을 막아 출혈을 조절하여 치료하게 된다. 외상을 입은 간을 떼어내지 않기 위해 최선을 다하고, 절제수술은 최후의 보루이다. 절제수술을 해야 하는 경우 외과의사는 엽절제(lobectomy)를 할지 구역절제(segmentectomy)를 할지 결정해야 한다. 많은 경우에서 오른간이 손상되며, 광범위한 손상이 있는 경우 엽절제를 할 수도 있다.

딴곳간동맥(Aberrant Hepatic Arteries)

고유간동맥(hepatic artery proper)의 끝에서 갈라지는 오른간동맥이나 왼간동맥의 변이(그림 B5.24A) 중 가장 흔한 것은 다른 혈관에서 나오는 딴곳동맥(aberrant artery)에 의해 일부 또는 전체가 바뀌어 있는 형태이다. **딴곳오른간동맥**(*aberrant right hepatic artery*)의 대부분은 위창자간막동맥에서 나오며(그림 B5.24B), **딴곳왼간동맥**(*aberrant left hepatic artery*)은 왼위동맥에서 대부분 나온다(그림 B5.24C).

간동맥의 위치관계 변이 (Variations in Relationships of Hepatic Arteries)

일반적인 오른간동맥은 문맥의 앞쪽으로 지나간다(그림 B5.24D). 그런데 어떤 사람들의 오른간동맥은 문맥의 뒤쪽으로 지나가기도 한다(그림 B5.24E). 또한 대부분의 오른간동맥은 온간관(common hepatic duct)의 뒤쪽으로 지나가지만(그림 B5.24G), 몇몇 경우에는 오른간동맥이 온간관의 앞쪽으로 지나간다(그림 B5.24F). 드물지만 오른간동맥이 위창자간막동맥(SMA)에서 나와 아예 온간관을 지나가지 않는 경우도 있다(그림 B5.24H). 이런 변이는 이곳에서 외과시술을 할 때 기본적으로 중요하다.

간비대(Hepatomegaly)

간은 부드럽고, 심장 바로 직전에서 아주 많은 혈액이 유입되는 혈관이 풍부한 장기이다. 아래대정맥과 간정맥은 모두 판막(valve)이 부족하다. 어떠한 이유로 인해 중심정맥압(central venous pressure)이 높아지면 간에 바로 영향을 주고 부풀어 오르게 된다. 일시적으로 심하게 부풀면 간의 섬유피막이 늘어나면서 아래갈비뼈 주변, 특히 오른갈비밑부위(right hypochondrium)에 통증이 생긴다. 이런 간의 부풀어오름은 지속적으로 많은 호흡활동을 하는 경우 오른쪽 통증을 유발하는 "달리는 사람의 통증(runner's stitch)"의 이유가 된다.

울혈심부전(congestive heart failure)뿐 아니라 **간염**(*hepatitis*)과 같은 세균, 바이러스 감염 또한 간이 커지게 만든다. 이를 간비대(*hepatomegaly*)라고 한다. 간이 심하게 커졌을 때 아래모서리가 오른갈비모서리(right costal margin)에서 쉽게 만져지며, 심한 경우 오른아래

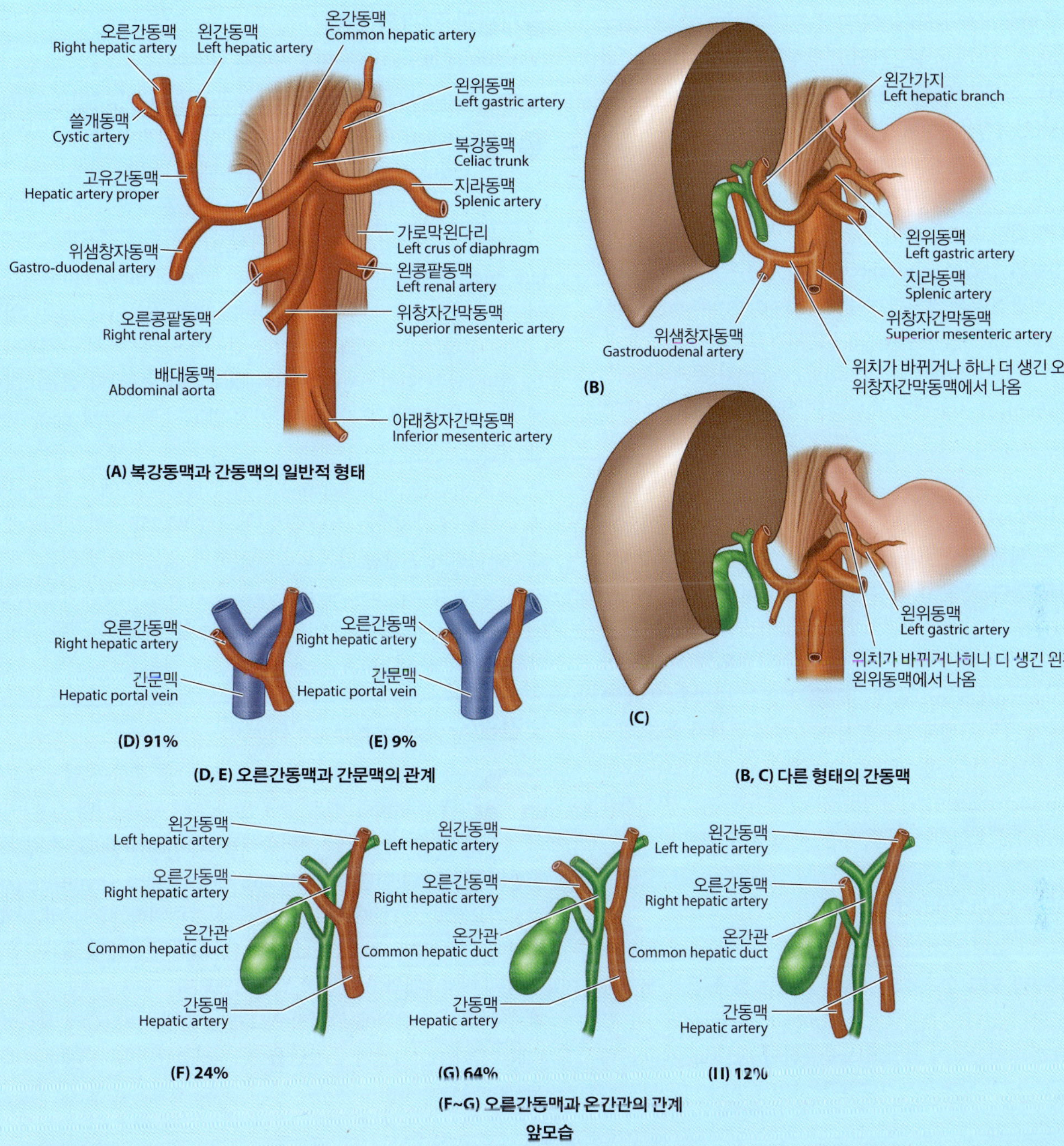

그림 B5.24. 오른, 왼간동맥의 변이.

사분역(right lower quadrant)의 골반 테두리까지 내려오기도 한다.

종양 또한 간을 크게 만든다. 간은 문맥계통(portal venous system)에 의해 많은 장기로부터 암세포가 흘러들 수 있어 **전이암종**(*metastatic carcinoma*)이 생기는 가장 흔한 장소이다. 암세포는 가슴에서도 간으로 들어올 수 있다. 간의 무장막구역(bare area)에서 나온 림프관과 가슴림프절(thoracic lymph nodes)이 서로 연결되어 있으며, 특히 오른쪽 유방에서 간으로 전이가 잘 된다. 전이종양은 간실질 속에서 단단하고 둥근 결절(nodule)을 만들며, 신체진찰에서 만져질 수 있다.

간경화증(Cirrhosis of Liver)

위와 창자에서 흡수된 물질을 해독(detoxification)하는 주요 장기가 간이다. 따라서 간은 세포의 손상이 잘 일어나고 흉터 형성이 잘 생겨 재생결절(regenerative nodule)이 생기기도 한다. **간경화증**(*hepatic cirrhosis*)은 간세포(그림 5.69 참조)의 파괴가 진행되면서 빈자리를 섬유조직과 지방이 채우게 되어 발생한다. 사염화탄소(carbon tetrachloride)와 같은 많은 종류의 공업용제가 간경화증을 만들지만, 가장 흔한 간경화증의 원인은 만성알코올중독(chronic alcoholism)이다.

문맥고혈압(*portal hypertension*)의 가장 흔한 원인이기도 한 알코올간경화증(*alcoholic cirrhosis*)은 간의 지방성 변화(fatty change)와 섬유화(fibrosis)로 인한 간의 비대와 간표면의 돌기처럼 우둘투툴한 모습이 특징이다(임상적용 "문맥전신션트"의 그림 B5.31B 참조). 간은 기능적으로 많은 여유가 있어, 간기능상실로 인한 대사이상 현상은 늦게 나타난다. 간 속의 혈관들과 쓸개관 주위에 생긴 섬유조직으로 인해 간이 딱딱해지고 간을 통과하는 혈액흐름의 장애로 문맥고혈압이 생긴다. 진행된 간경화증(advanced cirrhosis)의 선호되는 치료는 간이식이다. 일반적이지 않지만, 문맥계통(portal venous system)과 몸정맥계통(systemic venous system)을 외과적으로나 피부를 통해서 연결해주는 **문맥전신션트**(*portosystemic shunt*)나 **문맥대정맥션트**(*portocaval shunt*)를 시행하기도 한다(임상적용 "문맥전신션트" 참조).

간생검(Liver Biopsy)

진단을 위해 **간생검**(*liver biopsy*)을 통해 간조직을 떼어내기도 한다. 간은 오른갈비밑부위(right hypochondrial region)에 있어 가슴우리가 위쪽을 덮어 보호하고 있다. 따라서 간생검을 하기 위해 중간겨드랑선 위의 열째오른갈비사이공간(right 10th intercostals space)에 바늘을 찌르는 방법을 흔히 쓴다. 내과 의사는 생검을 시행하기에 앞서 환자에게 끝까지 숨을 내뱉은 채로 참도록 부탁한다. 숨을 내뱉은 채로 참을 때 갈비가로막오목(costodiaphragmatic recess)이 가장 작아지고, 허파를 찌르거나 가슴막안(pleural cavity)이 오염되는 것을 막을 수 있기 때문이다.

유동쓸개(Mobile Gallbladder)

대부분의 쓸개는 간의 내장면에 있는 쓸개오목에 밀착해 있다(그림 5.72 참조). 약 4%의 쓸개는 짧은 간막에 의해 간에 달려 있다. 이런 **유동쓸개**(*mobile gallbladder*)는 혈관이 꼬이기 쉽고 혈액공급이 갑자기 불충분하여 경색(infarction)이 올 수 있다.

쓸개관과 간관의 변이 (Variations in Cystic and Hepatic Ducts)

가끔씩 쓸개주머니관(cystic duct)이 온간관(common hepatic duct)과 나란히 달리며 가까이 붙어 있는 경우가 있다. 또한 쓸개주머니관이 매우 짧거나 아예 없는 경우도 있다. 어떤 사람에게서는 쓸개주머니관과 온간관이 아주 밑에서 합쳐지기도 한다(그림 B5.25A). 따라서 일반적으로 쓸개관(= 온쓸개관, bile duct)이 샘창자 윗부분(superior part of duodenum)의 위쪽에서 이미 만들어져 내려오지만, 변이가 있는 경우에는 쓸개관이 짧아지면서 샘창자 윗부분의 뒤쪽이나 심지어 아래쪽에서 쓸개관이 되기도 한다. 낮은 위치에서 합쳐지는 경우에는, 두 관이 섬유조직에 의해 서로 붙어 있어 온간관을 다치지 않고 수술적으로 쓸개주머니관만 결찰하기 어렵다.

가끔씩 간문(porta hepatis) 근처의 높은 위치에서 쓸개주머니관과 온간관이 합쳐지는 경우도 있다(그림 B5.25B). 이런 경우에는 쓸개주머니관이 온간관 앞쪽으로 회전하면서 온간관의 왼쪽으로 들어가기도 한다(그림 B5.25C). 쓸개를 외과적으로 절제하는 **담낭절제**(*cholecystectomy*)를 할 때, 외과 의사는 쓸개관과 동맥의 변이를 파악하는 것이 중요하다.

덧간관(Accessory Hepatic Ducts)

덧간관(accessory hepatic duct)은 흔하며 담낭절제를 할 때 주의해야 하는 곳에 있다. 덧간관은 원래 간 속에 있어야 할 정상적인 구역쓸개관(segmental duct)이 간 밖에서 간관과 만나는 것이다(그림 B5.26). 이들은 해당 간구역의 쓸개즙이 정상적으로 흐르기 때문에, 수술 중에 부주의하게 자르면 쓸개즙이 흘러나올 수 있다(Skandalakis, 2021). 95개의 쓸개와 쓸개관을 조사한 연구에서 7개의 덧간관이 관찰되었으며, 그 중 4개는 쓸개주머니관 근처에서 온간관에 합쳐지고, 2개는 쓸개주머니관에 합쳐졌으며, 1개는 쓸개주머니관과 온간관을 잇는 연결관이었다(Agur & Dalley, 2021).

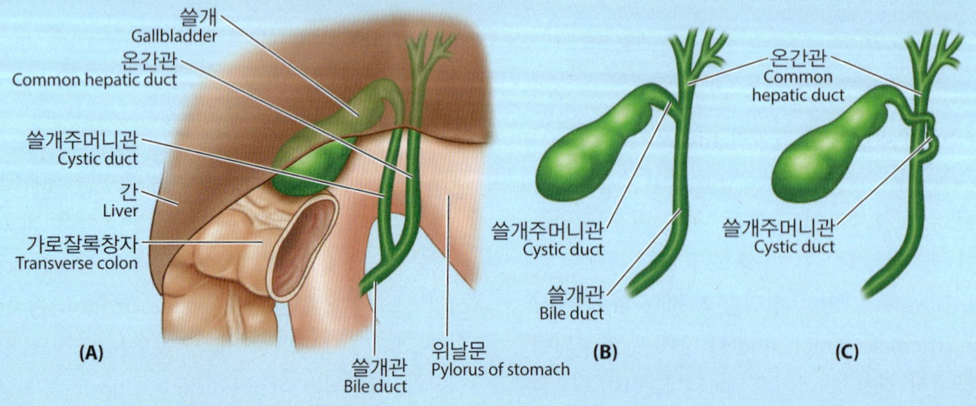

앞모습

그림 B5.25. 쓸개주머니관과 온간관의 결합. A. 낮은 결합. **B.** 높은 결합. **C.** 이리저리 방향을 바꾸는 경로.

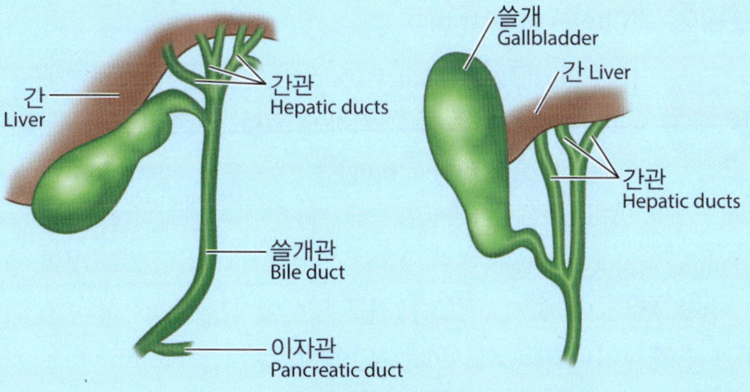

그림 B5.26. 덧간관.

담석(Gallstones)

담석(쓸개돌, *gallstone, cholelithiasis*)은 쓸개(gallbladder), 쓸개주머니관(cystic duct) 또는 쓸개관(bile duct)에서 주로 콜레스테롤 결정(cholesterol crystal)이 뭉쳐진 것이다(그림 B5.27A, B). 담석은 여자에게 월등히 많으며, 나이가 들수록 많이 생긴다. 그런데 약 50%의 사람들에게 담석이 있으나 증상이 없다. 증상이 없는 담석 환자의 2/3가 20년이 넘도록 증상이 없다. 큰 돌일수록 증상이 없고, 작을수록 증상이 나타나기 쉽다. 담석이 증상을 일으키기 위해서는 쓸개에 물리적 손상을 줄 정도로 크거나 쓸개관을 막을 정도의 적당한 크기여야 한다(Townsend et al., 2022).

온쓸개관(common bile duct)의 먼쪽끝은 쓸개즙이 지나가는 통로 중 가장 좁아서 담석이 가장 많이 걸리는 곳이다(그림 B5.28). 그뿐만 아니라 담석은 간관(hepatic duct)이나 쓸개주머니관(cystic duct)에도 걸릴 수 있다. 쓸개주머니관에 돌이 쌓이면, 간헐적으로 극심하게 아픈 **담석급통증**(*biliary colic*)을 일으킨다. 이 돌들은 쓸개가 이완되면 쓸개로 돌아오기도 한다. 돌이 쓸개주머니관을 막으면, 쓸개즙이 쌓여 쓸개에 염증을 일으키는 **담낭염**(*cholecystitis*)이 생기고 쓸개가 커지게 된다.

담석이 박히는 또 다른 흔한 장소는 쓸개목(neck of gallbladder)과 쓸개주머니관(cystic duct)의 연결부위가 늘어나 생길 수 있는 주머니(sacculation, Hartmann pouch)이다. 이 주머니가 커지면, 쓸개

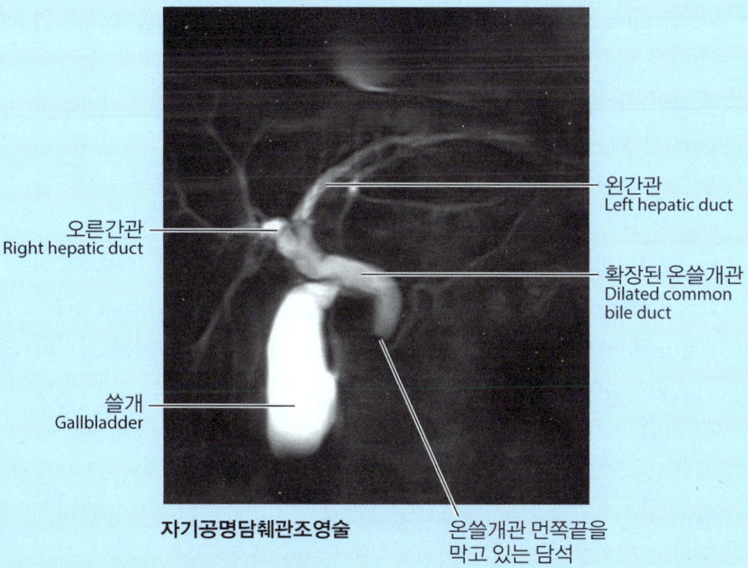

그림 B5.28. 자기공명담췌관조영술. 온쓸개관의 먼쪽 끝에 돌이 박혀 늘어난 것을 보여준다. 쓸개관의 아래쪽 끝에 담석의 위쪽 모서리를 따라 오목한 윤곽이 보이는 것을 관찰하시오.

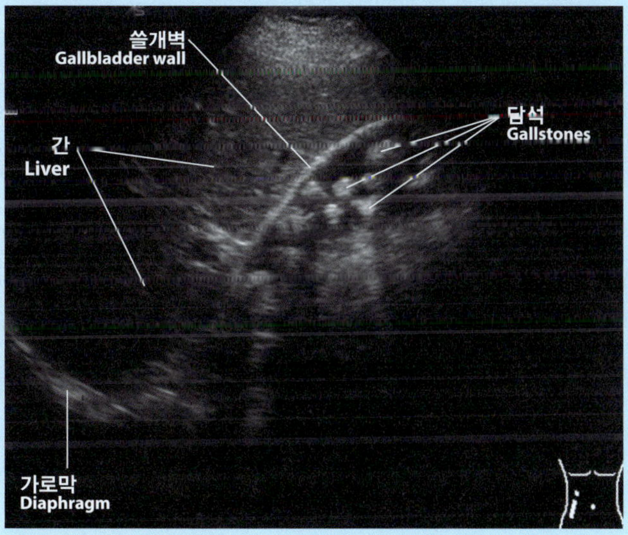

(A) 세로방향 초음파촬영

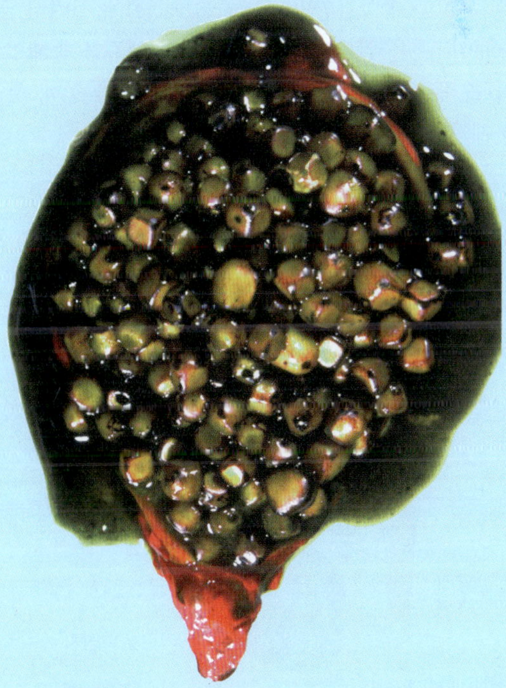

(B) 담석

그림 B5.27. A. 담낭초음파에서 음영을 만드는 담석이 보인다. B. 담석. 쓸개를 열어 많은 수의 많은 콜레스테롤 담석을 보여준다.

의 끝(apex)에서 쓸개주머니관이 나오는 것이 아니라 쓸개의 왼위쪽에서 나오게 된다. 따라서 담석이 이곳에 모이게 된다. 샘창자의 소화궤양(peptic duodenal ulcer)이 터지면, 샘창자 윗부분(superior part)과 이 주머니 사이에 거짓통로(false passage)가 만들어지면서 담석이 샘창자로 들어가게 된다(바로 다음의 임상적용 "샘창자의 담석" 참조).

담석박힘(*gallstone of impaction*)에 의해 생긴 통증은 명치부위(epigastric region)에서 시작하여 오른갈비밑구역(right hypochondrial region)으로 옮겨가는데, 구체적으로 배곧은근집 가쪽모서리와 아홉째갈비연골이 만나는 지점으로 이동한다. **쓸개의 염증**은 가로막을 자극하여 뒤가슴벽과 오른어깨의 통증을 유발한다. 쓸개즙이 쓸개에서 나오지 못하고, 혈액으로 들어가면 **황달**(*jaundice*)을 일으킨다(임상적용 "췌장암" 참조). 초음파검사와 컴퓨터단층촬영(CT)은 담석의 위치를 찾아내는 비침습적(non-invasive) 검사로 많이 사용된다.

샘창자의 담석(Gallstones in Duodenum)

담석 때문에 염증이 생기거나 늘어난 쓸개(gallbladder)는 인접한 장기들과 유착될 수 있다. 지속적인 염증은 쓸개와 인접한 소화관 간에 위치한 조직의 경계를 무너뜨리게 되어 **담낭장샛길**(*cholecysto-enteric fistula*)을 만들게 된다(그림 B5.29). 쓸개와 샘창자 윗부분(superior part of duodenum), 가로잘록창자가 매우 가까이 있기 때문에, 담낭장샛길이 이곳에 생기기 쉽다. 담낭장샛길은 쓸개관을 지나갈 수 없는 큰 담석이 소화관 속으로 들어갈 수 있도록 해준다. 이렇게 작은창자에 들어온 큰 담석은 그 다음 좁아져 있는 곳인 돌막창자판막(ileocecal valve)에 걸려서 **담석장폐색증**(*gallstone ileus*)을 일으키기도 한다. 또한 샛길을 통해 소화관의 가스(gas)가 쓸개로 넘어오기도 하여 방사선사진을 통해 샛길의 진단을 가능하게 한다.

담낭절제(Cholecystectomy)

심한 **담낭급통증**(*biliary colic*)이 있는 환자들의 쓸개(담낭, gallbladder)는 보통 제거하게 된다. **복강경담낭절제**(*laparoscopic cholecystectomy*)는 개복수술(laparotomy)을 대체해 가고 있다. 쓸개동맥(cystic artery)은 쓸개간삼각(cystohepatic triangle, Calot triangle)에서 오른간동맥으로부터 나오는 것이 일반적이다(그림 5.72, 5.74A 참조). 최근 임상에서는 쓸개간삼각을, 아래쪽에 쓸개주머니관(cystic duct), 안쪽에는 온간관(common hepatic duct), 위쪽으로는 간의 아랫면을 이용하여 정의한다. 담낭절제를 하는 초기에 쓸개간삼각을 조심스럽게 절개해두면 해부학적 변이가 있을 수 있는 중요한 장기를 보호할 수 있다. 담낭절제를 하는 도중에 생기는 대부분의 실수는 쓸개관계통의 해부학적 변이, 특히 혈관의 분포변이를 파악하지 못해 생긴다. 쓸개를 떼어내거나 어떤 구조물을 분리할 때, 외과 의사는 쓸개동맥, 간동맥, 쓸개관 3개를 꼭 확인해야 한다. 보통 오른간동맥이 가장 문제를 많이 일으키므로, 쓸개동맥을 묶을 때는 항상 오른간동맥의 위치를 확인해야 한다.

문맥고혈압(Portal Hypertension)

간경화증(liver cirrhosis)으로 인해 문맥(portal vein)의 흐름이 막히게 되면, 간문맥과 그 가지들의 압력이 증가하여 **문맥고혈압**(*portal hypertension*)을 일으킨다. 문맥몸순환연결(portal-systemic anastomosis)이 있는 부위에서 많은 양의 혈액이 문맥계통에서 몸정맥계통으로 넘어가게 되면 **정맥류**(*varicose vein*)가 생기며, 특히 아래 식도(lower esophagus)에 많이 생긴다. 정맥이 너무 늘어나서 혈관벽이 터지면, 출혈을 일으킨다(그림 B5.7 참조).

식도의 먼쪽끝에 생긴 식도정맥류(esophageal varix)의 출혈은 종종 심각해서 생명이 위독해지기도 한다. 심한 문맥고혈압의 경우, 배꼽옆정맥(para-umbilical vein)과 연결된 앞배벽의 정맥에 정맥류가 생겨, 배꼽을 중심으로 마치 작은 뱀이 퍼져나가는 것처럼 보인다. 이 모습이 그리스신화에 나오는 메두사의 머리인 뱀과 닮아, **메두사의 머리**(*caput medusae*)라고 한다(그림 B5.30).

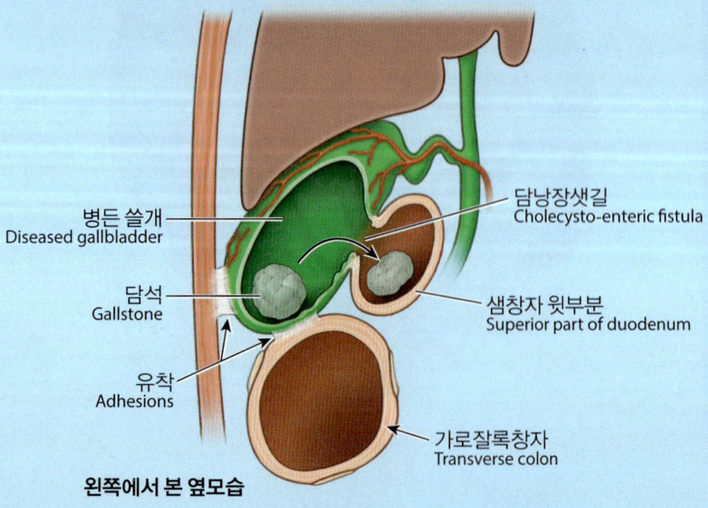

그림 B5.29. 샘창자 담석.

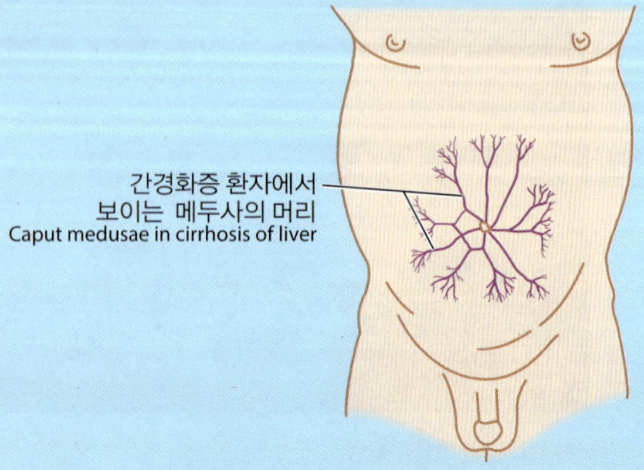

그림 B5.30. 메두사의 머리.

문맥전신션트(Portosystemic Shunts)

문맥고혈압(portal hypertension)을 줄여주는 일반적인 방법은 간문맥에서 아래대정맥으로 연결통로를 만들어 문맥계통에서 몸정맥계통으로 혈액을 돌려보내는 것이다. 초기에는, **문맥대정맥연결**(*portocaval anastomoses*)이나 **문맥전신션트**(*portosystemic shunt*)를 복강경으로 시행했으며, 이는 간 뒤의 놓인 가까운 두 혈관을 수술적으로 연결시켜주는 것이다(그림 B5.31A, B). 문맥압을 떨어뜨리는 또 다른 방법은 비장절제(splenectomy)를 먼저 시행하고 지라정맥을 왼콩팥정맥에 연결시키는 **지라콩팥연결**(*splenorenal anastomosis, shunt*)을 시행하는 것이다(그림 B5.31C; Skandalakis, 2021). 이러한 방법들은 간이식을 하거나 이식을 대기하는 동안 **목정맥경유간내문맥전신션트**(*transjugular intrahepatic portosystemic shunt*, TIPS)를 하는 것으로 최근 대부분 바뀌었다. TIPS는 중재영상의학과의사들이 하는 시술로서, 펴지지 않은 스텐트를 끝에 매단 도관을 오른속목정맥으로 집어 넣어 투시장치의 유도에 따라 간정맥 중 하나로 닿게 한다. 이때 오른팔머리정맥-위대정맥-오른심방-아래대정맥의 순서로 지나가게 된다. 간정맥까지 넣은 다음, 안펴진 스텐트를 간실질을 관통하여 문맥으로 밀어 넣는다. 스텐트를 펼친 다음, 문맥전신션트가 만들어지도록 자리를 잡아준다(그림 5.31D). 그 다음 도관을 제거한다.

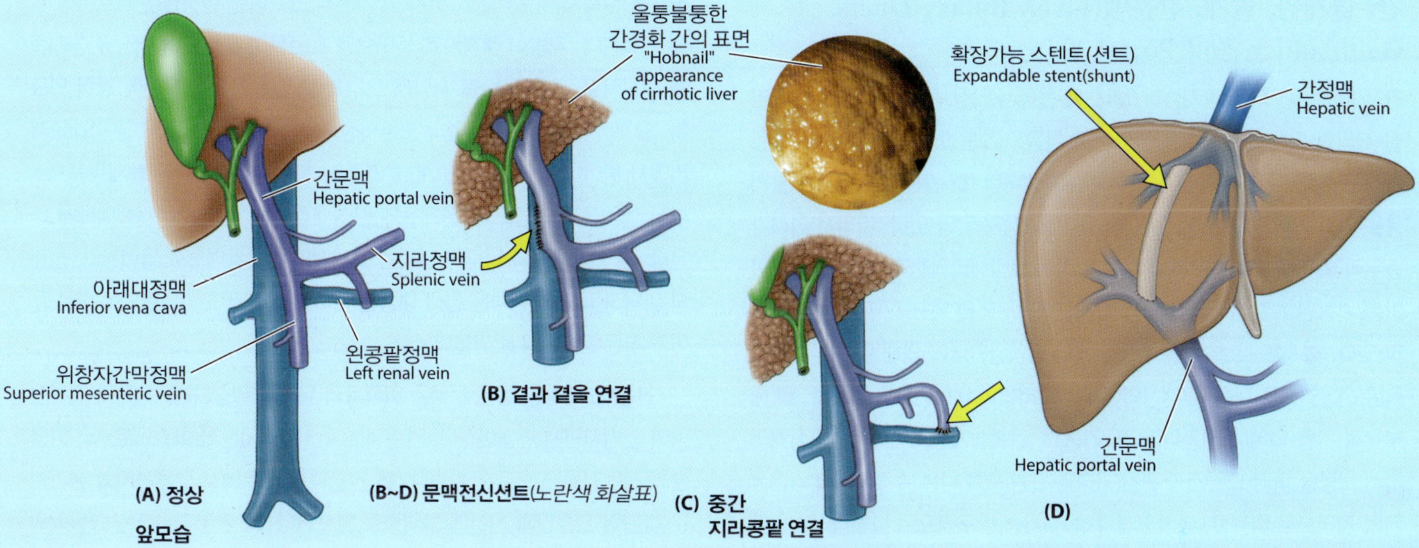

그림 B5.31. 문맥전신션트(*노란색 화살표*).

핵심정리

지라와 이자(Spleen and Pancreas)

지라: 지라(spleen)는 풍부한 굴모양혈관을 가지고 있는 스펀지 같은 느낌의 장기로, 약한 단력섬유피막을 가지고 있다. ■ 지라문을 제외하고 전체가 복막으로 덮여 있으며, 지라문에는 지라혈관을 포함한 지라콩팥인대와 짧은위혈관과 왼위그물막혈관을 품고 있는 위지라인대가 붙는다. ■ 크기가 다양하지만, 일반적으로 사람의 주먹만 한 크기이다. ■ 지라는 인체에서 가장 큰 림프조직이지만 생명에 필수적인 장기는 아니다. ■ 정상적인 지라는 일시적으로 꽤 늘어났다가 줄어들 수 있어 혈액의 저장소로 기능하기도 하지만, 질병으로 오랫동안 커지기도 한다. ■ 또한 상대적으로 약하기 때문에 아홉째–열한째왼갈비뼈에 의해 보호되고 있더라도 배안내장 중에서 가장 쉽게 손상된다. ■ 배를 강하게 부딪쳤을 때, 배안의 압력이 갑자기 증가하여 지라가 터지면 많은 양의 복막속출혈을 일으킨다.

이자: 이자(pancreas)는 소화를 위해 샘창자로 분비하는 이자액을 만드는 외분비샘이면서, 혈액으로 분비하는 인슐린과 글루카곤을 만드는 내분비샘이나. ■ 이차적인 복막뒤장기인 이자는 머리, 목, 몸통, 꼬리로 구성되어 있다. ■ 이자머리는 위창자간막동맥의 오른쪽에 있고, C자 모양의 샘창자에 끼어 있으며, 쓸개관의 끝이 통과한다. 그에 반해 이자머리의 아래쪽으로 튀어나온 갈고리돌기는 위창자간막동맥의 뒤쪽에 위치한다. ■ 이자목은 위창자간막혈관의 앞쪽으로 지나간다. ■ 이자몸통은 위창자간막동맥의 왼쪽에 놓여 있고, 그물막주머니의 뒤벽을 가로지르고 L2의 몸통과 배대동맥의 앞쪽을 넘어간다. ■ 이자꼬리는 지라문에 가까이 가면서 지라콩팥인대 속으로 들어간다. ■ 지라정맥은 지라에서 나와서 간문맥방향으로 이자 꼬리와 몸통의 뒤쪽을 따라 평행하게 달리다가 이자목의 뒤쪽에서 문맥과 합쳐진다. ■ 이자관은 이자 안에서 이자의 세로 방향으로 달리다가

핵심정리 (계속)

이자머리 속에서 쓸개관과 합쳐져 쓸개이자관팽대를 형성하면서 샘창자 내림부분으로 들어간다. ■ 내분비샘인 이자는 이자샘창자동맥과 지라동맥으로부터 풍부한 혈액을 공급받는다. ■ 이자는 혈관운동을 조절하는 교감신경과 샘분비를 자극하는 부교감신경이 분포하지만, 이자의 샘분비의 일차적 조절은 호르몬에 의해 이루어진다. ■ 이자는 배안의 중앙부분에 위치하여 잘 보호되고 있다. 외분비샘인 이자는 임상적으로 거의 문제를 일으키지 않지만, 내분비부분 문제인 당뇨병은 점차 흔해지고 있다.

간, 쓸개관, 쓸개, 간문맥(Liver, Biliary Ducts, Gallbladder, and Portal Vein)

간: 간(liver)은 다양한 기능이 있다. ■ 몸에서 가장 큰 대사기관이며, 지방을 제외한 모든 소화흡수된 영양분이 처음으로 운반되는 곳이다. ■ 또한 가장 큰 샘으로, 쓸개즙을 생산하는 소화샘이다. ■ 간은 가로막의 오른지붕을 가득 채우고 있으며, 왼지붕의 꼭대기까지 닿아 있다. 따라서 아래갈비뼈에 의해 보호받으며 호흡에 따라 오르락내리락한다. ■ 복막접힘이 만든 관상인대로 경계가 만들어지는 무장막구역을 빼고 모두 복막으로 덮여 있다. ■ 겉으로 본 간은 간낫인대와 정맥관인대에 의해 큰 오른간엽과 작은 왼간엽으로 나뉘며, 내장면에서는 꼬리엽과 네모엽으로 나뉜다. ■ 해부학적 간엽 외에 간세동이(문맥, 간동맥, 간속쓸개관로 구성)와 간정맥의 가지 모양을 따라 오른간과 왼간(꼬리엽 포함)으로 나눌 수 있다. ■ 간은 4개의 지역으로 나뉘고, 다시 8개의 절제 가능한 구역으로 나뉜다. ■ 허파처럼 간도 이중으로 혈액을 공급받는다. 75~80%의 혈액은 문맥에서 들어와 간세포가 있는 실질에 공급되며, 20~25%의 혈액은 간동맥에서 들어와 비실질부분에 공급된다. 이들 혈관은 쓸개관이 나가는 간문을 통해 들어온다. ■ 3개의 커다란 간정맥은 무장막구역에 묻혀 있는 아래대정맥으로 바로 들어간다. ■ 간은 몸에서 가장 많은 림프를 생성하는 장기이다. 내장면쪽에서 나오는 림프는 배쪽으로 흘러가고, 가로막쪽에서 나오는 림프는 가슴쪽으로 흘러들어간다.

쓸개관과 쓸개: 간에서 생성된 쓸개즙은 오른간관과 왼간관을 통해 모이고 온간관으로 합쳐진다. ■ 온간관은 쓸개주머니관과 합쳐져 쓸개관(billiary duct)을 만들어 샘창자의 내림부분으로 쓸개즙을 운반한다. ■ 쓸개관조임근이 닫히면, 쓸개즙은 쓸개관을 역류하여 쓸개주머니관을 통해 쓸개(gallbladder)로 들어가 식사를 하지 않는 동안 저장되고 농축된다. ■ 부교감신경이 쓸개관조임근과 약한 쓸개이자관팽대조임근을 열어주고 쓸개를 수축시키는 역할을 하지만, 기본적으로 이런 현상들은 호르몬에 의해 조절된다. 지방이 샘창자로 들어오면 호르몬이 분비되어 저장된 쓸개즙을 샘창자로 내보낸다. ■ 서양배 모양의 쓸개는 간의 내장면에 붙어 있으며, 쓸개바닥은 날문가로면과 오른빗장중간선의 교차점 밑의 간 아래모서리에서 튀어나와 있다. ■ 쓸개, 쓸개주머니관, 맨위쓸개관은 쓸개동맥으로부터 혈액을 공급받으며, 쓸개동맥은 쓸개간삼각 속의 오른간동맥에서 나온다. ■ 쓸개동맥과 나란히 달리는 쓸개정맥은 간문맥으로 들어가며, 쓸개의 바닥과 몸통의 정맥은 간의 내장면 깊숙이 있는 굴모양혈관으로 바로 들어가 작은 문맥계통을 만들어낸다.

간문맥: 크지만 짧은 문맥은 이자목의 뒤에서 위창자간막정맥과 지라정맥이 합쳐지면서 만들어진다. 간문맥(portal vein)은 소화관으로부터 영양분과 정맥혈을 간으로 운반한다. ■ 간문맥은 간문에서 오른가지와 왼가지로 나뉘어 오른간과 왼간에 구역별로 분포한다. ■ 간문맥은 작은그물막의 자유모서리인 간샘창자인대 속으로 간동맥, 쓸개관과 함께 간바깥간세동이를 형성하며 지나간다. ■ 문맥몸정맥연결은 간질환이 있거나 문맥이 막혔을 때, 문맥으로 들어가는 혈액이 심장으로 돌아갈 수 있는 잠재적 곁순환 통로가 된다. 하지만 곁순환 통로로 많은 양의 혈액이 흘러들면, 목숨이 위태로울 수 있는 식도정맥류가 생길 수 있다.

콩팥, 요관, 부신(Kidney, Ureter, and Suprarenal Glands)

콩팥(*kidney*)에서 만들어진 소변(urine)은 요관(ureter)을 통해 운반되어 골반에 있는 방광(*urinary bladder*)으로 간다. 각각의 콩팥 위 끝에는 약간 안쪽 방향으로 부신(*suprarenal gland*)이 붙어 있다. 약한 근막사이막(fascial septum)이 부신과 콩팥이 직접 붙어 있지 않게 나누고 있다(그림 5.76). 부신은 콩팥과 전혀 다르게 내분비기능을 한다. 위쪽 비뇨기관(superior urinary organ)에 해당하는 콩팥과 요관 및 분포 혈관들은 발생단계부터 뒤배벽에 위치하는 일차적인 복막뒤구조(retroperitoneal structure)이다.

콩팥과 그 혈관을 바로 둘러싸고 있는 **콩팥주위지방피막**(신장주위지방, **perinephric fat**, perirenal fat capsule)은 콩팥 가운데 비어 있는 **콩팥굴**(신동, **renal sinus**)로 이어진다(그림 5.77B). 콩팥과 부신, 그리고 둘을 둘러싼 지방은 아래쪽을 제외하고 단단한 콩팥근막(신장근막, renal fascia)으로 싸여 있다. 콩팥근막은 콩팥의 안쪽에서 콩팥혈관(renal vessel)을 둘러싸면서 뒤에서 설명할 혈관집(vascular sheath)과 섞이게 된다. 콩팥근막은 아래안쪽에서 약한 섬유조직을 내어 **요관주위근막(periureteral fascia)**으로 이어진다. 콩팥근막(renal fascia)의 바깥에는 **콩팥주위지방덩이**(신장방지방체, **paranephric fat**, pararenal fat body)가 있으며, 이는 콩팥의 뒤에서 뚜렷하게 관찰되는 허리부분의 복막바깥지방(extraperitoneal fat)에 해당한다. 또한 콩팥근막에서 나온 아교섬유다발(collagen fiber bundle)이 콩팥주위지방덩이에 분포한다.

아교섬유다발, 콩팥근막, 콩팥주위지방피막과 콩팥주위지방덩이는 콩팥혈관, 요관과 더불어 콩팥을 고정시켜준다. 그러나 호흡을 하거나 자세를 바꾸거나 하였을 때는 콩팥이 움직이게 된다. 정상적인 콩팥의 유동성은 1개의 척추뼈몸통의 높이에 해당하는 약 3 cm 정도이다. 콩팥근막의 위쪽은 가로막근막(diaphragmatic fascia)에 연결되어 있어 부신은 일차적으로 가로막에 붙어 있다. 콩팥근막의 앞층과 아래층은 서로 붙어 있더라도 그저 엉성하게 합쳐져 있을 뿐이다(이 장의 임상적용 "콩팥주위고름집" 참조).

콩팥(kidneys)

둥근 모양의 **콩팥**(신장, **kidney**)은 혈액으로부터 과도한 물, 염, 단백질대사의 폐기물을 제거하며, 영양분과 화학물질을 회수한다. 뒤배벽의 복막뒤(retroperitoneal)에 위치하며, T12와 L3 사이의 척주(vertebral column) 양옆에 하나씩 있다(그림 5.76, 5.78).

콩팥의 안쪽모서리에는 오목하게 들어가 수직으로 갈라진 틈인 **콩팥문**(신문, **renal hilum**)이 있다(그림 5.76, 5.77B). 콩팥문은 콩팥 속으로 말려들어간 공간인 **콩팥굴**(신동, **renal sinus**)의 입구이다. 콩팥에 들어가는 혈관이나 소변을 배출하는 구조물들은 콩팥문을 통해 콩팥굴로 드나들게 된다. 왼콩팥의 콩팥문은 정중선(median plane)에서 왼쪽으로 약 5 cm 떨어진 날문가로면(*transpyloric plane*) 높이에 있다(그림 5.78). 오른콩팥은 왼콩팥보다 약 2.5 cm 아래쪽에 있기 때문에 날문가로면이 오른콩팥의 위끝(superior pole)을 가

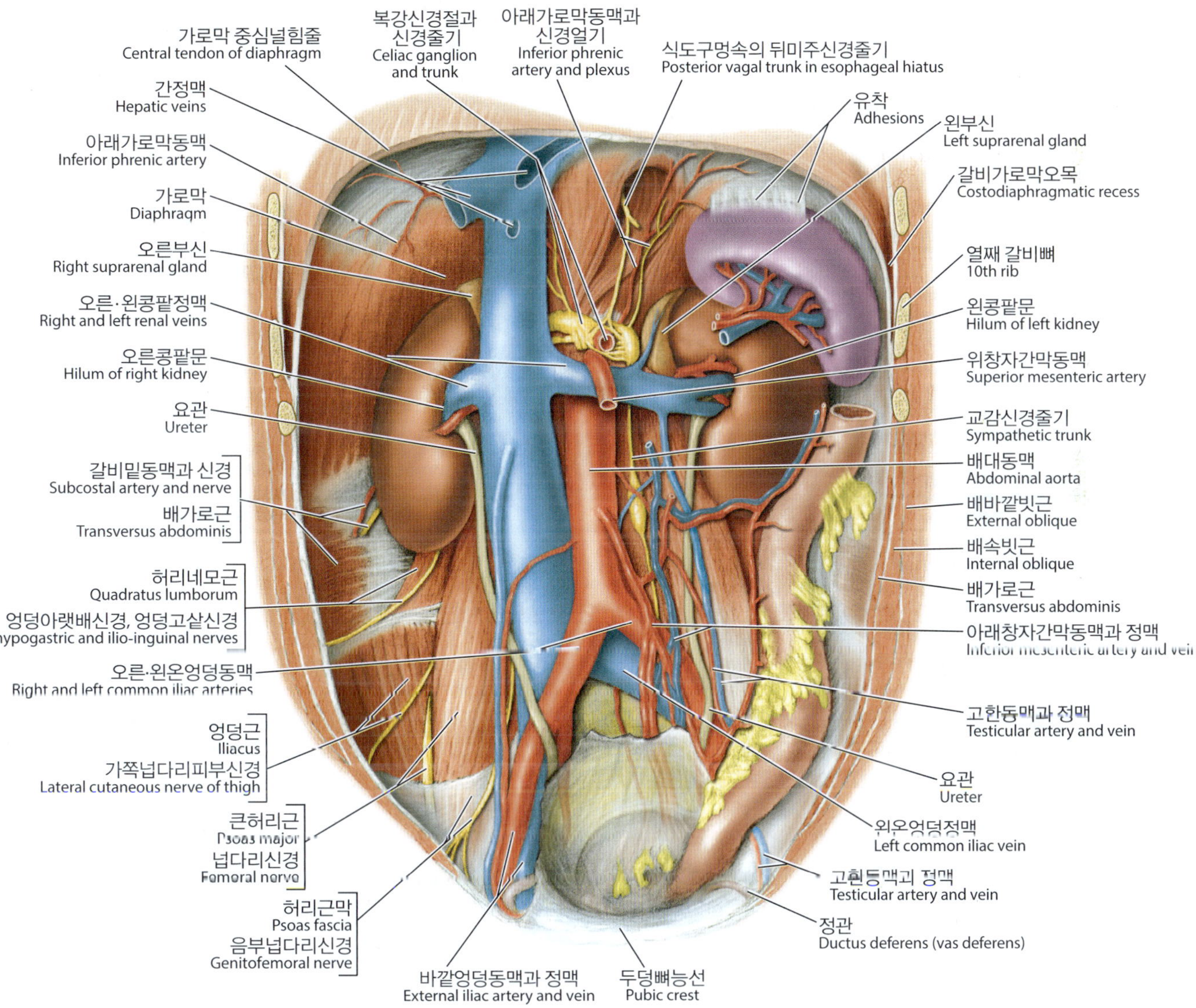

그림 5.76. 큰혈관과 콩팥, 부신이 보이는 뒤배벽. 대부분의 근막은 제거되었다. 요관은 온엉덩동맥이 갈라지는 아래에서 바깥엉덩동맥을 가로지른다. 생식샘동맥(남성의 고환동맥, 여성의 난소동맥)은 요관 앞을 가로지르며, 요관가지를 낸다. 콩팥동맥은 콩팥정맥의 뒤에 있어 보이지 않는다. 위창자간막동맥은 왼콩팥정맥의 위에서 나와 그 앞을 넘어가면서 배대동맥과 함께 왼콩팥정맥을 압박한다.

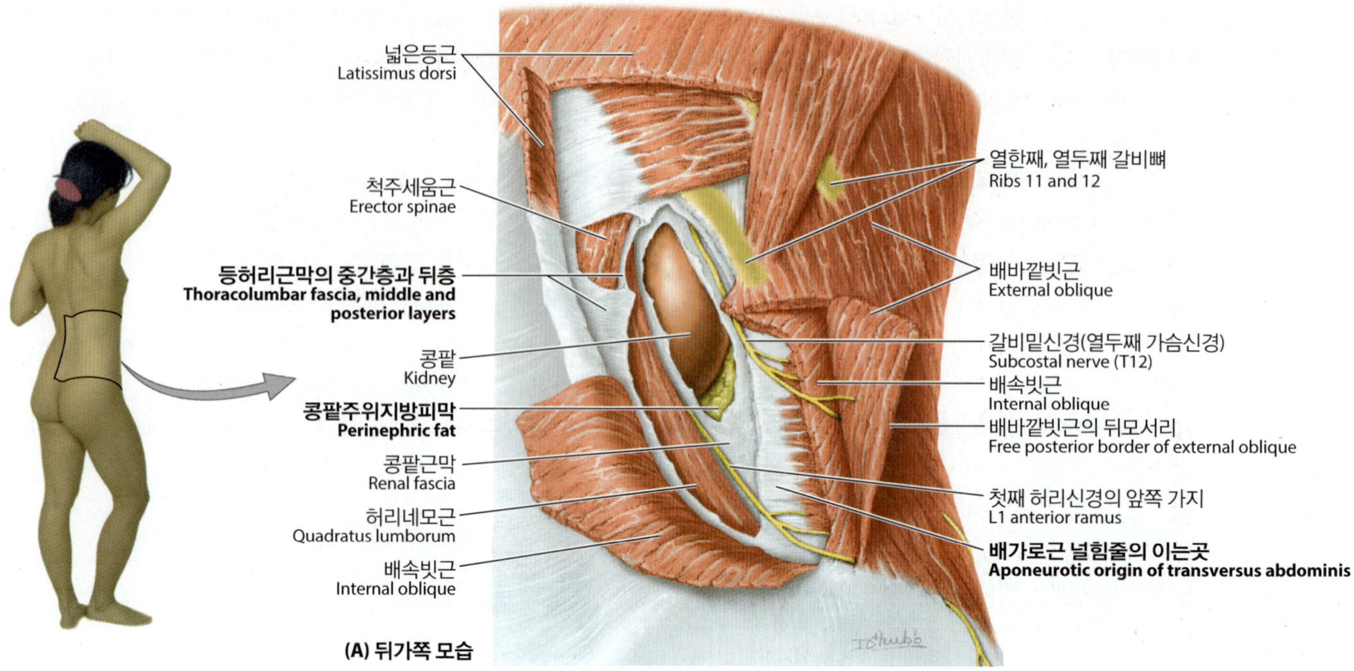

(A) 뒤가쪽 모습

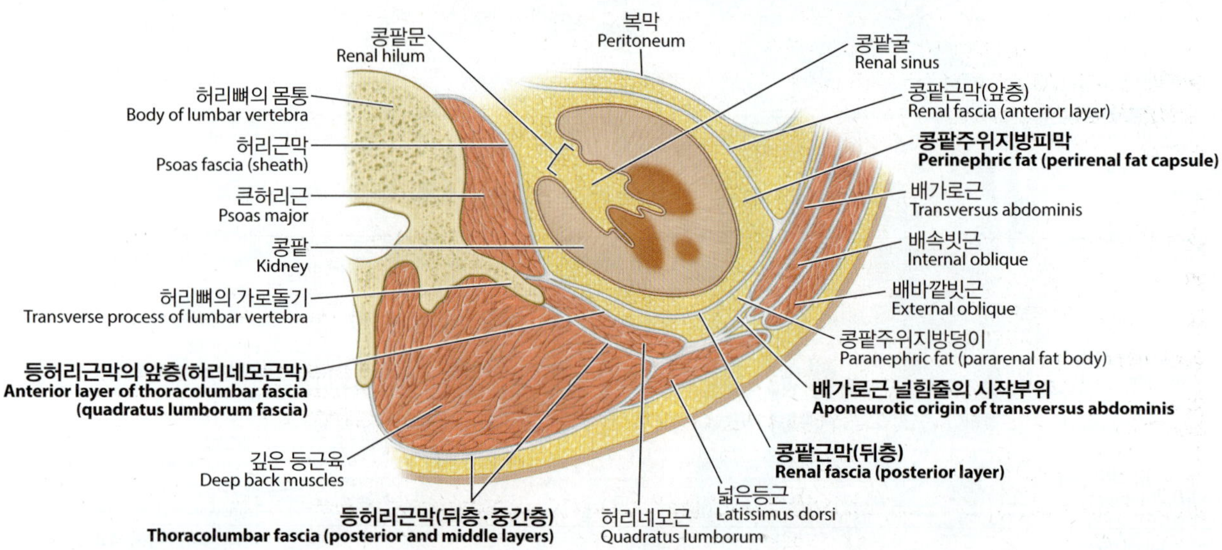

(B) 가로절단면, 아래모습

그림 5.77. 허리를 통한 콩팥의 접근, 콩팥의 주변근육, 근막 관계. A. 해부절개. 오른쪽 뒤가쪽배벽은 등과 뒤가쪽배벽의 근육 사이에서 절개하였다. 콩팥근막 속에 있는 콩팥과 콩팥을 둘러싼 콩팥주위지방피막이 노출되었다. 이 절개의 초기단계는 그림 5.95를 참고하길 바란다. **B.** 콩팥과 주변근육, 근막의 위치관계. 콩팥을 둘러싸고 있는 콩팥근막이 별도의 집 형태로 콩팥을 둘러싸고 있어, 수술하기 위해 콩팥에 접근하려면 앞쪽이든 뒤쪽이든 콩팥근막을 절개해야 한다.

로지른다. 뒤에서 보았을 때, 콩팥의 윗부분은 열한째, 열두째갈비뼈 깊숙이 놓여 있다. 호흡을 하거나 자세가 바뀌면 콩팥의 위치는 변한다. 숨을 깊게 쉬면, 가로막의 움직임에 따라 각 콩팥이 2~3 cm 정도 수직으로 움직인다. 수술을 위해 콩팥에 접근할 때, 보통 뒤배벽을 통해 들어간다. 엉덩뼈능선(iliac crest) 위쪽으로 한 손가락의 두께 정도 떨어진 곳에 오른콩팥의 아래끝(inferior pole)이 있다는 사실을 알면 뒤배벽을 통한 콩팥 접근에 도움이 된다.

살아 있는 사람의 콩팥은 붉은 갈색을 띠며, 길이 약 10 cm, 폭 5 cm, 두께 2.5 cm이다. 위쪽으로 콩팥의 뒷면은 가로막과 닿아 있고, 가로막에 의해 가슴막안(pleural cavity)과 열두째갈비뼈로부터 콩팥이 떨어져있게 된다(그림 5.76, 5.77). 아래쪽으로 내려오면 콩팥의 뒷면이 허리네모근(quadratus lumborum muscle)에 닿아 있고, 안쪽으로 큰허리근(psoas major muscle)과 닿아 있다(그림 5.76, 5.77; 이 장의 임상적용 "콩팥주위통증" 참조). 갈비밑신경(subcostal nerve)과 갈비밑혈관(subcostal vessel), 엉덩아랫배신경(iliohypogastric nerve), 엉덩고샅신경(ilioinguinal nerve)은 콩팥을 덮고 있는 콩팥근막의 뒷면을 가로질러 비스듬하게 내려온다. 간, 샘창자(duodenum), 오름잘록창자는 오른콩팥의 앞쪽에 있다(그림 5.75B, 5.79). 오른콩팥과 간 사이에는 **간콩팥오목**(간신함요, *hepatorenal recess*)이 생기게 된다. 왼콩팥의 부근에는 위, 지라, 이자, 빈창자, 내림잘록창자가 있다.

콩팥문에서 **콩팥정맥**(신정맥, *renal vein*)이 콩팥동맥(신동맥, renal artery)의 앞에 있고, 가장 뒤에 콩팥깔때기(신우, renal pelvis)가 있다(그림 5.76, 5.80A). 콩팥 속으로 들어간 콩팥굴에는 콩팥깔때기, 콩팥잔(신배, renal calyx), 각종 혈관과 신경, 제법 많은 지방이 들어 있다(그림 5.80C, D). 각 콩팥은 앞·뒷면이 있고 안·가쪽 모서리가 있으며, 위·아래끝(superior and inferior pole)이 있다. 하지만 허리척주(lumbar vertebral column)가 튀어나와 있어 반듯이 놓여 있지 못하고 비스듬히 기울어 놓여 있다(그림 5.77B). 따라서 배의 앞(그림 5.76)에서 보거나 앞뒤방향 방사선사진(그림 5.81)에서는 콩팥이 사다리꼴로 아래쪽이 벌어지는 것처럼 보인다. 콩팥의 가쪽 모서리는 볼록하고, 콩팥깔때기가 있는 안쪽모서리는 오목하다. 오목하게 들어가 있는 안쪽모서리 때문에 콩팥은 콩(bean)모양처럼 보인다.

콩팥깔때기(신우, **renal pelvis**)는 평평하고, 요관(ureter)의 위끝이 깔때기 모양으로 넓어져 있는 곳이다(그림 5.80B~D, 5.81, 5.82). **콩팥깔때기끝**(신우첨, **apex of renal pelvis**)은 요관과 이어진다. 콩팥깔때기는 2~3개의 **큰콩팥잔**(대신배, **major calyx**)이 모인 것이며, 각각의 큰콩팥잔은 2~3개의 **작은콩팥잔**(소신배, **minor calices**)이 모여 만들어진다. 각각의 작은콩팥잔에는 **콩팥피라미드**(*renal pyramid*)의 끝인 **콩팥유두**(신유두, **renal papilla**)가 하나씩 들어 있고, 이곳을 통해 소변이 흘러나온다. 살아 있는 사람의 콩팥깔때기와 콩팥잔은 비어 있어 납작하다. 콩팥피라미드와 그와 연결된 콩팥겉질(renal cortex)은 콩팥엽(lobe of kidney)을 구성한다. 콩팥엽은 태아의 콩팥 표면에서 관찰할 수 있으며, 태어나서도 잠시 표면에서 흔적을 관찰할 수 있다.

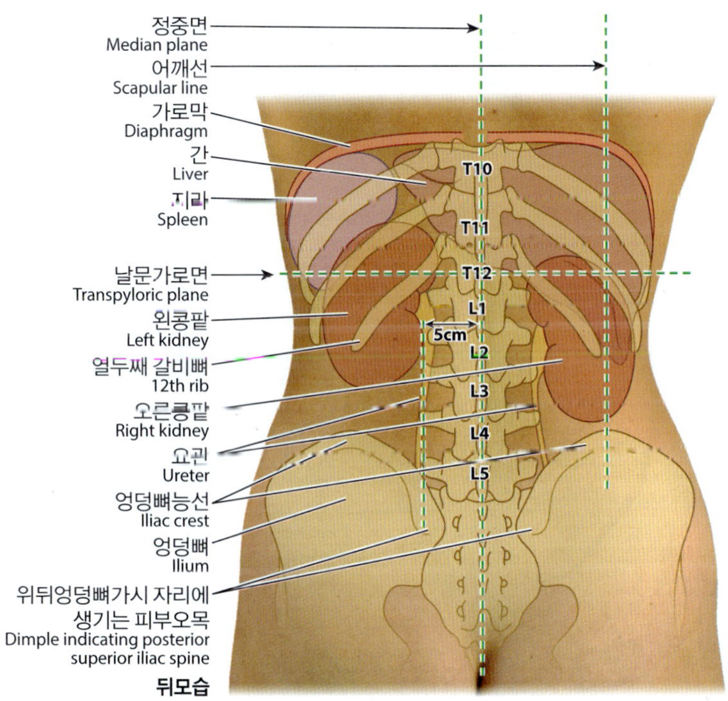

그림 5.78. 콩팥과 요관 배안부분의 표면 투사구조.

요관(ureters)

요관(ureter)은 근육으로 된 25~30 cm 길이의 좁은 관이며, 콩팥에서 방광까지 소변을 운반한다(그림 5.76, 5.82). 요관은 콩팥문(renal hilum)에 있는 콩팥깔때기(renal pelvis)의 끝에서 시작하여 아래로 내려와, 온엉덩동맥(common iliac artery)이 2개로 갈라지는 지점에서 골반의 테두리를 넘어간다. 곧이어 골반의 가쪽벽을 따라 내려와 방광으로 들어간다.

요관의 배안부분(abdominal part)은 벽복막(parietal peritoneum)에 쌓여 복막뒤(retroperitoneal)에 위치한다. 등에서 보았을 때, 요관의 표면 표지자는 L1의 가시돌기(spinous process)에서 가쪽으로 5 cm 떨어진 지점과 위뒤엉덩뼈가시(posterior superior iliac spine)를 잇는 선이다(그림 5.78). 허리뼈 가로돌기(transverse process)의 끝들을 가로지르는 시상면(sagittal plane)에 요관이 존재한다. 방사선조영제를 이용한 검사에서 보이듯이(그림 5.81, 5.82), 요관은 정상적으로 세 군데에서 좁아져 있다. (1) 요관과 콩팥깔때기가 연결되는 곳과, (2) 요관이 골반입구(pelvic inlet)의 테두리를 지나는 곳이며, (3) 방광벽을 통해 들어가는 곳이다(그림 5.82). 이렇게 좁아져 있는 부위는 요관돌(요관결석, ureteric stone)이 잘 막는 곳이다.

콩팥과 요관의 선천이상은 꽤 많은 편이다(이 장의 임상적용 "콩팥과 요관의 선천이상" 참조).

부신(suprarenal glands)

부신(suprarenal gland, adrenal gland)은 살아 있는 사람에게서 노란색을 띠며, 콩팥의 위안쪽면과 가로막 사이에 위치한다(그림 5.83). 부신은 콩팥주위의 상당한 양의 지방과 결합조직으로 둘러싸여 있다. 또한 부신은 콩팥근막(renal fascia)에 싸여 있고, 이 콩팥근막에 의해 가로막의 다리(*crura*)에 붙어 있다. 이름에서 부신은 콩팥에 붙어 있는 것을 의미하지만, 사실 부신이 주로 붙어 있는 곳은 가로막의 다리이다. 부신은 콩팥근막의 일부분인 얇은 사이막(septum)에 의해 콩팥과 분리되어 있다(이 장의 임상적용 "신장이식"의 콩팥근막 부분 참조).

양쪽 부신의 모양과 인접 장기들은 서로 다르다. 피라미드(*pyramid*) 모양의 오른부신은 왼부신보다 뾰족하고, 오른콩팥의 위끝에 있으며, 가로막오른다리(right crus of diaphragm) 앞가쪽에 위치한다. 오른부신의 앞안쪽에는 아래대정맥, 앞가쪽에는 간이 있다(그림 5.79). 초승달(*crescent*) 모양의 왼부신은 왼콩팥의 위쪽 중간 즈음의 안쪽에 위치하며, 지라, 위, 이자, 가로막왼다리(left crus of diaphragm)가 부근에 있다.

5

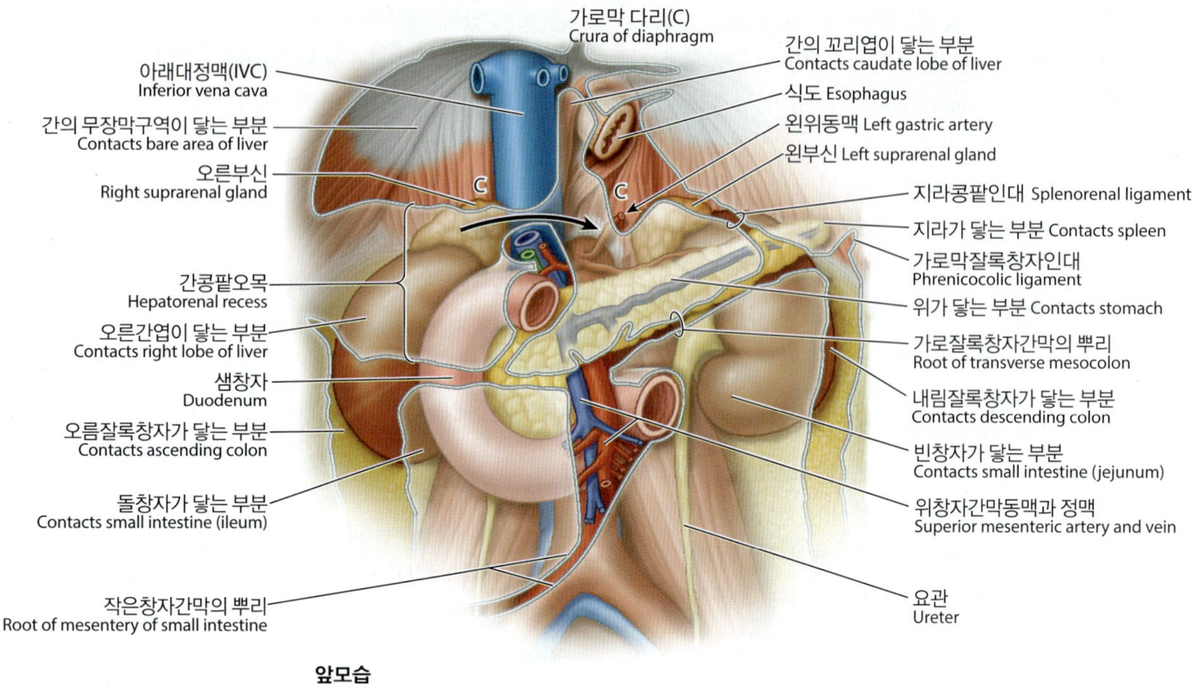

그림 5.79. 콩팥, 부신, 이자, 샘창자의 위치관계. 오른부신은 *검은색 화살표*로 표시된 그물막구멍 높이에 있다.

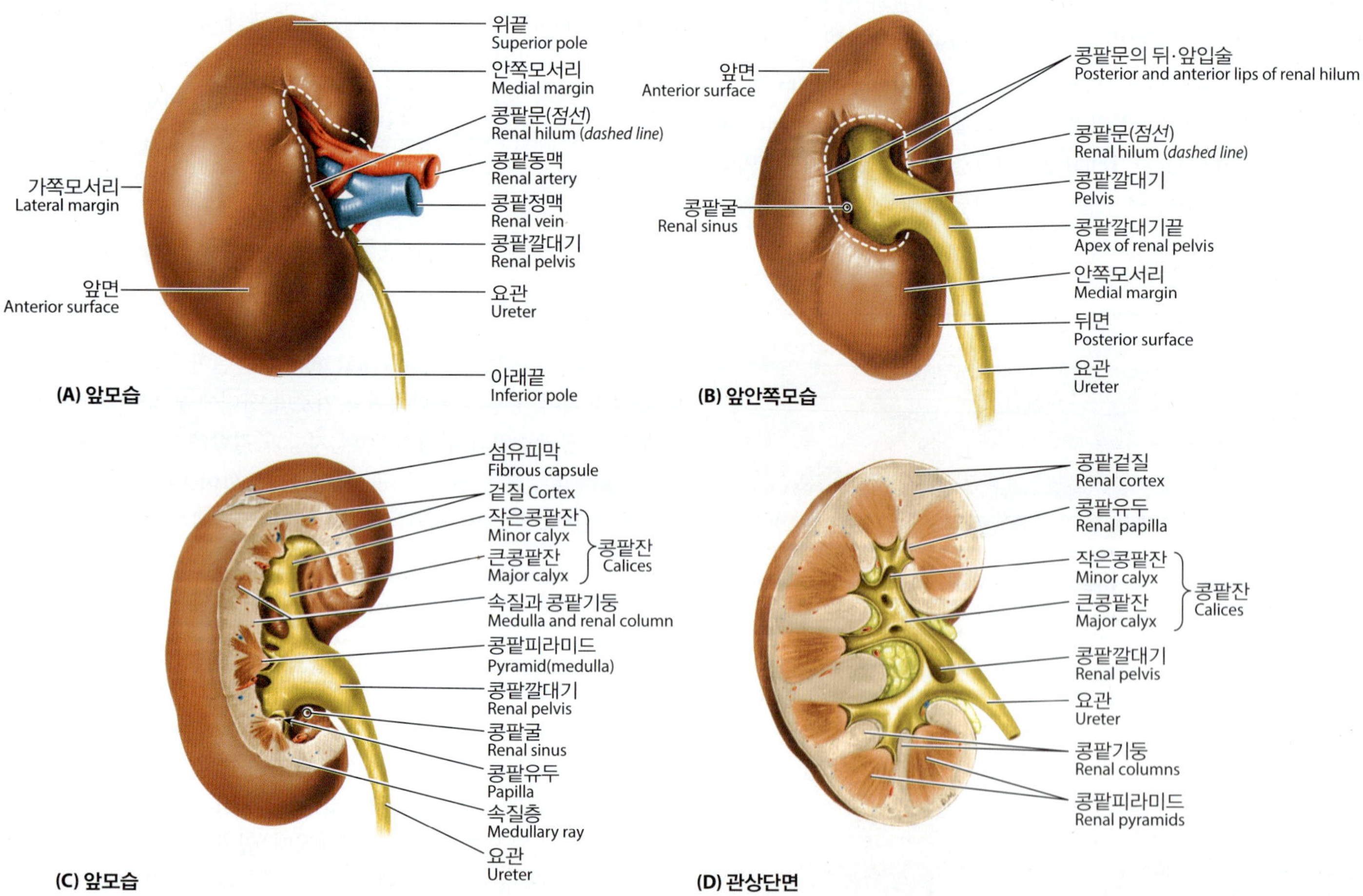

그림 5.80. 콩팥의 바깥과 속. A. 오른콩팥의 바깥 특징. **B.** 콩팥문을 통해 본 콩팥굴. **C.** 콩팥굴 속의 콩팥깔때기와 콩팥잔. **D.** 속의 특징. 집합세관이 있는 콩팥피라미드는 콩팥속질을 만든다. 콩팥겉질엔 콩팥토리가 들어 있다.

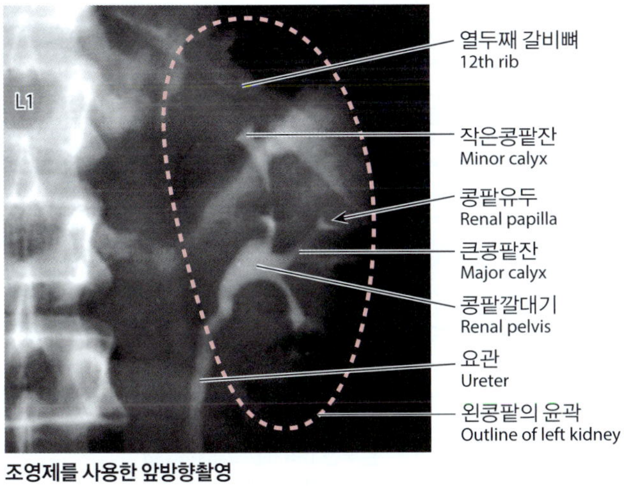

그림 5.81. 정맥요로조영술(intravenous urogram) 또는 신우조영술(pyelogram). 방사선조영제를 정맥 속으로 주입하면, 콩팥에서 농축되며 배출된다. 앞뒤방향 영상에서 보면, 콩팥잔, 콩팥깔대기, 요관의 속에 조영제가 들어 있는 것을 볼 수 있다.

각 부신들은 문(*hilum*)이 있어 정맥과 림프관이 빠져나간다. 반면에 동맥과 신경은 여러 곳에서 부신으로 들어온다. 양쪽 부신의 안쪽모서리는 서로 4~5 cm 떨어져 있으며, 그 사이에 오른쪽에서부터 아래대정맥, 가로막오른다리, 복강신경절, 복강동맥, 위창자간막동맥, 가로막왼다리의 순서로 관찰된다.

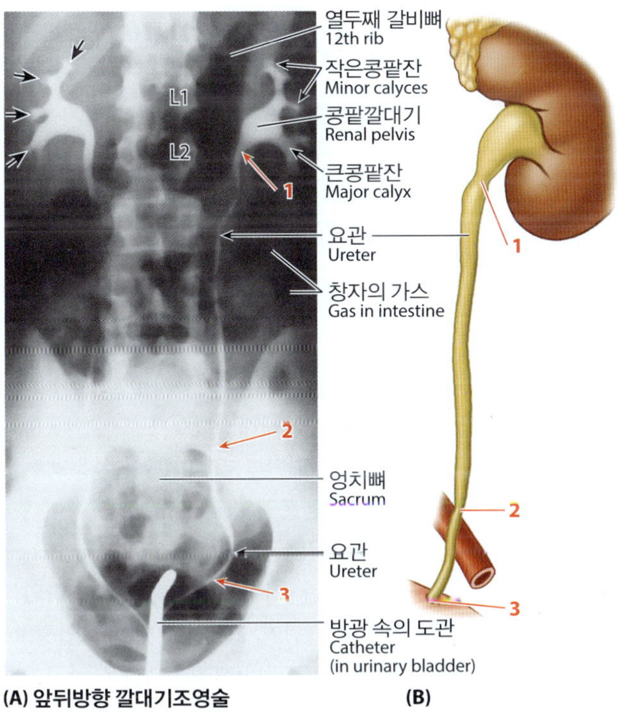

그림 5.82. 요관의 정상 협착(constriction). A. 역행신우조영사진(retrograde pyelogram). 방사선조영제를 요도내시경을 통해 방광에서 요관으로 주입하였다. *화살표*는 작은콩팥잔에 튀어나온 콩팥유두이다. **B.** 요관의 정상 협착은 (*1*) 요관깔대기경계, (*2*) 바깥엉덩동맥이나 골반테두리를 지날 때, (*3*) 요관이 방광벽을 가로지를 때 나타난다.

각 부신은 **부신겉질**과 **부신속질**의 두 부분으로 나누어진다(그림 5.83, 삽입그림). 이 부분들은 발생학적으로 기원이 다르고, 기능도 다르다.

부신겉질(부신피질, **suprarenal cortex**)은 중배엽(mesoderm)에서 유래되었으며, 부신겉질스테로이드(corticosteroid)와 안드로겐(androgen)을 분비한다. 이 호르몬들은 콩팥에서 나트륨(sodium)과 물을 흡수하고, 혈액량과 혈압을 상승시켜 스트레스에 대응하게 한다. 또한 심장과 허파와 같은 장기와 근육에 영향을 미친다.

부신속질(부신수질, **suprarenal medulla**)은 교감신경계와 관련된 **신경능선세포**(*neural crest cell*)에서 유래되었으며, 모세혈관(capillary)과 굴모양혈관(sinusoid)들이 골고루 분포되어 있는 신경조직(nervous tissue)이다(그림 5.87 참조). 속질의 **친크롬세포**(*chromaffin cell*)는 발생학적 기원이나 기능면에서 연접이후교감신경절(postsynaptic sympathetic ganglion)에 해당한다. 친크롬세포는 연접이전신경의 자극을 받아 주로 에피네프린과 같은 카테콜라민(catecholamine)을 혈관으로 분비한다. 강력한 속질호르몬인 에피네프린(epinephrine, adrenalin)과 노르에피네프린(norepinephrine, noradrenalin)은 외상스트레스(traumatic stress)에 반응하여 싸울 때나 도망칠 때처럼 몸을 활성화한다. 심장박동수와 혈압이 증가하고 세기관지(bronchiole)는 확장되며, 최대한의 힘을 낼 수 있는 쪽으로 혈액흐름의 형태가 바뀐다.

5

콩팥, 요관, 부신의 혈관과 신경 (vessels and nerves of kidneys, ureters, and suprarenal glands)

콩팥동맥과 콩팥정맥. 콩팥동맥(*renal artery*)은 L1–L2 사이의 척추원반(intervertebral disc) 높이에서 시작된다(그림 5.83, 5.84). **오른콩팥동맥**(우신동맥, **right renal artery**)은 아래대정맥의 뒤쪽으로 지나가며, 왼콩팥동맥(left renal artery)보다 길다. 보통 각 콩팥동맥들은 콩팥문(renal hilum) 근처에서 5개의 **구역혈관**(*segmental artery*)으로 나누어진다. 구역혈관은 서로 연결되지 않고 끝이 나므로, 각 구역혈관이 분포하는 콩팥의 실질은 서로 독립적이며, 외과적으로 절세할 수 있는 **콩팥구역**(**renal segment**)이 된다. 구역동맥은 다음과 같이 분포한다(그림 5.85).

- 위구역(superior segment)은 **위구역동맥**(상구동맥, **superior segmental artery**)에 의해 혈액을 공급받는다. 위앞구역(antero superior segment)과 아래앞구역(anteroinferior segment)은 각각 **위앞구역동맥**(상전구동맥, **antero-superior segmental artery**)과 **아래앞구역동맥**(하전구동맥, **antero-inferior segmental artrey**)이 분포한다. 아래구역(inferior segment)은 **아래구역동맥**(하구동맥, **inferior segmental artery**)이 혈액을 공급하며, 이 모든 동맥은 콩팥동맥의 앞가지에서 나온다.
- **뒤구역동맥**(후구동맥, **posterior segmental artery**)은 콩팥동맥의 뒤가지에서 나오며, 뒤구역(posterior segement)에 혈액을 공

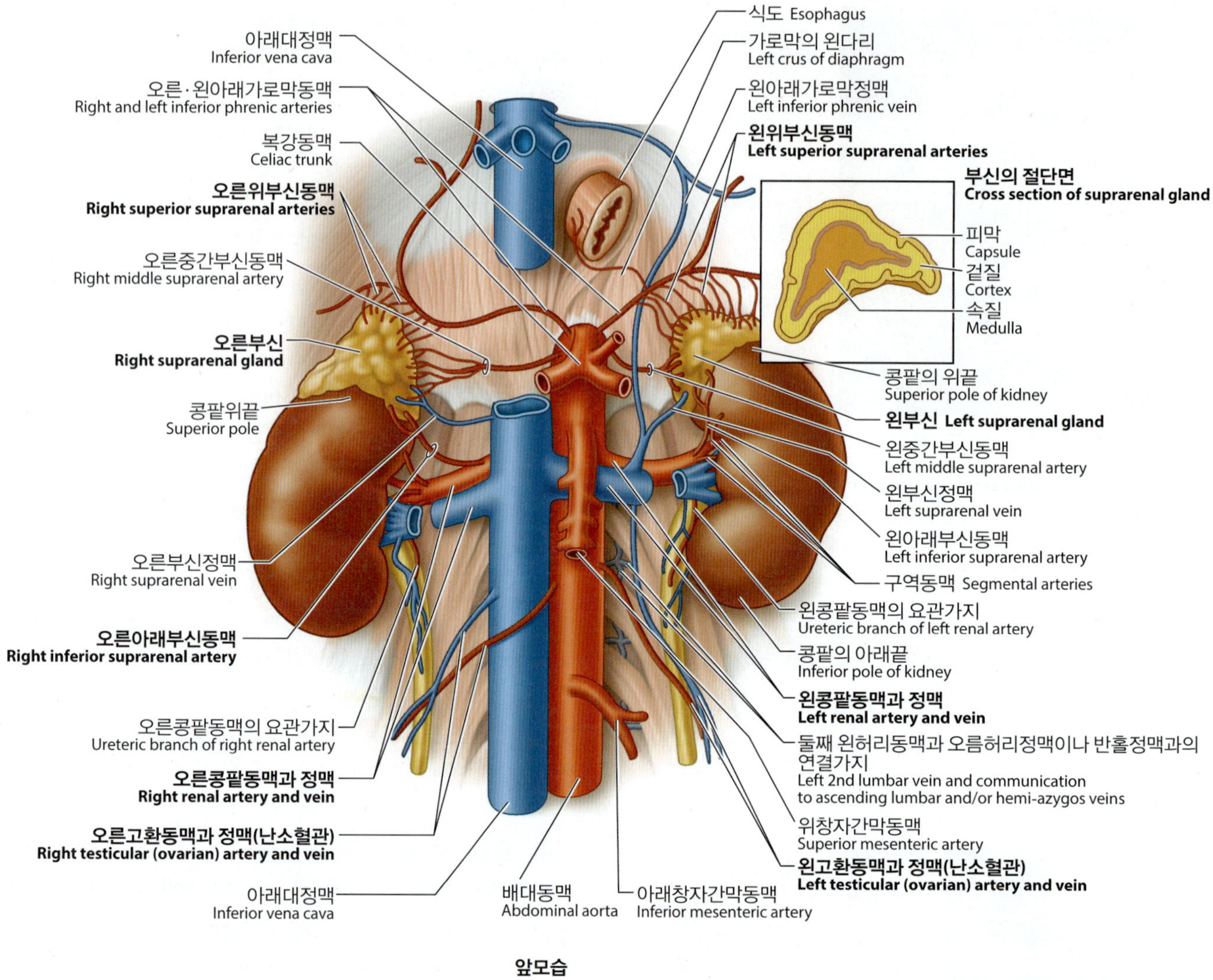

그림 5.83. 부신, 콩팥, 요관 윗부분의 혈관. 복강동맥을 둘러싼 복강신경얼기와 신경절은 제거되었다. 아래대정맥을 뒷부분의 동맥이 잘 보이도록 잘라 위로 올렸다. 콩팥정맥은 잘라서 콩팥을 가쪽으로 밀어내었다. 콩팥과 부신의 정상적 해부학적 위치는 그림 5.76을 참고하기 바란다. 작은 상자의 *삽입그림*은 부신의 절단면이다. 부신의 겉질과 속질은 발생단계에서는 밀접하게 연관되어 있었으나 현재는 2개의 독립된 내분비샘이다.

급한다.

콩팥동맥이 많은 가지로 갈라져 들어가는 것은 흔하며, 보통 콩팥문으로 들어간다(그림 5.84). 콩팥문으로 들어가지 않는 콩팥문바깥동맥(extrahilar renal artery)은 콩팥의 표면으로 바로 들어가는 경우가 있는데, 보통 콩팥끝(pole of kidney)으로 들어가 콩팥극동맥(polar artery)이라 한다(이 장의 임상적용 "덧콩팥혈관" 참조).

여러 개의 콩팥정맥은 다양한 형태로 합쳐져 **오른콩팥정맥**(우신정맥, **right renal vein**)과 **왼콩팥정맥**(좌신정맥, **left renal vein**)을 만든다. 이 정맥들은 콩팥동맥의 앞쪽에 놓여 있다. 길이가 더 긴 왼콩팥정맥에는 왼부신정맥(*left suprarenal vein*), 왼고환정맥(*left testicular vein*) 또는 왼난소정맥(*ovarian vein*), 오름허리정맥(ascending lumbar vein)의 연결가지들이 합쳐진다. 이들은 앞쪽으로 위창자간막동맥과 뒤쪽으로 대동맥이 만드는 좁은 틈을 가로질러(이 장의 임상적용 "신정맥포착증후군" 참조), 아래대정맥으로 들어간다.

요관의 동맥과 정맥. 요관의 배안부분에 분포하는 동맥은 주로 콩팥동맥에서 나온다. 그러나 고환동맥(*testicular artery*)이나 난소동맥(*ovarian artery*), 배대동맥, 온엉덩동맥(*common iliac artery*)에서 나오기도 한다(그림 5.84). 요관으로 오는 동맥들은 요관의 안쪽을 따라 오름가지와 내림가지로 나뉘어, 요도벽에서 세로연결(longitudinal anastomosis)을 형성한다. 그러나 요관동맥들은 작고 약해서 동맥연결이 있어도 때때로 허혈(ischemia)을 일으킨다. 뒤배벽을 수술할 때, 외과 의사들은 요관의 위치를 항상 파악해야 하며 불필요하게 당기거나 가쪽으로 젖히지 않도록 주의해야 한다. 요관의 골반부분의 혈액공급은 제6장 골반과 샅에서 다루도록 하겠다.

요관 배안부분의 정맥은 콩팥정맥(renal vein)과 고환정맥(testicular

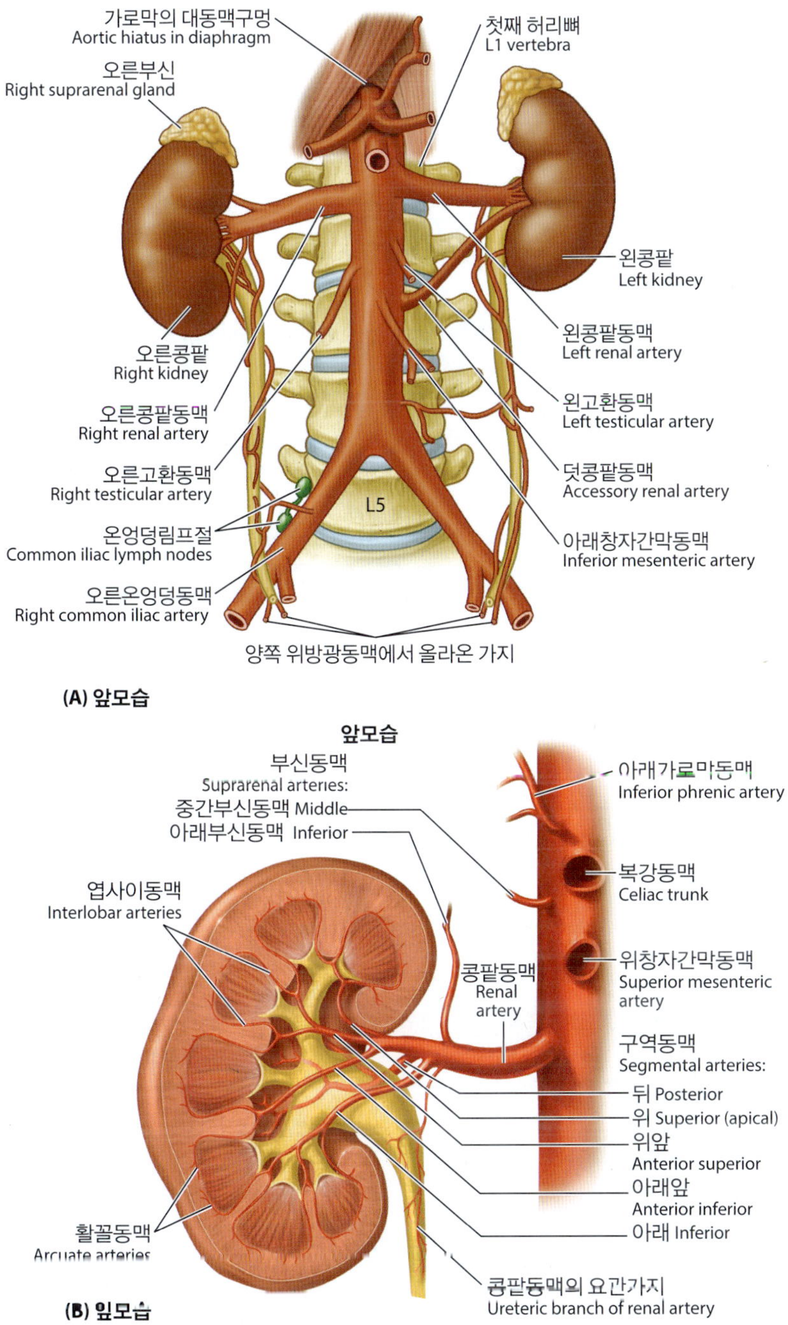

그림 5.84. 콩팥과 요관의 동맥. A. 콩팥동맥. 배대동맥은 첫째-넷째허리뼈(L1-L4)의 몸통 앞의 정중선 약간 왼쪽에 위치한다. 덧왼콩팥동맥이 보인다. **B.** 콩팥동맥가지의 콩팥속 분포.

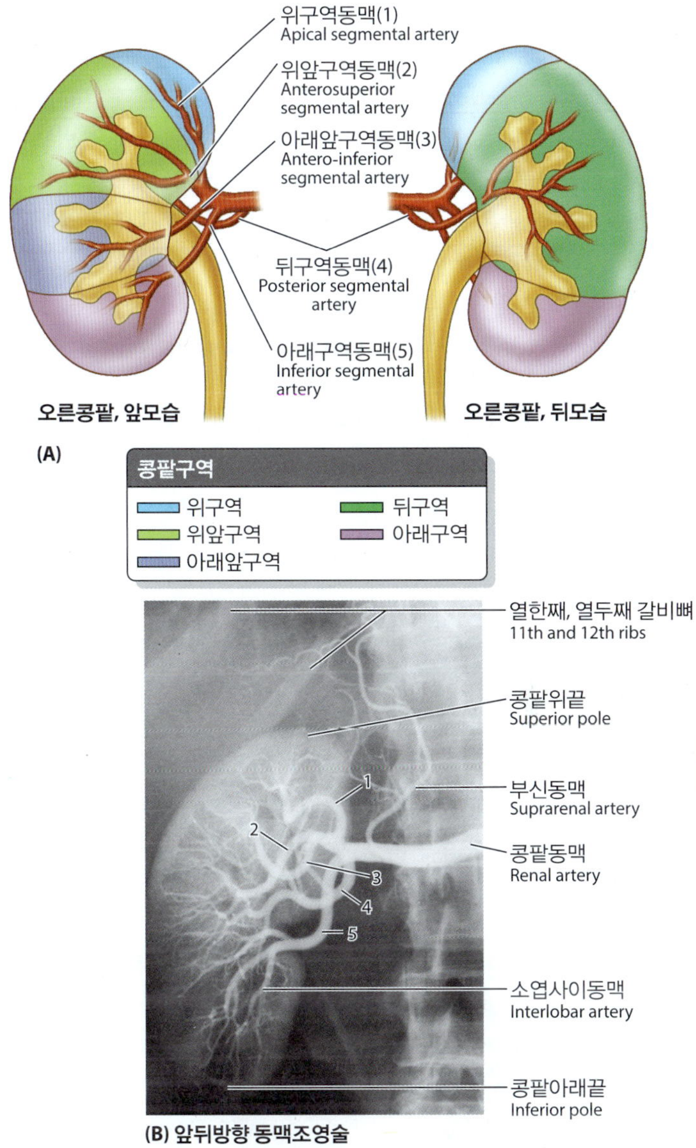

그림 5.85. 콩팥구역과 구역동맥. A. 5개의 콩팥구역과 구역동맥을 보여준다. 괄호 속의 숫자는 **B** 부분의 숫자와 동일하다. **B.** 콩팥동맥조영술. 콩팥구역동맥(1~5)을 보여준다. 콩팥정맥은 콩팥속에서 자유롭게 서로 연결되어 있지만, 콩팥동맥은 끝동맥으로 독립적으로 분포한다.

vein)이나 난소정맥(ovarian vein)으로 들어간다(그림 5.83).

부신동맥과 부신정맥. 부신은 내분비샘이므로 풍부한 혈액공급이 필요하다. 부신동맥은 부신에 들어가기 전에 50~60개의 가지를 내어서 부신을 둘러싸고 있는 피막을 뚫고 들어간다. 부신동맥은 다음과 같이 3개의 동맥에서 나온다(그림 5.83):

- **위부신동맥**(상부신동맥, **superior suprarenal artery**): 아래가로막동맥(*inferior phrenic artery*)에서 6~8개가 나온다.
- **중간부신동맥**(중부신동맥, **middle suprarenal artery**). 위창자간막동맥(superior mesenteric artery)이 나오는 근처의 배대동맥(*abdominal aorta*)에서 나온다.
- **아래부신동맥**(하부신동맥, **inferior suprarenal artery**): 콩팥동맥에서 나온다.

부신의 정맥은 커다란 부신정맥(*suprarenal vein*)으로 흐른다. 왼콩팥정맥이나 가끔 아래가로막정맥으로 유입되는 **왼부신정맥**(좌부신정맥, **left suprarenal vein**)이 더 길고, 아래대정맥으로 바로 들어가는 **오른부신정맥**(우부신정맥, **right suprarenal vein**)은 짧다.

콩팥, 요관, 부신의 림프관. 콩팥의 림프관은 콩팥정맥을 따라

5

가다 오른·왼 허리림프절(*right and left lumbar lymph nodes, caval and aortic lymph nodes*)로 들어간다(그림 5.86). 요관의 윗부분에서 나온 림프관은 콩팥에서 나온 림프관과 합쳐져 허리림프절(lumbar lymph nodes)로 바로 들어간다. 요관의 중간부분에서 나온 림프관은 대개 온엉덩림프절(*common iliac lymph nodes*)로 들어가지만, 아랫부분의 림프관은 온·바깥·속엉덩림프절(총·외·내장골임파절, *common, external, internal iliac lymph nodes*)로 들어간다.

부신의 림프관은 부신의 피막 깊숙이 위치한 림프얼기와 속질의 림프얼기가 합쳐져 만들어지며, 허리림프절(*lumbar lymph node*)로 유입된다. 상당히 많은 림프관이 부신에서 나온다.

콩팥, 요관, 부신의 신경. 콩팥으로 들어오는 신경은 교감신경섬유와 부교감신경섬유가 모두 분포하여 콩팥신경얼기(신장신경총, renal nerve plexus)에서 나온다(그림 5.87A). 콩팥신경얼기는 배골반내장신경(abdominopelvic splanchnic nerve) 중 특히 맨아래내장신경(least splanchnic nerve)에서 들어온 신경으로 구성된다. 요관 배안부분의 신경은 콩팥신경얼기, 배대동맥신경얼기(abdominal aortic plexus), 위아랫배신경얼기(superior hypogastric plexus)에서 나온다(그림 5.87A). 내장들신경섬유는 막히거나 늘어났을 때 생기는 통증감각을 전달하며, 교감신경섬유를 거꾸로 올라가 척수신경절(spinal ganglia)을 지나 척수의 열한째가슴분절부터 둘째허리분절 사이로 들어간다. 요관의 통증은 앞배벽의 같은쪽 아래사분역(ipsilateral

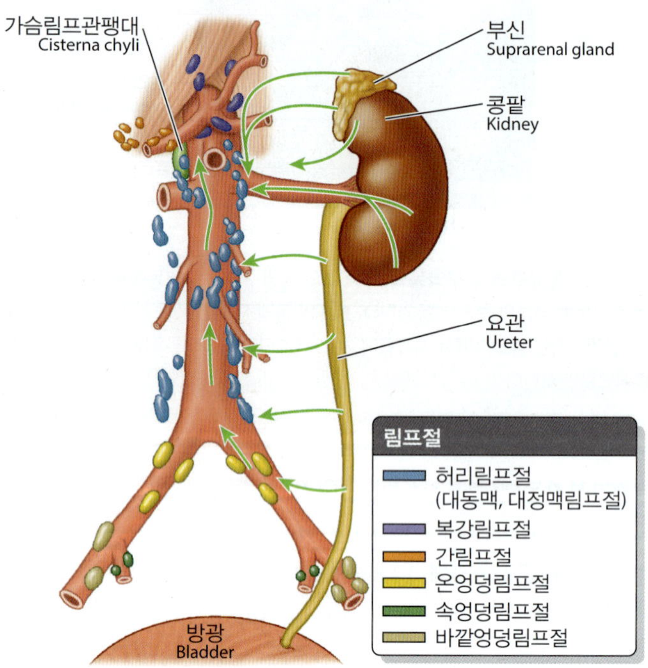

그림 5.86. 콩팥과 부신의 림프관. 콩팥에서 나온 림프관은 3개의 얼기를 만든다. 하나는 콩팥의 속질에 있고, 하나는 섬유피막에 있으며, 하나는 콩팥주위지방피막에 있다. 콩팥문에서 나온 4~5개의 림프줄기는 *화살표*처럼 피막의 림프관과 합쳐진다. 이 림프관들은 콩팥정맥을 따라 허리림프절로 간다. 부신의 림프도 허리림프절로 유입된다. 요관의 림프도 표시하였다. 허리림프절은 허리림프줄기를 통해 가슴림프관팽대에 들어간다.

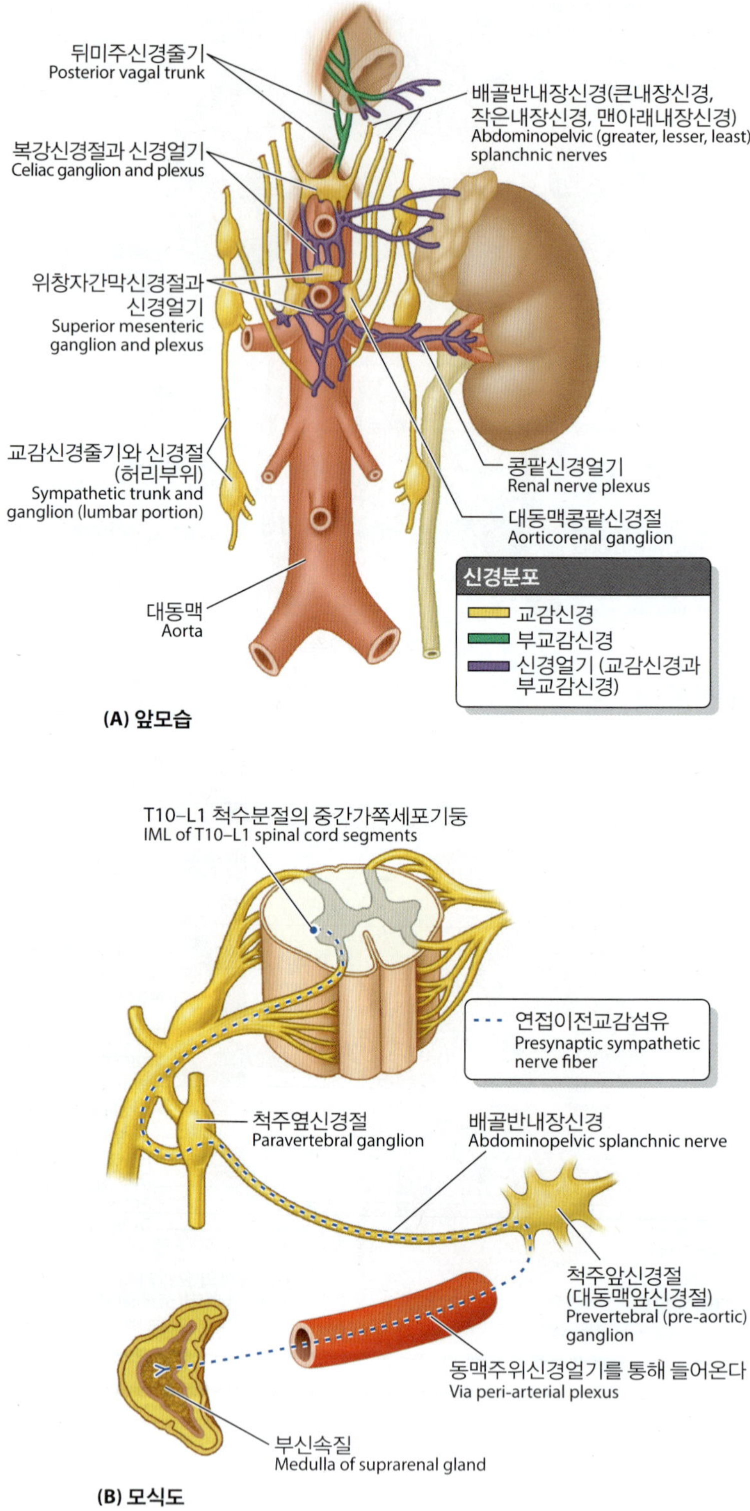

그림 5.87. 콩팥과 부신의 신경. A. 개요. 신경들은 복강신경얼기, 배골반내장신경, 대동맥콩팥신경절에서 나온다. 콩팥으로 들어가는 중요한 날신경은 들동맥과 날동맥의 혈관운동을 조절하는 자율신경이다. **B.** 부신. 부신속질에 독점적으로 분포하는 연접이전교감섬유는 척주옆신경절과 척주앞신경절을 모두 신경연접 없이 통과하여 부신속질의 분비세포에 직접 분포한다. *IML*, 중간가쪽세포기둥.

lower quadrant)에서 나타나며, 특히 고샅부위(groin)에서 나타난다 (이 장의 임상적용 "신장결석과 요관결석" 참조).

부신의 신경분포는 복강신경얼기(*celiac plexus*)와 배골반내장신경으로부터 풍부하게 분포한다. 중간가쪽세포기둥(intermediolateral cell column, IML)이나 척수 T10 분절과 L1 분절 사이에 있는 회색질(gray matter) 속의 가쪽뿔(lateral horn)에서 나온 말이집연접이전교감섬유(myelinated presynaptic sympathetic fiber)는 척주옆신경절(paravertebral ganglion)과 척주앞신경절(prevertebral ganglion)을 연접 없이 통과하여 부신속질의 친크롬세포(chromaffin cell)에 분포한다(그림 5.87B).

임상적용 CLINICAL BOX

콩팥, 요관, 부신 (KIDNEYS, URETERS, AND SUPRARENAL GLANDS)

콩팥의 촉진(Palpation of Kidneys)

콩팥은 대부분 촉진(palpation)할 수 없다. 아주 마른 성인에서는 양손촉진검사(bimanual examination)를 해보면 오른콩팥의 아래끝을 촉진할 수 있는데, 숨을 들이마시는 동안 단단하고 부드러우면서 약간 둥근 덩어리가 내려오는 것을 만질 수 있다. 이는 오른콩팥이 왼콩팥보다 1~2 cm 아래쪽에 있기에 가능하다. 오른콩팥을 촉진하려면, 한 손으로 열한째-열두째갈비뼈(rib)와 엉덩뼈능선(iliac crest) 사이의 오른쪽 **옆구리**(*flank*)를 앞쪽으로 누르면서, 다른 손으로 **갈비모서리**(*costal margin*)를 깊게 촉진한다(그림 B5.32). 왼콩팥은 크기가 커지거나 복막뒤 덩이(mass)에 의해 콩팥이 아래쪽으로 내려오지 않는 한 촉진할 수 없다.

콩팥주위고름집(Perinephric Abscess)

콩팥근막(renal fascia)이 붙어 있는 구조와 **콩팥주위고름집**(*perirenal abscess*)이 퍼져나가는 경로는 깊은 관계가 있다. 예를 들면, 콩팥문(renal hilum)의 근막은 콩팥혈관과 요관에 붙어 있어 고름(pus)이 반대쪽으로 넘어가지 않게 한다. 그러나 이로 인해 고름집에서 나온 고름이나 손상된 콩팥에서 나온 혈액이 콩팥근막의 앞층과 뒤층에 생긴 엉성한 틈으로 통해 아래로 빠져나가 골반까지 파급될 수 있다.

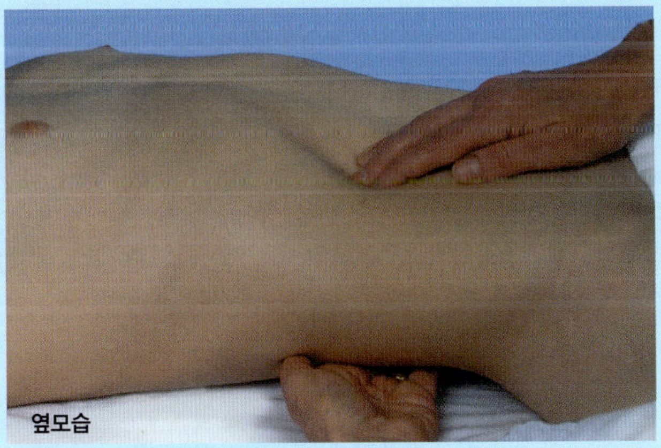

그림 B5.32. 오른콩팥의 촉진.

신장처짐(Nephroptosis)

콩팥근막의 층이 아래쪽에서 단단하게 합쳐져 있지 않기 때문에 바로 서 있는 사람의 콩팥이 3 cm 이상 비정상적으로 움직일 수 있으며, 이를 유동콩팥(mobile kidney)이라 한다. 부신은 콩팥과 별개의 근막으로 싸여 있고 가로막에 단단하게 붙어 있기 때문에, 콩팥이 내려와도 부신은 제자리에 있게 된다. 이런 식으로 콩팥이 제자리에서 내려오는 **신장처짐**(*nephroptosis*)은 선천성으로 위치가 이상한 **딴곳콩팥**(이소신장, *ectopic kidney*)과는 다르다. 신장처짐은 애초에 정상적이었으므로, 요관의 전체길이도 정상이며, 단지 방광과의 거리가 가까워져 요관이 구불구불 꼬여 있어 딴곳콩팥과 구별된다. 이렇게 꼬인 요관이 문제를 일으키는 것은 아니며, 누우면 없어지는 간헐적인 통증은 콩팥혈관이 당겨져서 생기는 증상이다.

신장이식(Renal Transplantation)

신장이식(*renal transplantation*)은 몇몇 특정 만성신부전(chronic renal failure)에서 선호되는 치료방법이다. 콩팥과 부신을 나누는 약한 사이막이 있으므로 부신의 손상 없이 장기주는이(donor)의 콩팥을 떼어낸다. 장기받는이(recipient)가 콩팥을 이식받는 위치는 큰골반(greater pelvis)의 엉덩뼈오목(iliac fossa)이다. 콩팥을 아래쪽에서 받쳐줄 구조물이 없기 때문에, 콩팥을 원래 있던 곳에 이식(transplantation)하지 않고 큰골반(greater pelvis)의 엉덩뼈오목(iliac fossa)에 이식하게 된다. 이곳에 이식하면 콩팥이식 후 연결된 혈관이 당겨지지 않게 엉덩뼈오목이 콩팥을 잘 받쳐주게 된다. 이곳에 콩팥을 이식하는 다른 이유는 방광과 가깝고 주변이 큰 혈관에 쉽게 접근할 수 있기 때문이다. 콩팥동맥과 콩팥정맥은 각각 바깥엉덩동맥과 바깥엉덩정맥에 연결된다. 요관은 방광에 꿰매 연결한다.

신장낭(Renal Cysts)

콩팥(신장) 안에 하나 또는 여러 개가 생기는 신장낭(renal cyst)은 시신해부나 초음파검사를 하면서 흔히 관찰된다. 성인의 **다낭콩팥병**(*polycystic disease of kidney*)은 신부전(renal failure)의 중요한 원인이 된다. 이 병은 보통염색체 우성(상염

5

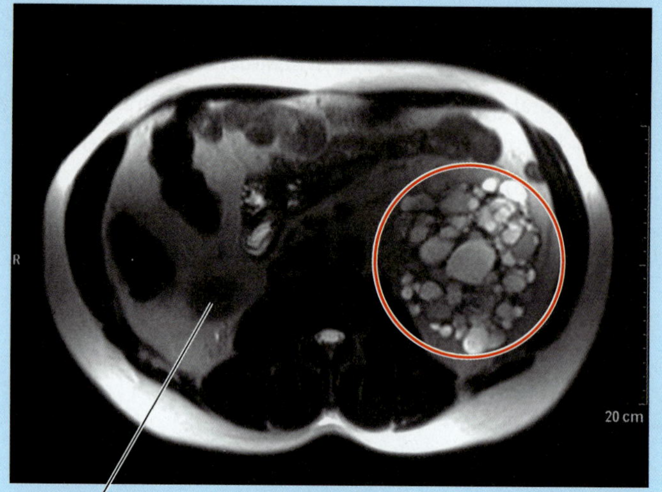

그림 B5.33. 성인 다낭콩팥병. 무수히 많은 주머니가 있는 왼콩팥이 *동그라미*에 보인다. 환자는 오른콩팥에서 생긴 신부전 때문에 콩팥절제를 했으며, 콩팥이식을 받았다.

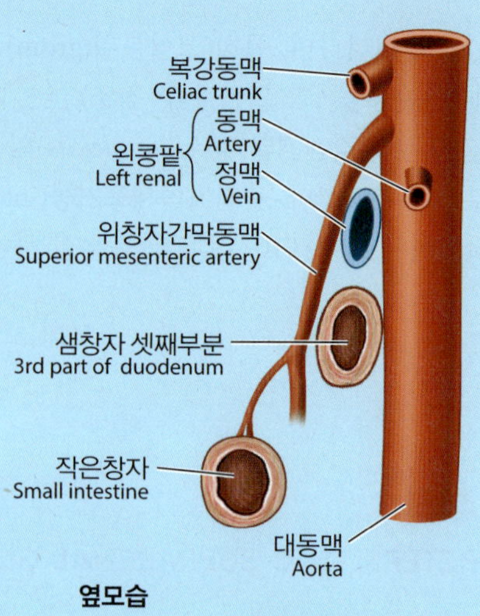

그림 B5.34. 신정맥포착.

색체 우성, autosomal dominant)으로 유전된다. 콩팥은 5 cm 정도의 신장낭 때문에 매우 커져 있고 일그러져 있다(그림 B5.33).

콩팥주위통증(Pain in Pararenal Region)

콩팥과 큰허리근(psoas major muscle)은 서로 인접해 있어 콩팥옆부위에 염증이 생기면, 다리를 펼 때마다 통증이 심해진다. 큰허리근이 엉덩관절(hip joint)에서 넓적다리(thigh)를 구부리는 작용을 하기 때문이다.

덧콩팥혈관(Accessory Renal Vessels)

발생단계의 콩팥은 최종적인 위치로 올라가면서 더 위쪽 혈관으로부터 혈액을 공급받고 배출한다. 보통 위쪽 혈관의 영향을 받게 되면, 아래쪽 혈관은 퇴행된다. 아래쪽 혈관의 퇴행에 문제가 생기면, 덧콩팥동맥(부존신동맥, *accessory renal artery*; 그림 5.84 참조)이나 덧콩팥정맥(부존신정맥, *accessory renal vein*)이 남게 된다. 덧콩팥혈관 중 콩팥의 끝부분(pole)으로 들락거리는 혈관이 있는데, 이를 콩팥극혈관(polar vessel)이라고 한다. 아래콩팥극동맥(inferior polar artery)은 요관을 가로지르기 때문에 가끔 막히기도 한다. 30%의 사람들에게서 나타나는 덧콩팥혈관은 개수와 위치가 다양하다.

신정맥포착증후군(Renal Vein Entrapment Syndrome)

왼콩팥정맥은 아래대정맥으로 들어가기 위해 정중선을 지나면서 배대동맥과 위창자간막동맥이 만든 좁은 예각 공간을 지나간다(그림 B5.34). 위창자간막동맥이 아래쪽으로 당겨지면 샘창자 셋째부분과 함께 왼콩팥정맥을 누르게 된다. 이를 신정맥포착증후군(콩팥정맥죄임증후군, *renal vein entrapment syndrome*)이라 한다. 시상면에서 봤을 때 좁은 동맥 사이에 정맥이 끼어 있는 모습으로 인해 "호두까기증후군(nutcracker syndrome)"이라고도 한다. 나타날 수 있는 증상은 혈뇨(hematuria), 단백뇨(proteinuria), 왼옆구리 통증, 욕지기(nausea), 구토(샘창자 압박에 의함), 왼쪽 고환통증(왼콩팥정맥으로 왼고환정맥이 들어감)이 있으며, 가끔 왼쪽의 덩굴정맥류(정계정맥류, varicocele)가 생기도 한다.

콩팥과 요관의 선천이상 (Congenital Anomalies of Kidneys and Ureters)

두갈래콩팥깔때기(이열신우, *bifid renal pelvis*)나 두갈래요관(이열요관, *bifid ureter*)은 비교적 흔하다(그림 B5.35A, B). 이 선천이상은 요관싹(*ureteric bud*)이라고도 부르는 뒤콩팥곁주머니(후신게실, metanephric diverticulum)의 나누어짐에 의해 생기는 것이다. 요관이 나누어지는 범위는 발생학적인 요관싹의 나뉨에 따라 결정된다. 두갈래콩팥깔때기나 두갈래요관은 양쪽 또는 한쪽으로도 생길 수 있다. 그러나 방광으로 2개로 나뉘어 들어가는 경우는 드물다. 요관싹이 불완전하게 나누어지면 두갈래요관이 만들어지지만, 완전히 나누어지면 과잉콩팥(과다신장, *supernumerary kidney*)이 된다(Moore et al., 2020).

드문 이상 중에는 대정맥뒤요관(하대정맥후뇨관, *retrocaval ureter*)이 있다(그림 B5.35C). 대정맥뒤요관은 콩팥에서 나온 요관이 아래대정맥의 뒤쪽으로 내려간다.

발생 중인 양쪽의 콩팥은 골반 속에서 함께 있게 된다. 600명의 태아 중 1명 정도는 콩팥의 아래끝이 서로 융합되어 말굽신장(마제신, *horseshoe kidney*)이 생기기도 한다(그림 B5.35D). U자 모양의 콩팥은 아래창자간막동맥의 뿌리가 콩팥의 정상적인 자리이동을 가로막아 L3–L5 높이에 위치한다. 말굽신장은 보통 증상이 없다. 하지만 콩팥과 콩팥깔때기의 이상을 동반할 수 있어 요관이 막히곤 한다.

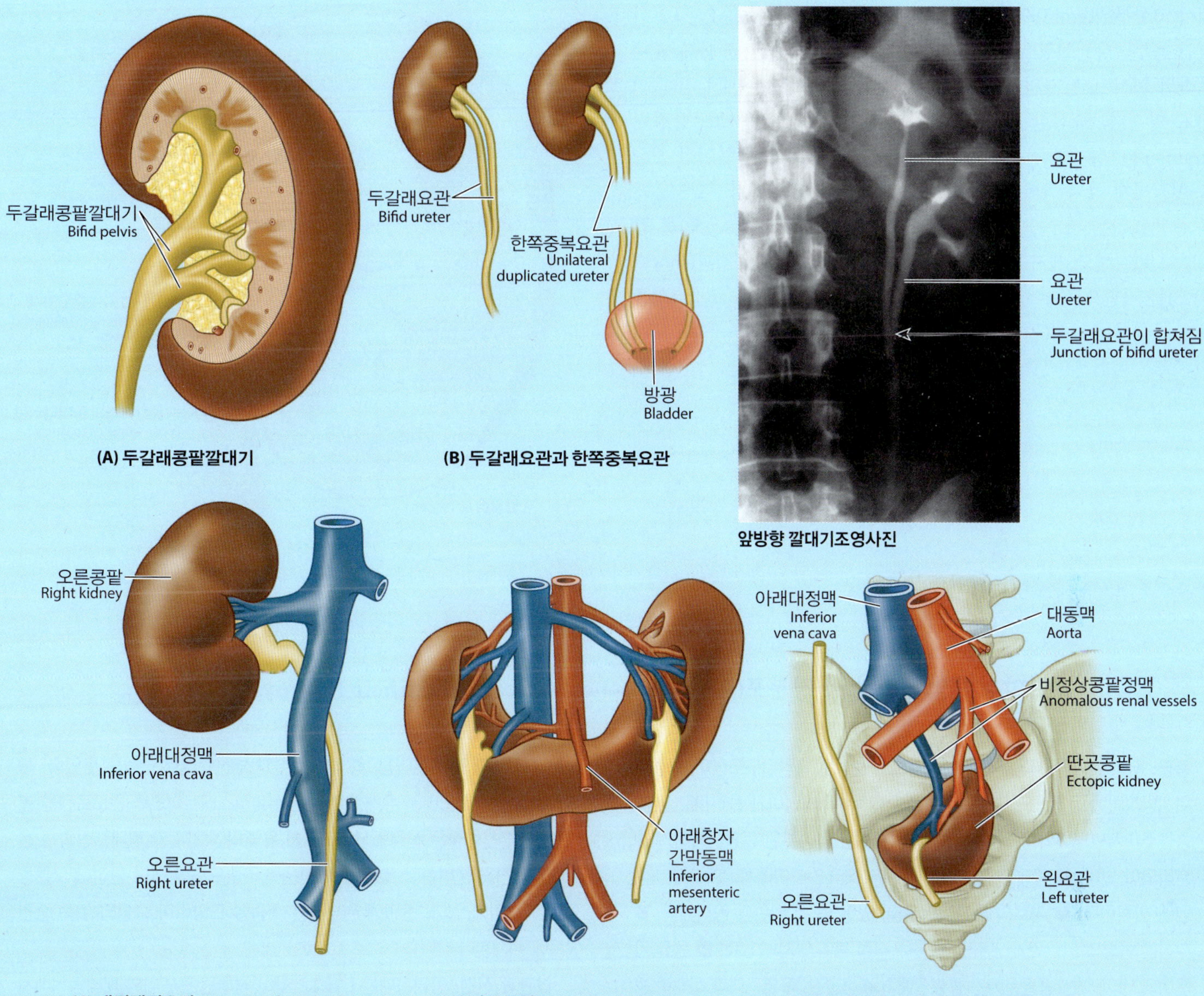

(A) 두갈래콩팥깔대기 (B) 두갈래요관과 한쪽중복요관 앞방향 깔대기조영사진

(C) 대정맥뒤요관(retrocaval ureter) (D) 말굽콩팥(horseshoe kidney) (E) 딴곳골반콩팥(ectopic pelvic kidney)

앞모습

그림 B5.35. 콩팥과 요관의 기형.

가끔 한쪽이나 양쪽의 발생 중인 콩팥이 배로 들어가는 것이 실패하여 엉치뼈(sacrum) 앞에 놓이는 경우도 있다. 이런 **딴곳골반콩팥**(이소골반신장, *ectopic pelvic kidney*, 그림 B5.35E)이 흔한 것은 아니지만, 골반의 종양으로 오해하여 제거하는 일이 없도록 주의해야 한다. 특히 여성의 경우, 분만 중에 골반콩팥(pelvic kidney)이 손상되거나 막힐 수 있다. 골반콩팥의 혈액은 보통 온엉덩동맥으로부터 공급받는다.

신장결석과 요관결석(Renal and Ureteric Calculi)

비뇨계통에 생기는 돌(결석, *calculi*)은 무기염류(inorganic salt)나 유기염류(organic salt), 또는 다른 물질의 염(salt)으로 구성되어 있다. 콩팥잔(renal calyx)이나 요관, 방광에서 만들어지고 발견된다(그림 B5.36). 신장결석(콩팥돌, *renal calculus*, kidney stone)은 콩팥에서 콩팥깔때기(renal pelvis)를 지나 요관으로 지나갈 수 있다. 요관결석(ureteric calculi)이 날카롭거나 요관의 지름(약 3 mm)보다 큰 경우, 요관이 꿈틀운동을 하면서 아래쪽으로 힘이 가해지며 요관벽이 과도하게 늘어나면서 극심한 산발통(intermittent pain)인 **요관급통증**(*ureteric colic*)을 일으킨다. 이 돌들은 소변의 흐름을 완전히 막을 수도 있고 부분적으로 막을 수도 있다. 막힌 높이에 따라 통증은 다양한 양상으로 나타난다. 허리부위, 고샅부위(inguinal region), 바깥생식기관이나 고환에 연관통증이 나타난다.

통증은 요관의 내장들신경섬유가 전달되는 T11과 L2 사이에 위치하는 척수신경과 감각신경절이 분포하는 피부지역으로 연관되어 나타난다. 돌이 요관을 지나가는 경로를 따라 통증도 허리부위(loin)

에서 고샅부위(groin)까지 아래앞쪽으로 지나간다. 통증은 L1–L2 신경인 음부넙다리신경(genitofemoral nerve)을 통해 넙다리 몸쪽 앞부분까지 퍼지며, 남자의 음낭(scrotum)과 여자의 대음순(labia major)에도 퍼진다. 극심한 통증과 함께 욕지기(nausea), 구토, 장경련(cramping), 설사와 같은 소화기 증상도 나타나며, 다른 특이적 증상을 헛갈리게 할 수 있는 다양한 교감신경반응도 나타난다.

요관결석은 피부를 작게 절개하고 비뇨내시경(*nephroscope*)을 집어넣어 관찰하고 제거할 수 있다. 그 외에 몸바깥에서 충격파(shock-wave)를 가함으로써 소변을 통해 빠져나올 수 있을 만큼 요관결석을 작게 분쇄하는 쇄석(돌깸, *lithotripsy*)도 이용된다.

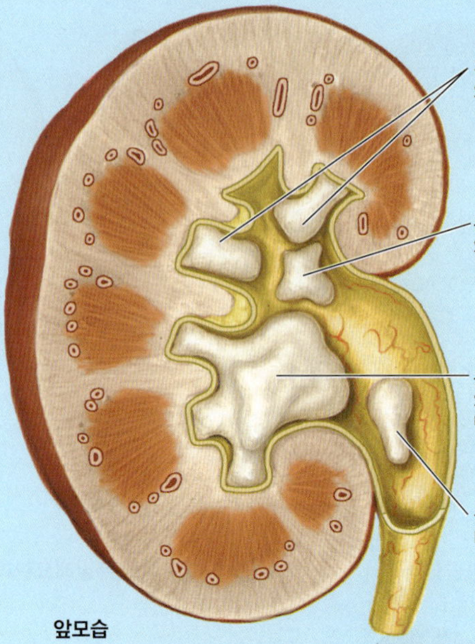

그림 B5.36. 신장결석.

핵심정리: 복막뒤내장과 혈관, 신경분포(Retroperitoneal Viscera and Their Neurovasculature)

콩팥: 배의 비뇨기관과 부신은 일차적으로 생성된 복막뒤구조이며, 콩팥주위지방피막에 묻혀 있으며, 그 바깥을 콩팥주위지방덩이가 둘러싸고 있다. 콩팥주위지방덩이와 콩팥주위지방피막은 질긴 막성분인 콩팥근막에 의해 분리되어 있다. ■ 콩팥은 콩 모양이며, T12와 L3 사이에서 열두째갈비뼈 앞에 위치한다. ■ 가로막과 가까이 붙어 있어 숨 쉴 때마다 움직인다. ■ 부신은 콩팥의 위안쪽에 있지만, 콩팥에 직접 붙어 있지는 않다. ■ 콩팥 가운데의 비어 있는 콩팥굴에는 콩팥깔때기와 콩팥잔, 구역동맥과 정맥이 콩팥주위지방피막 속에 묻혀 드나든다. ■ 소변이 분비되는 콩팥피라미드의 콩팥유두에는 유두를 둘러싸는 작은콩팥잔이 있다. ■ 작은콩팥잔은 합쳐져 큰콩팥잔을 만들고, 큰콩팥잔은 합쳐져 콩팥깔대기를 만든다. ■ 콩팥깔때기와 콩팥혈관들은 안쪽의 콩팥문을 통해 콩팥굴을 빠져나온다.

요관: 요관의 배안부분은 콩팥깔때기의 끝에서 골반 테두리까지 허리근의 앞면에 위치한다. ■ 요관은 정상적으로 세 곳의 좁아져 있는 조임이 있다. 요관깔대기경계, 골반 테두리, 방광벽이 그곳이며, 여기에 결석이 잘 걸린다. ■ 배안부분 요관은 다양하면서 약한 혈액공급을 받는다. 여기에는 콩팥동맥, 고환동맥이나 난소동맥, 온엉덩동맥 등의 혈관이 관여하며, 모두 요관 안쪽에서 지나가는 배대동맥의 가지이다. ■ 허리뼈 가시돌기들의 가쪽으로 5 cm 떨어진 수직선은 위뒤엉덩뼈가시 위를 가로지르며, 이 선이 요관의 대략적인 위치이다.

부신: 부신은 콩팥의 위안쪽에 위치하지만, 둘러싸고 있는 콩팥근막에 의해 가로막 다리에 붙어 있다. ■ 각 부신은 발생학적으로 다른 기원과 기능을 가진 2개의 내분비샘, 즉 부신겉질과 부신속질로 구성되어 있다. ■ 부신겉질은 중배엽에서 유래했으며, 부신겉질스테로이드와 안드로겐을 분비한다. 부신속질은 신경능선세포에서 유래되었으며, 에피네프린과 같은 카테콜라민을 분비한다. ■ 오른부신은 피라미드 모양이며 인접한 오른콩팥의 꼭대기에 있다. 반면에 왼부신은 초승달 모양이며 콩팥의 위쪽 중간 안쪽에 위치한다.

혈관과 신경: 콩팥동맥은 L1–L2 사이 척추원반 높이의 배대동맥에서 나온다. 콩팥동맥은 콩팥정맥의 앞쪽에 있으며, 오른콩팥동맥이 왼콩팥동맥보다 길고, 왼콩팥정맥이 오른콩팥정맥보다 길다. ■ 양쪽의 콩팥정맥은 위요관정맥과 합쳐져 아래대정맥으로 유입되지만, 왼콩팥정맥에는 왼부신정맥, 왼생식정맥, 왼오름허리정맥의 연결가지들이 유입된다. ■ 콩팥문 근처에서 콩팥동맥은 앞가지와 뒤가지로 나뉘고, 앞가지는 4개의 콩팥구역동맥으로 나뉜다. ■ 콩팥구역동맥은 끝동맥으로 서로 독립적이기 때문에 외과적으로 절제 가능한 콩팥구역을 만들게 된다.

부신동맥은 세 군데에서 나온다. 위부신동맥은 아래가로막동맥에서 나오고, 중간부신동맥은 배대동맥에서 나오며, 아래부신동맥은 콩팥동맥에서 나온다. ■ 부신에서 나온 정맥은 커다란 하나의 부신정맥을 만들어 오른쪽은 아래대정맥으로, 왼쪽은 왼콩팥정맥으로 들어간다.

부신, 콩팥, 요관의 윗부분에서 나온 림프관은 정맥들을 따라 오른 또는 왼허리림프절로 들어간다.

내장들신경섬유는 통증이 교감신경을 거꾸로 올라가 T11과 L2 사이로

핵심정리 (계속)

전달하고, 관련한 피부분절인 허리부위와 고샅부위에서 연관통증을 느낀다. 부신은 T10-L1까지의 중간가쪽세포기둥에서 나온 연접이전교감섬유를 통해 풍부한 신경이 분포한다. 이들 섬유는 교감신경줄기에 해당하는 척주옆신경절과 척주앞신경절을 신경연접 없이 지나가 부신속질의 친크롬세포에 분포한다.

배안내장의 신경분포(Innervation of Abdominal Viscera)

배안내장의 자율신경분포(autonomic innervation)를 위해 여러 개의 내장신경(splanchnic nerve)을 통해 연접이전교감섬유(presynaptic sympathetic fiber)가 들어오고, 뇌신경(cranial nerve)인 미주신경(vagus nerve, CN X)을 통해 연접이전부교감섬유(presynaptic parasympathetic fiber)가 들어온다. 이들 자율신경섬유는 배대동맥신경얼기(abdominal aortic plexus)와 관련된 교감신경절(sympathetic ganglia)로 전달된다(그림 5.88, 5.89; 표 5.11). 이 신경얼기에서 동맥주위신경얼기(peri-arterial plexus)를 타고 연접이후교감섬유(postsynaptic sympathetic fiber)가 내장으로 전달되고, 부교감신경은 연접하지 않은 상태로 이어서 내장에 존재하는 사제기원부교감신경절(intrinsic parasympathetic ganglia)로 전달된다.

교감신경의 분포(sympathetic innervation)

배안내장의 자율신경 분포 중 교감신경은 다음과 같이 구성되어 있다:

- 배골반내장신경(abdominopelvic splanchnic nerve): 가슴교감신경줄기(thoracic sympathetic trunk)와 배교감신경줄기(abdominal sympathetic trunk)에서 나옴
- 척주앞교감신경절(prevertebral sympathetic ganglia)
- 배대동맥신경얼기(abdominal aortic plexus): 배대동맥신경얼기에서 혈관을 타고 동맥주위신경얼기(periarterial plexus)를 형성

이 신경얼기는 부교감신경과 내장들신경섬유(visceral afferent fiber)가 섞이고 서로 공유하고 있다.

배골반내장신경(복골반내장신경, **abdominopelvic splanchnic nerve**)은 연접이전교감섬유를 배골반안으로 전달한다. 다섯째척수가슴분절부터 셋째척수허리분절 사이에 위치한 회색실(gray matter) 속의 중간가쪽세포기둥(intermediolateral cell column, IML)이나 가쪽뿔(lateral horn)에 있는 신경세포에서 출발한다. 신경세포에서 나온 신경섬유는 가슴신경과 위쪽의 허리신경에서 나온 앞뿌리와 앞가지, 백색교통가지(white communicating branch)를 통해 교감신경줄기(sympathetic trunk)에 도달한다. 배로 가는 교감신경줄기는 척주옆신경절(paravertebral ganglia)에서 신경연접 없이 내려와 배골반내장신경으로 들어간다. 배골반내장신경은 배안의 척주앞신경절(prevertebral ganglia)로 연결된다. 배골반내장신경은 다음과 같이 구성되어 있다.

- 아래가슴내장신경(*lower thoracic splanchinic nerve*): 교감신경줄기의 가슴부분에서 나오는 큰내장신경(greater splanchnic nerve), 작은내장신경(lesser splanchninc nerve), 맨아래내장신경(least splanchnic nerve)으로 구성되어 있다.
- 허리내장신경(*lumbar splanchnic nerve*): 교감신경줄기의 허리부분에서 나온다.

아래가슴내장신경(하흉내장신경, *lower thoracic splanchnic nerve*)은 배안내장에 분포하는 연접이전교감섬유의 대부분을 차지한다. **큰내장신경**(대내장신경, **greater splanchnic nerve**)은 T5-T9 또는 T10 높이의 교감신경줄기에서, **작은내장신경**(소내장신경, **lesser splanchnic nerve**)은 T10-T11 높이의 교감신경줄기에서, **맨아래내장신경**(최하내장신경, **least splanchnic nerve**)은 T12 높이의 교감신경줄기에서 나온 내장신경으로 가로막의 다리(crus)를 뚫고 내려와 큰내장신경은 복강신경절(celiac ganglia), 작은내장신경은 위창자간막신경절(superior mesenteric ganglia), 맨아래내장신경은 대동맥콩팥신경절(aortorenal ganglia) 등의 척주앞신경절(prevertebral ganglia)로 각각 연결된다.

허리내장신경(요내장신경, **lumbar splanchnic nerve**)은 교감신경줄기의 허리부분에서 나온다. 허리교감신경줄기의 안쪽으로 3~4개의 허리내장신경을 내어서 **창자간막사이신경얼기**(장간막간신경총, *intermesenteric plexus*), **아래창자간막신경얼기**(하장간막신경총, *inferior mesenteric plexus*), **위아랫배신경얼기**(상하복신경총, *superior hypogastric plexus*)를 통해 척주앞신경절(prevertebral ganglion)로 연접이전교감섬유를 전달한다.

연접이후교감신경의 세포체는 커다란 척주앞신경절을 만들어 배대동맥 큰 가지의 뿌리부분에 군락을 이루어 모여 있다. 대표적으로 복강신경절(celiac ganglia), **대동맥콩팥신경절(aortorenal ganglia)**, **위창자간막신경절(superior mesenteric ganglia)**, **아래창자간막신경절(inferior mesenteric ganglia)**이 이에 해당한다. 이 신경절보다는 작으면서 이름없는 신경절이 창자간막사이신경얼기, 위아랫배신경얼기 속에 분포하고 있다. 부신속질의 신경을 제외하고, 모든 교감신경의 신경연접은 이 척주앞신경절에서 일어난다(그림 5.88B). 척주앞신경절에서 나온 연접이후교감섬유는 큰 동맥들에 얽혀 있는 동맥주위신경얼기를 따라 내장에 분포한다. 이러한 교감신경은 일차적으

5

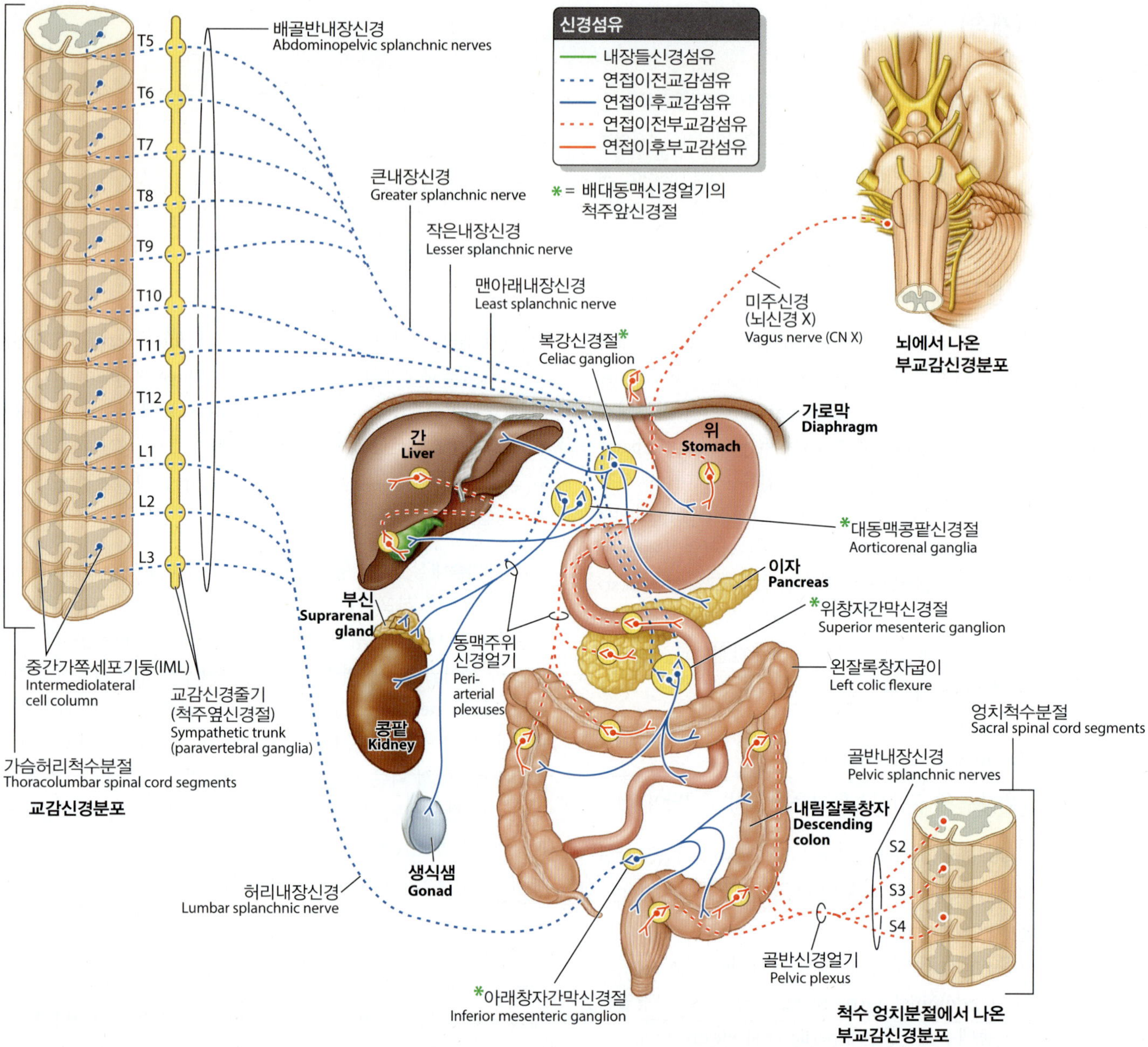

(A) 모식도

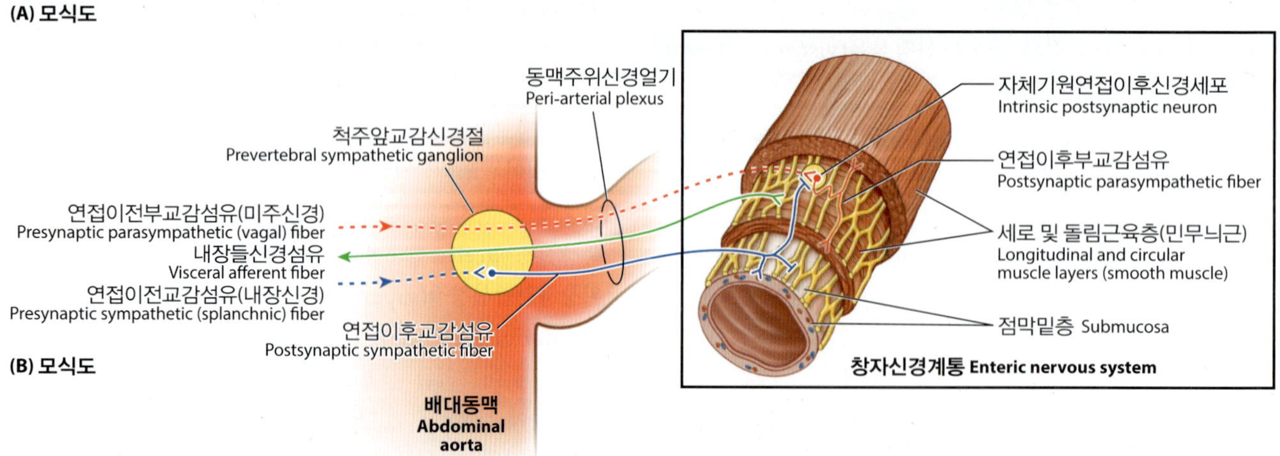

(B) 모식도

그림 5.88. 뒤배벽의 자율신경. A. 교감신경과 부교감신경의 연접이전 · 이후 섬유와 신경절의 이는곳과 분포. **B.** 창자신경계통(enteric nervous system). 배안내장의 자체기원신경얼기에 분포하는 신경섬유를 보여준다.

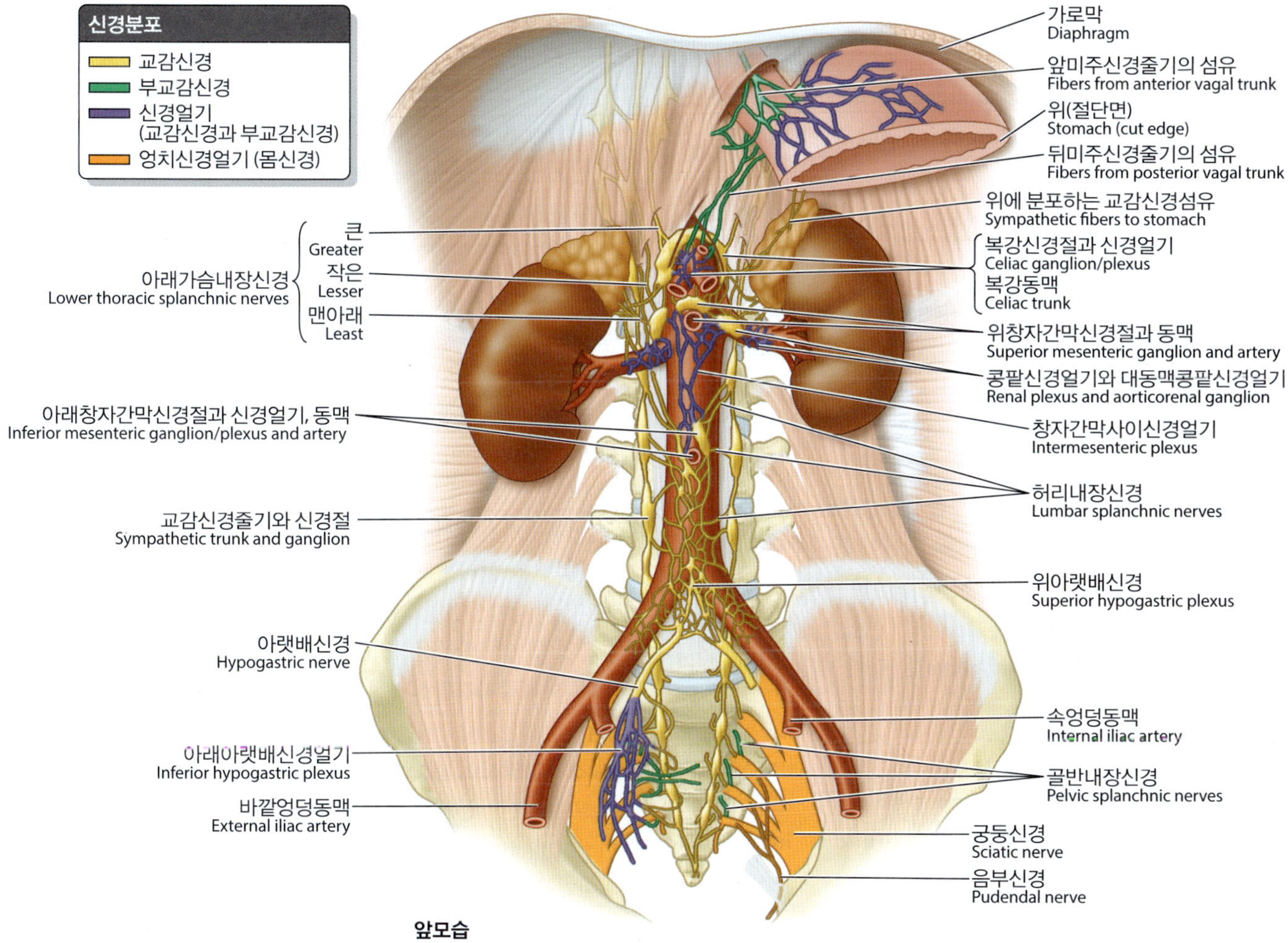

그림 5.89. 배의 내장신경, 신경얼기, 교감신경절.

표 5.11. 배안내장의 자율신경분포(내장신경)

내장신경	자율신경섬유의 종류[a]	자율신경 분류	이는곳	분포위치
A. 배골반내장신경 (abdominopelvic) 1. 아래가슴내장신경 a. 큰내장신경 b. 작은내장신경 c. 맨아래내장신경 2. 허리내장신경 3. 엉치내장신경	연접이전	교감신경	아래가슴교감신경줄기, 배골반교감신경줄기 1. 가슴교감신경줄기 a. T5–T9, T10 높이 b. T10–T11 높이 c. T12 높이 2. 배교감신경줄기 3. 골반(엉치)교감신경줄기	배안(가로막 아래쪽의 내장과 부신에 분포하는 척주앞신경절) 1. 배척주앞신경절 a. 복강신경절 b. 대동맥콩팥신경절 c. 2. 다른 배골반척주앞신경절(위·아래창자간막신경얼기, 간막사이/아랫배/골반신경얼기) 3. 엉치신경줄기를 만드는 앞가지
B. 골반내장신경(pelvic)	연접이전	부교감신경	둘째넷째엉치척수신경(S2–S4)의 앞가지	내림잘록창자, 구불잘록창자, 곧창자, 골반내장에 분포하는 자체기원신경절

[a]내장신경(splanchnic nerve)은, 자율신경계가 아닌 내장들신경섬유(visceral afferent fiber)도 전달한다.

로 혈관을 수축시키는 작용을 한다. 그리고 소화관에서는 꿈틀운동(peristalsis)을 억제하는 작용을 한다.

부교감신경의 분포(parasympathetic innervation)

배안내장의 자율신경 분포의 부교감신경은 다음과 같이 구성되어 있다(그림 5.88, 5.89).

- 앞·뒤미주신경줄기(anterior and posterior vagal trunk)
- 골반내장신경(pelvic splanchnic nerve)
- **배자율신경얼기**(*abdominal autonomic plexus*): 대동맥옆신경

얼기(para-aortic autonomic plexus)에 해당하며 동맥주위얼기(peri-arterial plexus)가 나옴

- **자체기원부교감신경절**(*intrinsic parasympathetic ganglia*): 창자신경계통의 자체기원창자신경얼기(intrinsic enteric plexuses)의 구성성분

이 신경얼기들은 교감신경과 내장들신경섬유(visceral afferent fiber)가 섞여 있고 서로 공유한다.

앞·뒤미주신경줄기(*anterior and posterior vagal trunk*)는 왼·오른미주신경이 식도에서 형성한 것이다. 미주신경줄기는 식도의 아래쪽에서 식도신경얼기(esophageal plexus)를 형성하며 가로막의 식도구멍(esophageal hiatus)을 통과한다. 식도구멍을 통과하면서 식도와 위의 앞·뒤쪽에 가지를 내어 분포한다(그림 5.88A; 그림 5.35 참조). 미주신경은 연접이전부교감섬유와 내장들신경섬유를 배대동맥신경얼기(abdominal aortic plexus)로 전달하고, 이어 동맥주위신경얼기로 이어진다. 미주신경에 포함된 내장들신경섬유는 반사와 관련된 무의식 감각을 대부분 담당한다.

골반내장신경(pelvic splanchnic nerve)은 다른 내장신경과 다음과 같은 차이점이 있다(표 5.11).

- 교감신경줄기와 관련이 없다.
- S2–S4 척수신경의 앞가지(anterior rami)에서 바로 나온다.
- 연접이전부교감섬유를 아래아랫배신경얼기(inferior hypogastric plexus)로 전달한다.

연접이전섬유(presynaptic fiber)는 내장의 겉이나 속에 넓게 퍼져 있는 연접이후신경세포(postsynaptic neuron)의 세포체에서 끝난다. 이 세포는 **자체기원신경절**(*intrinsic ganglia*)을 형성한다(그림 5.88B).

소화관의 자체기원신경절을 창자신경절(enteric ganglia)이라고도 한다. 연접이전부교감섬유와 내장들신경섬유는 미주신경을 타고 식도 아랫부분, 위, 작은창자, 오름잘록창자, 가로잘록창자 대부분의 자체기원신경절까지 뻗어 있다(그림 5.88A). 골반내장신경을 타고 들어온 신경들은 내림잘록창자와 구불잘록창자, 곧창자, 골반장기로 분포된다. 왼잘록창자굽이(left colic flexure)까지 창자의 민무늬근과 샘에는 미주신경이, 나머지 부분은 골반내장신경이 부교감신경을 전달한다. 배에 분포하는 부교감신경은 일차적으로 꿈틀운동을 촉진(교감신경에 의한 억제반응을 복구)하고 샘분비를 촉진한다.

바깥기원자율신경얼기(extrinsic autonomic plexuses)

배자율신경얼기(abdominal autonomic plexus)는 배대동맥과 큰 가지 주변에 분포하는 신경얼기로 교감신경과 부교감신경을 모두 가지고 있다(그림 5.88, 5.89). 복강신경얼기(celiac plexus), 위창자간막신경얼기(superior mesenteric plexus), 아래창자간막신경얼기(inferior mesenteric plexus)들은 서로 연결되어 있다. **척주앞교감신경절**(척추전교감신경절, *prevertebral sympathetic ganglia*)은 복강신경절과 창자간막신경절에 흩어져 있다.

복강신경얼기(celiac plexus)는 복강동맥(celiac trunk)의 뿌리 부근을 둘러싸고 있으며, 약 2 cm 길이의 불규칙한 양쪽 **복강신경절**(right and left **celiac ganglia**)이 복강동맥 위쪽과 아래쪽에서 서로 만난다(그림 5.88A, 5.89). 복강신경얼기의 부교감신경은 **뒤미주신경줄기**(*posterior vagal trunk*)에서 온 것이며, **교감신경**은 큰·작은내장신경(greater and lesser splanchnic nerve)에서 나온 것이다.

위창자간막신경얼기(superior mesenteric plexus)와 신경절(ganglion)은 위창자간막동맥이 시작되는 곳을 둘러싸고 있다. 이 신경얼기는 1개의 정중뿌리(median root)와 2개의 가쪽뿌리(lateral root)를 가지고 있다. 정중뿌리는 복강신경얼기의 가지이며, 가쪽뿌리는 작은내장신경(lesser splanchnic nerve)과 맨아래내장신경(least splanchnic nerve)에서 나온 섬유가 만들지만, 가끔씩 교감신경줄기의 L1 신경절에서 일부 섬유가 들어오기도 한다.

아래창자간막신경얼기(inferior mesenteric plexus)는 아래창자간막동맥을 둘러싸고 있으며, 혈관의 가지를 따라 신경가지를 낸다. 창자간막사이신경얼기에서 안쪽뿌리(medial root)를 받아들이고, 교감신경줄기의 허리신경절(lumbar ganglion)에서 가쪽뿌리를 받아들인다. **아래창자간막신경절(inferior mesenteric ganglion)**은 아래창자간막동맥이 시작되는 곳 바로 아래에서 관찰된다.

창자간막사이신경얼기(장간막간신경총, **intermesenteric plexus**)는 위창자간막동맥과 아래창자간막동맥 사이에 만들어지는 대동맥신경얼기(aortic plexus)의 일부이다. 이곳에서 콩팥신경얼기, 고환신경얼기나 난소신경얼기, 요관신경얼기가 유래된다.

위아랫배신경얼기(상하복신경총, **superior hypogastric plexus**)는 창자간막사이신경얼기와 아래창자간막신경얼기가 아래쪽으로 이어진 것으로, 배대동맥이 온엉덩동맥(common iliac artery)으로 갈라지는 지점의 앞에 놓여 있다(표 5.11). 오른·왼쪽 **아랫배신경(hypogastric nerve)**은 위아랫배신경얼기와 아래아랫배신경얼기를 서로 이어주고 있다. 위아랫배신경얼기는 **요관신경얼기**와 **고환신경얼기**로 신경을 보내며, 양쪽의 온엉덩동맥의 신경얼기에도 신경을 보낸다.

아래아랫배신경얼기(하하복신경총, **inferior hypogastric plexus**)는 위아랫배신경얼기에서 양쪽으로 나온 아랫배신경이 골반내장신경(pelvic splanchnic nerve)과 합쳐지면서 교감신경과 부교감신경이 섞이며 만들어진 신경얼기이다. 양쪽 신경얼기는 곧창자(rectum), 자궁목(uterine cervix), 방광에 분포한다. 아래아랫배신경얼기는 엉치교감신경절(sacral sympathetic ganglia) 윗부분에서 작은 가지를 받고, S2–S4 척수신경을 통해 들어온 부교감신경인 골반내장신경을 받는다. 아래아랫배신경얼기에서 나온 자율신경섬유는 혈관을 따라 골반내장 벽의 내장신경얼기(visceral plexus), 예를 들면 **곧창자신경얼기**(*rectal plexus*), **방광신경얼기**(*vesical plexus*) 등으로 들어간다.

자체기원신경얼기: 창자신경계통 (intrinsic plexuses: the enteric nervous system)

자체기원신경절얼기(intrinsic ganglionated plexuses)는 식도 중간부

터 속항문조임근(internal anal sphinter)에 이르는 소화관과 이자쓸개관계통에서 **창자신경계통(enteric nervous system, ENS)**을 구성한다. 창자신경계통은 서로 연결된 두 개의 신경얼기로 구성된다(그림 5.88B; 그림 5.48A 참조): (1) **근육층신경얼기(myenteric plexus,** Auerbach's plexus)는 창자벽의 근육층 사이에 있으면서, 근육층의 움직임과 혈관조절에 주로 작용한다(위에서는 분비에도 작용함). (2) **점막밑신경얼기(submucosal plexus,** Meissner's plexus)는 창자의 점막밑층(submucosa)에 있으며(작은창자에서 가장 뚜렷하며, 식도나 위에서는 상대적으로 적음), 점막(mucosa)의 외분비, 내분비, 혈관조절, 미세운동, 면역반응(염증, 면역조절)에 관여한다. 여기서 말한 혈관조절(vasomotion)은 물과 전해질의 이동에 영향을 준다. 각각의 신경얼기는 이자, 쓸개, 쓸개주머니관, 쓸개관에도 작게 흩어져 있다.

이 신경얼기의 운동신경세포는 자체기원신경절(intrinsic ganglia) 혹은 창자신경절(enteric ganglia)에 해당하며, 글자 그대로 부교감신경의 연접이후신경세포로서 작용한다. 연접이전부교감신경에서 보내온 신호를 받거나 통과시키는 중계신경 작용에 덧붙여, 연접이후교감섬유를 통해 들어온 신호를 받기도 한다[창자신경계통의 3단계신경세포(third-order neuron)를 만듦]. 이 신경세포들은 샘과 민무늬근육에서 끝난 축삭(axon)뿐 아니라 주변 날신경세포(efferent neuron)들과 직접 혹은 사이신경세포(interneuron)를 통해 광범위하게 서로 연결되어 있다(그림 5.90A). 바깥기원내장들신경(extrinsic visceral afferent fiber)은 긴반사(long reflex, 배고픔, 포만감, 구역)와 통증감각을 중추신경으로 보내며, 이때 감각미주신경절(vagal sensory ganglia), 가슴, 윗허리, 중간엉치척수감각신경절(thoracic, upper lumbar, middle sacral spinal sensory ganglia)을 경유한다(그

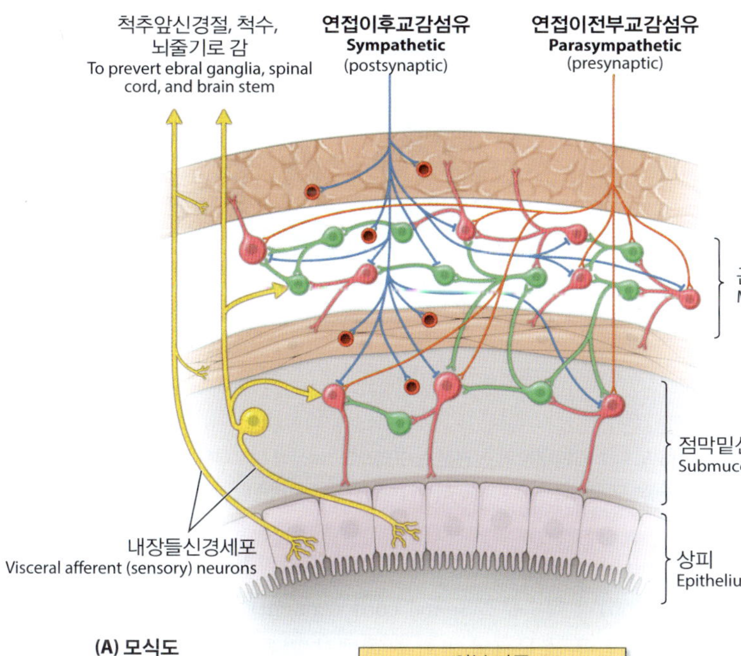

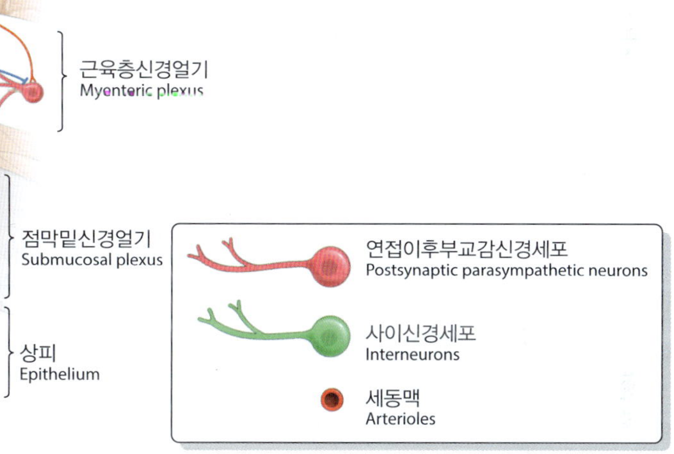

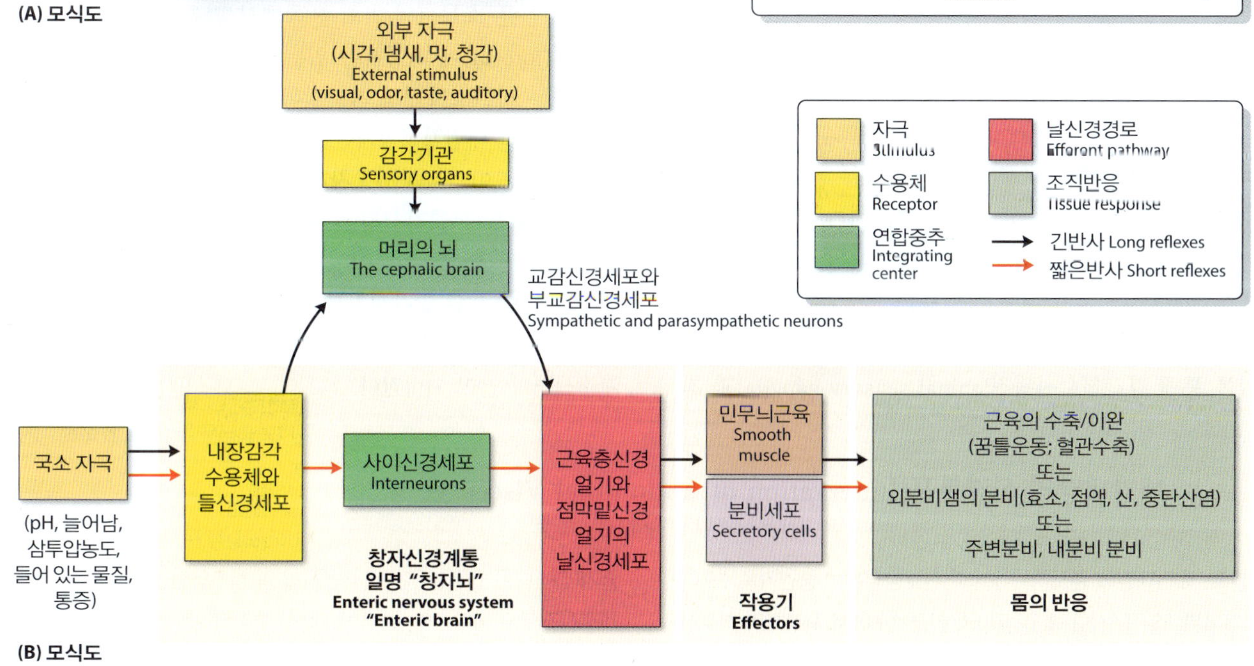

그림 5.90. 창자신경계통(enteric nervous system). A. 창자벽 속의 창자신경계통의 구성. **B.** 창자신경계통을 포함한 긴(바깥기원)반사와 짧은(자체기원)반사.

림 5.90B). 이 신경얼기의 바깥기원내장들신경 외에 자체기원들신경세포(intrinsic afferent neuron)는 중추로 정보를 보낼 뿐 아니라 창자의 물리/화학적 환경을 감시하고 있는데, 이는 국소(local) 혹은 짧은반사회로(short reflex circuitry)를 만드는 날신경세포와 상호작용하기 위함이다. 정리하면, 자체기원신경얼기에는 서로 연결된 신경들이 많이 있으며, 연접이후교감섬유, 연접이전/이후부교감섬유, 사이신경섬유, 긴내장들신경섬유(long visceral afferent fiber), 짧은내장들신경섬유(short visceral afferent fiber)가 이에 해당한다.

이런 자체기원신경세포와 복잡하게 얽혀 있는 창자신경얼기는 위장관의 기능을 통합하고 조절하되 국소적으로 내장의 반사활동을 유지하여 확실한 독립성도 갖추고 있다. 중추신경은 자율신경을 통해 단지 창자신경계통의 강약만 조절한다. 환경이나 상황에 따른 몸의 전체적 요구에 반응하여 부교감신경은 일차적으로 움직임과 분비를 촉진하고, 교감신경은 억제한다. 민무늬근으로 된 조임근은 반대로 교감신경이 긴장을 유지하고, 부교감신경이 억제한다. 창자신경계통은 자율신경 없이 상당한 정도로 스스로 작동할 수 있어, 이식용으로 떼어낸 창자들은 일반적 수준에서는 멀쩡히 움직인다.

창자신경계통에는 5억 개 정도(전체 척수의 신경세포보다 많음)의 신경세포가 있으며, 40개 이상의 신경전달물질(neurotransmitter)과 신경조절물질(neuromodulator)을 사용하고 있다. 몸 전체 도파민(dopamine)의 절반, 세로토닌(serotonin)의 95%에 달한다. 자체기원창자신경세포를 지지하는 세포들은 말초신경의 말이집세포(Schwann cell)보다 뇌의 별아교세포(astroglia)에 더 가깝다. 신경절 속의 상대적으로 비투과성인 모세혈관들은 뇌혈관의 혈액–뇌장벽(blood–brain barrier)과 유사한 확산장벽을 만든다. 이렇게 복잡한 구조와 자율기능을 갖추고 있어 창자신경계통은 "둘째뇌(second brain)"라 여겨지기도 하며, 적어도 내장신경계통의 세 번째 구성성분으로 간주된다. 창자신경계통이 온전히 잘 작동하는 것은 생명에 직결된다.

내장들신경분포(visceral sensory innervation)

내장들신경섬유(*visceral afferent fiber*)는 통증감각을 교감신경섬유를 통해 전달한다. 교감신경섬유를 거꾸로 타고 올라가 내장신경을 경유하여 교감신경줄기로 가서 백색교통가지(white communicating branch)를 통해 척수신경의 앞가지에 이른다. 그런 다음, 척수신경의 뒤뿌리를 통해 감각척수신경절(spinal sensory ganglia)과 척수(spinal cord)로 들어간다. 감각척수신경절(lower spinal sensory ganglion)과 척수분절(spinal cord segment)에서 아래쪽으로 내려오는 신경들은 소화관의 가까운 쪽에서 먼쪽으로 순서대로 분포한다. 앞창자(foregut)에 해당하는 위는 T6–T9 높이, 중간창자(midgut)에 해당하는 작은창자에서 가로잘록창자까지는 T8–T12 높이, 뒤창자(hindgut)인 내림잘록창자는 T12–L2 높이에서 나오는 신경이 분포한다(그림 5.91). 구불잘록창자(sigmoid colon) 중간지점 이후의 내장통증섬유는 부교감신경을 따라 달리며, 둘째-넷째엉치감각척수신경절(sacral spinal sensory ganglia, S2–S4)과 척수분절에 전달된다. 이곳은 해당 부위 교감신경분포와 관련된 척수분절과 같다.

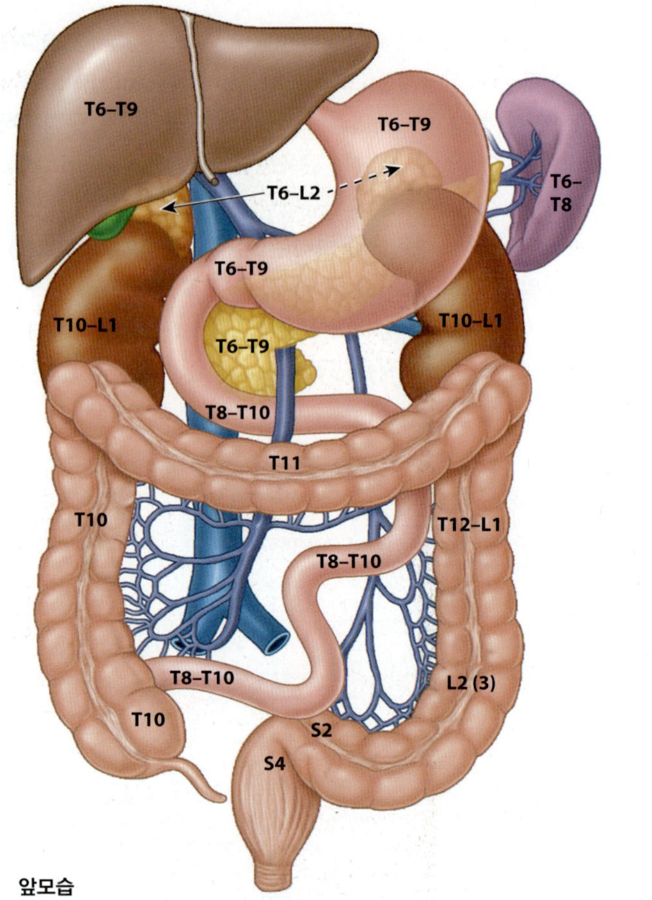

그림 5.91. 배안내장의 신경분포 구역. 배안내장에 분포하는 교감신경과 내장들신경(통증)의 대략적인 척수분절과 척수감각신경절을 보여준다.

의식수준에 도달하지 않는 반사감각을 전달하는 내장들신경은 부교감신경과 같이 지나간다.

핵심정리: 배안내장의 신경분포(Innervation of Abdominal Viscera)

교감신경분포: 배안내장에 분포하는 연접이전교감섬유는 중간가쪽세포기둥 아래 2/3부분(T5–T6~L2–L3 높이)의 신경세포에서 시작하여 척수신경과 앞가지, 백색교통가지를 경유하여 교감신경줄기로 간다. ■ 교감신경줄기에서 나온 신경섬유는 신경연접 없이 척주옆신경절을 가로질러 배골반내장신경으로 이어진다. 배골반내장신경은 배대동맥신경얼기로 가서 미주신경에서 온 연접이전부교감섬유와 섞이게 된다. ■ 이후에 교감신경섬유

핵심정리 (계속)

는 대동맥의 큰 가지 주변에 모여 있는 척주앞신경절에서 신경연접이 일어나며, 연접이후교감섬유는 연접이전부교감섬유와 함께 동맥주위신경얼기를 타고 배안내장에 도착한다. ■ 배대동맥신경얼기가 온엉덩동맥 갈림부위 아래까지 이어져 내려와 위·아래 아랫배신경얼기를 만들며, 이 신경얼기를 타고 내려온 교감신경이 골반 내장에 분포한다. 교감신경섬유는 혈관에 주로 분포하여, 부교감신경자극을 억제한다. ■ 부교감신경섬유는 내장벽 속이나 표면에 있는 자체기원신경절에서 연접하며, 짧은 연접이후부교감섬유가 민무늬근육이나 샘에서 끝이 난다.

부교감신경분포: 미주신경은 식도에서 가로잘록창자에 이르는 소화관에 부교감신경섬유를 전달한다. ■ 내림잘록창자에서 곧창자까지의 부교감신경은 골반내장신경이 전달한다. ■ 부교감신경자극은 꿈틀운동과 샘의 분비를 촉진시킨다(하지만 샘분비는 호르몬에 의해 조절되는 것이 더 많음).

창자신경계통: 창자신경계통은 창자벽 근육층에 있는 *근육층신경얼기*와 점막을 조절하는 *점막밑신경얼기*로 구성된다. ■ 연접이후부교감운동신경세포 작용에 덧붙여 직접 혹은 사이신경세포를 통해 광범위하게 상호 연결되어 있어, 국소적 감각신호를 받아들이는 들신경세포를 통해 중추로 신호를 보내거나 운동신경세포를 자극하여 국소반사를 일으킬 수 있다. ■ 창자신경세포는 내/외분비 샘기능, 혈관조절, 창자운동, 미세운동, 면역반응을 자체적으로 통합한다. ■ 자율신경을 통해 내려온 중추신호는 단지 이러한 국소반응의 강약만 조절한다.

감각신경분포: 내장들신경섬유는 자율신경섬유를 타고 거꾸로 올라가 감각신경절에 전달된다. ■ 구불잘록창자의 중간부분 위쪽의 내장에서 느끼는 통증은 교감신경섬유를 타고 가슴허리감각척수신경절로 전달된다. 통증 이외의 다른 내장들신경섬유는 부교감신경섬유를 따라 올라가므로, 구불잘록창자 중간부분 위쪽에서 나오는 반사정보는 감각미주신경절로 전달된다. 구불잘록창자 중간부분의 아래쪽에서 나온 통증이나 반사정보는 모두 부교감신경을 따라 S2–S4 엉치감각척수신경절로 전달된다.

5

가로막(Diaphragm)

가로막(횡격막, **diaphragm**)은 2개의 둥근 지붕(dome)을 가지고 있으며, 가슴안(thoracic cavity)과 배안(abdominal cavity)을 분리해주는 근육힘줄로 된 칸막이(musculotendinous partition)이다. 가슴안쪽의 윗면(superior surface)은 볼록하며, 배안쪽에 해당하는 아랫면(inferior surface)은 오목하다(그림 5.92A, B). 가로막은 호흡 중 들숨(inspiration)의 가장 중요한 근육이다. 날숨(expiration)은 수동적으로 일어나는 현상이지만, 역시 가로막이 관계한다. 숨을 들이마실 때 가로막은 아래로 내려오지만, 근육성분인 변두리부분은 가슴우리(thoracic cage)의 아래모서리와 허리뼈에 붙기 위해 고정되어 있으므로 중심부분만 움직인다.

심장을 덮은 **심장막**(*pericardium*)은 가로막의 중심부분 위쪽에 위치하여 가로막을 살짝 누르고 있다(그림 5.92A). 가로막은 위쪽으로 휘어져 **오른지붕(right dome)**과 **왼지붕(left dome)**을 만든다. 정상적으로 오른지붕이 조금 높은데, 이는 간(liver) 때문이다. 숨을 내쉴 때, 오른지붕은 다섯째갈비뼈 높이까지 올라가고, 왼지붕은 다섯째갈비사이공간까지 올라간다. 가로막 지붕의 높이는 다음과 같은 조건에 따라 다양하게 나타난다.

- 호흡의 상태(phase of respiration): 들숨이거나 날숨
- 자세(posture): 예를 들어, 누워 있거나 서 있을 때
- 배안내장(abdominal viscera)의 크기와 팽창 정도

가로막의 근육부분(muscular part of diaphragm)은 **중심널힘줄**(중심건, **central tendon**)을 가운데에 놓고 테두리쪽으로 퍼지듯이 섬유가 배열되어 있다(그림 5.92). 중심널힘줄은 뼈에 부착되지 않으며, 불완전하게 3개의 잎으로 나뉘어 있어 넓은 클로버잎처럼 생겼다(그림 5.92B). 중심널힘줄이 가로막에서는 가운데 위치하지만, 가슴 전체를 보면 앞쪽에 가까이 붙어 있다.

중심널힘줄에는 **대정맥구멍**(*caval opening*, vena caval foramen)이 있으며, 이곳은 아래대정맥의 끝부분이 심장으로 들어가기 위해 가로막을 가로지르면서 생긴 것이다. 가로막의 테두리부분을 형성하는 근육부분(muscular part)은 모두 연결되어 있지만, 이해하기 쉽도록 부착부위를 기준으로 다음과 같이 세 부분으로 나눈다.

- **복장부분**(흉골부, **sternal part**): 복장뼈의 칼돌기(xiphoid process)이 뒤쪽에 붙어 있는 2개의 근육조각으로 구성되어 있다. 이 부분은 모두에게서 보이는 것은 아니다.
- **갈비부분**(늑골부, **costal part**): 아래쪽 6개의 갈비연골(costal cartilage) 속면과 양쪽의 갈비뼈에 붙어 있는 근육조각이다. 갈비부분은 오른지붕과 왼지붕을 형성한다.
- **허리부분**(요추부, **lumbar part**): 허리뼈(lumbar vertebra) 중 위쪽 3개, 안쪽·가쪽 활꼴인대(*medial* and *lateral arcuate ligament*)에서 시작하는 부분으로, 중심널힘줄에 연결되는 오른·왼다리를 형성한다.

가로막다리(횡격막각, **crura of diaphragm**)는 위쪽 3개의 허리뼈몸통과 앞세로인대(anterior longitudinal ligament), 척추원반(intervertebral disc)에서 시작하는 근육힘줄다발(musculotendinous bundle)이다. **오른다리**(우각, **right crus**)는 왼쪽보다 길고, 위쪽 3~4개의 허리뼈에 걸쳐 시작하지만, **왼다리**(좌각, **left crus**)는 위쪽 2~3

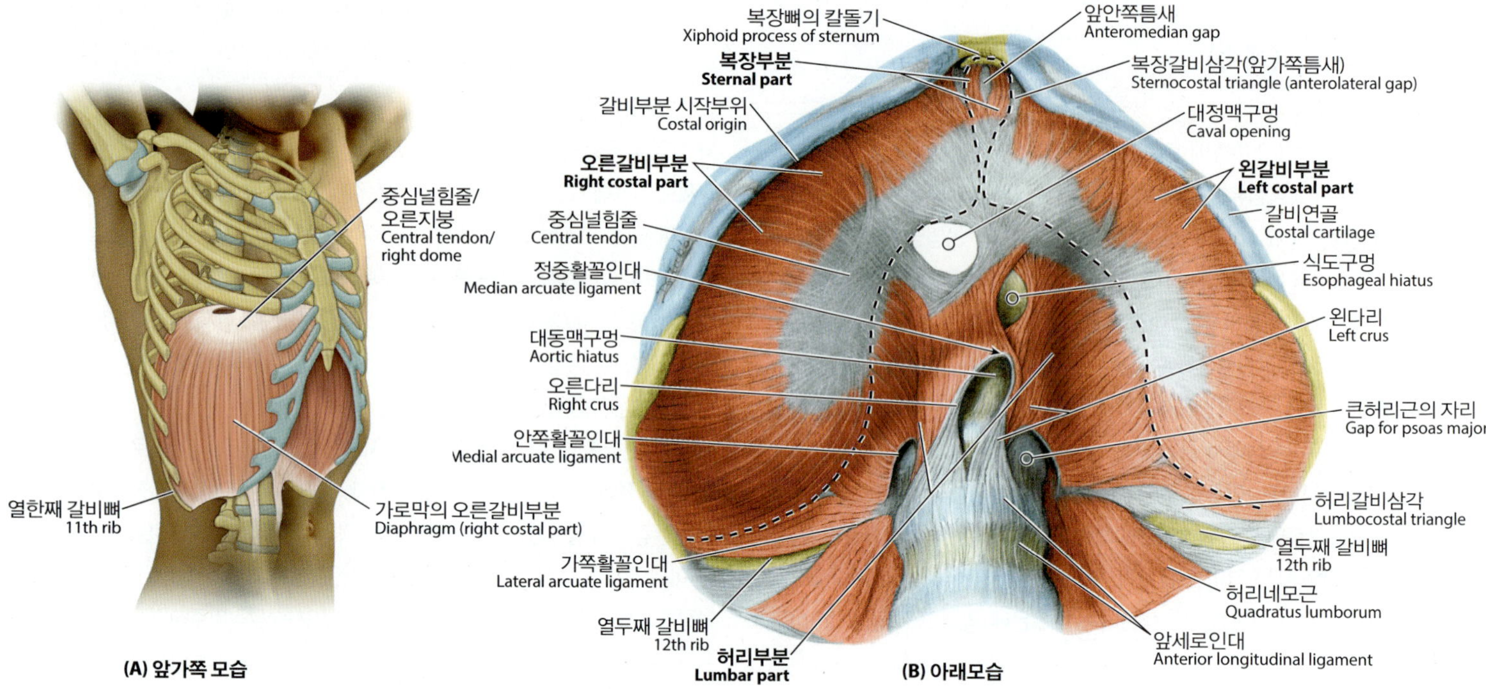

그림 5.92. 가로막 배쪽의 부착, 위치, 특징. A. 가로막의 오른지붕. 가로막의 부착과 볼록함을 보여주기 위해 가슴벽과 가슴우리를 제거하였다. **B.** 가로막의 구성. 근육성분으로 구성된 가로막의 복장부분, 갈비부분, 허리부분을 *점선*으로 표시하였다. 이 근육성분들은 중앙으로 모여서 세잎토끼풀 모양의 중심널힘줄에 붙는다.

개의 허리뼈에 걸쳐 시작한다. 재미있는 것은, 식도가 지나가는 식도구멍(*esophageal hiatus*)이 중간선의 왼쪽에 위치하지만, 식도구멍은 오른다리가 형성한다는 것이다. 식도구멍을 형성하는 근육섬유를 따라 아래쪽으로 내려가면 대동맥구멍(aortic hiatus)의 오른쪽으로 지나가는 것을 볼 수 있다.

오른다리와 왼다리는 섬유성 **정중활꼴인대**(정중궁상인대, **median arcuate ligament**)와 더불어 대동맥의 앞쪽을 활모양으로 덮고 있는 대동맥구멍(*aortic hiatus*)을 형성한다. 또한 가로막 허리부분은 양쪽의 안쪽·가쪽활꼴인대에 붙어 있다. **안쪽활꼴인대**(내측궁상인대, **medial arcuate ligament**)는 L1의 몸통과 가로돌기끝(tip of vertebral process) 사이의 큰허리근(psoas major muscle)의 근막이 두꺼워진 것이다. **가쪽활꼴인대**(외측궁상인대, **lateral arcuate ligament**)는 T12 가로돌기에서 열두째갈비뼈끝으로 이어지는 허리네모근(quadratus lumborum muscle)의 근막이 두꺼워진 것이다.

가로막의 중심널힘줄의 윗면은 섬유심장막(fibrous pericardium)의 아랫면과 합쳐진다. 섬유심장막은 심장을 싸고 있는 섬유장막성 심장주머니(*pericardial sac*)의 바깥쪽에 있는 튼튼한 막이다.

가로막의 혈관과 신경(Vessels and Nerves of Diaphragm)

가로막의 동맥은 윗면과 아랫면에 나뭇가지와 같은 모양을 만든다. 가로막 윗면에 공급하는 동맥(그림 5.93; 표 5.12)은 속가슴동맥(internal thoracic artery)의 가지인 **심장가로막동맥**(심막횡격동맥, *pericardiacophrenic artery*)과 **근육가로막동맥**(근횡격동맥, *musculophrenic artery*), 가슴대동맥에서 나온 **위가로막동맥**(상횡격동맥, **superior phrenic artery**)이다. 가로막 아랫면에는 **아래가로막동맥**(하횡격동맥, **inferior phrenic artery**)이 배대동맥의 첫째가지가 되어 분포하지만, 아래가로막동맥은 가끔씩 **복강동맥**에서 나오기도 한다.

가로막 윗면의 정맥은 동맥과 비슷하여 속가슴정맥(*internal thoracic veins*)으로 들어가는 **심장가로막정맥(pericardiacophrenic vein)**과 **근육가로막정맥(musculophrenic vein)**, 아래대정맥으로 들어가는 위가로막정맥(상횡격정맥, superior phrenic vein)이 분포한다. 가로막의 뒤굽이(posterior curvature)에서 나오는 일부의 정맥은 **홀정맥**(*azygos vein*)과 **반홀정맥**(*hemiazygos vein*)으로 들어가기도 한다(제4장, 가슴 참조). 가로막 아랫면의 정맥은 아래가로막정맥(*inferior phrenic vein*)으로 들어간다. **오른아래가로막정맥**(우하횡격정맥, **right inferior phrenic vein**)은 아래대정맥으로 들어가지만, **왼아래가로막정맥**(좌하횡격정맥, **left inferior phrenic vein**)은 두 갈래로 들어가며, 하나는 식도구멍의 앞쪽으로 지나 아래대정맥으로 들어가고, 다른 하나는 왼부신정맥과 합쳐진다. 오른·왼가로막정맥들은 서로 연결되어 있다.

가로막의 위·아랫면에 있는 림프얼기는 자유롭게 연결되어 있다(그림 5.94A). 윗면에는 **앞·뒤가로막림프절**(전·후횡격임파절, **anterior** and **posterior diaphragmatic lymph nodes**)이 있다. 이 림프절에서 나온 림프는 **복장옆림프절**(*parasternal lymph nodes*), 뒤세로칸림프절(*posterior mediastinal lymph nodes*), 가로막림프절(*phrenic lymph nodes*)로 유입된다. 아랫면의 림프는 앞가로막림프절(anterior diaphragmatic lymph node)과 가로막림프절(phrenic lymph node), 위허리림프절(*superior lumbar lymph node*)로 들어간다. 가로막 아랫면에는 림프모세혈관이 무수하게 많이 존재하여, 복막액(peritoneal

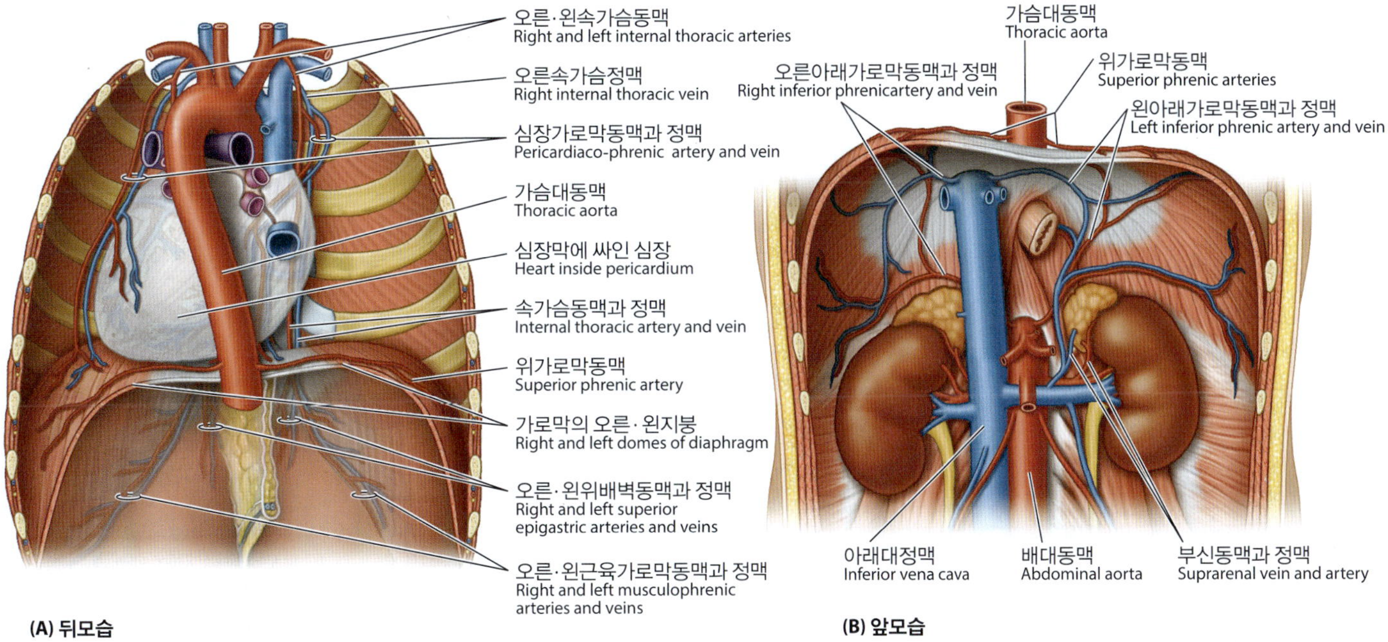

그림 5.93. 가로막의 혈관. A. 가로막 윗면의 동맥과 정맥. **B.** 가로막 아랫면의 동맥과 정맥.

fluid)과 복막안주사(intraperitoneal, IP) 한 물질의 주요 흡수장소가 된다.

가로막의 운동자극신경은 전적으로 오른 · 왼가로막신경(우 · 좌 횡격신경, *right* and *left phrenic nerve*)이다. 각각의 가로막신경은 C3–C5 척수분절 앞가지에서 나와 각각 절반씩 나눈 가로막 아랫면에 분포한다(그림 5.94B). 또한 가로막신경을 통해 통증과 고유감각(proprioception)의 감각신경섬유가 가로막에 분포한다. 가로막의 주변부위(peripheral part)의 일반감각은 아래쪽 6~7개의 갈비사이신경과 갈비밑신경을 통해 전달된다.

가로막구멍(Diaphragmatic Apertures)

가로막구멍(diaphragmatic aperture)은 혈관이나 신경, 림프관들이 가슴과 배를 드나들게 해준다(그림 5.92, 5.93, 5.95). 가로막에는 아래대정맥, 식도, 대동맥이 지나가는 3개의 큰 구멍과 몇 개의 작은 구멍들이 있다.

대정맥구멍(caval opening)

대정맥구멍(하대정맥구, **caval opening**)은 아래대정맥이 지나가는 중심널힘줄의 구멍이다. 또한 오른가로막신경의 끝가지와 약간의 림프관이 지나간다. 이 림프관은 간에서 중간가로막림프절(middle phrenic lymph nodes)과 세로칸림프절(mediastinal lymph nodes)로 들어가는 것이다. 대동맥구멍은 정중선의 오른쪽에 위치하며, 중심널힘줄의 오른엽과 중간엽이 만나는 곳에 있다. 3개의 큰 가로막구멍 중 가장 위쪽에 있으며, T8–T9 사이의 척추원반(intervertebral disc) 높이에 위치한다. 아래대정맥은 구멍의 테두리에 부착해 있기 때문에, 숨을 들이쉴 때 구멍이 넓어지면서 대정맥도 지름이 늘어난다. 이는 대정맥에서 심장으로 혈액이 잘 흐르게 도와주는 기능을 한다.

표 5.12. 가로막의 신경과 혈관

혈관과 신경	가로막 윗면	가로막 아랫면
동맥공급	가슴대동맥에서 나온 위가로막동맥, 속가슴동맥에서 나온 근육가로막동맥, 심장가로막동맥	배대동맥에서 나온 아래가로막동맥
정맥배출	속가슴정맥으로 들어가는 근육가로막정맥, 심장가로막정맥; 아래대정맥으로 들어가는 위가로막정맥	오른아래가로막정맥은 아래대정맥으로 유입 왼아래가로막정맥은 아래대정맥과 부신정맥으로 이중유입
림프배출	가로막의 림프들은 가로막림프절로 가고, 이후 복장옆림프절과 뒤세로칸림프절로 들어감	위허리림프절로 유입, 위 · 아랫면의 림프관은 서로 자유롭게 연결되어 있음
신경분포	감각신경: 중심부위-가로막신경(C3–C5), 변두리부위–갈비사이신경(T5–T11), 갈비밑신경(T12)	운동신경: 가로막신경(C3–C5) 감각신경: 중심부위–가로막신경(C3–C5), 변두리부위-갈비사이신경(T5–T11), 갈비밑신경(T12)

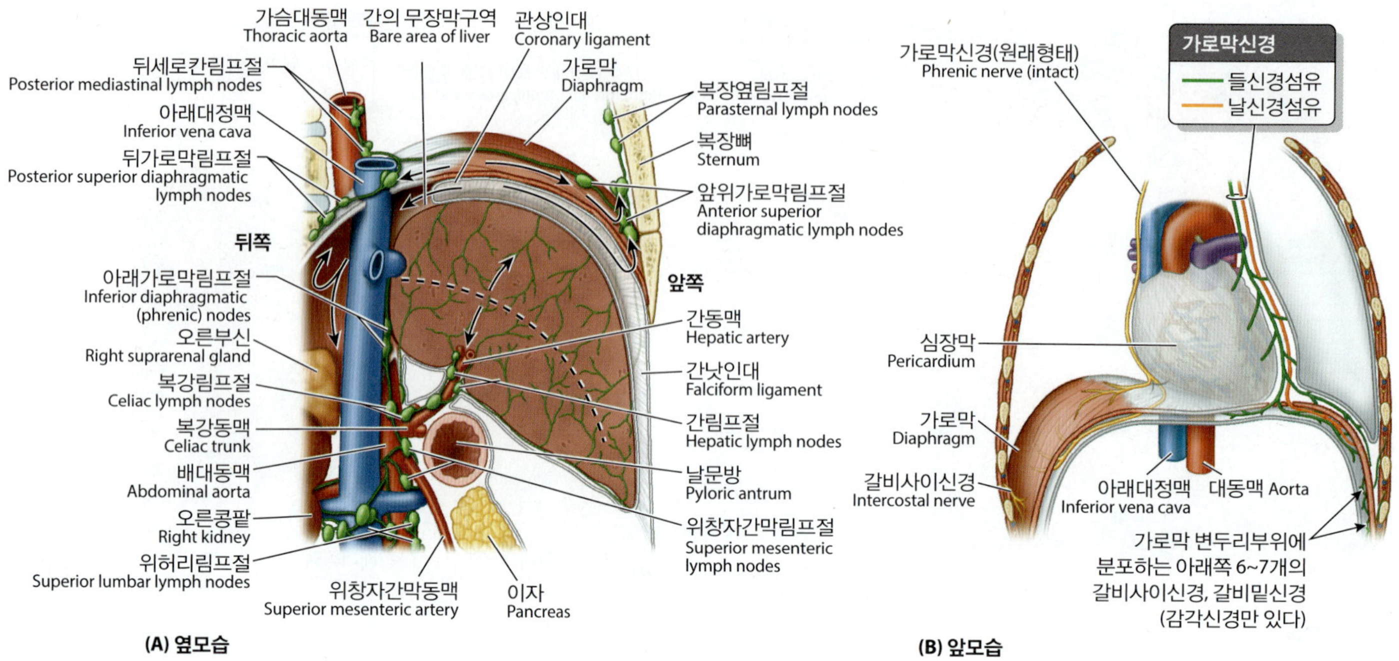

그림 5.94. 가로막의 림프관, 림프절 및 신경. A. 림프배출. 가로막의 위·아랫면에는 각각 하나씩 림프얼기를 형성하며 서로 자유롭게 연결되어 있다. **B.** 신경분포. 가로막신경은 가로막의 모든 운동과 대부분의 감각을 담당한다. 아래쪽 6~7개의 갈비사이신경과 갈비밑신경은 가로막 테두리부위의 감각을 전달한다.

식도구멍(esophageal hiatus)

식도구멍(식도열공, **esophageal hiatus**)은 식도가 지나가는 둥근 구멍으로, T10 높이에서 가로막오른다리 속에 있다. 식도구멍에는 식도뿐 아니라 앞·뒤미주신경줄기(anterior and posterior vagal trunk)와 왼위혈관(left gastric vessel)의 식도가지, 약간의 림프관이 지나간다. 식도구멍의 아래모서리쪽은 가로막오른다리의 근섬유가 서로 교차하면서 식도의 근육성 조임근(muscular sphincter)을 만들게 되며, 가로막이 수축할 때마다 조이게 된다. 식도구멍은 대동맥구멍 왼쪽의 위쪽에 위치한다. 70%의 사람들에게서 식도구멍의 양쪽 테두리는 가로막오른다리의 근육다발로 만들어지지만, 나머지 30%에서는 가로막왼다리의 얕은 근육다발이 식도구멍의 오른쪽테두리를 만들기도 한다.

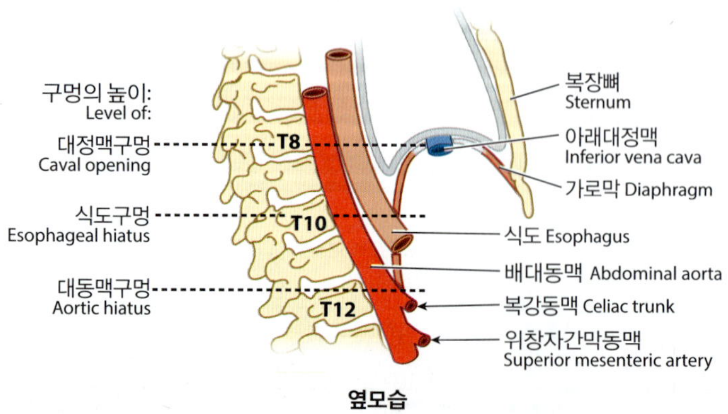

그림 5.95. 가로막의 구멍. 아래대정맥, 식도, 대동맥이 가로막을 지나가는 등뼈의 높이를 "8-10-12"로 쉽게 기억할 수 있다.

대동맥구멍(aortic hiatus)

대동맥구멍(대동맥열공, **aortic hiatus**)은 대동맥이 지나가는 가로막 뒤부분의 구멍이다(그림 5.92, 5.95). 대동맥은 가로막을 뚫고 지나가는 것이 아니기 때문에, 호흡에 의해 가로막이 움직여도 대동맥의 혈액 흐름에는 영향이 없다. 대동맥은 가로막의 양쪽 다리 사이의 정중활꼴인대(median arcuate ligament)의 뒤쪽에 위치하며, T12의 아래모서리 높이에 있다. 대동맥구멍에는 대동맥과 함께 가슴림프관(thoracic duct)이 지나가며, 때때로 홀정맥과 반홀정맥이 지나가기도 한다.

가로막의 작은 구멍(small openings in diaphragm)

3개의 큰 구멍 외에 가로막이 복장뼈와 갈비뼈에 부착하는 부위 사이에 생기는 **복장갈비삼각**(흉늑골삼각, **sternocostal triangle**)이나 복장갈비구멍(sternocostal foramen)이라고 부르는 작은 구멍이 있다(그림 5.92). 이 삼각으로는 간(liver)의 가로막면에서 나오는 림프관과 위배벽혈관(superior epigastric vessel)이 지나간다. 안쪽활꼴인대(medial arcuate ligament)의 깊숙한 곳에는 교감신경줄기가 맨아래내장신경(least splanchnic nerve)과 같이 지나간다. 또한 가로막의 양쪽 다리에는 2개의 작은 구멍이 있는데, 각각 큰내장신경(greater splanchnic nerve)과 작은내장신경(lesser splanchnic nerve)이 지나간다.

가로막의 움직임(Actions of Diaphragm)

가로막이 수축하면, 지붕(dome)이 아래쪽으로 당겨지면서 볼록한 부분이 다소 평평해진다(제4장, 가슴의 그림 4.10F 참조). 이런 움직임을 '가로막하강(descent of the diaphragm)'이라 표현하지만, 실제적으로는 지붕부분만 내려온다. 가로막 변두리부분인 근육부분은 여전히 아래쪽 6개의 갈비뼈와 갈비연골에 붙어 있다. 가로막이 아래로 내려오면, 가슴안(thoracic cavity)의 부피는 커지고 가슴안압력(intrathoracic pressure)은 떨어지면서 허파로 공기가 들어온다. 또한 배안내장들을 아래쪽으로 누르게 된다. 따라서 배안(abdominal cavity)의 부피는 약간 줄어들고, 배안압력(intra-abdominal pressure)도 약간 증가한다.

이렇게 배안압력은 증가하고 가슴안압력이 감소하는 현상은 정맥혈이 심장으로 되돌아가는 데 도움을 주기 때문에, 가로막의 움직임은 혈액순환에 중요하다. 가로막이 수축하면서 배안내장을 압박하게 되고 아래대정맥의 피는 심장을 향해 위쪽으로 올라간다.

사람이 바로 누워 몸의 윗부분을 아래로 젖힌 **트렌델렌버그자세**(*Trendelenburg position*)일 때, 가로막이 가장 위쪽에 위치한다. 이 자세를 취하면 배안내장이 가로막을 위쪽으로 누르게 된다. 또한 옆으로 눕게 되면, 배안내장이 한쪽을 더 누르게 되어 같은 방향의 가로막 반쪽이 더 올라간다. 반대로 서 있거나 앉아 있게 되면 가로막이 가장 아래쪽으로 위치하게 된다. 따라서 호흡곤란(dyspnea)이 있는 사람들은 누워 있는 것보다 앉아 있으려 한다. 가로막이 아래쪽으로 내려와 있어 허파의 예비허파용량(reserve lung volume)이 늘어나고, 가로막이 중력 방향으로 움직이므로 덜 힘들기 때문이다.

뒤배벽(Posterior Abdominal Wall)

뒤배벽(posterior abdominal wall)은 다음과 같이 구성되어 있다(그림 5.96~5.98).

- 중심: 5개의 허리뼈(lumbar vertebra)와 허리뼈 사이의 척추원반(intervertebral disc)
- 가쪽의 뒤배벽근육: 허리근(psoas muscle), 허리네모근(quadrates lumborum muscle), 엉덩근(iliacus muscle), 배가로근(transverse abdominal muscle)과 배빗근(oblique muscle)
- 가로막(diaphragm): 뒤벽의 위쪽을 형성
- 근막(fascia): 등허리근막(thoracolumbar fascia)이 포함
- 허리신경얼기(lumbar plexus): 허리척수신경(lumbar spinal nerve)의 앞가지로 구성됨
- 지방, 신경, 대동맥·대정맥과 같은 혈관, 림프절.

그림 5.98과 같이 교과서에 일반적으로 그려진 이차원적 그림으로 보면, 뒤배벽을 평평한 구조로 생각하기 쉽다. 시신을 해부하거나 그림 5.96A와 B와 같은 가로절단 그림을 보게 되면, 뒤배벽의 중심에 허리척주(lumbar vertebral column)가 툭 튀어나와 있고, 양쪽으로 2개의 커다란 척주옆고랑(paravertebral gutter)을 만들고 있는 것을 알 수 있다. 이 고랑의 가장 깊은 곳에는 콩팥과 콩팥을 둘러싼 지방이 들어 있다. 대동맥은 앞으로 튀어나온 척주의 앞쪽에 위치하며, 누워 있는 마른 사람의 대동맥은 예상 외로 앞배벽과 아주 가까운 것을 알 수 있다(그림 B5.40C 참조). 대동맥의 앞쪽에는 아주 많은 구조물들(위창자간막동맥, 샘창자, 이자, 왼콩팥정맥 등)이 놓여 있으며, 이들이 "뒤배벽구조"임에도 불구하고 누워 있는 마른 사람의 앞배벽에 생각보다 더 가깝게 있을 수 있다.

뒤배벽의 근막(Fascia of Posterior Abdominal Wall)

뒤배벽은 벽복막(parietal peritoneum)과 근육 사이에 위치하는 **배속근막**(*endoabdominal fascia*)이 덮고 있다(그림 5.96B). 이 근막은 배가로근을 둘러싸는 배가로근막(transversalis fascia)으로 이어진다. 보통 근막의 이름은 둘러싸고 있는 구조물의 이름을 붙인다.

큰허리근을 둘러싸는 **허리근막**(*psoas fascia*)은 **허리근집**(대요근초, *psoas sheath*)이라고도 하며, 허리뼈의 안쪽과 골반테두리(pelvic brim)에 붙는다. 허리근막의 위쪽은 두꺼워지면서 가로막의 **안쪽활꼴인대**(*medial arcuate ligament*)를 만들고(그림 5.92), 가쪽으로는 **허리네모근과 등허리근막**(*thoracolumbar fascia*)에 합쳐진다(그림 5.96B). 엉덩뼈능선(iliac crest) 아래쪽으로 내려가면 엉덩근을 둘러싼 엉덩근막(iliac fascia)과 이어진다.

5

등허리근막(흉요근막, **thoracolumbar fascia**)은 안쪽으로 척주(vertebral column)에 붙어 있는 허리부위의 넓은 근막들의 모임이다. **근육을 둘러싸고 있는 앞·중간·뒤층**으로 구성되어 있다(그림 5.96B, C). 가슴부위의 깊은 근육을 둘러싸는 근막은 얇고 투명하지만, 허리부위의 근육을 둘러싼 근막은 두껍고 강하다. 세로로 늘어선 깊은등근육(deep back muscle, erector spinae)은 등허리근막의 뒤층(posterior layer of thoracolumbar fascia)과 중간층(middle layer of thoracolumbar fascia)으로 둘러싸여 있다. 이는 앞배벽에서 배곧은근집에 배곧은근이 싸여 있는 것과 비슷하다(그림 5.96A). 그러나 등허리근막의 뒤층이 중앙의 허리뼈에 단단하게 붙어 있어 백색선(linea alba)에만 붙어 있는 배곧은근집보다 더 튼튼하다. 열두째갈비뼈와 엉덩뼈능선 사이에 붙어 있는 등허리근막은 배곧은근집처럼 가쪽으로 배속빗근과 배가로근에 붙어 있다. 그러나 배바깥빗근에는 부착하지 않는다. 대신 넓은등근(latissimus dorsi muscle)에 붙어 있다(그림 5.96B, C).

등허리근막의 앞층(anterior layer of thoracolumbar fascia)은 허리네모근의 앞면을 덮고 있는 허리네모근막(quadrates lumborum fascia)에 해당하지만, 중간층과 뒤층에 비해 얇고 투명하다. 앞층은 허리뼈의 가로돌기(transverse process)의 앞면과 엉덩뼈능선, 열두째 갈비뼈에 걸쳐 붙어 있다(그림 5.96B, 5.98). 앞층의 가쪽은 배가로근의 널힘줄(aponeurosis)로 이어진다. 위쪽으로 올라가면 두꺼워지면서 가로막의 **가쪽활꼴인대**(*lateral arcuate ligament*)를 만들며, 아래쪽으로는 **엉덩허리인대**(장요인대, **iliolumbar ligament**)에 붙어 있다(그림 5.98).

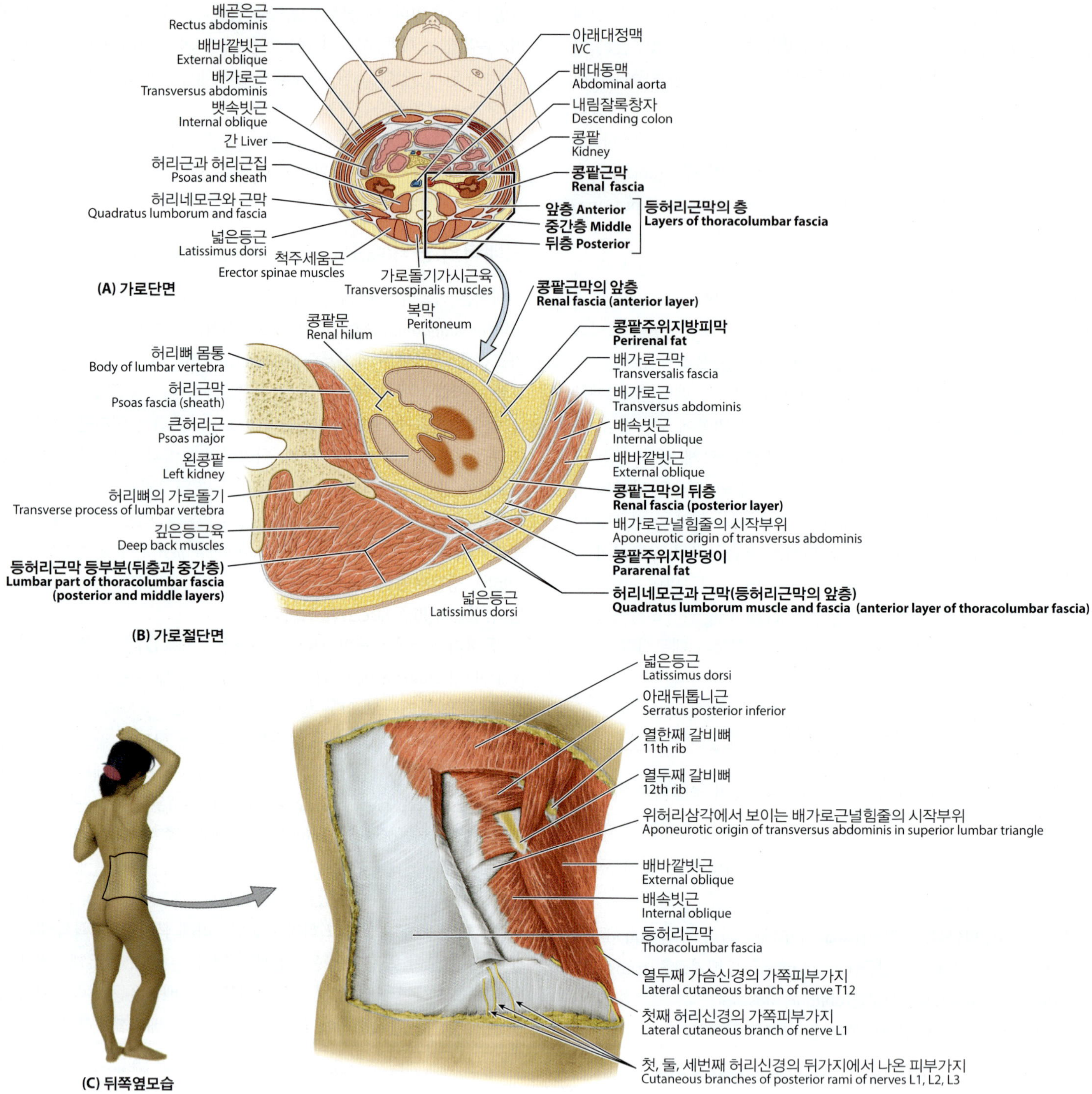

그림 5.96. 콩팥문 높이의 배벽 근막과 널힘줄. A. 근육과 널힘줄근육집, 배벽 근막의 관계. 3개의 평평한 배근육이 가쪽벽을 형성하고, 앞쪽과 뒤쪽에는 근육을 둘러싼 근막집이 벽을 형성한다. 앞가쪽벽은 이해를 돕기 위해 여기서는 두껍게 그렸으나 실제로는 얇으며, 늘어날 수 있다. 유연한 뒤배벽은 체중을 받치는 부위이므로 척주와 그를 보강하는 근육으로 구성되어 있다. 이는 늘어나지 않는다. *IVC*, 아래대정맥. **B.** 뒤배벽의 널힘줄과 근막층. 앞배벽의 자세한 층은 그림 5.5B를 참고하기 바란다. **C.** 얕은층의 해부.

뒤배벽의 근육(Muscles of Posterior Abdominal Wall)

뒤배벽에서 양쪽으로 관찰되는 주요 근육은 다음과 같다(그림 5.97; 표 5.13).

- 큰허리근(대요근, *psoas major muscle*): 아래가쪽으로 지나감
- 엉덩근(장골근, *iliacus muscle*): 큰허리근 아랫부분의 가쪽에 놓임
- 허리네모근(요방형근, *quadratus lumborum muscle*): 허리뼈 가로돌기 옆에 있으며, 큰허리근 윗부분의 가쪽에 놓임

각 근육의 붙는곳과 신경, 기능에 대해서는 표 5.13에 정리하였다.

큰허리근(psoas major)

길고 두꺼우며 방추 모양인 **큰허리근**(대요근, **psoas major**)은 허리뼈의 가쪽에 있다(그림 5.97A, 5.98). 영어 이름인 '*psoas*'는 그리스어로 '허리근육'이란 뜻이며, 도축업자들은 동물의 허리근을 '안심(*tenderloin*)'이라고 한다. 허리근은 아래가쪽으로 내려와 고샅인대(inguinal ligament)의 깊숙한 곳을 통과해 넙다리뼈의 작은돌기에 붙어 있다. 허리신경얼기(lumbar nerve plexus)는 허리뼈 가로돌기 앞쪽에서 허리근의 뒷부분에 묻혀 있다.

엉덩근(iliacus)

엉덩근(요골근, **iliacus**)은 큰허리근 아랫부분의 가쪽에 놓여 있는 커다란 삼각형의 근육이다. 엉덩근의 대부분 근육섬유는 큰허리근의 힘줄과 합쳐진다. 따라서 엉덩근과 큰허리근을 합쳐서 **엉덩허리근**(장요근, **iliopsoas**)이라고 하며, 넓적다리의 주된 굽힘근육으로 작용한다. 또한 엉덩관절(hip joint)을 안정시켜 서 있는 자세를 유지하게 해준다. 엉덩근과 허리근은 둘 다 엉덩관절의 굽힘에 작용하지만, 허리를 굽힌다든지 가쪽으로 구부리는 등의 운동은 허리근만 작용한다.

허리네모근(quadratus lumborum)

사각형의 **허리네모근**(요방형근, **quadratus lumborum**)은 뒤배벽에 위치하는 두꺼운 종이 형태의 근육이다(그림 5.96A, B; 5.97B; 5.98). 허리뼈 가로돌기의 근처에 있으며, 아래쪽으로 내려오면서 넓어진다. 열두째갈비뼈 근처에서 가로막의 **가쪽활꼴인대**(*lateral arcuate ligament*)가 허리네모근을 가로지른다. **갈비밑신경**(*subcostal nerve*)은 가쪽활꼴인대의 뒤로 지나가 허리네모근의 아래가쪽으로 달린다. 허리신경얼기는 허리네모근의 앞면을 따라 아래로 달린다.

뒤배벽의 신경(Nerves of Posterior Abdominal Wall)

뒤배벽에는 몸신경계통(somatic nervous system)과 자율신경계통(autonomic nervous system)이 모두 분포한다.

갈비밑신경(늑하신경, *subcostal nerve*)은 T12신경의 앞가지로 가슴에서 나온다. 가로막의 가쪽활꼴인대 뒤를 지나 배로 들어가 허리네모근의 앞면을 따라 아래가쪽으로 내려간다(그림 5.98). 이 신경은 배가로근과 배속빗근을 뚫고 배바깥빗근과 앞가쪽배벽의 피부에 분

5

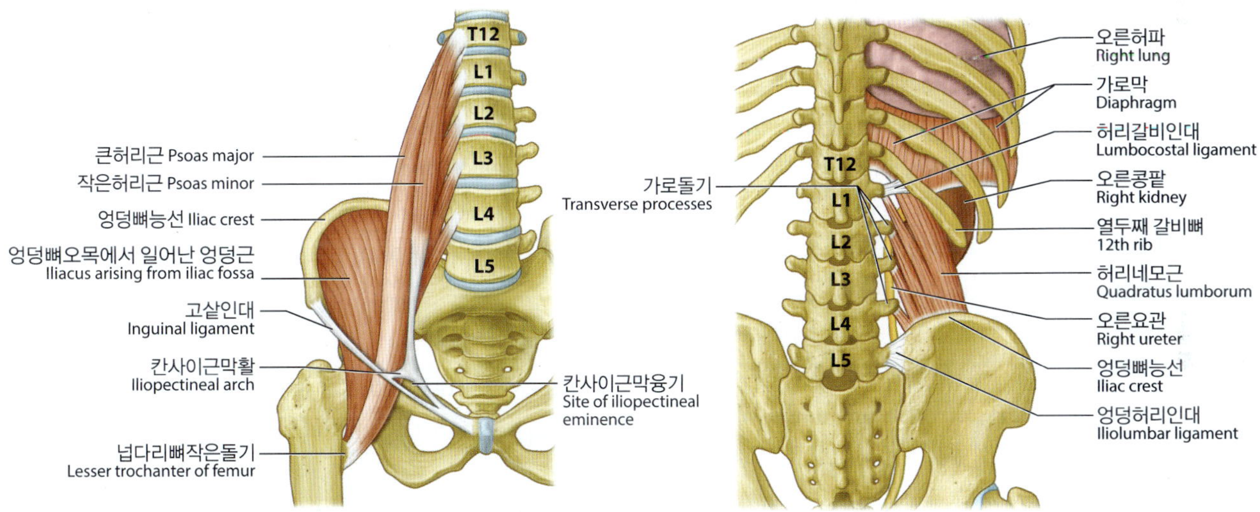

(A) 앞모습 (B) 뒤모습

그림 5.97. 뒤배벽의 근육.

표 5.13. 뒤배벽의 근육

근육	위쪽 붙는곳	아래쪽 붙는곳	신경분포	기능
큰허리근 (psoas major)[a]	허리뼈의 가로돌기, 열두째등뼈(T12)–다섯째허리뼈(L5) 몸통 옆쪽과 사이사이의 척추원반 옆쪽	넙다리뼈의 작은돌기에 질긴 힘줄로 붙는다.	둘째넷째허리신경(**L1**, **L2**, L3)의 앞가지	아래쪽에서 엉덩근과 함께 작용하여 넓적다리를 구부리고, 위쪽으로 작용하여 척주를 가쪽으로 구부리며, 몸통을 안정화시키고, 앉아 있을 때 엉덩근과 함께 몸통을 구부리는 데 작용한다.
엉덩근(iliacus)[a]	엉덩뼈오목의 위쪽 2/3, 엉치뼈날개, 앞엉치엉덩인대	넙다리뼈의 작은돌기와 그 아래 부분이 넙다리몸통에 큰허리근힘줄로 붙는다.	넙다리신경(L2–L4)	넓적다리를 구부리고 엉덩관절을 안정시킨다. 큰허리근과 같이 작용한다.
허리네모근 (quadratus lumborum)	열두째갈비뼈의 아래모서리 안쪽 1/2, 허리뼈 가로돌기의 끝	엉덩허리인대와 엉덩뼈능선의 안쪽입술	열두째가슴신경(T12)과 첫째넷째허리신경(L1–L4)의 앞가지	척주를 펴고 가쪽으로 구부린다. 숨을 들이마실 때 열두째갈비뼈를 고정한다.

[a]큰허리근과 엉덩근은 아래쪽에서 합쳐져 엉덩허리근(iliopsoas)이 된다.

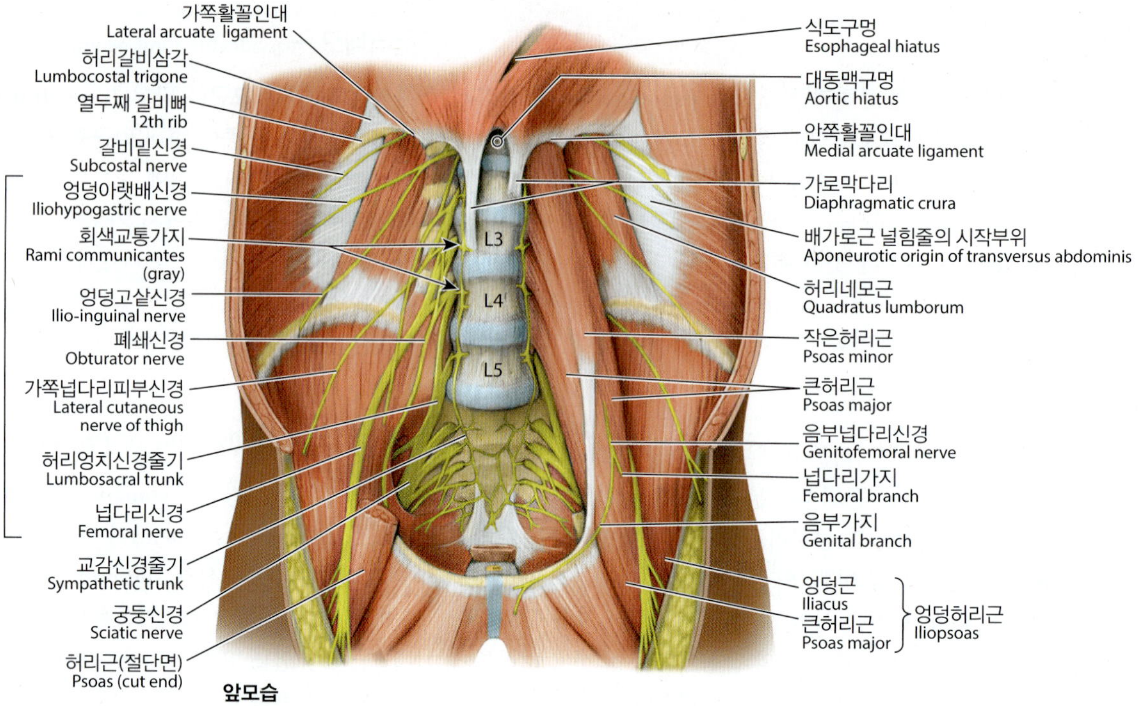

그림 5.98. 뒤배벽의 근육과 신경. 오른큰허리근의 대부분을 제거하여 큰허리근 속에 놓여 있는 첫째–넷째허리신경의 앞가지가 만드는 허리신경얼기를 보여준다.

포한다.

허리척수신경(요추신경, **lumbar spinal nerve**)은 척수(spinal cord)에서 해당 높이 척추(L1–L5)의 아래쪽 척추사이구멍(intervertebral foramen)을 나와 앞가지와 뒤가지로 나뉜다. 각 가지는 감각신경섬유와 운동신경섬유를 포함하고 있다. 뒤가지는 뒤쪽으로 나와 등의 근육과 그를 덮고 있는 피부에 분포한다. 반면, 앞가지는 가쪽으로 내려와 맨아래 앞배벽과 다리근육 및 피부에 분포한다. 첫째, 둘째와 가끔 셋째허리척수신경 앞가지의 시작부분에는 **백색교통가지**(*white communicating branch*; 라틴어로 *rami communicantes*)가 만들어지며, 이곳에서는 연접이전교감섬유가 허리교감신경줄기로 전달된다.

허리교감신경줄기(*lumbar sympathetic trunk*)는 4개의 **척주옆교감신경절**(*paravertebral sympathetic ganglia*)과 각각을 연결하는 **신경절사이가지**(*interganglionic branch*)로 구성되어 있으며, 가로막의 안쪽활꼴인대 밑으로 올라가 가슴교감신경줄기(thoracic sympathetic trunk)와 이어진다. 이 신경줄기는 허리뼈 몸통의 앞가쪽과 큰허리근 사이에 생긴 고랑을 따라 내려가서 엉치뼈곶(천골갑각, sacral promontory)을 지나 골반 속으로 이어져 엉치신경줄기(sacral sympathetic trunk)와 이어진다.

배벽과 다리에 분포하는 교감신경은 교감신경줄기에서 신경연접이 일어난다. 연접이후교감섬유는 신경줄기의 가쪽에서 **회색교통가지**(*gray communicating branch*)를 통해 허리신경의 앞가지로 나간다. 이 신경은 가슴배신경(thoraco-abdominal nerve), 갈비밑신경(subcostal nerve)과 허리신경얼기(lumbar plexus)로 들어가며, 이들 신경은 아래쪽 몸통과 다리의 혈관을 수축시키고, 땀을 흘리게 하고, 털을 세운다. 허리교감신경줄기의 안쪽에서 나온 **허리내장신경**(*lumbar splanchnic nerve*)은 골반내장에 분포하는 연접이전교감섬유(presynaptic sympathetic fiber)를 전달한다.

허리신경얼기(요추신경총, **lumbar plexus of nerve**)는 큰허리근이 부착된 허리뼈 가로돌기의 앞쪽에서 만들어지며, L1–L4 신경의 앞가지로 구성되어 있다. 허리신경얼기의 가지는 다음과 같고, 처음 3개가 큰 가지이다.

- **넙다리신경**(대퇴신경, *femoral nerve*): L2–L4 신경에서 나오며, 큰허리근의 가쪽모서리를 빠져나와 엉덩근에 분포하고, 고샅인대(inguinal ligament)의 아래를 지나 넓적다리 앞쪽의 엉덩관절굽힘근(flexor of hip)과 무릎관절폄근(extensor of knee)에 분포한다.
- **폐쇄신경**(*obturator nerve*): L2–L4 신경에서 나오며, 큰허리근의 안쪽모서리를 빠져나와 작은골반(lesser pelvis)으로 들어와서, 두덩뼈위가지(superior pubic ramus) 아래쪽의 폐쇄구멍(obturator foramen)을 지나 넓적다리 안쪽의 모음근육(adductor muscle)에 분포한다.
- **허리엉치신경줄기**(요천골신경간, *lumbosacral trunk*): L4, L5 신경에서 나오며, 엉치뼈날개(ala of sacrum)를 넘어 골반으로 내려와서 S1–S4 신경의 앞가지와 함께 엉치신경얼기(sacral plexus)를 형성한다.
- **엉덩고샅신경**(장골서혜신경, **ilio-inguinal nerve**)과 **엉덩아랫배신경**(장골하복신경, **iliohypogastric nerve**): L1 신경의 앞가지에서 나오며, 안쪽활꼴인대의 뒤쪽을 통해 배로 들어와 허리네모근의 앞을 따라 내려온다. 이들은 엉덩뼈능선의 위쪽을 따라 평

행하게 달려, 위앞엉덩뼈가시(anterior superior iliac spine, ASIS) 부근에서 배가로근을 뚫는다. 배속빗근과 배바깥빗근을 따라가며 신경분포를 하고, 고샅부위(inguinal region)와 두덩부위(pubic region)의 피부에 분포한다. L1 신경이 늦게 갈라져 위앞엉덩뼈가시에 와서야 갈라지는 경우도 있으며, 이때는 뒤배벽에 2개의 신경이 아닌 1개의 신경(L1)이 지나간다.

- **음부넙다리신경**(음부대퇴신경, *genitofemoral nerve*): L1, L2 신경에서 나오며, 큰허리근을 뚫고 들어가 큰허리근의 앞면을 따라 허리근막(psoas fascia) 속으로 달린다. 음부넙다리신경은 온엉덩동맥과 바깥엉덩동맥의 가쪽에서 넙다리가지와 음부가지로 나뉜다.
- **가쪽넙다리피부신경**(외측대퇴피신경, *lateral cutaneous nerve of thigh*, lateral femoral cutaneous nerve): L2, L3신경에서 나오며, 엉덩근 위에서 아래가쪽으로 달려, 고샅인대 아래의 위앞엉덩뼈가시 안쪽을 지나 넓적다리로 간다. 넓적다리의 앞가쪽 피부에 분포한다.
- **덧폐쇄신경**(부폐쇄신경, **accessory obturator nerve**): L3, L4 신경에서 나오며, 약 10%의 사람에게서 발견된다. 허리근의 안쪽모서리를 따라 나란히 폐쇄신경의 앞쪽으로 내려오며, 넙다리정맥의 시작부위 근처에서 두덩뼈위가지(superior pubic ramus)의 위를 넘어간다.

커다란 넙다리신경, 폐쇄신경, 허리엉치신경줄기는 사람마다 비교적 같은 위치에 존재하지만, 허리신경얼기의 나머지 작은 가지는 변이가 있는 경우가 종종 있다.

뒤배벽의 혈관(Vessels of Posterior Abdominal Wall)

대동맥과 아래대정맥, 대동맥주위신경얼기(aortic peri-arterial nerve plexus)와 같은 아래몸통의 주요 신경혈관다발들은 뒤배벽의 중간선에서 허리뼈 몸통의 앞쪽을 지나간다(그림 5.70B, 5.89 참조).

배대동맥(abdominal aorta)

뒤배벽의 대부분 동맥은 **배대동맥**(복대동맥, **abdominal aorta**)에서 나온 것이다(그림 5.99A; 표 5.14). 갈비밑동맥(늑하동맥, *subcostal artery*)은 가슴대동맥에서 나와 열두째갈비뼈 밑에 분포한다. 배대동맥은 약 13 cm의 길이로, T12 높이의 가로막 **대동맥구멍**(*aortic hiatus*)에서 시작하여 L4 높이에서 **오른 · 왼 온엉덩동맥**(*right* and *left common iliac artery*)으로 나뉘며 끝난다. 배대동맥은 앞배벽 표면에서 보았을 때, 날문가로면(transpyloric plane) 중간 지점의 약 5.5 cm 위에서 시작해서 **능선위면**(*supracristal plane*: 엉덩뼈능선의 가장 높은 곳을 이은 가상면)에 있는 배꼽 왼쪽의 약간 아랫부분(2~3 cm)까지 이어지는 폭 2 cm의 띠로 나타낼 수 있다(그림 5

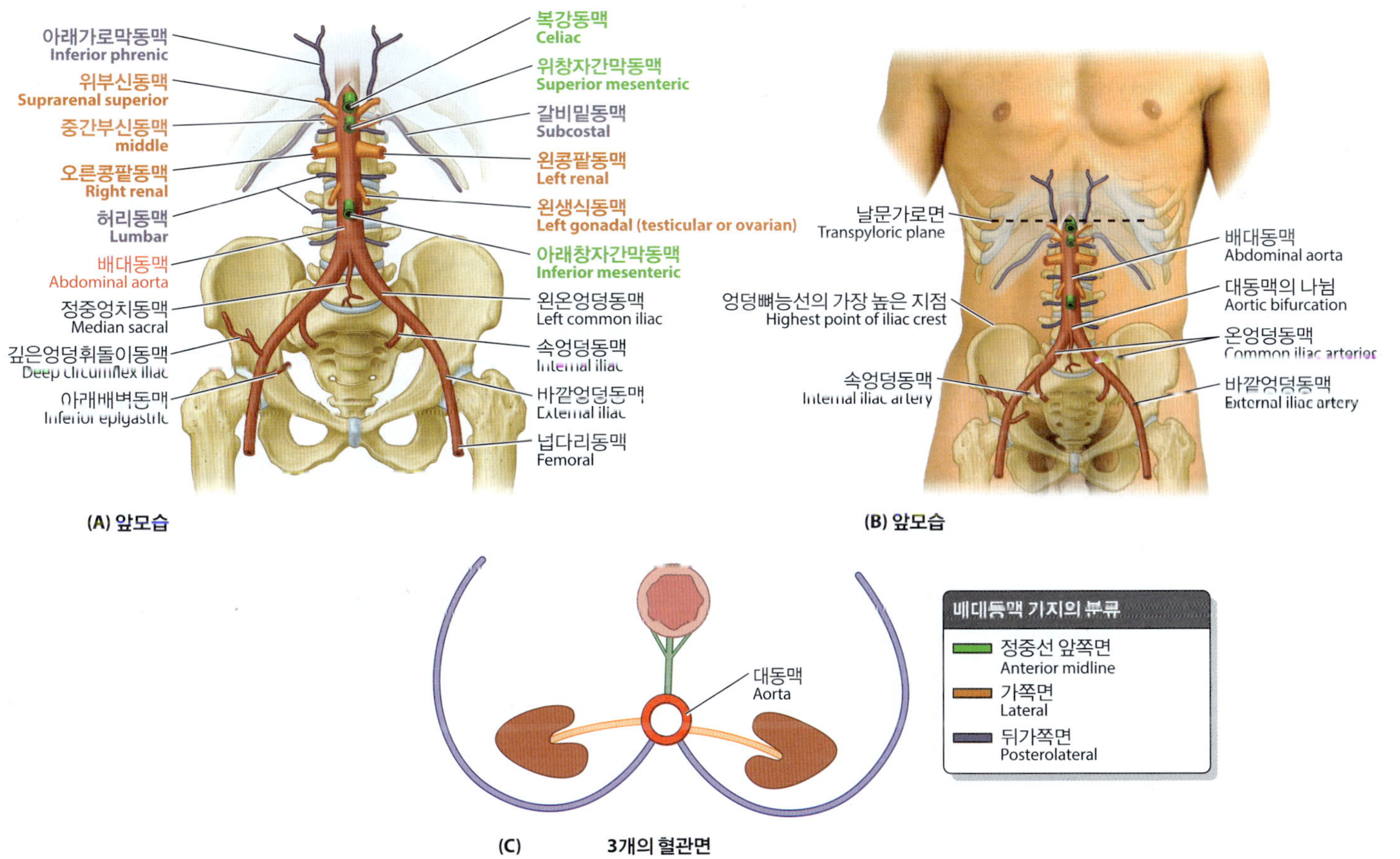

그림 5.99. **뒤배벽에 있는 대동맥의 가지. A.** 개요. **B.** 표면 투사구조. **C.** 혈관면.

표 5.14. 배대동맥의 가지

혈관면	형태	분포	배부위 가지(동맥)	척추높이
1. 정중선 앞쪽(anteior midline)	홀내장가지	소화관	복강동맥(celiac)	T12
			위창자간막동맥(superior mesenteric)	L1
			아래창자간막동맥(inferior mesenteric)	L3
2. 가쪽(lateral)	쌍내장가지	비뇨기와 내분비기관	부신동맥(suprarenal)	L1
			콩팥동맥(renal)	L1
			생식동맥(gonadal) [고환동맥(testicular) 또는 난소동맥(ovarian)]	L2
3. 뒤가쪽(posterolateral)	쌍벽가지(분절형태)	가로막, 몸통벽	갈비밑동맥(subcostal)	T12
			아래가로막동맥(inferior phrenic)	T12
			허리동맥(lumbar)	L1–L4

5.98B). 배에 충분히 힘을 뺀 상태에서 아이들이나 마른 성인의 배동맥은 워낙 앞배벽에 가까이 있어서, 아랫배에서 박동을 느끼거나 볼 수 있다(이 장의 임상적용 "대동맥과 배대동맥류의 박동" 참조).

온엉덩동맥(총장골동맥, **common iliac artery**)은 허리근의 안쪽 모서리를 따라 아래가쪽으로 내려가 골반테두리에 이른다. 여기서 각각의 온엉덩동맥은 **속·바깥엉덩동맥**(내·외장골동맥, *internal* and *external iliac artery*)으로 나뉜다. 속엉덩동맥은 골반으로 들어가며 경로와 가지들은 제6장 골반과 샅에서 설명한다. 바깥엉덩동맥은 엉덩허리근을 따라 내려가 배를 나가자마자 **아래배벽동맥**(하복벽동맥, *inferior epigastric artery*)과 **깊은엉덩휘돌이동맥**(심장골회선동맥, **deep circumflex iliac artery**)을 가지로 내어 앞가쪽배벽에 분포한다.

배대동맥의 주변장기. 위에서 아래로 배대동맥 앞쪽의 주요 주변장기를 나열하면 다음과 같다.

- 복강신경얼기(*celiac plexus*)와 신경절(*celiac ganglion*)(그림 5.55B, 5.70 참조)
- 이자몸통(*body of pancreas*)과 지라정맥(*splenic vein*)(그림 5.71 참조)
- 샘창자의 수평부분(horizontal part of *duodenum*)
- 꼬여 있는 작은창자(small intestine)

배대동맥은 T12–L4 몸통들의 앞쪽으로 내려온다(그림 5.99A). 왼허리정맥(left lumbar vein)은 대동맥의 뒤쪽으로 지나가 아래대정맥으로 들어간다(그림 5.100). 대동맥의 오른쪽에는 홀정맥(azygos vein), 가슴림프관팽대(유미조, cistern chyli), 가슴림프관(thoracic duct), 가로막오른다리, 오른복강신경절(right celiac ganglion)이 있다. 대동맥의 왼쪽에는 가로막왼다리와 왼복강신경절(left celiac ganglion)이 있다.

대동맥의 가지. 내림대동맥(descending aorta)인 가슴·배대동맥(thoracic and abdominal aorta)에서 나오는 가지는 나오는 위치와 경로를 기준으로 하여 3개의 "혈관면(vascular plane)"으로 나눈다. 이들은 내장가지(visceral branch)이거나 벽가지(parietal branch)로 나뉘고, 쌍(paired)으로 나오거나 홀(unpaired)으로 나오게 된다(그림 5.99A, C; 표 5.14). 대동맥에서 **쌍으로 나오는 벽가지**는 가로막과 뒤배벽에 분포한다.

정중엉치동맥(정중천골동맥, **median sacral artery**)은 홀으로 나오는 벽가지이며, 대동맥이 온엉덩동맥으로 나뉘는 지점에서 홀로 뒤쪽으로 나오므로 넷째면(fourth plane, posterior plane)이라고 한다. 또한 크기가 대동맥에 비해 월등히 작지만 대동맥의 연장선으로 생각되기도 한다. 정중엉치동맥에서 **작은허리동맥(small lumbar artery)**과 **가쪽엉치가지(lateral sacral branch)**가 쌍으로 나오는 벽가지의 형태로 나오기 때문이다.

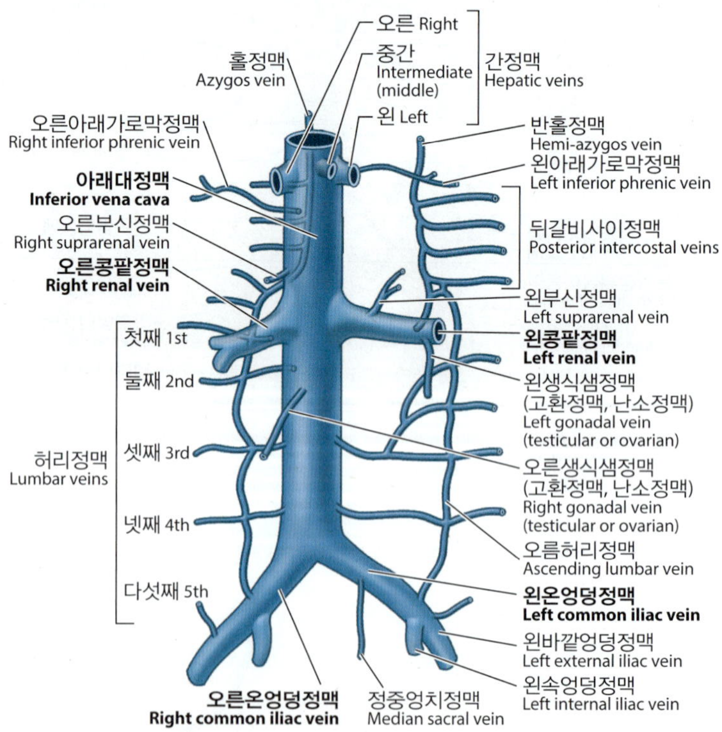

그림 5.100. 아래대정맥(IVC)과 아래대정맥의 가지. 아래대정맥이 정중선의 오른쪽에 위치하여 콩팥정맥과 온엉덩정맥은 비대칭적이다.

뒤배벽의 정맥(veins of posterior abdominal wall)

뒤배벽의 정맥은 대부분이 아래대정맥의 가지이며, **왼고환정맥**(*left testicular vein*)이나 **왼난소정맥**(*left ovarian vein*)은 **왼콩팥정맥**(*left renal vein*)으로 들어가 아래대정맥으로 유입된다(그림 5.100). 몸에서 가장 큰 정맥인 아래대정맥은 판막이 없으나, 심장의 오른심방(right atrium)과 대정맥이 연결되는 지점에 위치한 다양한 형태의 비기능성 판막(nonfunctional valve)이 있다. 아래대정맥은 다리와 등, 배벽, 배골반 내장으로부터 산소포화도가 낮은 혈액을 모은다. 배안내장에서 들어온 혈액은 **문맥계통**을 통해 간으로 들어오고 **간정맥**(*hepatic vein*)을 통해 아래대정맥으로 들어간다.

아래대정맥(하대정맥, **inferior vena cava**)은 L5의 앞에서 양쪽 온엉덩정맥(common iliac vein)이 합쳐져 만들어진다. 이 지점은 몸 정중면의 약 2.5 cm 오른쪽에 위치하며, 대동맥이 나누어지는 지점의 아래 오른온엉덩동맥(right common iliac artery)의 시작부분 뒤쪽에 위치한다(그림 5.76 참조). 아래대정맥은 L3–L5 몸통의 오른쪽과 배대동맥의 오른쪽, 오른큰허리근의 위를 따라 올라간다. 배대정맥은 T8 높이에서 가로막의 **대정맥구멍**(*caval opening*)을 통해 배에서 가슴으로 들어간다. 아래대정맥의 시작부위가 배대동맥이 나누어지는 지점보다 허리뼈 1개만큼 아래쪽에 있고, 끝부위인 대정맥구멍이 대동맥구멍(aortic hiatus)보다 허리뼈 4개만큼 위쪽에 있어 아래대정맥은 배대동맥보다 7 cm 정도 더 길다. 이 긴 부분 만큼은 대부분 간 속에 있다. 아래대정맥은 문맥으로 흐르지 않는 배골반의 혈액과 다리에서 올라오는 산소포화도가 낮은 혈액을 모은다. 창자에서 들어오는 혈액은 대부분 간문맥계통으로 들어가 간정맥을 통해 아래대정맥으로 유입된다.

아래대정맥의 가지는 배대동맥의 쌍으로 나오는 내장가지(visceral branch), 벽가지(parietal branch)와 같은 이름을 갖게 된다. 대동맥에서 홀으로 나오는 내장가지(unpaired visceral branch)는 간문맥에 대응한다. 간문맥에 흐르는 혈액은 간을 지나 간정맥을 통해 아래대정맥으로 들어간다.

배대동맥에서 쌍으로 나오는 내장가지(paired visceral branch)에 대응하는 대정맥의 가지로는 오른부신정맥(right suprarenal vein), 오른·왼콩팥정맥(right and left renal vein), 오른생식정맥(right gonadal vein)이 있다. 왼부신정맥(left suprarenal vein)과 왼생식정맥(left gonadal vein)은 왼콩팥정맥을 통해 아래대정맥으로 간접적으로 들어간다.

아래대정맥에 쌍으로 들어가는 벽가지(paired parietal branch)는 아래가로막정맥(inferior phrenic vein), 셋째-넷째허리정맥(L3, L4 lumbar vein), 온엉덩정맥(common iliac vein)이다. 오름허리정맥(ascending lumbar vein)과 홀정맥(azygos vein)은 아래대정맥과 위대정맥을 직접 또는 간접적으로 연결하여 곁순환을 만든다(이 장의 임상적용 "배골반정맥의 곁순환" 참조).

뒤배벽의 림프관과 림프절 (lymphatic vessels and lymph nodes of posterior abdominal wall)

림프관과 림프절은 대동맥과 아래대정맥, 엉덩혈관을 따라 나열되어 있다(그림 5.101A). 바깥·속엉덩림프절(external and internal iliac lymph nodes)에서 **온엉덩림프절**(*common iliac lymph nodes*)로 림프

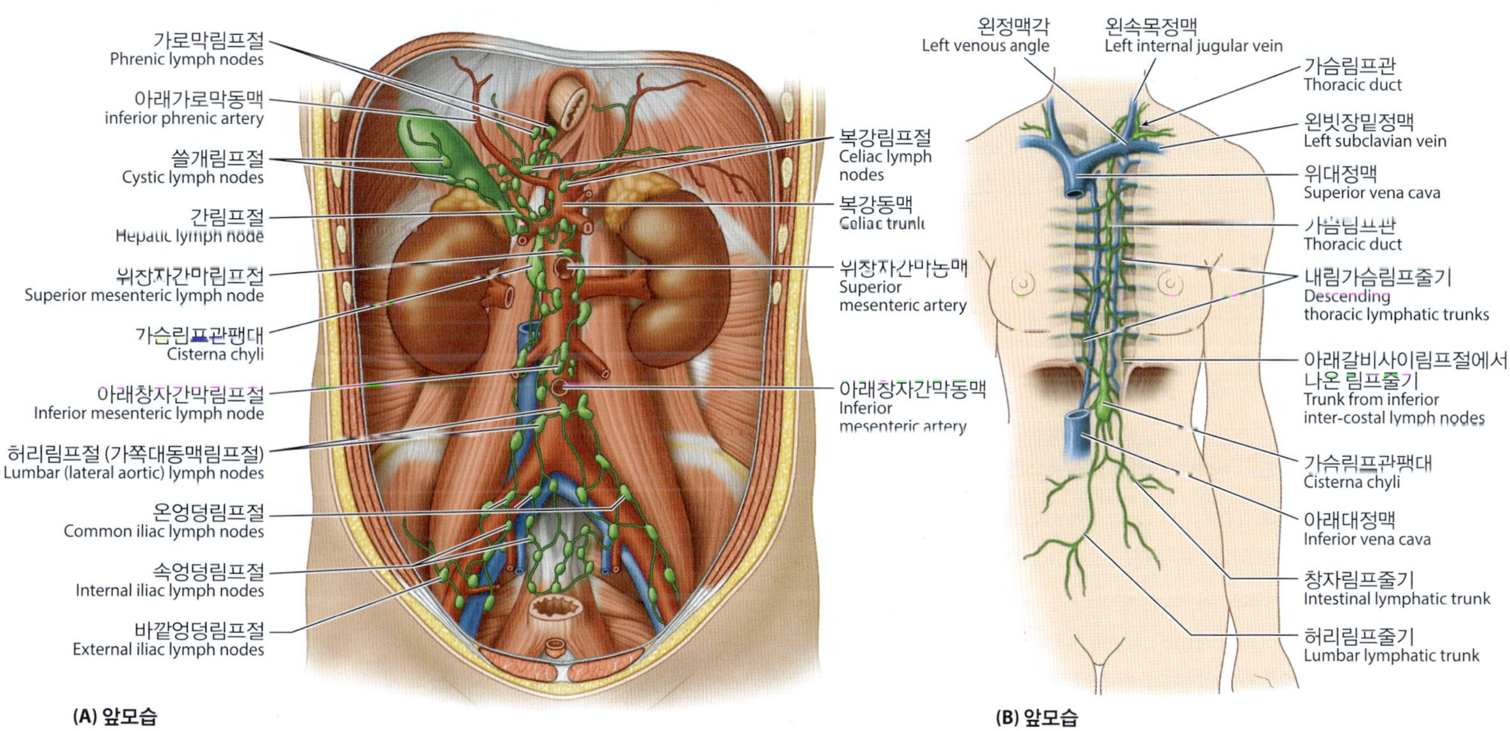

그림 5.101. 뒤배벽의 림프배출. A. 림프관과 림프절. **B.** 배림프줄기(abdominal lymphatic trunk). 몸통의 아래 절반에서 유입된 림프는 배로 모여 가슴림프관으로 들어간다.

가 들어가고, 이어 양쪽 **허리림프절**(*lumbar lymph nodes*)로 들어간다. 소화관과 간, 지라, 이자에서 나온 림프관은 복강동맥과 위·아래창자간막동맥을 따라 흩어져 있는 **대동맥앞림프절**(*pre-aortic lymph nodes*)로 들어간다. 대동맥앞림프절에 해당하는 림프절은 **복강림프절**(*celiac lymph nodes*), **위·아래창자간막림프절**(*superior* and *inferior mesenteric lymph nodes*)이다. 이 림프절에서 나온 날림프관은 **창자림프줄기**(장림프본간, **intestinal lymphatic trunk**)를 만들며, 줄기가 여러 개 모여 가슴림프관(thoracic duct)으로 연결되는 림프줄기를 이룬다(그림 5.101B).

오른·왼허리림프절(*right* and *left lumbar lymph node*)은 아래대정맥과 대동맥의 양쪽에 늘어서 있어 대정맥림프절(caval lymph nodes), 대동맥림프절(aortic lymph nodes)로도 불린다. 뒤배벽, 콩팥, 요관, 고환, 난소, 자궁, 자궁관의 림프는 이 림프절들로 직접 유입된다. 또한 내림잘록창자, 골반, 다리의 림프도 **아래창자간막림프절**(*inferior mesenteric lymph nodes*)과 **온엉덩림프절**(총장골임파절, **common iliac lymph nodes**)을 통해 허리림프절로 들어간다. 커다란 허리림프절에서 나온 들림프관들은 모여 양쪽 **허리림프줄기**(요림프본간, **lumbar lymphatic trunk**)를 만든다.

가슴림프관(흉관, *thoracic duct*)의 아래 끝은 L1, L2 몸통 앞에 놓이며, 가로막오른다리와 대동맥 사이에 위치한다. 가슴림프관은 배의 주요 림프관이 합쳐져서 시작되며, 몇몇 사람들에게서는 얇은 벽을 가진 주머니로 표현되는 **가슴림프관팽대**(유미조, **cisterna chyli**)를 형성하기도 한다(그림 5.101B). 가슴림프관팽대는 크기와 모양이 매우 다양하다. 그러나 보통 오른·왼허리림프줄기(right and left lumbar lymph node), 창자림프줄기(intestinal lymph node), **내림가슴림프줄기**(하행흉임파간, **descending thoracic lymphatic trunk**)가 만나는 곳에서 단순하게 또는 얼기(plexiform)의 형태로 만들어진다. 내림가슴림프줄기는 아래쪽 6개의 갈비사이공간 림프를 운반한다. 결과적으로 몸의 아래쪽 절반(가슴막 높이 아래쪽의 깊은 림프관과 배꼽높이 아래쪽의 얕은 림프관)에서 나온 림프는 배에서 모두 모여 가슴림프관의 시작부분으로 들어간다.

가슴림프관은 가로막의 대동맥구멍을 통해 뒤세로칸(posterior mediastinum)으로 들어가, 몸통의 왼위쪽 1/4에서 몸쪽 림프와 내장쪽 림프를 모은다. 가슴림프관은 **왼빗장밑정맥**(*left subclavian vein*)과 **속목정맥**(*internal jugular vein*)이 만나는 연결지점인 **왼정맥각**(좌정맥각, *left venous angle*)을 통해 정맥으로 들어가며 끝이 난다.

임상적용 CLINICAL BOX

가로막(DIAPHRAGM)

딸꾹질(Hiccups)

딸꾹질(hiccups)은 가로막이 자신의 의지와 상관없이 경련을 일으키는 것처럼 수축하는 것을 말하며, 갑자기 숨을 들이마셨다가 성대문(glottis)이 연축성(spasmodic)으로 닫히면서 독특한 소리를 내며 공기의 흐름이 멈추는 현상이다. 호흡근육, 특히 가로막을 조절하는 뇌줄기(뇌간, brainstem)의 들신경이나 날신경, 또는 숨뇌중추(연수중추, medullary center)의 자극 때문에 딸꾹질이 생긴다. 딸꾹질을 일으키는 원인은 많으며, 소화불량, 가로막자극, 알코올중독, 대뇌병터, 가슴과 배의 병터 등 가로막신경에 영향을 줄 수 있는 모든 것을 포함한다.

가로막신경의 절단(Section of a Phrenic Nerve)

목에서 가로막신경(*phrenic nerve*)이 절단되면, 그 신경이 지배하는 가로막 근육부분(muscular part)이 완전마비(complete paralysis)되어 결국에는 위축(atrophy)이 오게 된다. 덧가로막신경(accessory phrenic nerve; 제8장, 머리 참조)이 있는 사람은 완전 마비가 일어나지 않는다. 반가로막마비(*paralysis of hemidiaphragm*)는 방사선검사로 관찰하였을 때 가로막의 한쪽이 계속 올라가 있거나, 이상한 움직임(paradoxical movement)을 보이는 것으로 알 수 있다. 제4장, 임상적용 "가로막 마비"를 참조하길 바란다.

가로막의 연관통증(Referred Pain from Diaphragm)

가로막에 분포하는 감각신경이 위치에 따라 다르게 분포되어 있기 때문에(표 5.11 참조), 통증도 2개의 다른 지역으로 퍼져 나가게 된다. 가로막부분의 가슴막(pleura)이나 가로막부분의 복막(peritoneum)이 자극되어 생긴 통증은 어깨부분으로 연관된다. 이는 가로막신경이 나오는 C3−C5 척수분절이 어깨부위의 피부에 신경을 분포하기 때문이다(이 장 앞부분에 있는 임상적용 "내장연관통증" 참조). 이 분절에서 나온 앞가지(anterior rami)도 역시 가로막신경에 들어간다. 가로막 테두리부위의 자극은 아래쪽 갈비사이신경을 통해, 앞가쪽배벽 갈비모서리(costal margin) 위의 피부에 비교적 범위가 국한된 통증으로 연관되어 나타난다.

가로막파열과 탈장 (Rupture of Diaphragm and Herniation of Viscera)

가로막의 파열(rupture)과 탈장(hernia)은 가슴안압력이나 배안압력 이 갑작스럽게 증가하면서 나타난다. 가장 흔한 원인은 오토바이 사고에서 가슴이나 배에 심한 외상이 생겼을 때이다. 오른쪽은 간에 의해 비교적 보호를 받고 있어서, 대부분(95%)의 가로막 파열은 왼쪽에서 나타난다.

허리갈비삼각(*lumbocostal triangle*)은 가로막의 갈비부분(costal part)과 허리부분(lumbar part) 사이에 다양한 크기로 나타나는 비근육성 부위이다(그림 5.92, 5.98 참조). 이 삼각은 정상적으로 가로막의 위쪽 근막과 아래쪽 근막만이 합쳐져 만들어진 것이다. 따라서 **외상가로막탈장**(*traumatic diaphragmatic hernia*)이 일어나면, 이 약한 삼각을 통해 위(stomach), 작은창자, 창자간막, 가로잘록창자, 지라(spleen) 등이 가슴우리로 탈장된다.

앞서 **가로막틈새탈장**(횡격열공탈장, *hiatal hernia*)은 식도구멍을 통해 위가 가슴우리 속으로 밀려올라간 것이라고 설명했다. 가로막틈새탈장을 고치기 위해 수술을 할 때, 식도구멍 속으로 들어가는 미주신경줄기, 왼아래가로막혈관, 왼위혈관(left gastric vessel)의 식도가지 등이 손상될 수 있으므로 주의해야 한다.

선천가로막탈장(Congenital Diaphragmatic Hernia)

선천가로막탈장(선천성횡격막탈장, congenital diaphragmatic hernia, CDH)은 가로막의 허리갈비삼각(lumbocostal trigone)에 생긴 커다란 뒤가쪽결손(posterolateral defect, foramen of Bochdalek)을 통해 위와 창자의 일부가 올라오는 것을 말한다(그림 B5.37). 간이 오른쪽에 있기 때문에 탈장은 대부분 왼쪽에서 일어난다. 이 탈장은 가로막의 복잡한 발생과정과 관련이 있다. **가로막의 뒤가쪽결손**(*posterolateral defect*)은 가로막의 비교적 흔한 선천이상으로 신생아 2,200명당 1명꼴로 발생한다(Moore et al., 2020). 가슴안에 탈장된 내장으로 인해 한쪽 허파(특히 왼허파)가 발달될 공간이 부족하며, 출생 시 부풀게 될 공간이 부족하다. 이런 **폐형성저하증**(폐형성부전, *pulmonary hypoplasia*)인 경우 신생아 사망률이 높다(약 76%).

뒤배벽(POSTERIOR ABDOMINAL WALL)

허리근고름집(Psoas Abscess)

결핵(tuberculosis)이 많이 줄어들기는 했지만, 아시아와 아프리카 등지에서 최근 많아지고 있다. 간간이 AIDS나 약물내성으로 인해 대규모로 유행하기도 하고, 척주(vertebral column)의 결핵 또한 꽤 흔하다. 혈액을 통해 감염이 퍼지게 되는데, 특히 아이들에게 많다. 결핵으로 인해 허리부위에 고름집이 생기면 척추에서 허리근집(psoas sheath)으로 잘 퍼지며, 결과적으로 **허리근고름집**(요근농양, *psoas abscess*)이 생기게 된다(그림 B5.38). 이로 인해 허리근막(psoas fascia)이 두꺼워져 질긴 스타킹 모양의 대롱과 같이 된다. 허리근고름집의 고름은 허리근막속에서 근육을 따라 아래로 내려와 골반을 넘어서 고샅인대(inguinal ligament)의 깊숙한 곳까지 내려올 수 있고, 종종 넓적다리의 위쪽까지 내려온다. 허리뼈의 결핵 외에 등뼈의 결핵에서도 고름이 뒤세로칸을 지나 허리근막으로 들어갈 수 있다.

엉덩근막(*iliac fascia*)의 아랫부분은 종종 팽팽하게 당겨져 엉덩뼈능선(iliac crest)의 속을 지나는 주름을 만들기고 하고, 엉덩근막의 윗부분이 느슨해져 주머니를 만들기도 한다. 이 주머니는 엉덩근막의 아랫부분이 만든 주름의 뒤쪽에 생기며, **엉덩근막밑오목**(*iliacosubfascial fossa*)이라고 한다. 이 주머니에 큰창자의 일부가 끼어 상당한 통증을 유발하기도 하는데, 오른쪽에서는 막창자(cecum)나 막창자꼬리(appendix), 왼쪽에서는 구불잘록창자(sigmoid colon)가 끼이게 된다.

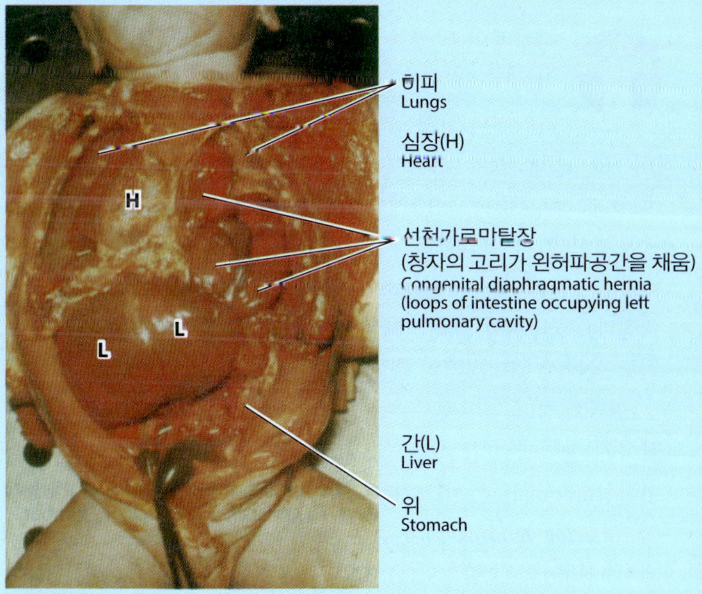

(A) 앞모습

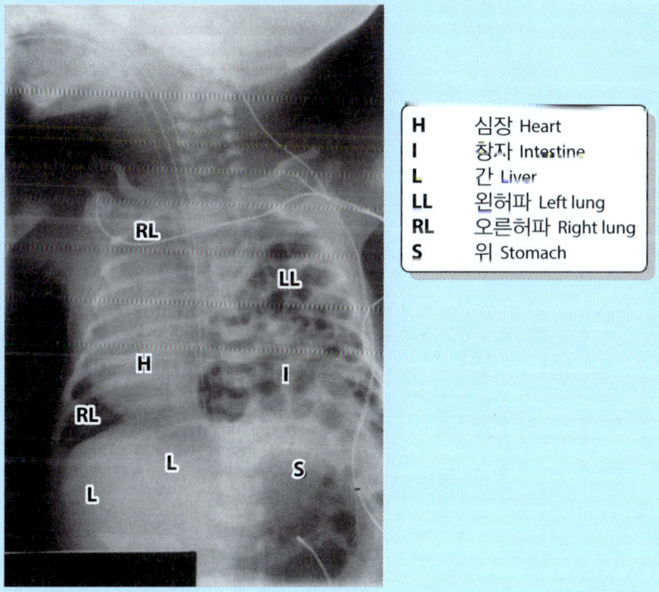

(B) 앞방향 방사선촬영

그림 B5.37. 선천가로막탈장(congenital diaphragmatic hernia, CDH). A. 부검에서 본 선천가로막탈장. **B.** 신생아의 방사선사진에서 봄.

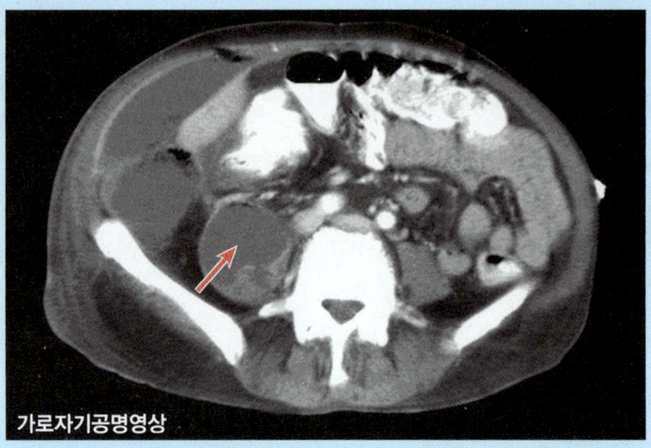

그림 B5.38. 허리근고름집(*화살표*).

뒤배벽 통증(Posterior Abdominal Pain)

엉덩허리근(iliopsoas)은 넓게 분포된 근육으로, 콩팥, 요관, 막창자, 막창자꼬리, 구불잘록창자, 이자, 허리림프절, 각종 신경 등과 관련되어 임상적으로 중요하다. 주변의 구조물들에 질병이 생기면 엉덩허리근을 움직일 때마다 통증이 생긴다. 배안의 염증이 의심되면 **엉덩허리근검사**(*iliopsoas test*)를 실시한다. 검사받는 사람을 아프지 않은 쪽으로 눕힌 다음, 검사자의 손으로 문제가 있는 쪽의 넓적다리에 저항을 주면서 구부리도록 지시한다(Bickley, 2021). 구부리면서 통증이 생기면 허리근확정징후(positive psoas sign)로 판단한다. 예를 들어, 급성 막창자꼬리염(acute appendicitis)은 오른허리근확정징후(positive right psoas sign)를 나타낸다(그림 B5.39).

허리근은 척주를 따라 위치하고, 엉덩근(iliacus)은 엉치엉덩관절(sacroiliac joint)을 넘어가므로, 척추사이관절이나 엉치엉덩관절에 질병이 있으면 방어반사로 엉덩허리근의 **연축**(*spasm*)을 일으킨다. 뒤배벽과 이자는 가까이 위치하므로, **진행췌장샘암종**(*advanced adenocarcinoma of pancreas*)이 뒤배벽의 근육과 신경을 침범하면 극심한 통증을 유발한다.

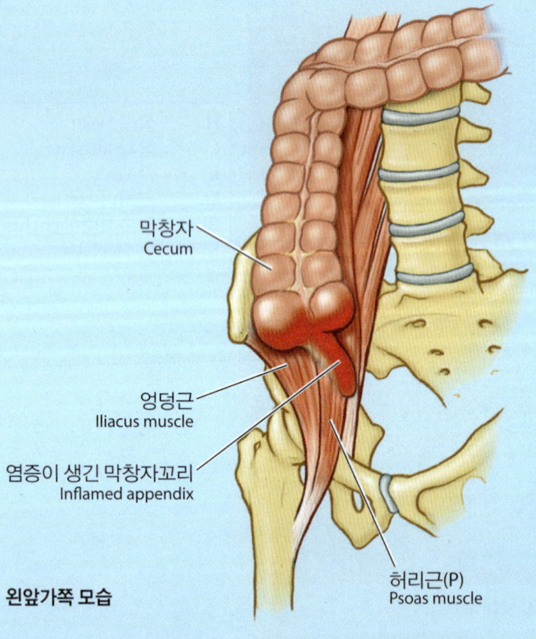

그림 B5.39. 허리근징후의 해부학 근거.

대동맥과 배대동맥류의 박동 (Pulsations of Aorta and Abdominal Aortic Aneurysm)

대동맥은 이자와 위의 뒤쪽에 있어, 이자와 위의 종양을 통해 전달된 대동맥의 박동을 촉진했을 때, 배대동맥류로 착각을 일으키기도 한다(그림 B5.40A, B). **대동맥류**(*aortic aneurysm*)는 대동맥이 국소적으로 커져 있는 것이다. 배의 가운데 부분을 깊게 촉진하면 대동맥류를 알아낼 수 있다(그림 B5.40C). 커다란 대동맥류는 정중선의 왼쪽에서 촉진되며, 박동을 띠는 덩어리가 오른·왼쪽으로 잘 움직인다. 확실하지 않은 경우에는 영상검사로 확진할 수 있다.

급성배대동맥류파열(*acute rupture of abdominal aortic aneurysm*)은 배나 등의 심한 통증을 일으킨다. 이러한 배대동맥류는 심한 출혈을 유발시키므로 사망률이 90%에 달한다(Swartz, 2021). 외과 의사는 대동맥류를 치료하기 위해 대동맥을 열고 인공혈관을 넣은 다음, 동맥류가 일어난 대동맥벽과 인공혈관을 겹쳐서 꿰맨다. 예전에는 배를 직접 열고 대동맥류를 수술했으나, 최근에는 혈관내도관삽입술(endovascular catheterization procedure)을 통해 치료한다.

앞배벽의 힘을 빼게 하고 배꼽위의 앞배벽을 강하게 누르면, L4 몸통을 받침대로 삼아 배대동맥 아랫부분을 압박할 수 있다. 특히 어린이나 마른 성인에게 쉽게 시행할 수 있다(그림 B5.40D). 이런 시술은 골반이나 다리에 생긴 출혈을 조절하기 위해 시행한다.

배골반정맥의 곁순환 (Collateral Routes for Abdominopelvic Venous Blood)

대정맥이 막혔을 때 정맥혈이 심장으로 돌아가려면 3개의 곁순환이 가능하며 몸통의 판막이 없는 정맥을 통해 이뤄진다. 3개 중 하나는 위·아래배벽정맥(superior and inferior epigastric vein)에 의해 만들어지며, 하나는 가슴배벽정맥(thoracoepigastric vein)에 의해 만들어진다. 이 둘은 앞서 '앞배벽' 부분에서 이미 설명하였다. 나머지 하나는 척주 속의 **경막바깥정맥얼기**(*epidural venous plexus*)에 의해 만들어진다(제2장, "등"에서 다뤄진다). 경막바깥정맥은 아래대정맥의 **허리정맥**과 연결되어 있으며, 위로 올라가 위대정맥의 **홀정맥계통**에 연결된다.

아래대정맥의 아랫부분은 발생학적으로 3개의 정맥으로부터 복잡하게 만들어진다(Moore et al., 2020). 그러므로 아래대정맥의 변이이상(anomaly)은 비교적 흔한 편이며, **지속왼아래대정맥**(*persisting left inferior vena cava*)과 같은 대부분의 이상이 콩팥정맥의 아래쪽에서 나타난다(그림 B5.41). 이런 이상들은 정상적으로 없어져야 하는 발생단계의 오른쪽 정맥이 그대로 남아 생긴다. 지속왼아래대정맥은 콩팥 높이에서 오른쪽으로 넘어가기도 한다.

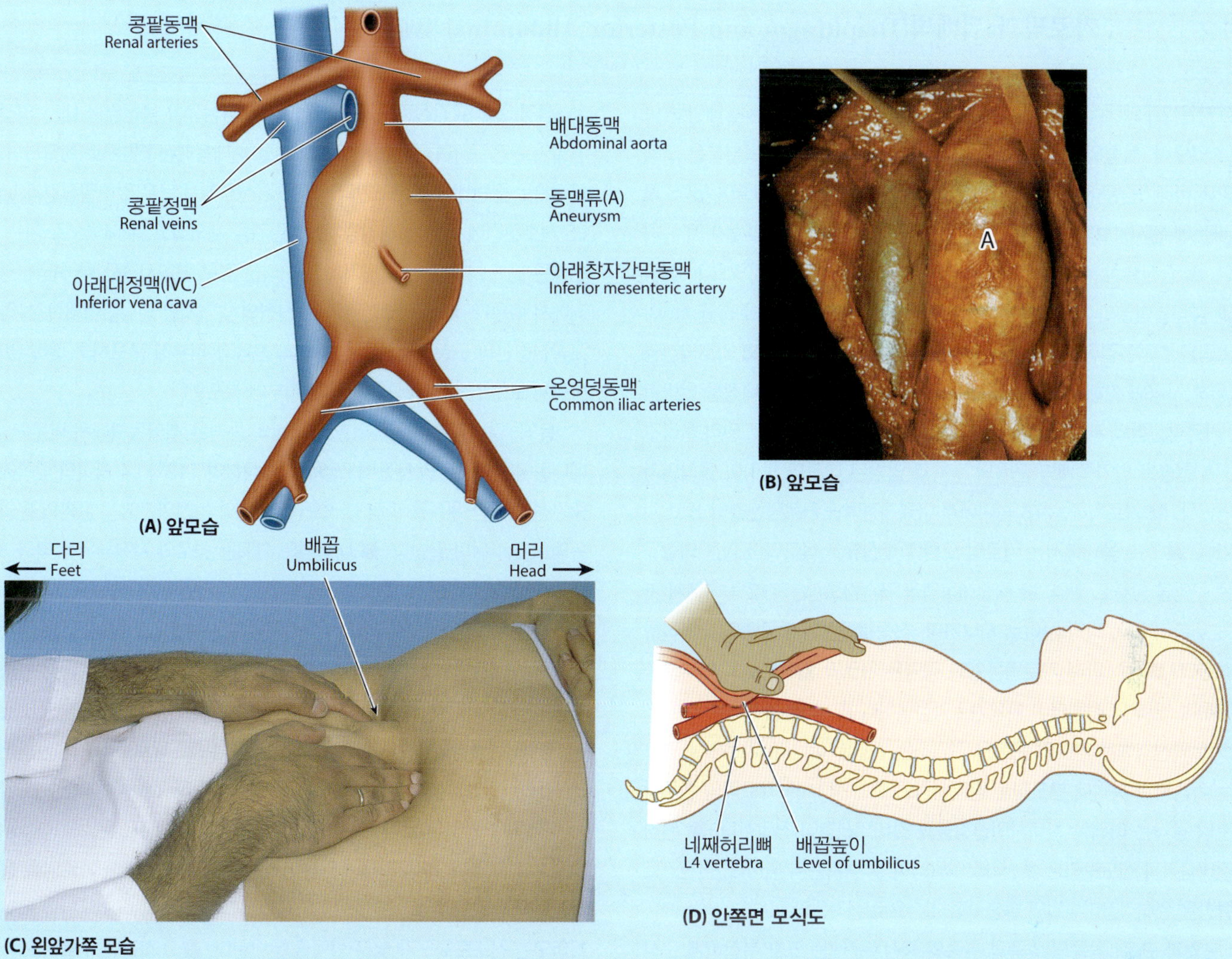

그림 B5.40. 배대동맥과 동맥류의 촉진. A, B. 대동맥류. **C.** 배대동맥의 촉진(맥박) **D.** 배대동맥의 압박.

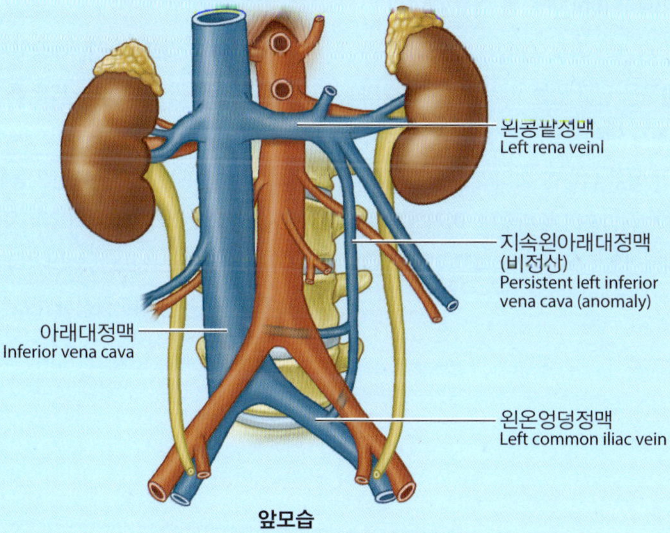

그림 B5.41. 지속왼아래대정맥.

5

핵심정리: 가로막과 뒤배벽(Diaphragm and Posterior Abdominal Wall)

가로막은 2개의 지붕이 있는 근육힘줄로 된 부분이고, 가슴안과 배안을 나누고 있으며, 들숨의 가장 중요한 근육이다. ■ 가로막의 근육부분은 고리 모양의 아래가슴문에 붙어 있으며, 가운데 부분에는 중심널힘줄이 있다. ■ 간 때문에 왼지붕보다 약간 더 높은 오른지붕은 젖꼭지 정도의 높이에 위치한다. ■ 중심널힘줄은 심장막에 싸인 심장에 의해 약간 눌려 있으며, 심장막과 중심널힘줄의 세로칸면은 서로 붙어 있다. 자연스럽게 호흡을 할 때, 가로막은 칼몸통결합과 T8–T9 척추원반 높이에 위치한다. ■ 가로막신경을 통해 자극이 가해지면, 지붕은 아래쪽으로 당겨지며 배안내장을 압박한다. 가로막신경의 자극이 없어지면, 가로막이 이완되면서 위로 밀려 올라간다. 이 현상은 앞가쪽배벽 근육의 수축과 압박된 내장의 압력이 풀리면서 일어난다. ■ 가로막에는 T8 높이에서 아래대정맥과 가로막신경이 뚫고 지나가며, ■ T10 높이에서는 가로막 오른다리 섬유가 식도의 조임근 역할을 하는 구멍을 만들고 있다. ■ 내림대동맥과 가슴림프관은 T12 높이에서 가로막 뒤쪽의 양쪽 다리 사이로 지나가며, 정중활꼴인대가 구멍의 모서리를 형성한다. ■ 위 · 아래 가로막동맥과 정맥은 가로막 혈액분포의 대부분을 담당하며, 일부의 정맥혈이 근육가로막정맥이나 홀 · 반홀정맥으로 흐른다. ■ 가로막신경에는 가로막 운동을 전담하는 신경분 아니라, 가로막을 덮고 있는 가슴막과 복막에 분포하는 감각신경도 포함된다. ■ 가로막의 변두리 부분의 감각은 아래쪽 갈비사이신경들과 갈비밑신경이 전달한다. ■ 왼허리갈비삼각과 식도구멍은 후천가로막탈장이 잘 생기는 부위이며, 선천가로막탈장은 왼허리갈비부위의 발생학적 결손으로 생각된다.

근막과 근육: 몸통의 앞쪽과 뒤쪽의 중심부분에는 크고 복잡하게 구성된 널힘줄이 있으며, 이들은 세로근육의 근육집을 형성하면서 앞가쪽배벽의 근육에 붙어 있다. ■ 등허리근막은 뒤쪽에 생긴 널힘줄에 해당한다. 등허리근막의 뒤층과 중간층 사이에는 척주세움근의 근육집이 형성되고, ■ 앞층과 중간층 사이에는 허리네모근이 들어 있다. 앞층은 안쪽에서 허리근막으로 이어지고, 바깥쪽에서 배가로근막으로 이어진다. ■ 대롱 모양의 허리근막은 척주와 엉덩관절 사이에 생긴 감염이 퍼질 수 있는 잠재적인 통로가 된다. ■ 허리네모근과 허리근의 앞쪽을 덮고 있는 벽배근막은 근육의 위쪽에서 두꺼워져서 각각 가로막의 가쪽과 안쪽활꼴인대가 된다. ■ 복막과 벽배근막의 사이에는 복막바깥지방이 매우 다양한 형태의 층을 이루며 들어 있다. 특히 허리부위의 척주옆고랑에 지방층이 두꺼우며, 여기에는 콩팥주위지방덩이도 포함되어 있다. ■ 뒤배벽의 근육은 허리네모근, 큰허리근, 엉덩근이 있다.

신경: 허리교감신경줄기는 연접이후교감섬유를 몸신경을 내는 허리신경얼기로 전달하며, 연접이전교감섬유를 배대동맥신경얼기로 전달하여 궁극적으로 골반내장에 분포한다. ■ T12 신경에서 나온 갈비밑신경과 L4–L5 척수신경에서 나온 허리엉치신경줄기를 제외하고, 뒤배벽으로 가는 몸신경은 L1–L4 척수신경 앞가지가 허리근 깊은 곳에서 형성한 허리신경얼기에서 나온다. ■ 갈비밑신경과 L1신경의 앞가지인 엉덩아랫배신경, 엉덩고샅신경만이 고샅지역과 두덩지역의 근육과 피부에 분포하여 배에 있고, 나머지 모든 신경은 다리의 근육과 피부에 분포한다.

동맥: 갈비밑동맥을 제외한 뒤배벽의 동맥은 배대동맥에서 나온다. ■ 배대동맥은 가로막의 대동맥구멍에서 시작하여 T12와 L4 사이의 앞쪽에서 중간선의 약간 왼쪽을 따라 내려오며, 골반의 능선위면에서 한쌍의 온엉덩동맥으로 나뉘며 끝난다. ■ 대동맥의 가지는 경로와 시작부위에 따라 3개의 혈관면으로 나눈다. 홑으로 나오는 내장가지인 앞면, 쌍으로 나오는 내장가지인 가쪽면, 쌍으로 나오는 벽가지인 뒤가쪽면으로 나눈다. ■ 정중엉치동맥은 대동맥의 작은 연장선으로 생각하기도 하며, 쌍으로 나오는 벽가지를 아래쪽 허리뼈와 엉치뼈쪽으로 낸다.

정맥: 뒤배벽의 정맥은 대부분 아래대정맥으로 바로 들어가지만, 몇 개의 정맥은 왼콩팥정맥을 통해 간접적으로 들어간다. 아래대정맥은: ■ 가장 큰 정맥이며 판막이 없다. ■ 아래대정맥은 L5 높이에서 온엉덩정맥이 합쳐져 시작되면서 올라가, ■ T8 높이의 대정맥구멍을 통해 가로막을 통과하자마자 심장으로 들어간다. ■ 아래대정맥은 가로막 아랫부분의 몸에서 들어오는 산소포화도가 낮은 혈액을 운반한다. ■ 소화관에서 들어오는 혈액은 간문맥과 간, 간정맥을 통해 간접적으로 들어온다. ■ 간정맥을 제외하고 아래대정맥의 대부분 가지는 아래대동맥에서 쌍으로 나온 내장가지, 벽가지와 같은 이름으로 부른다. ■ 아래대정맥이 막혔을 때 심장으로 혈액을 돌려주는 3개의 곁순환 경로가 있으며, 앞배벽을 통한 것과 척주관을 통한 것들이 있다.

림프관과 림프절: 배안내장에서 나온 림프는 배대동맥의 3개의 홑내장가지를 따라 거꾸로 올라간다. ■ 배벽의 림프관은 다리에서 올라온 림프관과 합쳐져 각 부위의 동맥을 따라 거꾸로 올라간다. ■ 궁극적으로 가로막 아래쪽의 모든 림프는 T12 높이의 대동맥뒤쪽의 가슴림프관 시작부위로 들어간다. 아래쪽 6개의 갈비사이공간 림프를 운반하는 내림가슴림프줄기 또한 가슴림프관으로 들어간다. ■ 가슴림프관의 이는곳은 주머니 모양의 가슴림프관팽대를 형성하기도 한다.

배의 의학단면영상 (Sectional Medical Imaging of Abdomen)

초음파(ultrasound), 컴퓨터단층촬영(computed tomography, CT), 자기공명영상(magnetic resonance imaging, MRI)은 배안내장을 관찰하기 위해 사용된다(그림 5.102~5.105). 자기공명영상은 물렁조직(soft tissue)을 잘 구분하게 해주므로 더 많은 것을 알아낼 수 있다. 촬영이 완료되면 어떠한 면(plane)으로도 가상적으로 재구성할 수 있다. 지금은 배의 혈관조영술(angiography)도 자기공명혈관조영술(magnetic resonance angiography, MRA)을 이용한다(그림 5.105C).

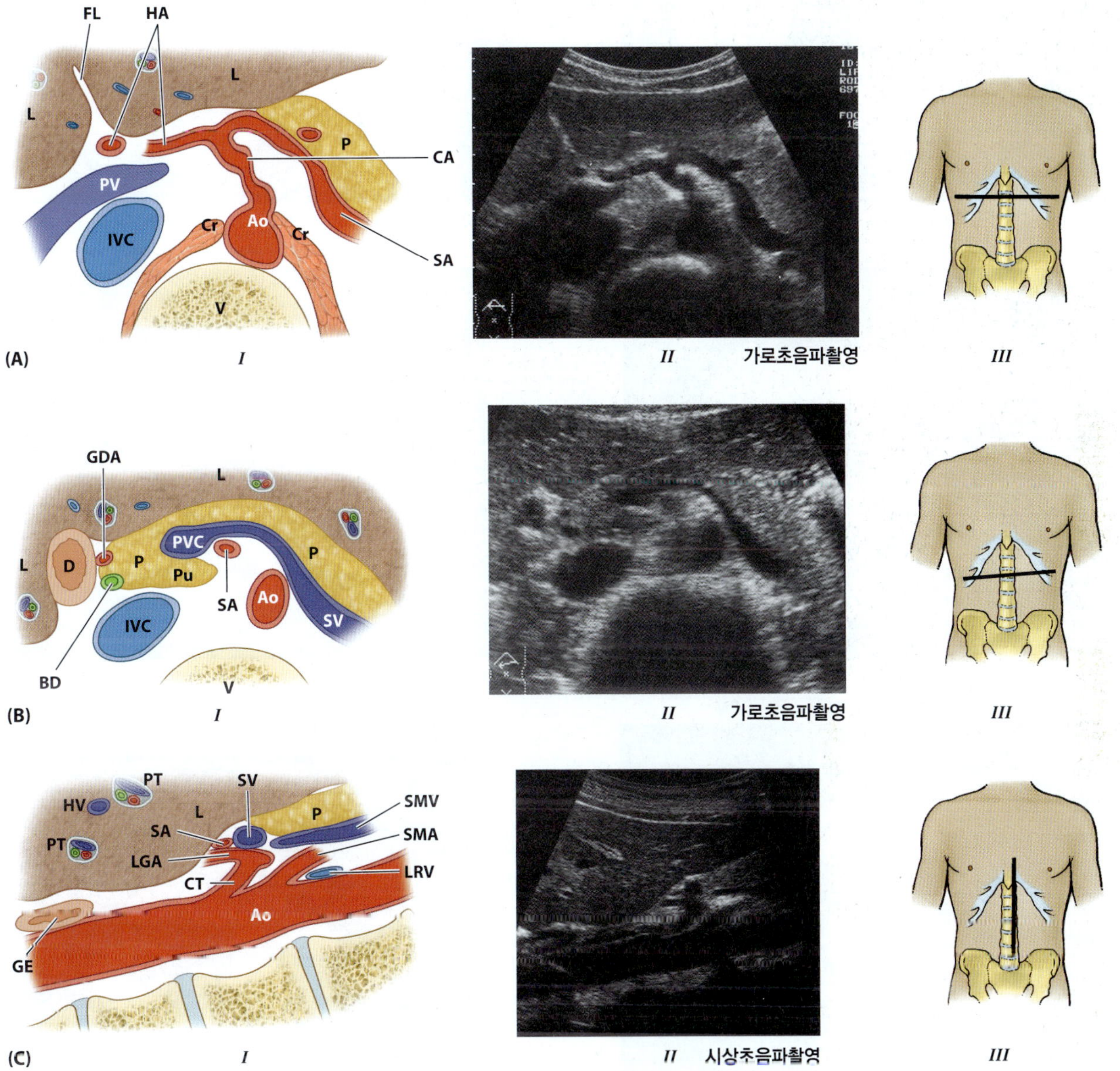

Ao	배대동맥	**LGA**	왼위동맥
BD	쓸개관	**LRV**	왼콩팥정맥
CA	복강동맥	**P**	이자
Cr	가로막의 다리	**Pu**	이자의 갈고리돌기
CT	복강동맥	**PT**	간세동이
D	샘창자	**PV**	간문맥
FL	낫인대	**PVC**	문맥합류
GDA	위샘창자동맥	**SA**	지라동맥
GE	위식도연결	**SMA**	위창자간막동맥
HA	간동맥	**SMV**	위창자간막정맥
HV	간정맥	**SV**	지라정맥
IVC	아래대정맥	**V**	척추
L	간		

그림 5.102. **배의 초음파검사.** **A.** 복강동맥을 지나는 가로검사면. **B.** 이자를 지나는 가로검사면. **C.** 대동맥을 지나는 시상검사면.

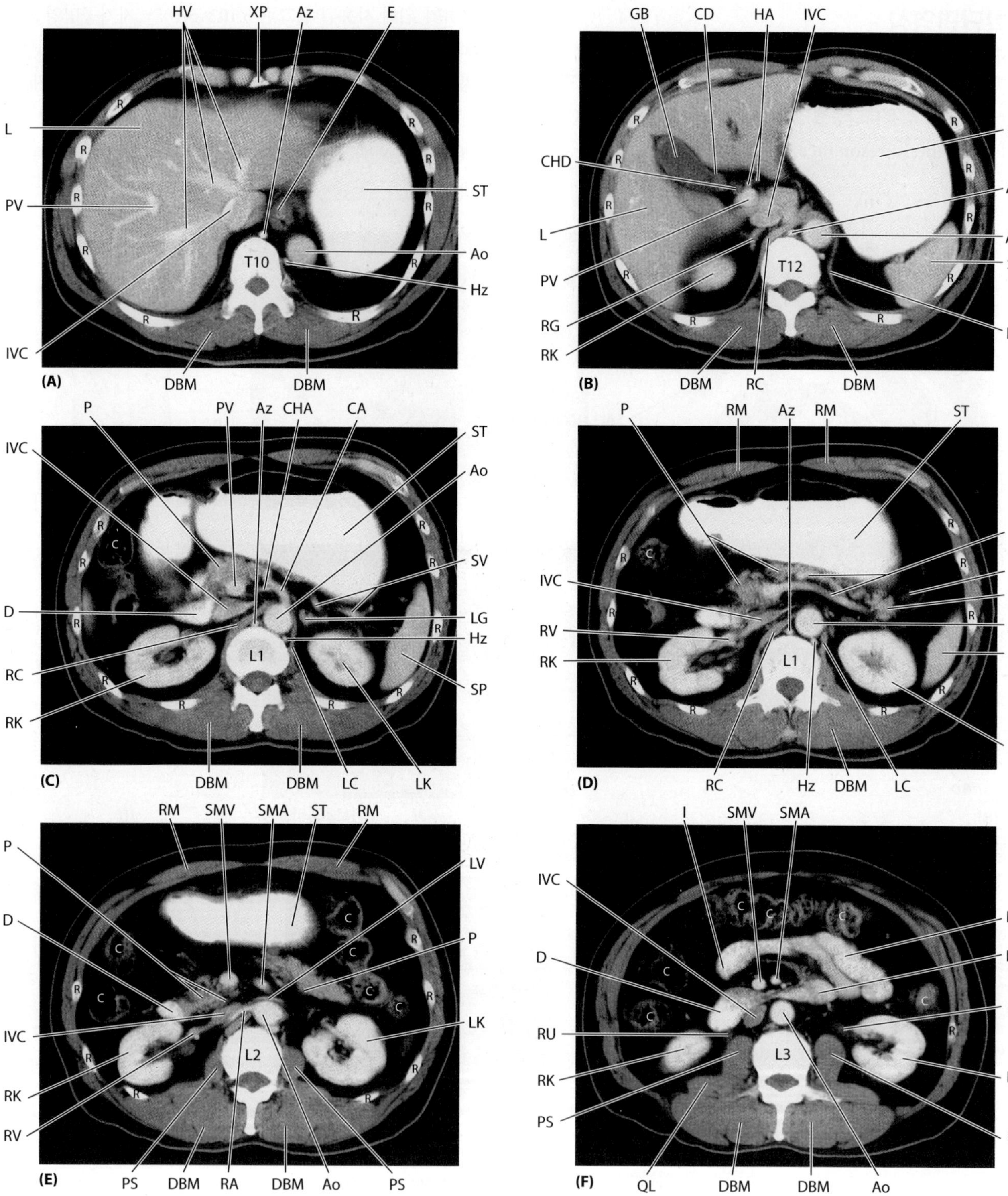

Ao	배대동맥	**E**	식도	**LG**	왼부신	**RC**	가로막 오른다리	**SMV**	위창자간막정맥
Az	홀정맥	**GB**	쓸개	**LK**	왼콩팥	**RG**	오른부신	**SP**	지라
C	잘록창자	**HA**	간동맥	**LV**	왼콩팥정맥	**RK**	오른콩팥	**ST**	위
CA	복강동맥	**HV**	간정맥	**P**	이자	**RM**	배곧은근	**SV**	지라정맥
CD	쓸개주머니관	**Hz**	반홀정맥	**PS**	큰허리근	**RP**	콩팥깔대기	**XP**	칼돌기
CHA	온간동맥	**I**	창자	**PV**	간문맥	**RU**	오른요관		
CHD	온간관	**IVC**	아래대정맥	**QL**	허리네모근	**RV**	오른콩팥정맥		
D	샘창자	**L**	간	**R**	갈비뼈	**SF**	지라굽이		
DBM	깊은등근육	**LC**	가로막 왼다리	**RA**	오른콩팥동맥	**SMA**	위창자간막동맥		

그림 5.103. 배의 가로(축방향) 컴퓨터단층촬영사진. A~F. 위에서부터 아래로 내려가며 몸통벽, 내장, 혈관이 보인다.

Ao	배대동맥	IVC	아래대정맥	RHV	오른간정맥
BAo	대동맥이 나누어지는 지점	L	간	RK	오른콩팥
CC	갈비연골	LC	왼다리	RLL	오른간엽
CO	위들문구멍	LHV	왼간정맥	RPC	오른가슴막안
D	샘창자	LK	왼콩팥	RRV	오른콩팥정맥
DBM	깊은등근육	LPC	왼가슴막안	SC	척수
F	지방	LRA	왼콩팥동맥	Sp	지라
FS	위바닥	LRV	왼콩팥정맥	SpV	척추의 가시돌기
GB	쓸개	P	이자	Sv	지라정맥
GM	중간볼기근	PC	문맥합류	SV	지라혈관
I	창자	PF	콩팥주위지방피막	TC	가로잘록창자
II	엉덩뼈	PS	허리근	VB	척추몸통
IM	엉덩근	PV	문맥(간세동이)	VC	척추관
		R	갈비뼈	XP	칼돌기

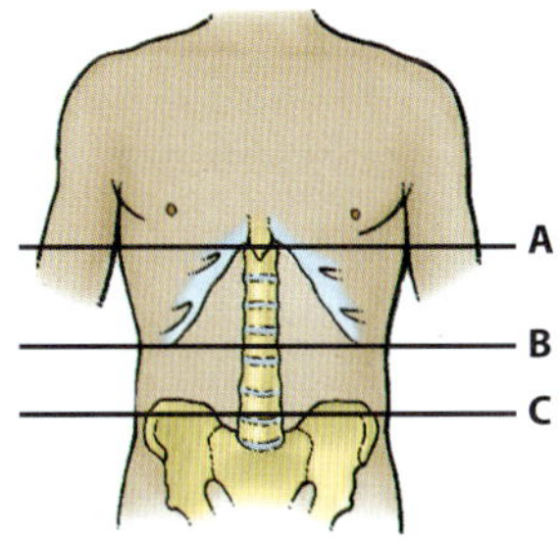

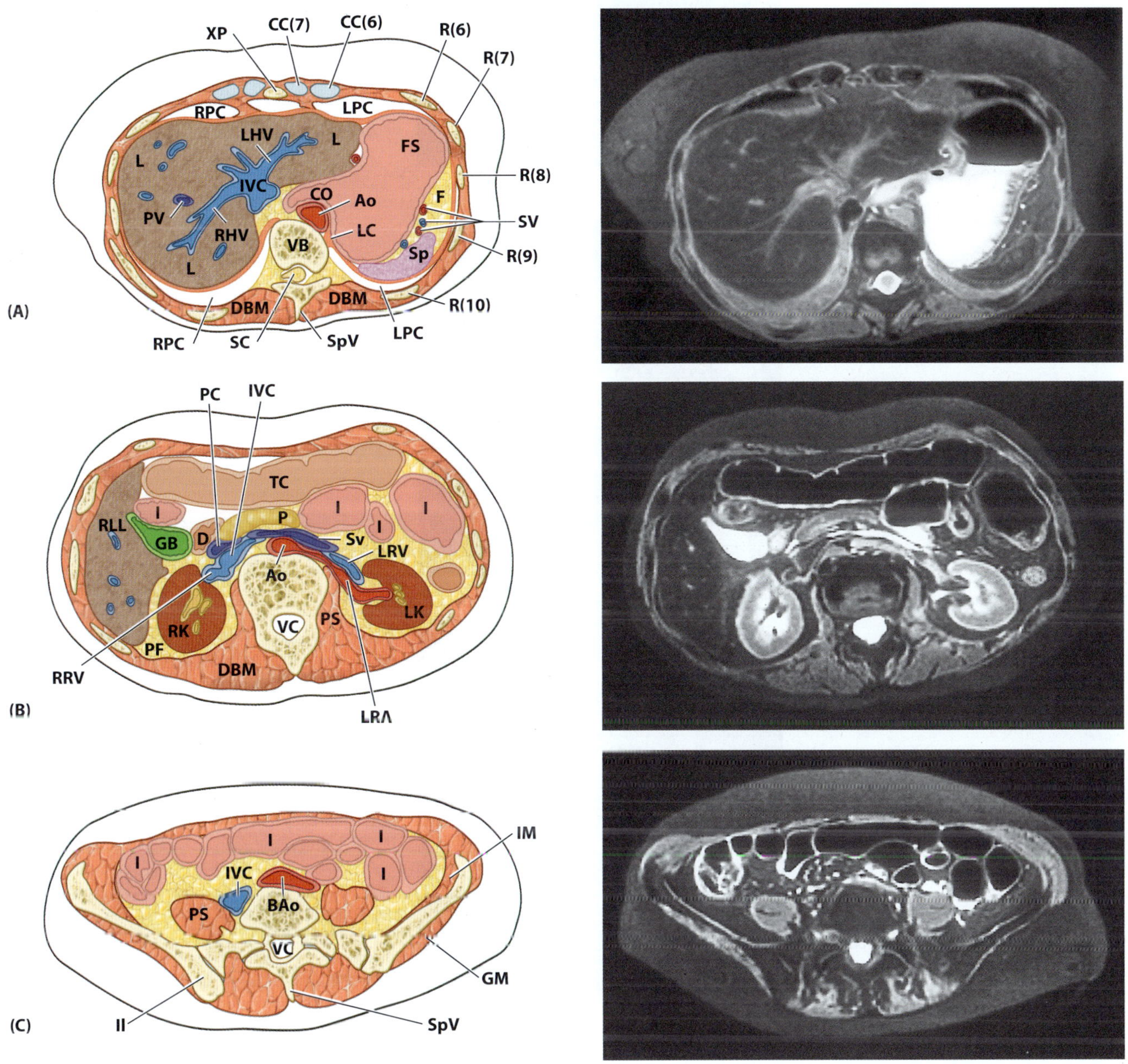

그림 5.104. 배의 가로 자기공명영상(transverse MRI). A. 열째등뼈(T10)와 식도구멍의 높이. **B.** 첫째–둘째허리뼈(L1–L2)와 콩팥혈관, 콩팥문 높이. **C.** 대동맥이 갈라지는 다섯째허리뼈(L5) 높이.

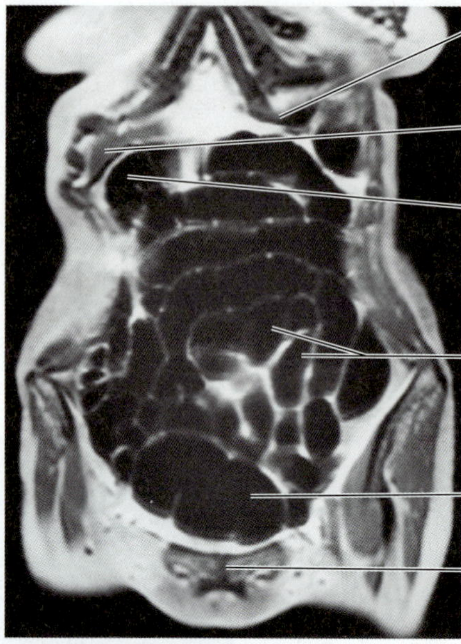

(A) 관상자기공명영상

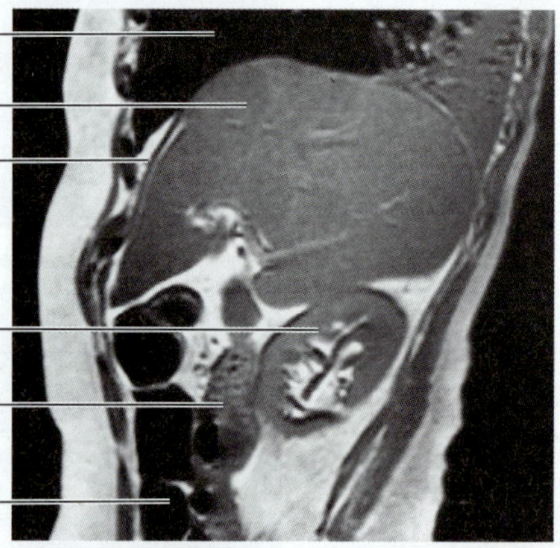

(B) 시상절단면 MRI

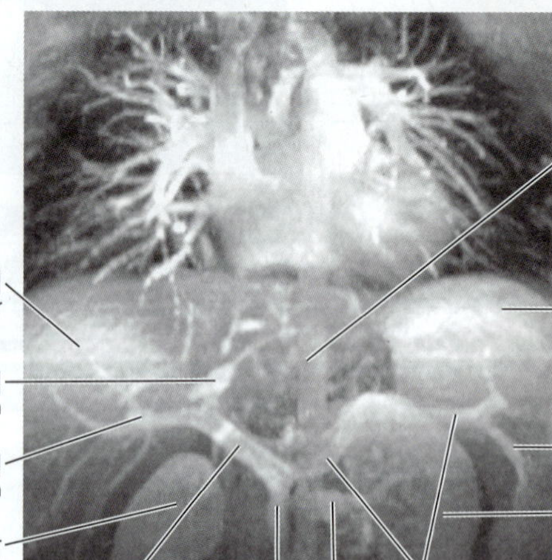

(C) 앞방향 자기공명혈관조영술

그림 5.105. 배의 자기공명영상(MRI)과 자기공명혈관조영술(MRA). A. 앞쪽 배안 대부분의 내장을 가로지르는 관상 자기공명영상이다. **B.** 오른빗장중간선에서 자른 시상 자기공명영상. **C.** 자기공명혈관조영사진에서 가슴의 큰 혈관과 배의 대동맥, 간문맥을 보여준다.

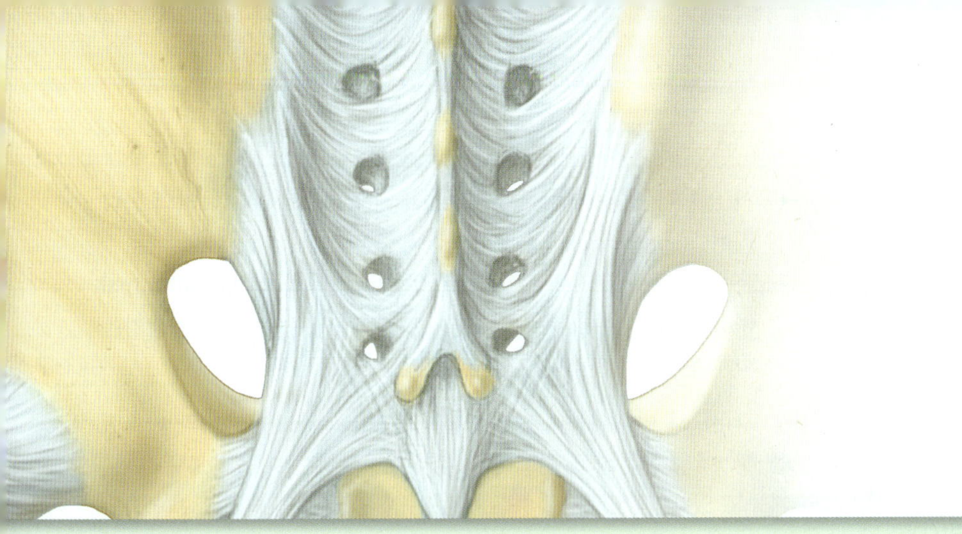

6

골반과 샅

Pelvis and Perineum

가톨릭관동대학교 의과대학 해부학교실 김 호 정

임상적용 아이콘

해부학적 변이 · 진단과정 · 인체 발달과정 · 수술과정 · 외상 · 병리학

골반과 샅의 개요(Introduction to Pelvis and Perineum)

골반(*pelvis*; '대야[basin]'를 가리키는 라틴어)은 일반적으로 몸통 중에서 배의 아래뒤쪽 부분, 즉 몸통에서 다리로 이어지는 부위를 가리킨다. **골반안**(골반강, *pelvic cavity*)은 배골반안(abdominopelvic cavity)의 가장 아래쪽 부분이다. 육안해부학에서 골반은 다리를 이루는 팔다리뼈대(appendicular skeleton)의 일부인 **다리이음뼈**(하지대, *pelvic girdle*), 즉 골반뼈(bony pelvis)로 둘러싸인 부위이다(그림 6.1).

골반은 다시 큰골반과 작은골반으로 나뉜다. **큰골반**(대골반, *greater pelvis*)은 다리이음뼈(pelvic girdle) 윗부분이 둘러싸는 부분이다. 큰골반은 배의 아래쪽에 있는 내장들을 둘러싸고 보호하는데, 이것은 마치 가슴우리(흉곽, thoracic cage)의 아랫부분이 배 위쪽 내장을 보호하는 것과 비슷하다. **작은골반**(소골반, *lesser pelvis*)은 다리이음뼈 아랫부분이 둘러싸고 있는 부분이며 특히 이 뼈가 몸통의 부분인 골반안(pelvic cavity)과 샅(회음, perineum)의 골격을 이루게 된다. 골반안과 샅은 근육과 근막으로 이루어진 골반가로막(pelvic diaphragm)에 의해서 분리된다. 바깥쪽에서는 앞가쪽 복벽(abdominal wall) 아랫부분이 골반의 앞을, 다리의 볼기부위(gluteal region)가 뒤가쪽을, 그리고 샅부위(perineum)가 아래쪽을 덮는데, 이들은 겹쳐 있다.

샅(회음, *perineum*)[1]이란, 몸통 아랫부분, 즉 꼬리뼈(coccyx)와 두덩뼈(pubis) 사이에 놓여 있는, 넓적다리와 볼기 사이의 피부 표면을 가리키지만, 그와 동시에 이 표면 영역의 깊은 곳, 즉 이 영역의 위쪽에서부터 골반가로막(pelvic diaphragm) 아래쪽의 얕은 구획을 가리키기도 한다. 샅 부위에는 항문(anus)과 외부생식기(external genitalia), 즉 남성에서는 음경(penis)과 음낭(scrotum), 그리고 여성에서는 여성음부(vulva)가 있다.

다리이음뼈(Pelvic Girdle)

다리이음뼈(하지대, **pelvic girdle**)는 몇 개의 뼈가 이어져 둥근 대야 모양을 하고 있으며 척주를 두 넙다리뼈(femur)에 이어준다. 다리이음뼈의 주요 기능은 다음과 같다.

- 앉거나 서 있을 때, 몸 윗부분의 체중을 지탱한다.
- 서 있거나 걸을 때, 몸통뼈대(axial skeleton)로부터 다리의 팔다리뼈대(appendicular skeleton)로 체중을 전달한다.
- 운동과 자세 유지에 관여하는 강인한 근육과 복벽(abdominal wall) 근육의 부착부위를 제공하며, 이들이 수축했을 때 생기는 힘을 견딘다.

그러므로 다리이음뼈는 특히 팔이음뼈(pectoral girdle)와 비교했을 때, 매우 튼튼하고 견고하다. 다리이음뼈에는 다음과 같은 다른 기능도 있다.

- 비뇨계통(urinary tract)의 아랫부분과 속생식기관(internal reproductive organ)에 포함되는 골반 내장, 배 내장 아래쪽의 창자 등을 담아서 보호하며, 이들의 끝부분을 지나는 물질이 샅을 경유해서 배출되도록 하는데, 여기에는 여성에서 만삭이 된 태아의 통과도 포함된다.
- 배와 골반의 내장과 수태한 자궁(gravid uterus)을 기계적으로 지지한다.
- 바깥생식기관(external genitalia)의 발기조직(erectile tissue)이 부착할 부위를 제공한다.
- 여러 근육과 막에 부착부위를 제공하는데, 이들은 골반가로막(pelvic diaphragm)을 구성할 뿐 아니라, 골반가로막 안이나 주위에 있는 공간을 채움으로써 위에 열거한 기능이 일어나는데 도움을 준다.

다리이음뼈의 구성과 특징 (Bones and Features of Pelvic Girdle)

성장이 끝난 어른들에서 다리이음뼈는 3개의 뼈로 이루어진다(그림 6.2A):

- 오른쪽과 왼쪽 **볼기뼈**(**관골**, *hip bones*, coxal bones, pelvic bones): 커다란 불규칙뼈로서, 양쪽 모두 각각 **엉덩뼈**(**장골**, *ilium*), **궁둥뼈**(**좌골**, *ischium*), **두덩뼈**(**치골**, *pubis*)의 세 뼈가 만나서 이룬다.
- **엉치뼈**(**천골**, *sacrum*): 원래 낱개였던 5개의 엉치척추뼈(sacral vertebra)가 합쳐져 생긴다.

볼기뼈의 속면(internal aspect, 안쪽면, medial aspect, 골반면, pelvic aspect)은 골반의 가쪽벽을 형성함으로써 골반의 경계가 된다. 골반에서는 특히 이 면이 중요하다. 바깥면(external aspect)은 주로 다리 근육이 부착하는데 이에 대하여는 제7장에서 설명한다. 척주(vertebral column)를 구성하는 엉치뼈(sacrum)와 꼬리뼈(coccyx)는 제2장에서 자세히 설명한다.

유아와 소아에서 볼기뼈(hip bone)는 낱개의 세 뼈가 **볼기뼈절구연골**(*triradiate cartilage*)에 의해 절구에서 서로 연결되어 있다(그림 6.2C). **절구**(**관골구**, *acetabulum*)는 볼기뼈의 가쪽면에 있는 컵모양의 함몰부위로서 넙다리뼈머리(head of femur)와 관절을 이룬다. 사춘기가 지나면 엉덩뼈(ilium), 궁둥뼈(ischium), 두덩뼈(pubis)는 하

---

[1]샅(회음, *perineum*)이란 용어는 매우 다양한 방식으로 사용되며, 용어나 사용되는 상황에 따라 의미가 달라질 수 있다. 가장 좁은 의미로는 샅중심체(perineal body)의 표면, 즉 여성음부나 남성의 음낭에서부터 항문 사이에 해당하는 표면 부위를 가리키거나 또는 샅중심체 그 자체만을 가리키는 데 보통 산과학(obstetrics)에서 이런 의미로 사용한다. 좀 더 확장된 의미로 사용하는 경우, 흔히 **샅부위**(회음부위, *perineal region*)라고 부르는데, 이는 가쪽으로 넓적다리, 앞으로는 불두덩(mons pubis), 그리고 뒤로는 꼬리뼈(coccyx)가 경계를 이루는 부위의 표면을 가리킨다. **국제해부학용어**(*Terminologia Anatomica*)와 이 교과서에서는 가장 넓은 의미로서 항문부위(anal triangle)와 비뇨생식부위(urogenital triangle)에 포함된 모든 구조를 가리키며, 그 위쪽 경계인 골반가로막의 아래근막(inferior fascia of pelvic diaphragm) 이하의 모든 부분이 포함된다.

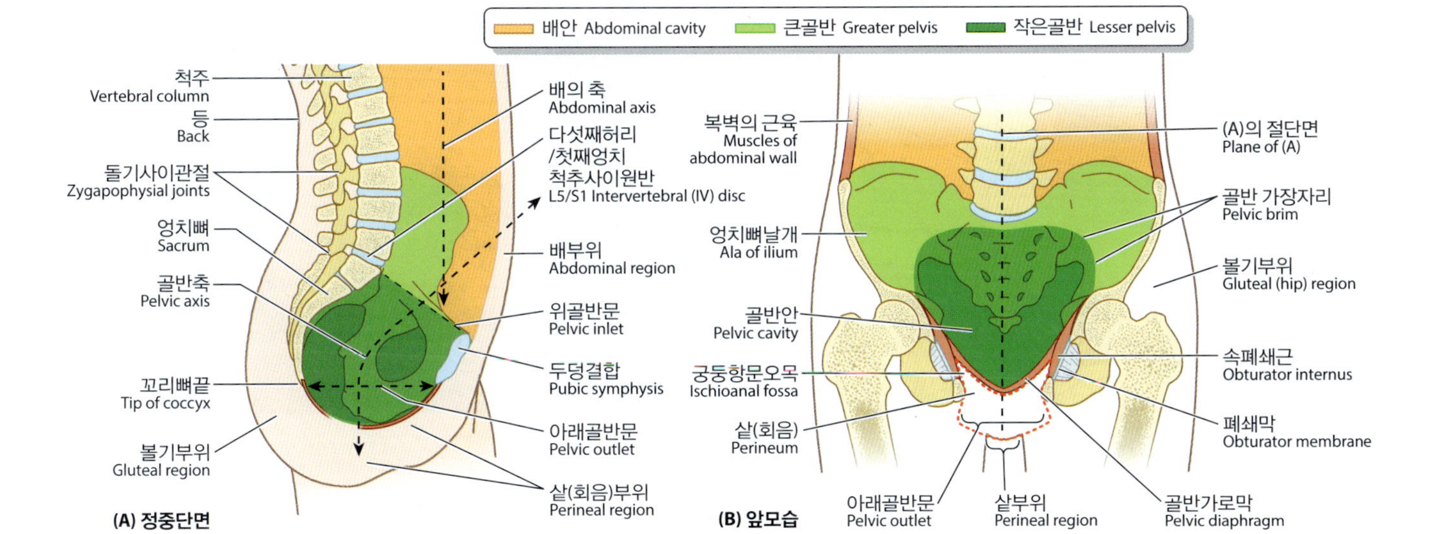

그림 6.1. 체간(몸통, trunk)에서 골반(pelvis)과 샅(perineum)의 위치. A. 아래쪽 체간(몸통)의 정중 단면. 왼쪽을 오른쪽에서 본 것. **B.** 아래쪽 체간의 관상 단면 뒤쪽을 앞에서 본 것. 골반(*녹색 계열 전체*)은 다리이음뼈(pelvic girdle) 내부의 공간으로서 바깥쪽으로는 배부위(abdominal region), 볼기부위(gluteal region), 샅(perineum, 회음), 허리(lower back)와 겹쳐진다. 그러므로 골반 자체만의 표면 영역은 없다. 큰골반(greater pelvis)(*연두색*)은 뼈로는 골반에 속하지만, 그 포함 구조로 볼 때 배에 속한다. 작은골반(lesser pelvis)(*초록색*)은 골반안(pelvic cavity)과 샅(perineum)의 깊은 부위를 둘러싸는 뼈대를 제공한다.

나로 합쳐져서 볼기뼈가 된다. 양쪽 볼기뼈의 앞부분은 서로 만나서 이차연골관절인 **두덩결합**(치골결합, *pubic symphysis, symphysis pubis*)을 이루고, 뒤에서는 각각 엉치뼈와 만나서 **엉치엉덩관절**(*sacro-iliac joint*)을 이루어 다리이음뼈를 형성한다.

엉덩뼈(장골, *ilium*)는 볼기뼈의 위쪽 부분으로 모양이 부채와 비슷하다(그림 6.2B, C). 부채처럼 펼쳐진 부분을 **엉덩뼈날개**(장골익, *ala, wing of ilium*)라고 하며, **엉덩뼈몸통**(장골체, *body of ilium*)은 부채의 손잡이에 해당한다. 엉덩뼈몸통은 바깥면에서 볼기뼈절구(acetabulum)의 부분이 되기도 한다. **엉덩뼈능선**(장골릉, *iliac crest*)은 부채의 가장자리에 해당하며 **위앞엉덩뼈가시**(상전장골극, *anterior superior iliac spine*)부터 **위뒤엉덩뼈가시**(상후장골극, *posterior superior iliac spine*)까지 이어져 엉덩뼈날개의 윤곽을 형성한다. 엉덩뼈날개의 앞안쪽에 있는 오목한 면이 **엉덩뼈오목**(장골와, *iliac fossa*)이다. 뒤쪽의 **엉치골반면**(천골골반면, **sacropelvic surface**)에는 **귓바퀴면**(이상면, **auricular surface**)과 **엉덩뼈거친면**(장골조면, **iliac tuberosity**)이 있어, 각각 엉치뼈와 윤활관절(synovial joint) 및 인대결합(syndesmosis)을 형성한다.

궁둥뼈(좌골, *ischium*)는 궁둥뼈몸통과 궁둥뼈가지(ramus; 가지[branch]를 의미하는 라틴어)로 이루어진다. **궁둥뼈몸통**(좌골체, *body of ischium*)은 볼기뼈절구(acetabulum)를 이루는데 기여하고 **궁둥뼈가지**(좌골지, *ramus of ischium*)는 **폐쇄구멍**(폐쇄공, *obturator foramen*)의 일부분이 된다. 아래뒤쪽으로 큰 융기가 하나 있는데 이것이 **궁둥뼈결절**(좌골결절, *ischial tuberosity*)이다. 궁둥뼈몸통과 가지의 연결부에서부터 뒤안쪽으로 튀어나온 작고 뾰족한 돌기가 **궁둥뼈가시**(좌골극, *ischial spine*)이다. 궁둥뼈가시와 궁둥뼈결절 사이의 오목한 부분을 **작은궁둥패임**(소좌골절흔, *lesser sciatic notch*)이라고 한다. 이보다 더 큰 함몰부위인 **큰궁둥패임**(대좌골절흔, *greater sciatic notch*)은 궁둥뼈가시의 위에 있으며 그 일부는 엉덩뼈의 부분이다(개정된 해부학용어에서 자주 사용되는 '패임'은 실제로 우리말에서는 표준어가 아니며 올바른 표준어 용어는 '파임'이어야 함—역자주).

두덩뼈(치골, *pubis*)는 각이 진 뼈로, 볼기뼈절구(acetabulum)를 형성하는 **(두덩뼈)위가지**(치골상지, *superior ramus*)와 폐쇄구멍(obturator foramen)의 뼈부분의 경계를 형성하는 **(두덩뼈)아래가지**(치골하지, *inferior ramus*)로 이루어진다. **두덩뼈몸통**(치골체, *body of pubis*) 앞쪽의 두꺼운 부분은 **두덩뼈능선**(치골릉, *pubic crest*)인데, 그 가쪽 끝에는 **두덩뼈결절**(치골결절, *pubic tubercle*)이라는 뚜렷한 융기부가 있다. 두덩뼈위가지의 가쪽에는 비스듬한 능선인 **두덩뼈빗**(치골즐, *pecten pubis*, pectineal line)이 있다.

골반은 **위골반문**(골반상구, 골반입구, **pelvic inlet**, superior pelvic aperture)을 지나는 비스듬한 면에 의해 **큰골반**(대골반, *greater pelvis, false pelvis*)과 **작은골반**(소골반, 진골반, *lesser pelvis, true pelvis*)으로 나누어진다(그림 6.1A와 6.2A). 위골반문을 둘러싸며 경계를 이루는 가장자리를 **골반가장자리(pelvic brim)**라 하며 이를 형성하는 구소는 다음과 같다.

- **엉치뼈곶**(천골갑각, *promontory of sacrum*)과 **엉치뼈날개**(*ala of sacrum*)에서 엉치뼈몸통에 가까운 가쪽 부분의 윗면
- **오른쪽**과 **왼쪽**의 (골반)**분계선(linea terminalis)**이 함께 하나의 연속적인 비스듬한 능선을 이루는데, 이는 다시
  - 엉덩뼈(ilium) 속면의 **활꼴선**(궁상선, **arcuate line**)
  - 두덩뼈위가지(superior ramus) 및 두덩뼈몸통(body of pubis)의 윗모서리를 이루는 **두덩뼈빗**(*pecten pubis*, pectineal line)

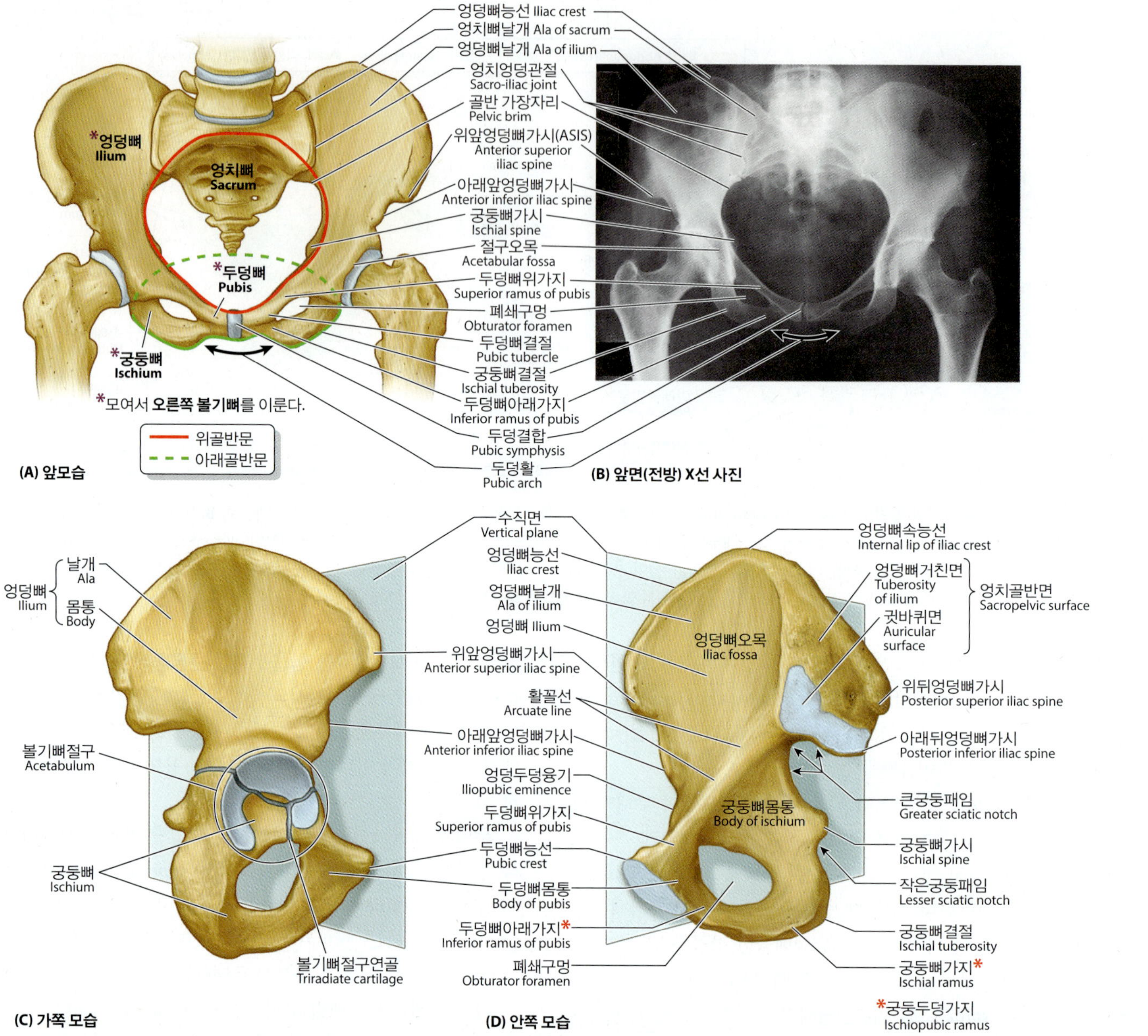

그림 6.2. 다리이음뼈(pelvic girdle). A. 다리이음뼈(하지대)의 육안해부학적 형태. **B.** 다리이음뼈의 영상의학적 이미지. 다리이음뼈는 앞가쪽에 있는 2개의 볼기뼈(hip bone)와 뒤에 있는 엉치뼈(sacrum)로 이루어진다. 볼기뼈와 엉치뼈는 모두 몸통골격이다(볼기뼈는 저자에 따라 팔다리뼈대에 포함되기도 한다.—역자주). **C.** 소아의 오른쪽 볼기뼈. 해부학 자세에 있는 볼기뼈는 위앞엉덩뼈가시(ASIS)와 두덩뼈(pubis)의 앞면이 같은 수직면에 놓인다. 소아에서 볼기뼈는 엉덩뼈(ilium), 궁둥뼈(ischium), 두덩뼈(pubis)의 세 뼈로 이루어지며, 컵처럼 생긴 절구(acetabulum)에서 만난다. 사춘기 이전에는 이 세 뼈의 융합이 아직 일어나지 않고 대신 Y자 모양의 볼기뼈절구연골(triradiate cartilage)에 의해 연결되어 있다(*파란색*). **D.** 해부학적자세에서 성인의 오른쪽 볼기뼈로 뼈는 이미 융합되었다.

과 두덩뼈능선(*pubic crest*)으로 이루어진다.

두덩활(치골궁, **pubic arch**)은 양쪽 **궁둥두덩가지(ischiopubic ramus)**가 만나서 이루어지는데, 이것은 두덩뼈아래가지(inferior ramus of pubis)와 궁둥뼈가지(ischial ramus)가 융합된 것이다(그림 6.2A, C). 이 궁둥두덩가지는 두덩결합(pubic symphysis)에서 만나고 서로 만난 두 가지의 아랫모서리가 이루는 각이 **두덩밑각**(치골하각, **subpubic angle**)이다(그림 6.3). 두덩밑각의 폭은 오른쪽과 왼쪽 궁둥뼈결절(ischial tuberosity) 사이의 거리에 의해 결정되는데 골반검사(pelvic exam) 시에 손가락을 질에 넣어서 이 거리를 잴 수 있다.

아래골반문(**골반하구**, 골반출구, **pelvic outlet**, inferior pelvic aperture)의 경계를 이루는 구조는 다음과 같다(그림 6.1A와 6.2A).

- 앞에는 **두덩활**(*pubic arch*)
- 가쪽에는 **궁둥뼈결절**(*ischial tuberosity*)
- 뒤가쪽에는 꼬리뼈와 궁둥뼈결절 사이를 연결하는 **엉치결절인대**(천골결절인대, *sacrotuberous ligament*)의 아래 모서리
- 뒤쪽에는 **꼬리뼈끝**(*tip of coccyx*)

큰골반(대골반, **greater pelvis**, false pelvis, pelvis major)이 골반에서 차지하는 위치는 다음과 같다(그림 6.1).

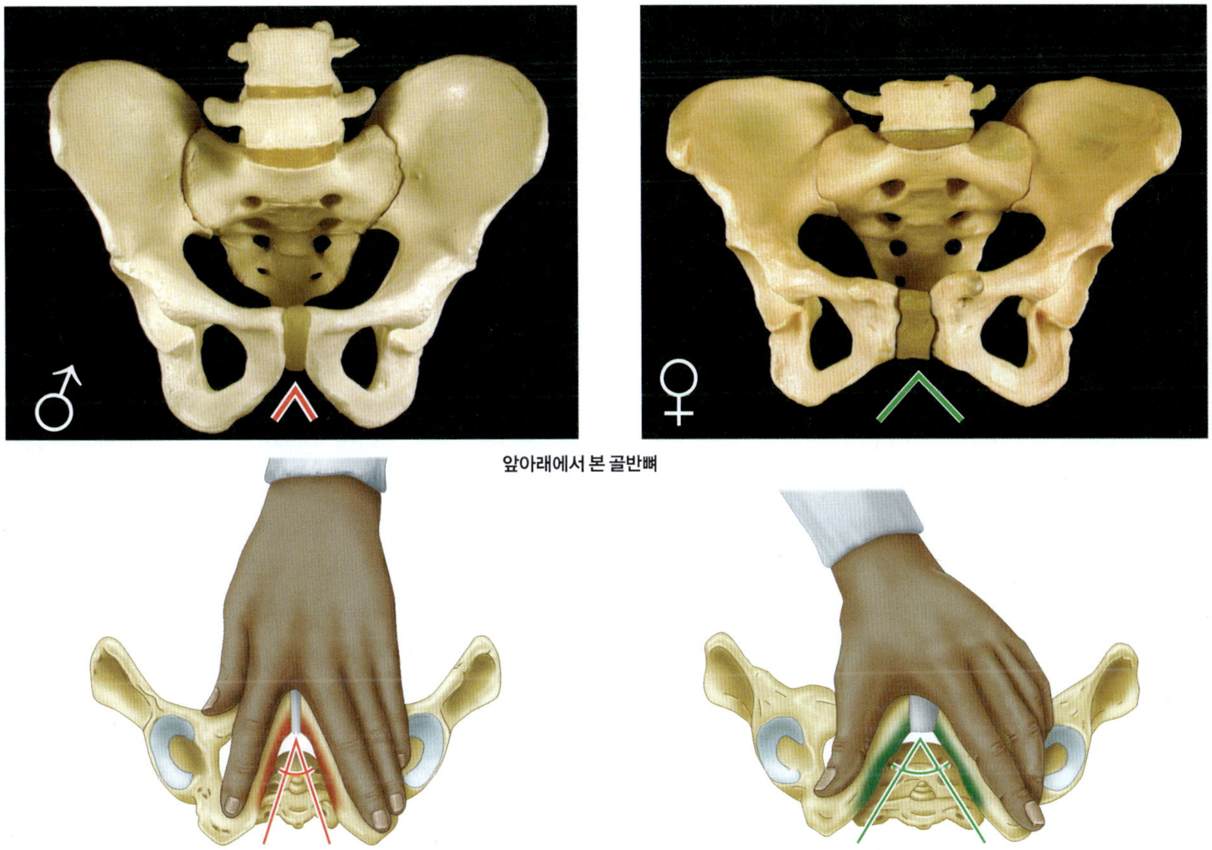

그림 6.3. **남성과 여성의 다리이음뼈(pelvic girdle).** 남성(붉은색)과 여성(녹색)에서 전형적인 두덩활(pubic arch) 또는 두덩밑각(subpubic angle)은 둘째와 가운데 손가락을 벌리거나(좁은 남성의 골반), 엄지와 둘째 손가락을 벌림으로써(넓은 여성의 골반) 대략 측정할 수 있다.

표 6.1. **남성과 여성의 골반뼈(bony pelvis) 비교**

골반뼈(bony pelvis)	남성(♂)	여성(♀)
일반적인 형태	두껍고 무겁다	얇고 가볍다
큰골반(greater pelvis, false pelvis)	깊다	얕다
작은골반(lesser pelvis, true pelvis)	좁고 깊다, 아래로 갈수록 좁아진다	넓고 얕다, 원통형이다
위골반문(pelvic inlet, superior pelvic aperture)	하트 모양, 좁다	둥글거나 타원형, 넓다
아래골반문(pelvic outlet, inferior pelvic aperture)	작은 편이다	큰 편이다
두덩활(pubic arch)과 두덩밑각(subpubic angle)	좁다(<70°)	크다(>80°)
폐쇄구멍(obturator foramen)	둥글다	계란형
절구(acetabulum)	크다	작다
큰궁둥패임(greater sciatic notch)	좁다(~70°), 거꾸로 된 V자 모양	거의 90°

- 위골반문(pelvic inlet) 위에 있다.
- 엉덩뼈날개(iliac ala)가 뒤가쪽 경계를, 첫째엉치척추뼈(S1)의 위 앞면이 뒤경계를 이룬다.
- 돌창자(ileum), 구불창자(sigmoid colon)와 같은 배안장기(abdominal viscera)가 들어 있다.

작은골반(소골반, **lesser pelvis**, true pelvis, pelvis minor)은 골반에서 다음과 같은 위치를 차지한다.

- 위골반문(*pelvic inlet*)과 아래골반문(*pelvic outlet*) 사이에 있다.
- 볼기뼈(hip bone), 엉치뼈(sacrum), 꼬리뼈(coccyx)의 골반면(pelvic surface)이 경계가 된다.
- 진정한 의미의 골반안(*pelvic cavity*)과 샅부위(*perineum*)의 깊은 부분, 정확히 말하면 궁둥항문오목(ischioanal fossa)이 포함된다(그림 6.1B).
- 산부인과학적으로 중요한 의미를 지닌다.

근육과 근막으로 이루어진 골반가로막(골반격막, *pelvic diaphragm*)의 오목한 윗면은 진정한 골반안, 즉 작은골반의 바닥이 되므로 작은골반은 중심부의 깊이가 가장 깊다. 동시에 볼록한 골반가로막의 아랫면은 샅부위(perineum)의 천장이 되므로 여기에서는 중심부가 얕고 주변이 깊다. 따라서 샅부위의 가쪽부분인 궁둥항문오목(ischioanal fossa)은 위쪽으로 연장되어 작은골반 안까지 들어가 있다고 할 수 있다. 골반(*pelvis*), 작은골반(*lesser pelvis*), 골반안(*pelvis cavity*)이란 말은 가리키는 것이 엄연히 다르지만, 마치 동의어인 것처럼 잘못 혼용된다.

다리이음뼈의 방향(Orientation of Pelvic Girdle)

해부학적자세(anatomical position)에서 오른쪽과 왼쪽의 위앞엉덩뼈가시(anterior superior iliac spine, ASIS)와 두덩결합(pubic symphysis)의 앞면은 같은 수직면상에 위치한다(그림 6.2B, C). 이 자세에 있는 다리이음뼈를 앞에서 본다면(그림 6.2A), 꼬리뼈끝(tip of coccyx)이 위골반문(pelvic inlet)의 거의 중심에 있게 되고, 두덩뼈와 두덩결합은 앞벽이라기보다는 체중을 더 지탱하는 위치인 바닥을 형성한다. 정중 단면을 안쪽에서 보면(그림 6.1A), 엉치뼈곶(*sacral promontory*)은 아래골반문(pelvic outlet)의 중심, 즉 샅중심체(perineal body)가 있는 위치에서 곧바로 위에 있게 된다. 따라서 골반의 축(axis of pelvis)은 배안의 축(axis of abdominal cavity)과 비스듬하게 교차한다.

남성과 여성의 다리이음뼈의 차이점 (Pelvic Girdle Sexual Differences)

남녀 간 골격의 차이는 다리이음뼈(pelvic girdle)에서 가장 뚜렷하다. 남성과 여성의 다리이음뼈는 여러 가지 차이점을 보인다(그림 6.3; 표 6.1). 성별에 따른 차이점은 주로 남성의 특징인 육중한 체격과 큰 근육, 그리고 여성에서는 출산에 알맞은 골반, 특히 작은골반의 형태와 관련이 있다. 두덩활(pubic arch)에서 관찰되는 성별의 차이는 태아기에서부터 나타난다. 유아기에는 골반안의 용적과 다리이음뼈의 크기가 남아에서 모두 더 크지만 사춘기가 되면 성별에 따른 차이가 점점 뚜렷해진다. 이 장에 있는 임상적용 "남성과 여성 골반의 변이(Variations in Male and Female Pelves)"를 참조한다. 골반 모양의 변화는 일생에 걸쳐 나타난다[남성과 여성의 일생 동안의 변화에 대한 Huseynov 등의 애니메이션(2016)을 참조할 것].

다리이음뼈의 관절과 인대 (Joints and Ligaments of Pelvic Girdle)

다리이음뼈의 주요 관절은 엉치엉덩관절(천장관절, *sacro-iliac joint*)과 두덩결합(치골결합, *pubic symphysis*)이다(그림 6.4A). 엉치엉덩관절은 **몸통뼈대**(축골격, **axial skeleton**)와 **아래팔다리뼈대**(하부사지골격, **inferior appendicular skeleton**)를 서로 연결시켜준다. 몸통뼈대란 여기서는 척주(vertebral column)로 이루어진, 말 그대로 몸통의 뼈대를 가리키며, 아래팔다리뼈대란 다리의 뼈대를 가리킨다. 허리엉치관절(lumbosacral joint)과 엉치꼬리관절(sacrococcygeal joint)은 몸통뼈대의 관절이지만, 다리이음뼈와 직접 관계를 맺고 있다. 튼튼한 인대가 이들 관절을 지탱하고 보강한다.

엉치엉덩관절(sacro-iliac joint)

엉치엉덩관절(천장관절, sacro-iliac joint)은 체중을 지탱하는 튼튼한 관절이다. 이 관절은 복합관절(compound joint)로서 앞쪽으로는 귓바퀴처럼 생긴 엉치뼈의 **귓바퀴면**(이상면, *auricular surface*)과 엉덩뼈의 귓바퀴면 사이에 이루어진 윤활관절(synovial joint)과, 뒤쪽으로는 **엉치뼈거친면**(*sacral tuberosity*)과 **엉덩뼈거친면**(*iliac tuberosity*) 사이에 이루어진 섬유관절(fibrous joint)의 하나인 인대결합(syndesmosis)에 의해 형성된다(그림 6.4B). 윤활관절의 관절면인 두 귓바퀴면에는 불규칙하면서도 잘 맞물리도록 서로 들어맞는 거친 융기와 함몰이 있다(그림 6.5A~C). 엉치엉덩관절은 움직임이 극히 제

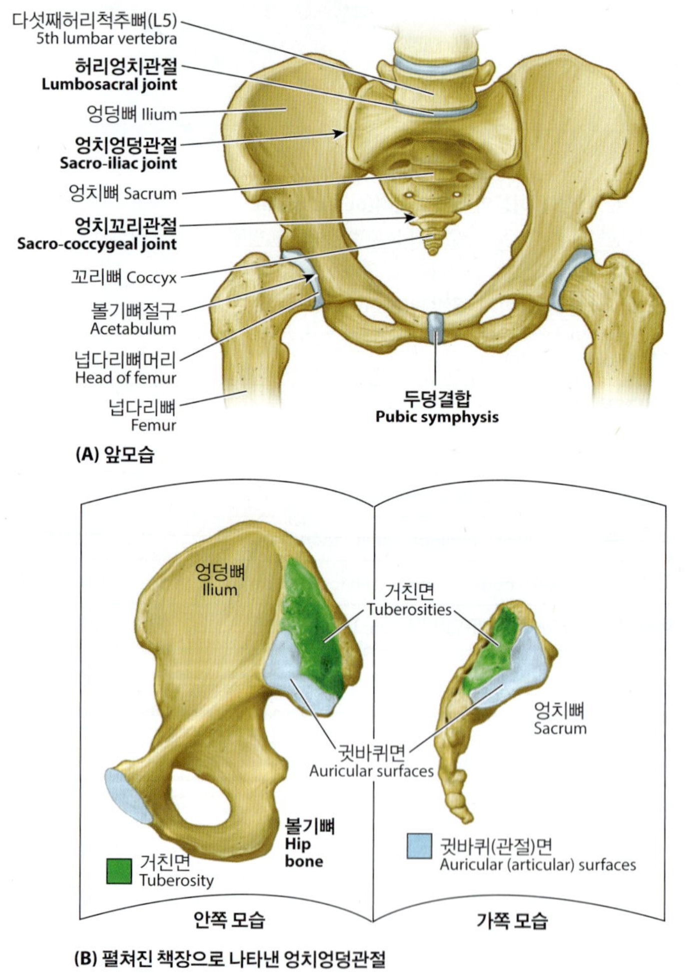

그림 6.4. 골반의 관절(joint). A. 전체 개요. 엉치엉덩관절(sacroiliac joint)은 몸통뼈대와 아래팔다리뼈대를 이어준다. 허리엉치관절(lumbosacral joint)과 엉치꼬리관절(sacrococcygeal joint)은 다리이음뼈(pelvic girdle)와 직접 연결되는 몸통뼈대의 관절이다. **B.** 책장을 마주보게 펼친 것처럼 나타낸 엉치엉덩관절의 관절면.

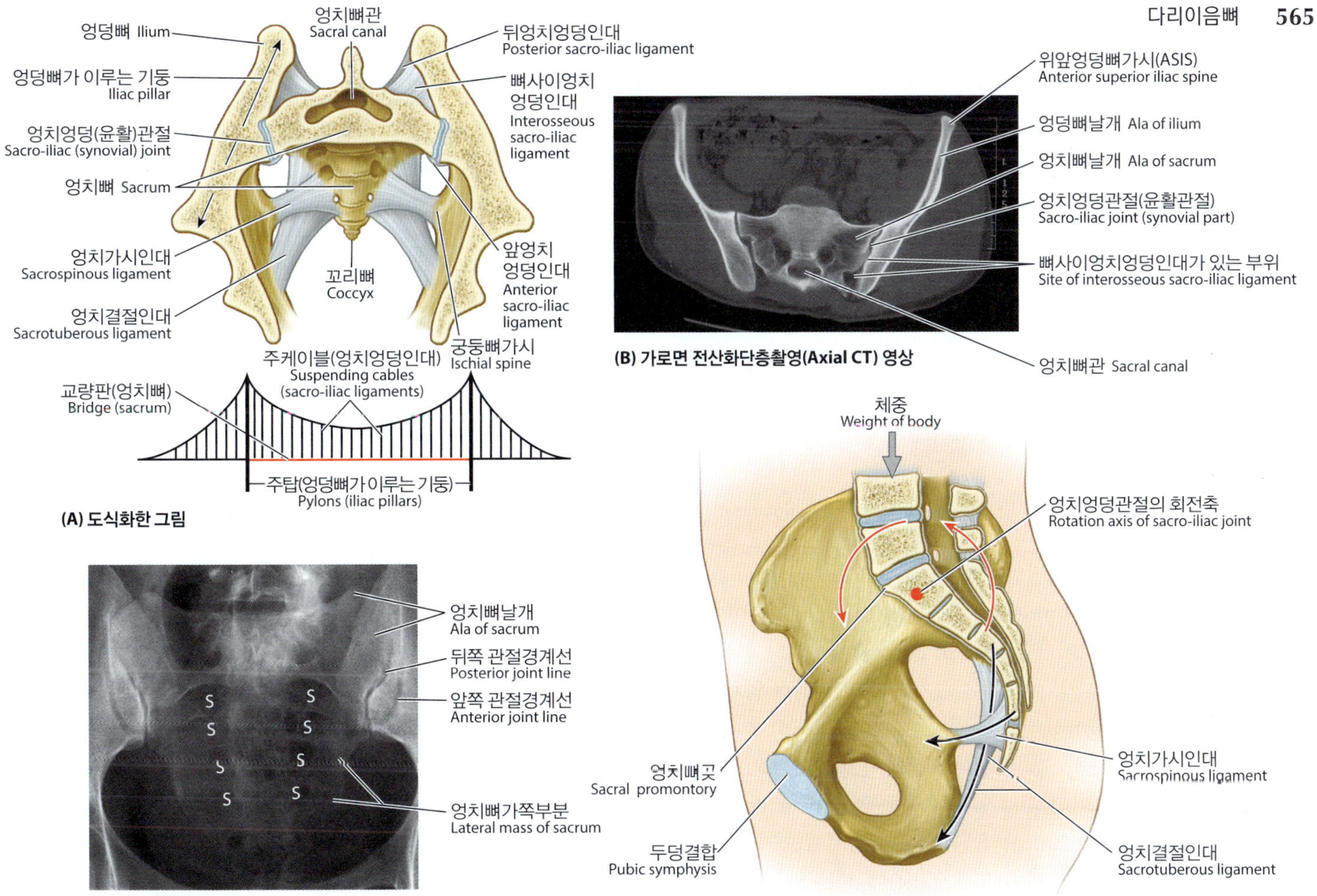

그림 6.5. 엉치엉덩관절(sacroiliac joint)과 두덩결합(pubic symphysis), 그리고 이들을 지지하는 인대(ligament). A. 엉치뼈(sacrum)에서 양쪽 엉덩뼈(ilium)로의 체중 전달. 튼튼한 뼈사이엉치엉덩인대(interosseous sacro-iliac ligament)는 뒤엉치엉덩인대(posterior sacro-iliac ligament)보다 아래앞으로 더 깊게 위치하며, 엉치뼈거친면과 엉덩뼈거친면을 연결하는 짧은 섬유로 이루어진다. 엉치뼈는 이 인대에 의해 마치 현수교의 중앙부분이 양쪽 주탑에 의해 들어 올려지는 것처럼 당겨진다. **B.** 엉치엉덩관절의 윤활관절 부분(synovial portion)과 인대결합 부분(syndesmotic portion)의 전산화단층촬영(CT) 사진. **C.** 엉치엉덩관절(sacroiliac joint)의 영상의학 이미지. 두 관절면이 울퉁불퉁하고 약간 비스듬하기 때문에 일반 X-ray 사진에서는 앞부분과 뒷부분 사이가 벌어진 것처럼 보인다. *S*, 엉치뼈구멍(sacral foramina) **D.** 엉치뼈(sacrum)로의 체중 전달. 몸무게는 엉치엉덩관절의 회전축보다 앞쪽에 있는 엉치뼈 부분에 그 하중이 전달된다. 무게, 즉 압력이 증가하면 엉치뼈의 윗부분이 앞쪽 아래로 회전하려 하는데, 이때 엉치뼈의 아랫부분과 꼬리뼈를 궁둥뼈에 고정하는 엉치결절인대(sacrotuberous ligament) 및 엉치가시인대(sacrospinous ligament)가 이런 움직임에 저항한다.

한되어 있다는 점에서 대부분의 다른 윤활관절과는 차이가 있는데, 이는 몸무게의 대부분을 볼기뼈(hip bone)로 전달하는 역할을 담당하기 위한 필수적인 형태이다.

체중은 엉치엉덩인대(천장인대, *sacroiliac ligament*)를 통해 몸통뼈대로부터 양쪽 엉덩뼈(ilium)로 전달된 다음(그림 6.4A), 서 있을 때는 넙다리뼈(femur)로, 앉아 있을 때는 궁둥뼈결절(ischial tuberosity)로 전달된다. 관절면이 서로 단단히 맞물려 있는 한 엉치엉덩관절은 안정된 상태이다. 아치 모양의 홍예문 꼭대기에 박혀 있는 쐐기돌과는 달리, 엉치뼈는 사실 두 엉덩뼈 사이에 떠 있으며, 뒤엉치엉덩인대와 뼈사이엉치엉덩인대를 통해 엉덩뼈와 단단히 붙어 있다(그림 6.5A).

얇은 **앞엉치엉덩인대**(전천장인대, **anterior sacro-iliac ligament**)는 윤활관절(synovial joint) 부분을 이루는 섬유낭의 앞부분일 뿐이다(그림 6.5A와 6.6). 이에 비해 커다란 **뼈사이엉치엉덩인대**(골간천장인대, **interosseous sacro-iliac ligament**)는 엉치뼈거친면(sacral tuberosity)과 엉덩뼈거친면(iliac tuberosity) 사이를 깊은 곳까지 이어주며 그 면적이 대략 10 cm^2에 해당한다. 이 인대는 몸 윗부분의 무게를 두 엉덩뼈(ilium)로 전달함으로써 몸통뼈대에서 팔다리뼈대로 체중을 전달하는 데 관여하는 주요 인대이다(그림 6.5A).

뒤엉치엉덩인대(후천장인대, **posterior sacro-iliac ligament**)도 바로 이 인대의 섬유조직이 뒤바깥쪽으로 연속된 부분이나(그림 6.5A와 6.6). 뼈사이엉치엉덩인대와 뒤엉치엉덩인대의 섬유의 방향은 엉치뼈(sacrum)로부터 위쪽, 바깥쪽을 향하기 때문에, 엉치뼈를 내리누르는 체중은 실제로는 엉덩뼈(ilium)를 안으로 끌어당겨서 엉덩뼈가 그 사이에 있는 엉치뼈를 압박하게 되는데 이때 엉치엉덩관절(sacroiliac joint)의 불규칙하면서도 서로 들어맞는 면이 잘 맞물려 고정된다. 엉덩허리인대(장요인대, *iliolumbar ligament*)도 이 과정에 관여하는 부수적인 인대이다(그림 6.6).

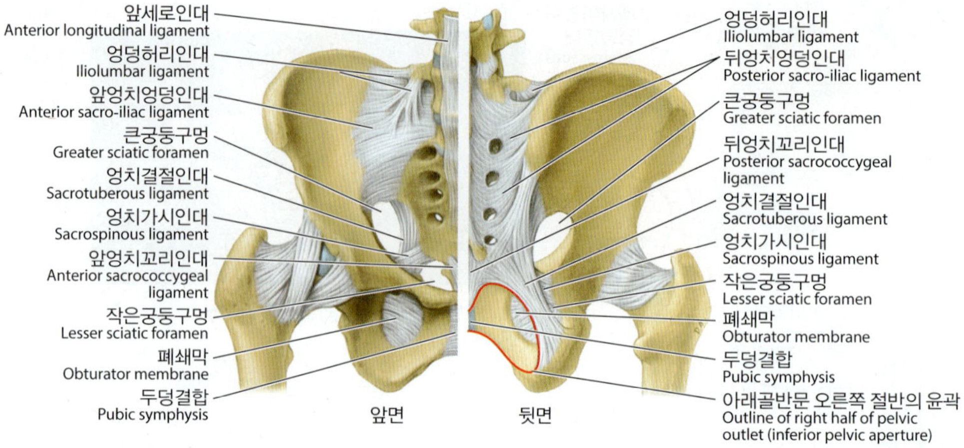

그림 6.6. 다리이음뼈(pelvic girdle)의 인대(ligament). 그림에서 보이는 엉덩관절(hip joint)의 인대는 제7장(다리)에서 설명한다.

엉덩뼈의 뒷모서리 중 위뒤엉덩뼈가시(posterior superior iliac spine)와 아래뒤엉덩뼈가시(posterior inferior iliac spine) 사이에서 시작된 섬유 조직과 꼬리뼈바닥(base of coccyx)에서부터 뻗은 섬유 조직이 뒤엉치엉덩인대의 아래쪽에 합쳐진 것이 커다란 **엉치결절인대**(천골결절인대, *sacrotuberous ligament*)이다(그림 6.6). 이 인대는 엉덩뼈 뒤, 엉치뼈 가쪽, 꼬리뼈에서 시작하여 궁둥뼈결절(ischial tuberosity)에서 끝나며, 이 인대로 인해서 궁둥패임(sciatic notch)은 커다란 궁둥구멍(sciatic foramen)이 된다. 또한 엉치뼈의 가쪽과 꼬리뼈에서 시작하여 궁둥뼈가시(ischial spine)에 붙는 **엉치가시인대**(천극인대, *sacrospinous ligament*)는 이 구멍을 **큰궁둥구멍**(대좌골공, *greater sciatic foramen*)과 **작은궁둥구멍**(소좌골공, *lesser sciatic foramen*)으로 다시 나눈다.

엉치엉덩관절(sacro-iliac joint)에서는 맞물리는 뼈와 인대의 제한을 받아 대개는 약간의 활주 운동(gliding movement)과 회전 운동(rotary movement)만 일어난다(그림 6.5D). 높이 뛰었다가 착지하거나, 서서 무거운 물건을 들 때에는 허리척추뼈(lumbar vertebra)를 통해 보통 때보다 더 많은 힘이 엉치뼈(sacrum)의 위쪽 끝으로 전달된다. 이런 하중은 엉치엉덩관절의 축보다 더 앞쪽으로 가해지기 때문에 이 때는 엉치뼈의 위쪽 끝이 아래앞쪽으로 밀리게 된다. 그러나 엉치뼈의 아래 끝과 궁둥뼈(ischium)를 고정하는 튼튼한 엉치결절인대(sacrotuberous ligament)와 엉치가시인대(sacrospinous ligament)가 엉치뼈 아래쪽이 뒤위쪽으로 회전하는 것을 막음으로써 엉치뼈 위쪽의 회전력을 상쇄시킨다(그림 6.5D와 6.6). 엉치뼈 아래 끝이 볼기뼈(hip bone)에 대해 상승할 수 있는 범위가 아주 작은 것도 척주가 갑자기 가해진 힘이나 무게를 지탱하여야 할 때 엉치엉덩부위의 관절이 복원되는 것을 돕는다.

두덩결합(pubic symphysis)

두덩결합(치골결합, pubic symphysis)은 이차연골관절이며 섬유연골(fibrocartilage)인 두덩사이원반과 두덩뼈몸통(body of pubis), 그리고 이들을 정중면에서 서로 연결시키는 주위의 인대로 이루어진다(그림 6.7). **두덩사이원반**(치골간원판, **interpubic disc**)은 대개 여성에서 폭이 더 넓다. 두덩뼈몸통을 연결하는 인대는 두덩결합의 위와 아래쪽 모서리에서 더 두꺼운데 이들을 각각 위두덩인대와 아래두덩인대라고 한다. **위두덩인대**(상치골인대, **superior pubic ligament**)는 두덩뼈몸통과 두덩사이원반의 윗면을 연결하면서 두덩뼈결절(pubic tubercle)까지 뻗어 있다. 활꼴두덩인대(arcuate pubic ligament)라고도 하는 **아래두덩인대**(하치골인대, **inferior pubic ligament**)는 두덩결합의 아래쪽면을 연결하는 두꺼운 활 모양의 섬유로, **두덩활**(치골궁, *pubic arch*)의 꼭대기를 형성하는 날카로운 두덩밑각(치골하각, *subpubic angle*)을 매끈한 곡선으로 만들어준다(그림 6.3). 배곧은근(rectus abdominis muscle)과 배바깥빗근(external oblique muscle)의 힘줄의 섬유가 교차하면서 부착하는 것도 두덩결합을 앞에서 보강해 준다(제5장 배 참조).

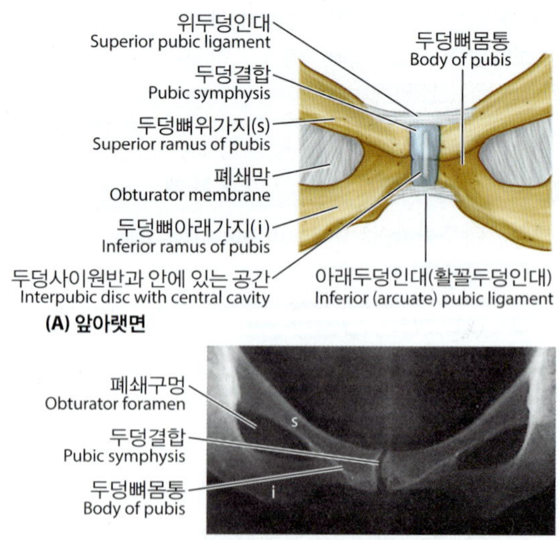

(B) 앞면(정면) 엑스선사진

그림 6.7. 두덩뼈(pubic bone)와 두덩결합(pubic symphysis). A. 두덩결합(치골결합, Pubic symphysis). 두덩결합은 양쪽 두덩뼈몸통(body of pubis) 사이에 형성된 이차연골관절(secondary cartilaginous joint)이다. **B.** 해부학적자세(anatomical position)에 있는 두덩결합의 방사선 사진. 이 자세에서 두덩뼈몸통(body of pubic bone)은 거의 수평으로 놓여 있으며 관절은 원근법에 따라 면쪽이 작게 보인다.

허리엉치관절(lumbosacral joint)

다섯째허리뼈(L5)와 첫째엉치뼈(S1)는 앞에서 **척추사이결합**(*intervertebral (IV) joint*)으로 서로 연결되며, 그 몸통 사이에는 **척추사이원반**(*L5/S1 IV disc*)이 있다(그림 6.4A). 뒤쪽에서는 척추뼈의 관절돌기(articular process) 사이에 형성된 두 개의 **돌기사이관절**(추간관절, *zygapophysial joint*, facet joint)에 의해 연결된다(그림 6.1). 뒤안쪽을 향하고 있는 첫째엉치뼈의 관절면은 앞가쪽을 향하고 있는 다섯째허리뼈의 아래관절면과 맞물려서, 허리뼈가 엉치뼈의 경사면을 따라 앞으로 미끄러지는 것을 막아준다. 이들 관절은 다섯째허리뼈(L5)의 가로돌기(transverse process)에서 엉덩뼈(ilium)로 부챗살처럼 퍼지는 **엉덩허리인대**(장요인대, **iliolumbar ligament**)에 의해 보강된다(그림 6.6).

엉치꼬리관절(sacrococcygeal joint)

엉치꼬리관절(천골미골연결, **sacrococcygeal joint**)은 사이에 척추사이원반(IV disc)이 있는 이차연골관절(secondary cartilaginous joint, symphysis)이다(그림 6.4A). 섬유연골(fibrocartilage)과 인대가 엉치뼈끝(apex of sacrum)과 꼬리뼈바닥(base of coccyx)을 연결해 준다. 긴 끈처럼 생긴 **앞엉치꼬리인대**(전천미인대, **anterior sacrococcygeal ligament**)와 **뒤엉치꼬리인대**(후천미인대, **posterior sacrococcygeal ligament**)는 관절을 보강한다(그림 6.6).

임상적용 CLINICAL BOX

다리이음뼈(PELVIC GIRDLE)

남성과 여성 골반의 변이 (Variations in Male and Female Pelves)

남성과 여성의 골반 차이는 대개 뚜렷하지만, 어느 누구나 다른 성별의 골반의 특성을 보일 수 있다. 그림 B6.1A에 나타낸 골반의 유형 중에서, 남성에서는 A형과 C형이 가장 흔하며, 백인 여성에서는 B형과 A형이, 그리고 흑인 여성에서는 B형과 C형이 흔하다. 반면에 D형은 남성과 여성에서 모두 드물다. **여성형 골반(gynecoid pelvis)**은 정상적인 여성의 골반 유형인데(그림 B6.1B), 전형적으로 위골반문(pelvic inlet)이 계란형이고 가로 지름이 넓은 것이 특징이다. **편평골반(platypelloid pelvis)**이나 깔때기처럼 생긴 **남성형 골반(android pelvis)**의 특징이 지나치게 두드러진 경우 질분만(vaginal delivery)으로 아기를 출산하는 것이 위험할 수도 있다(그림 B6.1A).

해부학을 포함하는 의학 지식을 법적인 목적으로 응용하는 학문인 법의학(*forensic medicine*)에서는 사람 골격의 유해를 검사하면서 대개 성별을 판별하게 된다. 이때 가장 관심을 기울여야 할 부분이 다리이음뼈(pelvic girdle)인데, 그 이유는 성별에 따른 차이점이 뚜렷하게 관찰되는 곳이 대개 이 뼈이기 때문이다. 다리이음뼈 일부 만으로도 성별을 결정하는 데 도움이 된다.

골반의 지름[앞뒤지름, Pelvic Diameters (Conjugates)]

작은골반(lesser pelvis)의 크기는 산과학(obstetrics)에서 특히 중요한데 그 이유는 질분만을 하는 동안 뼈로 이루어진 통로를 아기가 지나가야 하기 때문이다. 여성의 골반을 통해 분만이 가능할 것인가를 결정하려면 영상의학적 방법을 사용하거나 골반검사(pelvic examination)를 통해서 손으로 직접 작은골반의 지름을 측정하여야 한다. 작은골반의 가장 좁은 앞뒤지름(AP diameter)에 해당되는 **참(출산)앞뒤지름**(진결합선, **true conjugate**, obstetric conjugate)은 엉치뼈곶(sacral promontory)의 중심에서부터 가장 가까운 지점인 두덩결합(pubic symphysis)의 뒤위쪽모서리까지의 거리를 가리키며(그림 B6.2A, B), 질분만 시에 아기의 머리가 반드시 통과하여야 하는 가장 좁은 고정된 거리가 된다.

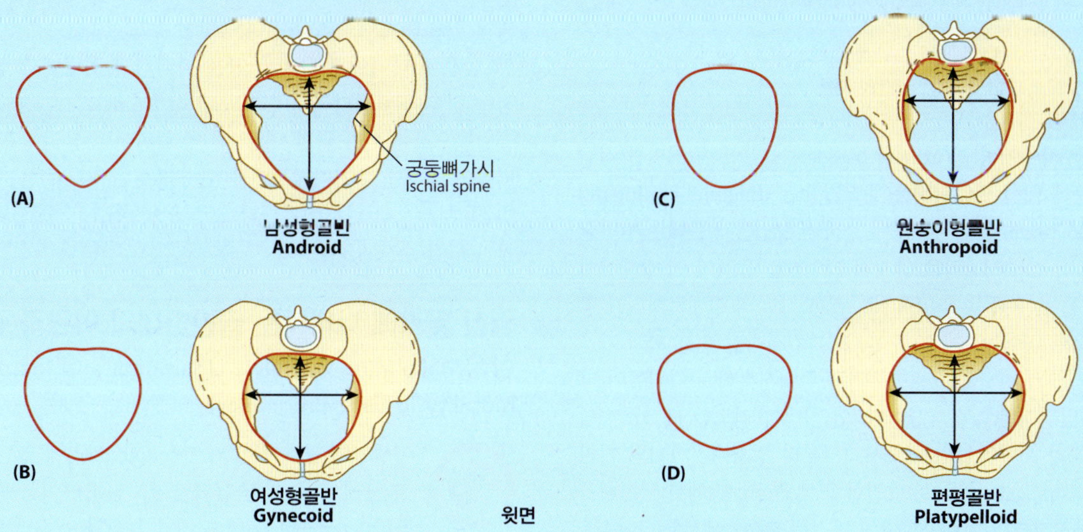

그림 B6.1. 골반입구(pelvic inlet) 형태의 변이(variation).

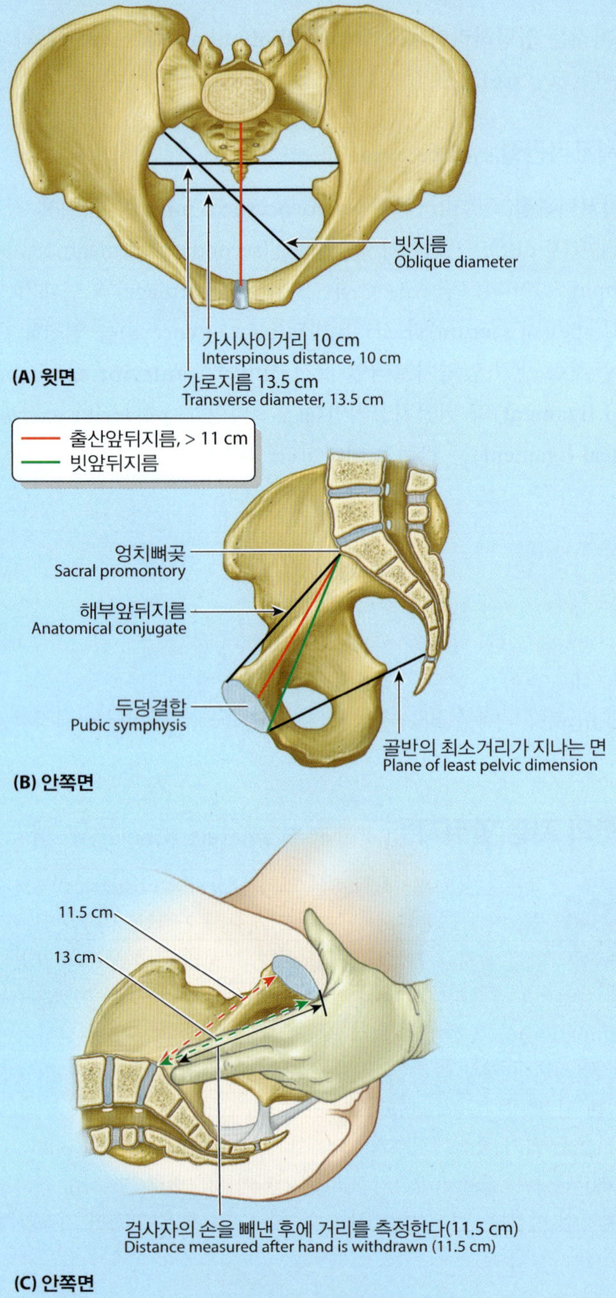

그림 B6.2. 골반의 지름.

그러나 골반검사로는 사이에 방광(urinary bladder)이 있어 이 거리를 직접 측정할 수 없기 때문에 대신 **빗앞뒤지름**(대각결합선, **diagonal conjugate**)을 측정한다(그림 B6.2B). 빗앞뒤지름을 측정하는 방법은 가운데손가락 끝으로 엉치뼈곶(sacral promontory)을 만져서 확인하는 동시에 이 상태에서 골반검사를 하고 있는 손에 두덩결합(pubic symphysis)의 아랫모서리가 닿는 부위를 다른 손으로 짚어놓는다(그림 B6.2C). 검사하던 손을 빼서 가운데손가락보다 보통 1.5 cm 더 짧은 둘째손가락 끝에서부터 두덩결합이 닿았던 부위까지를 참앞뒤지름으로 계산한다. 이 거리가 최소한 11 cm는 넘어야 한다[저자에 따라 두덩결합의 윗모서리로부터 엉치뼈곶까지의 거리를 참앞뒤지름(true conjugate)으로, 두덩결합의 뒷모서리 중에서 엉치뼈곶과 가장 가까운 점에서부터 엉치뼈곶까지의 거리를 출산앞뒤지름(obstetric conjugate)이라고 구별하는 경우도 있음—역자주].

모든 다리이음뼈에서 궁둥뼈가시(ischial spine)는 항상 마주보며 솟아 있기 때문에 **가시사이거리**(극간경, **interspinous distance**)가 대개는 **골반관(pelvic canal)**에서 가장 좁은 부분이지만, 이 거리는 고정되어 있지 않다[임상적용 "임신 말기에 나타나는 골반인대의 이완과 관절 운동성의 상승(Relaxation of Pelvic Ligaments and Increased Joint Mobility in Late Pregnancy)" 참조]. 골반관(pelvic canal)이란 출산할 때 아기의 머리가 통과해야 하는 경로로서 위골반문(pelvic inlet), 작은골반, 아래골반문(pelvic outlet) 모두가 포함된다(그림 B6.2B). 골반검사를 할 때에 손가락 세 개가 질(vagina) 안으로 동시에 나란히 들어갈 수 있을 정도로 궁둥뼈결절(ischial tuberosity)이 충분히 떨어져 있다면, 만삭인 태아의 평균적인 크기의 머리가 지나갈 수 있을 정도로 두덩밑각(subpubic angle)이 충분히 넓다고 보아도 좋다.

골반골절(Pelvic Fracture)

무거운 물건이 골반 위로 떨어지는 경우와 같은 압착사고(crush accident)에서는 골반이 앞뒤 방향으로 압박을 받는다(그림 B6.3A). 이런 종류의 충격에 의해서는 대개 **두덩뼈가지골절**(치골지골절, *fracture of pubic rami*)이 일어난다. 골반이 가쪽에서 압박당하면 절구(acetabulum)와 엉덩뼈(ilium)가 서로 압착되어 깨어질 수 있다.

둥글게 이어진 골반뼈의 골절은 거의 항상 다발성 골절(multiple fracture)이거나 탈구(dislocation)가 동반된 골절이다. 쉽게 이해하려면, 프레첼(pretzel) 과자의 한 점을 부순다고 생각해 보자. 어떤 경우에는 엉치엉덩관절(sacro-iliac joint)을 지지하는 강한 인대가 뼈를 잡아뜯어 골반골절이 생기기도 한다. (이 인대는 그림 6.3과 6.4A에 나타나 있다.)

물론 교통사고처럼 충격이 직접 골반뼈에 가하여지는 경우에도 골반골절이 발생한다(그림 B6.3A). 또 발부터 추락한 경우에는 다리에서 골반뼈로 전달된 힘에 의해 골절이 일어나기도 한다(그림 B6.3B). 골반에서 골절이 종종 발생하는 약한 부위는 두덩뼈가지(pubic rami), 절구(acetabulum)나 그 바로 주변부, 엉치엉덩관절(sacroiliac joint) 그리고 엉덩뼈날개(ala of ilium) 등이다.

골반골절로 인하여 골반의 부드러운 조직, 혈관, 신경, 기관 등이 손상될 수 있다. 두덩뼈(pubis)와 폐쇄구멍(obturator foramen) 가까이에서 골절이 비교적 흔하게 일어나며 방광(urinary bladder)과 요도(urethra)가 가까이 있으므로 이들의 파열이 동반될 수도 있다.

높은 사다리에서 다리로 땅을 디디거나 엉덩이가 땅에 닿으면서 추락하는 경우에는 넙다리뼈머리(head of femur)가 절구(acetabulum)를 뚫고 골반안으로 들어가 골반 내장, 신경, 혈관이 손상되기도 한다. 나이가 17세 미만인 경우엔 볼기뼈절구연골(triradiate cartilage)을 따라 절구가 골절되어 세 부분으로 나뉘어지거나(그림 6.2C 참조), 절구 가장자리의 뼈가 뜯겨져 나갈 수도 있다.

임신 말기에 나타나는 골반인대의 이완과 관절 운동성의 상승(Relaxation of Pelvic Ligaments and Increased Joint Mobility in Late Pregnancy)

여성의 두덩사이원반(interpubic disc)에 있는 커다란 공간은 임신 중에 더욱 커진다(그림 6.3 참조). 이런 변화로 인해서 작은골반(lesser pelvis)의 둘레가 늘어나고 두덩결합(pubic symphysis)은 많이 유연해진다. 임신 후반기에 성호르몬의 양이 증가하고 릴랙신

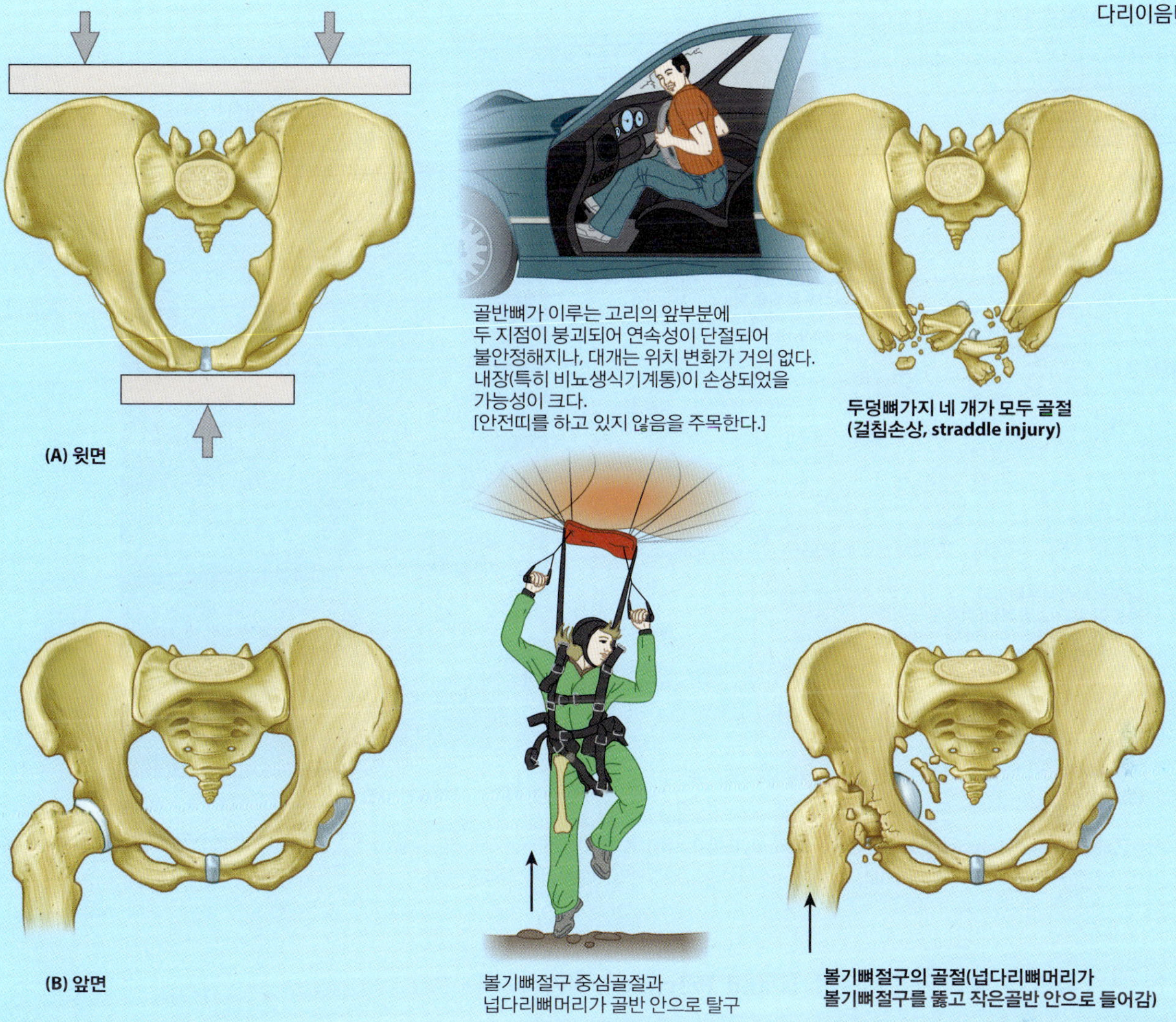

그림 B6.3. 골반 골절(pelvic fracture).

(*relaxin*)이라는 호르몬이 분비되면 골반의 인대는 더욱 이완되어 골반 관절의 유연성이 더 커진다. 엉치엉덩관절(sacro-iliac joint)과 두덩결합이 이완됨으로써 지름이 10~15% 정도 더 커진다. 대개는 가시사이거리(inter-spinous distance)를 포함한 가로지름이 더 커져서 골반관(pelvic canal)을 통한 태아의 이동이 쉬워진다(그림 B6.2A). 꼬리뼈(coccyx)도 뒤로 더 움직일 수 있게 된다.

변화하지 않는 것 한 가지는 엉치뼈곶(sacral promontory)과 두덩결합(pubic symphysis) 위뒷면 사이의 거리인 참(출산)앞뒤지름(true conjugate diameter)이다(그림 B6.2A, B). 엉치엉덩인대(sacro-iliac ligament)가 이완되면 엉치엉덩관절의 서로 맞물리는 작용으로 인한 효과가 떨어짐으로 인해 골반의 회전이 더 많이 일어나 척추가 뒤로 굽은(lordotic, hollow back, saddle back) 자세가 생기기 쉽다. 이런 자세는 임신 중일 때 무게중심이 옮겨져 생긴다고도 추측된다. 인대의 이완은 골반에 국한된 것만은 아니어서 임신 말기에는 관절탈구(joint dislocation)의 가능성도 커진다.

척추용해증과 척추앞전위증 (Spondylolysis and Spondylolisthesis)

척추용해증(*spondylolysis*)은 척추뼈고리(*vertebral arch*)가 몸통(body)과 분리되는 질병이다. 척추뼈고리는 몸통의 뒤쪽에서 척주관(spinal canal)을 둘러싸며 관절돌기(articular process), 가로돌기(transverse process), 가시돌기(spinous process)를 포함하는 부분이다. 다섯째허리뼈(*L5*)에 척추용해증이 생기면 그 척추뼈몸통이 아래관절돌기가 있는 척추뼈고리로부터 분리된다(그림 B6.4A). 다섯째허리뼈의 아래관절돌기는 정상적으로 엉치뼈(sacrum)의 관절돌기와 서로 맞물려 있다. 이런 결함이 양측성으로 생기면 다섯째허리뼈의 몸통은 엉치뼈 위에서 앞으로 미끄러져 내려와 엉치뼈곶(sacral promontory)을 덮어 버리게 되는 척추앞전위증(척추전방전위증, *spondylolisthesis*)이 생기게 된다(그림 B6.4B, C). 다섯째허리뼈 몸통이 위골반문(pelvic inlet)의 경계를 침범하게 되면 위골반문의 앞뒤지름이 줄어들어 분만에 지장을 초래한다. 척수신경(spinal nerve)도 압박을 받아 허리나 다리에 동통이 생길 수 있다.

산과전문의(obstetrician)는 척추앞전위증(spondylolisthesis)을 검사할 때 손가락으로 허리뼈의 가시돌기(spinous process)를 따라가면서 만져본다. 다섯째허리뼈(L5)의 가시돌기가 지나치게 튀어나와 있으면 다섯째허리뼈의 앞부분과 그 위의 척주가 엉치뼈와 다섯째허리뼈의 척추뼈고리에 비해 상대적으로 앞으로 이동했다는 뜻이다. 확진을 내리기 위해서 또한 위골반문(pelvic inlet)의 앞뒤지름을 계측하기 위해서 시상면 자기공명영상(MRI)과 같은 영상진단술을 시행한다.

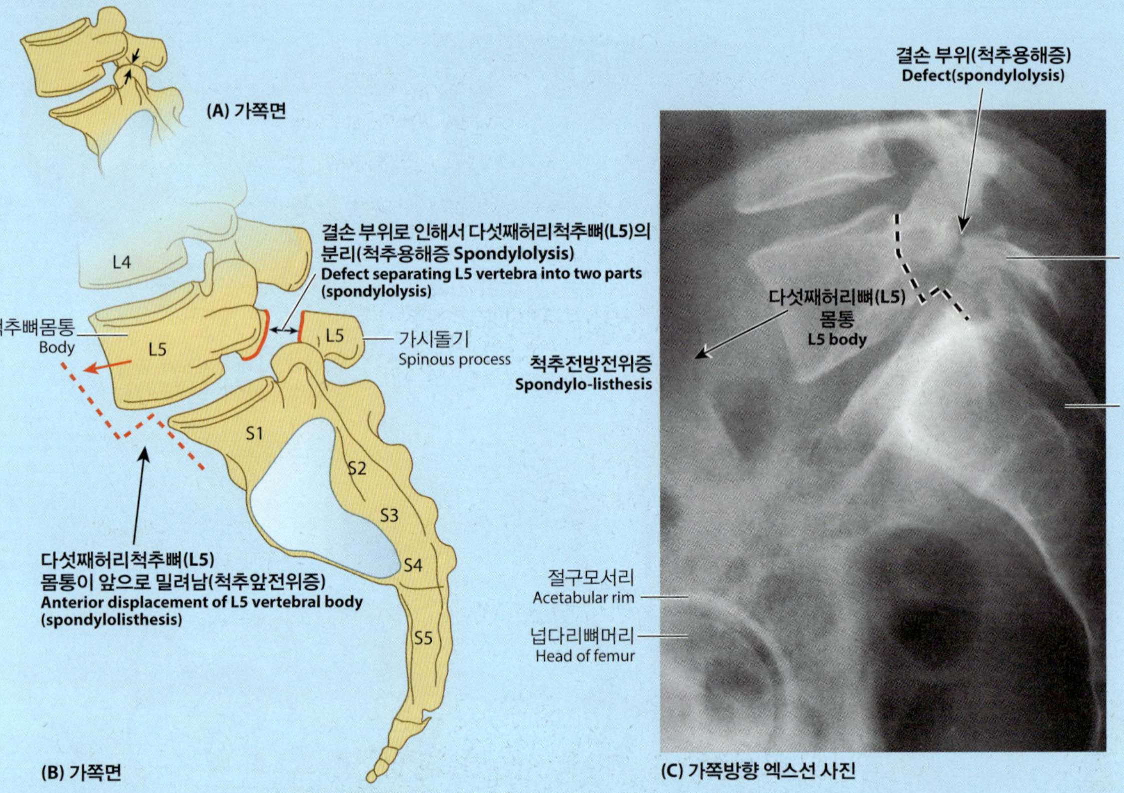

그림 B6.4. 척추용해증(spondylolysis)과 척추앞전위증(spondylolisthesis). A. 관절돌기(articular process)가 정상인 다섯째허리(L5)척추뼈. **B.** 질병을 도식화한 그림. **C.** 질병의 엑스선 사진. *쇄선(dashed line)*은 다섯째허리척추뼈(L5)와 엉치뼈(sacrum)의 뒷모서리를 따라가는 선.

핵심정리: 골반과 다리이음뼈(Pelvis and Pelvic Girdle)

골반: 골반(pelvis)은 다리이음뼈(pelvic girdle)에 의해 둘러싸인 공간으로서 큰골반(greater pelvis)과 작은골반(lesser pelvis)으로 나누어진다. 큰골반은 배안의 아랫부분으로 엉덩뼈날개(ala of ilium)가 보호하고 있으며, 작은골반은 골반가장자리(pelvic brim)의 아래에 있는, 골반뼈가 이루는 둥근 울타리 안쪽의 공간을 가리킨다. ■ 작은골반(lesser pelvis)은 골반안(pelvic cavity)과 샅부위의 뼈대를 제공하는데, 이 둘은 근육과 근막으로 이루어진 골반가로막(pelvic diaphragm)으로 분리되어 있다. ■ *샅*(회음, *perineum*)이란 용어는 항문과 바깥생식기관이 있는 부위를 가리키기도 하고 그 주위에 있는 얕은 구획 전체를 가리키기도 한다. ■ 골반은 아래앞가쪽의 복벽, 볼기부위, 샅에 덮여 있다.

다리이음뼈: 다리이음뼈(pelvic girdle)는 두 개의 볼기뼈(hip bone)와 하나의 엉치뼈(sacrum)가 서로 관절을 이루며 둥글게 이어진 것이다. 다리이음뼈가 다리의 팔다리뼈대에 속하는 반면에, 엉치뼈는 위로는 허리척추뼈와, 아래로는 꼬리뼈(coccyx)와 연결되어 몸통뼈대에도 속한다. ■ 볼기뼈(hip bone)는 엉덩뼈(ilium), 궁둥뼈(ischium), 두덩뼈(pubis)가 합쳐져서 생긴다. ■ 다리이음뼈의 주된 기능은 몸무게를 지탱하고 전달하는 것이다. 또한 배와 골반의 내장, 비뇨계통과 생식계통의 구조를 보호하고 지지하는 일도 한다. ■ 다리이음뼈의 가장 앞쪽에 있는 세 지표, 즉 오른쪽과 왼쪽 위앞엉덩뼈가시(ASIS)와 두덩결합(pubic symphysis)의 앞면이 하나의 관상면에 있을 때를 해부학적 자세에 있다고 한다. ■ 남성과 여성의 골반은 차이가 있다. 정상적인 여성형 골반(gynecoid pelvis)의 특징은 출산 시에 태아가 골반관(pelvic canal)을 통과할 수 있는 형태를 갖는다. ■ 여성이 비전형적인 골반을 가진 경우에는 질분만(vaginal birth)을 할 수 없으므로 골반의 지름을 측정하는 것은 임상적으로 중요하다.

골반의 관절: 엉치엉덩관절(sacro-iliac joint)은 윤활관절과 인대결합이 공존하는 특수한 관절이며, 그 구조는 몸무게를 지탱하고 전달하며 안정성을 유지하는 주된 기능과, 분만을 가능하게 하는 보조적인 기능에 알맞게 되어 있다. ■ 튼튼한 뼈사이엉치엉덩인대(interosseous sacro-iliac ligament)와 뒤엉치엉덩인대(posterior sacro-iliac ligament)는 엉치뼈가 엉덩뼈 사이에서 들어올려진 상태에 있게 하고 골반뼈에 체중을 전달하며 이를 안정화한다. ■ 분만 시에는 두덩결합(pubic symphysis)과 인대가 호르몬에 의해 부드럽게 되며, 윤활관절(synovial joint)은 작지만 중요한 움직임을 가능하게 한다. ■ 우리 몸 윗부분의 무게로 인한 압력과, 뛰어오르거나 짐을 질 때 가해지는 힘은 엉치엉덩관절 회전축의 앞쪽으로 전달되는데, 이에 대항하여 엉치뼈의 아래끝이 견고한 엉치결절인대(sacro-tuberous ligament)와 엉치가시인대(sacrospinous ligament)를 통해 궁둥뼈(ischium)에 단단히 연결됨으로써 힘의 균형을 이루고 있다.

골반안(Pelvic Cavity)

배골반안(복골반강, *abdominopelvic cavity*)은 위로는 가슴우리(흉곽, thoracic cage), 아래로는 골반까지 연장되어 있기 때문에 위와 아래쪽 끝은 비교적 잘 보호받고 있다(그림 6.8A). 또한 이것은 가슴과 골반의 관통상(perforating wound)에 의해 배골반안과 그 내용물에 영향을 미칠 수 있음을 의미한다.

깔때기 모양의 **골반안(골반강, pelvic cavity)**은 배골반안의 아래뒤쪽 부분으로서 뼈, 인대, 근육으로 이루어진 골반벽(pelvic wall)과 골반가로막이 경계를 이룬다. 골반안은 **위골반문**(골반입구, *pelvic inlet*)을 통해 배안과 이어지지만 배안보다는 뒤쪽으로 꺾어져 있다(그림 6.8A, C). 배안과 골반안은 연속적이지만 서로 나누어 기술하며 그것이 국소해부학적으로도 더 편리하다.

골반안에는 요관(ureter)의 끝부분, 방광(urinary bladder), 곧창자(rectum), 생식기관(genital organ), 혈관, 림프관, 신경이 있다. 이들과 같은 확연한 골반 내장 이외에도 배안의 구조가 이동한 것으로 볼 수 있는 작은창자(소장, small intestine)의 일부와 큰창자(대장, large intestine)도 흔히 포함된다. 작은창자로는 주로 돌창자(ileum)가 있으며, 큰창자는 막창자꼬리(appendix), 가로잘록창자(transverse colon), 구불잘록창자(sigmoid colon) 등을 볼 수 있다.

골반안은 근육과 근막으로 이루어진 **골반가로막**(골반격막, *pelvic diaphragm*)이 아래쪽 경계를 이루며 골반가로막은 **아래골반문**(골반출구, *pelvic outlet*) 위에 마치 천이 드리워지듯 둥근 그릇 바닥 같은 **골반바닥**(골반저, *pelvic floor*)을 형성한다. 그 오목한 중심은 아래골반문 높이까지 내려와 위치한다. 골반안의 뒤쪽 경계는 꼬리뼈와 엉치뼈의 가장 아랫부분이며, 엉치뼈의 윗부분은 골반안 뒤쪽 절반의 천장을 형성한다(그림 6.8A, B).

양쪽 두덩뼈몸통(body of pubis)과 그 사이를 이어주는 두덩결합(symphysis pubis)이 골반안의 아래앞벽을 이루는데, 이 아래앞벽은 엉치뼈(sacrum)와 꼬리뼈(sacrum)가 이루는 뒤윗벽 및 천장보다 훨씬 얇다. 그렇기 때문에, 정중면을 지나는 **골반축(axis of pelvis)**, 즉 모든 높이에서 골반안의 중심점을 이은 축은 두덩결합을 중심으로 하여 원호를 그리는 궤적을 따른다(그림 6.8A). 이 축의 굽은 모양 및 골반안 앞벽과 뒷벽 사이의 깊이 차이가 태아가 골반관(pelvic canal)을 지나가는 데 영향을 미치는 중요한 요소가 된다.

골반안의 벽과 바닥(Walls and Floor of Pelvic Cavity)

골반안은 하나의 아래앞벽(anteroinferior wall), 두 개의 가쪽벽(lateral wall), 하나의 뒷벽(posterior wall)과 골반바닥이라고도 하는 골반가로막에 의해 둘러싸여 있다(그림 6.9A; 골반바닥은 해부학용어는 아니지만 많은 교과서에서 골반가로막과 똑같이 사용되는 용어임 — 역자주). 골반의 벽과 바닥을 이루는 근육은 그림 6.10에 나타내었으며, 몸쪽 부착부위와 먼쪽 부착부위, 신경분포, 주요 작용을 표 6.2에 요약하였다.

골반의 아래앞벽(antero-inferior pelvic wall)

아래앞쪽의 골반벽은 해부학적자세(anatomical position)에서의 앞벽보다 더 몸무게를 지탱하는 바닥 구조를 형성한다. 이 벽은 주로 두덩뼈몸통(body of pubis)과 가지(ramus), 두덩결합(pubic symphysis)으로 이루어진다(그림 6.7과 6.9B~D). 이 벽은 방광(urinary bladder)의 무게를 지탱하는데도 관여한다.

골반의 가쪽벽(lateral pelvic wall)

가쪽벽은 오른쪽과 왼쪽 볼기뼈(hip bone)로 구성되며, 양쪽 뼈에는 폐쇄구멍(폐쇄공, obturator foramen)이 하나씩 있고 이 구멍은 **폐쇄막(obturator membrane)**으로 막혀 있다(그림 6.8C와 6.9B). 골격근 근육 조직으로 이루어진 **속폐쇄근**(**내폐쇄근**, *obturator internus muscle*)이 가쪽벽의 대부분에 부착하면서 두터운 층을 이룬다(그림 6.9C와 6.10A). 속폐쇄근의 힘살부분(fleshy part)을 이루는 섬유는 뒤쪽으로 가면서 모여 힘줄(건, tendon)이 된 다음, 가쪽으로 날카로운 각을 이루며 꺾어진다. **작은궁둥구멍**(소좌골공, *lesser sciatic foramen*)을 통해 작은골반을 빠져나온 이 힘줄은 넙다리뼈큰돌기(greater trochanter of femur)에 부착하게 된다. 이 근육의 안쪽면은 **속폐쇄근막(폐쇄근막, obturator fascia)**으로 덮여 있는데, 근막의 중심부는 **힘줄활**(건궁, *tendinous arch*)로 두꺼워져 있어 골반가로막(pelvic diaphragm)의 부착부위가 된다(그림 6.9D).

골반의 뒷벽(뒤가쪽벽과 천장) [posterior wall (posterolateral wall and roof)]

해부학적자세에 있을 때 뒤골반벽의 정중면에는 엉치뼈(sacrum)와 꼬리뼈(coccyx)의 두 뼈가 벽과 천장을 이루며, 뒷벽의 가쪽은 근육과 인대가 덮는데, 이들은 주로 엉치엉덩관절(sacro-iliac joint)을 지지하는 인대와 궁둥구멍근(piriformis m.)이다(그림 6.9A~C). 이 인대에는 앞엉치엉덩인대(anterior sacro-iliac ligament), 엉치가시인대(sacrospinous ligament), 엉치결절인대(sacrotuberous ligament)가 있다.

궁둥구멍근(이상근, *piriformis muscle*)은 엉치뼈 위쪽, 엉치뼈구멍(pelvic foramen) 가쪽의 골반면에서 기원한다(그림 6.9A와 6.10A). 이 근육은 가쪽으로 진행하다가 **큰궁둥구멍**(대좌골공, *greater sciatic foramen*)을 통해 작은골반(lesser pelvis)을 나가서 넙다리뼈 큰돌기(greater trochanter of femur)의 윗모서리에 부착한다(그림 6.10B). 이 근육은 큰궁둥구멍의 대부분을 채우며 골반안의 뒤가쪽벽을 이룬다(그림 6.9A). 이 근육의 앞안쪽 바로 깊은 곳에는 **엉치신경얼기**(천골신경총, *sacral plexus*)를 이루는 신경들이 있으며, 간혹 근육 힘살에 파묻혀 있기도 한다(그림 6.9D). 궁둥구멍근의 아래쪽 가장자리에도 틈이 있어 골반과 샅부위(perineum) 및 볼기부위(gluteal region)를 통해 다리를 오가는 신경과 혈관이 지나간다.

골반바닥(pelvic floor)

골반바닥은 그릇 또는 깔때기 모양을 하고 있는 **골반가로막**(골반격

6

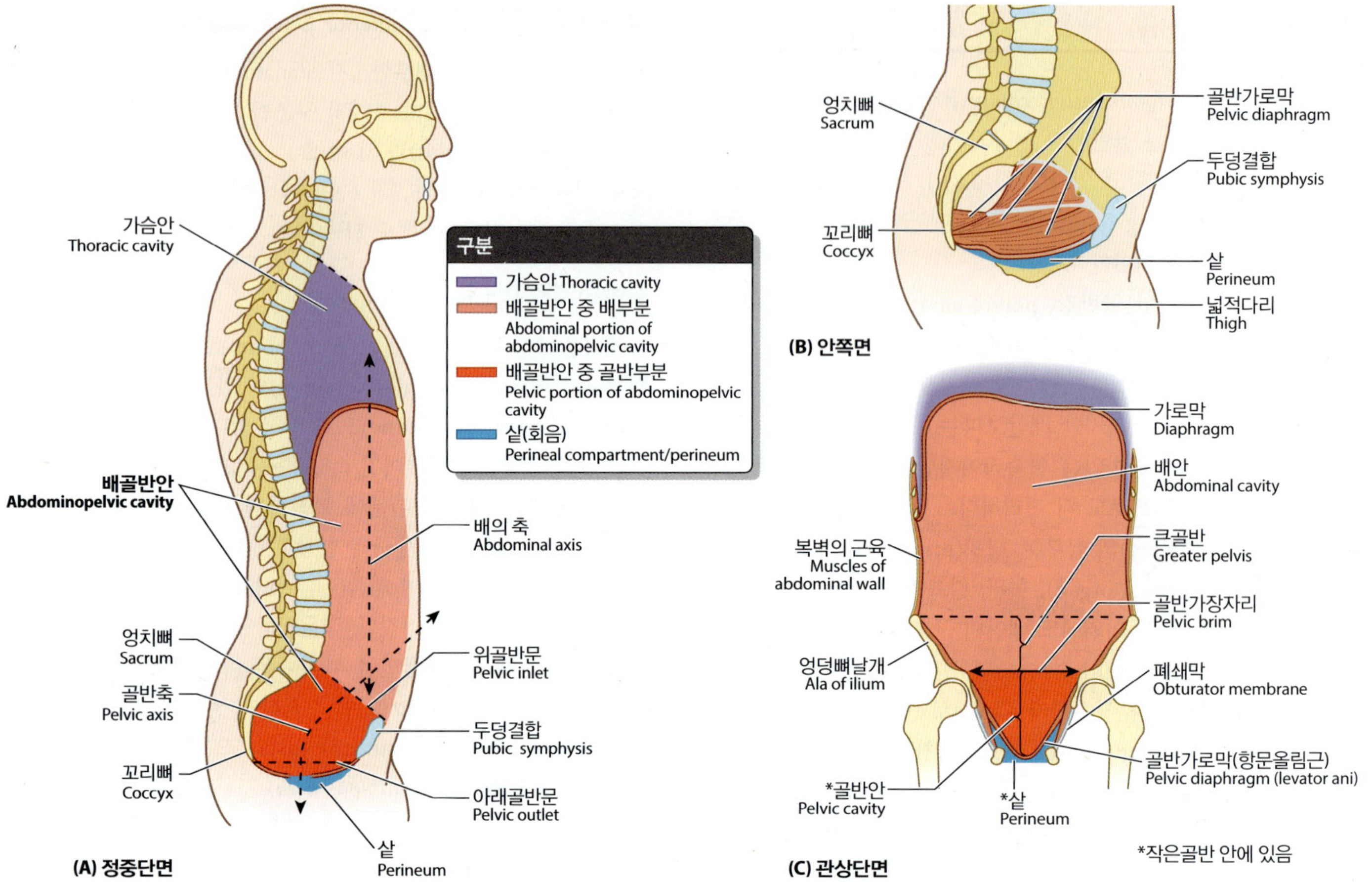

그림 6.8. 가슴안(thoracic cavity)과 배골반안(abdominopelvic cavity). A. 전체 개요. 큰골반(greater pelvis)과 골반안(pelvic cavity, 작은골반)은 실제로는 이어져 있으며, 골반 가장자리(pelvic brim)가 이루는 위골반문(pelvic inlet)이 그 경계가 된다. **B.** 작은골반(lesser pelvis)과 샅(perineum)의 경계가 되는 골반가로막(골반격막, pelvic diaphragm). **C.** 배골반안(복골반강, abdominopelvic cavity).

막, **pelvic diaphragm**)에 의해 이루어진다. 골반가로막은 꼬리근(coccygeus muscle)과 항문올림근(levator ani muscle), 그리고 이들 근육을 위와 아랫면에서 덮어주는 **근막**(fascia, 라틴어 복수형은 *fasciae*)으로 구성된다(그림 6.9A, 6.10C와 6.11; 표 6.2). 작은골반(lesser pelvis) 안에 있는 골반가로막은 작은골반을 다시 골반안과 샅(perineum)으로 분리함과 동시에 샅의 천장이 된다.

골반가로막이 속폐쇄근막(obturator fascia)에 붙는 위치를 기준으로 해서 속폐쇄근(obturator internus m.)을 위쪽의 골반부분(pelvic portion)과 아래쪽의 샅부분(perineal portion)으로 나눈다(그림 6.11B). 속폐쇄근의 골반부분 안쪽에는 폐쇄신경(obturator nerve)과 폐쇄동맥(obturator artery) 및 정맥, 속엉덩동맥(internal iliac artery)과 정맥의 다른 가지들이 있다.

꼬리근(미골근, coccygeus muscle)은 엉치뼈(sacrum)의 아랫부분 및 꼬리뼈(coccyx)의 가쪽면에서 기원하여 그 골격근 섬유가 엉치가시인대(sacrospinous ligament)의 깊은면을 지나가며 부착한다(그림 6.9B, C). 넓은 판 모양인 **항문올림근(항문거근, levator ani muscle)**은 골반바닥을 이루는 더 크고 중요한 근육이다. 이 근육은 앞으로는 양쪽 두덩뼈몸통(body of pubis)에, 뒤로는 궁둥뼈가시(ischial spine)에, 양쪽 옆으로는 속폐쇄근막의 두꺼운 부분이기도 하면서 앞의 두 뼈를 잇는 **항문올림근힘줄활**(항문거근건궁, **tendinous arch of levator ani**)에 부착한다.

이와 같이 골반가로막은 벽에 걸린 그물침대처럼 작은골반(lesser pelvis)의 앞벽, 가쪽벽, 뒷벽에 부착하여 각 벽을 이어주면서, 둥글게 이어진 다리이음뼈(pelvic girdle)의 공간 대부분을 거의 막고 있다. 양쪽 항문올림근(levator ani m.)의 안쪽모서리 사이에 있는 앞쪽 틈을 **비뇨생식구멍(urogenital hiatus)**이라고 하는데, 여기를 통해 요도(urethra)와 여성에서 질(vagina)이 지나간다(그림 6.10A).

항문올림근은 그 붙는 부분과 경로에 따라 세 부분으로 나뉘는데 그 경계가 뚜렷하지 않은 경우도 많다(그림 6.9A, D; 6.10C; 6.11).

- **두덩곧창자근(치골직장근, puborectalis muscle):** 항문올림근 안쪽부분의 두껍고 좁은 근육으로, 근육 섬유는 오른쪽 및 왼쪽 두덩뼈몸통(body of pubis)의 뒷면을 이어준다. 이 근육은 새총 같은 U자 모양의 구조, 즉 두덩곧창자근걸이(*puborectalis sling*)를 이루면서, 항문곧창자경계의 뒤로 지나감으로써 비뇨생식구멍(urogenital hiatus)의 경계가 된다(그림 6.11A와 6.12). 배변자제(fecal continence)를 유지하는 것이 이 근육의 주된 역할이다.

골반바닥의 근육*

골반가로막(PD) = 항문올림근(LA) + 꼬리근(C)
(PD = LA + C)

항문올림근(LA) = 두덩꼬리근(PC) + 엉덩꼬리근(IC)
(LA = PC + IC)

두덩꼬리근(PC ♀) = 두덩곧창자근(PR) + 두덩질근(PV)
(PC = PR + PV ♀)

두덩꼬리근(PC ♂) = 두덩곧창자근(PR) + 두덩전립샘근(PP)
(PC = PR + PP ♂) (전립샘올림근)

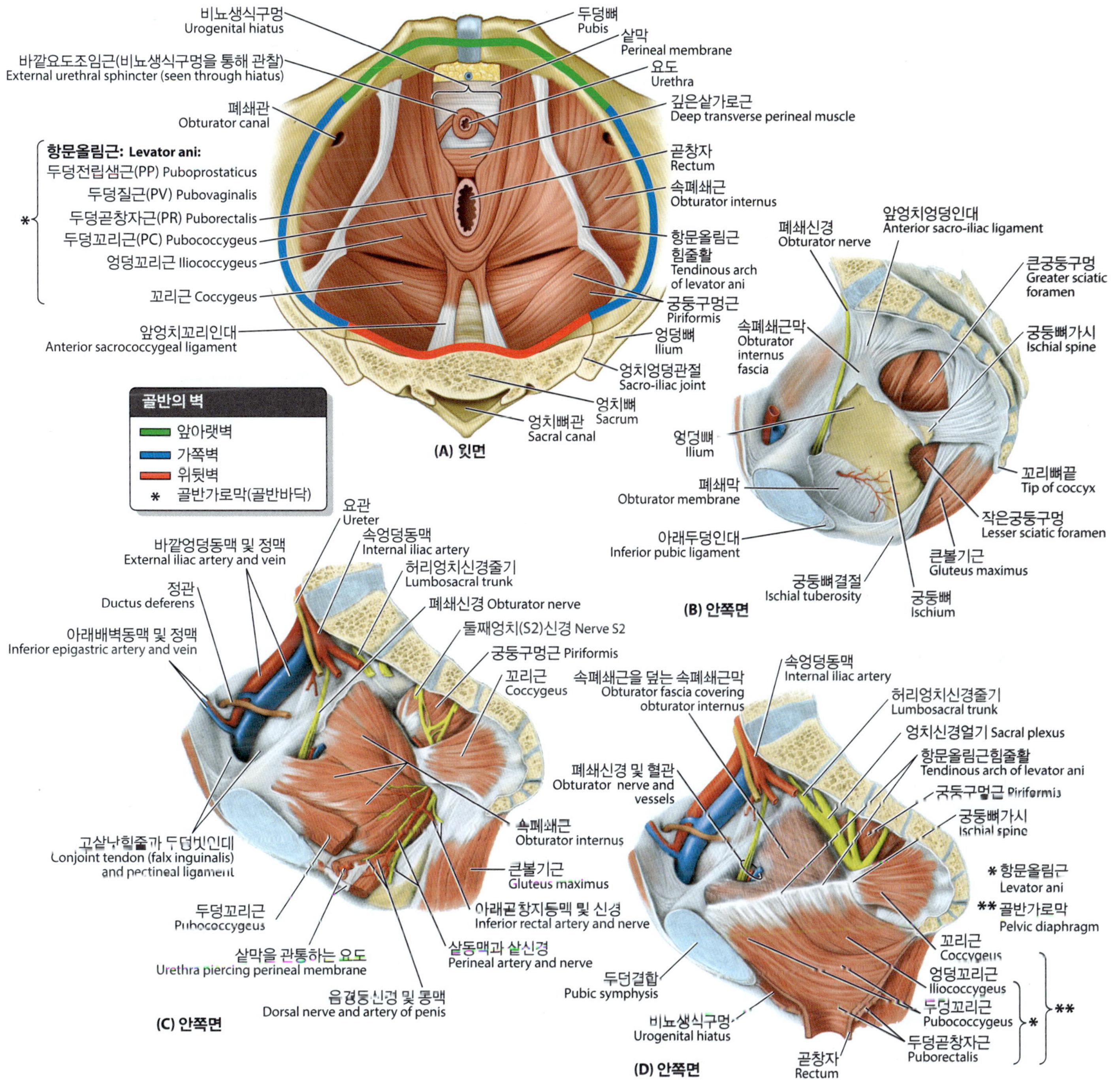

그림 6.9. 골반바닥(floor of pelvis)과 골반벽(wall of pelvis). A. 골반바닥(floor of pelvis). 골반가로막(pelvic diaphragm)이 이루는 골반바닥은 두덩결합(pubic symphysis)과 두덩뼈(pubis)가 앞에서, 엉덩뼈(ilium)가 가쪽에서, 엉치뼈(sacrum)와 꼬리뼈(coccyx)가 뒤에서 둘러싸는 동시에, 이들 뼈에 부착한다. **B~D.** 오른쪽 골반벽에 있는 구조의 단계적 재구성. **B.** 골인대성 벽(osseoligamentous wall). 뒤가쪽으로 꼬리뼈와 엉치뼈의 아랫부분이 엉치결절인대(sacrotuberous ligament)에 의해 궁둥뼈결절(ischial tuberosity)에, 엉치가시인대(sacrospinous ligament)에 의해 궁둥뼈가시(ischial spine)에 연결된다. **C.** 근육성 벽(muscular wall). **B**에 작은골반(lesser pelvis)의 근육이 추가되었다. 속폐쇄근(obturator internus)이 골반의 가쪽벽을 덮고 있으며, 그 근육 섬유가 모여서 작은궁둥구멍(lesser sciatic foramen)을 통해 뒤쪽으로 골반 바깥으로 나간다(**B** 참조). **D.** 근육성 바닥(muscular floor). **C**에 항문올림근(levator ani)이 추가되었다. 이는 두덩뼈몸통(body of pubis)에서부터 궁둥뼈가시까지 이어진 속폐쇄근막(obturator fascia)의 두꺼운 부분(tendinous arch, 힘줄활)에 부착한다.

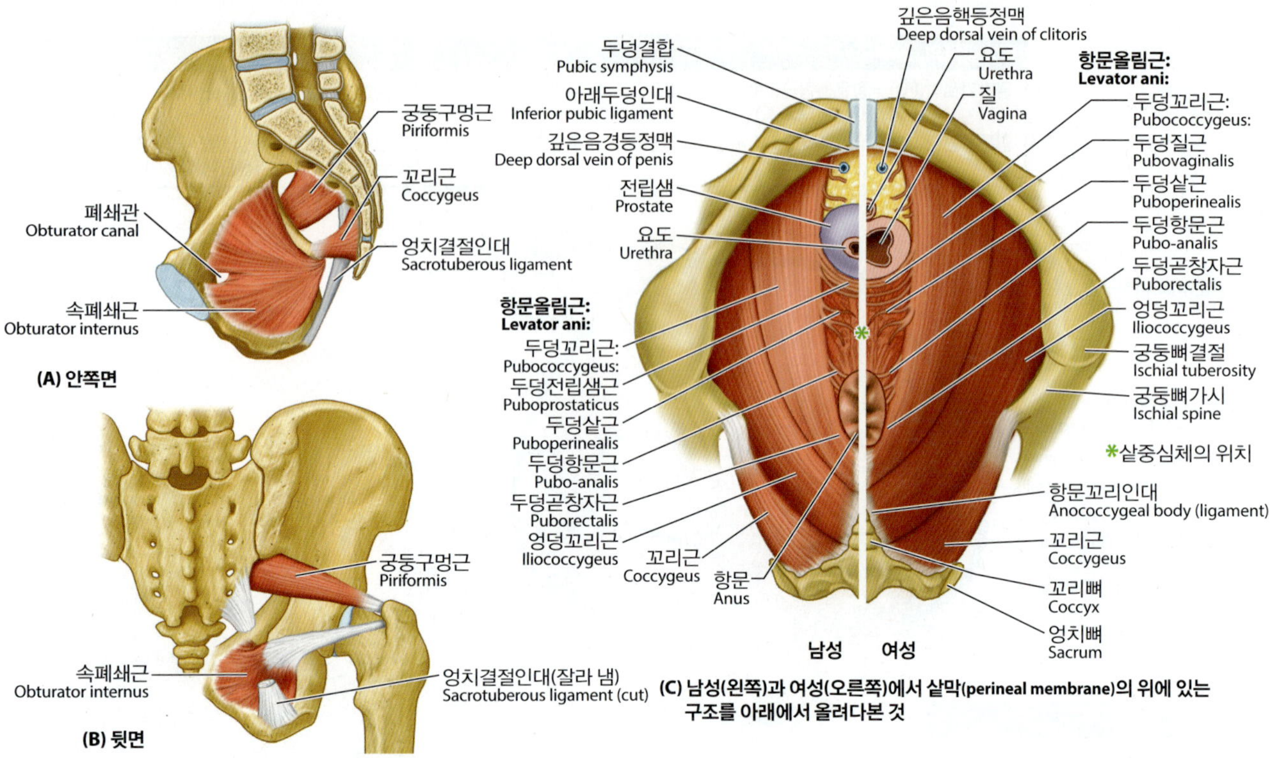

그림 6.10. 골반벽(pelvic wall)과 골반바닥(pelvic floor)의 근육. A와 B. 골반벽(pelvic wall). 속폐쇄근(obturator internus)과 궁둥구멍근(piriformis)은 다리에 작용하는 근육이면서 골반벽을 이루는 근육이기도 하다. **C.** 골반바닥(pelvic floor). 항문올림근(levator ani)과 꼬리근(coccygeus)이 골반안의 바닥인 골반가로막(pelvic diaphragm)을 이룬다. 골반가로막의 아랫면을 덮는 근막은 샅(회음, perineum)의 천장이 된다.

표 6.2. 골반벽(pelvic wall)과 골반바닥(pelvic floor)의 근육

경계	근육	몸쪽 부착부위	먼쪽 부착부위	신경분포	주요 작용
가쪽벽 (lateral wall)	**속폐쇄근 (Obturator internus)**	엉덩뼈(ilium)와 궁둥뼈(ischium)의 골반면(pelvic surface); 폐쇄막(obturator membrane)	넙다리뼈큰돌기 (greater trochanter)	속폐쇄근신경 (nerve to obturator internus, L5, S1, S2)	엉덩관절(고관절, hip joint)의 가쪽돌림(lateral rotation); 넙다리뼈머리(head of femur)를 절구(acetabulum)에 고정시키는 데 기여
뒤가쪽벽 (postero-lateral wall)	**궁둥구멍근 (Piriformis)**	둘째–넷째분절(S2–S4) 엉치척추뼈(sacral vertebra)의 골반면, 큰궁둥패임(greater sciatic notch) 윗모서리, 엉치결절인대(sacrotuberous ligament)	넙다리뼈큰돌기	S1, S2의 앞가지	엉덩관절의 가쪽돌림과 벌림(외전, abduction); 넙다리뼈머리를 절구에 고정시키는 데 기여
바닥 (floor)	**꼬리근**(궁둥꼬리근) [**Coccygeus** (ischiococcygeus)]	궁둥뼈가시(ischial spine)	엉치뼈(sacrum) 아래끝, 꼬리뼈(coccyx)	S4, S5 척수신경의 가지	골반장기를 지지하는 골반가로막(pelvic diaphragm)의 작은 부분을 형성; 꼬리뼈를 굽힘
	항문올림근(두덩곧창자근, 두덩꼬리근, 엉덩꼬리근) [**Levator ani**(puborectalis, pubococcygeus, iliococcygeus)]	두덩뼈몸통; 항문올림근힘줄활(속폐쇄근막) [tendinous arch of levator ani (obturator fascia)]; 궁둥뼈가시	샅중심체(perineal body), 꼬리뼈; 항문꼬리인대; 전립샘 또는 질의 벽, 곧창자, 항문	항문올림근신경(nerve to levator ani, S4), 아래항문(곧창자)신경(inferior anal nerve), 꼬리신경얼기(coccygeal plexus)	골반가로막(pelvic diaphragm)의 대부분을 형성함으로써 골반장기를 지탱하는 데 기여, 배속압력이 증가할 때 저항

- **두덩꼬리근(치골미골근, pubococcygeus muscle):** 항문올림근의 중간부분을 이루는 넓으면서도 얇은 근육으로서, 두덩뼈몸통(body of pubis)의 뒷면과 힘줄활앞부분(anterior tendinous arch)에서부터 기원하며 두덩곧창자근(puborectalis)의 가쪽에 위치한다(그림 6.9A, D; 6.10C; 6.11). 이 근육은 거의 수평면을 이루며 뒤로 가는데, 가쪽 섬유는 꼬리뼈(coccyx)에 붙고 안쪽 섬유는 반대쪽 근육과 합쳐져서 섬유성 솔기(raphe)나 힘줄판(tendinous plate)을 형성하며, 이는 항문과 꼬리뼈 사이에 있는 **항문꼬리인대**(항문미골인대, **anococcygeal body**, anococcygeal ligament)의 일부가 된다. 이를 종종 임상적으로는 '올림근판(levator plate)'이

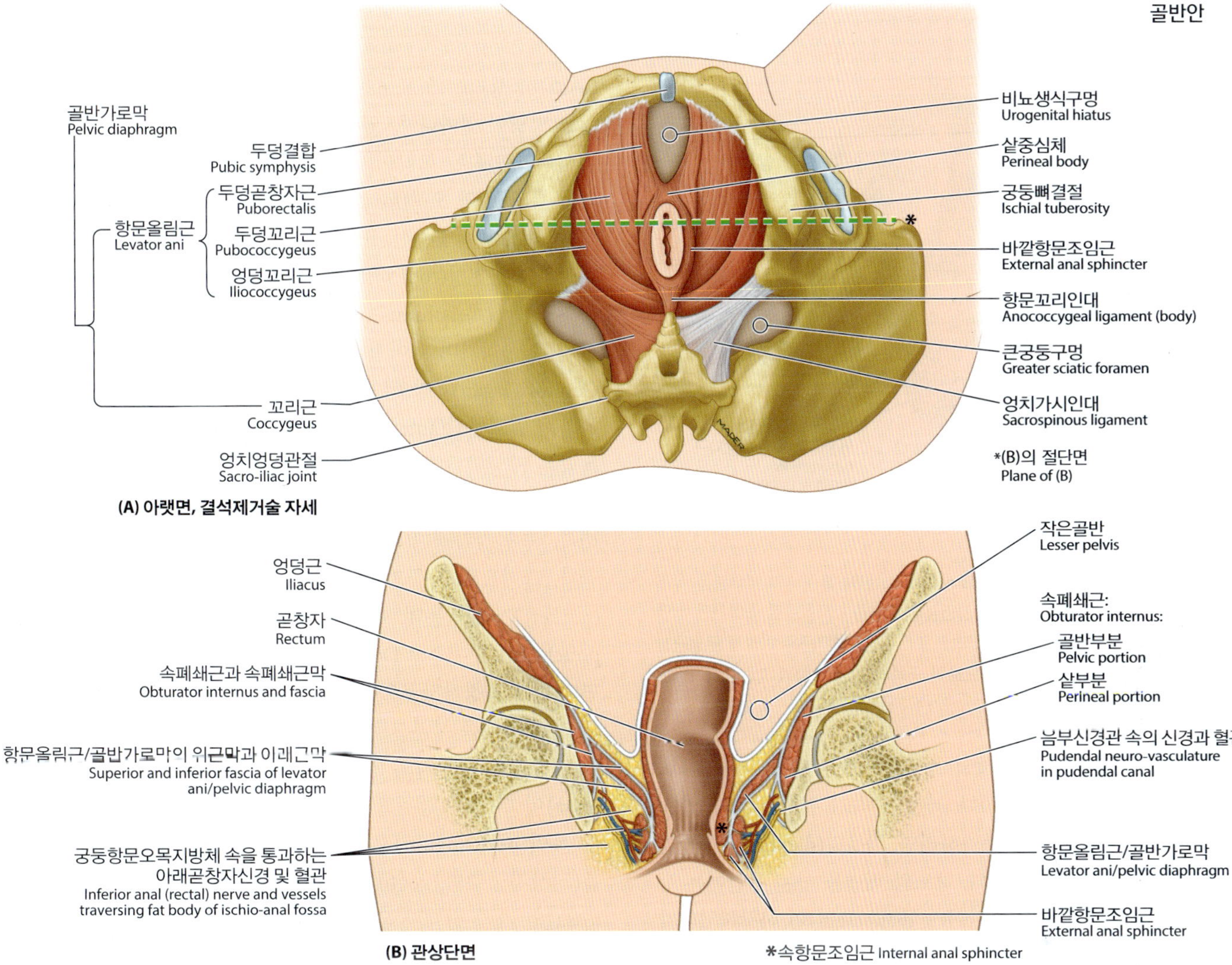

그림 6.11. 골반가로막(pelvic diaphragm). A. 골반가로막(골반격막)의 성분. **B.** 관상절단한 항문곧창자(anorectum)의 모형도. 대야(basin)처럼 생겨 골반(pelvis)이라는 이름이 붙여진 것을 잘 나타내주는 관상단면(coronal section)이다. 지방이 차 있는 샅의 궁둥항문오목(ischioanal fossa)도 또한 둥글게 뼈로 이루어진 작은골반 안에 있다.

라고 부른다. 두덩꼬리근의 짧은 근육 섬유 중에서 안쪽으로 뻗어 정중선에 있는 구조의 근막과 섞이는 것들이 있는데 이들은 섬유가 끝나는 곳에 있는 구조의 이름을 따라서 부른다. 여성에서 두덩질근(치골질근, *pubovaginalis*), 남성에서 두덩전립샘근(치골전립선근, *puboprostaticus*), 남녀 모두에서 두덩샅근(치골회음근, *puboperinealis*), 두덩항문근(치골항문근, *pubo-analis*) 등이 있다.

- **엉덩꼬리근(장골미골근, iliococcygeus muscle):** 항문올림근의 뒤가쪽부분으로서 힘줄활뒷부분(posterior tendinous arch)과 궁둥뼈가시에서 기원한다. 이 근육은 얇고 종종 발달상태가 좋지 않아 널힘줄(aponeurosis)로 이루어진 경우도 있으며 마찬가지로 뒤에서 항문꼬리인대(anococcygeal ligament)와 섞이게 된다.

항문올림근(levator ani muscle)은 배와 골반의 내장을 지지해주며 수축 가능한 운동성 바닥 구조를 형성한다. 배와 골반의 내장을 지탱하고 배뇨자제(urinary continence)와 배변자제(fecal continence)를 유지하기 위해 이 근육은 거의 항상 긴장수축(tonic contraction)을 일으킨다. 또한 강제호기(forced expiration), 기침(coughing), 재채기(sneezing), 구토(vomiting)를 할 때, 그리고 무거운 물건을 들 때처럼 강한 힘으로 팔을 움직이는 동안 몸통을 고정할 때에는 능동적으로 수축한다. 이것은 일차적으로는 복내압(intra abdominal pressure)이 상승한 상태에서 내장을 지탱하는 힘을 크게 함으로써 아래골반문(pelvic outlet)으로 내장이 빠져나가는 것을 막기 위한 것이고, 또 이차적으로는 증가된 압력을 더욱 크게 함으로써 배설을 하는데에도 도움을 줄 가능성이 크다.

중심에 항문관(anal canal)이 관통함으로써, 항문올림근은 깔때기와 모양을 하게 되는데, 바로 그 "깔때기 중심의 주둥이 부분(funnel spout)"을 두덩곧창자근(puborectalis)이 U자 모양으로 둘러싸는 형태를 하고 있으며, 이 근육이 긴장수축을 하면 곧창자(rectum)와 항문관이 앞으로 구부러지게 된다. 수의근(voluntary muscle)인 두덩곧창자근의 능동적인 수축이 중요한 경우는 곧창자가 가득찬 직후 분변의 배출을 참아야 하는 배변자제를 유지하거나, 또는 곧창자가 가득 차고 불수의적 조임근(involuntary sphincter)이 억제되어 이완된 상태에서 연동운동(peristalsis)이 일어나는 동시에 배변자제를 유지하여야 할 때이다.

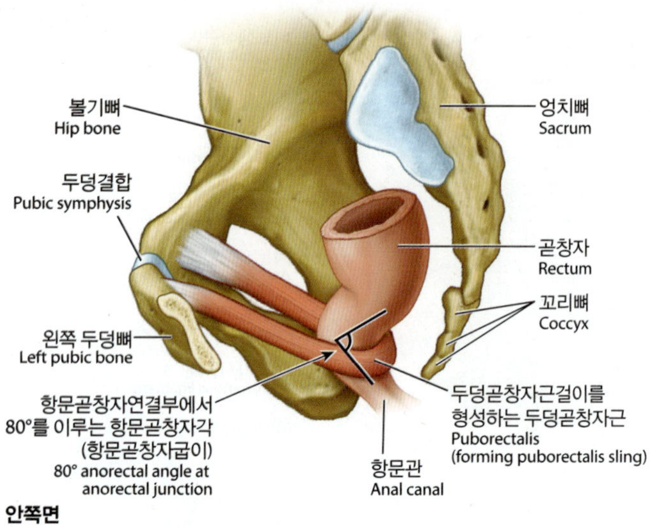

그림 6.12. 두덩곧창자근(Puborectalis muscle). 왼쪽 볼기뼈의 대부분을 제거하고 항문올림근(levator ani)이 항문곧창자연결부 주위를 U자형으로 돌아가면서 연속적인 근육섬유를 이루고 있는 부분을 나타내었다. 두덩곧창자근은 이렇게 두덩곧창자근걸이(puborectalis sling)를 형성함으로써 근육의 긴장과 함께 항문곧창자각도(anorectal angle, 샅굽이, perineal flexure)가 유지된다.

배뇨(urination)와 배변(defecation)을 하기 위해서는 항문올림근(levator ani)이 이완되어야 한다. 배변을 하기 위해 복강내 압력(intra-abdominal pressure)이 증가하려면, 가로막(diaphragm)과 앞가쪽 복벽 근육이 수축하여야 한다. 배뇨와 배변을 하는 동안에는 항문올림근이 이완되어 골반가로막(pelvic diaphragm)이 하강하였다가 이 근육의 세 부분이 함께 작용하여 골반바닥을 올려준다.

골반의 복막과 복막안
(Peritoneum and Peritoneal Cavity of Pelvis)

배안을 덮는 벽쪽복막(parietal peritoneum)은 골반안까지 아래로 이어지지만 골반바닥(pelvic floor)까지 도달하지는 못한다. 그보다는 골반 내장과 그 주변의 근막에 의해 골반바닥에서 분리되어 골반 내장(pelvic viscera) 위로 접혀 있다(표 6.3). 골반 내장은 복막에 의해 완전히 덮이지 않고, 그 윗면과 위가쪽면만 덮일 뿐, 주요 부분은 복막보다 아래에 있다. 복막에 싸여 있어 복막안(intraperitoneal)에 있다고 할 수 있는 기관은 창자간막(mesentery)에 붙어 있는 자궁관(uterine tube)뿐이며, 그것도 열려 있는 자궁관구멍(ostia)을 제외한 부분이다. 난소(ovary)도 창자간막에 의해 복막안에 붙어 있지만 광택을 띠는 복막으로 덮여 있는 것이 아니라 윤기가 덜한 특수한 입방상피(생식상피, *germinal epithelium*)로 덮여 있다.

앞복벽의 아래쪽 배가로근막(transversalis fascia)과 벽쪽복막(parietal peritoneum) 사이에는 성긴 지방층(fatty layer)이 있는데, 이 때문에 방광(urinary bladder)에 소변이 점점 차게 되면 이 층 속에서 팽창하게 된다. 방광의 위쪽(표 6.3의 *1*)은 벽쪽복막이 그 밑의 구조와 단단히 붙어 있지 않은 유일한 곳이다. 그렇기 때문에, 방광의 윗면으로 복막이 접히면서 **방광위오목**(방광상와, **supravesical fossa**)이 생기는데(표 6.3의 *2*), 이 복막이 접히는 높이는 일정하지 않고 방광이 얼마나 차 있는가에 따라서도 달라진다. 배과 골반의 벽에서부터 연속된 복막이 골반내장과 근막 위로 접히는 곳에 여러 개의 주름(fold)과 오목(fossa)이 형성된다(표 6.3의 *2~7*).

여성에서는 정중선, 또는 그 가까이에 있는 복막(peritoneum)이 내려와 방광천장(roof of bladder)의 뒷모서리까지 왔다가 그 다음에는 자궁관잘록(isthmus of uterus)에서부터 접혀 자궁의 앞면을 따라 위로 올라가며 이어진다[이 장 "여성 속생식기관(Female Internal Genital Organ)" 참조]. 그렇기 때문에 복막은 복막보다 아래에 위치하는 앞질천장(anterior vaginal fornix)과는 만날 수 없다. 이어진 복막은 자궁바닥(fundus of uterus)을 넘어 자궁의 뒷면 전체를 따라 내려가 질(vagina)의 뒷벽을 지나간 다음에 곧창자(rectum)의 아래쪽, 즉 곧창자팽대(rectal ampulla)의 앞벽을 따라 다시 접혀 올라간다. 그러므로 자궁과 곧창자 사이에 복막으로 이루어진 "주머니(pocket)"가 생기는데, 이를 **곧창자궁오목**(직장자궁와, **recto-uterine pouch**, cul-de-sac of Douglas)이라고 한다(표 6.3 그림 C의 *6*). 정중면에 있는 곧창자자궁오목은 종종 여성에서 복막안(peritoneal cavity)의 가장 아래쪽 부분으로 기술되기도 한다. 그러나 복막안이 가쪽으로 연장되어 곧창자의 양쪽 옆면에 생긴 **곧창자옆오목(pararectal fossa)**이 더 깊은 경우도 있다.

복막(peritoneum)으로 이루어진 뚜렷한 능선인 **곧창자자궁주름**(직장자궁추벽, **recto-uterine fold**)은 곧창자옆오목(pararectal fossa)의 가쪽 경계가 되는 근막성 인대로 인해 생긴다(표 6.3의 그림 A). 복막이 골반 한가운데 있는 자궁을 오르고 넘어 내려감으로 인해 두 겹의 복막주름(peritoneal fold)인 **자궁넓은인대**(자궁광인대, *broad ligament of uterus*)가 자궁과 양쪽의 골반벽 사이에 놓이게 되어, 양쪽의 방광옆오목(paravesical fossa)과 곧창자옆오목을 나누어준다. 자궁관(uterine tube), 난소(ovary), 고유난소인대(ligament of ovary), 자궁원인대(round ligament of uterus)는 모두 자궁넓은인대(broad ligament of uterus)에 싸여 있다. 자궁넓은인대를 이들 구조와 관련지어 세분하는 것은 이 단원 뒷부분의 자궁에 대한 항목에서 기술하기로 한다. 여성에서는 골반의 복막안이 자궁관, 자궁, 질(vagina)을 통해 바깥과 연결되어 있음을 잊지 말아야 한다.

남성과 **자궁절제술**(*hysterectomy*)을 시행하여 자궁(uterus)이 없는 여성에서는 중심부의 복막(peritoneum)이 방광의 뒷면, 즉 방광바닥(base of bladder)을 따라 짧게 2 cm 정도 더 내려왔다가, 위로 접혀 곧창자 아랫부분의 앞면을 따라 올라감으로써 사이에 **곧창자방광오목**(직장방광와, **rectovesical pouch**)을 형성한다. 여성의 곧창자자궁오목(recto-uterine pouch)은 정상적으로 남성의 곧창자방광오목보다 더 깊으며 이는 아래쪽으로 더 연장되어 있음을 의미한다(표 6.3의 *7*).

남성에서는 완만한 복막(peritoneum)의 주름(fold) 또는 능선(ridge)이라고 할 수 있는 **요관주름**(요관추벽, **ureteric fold**)이 방광(urinary bladder)의 뒤에서 양쪽으로 이어지며 방광옆오목(paravesi-

표 6.3. 골반에서 복막의 반전(peritoneal reflection)[a]

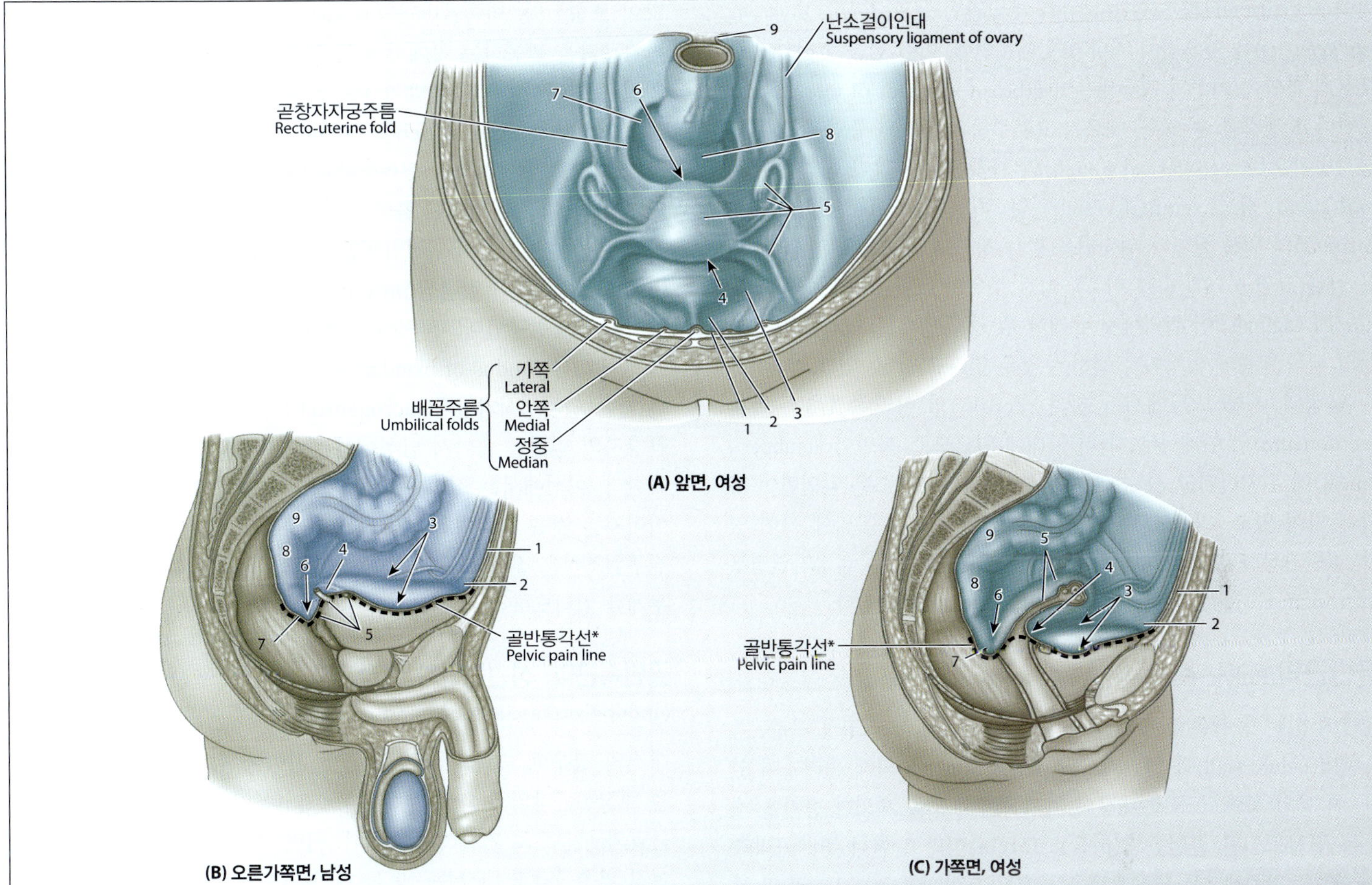

남성(그림 B)	여성(그림 A, C)
1. 앞복벽을 따라 내려온다[단단히 붙지 않아서 방광(bladder)이 차면 사이로 비집고 올라온다].	1. 앞복벽을 따라 내려온다[단단히 붙지 않아서 방광(bladder)이 차면 사이로 비집고 올라온다].
2. 방광의 윗면에서 반전되어 방광위오목(supravesical fossa)을 형성한다.	2. 방광의 윗면에서 반전되어 방광위오목(supravesical fossa)을 형성한다.
3. 방광의 윗면을 덮고 천장의 옆면으로 내려와, 골반의 가쪽벽을 따라 올라가서 양쪽에 방광옆오목(paravesical fossa)을 형성한다.	3. 방광의 윗면을 덮고 천장의 옆면으로 내려와, 골반의 가쪽벽을 따라 올라가서 양쪽에 방광옆오목(paravesical fossa)을 형성한다.
4. 방광의 뒷면을 따라 2 cm 정도 내려온다.	4. 방광의 천장에서 자궁몸통(body of uterus)으로 이어지면서 방광자궁오목(vesicouterine pouch)을 형성한다.
5. 가쪽으로 요관(ureter), 정관(ductus deferens), 그리고 정액샘(seminal gland)의 위쪽 끝 위에 주름을 형성한다. 요관에 의해 생긴 주름은 요관주름(ureteric fold)이다.	5. 자궁바닥(fundus)과 몸통(body), 뒤질천장(posterior vaginal fornix)을 덮는다. 자궁에서부터 가쪽으로 두 층의 창자간막(mesentery) 주름인 자궁넓은인대(broad ligament of uterus)를 형성하여 그 안에 자궁관(uterine tube), 자궁원인대(round ligament of uterus)가 위치하고 난소(ovary)를 위쪽에서 지지한다.
6. 방광(bladder)과 정액샘(seminal gland)에서부터 곧창자(rectum)로 이어지면 곧창자방광오목(rectovesical pouch)을 형성한다.	6. 질(vagina)에서 곧창자(rectum)로 접혀 곧창자자궁오목(recto-uterine pouch)을 형성한다.
7. 곧창자방광오목(rectovesical pouch)이 뒤가쪽으로 뻗어 곧창자의 양쪽 옆에 곧창자옆오목(pararectal fossa)을 형성한다.	7. 곧창자자궁오목(recto-uterine pouch)이 뒤가쪽으로 뻗어 곧창자의 양쪽 옆에 곧창자옆오목(pararectal fossa)을 형성한다.
8. 곧창자(rectum)를 따라 아래쪽에서 위로 올라간다. 곧창자는 복막밑(subperitoneal)에 있다가 복막뒤(retroperitoneal)로 가게 된다.	8. 곧창자(rectum)를 따라 아래쪽에서 위로 올라간다. 곧창자는 복막밑(subperitoneal)에 있다가 복막뒤(retroperitoneal)로 가게 된다.
9. 곧창자구불창자연결부(rectosigmoid junction)에서 구불창자(sigmoid colon)를 둘러싼다.	9. 곧창자구불창자연결부(rectosigmoid junction)에서 구불창자(sigmoid colon)를 둘러싼다.

[a]표의 숫자는 그림의 숫자에 해당함.

*골반통각선(pelvic pain line)은 복막(peritoneum)이 덮고 있는 최하 지점에 해당하며, 내장성통각(visceral pain)과 체성통각(somatic pain)을 담당하는 신경섬유가 각각 분포하는 부위의 경계를 의미.

cal fossa)과 곧창자옆오목(pararectal fossa)을 나누어준다. 이것은 복막이 요관(ureter)과 고환(testis)의 분비관인 **정관**(*ductus deferens, vas deferens*)을 덮으면서 지나가기 때문인데, 이런 점을 고려하면 이 부분의 복막이 여성의 자궁넓은인대(broad ligament of uterus)에 해당한다고 생각할 수 있다. 때로는 요관주름의 뒤쪽과 중앙에 있는 곧창자방광오목(rectovesical pouch)의 가쪽에서 복막이 **정액샘**(*seminal gland*, 정낭, seminal vesicle) 및 **정관팽대**(*ampulla of ductus deferens*)의 위쪽 끝이나 위뒷면을 덮을 정도로 아래쪽으로 내려오기도 한다(그림 6.36과 6.37 참조). 이런 부위와 고환을 싸는 고환집막(tunica vaginalis)이 복막에서 유래한 두 가지 경우를 제외한다면, 남성의 생식관 중에서 복막과 접하는 것은 없다고 할 수 있다.

남성과 여성 모두에서 곧창자(rectum)의 아래쪽 1/3은 복막(peritoneum)의 아래 끝보다 더 아래에 있으므로, 복막아래(subperitoneal)에 위치한다고 할 수 있다. 곧창자의 중간 1/3은 앞면만이 복막에 싸여 있고, 위쪽 1/3은 앞면과 가쪽면이 모두 복막에 싸여 있다. 골반가장자리(pelvic brim) 가까이에 있는 곧창자구불창자연결부(rectosigmoid junction)는 복막안(intraperitoneal)에 있다.

골반근막(Pelvic Fascia)

골반에 있는 공간은 막층 즉 복막(peritoneum), 그리고 근육층, 즉 골반벽(pelvic wall)과 골반가로막(pelvic floor)에 의해 둘러싸여 있다. 이 공간 중에서 골반 내장이 차지하는 부분을 제외한 공간을 채우는 결합조직을 **골반근막(pelvic fascia)**이라고 한다. 이 '근막층(layer)'은 위쪽에서는 근육으로 이루어진 복벽(abdominal wall)과 복막 사이에 놓여 있던, 신장 주위를 제외하고는 비교적 얇은 배속근막(복내근막, endoabdominal fascia)이 아래쪽으로 연속된 것이다[해부학용어에는 배의 근막 중에서 이 층이 골반과 마찬가지로 벽쪽배근막(parietal abdominal fascia)에 포함되며 개별적인 용어가 없으나, 여기에서는 저자의 설명대로 배속근막이라는 개별적인 용어를 사용하였음—역자주]. 전통적으로 골반근막은 벽측 부분(parietal component)과 내장측 부분(visceral component)이 있다고 알려져 왔다(그림 6.13).

막성 골반근막: 벽쪽골반근막과 내장쪽골반근막 (membranous pelvic fascia: parietal and visceral)

벽쪽골반근막(벽측골반근막, **parietal pelvic fascia**)은 두께가 일정하지 않은 막층으로서 골반벽(pelvic wall)과 골반가로막(pelvic diaphragm)을 이루는 근육의 안쪽면, 즉 깊은면 또는 골반면을 덮고 있다. 이들 근육에는 속폐쇄근, 궁둥구멍근, 꼬리근, 항문올림근, 요도조임근 일부가 포함된다. 벽쪽근막의 특정한 부분은 속폐쇄근막(obturator fascia)처럼 덮고 있는 근육의 이름을 따라 부르기도 한다. 이 층은 위쪽의 배가로근막(transversalis fascia) 및 엉덩허리근막(iliopsoas fascia)과 연속된다.

내장쪽골반근막(내장측골반근막, **visceral pelvic fascia**)에는 바깥막층(adventitial layer)을 이루면서 골반 내장을 둘러싸는 막성 근막이 포함된다. 벽쪽골반근막과 내장쪽골반근막은 골반 내장이 골반가로막을 관통하는 곳에서 서로 연속된다(그림 6.13A, C와 6.14). 이런 부위에서는 벽쪽근막이 두꺼워져 **골반근막힘줄활**(골반근막건궁, **tendinous arch of pelvic fascia**)을 이루는데, 근막띠가 양쪽으로 골반가로막을 따라 두덩뼈(pubis)에서 엉치뼈(sacrum)까지 이어지며 골반 내장 가까이에 붙어 있다(그림 6.14A, B). 이 힘줄활의 앞쪽 끝은 남성에서는 **두덩전립샘인대**(치골전립선인대, **puboprostatic ligament**)가 되어 전립샘(prostate)을 두덩뼈와 연결시켜주고, 여성에서는 **두덩방광인대**(치골방광인대, **pubovesical ligament**)가 되어서 방광바닥(fundus of bladder)을 두덩뼈와 이어준다. 힘줄활의 뒤쪽 끝은 **엉치생식기인대(sacrogenital ligament)**로 엉치뼈에서부터 곧창자의 옆면을 돌아서 남성에서는 전립샘에, 여성에서는 질에 부착한다. 여성에서는 질의 내장쪽근막이 가쪽으로 골반근막힘줄활과 이어지는 것을 **질주위조직(paracolpium)**이라고 한다(그림 6.13A). 질주위조직은 질을 힘줄활 사이에 고정함과 동시에 질이 방광바닥의 무게를 버티도록 하는 데도 도움을 준다.

골반속근막: 성긴근막과 밀집근막 (endopelvic fascia: loose and condensed)

대개의 경우에 벽쪽과 내장쪽 근막 사이에 있는 풍부한 결합조직은 내장쪽근막의 일부로 간주된다. 그러나 일부 저자들은 이를 벽쪽근막의 부분으로 기술하기도 한다. 이런 근막성 조직은 막으로 이루어진 벽쪽근막과 내장쪽근막 둘 다와 연속적인 복막바깥조직(extraperitoneal tissue) 또는 **복막아래골반속근막**(*subperitoneal endopelvic fascia*)으로 생각하는 것이 더 현실적일 것이다(그림 6.13A, C)[해부학용어에는 이 부위를 벽쪽골반근막(parietal pelvic fascia)에 포함시켜 이를 가리키는 별도의 용어가 없으나, 여기서는 별도로 지칭하기 위해서 골반속근막(endopelvic fascia)으로 부르기로 함—역자주]. 이런 근막 조직은 골반 내장을 둘러싸기 위한 결합조직기질 또는 충전물(packing material)의 역할을 한다(그림 6.13B, D). 이런 조직의 밀집 상태와 내용물은 부위에 따라 차이가 매우 크다. 어떤 부분은 매우 성긴 지방성 조직(*loose areolar tissue*)으로 이루어져 작은 림프관이나 영양혈관을 제외하면 거의 아무것도 없다. 해부 과정이나 외과수술 시에 이런 성긴조직 속에는 손가락이 쉽게 들어가 비절개박리(blunt dissection)만으로도 공간을 만들 수 있다. 예를 들면, 앞쪽의 두덩뼈와 방광 사이, 그리고 뒤쪽으로 엉치뼈와 곧창자 사이가 이렇다. 이런 **잠재적 공간**(*potential space*)은 정상적으로 성긴 지방조직의 한 층으로 이루어지는데, 앞에 언급한 대로 **두덩뒤공간**(치골후공간, **retropubic space**)과 **곧창자뒤공간**(직장후공간, **retrorectal space**)이 있다. 두덩뒤공간은 **방광앞공간**(*prevesical space*)이라고도 하며 이것이 뒤가쪽으로 연속되어 **방광옆공간**(*paravesical space*)을 이룬다. 곧창자뒤공간은 **엉치앞공간**(*presacral space*)이라고도 한다. 이 부위는 성긴결합조직(loose connective tissue)으로 되어 있으므로

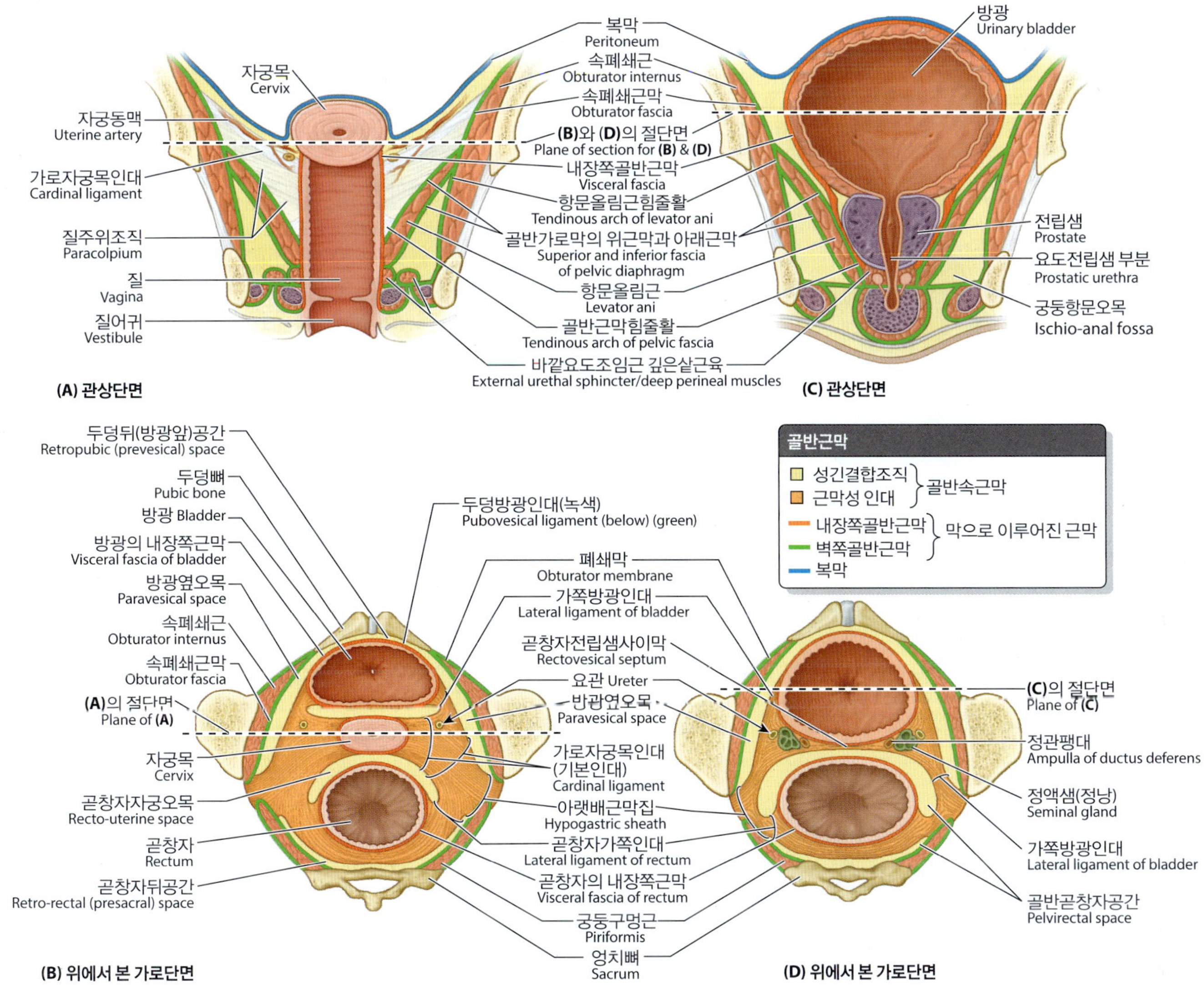

그림 6.13. 골반근막(pelvic fascia): 골반속근막(endopelvic fascia)과 근막성 인대. A와 B. 여성 골반의 단면. **C와 D.** 남성 골반의 단면. 벽쪽골반근막(parietal pelvic fascia)과 내장쪽골반근막(visceral pelvic fascia), 그리고 그 사이에 있는 골반속근막(endopelvic fascia)을 그 안에 포함된 인대 및 성긴조직과 함께 나타내었다.

방광과 곧창자팽대(ampulla of rectum)가 가득 찰 때 이들을 수용할 수 있다.

이러한 여러 종류의 골반속근막(endopelvic fascia)의 성분은 언뜻 보기에는 그리 달라 보이지 않지만, 어떤 부분에는 많은 아교섬유(collagen)와 탄력섬유(elastic fiber)가 있고 민무늬근섬유(smooth muscle fiber)까지 산재해 있어 훨씬 더 섬유성 조직의 견고함을 지니고 있다. 이런 부위는 종종 "밀집근막(fascial condensation)" 또는 골반 "인대"(pelvic "ligament")라고 기술된다. 예를 들면, 해부하면서 한 손은 두덩뒤공간(retropubic space)에 넣고 다른 손은 엉치앞공간(presacral space)에 넣은 다음 가쪽 골반벽을 따라 두 손을 만나게 하려고 하면, 이들은 서로 만나지 않으며 한 공간에서 다른 공간으로 들어가지도 않는다는 것을 알게 된다. 이때는 소위 두꺼운 띠 모양의 밀집된 골반근막인 **아랫배근막집(hypogastric sheath)**과 만난 것이다. 이런 밀집근막은 단지 두 잠재적 공간을 나누어 주는 장벽이 되기만 하는 것은 아니다. 이것은 원래 골반의 가쪽벽에서부터 나온 혈관과 신경이 모든 골반 내장으로 분포하는, 그리고 요관(ureter)과 남성에서 정관(ductus deferens)이 지나가는 통로가 된다.

아랫배근막집(hypogastric sheath)은 골반 가쪽벽에서 안쪽으로 이어지면서 세 개의 층으로 나뉘어 골반내장이나 그 사이로 지나가며 신경혈관다발을 운반하고 내장을 지지한다. 이러한 지지 기능 때문에 인대(ligament)라고 부르기도 한다. 가장 앞쪽층(anteriormost lamina)이 되는 **가쪽방광인대**(외측방광인대, **lateral ligament of bladder**)는 방광으로 연결되면서 위방광동맥(superior vesical artery)과 정맥을 운반한다. 가장 뒤쪽층(posteriormost lamina)은 **가쪽곧창자인대**(외측직장인대, *lateral rectal ligament*)라고 하며, 곧창자와 연결되고 중간곧창자동맥(middle rectal artery)과 정맥을 운반한다.

남성에서 중간층(middle lamina)은 앞으로는 방광(bladder)의 뒷면과 전립샘(prostate), 뒤로는 곧창자(rectum)의 사이에서 비교적 얇은 근막성 칸막이인 **곧창자전립샘사이막**(직장방광중격, **rectovesical septum**)을 이룬다(그림 6.13D). 여성에서는 중간층이 앞층과 뒤층

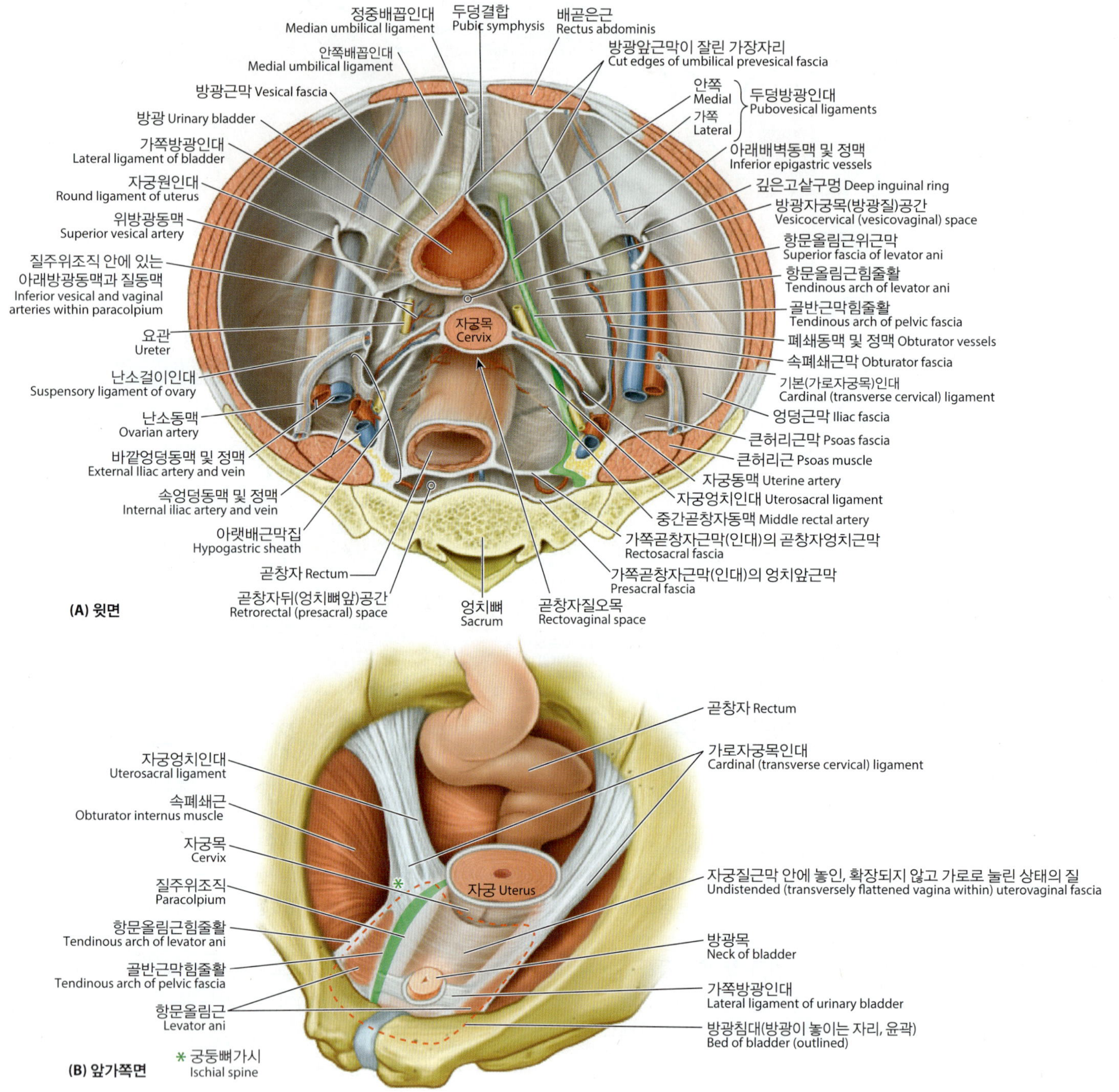

그림 6.14. 골반의 근막성 인대(fascial ligament). A. 전체 개요. 여성의 골반에서 복막보다 아래에 있고 골반가로막(pelvic floor)보다 위에 있는 골반의 근막성 인대(fascial ligament)를 나타내기 위해 복막과 성긴 골반속근막(endopelvic fascia)을 제거하였다. 항문올림근힘줄활(tendinous arch of levator ani)은 벽쪽근막(parietal fascia)인 폐쇄근막(obturator fascia)이 두꺼워진 것이며, 항문올림근의 앞가쪽 부착부위를 제공한다. 골반근막힘줄활(tendinous arch of pelvic fascia, 녹색으로 표시)은 벽쪽근막이 골반 내장에서 반전하여 내장쪽근막이 되는 지점이 두꺼워진 것이다. **B.** 질(vagina)과 자궁목(cervix of uterus)을 지지하는 근막성 인대. 방광(urinary bladder)의 뒷부분은 질(vagina)의 앞벽 위에 놓여 있기 때문에 질주위조직(paracolpium)은 질을 떠받치며 방광도 어느 정도 지지한다.

보다 훨씬 더 튼튼하며, 안쪽으로 자궁목과 질로 이어져 **가로자궁목인대**(*transverse cervical ligament*) 또는 **기본인대**(기인대, **cardinal ligament**)가 된다(그림 6.13B와 6.14A, B).

자궁동맥(uterine artery)의 가장 윗부분은 자궁넓은인대(broad ligament)의 바닥에 있는데, 여기에서부터 자궁목(cervix of uterus)을 향하여 안쪽으로 가며, 요관(ureter)이 그 바로 아래를 지난다. 요관은 방광(bladder)을 향해 앞으로 가면서 자궁목의 양쪽 옆을 지나간다. 이와 같은 "물이 다리 아래를 흐르는 모양(water passing under the bridge)"의 위치관계는 외과의사들에게 있어 매우 중요하다[이 장의 임상적용 "의인성 요관 손상(Iatrogenic Injury of Ureter)"

참조]. 자궁(uterus)은 가로자궁목인대(cardinal ligament)와 자궁이 정상적으로 방광 위에 "놓여 있는" 방식을 통해서 주로 수동적으로 지지된다. 한편, 샅근육(perineal muscle)은 재채기나 기침을 할 때와 같이 복강내 압력(intra-abdominal pressure)이 증가하는 경우에 능동적으로 자궁을 지지한다. 자궁에 대한 수동적이고 능동적인 지지가 함께 협동함으로써 자궁이 아래로 쳐지거나 질을 통해 밀려 내려오는 자궁탈출증(uterine prolapse)이 생기려는 경향이 억제된다. 가로자궁목인대는 외과 수술로 봉합할 때 커다란 고리를 걸어도 견딜 수 있을 정도로 섬유성분이 충분히 포함되어 있다.

골반가로막의 아래쪽 즉, 샅(회음, perineum)에 있는 궁둥항문오목(ischioanal fossa) 이외에도(그림 6.13A, C), 외과적으로 중요한 잠재적 공간인 **골반곧창자공간(pelvirectal space)**이 골반가로막의 위에 있는 복막바깥공간의 성긴결합조직에 있다(그림 6.13D). 이 공간은 아랫배근막집의 뒤층인 **가쪽곧창자인대**(lateral rectal ligament, **rectosacral ligament**)에 의해 앞부분과 뒷부분으로 나뉜다. 앞부분은 여성에서는 **곧창자자궁공간**(직장자궁와, *recto-uterine space*), 남성에서는 **곧창자방광공간**(직장방광와, *rectovesical space*)이라고 하며, 뒷부분은 **곧창자뒤공간**(직장후공간, **retrorectal space**, presacral space)이라고 한다. 가쪽곧창자인대는 둘째–넷째엉치뼈 높이에서 곧창자(rectum)를 벽쪽골반근막(parietal pelvic fascia)과 이어준다(그림 6.13B, D). 중간곧창자동맥(middle rectal artery)과 곧창자신경얼기(rectal nerve plexus)가 이 인대 안에 파묻혀 있다.

임상적용 CLINICAL BOX

골반안(PELVIC CAVITY)

골반가로막의 손상(Injury to Pelvic Floor)

분만 시에는 아기가 나오기 위해 자궁목(cervix of uterus)이 확장하는 동안 골반바닥(pelvic floor)이 태아의 머리를 지지한다. 분만 시에는 샅부위(perineum), 항문올림근(levator ani), 골반근막(pelvic fascia)의 인대(ligament)가 손상될 수 있다(그림 B6.5A). 항문올림근의 주요 부분으로서 가장 안쪽에 있는 두덩꼬리근(pubococcygeus)과 두덩곧창자근(puborectalis)이 가장 자주 파열된다(그림 B6.5B). 이 부분은 요도(urethra), 질(vagina), 항문관(anal canal)을 둘러싸고 지지하기 때문에 중요하다. 항문올림근과 골반근막이 분만과정에서 늘어나거나 파열된다든지, 질주위조직(paracolpium)이 파열되면, 질, 방광(bladder), 자궁(uterus), 곧창자(rectum)를 지지하는 힘이 약해지거나 방광목(neck of bladder)과 요도의 위치가 바뀔 수 있다. 이런 변화가 생기면 복압요실금(*urinary stress incontinence*)을 유발하는데 이때는 예를 들면, 기침이나 무거운 물건을 들 때처럼 배안의 압력이 증가할 때 소변이 조금씩 새는 증상이 생기거나, 하나 또는 그 이상의 골반 기관이 탈출하는 경우가 나타날 수 있다[이 장의 임상적용 "방광탈출증, 요도탈출증 그리고 요실금(Cystocele, Urethrocele, and Urinary Incontinence)" 및 "골반기관탈출증(Pelvic Organ Prolapse)" 참조]. 두덩곧창자근(puborectalis)의 파열에 의해 항문곧창자각(anorectal angle)이 생기거나 배변자제(fecal continence)를 유지하는데 필요한 각도가 더 증가하면 어느 정도로든 대변실금(fecal incontinence)이 나타날 가능성이 크다.

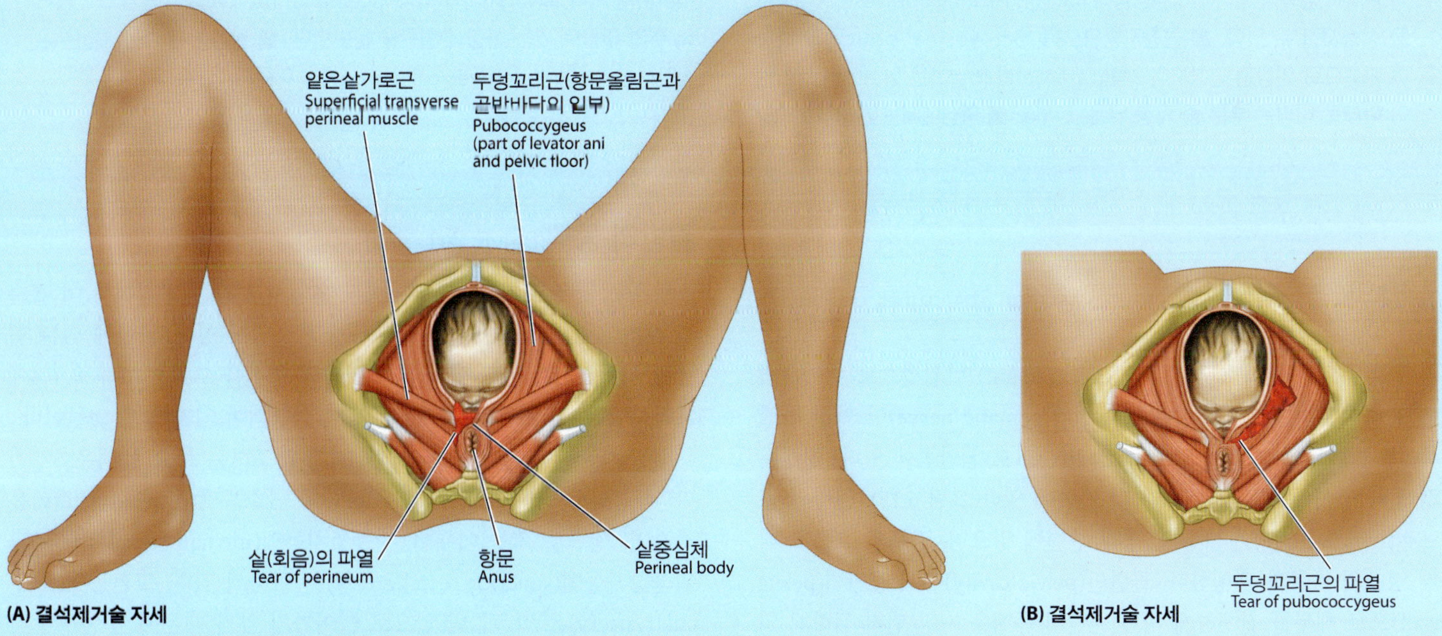

그림 B6.5. 산과적 열상(obstetrical laceration).

핵심정리: 골반안, 골반 복막, 골반근막(Pelvic Cavity, Pelvic Peritoneum, and Pelvic Fascia)

골반안: 위로 위골반문(pelvic inlet)과 아래로 골반가로막(pelvic diaphragm) 사이에 있는 골반안(pelvic cavity)에는 비뇨계통(urinary system)과 소화계통(alimentary system)의 종말부분, 속생식기관(internal genital organ), 이들에 분포하는 혈관, 그리고 골반과 다리에 분포하는 신경이 있다. ■ 두덩결합(pubic symphysis)과 작은골반(lesser pelvis)의 뼈가 골반안의 벽을 이루는데, 특히 정중면 앞쪽과 뒤위쪽에서는 직접 벽을 형성한다. ■ 가쪽벽은 속폐쇄근(obturator internus muscle)이 덮고 있다. ■ 엉치결절인대(sacrotuberous ligament)와 엉치가시인대(sacrospinous ligament)는 뒤가쪽벽에 큰궁둥구멍(greater sciatic foramen)과 작은궁둥구멍(lesser sciatic foramen)을 만든다. 이 구멍은 궁둥구멍근(piriformis)을 포함하여, 여기를 지나는 구조로 가득 차 있다. ■ 골반안의 바닥은 수축이 가능한 그물 침대와 비슷한 골반가로막(pelvic diaphragm)이 이루고 있으며 항문올림근(levator ani)과 꼬리근(coccygeus)으로 구성된다. ■ 항문올림근은 두덩곧창자근(puborectalis), 두덩꼬리근(pubococcygeus), 엉덩꼬리근(iliococcygeus)의 세 부분으로 이루어진 깔때기 모양의 근육이다. ■ 항문올림근의 일반적 기능인 골반가로막으로써 배와 골반장기를 지지하는 것 외에도, 그 중에서 특히 두덩곧창자근(puborectalis)은 배변자제(fecal continence)를 유지하는 데 기여한다. ■ 근육과 근막으로 이루어진 골반가로막이 이완하고 팽창하는 기능은 배변(defecation)과 분만(parturition)에 있어 필수적이다.

복막: 배안(abdominal cavity)을 덮고 있는 복막(peritoneum)은 골반안(pelvic cavity)으로 이어져 대부분의 골반 내장(pelvic viscera)의 윗면 위로 접혀서 지나간다. 부착되지 않은 끝부분을 제외한 자궁관(uterine tube) 전체만이 복막안에 위치하며 창자간막(mesentery)을 통해 붙어 있다. 이런 형태로 인해 복막은 많은 주름(fold)과 오목(fossa)을 형성한다. ■ 방광(bladder) 위의 복벽은 복막이 단단히 붙어 있지 않기 때문에, 방광이 복막과 앞복벽 사이에서 팽창함에 따라 방광위오목(supravesical fossa)을 상승시킬 수 있다. ■ 곧창자방광오목(rectovesical pouch)과 이것이 가쪽으로 연장된 곧창자옆오목(pararectal fossa)은 남성에서 복막안이 아래로 내려온 부분 중 가장 낮은 곳이다. ■ 여성에서는 자궁(uterus)이 방광과 곧창자 사이에 놓여 방광자궁오목(uterovesical pouch)과 곧창자자궁오목(recto-uterine pouch)을 형성한다. ■ 자궁바닥(fundus of uterus)을 덮고 지나가는 복막 주름은 가쪽으로 연장되어 자궁넓은인대(broad ligament of uterus)를 형성하는데, 이것은 방광옆오목(paravesical fossa)과 곧창자옆오목을 나누는 두 겹의 복막이 가로 방향으로 접힌 것이다. ■ 곧창자자궁오목과 이것이 가쪽으로 확장된 공간인 곧창자옆오목은 여성에서 복막안(peritoneal cavity)이 아래로 내려온 부분 중 가장 낮은 곳이다.

골반근막: 막으로 이루어진 벽쪽골반근막(parietal pelvic fascia)은 배안(abdominal cavity)을 덮고 있는 근막과 이어져서 골반벽을 덮고 있으며, 골반 내장을 따라 접히면서 이를 덮고 있는 내장쪽골반근막(visceral pelvic fascia)과 연속된다. ■ 이 접히는 부분이 오른쪽과 왼쪽에서 각각 두꺼워져서 두덩뼈(pubis)로부터 꼬리뼈(coccyx)까지 이르는 골반근막힘줄활(tendinous arch of pelvic fascia)이라는 정중선 곁을 따라 이어지는 근막띠를 이룬다. ■ 벽쪽골반근막과 내장쪽골반근막 사이에 있는 복막밑 공간(subperitoneal space)은 지방조직으로 이루어진 골반속근막(endopelvic fascia)이 차지하고 있다. 이 골반속근막에는 성긴결합조직(loose connective tissue)이 있는 부위가 있어 잠재성 공간을 제공하기도 하며, 밀집된 섬유조직으로 된 부위는 장기를 지지하면서 또한 장기에 분포하는 신경과 혈관을 둘러싸기도 한다. ■ 위에 언급한 두 부위는 외형적으로는 차이가 없으나 조직의 구성은 서로 뚜렷한 차이를 보인다. ■ 골반속근막 중 밀집된 섬유 조직인 밀집근막(fascial condensation)은 뒤가쪽 골반벽을 따라 아랫배근막집(hypogastric sheath)을 형성한다. ■ 이 근막성 피막이 골반 내장으로 이어지면서 세 층이 형성되는데, 앞층은 가쪽방광인대(lateral ligament of bladder), 뒤층은 가쪽곧창자인대(lateral rectal ligament)이다. ■ 여성에서 가운데층은 기본인대(cardinal ligament)가 되어 질(vagina)과 자궁목(cervix of uterus)을 수동적으로 지지해 주며 이들로 가는 신경과 혈관을 운반한다. ■ 남성에서 가운데층은 곧창자전립샘사이막(rectovesical septum)을 이룬다.

골반의 혈관과 신경(Neurovascular Structures of Pelvis)

골반의 주요 혈관과 신경은 복막(peritoneum) 바깥쪽으로 뒤가쪽벽에 접하여 위치한다. 그 중에서 체신경(somatic nerve)이 가장 바깥쪽, 즉 골반벽에 가까이 있으며, 혈관은 그보다 안쪽에 있다. 대개는 정맥(vein)이 동맥(artery)보다 더 가쪽에 있다(그림 6.15). 골반의 림프절(lymph node)은 대부분 정맥 주변에 있으며, 림프의 흐름도 대개 정맥의 흐름과 평행하다. 골반안(pelvic cavity)에서 골반벽(pelvic wall)으로 해부를 진행하게 되면 골반의 동맥을 가장 먼저 접하게 되고, 그 다음에 정맥을, 골반의 체신경을 가장 나중에 접하게 된다.

골반의 동맥(Pelvic Arteries)

골반은 동맥 분포가 풍부하며, 혈관끼리 서로 잘 연결되어 있어 곁순환(collateral circulation)이 풍부하게 형성되어 있다. 골반에 있는 혈관의 기원, 경로, 분포 및 다른 혈관과의 연결을 그림 6.16과 표 6.4에 요약하였다. 아래에 기술한 것은 표에 설명되어 있지 않은 것들이다.

여성에서 작은골반(lesser pelvis)에 분포하는 주요 동맥은 6개이다. 속엉덩동맥(internal iliac artery)과 난소동맥(ovarian artery)은 각각 한 쌍으로 짝을 이루며, 정중엉치동맥(median sacral artery)과 위곧창자동맥(superior rectal artery)은 하나씩 있다. 고환동맥(testicular artery)은 작은골반 안으로 들어가지 않기 때문에 남성에서 작은골반에 분포하는 동맥은 4개뿐이다.

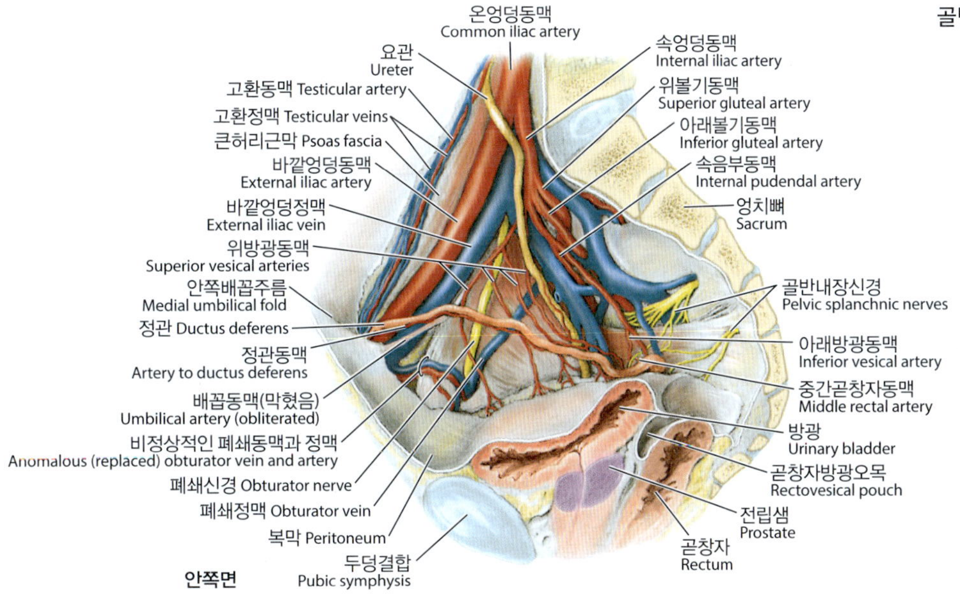

그림 6.15. 골반의 신경과 혈관의 위치 관계. 남성 골반의 신경과 혈관을 나타내었다. 골반의 정맥은 대개 가장 안쪽(속)에 위치하는 동맥과 가장 가쪽(바깥)에 위치하는 체신경(somatic nerve) 사이에 놓여 있다.

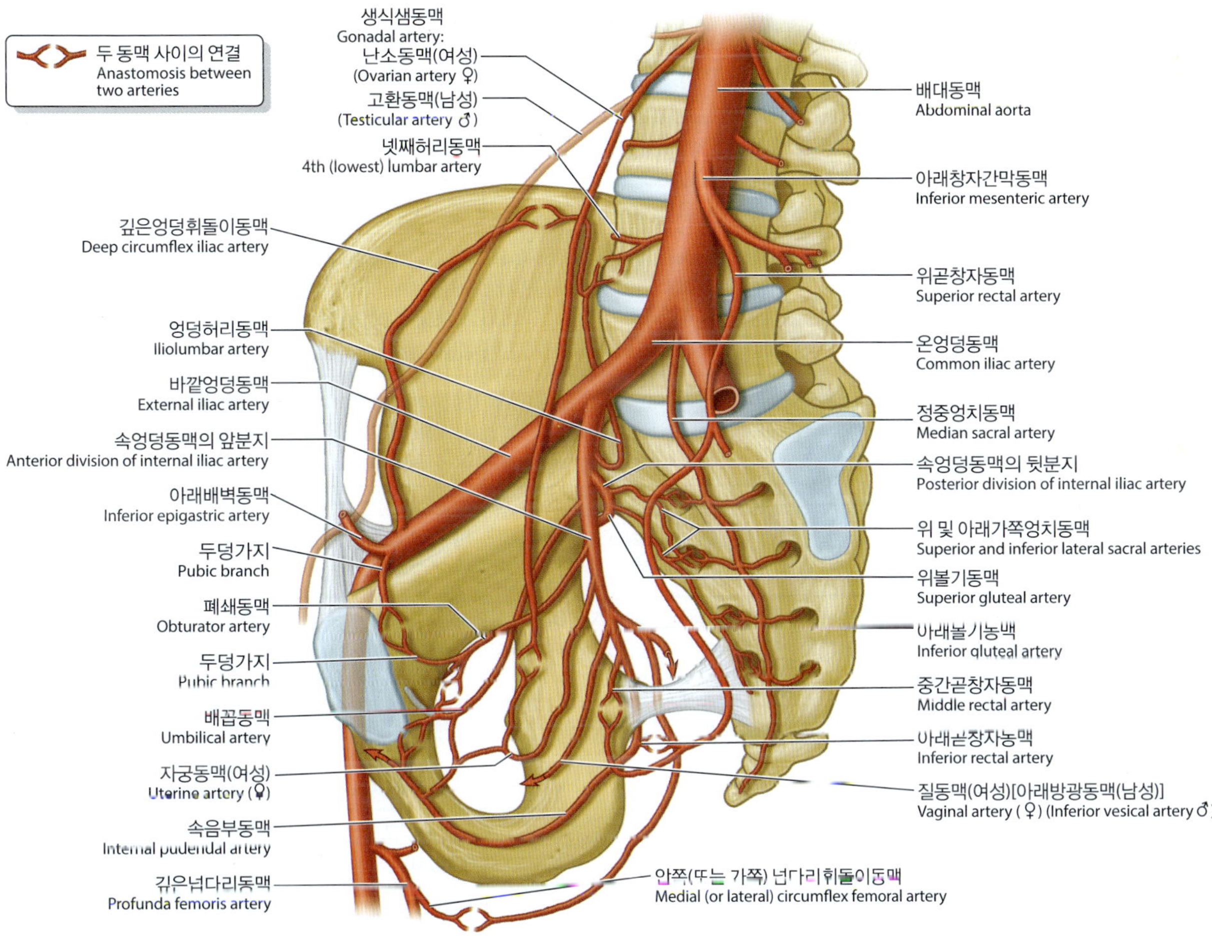

그림 6.16. 골반의 동맥과 동맥 사이의 연결(anastomosis). 동맥의 기원, 경로, 분포와 동맥의 연결은 표 6.4에 요약되어 있다. 속엉덩동맥(internal iliac artery)의 분지 양상은 매우 변이가 많다. 예를 들면, 엉덩허리동맥(iliolumbar artery, *별표*)은 속엉덩동맥에서 직접 분지하기 보다 뒷분지(posterior division)에서 자주 기원하며, 아래볼기동맥(inferior gluteal artery)의 절반 정도는 뒷분지에서 기원한다.

속엉덩동맥(internal iliac artery)

속엉덩동맥(내장골동맥, **internal iliac artery**)은 골반의 주요 동맥으로서 대부분의 혈액을 골반 내장에 공급하고, 골반의 뼈대와 근육에도 일부 혈액을 공급한다. 또한, 골반 밖의 볼기부위(gluteal region), 넓적다리 안쪽부위, 샅부위(perineum)에도 혈액을 공급한다(그림 6.15).

표 6.4. 골반의 동맥(artery)

동맥	기원	경로	분포	연결
생식샘동맥(gonadal)	배대동맥 (abdominal aorta)	복막뒤(retroperitoneal) 공간에서 내려감		
고환동맥(♂) (testicular)		고샅굴(inguinal canal)을 통과, 음낭(scrotum)으로 진입	요관(ureter) 배부분, 고환(testis), 부고환(epididymis)	고환올림근동맥(cremasteric a.), 정관동맥(a. of ductus deferens)
난소동맥(♀) (ovarian)		골반가장자리를 가로지른 후 난소걸이인대(suspensory lig. of ovary) 안에서 하강	요관(ureter) 배 · 골반 부분, 난소(ovary), 자궁관팽대(ampulla of uterine tube)쪽 끝	자궁관가지(tubal br.) 및 난소가지(ovarian br.)를 통해 자궁동맥(uterine a.)에 연결
위곧창자동맥 (superior rectal)	아래창자간막동맥 (inferior mesenteric a.)의 연속	왼쪽 온엉덩동맥(common iliac a.) 및 정맥을 가로지른 후, 구불창자간막(sigmoid mesocolon)의 두 층 사이에서 골반으로 하강	곧창자(rectum)의 윗부분	중간곧창자동맥(middle rectal a.), 아래곧창자동맥(inferior rectal a.)(속음부동맥의 가지)
정중엉치동맥 (median sacral)	배대동맥(abdominal aorta)의 뒷면	정중선 가까이에서 넷째(L4)와 다섯째(L5) 허리뼈, 엉치뼈(sacrum), 꼬리뼈(coccyx) 앞으로 내려감	아래쪽 허리척추뼈(lumbar vertebra), 엉치뼈, 꼬리뼈	가쪽엉치동맥(lateral sacral a.)(안쪽엉치동맥을 경유)
속엉덩동맥 (internal iliac)	온엉덩동맥 (common iliac a.)	안쪽으로 골반가장자리를 지나 골반안으로 하강. 자주 앞분지(anterior division)와 뒷분지(posterior division) 형성	골반 내장(pelvic organ), 볼기근육(gluteal muscles), 샅(perineum)의 주요 혈액 공급원	
속엉덩동맥 앞분지 (anterior division of internal iliac)	속엉덩동맥 (internal iliac a.)	골반가쪽벽을 따라 앞으로 와서 내장가지(visceral branch), 폐쇄동맥(obturator a.), 속음부동맥(internal pudendal a.)으로 갈라짐	골반 내장(pelvic viscera), 넓적다리 안쪽 위의 근육, 샅(perineum)	
배꼽동맥 (umbilical)	속엉덩동맥 앞분지 (anterior division) (또는 앞분지의 특정한 가지)	골반에서 짧은 길이로 진행한 후 위방광동맥(superior vesical a.)을 내고, 퇴화되어 안쪽배꼽인대(medial umblical lig.)가 됨	방광(urinary bladder) 윗면; 남성에서 경우에 따라 위방광동맥과 정관동맥 경유하여 정관(ductus deferens)에도 분포	[간혹 배꼽동맥의 소통부분 (patent part)]
위방광동맥 (superior vesical)	[배꼽동맥(umbilical a.) 소통 부분(patent part)]	대개 다수, 방광의 윗면으로 지나감	방광(urinary bladder) 윗면, 남성에서 경우에 따라 정관동맥을 경유하여 정관(ductus deferens)에도 분포	아래방광동맥(inferior vesical a., ♂); 질동맥(vaginal a., ♀)
폐쇄동맥 (obturator)		가쪽골반벽의 속폐쇄근막(obturator fascia)위에서 아래앞으로, 폐쇄관(obturator canal)을 통해 골반을 나감	골반 근육, 엉덩뼈, 넙다리뼈머리의 영양동맥(nutrient a.), 넙다리 안쪽의 근육	아래배벽동맥(inferior epigastric a., 두덩가지를 통해서); 배꼽동맥
아래방광동맥(♂) (inferior vesical)		복막밑으로 가쪽방광인대(lateral lig. of bladder) 속을 지나감, 전립샘동맥(prostatic a., ♂)과 때로 정관동맥(a. to ductus deferens)을 분지	남성 방광의 아랫부분, 요관(ureter) 골반부분; 전립샘(prostate), 정액샘(seminal gland); 때로 정관	위방광동맥(superior vesical a.)
정관동맥(♂) (artery to ductus deferens)	(위 또는 아래방광동맥)	복막밑을 지나 정관에 분포	정관	고환동맥(testicular a.); 고환올림근동맥(cremasteric a.)
전립샘가지(♂) (prostatic branch)	(아래방광동맥)	전립샘의 뒤가쪽면으로 내려감	전립샘, 요도전립샘부분(prostatic urethra)	깊은샅동맥(deep perinal a., 속음부동맥의 가지)
자궁동맥(♀) (uterine)		앞안쪽으로 자궁넓은인대(broad lig. of uterus)와 기본인대(cardinal lig.)의 부착부분을 지나감. 질동맥(vaginal a.) 분지 후에 요관(ureter)을 위에서 가로질러 자궁목(cervix of uterus)의 가쪽에 도달	자궁, 자궁의 인대, 자궁관(uterine tube)의 안쪽부분, 난소(ovary), 질(vagina)의 윗부분	난소동맥(ovarian. a., 자궁관 및 난소가지를 통해서); 질동맥
질동맥(♀) (vaginal)	자궁동맥 (uterine a.)	하강하여 질 주위에서 가지를 내며, 몇 개의 가지는 방광(urinary bladder)에 분포	질, 질어귀망울(bulb of vestibule), 인접한 곧창자(rectum); 하나 또는 여러 개의 아래방광가지[a]는 방광바닥 및 방광목에 분포	자궁동맥(uterine a.) 질가지(vaginal branch), 위방광동맥(superior vesical a.)

[a]아래방광동맥(inferior vesical a.)은 속엉덩동맥(internal iliac a.)에서 별도로 분지하는 경우도 많음.

표 6.4. 골반의 동맥(artery) (계속)

동맥	기원	경로	분포	연결
속음부동맥 (internal pudendal)	속엉덩동맥 (internal iliac a.) 앞분지(anterior division)	궁둥구멍근(piriformis) 아래에서 큰궁둥구멍(greater sciatic foramen)을 통과하여 골반을 나갔다가 작은궁둥구멍(lesser sciatic foramen)을 통해 샅(궁둥항문오목)에 들어가, 음부신경관(pudendal canal)을 통하여 비뇨생식삼각(urogenital triangle)에 도달	샅(perineum)의 주요 동맥, 항문부위와 비뇨생식부위의 근육과 피부, 발기조직(erectile tissue)	[배꼽동맥(umbilical a.); 남성에서 아래방광동맥(inferior vesical a.)의 전립샘가지(prostatic br.)]
중간곧창자동맥 (middle rectal)		골반을 내려가 곧창자(rectum)의 아래쪽에 도달	곧창자, 정액샘(seminal gland), 전립샘(prostate), 질(vagina)의 아랫부분	위·아래곧창자동맥(superior, inferior rectal aa.)
아래볼기동맥 (inferior gluteal)[b]		궁둥구멍근(piriformis) 아래로 큰궁둥구멍(greater sciatic foramen)을 통과하여 골반을 나감	골반가로막(pelvic diaphragm, 항문올림근과 꼬리근), 궁둥구멍근, 넙다리네모근(quadratus femoris), 햄스트링(hamstring)의 위쪽 끝, 큰볼기근(gluteus maximus), 궁둥신경(sciatic nerve)	깊은넙다리동맥(profunda femoris a., 안쪽 및 가쪽넙다리휘돌이동맥을 경유)
속엉덩동맥 뒷분지 (posterior division of internal iliac)	속엉덩동맥	뒤로 가서 벽쪽가지(parietal branch)를 분지	골반벽(pelvic wall)과 볼기부위(gluteal region)	
엉덩허리동맥 (illiolumbar)[c]	속엉덩동맥 뒷분지	엉치엉덩관절(sacro-iliac joint)앞, 온엉덩동맥(common iliac a.)과 큰허리근(psoas major) 뒤에서 상승. 엉덩가지(iliac br.)와 허리가지(lumbar br.)로 분지	큰허리근, 엉덩근(iliacus), 허리네모근(quadratus lumborum), 척주관의 말총(cauda equina)	엉덩휘돌이동맥(circumflex iliac a.)과 넷째(및 가장 아래쪽)허리동맥(lumbar a.)
가쪽엉치동맥(위 및 아래) [lateral sacral (superior and inferior)]		궁둥구멍근(piriformis)의 앞안쪽면으로 지나다가 앞엉치뼈구멍(pelvic sacral foramina)에 가지를 냄	궁둥구멍근, 엉치뼈관 속 구조, 척주세움근(erector spinae) 및 이 부위의 피부	안쪽엉치동맥(median sacral a., 정중엉치동맥에서 분지)
위볼기동맥 (superior gluteal)		허리엉치신경줄기(lumbosacral trunk)와 첫째엉치(S1)신경의 앞가지 사이를 지나, 궁둥구멍근(piriformis) 위로 큰궁둥구멍(greater sciatic foramen)을 통과하여 골반을 나감	궁둥구멍근, 세 개의 볼기근(gluteal muscles), 넙다리근막긴장근(tensor fasciae latae)	가쪽엉치, 아래볼기, 속음부, 깊은넙다리휘돌이(deep circumflex femoral a.), 가쪽넙다리휘돌이동맥(lateral circumflex femoral a.)

[b]50%의 경우에서 속엉덩동맥(internal iliac artery) 뒷분지(posterior division)의 종말가지(terminal branch)로 나옴.
[c]속엉덩동맥(internal iliac artery)이 나뉘기 전에 직접 나오는 경우가 많음.

길이가 4 cm 정도인 속엉덩동맥은 온엉덩동맥(총장골동맥, *common iliac artery*)이 다섯째허리뼈(L5)와 첫째엉치뼈(S1) 사이 척추사이원반의 높이에서 바깥엉덩동맥(external iliac artery)과 속엉덩동맥으로 갈라지면서 시작된다. 요관(ureter)은 온엉덩동맥 또는 그 종말가지를 대동맥갈림(bifurcation)에서나 또는 그 바로 먼쪽에서 가로지른다. 속엉덩동맥과 엉치엉덩관절(sacro-iliac joint) 사이에는 속엉덩정맥(internal iliac vein)과 허리엉치신경줄기(lumbosacral trunk)가 있다. 이 동맥은 뒤안쪽으로 내려오면서 작은골반으로 들어가 바깥엉덩정맥과 폐쇄신경(obturator nerve)보다는 안쪽으로, 복막보다는 가쪽으로 지나간다.

속엉덩동맥 앞분지(Anterior Division of Internal Iliac Artery) 속엉덩동맥이 분지할 때 나타나는 변이는 전형적이지만 가장 흔한 경우가 절반도 되지 않는다(그림 6.15, 6.16과 6.17). 결론적으로, 중간 크기 이하의 작은 동맥의 분포는 아주 일정하지만 그 기원은 아주 변이가 심하다. 속엉덩동맥은 대개 큰궁둥구멍(greater sciatic foramen)의 윗모서리에서 앞분지(anterior division)와 뒷분지(posterior division)로 나누어짐으로써 끝난다. **속엉덩동맥 앞분지(anterior division of internal iliac artery)**이 가지에는 내장측가지(visceral branch) 뿐만 아니라 넙적다리와 볼기로 가는 벽측가지(parietal branch)도 존재한다(그림 6.17A, B). 이들 가지는 아주 변이가 심하다.

배꼽동맥(세내동맥, Umbilical Artery) 태어나기 전에 배꼽동맥은 속엉덩동맥의 주된 연속구조에 해당하며 가쪽 골반벽을 따라 가다가, 앞복벽을 따라 올라가서 배꼽테(umbilical ring)를 통과한 후 탯줄(umbilical cord)로 들어간다. **출산 전 배꼽동맥(prenatal umbilical artery)**은 크기가 크고 태아의 혈액을 태반으로 보내어 고갈된 산소와 영양분을 보충하는 역할을 한다. 출산 시에 탯줄이 잘리면, 이 혈관의 먼쪽 부분은 더 이상 기능하지 않으므로 방광(urinary bladder)으로 가는 부분보다 먼쪽은 막힌다. 폐쇄된 부분은 안쪽배꼽인대(*medial umbilical ligament*)라는 섬유성 끈이 된다(그림 6.16과 6.17A, B). 이 인대로 인하여 앞복벽의 속면에 안쪽배꼽주름(medial umbilical fold)이라는 복막의 주름이 생긴다(그림 5.13 참조).

길이가 짧아진 **출생 후 배꼽동맥(postnatal umbilical artery)**의

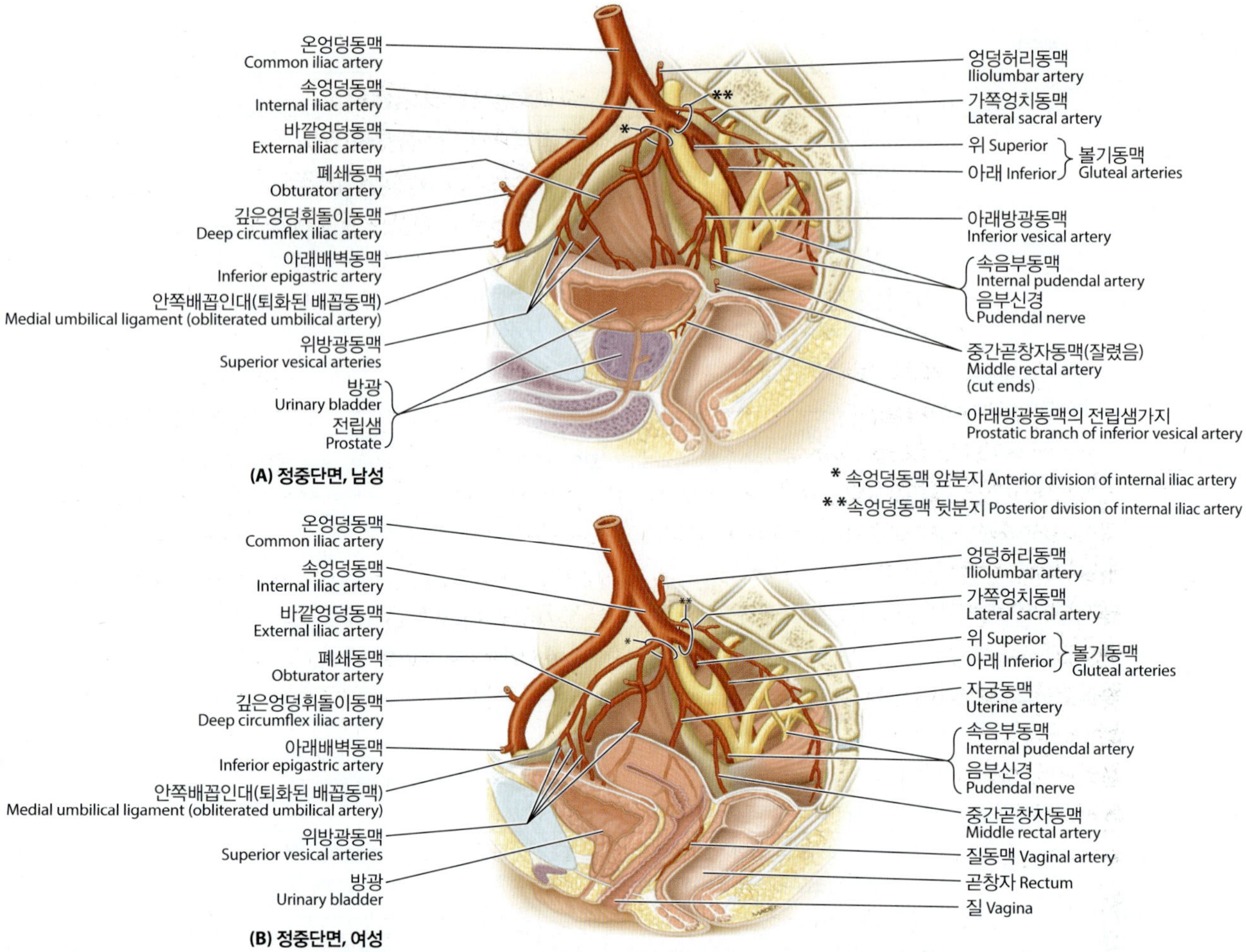

그림 6.17. 골반의 동맥. A. 남성 골반. **B.** 여성 골반. 일반적으로 속엉덩동맥(internal iliac artery)의 앞분지(anterior division)가 골반 내장의 주된 혈액 공급원이다.

소통 부분(*patent part*)은 방광과 가쪽 골반벽 사이에서 아래앞으로 주행하면서 방광 윗부분에 분포하는 여러 개의 **위방광동맥**(상방광동맥, **superior vesical artery**)을 분지한 직후 갑자기 인대로 바뀌면서 끝나게 된다.

폐쇄동맥. **폐쇄동맥(obturator artery)**은 그 기원하는 곳이 일정하지 않다. 대개는 배꼽동맥(umbilical artery)이 기원하는 부위와 가까운 곳에서 기원하며, 이 부위에서 요관(ureter)이 동맥을 가로지른다. 골반가쪽벽의 속폐쇄근막(obturator fascia)의 표면에서 아래앞쪽으로 지나가다가 폐쇄신경(obturator nerve)과 폐쇄정맥(obturator vein) 사이를 지나간다(그림 6.16과 6.17A, B).

골반 안에서 폐쇄동맥은 근육가지, 엉덩뼈영양동맥(nutrient artery of ilium), 두덩가지를 내게 된다. **두덩가지**(치골지, **pubic branch**)는 폐쇄동맥이 골반 밖으로 나가기 직전에 분지하여 두덩뼈(pubis)의 골반면을 따라 올라가 반대쪽의 같은 가지 및 바깥엉덩동맥(external iliac artery)의 가지인 아래배벽동맥(하복벽동맥, *inferior epigastric artery*)의 두덩가지(*pubic branch*)와 연결된다.

흔한 변이로서, 20% 이상에서 **덧폐쇄동맥(부폐쇄동맥, accessory obturator artery, aberrant obturator artery)**이 아래배벽동맥(inferior epigastric artery)에서 기원하여 원래의 두덩가지(pubic branch)의 일반적인 경로를 따라 골반으로 내려간다(그림 6.15와 6.16). 탈장복구(hernia repair)를 시술하는 외과의사들은 이 빈도 높은 변이를 염두에 두고 있어야 한다.

골반 밖으로 나가서 넓적다리 안쪽에 분포하는 폐쇄동맥의 가지는 다리에 대한 항목에 기술되어 있다(제7장, 다리 참조).

아래방광동맥. **아래방광동맥(inferior vesical artery)**은 남성에서만 거의 항상 속엉덩동맥(internal iliac artery) 앞분지에서 직접 분지하는 가지로 관찰된다(그림 6.16과 6.17A). 여성에서 이 동맥이 있는 경우, 비슷한 빈도로 속엉덩동맥의 가지이거나 자궁동맥(uterine artery)의 가지이다(그림 6.16과 6.17B).

자궁동맥. 여성에서 속엉덩동맥의 가지인 **자궁동맥(uterine artery)**은 속엉덩동맥에서 대개 독립된 가지로 나온다(그림 6.16과 6.17B). 그러나 배꼽동맥과 함께 나오는 경우도 있다. 발생학적으로 이 동맥은 남성의 정관동맥(artery to ductus deferens)의 여성에서의 상동구조(homolog)이다. 중요한 점은 임신 상태에서는 이 동맥이 매우 커져서 태반(placenta)의 혈액 공급을 담당하므로 이를 통해 성장하는 태아에 산소와 영양분을 공급하는 역할을 한다는 것이다. 이 동맥은 가쪽 골반벽 표면에서 속엉덩동맥의 앞으로 내려가다가 안쪽으로 가서 자궁과 질(vagina)의 연결부, 즉 자궁목(cervix of uterus)

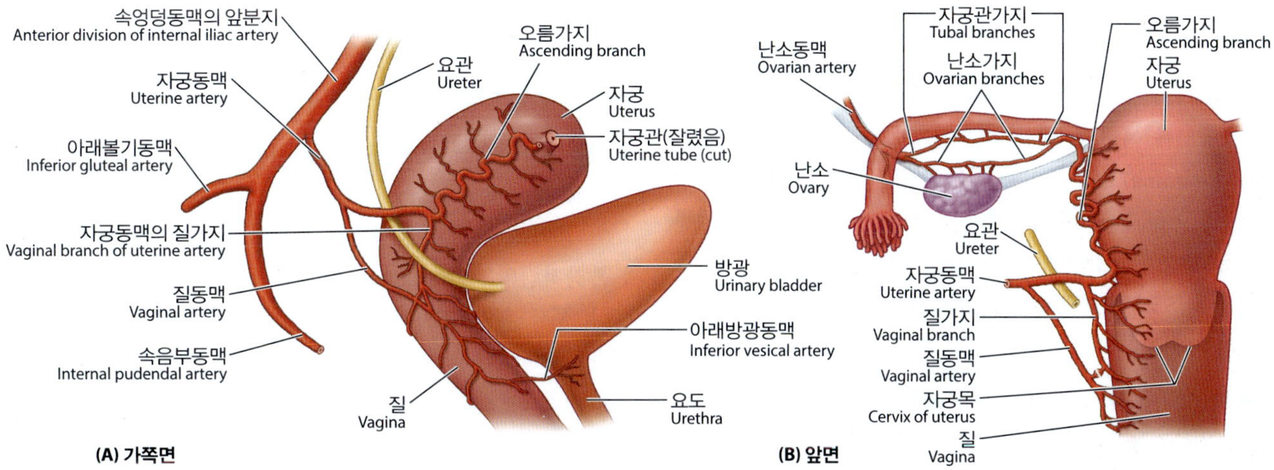

그림 6.18. 자궁동맥(uterine artery)과 질동맥(vaginal artery). A. 속엉덩동맥(internal iliac artery)의 앞분지에서 기원하여 자궁(uterus)과 질(vagina)에 분포하는 동맥을 나타내었다. **B.** 난소동맥(ovarian artery)의 난소가지(ovarian branch)와 자궁관가지(tubal branch), 자궁동맥(uterine artery)의 난소가지와 자궁관가지 사이의 연결, 자궁동맥 질가지(vaginal branch)와 질동맥(vaginal artery) 사이의 연결. 이들 동맥 연결의 형성과 함께 오름가지(ascending branch)는 자궁넓은인대(broad ligament)의 두 층 사이를 지난다.

이 질 공간 위쪽으로 돌출한 곳에 도달한다(그림 6.18A, B). 안쪽으로 진행하면서 이 동맥은 요관(ureter)의 바로 위를 지나가게 된다. 이와 같은 요관과 동맥의 위치관계는, "물(소변)이 다리(자궁동맥) 아래를 흘러간다(*water passes under the bridge*)."는 공식으로 암기하면 쉽다. 그러나 실제로는 이 동맥이 요관을 나선형으로 감으면서 그 주위를 돌기 때문에 요관의 위와 앞에 위치하게 된다. 자궁목의 옆면에 도달하자마자, 자궁동맥은 아래로 내려 가는 작은 질가지와 커다란 오름가지로 나뉜다. **질가지**(질지, **vaginal branch**)는 자궁목과 질에 분포하며 더 커다란 **오름가지**(상행지, **ascending branch**)는 자궁의 가쪽 모서리를 따라가면서, 자궁에 분포한다. 오름가지는 다시 **난소가지**(난소지, **ovarian branch**)와 **자궁관가지**(난관지, **tubal branch**)로 나뉘고 이 가지들은 난소(ovary)의 안쪽 끝과 자궁관(uterine tube)에 분포하며 난소동맥의 난소가지와 자궁관가지에 연결된다.

질동맥. **질동맥(vaginal artery)**은 남성의 아래방광동맥(inferior vesical artery)의 여성에서의 상동구조이다. 이 동맥은 대개 속엉덩동맥(internal iliac artery)에서 직접 기원하지 않고 자궁동맥(uterine artery)의 시작 부분에서 기원한다. 질동맥은 질(vagina)의 앞면과 뒷면, 방광바닥(bladder fundus)과 방광목(neck of bladder)에 분포하는 많은 가지를 낸다(그림 6.16, 6.17B와 6.18).

중간곧창자동맥. **중간곧창자동맥**(중직장동맥, **middle rectal artery**)은 속엉덩동맥에서 단독으로 나올 수도 있고, 아래방광동맥(inferior vesical artery)이나 속음부동맥과 공통된 줄기로 나올 수도 있다(그림 6.16과 6.17).

속음부동맥. **속음부동맥**(내음부동맥, **internal pudendal artery**)은 여성보다 남성에서 더 크며, 아래가쪽으로 지나가 궁둥구멍근(piriformis)과 엉치신경얼기(sacral plexus)의 앞에 위치한다. 궁둥구멍근과 꼬리근(coccygeus) 사이에서 **큰궁둥구멍**(*greater sciatic foramen*)의 아래쪽을 통과하여 골반 바깥으로 나간다. 이 동맥은 궁둥뼈가시(ischial spine) 또는 엉치가시인대(sacrospinous ligament)의 뒤쪽을 감고 돌아서 **작은궁둥구멍**(*lesser sciatic foramen*)을 통해 궁둥항문오목(*ischioanal fossa*)으로 들어간다.

속음부동맥은 속음부정맥(internal pudendal vein), 그리고 음부신경(pudendal nerve)의 가지와 함께 궁둥항문오목의 가쪽벽에 있는 음부신경관(pudendal canal)을 지난다(그림 6.11B 참조). 궁둥뼈결절(ischial tuberosity)의 안쪽에서 음부신경관을 나오면서 속음부동맥은 종말가지인 **샅동맥**(회음동맥, *perineal artery*)과 **음경등동맥**(음경배동맥, *dorsal artery of penis*) 또는 **음핵등동맥**(음핵배동맥, *dorsal artery of clitoris*)으로 나뉜다.

아래볼기동맥. **아래볼기동맥(하둔동맥, inferior gluteal artery)**은 속엉덩동맥 앞분지(anterior division)의 큰 종말가지이다(그림 6.18A). 그러나 절반 가까운 경우에서 뒷분지(posterior division)의 종말가지일 수 있다(그림 6.17). 이 동맥은 뒤쪽으로 가서 대개 둘째와 셋째 엉치신경(S2, S3) 사이를 지나 **큰궁둥구멍**(*greater sciatic foramen*)의 아래쪽을 궁둥구멍근 아래에서 통과하여 골반 바깥으로 나간다(그림 6.16). 이 동맥은 엉덩이의 피부와 볼기근육, 넓적다리의 뒷면에 분포한다.

속엉덩동맥 뒷분지(Posterior Division of Internal Iliac Artery). 속엉덩동맥이 앞분지와 뒷분지로 나뉠 때 뒷분지에서는 전형적으로 다음 세 개의 벽쪽가지(parietal artery)가 나온다(그림 6.17A, B).

- **엉덩허리동맥(장요동맥, iliolumbar artery):** 이 동맥은 기원부에서 날카롭게 선회하여 위가쪽으로 상승하여 엉덩뼈오목(iliac fossa)으로 진입한다. 엉덩뼈오목에서 이 동맥은 엉덩근가지(장골지, *iliac branch*), 허리가지(lumbar branch)로 나뉘는데, 엉덩근가지는 엉덩근(iliacus muscle)과 엉덩뼈(ilium)에, 허리가지는 큰허리근(psoas major muscle)과 허리네모근(quadratus lumborum muscle)에 분포한다.
- **가쪽엉치동맥(외측천골동맥, lateral sacral artery):** 위가쪽엉치동맥(superior lateral sacral artery)과 아래가쪽엉치동맥(inferior lateral sacral artery)은 독립적으로 기원하기도 하고 공통된 줄기로서 기원하기도 한다. 이 혈관은 안쪽으로 진행하다가 엉치신

경(sacral nerve) 앞가지의 앞으로 내려가면서 척수가지(척수지, *spinal branch*)를 여러 개 낸다. 척수가지들은 앞엉치구멍(anterior sacral foramina)으로 들어가 엉치신경의 뿌리를 감싸는 척수의 뇌척수막(spinal meninges)에 분포한다. 어떤 가지는 엉치관(sacral canal)에서 뒤엉치뼈구멍(posterior sacral foramina)을 통과하여, 등에 있는 척주세움근(erector spinae muscle)과 엉치뼈를 덮는 피부에 분포하기도 한다.

- **위볼기동맥(상둔동맥, superior gluteal artery):** 뒷분지의 가장 큰 동맥인 위볼기동맥은 허리엉치신경줄기(lumbosacral trunk)와 첫째 엉치신경(S1)의 앞가지 사이를 지나서 볼기의 윗부분 근육에 분포한다.

난소동맥(ovarian artery)

난소동맥(ovarian artery)은 배대동맥(abdominal aorta)에서 기원하며, 그 위치는 콩팥동맥(renal artery)보다는 아래쪽이지만 아래창자간막동맥(inferior mesenteric artery)보다는 상당히 위쪽에 있다(그림 6.16). 아래로 내려가면서 난소동맥은 벽쪽복막(parietal peritoneum)에 붙어 있고, 후복벽의 표면에 있는 요관(ureter)의 앞을 지나가며 대개 여기에 분포하는 가지를 낸다. 작은골반에 들어가면서 바깥엉덩동맥(external iliac artery)이 시작되는 곳을 가로지른 다음, 안쪽으로 가다가 **난소가지**(난소지, **ovarian branch**)와 **자궁관가지**(난관지, **tubal branch**)로 나뉘어져 각각 난소(ovary)와 자궁관(uterine tube)에 분포한다(그림 6.18B). 이들 가지는 자궁동맥(uterine artery)에서 나온 같은 이름의 가지들과 각각 연결된다.

정중엉치동맥(median sacral artery)

정중엉치동맥(정중천골동맥, **median sacral artery**)은 작고 짝을 이루지 않은 혈관으로서 주로 배대동맥(abdominal aorta)이 갈라지는 곳 바로 위쪽 뒷면에서 기원하지만 때로는 앞면에서 기원하기도 한다(그림 6.16). 이 혈관은 정중선상이나 이에 근접하여 가장 아래쪽 허리뼈 하나 또는 둘(L4,5)의 몸통, 엉치뼈(sacrum), 꼬리뼈(coccyx)의 앞쪽을 따라 하강한다. 따라서 골반의 복강경시술(laparoscopic procedure)을 할 때 골반 뒷벽의 정중선을 가리키는 지표가 되기도 한다. 그 종말가지는 일련의 연결고리(anastomotic loop)를 이루면서 끝난다. 이 동맥이 작은골반(lesser pelvis)에 들어가기 전에 때때로 한 쌍의 **다섯째허리동맥**(*L5 artery*)을 내기도 한다.

엉치뼈 앞을 따라 내려가면서 이 동맥은 작은 벽쪽가지(parietal branch, lateral sacral branch)를 낸다. 이 벽쪽가지는 가쪽엉치동맥(lateral sacral artery)과 연결된다. 또한 곧창자의 뒤쪽에 작은 내장가지(visceral branch)를 내어 위곧창자동맥과 중간곧창자동맥을 연결한다. 정중엉치동맥은 태생학적 등쪽대동맥(dorsal aorta)의 꼬리쪽 끝을 의미하며, 배자의 꼬리와 같은 꼬리융기(caudal eminence)가 소실됨에 따라 크기가 작아지게 된다.

위곧창자동맥(superior rectal artery)

위곧창자동맥(상직장동맥, **superior rectal artery**)은 아래창자간막동맥(inferior mesenteric artery)이 직접 연속된 동맥이다(그림 6.16). 이 동맥은 왼쪽 온엉덩혈관(common iliac vessel)을 가로질러 구불창자간막(sigmoid mesocolon)에 덮인 채 작은골반으로 내려온다. 셋째엉치뼈(S3) 높이에서 이 동맥은 2개의 가지로 나뉘어 곧창자(rectum)의 양쪽 옆을 따라 내려오며 속항문조임근(internal anal sphincter)이 있는 곳까지 분포한다.

골반의 정맥(Pelvic Veins)

골반정맥얼기(골반정맥총, **pelvic venous plexus**)는 골반 내장을 둘러싸는 정맥이 서로 모여서 형성된다(그림 6.19B, C). 서로 교통하는 이런 정맥얼기는 임상적으로 중요하다. 곧창자정맥얼기(rectal venous plexus), 방광정맥얼기(vesical venous plexus), 전립샘정맥얼기(prostatic venous plexus), 자궁정맥얼기(uterine venous plexus), 질정맥얼기(vaginal venous plexus) 등 골반 내장 주위에 형성되어 있는 작은골반의 여러 정맥얼기는 서로 모여 주로 **속엉덩정맥**(*internal iliac vein*)으로 유입되나, 일부는 위곧창자정맥(superior rectal vein)을 통해 아래창자간막정맥(inferior mesenteric vein)으로 가서 간문맥계통(hepatic portal system)으로 가기도 한다(그림 6.19A). 또는 가쪽엉치정맥을 통해 **속척주정맥얼기**(*internal vertebral venous plexus*)로 가는 것도 있다(제2장, "등" 참조). 작은골반의 정맥이 유입되는 비교적 작은 경로로는 벽쪽정맥인 **정중엉치정맥**(정중천골정맥, **median sacral vein**)을 통하거나 여성에서 난소정맥(ovarian vein)을 통한 경로가 있다.

속엉덩정맥(내장골정맥, **internal iliac vein**)은 큰궁둥구멍(greater sciatic foramen)의 위쪽에서 시작하여 속엉덩동맥의 뒤아래쪽에 놓인다(그림 6.19A, B). 속엉덩정맥의 가지는 비슷한 이름을 가진 속엉덩동맥의 가지보다는 변이가 많지만, 대체로 동맥과 정맥이 함께 가서 같은 부위에 분포한다. 하지만 골반과 배꼽을 잇는 배꼽동맥(umbilical artery)에는 함께 가는 정맥이 없다. 또한 큰골반의 일부인 엉덩뼈오목(iliac fossa)에서 오는 **엉덩허리정맥**(장요정맥, **iliolumbar vein**)은 대개 온엉덩정맥으로 들어간다. 속엉덩정맥은 바깥엉덩정맥과 합쳐져서 **온엉덩정맥**(총장골정맥, **common iliac vein**)을 형성하고, 양쪽 온엉덩정맥은 다시 넷째(L4) 또는 다섯째 허리뼈(L5)의 높이에서 합쳐져 **아래대정맥**(하대정맥, **inferior vena cava**)이 된다(그림 6.19A).

위볼기정맥(상둔정맥, **superior gluteal vein**)은 볼기 부위를 지나는 위볼기동맥(superior gluteal artery)과 함께 가는, 즉 위볼기동맥의 동반정맥(accompanying veins, 라틴어로 *venae commitantes*)이다. 이 정맥은 자궁정맥(uterine vein)이 임신 중에 가장 커지는 것을 제외한다면, 속엉덩정맥(internal iliac vein)의 가장 큰 가지이다. 고환동맥(testicular vein)은 깊은고샅구멍(deep inguinal ring)에서부터

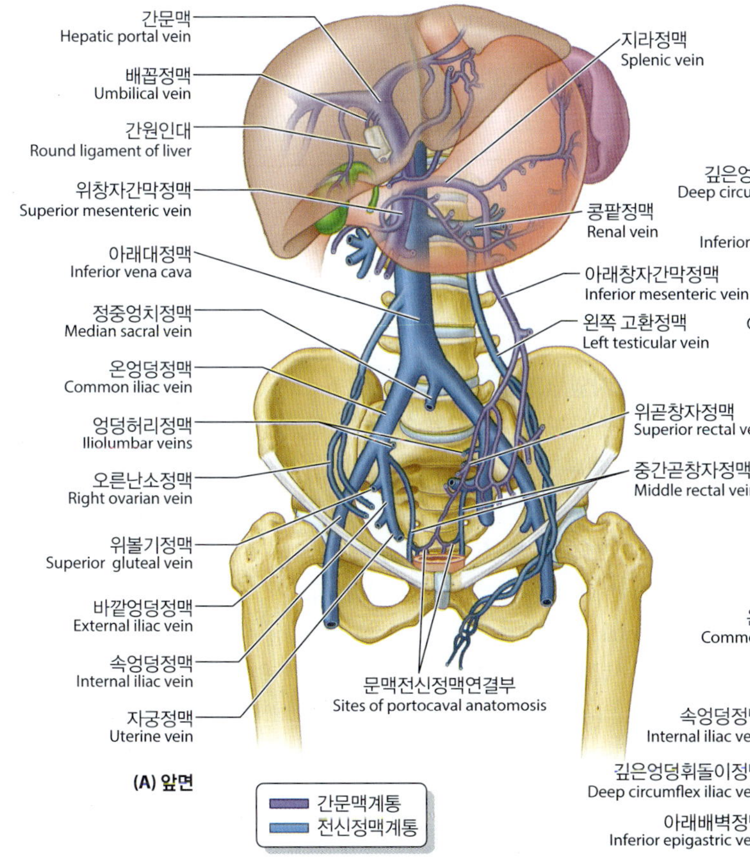

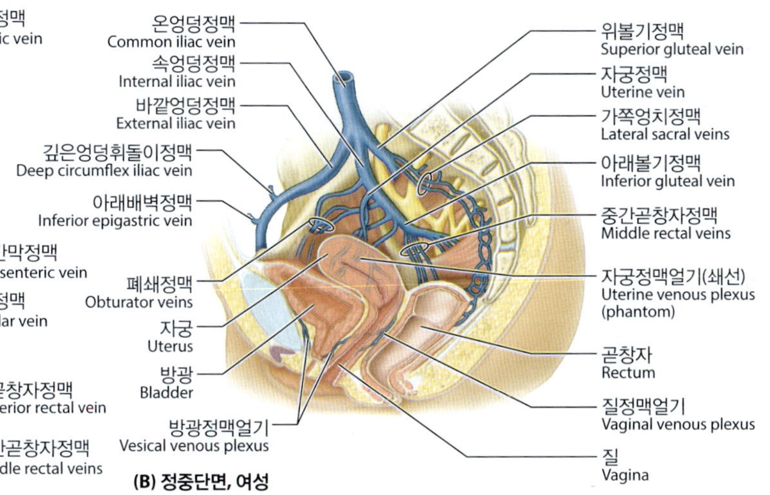

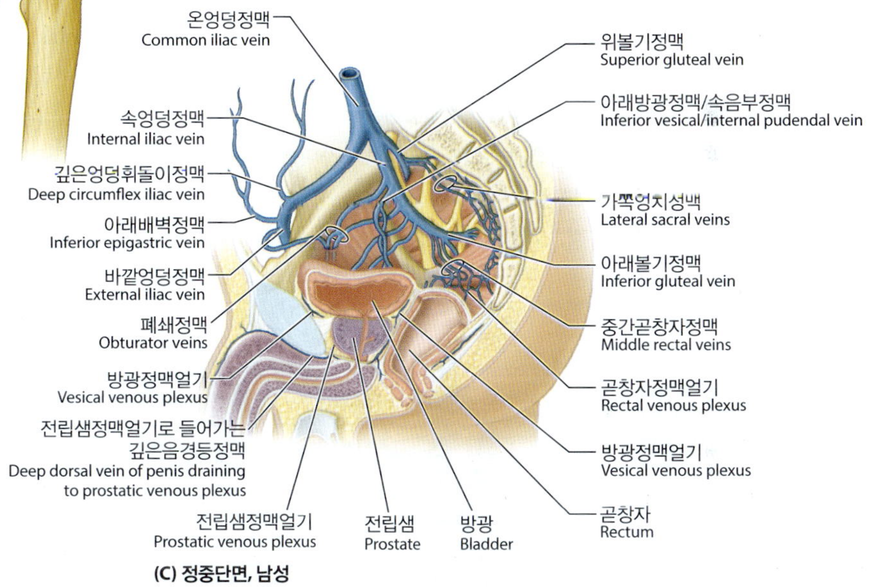

그림 6.19. 골반의 정맥. A. 배골반안의 문맥계통(portal venous system)과 전신정맥계통(caval system). **B.** 여성 골반의 정맥. **C.** 남성 골반의 정맥. 골반장기의 정맥은 주로 속엉덩정맥(internal iliac vein)을 통해서 전신정맥(systemic vein)으로 들어간다. 위곧창자정맥(superior rectal vein)은 속엉덩정맥의 가지인 중간곧창자정맥(middle rectal vein) 및 아래곧창자정맥(inferior rectal vein)과도 연결되어 있지만 곧창자 윗부분의 정맥혈은 간문맥계통(hepatic portal system)으로 들어가는 것이 일반적이다.

배 뒤쪽으로 가면서 큰골반을 가로지르는데, 골반의 구조로부터 혈액을 받지 않는 것이 일반적이다.

가쪽엉치정맥(외측천골정맥, **lateral sacral vein**)은 혈관조영상(angiogram)에서 균형이 안 맞을 정도로 크게 보이는 경우가 많다. 이들은 속척주정맥얼기(internal vertebral venous plexus)와 연결되는데(제2장, 등 참조), 이렇게 함으로써 위대정맥(superior vena cava)이나 아래대정맥(inferior vena cava)으로 들어가는 다른 경로를 제공한다. 이 정맥은 또한 전립샘(prostate)이나 난소(ovary)의 악성 종양이 척주나 두개골로 전이되는 경로가 되기도 한다.

골반의 림프절(Lymph Nodes of Pelvis)

골반 내장으로부터 림프를 받아들이는 림프절(lymph node)은 그 숫자, 크기, 위치가 매우 다양하다. 이들을 몇 그룹으로 정확히 나누는 것이 체계가 없는 경우가 많다. 네 개의 주요 집단이 골반 안이나 가까이에 있으며, 이들이 인접한 혈관에 따라 이름을 붙인다(그림 6.20).

- **바깥엉덩림프절(외장골임파절, external iliac lymph nodes):** 골반가장자리(pelvic brim)보다 위에 있으며 바깥엉덩혈관(external iliac vessel)을 따라 놓여 있다. 여기에는 주로 고샅림프절(inguinal lymph node)의 림프가 들어가지만, 골반 내장, 특히 앞에서 중간까지 있는 골반 내장의 윗부분에서 나온 림프도 흘러 들어간다. 골반에서부터 나오는 대부분의 림프는 정맥의 흐름과 평행한 경로를 취하는 반면에, 바깥엉덩림프절로 들어가는 림프는 그렇지 않다. 이 림프절은 이후에 온엉덩림프절(common iliac node)로 림프를 흘려보낸다.
- **속엉덩림프절(내장골임파절, internal iliac lymph node):** 속엉덩동맥(internal iliac artery)의 앞분지와 뒷분지, 그리고 볼기동맥(gluteal arteries)이 기원하는 곳 주위에 모여 있다. 이들은 아래쪽의 골반 내장, 샅부위(perineum)의 깊은 곳, 볼기부위(gluteal region)에서부터 림프를 받아 온엉덩림프절(common iliac nodes)로 보낸다.
- **엉치림프절(천골임파절, sacral lymph node):** 엉치뼈의 오목한

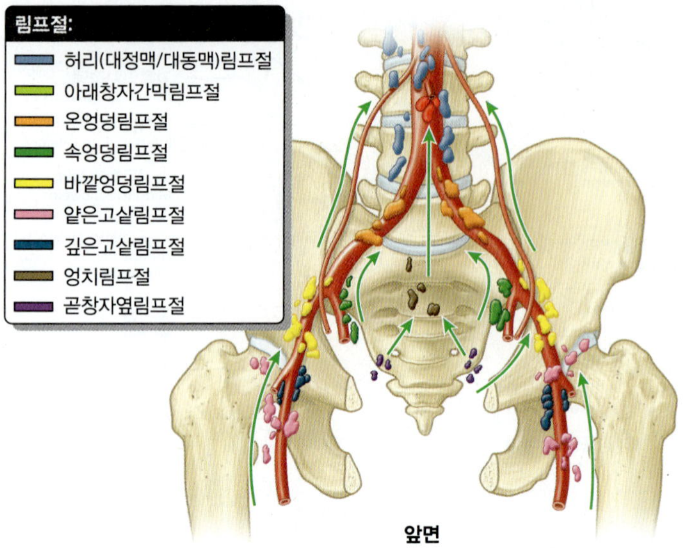

그림 6.20. 골반의 림프절(lymph node).

면을 따라 정중엉치혈관(median sacral vessel) 주위에 위치한다. 이들로는 아래뒤쪽 골반 내장의 림프가 흘러 들어가며, 속엉덩림프절이나 온엉덩림프절로 보낸다.

- **온엉덩림프절(총장골임파절, common iliac lymph node):** 골반보다 위에 있으며, 온엉덩동맥(common iliac artery; 그림 6.20) 및 정맥 주위에 위치한다. 이들은 위에 열거한 세 주요 집단에서 림프를 받는다. 골반에서부터 유입되는 림프를 공통된 하나의 경로를 통해 대정맥림프절(caval node), 대동맥림프절(aortic node)과 같은 허리림프절(lumbar node)로 보낸다. 방광목과 질의 아랫부분 등 일부 골반 내장은 이 림프절로 직접 림프를 보내기도 하지만, 항상 그런 것은 아니다.

곧창자옆림프절(직장방임파절, **pararectal node**)과 같은 별개의 소규모의 림프절 그룹이 속엉덩혈관의 가지를 따라 결합조직에 파묻혀 있는 경우도 있다.

골반 림프절의 주요 그룹과 소규모의 그룹 사이에는 많은 연결이 있기 때문에 많은 림프절을 제거해도 그 흐름이 제한받지 않는다. 이런 수많은 연결은 또한 악성 세포가 거의 모든 방향으로 전이(metastasis)되어 골반과 배안 장기로 퍼질 수 있는 환경을 제공한다. 정맥과 림프절의 거리가 림프 흐름의 대략적인 기준이 되는 바깥엉덩림프절(external iliac node) 같은 예외적인 경우를 제외한다면, 림프의 흐름은 정맥이 흐르는 방향과 평행하게 흐르는 경향이 있다. 하지만 림프 흐름의 유형을 예측하는 것이 불확실하기 때문에 유방암(breast cancer)이 겨드랑림프절(axillary node)을 따라 퍼지는 경우처럼 골반장기로부터 전이하는 악성 종양의 진행을 예상하거나 진행 단계를 결정하는 것은 가능하지 않다. 특정한 골반 내장의 림프가 어느 림프절로 유입되는가 하는 것은 각각의 기관을 기술할 때 함께 기술하도록 한다.

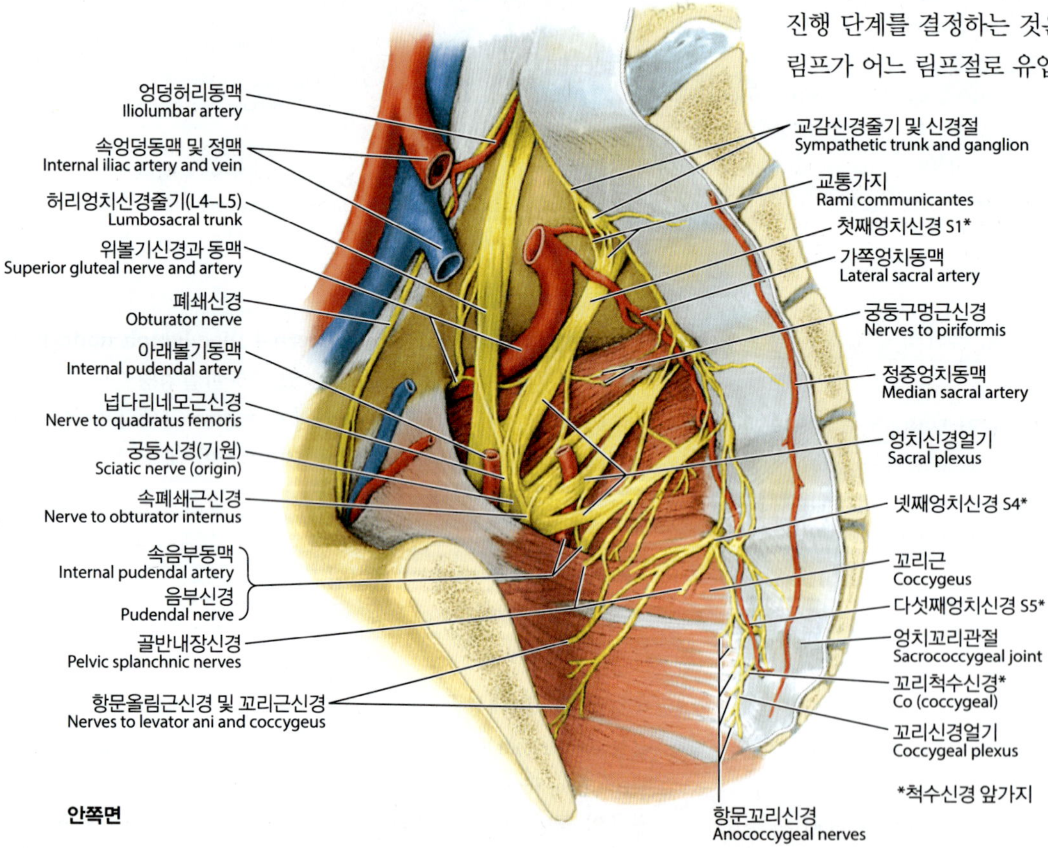

그림 6.21. 골반의 신경과 신경얼기(nerve plexus). 체신경(somatic nerve)으로 이루어진 엉치신경얼기(sacral nerve plexus) 및 꼬리신경얼기(coccygeal plexus)와 교감신경줄기(sympathetic trunk)의 골반(엉치)부분(pelvic part, sacral part). 그림에서 보이는 신경은 대부분 골반에 위치하지만, 분포하는 곳은 골반보다는 주로 다리이다.

골반의 신경(Pelvic Nerves)

골반에 주로 분포하는 신경은 **엉치척수신경**(천수신경, **sacral spinal nerve**)과 **꼬리척수신경**(미수신경, **coccygeal spinal nerve**), 그리고 자율신경계통의 골반부분(*pelvic part of autonomic nervous system*)에 해당한다. 엉치신경얼기(sacral nerve plexus) 및 꼬리신경얼기(coccygeal nerve plexus)는 궁둥구멍근(piriformis muscle)과 꼬리근(coccygeus muscle) 위에 놓여 있다(그림 6.21). 둘째와 셋째 엉치신경(S2, S3)의 앞가지는 이 두 근육이 교차하는 곳 사이에서 기원한다.

폐쇄신경(obturator nerve)

폐쇄신경은 배, 즉 큰골반에 있는 허리신경얼기(요수신경총, *lumbar*

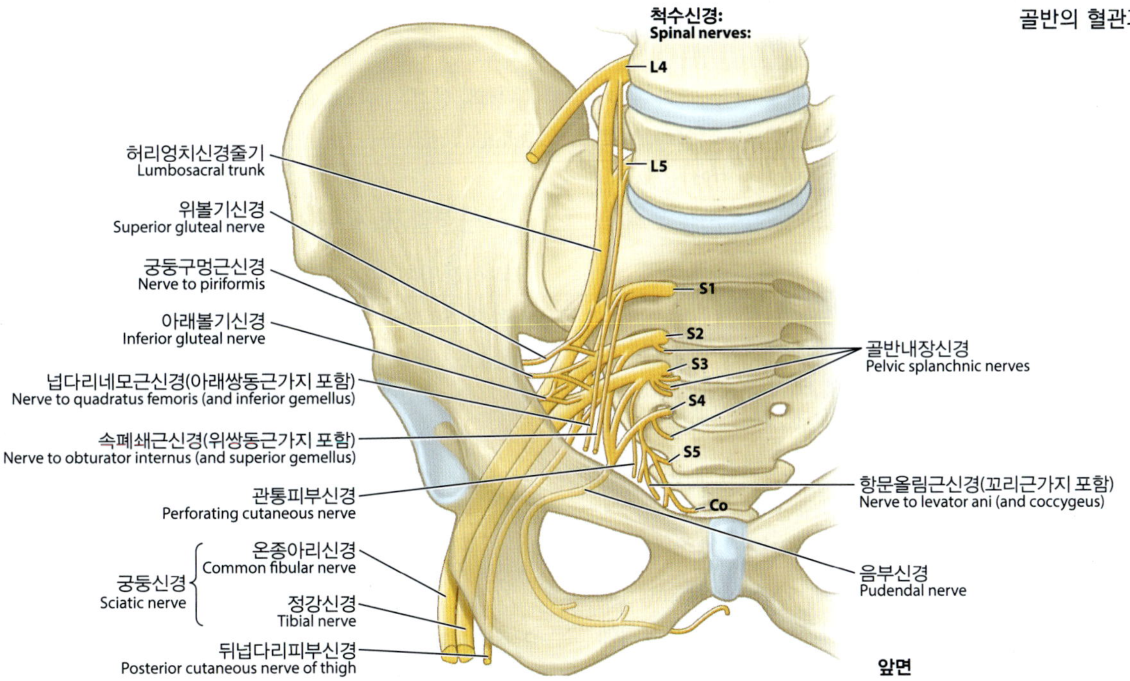

그림 6.22. 골반의 체신경(somatic nerve): 엉치신경얼기(sacral plexus).

표 6.5. 골반의 체신경(somatic nerve)

신경	기원	분포
궁둥신경(sciatic)	L4, L5, S1, S2, S3	관절가지(articular br.)는 엉덩관절에 분포, 근육가지(muscular br.)는 넓적다리에 있는 종아리의 굽힘근과 종아리와 발의 모든 근육
위볼기신경(superior gluteal)	L4, L5, S1	중간볼기근(gluteus medius), 작은볼기근(gluteus minimus), 넙다리근막긴장근(tensor fasciae latae)
넙다리네모근신경[nerve to quadratus femoris(and inferior gemellus)]	L4, L5, S1	넙다리네모근(quadratus femoris), 아래쌍동근(inferior gemellus)
아래볼기신경(inferior gluteal)	L5, S1, S2	큰볼기근(gluteus maximus)
속폐쇄근신경[nerve to obturator internus(and superior gemellus)]	L5, S1, S2	속폐쇄근(obturator internus), 위쌍동근(superior gemellus)
궁둥구멍근신경(nerve to piriformis)	S1, S2	궁둥구멍근(piriformis)
뒤넙다리피부신경(posterior cutaneous nerve of thigh)	S2, S3	엉덩이, 넓적다리의 안쪽과 뒤의 가장 윗부분에 가는 피부가지(cutaneous branch)
관통피부신경(perforating cutaneous)	S2, S3	엉덩이 안쪽부분에 가는 피부가지(cutaneous branch)
음부신경(pudendal)	S2, S3, S4	샅(perineum)부위의 구조에 분포: 감각가지(sensory br.)는 생식기에 분포. 근육가지(muscular br.)는 샅근육, 바깥요도조임근, 바깥항문조임근에 분포
골반내장신경(pelvic splanchnic)	S2, S3, S4	아래아랫배신경얼기(inferior hypogastric plexus)와 골반신경얼기(pelvic plexus)를 경유하여 골반 장기(pelvic viscera)에 분포
항문올림근신경 및 꼬리근신경 (nerve to levator ani and coccygeus)	S3, S4	항문올림근(levator ani), 꼬리근(coccygeus)

plexus)의 척수신경 둘째–넷째허리분절(L2–L4)의 앞가지(anterior rami)에서 기원하여 작은골반으로 들어간다. 이 신경은 가쪽 골반벽을 따라 복막바깥지방조직(extraperitoneal fat) 속을 지나 폐쇄관으로 간다. 폐쇄관(*obturator canal*)은 폐쇄구멍(obturator foramen)을 덮고 있는 폐쇄막(obturator membrane)에 뚫려 있는 구멍을 가리킨다. 여기에서 이 신경은 앞부분과 뒷부분으로 나뉘어, 폐쇄관을 통해 골반을 나가서 넓적다리 안쪽 근육에 분포한다. 폐쇄신경은 골반의 구조에는 분포하지 않는다.

허리엉치신경줄기(lumbosacral trunk)

넷째허리신경(L4)의 내림부분은 골반가장자리(pelvic brim)나 또는 바로 그 위쪽에서 다섯째허리신경(L5)의 앞가지와 합쳐져서 두꺼운 전선과 같은 **허리엉치신경줄기**(요천수신경간, **lumbosacral trunk**)를 형성한다(그림 6.21과 6.22; 그림 6.9D 참조). 이 신경줄기는 아래로 내려와 엉치뼈날개(ala of sacrum)의 앞면에서 엉치신경얼기(sacral plexus)와 합쳐진다.

엉치신경얼기(sacral plexus)

이 신경얼기는 그림 6.22에 그림으로 나타내었으며 여기에서 기원하는 신경의 성분과 분포는 표 6.5에 정리되어 있다. 여기에서는 이들 신경의 형성과 경로에 대한 추가적인 설명이다.

엉치신경얼기(천수신경총, sacral plexus)는 작은골반(lesser pelvis)

의 뒤가쪽벽에 놓여 있다. 엉치신경얼기에서 기원하는 두 개의 큰 가지는 **궁둥신경**(*sciatic nerve*)과 **음부신경**(*pudendal nerve*)인데, 벽쪽골반근막(parietal pelvic fascia)의 바깥에 있다. 엉치신경얼기에서 나오는 대부분의 가지는 **큰궁둥구멍**(*greater sciatic foramen*)을 통해 골반 바깥으로 나간다.

궁둥신경(좌골신경, *sciatic nerve*)은 우리 몸에서 가장 큰 신경이다. 이 신경은 척수신경 넷째허리–셋째엉치분절(L4–S3)의 커다란 앞가지가 궁둥구멍근(piriformis m.)의 앞면에 모여서 형성된다(그림 6.21, 6.22). 궁둥신경은 대개 궁둥구멍근 아래쪽에서 큰궁둥구멍을 통과하여 볼기부위(gluteal region)로 들어간다. 그 다음에 넓적다리의 뒷면을 따라 내려가서 다리와 발 전체에 분포한다.

음부신경(pudendal nerve)은 샅부위의 주된 신경이자 바깥생식기관(external genitalia)의 주요 감각신경이다. 속음부동맥(internal pudendal artery)과 함께 궁둥구멍근과 꼬리근(coccygeus) 사이에서 큰궁둥구멍을 통해 골반 바깥으로 나간다. 다음에는 궁둥뼈가시(ischial spine)와 엉치가시인대(sacrospinous ligament)를 감고 돌아 작은궁둥구멍(lesser sciatic foramen)을 통해 샅부위(perineum)로 들어간다(그림 6.22).

위볼기신경(상둔신경, *superior gluteal nerve*)은 궁둥구멍근 위에서 큰궁둥구멍을 통과하여 골반 바깥으로 나간 다음에 볼기부위의 근육에 분포한다(그림 6.21과 6.22).

아래볼기신경(하둔신경, *inferior gluteal nerve*)은 궁둥구멍근 아래에서 그리고 궁둥신경보다 얕게 아래볼기동맥(inferior gluteal artery)과 함께 큰궁둥구멍을 통과하여 골반 밖으로 나간다(그림 6.22). 이 동맥과 신경은 여러 개의 가지로 나뉘어 이들을 덮고 있는 큰볼기근(gluteus maximus m.)의 깊은 쪽으로 들어가 분포한다.

꼬리신경얼기(coccygeal plexus)

꼬리신경얼기(미수신경총, coccygeal plexus)는 넷째와 다섯째 엉치분절(S4, S5)에서 나온 앞가지와 **꼬리신경**(미수신경, **coccygeal nerve**)이 모여 형성된 작은 신경섬유의 얼기이다(그림 6.21). 이 신경얼기는 꼬리근의 골반면에 접하여 있고 꼬리근과 항문올림근(levator ani)의 일부 그리고 엉치꼬리관절에 분포한다. 이 신경얼기에서 기원하는 **항문꼬리신경**(항문미골신경, **anococcygeal nerve**)은 꼬리근과 항문꼬리인대(anococcygeal ligament)를 관통하여 꼬리뼈끝과 항문 사이에 있는 작은 피부영역에 분포한다.

골반의 자율신경(pelvic autonomic nerve)

자율신경이 골반안으로 들어오는 경로에는 네 가지가 있다(그림 6.23).

- 엉치교감신경줄기(천수교감신경간, *sacral sympathetic trunk*)는 주로 다리에 교감신경(sympathetic nerve) 성분을 제공한다.
- 동맥주위신경얼기(동맥주위신경총, *peri-arterial plexus*)는 주로 위곧창자동맥(superior rectal artery), 난소동맥(ovarian artery), 속엉덩동맥(internal iliac artery)의 벽을 타고 가다가, 이 동맥들과 그 가지에 교감신경 연접이후섬유(postsynaptic), 혈관운동

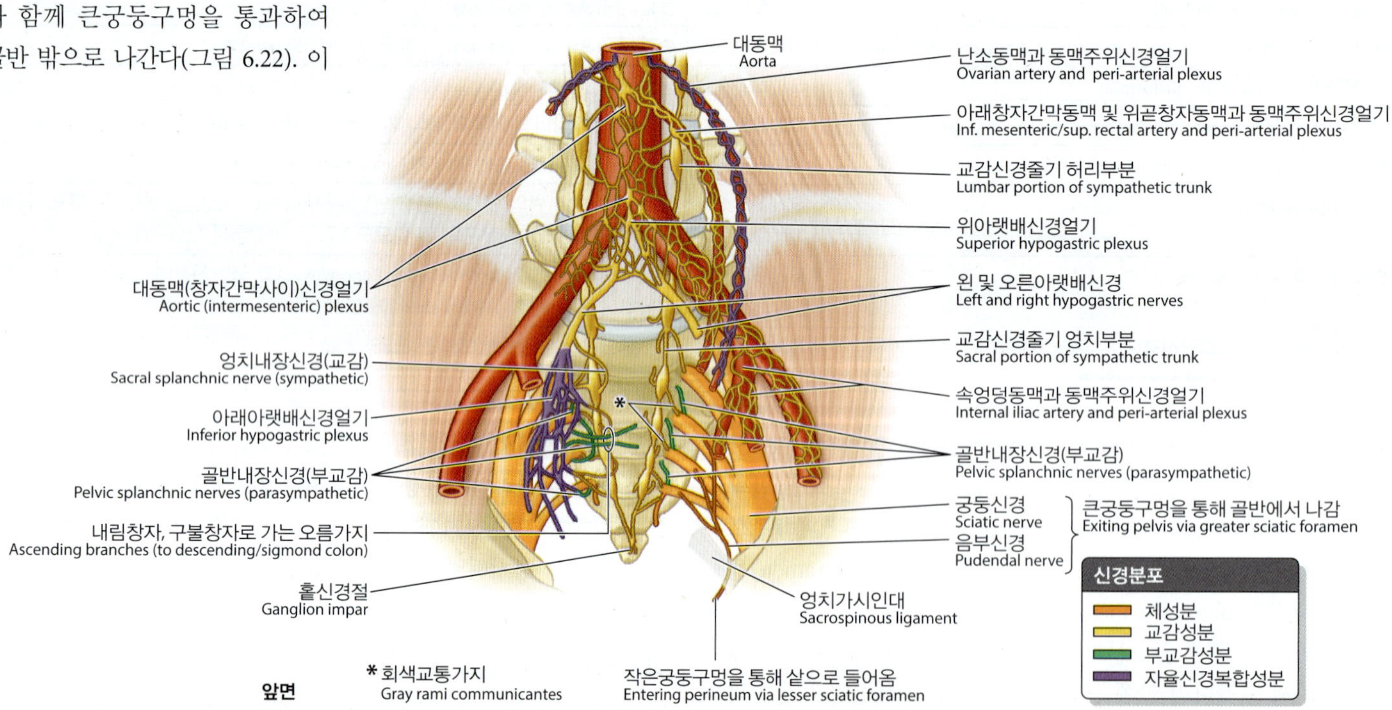

그림 6.23. 골반의 자율신경(autonomic nerve). 위아랫배신경얼기(superior hypogastric plexus)는 대동맥(창자간막사이)신경얼기(aortic plexus)가 이어진 것으로서, 골반으로 들어오면서 오른쪽과 왼쪽 아랫배신경(hypogastric nerve)으로 나뉜다. 아랫배신경과 골반내장신경(pelvic splanchnic nerve)은 만나서 아래아랫배신경얼기(inferior hypogastric plexus)를 형성하기 때문에 교감신경과 부교감신경섬유를 모두 갖고 있다. 교감신경은 교감신경줄기(sympathetic trunk)와 동맥주위신경얼기(periarterial plexus)를 통해서도 골반으로 들어온다.

(vasomotor) 섬유로 분포한다.

- 아랫배신경얼기(하복신경총, *hypogastric plexus*)는 교감신경성분이 골반 내장에 분포하는 가장 중요한 경로이다.
- 골반내장신경(*pelvic splanchnic nerve*)은 내림창자, 구불창자를 비롯한 골반 내장에 부교감신경섬유(parasympathetic fiber)가 분포하는 경로이다.

엉치교감신경줄기(천수교감신경간, **sacral sympathetic trunk**)는 허리교감신경줄기(lumbar sympathetic trunk)가 아래쪽으로 연속된 것이다(그림 6.21과 6.23). 각각의 엉치교감신경줄기는 허리신경줄기보다 크기가 작으며 대개 4개 정도의 교감신경절(sympathetic ganglia)이 있다. 엉치교감신경줄기는 엉치뼈의 앞엉치뼈구멍(pelvic sacral foramina) 바로 안쪽으로 골반면을 따라 내려와 서로 합쳐져서 꼬리뼈의 바로 앞 정중면에 작은 **홑신경절**(무대신경절, **ganglion impar**, coccygeal ganglion)을 형성한다. 또한 이 교감신경줄기는 곧창자 뒤의 복막바깥결합조직(extraperitoneal connective tissue)안에서 내려오면서 각 분절의 엉치신경과 꼬리신경 앞가지에 회색교통가지(gray rami communicantes)를 보낸다. 또 정중엉치동맥과 아래아랫배신경얼기에도 작은 가지를 보낸다. 엉치교감신경줄기의 주된 기능은 다리에 교감신경이 분포할 수 있도록 엉치신경얼기에 연접후신경섬유(postsynaptic fiber)를 제공하는 것이다. 다리의 교감신경은 혈관운동(vasomotor), 털의 움직임(pilomotor) 그리고 땀분비(sudomotor) 등에 관여한다.

동맥주위신경얼기(*periarterial plexus*)는 난소동맥(*ovarian artery*), 위곧창자동맥(*superior rectal artery*), 속엉덩동맥(*internal iliac artery*)의 벽에 있으며 교감신경섬유가 골반으로 들어가는 부수적인 경로이다. 이들의 주된 기능은 이들을 운반하는 동맥의 혈관운동(vasomotion)이다.

위아랫배신경얼기(상하복신경총, **superior hypogastric plexus**) 및 **아래아랫배신경얼기**(하하복신경총, **inferior hypogastric plexus**)는 교감신경과 내장감각신경섬유(visceral afferent nerve fiber)로 이루어진 신경얼기이다. 위아랫배신경얼기의 주요 부분은 대동맥갈림(bifurcation of aorta)의 아래쪽에 위치하는 창자간막사이신경얼기(장간막간신경총, *intermesenteric plexus*)(제5장, "배" 참조)가 연장된 것이다(그림 6.23). 위아랫배신경얼기는 셋째 및 넷째 허리내장신경을 통해서 창자간막사이신경얼기로 드나드는 섬유를 운반한다. 위아랫배신경얼기는 **오른쪽** 및 **왼쪽아랫배신경**(하복신경, **hypogastric nerve**)으로 나뉘어져 골반에 들어와서 엉치뼈의 앞면에 접하여 내려간다. 신경섬유들은 곧창자(rectum) 가쪽에서 아랫배근막집(*hypogastric sheath*) 안에 싸여 계속 내려가다가 골반내장신경(pelvic splanchnic nerve)과 합쳐지면서 부챗살처럼 퍼져나가 오른쪽 및 왼쪽 아래아랫배신경얼기(*inferior hypogastric plexus*)를 이루게 된다.

따라서 **아래아랫배신경얼기**(하하복신경총, **inferior hypogastric plexus**)에는 내장감각신경섬유 이외에도 교감신경과 부교감신경섬유가 포함되며, 이들 섬유는 아랫배근막집의 층을 통과하여 골반 내장으로 계속된다. 골반에 있는 내장의 표면에서 이 신경섬유는 다시 소규모의 하위신경얼기(subplexus)를 이루는데 이와 같은 하위신경얼기를 다 합쳐서 **골반신경얼기(pelvic plexus)**라고 일컫는다. 남성과 여성 모두 이런 신경얼기가 곧창자(rectum)의 가쪽부분과 방광(urinary bladder)의 아래가쪽면에 붙어 있다. 게다가 남성에서는 이 신경얼기가 전립샘(prostate), 정액샘(seminal gland)과도 가까이 있으며, 여성에서는 자궁목(cervix of uterus)과 가쪽질천장(lateral vaginal fornix)과 가깝게 위치한다.

골반내장신경(pelvic splanchnic nerve)은 골반에 있는 엉치신경얼기의 둘째-넷째엉치분절(S2-S4)의 앞가지로부터 기원한다(그림 6.21~6.23). 둘째-넷째엉치분절로부터 나온 연접이전부교감신경섬유(presynaptic parasympathetic fiber)가 이 신경을 통해 지나가는데, 이것은 뇌신경(cranial nerve)과 엉치척수에서 기원하는 부교감신경계통 중 엉치척수분절에서 나오는 부분을 구성하며, 이 분절의 척수신경절에 있는 신경세포의 내장감각신경섬유(visceral afferent fiber)도 이 신경을 통해 분포한다. 대개 가장 큰 부분을 차지하는 것은 셋째엉치신경(S3)이다.

아랫배신경얼기와 골반신경얼기는 허리내장신경(lumbar splanchnic nerve)에서 교감신경성분을, 골반내장신경(pelvic splanchnic nerve)에서 부교감신경성분을 받아 골반장기에 연결시켜준다. 교감성분은 다른 부위와 마찬가지로 혈관운동에 주로 관여하지만, 곧창자의 연동수축(peristaltic contraction)을 억제하고, 남성에서 사정(ejaculation)을 하는 경우와 같이 극치감(orgasm)에 도달했을 때 속생식기관의 수축(contraction)을 일으키기도 한다.

골반에는 피부에 해당하는 부분이 없기 때문에 교감신경섬유가 털을 움직이거나 땀을 분비하지는 않는다. 골반에 분포하는 부교감섬유는 배변(defecation)과 배뇨(urination)를 하도록 곧창자와 방광의 수축을 항진한다. 전립샘신경얼기(prostatic plexus)에 있는 부교감섬유는 골반가로막을 관통하여 바깥생식기관(external genitalia)의 발기조직에 도달하여 발기(erection)가 일어나도록 한다.

골반의 내장감각신경섬유의 분포
(visceral afferent innervation in pelvis)

감각전달신호(sensory impulse)가 중추를 향하여 전달되는 것은 자율신경섬유(autonomic nerve fiber)에 의해 전달되는 운동신경전달신호(efferent impulse)의 방향과는 정반대이지만, 내장감각신경섬유(visceral afferent fiber)는 자율신경섬유를 경유하여 전달된다. 의식적으로 지각하지 못하는 반사성 감각(reflexive sensation)정보를 전달하는 모든 내장감각신경섬유는 부교감신경섬유(parasympathetic fiber)와 함께 지나간다. 그렇기 때문에, 골반에서 내장감각신경섬유는 골반신경얼기와 아래아랫배신경얼기 그리고 골반내장신경을 통해 둘째-넷째엉치분절(S2-S4)의 척수신경절로 들어간다.

골반 내장에서부터 통각을 전달하는 내장감각신경섬유(visceral afferent fiber)는 그 경로와 종착지에 있어 차이를 보이는데, 통각을 일으키는 내장 또는 내장의 일부가 **골반통각선(pelvic pain line)**의 위에 있는지 또는 아래에 있는지에 따라 다르다. 소화관(alimentary canal)의 경우를 제외하고는, 골반통각선은 복막(peritoneum)의 아래쪽 끝에 해당한다(표 6.3의 그림 B와 C). 배와 골반에 있는 복막안 기관이나 복막과 접촉하고 있는 내장의 면은 골반통각선보다 위에 있는 것이다. 복막아래에 있는 골반의 내장이나 내장의 부분은 골반통각선보다 아래에 있다. 소화관, 특히 큰창자(large intestine)의 경우에는 통각선이 복막과 잘 부합되지 않는다. 통각선은 대개 구불창자(sigmoid colon)의 중간 정도에 있다.

골반통각선(pelvic pain line)의 위에 있는 배와 골반 내장의 통각(pain sensation)을 전달하는 내장감각신경섬유(visceral afferent fiber)는 교감신경섬유(sympathetic fiber)를 따라 거슬러 올라가 아랫배 및 대동맥 신경얼기(hypogastric/aortic plexus), 배골반내장신경(abdominopelvic splanchnic nerve), 허리교감신경줄기(lumbar sympathetic trunk), 백색교통가지(white rami communicantes)를 차례로 거쳐서 아래쪽 가슴분절과 위쪽 허리분절의 척수신경절에 있는 신경세포에 도달한다. 골반통각선의 아래에 있는 내장이나 내장의 한 부분에서 기원한 통각 신호를 전달하는 감각신경섬유는 부교감신경섬유(parasympathetic fiber)를 거슬러 올라가 골반신경얼기(pelvic plexus)와 아래아랫배신경얼기(inferior hypogastric plexus) 및 골반내장신경(pelvic splanchnic nerve)을 통해 둘째–넷째엉치분절(S2–S4)의 척수신경절에 있는 신경세포에 도달한다.

임상적용 CLINICAL BOX

골반의 혈관과 신경 (NEUROVASCULAR STRUCTURES OF PELVIS)

의인성 요관 손상(Iatrogenic Injury of Ureter)

자궁동맥 결찰 중 손상 (INJURY DURING LIGATION OF UTERINE ARTERY)

요관(ureter)이 가쪽질천장(larteral part of vaginal fornix) 가까이에서 자궁동맥(uterine artery)의 바로 아래로 지나간다는 사실은 임상적으로 중요하다. 그러나 자궁동맥을 기술할 때 지적한 대로 동맥과 요관과의 관계를 그저 동맥이 "요관 위를 지나간다"고 지나치게 단순화하는 경향이 있다. 사실 동맥은 요관 주위를 50%나 그 이상 감고 있기 때문에 적어도 요관의 위쪽과 앞쪽 모두 위치한다고 할 수 있다. 따라서 자궁을 제거하는 **자궁절제술(*hysterectomy*)**을 시행할 때는 자궁동맥을 묶고 잘라야 하는데, 이때 잘못하면, 가까이 있는 요관을 겸자(clamp)로 집어 압착하고, 결찰하고(ligate), 절단할 위험이 있다. 자궁동맥과 요관이 서로 교차하는 지점은 궁둥뼈가시(ischial spine)로부터 2 cm 정도 위에 있다.

난소동맥 결찰 중 손상 (INJURY DURING LIGATION OF OVARIAN ARTERY)

난소를 제거하는 수술인 **난소절제술(*oophorectomy*)**을 하면서 난소혈관(ovarian vessel)을 결찰(ligation)할 때도 요관은 손상받기 쉽다. 왜냐하면 이들 동맥이 골반가장자리(pelvic brim)를 지나갈 때, 서로 가깝게 붙어 있기 때문이다.

속엉덩동맥 결찰과 골반의 곁순환(Ligation of Internal Iliac Artery and Collateral Circulation in Pelvis)

속엉덩동맥(internal iliac artery)에 콜레스테롤이 쌓여서 죽상경화증(atherosclerosis)이 생김으로 인해 좁아지는 때가 간혹 있다(그림 B6.6). 또는 골반의 출혈을 억제하기 위해 간혹 속엉덩동맥을 결찰(ligation)하기도 한다. 동맥의 여러 가지들과 다른 동맥 사이에 많은 연결(문합, anastomosis)이 있기 때문에(그림 6.16 참조; 표 6.4), 결찰을 함으로써 혈류가 정지하는 것이 아니라, 실제는 혈압(blood pressure)의 감소로 인하여 하여 출혈이 멈추는 **지혈(*hemostasis*)**이 이루어진다. 속엉덩동맥과 연결되는 곁순환(collateral circulation)의 경로에는, 허리동맥(lumbar artery)과 엉덩허리동맥(iliolumbar artery), 정중엉치동맥(median sacral artery)과 가쪽엉치동맥(lateral sacral artery), 위곧창자동맥(superior rectal artery)과 중간곧창자동맥(middle rectal artery), 그리고 아래볼기동맥(inferior gluteal artery)과 깊은넙다리동맥(deep femoral artery)의 연결 등이 있다. 연결가지(anastomotic branch) 안에서 혈류의 방향이 바뀔 수도 있지만 결국 동맥을 흐르는 혈류는 유지된다. 곁순환 덕분에 골반 내장, 볼기부위(gluteal region) 그리고 생식기관에 혈액 공급이 유지될 수 있다.

골반의 신경 손상(Injury to Pelvic Nerves)

출산 과정에서 태아의 머리가 산모의 엉치신경얼기(sacral plexus)를 압박하여 손상시킬 수 있으며, 이 경우에 다리에 통증을 느낀다. **폐쇄신경(*obturator nerve*)**은 수술 중 손상되기 쉬운데, 예를 들면 악성 종양이 침입한 가쪽 골반벽의 림프절을 제거한다든지 하는 경우이다. 폐쇄신경이 손상되면 넓적다리의 모음근(adductor)에 통증연축

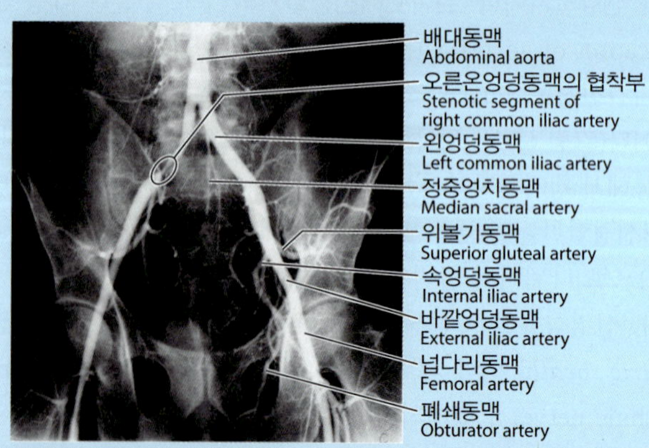

그림 B6.6. 엉덩동맥조영술 영상(Iliac arteriogram). 방사선 조영제(radiopaque dye)를 허리에 있는 배대동맥(abdominal aorta)에 투여하였다. 오른쪽 온엉덩동맥(common iliac artery)에 협착부위(stenosis)가 관찰된다(*타원*).

(painful spasm)이 생기거나 넓적다리의 안쪽 부위에 감각의 이상이 나타날 수 있다. 질분만(vaginal delivery)을 하는 동안 신경이 과하게 당겨져서 두덩꼬리근(pubococcygeus) 및 두덩곧창자근(puborectalis) 등의 항문올림근(levator ani)을 지배하는 신경이 손상되면 마치 이들 근육이 파열되었을 때처럼 내장을 지지하지 못하게 되고 요실금(urinary incontinence)이나 대변실금(fecal incontinence)이 유발될 수 있다.

핵심정리: 골반의 혈관과 신경(Neurovascular Structures of Pelvis)

골반을 해부할 때처럼 골반안의 구조를 관찰하면 복막(peritoneum) 뒤에 위치한 아랫배/골반신경얼기(hypogastric/pelvic plexus)가 가장 먼저 관찰된다. 즉, 이들이 골반 장기와 가장 가까이 있다. 그 다음에 골반의 동맥, 정맥 그리고 마지막으로 골반의 체신경(somatic nerve)과 교감신경줄기(sympathetic trunk)가 관찰된다. 제일 나중에 언급한 두 가지가 골반벽 가까이 위치한다.

골반의 동맥: 많은 동맥 연결(anastomosis)을 통해 곁순환(collateral circulation)이 이루어지므로 큰골반과 작은골반에 충분한 혈액 공급이 보장된다. 작은골반에 분포하는 동맥은 주로 속엉덩동맥(internal iliac artery)의 가지이며, 속엉덩동맥은 내장에 분포하는 가지를 내는 앞분지(anterior division)와, 주로 벽쪽가지만을 내는 뒷분지(posterior division)로 나뉜다. ■ 출생 후에 배꼽동맥(umbilical artery)은 위방광동맥(superior vesical artery)이 갈라시는 곳과 남성에서 정관동맥(artery to ductus deferens)이 갈라지는 곳의 먼쪽이 막히게 된다. ■ 남성의 아래방광동맥(inferior vesical artery)과 여성의 자궁동맥(uterine artery)은 방광(urinary bladder) 아랫부분과 요도(urethra) 골반부분에 혈액을 공급한다. 아래방광동맥은 또한 전립샘(prostate)에 분포하기도 한다. 질동맥(vaginal artery)은 질(vagina)의 위쪽에 분포한다. ■ 자궁동맥(uterine artery)은 여성에만 존재하나 중간곧창자동맥(middle rectal artery)은 남녀에서 모두 존재한다. 남성과 여성 모두에서 속엉덩동맥의 앞분지로부터 나오는 벽쪽가지에는 폐쇄동맥(obturator artery), 아래볼기동맥(inferior gluteal artery), 속음부동맥(internal pudendal artery)이 있는데, 이들의 주요 가지는 작은골반(lesser pelvis)의 바깥에서 분지한다. ■ 임상적으로 중요한 덧폐쇄동맥(aberrant obturator artery)은 대략 20%의 경우에서 아래배벽동맥(inferior epigastric artery)에서 기원한다. ■ 엉덩허리동맥(iliolumbar artery), 위볼기동맥(superior gluteal artery), 가쪽엉치동맥(lateral sacral artery)은 속엉덩동맥 뒷분지의 벽쪽가지이며, 작은골반의 바깥에 분포한다. ■ 엉덩허리동맥(iliolumbar artery)은 큰골반, 즉 엉덩뼈오목(iliac fossa)의 구조에 분포하는 주된 혈관이다. ■ 남성과 여성 모두에서 생식샘동맥(gonadal artery)은 배대동맥(abdominal aorta)에서 기원하여 큰골반으로 내려오지만 여성의 난소동맥(ovarian artery)만이 작은골반으로 들어간다.

골반의 정맥: 여러 골반 내장에 분포하면서 그에 따라 내장 이름이 붙은 정맥얼기(venous plexus)들은 서로 연결되어 있으며 척주관의 속척주정맥얼기(internal vertebral venous plexus)와도 연결되어 있다. 그러나 대부분의 정맥혈은 속엉덩정맥(internal iliac vein)을 통해 골반 바깥으로 나간다.

골반의 림프절과 림프 흐름: 골반에서 오는 림프 흐름은 일반적으로 그 유형이, 완벽하지는 않지만, 정맥 흐름의 유형을 따른다. 림프는 여러 크고 작은 림프절 집단을 경유하는데, 크고 주요한 림프절의 집단에는 엉치림프절(sacral node), 속엉덩림프절(internal iliac node), 바깥엉덩림프절(external iliac node), 온엉덩림프절(common iliac node)이 있다. ■ 앞에서 중간까지의 골반 내장, 대략적으로 비어 있는 방광(bladder)의 천장을 포함하여 이 높이에 있는 내장은, 정맥 흐름과는 독립적으로, 바깥엉덩림프절로 림프를 보낸다. ■ 골반의 림프절은 연결이 매우 풍부하므로, 림프의 흐름과 이를 통한 암세포의 전이는 거의 모든 방향으로 이루어질 수 있으며 골반이나 배의 어느 내장으로도 퍼질 수 있다.

골반의 신경: 골반안에 있는 체신경(somatic nerve)은 다리와 샅(perineum)에 주로 분포하는 엉치신경얼기(sacral plexus)를 형성한다. ■ 교감신경줄기(sympathetic trunk)의 골반부분 또한 주로 다리에 분포한다. ■ 자율신경은 주로 교감신경섬유(sympathetic fiber)인 위아랫배신경얼기(superior hypogastric plexus)와 부교감신경섬유(parasympathetic fiber)인 골반내장신경(pelvic splanchnic nerve)을 경유하여 골반에 들어오며, 이 두 얼기가 합쳐져서 아래아랫배신경얼기(inferior hypogastric plexus)와 골반신경얼기(pelvic plexus)를 이룬다. ■ 골반에 분포하는 교감신경은 혈관운동과 극치감(orgasm)을 느낄 때 속생식기관의 수축을 유도한다. 이들은 또한 곧창자(rectum)의 연동운동(peristalsis)을 억제하기도 한다. ■ 골반의 부교감신경섬유는 방광(bladder)과 곧창자를 자극하여 그 내용물을 비우도록 하고, 외부생식기(external genitalia)의 발기조직까지 이어져 발기(erection)를 일으킨다. ■ 내장감각신경섬유(visceral afferent fiber)는 자율신경섬유(autonomic nerve fiber)를 반대 방향으로 거슬러 올라간다. ■ 무의식적 반사감각(unconscious reflex sensation)을 전달하는 내장감각신경섬유는 부교감신경섬유(parasympathetic fiber)의 경로를 거꾸로 올라가서 둘째–넷째엉치분절(S2–S4)의 척수신경절까지 가게 된다. 골반통각선(pelvic pain line)의 아래쪽에 있는 기관, 즉 구불창자(sigmoid colon) 먼쪽 부분과 곧창자를 포함하여 복막(peritoneum)과 만나지 않는 기관들도 같은 경로를 지나간다. ■ 골반통각선의 위에 있는 구조들, 즉 구불창자 먼쪽 부분과 곧창자를 제외한 복막과 접하는 구조들로부터 통증을 전달하는 내장감각신경섬유는 교감신경섬유(sympathetic fiber)를 반대 방향으로 거슬러 올라가 아래쪽 가슴신경과 위쪽 허리신경의 척수신경절로 들어가게 된다.

골반 내장(Pelvic Viscera)

골반 내장(pelvic viscera)에는 비뇨계통(urinary system) 및 소화계통(gastrointestinal system)의 먼쪽 부분과 생식계통(reproductive system)이 있다. 구불창자(sigmoid colon)와 작은창자의 일부가 골반안에 들어와 있긴 하지만 이들은 골반 내장이라기보다는 배안 내장(abdominal viscera)에 속한다. 배안에 있는 소화계통, 비뇨계통의 연속인 곧창자(rectum)와 방광(urinary bladder)이야말로 진정한 의미

6

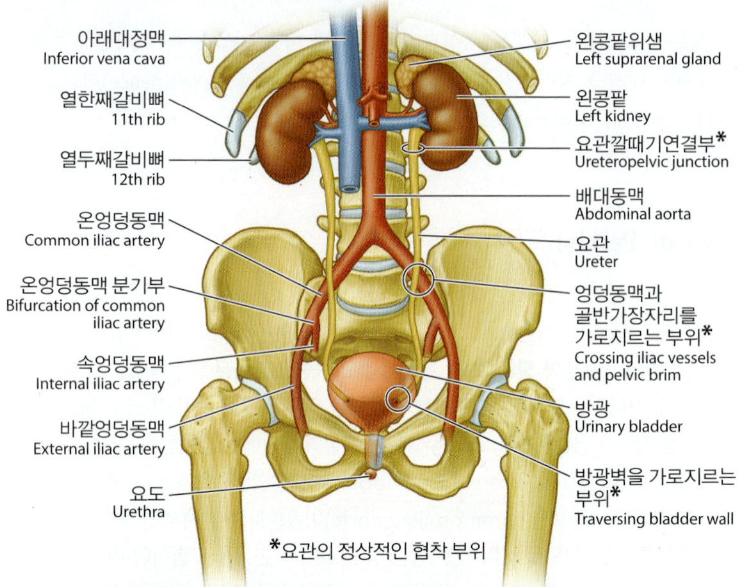

(A) 앞면

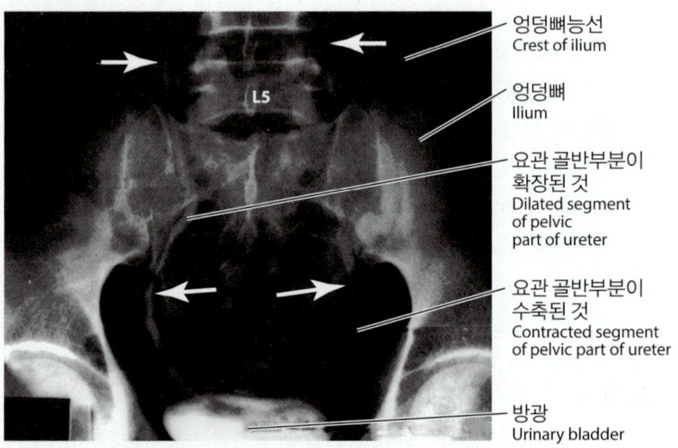

(B) 조영제를 투여한 전방 X선 사진

그림 6.24. 비뇨생식기관. A. 요관(ureter)의 위치와 정상적인 협착부위. **B.** 정맥요로조영술(intravenous urogram)의 정상 소견. *화살표*는 요관(ureter)의 연동수축(peristaltic contraction)으로 인해서 관내강이 일시적으로 좁아진 곳이다.

의 골반 내장이라고 할 수 있다. 남성요도(male urethra)가 비뇨계통과 생식계통의 역할을 동시에 하는 것과 생식기관 각각의 물리적인 관계 등을 제외한다면, 비뇨기관과 소화기관에 있어서 남성과 여성 사이에 차이점은 별로 없다.

비뇨기관(Urinary Organs)

골반에 있는 비뇨기관(urinary organ)은 다음과 같다(그림 6.24A).

- 요관의 부분 중 골반에 있는 구간으로서, 신장(kidney)에서 소변을 운반한다.
- 방광은 소변을 일시적으로 저장한다.
- 요도는 방광에서 바깥으로 소변을 배출한다.

요관(ureter)

요관(ureter)은 근육으로 이루어진 관으로서 길이는 25~30 cm이고, 두 개의 콩팥(kidney)을 방광(urinary bladder)에 이어준다. 요관은 복막뒤공간(retroperitoneal)에 있으며 배에 있는 위쪽 부분은 제5장 배에 기술되어 있다. 요관이 배에서 작은골반(lesser pelvis)으로 들어올 때는 온엉덩동맥(common iliac artery)의 분기부 또는 바깥엉덩동맥의 시작부위를 가로질러 골반 가장자리를 넘어간다(그림 6.24A, B). 요관의 골반부분(pelvic part)은 벽쪽골반복막(parietal pelvic fascia)과 속엉덩동맥 사이에서 큰궁둥패임(greater sciatic notch)의 앞 모서리와 평행한 방향으로 가쪽골반벽의 표면을 지나간다. 궁둥뼈가시(ischial spine)의 반대쪽에서 요관은 앞가쪽으로 구부러져 항문올림근(levator ani)의 위를 지나 방광으로 들어간다. 요관의 아래끝은 **방광정맥얼기**(*vesical venous plexus*)가 둘러싸고 있다(그림 6.19B, C 참조).

요관은 방광(urinary bladder) 근육벽을 아래안쪽 방향으로 비스듬하게 관통하여 들어간다. 방광의 바깥면에서 두 요관이 들어가는 지점 사이의 거리는 5 cm 정도이다. 그러나 방광이 비어 있을 때 안쪽 입구는 그 거리의 절반에 지나지 않는다. 이와 같이 요관이 방광벽을 비스듬하게 통과하여 들어가는 것은 방광이 점점 가득 차면서 방광 안의 압력이 벽을 누름으로써 벽을 통과하는 요관이 닫히게 되는 일방향성 판막(oneway “flap valve”)의 역할을 한다. 또한 방광근육의 수축은 조임근(sphincter)의 역할을 하여 방광의 소변이 요관으로 역류하지 않도록 하는 한편, 배뇨과정(micturition)에서 방광 내부의 압력을 높이기도 한다. 소변은 요관을 따라 연동수축(peristaltic contraction)에 의해 아래로 12~20초 간격으로 몇 방울씩 이동한다(그림 6.24B).

남성에서 요관과 복막(peritoneum) 사이를 지나가는 것은 **정관**(*ductus deferens*)뿐이다(그림 6.34). 정관은 복막의 요관주름(ureteric fold) 안에서 요관과 교차한다. 요관은 정관의 뒤가쪽에 위치하며 정액샘(seminal gland)의 바로 위에서 방광의 뒤위각(posterosuperior angle)으로 들어간다.

여성에서는 요관이 자궁동맥(uterine artery)의 기원부 안쪽을 지나며 궁둥뼈가시의 높이까지 계속 진행해서, 여기에서 자궁동맥이 요관의 위를 가로지른다[이 장의 임상적용 “의인성 요관 손상(Iatrogenic Injury of Ureter)” 참조]. 그 다음에는 가쪽 질천장(vaginal fornix)의 가까운 곳을 지나서 방광의 뒤위각으로 들어간다.

요관 골반부분(pelvic part)의 동맥과 정맥. 요관의 골반부분(pelvic part)에 분포하는 **동맥**은 일정하지 않으며, 온엉덩동맥(common iliac artery), 속엉덩동맥, 난소동맥(ovarian artery)에서 나온 여러 개의 요관가지가 분포한다(그림 6.25; 표 6.4). 요관가지(ureteric branch)들은 요관의 전체 길이를 따라 서로 연결되어 계속적으로 혈액을 공급하고 있지만 곁순환(collateral circulation)이 효과적으로 잘 이루어진다고 할 수는 없다. 여성에서 가장 고정적으로 요관의 끝부분에 혈액을 공급하는 동맥은 **자궁동맥**(*uterine artery*)이다. 남성에서는 **아래방광동맥**(*inferior vesical artery*)이 그 역할을 한다. 요관에 대한 혈액 공급은 이 부위를 수술하는 외과의사들에게 가장 중

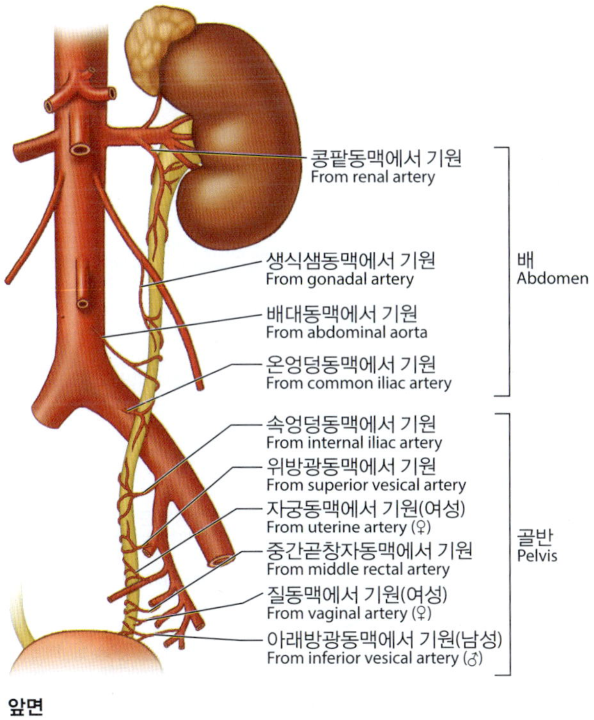

그림 6.25. 요관(ureter)의 혈액공급. 요관(ureter)의 배부분쪽 절반에 분포하는 가지는 안쪽에서, 골반부분쪽 절반에 분포하는 가지는 가쪽에서 온다. 수술 중에는 요관을 가능한한 건드리지 말아야 한다. 꼭 당겨야 하는 경우에는, 반드시 혈액이 공급되는 쪽으로 조심스럽게 당겨야 미세한 혈관이 끊어지는 것을 방지할 수 있다.

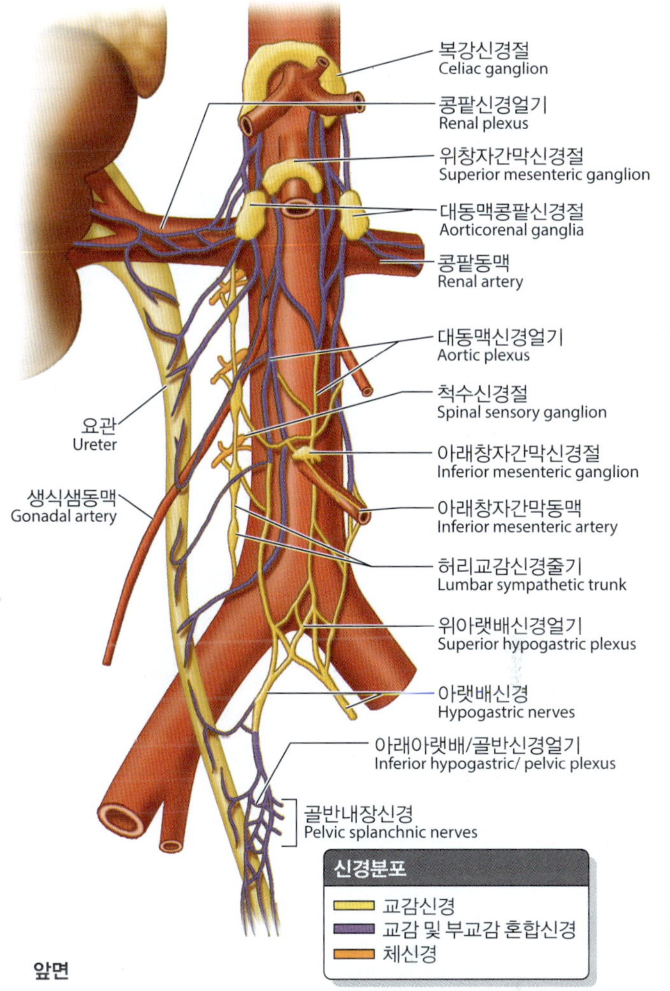

그림 6.26. 요관(ureter)의 신경 분포. 콩팥신경얼기(renal plexus), 대동맥신경얼기(aortic plexus), 위아랫배신경얼기(superior hypogastric plexus)와 아래아랫배신경얼기(inferior hypogastric plexus)에서 나와 요관에 분포하는 신경 섬유에는 열번째가슴분절–둘째(셋째)허리분절의 척수와 연결된 내장감각(visceral afferent) 및 교감신경섬유(sympathetic fiber)가 포함된다. 둘째–넷째엉치척수분절(S2–4)에서 나온 부교감신경섬유(parasympathetic fiber)는 요관의 골반부분에 분포한다. 외부에서 공급된 사불신경섬유가 요관의 연동 운동의 시작과 전달에 반드시 필요한 것은 아니다

대한 고려 사항이다[임상적용 "의인성 요관 혈류 장애(Iatrogenic Compromise of Ureteric Blood Supply)" 참조].

요관 골반부분(pelvic part)의 혈액을 받는 **정맥**은 대개 동맥과 같은 이름을 갖고 함께 간다. 요관의 림프는 주로 온엉덩림프절과 속엉덩림프절로 들어간다(그림 6.20 참조).

요관의 신경분포. 요관에 분포하는 신경은 콩팥신경얼기(renal plexus), 대동맥신경얼기(aortic plexus), 위 및 아래 아랫배신경얼기(hypogastric plexus)와 같은 인접한 자율신경얼기로부터 기원한다(그림 6.26). 요관은 골반통각선(pelvic pain line)의 위에 있다. 따라서, 요관에서 나온 구심성 통각섬유(afferent pain fiber)는 교감신경섬유(sympathetic fiber)를 거슬러 올라가 열번째가슴분절(T10)에서부터 둘째(L2)나 셋째 허리분절(L3)의 척수신경절과 척수분절에 도달한다. **요관통증**(*ureteric pain*)이 있으면 대개 같은쪽 배의 아래사분역(lower quadrant), 특히 고샅부위(inguinal region)에 연관통(referred pain)이 발생한다[이 장의 임상적용 "요관 결석증(Ureteric Calculus)" 참조].

방광. **방광(urinary bladder)**은 강한 근육벽을 지닌 주머니로서 확장 가능한 것이 그 특징이다(그림 6.27A). 방광은 소변의 일시적인 저장소이며, 그 내용물과 주위 기관의 상태에 따라 크기, 모양, 위치, 공간적인 관계가 달라진다. 비어 있는 어른의 방광은 작은골반(lesser pelvis) 안에 국한되어 있는데 두덩뼈(pubis)의 위뒤쪽에 있다(그림 6.27B). 방광과 두덩뼈 사이에는 **두덩뒤공간**(치골후극, *retropubic space* of Retzius)이라는 잠재적 공간이 있다. 방광은 대부분 복막(peritoneum) 아래에 있으며 그 아래에는 앞쪽으로 두덩뼈와 두덩결합(pubic symphysis), 뒤쪽으로 선립샘(남성) 또는 질의 앞벽(여성)이 있다(그림 6.27A, B). 방광은 복막바깥지방조직(extraperitoneal fat tissue) 안에 있어 방광목을 제외하고는 비교적 움직임이 자유롭다. 방광목(neck of bladder)은 **가쪽방광인대**(외측방광인대, *lateral ligament of bladder*)와 **골반근막힘줄활**(골반근막건궁, *tendinous arch of pelvic fascia*), 특히 그 앞부분에 해당되는 남성의 **두덩전립샘인대**(치골전립선인대, *puboprostatic ligament*) 또는 여성의 **두덩방광인대**(치골방광인대, *pubovesical ligament*)에 의해 단단히 고정되어 있다(그림 6.14A 참조). 여성에서는 방광의 뒷면이 질의 앞벽과 직접 닿아 있기 때문에 질이 가쪽으로 골반근막힘줄활에 부착된 부부

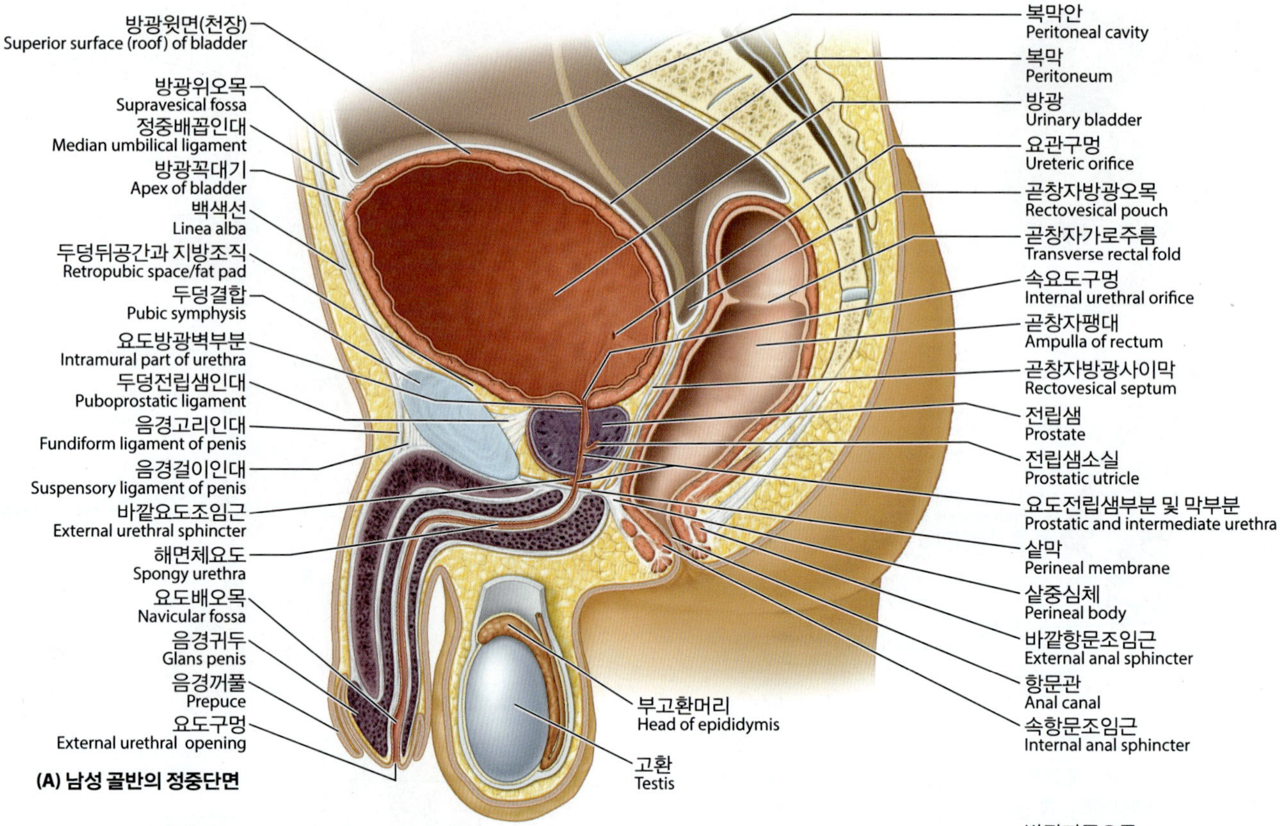

(A) 남성 골반의 정중단면

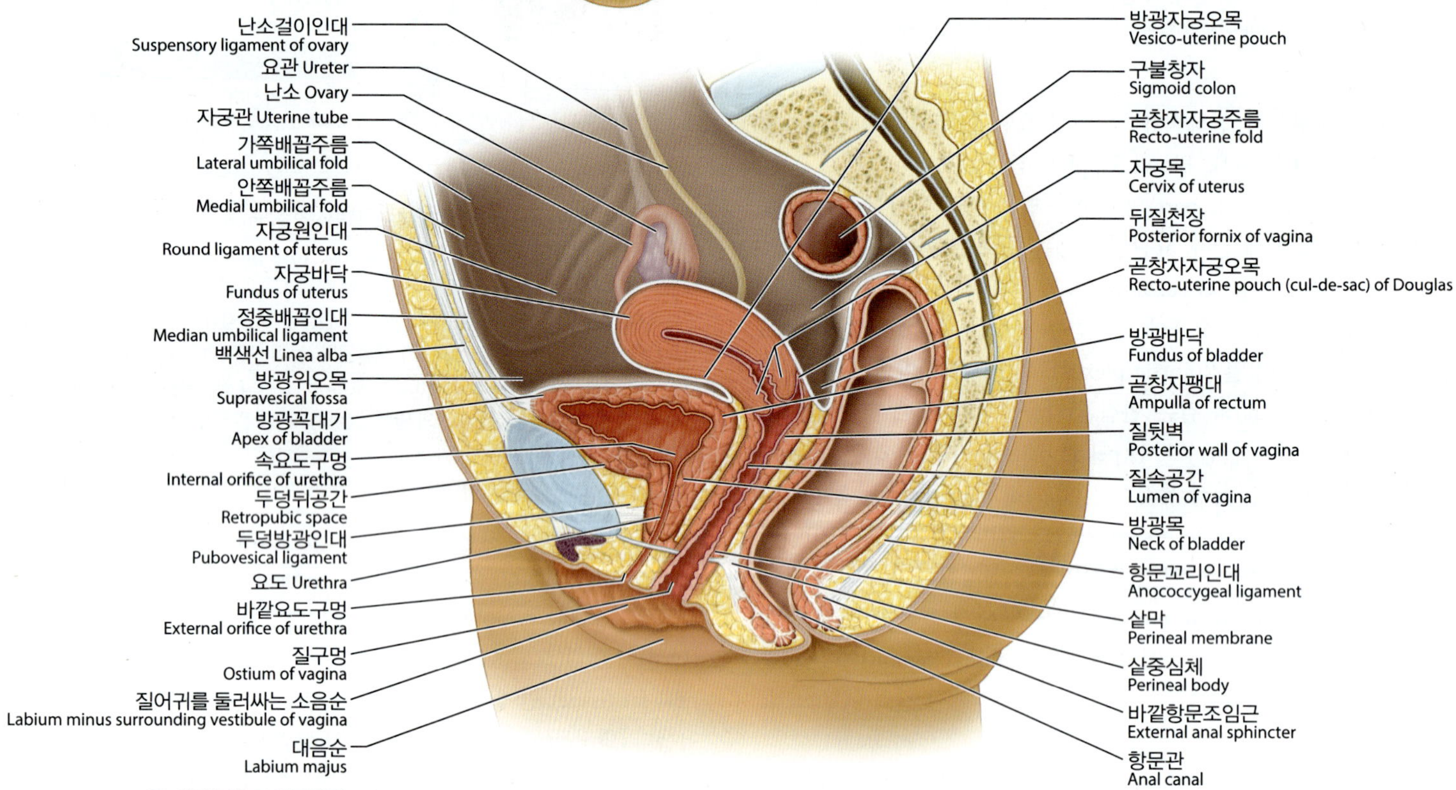

(B) 여성 골반의 정중단면

그림 6.27. 정중 절단한 남성과 여성의 골반. A. 남성 골반. 방광(urinary bladder)은 가득 차서 팽창한 상태이다. 방광과 앞복벽, 두덩결합(pubic symphysis)과의 위치 관계와 방광위오목(supravesical fossa)의 높이를 방광이 팽창하지 않은 상태인 (**B**)와 비교할 것. **B.** 여성 골반으로서 자궁(uterus)은 자체의 정중면을 따라 절단하였으며 신체의 정중절단면과 일치하는 것으로 묘사하였으나, 실제로는 좀처럼 일치하지 않는다. 방광이 비게 되면, 자궁의 정상적인 위치는 그림에 나타낸 대로 자궁몸통(body)이 자궁목(cervix)에 대하여 구부러져 있는 전굴(anteflexion)과, 자궁의 끝이 앞을 향함으로써 주로 방광(bladder)이 자궁의 무게를 지탱하는 전경(anteversion) 상태가 된다. 요도(urethra)는 질(vagina)의 아래쪽 절반 앞에서 질과 평행하게 지나간다.

인 **질주위조직**(*paracolpium*)이 방광을 지탱하는 간접적이지만 중요한 요소가 된다(그림 6.14B 참조) (DeLancey, 1992; Ashton-Miller와 DeLancey, 2007).

유아와 소아에서는 방광이 비어 있을 때도 배안에 위치한다(그림 6.28A). 방광이 큰골반으로 들어가게 되는 것은 6세경이다. 그러나 사춘기 전까지는 작은골반에 완전히 들어가지 않는다. 성인의 빈 방광은 거의 완전히 작은골반에 있으며 그 윗면의 높이는 두덩결합(pubic symphysis)의 윗모서리에 해당한다(그림 6.28B). 방광에 소변이 차게 되면 앞복벽의 복막바깥지방조직(extraperitoneal fatty tissue) 안에서 위로 올라가 큰골반으로 들어간다(그림 6.27A). 사람에 따라서는 가득 찬 방광이 배꼽의 높이까지 올라갈 수도 있다.

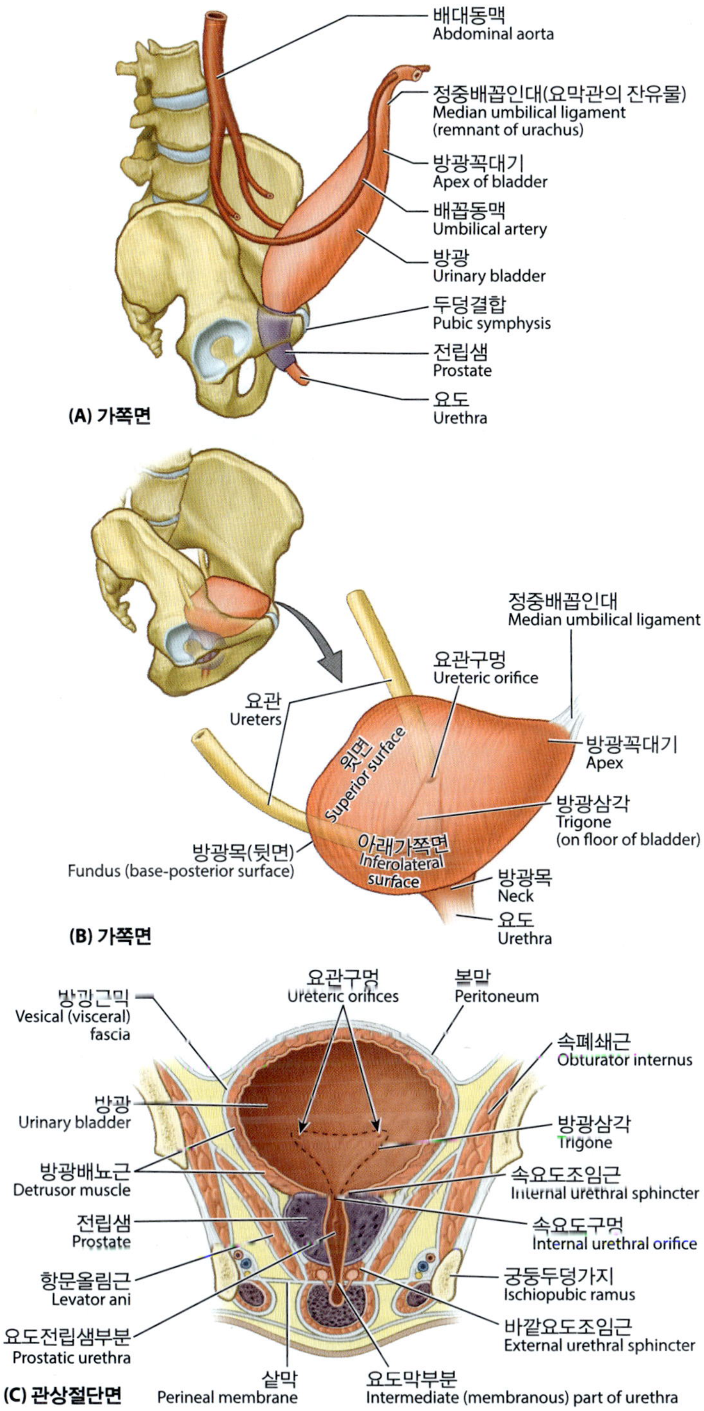

그림 6.28. 방광(urinary bladder)과 전립샘요도(prostatic urethra). A. 유아의 방광(urinary bladder). 거의 완전히 배안에 위치한다. **B.** 방광의 표면. **C.** 전립샘요도(prostatic urethra)를 지나는 평면을 따라 관상면으로 절단한 성인의 방광과 전립샘(prostate).

배뇨(micturition)가 끝날 무렵에 정상 성인의 방광에는 소변이 거의 없다. 비어 있는 방광은 사면체(tetrahedral)에 가까운 형태를 하며(그림 6.28B), 방광꼭대기(apex), 방광몸통(body), 방광바닥(fundus), 방광목(neck)을 구별할 수 있다. 윗면(superior surface), 2개의 아래가쪽면(inferolateral surface), 그리고 뒷면(posterior surface)으로 구성된 4개의 면은 시체에서 볼 수 있는 수축된 빈 방광에서 가장 뚜렷한데, 선박의 앞부분과 모양이 아주 비슷하다.

방광꼭대기(방광첨, **apex of bladder**)는 방광이 비어 있을 때 두덩결합(pubic symphysis) 윗모서리를 향한다. **방광바닥**(방광저, **fundus of bladder**)은 방광꼭대기 반대쪽이며 약간 볼록한 뒷벽으로 이루어진다. **방광몸통**(방광체, **body of bladder**)은 방광꼭대기와 방광바닥 사이에 있는 방광의 주요 부분이다. 방광바닥과 **아래가쪽면**(*inferolateral surface*)은 아래에 있는 **방광목**(방광경, **neck of bladder**)에서 서로 만난다.

방광침대(bladder bed)는 방광이 직접 닿는 구조로 이루어진다. 양쪽에서 각각 두덩뼈와 항문올림근(levator ani m.) 및 속폐쇄근(obturator internus m.)의 윗부분을 모두 덮는 근막이 방광의 아래가쪽면(inferolateral surface)과 접하고 있다(그림 6.28C). 방광의 윗면 만이 복막에 덮여 있다. 결과적으로 남성에서 방광바닥(fundus)은 가운데에서는 근막으로 이루어진 곧창자전립샘사이막(rectovesical septum)에 의해서만(그림 6.27A), 가쪽에서는 정액샘(seminal gland)과 정관팽대(ampulla of ductus deferens)에 의해서 곧창자(rectum)와 분리된다(그림 6.34 참조). 여성에서는 방광바닥이 질의 위앞벽과 직접 맞닿아 있다(그림 6.27B). 방광은 성긴결합조직으로 이루어진 내장근막(visceral fascia)에 싸여 있다.

방광의 벽은 주로 **방광배뇨근(detrusor muscle)**으로 이루어진다. 남성에서 이 근육의 섬유는 방광목(neck) 가까이 와서 불수의근인 **속요도조임근**(내요도괄약근, **internal urethral sphincter**)을 형성한다. 이 조임근은 사정할 때 수축하여 **역방향사정**(*retrograde ejaculation, ejaculatory reflux*)을 막음으로써 정액이 방광으로 들어가지 않게 한다. 어떤 근육섬유는 방사형으로 배열되어 **속요도구멍**(내요도구, **internal urethral orifice**)이 열리는 데 관여한다. 남성에서 방광목의 근육섬유는 전립샘(prostate)의 섬유근육조직과 연결되지만, 여성에서는 이 섬유가 요도(urethra) 벽의 근육섬유와 연결된다.

두 개의 **요관구멍**(요관구, **ureteric orifice**)과 속요도구멍(internal urethral orifice)은 **방광삼각(trigone of bladder)**의 세 꼭지점에 위치한다(그림 6.28C). 요관구멍은 방광배뇨근(detrusor)이 고리처럼 둘러싸고 있어 방광이 수축할 때 이 근육이 팽팽해짐으로써 소변이 요관으로 역류하지 않게 된다. **방광목젖**(방광수, **uvula of bladder**)은 방광삼각(trigone)에 있는 얕은 융기부인데, 나이든 남성에서는 보통 전립샘(prostate)의 중간엽(middle lobe)이 커지게 되어 더욱 뚜렷하다(그림 6.30A 참조).

방광의 동맥과 정맥. 방광에 분포하는 주요 동맥은 속엉덩동맥(internal iliac artery)의 가지이다(표 6.4 참조). **위방광동맥**(상방광동맥, *superior vesical artery*)은 방광의 위앞부분에 분포한다. 남성에서는 **아래방광동맥**(하방광동맥, *inferior vesical artery*)이 방광바닥(fundus)과 방광목(neck)에 혈액을 공급한다. 여성에서는 남성에만 있는 아래방광동맥 대신 **질동맥**(*vaginal artery*)이 방광의 아래뒷부분에 작은 가지를 낸다(그림 6.17B 참조). 폐쇄동맥(obturator artery)과 아래볼기동맥(inferior gluteal artery)도 방광에 작은 가지를 낸다.

방광의 정맥은 동맥과 유사하게 분포하며 속엉덩정맥(internal iliac vein)의 가지이다. 남성에서 **방광정맥얼기**(*vesical venous plexus*)는 **전립샘정맥얼기**(*prostatic venous plexus*)의 연속으로(그림 6.19C 참조), 이들 정맥얼기가 합쳐져서 방광바닥, 전립샘(prostate), 정액샘(seminal gland), 정관, 요관의 아래쪽 끝을 둘러싸고 있다. 깊은음경등정맥(deep dorsal vein of penis)도 그 한 부분인 전립샘정맥얼기로 들어간다. **방광정맥얼기**(방광정맥총, **vesical venous plexus**)는 이 중에서 방광과 가장 직접 연결된 부분이다. 이 정맥얼기는 주로 아래방광정맥을 통해 속엉덩정맥으로 혈액을 보낸다. 그러나 엉치정맥(sacral vein)을 통해 **속척주정맥얼기**(*internal vertebral venous plexus*)에 연결되기도 한다. 여성에서는 방광정맥얼기가 요도의 골반부분과 방광목을 둘러싸고 있고 **음핵등정맥**(*dorsal vein of clitoris*)에

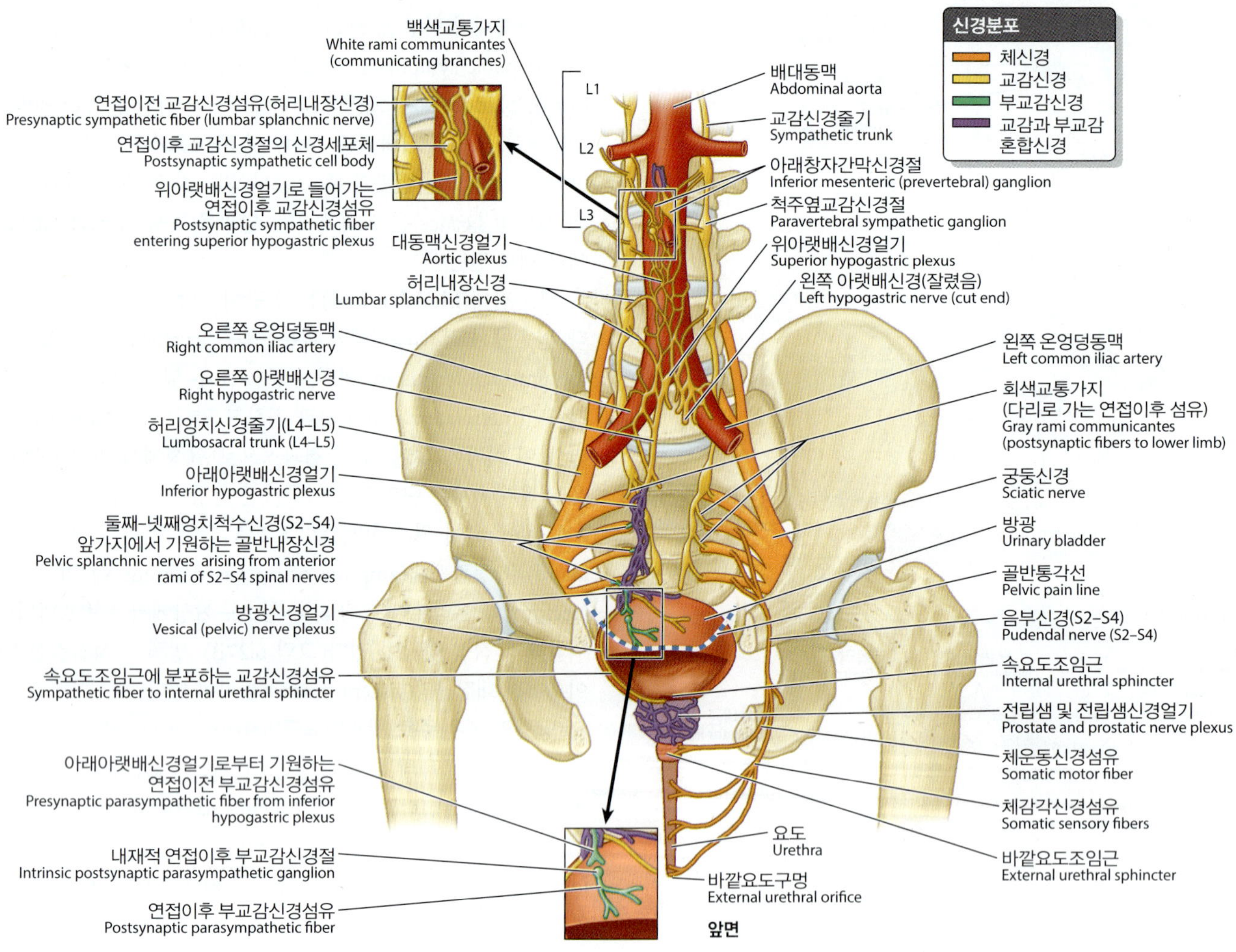

그림 6.29. 방광(urinary bladder)과 요도(urethra)의 신경분포. 방광, 전립샘(prostate), 몸쪽요도를 지배하는 열한째가슴–둘째 또는 셋째허리(T11–L2/3)척수분절에서 기원한 연접이전교감신경섬유(presynaptic sympathetic fiber)는 허리내장신경(lumbar splanchnic nerve)을 경유하여 대동맥/아랫배 신경얼기(aortic/hypogastric plexus)를 지나면서 이 얼기 안에서 연접을 형성한 후에 골반 내장에 분포한다. 방광으로 가는 연접이전부교감신경섬유(presynaptic parasympathetic fiber)는 둘째–넷째엉치분절(S2–S4)에서 기원하여 이 척수분절의 척수신경의 앞가지로 나와서 골반내장신경(pelvic splanchnic nerve)과 아래아랫배신경얼기(inferior hypogastric plexus) 및 방광(골반)신경얼기(vesical plexus)를 경유하여 방광으로 가게 된다. 이 신경섬유는 방광의 벽 가까이 또는 그 표면에 있는 연접이후신경세포(postsynaptic neuron)와 연접한다. 골반통각선(pelvic pain line)의 아래에 있는 복막아래장기의 반사 정보와 통각을 전달하는 내장감각(visceral afferent) 신경섬유는 부교감신경을 역방향으로 거슬러 올라가 S2-4분절의 척수신경절로 가는 반면, 골반통각선의 위에 있는 방광의 천장에서 기원하는 섬유는 교감신경을 역방향으로 거슬러 올라가 T11–L2,3분절의 척수신경절에 도달한다. 골반(엉치)교감신경줄기(pelvic sympathetic trunk)는 주로 다리에 분포한다. 그림에서 체신경(somatic nerve)은 샅부위(perineum)에 분포한다.

서 온 혈액을 받으며, 질정맥얼기(*vaginal venous plexus*) 또는 자궁질정맥얼기(*uterovaginal venous plexus*)와 연결된다(그림 6.19B).

방광의 신경분포. 교감신경섬유(*sympathetic fiber*)는 척수 아래쪽 가슴분절과 위쪽 허리분절로부터 기원하여 주로 아랫배신경얼기(hypogastric plexus)와 아랫배신경(hypogastric nerve)을 통해 방광신경얼기(vesical plexus)로 이어진다. 반면, 부교감신경섬유는 엉치척수분절에서 기원하여 골반내장신경(pelvic splanchnic nerve)과 아래아랫배신경얼기(inferior hypogastric plexus)를 경유한다(그림 6.29). 부교감신경섬유(*parasympathetic fiber*)는 방광배뇨근(detrusor muscle)의 운동 성분이며 따라서 남성 속요도조임근(internal urethral sphincter)의 작용을 억제한다. 그러므로 방광이 늘어나 내장감각신경섬유(visceral afferent fiber)가 자극되면, 방광은 반사적으로 수축하여 남성의 속요도조임근이 이완되고 소변이 요도를 따라 흐른다. 배변훈련(toilet training)이란 배뇨하고 싶지 않을 때 이 반사를 인위적으로 억제하도록 훈련하는 것이다. 사정(ejaculation)을 촉진하는 교감신경 분포는 동시에 속요도조임근의 수축을 일으켜 정액이 방광으로 들어가는 것을 막는다. 사정하는 경우가 아닌데도 남성에시 교감성 빈응이 나다니는 경우는, 예를 들어 길게 줄을 서서 기다리는 사람들을 뒤에 두고 변기 앞에 서 있을 때처럼 자의식이 강해지는 상황에서 속요도조임근의 수축을 일으킬 수 있으며, 부교감성분이 조임근을 억제할 때까지 배뇨가 일어나지 않을 수 있다.

방광에서 온 감각섬유는 내장성(visceral)이다. 방광 아랫부분에서 기원한 반사성 감각신경섬유(reflex afferent)는 방광이 많이 늘어남으로 인한 통각을 느낄 때처럼 부교감신경섬유(parasympathetic fiber)의 경로를 따라 전달된다. 방광 윗부분은 복막(peritoneum)에 덮여 있으므로 골반통각선(*pelvic pain line*) 위쪽에 있다(표 6.3 그림 B, C 참조). 그러므로 방광 윗부분을 담당하는 통각섬유는 교감신경섬유(sympathetic fiber)를 거슬러 올라가 아래 가슴분절과 위 허리분절의 척수신경절에 도달한다(T11–L2 또는 L3).

몸쪽남성요도[proximal (pelvic) male urethra]

남성요도(male urethra)는 길이 18~22 cm의 근육으로 이루어진 관으로 방광에 있는 속요도구멍(*internal urethral orifice*)에서부터 남성귀두(gland penis) 끝에 있는 바깥요도구멍(*external urethral orifice*)까지 소변을 운반한다(그림 6.27A). 요도는 또한 정자(sperm)와 생식샘의 분비물로 이루어진 정액(semen)의 배출구가 되기도 한다. 설명의 편의를 위해, 요도는 네 부분으로 나뉘며, 그림 6.27A, 6.30에 도해하였고, 표 6.6에 주요 내용을 정리하였다. 먼쪽에 있는 중간부분(*intermediate part*)과 해면체요도(*spongy urethra*)는 뒤에 나오는 샅부위(perineum)에서 설명한다.

방광벽부분 또는 **전립샘앞부분(intramural part of urethra, preprostatic urethra)**은 방광이 비어 있을 때와 그렇지 않을 때에 따라 지름과 길이에 있어 그 차이가 크다. 방광이 차 있을 때는 방광목이 긴장수축(tonic contraction)하기 때문에 속요도구멍(internal urethral orifice)이 작고 높게 위치하며, 소변을 배출할 때는 방광목이 이완하여 속요도구멍이 넓어지고 내려온다. **전립샘부분**(전립선요도, **prostatic urethra**)에서 가장 뚜렷한 것은 정중에 솟은 **요도능선**(요도릉, **urethral crest**)과 그 양쪽에 파인 홈인 **전립샘굴**(전립선동, **prostatic sinus**)이다(그림 6.30). 전립샘의 배출관인 **전립샘관**(전립선관, **prostatic duct**)은 이 전립샘굴로 열린다. **요도둔덕**(정구, **seminal colliculus**)은 요도능선의 중간에 있는 둥근 융기로서 작고 긴 홈이 있어 내부의 작은 공간인 **전립샘소실**(전립선소실, **prostatic utricle**)로 열린다. 전립샘소실은 태생기의 자궁질관(uterovaginal canal)의 흔적기관이며, 여성에서는 이 자궁질관을 둘러싸는 벽이 자궁의 원기와 질의 일부를 형성한다. 사정관(*ejaculatory duct*)은 전립샘소실에 가까이 위치하거나 때로 그 안에 있는, 미세한 틈새 같은 구멍을 통해 전립샘요도로 열린다. 그러므로 이 부분이 비뇨계통과 생식계통이 합쳐지는 곳이 된다.

몸쪽남성요도의 동맥과 정맥. 남성요도의 몸쪽 두 부분, 벽부분과 전립샘부분은 아래방광동맥(*inferior vesical artery*)과 중간곧창자동맥(*middle rectal artery*)에서 나온 몇 개의 전립샘가지(prostatic branch)가 분포한다(그림 6.15, 6.16과 6.17A 참조). 남성요도의 몸쪽 두 부분에서 나온 정맥은 전립샘정맥얼기(*prostaic venous plexus*)로 들어간다(그림 6.19C 참조).

몸쪽남성요도의 신경분포. 교감성분, 부교감성분, 내장구심성분이 혼합된 전립샘신경얼기의 가지들이 분포한다(그림 6.29). 방광신경얼기(vesical plexus)가 아래쪽으로 연장된 구조인 **전립샘신경얼기**(전립선신경총, **prostatic plexus**)는 골반신경얼기 중 하나로서 아래아랫배신경얼기(inferior hypogastric plexus)가 특정한 기관에 연장되어 분포하는 것이다.

6

여성요도(female urethra)

여성요도(female urethra)는 길이가 약 4 cm, 지름이 약 6 mm로 방광의 속요도구멍(내요도구, *internal urethral orifice*)에서부터 앞아래쪽으로 가다가(그림 6.27B) 두덩결합의 뒤쪽과 아래쪽을 차례로 지나 바깥요도구멍(외요도구, *external urethral orifice*)에서 끝난다. 여성의 방광에서 속요도구멍을 둘러싸고 있는 근육은 속요도조임근(internal sphincter)을 형성할 정도로 잘 배열되어 있지 않다. **여성의 바깥요도구멍(female external urethral orifice)**은 바깥생식기관인 소음순(labia minora) 사이에 있는 틈에 해당하는 질어귀(질전정, *vestibule of vagina*)에서 질구멍(질구, *vaginal orifice*)의 바로 앞에 위치한다. 요도는 질의 앞에 위치하여 질의 앞벽에 융기를 형성하는데(그림 6.39B 참조), 그 축은 질의 축과 평행하다(그림 6.27B). 요도는 질과 함께 골반가로막(pelvic diaphragm), 바깥요도조임근(external urethral sphincter), 샅막(perineal membrane)을 차례대로 통과한다.

요도샘(urethral gland)은 특히 요도의 윗부분에 있다. 그 중 한 그룹인 요도곁샘(요도측선, *para-urethral gland*)은 요도의 양쪽에 있

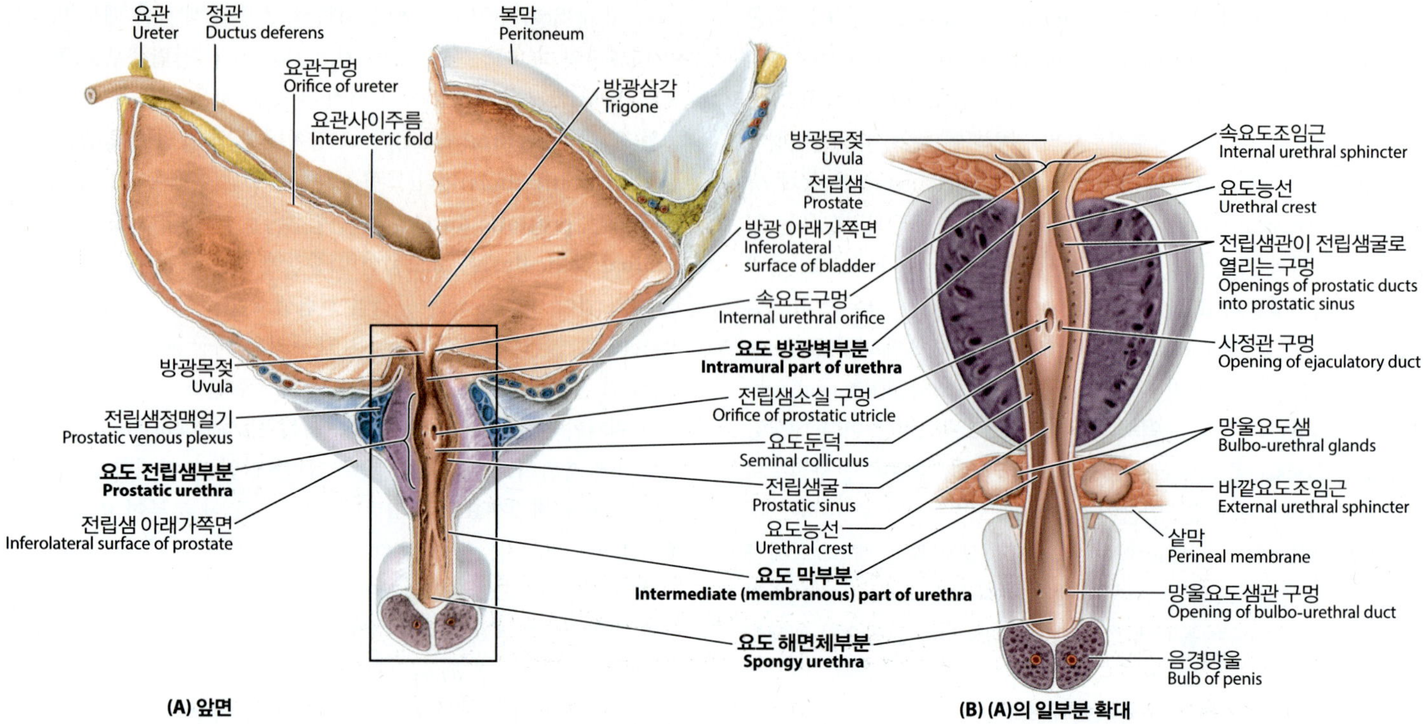

그림 6.30. 남성의 방광(bladder)과 요도(urethra)의 내부. A. 방광(urinary bladder)의 내부. 방광, 전립샘(prostate), 요도(urethra)의 앞부분을 제거하였다. 요관(ureter) 방광벽부분(intramural part)과 방광의 뒤에 있는 정관(ductus deferens)을 노출하기 위하여 방광 뒷벽의 일부도 제거하였다. 요관이 방광으로 열리는 2개의 입구 사이에 형성된 요관사이주름(interureteric fold)은 방광삼각(trigone of bladder)의 위쪽 경계가 된다. 속요도구멍(internal urethral orifice) 뒷벽의 융기부(그림에서 속요도구멍의 지시선 끝이 가리키는 곳)가 커지면 방광목젖(uvula of bladder)이 된다. 이 작은 융기부위는 전립샘의 중간엽(middle) 때문에 생긴 것이다. 전립샘근막(prostatic fascia)은 전립샘정맥얼기(prostatic venous plexus)를 둘러싸고 있다. **B.** 요도의 구조. **A**의 *사각형 부분*을 자세히 확대한 것. 망울요도샘(bulbourethral gland)이 바깥요도조임근(external urethral sphincter) 안에 묻혀 있는 것에 주목할 것.

표 6.6. 남성요도(male urethra)의 부분

부분	길이[a]	위치, 형태	특징
방광벽(전립샘앞)부분 [intramural (preprostatic) part]	0.5~ 1. 5 cm	거의 수직 방향으로 방광목(neck of bladder) 통과	속요도조임근(internal urethral sphincter)에 의해 둘러싸임; 방광이 차 있는 정도에 따라 지름과 길이에 큰 변화
전립샘부분 (prostatic urethra)	3.0~ 4.0 cm	전립샘(prostate) 앞부분을 관통, 앞으로 오목한 완만한 곡선을 형성; 바깥요도조임근(external urethral sphincter)의 수직부분(rhabdosphincter)이 앞벽을 형성	가장 넓고 잘 늘어나는 부분; 요도능선(urethral crest)과 요도둔덕(seminal colliculus) 관찰, 전립샘관(prostatic duct)이 열리는 전립샘굴(prostatic sinus)이 양쪽에 위치; 요도둔덕으로는 사정관(ejaculatory duct)이 열리기 때문에 이 부분이 비뇨계통과 생식계통의 연결부
막부분[intermediate (membranous) part]	1.0~ 1.5 cm	깊은샅공간(deep perineal pouch)을 통과, 바깥요도조임근의 돌림근육층에 의해 둘러싸임; 샅막(perineal membrane)을 관통	가장 좁고, 바깥요도구멍(external urethral orifice)을 제외하고는 가장 잘 늘어나지 않는 부분
해면체부분 (spongy urethra)	~15 cm	음경해면체(corpora cavernosa)의 내부를 통과; 음경망울(bulb of penis)에서 처음 넓어졌다가 음경귀두(glans penis)에 있는 배오목(navicular fossa)에서 한 번 더 넓어짐	가장 길고 유연한 부분; 망울요도샘(bulbo-urethral gland)이 이 부분으로 열림; 먼쪽에서는 요도샘(urethral gland)이 작은 요도오목(urethral lacunae)을 통해 요도로 열림

[a]각 부분의 길이는 단지 비교를 위한 것일 뿐 이 길이를 절대적인 수치로 보아서는 안 됨.

는데 남성의 전립샘(prostate)과 상동기관이다. 이들 분비샘은 공통의 요도곁관(paraurethral duct)을 공유하며 이 관은 바깥요도구멍(external urethral orifice) 가까이에서 양쪽에 각각 하나씩 열리게 된다. 바깥요도조임근은 샅부위에 위치하며 "샅(회음, Perineum)" 부분에서 기술하였다.

여성요도의 동맥과 정맥. 속음부동맥(*internal pudendal artery*)과 질동맥(*vaginal artery*)을 통해서 혈액을 공급받는다(그림 6.16, 6.17B와 6.18A 참조). 정맥은 동맥과 함께 지나가며 따라서 이름이 같다(그림 6.19B 참조).

여성요도의 신경분포. 요도에 분포하는 신경은 방광신경얼기

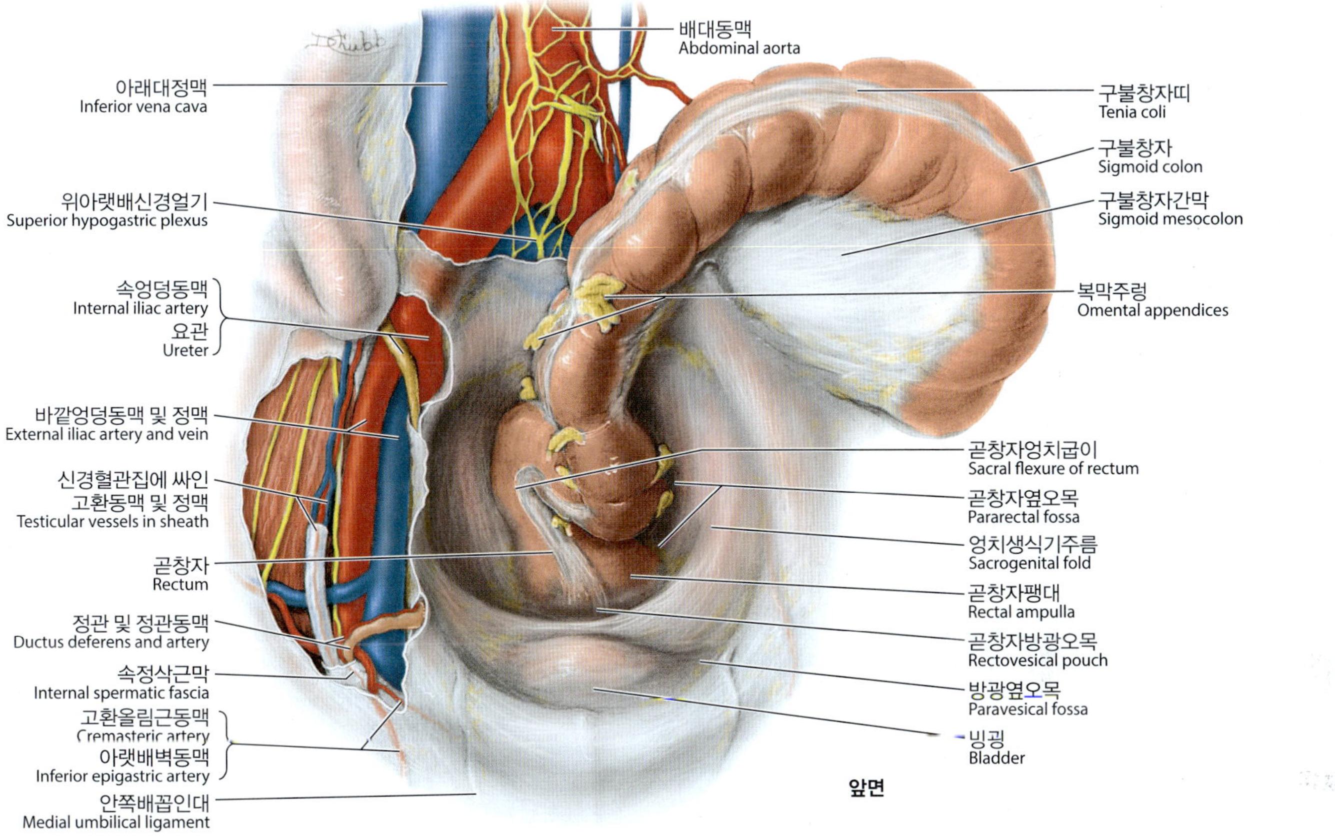

그림 6.31. 작은골반(lesser pelvis)으로 들어가서 곧창자(rectum)로 바뀌는 구불창자(sigmoid colon). 구불창자(sigmoid colon)는 구불창자간막(sigmoid mesocolon)이 붙어 있으므로 복막안(intraperitoneal)장기이지만, 이것이 이어진 곧창자(rectum)는 복막뒤(retroperitoneal)장기이며 계속 내려가게 되어 복막밑(subperitoneal)장기로 바뀐다. 엉치뼈곶(sacral promontory)과 오른쪽 엉덩뼈오목(iliac fossa) 위쪽의 복막(peritoneum)을 제거하여 배대동맥(abdominal aorta)의 갈림(bifurcation) 주위에 있는 위아랫배신경얼기(superior hypogastric plexus)를 노출시켰고, 속엉덩동맥(internal iliac artery), 요관(ureter), 정관(ductus deferens)이 골반가장자리(pelvic brim)를 건너 작은골반으로 들어가는 것을 나타내었다.

(*vesical nerve plexus*)와 음부신경(*pudendal nerve*)에서 기원하며, 그 양상은 전립샘신경얼기(prostatic plexus)와 속요도조임근(internal urethral sphincter)이 없는 것 말고는 남성의 경우와 비슷하다(그림 6.29). 요도에 분포하는 대부분의 내장감각신경섬유(visceral afferent fiber)는 골반내장신경(pelvic splanchnic nerve)을 경유하지만, 요도의 종말부는 음부신경에서 체감각신경성분(somatic afferent)도 받아들인다. 내장감각 및 체감각신경섬유는 둘째–넷째엉치척수분절(S2–S4)의 척수신경절에 있는 신경원에서 온 것이다.

곧창자(Rectum)

곧창자(직장, **rectum**)는 소화관 중 골반에 있는 부분으로서 몸쪽으로는 구불창자[결장, (sigmoid colon); 그림 6.31]와 먼쪽으로는 항문관(anal canal)과 이어진다. **곧창자구불창자연결부**(직장에스자결장경계부, **rectosigmoid junction**)는 셋째엉치뼈(S3)의 앞에 위치한다. 이 지점에서 구불창자의 잘록창자띠(tenia coli)는 퍼져서 민무늬근의 연속적인 층인 바깥세로층(outer longitudinal layer)을 이루고 지방으로 이루어진 복막주렁(omental appendices)은 사라지게 된다(그림 6.56 참조).

곧창자(rectum)를 가리키는 학명은 "곧다"는 뜻을 가진 라틴어 *rectus*에서 유래했지만, 오래전에 동물 구불창자의 먼쪽 부분을 관찰하고 기술한 것에 기인한다. 동물과 다른 인간 곧창자의 특징은 여러 개의 굽이(flexure)가 있는 것이다. 곧창자는 엉치뼈와 꼬리뼈의 곡선을 따라가며 **엉치굽이**(천골곡, **sacral flexure of rectum**)를 형성한다. 곧창자는 꼬리뼈끝의 아래앞에서 끝난 직후에 골반가로막, 즉 항문올림근(levator ani m.)을 관통하는 곳에서 아래뒤쪽 방향으로 날카로운 각을 형성하면서 구부러지는데 이를 **항문곧창자굽이(anorectal flexure of anal canal)**라고 한다. 대략 80°를 이루는 항문곧창자굽이는 배변자세(fecal continence)에 있어 중요한 기계작용이 된다. 보통 때는 두덩곧창자근(puborectalis muscle)의 긴장도(tonus)에 의해서, 배변을 참아야 하는 상황에서 연동수축(peristaltic contraction)이 일어날 때는 능동적으로 수축함으로써 이 굴곡이 유지된다. 위쪽의 곧창자구불창자연결부와 아래쪽의 항문곧창자연결부에 있는 굽이(flexure)로 인해 곧창자는 옆에서 보면 S자 모양을 하고 있다.

날카롭게 꺾인 3개의 **가쪽굽이(lateral flexure of rectum)**는 앞에서 보았을 때 뚜렷하다. 이들 중 **위굽이(superior flexure)**, **아래굽**

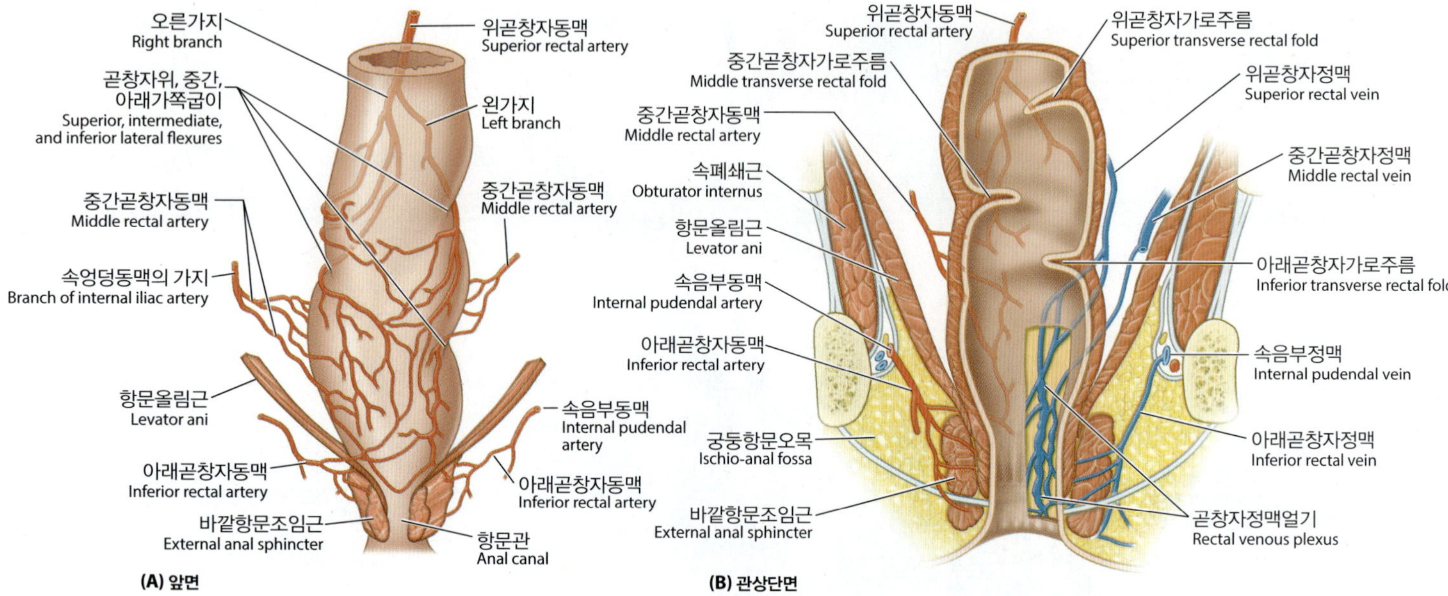

그림 6.32. 곧창자(rectum)와 항문관(anal canal)의 동맥과 정맥. A. 동맥 분포. 속음부동맥(internal pudendal artery)의 가지인 아래곧창자동맥(inferior rectal artery)은 이름과는 달리 항문관(anal canal)에 분포한다. **B.** 골반과 샅에서 곧창자(rectum)와 항문관의 동맥 분포와 정맥 흐름. 속곧창자정맥얼기(internal rectal venous plexus)와 바깥곧창자정맥얼기(external rectal venous plexus)는 항문관의 정맥혈 유입과 가장 밀접하게 연결되어 있다. 곧창자가로주름(transverse rectal fold)과 곧창자가쪽굽이(rectal flexure)는 분변의 무게를 지탱하는데 기여한다.

이(inferior flexure) 둘은 왼쪽에, **중간굽이(intermediate flexure)**는 오른쪽에 있는데(그림 6.32), 이들은 안으로 접혀 들어간 3개의 **곧창자가로주름(transverse rectal fold)**에 의해 생긴 것이다. 이 주름은 그 밑에 있는 곧창자벽의 돌림근육(circular muscle)이 두꺼워진 부위와 일치한다. 확장된 곧창자의 종말부분은 골반가로막(항문올림근)과 항문꼬리인대의 바로 위에 있고 이들에 의해 지지되는데 이를 **곧창자팽대**(직장팽대부, **ampulla of rectum**)라고 한다(그림 6.27과 6.31; 그림 6.34 참조). 곧창자팽대는 축적되는 분변을 받아 저장하고 있다가 배변(defecation) 시에 내보낸다. 곧창자팽대가 이완함으로써 처음과 그 이후에 도달하는 분변을 수용할 수 있는 능력은 배변자제(fecal continence)를 유지하는 또 하나의 중요한 기계작용이다.

복막(peritoneum)은 곧창자(rectum) 위쪽 1/3의 앞면과 가쪽면을 덮고 있고, 중간1/3에서는 앞면만을 덮고 있으며, 아래쪽 1/3은 복막의 아래에 있기 때문에 어느 면도 덮여 있지 않다(표 6.3 참조). 남성에서는 복막이 곧창자로부터 방광(urinary bladder)의 뒷벽으로 반전되어 **곧창자방광오목**(*rectovesical pouch*)의 바닥을 이룬다. 여성에서는 복막이 곧창자로부터 질천장의 뒷부분으로 반전되어 **곧창자자궁오목**(*recto-uterine pouch*)의 바닥을 이루게 된다. 남성과 여성에서 모두 복막이 곧창자의 위쪽 1/3로부터 가쪽으로 반전되어 **곧창자옆오목**(*pararectal fossa*)을 이루는데(그림 6.31), 이것은 곧창자에 분변이 차면서 확장할 수 있는 공간을 제공한다.

곧창자는 아래 3개의 엉치척추뼈, 꼬리뼈, 항문꼬리인대(anococcygeal ligament), 정중엉치혈관(median sacral vessels), 교감신경줄기의 아래쪽 끝, 엉치신경얼기(sacral plexus)의 앞에 놓여 있다. 남성에서는 곧창자 앞에 방광바닥, 요관의 마지막 부분, 정관, 정액샘(정낭) 그리고 전립샘이 있다(그림 6.13D와 6.34 참조). **곧창자방광사이막**(직장방광중격, *rectovesical septum*)은 방광바닥(fundus of bladder)과 곧창자팽대(ampulla of rectum) 사이에 있고 정액샘(seminal gland) 및 전립샘(prostate)과 매우 가깝게 위치한다. 여성에서는 곧창자 앞에 질(vagina)이 있으며 **곧창자자궁오목**(직장자궁와, *recto-uterine pouch*)을 사이에 두고 질천장(fornix)의 뒷부분 그리고 자궁목(cervix of uterus)과 떨어져 있다(그림 6.13D와 6.27B 참조). 이 오목 아래에는 약한 곧창자질사이막(rectovaginal septum)이 질뒷벽의 위쪽 절반과 곧창자 사이를 분리하고 있다.

곧창자의 동맥과 정맥
(arterial supply and venous drainage of rectum)

위곧창자동맥(상직장동맥, *superior rectal artery*)은 배의 아래창자간막동맥(inferior mesenteric artery)의 연속으로서 곧창자 몸쪽부분(proximal part)에 분포한다(그림 6.32). 오른쪽과 왼쪽의 **중간곧창자동맥**(중직장동맥, *middle rectal artery*)은 흔히 속엉덩동맥(internal iliac artery)의 앞분지에서 기원하는데, 곧창자 중간부분과 아랫부분에 분포한다. **아래곧창자동맥(하직장동맥, inferior rectal artery)**은 샅(perineum)을 지나는 속음부동맥(internal pudendal artery)에서 기원하여 항문곧창자연결부(anorectal junction)와 항문관(anal canal)에 분포한다. 위곧창자동맥과 아래곧창자동맥은 서로 연결되어 있어 곁순환(collateral circulation)이 일어날 수 있지만, 중간곧창자동맥의 연결은 빈약하다.

곧창자에서 나온 혈액은 위, 중간, **아래곧창자정맥**(*superior, middle, inferior rectal veins*)을 통해 흐른다(그림 6.32B). 문맥(portal vein)

과 전신정맥(systemic vein) 사이에 연결이 있는 곳은 항문관의 벽이다. 위곧창자정맥(superior rectal vein)은 문맥계통으로, 중간곧창자정맥과 아래곧창자정맥은 전신정맥계통으로 들어가기 때문에 이 정맥들 사이의 연결은 문맥대정맥연결(portocaval anastomosis)이 존재하는 임상적으로 중요한 부위가 된다(그림 5.75A 참조). 점막밑층(submucosa)에 있는 곧창자정맥얼기는 곧창자를 둘러싸면서 남성에게서는 방광정맥얼기, 여성에게서는 자궁질정맥얼기와 교통한다. **곧창자정맥얼기**(직장정맥총, **rectal venous plexus**)는 두 부분으로 이루어지는데(그림 6.32B), 항문곧창자연결부의 점막층 바로 밑에 있는 **속곧창자정맥얼기(internal rectal venous plexus)**와 곧창자 근육층 바깥의 피부밑조직에 있는 **바깥곧창자정맥얼기(external rectal venous plexus)**이다. 이들 정맥얼기에는 **곧창자**(*rectal*)라는 이름이 붙어 있지만, 그 위치, 기능, 임상적인 의의를 따져볼 때 본질적으로 "항문(anal)"에 해당한다[이 상 "항문관의 정맥과 림프배출(Venous and Lymphatic Drainage of Anal Canal)" 참조].

곧창자의 신경분포 (innervation of rectum)

곧창자에는 교감신경과 부교감신경이 분포한다(그림 6.33). **교감신경**(*sympathetic nerve*)은 척수 허리분절에서 기원하여 허리내장신경(lumbar splanchnic nerve)과 아랫배 및 골반신경얼기(pelvic plexus)를 경유하여, 그리고 아래창자간막동맥과 위곧창자동맥에 있는 동맥주위신경얼기(periarterial plexus)를 경유하여 분포한다. **부교감신경**(*parasympathetic nerve*)은 둘째-넷째엉치분절(S2–S4)에서 기원하며, 골반내장신경(pelvic splanchnic nerve)과 왼쪽 및 오른쪽의 아래아랫배신경얼기(inferior hypogastric plexus), 곧창자신경얼기(rectal plexus)를 경유하여 분포한다. 곧창자는 골반통각선(pelvic pain line)보다 아래쪽, 즉 먼 쪽에 있기 때문에(표 6.3의 그림 B, C 참조) 내장감각신경섬유는 모두 부교감신경을 거슬러 올라가서 둘째–넷째엉치분절의 척수신경절에 들어가게 된다.

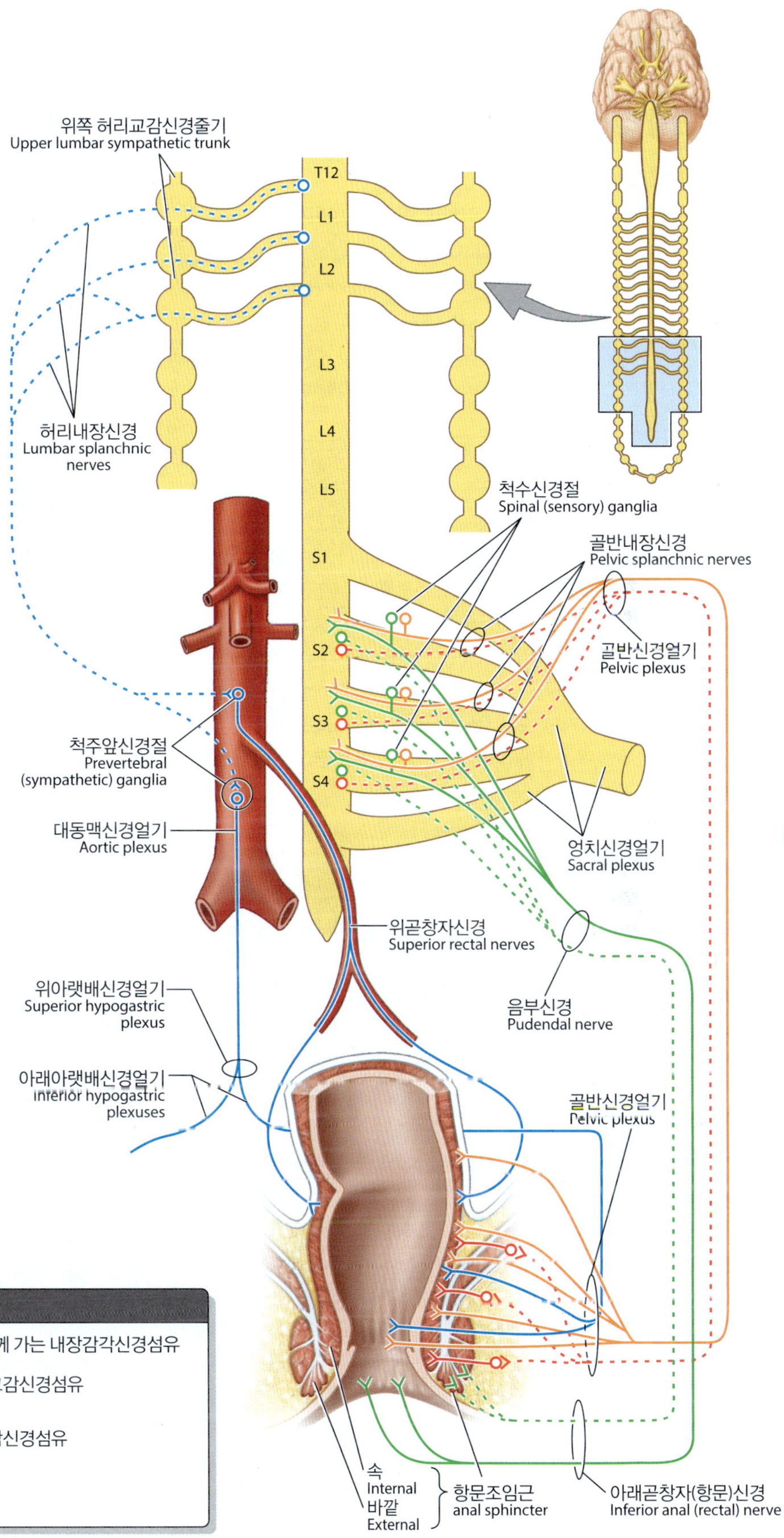

그림 6.33. 곧창자(rectum)와 항문관(anal canal)의 신경 분포(innervation). 명확한 설명을 위해 허리내장신경(lumbar splanchnic nerve), 골반내장신경(pelvic splanchnic nerve)과 아랫배신경얼기(hypogastric plexus)를 가쪽으로 젖혔다.

임상적용 CLINICAL BOX

비뇨기관과 곧창자(URINARY ORGANS AND RECTUM)

의인성 요관 혈류 장애
(Iatrogenic Compromise of Ureteric Blood Supply)

요관(ureter)은 배, 복막뒤공간, 골반을 수술하는 경우나 부인과적 수술시에 부주의로 인해 혈류 장애가 생겨 손상될 수 있다. 이를 예방하기 위해서는 골반에서 요관의 전체 위치를 완전히 파악하는 것이 중요하다. 요관은 살짝 건드리면 꿈틀거리는(*vermiculate*) 연동운동을 보이므로 외과의사들은 이를 통해서 수술할 때 요관을 확인하기도 한다.

요관의 길이를 따라 분포하는 동맥 사이의 연결(문합, anastomosis)은 대개 요관의 전체 길이에 혈액 공급을 유지하기에 충분하지만, 간혹 그렇지 않은 경우도 있다. 외과수술 중에 요관이 손상을 입으면 지연성 요관파열(delayed rupture of ureter)이 생길 수 있다. 혈관이 떨어져 나간 요관의 부분에는 괴저(gangrene)가 생기게 되고, 수술 후 7~10일경에 소변이 새거나 요관이 파열된다. 요관을 견인(traction)하는 것이 불가피하다면, 패드를 붙여 날카롭지 않은 견인기(retractor)를 사용하여 매우 제한된 범위 안에서 부드럽게 견인하여야 한다. 요관의 복부 분절(abdominal segment)은 혈관이 안쪽에서 분포하지만, 골반 분절(pelvic segment)은 가쪽에서 분포한다는 것을 알아두면 유용하며(그림 6.25 참조), 이를 참고하여 요관을 견인하여야 한다.

요관 결석증(Ureteric Calculus)

요관은 확장 가능한 근육성 관으로 막히는 경우에는 팽창하며, 신장(kidney) 내부의 소변 집합 계통인 콩팥잔(calyx)과 콩팥깔때기(renal pelvis)도 일부 함께 팽창된다(그림 B6.7). 급성 폐색증(acute obstruction)은 대개 **요관결석증**(*ureteric calculus*; calculus란 라틴어로 조약돌을 의미)이 그 원인이다. 그 증상과 심각성은 결석의 위치와 종류, 크기 등도 중요하지만 결석의 표면이 매끄러운가 뾰족한가에도 달려 있다. 작은 결석은 대개 통증이 전혀 또는 거의 없이 지나가지만, 큰 결석은 심한 통증을 유발한다. 결석이 요관의 처음부터 끝까지 이동하면 환자는 "옆구리에서 사타구니로(from loin to groin)", 즉 배의 가쪽에서 고샅부위(inguinal region)로 통증이 옮겨가는 것을 호소한다.

요관결석(ureteric calculus)으로 인한 통증은 극심한 **산통**(*colicky pain*)으로서 폐색 부위보다 위쪽 요관의 연동항진(hyperperistalsis)으로 인해 발생한다. 요관 결석증은 소변 흐름을 완전히 막거나 아니면 간헐적으로 차단한다. 결석은 요관의 처음부터 끝까지 어디에도 생길 수 있으나 가장 빈번하게 걸리는 곳은 요관이 비교적 좁아져 있는 세 부위이다(그림 6.24A 참조). (1) 요관과 콩팥깔때기(renal pelvis)의 연결 부위, (2) 요관이 바깥엉덩동맥(external iliac artery)과 골반 가장자리(pelvic brim)를 건너가는 부위, (3) 요관이 방광(bladder)의 벽을 통과하는 부위가 여기에 해당된다(그림 B6.7B).

요관 결석은 보통 복부방사선영상(abdominal radiograph) 또는 정맥요로조영술(intravenous urogram)을 통해 확진할 수 있다. 최근에는 전산화단층촬영법(CT)이 많이 이용된다. 요관 결석을 제거하려면 개방성 수술(open surgery), 내시경을 사용하는 **내시경비뇨기과학**(*endourology*)적 방법 또는 쇄석술을 사용한다. **쇄석술**(*lithotripsy*)을 시행하는 경우 충격파(shock wave)를 사용하여 결석을 작은 조각으로 부순 다음 소변을 통해 빠져나가게 한다.

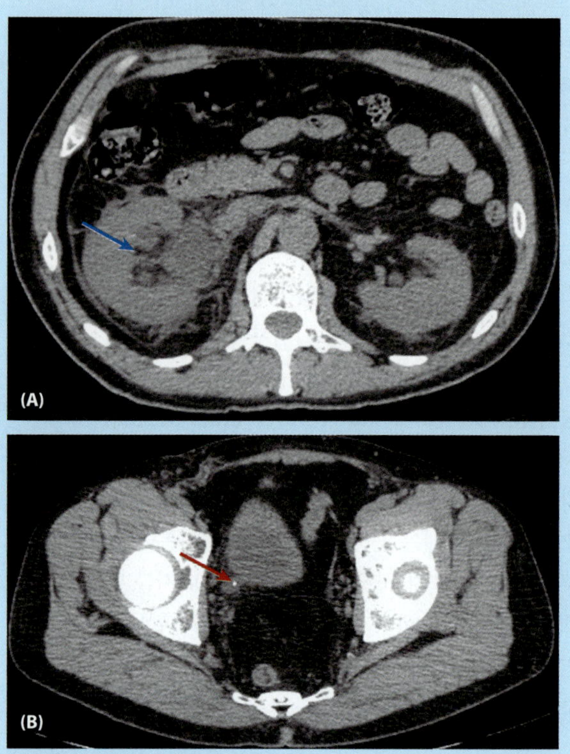

그림 B6.7. 결석(calculus)에 의한 요관 폐색. A. 첫째허리뼈(L1) 높이의 이 영상에서는 오른쪽 콩팥의 팽대가 콩팥안에 있는 집합관의 팽창과 동반되어 있음을 보여준다(*파란 화살표*). **B.** 작은골반 안에서 팽창한 요관(ureter)과 함께 요관과 방광 연결부에서 석회화(calcification)한 부분이 관찰된다(*빨간 화살표*).

방광탈출증, 요도탈출증 그리고 요실금
(Cystocele, Urethrocele, and Urinary Incontinence)

출산과정에서 샅부위(perineum)의 근육의 파열되거나(그림 B6.5B 참조), 이들 근육을 지배하는 신경에 병변이 생기거나, 또는 질(vagina)을 지지하는 근막 또는 질주위조직(paracolpium)의 파열(그림 6.14B 참조) 등으로 골반가로막(pelvic floor)이 손상된 여성은 방광(urinary bladder)을 지탱할 힘이 사라져서 방광이 질 앞벽 위로 주저앉는다. 이런 상태에서 배변(defecation) 시에 "밀어내기(bearing down)"를 할 때처럼 배안의 압력이 증가하면, 방광바닥(fundus of bladder)과 요도(urethra) 윗부분이 질 앞벽을 밀게 되고 지탱할 힘이 없는 질이 질구멍(vaginal orifice)을 통해 질어귀(vestibule of vagina)까지 밀려 나오는 **방광탈출증**(*cystocele*), 즉 방광의 탈장(herniation)이 생길 수 있다(그림 B6.8). 방광탈출증이 없는 경우라도 질이나 골반가로막(pelvic diaphragm)의 지지가 약해져서 질 앞벽을 가까이 지나는 요도(urethra)를 지

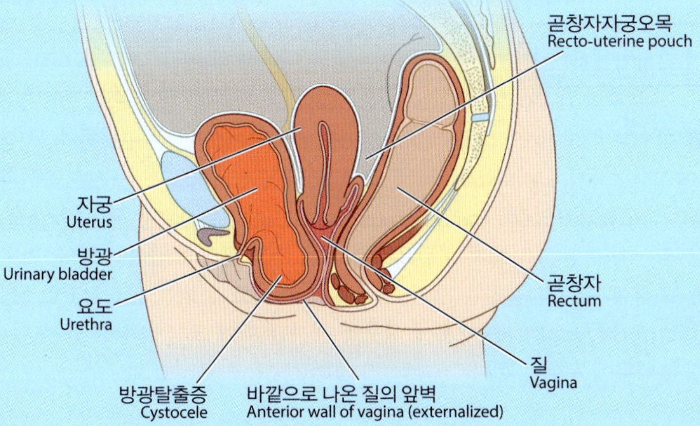

그림 B6.8. 방광(urinary bladder)의 탈출(prolapse).

탱할 힘이 사라질 수도 있다. 이런 지지력의 소실로 인해 **요도탈출증**(*urethrocele*)이 생기면 요도의 정상적인 위치, 방향, 각도에 변화가 일어나므로 배뇨자제(urinary continence)를 유지하는 데 필요한 평상시의 수동적 압력도 감소하게 된다. 이런 경우에는, 예를 들어 운동을 하면서 힘을 주거나, 기침, 재채기, 폭소 등으로 인해 복압이 일시적으로 상승하면 배뇨를 하지 않을 때 자기도 모르게 소변이 새는 **요동력학적 스트레스요실금**(*urodynamic stress incontinence*)이 발생한다. 이에 대한 비외과적 치료로는 골반가로막 근육운동, 지지력과 저항력을 보강하는 질내삽입물(페서리, pessary), 약물요법(pharmacotherapy) 등이 있다. 외과적 치료로는 요도의 수동적인 압박이 가능하도록 그 방향을 복원하기 위해 질을 재고정(retethering)하거나 요도에 지지구조인 요도조직확장물(urethral bulking agent), 합성물 또는 근막걸이(fascial sling) 등을 직접 삽입하는 방법이 있다.

두덩위방광창냄술(치골위방광절개술, Suprapubic Cystostomy)

방광(bladder)이 비어 있을 때는 그 윗면이 두덩결합(pubic symphysis) 윗모서리 높이에 있지만, 방광이 점점 가득 차면 두덩결합 위로 올라가서 벽쪽복막(parietal peritoneum)과 앞복벽 사이의 성긴결합조직(loose connective tissue) 안으로 들어가게 된다(그림 B6.9). 이때는 사이에 복막이 끼어 있지 않고 방광이 이 벽과 바로 접하게 된다. 그렇기 때문에 팽창된 방광은 복막을 자르거나, 복막 안에 들어가지 않고서도 천자가 가능하거나(*suprapubic cystostomy*), 두덩결합 위를 통해 외과적으로 접근하여 내재성 도관(indwelling catheter)이나 기구를 삽입할 수 있다. 방광결석(urinary calculus), 이물질, 작은 종양도 두덩부위 위에 절개선을 넣어 복막을 우회하는 경로를 통해서 방광으로부터 제거할 수 있다.

방광파열(Rupture of Bladder)

가득 찬 방광(urinary bladder)은 그 위치가 높아서 앞복벽(anterior abdominal wall)의 아랫부분에 입은 손상이나 골반뼈 골절로도 파열될 수 있다. 방광이 파열되면 소변이 복막바깥공간이나 복막안으로 새어 나갈 수 있다. 방광 윗부분의 파열은 빈번하게 복막의 파열을 동반하여 **복막강소변유출**(*extravasation of urine into peritoneal cavity*)이 생길 수 있다. 방광의 뒤쪽이 파열되면 소변은 대개 복막바깥으로 유출되어 샅부위(perineum)로 들어가게 된다.

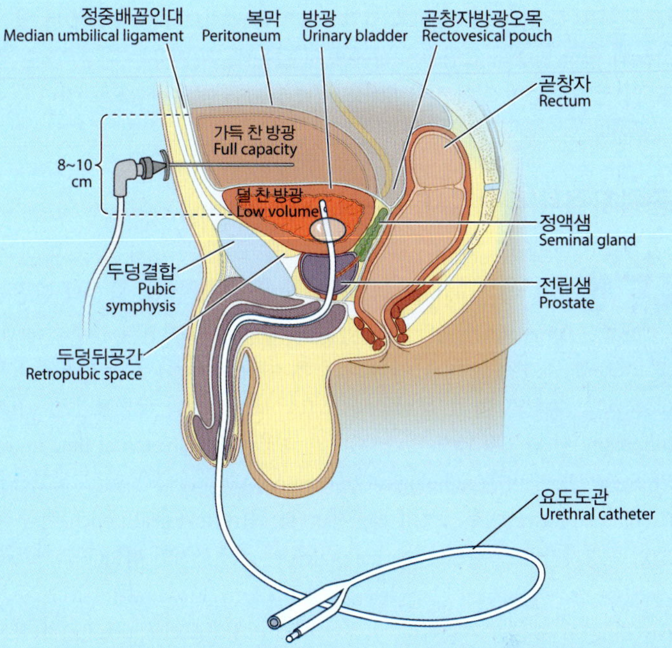

그림 B6.9. 방광 도관 삽입(urinary catheterization) 경로.

방광경검사(Cystoscopy)

방광(urinary bladder)의 내부와 3개의 구멍은 **방광경**(*cystoscope*)을 이용하여 관찰할 수 있다. 요도를 통해 방광으로 기구를 삽입하여 **경요도종양절제술**(*transurethral resection of tumor*)을 시행하기도 한다(그림 B6.10). 고주파 전류를 이용하면, 종양을 작은 조각으로 분쇄하여 방광에서 물로 씻겨 나가게끔 할 수도 있다.

남성요도와 여성요도의 임상적 주요 차이점(Clinically Significant Differences Between Male and Female Urethrae)

여성요도(female urethra)에는 민무늬근(평활근, smooth muscle)뿐만 아니라, 상당한 양의 탄력조직(elastic tissue)이 있어 잘 늘어난다. 아무런 손상 없이 쉽게 확장되기 때문에 도관(cathe-

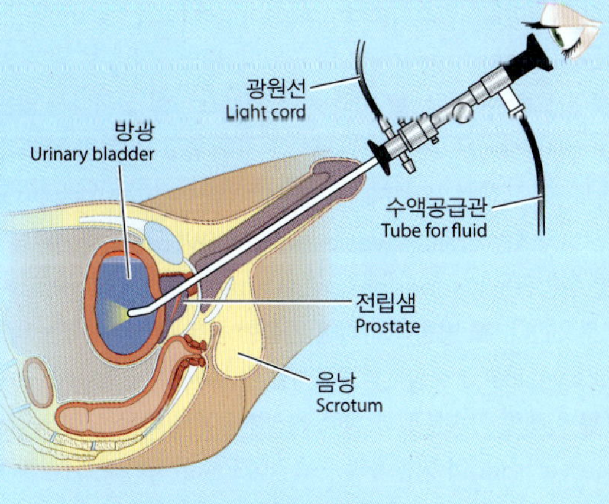

그림 B6.10. 방광경 검사(Cystoscopy).

ter)이나 방광경(cystoscope)을 삽입하는 것은 남성보다 여성에서 더 쉽다. 요도와 특히 방광의 감염은 여성에게 더 많은데, 그 이유는 여성요도는 짧고 더 잘 늘어나며 질어귀(vestibule of vagina)를 통해 바깥으로 열려 있기 때문이다.

곧창자검사(직장검사, Rectal Examination)

곧창자(rectum) 벽을 통해 곧창자의 앞아래에 있는 많은 구조를 촉진(palpation)할 수 있다. 예를 들면, 남성의 전립샘(prostate)과 정액샘(정낭, seminal gland), 여성의 자궁목(cervix of uterus) 등이다. 남성과 여성 모두 엉치뼈(sacrum) 골반면과 꼬리뼈(coccyx)를 촉진할 수 있다. 궁둥뼈가시(ischial spine)와 궁둥뼈결절(ischial tuberosity)이 만져질 때도 있다. 비대된 속엉덩림프절(internal iliac node)과 요관의 병적 비후(pathological thickening), 그리고 궁둥항문오목고름집(ischioanal abscess)과 남성의 곧창자방광오목(rectovesical pouch)이나 여성의 곧창자자궁오목(recto-uterine pouch)에 비정상적인 덩이(종괴, mass)가 있는 경우에 나타날 수 있는 궁둥항문오목(ischio-anal fossa)의 종창(swelling)도 촉진이 가능하다. 염증이 생긴 막창자꼬리(appendix)가 작은골반(lesser pelvis), 특히 곧창자옆오목(pararectal fossa)으로 내려오게 되면 곧창자검사를 통해 압통(tenderness)이 느껴질 수 있다.

곧창자의 내부는 **직장경**(*proctoscope*)으로 검사할 수 있으며, 이 기구를 이용하여 병변 조직의 생검(biopsy)을 시행하기도 한다. **구불창자내시경**(에스자결장경, *sigmoidoscope*)을 삽입할 때에는 곧창자가 이루는 곡선과 곧창자구불창자연결부(rectosigmoid junction)의 날카로운 굴곡(flexion)을 염두에 두어 환자에게 불필요한 고통을 주지 않도록 하여야 한다. 기구를 조작할 때는 시술하는 동안 내내 유용한 지표가 되는 **곧창자가로주름**(*transverse rectal fold*) 때문에 기구가 지나갈 때에 조금 저항을 받는다는 것을 염두에 두어야 한다.

곧창자절제술(직장절제술, Resection of Rectum)

악성 종양(cancer) 등으로 인하여 남성의 곧창자를 제거할 때에는 샅중심체(perineal body)로부터 위로 연장된 근막성 막인 곧창자전립샘사이막(rectovesical septum)이 지나는 면을 알아내어 전립샘(prostate)과 요도(urethra)를 분리하여야 한다. 이렇게 함으로써 수술하는 동안 이들 구조의 손상을 피할 수 있다.

핵심정리: 골반의 비뇨기관과 소화기관(Pelvic Urinary and Digestive Organs)

요관: 요관(ureter)은 콩팥깔때기(renal pelvis)로부터 방광(urinary bladder)까지 소변을 운반한다. ■ 요관은 복막(peritoneum)의 아래쪽에서 골반으로 내려가 남성에서는 정관(ductus deferens)의 아래를, 여성에서는 자궁동맥(uterine artery)의 아래를 지나간다. 특히 여성에서 자궁동맥과의 위치 관계는 외과적으로 중요하다. ■ 요관은 방광의 아래뒤각에서 비스듬하게 방광벽을 관통하여 일방향성 판막을 형성한다. ■ 양쪽 요관의 골반부분에는 각각 남성에서 아래방광동맥(inferior vesical artery), 여성에서 질동맥(vaginal artery)이 분포하며, 방광정맥얼기(vesical venous plexus)와 속엉덩정맥(internal iliac vein)으로 혈액을 보낸다. ■ 요관결석(ureteric calculus)은 요관이 골반가장자리를 건너는 곳이나, 방광에 들어가는 곳에 잘 걸리기 쉬우며, 고샅부위(inguinal region)에 심한 통증을 유발한다.

방광: 방광(urinary bladder)의 윗부분과 아랫부분은 형태학적으로나 기능적으로 매우 다르다. ■ 방광몸통(body of bladder)은 매우 확장성이 크며, 성긴 복막바깥지방조직(extraperitoneal fatty tissue)에 파묻혀 있고, 윗면은 복막(peritoneum)이 덮고 있다. 이런 구조들로 인해 방광은 차면서 부풀어 오를 수 있다. ■ 이와는 대조적으로, 잘 늘어나지 않는 방광목(neck of bladder)은 골반의 인대와 그 위를 덮고 있는 방광바닥(fundus of bladder)에 의해서 제 위치에 고정되어 있으며, 방광이 부풀어도 변화가 적다. 방광바닥에는 방광삼각(vesical trigone)이 포함된다. ■ 방광몸통에는 대부분 위방광동맥(superior vesical artery) 및 정맥(superior vesical vein)이 분포한다. ■ 방광목과 이에 인접한 몸통 아랫부분에는 아래방광동맥(inferior vesical artery), 방광정맥얼기(vesical venous plexus)가 분포한다. ■ 아래쪽 가슴분절과 위쪽 허리분절에서 나온 교감신경(sympathetic nerve fiber)이 방광목의 근육긴장도를 유지하며, 남성에게는 사정(ejaculation)이 일어날 때, 속요도조임근(internal urethral sphincter)이 수축하도록 자극함으로써 정액이 역류하는 것을 막는다. ■ 부교감신경(parasympathetic nerve fiber)은 둘째–넷째엉치분절에서 나온 골반내장신경(pelvic splanchnic nerve)을 경유하는데, 배뇨할 때 방광목에 있는 근육의 작용을 억제하고 방광벽에 있는 방광배뇨근(detrusor muscle)의 긴장도를 높인다. ■ 방광의 천장(roof of bladder)은 골반통각선(pelvic pain line)의 위쪽에 위치하므로, 이 부위의 통각을 전달하는 내장감각섬유(visceral afferent fiber)는 교감신경섬유를 거슬러 올라가 척수의 감각신경절에 도달한다. 그 외의 내장감각섬유는 부교감신경을 따라간다.

요도: *남성요도*(*male urethra*)는 네 부분으로 이루어지는데 그 중 두 부분은 방광벽부분(intramural part)과 전립샘부분(prostatic part)이다. ■ 방광벽부분은 방광이 비어 있을 때와 차 있을 때에 따라 그 길이와 지름이 일정하지 않다. ■ 전립샘부분은 이를 둘러싸는 구조나 여기로 열리는 구조를 통해 매우 뚜렷이 구분된다. 이 부분을 둘러싸는 것은 전립샘(prostate)이다. ■ 전립샘관(prostatic duct)은 요도능선(urethral crest)의 양쪽에 있는 전립샘굴(prostatic sinus)로 열린다. ■ 흔적기관인 전립샘소실(prostatic utricle)은 요도둔덕(seminal colliculus) 중앙에 있는 비교적 큰 구멍이다. 그 옆으로는 작은 사정관(ejaculatory duct)이 열린다. ■ 생식계통(reproductive tract)과 비뇨계통(urinary tract)은 전립샘요도에서 합쳐진다.

여성요도(*female urethra*)는 질(vagina)과 평행하게 지나가며, 질의 앞벽에 단단히 부착되어 중앙부에서 먼쪽으로 함몰부를 형성하게 된다. ■ 여성요도는 생식계통과 연결되어 있지 않으므로 여성에서는 방광목(neck of bladder)에 속요도조임근(internal urethral sphincter)이 필요하지 않다.

곧창자: 곧창자(rectum)는 분변을 축적하고 일시적으로 저장한다. ■

핵심정리 (계속)

곧창자는 곧창자구불창자연결부(rectosigmoid junction)에서 시작하는데, 구불창자(sigmoid colon)의 잘록창자띠(tenia)가 펼쳐져서 연속적인 민무늬근인 세로층(longitudinal layer)을 이루며 복막주렁(omental appendices)은 사라진다. ■ 소화관이 골반가로막(pelvic diaphragm)을 관통하여 항문관(anal canal)이 되면서 곧창자도 항문곧창자굽이(anorectal flexure)로 끝나게 된다. ■ 곧창자(rectum)의 어원인 *rectus*는 라틴어로 곧은 것을 의미하지만 실제로 곧창자는 엉치굽이(sacral flexure)로 인하여 앞으로 오목하며, 내부의 곧창자가로주름(transverse rectal fold)에 의해 생긴 3개의 가쪽굽이(lateral flexure)가 있다. ■ 곧창자는 골반바닥의 바로 위에서 곧창자팽대(rectal ampulla)로 확장되어 있다. ■ 곧창자의 윗부분, 중간부분, 아랫부분은 각각 복막(peritoneum)의 안, 뒤, 아래에 위치한다. ■ 동맥의 곁순환(collateral circulation)과 문맥대정맥연결(portocaval anastomosis)은 위곧창자동맥(superior rectal artery) 및 정맥(superior rectal vein)과 아래곧창자동맥(inferior rectal artery) 및 정맥(inferior rectal vein) 사이의 연결로 인해 형성된다. ■ 곧창자에 분포하는 교감신경(sympathetic nerve)은 허리척수분절(lumbar segment)에서 기원하여 아랫배신경얼기(hypogastric plexus) 및 골반신경얼기(pelvic plexus)와 위곧창자동맥의 동맥주위얼기(periarterial plexus)를 경유하여, 특히 혈관과 속항문조임근(internal anal sphincter)에 분포한다. ■ 부교감신경(parasympathetic nerve)과 내장감각신경섬유(visceral afferent fiber)는 중간 엉치분절(sacral segment)의 척수와 척수신경절에 연결된다.

남성 속생식기관(Male Internal Genital Organs)

남성속생식기관에는 고환(testis), 부고환(epididymis), 정관(ductus deferens), 정액샘(seminal gland, 정낭, seminal vesicle), 사정관(ejaculatory duct), 전립샘(prostate), 망울요도샘(bulbourethral gland)이 포함된다(그림 6.34). 고환과 부고환(제5장, "배"에서 서술)은 발생 위치와 여성 속생식기관인 난소(ovary)가 상동기관인 것을

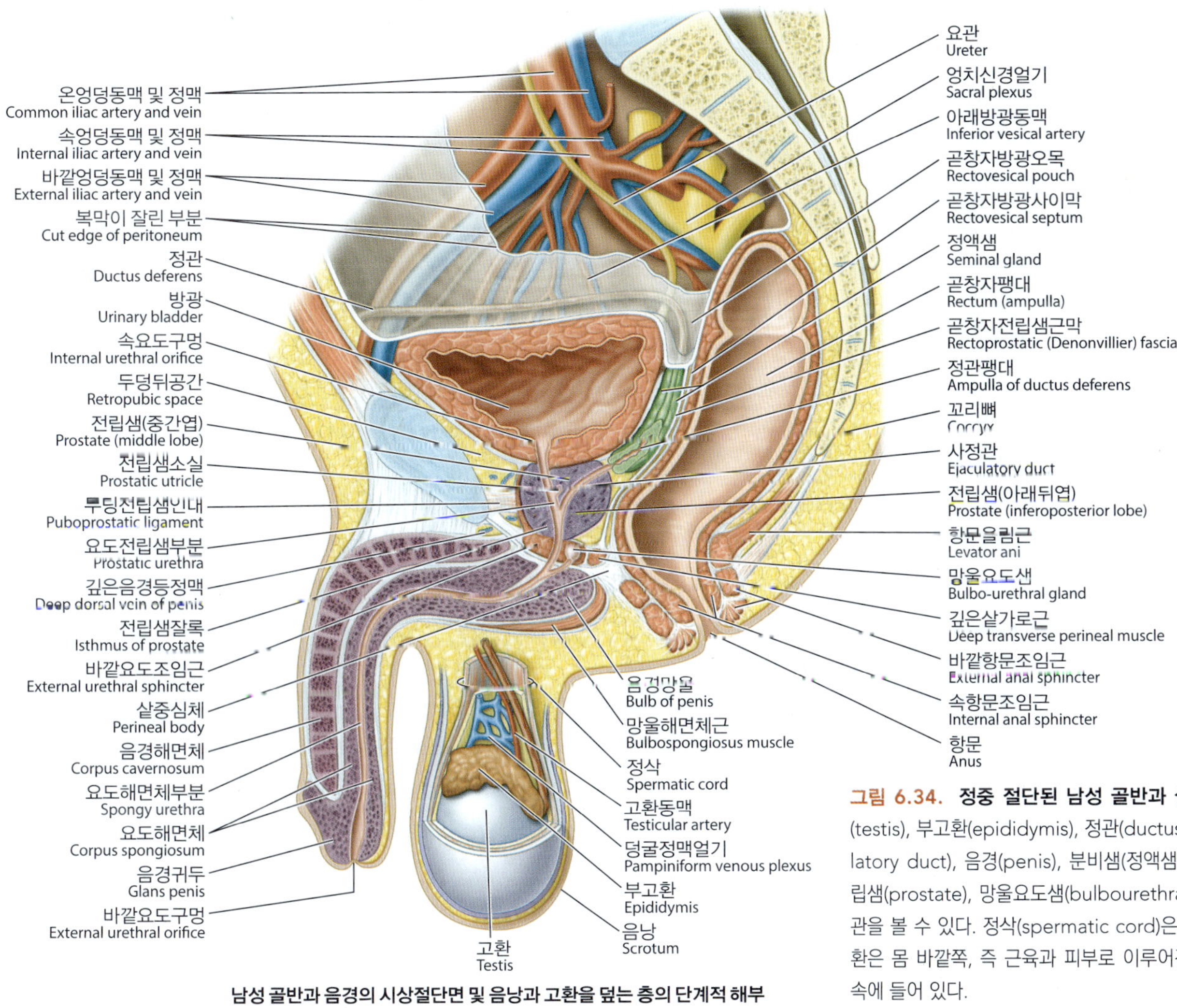

남성 골반과 음경의 시상절단면 및 음낭과 고환을 덮는 층의 단계적 해부

그림 6.34. 정중 절단된 남성 골반과 샅부위(오른쪽 절반). 고환(testis), 부고환(epididymis), 정관(ductus deferens), 사정관(ejaculatory duct), 음경(penis), 분비샘(정액샘(seminal gland, 정낭), 전립샘(prostate), 망울요도샘(bulbourethral gland)) 등의 남성생식기관을 볼 수 있다. 정삭(spermatic cord)은 고환을 배안과 이어주고 고환은 몸 바깥쪽, 즉 근육과 피부로 이루어진 주머니인 음낭(scrotum) 속에 들어 있다.

6

감안하여 속생식기관에 포함시킨다. 그러나 출생 후에는 복부의 바깥쪽에 위치하고 해부실습 시에 앞복벽의 고샅부위(inguinal region)에서 관찰되기 때문에 "배(제5장)"를 기술할 때 함께 기술한다.

정관(ductus deferens)

정관(ductus deferens, vas deferens)은 **부고환관**(*duct of epididymis*)이 연속된 구조이다. 정관의 특징은 다음과 같다.

- 정관에는 비교적 두꺼운 근육과 미세한 내강(lumen)이 있어 전깃줄처럼 질긴 느낌을 준다.
- 정관은 고환의 아래끝(inferior pole)에 있는 부고환꼬리(tail of epididymis)에서 시작한다(그림 5.21 참조).
- 고환의 뒤, 부고환의 안쪽에서 위로 올라간다.
- 정삭(spermatic cord)을 이루는 주요 구조이다.
- 고샅굴(inguinal canal)을 통해 앞복벽(anterior abdominal wall)을 관통한다.
- 바깥엉덩혈관(external iliac vessel)을 가로질러 골반으로 들어간다.
- 골반의 가쪽벽을 따라가면서 벽쪽복막(parietal peritoneum)의 바깥쪽에 위치한다.
- 정액샘관(duct of seminal gland)과 만나서 **사정관**(*ejaculatory duct*)을 형성하며 끝난다.

정관 중에서 골반부분(pelvic part)은 그 전체가 다 복막(peritoneum)과 접하고 있으며, 그 사이에는 아무 조직도 없다(그림 6.34). 정관은 방광(urinary bladder)의 뒤가쪽각(posterolateral angle) 가까이에서 요관(ureter)의 위를 가로지르며, 요관(ureter)과 복막이 형성하는 요관주름(ureteric fold) 사이를 지나 방광바닥(fundus of bladder)에 도달한다. 남성의 정관과 요관 사이의 위치 관계는 그 임상적인 중요성은 덜하지만, 여성에서 자궁동맥(uterine artery)과 요관 사이의 위치 관계와 비슷하다. 이런 공간 관계를 갖게 되는 발생학적 근거를 그림 6.35에 나타내었다. 정관은 방광의 뒤를 지나면서 처음에는 정액샘(seminal gland)의 위에 있다가 요관과 정액샘의 안쪽에서 내려간다(그림 6.36A, B). 여기에서 정관은 **정관팽대(ampulla of ductus deferens)**라는 팽대부를 형성하면서 끝나게 된다.

정관의 동맥과 정맥. 작은 **정관동맥**(*artery to ductus deferens*)은 대개 위방광동맥(superior vesical artery)이나 때로는 아래방광동맥(inferior vesical artery)에서 분지하여(그림 6.37; 그림 6.15 참조; 표 6.4), 고환(testis)의 뒤쪽에서 고환동맥(testicular artery)과 연결되면서 끝난다. 덩굴정맥얼기(pampiniform plexus)의 먼쪽 부분을 포함하여 정관에서 온 대부분의 정맥은 고환정맥(testicular vein)으로 들어간다. 이 정맥의 종말부분은 방광/전립샘정맥얼기(vesical/prostatic venous plexus)로 들어간다.

정액샘(seminal gland)

두 개의 **정액샘(seminal gland**, 정낭, seminal vesicle)은 길이가 대략 5 cm 정도 되는 길쭉한 모양이지만 훨씬 짧은 경우도 있으며, 방광바닥(fundus of bladder)과 곧창자(rectum) 사이에 놓여 있다(그림 6.34, 6.36과 6.37). 정액샘은 전립샘 위에 비스듬히 놓여 있으며 "낭(주머니, vesicle)"이라는 이름이 의미하는 것과는 달리 정자(sperm)를 저장하고 있지 않다. 그 분비물은 점성이 강한 알칼리성 액체로서 정자의 에너지원인 과당(fructose)과, 사정관(ejaculatory duct)과 요도(urethra)를 지나면서 정자와 섞이게 되는 응고인자(coagulating agent)를 함유하고 있다.

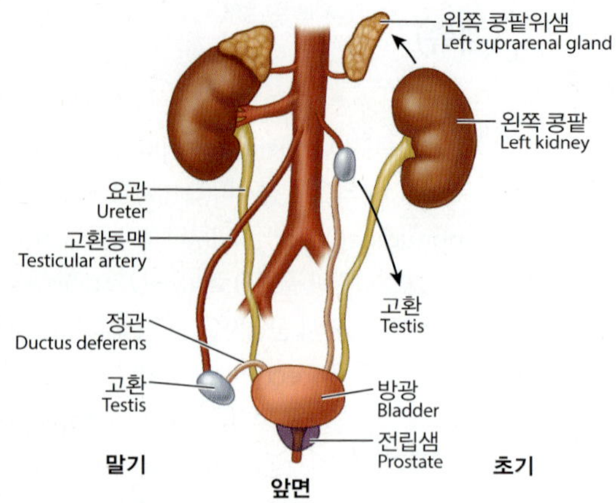

그림 6.35. 배와 골반에서 남성요도(male ureter)를 가로지르는 구조들. 발생 과정 중에 고환(testis)이 원래 위치(뒤복벽에서 콩팥이 있을 자리의 안쪽)로부터 아래가쪽으로 내려와 고샅굴(inguinal canal)을 통과함에 따라 배에서는 고환동맥(testicular artery)이, 골반에서는 정관(ductus deferens)이 요관(ureter)을 가로지른다. 이 위치 관계는 일생 동안 유지된다.

정액샘의 위끝(superior end)은 요관(ureter)의 뒤쪽에서 복막(peritoneum)에 덮여 있으며, **곧창자방광오목**(*rectovesical pouch*)을 덮는 복막에 의해 곧창자(rectum)와는 분리되어 있다. 반면, 정액샘의 아래끝(inferior end)은 곧창자방광사이막(rectovesical septum)만을 사이에 두고 곧창자와 매우 근접해 있다(그림 6.34). 정액샘관(duct of seminal gland)은 정관(ductus deferens)과 만나서 **사정관**(*ejaculatory duct*)을 형성한다.

정액샘의 동맥과 정맥. 정액샘에 **분포하는 동맥**은 아래방광동맥(*inferior vesical artery*)과 **중간곧창자동맥**(*middle rectal artery*)에서 분지한다(그림 6.37; 그림 6.15와 6.17 참조; 표 6.4). 정액샘의 정맥은 동맥과 같이 주행하며 이름도 비슷하다(그림 6.19C).

사정관(ejaculatory duct)

사정관(ejaculatory duct)은 가느다란 관으로 정액샘관(duct of seminal gland)과 정관(ductus deferens)이 만나서 형성된다(그림 6.34, 6.36과 6.37). 길이가 대략 2.5 cm인 두 개의 사정관은 방광목(neck of bladder) 가까이에서 시작하여 서로 아주 가까이 아래앞쪽으로 내려가다가 전립샘(prostate)의 뒷부분을 관통하여 전립샘소실(prostatic utricle)의 측면을 통과한다. 두 관은 서로 점점 가까워져 전립샘소실 입구 위 또는 안에 있는 작은 틈새로서 요도둔덕(semi-

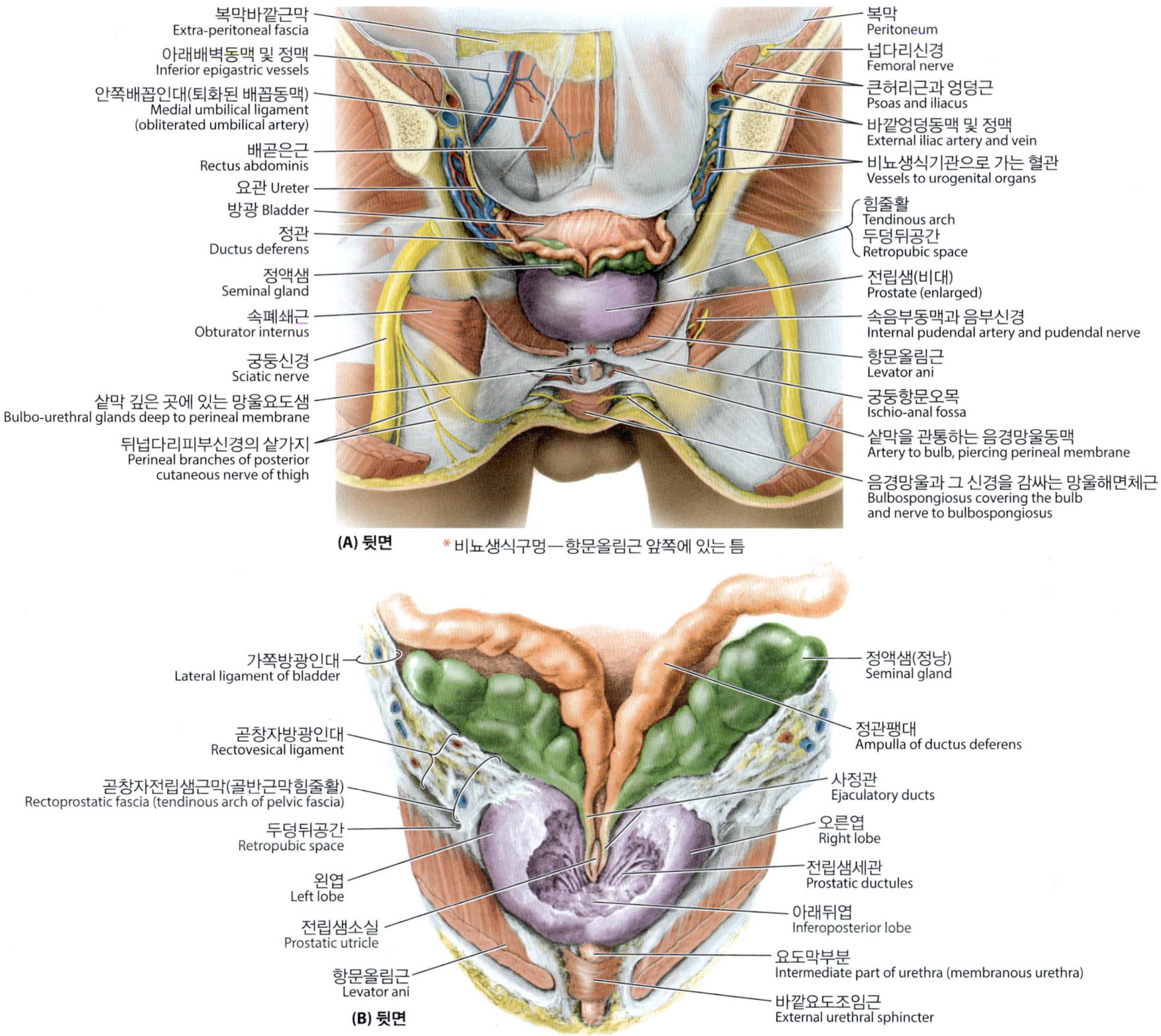

그림 6.36. 남성 골반 내장의 뒷면. A. 전체 개요. 골반의 뒷벽, 곧창자(rectum), 곧창자방광사이막(rectovesical septum)을 제거하였다. 배꼽동맥인대(umbilical ligament)는 방광(urinary bladder)처럼 복막바깥근막(extraperitoneal fascia) 또는 복막아래근막(subperitoneal fascia) 속에 묻혀 있다. 이 그림에서는 이들을 대부분 제거하였다. **B.** 전립샘(prostate) 뒷부분의 해부. 사정관(ejaculatory duct)은 정액샘관(duct of seminal gland)과 정관(ductus deferens)이 만나서 이루어진다. 흔적기관인 전립샘소실(prostatic utricle)은 앞에서 보면 함몰 부위로 보이지만, 뒤쪽에서 해부하면 두 사정관(ejaculatory duct) 사이에서 돌출부위로 나타난다.

nal colliculus)의 표면으로 열리게 된다(그림 6.30). 사정관은 전립샘의 샘조직 속을 지나가지만 전립샘의 분비물이 정액과 섞이는 것은 사정관이 끝나는 곳인 전립샘요도(prostatic urethra)에서다.

사정관의 동맥과 정맥. 사정관에는 **정관동맥**(*artery to ductus deferens*)이 분포하는데 이는 대개 위방광동맥(superior vesical artery)의 가지이거나, 흔히 아래방광동맥(inferior vesical artery)에서 기원하기도 한다(그림 6.37). 사정관의 정맥은 **전립샘정맥얼기**(*prostatic venous plexus*)와 **방광정맥얼기**(*vesical venous plexus*)로 들어간다(그림 6.19C).

전립샘(prostate)

전립샘(전립선, **prostate**)은 대략 길이가 3 cm, 너비가 4 cm, 앞뒤길이가 2 cm인 남성생식계통에서 가장 큰 부속샘(accessory gland)이다(그림 6.34, 6.36과 6.37). 호두만한 크기의 단단한 전립샘은 **전립샘요도**(*prostatic urethra*)를 둘러싸고 있다. 샘부분(glandular part)은 전립샘의 2/3 정도를 이루고, 나머지 1/3은 섬유 및 근육으로 이루어진다.

질긴 **전립샘피막**(전립선피막, **fibrous capsule of prostate**)에는 신경과 혈관이 분포하는데, 이 혈관과 신경은 각각 전립샘정맥얼기

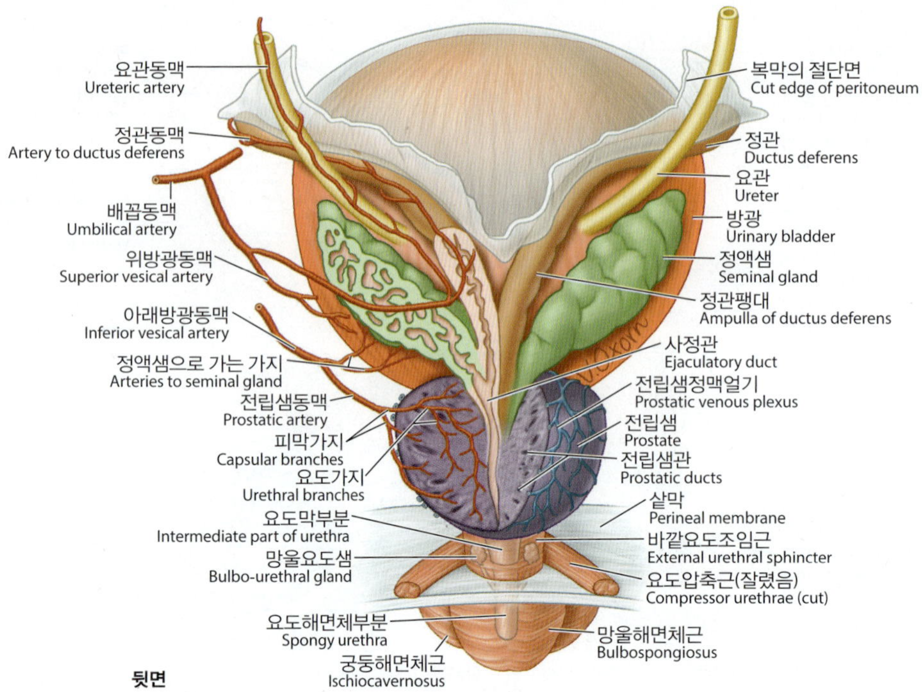

그림 6.37. 요관(ureter) 골반부분, 방광(urinary bladder), 정액샘(seminal gland), 정관(ductus deferens)의 끝부분, 전립샘(prostate). 왼쪽 정액샘(seminal gland)과 정관팽대(ampulla of ductus deferens)를 해부하여 노출시켰다. 사정관(ejaculatory duct)을 노출하기 위해 전립샘(prostate)의 일부도 절개하였다. 샅막(perineal membrane)은 바깥생식기관과 샅부위의 깊은 부분, 즉 궁둥항문오목(ischioanal fossa)의 앞오목(anterior recess) 사이에 위치한다. 요도(urethra), 망울요도샘관(duct of bulbourethral gland), 음경등동맥(dorsal artery of penis)과 깊은음경동맥(deep artery of penis), 해면체신경(cavernous nerve) 그리고 음경등신경(dorsal nerve of penis)이 샅막을 관통한다.

(prostatic venous plexus)와 전립샘신경얼기(prostatic nerve plexus)에 연결된다. 이 전체는 다시 **골반근막내장층**(*visceral layer of pelvic fascia*)에 의해 한번 더 둘러싸여 섬유성의 **전립샘집**(*prostatic sheath*)을 형성하는데, 얇은 그 앞부분은 앞가쪽으로 **두덩전립샘인대**(*puboprostatic ligament*)로 연속되며, 질긴 뒷부분은 **곧창자전립샘근막**(*rectovesical septum*)과 혼합된다. 전립샘에는 다음의 구조가 포함된다.

- 방광목과 밀착된 부분인 전립샘바닥(전립선저, base)
- 요도조임근(urethral sphincter muscle)과 깊은샅근육(deep perineal muscles)의 위쪽을 덮는 근막과 접하고 있는 전립샘꼭대기(전립선첨, apex)
- 근육으로 된 앞면에는 대부분 가로로 배열된 근육섬유가 세로로 홈이 파진 횡문조임근(rhabdosphincter)을 형성하고 있는데, 이것은 요도조임근(urethral sphincter muscle)의 일부로서 두덩결합(pubic symphysis)과는 두덩뒤공간(retropubic space)에 있는 복막바깥조직(retroperitoneal fat)에 의해 분리되어 있다.
- 곧창자팽대(ampulla of rectum)와 가까이 위치한 뒤면(posterior surface)
- 항문올림근과 가까이 있는 아래가쪽면(inferolateral surface)

해부학적으로 그리 명확하지는 않지만, 보통 다음과 같이 전립샘의 엽(lobe)을 설명한다(그림 6.38A).

- **전립샘잘록**(전립선협부, **isthmus of prostate**, commissure of prostate)은 과거의 앞"엽"(anterior "lobe")에 해당하며, 요도(urethra)의 앞에 위치한다. 이 부분은 섬유와 근육으로 이루어지며, 근육섬유는 바깥요도조임근(external urethral sphincter)이 위쪽으로 방광목(neck of bladder)까지 연장된 것이다. 여기에는 샘조직(glandular tissue)이 거의 또는 아예 없다.
- **오른엽**(우엽, **right lobe**)과 **왼엽**(좌엽, **left lobe**)은 앞쪽으로는 전립샘잘록에 의해, 뒤쪽으로는 중앙의 얕은 세로 홈에 의해 나누어진다. 이들 각 엽은 설명의 편의를 위해서 요도와 사정관(ejaculatory duct)과의 관계에 따라, 그리고 덜 뚜렷하긴 하지만, 배출관과 결합조직의 배열에 따라 정의된 네 개의 소엽(lobule)으로 나뉜다.
  1. **아래뒤소엽**(**inferoposterior lobule**, lower posterior lobule)은 요도 뒤, 사정관 아래에 있다. 직장검사(rectal exam)를 할 때 손끝에 만져지는 부분이다.
  2. **아래가쪽소엽**(**inferolateral lobule**, lower lateral lobule)은 요도 바로 가쪽에 있으며, 오른엽과 왼엽의 대부분을 이룬다.
  3. **위안쪽소엽**(**superomedial lobule**)은 아래뒤소엽보다 더 깊이 있으며 같은쪽 사정관을 둘러싼다.
  4. **앞안쪽소엽**(**anteromedial lobule**)은 아래가쪽소엽보다 더 깊이 있으며 몸쪽전립샘요도(proximal prostatic urethra) 바로 가쪽에 있다.

발생과정 중에 나타나는 **중간엽**(*middle lobe, median lobe*)은 위에 설명한 (3)과 (4)로 발달한다. 특히 이 부위는 나이가 듦에 따라 호르몬의 자극을 받아 비대해져서 요도와 사정관 사이에 위치하면

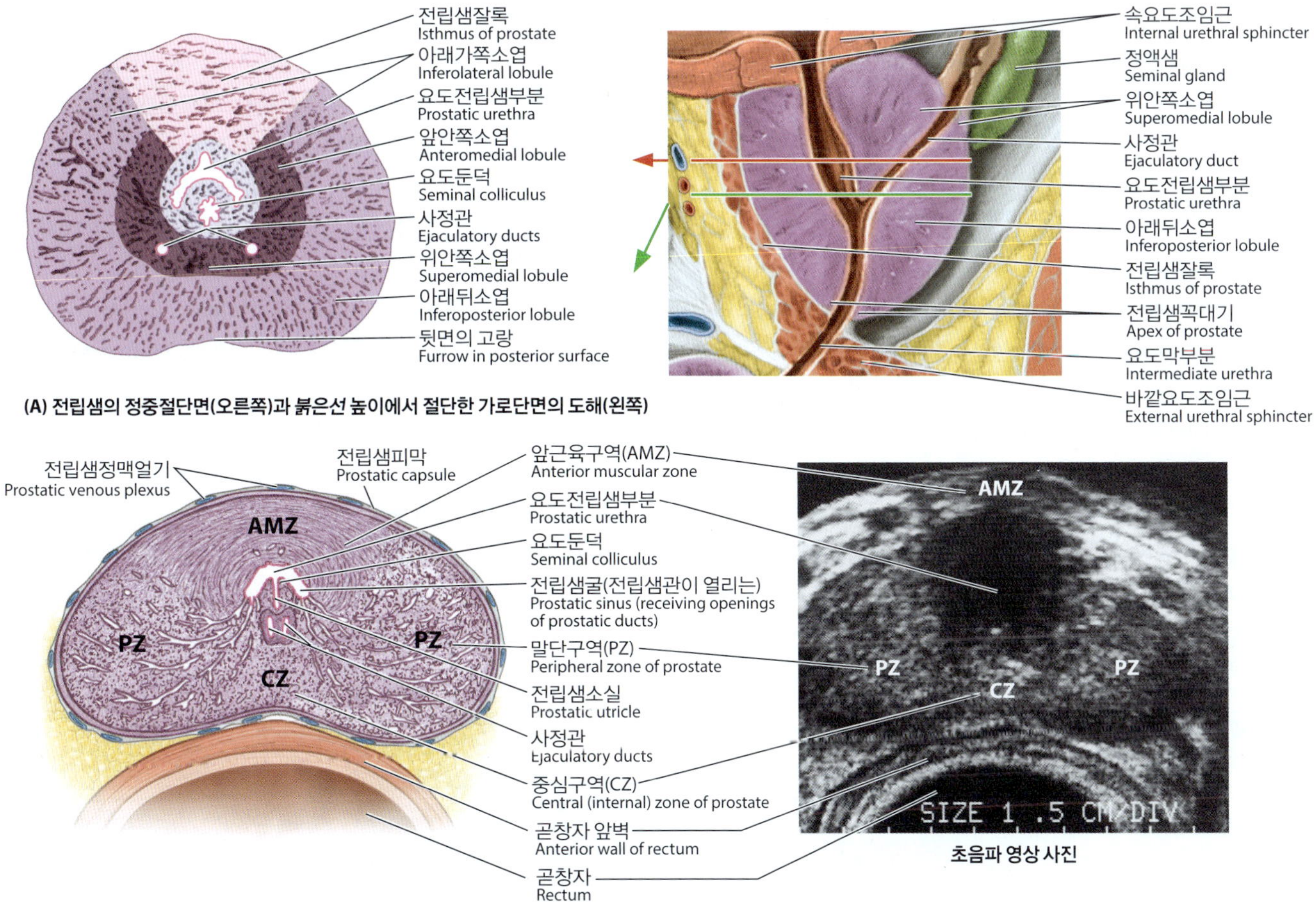

(A) 전립샘의 정중절단면(오른쪽)과 붉은선 높이에서 절단한 가로단면의 도해(왼쪽)

(B) (A) 오른쪽 그림의 녹색선 높이의 가로 초음파 영상(오른쪽)과 그 도해(왼쪽)

그림 6.38. **전립샘(prostate)의 소엽(lobule)과 영역(zone). A.** 해부학적 단면. 경계가 명확하지 않은 소엽(lobule)이 관찰된다. **B.** 해당 해부 단면과 초음파 영상(US)의 비교. 초음파 탐촉자(ultrasound transducer)를 곧창자(rectum)에 넣고 앞쪽에 있는 전립샘을 검사한다. 가장자리지역(peripheral zone)에 있는 배출관(duct)은 전립샘굴(prostatic sinus)로 열리는 반면, 중심지역(central zone)의 배출관은 전립샘굴(prostatic sinus)과 요도둔덕(seminal colliculus)으로 열린다.

서 방광목과 아주 가까운 **중간소엽**(*middle lobule*)을 형성하는 경향이 있다. 중간소엽이 비대해지는 것은 적어도 속요도구멍(internal urethral orifice)으로 돌출된 **방광목젖**(*uvula*)의 형성에 어느 정도 관여할 것으로 생각된다(그림 6.30 참조).

일부 임상의사들, 특히 비뇨기과전문의(urologist)와 초음파영상의학전문의들은 전립샘을 가장자리지역(peripheral zone)과 중심지역(central zone)으로 분류한다(그림 6.38B). 중심지역은 중간엽에 해당한다고 할 수 있다.

전립샘관(전립선관, **prostatic duct**)은 20~30개가 있으며 대부분 전립샘굴(전립신동, *prostatic sinus*)로 열린다. 전립샘굴은 요도 전립샘부분 뒷벽에 있는 요도둔덕(semical colliculus) 양쪽에 있는 고랑이다(그림 6.37). 전립샘액(prostatic fluid)은 우윳빛을 띠는 묽은 액체로 **정액(semen)**의 20% 정도를 차지한다. 정액은 고환(testis), 정액샘(seminal gland), 전립샘 그리고 망울요도샘(bulbourethral gland)의 분비물이 섞인 것으로 정자가 운반되는 매개체의 역할을 한다. 이 액체는 또한 정자를 활성화한다.

전립샘의 동맥과 정맥. 전립샘에 분포하는 동맥은 주로 속엉덩동맥, 특히 아래방광동맥(*inferior vesical artery*)의 가지이지만 속음부동맥(internal pudendal artery)이나 중간곧창자동맥(middle rectal artery)에서 나올 수도 있다(그림 6.37; 그림 6.17A 참조; 표 6.4). 정맥은 모여서 전립샘의 측면과 바닥주위에 정맥얼기를 형성한다(그림 6.37; 그림 6.19C 참조). 이 **전립샘정맥얼기**(전립선정맥총, **prostatic venous plexus**)는 전립샘의 섬유피막과 전립샘집(prostatic sheath) 사이에 있는데 **속엉덩정맥**(*internal iliac vein*)으로 들어간다. 전립샘정맥얼기는 위로는 **방광정맥얼기**(*vesical venous plexus*)와, 뒤로는 **속척주정맥얼기**(*internal vertebral venous plexus*)와 연결된다.

망울요도샘(bulbo-urethral gland)

완두콩 크기만한 2개의 **망울요도샘**(요도구선, **bulbo-urethral gland**, Cowper gland)은 요도 중간부분(intermediate part)의 뒤가쪽에 있으며 대부분 바깥요도조임근(external urethral sphincter muscle) 안에 파묻혀 있다(그림 6.30B, 6.34, 6.36과 6.37). **망울요도샘관**(요도구선관, **duct of bulbo-urethral gland**)은 요도 중간부분과 함께 샅막(perineal membrane)을 관통하여 음경망울(bulb of penis) 속의 요

도해면체부분(spongy urethra)의 몸쪽에 있는 작은 몇 개의 구멍으로 열린다. 성적으로 흥분하게 되면 점액 같은 분비물이 요도로 분비된다.

남성 속생식기관의 신경분포 (innervation of internal genital organs of male pelvis)

정관(ductus deferens), 정액샘(seminal gland), 사정관(ejaculatory duct), 전립샘(prostate)에는 교감신경이 풍부하게 분포한다. **연접이전교감신경섬유**(*presynaptic sympathetic fiber*)는 열두째가슴분절(T12)부터 둘째(L2) 또는 셋째 허리분절(L3)까지의 척수 중간가쪽기둥(intermediolateral cell column)에 있는 신경세포에서 기원한다. 이 섬유는 교감신경줄기의 척주옆신경절(paravertebral ganglion)을 경유하여 허리내장신경(lumbar splanchnic nerve), 아랫배신경얼기(hypogastric plexus) 그리고 골반신경얼기(pelvic plexus)의 성분이 된다(그림 6.29 참조).

연접이전부교감신경섬유(*presynaptic parasympathetic fiber*)는 둘째와 셋째 엉치분절(S2, S3)에서 기원하고 **골반내장신경**(*pelvic splanchnic nerve*)을 경유하여 마찬가지로 아래아랫배신경얼기/골반신경얼기에 합류하게 된다. 교감신경과 부교감신경의 연접이전섬유는 바로 이들 신경얼기 안이나, 골반 장기로 가는 도중에, 또는 장기 가까이에서 연접이후신경원과 연접을 이룬다. 성적 극치감(orgasm)의 한 반응으로서 교감신경계통은 속요도조임근(internal urethral sphincter)을 수축시켜 역행사정(retrograde ejaculation)이 일어나는 것을 막는다. 동시에 교감신경은 정관(ductus deferens)에서 연동운동과 유사한 빠른 수축을 일으키며, 정액샘(seminal gland)과 전립샘(prostate)을 수축함과 동시에 이들로부터 나온 분비물은 사정하는 동안 정자를 배출하기 위한 운반체(vehicle) 역할을 함으로써, 결과적으로 정액과 분출력의 두 가지를 모두 제공한다. 속생식기관에 분포하는 부교감신경의 기능은 아직 불확실하다. 그러나 전립샘신경얼기(prostatic plexus)를 경유하는 부교감신경은 **음경해면체신경**(*cavernous nerve*)을 형성하여, 음경의 발기조직(erectile body)에 분포하여 이를 발기(erection)시키는 데 관여한다(그림 6.64 참조).

임상적용 CLINICAL BOX

남성 속생식기관(MALE INTERNAL GENITAL ORGAN)

남성 불임법(Male Sterilization)

남성 불임법의 일반적인 방법은 흔히 **정관수술**(*vasectomy*)로 알려진, **정관절제술**(*deferentectomy*)이다. 이 수술을 할 때는 음낭(scrotum)의 윗부분에 절개선을 만들고 이를 통하여 정관(ductus deferens)을 결찰(ligation)하거나 또는 잘라서 제거한다(그림 B6.11). 그렇기 때문에 수술 후에 정액샘, 전립샘, 망울요도샘에서 배출된 액체에는 정자가 존재하지 않는다. 배출되지 않은 정자는 부고환(epididymis)과 정관의 몸쪽 부분에서 퇴화되어 사라진다.

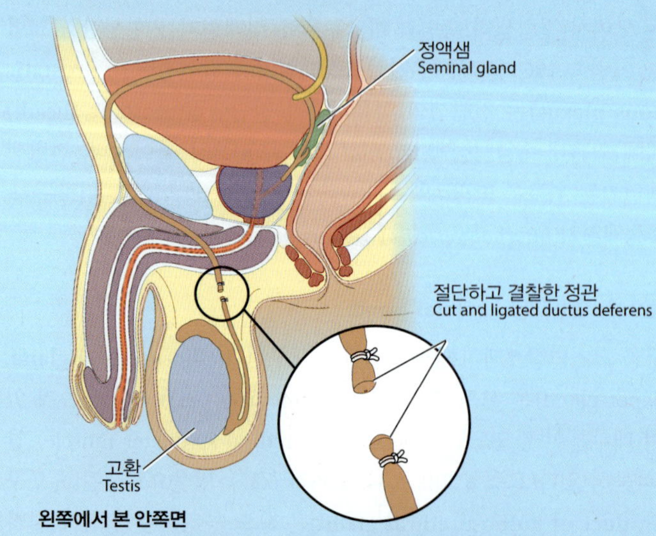

그림 B6.11. 정관절제술(vasectomy).

절제정관복원술(*reversal of deferentectomy*)은 예후가 좋은 경우 대부분 성공적이다. 보통 환자 나이가 30세 미만이거나 수술한 지 7년 미만이면 좋은 결과를 기대할 수 있다. 이때는 수술현미경을 통해 관찰하면서 절단했던 정관의 끝을 다시 이어준다.

정액샘의 농양(고름주머니)(Abscess in Seminal Gland)

정액샘(정낭)에 국소적으로 고름(농, pus)이 모이게 되면 터져서 고름이 복막안(peritoneal cavity)으로 들어갈 수도 있다. 정액샘은 커지거나 가득 찬 상태가 되면 직장검사(rectal examination)를 통해 촉진(palpation)할 수 있다. 정액샘의 촉진은 방광(urinary bladder)이 어느 정도 가득 찬 상태에서 가장 용이하다. 또한 정액샘을 마사지하여 분비물을 배출하도록 한 다음, 현미경으로 관찰하여 임질(gonorrhea)을 일으키는 병원균인 **임균**(*gonococcus*)을 검출하기도 한다.

전립샘비대증(전립선비대증, Hypertrophy of Prostate)

전립샘은 임상적으로 주목을 많이 받는 기관인데 그 이유는 **양성전립샘비대증**(*benign hypertrophy of prostate, BHP*)이 중년기 이후에 흔하며 이 연령층의 거의 모든 남성에서 생기기 때문이다. 비대해진 전립샘은 방광(urinary bladder)쪽으로 돌출하게 되고 이로 인하여 전립샘요도(prostatic urethra)를 변형시킴으로써 배뇨를 방해한다. 대개 가장 많이 비대해져서 속요도구멍(internal urethral orifice)을 막는 것은 중간소엽(middle lobule)이다. 환자는 힘을 주면 줄수록 전립샘의 종괴(mass)가 판막(valve)과 같은 역할을 하여 요도(urethra)를 막는다.

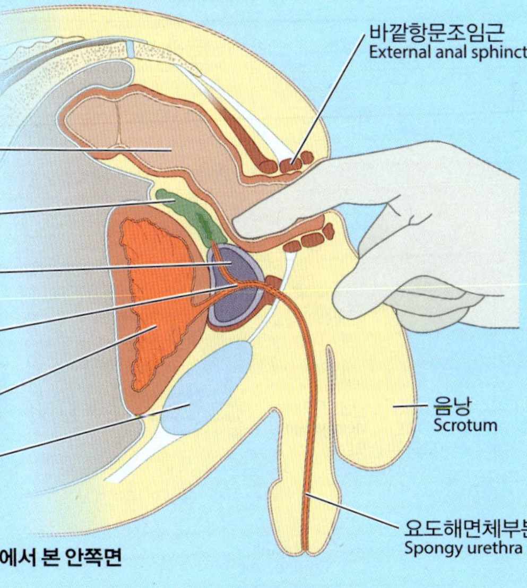

그림 B6.12. **전립샘 검사.**

전립샘비대증은 요도폐색(urethral obstruction)의 빈번한 원인이며 밤에 배뇨를 하여야만 하는 야간뇨(*nocturia*), 배뇨할 때 통증을 느끼거나 배뇨가 어려운 배뇨곤란(*dysuria*), 그리고 갑작스럽게 배뇨의 욕구를 느끼는 긴박성(*urgency*)의 증상을 유발한다. 전립샘비대증은 또한 신장의 손상은 물론, 방광의 감염(방광염, cystitis)도 일으킬 수 있다.

전립샘의 비대와 종양(tumor)의 여부를 알기 위하여 국소적인 종괴나 비대칭을 검사할 때는 직장검사(*digital rectal examination*)를 시행한다(그림 B6.12). 전립샘의 촉진(palpation) 여부는 방광(urinary bladder)이 가득 찬 정도에 따라 달라진다. 방광이 가득 차면, 전립샘이 제자리에 고정되기 때문에 촉진하기가 용이하다. 전립샘에 악성 병변이 있으면 단단하고 울퉁불퉁한 경우가 많다. 질병이 더 진행되는 경우 림프액과 정맥의 경로 모두를 통해 악성 종양세포의 전이(metastasis)가 일어난다. 림프액의 경로를 따르면 처음에는 속엉덩림프절(internal iliac node)과 엉치림프절(sacral node)로 갔다가 그 후에 더 멀리 전이되며, 정맥의 경로를 따르면, 속척주정맥얼기(internal vertebral venous plexus)를 통해 척주와 뇌로 갈 수 있다.

전립샘요도(prostatic urethra)가 전립샘과 매우 가깝게 위치하므로 내시경(endoscope)을 통해 요도(urethra)의 폐쇄를 완화시킬 수 있다. 이때는 기구를 바깥요도구멍(external urethral orifice)과 해면체요도(spongy urethra)를 경유하여 전립샘요도(prostatic urethra)까지 삽입한다. 그 다음에 전립샘의 전체나 일부, 또는 비대해진 부분만을 제거한다(요도경유전립샘절제술, *transurethral resection of prostate, TURP*). 더 심한 경우에는 전립샘 전체를 정액샘(seminal gland), 사정관(ejaculatory duct), 정관(ductus deferens)의 종말부분과 함께 제거하기도 한다(근치전립샘절제술, *radical prostatectomy*).

전립샘피막(capsule of prostate)을 통해 음경(penis)으로 드나드는 신경과 혈관을 보존하기 위한 요도경유전립샘절제술(TURP)과 개선된 개방성 수술(open operative technique) 덕분에 환자는 수술 후에 정상적으로 배뇨를 조절할 수 있을 뿐 아니라 성기능을 유지할 가능성도 높아진다.

핵심정리: 남성 속생식기관(Male Internal Genital Organs)

정관: 끈 모양인 정관(ductus deferens)은 정삭(spermatic cord)을 이루는 주요 성분이며, 정자(sperm)를 부고환(epididymis)에서 사정관(ejaculatory duct)까지 운반한다. ■ 정관의 먼쪽 부분은 음낭(scrotum)의 얇은 층을 지나가므로 정관절제술(deferentectomy) 시에 쉽게 접근할 수 있으며, 고샅굴(inguinal canal)을 통하여 앞복벽을 관통한다. ■ 정관의 골반 부분은 복막의 비로 바깥쪽에 위치하며, 종말부분은 바깥으로는 기지고 안으로는 내강(lumen)이 복잡하게 꼬여 있는 정관팽대(ampulla of ductus deferens)를 형성한다.

정액샘, 사정관, 진립샘: 비스듬하게 놓인 두 정액샘(seminal gland, 정낭, seminal vesicle)은 방광바닥에서 서로 가까워져 각각 같은 쪽의 정관(ductus deferens)과 합쳐져서 사정관(ejaculatory duct)을 형성한다. ■ 2개의 사정관(ejaculatory duct)은 곧바로 전립샘의 뒤면으로 들어가 서로 가깝고 평행하게 전립샘을 관통하여 요도둔덕(seminal colliculus)의 표면에 열린다. ■ 전립샘관(prostatic duct)은 요도둔덕에 가까운 전립샘굴(prostatic sinus)로 열린다. 따라서 이를 통하여 주요 분비물과 정자가 전립샘요도(prostatic urethra)까지 운반된다. ■ 정액샘과 전립샘의 분비물은 정액에서 훨씬 큰 부분을 차지하며 정자의 이동에 꼭 필요하다 ■ 이들 속생식기관은 남성 골반의 앞쪽에 있으며 아래방광동맥(inferior vesical artery)과 중간곧창자동맥(middle rectal artery)의 분포를 받고, 여기에서 나온 혈액은 서로 연결된 전립샘정맥얼기와 방광정맥얼기로 들어간다. ■ 척수 허리분절에서 나온 교감신경성분은 사정(ejaculation)을 일으키는 수축과 분비를 유도한다. ■ 둘째–넷째엉치분절(S2–S4)에서 나오는 부교감섬유의 기능은 아직 불확실하지만, 전립샘신경얼기(prostatic nerve plexus)를 경유하여 음경해면체신경(cavernous nerve)을 형성하는 성분은 발기(erection)를 일으킨다.

여성 속생식기관(Female Internal Genital Organs)

여성의 속생식기관에는 질, 자궁, 자궁관 그리고 난소가 있다.

난소(ovary)

난소(ovary)는 모양과 크기가 아몬드와 비슷한 여성의 생식샘(gonad)으로서 여성의 생식세포인 난자(*oocyte*)가 발생하는 곳이다. 난소는 또한 생식호르몬(reproductive hormone)을 분비하는 내분비샘이기도 하다. 2개의 난소 각각에는 짧은 복막(peritoneum)의 주름인 난소간막(*mesovarium*)이 붙어 있다(그림 6.39A). 난소간막은 자궁을 싸는 커다란 복막인 자궁넓은인대(자궁광간막, *broad ligament*)의 일부이다.

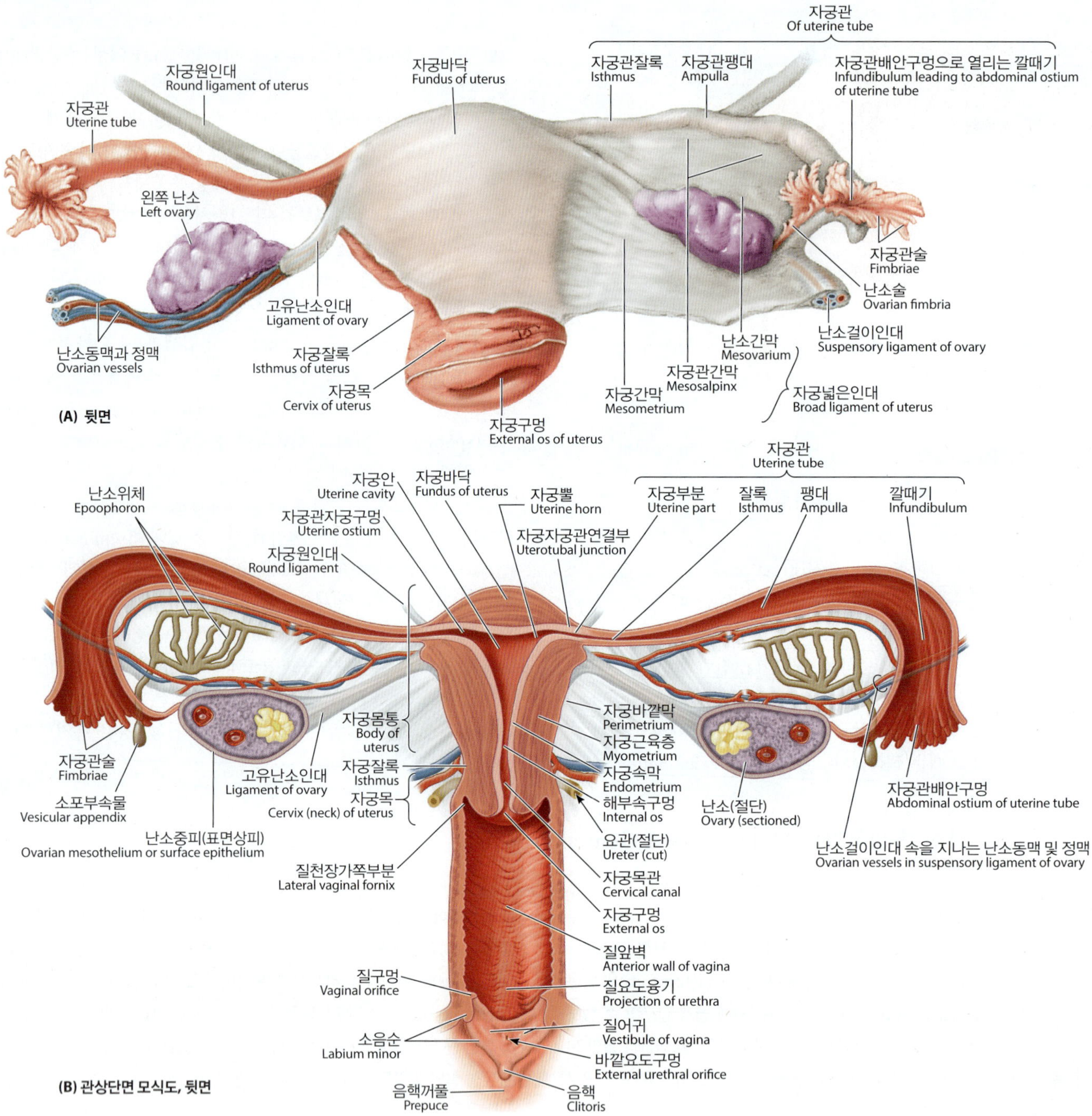

그림 6.39. 여성 속생식기관(internal genital organ)의 내부. A. 자궁넓은인대(broad ligament)의 일부분. 왼쪽은 난소(ovary), 자궁관(uterine tube)을 관찰하기 위해 자궁넓은인대(broad ligament of uterus)를 제거하였다. **B.** 여성속생식기관의 내부 구조. 난소위체(epoophoron)는 자궁관(uterine tube)의 간막인 자궁관간막(mesosalpinx)에 흔적만 남은 미세한 관의 집합체이다. 난소위체와 소포부속물(vesicular appendage)은 태아 중간콩팥(mesonephros)의 흔적구조이다.

사춘기 이전의 여자아이들에서 난소의 표면을 싸는 **난소백색막**(난소백막, *tunica albuginea of ovary*)이라는 결합조직 피막은 다시, **난소중피(ovarian mesothelium)** 또는 **표면상피(surface epithelium, germinal epithelium)**라는 한 층의 입방세포로 이루어진 매끄러운 상피로 덮여 있는데, 이것은 윤기가 없는 회색을 띠고 있어, 이것과 이어져 있지만 표면에 광택을 띠는 복막의 일부인 난소간막(mesovarium)과 뚜렷이 구분된다(그림 6.39B). 사춘기 이후에는 배란(ovulation) 과정 중에 난포(ovarian follicle)의 파열과 난자의 배출이 반복되기 때문에 난소의 표면상피에 점점 반흔(scar)이 생기게 되고 모양도 불규칙해진다. 배란을 억제하는 피임약을 먹는 여성은 반흔이 더 적다.

난소에 분포하는 혈관, 림프관, 신경은 골반가장자리를 건너 **난소걸이인대**(난소제삭, **suspensory ligament of ovary**)라는 복막(peritoneum)의 주름을 통해 위가쪽에서 난소로 드나든다. 이 인대는 자궁넓은인대의 일부인 난소간막(mesovarium)과 이어져 있다. 난소간막 안에 있는 짧은 **고유난소인대**(고유난소삭, *ligament of ovary*)도 안

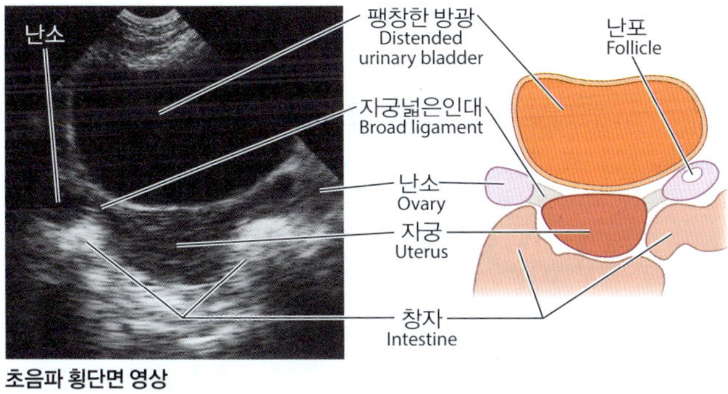

그림 6.40. 난소(ovary)와 자궁(uterus)의 초음파 영상(ultrasound scanning). 왼쪽 영상에서 관찰되는 구조를 오른쪽에 그림으로 나타내었다.

쪽에서 난소를 자궁에 이어준다. 그러므로 손이나 초음파를 통해 골반을 검사할 때 난소는 전형적으로 가쪽에, 즉 자궁과 가쪽골반벽 사이에 위치한다(그림 6.40). 고유난소인대는 태아에서 난소길잡이(ovarian gubernaculum) 윗부분의 잔존물이다(그림 5.17B 참조). 고유난소인대는 난소의 몸쪽(자궁쪽)끝(proximal end)과 자궁의 가쪽각(lateral angle), 특히 자궁관(uterine tube)이 자궁으로 들어가는 곳 바로 아래 사이를 이어준다(그림 6.39A). 난소는 복막안(peritoneal cavity)에 매달려 있고, 그 표면이 복막에 싸여 있지 않기 때문에 배란(ovulation)이 될 때 난자(oocyte)는 복막안으로 들어오게 된다. 하지만 정상적으로 난자는 자궁관깔때기(infundibulum)의 자궁관술(fimbria)에 의해 포착되어 수정(fertilization)이 일어나는 곳인 자궁관팽대(ampulla of uterine tube)로 운반되므로 복막안에 머무르는 시간은 짧다.

자궁관(uterine tubes)

두 개의 **자궁관(uterine tube**, 난관, oviduct, 나팔관, fallopian tube)은 가임기에 있는 여성의 경우, 매달 난소(ovary)로부터 배출된 난자(oocyte)를 난소 주위의 복막안(peritoneal cavity)에서 자궁안(uterine cavity)으로 운반한다. 또한 자궁관은 대개 수정(fertilization)이 일어나는 장소가 된다. 자궁관은 **자궁뿔**(자궁각, *uterine horn*)로부터 가쪽으로 뻗어나가 난소 근처에서 복막안으로 열린다(그림 6.39A, B).

대략 길이가 10 cm인 자궁관(uterine tube)은 창자간막의 부분인 좁은 **자궁관간막**(난관간막, **mesosalpinx**) 안에 있는데, 자궁넓은인대(broad ligament of uterus)의 위앞쪽 자유모서리를 이룬다. 많은 그림에서 볼 수 있는 이상적인 자궁관의 형태는 양쪽이 대칭을 이루며 뒤가쪽 가쪽골반벽을 향해 뻗어 있고, 수평으로 놓인 자궁넓은인대 안에서 난소의 앞위쪽으로 둥글게 구부러지는 것이다. 하지만 초음파를 통해 실제로 확인하면, 대개는 비대칭이며 자궁보다 위에, 심지어 뒤에 위치하는 경우도 많다.

자궁관은 가쪽부터 안쪽으로 네 부분으로 나눌 수 있다.

1. **자궁관깔때기(난관누두, infundibulum):** 깔때기처럼 생긴 자궁관의 먼쪽 끝으로서 **자궁관배안구멍**(난관복강구, **abdominal ostium**)을 통해 복막안으로 열린다. 자궁관깔때기의 끝에 있는 술처럼 생긴 손가락모양의 돌기인 **자궁관술**(난관채, **fimbriae**)이 난소의 안쪽면 위에 펼쳐 있다. 그 중 하나인 커다란 **난소술**(난소채, **ovarian fimbria**)은 난소의 위끝(superior pole)에 부착된다.
2. **자궁관팽대(난관팽대부, ampulla):** 자궁관의 가장 크고 긴 부분으로서 자궁관깔때기의 안쪽 끝에서 시작한다. 난자의 수정은 대개 자궁관팽대에서 일어난다.
3. **자궁관잘록(난관협부, isthmus):** 자궁관에서 벽이 두꺼운 부분으로서 자궁뿔(uterine horn)과 이어진다.
4. **자궁부분(자궁부, uterine part):** 자궁벽을 관통하는 짧은 벽내부에 있는(intramural) 부분이다. 자궁관자궁구멍(난관자궁구, uterine ostium)을 통해 자궁뿔에서 자궁안으로 열리게 된다.

난소와 자궁관의 동맥과 정맥. 난소동맥(ovarian artery)은 배대동맥(abdominal aorta)에서 시작되어(그림 6.16 참조; 표 6.4) 뒤복벽을 따라 내려온다. 골반 가장자리에서 이 동맥은 바깥엉덩동맥(external iliac artery) 및 정맥을 건너 난소걸이인대(suspensory ligament of ovary)로 들어가(그림 6.39A), 난소와 자궁관의 가쪽면으로 접근한다. 속엉덩동맥의 가지인 자궁동맥(uterine artery)의 오름가지(ascending branch)는 자궁의 가쪽면을 따라가서 난소와 자궁관의 안쪽면으로 접근한다(그림 6.41; 그림 6.18B 참조). 난소동맥과 자궁동맥의 오름가지는 둘 다 난소가지(ovarian branch)와 자궁관가지(tubal branch)로 나뉘면서 끝나는데, 이 혈관들은 난소와 자궁관 서로의 양쪽 끝에서부터 분포하다가 가지들이 서로 연결됨으로써, 배와 골반 양쪽에서 혈액 공급을 받는 난소와 자궁관의 곁순환(collateral circulation)을 형성한다.

난소로부터 나온 정맥은 난소와 자궁관 가까이에서 자궁넓은인대(broad ligament of uterus) 안에 포도줄기 같은 **덩굴정맥얼기**(만상정맥총, **pampiniform plexus**)를 형성한다(그림 6.41). 이 정맥얼기의 혈관은 대개 합쳐져서 하나의 **난소정맥(ovarian vein)**을 형성하여 난소동맥과 함께 작은골반 바깥으로 나간다. 오른쪽 난소정맥은 위로 올라가 아래대정맥(*inferior vena cava*)으로 들어가고, 왼쪽 것은 왼쪽콩팥정맥(*left renal vein*)으로 들어간다(그림 6.19 참조). 자궁관정맥(tubal vein)은 난소정맥(*ovarian vein*)이나 자궁정맥얼기(*uterine venous plexus*), 즉 자궁질정맥얼기(*uterovaginal venous plexus*)로 유입된다(그림 6.41).

난소와 자궁관의 신경분포. 분포하는 신경의 일부는 난소신경얼기(난소동맥신경총, *ovarian plexus*)에서 기원하여 난소동맥 및 정맥과 함께 아래로 내려오고, 일부는 자궁(골반)신경얼기[자궁질신경총, *uterine (pelvic) plexus*]로부터 기원한다(그림 6.42). 난소와 자궁관은 복막안장기이므로, 골반통각선(*pelvic pain line*)보다 위에 있다(표 6.3 참조). 내장감각신경의 통각섬유는 하행하는 난소신경얼기와 허리내장신경(lumbar splanchnic nerve)의 교감신경섬유를 따라 거슬러 올라가 열한째가슴–첫째허리분절(T11–L1)의 척수신경절에 있는 신경세포체에 도달한다. 내장감각반사신경섬유(visceral afferent

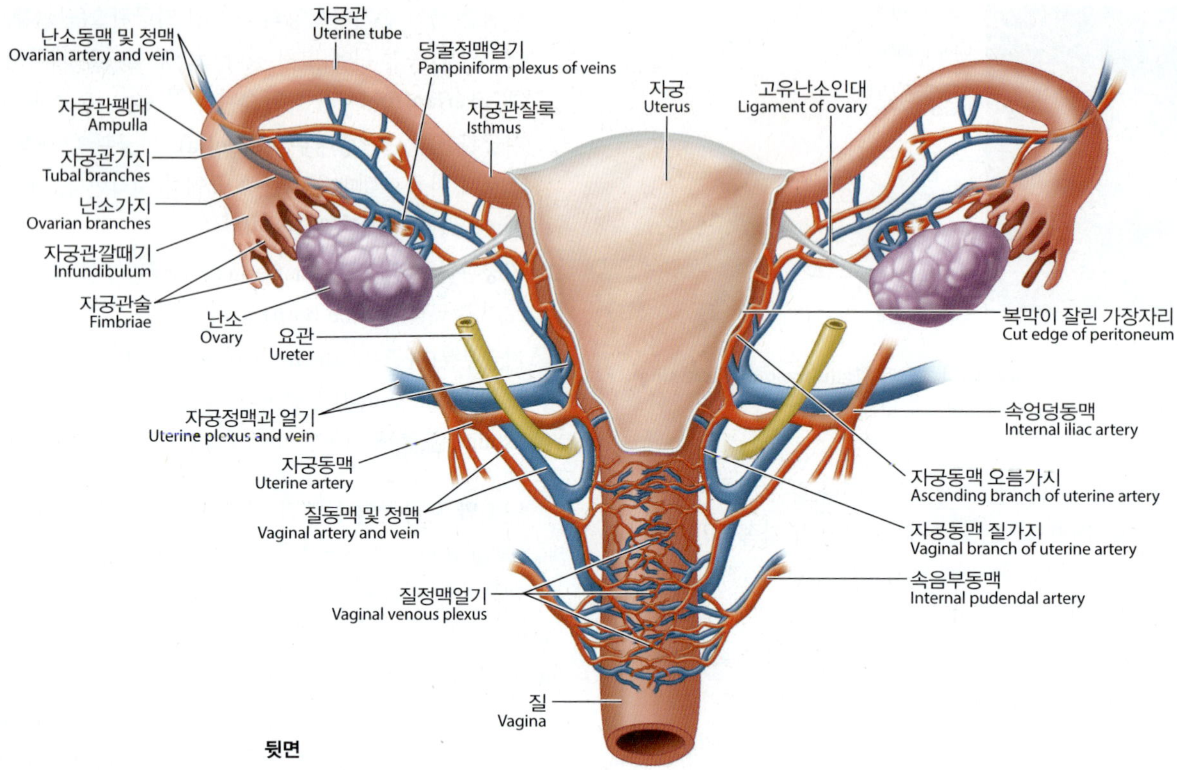

그림 6.41. 자궁(uterus), 질(vagina), 난소(ovary)의 동맥과 정맥. 자궁의 양쪽 측면에서 자궁넓은인대(broad ligament of uterus)를 제거함으로써 대동맥에서 기원한 난소동맥(ovarian artery)과 속엉덩동맥에서 기원한 자궁동맥(uterine artery)의 가지들이 서로 연결하면서 난소, 자궁관, 자궁에 분포하는 것이 관찰 가능하다. 정맥도 이와 유사한 분포를 보이나 그 흐름은 동맥과 반대이며, 정맥얼기를 형성하고 있다. 난소와 연결된 덩굴정맥얼기(pampiniform plexus), 이것과 이어져 있는 자궁정맥얼기(uterine plexus)와 질정맥얼기(vaginal plexus)가 여기에 포함되며, 뒤의 것 두 가지를 합쳐서 자궁질정맥얼기(uterovaginal plexus)라고 부른다.

reflex fiber)는 자궁(골반)신경얼기와 아래아랫배신경얼기(inferior hypogastric plexus), 골반내장신경(pelvic splanchnic nerve)을 경유하는 부교감신경섬유를 따라 거슬러 올라가서 둘째–넷째엉치분절(S2–S4)의 척수신경절에 도달한다.

자궁(uterus)

자궁(uterus)은 서양배 모양이며 근육으로 된 두꺼운 벽과 그 안에 빈 공간이 있는 기관이다. 배자(embryo)와 태아(fetus)는 자궁 안에서 발생하고 근육으로 된 벽은 태아의 성장에 따라 변화하지만, 분만할 때 배출할 수 있는 힘도 제공한다. 미임신(non-gravid, non-pregnant)자궁은 대개 작은골반 안에 위치하며, 그 몸통(body)이 방광 위에 위치하고 자궁목(cervix)은 방광과 곧창자 사이에 위치한다(그림 6.43A).

자궁은 큰 변화를 보이는 기관으로서, 크기와 비율이 일생에 걸쳐 다양하게 변화한다[이 장의 임상적용 "정상 자궁의 일생 동안 형태 변화(Lifetime Changes in Anatomy of Uterus)" 참조].

성인 여성의 자궁은 대개 전경 및 전굴된 형태를 하고 있어 방광 위에 놓이게 된다. **자궁전경**(*anteversion*)이란 자궁의 끝이 질의 축보다 위앞쪽에 있음을 의미하고, **자궁전굴**(*anteflexion*)이란 자궁목에 비해 앞으로 굽어 있어서 **전굴각**(*angle of flexion*)을 형성한다는 뜻이다. 그렇기 때문에 방광이 비어 있을 때 자궁은 거의 가로면에 놓인다(그림 6.43A, B와 6.44A). 자궁의 위치는 방광과 곧창자가 차 있는 정도, 그리고 임신기에 따라서 변한다(그림 6.44B). 자궁의 크기는 상당히 다양하지만, 미임신자궁(nongravid uterus)은 일반적으로 길이 7.5 cm, 폭 5 cm, 두께 2 cm 쯤 되며 90 g 정도의 무게를 갖는다. 자궁은 크게 자궁몸통과 자궁목의 두 부분으로 나눌 수 있다(그림 6.43B).

자궁몸통(자궁체, **body of uterus**)은 자궁의 위쪽 2/3를 차지하는데, 자궁몸통의 일부로서 자궁관자궁구멍(uterine ostium)보다 위쪽의 둥근 부분을 **자궁바닥**(자궁저, **fundus of uterus**)이라고 한다(그림 6.39B). 자궁몸통은 자궁넓은인대(broad ligament)의 두 층 사이에 있으며 움직임이 자유롭다(그림 6.39A). 자궁몸통에는 방광에 가까운 앞면(vesical surface)과 창자에 접하는 뒤면(intestinal surface)의 두 면이 있다. 자궁몸통과 자궁목은 비교적 좁은 부분인 **자궁잘록**(자궁협부, **isthmus of the uterus**)이 그 경계가 된다. 자궁잘록은 길이가 1 cm 정도이다(그림 6.39A, B와 6.43B).

자궁목(자궁경, **cervix of uterus**)은 몸통보다 비교적 좁은 원기둥 모양의 부분으로서 자궁의 아래쪽 1/3에 해당한다. 임신경력이 없는 성인 여성에서 자궁목의 길이는 대략 2.5 cm이다. 설명의 편의를 위해서, 자궁목은 자궁잘록과 질 사이의 부분인 **질위부분**(질상

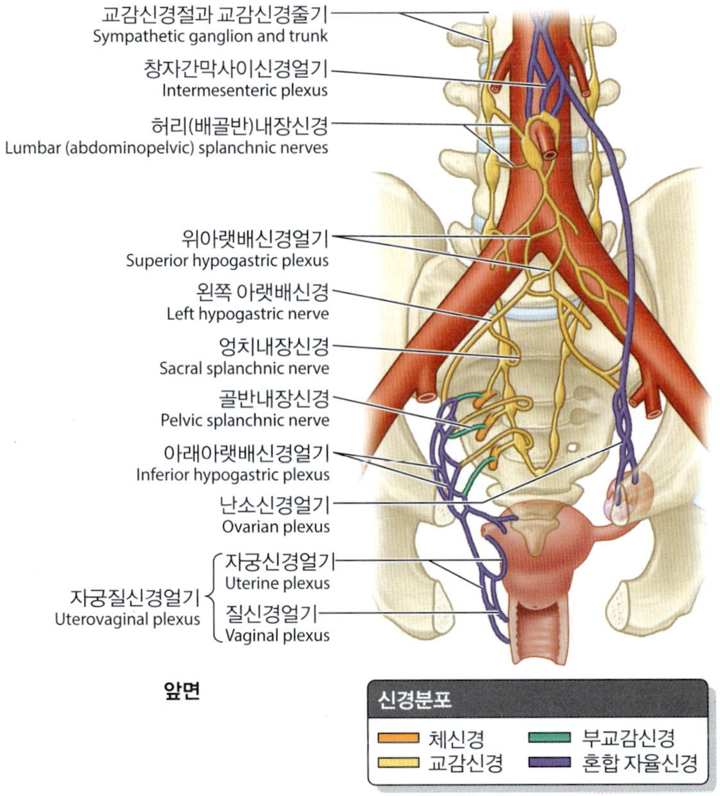

그림 6.42. 난소(ovary)와 여성 속생식기관(internal genital organ)의 신경분포. 이 신경들은 자율신경섬유(autonomic fiber) 외에도 내장감각신경섬유(visceral afferent fiber)를 내장으로부터 운반한다. 질(vagina)의 아래쪽 끝은 체신경(somatic nerve)의 지배를 받으므로 여기에 표시하지 않았다.

부, **supravaginal part**)과 질로 돌출된 **질부분**(질부, **vaginal part**)의 두 부분으로 나눈다(그림 6.43B). 둥근 질부분은 **자궁구멍**(자궁외구, **external os of uterus**)을 둘러싸며 질 부분 주위를 **질천장**(질원개, *vaginal fornix*)이라는 좁은 틈이 한 번 더 둘러싸고 있다[그림 6.39A, B와 6.43A(삽입그림)]. 질위부분은 앞에 위치한 방광과 성긴 결합조직에 의해 분리되고 뒤쪽의 곧창자와는 **곧창자자궁오목**(*recto-uterine pouch*)이라는 공간에 의해 분리된다(그림 6.43A).

좁은 틈으로 된 **자궁안**(자궁강, **uterine cavity**)은 자궁구멍에서부터 자궁바닥의 벽까지의 길이가 6 cm 정도이다(그림 6.39B). **자궁뿔**(자궁각, **uterine horn**, 라틴어로 *cornu*)이란 자궁관(uterine tube)과 연결되는 자궁안의 위가쪽부분을 말한다. 자궁안은 아래쪽으로 **자궁목관**(자궁경관, **cervical canal**)으로 이어진다. 이 방추형의 관은 자궁잘록 안의 협착부인 **해부속구멍**(내공, **anatomical internal os**)에서 시작하여 자궁목의 질위부분과 질부분을 따라 이어져 자궁구멍(external os)을 통해 질(vagina)의 관내강(lumen)으로 연결된다. 자궁안, 특히 자궁목관과 질의 관내강은 함께 **산도(birth canal)**를 형성하며 임신 말기에 태아가 지나가는 길이 된다.

자궁몸통(body of uterus)의 벽은 다음과 같은 세 층으로 되어 있다.

1. **자궁바깥막**(자궁외막, **perimetrium**)은 장막층(serosa, serous coat)으로서, 복막과 그 밑의 얇은 결합조직층으로 구성된다.
2. **자궁근육층**(자궁근층, **myometrium**)은 민무늬근으로 이루어진 중간층으로서 임신 중에는 엄청나게 확장하여 그 크기는 커지나 두께는 얇아진다. 자궁의 혈관과 신경의 주요 가지는 모두 이 층에 있다. 출산할 때 이 층은 호르몬의 자극을 받아 수축 간격이 점점 짧아져서 자궁목 입구를 확장하고 태아와 태반을 배출한다. 월경 시에는 이 근육층의 수축으로 인하여 월경통(cramping)이 생길 수 있다.
3. **자궁속막(자궁내막, endometrium)**은 안쪽의 점막층이며, 밑의 자궁근육층에 단단히 부착되어 있다. 이 층은 월경주기(menstrual cycle)로 인한 변화에 활발한 반응을 보여 주기의 각 단계마다 형태가 다르다. 임신이 되면 주머니배(blastocyst)가 이 층에 착상하며, 임신이 일어나지 않으면, 월경기에 이 층의 내부 표면층이 떨어져 나간다.

자궁목(cervix of uterus)에 있는 근육조직의 양은 자궁몸통에 있는 것보다 훨씬 적다. 자궁목은 대부분 섬유조직으로 구성되는데, 주성분은 아교질(collagen)이며 민무늬근과 탄력소(elastin)도 약간 존재한다.

자궁의 인대. 바깥쪽으로 **고유난소인대**(고유난소삭, **ligament of ovary**)가 자궁자궁관연결부위(uterotubal junction)의 뒤아래쪽에 부착한다(그림 6.39A, B). **자궁원인대**(자궁원삭, **round ligament of uterus**; 라틴어로 *ligamentum teres uteri*)는 이 연결부위의 앞아래쪽에 부착한다. 이들 두 인대는 **난소길잡이**(난소도대, *ovarian gubernaculum*)의 흔적기관이다. 난소길잡이는 생식샘이 처음에 발생하던 후복벽에서 아래로 내려가 자리를 잡는 과정에 관여한다(그림 5.17A 참조).

자궁넓은인대(자궁광간막, **broad ligament of uterus**)는 복막(peritoneum)의 두 층으로 이루어지며 자궁의 옆에서 골반의 가쪽벽과 바닥으로 이어진다(그림 6.39A). 이 인대는 자궁이 제자리에 있도록 도와준다. 자궁넓은인대의 두 층은 자궁관을 둘러싸는 자유모서리에서 서로 연속된다. 가쪽에서 자궁넓은인대의 복막은 혈관 위로 연장되어 **난소걸이인대**(난소제삭, *suspensory ligament of ovary*)로 이어진다. 자궁의 옆에 붙어 있는 자궁넓은인대의 두 층 사이에는 **고유난소인대**(고유난소삭, *ligament of ovary*)가 뒤위쪽에, **자궁원인대**(자궁원삭, *round ligament of the uterus*)가 아래앞쪽에 놓여 있다. 자궁관의 위치는 자궁넓은인대의 위앞쪽 자유모서리에 있는 작은 창자간막(복막)인 **자궁관간막**(난관간막, *mesosalpinx*)의 내부이다. 이와 마찬가지로 난소도 자궁넓은인대의 뒤쪽에 있는 **난소간막**(*mesovarium*)이라는 작은 창자간막에 싸여 있다. 자궁넓은인대의 가장 큰 부분은 자궁관간막과 난소간막 아래에 있으며, 자궁 자체의 창자간막의 역할을 하는 **자궁간막(mesometrium)**이다.

자궁은 골반안의 중심에 있는 단단한 구조이다. 자궁이 이 위치에 있도록 지지하는 주요 구조에는 수동적인 것과 능동적인 것이 있다. 자궁을 **능동적으로 지지하는 구조**는 골반가로막(pelvic diaphragm)이다. 앉아 있을 때와 일어서 있을 때 골반가로막의 긴장도,

6

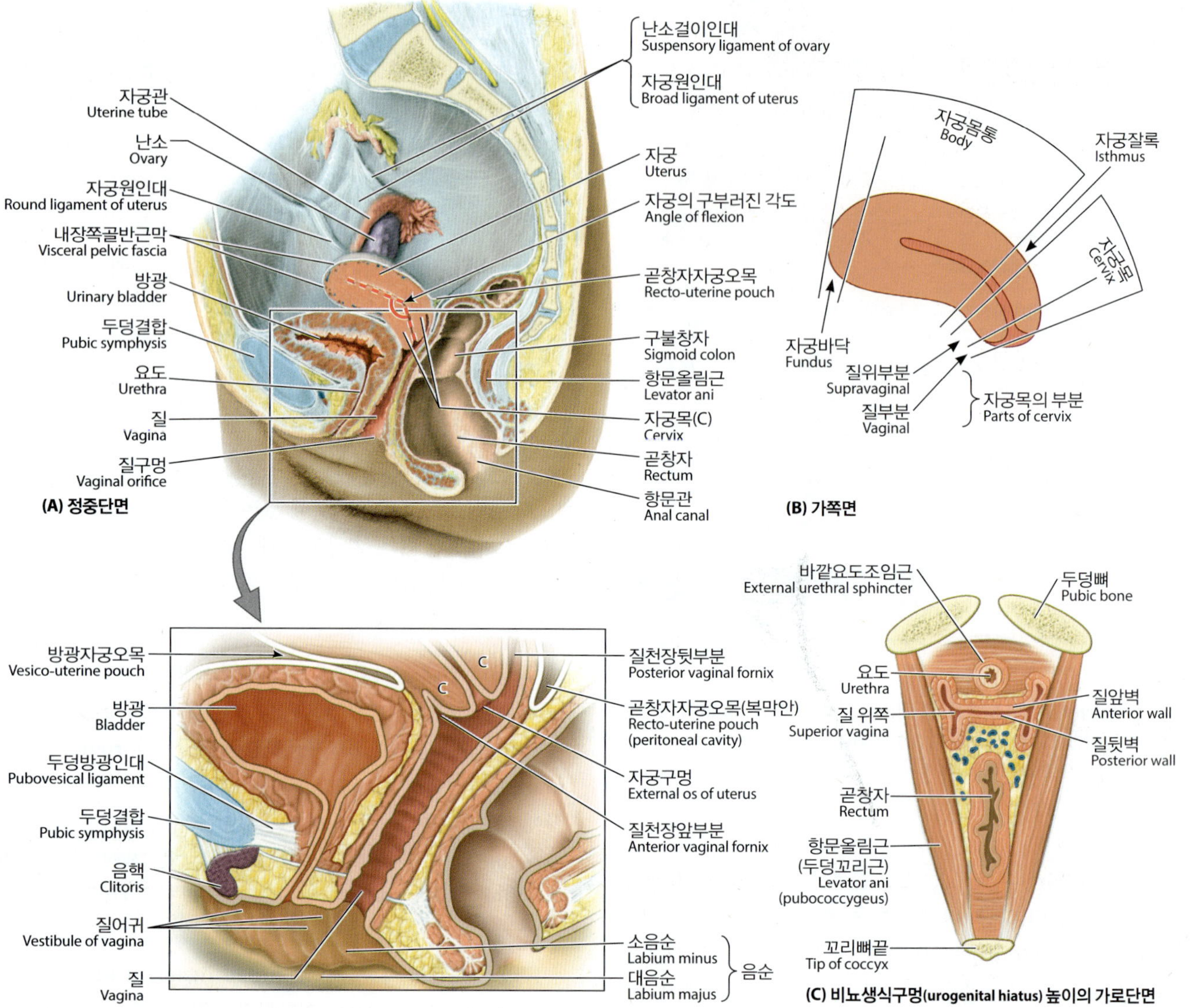

그림 6.43. 자궁(uterus)과 질(vagina). A. 자궁의 형태. 요도(urethra)와 질(vagina)의 축이 평행하며, 요도가 질앞벽(anterior vaginal wall)에 밀착되어 있음을 주목하라. 요도를 통해 방광(urinary bladder)에 도관(catheter)을 삽입하는 시술을 할 때에는 질에 장갑을 낀 손가락을 넣음으로써 방향을 제대로 잡는데 도움이 된다. 방광이 비어 있을 때 자궁은 전형적으로 전경(anteversion) 및 전굴(anteflexion) 상태에 있다. **B.** 자궁의 부분. 두 주요 부분인 자궁몸통(body)과 자궁목(cervix) 사이에는 자궁잘록(isthmus)이 있다. 이들 주요 부분을 더 세분하는 것은 종양(tumor)의 위치 및 태반(placenta)의 부착 부위를 기술하고 예후를 고려할 때 특히 중요한 지식이다. **C.** 여성 골반기관 하부의 횡단면. 이 기관들은 좌우측 항문올림근(levator ani) 사이에 있는 비뇨생식구멍(urogenital hiatus)을 통해 골반가로막(pelvic floor)을 관통한다.

재채기나 기침할 때처럼 배안의 압력이 증가할 때 골반가로막의 능동수축은 주위의 골반 기관과 이들을 둘러싸는 골반속근막(endopelvic fascia)을 통해 전달된다. **수동적으로 자궁을 지지**하는 것은 자궁의 위치, 즉 **전경**(*anteversion*) 및 **전굴**(*anteflexion*) 등 자궁이 방광 위에 놓여 있는 위치에 의해서이다(그림 6.43A). 배안의 압력이 증가하면 방광 위의 자궁은 아래쪽으로 눌리게 된다. 자궁목은 가장 움직임이 적은 부분인데, 골반속근막의 밀집구조에 부착함으로써 수동적으로 지지되기 때문이다. 여기에서는 또한 민무늬근이 관찰되기도 한다(그림 6.13A, B와 6.14).

- 가로자궁목인대(기본인대, *transverse cervical ligament*, *cardinal ligament*)는 자궁목 질위부분과 질천장 가쪽부분에서부터 골반의 가쪽벽까지 이어져 있다(그림 6.14 참조).
- 자궁엉치인대(*uterosacral ligament*)는 자궁목의 양쪽 옆에서부터 엉치뼈 가운데까지 위쪽과 조금 뒤쪽으로 뻗어있다. 이 인대는 곧창자검사(rectal examination)를 하는 동안 촉진된다.

수동적인 지지와 능동적인 지지에 의해 자궁은 골반의 한가운데 자리를 잡게 되고 자궁이 내려가거나 질을 통해 빠져나가는 일도 생기지 않는다[이 장의 임상적용 "자궁의 위치(Disposition of Uterus)" 참조].

자궁의 위치 관계(Relation of Uterus). 복막(peritoneum)은 자궁목(cervix of uterus)을 제외한 자궁의 앞과 위를 덮고 있다(그림 6.39A). 복막은 자궁에서부터 그 앞에 있는 방광(urinary bladder)으

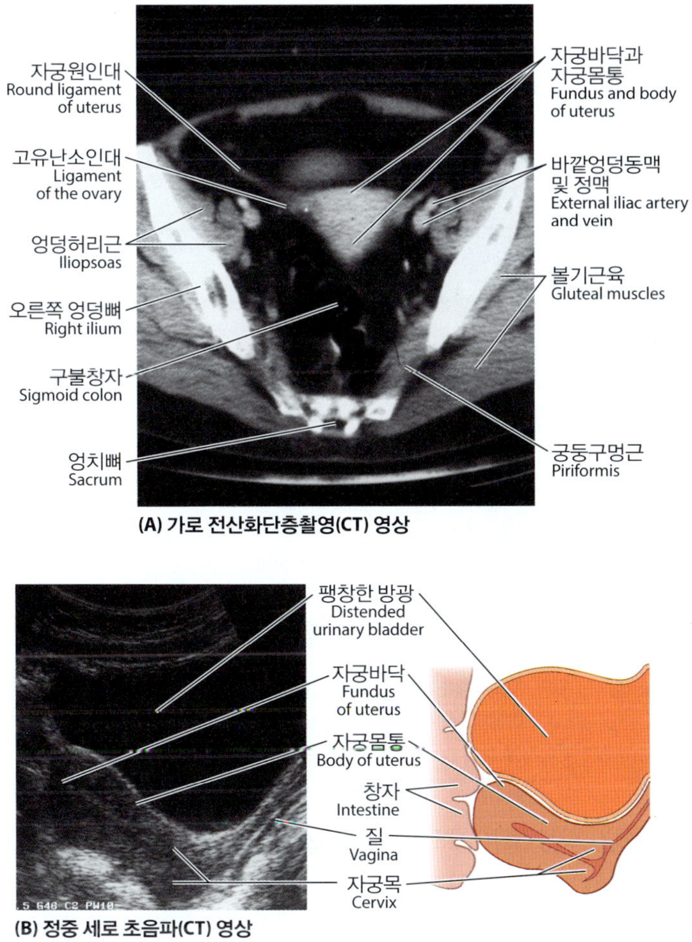

그림 6.44. 여성 골반 내장의 영상. A. 자궁(uterus). 자궁이 방광위에서 전경(anteversion) 및 전굴(anteflexion) 상태로 있으면, 거의 수평으로 위치하기 때문에, 전산화단층촬영을 통해 자궁바닥(fundus)을 포함한 자궁몸통(body) 대부분을 관찰할 수 있다. **B.** 확장된 방광(distended bladder). 방광이 가득 차면 자궁을 뒤로 밀게 되어 굴곡각(angle of flexion)이 감소함으로써 자궁이 일시적으로 후경(retroversion) 및 후굴(retroflexion) 상태가 된다(그림 6.43A와 비교할 것).

또 가면서 접히며 뒤로는 뒤질천장(posterior vaginal fornix)을 넘어 곧창자로 가면서 접힌다(그림 6.43A). 앞쪽으로는 자궁몸통과 방광 사이에 있는 **방광자궁오목**(방광자궁와, **vesico-uterine pouch**)이라는 공간에 의해 분리되며, 이 부위에서 복막은 자궁에서 방광 윗면의 뒷모서리로 가면서 반전된다. 뒤에는 자궁몸통과 자궁목 질위부분이 한 층의 복막과 복막안에 의해 구불창자(에스자결장, sigmoid colon)와 분리되어 있다. 곧창자와는 **곧창자자궁오목**(직장자궁와, *recto-uterine pouch*)이라는 공간에 의해 분리된다. 가쪽으로는 자궁목 가까이에서 자궁동맥이 요관을 위에서 가로지른다(그림 6.41).

자궁의 공간적인 관계를 요약하면 다음과 같다(그림 6.45).

- 앞[정상적인 전경상태(anteverted)에서는 아래앞]: 복막안에 포함되는 방광위오목(supravesical fossa), 방광자궁오목(vesicouterine pouch)과 방광의 윗면이 포함된다. 자궁목 질위부분은 방광과 접하며 그 사이에 있는 것은 섬유성 결합조직뿐이다.
- 뒤: 곧창자자궁오목(rectouterine pouch)에는 작은창자의 일부와 곧창자의 앞면이 위치한다. 곧창자와 자궁을 이어주는 내장쪽 골반근막만이 배안의 압력 증가에 저항한다.
- **가쪽**: 복막으로 이루어진 자궁넓은인대(broad ligament of uterus)가 자궁몸통 옆을 싸고 근막성의 가로자궁목인대(transverse cervical ligament)가 자궁목과 질의 양쪽 옆에서 지지한다. 이 두 인대가 이행되는 부위에서 요관(ureter)은 앞으로 지나가며, 가쪽 질천장(vaginal fornix)보다는 약간 위에, 자궁동맥보다는 아래에, 그리고 자궁목 질위부분보다는 2 cm 정도 가쪽에 위치한다(그림 6.13A 참조).

자궁의 동맥과 정맥. 자궁에는 주로 **자궁동맥**(*uterine artery*)이 분포하며, 난소동맥(ovarian artery)과 잠재적 곁순환이 존재한다(그림 6.41). **자궁정맥**(*uterine vein*)은 동맥과 함께 자궁넓은인대 안으로 들어가서 자궁목의 양쪽 옆에 **자궁정맥얼기**(자궁정맥총, **uterine venous plexus**)를 형성한다. 이 정맥얼기는 속엉덩정맥으로 들어간다.

질(vagina)

질(vagina)은 근육과 막으로 이루어진 관으로서 길이는 7~9 cm 정도이고 자궁목 질부분의 위쪽 끝에서부터 질의 아래쪽 끝에 있는 구멍인 **질구멍(vaginal orifice)**까지의 부분에 해당한다(그림 6.39B와 6.43A). 질구멍, 바깥요도구멍, 큰질어귀샘, 작은질어귀샘의 배출관은 소음순 사이에 있는 틈새인 **질어귀**(질전정, **vestibule of vagina**) 안으로 열린다. 자궁목 질부분이 질위부분의 앞쪽에 놓여 있다. 질은 다음과 같은 특징이 있다.

- 월경액(menstrual fluid)이 흐르는 관의 기능을 한다.
- 분만시에 산도(birth canal)의 아랫부분을 형성한다.
- 성교할 때 음경(penis)과 사정액(ejaculate)을 받아들인다.
- 위쪽으로 자궁목관(자궁경관, cervical canal)과, 아래쪽으로 질어귀와 서로 교통한다.

질은 대개 눌려 있다. 질구멍(vaginal orifice)은 대개 정중선을 따라 눌려서 양쪽 가쪽벽이 앞뒤 방향의 틈을 사이에 두고 서로 맞닿아 있다. 그러나 질구멍보다 위쪽에서는 앞벽과 뒷벽이 가로방향의 틈을 사이에 두고 서로 맞닿아서 단면에서 H자 모양이 나타난다(그림 6.43C). 단, 위끝에서는 벽 사이에 자궁목(cervix of uterus)이 있기 때문에 두 벽이 서로 떨어져 있다. 질은 방광과 요도의 뒤에 있기 때문에 요도가 질의 아래앞벽으로 돌출한다(그림 6.39B). 또 질은 곧창자의 앞에 있고 항문올림근, 특히 두덩곧창자근(puborectalis)의 안쪽모서리 사이를 지나간다. **질천장**(질원개, **vaginal fornix**)은 자궁목 주위를 둘러싸는 함몰부위로서 **앞부분**(*anterior part*), **뒤부분**(*posterior part*), **가쪽부분**(*lateral part*)으로 이루어진다(그림 6.39A와 6.43A). **뒤질천장(posterior vaginal fornix)**이 가장 깊고 곧창자자궁오목(직장자궁와, rectouterine pouch)과 매우 가깝다. 질을

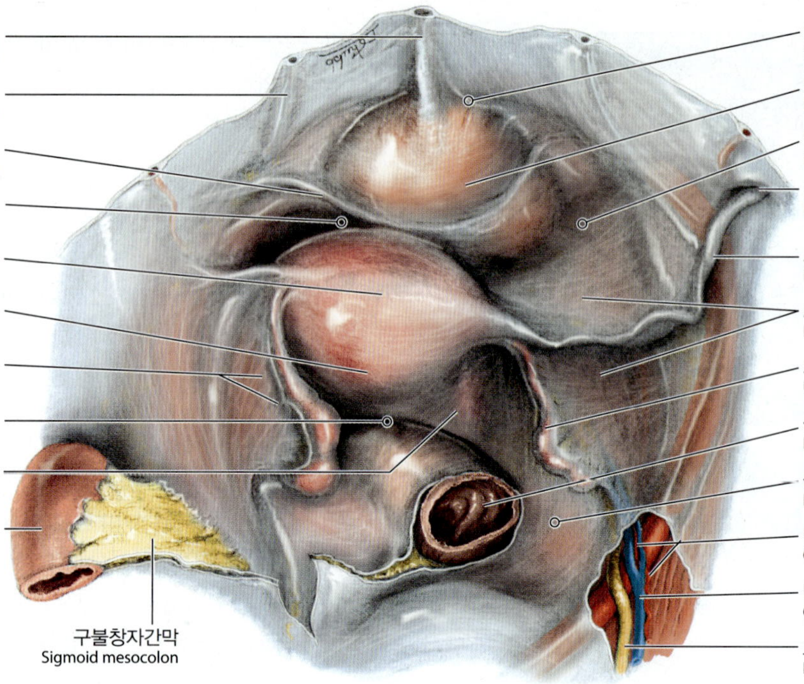

그림 6.45. 여성 골반 내장의 위치관계. 완전한 복막(peritoneum)이 골반안과 방광(urinary bladder)의 윗면, 자궁몸통(body of uterus)과 자궁바닥(fundus of uterus), 곧창자(rectum) 대부분을 덮고 있다. 이런 누워있는 시체에서는 자궁관(uterine tube)과 자궁관간막(mesosalpinx)이 아래로 늘어져서 난소를 가리게 된다. 자궁은 이 그림에 나타난 것처럼 전형적으로 비대칭이다. 자궁원인대(round ligament of uterus)는 남성의 정관(ductus deferens)과 동일하게 복막 아래(subperitoneal)를 지나간다.

압박하고 조임근으로 작용하는 근육은 4개인데, **두덩질근**(치골질근, **pubovaginalis** muscle), 바깥요도조임근(외요도괄약근, *external urethral sphincter*), **요도질조임근**(요도질괄약근, **urethrovaginal sphincter**), 망울해면체근(구요도해면체근, *bulbospongiosus muscle*)이다(그림 6.46).

질의 공간적인 관계는 다음과 같다(그림 6.27B 참조).

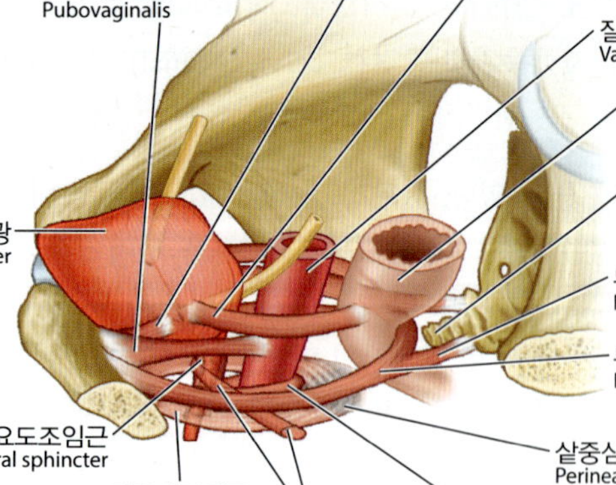

왼가쪽(그리고 약간 위쪽)면

그림 6.46. 요도(urethra)와 질(vagina)을 압박하는 근육. 질(vagina)을 압박하는 조임근 역할을 하는 근육에는 두덩질근(pubovaginalis), 바깥요도조임근(external urethral sphincter, 특히 요도질조임근 부분[urethrovaginal part]), 망울해면체근(bulbospongiosus)이 있다. 요도압축근(compressor urethrae)과 바깥요도조임근(external urethral sphincter)은 요도(urethra)를 압박한다.

- 앞에는 방광바닥(fundus of urinary bladder)과 요도(urethra)가 있다.
- 가쪽에는 항문올림근(levator ani), 내장골반근막(pelvic visceral fascia), 요관(ureter)이 있다.
- 뒤에는 아래부터 위로 항문관(anal canal), 곧창자(rectum), 곧창자자궁오목(rectouterine pouch)이 있다.

질의 동맥과 정맥(arterial supply and venous drainage of vagina)

질의 윗부분에 분포하는 동맥은 **자궁동맥**(*uterine artery*)에서 기원한다. 질의 중간과 아랫부분에 분포하는 동맥은 **질동맥**(*vaginal artery*)과 **속음부동맥**(*internal pudendal artery*)에서 나온다(그림 6.41; 그림 6.18 참조).

질에서 나온 정맥은 질의 옆면을 따라서, 그리고 그 점막 안에 **질정맥얼기**(질정맥총, **vaginal venous plexus**)를 형성한다(그림 6.41). 이 정맥은 **자궁질정맥얼기**(자궁질정맥총, **uterovaginal venous plexus**)를 형성함으로써 **자궁정맥얼기**(자궁정맥총, *uterine venous plexus*)와 연결되어 자궁정맥을 통해 속엉덩정맥(internal iliac vein)으로 들어간다. 이 정맥얼기는 또한 방광정맥얼기(vesical venous plexus)와 곧창자정맥얼기(rectal venous plexus)와도 연결된다.

질과 자궁의 신경분포
(arterial supply and venous drainage of vagina)

신경분포로 볼 때 질의 아래쪽 1/5~1/4만이 체신경성분(somatic)을 받고 있다. 질의 이 부분은 음부신경(*pudendal nerve*)의 가지인 깊은

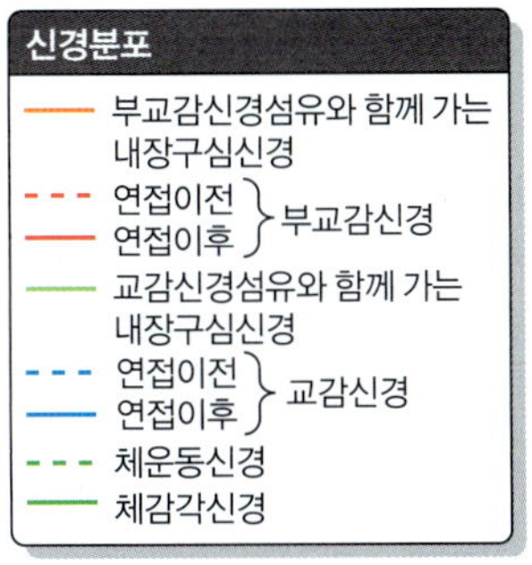

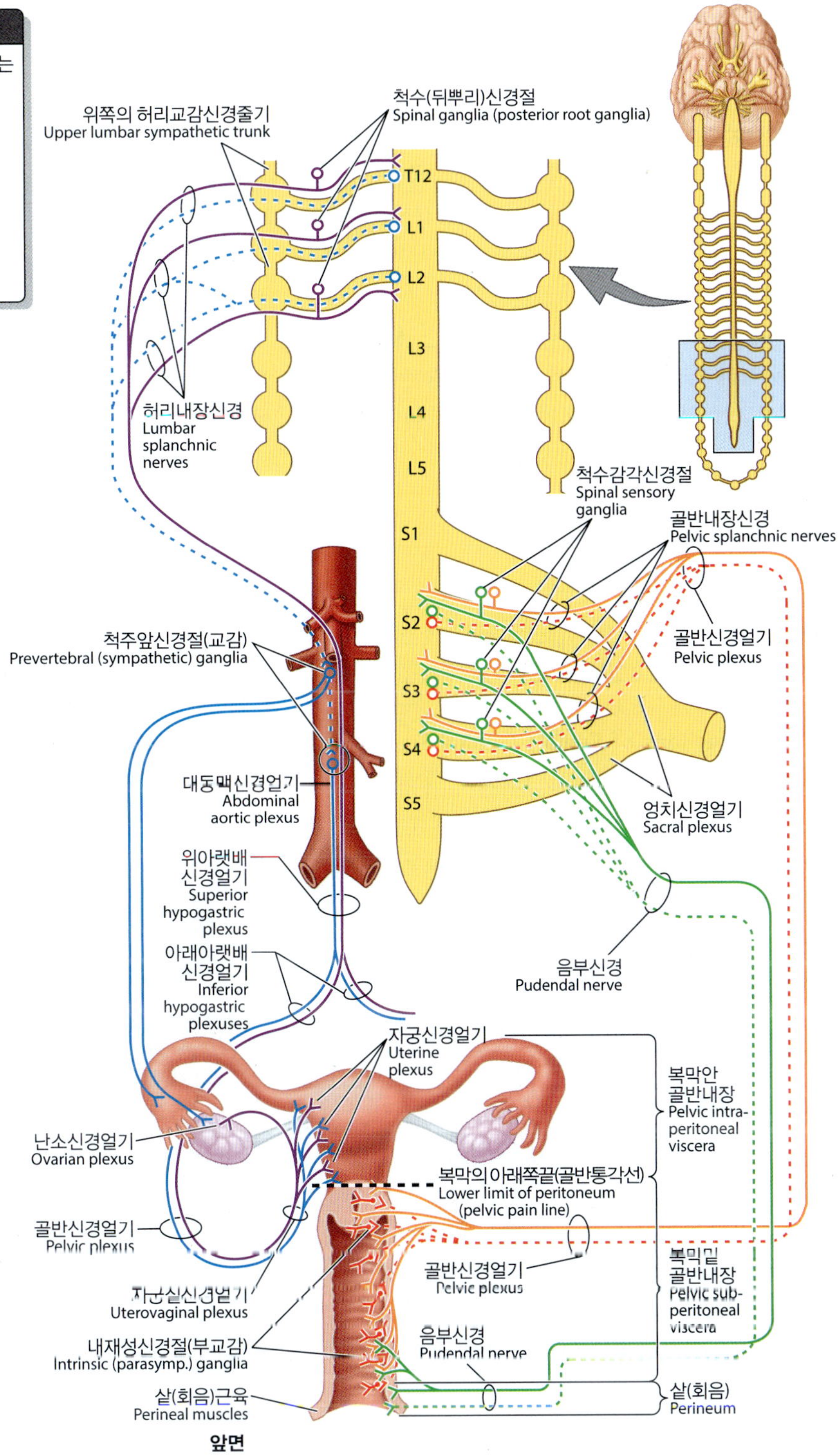

그림 6.47. 여성속생식기관의 신경분포. 둘째–넷째엉치분절(S2–S4)의 앞가지에서 기원하는 골반내장신경(pelvic splanchnic nerves)은 자궁(uterus)과 질(vagina)에 부교감운동섬유(parasympathetic motor fiber)를 운반하며, 그림에 표시하지는 않았으나, 음핵(clitoris)과 질어귀망울(bulb of vestibule) 발기조직(erectile tissue)의 혈관확장 섬유로도 분포한다. 연접이전교감신경섬유(presynaptic sympathetic fiber)는 교감신경줄기를 지나 허리내장신경(lumbar splanchnic nerve)을 경유하여 척주앞신경절에서 연접이후섬유(postsynaptic fiber)와 연접을 이룬다. 허리내장신경은 위 · 아래 아랫배신경얼기(hypogastric plexus)를 경유하여 골반내장에 분포된다. 자궁몸통(body of uterus)같은 복막안 구조로부터 통각을 전달하는 내장구심(visceral afferent) 신경섬유는 교감신경섬유를 따라 거슬러 올라가서 열두째가슴–둘째허리분절(T12–L2)의 척수신경절에 도달한다. 복막아래 구조로부터 통각을 전달하는 내장구심신경섬유는 부교감신경섬유를 거슬러 올라가서 S2–S4의 척수신경절에 도달한다. 질구멍(vaginal opening)에서 오는 체감각신경섬유도 음부신경(pudendal nerve)을 경유하여 S2–4의 척수신경절로 들어간다. 또한, 자궁근육의 수축은 호르몬에 의해 유도된다.

샅신경(심회음신경, *deep perineal nerve*)의 분포를 받는다. 깊은샅신경에는 교감성분, 내장감각성분은 있지만 부교감신경성분은 포함되어 있지 않다(그림 6.47). 체신경성분(somatic nerve)과 내장감각신경의 신경세포는 둘째–넷째엉치분절(S2–S4)의 척수신경절에 함께 위치하지만 체신경성분이 분포하는 질의 이 부분만이 촉각과 온도감각에 민감하다.

질의 대부분을 이루는 위쪽 3/4~4/5에 해당하는 부분은 신경분포의 관점에서 내장성(visceral) 지배를 받는다. 질의 이 부분과 자궁에 분포하는 신경은 **자궁질신경얼기**(자궁질신경총, **uterovaginal nerve plexus**)로부터 기원한다. 이 신경얼기는 복막으로 이루어진 자궁넓은인대(broad ligament of uterus)의 바닥과 근막성의 가로자궁목인대(cardinal ligament)의 윗부분이 만나는 곳에서 자궁동맥(uterine artery)과 함께 지나간다. 자궁질신경얼기는 아래아랫배신경얼기(inferior hypogastric plexus)로부터 골반장기에 분포하는 골반신경얼기의 하나이다. 교감성분, 부교감성분 그리고 내장감각성분이 이 신경얼기를 통해 분포한다.

교감신경분포(*sympathetic innervation*)는 척수의 아래쪽 가슴분절에서 기원하여 허리내장신경(*lumbar splanchnic nerve*)을 타고 가서 창자간막사이신경얼기(intermesenteric plexus), 아랫배신경얼기(hypogastric plexus), 골반신경얼기(pelvic plexus) 등 일련의 신경얼기를 경유한다. **부교감신경분포**(*parasympathetic innervation*)는 둘째–넷째엉치분절(S2–S4)에서 기원하여 골반내장신경(pelvic splanchnic nerve)을 타고 이동하여 아래아랫배신경얼기(inferior hypogastric plexus)와 자궁질신경얼기(uterovaginal plexus)를 경유하여 분포한다. 자궁의 윗부분에 해당하는 자궁바닥과 자궁몸통, 그리고 아랫부분에 해당하는 자궁목에 분포하는 **내장감각신경분포**(*visceral afferent innervation*)는 그 경로나 분포 양상이 서로 다르다. 자궁의 복막안 부분인 바닥과 몸통은 **골반통각선**(*pelvic pain line*)보다 위에 있으며 이 부위로부터 통증감각을 전달하는 내장감각성분은 교감신경섬유를 따라 거슬러 올라가서 아래쪽 가슴분절과 위쪽 허리분절의 척수신경절에 있는 신경세포에 도달한다. 복막의 아래에 위치한 자궁목과 질부분은 골반통각선보다 아래에 있으며, 이 부위의 통증감각을 전달하는 내장감각신경성분은 질자궁신경얼기, 아래아랫배신경얼기, 그리고 골반내장신경을 경유하여 부교감신경섬유를 따라 거슬러 올라가서 둘째–넷째엉치분절(S2–S4)의 척수신경절의 신경세포체에 도달한다. 내장통각섬유가 올라가는 이 두 가지 다른 경로는 산모가 출산할 때 다른 종류의 마취법을 적용할 수 있으므로 임상적으로 중요하다[이 장의 임상적용 "출산을 위한 마취(Anesthesia for Childbirth)" 참조]. 자궁과 질로부터 오는 무의식적 감각과 같은 통각 이외의 감각을 운반하는 모든 내장감각섬유도 역시 후자의 경로를 통해 전달된다.

임상적용 CLINICAL BOX

여성 속생식기관 (FEMALE INTERNAL GENITAL ORGANS)

여성생식기관의 감염(Infections of Female Genital Tract)

여성생식기관은 자궁관배안구멍(abdominal ostium)을 통해 복막안과 연결되어 있으므로 질, 자궁, 자궁관에 생긴 감염은 **복막염**(*peritonitis*)으로 발전할 수 있다. 반대로 복막안에서 파급된 감염에 의해 자궁관의 염증인 **자궁관염**(*salpingitis*)이 발생하기도 한다. 여성불임(infertility)의 주요 원인은 자궁관의 폐쇄이며 자궁관염의 결과로 생기는 경우가 많다.

자궁관의 소통성(Patency of Uterine Tubes)

자궁자궁관조영술(HYSTEROSALPINGOGRAPHY)

자궁관의 소통성은 수용성 조영제(radiopaque material)나 이산화탄소 기체를 자궁구멍(external os)을 통하여 자궁과 자궁관 속에 주입하고 방사선 사진을 촬영하는 **자궁자궁관조영술**(*hysterosalpingography*)을 이용하여 판단한다. 조영제는 자궁안과 자궁관을 지나간다(그림 B6.13의 *화살표*). 사진에서 복막안 공간 중 곧창자옆오목(pararectal fossa) 부위에 조영제가 고이거나 공기 방울이 관찰되면 자궁관의 소통성이 좋다고 할 수 있다.

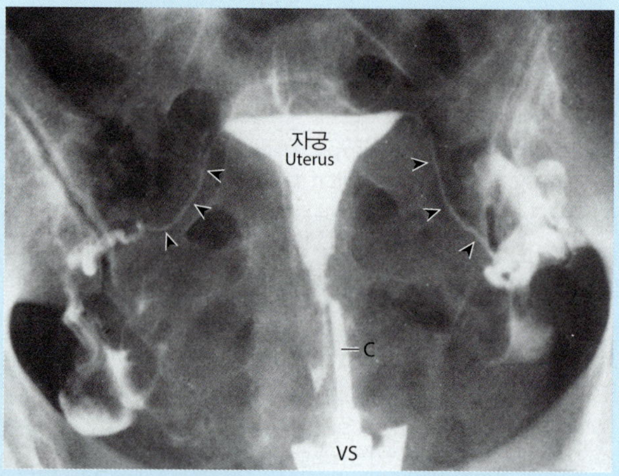

조영제 투여후 전방 X선 영상

그림 B6.13. 자궁자궁관조영술(Hysterosalpingogram). 조영제를 투여한 후 X선으로 촬영. *화살표 머리:* 자궁관(uterine tube); *C:* 자궁목관(cervical canal) 속에 있는 도관(catheter); *VS:* 질경(vaginal speculum)

내시경 관찰(ENDOSCOPY)

자궁관의 개방성은 내시경(**자궁경**, *hysteroscope*)을 통해 자궁관의 안쪽을 검사하는 **자궁경검사**(*hysteroscopy*)를 통해서도 확인할 수 있다. 자궁경은 질과 자궁을 통해 삽입한다.

여성 불임법(Female Sterilization)

자궁관불임법(TUBAL STERILIZATION)

자궁관불임법(*tubal sterilization*)은 영구적이고 외과적인 산아 제한 방법이다. 시술 받은 여성의 난소에서 자궁관으로 배출된 난자는 퇴화되어 곧 흡수된다. 외과적인 자궁관불임법은 배자궁관불임법 또는 복강경자궁관불임법으로 시술된다. **개방성배자궁관불임법**(*open abdominal tubal sterilization*)은 대개 두덩부위에 털이 나 있는 곳을 따라 치골위절개선(suprapubic incision)을 작게 만들고 자궁관(uterine tube)의 일부나 전부를 제거한다. 제왕절개(cesarean section)로 출산을 하는 산모 중에 더 이상 자녀 계획이 없는 경우에는 출산과 함께 시행하기도 한다. **복강경자궁관불임법**(*laparoscopic tubal sterilization*)은 광섬유 복강경(laparoscope)을 배꼽 옆에 만든 작은 절개선을 통해 삽입하여 시술한다(그림 B6.14). 이때는 지짐술(cautery), 고리, 클립 등을 이용해서 자궁관의 소통성을 차단한다.

자궁경불임법(HYSTEROSCOPIC STERILIZATION)

비외과적인 불임법으로는 자궁경을 통해 니켈–티타늄 합금 삽입물(nickel–titanium alloy insert)을 자궁관 입구에 위치시키는 것이다. 이 삽입물 주위에 반흔(scar)이 생겨서 자궁관이 막히게 된다. 이 과정은 보통 3개월 정도 걸리지만 더 오래 걸리기도 한다. 3개월 후에 자궁관이 완전히 막혔는지 확인하기 위해 자궁자궁관조영술을 시행한다. 그

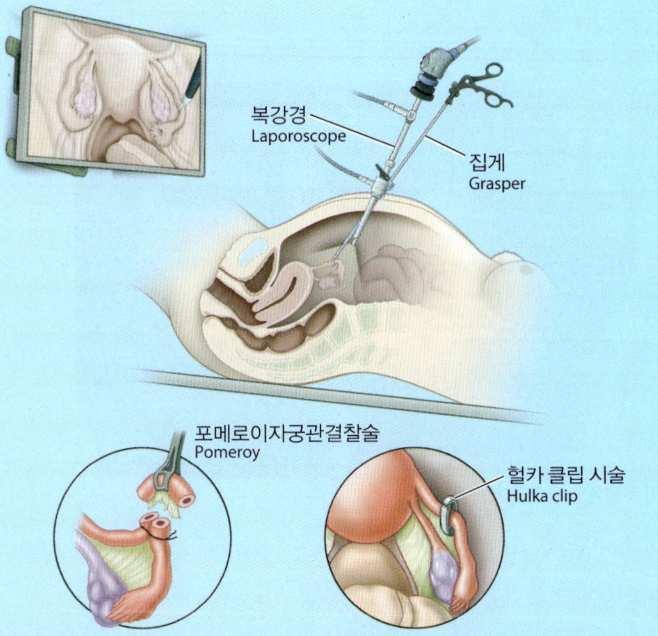

그림 B6.14. 복강경자궁관결찰술(Laparoscopic tubal ligation).

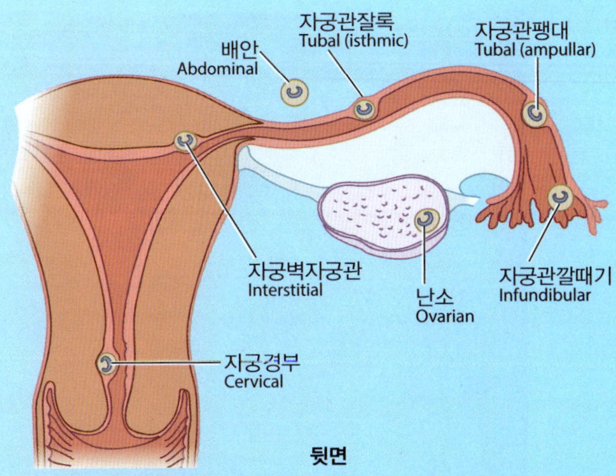

그림 B6.15. 자궁외임신(ectopic pregnancy)이 일어나는 부위.

전까지는 보조적인 피임법(contraception)을 반드시 사용하여야 한다.

자궁외자궁관임신(Ectopic Tubal Pregnancy)

자궁관임신(*tubal pregnancy*)은 **자궁외임신**(*ectopic gestation*)의 가장 흔한 유형이다. 자궁외임신이란 자궁 이외의 부위에 배자의 착상(implantation)과 임신의 시작이 일어나는 것을 가리킨다. 북아메리카에서는 대략 250 예의 임신 중 1 예의 비율로 발생한다(Moore et al., 2020). 초기에 진단이 이루어지지 않으면 자궁외자궁관임신은 임신 초기 8주 안에 자궁관 파열(rupture of uterine tube)로 이어져 위급한 배골반안의 출혈을 유발할 수도 있다. 자궁관 파열과 동반된 출혈은 산모의 생명을 위협하고 배자의 사망을 초래한다.

자궁관에 농(pus, 고름)이 보여서 **화농자궁관**(*pyosalpinx*)이 발병한 여성에서는 유착(adhesion)으로 인하여 자궁관이 막힐 수 있다. 이런 경우에는 정자(sperm)는 확실히 자궁관까지 도달할 수 있지만, 수정된 이후의 초기 배자인 오디배(상실배, morula)는 자궁관을 통해서 자궁에 도달하지 못할 수 있다. 주머니배(blastocyst)가 형성되면 이것이 자궁관 점막에 착상하게 되고 자궁외자궁관임신(ectopic tubal pregnancy)이 일어나게 된다. 이러한 착상은 자궁관의 어느 곳이나 가능하지만 가장 흔한 부위는 자궁관팽대(ampulla)이다(그림 B6.15). 자궁외임신은 뚜렷한 원인을 찾을 수 없는 특발성(idiopathic) 양상으로 나타날 수도 있으며, 자궁관불임법(tubal sterilization)이 잘못되는 경우로 인한 위험도가 점점 증가하는 추세이다.

배안 오른쪽에는 막창자꼬리(appendix)가 난소와 자궁관 가까이에 위치하는 경우가 많다. 이와 같은 위치 관계 때문에 **자궁관임신파열**(*ruptured tubal pregnancy*)과 그 결과로 생긴 복막염은 급성 충수염(acute appendicitis)으로 오진되기도 한다. 두 경우 모두 동일한 일반적인 부위의 벽쪽복막(parietal peritoneum)에 염증이 생겨서 배의 오른아래사분면(right lower quadrant)에서 연관통(referred pain)을 느끼게 된다.

태아 관의 잔유물(Remnants of Embryonic Ducts)

자궁관과 난소 사이에 있는 자궁관간막(mesoslapinx)에는 때때로 발생 과정의 잔유물이 있는 경우가 있다(그림 6.39B 참조). 일시적인 신장 전구체인 **중간콩팥**(*mesonephros*)의 중간콩팥세관(mesonephric tubule)의 잔유물로부터 **난소위체**(난소상체, *epoophoron*)가 형성되기도 한다(Moore et al., 2020). 또한 남성의 정관과 사정관의 전구체인 중간콩팥관(중신관, mesonephric duct)의 잔유물로서, **난소위체관**(*duct of epoophoron*, duct of Gartner)이 남아 있기도 한다. 이것은 자궁넓은인대(broad ligament)의 두 층 사이에서 자궁 또는 질의 양쪽을 따라 생긴다. **소포부속물**(*vesicular appendage*)이 때로 자궁관깔때기(infundibulum)에 붙어 있기도 하는데, 이것은 **부고환관**(*ductus epididymis*)을 형성하는 중간콩팥관의 두측 끝(cranial end)의 잔유물이다. 이런 흔적 구조는 대부분 발생학 및 형태학적인 흥미에 지나지 않는 것들이지만, 때로 액체가 고여 낭종(cyst)이 생기기도 한다(예: Gartner duct cyst).

쌍각자궁(두뿔자궁, Bicornuate Uterus)

자궁으로 발생하게 될 배아의 중간콩팥곁관(중신방관, paramesonephric duct)의 융합이 불완전하면, 오른쪽이나 왼쪽 중 하나의 관만 발달하는 한뿔자궁(unicornuate uterus) 이외에도, 두뿔자궁(bicornuate uterus) (그림 B6.16A, B), 이중자궁안(double uterine cavities), 그리고 완전히 두 개의 자궁이 존재하는 **중복자궁증**(*uterus didelphys*)과 같은 다양한 기형이 나타난다.

자궁의 위치(Disposition of Uterus)

정상적으로 자궁은 전경(anteversion) 및 전굴(anteflexion) 상태이다. 따라서 자궁은 빈 방광(urinary bladder) 위에 놓여 있으며 방광은 자궁을 지지하는 많은 수동적 지지 구조

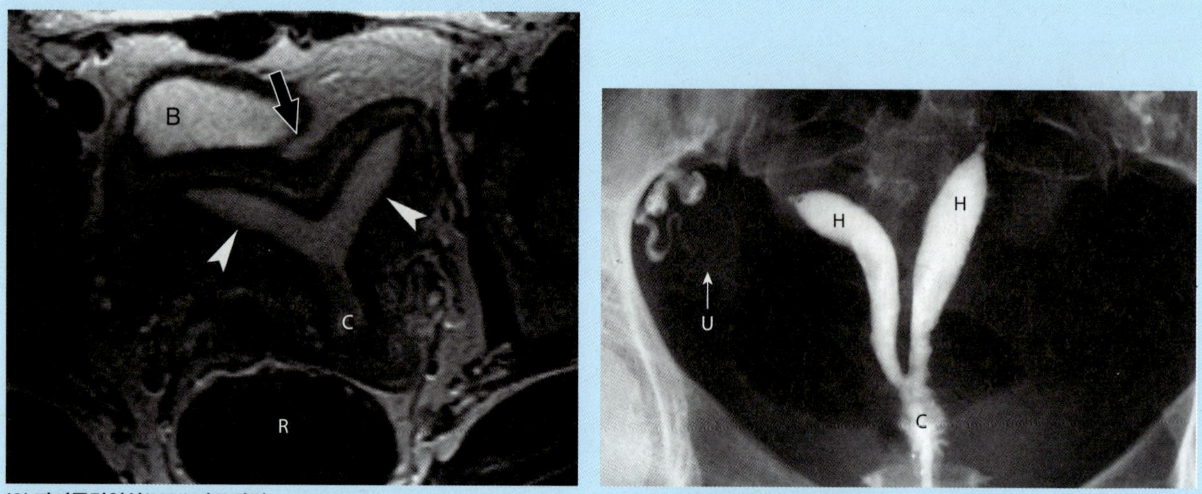

(A) 자기공명영상(MRI) 가로단면

(B) 두뿔자궁의 자궁자궁관조영상

그림 B6.16. 두뿔자궁(쌍각자궁, Bicornate uterus). *검은 화살표*, 자궁바닥(fundus of uterus)의 표면; *화살표 머리(arrowhead)*, 둘로 나뉜 자궁뿔; *B*, 방광(bladder); *C*, 자궁목(cervix); *H*, 자궁뿔(horn of uterus); *R*, 곧창자(rectum); *U*, 자궁관(uterine tube)

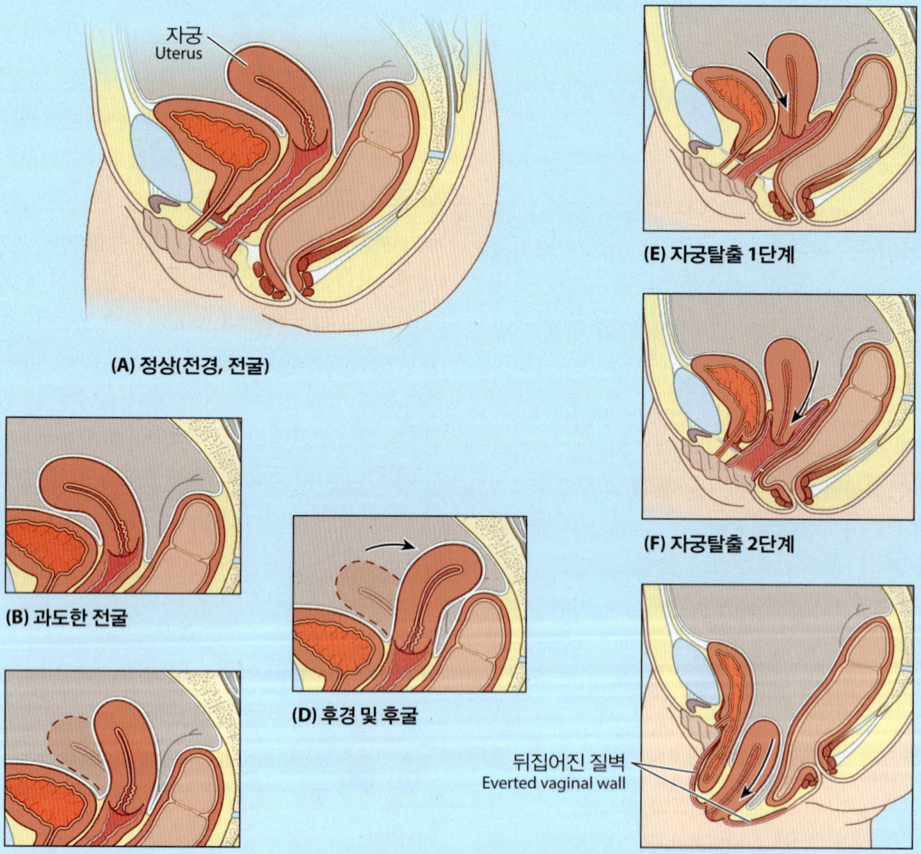

(A) 정상(전경, 전굴)

(B) 과도한 전굴

(C) 후경

(D) 후경 및 후굴

(E) 자궁탈출 1단계

(F) 자궁탈출 2단계

(G) 자궁탈출 3단계

그림 B6.17. 자궁의 형태.

중 하나가 된다(그림 B6.17A). 그러나 자궁은 과도한 전굴(excessive anteflexion)(그림 B6.17B), 전굴 및 후경(anteflexion with retroversion) (그림 B6.17C), 후굴 및 후경(retroflexion with retroversion; 그림 B6.17D) 등과 같은 다른 형태를 할 수도 있다. 과거에 한 때 강조되었던 것이지만 자궁의 후경(retroversion) 및 후굴(retroversion)이 자궁탈출증(uterine prolapse)의 잠재적 선행요인(predisposing factor)이거나 임신의 잠재적 합병증을 유도한다고 생각되어 왔다. 하지만 이것은 맞지 않는 것으로 판명되었다.

자궁 검사(Manual Examination of Uterus)

자궁의 크기와 위치는 **양손촉진법**(*bimanual palpation*)으로 검사할 수 있다(그림 B6.18A). 이 경우에 장갑을 낀 오른쪽 두 손가락을 질 안에 넣어 위로 밀고, 다른 손은 앞복벽의 두덩부위(pubic region)를 아래뒤쪽으로 누른다. 자궁의 크기와 다른 특징, 예를 들면 자궁이 정상적인 전경(anteversion)상태에 있는 여부 등을 이런 방법으로 알 수 있다. 자궁잘록(isthmus of uterus)이 부드러워져 있으면(**헤가징후**, *Hegar sign*), 자궁목이 마치 자궁몸통과 분리된 것처럼 느껴질 수도 있다. 자궁잘록이 부드러워지는 것은 임신의 초기 징후이다. 질을 통한 검사만으로 뚜렷한 소견을 얻을 수 없는 경우에는 직장질검사(rectovaginal examination)를 통해 더욱 확실히 알 수 있다(그림 B6.18B).

정상 자궁의 일생 동안 형태 변화 (Lifetime Changes in Anatomy of Uterus)

자궁은 사람의 몸에서 가장 큰 변화를 보이는 구조라 할 수 있다(그림 B6.19). 출생 시에 자궁은 몸에 비해 큰 편이며 **출산 전**(*prepartum*) 산모 호르몬의 영향으로 성인 자궁의 비례를 지닌다(자궁몸통:자궁목 = 2:1) (그림 B6.19A). **출산 후**(*postpartum*) 몇 주가 지나면 소아의 크기와 비례로 돌아가서, 자궁몸통과 자궁목의 길이가 거의 같아져 비율이 1:1이 되며, 자궁목의 지름이 더 커진다(그림 B6.19B). 유아기(infancy)에는 골반안의 크기가 작아 자궁은 주로 배안장기이다. 아동기(childhood)의 자궁목은 자궁 전체의 50% 정도를 차지하기 때문에 크기가 비교적 크다. **사춘기**가 되면, 자궁몸통이 급격히 커지고 다시 어른 자궁의 비례로 돌아간다(그림 B6.19C). 사춘기 이후, 폐경 이전 임신경험이 없는 여성의 자궁몸통은 서양배 모양이다. 벽이 두꺼운 자궁의 위쪽 2/3는 골반안에 위치한다(그림 B6.19D).

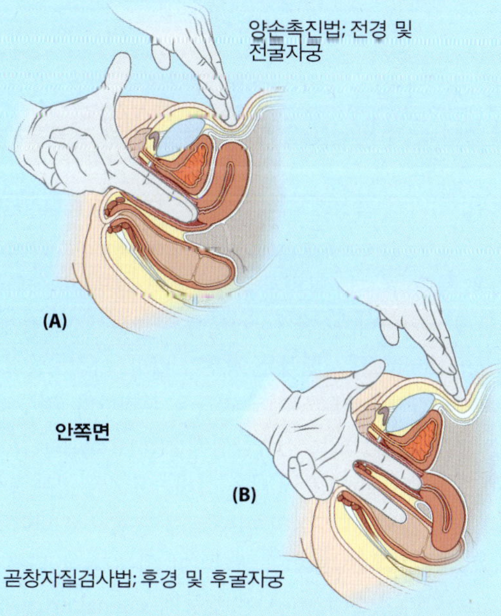

그림 B6.18. 자궁의 위치를 알기 위한 양손 골반 검사법.

이 기간에 자궁은 월경주기에 따라 매달 크기, 무게, 밀도가 계속 변화한다.

임신 9개월이 지나면 **임신자궁**(*gravid* uterus)은 태아를 수용할 수 있도록 많이 커지고 벽도 얇아진다(그림 B6.19G). 임신 말기에 태아는 "하강"하여, 머리가 작은골반에 가득 차게 된다(그림 B6.19G, 10번 곡선). 자궁벽은 막처럼 얇아지고, 임신 9개월에 배골반안을 거의 다 차지하면서 가장 높은 위치인 갈비모서리(costal margin)까지 올라갔던 자궁바닥(fundus of uterus)이 다시 아래로 내려온다(그림 B6.19H).

분만이 끝난 직후에는 커진 자궁의 벽이 두꺼워지고, 부종이 생기지만(그림 B6.19I), 크기는 빠르게 줄어든다. **다분만**미임신자궁(*multiparous*, nongravid uterus)의 몸통은 크고 울퉁불퉁하며 배안 아래쪽으로 나와 있는 것이 보통이다. 마른 여성에서는 복벽 아래쪽으로 약간 돌출해 있는 경우가 많다(그림 B6.19E, J; 그림 6.73B 참조).

대개 45~55세 정도에 찾아오는 **폐경기**(*menopause*)가 되면, 자궁, 특히 몸통의 크기가 줄어든다. **폐경 후**(*postmenopause*)에 자궁은 퇴화하고 크기가 매우 작아져서 다시금 아동기의 비율로 돌아간다(그림 B6.19F). 이 모든 단계는 여성의 특정한 나이와 생식능력을 감안하였을 때 정상적인 형태 변화이다. 여성의 일생을 통해서 출산과 관련된 자궁목의 형태 변화는 뚜렷하지만 기능적인 의미는 그리 큰 것 같지 않다.

자궁경부암 선별검사(Cervical Cancer Screening)

1940년까지 자궁경부암(cervical cancer)은 북아메리카 여성의 주된 사망원인이었다(Krebs, 2000). 자궁경부암의 발생과 이 질병으로 인하여 사망하는 여성 수가 감소한 이유는 자궁목(자궁경부)을 직접 볼 수 있을 정도로 접근성이 향상된 것과, 자궁목 세포검사(cervical cytology)를 통해 세포 및 조직을 검사할 수 있었기 때문이다. 세포 검사 방법은 1946년 George Papanicolaou 박사가 개발하였으므로 "Pap 검사(Pap test)"라고 부르기도 한다. 자궁목 세포검사를 통해 전암성(premalignant) 자궁목 병변의 검출과 치료가 가능해졌다(Hoffman et al., 2020). 자궁목을 관찰하기 위해서 질경(질벌리개, *vaginal speculum*)으로 질을 넓히는 것이 가능하다(그림 B6.20A, B). 검사 시에는, 주걱(spatula)을 자궁구멍(external os of uterus)에 위치시킨 다음(그림 B6.20A), 주걱을 돌려 자궁목 질부분(vaginal cervix)의 점막에서 세포를 조금 긁어낸다(그림 B6.20C). 그 다음에 사이토브러쉬채취기(cytobrush)를 자궁목관(cervical canal)으로 삽입하여 돌려서 자궁목 질위부분 점막(supravaginal cervical mucosa)에서 세포를 채취한다. 채취한 세포를 보존 액체로 처리하여 현미경으로 관찰한다(그림 B6.20D). 30~65세 여성의 자궁경부암 선별검사(screening)를 할 때는 이러한 자궁목 세포검사와 사람유두종바이러스(인유두종바이러스, human papillomavirus, HPV)를 5년마다 시행하는 것을 선호한다. 사람유두종바이러스는 여성에서 자궁경부암의 주요 원인이다. 사람유두종바이러스검사는 21~29세 여성에서는 권장되지 않는데 그 이유는 이 연령층에서 바이러스 감염에 대한 유병률(prevalence)이 높기 때문이다. 이 연령층의 여성에게는 매 3년마다 자궁목 세포검사만 단독으로 하는 것이 권장된다.

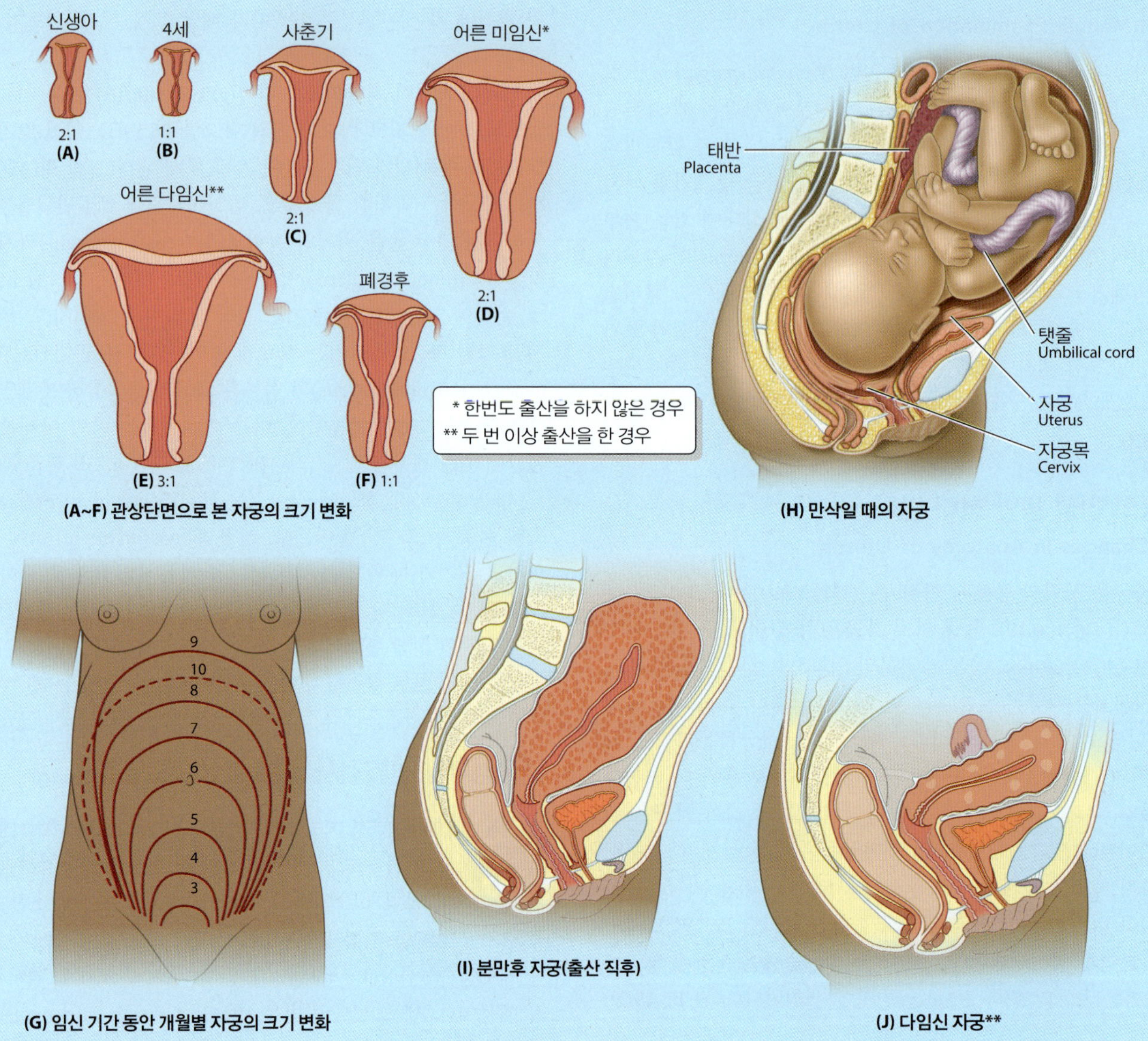

그림 B6.19. **일생에 걸친 자궁(uterus)의 변화.**

자궁목의 앞쪽과 방광바닥 사이에는 복막이 없기 때문에 자궁경부암은 인접한 방광으로 퍼질 수 있다. 자궁경부암은 림프를 타고 바깥엉덩림프절, 속엉덩림프절, 엉치림프절로 갈 수도 있다. 혈액을 통해서 전이가 일어나면 엉덩정맥이나 속척추정맥얼기를 경유하기도 한다.

자궁절제술(Hysterectomy)

외과적으로 자궁(그리이스어로 *hystera*)을 제거하는 자궁절제술(hysterectomy)은 거대한 자궁섬유양종양(uterine fibroid, 자궁근종), 자궁내막증(endometriosis), 자궁암(uterine cancer) 또는 자궁경부암(cervical cancer)과 같은 자궁 질병이 있는 경우에 주로 시행하는 비교적 흔한 수술이다. 비암성(non-cancerous) 원인에 대한 자궁절제술의 빈도는 다른 치료 방안의 강구로 인해 급격히 감소하였다. 자궁절제술은 병적인 출혈을 막지만 월경도 차단하여 임신할 능력도 사라진다. 자궁을 외과적으로 접근하여 제거하는 방법에는 앞복벽을 통하는 방법인 “복벽경유접근법(transabdominal approach)”과 질을 통한 방법인 “질경유접근법(transvaginal approach)”이 있다(그림 B6.21). 또한 전통적인 외과 수술을 사용하거나 복강경(laparoscope) 또는 로봇 수술을 통하여 제거하기도 한다. 병변의 위치, 범위, 병리적 특성에 따라 아전자궁절제술(subtotal hysterectomy), 전자궁절제술(total hysterectomy), 근치자궁절제술(radical hysterectomy)을 시행하는데, 근치자궁절제술의 경우 자궁 외에도 난소(ovary)를 함께 제거한다. 아전자궁절제술은 경부상자궁절제술(supracervcial hysterectomy)로 시행하는 경우가 많다. 아전자궁절제술을 시행하는 경우 자궁잘록(isthmus)에서 자궁을 분리한다. 경부자궁절제술(cervical hysterectomy) 또는 전자궁절제술(total hysterectomy)을 시행하는 경우 질천장(vaginal fornix)을 절개하고 자궁경부 주위를 절개하여 자궁과 질을 분리한다. 질의 위쪽 끝을 봉합으로 닫아준다. 질의 위쪽 끝에 혈액이 최대한 많이 공급되어야 치유가 잘 되므로 자궁동맥(uterine artery)의 결찰(ligation)은 질동맥(vaginal artery)과 질가지(vaginal branch)보다 먼쪽에서 시행한다.

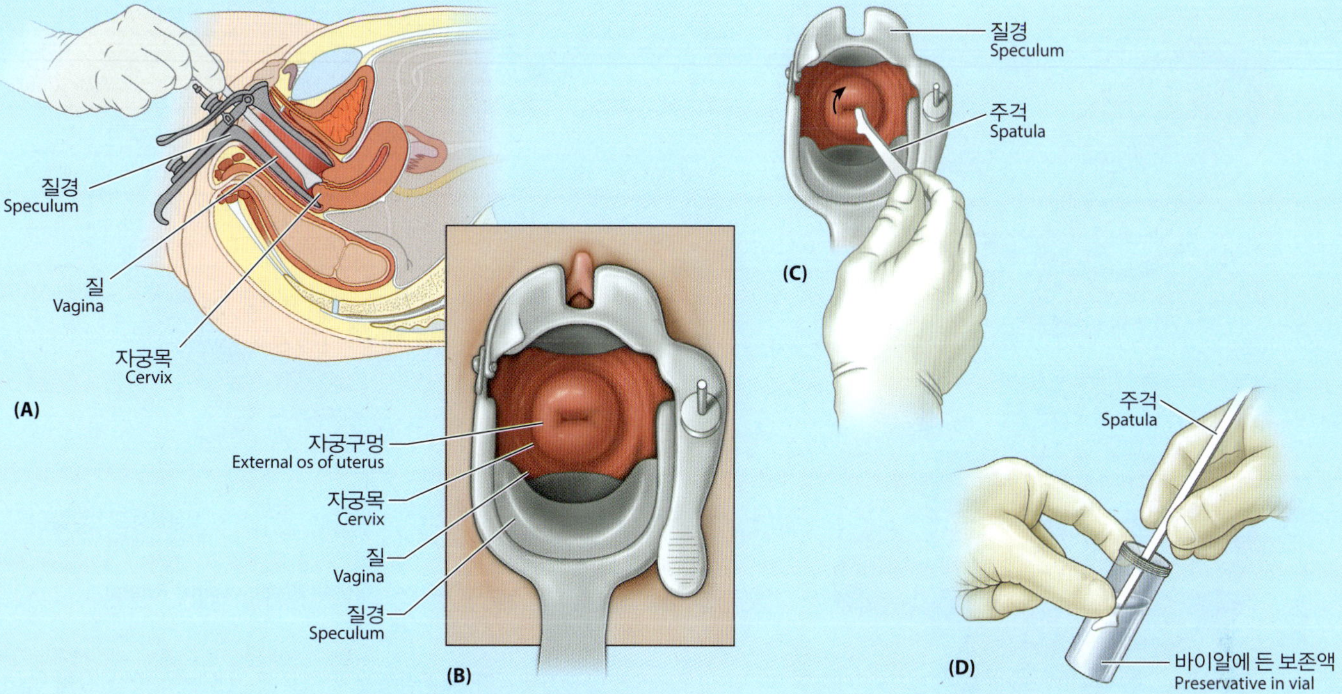

그림 B6.20. **자궁경부 세포검사[cervical cytology(파파니콜로펴바른표본, Pap smear)].**

질의 확장(Distension of Vagina)

여성 성인의 질은 아주 많이 확장될 수 있는데 특히 질천장(fornix) 뒤부분이 가장 크다. 예를 들어, 골반내진(pelvic exam)을 할 때 이 부분을 확장시켜 엉치뼈곶(sacral promontory)을 촉진하는 것도 가능하다[이 장의 임상적용 "골반의 지름(Pelvic Diameters)" 참조]. 질은 확장을 통해 성교 시의 발기한 음경을 받아들일 수 있다.

출산할 때 질은 태아에 의해 더욱 크게 확장되며, 태아의 어깨가 통과할 때 앞뒤 방향으로 특히 많이 늘어난다(그림 B6.22). 가쪽방향으로의 확장에는 제한이 많은데, 그 이유는 궁둥뼈가시(ischial spine)가 뒤안쪽으로 튀어나와 있고, 엉치가시인대(sacrospinous ligament)가 궁둥뼈가지에서부터 엉치뼈와 꼬리뼈의 가쪽모서리까지 붙어 있기 때문이다. 그러므로 산도(birth canal)는 이 지점에서는 앞뒤로 길고 가로로 좁기 때문에 이 지점을 통과할 때 태아의 어깨는 가로방향에서 앞뒤방향으로 회전해야만 한다.

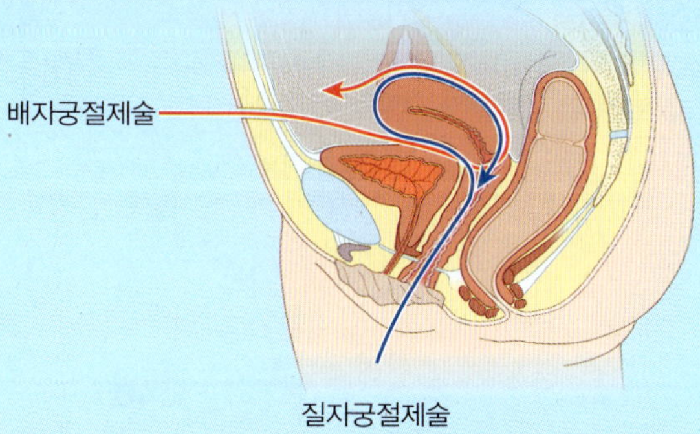

그림 B6.21. **자궁절제술(hysterectomy)의 외과적 경로.**

골반내진(골반검사, Digital Pelvic Examination)

질은 비교적 벽이 얇고 잘 늘어나며 골반의 한가운데에 놓여 있기 때문에 질(vagina)과 곧창자(rectum)를 통해서 장갑을 낀 손가락으로 자궁목(cervix), 궁둥뼈가시(ischial spine), 엉치뼈곶(sacral promontory)을 만져볼 수 있다(*manual pelvic examination*). 자궁동맥(uterine artery)의 맥박도 질천장(fornix)의 가쪽 부분을 통해 느낄 수 있으며, 낭종(cyst)이 생긴 경우처럼 난소의 표면이 고르지 않은 것도 확인할 수 있다(그림 B6.23). 초음파 탐침자(ultrasound probe)를 질에 삽입하여 난소(ovary)와 같은 인접 구조를 관찰하는 것도 가능하다.

질누관(샛길, Vaginal Fistula)

질은 주변의 골반 장기와 가깝기 때문에 분만 시간이 길어지거나 난산으로 인하여 산과적 외상을 입게 되면 질벽은 물론, 때로는 더 넓은 부위까지 약화(weakness), 괴사(necrosis), 파열이 발생할 수 있다. 질은 골반 종양의 방사선 치료, 수술 합병증, 염증성 장질환(inflammatory bowel disease)이나 게실염(diverticulitis)에 의해 영향을 받기도 한다. 이들 손상에 의해 질의 관내강(lumen)과 인접한 방광, 요도, 곧창자, 샅부위와 병적인 통로(누관, *fistula*)가 생길 수 있다(그림 B6.24). **방광질샛길**(방광질루, *vesicovaginal fistula*)과 **요관질샛길**(요관질루, *ureterovaginal fistula*), **요도질샛길**(요도질루, *urethrovaginal fistula*)이 생기면, 소변이 질로 들어간

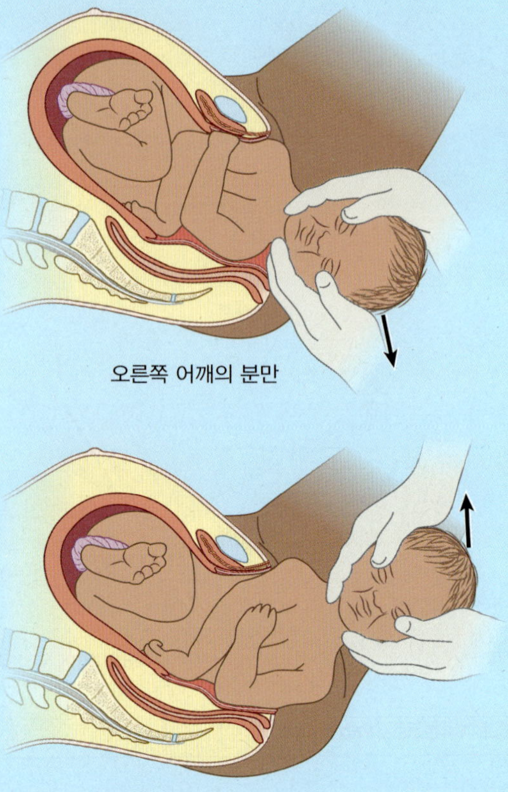

그림 B6.22. **질분만 시 태아의 방출.** (*화살표*, 손이 움직이는 방향)

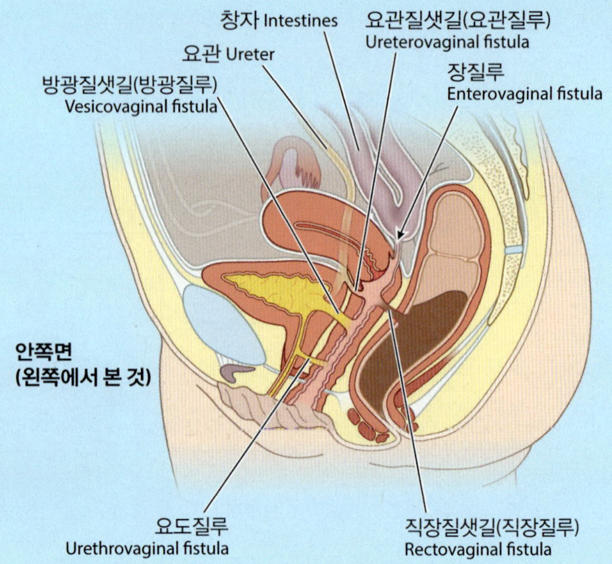

그림 B6.24. **질샛길(질누관, vaginal fistula).**

다. 방광질샛길과 요관질샛길의 경우에는 소변이 항상 흘러 들어가고, 요도질샛길의 경우에는 배뇨를 할 때만 들어간다. **창자질샛길**(장질루, *enterovaginal fistula*), **곧창자질샛길**(직장질루, *rectovaginal fistula*)이 생기면 분변 등의 배설물이 질에서 나올 수 있다. 샛길(누관)은 외과적으로 복구한다.

곧창자자궁오목천자(맹낭천자, Culdocentesis)

곧창자자궁오목(recto-uterine pouch)에 생긴 골반농양(pelvic abscess)은 뒤질천장(posterior vaginal fornix)을 절개하여 배농할 수 있는데 이를 **곧창자자궁오목천자**(*culdocentesis*)라고 한다. 여기서 culdo-란 "맹낭(cul-de-sac)"을 가리키는데 이 용어는 곧창자자궁오목(더글러스와, Douglas pouch)을 가리키는 오래된 용어이다. 마찬가지로 복막안(peritoneal cavity)에 고인 피나 다른 액체도 이 방법으로 뽑아낼 수 있다(그림 B6.25).

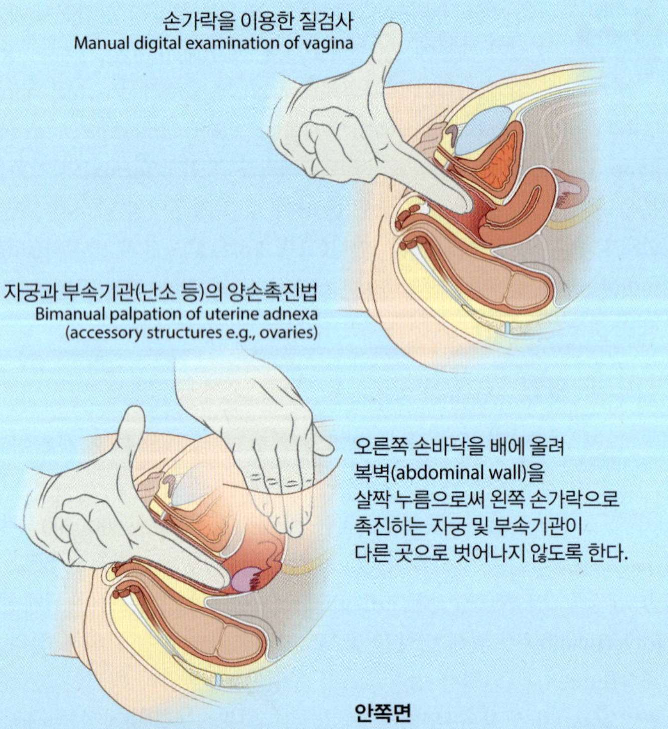

그림 B6.23. **질(vagina)과 자궁 부속기관(uterine adnexa)의 손가락을 이용한 골반검사(pelvic examination).**

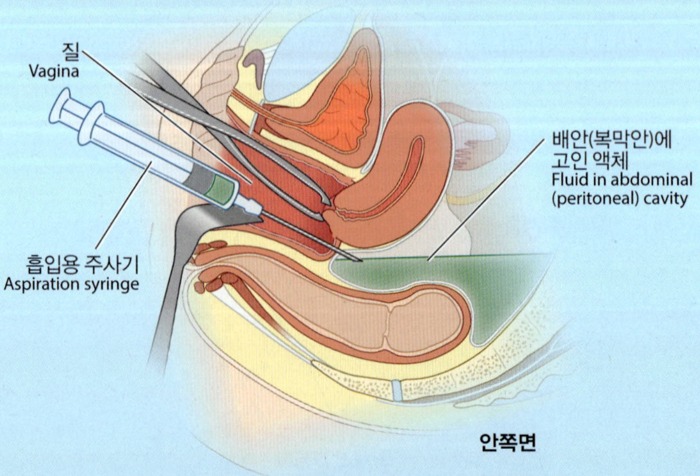

그림 B6.25. **직장자궁오목천자(culdocentesis).**

복강경을 이용한 골반 내장의 관찰
(Laparoscopic Examination of Pelvic Viscera)

골반 내장을 눈으로 직접 검사하는 것은 내장에 생긴 병변을 진단하는 데 도움을 주는 경우가 많다. 예를 들어, **난소낭종**(*ovarian cyst*)이나 종양, 기능하는 자궁속막(endometrium) 조직이 자궁의 바깥에 있는 자궁내막증(endometriosis), 자궁외임신(ectopic pregnancy) 등이 이에 해당한다. **복강경검사**(*laparoscopy*)를 할 때는 2 cm 정도의 작은 절개선을 배꼽 아래에 만들고, 이를 통하여 **복강경**(*laparoscope*)을 복막안으로 삽입한다(그림 B6.26). 복막안을 이산화탄소로 채움으로써 기복증(pneumoperitoneum)을 인위적으로 유발하여 관찰할 수 있는 공간을 확보하고, 골반을 들어주면 중력으로 인해 창자가 배안으로 밀려 내려가게 된다. 자궁을 더 자세하게 관찰하기 위해서 바깥에서 움직여 볼 수도 있고, 다른 기구를 더 넣거나 자궁관 결찰(ligation) 등을 시술하기 위해 추가적인 입구를 더 만들기도 한다.

출산을 위한 마취(Anesthesia for Childbirth)

여성이 분만 중에 경험하는 통증과 불편함을 줄이는 데는 여러 가지 방법이 있다. **전신마취**(*general anesthesia*)는 응급 수술에 사용된다. 전신마취를 하면 산모는 의식이 없어지고, 분만 과정과 출산을 지각하지 못한다. 임상의는 산모의 호흡, 산모와 태아의 심장 기능을 감시하고 조절한다. 출산 과정은 산과 전문의의 도움을 통해 산모의 호르몬을 조절하면서 수동적으로 일어난다.

국소마취(*regional anesthesia*), 즉 **무통증**(*analgesia*)의 방법에는 경막외차단(epidural block), 척수차단(spinal block), 음부신경차단(pudendal block) 등이 있으며 신체의 일부에만 영향을 미친다. 감각 차단의 정도는 사용되는 약물에 좌우된다. 국소마취 시에 산모는 자궁 수축(uterine contraction)을 의식적으로 지각하며, 태아가 내려가는 것을 돕기 위하여 "밀어내듯(bear down)" 힘을 주는 것은 가능하다. 국소마취는 통각과 그 외의 감각을 완전히 차단하므로 산모가 분만을 도울 수 없다.

경막외차단마취(*epidural block*)는 참여적 출산을 할 때 흔히 선택하는 방법이다(그림 B6.27의 A). 마취제는 셋째–넷째허리뼈(L3–L4) 부위의 경막외공간(epidural space)에 삽입한 내재성 도관(indwelling catheter)을 이용하여 투여하며, 마취를 더 깊고 오래 연장하기 위해 필요하다면 마취제를 더 투여할 수 있다. 마취제는 자궁목, 질의 윗부분, 그리고 음부신경(pudendal nerve)에서 오는 통각신경섬유를 포함하는 척수신경뿌리(spinal nerve root)와 접촉하게 된다. 그렇기 때문에 산도, 골반 바닥, 샅부위의 대부분이 마취되지만 다리는 보통 영향을 받지 않는다. **골반통각선**(*pelvic pain line*)보다 위에 있는 자궁몸통에서 오는 통각 섬유는 아래쪽 가슴분절과 위쪽 허리분절까지 올라간다. 이들과 이보다 높이 있는 섬유는 마취제의 영향을 받지 않으므로 산모는 자궁 수축을 느낄 수 있다. 척수의 경막외공간은 머리뼈 안으로 계속되지 않으므로 마취제는 큰구멍(foramen magnum)을 지나 그 위로 올라갈 수는 없다(제8장, "머리"의 그림 8.28C 참조).

척수차단마취(*spinal anesthesia*, spinal block)는 셋째–넷째허리뼈(L3–L4) 높이의 경막(dura mater)과 거미막(지주막, arachnoid mater)을 주사 바늘로 관통한 다음 척수 거미막밑공간(지주막하강, subarachnoid space)에 마취제를 투여하는 방법으로(그림 B6.27의 B), 대략 허리 이하가 완전히 마취된다. 이 경우에는 회음, 골반바닥, 산도가 모두 마취되며, 다리 전체의 운동과 감각 기능은 자궁 수축에 대한 감각과 함께 일시적으로 사라진다. 척수마취는 출산후 불임수술(postpartum sterilization), 겸자분만(forceps delivery), 제2기 분만(second stage of

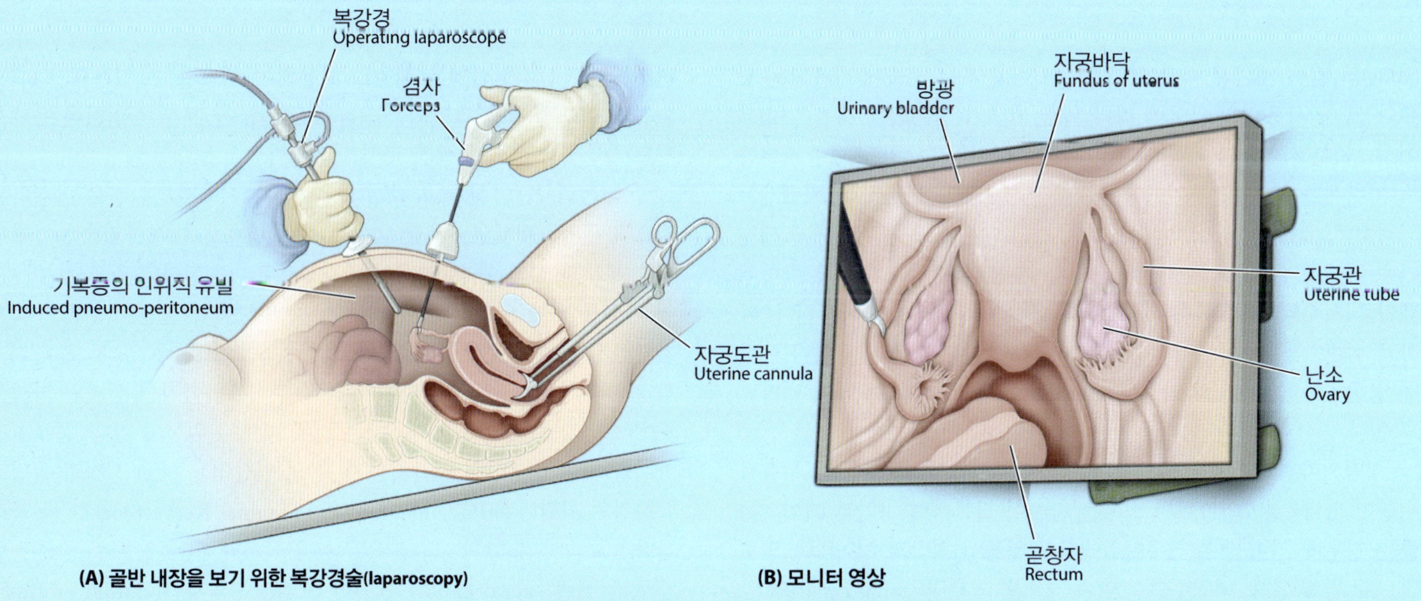

그림 B6.26. 복강경 검사(laparoscopic examination).

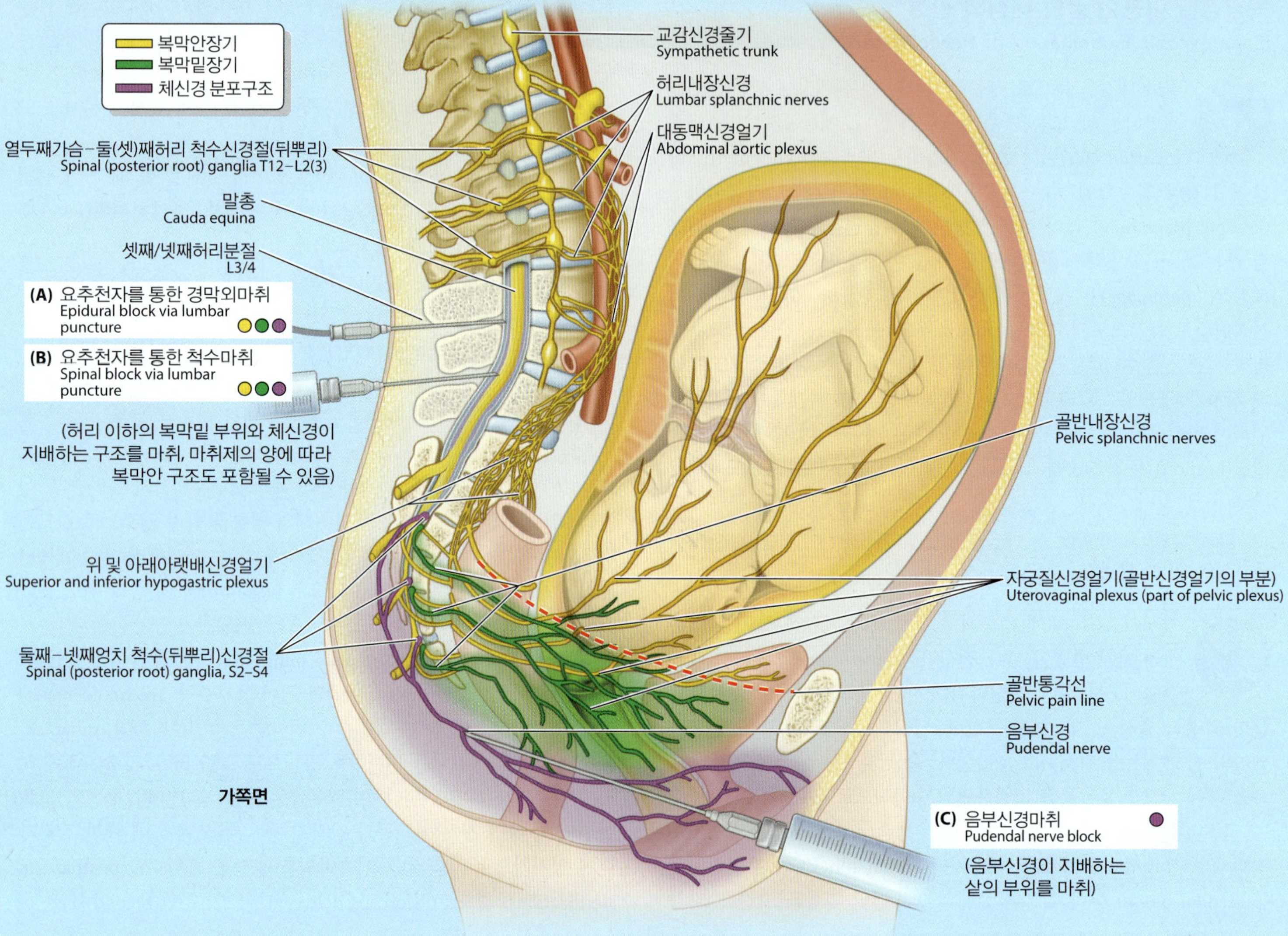

그림 B6.27. 산과학적 마취(obstetrical anesthesia).

labor)과 같이 제한된 시간 안에 시행되어야 하는 시술에 사용되는 경우가 많다. 사용되는 약물에 따라 마취 효과가 지속되는 시간은 30분에서 250분 사이이다. 분만이 길어지거나 마취의 수준이 불충분하더라도 마취제를 또 다시 투여한다는 것은 어렵거나 불가능하다. 마취제는 뇌척수액(cerebrospinal fluid)보다 무겁기 때문에 몸을 기울이게 되면 척수 아래쪽의 거미막밑공간에 모인다. 분만 후에 산모가 누우면 마취제가 뇌척수액 안에서 순환하여 뇌의 거미막밑공간까지 파급된다. 따라서 심한 "척수두통(spinal headache)"은 척수마취 후에 나타나는 잠재적 합병증이며 경막외마취(epidural anesthesia)에서는 절대 나타날 수 없다.

경막외마취와 척수마취 모두 거미막밑공간에서 뇌척수액이 누출될 위험이 있다. 경막외마취의 경우는 바늘이 잘못하여 경막과 거미막을 뚫는 경우에 일어난다. 척수마취에서는 바늘이 경막과 거미막을 의도적으로 뚫게 된다. 뇌척수액이 빠져 나오면 척추관(spinal canal)의 압력이 감소하여 심한 두통이 발생한다. 심한 경우에는 두통을 치료하기 위해 환자 자신의 혈액을 패치로 사용하여 치료할 수 있는데, 이때는 환자의 혈액 소량을 경막외공간(epidural space)으로 주입하여 응고시킴으로써 바늘로 인해 생긴 구멍을 막는다.

음부신경차단마취(*pudendal nerve block*)는 말초신경을 마취하는 것으로 둘째–넷째엉치분절(S2–S4)에 해당하는 피부분절, 즉 샅부위의 대부분과 질의 아래쪽 1/4이 국소적으로 마취된다(그림 B6.27의 C). 이 마취를 하게 되면 산도의 윗부분, 즉 자궁목과 질 윗부분의 통각은 차단하지 않기 때문에 산모는 자궁의 수축을 느낄 수 있다. 또 마취제를 재투여할 수는 있으나 마취가 풀릴 수 있고, 아기의 머리와 가까운 곳에서 날카로운 기구를 사용하는 것에 따르는 위험이 있다. 음부신경마취를 하는 해부학적인 근거는 이 장의 임상적용 "음부신경과 엉덩고샅신경의 차단마취(Pudendal and Ilio-inguinal Nerve Blocks)"를 참조한다.

엉치뼈관(sacral canal)을 통한 꼬리경막외차단(caudal epidural block)은 좀처럼 사용되지 않는다.

핵심정리: 여성 속생식기관(Female Internal Genital Organ)

난소와 자궁관: 난소(ovary)는 2개의 복막(peritoneum) 주름에 의해 매달려 있는데, 그 하나는 자궁넓은인대(broad ligament)가 뒤위쪽으로 연속되는 난소간막(mesovarium)이고, 다른 하나는 골반의 가쪽벽에서 혈관이 그 속을 지나가는 난소걸이인대(suspensory ligament)이다. ■ 난소는 고유난소인대(ligament of ovary)에 의해 자궁에 부착한다. ■ 복막은 난소 표면을 덮고 있지 않으며, 그 대신 광택이 없는 입방상피(cuboidal epithelium)로 덮어 있다.

자궁관(uterine tube)은 복막안으로 배출된 난자의 수정이 일어나는 곳이자 운반되는 통로이다. ■ 자궁관은 자궁넓은인대의 윗모서리를 이루는 복막의 주름인 자궁관간막(mesosalpinx) 안을 지나가며, 각각의 자궁관에는 술이 달린 깔때기 모양의 자궁관깔때기(infundibulum), 커져 있는 자궁관팽대(ampulla), 좁아진 자궁관잘록(isthmus) 그리고 자궁안으로 들어가기 전에 자궁벽을 가로지르는 부분인 짧은 자궁부분(uterine part)이 있다.

난소와 자궁관은 곁순환을 이루는 두 가지 혈액공급을 받게 되는데, 그 하나는 배대동맥(abdominal aorta)에서 기원하는 난소동맥(ovarian artery)과, 다른 하나는 속엉덩동맥에서 기원하는 자궁동맥(uterine artery)이다. ■ 이 곁순환은 자궁을 절제하기 위해 자궁동맥을 결찰하여야 할 때도 난소를 보존함으로써 에스트로겐(estrogen)을 공급하는 경로를 제공한다. ■ 교감신경섬유와 내장감각 통각섬유는 난소동맥과 함께 지나간다. ■ 부교감신경섬유와 내장감각 반사섬유는 골반신경얼기(pelvic plexus)와 골반내장신경(pelvic splanchnic nerve)을 경유한다.

자궁: 거꾸로 된 서양배 모양을 하고 있는 자궁(uterus)은, 초기 배아인 주머니배(blastocyst)가 착상하여 성숙한 배아로, 이어서 태아로 발달하는 기관이다. ■ 일생의 각 시기에 따라 크기와 비례가 변화하지만, 임신되지 않은 자궁에는 자궁몸통(body)과 자궁목(cervix), 그리고 그 사이를 뚜렷하게 나누는 비교적 좁은 자궁잘록(isthmus)이 있다. ■ 자궁은 세 층으로 되어 있는데, (1) 안쪽의 혈관과 분비샘이 풍부한 자궁속막(endometrium)은 착상이 일어날 것에 대비하여 주기적으로 변화하고 착상이 일어나지 않을 때는 월경액으로 벌어져 나가는 층이며, (2) 호르몬의 자극을 받는 중간의 민무늬근으로 이루어진 자궁근육층(myometrium)은 출산 과정에서 자궁목관(cervical canal)을 확장하고 태아를 내보내는 역할을 하고 (3) 내장쪽 복막(visceral peritoneum)으로 이루어진 자궁바깥막(perimetrium)은 방광과 붙어 있는 부분을 제외하고는 대부분의 바닥(fundus)과 몸통을 싸고 있다. 자궁바깥막은 자궁의 양쪽으로 자궁넓은인대 또는 자궁간막(mesometrium)으로서 연속된다.

자궁은 정상적으로 전경(anteverted) 및 전굴(anteflexed) 상태를 하고 있어 그 무게가 주로 방광에 실린다. 그러나 가로자궁목인대(cardinal ligament)로부터 수동적인 지지와 골반바닥의 근육에 의해 능동적인 지지를 받는다. ■ 자궁동맥(uterine artery)은 자궁에, 임신 시에는 태반에도 혈액을 공급한다. ■ 자궁에서 나온 정맥은 자궁질정맥얼기(uterovaginal venous plexus)로 이어진다.

질: 질(vagina)은 자궁안(uterine cavity)을 바깥으로 이어주는 근육과 막으로 이루어진 통로로서, 음경(penis), 사정액(ejaculate), 탐폰(tampon) 또는 검사자의 손가락을 삽입하거나 넣을 수 있으며 태아(fetus)와 월경액(menstrual fluid)의 출구가 되기도 한다. ■ 질은 앞으로는 요도(urethra), 뒤로는 곧창자(rectum)와의 사이에서 이들과 가깝게 위치한다. 그러나 곧창자와는 위로 복막에 덮인 곧창자자궁오목(recto-uterine pouch)과, 아래로 근막으로 이루어진 곧창자질사이막(rectovaginal septum)에 의해 분리되어 있다. 그 위앞쪽에는 자궁목(uterine cervix)이 안으로 들어와 있어서 주위에 질천장(vaginal fornix)이 형성된다. ■ 질의 대부분은 골반안에 위치하며, 속엉덩동맥의 골반가지인 자궁동맥(uterine artery)과 질동맥(vaginal artery)이 분포한다. 그 정맥은 자궁질정맥얼기로 직접 유입되며, 림프는 골반의 깊은 경로를 통하여 속엉덩림프절, 바깥엉덩림프절, 엉치림프절로 들어간다. ■ 질의 가장 아래쪽은 샅(perineum)에 위치하며, 속음부동맥(internal pudendal artery)에서 혈액공급을 받고, 그 림프는 얕은(회음) 경로를 통해 얕은고샅림프절(superficial inguinal node)로 들어간다. ■ 질은 확장성이 매우 커서 골반의 지표, 특히 난소 같은 기관뿐만 아니라 난소낭종(ovarian cyst) 등의 병변도 골반검사를 통해 촉진할 수 있다.

자궁과 질의 신경분포: 질 가장 아래의 샅부분은 체신경성분(somatic innervation)으로 둘째–넷째엉치분절(S2–S4)에서 기원하는 음부신경(pudendal nerve)이 분포하며 따라서 촉각과 온도감각에 예민하다. ■ 그 외의 질과 자궁은 골반에 위치하며 위치로 볼 때 내장성(visceral)으로서, 자율신경과 내장감각섬유(visceral afferent fiber)가 분포한다. ■ 무의식적 반사성 감각은 모두 부교감경로를 따라 거슬러 올라가 둘째–넷째엉치분절(S2–S4)의 척수신경절에 도달한다. 산도(birth canal), 즉 복막 아래쪽의 자궁의 부분인 자궁목(cervix)과 골반통각선(pelvic pain line)보다 아래에 있는 질로부터 기원한 통각도 같은 경로를 따라 전달된다. ■ 그러나 골반통각선보다 위에 있는 자궁의 복막안부분은 교감신경을 따라 거슬러 올라가 가장 아래쪽가슴분절과 위쪽 허리분절의 척수신경절에 도달한다. ■ 경막외마취(epidural anesthesia)는 이러한 통각 전달경로의 차이점을 이용하여, 참여적 출산방법을 익히는 데 도움을 줄 수 있다. 이 경우에 자궁수축(uterine contraction)은 느껴지나, 산도는 마취된다.

골반 내장의 림프 흐름 (Lymphatic Drainage of Pelvic Viscera)

대략적으로 골반의 림프관은 정맥계통, 즉 속엉덩정맥(internal iliac vein)의 가지들을 따라서 직접 또는 엉치림프절(sacral lymph node)을 경유해서 속엉덩림프절(internal iliac node)에 모인다(그림 6.48). 그러나 골반 앞쪽의 위쪽에 놓인 구조들의 림프관은 정맥의 흐름과는 무관하게 바깥엉덩림프절(external iliac node)에 모인다. 바깥엉덩림프절과 속엉덩림프절 모두 온엉덩림프절(common iliac node)과 허리림프절(lumbar node), 즉 대정맥 및 대동맥림프절(caval/aortic node)을 경유해서 허리림프줄기(lumbar lymphatic trunk)를 지나 가슴림프관팽대(cisterna chyli)로 간다.

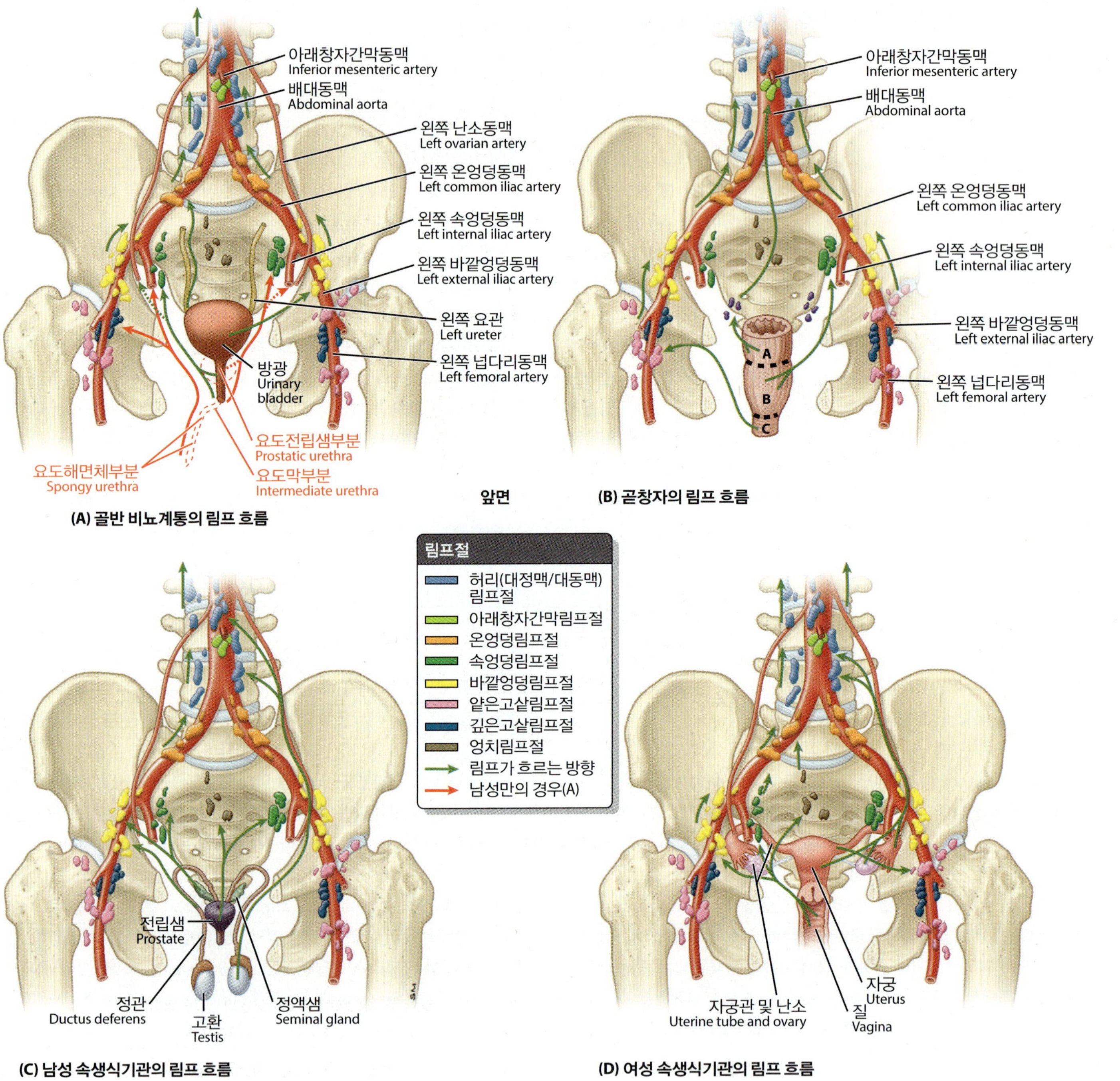

그림 6.48. **골반 내장(pelvic viscera)의 림프 흐름(lymphatic drainage).**

비뇨계통의 림프 흐름(lymphatic drainage from urinary system)

골반에 있는 요관의 윗부분은 주로 바깥엉덩림프절로 가는 반면, 아랫부분은 속엉덩림프절로 간다(그림 6.48A; 표 6.7). 방광의 위가쪽 부분의 림프관은 바깥엉덩림프절(*external iliac lymph node*)로 가는 데 비해, 방광바닥과 방광목은 속엉덩림프절(*internal iliac lymph node*)로 간다. 방광목의 림프관 일부는 엉치림프절이나 온엉덩림프절로 간다. 여성요도와 몸쪽 남성요도의 림프관은 대부분 속엉덩림프절로 간다. 그러나 여성요도 중 엉치림프절로 가는 부분도 조금 있으며, 여성요도의 먼쪽부분은 고샅림프절(*inguinal lymph node*)로 가기도 한다.

곧창자의 림프 흐름(lymphatic drainage from rectum)

곧창자 위쪽의 림프관은 아래창자간막림프절(*inferior mesenteric lymph node*)로 가는데 곧창자의 근육층에 바로 붙어 있는 **곧창자옆림프절(pararectal lymph node)** 또는 도중에 있는 엉치림프절을 많이 경유

표 6.7. 골반(pelvis)과 샅(perineum) 구조의 림프 흐름

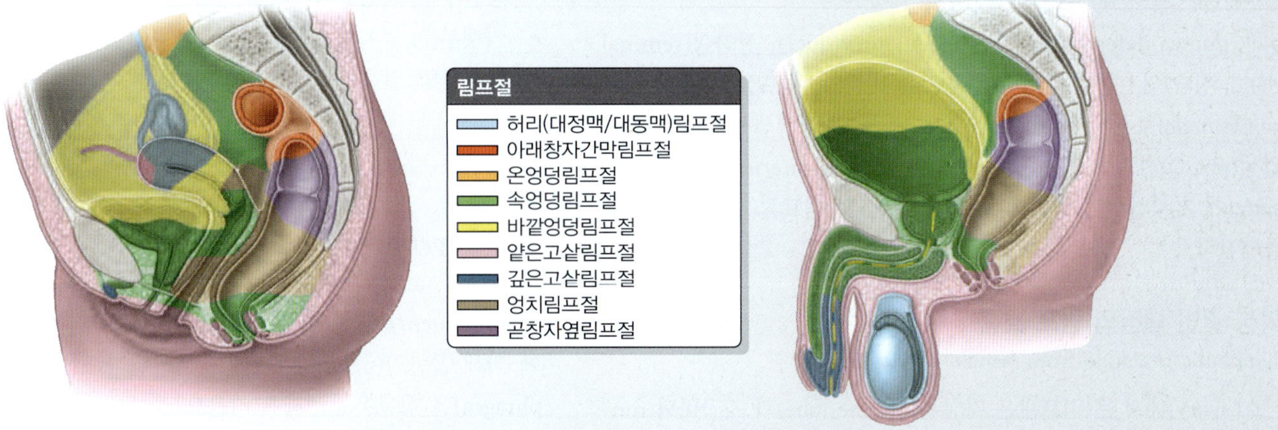

특정한 각 림프절로 초기에 림프가 흐르는 골반 내장의 구역

림프절 집단		림프절 집단으로 주로 림프를 보내는 구조	
허리림프절(lumbar)	*여성*: 난소혈관(ovarian vessel)을 따라	생식샘(gonad) 및 관련구조, 온엉덩림프절(common iliac nodes)	*여성*: 난소(ovary), 자궁관[uterine tube, 자궁관잘록(isthmus)과 자궁부분(intrauterine part)은 제외], 자궁바닥(fundus of uterus)
	남성: 고환혈관(testicular vessel)을 따라		*남성*: 고환(testis), 부고환(epididymis)
아래창자간막림프절(inferior mesenteric)		곧창자(rectum)의 가장 위쪽, 구불창자(sigmoid colon), 내림창자(descending colon), 곧창자옆림프절(pararectal nodes)	
온엉덩림프절(common iliac)		바깥엉덩림프절(external iliac nodes), 속엉덩림프절(internal iliac nodes)	
속엉덩림프절(internal iliac)		골반의 아래쪽 구조, 샅의 깊은 구조, 엉치림프절(sacral nodes)	*여성*: 방광바닥(base of bladder), 요관(ureter) 골반부분 아래쪽, 항문관(anal canal, 빗살선 위쪽), 곧창자(rectum) 아래쪽, 질(vagina) 중간과 위쪽, 자궁목(cervix), 자궁몸통(body of uterus)
			남성: 전립샘요도(prostatic urethra), 전립샘(prostate), 방광바닥, 요관 골반부분 아래쪽, 정액샘(seminal gland) 아래쪽, 해면체(cavernous body), 항문관(빗살선 위쪽), 곧창자 아래쪽
바깥엉덩림프절(external iliac)		골반의 위앞쪽 구조, 깊은고샅림프절(deep inguinal nodes)	*여성*: 방광(bladder) 위쪽, 요관(ureter) 골반부분 위쪽, 질(vagina) 위쪽, 자궁목, 자궁몸통 아래쪽
			남성: 방광 위쪽, 요관 골반부분 위쪽, 정액샘(seminal gland) 위쪽, 정관(ductus deferens)의 골반부분, 요도막부분(membranous urethra)과 해면체부분(cavernous urethra, 이차적으로 유입)
얕은고샅림프절(superficial inguinal)		다리; 몸통 아래가쪽 사분면, 즉 앞복벽 배꼽 아래의 림프, 볼기부위(gluteal region), 회음(perineum)의 얕은 구조	*여성*: 자궁(uterus)의 위가쪽부분[자궁원인대(round lig.) 부착부위], 여성음부(vulva) 주위의 살 피부, 질구멍(ostium of vagina, 처녀막 아래쪽), 음핵꺼풀(prepuce clitoris), 항문주위 피부, 빗살선(pectinate line) 아래쪽 항문관(anal canal)
			남성: 음경(penis)의 피부와 음경꺼풀(prepuce)을 포함한 샅의 피부, 음낭(scrotum), 항문주위 피부, 빗살선 아래쪽 항문관
깊은고샅림프절(deep inguinal)		음핵귀두(glans of clitoris) 또는 음경귀두(glans penis), 얕은고샅림프절(superficial inguinal nodes)	*여성*: 음핵귀두(glans of clitoris)
			남성: 음경귀두(glans penis), 먼쪽 해면체요도(spongy urethra)
엉치림프절(sacral)		골반의 아래뒤쪽 구조, 곧창자(rectum) 아래쪽, 질(vagina) 아래쪽	
곧창자옆림프절(pararectal)		곧창자(rectum) 위쪽	

한다(그림 6.48B; 표 6.7). 아래창자간막림프절은 허리림프절(*lumbar lymph node*), 즉 대정맥 및 대동맥림프절(*caval/aortic lymph node*)로 들어간다. 곧창자 아래쪽의 림프관은 직접 엉치림프절(*sacral node*)로 들어가거나 특히 곧창자팽대(ampulla) 먼쪽 부위의 림프는 중간곧창자동맥 및 정맥을 따라가서 속엉덩림프절(*internal iliac lymph node*)로 들어간다.

남성 골반 내장의 림프 흐름
(lymphatic drainage from male pelvic viscera)

정관(ductus deferens), 사정관(ejaculatory duct), 정액샘(seminal gland, 정낭)의 아랫부분에서 온 림프는 **바깥엉덩림프절**(*external iliac lymph node*)로 들어간다(그림 6.48C; 표 6.7). 정액샘의 윗부분과 전립샘(prostate)의 림프관은 주로 **속엉덩림프절**(*internal iliac lymph node*)에 가지만 전립샘의 림프관 일부는 **엉치림프절**(*sacral node*)로 들어간다.

여성 골반 내장의 림프 흐름
(lymphatic drainage from female pelvic viscera)

난소(*ovary*)에서 온 림프관은 자궁관(uterine tube)과 자궁바닥(fundus of uterus) 대부분에서 온 림프관과 합쳐져 난소정맥(ovarian vein)을 따라 올라가면서 **오른쪽 및 왼쪽 허리(대정맥 및 대동맥)림프절**(*lumbar node, caval/aortic node*)에 들어간다(그림 6.48D; 표 6.7).

자궁(*uterus*)에서 온 림프관은 여러 방향으로 퍼져서 자궁에 분포하는 혈관은 물론 자궁에 붙은 인대를 따라 가기도 한다.

- 자궁바닥과 몸통 윗부분에서 나온 대부분의 림프관은 난소동맥 및 정맥을 따라 **허리(대정맥 및 대동맥)림프절**(*lumbar node, caval/aortic node*)에 간다. 그러나 자궁바닥에서 온 일부 림프관, 특히 자궁관이 자궁으로 들어가는 부위와 자궁원인대가 부착하는 곳에서 온 림프관은 자궁원인대를 따라 **얕은고샅림프절**(*superficial inguinal lymph node*)에 간다.
- 자궁몸통에서 온 대부분의 림프관, 자궁목에서 온 림프관 일부는 자궁넓은인대(broad ligament) 안을 지나서 **바깥엉덩림프절**(*external iliac lymph node*)에 간다.
- 자궁목에서 온 림프절은 자궁동맥 및 정맥을 따라 가로자궁목인대 안에서 **속엉덩림프절**(*internal iliac lymph node*)에 가기도 하며, 자궁엉치인대(uterosacral ligament)를 따라 **엉치림프절**(*sacral lymph node*)에 가기도 한다.

질(*vagina*)에서 온 림프는 질의 부분에 따라 각각 다음과 같이 흐른다.

- 질의 윗부분: 속엉덩림프절과 바깥엉덩림프절에 간다.
- 중간부분: 속엉덩림프절에 간다.
- 아랫부분: 엉치림프절과 온엉덩림프절에 간다(그림 6.48; 표 6.7).
- 바깥구멍: 얕은고샅림프절에 간다.

샅(Perineum)

샅(회음, perineum)이 가리키는 부위는 그 경계가 되는 아래골반문(pelvic outlet) 바깥에 위치하는 몸의 얕은 구획(**샅구획**, *perineal compartment*)이다. 이 부위는 골반가로막의 아랫면을 덮는 근막에 의해 골반안(pelvic cavity)과 분리된다. 골반가로막(pelvic diaphragm)은 항문올림근과 꼬리근으로 이루어진 근육성 벽이다(그림 6.49). 해부학적자세(anatomical position)에서 샅의 표면, 즉 **샅부위(perineal region)**는 양쪽 넓적다리의 위쪽 끝부분 사이에 위치하는 좁은 부위이지만, 다리를 벌리면, 여성에서는 앞의 불두덩(mons pubis)에서부터, 가쪽으로는 넓적다리의 안쪽면, 그리고 뒤로 볼기고랑(gluteal fold)과 볼기사이틈새(intergluteal cleft, natal cleft)의 위쪽 끝 사이에 놓이는 마름모꼴 부위가 된다(그림 6.50).

샅, 즉 샅구획의 경계를 이루는 뼈와 섬유성 구조는 다음과 같다(그림 6.51A, B).

- 앞으로 **두덩결합**(치골결합, *pubic symphysis*)
- 좌우 앞가쪽으로 **아래두덩뼈가지**(*inferior pubic rami*)와 **궁둥뼈가지**(*ischial rami*)가 합쳐진 **궁둥두덩가지(ischiopubic rami)**
- 좌우 가쪽으로 **궁둥뼈결절**(*ischial tuberosity*)
- 좌우 뒤가쪽으로 **엉치결절인대**(천골결절인대, *sacrotuberous ligament*)
- 뒤쪽으로 **엉치뼈**(*sacrum*)의 가장 아랫부분과 **꼬리뼈**(*coccyx*)

양쪽 궁둥뼈결절(ischial tuberosity)의 앞쪽 끝을 연결하는 가로선은 마름모꼴의 샅을 다시 앞과 뒤의 2개의 삼각형으로 나누는데, 각 삼각형이 이루는 비스듬한 평면은 이 가로선에서 교차한다(그림 6.51A~C). **항문부위(항문삼각, anal triangle)**는 이 가로선의 뒤쪽에 있다. 항문관(anal canal)과 그 구멍인 항문(anus)은 이 항문삼각의

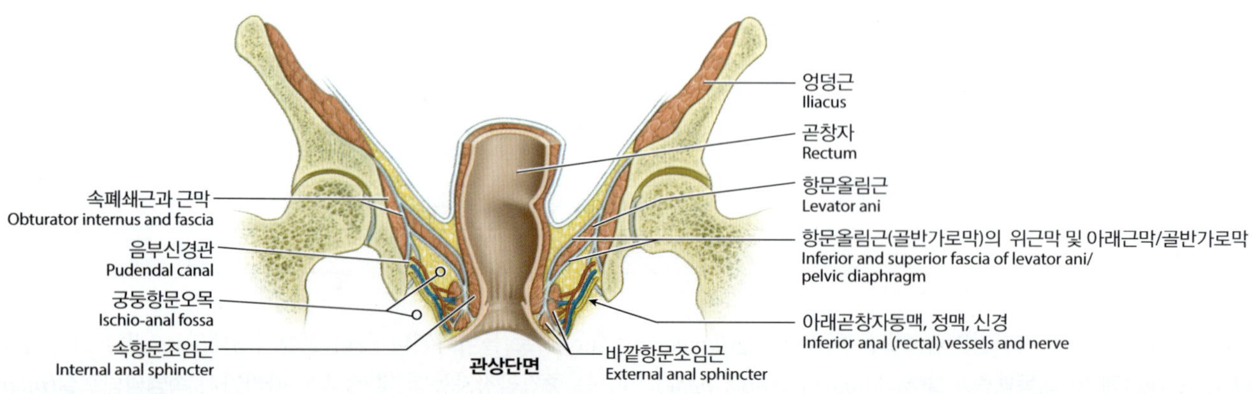

그림 6.49. 골반(pelvis)과 샅(perineum)부위의 경계 구조. 골반가로막(pelvic diaphragm) 즉, 항문올림근(levator ani)의 아래근막(inferior fascia)이 경계 구조가 된다.

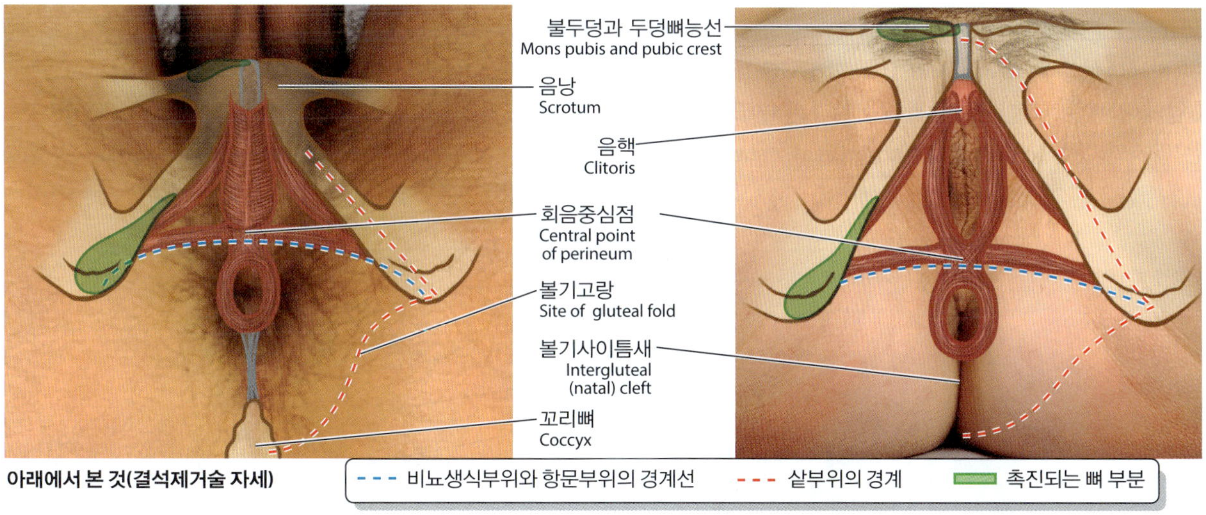

그림 6.50. 남성과 여성의 샅(회음, perineal region). 샅부위의 경계와 표면구조에 뼈의 경계와 얇은 근육을 투사하였다. 샅에 포함되는 음경(penis)과 음낭(scrotum)의 일부는 앞으로 젖혀져서 관찰되지 않는다.

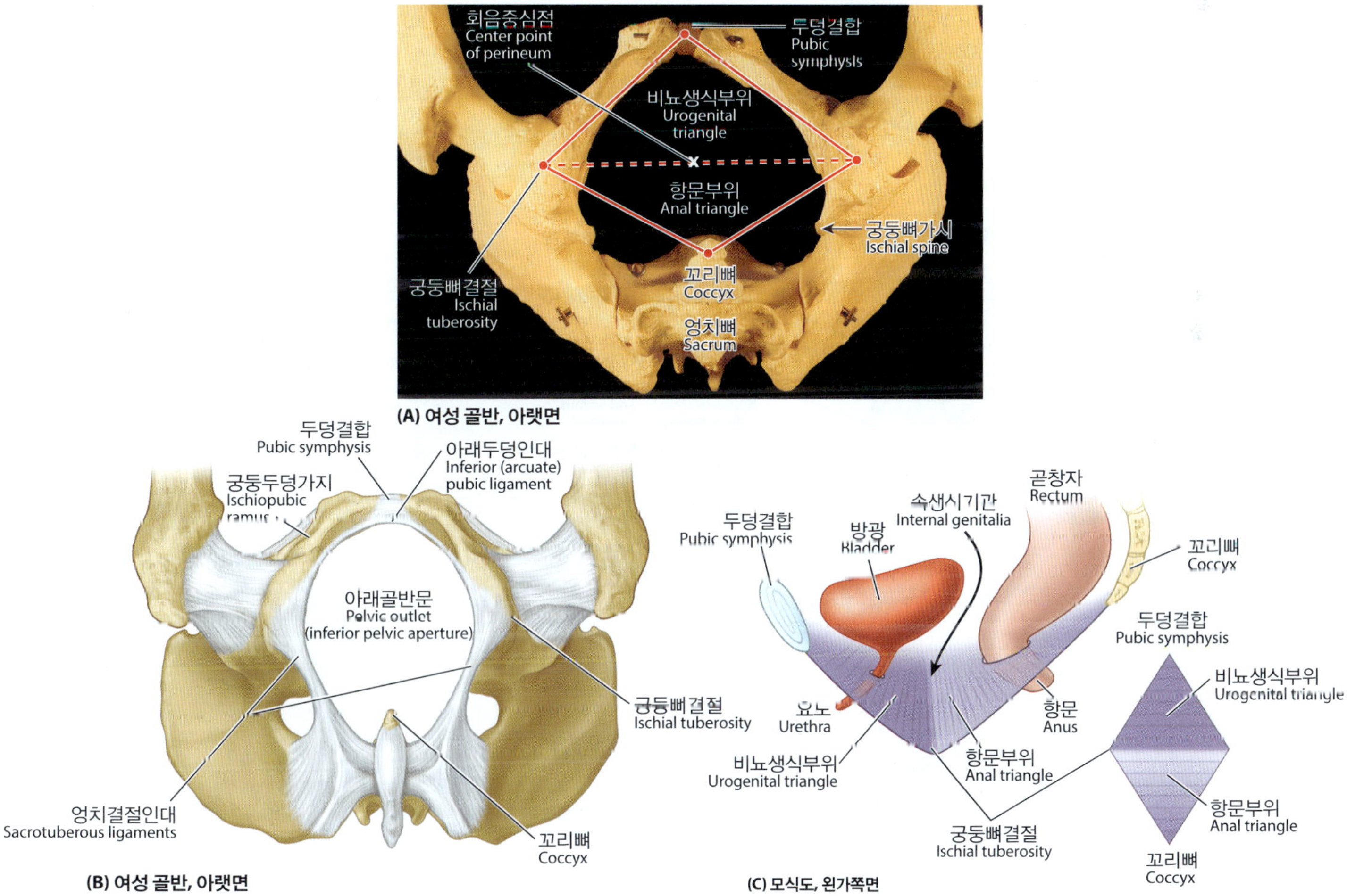

그림 6.51. 샅(perineum)의 경계와 위치. A. 샅의 경계를 이루는 다리이음뼈(pelvic girdle)의 부분. 마름모 형태인 샅을 이루는 두 삼각형을 맞붙여서 나타내었다. **B.** 아래골반문(pelvic outlet)과 샅의 경계가 되는 뼈 및 섬유성 구조. 여성골반의 이 시점은 환자가 검진대에 누웠을 때 산과전문의들이 머릿속에 그리는 관점이다(결석제거술(lithotomy) 자세). **C.** 샅의 두 부분인 비뇨생식부위(urogenital triangle)와 항문부위(anal triangle)는 동일한 평면에 놓여 있지 않다. 방광(bladder)과 곧창자(rectum) 사이에는 속생식기관(internal genitalia)이 위치하며, 발생하는 동안 비뇨생식동굴(urogenital sinus)이 두 구획으로 나뉘어 앞쪽에 방광과 요도(urethra)가 생기고, 뒤쪽에 항문(anus)과 곧창자(rectum)가 생기면서 그 사이에 격막(septum)이 생긴다.

깊은 부위와 얕은 부위 모두에서 주요 구조가 되며, 궁둥항문오목지방체(ischioanal fat)에 의해 둘러싸여 이 삼각형의 중앙에 위치한다. **비뇨생식부위(비뇨생식삼각, urogenital triangle, UG triangle)**는 이 가로선의 앞에 위치한다. 열려 있는 항문삼각과는 대조적으로 비뇨생식삼각은 얇지만 튼튼한 **샅막**(회음막, **perineal membrane**)이라는 깊은 근막으로 "막혀(closed)" 있다. 샅막은 양쪽 두덩활(pubic arch)의 내측면 사이를 이어주며 아래골반문의 앞부분을 막고 있다(그림 6.52C). 따라서 골반가로막 앞쪽에 있는 틈인 비뇨생식구멍(urogenital hiatus)도 샅막에 의해 막혀 있다(그림 6.52A). 그러나 남성과 여성 모두에서 요도(urethra)가, 여성에서는 질(vagina)이 샅

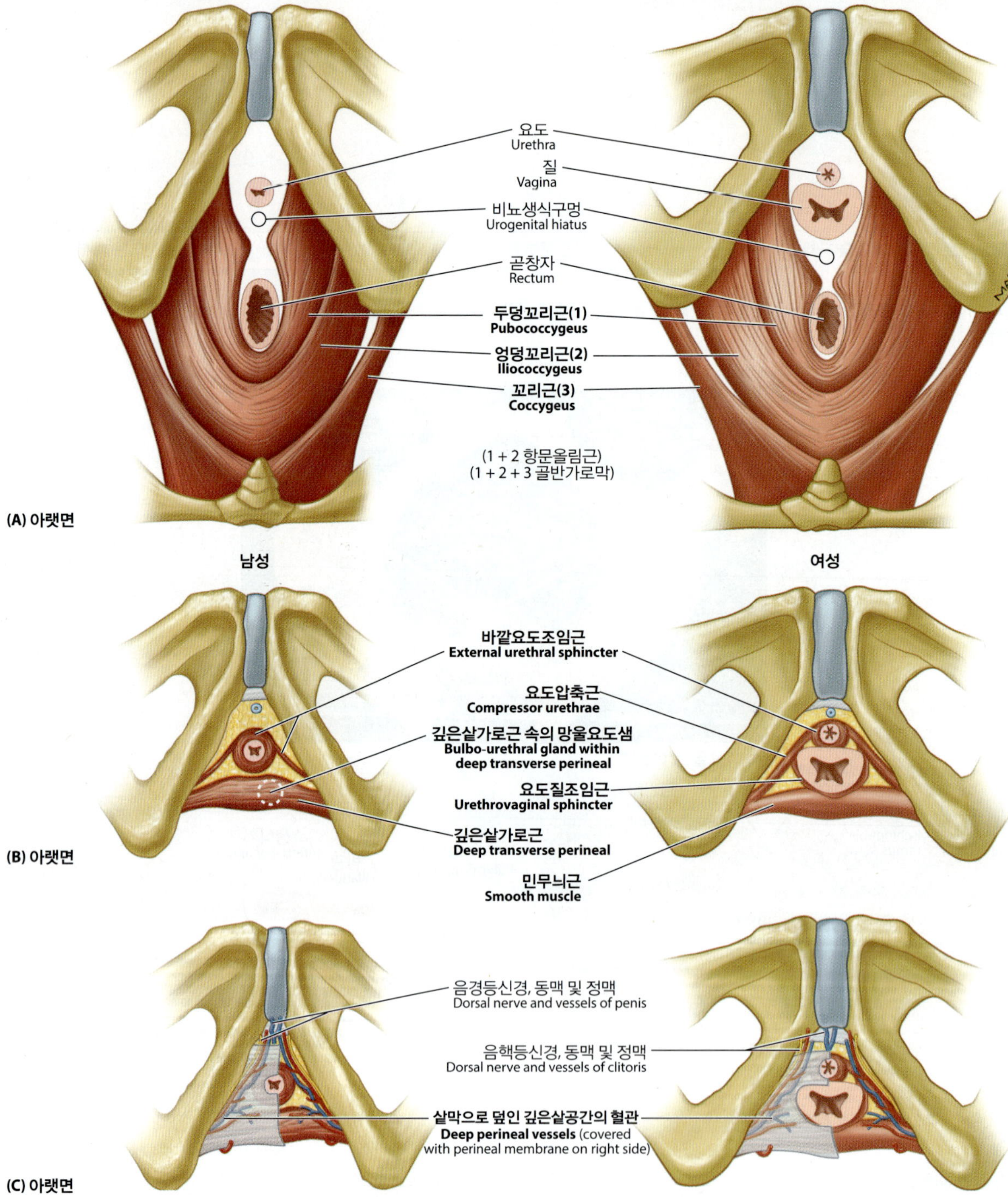

그림 6.52. 남성과 여성의 샅(perineum)의 층별 구조. 여기에 도해한 층은 깊은 층(**A**)부터 얕은 층(**E**)으로 구조들을 쌓아 나가듯이 나타내었다. **A.** 아래골반문(pelvic outlet)은 골반가로막(pelvic diaphragm)을 이루는 항문올림근(levator ani)과 꼬리근(coccygeus)에 의해 거의 막혀 있다. 골반가로막은 골반안의 바닥을 이루는 것과 동시에, 여기에서 보는 것처럼 샅의 천장이 된다. 요도(urethra)와 곧창자(rectum), 그리고 여성에서는 질(vagina)도 골반가로막의 비뇨생식구멍(urogenital hiatus)을 통과한다. **B와 C.** 바깥요도조임근(external urethral sphincter)과 깊은샅가로근(deep transverse perineal muscle)이 비뇨생식부위를 펼쳐 덮고 있으며 그 아래는 양쪽 궁둥두덩가지(ischiopubic ramus) 사이를 이어주는 샅막(perineal membrane)에 의해 막혀 있다.

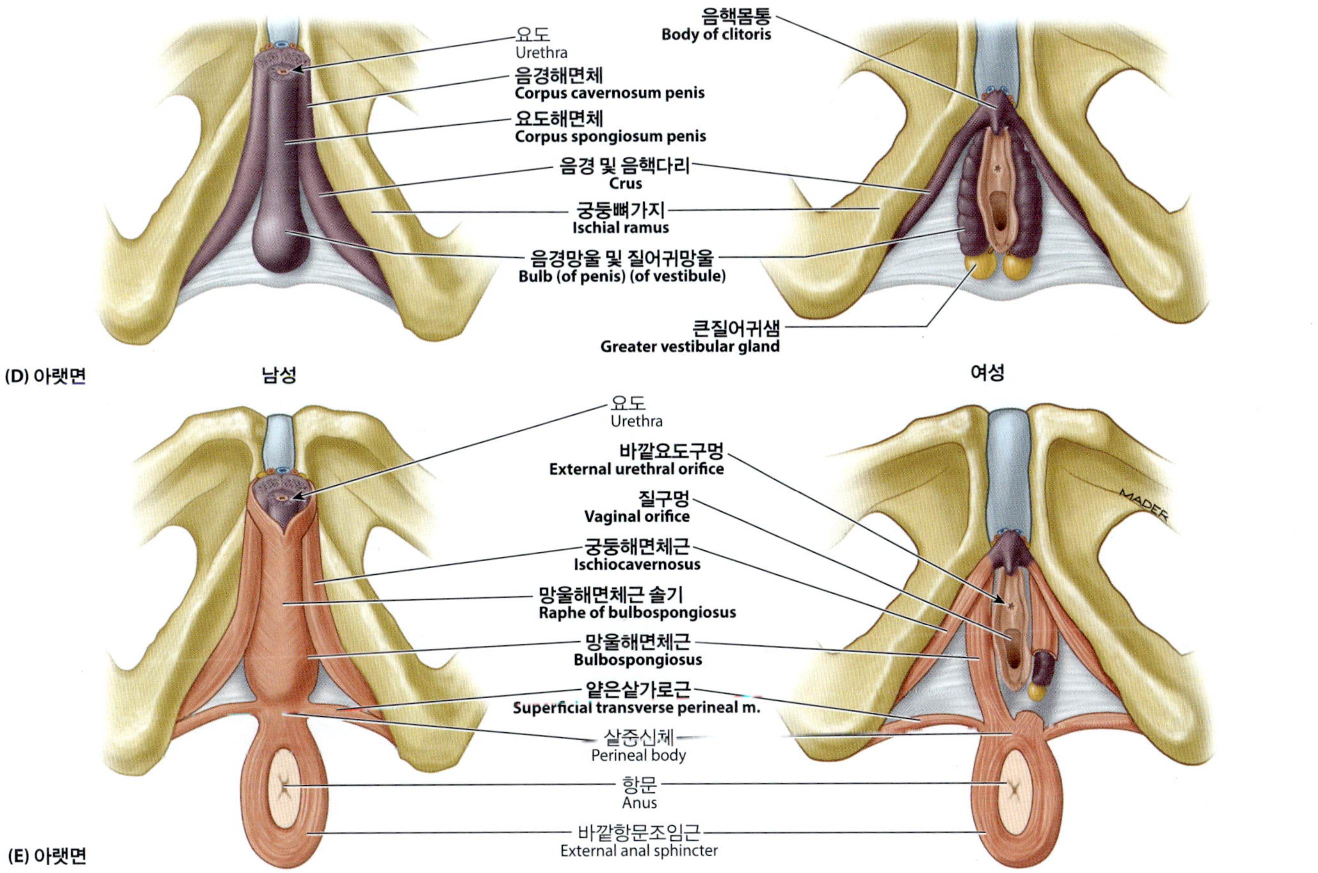

그림 6.52. (계속) D와 E. 살막(perineal membrane) 아래쪽은 얕은살공간(superficial perineal pouch)이며 발기조직(erectile body)과 이에 부착하는 근육이 채우고 있다.

막을 관통한다. 살막과 살막이 부착하는 궁둥두덩가지(ischiopubic rami)는 발기조직(erectile body)을 포함하는 남녀의 바깥생식기관, 즉 남성의 음낭(scrotum)과 음경(penis), 여성의 외음부(pudendum)를 위한 지지대를 제공하며, 이들은 비뇨생식부위의 얕은 구조가 된다(그림 6.50).

양쪽 궁둥뼈결절을 연결하는 선의 중심점을 **회음중심점(central point of perineum)**이라고 한나. 이곳이 바로 **살중심체**(회음체, **perineal body**)가 있는 곳인데, 살중심체는 불규칙한 조직 덩어리로서 그 크기와 강인함에 있어 상당한 차이를 보이며 다양하며 아교섬유(collagen fiber)와 탄력섬유(elastic fiber)뿐 아니라 골격근육과 민무늬근육도 함유하고 있다(그림 6.52E). 살중심체는 피부 밑에 있는데 이를 덮는 피하조직이 별로 없으며 질어귀(vestibule of vagina)나 음경망울(bulb of penis)보다는 뒤에 있고 항문과 항문관보다는 앞에 위치한다. 살중심체는 다음의 여러 근육 섬유가 교차하거나 모이는 곳이기도 하다.

- 망울해면체근(bulbospongiosus muscle)
- 바깥항문조임근(external anal sphincter muscle)
- 얕은살가로근(superficial transverse perineal muscle)과 깊은살가로근(deep transverse perineal muscle)
- 바깥요도조임근(external urethral sphincter), 항문올림근(levator ani muscle) 및 곧창자의 근육층에서 온 골격근과 민무늬근

살중심체는 앞으로 살막(perineal membrane)의 뒷모서리와 섞이고, 위쪽으로는 곧창자방광사이막(rectovesical septum) 및 곧창자질사이막(rectovaginal septum)과 섞인다(그림 6.53A, B).

비뇨생식부위의 근막과 공간 (Fasciae and Pouches of Urogenital Triangle)

살근막(perineal fasciae)[2]

살근막은 깊은층과 얕은층으로 이루어진다. **살부위의 피부밑조직(subcutaneous tissue)**은 앞복벽 아래쪽처럼 얇은 **지방층**(*fatty layer*)과 깊은 **막층**(*membranous layer*)으로 이루어지며, 막층은 **얕은살근막(superficial perineal fascia**, Colles' fascia)이라고도 한다(원칙적으로 신체의 다른 부위와 마찬가지로 얕은살근막도 지방층과 막층을 모두 가리키는 것이 맞으나 이 책에서는 막층에 한정하여 이 용어를 사용하고 있다. 단, Colles' fascia의 경우는 이 부위 피부밑조직의 막

[2]이 장에서 굵은 글씨가 적용된 용어는 1998년 국제해부학용어위원회(*Federative International Committee on Anatomical Terminology*, FICAT)에서 권장한 것이다. 그러나 살부위를 담당하는 많은 임상의사들은 인명어(eponym)를 사용하고 있기 때문에 FICAT 용어를 모든 독자들에게 이해시키기 위해 저자는 괄호 안에 자주 사용되는 용어를 첨가하였다.

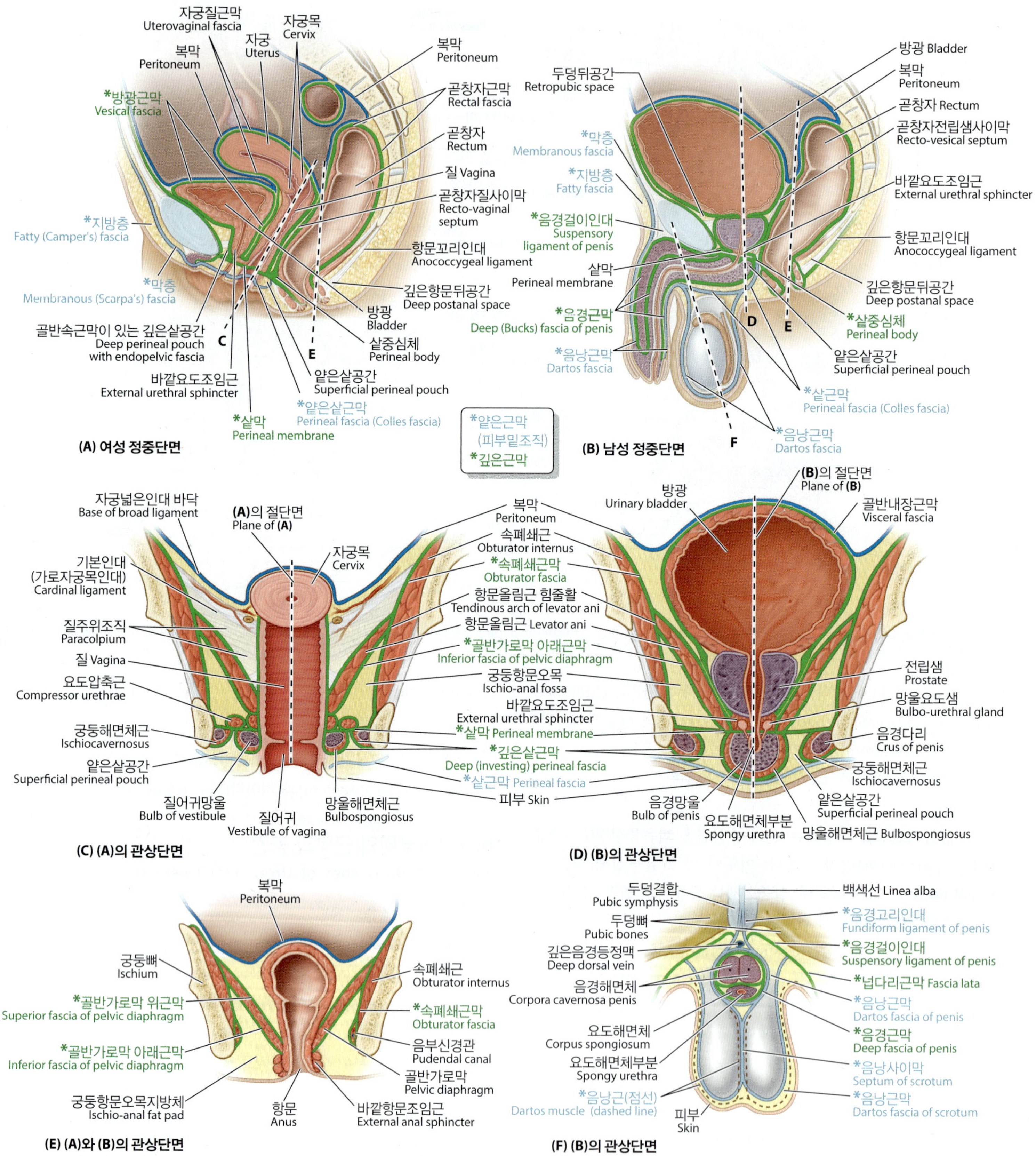

그림 6.53. 샅(perineum)의 근막. A. 여성. **B.** 남성. **C~F**의 그림에 해당하는 나타나는 절단 부위를 표시하였다. **C.** 질(vagina)을 지나는 여성 비뇨생식부위(urogenital triangle)의 관상단면(coronal section). 가로자궁목인대(cardinal ligament)와 질주위조직(paracolpium)에 있는 섬유와 지방조직으로 이루어진 골반속근막(endopelvic fascia)이 관찰된다. **D.** 요도전립샘부분(prostatic urethra)을 지나는 남성 비뇨생식부위의 관상단면. **E.** 곧창자(rectum) 아래쪽과 항문관(anal canal)을 지나는 항문부위(anal triangle)의 관상단면. **F.** 음경(penis)의 몸쪽부분과 음낭(scrotum)의 피부밑조직(subcutaneous tissue). 음경의 층에 대한 자세한 그림은 그림 6.61C를 참조하도록 한다.

층만을 가리키는 용어에 해당한다—역자주).

여성에서 살의 **피하지방층(fatty layer of subcutaneous tissue)**은 대음순(labia majora)과 불두덩(mons pubis)의 대부분을 이루며, 앞위쪽으로 배 피부밑조직의 지방층(Camper's fascia)과 연속된다(그림 6.53A). 남성의 비뇨생식부위(삼각)에서는 지방층이 현저하게 줄어들어 음경(penis)과 음낭(scrotum)에서 모두 민무늬근육인 음낭근(dartos muscle)으로 대체되어 있다. 이 층은 음경 및 음낭과 넓적다리 사이에서 배 피부밑조직의 지방층과 연속된다(그림 6.53B, F). 남성과 여성 모두에서 살 피부밑조직의 지방층은 뒤쪽으로 항문부위의 궁둥항문오목지방체(ischioanal fat body)와도 연속된다(그림 6.53E).

살 피부밑조직의 막층(membranous layer)인 얕은**샅근막**(천회음근막, **superficial perineal fascia**)은 항문부위(삼각)까지 연속되지 않고, 뒤쪽의 샅막(perineal membrane) 뒷모서리와 샅중심체(perineal body)에 부착되면서 끝난다(그림 6.53A, B). 가쪽으로는 넓적다리를 싸는 깊은 근막인 넙다리근막(fascia lata) 안쪽면의 가장 위쪽에 붙는다(그림 6.53C, E). 남성의 피부밑조직 막층은 앞쪽으로 음경과 음낭의 **음낭근막(dartos fascia)**과 연속된다. 그러나 또한 음낭의 앞쪽과 양쪽 옆을 지나서는 배의 피부밑조직의 막층(Scarpa fascia)까지도 이어진다(그림 6.53B). 여성에서는 막층이 지방층의 위로 지나가면서 대음순(labia majora)을 형성하고 배 피부밑조직의 막층과 연속된다(그림 6.53A, C).

샅근막의 깊은 층인 **깊은샅근막**(심회음근막, **deep perineal fascia**, investing fascia, Gallaudet's fascia)은 궁둥해면체근(ischiocavernosus), 망울해면체근(bulbospongiosus), 얕은샅가로근에 밀착하여 둘러싸고 있다(그림 6.53A, E). 이 근막은 가쪽으로 궁둥두덩가지에도 부착한다. 앞으로는 음경걸이인대(suspensory ligament of penis; 그림 6.63 참조)와 섞이고 배바깥빗근을 싸는 깊은 근막과 배곧은근집과도 연속된다. 여성의 깊은샅근막은 음핵걸이인대(suspensory ligament of clitoris)와 섞이고 남성처럼 배의 깊은 근막과 연속된다.

얕은샅공간(superficial perineal pouch)

얕은샅공간[천회음극, **superficial perineal pouch**(space, compartment)]은 피부밑조직의 막층과 샅막(perineal membrane) 사이의 잠재적인 공간으로서, 궁둥두덩가지(ischiopubic rami)가 가쪽 경계가 된다(그림 6.52D, E와 6.53).

남성의 얕은샅공간에 있는 구조는 다음과 같다.

- **음경뿌리**(*root of penis*), 즉 음경망울(bulb of penis)과 음경다리(crura of penis), 그리고 이에 부착된 근육인 **궁둥해면체근**(*ischiocavernosus muscle*)과 **망울해면체근**(*bulbospongiosus muscle*)
- **요도해면체부분**(*spongy urethra*)의 몸쪽(망울) 부분(proximal, bulbous part)
- **얕은샅가로근**(*superficial transverse perineal muscle*)
- 속음부혈관(internal pudendal vessel)의 **깊은샅가지**(*deep perineal branch*)와 음부신경(pudendal nerve)

여성의 얕은샅공간에 있는 구조는 다음과 같다.

- **음핵**(*clitoris*)과 이에 부착하는 근육인 **궁둥해면체근**(ischiocavernosus muscle)
- **질어귀**(*bulb of vestibule*)와 이를 둘러싸는 근육인 **망울해면체근**(bulbospongiosus muscle)
- **큰질어귀샘**(*greater vestibular gland*)
- **얕은샅가로근**(*superficial transverse perineal muscle*)
- 여기에 분포하는 혈관과 신경, 즉 속음부동맥(internal pudendal artery)의 **깊은샅가지**(*deep perineal branch*)와 음부신경(pudendal nerve)

남성과 여성 각각에서 얕은샅공간에 있는 구조는 이 장 "남성 샅부위(Male Perineum)"와 "여성 샅부위(Female Perineum)" 항목에 더 자세히 설명되어 있다.

깊은샅공간(deep perineal pouch)

깊은샅공간[심회음극, **deep perineal pouch** (space)]은 아래로는 샅막(perineal membrane)이, 위로는 아래골반가로막근막(inferior fascia of pelvic diaphragm)이, 가쪽으로는 속폐쇄근을 싸고 있는 속폐쇄근막(obturator fascia)이 경계가 된다(그림 6.53C, D). 지방조직이 차 있는 궁둥항문오목(ischioanal fossa)의 앞오목(anterior recess)도 여기에 포함된다. 이 부위에서 비뇨생식구멍(urogenital hiatus)의 위 경계는 뚜렷하지 않다.

남성과 여성 모두에서 이 공간에 있는 구조는 다음과 같다.

- 중앙에 요도(urethra)의 일부
- 샅막(perineal membrane) 중앙의 위에 있으며 요도를 둘러싸는 바깥요도조임근(external urethral sphincter)의 아랫부분
- 궁둥항문오목지방체(ischioanal fat body)가 앞으로 연장된 부분

남성에서 관찰되는 구조는 다음과 같다.

- 남성요도의 가장 좁은 부분인 **요도막부분**(*intermediate part of urethra*)
- 샅막(perineal membrane)의 바로 위에 위치하며 그 뒷모서리를 따라 가로로 위치한 **깊은샅가로근**(*deep transverse perineal muscle*)
- 깊은샅근육 안에 묻혀 있는 **망울요도샘**(*bulbo-urethral gland*)
- 음경등동맥 및 정맥 그리고 음경등신경(dorsal artery, vein, nerve of penis)

여성에서 관찰되는 구조는 다음과 같다.

- **요도**(*urethra*)의 몸쪽부분
- 샅막(perineal membrane) 뒷모서리 위에서 깊은샅가로근(deep transverse perineal muscle) 대신 위치하는 샅중심체(perineal body)와 부착된 한 다발의 민무늬근(smooth muscle)

6

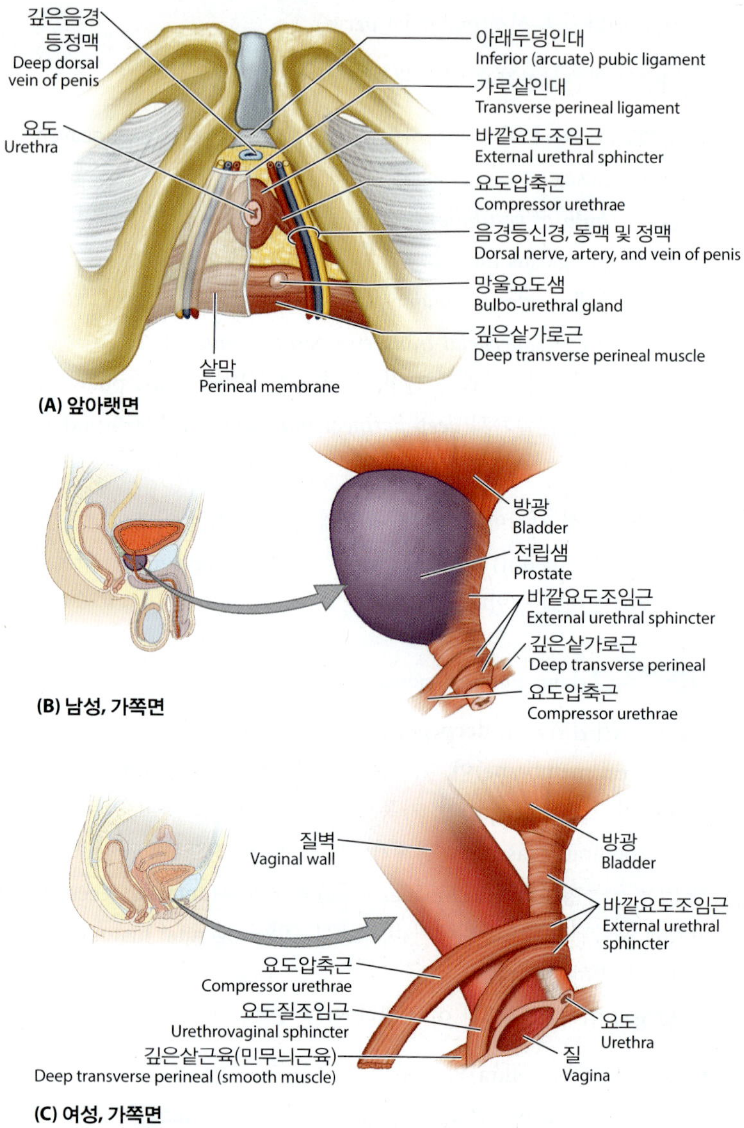

그림 6.54. 깊은샅공간(deep perineal pouch)과 남성 및 여성의 바깥요도조임근(external urethral sphincter). A. 깊은샅공간(deep perineal pouch). *왼쪽은* 이 깊은샅공간이 비쳐 보이게 하였고, *오른쪽은* 샅막(perineal membrane)을 제거한 후이다. **B.** 남성 바깥요도조임근복합체(urethral sphincter complex). 남성 바깥요도조임근 윗부분의 홈통 모양 섬유는 방광목(neck of bladder)까지 올라가서 전립샘잘록(isthmus of prostate)의 일부가 된다. 조임근의 아랫부분에는 원기둥의 고리 모양 부분인 요도압축근(compressor urethrae)이 있다. **C.** 여성 요도조임근복합체(urethral sphincter complex).

- 음핵등동맥 및 정맥 그리고 음핵등신경(dorsal artery, vein, nerve of clitoris)

깊은샅공간(Deep Perineal Pouch)과 바깥요도조임근(External Urethral Sphincter)에 대한 과거의 개념. 전통적인 기술에 따르면, 깊은샅공간을 구성하는 것은 세 층으로 이루어진, 삼각형의 비뇨생식가로막(비뇨생식격막, urogenital diaphragm, *UG diaphragm*)이다. 깊은샅공간을 차지하는 가로막의 얕은 부분만을 보면 고전적인 설명이 합당하지만(그림 6.54A), 이들이 본질적으로 납작한 평면적 구조라는 오랫동안 유지되어 온 개념은 잘못된 것이다. 전통적 개념을 따르면, 삼층구조인 "비뇨생식가로막"은 아래로 샅막(perineal membrane, 비뇨생식가로막의 아래근막)과 위로 비뇨생식가로막의 위근막, 그리고 그 사이에 있는 깊은샅근육(deep perineal muscles)으로 이루어진다. 깊은샅공간(deep perineal pouch)은 위와 아래 두 근막 사이의 공간으로서, 편평한 판(sheet) 모양의 근육이 차 있는 것으로 생각되어 왔다. 즉, 원반과 같은 요도조임근(sphincter urethrae)이 동일하게 평면적이며 가로로 배열된 깊은샅가로근(deep transverse perineal muscle)의 앞쪽 또는 안에 포함되어 있는 것이다. 남성에게서는 망울요도샘(bulbourethral gland)도 또한 이 공간에 포함된 것으로 되어 있다. 하지만 살아 있는 사람을 대상으로 한 영상의학적 연구에 의하면, 남성의 샅막(perineal membrane)과 망울요도샘(bulbo-urethral gland)이 묻혀 있는 깊은샅가로근(deep transverse perineal muscle)에 대한 기술 만이 영상의학적 증거를 통해 지지를 받는 듯하다(Myers et al., 1998). 많은 교과서, 도감(atlas), 의학 일러스트레이션이 아직 과거의 모델을 계속 답습하여 표현하고 있으므로 임상 의학 교육을 받는 학생들이 낡은 이미지와 개념을 접할 가능성이 크기 때문에 이런 오류를 알아둘 필요가 있다.

깊은샅공간(Deep Perineal Pouch)과 바깥요도조임근(External Urethral Sphincter)에 대한 최근의 개념. 여성의 샅막(perineal membrane) 뒷모서리에는 깊은샅가로근(deep transverse perineal muscle)이 있어야 할 자리에 전형적으로 한 다발의 민무늬근이 위치한다(Wendell-Smith, 1995). 전형적으로 남성들의 경우에만 샅막 뒤쪽 절반의 바로 위에 평평한 판 모양의 깊은샅가로근이 발달하여, 골반 내장을 능동적으로 지탱한다. 반면에 Oelrich(1980)의 기술에 의하면 요도조임근(sphincter urethrae)은 편평한 평면적인 구조가 아니며, "위근막(superior fascia)"만이 바깥요도조임근의 내재성 근막이다. 최근의 관점은 골반가로막아래근막(*inferior fascia of pelvic diaphragm*)이 깊은샅공간의 위쪽 경계이어야 한다는 점이다(그림 6.53C~E). 양쪽 관점 모두 튼튼한 샅막(*perineal membrane*)이 얕은샅공간(superficial perineal pouch)으로부터 분리해 주는 깊은샅공간의 아래경계라는 점은 인정한다. 샅막이 샅중심체(perineal body)와 함께 골반 내장을 수동적으로 지지하는 최후의 보루라는 것은 사실이다.

남성의 **바깥요도조임근**(외요도괄약근, **external urethral sphincter**)은 원반이라기보다는 관(tube)이나 홈통(trough)과 같은 구조이다. 남성에서는 이 근육의 아랫부분만이 전립샘 아래의 요도막부분(intermediate part)을 둥글게 둘러싸는 진정한 조임근이다(그림 6.54B). 홈통 모양인 더 큰 부분은 수직으로 방광목(neck of bladder)까지 이어져 **전립샘잘록**(*isthmus of prostate*)의 일부가 되며, 샘조직을 대체하여 전립샘요도(prostatic urethra)의 앞과 앞가쪽만을 덮고 있다(그림 6.38 참조). 외형적으로는 전립샘의 발생 전에 근육원기가 요도 전체 길이를 따라 그 주위에 형성된다. 요도샘(urethral gland)에서 전립샘이 발생됨에 따라 뒤와 뒤가쪽의 근육은 위축되고 전립샘 조직에 의해 대체된다. 이 부분의 근육이 전립샘요도를 압박하거나 확장시킬 것인가에 대해서는 논란이 있다.

Oelrich(1983)는, 여성의 **바깥요도조임근**(외요도괄약근, **external urethral sphincter**)은 "비뇨생식기조임근(urogenital sphincter)"이라고 하는 것이 더 적당하다고 주장한다. 그는 또한 고리 모양의 진정한 조임근이 요도 주위에 형성되어 있음을 기술하였으며(그림 6.54C), 그 외에도 방광목(neck of bladder)으로 뻗는 윗부분, 아래가쪽 방향으로 뻗어 양쪽 궁둥뼈가지로 가는 부분(요도압축근, compressor urethrae muscle), 질과 요도를 동시에 둘러싸는 띠 모양 부분(요도질조임근, urethrovaginal sphincter) 등을 추가적으로 기술하였다. 남성과 여성 모두에서, 앞에 기술된 근육은 샅막에 대하여 평행한 평면보다는 수직 방향으로 놓여 있다.

항문부위의 구조(Features of Anal Triangle)

궁둥항문오목(ischio-anal fossa)

항문관의 양쪽 옆에 있는 **궁둥항문오목(ischioanal fossa)**은 과거에 좌골직장와(ischiorectal fossa)라고 불렸으며 항문부위의 피부와 골반가로막 사이에 있는, 근막으로 덮인 쐐기 모양의 커다란 공간이다(그림 6.53E; 6.55A, B와 6.56). 양쪽 궁둥항문오목의 꼭대기는 위로 항문올림근(levator ani)이 속폐쇄근막에서 기원하는 곳에 있다. 궁둥항문오목은 아래는 넓고 위는 좁으며, 지방조직과 성긴결합조직이 이 공간을 채우고 있다. 양쪽 궁둥항문오목은 항문꼬리인대(*anococcygeal ligament, anococcygeal body*)의 위에 있는 깊은항문뒤공간(*deep postanal space*)에 의해 서로 교통한다. 항문꼬리인대는 항문관과 꼬리뼈끝 사이에 있는 섬유조직덩어리이다(그림 6.53A, B와 6.55A).

궁둥항문오목(ischioanal fossa)의 경계를 이루는 구조는 각각 다음과 같다.

- 가쪽으로, 궁둥뼈와 그 위를 덮는 속폐쇄근막(obturator fascia)에 싸인 속폐쇄근(obturator internus)의 아랫부분
- 안쪽으로, 바깥항문조임근(external anal sphincter) 및 이 근육과 혼합되는 항문올림근(levator ani)이 비스듬히 내려오면서 위안쪽벽 또는 천장을 형성하고, 이 두 근육은 항문관(anal canal)을 둘러싼다.
- 뒤로, 엉치결절인대(sacrotuberous ligament)와 큰볼기근(gluteus maximus muscle)
- 앞으로, 두덩곧창자근(puborectalis)이 기원하는 부위 아래쪽의 두덩뼈몸통(body of pubis). 궁둥항문오목의 이 부분은 샅막 위에 있는 비뇨생식부위까지 연속되며 **궁둥항문오목앞오목(anterior recess of ischioanal fossa)**이라고 한다(그림 6.55B).

양쪽 궁둥항문오목은 **궁둥항문오목지방체(fat body of ischioanal fossa)**로 채워져 있다(그림 6.53E). 이 지방 조직은 항문관을 지지하지만, 분변이 통과하는 동안 항문관이 내려와서 확장하면 주위로 쉽게 밀려나기도 한다. 이 지방 조직 속을 질긴 섬유성 끈과 많은 신경혈관다발이 지나간다. 그 신경혈관다발에는 아래곧창자(항문)동맥(inferior anal/rectal artery), 정맥, 신경, 2개의 또 다른 피부신경, 즉 둘째(S2)와 셋째엉치분절(S3)의 관통가지와 넷째엉치신경(S4)의 샅가지가 포함된다(그림 6.49 참조).

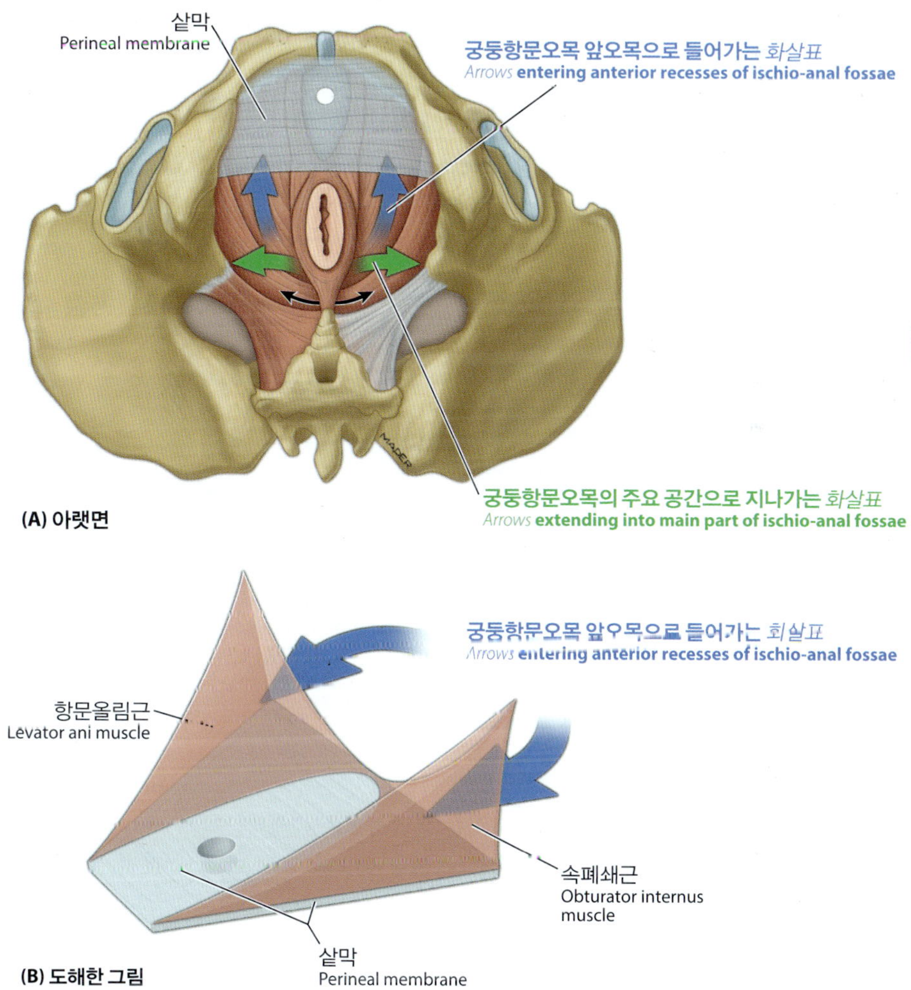

그림 6.55. 골반가로막(pelvic diaphragm)과 궁둥항문오목(ischioanal fossa). A. 골반가로막(pelvic diaphragm), 샅막(perineal membrane), 양쪽 궁둥항문오목(ischioanal fossa)의 위치 관계. 골반가로막의 아랫면을 덮는 근막은 궁둥항문오목의 천장을 이루며 그림에서는 생략되었다. 왼쪽 꼬리근(coccygeus)을 나타내기 위해 같은쪽 엉치가시인대(sacrospinous ligament)를 제거하였다. 오른쪽이나 왼쪽 궁둥항문오목의 고름집(abscess, 농양)은 깊은항문뒤공간(deep postanal space)을 통해 반대쪽 오목으로 퍼질 수 있다(*양쪽 방향 화살표*). **B.** 궁둥항문오목 앞오목(anterior recess)의 도해. 크기가 해부 실습할 때 손가락이 들어갈 수 있을 정도로 크다.

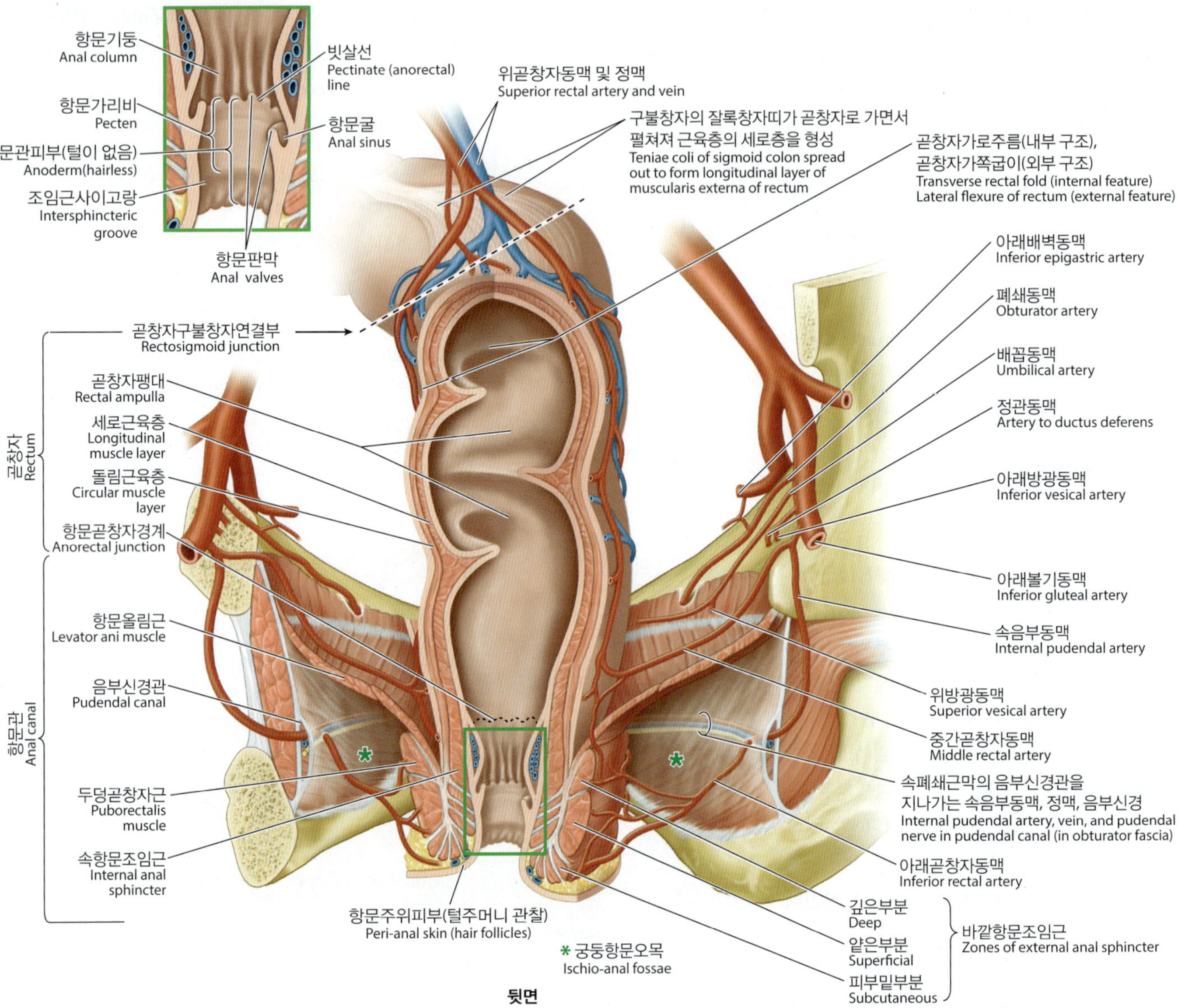

그림 6.56. 곧창자(rectum)와 항문관(anal canal), 항문올림근(levator ani), 궁둥항문오목(ischioanal fossa). 항문관 내부를 보여주기 위해 왼쪽 곧창자와 항문관 뒤가쪽 1/3을 제거하였다. 음부신경관(pudendal canal)은 속폐쇄근(obturator internus)의 안쪽면과 궁둥항문오목의 가쪽벽을 덮는 속폐쇄근막(obturator fascia) 안에 있는 공간이며, 속음부동맥(internal pudendal artery) 및 정맥과 음부신경(pudendal nerve)이 지나간다.

음부신경관과 신경혈관다발

(pudendal canal and its neurovascular bundle)

음부신경관(pudendal canal, Alcock canal)은 본질적으로 속폐쇄근(obturator internus)의 안쪽면과 궁둥항문오목의 가쪽벽을 덮는 속폐쇄근막(obturator fascia)에 싸여 수평으로 지나가는 통로이다(그림 6.56; 그림 6.49 참조). 속음부동맥(internal pudendal artery)과 정맥(internal pudendal vein), 음부신경(pudendal nerve), 속폐쇄근신경(nerve to obturator internus)이 궁둥뼈가시의 아래에 있는 작은궁둥패임(lesser sciatic notch)에서 이 관으로 들어간다. 속음부동맥과 정맥, 음부신경은 샅(perineum) 대부분에 혈액을 주고 받으며, 신경으로 분포한다. 동맥과 신경이 음부신경관에 들어갈 때 **아래곧창자동맥**(하직장동맥, **inferior rectal artery**)과 **신경**(하직장신경, **inferior rectal nerve**)이 갈라져 나와 안쪽으로 가서 바깥항문조임근(external anal sphincter)과 항문 주위의 피부에 분포한다(그림 6.56~6.58; 표 6.8). 이 동맥과 정맥, 신경은 음부신경관의 앞쪽(먼쪽) 끝에 이르러 둘로 나뉘는데 그 중 하나인 **샅신경**(*perineal nerve*)과 **샅동맥**(*perineal artery*)은 주로 샅막의 아래에 있는 얕은샅공간(superficial perineal space)에 분포하며, **음경등동맥**(*dorsal artery of penis*)과 **음경등신경**(*dorsal nerve of penis*), 또는 **음핵등동맥**(*dorsal artery of clitoris*)과 **음핵등신경**(*dorsal nerve of clitoris*)은 샅막의 위에 있는 깊은샅공간(deep perineal pouch)에 분포한다. 이들 동맥과 신경은 음경이나 음핵의 등에 도달한 다음 음경귀두나 음핵귀두를 향해 가는 동안 속음부동맥의 연속인 동맥 가지의 가쪽에 신경이 위치한다.

샅신경(perineal nerve)에서는 두 개의 가지가 나오는데, 그 하

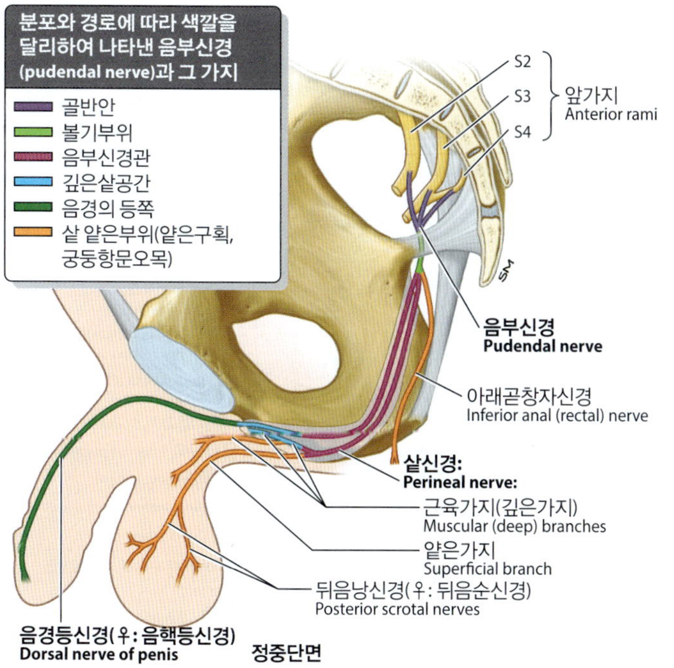

그림 6.57. 음부신경(pudendal nerve)의 분포. 음부신경이 경유하는 다섯 부위를 나타내었다. 이 신경은 샅(perineum)의 피부, 기관, 근육에 분포한다. 그러므로 배뇨(micturition), 배변(defecation), 발기(erection), 사정(ejaculation), 그리고 여성에서 분만(parturition)에 관여한다. 그림에서는 남성의 신경을 나타내었지만, 여성 샅의 구조는 남성과 상동기관이므로 그 분포는 비슷하다.

나인 **얕은샅신경(superficial perineal nerve)**은 피부가지인 뒤음낭가지(posterior scrotal branch) 또는 뒤음순가지(posterior labial branch)를 내고, 다른 하나인 **깊은샅신경(deep perineal nerve)**은 깊은샅공간(deep perineal pouch)과 얕은샅공간의 근육과, 질어귀(vestibule of vagina)의 피부, 질 아래끝의 점막 등에 분포한다. 아래곧창자신경(inferior rectal nerve)은 샅신경 및 뒤음낭가지나 뒤음순가지와 연결된다. **음경등신경**(음경배신경, **dorsal nerve of penis**) 또는 **음핵등신경**(음핵배신경, **dorsal nerve of clitoris**)은 남성과 여성의 생식기관, 특히 먼쪽 끝 부분 감각이 예민한 음경귀두(glans of penis) 또는 음핵귀두(glans of clitoris)의 수요 감각신경이다.

항문관(anal canal)

항문관(anal canal)은 큰창자의 끝부분이자 소화관(digestive tract) 전체의 마지막 부분으로서 골반가로막의 윗면에서 시작하여 **항문(anus)**까지의 부분에 해당한다(그림 6.56). 항문관은 길이가 2.5~3.5 cm 정도 되며 시작부분은 두덩곧창자근이 이루는 U자 모양의 걸이(puborectalis sling)가 있는 높이의, 곧창자팽대(rectal ampulla)가 좁아지는 곳에서부터이다(그림 6.12 참조). 그 끝나는 곳은 소화관의 출구인 항문이다. 항문관은 속항문조임근(internal anal sphincter)과 바깥항문조임근(external anal sphincter)으로 둘러싸여 있으며, 항문꼬리인대(anococcygeal ligament)와 샅중심체(perineal body) 사이에서 아래뒤쪽으로 내려간다. 항문관은 분변이 지나가지 않을 때는 좁아져 있다. 배변이 일어나려면 반드시 두 조임근이 모두 이완하여야 한다.

속항문조임근(내항문괄약근, **internal anal sphincter**)은 항문관 위쪽 2/3를 둘러싸는 불수의적 조임근으로서 돌림근육층(circular muscle layer)이 두꺼워진 것이다(그림 6.56; 그림 6.49 참조). 이 근육의 긴장수축(tonic contraction)은 혈관주위신경얼기(periarterial plexus)인 위곧창자신경얼기(superior rectal plexus)와 아랫배신경얼기(hypogastric plexus)로부터 온 교감신경섬유(sympathetic fiber)의 자극을 받아 유지된다. 하지만 내재적으로 연동운동(peristalsis)과 관련되어서나, 외재적으로 골반내장신경(pelvic splanchnic nerve)을 경유한 섬유를 통하여 부교감신경섬유(parasympathetic fiber)가 자극되면 이 근육의 수축이 억세된다. 이 조임근은 액체나 가스가 새어나가는 것을 막기 위해 거의 항상 긴장수축(tonic contraction)을 하고 있다. 그러나 이 조임근은 장내 기체나 분변으로 곧창자팽대(rectal ampulla)가 팽창하면 일시적으로 이완하기 때문에, 배변을 하거나 방귀를 배출하지 않으려면 수의적으로 두덩곧창자근(puborectalis)과 바깥항문조임근(external anal sphincter)을 수축시켜야 한다. 곧창자팽대는 최초로 확장된 후 연동운동이 가라앉음에 따라 이완하지만, 다음 연동운동이 일어나거나, 또는 확장의 역치(threshold)에 도달할 때까지 그 긴장도가 회복되는데, 확장이 누그러질 때까지 조임근의 억제는 계속된다.

바깥항문조임근(외항문괄약근, **external anal sphincter muscle**)은 커다란 수의근(voluntary muscle)으로서 항문관의 아래쪽 2/3의 양쪽에서 넓은 띠를 이루고 있다(그림 6.52E와 6.56). 이 근육은 앞쪽으로는 샅중심체(perineal body)에, 뒤쪽으로는 항문꼬리인대(anococcygeal ligament)를 통해 꼬리뼈에 부착한다. 이 근육은 위쪽으로 두덩곧창자근(puborectalis)의 섬유와 혼합된다.

이 근육은 피부밑부분(subcutaneous part), 얕은부분(superficial part), 깊은부분(deep part)으로 나누어 기술된다. 이들은 흔히 경계가 불분명하며 힘살이라기보다는 부위에 가깝다. 바깥항문조임근에는 주로 넷째엉치신경(S4)이 아래곧창자신경(inferior rectal nerve)을 경유하여 분포한다(그림 6.57). 그 깊은부분은 또한 두덩곧창자근과 함께 항문올림근신경(nerve to levator ani)의 지배를 받아, 배변할 때를 제외하고는 속항문조임근(internal anal sphincter)이 이완되었을 때 두덩곧창자근(puborectalis)과 함께 수축하여 배변자제(fecal continence)를 유지한다.

항문관 위쪽 절반의 점막에는 **항문기둥**(항문주, **anal column**)이라는 일련의 능선이 세로 방향으로 나 있는데 어른보다는 소아에서 더 뚜렷하다(그림 6.56). 항문기둥 안에는 위곧창자동맥(superior rectal artery)과 정맥(superior rectal vein)의 종말가지가 있다. 항문곧창자경계(anorectal junction)는 항문기둥의 위끝에 해당하는데 곧창자가 항문관과 이어지는 부위이다. 이 지점에서 넓은 곧창자팽대(rectal ampulla)가 골반가로막(pelvic diaphragm)을 통과하면서 갑자기 좁아지게 된다. 항문기둥의 아래 끝은 서로 이어져 있는데 이 부분을 **항문판막**(항문판, **anal valve**)이라고 한다. 항문판막의 위쪽에는 **항문굴**(항문동, **anal sinus**)이라는 작은 함몰부위가 여러 개 있다. 분변에 의해 눌리면 항문굴에서 점액이 나와 항문관을 통한 분변

6

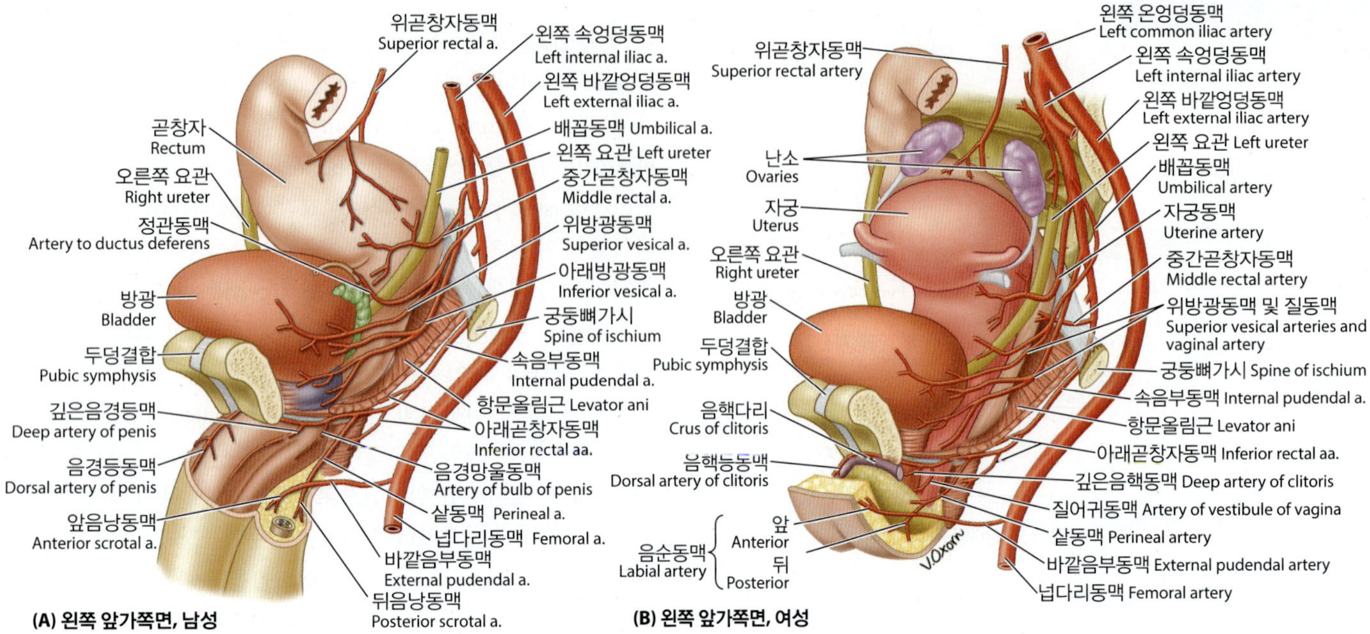

그림 6.58. 샅의 동맥.

표 6.8. 샅부위의 동맥

동맥	기원	경로	샅부위에서의 분포
속음부동맥(internal pudendal)	속엉덩동맥(internal iliac a.) 앞분지(anterior division)	큰궁둥구멍(greater sciatic foramen)을 통해 골반 바깥으로 나감. 궁둥뼈가시(ischial spine) 주위를 돌아 작은궁둥구멍(lesser sciatic foramen)을 통해 샅부위로 들어가면서 음부신경관(pudendal canal)을 통과함	샅부위와 바깥생식기관의 주요 동맥
아래곧창자동맥(inferior rectal)	속음부동맥(internal pudendal a.)	음부신경관(pudendal canal) 입구에서 분지됨. 궁둥항문오목(ischioanal fossa)을 가로질러 항문관(anal canal)에 분포	빗살선(pectinate line) 아래의 항문관, 항문조임근(anal sphincter), 항문주위피부(peri-anal skin)
샅동맥(perineal)		음부신경관(pudendal canal) 안에서 분지. 얕은샅공간(superficial perineal pouch)으로 나옴	얕은샅근육(superficial perineal muscle), 남성의 음낭(scrotum), 여성의 질어귀(vestibule)
뒤음낭동맥(posterior scrotal, ♂), 뒤음순동맥(posterior labial, ♀)	샅동맥(perineal a.) 종말가지(terminal branch)	음낭(scrotum) 뒤쪽 또는 대음순(labia majora)의 얕은근막(superficial fascia) 안을 지나감	음낭, 대음순 및 소음순(labia minora) 피부
음경망울동맥(artery of bulb of penis, ♂), 질어귀망울동맥(artery of bulb of vestibule, ♀)		샅막(perineal membrane)을 관통하여 음경망울(bulb of penis)이나 질어귀(vestibule of vagina)에 도달	남성의 음경망울(해면체요도 포함). 망울요도샘(bulbo-urethral gland), 여성의 질어귀망울(bulb of vestibule) 및 큰질어귀샘(greater vestibular gland)
깊은음경동맥(deep artery of penis, ♂), 깊은음순동맥(deep artery of clitoris, ♀)	속음부동맥(internal pudendal a.) 종말가지(terminal branch)	샅막(perineal membrane)을 관통하여 음경다리(crus of penis) 또는 음핵다리(crus of clitoris)의 해면체(corpora cavernosa)로 들어감. 몸쪽과 먼쪽에서 가지들이 지나감	나선동맥(helicine a.)을 경유하여 음경 또는 음핵의 해면체 발기조직(erectile tissue) 대부분에 분포
음경등동맥(dorsal artery of penis, ♂), 음핵등동맥(dorsal artery of clitoris, ♀)		깊은샅공간(deep perineal pouch)으로 가서 샅막(perineal membrane)을 관통. 음경걸이인대(suspensory lig. of penis) 또는 음핵걸이인대(suspensory ligament of clitoris)를 가로질러 귀두(glans of penis or clitoris)의 등쪽을 지나감	깊은샅공간, 음경피부, 음경근막(fascia of penis) 또는 음핵근막(fascia of clitoris), 해면체요도(spongy urethra)의 먼쪽부분, 음경 및 음핵귀두
바깥음부동맥(external pudendal), 얕은가지(superficial branch) 및 깊은가지(deep branch)	넙다리동맥(femoral a.)	넓적다리의 안쪽을 지나 비뇨생식부위(urogenical triangle)의 앞쪽에 도달	남성의 음낭(scrotum) 앞쪽과 음경뿌리(root of penis)의 피부, 여성의 불두덩(mons pubis)과 음순(labia)의 앞부분

의 배출을 쉽게 해준다.

항문판막(anal valve)의 아래 끝은 빗 모양을 한 **빗살선(pectinate line**, dentate line)이라는 불규칙한 선을 이루는데(그림 6.59), 이는 항문관의 윗부분(superior part)과 아랫부분(inferior part)의 경계를 의미한다. 항문관의 윗부분은 내장성분(visceral)으로 배아의 뒤창자(hindgut)로부터 기원하며, 아랫부분은 체성분(somatic)으로 배아의

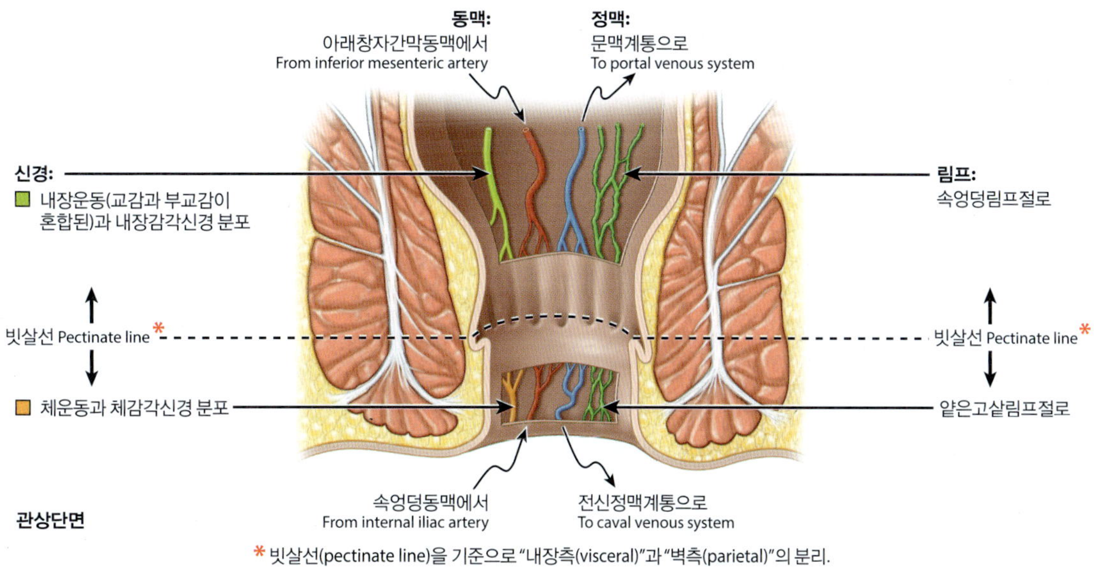

그림 6.59. 빗살선(pectinate line)에서의 항문관(anal canal)의 이행. 빗살선 위의 혈관과 신경은 내장성(visceral)이며, 그 아래 것은 체벽성(parietal, somatic)이다. 이런 차이는 항문관과 곧창자의 발생학적 기원이 다르기 때문이다.

항문오목(proctodeum)에서 기원한다.

빗살선(pectinate line) 위와 아래의 항문관은 동맥 분포, 신경 지배, 정맥과 림프 배출이 서로 다르다(그림 6.59). 이런 차이점은 항문관 윗부분과 아랫부분의 태생학적 기원이 다르기 때문이다(Moore et al., 2020).

항문관의 동맥분포. 위곧창자동맥(*superior rectal artery*)이 빗살선(*pectinate line*) 위쪽의 항문관에 분포한다(그림 6.59; 그림 6.32A 참조). 2개의 아래곧창자동맥(*inferior rectal artery*)은 빗살선 아래쪽의 항문관과 주위의 근육, 항문 주위의 피부에 분포한다(그림 6.58과 6.59; 그림 6.32 참조; 표 6.8). 중간곧창자동맥(*middle rectal artery*)은 위곧창자동맥 및 아래곧창자동맥과 연결되어 항문관의 혈관분포에 기여한다.

항문관의 정맥과 림프배출. 속곧창자정맥얼기(*internal rectal venous plexus*)는 빗살선 높이에서 위쪽과 아래쪽 두 방향으로 모두 혈액을 보낸다. 빗살선(*pectinate line*) 위로는 속곧창자정맥얼기(internal rectal venous plexus)에서 주로 아래창자간막정맥(inferior mesenteric vein)의 가지인 위곧창자정맥(*superior rectal vein*)을 통해 문맥계통(portal system)으로 들어간다(그림 6.59; 그림 6.32B 참조). 빗살선 아래로는 바깥항문조임근(external anal sphincter)의 가장자리를 돌아가며 형성된 아래곧창자정맥(*inferior rectal vein*)을 통해 마침내 대정맥으로 들어간다. 중간곧창자정맥(*middle rectal vein*)은 속엉덩정맥의 가지로서 주로 곧창자팽대(rectal ampulla)의 바깥근육층(muscularis externa)의 혈액을 받을 뿐 아니라 위곧창자정맥 및 아래곧창자정맥과 연결을 형성한다. 풍부한 정맥 연결 외에도 곧창자정맥얼기는 위곧창자동맥과 중간곧창자동맥과 많은 동정맥연결(arteriovenous anastomosis, AVA)을 이룬다.

항문곧창자경계부(anorectal junction)의 점막하층(submucosa)은 정상적으로 매우 두꺼우며, 속곧창자정맥얼기의 주머니 모양의 정맥 때문에 조직절편에서는 해면체처럼 관찰된다. 이런 혈관성 점막하층은 특히 왼가쪽, 오른앞가쪽, 오른뒤가쪽에서 특히 두꺼워져 있어 항문관이 닫히는 지점에서 "항문융기(*anal cushion*)" 또는 역지조절받침(threshold pad)을 형성한다. 이들 완충물(cushion)에는 수머니 모양의 정맥얼기가 있고, 이 정맥들은 많은 동정맥연결(AVA)을 통해 동맥혈을 직접 받아들일 수 있다. 따라서 말랑말랑해졌다가 팽대되기도 하는 일종의 진동판막(flutter valve)을 형성함으로써 액체와 기체가 정상적으로 새지 않도록 막아주는 데 기여한다.

빗살선(*pectinate line*) 위쪽의 림프관은 속엉덩림프절로 유입되고, 이를 경유하여 온엉덩림프절과 허리림프절로 유입된다(그림 6.59; 그림 6.48B 참조; 표 6.7). 빗살선 아래쪽의 림프관는 대부분의 살부위와 마찬가지로 얕은고샅림프절(*superficial inguinal lymph node*)로 간다.

항문관의 신경분포. 빗살선(*pectinate line*) 위의 항문관은 아래아랫배신경얼기(*inferior hypogastric plexus*)로부터 교감성분, 부교감성분, 내장감각성분이 포함된 내장성 신경지배를 받는다(그림 6.59; 그림 6.33 참조). 교감신경섬유는 속항문조임근의 긴장도를 유지한다. 부교감신경섬유는 조임근의 긴장도를 떨어뜨리고 배변을 하기 위한 연동수축을 일으킨다. 항문관의 윗부분은 그 위에 있는 곧창자와 마찬가지로 골반통각선(*pelvic pain line*)보다 아래에 있다(표 6.3 참조). 내장감각섬유는 모두 부교감신경을 따라 거슬러 올라가서 둘째–넷째엉치분절(S2–S4)의 척수신경절로 들어간다. 빗살선 위쪽의 항문관은 확장(stretching)시키는 자극에 대해서만 민감한데, 이 자극은 의식적인 수준과 무의식적인 반사성 수준에서 감각으로 지각된다. 예를 들어, 곧창자팽대가 확장되면 속항문조임근의 긴장도가 떨어진다.

항문관의 빗살선 아래쪽은 음부신경 가지인 아래곧창자(항문)신경[*inferior anal (rectal) nerve*]에서 기원한 체성분(somatic) 신경 지배를 받는다. 따라서 항문관의 이 부분은 통각, 촉각, 온도감각에 민감하다. 체운동신경섬유는 수의근인 바깥항문조임근(external anal sphincter)이 수축하도록 자극한다.

임상적용 CLINICAL BOX

샅(PERINEUM)

성별 전환(Gender Transitioning)

본래 자신의 성별과 다른 여성 또는 남성으로 전환하려는 경우 선택 사항은 아주 다양한데, 작게는 상담과 생활 방식의 변경에서부터 크게는 비침습적 시술(noninvasive procedure)에 더 나아가 성별확정수술(gender confirmation surgery)까지 고려할 수 있다. 중요한 것은 환자가 보건 의료 전문가를 통한 선별 과정을 거친 후에 선택된 임상 시술 과정에 대한 수술 동의서 작성이 반드시 보장되어야 한다는 것이다. 어떤 시술 과정이라도 사전에 환자는 호르몬대체요법(hormone replacement therapy)을 받는 것이 보통이다.

성별확정수술(gender confirmation surgery)은 복잡하고 남성 또는 여성 등 성별을 결정하는 신체 기관의 제거와 성역할의 표현이 가능한 형태와 외형으로 외부생식기를 재건하는 과정이 포함될 수 있다. 성별확정수술에는 (1) 고환절제술(orchiectomy), 음경절제술(penectomy), 질성형술(vaginoplasty), 음핵성형술(clitoroplasty) 음순성형술(labiaplasty), 유방확대성형술(augmentation mammoplasty), 안면여성화수술(facial feminizing surgery), 음성고도상향수술 (voice pitch elevating surgery) (2) 자궁절제술(hysterectomy), 난소자궁관절제술(salpingo-oophorectomy), 질절제술(vaginectomy/colpectomy) 요도성형술(urethroplasty), 유방절제술/축소성형술(mastectomy/breast reduction), 음경성형술(metoidioplasty, phalloplasty), 음낭성형술(scrotoplasty), 고환보형물(testicular prosthesis) 삽입 등이 포함될 수 있다.

골반기관탈출증(Pelvic Organ Prolapse)

항문올림근(levator ani) 및 골반근막(pelvic fascia)의 파열은 출산 중에 발생할 수 있으며[이 장의 임상적용 "골반가로막의 손상(Injury to Pelvic Floor)" 참조], **샅중심체 파열**(*disruption of perineal body*)이 일어나면 골반가로막(pelvic floor)을 통한 지지가 사라지게 된다. 샅중심체는 특히 여성에서 중요한데, 그 이유는 골반 내장을 궁극적으로 지탱하는 구조이기 때문이다. 아래골반문(inferior pelvic aperture)을 가로지르는 근육들은 마치 보강용 철근처럼 위에 있는 골반가로막을 떠받치는데, 샅중심체는 이 근육들을 서로 이어준다. 샅중심체는 또한 외음절개술(episiotomy)이 미흡하게 복구된 경우와 같은 외상(trauma), 염증성 질환(inflammatory disease), 감염(infection)이 진행되어 생긴 파열로 인해 질어귀(vestibule of vagina)와 비정상적으로 연결되는 경로인 샛길(fistula)로 인해서도 파열될 수 있다[이 장의 임상적용 "질누관(Vaginal Fistula)" 참조].

그 결과 **골반내장탈출증**(*prolapse of pelvic viscera*)이 생길 수 있다. 탈출증이 일어나는 경우 문제가 생길 수 있는 양상은 다음과 같다(그림 B6.28).

- **요도탈출증**(*urethrocele*): 아래앞쪽 질벽(vaginal wall)이 단순히 요도(urethra)와 함께 탈출하는 경우
- **방광탈출증**(*cystocele*): 아래앞쪽 질벽이 방광과 함께 탈출하는 경우[임상적용 "방광탈출증, 요도탈출증 그리고 요실금(Cystocele, Urethrocele, and Urinary Incontinence)" 참조]
- **자궁질탈출증**(*uterovaginal prolapse*): 자궁(uterus), 자궁목(cervix), 질(vagina)이 함께 탈출하는 경우
- **곧창자탈출증**(*rectocele*): 아래뒤쪽 질벽이 곧창자(rectum)와 함께 탈출하는 경우
- **후부탈질**(*enterocele*): 위뒤쪽 질벽이 곧창자질오목(rectovaginal pouch)과 함께 탈출하는 경우

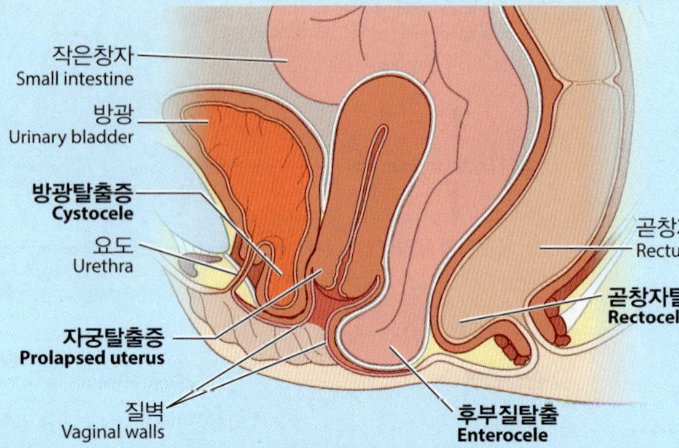

그림 6B.28. 골반 기관의 탈출(prolapse).

골반기관탈출정량화(Pelvic Organ Prolapse Quantification, POP-Q) 시스템은 이러한 골반 기관의 탈출을 기술하고 정량화하는 방법이다. 이 시스템은 처녀막(질입구주름, hymen)의 위치를 기준점으로 하여 아홉 개의 정의된 지점에서 측정하여 탈출의 정도를 결정한다. 이 시스템에 의하면 탈출에는 네 가지 경우가 있다.

1. 골반기관이 처녀막과의 거리 중간까지 탈출하는 경우
2. 골반기관이 처녀막 있는 곳까지 탈출하는 경우
3. 골반기관이 처녀막을 지나 탈출하는 경우
4. 골반기관이 최대로 하강한 경우

골반기관탈출증의 치료에는 골반가로막운동[케겔운동(Kegel exercise)], 페서리(질에 삽입하여 탈출된 기관을 지지하는 장치), 기타 외과적 방법이 포함된다.

외음절개술(Episiotomy)

질(vagina)의 수술이나 질을 통한 분만 시에는 질구멍(vaginal orifice)을 확장하기 위해 샅과 아래뒤쪽 질벽을 외과적으로 절개하는 **외음절개술**(*episiotomy*)을 시행한다. 외음절개술은 샅의 심한 외상을 줄이고, 샅근육이 들쭉날쭉하게 파열되는 것을 막을 목적으로 시행한다. 한때 일상적으로 시행되었던 외음절개술은 오늘날 미국에서는 질분만(vaginal delivery) 시에 현저히 감소하였다(Landon et al., 2021). 분만 시에 태아의 하강이 지체되거나 연장되는 경우, 산과적 겸자(obstetrical forceps)와 같은 기구를 사용해야만 하는 경우, 태아절박가사(fetal distress)의 징후가 있어 분만을 신속히 진행해야 하는 경우가 외음절개술의 적응증(indication)이라는 데 대해서는 큰 이견이 없다.

정중외음절개술(*median episiotomy*)을 시행할 때 절개되는 주요 구조는 샅중심체(perineal body)이다(그림 B6.29A, B). 정중외음절개술을 시행하는 이론적 근거는 상처가 치유되면서 생기는 반흔이 샅중심체를 둘러싸는 섬유조직과 크게 다르지 않으리라는 것이다. 일부 외과의사들은 샅중심체 섬유조직의 일부만을 절개하는 것이기 때문에, 절개가 자기제한적(self-limiting)일 가능성이 커서 더 큰 파열은 억제되리라고 믿는다. 그러나 파열이 더 크게 진행된다면 그 방향이 항문(anus)으로 향하게 되며, 조임근 손상이나 항문질샛길(anovaginal fistula)의 후유증이 생길 수 있다. 최근의 연구에 의하면 정중외음절개술을 시행할 경우 심각한 열창(laceration)과 이에 따른 장기간의 실금(incontinence) 및 골반탈출증(pelvic prolapse), 항문질샛길의 빈도가 증가한다고 알려졌다.

내외측외음절개술(*mediolateral episiotomy*; 그림 B6.29A)의 경우에는 심한 열창(laceration)이 잘 생기지 않으며, 항문조임근(anal sphincter)이나 항문에도 손상을 입힐 가능성이 적을 것으로 보인다(그림 B6.5 참조). 이 경우 절개선은 정중선에서 시작하여 가쪽으로 방향을 바꿔 뒤쪽으로 진행되므로 샅중심체(perinal body)를 피하고, 항문에서부터 파열이 진행되는 것을 막게 된다.

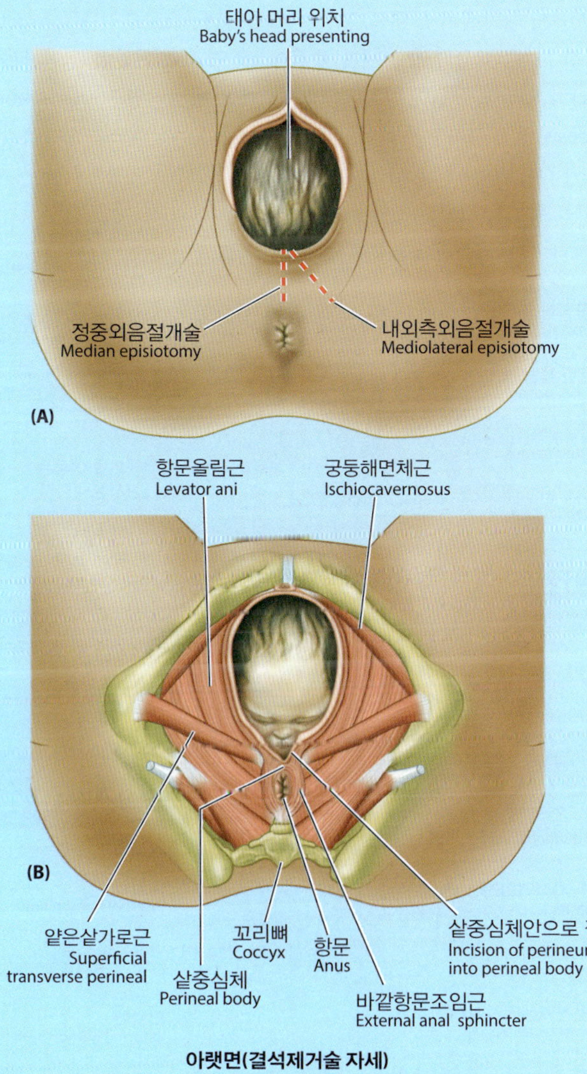

그림 B6.29. 회음절개술(episiotomy).

남성요도의 파열과 소변 유출
(Rupture of Urethra in Males and Extravasation of Urine)

다리이음뼈골절(*fracture of pelvic girdle*), 특히 두덩결합(pubic symphysis)과 두덩전립샘인대(puboprostatic ligament)가 분리되었을 때는 **요도막부분파열**(*rupture of intermediate part of urethra*)이 발생하는 경우가 많다. 요도의 이 부분이 파열되면 **소변**과 **혈액**이 깊은샅공간(deep perineal space)으로 **유출**된다(그림 B6.30A). 유출된 액체는 비뇨생식구멍(urogenital hiatus)을 통하여 위로 올라가 전립샘(prostate)과 방광(urinary bladder) 주위의 복막바깥공간에 퍼질 수도 있다.

요도해면체부분파열(*rupture of spongy urethra*)과 이로 인한 **소변 유출**이 흔히 생기는 부위는 음경망울(bulb of penis)이다(그림 B6.30B). 이런 손상은 타고 앉듯이 철근 위에 떨어지는 경우처럼 샅이 강하게 부딪혀서 발생하기도 하고(기승손상, **걸침손상**, *straddle injury*), 그리 흔하지는 않지만 요도경유도관(transurethral catheter)이나 의료기구를 **잘못된 경로**(*false passage*)로 삽입하여 음경망울 안을 지나는 요도의 각도를 벗어나게 되어 생길 수도 있다. 요도해면체(corpus spongiosum)와 요도해면체부분이 파열되면 소변이 얕은샅공간(superficial perineal space)으로 빠져나간다. 유출되는 소변이 흐르는 방향은 얕은샅근막(perineal fascia) 및 깊은샅근막(deep perineal fascia)이 부착되는 구조에 영향을 받는다. 소변은 음낭(scrotum)에 있는 성긴결합조직(loose connective tissue)으로 갈 수도 있고, 음경(penis) 주위로 퍼질 수도 있으며, 위로 올라가 앞복벽 아래쪽의 피부밑조직 막층보다 깊은 곳으로 갈 수도 있다.

소변은 넓적다리로는 갈 수 없는데, 얕은샅근막이 고샅인대(inguinal ligament)의 먼쪽에서 넓적다리를 둘러싸는 넙다리근막(fascia lata)과 융합되기 때문이다. 또한 소변은 항문부위(anal triangle)로도 갈 수 없는데 그 이유는 샅근막의 얕은층과 깊은층이 얕은샅근육(superficial perineal muscle)의 주위에서 연속되며, 이들 사이에서 샅막(perineal membrane)의 뒷모서리와도 연속되기 때문이다. 외상으로 인해 얕은샅공간(superficial perineal pouch)에서 혈관이 파열되어도 마찬가지로 이 공간 안으로 혈액의 흐름이 제한된다.

기아와 곧창자탈출증(Starvation and Rectal Prolapse)

궁둥항문오목지방체(ischioanal fat body)는 볼지방체(buccal fat pad)와 함께, 굶주릴 때 가장 나중에 사라지는 지방조직의 마지막 저장소 중 하나이다. 궁둥항문오목지방체의 지지가 사라지면, 곧창자탈출증(rectal prolapse)이 비교적 잘 일어난다.

빗살선: 임상적으로 중요한 지표
(Pectinate Line: A Clinically Important Landmark)

임상의사들이 치아선(dentate line) 또는 점막피부선(mucocutaneous line)이라고 부르기도 하는 빗살선(*pectinate line*)은 특히 중요한 지표인데, 그 이유는 내장부분(visceral)에서 신체벽부분(parietal)으로 이행되는 것과 관련된 중요한 해부학적 변화가 일어나는 가시적인 지점이기 때문이다(그림 6.59 참조). 따라서 어떤 종류의 종양(tumor)이 발병할 것이며, 그리고 전이한다면 어느 방향으로 할 것인지에 대해서도 영향을 미치게 된다.

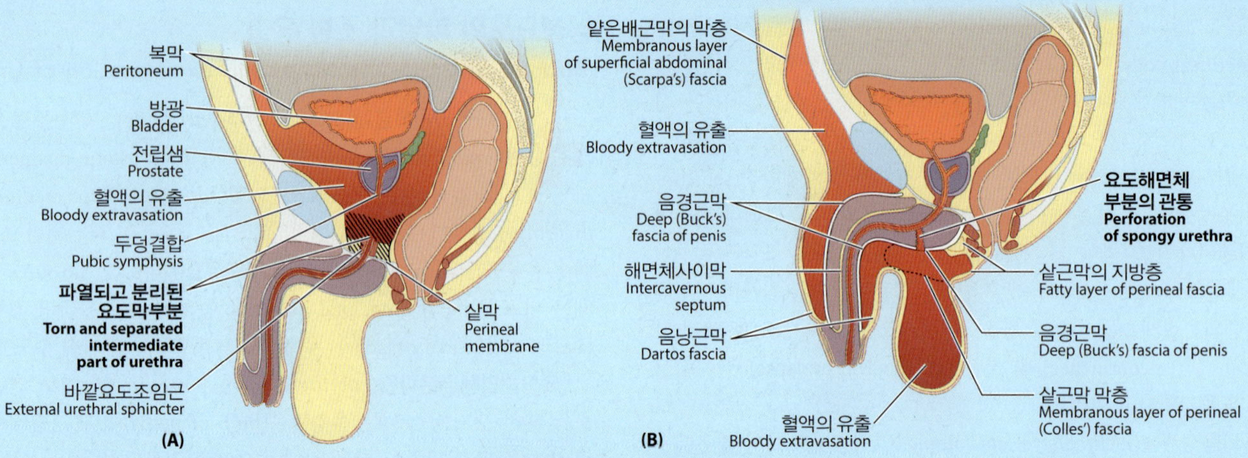

안쪽면(왼쪽에서 본 것)

그림 B6.30. 요도파열(urethral rupture)과 혈액성 유출.

항문열창과 항문주위고름집 (Anal Fissures; Ischio-Anal and Peri-Anal Abscesses)

때로 궁둥항문오목에 감염(infection)이 발생하여 **궁둥항문오목고름집**(*ischio-anal abscess*, 농양)이 생길 수 있다(그림 B6.31A). 이런 고름의 축적은 통증이 심하다. 감염은 다음과 같은 여러 경로를 통해 궁둥항문오목으로 파급될 수 있다.

- 항문굴(anal sinus)의 염증인 **움염**(*cryptitis*)이 발병한 후
- 골반곧창자고름집(pelvirectal abscess)의 파급
- 항문 점막(mucous membrane)의 파열 후
- 항문부위에 관통창(penetrating wound)의 합병증

이 고름집(농양, abscess)의 진단적 징후는 항문(anus)과 궁둥뼈결절(ischial tuberosity) 사이가 붓고 압통(tenderness)이 있는 것이다. 항문주위고름집은 스스로 파열되어 항문관이나 곧창자 또는 항문주위의 피부에 입구를 만들 수 있다. 양쪽의 궁둥항문오목은 뒤에 있는 **깊은항문뒤공간**(*deep postanal space*)을 통해 서로 연결되어 있으므로 한쪽의 고름집은 반대쪽으로 퍼져서 반원형의 "말발굽 모양(horseshoe-shaped)" 고름집을 항문관 뒤에 만들기도 한다.

만성 변비(chronic constipation)인 환자는 항문판막(anal valve)과 점막이 단단한 분변에 의해 파열될 수 있다. 가느다란 틈 모양의 병변인 **항문열창**(*anal fissure*)은 대개 뒤쪽 정중선, 항문판막 아래에 위치한다. 이 부위는 아래곧창자신경(inferior rectal nerve)의 감각섬유가 분포하므로 통증이 있다. **항문주위고름집**(항문주위농양, *perianal abscess*)은 항문열창이 감염되어 생길 수 있으며, 궁둥항문오목으로 파급되어 궁둥항문오목고름집이 되거나 골반으로 들어가 **골반곧창자고름집**(*pelvirectal abscess*)이 될 수 있다.

항문샛길(치루, *anal fistula*)은 항문의 감염과 항문굴(anal sinus)의 염증인 움염(cryptitis)이 파급되어 생길 수 있다. 이런 경우 비정상적인 통로의 한쪽 끝은 항문관(anal canal)으로 열리고, 다른 쪽 끝은 궁둥항문오목(ischioanal fossa)에 있는 고름집(abscess)이나 항문주위의 피부로 열린다.

치질(Hemorrhoids)

내치핵(속치질, *internal hemorrhoid*, piles)이란 곧창자 점막, 더 정확히 말해서 "항문융기(anal cushion)"가 그 안에 있는 정상적으로 팽창한 **속곧창자정맥얼기**(*internal rectal venous plexus*)로 인해 탈출하는 것이다(그림 B6.31B). 내치핵은 점막층(mucosa)보다 깊은 곳에 있는 민무늬근육층인 점막근육층(muscularis mucosae)의 붕괴로 인하여 발생한다. 내치핵이 항문을 통하여 탈출하면 때로 조임근(sphincter)이 수축할 때 눌려 혈류에 장애가 생긴다. 그 결과로 혈관이 조여져서 궤양(ulcer)이 발생하게 된다. 이 부위의 혈관에는 동정맥연결(arteriovenous anastomosis)이 풍부하기 때문에 출혈이 일어나면 특징적으로 선홍색의 피가 나온다. 최근의 치료 방향은 탈출하여 궤양이 생긴 내치핵만을 치료하는 것이다. 피부로 덮인 **외치핵**(*external hemorrhoid*)은 **바깥곧창자정맥얼**

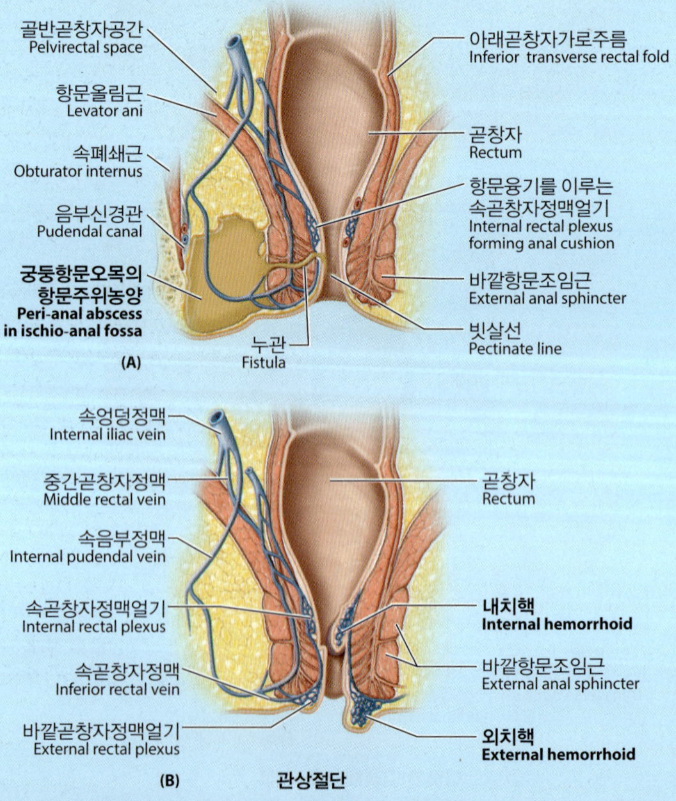

그림 B6.31. 치질(hemorrhoid).

기(*external rectal venous plexus*)의 정맥에 혈전(thrombosis, blood clot)이 생긴 것이다. 외치핵의 선행 요인으로는 임신, 만성 변비(chronic constipation), 장기간 변기에 앉아 힘을 주는 것, 복강내 압력 증가를 포함하여 정맥혈 귀환(venous return)을 막는 모든 종류의 질환이 포함된다.

위, 중간, 아래곧창자정맥 사이의 연결은 문맥계통(portal venous system)과 전신정맥계통(systemic venous system) 사이에 있는 임상적으로 중요한 혈류의 교통이다(그림 5.75A 참조). 위곧창자정맥(superior rectal vein)은 아래창자간막정맥(inferior mesenteric vein)으로 들어가는 반면, 중간곧창자정맥(middle rectal vein)과 아래곧창자정맥(inferior rectal vein)은 전신정맥을 통해 아래대정맥(inferior vena cava)으로 들어간다. 판막(valve)이 없는 문맥이나 몸통의 정맥에서 압력이 비정상적으로 증가하면 위곧창자정맥은 언제라도 확장될 수 있고, 속곧창자정맥얼기(internal rectal venous plexus)에 혈류의 증가나 정체(stasis)가 생길 수 있다. **간경변**(*hepatic cirrhosis*)이 원인이 되어 **문맥고혈압**(*portal hypertension*)이 생기면, 위곧창자정맥과 중간 및 아래곧창자정맥 사이에 형성된 문맥대정맥연결(portocaval anastomosis)이 다른 어느 부위의 연결과 마찬가지로 정맥류(varicosity)를 형성할 수 있다. 곧창자정맥얼기는 정상적으로, 심지어 신생아에게서도 확장되고 꼬불꼬불하여 정맥류처럼 보일 수 있으며, 내치핵은 문맥고혈압이 없는 경우에도 아주 흔하게 발생할 수 있음을 염두에 두는 것이 중요하다.

치질(hemorrhoid)로 인한 통증과 치질의 치료에서 중요한 점은 빗살선(pectinate line) 위쪽의 항문관(anal canal)이 내장성(visceral)이라는 점이다. 그러므로 이 부위에는 내장감각신경섬유(visceral afferent fiber)가 분포하기 때문에 이 부위를 절개하거나 바늘로 찌르는 것으로는 통증을 느끼지 않는다. 내치핵은 통증이 없기 때문에 마취 없이도 치료할 수 있다. 그러나, 빗살선 아래쪽의 항문관은 체성분(somatic)이며 체감각섬유인 아래곧창자신경(inferior rectal nerve)의 지배를 받는다. 그러므로 특히 이 부위는 피하주사와 같은 통각 자극(painful stimulus)에 민감하다. 외치핵은 통증을 느낄 수 있으나, 때로 며칠 지나면 가라앉는다.

항문곧창자실금증(Anorectal Incontinence)

출산 시에 외상으로 인해 음부신경이 잡아당겨지면 **음부신경 손상**(*pudendal nerve damage*)으로 인해 **항문곧창자실금**(*anorectal inconetinece*)이 생길 수 있다.

핵심정리: 샅 및 샅부위(Perineum and Perineal Region)

샅(회음, perineum)은 마름모꼴의 구획으로 그 주위를 뼈와 섬유조직으로 이루어진 아래골반문(pelvic outlet)이 에워싸고 있으며, 위쪽 깊은 곳은 골반가로막(pelvic diaphragm)으로 막혀 있다. ■ 샅부위(perineal region)는 이 구획의 피부 표면을 가리킨다. ■ 앞에 있는 비뇨생식부위(urogenital triangle, UG triangle)와 뒤에 있는 항문부위(anal triangle)가 함께 이 마름모꼴의 영역을 이루는데, 두 부위가 이루는 면은 서로 비스듬히 각을 이루면서 만난다. ■ 이 두 평면이 교차하는 가로선은 양쪽 궁둥뼈결절(ischial tuberosity)을 지나는 동시에 두 부위의 삼각형의 밑변이 된다. ■ 비뇨생식부위의 중심에는 요도(urethra)와, 여성에서 질(vagina)이 관통한다. ■ 항문부위는 항문관(anal canal)이 관통한다. ■ 샅중심체(perineal body)는 근육과 섬유로 이루어진 조직덩이로서 비뇨생식부위와 항문부위를 관통하는 구조들 사이에서 샅부위의 중심점에 있게 된다.

비뇨생식부위: 비뇨생식부위의 피부밑조직(subcutaneous tissue)에는 얕은 지방층(fatty layer)과 깊은 막층(membranous layer)으로 이루어진 얕은샅근막(superficial perineal fascia, Colles' fascia)이 있으며, 각각 앞복벽(anterior abdominal wall) 아래쪽의 층과 이어진다. ■ 여성에서는 불두덩(mons pubis)과 대음순(labia majora)에서 지방층이 두껍다. 반면, 남성에서는 음낭(scrotum)과 음경(penis)에서 민무늬근인 음낭근(dartos muscle)으로 대체되어 있다. ■ 막층은 비뇨생식부위(urogenital triangle)에만 국한되며, 이 삼각형 뒷모서리의 깊은근막과 섞인다. ■ 남성의 이 층은 음경(penis)과 음낭(scrotum)까지 이어지며, 거기에서 유동적이고 연결이 느슨한 피부와 밀착되어 있다. ■ 편평한 샅막(perineal membrane)은 비뇨생식부위를 얕은샅공간과 깊은샅공간으로 나눈다. ■ 얕은샅공간(superficial perineal pouch)은 샅 피부밑조직의 막층과 샅막 사이에 있으며 가쪽으로 궁둥두덩가지(ischiopubic ramus)가 경계를 이룬다. ■ 깊은샅공간(deep perineal pouch)은 샅막과 골반가로막아래근막(inferior fascia of pelvic diaphragm) 사이에 있고 속폐쇄근막(obturator fascia)이 가쪽 경계를 이룬다. ■ 얕은샅공간에는 바깥생식기관의 발기조직(erectile body)과 이와 관련된 근육, 얕은샅가로근(superficial transverse perineal muscle), 깊은샅신경(deep perineal nerve)과 혈관, 그리고 여성에서는 큰질어귀샘(greater vestibular gland)이 있다. ■ 깊은샅공간에는 가쪽으로 지방이 차 있는 궁둥항문오목(ischioanal fossa)의 앞오목이 있고, 깊은샅근육(deep perineal muscle)과 바깥요도조임근(external urethral sphincter)의 아래쪽 끝, 샅막(perineal membrane)을 통과하는 요도(urethra)의 부분, 음경 및 음핵등신경(dorsal nerve of penis or clitoris), 그리고 남성의 망울요도샘(bulbo-urethral gland)이 있다.

항문부위: 궁둥항문오목(ischioanal fossa)은 근막으로 덮인 쐐기 모양의 공간으로서 궁둥항문오목지방체(ischioanal fat body)가 차 있다 ■ 이 지방조직은 충전물이자 지지구조이며, 태아나 분변이 통과해야 하는 경우 질이나 항문관이 일시적으로 내려와서 확장할 때, 눌리거나 옆으로 밀려날 수 있다. ■ 이 지방조직은 아래곧창자신경(inferior rectal nerve)과 동맥(inferior rectal artery), 정맥(inferior rectal vein)이 관통한다. ■ 음부신경관(pudendal canal)은 궁둥항문오목의 가쪽벽에 속폐쇄근막(obturator fascia)의 두 층 사이에 있는 중요한 통로로서 비뇨생식부위(urogenital triangle)를 드나드는 신경과 혈관이 지나간다.

항문관: 항문관(anal canal)은 큰창자와 소화관의 끝부분이며, 그 출구는 항문(anus)이다. ■ 항문관의 폐쇄와 배변 자제(fecal continence)는 불수의적인 속항문조임근(internal anal sphincter)과 수의적인 바깥항문조임근(external anal sphincter)의 조화된 작용으로 유지된다. ■ 교감신경(sympathetic nerve)을 통해 자극된 속항문조임근의 긴장도는 곧창자팽

핵심정리 (계속)

대(rectal ampulla)에 분변이 차는 경우와 부교감신경(parasympathetic nerve)을 통해 자극받은 곧창자의 연동수축(peristaltic contraction)이 일어나서 억제되는 경우를 제외하고는 항문관의 폐쇄를 유지한다. ■ 이런 때에는 배변을 하려는 것이 아니라면 두덩곧창자근(puborectalis)과 바깥항문조임근(external anal sphincter)이 수의적으로 수축함으로써 항문관 폐쇄가 유지된다. ■ 항문관 내부에 있는 빗살선(pectinate line)은 내장(visceral)과 신체벽(somatic)에 분포하는 신경과 혈관의 이행부위를 가리킨다. ■ 항문관은 얕은정맥얼기(superficial venous plexus) 및 깊은정맥얼기(deep venous plexus)로 둘러싸여 있고, 그 정맥은 정맥류(varicosity)와 비슷한 형태를 하고 있다. ■ 얕은정맥얼기의 색전증(thrombosis)과 깊은정맥얼기의 일부를 포함한 항문관 점막의 탈출(prolapse)은 각각 통증이 있는 외치핵(external hemorrhoid)과 통증이 없는 내치핵(internal hemorrhoid)을 일으킨다.

남성 비뇨생식삼각(Male Urogenital Triangle)

남성의 **비뇨생식삼각(urogenital triangle)**에는 바깥생식기관, 샅근육(perineal muscle)이 있다. **남성 바깥생식기관**(남성외부생식기, **male external genitalia**)에는 먼쪽요도(distal urethra), 음낭(scrotum), 음경(penis)이 있다.

먼쪽 남성요도(distal male urethra)

남성요도는 네 부분으로 나뉘는데, 방광벽(전립샘앞)부분(preprostatic part), 전립샘부분(prostatic part), 막부분, 해면체부분이다. 방광벽부분과 전립샘부분은 골반을 기술할 때 설명하였다. 남성요도 전체에 대한 사항 및 네 부분 각각에 대한 비교는 표 6.6에 나타내었다.

요도막부분(intermediate part, membranous part of urethra)은 전립샘꼭대기(apex of prostate)에서 시작하여 바깥요도조임근(external urethral sphincter)에 둘러싸여 깊은샅공간(deep perineal space)을 지나간다. 그 후 샅막(perineal membrane)을 관통한 다음 요도는 음경망울(bulb of penis)로 들어가면서 끝난다(그림 6.60). 이 부분의 요도 뒤가쪽에는 작은 망울요도샘(*bulbo-urethral gland*)과 여기서 나오는 가느다란 관이 있다. 망울요도샘관은 해면체요도(penile urethra)의 몸쪽 부분으로 열린다.

요도해면체부분(해면체요도, spongy urethra, penile urethra)은 요도막부분의 먼쪽 끝에서 시작하여 **바깥요도구멍(external urethral orifice)**에서 끝난다. 바깥요도구멍은 요도의 다른 부분보다 약간 좁아져 있다. 해면체부분의 관내강(lumen)은 지름이 대략 5 mm이다. 그러나 음경망울에서는 **요도망울속오목(intrabulbar fossa)**이라는 확장된 공간을 이루고, 음경귀두(glans of penis)에서도 확장되어 **요도배오목(navicular fossa)**을 이룬다. 양쪽에는 가느다란 망울요도샘관(*duct of bulbo-urethral gland*)이 해면체요도의 몸쪽 부분에 열린다. 이 관의 구멍은 아주 미세하다. 해면체부분에는 또한 점액을 분비하는 **요도샘(urethral gland**, Littre gland)의 관이 열리는 작은 구멍이 많이 있다.

먼쪽 남성요도의 동맥분포. 요도막부분(intermediate part)과 해면체부분(spongy urethra)에 분포하는 동맥은 음경등동맥(*dorsal artery of penis*)의 가지에서부터 나온다(그림 6.52C와 6.58 참조; 표 6.8).

먼쪽 남성요도의 정맥과 림프배출. 정맥은 동맥에 동반되어 진행하며 이름도 비슷하다. 요도막부분(intermediate part)에서 나온 림프관은 주로 속엉덩림프절(*internal iliac lymph node*)로 들어간다(표 6.7; 그림 6.65 참조). 반면에 해면체부분(spongy urethra)의 림프관은 대부분 깊은고샅림프절(*deep inguinal lymph node*)로 가지만 일부는 바깥엉덩림프절로 가기도 한다.

먼쪽 남성요도의 신경분포. 요도막부분(intermediate part)의 신경분포는 전립샘부분(prostatic urethra)과 같다. 자율신경지배는 아래아랫배신경얼기(*inferior hypogastric plexus*)에서 기원하여 전립샘신경얼기(*prostatic nerve plexus*)를 경유한다. 교감신경지배(*sympathetic innervation*)는 척수 허리분절에서 기원하여 허리내장신경(lumbar splanchnic nerve)을 경유하고, 부교감신경지배(*parasympathetic innervation*)는 엉치분절에서 기원하여 골반내장신경(*pelvic splanchnic nerve*)을 경유한다. 내장감각섬유(visceral afferent fiber)는 부교감신경섬유를 따라 거슬러 올라가서 엉치분절의 척수신경절에 도달한다. 음부신경(*pudendal nerve*)의 가지인 음경등신경(dorsal nerve of penis)은 체신경(somatic nerve)으로서 요도해면체부분(spongy urethra)에 분포한다(그림 6.57 참조).

음낭(scrotum)

고환(testis)과 그 부속기관을 감싸는 **음낭(scrotum)**은 바깥쪽의 피부 및 안쪽의 섬유와 근육으로 이루어진 주머니이다. 음낭은 음경(penis)의 아래뒤쪽, 두덩결합(pubic symphysis)의 아래에 위치한다. 배아기에 양쪽에서 발생한 흔적이 **음낭솔기**(음낭봉선, **scrotal raphe**)로 남아 있다(그림 6.61A, E). 음낭솔기는 음경의 배쪽면에 **음경솔기**(음경봉선, **penile raphe**)로 이어지며, 샅부위의 정중선을 따라 뒤쪽으로 **샅솔기**(회음봉선, **perineal raphe**)로 연속된다. 음낭솔기가 있는 자리의 피부밑 깊은 곳에서 음낭은 2개의 칸으로 나뉘어 한 칸마다 고환(testis)이 하나씩 들어 있으며, 그 사이를 음낭근막(dartos fascia)의 연속인 **음낭사이막**(음낭중격, **septum of scrotum**)이 나누고 있다(그림 6.53F 참조). 고환과 부고환(epididymis) 그리고 이들

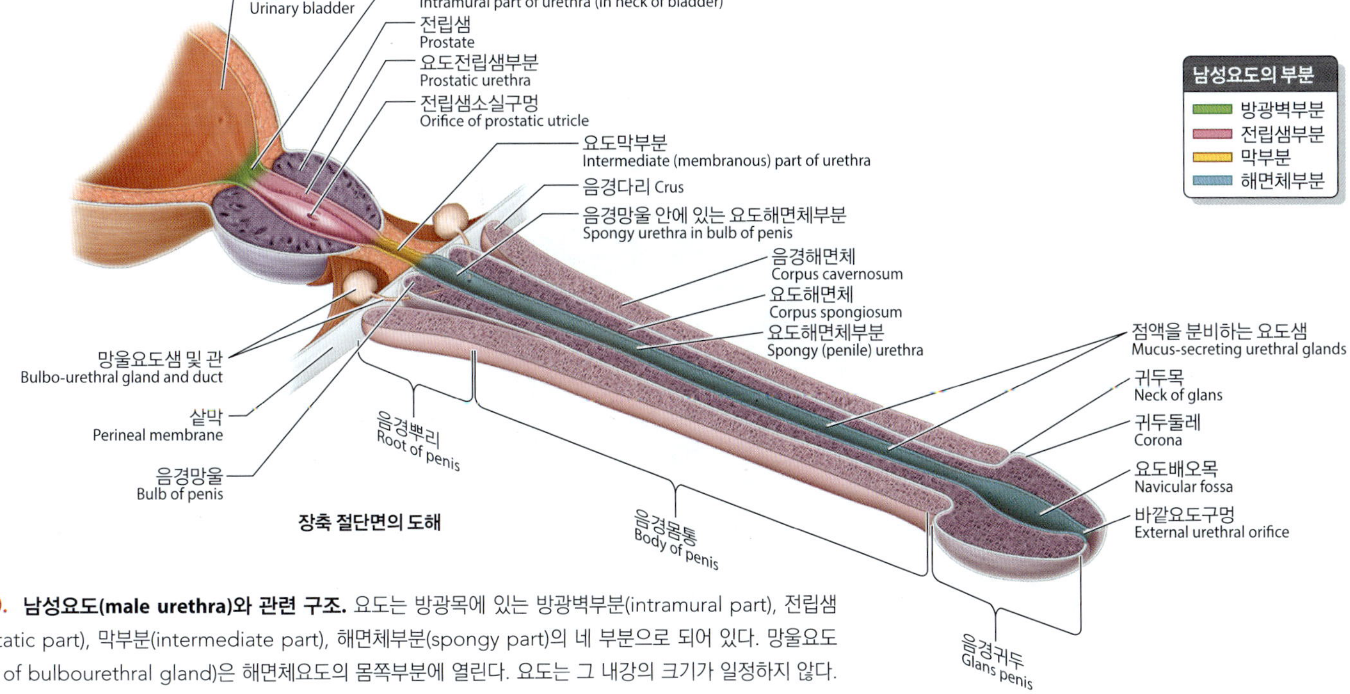

그림 6.60. 남성요도(male urethra)와 관련 구조. 요도는 방광목에 있는 방광벽부분(intramural part), 전립샘부분(prostatic part), 막부분(intermediate part), 해면체부분(spongy part)의 네 부분으로 되어 있다. 망울요도샘관(duct of bulbourethral gland)은 해면체요도의 몸쪽부분에 열린다. 요도는 그 내강의 크기가 일정하지 않다. 바깥요도구멍(external urethral orifice)과 막부분이 가장 좁다. 그림과 같이 요도를 가능한 한 직선을 이루는 위치로 놓으면 도관(catheter)이나 다른 요도경유기구(transurethral device)가 들어가기 쉬울 것이다.

을 감싸주는 구조는 배(abdomen)를 설명하면서 같이 기술하였다(제 5장, "배" 참조).

음낭의 동맥분포. **앞음낭동맥**(전음낭동맥, **anterior scrotal artery**)은 넙다리동맥(femoral artery)에서 갈라져 나온 **바깥음부동맥**(외음부동맥, **external pudendal artery**)의 종말가지(terminal branch)로서, 음낭의 앞면에 분포한다. **뒤음낭동맥**(후음낭동맥, **posterior scrotal artery**)은 속음부동맥(*internal pudendal artery*)에서 나온 얕은샅가지(superficial perineal branch)의 종말가지로서, 뒷면에 분포한다(그림 6.58A 참조; 표 6.8). 음낭에는 또한 아래배벽동맥(inferior epigastric artery)의 가지인 고환올림근동맥(cremasteric artery)이 분포하기도 한다.

음낭의 정맥과 림프배출. 음낭의 정맥은 동맥과 동행하므로 이름이 같지만 유입되는 곳은 주로 **바깥음부정맥**(*external pudendal vein*)이다. 음낭의 림프관은 림프를 **얕은고샅림프절**(*superficial inguinal lymph node*)로 보낸다(표 6.6 참조).

음낭의 신경분포. 음낭의 앞면을 지배하는 신경은 허리신경얼기(*lumbar plexus*)에서 기원한다. 엉덩고샅신경(*ilioinguinal nerve*)에서 기원한 **앞음낭신경**(전음낭신경, **anterior scrotal nerve**)과 음부넙다리신경(*genitofemoral nerve*)의 음부가지(*genital branch*)가 분포한다(표 6.10 참조). 음낭의 뒷면은 엉치신경얼기(sacral plexus)의 가지들이 지배한다. 음부신경(*pudendal nerve*)의 **얕은샅가지**(*superficial perineal branch*)의 가지인 **뒤음낭신경**(후음낭신경, **posterior scrotal nerve**)과 뒤넙다리피부신경(*posterior femoral cutaneous nerve*)의 샅가지(*perineal branch*)가 분포한다(그림 6.57과 6.62A; 그림 6.64 참조). 이들 신경을 경유하여 분포한 교감신경섬유(sympathetic nerve fiber)는 고환(testis)의 열조절(thermoregulation)에 관여하여, 추워지면 민무늬근육인 음낭근(dartos muscle)이 수축하도록 자극하고, 지나치게 따뜻하면 음낭근의 수축을 억제함과 동시에 음낭의 땀샘 분비를 자극하는 반응을 나타내도록 조절한다.

음경(penis)

음경(penis)은 남성의 성교기관(copulatory organ)으로서 안에 요도(urethra)가 있어 소변과 정액(semen)의 공통적인 출구가 된다(그림 6.60, 6.61과 6.62). 음경은 **뿌리**(*root*), **몸통**(*body*), **귀두**(*glans*)로 구성된다. 음경은 원기둥 모양인 3개의 발기할 수 있는 해면조직(cavernous body)으로 이루어진다. 한 쌍을 이루고 있는 **음경해면체(corpora cavernosa)**는 등쪽에, 하나의 **요도해면체(corpus spongiosum)**는 배쪽에 위치한다. 해부학적자세(anatomical position)에서 음경은 발기(erection)한 상태이며, 음경의 발기가 풀리면, 음경등(dorsum)은 앞을 향하게 된다. 해면체(*cavernous body*)는 각각 섬유로 이루어진 **백색막**(백막, **tunica albuginea**)이 바깥을 싸고 있다(그림 6.61C). 이 백막보다 더 표면쪽으로는 **음경근막(deep fascia of penis**, Buck's fascia)이 있는데 이것은 깊은샅근막(deep perineal fascia)의 연장으로서 음경해면체와 요도해면체를 하나로 모아서 모두 감싸는 튼튼한 피막을 형성한다(그림 6.61C, D). 요도해면체에는 **요도해면체부분**(*spongy urethra*)이 있다. 음경해면체는 정중면에서 서로 융합되어 있으나 뒷부분은 서로 나뉘어 **음경다리**(음경각, **crura of penis**)를 형성한다(그림 6.60과 6.62B). 해면체 속에 있는 해면조직은 대개 불완전하게 **음경사이막**(음경중격, **septum penis**)으로 분리되어 있다(그림 6.61C).

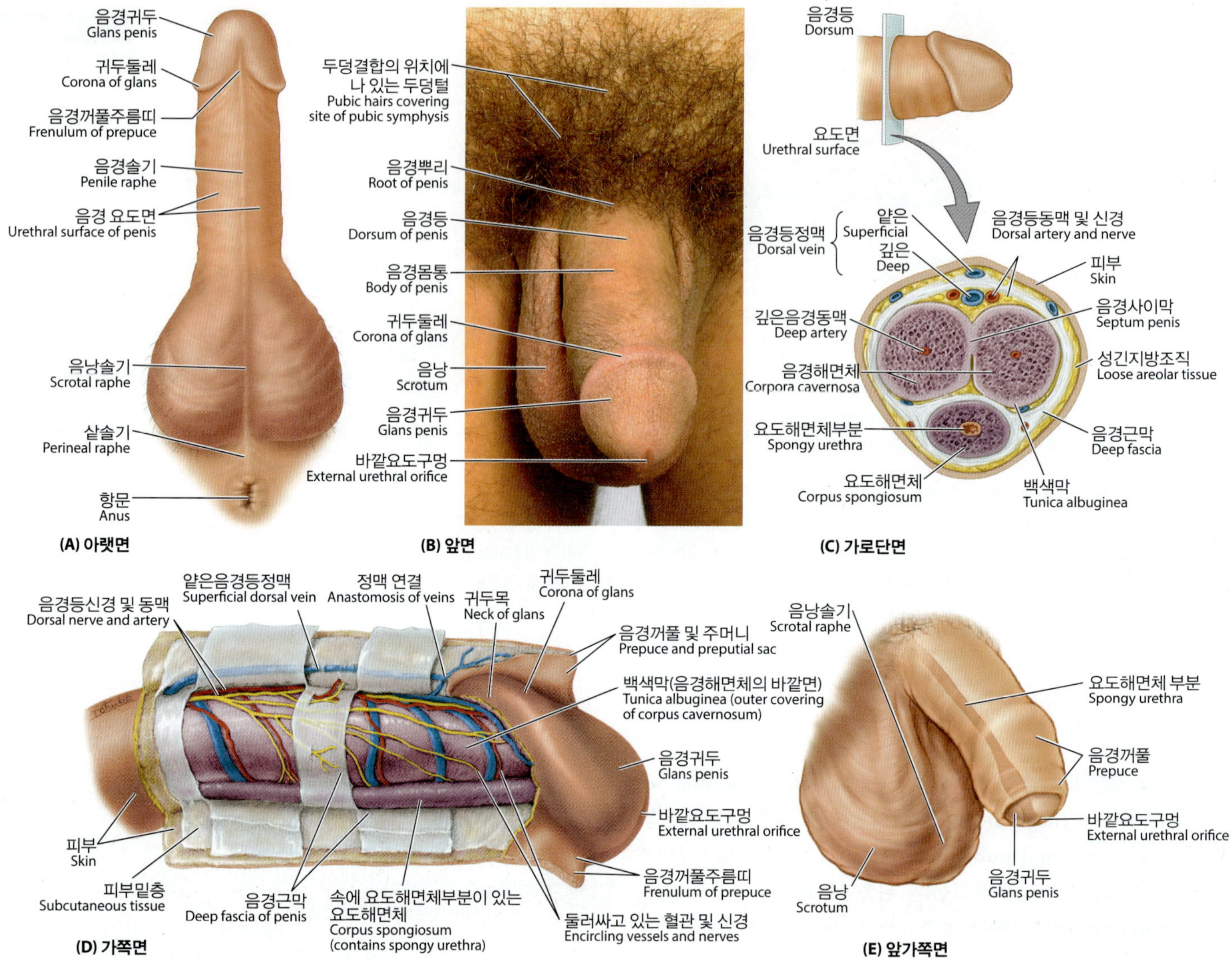

그림 6.61. 음경(penis)과 음낭(scrotum). A. 포피절제술(circumcision)을 시행한 음경의 요도면(urethral surface). 해면체요도(spongy urethra)는 피부에서 관찰되는 음경솔기(penile raphe) 바로 밑에 있다. 음경솔기와 샅솔기(perineal raphe)에 이어지는 피부의 음낭솔기(scrotal raphe)에 의해 음낭은 오른쪽과 왼쪽 반으로 나뉜다. **B.** 포피절제술을 시행한 음경의 등(dorsum)과 음낭의 앞면. 음경은 뿌리(root), 몸통(body), 귀두(glans)로 구성된다. **C.** 두 개의 음경해면체(corpora cavernosa)와 요도해면체(corpus spongiosum). **D.** 음경의 해부. 음경의 피부는 먼쪽으로 음경꺼풀(prepuce)로 이어져 음경귀두(glans penis)의 귀두목(neck)과 귀두관(corona)을 덮는다. **E.** 포피절제술(circumcision)을 시행하지 않은 음경. (**A**) 및 (**B**)에서 포피절제술을 시행한 음경과 비교해 보도록 한다.

음경뿌리(음경근, **root of penis**)는 부착된 부분으로서 음경다리(crura of penis), 음경망울(bulb of penis), 그리고 궁둥해면체근(ischiocavernosus)과 망울해면체근(bulbospongiosus)으로 이루어진다(그림 6.60과 6.62A, B). 음경뿌리는 위로 샅막(perineal membrane)과, 아래로 깊은샅근막(deep perineal fascia) 사이에 있는 얕은샅공간(superficial perineal pouch)에 있다(그림 6.53B, D 참조). **음경다리**(음경각, **crura of penis**)와 **음경망울**(요도구, **bulb of penis**)에는 발기조직(erectile tissue)이 들어 있다. 양쪽의 음경다리는 각각 같은 쪽 궁둥뼈가지(ischial ramus) 안쪽면의 아랫부분, 궁둥뼈결절(ischial tuberosity)의 앞쪽에 부착한다(그림 6.52D 참조). 음경망울의 팽대된 뒷부분을 요도막부분(intermediate part)에서 나온 요도가 관통하면서 요도해면체부분(spongy urethra)이 된다(그림 6.60과 6.62B).

음경몸통(음경체, **body of penis**)은 두덩결합(pubic symphysis)에 붙어 자유롭게 움직이는 부분이다. 음경뿌리 가까이에 있는 망울해면체근(bulbospongiosus)의 약간의 근섬유와 음경다리(crus of penis)를 감싸고 있는 궁둥해면체근(ischiocavernosus)을 제외하면 음경몸통에는 근육이 없다(그림 6.62).

음경은 얇은 피부와 결합조직, 혈관, 림프관, 근막, 음경해면체(corpora cavernosa)와 요도해면체부분(spongy urethra)을 포함하는 요도해면체(corpus spongiosum)로 이루어진다(그림 6.61C). 먼쪽에서는 요도해면체가 확대되어 원뿔 모양의 **음경귀두(glans of penis)** 또는 음경머리를 형성한다(그림 6.61A, B, D와, 6.62B). 음경귀두의 둘레는 음경해면체의 끝보다 더 돌출하여 귀두둘레(**귀두관, corona of glans**)을 형성한다. 귀두둘레 몸쪽에는 비스듬한 홈으로 이루어진

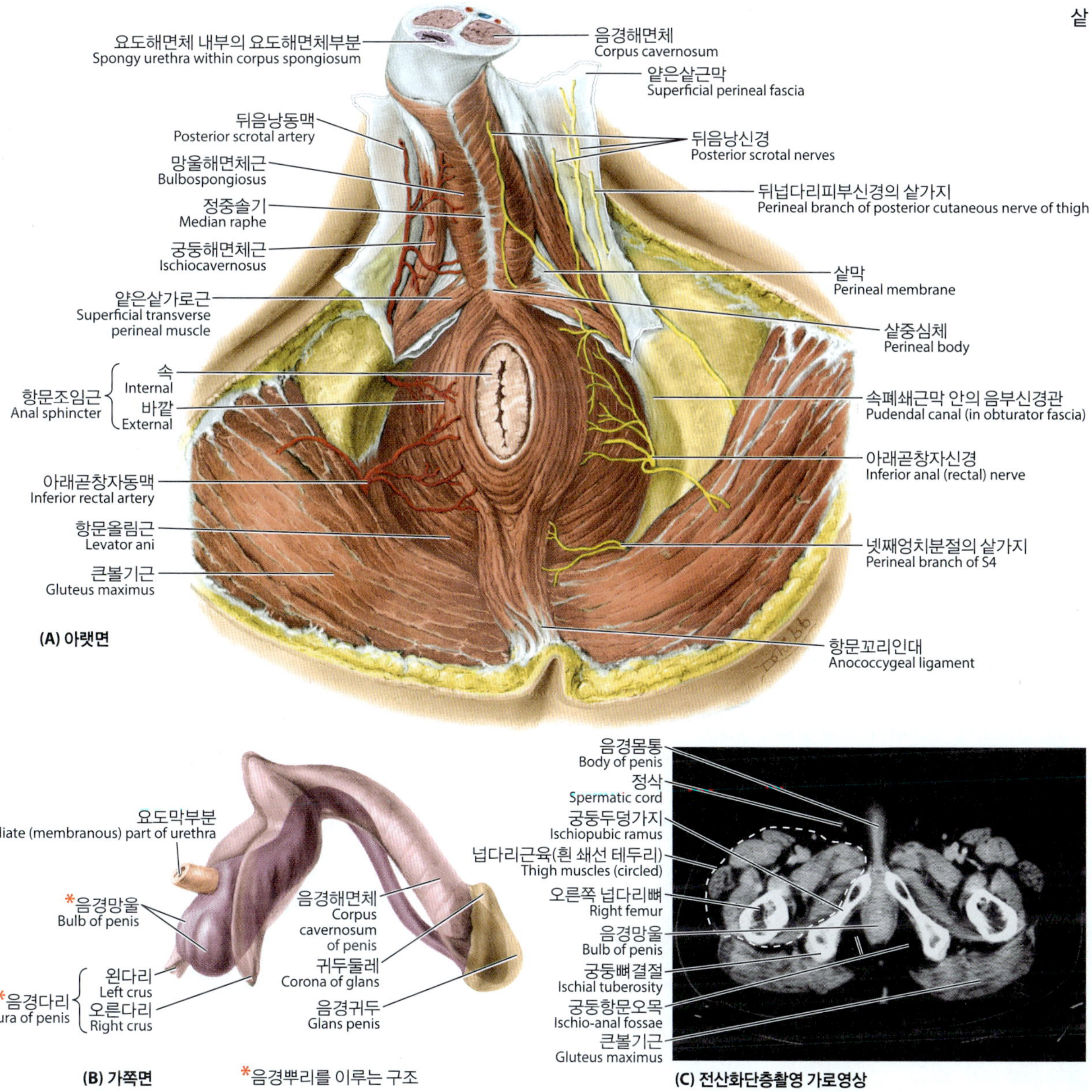

그림 6.62. 남성회음(male perineum)과 음경(penis)의 구조. A. 남성 샅(회음)의 해부. 바깥항문조임근(external anal sphincter)이 항문관(anal canal)을 둘러싸며 그 양쪽에 궁둥항문오목(ischio-anal fossa)이 있다. 음부신경관(pudendal canal)의 입구에서 아래곧창자신경(inferior rectal nerve)이 음부신경(pudendal nerve)에서 갈라져 나와 넷째엉치분절에서 기원한 샅가지(perineal branch)와 함께 바깥항문조임근에 분포한다. **B.** 음경의 구조. 요도해면체(corpus spongiosum)는 음경해면체(corpora cavernosa)에서 분리되었으며, 정상적인 음경의 곡선이 유지상태이다. 음경귀두(glans penis)는 음경해면체의 뭉툭한 끝에 모자가 씌워지듯이 밀착된다. **C.** 남성 얕은샅공간(superficial perineal pouch) 높이의 전산화단층촬영 영상(CT scan).

귀두목(귀두경, **neck of glans**)이라는 함몰부위가 있어 음경몸통과 음경귀두의 경계가 된다. 요도해면체부분이 열리는 구멍인 **바깥요도구멍**(*external urethral orifice*, meatus)은 가느다란 틈으로서 음경귀두의 끝 가까이에 있다.

음경의 피부는 얇고 주위보다 짙은 색이며 성긴결합조직에 의해 백색막(tunica albuginea)에 붙어 있다. 귀두목(neck of glans)에서 음경의 피부와 근막은 두 겹의 피부인 음경꺼풀(포피, prepuce of penis, foreskin)로 이어진다. 포경인 남성(uncircumcised male)에서 음경꺼풀이 귀두를 덮는 양상은 다양하다(그림 6.61E). **음경꺼풀주름띠**(포피소대, **frenulum of prepuce**)는 음경꺼풀의 깊은층에서부터 음경귀두의 요도면으로 이어지는 정중선의 주름이다(그림 6.61A, D).

음경걸이인대(음경제인대, **suspensory ligament of penis**)는 깊은 근막이 빌집된 것으로, 두덩결합(pubic symphysis)의 앞면에서 기원한다(그림 6.63). 이 인대는 아래로 내려가면서 나누어져 음경뿌리(root of penis)와 음경몸통(body of penis)의 연결부에서 음경의 깊은 근막에 부착하는 걸이(sling)를 형성한다. 음경걸이인대의 섬유는 짧고 튼튼하며, 음경의 발기조직(erectile body)을 두덩결합에 고정시킨다.

음경고리인대(fundiform ligament of penis)는 피부밑조직의 아교섬유(collagen), 탄력섬유(elastic fiber)가 밀집된 불규칙한 집합체이다. 음경고리인대는 두덩결합(pubic symphysis) 위에 있는 백색선(linea alba)에서부터 정중선을 따라 아래로 내려오다가 나누어져 음경을 감싸고(그림 6.53F 참조), 그 다음에 다시 하나로 합쳐져 아래쪽의 음낭근막(dartos fascia)과 섞여 음낭사이막(scrotal septum)을 형성한다. 음경고리인대의 섬유는 비교적 길고 사이에 공간이 많으며 음경걸이인대보다 더 얕은 곳, 즉 앞에 있다.

음경의 동맥분포. 음경에는 주로 속음부동맥(*internal pudendal artery*)의 가지가 분포한다(그림 6.58A 참조; 표 6.8).

- **음경등동맥**(음경배동맥, **dorsal artery of penis**)은 등쪽 두 음경해면체(corpora cavernosa) 사이의 홈에 있는 깊은음경정맥(deep dorsal vein)의 양쪽으로 지나가며(그림 6.61C, D와 6.63), 음경해면체와 요도해면체(corpus spongiosum) 주위의 섬유조직, 요도해면체부분(spongy urethra), 음경의 피부에 분포한다.
- **깊은음경동맥**(음경심동맥, **deep artery of penis**)은 몸쪽에서 음경다리(crus of penis)를 관통하여 먼쪽으로 음경해면체의 중심 가까이를 따라 가면서 그 발기조직에 분포한다(그림 6.61C; 그림 58A 참조).
- **음경망울동맥**(요도구동맥, **artery of bulb of penis**)은 요도해면체의 뒷부분(망울부분)과 그 속에 포함된 요도, 망울요도샘(bulbourethral gland)에 분포한다(그림 6.58A 참조).

이외에도, **바깥음부동맥**(외음부동맥, **external pudendal artery**)의 **얕은가지(superficial branch)**와 **깊은가지(deep branch)**는 음경의 피부에 분포하고 속음부동맥(internal pudendal artery)의 가지와 연결되어 있다.

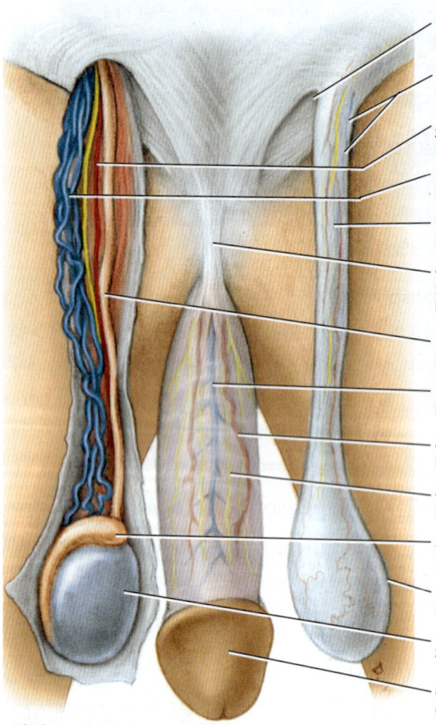

그림 6.63. 음경등(dorsum of penis)의 혈관·신경과 정삭(spermatic cord)의 내용물. 음경(penis)과 음낭(scrotum)의 피부를 제거하였다. 정중면의 깊은음경등정맥(deep dorsal vein of penis)과 그 양쪽에 있는 음경등동맥(dorsal artery of penis) 및 음경등신경(dorsal nerve of penis)을 노출하기 위해 음경을 덮고 있는 얕은 음낭근막(superficial fascia, dartos fascia)도 제거하였다.

두 개의 **깊은음경동맥**(*deep artery of penis*)은 음경해면체 발기조직(erectile tissue)의 해면공간(cavernous space)에 분포하는 주된 혈관이므로 음경의 발기(erection)에 중요한 역할을 한다. 이 혈관은 많은 가지를 내며 이 가지들이 직접 해면공간으로 열리게 된다. 음경의 발기가 풀리면 이들 혈관은 원래의 꼬여 있는 상태로 돌아가서 혈류가 줄어든다. 따라서 **음경나선동맥(helicine artery of penis)**이라는 이름이 붙여졌다(*helix*는 그리이스어로 꼬인 코일, 나선형 구조를 의미).

음경의 정맥 흐름. 해면공간(cavernous space)으로부터 흘러나온 혈액은 깊은근막에 있는 **깊은음경등정맥**(심음경배정맥, **deep dorsal vein of penis**)과 연결되는 정맥얼기로 흘러 들어간다(그림 6.61C와 6.63). 이 정맥은 음경걸이인대(suspensory ligament)의 층 사이를 지나 두덩활꼴인대(inferior pubic ligament)의 아래와 샅막(perineal membrane)의 앞에서 골반으로 들어가 전립샘정맥얼기(prostatic venous plexus)로 유입된다. 음경의 피부와 피부밑조직에서 온 혈액은 몇 개의 **얕은등정맥(superficial dorsal vein)**을 경유하여 **얕은바깥음부정맥**(*superficial external pudendal vein*)으로 유입된다. 일부의 혈액은 속음부정맥으로 흘러가기도 한다.

음경의 신경분포. 둘째-넷째엉치분절(S2-S4)과 그 척수신경절에서 기원한 신경섬유가 각각 골반내장신경(pelvic splanchnic nerve)과 음부신경을 경유한다(그림 6.64). 감각신경과 교감신경성분(sympathetic innervation)은 주로 **음부신경**(*pudendal nerve*)의 종말가지인 **음경등신경**(음경배신경, *dorsal nerve of penis*)을 경유하여 분포한다. 이 신경은 음부신경관(pudendal canal)에서 기원하여 앞으로 가서 깊은샅공간(deep perineal pouch)에 들어간다. 다음에 음경등(dorsum of penis)으로 가서 음경등동맥(dorsal artery of penis)의 가쪽에서 함께 지나간다(그림 6.61C와 6.63). 음경등신경은 음경의 피부와 음경귀두(glans of penis)에 분포한다. 음경, 특히 음경귀두는 여러 감각신경종말이 풍부하게 분포하고 있는 부위이다. **엉덩고샅신경**(*ilio-inguinal nerve*)의 가지는 음경뿌리(root of penis)의 피부를 지배한다. 전립샘신경얼기(prostatic plexus)에서부터 부교감신경섬유(parasympathetic fiber)를 독립적으로 운반하는 **음경해면체신경**(*cavernous nerve*)은 발기조직(eretile tissue)의 음경나선동맥(helicine artery)에 분포한다.

남성 샅의 림프 흐름(lymphatic drainage of male perineum)

음경귀두(glans of penis)를 제외한 샅의 피부 전체와 항문의 항문빗살선(pectinate line)보다 아래에 있는 털이 없는 피부에서 온 림프는 **얕은고샅림프절**(천서혜임파절, *superficial inguinal lymph node*)로 흘러 들어간다(그림 6.65).

고환(testis)의 림프는, 고환이 복부에서 발생한 것에 부합하여 음낭(scrotum)의 림프 흐름과는 독립적으로 고환정맥(testicular vein)을 타고 **허리림프절**(*lumbar lymph node*)의 창자간막사이부분(interme-

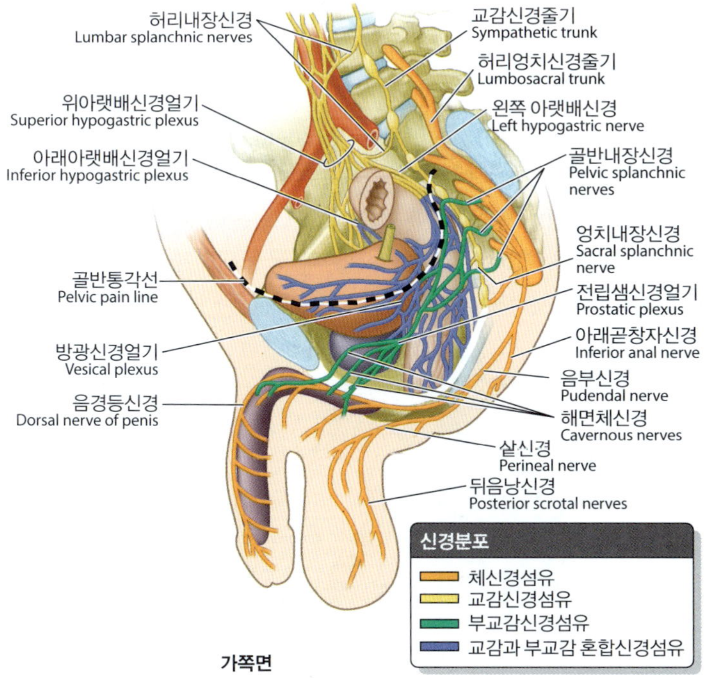

그림 6.64. 샅(회음, perineum)의 신경. 음부신경(pudendal nerve)은 대부분의 감각섬유(sensory), 교감신경섬유(sympathetic), 체운동섬유(somatic motor fiber)를 샅으로 운반한다. 음부신경과 같은 척수분절로부터 기원하지만 해면체신경(cavernous nerve)의 부교감섬유(parasympathetic fiber)는 음부신경과는 독립적으로 지나간다. 해면체신경(cavernous nerve)의 예를 제외하고는, 부교감섬유가 머리, 목, 몸통에 있는 공간의 바깥으로 나오는 경우는 없다. 해면체신경은 남성에서는 전립샘신경얼기(prostatic plexus)로부터, 여성에서는 방광신경얼기(vesical plexus)로부터 기원한다. 이 신경은 발기조직의 동정맥연결(arteriovenous anastomosis)과 나선동맥(helicine artery)에 분포하여, 자극을 받으면 남성에서 음경(penis)의 발기(erection)나 여성에서 음핵(clitoris)과 질어귀망울(bulb of vestibule)의 충혈을 유발한다.

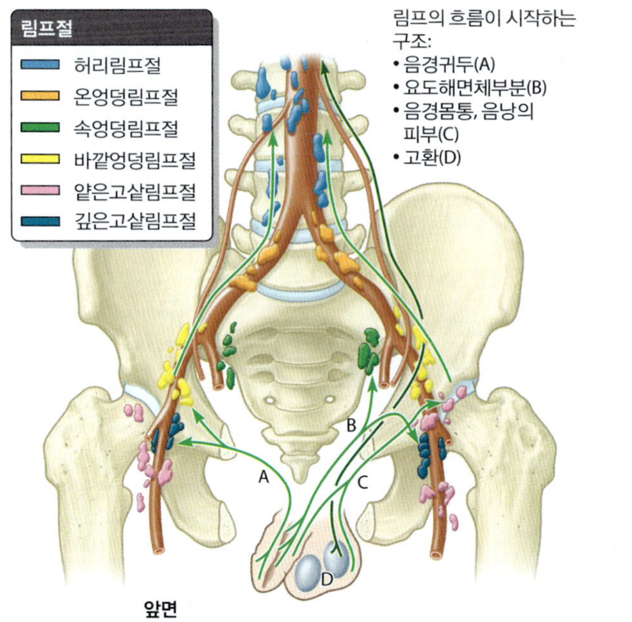

그림 6.65. 남성 비뇨생식부분을 이루는 음경(penis), 요도해면체부분(spongy urethra), 음낭(scrotum), 고환(testis)의 림프 흐름. *화살표*는 림프가 림프절로 흐르는 방향을 나타낸다.

senteric portion)과 **대동맥앞림프절**(*preaortic lymph node*)로 간다.

요도의 몸쪽 부분과 중간부분(intermediate part, membranous urethra), 해면체(cavernous body)에서 온 림프는 **속엉덩림프절**(내장골임파절, *internal iliac lymph node*)로 가는 반면, 음경귀두(glans of penis)와 먼쪽 요도해면체부분에서 나온 대부분의 림프는 **깊은고샅림프절**(심서혜임파절, *deep inguinal lymph node*)로 가고 일부는 비깥엉덩림프절로 가기도 한다.

남성의 샅근육(perineal muscles of male)

얕은샅근육(superficial perineal muscle)은 얕은샅공간(superficial perineal pouch)에 위치하며 얕은샅가로근, 망울해면체근, 궁둥해면체근이 여기에 포함된다(그림 6.62A와 6.66). 이들 근육의 부착 부분, 신경분포, 작용을 표 6.9와 6.10에 나타내었다.

얕은샅가로근(천회음횡근, **superficial transverse perineal muscle**)과 망울해면체근은 중앙의 샅중심체(perinal body)에 부착하면서 바깥항문조임근(external anal sphincter)과도 만난다. 이들 근육은 마치 보강용 철근 빔이 가로질러 연결되듯 아래골반문(pelvic outlet)을 교차하여 지나감으로써, 골반가로막이 골반 내장을 잘 지지하도록 샅중심체를 지탱한다. 음경(penis)이 발기해 있는 상태에서는 깊은샅가로근과 함께 얕은샅가로근이 수축함으로써 음경은 더 튼튼한 지지대를 얻는다.

망울해면체근(구해면체근, **bulbospongiosus muscle**)은 음경망울(bulb of penis)과 요도해면체(corpus spongiosum)를 압박하는 수축근이며 따라서 해면체요도(spongy urethra)에 남아 있는 소변이나 정액을 배출시키는 데 도움을 준다. 망울해면체근의 앞섬유는 음경몸통(body of penis)의 가장 몸쪽 부분을 둘러싸면서도 또한 음경뿌리(root of penis)에 있는 발기조직의 압력을 높임으로써 발기에 도움을 준다(그림 6.62A). 동시에 이 근육은 깊은음경등정맥(deep dorsal vein of penis)을 압박하여 해면공간(cavernous space)으로부터 정맥혈의 유출을 억제하고 음경의 확대와 팽창을 돕는다.

궁둥해면체근(좌골해면체근, **ischiocavernosus muscle**)은 음경뿌리의 양쪽 음경다리(crus of penis)를 둘러싼다. 이 근육은 음경다리 해면공간의 혈액을 음경해면체(corpora cavernosa)의 먼쪽으로 밀어내어 발기하는 동안 음경의 팽창을 더욱 증가시킨다. 궁둥해면체근의 수축은 또한 음경다리를 나가는 깊은음경등정맥(deep dorsal vein of penis)의 가지를 압박함으로써 음경 바깥으로 정맥이 흘러나가지 않게 하여 발기를 유지하는 데 도움을 준다.

샅 근육은 대개 여성보다 남성에서 더욱 발달해 있는데 그 이유는 이들 근육이 발기(erection)에 필요한 기능을 하며, 배뇨(urination)나 사정(ejaculation)을 할 때 마지막 한 방울의 소변이나 정액을 밀어내는 데 망울해면체근(bulbospongiosus)의 작용이 있어야 하기 때문이다.

발기, 방출, 사정, 완화(erection, emission, ejaculation, and remission)

음경해면체(corpora cavernosa)의 해면공간(cavernous space)은 "비

어 있는(empty)" 잠재적 혈액성 공간인데 여기에는 동정맥연결(arteriovenous anastomosis)이 형성되어 있기 때문에 평상시에는 혈액이 여기를 통과하지 않지만 남성이 성적으로 흥분하면, 이 동정맥연결이 폐쇄되어 해면공간으로 혈액이 차 들어간다. 둘째–넷째엉치분절(S2–S4)에서 기원하여 **전립샘신경얼기**(전립선신경총, **prostatic nerve plexus**)로부터 나온 음경해면체신경(cavernous nerve)을 경유한 부교감신경의 자극으로 인해서 섬유성 잔기둥과 꼬인 **음경나선동맥**(*helicine artery*)에 있는 민무늬근(smooth muscle)이 이완한다. 이렇게 되면 음경나선동맥은 곧게 펴지고 그 관내강(lumen)이 넓어져서 혈액이 음경해면체에 있는 해면공간으로 흘러 들어가게 된다.

망울해면체근(bulbospongiosus)과 궁둥해면체근(ischiocavernosus)은 음경해면체(corpora cavernosa)로부터 나가는 정맥을 압박

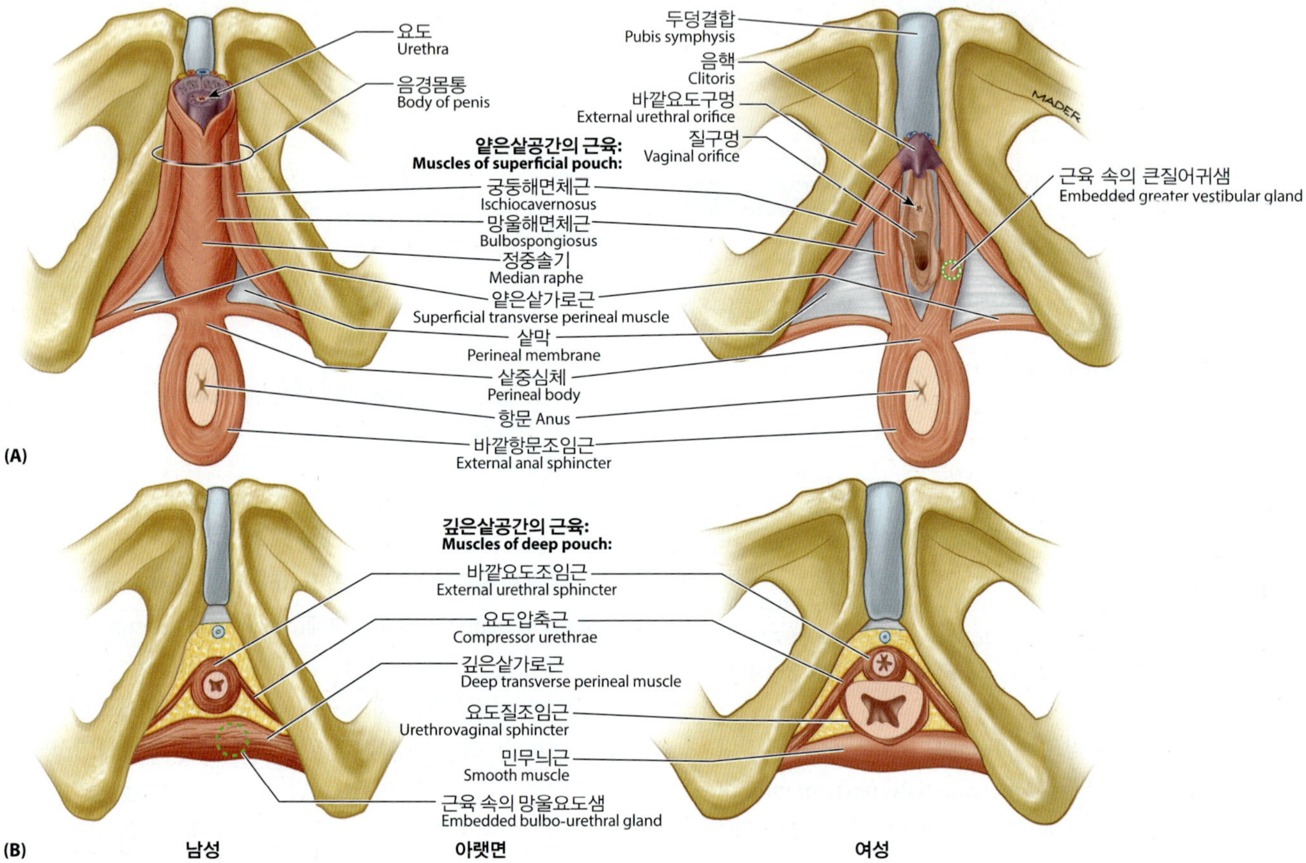

그림 6.66. 샅(회음)의 근육. A. 얕은샅공간(superficial perineal pouch)의 근육. **B.** 깊은샅공간(deep perineal pouch)의 근육.

표 6.9. 샅부위의 근육

근육	이는곳	경로와 부착	신경지배	주요 작용
바깥항문조임근 (external anal sphincter)	항문을 둘러싸는 피부와 근막, 항문꼬리인대(anococcygeal ligament)와 연결되어 꼬리뼈(coccyx)에서도 기원	항문관의 가쪽면을 돌아 샅중심체(perineal body)에 부착	음부신경(pudendel n.)의 가지(S2–S4)인 아래곧창자신경(inferior rectal nerve)	항문관을 연동운동 시 수축하여 배변에 저항, 샅중심체와 골반바닥(pelvic floor)을 지지하고 고정
망울해면체근 (bulbospongiosus)	*남성*: 음경망울(bulb of penis) 배쪽면 정중솔기(median raphe), 샅중심체(perineal body)	*남성*: 음경망울 가쪽면과 음경몸통(body of penis)의 몸쪽 끝부분을 둘러싸고, 샅막(perineal membrane), 요도해면체(corpus spongiosum)와 음경해면체(corpora cavernosa)의 등쪽, 음경망울의 근막에 부착	샅신경(perineal nerve)의 근육(깊은)가지(muscular branch) [음부신경의 가지(S2–S4)]	*남성*: 샅중심체, 골반바닥의 지지와 고정, 음경망울을 압박하여 마지막 한 방울의 소변/정액을 배출, 깊은샅정맥(deep perineal v.)을 통해 혈액이 나가는 것을 억제하고 망울에서 음경몸통으로 혈액이 가도록 하여 발기(erection)에 기여
	여성: 샅중심체(perineal body)	*여성*: 질(vagina) 아랫부분의 양쪽으로 가서 질어귀망울(bulb of vestibule)과 큰질어귀샘(greater vestibular gland)을 둘러싸고, 두덩활(pubic arch)과 음핵(clitoris)의 해면체(corpora cavernosa)근막에 부착		*여성*: 샅중심체, 골반바닥(pelvic floor)의 지지와 고정, 질의 '조임근' 역할, 음핵(질어귀망울도 포함할 것으로 추측)의 발기(erection)에 기여, 큰질어귀샘을 압박

표 6.9. 살부위의 근육 (계속)

근육	이는곳	경로와 부착	신경 지배	주요 작용
궁둥해면체근 (ischiocavernosus)	궁둥두덩가지(ischiopubic ramus)의 속면, 궁둥뼈결절(ischial tuberosity)	음경다리(crus of penis) 또는 음핵다리(crus of clitoris)를 둘러싸서 이들의 아래안쪽 및 이들의 안쪽에 위치한 살막(perineal membrane)에 부착	샅신경(perineal nerve)의 근육가지(깊은가지, muscular branch)[음부신경(pudendal n.)의 가지(S2–S4)]	음경뿌리(root of penis) 또는 음핵뿌리(root of clitoris)에서 나가는 정맥(vein)을 압박하여 혈액을 음경몸통(body of penis) 또는 음핵몸통(body of clitoris)으로 밀어냄으로써 이들의 발기(erection) 상태를 유지
얕은샅가로근 (superficial transverse perineal)		샅막 뒷모서리의 아랫면을 따라 샅중심체(perineal body)에 부착		샅중심체, 골반바닥(pelvic floor)의 지지와 고정으로 배골반장기를 지탱하고 배속 압력증가에 저항
깊은샅가로근(deep transverse perineal)		샅막 뒷모서리의 윗면을 따라 샅중심체와 바깥항문조임근으로 부착, 여성에서는 샅중심체와 섞여 있는 민무늬근(smooth muscle)이 관찰되기도 함.		
바깥요도조임근 (external urethral sphincter)	[요도압축근(compressor urethrae) 부분만 해당]	샅막 윗부분의 요도를 둘러쌈, 남성에서는 전립샘(prostate)의 앞면으로도 올라감, 여성에게서는 섬유의 일부가 질(vagina)을 둘러쌈[요도질조임근(urethrovaginal sphincter)]	음부신경의 종말가지(S2–S4)인 음경등신경(dorsal n. of penis) 또는 음핵등신경(dorsal n. of clitoris)	요도를 압박하여 배뇨자제(urinary continence)를 유지, 여성에서는 요도질조임근 부분이 질을 압박

하여 혈액이 나가지 못하게 한다. 그 결과로서 음경해면체에는 동맥의 압력에 가까워질 정도로 혈액이 가득 차서 발기조직이 팽대되고 경직되어 **발기(erection)**가 일어난다.

방출(emission) 과정에서 정자(sperm)와 생식샘 분비물의 혼합물인 정액(semen)은 정관(ductus deferens)과 정낭(seminal gland)의 연동(peristalsis)에 힘입어 사정관(ejaculatory duct)을 통해 요도전립샘부분(prostatic urethra)으로 운반된다. 전립샘액(prostatic fluid)이 전립샘의 민무늬근 수축을 통해서 정낭액(semial fluid)에 첨가된다. 방출은 교감신경(sympathetic nerve)에 의한 반응이다(L1–L2). **사정(ejaculation)**은 정액이 바깥요도구멍(external urethral orifice)을 통해 요도로부터 배출되는 것이다.

사정(ejaculation)이 일어나는 것은 다음과 같은 과정을 통해서이다.

- 교감신경(*sympathetic*, L1–L2)에 의한 반응으로 방광목(neck of bladder)에 있는 속요도조임근(internal urethral sphincter)이 폐쇄된다.
- 부교감신경(*parasympathetic*, S2–S4)에 의한 반응으로서 요도근육(urethral muscle)이 수축한다.
- 음부신경(pudendal nerve, S2–S4)의 자극으로 망울해면체근(bulbospongiosus muscle)이 수축한다.

사정 후에는 교감신경(sympathetic nerve)의 자극으로 음경나선동맥(helicine artery)의 민무늬근이 수축을 일으켜 음경의 발기가 점점 풀린다(**완화, remission**). 망울해면체근(bulbospongiosus)과 궁둥해면체근(ischiocavernosus)도 이완하여 많은 혈액이 해면공간(cavernous space)으로부터 깊은음경등정맥(deep dorsal vein of penis)으로 유입된다.

6

임상적용 CLINICAL BOX

남성 비뇨생식부위(MALE UROGENITAL TRIANGLE)

요도의 도관삽입(Urethral Catheterization)

요도의 도관 삽입(*urethral catheterization*)은 배뇨가 불가능한 경우에 소변을 배출하기 위해서 시행한다. 또한 방광(urinary bladder)을 세척하거나 오염되지 않은 소변을 채취하려 할 때도 시행한다. 도관(catheter)과 요도확장기(*urethral sound*)를 삽입할 때는 남성요도의 굴곡을 염두에 두어야 한다. 요도확장기는 수축된 요도를 검사하거나 확장하기 위한 끝이 원뿔 모양인 기구이다. 살막(perineal membrane)의 바로 먼쪽 부분에서 해면체부분(spongy urethra)의 아래와 뒤는 음경망울(bulb of penis)의 발기조직으로 잘 덮여있다. 그러나 짤막한 요도막부분(intermediate part)은 아무런 보호 구조가 없다(그림 B6.32). 요도의 벽은 얇고 해면체요도 막부분에 삽입하기 위해서는 이 부분의 각도에 알맞게 구

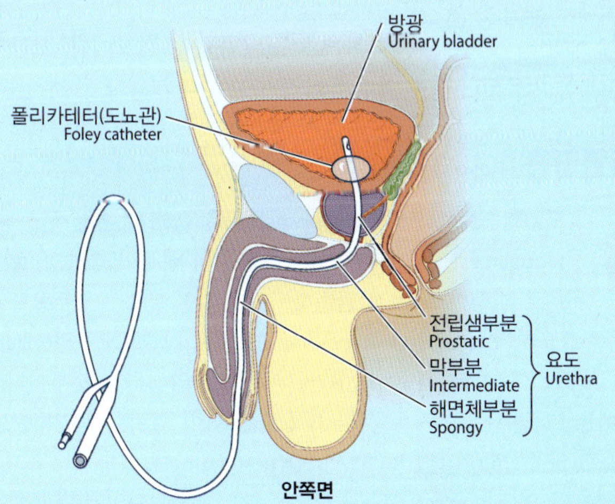

그림 B6.32. 남성 요도(male urethra)의 도관 삽입(catheterization).

부러져야 하기 때문에, 도관과 요도확장기를 삽입하는 동안 요도의 파열(rupture)이 생기기 쉽다. 막부분은 가장 늘어나기 어려운 부분으로 아래앞쪽 방향을 향하며 바깥요도조임근(external urethral sphincter)에 둘러 싸여 있다. 몸쪽에 있는 전립샘부분(prostatic part)은 전립샘을 지나가면서 약간 앞으로 오목한 곡선을 이룬다.

요도협착(*urethral stricture*)은 음경의 외상이나 요도의 감염(infection)으로 인해 생길 수 있다. 요도확장기(urethral sound)는 그런 경우에 수축된 요도를 넓히기 위해 사용한다. 해면체요도(spongy urethra)는 지름이 8 mm인 기구가 들어갈 수 있을 정도로 많이 늘어날 수 있다. 바깥요도구멍(external urethral orifice)은 요도의 부분 중에서 가장 좁고 늘어나기 어려운 부분이다. 따라서 바깥요도구멍을 통과할 수 있는 기구라면 요도의 다른 어떤 부분도 통과할 수 있을 것이다.

음낭의 팽대(Distention of Scrotum)

음낭은 쉽게 팽창한다. 예를 들어 커다란 간접고샅탈장(간접서혜탈장, indirect inguinal hernia)이 생기면, 창자가 음낭으로 들어가 음낭이 축구공만큼 크게 부풀어 오를 수 있다. 마찬가지로 유행귀밑샘염(mumps, 볼거리)에 걸려 고환에 염증이 있거나(**고환염**, *orchitis*), 피부밑조직에 출혈이 있거나, 기생충 질환인 **코끼리피부병**(**상피증**, *elephantiasis*)에 걸렸을 때 나타나는 만성 림프관폐색증(chronic lymphatic obstruction)이 있거나 할 때 팽대된 음낭을 볼 수 있다.

고환의 촉진(Palpation of Testis)

음낭(scrotum)의 부드럽고 유연한 피부 때문에 고환(testis)과 그 부속기관인 부고환(epididymis) 및 정관(ductus deferens)과 같은 구조를 촉진하는 것은 쉽다. 대부분의 건강검진기관은 고환 검사가 일상적 신체검사에 포함되어야 한다는데 동의한다. 일부 의사들은 남성들이 사춘기 이후에 한 달에 한번 자신의 고환을 스스로 검사하여 고환이나 음경에 변화가 있을 경우 의사에게 알릴 것을 권장한다. 하나의 고환이 다른 것보다 조금 더 큰 것은 정상이다. 대개는 왼쪽 고환이 오른쪽 고환보다 더 아래로 내려와 있다.

미국암학회에 의하면 고환암(testicular cancer)은 어떤 연령에서나 발생할 수 있지만 발병된 사례의 절반은 20~34세 사이에 생긴다고 한다. 고환암의 발생에 대한 평생위험도(lifetime risk)는 1/263이며 비교적 흔하지 않은 암에 속한다. 고환암으로 인한 사망률은 1/5,000 정도이다. 고환암은 치료하면 보통 치유되며 특히 조기에 발견된 경우 더 그렇다.

요도밑열림증(Hypospadias)

요도밑열림증(요도하열, *hypospadia*)은 음경의 흔한 선천성 기형(congenital anomaly)으로서 300명의 신생아 중 1명 정도의 비율로 발생한다. 가장 단순하고 일반적인 유형은 **귀두요도밑열림증**(귀두부요도하열, *glandular hypospadia*)으로서 바깥요도구멍(external urethral orifice)이 귀두(glans penis)의 배쪽면에 위치하는 경우이다. 다른 경우에는 그 결손이 음경몸통(body of penis)에 있거나(**음경부요도하열**, *penile hypospadia*)(그림 B6.33A), 샅(perineum)에 있는 경우도 있다[**음경음낭요도하열**(*penoscrotal hypospadia*) 또는 **음낭요도밑열림증**(음낭요도하열, *scrotal hypospadia*)](그림 B6.33B). 즉, 바깥요도구멍이 음경의 요도면(urethral surface)에 생기는 것이다. 음경요도밑열림증이나 음경음낭요도열림증의 발생학적 근거는 발생중인 음경의 배쪽면에서 **비뇨생식주름**(*urogenital fold*)이 융합하지 못하여 요도해면체부분(spongy urethra)을 제대로 형성하지 못하는 것이다. 요도밑열림증은 태아의 고환에서 남성호르몬(androgen)이 충분히 만들어지지 못하는 것과 밀접한 관련이 있을 것으로 생각된다. 발생 과정 중 호르몬 부족의 시기나 정도가 아마 요도밑열림증의 여러 유형을 설명할 수 있을 것이다(Moore et al., 2020).

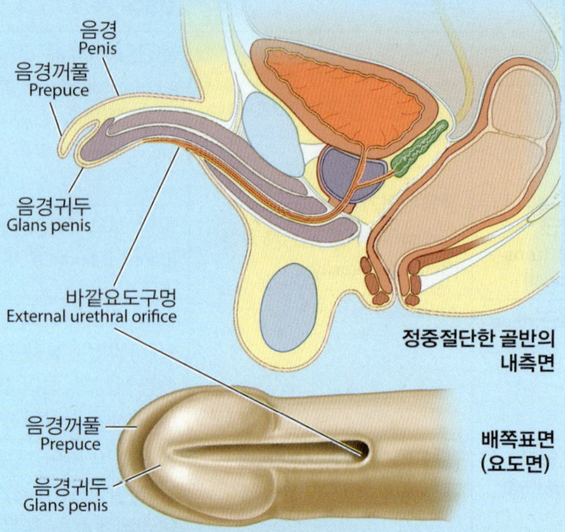

(A)

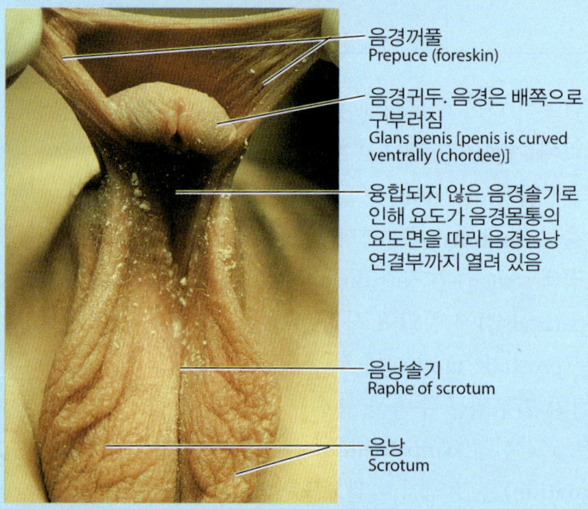

(B) 앞아랫면

그림 B6.33. 음경요도하열증(penile hypospadias).

포경, 감돈포경, 포경수술 (Phimosis, Paraphimosis, and Circumcision)

포경수술(circumcision)을 시행하지 않은 상태에서는 음경꺼풀(prepuce)이 귀두(glans)의 전부 또는 대부분을 덮고 있다(그림 6.61E 참조). 음경꺼풀은 대개 음경귀두 바깥으로 잡아당겨질 정도로 충분히 탄력이 있다. 그러나 일부 남성은 음경꺼풀이 음경귀두에 단단히 밀착하여 바깥으로 젖히려고 해도 쉽게 젖혀지지 않는 **포경**(*phimosis*) 상태에 있기도 한다. 음경꺼풀에는 변형된 기름샘(sebaceous gland)이 있고 여기에서 분비되는 치즈 모양의 지방성 분비물(귀두지, *smegma*)이 음경귀두와 음경꺼풀 사이에 있는 **음경꺼풀낭**(포피낭, **preputial sac**)에 축적될 수 있어 이것에 의해 자극을 받아 문제가 생기기도 한다.

또한 어떤 남성들의 경우 음경꺼풀(prepuce)을 음경귀두 바깥으로 젖히면 귀두목(neck of glans)이 너무 조여서 혈액과 조직액이 지나가지 못하는 경우도 있다. 이와 같은 경우를 **감돈포경**(*paraphimosis*)이라 하며 귀두가 너무 많이 팽대되어 음경꺼풀이 그 바깥으로 밀려날 수 없는 경우이다. 이런 경우에는 흔히 포경수술을 시행한다.

포경수술(*circumcision*, 포피절제술)은 음경꺼풀을 외과적으로 절제하는 것인데, 남자아이에게 시행하는 가장 흔한 가벼운 외과수술이다. 포경수술을 하고 나면 음경귀두(glans penis)가 노출된다(그림 6.61B 참조). 이슬람교와 유대교에서 종교적으로 시행하기도 하지만, 북아메리카에서는 전통적 또는 위생적인, 즉 종교적이 아닌 이유로도 일상적으로 시행하는 경우가 많다. 성인의 경우는 대개 포경이나 감돈포경이 있는 경우에 포경수술을 시행한다.

발기부전과 발기장애(Impotence and Erectile Dysfunction)

발기(erection)가 일어나지 않는 **발기부전**(*impotence*)의 원인은 여러 가지이다. 전립샘신경얼기(prostatic plexus)나 음경해면체신경(cavernous nerve)이 손상되어 발기가 되지 않을 때는, 발기조직의 역할을 하는 반강체(semirigid)나 팽창시킬 수 있는 음경보형물(penile prosthesis)을 외과적으로 이식하는데, 이것은 성교하는 동안 음경처럼 질에 삽입하여 움직일 수 있을 정도의 경직성을 갖는다.

발기장애(*erectile dysfunction*, ED)는 신경 손상이 없어도 여러 가지 원인에 의해 생길 수 있다. 시상하부(hypothalamus)에 생긴 중추신경계통의 질병과 뇌하수체(pituitary gland)나 고환(testis)에 생긴 내분비계통 질환이 원인이 되어 남성호르몬(테스토스테론, testosterone)의 분비가 줄어든다. 신경 섬유가 발기조직을 자극할 수 없거나, 혈관이 자율신경자극에 충분히 반응하지 못할 수도 있다. 그런 많은 경우에는 민무늬근의 이완을 통해 해면체(cavernous body)에 혈류를 증가시키는 치료약물을 복용하거나 주입함으로써 발기를 유도할 수 있다.

핵심정리: 남성 비뇨생식부위(Male Urogenital Triangle)

먼쪽남성요도(Distal male urethra): 요도막부분(intermediate urethra)은 남성 요도에서 가장 짧고 좁은 부분이며, 그 확장 한계는 일반적으로 바깥요도구멍(external urethral orifice)의 크기와 동일하다. ■ 요도막부분은 샅막(perineal membrane)을 관통하기 전에 수의근인 바깥요도조임근(external urethral sphincter)의 아랫부분이 그 주위를 감싸고 있다. ■ 샅막(perineal membrane)의 바로 아래에서 요도는 요도해면체(corpus spongiosum)로 들어가서 남성요도에서 가장 긴 부분인 요도해면체부분이 된다. ■ 요도해면체부분(spongy urethra)은 양쪽 끝에 확장된 부위가 있는데, 요도망울속오목(intrabulbar fossa)과 요도배오목(navicular fossa)이다. ■ 요도막부분과 해면체부분은 동일하게 음경등혈관(dorsal vessel of penis)의 분포를 받으나, 신경분포와 림프배출은 다르다. 요도막부분이 내장성분(visceral) 경로를 취하는 반면, 요도해면체부분은 체성분(somatic) 경로를 취한다.

음낭(Scrotum): 음낭은 바깥이 피부에 덮인 섬유조직과 근육이 고환(testis)과 부고환(epididymis)을 감싸는 유동적인 주머니의 구조이다. ■ 음낭근막(dartos fascia)의 사이막(septum)이 그 내부를 둘로 나누고, 피부에서 정중의 음낭솔기(scrotal raphe)로 그 경계를 확인할 수 있다. ■ 음낭의 앞면은 앞음낭동맥(anterior scrotal artery) 및 정맥, 신경이 분포하는데, 바깥음부혈관(external pudendal vessel)과 허리신경얼기(lumbar plexus)가 연속된 것이다. ■ 음낭의 뒷면은 뒤음낭동맥(posterior scrotal artery) 및 정맥, 신경이 분포하는데, 속음부혈관(internal pudendal vessel)과 엉치신경얼기(sacral plexus)의 가지이다. ■ 민무늬근인 음낭근(dartos muscle)과 땀샘은 교감신경(sympathetic nerve)의 지배를 받으며 고환의 온도를 조절하는 데 중요하다.

음경(Penis): 음경은 남성의 성교기관(organ of copulation)으로 소변과 정액이 공통적인 최종의 출구이다. ■ 음경에는 유동적인 얇은 피부가 3개의 발기조직인 2개의 음경해면체(corpora cavernosa)와 요도해면체부분(spongy urethra)이 있는 하나의 요도해면체(corpus spongiosum)를 감싸고 있다. ■ 발기조직(erectile body)은 음경근막(deep fascia of penis)으로 서로 붙어 있으며, 뒤에 있는 음경뿌리(root of penis)로 이어지면서 갈라져 음경다리와 음경망울(bulb of penis)이 된다. ■ 두 개의 음경다리(crus of penis)는 궁둥두덩가지(ischiopubic ramus)에 부착하며 음경뿌리(root of penis) 전체는 샅막(perineal membrane)에 부착한다. ■ 음경뿌리와 음경몸통(body of penis)이 연결되는 부위에서 음경은 음경걸이인대(suspensory ligament)로 두덩결합(pubic symphysis)에 부착되어 있다. ■ 궁둥해면체근(ischiocavernosus)은 음경다리를 감싸고, 망울해면체근(bulbospongiosus)은 음경망울을 감싸며, 그 가장 앞쪽의 근육섬유는 음경몸통의 가장 몸쪽부분과 음경깊은등혈관(deep dorsal vessel)을 감싸고 있다. ■ 음경귀두(glans of penis)는 요도해면체(corpus spongiosum)가 먼쪽에서 확장된 부분이며, 그 끝에는 바깥요도구멍(external urethral orifice)이 있고, 귀두목(neck of glans)의 가장자리는 귀두관(corona)을 이루며 돌출되어 있다. ■ 포경수술(circumcision)로 제거되지 않은 음경꺼풀(prepuce)은 귀두목(neck of glans)을 덮고 있다.

음경뿌리 가까이의 피부를 제외하면, 음경에는 주로 속음부동맥(internal pudendal artery)의 가지가 분포한다. ■ 음경등동맥(dorsal artery)은 주로 음경몸통과 귀두의 대부분에 분포한다. ■ 깊은음경동맥(deep artery)은 해면조직에 분포하며 그 종말가지인 나선동맥(helicine artery)은 해면공간(cavernous space)으로 열려 동맥압에 이를 정도까지 이 공간을 채워서 발기를 일으킨다. ■ 음경의 표면구조는 얕은음경등정맥(superficial dorsal vein)을 통해 바깥음부정맥(external pudendal vein)으로 정맥을 보내고, 발기조직은 깊은음경등정맥(deep dorsal vein)을 통해 전립샘정맥얼기(prostatic venous sinus)로 보낸다. ■ 감각신경과 교감신경섬유는 주로 음경등신경(dorsal nerve of penis)을 경유하지만, 직접 발기를 일으키는 나선동맥(helicine artery)은 전립샘신경얼기(prostatic nerve plexus)가 연장된 해면체신경(cavernous nerve)이 분포한다.

샅근육(Perineal muscle): 수의적인 샅의 얕은근육과 깊은근육은 뼈에서 기원하는 것 이외에 샅막(perineal membrane)과 샅중심체(perineal body)에도 부착되어 있다. ■ 바깥항문조임근(external anal sphincter)과 바깥요도조임근(external urethral sphincter)이 배변자제(fecal continence)와 배뇨자제(urinary continence)를 유지하는 조임근의 기능을 하는 것 외에도 남성의 샅근육은 하나의 집단으로서 음경과 샅중심체(perineal body)를 지지하고 나아가 골반가로막(pelvic diaphragm)을 떠받치는 역할을 한다. ■ 궁둥해면체근(ischiocavernosus)과 망울해면체근(bulbospongiosus)은 모두 발기조직에서 나오는 정맥 배출을 억제함으로써 발기에 기여하는 동시에, 음경뿌리(root)로부터 음경몸통(body)으로 혈액이 유입되도록 한다. ■ 또한 망울해면체근은 음경망울(bulb of penis)을 감싸서 수축함으로써 소변과 정액의 남은 한 방울까지 모두 내보낸다. ■ 이런 여러 가지 기능 때문에 샅근육은 남성에게서 더 발달해 있다. 샅근육에는 음부신경(pudendal nerve)의 근육가지(muscular branch)가 분포한다.

여성 비뇨생식삼각(Female Urogenital Triangle)

여성의 **비뇨생식삼각(female urogenital triangle)**에는 여성의 외부 생식기관, 샅근육(perineal muscle)이 있다.

여성 외부생식기관(female external genitalia)

여성의 **외부생식기관(female external genitalia**; 그림 6.67)에는 불두덩, 대음순틈새를 감싸는 대음순, 질어귀를 감싸는 소음순, 음핵, 질어귀망울 그리고 큰질어귀샘과 작은질어귀샘이 있다. **여성음부(vulva)**와 **외음부(pudendum)**는 동의어로서 위의 것 모두를 포함하며, 임상에서는 **외음부**란 말을 흔히 사용한다. 여성음부의 기능은 다음과 같다.

- 성적 흥분과 성교에 필요한 감각 지각과 발기 조직(erectile tissue)을 구성
- 소변이 흐르는 방향을 조절
- 이물질이 비뇨생식기계통으로 유입되는 것을 방지

불두덩. **불두덩(치구, mons pubis)**은 지방조직으로 이루어진 둥그스름한 융기인데, 두덩결합(pubic symphysis), 두덩뼈결절(pubic tubercle), 두덩뼈위가지(superior pubic ramus)의 앞쪽에 위치한다. 이 융기부를 형성하는 것은 피하지방조직(subcutaneous fat tissue)의 덩어리이다. 지방조직의 양은 사춘기(puberty)에 증가 하고 폐경기(menopause) 이후에 감소한다. 불두덩의 피부는 앞복벽(anterior abdominal wall)과 연속적이다. 사춘기 이후에 불두덩은 거친 두덩털(음모, pubic hair)로 덮이게 된다.

대음순. **대음순(labia majora**, 단수 labium majus)은 피부의

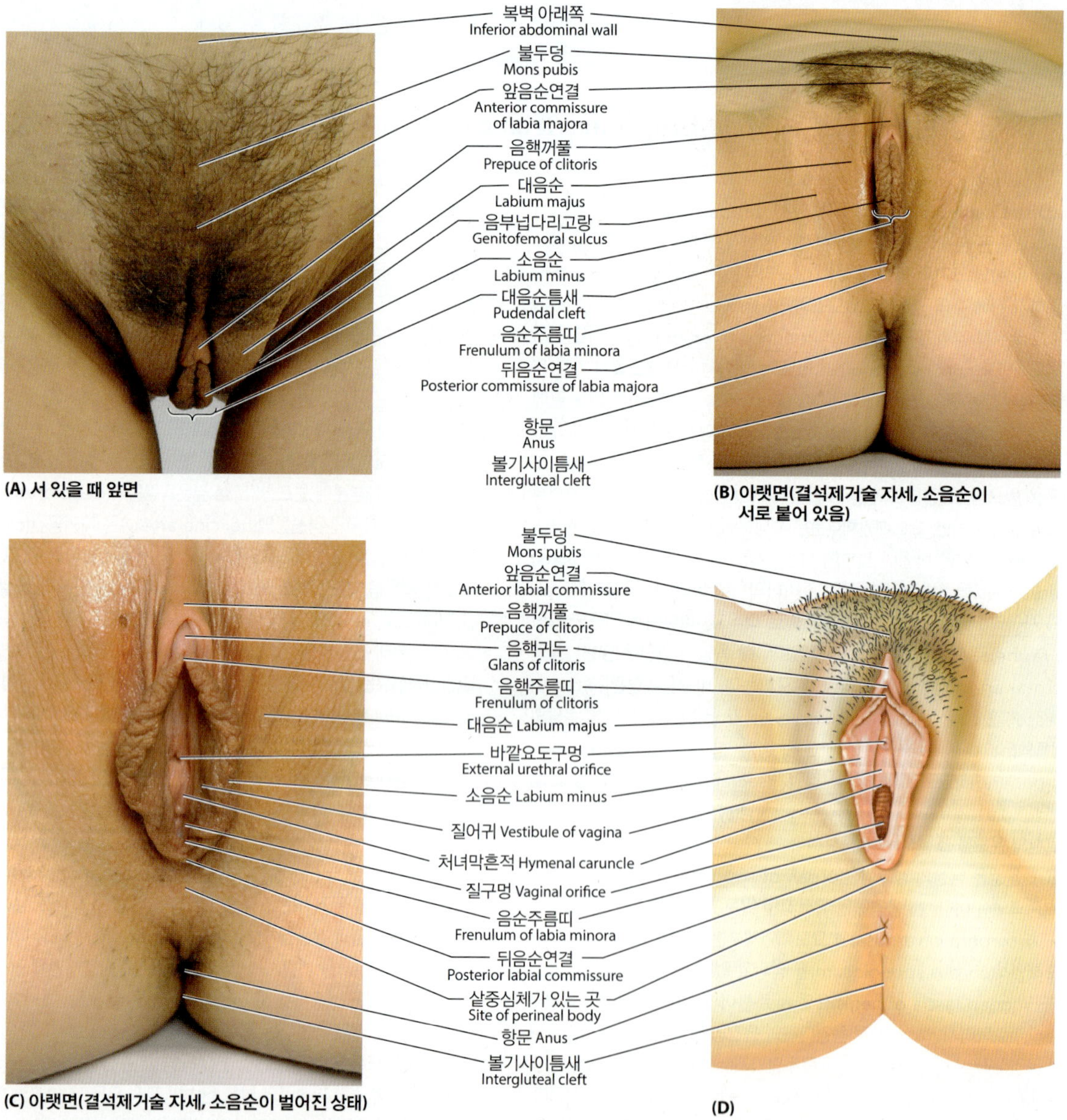

(A) 서 있을 때 앞면

(B) 아랫면(결석제거술 자세, 소음순이 서로 붙어 있음)

(C) 아랫면(결석제거술 자세, 소음순이 벌어진 상태)

(D)

그림 6.67. 여성 외부생식기(external genitalia). A~C. 여성음부(vulva, pudendum)의 표면 해부학을 세 방향에서 나타내었다. **D. C**의 관점과 동일하게 도해한 여성음부. 전형적으로 젖어 있는 소음순(labia minora)은 이로 인해 양쪽이 서로 붙게 되어 질어귀(vestibule of vagina)가 닫혀 있으며(**B**), 그렇지 않은 경우는 **C**의 경우와 같이 벌어진다.

뚜렷한 주름이며 간접적으로 요도구멍(urethral orifice)과 질구멍(vaginal orifice)을 보호한다(그림 6.67). 양쪽 대음순에는 성긴결합조직이 손가락처럼 생긴 "손가락돌기(digital process)"로 대부분 가득 차 있는데, 여기에는 평활근이 있을 뿐 아니라 자궁원인대(round ligament of uterus)가 끝나는 곳이다(그림 6.68). 대음순은 불두덩에서부터 아래 뒤쪽으로 항문까지 연속된다(그림 6.67D).

대음순은 넓적다리를 모았을 때 사이에 생기는 좁은 틈인 **대음순틈새**(음렬, **pudendal cleft**)라는 함몰부위를 가운데 두고 그 양쪽에 위치하며(그림 6.67A), 이 틈새 안에 소음순(labia minora)과 질어귀(vestibule of vagina)가 있다(그림 6.67C, D). 성인 여성 대음순의 바깥쪽은 기름샘(sebaceous gland)이 많고 거친 두덩털(pubic hair)이 있으며 색소를 지닌 피부로 덮여 있다. 이에 비해, 대음순의 안쪽은 매끈하고, 분홍색을 띠며, 털은 나 있지 않다.

대음순은 앞쪽으로 가면서 두꺼워지고 양쪽이 만나 **앞음순연결**(전음순교련, **anterior commissure**)을 이룬다. 대음순의 뒤쪽은 아이를 낳지 않은 여성에서는 양쪽이 만나서 **뒤음순연결**(후음순교련, **posterior commissure**)을 이루는데, 이것은 샅중심체(perineal body)를 덮고 있고, 여성외음부(vulva)의 뒤쪽 경계가 된다. 뒤음순연결은 첫 번째 질분만(vaginal birth) 이후에 대개 사라진다.

소음순. **소음순**(**labia minora**, 단수 labium minus)은 피하지방이 없고 털이 나지 않는 대체로 둥근 윤곽의 피부 주름이다. 소음순은 대음순틈새(pudendal cleft)의 안에 들어가 있으며 바깥요도구멍(external urethral orifice)과 질구멍(vaginal orifice)이 열리는 **질어귀**(*vestibule of vagina*)를 바로 바깥쪽에서 둘러싼다. 소음순의 내부에는 해면결합조직이 있고 그 기저부에 발기조직(erectile tissue)과 작은 혈관이 많이 있다. 소음순의 앞부분은 두 층으로 이루어진다. 안쪽층(medial lamina)은 양쪽 소음순이 만나서 **음핵주름띠**(음핵소대, **frenulum of clitoris**)를 이룬다. 가쪽층(lateral lamina)은 음핵귀두(glans of clitoris)의 앞에서 양쪽이 만나 **음핵꺼풀**(음핵포피, **prepuce of clitoris**)을 이룬다. 가쪽층이 음핵귀두의 앞아래쪽에서 만나 음핵귀두를 덮어 가리는 경우도 흔하다. 젊은 여성, 특히 처녀의 경우 소음순이 뒤쪽에서 작은 가로 주름인 **음순주름띠**(음순소대, **frenulum of labia minora**, fourchette)로 연결되기도 한다. 각각의 소음순의 속면은 얇고 촉촉한 피부로 되어 있지만, 마치 전형적인 점

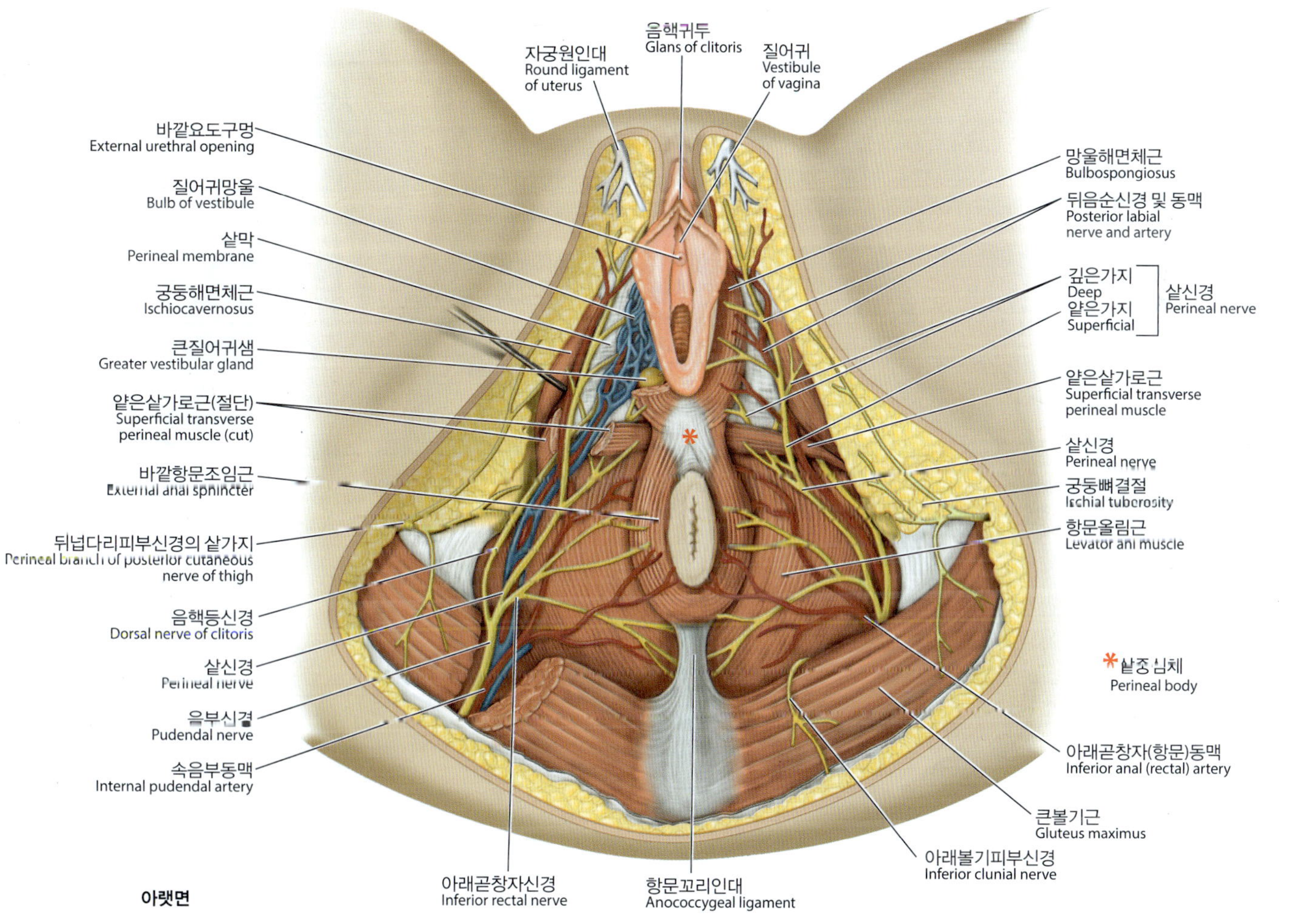

그림 6.68. 여성의 살(회음, perineum). 피부, 피부밑조직[샅근막(perineal fascia)과 궁둥항문오목지방체(ischioanal fat body)를 포함], 근육을 싸는 깊은 근막(investing fascia)을 제거하였다. 오른쪽에서는 망울해면체근(bulbospongiosus)을 절개하여 질어귀망울(bulb of vestibule)을 노출시켰다. 얕은샅공간(superficial pouch, 오른쪽)을 더 깊이 해부하면 질어귀망울과 큰질어귀샘(greater vestibular gland)을 관찰할 수 있다(그림에서는 생략).

막처럼 분홍색을 띠고 있고 많은 기름샘과 감각신경종말이 분포한다[이 장의 임상적용 "여성 생식기의 훼손(Female Genital Cutting)" 참조].

음핵. **음핵(clitoris)**은 발기하는 기관으로서 소음순(labia minora)이 앞에서 만나는 곳에 있다(그림 6.67, 6.68과 6.69A). 음핵은 **음핵뿌리(root)**, 작은 기둥 모양의 **음핵몸통**(음핵체, **body)**, **음핵귀두(glans of clitoris)**로 이루어진다(그림 6.69B, D). 음핵뿌리는 두 개의 발기조직(erectile body)인 **음핵해면체(corpora cavernosa)**의 몸쪽 부분인 **음핵다리**(음핵각, **crura**)로 구성되는데, 이들은 분리되어 있고 굵기가 점점 가늘어지는(tapered) 형태를 한다. 음핵다리는 아래두덩가지(inferior pubic rami)와 샅막(perineal membrane)에 단단히 부착되어 있으며 그 아랫면은 대음순(labia majora) 깊은 곳에서 궁둥해면체근(ischiocavernosus)에 덮여 있다(그림 6.69B). 두 음핵다리는 불두덩(mons pubis)의 아래쪽 피부 밑에서 날카로운 각을 이루며 합쳐져 돌출된 구조를 형성한다(그림 6.69A, D). 이 각진 부분과 음핵몸통의 몸쪽 부분은 걸이인대(음핵제인대, *suspensory* ligament)에 의해 두덩결합(pubic symphysis)에 고정된다. 음핵다리의 연결부는 질어귀망울(bulbs of vestibule)이 앞으로 연장된 부분과도 연결되어 있으며 이를 모두 합해서 **망울음핵발기기관(bulboclitoral erectile organ)**이라고 한다(Di Marino & Lepidi, 2014) (그림 6.69B). 음핵몸통 안에 있는 음핵해면체는 단면에서 난형을 이루며, 맞닿는 면에는 중심 중격(central septum)이 형성되어 있다(그림 6.69C). 이들은 함께 음핵근막(*clitoral fascia*)에 의해 둘러싸인다. 음핵몸통 먼쪽 부분에서 음핵귀두까지는 느슨한 피부 주름에 덮여 있는데 이를 **음핵꺼풀(음핵포피, prepuce of clitoris, hood of clitoris)**이라고 한다(Kelling et al., 2020) (그림 6.67, 6.68과 6.69A). 음핵몸통과 음핵귀두를 다 합한 길이는 대략 2 cm, 직경은 1 cm 정도이다. **음핵등동맥**(음핵배동맥, *dorsal arteries* of clitoris)과 크고, 여러 신경다발로 이루어진 **음핵등신경**(음핵배신경, **dorsal nerves of clitoris)**은 음핵몸통의 등쪽을 따라 음핵귀두의 피부로 진행하며 그 옆으로 커다란 **음핵등정맥**(음핵배정맥, *dorsal vein of clitoris*)이 지나간다(그림 6.69B, C).

음경과 달리 음핵은 요도(urethra)나 배뇨 기능과는 상관이 없다. 음핵은 순전히 성적 흥분(sexual arousal)을 위한 기관이다. 음핵은 매우 민감하고 촉각 자극(tactile stimulation)을 받으면 팽창한다. 음

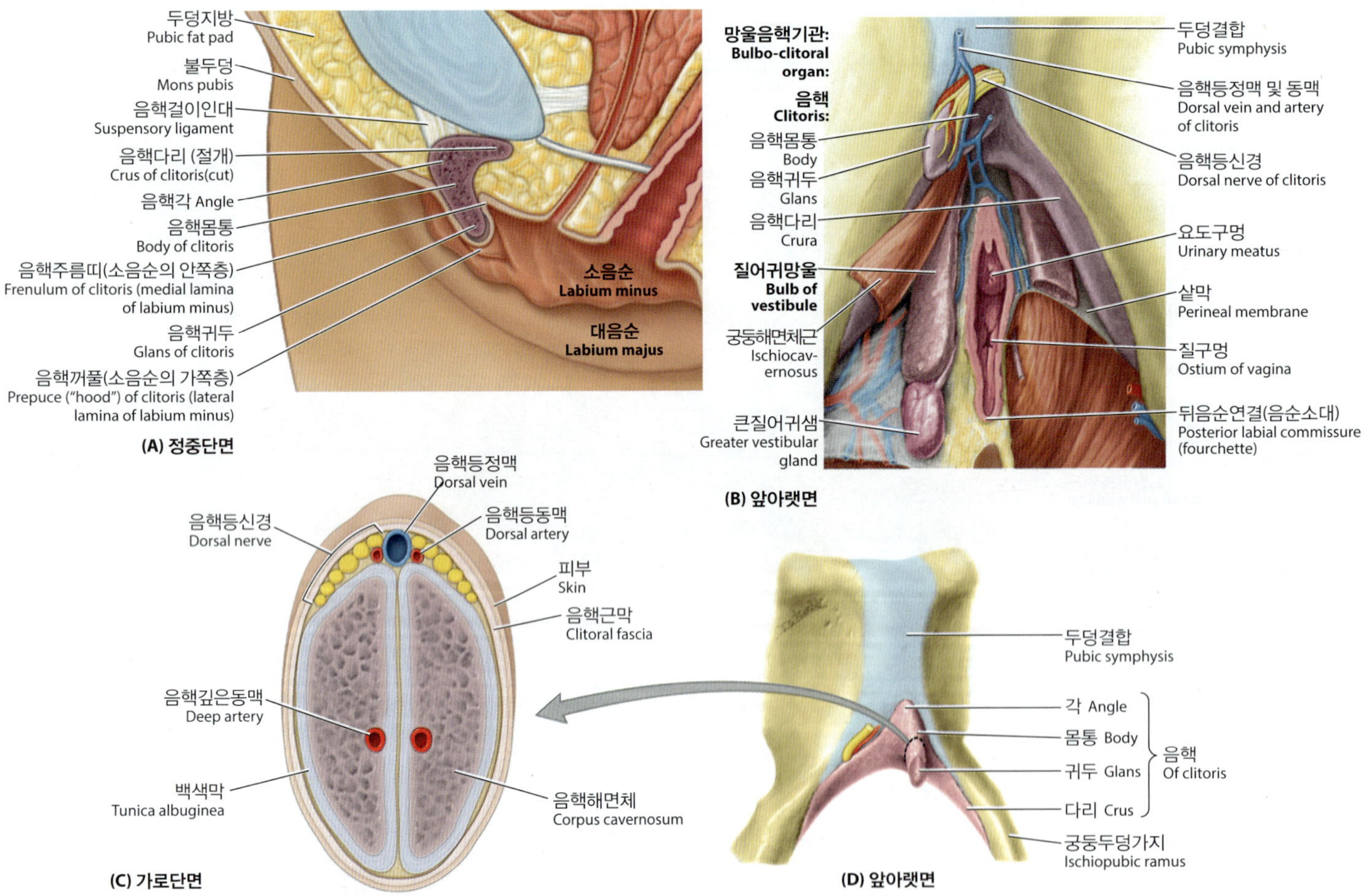

그림 6.69. **음핵(clitoris). A.** 여성음부(vulva)에서 음핵(clitoris)의 위치. **B.** 비뇨생식삼각(urogenital triangle) 깊은 부위의 해부. 발기조직(erectile tissue)인 망울음핵기관(bulboclitoral organ)의 일부를 노출시켰다. **C.** D에 나타낸 방향으로 절단한 음핵몸통(body of clitoris)의 가로단면. 신경 및 혈관을 포함한 음핵해면체(corpora cavernosa)는 계란형을 이루며, 몇 개의 다발로 이루어진 커다란 음핵등신경(dorsal nerve of clitoris)이 음핵의 등쪽을 따라 지나간다. **D.** 분리된 음핵. 음핵의 모든 부분을 노출시키기 위해 둘러싸는 연부 조직(soft tissue)을 제거하였다.

핵귀두는 음핵 중에서 신경 섬유가 가장 많이 분포한 부분으로서 감각성 종말이 밀집되어 있다.

질어귀. **질어귀**(질전정, **vestibule of vagina**)는 소음순(labia minora)으로 둘러싸인 공간으로 바깥요도구멍, 질구멍(vaginal orifice), 큰질어귀샘과 작은질어귀샘(lesser vestibular gland)의 관이 열리는 곳이다(그림 6.67C, D와 6.68). **바깥요도구멍**(*external urethral orifice*)은 음핵귀두보다 2~3 cm 아래뒤쪽에 있고 질구멍보다는 앞에 있다. 바깥요도구멍의 양쪽에는 **요도곁샘**(요도측선, **para-urethral gland**)의 관이 열리는 구멍이 있다. **큰질어귀샘**(*greater vestibular gland*) **배출관 구멍**은 소음순의 위안쪽에 있으며, 결석제거술(lithotomy) 자세에서는 질구멍을 기준으로 하여 5시와 7시 방향에 위치한다.

질구멍(vaginal orifice)의 크기와 모양은 **처녀막(질입구주름, hymen)**의 상태에 따라 좌우된다. 처녀막은 점막(mucous membrane)의 둥글고 얇은 주름으로서 질구멍의 일부 또는 전체를 막고 있다. 처녀막이 파열된 후에는 잔유물인 **처녀막흔적**(처녀막흔, **hymenal caruncle**)만을 볼 수 있다(그림 6.67C, D). 이것이 질과 질어귀(vestibule of vagina)를 나누는 경계가 된다. 처녀막에는 특별한 생리적 기능이 없으며, 주로 발생과정의 흔적 기관(vestige)으로 생각된다. 그러나 처녀막은 음순주름띠(frenulum of labia minora)와 함께 아동 학대(child abuse)와 강간(rape) 사건에서 핵심적인 증거를 제공해 주기도 한다.

질어귀망울. **질어귀망울**(질전정구, **bulb of vestibule**)은 길이가 대략 3 cm인 긴 발기조직(erectile tissue)이 한 쌍으로 존재하는 것이다(그림 6.68). 질어귀망울은 샅막(perineal membrane)의 바로 아래에서 질구멍의 양쪽 옆에, 그리고 소음순의 위나 더 깊은 곳에 있기도 하지만 소음순(labia minora) 속에 있는 경우는 없다(그림 6.52D, E 참조). 질어귀망울의 전체 길이를 따라 망울해면체근(bulbospongiosus)이 아래쪽과 가쪽을 감싸고 있다. 질어귀망울은 남성 요도해면체(corpus spongiosum)의 음경망울(bulb of penis)과 상동기관이다.

큰질어귀샘과 작은질어귀샘. **큰질어귀샘**(대전정선, **greater vestibular gland**, Bartholin gland)은 대개 지름이 0.5 cm로서 얕은샅공간(superficial perineal pouch)에 있다. 주위 기관과의 위치 관계로 볼 때 질어귀(vestibule of vagina)의 양쪽, 질구멍(vaginal orifice)의 뒤가쪽, 샅막(perineal membrane)의 아래쪽에 위치한다(그림 6.52D 참조). 이 분비샘은 둥글거나 계란형으로서, 앞쪽에서 질어귀망울(질전정구, *bulb of vestibule*)이 이를 일부 덮고 있다. 질어귀망울처럼 이들도 부분적으로 망울해면체근(bulbospongiosus)에 둘러싸인다. 분비샘의 가느다란 관은 질어귀망울의 깊은 곳을 지나 질구멍의 양쪽 옆에서 질어귀로 열린다. 성적으로 흥분하면, 이 분비샘에서 질어귀로 점액이 분비된다[이 장의 임상적용 “큰질어귀샘의 감염(Infection of Greater Vestibular Glands)” 참조].

작은질어귀샘(소전정선, **lesser vestibular gland**, Skene's gland)은 질어귀(vestibule of vagina)의 양쪽에 있는 작은 분비샘으로서 관은 바깥요도구멍(external urethral orifice)과 질구멍(vaginal orifice) 사이로 열린다. 이 분비샘도 질어귀로 점액을 분비하여 소음순(labia minora)과 질어귀를 촉촉하게 해준다.

여성음부의 동맥과 정맥. 동맥이 풍부하게 분포하는 여성음부에는 **바깥음부동맥**(외음부동맥, *external pudendal artery*)과 **속음부동맥**(내음부동맥, *internal pudendal artery*)의 가지들이 분포한다(그림 6.68; 그림 6.58B 참조; 표 6.8). [정확히 표현하면 음순동맥 중 **앞음순동맥**(전음순동맥, **anterior labial artery**)은 넙다리동맥(femoral artery)의 가지로서 음순의 앞부분에 분포하며, 속음부동맥의 가지인 **뒤음순동맥**(후음순동맥, **posterior labial artery**)은 음순의 뒷부분에 분포함. 이외에도 외음부에 분포하는 동맥으로서 **질어귀망울동맥**(*artery of bulb of vestibule*), **깊은음핵동맥(deep artery of clitoris)**, **음핵등동맥(dorsal artery of clitoris)**이 있으며 이들의 분포에 대해서는 각각의 동맥에 대한 내용을 참고할 것—역자주]

음순에 분포하는 정맥은 **속음부정맥**(내음부정맥, *internal pudendal vein*)과 속음부동맥의 동반정맥(accompanying veins, *venae comitantes*)으로 유입된다. 성적 흥분기에 발기조직(erectile tissue)내의 혈액 공간이 충혈되면 음핵(clitoris)과 질어귀의 질어귀망울(bulb of vestibule)의 크기가 커지고 단단해진다.

여성음부의 신경분포. 불두덩(mons pubis), 음순의 앞부분과 같은 여성음부의 앞부분에는 허리신경얼기(lumbar plexus)의 가지가 분포한다. **엉덩고샅신경**(장골서혜신경, *ilio-inguinal nerve*)의 가지인 **앞음순신경**(전음순신경, **anterior labial nerve**)과 **음부넙다리신경**(음부대퇴신경, *genitofemoral nerve*)의 **음부가지**(음부지, *genital branch*)가 그 가지들이다.

여성음부의 뒷부분에는 엉치신경얼기(sacral plexus)의 가지가 분포하는데, 가쪽은 **뒤넙다리피부신경**(후대퇴피신경, *posterior femoral cutaneous nerve*)의 **샅가지**(회음지, *perineal branch*)가, 가운데는 **음부신경**(*pudendal nerve*)이 담당한다(그림 6.68과 6.70). 후자는 샅부위(perineum)의 주요 신경이다. 그 가지인 **뒤음순신경(posterior labial nerve)**은 **샅신경얕은가지**(회음신경천지, *superficial branch of perineal nerve*)의 종말가지로서 음순(labia)에 분포한다. 샅신경의 **깊은가지**(심지, *deep branch*)와 **근육가지**(근육지, *muscular branch*)는 질구멍과 얕은샅근육(superficial perineal muscle)에 분포한다. **음핵등신경**(음핵배신경, *dorsal nerve of clitoris*)은 깊은샅근육(deep perineal muscle)과 음핵(clitoris)의 감각을 담당한다[이 장의 임상적용 “음부신경과 엉덩고샅신경의 차단마취(Pudendal and Ilio-inguinal Nerve Blocks)” 참조].

질어귀망울(bulb of vestibule)과 음핵(clitoris)의 발기조직(erectile body)은 **자궁질신경얼기**(*uterovaginal nerve plexus*)로부터 나온 **해면체신경**(*cavernous nerve*)을 경유한 부교감신경섬유(parasympathetic fiber)가 분포한다. 부교감신경이 자극을 받으면 질 분비물이 증가하고, 음핵이 발기하며, 질어귀망울의 발기조직이 충혈된다.

6

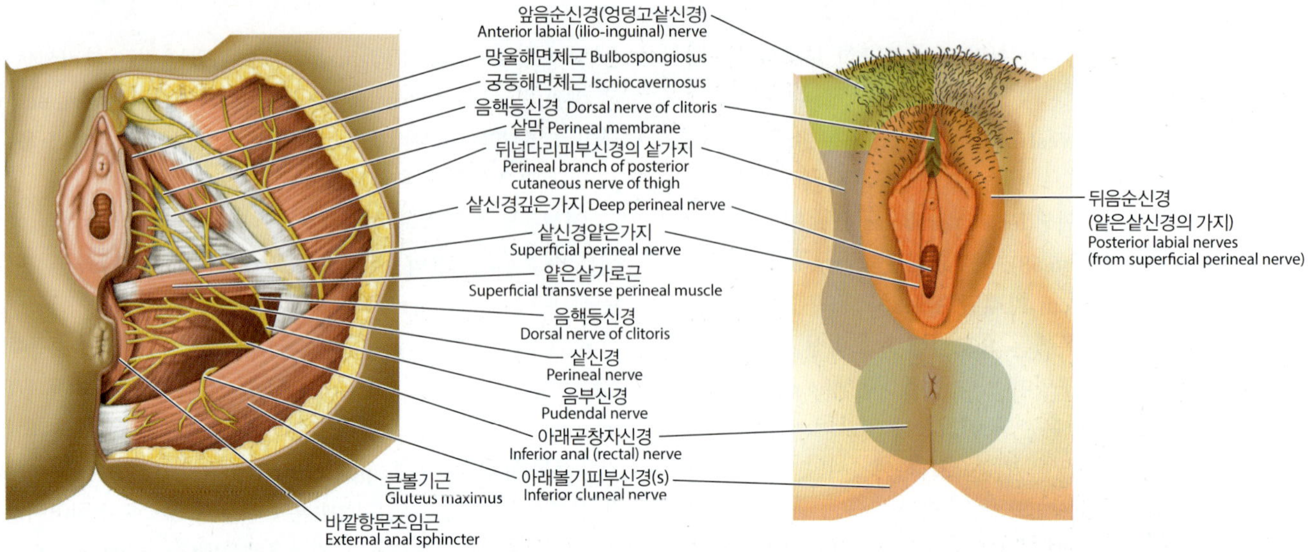

(A) 아랫면(결석제거술 자세) (B)

그림 6.70. **여성 샅(회음, perineum)의 신경. A.** 샅신경(perineal nerve)의 해부. 피부, 피부밑조직(subcutaneous tissue), 궁둥항문오목지방체(ischioanal fat pad)를 제거하였다. 샅부위의 피부와 샅에 있는 구조는 대부분 음부신경(pudendal nerve, S2–S4)의 가지가 분포한다. **B.** 신경 분포에 따른 피부 영역의 구분.

표 6.10. 샅부위의 신경

신경	기원	경로	분포
앞음순신경(anterior labial nerve, ♀), 앞음낭신경(anterior scrotal nerve, ♂)	엉덩고샅신경(ilioinguinal nerve, L1)의 종말가지	얕은고샅구멍(superficial inguinal ring)을 나온 엉덩고샅신경에서 분지하여 아래앞쪽 방향으로 진행	*여성*: 불두덩(mons pubis), 대음순(labium majus) 앞쪽의 감각; 두덩부위, 음경의 몸쪽 피부, 음낭 앞쪽과 인접한 넓적다리의 감각
음부넙다리신경(genitofemoral nerve)의 음부가지(genital branch)	음부넙다리신경(L1, L2)	얕은고샅구멍을 통하거나 가까이에서 분지	*여성*: 대음순(labia majora) 앞쪽의 감각, 남성: 고환올림근(cremaster m.)의 운동, 음낭의 앞쪽과 인접한 넓적다리의 감각
뒤넙다리피부신경(posterior femoral cutaneous nerve)의 샅가지(perineal branch)	뒤넙다리피부신경(S1–S3)	큰볼기근(gluteus maximus m.) 아랫모서리 밑에서 기원. 엉치결절인대(sacrotuberous ligament) 위쪽과 궁둥두덩가지(ischiopubic ramus)에 평행하게 안쪽으로 진행	샅 가쪽(여성은 대음순, 남성은 음낭), 음부넙다리고랑(genitofemoral sulcus), 넓적다리 안쪽 가장 위쪽의 감각, 음부신경(pudendal n.)이 분포하는 샅의 가쪽과 겹칠 수 있음.
아래볼기피부신경(inferior cluneal nerve)	뒤넙다리피부신경(S1–S3)	큰볼기근(gluteus maximus) 아랫모서리 밑에서 기원하여 나옴. 피부밑조직 안에서 올라감.	볼기부위(gluteal region) 아래쪽, 아래가쪽 피부, 볼기고랑(gluteal fold)과 그 위쪽
음부신경(pudendal nerve, S2–S4)	엉치신경얼기(sacral plexus, S2–S4)의 앞가지(anterior ramus)	궁둥구멍근(piriformis m.) 아래에서 큰궁둥구멍(greater sciatic foramen)을 나와 엉치가시인대(sacrospinous ligament) 뒤쪽을 지나 작은궁둥구멍(lesser sciatic foramen)을 통해 샅으로 진행하여 음부신경관(pudendal canal)에 들어가자마자 가지들이 나뉘어짐.	샅근육의 운동, 아래곧창자신경(inferior rectal n.), 샅신경(perineal n.), 음핵 및 음경등신경 등 그 가지를 경유하여 샅부위 대부분의 피부에 분포
아래항문(곧창자)신경(inferior rectal **nerve, inferior anal nerve)**	음부신경(pudendal n., S3–S4)	궁둥뼈가시(ischial spine) 주변, 즉 음부신경관 입구에서 안쪽으로 궁둥항문오목지방체(ischioanal fat body)를 건너감.	바깥항문조임근(external anal sphincter), 항문올림근(levator ani)의 아래쪽, 가장 안쪽 부분인 두덩곧창자근(puborectalis m.)의 지배에도 참여, 항문빗살선(pectinate line) 아래쪽과 항문 주위 피부의 감각
샅신경(perineal nerve)	음부신경(pudendal n.)	음부신경관 입구 근처에서 갈라져 나와 음부신경관(pudendal canal) 끝까지 음부신경과 평행하게 가다가 안쪽으로 진행	얕은 가지인 뒤음순신경 및 뒤음낭신경과 깊은 가지인 깊은샅신경으로 나뉨.
뒤음순신경(posterior labial nerve, ♀), 뒤음낭신경(posterior scrotal nerve, ♂)	샅신경(perineal n.)의 얕은 종말가지	음부신경관 앞쪽 끝에서 갈라져 나와 안쪽, 얕은쪽으로 진행	*여성*: 대음순의 앞쪽을 제외한 대음순(labia majora), 소음순(labia minora) 전체, *남성*: 음낭(scrotum)의 뒤쪽
깊은샅신경(deep perineal nerve)	샅신경(perineal n.)의 깊은 종말가지	음부신경관 앞쪽 끝에서 갈라져 나와 안쪽, 얕은샅공간(superficial perineal pouch)에서 깊은 부분을 지나감	얕은샅공간의 근육[궁둥해면체근(ischiocavernosus), 망울해면체근(bulbospongiosus) 및 얕은샅가로근(superficial transverse perineal m.)]의 운동, 여성에서는 질어귀(vestibule of vagina)와 질 아래쪽의 감각

여성 샅의 림프 흐름(lymphatic drainage of female perineum)

여성음부에는 림프관이 아주 풍부하다. 샅부위의 피부, 항문빗살선 아래쪽의 항문점막과 피부, 질 아래쪽 끝, 질구멍, 질어귀의 림프는 처음에 **얕은고샅림프절**(*superficial inguinal lymph node*)에 간다. 또 음핵귀두, 질어귀망울과 소음순 앞부분은 **깊은고샅림프절**(*deep inguinal lymph node*)로 가거나 직접 **속엉덩림프절**(*internal iliac node*)로 가기도 한다. 요도에서 온 림프는 속엉덩림프절이나, **엉치림프절**(*sacral node*)에 간다(그림 6.71; 표 6.7 참조).

여성의 샅근육(perineal muscles of female)

얕은샅근육(*superficial perineal muscle*)에는 **얕은샅가로근**(*superficial transverse perineal muscle*), **궁둥해면체근(ischiocavernosus muscle)**, **망울해면체근**(*bulbospongiosus muscle*)이 있다(그림 6.66A, B 참조). 그 붙는 부분, 신경분포와 작용에 대한 자세한 내용은 표 6.9에 있다[임상적용 "여성 샅근육을 발달시키기 위한 운동(Exercises for Strengthening of Female Perineal Muscles)" 및 "질경련(Vaginismus)" 참조].

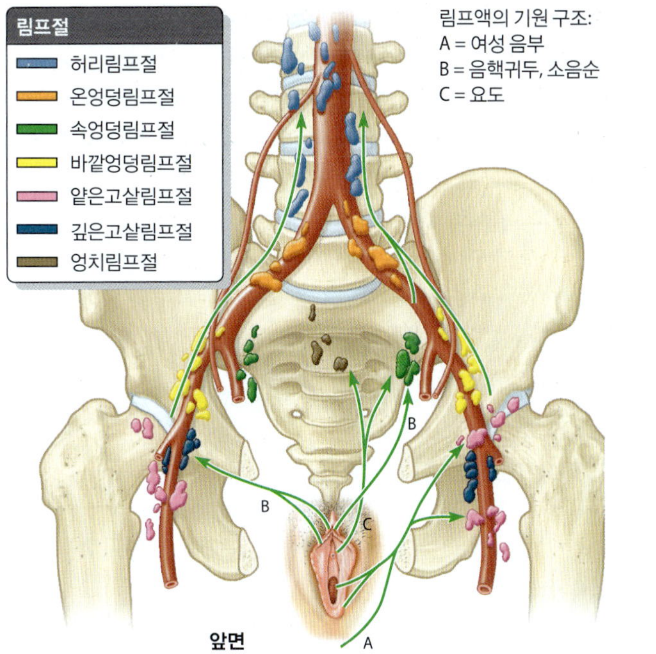

그림 6.71. 여성 음부(vulva)의 림프 흐름. *화살표*는 림프절(lymph node)로 가는 림프가 흐르는 방향을 가리킨다.

임상적용 CLINICAL BOX

여성 비뇨생식부위(FEMALE UROGENITAL TRIANGLE)

여성 생식기의 훼손(Female Genital Cutting)

"여성할례(*female circumcision*)"라고 불리는 것을 포함하여 여성 생식기의 훼손(*female genital cutting, mutilation*)은 불법이고 오늘날 대부분의 나라에서 적극적으로 억제되고 있으나 아직도 어떤 문화권에서는 자행되고 있다. 이런 훼손은 대개 소아기에 시행되는데 음핵포피(prepuce of clitoris)를 제거하는 것에 더하여 음핵(clitoris) 자체의 부분이나 또는 전체, 소음순(labia minora)까지 제거하는 경우도 많으며, 질구멍(vaginal ostium)을 봉합하기도 한다. 신체를 흉물스럽게 훼손하는 이런 행위는 성적인 흥분과 만족이 억제된다는 잘못된 생각에서 비롯된 것이다.

여성음부의 외상(Vulvar Trauma)

혈관이 매우 풍부한 질어귀망울(bulb of vestibule)은 장애물 경주와 같은 운동, 성폭력, 산과적 손상과 같은 외상에 의해서 혈관이 터지기 쉽다. 이런 손상을 받으면 심한 통증과 함께 대음순(labia majora)에 혈액이 모이는 외음부혈종(*vulvar hematoma*)과 반흔(scar)이 생기는 경우가 많으며, 간혹 나중에 폐쇄분만(obstructed labor)이나 샛길(fistula)의 형성과 같은 결과로 이어질 수도 있다.

큰질어귀샘의 감염(Infection of Greater Vestibular Glands)

큰질어귀샘(greater vestibular gland)은 대개 촉진(palpation)할 수 없지만, 감염되면 이야기가 달라진다. 질어귀샘관(vestibular gland duct)이 막히는 것은 큰질어귀샘감염(*infection of the greater vestibular gland, Bartholinitis*)이 잘 일어나는 조건이 될 수도 있다. 큰질어귀샘은 여성음부 악성 선종(adenocarcinoma)의 대부분이 생기는 곳이기도 하다. 큰질어귀샘(Bartholin gland)의 염증인 **대전정선염**(바르톨린선염, *bartholinitis*)은 여러 병원성 미생물에 의해 발병할 수 있다. 감염이 생기면 지름이 4~5 cm 정도로 커지게 되어 곧창자(rectum)의 벽에 닿을 수도 있다. 감염이 없이 질어귀샘관이 닫히면 점액소(mucin)가 축적되어 **큰질어귀샘낭종**(*Bartholin gland cyst*)이 되기도 한다(그림 B6.34).

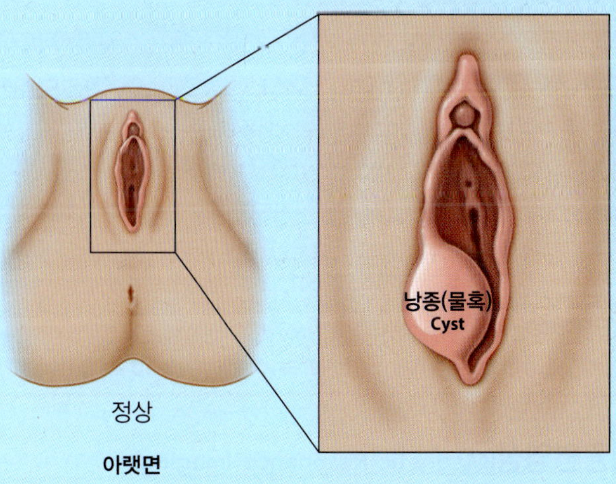

그림 B6.34. 바르톨린낭종(큰질어귀샘낭종, Bartholin gland cyst).

음부신경과 엉덩고샅신경의 차단마취 (Pudendal and Ilio-inguinal Nerve Blocks)

출산 시에 샅(회음)의 통증을 완화하기 위하여, 국소마취제를 음부신경 주위 조직에 투여하는 음부신경차단마취(*pudendal nerve block anesthesia*)를 시행하기도 한다(그림 B6.35). 이때는 음부신경이 엉치가시인대(sacrospinous ligament)의 가쪽을 지나가는 부위, 엉치가시인대가 궁둥뼈가시(ischial spine)에 부착하는 곳 가까이에 마취제를 투여한다. 주사 바늘은 이 부위를 덮는 피부를 통과할 수도 있고(그림처럼), 아마 더 흔하게는 촉진(palpation)하는 손과 평행하게 질(vagina)을 통해 삽입하기도 한다(그림 B6.27 참조). 이 분만 단계에서는 아기의 머리가 작은골반(lesser pelvis)에 위치하는 경우가 많으므로 시술하는 동안 의사의 손가락이 항상 바늘 끝과 아기의 머리 사이에 있어야 한다는 것이 중요하다.

샅의 앞부분의 감각을 없애기 위해서는 장골서혜신경차단마취(엉덩고샅신경차단마취, *ilio-inguinal nerve block*)를 시행한다. 적당한 양의 마취제를 투여하여 음부신경마취나 음부신경-엉덩고샅신경마취를 하였는데도 환자가 계속 통증을 호소한다면, 대개는 뒤넙다리피부신경(posterior femoral cutaneous nerve)의 샅가지(perineal branch)가 피부에 분포하는 영역이 겹치는 경우이다. 분만 시에 시행하는 다른 종류의 마취는 이 장 앞부분의 임상적용 "출산을 위한 마취(Anesthesia for Childbirth)"를 참조한다.

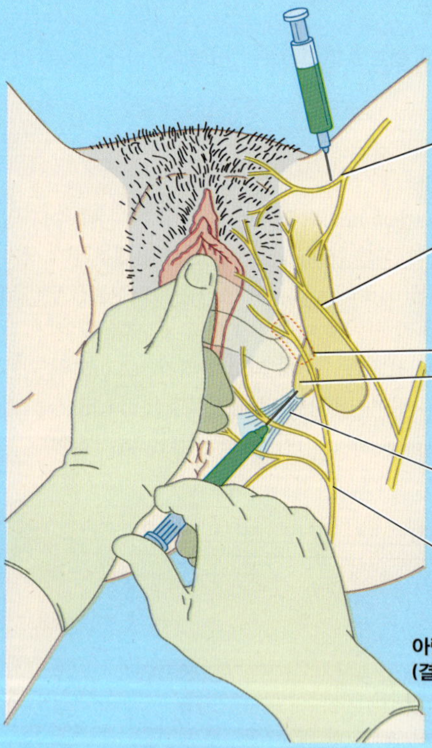

그림 B6.35. 음부신경마취(pudendal block) 및 엉덩고샅신경 마취(ilioinguinal block).

여성 샅근육을 발달시키기 위한 운동(Exercises for Strengthening of Female Perineal Muscles)

여성에서도 남성과 마찬가지로 얕은샅가로근(superficial transverse perineal muscle), 망울해면체근(bulbospongiosus), 바깥항문조임근(external anal sphincter)이 공통적으로 샅중심체(perineal body)에 부착함으로써 샅중심체와 골반가로막(pelvic diaphragm)을 지지하기 위한, 아래골반문 위의 보강구조를 형성한다. 여성에서는 남성의 배뇨(urination), 발기(erection), 사정(ejaculation) 등을 하기 위한 기능적인 필요성이 없기 때문에 이들 근육은 비교적 덜 발달한다. 그러나 이들이 발달한다면 골반장기를 지지하는 데 기여하며, 복압요실금(urinary stress incontinence)과 산후 골반장기탈출증(postpartum prolapse of pelvic viscera)을 예방하는 데 도움을 준다. 그러므로 많은 부인과 의사들은 물론, 참여적 출산(participatory childbirth)을 위한 산전 분만교실(prepartum class)에서는 배뇨하는 동안 샅근육을 이용하여 끊임없이 소변의 흐름을 차단하는 **케겔 운동**(*Kegel exercise*)을 권장하고 있다. 이 운동은 20세기 미국의 부인과 의사인 아놀드 헨리 케겔(A. H. Kegel)의 이름을 따온 것이다. 산전 분만교실에서 가르치는 것에 따르면, 샅근육을 수의적으로 수축하고 이완하는 법을 배우게 되면 자궁이 수축하는 동안 근육이 수축하려는 경향을 억제할 수 있으며, 따라서 태아가 산도에서 하강하는 것에 대해 방해를 받거나 샅근육이 파열될 위험도 적어진다는 것이다. 그 효과에 대해서는 논란이 있다.

질경련(Vaginismus)

질경련이란 질 삽입을 시도할 때, 즉 샅근육이 인위적으로 확장되는 경우에 나타나는 불수의적 (반사적) 근육 경련(muscle spasm)으로 정의된다. 질경련은 성교와 같은 특정한 상황에서만 나타나는 경우도 있으나, 탐폰(tampon)을 삽입한다거나 부인과적 검진(gynecologic exam)을 할 때처럼 질에 무엇인가를 삽입하려고 시도하는 모든 경우에 나타날 수도 있다. 이런 증상은 **성교통증**(*dyspareunia*) 유발하는 정도로 가벼운 경우도 있지만 심하면 질 안으로 삽입이 불가능할 수도 있다. 일부 여성들에서 질경련은 질 삽입으로 인하여 나타나는 통증을 예상함으로써 생긴 두려움과 같은 심리적 요인에 의한 신체적 장애이다. 또는 부인과적 질병이나 기타 질병 또는 약물로 인해서도 생길 수도 있다. 근육을 이완시키는 방법으로 치료하거나, 질확장기(vaginal dilator)를 통해 질의 직경을 넓히는 탈민감화(desensitization)를 통해 치료하는 경우가 일반적이다.

골반과 샅의 단면영상 (Sectional Imaging of Pelvis and Perineum)

자기공명영상(Magnetic Resonance Imaging)

자기공명영상(MRI) 덕분에 어떤 절단면에서든 골반 안 구조에 대한 뛰어난 영상을 얻을 수 있으며(그림 6.72), 자궁과 난소를 아주 명확하게 보여준다(그림 6.73). 또한 근종(myoma)이나 양성종양(benign neoplasm) 같은 종양, 또는 두뿔자궁(이각자궁, bicornuate uterus; 그림 B6.16 참조) 같은 선천성 기형 등을 판별할 수 있게 해 준다.

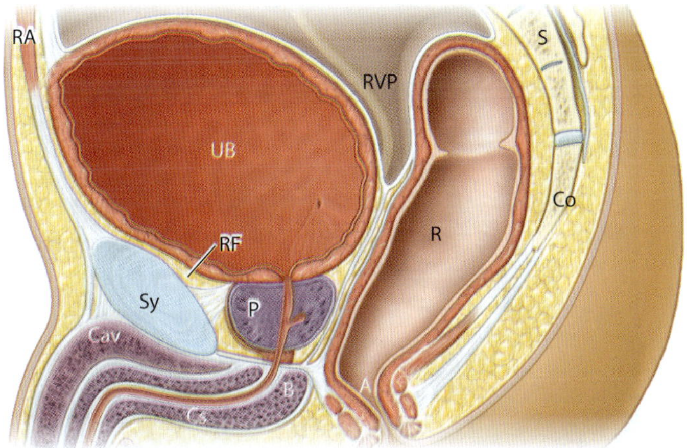

(A) 정중 해부 단면

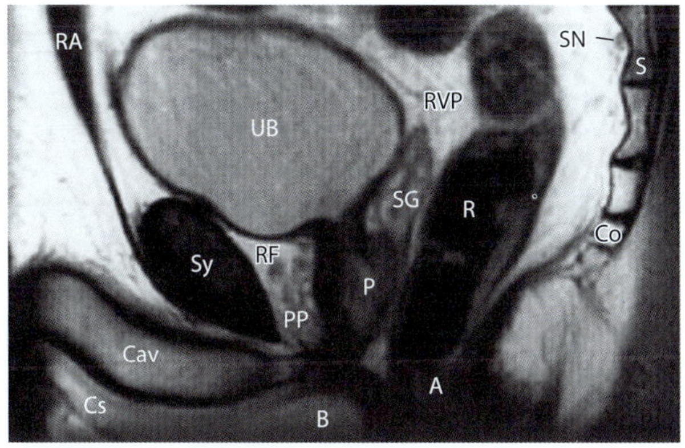

(B) 정중면 자기공명영상(Median MRI)

A	항문 Anus	Pu	두덩뼈 Pubic bone
Ad	모음근 Adductor muscles	R	곧창자 Rectum
B	음경망울 Bulb of penis	RA	배곧은근 Rectus abdominis
Cav	음경해면체 Corpus cavernosum of penis	RF	두덩뒤지방 Retropubic fat
Co	꼬리뼈 Coccyx	RVP	곧창자방광오목 Rectovesical pouch
Cs	요도해면체 Corpus spongiosum of penis	S	엉치뼈 Sacrum
IM	엉덩근 Iliacus muscle	SC	정삭 Spermatic cord
In	소장 Small intestine	Sep	음낭사이막 Scrotal septum
IR	아래곧창자신경 및 혈관 Inferior rectal nerve and vessels	SG	정액샘 Seminal gland
LA	항문올림근 Levator ani	Sig	구불창자 Sigmoid colon
LS	허리엉치신경줄기 Lumbosacral trunk	Sk	피부 Skin
OI	속폐쇄근 Obturator internus	SN	엉치신경 Sacral nerves
P	전립샘 Prostate	Sy	두덩결합 Pubic symphysis
Pam	덩굴정맥얼기 Pampiniform plexus	T	고환 Testis
PP	전립샘정맥얼기 Prostatic venous plexus	U	요도 Urethra
Pec	두덩근 Pectineus	UB	방광 Urinary bladder

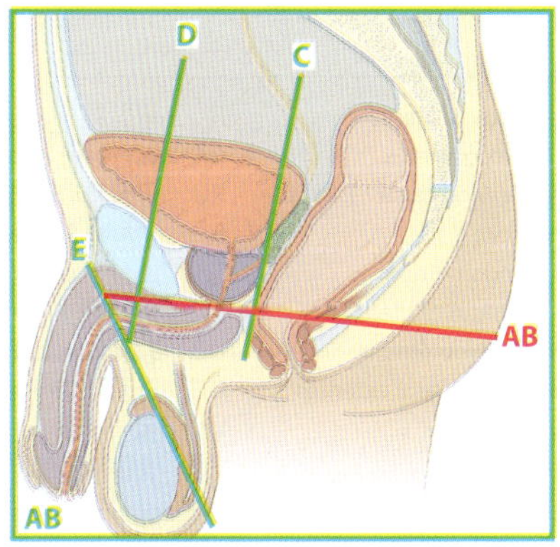

이 페이지 사진의 절단면
671페이지 사진의 절단면

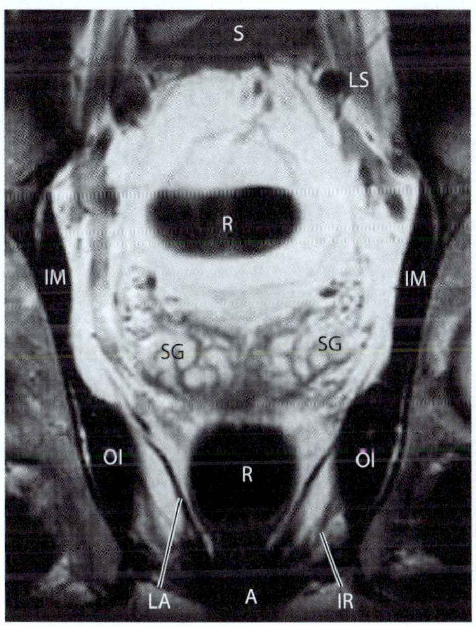

(C) 관상면 자기공명영상(Coronal MRI)

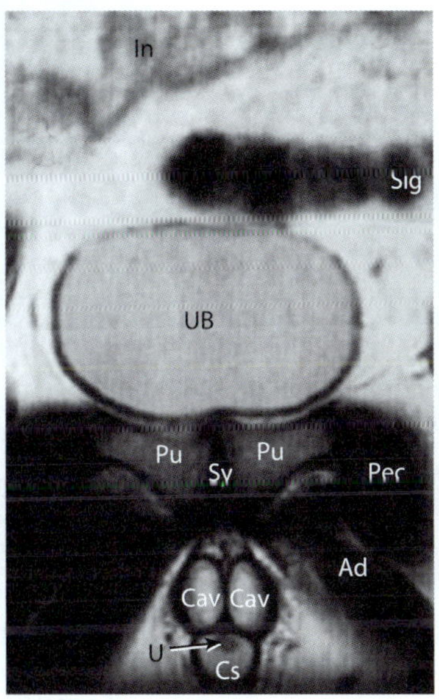

(D) 관상면 자기공명영상(Coronal MRI)

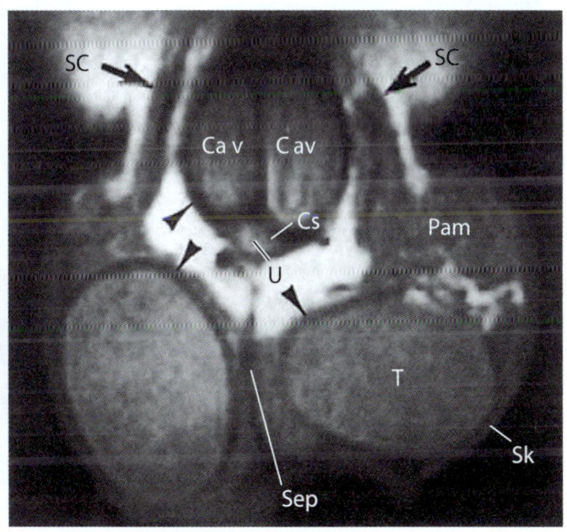

(E) 관상단면, *화살표머리*, 음경해면체(corpus cavernosum)와 고환(testis)의 백색막(tunica albuginea)

그림 6.72. 남성 골반의 자기공명영상(MRI).

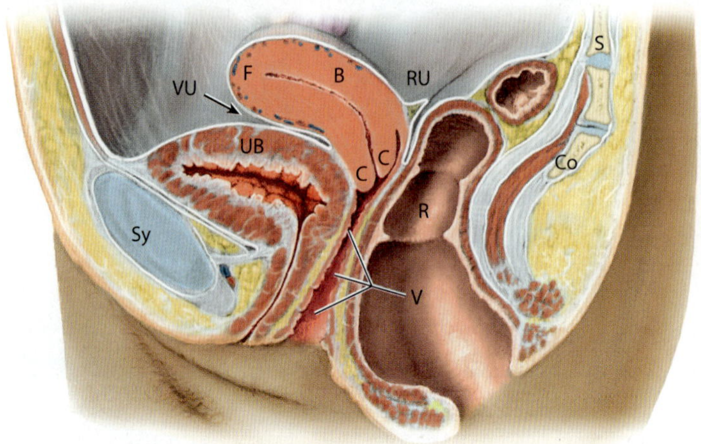

(A) 정중 해부 단면

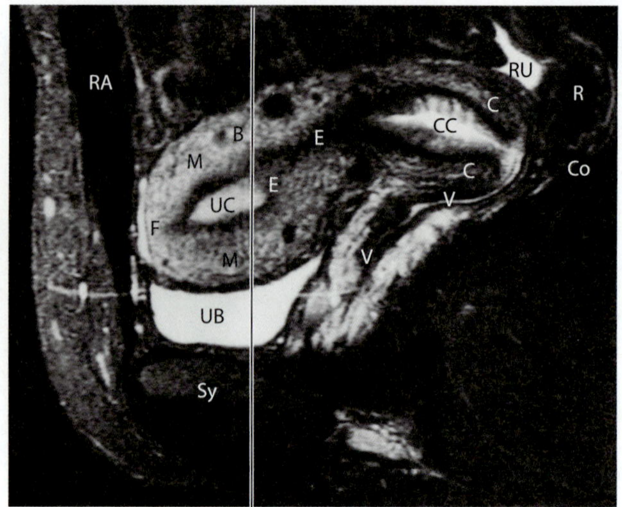

(B) 정중면 자기공명영상 (Median MRI) ← 관상절단 절단면(아래)

B	자궁몸통 Body of uterus	R	곧창자 Rectum
C	자궁목 Cervix of uterus	RA	배곧은근 Rectus abdominis
CC	자궁목관 Cervical canal	RU	곧창자자궁오목 Recto-uterine pouch
Co	꼬리뼈 Coccyx	S	엉치뼈 Sacrum
E	자궁속막 Endometrium	SB	소장 Small intestine (bowel)
F	자궁바닥 Fundus of uterus	Sy	두덩결합 Pubic symphysis
M	자궁근육층 Myometrium	UB	방광 Urinary bladder
Oe	바깥폐쇄근 Obturator externus	UC	자궁안 Uterine cavity
Ov	난소 Ovary	V	질 Vagina
PB	두덩뼈 Pubic bone	VU	방광자궁오목 Vesico-uterine pouch

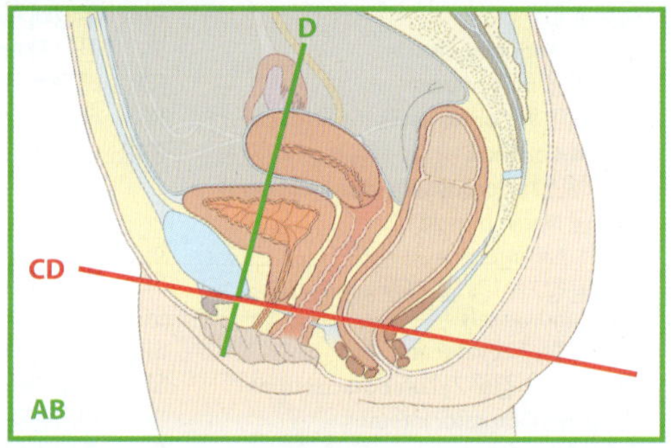

이 페이지 사진의 절단면
다음 페이지 사진의 절단면

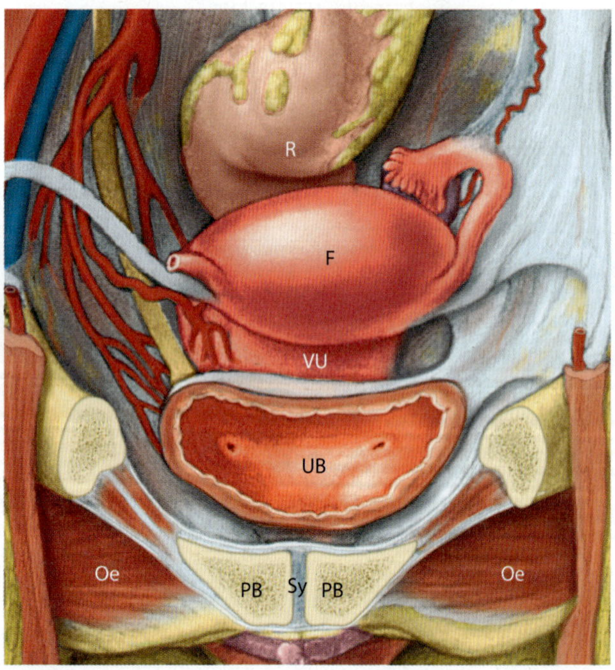

(C) 앞면, 해부

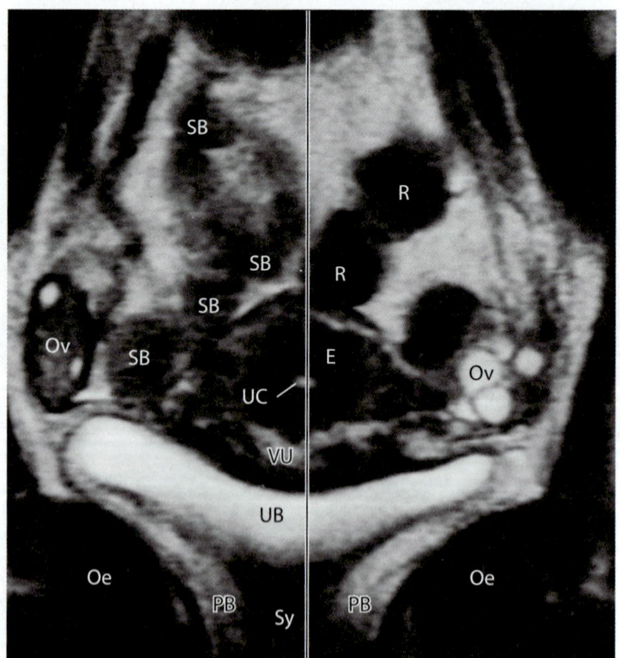

(D) 관상면 자기공명영상 (Coronal MRI) ← 관상절단 절단면(위)

그림 6.73. 여성 골반의 자기공명영상(MRI).

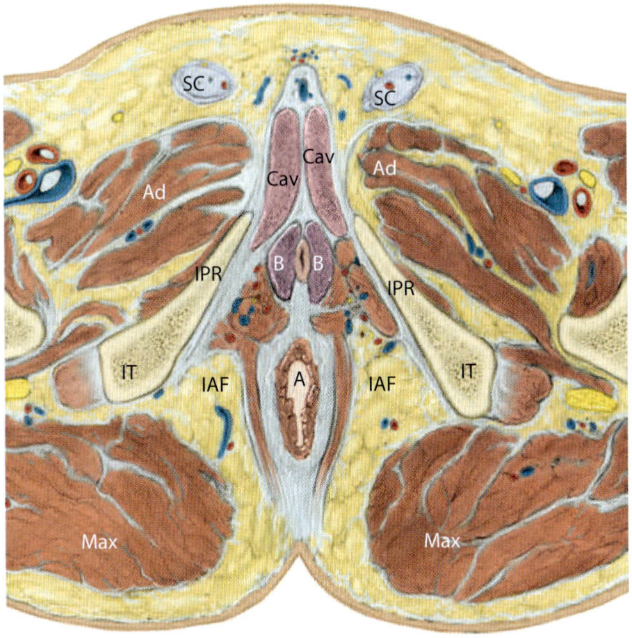

(A) 해부 가로 단면, 남성 샅

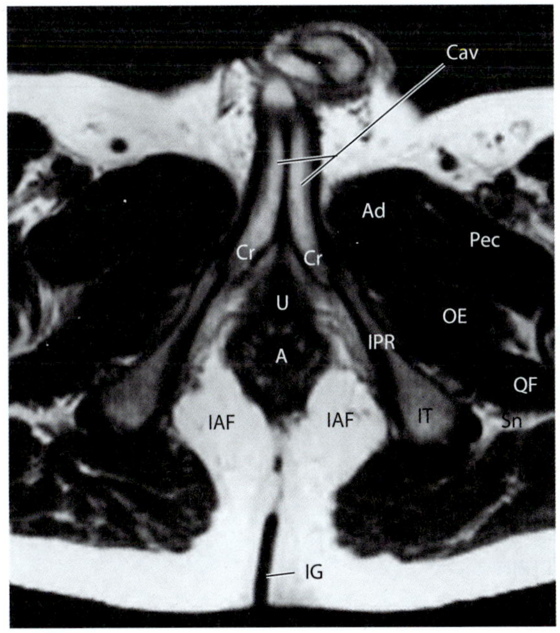

(B) 가로 자기공명영상(Transverse MRI), 남성 샅

A/AC	항문관 Anal canal	IPR	궁둥두덩가지 Ischiopubic ramus	PR	두덩곧창자근 Puborectalis
Ad	모음근 Adductor muscles	IT	궁둥뼈결절 Ischial tuberosity	QF	넙다리네모근 Quadratus femoris
B	음경망울 Bulb of penis	LM	대음순 Labia majora	SC	정삭 Spermatic cord
Cav	음경해면체 Corpus cavernosum	Max	큰볼기근 Gluteus maximus	Sn	궁둥신경 Sciatic nerve
CC	음핵다리 Crus of clitoris	OE	바깥폐쇄근 Obturator externus	U/Ur	요도 Urethra
Cr	음경다리 Curs penis	OI	속폐쇄근 Obturator internus	V	질 Vagina
IAF	궁둥항문오목 Ischio-anal fossa	Pec	두덩근 Pectineus	VE	질어귀 Vestibule of vagina
IG	볼기사이틈새 Intergluteal cleft	Pm	샅막 Perineal membrane		

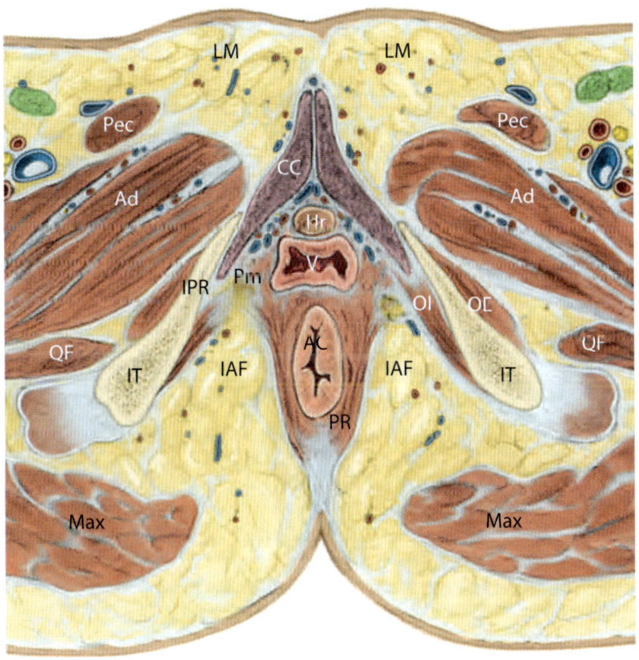

(C) 해부 가로 단면, 여성 샅

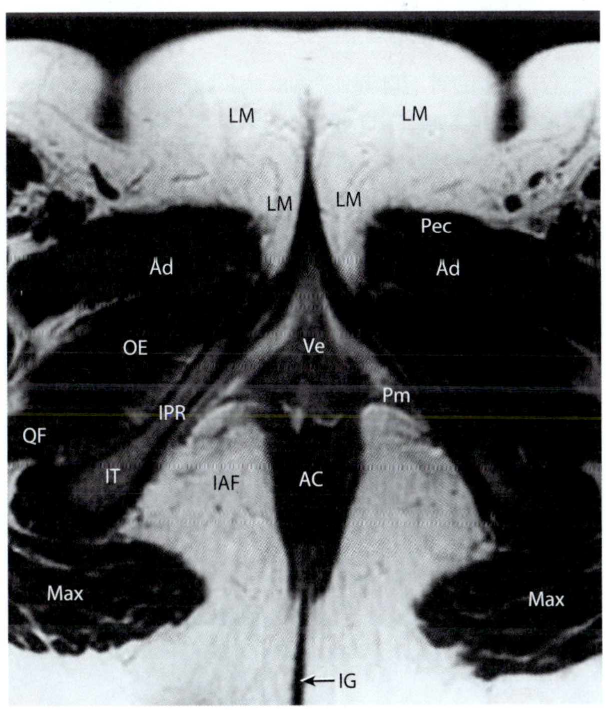

(D) 가로 자기공명영상(Transverse MRI), 여성 샅

그림 6.74. 남성과 여성 샅(회음)의 자기공명영상(MRI).

7

다리
Lower Limb

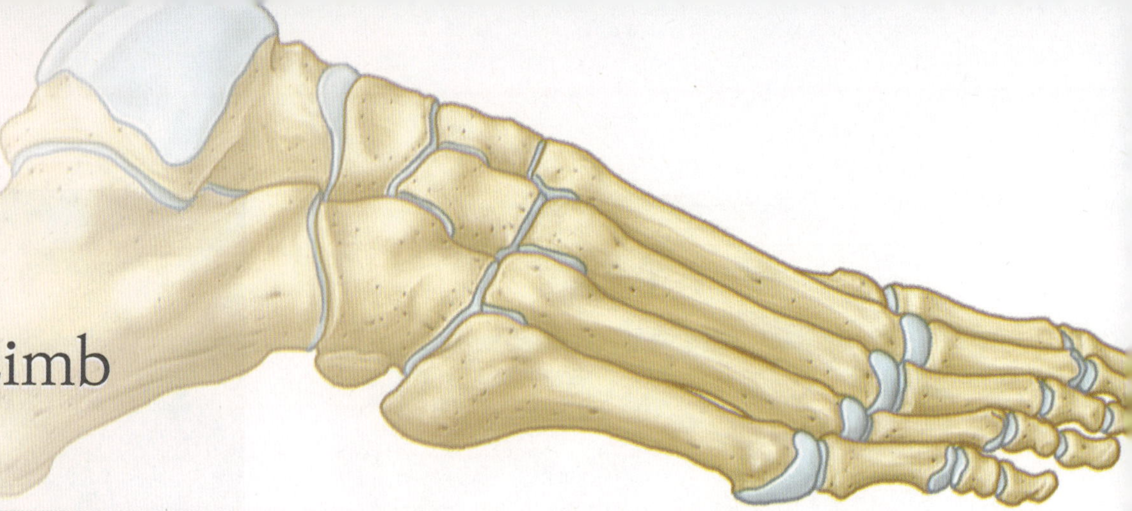

단국대학교 의과대학 해부학교실 **김 명 주**

임상적용 아이콘

해부학적 변이 | 진단과정 | 인체 발달과정 | 수술과정 | 외상 | 병리학

다리의 개요(Overview of Lower Limb)

다리(하지, extremities)는 몸통(체, trunk)에서 연장된 구조물로 한 곳에서 다른 곳으로 몸을 이동(*locomotion*)할 때, 체중을 지탱하고, 균형을 유지하게 한다.

다리는 크게 6개 부위로 나눈다(그림 7.1):

1. **볼기부위**(둔부, **gluteal region**; 그리스어로 *gloutos*)는 몸통에서 다리로 이어지는 부위로 뒤로 둥글게 튀어나온 **볼기**(궁둥이, **buttock**; 라틴어로 *nates*, *clunes*)와 가쪽에서 엉덩관절(고관절, hip joint)과 넙다리뼈의 큰돌기(greater trochanter)를 덮는 상대적으로 덜 튀어나온 **엉덩부위(hip region**; 라틴어로 *regio coxae*)의 두 부분을 포함한다. 일반용어인 '엉덩이 너비(width of the hips)'는 양쪽 큰돌기(greater trochanter) 사이의 거리를 일컫는다. 볼기부위의 경계는 위로는 엉덩뼈능선(iliac crest), 안쪽으로는 볼기사이틈새(*intergluteal cleft*, *natal cleft*)이며, 아래로는 볼기아래 형성된 피부주름인 **볼기주름(gluteal fold**; 라틴어로 *sulcus glutealis*)이다. 다리이음뼈(pelvic girdle)에 붙는 볼기근육(gluteal muscle)이 이 부위의 대부분을 구성한다.
2. **넓적다리부위**(대퇴부, **femoral region**, thigh)는 몸쪽에서 볼기부위, 배부위(abdominal region), 샅부위(perineal region), 먼쪽에서 무릎부위(knee region)를 경계로 하는 다리부위이다. 이 부위는 넙다리뼈(대퇴골, *femur*) 대부분을 포함한다. 몸통에서 다리로의 이행은 **고샅부위**(서혜부, *inguinal region* 또는 *groin*)에서 갑자기 이뤄진다. 여기서 배부위, 샅부위, 넓적다리부위가 구분되는데, 앞은 **고샅인대**(서혜인대, *inguinal ligament*), 안쪽은 다리이음뼈를 이루는 **볼기뼈**(관골, *hip bone*)의 궁둥두덩가지(ischiopubic ramus)가 그 경계를 이룬다. 뒤루는 볼기주름(gluteal fold)이 볼기부위와 넓적다리부위를 구분한다(그림 7.49A 참조).
3. **무릎부위**(슬, **knee region**; 라틴어로 *regio genus*)는 무릎관절(knee joint)뿐 아니라, 이 관절을 이루는 먼쪽넙다리뼈 관절융기(condyle)와 몸쪽정강뼈, 종아리뼈머리, **무릎뼈**(슬개골, *patella*, knee cap, 먼쪽넙다리뼈 끝의 앞에 놓임)를 포함한다. **무릎뒤부위(posterior region of the knee**; 라틴어로 *poples*)는 경계가 뚜렷하고, 지방이 차 있는 공간으로, 신경과 혈관이 지나는 **다리오금**(슬와, *popliteal fossa*)이 있다.
4. **종아리부위**(하퇴, **leg region**; 라틴어로 *regio cruris*)는 무릎과 좁은 종아리의 먼쪽부분 사이로 **정강뼈**(*tibia*, shin bone)와 **종아리뼈**(*fibula*, calf bone)의 대부분을 포함한다. **종아리(leg**; 라틴어로 *crus*)는 무릎과 발을 잇는 부분이지만, 일반인은 종종 다리를 "종

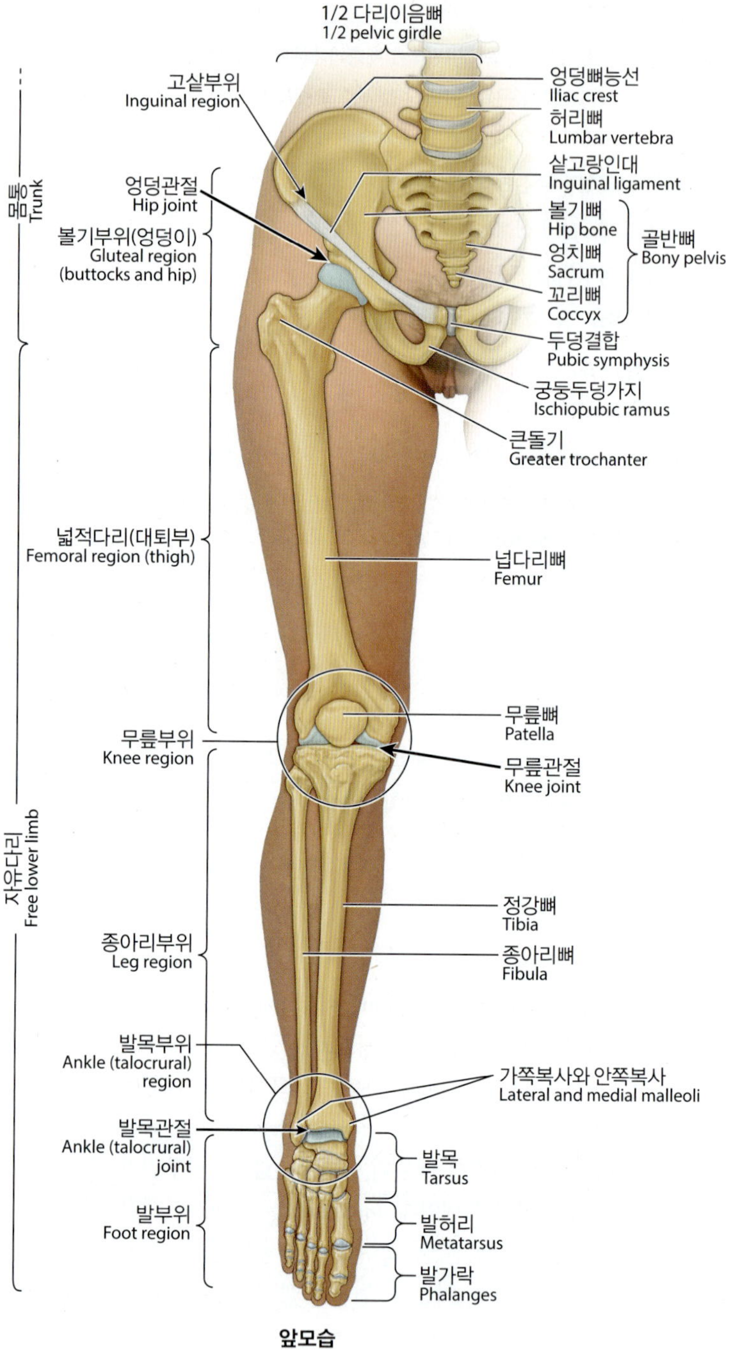

그림 7.1. 다리의 부위와 뼈.

아리"라 잘못 말하기도 한다.

5. 발목(*ankle*; 라틴어로 *tarsus*) 또는 **발목부위(talocrural region**; 라틴어로 *regio talocruralis*)는 발목관절(ankle joint, talocrural joint) 양쪽에 있는 융기인 가쪽복사(lateral malleolus)와 안쪽복사(medial malleolus)를 포함한다.
6. 발(*foot*; 라틴어로 *pes*) 또는 **발부위(foot region**; 라틴어로 *legio pedis*)는 다리의 먼쪽부분으로 발목(족근, *tarsus*), 발허리(중족, *metatarsus*), 발가락(족지, *phalanges*)으로 이루어진다. **발가락(toe)**은 **digit of foot**을 같은 영어 표현으로 쓴다. 엄지손가락(thumb)처럼 **엄지발가락(great toe**; 라틴어로 *hallux*)만 **발가락뼈**(지골, *phalanges*)가 2개이며, 다른 발가락들은 3개의 발가락뼈를 갖는다.

다리의 발생(Development of Lower Limb)

다리의 발생은 그림 7.2에서 그림과 설명으로 팔의 발생과 비교하였다. 다리의 발생은 팔의 발생보다 약 한 주 정도 늦게 시작하지만, 팔의 발생과 비슷하다. 발생 5주에 몸통의 L2–S2 척수분절 가쪽에서 **다리싹**(하지뢰, **lower limb bud**)이 나오기 시작한다[팔싹(상지뢰, upper limb bud)보다 그 바닥(base)이 넓음; 그림 7.2A]. 팔다리 모두 처음에는 엄지손가락과 엄지발가락이 위를 향하고 손바닥(palm)과 발바닥(sole)은 앞을 향한 상태로 몸통에서 뻗어 나온다. 발생이 진행되면 팔다리는 각각의 긴축(long axis)을 중심으로 회전하는데 서로 반대방향으로 돈다(그림 7.2B~D).

다리의 안쪽돌림(medial rotation)과 영구적 엎침(pronation)이 다음의 움직임들이 어떻게 일어나는지 알려준다.

- 무릎은 그 위의 다른 관절들과 달리 앞으로 펴지고 뒤로 굽혀지는데, 무릎아래 관절들도 이런 움직임을 한다[예: 발가락의 발가락뼈사이관절(족지절간 관절, interphalangeal joint)].
- 해부학자세(anatomical position)에서 엄지발가락은 안쪽에 놓이지만(그림 7.2D), 손의 엄지손가락은 가쪽에 놓인다.
- 다리의 피부분절(dermatome)의 신경지배는 '이발소 회전 기둥 간판' 모양처럼 발달한다("다리의 피부신경분포" 참조).

다리의 꼬임과 회전은 출생 후에도 계속 진행된다(아기의 발은 모아 놓으면 박수치는 것처럼 발바닥과 발바닥이 마주보는 경향을 보인다). 이 발달과정은 걷기가 완전히 익숙해지면서 완성된다.

다리뼈(Bones of Lower Limb)

다리뼈대(inferior appendicular skeleton)는 기능적으로 다리이음뼈(하지대, pelvic girdle)와 자유다리뼈(bone of free lower limb)로 나눌 수 있다(그림 7.1). **다리이음뼈(pelvic girdle)**는 엉치뼈(천골, sacrum)와 오른·왼볼기뼈, 그리고 앞은 두덩결합(치골결합, pubic symphysis)에 의해 이뤄진 뼈고리(bony ring)이다.

다리이음뼈는 자유다리뼈를 몸통뼈대(axial skeleton)에 이어주며, 엉치뼈(sacrum)는 다리이음뼈와 몸통뼈대의 공통부분이다. 다리이음뼈는 또한 몸통(trunk)의 아랫부분을 형성하므로, 다리뿐 아니라 배(abdomen), 골반(pelvis), 샅(perineum)을 보호하고 지지하는 기능을 한다. **자유다리뼈**(*bones of the free lower limb*)는 다리 안에 놓이며, 그 다리의 부분이 된다.

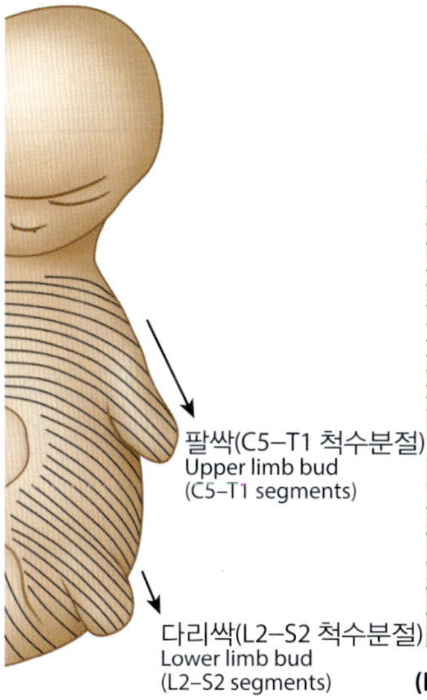

(A) 배쪽(앞) 모습

발생초기에 몸통은 해당 척수분절의 지배를 받는 체절(metamere)로 나누어져 있다. 발생 4주에 몸통의 앞가쪽벽에 있는 C5–T1 척수분절에서 팔싹이 올라오기 시작한다. 그 다음 다른 계통과 마찬가지로 머리에서 꼬리쪽으로 발생이 진행되면서 대략 발생 5주에 다리싹이 보이기 시작한다. 다리싹은 L2–S2 척수분절에서 그 밑동(base)이 넓어진 모양을 취하며 가쪽으로 뻗어 나온다.

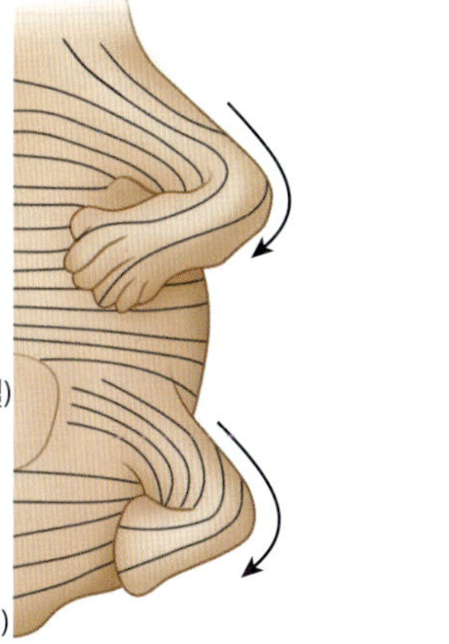

(B) 배쪽(앞) 모습

팔다리싹의 먼끝이 노(paddle) 모양의 판으로 변하면서 머리꼬리축(craniocaudal axis) 방향으로 길어진다. 초기에 손바닥과 발바닥은 앞을 향해 있고 엄지손가락과 엄지발가락은 위를 향해 있다. 긴뼈의 원기(precursor) 사이에 틈이 생기면서 굽이(flexure)가 일어난다(E 참조). 처음에는 팔다리가 앞으로 굽어지면서 팔굽과 무릎은 가쪽으로 향하게 되고 손바닥과 발바닥은 안쪽(몸통쪽)을 향한다.

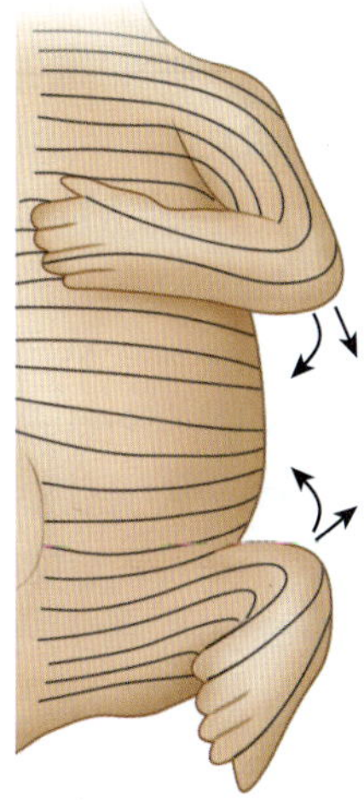

(C) 배쪽(앞) 모습

발생 7주 끝에 팔다리의 몸쪽부분이 긴축(long axis)을 기준으로 90° 회전하지만, 각각 서로 반대방향으로 회전해 팔꿉은 꼬리쪽을 향하고 무릎은 머리쪽을 향하게 된다.

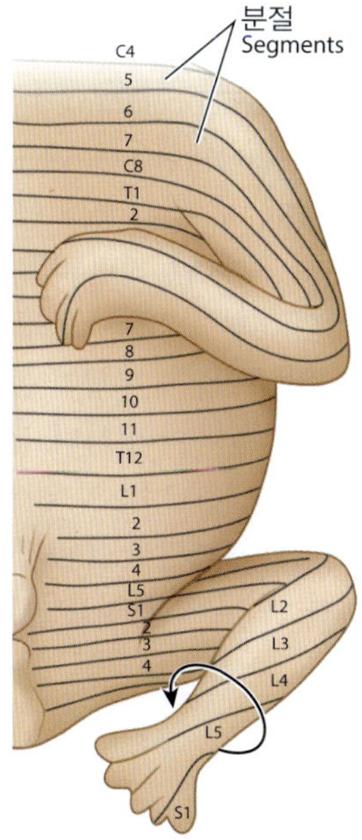

(D) 배쪽(앞) 모습

다리에서 몸쪽부분의 회전은 종아리(leg)의 영구적인 엎침(pronation)을 동반하여 발의 엄지발가락이 안쪽에 위치하게 된다.

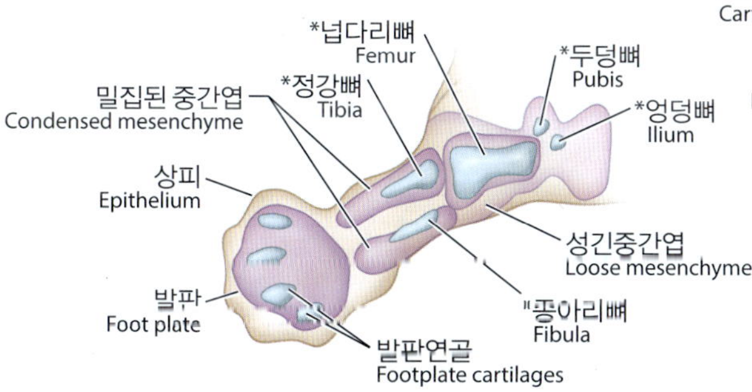

(E) 배쪽(앞) 모습

팔다리싹이 길어질 때 성긴중간엽(loose mesenchyme)이 팔다리싹의 중심에 모이면서 연골모형(cartilage model)이 생기게 된다. 팔다리싹의 먼끝이 노 모양의 판인 손판(수판, hand plate)과 발판(족판, foot plate)으로 발생하면서 머리꼬리축(craniocaudal axis) 방향으로 길어지게 된다. 긴뼈의 원기(precursor) 사이에 틈이 생기면서 굽이(flexure)가 일어나 나중에 팔꿉과 무릎이 된다.

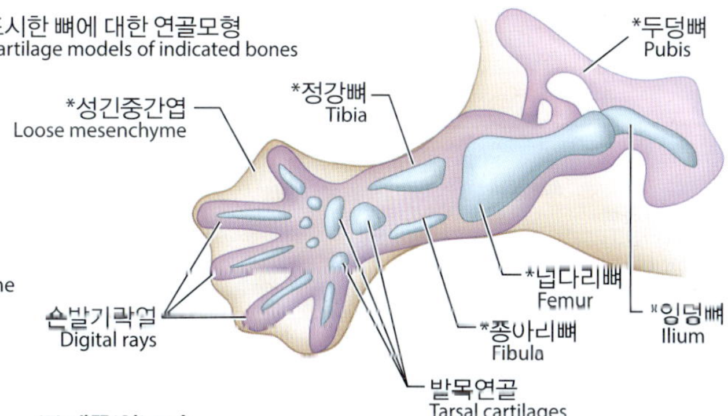

(F) 배쪽(앞) 모습

발생 7주에 나중에 발가락이 될 손발가락열(digital rays)이 나타나게 된다. 손발가락열 사이의 얇은 조직은 세포자멸사(apoptosis)의 과정을 거치게 되고, 이로 인해 파임(notch)이 뚜렷해지면서 물갈퀴손발가락(webbed finger and toe)을 형성하게 된다. 조직 탈락이 진행되면서 8주 말까지 개별 손(발)가락으로 나눠진다(Moore et al., 2016).

그림 7.2. 다리의 발생. A~D. 발생 4주와 5주 사이에 몸통 가쪽벽에서 팔다리싹이 나와 각각 팔과 다리로 발달한다. 팔과 다리는 이후 길어지며 굽혀지고, 서로 반대방향으로 회전한다. 분절성 신경지배(segmental innervation)는 팔다리의 늘어남과 회전을 반영해 피부분절(dermatome)로 남는다. **E와 F.** 뼈발생의 연골단계. 연골모델. 뼈가 발생 6주 말(**E**)과 7주 초(**F**)에 연골모형으로부터 발생되는 것을 보여준다.

7

다리뼈의 배열(Arrangement of Lower Limb Bones)

체중은 척주(vertebral column)에서 엉치엉덩관절(천장관절, *sacro-iliac joint*)을 통해 다리이음뼈(pelvic girdle)로 전달되고, 다리이음뼈에서 엉덩관절(hip joint)을 통해 넙다리뼈(femur; 라틴어로 *femora*)로 전해진다(그림 7.3A). 직립두발자세(erect bipedal posture)를 더 잘 지지하기 위해 넙다리뼈는 넓적다리(thigh)에서 아래안쪽으로 비스듬하게 놓여져, 섰을 때 무릎이 몸통(trunk) 바로 아래에 인접하게 놓이고, 무게중심은 종아리(하퇴, leg)와 발을 지탱하는 수직선상에 놓인다(그림 7.1, 7.3과 7.4). 이 넙다리뼈의 비스듬한 위치를 팔다리 사이에 몸통이 있는 네발동물(quadruped)과 비교해 보면, 네발동물에서 넙다리뼈는 수직이고, 무릎은 떨어져 있다(그림 7.3B).

여성의 넙다리뼈는 남자보다 더 비스듬히 놓이는데, 이는 여자의 골반 너비가 남자보다 더 크기 때문이다. 각 넙다리뼈는 먼끝(distal end)에서 무릎뼈(슬개골, patella), 정강뼈(경골, tibia)와 함께 무릎에서 관절한다. 체중은 무릎관절에서 정강뼈를 통해 발목관절(족관절, ankle joint)로 전달된다. 종아리뼈(비골, fibula)는 넙다리뼈와 관절하지 않으므로 체중을 실거나 전달하지 않는다. 종아리뼈의 역할은 근육이 붙는곳을 제공하고 발목관절을 이루는 것이다.

정강뼈로 전달된 체중은 발목에서 목말뼈(거골, *talus*)로 전달된다(그림 7.4). 목말뼈는 선 자세에서 체중이 발꿈치와 앞발 사이에 고루 분포하게 하며, 발에서 발목과 발목뼈로 이뤄진 세로발바닥활(longitudinal arch of foot)을 이루는 쐐기돌(keystone)이며, 유연하고 안정적으로 몸을 받치는 뼈받침이다.

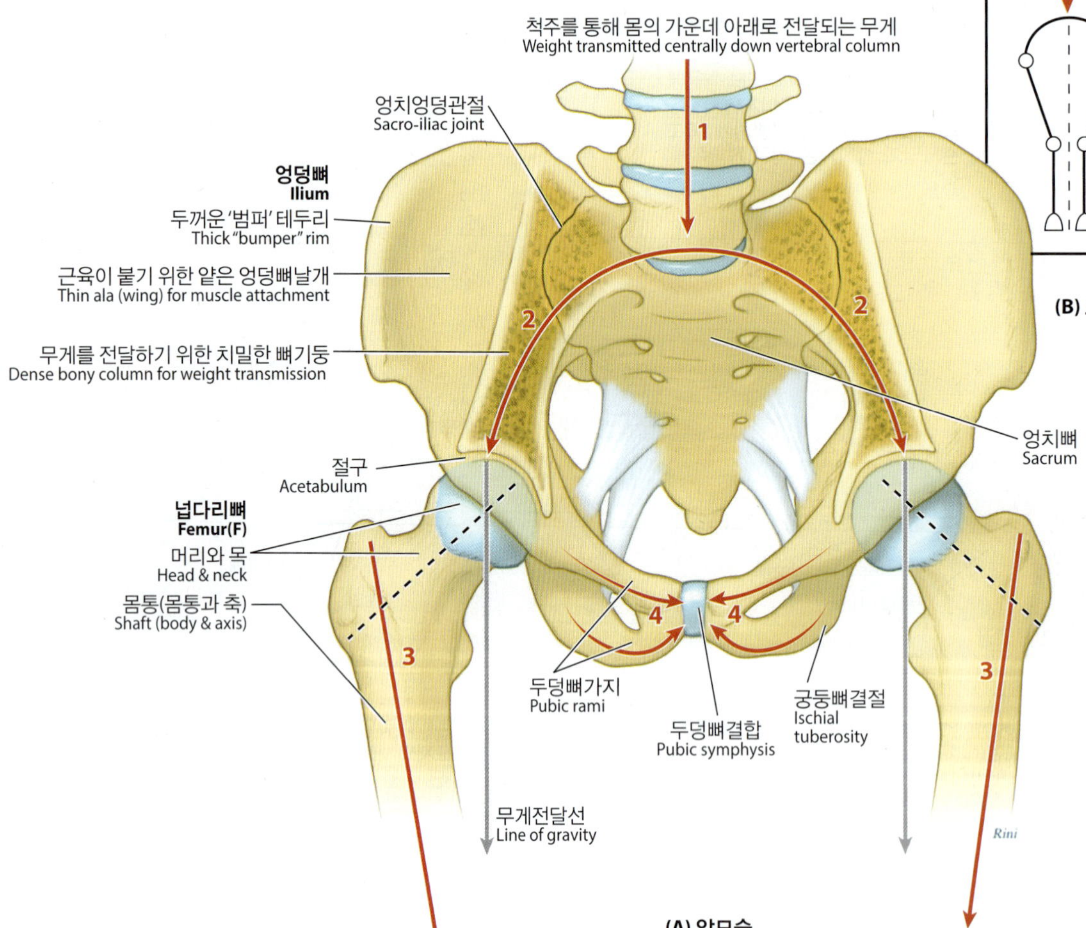

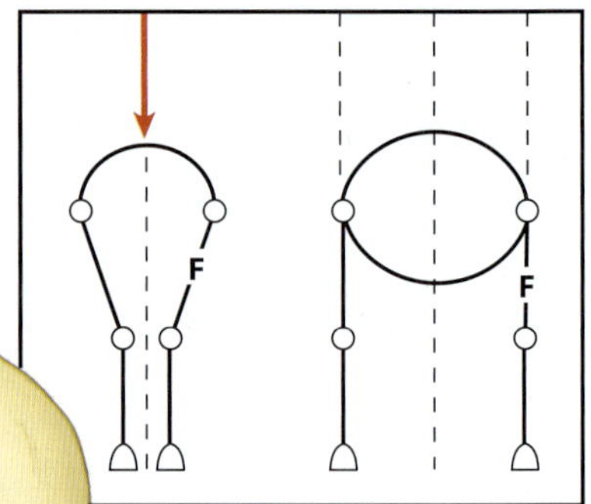

그림 7.3. 다리이음뼈(pelvic girdle)에 있는 관절들을 통한 체중 전달. A. 척주에서 다리로의 체중 전달. *(1)* 윗부분의 체중이 척주를 통해 몸의 중심으로 전달되며, *(2)* 엉치뼈와 양쪽 엉덩뼈가 만든 뼈활(bone arch)을 통해 가쪽으로 분산된다. *(3)* 엉덩뼈 두꺼운 부분에서는 양쪽 넙다리뼈로 체중을 전달한다. *(4)* 두덩뼈가지(public ramus)는 뼈활을 온전히 유지하는 '버팀목(strut)' 또는 '버팀대(brace)'의 역할을 한다. **B.** 두발보행과 네발동물에서의 다리뼈 배열. 두발보행과 네발동물에서의 다리뼈의 배열을 비교하였다. 넙다리뼈 중심축의 비스듬한 배치는 다리가 몸통 바로 아래에서 무게중심을 떠받쳐 더 효율적으로 두 발로 설 수 있으며, 걸을 때는 온몸의 체중이 번갈아가며 한쪽 다리에 실려 두발보행이 가능하다. 네발동물은 다리가 양쪽에서 몸통을 동시에 받쳐주면 되므로, 몸통에서 수직으로 다리가 뻗는다.

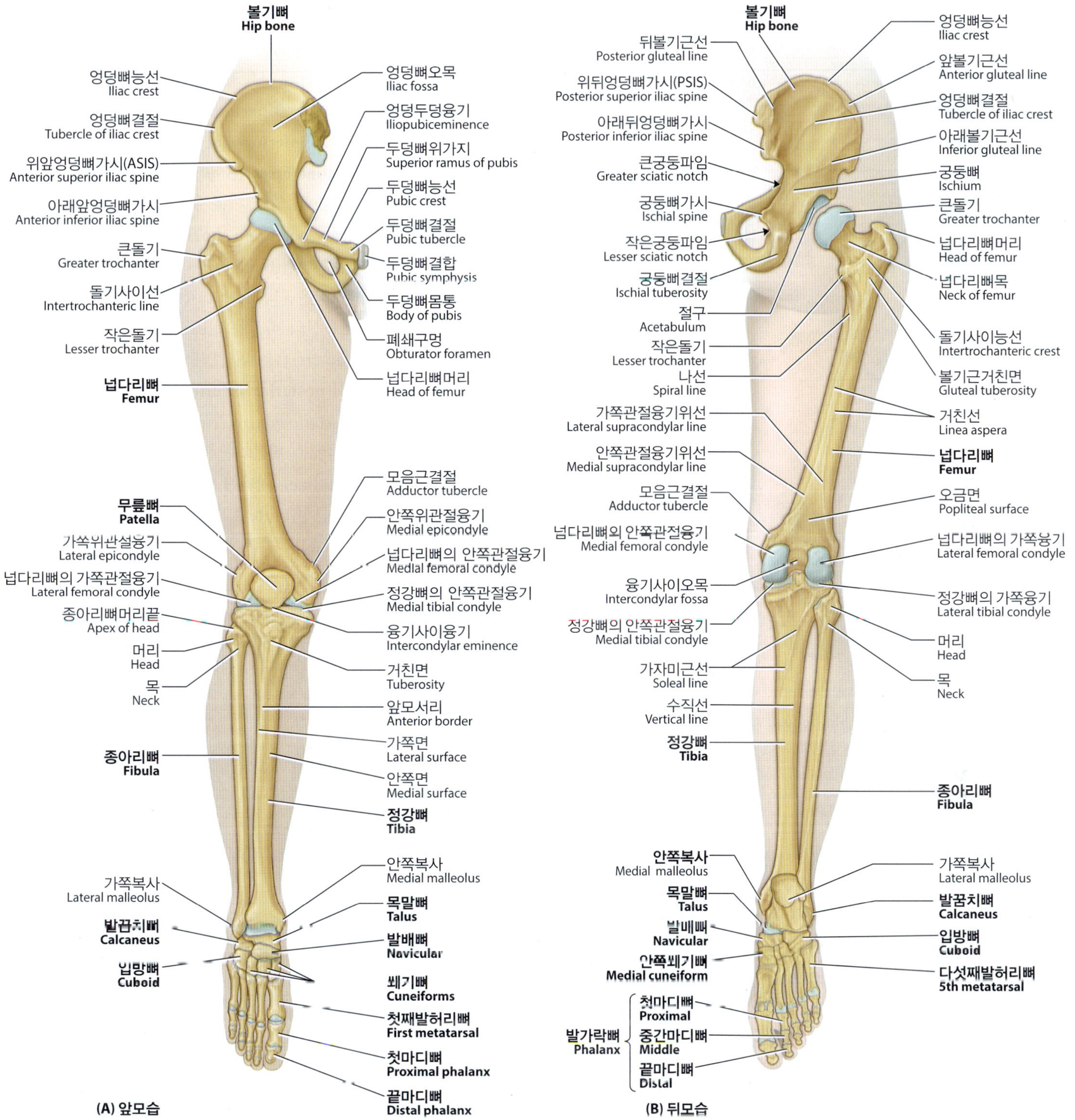

그림 7.4. 다리뼈(bones of lower limb). A와 B. 각 뼈와 뼈 구조물들을 확인한다. 발은 완전히 발바닥굽힘(plantarflexion)을 하였다. **(B)** 넙다리뼈머리가 관절하는 절구(관골구, acetabulum)가 보이도록 엉덩관절은 탈구시켰다.

볼기뼈(Hip Bone)

성숙한 **볼기뼈**(**관골, hip bone**; 라틴어로 *os coxae*)는 엉덩뼈(장골, *ilium*), 궁둥뼈(좌골, *ischium*), 두덩뼈(치골, *pubis*)의 세 개의 일차뼈들이 10대 말에 융합해 형성되는 크고 납작한 골반뼈이다. 이 세 개의 뼈들은 각각 일차뼈되기중심(primary ossification center)에서 형성된다; 5개의 이차뼈되기중심(secondary ossification center)은 나중에 나타난다.

출생 시, 3개의 일차뼈들은 유리연골(hyaline cartilage)로 서로 붙어 있으며, 소아가 되면 불완전뼈되기(incomplete ossification)가 이

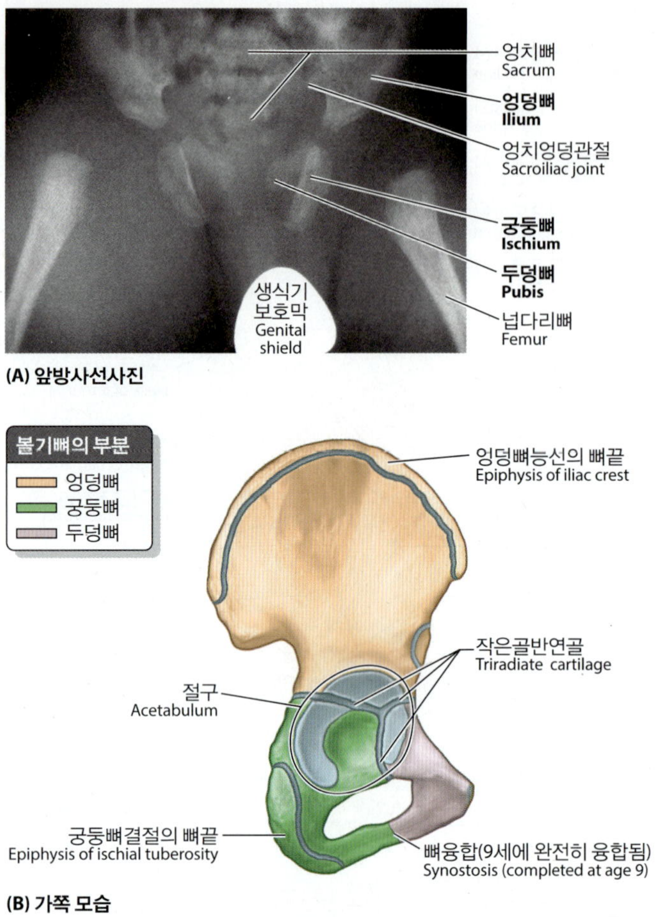

그림 7.5. 볼기뼈의 부분(parts of hip bones). A. 영아 엉덩이의 방사선사진. 이 방사선사진은 볼기뼈가 3부분(엉덩뼈, 궁둥뼈, 두덩뼈)으로 불완전 뼈되기임을 보여준다. **B.** 13세의 오른볼기뼈(right hip bone). Y자 모양의 작은골반연골(triradiate cartilage)이 관찰된다.

뤄진다(그림 7.5). 9세에 궁둥두덩가지(ischiopubic ramus)가 융합되기는 하지만, 사춘기(puberty)에도 여전히 세 뼈는 절구(관골구, acetabulum)에서 Y자 모양의 **작은골반연골(triradiate cartilage)**로 나눠져 있다(그림 7.5B). 15~17세에 뼈가 융합되기 시작해, 20~25세에 완전히 융합된다. 성인이 되면 세 뼈의 융합선은 거의 흔적조차 찾을 수 없다(그림 7.6). 비록 뼈는 완전하게 융합되지만, 볼기뼈의 세 부분을 기술하기 위해 성인에서도 그 이름들은 계속 사용한다.

볼기뼈/골반뼈(bony pelvis)의 안쪽면은 대부분 골반(pelvis)과 샅(perineum)의 구조와 기능(제6장, 골반과 샅) 또는 척주(vertebral column)와의 결합(union)(제2장, 등)과 관련이 많아 이들 장에서 더 자세하게 다뤘다. 다리의 구조와 기능은 볼기뼈의 가쪽면과 주로 관련되어 있어 이번 장에서는 이를 주로 기술한다.

엉덩뼈(Ilium)

엉덩뼈(장골, **ilium**)는 볼기뼈(관골, hip bone)의 가장 큰 부분으로 절구의 윗부분을 이룬다(그림 7.5B). 엉덩뼈는 체중 전달을 위한 두꺼운 안쪽부분과 뒤가쪽의 근육이 붙는 넓은 표면을 제공하는 얇은 부분인 **날개(alae**; 라틴어로 wings)로 이루어진다(그림 7.3).

엉덩뼈몸통(body of ilium)은 궁둥뼈, 두덩뼈와 함께 절구를 형성한다. 엉덩뼈 앞에는 다리의 근육과 힘줄이 붙는 두꺼운 **위앞엉덩뼈가시**(상전장골극, **anterior superior iliac spine**)와 **아래앞엉덩뼈가시**(하전장골극, **anterior inferior iliac spine**)가 있다(그림 7.6).

엉덩뼈능선(장골릉, **iliac crest**)은 위앞엉덩뼈가시(ASIS)에서 시작해 엉덩뼈날개(ala of ilium)의 두꺼운 위경계를 따라 뒤로 뻗어 **위뒤엉덩뼈가시**[상후장골극, **posterior superior iliac spine** (PSIS)]에서 끝난다. 엉덩뼈능선은 '범퍼(bumper)'처럼 보호하는 기능을 하며, 얇은 판 모양의 근육과 깊은근막(deep fascia)의 널힘줄이 부착하는 중요한 곳이다. 엉덩뼈능선의 바깥능선(external lip)의 융기인 **엉덩뼈결절(tubercle of iliac crest)**은 위앞엉덩뼈가시에서 5~6 cm 뒤에 놓인다. **위뒤엉덩뼈가시(posterior inferior iliac spine)**는 **큰궁둥파임**(대좌골절흔, *greater sciatic notch*) 위끝을 표시한다.

엉덩뼈날개의 가쪽면에는 뒤볼기근선(posterior gluteal line), 앞볼기근선(anterior gluteal line), 아래볼기근선(inferior gluteal line)의 3개의 거칠고 굽은 **볼기근선(gluteal lines)**이 있어, 3개의 큰볼기근(둔근, large gluteal muscle)의 몸쪽 붙는곳(proximal attachment)을 표시한다. 각 날개의 안쪽에는 크고 얕은 오목인 **엉덩뼈오목**(장골와, **iliac fossa**)이 있는데(그림 7.6B), 엉덩근(장골근; 라틴어로 iliacus muscle)의 몸쪽 붙는곳이다. 엉덩뼈오목 윗부분의 뼈는 얇고 투명한데 뼈엉성증(osteoporosis)이 있는 고령 여자에서 특히 두드러진다.

엉덩뼈 안쪽 뒤에는 거친 귀모양 관절면인 **귀모양면**(이상면, **auricular surface**; 라틴어로 *auricula*)이 있고, 그 위에 더 거친 **엉덩뼈거친면**(장골조면, **iliac tuberosity**)이 있어 엉치엉덩관절(sacroiliac joint)에서 엉치뼈(sacrum)의 해당 면과 윤활관절과 인대결합성관절(syndesmotic articulation)을 이룬다.

궁둥뼈(ischium)

궁둥뼈(좌골, **ischium**)는 볼기뼈(관골, hip bone)의 뒤아랫부분을 차지한다. **궁둥뼈몸통**(좌골체, **body of ischium**)의 윗부분은 엉덩뼈, 두덩뼈(pubis)와 함께 융합하며, 절구(acetabulum)의 뒤아랫면을 이룬다. **궁둥뼈가지**(좌골지, **ramus of ischium**)는 두덩뼈아래가지(치골하지, *inferior ramus of pubis*)와 만나 **궁둥두덩가지(ischiopubic ramus)**를 형성하며(그림 7.6A), 이 궁둥두덩가지는 **폐쇄구멍**(폐쇄공, *obturator foramen*)의 아래안쪽 경계가 된다. 궁둥뼈의 뒤모서리는 **큰궁둥파임(greater sciatic notch)**의 아래모서리에 해당한다. 크고, 세모꼴인 **궁둥뼈가시**(좌골극, **ischial spine**)는 큰궁둥파임의 아래모서리에서 인대가 붙는 장소이다. 이 예리한 경계가 큰궁둥파임과 그보다 아래의 더 작고 둥글고, 매끄러운 표면의 **작은궁둥파임(lesser sciatic notch)**을 구분한다. 작은궁둥파임은 뼈골반에서 시작된 근육들의 도르래(trochlea) 역할을 수행한다. 궁둥뼈몸통의 아래끝과 궁둥뼈가지가 만나는 곳에서 거칠게 튀어나온 큰 뼈결절이 **궁둥뼈결절(ischial tuberosity)**이다. 앉으면 체중이 궁둥뼈결절로 전

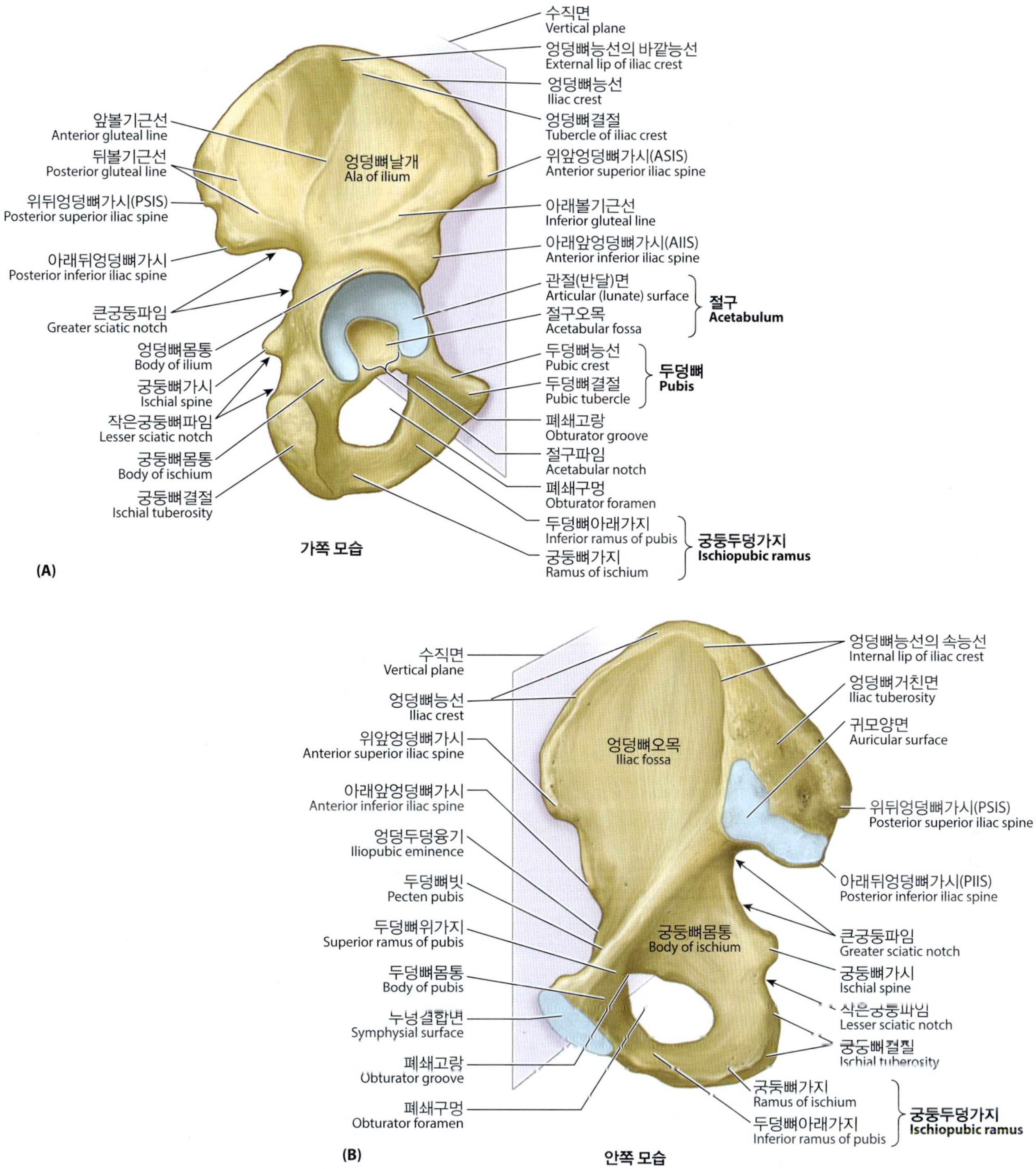

그림 7.6. 성인 오른볼기뼈의 해부학적 자세(anatomical position). 해부학적 자세에서 볼기뼈의 위앞엉덩뼈가시(ASIS)와 두덩뼈의 앞면은 같은 관상면(푸른색)에 놓인다. **A.** 가쪽면. 큰 볼기뼈는 가운데가 잘록하고 위아래의 끝이 확장된 형태이다. **B.** 안쪽면. 두덩뼈의 두덩결합면(symphysial surface)은 반대쪽 볼기뼈의 두덩결합면과 관절한다. 엉덩뼈의 귀모양면은 엉치뼈의 관절면과 관절해서 엉치엉덩관절(sacro-iliac joint)이 된다.

달되며, 넓적다리뒤칸(posterior compartment of thigh) 근육의 몸쪽 인대가 붙는곳이다.

두덩뼈(pubis)

두덩뼈(치골, **pubis**)는 볼기뼈의 앞안쪽부분으로 절구의 앞부분을 이루고, 넓적다리안쪽칸(medial compartment of thigh) 근육들의 몸쪽 붙는곳이다. 두덩뼈는 안쪽에 있는 납작한 **몸통(body)**과 가쪽으로 뻗은 2개의 가지인 **두덩뼈위가지**(치골상지, **superior ramus of pubis**)와 **두덩뼈아래가지**(치골하지, **inferior ramus of pubis**)로 되어 있다(그림 7.6).

두덩뼈몸통(치골체, body of pubis) 안쪽의 **두덩결합면(symphysial surface)**은 반대쪽 두덩뼈의 두덩결합면과 **두덩결합**(치골결합, *pubic symphysis*)으로 관절한다(그림 7.3A). 두덩결합의 앞위쪽 모서리에 **두덩뼈능선**(치골릉, **pubic crest**)이 있어, 배근육(abdominal miscle)이 여기에 붙는다.

두덩뼈능선 가쪽끝에 작게 튀어나온 **두덩뼈결절**(치골결절, **pubic tubercle**)은 고샅부위(inguinal region)의 중요한 지표(landmark) 중 하나이다(그림 7.6). 이 결절에 고샅인대(서혜인대)가 주로 붙어 간접적인 근육 부착장소이다. 두덩뼈위가지의 뒤모서리는 날카롭게 튀어나와 **두덩뼈빗**(치골근선, **pecten pubis**)이라 하며, 골반가장자리(pelvic brim) 일부를 구성한다(제6장, 골반과 샅 참조).

폐쇄구멍(obturator foramen)

폐쇄구멍(폐쇄공, **obturator foramen**)은 볼기뼈에 있는 큰 타원 또는 불규칙한 세모꼴의 구멍이다. 폐쇄구멍의 경계는 두덩뼈(치골, pubis)와 궁둥뼈, 그리고 그 가지들(rami)이다. 폐쇄신경과 혈관을 위한 작은 통로(**폐쇄관**, *obturator canal*)들을 제외하면, 폐쇄구멍은 얇고 강한 **폐쇄막**(*obturator membrane*)에 의해 막혀 있다. 폐쇄구멍은 그 자체로 뼈의 무게를 최소화하지만, 폐쇄막으로 막혀 있어 양쪽으로 근육이 붙는 넓은 면적도 제공한다.

절구(acetabulum)

절구(관골구, **acetabulum**)는 볼기뼈의 가쪽면에 있는 큰 컵 모양 또는 소켓 모양의 공간으로 넙다리뼈머리(대퇴골두, head of femur)와 함께 관절해 엉덩관절(고관절, hip joint)을 이룬다(그림 7.6A). 볼기뼈가 되는 3개의 일차뼈들이 절구를 이룬다(그림 7.5).

절구의 가장자리는 **절구파임**(관골구절흔, **acetabular notch**)이 아래에 있어 불완전하며, 이 파임은 오목(fossa)을 테두리의 한 부분이 나간 컵과 닮게 만든다(그림 7.6A). 절구파임에서 위로 뻗은 절구 바닥의 오목이 **절구오목**(관골구와, **acetabular fossa**)이다. 절구파임과 절구오목은 넙다리뼈머리와 관절하는 매끄러운 **절구반달면(lunate surface of acetabulum)**에도 파임을 만든다.

볼기뼈의 해부학자세(anatomical position of hip bone)

볼기뼈의 면(surface), 모서리(border), 관절은 몸의 해부학자세(*anatomical position*)를 가정하여 기술한다. 분리된 볼기뼈나 골반뼈는 해부학자세에 따라 다음과 같이 놓는다.

- 위앞엉덩뼈가시(ASIS)와 두덩뼈의 앞위면은 같은 관상면에 놓는다.
- 두덩뼈의 두덩결합면은 수직으로, 정중면에 평행하게 놓는다(그림 7.6).

해부학자세에서,

- 절구(acetabulum)는 아래가쪽, 절구파임(acetabular notch)은 바로 아래를 향한다.
- 폐쇄구멍(obturator foramen)은 절구의 아래안쪽에 놓는다.
- 두덩뼈몸통(body of pubis)의 안쪽면은 거의 위를 향한다[방광(urinary bladder)이 놓이는 바닥(floor)이 된다].
- 위골반문(pelvic inlet)은 수평보다 수직에 더 가깝게 둔다; 앞뒤쪽에서 보면, 꼬리뼈(미골, coccyx) 끝은 중앙에 가깝게 놓인다(그림 7.3).

넙다리뼈(Femur)

넙다리뼈(대퇴골, **femur**)는 몸에서 가장 무겁고 긴 뼈이다. 서 있을 때 볼기뼈에서 정강뼈로 체중을 선달한나(그림 7.4). 넙다리뼈의 길이는 보통 사람 키의 1/4에 해당한다. 넙다리뼈는 **몸통(shaft)**, 2개의 몸쪽끝(proximal or superior end)과 먼쪽끝(distal or inferior end)으로 되어 있다(그림 7.7).

넙다리뼈의 위(몸쪽)끝은 머리(head), 목(neck), 2개의 돌기(trochanter, 큰돌기와 작은돌기)로 되어 있다. 둥근 **넙다리뼈머리**(대퇴골두, **head of femur**)는 구(sphere)의 2/3를 이루며, 안쪽의 홈인 **넙다리뼈머리오목**(대퇴골두와, **fovea for ligament of head**) 외에는, 관절연골(articular cartilage)이 덮는다. 초기에 인대는 넙다리뼈머리의 뼈끝(epiphysis)을 공급하는 동맥의 통로 역할을 한다. **넙다리뼈목**(대퇴골경, **neck of femur**)은 좁은 쪽이 머리와 연결되고 넓은 쪽은 몸통과 연결되는 마름모꼴이다. 넙다리뼈목의 평균 지름은 넙다리뼈머리의 3/4에 해당한다.

몸쪽 넙다리뼈는 L자 모양으로 구부러져 있어, 머리와 목의 긴 축은 비스듬한 몸통의 축이 만나는 각에서 위안쪽으로 뻗는다(그림 7.7A, B). 이 둔각의 **경사도(angle of inclination)**는 출생 시에 최고였다가(거의 직선) 점차 줄어(점점 예각) 성인각(115~140°, 평균 126°)에서 멈춘다(그림 7.7C~E).

여성에서 경사도는 더 작은데, 양쪽 절구 사이의 너비가 크고(더 넓고 작은 골반이므로) 넙다리뼈몸통의 경사도가 더 크기 때문이다. 경사도가 증가할수록 엉덩관절에서의 움직임도 증가하는데, 이는 기본자세에서 머리와 목이 절구에 더 수직으로 놓이기 때문이다. 넙다리의 벌림근육(abductor muscle)과 돌림근육(rotator muscle)은 주로 경사의 끝에 해당하는 큰돌기(대전자, *greater trochanter*)에 붙어 있어, 수직보다 더 가쪽으로 향한 지렛대(L자의 짧은 변)를 잡아당길 수 있다. 이는 벌림근육과 돌림근육의 지렛대 힘작용(leverage)을 증가시키며, 상당한 양의 넓적다리 벌림근육이 넙다리뼈의 가쪽 대신 넙다리뼈 위인 볼기부위에 위치하게 해서, 비어 있는 넙다리뼈 가쪽면은 무릎의 폄근육(extensor muscle)이 붙게 더 넓은 면적을 제공한다.

경사도는 또한 넙다리뼈몸통이 넙다리에서 비스듬히 놓여, 이전에 설명한 것처럼, 무릎이 몸통에 인접한 바로 아래에 놓이게 한다. 이런 모든 요소는 두발보행(bipedal walking)에는 장점이지만, 넙다

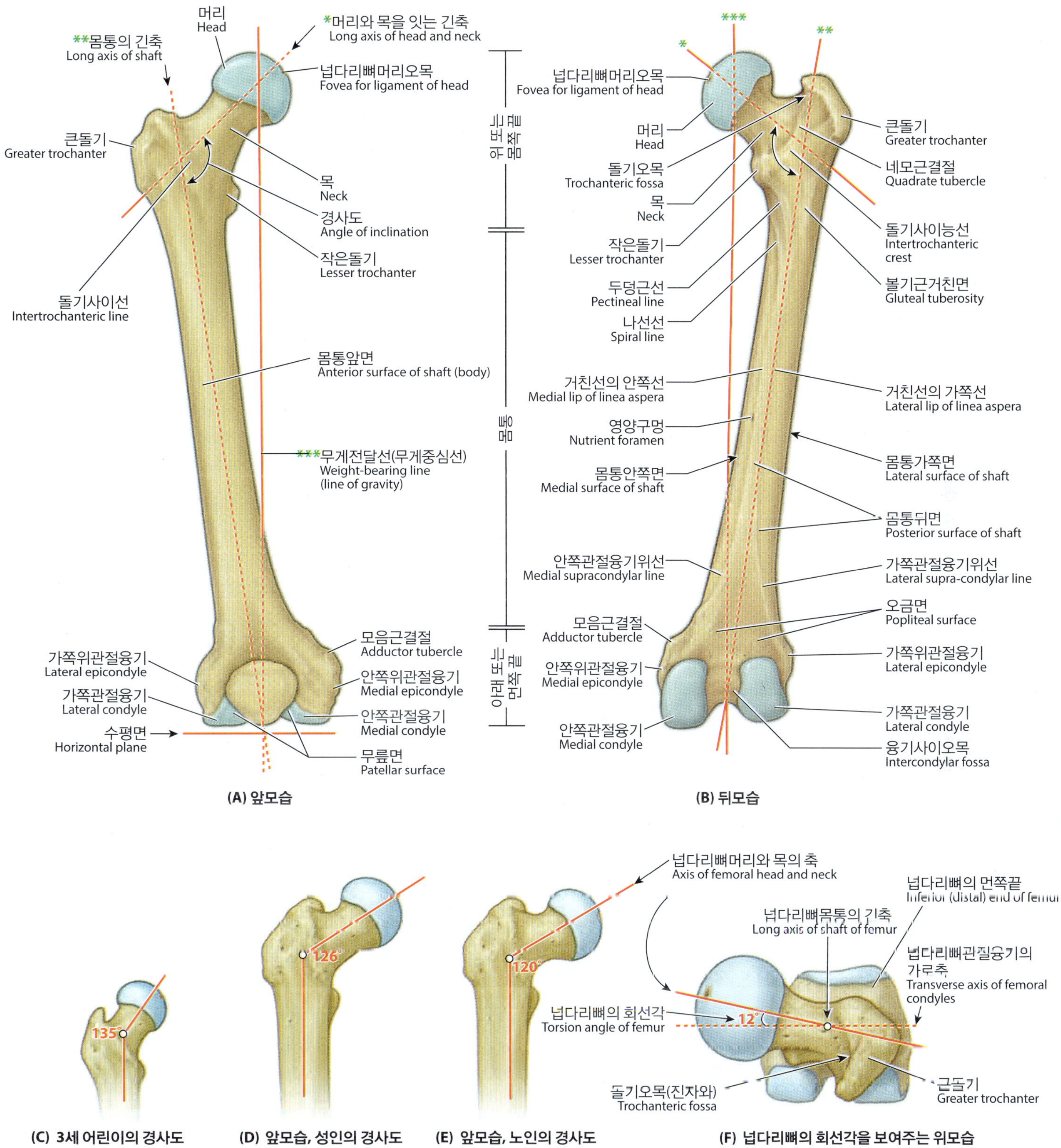

그림 7.7. 오른넙다리뼈. A와 B. 성인 넙다리뼈의 특징. 넙다리뼈는 기능적, 형태학적으로 위아래 끝부분과 그 사이 원통형 몸통으로 몹시 간략하게 구성된다. **C~E.** 경사도. 넙다리뼈는 구부러져 있어서 머리와 목을 잇는 긴축과 몸통축 사이에 각(경사도, angle of inclination)이 존재한다. 묵직한 넙다리뼈 관절융기(condyle)를 수평면에 놓으면, 둥근 넙다리뼈머리중심(center of femoral head)이 융기사이오목 바로 위에 놓이는 비스듬한 해부학자세를 취하게 된다. 뼈질량이 감소할 때, 더 큰 스트레스가 한 번에 초래되어 경사도는 나이가 들수록 더 줄어든다(더 예각이 됨). **F.** 비틀림각. 넙다리뼈를 넙다리뼈몸통의 긴축을 따라 보면, 넙다리뼈 몸쪽끝(proxial end)과 먼쪽끝(distal end)이 중첩되고, 넙다리뼈 머리와 목을 잇는 축이 관절융기의 가로축과 약 12° 틀어져 있는 것을 볼 수 있다(비틀림각, angle of torsion).

리뼈목에 상당한 긴장을 더한다. 결론적으로, 뼈엉성증(osteoporosis: 뼈밀도의 병적 감소) 때문에 넙다리뼈목이 약한 노인들은 약간 휘청거리기만 해도 쉽게 넙다리뼈목 골절이 발생한다.

발생 동안에 일어나는 넙다리뼈의 비틀림(torsion)은 위끝의 넙다리뼈머리와 목을 잇는 긴축(long axis)이 넙다리아래끝의 양쪽 관절융기(condyle)를 잇는 가로축(transverse axis)과 평행을 이루지 않게 한다. 넙다리뼈를 위에서 보면(몸통의 긴축을 따라 보게 됨) 2개의 축이 명확히 각을 이루는데, 이를 **비틀림각**(회선각, **torsion angle, angle of declination**)이라 하며, 그 평균값은 남성이 7°이고, 여성은 12°이다. 경사도와 함께 비틀림각은 절구 안에 있는 넙다리뼈머리의 회전운동을 굽힘(flexion), 폄(extension), 벌림(abduction), 모음(adduction), 휘돌림(circumduction)으로 바꾸어 준다.

넙다리뼈목이 몸통과 만나는 곳에 2개의 크고 뭉툭하게 솟은 돌기(trochanter)가 있다(그림 7.7A, B, F). 안쪽에 위치한 둥근 원뿔 모양의 **작은돌기**(소전자, **lesser trochanter**)는 넙다리뼈목과 몸통이 만나는 곳의 뒤안쪽 부분에서 안쪽으로 뻗어 넓적다리의 주요 굽힘근육인 엉덩허리근(장요근, iliopsoas muscle)의 붙는곳을 제공한다.

크고 가쪽에 위치한 **큰돌기**(대전자, **greater trochanter**)는 목과 몸통이 만나는 곳에서 위와 뒤로 튀어나온 구조이며, 넓적다리의 벌림근육과 돌림근육이 붙는곳과 지렛대 힘작용을 제공한다. 넙다리뼈 목과 몸통이 만나는 곳의 거친 능선인 **돌기사이선**(전자간선, **intertrochanteric line**)은 강력한 엉덩넓적다리인대(iliofemoral ligament)가 붙는다, 돌기사이선은 큰돌기에서 시작하여 작은돌기를 휘감은 다음, 뒤와 아래로 내려가며 약해지는 좁고 거친 능선인 **나선(spiral line)**으로 이어진다.

비슷하지만 더 매끄럽고 튀어나와 있는 **돌기사이능선(intertrochanteric crest)**은 뒤에서 큰돌기와 작은돌기를 연결한다. 돌기사이능선의 위는 둥글게 튀어나온 **네모근결절(quadrate tubercle)**이 있다. 앞뒤쪽에서 보면, 큰돌기는 넙다리뼈몸통의 긴축에 놓여 있다(그림 7.7A, B). 뒤위쪽에서 보면, 큰돌기는 안쪽 깊은 오목인 **돌기오목(trochanteric fossa)**에 걸쳐 있다(그림 7.7B, F).

넙다리뼈몸통(shaft of femur)은 약간 앞으로 볼록하다. **구루병**(*rickets*, 비타민 D 결핍으로 인한 질병)처럼 칼슘이 부족하여 넙다리뼈몸통이 약해지면 볼록함(convexity)은 앞뿐만 아니라 가쪽에서도 매우 증가한다. 넙다리뼈몸통의 뒤에서 모음근의 널힘줄이 붙는곳인 넓은 **거친선(linea aspera)**을 제외하면, 넙다리뼈몸통 대부분은 둥글며 무릎 폄근이 이는곳(origin)이다. 이 수직 능선은 넙다리뼈몸통 중간 1/3에서 특히 뚜렷해져, **안쪽선(medial lip)**과 **가쪽선(lateral lip)**으로 나눠진다. 위로 올라가면서 가쪽선은 넓고 거친 **볼기근거친면**(둔근조면, **gluteal tuberosity**)으로 이어지고, 안쪽선은 좁고 거친 **나선(spiral line)**으로 이어진다.

뚜렷한 중간선인 **두덩근선**(치골근선, **pectineal line**)은 거친선의 중심부분에서 뻗어 나와 작은돌기의 바닥에 닿는다. 아래로 내려가면서 거친선은 각각 안쪽과 가쪽 관절융기로 비스듬히 주행하는 **안쪽관절융기위선(medial supracondylar line)**과 **가쪽관절융기위선(lateral supracondylar line)**으로 나누어진다(그림 7.7B).

넙다리뼈의 **안쪽관절융기(mdeial femoral condyle)**와 **가쪽관절융기(lateral femoral condyle)**가 넙다리뼈 먼쪽끝의 대부분을 이룬다. 해부학자세에서 2개의 관절융기는 같은 수평면에 놓여 있어, 넙다리뼈만 떼어 바닥이나 탁자 위에 세워도 넙다리뼈몸통은 생체에서처럼 똑같이 비스듬히 놓일 것이다(남성은 수직에서 약 9° 정도이고 여성은 약간 더 큼).

넙다리뼈 관절융기가 반달(meniscus), 정강뼈 관절융기와 함께 관절해 무릎관절을 이룬다(그림 7.4). 반달과 정강뼈 관절융기는 굽히고 펼 때, 넙다리뼈 관절융기의 아래뒤쪽을 한 단위로 가로질러 미끄러진다. 관절융기 관절면의 볼록함(convexity)은 앞면을 따라 내려가며 커지고, 넙다리뼈 먼쪽끝을 감싼 후, 뒤로 올라간다. 관절융기는 뒤아래에서 **융기사이오목**(과간와, **intercondylar fossa**)에 의해 양쪽으로 나눠지지만, 앞에서는 얕은 세로오목이 나타나 **무릎면**(슬개면, **patellar surface**)이 되고, 무릎뼈(patella)와 관절한다(그림 7.7). 가쪽관절융기 가쪽면 가운데는 **가쪽위관절융기**(외측상과, *lateral epicondyle*)가 돌출된다. 안쪽관절융기 안쪽면에는 더 크고 뚜렷하게 튀어나온 **안쪽위관절융기**(내측상과, *medial epicondyle*)가 있으며, 그 위에 또 다른 융기인 **모음근결절**(내전근결절, **adductor tubercle**)이 있어 힘줄이 붙는다. 위관절융기는 무릎관절의 안쪽곁인대(내측부인대, medial collateral ligament)와 가쪽곁인대(외측부인대, lateral collateral ligament)의 몸쪽 붙는곳이다.

다리이음뼈와 넙다리뼈의 표면해부학
(surface anatomy of pelvic girdle and femur)

뼈지표(bony landmark)는 환자를 진찰하거나 수술을 할 때 정상 발달 평가와 골절과 탈구의 진단, 그리고 신경과 혈관과 같은 구조물들의 위치를 파악하는 데 많은 도움을 준다.

엉덩이(hip)에 손을 대면 **엉덩뼈능선**(장골릉, *iliac crest*)에 손이 놓인다(그림 7.8A, D, E). 엉덩뼈능선의 앞 1/3은 피부밑에 있어 쉽게 만져진다. 엉덩뼈능선의 뒤 2/3는 대개 지방으로 덮여 있어 손으로 만지기 어렵다. 엉덩뼈능선은 앞에 있는 둥근 위앞엉덩뼈가시(상전장골극, anterior superior iliac spine, ASIS)에서 끝나므로 엉덩뼈능선을 앞아래로 따라가면 위앞엉덩뼈가시를 쉽게 만질 수 있다. 날씬한 사람은 위앞엉덩뼈가시를 직접 볼 수도 있다. 살이 많이 찌면, 위앞엉덩뼈가시가 지방으로 덮여 쉽게 위치를 찾기 어렵다; 하지만 의자에 앉히면 위앞엉덩뼈가시에 부착된 근육들이 이완되어 더 쉽게 만질 수 있다.

엉덩뼈결절(장골결절, *iliac tubercle*)은 위앞엉덩뼈가시에서 5~6 cm 뒤에 있으며, 엉덩뼈능선에서 가장 넓은 지표이다. 엉덩뼈결절을 만지기 위해, 엄지손가락은 위앞엉덩뼈가시에 놓고 엉덩뼈능선의 바깥능선(external lip)을 따라 손가락을 뒤로 뻗는다(그림 7.8B). 엉덩뼈결절은 다섯째허리뼈의 가시돌기(극돌기, spinous process) 높이에

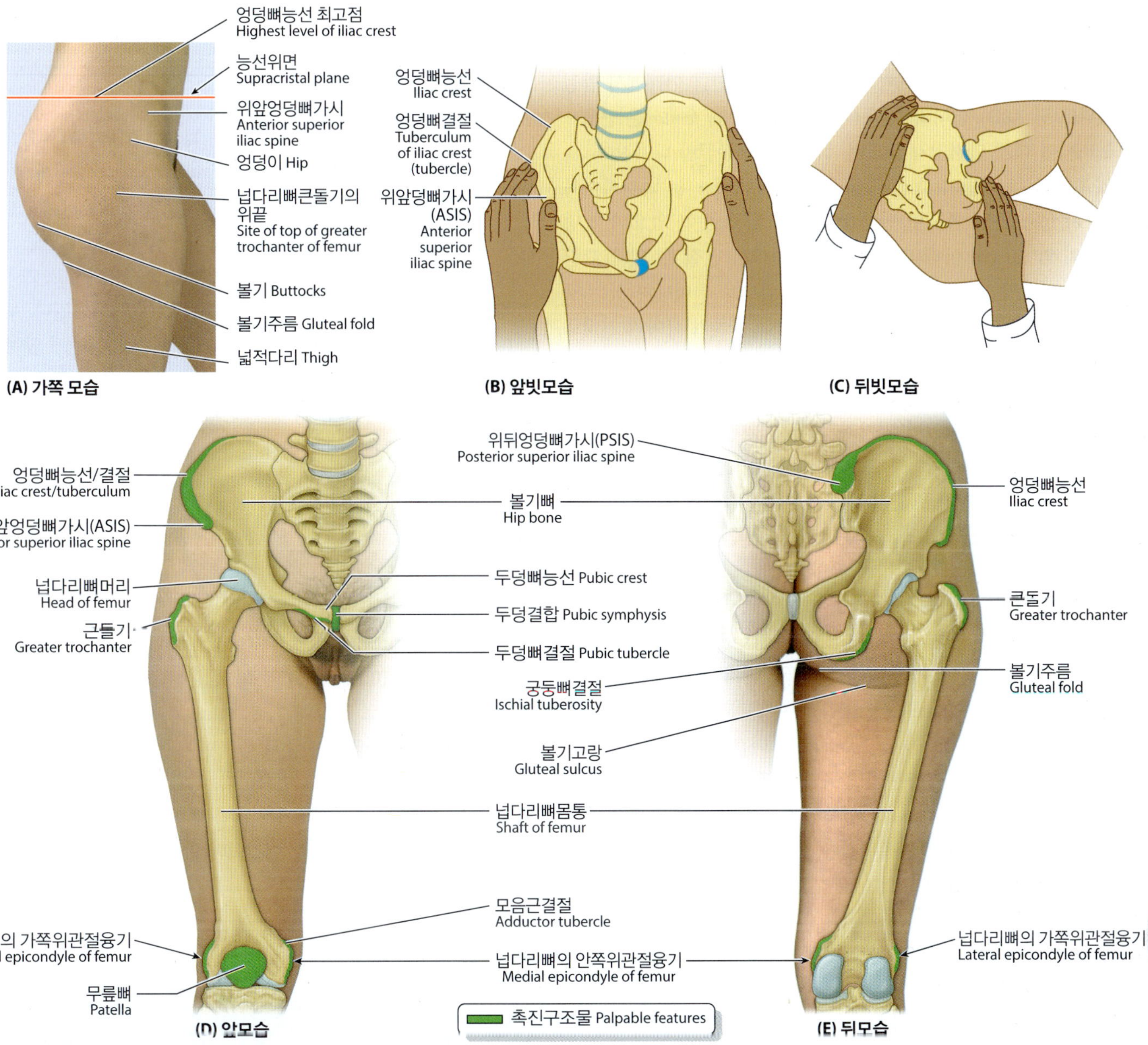

그림 7.8. 볼기뼈와 넙다리뼈의 표면해부학. A. 표면 기준점. **B.** 위앞엉덩뼈가시 두손촉진법. 이 방법은 골반위치(골반경사)를 알기 위해 사용한다. **C.** 궁둥뼈결절(ischial tuberosity) 촉진. **D와 E.** 볼기뼈와 넙다리뼈의 표면투영(surface projection) 및 촉진구조물들(palpable features).

있다.

배꼽(umbilicus)에서 대략 손너비만큼 아래에서 **두덩뼈몸통**(치골체, *body of pubis*)과 **두덩뼈위가지**(치골상지, *superior ramus of pubis*)를 만질 수 있다(그림 7.8D). **두덩뼈결절**(치골결절, *pubic tubercle*)은 두덩뼈결합으로부터 약 2 cm 떨어진 부근에서 **두덩뼈능선**(*pubic crest*) 앞 끝에서 만져진다. 엉덩뼈능선은 뒤에 있는 위뒤엉덩뼈가시(상후장골극, posterior superior iliac spine, PSIS)에서 끝나는데(그림 7.8E), 여기를 만지기는 어렵다; 그렇지만 정중선에서 약 4 cm 가쪽에 있는 피부의 피부오목(skin dimple) 밑에 있으므로 그 위치는 쉽게 찾을 수 있다. 피부와 그 밑의 근막이 위뒤엉덩뼈가시(PSIS)에 붙어 있어 피부오목이 형성된다. 이 피부오목은 부종(edema)이나 국소 압통(local tenderness)을 확인하려 엉치엉덩관절(sacroiliac joint) 부위를 만질 때 유용한 기준점이다. 또한 이 피부오목들은 엉덩뼈능선이 끝나는 지점을 알려줘 여기서 골수(bone marrow)를 채취하거나 뼈이식편(예: 골절된 정강뼈 치료를 위해)을 얻을 수 있다.

궁둥뼈결절(좌골결절, *ischial tuberosity*)은 넓적다리를 굽혔을 때 볼기(buttock) 아래에서 쉽게 만질 수 있다(그림 7.8C). 넓적다리를 펴면 볼기가 궁둥뼈결절을 덮어 찾기 어렵다(그림 7.8E). **볼기주름**(*gluteal fold*)은 큰볼기근(gluteus maximus muscle)의 아래모서리와 관련된 지방체와 일치하며, 볼기와 넓적다리를 나누는 경계가 된다.

넙다리뼈머리(대퇴골두, *femoral head*)의 중심은 고샅인대(inguinal ligament)의 중간부터 대략 엄지손가락 너비만큼 아래에서 만질 수 있다(그림 7.8D). 넙다리뼈몸통(대퇴골체, *shaft of femur*)은 근육으로 둘러싸여 대개 만져지지 않으며, 몸쪽끝과 먼쪽끝만 만져진다.

가쪽에 있는 **큰돌기**(대전자, *greater trochanter*)는 넙다리뼈목(neck of femur)과 몸통이 만나는 곳에서 위로 솟아 있으며 엉덩뼈능선의 약 10 cm 아래의 넓적다리 가쪽에서 만질 수 있다(그림 7.8A, D, E). 큰돌기는 볼기의 가쪽면에서 앞으로 튀어나와 있는 구조이다. 성인의 골반 너비는 정상적으로 양쪽 큰돌기 사이의 거리로 측정한다. 큰돌기의 뒤모서리는 상대적으로 드러나 있어 체중을 싣지 않은 다리에서 가장 쉽게 만질 수 있다. 큰돌기의 앞과 가쪽 부분은 근막과 근육으로 덮여 있어 만지기가 쉽지 않다. 큰돌기는 피부 바로 밑에 있어 딱딱한 바닥에 모로 누우면 여기가 불편해진다. 해부학 자세에서 양쪽 큰돌기의 위끝을 잇는 선은 정상적으로 두덩뼈결절과 넙다리뼈머리의 중심을 지난다. **작은돌기**(소전자, *lesser trochanter*)는 볼기주름의 가쪽끝 위에서 약하게 만져진다.

넙다리뼈 관절융기(*femoral condyle*)들은 피부밑에 놓여 있어 무릎을 굽히거나 펴면 쉽게 만져진다(그림 7.8D, E). **위관절융기**(*epicondyle*)는 각 관절융기 가쪽 가운데가 두드러져 있어 쉽게 만져진다. 넙다리뼈의 무릎면(patellar surface)은 무릎관절에서 종아리의 굽힘과 폄 운동 때, **무릎뼈**(슬개골, *patella*)가 미끄러지듯 움직이는 곳이다. 종아리를 굽히면 무릎면의 안쪽과 가쪽모서리가 만져진다. 엄지손가락을 넓적다리에 대고, 그 안쪽면을 따라 결절이 만져질 때까지 쓸어 내리면, 넙다리뼈 안쪽관절융기 위의 작은 뼈융기인 **모음근결절**(내전근결절, *adductor tubercle*)을 만질 수 있다.

무릎뼈(Patella)

무릎뼈(슬개골, **patella**)는 출생 후 넓적다리네갈래근 힘줄에 생기는 큰 종자뼈이다. 넙다리뼈 **무릎면**(*patellar surface of the femur*) 앞쪽에 있는 이 세모꼴 뼈는, 넙다리뼈의 중간관절융기 부분(midcondylar region)에 관절한다(그림 7.9). 무릎뼈의 피부 앞면은 볼록하다. 두꺼운 **바닥(base**, 위모서리)은 아래앞으로 기울어지고, 가쪽과 안쪽 **경계(border)**가 아래로 모이며 뾰족한 **끝(apex)**이 된다. **뒤 관절면 (articular surface)**은 매끈하고, 두꺼운 관절 연골층에 덮여 있으며, 수직능선(vertical ridge)에 의해 상대적으로 좁은 안쪽과 더 넓은 가쪽 관절면으로 나뉜다. 이 능선과 넓은근(vastus muscle)의 균형 잡힌 당김이 무릎에서 종아리를 펼 때, 넓적다리네갈래근에 기계적 이점을 제공해 무릎뼈가 넙다리뼈 융기사이고랑(intercondylar groove)의 가운데에서 유지되게 한다.

정강뼈와 종아리뼈(Tibia and Fibula)

정강뼈(경골, tibia)와 종아리뼈(비골, fibula)는 종아리(leg)를 이루는 뼈이다(그림 7.10; 그림 7.4 참조). **정강뼈**는 위로 넙다리뼈 관절융기(condyle), 아래로 목말뼈(거골, talus)와 관절하며, 이를 통해 체중을 전달한다. **종아리뼈**는 주로 근육이 붙는곳이지만, 발목관절(ankle joint)을 안정시키는 데도 중요하다. 정강뼈와 종아리뼈의 몸통은 정강뼈에서 종아리뼈로 내려가는 질긴 빗섬유로 구성된 **뼈사이막(interosseous membrane)**으로 연결되어 있다.

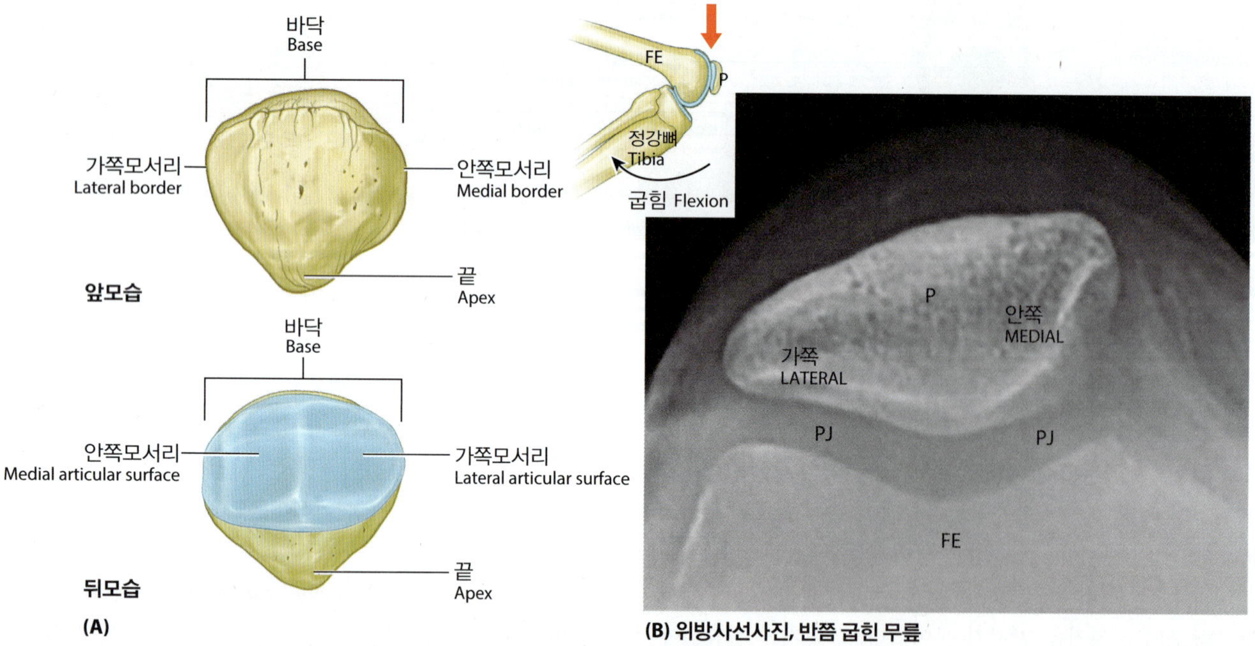

그림 7.9. 무릎뼈. A. 표면. **B.** 무릎을 굽힌 채 위에서 찍은(skyline view) 무릎뼈의 방사선영상. *P*, 무릎뼈(patella); *FE*, 넙다리뼈(femur); *PJ*, 무릎넙다리뼈 "관절공간" (실제 두꺼운 관절연골, 무릎뼈 뒷면에 대부분 있지만 넙다리뼈 관절융기에도 있음); *붉은 화살표*, 광선의 방향.

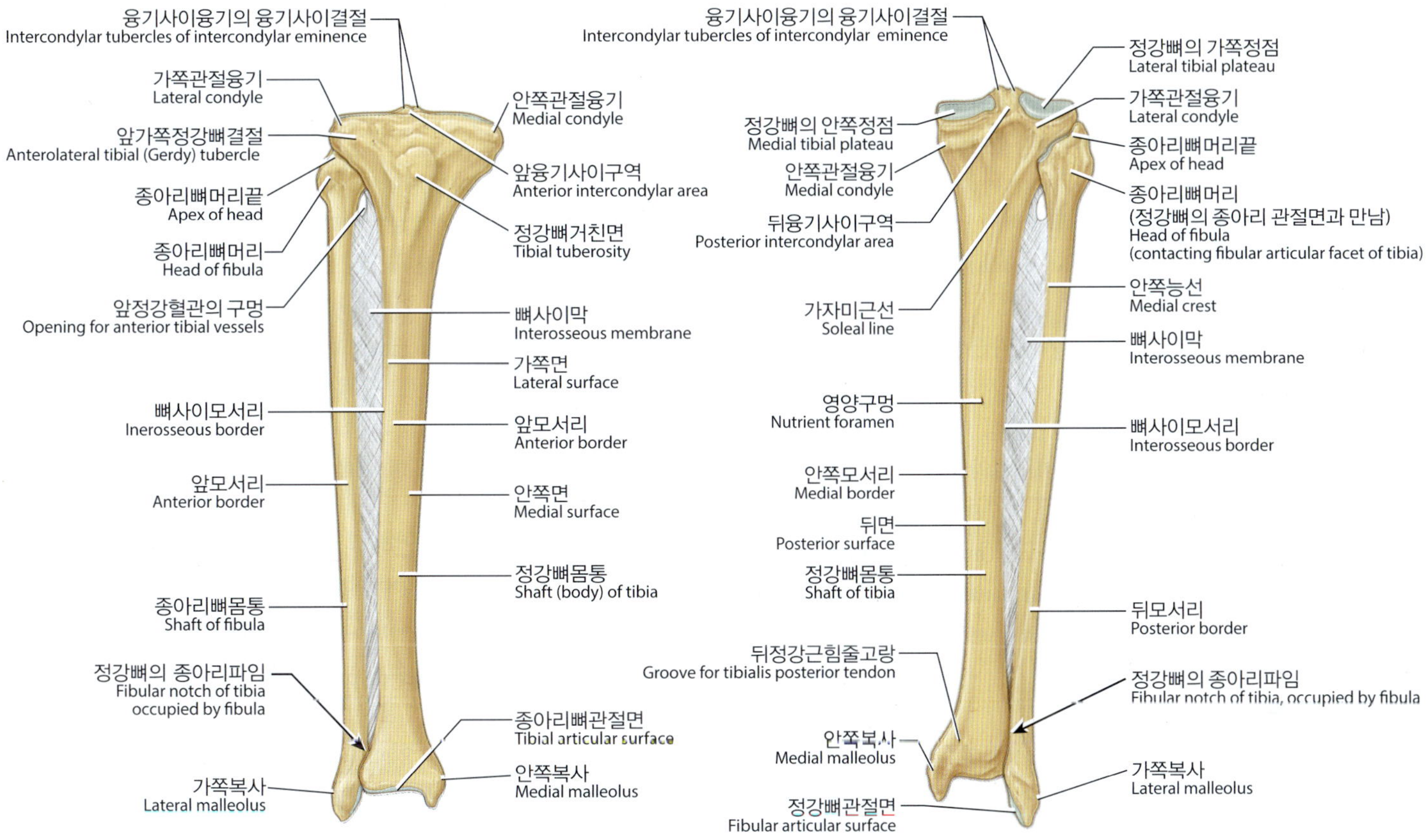

(A) 앞모습 **(B) 뒤모습**

그림 7.10. 오른쪽 정강뼈와 종아리뼈. 뼈사이막을 포함한 정강종아리인대결합은 정강뼈와 종아리뼈를 단단히 연결해준다. 뼈사이막은 근육이 붙기 위한 자리도 만들어준다. 앞정강혈관은 뼈사이막에 있는 구멍을 통하여 종아리앞칸(anterior compartment of leg)으로 주행한다.

정강뼈(tibia)

정강뼈(tibia)는 종아리의 앞안쪽면에 있으며 종아리뼈와 거의 평행하다. 이 뼈는 몸에서 두 번째로 큰 뼈이다. 정강뼈는 위아래 양쪽 끝이 관절과 체중 전달을 위한 면적이 커지도록 바깥으로 퍼져 있다. 정강뼈의 위(몸쪽)끝은 뼈몸통에서 안쪽, 가쪽 및 뒤로 돌출한 **안쪽관절융기(medial condyle)**와 **가쪽관절융기(lateral condyle)**가 있어 멀어져 있고, 상대적으로 **위관절면(superior articular surface** or *tibial plateau*)은 편평하다. 이 편평한 위관절면은 약간 오목한 안쪽관절면과 약간 볼록한 가쪽관절면 2개로 이뤄지며, 넙다리뼈의 큰 관절융기(condyle)들과 관절한다. 이 관절면은 **안쪽융기사이결절(medial intercondylar tubercle)**과 **가쪽융기사이결절(lateral intercondylar tubercle)**에 의해 이뤄진 **융기사이융기(intercondylar eminence)**에 의해 나눠지며, 상대적으로 거친 **앞융기사이구역(anterior intercondylar area)**과 **뒤융기사이구역(posterior intercondylar area)**이 끼여 있다.

융기사이결절은 넙다리뼈 관절융기 사이의 **융기사이오목(intercondylar fossa)**과 꼭 들어맞는다(그림 7.7B). 융기사이결절과 융기사이구역은, 관절면 사이 접촉을 유지하면서 넙다리뼈와 정강뼈를 관절면에서 함께 잡아주는 반달(menisci)과 무릎의 주요 인대들이 붙는다.

정강뼈 가쪽관절융기의 앞가쪽면에서 관절면 아래에 있는 **앞가쪽정강뼈결절(anterolateral tibial tubercle**, Gerdy tubercle)(그림 7.10A)은 가쪽넓적다리를 덮는 두꺼운 근막의 먼쪽 붙는곳을 제공해 무릎관절의 안정성을 더해준다. 가쪽관절융기는 또한 종아리뼈머리가 닿는 **종아리관절면(fibular articular facet)**을 뒤가쪽에 갖고 있다.

넙다리뼈몸통(shaft of femur)과 달리, **정강뼈몸통(shaft of tibia)**은 종아리에 완전히 수직으로 놓인다(그림 7.10; 그림 7.4 참조). 가로단면은 다소 세모꼴로 안쪽면, 가쪽면, 뒤면의 3개 면(surface)과 앞모서리, 안쪽모서리, 뼈사이모서리의 3개 모서리(border)를 가진다

정강뼈 앞모서리(anterior border of tibia)가 가장 두드러진 모서리이다. 앞모서리와 그 인접한 **안쪽면(medial surface)**은 전부 피부 바로 밑에 놓여, 흔히 '정강이(shin)'라고 부른다. 이 부위의 뼈막(periosteum)과 그 위 피부는 쉽게 멍이 든다. 앞모서리의 위끝에는 넓은 직사각형 모양의 **정강뼈거친면**(경골조면, **tibial tuberosity**)이 있어, 무릎뼈(patella) 아래모서리에서 뻗은 **무릎인대**(*patellar ligament*)의 먼쪽 붙는곳이다.

정강뼈몸통은 중간 1/3과 먼쪽 1/3이 만나는 곳이 가장 얇다. 정강뼈의 먼쪽끝은 몸쪽끝보다 작고, 안쪽만 확장된다. 안쪽 확장은 뼈

7

몸통의 나머지 아래까지 뻗어 **안쪽복사**(내과, **medial malleolus**)가 된다. 정강뼈몸통의 아랫면과 안쪽복사의 가쪽면은 목말뼈(거골, talus)와 관절하며, 관절연골에 덮여 있다(그림 7.4와 7.97A 참조).

정강뼈의 **뼈사이모서리(interosseous border)**는 예리하며 정강뼈와 종아리뼈를 잇는 **뼈사이막**(*interosseous membrane*)이 붙는곳이다(그림 7.10). 아래에서, 날카로운 모서리가 고랑으로 바뀌는데, 이 고랑이 **종아리파임**(비골절흔, **fibular notch**)으로 종아리뼈 먼쪽끝과 섬유성결합으로 붙는곳이다.

정강뼈몸통의 몸쪽 부분 뒷면에 **가자미근선(soleal line)**이라는 거친 대각선이 있어, 아래안쪽으로 안쪽모서리(medial border)까지 간다. 이 선은 가자미근(soleus)의 널힘줄성 이는곳(origin)으로 대략 몸통의 위 1/3까지 주행한다. 가자미근선의 바로 먼쪽에 비스듬한 방향으로 혈관고랑(vascular groove)이 있으며, 정강뼈 몸쪽끝과 골수로 가는 주요 동맥의 통로인 큰 **영양구멍(nutrient foramen)**으로 이어진다. 영양구멍에서 영양관(nutrient canal)이 정강뼈 아래로 가다가 골수공간[medullary (marrow) cavity]으로 간다.

종아리뼈(fibula)

가느다란 **종아리뼈(fibula)**는 정강뼈(tibia)의 뒤가쪽에 위치하며 뼈사이막을 포함한 **정강종아리인대결합**(경비인대결합, *tibiofibular syndesmosis*)에 의해 서로 단단히 붙는다(그림 7.10). 종아리뼈는 체중 지탱에 아무런 작용을 하지 않는다. 근육의 닿는곳(insertion) 1개와 이는곳(origin) 8개를 제공하는 주로 근육이 붙는 뼈이다. 정강종아리인대결합의 섬유들은 결과적으로종아리뼈를 아래로 당기는 힘에 버틸 수 있게 배열된다.

종아리뼈 먼쪽끝이 커지며 가쪽과 아래로 길어져 **가쪽복사**(외과, **lateral malleolus**)가 된다. 양쪽 복사는 발목관절(ankle joint)의 윗부분에 있는 사각형 **격자**(*mortise*)의 외부벽을 이루며(그림 7.4A 참조), 관절을 안정화시키는 인대가 붙는곳을 제공한다. 가쪽복사가 안쪽복사보다 더 크고 뒤에 놓이며 먼쪽으로 1 cm 정도 더 뻗어 있다.

종아리뼈의 몸쪽끝은 넓은 **머리**와 그 아래의 작은 **목**으로 되어 있다(그림 7.10). 종아리뼈머리는 **뾰족한 머리끝**(비골두첨, **apex of head**)을 가지며 정강뼈의 가쪽관절융기(lateral condyle) 뒤가쪽, 아래의 종아리관절면(fibular facet)과 관절한다. **종아리뼈몸통**(비골체, **shaft of fibula**)은 꼬여 있고 근육이 붙는곳은 튀어나와 있다. 정강뼈몸통처럼, 종아리뼈몸통도 가로절단면이 세모꼴이며, 3개의 모서리(앞, 뼈사이, 뒤)와 3개의 면(안쪽, 가쪽, 뒤)을 가진다.

정강뼈와 종아리뼈의 표면해부학 (surface anatomy of tibia and fibula)

정강뼈앞면에 타원 모양으로 튀어나온 **정강뼈거친면**(경골조면, *tibial tuberosity*)은 무릎뼈끝(apex of patella)에서 먼쪽으로 약 5 cm에서 쉽게 만져진다(그림 7.11A). 피부밑에 있으며 편평한 **정강뼈 앞안쪽면**도 쉽게 만져진다. 이 면을 덮는 피부는 자유롭게 움직여 진다. **정강뼈 관절융기**(*tibial condyle*)는 특히 무릎을 굽혔을 때, 무릎인대(patellar ligament) 옆을 따라 앞에서 만져진다.

손잡이 모양의 **종아리뼈머리**(비골두, *head of fibula*)는 무릎 뒤가쪽면에서 피부밑에 있어, 정강뼈거친면의 윗부분 높이에서 튀어나와 보인다. **종아리뼈목**(비골경, *neck of fibula*)은 종아리뼈머리의 가쪽면 바로 먼쪽에서 만질 수 있다. 이곳을 만지면 약간 불쾌한 감각을 느

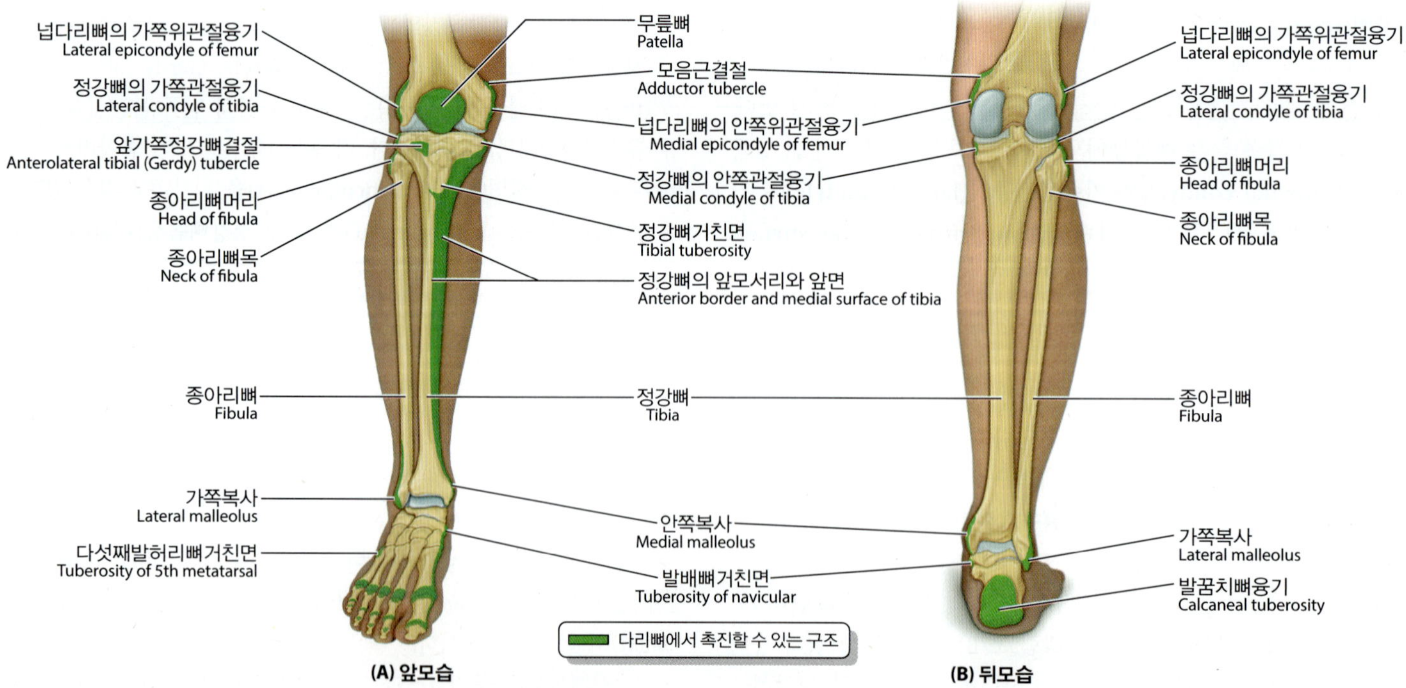

그림 7.11. 종아리, 발목, 발꿈치뼈의 표면투영과 촉진 구조물들.

낄 수 있는데, 신경이 이곳을 지나가기 때문이다.

발목의 안쪽면에는 **안쪽복사**(내과, *medial malleolus*)가 피부밑에서 튀어나와 보인다. 안쪽 복사의 아래끝은 뭉툭하고 가쪽복사보다 아래(먼쪽)로 덜 뻗어 있다. 안쪽복사는 가쪽복사의 끝에서 약 1.25 cm 더 위(몸쪽)에 있다(그림 7.11A, B).

종아리뼈는 오직 먼쪽 1/4만 만져진다. **가쪽복사**(외과, *lateral malleolus*)는 피부밑에 있고, 그 끝이 예리한 것을 주지하고 만져보자. 가쪽복사의 끝은 안쪽복사의 끝보다 더 아래(먼쪽), 뒤로 뻗어 있음도 확인한다.

발뼈(Bones of Foot)

발뼈는 발목(*tarsus*)과 발허리(*metatarsus*), 발가락뼈(*phalanges*)를 포함한다. 7개의 발목뼈(족근골, tarsal bones)와 5개의 발허리뼈(중족골, metatarsal bones), 그리고 14개의 발가락뼈(지골, phalanges)가 있다(그림 7.12; 그림 7.1과 7.4 참조). 발의 구조를 이해하기 위해서는 각 뼈에 대한 특징을 아는 것도 필요하지만, 발의 뼈대를 전체적으로 이해하고 발의 주요 기준점을 생체에서 파악하는 것이 중요하다("발뼈의 표면해부학"과 "발목과 발부위의 표면해부학" 참조).

발목(tarsus)

발목[tarsus; 족근, posterior or proximal foot; 뒤발(*hindfoot*) + 중간발(*midfoot*); 그림 7.12C]은 7개의 뼈로 구성된다(그림 7.12A, B): 목말뼈(talus), 발꿈치뼈(calcaneus), 입방뼈(cuboid), 발배뼈(navicular), 3개의 쐐기뼈(cuneiform)이다. 이중 목말뼈, 한 개만 종아리의 뼈들과 관절한다.

목말뼈(talus)는 몸통, 목 및 머리로 이루어져 있다(그림 7.12D). 목말뼈 윗면에 **목말뼈도르래**(거골활차, **trochlea of talus**)가 있는데 두 복사(malleoli)와 관절을 이루며(그림 7.4), 정강뼈가 체중을 전달한다. 목말뼈는 이 체중을 다시 **목말뼈몸통(body of talus)**을 받드는 **발꿈치뼈**(*calcaneus*)와 뼈인대성 "용수철인대[hammock (spring ligament)]"를 지나 **목말뼈머리(head of talus)**와 닿아 있는 앞발(forefoot)로 나눠서 전달한다. 용수철인대는 선반 같은 안쪽의 목말받침돌기(재거돌기, sustentaculum tali)와 앞의 발배뼈(navicular) 사이 공간을 가로질러 매달려 있다(그림 7.12B, E).

목말뼈는 유일하게 근육이나 힘줄이 닿지 않는 뼈이다. 대부분의 면이 관절연골(articular cartilage)로 덮여 있다. 목말뼈몸통의 위에는 목말뼈도르래가 있고, 뒤로는 좁아진 목말뼈뒤돌기(거골후돌기, *posterior process*)가 있으며, 목말뼈뒤돌기에는 특징적인 **긴엄지굽힘근힘줄고랑**(장무지굴근건고랑, **groove for tendon of flexor hallucis longus**)(그림 7.12E)이 **큰 가쪽결절(lateral tubercle)**, **작은 안쪽결절(medial tubercle)** 사이에 있다(그림 7.12A, D).

발꿈치뼈(calcaneus; 라틴어로 heel bone)는 발에서 가장 크고 강한 뼈이다(그림 7.12). 서 있을 때, 발꿈치뼈는 목말뼈에 실린 체중을 땅으로 전달한다. 발꿈치뼈 윗면의 앞 2/3는 목말뼈와 관절하며, 발꿈치뼈의 앞면은 입방뼈와 관절한다.

발꿈치뼈의 가쪽면에 비스듬한 능선이 있는데 이를 **종아리근도르래**(비골근활차, **fibular trochlea**)라고 하며(그림 7.12D), 이는 긴종아리근(fibularis longus m.)과 짧은종아리근(fibularis brevis m.)의 힘줄 사이에 놓인다. 이 도르래는 발의 가쪽번짐근(evertor, 발바닥을 정중면에서 벗어나게 하는 근육)의 힘줄을 위한 도르래이다. 목말뼈머리를 선반같이 지지해 주는, **목말받침돌기**(재거돌기, **sustentaculum tali**; 라틴어로 talar shelf)는 발꿈치뼈 안쪽면의 위모서리에서 튀어나와 있다(그림 7.12B, E). 발꿈치뼈의 뒷부분에 있는 커다란 체중을 받치는 융기를 **발꿈치뼈융기**(종골융기, **calcaneal tuberosity**; 라틴어로 *tuber calcanei*)라고 하며, 여기에는 **안쪽결절(medial tubercle)**, **가쪽결절(lateral process)**, 그리고 **앞결절(anterior tubercle)**이 있으며, 안쪽결절만 서 있을 때 땅에 닿는다.

발배뼈(navicular; 라틴어로 little ship)는 납작한 배(boat) 모양의 뼈로 뒤쪽 목말뼈머리와 앞쪽 3개의 쐐기뼈 사이에 놓인다(그림 7.12). 발배뼈의 안쪽에는 아래로 돌출한 **발배뼈거친면(navicular tuberosity)**이 있는데, 이곳은 힘줄이 닿는 중요한 부위로 가쪽발모서리(lateral border of foot)와 달리 안쪽발모서리(medial border of foot)는 땅에 닿지 않는다. 대신에 발배뼈거치면은 세로발바닥활(*longitudinal arch of the foot*)을 형성하며, 이는 중앙에서 지지되어야 한다. 만약 발배뼈거친면이 너무 튀어나오면, 신발 안쪽에 닿아 발통증이 발생할 수 있다.

입방뼈(cuboid)는 대략 입방체 모양으로, 발목 먼쪽줄에서 가장 가쪽에 있는 뼈이다(그림 7.12A, D). 입방뼈의 가쪽면 및 아랫면에 있는 **입방뼈거친면(tuberosity of cuboid)**의 앞에는 **긴종아리근힘줄고랑**(장비골근건고랑, **groove for tendon of the fibularis longus**)이 있다.

쐐기뼈(그림 7.12A, D, E)는 안쪽(medial or 1st), 중간(intermediate or 2nd), 가쪽(lateral or 3rd) 쐐기뼈 3개가 있다. **안쪽쐐기뼈**(내측설상골, **medial cuneiform**)가 제일 크고 **중간쐐기뼈**(중간설상골, **intermediate cuneiform**)가 제일 작다. 각 쐐기뼈(라틴어로 *cuneus*)는 뒤에서 발배뼈와 관절하고, 앞에서 해당 발허리뼈(중족골, metatarsal)의 비닥과 관절한다. **가쪽쐐기뼈**(외측설상골, **lateral cuneiform**)는 또한 입방뼈와 관절한다.

발허리(metatarsus)

발허리[중족, **metatarsus**; 앞발(anterior or distal foot, forefoot)—그림 7.12C]는 발안쪽에서 가쪽 순으로 번호를 매긴 5개의 발허리뼈(metatarsal)로 이뤄진다(그림 7.12A). 관절하고 있는 발뼈에서(그림 7.12; 그림 7.1, 7.4 참조) 발목발허리관절(tarsometatarsal joints)은 발의 안쪽모서리와 더 짧은 가쪽모서리 중간에서 만나 비스듬한 **발목발허리선**(족근중족선, **tarsometatarsal line**)이 되며, 발허리뼈와 발가락뼈(phalanges)가 있는 앞 1/2(앞발, forefoot)과 발목뼈(tarsal)가 있는 뒤 1/2(뒤발, hindfoot)을 나누는 경계이다(그림 7.12A, C).

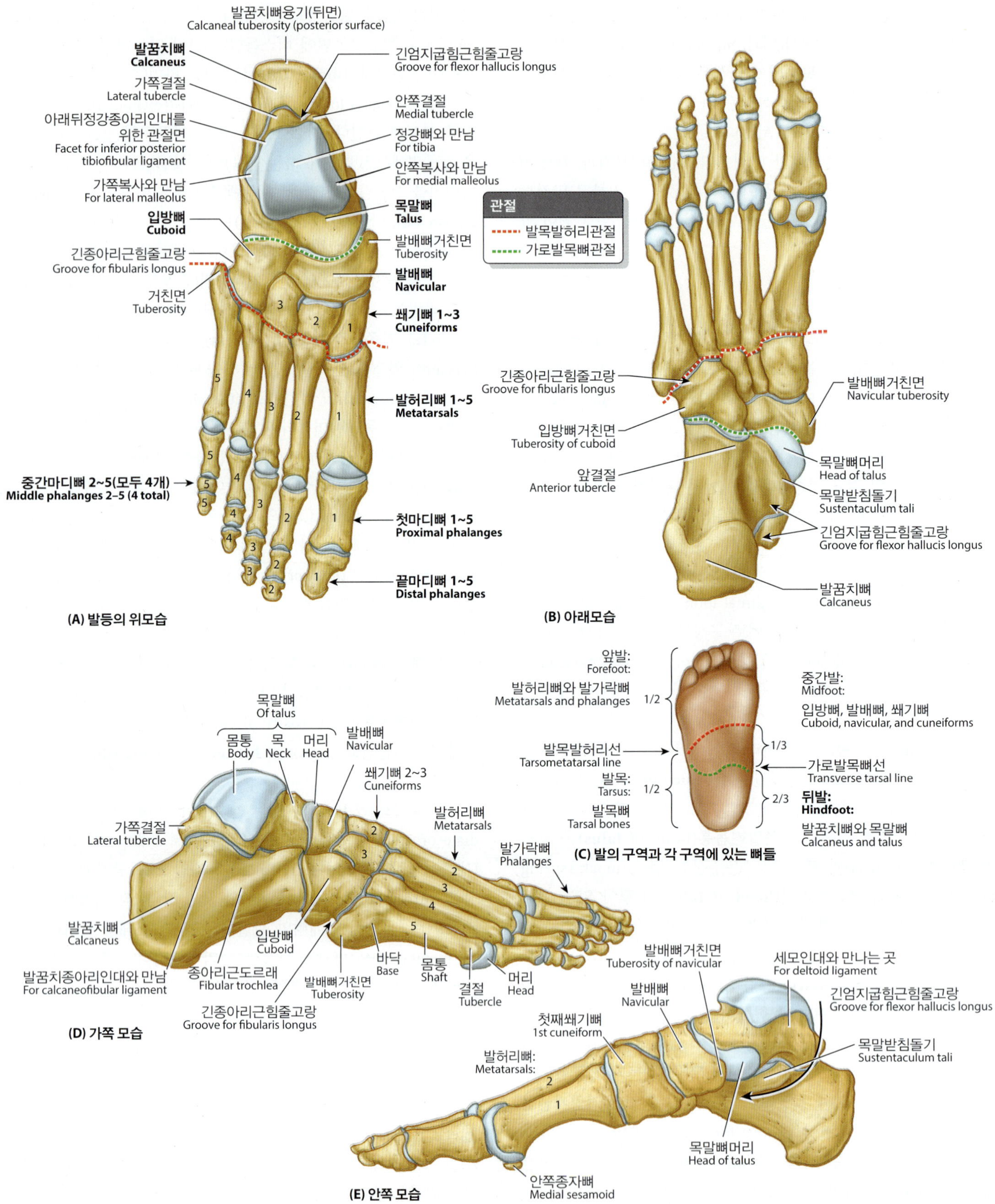

그림 7.12. 오른쪽 발뼈의 특징. A. 발등. **B.** 발바닥. **C.** 발의 구역. 발목에 있는 7개의 뼈가 발의 뒤쪽 반을 차지한다(뒤발). 목말뼈와 발꿈치뼈가 뒤발의 뒤 2/3을 차지하고, 입방뼈, 발배뼈, 안쪽쐐기뼈, 가쪽쐐기뼈, 중간쐐기뼈는 뒤발의 앞 1/3(중간발)을 차지한다. 발허리는 뒤에서 발목과 관절을 이루고 앞에서 발가락과 관절을 이룬다. 발허리와 발가락이 함께 발의 앞쪽 반을 차지한다(앞발). **D.** 가쪽면. **E.** 안쪽면.

첫째발허리뼈(제1중족골, **1st metatarsal**)는 다른 발허리뼈에 비해 더 짧고 굵으며, **둘째발허리뼈**(제2중족골, **2nd metatarsal**)가 가장 길다. 각 발허리뼈는 몸쪽 바닥, 몸통 그리고 먼쪽 머리로 구분한다(그림 7.12C). 발허리뼈 바닥은 각각의 발허리뼈 머리보다 더 크다. 발허리뼈바닥은 쐐기뼈(cuneiform), 입방뼈(cuboid)와 관절하며, 발허리뼈머리는 첫마디뼈(기절골, proximal phalanges)와 관절한다. 첫째와 다섯째 발허리뼈 바닥에는 힘줄이 붙는 거친면이 있는데 이중 **다섯째발허리뼈거친면**(제5중족골조면, **tuberosity of 5th metatarsal**)은 입방뼈를 넘어 가쪽으로 튀어나와 있다(그림 7.12A, D). 첫째발허리뼈 머리의 발바닥쪽에는 **안쪽종자뼈**(내측종자골, **medial sesamoid bone**)와 **가쪽종자뼈**(외측종자골, **lateral sesamoid bone**)가 튀어나와 있다(그림 7.12B, E와 7.13B); 이 뼈들은 발바닥을 주행하는 힘줄 속에 들어 있다("발뼈의 표면해부학" 참조).

발가락뼈(phalanges)

발가락뼈(지골, **phalanges**)는 14개의 마디뼈가 있는데, 엄지발가락(great toe)은 2개의 마디뼈(첫마디뼈, 끝마디뼈)로 이뤄지고, 다른 4개의 발가락은 3개의 발가락뼈(첫마디뼈, 중간마디뼈, 끝마디뼈)로 이뤄져 있다(그림 7.12A, D). 각 **발가락뼈**(절골, **phalanx**)는 몸쪽 **바닥(base)**, **몸통(shaft)**, 먼쪽 **머리(head)**로 구분한다. 엄지발가락의 발가락뼈는 짧고 넓으며 강하다. 노인에서 새끼발가락(소지, 5th digit) 중간마디뼈와 끝마디뼈는 서로 융합되기도 한다.

발뼈의 표면해부학(surface anatomy of bones of foot)

목말뼈머리(거골두, *the head of talus*)는 발을 안쪽번짐(inversion)시켰을 때 가쪽복사(lateral malleolus)의 앞안쪽에서 위(몸쪽)까지 만져지고, 발을 가쪽번짐(eversion)시키면 안쪽복사(medial malleolus)의 앞에서 만져진다(그림 7.13A). 발의 가쪽번짐은 목말뼈머리가 발배뼈(navicular)에서 빠져나와 더 튀어나오게 한다. 목말뼈머리는 목말받침돌기(sustentaculum tali, talar shelf)와 발배뼈거친면(navicular tuberosity) 사이에 위치해 있다. 만약 목말뼈머리를 만지기 어려우면, 안쪽복사 끝에서 발배뼈거친면까지 선을 그려 보면, 이 선의 중간 아래에서 목말뼈머리가 확인된다. 발을 발바닥굽힘(plantar flexion)하면, 정강뼈 아래쪽 끝의 앞인 발목 앞에서 목말뼈몸통(body of talus) 윗면도 확인할 수 있다.

체중이 실리는 발꿈치뼈 안쪽돌기(*medial tubercle of calcaneus*)는 넓고 크지만(그림 7.13D), 피부와 피부밑조직(피하조직, subcutaneous tissue)이 위를 덮고 있어 종종 촉진이 안된다. 발꿈치뼈의 안쪽면에 있는 유일한 구조물인 목말받침돌기(*sustentaculum tali*)는 안쪽복사 끝에서 손가락 너비만큼 아래(먼쪽)에서 작은 융기처럼 만질

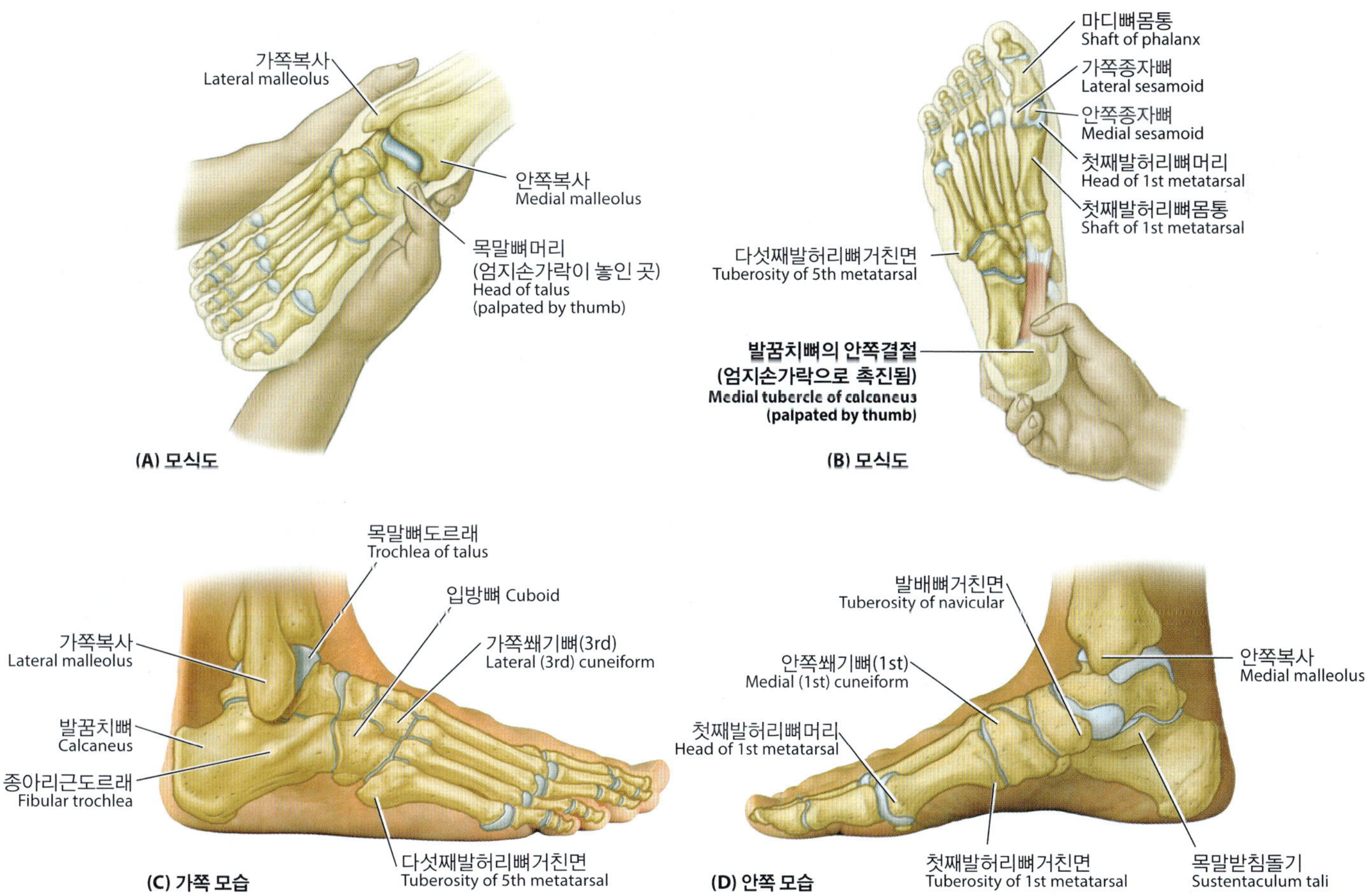

그림 7.13. 발뼈융기들의 표면투영과 촉진.

수 있다(그림 7.13B). 발꿈치뼈의 가쪽면은 모두 피부밑에 있다. 발꿈치뼈 가쪽면에 작게 튀어나온, **종아리근도르래**(비골근활차, *fibular trochlea*)는 가쪽복사 끝의 앞아래에서 작은 가쪽 결절로 만져진다(그림 7.13C).

발바닥 쪽의 뼈융기들은 대개 두꺼운 피부와 근막 및 지방체 때문에 촉진이 어렵다. 엄지발가락을 잡고 움직이면 첫째발허리뼈머리(제1중족골두, head of 1st metatarsal) 아래에서 안쪽과 가쪽종자뼈(*sesamoid bone*)가 미끄러지는 것을 확인할 수 있다. **발허리뼈머리**(*head of metatarsal*)는 엄지손가락(무지, thumb)은 발바닥에 댄 채, 집게손가락(검지, index finger)을 그 발등에 대면 촉진할 수 있다. 피부 표피의 각질층이 두꺼워진 **굳은살**(*callosity*)이 있으면 발허리뼈머리를 만지기 어렵다.

다섯째발허리뼈거친면(제5중족골조면, *tuberosity of 5th metatarsal*)은 발가쪽의 훌륭한 기준점으로, 가쪽발모서리(lateral border of foot) 중간에서 쉽게 촉진된다(그림 7.13C, D). **발허리뼈**(*shaft of the metatarsal*)와 **발가락뼈**(*phalange*)의 몸통은 발등의 폄근힘줄 사이에서 촉진할 수 있다.

입방뼈(입방골, *cuboid*)는 발가쪽면과 다섯째발허리뼈바닥의 뒤에서 촉진할 수 있다. **안쪽쐐기뼈**(내측설상골, *medial cuneiform*)는 발배뼈거친면과 첫째발허리뼈바닥 사이에서 촉진할 수 있다(그림 7.13B). **첫째발허리뼈머리**(*head of 1st metatarsal*)는 발의 안쪽면에서 가장 튀어나와 있는 구조이다. **발배뼈거친면**(*tuberosity of navicular*)은 발의 안쪽면에서 쉽게 보이며 만져볼 수 있다(그림 7.13B). 입방뼈와 쐐기뼈를 손으로 만져서 각각을 구별하기는 어렵다.

임상적용 CLINICAL BOX

다리뼈(BONES OF LOWER LIMB)

다리의 손상(Lower Limb Injuries)

무릎(knee), 종아리(leg), 발(foot)의 손상들은 다리에서 가장 흔한 손상들이다. 엉덩이손상은 다리손상의 3% 미만을 차지한다. 일반적으로, 외상에 의한 손상들 대부분은 하키와 축구 같은 부딪히는 스포츠에서 급성손상(acute trauma)과 마라톤 같은 지구력을 요하는 운동에서 과도한 사용으로 발생한다.

청소년들(adolescents)은 근골격계(musculoskeletal system)의 성숙도가 필요한 스포츠에서 이런 손상에 가장 취약하다. 다리발생에서 뼈의 연골모형(cartilaginous model)은 연골속뼈되기(endochondral ossification)에 의해 뼈로 바뀐다(그림 7.2E, F 참조). 이러한 변화는 이른 성인기까지 진행되므로, 신체활동이 최고조에 달하고 경쟁 스포츠를 가장 많이 하는 10대들에게 연골성뼈끝판(cartilaginous epiphysial plate)이 여전히 남아 있다.

뼈끝판(epiphysial plate)은 긴뼈의 뼈몸통끝(metaphysis)과 뼈끝(epiphysis) 사이의 유리연골 판으로 뼈의 길이성장이 일어난다. 성장급증(growth spurt) 때는 뼈에 붙은 근육보다 뼈가 더 빨리 자란다. 따라서 많은 신체활동과 빠른 성장이라는 복합적 스트레스가 뼈발달과 뼈끝판에 손상과 간섭을 일으키는 **뼈연골증**(*osteochondrosis*)을 초래할 수 있다.

볼기뼈 손상(Injuries of Hip Bone)

볼기뼈골절을 흔히 **골반골절**(*pelvic fracture*)이라 한다(제6장, 골반과 샅에서 임상적용 "골반 골절" 참조). 그런데 볼기뼈골절(*hip fracture*)이란 용어는 넙다리뼈 머리(head)나 목(neck) 또는 돌기(전자, trochanter) 골절에 더 자주 사용한다.

볼기뼈 찢김골절(견열골절, *avulsion fracture*)은 급가속이나 급감속을 하는 단거리 전력질주, 축구, 장애물 달리기, 농구, 무술 같은 운동

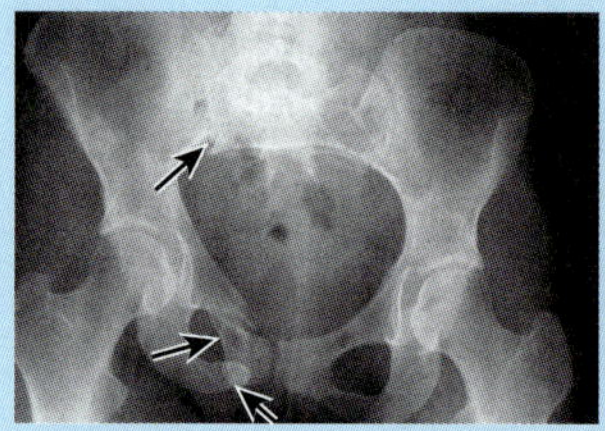

(A) 골반뼈골절(앞뒤방사선영상)

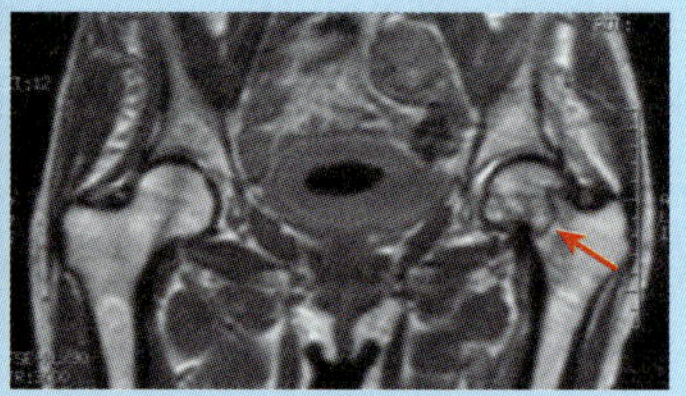

(B) 자기공명영상(MRI), 볼기뼈골절 (왼쪽 넙다리뼈목의 골절)

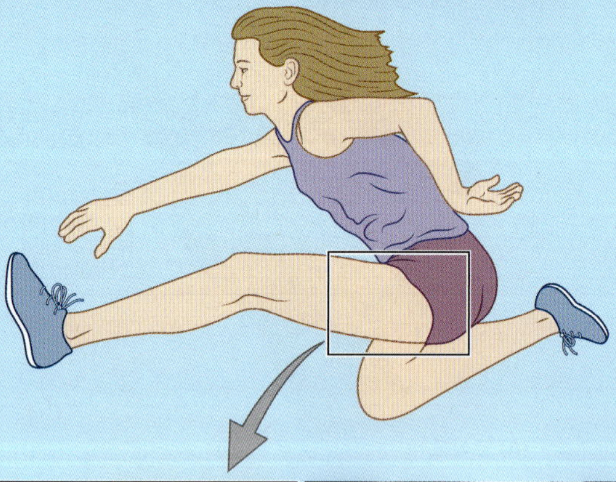

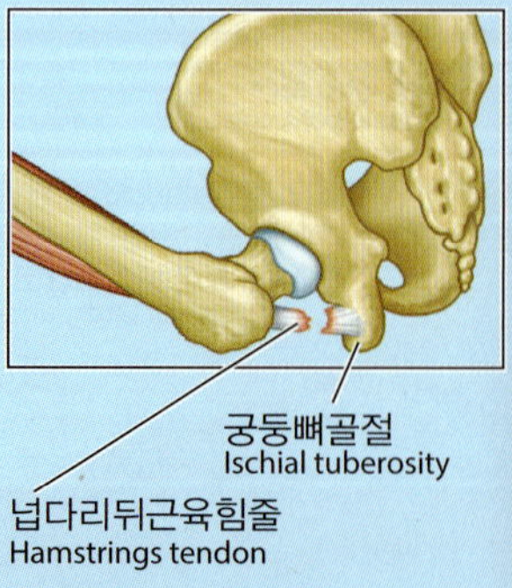

(C) 힘줄찢김

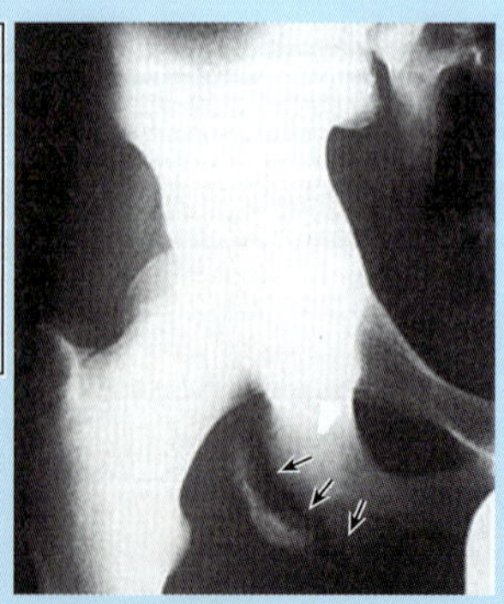

(D) 젊은 운동선수에서 골반뼈의 찢김골절

그림 B7.1. 골반골절과 볼기뼈골절.

을 할 때 발생할 수 있다(그림 B7.1). 힘줄이나 인대조각과 함께 작은 뼈조각이 "찢겨 떨어져(avulsed, torn away)" 나간다. 이런 골절은 이차 뼈되기중심(secondary ossification center)이 없는 **뼈돌기(apophysis)**에서 발생한다. 찢김골절은 근육 또는 인대가 붙는곳에서 일어난다. 볼기뼈 찢김골절이 흔한 곳으로는 위앞엉덩뼈가시(anterior superior iliac spine), 아래앞엉덩뼈가시(anterior inferior iliac spine), 궁둥뼈결절(ischial tuberosity), 궁둥두덩가지(ischiopubic ramus)가 있다.

안쪽휜엉덩관절과 가쪽휜엉덩관절 (Coxa Vara and Coxa Valga)

넙다리뼈목의 긴축과 넙다리뼈몸통의 긴축이 이루는 각도인 경사도(angle of inclination)(그림 7.7C~E 참조)는 나이(age), 성(sex), 넙다리뼈발생[예: 넙다리뼈목의 뼈되기(ossification)의 선천결함(congenital defect)]에 따라 다양하다. 또한 넙다리뼈목을 약화시키는 질병(예: 구루병)이 있을 때도 경사도가 변할 수 있다. 경사도가 줄면 **안쪽휜엉덩관절**(내반고, *coxa vara*)이라 하고(그림 B7.2A), 증가하면 **가쪽휜엉덩관절**(외반고, *coxa valga*)이라 한다(그림 B7.2B). "vara" 또는 "varus"는 라틴어 형용사로 어떤 팔다리의 뼈나 관절의 먼쪽부분이 중간선에 가까워지게 변형되는(이 경우는 넙다리뼈목에 대한 넙다리뼈 몸통의 관계) 경우를 기술할 때 쓴다. "valga" 또는 "valgus"라는 용어는 어떤 팔다리의 뼈나 관절의 먼쪽부분이 거꾸로 중간선에서 멀어지게 변형될 때 쓴다. 안쪽휜엉덩관절은 다리를 약간 짧아지게 하며, 수동적 엉덩이벌림을 제한시킨다.

넙다리뼈머리 뼈끝탈구(Dislocated Epiphysis of Femoral Head)

소아기와 청년기(10~17세)에 뼈끝판(epiphysial plate)이 약해지며 넙다리뼈머리(대퇴골두, head of femur)의 뼈끝이 넙다리뼈목에서 빠질 수 있다. 이 손상은 특히, 급성외상 혹은 반복적 미세외상으로 발생하며, 손상시 넓적다리를 벌리고 가쪽돌림을 하면 증가된 엇갈림힘(전단응력, shearing stress)이 뼈끝에 가해진다.

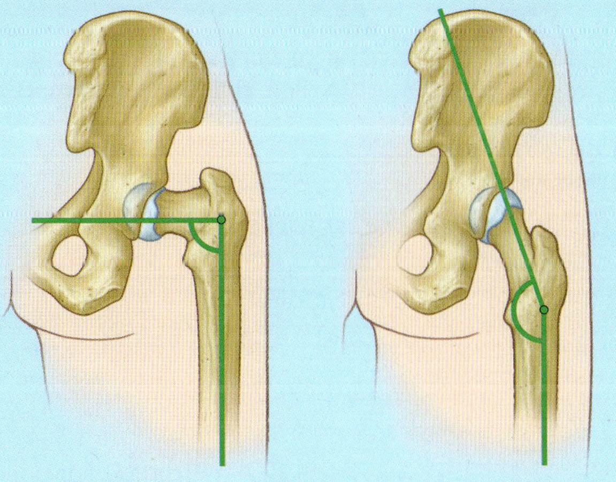

뒤모습

(A) 굽은넙다리뼈 (경사도가 감소)

(B) 펴진넙다리뼈 (경사도가 증가)

그림 B7.2. 안쪽휜엉덩관절과 가쪽휜엉덩관절.

뼈끝이 천천히 탈구되면, 결국 점점 안쪽휜엉덩관절(coxa vara)이 된다. 손상의 초기 증상으로 흔한 엉덩이의 불편감은 무릎에도 영향을 준다. 넙다리뼈위끝의 영상의학적 검사가 넙다리뼈머리의 뼈끝탈구 진단과 확진을 위해 대개 필요하다.

넙다리뼈골절(Femoral Fractures)

넙다리뼈는 큰 크기와 강도(strength)에도 불구하고, 골절이 흔하다. 지속되는 골절의 유형은 흔히 나이, 심지어 성별과 관련된다. 넙다리뼈목(neck of femur)이 가장 잘 골절되는데, 가장 좁고 약한 부분이면서 무게중심선(중력의 당김)과 큰 각도를 이루기 때문이다. 나이가 들면서 이 골절에 더 취약해지는데 특히, 여성은 **뼈엉성증**(*osteoporosis*)에 이차적으로 발생한다.

몸쪽 넙다리뼈 골절은 여러 곳에서 발생한다; 두 가지 예를 들면, 가로목골절(transcervical fracture)과 돌기사이골절(전자간골절, intertrochanteric fracture)이 있다(그림 B7.3). 이런 골절들은 대개 간접외상(비틀거리거나 쿵쾅거리며 계단을 내려감, 연석이나 계단에서 떨어짐)으로 발생한다. 경사도(angle of inclination) 때문에, 이런 골절들은 본질적으로 불안정하며 뼈조각들이 서로 겹치며 짧아지는 **함몰**(매복, *impaction*)을 초래한다. 근육연축(muscle spasm) 또한 다리가 짧아지는 데 기여한다.

관절주머니속골절(*intracapsular fracture*)은 엉덩관절(hip joint)의 관절주머니 속에서 발생하며, 혈관손상 때문에 넙다리뼈머리가 변성될 수 있다(임상적용 "넙다리뼈목 골절"과 "외과적 엉덩관절치환술" 참조).

넙다리뼈큰돌기와 몸통골절은 대개 직접적인 외상(추락 또는 구타에 의한 뼈로 직접가는 타격)으로 유발되며, 활동이 많은 연령에서 가장 흔하다. 이런 골절은 흔히 차사고나 스키, 등산 같은 운동에서 발생한다. 때로는 넙다리뼈몸통의 **나선형골절**(*spiral fracture*)로 뼈조각들이 서로 겹치며 다리가 짧아지거나, 여러 조각이 나는 **분쇄골절**(comminuted fracture)로 근육들이 뼈조각을 당기면, 뼈조각들이 골절된 높이에 따라 여러 방향으로 흩어지기도 한다. 이런 심각한 유형이 완전히 치유되는 데는 1년 정도 걸릴 수 있다.

넙다리뼈아래 혹은 먼쪽골절은 관절융기(condyle)가 분리되는 부작용으로, 무릎관절의 관절면이 어긋나거나, 이 뼈의 바로 뒤를 지나는 큰 오금동맥(슬와동맥, popliteal artery)의 출혈(hemorrhage)이 발생할 수 있다. 이 출혈은 종아리로 가는 혈액공급을 감소시키므로 무릎골절이나 탈구에서는 이를 항상 고려해야 한다.

정강뼈골절(Tibial Fractures)

정강뼈몸통(shaft of tibia)에서 중간 1/3과 아래 1/3이 만나는 부위가 가장 좁으며, 가장 흔히 골절된다. 불행히도 이 부위는 혈액공급마저 가장 빈약하다. 또한 정강뼈 앞면은 피부밑에 있어 정강뼈몸통은 **복합골절**(*compound fracture*)이 가장 흔한 곳이다(그림 B7.4A). 정강뼈 복잡골절은 직접외상[예: 자동차 범퍼가 종아리를 쳐서 발생하는 "범퍼골절(bumper fracture)"]에 의해 발생한

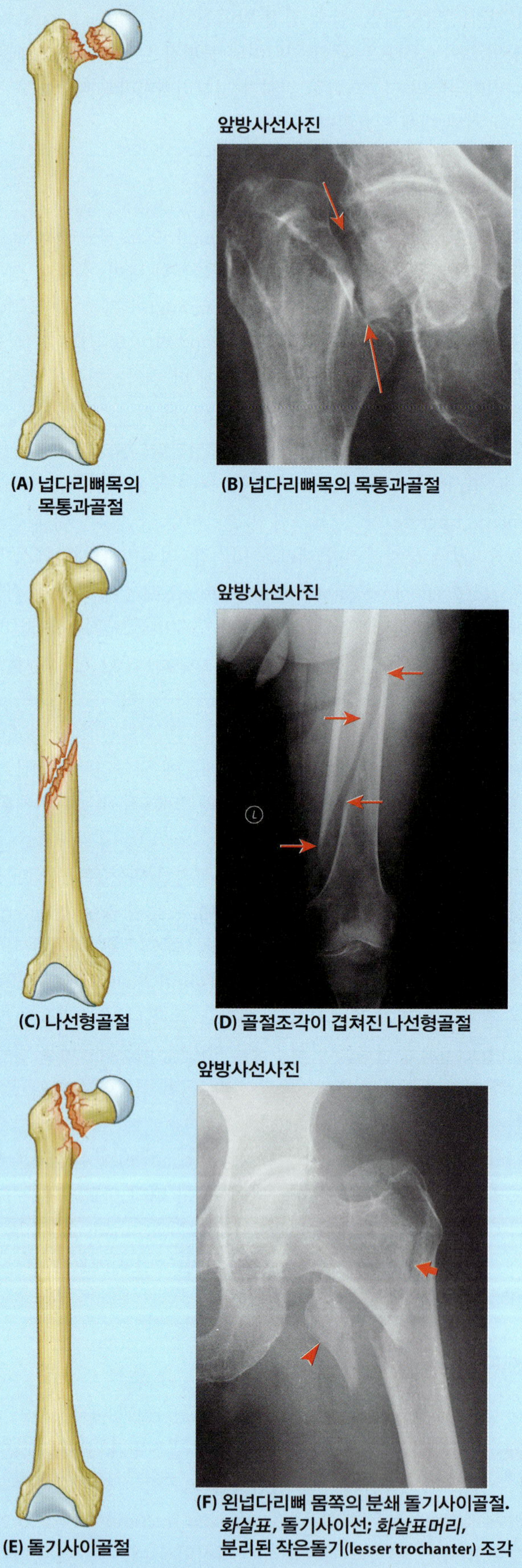

(A) 넙다리뼈목의 목통과골절

(B) 넙다리뼈목의 목통과골절

(C) 나선형골절

(D) 골절조각이 겹쳐진 나선형골절

(E) 돌기사이골절

(F) 왼넙다리뼈 몸쪽의 분쇄 돌기사이골절. *화살표*, 돌기사이선; *화살표머리*, 분리된 작은돌기(lesser trochanter) 조각

그림 B7.3. 넙다리뼈골절.

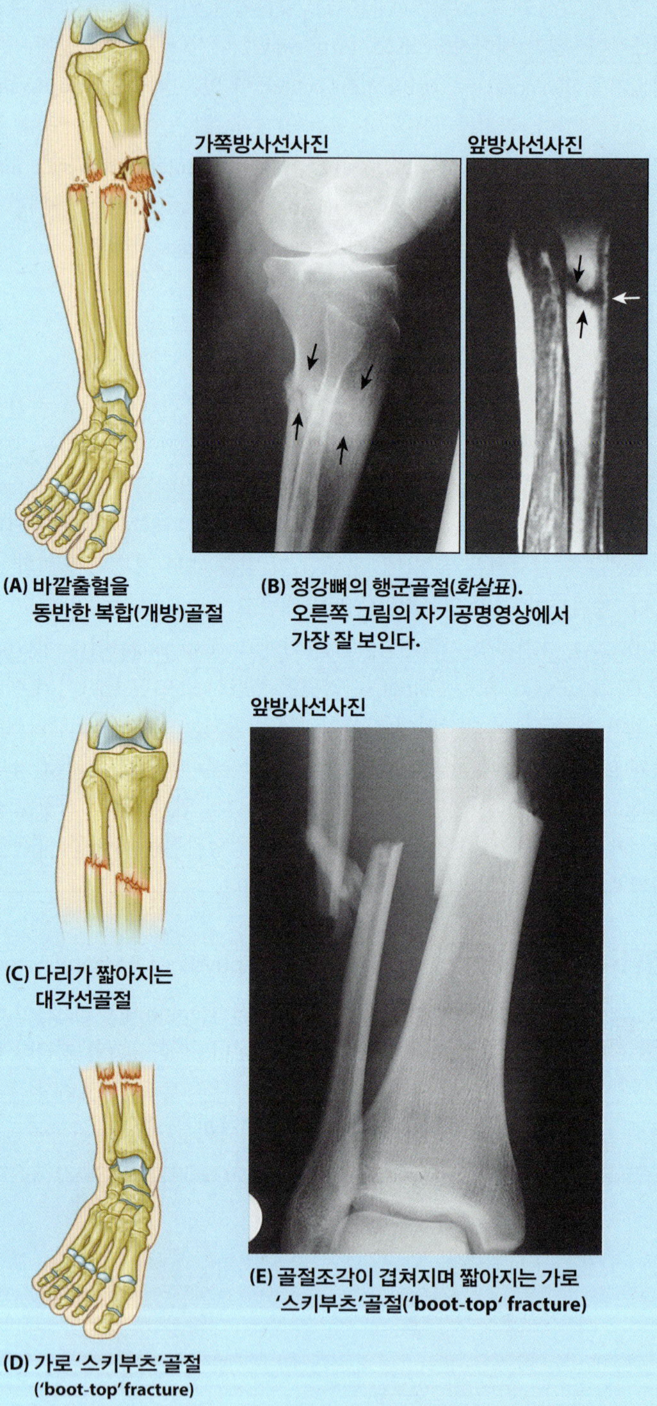

(A) 바깥출혈을 동반한 복합(개방)골절

(B) 정강뼈의 행군골절(*화살표*). 오른쪽 그림의 자기공명영상에서 가장 잘 보인다.

(C) 다리가 짧아지는 대각선골절

(D) 가로 '스키부츠'골절 ('boot-top' fracture)

(E) 골절조각이 겹쳐지며 짧아지는 가로 '스키부츠'골절('boot-top' fracture)

그림 B7.4. 정강뼈와 종아리뼈골절.

다. 정강뼈골절이 영양관(nutrient canal)을 지나는 골절이면 영양동맥(nutrient artery)이 손상받아 골절부위 융합이 안 될 수 있다.

행군골절[*transverse march (stress) fracture*](그림 B7.4B)은 충분한 훈련을 못 받은 사람이 도보로 오랫동안 걸었을 때 정강뼈의 아래 1/3에서 흔히 발생한다. 과로로 정강뼈 앞겉질뼈(cortical bone)가 골절되는 것이다. 발이 고정된 채 정강뼈가 회전하면서 정강뼈몸통에 간접적인 힘이 가해져도 골절이 유발될 수 있다(예: 축구에서 태클).

또한, 스키를 타는 동안 심하게 비틀리면 종아리뼈골절(비골골절, *fracture of fibula*)뿐만 아니라, 정강뼈몸통의 대각선골절(*diagonal fracture*)이 정강뼈의 중간과 아래 1/3 접합점에서 발생할 수 있다(그림 B7.4C). 대각선골절이 생기면 흔히 뼈끝이 서로 겹쳐 다리가 줄어든 것처럼 보인다. 스키를 타는 동안, 흔히 고속으로 전방 낙하 도중에 골절되면 딱딱한 스키부츠 위로 종아리(leg)가 걸려 "스키부츠골절(boot-top fracture)"이 발생한다(그림 B7.4D, E).

뼈끝판손상 골절(Fractures Involving Epiphysial Plate)

정강뼈위끝의 일차뼈되기중심(primary ossification center)은 출생 후 바로 나타나고 청소년기(대개 16~18세)에 정강뼈몸통과 융합한다. 소아에서 정강뼈골절이 뼈끝판을 침범하면 정상적인 뼈의 성장이 저해되므로 매우 심각하다. 정강뼈거친면(tibial tuberosity)은 대략 10세 정도에 위 뼈끝중심(superior epiphysial center)이 아래로 자라며 형성되지만, 독립된 정강뼈거친면의 뼈되기중심은 대략 12세에 나타난다. 정강뼈거친면의 뼈끝판손상은 청소년기, 특히 젊은 운동선수들에게서 정강뼈거친면의 염증과 만성 재발성 통증을 유발한다[정강뼈거친면뼈연골증(*Osgood-Schlatter disease*); 그림 B7.5].

종아리뼈골절(Fibular Fracture)

종아리뼈골절(비골골절, *fibular fracture*)은 가쪽복사(lateral malleolus) 끝에서 위(몸쪽)로 2~6 cm에서 흔히 발생하는데, 정강뼈골절(경골골절, tibial fracture)과 함께 발목관절의 골절–탈구(*fracture–dislocations of the ankle joint*)가 흔히 동반된다(그림 B7.6A). 미끄러져 발이 과도하게 안쪽번짐(inversion)되면 발목인대가 찢어지고, 목말뼈(talus)가 가쪽복사를 향해 기울면서 가쪽복사 골절도 유발한다(그림 B7.6B).

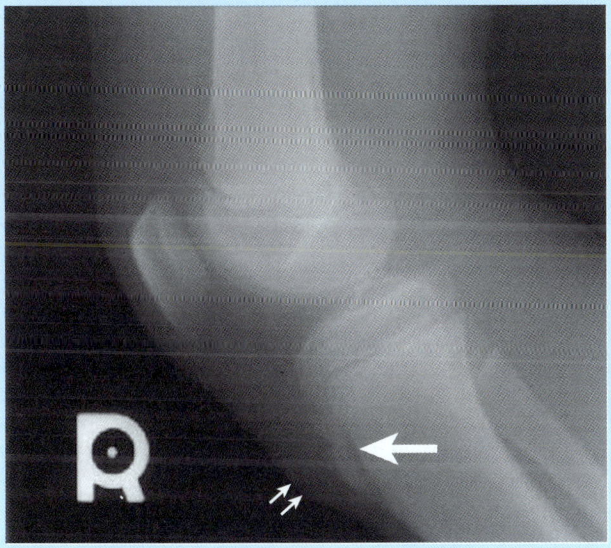

안쪽방사선사진

그림 B7.5. 정강뼈거친면뼈연골증(Osgood-Schlatter disease). 정강뼈거친면의 돌출이 길어지고 골절(*단일 화살표*) 되었으며, 덮고 있는 물렁조직의 부기(swelling, *이중 화살표*)가 관찰된다.

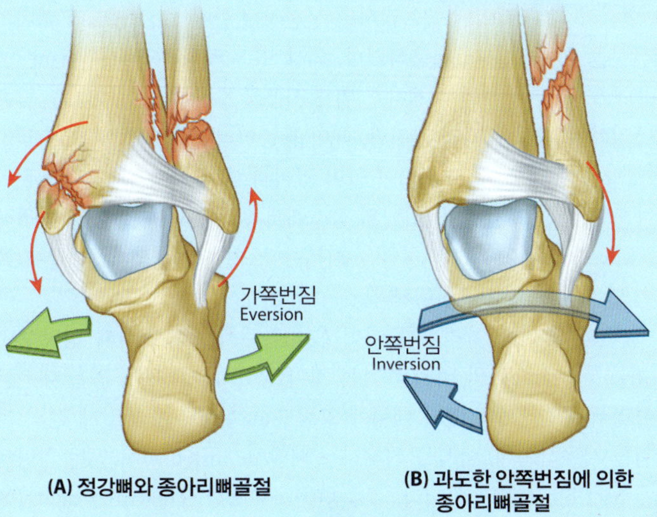

그림 B7.6. 안쪽복사와 가쪽복사의 골절. *빨간색 화살표*, 골절된 뼈에 작용하는 힘.

안쪽복사와 가쪽복사의 골절(*fractures of the lateral and medial malleoli*)은 축구선수와 농구선수에서 비교적 흔히 발생한다. 종아리뼈 골절은 근육이 붙는 곳이 손상되어 통증이 심할 수 있고, 발목관절을 안정화시킬 수 없어 걷기 어려워진다.

뼈이식(Bone Graft)

손상이나 질병으로 체중을 지탱하는 뼈 부분이 파괴되면, 팔다리는 기능을 잃는다. 손상된 뼈부위를 뼈이식으로 대치하면 팔다리의 절단(amputation)은 피할 수 있다. 종아리뼈(fibula)가 이식에 가장 많이 쓰인다. 종아리뼈몸통의 일부를 떼어내더라도 걷기, 달리기, 점프를 정상적으로 할 수 있다.

7

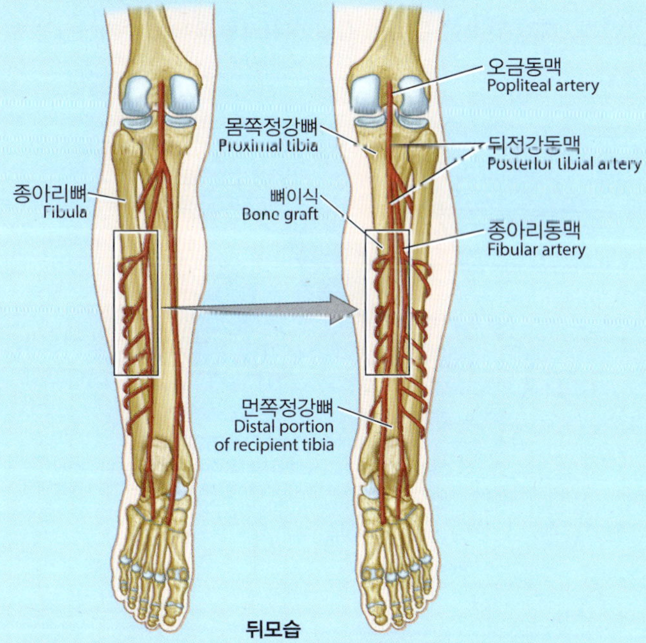

그림 B7.7. 뼈이식.

혈관과 함께 떼어낸 종아리뼈는 선천성 결함이 있는 팔다리 뼈대의 완전성을 회복하는 데 사용하거나, 외상 또는 악성종양(malignant tumor)으로 제거한 뼈를 대체하기 위해 사용할 수 있다(그림 B7.7). 남은 종아리뼈는 재생이 되지 않지만, 떼어낸 종아리뼈는 뼈막(periosteum)과 영양동맥(nutrient artery)이 붙어 있어서 떼어낸 뼈를 다른 곳에 이식해도 생존하고 자란다. 이식된 장소에서 안정화되면, 종아리뼈 조각은 새로 붙은 뼈에서 혈액공급을 회복한다. 치유는 뼈의 양쪽 끝에 골절이 발생했을 때처럼 진행된다.

혈관과 함께 종아리뼈를 이식하기 위해서는 종아리뼈 영양구멍(nutrient foramen)의 위치를 아는 것이 중요하다. 영양구멍은 대부분 종아리뼈 중간 1/3에 있기 때문에(그림 7.68 참조), 이식할 때 뼈의 이 부위를 사용하는데, 이식을 위해서는 뼈막(periosteum)이 있는 치밀뼈(compact bone)뿐만 아니라, 골수공간[medullary (marrow) cavity]을 공급하는 혈관도 함께 있어야 한다.

정강뼈앞면은 대부분이 피부밑에 있으므로 아이에게 이식하기 위한 뼈조각을 채취하는데 접근이 용이하다; 탈수 혹은 쇼크에 빠진 소아는 또한 정강뼈 앞면을 **뼈내주입**(*intraosseous infusion*) 부위로도 사용한다.

뼈내주입(Intraosseus Infusion, IO)

뼈내주입(IO)은 말초접근이 어렵거나 불가능할 경우에 수분, 혈액, 약물을 골수공간으로 직접 전달하는 방법이다. 외상성쇼크나 어린이의 순환허탈의 경우에 주로 뼈내주입을 사용한다. 뼈내주입은 피부가 얇고, 성장판을 보존하며 바늘이 정확히 골수공간으로 삽입되게 해 주는 기준점들이 존재하므로 정강뼈 몸쪽에서 가장 많이 시행한다. 다른 주입 부위로는 먼쪽 넙다리뼈, 정강뼈, 종아리뼈, 몸쪽 위팔뼈, 그리고 복장뼈자루(the manubrium of the sternum)가 있다. 바늘은 정강뼈거친면에서 대략 2 cm 먼쪽에서 약간 안쪽으로, 뼈가 납작한 부위에 삽입한다(그림 B7.8). 수기삽입을 위해 제작된 특수바늘들을 사용한다; 삽입을 돕기 위한 건전지 또는 충격 구동장치들도 또한 사용할 수 있다. 뼈골수염의 위험 때문에, 뼈내주입은 말초나 중심정맥관으로 24시간 내에 교체해 줘야 한다.

발꿈치뼈골절(종골골절, Calcaneal Fracture)

사다리에서 떨어지며 딱딱한 바닥에 발꿈치가 심하게 부딪히면, 발꿈치뼈가 여러 뼈조각으로 되는 **분쇄골절**(*comminuted fracture*)이 될 수 있다(그림 B7.9A). 발꿈치뼈골절은 발꿈치뼈와 목말뼈(거골, talus)가 관절하는 목말밑관절(거골하관절, subtalar joint)을 붕괴시켜 기능이 대개 손상된다.

목말뼈목골절(거골경골절, Fracture of Talar Neck)

목말뼈목골절(그림 B7.9B)은 발목을 심하게 발등굽힘(dorsiflexion) 때(예: 자동차 정면충돌 시, 브레이크페달을 너무 세게 밟는 경우) 발생할 수 있다. 어떤 경우는 목말뼈몸통이 뒤로 탈구되기도 한다.

발허리뼈골절(중족골골절, Fracture of Metatarsal)

발 위에 무거운 것을 떨어뜨리거나, 금속 바퀴 같은 것에 발이 낀 경우에 발허리뼈골절이 일어난다(그림 B7.9C, D). 발허리뼈골절은 무용수, 특히 발레에서 발끝으로 서는 기술(demi-pointe technique)을 하는 여성에서 가장 흔하다. **무용수골절**(*dancer's fracture*)은 대개 발허리뼈에 모든 체중을 실은 채로 균형을 잃으면서 골절이 발생한다. **발허리뼈피로골절**(*fatigue fractures of metatarsals*)은 오랫동안 걸으면 발생한다. 대개 이런 골절들은 가로골절이며, 발허리뼈의 반복적 스트레스에 의해 유발된다.

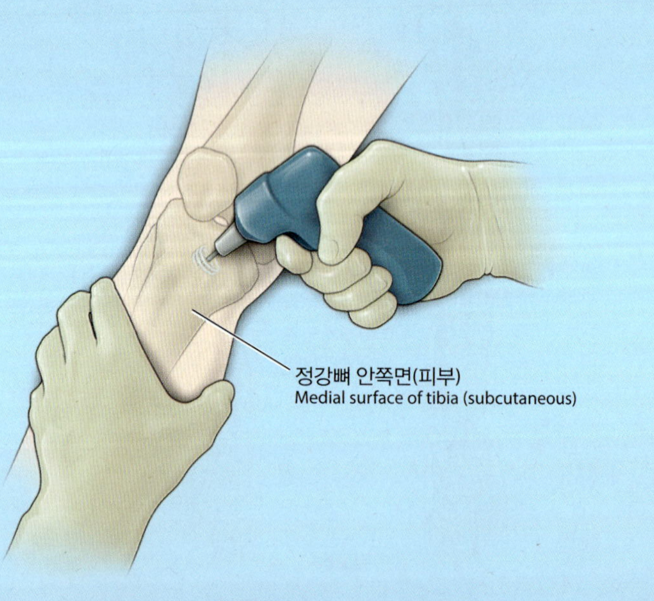

그림 B7.8. 뼈내주입(intraosseus infusion).

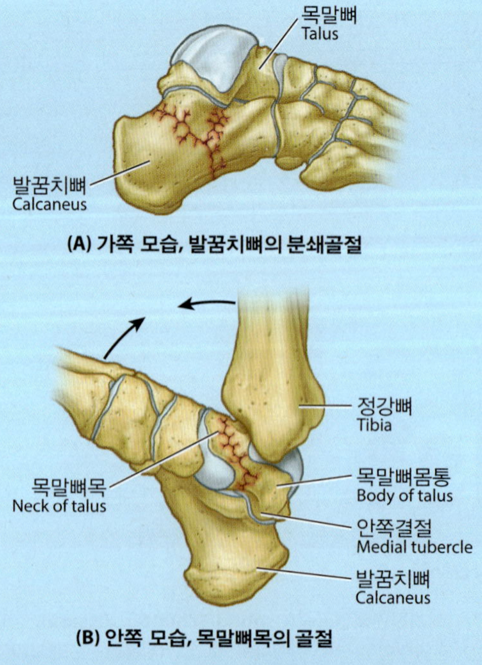

그림 B7.9. 발뼈 골절. *검은색 화살표*는 발목의 발등굽힘을 가리킨다.

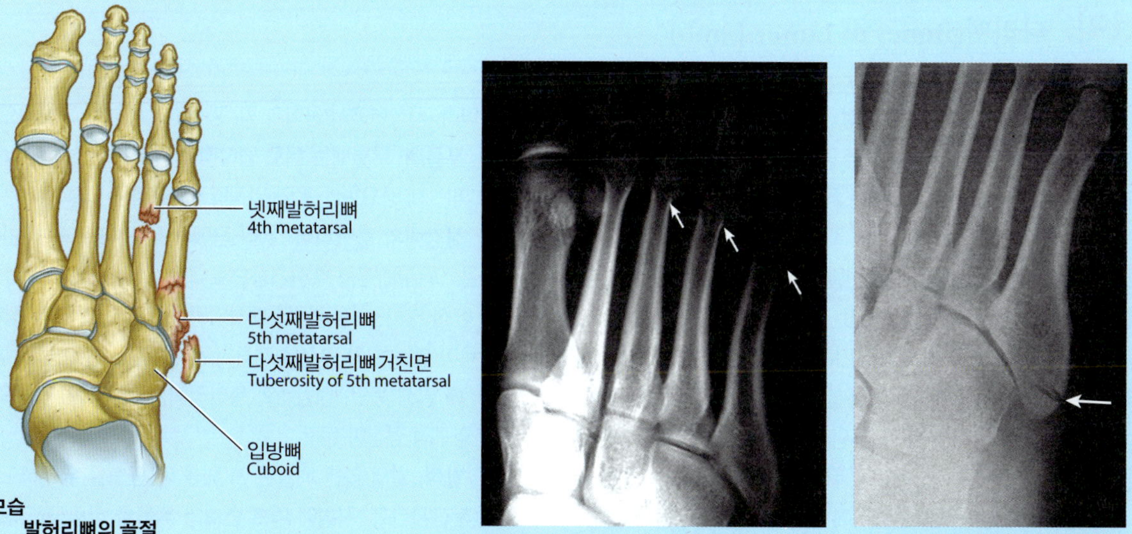

(C) 등쪽모습
발허리뼈의 골절

(D) 셋째–다섯째발허리뼈의 골절

(E) 다섯째발허리뼈의 찢김골절

그림 B7.9. (계속)

발을 갑자기 강하게 안쪽번짐(inversion)하면, 다섯째 발허리뼈거친면(the tuberosity of 5th metatarsal)이 짧은종아리근힘줄(tendon of fibularis brevis)에 의해 찢김골절이 생길 수 있다. **다섯째발허리뼈거친면 찢김골절**(*an avulsion fracture of the tuberosity of 5th metatarsal*) (그림 B7.9C, E)은 농구나 테니스 선수에게는 흔하다. 이 손상은 심각한 발목삠(염좌, sprain)과 관련되며, 다섯째발허리뼈 바닥에 통증과 부종(edema)을 유발한다.

발세모뼈(삼각골, Os Trigonum)

목말뼈(talus)의 뼈되기(골화, ossification) 동안, 목말뼈의 가쪽결절(lateral tubercle)이 될 이차뼈되기중심(secondary ossification center)이 목말뼈몸통(body of talus)과 종종 융합하지 못하기도 한다. 이는 10대 초에 강한 발바닥굽힘(plantar flexion) 등으로 스트레스를 주면 발생한다. 때때로, 부분적으로 혹은 완전히 뼈되기가 이뤄져도 골절되거나 융합하지 않고 자랄 수 있다. 어느 상황이건, 이렇게 발생한 덧뼈(accessory ossicle)를 **발세모뼈(os trigonum)**라 하며 성인의 14~25%에서, 대개 양측성(bilateral)으로 발생한다(그림 B7.10). 축구선수와 발레리나에서 발세모뼈의 유병률이 높게 나타난다.

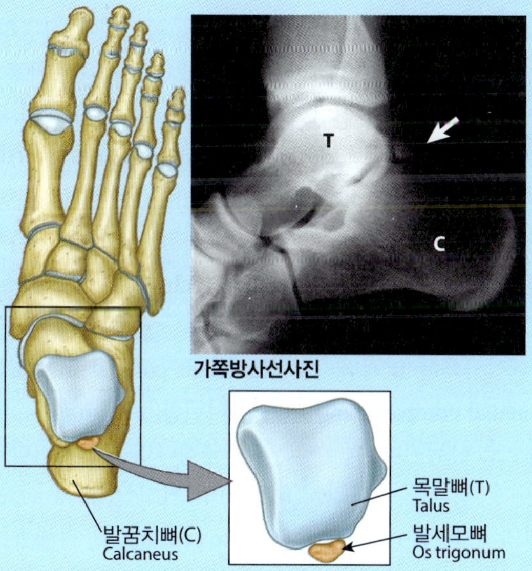

그림 B7.10. 발세모뼈(os trigonum).

종자뼈골절(Fracture of Sesamoid Bone)

엄지발가락의 종자뼈(종자골, sesamoid bone; 그림 7.13D 참조)는 짧은엄지굽힘근(flexor hallucis brevis) 힘줄 속에 있으며, 특히 걷기에서 디딤기(입각기, stance phase) 끝에 체중이 실린다. 종자뼈는 태어나기 전부터 발달해서 늦은 소아기에 뼈되기를 시작한다. **종자뼈골절**은 압궤손상(crushing injury)으로 발생한다(그림 B7.11).

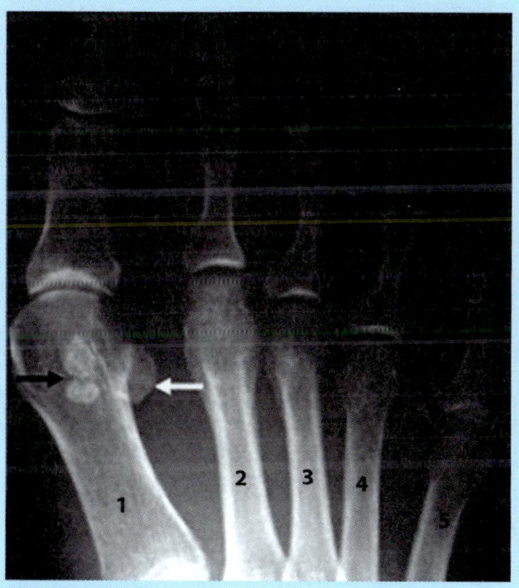

그림 B7.11. 종자뼈골절. *검은색 화살표*, 골절된 종자뼈; *흰색 화살표*, 정상 종자뼈; *1–5*, 발허리뼈.

7

핵심정리: 다리뼈(Bones of Lower Limb)

볼기뼈: 볼기뼈는 3개의 주요한 뼈(엉덩뼈, 궁둥뼈, 두덩뼈)의 융합으로 형성되며, 엉치뼈와 뒤에서 만나고 앞에서 두덩결합을 통해 양쪽 볼기뼈가 만나 다리이음뼈를 이룬다. ■ 서 있을 때는 체중의 반만 각 볼기뼈에 실리지만, 걷는 동안 전체 체중이 한쪽 볼기뼈에 주기적으로 모두 실린다. ■ 볼기뼈의 두꺼운 부분이 체중을 넙다리뼈로 전달한다. ■ 볼기뼈의 얇은 부분은 넙다리뼈를 움직이는 강력한 근육들이 붙는 넓은면을 제공한다. ■ 다리이음뼈는 골반내장, 특히 생식기관을 감싸고 보호하는 역할을 한다.

넙다리뼈: 발생을 통해, 가장 큰 뼈인 넙다리뼈는 굽고(경사도) 비틀어지게(안쪽돌림과 꼬임으로 무릎관절과 그 아래의 모든 관절은 뒤로 굽힘) 발달하여 직립자세를 유지하고 두발로 걷고 뛰는 것에 적합하다. ■ 경사도와 벌림근육과 돌림근육이 넙다리뼈 큰돌기에 붙는 것은 지레의 힘을 증가시키고, 벌림근육을 위에 두며, 넙다리뼈가 넓적다리에 비스듬히 놓일 수 있게 한다. ■ 비틀림각과 함께, 엉덩관절에서 비스듬 회전운동은 회전운동뿐만 아니라, 시상면에서 굽힘과 폄, 관상면에서 벌림과 모음으로 전환시켜 준다.

무릎뼈: 무릎뼈는 뒤로 넙다리뼈 먼쪽과 관절하는 세모뼈이다. ■ 무릎을 펴는 데 중요한 근육인 넓적다리네갈래근 힘줄에 있는 종자뼈이다.

정강뼈와 종아리뼈: 우리 몸에서 두 번째로 큰 뼈인 정강뼈는 모든 체중을 그 위로 싣는 수직기둥으로 되어 있다. ■ 가느다란 종아리뼈는 체중을 싣진 않지만, 정강뼈와 뼈사이막을 따라 연결되며, 정강뼈에 부가적으로 근육이 붙는 추가 면적을 제공하고, 발목관절을 이루기 위한 격자형성을 한다. ■ 발생 동안, 정강뼈와 종아리뼈는 안정적인 자세와 이동에 적합하도록 영구적 엎침이 된다.

발뼈: 발의 많은 뼈들은 서 있을 때 균형을 유지하도록 체중을 넓은 판에 분산시키고, 지형에 따른 변화와 적응을 하며, 충격을 흡수하는 기능적 단위이다. ■ 이 뼈들은 또한 걷거나 달릴 때 필요하며, 발꿈치에서 앞발로 체중이동도 한다.

다리의 근막(Fascia of Lower Limb)

피부밑조직(Subcutaneous Tissue)

피부밑조직(피하조직, **subcutaneous tissue**)은 피부밑의 얕은근막(천근막, superficial fascia)으로(그림 7.14), 다양한 양의 지방, 피부신경, 얕은정맥[큰두렁정맥(대복재정맥, great saphenous vein)과 작은두렁정맥(소복재정맥, small saphenous vein) 그리고 이들의 가지], 림프관(lymphatic vessel), 림프절(lymph node)을 포함하는 성긴결합조직(소성결합조직, loose connective tissue)으로 되어 있다.

엉덩이(둔부, hip) 및 넓적다리(대퇴부, thigh)의 피부밑조직은 앞가쪽배벽(전외측복벽, anterolateral abdominal wall) 및 볼기(궁둥이, buttock)의 피부밑조직과 이어진다. 무릎(knee)에서 피부밑조직은 지방이 거의 없고 깊은근막(심근막, deep fascia)과 뒤섞이지만, 종아리(하퇴, leg)의 피부밑조직에 해당하는 무릎 먼쪽(원위, distal)에서 지방이 다시 나타난다.

깊은근막(Deep Fascia)

다리의 깊은근막(deep fasciaof the lower limb)은 특히 강해서, 탄력 스타킹처럼 다리를 감싼다(그림 7.14A, B). 이 깊은근막은 근육이 수축할 때 밖으로 튀어나오는 것을 제한해, 더 효과적으로 근육수축을 일으켜 정맥을 압박해 심장으로 혈액을 보낸다.

넓적다리근막(fascia lata)

넓적다리의 깊은근막을 **넓적다리근막**(대퇴근막, **fascia lata**; 라틴어로 *lata*는 넓다)이라 한다. 넓적다리근막 위로, 다음 열거된 구조물들이 붙거나 연결된다.

- 고샅인대(inguinal ligament), 두덩활(pubic arch), 두덩뼈몸통(body of pubis), 두덩뼈결절(pubic tubercle)의 앞쪽
- 아래배벽(하복벽, inferior abdominal wall)의 피부밑조직 막층(membranous layer, Scarpa fascia); 이 층은 고샅인대에서 대략 손가락 두께만큼 아래에서 넓적다리근막과 연결된다.
- 엉덩뼈능선(iliac crest)의 가쪽과 뒤쪽
- 엉치뼈(sacrum), 꼬리뼈(coccyx), 엉치결절인대(sacrotuberous ligament), 궁둥뼈결절(ischial tuberosity)의 뒤안쪽

넓적다리근막 아래로, 다음 열거된 구조가 붙거나 연결된다.

- 무릎 주변 뼈의 노출된 부분들
- 무릎 아래 종아리의 깊은근막

넓적다리근막은 큰 넓적다리 근육들을 둘러싸서 상당하며, 특히 가쪽은 **엉덩정강띠**(장경인대, **iliotibial tract**)가 되는 세로섬유들의 추가적인 보강으로 두껍게 강화되어 있다(그림 7.14B). 이 넓은 섬유띠는 넓적다리근막긴장근(대퇴근막장근, tensor fasciae latae)과 큰볼기근(대둔근, gluteus maximus muscle)이 공유하는 널힘줄(건막, aponeurosis)이다. 엉덩정강띠는 엉덩뼈결절(iliac tubercle)에서 **앞가쪽정강뼈결절(anterolateral tibial tubercle**, *Gerdy tubercle*)까지 뻗어 있다.

넓적다리근육은 넓적다리앞칸(anterior compartment), 넓적다리안쪽칸(medial compartment), 넓적다리뒤칸(posterior compartment)의 세 칸으로 나눠진다. 각 칸의 벽은 넓적다리근막과 넙다리뼈의 깊은 측면에서 생겨나 넙다리뼈(femur)의 거친선(linea aspera)에 닿는 세 개의 근육사이막(intermuscular septum)에 의해 만들어진다(그림 7.14D). **가쪽넓적다리근육사이막**(외측대퇴근간중격, **lateral intermuscular septum**)이 제일 강하고 다른 두 개의 근육사이막은

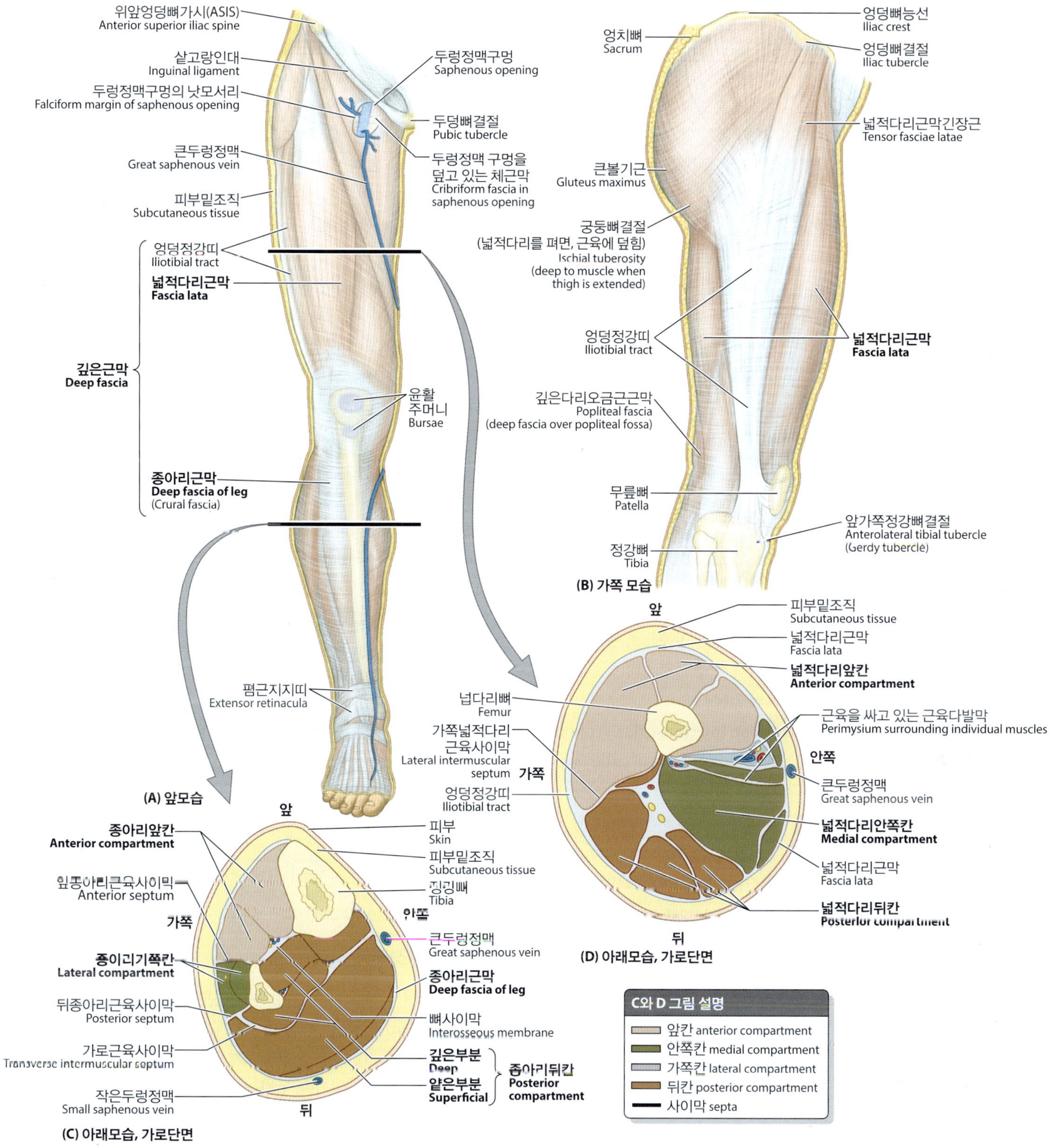

그림 7.14. 다리의 근막, 근육사이막, 근막칸. A. 개요. 다리의 깊은근막을 보기 위해 앞쪽 피부 및 피부밑조직을 제거하였다. **B.** 넓적다리근막. 넓적다리근막(fascia lata)은 큰볼기근과 넓적다리근막긴장근의 공유 널힘줄인 엉덩정강띠의 세로섬유에 의해 가쪽에서 보강된다. **C.** 종아리 근막칸. **D.** 넓적다리 근막칸.

상대적으로 약하다. 가쪽넓적다리근육사이막은 엉덩정강띠에서 일어나 넙다리뼈 거친선의 가쪽선(lateral lip)과 가쪽관절융기위선(lateral supracondylar line)까지 깊이 뻗는다. 이 근육사이막은 외과수술 때 넙다리를 넓게 노출시키기 위한 신경사이면(*internervous plane*)을 제공한다.

넓적다리근막의 **두렁정맥구멍**(복재열공, **saphenous opening**;

그림 7.14A)은 고샅인대의 안쪽 아래에 있는 틈새 또는 구멍으로, 두덩뼈결절에서 약 4 cm 정도 아래가쪽에 있다. 두렁정맥구멍은 대개 길이가 3.75 cm, 너비가 2.5 cm이며, 구멍의 긴축은 수직이다. 구멍의 안쪽모서리(medial margin)는 경계가 불분명하나, 위모서리와 아래모서리 및 가쪽모서리는 경계가 뚜렷한 초승달 모양으로 **낫모서리**(겸상연, **falciform margin**)라 부른다. 섬유지방조직인 **체근막**(사상근막, **cribriform fascia**; 라틴어로 *cribrum*)은 두렁정맥구멍 위에 국한되어, 구멍을 덮는 피부밑조직 막층이다. 이 결합조직은 얕은고샅림프절(superficial inguinal lymph node)의 날림프관(efferent lymphatic vessel) 및 큰두렁정맥과 그 가지들의 통로를 위한 여러 개의 구멍들이 뚫려 있다. 두렁정맥구멍과 체근막을 통과한 큰두렁정맥(great saphenous vein)은 넓적다리정맥(대퇴정맥, femoral vein)으로 들어가고(그림 7.14A), 림프관은 깊은고샅림프절(deep inguinal lymph node)로 들어간다.

종아리 깊은근막(deep fascia of leg)

종아리 깊은근막(deep fascia of leg), 또는 종아리근막(하퇴근막, *crural fascia*; 라틴어로 *crus*는 다리)은 정강뼈(tibia)의 앞모서리와 안쪽모서리에 닿으며, 각 뼈바깥막(periosteum)과 연속된다. 종아리 앞부위(anterior region of leg)의 몸쪽(proximal) 종아리근막은 두꺼운데, 근육의 몸쪽 붙는곳이 된다. 종아리근막은 먼쪽으로 갈수록 얇아지지만, 발목관절의 위와 앞에서 두꺼워져 **폄근지지띠**(신근지대, **extensor retinaculum**)를 형성한다(그림 7.14A).

앞근육사이막(전하퇴근간중격, **anterior intermuscular septum**)과 **뒤근육사이막**(후하퇴근간중격, **posterior intermuscular septum**)은 가쪽 종아리 깊은근막의 깊은면을 지나 종아리뼈의 해당 모서리에 가서 붙는다. **뼈사이막**(골간막, *interosseous membrane*)과 근육사이막은 종아리를 종아리앞칸(발등굽힘근칸, anterior compartment of leg), 종아리가쪽칸(종아리근칸, lateral compartment of leg), 종아리뒤칸(발바닥굽힘근칸, posterior compartment of leg)의 세 칸으로 나눈다(그림 7.14C). 종아리뒤칸은 **가로근육사이막(transverse intermuscular septum)**에 의해 얕은발바닥굽힘근(superficial plantarflexor muscle)과 깊은발바닥굽힘근(deep plantarflexor muscle)으로 더 나눠진다.

다리의 혈관과 신경 개요 (Overview of Vessels and Nerves of Lower Limb)

다리의 동맥공급(Arterial Supply of Lower Limb)

다리의 혈액 공급은 온엉덩동맥(총장골동맥, *common iliac artery*)의 두 종말가지에서 시작된다(그림 7.15A). 속엉덩동맥(내장골동맥, *internal iliac artery*)은 주로 골반내장에 혈액공급을 하지만, 볼기부위, 엉덩뼈오목, 그리고 안쪽 넓적다리의 가장 몸쪽 부분을 포함해 다리이음뼈에서 시작하는 다리 근육으로 혈액을 보낸다(그림 7.15A, F). **바깥엉덩동맥**(외장골동맥, *external iliac artery*)은 고샅인대 깊이로 지나, 넓적다리로 들어가서 다리의 주동맥인 **넓적다리동맥**(대퇴동맥, *femoral artery*)이 된다. 넓적다리동맥은 넓적다리로 들어가자마자 바로 가장 큰 가지인 **깊은넓적다리동맥**(*deep femoral artery*)을 내며, 이는 넓적다리의 뒤와 가쪽 대부분에 혈액공급을 한다. 넓적다리동맥은 넙다리뼈 안쪽으로 이어지며 넓적다리의 안쪽과 앞 대부분에 혈액공급을 한다. 무릎 몸쪽에서, 넓적다리동맥은 큰모음근(대내전근, adductor magnus)이 붙는 곳의 구멍인 모음근구멍(내전열공, adductor hiatus)을 통과하며, 이름이 **오금동맥**(슬와동맥, *popliteal artery*)으로 바뀐다. 오금동맥은 무릎관절 뒤쪽을 지나며 무릎관절의 구조물에 혈액공급을 한다. 오금동맥은 종아리로 내려가면 **앞정강동맥**(*anterior tibial artery*)과 **뒤정강동맥**(*posterior tibial artery*)으로 나눠진다. 앞정강동맥은 다리의 뼈 사이를 통과하여 다리의 앞구획과 발등쪽에 혈액공급을 한다. 뒤정강동맥은 곧 가쪽 종아리로 가는 **종아리동맥**(비골동맥, *fibular* (peroneal) *artery*)을 내고 다리 뒤쪽으로 계속된다(그림 7.15F). 뒤정강동맥은 안쪽복사뼈를 통과한 후, 발바닥의 안쪽·가쪽에 혈액공급을 하는 **안쪽 · 가쪽발바닥동맥**(*medial and lateral plantar artery*)으로 나눠진다. 다리동맥의 맥박은 그림 7.15B~E에 표시된 특정 부위의 신체검사로 촉진할 수 있다. 이 동맥들의 가지와 연결(anastomosis)에 관한 세부 사항은 다리의 각 부분에서 설명한다.

다리의 정맥순환(Venous Drainage of Lower Limb)

다리에는 얕은정맥(superficial vein)과 깊은정맥(deep vein)이 있다: 얕은정맥은 피부밑조직에 있고 같은 이름의 동맥과 별개로 주행하지만, 깊은정맥은 깊은근막 속에서 주요 동맥들과 동반해 주행한다. 얕은정맥과 깊은정맥은 모두 판막(valve)이 있으며, 깊은정맥에는 판막이 더 많다.

다리의 얕은정맥(천정맥, superficial veins of lower limb)

다리에서 2개의 주요한 얕은정맥은 **큰두렁정맥**(대복재정맥, *great saphenous vein*)과 **작은두렁정맥**(소복재정맥, *small saphenous vein*)이다(그림 7.16A, B). 얕은정맥의 가지들은 대개 이름이 따로 없다.

큰두렁정맥은 엄지발가락(무지, *great toe*) 등쪽정맥(배정맥, *dorsal vein*)과 발등정맥활(족배정맥궁, *dorsal venous arch*)이 만나는 곳에서 형성된다(그림 7.16A와 7.17A). 큰두렁정맥은 다음과 같이 환류된다.

- 안쪽복사(medial malleolus)의 앞으로 올라가서
- 넙다리뼈 안쪽관절융기(medial condyle) 뒤[무릎뼈(patella)의 안쪽모서리(medial border)에서 대략 손 너비만큼 뒤쪽]를 지나,
- 작은두렁정맥과 자유롭게 연결된다.

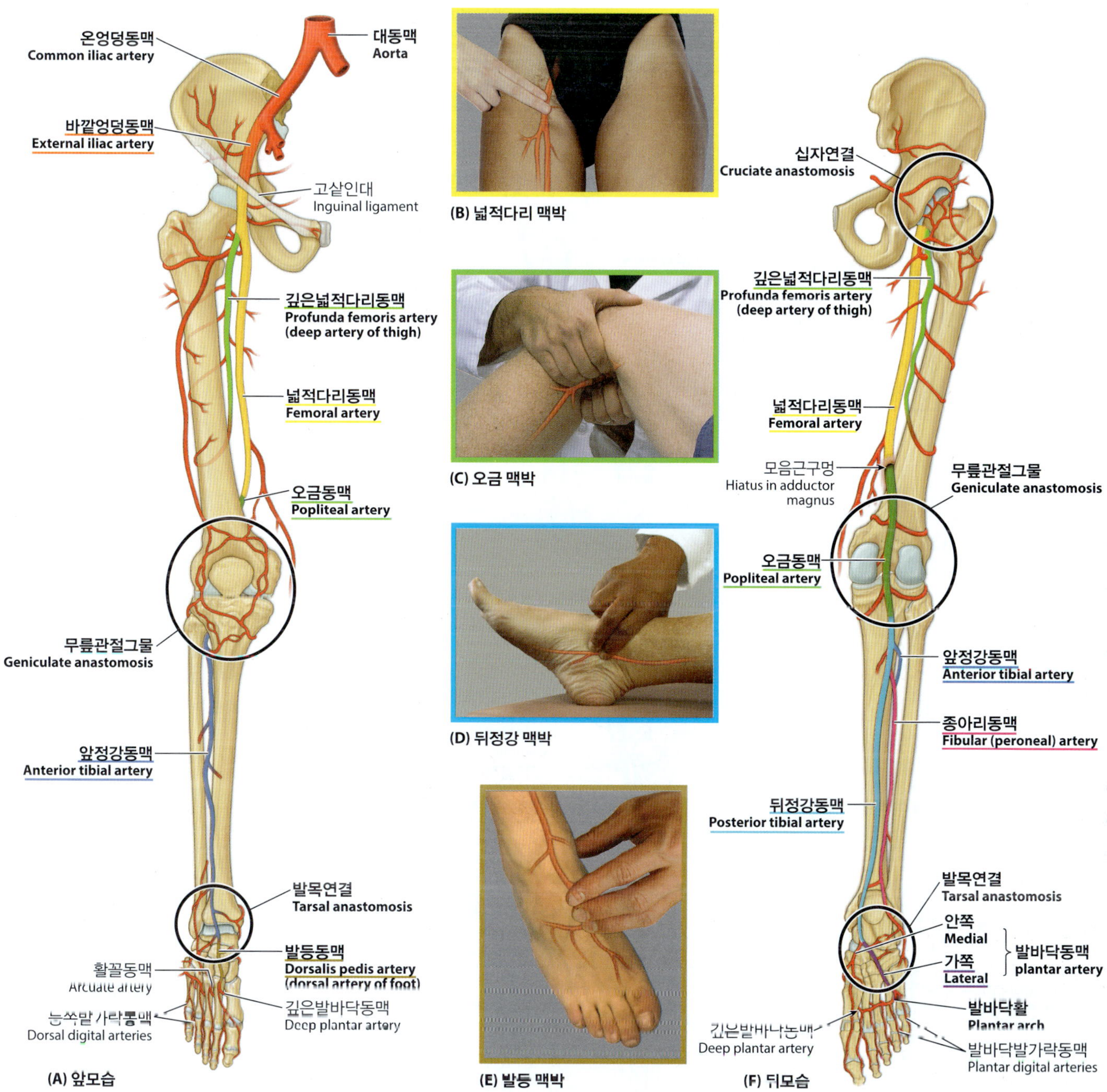

그림 7.15. 다리의 동맥공급과 맥박 촉진 장소. A. 개요, 앞면. **B~E.** 맥박 촉진 장소. **F.** 개요, 뒷면.

- 넓적다리근막에서 두렁정맥구멍(saphenous opening)을 가로질러
- 넓적다리정맥(femoral vein)으로 간다.

큰두렁정맥에는 10~12개의 판막이 있으며, 넓적다리보다 종아리에 더 많다(그림 7.16B, E). 이런 판막들은 대개 관통정맥(perforating vein) 바로 아래에 존재하며 관통정맥에도 판막이 있다.

정맥판막(venous valve)은 내피세포(endothelium)로 이루어진 첨판(cusp) 구조로 위에서 채우는 컵모양 **판막굴**(*valvular sinus*)도 함께 있다. 판막굴에 혈액이 차면 판막 첨판은 정맥 내강을 닫아 혈액이 역류하는 것을 막고 한 방향으로 흐르게 한다. 판막은 또한 두렁정맥 속의 혈액의 기둥을 더 짧은 구획들로 나눠, 역압(back pressure)을 줄여준다. 이 두 효과는 정맥혈액이 중력을 거슬러 심장으로 보내는 **근육정맥펌프**(*musculovenous pump*) 기능(제1장, 총론에서 논의됨)을 훨씬 수월하게 한다.

큰두렁정맥은 종아리와 넓적다리 위로 올라가면서, 수많은 가지와 만나고 작은두렁정맥과 몇몇 곳에서 서로 연결된다. 넓적다리안쪽과 뒤쪽에서 종종 가지들이 만나 **덧두렁정맥**(부복재정맥, **accessory saphenous vein**)이 된다(그림 7.16A). 이 정맥이 있으면, 이 정맥은

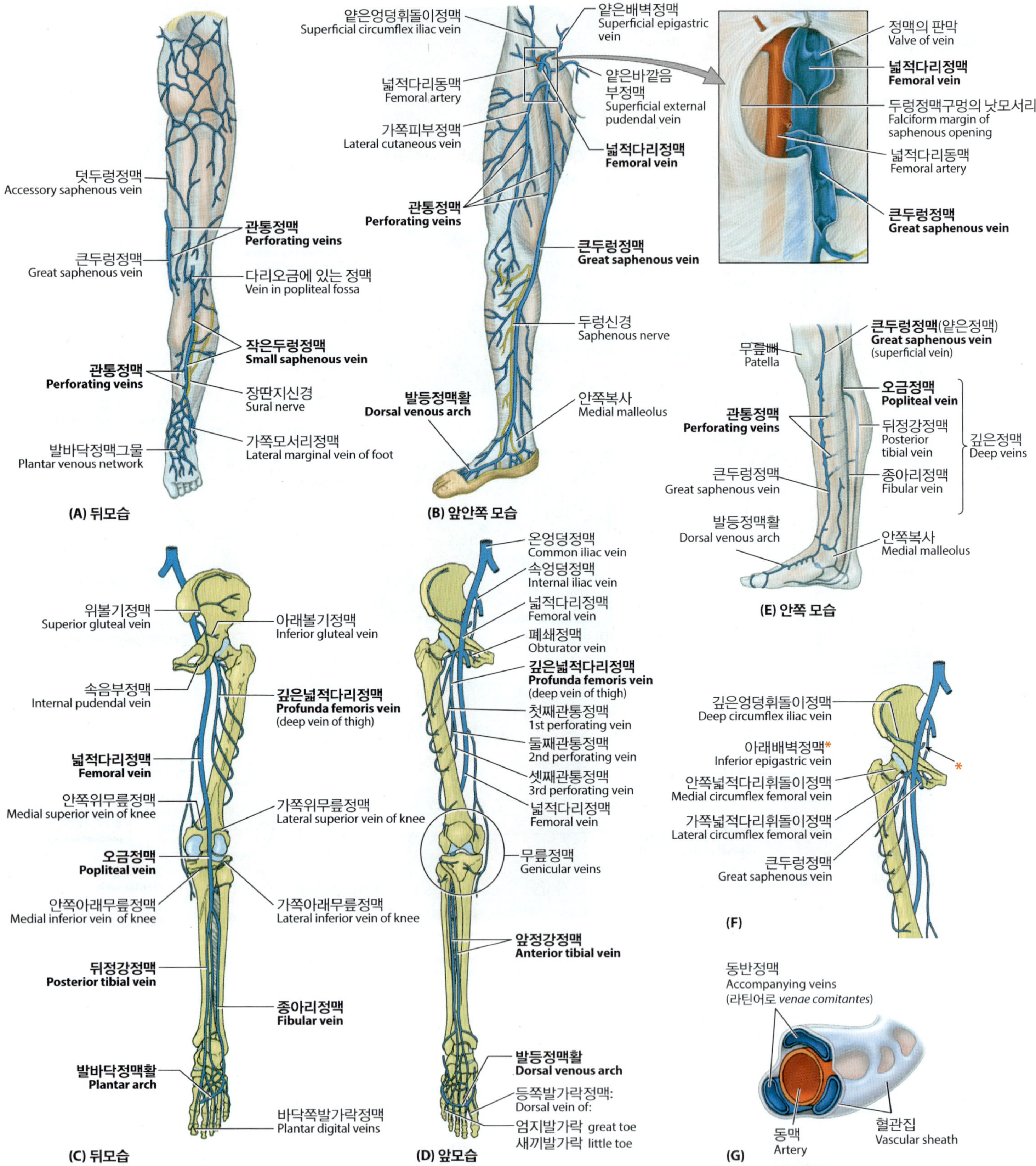

그림 7.16. 다리정맥. A와 B. 얕은정맥. 이 정맥은 대개 피부밑조직에서 홀로 주행하고, 깊은 정맥은 대개 깊은근막 속에서 동맥과 함께 주행한다. **B** (*삽입그림*). 넓적다리정맥과 큰두렁정맥의 몸쪽끝을 노출시켰고, 판막이 보이게 펼쳐 벌렸다. **C와 D.** 깊은정맥. 이 깊은정맥은 깊은근막 속에 있으며, 대개 동맥과 함께 주행한다. 여기서는 1개의 정맥만 그렸지만, 깊은정맥은 여러 개의 정맥으로 일어난다. **E.** 관통정맥. 이 정맥들은 깊은근막을 뚫고 얕은정맥에서 깊은정맥으로 지름길(shunt)로 혈액을 보낸다. **F.** 엉덩부위 깊은정맥. **G.** 동반정맥. 이 깊은정맥은 2개 또는 여러 개의 동반정맥으로 일어난다.

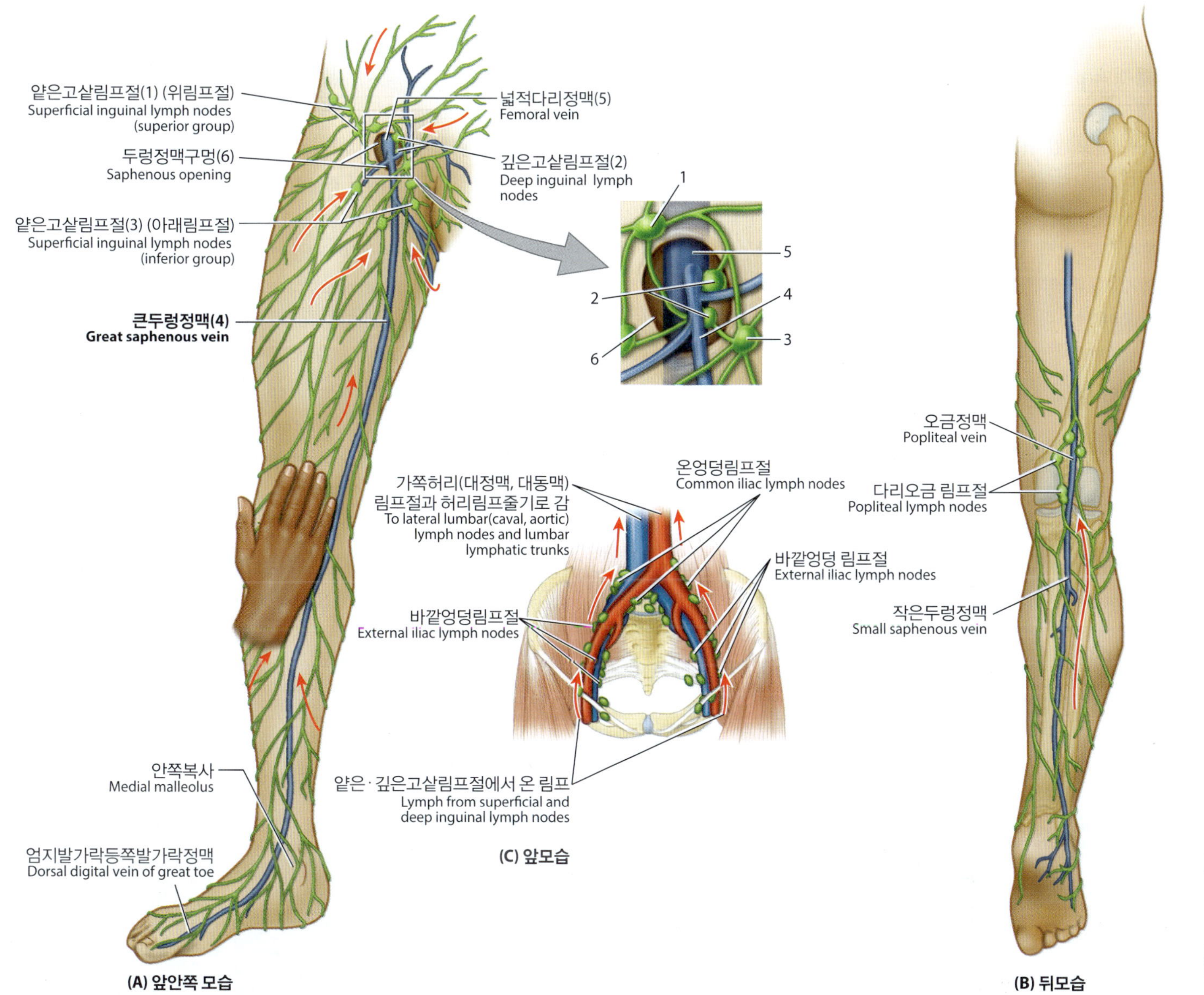

그림 7.17. 다리의 얕은정맥과 림프관. A. 다리의 앞면과 안쪽면. 얕은림프관은 서로 두렁정맥 주변에 모여 동반주행을 하며 위로 올라간 다음, 얕은고샅림프절의 아래림프절(수직무리)로 배출된다. 큰두렁정맥은 안쪽복사 앞을 올라가, 무릎뼈에서 대략 손 너비만큼 뒤로 올라간다. **B.** 다리의 뒷면. 발가쪽과 종아리뒤가쪽의 얕은림프관은 작은두렁정맥과 동반주행하며 위로 올라가 처음에는 오금근근막 속의 다리오금림프절로 배출된다. 이 림프절들에서 나온 날림프관들은 넓적다리혈관과 동반주행하며 깊은고샅림프절로 배출되는 다른 깊은림프관으로 합류한다. **C.** 고샅림프절의 배출. *화살표*는 다리에서부터 얕은고샅림프절과 엉덩림프절을 거쳐서 림프배출이 연속됨을 보여준다.

큰두렁정맥과 작은두렁정맥을 잇는 주 연결정맥이 된다.

또한, 아주 큰 혈관들인 **가쪽피부정맥(lateral cutaneous vein)**과 **앞피부정맥(anterior cutaneous vein)**이 넓적다리 아래부위의 정맥그물(venous network)에서 일어나 위로 올라가, 넓적다리정맥으로 들어가기 직전에 큰두렁정맥과 만난다. 두렁정맥이 끝나는 부위에서, 얕은엉덩휘돌이정맥(superficial circumflex iliac vein), 얕은배벽정맥(superficial epigastric vein), 바깥음부정맥(external pudendal vein)도 큰두렁정맥으로 들어간다(그림 7.16B).

작은두렁정맥(small saphenous vein)은 새끼발가락(*little toe*) 등쪽정맥과 발등정맥활(*dorsal venous arch*)이 만나는 곳에서 일어난다(그림 7.16B, D). 작은두렁정맥은 다음과 같이 환류된다.

- 가쪽모서리정맥(lateral marginal vein)의 연속으로 가쪽복사(lateral malleolus) 뒤로 올라가
- 발꿈치힘줄(calcaneal tendon)의 가쪽모서리를 지나,
- 종아리뼈(fibula)의 중심선을 따라가다 깊은근막을 뚫는다.
- 장딴지근(gastrocnemius muscle) 갈래(head) 사이로 올라가서
- 다리오금(popliteal fossa)의 오금정맥(popliteal vein)으로 간다.

비록 많은 가지들이 작은두렁정맥으로 들어오지만, 다리로 올라가는 정맥들은 놀랄 정도로 그 직경이 일정하게 유지된다. 이는 작은두렁정맥으로부터 환류되는 혈액들이 수많은 관통정맥들에 의해 이런 피부밑의 얕은정맥에서 깊은근막 속의 깊은정맥으로 계속 지름길

(단락, shunt) 순환이 되기 때문이다.

관통정맥(perforating vein)은 얕은정맥에서 나오자마자 깊은근막을 뚫고 들어가며, 얕은정맥에서 깊은정맥으로만 혈액이 흐르도록 판막들을 갖고 있다(그림 7.16A, B, E). 관통정맥은 깊은근막 속을 비스듬한 각도로 주행하므로, 근육이 수축하거나 깊은근막 속에서 압력이 증가하면 관통정맥이 압박받는다. 관통정맥이 압박되면 깊은정맥에서 얕은정맥으로의 혈액이 흐르는 것 또한 막는다. 정맥 혈액 흐름의 이 형태(얕은정맥에서 깊은정맥으로 흐르는 것)는 다리에서 적절한 정맥환류를 위해 매우 중요한데, 근육수축이 중력을 거슬러 심장으로 혈액이 흐르게 하기 때문이다[**근육정맥펌프(musculovenous pump)**; 제1장, 총론의 그림 1.26 참조].

다리의 깊은정맥(심정맥, deep vein of lower limb)

깊은정맥은 모두 큰동맥 및 그 가지들과 함께 주행한다(그림 7.16C~E). 단일정맥으로 나타내거나 홀로 주행하는 것처럼 그려져 있어도, 팔다리의 깊은정맥은 쌍으로 존재하는 **동반정맥(accompanying vein**; 라틴어로 *venae comitantes*)으로 흔히 같이 주행하는 동맥을 사이에 두고 동반정맥들은 서로 연결되어 있다(그림 7.16G). 이들은 동맥과 함께 혈관집(*vascular sheath*) 안에 들어 있으며, 동맥의 맥박은 또한 정맥 혈액을 압박해 이동을 돕는다.

발등정맥활(*dorsal venous arch*)의 혈액은 주로 큰두렁정맥으로 흐르지만, 관통정맥이 깊은근막을 뚫고 종아리앞의 **앞정강정맥(anterior tibial vein)**이 되어 계속 혈액공급을 한다. 발바닥에 있는 **안쪽발바닥정맥**(내측족저정맥, **medial plantar vein**)과 **가쪽발바닥정맥**(외측족저정맥, **lateral plantar vein**)은 각각 안쪽복사와 가쪽복사 뒤에서 **뒤정강정맥(posterior tibial vein)**과 **종아리정맥(fibular vein)**을 형성한다(그림 7.16C~E). 종아리의 깊은정맥 3개가 무릎 뒤에서 오금정맥(popliteal vein)으로 합쳐지고, 오금정맥은 넓적다리에서 넓적다리정맥(femoral vein)이 된다. 깊은넓적다리동맥의 관통동맥과 동반하는 정맥은 넓적다리근육의 혈액을 배출해 **깊은넓적다리정맥**(*profunda femoris vein*, deep vein of thigh)으로 간 다음, 넓적다리정맥에 합류한다(그림 7.16C, D). 넓적다리정맥은 고샅인대(inguinal ligament) 속을 지나 바깥엉덩정맥(external iliac vein)이 된다.

중력 때문에, 사람이 그냥 서 있으면 정맥혈액의 흐름은 더 느려진다. 하지만, 운동을 하면 얕은정맥에서 깊은정맥으로 흐른 혈액이 근육수축으로 넓적다리정맥으로 들어가고 이후 바깥엉덩정맥으로 간다. 판막이 건재하면 혈액역류는 되지 않는다. 깊은정맥은 동반동맥보다 더 다양하고 훨씬 많이 연결된다. 필요시, 얕은정맥과 깊은정맥을 모두 결찰할 수 있다.

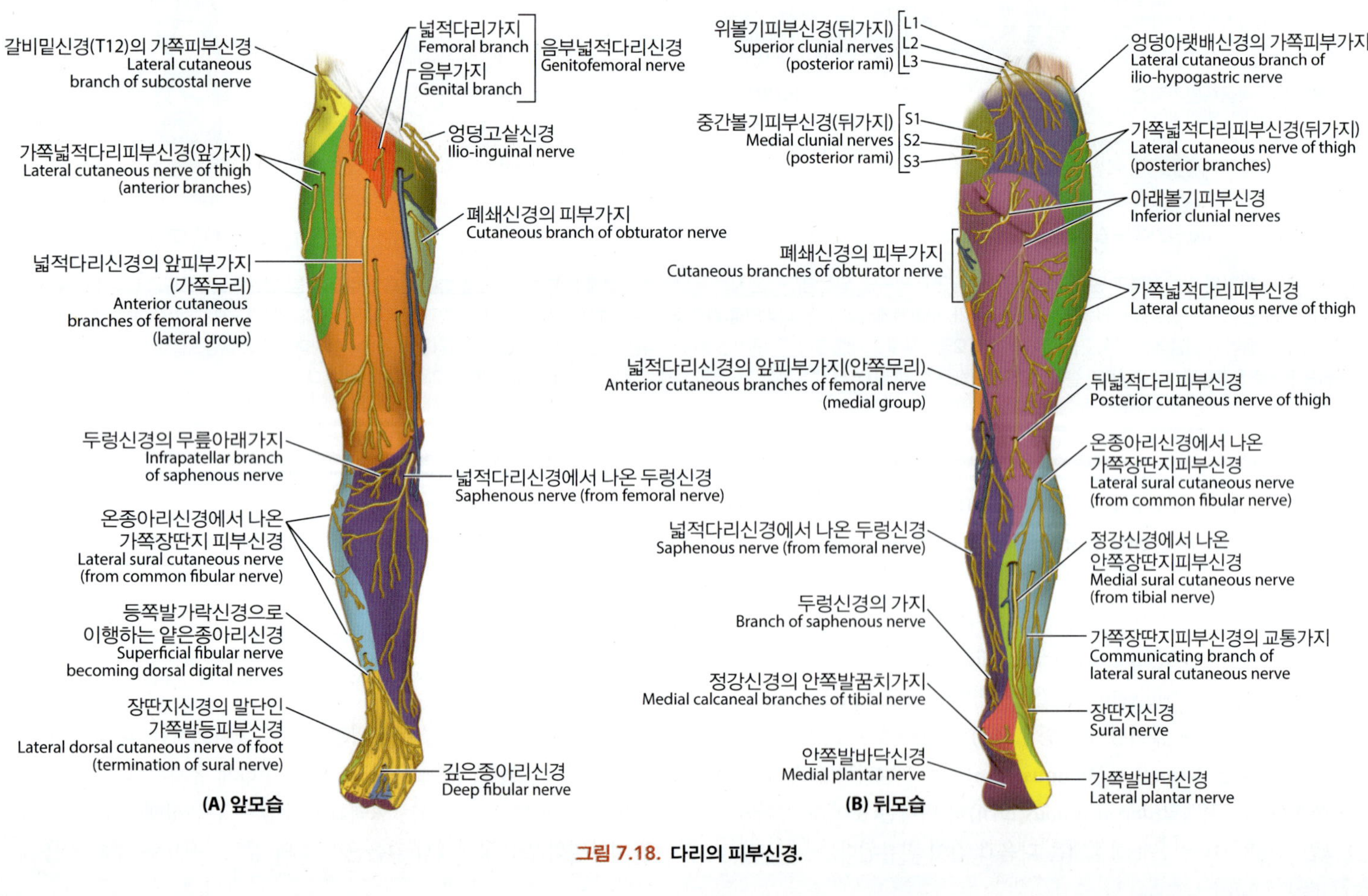

그림 7.18. 다리의 피부신경.

다리의 림프순환(Lymphatic Drainage of Lower Limb)

다리에는 얕은림프관과 깊은림프관(deep lymphatic vessel)이 있다. **얕은림프관(superficial lymphatic vessel)**은 두렁정맥 및 그 가지 주변에 모여 같이 주행한다(그림 7.17A). 큰두렁정맥과 동반한 림프관은 **얕은고샅림프절**(천서혜임파절, **superficial inguinal lymph node**)의 아래림프절(inferior or vertical group)에서 끝난다. 얕은고샅림프절의 림프 대부분은 바깥엉덩정맥을 따라 있는 **바깥엉덩림프절**(외장골임파절, *external iliac lymph node*)로 직접 들어간다. 일부 림프는 또한 넓적다리정맥의 안쪽모서리의 깊은근막 속에 있는, **깊은고샅림프절**(심서혜임파절, **deep inguinal lymph node**)로도 들어간다. 작은두렁정맥을 따라 주행하는 림프관은 오금오목의 지방에 있는, 오금정맥(슬와정맥, popliteal vein) 주변의 **오금림프절**(슬와임파절, **popliteal lymph node**)로 들어간다(그림 7.17B).

다리의 깊은림프관(*deep lymphatic vessel*)은 깊은정맥들과 동반주행을 하다 다리오금림프절로 들어간다. 이 림프절의 림프는 대부분 깊은림프관을 통해 올라가 깊은고샅림프절(*deep inguinal lymph node*)로 간다. 이 림프는 다시 바깥엉덩림프절과 온엉덩림프절(common iliac lymph node)을 거쳐서 허리림프줄기(*lumbar lymphatic trunk*)로 들어간다(그림 7.17C).

다리의 피부신경분포(Cutaneous Innervation of Lower Limb)

피부밑조직의 피부신경이 다리의 피부를 지배한다(그림 7.18; 표 7.1). 열두째가슴신경(T12) 또는 첫째허리신경(L1)에서 나오는 몸쪽 단일분절신경을 제외한, 다리의 피부신경들은 허리신경얼기(*lumbar plexus*)와 엉치신경얼기(*sacral plexus*)의 가지들이다. 신경얼기(신경총, plexus)로 가는 신경들을 포함해, 개별 척수신경(spinal nerve)의 지배를 받는 각각의 피부영역을 피부분절(*dermatome*)이라 한다. 피부신경지배의 피부분절 양상은 발생 동안 팔다리가 길어지고 회전을 하면서 뒤틀리는데, 이후 평생 유지된다(그림 7.19; 그림 7.2 참조).

비록 피부분절 지도에선 명확한 구역으로 간단하게 나타내었지만, 서로 연속되지 않는 척수신경에 의해 지배되는 피부분절들의 경계선인 **축선(axial line)**을 제외하면, 이웃한 피부분절끼리는 부분적으로 서로 겹친다. 다리 피부신경을 그림 7.18에서 보여주고, 이는점(관련 척수신경을 포함해), 경로, 분포를 표 7.1에 기술했다.

다리의 운동신경분포(Motor Innervation of Lower Limb)

몸운동신경(일반몸날신경, general somatic efferent) 섬유들은 피부로 감각신경섬유를 전하는 혼합 말초신경이 되어 함께 주행하며, 다리 근육에 신경충동을 전한다. 근육분절(myotome)은 발생학적으로 단일 척수분절(spinal cord segment) 또는 척수신경(spinal nerve)의 신경지배를 받는 편측발생 근육덩이(muscle mass)들이 **근육분절**(*myotome*)을 이룬다. 다리 근육들은 대개 여러 개의 척수분절이나 척수신경들로부터 운동섬유들을 받는다. 따라서 대부분의 근육들이 하나 이상의 근육분절로 구성되어 있고, 다리를 움직이기 위해 더 많

표 7.1. 다리의 피부신경

신경	이는곳(해당 척수신경)	경로	다리의 분포
갈비밑신경 (subcostal nerve)	T12 앞가지	열두째갈비뼈(12th rib)의 아래모서리를 따라 주행; 가쪽피부가지가 엉덩뼈능선(iliac crest)을 넘어서 내려감	가쪽피부가지가 엉덩뼈능선 앞부위의 아래와 큰돌기의 앞에 해당하는 엉덩부위 피부를 지배함
엉덩아랫배신경 (iliohypogastric nerve)	허리신경얼기(L1; 가끔 T12)	엉덩뼈능선과 평행하게 주행; 가쪽피부가지와 앞피부가지로 나눠짐	가쪽피부가지가 볼기의 위가쪽사분역의 피부를 지배함
엉덩고샅신경 (ilioinguinal nerve)	허리신경얼기(L1; 가끔 T12)	고샅굴을 통과하여 주행; 넓적다리가지와 음낭가지 또는 음순가지로 나눠짐	넓적다리가지가 안쪽넓적다리삼각 피부를 지배함
음부넓적다리신경 (genitofemoral nerve)	허리신경얼기(L1–L2)	큰허리근의 앞면으로 내려감; 음부가지와 넓적다리가지로 나눠짐	넓적다리가지가 가쪽넓적다리삼각 피부를 지배함; 음부가지는 음낭이나 대음순의 앞피부를 지배함
가쪽넓적다리피부신경(lateral cutaneous nerve of thigh)	허리신경얼기(L2–L3)	위앞엉덩뼈가시에서 2~3 cm 안쪽, 고샅인대 밑을 지남	넓적다리 앞면과 가쪽면 피부를 지배함
앞피부가지 (anterior cutaneous branch)	허리신경얼기에서 나온 넓적다리신경(L2–L4)	넓적다리삼각에서 나옴; 넓적다리빗근을 따라 주행하다 넓적다리근막을 뚫고 나옴	넓적다리 앞면과 안쪽면 피부를 지배함
폐쇄신경 피부가지(cutaneous branch of obturator nerve)	허리신경얼기에서 나온 폐쇄신경 앞가지(L2–L4)	긴모음근과 짧은모음근 사이로 내려와, 폐쇄신경 앞가지가 넓적다리근막을 뚫고 넓적다리 피부로 감	넓적다리안쪽 중간부분 피부를 지배함
뒤넓적다리피부신경(posterior cutaneous nerve of thigh)	엉치신경얼기(S1–S3)	큰볼기근 밑의 큰궁둥구멍의 궁둥구멍근아래를 지나 볼기부위로 들어간 후; 넓적다리근막 속을 따라 내려감	종말가지가 넓적다리근막을 뚫고 나와 넓적다리 뒤부위와 다리오금 피부를 지배함

표 7.1. 다리의 피부신경 (계속)

신경	이는곳(해당 척수신경)	경로	다리의 분포
두렁신경(saphenous nerve)	허리신경얼기에서 나온 넓적다리신경(L3–L4)	모음근굴을 가로지르나 모음근구멍은 통과하지 않음. 무릎안쪽면의 넓적다리빗근힘줄 속을 가로지름	종아리와 발의 안쪽면에 있는 피부를 지배함
얕은종아리신경(superficial fibular nerve)	온종아리신경(L4–S1)	종아리가쪽칸을 통과해 종아리근육을 지배한 다음, 종아리깊은근막을 뚫고 나옴	종아리 앞가쪽과 발등 피부를 지배함(엄지발가락과 둘째발가락 사이 피부는 제외)
깊은종아리신경(deep fibular nerve)	온종아리신경(L5)	발등근육을 지배한 후, 첫째와 둘째발허리뼈머리 위의 깊은근막을 뚫고 나옴	엄지발가락과 둘째발가락 사이 피부를 지배함
장딴지신경(sural nerve)	정강신경과 온종아리신경(S1–S2)	정강신경의 안쪽장딴지피부신경 가지와 온종아리신경의 가쪽장딴지피부신경 가지가 종아리뒤 다양한 위치에서 만남	종아리의 뒤가쪽과 발의 가쪽모서리에 있는 피부를 지배함
안쪽발바닥신경(medial plantar nerve)	정강신경(L4–L5)	발바닥근육의 첫째층과 둘째층 사이로 주행하다 첫째층의 안쪽근육과 가운데근육 사이를 지남	발바닥(sole)의 안쪽모서리와 발바닥피부, 안쪽 3½ 발가락의 발톱바닥을 지배함
가쪽발바닥신경(lateral plantar nerve)	정강신경(S1–S2)	발바닥근육의 첫째층과 둘째층 사이로 주행하다가 첫째층의 가운데근육과 가쪽근육 사이를 지남	발바닥의 가쪽모서리와 발바닥피부, 가쪽 1½ 발가락의 발톱바닥을 지배함
발꿈치신경(calcaneal nerve)	정강신경과 장딴지신경(S1–S2)	정강신경의 가쪽가지와 장딴지신경의 안쪽가지가 각각 발꿈치뼈융기 위로 지남	발꿈치의 피부를 지배함
위볼기피부신경(superior clunial nerve)	L1–L3 뒤가지	가슴등근막을 뚫고 나옴; 피부밑조직에서 가쪽과 아래쪽으로 주행	볼기 위와 가운데 부분 피부를 지배함
중간볼기피부신경(medial clunial nerve)	S1–S3 뒤가지	뒤엉치뼈구멍으로 나와 곧바로 피부밑조직으로 들어감	볼기 안쪽과 볼기사이틈새 피부를 지배함
아래볼기피부신경(inferior clunial nerve)	뒤넓적다리피부신경(S2–S3)	큰볼기근 안에서 일어난 다음, 근육 아래모서리에서 밖으로 나옴	볼기주름을 덮는 볼기 아래 피부를 지배함

은 척수분절들이 관여한다(그림 7.20).

다리의 말초신경(Peripheral Nerves of Lower Limb)

다리에 감각 및 운동신경분포를 제공하는 말초신경은 허리신경얼기(요신경총, lumbar plexus)에서 발생하는 넓적다리신경 및 폐쇄신경(obturator nerve)이고, 궁둥신경(좌골신경, sciatic nerve)은 엉치신경얼기(천추신경총, sacral plexus)에서 단일 신경(신체에서 가장 큰 신경)으로 발생하지만 두 개의 주요 신경인 정강신경(경골신경, tibial nerve) 및 온종아리신경(총비골신경, common fibular nerve)을 낸다. 주요 부분에서, 이런 신경의 피부가지 이름은 그 분포 영역을 나타낸다.

넓적다리신경은 척수분절/신경 L2–L4에서 주로 넓적다리 앞구획에 위치한, 엉덩관절 굽힘근과 무릎관절 폄근에 신경섬유를 보낸다(그림 7.21A, D). 여기서 많은 넓적다리의 앞피부신경들이 나온다(그림 7.21C). 넓적다리신경의 가장 긴 가지인 두렁신경은 앞안쪽 종아리와 발목과 발의 안쪽면의 피부를 신경지배한다.

폐쇄신경은 동일한 L2–L4 척수분절/신경에서 나온 신경섬유를 넓적다리 안쪽구획에 위치한 엉덩관절의 모음근(그림 7.21B, D), 그리고 무릎 위의 안쪽넓적다리 피부의 다양한 부위로 보낸다(그림 7.21C).

궁둥신경은 엉치신경얼기(L4–S3)를 이루는 모든 척수분절/신경에서 신경섬유를 보낸다(그림 7.21E). 이 신경섬유는 넓적다리 뒤구획으로 내려가 몸쪽 무릎에서 2개의 신경으로 분리된다. 그 중 **정강신경**은 넓적다리와 종아리 뒤구획에 위치한 엉덩관절의 폄근, 무릎관절의 굽힘근(1개 제외), 발목관절의 발바닥 굽힘근에 대한 신경지배를 한다(그림 7.21E, H). 안쪽복사뼈 바로 먼쪽에서 발바닥 피부와 근육을 신경지배하는 **안쪽발바닥신경**과 **가쪽발바닥 신경**으로 나뉜다(그림 7.21I, K). 궁둥신경에서 나온 **온종아리신경**은 넓적다리 뒤구획에서 넓적다리두갈래근(대퇴이두근, biceps femoris)의 짧은머리에 대한 신경지배를 한다(그림 7.21E). 이후 종아리뼈의 목 주위를 감고 내려가 2개의 신경으로 나뉘는데, (1) **얕은종아리신경**은 종아리 가쪽구획에 있는 발의 가쪽들림근(evertor)과 종아리 가쪽의 먼쪽 부분과 발등의 피부에 대한 신경지배(그림 7.21F, G)를 하고; (2) **깊은종아리신경**은 종아리 앞구획에 위치한 발목관절의 발등굽힘근, 발등의 근육, 엄지발가락과 둘째 발가락 사이의 피부에 대한 신경지배를 한다.

정강신경과 온종아리신경은 공통 피부신경인 **장딴지신경**(비복신경, sural nerve)을 형성한다(그림 7.21E). 이 가지들이 합지기 전에 **안쪽(정강)장딴지신경**은 종아리뒤 피부를 신경지배하고, **가쪽(종아리)장딴지신경**은 가쪽 종아리와 발등의 피부를 신경지배하며, 합쳐진 **장딴지신경**은 발목 뒤와 발뒤꿈치 피부에 대한 신경지배를 한다(그림 7.21E~G, J~K).

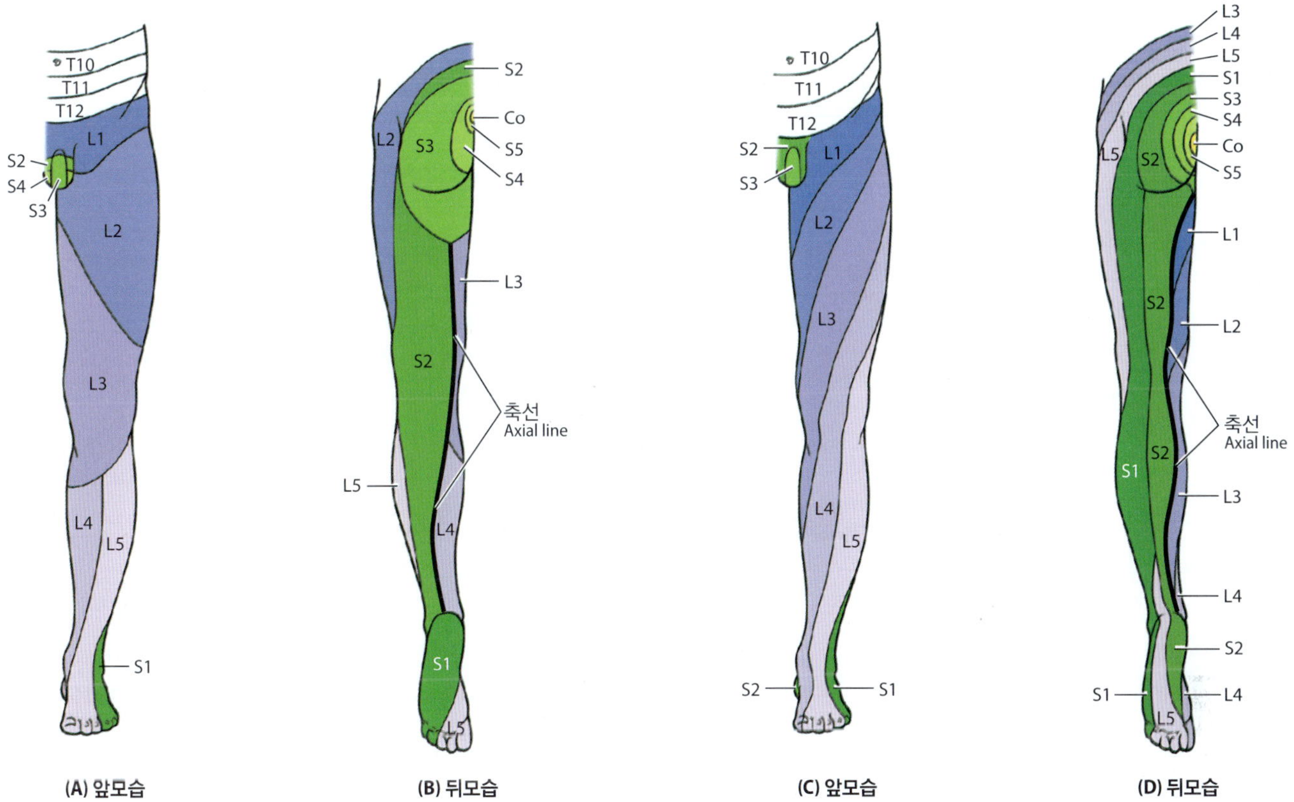

그림 7.19. 다리 피부분절. 발생 동안 척수신경이 서로 합쳐져 신경얼기가 형성되더라도, 감각신경섬유의 피부분절 분포는 계속 유지된다. 2개의 다른 피부분절 지도를 흔히 쓴다. **A와 B.** Foerster(1933)의 피부분절로 임상소견과의 관련성 때문에 주로 사용한다. **C와 D.** Keegan Garrett(1948)의 다리 피부분절로 미적 통일성과 발생과의 명확한 관련성 때문에 주로 사용한다. 명확한 구역으로 피부분절을 표시하였지만, 축선(axial line)을 제외하면 이웃 피부분절끼리는 상당히 겹친다.

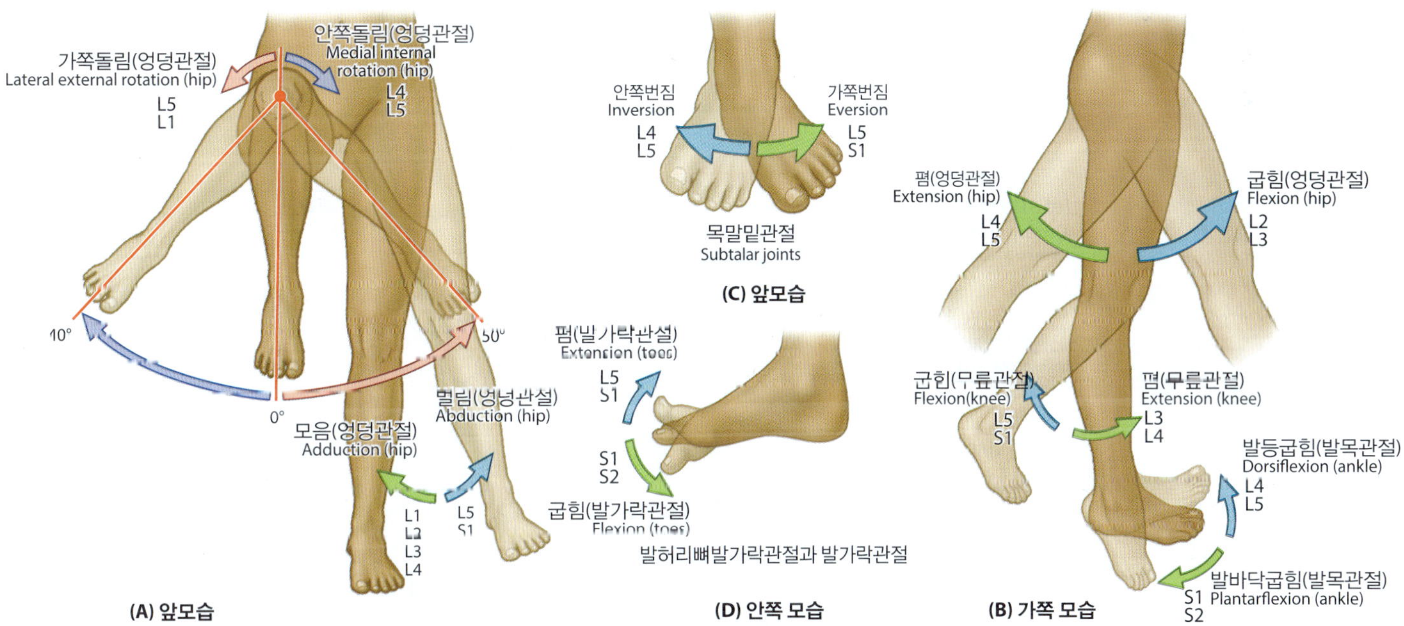

(E)

깊은힘줄반사 **Myotatic (Deep Tendon) Reflex**	척수분절 **Spinal Cord Segments**
무릎반사 Quadriceps (knee jerk)	L3/L4
발꿈치힘줄반사 Calcaneal (Achilles; ankle jerk)	S1/S2

그림 7.20. 근육분절과 깊은힘줄반사. 근육분절은 근육무리의 분절적 신경지배와 다리운동이다. 척수신경 손상 또는 신경부딪힘(nerve impingement)의 척수수준은 특정 움직임을 하는 능력과 힘으로 확인할 수 있다.

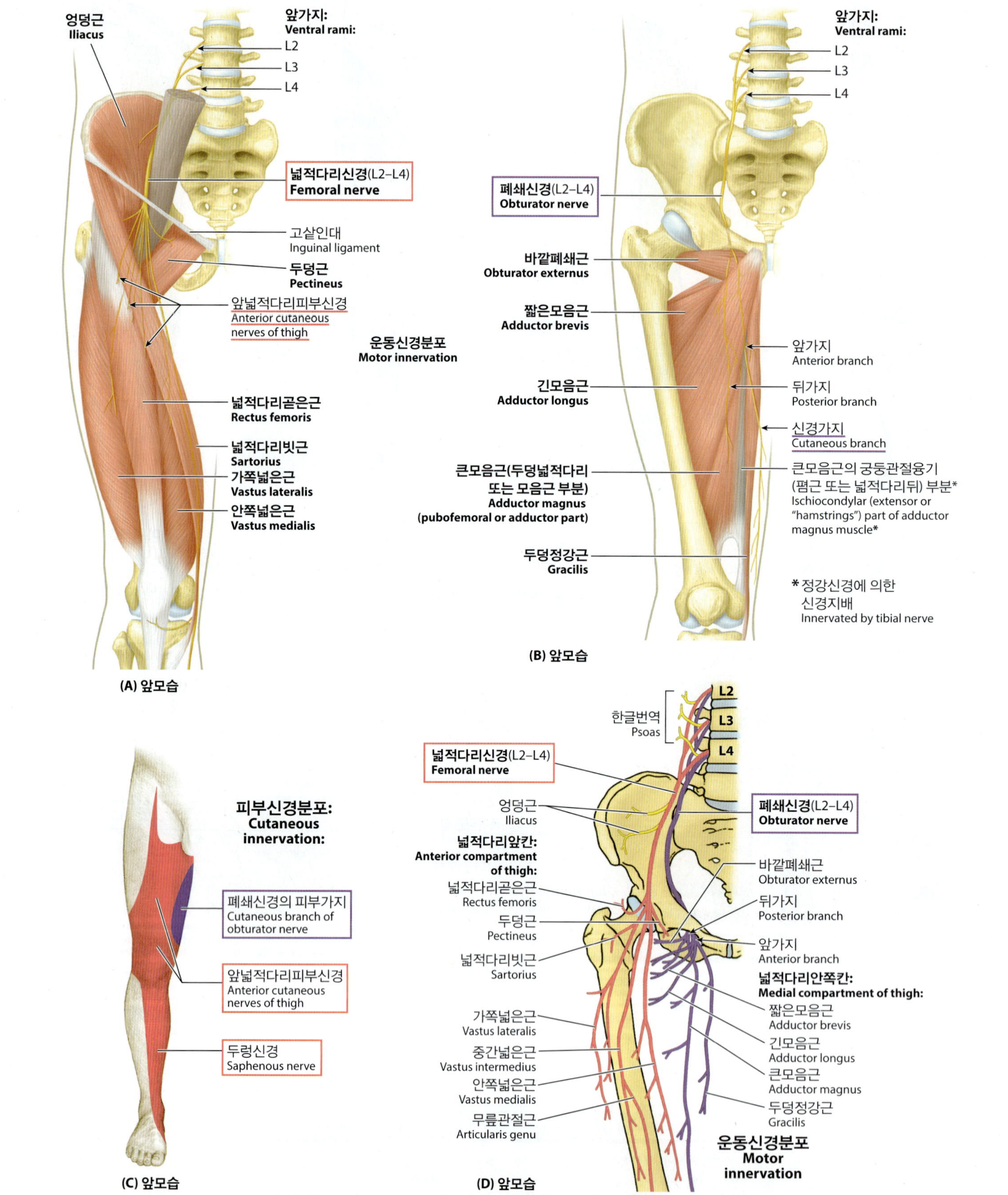

그림 7.21. 다리의 피부신경과 운동신경 분포를 담당하는 말초신경의 개요. A. 넓적다리신경의 운동신경분포. **B.** 폐쇄신경의 운동신경 분포. **C.** 넓적다리신경 및 폐쇄신경의 피부신경 분포. **D.** 넓적다리신경과 폐쇄신경의 운동가지 개요.

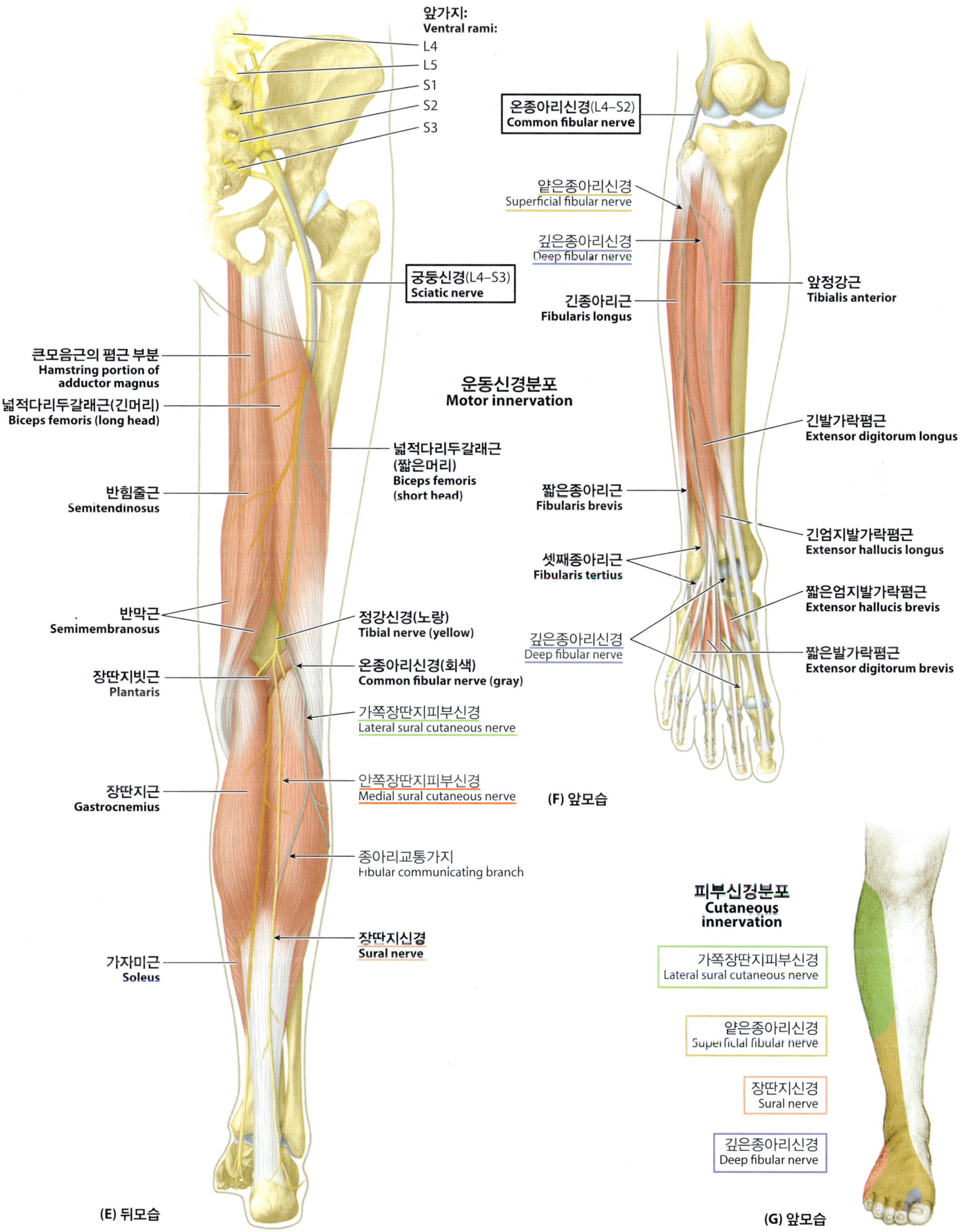

그림 7.21. **(계속) E.** 궁둥신경의 개요. **F.** 얕은종아리신경과 깊은종아리신경의 운동신경 분포. **G.** 얕은종아리신경과 깊은종아리신경의 피부신경 분포.

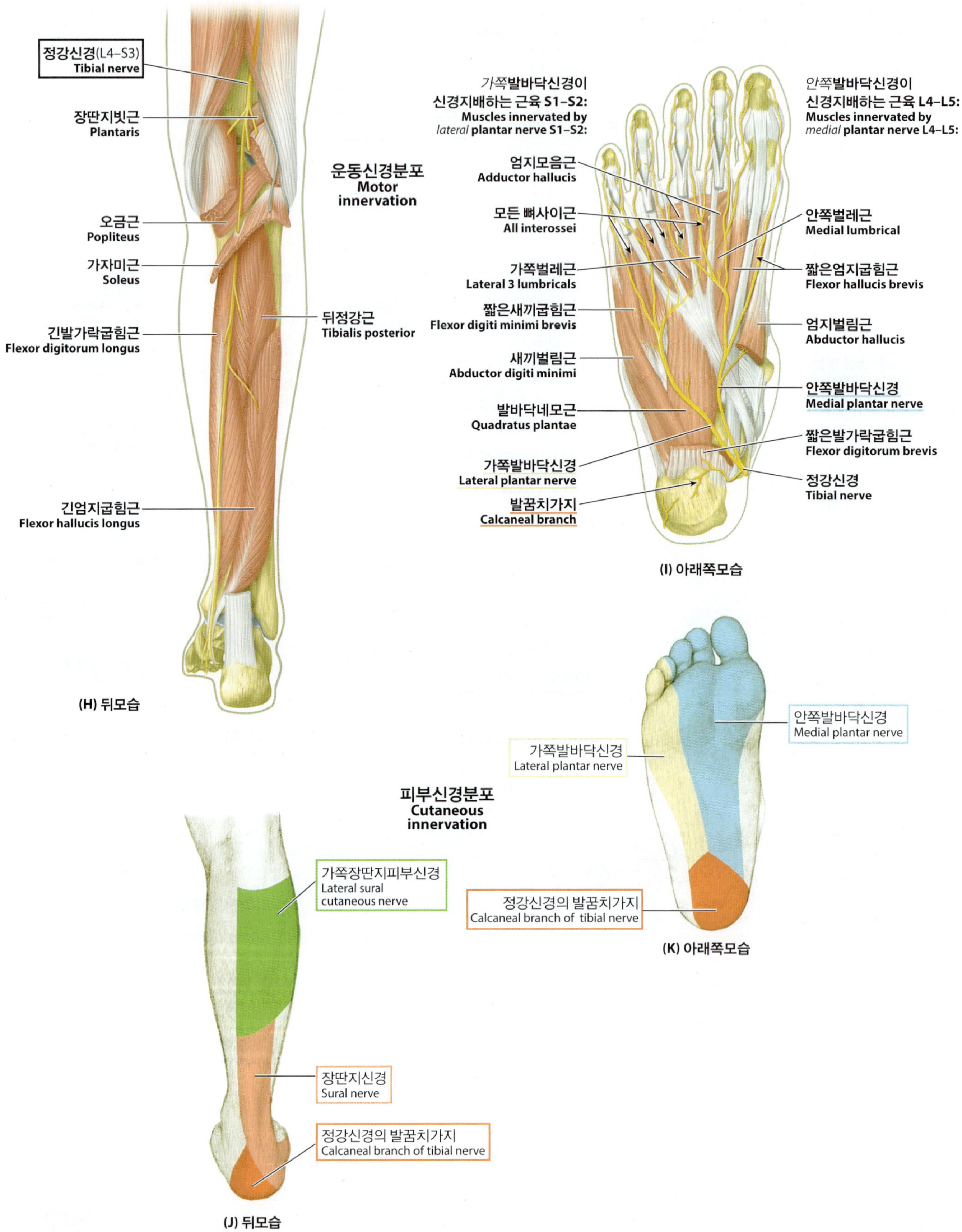

그림 7.21. **(계속) H.** 정강신경의 운동신경 분포. **I.** 안쪽발바닥신경과 가쪽발바닥신경의 운동신경 분포. **J.** 정강신경의 피부신경 분포. **K.** 안쪽발바닥신경과 가쪽발바닥신경의 피부신경 분포.

임상적용 CLINICAL BOX

다리의 혈관과 신경 개요(OVERVIEW OF VESSELS AND NERVES OF LOWER LIMB)

구획증후군과 근막절개술 (Compartment Syndromes and Fasciotomy)

다리의 근막칸(fascial compartment)은 일반적으로 폐쇄공간이며, 관절의 위아래에서 그친다. 화상, 무리한 지속적 근육사용, 또는 둔기외상으로 근막칸의 근육과 혈관이 손상되면 출혈(hemorrhage), 부종(edema), 근육의 염증(inflammation)이 발생한다. 종아리 경계를 이루는 종아리 사이막(중격, septum)과 깊은근막(하퇴근막, deep fascia of leg)은 강해서, 이런 손상 결과로 부피가 커지면 칸속압력(intracompartmental pressure)이 증가한다.

그 압력은 칸속 구조물들을 심각하게 압박할 정도로 충분히 증가할 수 있다. 근육과 신경의 작은 혈관들(신경혈관, vasa nervorum)은 압박에 특히 취약하다. 압박된 곳의 먼쪽 구조는 허혈되거나 영구적 손상(예: 혈액공급 및/또는 신경이 손상받은 근육의 운동기능 상실)을 입을 수 있다. 제한된 해부학적 공간에서 압력이 증가하면 순환에 장애를 주고, 칸속 또는 먼쪽에 있는 조직의 기능과 생존력을 위협하는 구획증후군(compartment syndrome)이 발생한다.

먼쪽 종아리 맥박의 소실은 동맥압박의 명확한 징후(sign)이며 압박받은 부위 먼쪽 조직의 온도가 떨어진다. 해당 칸속 압력을 줄이기 위해, 근막절개술(fasciotomy; 칸의 근막이나 사이막을 절개)을 시행할 수 있다.

정맥류, 혈전증, 혈전정맥염 (Varicose Veins, Thrombosis, and Thrombophlebitis)

큰두렁정맥과 그 가지들에서 흔히 정맥류(varicose)가 발생하는데 정맥이 확장되어 판막이 제대로 닫히지 않기 때문이다. 정맥류는 다리 뒤안쪽에서 흔히 발생해 불편함을 유발한다(그림 B7.12A). 건강한 정맥에서 판막은 심장을 향해 혈액이 흐르게 두지만(그림 B7.12B), 심장에서 혈액이 멀어지는 것은 막는다(그림 B7.12C). 정맥류에서 판막(그림 B7.12D)은 확장과 회전으로 더는 적절한 기능을 하지 못하고, 그 결과 정맥 혈액이 아래로 고여 정맥류가 생긴다.

다리 깊은정맥에 하나 또는 그 이상의 깊은정맥혈전증(deep venous thrombosis, DVT)이 있으면 붓고(swelling), 열나고(warmth), 홍반(erythema; 염증과 감염으로)이 생기는 것이 특징이다. 정맥울혈(venous stasis, stagnation)은 혈전 형성의 중요한 원인이다. 정맥울혈은 다음과 같은 이유로 발생한다.

- 근육확장을 제한하지 못하는 무력하고, 성긴근막으로 근육정맥펌프(musculovenous pump)의 효과가 떨어지는 경우(그림 1.26 참조)
- 오랫동안 병원에 입원해 있는 침대, 또는 꽉 죄는 석고나 붕대가 정맥에 압력을 가하는 경우

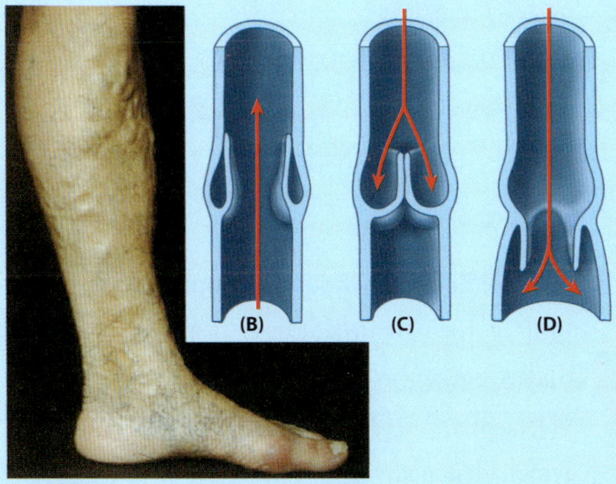

(A) 안쪽 모습

그림 B7.12. 정맥류. *화살표*, 혈액 흐름의 방향.

- 장시간 근육을 사용하지 않는 경우(예: 해외 비행 등)

손상받은 정맥들에 염증(thrombophlebitis)을 동반한 깊은정맥혈전(DVT)이 생길 수 있다. 다리 정맥에서 떨어져 나간 큰혈전이 허파로 가서 허파동맥을 막는 허파혈전색전증(pulmonary thromboembolism)을 유발할 수 있다. 큰 색전(embolus)은 주요 허파동맥(폐동맥, pulmonary artery)을 막아 사망할 수도 있다.

두렁정맥이식(Saphenous Vein Grafts)

큰두렁정맥은 관상동맥우회술(coronary artery bypass)에 흔히 사용되는 혈관인데, 그 이유는 (1) 접근하기 쉽고, (2) 정맥지류에서 관통정맥까지의 거리가 멀어 충분한 길이의 이식혈관을 얻을 수 있으며, (3) 다른 얕은정맥에 비해 혈관벽에 충분한 비율의 근육과 탄력섬유(elastic fiber)가 들어 있기 때문이다.

두렁정맥이식(saphenous vein graft)은 혈관이 막혔을 때(예: 관상동맥속혈전) 막힌 곳을 우회하기 위해 시행한다. 큰두렁정맥의 일부를 떼어내어 우회로(bypass)에 사용할 때, 이식할 정맥을 뒤집거나, 기구를 통과시켜 판막이 작동못하게 해 판막이 이식절편의 혈액흐름을 막지 않게 한다. 다리에는 다른 종아리정맥들이 많이 있어 깊은정맥만 온전하면, 큰두렁정맥 제거는 다리에 심각한 문제나 순환장애를 일으키지 않는다. 사실, 큰두렁정맥 제거는 근육정맥펌프(musculovenous pump)를 이용해 얕은정맥에서 깊은정맥으로 가는 혈액흐름을 촉진시킬 수도 있다.

두렁정맥 절개와 두렁신경 손상 (Saphenous Cutdown and Saphenous Nerve Injury)

혈관이 잘 보이지 않는 영아나 비만환자 또는 쇼크(shock)로 정맥이 허탈(collapse)된 환자라 할지라도, 다리 안쪽복사(내과, medial malleolus)

7

앞의 피부를 절개하면 항상 큰두렁정맥이 지나는 것을 확인할 수 있다(그림 7.16B 참조). 이 시술을 두렁정맥절개(saphenous cutdown)라 하며, 혈액이나 혈장 확장제, 전해질, 또는 약물을 장기간 주기 위해 관을 삽입할 때 사용한다.

두렁신경도 안쪽복사의 앞에서 두렁정맥과 같이 주행하는데, 두렁정맥절개를 시행할 때 잘리거나 절개부위를 봉합하면서 같이 결찰되면 발의 안쪽모서리를 따라 통증 또는 저린감(numbness)을 호소할 수 있다.

고샅림프절비대(Enlarged Inguinal Lymph Nodes)

병이 생기면 림프절이 커진다. 찰과상(abrasion)과 병원균이나 독소(toxin)에 의한 혈액이나 다른 조직의 경미한 패혈증(sepsis)은 건강한 사람에서도 얕은고샅림프절비대(림프절병증, lymphadenopathy)를 가져올 수 있다. 커진 얕은고샅림프절은 피부밑에 있어 쉽게 만져진다.

얕은고샅림프절이 커지면, 그 원인을 알아내기 위해 전체 림프배출 부위[다리 전체뿐 아니라 샅(회음, perineum)을 포함한 배꼽 아래 몸통]를 검사해야 한다. 여성의 경우, 자궁바닥(자궁저, uterine fundus)의 일부 림프배출이 자궁원인대(round ligament)를 따라 고샅굴(서혜관, inguinal canal)을 지나 얕은고샅림프절(천서혜임파절, superficial inguinal lymph node)로 들어가기 때문에, 자궁에서 암이 전이(metastasis)될 가능성은 비교적 낮지만 고려해야 한다. 모든 만져지는 림프절들 또한 검사를 해야 한다.

다리의 국소신경마취(Regional Nerve Blocks of Lower Limbs)

말초신경에서 신경전도 차단은 차단하려는 신경 가까이에서 마취제를 신경다발막(신경주막, perineurium)에 주입해서 시행한다.

넓적다리신경(L2–L4)은 고샅인대 2 cm 아래, 넓적다리동맥에서 대략 손가락 너비만큼 가쪽으로 주입하면 차단된다. 복재신경(saphenous nerve: 넓적다리신경의 종말가지)이 마취되면 저림(tingling), 작열감(burning), 가려움(tickling) 같은 감각이상(paresthesia)이 무릎으로 방사되고, 종아리 안쪽피부로도 방사된다.

감각기능의 이상(Abnormalities of Sensory Function)

대부분의 경우, 피부에서 민감한 말초신경은 하나 이상의 척수분절 감각을 담당한다. 그러므로 말초감각기능의 이상을 이해하기 위해서는, 다른 주요 피부신경들의 말초신경 분포는 척수분절의 피부분절 분포와 해부학적으로 다르게 해석되야 한다(그림 7.19 참조). 이웃하는 피부분절은 중첩되기도 한다.

통증감각(pain sensation)은 날카로운 물체로 검사해 환자가 통증을 느끼는지 물어 검사한다. 만약 어떤 감각도 없다면, 해당 척수분절이 손상된 것으로 판단할 수 있다.

핵심정리: 다리의 혈관과 신경 개요(Overview of Vessels and Nerves of Lower Limb)

근막: 다리는 피부밑조직과 깊은근막에 덮여 있다. ■ 피부밑조직은 절연재이며, 지방을 저장하고, 피부신경과 얕은혈관들(림프관과 정맥)의 통로가 된다. ■ 넓적다리와 종아리의 깊은근막은 (1) 각각 넓적다리(넓적다리근막, fascia lata)와 종아리(종아리근막, crural fascia)를 둘러싸 근육이 밖으로 튀어나오는 것을 제한해주고, 깊은정맥으로 순환을 촉진시키며, (2) 비슷한 작용과 신경지배를 받는 근육들은 같은 칸에 모아 구분하고, (3) 개별 근육들을 둘러싸 독립적으로 작용하게 한다. ■ 깊은근막의 변형에는 두렁정맥구멍(saphenous opening)과 같이 신경혈관구조물(neurovascular structure)의 통로로 이용되는 구멍이나, 관절 근처에서 힘줄(tendon)을 보유한 지지띠(지대, retinaculum)처럼 두꺼워진다.

정맥: 다리정맥에는 피부밑조직에 있는 얕은정맥과 깊은근막 속의 깊은정맥이 있다. ■ 얕은큰두렁정맥과 작은두렁정맥은 주로 피부로 혈액을 보내고, 수많은 관통정맥을 통해 동맥과 동반하며 주행하는 깊은정맥으로 연결된다. ■ 깊은정맥은 정맥환류에 도움을 주는 근육수축(근육정맥펌프, musculovenous pump)에 영향을 받는다. ■ 다리의 모든 정맥은 중력의 영향을 극복하기 위한 판막들이 있다.

림프관: 다리의 림프는 대부분 얕은정맥(두렁정맥)을 따라가는 얕은림프관을 통해 얕은고샅림프절로 들어간다. ■ 일부 림프관은 깊은정맥을 따라 깊은고샅림프절로 간다. 이후 다리의 림프는 바깥엉덩림프절과 온엉덩림프절을 통해 몸통으로 배출된다.

피부신경: 다리의 피부신경지배는 피부분절 양상에 따라 지나는 개별 척수신경의 분절적 피부신경지배와 여러 피부구역을 지배하는 말초신경에서 신경얼기형성(plexus formation)의 결과를 모두 반영한다. ■ 넓적다리 대부분의 신경지배는 가쪽넓적다리피부신경(lateral cutaneous nerve of thigh)과 뒤넓적다리피부신경(posterior cutaneous nerve of thigh), 넓적다리신경(femoral nerve)의 앞피부가지(anterior cutaneous branch)에 의한다. 각 피부신경의 이름이 그들의 분포를 보여준다. 넓적다리신경의 앞피부가지는 넓적다리의 안쪽면도 지배한다. ■ 종아리와 발등피부의 신경지배는 종아리 앞안쪽부위를 지배하는 두렁신경(saphenous nerve), 종아리 뒤가쪽부위를 지배하는 장딴지신경(sural nerve), 종아리 앞가쪽부위와 발등을 지배하는 종아리신경(fibular nerve)에 의한다. ■ 발바닥은 정강신경(tibial nerve)과 장딴지신경(sural nerve) 의 발꿈치가지(calcaneal branch) 그리고 안쪽발바닥신경(medial plantar nerve)과 가쪽발바닥신경(lateral plantar nerve)이 지배한다; 가쪽발바닥신경이 분포하는 지배영역은 넷째발가락을 반으로 나누는 선에 의해 구분된다.

자세와 보행(Posture and Gait)

다리의 기능은 주로 서거나 걷는 것이다. 전형적으로, 다리 근육을 설명할 때 마치 각각 독립적으로 근육이 작용하는 것처럼 기술하지만, 이런 경우는 거의 일어나지 않는다. 이 책에서는 표의 설명을 포함해 각 근육(또는 그 근육이 속한 기능적 무리)의 기능은 서 있거나 걸을 때 같은, 전형적 움직임을 기준으로 설명했다. 다리의 운동 및 근육의 단축수축(concentric contraction)과 신장수축(eccentric contraction)에 대해 이해하고, 서고 걷는 과정에 대한 기초 지식을 익히는 것은 중요하다. 개별 근육과 근육그룹 연구를 위한 개념을 얻기 위해 이 장을 가볍게 읽은 다음, 이후 깊이 있는 지식을 얻기 위해서는 이 섹션으로 돌아와, 기능적 기반으로 종합해 볼 것을 권장한다.

편히 선 자세(Standing at Ease)

편히 선 자세란 양쪽 발이 약간 벌어지고, 가쪽으로 회전해 발가락이 바깥을 향하는 자세로서 등과 다리의 몇 개 근육만 긴장한 상태이다(그림 7.22). 관절과 근육의 역학적 배열은 넘어지는 것을 막는 데 필요한 근육수축을 최소로 한다. 편히 선 자세에서, 엉덩관절(hip joint)과 무릎관절(knee joint)은 펴지고 가장 안정적인 자세(효과적인 체중 전달을 위해 관절면이 최대한 맞닿고 인대가 팽팽해짐)가 된다.

발목관절(ankle joint)은 엉덩관절과 무릎관절보다 덜 안정적이어서 무게중심(center of gravity)이 발목관절의 회전축 바로 앞에 해당하는, 양쪽 다리 사이에 놓인다. 결과적으로, 몸이 앞으로 기우는 것(앞흔들림, *forward sway*)은 양쪽 장딴지근육(calf muscle)의 수축[발바닥굽힘(plantar flexion)]으로 주기적으로 상쇄해야 한다. 양쪽 발을 벌리는 것은 가쪽안정성(lateral stability)을 높여준다. 하지만 만일 몸이 가쪽으로 기울면(가쪽흔들림, *lateral sway*), 엉덩이 벌림근육[엉덩정강띠(iliotibial tract)를 통한 넓적다리근막긴장근의 작용]에 의해 상쇄된다. 한쪽 무릎관절의 가쪽곁인대(fibular collateral ligament), 가쪽번짐근(evertor)은 그 반대쪽 넓적다리 모음근, 안쪽곁인대(tibial collateral ligament), 안쪽번짐근(invertor)과 같이 작용한다.

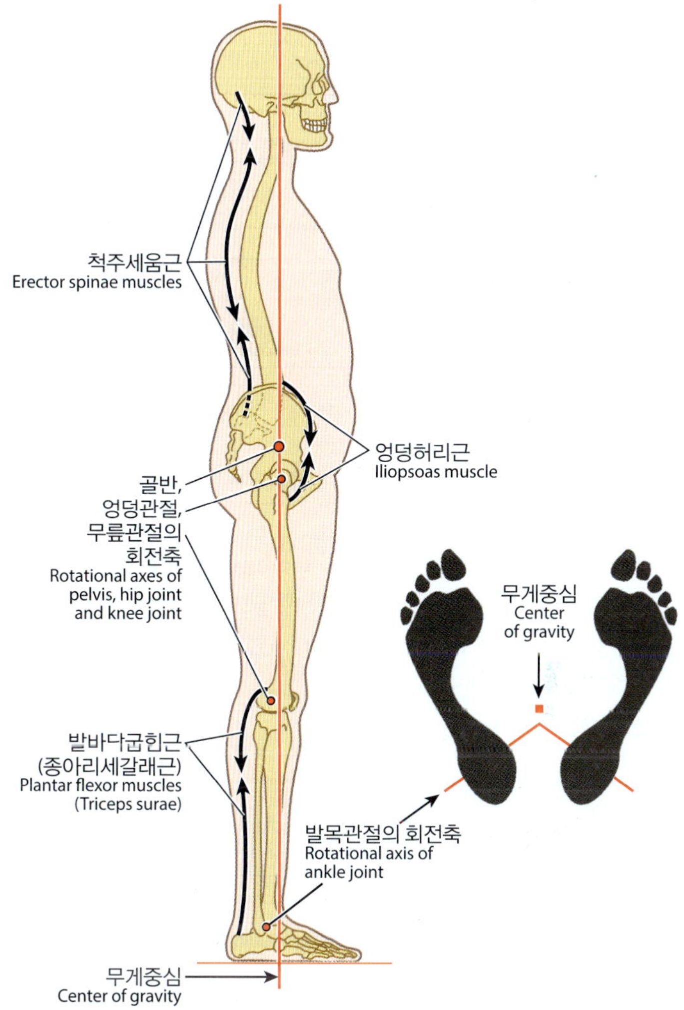

(A) 가쪽 모습 **(B) 아래모습**

그림 7.22. 편히 선 자세. A. 무게중심에 대한 몸의 정렬. 편히 선 자세에서 무게중심선의 골반과 다리의 가로회전축에 대한 관계를 보여준다. 주로 등의 폄근육과 발목의 발바닥굽힘근육에 의한 미세한 자세보정만이 이 자세를 유지하는 데 필요하다. 왜냐하면 엉덩이와 무릎의 인대가 수동적 지지를 제공할 수 있게 팽팽히 뻗어주기 때문이다. **B.** 발로 이뤄진 양쪽 발판. 편히 선 자세 동안 발에 의해 양쪽 발판이 이뤄진다. 체중은 무게중심을 기준으로 대칭적으로 나눠진다. 그리고 그 무게중심은 발목관절의 회전축보다 앞에, 그리고 약간 벌어져 가쪽을 향한 양발 사이의 정중면 뒤 1/3에 놓인다.

걷기: 보행주기(Walking: Gait Cycle)

이동(locomotion)은 매우 복잡한 기능이다. 평지를 걸을 때의 다리의 움직임은 번갈아 흔들기(유각기, swing phase)와 디딤기(입각기, stance phase)로 나눠 설명할 수 있다(그림 7.23; 표 7.2). **보행주기(gait cycle)**란 한쪽 다리에서 흔들기와 디딤기가 한 번씩 번갈아 주기적으로 일어나는 것을 뜻한다. **디딤기(stance phase)**는 발꿈치(heel)가 땅에 닿아 체중이 실리는 **뒤축딛기(heel strike)**로 시작하여(그림 7.23A) 발바닥굽힘(plantar flexion)의 결과로 생기는 앞발 밀어떼기(*push off*)로 끝난다(그림 7.23G). [임상적용 "발바닥굽힘불능(Absence of Plantarflexion)" 참조.]

흔들기(swing phase)는 밀어떼기 후 발가락이 땅에서 떨어지는 순간부터 발꿈치가 땅에 닿는 순간까지이다. 흔들기와 디딤기는 각각 보행주기의 40%와 60%를 차지한다. 디딤기가 흔들기보다 비율이 더 긴 이유는 디딤기의 시작과 끝에 양쪽 발이 동시에 땅에 닿는 겹버팀(double support)이 각 주기의 10%씩 존재하기 때문이며, 이 겹버팀을 통해 체중이 반대쪽 다리로 전달되고, 홑버팀(한 발로만 땅에서 전 체중을 지탱, single support)의 기간을 연장시켜, 반대쪽 다리가 앞으로 나아갈 수 있게 한다. **뛰기(running)**는 겹버팀의 순간이 없어지므로, 결과적으로, 보행주기에서 차지하는 디딤기의 시간과 비율이 줄게 되는 것이다.

걷기(walking)는 중력과 움직이는 관성을 잘 이용해 필요한 최소의 육체운동만 필요한 굉장히 효율적인 활동이다. 대부분의 에너

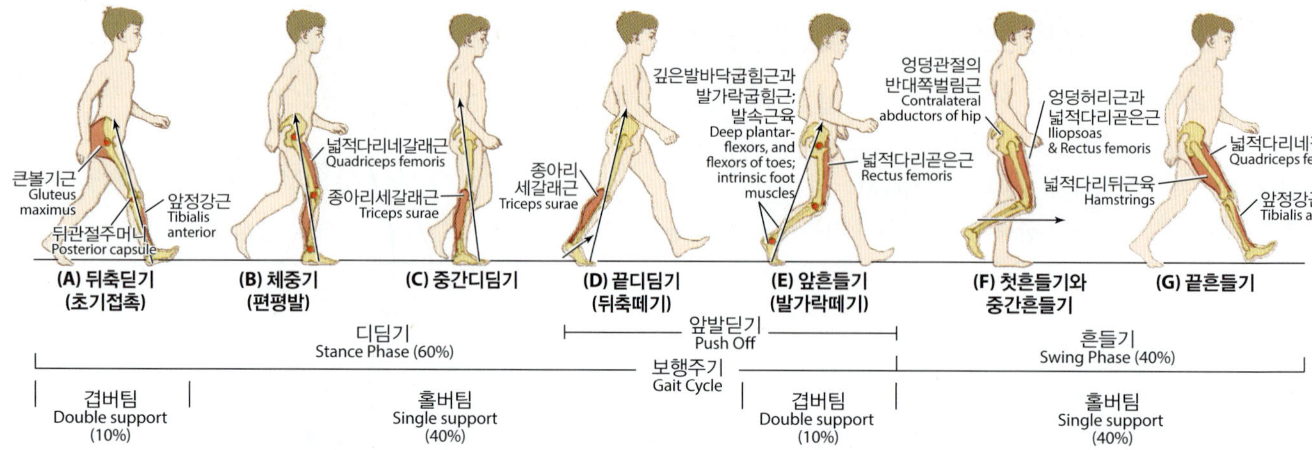

그림 7.23. 보행주기(gait cycle). 걷기를 두 번 반복하는 과정에서 한 다리의 움직임. 전형적인 8단계를 보여주는데, 단순화하기 위해 **(F)**에 2단계를 합쳐놓았다.

지는 (1) 디딤기를 시작하는(**체중기, loading response**) 동안(그림 7.23B) 뒤축딛기를 위해 발꿈치가 땅에 닿도록, 발등굽힘근(dorsiflexor)이 신장수축(eccentric contraction)할 때 사용되고, (2) 특히 디딤기의 끝(**끝디딤기, terminal stance**; 그림 7.23D)에서 발바닥굽힘근(plantar flexor)이 단축수축(concentric contraction)으로 앞발(발허리뼈와 발가락뼈)을 아래로 눌러 밀어떼기에서 추진력(propul-

표 7.2. 보행주기와 관련된 근육수축

	보행단계	운동목표	작용근육무리	보기
디딤기 (입각기)	뒤축딛기 (heel strike) [초기접촉(initial contact)]	**앞발을 땅에 내리기**	발목관절의 발등굽힘근(신장수축, eccentric contraction)	**앞정강근**
		감속 지속(reverse forward swing)	엉덩관절의 폄근육	큰볼기근
		세로발바닥활(longitudinal arch of foot) 유지	발내인근육	짧은발가락굽힘근
			발의 긴힘줄	앞정강근
	체중기(loading response) [편평발 (flat foot)]	**체중싣기**	무릎관절의 폄근육	**넓적다리네갈래근**
		몸의 감속 (느린 발등굽힘, slow dorsiflexion)	발목관절의 발바닥굽힘근	종아리세갈래근(가자미근과 장딴지근)
		골반 안정화	엉덩관절의 벌림근육	**중간볼기근과 작은볼기근; 넓적다리근막긴장근**
		세로발바닥활 유지	발내인근육	짧은발가락굽힘근
			발의긴힘줄	뒤정강근; 발가락의 긴굽힘근
	중간디딤기 (midstance)	무릎의 안정화	무릎관절의 폄근육	넓적다리네갈래근
		발등굽힘의 조절(preserve momentum)	발목관절의 발바닥굽힘근	종아리세갈래근(가지미근과 장딴지근)
		골반 안정화	엉덩관절의 벌림근육	**중간볼기근과 작은볼기근; 넓적다리근막긴장근**
		세로발바닥활의 유지	발내인근육	짧은발가락굽힘근
			발의 긴힘줄	뒤정강근; 발가락의 긴굽힘근
	끝디딤기 (terminal stance) [뒤축떼기 (heel off)]	**몸의 가속**	발목관절의 발바닥굽힘근	**종아리세갈래근(가지미근과 장딴지근)**
		골반의 안정화	엉덩관절의 벌림근육	**중간볼기근과 작은볼기근; 넓적다리근막긴장근**
		세로발바닥활의 유지	발내인근육	엄지모음근
			발의 긴힘줄	뒤정강근; 발가락의 긴굽힘근
	앞흔들기 (preswing) [발가락떼기 (toe off)]	몸의 가속	발가락의 긴굽힘근	긴엄지굽힘근; 긴발가락굽힘근
		발의 활유지, 앞발고정	발내인근육	엄지모음근
			발의 긴힘줄	뒤정강근; 발가락의 긴굽힘근
		넓적다리의 감속, 흔들기의 준비	엉덩관절의 굽힘근(신장수축, eccentric contraction)	엉덩허리근; 넓적다리곧은근

표 7.2. 보행주기와 관련된 근육수축 (계속)

	보행단계	운동목표	작용근육무리	보기
흔들기 (유각기)	첫흔들기 (initial swing)	넓적다리의 가속; 리듬이 바뀜 (vary cadence)	엉덩관절의 굽힘근(단축수축, concentric contraction)	엉덩허리근; 넓적다리곧은근
		발떼기(clear foot)	발목관절의 발등굽힘근	앞정강근
	중간흔들기 (midswing)	발떼기(clear foot)	발목관절의 발등굽힘근	앞정강근
	끝흔들기 (terminal swing)	넓적다리의 감속	엉덩관절의 폄근(신장수축, eccentric contraction)	큰볼기근; 넓적다리뒤근육
		종아리의 감속	무릎관절의 굽힘근(신장수축, eccentric contraction)	넓적다리뒤근육
		발의 자세잡기	발목관절의 발등굽힘근	앞정강근
		발을 놓기 위하여 무릎펴기(보폭조절); 발의 접지를 준비함	무릎관절의 폄근육	넓적다리네갈래근

sive force)을 얻을 때 사용된다.

디딤기의 끝부분(**밀어떼기, push off** or *toe off*; 그림 7.23E) 동안, 땅을 움켜잡듯이 발가락을 굽혀 발볼(안쪽 두 개의 발허리뼈머리의 아래, ball of foot)에서 시작되는 밀어떼기를 강화한다. 긴굽힘근(long flexor)과 발내인근육(intrinsic muscle of foot)들이 앞발과 발가락을 안정시켜, 발목의 발바닥굽힘과 발가락의 굽힘 효과를 최대로 만든다.

흔들기에는 또한 엉덩관절 굽힘이 있어, 다리가 몸의 전진 움직임보다 더 빨리 가속되게 한다. **첫흔들기(initial swing)** 동안(그림 7.23F), 움직이는 관성으로(에너지 소비 없이) 동시에 무릎을 굽히고, 이후 발목에서 앞발이 들리도록 발등굽힘이 뒤따른다. 이 두 움직임들은 자유 다리를 짧게 해 앞으로 움직일 때, 땅에 부딪히지 않고 흔들릴 수 있게 한다. **중간흔들기(midswing)**에서, 넓적다리 굽힘과 움직이는 관성에 무릎폄이 더해져 앞흔들림이 충분하게 된다.

엉덩관절의 폄근육(extensor muscle)과 무릎의 굽힘근육(flexor muscle)은 흔들기의 끝(**끝흔들기, terminal swing**, 그림 7.23G)에서 전진하는 속도를 줄이기 위해 신장수축을 하는 반면, 넓적다리네갈래근(대퇴사두근, quadriceps femoris muscle)과 같은 무릎 폄근육의 수축은 발꿈치가 뒤축딛기를 하기에 충분한 길이가 되도록 종아리를 쭉 뻗는 데 도움을 준다.

무릎 폄근육이 수축은 뒤축딛기에서 충격을 흡수하는 체중기(loading phase)까지 유지되며, 다리가 충분히 펴질 때까지 후들거리지 않게 도와준다. 흔들기 동안 반대쪽 엉덩이가 아래로 내려가게 되므로, 디딤기의 한 다리로 버티는 동안, 그 다리의 벌림근육(abductor muscle)이 고정된 넙다리뼈를 당겨 골반이 기울지 않고 골반수평이 유지될 수 있도록 강하게 수축한다(그림 7.23F, G). 또한 다리의 흔들기에 맞춰, 같은 벌림근육이 반대쪽 골반이 전진하도록 회전시킨다.

물론 이런 모든 동작들은 매 걸음마다 양쪽에서 번갈아 일어난다. 엉덩관절의 폄근육은 정상적으로 평지 걸음에 단지 작은 기여만 한다. 가속하거나 빨리 걸을 때와 계단이나 오르막을 올라갈 때 외에는, 주로 엉덩관절은 디딤기 동안 관성에 의해 수동적으로 펴진다. 엉덩관절 굽힘과 무릎관절을 펴는 단축수축은 흔들기 동안 일어나므로, 체중이 실리는 운동은 아니다. 그렇지만 이 운동은 걷는 속도를 줄이거나 내리막이나 계단을 내려가기 위해 신장수축이 필요하면 체중에 영향을 받게 된다.

안정성(stabilization)과 탄력성(resilience)은 이동에 매우 중요하다. 안쪽번짐근(invertor)과 가쪽번짐근(evertor)은 디딤기 동안 발의 안정화에 중요하다. 발가락의 굽힘근육을 포함하는 긴 힘줄은 또한 디딤기 때 발활(arch of foot)의 유지를 돕고, 발바닥 내인근육을 지원한다.

넓적다리앞과 넓적다리안쪽부위 (Anterior and Medial Regions of Thigh)

몸쪽다리의 구성(Organization of Proximal Lower Limb)

신화론적으로, 뚜렷한 볼기의 발달은 두발보행(bipedalism)과 직립자세(erect posture)라는 전제와 밀접한 관련이 있다. 뚜렷한 볼기의 형태는 사람에게만 있는 것이다. 두발보행과 달리기를 위해 필요한 넙다리뼈 모양의 변형[특히 뼈의 "굽이(bending)", 경사도(angle of inclination), 돌기(trochanter) 등]이 볼기에서 넓적다리 벌림근육을 위에 둘 수 있게 했다.

넓적다리의 다른 근육은 넓적다리근막(대퇴근막, fascia lata)에서 거친선(linea aspera)에 닿는 근육사이막(intermuscular septum)에 의하여 3개의 칸(compartment)으로 나누어진다(그림 7.14D 참조). 무릎관절에서 각 근육의 위치 또는 작용에 따라 **넓적다리앞칸**(폄근칸), **넓적다리안쪽칸**(모음근칸), **넓적다리뒤칸**(굽힘근칸)으로 이름 붙였다. 일반적으로, 넓적다리앞칸은 넓적다리신경의 지배를 받고 넓적다리안쪽칸은 폐쇄신경(obturator nerve)의 지배를 받으며 넓적다리뒤칸은 궁둥신경의 지배를 받는다. 높이에 따라 칸의 절대적 크기와 상대적 크기는 다르지만, 넓적다리앞칸이 넓적다리에서 제일 넓고 넙다리뼈를 포함한다.

해부과정에서도 해부의 흐름이 끊기지 않게, 넓적다리앞칸과 안쪽칸을 먼저 해부하며 넓적다리뒤칸과 볼기를 포함한 몸쪽다리(proximal limb)는 다음에 한다. 그 후 다리오금과 종아리의 해부를 이어서 진행한다.

넓적다리앞칸근육(Anterior Thigh Muscles)

큰 **넓적다리앞칸(anterior compartment of the thigh)**에는 **넓적다리앞킨근육(anterior thigh muscle)**인 엉덩관절 굽힘근육(*flexors of hip*; 그림 7.24A~D)과 무릎관절의 **폄근육**(*extensors of knee*; 그림 7.24E~I)이 있다. 이는곳과 닿는곳, 신경지배, 근육의 작용은 표 7.3.I과 7.3.II를 참조한다. 넓적다리앞칸근육은 두덩근(pectineus muscle), 엉덩허리근(iliopsoas muscle), 넓적다리빗근(sartorius muscle), 넓적다리네갈래근(quadriceps femoris muscle)을 포함한다.[1]

병이 생기면 넓적다리앞칸의 근육이 빠르게 위축되므로, 근육의 힘과 긴장도를 회복하고, 넓적다리나 종아리를 고정시킨 다음 반대쪽 다리와 대칭을 맞추기 위한 물리치료가 종종 필요하다.

[1] 앞에 있기 때문에, 넓적다리근막긴장근(대퇴근막장근: tensor fasciae latae)은 편의상(사체가 누워 있을 때) 넓적다리앞칸의 근육으로 분류하기도 하지만, 실제로는 볼기 근육에 해당하므로, 이 책에서도 이 분류에 따라 설명했다.

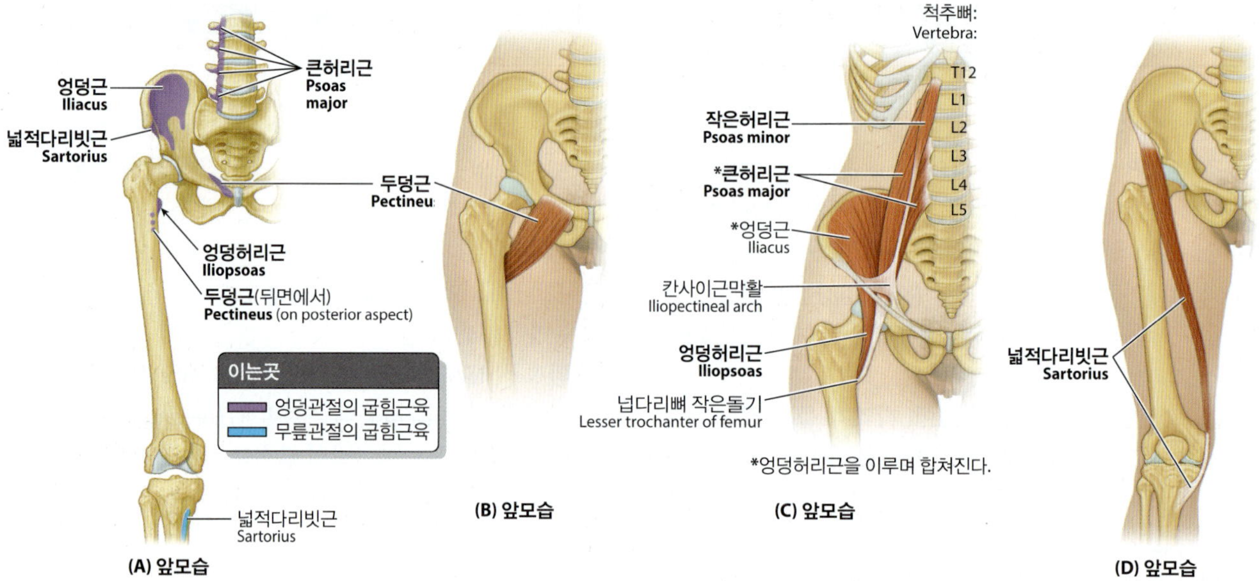

그림 7.24. 넓적다리앞근육. A. 엉덩관절 굽힘근육 붙는곳. **B.** 두덩근. **C.** 엉덩허리근. **D.** 넓적다리빗근.

표 7.3.I. 엉덩관절에서 작용하는 넓적다리앞근육

근육	이는곳[a]	닿는곳	신경지배[b]	근육의 작용
두덩근(pectineus muscle)	두덩뼈위가지	넙다리뼈 두덩근선, 작은돌기 바로 아래	넓적다리신경(**L2**, L3), 폐쇄신경의 가지도 지배함	넓적다리 모음과 굽힘; 안쪽돌림 보조
엉덩허리근(iliopsoas muscle)				
큰허리근 (psoas major muscle)	T12–L5의 옆면과 그 사이 척추사이원반, 모든 허리뼈의 가로돌기	넙다리뼈 작은돌기	허리신경(**L1**, **L2**, L3)의 앞가지	함께 엉덩관절을 안정화하고 넓적다리를 굽힘[c]
작은허리근 (psoas minor muscle)	T12–L1의 옆면과 척추사이원반	두덩근선, 칸사이근막활을 지나 엉덩두덩융기	허리신경(L1, L2)의 앞가지	
엉덩근(iliacus muscle)	엉덩뼈능선, 엉덩뼈오목, 엉치뼈날개, 앞엉치엉덩인대	큰허리근힘줄, 작은돌기, 넙다리뼈 먼쪽	넓적다리신경(**L2**, L3)	
넓적다리빗근 (sartorius muscle)	위앞엉덩뼈가시와 그 아래에 있는 파임의 윗부분	정강뼈 안쪽면의 윗부분	넓적다리신경(L2, L3)	엉덩관절에서 넓적다리 굽힘, 벌림, 가쪽돌림; 무릎관절에서 종아리 굽힘(무릎굽힘 시 안쪽돌림)[d]

[a] 이 책의 원서에서는 이는곳(origin, 라틴어로 *origo*)이라는 말을 사용하지 않고, *attachment*라는 말을 사용했음.
[b] 척수분절(spinal cord segment)의 신경지배를 표시한다[예: 큰허리근의 신경지배에서 "L1, L2, L3"은 척수의 첫 3개의 허리분절(lumbar segment)을 뜻함]. 굵은 글씨로 쓴 (**L1**, **L2**)는 주된 신경지배 척수분절임을 뜻한다. 하나 이상의 목록에 있는 척수분절 또는 운동신경이 손상될 경우 관련 근육의 마비(paralysis)를 초래한다.
[c] 큰허리근은 또한 자세유지 근육으로 몸통 체위를 조절하고 서 있을 때 활동하는 근육이다.
[d] 넓적다리빗근(라틴어로 *sartor*, 재봉사)은 네 가지 작용을 통해 재봉사가 흔히 취하는 책상다리(cross-legged) 자세를 만들 수 있어 이 이름을 딴 것이다.

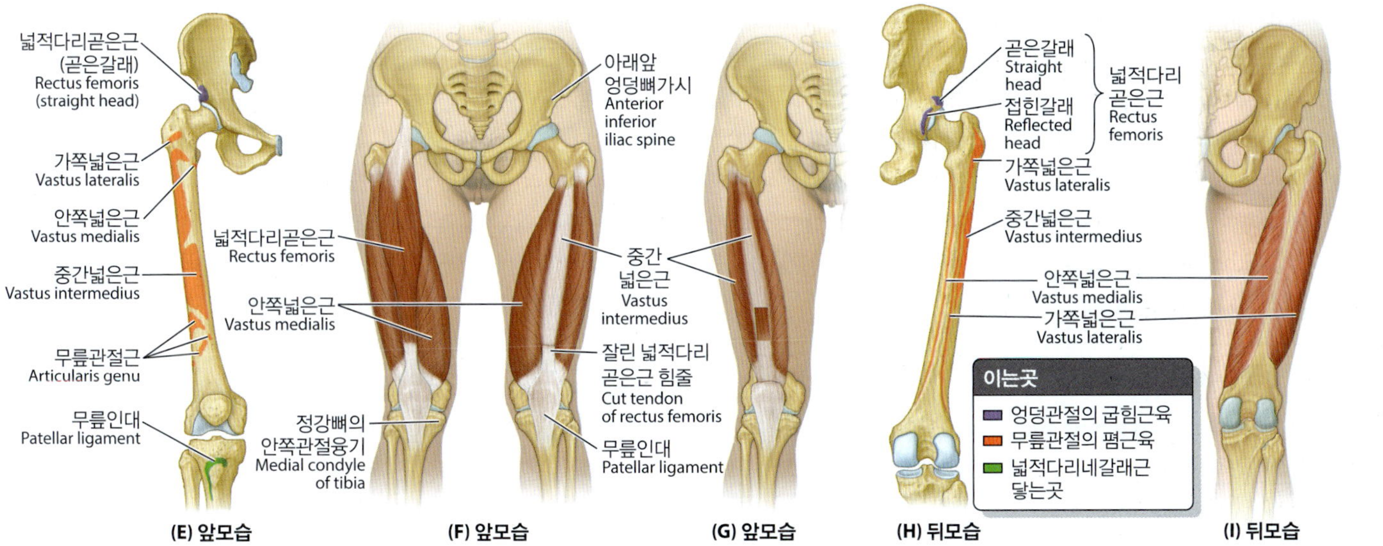

그림 7.24. **(계속) E.** 무릎관절 폄근육의 앞붙는곳. **F.** 넓적다리네갈래근. **G.** 중간넓은근. **H.** 무릎관절 폄근육의 뒤붙는점. **I.** 안쪽넓은근과 가쪽넓은근.

표 7.3.II. 무릎관절에서 작용하는 넓적다리앞근육

근육	이는곳	닿는곳	신경지배[a]	근육의 작용
넓적다리네갈래근 (quadriceps femoris)				
넓적다리곧은근 (rectus femoris muscle)	아래앞엉덩뼈가시와 절구의 위쪽 엉덩뼈	서로 합쳐진 넓적다리네갈래근힘줄을 통해서 독립적으로 무릎뼈 바닥에 닿음; 무릎인대를 통해 간접적으로 정강뼈거친면에 닿음; 안쪽넓은근과 가쪽넓은근도 널힘줄을 통해서 정강뼈와 무릎뼈에 닿음(안쪽무릎뼈지지띠와 가쪽무릎뼈지지띠)	넓적다리신경 (L2, **L3**, **L4**)	무릎관절에서 종아리 폄; 넓적다리곧은근은 또한 엉덩관절을 고정시키고 엉덩허리근의 넓적다리 굽힘을 도움
가쪽넓은근 (vastus lateralis muscle)	넙다리뼈의 큰돌기와 거친선의 가쪽선			
안쪽넓은근 (vastus medialis muscle)	넙다리뼈의 돌기사이선과 거친선의 안쪽선			
중간넓은근 (vastus intermedius)	넙다리뼈의 앞면과 가쪽면			

[a]척수분절(spinal cord segment)의 신경지배를 표시한다[예: 넓적다리네갈래근의 신경지배에서 "L1, L2, L3"은 척수의 첫 3개의 허리분절(lumbar segment)을 뜻함]. 굵은 글씨로 쓴 (**L3, L4**)는 주된 신경지배 척수분절을 뜻한다. 하나 이상의 목록에 있는 척수분절 또는 운동신경이 손상될 경우 관련 근육의 마비(paralysis)를 초래한다.

두덩근(pectineus)

두덩근(치골근, **pectineus muscle**)은 납작한 네모근육으로 넓적다리 위안쪽(superomedial)의 앞부분에 있다(그림 7.24A, B; 표 7.3.I). 종종 얕은층과 깊은층의 두 층으로 이뤄지며, 대개 다른 두 신경에 지배받는다. 이중 신경지배와 근육작용(넓적다리를 모으고 굽히거나 넓적다리 안쪽돌림을 보조함) 때문에, 넓적다리앞칸과 안쪽칸 사이의 이행근육(transitional muscle)이다.

엉덩허리근(iliopsoas)

엉덩허리근(장요근, **iliopsoas muscle**)은 넓적다리의 주요 굽힘근육으로 가장 긴 범위를 갖는 가장 강한 엉덩굽힘근(hip flexors)이다. 몸에서 가장 강한 근육 가운데 하나이지만, 상대적으로 노출되지 않고 근육 대부분이 뒤배벽(posterior abdominal wall)과 큰골반(greater pelvis)에 있다. 이 근육 가쪽의 넓은 부분인 **엉덩근**(장골근, **iliacus muscle**)과 긴 안쪽 부분인 **큰허리근**(대요근, **psoas major muscle**)은 각각 엉덩뼈오목(iliac fossa)과 허리뼈(요추, lumbar vertebra)에서 일어난다(그림 7.24C; 표 7.3.I). 따라서 엉덩허리근은 척주, 골반, 넙다리뼈에 붙는 유일한 근육이다. 이 근육은 운동뿐 아니라 안정화(고정근, fixate)에도 기여한다. 하지만 엉덩허리근은 짧아지는 기형(malformation), 기능장애, 질병이 있으면, 변형(deformity)과 장애(disability)를 영구화시키기거나 이에 기여하기도 한다.

엉덩허리근의 단축수축(concentric contraction)은 전형적으로 다리를 움직이는데, 걸을 때 엉덩관절을 굽혀서 다리를 들어주고 반대쪽 다리에 체중이 실릴 때 앞으로 흔드는 것을 시작[예: 앞흔들기(preswing)와 첫흔들기(initial swing phase) 동안]하거나, 또는 등반하는 동안 다리를 위로 올려준다(그림 7.23E, F). 하지만 몸통을 움직일 때도 작용할 수 있다. 엉덩허리근의 양쪽 수축은 윗몸일으키기

(sit-up)를 할 때처럼, 넓적다리를 굽힌 채로 엉덩관절에서 몸통굽힘을 시작하게 하고 척주의 허리굽이(요추만곡, lumbar curvature)를 감소시킨다. 내리막을 걸을 때, 몸이 가속되는 것을 막는 신장수축(eccentric contraction)이 엉덩허리근에서 활성화된다.

엉덩허리근은 또한 자세유지 근육으로, 서 있을 때 정상적인 허리앞굽음(요추전만, lumbar lordosis)을 유지해 주며[간접적으로 가슴척주뒤굽음(thoracic kyphosis)을 보상; 제2장, 등 참조], 엉덩관절의 젖힘(과신전, hyperextension)을 예방한다(그림 7.22).

넓적다리빗근(sartorius)

넓적다리빗근(봉공근, **sartorius muscle**; 라틴어로 *sartus*)은 "재봉사(tailor)의 근육"이란 뜻으로 긴 리본 모양의 근육이다. 이 근육은 넓적다리 위앞부분을 가로질러 가쪽에서 안쪽으로 지난다(그림 7.24D; 표 7.3.I). 이 근육은 넓적다리앞칸에서 가장 얕은 곳에 놓이며, 상대적으로 뚜렷한 근막집(fascial sheath) 안에 있다. 넓적다리빗근은 아래로 무릎 안쪽까지 내려간다.

몸에서 가장 긴 근육인 넓적다리빗근은 2개의 관절을 지나 작용한다. 넓적다리빗근은 엉덩관절을 굽히며 무릎관절의 굽힘에도 관여한다. 또 넓적다리의 벌림(abduction)과 가쪽돌림(lateral rotation)에도 약간 기여한다. 양쪽 넓적다리빗근의 수축은 책상다리(cross-legged)로 앉는 자세를 만든다. 넓적다리빗근은 어느 작용도 강하지 않지만, 이런 움직임을 하는 다른 넓적다리 근육들과 함께 작용하는 주요한 협동근(synergist)이다.

넓적다리네갈래근(quadriceps femoris)

넓적다리네갈래근(대퇴사두근, **quadriceps femoris**)은 넓적다리앞칸의 대부분을 차지하며 총체적으로 보면 몸에서 가장 크고 강력한 근육 중의 하나이다. 넙다리뼈의 앞면과 옆면 대부분을 감싼다(그림 7.24E~I). 넓적다리네갈래근은 4부분으로 이뤄지는데 (1) 넓적다리곧은근(rectus femoris), (2) 가쪽넓은근(vastus lateralis), (3) 중간넓은근(vastus intermedius), (4) 안쪽넓은근(vastus medialis)로 이뤄진다. 종합하면, 넓적다리네갈래근은 엉덩관절과 무릎관절에 모두 작용하는 두관절근육(two-joint muscle)이다.

넓적다리네갈래근은 종아리(*leg*)의 강한 폄근육(*extensor*)이다. 중력을 이기고 무릎을 펴는 넓적다리네갈래근의 단축수축(concentric contraction)은 앉거나 웅크린 자세에서 일어서거나, 계단을 올라갈 때, 그리고 체중을 들어 올리거나 몸을 움직일 때 가속하거나 뛰어나가는데(뛰거나 점프하면서) 중요하다. 결론적으로, 넓적다리네갈래근은 맞버팀근육무리(antagonistic muscle group)인 뒤넓적다리근육(hamstring muscle)보다 3배나 더 강하다.

평지 걸음에서 무릎이 체중을 실으려 준비하는 끝흔들기 때 넓적다리네갈래근이 수축한다(그림 7.23G; 표 7.2). 넓적다리네갈래근은 주로 뒤축닫기(heel strike)할 때, 진동충격 흡수의 역할을 하며, 초기 디딤기(입각기, stance phase)인 체중기(loading response)까지 이 근육의 활동은 계속된다. 넓적다리네갈래근은 또한 스키, 테니스 같은 무릎을 구부리는 운동(bent-knee sports)에서 고정근(fixator)으로 작용하며, 언덕이나 계단을 내려갈 때, 신장수축(eccentric contraction)을 한다.

넓적다리네갈래근의 네 개의 힘줄이 넓적다리 먼쪽에서 모여 하나의 넓고 강한 **넓적다리네갈래근힘줄**(대퇴사두근건, **quadriceps tendon**)을 형성한다(그림 7.24F). 정강뼈거친면(tibial tuberosity)에 닿는, **무릎인대**(**patellar ligament**; 라틴어로 *ligamentum patellae*)는 넓적다리네갈래근의 힘줄이 연속된 것으로, 몸에서 가장 큰 종자뼈(sesamoid bone)인 무릎뼈가 그 사이에 들어 있다. 무릎인대는 먼쪽으로, 정강뼈거친면(tibial tuberosity)에 닿는다.

안쪽넓은근(내측광근, vastus medialis muscle)과 가쪽넓은근(외측광근, vastus lateralis muscle)도 독립적으로 무릎뼈에 널힘줄(aponeurosis) 형태로 닿아, 각각 **무릎뼈안쪽지지띠**(**medial patellar retinaculum**)와 **무릎뼈가쪽지지띠**(**lateral patellar retinaculum**)를 이루며, 이들 무릎뼈 지지띠는 무릎뼈 양쪽으로 내려가는 도중에 정강뼈 관절면의 앞모서리(anterior border)에 부착해 무릎 관절주머니(joint capsule)를 강화한다. 또한 무릎뼈지지띠는 넙다리뼈 무릎면(patellar surface) 위에 무릎뼈가 잘 정렬해서 유지하게 하는 역할도 한다.

무릎뼈(**patella**)는 무릎을 꿇을 때 넓적다리네갈래근 힘줄에 가해지는 압박과 무릎의 굽힘과 폄을 반복하는 달리기 동안, 발생하는 마찰에 저항할 수 있는 뼈표면을 제공한다. 무릎뼈는 또한 넓적다리네갈래근의 힘줄을 관절축에서 멀리 떨어진 앞쪽에 둬서, 정강뼈가 더 큰 기계적 장점을 갖는 위치로 가는 부가적 이점도 제공한다. 종아리를 펴고 무릎인대가 팽팽하게 긴장된 상태가 되면 아래쪽으로 향한 무릎뼈끝(apex of patella)은 무릎 관절면 높이에 위치한다(그림 7.25C).

넓적다리네갈래근 검사[2]는 환자를 누이고 무릎을 약간 구부린 상태에서 수행한다. 환자에게 저항을 이기고 무릎을 펴 보라고 한다. 검사에서 만약 근육이 정상이면, 넓적다리곧은근이 수축하는 것을 보거나 만질 수 있으며, 이런 움직임은 지배신경이 건재한 것이다.

넓적다리곧은근(대퇴직근). **넓적다리곧은근**(**rectus femoris**)은 넓적다리에서 아래로 곧게 뻗어 있으며, 이를 토대로 이름을 지었다. 넓적다리곧은근은 볼기뼈(hip bone)에서 무릎인대를 지나 정강뼈에 닿으므로 2개 관절을 지나며(그림 7.24E, F), 따라서 엉덩관절에서 넓적다리 굽힘과 무릎관절에서 종아리 폄 운동이 가능하다. 넓적다리곧은근은 넓적다리네갈래근 중 유일하게 엉덩관절을 지나는 근육이므로, 엉덩관절의 굽힘근육인 엉덩허리근(iliopsoas muscle)과 같이 앞흔들기(preswing)와 첫흔들기(initial swing) 때 함께 작용하게 된다(그림 7.24F; 표 7.2).

넓적다리곧은근의 무릎관절 폄운동은 엉덩관절의 굽힘 때 감소하지만, 보행에서 발가락떼기(toe off phase) 시기 동안 넓적다리

[2]전적으로 근육검사에만 한정된 것으로, 일차진료 보건전문가에게 유용한 몇 가지 중요한 사례들만 제공하고 있다.

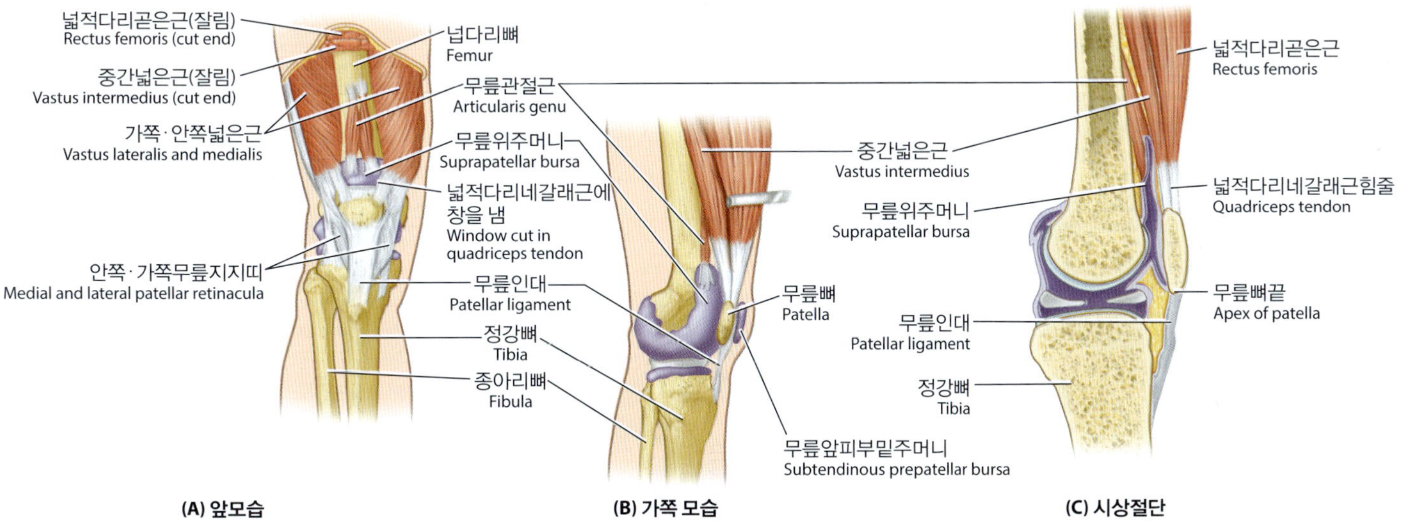

그림 7.25. 무릎위주머니와 무릎관절근. 무릎위주머니는 정상적으로 넓적다리네갈래근과 넙다리뼈 사이로 뻗어 있는 잠재적 공간이다. 그 공간이 과장되게 그려져 마치 라텍스(latex)를 주입한 것처럼 보인다.

가 펴지면, 펴는 힘에 기여한다. 넓적다리곧은근은 엉덩관절이 젖혀지고 무릎관절이 굽혀진 공차기 전의 준비자세에서 무릎관절을 펴고 엉덩관절을 굽히는 복합 운동에 특히 효과적이다. '걷어차기근(kicking muscle)'이라고도 하는 넓적다리곧은근은 차는 동안, 아래앞엉덩뼈가시(anterior inferior iliac spine)에서 근육의 손상이나 찢김(avulsion)이 발생하기 쉽다. 넓적다리곧은근의 기능 상실은 넓적다리 굽힘 세기를 17% 정도 감소시킨다.

넓은근(광근). 커다란 3개의 **넓은근(vastus muscle)**은 넙다리뼈몸통(shaft of femur)을 둘러싸고 있어 붙여진 이름이다(그림 7.24E~I; 표 7.3.II).

- **가쪽넓은근(vastus lateralis muscle)**은 넓적다리네갈래근의 가장 큰 부분을 차지하는 근육으로 넓적다리 가쪽에 놓인다.
- **안쪽넓은근(vastus medialis muscle)**은 넓적다리 안쪽에 놓인다.
- **중간넓은근(vastus intermedius muscle)**은 넓적다리곧은근의 아래(깊은 곳)에 있으며, 가쪽넓은근과 안쪽넓은근 사이에 놓인다.

세 넓은근의 작용을 근육마다 따로 설명하기는 어렵다.

작고 납작한 **무릎관절근(articularis genu**, articular muscle of knee)은 중간넓은근에서 파생한 근육으로, 대개 다양한 수의 근육가시로 되어 있는데, 위로는 넙다리뼈앞면의 아랫부분에 닿아 있고, 아래로는 무릎관절의 윤활막(활액막, synovial membrane)과 **무릎위주머니**(*suprapatellar bursa*)에 닿는다(그림 7.24E와 7.25). 이 근육은 종아리를 펼 때 윤활막을 위로 당김으로써, 무릎관절에서 넙다리뼈와 무릎뼈 사이가 눌러져 막의 주름이 생기는 것을 막는다.

넓적다리안쪽근육(Medial Thigh Muscles)

넓적다리안쪽칸의 근육들은 넓적다리 안쪽칸에 있는 **모음근무리(adductor muscle group)**로 긴모음근(adductor longus muscle), 짧은모음근(adductor brevis muscle), 큰모음근(adductor magnus muscle), 두덩정강근(gracilis muscle), 그리고 바깥폐쇄근(obturator externus muscle)으로 구성된다(그림 7.26). 일반적으로, 이 근육들은 골반뼈(pelvis)의 몸쪽에서 앞아래바깥면(두덩뼈, 궁둥두덩가지, 궁둥뼈결절)과 주변의 폐쇄막(obturator membrane)에서 일어나고, 먼쪽에서 넙다리뼈(femur)의 거친선(linea aspera)에 닿는다(그림 7.26A; 표 7.4).

큰모음근의 "폄근부분(hamstring part)"과 두덩근(pectineus muscle)을 제외한 모든 모음근육은 **폐쇄신경**(*obturator nerve*, L2–L4)의 지배를 받는다. 큰모음근의 폄근부분(hamstring part)은 궁둥신경(sciatic nerve)의 정강신경 부분(L4)이 담당한다. 자세한 이는곳과 닿는곳, 신경지배, 근육의 작용을 표 7.4에 정리하였다.

7

긴모음근(adductor longus)

긴모음근(장내전근, **adductor longus muscle**)은 큰, 부채꼴 근육이며 넓적다리안쪽칸에서 가장 앞에 위치한다. 세모꼴의 긴모음근은 강한 힘줄을 통해 두덩뼈몸통의 앞면에서, 두덩뼈결절(pubic tubercle) 바로 아래에서 일어나 넙다리뼈의 거친선에 닿는다(그림 7.26A, B). 따라서 긴모음근은 짧은모음근의 앞면과 큰모음근의 가운데를 덮는다.

짧은모음근(adductor brevis)

짧은모음근(단내전근, **adductor brevis** 또는 short adductor)은 두덩근(pectineus muscle)과 긴모음근 속에 있으며, 두덩뼈몸통(body of pubis)과 두덩뼈아래가지(inferior pubic ramus)에서 일어난다. 거친선(linea aspera)의 가장 위에 닿기 위해 먼쪽으로 가며 넓어진다(그림 7.26A, C, D).

폐쇄관(obturator canal)에서 나온 폐쇄신경은 넓적다리안쪽칸으

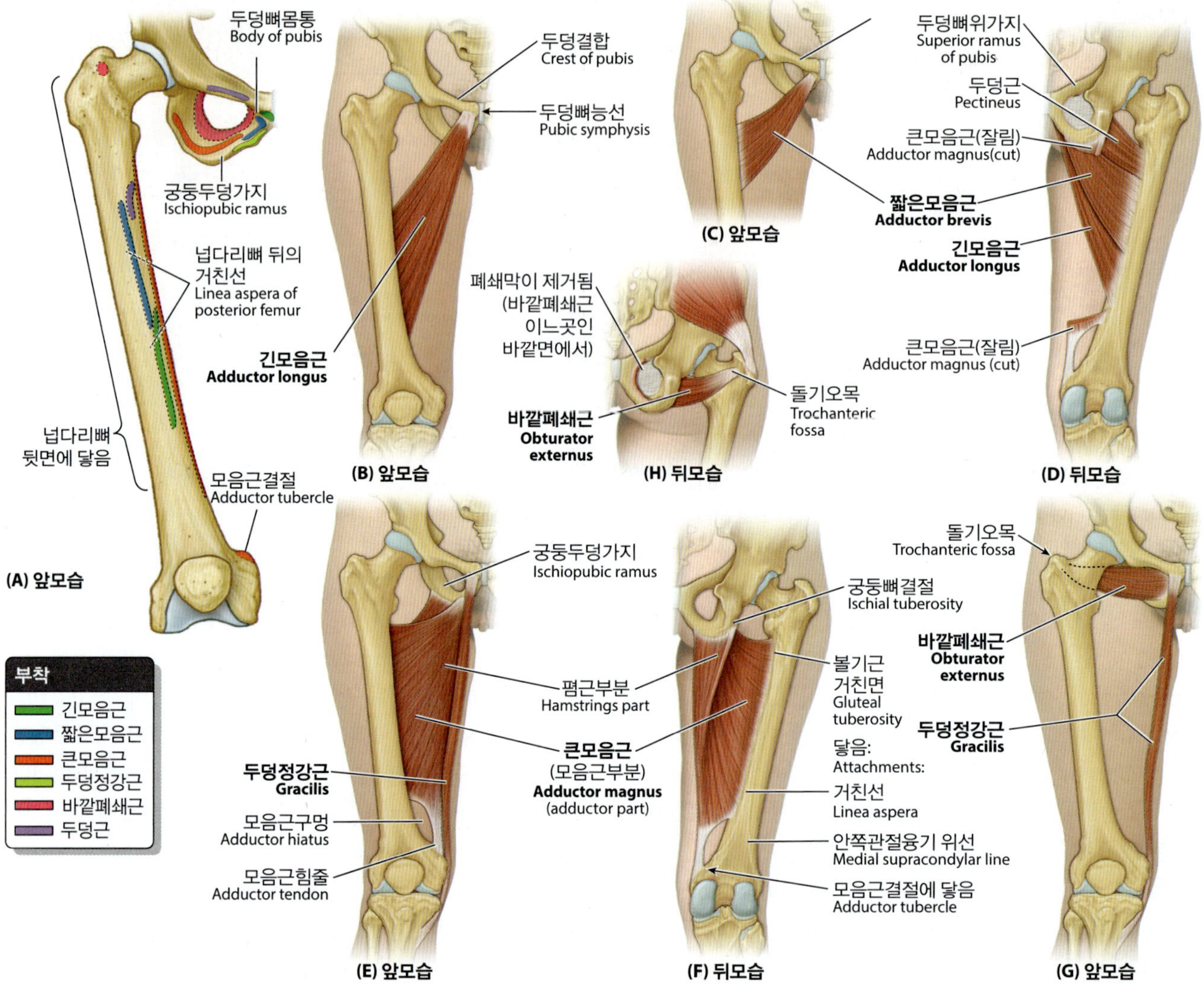

그림 7.26. 넓적다리안쪽근육. A. 붙는곳. **B.** 긴모음근. **C.** 짧은모음근. **D.** 긴모음근과 짧은모음근. **E와 F.** 큰모음근. **G.** 두덩정강근과 바깥폐쇄근.

표 7.4. 넓적다리안쪽근육

근육[a]	이는곳	닿는곳	신경지배[b]	근육의 작용
긴모음근(adductor longus)	두덩뼈능선 아래의 두덩뼈몸통	넙다리뼈의 거친선의 가운데 1/3	폐쇄신경(L2, **L3**, L4), 앞갈래의 가지	엉덩관절 모음
짧은모음근(adductor brevis)	두덩뼈몸통과 두덩뼈아래가지	넙다리뼈의 두덩근선과 거친선의 몸쪽부분		엉덩관절 모음과 엉덩관절 굽힘에 조금 관여
큰모음근(adductor magnus)	모음근 부분: 두덩뼈아래가지와 궁둥뼈가지 평근 부분: 궁둥뼈결절	모음근부분: 볼기근거친면, 거친선, 안쪽관절융기 평근 부분: 넙다리뼈 모음근결절	모음근부분: 폐쇄신경(L2, **L3**, **L4**), 뒤갈래의 가지평근부분 궁둥신경에서 나온 정강신경 (**L4**)	엉덩관절 모음 모음근 부분: 엉덩관절 굽힘 넓적다리뒤근육 부분: 엉덩관절 폄
두덩정강근(gracilis muscle)	두덩뼈몸통과 두덩뼈아래가지	정강뼈의 안쪽면 윗부분	폐쇄신경(**L2**, L3)	엉덩관절 모음; 무릎관절 굽힘, 무릎을 굽힌 채로 안쪽으로 돌림
바깥폐쇄근(obturator externus muscle)	폐쇄구멍의 테두리와 폐쇄막	넙다리뼈의 돌기오목	폐쇄신경(L3, **L4**)	엉덩관절 가쪽돌림; 엉덩관절 안정화

[a]종합적으로, 넓적다리안쪽 5개 근육은 모음근육에 해당하지만 근육의 작용은 더욱 복잡하다(예: 모음근육들은 무릎굽힘 동안, 엉덩관절 굽힘근으로 작용하며 걸을 때 활성화됨); 이 장의 "자세와 보행" 부분 참조.

[b]척수분절(spinal cord segment)의 신경지배를 표시한다[예: 긴모음근의 신경지배에서 "L2, L3, L4"는 척수의 둘째–넷째허리분절(lumbar segment)을 뜻함]. 굵게 표시한 (**L3**)는 주된 신경지배 척수분절을 뜻한다.

로 들어간 다음, 앞갈래(anterior division)와 뒤갈래(posterior division)로 나뉜다. 이 두 갈래는 짧은모음근의 앞과 뒤를 지난다. 이런 독특한 근육과 신경의 상관관계는 해부실습 동안 근육의 구분과 가로절단해부영상(anatomical cross section)의 이해에 도움을 준다.

큰모음근(adductor magnus)

큰모음근(대내전근, **adductor magnus muscle**)은 가장 크고, 강력하면서, 넓적다리안쪽칸의 가장 뒤쪽에 위치한 모음근육이다. 큰모음근은 두꺼운 세모꼴 복합근육으로, 안쪽모서리에 **모음근부분**(*adductor part*)과 "**폄근부분**(*hamstring part*)"을 갖고 있다. 이 두 부분은 이는곳과 닿는곳, 신경지배, 근육 작용이 서로 다르다(표 7.4).

모음근부분은 넙다리뼈 거친선의 전체 길이를 따라 널힘줄(aponeurosis)로 넓게 퍼지며 먼쪽에서 안쪽관절융기위능선(medial supracondylar ridge)에 닿는다(그림 7.26A, E, F). "넓적다리뒤근육 부분"은 다른 "진성" 햄스트링 근육처럼 무릎관절을 가로지르지는 못하고, 힘줄로 모음근결절에 닿는다(이 장 "넓적다리뒤부위" 참조).

두덩정강근(gracilis)

두덩정강근(박근, **gracilis muscle**)은 긴 띠 모양의 근육으로, 넓적다리 가장 안쪽 근육이다(그림 7.26E, G). 모음근무리 중 가장 얕은층에 있으며 제일 약한 근육이다. 넓적다리안쪽칸에서 유일하게 엉덩관절과 무릎관절을 지나는 근육이다. 다른 두 칸에서 다른 두관절근육[two-joint muscle: **넓적다리빗근**(*sartorius muscle*)과 **반힘줄근**(*semitendinosus muscle*)]을 만난다(그림 7.27A). 그래서, 이 3개의 근육은 3개의 다른 신경지배를 받으며, 공통힘줄(common tendon)인 **거위발**

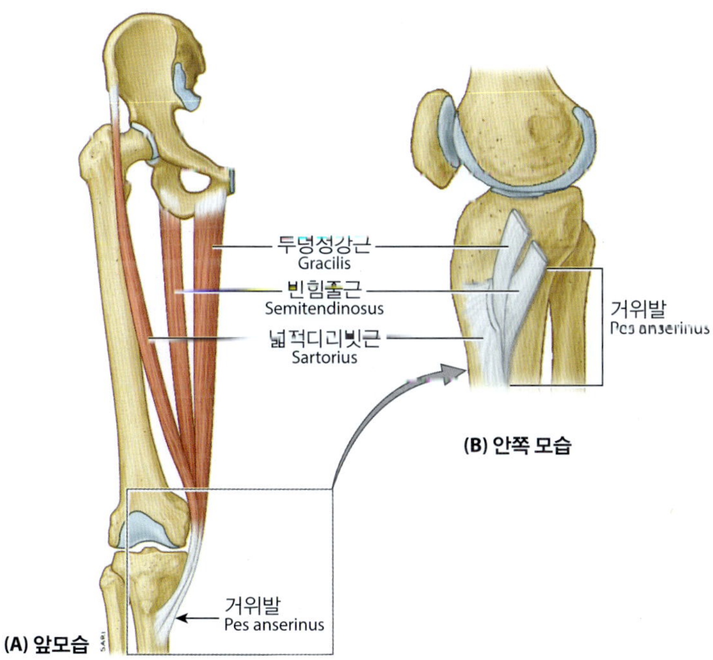

그림 7.27. 거위발. A. 거위발을 이루는 근육들. **B.** 거위발을 만들며 합쳐지는 힘줄.

(pes anserinus)을 가지며 정강뼈 안쪽면 윗부분에 닿는다.

두덩정강근은 넓적다리를 모으고, 무릎을 굽히며, 무릎을 굽힌 채 안쪽으로 종아리를 돌리는 협동근(synergist) 역할을 한다. 큰볼기근과 넓적다리근막긴장근(tensor fasciae latae)이 엉덩정강띠(iliotibial tract)를 통해 가쪽면을 안정화하듯이, 두덩정강근도 다른 두 개의 "거위발(pes anserinus)"에 속하는 근육들과 함께 펴진 무릎 안쪽면을 안정화시키는 데 도움을 준다.

바깥폐쇄근(obturator externus)

바깥폐쇄근(외폐쇄근, **obturator externus muscle**)은 비교적 작은 납작한 부채꼴 근육으로 넓적다리의 위안쪽(superomedial part)에 깊숙이 자리하고 있다. 폐쇄막(obturator membrane)의 바깥면(external surface)에서 일어나 절구(관골구, acetabulum)와 넙다리뼈목(neck of femur) 바로 아래를 지난 다음 큰돌기(greater trochanter)의 뒷면에 닿는다(그림 7.26G).

모음근무리의 근육작용(actions of adductor muscle group)

해부학자세에서 넓적다리안쪽칸의 주된 근육작용은 넓적다리가 정중면(median plane)을 향하거나 지나도록 안쪽으로 당기는 것이다. 3개의 모음근육(긴모음근, 짧은모음근, 그리고 큰모음근)은 넓적다리를 모으는 모든 운동에 관여한다(예: 말을 탈 때 함께 죄인다).

양쪽 발로 설 때, 혹은 양쪽으로 흔들리는 곳(흔들리는 배, 평균대 서기)에 서 있을 때, 몸통의 가쪽 흔들림을 교정해 자세를 안정화시킨다. 이 근육들은 또한 축구나 수영에서 발의 안쪽면으로 걷어차는 운동을 할 때 쓴다. 마지막으로, 달릴 때나 저항할 때, 펴진 넓적다리를 굽히거나, 굽힌 넓적다리를 펼 때도 관여한다.

모음근육 무리는 큰 근육덩이를 이룬다. 비록 여러 운동에 중요하게 관여지만, 기능의 70%까지 감소해도 경미하거나 중등도의 엉덩관절 장애(impairment)를 초래할 것이다(Markhede & Stener, 1981).

넓적다리안쪽칸 근육검사는 환자를 눕히고 무릎을 편 상태에서 시행한다. 환자에게 저항을 이기고 넓적다리를 모으게 하는데, 만약 모음근육이 정상이면, 두덩정강근(박근, gracilis muscle)과 긴모음근(adductor longus muscle)의 몸쪽끝이 쉽게 만져질 수 있다.

모음근구멍(adductor hiatus)

모음근구멍(내전근건열공, **addutor hiatus**)은 큰모음근(대내전근, adductor magnus)의 널힘줄성 닿는곳(aponeurotic distal attachment)인 모음근부분(adductor part)과 힘줄성 닿는곳(tendinous distal attachment)인 폄근부분(슬건부, hamstring part) 사이의 구멍 또는 틈이다(그림 7.26E). 모음근구멍은 넓적다리의 모음근굴(내전근관, adductor canal)을 지나온 넓적다리동맥과 정맥을 무릎뒤의 다리오금(슬와, popliteal fossa)으로 보낸다. 그 구멍은 넙다리뼈의 모음근결절(내전근결절, adductor tubercle) 바로 위가쪽에 있다.

앞안쪽넓적다리의 신경혈관구조와 주행(Neurovascular Structures and Relationships in Anteromedial Thigh)

넓적다리삼각(femoral triangle)

근막밑에 있는, **넓적다리삼각**(대퇴삼각, **femoral triangle**)은 세모꼴의 주요 지표로 해부할 때나 고샅부위(서혜부, groin)의 위치관계를 이해하는 데 도움이 된다(그림 7.28A, B). 살아 있는 사람에서 넓적다리를 굽히고, 벌려, 가쪽돌림을 하면, 고샅인대(inguinal ligament) 아래에서 세모꼴로 들어간 곳이 나타난다(그림 7.28A). 넓적다리삼각의 경계는 다음과 같다(그림 7.28B).

- 위로 배바깥빗근(external oblique abdominal muscle)의 널힘줄(aponeurosis)이 두꺼워진 고샅인대(*inguinal ligament*)가 있고, 넓적다리삼각의 바닥(*base of the femoral triangle*)이 된다.
- 안쪽에는 긴모음근(adductor longus muscle)의 가쪽모서리가 있으며,
- 가쪽에는 넓적다리빗근(sartorius muscle)이 있다; 넓적다리삼각의 꼭지(*apex*)는 넓적다리빗근의 가쪽모서리와 긴모음근의 안쪽모서리가 만나는 곳이다.

넓적다리삼각 밑바닥(*floor of the femoral triangle*)에는 가쪽으로 엉덩허리근(iliopsoas muscle), 안쪽으로 두덩근(pectineus muscle)이 있다. 넓적다리삼각 천장(*roof of the femoral triangle*)은 넓적다리근막(fascia lata), 체근막(cribriform fascia), 피부밑조직(subcutaneous tissue), 피부로 이뤄진다.

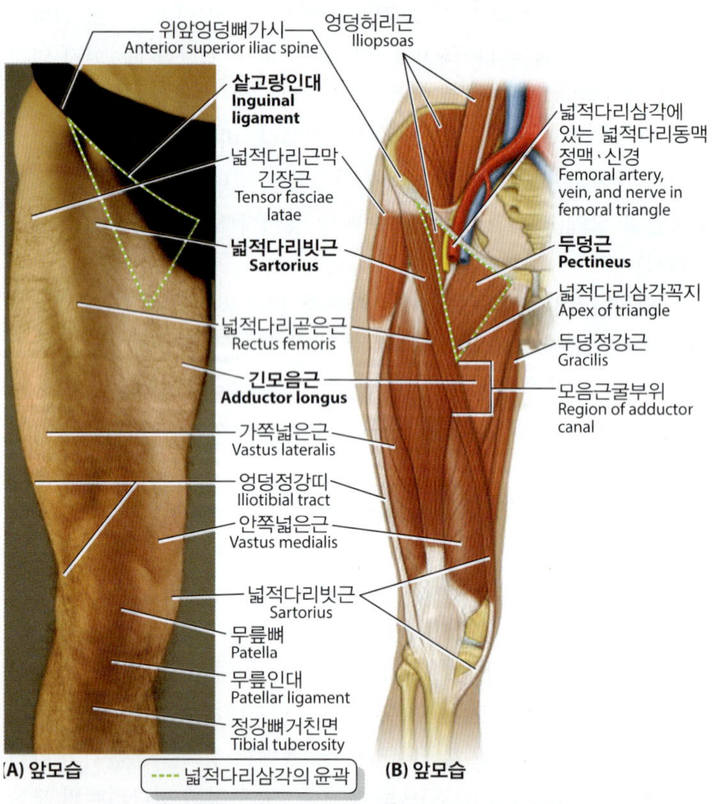

그림 7.28. 넓적다리삼각의 표면해부학. A. 표면해부학. **B.** 놓여 있는 구조물들.

고샅인대는 실제 넓적다리를 굽혔을 때, 엉덩관절(hip joint) 앞을 지나는 구조물들을 담는 굽힘근지지띠(flexor retinaculum)의 역할을 한다. 고샅인대 깊은 곳에서, 인대가 붙는 두 뼈결절인, 위앞엉덩뼈가시(anterior superior iliac spine/ASIS)와 두덩뼈결절(pubic tubercle) 사이를 차지하는 **고샅뒤공간(retro-inguinal space)** 공간은 몸통의 배골반안(abdominopelvic cavity)을 다리에 연결하는 중요한 구조이다(그림 7.29A, B).

고샅뒤공간은 엉덩허리근막(iliopsoas fascia)이 두꺼워진 **칸사이근막활(iliopectineal arch)**에 의해, 2개의 칸(소강; 라틴어로 *lacunae*)으로 나눠진다. 칸사이근막활은 고샅인대의 속면과 엉덩두덩융기(장치융기, *iliopubic eminence*) 사이를 지난다(그림 7.6B 참조). 칸사이근막활의 가쪽은 **고샅뒤공간(retro-inguinal space)의 근육칸(muscular compartment)**으로, 이곳을 통해 엉덩허리근(iliopsoas muscle)과 넓적다리신경(femoral nerve)이 큰골반(greater pelvis)으로부터 넓적다리앞으로 지나간다(그림 7.29A, B). 칸사이근막활의 안쪽은 **고샅뒤공간(retro-inguinal space)의 혈관칸(vascular compartment)**으로 이곳을 통해 주요 혈관들(동맥, 정맥, 림프관)이 큰골반과 넓적다리앞칸의 넓적다리삼각 사이로 들어간다. 넓적다리삼각으로 들어가면, 그 이름은 바깥엉덩혈관(*external iliac vessel*)에서 넓적다리혈관(*femoral vessel*)으로 바뀐다.

넓적다리삼각에 들어 있는 구조물들을 가쪽에서 안쪽 순으로 나열하면 다음과 같다(그림 7.29B와 7.30A, B).

- 넓적다리신경과 그 가지
- 넓적다리혈관집(femoral sheath)과 그 안의 구조물
  - 넓적다리동맥(femoral artery)과 그 가지들
  - 넓적다리정맥(femoral vein)과 그 몸쪽지류들[예: 큰두렁정맥(great saphenous vein)과 깊은넓적다리정맥(deep femoral vein)]
  - 깊은고샅림프절(deep inguinal lymph node)과 관련 림프관들(lymphatic vessels)

넓적다리삼각은 이곳을 지나 넓적다리삼각의 꼭지(apex) 아래에 있는 모음근굴로 들어가는 넓적다리동·정맥에 의해 둘로 나누어진다(그림 7.30A). **모음근굴(adductor canal)**은 넓적다리빗근 아래의 근육속 통로로, 넓적다리의 신경혈관다발(neurovascular bundle)은 이곳을 통해 넓적다리 가운데 1/3 부분을 지난다(그림 7.30B; 그림 7.33 참조).

넓적다리신경(femoral nerve)

넓적다리신경(대퇴신경, **femoral nerve**; L2–L4)은 허리신경얼기(요신경총, lumbar plexus)의 가장 큰 가지이다. 이 신경은 배 속의 큰허리근(대요근, psoas major muscle)에서 시작해 골반(pelvis)을 통해 대략 고샅인대(inguinal ligament)의 가운데까지 뒤가쪽으로 내려간

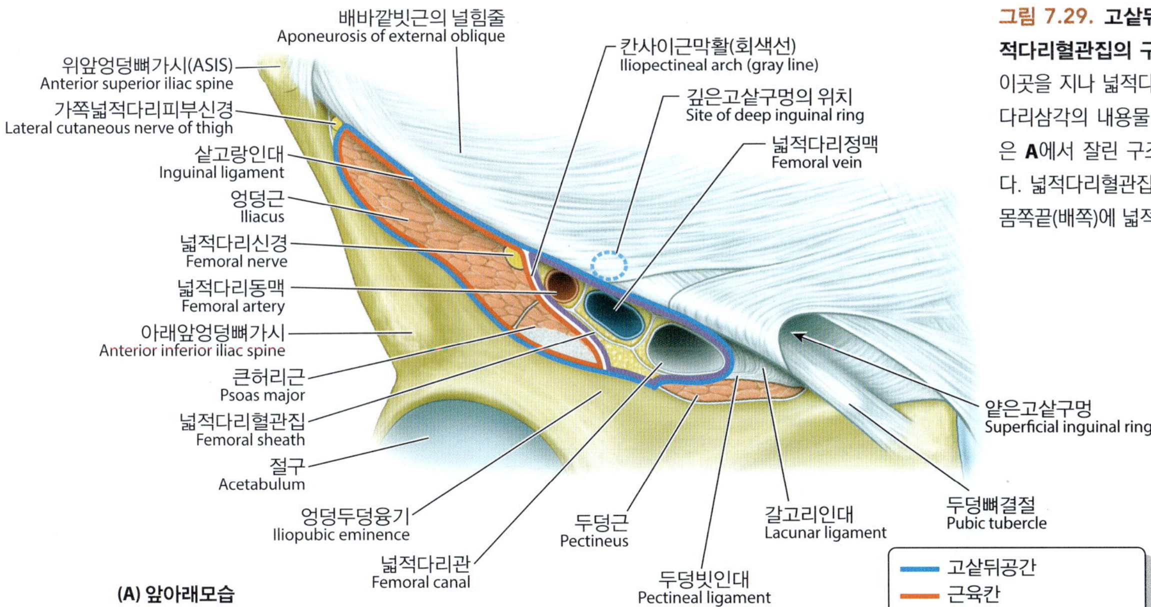

(A) 앞아래모습

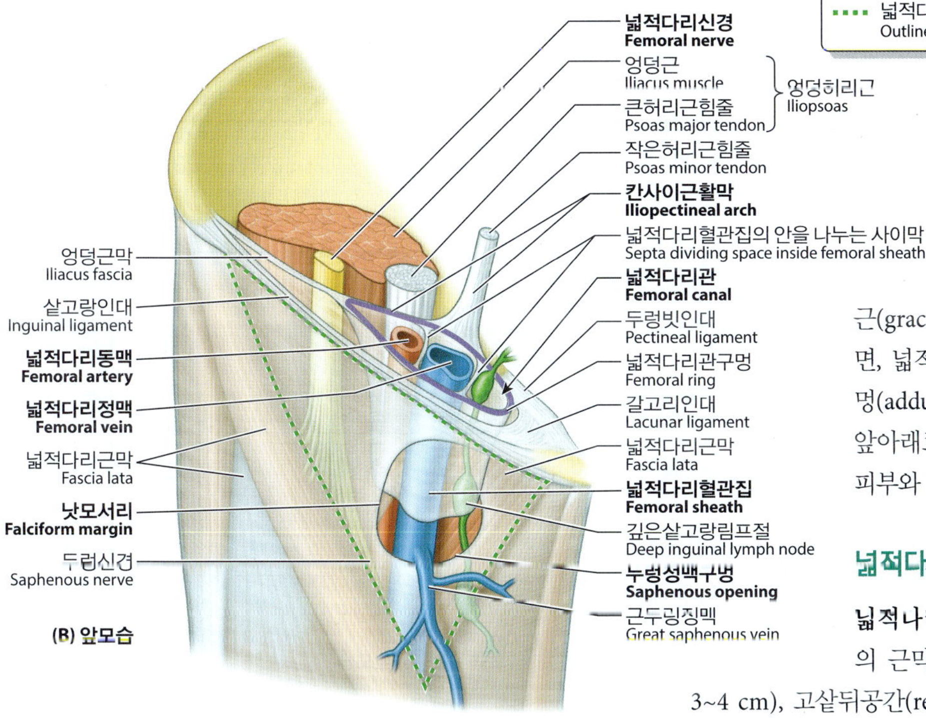

(B) 앞모습

그림 7.29. 고샅뒤공간(retro-inguinal space); 넓적다리혈관집의 구조와 내용물. A. 고샅뒤공간 칸과 이곳을 지나 넓적다리삼각으로 가는 구조물들. **B.** 넓적다리삼각의 내용물. 이 오른넓적다리앞면의 위끝 그림은 **A**에서 잘린 구조물들이 먼쪽으로 연결됨을 보여준다. 넓적다리혈관집 안의 칸을 참조한다. 넓적다리관의 몸쪽끝(배쪽)에 넓적다리관구멍(femoral ring)이 있다.

다(그림 7.29B와 7.30A). 그 후, 이 신경은 고샅인대 속을 들어가, 넓적다리삼각(femoral triangle)의 넓적다리혈관 가쪽을 지난다.

넓적다리신경은 넓적다리삼각에서 넓적다리앞칸 근육을 지배하기 위해 몇 개의 가지로 나눠진다. 또한 엉덩관절(hip joint)과 무릎관절(knee joint)의 관절가지(articular branch)를 내고 넓적다리 앞안쪽면에 피부가지(cutaneous branch)도 낸다(표 7.1 참조).

넓적다리신경의 종말피부가지인 **두렁신경**(복재신경, **saphenous nerve**)은 넓적다리혈관을 가진 넓적다리삼각의 넓적다리혈관집(femoral sheath)의 가쪽으로 내려간다(그림 7.29B와 7.30B; 표 7.1). 두렁신경은 넓적다리동·정맥과 함께 모음근굴(adductor canal)을 통과하는데, 두렁신경은 넓적다리빗근(sartorius muscle)과 두덩정강근(gracilis muscle) 사이에서 얕은층으로 나오는 반면, 넓적다리혈관은 모음근굴의 먼쪽끝인 모음근구멍(adductor hiatus)까지 주행한다. 다시 두렁신경은 앞아래로 주행하며 무릎, 종아리, 발의 앞안쪽면의 피부와 근막을 지배한다.

넓적다리혈관집(femoral sheath)

넓적다리혈관집(femoral sheath)은 깔때기 모양의 근막으로 된 관으로 그 길이가 다양하며(대개 3~4 cm), 고샅뒤공간(retro-inguinal space)에 있는 혈관칸(vascular compartment)을 감싸는 구조로 고샅인대 아래를 지난다(그림 7.31). 넓적다리혈관집은 아래에서 넓적다리혈관의 바깥막(adventitia)과 섞이면서 끝난다. 넓적다리혈관집은 넓적다리혈관의 몸쪽부분을 감싸면서 그 안쪽에 넓적다리관(femoral canal)을 형성하고 있다(그림 7.29B와 7.31B).

넓적다리혈관집은 배의 배가로근막(transversalis fascia)과 엉덩허리근막(iliopsoas fascia)이 아래로 연장되어 형성된다. 넓적다리혈관집은 넓적다리신경을 감싸지 않는데, 이는 넓적다리신경이 근육칸(muscular compartment)을 통해 지나가기 때문이다. 넓적다리혈관집이 아래로 긴 경우(먼쪽으로 더 길어지면), 큰두렁정맥(대복재정맥, great saphenous vein)과 림프관(lymphatic vessel)이 그 안쪽벽을

7

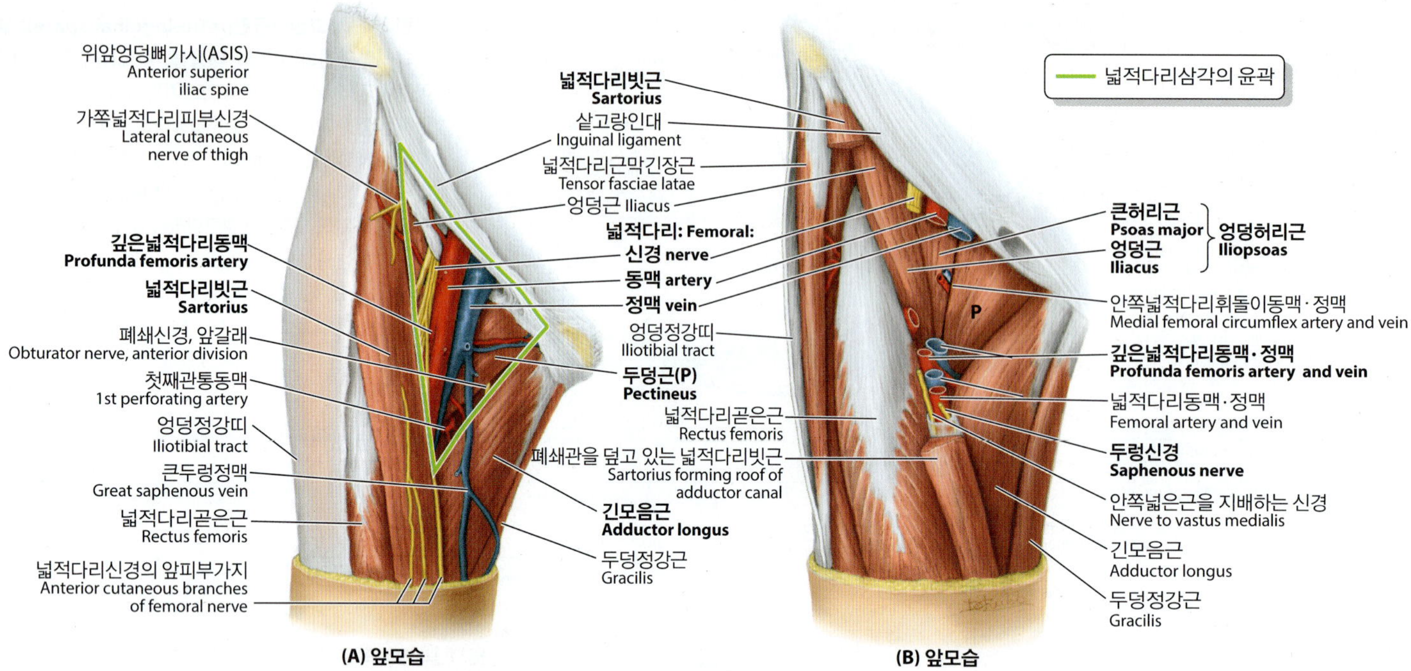

그림 7.30. 넓적다리삼각의 구조. A. 얕은층 해부. 넓적다리삼각의 경계와 들어 있는 구조물. 넓적다리삼각의 경계는 위로 고샅인대(inguinal ligament), 안쪽으로 긴모음근, 가쪽으로 넓적다리빗근이 있다. 넓적다리삼각의 바닥(base)에 해당하는 위쪽은 넓적다리신경과 넓적다리혈관이 들어와 아래쪽 넓적다리삼각 꼭지(apex)로 빠져나간다. **B.** 깊은층 해부. 넓적다리빗근 및 넓적다리신경과 넓적다리혈관을 제거하였다. 넓적다리삼각의 밑바닥(floor)을 형성하는 근육은 가쪽으로 엉덩허리근, 안쪽으로 두덩근이 있다. 넓적다리삼각의 꼭지로 나가는 신경혈관구조를 살펴보면, 2개의 앞혈관들(넓적다리동맥과 정맥)과 두 개의 신경은 모음근굴(긴모음근 앞에서)로 들어가고, 2개의 뒤혈관(깊은넓적다리동맥과 정맥)은 긴모음근 속으로 들어간다.

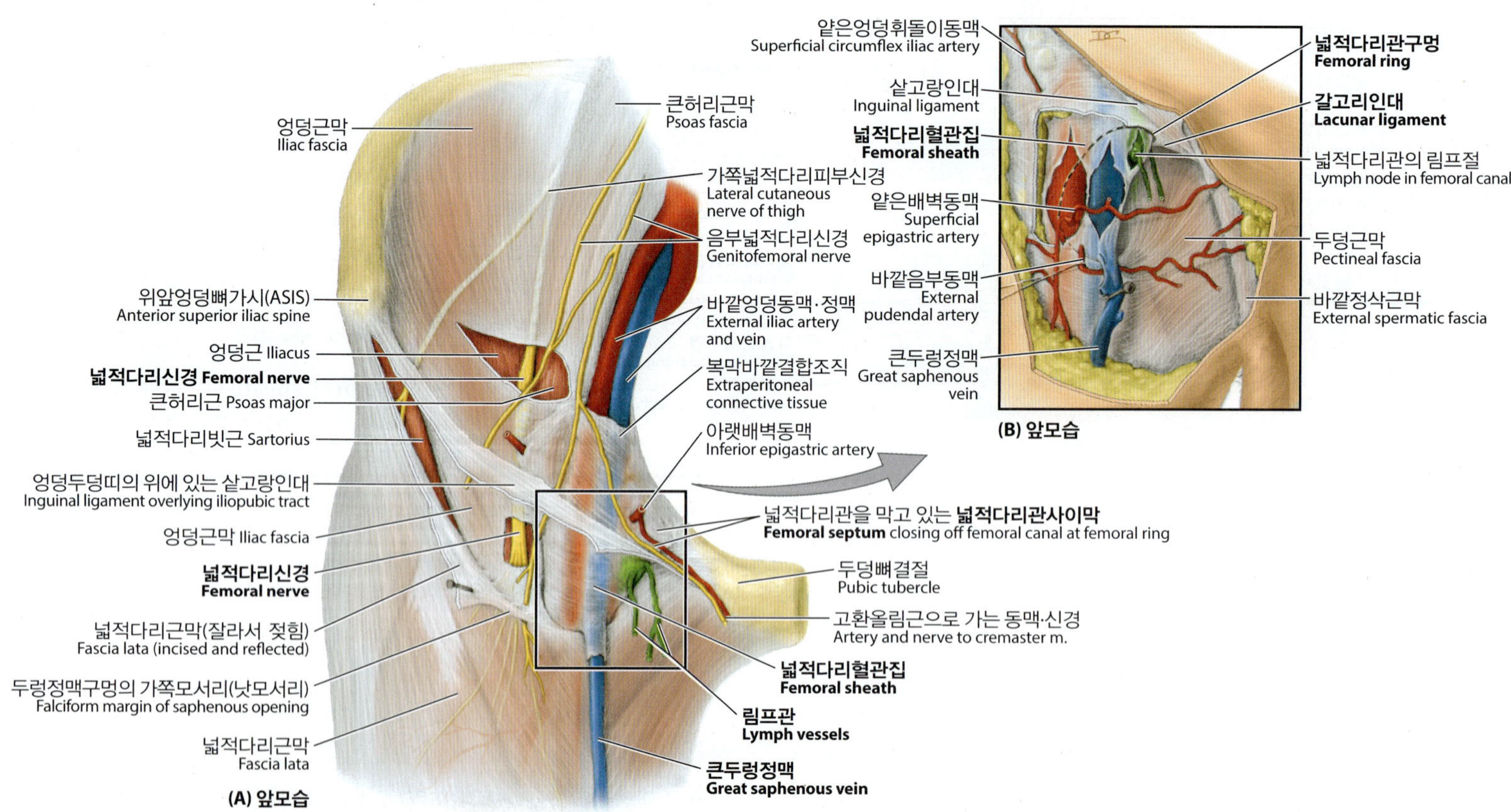

그림 7.31. 넓적다리삼각의 넓적다리혈관집 해부. A. 엉덩근막(iliac fascia)과 넓적다리근막(fascia lata). 고샅인대 아래의, 넓적다리근막에 있는 두렁정맥구멍의 낫모서리(겸상면)를 자르고 아래로 젖혀서, 엉덩근막이 아래로 연속되는 것을 관찰할 수 있다. 엉덩근막의 창을 통해 보이는 넓적다리신경은 넓적다리혈관집의 바깥에서 가쪽에 있다. **B.** 넓적다리혈관집의 넓적다리동맥과 정맥. 넓적다리혈관집을 절제하였다.

관통한다(그림 7.31).

넓적다리혈관집은 엉덩관절이 움직일 때 그 안에 있는 넓적다리 동·정맥이 잘 미끄러지도록 도움을 준다.

혈관칸(vascular compartment)을 감싸고 있는 넓적다리혈관집은 안에서 복막바깥결합조직(extraperitoneal connective tissue)의 수직사이막(vertical septum)에 의해 세 개의 더 작은 칸으로 나눠진다(그림 7.29B와 7.31B). 넓적다리혈관집의 칸은 다음과 같다.

- 넓적다리동맥(대퇴동맥, femoral artery)이 들어 있는 **가쪽칸**(*lateral compartment*)
- 넓적다리정맥(대퇴정맥, femoral vein)이 들어 있는 **중간칸**(*intermediate compartment*)
- 넓적다리관(대퇴관, femoral canal)을 형성하는 **안쪽칸**(*medial compartment*)

넓적다리관(femoral canal)은 3개의 칸 중에서 가장 작은 공간이다. 원뿔모양이며 짧고(약 1.25 cm) 넓적다리혈관집 안쪽모서리와 넓적다리정맥 사이에 있다. 넓적다리관의 특징은 다음과 같다.

- 두렁정맥구멍(복재열공, saphenous opening)의 몸쪽모서리(proximal edge)까지 번쪽으로 뻗는다.
- 다리로 들어오는 정맥혈액이 증가하거나, 높은 배속압력(복강내압, intraabdominal pressure)으로 인해 정맥혈액이 정체되었을 때[예: 출산 때 숨을 들이쉬고 호흡을 참는 **발살바법**(*Valsalva maneuver*)을 하는 동안 같이], 넓적다리정맥이 확장될 수 있는 공간을 준다.
- 성긴결합조직(loose connective tissue), 지방, 약간의 림프관들, 그리고 때론 깊은고샅림프절(deep inguinal lymph node)도 들어 있다.

넓적다리관의 바닥(*base of the femoral canal*)은 배(abdomen)끝에서 작은(약 1 cm 너비) 몸쪽 구멍에 의해 이뤄진 타원모양 **넓적다리관구멍**(대퇴륜, **femoral ring**)이다. 넓적다리관구멍은 가로방향으로 된 **넓적다리관사이막**(대퇴관중격, **femoral septum**)을 이루는 복막바깥지방조직(extraperitoneal fatty tissue)에 의해 막혀 있다(그림 7.31A). 그 사이막의 배쪽(abdominal surface)은 벽쪽복막(parietal peritoneum)에 의해 덮여 있다. 림프관(lymphatic vessel)이 넓적다리관사이막을 뚫고 고샅림프절(inguinal lymph node) 및 바깥엉덩림프절(external iliac lymph node)과 연결된다.

넓적다리관구멍의 경계는 다음과 같다(그림 7.29B).

- 가쪽으로, 넓적다리관과 넓적다리정맥 사이의 수직사이막(vertical septum)이 있다.
- 뒤로는, 두덩근(pectineus muscle)과 근막에 싸여 있는 두덩뼈위가지(superior ramus of pubis)가 있다.
- 안쪽으로, 갈고리인대(lacunar ligament)가 있다.
- 앞에는, 고샅인대(inguinal ligament) 안쪽부분이 있다.

넓적다리동맥(femoral artery)

넓적다리동맥의 이는곳(origin), 경로(course), 분포(distribution)에 대한 자세한 설명은 그림 7.32와 표 7.5에 기술하였다.

넓적다리동맥(대퇴동맥, **femoral artery**)은 다리의 주요 혈관으로 고샅인대(inguinal ligament)에서 시작하는 바깥엉덩동맥(external iliac artery)과 연속된 혈관이다(그림 7.29~32; 그림 7.15 참조; 표 7.5). 넓적다리동맥은 넓적다리정맥(femoral vein)의 안쪽, 넓적다리신경의 가쪽으로, 위앞엉덩뼈가시(ASIS)와 두덩뼈결절(치골결절, pubic tubercle) 사이 가운데로 고샅인대를 지나 **넓적다리삼각**(*femoral triangle*)으로 간다(그림 7.33A). 넓적다리동맥은 넓적다리근막(fascia lata) 바로 아래(뒤)를 지나는 상대적으로 얕은 위치에 있어 넓적다리삼각에서 넓적다리동맥의 맥박(pulsation)을 느낄 수 있다. 이 동맥은 넓적다리삼각의 밑바닥을 이루는 엉덩허리근(iliopsoas muscle)과 두덩근(pectineus muscle)의 가까운 모서리를 따라가며 놓인다. 얕은배벽동맥(superficial epigastric artery), 얕은엉덩휘돌이동맥(superficial circumflex iliac artery; 때때로 깊은엉덩휘돌이동맥), 얕은바깥음부동맥(superficial external pudendal artery)과 깊은바깥음부동맥(deep external pudendal artery)이 넓적다리동맥 몸쪽부분(proximal part) 앞면에서 일어난다.

깊은넓적다리동맥(**profunda femoris artery**; 대퇴심동맥, deep artery of thigh)은 넓적다리동맥의 가장 큰 가지로 넓적다리의 주요 혈관이다(그림 7.32). 깊은넓적다리동맥은 넓적다리삼각에서 넓적다리동맥 가쪽 또는 뒤쪽에서 일어난다. 이 동맥은 넓적다리 가운데 1/3에서, 긴모음근(adductor longus muscle)에 의해 넓적다리 동·정맥으로부터 나눠진다(그림 7.30B와 7.33B). 이 동맥은 넙다리뼈 뒷면을 감싸는 3~4개의 **관통동맥**(*perforating artery*)도 낸다(그림 7.32; 표 7.5). 관통동맥들은 모든 근막칸의 근육들인 큰모음근(adductor magnus muscle), 넓적다리뒤근육(hamstring muscle), 가쪽넓은근(vastus lateralis muscle)을 공급한다.

넓적다리휘돌이동맥(대퇴회선동맥, **circumflex femoral artery**)은 넙다리뼈몸통의 윗부분을 둘러싸면서 서로 연결되어 있는 혈관으로, 넓적다리근육과 넙다리뼈의 몸쪽끝(proximal end)에 분포한다. **안쪽넓적다리휘돌이동맥**(내측대퇴회선동맥, **medial circumflex femoral artery**)은 그 가지인 **뒤띠동맥**(후지대동맥, **posterior retinacular artery**)을 통해, 넙다리뼈머리와 넙다리뼈목(head and neck of femur)으로 가는 혈액의 대부분을 공급하기 때문에 특히 중요하다. 뒤띠동맥은 넙다리뼈목이 골절되거나 엉덩관절(hip joint)이 탈구(dislocation)되면 쉽게 손상될 수 있다. **가쪽넓적다리휘돌이동맥**(외측대퇴회선동맥, **lateral circumflex femoral artery**)은 엉덩관절의 관절주머니(joint capsule)의 가장 두꺼운 가쪽 부분을 지나가므로, 넙다리뼈머리와 목에는 혈액을 덜 공급하며, 주로 넓적다리 가쪽 근육을 공급한다.

폐쇄동맥. **폐쇄동맥(obturator artery)**은 연결된 앞가지(anterior branch)와 뒤가지(posterior branch)를 통해 깊은넓적다리동맥

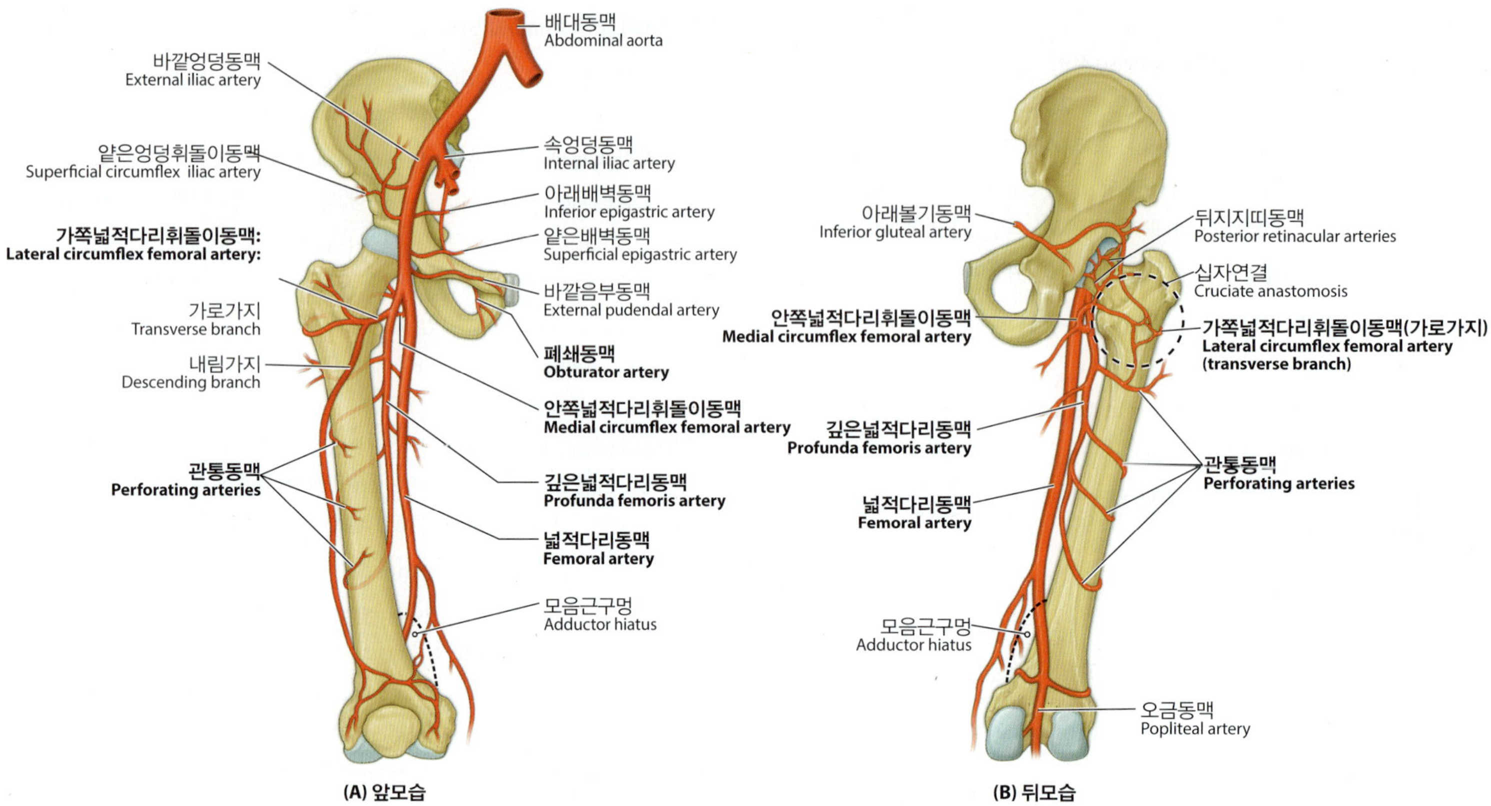

그림 7.32. 넓적다리앞부위와 넓적다리안쪽부위 동맥.

표 7.5. 넓적다리앞부위와 넓적다리안쪽부위 동맥

동맥	이는곳	경로	분포
넓적다리동맥(femoral artery)	바깥엉덩동맥의 연속으로 고샅인대 먼쪽에서 시작함	넓적다리삼각을 반으로 가르며 내려간 다음; 모음근굴을 통과함; 모음근구멍을 지나면서 끝나고, 여기서 오금동맥의 이름으로 시작됨	넓적다리 앞면과 앞안쪽면에 분포함
깊은넓적다리동맥 (profunda femoris artery) [깊은넓적다리동맥 (deep artery of thigh)]	고샅인대의 1~5 cm 아래의 넓적다리동맥에서 시작함	두덩근과 긴모음근 사이의 깊은 곳을 지남; 넙다리뼈 안쪽면의 긴모음근 뒤로 내려감	3~4개의 관통가지가 큰모음근을 뚫고 들어가 넙다리뼈를 감싸면서 넓적다리앞칸의 안쪽, 뒤쪽, 가쪽 근육에 분포함
안쪽넓적다리휘돌이동맥(medial circumflex femoral artery)	깊은넓적다리동맥; 넓적다리동맥에서 시작할 수도 있음	두덩근과 엉덩허리근 사이의 안쪽뒤를 지남; 볼기부위로 들어간 다음 뒤띠동맥을 낸 후; 가로가지와 오름가지로 나뉘면서 끝남	넙다리뼈머리와 목에 대부분의 혈액을 공급함; 가로가지는 십자연결의 한 부분을 이루고 오름가지는 아래볼기동맥과 만남
가쪽넓적다리휘돌이동맥(lateral circumflex femoral artery)		넓적다리빗근과 넓적다리곧은근 사이의 가쪽 깊은 곳을 지나 오름가지, 가로가지, 내림가지로 나뉨	오름가지는 볼기부위의 앞부분에 분포하고; 가로가지는 넙다리뼈를 감싸며; 내림가지는 무릎관절주변그물과 만남
폐쇄동맥(obturator artery)	속엉덩동맥 또는 아랫배벽동맥에서 나온 대체된 폐쇄동맥 또는 덧폐쇄동맥(대략 20%에서)에서 시작함	폐쇄구멍을 통과하여; 넓적다리안쪽부위로 들어간 다음 짧은모음근의 앞과 뒤에서 각각 앞가지와 뒤가지로 나뉨	앞가지는 바깥폐쇄근, 두덩근, 넓적다리모음근과 두덩정강근에 분포하고; 뒤가지는 궁둥뼈결절에 붙는 근육에 분포함

의 모음근육(adductor muscle)의 혈액공급을 돕는다. 뒤가지는 절구가지(관골가지, acetabular branch)를 내어 넙다리뼈머리(head of femur)도 공급한다.

넓적다리정맥(femoral vein)

넓적다리정맥(대퇴정맥, **femoral vein**)은 모음근구멍(adductor hiatus)의 몸쪽에 있는 오금정맥(슬와정맥, popliteal vein)에서 연속된 것이다. 넓적다리정맥이 모음근굴(adductor canal)을 통과해 올라가면, 넓적다리동맥의 뒤가쪽에 있다가 뒤쪽으로 간다(그림 7.29B와 7.30A, B). 넓적다리정맥은 넓적다리관(대퇴관, femoral canal) 가쪽에서 넓적다리혈관집(femoral sheath)으로 들어가며, 고샅인대(inguinal ligament)의 뒤쪽으로 가서 바깥엉덩정맥(external iliac vein)이 된다.

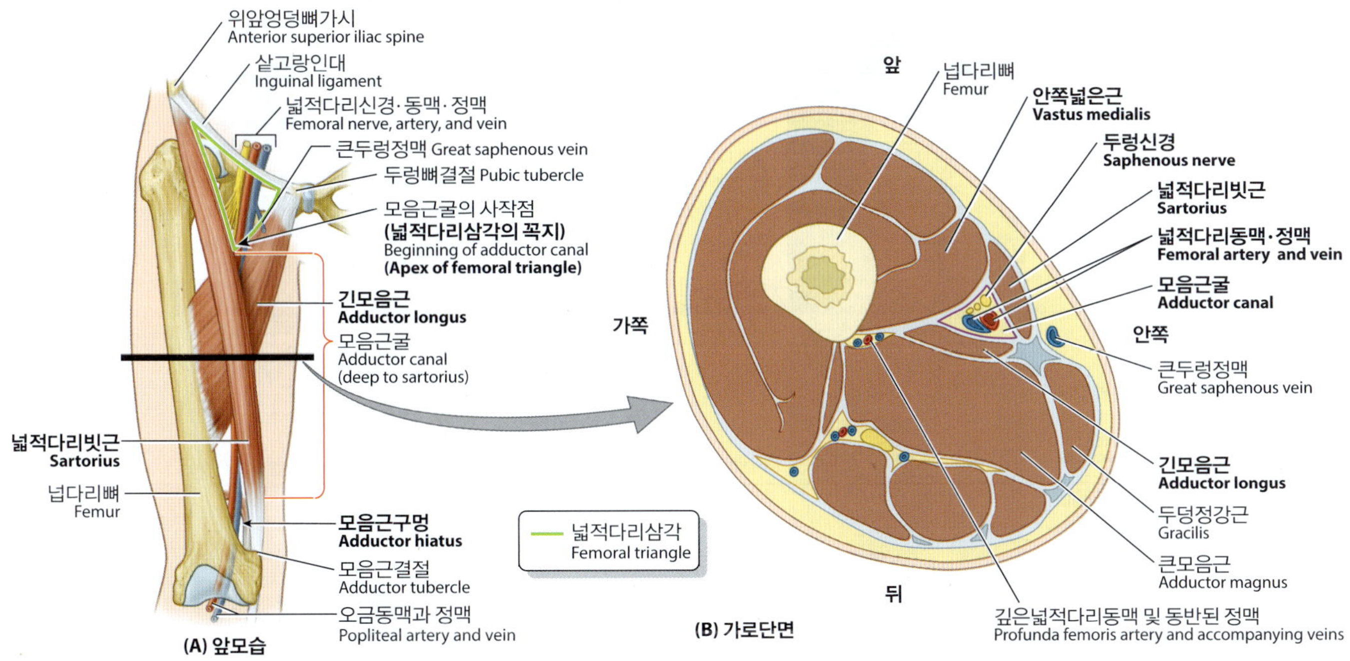

그림 7.33. 모음근굴. A. 방향제시 그림. 모음근굴과 그림 **B**의 절단면 높이. **B.** 모음근굴의 가로절단면. 모음근굴을 둘러싼 근육들과 그 안의 신경혈관 구조물이 보인다.

넓적다리삼각(대퇴삼각, femoral triangle)의 아랫부분에서, 깊은 넓적다리정맥(deep vein of thigh)과 큰두렁정맥(대복재정맥, great saphenous vein) 및 기타 정맥지류들이 넓적다리정맥으로 합류한다. **깊은넓적다리정맥(profunda femoris vein**, deep vein of thigh)은 3~4개의 관통정맥(perforating vein)이 모여 형성되는데, 고샅인대에서 약 8 cm 아래, 큰두렁정맥(great saphenous vein)이 끝나는 곳에서 약 5 cm 아래에서 넓적다리정맥으로 들어간다.

모음근굴(adductor canal)

모음근굴(내전근관, **adductor canal**; subsartorial canal, Hunter canal)은 길고(약 5 cm) 좁은 통로로서, 넓적다리삼각의 꼭지(apex)에서 시작하여 큰모음근(adductor magnus muscle)이 힘줄에 있는 모음근구멍(내전근건열공, *adductor hiatus*)까지 뻗어 있다(그림 7.33A).

모음근굴은 넓적다리동·정맥 및 두렁신경(saphenous nerve)과 안쪽넓은근(vastus medialis muscle)으로 가는 약간 더 큰 신경의 근육사이통로(*intermuscular passage*)를 제공하며, 넓적다리혈관(femoral vessel)은 다리오금(슬와, popliteal fossa)으로 가서, 오금혈관(popliteal vessel)이 된다.

모음근굴의 경계는 다음과 같다(그림 7.33B).

- 앞가쪽에 안쪽넓은근(vastus medialis muscle)이 있다.
- 뒤로 긴모음근과 큰모음근(대내전근, adductor magnus muscle)이 있다.
- 안쪽에 넓적다리빗근(봉공근, sartorius muscle)이 있고, 이 근육은 긴모음근과 큰모음근 사이의 고랑에 놓여, 모음근굴의 천장(roof)이 된다.

모음근굴 아래 1/2~1/3에서, 긴모음근과 안쪽넓은근 사이의 질긴 넓적다리빗근밑근막(subsartorial fascia) 또는 넓은근모음근근막(vastoadductor fascia)이 차지하며, 넓적다리빗근 아래에서 모음근굴 앞벽(anterior wall)이 형성된다. 이 근막은 뚜렷한 위모서리(superior margin)가 있기 때문에, 초보자가 이 부위를 해부하면, 넓적다리혈관이 이 근막 아래로 지나는 것을 보고 모음근구멍을 지나는 것으로 흔히 착각한다. 그러나 모음근구멍(*adductor hiatus*)은 보다 아래쪽인 안쪽관절융기위능선(medial supracondylar ridge)의 바로 몸쪽(proximal)에 있다. 모음근구멍은 큰모음근의 널힘줄성 모음근육(adductor muscle)과 힘줄이 닿는곳 사이의 틈이다(그림 7.26E 참조).

넓적다리앞과 안쪽부위의 표면해부학 (Surface Anatomy of Anterior and Medial Regions of Thigh)

근육이 발달한 사람들에서, 커다란 넓적다리앞칸근육(anterior thigh muscle)을 송송 볼 수 있다. 이 두드러진 근육들은 넓적다리네갈래근(대퇴사두근, *quadriceps femoris muscle*)과 넓적다리빗근(봉공근, *sartorius muscle*)이며, 반면 가쪽은 넓적다리근막긴장근(tensor fasciae latae)과 이 근육에 연결된 엉덩정강띠(*iliotibial tract*)가 함께 만져진다(그림 7.34A).

넓적다리네갈래근 4부분 중 세 부분은 잘 보이거나 가늠할 수 있다(그림 7.34A, B), 넷째부분인 중간넓은근(vastus intermedius)은 깊은 곳에 있고, 다른 근육에 의해 거의 숨겨져 있어 만질 수 없다.

넓적다리곧은근(대퇴직근, *rectus femoris muscle*)은 앉은 상태에서 다리를 들었을 때, 넓적다리에서 능선(ridge)을 형성하며 내려가

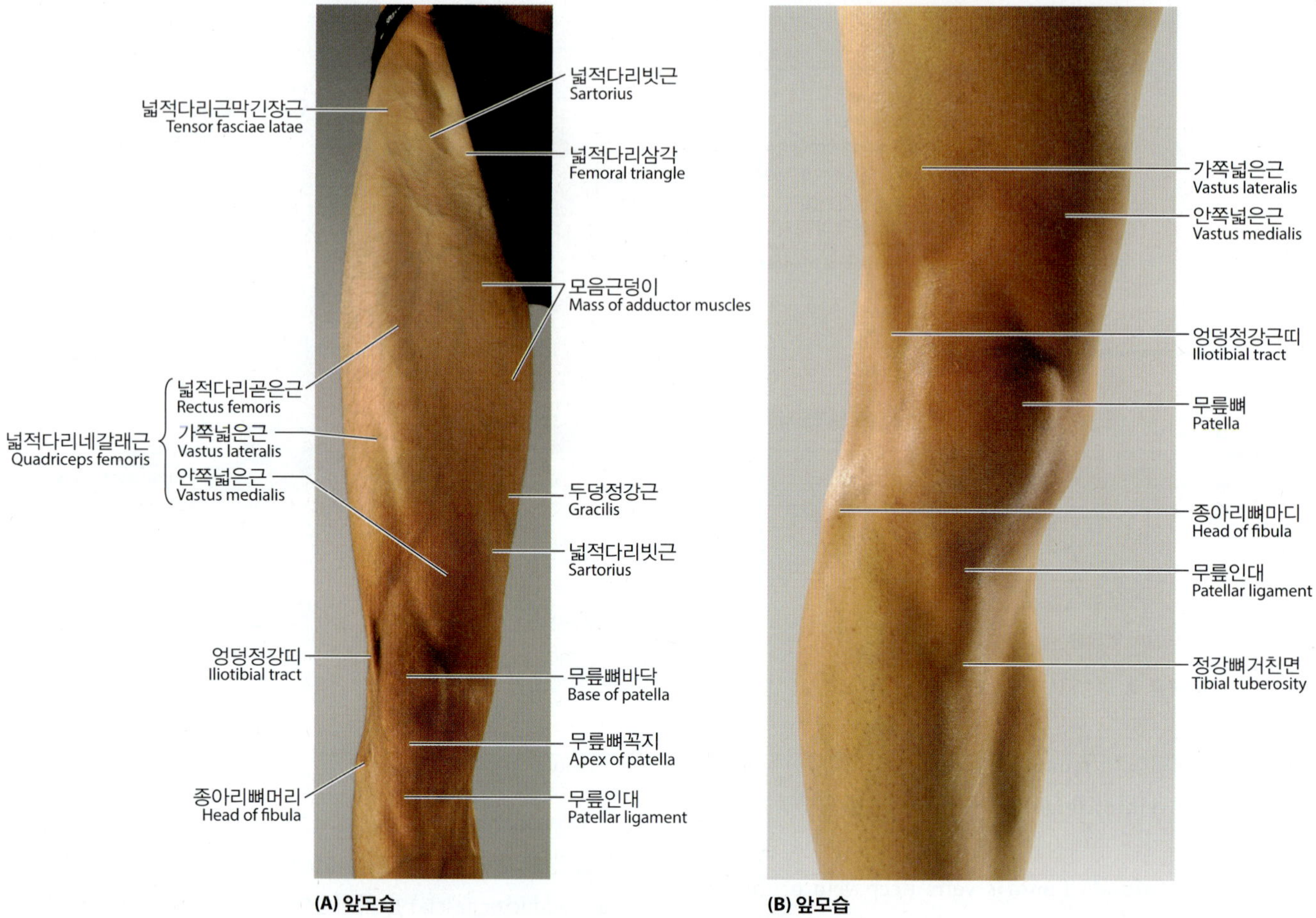

그림 7.34. 넓적다리앞과 안쪽의 표면해부학.

기 때문에 쉽게 볼 수 있다. 가쪽넓은근(vastus lateralis muscle)과 안쪽넓은근이 무릎 근처에서 솟아오른 것을 관찰한다(그림 7.34B). **무릎인대**(*patellar ligament*)는, 마른 사람에게서 특히 쉽게 보이며, 무릎뼈와 정강뼈거친면(경골조면, tibial tuberosity)을 잇는 두꺼운 띠이다. 무릎인대의 양쪽에는 느슨한 지방조직체인 **무릎아래지방체**(*infrapatellar fat pad*)를 만져볼 수 있다.

넓적다리아랫부분 안쪽면에서, **두덩정강근**(*gracilis muscle*)과 **넓적다리빗근**이 잘 보이게 솟아오른 융기를 만드는데, **안쪽넓은근**(*vastus medialis muscle*)은 큰 근육덩어리에 의해 형성되는 오목으로 이들과 구분된다(그림 7.34A, B). 이 오목한 부분의 깊은 곳에서, **큰모음근의 큰힘줄**이 붙는곳인 넙다리뼈의 모음근결절(adductor tubercle)로 주행하는 것을 만져볼 수 있다.

다리의 길이 측정은 줄어든(예: 넙다리뼈골절) 것을 확인하기 위해 한다. 계측하기 위해서, 다친 다리와 다치지 않은 다리를 비교해야 한다. 실제 다리 길이가 줄어든 것은 위앞엉덩뼈가시(ASIS)에서 안쪽복사(medial malleolus) 먼쪽끝까지 양다리를 계측해서 비교해 확인한다.

넓적다리 길이가 줄었는지를 결정하기 위해서는, 위앞엉덩뼈가시에서 넙다리뼈 가쪽관절융기(lateral condyle) 먼쪽끝까지의 계측값을 양쪽다리에서 얻어야 한다. 양쪽의 전체 다리 길이 차가 1.25 cm 정도로 작으면, 정상이라는 것을 기억해야 한다.

넓적다리를 굽히고 벌린 다음 가쪽으로 돌린 채, 고샅인대(inguinal ligament)의 가운데와 모음근결절까지 선을 그리면 몸쪽 2/3가 **넓적다리동맥**(*femoral artery*)의 주행경로를 나타내는 것이다(그림 7.33A). 이 선의 몸쪽 1/3은 **넓적다리삼각**(대퇴삼각, *femoral triangle*)을 지나는 넓적다리동맥의 경로이며, 중간 1/3은 **모음근굴**(*adductor canal*)을 지나는 부위에 해당한다. 이 선을 따라 고샅인대에서 약 3.75 cm 아래에서, 깊은넓적다리동맥(deep artery of thigh)이 넓적다리동맥에서 일어난다.

넓적다리정맥(대퇴정맥, *femoral vein*)의 특징은 다음과 같다(그림 7.29B와 7.30A).

- 넓적다리삼각의 밑변(base)에서(고샅인대에 해당) 넓적다리동맥의 안쪽에 위치한다.
- 넓적다리삼각의 꼭지(apex)에서 넓적다리동맥 뒤에 위치한다.
- 모음근굴 안에서 넓적다리동맥 뒤가쪽에 위치한다.

넓적다리의 위앞면에 있는, **넓적다리삼각**(*femoral triangle*)은 대부분의 사람에서 뚜렷하지 않다. 책상다리(cross-legged)로 앉으면 넓적다리빗근과 긴모음근(adductor longus muscle)이 드러나 넓적다리삼각의 경계를 분명히 해준다. 넓적다리삼각의 표면해부학은 그 내용물 때문에 임상적으로 중요하다(그림 7.29B).

고샅인대의 중간지점 바로 아래에서 **넓적다리동맥**의 맥박(pulsation)을 느낄 수 있다. 넓적다리동맥의 맥박을 느낄 수 있으면, 그 바로 안쪽에 **넓적다리정맥**이 있고, 손가락 너비만큼 가쪽에 넓적다리신경(femoral nerve)이 있으며, 그 바로 뒤에 **넙다리뼈머리**(*femoral head*)가 있다. 넓적다리동맥은 모음근굴에서 넓적다리빗근에 덮이기 전까지, 넓적다리삼각을 통해 얕게 5 cm 경로를 주행한다.

큰두렁정맥(대복재정맥, *great saphenous vein*)은 넙다리뼈의 안쪽관절융기(medial condyle) 뒤를 지나 넓적다리로 들어가며 모음근결절과 **두렁정맥구멍**(*saphenous opening*)을 잇는 선을 따라 위로 올라간다. 두덩뼈결절(pubic tubercle) 아래 3.75 cm와 가쪽 3.75 cm에 위치한 두렁정맥구멍의 가운데를 통해, 큰두렁정맥이 넓적다리정맥으로 들어간다(그림 7.30A).

임상적용 CLINICAL BOX

넓적다리앞과 넓적다리안쪽부위 (ANTERIOR AND MEDIAL REGIONS OF THIGH)

엉덩이와 넓적다리의 멍(타박상) (Hip and Thigh Contusions)

스포츠 아나운서나 트레이너들은 엉덩이 앞(예: 넓적다리빗근이 붙는곳인 위앞엉덩뼈가시)에 흔히 생기는 **엉덩뼈능선**의 멍을 일컬어 '엉덩표지점(hip pointer)'이라 한다. 이곳은 엉덩부위에서 손상이 가장 많이 발생하는 곳으로 축구, 아이스하키, 배구와 같은 충돌하는 운동들과 연관해 잘 발생한다.

멍(*contusion*)은 모세혈관이 터져 나온 혈액이 근육과 힘줄, 다른 물렁조직(연조직, soft tissue)에 침윤해 발생한다. **엉덩표지점**이란 용어는 뼈에 붙은 근육의 찢김(avulsion)에서도 쓰는데, 예를 들면, 위앞엉덩뼈가시(상전장골극, anterior superior iliac spine)에 붙는 넓적다리빗근이나 넓적다리곧은근의 찢김, 궁둥뼈(좌골, ischium)에 붙는 넓적다리뒤근육(슬와부근육, hamstring muscle)의 찢김 등이다(그림 B7.1C, D 참조). 그러나 이런 손상들은 **찢김골절**(*avulsion fracture*)이라 하는 것이 더 정확하다.

흔히 쓰는 또 다른 용어는 "근육경직(charley horse)"이 있는데, 이는 허혈로 넓적다리근육에 경련(cramping)이 생기거나, 멍이 생기고 혈종(*hematoma*)이 되기에 충분할 정도로 많은 혈관들이 파열되는 것을 언급할 때 사용한다. 이 손상은 대개 넓적다리곧은근(대퇴직근, rectus femoris muscle)의 근육섬유가 찢어졌을 때 발생하며, 가끔 넓적다리네갈래근의 힘줄도 부분적으로 찢어진다. 넓적다리 혈종이 발생하는 가장 흔한 장소는 넓적다리네갈래근이다. 근육경직(charley horse)은 국소통증(localized pain)과/또는 근육의 뻣뻣함과 관련되며, 직접적인 외상(예: 하키에서 스틱에 맞거나 축구의 태클 등)에 의해 흔히 발생한다.

허리근고름집(요근농양, Psoas Abscess)

큰허리근(psoas major muscle)은 척추사이원반(intervertebral disc) 및 열두째등뼈(T12)에서 다섯째허리뼈(L5)까지의 척추뼈 옆면과 가로돌기(횡돌기, transverse process)에서 일어난다(그림 B5.38 참조). 가로막(diaphragm)의 안쪽활꼴인대(medial arcuate ligament)는 큰허리근의 몸쪽부분 위로 비스듬한 활꼴이다. 속배벽을 덮는 배가로근막(transversalis fascia)은 허리근의 근막과 연결되며, 여기서 큰허리근을 덮는 근막이 형성되어, 넓적다리앞부위로 그 근육과 동반된다.

아프리카와 아시아, 그 밖의 여러 나라에서 결핵(tuberculosis, TB)이 재유행하고 있다. 복막뒤공간(retroperitoneal space)에 고름이 생기는 **고름형성감염**(화농성감염, *pyogenic infection*)은 특징적으로 척주(vertebral column)에 결핵감염이 있을 때나, 또는 돌창자(회장, ileum)의 국소적 장염(enteritis)인 **크론병**(*Crohn disease*)에 이차적으로 배와 큰골반에서 발생해서 **허리근고름집**(*psoas abscess*)을 만들 수 있다. 고름집(농양, abscess)이 허리근과 근막 사이로 고샅부위(서혜부, inguinal region)와 넓적다리까지 내려오면, 심한 통증이 엉덩이와 넓적다리 및 무릎관절에 생길 수 있다. 따라서 넓적다리 몸쪽부분(proximal part)에 부종(edema)이 생기면 항상 허리근고름집을 의심해야 한다. 이러한 고름집은 고샅인대(서혜인대, inguinal ligament) 바로 아래 또는 위의 고샅부위에서 만져지거나 관찰되므로, 간접고샅굴탈장(indirect inguinal hernia), 또는 넓적다리탈장(femoral hernia), 고샅림프절(inguinal lymph node) 종대(enlargement), 또는 두렁정맥류(saphenous varix) 등으로 잘못 판단할 수 있다. 허리근의 가쪽모서리(lateral border)는 배의 방사선 사진에서 대개 잘 보인다; 허리근 음영이 뚜렷하지 않으면, 배안의 실병을 의심할 수 있다.

넓적다리네갈래근의 마비(Paralysis of Quadriceps)

넓적다리네갈래근 마비가 있는 사람은 종아리를 뜻대로 펼 수 없다. 이들은 걸을 때, 넓적다리의 먼쪽끝을 손으로 누르면서 앞으로 기울인 채로 걷는다. 이는 발끝치가 땅에 닿을 때, 무릎관절이 무심코 굽혀지는 것을 막기 위한 것이다.

무릎관절의 관절염(arthritis) 또는 외상으로 인해, 가쪽넓은근 또는 안쪽넓은근이 쇠약해지면 무릎뼈의 비정상적 운동이 생기거나, 관절안정성이 상실된다.

무릎뼈연골연화증(Chondromalacia Patella)

무릎뼈연골연화증[*chondromalacia patellae*; 무릎뼈 관절연골의 물러짐, 경주자의 무릎(runner's knee)]은 마라톤 선수에게 흔한 무릎손상이다. 무릎의 과도한 긴장은 또한 농구

7

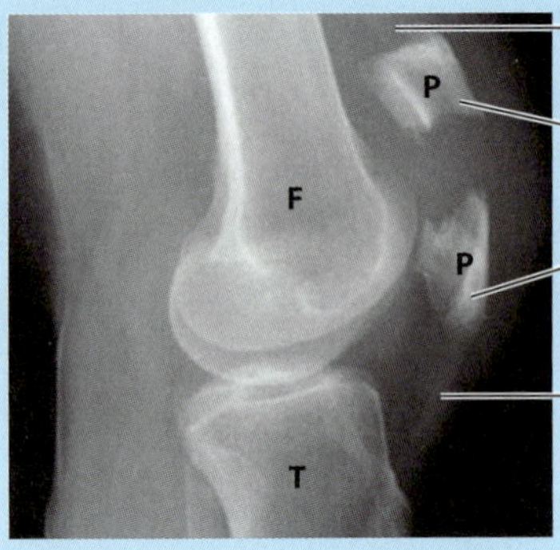

그림 B7.13. **무릎뼈골절(Patellar fracture).** *F*, 넙다리뼈; *P*, 무릎뼈; *T*, 정강뼈.

처럼 달리는 스포츠에서도 발생할 수 있다. 무릎뼈 주변이 욱신거리고(soreness) 쑤시는 통증(aching)은 **넓적다리네갈래근 불균형**(*quadriceps imbalance*)에서 발생한다. 무릎뼈연골연화증은 또한 무릎뼈에 타격이 가해지거나 무릎관절의 과도한 굽힘(예: 역기를 들때 쪼그리고 앉음)에서도 발생할 수 있다.

무릎뼈골절(Patellar Fracture)

무릎뼈의 직접적인 타격은 무릎뼈를 둘 이상의 조각으로 골절시킬 수 있다(그림 B7.13). **무릎뼈가로골절**(*transverse patellar fracture*)은 무릎의 타격이나 넓적다리네갈래근의 갑작스런 수축(예: 미끄러지며 뒤로 넘어지지 않으려 할 때)이 그 원인이다. 몸쪽조각은 넓적다리네갈래근 힘줄에 의해 위로 당겨지고, 먼쪽조각은 무릎인대(슬개인대, patellar ligament)와 함께 제자리에 남게 된다.

무릎뼈의 비정상뼈되기(골화) (Abnormal Ossification of Patella)

무릎뼈는 출생 시에 연골이다. 3~6세 동안 뼈로 되며, 흔히 하나 이상의 뼈되기중심(골화중심, ossification center)이 나타난다. 비록 이런 뼈되기중심은 대개 서로 합쳐져 하나의 뼈를 형성하지만, 한쪽 또는 양쪽면에 떨어져서 남으면, **이분무릎뼈**(*bipartite patella*) 또는 **삼분무릎뼈**(*tripartite patella*)를 발생할 수 있다(그림 B7.14). 이러한 이유로, 부주의하면 방사선사진이나 컴퓨터단층촬영(CT)에서 무릎뼈골절로 진단할 수 있다. **비정상뼈되기**는 거의 항상 양측성(bilateral)이므로, 진단영상은 양쪽 무릎을 검사해야 한다. 만약 문제가 양측성으로 발생했다면, 이는 비정상뼈되기일 수 있다.

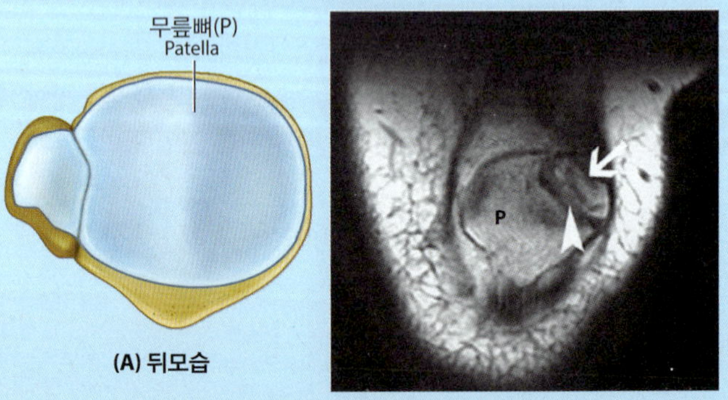

(A) 뒤모습

(B) 관상자기공명영상

그림 B7.14. **이분무릎뼈(bipartite patella).** *화살표*, 떨어진 조각; *화살표머리*, 거짓 "골절선".

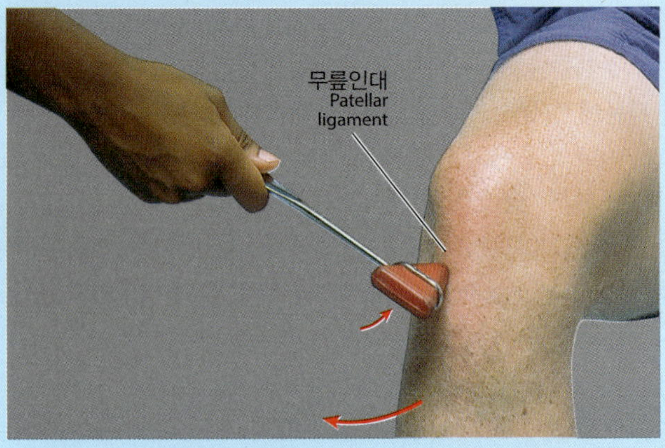

그림 B7.15. **무릎반사(patellar tendon reflex).**

무릎반사(슬개건반사) (Patellar Tendon Reflex)

타진망치(reflex hammer)로 무릎인대(patellar ligament)를 톡톡 두드리면(그림 B7.15) 정상적으로 **무릎반사**(*patellar tendon reflex*, "knee jerk")가 나타난다. 이 깊은힘줄반사(myotatic or deep tendon reflex)는 진찰시, 환자를 앉혀 종아리를 아래로 두고 하는 기본검사이다. 타진망치로 정확히 무릎인대를 때리면 대개 종아리가 펴진다. 반사가 정상이면, 환자의 넓적다리네갈래근을 진찰하는 손에 근육수축이 느껴진다. 이런 힘줄반사 검사는 넓적다리신경(femoral nerve)과 L2–L4 척수분절(spinal cord segment)이 온전한지를 검사하는 것이다.

인대를 두드리면 넓적다리네갈래근의 근육방추(muscle spindle)를 자극하고, 근육방추에서 나온 들신경흥분(afferent impulse)이 넓적다리신경을 지나 L2–L4 척수분절로 들어간다. 여기서 날신경흥분(efferent impulse)이 넓적다리신경 운동섬유를 통해 넓적다리네갈래근으로 전달되고, 근육수축을 유발해 무릎관절의 갑작스런 근육수축(jerk-like contraction)과 종아리 폄 운동이 일어난다.

넓적다리네갈래근을 지배하는 신경이 손상되면[예: 말초신경질환(peripheral nerve disease)] 무릎반사가 감소하거나 없다.

두덩정강근(박근)의 이식(Transplantation of Gracilis)

두덩정강근은 넓적다리안쪽칸 근육 중 상대적으로 약한 근육이므로 종아리 기능의 현저한 손상시없이 제거할 수 있다. 이런 이유로 외과의사들은 다른 부위(예: 손)의 손상근육을 대체하기 위해 종종 신경과 혈관이 남아 있는 두덩정강근 혹은 이 근육의 일부를 이식한다. 일단 근육이 이식되면 손가락 굽힘과 폄이 곧 가능해진다.

또한 이 근육의 닿는곳 부위를 떼서, 기능이 상실된 바깥항문조임근(외항문괄약근, external anal sphincter muscle)을 재배치해 만들 수 있다.

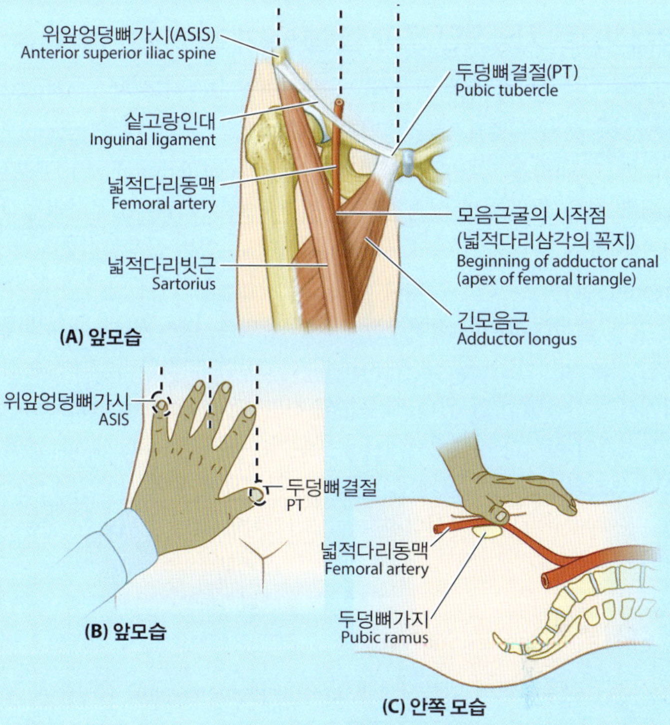

그림 B7.16. 넓적다리동맥의 위치.

고샅늘어짐(Groin Pull)

스포츠 해설가가 '늘어진 고샅부위(pulled groin)' 또는 '고샅 손상(groin injury)'이라고 말하기도 하는데, 이 용어는 삐거나 늘어졌을 때 쓰는데, 때론 앞안쪽넓적다리 근육이 이는곳(proximal attachment)에서 찢어지기도 한다. 대개 넓적다리 굽힘근육(flexor muscle)과 모음근육(adductor muscle)의 손상을 포함된다. 이 근육들의 이는곳은 넓적다리와 몸통이 만나는, 고샅부위(groin)이다.

고샅늘어짐은 대개 빠른 출발을 요구하는 스포츠(예: 단거리 경주, 야구의 도루 등)나 과도한 스트레칭(예: 체조 등)에서 주로 발생한다.

긴모음근의 손상(Injury to Adductor Longus)

긴모음근 근육삠(*muscle strain*)은 빠른 가속, 감속, 방향전환이 필요한 스포츠에서 자주 발생한다. 하키, 크리켓, 평영(breaststroke swimming), 축구, 럭비 등이 그런 스포츠이다. 이런 손상은 또한 승마 기수(horseback rider)에서 통증[기수삠(기수염좌, rider's strain)]을 유발할 수 있다. 때때로 이 근육의 힘줄에 뼈되기(ossification)가 일어나기도 하는데 말에서 떨어지지 않기 위해 넓적다리를 강하게 모아야 하기 때문이다. 이런 뼈되기 힘줄을 가끔 "기수뼈(기마골, rider's bone)"라 잘못 부르기도 한다.

넓적다리동맥의 촉진과 압박 및 관삽입술 (Palpation, Compression, and Cannulation of Femoral Artery)

넓적다리동맥은 처음에 몸쪽에서 깊은넓적다리동맥(대퇴심동맥, deep artery of thigh)으로 나눠지는 위치에 얕게 있어, 접근이 쉬워 여러 임상시술에 유용하다. 몇몇 혈관외과의사(vascular surgeon)는 이 시작부위를 **온넓적다리동맥**(*common femoral artery*)이라 하고, 그 먼쪽(distal)으로 연결된 부위를 **얕은넓적다리동맥**(*superficial femoral artery*)이라 한다. 그런데 이 동맥은 실제 깊은동맥이므로, Federative International Committee on Anatomical Terminology에서 추천하지 않는 용어이다. 이 책에서도 혼란을 줄 수 있어 사용하지 않았다.

환사가 누웠을 때, **넓적다리동맥 맥박**(*femoral pulse*)은 위앞엉덩뼈가시(ASIS)와 두덩결합(치골결합, pubic symphysis) 사이의 가운데서 만질 수 있다(그림 B7.16A, B). 왼쪽을 진찰할 때는 몸의 왼쪽에서 위손 새끼손가락을 위앞엉덩뼈가시(ASIS)에 두고 엄지손가락을 두덩뼈결절(pubic tubercle)에 놓은 뒤, 고샅인대(inguinal ligament) 가운데 바로 아래에서 강하게 압박하면 손바닥 중심에서 넓적다리동맥 맥박을 느낄 수 있다. 똑바로 선 자세에서 넓적다리맥박을 촉진하는 그림 7.15B를 참조한다. 정상적으로, 넓적다리동맥 맥박은 강하나, 온엉덩동맥(총장골동맥, common iliac artery)이나 바깥엉덩동맥(외장골동맥, external iliac artery)이 막혔을 경우, 맥박의 세기가 줄어들 수 있다.

넓적다리동맥의 압박(*compression of femoral artery*)도 이 부위에서 가능한데 뒤쪽의 두덩뼈위가지(치골상지, superior ramus of pubis), 큰허리근(psoas major muscle), 넙다리뼈머리(femoral head)에 대고 직접 누르면 압박할 수 있다(그림 B7.16C). 이 부위의 압박은 넓적다리동맥과 그 가지인 깊은넓적다리동맥 등을 통해 혈액흐름을 감소시킬 수 있다.

넓적다리동맥의 관삽입술은 고샅인대 가운데 바로 아래에서 가능하다. **왼심장혈관조영술**[*left cardiac (cardiac) angiography*]로, 길고, 가는 관을 넓적다리동맥에 넣어 바깥엉덩동맥과 온엉덩동맥을 거쳐, 대동맥을 통해 심장 왼심실(left ventricle)로 간다. 이 같은 방법은 **관상동맥조영술**(*coronary arteriography*)로 관상동맥을 관찰할 때 쓴다.

또한 **동맥혈가스분석**(*arterial blood gas analysis*, ABGA)으로 혈액의 pH와 함께 산소와 이산화탄소 농도 및 분압을 검사하는데, 이를 위한 동맥혈액도 넓적다리동맥에서 얻을 수 있다.

넓적다리동맥 열상(Laceration of Femoral Artery)

넓적다리삼각(대퇴삼각, femoral triangle)에서 넓적다리동맥의 얕은 위치 때문에 외상에 약하며(그림 7.31A, B 참조), 특히 찢긴상처에 취약하다. 넓적다리앞부위에 있는 넓적다리동맥·정맥은 서로 가깝게 붙어 있어 흔히 같이 찢어진다. 어떤 경우에는 손상받은 동맥·정맥이 서로 연결되어 **동정맥지름길**(*arteriovenous shunt*)이 발생한다.

찢긴상처로 인해 넓적다리동맥 결찰이 필요할 때, 다리의 혈액공급은 넓적다리동맥 가지들과 연결된 엉덩관절을 가로지르는 다른 동맥들이 할 수 있다. **십자연결**(*cruciate anastomosis*)은 안쪽넓적다리휘돌이동맥(medial circumflex femoral artery), 가쪽넓적다리휘돌이동맥(외측대퇴회선동맥, lateral circumflex femoral artery), 위쪽의 아래볼기동맥(하둔동맥, inferior gluteal artery), 아래의 첫째관통동맥(1st perforating artery)의 네 방향에서 온 혈관들이 만나는 것(그림 7.32 참조; 표 7.5)인데, 자주 언급되는 것에 비해 흔하지 않다.

잠재적으로 치명적인 용어 실수(Potentially Lethal Misnomer)

임상의사, 혈관검사실, 심지어 몇몇 교과서와 참고문헌에서조차 깊은넓적다리정맥과 만나기 전의 넓적다리정맥(femoral vein)을 "얕은넓적다리정맥(superficial femoral vein)"이란 용어를 사용한다. 몇몇 일차진료의사들은 소위 그 얕은넓적다리정맥이 실제로는 깊이 놓여 있고, 생명을 위협할 수 있는 급성혈전증(acute thrombosis)이 발생할 수 있다는 것을 배우지 않았거나 알지 못할 수도 있다. **얕은(*superficial*)**이라는 형용사는 얕은, 다시 말해, 피부밑에 놓인 것을 의미할 수 있으므로(Benninger, 2014), 넓적다리동맥이나 정맥에서는 사용해선 안 된다. 대부분의 **허파색전(*pulmonary emboli*)**은 얕은정맥이 아니라 깊은정맥에서 유발된다. 항응고제(anticoagulant)를 쓰면 색전의 위험성은 크게 줄어들지만, 부정확한 용어 사용으로 실제 깊은정맥에서 발생한 급성혈전증임을 간과하면 생명이 위험한 상황이 발생할 수 있다.

두렁정맥류(Saphenous Varix)

큰두렁정맥(대복재정맥, great saphenous vein) 끝부분의 국소적 확장을 **두렁정맥류(*saphenous varix*)**라 하며, 넓적다리삼각에서 부종(edema)을 초래한다. 두렁정맥류는 허리근고름집(요근농양, psoas abscess)과 같은 고샅부위(groin)의 부기(종창, swelling)와 혼동되기 쉽지만, 다리의 다른 부위에서도 정맥류(varicose vein)가 있으면 두렁정맥류를 의심해야 한다.

넓적다리정맥(대퇴정맥)의 위치(Location of Femoral Vein)

넓적다리정맥은 잘 만져지지 않지만 고샅인대의 아래에 있는 넓적다리동맥의 맥박(pulsation)이 촉진되므로, 그 바로 안쪽이 넓적다리정맥이다. 마른 사람에서 넓적다리정맥은 표면에 얕게 있어, 큰두렁정맥으로 오인될 수 있다. 따라서 고샅인대 약 3 cm 아래에서 합쳐지는 큰두렁정맥을 제외하면, 이 위치에서 넓적다리정맥으로 오는 어떤 지류들도 없다는 것을 아는 것은 매우 중요하다. **정맥류수술(*varicose vein operation*)**에서 큰두렁정맥을 정확히 확인하는 것은 매우 중요한데, 실수로 넓적다리정맥을 묶으면 안 되기 때문이다.

넓적다리정맥(대퇴정맥)의 관삽입술 (Cannulation of Femoral Vein)

심장의 오른쪽 방실이나 허파동맥(폐동맥, pulmonary artery)에서 혈액샘플을 채취하고, 혈압을 측정하거나, 또는 **오른심장혈관조영술(*right cardiac angiography*)**을 하기 위해 길고 가는 관을 넓적다리삼각(femoral triangle)을 지나는 넓적다리정맥에 넣는다. 투시검사(fluoroscopy)로 관을 바깥엉덩정맥(external iliac vein)과 온엉덩정맥(common iliac vein)을 통해 위쪽으로 보내 아래대정맥(inferior vena cava)을 통해 심장의 오른심방(right atrium)에 넣는다. **넓적다리정맥뚫기(*femoral vein puncture*)**는 수액 주입에도 또한 이용할 수 있다.

넓적다리탈장(대퇴탈장) (Femoral Hernia)

넓적다리관구멍(대퇴륜, femoral ring)은 앞배벽(anterior abdominal wall)에 있는 약한 부위로 정상적으로 새끼손가락 끝이 들어갈 수 있을 정도로 작다(그림 B7.17). 넓적다리관구멍은 **넓적다리탈장**의 시작부위로, 이 구멍을 통해 배내장(abdominal viscera: 종종 작은창자고리)이 넓적다리관(femoral canal)으로 튀어나온다. 넓적다리탈장은 두덩뼈결절(치골결절, pubic tubercle) 아래가쪽의 넓적다리삼각에 형성된, 덩이(mass)처럼 보일 수 있으며 종종 압통도 발생한다.

넓적다리탈장의 경계는 가쪽에서 넓적다리정맥, 안쪽에서 갈고리인대(열공인대, lacunar ligament)가 된다. 탈장주머니(hernial sac)는

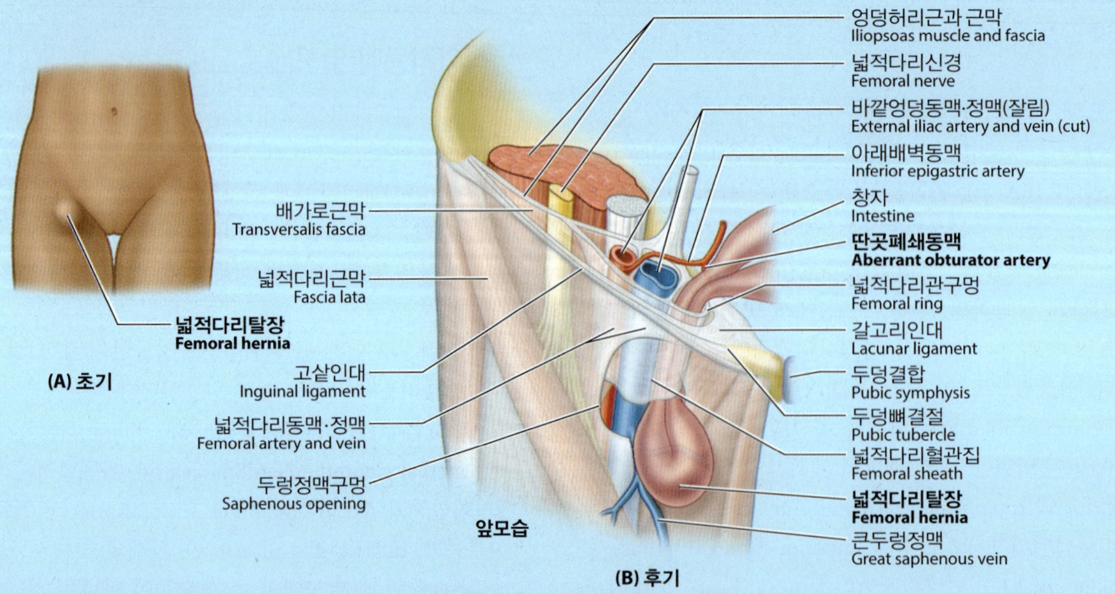

그림 B7.17. 넓적다리탈장.

넓적다리관 속의 성긴결합조직(loose connective tissue), 지방, 림프관(lymphatic vessel) 등의 내용물을 압박해 넓적다리관을 확장시킨다. 발병초에 넓적다리탈장의 크기는 넓적다리관 안에 있어 작지만, 계속 내려와 두렁정맥구멍(saphenous opening)을 통해 넓적다리의 피부밑조직으로 가면 커질 수 있다.

넓적다리탈장은 여자에서 더 흔한데, 골반이 더 넓고 고샅굴(inguinal canal)과 고샅구멍(inguinal ring)이 더 작기 때문이다. 이 탈장은 또한 다산한 여자에서 배속압력 증가가 넓적다리관으로 지방을 여러 번 밀어 확장되어 발생할 수 있다. 넓적다리탈장은 엉덩이나 배의 통증을 유발할 수 있다. **꼬임넓적다리탈장**(교액성 대퇴탈장, *strangulation of femoral hernia*)은 넓적다리관구멍이 단단하고 팽팽하며, 특히 갈고리인대의 오목모서리 때문에 발생할 수 있다. 꼬임넓적다리탈장은 탈장된 창자의 혈액공급을 방해한다. 이런 혈행장애는 **조직괴사**(*necrosis*)를 유발할 수 있다.

대체된 폐쇄동맥 또는 덧폐쇄동맥 (Replaced or Accessory Obturator Artery)

사람의 20%에서 아래배벽동맥(inferior epigastric artery)의 큰 두덩가지(pubic branch)가 폐쇄동맥을 형성(대체된 폐쇄동맥, replaced obturator artery)하거나 서로 연결되어 덧폐쇄동맥(accessory obturator artery)을 형성할 수 있다(그림 B7.18). 이 동맥은 넓적다리관구멍(femoral ring)을 가로지르거나 근처에서 폐쇄구멍(obturator foramen)으로 가며, 넓적다리탈장(femoral hernia)의 목(neck) 가까이 위치할 수 있다. 결과적으로, 이 동맥이 **꼬임넓적다리탈장**(*strangulated femoral hernia*)에 들어갈 수 있다. 외과의사가 내시경 동안 봉합기(stapler)로 고샅굴탈장(inguinal hernia)과 넓적다리탈장을 봉합할 때, 이 흔한 동맥 변이의 가능성에 대해 항상 경각심을 가져야 한다.

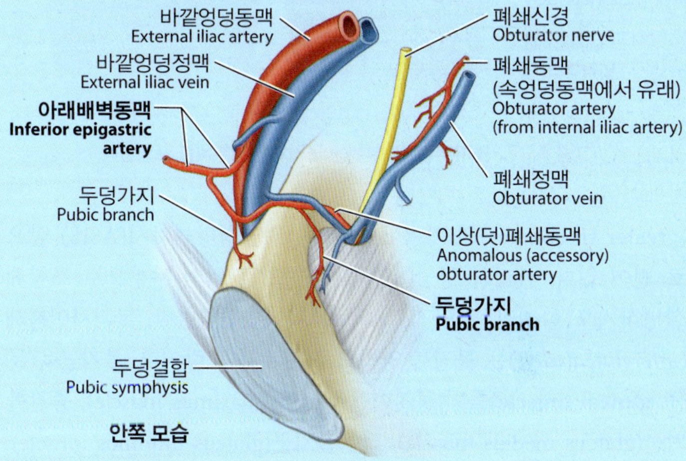

그림 B7.18. 덧폐쇄동맥.

핵심정리: 넓적다리앞과 넓적다리안쪽부위(Anterior and Medial Regions of Thigh)

앞칸: 이 큰 넓적다리앞칸의 대부분은 넓적다리신경의 지배를 받는, 엉덩관절 굽힘근육과 무릎관절 폄근육이 들어 있다. ■ 넓적다리네갈래근이 이 칸 부피의 대부분을 차지하는데, 넙다리뼈의 세 면을 둘러싸며 합쳐진 힘줄이, 종자뼈인 무릎뼈를 지나 정강뼈에 닿는다. ■ 넓적다리앞칸의 근육은 질병에 걸리거나 근육을 사용하지 않으면 빠르게 위축되며, 재활을 위해 물리치료가 필요하다.

안쪽칸: 이 넓적다리안쪽칸의 근육은 몸쪽에서 골반뼈 앞아래에서 붙고, 먼쪽에서 넙다리뼈 거친선에 닿는다. ■ 여기 근육들은 넓적다리의 모음근이며, 주로 폐쇄신경의 신경지배를 받는다. 이 근육들을 주동근육으로 쓰기에는 비교적 제한이 많다. ■ 팔에서처럼, 넓적다리의 주요 신경혈관다발은 보호하기 위해 다리안쪽에 있다.

앞안쪽넓적다리에서 신경혈관구조와 그 주행: 넓적다리의 위쪽 1/3에서는 고샅인대 속을 들어가는 신경혈관다발이 가장 얕은층에 놓인다. 이런 상대적으로 얕은 해부학적 구조는 임상시술에 중요하다. ■ 비록 실제 가까이 있는 것은 아니지만, 넓적다리신경은 고샅굴밑공간의 근육칸을 지나고, 넓적다리혈관은 넓적다리혈관집에 싸여 혈관칸을 지난다. ■ 넓적다리혈관은 넓적다리삼각의 가운데를 지나며 내려가고, 여기서 넓적다리의 주요 혈관인 깊은넓적다리동맥·정맥이 각각 시작되고 끝난다. ■ 넓적다리신경 그 자체는 넓적다리삼각 안에서 끝나지만, 두 개의 가지인 운동가지(안쪽넓은근으로 가는 신경)와 감각가지(두렁신경)는 넓적다리 1/3에서 모음근굴을 지나는 신경혈관다발의 부분이다. ■ 이후 신경혈관다발은 모음근구멍을 지나면서, 이름이 오금신경혈관다발이 되고, 넓적다리 먼쪽/무릎 뒤부위에 위치한다.

볼기부위와 넓적다리뒤칸 (Gluteal And Posterior Thigh Region)

볼기부위(둔부): 볼기(궁둥이)와 엉덩이(둔부)부위 (Gluteal Region: Buttocks and Hip Region)

몸통과 다리의 경계가 앞에서는 고샅인대(inguinal ligament)를 기준으로 그 경계가 명확하지만, 뒤는 볼기부위라는 큰 이행부위가 몸통과 다리 사이에 위치해 있다. 신체적으로 몸통부분이지만, 기능적으로는 엄연히 다리부분이다.

볼기부위(gluteal region)는 골반(pelvis)에서 가장 뒤로 튀어나온 곳으로 엉덩뼈능선(iliac crest) 아래이고 큰돌기(greater trochanter) 뒤경계 가쪽으로 뻗는다(그림 7.35). 엉덩부위(*hip region*)는 큰돌기

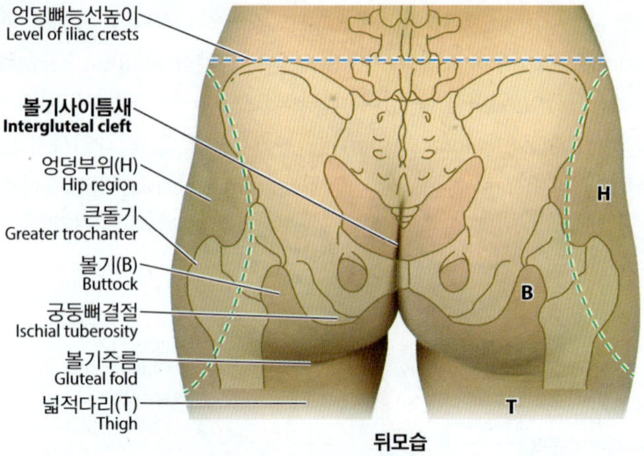

그림 7.35. 볼기부위. 이 부위는 볼기와 엉덩부위를 포함한다.

(greater trochanter)의 가쪽에 놓이며, 위앞엉덩뼈가시(ASIS) 앞으로 뻗어 있다. 볼기와 엉덩이 둘 다를 볼기부위의 부분으로 포함해 설명하기도 하지만, 일반적으로 두 부분은 구별한다. **볼기사이틈새**(*intergluteal cleft*)는 볼기를 양쪽으로 나누는 고랑이다. **볼기근육**(둔근, **gluteal muscle**)들인 큰볼기근(gluteus maximus muscle), 중간볼기근(gluteus medius muscle), 작은볼기근(gluteus minimus muscle), 넓적다리근막긴장근(tensor fasciae latae)이 볼기부위를 튀어나오게 한다. 볼기주름(*gluteal fold*)은 볼기의 아래쪽 경계이자, 넓적다리의 위쪽 경계이다.

볼기인대(gluteal ligament)

뼈골반을 형성하는 볼기뼈(hip bone), 엉치뼈(sacrum), 꼬리뼈(coccyx)들은 단단한 인대로 함께 묶여 있다(그림 7.36). **뒤엉치엉덩인대(posterior sacro-iliac ligament)**는 아래로 엉치결절인대와 연속된다. **엉치결절인대**(천결절인대, **sacrotuberous ligament**)는 볼기뼈의 궁둥파임(sciatic notch)을 가로질러 뻗으면서 파임을 구멍으로 바꾸고, 이 구멍은 **엉치가시인대(sacrospinous ligament)**와 **궁둥뼈가시**(좌골가시, *ischial spine*)에 의해 큰궁둥구멍과 작은궁둥구멍으로 더 나눠진다. **큰궁둥구멍**(대좌골공, **greater sciatic foramen**)은 골반을 드나드는 구조물들(예: 궁둥신경, sciatic nerve)을 위한 통로이며, 반면 **작은궁둥구멍**(소좌골공, **lesser sciatic foramen**)은 샅(perineum)으로 드나드는 구조물들(예: 음부신경, pudendal nerve)을 위한 통로이다.

큰궁둥구멍은 골반을 떠나 볼기로 가는 모든 다리의 동맥과 신경들이 지나는 "문(door)"으로 생각하면 도움이 된다. **궁둥구멍근**(이상근, *piriformis muscle*; 그림 7.37D~G; 표 7.6) 또한 큰궁둥구멍을 통해 볼기부위로 들어가며, 이때 구멍의 대부분을 채운다.

볼기부위 근육(Muscles of Gluteal Region)

볼기부위 근육(그림 7.38)은 공통 칸 하나를 공유하지만, 얕은층(superficial layer)과 깊은층(deep layer)의 두 층으로 구성된다.

- **볼기부위 근육의 얕은층**에는 볼기의 큰 근육들인 큰볼기근(gluteus maximus muscle), 중간볼기근(gluteus medius muscle), 작은볼기근(소둔근, gluteus minimus muscle) 세 개와 넓적다리근막긴장근(tensor fasciae latae)이 있다(그림 7.37A, C~E, J와 그림 7.38). 이 모든 근육들은 엉덩뼈날개(ala of ilium)의 뒤가쪽면과 모서리에서 일어나며, 주로 넓적다리의 폄근(extensor), 벌림근(abductor), 안쪽돌림근(medial rotator)이다.

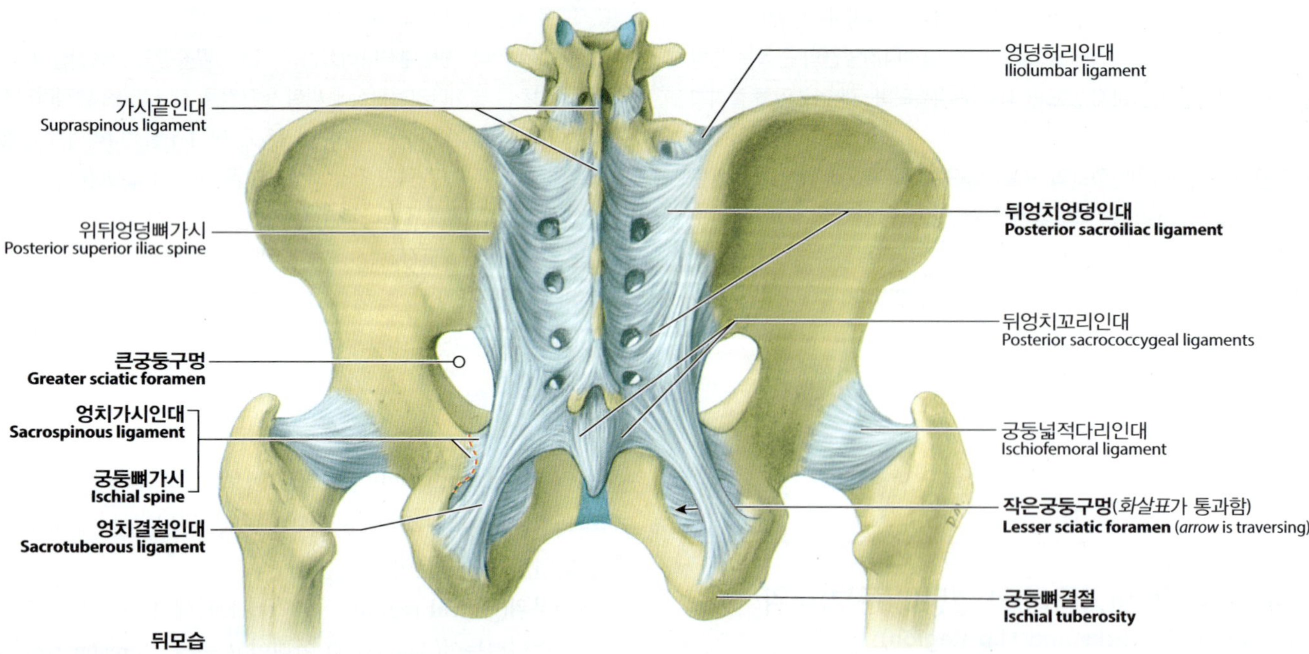

그림 7.36. 다리이음뼈의 인대들. 엉치결절인대와 엉치가시인대는 큰궁둥파임과 작은궁둥파임을 큰궁둥구멍과 작은궁둥구멍으로 만든다.

- 볼기부위 근육의 깊은층에는 작은 근육들인 궁둥구멍근, 속폐쇄근(obturator internus muscle), 바깥쌍둥이근(externus gemelli muscle), 넓적다리네모근(quadratus femoris muscle)이 있으며, 큰볼기근 아래쪽 반에 덮여 있다(그림 7.37F~I와 그림 7.38). 이 근육들은 모두 닿는곳이 넙다리뼈의 돌기사이능선(intertro-chanteric crest) 및 그 주변이다. 이 근육들은 넓적다리 가쪽돌림근(lateral rotator)이지만, 엉덩관절(hip joint)의 강한 인대와 함께 작용해 절구(관골구, acetabulum)에서 넙다리뼈머리(head of

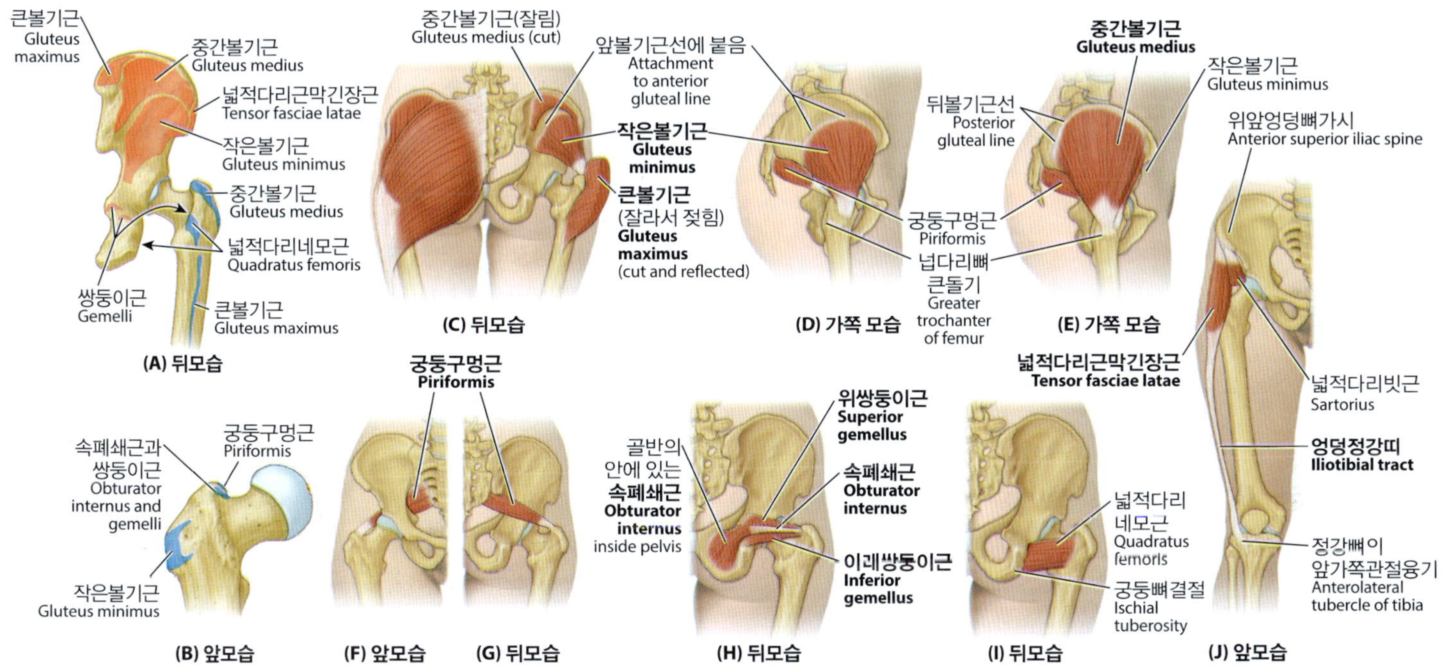

그림 7.37. **볼기부위 근육. A와 B.** 붙는점. **C.** 볼기근. **D.** 큰볼기근. **E.** 중간볼기근. **F와 G.** 궁둥구멍근. **H.** 쌍둥이근. **I.** 넓적다리네모근. **J.** 넓적다리근막긴장근.

표 7.6. 볼기부위 근육: 넓적다리의 벌림근과 돌림근[d]

근육	이는곳	닿는곳	신경분포[a]	근육의 작용
큰볼기근 (gluteus maximus)	엉덩뼈의 뒤볼기근선 뒤쪽; 엉치뼈와 꼬리뼈의 등쪽면; 엉치결절인대	대부분의 근육섬유는 정강뼈의 가쪽관절융기에 붙어 있는 엉덩정강띠에 닿고; 일부는 볼기근거친면에 닿음	아래볼기신경 (L5, **S1**, **S2**)	넓적다리 폄에 작용(특히 굽힌 자세에서)하며 가쪽돌림에도 도움을 줌; 넓적다리를 안정화시켜 앉은 자세에서 일어날 때 도움을 줌
중간볼기근 (gluteus medius)	앞볼기근선과 뒤볼기근선 사이에 있는 엉덩뼈의 바깥면	넙다리뼈 큰돌기의 가쪽면	위볼기신경(**L5**, S1)	넓적다리 벌림과 안쪽돌림; 반대쪽 다리에 체중이 실리는 흔들기 때 골반의 높이를 유지하며 다리가 앞으로 전진할 수 있게 도움
작은볼기근 (gluteus minimus)	앞볼기근선과 아래볼기근선 사이에 있는 엉덩뼈의 바깥면	넙다리뼈 큰돌기의 앞면		
넓적다리근막긴장근 (tensor fasciae latae)	위앞엉덩뼈가시; 엉덩뼈능선의 앞부분	정강뼈의 가쪽관절융기에 붙어 있는 엉덩정강띠		
궁둥구멍근(piriformis)	엉치뼈의 앞면; 엉치결절인대	넙다리뼈 큰돌기의 위모서리	**S1**, S2 앞가지의 가지	펴진 넓적다리의 가쪽돌림과 굽힌 넓적다리의 벌림; 절구에 넙다리뼈머리를 고정시킴
속폐쇄근 (obturator internus)	폐쇄막의 골반면과 주변의 뼈	넙다리뼈 큰돌기의 안쪽면 (돌기오목)[b]	속폐쇄근신경(L5, **S1**)	
위·아래쌍둥이근 (superior and inferior gemelli)	위: 궁둥뼈가시 아래: 궁둥뼈결절	넙다리뼈 큰돌기의 안쪽면 (돌기오목)[b]	위쌍둥이근: 속폐쇄근신경 아래쌍둥이근: 넓적다리네모근신경	
넓적다리네모근 (quadratus femoris)	궁둥뼈결절의 가쪽모서리	넙다리뼈 돌기사이능선에 있는 네모근결절 및 그 아랫부분	넓적다리네모근신경 (L5, S1)	넓적다리의 가쪽돌림[c]; 절구에 넙다리뼈머리를 고정시킴

[a]척수분절의 신경분포를 표시한다[예: 궁둥구멍근의 신경분포에서 "S1, S2"는 척수의 첫 2개의 엉치분절(sacral segment)을 뜻함]. 굵게 표시한 (**S1**)은 주된 신경지배 척수분절을 뜻한다. 하나 이상의 목록에 있는 척수분절 또는 운동신경이 손상될 경우 관련 근육의 마비(paralysis)를 초래한다.

[b]쌍둥이근은 넙다리뼈 큰돌기에서 속폐쇄근힘줄과 섞이거나, 이 근육이 넙다리뼈큰돌기에 붙을 때 힘줄을 공유하며, 합쳐져서 엉덩세갈래근(triceps coxa)을 이룬다.

[c]넓적다리의 가쪽돌림근육은 궁둥구멍근, 속폐쇄근, 위·아래쌍둥이근, 넓적다리네모근, 바깥폐쇄근 등 6개이다. 이 근육들은 또한 엉덩관절을 안정화시키는 역할도 한다.

[d]종합하면, 이 근육들은 엉덩관절의 벌림근 및 돌림근으로 나열했지만 이 근육들의 작용은 더 복잡하다; "자세 및 보행" 참조.

7

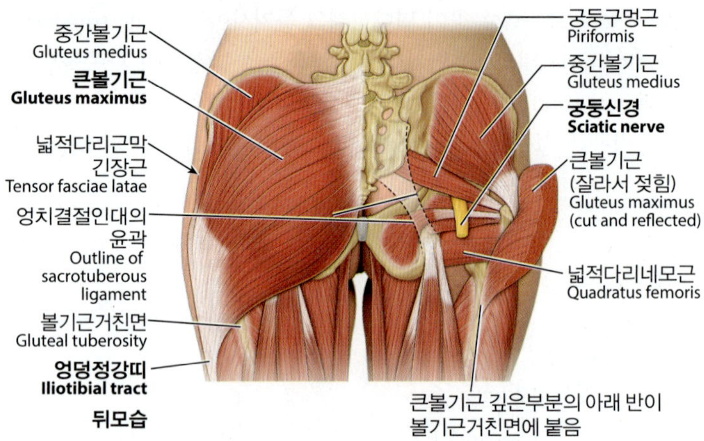

그림 7.38. 볼기의 근육: 얕은부위(왼쪽)와 깊은부위(오른쪽) 해부.

femur)가 안정화되게 한다.

이 근육들의 이는곳과 닿는곳은 그림 7.37A~J에 그려져 있고, 신경지배와 근육의 작용은 표 7.6에 기술하였다.

큰볼기근(gluteus maximus)

큰볼기근(대둔근, **gluteus maximus muscle**)은 가장 표면에 있는 볼기근육이다(그림 7.37C와 7.38). 몸에서 가장 크고, 두껍고, 거친 섬유로 된 근육이다. 큰볼기근은 중간볼기근(gluteus medius muscle)의 위앞 1/3을 제외하고는, 다른 볼기의 근육(둔근, gluteal muscle) 대부분을 덮는다.

궁둥뼈결절(좌골결절, *ischial tuberosity*)은 볼기주름(gluteal fold)의 안쪽 바로 위에 있는 큰볼기근 깊은 곳에서 만질 수 있다(그림 7.35). 넓적다리를 굽히면, 큰볼기근 아래모서리가 위로 가며 궁둥뼈결절이 피부밑조직에 닿는다. 즉 사람은 큰볼기근을 깔고 앉는게 아니라 궁둥뼈결절과 피부 사이의 두꺼운 지방섬유조직(fatty fibrous tissue)과 궁둥주머니(좌골낭, ischial bursa) 위에 앉게 되는 것이다.

큰볼기근은 골반에서 볼기(buttock)를 향해 약 45° 정도 아래가쪽으로 기울어져 있다. 큰볼기근의 위쪽 근육섬유와 아래쪽 얕은 근육섬유는 엉덩정강띠(장경인대, *iliotibial tract*)에 닿고 간접적으로, 가쪽근육사이막(lateral intermuscular septum)을 지나, 넙다리뼈의 거친선(linea aspera)에 닿는다(그림 7.39A, B). 아래쪽의 깊은 근육섬유(대략 앞아래 1/4)는 넙다리뼈의 **볼기근거친면**(둔근조면, *gluteal tuberosity*)에 닿는다.

아래볼기신경(inferior gluteal nerve)과 아래볼기혈관은 큰볼기근의 가운데를 뚫고 깊게 들어간다. 큰볼기근은 위볼기동맥(superior gluteal artery)과 아래볼기동맥(inferior gluteal artery)에서 혈액공급을 받는다. **궁둥신경**(좌골신경, *sciatic nerve*)은 진행경로의 위부분(superior part)에서, 큰볼기근 아래로 깊게 지나간다(그림 7.38).

큰볼기근의 주요 작용은 넓적다리의 폄(extension)과 가쪽돌림(lateral rotation)이다. 큰볼기근이 닿는곳에 고정되면, 그 근육은 다

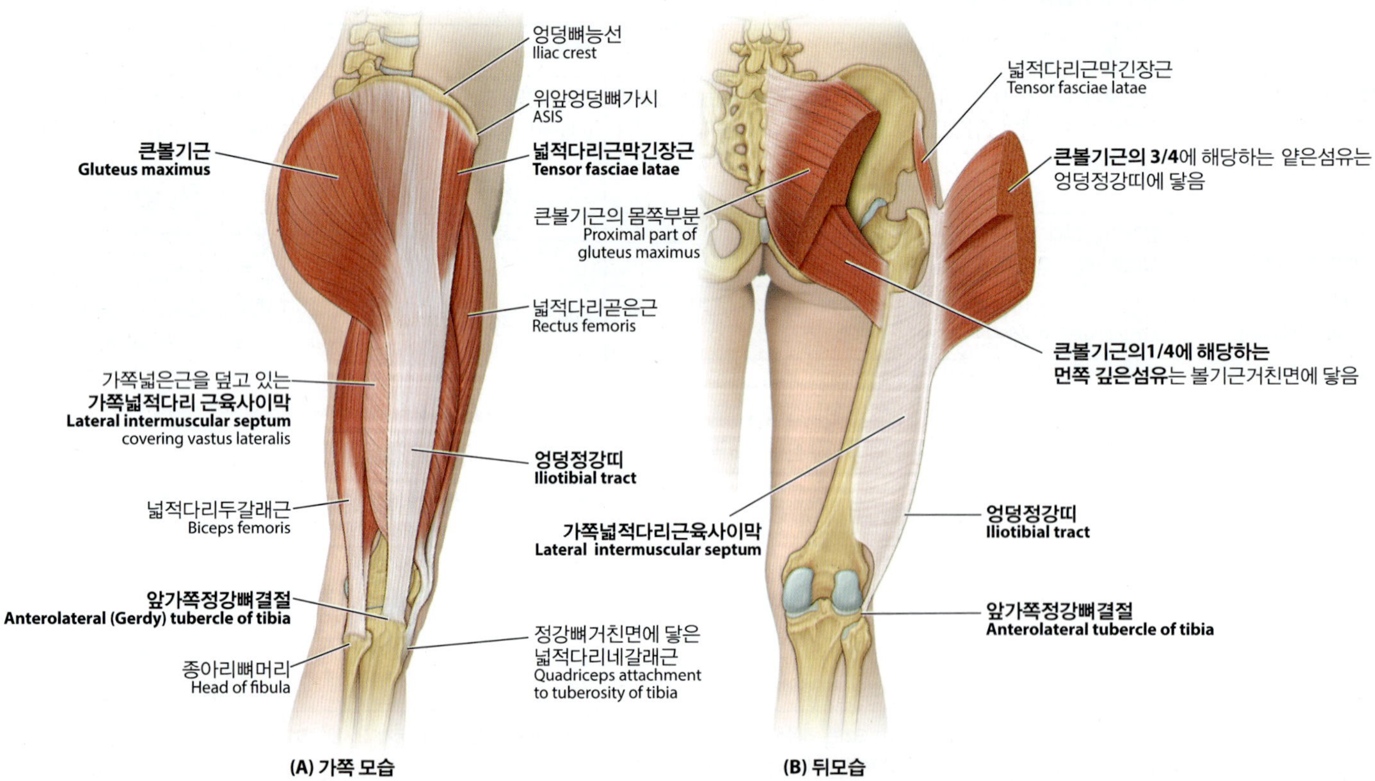

그림 7.39. 큰볼기근과 넓적다리근막긴장근. A. 얕은층. 넓적다리근막긴장근과 큰볼기근, 그리고, 이들 근육이 공유하는 널힘줄성 힘줄인 엉덩정강띠에 의해 이뤄진 가쪽근육섬유복합체(lateral musculofibrous complex)를 확인한다. **B.** 큰볼기근을 부분적으로 젖힌 깊은층 뒤쪽. 엉덩정강띠는 뒤쪽 깊이 치밀한 가쪽넓적다리근육사이막과 연결된다.

리에서 몸통을 편다. 비록 큰볼기근은 엉덩관절의 가장 강한 폄근육(extensor muscle)이지만, 힘이 필요한(빠르게 움직이거나 저항에 대항해 움직일 때) 운동에서 주로 작용한다. 큰볼기근은 앉았다가 일어날 때, 오르막과 계단을 올라갈 때, 달리기를 할 때, 넓적다리를 굽힌 상태와 곧게 편 자세 사이에서 주로 작용한다. 평상시 걸을 때는 짧게 작용하며, 움직이지 않고 서 있을 때는 쓰지 않는다.

큰볼기근의 마비(*paralysis of glutes maximus*)는 평지를 걸을 때 심각한 영향을 미치지 않는다. 손을 볼기에 대고 천천히 걸어보면 이를 확인할 수 있다. 큰볼기근은 디딤기(입각기, stance phase)의 초기[뒤축딛기(heel strike)부터 발이 땅에 닿아 편평해질 때까지]에만 짧게 수축한다(그림 7.23A와 표 7.2 참조). 볼기에 손을 대고 계단을 오르면, 큰볼기근이 강하게 수축하는 것을 느낄 수 있다.

엉덩정강띠가 무릎을 지나 앞가쪽정강뼈결절(anterolateral tibial tubercle, Gerdy tubercle)에 닿기 때문에(그림 7.37J와 7.39A, B), 큰볼기근과 넓적다리근막긴장근(tensor fasciae latae)은 펴진 무릎을 안정시키는 데 함께 도움을 주지만, 평상시 서 있는 동안은 대개 그렇지 않다. 엉덩정강띠는 근육사이막(intermuscular septum)을 통해 넙다리뼈에 붙기 때문에, 무릎을 움직이는데는 자유롭지 않다.

큰볼기근의 검사는 환사를 엎느리게 하고 다리를 편 상태에서 한다. 검사자가 큰볼기근의 수축을 검사하고 촉진할 때, 환자는 볼기에 힘을 준 채로 엉덩관절을 펴게 한다.

볼기주머니(Gluteal Bursa). 볼기주머니는 큰볼기근을 주변 구조와 분리한다(그림 7.40). 볼기주머니는 달걀 흰자위처럼 미끌미끌한 액체의 모세혈관층(capillary layer)이 있는 윤활막에 둘러싸인 막주머니이다. 윤활주머니는 마찰이 있는 곳(엉덩정강띠가 큰돌기를 지나는 곳)에 위치한다. 그 목적은 마찰을 줄여 자유로운 운동이 가능하게 하는 것이다. 큰볼기근과 관련이 있는 3개의 윤활주머니는 다음과 같다.

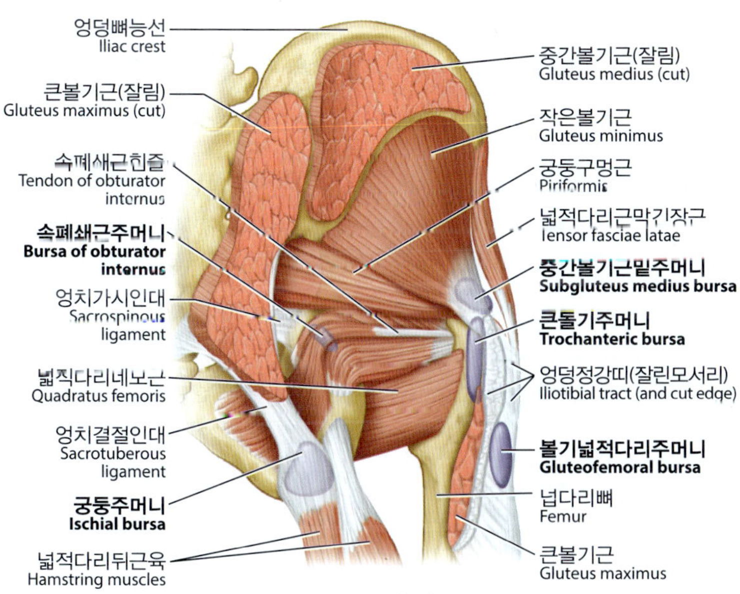

그림 7.40. 볼기근과 볼기주머니. 3개의 볼기주머니(큰볼기근넓적다리주머니, 궁둥주머니, 볼기넓적다리주머니)는 대개 큰볼기근을 아래 뼈구조와 분리한다. 속폐쇄근주머니는 속폐쇄근힘줄 밑에 놓인다.

1. **큰볼기근넓적다리주머니**(전자낭, **trochanteric bursa**)는 큰볼기근 위섬유를 큰돌기(greater trochanter)와 분리시킨다. 이 주머니는 뼈가 튀어나온 곳에 있는 가장 큰 윤활주머니이며, 태어날 때부터 존재한다. 다른 윤활주머니는 출생 후 움직임에 따라 나타난다.
2. **궁둥주머니**(좌골낭, **ischial bursa**)는 큰볼기근의 아랫부분을 궁둥뼈결절(ischial tuberosity)과 분리시키며, 종종 없을 수도 있다.
3. **볼기넓적다리주머니(gluteofemoral bursa)**는 가쪽넓은근(vastus lateralis muscle)이 이는곳 윗부분에서 엉덩정강띠를 분리시킨다.

임상적용 "넓적다리돌기주머니염(Trochanteric Bursitis)"과 "궁둥주머니염(Ischial Bursitis)" 참조

중간볼기근과 작은볼기근(gluteus medius and gluteus minimus)

중간볼기근(중둔근, **gluteus medius muscle**)과 **작은볼기근**(소둔근, **gluteus minimus muscle**)은 부채꼴의 근육으로, 근섬유들은 같은 방식으로 모여, 본질적으로 같은 곳을 향한다(그림 7.37C~E, 7.38, 7.40과 7.41). 근육작용과 신경지배도 모두 같으며(표 7.6), 혈관공급도 위볼기동맥(superior gluteal artery)으로 서로 같다. 작은볼기근과 대부분의 중간볼기근은 엉덩뼈바깥면과 큰볼기근 아래 깊게 놓인다. 중간볼기근과 작은볼기근은 한쪽 발이 땅에서 떨어질 때 넓적다리의 벌림과 골반의 안정화, 그리고 안쪽돌림(medial rotation)에 관여한다(그림 7.42; 그림 7.23F 참조; 표 7.2).

중간볼기근과 작은볼기근의 검사는 환자를 옆으로 눕게 해, 검사하는 다리를 제일 위에 두고 그 아래 다리는 볼기와 무릎을 안정적으로 굽힌다. 환자는 바로 아래를 누르는 저항에 대해, 넓적다리를 굽히거나 돌리지 않고 벌리게 한다. 정상이면 중간볼기근이 엉덩뼈능선(iliac crest)의 아래, 넓적다리근막긴장근(tensor fasciae latae)의 뒤에서 수축하는 것을 촉진할 수 있다. 넓적다리근막긴장근 또한 넓적다리를 벌리는 동안 수축한다.

7

넓적다리근막긴장근(tensor fasciae latae)

넓적다리근막긴장근(대퇴근막장근, **tensor fasciae latae**)은 약 15 cm 길이의 방추형 근육으로 두 층의 넓적다리근막(fascia lata) 사이에 있다(그림 7.37C, J; 7.39; 7.40). 이 근육의 이는곳과 닿는곳, 신경지배, 근육의 작용을 표 7.6에 정리했다.

넓적다리근막긴장근과 큰볼기근의 얕은부분 및 앞부분이 공통으로 엉덩정강띠(*iliotibial tract*)를 통해 앞가쪽정강뼈결절(*anterolateral tibial tubercle*)을 닿는곳으로 함께 공유하며, 엉덩정강띠는 이들 근육에 대해 긴 널힘줄(aponeurosis) 역할을 한다. 그러나 큰볼기근과 달리, 넓적다리근막긴장근은 위볼기신경혈관다발(superior gluteal

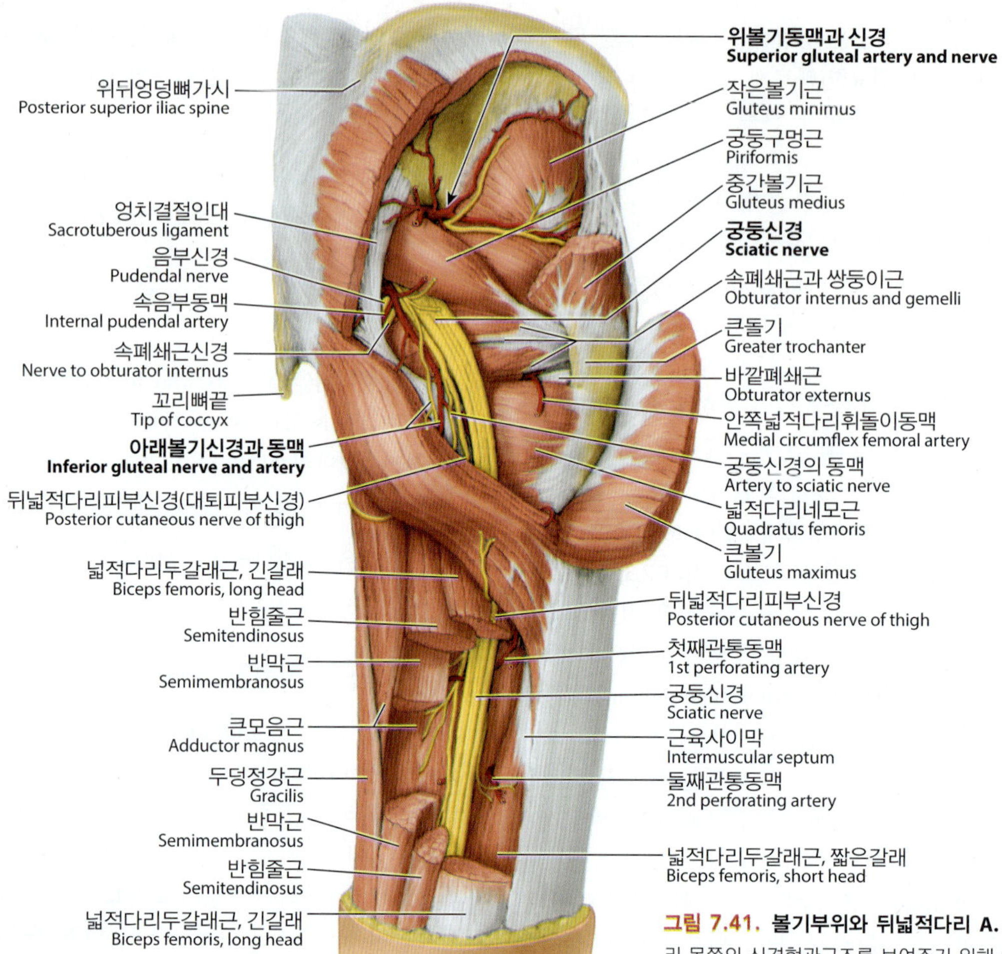

(A) 뒤모습

그림 7.41. 볼기부위와 뒤넓적다리 A. 해부. 볼기부위와 뒤넙다리 몸쪽의 신경혈관구조를 보여주기 위해 대부분의 큰볼기근과 중간볼기근을 제거하였고, 넓적다리뒤근육 일부를 잘라냈다. 궁둥신경은 큰볼기근의 깊은 곳으로 주행하면서 이 근육의 보호를 받고, 이후 넓적다리두갈래근으로 가서 보호받는다. **B.** 속폐쇄근과 바깥폐쇄근. 여기서는 넓적다리의 가쪽돌림근육 일부를 보여준다. 엉덩세갈래근을 구성하는 근육들은 바깥폐쇄근의 주변에 모여 돌기오목에서 닿는곳을 함께 공유한다.

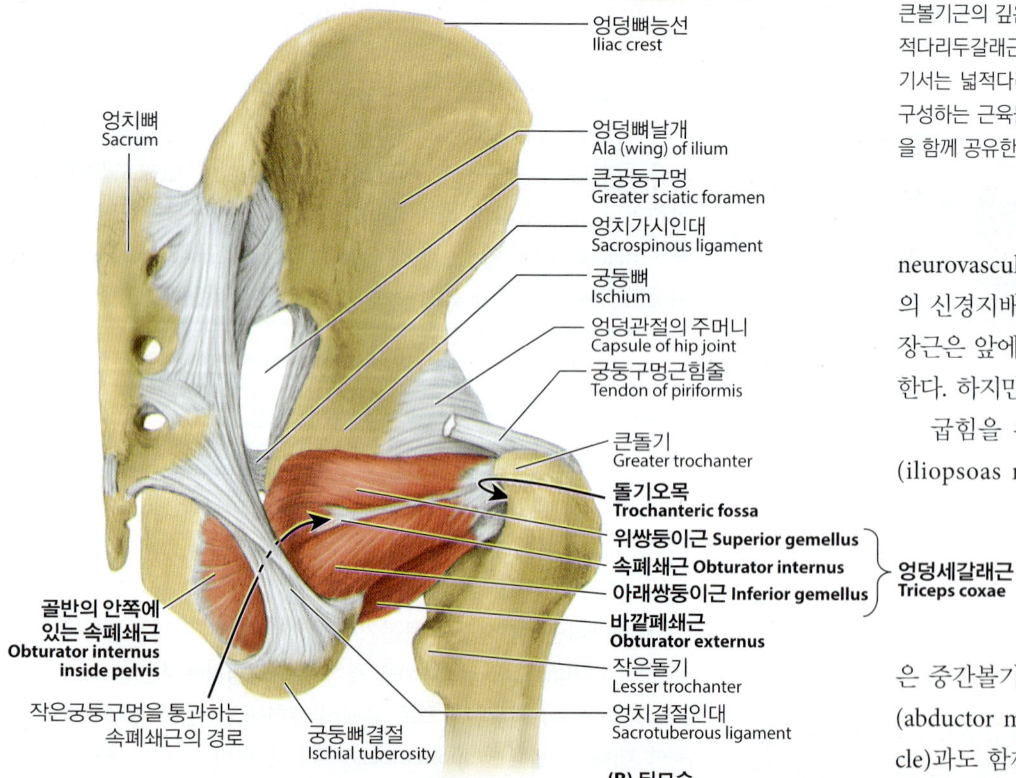

(B) 뒤모습

neurovascular bundle)의 지배를 받는다. 이처럼 볼기의 신경지배와 닿는곳을 공유하지만, 넓적다리근막긴장근은 앞에 있어 넓적다리 굽힘(flexion)에 주로 관여한다. 하지만 대개 독립적으로 작용하지는 않는다.

굽힘을 위해, 넓적다리근막긴장근은 엉덩허리근(iliopsoas muscle), 넓적다리곧은근(rectus femoris muscle)과 함께 수축해야 한다. 엉덩허리근이 마비되면 마비를 보상하기 위해 넓적다리근막긴장근이 비대(hypertrophy)해진다. 또한 넓적다리근막긴장근은 중간볼기근 및 작은볼기근과 같은 다른 벌림근육(abductor muscle)/안쪽돌림근육(medial rotator muscle)과도 함께 작용한다(그림 7.42). 이 근육은 앞으로 너무 멀리 있어 강한 벌림근이 되기 어렵고, 그래서

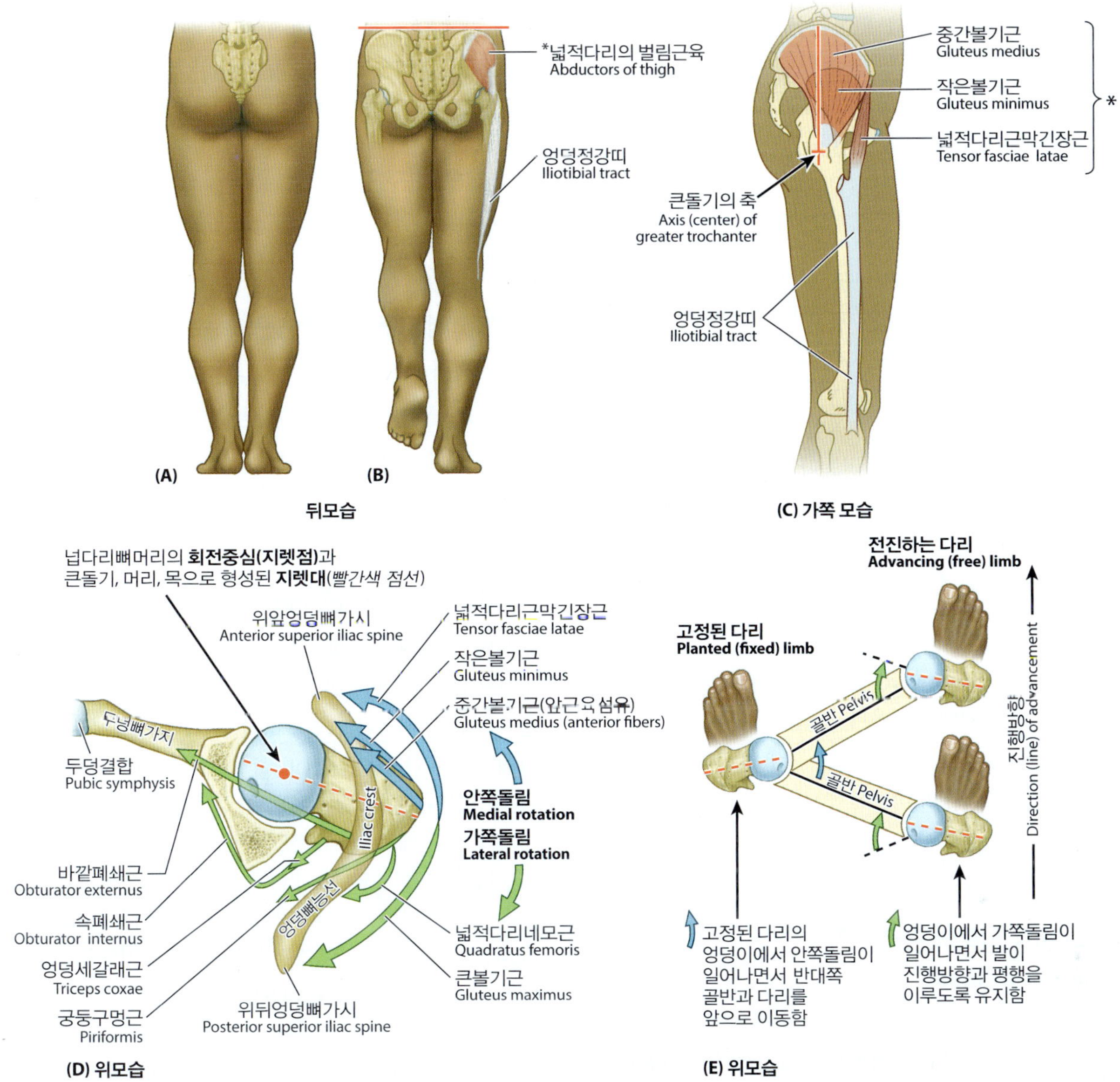

그림 7.42. 보행 시 넓적다리 벌림근육과 안쪽돌림근육의 작용. A와 B. 벌림근육(중간볼기근, 작은볼기근, 넓적다리근막긴장근)의 역할을 그림으로 보여준다. 양다리에 체중을 실으면(**A**), 골반이 골고루 지지되어 어느 한쪽으로 처지지 않는다. 한쪽다리에 체중을 실으면(**B**) 체중을 실은 쪽의 근육이 수축하여 골반을 고정시키므로 반대쪽 골반이 처지지 않게 한다. 체중이 실리지 않는 쪽의 골반 높이를 유지시켜줌으로써, 흔들기 때 다리가 땅에 끌리지 않고 앞으로 전진할 수 있게 도와준다. **C와 D.** 대부분의 벌림근육[넓적다리근막긴장근, 작은볼기근, 중간볼기근의 대부분(앞근육섬유)]은 넙다리뼈머리를 지나는 수직축을 중심으로 넓적다리를 돌리기 위해, 넙다리뼈의 머리, 목, 큰돌기를 잇는 축으로 이루어진 지렛대(lever)의 앞에 놓여 있는 것을 확인한다. 오른쪽 엉덩관절 위모습(**D**)에서 두덩뼈위가지, 절구, 엉덩뼈능선을 볼 수 있다. 넙다리뼈머리와 목을 노출시키기 위해 엉덩뼈아랫부분은 제거하였다. *화살표*가 가리키는 엉덩이 돌림근육의 당김방향은, 지렛대 및 회전중심(지렛점)의 위치를 기준으로 서로 길항근 관계를 보여준다. 안쪽돌림근육은 큰돌기를 앞으로 당기고 가쪽돌림근육은 뒤로 당겨서, 수직축을 중심으로 넓적다리를 회전시킨다. 또한 이 모든 근육들은 넙다리뼈머리와 목을 절구 안으로 잡아당겨, 관절을 강화시키는 것을 확인한다. **E.** 보행에 작용. 보행에서, 디딤기 때 체중이 실린 쪽의 근육들이 수축하여 벌림을 통해 골반의 높이를 유지하는 동시에 엉덩관절의 안쪽돌림을 유발함으로써 체중이 실리지 않는 쪽의 골반이 앞으로 전진할 수 있도록 도와준다. 앞으로 나가는 다리의 가쪽 돌림근육은 흔들기 때 발이 진행방향과 평행을 유지할 수 있게 한다.

아마도 협동근(synergist)이나 고정근(fixator)으로 주로 작용한다.

넓적다리근막긴장근(tensor fasciae latae)은 넓적다리근막(fascia lata)과 엉덩정강띠(iliotibial tract)를 긴장시킨다. 엉덩정강띠는 가쪽근육사이막(lateral intermuscular septum)을 통해 넙다리뼈에 붙어 있어, 다리의 어떤 운동에서도 넓적다리근막긴장근은 거의 수축하지 않는다(그림 7.39B). 그러나 무릎을 완전히 펴면, 이 근육은 안정성과 함께 펴는 힘을 증가시키며, 서 있을 때 가쪽으로 흔들리면 정강뼈위의 넙다리뼈를 지지하는 역할도 한다. 다른 근육이 무릎을 굽히면, 넓적다리근막긴장근은 협동근 역할을 해 종아리 굽힘과 가쪽돌림에 기여한다.

엉덩관절의 벌림근육/안쪽돌림근육은 이동에 필수적 역할을 하는데, 그림 7.42에서 설명하는 것처럼, 걸을 때 발이 땅에 안 닿는 쪽 골반이 처지는 것을 막는다. 벌림근육/안쪽돌림근육이 지지하거나 작용하는 기능은 다음 정상 작용에 의존한다.

7

- 근육활동(muscular activity)과 위볼기신경(superior gluteal nerve)의 지배
- 엉덩관절(hip joint) 구성 요소들의 관절(articulation)
- 넙다리뼈목(neck of femur)의 힘(strength)과 경사(angulation)

궁둥구멍근(piriformis)

궁둥구멍근(이상근, **piriformis muscle**; 라틴어로 *pirum*)은 작은 배(pear) 모양의 근육으로 일부는 작은골반(lesser pelvis)의 뒤벽(posterior wall)에 위치하고 일부는 엉덩관절의 뒤에 위치한다(그림 7.37F, G; 7.38; 7.40; 표 7.6). 궁둥구멍근은 **큰궁둥구멍**(대좌골공, *greater sciatic foramen*)을 거의 채우며 골반을 빠져나와 **큰돌기**(대전자, *greater trochanter*)의 위모서리에 닿는다.

궁둥구멍근은 볼기(buttock)의 핵심위치(key position)에 있으므로, **볼기부위**(둔부, *gluteal region*)의 **기준점**(*landmark*)이다. 볼기부위는 궁둥구멍근을 기준으로 혈관과 신경의 이름이 결정되므로 이 근육은 볼기부위의 이해에 매우 중요하다(그림 7.41A).

- 위볼기혈관(superior gluteal vessel)과 위볼기신경(superior gluteal nerve)은 궁둥구멍근의 위에서 나온다.
- 아래볼기혈관(inferior gluteal vessel)과 아래볼기신경(inferior gluteal nerve)은 궁둥구멍근의 아래에서 나온다.

임상적용 "궁둥신경 손상"을 참조한다.

속폐쇄근(내폐쇄근)과 쌍둥이근(쌍자근) (obturator internus and gemelli)

속폐쇄근(obturator internus muscle), **위쌍둥이근**(상쌍자근, **superior gemellus muscle**), 그리고 **아래쌍둥이근**(하쌍자근, **inferior gemellus muscle**; 라틴어로 *geminus*)은 세갈래근[tricipital (three-headed) muscle]을 형성하므로 **엉덩세갈래근(triceps coxae)**이라 하며, 궁둥구멍근과 넓적다리네모근(quadratus femoris muscle) 사이에 위치한다(그림 7.37H와 7.41A, B). 이 근육들의 온힘줄(common tendon)은 볼기에 수평으로 놓여, 넙다리뼈 큰돌기(greater trochanter)에 닿는다.

이 근육의 닿는곳, 작용, 신경지배는 표 7.6에 설명되어 있다. 속폐쇄근(*obturator internus*)의 일부는 골반에 위치하는데, 이곳에서 속폐쇄근은 작은골반(lesser pelvis) 가쪽벽(lateral wall) 대부분을 덮고 있다(그림 7.41B). **작은궁둥구멍**(소좌골공, *lesser sciatic foramen*)을 통해 골반을 빠져나와 직각으로 회전한 다음(그림 7.41B와 7.42D), 힘줄로 되며, 큰돌기의 안쪽면에 있는 돌기오목(trochanteric fossa)에 닿기 전에 쌍둥이근 힘줄과 합쳐진다.

작은 **쌍둥이근**(*gemellus muscle*)은 좁은 세모꼴 근육으로, 골반바깥의 속폐쇄근 기능을 강화시켜 준다. 비록 아래쌍둥이근은 넓적다리네모근신경으로부터 독립된 신경지배를 받지만, 독자적으로 수축하지 않고 다른 두 근육과 함께 작용하므로, 이 근육들은 실제 하나의 단위[엉덩세갈래근(*triceps coxae*)]로 생각해야 한다.

속폐쇄근주머니(bursa of obturator internus muscle)는 궁둥뼈(ischium)의 뒤모서리를 덮는 속폐쇄근 운동을 자유롭게 해주는데, 뒤모서리는 작은궁둥파임(lesser sciatic notch)과 힘줄이 돌아 나오는 도르래로 이뤄지고, 도르래는 힘줄이 돌 때 미끄러지게 한다(그림 7.40).

넓적다리네모근(대퇴방형근, quadratus femoris)

넓적다리네모근(대퇴방형근, **quadratus femoris muscle**)은 짧고 편평한 네모꼴 근육으로 속폐쇄근과 쌍둥이근 아래에 위치한다(그림 7.37H, 7.38, 7.40과 7.41A). 이름에서 알 수 있듯이, 이 근육은 사각형이며 넓적다리의 강한 가쪽돌림근(lateral rotator muscle)이다(그림 7.42D).

바깥폐쇄근(외폐쇄근, obturator externus muscle)

근육의 위치(빗살근의 뒤, 모음근의 위끝)와 신경지배(**폐쇄신경**)를 바탕으로 넓적다리안쪽칸근육(medial thigh muscle)에서 바깥폐쇄근을 이미 설명하였다(그림 7.26H 참조; 표 7.4). 그러나, 바깥폐쇄근은 넓적다리의 가쪽돌림근(lateral rotator)으로(그림 7.42D), 근육이 닿는곳은 볼기부위(그림 7.41B)나 엉덩관절을 해부할 때만 볼 수 있다. 이것이 이 장에서 다시 설명하는 이유이다.

바깥폐쇄근의 힘살(belly)은 넓적다리 몸쪽 깊은 곳에 있으며, 힘줄은 넙다리뼈목 아래를 지나 넓적다리네모근(quadratus femoris muscle)의 깊은 곳으로 가서 **넓적다리뼈돌기오목**(*trochanteric fossa*)에 닿는다(그림 7.41B와 7.42D). 이 근육은 엉덩관절 주변에 있는 다른 짧은 근육과 함께 절구에 있는 넙다리뼈머리를 안정화시키는 역할을 하며, 엉덩관절을 굽혔을 때 가장 효과적인 넓적다리의 가쪽돌림근(lateral rotator)이다.

넓적다리뒤부위(Posterior Thigh Region)

넓적다리뒤근육(posterior thigh muscle)들은 그림 7.43에서 볼 수 있고, 이는곳과 닿는곳, 신경지배, 근육의 작용을 표 7.7에 정리했다.

넓적다리뒤부위에 있는 4개의 근육 중 세 개를 넓적다리뒤근육이라 하며, **넓적다리뒤근육**(슬와부근육, **hamstring muscle**; 그림 7.43E~G와 7.44B)은 (1) 반힘줄근(*semitendinosus muscle*), (2) 반막근(*semimembranosus muscle*), (3) 넓적다리두갈래근(*biceps femoris muscle*)[긴갈래(long head)]이다. 넓적다리뒤근육은 다음과 같은 공통점을 가진다.

- 이는곳은 큰볼기근(gluteus maximus muscle) 속에 있는 궁둥뼈결절(ischial tuberosity)이다(그림 7.43A, E~G).
- 닿는곳은 종아리의 뼈이다(그림 7.43B~G).
  - 따라서 이 근육들은 2개 관절에 걸쳐 작용하며, 엉덩관절의 폄

과 무릎관절의 굽힘을 한다.

- 궁둥신경(sciatic nerve)에서 갈라진 정강신경(tibial nerve)의 지배를 받는다(그림 7.44A).

넓적다리두갈래근의 긴갈래(long head)는 이러한 조건에 모두 들어맞지만, 넓적다리뒤칸의 넷째근육인 짧은갈래(short head)는 이 조건에 전혀 맞지 않다.

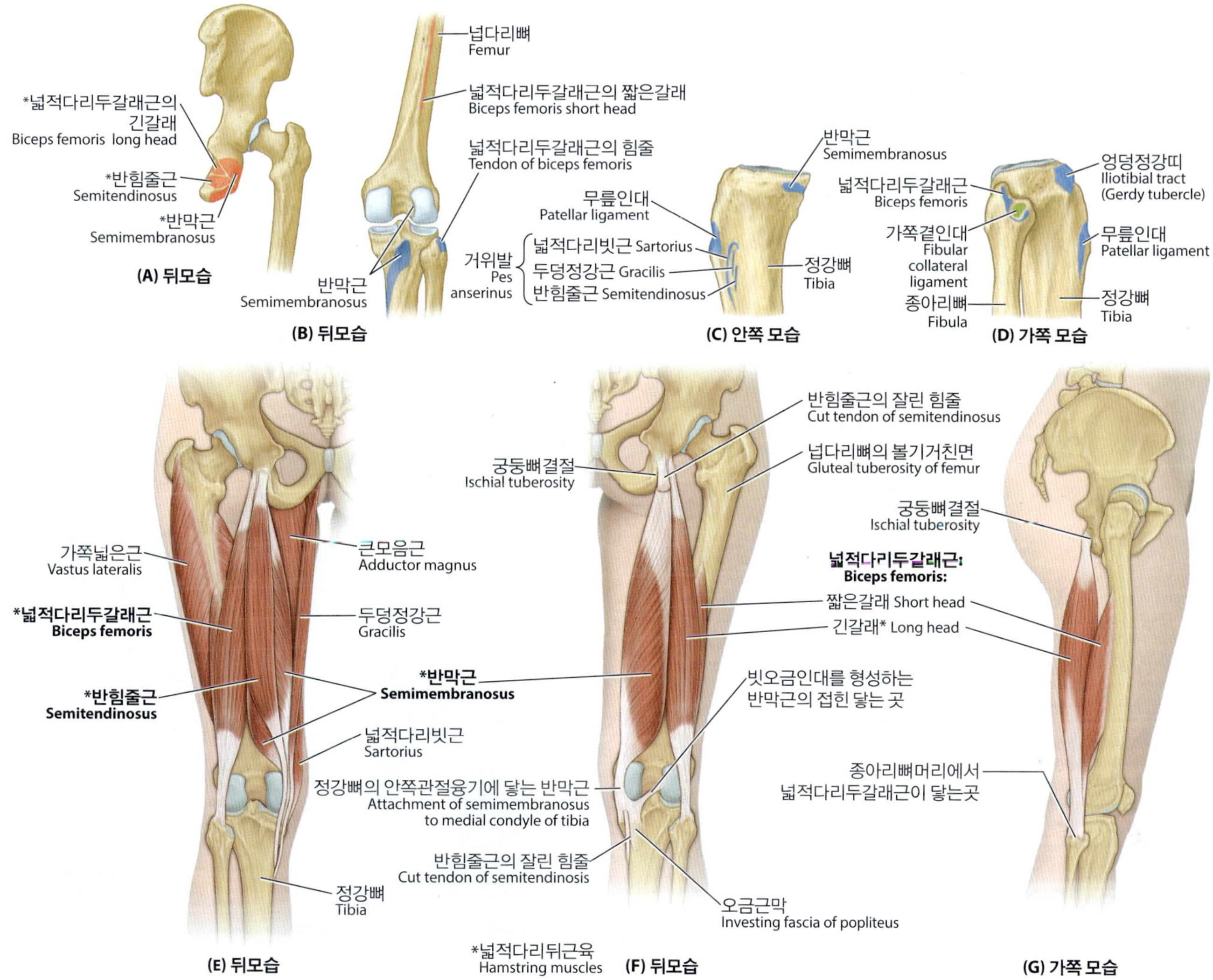

그림 7.43. 넓적다리뒤근육. A~D. 붙는점. **E.** 넓적다리뒤근육. **F.** 반막근과 넓적다리두갈래근. **G.** 넓적다리두갈래근.

표 7.7. 넓적다리뒤칸 근육: 엉덩관절의 폄근육과 무릎관절의 굽힘근육

근육[a]	이는곳	닿는곳	신경지배[b]	근육의 작용[c]
반힘줄근 (semitendinosus)	궁둥뼈결절	정강뼈위부분 안쪽면(거위발의 부분으로서)	궁둥신경의 정강갈래 (L5, **S1**, S2)	엉덩관절 폄; 무릎 굽힘과 굽힌 무릎의 안쪽돌림; 엉덩관절과 무릎관절을 굽힌 상태에서 몸통 폄
반막근 (semimembranosus)		정강뼈 안쪽관절융기뒤 부분; 일부 힘줄이 넙다리뼈가쪽관절융기에 닿아 빗오금인대를 형성함		
넓적다리두갈래근 (biceps femoris muscle)	긴갈래: 궁둥뼈결절 짧은갈래: 거친선과 넙다리뼈 가쪽관절융기 위선	종아리뼈머리 가쪽면; 이곳의 힘줄은 가쪽곁인대에 의하여 갈라져 있음	긴갈래: 궁둥신경의 정강갈래 (L5, **S1**, S2) 짧은갈래: 궁둥신경의 온종아리갈래 (L5, **S1**, S2)	무릎관절의 굽힘과 굽힌 무릎의 가쪽돌림; 긴갈래는 엉덩관절을 폄(예: 걷기 시작할 때 가속되는 근육과 앉은 자세에서 일어날 때)

[a] 이 근육들을 통틀어 넓적다리뒤근육(슬와부근육, hamstring muscle)이라고 한다.

[b] 척수분절(spinal cord segment)의 신경지배를 표시한다[예: 반힘줄근(semitendinosus muscle)의 신경지배에서 "L5, S1, S2"은 척수의 다섯째허리분절(lumbar segment)과 첫 2개 엉치분절(sacral segment)을 뜻함]. 굵게 표시한 (**L5**, **S1**)은 주된 신경지배 척수분절을 뜻한다. 하나 이상의 목록에 있는 척수분절 또는 운동신경이 손상될 경우 관련 근육의 마비를 초래한다.

[c] 통틀어, 엉덩관절의 폄근과 무릎관절의 굽힘근으로 기술하지만 그 작용은 더 복잡하다. "자세 및 보행" 참조.

7

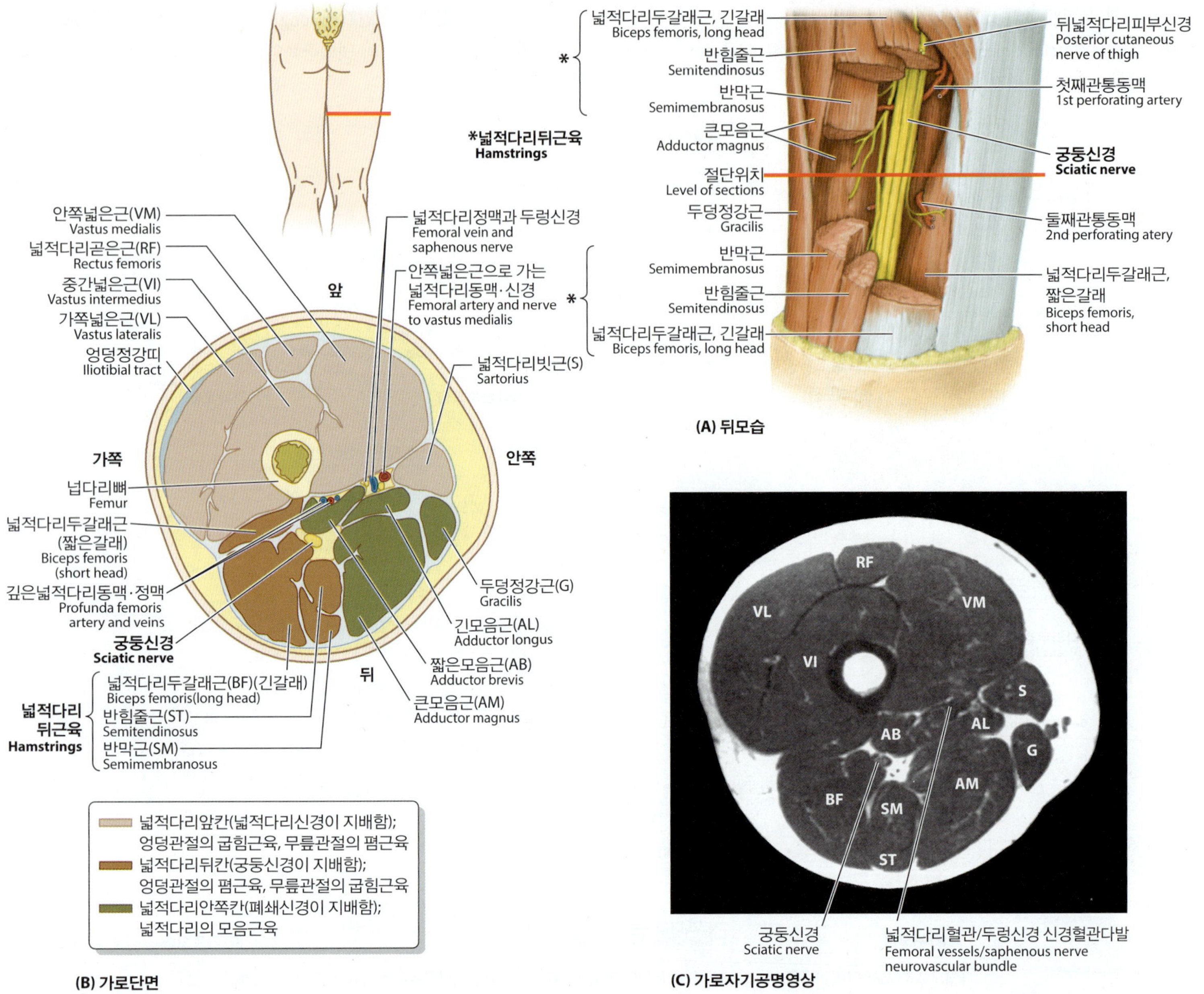

그림 7.44. 넓적다리 근육과 근막칸. A. 해부. 궁둥신경이 보이도록 넓적다리뒤근육의 일부를 잘랐다. **B**와 **C**부분에서 보여주는 단면의 높이를 표시했다. **B.** 넓적다리 중간을 가로 절단 해부 그림으로 고샅인대(inguinal ligament)에서 10~15 cm 아래이다. 넓적다리의 세 칸은 각각 다른 음영의 색으로 칠해 그 칸의 신경지배와 기능적 근육무리가 각 칸마다 있음을 보였다. **C. B**부분에 해당하는 오른넓적다리의 가로절단 자기공명영상(MRI).

넓적다리뒤근육(hamstring muscle)이란 이름은 돼지의 넓적다리 살인 햄(ham)을 보존하고 훈제하기 위해 이 근육의 긴 힘줄로 매달은 데서 유래한다(그림 7.43E, F). 또한 "적을 불구로 만들라(hamstringing the enemy)"는 표현도 무릎의 안쪽과 가쪽에 있는 이 힘줄들을 베는 데서 유래한 것이다.

넓적다리뒤근육의 두 동작이 동시에 최대로 작동할 수는 없다. 즉, 무릎관절을 최대로 굽히려면 넓적다리뒤근육의 길이가 아주 짧아져야 하므로, 넓적다리 폄을 최대로 하는 데 필요한 추가적인 수축을 동시에 할 순 없게 된다. 마찬가지로, 엉덩관절을 최대로 펴면 넓적다리뒤근육의 길이가 짧아져 무릎에서 최대로 작동하도록 더 수축시킬 수 없게 된다. 넓적다리와 종아리를 고정하면, 넓적다리뒤근육이 엉덩관절에서 몸통을 펴는 운동을 돕는다.

무릎이 최대로 굽혀진 경우를 제외하면 넓적다리뒤근육은 편하게 선 자세를 유지하는 것을 포함해, 어떤 상황에서도 넓적다리 폄 운동에 적극적으로 관여한다. 넓적다리뒤근육의 힘줄이 마비된 사람은 똑바로 서는 데 필요한 근육긴장(muscle tone)을 큰볼기근(gluteus maximus muscle)이 유지할 수 없으므로 앞으로 쓰러진다.

평지를 걸을 때 큰볼기근은 최소 활동을 보이므로, 넓적다리뒤근육은 엉덩관절의 폄근육으로 작용하게 된다. 하지만 정상 보행을 하는 동안, 이 근육작용 대부분은 엉덩관절의 폄이나 무릎관절 굽힘 그 자체보다는, 끝흔들기(terminal swing) 동안 엉덩관절 굽힘과 무릎관절 폄에 저항해 신장수축(eccentric contraction)을 하는 것이다(그림 7.23G 참조; 표 7.2).

넓적다리뒤근육의 길이는 다양한데, 이는 대개 조건의 문제이다. 어떤 사람은 무릎을 폈을 때, 손이 발가락에 닿기 어려울 정도로 짧을 수 있다. 하지만 규칙적인 스트레칭으로 넓적다리뒤근육의 근육과 힘줄을 늘릴 수 있다.

넓적다리뒤근육의 검사를 위해서, 환자가 저항에 거슬러 종아리 굽힘을 하게 한다. 정상이면, 이 근육들이 무릎을 굽힐 때 오금오목 양쪽에서 힘줄들이 올라온다(그림 7.51C 참조).

반힘줄근(semitendinosus)

이름에서 알 수 있듯이, **반힘줄근**(반건상근, **semitendinosus muscle**)은 반이 힘줄인 근육이다(그림 7.43E). 방추형 힘살(belly)로, 넓적다리의 몸쪽 2/3에서 시작해 아래로 가는, 긴 끈 모양의 힘줄과 나눔힘줄(tendinous intersection)이 여기로 끼어든다. 먼쪽에서, 넓적다리빗근(sartorius muscle), 두덩정강근(gracilis muscle)의 힘줄들과 만나 하나의 힘줄인 거위발(*pes anserinus*)이 되며, 정강뼈(tibia) 윗부분 안쪽면에 닿는다(그림 7.43C; 그림 7.27 참조).

반막근(semimembranosus)

반막근(반막상근, **semimembranosus muscle**)은 궁둥뼈결절(ischial tuberosity)에 붙는곳의 납작한 막모양이어서 적절히 붙여진 이름으로 넓은 근육이다(그림 7.43E, F; 표 7.7). 반막근의 힘줄은 넓적다리 중간에서 형성되어, 정강뼈(tibia)의 안쪽관절융기(medial condyle) 뒷부분까지 내려간다.

힘줄의 닿는곳은 다음 세 부분으로 나눠진다: (1) 바로 닿는 부분인 정강뼈(tibia)의 안쪽관절융기(medial condyle) 뒷면, (2) 다리오금근막(popliteal fascia)과 섞이는 부분, (3) 접힌부분(reflected part)은 **빗오금인대(oblique popliteal ligament)**로서 무릎관절주머니(joint capsule of knee)의 융기사이부분(intercondylar part)을 강화한다(그림 7.43F; 그림 7.90B 참조).

무릎을 90°까지 굽히면, 안쪽 넓적다리뒤근육(반힘줄근과 반막근)의 힘줄이 정강뼈의 안쪽면을 지난다. 이 위치에서, 안쪽 넓적다리뒤근육이 수축하면(두덩정강근, 넓적다리빗근, 오금근 같은 협동근들도 함께 수축) 제한된(약 10°) 정강뼈 안쪽돌림(medial rotation)이 무릎에서 일어난다. 두 개의 안쪽 넓적다리뒤근육은 엉덩관절의 주요 폄근인 가쪽의 넓적다리두갈래근(biceps femoris muscle)처럼 적극적으로 수축하지 않는다(Hamill et al., 2022).

넓적다리두갈래근(biceps femoris)

방추형의 **넓적다리두갈래근**(대퇴이두근, **biceps femoris muscle**)은 이름에서 가리키듯이 두 개의 갈래(head)인 긴갈래(*long head*)와 짧은갈래(*short head*)를 가진다(그림 7.43E~G). 넓적다리 아래에서, 긴갈래는 힘줄이 되어 짧은갈래와 만난다. 둥근 온힘줄(common tendon)은 종아리뼈머리(비골두, head of fibula)에 닿으며, 특히 저항을 거슬러 무릎을 굽혔을 때, 잘 보이고, 무릎을 지나는 것을 만질 수 있다.

넓적다리두갈래근의 긴갈래는 볼기부위(gluteal region)에서 넓적다리 뒤부위로 내려온 후, 궁둥신경(sciatic nerve)을 가로지르며 보호한다(그림 7.41A와 7.44A~C). 궁둥신경이 종말가지(terminal branch)로 갈라지면, 가쪽가지(lateral branch)인 온종아리신경(총비골신경, common fibular nerve)은 넓적다리두갈래근의 힘줄과 함께 주행하는 것을 지속한다.

넓적다리두갈래근의 짧은갈래는 거친선(조선, linea aspera)에서 가쪽선(lateral lip) 아래 1/3과 넙다리뼈의 안쪽관절융기위능선(medial supracondylar ridge)에서 일어난다(그림 7.43B, G). 반면에 넓적다리뒤근육은 궁둥신경(sciatic nerve)에서 나온 정강신경(tibial nerve)의 지배를 받지만, **넓적다리두갈래근의 짧은갈래만 종아리신경(비골신경, *fibular nerve*)**의 지배를 받는다(표 7.7). 넓적다리두갈래근의 신경지배는 서로 달라서, 넓적다리뒤부위 손상으로 신경이 손상되면 갈래 하나만 마비될 수 있다.

무릎을 90°까지 굽히면, 엉덩정강띠(iliotibial tract)뿐만 아니라, 가쪽 넓적다리뒤근육(슬와부근육, hamstring muscle)의 힘줄이 정강뼈(tibia) 가쪽으로 주행한다. 이 위치에서 넓적다리두갈래근과 넓적다리근막긴장근(tensor fasciae latae)이 수축하면 무릎에서 약 40°의 정강뼈 가쪽돌림(lateral rotation)이 일어난다. 눈 위에서 스키를 탈 때, 굽힌 무릎에서 돌림운동이 특히 중요하다.

볼기부위와 넓적다리뒤부위 신경혈관구조(Neurovascular Structures of Gluteal and Posterior Thigh Regions)

몇몇 중요한 신경이 엉치신경얼기(*sacral plexus*)에서 나와 볼기부위를 지배하거나(예: 위볼기신경과 아래볼기신경), 볼기부위를 지나쳐 샅(perineum)과 넓적다리를 지배한다(예: 각각 음부신경과 궁둥신경). 그림 7.45에서 볼기부위와 넓적다리뒤부위 신경들을 보여주며, 표 7.8에서 볼기부위와 넓적다리뒤부위에 있는 신경의 이는곳, 경로, 분포를 기술했다.

볼기피부신경(clunial nerve)

볼기부위의 피부는 **위볼기피부신경(superior clunial nerve**; 라틴어로 *clunes*는 볼기), **중간볼기피부신경(middle clunial nerve)**, **아래볼기피부신경(inferior clunial nerve)**에 의해 풍부하게 지배된다. 이 얕은신경들(superficial nerves)은 위뒤엉덩뼈가시(posterior superior iliac spine)와 엉덩뼈결절(iliac tubercle) 사이의 엉덩뼈능선을 덮는 피부를 지배한다. 결론적으로, 엉덩뼈(ilium)에서 뼈이식을 위해 뼈를 채취할 때, 이 신경들이 손상받기 쉽다.

깊은볼기신경(deep gluteal nerves)

깊은볼기신경(심둔신경, *deep gluteal nerve*)에는 위볼기신경(superior gluteal nerve), 아래볼기신경(inferior gluteal nerve), 넓적다리네모근신경(nerve to quadratus femoris muscle), 뒤넓적다리피부신경(posterior cutaneous nerve of thigh), 속폐쇄근신경(nerve to obturator internus muscle), 음부신경(pudendal nerve)이 있다(그림 7.41A와 7.45; 표 7.8). 이 신경들은 모두 엉치신경얼기(sacral plexus)의 가지들로서 큰궁둥구멍(greater sciatic foramen)을 통해 골반을 빠져나온

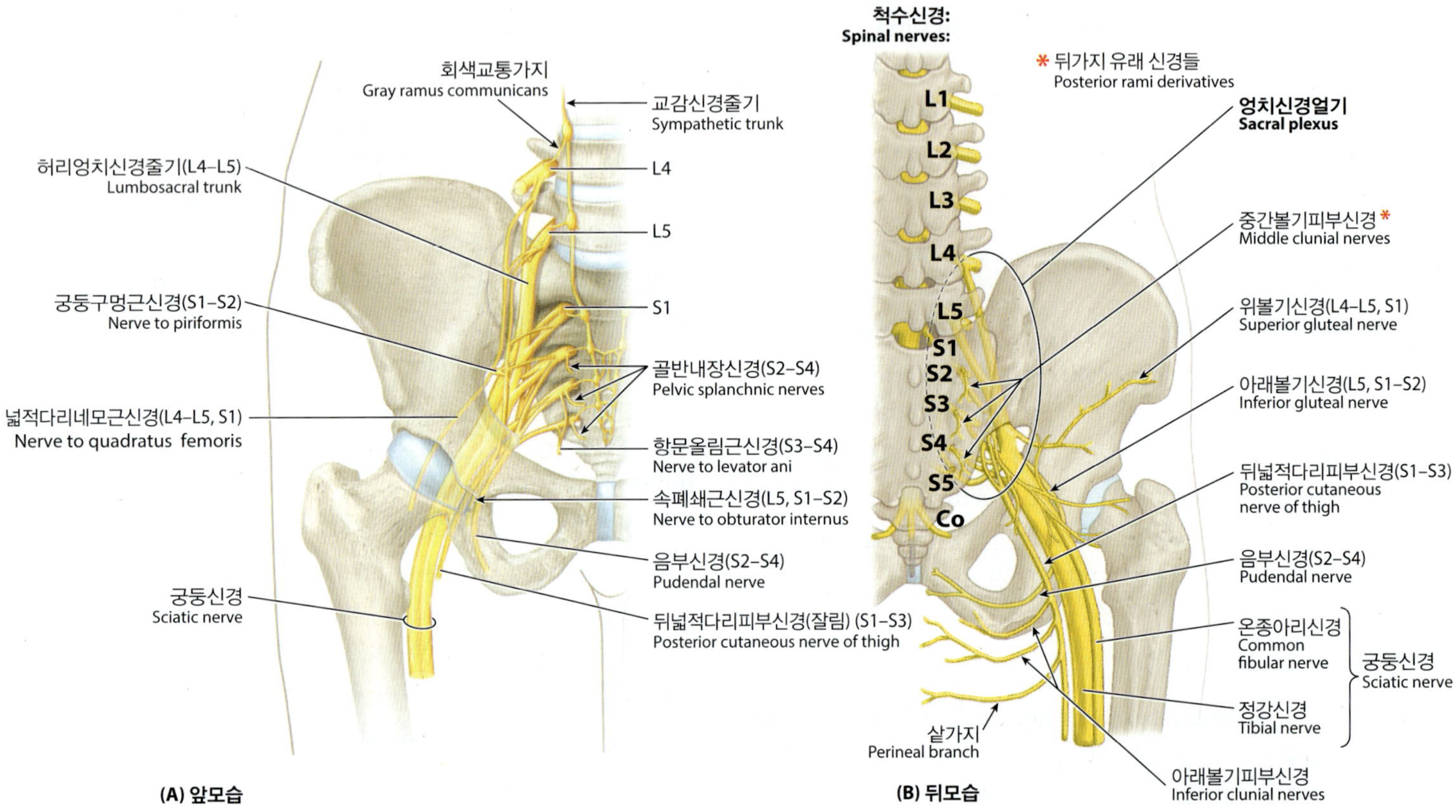

그림 7.45. 볼기부위와 넓적다리뒤부위 신경.

표 7.8. 볼기부위와 넓적다리뒤부위 신경

신경	이는곳	경로	분포
볼기피부신경(clunial nerve) **위(superior)**	L1–L3 척수신경뒤가지의 가쪽 피부가지에서 시작	엉덩뼈능선(iliac crest)을 가로질러 아래가쪽으로 주행	볼기의 윗부분 및 엉덩뼈결절을 덮고 있는 피부를 지배함
중간(middle)	S1–S3 척수신경뒤가지의 가쪽피부가지에서 시작	뒤엉치뼈구멍(posterior sacral foramen)을 지나서, 볼기부위의 가쪽으로 주행	엉치뼈 및 주변 볼기를 덮고 있는 피부를 지배함
아래(inferior)	뒤넓적다리피부신경(S2–S3 척수신경앞가지)	큰볼기근(gluteus maximus muscle)의 아래모서리에서 나와 큰볼기근 위의 피부로 올라감	볼기의 아래 반에서 큰돌기까지 이르는 피부를 지배함
궁둥신경(sciatic nerve)	엉치신경얼기(L4–S3 척수신경앞가지의 앞갈래와 뒤갈래)	큰궁둥구멍을 통과한 다음 궁둥구멍근의 아래로 나와 큰볼기근의 깊은 곳으로 주행함; 넓적다리 뒤부위에서 넓적다리두갈래근의 깊은 곳으로 내려감; 다리오금꼭대기에서 정강신경과 온종아리신경으로 갈라짐	볼기부위에 있는 근육을 지배하지 않음; 넓적다리 뒤부위에 있는 모든 근육을 지배함(온종아리갈래가 지배하는 넓적다리두갈래근의 짧은갈래를 제외한, 정강갈래가 나머지 근육을 모두 지배함)
뒤넓적다리피부신경 (posterior cutaneous nerve of thigh)	엉치신경얼기(S1–S3 척수신경앞가지의 앞갈래와 뒤갈래)	큰궁둥구멍을 통과한 다음 궁둥구멍근의 아래로 나와 큰볼기근의 깊은 곳으로 주행하다가 그 아래모서리로 나옴; 넓적다리뒤부위에서 넓적다리근막의 속으로 내려감	볼기의 아래반(아래볼기피부신경을 통해) 및 넓적다리뒤부위와 다리오금을 덮은 피부를 지배하며, 살가지를 통해 샅의 가쪽과 넓적다리 위안쪽 피부도 지배함
위볼기신경 (superior gluteal nerve)	엉치신경얼기(L4–S1 척수신경앞가지의 뒤갈래)	큰궁둥구멍을 통과한 다음, 궁둥구멍근의 위로 나옴. 중간볼기근과 작은볼기근 사이에서 가쪽으로 넓적다리근막긴장근까지 주행함	중간볼기근, 작은볼기근, 넓적다리근막긴장근을 지배함

표 7.8. 볼기부위와 넓적다리뒤부위 신경 (계속)

신경	이는곳	경로	분포
아래볼기신경 (inferior gluteal nerve)	엉치신경얼기(L5–S2 척수 신경앞가지의 뒤갈래)	큰궁둥구멍을 통과한 다음, 궁둥구멍근의 아래로 나와 큰볼기근 아랫부분의 깊은 곳으로 주행하다가 몇 개의 가지로 갈라짐	큰볼기근을 지배함
넓적다리네모근신경(nerve to quadratus femoris muscle)	엉치신경얼기(L4–S1 척수 신경앞가지의 앞갈래)	큰궁둥구멍을 통과한 다음, 궁둥구멍근의 아래로 나와 궁둥신경의 깊은 곳으로 주행함	엉덩관절, 아래쌍둥이근, 넓적다리네모근을 지배함
음부신경(pudendal nerve)	엉치신경얼기(S2–S4 척수 신경앞가지의 앞갈래)	큰궁둥구멍을 통과한 다음 궁둥구멍근의 아래를 통해 골반을 빠져나옴; 엉치가시인대의 뒤로 내려감; 작은궁둥구멍(lesser sciatic foramen)을 통과하여 샅(perineum)으로 들어감	볼기부위와 넓적다리뒤칸에 있는 어떤 구조도 지배하지 않음(주로 샅과 관련되어 있는 신경임)
속폐쇄근신경(nerve to obturator internus muscle)	엉치신경얼기(L5–S2 척수 신경앞가지의 앞갈래)	큰궁둥구멍을 통과한 다음 궁둥구멍근의 아래를 통해 골반을 빠져나옴; 엉치가시인대(sacrospinous ligament)의 뒤로 내려감; 작은궁둥구멍을 통과하여 샅으로 들어감	위쌍둥이근(superior gemellus muscle)과 속폐쇄근(obturator internus muscle)을 지배함

다. 위볼기신경을 제외한 나머지 신경들은 궁둥구멍근의 아래쪽에서 나온다.

위볼기신경. **위볼기신경**(상둔신경, **superior gluteal nerve**)은 중간볼기근(gluteus medius)과 작은볼기근(gluteus minimus muscle) 사이에서 위볼기동맥(superior gluteal artery)의 깊은가지와 함께 가쪽으로 주행한다. 위볼기신경은 중간볼기근을 지배하는 위가지(superior branch)와 중간볼기근과 작은볼기근 및 넓적다리근막긴장근(tensor fasciae latae)을 지배하는 아래가지(inferior branch)로 나누어진다.

임상적용 "위볼기신경 손상"을 참조한다.

아래볼기신경. **아래볼기신경**(하둔신경, **inferior gluteal nerve**)은 큰궁둥구멍을 통과하고 궁둥구멍근의 아래쪽에서 궁둥신경보다 얕게 골반을 빠져나오며, 이때 아래볼기동맥(inferior gluteal artery) 및 정맥의 몇 가지들과 같이 주행한다. 아래볼기신경도 몇 개의 가지로 나누어지는데, 이 신경을 덮고 있는 큰볼기근(gluteus maximus muscle)에 운동신경을 제공한다.

궁둥신경. **궁둥신경**(좌골신경, **sciatic nerve**)은 몸에서 가장 큰 신경이며 **엉치신경얼기**(*sacral plexus*)의 주된 부분이 연속된 것이다. 궁둥구멍근의 아래모서리에서 약 2 cm 너비의 두껍고 납작한 띠 모양의 신경이 나온다. 궁둥신경은 궁둥구멍근 아래의 큰궁둥구멍을 통과하는 구조물들 중 가장 가쪽에서 나온다.

궁둥신경의 안쪽에서 아래볼기신경과 혈관, 속음부혈관(internal pudendal vessel), 음부신경(pudendal nerve)이 나온다. 궁둥신경은 덮고 있는 큰볼기근 속에서 큰돌기(greater trochanter)와 궁둥뼈결절(ischial tuberosity)의 가운데를 지나 아래가쪽으로 주행한다. 그 다음 궁둥뼈(ischium)를 지나 속폐쇄근(obturator internus muscle), 넓적다리네모근(quadratus femoris muscle), 큰모음근(adductor magnus muscle)의 뒤로 내려간다. 궁둥신경은 너무 커서 이름을 가진 혈관이 여기에 혈액을 공급하는데, 아래볼기동맥(inferior gluteal artery)의 가지인 **궁둥신경동맥(artery to sciatic nerve)**이 그것이다.

궁둥신경은 볼기부위에 있는 구조를 지배하지 않는다. 넓적다리뒤부위 및 종아리(leg)와 발(foot)의 근육을 지배하고 종아리와 발에 있는 대부분의 피부도 지배한다. 또한 다리의 모든 관절에도 가지를 내어 신경지배 한다. 궁둥신경은 실제로, 앞가지(anterior rami)의 앞갈래(anterior division)에서 나오는 **정강신경**(*tibial nerve*)과 앞가지의 뒤갈래(posterior division)에서 나오는 **온종아리신경**(총비골신경, *common fibular nerve*) 두 개의 신경으로, 같은 결합조직집(connecitve tissue sheath)에 함께 느슨하게 붙어 있다(그림 7.45와 7.46A).

정강신경과 온종아리신경은 대개 넓적다리 먼쪽에서 갈라진다(그림 7.45B). 그러나 약 12%의 사람에서 골반을 빠져나올 때, 그 신경이 갈라지기도 한다(그림 7.46A). 이런 경우, 정강신경은 궁둥구멍근의 아래에서 나오며, 온종아리신경은 이 근육을 뚫고 나오거나 그 위로 나온다(그림 7.46B, C).

넓적다리네모근신경. **넓적다리네모근신경**(대퇴방형근신경, **nerve to quadratus femoris**)은 궁둥신경(sciatic nerve)과 속폐쇄근(obturator internus muscle)의 앞에서 골반을 빠져나온 다음 엉덩관절(hip joint)의 뒷면으로 내려온다(그림 7.45). 이 엉덩관절에 관절가지(articular branch)를 내고, 아래쌍둥이근(inferior gemellus muscle)과 넓적다리네모근 신경지배를 한다.

뒤넓적다리피부신경. **뒤넓적다리피부신경**(후대퇴피신경, **posterior cutaneous nerve of thigh**)은 가장 많은 피부영역에 분포하는 피부신경이다(그림 7.45; 그림 7.19 참조; 표 7.1). S2와 S3의 앞갈래(anterior division)에서 나온 신경섬유는 **샅가지**(*perineal branch*)를 거쳐 샅(회음, perineum)의 피부를 지배한다. S1과 S2의 앞가지(anterior ramus)의 뒤갈래(posterior division)에서 나온 신경섬유는 **아래볼기피부신경**(*inferior clunial nerve*)을 통해서 볼기아래 피부를 지배한다. 다른 신경섬유는 아래로 계속 주행해 넓적다리뒤부위와 종아리 몸쪽부분 피부를 지배한다. 이름에 피부(*cutaneous*)가 들어

7

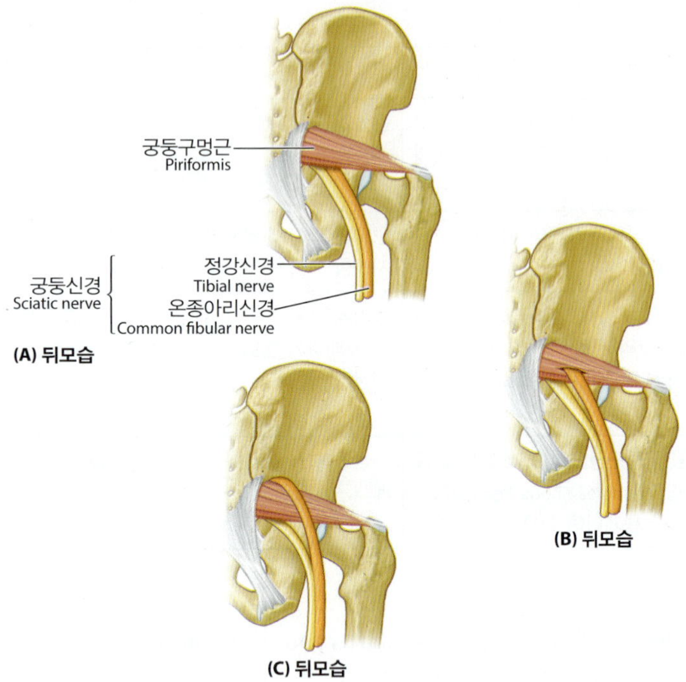

그림 7.46. 궁둥구멍근에 대한 궁둥신경과의 관계. A. 궁둥구멍근 아래로 나옴. 궁둥신경은 대개 큰궁둥구멍을 통과해 궁둥구멍근의 아래로 나온다. **B.** 궁둥구멍근을 뚫는 온종아리신경. Dr. J. C. B. Grant가 연구한 640개 다리의 12.2%가 큰궁둥구멍을 빠져나오기 전에 궁둥신경이 갈라져 온종아리신경 가지(*노란색*)가 궁둥구멍근을 뚫고 나온다. **C.** 궁둥구멍근의 위로 나오는 온종아리신경. 0.5%에서는, 온종아리신경 가지가 궁둥구멍근의 위로 나오므로, 근육내주사를 할 때 특히 위험하다.

있는 다른 신경들과 달리, 뒤넓적다리피부신경은 주된 부위가 넓적다리근막(fascia lata) 안에 놓이며, 종말가지(terminal branch)만 피부밑조직(subcutaneous tissue)을 뚫고 피부에 분포한다.

음부신경. 음부신경(*pudendal nerve*)은 큰궁둥구멍(greater sciatic foramen)을 통과하여 골반을 빠져나오는 구조들 중 가장 안쪽에 위치한다. 이 신경은 궁둥구멍근의 아래, 엉치가시인대(sacrospinous ligament)의 뒤가쪽으로 내려온 다음, 작은궁둥구멍(lesser sciatic foramen)을 통해 샅으로 들어가 이 부위를 지배한다. 음부신경은 볼기부위(gluteal region)나 넓적다리뒤부위(posterior thigh) 구조는 지배하지 않으며, 제6장 "골반과 샅"에 자세히 설명한다.

속폐쇄근신경. **속폐쇄근신경**(내폐쇄근신경, **nerve to obturator internus**)은 L5–S2 앞가지의 앞갈래에서 일어나서 음부신경(pudendal nerve)과 평행하게 주행한다(그림 7.45A). 궁둥뼈가시(좌골극, ischial spine)의 바닥 주변으로 주행하면서 위쌍둥이근(상쌍자근, superior gemellus muscle) 신경지배를 담당한다. 작은궁둥구멍을 통해 샅으로 들어간 다음, 속폐쇄근의 신경지배를 담당한다.

볼기부위와 넓적다리뒤부위 동맥 (arteries of gluteal and posterior thigh regions)

볼기부위동맥은 직접 또는 간접적으로 **속엉덩동맥**(*internal iliac artery*)에서 갈라지지만, 동맥이 갈라지는 유형은 매우 다양하다(그림 7.41A와 7.47; 표 7.9). 속엉덩동맥의 큰 가지이면서 볼기부위를 지나는 동맥에는 (1) 위볼기동맥(superior gluteal artery), (2) 아래볼기동맥(inferior gluteal artery), (3) 속음부동맥(internal pudendal artery)이 있다. 넓적다리뒤칸(posterior compartment of thigh)만을 위한 큰 동맥은 존재하지 않지만, 다양한 여러 혈관들인 아래볼기동맥, 안쪽넓적다리휘돌이동맥(내측대퇴회선동맥, medial circumflex femoral artery), 관통동맥(perforating artery), 오금동맥(슬와동맥, popliteal artery) 등에 의해 혈액공급을 받는다.

위볼기동맥. **위볼기동맥**(상둔동맥, **superior gluteal artery**)은 속엉덩동맥의 가장 큰 가지이며 뒤로 허리엉치신경줄기(lumbosacral trunk)와 S1 신경 사이를 주행한다. 위볼기동맥은 큰궁둥구멍(greater sciatic foramen)을 통해 골반을 빠져나와, 궁둥구멍근(piriformis muscle) 위로 나오자마자 얕은가지와 깊은가지로 나누어진다. 얕은가지(*superficial branch*)는 큰볼기근(gluteus maximus muscle)과 이 근육의 이는곳을 덮는 피부에 분포하며, 깊은가지(*deep branch*)는 중간볼기근(gluteus medius), 작은볼기근(gluteus minimus muscle), 넓적다리근막긴장근(tensor fasciae latae)에 분포한다. 위볼기동맥은 아래볼기동맥 및 안쪽넓적다리휘돌이동맥과 서로 연결된다.

아래볼기동맥. **아래볼기동맥**(하둔동맥, **inferior gluteal artery**)은 속엉덩동맥에서 나와 S1과 S2 신경(또는 S2와 S3 신경) 사이의 벽쪽골반근막(parietal pelvic fascia)을 통해 뒤로 주행한다. 아래볼기동맥은 큰궁둥구멍을 통하여 골반을 빠져나와, 궁둥구멍근의 아래로 나온다. 이후, 큰볼기근 아래 볼기부위로 들어가고 궁둥신경(sciatic nerve) 안쪽으로 내려간다.

아래볼기동맥은 큰볼기근, 속폐쇄근(obturator internus muscle), 넓적다리네모근(quadratus femoris muscle), 넓적다리뒤근육(hamstring muscle) 윗부분에 분포한다. 이 동맥은 위볼기 동맥과 서로 연결되며, 깊은넓적다리동맥(deep artery of thigh)의 첫째관통동맥(1st perforating artery)과 안쪽넓적다리휘돌이정맥(medial circumflex femoral vein), 가쪽넓적다리휘돌이정맥(lateral circumflex femoral vein)과 만나 흔히 **넓적다리 십자연결**(*cruciate anastomosis of the thigh*)을 형성하는 데 관여한다(표 7.5). 이 혈관들은 몸쪽 넓적다리 뒤 구조물들에 혈액을 공급한다.

출생 전에, 아래볼기동맥은 넓적다리뒤칸의 주요 혈관으로, 그 전체를 지나며 오금동맥(슬와동맥, popliteal artery)으로 이어진다. 그러나 출생 후에 **궁둥신경동맥**(*artery to sciatic nerve*)으로 존속하고 이 부분 동맥들은 사라진다.

속음부동맥. **속음부동맥**(내음부동맥, **internal pudendal artery**)은 속엉덩동맥에서 나와 아래볼기동맥 앞에 위치한다. 음부신경(pudendal nerve)과 평행하게 주행하다가, 큰궁둥구멍을 통해 궁둥구멍근 아래로 나와 볼기부위로 들어간다(그림 7.47A). 속음부동맥은 곧바로 궁둥뼈가시(ischial spine)/엉치가시인대(sacrospinous ligament)를 가로질러 볼기부위를 빠져나간 다음, 작은궁둥구멍(lesser sciatic foramen)을 통해 샅(perineum)으로 간다. 음부신경처럼, 속음부동맥은 샅부위(perineal region) 피부, 바깥생식기관(external genitalia), 근육에 분포한다. 이 동맥은 볼기부위나 넓적다리뒤부위(posterior thigh)의 어떤 구조에도 혈액공급을 하지 않는다.

관통동맥. 4개의 **관통동맥(perforating artery)**이 대개 깊은넓적다리동맥에 있는데, 이 중 첫 세 개는 넓적다리앞칸(anterior compartment)에서 나오고 넷째는 깊은넓적다리동맥 자신의 종말가지(terminal branch)가 된다(그림 7.47A, B; 표 7.9). 관통동맥은 다리에선 드물게, 칸 사이를 가로지나는 큰 혈관이다.

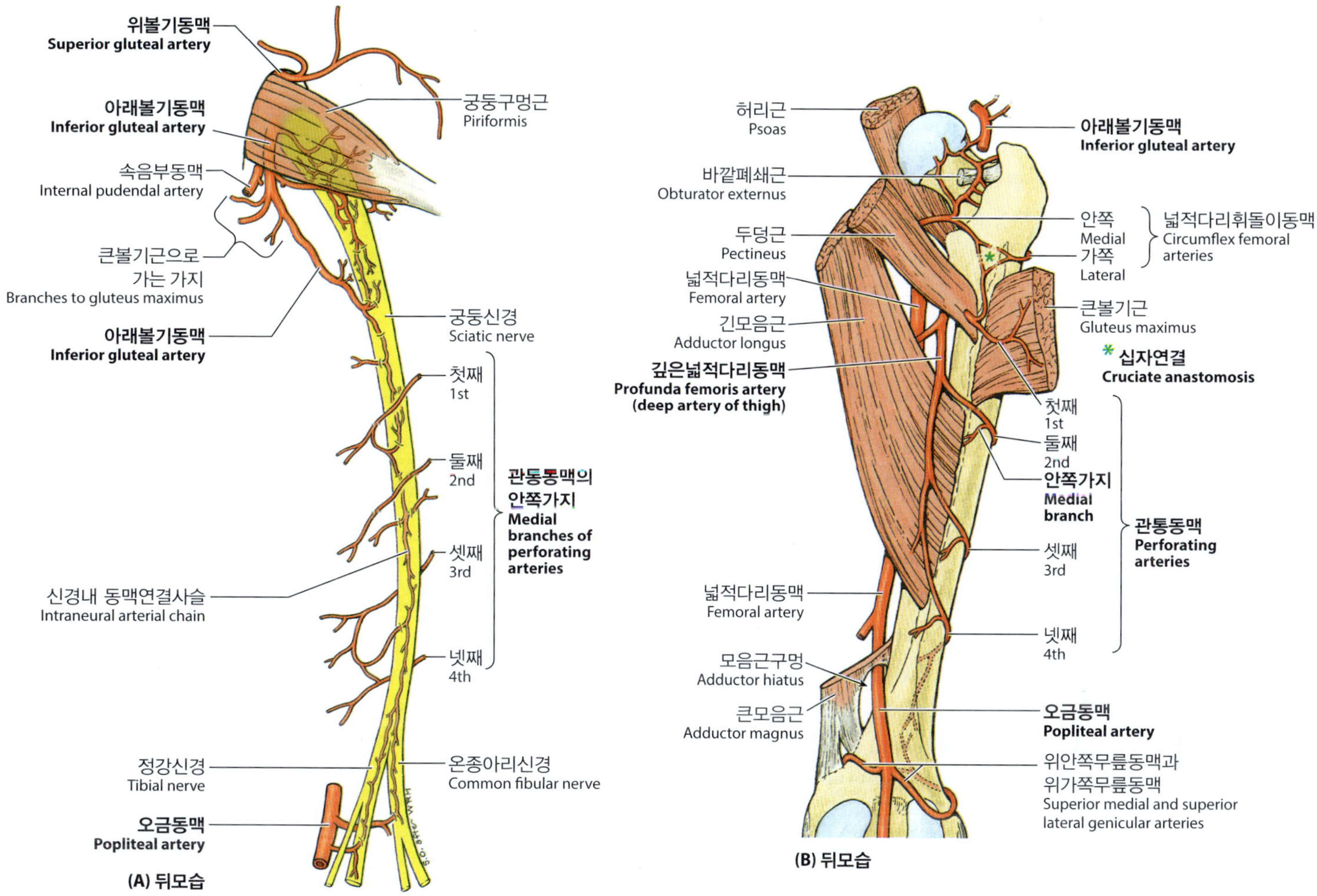

그림 7.47. 볼기부위와 넓적다리뒤부위 동맥.

표 7.9. 볼기부위와 넓적다리뒤부위 동맥

동맥[a]	경로	분포
위볼기동맥(superior gluteal artery)	큰궁둥구멍을 통과한 다음 궁둥구멍근의 위로 나와 볼기부위로 들어감; 얕은가지와 깊은가지로 갈라짐; 아래볼기동맥과 안쪽넓적다리휘돌이동맥이 연결됨(그림 7.47에는 나타내지 않음)	얕은가지: 큰볼기근에 혈액공급 깊은가지: 중간볼기근과 작은볼기근 사이로 주행하면서 이 근육들과 넓적다리근막긴장근에 혈액공급
아래볼기동맥(inferior gluteal artery)	큰궁둥구멍을 통과한 다음 궁둥구멍근의 아래로 나와 볼기부위로 들어감; 궁둥신경의 안쪽면으로 내려감(그림 7.47에는 나타내지 않음); 위볼기동맥과 연결되며, 깊은넓적다리동맥의 첫째관통동맥과 안쪽과 가쪽휘돌이동맥을 포함하는, 넓적다리 십자연결 형성에 관여함	큰볼기근, 속폐쇄근, 넓적다리네모근, 넓적다리뒤근육 윗부분에 혈액공급
속음부동맥(internal pudendal artery)	큰궁둥구멍을 통해서 볼기부위로 감; 궁둥뼈가시의 뒤로 내려감; 작은궁둥구멍을 통과해 샅으로 들어감	샅부위의 바깥생식기관과 근육에 혈액을 공급함; 볼기부위 혈액공급에는 관여하지 않음
관통동맥(peroforating artery)	큰모음근의 닿는곳인 널힘줄 부위와 안쪽 근육사이막을 뚫고 넓적다리뒤칸으로 들어감; 넓적다리뒤근육에 근육가지를 낸 다음, 가쪽근육사이막을 뚫고 넓적다리앞칸(anterior compartment)으로 감	대부분 넓적다리뒤근육에 혈액공급, 이후, 넓적다리앞칸에 있는 가쪽넓은근에 혈액공급

[a]이 동맥들은 모두 속엉덩동맥에서 시작한다(그림 7.32A 앞모습 참조).

외과의사는 넓적다리뒤칸(posterior compartment)을 수술할 때, 관통동맥이 손상되지 않게 조심해야 한다. 관통동맥은 큰모음근(adductor magnus muscle)의 닿는곳인 널힘줄 부위를 뚫고 넓적다리뒤칸으로 들어간다. 이 뒤칸에서 근육가지(muscular branch)가 나와 넓적다리뒤근육(슬와부근육, hamstring muscle)에 혈액을 공급하고, 다른 관통동맥 또는 아래볼기동맥 및 오금동맥과 만나기 위해 오르거나 내려가는 연결가지(anastomotic branch)가 나온다.

따라서 연속된 동맥연결사슬(ananstomotic arterial chain)은 볼기부위에서 다리오금부위(popliteal region)까지 뻗어 있으며, 이를 통해 주변 근육 및 궁둥신경에 혈액공급이 된다(그림 7.47A). 넓적다리뒤칸 가지들을 낸 다음, 관통동맥들은 가쪽넓적다리근육사이막(lateral intermuscular septum)을 뚫고 넓적다리앞칸으로 들어가, 가쪽넓은근(외측광근, vastus lateralis muscle)을 공급한다.

볼기부위와 넓적다리뒤부위 정맥
(veins of gluteal and posterior thigh regions)

볼기정맥(둔정맥, **gluteal vein**)은 볼기부위의 혈액을 속엉덩정맥(internal iliac vein)으로 내보낸다. **위볼기정맥**(상둔정맥, **superior gluteal vein**)과 **아래볼기정맥**(하둔정맥, **inferior gluteal vein**)은 해당 동맥과 함께 큰궁둥구멍(greater sciatic foramen)을 통하여 골반을 빠져나와 각각 궁둥구멍근(piriformis muscle)의 위와 아래로 나온다(그림 7.48A). 이들은 넓적다리정맥(femoral vein)의 지류들과 서로 연결되어 다리의 혈액이 심장으로 환류할 수 있는 대체경로(예: 넓적다리정맥이 막히거나 결찰된 경우)를 제공한다.

속음부정맥(내음부정맥, **internal pudendal vein**)은 속음부동맥(internal pudendal artery)과 동반주행하다 속엉덩정맥으로 가는 하나의 정맥이 되어 합쳐진다. 이 정맥들은 바깥생식기관(external genitalia)이나 음부(pudendum; 라틴어로 *pudere*)의 혈액을 배출한다. **관통정맥**(*perforating vein*)은 관통동맥과 동반주행하며, 넓적다리뒤칸(posterior compartment of thigh)의 혈액을 **깊은넓적다리정맥**(*profunda femoris vein*)으로 보낸다. 관통정맥은 관통동맥과 마찬가지로 대개 아래는 오금정맥(슬와정맥, popliteal vein), 위로는 아래볼기정맥(하둔정맥, inferior gluteal vein)과 연결된다.

볼기부위와 넓적다리부위 림프배출
(lymphatic drainage of gluteal and thigh regions)

볼기(궁둥이, buttock)의 깊은조직에서 나온 림프(lymph)는 볼기혈관(gluteal vessel)을 따라 존재하는 **위볼기림프절(superior gluteal lymph node)**과 **아래볼기림프절(inferior gluteal lymph node)**로 들어간 다음, 속엉덩림프절(내장골임파절, *internal iliac lymph node*), 바깥엉덩림프절(외장골임파절, *external iliac lymph node*), 온엉덩림프절(총장골임파절, *common iliac lymph node*)로 들어가며(그림 7.48A), 이어 가쪽허리(대동맥/대정맥)림프절[*lateral lumbar (aortic/caval) lymph node*]로 들어간다.

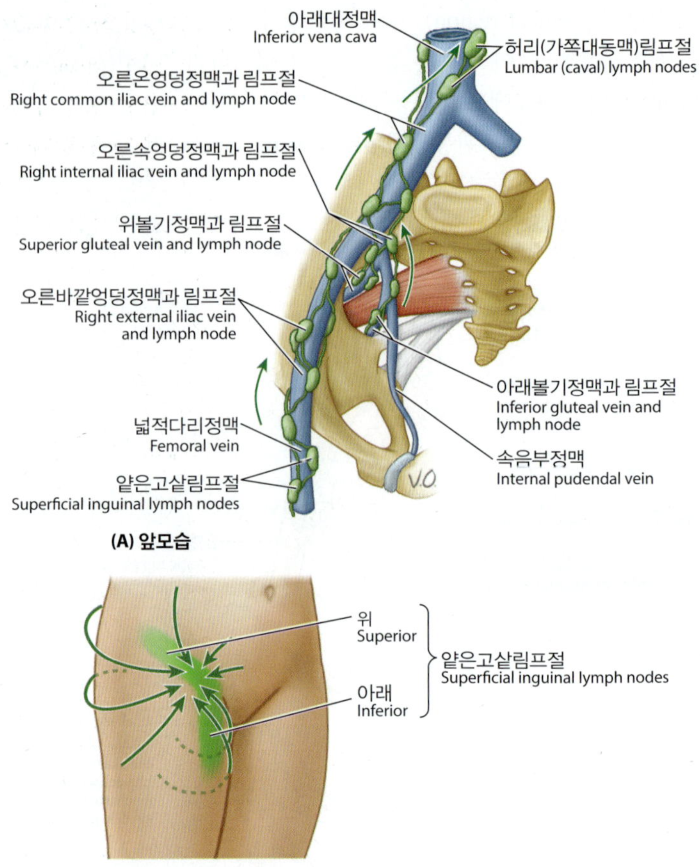

그림 7.48. 볼기와 넓적다리부위 림프배출. A. 깊은림프배출. 볼기부위의 깊은조직에서 나온 림프는 볼기정맥을 따라 골반으로 들어가 위·아래볼기림프절로 배출된 다음, 그 곳에서 엉덩림프절과 가쪽허리(대정맥/대동맥)림프절로 이동한다. **B.** 얕은림프배출. 볼기부위의 얕은조직에서 나온 림프는 처음에 넓적다리 림프를 받는 얕은고샅림프절로 간다. 얕은고샅림프절로부터 온 모든 림프는 날림프관을 통해 바깥 엉덩림프절, 온엉덩림프절, 오른·왼허리(대정맥/대동맥)림프절로 가며, 허리림프줄기를 통해 가슴림프관팽대(유미조, chyle cistem), 가슴림프관(thoracic duct)으로 배출된다.

볼기부위의 얕은조직에서 나온 림프는 **얕은고샅림프절**(천서혜임파절, *superficial inguinal lymph node*)로 가며, 넓적다리 림프도 이리로 들어간다(그림 7.48A, B). 얕은고샅림프절로 들어온 모든 림프는 날림프관(efferent lymphatic vessel)을 통해 바깥엉덩림프절로 배출된다.

다리로 가는 전체 혈관의 관점에서, 다리로 가는 대부분의 동맥혈과 다리에서 배출되는 대부분의 정맥혈 및 림프관은 주로 보호받기 쉬운 다리의 앞안쪽면(anteromedial aspect)을 따라 지나간다.

굽힘근육(flexor muscle)이 폄근육(extensor muscle)보다 더 잘 보호되며, 폄근육 쪽은 노출되어 굽힌 방어자세(척주와 팔다리를 굽힘)에서 더 손상에 취약하다.

볼기부위와 넓적다리뒤부위 표면해부학(Surface Anatomy of Gluteal and Posterior Thigh Regions)

볼기부위(gluteal region) 피부는 대개 남자에서 특히 두껍고 거친 반

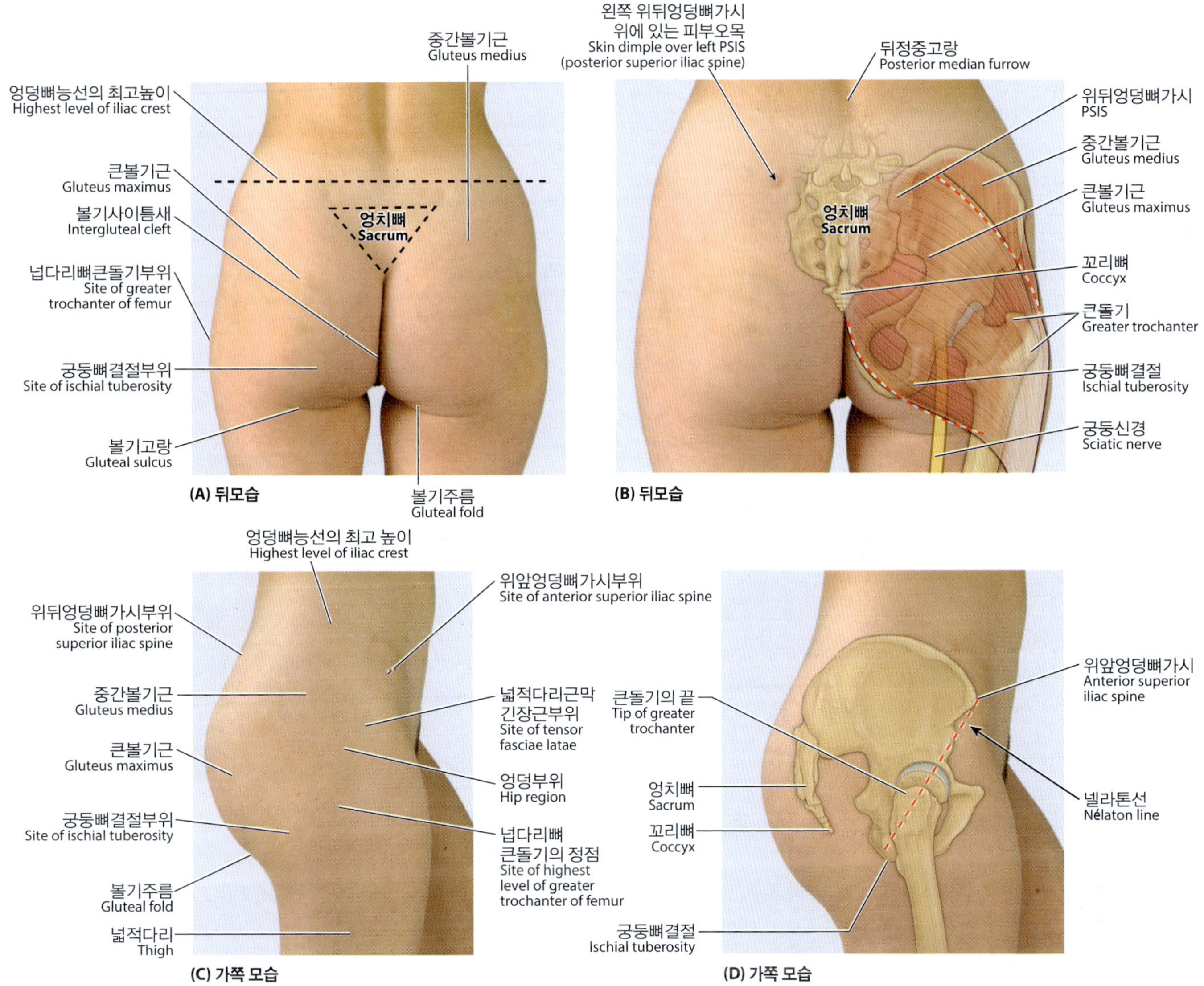

그림 7.49. **볼기부위 표면해부학.**

면, 넓적다리 피부는 상대적으로 얇고 피부밑조직(subcutaneous tissue)과 느슨하게 붙어 있다. 엉덩뼈능선(장골릉, *iliac crest*)의 가장 높은 점을 연결하는 선(그림 7.49A)은 L4–L5 척추사이원반(추간원반, intervertebral disc)을 지나며, 이 선은 허리뚫기(*lumbar puncture*)를 수행할 때(제2장, 등 참조) 허리수조(*lumbar cistern*) 가운데를 가리키는데 유용한 기준점이다.

볼기사이틈새(*intergluteal cleft*)는 엉치뼈끝(apex of sacrum)에서 시작하며, 양쪽 볼기 사이의 깊은 고랑으로 위쪽으로 S3 또는 S4 엉치분절(sacral segment)까지 뻗어 있다. 꼬리뼈(미골, *coccyx*)는 볼기사이틈새 윗부분에서 만져진다.

위뒤엉덩뼈가시(상후장골극, *posterior superior iliac spine, PSIS*)는 엉덩뼈능선의 뒤쪽 끝에 있어 쉽게 만져지지 않으나, 정중선에서 약 3.75 cm 가쪽에 형성된 피부오목(skin dimple)의 바닥을 통해 언제나 그 위치는 짐작할 수 있다(그림 7.49B). 양쪽의 피부오목을 잇는 선은, 남자보다 여자에서 더 잘 보이며, S2 가시돌기(spinous process)를 지나며, 경막주머니(*dural sac*)의 가장 아래끝(그림 2.41과 B2.25 참조), 엉치엉덩관절(sacroiliac joint)의 가운데, 그리고 온엉덩동맥갈림(bifurcation of common iliac artery)의 위치들을 알려준다(그림 7.15A 참조).

볼기근육(gluteal muscle)의 위치는 단지 2개만 확인할 수 있다. 볼기부위 대부분이 구조를 덮는 큰볼기근(*gluteus maximus muscle*)은 허리를 굽혔다 폈을 때 그 수축을 촉진할 수 있다. 큰볼기근의 아래모서리(inferior edge)는 다양한 양의 피부밑지방(subcutaneous fat)이 있는 볼기주름(*gluteal fold*) 바로 위에 위치한다(그림 7.49A, C). 엉덩관절(hip joint)을 굽히면 볼기주름은 사라진다. 볼기주름의 튀어나온 정도는 큰볼기근의 위축(*atrophy*)과 같은 비정상 상태에서 변한다. 꼬리뼈와 궁둥뼈결절(좌골결절, ischial tuberosity)을 잇는 가상의 선은 큰볼기근의 아래모서리를 가리킨다(그림 7.49B). 위뒤엉덩뼈가시(PSIS)와 큰돌기(greater trochanter)의 약간 위쪽을 잇는 다른 가상의 선은 큰볼기근 위모서리(superior edge)를 가리킨다.

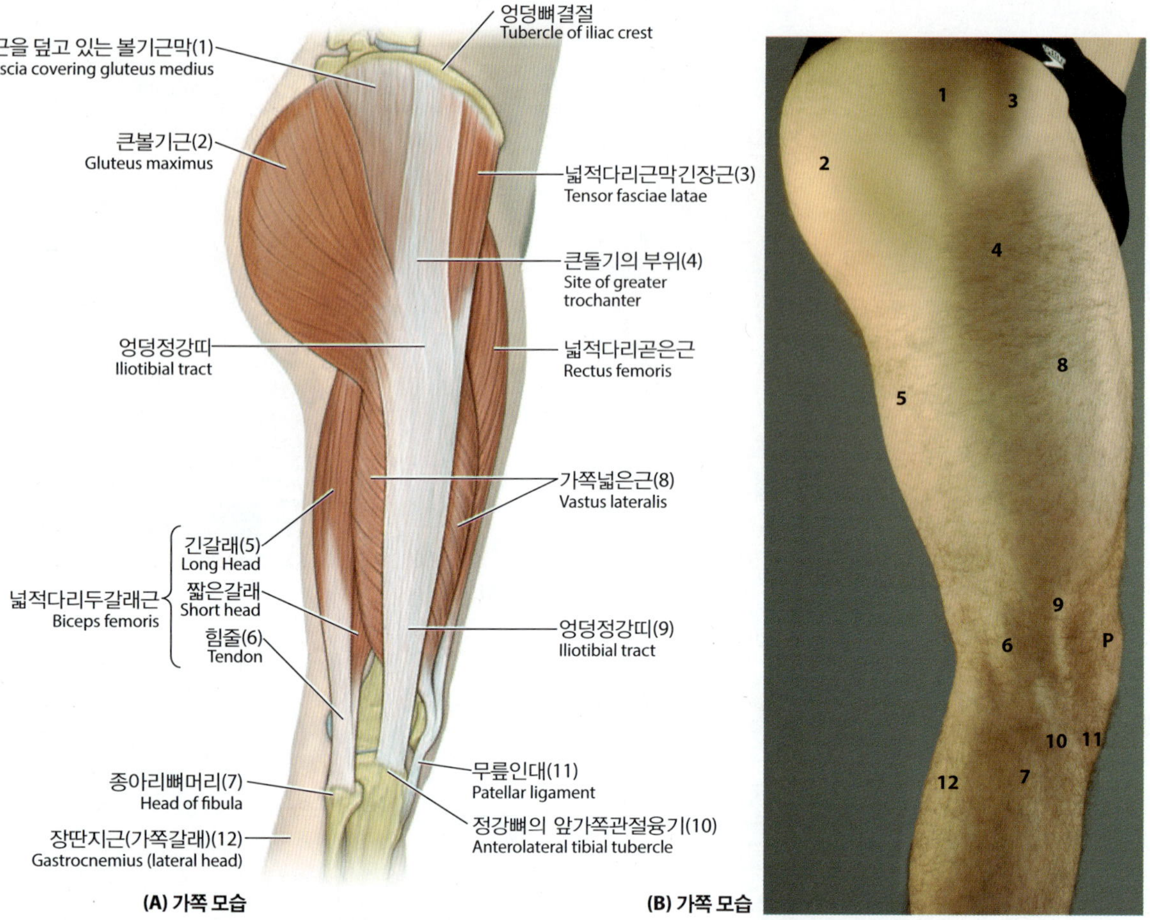

그림 7.50. 볼기부위와 넓적다리 가쪽 표면해부학. *P*, 무릎뼈.

볼기고랑(gluteal sulcus)은 볼기주름 아래의 피부주름으로 볼기(궁둥이, buttock)를 넓적다리 뒷면(posterior aspect of thigh)과 구분하는 선이 된다(그림 7.49A, B). 그림처럼 넓적다리를 편 상태에서는, **궁둥뼈결절**(*ischial tuberosity*)을 큰볼기근의 아랫부분이 덮고 있다. 그러나 넓적다리를 굽히면 큰볼기근이 위쪽으로 미끄러져, 이 결절만 피부밑에 놓여 쉽게 만질 수 있다. 허리를 굽혀 앉으며, 궁둥뼈결절을 촉진해보자.

중간볼기근(*gluteus medius*)의 윗부분은 큰볼기근과 엉덩뼈능선 사이에서 만져볼 수 있다(그림 7.49B와 7.50A, B). 한쪽 볼기의 중간볼기근은 같은쪽 다리에 체중을 모두 실으면 느낄 수 있다.

큰돌기(*greater trochanter*)는, 볼기부위에서 가장 가쪽으로 튀어나온 뼈지점으로 엉덩이의 가쪽면, 특히 아랫부위에서 잘 만져진다(그림 7.49A~C). 중간볼기근과 작은볼기근을 느슨하게 한 다음에, 다리를 수동적으로 벌리면 더 쉽게 만져볼 수 있다. 큰돌기의 가장 위끝은 **엉덩뼈결절**(*tubercle of iliac crest*)에서 약 손바닥 너비만큼 아래쪽에 위치한다(그림 7.50).

엉덩관절 탈구로 볼기근육이 위축되고 큰돌기의 위치가 변동되면, 큰돌기가 튀어나온 것이 두드러진다. 위앞엉덩뼈가시(anterior superior iliac spine, ASIS)에서 궁둥뼈결절까지 엉덩부위(hip region) 가쪽면 위로 선[**넬라톤선**(*Nélatone line*)]을 그으면, 정상적으로 큰돌기의 꼭대기 근처나 그 위를 지난다(그림 7.49D). 엉덩관절이 탈구되거나 넙다리뼈목(neck of femur)이 골절되면 이 선보다 위에서 큰돌기가 만져진다. **작은돌기**(*lesser trochanter*)는 넓적다리를 펴고 안쪽으로 돌리면, 뒤쪽에서 만지기가 어렵다.

궁둥구멍근(*piriformis muscle*)의 위경계에 대한 표면 기준점은 뒤위엉덩뼈가시(PSIS)에 의해 만들어진 피부함몰 부위에서 큰돌기 위경계를 잇는 선이다(그림 7.51A).

궁둥신경(*sciatic nerve*)은, 궁둥구멍근(piriformis muscle) 아래에서 나오는 가장 중요한 구조로서, 큰돌기와 궁둥뼈결절을 잇는 선의 가운데 점을 지나며(그림 7.51A), 넓적다리 뒷면의 가운데로 내려간다(그림 7.51B). 궁둥신경이 정강신경(tibial nerve)과 온종아리신경(common fibular nerve)으로 나눠지는 위치는 매우 다양하다. 대개 넓적다리 중간 1/3과 아래 1/3 사이에서 나눠지지만, 드물게 궁둥구멍(sciatic foramen)을 통과하면서 나눠질 수 있다(그림 7.46C). 궁둥신경은 넓적다리는 굽히고 무릎은 펴면 늘어나고, 넓적다리는 펴고 무릎을 굽히면 이완된다.

정강신경(*tibial nerve*)은 다리오금(popliteal fossa)을 반으로 나눈다. **온종아리신경**(*common fibular nerve*)은 넓적다리두갈래근(biceps femoris muscle)의 힘줄을 따라 주행한다.

넓적다리뒤근육(슬와부근육, *hamstring muscle*)은 궁둥뼈결절에

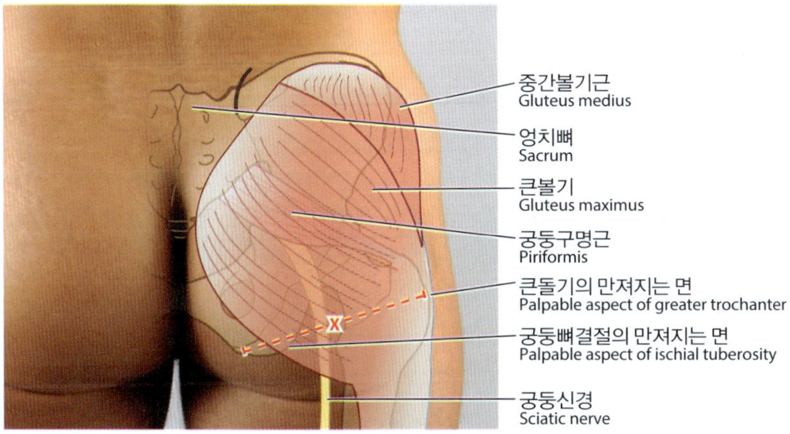

(A) 뒤모습

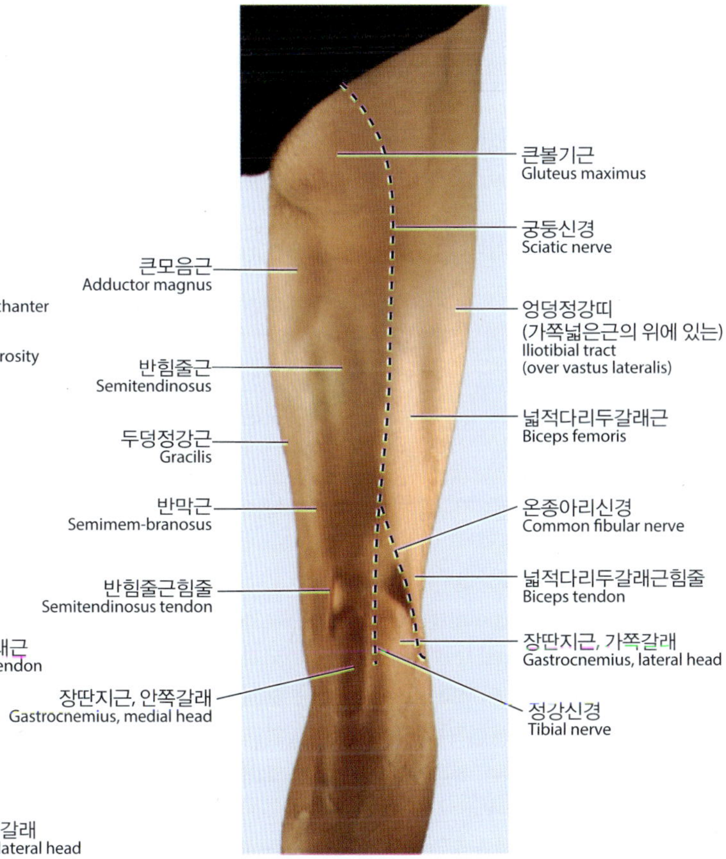

(B) 뒤모습

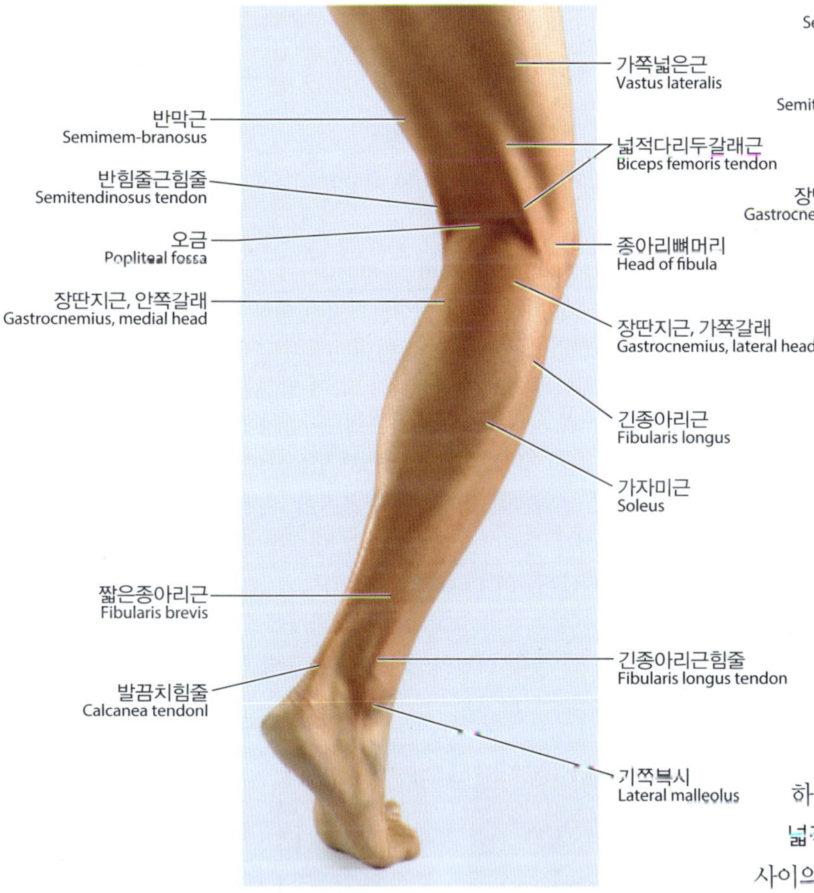

(C) 뒤가쪽 모습

그림 7.51. 볼기부위와 넓적다리 뒤쪽 표면해부학. A. 궁둥구멍근과 궁둥신경의 표면투영. **B.** 넓적다리뒤근육. 엉덩관절과 무릎관절은 근육이 잘 보이도록 하기 위해, 운동후 강하게 긴장한 채로 펴져 있다. **C.** 다리오금과 종아리. 엉덩관절, 무릎관절, 발허리발가락관절을 굽힌 자세로, 오른다리에 체중을 실은 모습이다.

서 일어나 넓적다리 뒤가쪽면을 따라 내려가므로 한 무리로 만져지고 넓적다리의 가쪽과 뒤쪽을 따라 간다(그림 7.51B, C). **엉덩정강띠**(*iliotibial tract*)는 가쪽에서 넓적다리근막(fascia lata)을 강화시켜 주는데, 정강뼈 **가쪽관절융기**(*lateral tibial condyle*)로 주행할 때, 넓적다리 가쪽에서 관찰할 수 있다(그림 7.50A, B).

다리를 펴고 앉아서, 발꿈치(heel)를 바닥에서 들어올리면 무릎뼈(patella) 가쪽모서리로부터 손가락 너비만큼 뒤에서 엉덩정강띠의 앞모서리를 만질 수 있다. 발꿈치를 들어올리면 엉덩정강띠가 뚜렷하고 팽팽해지고, 발꿈치를 내리면 불분명해지는 것을 확인한다.

넓적다리뒤근육 힘줄은 **다리오금**(굽힌 무릎의 뒤에 있는 힘줄들 사이의 오목)이 경계에서 관찰하거나 만져볼 수 있는데(그림 7.51B, C), **넓적다리두갈래근 힘줄**은 다리오금의 가쪽모서리에 있다. 저항을 거슬러 무릎을 굽혔을 때, 안쪽에서 가장 가쪽 힘줄이 **반막근힘줄**(*semimembranosus tendon*)이다.

무릎을 굽히고 의자에 앉은 상태에서, 발꿈치를 의자다리에 대고 누르면 넓적다리두갈래근힘줄을 가쪽에서 촉지할 수 있고, 이를 따라가면 종아리뼈머리(head of fibula)에 가 닿는다. 또한 좁고 뚜렷한 **반힘줄근힘줄**(*semitendinosus tendon*)을 안쪽에서 확인할 수 있는데, 반막근힘줄을 헤치고 나와 정강뼈의 위안쪽부분(superomedial part)에 닿는 것도 관찰할 수 있다.

다음 임상적용 "넓적다리뒤근육 손상"을 참조한다.

임상적용 CLINICAL BOX

볼기부위와 넓적다리뒤칸 (GLUTEAL AND POSTERIOR THIGH REGIONS)

넓적다리돌기주머니염(Trochanteric Bursitis)

넓적다리돌기주머니염(대둔근전자낭염, *trochanteric bursitis*)은 넓적다리돌기주머니염의 염증(그림 7.40 참조)으로, 무거운 짐을 들고 계단을 오르거나 경사진 답차(treadmill) 위를 달릴 때처럼 반복적 운동을 할 때 생긴다. 이런 운동은 큰볼기근이 관여하는데 큰돌기에 있는 윤활주머니의 위힘줄섬유가 반복해서 앞뒤로 움직인다. 넓적다리돌기주머니염은 넓적다리 가쪽에 깊은 미만성통증(diffuse pain)을 유발한다.

이런 유형의 **마찰윤활주머니염**(*friction bursitis*)은 큰돌기 위에 나타나는 국소적 압통(point tenderness)이 특징이다. 그러나 통증은 엉덩뼈결절(iliac tubercle)에서 정강뼈(tibia)까지 뻗는 엉덩정강띠(iliotibial tract)를 따라 퍼진다(그림 7.39와 7.50 참조). 이 넓적다리근막의 두꺼워짐은 넓적다리근막긴장근과 큰볼기근으로부터 온 힘줄에 의해 더 강화된다. 염증이 생긴 넓적다리돌기주머니의 통증은 대개 큰돌기(greater trochanter) 바로 뒤쪽에 국한되는데, 이 환자의 정상부위는 아래로 해서 눕히고, 손으로 넓적다리를 벌리거나 가쪽돌림시키면 대개 큰돌기의 통증이 더 촉발된다.

궁둥주머니염(Ischial Bursitis)

앉은 상태에서 반복적으로 엉덩관절을 펴는 사이클, 보트 등의 운동은 반복된 스트레스로 유발되는 미세외상(microtrauma)을 초래해 이 자극을 흡수하는 궁둥주머니(ischial bursa, 그림 7.40 참조)가 제대로 기능할 수 없게 된다. 재발되는 외상은 윤활주머니의 염증을 유발하여 **궁둥주머니염**(*ischial bursitis*)을 일으킨다.

궁둥주머니염은 궁둥주머니와 궁둥뼈결절(좌골결절, ischial tuberosity) 사이에 마찰이 심해져 발생하는 **마찰윤활주머니염**(*friction bursitis*)이다. 윤활주머니 위로 국소적 통증이 발생할 수 있으며, 큰볼기근 수축시 통증이 심해진다. 만성 윤활주머니염(chronic bursitis)의 경우 윤활주머니에 석회화(calcification)가 발생할 수 있다. 궁둥뼈결절은 앉았을 때 체중이 실리기 때문에, 쇠약한 환자들(특히, 양측마비가 있는데 제대로 간호받지 못하는)에서는 이런 압박된 곳에 **압력궤양**(욕창, *pressure sore*)이 발생한다.

넓적다리뒤근육 손상(Hamstring Injuries)

넓적다리뒤근육 근육삠(*hamstring strain*)은 달리기나 강하게 차는(예: 달리기, 점핑, 그리고 야구, 농구, 축구 같은 빠른 순발력 스포츠) 사람에서 흔히 발생한다. 이런 스포츠를 잘하기 위해 격렬한 근육수축을 하면 넓적다리뒤근육(hamstring muscle)의 이는곳 힘줄이 부분적으로 찢어질 수 있다. 넓적다리뒤근육 근육삠은 넓적다리네갈래근 근육삠 보다 두 배 더 흔하게 발생한다.

대개, 넓적다리의 근육긴장은 근육섬유의 멍과 찢어짐을 수반하며 근육을 공급하는 혈관의 파열을 유발한다. 그 결과 발생한 **혈종**(*hematoma*)은 질긴 양말 같은 넓적다리근막(fascia lata) 속에 갇히게 된다.

넓적다리뒤근육 근육섬유의 찢김은 종종 심한 통증을 유발해 운동선수가 움직이거나 종아리를 펴는 순간 고통으로 쓰러지거나 신음하게 된다. 이 손상은 시합이나 경기 전에 준비운동을 소홀히 하면 흔히 발생한다.

넓적다리두갈래근(biceps femoris muscle)과 반힘줄근(반건상근, semitendinosus)의 이는곳에서 발생하는 **궁둥뼈결절**(좌골결절, *ischial tuberosity*)의 **찢김**(*avulsion*)은 무릎을 편 상태에서 엉덩관절을 강제로 굽혔을 때 발생할 수 있다(예: 축구공 차기; 그림 B7.1, 임상적용 "볼기뼈 손상" 참조).

위볼기신경 손상(Injury to Superior Gluteal Nerve)

이 신경의 손상은 중간볼기근(gluteus medius)과 작은볼기근(gluteus minimus muscle)의 특징적인 운동기능 상실을 유발해, 약해진 넓적다리의 벌림운동을 보완하기 위한 **중간볼기근 절름발이**(*gluteus medius limp*) 장애나, 또는 약해진 볼기쪽을 보완하기 위한 **궁둥걸음**(*gluteal gait*)이 발생한다. 이런 보완작용은 무게중심(center of gravity)을 땅을 딛는 다리에 둔다. 넓적다리 안쪽돌림도 또한 심한 장애가 발생한다. 서 있는 사람에게 발을 떼고 한 발로 서 있으라고 했을 때, 발을 뗀 쪽 골반이 내려가는 것을 막기 위해, 다리를 바닥에서 들자마자 정상적으로 반대쪽 중간볼기근과 작은볼기근이 수축한다(그림 B7.19A, B).

위볼기신경의 손상으로 고생하는 환자에게 한 다리로 서 보라고 하면, 다리를 든 쪽의 골반이 내려가는데(그림 B7.19C), 이는 반대쪽 중

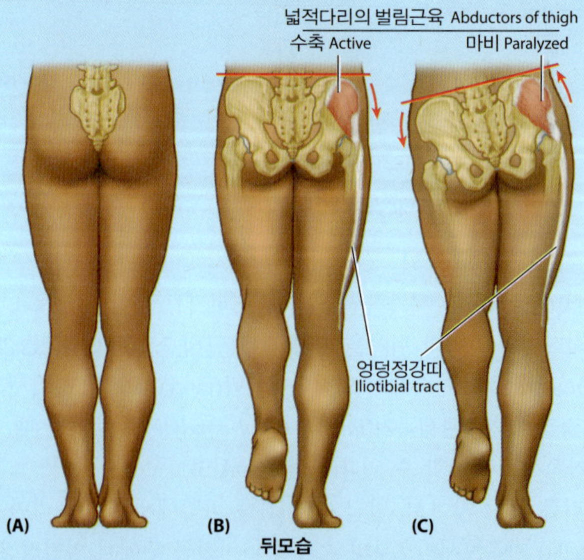

그림 B7.19. 엉덩관절 벌림근 마비.

간볼기근과 작은볼기근의 기능이 약하거나 상실된 것이다. 이런 현상을 임상적으로 **양성 트렌델렌버그 검사**(*positive Trendelenburg test*)라고 한다. 이런 징후(sign)는 **큰돌기**(중간볼기근 닿는곳)의 **골절**이나 **엉덩관절의 탈구** 때도 볼 수 있다.

다리를 든 쪽의 골반이 내려가게 되면, 실제로 다리가 너무 길어지는 결과를 초래해, 흔들기(유각기, swing phase) 때 앞으로 나아가던 발이 땅에 끌리게 된다. 이를 보완하기 위해 땅에 닿지 않고 발이 지나갈 적절한 공간이 확보되도록, 골반을 들며 몸을 반대쪽으로 기울인다. 이렇게 걷는 것을 "오리걸음(근육병증걸음, waddling gait)" 또는 **궁둥걸음**(*gluteal gait*)이라 한다.

보완하기 위한 다른 방법은 발을 위로 더 들어 올리는 것으로, 그 결과 소위 **발처짐걸음**(*steppage gait*) 또는 발을 밖으로(가쪽으로) 내보내 앞으로 전진하는 소위 **가쪽흔들걸음**(*swing-out gait*)을 초래한다. 온종아리신경(common fibular nerve)이 마비되었을 때도 **발처짐**(*foot-drop*)을 만회하기 위해 이런 걸음방법을 이용한다(임상적용 "온종아리신경의 손상과 발처짐"의 그림 B7.21에서 보여주는 걸음걸이 참조).

궁둥신경의 부위마취(Regional Anesthesia of Sciatic Nerve)

위뒤엉덩뼈가시(PSIS)와 큰돌기(greater trochanter)의 위경계를 잇는 선을 기준으로 그 중간점 몇 센티미터 아래쪽에 마취제를 주입하면, 궁둥신경 지배영역과 인접한 뒤넓적다리피부신경의 감각을 마취할 수 있다. 궁둥신경에서 종아리신경과 정강신경(발바닥신경 파생)이 일어나므로, 마취로 얻는 통증에 대한 무감각은 넓적다리의 뒤가쪽, 종아리 앞과 뒤가쪽, 그리고 발바닥을 포함한다.

궁둥신경 손상(Injury to Sciatic Nerve)

볼기(궁둥이, buttock)의 통증은 궁둥구멍근(piriformis muscle)이 궁둥신경을 압박해 생길 수 있으며, 이를 **궁둥구멍근 증후군**(*piriformis syndrome*)이라 한다. 스포츠에서 볼기근육(둔근, gluteal muscle)을 많이 쓰는 아이스 스케이터, 자전거 경기 주자, 등산가 등에서 잘 생기며, 특히 여성에 흔하다. 환자의 약 50%에서, 궁둥구멍근의 비대(hypertrophy)와 **궁둥구멍근연축**(*spasm of piriformis*)을 동반하는 볼기의 외상 병력이 있었다. 약 12%의 환자에서는 궁둥신경의 온종아리신경이 궁둥구멍근을 뚫고 나오기 때문에(그림 7.46B 참조) 이 근육이 신경을 압박할 수 있다.

궁둥신경의 완전절단은 매우 드물다. 하지만 이런 경우가 발생하면 무릎의 굽힘 운동뿐만 아니라 종아리를 굽혔을 때, 엉덩관절의 폄 운동이 장애를 받기 때문에 종아리(leg)가 쓸모없어지며, 모든 발목관절과 발의 운동 또한 소실된다.

자상(stab wound) 등에 의한 **궁둥신경의 불완전절단**은 아래볼기신경(inferior gluteal nerve)과 뒤넓적다리피부신경(posterior femoral cutaneous nerve)에 영향을 미칠 수 있다. 궁둥신경 손상의 회복은 매우 느리며 거의 불완전한 경과를 취한다.

궁둥신경의 관점에서 볼 때, 볼기는 **안전한 쪽**(*side of safety*: 가쪽면)과 **위험한 쪽**(*side of danger*: 안쪽면)을 가진다. 볼기의 안쪽면에 손상이 있거나 수술을 할 경우 궁둥신경이 손상되기 쉽고, 넓적다리뒤근육(hamstring muscle)에 해당하는 반힘줄근(semitendinosus), 반막근(semimembranosus), 넓적다리두갈래근(biceps femoris muscle)에 뻗는 신경가지들도 다치기 쉽다. 이러한 근육들이 마비되면 넓적다리의 폄과 종아리의 굽힘에 장애가 발생한다.

볼기근육내주사(Intragluteal Injection)

볼기부위(gluteal region)는 근육내주사[intramuscular (IM) injection]를 하는 흔한 부위 중의 하나이다. **볼기근육내주사**(*gluteal IM injection*)는 피부, 근막, 근육의 순으로 뚫고 들어간다. 볼기부위의 근육은 두껍고 크기 때문에 근육내주사를 위한 최적의 장소이다. 결과적으로, 근육내정맥(intramuscular vein)에 의해 주입된 주사제 흡수를 위한 큰 부피를 제공한다. 주사를 놓기 위해서 볼기의 범위와 주사를 놓는 안전부위를 아는 것은 중요하다. 어떤 사람들은 볼기의 범위를 볼기에서 가장 튀어나온 부위로 제한하는데, 이런 잘못된 지식은 위험할 수 있는데, 왜냐하면 그곳에 궁둥신경이 있기 때문이다(그림 B7.20A).

7

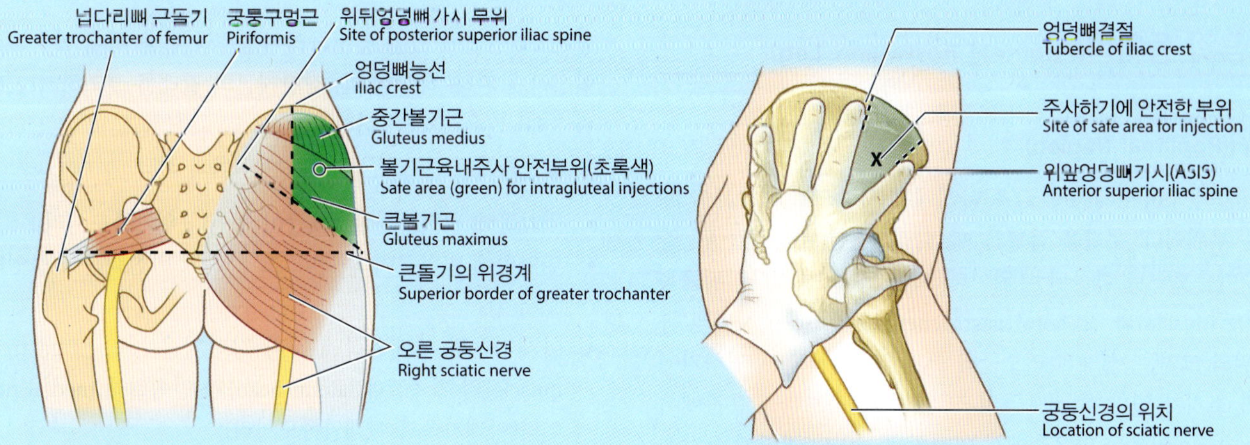

(A) 뒤모습 **(B) 가쪽 모습**

그림 B7.20. 볼기근육내주사의 안전 부위.

볼기에 주사를 놓기 안전한 부위는 볼기의 위가쪽 1/4 또는 위뒤엉덩뼈가시(PSIS)와 큰돌기(greater trochanter)를 잇는 선(대략 큰볼기근 위경계)의 위쪽 뿐이다.

넓적다리의 앞가쪽부분(anterolateral part)도 안전하게 근육내주사를 줄 수 있는데, 엉덩뼈능선(iliac crest)과 위앞엉덩뼈가시(ASIS)에서 아래로 내려가는 중간볼기근 또는 넓적다리근막긴장근(tensor fasciae latae)으로 바늘이 들어가기 때문이다(그림 7.50A 참조). 집게손가락(index finger)을 위앞엉덩뼈가시에 놓고 가운데손가락(middle finger)이 엉덩뼈결절(iliac tubercle)에 닿을 때까지 엉덩뼈능선을 따라 손가락을 벌린다(그림 B7.20B). 이때 집게손가락과 가운데손가락 사이에 형성된 삼각형 구역은 안전한데, 이 구역은 궁둥신경의 위에 있기 때문이다. 미숙한 기술의 합병증에는 신경손상(nerve injury), 혈종(hematoma), 고름집형성(abscess formation) 등이 있다.

핵심정리: 볼기부위와 넓적다리뒤칸(Gluteal and Posterior Thigh Regions)

볼기부위: 넙다리뼈는 경사도(angle of inclination)를 갖고 구부러져 있어, 상대적으로 넙다리뼈 몸쪽부분이 가로지렛대 역할을 하게 된다. ■ 이로 인해 넓적다리 안쪽돌림근육과 가쪽돌림근육을 위에 둘 수 있으며, 넓적다리 가쪽 벌림근육의 기능을 수행하는 기계적 장점을 제공할 수 있어, 두발보행(bipedalism)에 매우 중요한 요건이다. ■ 그 이름에도 불구하고, 얕은 볼기근육인 벌림근/안쪽돌림근은 땅에 닿지 않는 쪽의 골반을 위로 올리고 앞으로 전진시키는, 디딤기 때 가장 활동적인 역할을 수행한다. ■ 깊은 볼기근육인 가쪽돌림근육은 흔들기 때 땅에 닿지 않는 쪽의 다리를 회전시켜, 발이 진행방향선과 평행하게 위치할 수 있도록 도와준다.

넓적다리뒤부위: 넓적다리뒤근육(hamstring muscle)은 큰볼기근에 비해 약 2/3 정도의 세기만 갖고 있지만, 정상 보행에서 엉덩관절의 주된 폄근육이 된다. ■ 넓적다리뒤근육은 2개의 관절을 지나는 근육으로 단축수축을 통해 엉덩관절의 폄이나 무릎관절의 굽힘을 일으킨다. ■ 그러나 걸을 때, 끝흔들기에서 신장수축을 통해 엉덩관절의 굽힘과 무릎관절의 폄을 감속시키는 역할을 주로 한다. ■ 또한 넓적다리뒤근육은 굽힌 무릎에서 정강뼈를 회전시킨다. ■ 엉덩관절의 폄 운동에 저항이 증가하거나 더 강력한 폄 운동이 필요하면, 큰볼기근의 작용이 일어나게 된다.

볼기부위와 넓적다리뒤부위의 신경혈관구조: 엉치신경얼기에서 나온 신경다발이 큰궁둥구멍을 통해서 골반을 빠져나오므로, 볼기부위는 운동신경과 감각신경 모두 다양한 크기와 수가 분포한다. ■ 다행히 대부분의 신경들이 아래안쪽 1/4에 있으므로, 이곳을 피해 근육내주사를 시행하면 된다. ■ 궁둥신경은 L4–S3 척수신경에서 나오는 신경섬유를 포함하고 있어서, 신경압박증후군(nerve compression syndrome)에 의해 영향받기 쉽다(예: L4와 L5 척추신경뿌리의 신경뿌리병증; 제2장, 등 참조). ■ 비록 다리 자체에서 발생하지는 않으나 이 증후군에 의해 유발된 엉덩뼈신경통(sciatica)은 그 신경 주행을 따라 다리로 방사된다. ■ 다리가 아프다고 해서 항상 다리에 문제가 있는 것은 아니다! ■ 볼기부위와 넓적다리뒤칸의 몸쪽부분(proximal part)을 담당하는 동맥과 정맥은 속엉덩동·정맥의 가지와 지류들로 큰궁둥구멍을 드나든다. ■ 위볼기혈관을 제외한 모든 혈관들은 궁둥구멍근의 아래로 나온다. ■ 비록 음부혈관(pudendal vessel)도 같은 주행을 하지만, 볼기부위를 지나다 곧바로 작은궁둥구멍을 통해 샅으로 들어간다. ■ 넓적다리뒤칸에는 그 칸을 주로 공급하는 큰 동맥은 존재하지 않는다. 대신 다른 칸에서 나온 가지들이 넓적다리뒤칸에 혈액공급을 한다.

다리오금과 종아리(Popliteal Fossa and Leg)

오금부위(Popliteal Region)

다리오금(슬와, popliteal fossa)은 다리에서 지방으로 대부분이 채워져 있는 부위이다. 무릎을 굽혔을 때, 다리오금은 무릎관절 뒤, 얕은층에서 마름모꼴로 함몰된 부위이다(그림 7.52). 넓적다리뒤근육(hamstring muscle)과 장딴지근(gastrocnemius muscle) 사이의 틈인 이 부위의 크기는, 실제 다리오금의 크기 및 범위라고 판단하기에는 오해의 소지가 있다. 다리오금의 크기가 얕은층보다 깊은층에서 더 커지는데, 그 이유는 얕은층에서 아래쪽 경계였던 장딴지근 갈래가 깊은층에서 다리오금 아래쪽 반을 덮는 천장을 이루기 때문이다. 무릎을 펴면 다리오금에 있던 지방이 근육 사이 틈으로 나오며, 이와 함께 그 양옆에 있는 넓적다리뒤근육의 힘줄 위에 얕은 세로고랑을 형성하게 된다. 해부할 때, 장딴지근의 갈래를 분리하거나 당기면(그림 7.53) 많은 공간이 나타난다.

얕은층에서 다리오금의 경계는 다음과 같다.

- 위가쪽에 넓적다리두갈래근이 놓인다(위가쪽모서리).
- 위안쪽에 반막근이 놓이며, 그 가쪽에 반힘줄근이 놓인다(위안쪽모서리).
- 아래가쪽과 아래안쪽에 각각 장딴지근(비복근, gastrocnemius muscle)의 가쪽갈래(lateral head)와 안쪽갈래(medial head)가 놓인다(아래가쪽과 아래안쪽모서리).
- 뒤로 피부와 **다리오금근막**(*popliteal fascia*)이 있다(천장).

깊은층에서 넙다리뼈의 안쪽관절융기위선(medial supracondylar

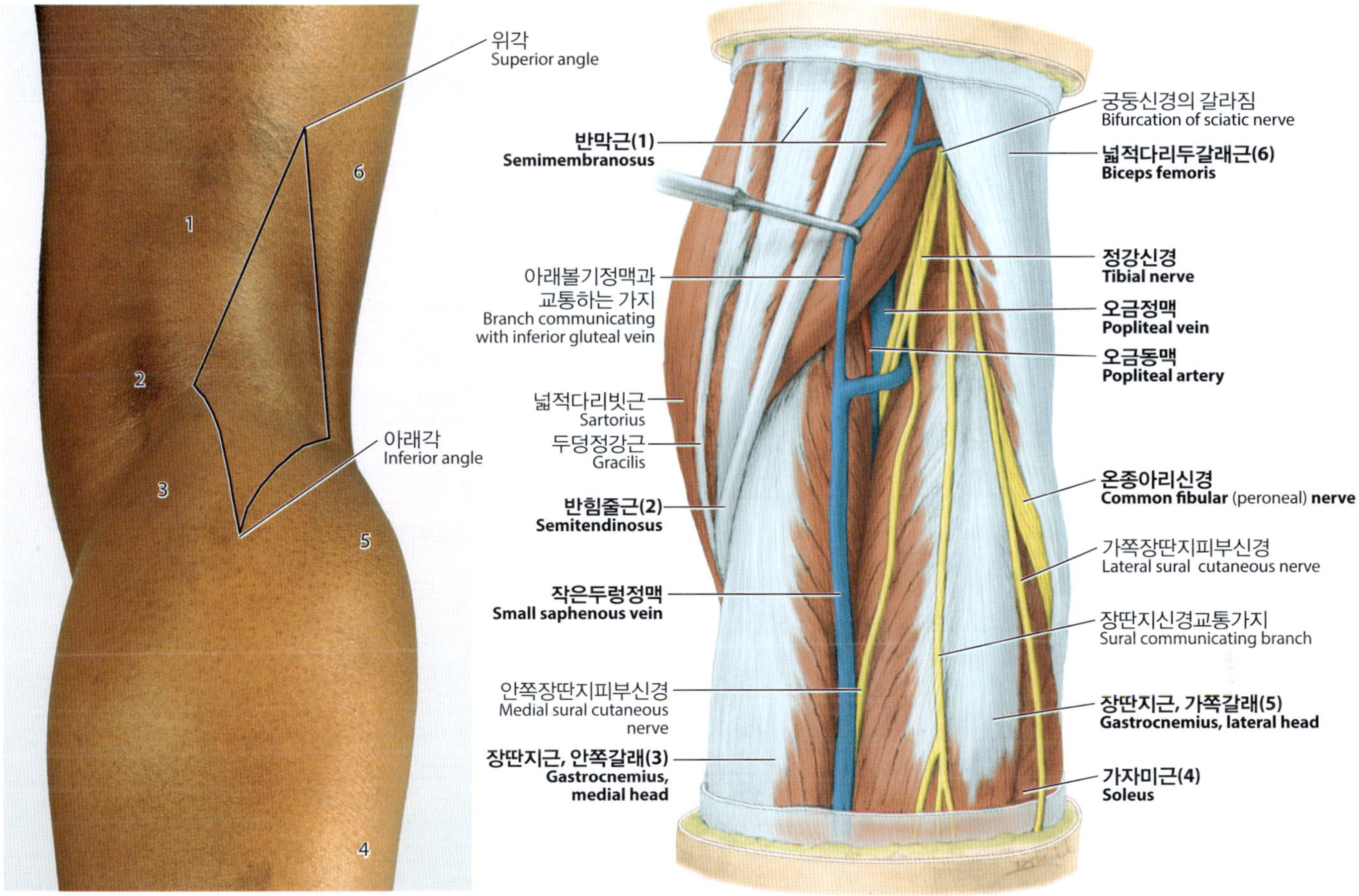

(A) 뒤모습 **(B) 뒤모습**

그림 7.52. 다리오금의 얕은 부위. A. 표면해부학. 표면에 표시한 *숫자*들은 그림 **B**에서 확인되는 구조물들을 언급한다. 다리오금의 천장(roof)에, 근육으로 둘러싸여 이뤄진 다이아몬드 모양 틈새(gap)를 선으로 표시했다. **B.** 얕은층해부. 다리오금의 얕은층 해부로 다리오금 대부분을 덮는 근육을 보여준다.

line)과 가쪽관절융기위선(lateral supracondylar line)이 위경계가 되고, 가자미근선(soleal line)이 아래경계가 된다(그림 7.4B 참조). 이런 경계는 상대적으로 큰 마름모꼴 바닥을 제공하게 되는데, 바닥의 위에는 **넙다리뼈의 오금면**(슬와면, **popliteal surface of the femur**)이 있고, 가운데에는 무릎관절의 뒤관절주머니(posterior capsule of knee joint)가 있으며, 아래에는 오금근(슬와근, popliteus muscle)을 덮고 있는 **오금근막(popliteus fascia)**이 있게 된다(그림 7.54).

다리오금의 내용물은 다음과 같다(그림 7.52B, 7.53과 7.54).

- 작은두렁정맥(소복재정맥, small saphenous vein)의 종말가지(termination)
- 오금동맥(슬와동맥, popliteal artery)과 정맥 및 그 가지와 지류
- 정강신경(경골신경, tibial nerve)과 온종아리신경(총비골신경, common fibular nerve)
- 뒤넓적다리피부신경(후대퇴피신경, posterior cutaneous nerve of thigh; 그림 7.45B 참조)
- 다리오금림프절(슬와임파절, popliteal lymph node)과 림프관(lymphatic vessel; 그림 7.17B 참조)

다리오금 근막(fascia of popliteal fossa)

다리오금을 덮고 있는 **피부밑조직**(*subcutaneous tissue*, 얕은근막)에는 작은두렁정맥(small saphenous vein, 그림 7.14B 참조; 좀 더 아래에서 종아리 깊은근막을 뚫는 경우는 관찰이 안 될 수 있음)과 세 개의 피부신경(cutaneous nerve)인 **뒤넓적다리피부신경**(*posterior cutaneous nerve of thigh*), **가쪽장딴지피부신경**(*lateral sural cutaneous nerve*), **안쪽장딴지피부신경**(*medial sural cutaneous nerve*)의 끝가지들이 있다(그림 7.52B).

오금근막(popliteal fascia)은 강한 깊은근막(deep fascia)으로서 위로는 **넓적다리근막**(대퇴근막, *fascia lata*)과 연결되고 아래로는 **깊은종아리근막**(하퇴근막, *deep fascia of leg*)과 연결된다(그림 7.14B 참조). 오금근막은 넓적다리에서 다리오금을 지나 종아리로 가는 신경혈관구조를 보호하며, 비교적 성긴 조직이나, 기능적으로는 넓적다리뒤근육(슬와부근육, hamstring muscle)에 대한 "지지띠(retinaculum)" 역할도 한다. 작은두렁정맥이 종종 오금근막을 뚫고 들어간다.

종아리를 펴면 다리오금 지방이 상대적으로 눌리면서 오금근막

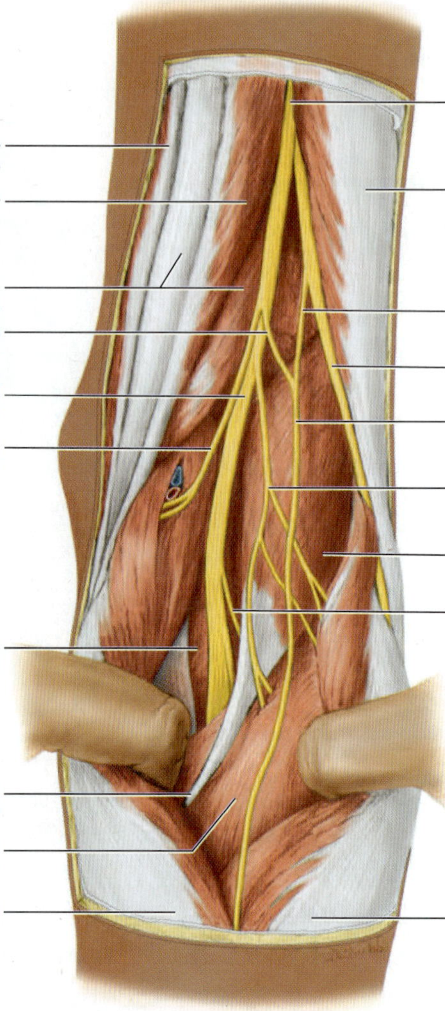

그림 7.53. 다리오금 신경의 해부. 장딴지근 두 갈래를 나눠서 젖혔다. 궁둥신경이 다리오금의 꼭대기에서 2개의 신경으로 나뉜다. 온종아리신경은 넓적다리두갈래근의 안쪽모서리를 따라 주행한다. 정강신경에서 나오는 모든 운동가지는 한 개를 제외하고는, 가쪽면에서 일어나므로 수술 시 안쪽으로 접근하는 것이 더 안전하다. 이 그림에서 안쪽장딴지피부신경과 장딴지신경교통가지가 높은 위치에서 만나 장딴지신경을 형성하는 것을 볼 수 있으나, 그 합쳐지는 위치가 매우 다양해 심지어 발목에서 만나는 경우도 있다.

을 팽팽하게 하고, 반막근(semimembranosus muscle)이 가쪽으로 밀려나면서, 공간을 확보하여 다리오금에 있는 구조물이 더 잘 보호될 수 있도록 만든다.

다리오금의 가장 중요한 구조물들인 오금동맥(popliteal artery)과 다리오금림프절(popliteal lymph node)은 무릎을 반만 굽히면, 쉽게 만져진다. 천장(roof)은 깊은근막으로 이뤄져 있고 바닥(floor)은 뼈와 섬유조직으로 이루어져 있으므로, 다리오금은 상대적으로 제한된 구역이다. 여러 질환들이 다리오금의 부기(종창, swelling)를 일으켜, 무릎을 펴면 통증이 유발된다(임상적용 "다리오금고름집과 종양", "오금동맥류와 출혈", "오금낭" 참조).

다리오금의 신경혈관구조와 주행
(neurovascular structures and relationships in popliteal fossa)

넓적다리에서 종아리로 주행하는 모든 중요한 신경혈관구조는 다리오금을 지난다. 얕은층에서 깊은층(뒤에서 앞)으로 다리오금을 해부할 때, 신경이 먼저 보이고, 정맥은 그 후 관찰된다. 동맥은 가장 깊은 곳인, 다리오금의 바닥을 이루는 넙다리뼈 오금면, 관절주머니(joint capsule), 다리오금근의 근막(*investing fascia of popliteus*)에 놓인다(그림 7.54).

다리오금의 신경. 궁둥신경(*sciatic nerve*)은 대개 다리오금 위각(superior angle)에서 끝나며 정강신경과 온종아리신경(common fibular nerve)으로 나뉜다(그림 7.52B, 7.53과 7.54).

정강신경(tibial nerve)은 궁둥신경의 안쪽, 더 큰 종말가지로 L4–S3 척수신경 앞가지(anterior ramus)의 앞갈래(anterior division)에서 나온다. 정강신경은 다리오금을 지나는 중요 구조물(예: 신경, 정맥, 동맥) 중 가장 얕은 곳에 위치한다. 하지만 정강신경은 여전히 깊은, 보호받는 곳에 있다. 정강신경은 다리오금의 위각과 아래각을 지나면서 다리오금을 반으로 나눈다.

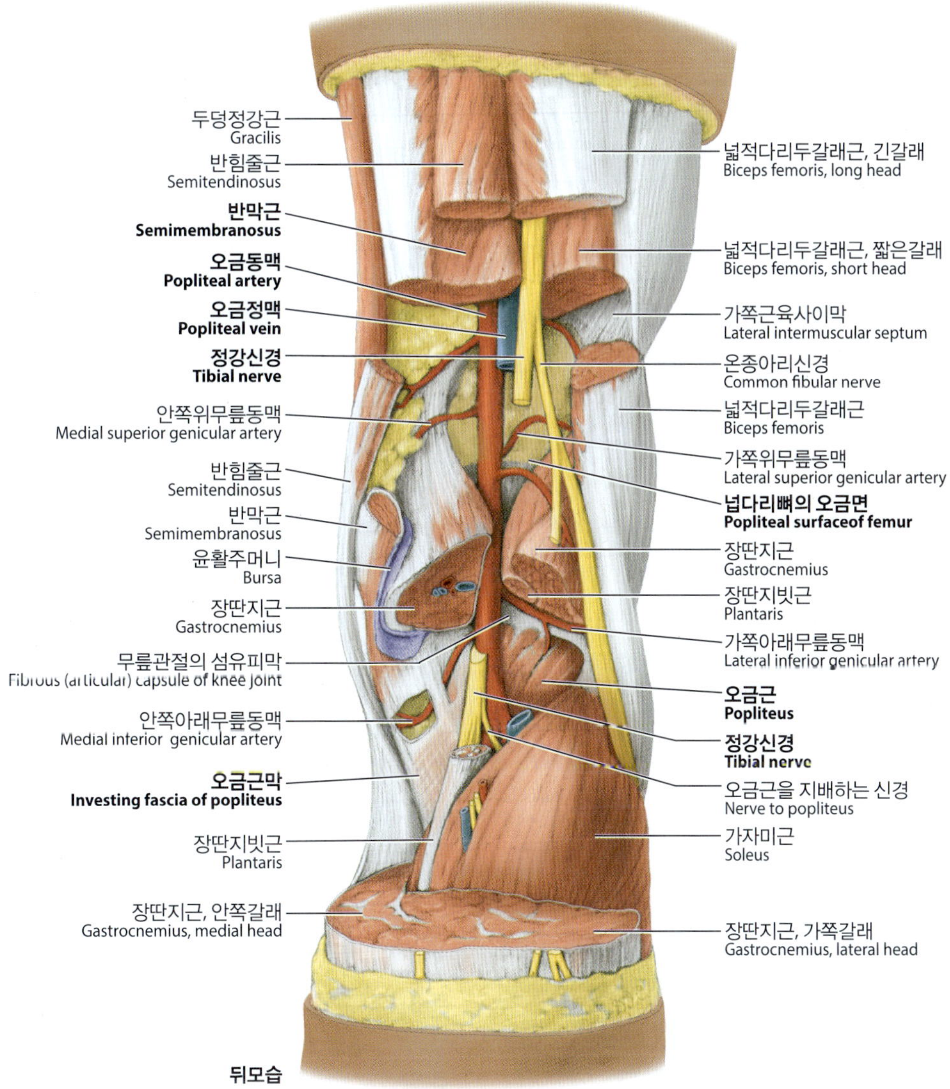

그림 7.54. 다리오금의 깊은층 해부. 넙다리뼈의 오금면, 무릎관절의 관절주머니, 오금근근막으로 형성된, 다리오금의 바닥으로 오금동맥이 주행한다.

다리오금에 있는 동안, 정강신경은 가자미근(soleus), 장딴지근(gastrocnemius muscle), 장딴지빗근(plantaris muscle), 오금근(popliteus muscle)에 가지를 낸다. **안쪽장딴지피부신경**(내측비복피신경, **medial sural cutaneous nerve**) 또한 다리오금의 정강신경에서 나오며, **온종아리신경(common fibular nerve)**의 **장딴지신경교통가지**(비복신경교통지, **sural communicating branch**)와 다양한 높이에서 합쳐지며, **장딴지신경**(비복신경, *sural nerve*)을 형성한다. 장딴지신경은 종아리(leg)와 발목의 가쪽면을 지배한다.

온종아리신경은 궁둥신경에서 가쪽으로 갈라져 내려가는 작은 가지로서, L4–S2 척수신경 앞가지(anterior ramus)의 뒤갈래(posterior division)에서 나온다. 다리오금의 위각에서 시작하여 넓적다리두갈래근(biceps femoris muscle)의 안쪽모서리를 따라 내려가면서 다리오금의 위가쪽모서리가 된다. 그 후 이 신경은 장딴지근의 가쪽갈래(lateral head)를 얕게 지나며 다리오금을 빠져나와서, 종아리뼈머리(head of fibula) 뒷면으로 주행한다. 온종아리신경은 종아리뼈목(*neck of fibula*)을 휘감아 돌면서 종말가지들(terminal branch)로 나뉜다.

뒤넓적다리피부신경(후대퇴피신경, *posterior cutaneous nerve of thigh*)의 가장 아래가지(inferior branch)는 다리오금을 덮는 피부를 지배한다(그림 7.45B 참조). 뒤넓적다리피부신경은 대부분 넓적다리뒤칸(posterior compartment of thigh) 길이 대부분을 주행해 넓적다리근막(fascia lata)으로 깊이 들어간다. 그리고 이 신경의 종말가지만 피부신경이 되어 피부밑조직(subcutaneous tissue)으로 들어간다.

다리오금의 혈관. **오금동맥**(슬와동맥, **popliteal artery**)은 넓적다리동맥의 연속으로(그림 7.54와 7.55) 넓적다리동맥(femoral artery)이 모음근구멍(adductor hiatus)을 지나면 시작된다(그림 7.15 A, F 참조; 7.32A, B; 7.47A). 오금동맥은 다리오금의 아래가쪽으로 주행하다가 **앞정강동맥**(전경골동맥, *anterior tibial artery*)과 **뒤정강동맥**(후경골동맥, *posterior tibial artery*)으로 나뉘며 오금근(popliteus muscle)의 아래모서리에서 끝난다. 다리오금 구조물 중 가장 깊은

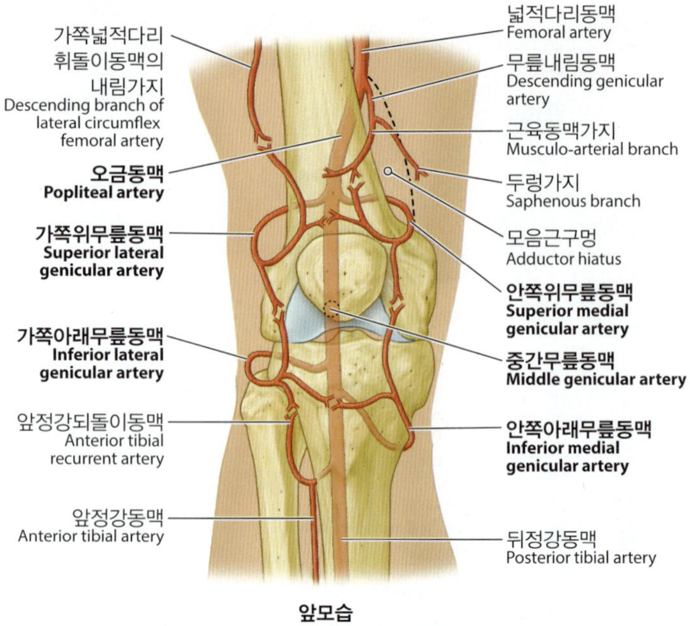

그림 7.55. 무릎관절그물. 많은 동맥들이 무릎관절 주변에서 무릎관절그물을 형성하며, 무릎을 굽힌 채 너무 오래 있거나 또는 오금동맥이 좁아지거나 막혔을 때, 오금동맥을 우회할 수 있는 중요한 곁순환을 제공한다.

곳에 있는 오금동맥은 무릎관절의 관절주머니에 붙어 주행하다, 융기사이오목(intercondylar fossa)으로 빠져나간다.

다섯 개의 **오금동맥 무릎가지들**(*genicular branches*)은 무릎관절의 관절주머니와 인대(ligament)에 혈액을 공급한다. 다섯 개의 무릎가지들은 **가쪽위무릎동맥**(외측상슬동맥, **superior lateral genicular artery**), **안쪽위무릎동맥**(내측상슬동맥, **superior medial genicular artery**), **중간무릎동맥**(중슬동맥, **middle genicular artery**), **가쪽아래무릎동맥**(외측하슬동맥, **inferior lateral genicular artery**), **안쪽아래무릎동맥**(내측하슬동맥, **inferior medial genicular artery**)이다(그림 7.55). 이 동맥들은 무릎관절을 감싸는 혈관 그물인 **무릎관절그물**(슬동맥문합, **genicular anastomosis**)의 형성에 관여하며, 완전히 무릎을 굽혔을 때 생길 수 있는 오금동맥 꼬임에도 혈액공급이 유지되도록 곁순환(collateral circulation) 경로를 제공한다. 중요한 무릎관절그물 형성에 관여하는 다른 동맥들은 다음과 같다.

- **무릎내림동맥**(하행슬동맥, **descending genicular artery**): 넓적다리동맥 가지로 위안쪽에 있음.
- **가쪽넓적다리휘돌이동맥의 내림가지(descending branch of lateral femoral circumflex artery)**: 위가쪽에 있음.
- **앞정강되돌이동맥**(전경골반회동맥, **anterior tibial recurrent artery**): 앞정강동맥의 가지로 아래가쪽에 있음.

오금동맥의 근육가지는 넓적다리뒤근육(hamstring muscle), 장딴지근(gastrocnemius muscle), 가자미근(soleus muscle), 장딴지빗근(plantaris muscle)에 혈액을 공급한다. 오금동맥의 위근육가지는 깊은넓적다리동맥(deep artery of thigh) 및 볼기동맥(gluteal artery)과 함께 임상적으로 중요한 연결(문합, anastomosis)을 이룬다.

오금정맥(슬와정맥, **popliteal vein**)은 **뒤정강정맥**(후경골정맥, *posterior tibial vein*)의 연속으로 오금근의 먼쪽 모서리에서 시작된다(그림 7.54). 오금정맥은 전체 주행경로에서, 오금동맥과 함께 섬유집(fibrous sheath)에 싸여 오금동맥보다 얕은 주행을 한다. 처음에는 오금동맥의 뒤안쪽 및 정강신경(tibial nerve)의 가쪽에 있다가, 위로 올라가면서 오금동맥 뒤와 정강신경 사이인 오금동맥의 뒤에 놓인다. 몇 개의 판막을 갖고 있는 오금정맥은 더 위로 가, 모음근구멍을 지나자마자 넓적다리정맥(대퇴정맥, *femoral vein*)이 된다. 작은두렁정맥(*small saphenous vein*)은 가쪽복사(lateral malleolus)의 뒤에서 시작하여 다리오금까지 주행하며, 이곳에서 깊은다리오금근막(deep popliteal fascia)을 뚫고 오금정맥으로 들어간다.

다리오금의 림프절. **얕은다리오금림프절(superficial popliteal lymph node)**은 대개 작고 피부밑조직(subcutaneous tissue)에 놓여 있다. 작은두렁정맥(small saphenous vein)의 끝에 위치해 있으며, 이 정맥에 동반된 림프관(lymphatic vessel)에서 림프를 받는다(그림 7.17B 참조). **깊은다리오금림프절(deep popliteal lymph node)**은 혈관 주위에 있으며, 무릎관절의 관절주머니(joint capsule) 및 종아리 깊은정맥에 동반된 림프관에서 림프를 받는다. 다리오금림프절에서 나온 림프관은 넓적다리혈관을 따라 깊은고샅림프절(*deep inguinal lymph node*)로 들어간다.

종아리앞칸(Anterior Compartment of Leg)

종아리 구성(organization of leg)

종아리(하퇴, leg)에 있는 뼈(정강뼈와 종아리뼈)는 무릎 및 발목과 연결되며, 종아리는 앞종아리근육사이막(*anterior intermuscular septum*), 뒤종아리근육사이막(*posterior intermuscular septum*), 뼈사이막(골간막, *interosseous membrane*)에 의해 종아리앞칸(*anterior compartment of leg*), 종아리뒤칸(*posterior compartment of leg*), 종아리가쪽칸(*lateral compartment of leg*)으로 나뉜다(그림 7.56). 각 칸에 있는 근육은 같은 기능과 신경지배를 공유한다.

종아리앞칸(anterior compartment of leg), 또는 발등굽힘근칸(*dorsiflexor compartment*)은 정강뼈몸통(경골체, tibial shaft)의 가쪽면, 종아리뼈몸통(비골체, fibular shaft)의 안쪽면 사이의 공간으로 뼈사이막 앞에 위치한다.

종아리앞칸의 앞에는 종아리근막(하퇴근막, *deep fascia of leg*)과 피부가 있다. 종아리앞칸을 덮는 깊은근막은 몸쪽은 두껍고 질겨서, 그 바로 밑에 근육이 이는곳을 제공한다. 완고한 세 면의 구조물들(두 뼈와 뼈사이막)과 남은 면의 질긴 근막이 함께 있어 상대적으로 작은 종아리앞칸은, 특히 제한된 공간이기 때문에 **구획증후군**(*compartment syndrome*)[임상적용 "종아리 구획증후군 감염(compartmental infection)의 억제와 전파" 참조]에 가장 취약한 공간이다.

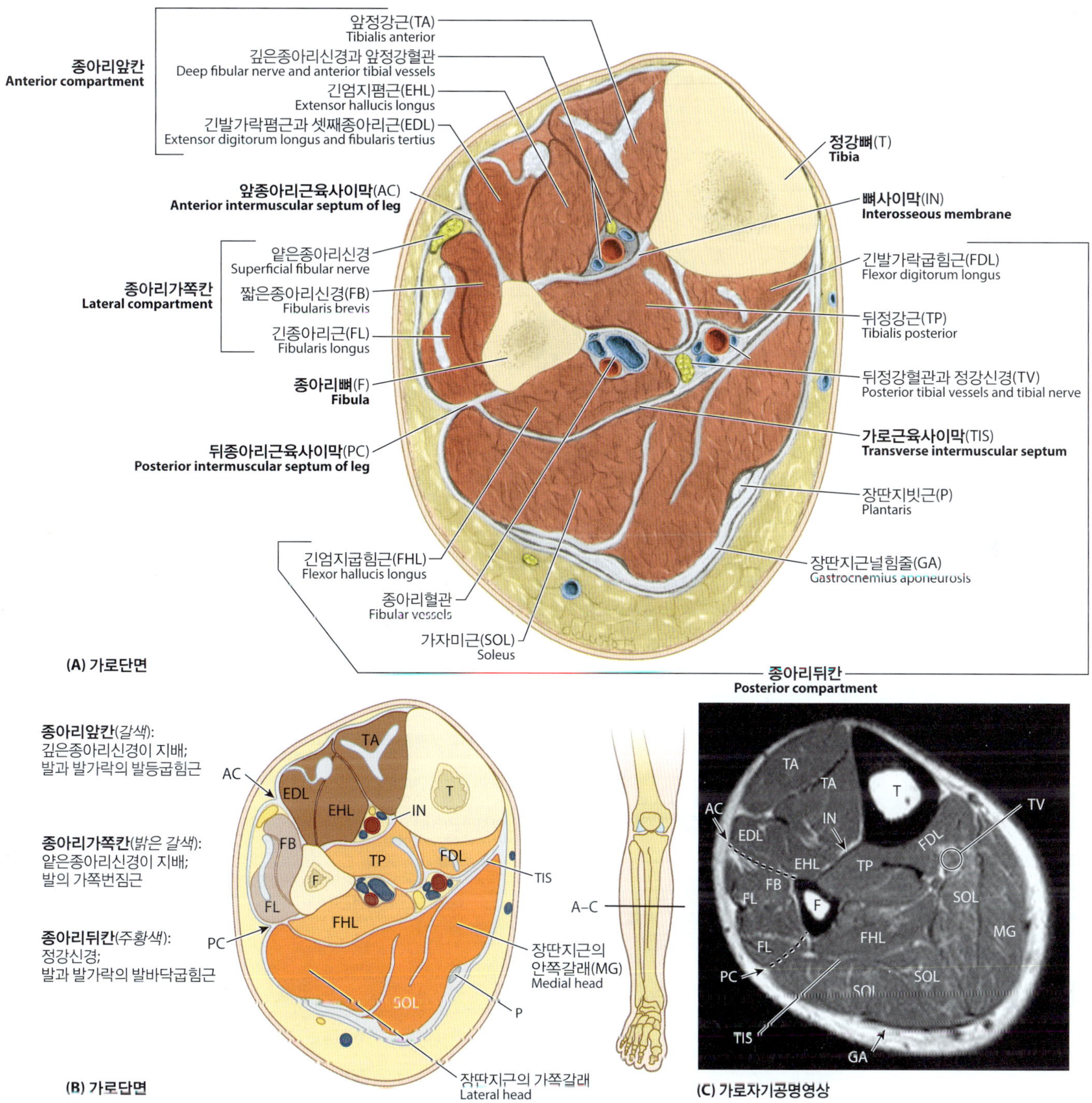

그림 7.56. 종아리칸. A. 중간장딴지(midcalf) 높이의 해부학적 가로단면. 종아리앞칸(발등굽힘근칸)에는 4개의 근육이 있다(셋째종아리근은 이 단면보다 더 아래에 놓임). 종아리가쪽칸에는 2개의 가쪽번짐근(evertor)이 있다. 종아리뒤칸(발바닥굽힘근칸)에는 7개의 근육이 있는데, 가로근육사이막에 의해 얕은층 근육 3개(이 중, 2개는 이 단면에서 대개 힘줄/널힘줄)와 4개의 깊은층 근육으로 나눠진다. 깊은층 근육인 오금근은 이 단면의 높이보다 더 위에 있다. **B.** 종아리칸 전체 개요(overview). **C.** 종아리의 자기공명영상(MRI). 알파벳 약자는 **A**와 **B**부분에 표시한 것으로 정의한다.

아래에는 2개의 띠 같은 구조물이 두꺼워진 **지지띠**(지대, **retinaculum**)가 형성되어, 발목관절을 지나는 종아리앞칸 근육의 힘줄을 붙잡아주고 발등굽힘을 할 때 힘줄이 활시위처럼 앞으로 나오는 것을 막는다(그림 7.57).

1. **위폄근지지띠**(상신근지대, **superior extensor retinaculum**)는 깊은근막의 강하고 넓은 띠로 종아리뼈(fibula)에서 정강뼈(tibia) 몸쪽 복사(malleolus)에 가서 닿는다.
2. **아래폄근지지띠**(하신근지대, **inferior extensor retinaculum**)는 Y자 모양의 깊은근막으로 발꿈치뼈(종골, calcaneus)의 앞위쪽면 가쪽에 붙는다. 셋째종아리근(제삼비골근, fibularis tertius)과 긴발가락폄근(extensor digitorum longus)의 힘줄 주위로 강한 고리를 형성한다.

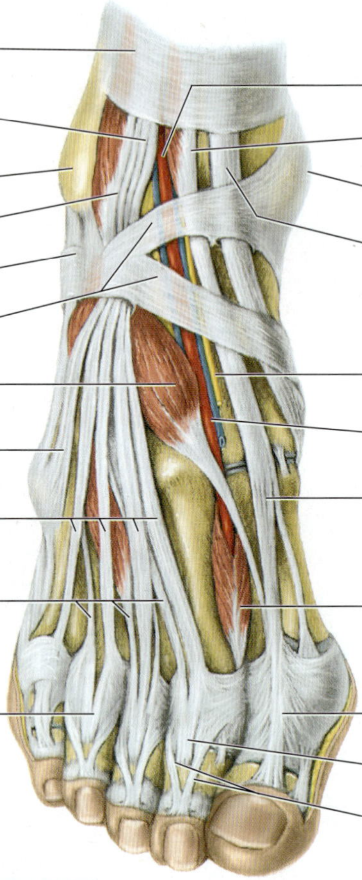

(A) 발등의 앞위모습

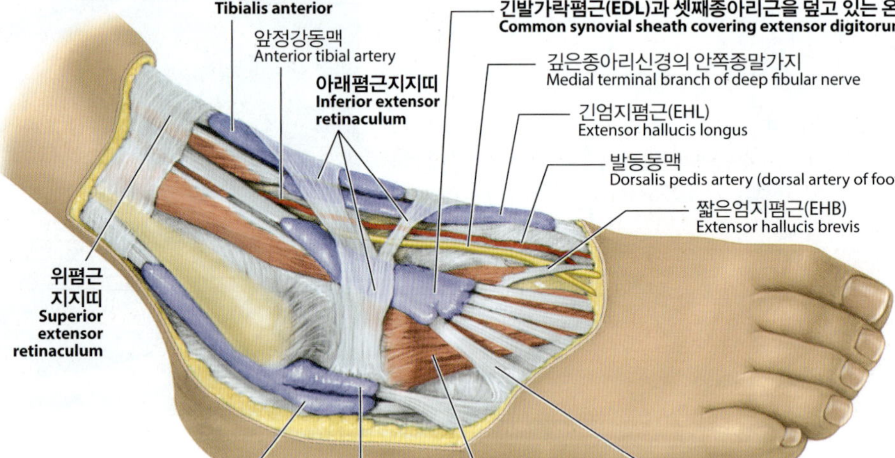

(B) 앞가쪽 모습

그림 7.57. 발의 해부. 이 해부는 종아리앞칸과 종아리가쪽칸의 근육이 발로 연속되는 것을 보여준다. 종아리근막의 얇은 부분은 제거했고, 힘줄이 발목을 지날 때 잡아주는 폄근지지띠와 종아리근지지띠를 이루는 종아리근막의 두꺼운 부분은 남겨뒀다. **A.** 발등. 혈관과 신경을 짧게 잘랐다. 발목에서, 혈관과 깊은종아리신경이 양쪽 복사의 가운데와 긴발가락폄근 힘줄 사이로 주행하는 것을 볼 수 있다. **B.** 윤활집. 윤활집은 발목의 지지띠 아래를 지나는 힘줄들을 둘러싼다.

종아리앞칸의 근육(muscles of anterior compartment of leg)

종아리앞칸에 있는 4개의 근육은 앞정강근(전경골근, *tibialis anterior muscle*), 긴발가락폄근(장지신근, *extensor digitorum longus muscle*), 긴엄지폄근(장무지신근, *extensor hallucis longus muscle*), 셋째종아리근(제삼비골근, *fibularis tertius muscle*)이다(그림 7.56A, B와 7.58; 표 7.10). 이 근육들은 발목관절(ankle joint)의 가로축 앞을 지나며,

앞발을 올리고 발꿈치를 내리므로, **발목관절 발등굽힘근(dorsiflexor of ankle joint)**이다. 긴폄근(long extensor) 또한 주행하며 발가락 등쪽면에 붙으므로 발가락의 폄근육(extensor muscle)이다.

발등굽힘(dorsiflexion)은 상대적으로 약해 발바닥굽힘(plantarflexion)의 1/4 정도 세기(Soderberg, 1997)로, 중립에서 약 20°의 운동범위를 갖는다. 이 발등굽힘은 보행주기의 흔들기(유각기, swing phase)에 많이 쓰는 동작으로, 다리를 들어 앞으로 움직일 때, 단축수축(concentric contraction)으로 앞발을 올려 땅에 안 부딪히게 한다(그림 7.23F, G와 표 7.2 참조). 그 후 즉시, 디딤기(입각기, stance phase)에서 앞정강근의 신장수축(eccentric contraction)이 앞발을 땅에 놓도록 조절해 뒤축딛기(heel strike)로 넘어간다(그림 7.23A와 표 7.2). 신장수축으로 발을 땅에 내려놓는 동작은 부드러운 걸음에 중요하고 달리거나 내리막을 걸을 때 속도를 줄이는 데도 중요하다. 서 있는 동안, 몸이 뒤로 기우면 무게중심이 너무 멀리 이동하기 시작하므로, 발등굽힘근이 반사적으로 종아리를 잡아당겨 무게중심을 발 앞에 놓이게 한다. 내리막을 내려가거나, 특히 바닥이 모래, 자갈, 눈과 같이 성긴 곳일 때, 발등굽힘은 발꿈치가 바닥을 파고들어가게 ("dig in") 한다.

앞정강근. **앞정강근**[전경골근, **tibialis anterior (TA)**]은 가장 안쪽에 있으면서 얕은층에 위치한 가느다란 근육으로 정강뼈 가쪽면에 붙어 있다(그림 7.56과 7.59). 앞정강근의 긴 힘줄은 종아리 중간에서 시작해 정강뼈의 앞면을 따라 아래로 간다. 이 힘줄은 독립된 윤활집(활액초, synovial sheath)에 싸여, 위폄근지지띠(superior extensor retinaculum)와 아래폄근지지띠(inferior extensor retinaculum) 아래까지 가서 발의 안쪽에 닿는다(그림 7.57). 이렇게 함으로써, 힘줄이 발목관절 축에서 최대한 멀리 놓이며 힘을 최고로 확대해 가장 강한 발등굽힘을 할 수 있다. 비록 앞정강근(TA)과 종아리뒤칸의 뒤정강근(tibialis posterior muscle)은 발목관절의 대항근(antagonistic muscle)이지만, 두 근육 모두 목말밑관절(subtalar joint) 및 가로발목뼈관절(transverse tarsal joint)을 가로질러 발의 안쪽면에 닿기 때문에 협동적으로 발을 안쪽번짐(inversion)할 수 있다.

앞정강근 검사는 환자에게 발꿈치로 서 있게 하거나, 저항에 대항하여 발의 발등굽힘을 관찰하는 것으로, 정상에서는 앞정강근 힘줄이 보이거나 만져진다.

긴발가락폄근. **긴발가락폄근**[장지신근, **extensor digitorum longus (EDL)**]은 종아리앞칸 근육 중 가장 가쪽에 있다(그림 7.56~7.59). 근육의 이는곳 일부가 정강뼈 가쪽관절융기(lateral condyle of tibia)에 닿지만, 대부분의 근육은 종아리뼈(fibula) 안쪽과 뼈사이막(interosseous membrane) 앞의 윗부분에 닿는다(그림 7.58A; 표 7.10).

긴발가락폄근은 발목관절 위에서, 4개 발가락 가쪽으로 닿는 힘줄 4개를 형성하는 힘줄로 지나간다. 온힘줄집(common synovial sheath)이 긴발가락폄근의 4개 힘줄[셋째종아리근(제삼비골근, fibularis tertius) 힘줄도 함께] 모두를 감싼다(그림 7.57B).

긴발가락폄근 힘줄 각각은 발가락 첫마디뼈(기절골, proximal phalanx) 등쪽에서 **폄근널힘줄**(*extensor expansion*)을 형성하고, 폄근널힘줄은 다시 2개의 가쪽가닥(lateral band)과 1개의 중심가닥(central band)으로 나누어진다(그림 7.57A). 중심가닥은 중간마디뼈바닥(중절골저, base of middle phalanx)에 닿고, 가쪽가닥은 끝마디뼈바닥(지절골저, base of distal phalanx)에 닿는다.

긴발가락폄근(*EDL*)의 검사는 저항에 거슬러 가쪽 4개의 발가락의 발등굽힘을 관찰하는 것으로, 정상에서는 긴발가락폄근 힘줄이 보이거나 만져진다.

셋째종아리근. **셋째종아리근**[제삼비골근, **fibularis tertius muscle (FT)**]은 긴발가락폄근(extensor digitorum longus, EDL)에서 분리된 근육으로, 긴발가락폄근과 같은 윤활집을 공유한다(그림 7.57과 7.59). 몸쪽에서, 긴발가락폄근(EDL)과 셋째종아리근(FT)의 이는곳과 근육은 서로 연속되나, 먼쪽에서, 셋째종아리근 힘줄이 갈라져 나와 발가락뼈(절골, phalanx)가 아닌 다섯째발허리뼈(5th metatarsal)에 닿는다(그림 7.58F; 표 7.10). 셋째종아리근이 비록 발등굽힘에는 약하게 관여하나, 목말밑관절(subtalar joint) 및 가로발목뼈관절(transverse tarsal joint)에서 작용해 발의 가쪽번짐(eversion)에 기여한다. 특히, 셋째종아리근은 갑작스런 안쪽번짐을 감지하는 특수 고유감각 역할을 해, 이후 반사적 수축으로 몸에서 가장 삠(염좌, sprain)이 잘 생기는 앞정강종아리인대(anterior tibiofibular ligament)를 보호한다. 사람에 따라 셋째종아리근은 없을 수도 있다.

긴엄지폄근. **긴엄지폄근**[장무지신근, **extensor hallucis longus muscle (EHL)**]은 종아리뼈(fibula)와 뼈사이막의 중간부분에서 일어나며 앞정강근(TA)과 긴발가락폄근(EDL) 사이에 있는 얇은 근육이다(그림 7.58E; 표 7.10). 긴엄지폄근은 종아리의 먼쪽 1/3에서 일어나 폄근지지띠(extensor retinaculum) 속으로 간다(그림 7.57과 7.59). 긴엄지폄근은 발등능선(crest of dorsum of foot)을 따라 먼쪽으로 주행하다 엄지발가락 끝마디뼈바닥에 닿는다. 7

긴엄지폄근(*EHL*)의 검사는 저항을 거슬러 엄지발가락이 발등굽힘을 관찰하는 것이다. 정상에서는 긴엄지폄근의 힘줄이 보이거나 만져진다.

종아리앞칸 신경(nerve of anterior compartment of leg)

종아리앞칸을 지배하는 신경은 **깊은종아리신경**(심비골신경, **deep fibular nerve**)이다(그림 7.56A, 7.59B와 7.60A; 표 7.11). 이 신경은 온종아리신경(common fibular nerve)의 종말가지 2개 중 하나로 긴종아리근(fibularis longus)과 종아리뼈목(neck of fibula) 사이에서 일어난다. 깊은종아리신경은 종아리앞칸으로 들어간 다음, 앞정강동맥(anterior tibial artery)과 동반주행하며 처음에는 앞정강근(TA)과 긴발가락폄근(EDL) 사이, 이후 앞정강근(TA)과 긴엄지폄근(EHL) 사이로 주행한다. 이어서 종아리앞칸을 빠져나간 깊은종아리신경은, 발목관절(ankle joint)을 가로질러 발의 내인근육(intrinsic muscle)인 발가락폄근과 짧은엄지폄근 그리고 발의 작은 피부영역을 지배한다.

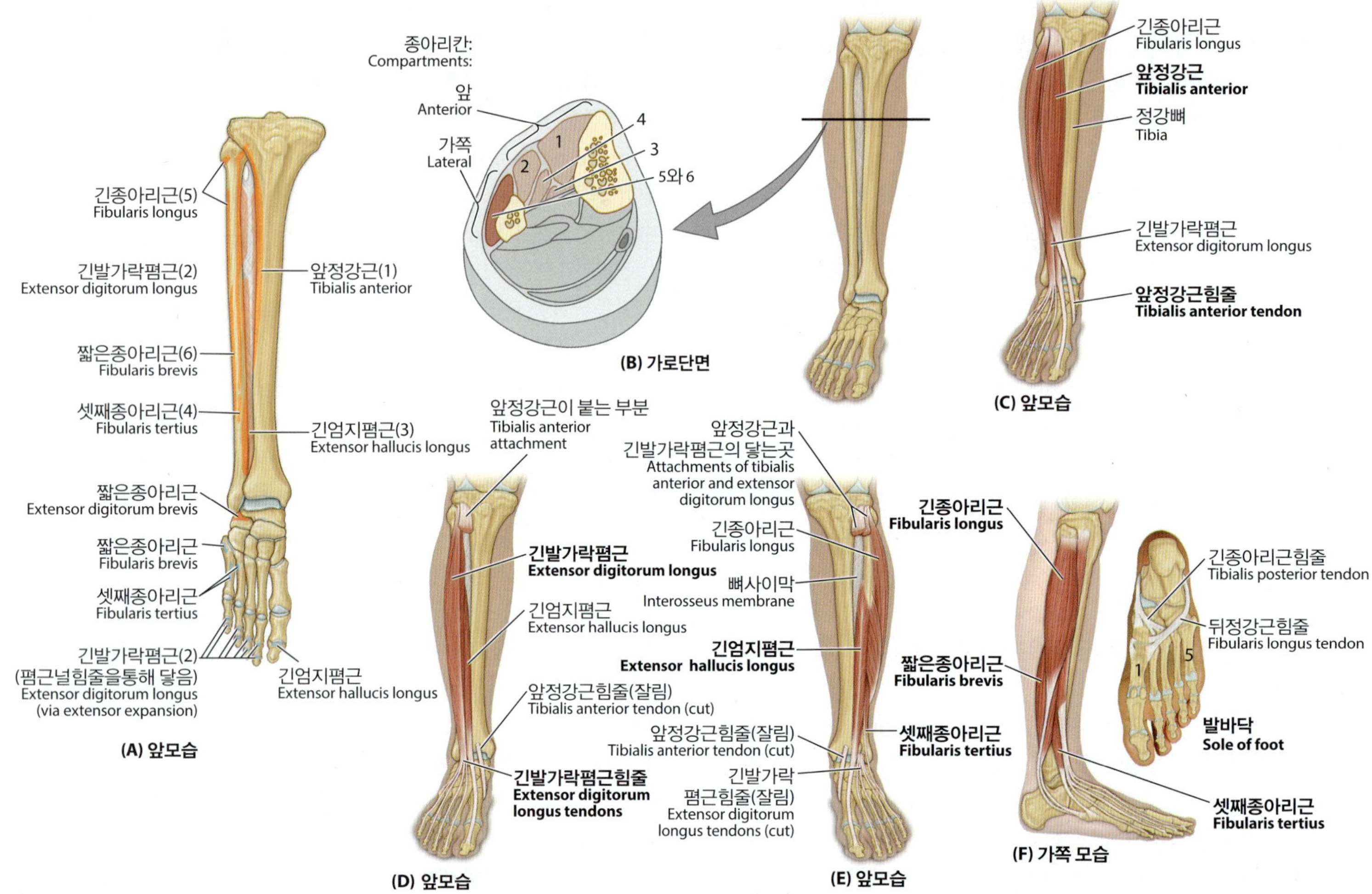

그림 7.58. 종아리앞칸과 종아리가쪽칸 근육. A. 붙는점. **B.** 도식적 가로단면. 숫자는 표 7.10을 참조한다. **C와 D.** 앞칸. **E와 F.** 가쪽칸.

표 7.10. 종아리앞칸과 종아리가쪽칸 근육

근육[a]	이는곳	닿는곳	신경지배[b]	근육의 작용[c]
종아리앞칸				
앞정강근(1) (tibialis anterior muscle)	정강뼈 가쪽관절융기, 정강뼈가쪽면의 위쪽 반, 뼈사이막	안쪽쐐기뼈의 안쪽과 아랫면 첫째발허리뼈 바닥	깊은종아리신경 (**L4**, L5)	발목의 발등굽힘과 발의 안쪽번짐
긴발가락폄근(2) (extensor digitorum longus muscle)	정강뼈 가쪽관절융기, 종아리뼈안쪽면의 위 3/4, 뼈사이막	가쪽 4개 발가락의 중간마디뼈와 끝마디뼈	깊은종아리신경 (L5, S1)	가쪽 4개 발가락의 폄과 발목의 발등굽힘
긴엄지폄근(3) (extensor hallucis longus muscle)	종아리뼈 앞면의 가운데부분, 뼈사이막	엄지발가락(hallux) 끝마디뼈바닥의 등쪽면		엄지발가락의 폄과 발목의 발등굽힘
셋째종아리근(4) (fibularis tertius muscle)	종아리뼈앞면의 아래 1/3, 뼈사이막	다섯째발허리뼈바닥의 등쪽면		발목의 발등굽힘과 가쪽번짐을 보조
종아리가쪽칸				
긴종아리근(5) (fibularis longus muscle)	종아리뼈머리와 종아리뼈 가쪽면의 위 2/3	첫째발허리뼈바닥과 안쪽쐐기뼈	얕은종아리신경 (**L5**, **S1**, S2)	발의 가쪽번짐과 발목의 약한 발바닥굽힘
짧은종아리근(6) (fibularis brevis muscle)	종아리뼈가쪽면의 아래 2/3	다섯째발허리뼈거친면의 등쪽면		

[a]숫자는 그림 7.58A, B 숫자를 참조한다.

[b]척수분절(spinal cord segment)의 신경지배를 표시한다[예: 앞정강근(tibialis anterior)의 신경지배에서 "L4, L5"은 척수의 넷째와 다섯째허리분절(lumbar segment)을 뜻함]. 굵게 표시한 (**L4**)는 주된 신경지배 척수분절을 뜻한다. 하나 이상의 목록에 있는 척수분절 또는 운동신경이 손상될 경우 관련 근육의 마비(paralysis)를 초래한다.

[c]통틀어, 발목관절의 발등굽힘근과 발가락폄근으로 기술하지만 그 작용은 더 복잡하다. "자세 및 보행" 참조.

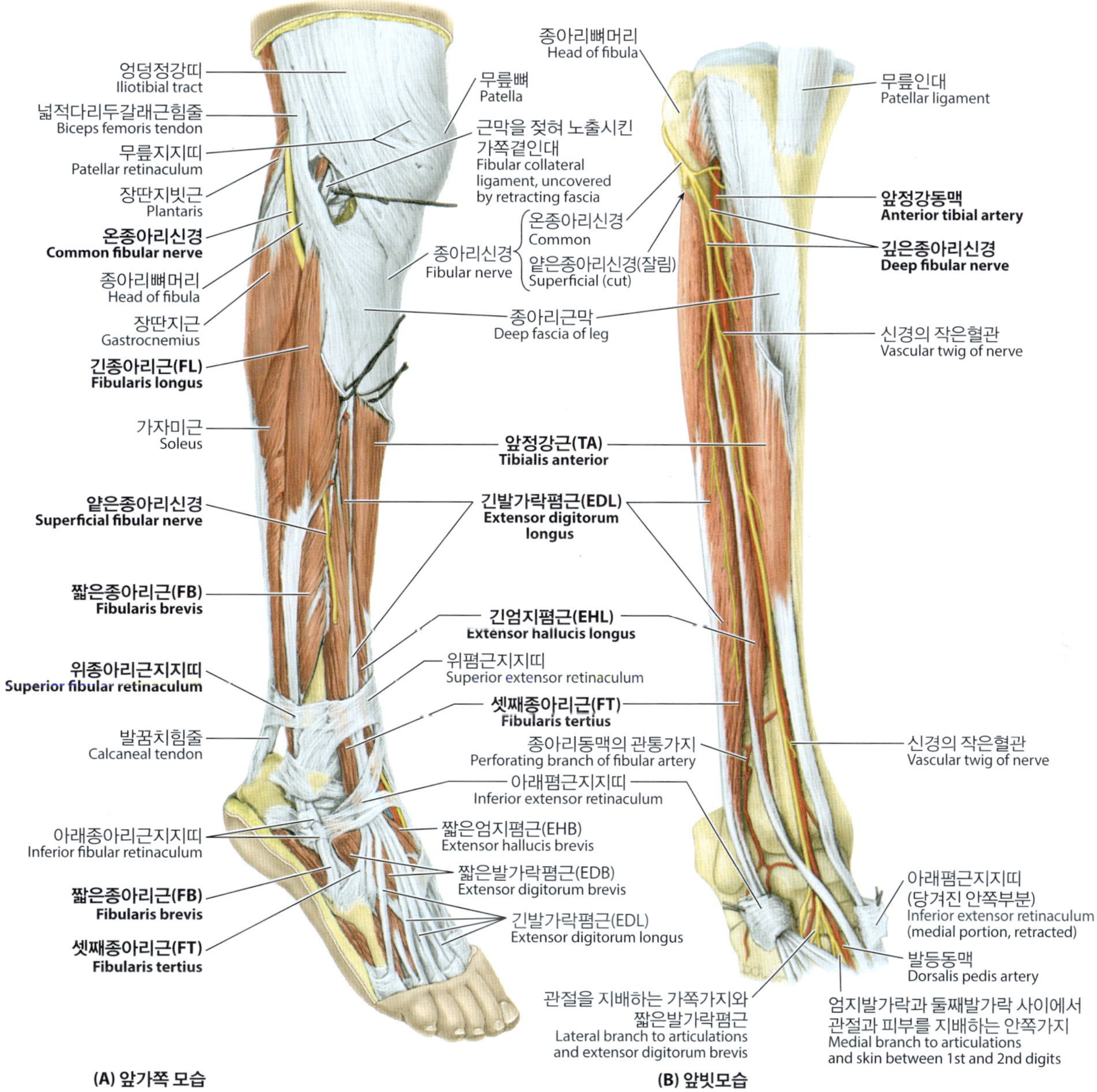

그림 7.59. 종아리앞칸과 종아리가쪽칸 해부. A. 얕은층 해부. 종아리의 앞가쪽 근육과 발등의 근육을 보여준다. 온종아리신경은 종아리뼈 머리와 목의 가쪽을 지나 피부밑으로 가며, 가장 쉽게 손상되는 말초신경이다. **B.** 깊은층 해부. 종아리앞칸의 동맥과 신경이 보이도록 근육과 아래폄근지지띠를 젖혔다.

이 신경의 손상은 발등굽힘 장애를 일으켜 발처짐(footdrop)을 유발한다.

종아리앞칸 동맥(artery in anterior compartment of leg)

앞정강동맥(전경골동맥, **anterior tibial artery**)은 종아리앞칸의 혈액을 공급하는 동맥이다(그림 7.56A, 7.61B와 7.62; 표 7.12). 오금동맥(popliteal artery)보다 더 작은 종말가지인 앞정강동맥은, 오금근(popliteus muscle)의 아래모서리에서 시작하는데 이는 마치 오금동맥이 가자미근(soleus muscle)의 힘줄활 아래로 깊게 주행하는 것과 유사하다. 이 동맥은 즉시 뼈사이막(interosseous membrane)의 위에 있는 틈을 통해, 앞정강근(TA)과 긴발가락폄근(EDL) 사이에 있는 뼈사이막의 앞면으로 내려간다. 발목관절에서 양쪽 복사(malleolus)의 중간점을 지나면 앞정강동맥의 이름이 **발등동맥**(*dorsalis pedis artery*, dorsal artery of foot)으로 바뀐다.

종아리가쪽칸(Lateral Compartment of Leg)

종아리가쪽칸 혹은 가쪽번짐근칸(*evertor compartment*)은 종아리에서 가장 작은 공간으로, 종아리뼈(fibula)의 가쪽면, 앞종아리근육사이막(anterior intermuscular septum), 뒤종아리근육사이막(posterior intermuscular septum), 종아리 깊은근막에 싸여 있다(그림 7.56A, B; 표 7.10). 종아리가쪽칸은 아래로 종아리뼈의 먼쪽뼈끝과 발꿈치뼈(calcaneus) 사이를 잇는 **위종아리근지지띠**(상비골근지대, **superior fibular retinaculum**)에서 끝난다(그림 7.59A). 이곳에서 종아리가

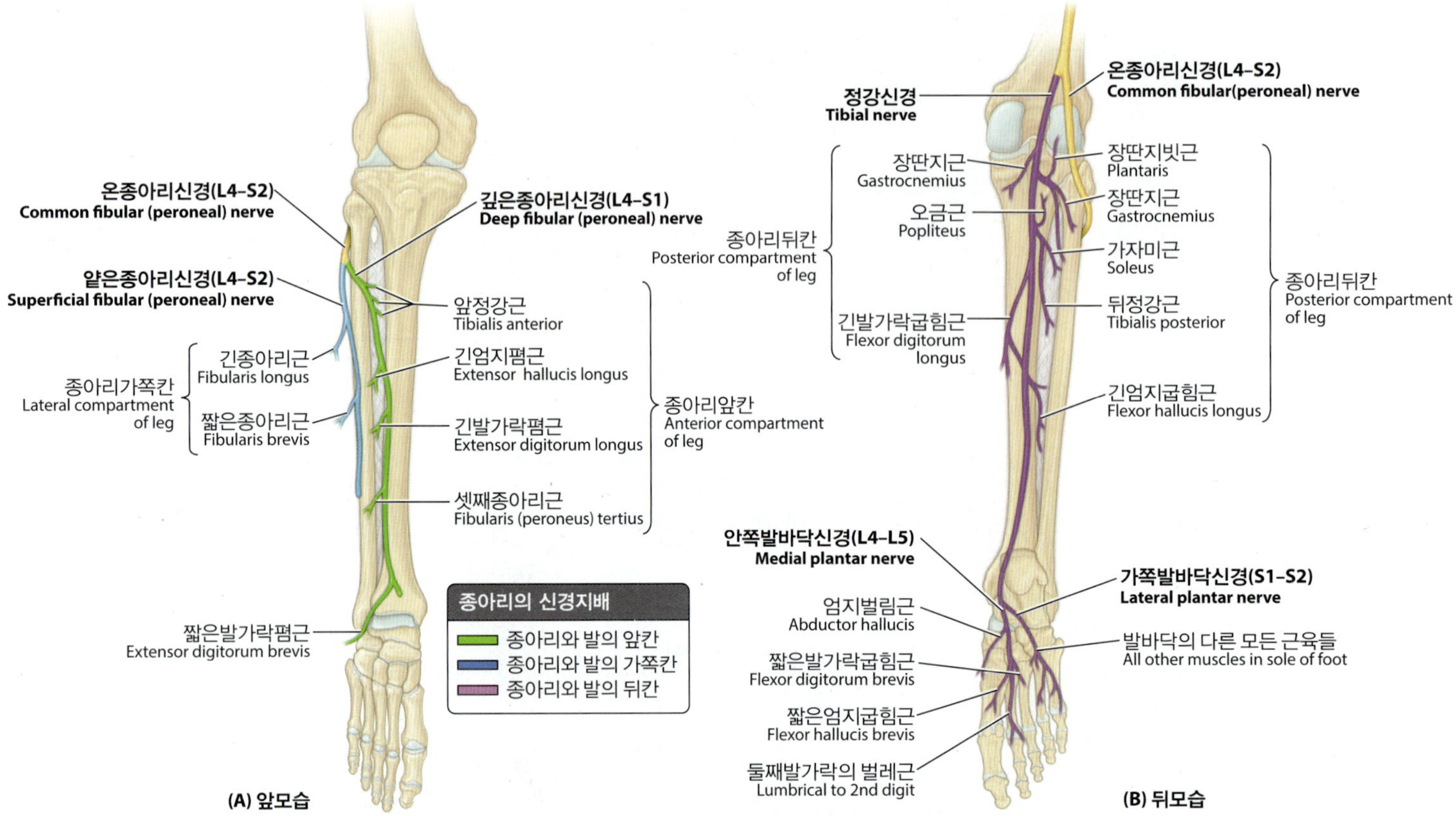

그림 7.60. 종아리의 신경.

표 7.11. 종아리의 신경

신경	이는곳	경로	종아리의 분포
두렁신경 **(saphenous nerve)**	넓적다리신경 (femoral nerve)	넓적다리혈관과 함께 넓적다리삼각과 모음근굴을 통과해 내려간 다음 큰두렁정맥과 함께 아래로 내려감	종아리와 발의 안쪽면에 있는 피부를 지배함
장딴지신경 **(sural nerve)**	대개 정강신경과 온종아리신경 모두에서 일어남	장딴지근의 두 갈래 사이로 내려가 종아리의 중간에서 얕은부위로 나옴; 작은두렁정맥과 함께 내려가 가쪽복사 아래를 지나 발의 가쪽으로 주행함	종아리의 뒷면과 가쪽면에 있는 피부 및 발의 가쪽면 있는 피부를 지배함
정강신경 **(tibial nerve)**	궁둥신경 (sciatic nerve)	궁둥신경이 다리오금꼭대기에서 둘로 갈라지며 일어남; 다리오금을 통해 내려가 오금근 위에 위치함; 뒤정강혈관과 함께 뒤정강근의 위에서 아래로 내려감; 굽힘근지지띠 밑에서 안쪽발바닥신경과 가쪽발바닥신경으로 갈라지면서 끝남	종아리뒤칸 근육과 무릎관절을 지배함
온종아리신경 **(common fibular nerve)** (peroneal)	궁둥신경	궁둥신경이 다리오금꼭대기에서 둘로 갈라지며 일어나고, 넓적다리두갈래근과 그 힘줄의 안쪽모서리를 따라 내려감; 종아리뼈머리의 뒷면을 지나며 긴종아리근의 깊은 곳에 있는 종아리뼈목을 휘감아 돌면서 깊은종아리신경과 얕은종아리신경으로 갈라짐	가쪽장딴지피부신경을 통해 종아리뒤면의 가쪽부분에 있는 피부를 지배함; 또한 관절가지를 통해 무릎관절을 지배함
얕은종아리신경 **(superficial fibular nerve)** (peroneal)	온종아리신경	긴종아리근과 종아리뼈목 사이에서 일어나 종아리가쪽칸에서 아래로 내려감; 종아리의 먼쪽 1/3에서 깊은근막을 뚫고 피부밑신경이 됨	긴종아리근과 짧은종아리근을 지배하고, 종아리앞면의 먼쪽 1/3과 발등을 덮고 있는 피부를 지배함
깊은종아리신경 **(deep fibular nerve)** (peroneal)	온종아리신경	긴종아리근과 종아리뼈목 사이에서 일어남; 긴발가락폄근을 통과한 다음 뼈사이막을 따라 아래로 내려감; 정강뼈의 먼쪽끝을 가로질러 발등으로 들어감	종아리앞칸의 근육과 발등의 근육을 지배하고, 첫째발가락사이틈새의 피부를 지배함; 가로지르는 관절에 관절가지를 보냄

쪽칸 2개 근육(긴종아리근과 짧은종아리근)의 힘줄이 위종아리근지지띠와 가쪽복사(lateral malleolus) 사이의 주행에 편의를 주기 위하여, 발목관절을 지날 때 가쪽복사를 도르래처럼 써 온힘줄집(*common synovial sheath*)으로 들어간다(그림 7.57B).

종아리가쪽칸 근육(muscles in lateral compartment of leg)

종아리가쪽칸에는 긴종아리근(*fibularis longus muscle*)과 짧은종아리근(*fibularis brevis muscle*)이 있다. 이 근육들은 종아리가쪽칸에 힘살(belly)을 두고, 위종아리근지지띠 밑에 있는 온힘줄집을 통해 종

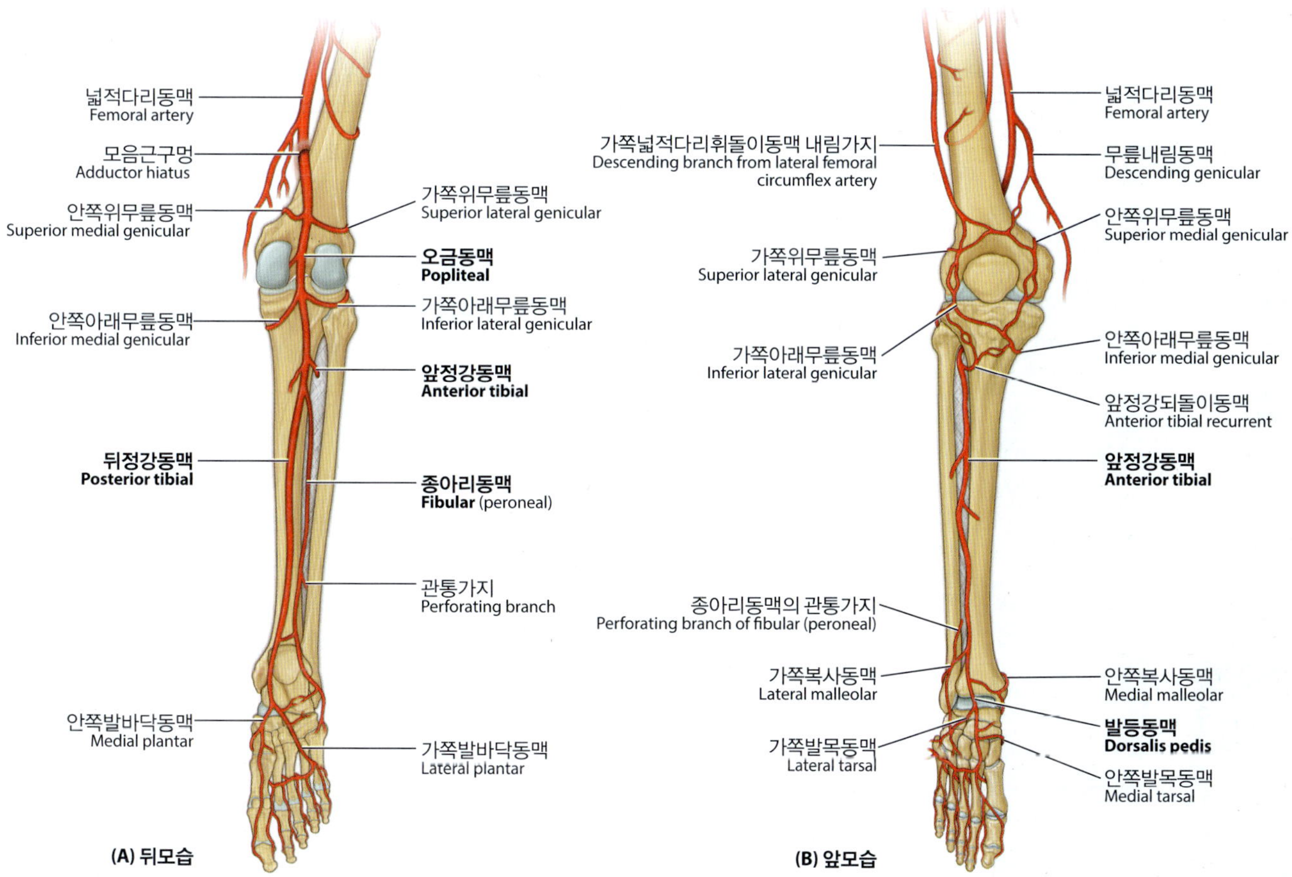

그림 7.61. 종아리의 동맥.

표 7.12. 종아리의 동맥

동맥	이는곳	경로	종아리의 분포
오금동맥 **(popliteal artery)**	큰모음근에 있는 모음근구멍에서 넓적다리동맥으로부터 나옴	다리오금을 통과하여 종아리로 들어감; 오금근의 아래모서리에서 앞정강동맥과 뒤정강동맥으로 갈라지며 끝남	위·중간·아래무릎동맥을 통해 무릎의 가쪽과 안쪽 모두에 분포함
앞정강동맥 **(anterior tibial artery)**	오금동맥	정강뼈와 종아리뼈 사이로 주행하다 뼈사이막의 윗부분에 있는 틈새를 통해 종아리앞칸으로 들어가며, 앞정강근과 긴발가락폄근 사이에서 뼈사이막을 따라 아래로 내려감	종아리앞칸
발등동맥 **(dorsalis pedis artery)** (dorsal artery of foot)	아래폄근지지띠의 먼쪽에서 앞정강동맥으로부터 나옴	첫째뼈사이공간을 향해 앞안쪽으로 내려오다 발바닥동맥과 활꼴동맥으로 갈라짐	발등의 근육; 첫째등쪽뼈사이근을 뚫고 깊은발바닥동맥이 되어 발바닥동맥활의 형성에 기여함
뒤정강동맥 **(posterior tibial artery)**	오금동맥	종아리뒤칸을 지나 굽힘근지지띠의 먼쪽에서 안쪽발바닥동맥과 가쪽발바닥동맥으로 갈라지며 끝남	종아리뒤칸과 종아리가쪽칸; 종아리휘돌이가지는 무릎 주위의 동맥연결과 만남; 영양동맥이 정강뼈로 들어감
종아리동맥 **(fibular artery)**	뒤정강동맥	종아리뒤칸의 뒤근육사이막 근처에서 아래로 내려감	종아리뒤칸: 관통가지는 종아리가쪽칸에 혈액을 공급함

아리가쪽칸을 빠져나갈 때 힘줄이 된다. 2개의 근육 모두 가쪽발모서리(lateral border of foot)를 들어올리는 **발의 가쪽번짐근(evertor of foot)**이다. 발생학적으로 종아리근(fibularis muscle)은 축뒤근육(postaxial muscle)이며, 궁둥신경(좌골신경, sciatic nerve)을 이루는 척수신경 뒤갈래의 지배를 받는다. 그러나 종아리앞칸에 있는 축뒤근육인 셋째종아리근(fibularis tertius)이 발등굽힘근(dorsiflexor)인 것과 달리 긴종아리근과 짧은종아리근은 발목관절(ankle, talocrural joint)의 가로축 뒤로 지나므로 발바닥굽힘근(plantarflexor)으로 작용한다.

종아리근은 가쪽번짐근으로, 목말밑관절(subtalar joint)과 가로발

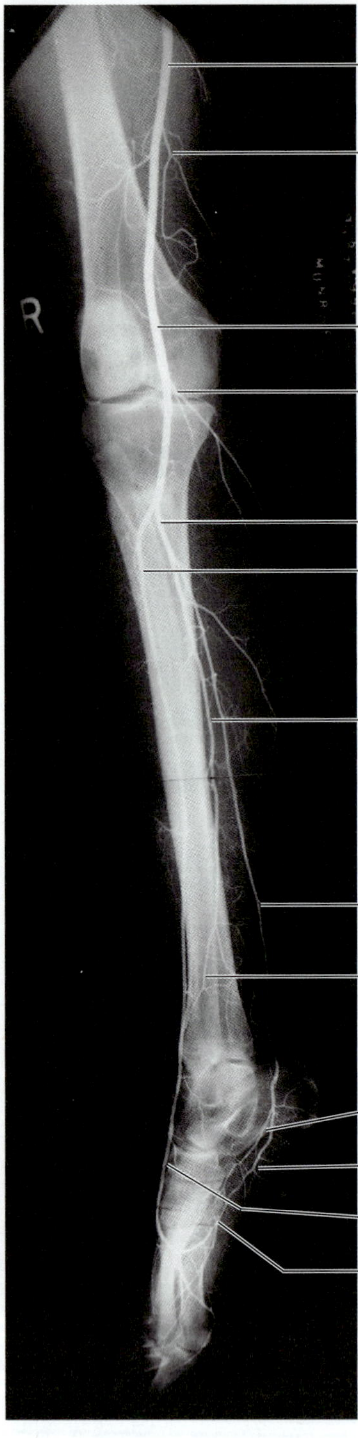

그림 7.62. 오금동맥조영상(popliteal arteriogram). 오금동맥은 모음근구멍(여기서 압박될 수도 있음)에서 시작해 넙다리뼈 먼쪽끝, 무릎관절의 관절주머니(joint capsule), 오금근을 지나고, 다리오금의 아래각에서 앞정강동맥과 뒤정강동맥으로 갈라지며 끝난다. 여기서, 오금동맥은 가자미근힘줄활(tendinous arch of soleus) 밑을 지나다 죄임(entrapment)이 생기기도 한다.

목뼈관절(transverse tarsal joint)에 작용한다. 중립자세에서, 단지 약간의 가쪽번짐만 가능하다. 실제로, 가쪽번짐근의 주 역할은 흔히 기술된 것처럼 가쪽발모서리(lateral border of foot)를 들어올리는 것이 아니라, 안쪽발모서리(medial border of foot)를 눌러 고정시켜, 보행주기의 발가락떼기(toe off)에 도움을 주고 달리기를 할 때 또는 의도치 않거나 발의 과도한 안쪽번짐이 있을 때(발목 손상에 가장 취약한 자세) 저항하기 위해서이다. 특히 한 발로 서 있을 때 종아리근의 수축은 안쪽으로 기우는 것을 막으며, 안쪽발모서리에 힘을 가해 종아리를 가쪽으로 당기고 안쪽으로 이동하는 무게중심을 가운데로 되돌리는 역할을 한다.

긴종아리근과 짧은종아리근의 검사는, 저항에 대항하여 발을 가쪽번짐하는 것을 관찰하는 것으로, 정상은 가쪽복사(lateral malleolus) 아래에서 근육 힘줄을 보거나 만질 수 있다.

긴종아리근. **긴종아리근**[장비골근, **fibularis longus muscle (FL)**]은 짧은종아리근(fibularis brevis)보다 더 길고 더 얕은층에 있으며, 더 위쪽 종아리뼈몸통(shaft of fibula)에서 일어난다(그림 7.56, 7.58F와 7.59A; 표 7.10). 가느다란 긴종아리근은 종아리뼈머리부터 발바닥까지 뻗어 있다. 긴종아리근 힘줄은 가쪽복사의 몸쪽 뒤에서 보거나 만질 수 있다(그림 7.63B).

위종아리근지지띠(superior fibular retinaculum)의 먼쪽에서, 짧은종아리근과 함께 온힘줄집(common synovial sheath)에 싸여 있다가 **아래종아리근지지띠**(하비골근지대, **inferior fibular retinaculum**)를 지나면서 따로 분리된 힘줄집에 싸여 다른 칸으로 주행한다(그림 7.57A와 7.59). 긴종아리근은 **종아리근도르래**(비골근활차, *fibular trochlea*)와 발꿈치뼈(종골, calcaneus) 사이에 있는 아래칸(inferior compartment)을 통과한 다음 입방뼈(cuboid)의 앞아랫면에 있는 고랑(groove)으로 들어간다(그림 7.12D 참조). 이어서 발바닥을 가로지른 다음, 비스듬히 먼쪽으로 주행해 **첫째발허리뼈**(제1중족골, *1st metatarsal*)와 **안쪽쐐기뼈**(*medial cuneiform*)에 닿는다(그림 7.72F 참조). 한 발로 서 있을 때, 긴종아리근은 종아리가 발 위에서 안정되게 해 준다.

짧은종아리근. **짧은종아리근**[단비골근, **fibularis brevis muscle (FB)**]은 방추형의 근육으로 긴종아리근 밑에 있으며, 이름처럼 긴종아리근보다 짧다(그림 7.56, 7.58F와 7.59A; 표 7.10). 짧은종아리근의 넓은힘줄은 가쪽복사(lateral malleolus) 뒤로 고랑을 형성해 그 아래에서 만져진다. 짧은종아리근의 가는 힘줄은 긴종아리근 힘

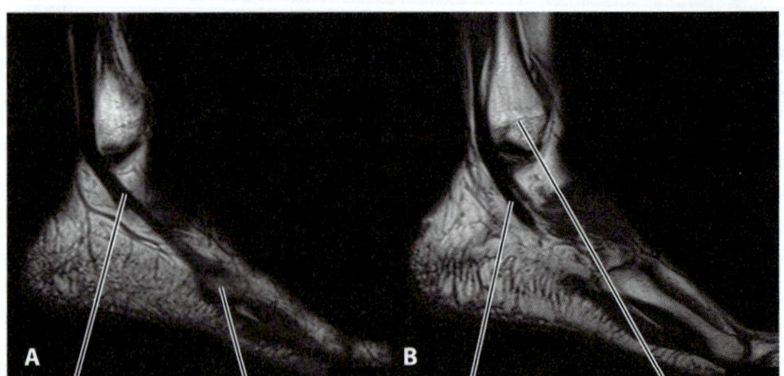

그림 7.63. 발목 가쪽의 시상 자기공명영상(MRI). A. 짧은종아리근. **B.** 긴종아리근.

줄 뒤에 놓이며 가쪽복사에 닿지 않는다(그림 7.63B). 짧은종아리근 힘줄은 아래종아리근지지띠(inferior fibular retinaculum)의 위칸(superior compartment)을 통해 발뒤꿈치뼈의 종아리근도르래(fibular trochlea) 위를 지나며 **다섯째발허리뼈바닥**(*the base of 5th metatarsal*)에 닿는 것을 쉽게 추적해볼 수 있다(그림 7.63A; 7.12D 참조). 긴발가락폄근(extensor digitorum longus)의 작은 갈래인 **셋째종아리근**(제삼비골근, *fibularis tertius muscle*)의 힘줄이 짧은종아리근 힘줄에서 나오기도 한다(그림 7.59A). 그러나 때로는, 셋째종아리근이 앞으로 주행하며 새끼발가락의 첫마디뼈(기절골, proximal phalanx)에 직접 닿는다.

종아리가쪽칸 신경(nerves in lateral compartment of leg)

얕은종아리신경(천비신경, **superficial fibular nerve**)은 종아리가쪽칸을 지배하는 신경으로, 온종아리신경(총비골신경, common fibular nerve)의 종말가지이다(그림 7.56A, 7.59A와 7.60A; 표 7.11). 긴종아리근(FL)과 짧은종아리근(FB)을 지배한 다음, 얕은종아리신경은 피부신경이 되어 종아리앞의 먼쪽부분과 거의 모든 발등 피부를 지배한다.

종아리가쪽칸 혈관(blood vessels in lateral compartment of leg)

종아리가쪽칸에는 이곳을 주행하는 동맥이 없다. 대신에, **관통가지**(*perforating branch*)와 동반정맥을 통해 혈액을 공급하고 내보낸다. 몸쪽에서, **앞정강동맥관통가지(perforating branches of the anterior tibial artery)**가 앞종아리근육사이막(anterior intermuscular septum)을 뚫는다. 아래쪽에서, **종아리동맥관통가지(perforating branches of the fibular artery)**가 동반정맥(accompanying vein; 라틴어로 *venae comitantes*)과 함께 뒤종아리근육사이막(후하퇴근간중격, posterior intermuscular septum)을 뚫는다(그림 7.61과 7.62; 표 7.12).

종아리뒤칸(Posterior Compartment of Leg)

종아리뒤칸[발바닥굽힘근칸(plantarflexor compartment)]은 종아리칸 세 개 중 가장 큰 칸이다(그림 7.56A~C). 종아리뒤칸에 있는 장딴지근육(calf muscle)은 **가로근육사이막**(*transverse intermuscular septum*)에 의해 얕은층칸과 깊은층칸으로 나누어진다. 정강신경(tibial nerve)과 뒤정강혈관(posterior tibial vessel), 그리고 종아리혈관(fibular vessel)은 종아리뒤칸을 공급하며, 이들은 가로근육사이막의 앞인 종아리뒤칸의 깊은층으로 주행한다.

얕은층칸(superficial subcompartment)은 깊은층보다 더 큰 제한된 공간이다. 더 작은 **깊은층칸(deep subcompartment)**은 종아리앞칸(anterior compartment of leg)처럼 2개의 종아리뼈와 **뼈사이막**(*interosseous membrane*)과 가로근육사이막 사이의 공간이다. 따라서, 깊은층칸은 아주 제한된 공간이다. 신경과 혈관이 종아리뒤칸의 깊은층을 통과해 발바닥으로 주행하므로, 여기에 부기가 생기면 근육괴사와 마비 같은 심각한 결과를 초래하는 구획증후군(compartment syndrome)이 발생할 수 있다.

아래에서, 깊은층칸은 그 안의 근육들이 가는 힘줄로 되므로 점차 가늘어진다. 가로근육사이막은 안쪽복사의 끝과 발꿈치뼈(calcaneus) 사이에서 확장되어 **굽힘근지지띠**(굴근지대, **flexor retinaculum**)를 형성하는 강화 가로섬유(transverse fiber)로 끝난다(그림 7.65 참조). 굽힘근지지띠는 깊은층에 있는 근육의 힘줄을 위해 각각 독립된 공간을 형성하며, 정강신경과 뒤정강동맥도 안쪽복사를 휘감아 돌 때, 이 공간을 통과한다.

종아리뒤칸 근육은 발목관절에서 **발바닥굽힘**(*plantarflexion*)을 일으키고, **안쪽번짐**(*inversion*)을 목말밑관절(subtalar joint)과 가로발목뼈관절(transverse tarsal joint)에서 하며, 발가락 **굽힘**을 한다. **발바닥굽힘(plantarflexion)**은 발등굽힘보다 네 배나 더 강력한 운동이며, 근육이 발목관절의 가로축(transverse axis) 뒤를 지나기 때문에 상대적으로 긴 범위(중립상태에서 대략 50° 정도)의 운동을 한다. 발바닥굽힘은 주로 발볼(ball of foot)에 가해지는 추진력을 만들어 몸을 앞이나 위로 나가게 하는데, 걷거나 달릴 때 디딤기(입각기, stance phase)의 앞발님기(push off)를 하는 힘의 중요한 성분이다(그림 7.23D, E 참조; 표 7.2).

종아리뒤칸 얕은층근육 (superficial muscle group in posterior compartment)

종아리뒤(posterior leg) 장딴지가 튀어나와 보이게 하는 **얕은층장딴지근육**(*the superficial group of calf muscle*)에는 **장딴지근**(비복근, *gastrocnemius muscle*), **가자미근**(*soleus muscle*), **장딴지빗근**(*plantaris muscle*)이 있다. 이는곳과 닿는곳, 신경지배, 근육의 작용을 그림 7.64A~D에서 볼 수 있고, 표 7.13.I에 정리했다. 장딴지근과 가자미근은 발꿈치뼈에 닿는 **발꿈치힘줄**(종골건, *calcaneal tendon*)을 통해 서로 힘줄을 공유한다. 이 2개의 근육은 합쳐져 세 갈래를 가진 **종아리세갈래근**(하퇴삼두근, **triceps surae muscle**; 라틴어로 *sura*, calf)이 된다(그림 7.64C, D와 7.65A). 이 강력한 종아리세갈래근은 발꿈치뼈융기(calcaneal tuberosity)를 지렛대로 해서 끌어당겨 발꿈치(heel)를 들어올리고, 발바닥굽힘으로 힘의 93%까지 발휘해 앞발을 눌러준다.

장딴지근과 가자미근의 큰 용적은 직립(upright stance)과 직접 관련이 있어 사람에게 특징적인 구조이다. 걷고 달리고 뛰어오르거나 발가락으로 설 때, 이 근육들은 몸을 들어 올리고, 추진시키고, 가속을 내므로 강하고 두껍다.

발꿈치힘줄(calcaneal tendon; 라틴어로 *tendo calcaneus*, Achilles tendon)은 몸에서 가장 크고 강력한 힘줄이다. 길이는 약 15 cm이고, 장딴지근 힘살(belly)이 끝나는 장딴지 중간에서 납작한 널힘줄(aponeurosis)로 시작한다(그림 7.64C, D와 7.65). 몸쪽에서, 널힘줄은 깊은 곳에서 가자미근 근육섬유를 직접 받지만, 먼쪽에서, 가자미근 섬유들은 힘줄로 된다. 따라서 발꿈치힘줄은 두껍게 시작하지

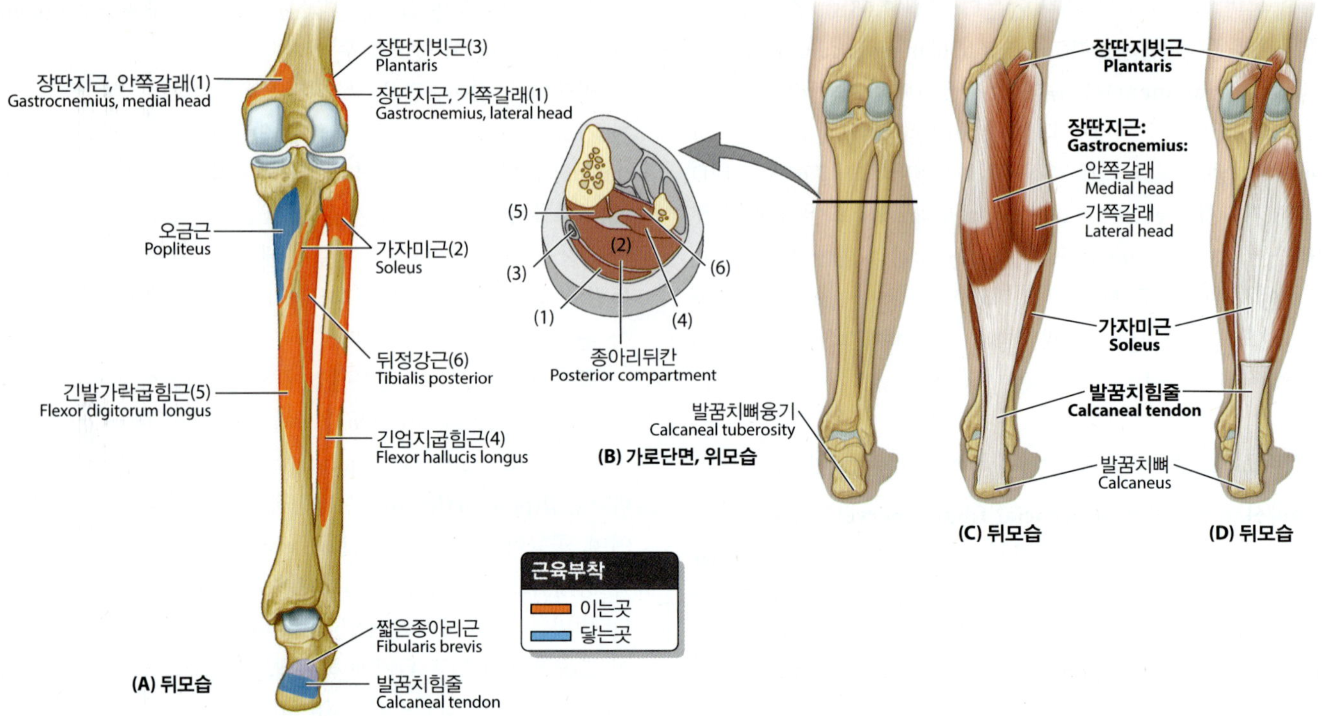

그림 7.64. 종아리뒤칸 근육. A. 부착점, **B.** 도식적 가로단면. 숫자는 표 7.13의 숫자와 같다. **C와 D.** 얕은층근육.

표 7.13.I. 종아리뒤칸 얕은층근육

근육[a]	이는곳	닿는곳	신경지배[b]	근육의 작용
장딴지근(1) (gastrocnemius Lmuscle)	가쪽갈래: 넙다리뼈 가쪽관절융기의 가쪽면 안쪽갈래: 넙다리뼈 오금면, 안쪽관절융기의 위쪽	발꿈치힘줄을 지나 발꿈치뼈 뒷면에 닿음	정강신경(S1, S2)	무릎을 편 상태에서 발목의 발바닥굽힘; 걸을 때 발꿈치를 들어올림; 무릎관절 굽힘
가자미근(2) (soleus muscle)	종아리뼈 머리의 뒷면, 종아리뼈뒤면의 위 1/4; 정강뼈의 가자미근선과 안쪽모서리의 중간 1/3; 뼈사이는 힘줄활로 부착			무릎의 자세와 상관없이 발목의 발바닥굽힘; 발목관절을 안정시킴
장딴지빗근(3) (plantaris muscle)	넙다리뼈 가쪽관절융기위선의 아래끝; 빗오금인대			발목의 발바닥굽힘시 장딴지근 작용을 약간 도움

[a]숫자는 그림 7.64B의 숫자와 같다.
[b]척수분절(spinal cord segment)의 신경지배를 표시한다(예: 이 근육들의 신경지배에서 "S1, S2"는 첫째와 둘째엉치분절을 뜻함). 하나 이상의 목록에 있는 척수분절 또는 운동신경이 손상될 경우 관련 근육의 마비(paralysis)를 초래한다.

만, 아래로 갈수록 좁아지고 발꿈치뼈 위의 절단면은 결국 동그란 모양이 된다. 그리고 곧장 가운데로 내려와 **발꿈치뼈융기**(*calcaneal tuberosity*)의 뒤에 닿는다. 발꿈치힘줄은 내려오면서 나선형으로 1/4 회전(90°)을 하게 되는데, 이로 인해 장딴지근의 섬유는 가쪽에 닿고 가자미근의 섬유는 안쪽에 닿는다. 이런 배열은 힘줄이 발휘한 추진력의 일환으로 에너지가 방출되면, 에너지(충격)를 흡수하고 반동하는 힘줄 탄력성에 매우 중요한 것으로 여겨진다. 종아리세갈래근의 2개 근육은 함께 힘줄을 공유하지만, 독립적으로 작용할 수 있어 "가자미근(soleus muscle)으로 산책하지만, 높이 뛰기는 장딴지근(gastrocnemius muscle)으로 이긴다"는 말을 흔히 한다.

종아리세갈래근을 검사하기 위해서는 저항을 거슬러 발바닥굽힘을 관찰하면 된다(예: "발가락으로 서 있기"는 체중이 저항을 만든다). 정상에서는 발꿈치힘줄과 종아리세갈래근이 보이거나 만져진다.

피부와 발꿈치힘줄 사이에 있는, **발꿈치피부밑주머니**(종골피하낭, *subcutaneous calcaneal bursa*)는 거친 발꿈치힘줄 위에서 피부가 움직일 수 있도록 도와주고, 발꿈치힘줄과 발꿈치뼈 사이에 있는, 깊은 **발꿈치힘줄주머니**(종골건낭, *bursa of calcaneal tendon*, retrocalcaneal bursa)는 발꿈치뼈 위로 발꿈치힘줄이 미끄러질 수 있게 한다.

장딴지근. **장딴지근**(비복근, **gastrocnemius muscle**)은 종아리뒤칸에서 가장 얕은근육이며 **장딴지**(비복, *calf*)의 가장 튀어나온 부분이다(그림 7.64A, C와 7.65A; 표 7.13.I). 2개의 갈래가 있는 방추형 근육으로 2개 관절을 지나며, 안쪽갈래가 가쪽갈래보다 더 크고 더 먼쪽으로 뻗는다. 2개의 갈래는 다리오금(popliteal fossa)의 아래모서리에서 서로 만나 다리오금의 아래안쪽모서리와 아래가쪽모서

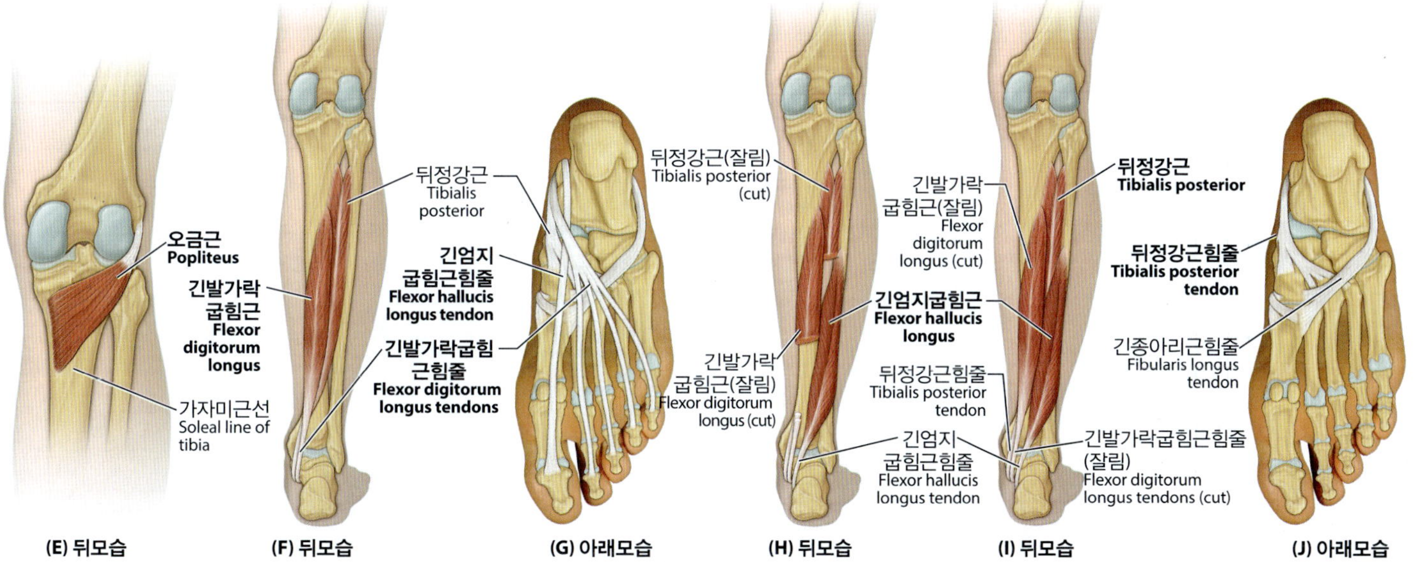

그림 7.64. (계속) E~J. 종아리뒤칸 깊은층근육.

표 7.13.II. 종아리뒤칸 깊은층근육

근육[a]	이는곳	닿는곳	신경지배[b]	근육의 작용
오금근 **(Popliteus muscle)**	넙다리뼈 가쪽관절융기 가쪽면과 가쪽반달	가자미근선의 위에 있는 정강뼈뒤면	정강신경 (L4, L5, S1)	무릎의 약한 굽힘과 고정된 정강뼈에 놓인 넙다리뼈를 5° 회전시켜 무릎관절의 잠금을 해제; 체중이 실리지 않은 다리에서 정강뼈 안쪽돌림
긴엄지굽힘근(4) **(flexor hallucis longus muscle)**	종아리뼈뒤면의 아래 2/3; 뼈사이막 아랫부분	엄지발가락(hallux)의 끝마디뼈바닥	정강신경 (S2, S3)	모든 관절에서 엄지발가락을 굽힘; 발목의 약한 발바닥굽힘; 발의 안쪽세로발바닥활을 지탱함
긴발가락굽힘근(5) **(flexor digitorum longus muscle)**	가자미근선 아래에 해당하는 정강뼈뒤면의 안쪽 부분; 넓은 힘줄로 종아리뼈에 붙음	가쪽 네 개 발가락의 끝마디뼈 바닥		가쪽 네 개 발가락을 굽힘; 발목의 발바닥굽힘; 발의 세로발바닥활을 지탱함
뒤정강근(6) **(tibialis posterior muscle)**	뼈사이막, 가자미근선 아래의 정강뼈뒤, 종아리뼈뒤	발배뼈 거친면, 쐐기뼈, 입방뼈, 발꿈치의 목말받침돌기; 둘째, 셋째, 넷째발허리뼈 바닥	정강신경 (L4, L5)	발목의 발바닥굽힘; 발의 안쪽번짐; 안쪽세로발바닥활을 유지함

[a]숫자는 그림 7.64B의 숫자와 같다.
[b]척수분절(spinal cord segment)의 신경지배를 표시한다(예: 긴엄지굽힘근의 신경지배에서 "S2, S3"는 둘째와 셋째엉치분절을 뜻함). 하나 이상의 목록에 있는 척수분절 또는 운동신경이 손상될 경우 관련 근육의 마비(paralysis)를 초래한다.

리를 형성한다. 장딴지근의 근육섬유는 주로 수직방향으로 주행하며, 대부분 백색근육섬유(white muscle)로 제2형 빠른단일수축(fast-twitch) 근육이므로, 장딴지근 수축은 달리기를 하거나 점프 동안 빠른 움직임을 만든다. 대칭적으로 서 있는 동안, 이 근육은 간헐적 수축만으로 자세를 유지할 수 있게 해준다.

장딴지근은 무릎관절과 발목관절을 가로지르는 근육이지만, 두 개의 관절을 동시에 강하게 작용할 수 있는 능력은 없다. 무릎을 편 상태에서 가장 효과적으로 작용하는데 단거리 달리기준비 자세처럼, 발등을 굽히고 무릎을 편 상태에서 최대의 근육작용이 이루어질 수 있다. 무릎을 완전히 굽힌 상태에서는 발바닥굽힘(plantarflexion)을 할 수 없다.

가자미근. **가자미근(soleus)**은 장딴지근의 깊은 곳에 위치하며 발바닥굽힘을 일으키는 주된 근육이다(그림 7.64B, D와 7.65A, B; 표 7.13.I). 장딴지근보다 더 크고 납작하며, 바다의 바닥에 납작 엎드려 있는 가자미(sole, flat fish)를 닮아 붙여진 이름이다. 가자미근의 이는곳은 정강뼈(tibia)와 종아리뼈(fibula) 뒤쪽에서 거꾸로 된 U자 모양으로, 정강뼈와 종아리뼈 사이에 **가자미근힘줄활**(가자미근건궁, **tendinous arch of soleus**; 라틴어로 *arcus tendineus soleus*)이 형성되어 있다(그림 7.64A와 7.65B). 다리오금(popliteal fossa)을 빠져나온 오금동맥과 정강신경이 가자미근힘줄활을 통과해 들어가며, 동시

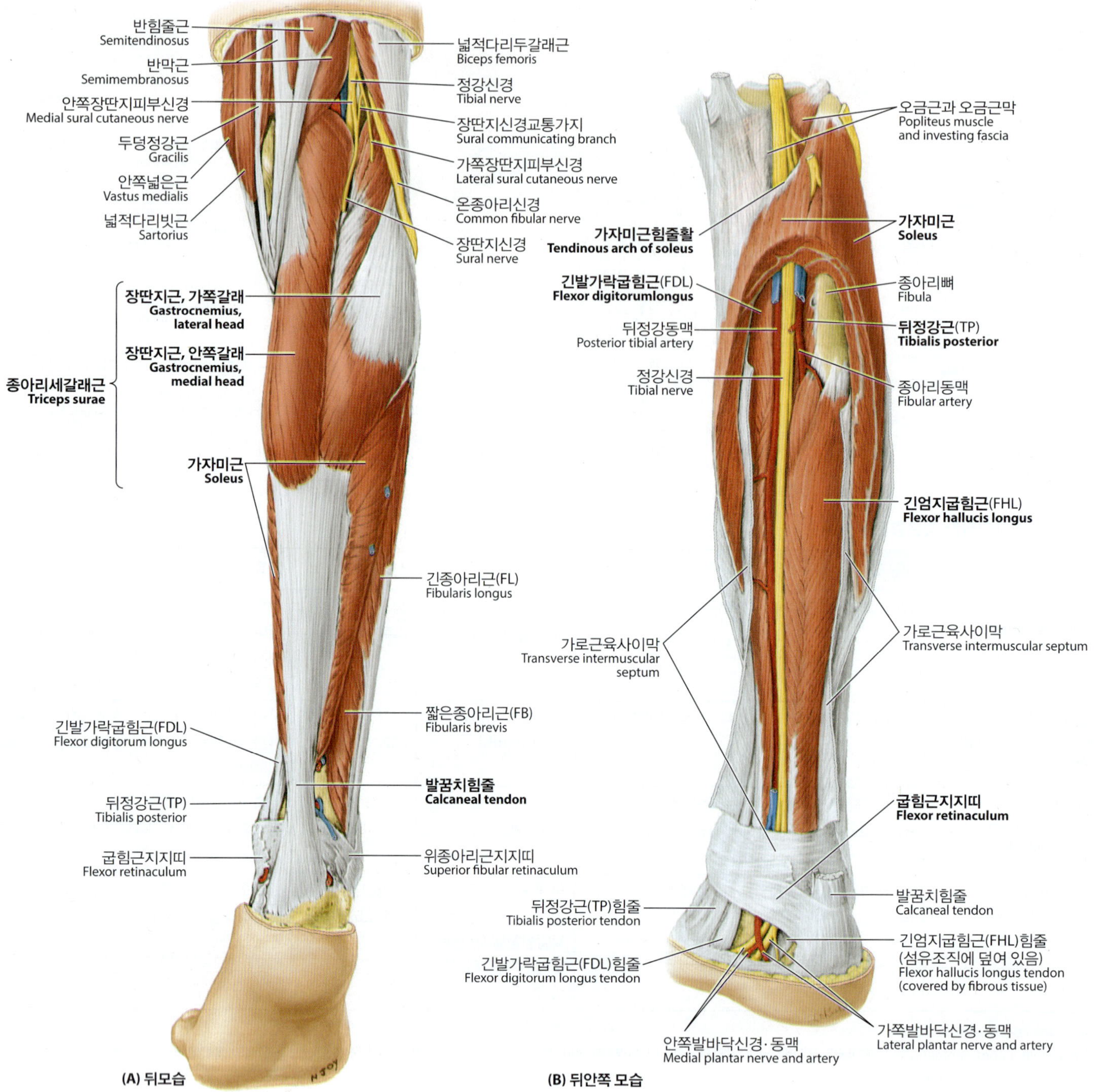

그림 7.65. 종아리뒤쪽 해부. A. 얕은층해부. 발목부위의 지지띠를 제외하고, 근육과 신경을 보여주기 위해 깊은근막을 제거하였다. 종아리세갈래근의 세갈래는 발꿈치힘줄의 나선형 섬유들을 통해 먼쪽에서 발꿈치뼈에 닿는다. **B.** 깊은층해부. 이는곳 가까이 있는 말발굽 모양의 가지미근 부분과 발꿈치힘줄의 먼쪽부분만 남긴 채, 장딴지근과 가자미근 대부분을 제거하였다. 가로근육사이막을 잘라 나눠 깊은층 근육, 혈관, 신경을 보여준다.

에 오금동맥은 종말가지인 앞정강동맥(anterior tibial artery)과 뒤정강동맥(posterior tibial artery)으로 나누어진다.

발끝으로 서면 장딴지근(gastrocnemius muscle) 양옆에서 가자미근을 만져볼 수 있다(그림 7.65A처럼, 발바닥굽힘을 하고 앞발에 무게를 가함). 가자미근은 장딴지근과 함께 발목에서 발바닥굽힘을 일으킨다. 즉, 무릎관절에 작용하지 않으며, 무릎을 굽혔을 때, 발바닥굽힘을 홀로 할 수 없다(예: 스쿼트자세나 "오리걸음"을 함). 가자미근은 많은 부분으로 이뤄지며, 각 부분의 섬유다발들은 서로 다른 방향으로 간다.

발로 서면 가자미근은 종아리에 있는 뼈를 뒤로 잡아당긴다. 이것은 서 있기에 중요한데 무게중심선(line of gravity)이 종아리의 뼈축 앞을 지나기 때문이다(구람 7.22A 참조). 따라서 가자미근은 서거나 산책할 때, 주요한 발바닥굽힘근으로 항무게중심(antigravity) 근육이며, 발등굽힘근에 대해 대항하고 협조하며(번갈아가며) 수축해 균형을 유지한다. 가자미근 근육섬유는 적색근육(red muscle)으로, 피로에 저항하는 제1형 느린단일수축근육(slow-twitch)이다. 가자미근은 강하지만 상대적으로 느린 발목의 발바닥굽힘근으로 지속수축을 한다. 대칭으로 서 있는 동안, 근전도검사(electromyography, EMG)에서 가자미근이 지속적으로 수축하는 것을 확인할 수 있다.

장딴지빗근. **장딴지빗근**(족척근, **plantaris muscle**)은 짧은 힘살(belly)과 긴 힘줄을 갖는 작은 근육이다(그림 7.53; 7.54; 7.56A, B; 7.64A, C, D; 표 7.13.I). 흔적근육(vestigial muscle)인 장딴지빗근은 5~10% 사람에서 없으며, 있어도 그 크기와 모양이 매우 다양하다(작은 손가락 두께의 가는 띠 모양으로 된 것이 가장 흔함). 장딴지빗근은 장딴지근(비복근, gastrocnemius muscle)과 함께 작용하나, 무릎굽힘이나 발목의 발바닥굽힘 중 어느 것에도 중요하게 작용하지 않는다.

장딴지빗근은 많은 양의 근육방추(muscle spindle)가 있어서 큰 발바닥굽힘근에 대한 고유감각기관(organ of proprioception)으로 생각된다. 장딴지빗근의 길고 가느다란 힘줄은 신경으로 착각하기 쉬워 "신입생의 신경(freshman's nerve)"으로 속칭이 붙어 있다.

장딴지빗근의 힘줄은 장딴지근과 가자미근(soleus muscle)의 사이로 내려가며(그림 7.56A, 7.64B), 가끔 테니스와 같은 운동을 하는 동안, 이 근육은 통증과 함께 펑하며(*pop*) 파열되기도 한다. 장딴지빗근의 역할은 작아, 이 근육의 힘줄은 이식을 위해(예: 손의 힘줄을 재건하기 위한 수술) 장애 없이 잘라낼 수 있다.

종아리뒤칸 깊은층근육
(deep muscle group in posterior compartment)

종아리뒤칸의 깊은층을 구성하는 4개의 근육은 오금근(*popliteus muscle*), 긴발가락굽힘근(*flexor digitorum longus muscle*), 긴엄지굽힘근(*flexor hallucis longus muscle*), 뒤정강근(*tibialis posterior muscle*)이다(그림 7.56; 7.64A, B, E~I; 7.65B; 7.66~7.68; 표 7.13.II). 오금근만 무릎관절에 작용을 일으키고, 나머지 근육들은 발목의 발바닥굽힘(plantarflexion)과 발가락 굽힘(flexion)에 관여한다. 하지만 이 근육들은 크기가 작고 발목관절축(axis of ankle joint)에 가깝게 붙어 있어서, 종아리세갈래근이 아닌 이들 근육의 힘의 세기는 모두 합쳐 발바닥굽힘 전체의 약 7%의 힘만을 낼 수 있으며, 여기에 긴종아리근(fibularis longus)과 짧은종아리근(fibularis brevis)이 가장 중요하다. 발꿈치힘줄(calcaneal tendon)이 파열되면, 이 근육은 발가락으로 서는 것 같이 몸의 체중을 드는 힘을 내지 못한다.

엄지발가락으로 가는 종아리뒤칸 2개 근육은 서로 엇갈린다. 즉, 엄지발가락 안쪽에 닿는 긴엄지굽힘근(FHL)은 깊은층칸의 가쪽(종아리뼈, fibula)에서 일어나고, 가쪽 4개 발가락에 닿는 긴발가락굽힘근(FDL)은 안쪽(정강뼈, tibia)에서 일어나므로(그림 5.64A, G, I와 5.67B), 이 2개 근육의 힘줄은 발바닥에서 십자 모양으로 교차한다.

오금근. **오금근**(슬와근, **popliteus muscle**)은 얇은 세모꼴근육으로 다리오금(popliteal fossa) 바닥의 아랫부분을 형성하는 근육이다(그림 7.64A, E와 7.66; 그림 7.53과 7.54 참조; 표 7.13.II). 몸쪽에서, 힘줄로 붙는곳은 넙다리뼈가쪽관절융기(lateral condyle) 가쪽이며, 무릎관절 윤활막(활액막, synovial membrane)과 관절주머니(관절낭, joint capsule)의 섬유막(fibrous layer) 사이를 통해 더 넓게 가쪽반달(lateral meniscus)에 닿아 있다. 이 근육 힘살(belly)의 꼭대기(apex)는 무릎관절의 관절주머니에서 시작된다. 오금근은 정강뼈(tibia)에 닿는데, 이곳은 반막근(반막상근, semimembranosus)의 섬유성확장으로 강화된 **오금근막(investing fascia of popliteus)**이 덮고 있다(그림 7.66; 그림 7.93E 참조).

오금근은 무릎관절 굽힘근으로서 중요하지는 않지만, 무릎을 굽힐 때 오금근은 가쪽반달을 뒤로 잡아당기는 것을 돕고, 그 외는 압박(안쪽반달에 대해 하는 것 같은)에 의한 수동적 움직임만 가능하다. 무릎을 조금 구부린 채 서 있을 때, 오금근이 수축하여 기울어진 정강뼈 관절면에서 넙다리뼈가 앞으로 빠지는 것을 막는 뒤십자인대[후십자인대, posterior cruciate ligament (PCL)]를 돕는다(그림 7.93D, E 참조).

오금주머니(슬와낭, **popliteus bursa**)는 오금근힘줄의 깊은 곳에 있다(그림 7.66). 무릎을 최대로 펴서 고정시킨 채 서 있을 때, 오금근은 정강뼈 관절면에서 넙다리뼈를 가쪽으로 약 5° 돌림으로써, 무릎의 고정 상태를 풀어 굽힘이 가능하게 한다. 발을 땅에서 떼고 무릎을 굽히면, 오금근은 넙다리뼈 관절융기 아래에서 정강뼈를 안쪽으로 돌리게 안쪽넓적다리뒤근육(반힘줄근, 반막근, "semimuscles")을 도울 수 있다.

긴엄지굽힘근. 긴엄지굽힘근[장무지굴근, **flexor hallucis longus**

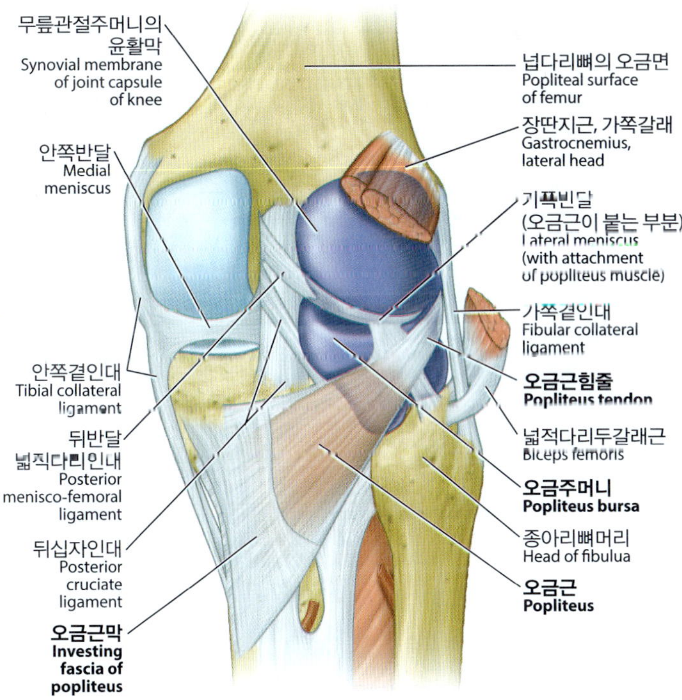

그림 7.66. 오금과 무릎관절뒤의 깊은층해부.

(FHL)]은 강력한 엄지발가락의 굽힘근육이다(그림 7.67A, B). 보행주기에서 종아리세갈래근이 발바닥굽힘을 일으켜 밀어내는 힘을 발볼(*ball of the foot*: 첫째와 둘째 발허리뼈머리 아래에 놓인 발바닥의 융기)로 전달한 직후, 앞흔들기(preswing)에서 긴엄지굽힘근(FHL)은 엄지발가락을 굽히며 몸을 한 번 더 미는 마지막 추진을 한다(그림 7.23E 참조; 표 7.2). 맨발(barefoot)일 때는 밀어내는 힘이 엄지발가락으로 전달되지만, 신발을 신고 있으면 발바닥굽힘을 통해 밀어내는 힘이 앞발로 전해진다.

긴엄지굽힘근의 힘줄은 정강뼈의 먼쪽끝 뒤로 주행하며, 목말받침돌기[재거돌기, talar shelf (sustentaculum tali)]의 발바닥쪽 고랑과 연결되는, 목말뼈(거골, talus) 뒤의 긴엄지굽힘근힘줄고랑(groove for tendon of flexor hallucis longus)으로 간다(그림 7.64G~J와 7.67; 표 7.13.II). 그 다음 긴발가락굽힘근(장지굴근, flexor digitorum longus)의 힘줄과 교차하여 깊은 발바닥으로 주행한다. 엄지발가락의 끝마디뼈(distal phalanx)를 지나며, 긴발가락굽힘근힘줄은 짧은엄지굽힘근(단무지굴근, flexor hallucis brevis)이 닿는 2개의 **종자뼈**(종자골, *sesamoid bone*) 사이를 통과하게 된다(그림 7.67B). 이 종자뼈는 첫째발허리뼈머리(제1중족골두, head of 1st metatarsals)에 의한 압박에서 힘줄을 보호한다.

긴엄지굽힘근을 검사하기 위해서는, 엄지발가락의 끝마디뼈(지절골, distal phalanx)가 저항을 거슬러 굽히는 것을 관찰한다. 정상에서는 엄지발가락 발바닥에서 발가락뼈사이관절(족지절간관절, interphalangeal joint)을 지나는 힘줄이 보이거나 만져진다.

긴발가락굽힘근. 긴발가락굽힘근[장지굴근, **flexor digitorum longus** (FDL)]은 4개의 발가락을 움직이지만 긴엄지굽힘근(flexor hallucis longus)보다 작다(그림 7.64G, I; 7.65B; 7.67B; 표 7.13.II). 이 근육은 긴엄지굽힘근(FHL)의 힘줄보다 얕은곳에서, 발바닥을 향해 대각선으로 주행한다. 하지만 긴발가락굽힘근힘줄(FDL)이 4개로 갈라질 때, 이 근육의 뒤가쪽에 붙는 **발바닥네모근**(족척방형근, *quadratus plantae muscle*)에 의해 근육을 당기는 방향이 재조정된다(그림 7.64G와 7.67B). 그리고 긴발가락굽힘근힘줄(FDL)은 차례로 가쪽 4개 발가락 끝마디뼈로 간다.

긴발가락굽힘근의 검사는 가쪽 4개의 발가락에 있는 끝마디뼈(지절골, distal phalanx)가 저항을 거슬러 굽히는 것을 관찰한다. 정상에서는 발가락 힘줄이 보이거나 만져진다.

뒤정강근. 뒤정강근[후경골근, **tibialis posterior** (TP)]은 종아리뒤칸(posterior compartment of leg)에 있는 가장 깊은 근육으로서 긴발가락굽힘근(FDL)과 긴엄지굽힘근(FHL) 사이에서 정강뼈 및 종아리뼈와 같은 면에 있다(그림 7.64B, F~J와 7.67A, B; 표 7.13.II). 먼쪽에서, 뒤정강근은 안쪽세로발바닥활(medial longitudinal arch)의 높은 지점에 근접한 위치에서 주로 발배뼈(주상골, navicular)에 닿지만, 다른 발목뼈(족근골, tarsal bone)와 발허리뼈(중족골, metatarsal bone)에도 닿는다.

뒤정강근은 전통적으로 발의 안쪽번짐근(invertor)이다. 실제로 발을 땅에서 떼었을 때, 뒤정강근은 앞정강근(tibialis anterior)과 함께 협동적으로 발의 안쪽번짐을 일으키지만, 서로의 기능을 못하게 하는 대항근(antagonistic muscle) 역할도 한다. 하지만 뒤정강근의 주요 역할은 체중이 실릴 때, 안쪽세로발바닥활(medial longitudinal arch)을 유지하고 고정시키는 것이며, 결과적으로, 보행주기의 디딤기(입각기, stance phase) 때는 지속적으로 일정하게 수축하는 근육

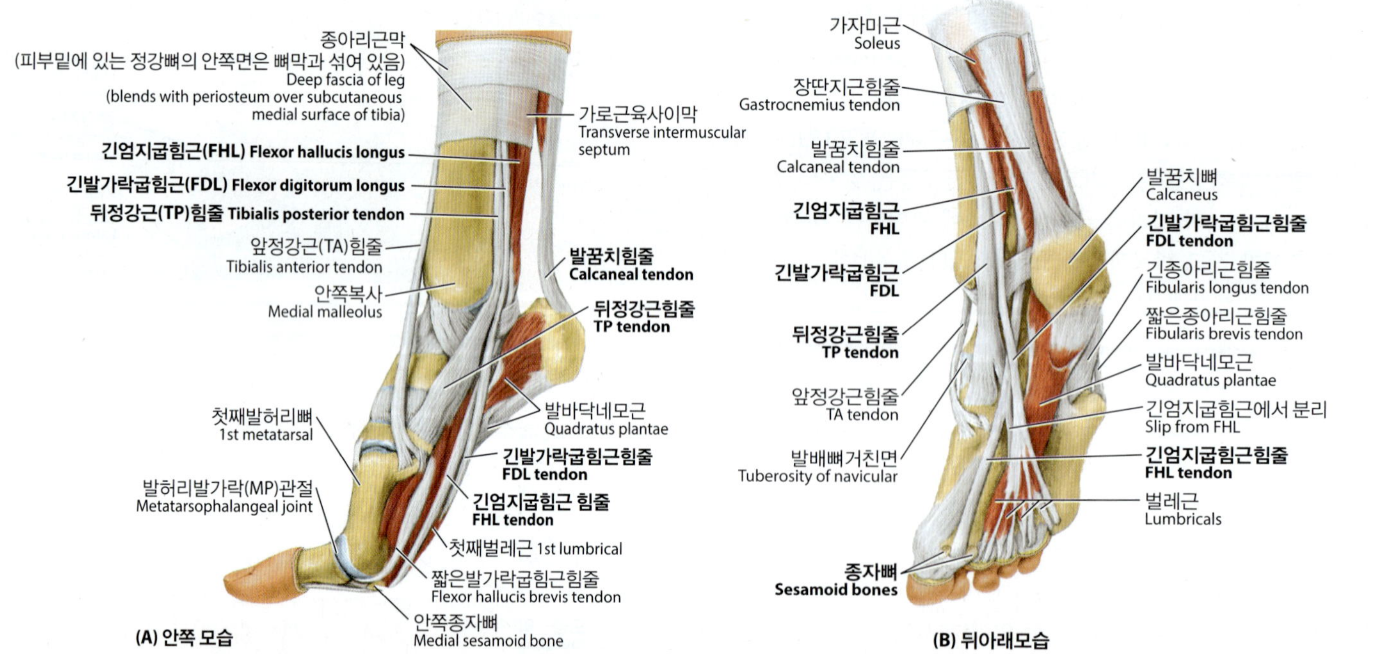

그림 7.67. 발바닥굽힘근힘줄의 연결을 보여주는 해부. A. 가쪽복사와 힘줄과의 관계. 걷기의 앞발딛기(push-off)에서 발을 들어 올릴 때, 발바닥굽힘근힘줄이 발목을 지나는 위치를 보여준다. 여분의 높이를 더해주며, 긴엄지굽힘근힘줄을 보호하는 종자뼈(sesamoid bone)가 첫째발허리뼈를 위한 "발의자(foot stool)"로 작용함을 관찰한다. **B.** 발의 발바닥 힘줄.

이다(그림 7.23A~E 참조; 표 7.2). 이렇게 함으로써, 뒤정강근은 앞정강근과는 별개로 수축할 수 있는데, 제동을 거는 신장수축이 필요하지 않는한 뒤축딛기(heel strike) 후 땅에 발이 일단 닿으면 디딤기(몸이 땅에 닿은 발 위를 지날 때 발생하는 발등굽힘은 수동적임) 동안은 앞정강근이 이완되기 때문이다.

그러나 특히 한 발로 서 있을 때는, 가쪽발모서리(lateral border of foot)를 땅에 누르고, 종아리를 안쪽으로 당기려면, 가쪽으로 쓰러지지 않고 균형을 잡도록 뒤정강근과 앞정강근이 함께 수축할 필요가 있다.

뒤정강근 검사를 위해서는 약간 발의 발바닥굽힘 상태에서 발이 저항을 거슬러 안쪽번짐 하는지를 관찰한다. 정상에서는 안쪽복사(medial malleolus) 뒤에 힘줄이 보이거나 만져진다.

종아리뒤칸 신경(nerves in posterior compartment)

정강신경[경골신경, *tibial nerve* (L4, L5와 S1−S3)]은 **궁둥신경**(좌골신경, *sciatic nerve*)의 두 개 종말가지 중 큰 가지이다(그림 7.60B; 표 7.11). 오금동맥(popliteal artery)과 함께 다리오금(popliteal fossa)을 수직으로 가로질러 장딴지근(gastrocnemius muscle)의 양쪽 갈래(head) 사이로 내려가며, 가자미근힘줄활(tendinous arch of soleus)을 통해 다리 오금을 빠져나간다(그림 7.65B).

정강신경은 종아리뒤칸에 있는 모든 근육을 지배한다(그림 7.56A와 7.65B; 표 7.11). 발목에서 정강신경은 긴엄지굽힘근힘줄과 긴발가락굽힘근힘줄 사이에 놓이게 된다. 안쪽복사(medial malleolus)의 뒤아래에서 안쪽발바닥신경(medial plantar nerve)과 가쪽발바닥신경(lateral plantar nerve)으로 나누어진다. 정강신경 가지인 **안쪽장딴지피부신경**(내측비복피신경, *medial sural cutaneous nerve*)은 대개 **온종아리신경**(총비골신경, *common fibular nerve*)의 **장딴지신경교통가지**(비복신경교통지, *sural communicating branch*)와 만나서 장딴지신경(비복신경, sural nerve)을 형성한다(그림 7.52B, 7.53과 7.78D 참조; 표 7.11). 장딴지신경은 종아리 아래 1/3의 뒤가쪽부분 및 발의 가쪽 피부를 지배한다. 정강신경의 관절가지(articular branch)는 무릎관절을 지배하고, 안쪽발꿈치가지(medial calcaneal branch)는 발꿈치 피부를 지배한다.

종아리뒤칸 동맥(arteries in posterior compartment)

뒤정강동맥(후경골동맥, **posterior tibial artery**)은 오금동맥(*popliteal artery*)의 더 큰 직접 종말가지로, 종아리뒤칸과 발에 혈액을 공급한다(그림 7.56A, 7.61, 7.65B와 7.68; 표 7.12). 오금근(popliteus muscle)의 아래모서리에서, 오금동맥이 가자미근힘줄활(tendinous arch of soleus)로 들어가자마자 종말가지들은 갈라진다. 시작부위 근처에서, 뒤정강동맥의 가장 큰가지인 **종아리동맥**(비골동맥, *fibular artery*)이 갈라져 나오며 이 동맥은 뒤정강동맥과 나란히 가쪽 아래로 내려가, 깊은층칸 속으로 또 들어간다.

아래로 주행하는 동안, 뒤정강동맥은 정강신경(경골신경, tibial nerve)과 뒤정강정맥을 동반한다. 뒤정강동맥은 안쪽복사 뒤로 주행하며, 여기서 뒤정강근힘줄(tibialis posterior tendon)과 긴발가락굽힘근힘줄(flexor digitorum longus tendon)에 의해 따로 분리된다(그림 7.65B). 안쪽복사 아래에서, 이 동맥은 긴엄지굽힌근힘줄(flexor hallucis longus tendon)과 긴발가락굽힌근힘줄 사이를 주행한다. 뒤정강동맥은 굽힘근지지띠(굴근지대, flexor retinaculum) 바로 아래 엄지벌림근(무지외전근, abductor hallucis muscle)이 이는곳에서, 발바닥을 공급하는 **안쪽발바닥동맥**(*medial plantar artery*)과 **가쪽발바닥동맥**(*lateral plantar artery*)으로 나눠진다.

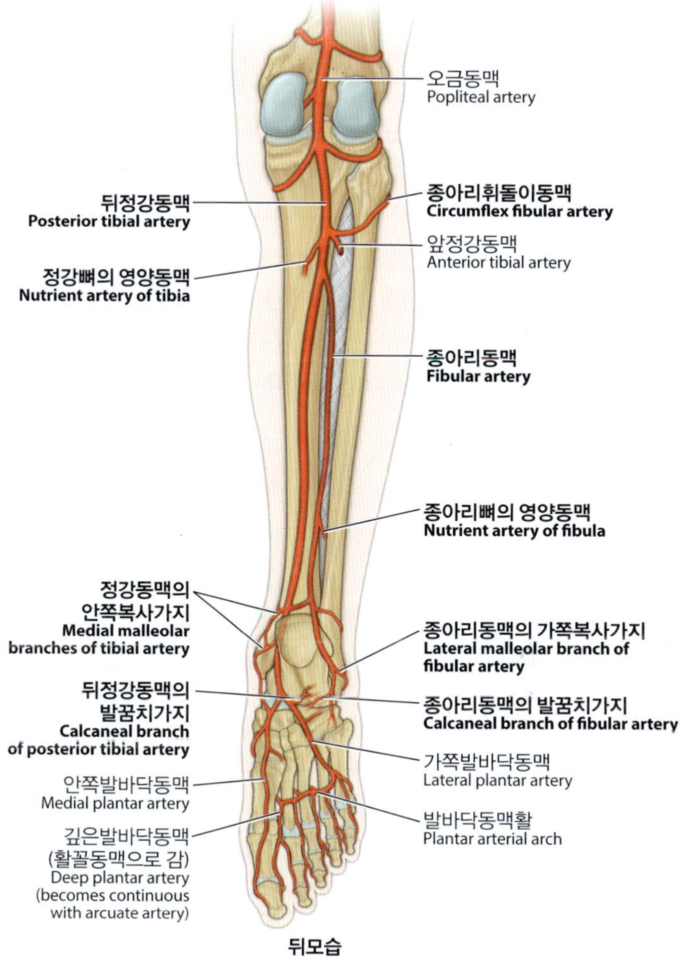

그림 7.68. 무릎, 종아리뒤, 발바닥의 동맥. 오른발은 발바닥굽힘을 하였다.

종아리동맥(fibular artery)은 뒤정강동맥의 가장 중요하고 큰 가지로서 오금근의 아래모서리와 가자미근힘줄활에서 일어난다(그림 7.61A, 7.65B와 7.68; 표 7.12). 종아리뼈 및 그 안쪽면을 향하여 비스듬히 내려가며, 대개 긴엄지굽힘근(FHL) 속으로 간다. 종아리동맥은 오금근과 종아리뒤칸, 가쪽칸에 있는 근육에 근육가지를 낸다. **종아리뼈영양동맥(nutrient artery of the fibula)**도 종아리동맥에서 나온다(그림 7.68).

먼쪽에서, 종아리동맥은 관통가지(perforating branch), 가쪽복사가지(lateral malleolar branch), 가쪽발꿈치가지(lateral calcaneal branch)로 나누어진다. 관통가지는 뼈사이막(*interosseous membrane*)을 뚫고 발등으로 가서 활꼴동맥(궁상동맥, arcuate artery)과 연결된다. **가쪽발꿈치가지**(*lateral calcaneal branch*)는 발꿈치에 혈액을 공급하고 **가쪽복사가지**(*lateral malleolar branch*)는 다른 복사가지와 만나 관절주위 **발목관절그물**(*arterial anastomosis of ankle*)을 형성한다.

종아리휘돌이동맥(비골회선동맥, **circumflex fibular artery**)은 무릎의 앞정강동맥 또는 뒤정강동맥에서 일어나, 종아리뼈목(neck of fibula)을 휘감아 돈 다음 무릎 주변 혈관들과 연결된다.

정강뼈영양동맥(**nutrient artery of the tibia**)은 몸에서 가장 큰 영양동맥으로, 앞정강동맥 또는 뒤정강동맥에서 일어난다. 앞정강근(전경골근, tibialis anterior muscle)을 뚫고 정강뼈뒤 몸쪽 1/3에 있는 영양구멍(nutrient foramen)으로 들어간다(그림 7.10B 참조).

종아리의 표면해부학(Surface Anatomy of Leg)

정강뼈거친면(경골조면, *tibial tuberosity*)은 무릎뼈 먼쪽에서 약 5 cm 아래인, 몸쪽 정강뼈 앞에서 쉽게 만져진다(그림 7.69A, B). 이 정강뼈거친면은 종아리뼈머리(비골두, head of fibula)의 높이 및 오금동맥(슬와동맥, popliteal artery)이 앞정강동맥(anterior tibial artery)과 뒤정강동맥(posterior tibial artery)으로 갈라지는 높이를 짐작하게

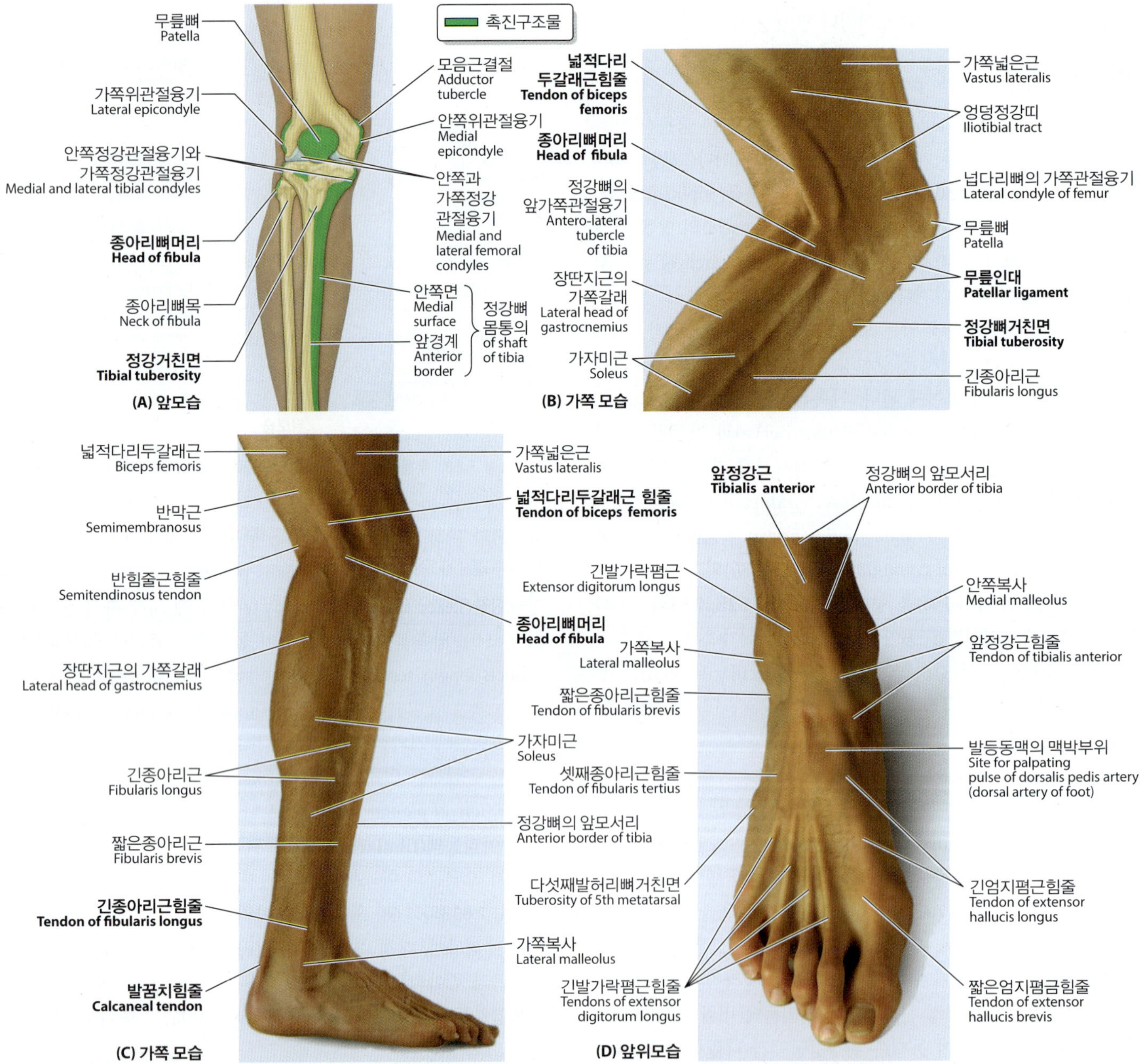

그림 7.69. 종아리의 표면해부학. A. 뼈. **B.** 무릎옆. 체중을 실어 무릎을 굽힌 모습. **C.** 종아리와 발의 가쪽. **D.** 발등. 발가락의 폄근과 굽힘근을 동시에 수축시켜, 발가락을 바닥에서 올리지 않고 폄근힘줄들을 보여준다.

해 준다.

무릎인대(*patellar ligament*)는 무릎뼈끝(apex of patella)에서 만져볼 수 있으며, 무릎을 펴면 더 쉽게 만져진다. 무릎을 직각으로 굽히면 무릎인대의 양면에 생기는 오목을 볼 수 있다. 이 오목 바로 밑에 관절주머니(joint cavity)가 놓인다.

종아리뼈머리(*head of fibula*)는 피부밑에 있으며, 정강뼈거친면 높이의 무릎뒤가쪽에서 만져볼 수 있다(그림 7.69B, C). 종아리뼈목(neck of fibula)도 종아리뼈머리 바로 아래에서 촉진할 수 있다.

넓적다리두갈래근힘줄(*tendon of biceps femoris muscle*)이 종아리뼈머리 가쪽면의 닿는곳을 만져볼 수 있다. 이 힘줄과 종아리뼈목이 **온종아리신경**(*common fibular nerve*)의 손가락 촉진시 기준이 된다(그림 7.65A). 온종아리신경은 넓적다리두갈래근힘줄과 종아리뼈목 뒤가쪽을 잇는 선을 따라 주행한다. 온종아리신경은 대개 종아리뼈머리 바로 뒤에서 만져지며, 종아리뼈목의 가쪽을 따라 앞으로 감아도는 것을, 손으로 따라가며 만져볼 수 있다.

정강뼈의 앞모서리는 날카롭고 피부밑에 있으며 정강뼈거친면에서 안쪽복사(medial malleolus)를 따라 손으로 만져볼 수 있다(그림 7.69A~D). **정강뼈몸통**(경골체, *shaft of tibia*)의 **안쪽**도 몸쪽끝을 제이하면 피부밑에 있다. 정강뼈몸통 인쪽의 아래 1/3에서 큰두렁정맥(대복재정맥, great saphenous vein)이 비스듬히 가로질러 무릎 안쪽으로 올라간다.

앞정강근[전경골근, *tibialis anterior* (TA)]은 얕게 있어서 정강뼈 앞모서리 가쪽에서 쉽게 만져진다(그림 7.69D). 발을 안쪽번짐시키고 발등굽힘하면 큰 **앞정강근힘줄**(*tendon of TA*)이 무릎관절 앞에서 안쪽발모서리로 주행하는 것을 보거나 촉진할 수 있다. 엄지발가락을 발등굽힘하면 앞정강근힘줄 가쪽에서 **긴엄지폄근힘줄**(장무지신근건, *tendon of extensor hallucis longus*)을 촉진할 수 있으며 **짧은엄지폄근힘줄**(단무지신근건, *tendon of extensor hallucis brevis*)을 볼 수도 있다.

발가락을 발등굽힘시키면 긴엄지폄근힘줄의 가쪽에서 **긴발가락폄근힘줄**(장지신근건, *tendon of extensor digitorum longus*)이 4개의 발가락으로 주행하는 것을 촉진할 수 있다. **셋째종아리근힘줄**(*tendon of fibularis tertius*)은 특히 발을 발등굽힘하고 가쪽번짐하면, 긴발가락폄근힘줄 가쪽에서 촉진할 수 있다.

종아리뼈몸통(*shaft of fibula*)은 먼쪽부분, 즉 몸쪽 가쪽복사만 피부밑에 있어, 흔히 골절되는 부위 중 하나이다. **안쪽복사**와 **가쪽복사**는 피부밑에 있으면서 튀어나와 있다. 촉진하면 가쪽복사 끝이 안쪽복사보다 더 아래 그리고, 더 뒤에 있는 것을 확인할 수 있다.

긴종아리근(*fibularis longus muscle*)은 근육 전체가 피부밑에 있다(그림 7.69C). 이 근육과 **짧은종아리근**(*fibularis brevis muscle*) 힘줄은 발을 가쪽번짐시켰을 때 가쪽복사 뒤로 주행하는 것을 촉진할 수 있다. 이 힘줄들은 발의 가쪽을 따라 앞으로 따라갈 것이다. 긴종아리근힘줄은 입방뼈(cuboid) 앞으로 최대한 주행하다 발바닥으로 들어가며 사라진다. **짧은종아리근힘줄**은 다섯째발허리뼈바닥(제5중족골저, base of 5th metatarsal)에 닿는 것을 촉진할 수 있다.

발꿈치힘줄(종골건, *calcaneal tendon*)이 발꿈치뼈(calcaneus)의 뒷부분인, 발꿈치거친면(calcaneal tuberosity)에 닿는 것은 쉽게 촉진할 수 있다. 발목관절은 발꿈치힘줄 양옆의 오목에서 매우 얕게 있다. **장딴지근**(비복근, *gastrocnemius muscle*)의 갈래를 장딴지(calf)의 윗부분에서 쉽게 확인할 수 있다(그림 7.69B, C). **가자미근**(*soleus muscle*)도 발꿈치힘줄 윗부분의 옆면에서 쉽게 촉진된다. **종아리세갈래근**(*triceps surae muscle*)은 발가락으로 서 있으면 쉽게 촉진된다. 무릎을 굽힌 스쿼트 상태에서 발가락으로 서 있으면, 가자미근을 장딴지근과 구별할 수 있는데, 그 이유는 무릎을 약 90° 굽히면 장딴지근은 이완되기 때문이다. 이 자세에서 발바닥굽힘은 가자미근에 의하여 유지된다. 종아리뒤칸의 깊은층 근육은 잘 촉진할 수 없지만, 발을 안쪽번짐시키고 발가락을 굽혔을 때, 그 힘줄들을 안쪽복사 뒤에서 특히 쉽게 관찰할 수 있다.

7

임상적용 CLINICAL BOX

다리오금과 종아리(POPLITEAL FOSSA AND LEG)

다리오금고름집과 종양(Popliteal Abscess and Tumor)

깊은오금근막(deep popliteal fascia)은 질겨서 확장이 어려우므로, 고름집(농양, abscess)이나 종양이 생기면 대개 심한 통증을 동반한다. 다리오금고름집은 질긴 오금근막에 눌려 위아래로도 번진다.

오금동맥의 맥박(Popliteal Pulse)

오금동맥(슬와동맥)은 깊은 곳에 위치하고 있어서, **오금동맥의 맥박**(*popliteal pulse*)을 느끼기 어렵다. 맥박을 느끼려면 환자를 침대에 엎드리게 하고, 무릎을 굽혀 오금근막(popliteal fascia)과 넓적다리뒤근육(슬와부근육, hamstring muscle)을 이완시켜야 한다. 맥박은 오금동맥이 정강뼈와 닿아 있는 다리오금 아랫부분에서 가장 잘 느껴진다. 맥박이 약해지거나 소실되면 넓적다리동맥(femoral artery)의 막힘(obstruction) 징후이다.

오금동맥류와 출혈(Popliteal Aneurysm and Hemorrhage)

오금동맥류(*popliteal aneurysm*)는 오금동맥의 전체 혹은 부분이 팽창하는 것인데, 다리오금의 부종(edema)과 통증을 유발한다. 오금동맥류는 맥박이 촉진되는 **박동**(*thrill*)과 청진기(stethoscope)로 들리는 비정상적 **동맥소리**(잡음, *bruit*)를 통해 다른 종양과 감별할 수 있다. 오금동맥은 정강신경(tibial nerve)보다 깊은 곳에 있어, 오금동맥류가 정강신경을 긴장시키거나 정강신경의 **신경혈**

관(*vasa nervorum*)을 압박할 수 있다. 이로 인해 장딴지(비복, calf) 또는 발목이나 발 안쪽을 덮는 피부에 연관통증(referred pain)을 일으킬 수 있다.

오금동맥이 넙다리뼈의 오금면(popliteal surface)과 관절주머니(joint capsule)에 붙어 있으므로(그림 7.62 참조), 넙다리뼈 먼쪽(distal)이 골절되거나 무릎관절이 탈구되면 동맥을 파열시켜 출혈을 일으킬 수 있다. 더욱이, 오금 안에서 동맥과 정맥이 서로 가깝게 국한되어 있어서, 동맥과 정맥이 서로 연결되는 **동정맥샛길**(동정맥루, *arteriovenous fistula*)이 형성될 수 있다. 이런 소견을 놓쳐 즉시 치료하지 않으면, 종아리와 발을 잃을 수도 있다.

넓적다리동맥을 결찰하면, 혈액은 결찰부분을 우회해 무릎관절그물(슬동맥문합, genicular anastomosis)을 통해서 결찰부위 먼쪽 오금동맥으로 간다(그림 7.55 참조).

정강신경(경골신경)의 손상(Injury to Tibial Nerve)

정강신경은 깊은 곳에 있고, 다리오금에서 보호받아서 손상이 흔치 않다. 그러나 다리오금에 깊은 찢김상처(열창, laceration)가 생기면 신경이 손상될 수 있다. **뒤무릎관절**(*posterior knee joint*)의 **탈구**(*dislocation*) 또한 정강신경 손상을 일으킬 수 있다. **정강신경이 절단되면** 종아리의 굽힘근육(flexor muscle)과 발바닥의 내인근육(intrinsic muscle)이 마비된다. 정강신경이 손상된 사람은 발목의 발바닥굽힘(plantarflexion)과 발가락의 굽힘(flexion) 운동을 할 수 없으며, 발바닥 감각소실도 또한 발생한다.

종아리 구획증후군 감염의 억제와 전파(Containment and Spread of Compartmental Infections in Leg)

다리의 근막칸(fascial compartment)은 일반적으로 폐쇄공간으로, 그 위아래는 관절이 있다. 종아리칸 경계를 이루는 사이막(중격, septum)과 종아리근막(하퇴근막, deep fascia of leg)은 강하므로, **곪음**(화농, *suppuration*, formation of pus)을 동반한 감염으로 부피가 증가하면 칸속압력(intracompartmental pressure)이 증가된다. 종아리앞칸(anterior compartment of leg)과 종아리뒤칸(posterior compartment of leg)에서 발생한 염증은 주로 먼쪽 방향으로 퍼져나간다. 그러나 종아리가쪽칸(lateral compartment of leg)에 생긴 고름감염(화농감염, purulent infection)은 종아리신경의 주행을 따라, 몸쪽 다리오금(popliteal fossa)으로 올라갈 수 있다. 칸속압력을 줄이고 감염부분(pocket of infection)을 제거하기 위해 **근막절개술**(*fasciotomy*)이 필요하다.

앞정강근긴장(정강이덧대) [Tibialis Anterior Strain (Shin Splints)]

정강이덧대(*shin splint*; **경골부목**)는 정강뼈(tibia)의 먼쪽 2/3에 생기는 부종(edema) 및 통증을 가리키며, 앞정강근(TA; 그림 7.59A)의 반복된 미세외상으로, 정강뼈몸통의 뼈막(periosteum)이 찢어지거나 또는 종아리 깊은근막에 붙는 힘살(belly)이 찢어졌을 때 발생한다. 정강이덧대는 종아리앞칸에 생기는 구획증후군(compartment syndrome)의 경미한 유형이다. 정강이덧대는 대개 외상성 부상 또는 종아리앞칸의 과도한 운동 중에 종아리앞칸에서 발생하며, 특히 앞정강근(TA)의 외상이나, 훈련받지 않은 사람의 운동이 과도했을 때 흔히 발생한다. 흔히, 주로 좌식생활하는 사람이 오래 걸었을 때 발생한다.

정강이덧대는 또한 준비운동이나 정리운동을 충분히 하지 않는 달리기 운동 선수들에게도 발생한다. 종아리앞칸 근육이 갑작스런 혹사로 붓게 되면, 근육으로 가는 혈액이 부종과 힘줄 염증으로 줄어든다. 부풀어 오른 근육은 통증과 압통을 호소하게 된다.

종아리근과 발의 진화 (Fibularis Muscles and Evolution of Human Foot)

유인원(anthropoid, higher primate)의 발은 안쪽으로 번져 있기(inverted) 때문에 가쪽발모서리로 걷게 되는 것과 달리, 사람의 발은 상대적으로 가쪽번짐(everted)이 되어 있어 발바닥이 더 많이 땅에 닿는다. 이런 발의 엎침(pronation)은, 적어도 부분적으로는, 긴종아리근(fibularis longus muscle) 닿는곳이 발바닥을 가로질러 안쪽으로 이동한 결과이며(그림 7.64J), 다섯째발허리뼈바닥(제5중족골저, base of 5th metatarsal)에 닿는 셋째종아리근(fibularis tertius)이 발생한 결과이다. 이 특징들은 사람 발에 독특한 것이다.

온종아리신경의 손상과 발처짐 (Injury to Common Fibular Nerve and Footdrop)

얕은 곳에 있어서, 온종아리신경은 다리에서 가장 자주 손상되는 신경 중 하나이다. 즉 피부밑(subcutaneous tissue)에서 종아리뼈목(neck of fibula)을 감아 돌기 때문에, 직접 외상에 취약한 구조이다(그림 7.60A 참조). 이 신경은 종아리뼈목이 골절될 때도 심각한 손상을 입을 수 있고, 무릎관절이 손상되거나 탈구될 때도 심하게 늘어질 수 있다. **온종아리신경 절단은** 종아리앞칸(anterior compartment of leg)과 종아리가쪽칸(lateral compartment of leg)에 있는 모든 근육(발목의 발등굽힘근과 가쪽번짐근)의 이완마비(flaccid paralysis)를 일으킨다. 발목의 발등굽힘 소실은 **발처짐**(*footdrop*)을 일으키며, 이는 발의 무조건적 안쪽번짐으로 더 악화된다. 이 현상은 다리가 너무 늘어지는("too long") 효과를 만들어, 보행주기의 흔듦기(유각기, swing phase) 때 발가락이 땅에 끌리며 지나게 된다(그림 B7.21A, E).

다리가 너무 늘어지게 만드는 기타 조건에는 골반기울임(pelvic tilt)(그림 B7.19C 참조)과 가자미근(soleus muscle)의 경직마비(spastic paralysis) 또는 수축(contraction)이 있다. 이 문제를 보완하기 위한 최소 다음 세 가지의 걸음방법이 있다.

1. 늘어진 다리 반대쪽으로 몸을 기울여 걷는, **오리걸음**(근육병증걸음, *waddling gait*)(그림 B7.21B)
2. 늘어진 다리를 가쪽으로 벌려서 발가락이 땅에 닿지 않도록 걷는, **가쪽흔들걸음**(*swing-out gait*)(그림 B7.21C)
3. 엉덩관절과 무릎관절을 좀 더 굽혀서 가능한 발가락이 땅에 닿지

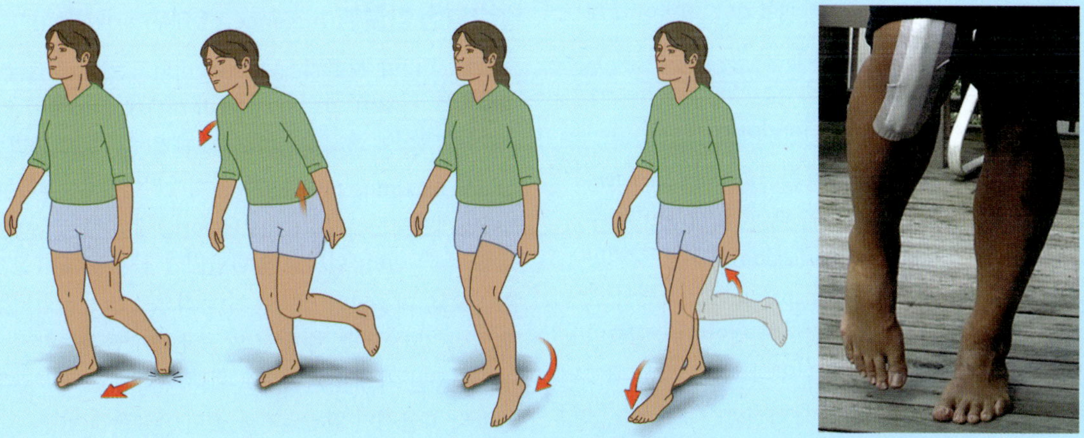
(A) (B) (C) (D) (E)

그림 B7.21. **발처짐.**

않도록 발을 높이 드는, **발처짐걸음**(족하수보행, *steppage gait*)(그림 B7.21D, E)

발이 처지게 되면 걸을 때 뒤축닫기(heel strike)가 먼저 어려워지므로 이완마비가 된 경우는 발처짐걸음을 흔히 사용하게 된다. 가끔 다리를 앞으로 걷어차듯 "발길질(kick)"을 하는 경우도 있는데 이는 발이 땅으로 내려가기 전에 앞발을 위로 튕겨올리기 위함이다.

이완마비에 의한 발처짐이 있으면, 발등굽힘을 통한 신장수축(eccentric contraction)으로 속도를 정상적으로 감소하는 것이 안 된다. 따라서 뒤축닫기 후, 발을 땅바닥에 내려놓게 조절하는 것이 아니라, '달칵(*clop*)' 하며 땅을 치게 되는데, 이 경우 앞발에 상당한 충격이 전해지고 정강뼈를 통해 위로 가서 무릎까지 전달된다. 또한 종아리신경 손상이 있는 사람은 종아리 앞가쪽면과 발등 감각이 상실된다.

깊은종아리신경의 죄임(Deep Fibular Nerve Entrapment)

깊은종아리신경의 지배를 받는 근육을 과도하게 사용하면 근육의 손상과 종아리앞칸(anterior compartment of leg) 부종을 유발할 수 있다(예: 스키, 달리기, 춤 등). 이러한 죄임은 깊은종아리신경 압박 및 종아리앞칸 통증을 일으킨다.

예를 들면, 딱 들어맞는 스키부츠 등에 의해 깊은종아리신경이 압박될 수 있는데, 신경이 아래폄근지지띠(inferior extensor retinaculum)와 짧은엄지폄근(extensor hallucis brevis)의 아래를 지나기 때문이다(그림 7.57A 참조). 발등에서 통증이 일어나 대개 엄지발가락과 둘째발가락 사이의 샅공간(web space)으로 전달된다. 스키부츠로 인해 이러한 일들이 흔히 발생하므로 "스키부츠 증후군(ski boot syndrome)"이라 하며, 축구선수나 달리기 선수도 꽉 끼는 신발을 신는 선수는 이 증후군이 발생할 수 있다.

얕은종아리신경의 죄임(Superficial Fibular Nerve Entrapment)

만성발목삠(*chronic ankle sprain*)은 얕은종아리신경을 반복적으로 늘어지게 해, 종아리 가쪽과 발목 및 발등에 통증을 일으킨다. 저린감(numbness)과 감각이상(*paresthesia*)이 동반되며 움직일 때마다 증상이 커진다.

장딴지근갈래종자뼈(Fabella in Gastrocnemius)

장딴지근 가쪽갈래(lateral head)가 이는곳에 가깝게 있는 종자뼈(종자골, sesamoid bone)를 **장딴지근갈래종자뼈(fabella)**라고 한다. 이 종자뼈는 넙다리뼈가쪽관절융기(lateral condyle)와 관절을 이루며, 3~5%의 사람에서 무릎의 가쪽 방사선사진을 통해 관찰된다(그림 B7.22).

발꿈치힘줄염(Calcaneal Tendinitis)

발꿈치힘줄(calcaneal tendon)의 염증은 달리기 손상의 9~18%를 차지한다. 힘줄에서 아교섬유(교원섬유, collagen fiber)의 미세찢김은 특히 닿는곳인 발꿈치뼈(calcaneus)의 바로 위에서 힘줄염(*tendinitis*)을 일으키며, 이는 특히 바닥이 딱딱한 신발을 신었을 때, 통증을 일으킨다. 발꿈치힘줄염은 흔히 반복적인 운동을 하면서 발생하는데, 특히 오랫동안 움직이지 않다가 갑자기 달리

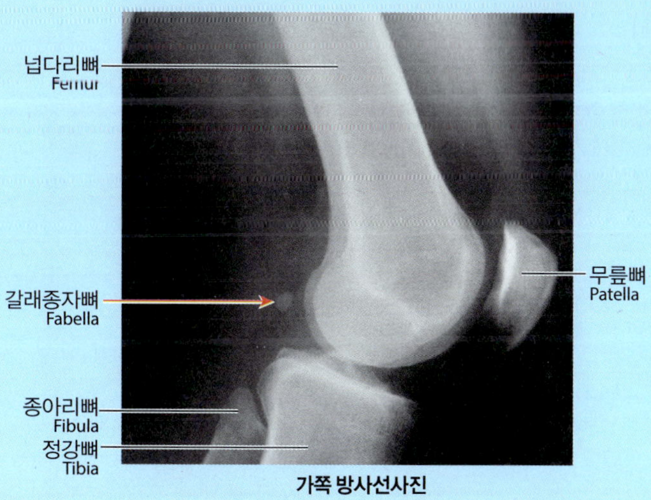

그림 B7.22. **장딴지근갈래종자뼈.**

7

기를 하거나 또는 훈련 강도를 갑자기 높이면 발생하지만, 신발이 좋지 않거나 훈련장 바닥이 나쁜 경우에도 또한 발생할 수 있다.

발꿈치힘줄의 파열(Ruptured Calcaneal Tendon)

발꿈치힘줄의 파열은 발꿈치힘줄염(종골건염, *calcaneal tendinitis*) 환자가 제대로 치료하지 않을 때 흔히 발생한다. 무릎을 편 상태에서 발바닥굽힘(plantarflexion)을 하는 강력한 앞발딛기(push off)를 할 때, 전형적으로 "딱(snap)" 소리가 나면서 갑작스런 장딴지(calf) 통증과 함께 반사적 발등굽힘이 일어난다. 힘줄이 완전히 파열되면, 대개 발꿈치뼈(calcaneus) 닿는곳의 약 1~5 cm 위에서 갈라진 틈이 촉진된다. 손상받는 근육들은 장딴지근, 가자미근, 장딴지빗근이다.

발꿈치힘줄의 파열은 종아리의 가장 심각한 근골격계질환의 하나이다. 이 손상이 있는 환자는 저항을 이기고 발바닥굽힘을 할 수 없어, 발꿈치를 땅에서 들어 올리거나 또는 손상받은 쪽 균형을 잃게 되므로 수동적 발등굽힘(정상은 20°로 제한됨)이 과도해진다.

보행(ambulation)은 디딤기(입각기, stance phase) 때 앞발딛기(push off)를 하지 않고, 가로로 놓인 발을 굴려 가쪽(바깥)으로 발을 돌렸을 때만 가능하다. 복사부위(malleolar region)에 멍(bruising)이 생길 수 있고 종아리세갈래근(triceps surae)이 짧아져서 장딴지에 덩어리(lump)가 나타날 수 있다. 노인이나 일반인은 수술하지 않는 것이 때론 적합하지만, 테니스 선수 같은 활동적 사람에게는 대개 수술을 권유한다.

발꿈치힘줄반사(종골건반사, Calcaneal Tendon Reflex)

발목반사(족반사, ankle jerk or triceps surae reflex)는 발꿈치힘줄반사(*calcaneal tendon reflex*)로 검사테이블 한쪽에 종아리를 늘어뜨린 채 시행하는 근신전반사(myotactic reflex)이다. 발꿈치뼈 바로 몸쪽의 발꿈치힘줄을 반사망치(reflex hammer)로 세게 때리는 것이다(그림 B7.23). 정상에서는 발목관절의 발바닥굽힘이 관찰된다. **발꿈치힘줄반사는 *S1*과 *S2* 척수신경 뿌리를 검사하는 것이다.** 만일 S1 척수신경이 손상되거나 압박되면 발목반사가 소실된다.

발바닥굽힘불능(Absence of Plantarflexion)

만약 장딴지 근육이 마비되고, 발꿈치힘줄이 파열되거나 정상적인 앞발딛기(push off)에도 고통이 있다면, 효과나 효율은 떨어지지만, 엉덩관절에서 넓적다리를 펴는 큰볼기근(glutes maximus muscle)과 넓적다리뒤근육, 그리고 무릎을 펴는 넓적다리네갈래근(quadriceps femoris)에 의한 중간발로 앞발딛기를 아직 할 수는 있다. 앞발로 앞발딛기가 불가능해져(실제로, 몸의 무게가 발 앞으로 이동되면 발목은 수동적으로 발등굽힘되겠지만), 발바닥굽힘 없이 걷기 위해, 수동적 발등굽힘이 불가능한 발을 디딤기(stance phase) 동안 가능한 가쪽으로 돌려, 엉덩관절과 무릎의 폄을 통해 중간발로 더 효율적인 앞발딛기를 흔히 가능하게 한다.

장딴지근긴장(Gastrocnemius Strain)

장딴지근긴장은 테니스다리(tennis leg)라고도 하며 근육힘줄이음부(musculotendinous junction) 또는 그 근처 장딴지근 안쪽힘살(medial belly)이 찢어져 발생하는 통증성 급성 손상으로, 40세 이상에서 흔히 발생한다. 무릎을 완전히 편 상태로 발등굽힘을 일으키면 장딴지근이 과도한 스트레칭으로 이런 손상이 발생한다. 장딴지근 부종(edema)과 연축(spasm)이 있은 후 찌르는 듯한 통증이 갑자기 발생한다.

발꿈치주머니염(Calcaneal Bursitis)

발꿈치주머니염(*retroachilles bursitis*)은 발꿈치힘줄과 발꿈치뼈뒤 윗부분 사이의 깊은 **발꿈치힘줄주머니(*bursa of calcaneal tendon*)에 생긴 염증**이다(그림 B7.24). 이 염증은 발꿈치(heel) 뒤 통증을 유발하며, 오래달리기, 농구, 테니스 등을 하는 동안 주로 발생한다. 염증은 힘줄이 계속 발꿈치주머니 위를 지나며 과도한 마찰이 생겨 발생한다.

종아리의 정맥환류(Venous Return From Leg)

종아리세갈래근(하퇴삼두근, triceps surae)의 깊은 곳에 있는 정맥얼기(정맥총, venous plexus)가 종아리 정맥환류에 관여한다. 서 있을 때, 종아리세갈래근 작용으로 종아리

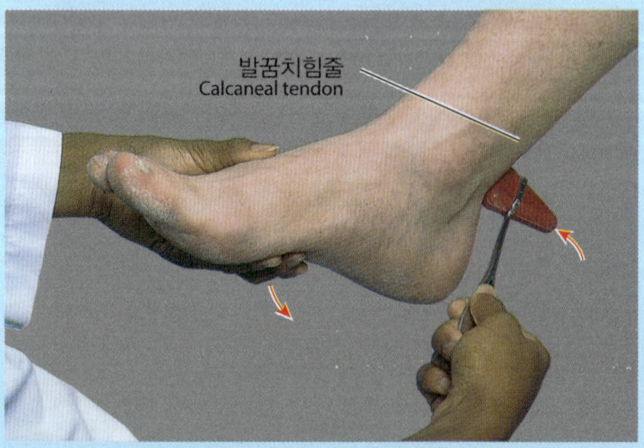

그림 B7.23. 발꿈치힘줄반사.

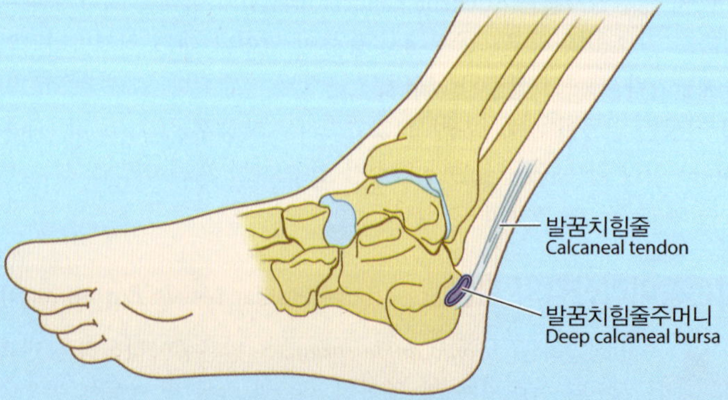

그림 B7.24. 깊은 발꿈치주머니.

의 정맥환류가 된다(이 장의 "다리의 정맥순환" 참조). 장딴지근육(calf muscle) 수축은 펌프작용으로 위의 깊은정맥(deep vein)에 혈액을 보낸다. 근육정맥펌프(*musculovenous pump*)는 탄력스타킹처럼 근육을 싸는 깊은근막(deep fascia)에 의해 효율이 높아진다.

덧가자미근(Accessory Soleus)

덧가자미근은 약 3%의 사람에서 발견된다(그림 B7.25). 이 근육은 대개 먼쪽힘살(distal belly)로 발꿈치힘줄(calcaneal tendon) 안쪽에 있다. 임상적으로, 덧가자미근은 운동을 지속하는 동안의 통증, 부종(edema)과 관련된다.

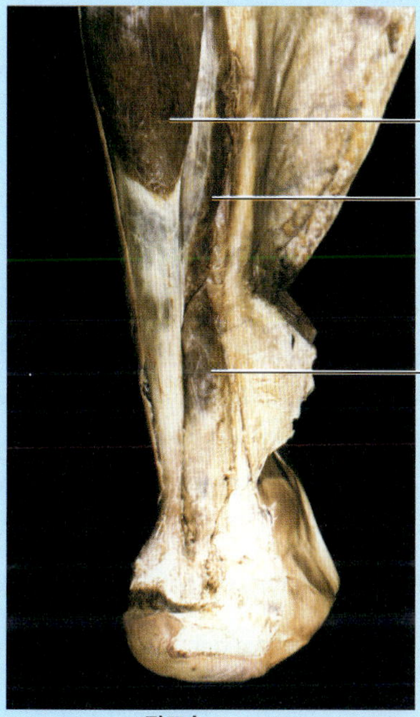

그림 B7.25. 덧가자미근.

뒤정강동맥(후경골동맥) 맥박(Posterior Tibial Pulse)

뒤정강동맥 맥박은 안쪽복사(medial malleolus) 뒤와 발꿈치힘줄(종골건, calcaneal tendon) 안쪽모서리 사이에서 만져진다(그림 B7.26). 뒤정강동맥은 굽힘근지지띠(굴근지대, flexor retinaculum)의 깊은 곳을 주행하므로, 환자의 발을 안쪽번짐하게 해서 지지띠를 이완시켜야 맥박을 감지할 수 있다. 이렇게 안 하면, 촉진에서 맥박이 없는 것으로 오해할 수 있다.

양쪽 동맥들은 동시에 같은 힘으로 만져야 한다. 뒤정강동맥 맥박의 감지는 폐쇄성말초동맥질환(*occlusive peripheral arterial disease*)을 파악하는 데 필요하다. 정상의 젊은 사람도 약 15%는 맥박이 감지되지 않을 수 있지만, 60세 이상 노인에서는 맥박이 느껴지지 않으면 폐쇄성말초동맥질환을 의심해야 한다. 예를 들면, 통증과 근육경련(cramp)을 동반한 간헐성 절뚝거림(간헐성 파행, *intermittent claudication*)의 경우, 걸을 때는 증상이 심하지만 쉬면 증상이 완화되는데, 이는 종아리의 혈관이 막히거나 좁아져 근육에 허혈(ischemia)이 생기기 때문이다.

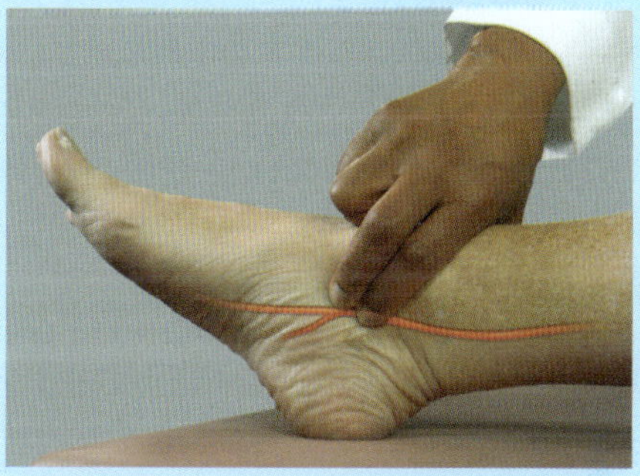

그림 B7.26. 뒤정강동맥 맥박.

핵심원리: 다리오금과 종아리(Popliteal Fossa and Leg)

다리오금: 다리오금은 무릎의 뒤에 있으면서 지방으로 채워진 상대적으로 협소한 공간이며, 넓적다리에서 종아리로 가는 모든 신경혈관구조가 이곳을 지난다. ■ 궁둥신경은 다리오금 꼭지에서 갈라지며 온종아리신경은 넓적다리두갈래근을 따라 가쪽으로 주행한다. ■ 얕은곳에서 깊은곳의 순서로 정강신경, 오금정맥, 오금동맥은 다리오금을 절반으로 나누며 내려간다. ■ 오금동맥 관절가지는 무릎관절주위그물을 형성해, 어떤 무릎 자세에서도 일정한 혈액을 공급할 수 있게 곁순환을 제공한다.

종아리앞칸: 종아리앞칸은 뼈와 막으로 둘러싸여 있는 매우 제한된 공간으로 구획증후군이 잘 발생하는 부위이다. ■ 이 칸의 근육은 발목 발등굽힘근/발가락폄근이며, 걸을 때 다음 작용을 한다. (1) 보행주기의 흔들기 때 단축수축을 통해 앞발을 들어올려 발이 땅에 끌리지 않게 하고, (2) 디딤기의 뒤축딛기 후에 신장수축으로 앞발을 땅에 내려놓게 한다. ■ 깊은종아리신경과 앞정강동맥은 앞칸으로 주행하고 지배하는 신경혈관이다. ■ 온종아리신경이나 깊은종아리신경이 손상되면 발처짐이 일어난다.

종아리가쪽칸: 작은 종아리가쪽칸에는 발의 주요가쪽번짐근(primary evertor)과 이를 지배하는 얕은종아리신경이 있다. ■ 종아리가쪽칸은 주행하는 동맥이 없어, 앞정강동맥과 종아리동맥 관통가지가 근육사이막을 뚫고 들어와 혈액을 공급한다. ■ 가쪽번짐은 디딤기의 발가락떼기에서 발 안쪽을 누르고 지지하는 데 사용되며, 의도치 않은 안쪽번짐에 저항함으로써 손상을 막아준다.

종아리뒤칸: 종아리뒤칸은 가로근육사이막에 의해 얕은층 칸과 깊은층 칸으로 나누어진다. ■ 얕은층 칸의 장딴지근(gastrocnemius muscle)

핵심정리 (계속)

과 가자미근(soleus muscle)은 발꿈치힘줄(몸에서 가장 강한 힘줄)로 힘줄을 서로 공유한다. ■ 종아리세갈래근은 강력한 발바닥굽힘을 하며 걸을 때는 몸을 추진시키고, 밀어떼기(push off)를 통해 달리거나 뛰어오를 때 주된 역할을 한다. ■ 종아리뒤칸 깊은층 근육은 발가락굽힘과 발의 세로발바닥활(longitudinal arch)의 지지를 통해 발바닥굽힘의 작용을 강화한다. ■ 종아리뒤칸의 구조물들은 정강신경 지배를 받고, 2개 동맥(뒤정강동맥과 종아리동맥)의 혈액공급을 받는다. ■ 이 3개 구조물들(정강신경 · 2개 동맥)은 종아리뒤칸 깊은층으로 주행하는데, 부종이 생기면 종아리뒤칸 전부와 먼쪽종아리가쪽칸, 그리고 발에 심각한 결과를 초래한다.

발(족, Foot)

발(*foot*)의 임상적 중요성은 발의 질환에 많은 시간을 할애하여 헌신한 의사들에 의하여 부각되어 왔다. 족학(*podiatry*)이란 발을 연구하고 치료하는 전문분야를 일컫는다.

발목(*ankle*)은 가장 좁은 부위로 발목관절(ankle joint)을 포함해, 종아리(leg) 먼쪽 복사부분(malleolar part), 발등(dorsum of foot)과 발꿈치 몸쪽부분을 말한다. 발목의 먼쪽에 있는 발(foot)은 서 있을 때 몸을 지탱하기 위한 편평한 판모양으로, 이동(locomotion)에 중요 역할을 한다.

발의 뼈대(*skeleton of foot*)는 *7*개 발목뼈(족근골, tarsal bone)와 *5*개 발허리뼈(중족골, metatarsal bone) 및 *14*개 발가락뼈(지골, phalange)가 있다(그림 7.70). 발과 발뼈는 해부학적, 기능적 관점에 따라 다음 3개로 나눈다(그림 7.12C 참조).

- **뒤발(hindfoot)**: 목말뼈(거골, talus)와 발꿈치뼈(종골, calcaneus)
- **중간발(midfoot)**: 발배뼈(주상골, navicular), 입방뼈(cuboid), 쐐기뼈(설상골, cuneiform)
- **앞발(forefoot)**: 발허리뼈와 발가락뼈

발의 부분(part)/부위(region)에는 바닥이나 땅에 닿는 **발바닥**[**sole**(라틴어로 *planta*) 또는 plantar region(라틴어로 *regio plantaris*)]이 있고, 그 바로 위에 발등[족배, *dorsum of foot*(라틴어로 *dorsum pedis*) 또는 **dorsal region of foot**(라틴어로 *regio dosalis pedis*)]이 있다. 발바닥에서 발꿈치뼈 아래를 **발꿈치**(*heel* 또는 **heel region**; 라틴어로 *regio calcanea*)라 하고, 안쪽 2개 발허리뼈머리(중족골두, head of metatarsal) 아래를 **발볼(ball of foot)**이라 한다. **엄지발가락**[무지, **great toe**(라틴어로 *hallux*)]은 **첫째발가락(1st toe**; 라틴어로 *digitus primus*)이라 표현하고, **새끼발가락**(소지, **littele toe**; 라틴어로 *digitus minimus*)은 **다섯째발가락(5th toe)**이라고도 한다.

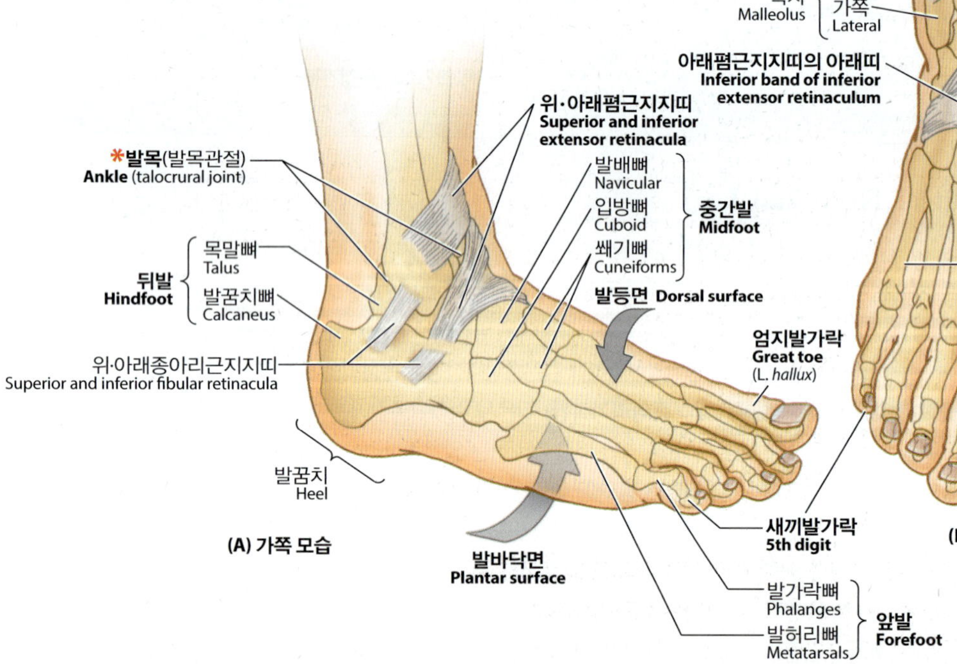

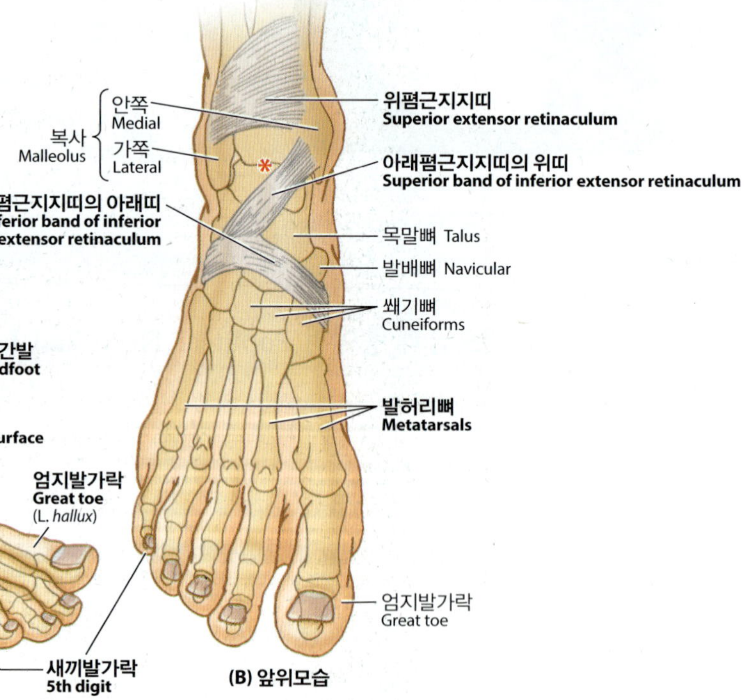

그림 7.70. **표면, 부분, 뼈, 발목과 발의 지지띠. A.** 앞발, 중간발, 뒤발. **B.** 발등의 펴짐근지지띠. 발뼈의 위치와 위 · 아래폄근지지띠와 종아리근지지띠의 모습을 표면에 투영해 보여준다.

발의 피부와 근막(Skin and Fascia of Foot)

발은 체중 실림과 분포, 땅과의 접촉, 그리고 수용(containment)이나 구획화 필요성에 따라 피부두께와 질감(texture), 얕은근막(superficial fascia)인 피부밑조직(subcutaneous tissue)과 깊은근막(deep fascia)의 형태가 매우 다양하다.

피부와 피부밑조직(피하조직)(skin and subcutaneous tissue)

발등의 피부(*skin of the dorsum of foot*)는 발바닥 피부 대부분보다 훨씬 더 얇고 덜 민감하다. 발등피부의 **피부밑조직**은 성긴데, **부종**(*edema*)이 특히, 안쪽복사 주변 및 그 앞에 생기면 이 부위 위가 가장 튀어나온다. 체중이 주로 실리는 부위인 발바닥 발꿈치와 가쪽발모서리(lateral boder of foot), 발볼은 피부가 매우 두껍다. 발바닥의 피부밑조직은 발의 다른 부위보다 더 섬유성이다.

잘 발달된 **피부지지띠**(*skin ligament*; 라틴어로 *retinacula cutis*)인 섬유막(fibrous septa)이 발바닥 피부밑조직을 지방이 들어 있는 공간으로 나눠서, 특히 발꿈치로 충격을 흡수하는 지방체(fat pad) 역할을 하게 한다. 피부지지띠는 또한 피부를 그 밑의 깊은근막(발바닥널힘줄, plantar aponeurosis)에 고정시켜 발바닥의 "움켜쥐는 기능(grip)"을 증진시킨다. 발바닥 피부에 털(hair)은 없지만 땀샘(sweat gland)이 많다. 발바닥은 전부 간지럼에 민감한데, 특히 피부가 얇은 발바닥활(plantar arch)이 민감하다("ticklish").

발의 깊은근막(심근막)(deep fascia of foot)

발등의 깊은근막은 얇고, 몸쪽에서 아래폄근지지띠(하신근지대, *inferior extensor retinaculum*)와 연결된다(그림 7.71A). 발의 가쪽과 뒤에서, 깊은근막은 발바닥의 깊은근막인 **발바닥근막(plantar fascia)**과 연결된다(그림 7.71B, C). 발바닥근막은 두꺼운 중심부분과 얇은 안쪽·가쪽부분으로 되어 있다.

발바닥근막의 두꺼운 중심부분은 중심발바닥근육을 감싸는, 세로로 배열된 치밀섬유결합조직의 다발들인 강한 **발바닥널힘줄**(*plantar aponeurosis*)을 형성한다. 발바닥널힘줄은 손바닥널힘줄(palmar aponeurosis)과 비슷하지만, 더 질기고 치밀하며 더 길다.

발바닥근막은 발의 여러 부위를 붙잡아 줘서, 손상에서 발바닥을 보호하는 것을 돕고, 세로발바닥활(longitudinal arch)을 지지하는 것도 돕는다.

발바닥널힘줄(plantar aponeurosis)은 뒤에 있는 발꿈치뼈에서 일어나며 얕은인대(superficial ligament)와 같은 기능을 한다. 먼쪽에서, 발바닥널힘줄 세로다발(longitudinal bundle)은 5개의 띠(band)로 나눠져 발가락으로 주행하는 굽힘근힘줄(flexor tendon)을 감싸는 **발가락섬유집(fibrous digital sheath)**으로 이어진다. 발바닥의 앞끝에 있는 발허리뼈머리(중족골두, head of metatarsal) 아래에서, 발바닥널힘줄은 가로로 주행하는 **얕은가로발바닥인대(superficial transverse metatarsal ligament)**에 의해 강화된다.

발바닥널힘줄 모서리에서 1번과 5번 발허리뼈를 향해 깊게(위쪽으로) 뻗은 **수직근육사이막**(vertical *intermuscular septa*)에 의해, 중간발(midfoot)과 앞발(forefoot)은 다음 3개의 **발바닥칸**(*compartment of sole*)으로 나눠진다(그림 7.71C).

1. **발바닥 안쪽칸(medial compartment of the sole)**은 얇은 안쪽발바닥근막(*medial plantar fascia*)으로 덮여 있다. 이곳에는 엄지벌림근(abductor hallucis muscle), 짧은엄지굽힘근(flexor hallucis brevis muscle), 긴엄지굽힘근 힘줄(tendon of flexor hallucis longus), 안쪽발바닥신경(medial plantar nerve)과 혈관이 들어 있다.
2. **발바닥 중심칸(central compartment of the sole)**은 얇게 치밀한 발바닥널힘줄(*plantar aponeurosis*)로 덮여 있다. 이곳에는 짧은발가락굽힘근(flexor digitorum brevis muscle), 긴엄지굽힘근힘줄(tendon of flexor hallucis longus), 긴발가락굽힘근힘줄(tendon of flexor digitorum longus)과 그 근육, 발바닥네모근(quadratus plantae muscle), 벌레근(충양근, lumbricals muscle), 엄지모음근(adductor hallucis muscle)이 들어 있다. 가쪽발바닥신경과 혈관(lateral plantar nerve & vessel) 또한 이곳에 있다.
3. **발바닥 가쪽칸(lateral compartment of the sole)**은 얇은층에서 가쪽발바닥근막(*lateral plantar fascia*)에 덮여 있으며, 새끼벌림근(abductor digiti minimi muscle)과 짧은새끼굽힘근(flexor digiti minimi brevis muscle)이 들어 있다.

앞발에서 넷째칸에 해당하는 발의 **뼈사이모음근칸(interosseous compartment of foot)** 만이, 바닥쪽뼈사이근(plantar interosseous)과 등쪽뼈사이근(dorsal interosseous) 근막에 싸여 있다. 이곳에는 발허리뼈, 등쪽뼈사이근, 바닥쪽뼈사이근, 깊은발바닥혈관(deep plantar vessel), 발허리혈관(metatarsal vessel)이 있다. 바닥쪽뼈사이근과 바닥쪽발허리혈관(plantar metatarsal vessel)은 분명하게 발바닥에 위치한 것과 달리, 다른 나머지 구조들은 발바닥과 발등 사이의 중간에 위치한다.

다섯째칸인 발의 **등쪽칸(dorsal compartment)**은 발등근막(dorsal fascia), 발목뼈(tarsal bone), 중간발과 앞발의 등쪽뼈사이근막(dorsal interosseous fascia) 사이에 있다. 이곳에는 짧은엄지폄근(extensor hallucis brevis)과 짧은발가락폄근(extensor digitorum brevis) 그리고 발등의 신경혈관구조(neurovascular structure)가 들어 있다.

발의 근육(Muscle of Foot)

발에 있는 20개의 근육 중 14개는 발바닥에 있고, 2개는 발등에 있으며, 4개는 그 중간에 있다. 발바닥에서, 발바닥근육은 4개 칸에 4개 층으로 배열된다. 발의 근육은 그림 7.72A~J와 7.73에서 볼 수 있고, 각 칸과 층에 따른 근육의 이는곳, 닿는곳, 신경지배, 근육작용은 표 7.14에 정리하였다.

발바닥근육은 칸과 층에 따라 배열되지만, 이 근육의 주된 작용은 디딤기(입각기, stance phase) 때 발이 편평해지는 것을 막거나,

7

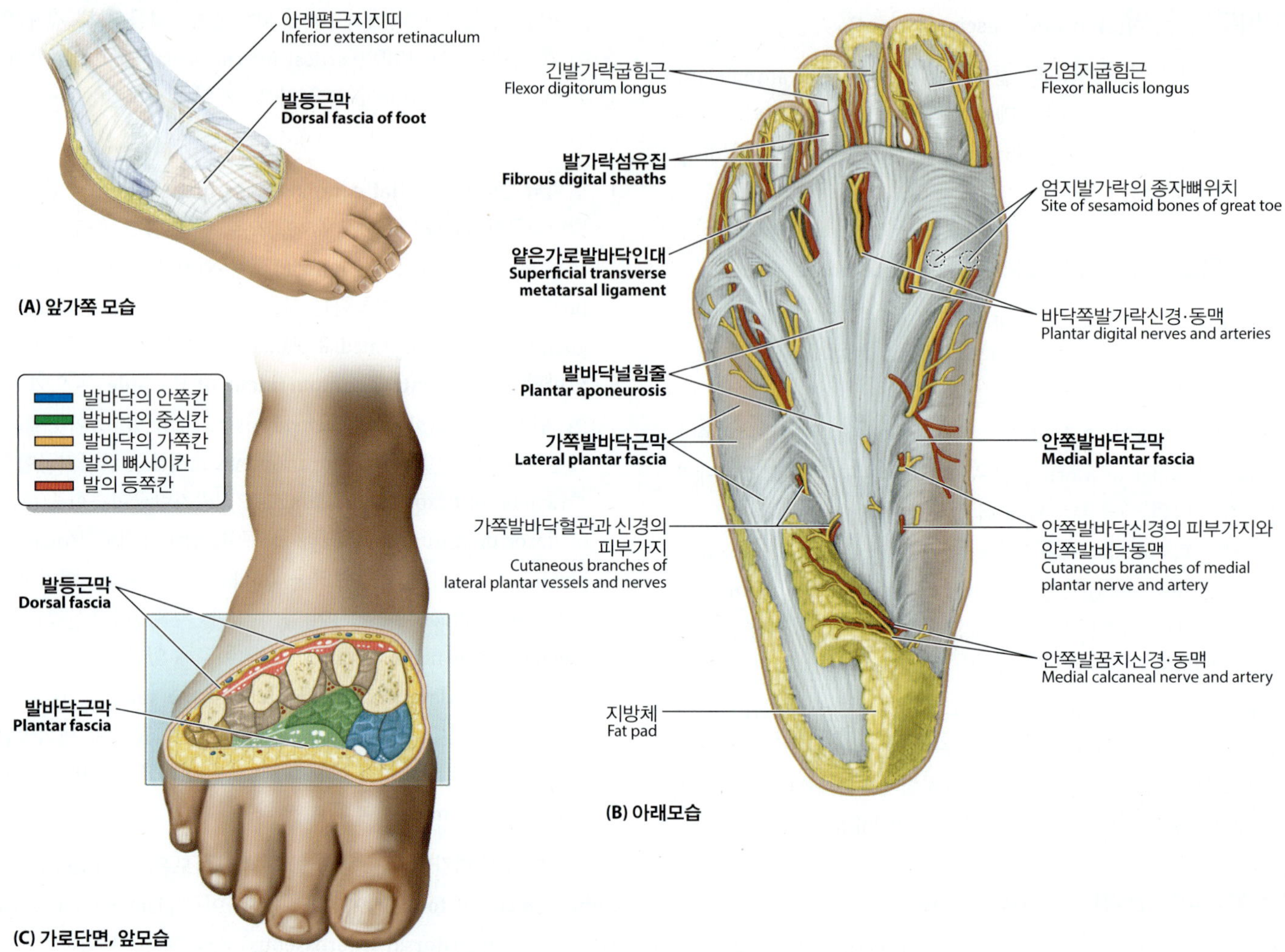

그림 7.71. 발의 근막과 칸. A. 종아리와 발등의 깊은근막. **B.** 깊은 발바닥근막. 깊은발바닥근막은 두꺼운 발바닥널힘줄과 얇은 안쪽발바닥근막, 가쪽발바닥근막으로 이뤄진다. 발바닥근막의 얇은부분은 발바닥 혈관과 신경을 보기 위해 제거하였다. **C.** 발의 칸. 발의 근육과 뼈는 깊은발등근막과 깊은발바닥근막에 싸여 있다. 발바닥의 큰 중심칸과 작은 안쪽칸, 가쪽칸은 발바닥널힘줄에서 뻗은 근육사이막에 의해 나눠진다.

발바닥활(arch of foot)을 유지하는 것이다(그림 7.23B~E 참조; 표 7.2). 이 근육들은 기본적으로 발바닥활의 뒤끝에 해당하는 발꿈치(heel)에 체중이 실리면, 세로발바닥활을 낮추려는 힘에 강력히 저항하고, 발바닥활의 앞끝에 해당하는 발볼(ball of foot)과 엄지발가락(발바닥활의 앞끝)에 체중을 전하는 것이다.

발바닥근육들은 보행주기 후반에 몸을 추진시키는 밀어떼기(push off)를 할 때, 가장 활발히 수축해서 납작해지려는 가로발바닥활(foot's transverse arch)을 안정화시킨다. 동시에, 고르지 못한 땅에 평평한 발이 적응하도록 엎침(pronation)과 뒤침(supination)을 만드는, 긴 근육들의 움직임을 더 미세하게 조정할 수 있다.

발가락 하나하나를 미세하게 조절하는 일은 대부분의 사람에게 중요하지 않으므로, 발근육 하나하나는 크게 중요하지 않다. 발근육은 실질적 움직임을 만드는 것보다, 차라리 발을 고정하거나 균형을 유지하도록 발바닥 또는 발가락의 여러 부분이 땅에 대해 압박할 때 가장 활발해진다.

비록 발의 엄지모음근(adductor hallucis muscle)은 엄지손가락을 모으는 손바닥 근육과 닮았지만, 그 이름에도 불구하고, 엄지모음근은 디딤기(입각기, stance phase) 밀어떼기 때 가장 활발히 수축해 가쪽 네 개의 발허리뼈를 엄지발가락쪽으로 당겨 가로발바닥활을 고정시키고, 체중과 힘이 앞발에 실렸을 때 발허리뼈머리(중족골두, head of metatarsal)를 벌리려는 힘에 저항한다(표 7.2).

표 7.14에서 확인해야 할 것은 다음과 같다.

- 바닥쪽뼈사이근(**P**lantar interossei)의 작용은 모음(**AD**duction)이며(**PAD**), 반깃근육(unipennate muscle)의 형태로 하나의 발허리뼈(meatatarsal)에서 일어난다.
- 등쪽뼈사이근(**D**orsal interossei)의 작용은 벌림(**AB**duction)이며(**DAB**), 깃근육(bipennate muscle)의 형태로 2개의 발허리뼈(중족골, meatatarsal)에서 일어난다.

그림 7.104에 그려진 발가락 모음과 벌림을 참조한다.

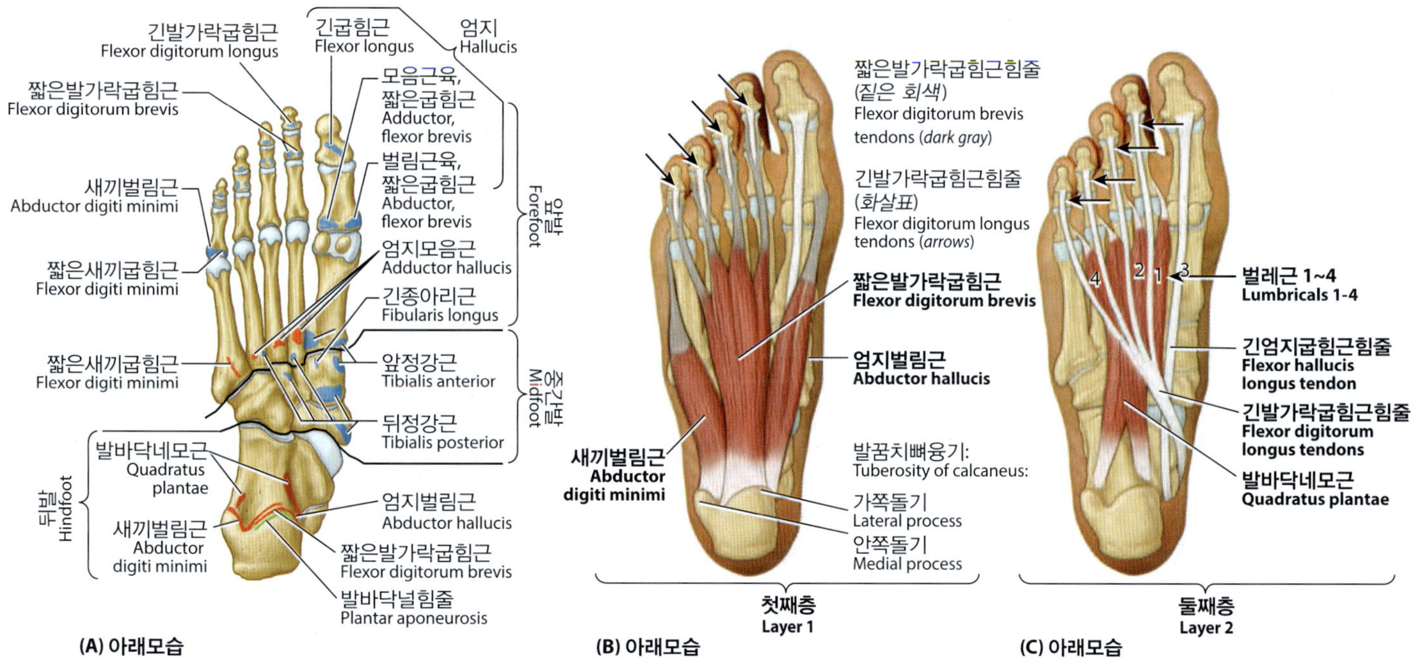

그림 7.72. 발의 근육. A. 발바닥 첫째층과 둘째층 근육의 붙는점. **B.** 발바닥 첫째층 근육. **C.** 발바닥 둘째층 근육.

표 7.14.I. 발의 근육: 발바닥 첫째층과 둘째층

근육	이는곳	닿는곳	신경지배[a]	근육의 작용[b]
첫째층				
엄지벌림근 **(abductor hallucis muscle)**	발꿈치뼈융기의 안쪽결절; 굽힘근지지띠; 발바닥널힘줄	엄지발가락 첫마디뼈바닥의 안쪽	안쪽발바닥신경(L5, S1)	발허리발가락관절과 발가락뼈사이관절에서 엄지발가락의 벌림과 굽힘
짧은발가락굽힘근(flexor digitorum brevis muscle)	발꿈치뼈융기의 안쪽결절; 발바닥널힘줄; 근육사이막	가쪽 4개 발가락 중간마디뼈의 양쪽	안쪽발바닥신경(L5, S1)	발허리발가락관절과 발가락뼈사이관절에서 가쪽 4개 발가락 굽힘
새끼벌림근(abductor digiti minimi muscle)	발꿈치뼈융기의 안쪽과 가쪽결절; 발바닥널힘줄; 근육사이막	새끼발가락 첫마디뼈바닥의 가쪽	가쪽발바닥신경(S1–S3)	발허리발가락관절과 발가락뼈사이관절에서 새끼발가락의 벌림과 굽힘
둘째층				
발바닥네모근 **(quadratus plantae muscle)**	발꿈치뼈의 발바닥 안쪽과 가쪽모서리	긴발가락굽힘근 힘줄의 뒤가쪽모서리	가쪽발바닥신경(S1–S3)	발허리발가락관절과 발가락뼈사이관절에서 긴발가락굽힘근의 가쪽 4개 발가락 굽힘을 도움
벌레근 **(lumbrical muscle)**	긴발가락굽힘근힘줄	가쪽 4개 발가락 위에 있는 폄근널힘줄 안쪽	안쪽 1개: 안쪽발바닥신경(L5, S1) 가쪽 3개: 가쪽발바닥신경(S1–S3)	가쪽 4개 발가락의 몸쪽 발가락뼈사이관절을 굽히고; 중간마디뼈와 먼쪽 발가락뼈사이관절을 폄

[a]척수분절(spinal cord segment)의 신경지배를 표시한다(예: 엄지벌림근의 신경지배에서 "S2, S3"는 둘째와 셋째엉치분절을 뜻함). 하나 이상의 목록에 있는 척수분절 또는 운동신경이 손상될 경우 관련 근육의 마비(paralysis)를 초래한다.

[b]각각 독립된 작용이 있지만, 발바닥 내인근육의 주된 작용은 발이 평평해지는 것을 막거나 발의 활(arch of foot)을 유지하는 것이다.

발바닥의 근육층 사이에는 2개의 신경혈관면(neurovascular plane)이 있다(그림 7.73과 7.74B). (1) 첫째근육층과 둘째근육층 사이에 얕은 신경혈관면이 있고, (2) 셋째층과 넷째층 사이에 깊은 신경혈관면이 있다. 정강신경(경골신경, *tibial nerve*)은 안쪽복사(medial malleolus) 뒤에서 안쪽발바닥신경(*medial plantar nerve*)과 가쪽발바닥신경(*lateral plantar nerve*)으로 갈라진다(그림 7.73과 7.75; 그림 7.60B 참조; 표 7.15). 이 신경들이 발바닥에 있는 내인근육(intrinsic muscle)을 지배한다.

안쪽발바닥신경은 첫째층과 둘째층 사이의 안쪽칸(medial compartment) 속으로 주행한다. 처음에, 가쪽발바닥신경과 동맥은 첫째

7

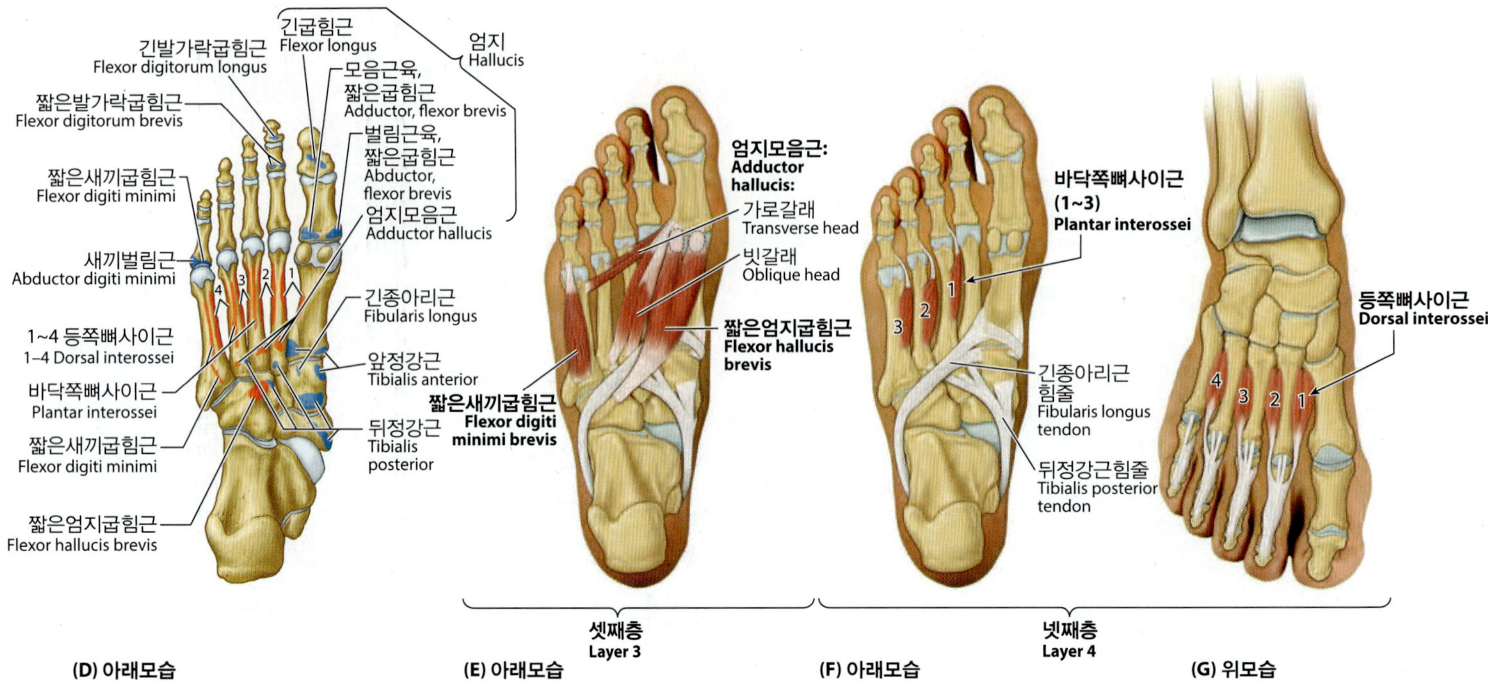

그림 7.72. (계속) D. 발바닥 셋째층과 넷째층 근육의 붙는점. E. 발바닥 셋째층 근육. F와 G. 발바닥 넷째층 근육.

표 7.14.II. 발의 근육: 발바닥 셋째층과 넷째층

근육	이는곳	닿는곳	신경지배[a]	근육의 작용[b]
셋째층				
짧은엄지굽힘근(flexor hallucis brevis muscle)	입방뼈와 가쪽쐐기뼈의 발바닥	엄지발가락 첫마디뼈바닥의 양쪽	안쪽발바닥신경 (L5, S1)	엄지발가락 몸쪽 발가락뼈사이관절 굽힘
엄지모음근 (adductor hallucis muscle)	빗갈래: 둘째–넷째발허리뼈바닥	두 갈래 힘줄 모두 엄지발가락 첫마디뼈바닥의 가쪽에 닿음	가쪽발바닥신경(S1–S3)의 깊은가지	주로 엄지발가락의 모음; 발허리뼈를 안쪽으로 향하게 해 발의 가로발바닥활의 유지를 도움
	가로갈래: 발허리발가락관절(MTP)의 바닥쪽인대			
짧은새끼굽힘근(flexor digiti minimi brevis muscle)	다섯째 발허리뼈바닥	새끼발가락 첫마디뼈바닥	가쪽발바닥신경 (S1–S3)의 얕은가지	새끼발가락 몸쪽 발가락뼈사이관절을 굽혀, 새끼발가락 굽힘을 도움
넷째층				
바닥쪽뼈사이근 (plantar interossei muscle) (3개의 근육)	셋째–다섯째발허리뼈 바닥과 안쪽	셋째–다섯째발가락 첫마디뼈 바닥의 안쪽	가쪽발바닥신경 (S1–S3)	셋째–다섯째발가락의 모음과 발허리발가락관절에서 굽힘
등쪽뼈사이근 (dorsal interossei muscle) (4개의 근육)	첫째–다섯째발허리뼈 몸통과 인접한 면	첫째: 둘째발가락 첫마디뼈의 안쪽		둘째–넷째발가락 벌림과 발허리발가락관절에서 굽힘
		둘째–넷째: 둘째–넷째 발가락 가쪽		

[a]척수분절(spinal cord segment)의 신경지배를 표시한다(예: 짧은엄지굽힘근의 신경지배에서 "S2, S3"는 둘째와 셋째엉치분절을 뜻함). 하나 이상의 목록에 있는 척수분절 또는 운동신경이 손상될 경우 관련 근육의 마비(paralysis)를 초래한다.

[b]각각 독립된 작용이 있지만, 내인근육(intrinsic muscle of foot)의 주된 작용은 발이 평평해지는 것을 막거나 발활(arch of foot)을 유지하는 것이다.

층과 둘째층 사이에서 가쪽으로 주행한다(그림 7.73C와 7.74B). 이후 깊은가지들이 셋째층과 넷째층 근육사이에서 안쪽으로 주행한다(그림 7.74B).

발등에서 서로 가깝게 연결된 2개 근육이 **짧은발가락폄근**[단지신근, **extensor digitorum brevis (EDB)**]과 **짧은엄지폄근**[단무지신근, **extensor hallucis brevis (EHB)**]이다(그림 7.58A, B와 7.59A 참조). 짧은엄지폄근은 실제로 짧은발가락폄근의 부분이다. 이 얇고 넓은 근육들은 가쪽복사(lateral melleolus) 앞에 있는 발등 가쪽

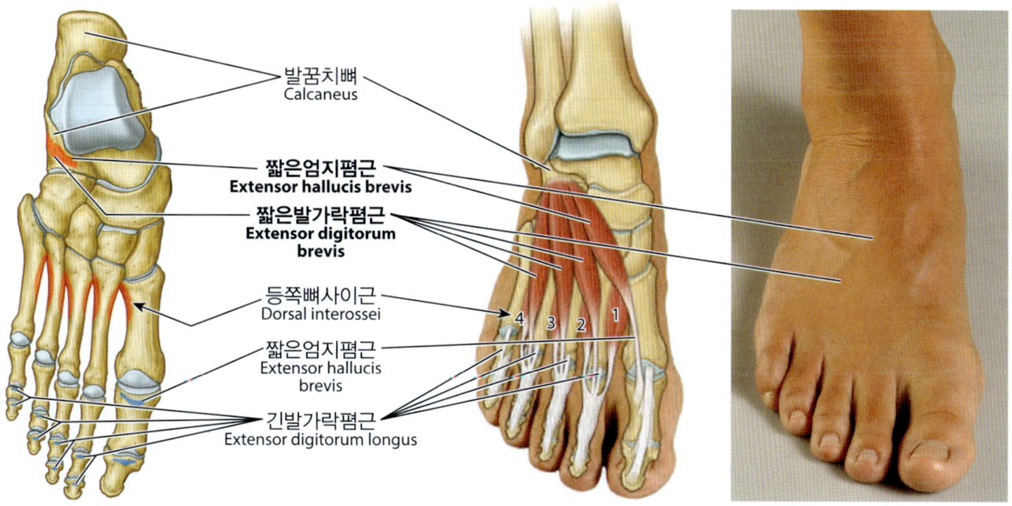

(H) 앞위모습 **(I) 앞위모습** **(J) 앞위모습**

그림 7.72. **(계속) H~J.** 발등의 붙는점과 근육.

표 7.14.III. 발의 근육: 발등

근육	이는곳	닿는곳	신경지배[a]	근육의 작용
짧은발가락폄근 (extensor digitorum brevis)	발꿈치뼈[발목뼈굴바닥(floor of tarsal sinus)]; 뼈사이목말발꿈치 인대; 아래폄근지지띠의 줄기(stem)	안쪽 둘째~넷째발가락의 긴폄근힘줄	깊은종아리신경(L5나 S1 또는 둘 다)	발허리발가락관절과 발가락뼈사이 관절에서 긴발가락폄근이 안쪽 4개의 발가락을 펴는 데 도움을 줌
짧은엄지폄근 (extensor hallucis brevis)	대개 짧은발가락폄근(위)과 함께	엄지발가락 첫마디뼈바닥의 등쪽		발허리발가락관절에서 긴엄지폄근이 엄지발가락을 펴는 데 도움을 줌

[a]척수분절의 신경지배를 표시한다(예: 짧은발가락폄근의 신경지배에서 "L5나 S1"은 다섯째허리분절이나 첫째엉치분절을 뜻함). 하나 이상의 목록에 있는 척수분절 또는 운동신경이 손상될 경우 관련 근육의 마비(paralysis)를 초래한다.

에 힘살(fleshy mass)을 형성한다. 발가락을 펴면 그 작은 힘살(fleshy belly)이 만져진다.

발의 신경혈관구조와 주행 (Neurovascular Structures and Relationships in Foot)

발의 신경(nerve of foot)

발의 피부신경은 다음과 같다(그림 7.76; 표 7.15).

- 발의 안쪽은 첫째발허리뼈머리(제1중족골두, 1st head of metatarsal)까지 뻗는 두렁신경(*saphenous nerve*)의 지배를 받는다.
- 발의 위(발등)는 얕은종아리신경(주가 되는 신경)과 깊은종아리신경의 지배를 받는다.
- 발의 아래(발바닥)는 각각 **안쪽발바닥신경**과 **가쪽발바닥신경**의 지배를 받으며, 넷째발허리뼈(4th metatarsal)와 넷째발가락은 두 신경이 모두 공통으로 지배한다(손바닥의 신경분포와 비슷함).
- 발의 가쪽은 장딴지신경(비복신경, sural nerve)의 지배를 받으며, 발꿈치(heel)의 일부도 지배한다.
- 발의 뒤인 발꿈치는 정강신경(경골신경, tibial nerve)과 장딴지신경으로부터 각각 안쪽발꿈치가지(내종골지, *medial calcaneal branch*), 가쪽발꿈치가지(외종골지, *lateral calcaneal branch*)가 나와 신경지배한다.

두렁신경. 두렁신경(복재신경, *saphenous nerve*)은 넙적다리신경(대퇴신경, femoral nerve)의 가장 길고 분포가 넓은 피부가지(cutaneous branch)이며, 넙적다리신경 가지 중 무릎을 지나 내려오는 유일한 가지이다(그림 7.76A; 표 7.15; 그림 7.78C 참조). 두렁신경은 종아리 앞안쪽에 있는 피부와 근막을 지배할 뿐 아니라, 안쪽복사 앞을 지나 발등으로 가서 발목관절(ankle joint)에 관절가지를 내고 계속해서 첫째발허리뼈 머리에 이르는 발안쪽 피부를 지배한다.

얕은종아리신경과 깊은종아리신경. 얕은종아리신경(천비골신경, *superficial fibular nerve*)은 종아리가쪽칸(lateral compartment of leg)에 있는 종아리근을 지배한 다음, 종아리의 먼쪽 2/3에서 피부신경(cutaneous nerve)이 된다. 종아리의 앞가쪽에 있는 피부를 지배한 다음, 계속해서 발목을 가로질러 발등의 피부 대부분을 지배하는, **안쪽발등피부신경(medial dorsal cutaneous nerve)**과 **중간발등피부신경(intermediate dorsal cutaneous nerve)**으로 갈라진다. 이 신경의 종말가지(terminal branch)는 엄지발가락의 몸쪽 안쪽 1/2

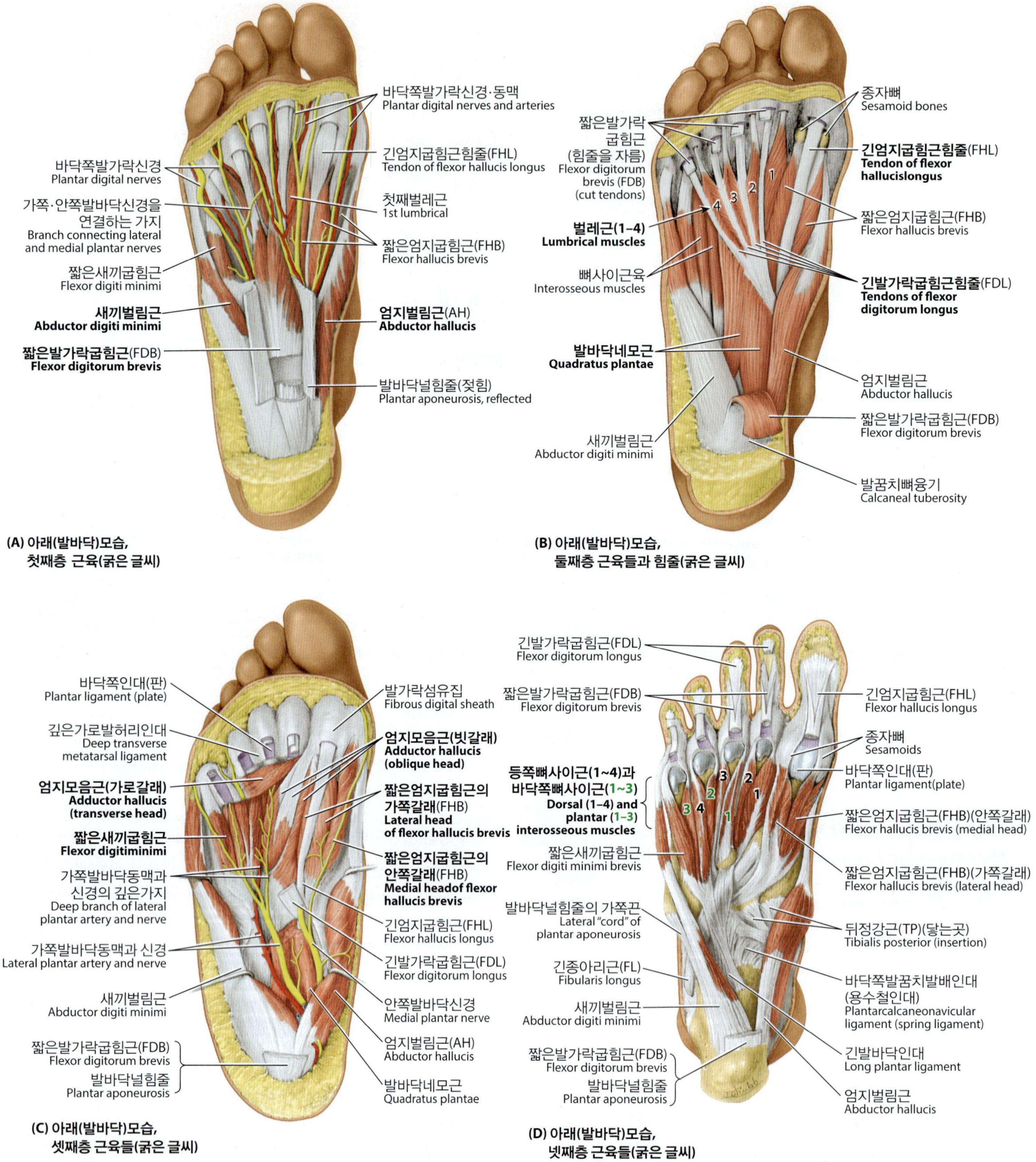

그림 7.73. 발바닥근육의 층. A. 첫째층. 첫째층은 엄지와 새끼발가락의 벌림근육 및 발가락의 짧은 굽힘근육(flexor muscle)으로 이루어져 있다. **B.** 둘째층. 둘째층은 긴굽힘근 힘줄과 이와 관련된 근육(4개의 벌레근과 발바닥네모근)으로 이루어져 있다. **C.** 셋째층. 셋째층은 새끼발가락 굽힘근육, 엄지발가락 굽힘근육과 모음근육으로 이루어져 있다. 또한 첫째층과 둘째층 사이를 지나는 신경혈관구조(neurovascular structure)를 볼 수 있다. **D.** 넷째층. 넷째층은 등쪽뼈사이근과 바닥쪽뼈사이근으로 이루어져 있다.

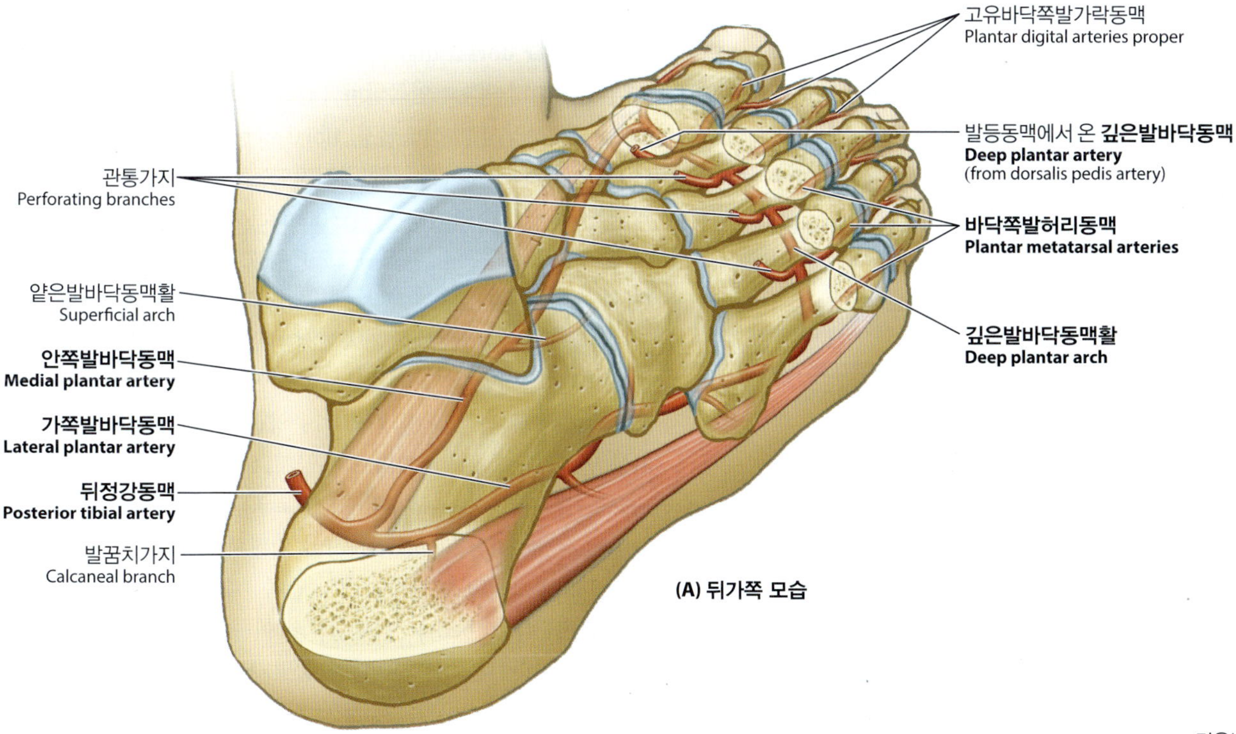

(A) 뒤가쪽 모습

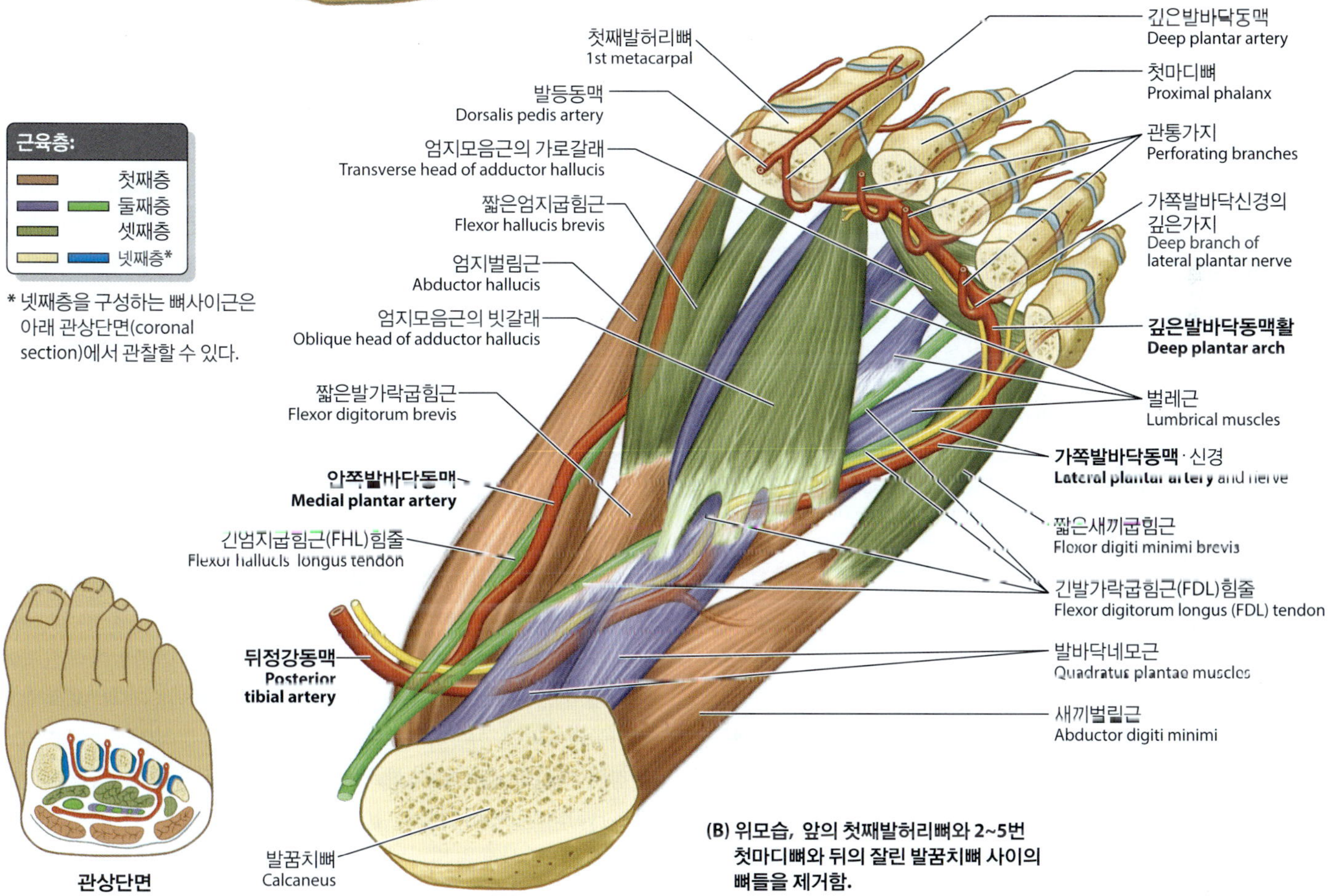

(B) 위모습, 앞의 첫째발허리뼈와 2~5번 첫마디뼈와 뒤의 잘린 발꿈치뼈 사이의 뼈들을 제거함.

그림 7.74. 발의 동맥과 근육층. **A.** 개요. 뒤정강동맥은 발에 들어가 안쪽발바닥동맥과 가쪽발바닥동맥으로 갈라지면서 끝난다. 발등동맥에서 나온 깊은발바닥동맥과 활꼴동맥의 관통가지(perforating branch)와 함께 안쪽·가쪽발바닥동맥들이 먼쪽에서 연결되는 것을 확인한다. **B.** 발바닥 근육층에서 발바닥동맥의 주행. 발바닥동맥은 첫째층과 둘째층 사이로 들어가 주행하며, 이 중 가쪽발바닥동맥은 발바닥의 안쪽에서 가쪽으로 주행한다. 이후, 그 동맥의 깊은가지들은 가쪽에서 안쪽을 향해 셋째층과 넷째층 사이로 주행한다.

7

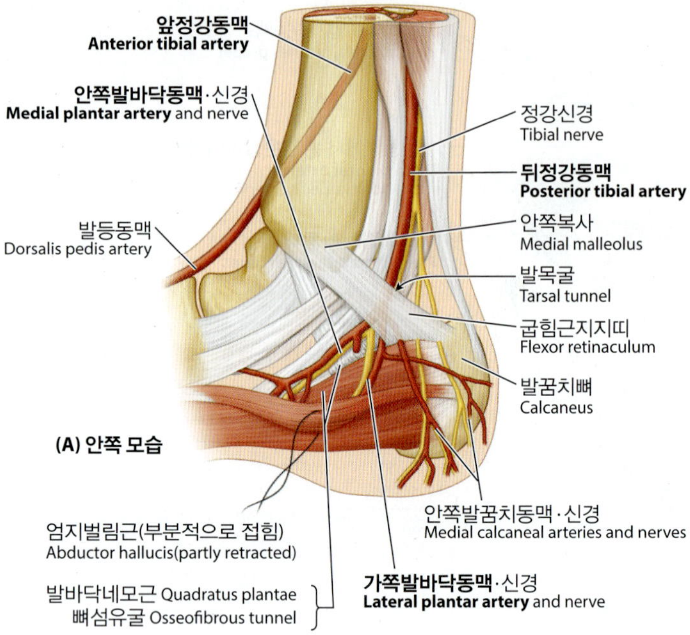

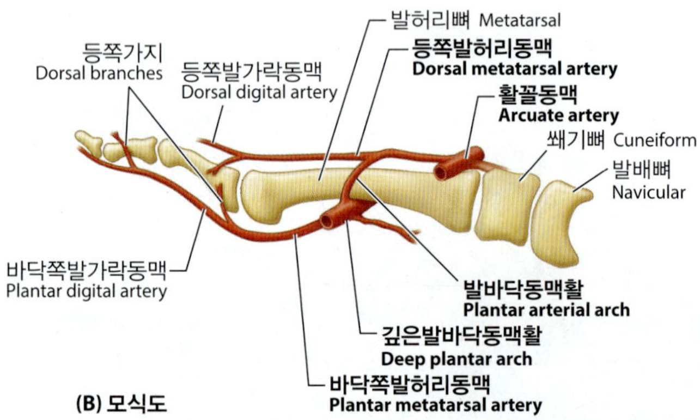

그림 7.75. 발의 동맥: 동맥가지와 연결. A. 뒤정강동맥. 발바닥혈관과 신경을 내는 상위 신경혈관 구조의 분지를 보여줌. **B.** 발바닥 발가락동맥. 중간발(midfoot)과 앞발(forefoot)의 동맥이 손의 동맥과 비슷한 점은 다음과 같다. (1) 두 면에 있는 동맥활(arch)에서 발허리동맥 (또는 손허리동맥)이 나오고, 그 다음 발가락동맥(손가락동맥)이 차례로 나온다. (2) 발등동맥은 발가락(또는 손가락)의 먼쪽 끝까지 가지 못하므로, 발바닥(손바닥)동맥에서 등쪽가지를 내어 먼쪽 등쪽 발가락(또는 손가락)에 손톱바닥을 포함해 혈액공급을 한다. (3) 관통가지가 발허리뼈(또는 손허리뼈) 사이에서 뻗어나와 양쪽 동맥활을 서로 연결해준다.

과 가쪽 3과 1/2개 발가락의 피부를 지배하는 등쪽발가락신경(dorsal digital nerve)이다.

깊은종아리신경(심비골신경, *deep fibular nerve*)은 종아리앞칸(anterior compartment of leg)에 있는 근육을 지배한 다음, 폄근지지띠(신근지대, extensor reticulum)의 깊은 곳으로 주행하여 발등의 내인근육(intrinsic muscle)인 짧은발가락폄근(extensor digitorum brevis)과 짧은엄지폄근(extensor hallucis brevis)을 지배하고, 발목뼈관절(tarsal joint)과 발목발허리관절(족근중족관절, tarsometatarsal joint)을 지배한다. 종말신경은 피부신경이 되어 엄지발가락과 둘째발가락 사이에 있는 엄지샅(toe web) 피부를 지배하며, 이 피부신경의 이름은 **첫째온등쪽발가락신경**(총족배지신경, **1st common dorsal digital nerve**)이다. 그 후 이 신경은 **고유등쪽발가락신경**(원족배지신경, **proper dorsal digital nerve**)이 된다.

안쪽발바닥신경. **안쪽발바닥신경**(내측족척신경, **medial plantar nerve**)은 정강신경(경골신경, tibial nerve)의 두 종말가지 중 가장 크고, 더 앞에 위치하며, 굽힘근지지띠(굴근지대, flexor retinaculum)의 밑에서 시작하여 엄지벌림근(abductor hallucis)의 깊은 곳을 지나 발바닥으로 들어간다(그림 7.73C와 7.75A). 그 후, 앞으로 주행하며 엄지벌림근과 짧은발가락굽힘근(flexor digitorum brevis) 사이를 지나는데, 안쪽발바닥신경 가쪽에서 나온 운동가지(motor branch)가 두 근육을 지배한다(그림 7.73A, C). 이어서 짧은엄지굽힘근(flexor hallucis brevis)과 첫째벌레근(제1충양근, 1st lumbrical)에도 운동가지를 낸 다음, 발허리뼈바닥(중족골저, base of metatarsal) 근처에서 세 개의 감각가지(sensory branch)로 나눠지는 **온바닥쪽발가락신경**(*common plantar digital nerve*)이 되면서 끝난다. 이 감각가지들은 안쪽 3개 발가락과 넷째발가락의 안쪽 1/2[끝마디에 있는 발등피부와 발톱바닥(nail bed)도 지배함] 및 이들의 몸쪽에 있는 발바닥 피부를 지배한다. 정강신경의 다른 종말가지와 비교할 때, 안쪽발바닥신경은 근육보다 피부를 더 많이 지배한다. 안쪽발바닥신경의 피부와 근육에 대한 지배는 손의 정중신경(median nerve) 분포와 비슷하다.

가쪽발바닥신경. **가쪽발바닥신경**(외측족척신경, **lateral plantar nerve**)은 정강신경(경골신경, tibial nerve)의 두 가지 중 더 작고 더 뒤에 위치하며, 안쪽발바닥신경처럼 엄지벌림근(abductor hallucis)의 깊은 곳을 통과하지만(그림 7.75A) 좀 더 앞가쪽으로 주행해 발바닥근육의 첫째층과 둘째층 사이에 있는 가쪽발바닥동맥(lateral plantar artery) 안쪽을 지난다(그림 7.71B). 가쪽발바닥신경은 발바닥의 가쪽칸(lateral compartment)에서 얕은가지(superficial branch)와 깊은가지(deep branch)로 갈라지며 끝난다(그림 7.76B; 표 7.15).

얕은가지는 다시 2개의 **바닥쪽발가락신경(plantar digital nerve)**으로 갈라져서 넷째발가락의 가쪽 반과 새끼발가락의 발바닥에 있는 피부를 지배하며, 이 발가락의 끝마디에 있는 발등피부와 발톱바닥(nail bed) 및 몸쪽 발바닥 피부도 지배한다. **가쪽발바닥신경의 깊은가지**는 셋째층과 넷째층 사이에 있는 발바닥동맥활(plantar arterial arch)을 따라 주행한다.

가쪽발바닥신경의 얕은가지와 깊은가지는 안쪽발바닥신경이 지배하지 않는 모든 근육을 지배한다. 안쪽발바닥신경과 비교해 보면, 가쪽발바닥신경은 피부보다 근육을 더 많이 지배한다. 가쪽발바닥신경의 피부와 근육에 대한 지배는 손에 있는 자신경(척골신경, ulnar nerve)의 분포와 비슷하다(제3장, 팔 참조). 또한 안쪽발바닥신경과 가쪽발바닥신경은 발바닥의 모든 관절을 지배한다.

장딴지신경. **장딴지신경**(비복신경, **sural nerve**)은 정강신경의 **안쪽장딴지피부신경**(내측비복피신경, *medial sural cutaneous nerve*)과 **온종아리신경**(총비골신경, *common fibular nerve*)의 **장딴지신경 교통가지**(비복신경교통지, *sural communicating branch*)가 만나 형

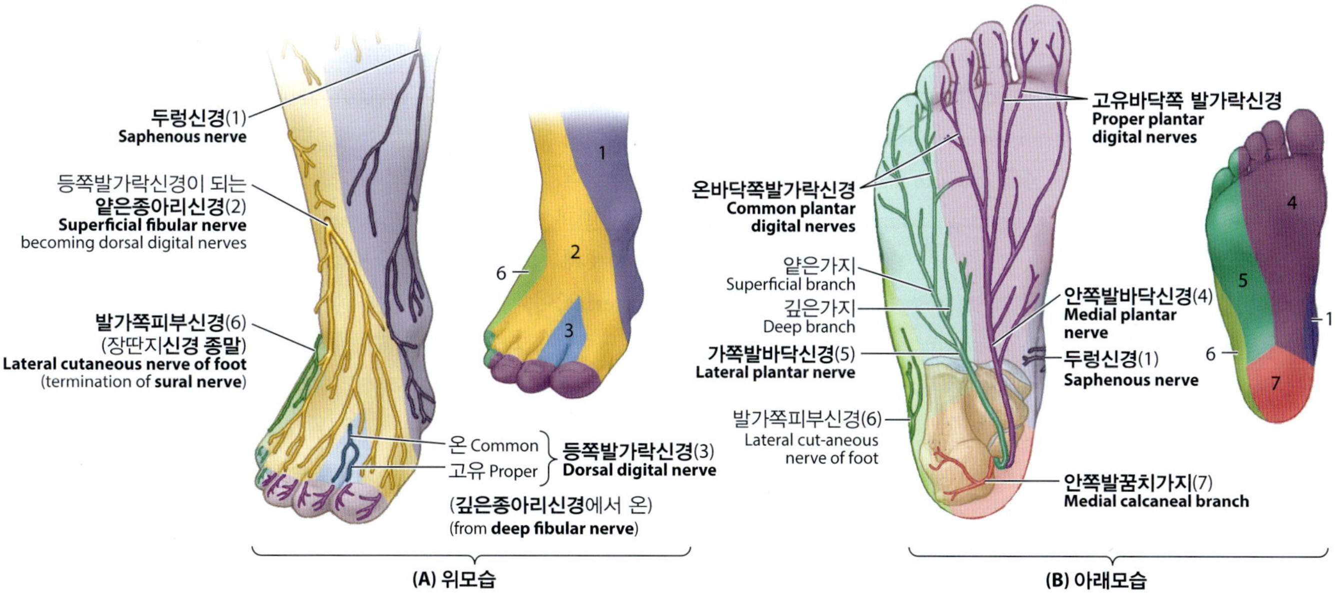

그림 7.76. 발의 피부신경.

표 7.15. 발의 신경

신경[a]	이는곳	경로	발의 분포
두렁신경(1) **(saphenous nerve)**	넓적다리신경 (femoral nerve)	넓적다리삼각에서 일어나 넓적다리와 종아리를 지나 아래로 내려감; 안쪽복사 앞에서 큰두렁정맥과 동반주행함; 발의 안쪽에서 끝남	첫째발허리뼈 머리의 앞까지 발의 안쪽을 덮는 피부를 지배함
얕은종아리신경(2) **(superficial fibular nerve)**	온종아리신경 (common fibular nerve)	종아리 먼쪽 1/3에서 깊은근막을 뚫고 피부신경이 됨; 발과 발가락으로 가는 가지를 보냄	첫째발가락과 둘째발가락 사이의 인접면과 다섯째발가락의 가쪽을 제외한 모든 발등과 발가락의 피부를 지배함
깊은종아리신경(3) **(deep fibular nerve)**		폄근지지띠의 깊은 곳을 지나 발등으로 들어감	짧은발가락폄근과 첫째발가락과 둘째발가락 사이의 인접면 피부를 지배함
안쪽발바닥신경(4) **(medial plantar nerve)**	정강신경의 큰 종말가지	엄지벌림근과 짧은발가락굽힘근 사이에서 발의 먼쪽으로 주행함; 피부가지와 근육가지로 갈라짐	발의 발바닥과 3개 발가락의 안쪽 피부를 지배; 또한 엄지벌림근, 짧은발가락굽힘근, 짧은엄지굽힘근, 첫째 벌레근도 지배함
가쪽발바닥신경(5) **(lateral plantar nerve)**	정강신경의 작은 종말가지	발바닥네모근과 짧은발가락굽힘근 사이에서 발의 가쪽으로 주행함; 얕은가지와 깊은가지로 갈라짐	발바닥네모근, 새끼벌림근, 짧은새끼굽힘근을 지배함; 깊은가지는 바닥쪽뼈사이근과 등쪽뼈사이근, 가쪽 3개 벌레근, 엄지모음근을 지배함; 넷째발가락 가운데를 지나는 선을 기준으로 그 가쪽 발바닥의 피부를 지배함
장딴지신경(6) **(sural nerve)**	대개 정강신경과 온종아리신경에서 모두 일어남	가쪽복사의 아래를 지나 발의 가쪽으로 주행함	뒤발과 중간발의 가쪽
발꿈치가지(7) **(calcaneal branch)**	정강신경과 장딴지신경	종아리뒤의 먼쪽부분에서 발꿈치 피부까지 주행함	발꿈치의 피부

[a]숫자는 그림 7.76에 있는 숫자와 같다.

성된 것이다(그림 7.53 참조; 표 7.11). 만나는 위치는 매우 다양해서 다리오금(슬와, popliteal fossa)처럼 높게 형성되거나 발꿈치(heel)처럼 낮게 형성될 수 있으며, 때론 서로 만나지 않아 장딴지신경이 없을 수도 있다. 장딴지신경이 없는 사람은, 각각 안쪽장딴지피부가지와 가쪽장딴지피부가지가 정상적으로 피부를 지배하게 된다. 장딴지신경은 작은두렁정맥(small saphenous vein)과 동반주행하며, 가쪽복사(lateral melleolus)의 뒤에서 발로 들어가 발목관절(ankle joint)을 지배한 다음, 가쪽발모서리(lateral border of foot)의 피부를 지배한다(그림 7.76A; 표 7.15).

발의 동맥(arteries of foot)

앞정강동맥(전경골동맥, anterior tibial artery)과 뒤정강동맥(후경골동맥, posterior tibial artery)의 종말가지가 각각 발등동맥(dorsalis pedis artery)과 발바닥동맥(plantar artery)이다(그림 7.75A와 7.77).

발등동맥. 앞발(forefoot)의 주요 혈액 공급원이기도 한 **발등동맥**(족배동맥, **dorsalis pedis artery**)은 **앞정강동맥**이 직접 발로 이어진 것이다. 발등동맥은 양쪽 복사(과, malleoli)의 가운데를 지나 앞안쪽을 향해 아래폄근지지띠(inferior extensor retinaculum) 밑으로 들어간 다음, 발등에서 긴엄지폄근힘줄(extensor hallucis longus tendon)과 긴발가락폄근힘줄(extensor digitorum longus tendons) 사이로 주행한다.

발등동맥은 첫째뼈사이모음근칸(1st interosseous compartment)으로 들어가 **첫째등쪽발허리동맥**(*1st dorsal metatarsal artery*)과 **깊은발바닥동맥(deep plantar artery)**으로 갈라진다. 깊은발바닥동맥은 첫째등쪽뼈사이근(제1배측골간근, 1st dorsal interosseous)의 머리사이를 뚫고 발바닥으로 간 다음, 가쪽발바닥동맥(외측족척동맥, lateral plantar artery)과 만나 **깊은발바닥동맥활**(*deep plantar arch*)을 형성한다. 이러한 깊은발바닥동맥의 경로와 분포는 손에서 깊은손바닥동맥활(deep palmar arch)을 형성하는 노동맥(요골동맥, radial artery)과 비슷하다.

가쪽발목동맥(외측족근동맥, **lateral tarsal artery**)은 발등동맥의 가지로서 짧은발가락폄근(extensor digitorum brevis)의 밑에서 가쪽으로 주행하며, 이 근육 및 그 밑에 있는 발목뼈(tarsal bones)와 관절에 혈액을 공급한다. 활꼴동맥과 같은 다른 동맥들과 서로 연결된다.

첫째등쪽발허리동맥(제1배측중족동맥, **1st dorsal metatarsal artery**)은 여러 개의 가지로 갈라진 다음, 엄지발가락 양쪽과 둘째발가락 안쪽에 혈액을 공급한다.

활꼴동맥(궁상동맥, **arcuate artery**)은 긴폄근힘줄(long extensor tendon) 밑에서 가쪽 4개의 발허리뼈바닥(중족골저, base of metatarsal)을 가쪽으로 가로지른 다음, 앞발(forefoot)의 가쪽에서 가쪽발목동맥과 만나 동맥고리(arterial loop)를 형성한다. 활꼴동맥에서 **둘째, 셋째, 넷째등쪽발허리동맥(2nd, 3rd,** and **4th dorsal metatarsal arteries)**이 일어난다. 이 동맥들은 발가락 사이에 있는 틈을 따라 먼쪽으로 주행하며 **관통가지**(*perforating branch*)를 통해 발바닥동맥활(plantar arch)과 바닥쪽발허리동맥(plantar metatarsal artery)과 서로 연결된다(그림 7.74A, 7.75B와 7.77A, B). 먼쪽에서, 각 등쪽발허리동맥은 발가락 등쪽에 분포하도록 2개의 **등쪽발가락동맥**(배측지동맥, **dorsal digital artery**)으로 갈라지지만(그림 7.77A), 등쪽발가락동맥은 일반적으로 먼쪽발가락뼈사이관절(distal interphalangeal joint)의 몸쪽에서 끝나므로(그림 7.75B) 발가락의 제일 먼쪽은 바닥쪽발가락동맥(plantar digital artery)의 등쪽가지가 혈액공급을 대체하게 된다.

발바닥의 동맥(arteries of sole of foot)

발바닥은 굽힘근지지띠(굴근지대, flexor retinaculum)의 밑에서 갈라져 나오는 뒤정강동맥(후경골동맥, posterior tibial artery)의 가지

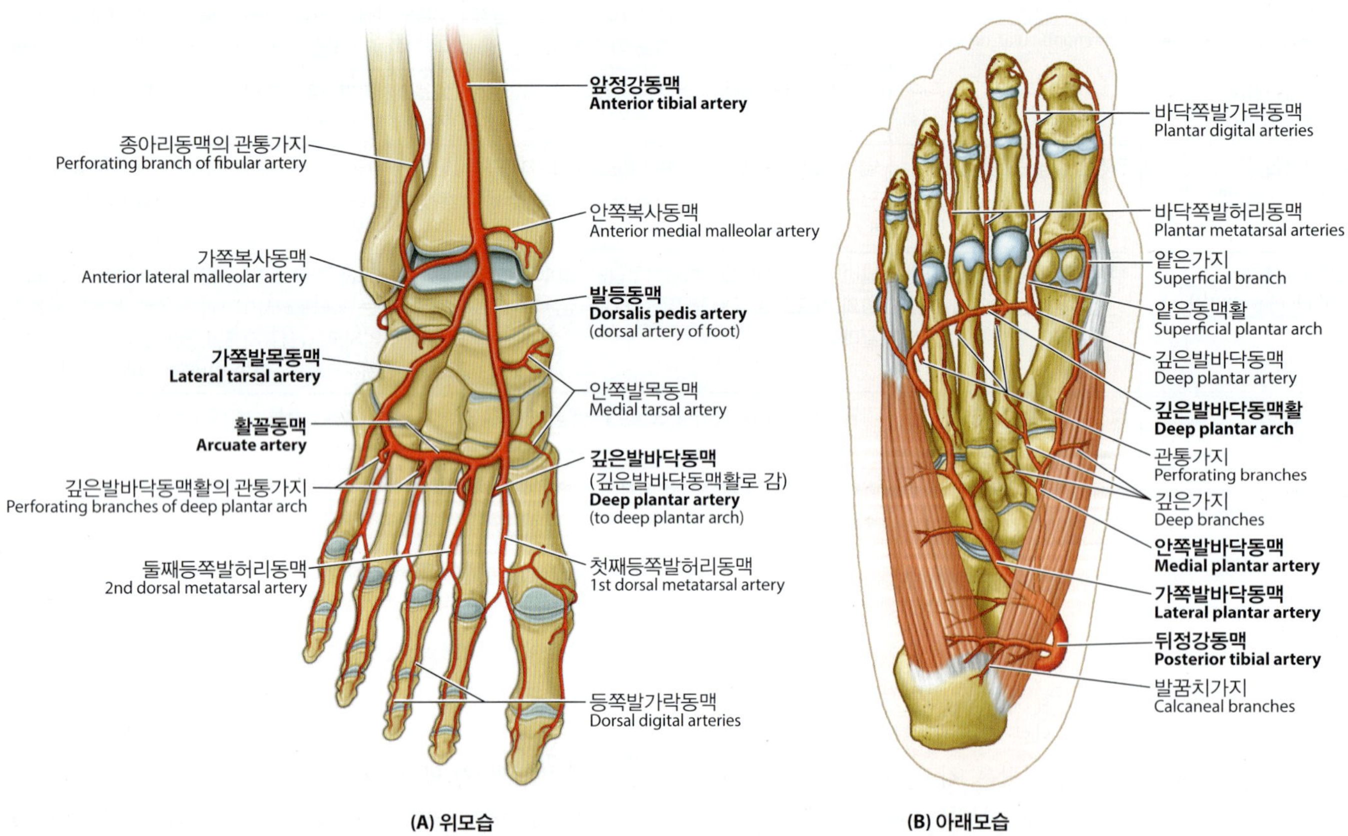

그림 7.77. 발의 동맥: 개요. A. 발등. 앞정강동맥이 발목관절을 지나면 발등동맥(dorsalis pedis artery)이 된다. **B.** 발의 발바닥. 안쪽발바닥동맥과 가쪽발바닥동맥이 뒤정강동맥의 종말가지이다. 발등동맥과 발바닥동맥은 깊은발바닥동맥과 깊은발바닥동맥활의 관통가지에 의해 서로 연결된다.

들에 의해 풍부한 혈액을 공급받는다(그림 7.73A, 7.75A와 7.77B). 종말가지들은 **엄지벌림근**(*abductor hallucis*)의 깊은 곳에서 안쪽발바닥동맥(medial plantar artery)과 가쪽발바닥동맥(lateral plantar artery)을 형성하며, 이 동맥들은 같은 이름의 신경과 동반주행한다.

안쪽발바닥동맥. **안쪽발바닥동맥**(내측족척동맥, **medial plantar artery**)은 뒤정강동맥의 작은 종말가지이다. 이 동맥은 깊은가지(deep branch)를 내어 주로 엄지발가락 근육에 혈액을 공급한다. 안쪽발바닥동맥의 좀 더 큰 가지인 얕은가지(superficial branch)는 발바닥안쪽 피부에 혈액공급을 하고, 안쪽발바닥신경의 발가락가지와 동반주행하며 발가락가지(digital branch)를 내고, 이보다 더 가쪽에서 안쪽바닥쪽발허리동맥(medial plantar metatarsal artery)과 동맥연결(anastomosis)을 한다. 이따금, 안쪽발바닥동맥의 얕은가지가 가쪽발바닥동맥 또는 깊은발바닥동맥활(deep plantar arch)과 연결되면 **얕은발바닥동맥활(superficial plantar arch)**이 형성된다(그림 7.77B).

가쪽발바닥동맥. **가쪽발바닥동맥**(외측족척동맥, **lateral plantar artery**)은 안쪽발바닥동맥보다 훨씬 크며, 같은 이름의 신경과 동반하여 일어난다(그림 7.73C, 7.74B, 7.75A와 7.77B). 이 동맥은 앞가쪽으로 주행해, 처음에는 엄지모음근(adductor hallucis) 밑으로 들어갔다가 짧은발가락굽힘근(flexor digitorum brevis)과 발바닥네모근(quadratus plantae) 사이로 주행한다.

가쪽발바닥동맥은 안쪽으로 발을 가로질러 가쪽발바닥신경(lateral plantar nerve)의 깊은가지(deep branch)와 함께 주행하며 **깊은발바닥동맥활**(심족척동맥궁, **deep plantar arch**)을 이룬후, 발등동맥(dorsal artery of foot)의 가지인 **깊은발바닥동맥**(심족척동맥, *deep plantar artery*)으로 이어지며 끝난다. 깊은발바닥동맥활이 발바닥을 가로지르면서, 4개의 **바닥쪽발허리동맥**(척측중족동맥, **plantar metatarsal artery**)과 3개의 **관통가지(perforating branch)**를 내며, 발바닥 피부와 근막 및 근육으로 가는 많은 가지를 낸다. 바닥쪽발허리동맥은 첫마디뼈바닥(기절골저, base of proximal phalanx) 근처에서 갈라져 근처 엄지발가락에 혈액공급을 하는 **발바닥발가락동맥**(척측지동맥, **plantar digital artery**)이 된다. 좀 더 안쪽에 있는 바닥쪽발허리동맥은 안쪽발바닥동맥(medial plantar artery)의 얕은가지(superficial branch)와 만난다. 전형적으로 발바닥발가락동맥이 관통가지와 등쪽가지(dorsal branch)를 내어 발톱바닥(nail bed)을 포함한 발가락 끝마디까지 혈액공급을 하며(그림 7.75B와 7.77), 이는 손에서도 비슷하게 이뤄진다.

발의 정맥순환(venous drainage of foot)

다리의 다른 부위처럼, 발도 얕은정맥(superficial vein)과 **깊은정맥**(*deep vein*)이 있다(그림 7.78). 깊은정맥은 깊은근막(deep fascia) 속에서 쌍으로 된 동반정맥(accompanying vein) 형태로 모든 동맥과 동반주행하며 깊은근막까지 간다. **얕은정맥**은 피부밑에 있으며 동맥과 함께 주행하지 않는다.

관통정맥(perforating vein)은 발목관절 몸쪽에 있는 얕은정맥에서 깊은정맥으로 가는 한방향으로의 지름길(단락, shunt)을 제공하며, 이 유형은 몸쪽에서 발목까지 **근육정맥펌프**(*musculovenous pump*)의 작동에 필수적이다.

깊은정맥순환. 보행(발의 내인근육 압박과 활성화)으로 깊은발바닥활에서 뒤정강정맥까지 혈류가 늘어 발에서 깊은정맥순환(deep venous drainage)은 현저히 증가한다(그림 7.78A). 간헐적인 압박 기구들이 수술동안과 후에 사용되며 오랜 침상안정 동안에도 이 혈류를 증가시키고 깊은정맥혈전 위험을 줄이기 위해서 사용한다.

얕은정맥순환. 등쪽발가락정맥(배측지정맥, dorsal digital vein)은 몸쪽으로 **등쪽발허리정맥(dorsal metatarsal vein)**에 이어지며, 또한 이 정맥으로 **바닥쪽발가락정맥**(척측지정맥, **plantar digital vein**)의 가지에서도 들어온다(그림 7.78B, C). 이 등쪽발허리정맥은 **발등정맥활**(족배정맥궁, **dorsal venous arch of foot**)로 배출하며, 그 몸쪽 **발등정맥그물(dorsal venous network)**은 나머지 발등의 혈액순환을 담당한다. 발등정맥활과 발등정맥그물 둘다 피부밑조직에 있다.

중요 부분으로, **발바닥정맥그물**(족척정맥망, **plantar venous network**)에서 온 얕은정맥은 안쪽발모서리(medial border of foot) 주변에서 발등정맥활 및 발등정맥그물의 안쪽부분과 만나 **안쪽모서리정맥(medial marginal vein)**을 형성한 다음, **큰두렁정맥**(대복재정맥, *great saphenous vein*)으로 이어지거나, 또는 가쪽발모서리(lateral border of foot) 주변에서 발등정맥활 및 발등정맥그물의 가쪽부분과 만나 **가쪽모서리정맥(lateral marginal vein)**을 형성한 다음 **작은두렁정맥**(소복재정맥, *small saphenous vein*)으로 이어진다(그림 7.78 C, D).

큰두렁정맥과 작은두렁정맥의 관통정맥은 이후 위로 올라가면서 깊은정맥으로 지름길로 연결되므로 근육정맥펌프에 효과적이다.

발의 림프순환(lymphatic drainage of foot)

발의 림프순환은 피부밑얼기(subcutaneous plexus)에서 시작된다. 얕은림프관(superficial lymphatic vessel)과 깊은림프관(deep lymphatic vessel)으로 이루어진 집합관(collecting vessel)은 각각 얕은정맥(superficial vein)과 주요 혈관다발을 따라 주행한다.

얕은림프관(*superficial lymphatic vessel*)은 발바닥에 가장 많이 존재한다(그림 7.79). **안쪽얕은림프관**(*medial superficial lymphatic vessel*)은 가쪽보다 더 크고 수가 많으며 발등과 발바닥의 안쪽에 있는 림프를 담당한다(그림 7.79A). 이 림프관은 **큰두렁정맥**(대복재정맥, *great saphenous vein*)의 주변으로 몰려들어 동반주행을 하다가 정맥이 끝나는 곳에 있는 **얕은고샅림프절**(*superficial inguinal lymph node*)의 아래림프절(vertical group)로 들어간 다음 몸쪽넓적다리정맥(proximal femoral vein)을 따라 **깊은고샅림프절**(*deep inguinal lymph node*)로 이어진다(그림 7.48A, B 참조). **가쪽얕은림프관**(*lateral superficial lymphatic vessel*)은 발등과 발바닥 가쪽면의 림프를 담당한다. 대부분의 림프관은 가쪽복사(lateral malleolus) 뒤를 지

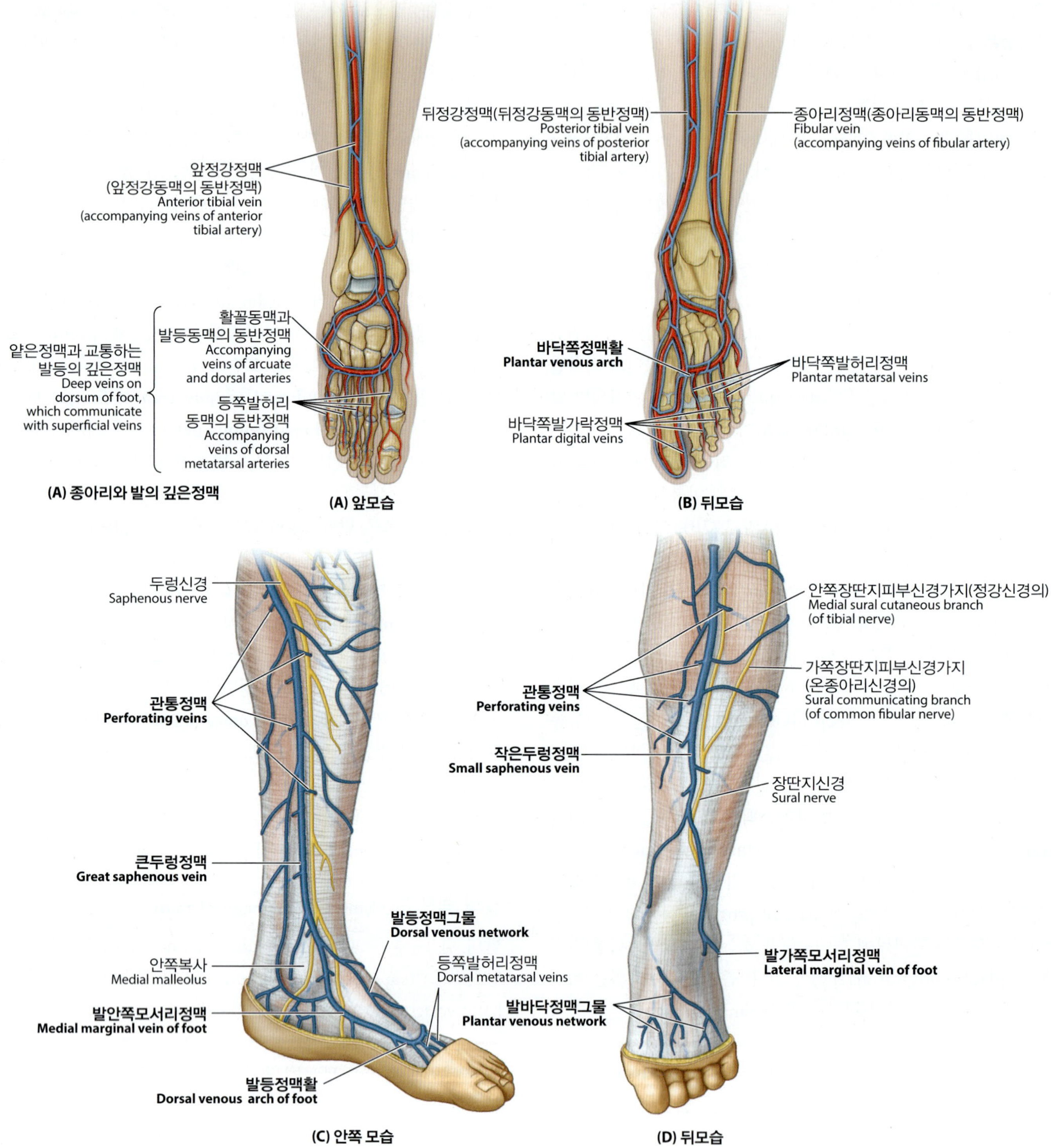

그림 7.78. 종아리와 발의 정맥. A와 B. 종아리와 발의 깊은정맥. 깊은정맥과 그 가지들은 동반동맥과 함께 주행하며, 서로 자주 연결되어 있고 많은 판막을 갖고 있다. **C와 D.** 종아리와 발의 얕은정맥. 주된 얕은정맥들은 다리 위로 올라가면서 관통정맥을 통해 깊은정맥으로 들어가므로, 근육압박은 정맥혈액이 중력을 거슬러 심장으로 향하게 한다. 먼쪽 큰두렁정맥은 두렁신경과 함께 주행하며, 작은두렁정맥은 장딴지신경과 그 안쪽뿌리인 안쪽장딴지피부신경과 함께 주행한다.

나 작은두렁정맥(small saphenous vein)과 동반주행한 다음, 다리오금(슬와, popliteal fossa)으로 들어가 다리오금림프절(*popliteal lymph node*)로 이어진다(그림 7.79B).

깊은림프관(*deep lymphatic vessel*)은 발에서부터 주요 정맥인 종아리정맥(비골정맥, fibular vein), 앞정강정맥(전경골정맥, anterior tibial vein), 뒤정강정맥(후경골정맥, posterior tibial vein), 오금정맥(popliteal vein), 넓적다리정맥을 따라 동반주행한다. 발의 깊은림프관도 또한 다리오금림프절로 들어간 다음 넓적다리정맥을 따라 깊은

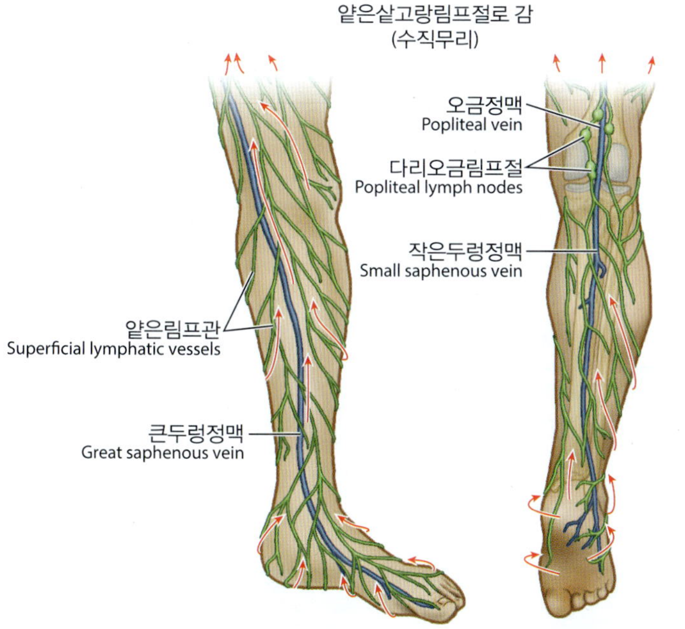

(A) 앞안쪽 모습 **(B) 뒤모습**

그림 7.79. 발과 종아리의 얕은림프순환. A. 발 안쪽. 발 안쪽에서 시작된 얕은림프관은 종아리의 앞안쪽에서 시작되는 얕은림프관과 만난 다음, 큰두렁정맥과 동반된 림프관을 따라 얕은고샅림프절로 들어간다. **B.** 발바닥과 종아리뒤쪽. 발의 가쪽에서 시작된 얕은림프관은 종아리의 뒤가쪽에서 시작되는 얕은림프관과 만난 다음 작은두렁정맥과 동반된 림프관을 따라 다리오금림프절로 들어간다.

고샅림프절로 들어간다. 깊은고샅림프절로 들어온, 모든 다리의 림프는 고샅인대(서혜인대, inguinal ligament)를 지나 엉덩림프절(장골임파절, *iliac lymph node*)로 배출된다(그림 7.48A 참조).

발목과 발부위의 표면해부학 (Surface Anatomy of Ankle and Foot Regions)

발목부위의 각 힘줄들은 그 근육들이 움직일 때만 잘 구분될 수 있다. 발을 강하게 안쪽번짐(inversion)시키면, **뒤정강근힘줄**(후경골근건, *tibialis posterior tendon*)이 안쪽복사(medial malleolus)의 뒤와 먼쪽으로 가고, 이후 목말받침돌기(재거돌기, talar shelf) 위에서 발배뼈거친면(주상골조면, tuberosity of navicular)에 닿는 것을 만져볼 수 있다(그림 7.80A, B, E). 따라서, 뒤정강근힘줄은 발배뼈의 안내자이다. 또한 뒤정강근힘줄은 **뒤정강동맥의 맥박**(*posterior tibial pulse*)을 만지는 기준점을 제시한다(안쪽복사와 발꿈치힘줄 사이의 중간지점; 그림 B7.26 참조).

긴종아리근힘줄(fibularis longus tendon)과 짧은종아리근힘줄(fibularis brevis tendon)이 먼쪽에서 가쪽복사(lateral malleolus) 뒤와 아래를 지나고, 이후 발의 가쪽을 따라 앞으로 주행한다(그림 7.80D, E). **긴종아리근힘줄**은 입방뼈(cuboid)까지 만져지다가 발바닥으로 들어가는 순간 사라진다. **짧은종아리근힘줄**은 다섯째발허리뼈거친면(제5중족골조면, tuberosity of 5th metatarsal)에 닿는것까지

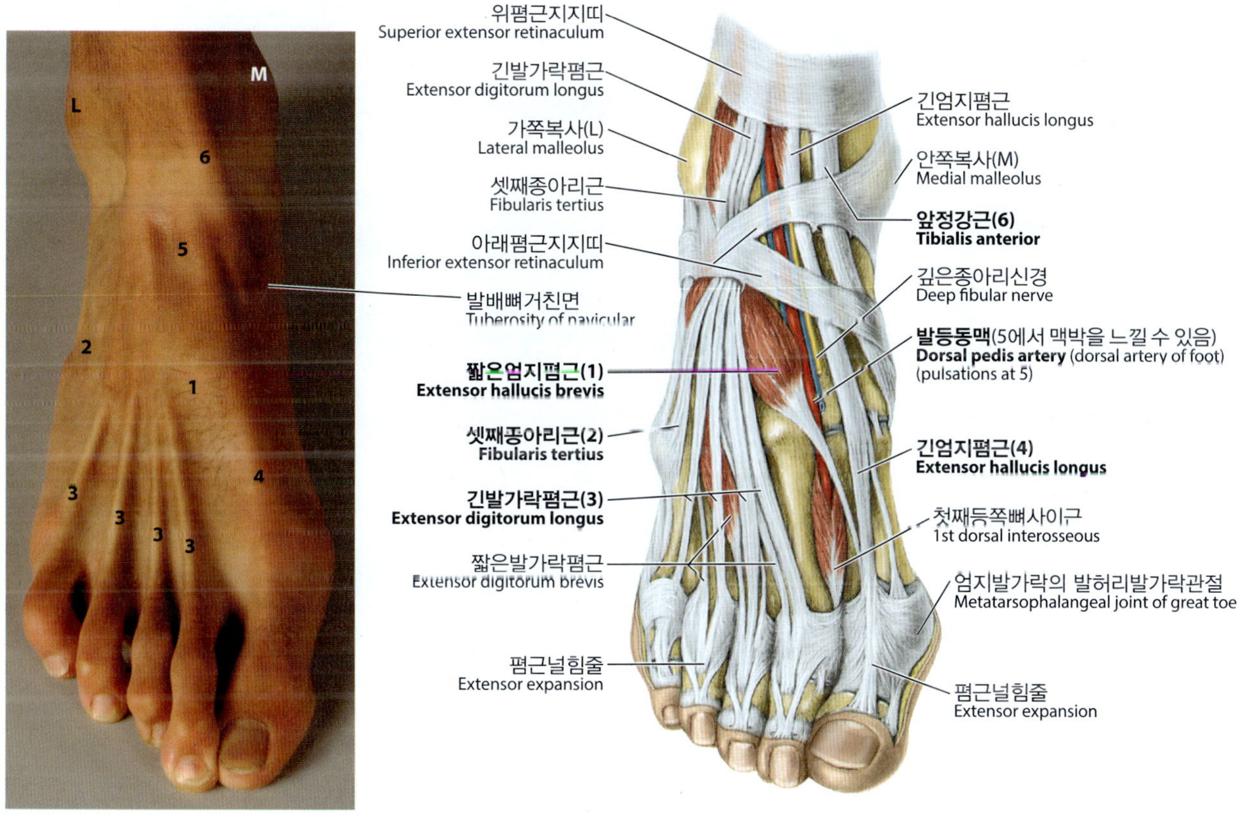

(A) 위모습 **(B) 위모습**

그림 7.80. 발의 표면해부학. A. 발등 표면 특징. **B.** 발등의 구조물.

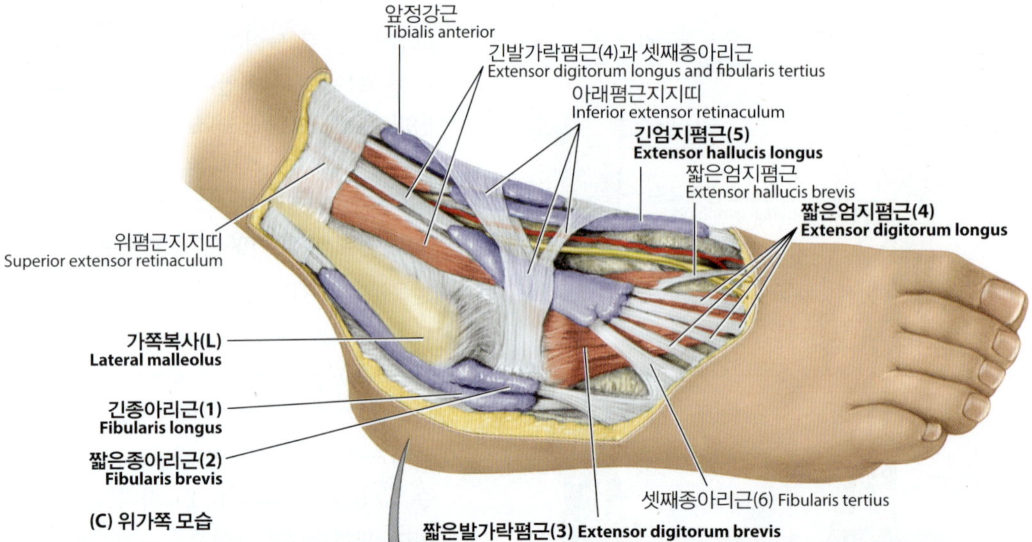

(C) 위가쪽 모습

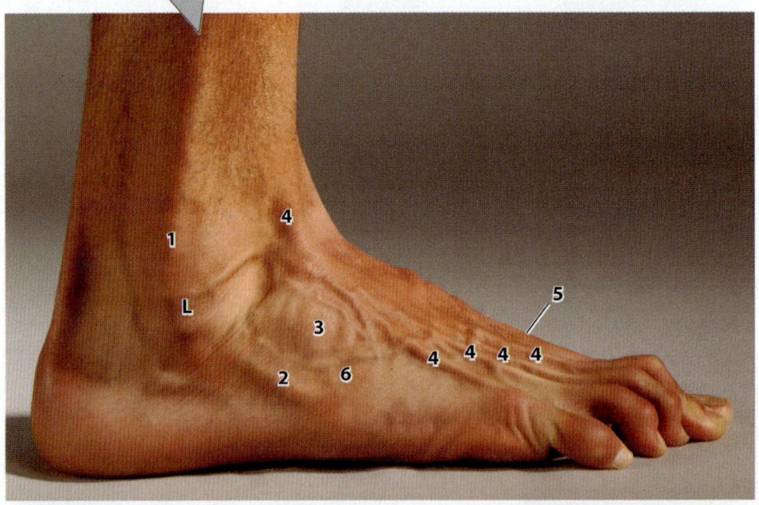

(D) 가쪽 모습

그림 E 설명

1 엄지벌림근
2 발볼
3 발꿈치힘줄
4 긴엄지폄근힘줄
5 안쪽복사
6 발의 세로발바닥활
7 발배뼈거친면
8 목말받침돌기
9 앞정강근힘줄
10 뒤정강근힘줄
11 첫째발허리뼈의 머리

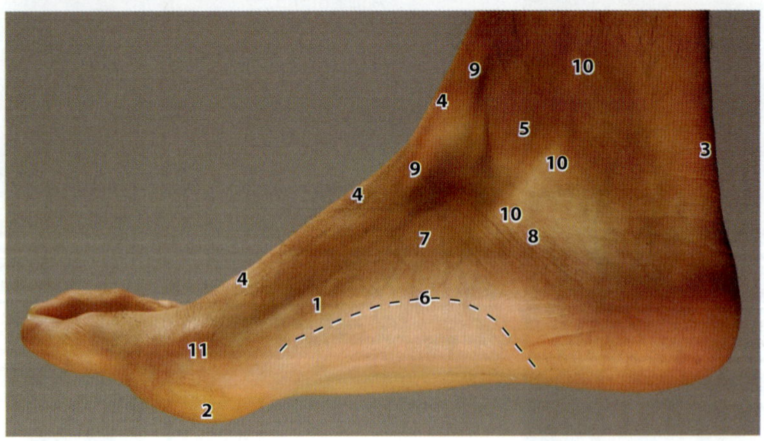

(E) 안쪽 모습

그림 7.80. **(계속).** **C.** 발의 가쪽 구조물. **C**의 숫자는 **D**에서 확인되는 구조물들과 같다. **D.** 발의 가쪽 표면 특징. **E.** 발의 안쪽 표면 특징. E 숫자의 구조물들은 왼쪽 표의 구조물들과 같다.

쉽게 추적해 만져볼 수 있다. 이 거친면은 발의 가쪽모서리 가운데에 있다. 발가락을 강하게 펴면, 가쪽복사 앞에서 **짧은발가락폄근**(단지신근, **extensor digitorum brevis**)의 작은 힘살(*belly*)을 보고 촉진할 수 있다. 이 근육을 촉진하고 관찰하여 비정상 부종(edema)과 구분할 수 있어야 한다.

발을 발등굽힘(dorsiflexion)시키면 발목앞에 있는 힘줄들은 쉽게 촉진할 수 있다(그림 7.80A~C).

- 큰 앞정강근힘줄(전경골근건, *tendon of tibialis anterior*)이 위폄근지지띠(superior extensor retinaculum)의 밑을 지나자마자 윤활집(synovial sheath)에 싸인다; 이 힘줄은 첫째쐐기뼈와 첫째발허리뼈바닥에 닿는점을 추적하여 촉진할 수 있다.
- 긴엄지폄근힘줄(장무지신근건, *tendon of extensor hallucis longus*)은 엄지발가락을 저항에 거슬러 발등굽힘시키면 잘 관찰되며, 엄지발가락 끝마디뼈 바닥에 닿는점을 추적해 촉진할 수 있다.
- 긴발가락폄근힘줄(장지신근건, *tendon of extensor digitorum longus*)이 가쪽 4개의 발가락에 닿는점을 쉽게 촉진할 수 있다.
- 셋째종아리근힘줄(제삼비골근건, *tendon of fibularis tertius*)도 다섯째발허리뼈바닥에 닿는점을 쉽게 촉진할 수 있다. 이 근육은 중요성이 적으며 없을 수도 있다.

임상적용 CLINICAL BOX

발(족, FOOT)

발바닥근막염(Plantar Fascitis)

발바닥널힘줄(족척건막, plantar aponeurosis)의 염증은 종종 너무 많이 써서 주로 발생하며 발바닥근막염(족척건막염, *plantar fascitis*)이라 한다. 특히 발에 맞지 않는 신발을 신고 달리거나 높이 점프하는 에어로빅에서 발생할 수 있다. 달리기 선수의 뒤발(hindfoot)에 생기는 가장 흔한 질환 중 하나가 발바닥근막염이다. 발꿈치와 발의 바닥에 통증이 유발될 수 있다. 앉은 후나 아침에 걷기 시작할 때 통증이 가장 심해지지만, 움직이기 시작하면 5~10분 후에 통증이 사라졌다가 쉬고 난 다음에 통증이 종종 다시 재발하기도 한다.

국소압통(point tenderness)이 발바닥널힘줄이 일어나는 발꿈치뼈(종골, calcaneus)의 안쪽돌기(medial process)와 발꿈치뼈의 안쪽에서 유발될 수 있다. 엄지발가락을 손으로 펴면 통증이 심해지며, 발등굽힘(dorsiflexion)을 하거나/또는 체중이 실리면 더 악화된다.

발꿈치뼈돌기(*calcaneal spur*)가 안쪽돌기에서 튀어나와 있으면, 발바닥근막염이 걸을 때 발 안쪽면의 통증을 유발할 수 있다(그림 B7.27). 대개, 윤활주머니(활액낭, bursa)가 발꿈치뼈돌기 끝에 형성되어 있으며, 염증과 통증이 발생할 수 있다.

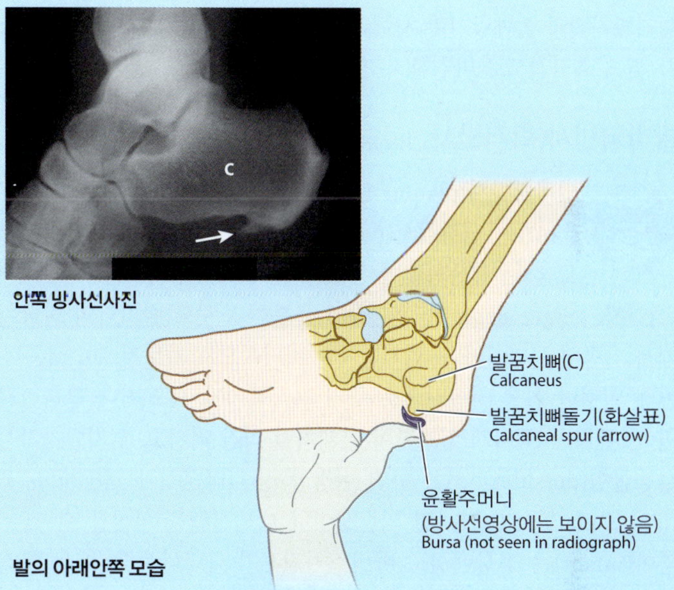

그림 B7.27. 발꿈치뼈돌기.

발의 감염(Infections of Foot)

발의 감염은 특히 계절과 기후, 신발을 잘 신지 않는 문화에서 흔히 발생하는 질환이다. 발의 찔린 상처(자창, puncture wound)를 소홀히 여기면 부종과 통증, 발열을 동반하는 깊은 염증으로 번질 수 있다.

발의 깊은 감염은 주로 근육층 사이의 칸(compartment)에 국한된다(그림 7.74B 참조). 근막 또는 근육으로 둘러싸인 칸 속에 잘 자리잡은 염증은 대개 외과적 절개(surgical incision)를 통해 배출시켜야 한다. 가능하면, 발안쪽에 있는 엄지벌림근(abductor hallucis) 위를 지나도록 절개를 시행하는데, 이는 중요한 신경혈관구조(neurovascular structure)를 눈으로 확인할 수 있고, 체중이 실리는 곳에 통증성 상처가 발생하는 것은 피할 수 있기 때문이다.

다리를 또 위협할 수 있는 얕은 감염은, 당뇨병 또는 혈관질환이 있는 환자에서 전세계적으로 더 많은 문제가 된다.

짧은발가락폄근의 멍 (Contusion of Extensor Digitorum Brevis)

기능상으로, 짧은발가락폄근(단지신근)과 짧은엄지폄근(단무지신근, extensor hallucis brevis)은 비교적 중요한 근육은 아니다. 하지만 임상적으로, 짧은발가락폄근의 힘살(belly) 위치를 알아야 비정상 부종(edema)과 구분할 수 있으므로 중요하다. 근육섬유와 인접한 혈관의 멍(좌상)이나 찢김(tearing)은 혈종(*hematoma*)을 유발해 가쪽복사(lateral malleolus) 앞안쪽에 부종을 일으킨다. 이런 근육염증을 본 적이 없는 사람들은 대부분 심각한 발목(ankle) 삠(염좌, sprain)으로 오해하기도 한다.

장딴지신경 이식(Sural Nerve Graft)

손상된 신경 복구를 위한 신경이식에 장딴지신경 일부를 흔히 사용한다. 외과의사는 장딴지신경의 위치를 대개 작은두렁정맥을 기준으로 파악한다(그림 7.78D 참조). 장딴지신경의 형성 위치는 매우 다양하므로, 양쪽 종아리 모두를 절개해

7

그 중 더 좋은 것을 고른다.

얕은종아리신경의 부위 마취 (Regional Anesthesia of Superficial Fibular Nerve)

얕은종아리신경은 깊은근막(deep fascia)을 뚫고 피부신경이 되면서, 안쪽발등피부신경(medial dorsal cutaneous nerve)과 중간발등피부신경(intermediate dorsal cutaneous nerve)으로 갈라진다(그림 7.76A 참조). 마른 사람에서는, 발을 발바닥굽힘(plantarflexion)하면 이 가지들은 피부아래 능선(ridge)으로 보이거나 촉진할 수 있다. 발등을 수술할 때 발목부위(족근부, ankle region)의 종아리뼈(비골, fibula) 앞에서 이 가지들 주변을 마취하면, 엄지발가락과 둘째발가락 사이의 발샅(toe web)을 제외한 발등 피부를 넓게 효과적으로 마취할 수 있다.

발바닥반사(족저반사, Plantar Reflex)

발바닥반사[**plantar reflex**; L4, L5, S1, S2 척수뿌리(nerve root)]는 신경검사(neurologic examination) 동안 기본으로 하는 깊은힘줄반사(deep tendon reflex)이다. 혀누르개(설압자, tongue depressor)와 같이 뭉툭한 도구로 발바닥의 발꿈치에서 가쪽면을 따라가다, 엄지발가락 바닥쪽으로 가로지르며 긁는다. 이때 일정한 힘을 지속적으로 주며 자극해야지, 아프거나 간지럽히면 안 된다. 가쪽 4개 발가락이 부채처럼 약간 펴지고, 엄지발가락이 발등굽힘(dorsiflexion)을 하면 비정상 징후[**바빈스키징후**(*Babinski sign*)]로서, 영아가 아니면 뇌손상이나 대뇌질환을 의심할 수 있다. 영아(infant)는 정상에서도 바빈스키징후가 나타나는데, 이는 아직 겉질척수로(피질척수로, corticospinal tract)가 완전히 발달하지 않았기 때문으로, 이런 바빈스키징후는 뇌손상이나 대뇌질환이 없는 소아라도 대개 4세까지는 촉발되거나 나타날 수 있다.

안쪽발바닥신경(내측족척신경)의 죄임(포착) (Medial Plantar Nerve Entrapment)

굽힘근지지띠(굴근지대, flexor retinaculum) 또는 엄지벌림근(abductor hallucis muscle)을 지나는 안쪽발바닥신경의 압박성 자극은 발배뼈거친면(navicular tuberosity)이 있는 발바닥 안쪽에 통증과 화끈감(burning), 저린감(numbness), 감각이상(paresthesia) 등이 발생할 수 있다. **안쪽발바닥신경의 압박**(*medial plantar nerve compression*)은 체조, 달리기를 할 때, 발의 반복적 가쪽번짐(eversion)으로 발생할 수 있다. 달리기 선수들에게서 자주 발생해 "조깅하는 사람의 발(jogger's foot)"이라고도 한다.

발등맥박의 촉진(Palpation of Dorsalis Pedis Pulse)

발등맥박(**dorsalis pedis artery pulse**)은 말초혈관계통(peripheral vascular system) 신체검사에서 평가한다. 발등맥박은 발을 약간 발등굽힘(dorsiflexion)한 상태에서 촉진할 수 있다. 발등동맥은 피부밑에 있고 폄근지지띠(extensor retinaculum)에서 긴엄지폄근힘줄(extensor hallucis longus tendons)의 바로 가쪽을 따라 주행해 그 맥박을 쉽게 만질 수 있다(그림 B7.28). 발등맥박이 줄거나 만져지지 않으면 동맥질환에 의한 혈관의 기능부전(insufficiency)을 의심해야 한다. **급성동맥막힘**(급성동맥폐쇄, *acute arterial occlusion*)에 대한 5개의 *P* **징후**(*P sign*)는 **통증**(***p****ain*), **창백**(***p****allor*), **감각이상**(***p****aresthesia*), **마비**(***p****aralysis*), **무맥박**(***p****ulselessness*)이다. 건강한 성인에서 **선천적으로 발등맥박이 만져지지 않을 수 있는데**, 이런 변이는 대개 양측성(bilateral)으로 발생한다. 이 경우, 발등동맥은 전형적인 동맥보다 직경이 더 좁은 종아리동맥(비골동맥, fibular artery)의 확장된 관통가지(perforating branch)로 대체되어 있지만, 같은 위치에서 주행한다.

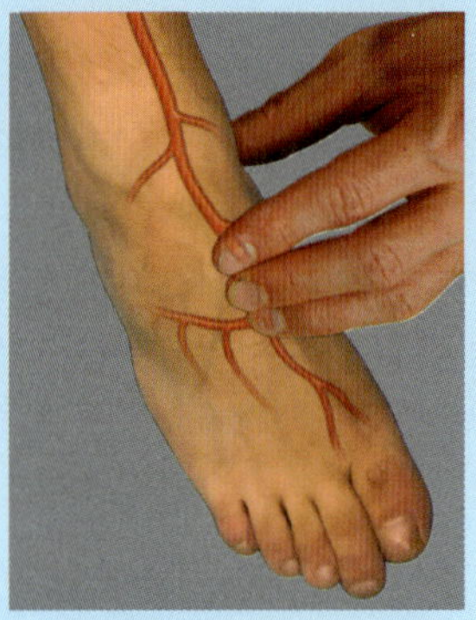

그림 B7.28. 발등맥박.

발바닥의 출혈상처(Hemorrhaging Wounds of Sole of Foot)

발바닥의 찔린상처(자창, puncture wound)가 깊은발바닥동맥활(deep plantar arch)까지 발생하면 동맥연결(anastomosis)이 풍부해서 전형적으로 잘린동맥의 양쪽 끝에서 모두 심각한 출혈이 일어난다. 깊은발바닥동맥활의 결찰(ligation)은 그 깊은 위치와 주변 조직때문에 어렵다.

림프절병증(Lymphadenopathy)

발에 염증이 생기면 몸쪽으로 염증이 퍼져 다리오금림프절(popliteal lymph node)과 고샅림프절(inguinal lymph node)의 비대를 유발할 수 있다[림프절병증(*lymphadenopathy*)]. 발의 가쪽에 염증이 생기면 처음에는 다리오금림프절의 비대[**다리오금림프절병증**(*popliteal lymphadenopathy*)]를 유발하다가 나중에는 고샅림프절도 비대해질 수 있다.

다리오금림프절병증이 없는 **고샅림프절병증**(*inguinal lymphadenopathy*)은 발과 종아리 또는 넓적다리 안쪽의 염증으로 유발될 수 있다. 하지만, 이 림프절비대는 여성음부(vulva), 음경(penis), 음낭(scrotum), 샅(회음, perineum), 볼기부위(둔부, gluteal region) 및 요도(urethra), 항문관(anal canal), 질(vagina) 끝부분에 염증이 생겼을 때도 또한 가능하다.

핵심정리: 발(Foot)

발의 근육: 발바닥의 발내인근육(intrinsic muscle)은 4개 층과 4개 근막칸으로 되어 있다. ■ 질긴 발바닥널힘줄은 중심칸을 덮고 있으며, 발바닥활을 유지하고 주변에 단단하게 붙은 지방과 함께, 신경과 혈관을 압박으로부터 보호하는 역할을 한다. ■ 손의 손바닥 근육 배열과 비슷하지만, 각 발의 근육은 대개 개별적이기보단 하나의 무리로 작용해 발의 세로발바닥활을 유지하거나, 균형을 유지하기 위해 땅에 닿는 발 부분을 단단히 눌러준다. ■ 뼈사이근에 의한 벌림과 모음은 둘째발가락을 기준으로 한다. ■ 발등에는 2개의 내인근육(intricsic muscle)이 있어 긴폄근의 작용을 증진시킨다. ■ 발바닥에 있는 내인근육은 보행주기의 뒤축닫기에서 앞흔들기까지, 디딤기(stance phase)를 통틀어 체중이 발바닥활을 벌리려는 힘에 저항하는 힘으로 작용한다. ■ 이 근육들은 밀어떼기로 몸을 앞으로 추진하는 동안, 앞발 안쪽을 단단히 고정시킬 때 특히 활발해진다.

발의 신경: 발바닥의 내인근육은 안쪽발바닥신경과 가쪽발바닥신경의 지배를 받는 반면, 발등에 있는 근육은 깊은종아리신경의 지배를 받는다. ■ 대부분의 발등 피부는 얕은종아리신경에 의해 지배되며, 예외적으로 엄지발가락과 둘째발가락 사이의 발샅은 발등 근육을 지배하고 나온 깊은종아리신경이 지배한다. ■ 발의 안쪽과 가쪽 피부는 각각 두렁신경과 장딴지신경이 지배한다. ■ 발바닥은 큰 안쪽발바닥신경과 작은 가쪽발바닥신경이 지배한다. ■ 안쪽발바닥신경은 피부를 더 많이 지배(발바닥 안쪽 3개의 발가락, 넷째발가락의 안쪽 반, 그리고 인접한 발바닥)하고 더 적은 근육(안쪽의 짧은엄지굽힘근과 첫째벌레근만 지배)을 지배하는 반면, ■ 가쪽발바닥신경은 안쪽발바닥신경의 지배를 받지 않는 나머지 근육과 피부를 지배한다. ■ 안쪽발바닥신경과 가쪽발바닥신경의 분포는 각각 손바닥에 있는 정중신경과 자신경의 분포와 비슷하다.

발의 동맥: 발의 발등동맥과 발바닥동맥은 각각 앞정강동맥과 뒤정강동맥의 종말가지이다. ■ 발등동맥은 활꼴동맥을 지나, 발등 전체와 발가락의 몸쪽 등부분에 분포한다. 또한 깊은발바닥동맥을 통해 발바닥동맥활(plantar arch)의 형성에 기여한다. ■ 작은 안쪽발바닥동맥과 큰 가쪽발바닥동맥은 발의 발바닥에 혈액공급하며, 가쪽발바닥동맥은 내인근육의 첫째층과 둘째층 사이에 있는 혈관면으로 주행한 후에, 발바닥동맥활이 되어 셋째층과 넷째층 사이를 주행한다. ■ 발등동맥과 발바닥동맥 사이는 동맥연결이 풍부하게 형성되어 있고, 발의 건강에 매우 중요하다. ■ 얕은발바닥동맥활이 드문 것을 제외하면, 발의 동맥 유형은 손의 유형과 비슷하다.

발의 날혈관(efferent vessel): 발의 정맥순환은 주로 얕은정맥을 통해 발등에서 이루어지는데 발등의 안쪽은 큰두렁정맥으로 이어지고, 발등의 가쪽은 작은두렁정맥으로 이어진다. ■ 큰두렁정맥과 작은 두렁정맥은 관통정맥을 통해 종아리 및 넓적다리에 깊은정맥으로 연결되어 근육정맥펌프에 참여한다. ■ 발에서 나온 림프를 운반하는 림프관은 발에서 나오는 얕은정맥을 향해 가고, 이후 이를 따라 순환한다. ■ 발 안쪽에 있는 림프는 큰두렁정맥을 따라 주행하다가 직접 얕은고샅림프절로 들어간다. ■ 발의 가쪽에 있는 림프는 작은두렁정맥을 따라 주행하다가 처음에는 다리오금림프절로 들어가고, 이후 여기서 이어진 깊은림프관을 통해 깊은고샅림프절로 들어간다.

7

다리관절(Joints of Lower Limb)

다리(하지)관절에는 허리엉치관절(lumbosacral joint), 엉치엉덩관절(sacroiliac joint), 두덩결합(치골결합, pubic symphysis) 등 다리이음뼈(pelvic girdle) 관절이 포함된다(제6장, 골반과 샅 참조). 나머지 다리관절은 엉덩관절(hip joint), 무릎관절(knee joint), 정강종아리관절(tibiofibular joint), 발목관절(ankle joint), 발관절(foot joint)이다(그림 7.81).

엉덩관절(Hip Joint)

엉덩관절(고관절, **hip joint**)은 다리와 다리이음뼈사이를 연결하는 관절이다(그림 7.81A). 엉덩관절은 강하고 안정된 **뭇축성 절구관절 형태의 윤활관절**(*multiaxial ball-and-socket type of synovial joint*)이다. 넙다리뼈머리(femoral head)는 볼(ball)에 해당하고, 절구(관골구, acetabulum)는 소켓(socket)에 해당한다(그림 7.82). 엉덩관절은 운동의 넓은 범위에 필요한 안정적인 구조로 어깨관절[견관절, glenohumeral (shoulder) joint] 다음으로, 모든 관절 중 가장 가동성이 큰 구조이다. 서 있을 때 위몸의 모든 체중은 엉덩관절을 통해 넙다리뼈머리와 목으로 전달된다.

엉덩관절의 관절면(articular surfaces of hip joint)

동그란 넙다리뼈머리는 볼기뼈(관골, hip bone)에 있는 컵 모양의 절구와 관절을 이룬다(그림 7.81~7.85). 넙다리뼈머리는 구(sphere)의 약 2/3를 차지한다. 넙다리뼈머리오목[*fovea (pit) for ligament of femoral head*]을 제외한, 넙다리뼈머리 대부분은 관절연골(articular cartilage)로 덮여 있으며 체중이 실리는 곳은 더 두껍게 덮여 있다.

절구는 볼기뼈의 가쪽에 반구 형태로 움푹 들어가 있는데, 3개 뼈가 융합하여 형성된 곳이다(그림 7.5 참조). 절구에서 크게 튀어나온 절구의 **절구가장자리(acetabular rim)**는 관절연골로 덮여 있는 반달모양 관절면인 **절구 반달면**(*lunate surface of acetabulum*)을 구성

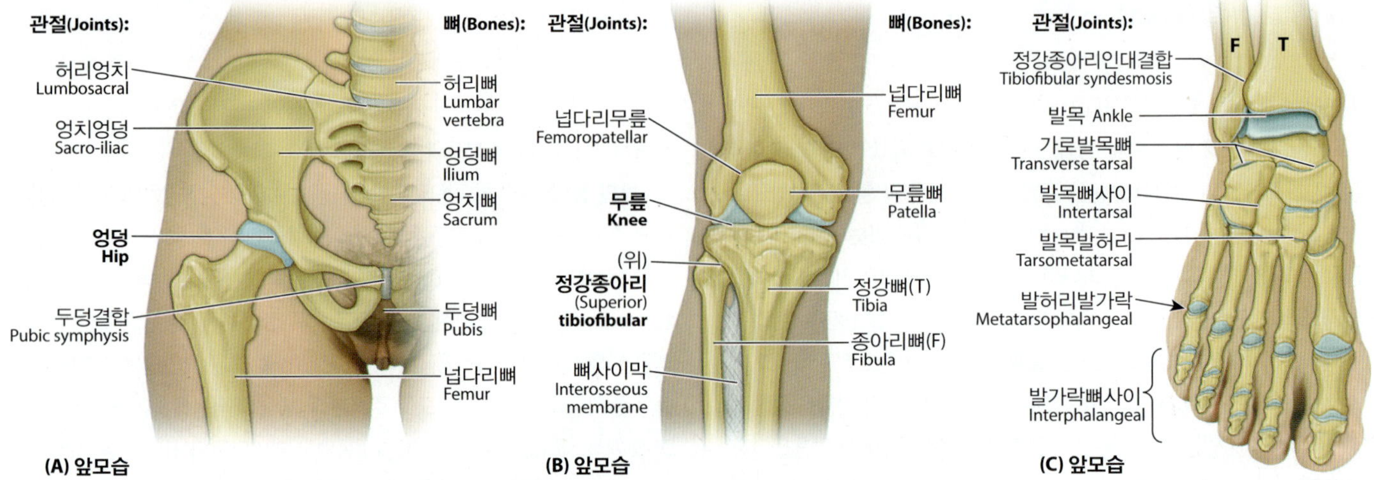

그림 7.81. 다리관절의 뼈. A. 엉덩관절. **B.** 무릎관절. **C.** 발목과 발관절.

한다(그림 7.82~7.85). 절구가장자리(acetabular rim)와 반달면이 원의 약 3/4을 차지하며, 그 아래에 있는 홈을 **절구파임**(관골구절흔, *acetabular notch*)이라 한다.

입술처럼 나온 **절구테두리(acetabular labrum**; 라틴어로 *labrum*)는 섬유연골성(fibrocartilaginous) 테두리로 절구가장자리에 붙어 있으며, 관절면의 면적을 약 10%까지 높여준다. 절구테두리의 연속된 형태인 **절구가로인대(transverse acetabular ligament)**는 절구파임을 이어준다(그림 7.82와 7.83C). 높아진 절구테두리와 가장자리로 인해 넙다리뼈머리의 반 이상이 절구에 들어맞게 된다(그림 7.83C와 7.84). 따라서 해부할 때, 넙다리뼈머리를 탈구시키려면 절구가장자리를 잘라야 한다. 가운데서 관절하지 않는 깊은 부분인 **절구오목**(관골구와, *acetabular fossa*)은 주로 궁둥뼈(좌골, ischium)에 의해 형성된다(그림 7.82, 7.83C와 7.84). 이 오목은 얇은 벽으로 되어 있고(흔히 투명함) 아래로 절구파임과 연속된다.

엉덩관절을 90° 굽히고, 5° 벌리며, 가쪽으로 10° 돌렸을 때, 절구와 넙다리뼈머리의 관절면이 서로 일치하게 되며[이 자세에서 절구축(axis of acetabulum)과 넙다리뼈머리와 목의 축(axis)이 일직선으로 맞춰짐], 이것이 네발동물(quadruped)의 자세이다!

다르게 말하면, 직립자세는 일어섰을 때, 체중을 최대로 전달하기 위해 관절안정성을 어느 정도 희생하는 것이다. 그렇다 해도,

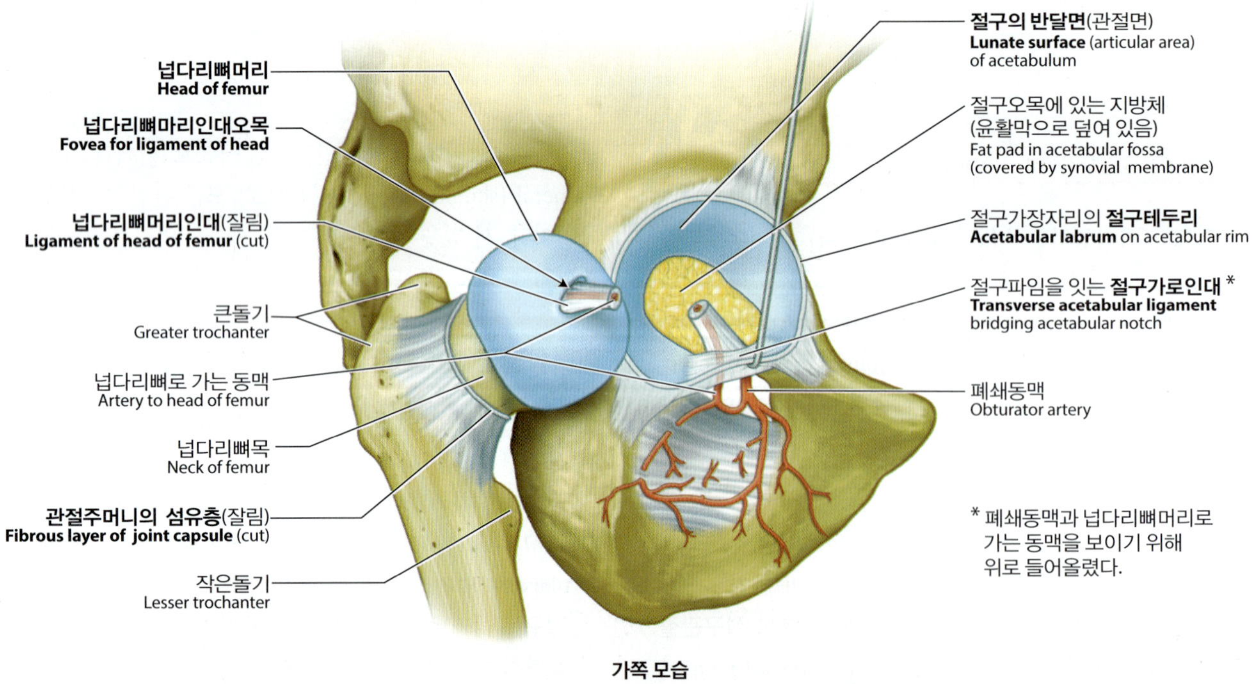

그림 7.82. 엉덩관절의 관절면. 넙다리뼈머리인대를 자르고 절구(acetabulum)에서 넙다리뼈머리를 잡아당겨 엉덩관절을 탈구(disarticulation)시켰다. 골반안(pelvic)에서 넓적다리안쪽으로 주행하는 폐쇄신경과 혈관을 전달하는 폐쇄관(obturator canal)을 보여주기 위해 절구가로인대(transverse acetabular ligament)를 위로 들어 올렸다.

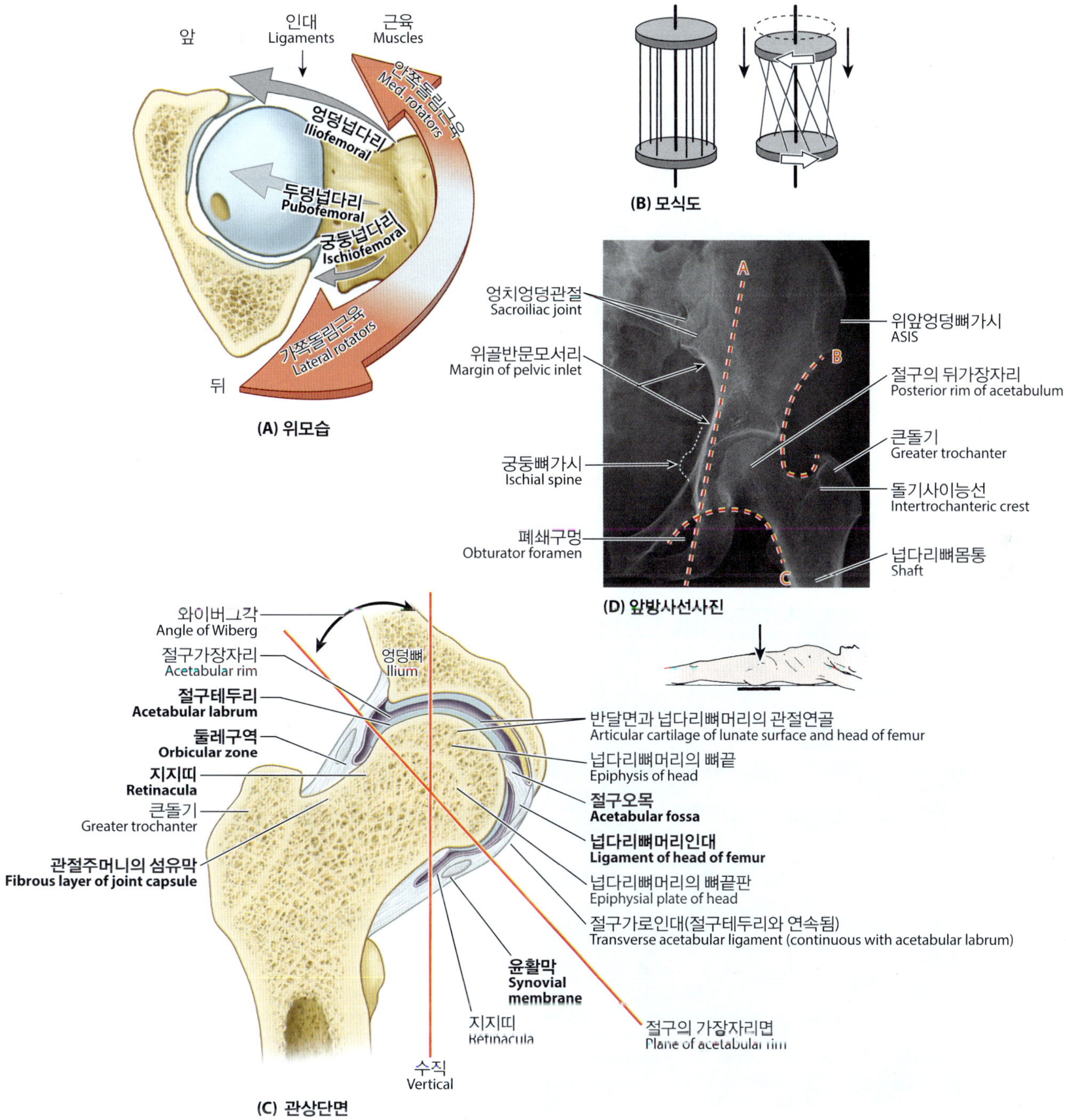

그림 7.83. 엉덩관절의 안정성을 높이는 요소. A. 관절주위 근육과 관절속인대. 관절주위 근육들(안쪽돌림근과 가쪽돌림근; *붉은갈색 화살표*)의 안쪽과 상호간 당김 및 넙다리뼈의 엉덩관절 관절속인대(*회색 화살표*)를 보여주고 있다. 각 구조의 상대적 세기의 차이는 화살표 너비로 나타냈는데, 앞쪽은 근육이 적기 때문에 상대적으로 인대가 튼튼하고, 뒤쪽은 근육이 우세하다. **B.** 관절주머니의 섬유층. 두 원반(disc)을 연결하는 평행섬유(parallel fibers)는 엉덩관절 주머니에 만들어진 막대모양 섬유층과 유사하다. 한 원반(넙다리뼈에 해당)이 다른 원반(절구에 해당)의 반대방향으로 회전하게 되면 평행섬유가 비스듬히 누우면서 연결된 두 원반을 함께 잡아당기게 된다. 유사하게, 엉덩관절의 폄(extention)은 섬유막 섬유를 비스듬히 누우면서 넙다리뼈머리와 넙다리뼈목을 절구에 바짝 붙게 감아줘서 관절 안정성이 증가한다. 굽힘(flexion)은 관절주머니 섬유의 감김을 푼다. **C.** 절구테두리와 절구가로인대. 엉덩관절의 관상절단면으로, 절구테두리와 절구파임에 붙어 있는 절구가로인대가 절구의 가장자리에 뻗어 나와 있어서 더욱 완전한 소켓(socket)이 형성될 수 있다. 따라서, 절구복합체(acetabular complex)가 넙다리뼈머리를 완전히 뒤덮을 수 있다. 넙다리뼈머리의 뼈끝은 관절주머니(joint capsule)에 완전히 들어가 있다. 체중을 견디는 두꺼운 엉덩뼈는 체중을 넙다리뼈에 효과적으로 전달하기 위해 정상에서 넙다리뼈머리 위에 직접 놓인다(그림 7.3). 와이버그각(angle of Wiberg, 본문 참조)은 방사선사진을 통해 넙다리뼈머리에 절구가 걸쳐 있는 정도를 파악하는 데 이용한다. **D.** 넙다리뼈와 골반에서의 방사선학적 선과 굴곡. 몇 가지 서로 다른 선과 굴곡들은 탈구, 골절 또는 뼈끝이탈(slipped epiphysis)로 인한 볼기뼈의 비정상을 파악하는 데 사용한다. Kohler line(*빨간선 A*)은 정상에서 위골반문과 폐쇄구멍에 접선해 있다. 절구오목은 반드시 Kohler line의 가쪽에 위치해야 한다. 절구오목이 Kohler line에 걸쳐 있으면 절구골절에 의한 내향변위를 의심할 수 있다. 엉덩넓적다리선(iliofemoral line, *빨간선 B*)과 Shenton line(*빨간선 C*)은 정상적인 앞뒤방향 방사선사진에서 매끄럽게 나타나야 하며 양쪽 대칭이 되어야 한다. Shenton line은 경사도를 나타내는 방사선 지표이다(ASIS, 위앞엉덩뼈가시 anterior superior iliac spine).

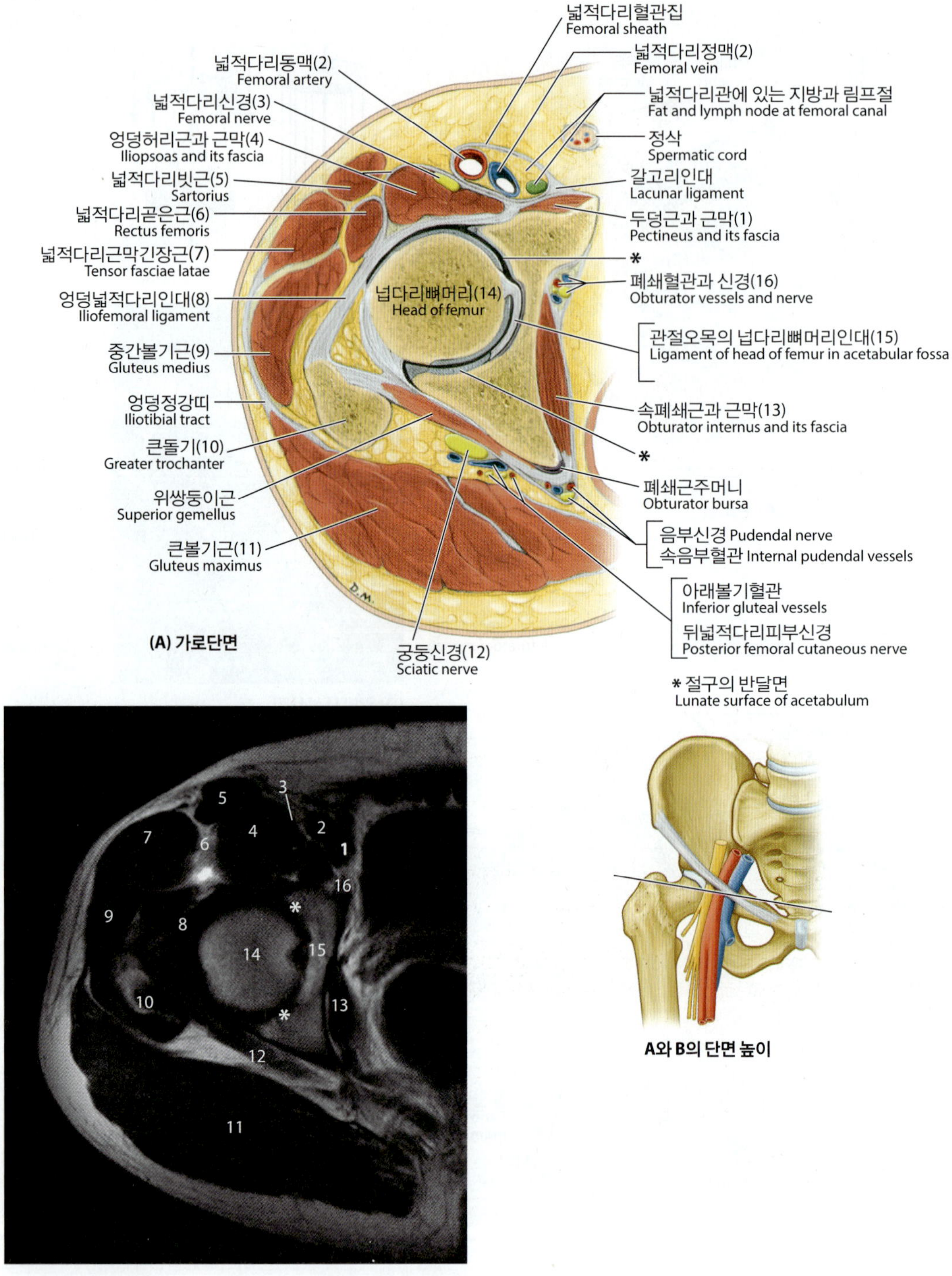

그림 7.84. 엉덩관절 높이에서 가로절단한 볼기부위와 몸쪽넓적다리 앞부위 해부단면과 방사선학적 영상. A. 해부단면. **A**의 괄호안의 숫자들은 **B**에 있는 구조물들과 같은 것이다. **B.** 가로 자기공명영상(transverse MRI).

엉덩관절은 완전한 절구관절(ball and socket joint) 형태이며, 관절주머니의 강도가 크고, 근육이 관절을 가로질러 붙어 있으며, 이동중심(center of movement)이 관절에서 어느 정도 떨어져 있으므로, 인체에서 가장 안정적인 관절이다(Soames & Palastanga, 2019).

엉덩관절의 관절주머니(joint capsule of hip joint)

엉덩관절은 강하지만 성긴 **관절주머니**(*joint capsule*) 안에 싸여 있으며, 관절주머니는 바깥섬유막(external fibrous layer)과 속윤활막(internal *synovial membrane*)으로 되어 있다(그림 7.83C). 몸쪽으로, 섬유막은 절구테두리(acetabular labrum)가 붙어 있는 절구가장자리(acetabular rim)의 바로 주변에서, 절구와 절구가로인대(transverse acetabular ligament)에 붙는다(그림 7.83C와 7.85A, C, D). 먼쪽으로, 섬유막은 돌기사이선(전자간선, *intertrochanteric line*)과 큰돌기(greater trochanter) 뿌리의 앞에만 붙어 있다(그림 7.85B). 뒤로, 섬

유막은 돌기사이능선(전자간릉, *intertrochanteric crest*)의 몸쪽에서 넙다리뼈목을 가로지르지만 넙다리뼈목에 붙지는 않는다.

섬유막에 있는 대부분의 섬유는 볼기뼈에서 돌기사이선까지 나선으로 주행하지만 몇몇 깊은섬유는 넙다리뼈목을 휘감아 돌면서 주행하는데, 이를 **둘레구역**(윤대, **orbicular zone**)이라고 한다(그림 7.83C와 7.85D). 섬유막의 두꺼운 부분은 **엉덩관절인대(ligament of the hip joint)**를 형성하는데, 이는 골반에서 넙다리뼈로 비스듬히 주행한다(그림 7.85A, C, D). 엉덩관절을 펴면 나선모양 인대와 섬유가 감기면서 관절주머니를 단단히 조여 줌으로써 빠져나가려는 넙다리뼈머리를 절구(acetabulum) 안에 고정시켜준다(그림 7.83B). 팽팽해진 섬유막은 관절의 안정성을 높여주지만, 관절의 폄(extension)이 수직위치를 넘는 것을 10~20°로 제한한다. 엉덩관절을 굽히면 점점 나선인대와 섬유가 풀려 엉덩관절을 많이 굽힐 수 있어 운동성이 증가한다.

엉덩관절을 강화시켜주는 3개의 **관절주머니속인대**(*intrinsic ligament of joint capsule*)는 다음과 같다. 이 관절을 보강하고 강화시키는 첫 번째 구조이다.

1 앞과 위에는 강한 Y자 모양의 **엉덩넓적다리인대**[장골대퇴인대, **iliofemoral ligament** (Bigelow ligament)]가 아래앞엉덩뼈가시(anterior inferior iliac spine, AIIS)와 절구의 가장자리(acetabular rim)에서 일어나 돌기사이선에 닿는다(그림 7.85A, C). 몸에서 가장 강력한 인대로 불리는 엉덩넓적다리인대는 특히 서 있을 때 앞에서 설명한 기전을 통해, 넙다리뼈머리를 절구에 가둬 둠으로써 젖힘(과신전, hyperextension)을 막아주는 역할을 한다(그림 7.85B, C).
2. 앞과 아래에는 **두덩넓적다리인대**(치골대퇴인대, **pubofemoral ligament**)가 두덩뼈(치골, pubic bone)의 폐쇄능선(obturator crest)에서 일어나 아래가쪽으로 주행해 관절주머니 섬유막에 닿는다(그림 7.85A). 이 인대는 엉덩넓적다리인대의 안쪽부분과 섞여 있으며, 엉덩관절의 폄(extension)과 벌림(abduction)에서 팽팽해진다. 두덩넓적다리인대는 엉덩관절의 과도한 벌림을 막아준다.
3. 뒤에는 **궁둥넓적다리인대**(좌골대퇴인대, **ischiofemoral ligament**)가 절구의 가장자리 중 궁둥뼈부분(ischial part)에서 일어난다(그림 7.85D). 3개의 인대 중 가장 약한 궁둥넓적다리인대는 위가쪽으로 나선 모양으로 주행하여 큰돌기(greater trochanter)의 바닥 안쪽에 있는 넙다리뼈목에 닿는다.

엉덩관절에 있는 인대 3개의 상대적인 크기와 세기 및 위치를 그림 7.83A에 나타냈다. 인대와 관절주변근육(넓적다리 안쪽돌림근육과 가쪽돌림근육)은 엉덩관절의 구조적 특징을 유지해주는 중요한 역할을 한다.

근육과 인대 둘 다 넙다리뼈머리를 안쪽으로 잡아당겨 절구에 붙여줌으로써 상호간에 균형을 맞추게 된다. 안쪽굽힘근은 앞에 있고, 수가 적고, 약하며, 기계적 장점이 적은 대신 앞인대들은 매우 강하다. 거꾸로 뒤는 인대가 약한 대신, 안쪽돌림근 수가 더 많고, 더 강해 기계적 장점이 많다.

모든 윤활관절(synovial joint)에서, 윤활막(활액막, synovial membrane)은 관절연골로 덮여 있지 않은 뼈부위를 포함해, 섬유막의 모든 속면을 덮고 있다. 따라서 엉덩관절에서는, 섬유막이 붙는 넙다리뼈목은 넙다리뼈머리를 싸는 관절연골에서 떨어져 있으므로, **엉덩관절의 윤활막(synovial membrane of the hip joint)**이 넙다리뼈목을 따라 넙다리뼈머리의 가장자리까지 몸쪽으로 접혀 있다. 세로윤활주름(longitudinal synovial fold)인 **지지띠**(*retinaculum*)가 넙다리뼈목을 싸고 있는 윤활막에 존재한다(그림 7.83C). 안쪽넓적다리휘돌이동맥(medial circumflex femoral artery) 및 일부 가쪽넓적다리휘돌이동맥(lateral circumflex femoral artery)의 가지이며, 넙다리뼈머리와 목에 혈액을 공급하는 윤활막밑 **띠동맥(retinacular artery)**은 윤활주름(synovial fold) 속으로 주행한다(그림 7.86).

넙다리뼈머리인대(대퇴골두인대, **ligament of head of femur**)는 혈관이 들어 있는 일종의 윤활주름으로서 엉덩관절의 강도와는 거의 관련이 없는 약한 구조이다(그림 7.82, 7.83C, 7.84와 7.86). 인대의 넓은 쪽은 절구파임(acetabular notch)과 절구가로인대(관절구횡인대, transverse acetabular ligament)에 부착하고, 좁은 쪽은 **넙다리뼈머리오목**(대퇴골두와, *fovea for ligament of head*)에 부착한다.

대개, 이 인대는 넙다리뼈머리에 혈액을 공급하는 작은 동맥을 가진다. 넙다리뼈머리인대가 차지하는 공간을 제외하면 절구오목(관골구와, acetabular fossa)은 지방체(*fat pad*)로 채워져 있다(그림 7.82). 넙다리뼈머리인대와 지방체는 모두 윤활막으로 덮여 있다. 푹신한 지방체는 넙다리뼈머리와 절구의 형태에 맞게 그 모양이 적응되어 있으며, 또한 관절의 운동에 따른 넙다리뼈머리인대의 위치에 맞게 그 모양이 변할 수도 있다. 넙다리뼈목의 뒤에서 관절주머니의 자유모서리를 빠져나온 **윤활막돌출**(*synovial protrusion*)은 바깥폐쇄근(obturator externus muscle)에 대한 윤활주머니(bursac)가 된다(그림 7.85D).

7

엉덩관절의 운동(movements of hip joint)

엉덩이 운동에는 굽힘–폄(flexion–extension), 벌림–모음(abduction–adduction), 안쪽–가쪽돌림(medial–lateral rotation), 휘돌림(circumduction)이 있다(그림 7.87). 엉덩관절에서 몸통의 움직임도 중요한데, 예를 들면 윗몸일으키기에서 누운 자세(supine position)로 몸통을 일으키거나, 한 발을 땅에서 뗄 때 골반 높이를 유지하려할 때가 그렇다.

엉덩관절에서 굽힘과 폄의 정도는 무릎의 자세에 좌우된다. 만약 무릎을 굽히면 넓적다리뒤근육(hamstring muscle)을 이완시켜, 넓적다리가 앞배벽(anterior abdominal wall)에 닿을 정도로 엉덩관절을 굽힐 수 있고, 손으로 당기면 더 굽혀질 수 있다. 이런 운동이 모두

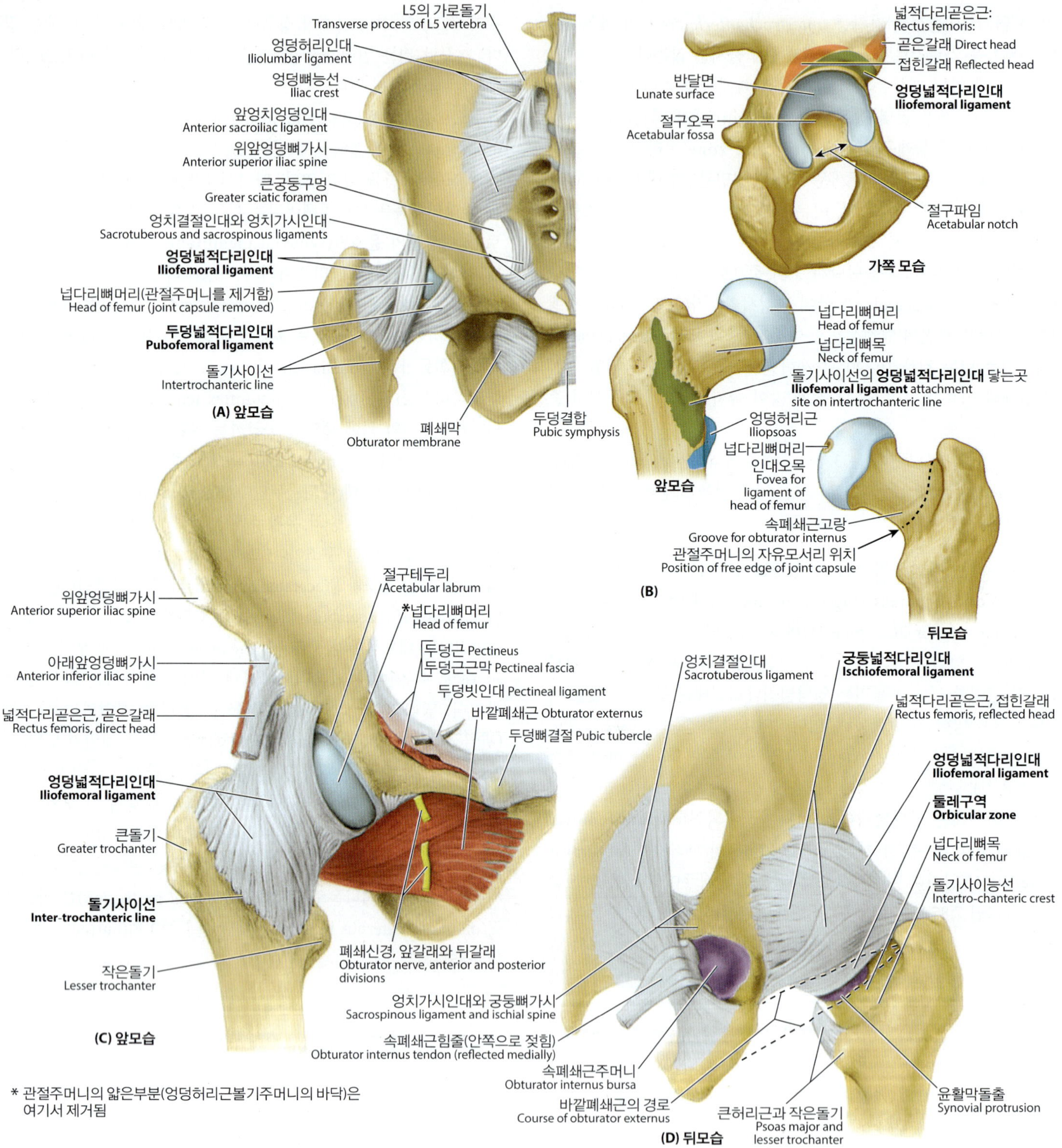

그림 7.85. 골반과 엉덩관절의 인대. A. 엉치엉덩관절과 엉덩관절의 앞과 아래 인대. 엉치엉덩인대는 척주에서 다리이음뼈로 체중을 전달하는 역할을 한다. 엉덩관절에서의 체중 전달은 주로 운동범위와 안정성에 영향을 주는 인대 및 뼈의 배열에 의하여 결정된다. **B.** 엉덩넓적다리인대와 관절주머니의 붙는곳과 관련 힘줄. **C.** 엉덩넓적다리인대. **D.** 궁둥넓적다리인대. 관절주머니가 넙다리뼈뒤는 닿지 않으므로, 관절주머니의 윤활막이 빠져나와 뼈위를 지나는 바깥폐쇄근힘줄의 운동을 촉진하는 바깥폐쇄근주머니(obturator externus bursa; **C** 참조)를 형성할 수 있다.

엉덩관절에서만 일어나는 것은 아니며 일부 척주(vertebral column)의 굽힘을 동반하는 것이다. 엉덩관절을 펴는 동안, 관절주머니의 섬유막, 특히 엉덩넓적다리인대(iliofemoral ligament)가 팽팽해지므로, 뼈골반의 움직임(허리뼈의 굽힘)을 제외하면, 엉덩관절은 대개 수직을 약간만 넘어 펴질 수 있다.

해부학자세(anatomical position)에서 엉덩관절 벌림(abduction)

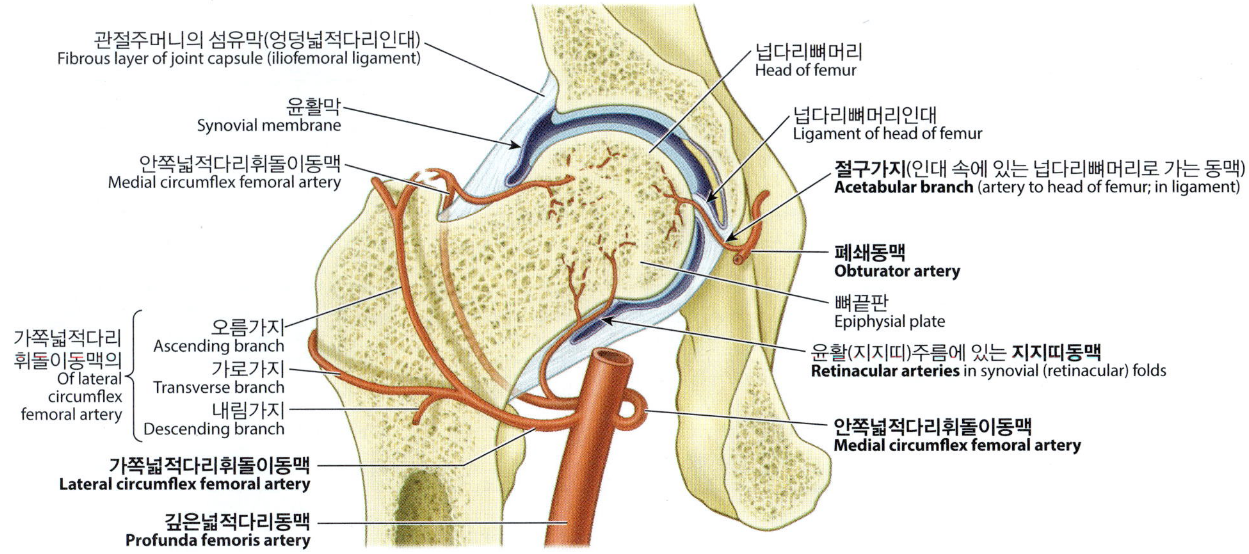

그림 7.86. 넙다리뼈머리와 넙다리뼈목의 혈액공급. 안쪽넓적다리휘돌이동맥과 가쪽넓적다리휘돌이동맥의 가지, 깊은넓적다리동맥의 가지, 넙다리뼈머리로 가는 동맥(폐쇄동맥의 가지)이 넙다리뼈머리와 목에 혈액을 공급한다. 성인에서, 안쪽넓적다리휘돌이동맥은 넙다리뼈머리와 주변 넙다리뼈목에 혈액을 공급하는 중요한 동맥이다.

의 범위는 대개 모음(adduction)보다 더 크다. 넓적다리를 펴면, 약 60°의 벌림이 가능하며 굽히면 더 벌릴 수도 있다. 가쪽돌림은 안쪽돌림보다 더 강력하다.

엉덩관절 운동을 유발하는 주요 근육은 그림 7.87B에 열거했으며, 그 특징은 다음과 같다.

1. 엉덩허리근(장요근, *iliopsoas muscle*)은 엉덩이의 가장 강력한 굽힘근육이다.
2. 큰모음근(대내전근, *adductor magnus muscle*)은 고유의 모음운동 뿐만 아니라, 앞부분(anterior or aponeurotic part)은 굽힘근의 역할을 수행하고, 뒷부분(posterior or hamstrings part)은 폄근의 역할을 수행한다.
3. 몇몇 근육은 굽힘과 모음에 모두 관련되어 있다[두덩근(치골근, *pectineus muscle*)과 두덩정강근(박근, *gracilis muscle*) 및 3개의 모음근육].
4. 중간볼기근(중둔근, *gluteus medius*)과 작은볼기근(소둔근, *gluteus minimus muscle*)은 고유의 벌림운동 뿐만 아니라, 이 근육들의 앞부분은 안쪽돌림근육의 역할도 한다.
5. 큰볼기근(대둔근, *gluteus maximus muscle*)은 주로 굽힌 넓적다리를 똑바로 펴는 폄근육이며, 똑바로 편 상태에서는 넓적다리뒤근육에 의해 넓적다리의 폄 운동이 일어난다. 큰볼기근은 또한 가쪽 돌림근육이다.

엉덩관절의 혈액공급(blood supply of hip joint)

엉덩관절에 혈액을 공급하는 동맥은 다음과 같다(그림 7.86).

- 안쪽넓적다리휘돌이동맥(*medial circumflex femoral artery*)과 가쪽넓적다리휘돌이동맥(*lateral circumflex femoral artery*)이 있으며, 이 동맥들은 주로 깊은넓적다리동맥(*deep artery of thigh*)에서 갈라져 나오지만, 가끔 넓적다리동맥(*femoral artery*)에서 일어날 수도 있다.
- **넙다리뼈머리로 가는 동맥(artery to head of femur)**이 있으며, 이 동맥은 폐쇄동맥(obturator artery)의 가지로 다양한 크기이며, 넙다리뼈머리인대(ligament of head of femur) 속으로 주행한다.

엉덩관절의 주요 동맥은 넓적다리휘돌이동맥에서 갈라져 나오는 띠동맥(지대동맥, *retinacular artery*)이다. 안쪽넓적다리휘돌이동맥에서 나온 띠동맥이 가장 수가 많으며, 부착되지 않은 관절주머니의 뒤모서리를 지나므로 넙다리뼈머리와 목에 더 많은 혈액을 공급한다. 가쪽넓적다리휘돌이동맥에서 나온 띠동맥은 두꺼운 엉덩넓적다리인대(iliofemoral ligament)를 뚫고 지나가야 하므로 크기가 작고 수도 적다.

엉덩관절의 신경지배(nerve supply of hip joint)

힐튼의 법칙(*Hilton's law*)에 따르면 관절을 가로지르며 직접 관절 운동을 담당하는 근육을 지배하는 신경은 그 관절도 같이 신경지배한다. 알려진 신경에서 근육가지(muscular branch)의 근육속가지(intramuscular ramus)에서 일어난 관절가지(articular ramus) 또는 그 신경이 직접 지배한다. 근육의 신경지배를 알고 있으면 관련된 주변 관절의 신경지배도 유추할 수 있다. 근육의 관계를 통해 유추할 수 있는 엉덩관절의 신경지배는 다음과 같다(그림 7.87).

- 넓적다리신경(femoral nerve)의 지배를 받는 굽힘근육이 엉덩관절 앞을 지나므로, 엉덩관절의 앞은 넓적다리신경의 지배를 받는다.

7

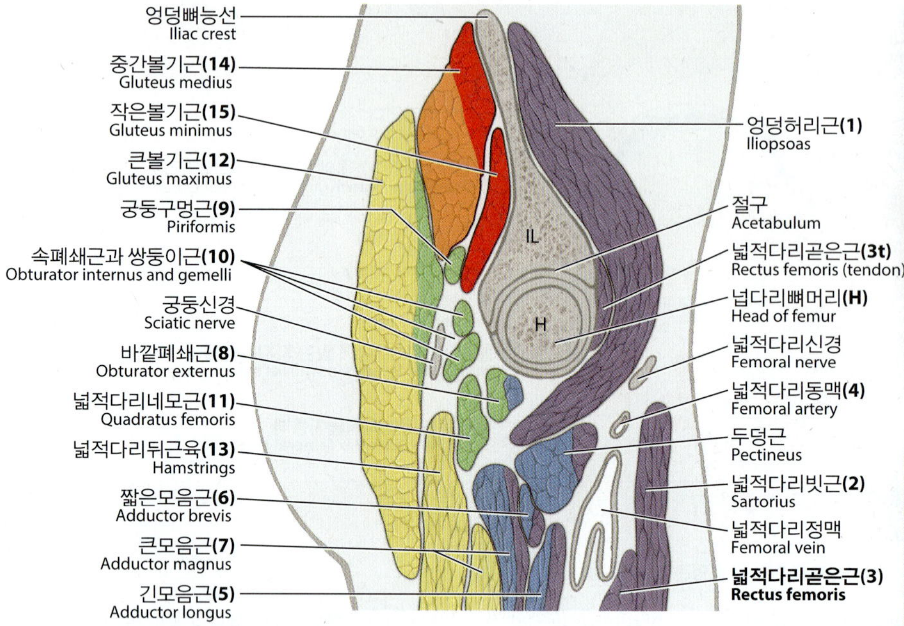

(A) 넙다리뼈머리를 지나는 시상절단의 가쪽 모습

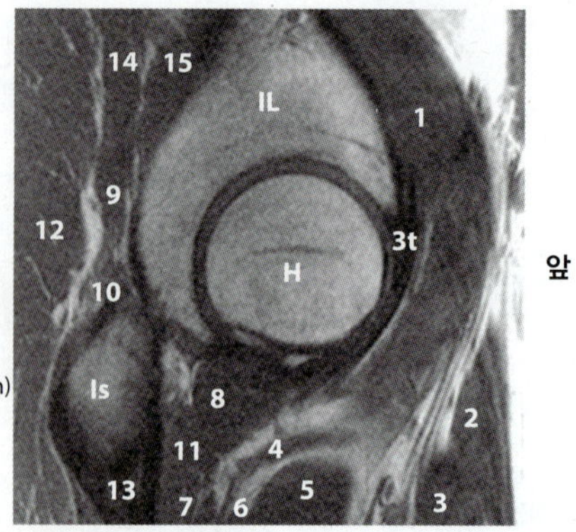

(B) 시상자기공명영상

엉덩관절에 작용하는 근육들의 기능적 구분

굽힘근육 Flexors
- 엉덩허리근**(1)** Iliopsoas
- 넓적다리빗근**(2)** Sartorius
- 넓적다리근막긴장근 Tensor fasciae latae
- 넓적다리곧은근**(3)** 힘줄**(3t)** Rectus femoris tendon
- 두덩근**(4)** Pectineus
- 긴모음근**(5)** Adductor longus
- 짧은모음근**(6)** Adductor brevis
- 큰모음근—앞부분**(7)** Adductor magnus—anterior part
- 두덩정강근 Gracilis

모음근육 Adductors
- 두덩이**(4)** Pectineus
- 긴모음근**(5)** Adductor longus
- 짧은모음근**(6)** Adductor brevis
- 큰모음근**(7)** Adductor magnus
- 바깥폐쇄근**(8)** Obturator externus
- 두덩정강근 Gracilis

가쪽돌림근육 Lateral rotators
- 바깥폐쇄근**(8)**/속폐쇄근**(10)** Obturator externus/Obturator internus
- 궁둥구멍근**(9)** Piriformis
- 속폐쇄근**(10)** Gemelli
- 넓적다리네모근**(11)** Quadratus femoris
- 큰볼기근**(12)** Gluteus maximus
- (중간볼기근 Gluteus medius과 작은볼기근 Glutes minimus)

폄근육 Extensors
- 큰볼기근**(12)** Gluteus maximus
- 넓적다리뒤근육:**(13)** Hamstrings:
  - 반힘줄근 Semitendinosus
  - 반막근 Semimembranosus
  - 긴갈래, 넓적다리두갈래근 Long head, biceps femoris
- 큰모음근—뒷부분 Adductor magnus—posterior part

벌림근육 Abductors
- 중간볼기근**(14)** Gluteus medius
- 작은볼기근**(15)** Gluteus minimus
- 넓적다리근막긴장근 Tensor fasciae latae

안쪽돌림근육 Medial rotators
- 중간볼기근**(14)** Gluteus medius } 앞부분
- 작은볼기근**(15)** Gluteus minimus } Anterior parts
- 넓적다리근막긴장근 Tensor fasciae latae

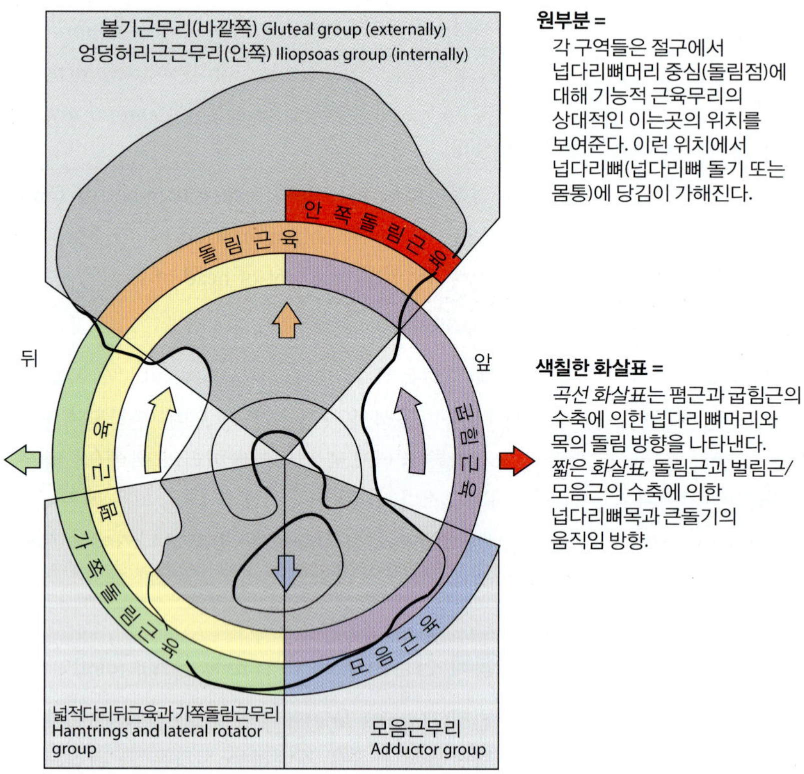

(C) 가쪽 모습

그림 7.87. 엉덩관절과 관절운동을 일으키는 근육의 관계. A. 엉덩관절과 관련된 근육, 혈관, 신경을 보여주는 엉덩관절의 시상단면(sagittal section). 근육들은 기능에 따라 다른 색깔로 구분하였다. 힐튼의 법칙(Hilton's law)을 적용하면, 관절을 직접 가로지르는 근육의 작용 및 그 근육의 신경분포를 알면 엉덩관절의 신경지배를 추론할 수 있다. **B. A**에 상응하는 단면에 놓인 엉덩관절 MRI. *is*, 궁둥뼈(ischium) **C.** 엉덩관절의 기능적 근육무리의 위치와 운동.

- 가쪽돌림근육이 엉덩관절의 뒤아래를 지나므로 엉덩관절 아래는 폐쇄신경(obturator nerve)의 지배를 받고, 엉덩관절 뒤는 넓적다리네모근신경(nerve to quadratus femoris muscle)의 지배를 받는다.
- 위볼기신경(superior gluteal nerve)의 지배를 받는 모음근육이 엉덩관절 위를 지나므로, 엉덩관절의 위는 위볼기신경의 신경지배

를 받는다.

척주(vertebral column)에서 오는 연관통증(referred pain)을 엉덩관절에서 발생한 통증으로 오해할 수 있다.

무릎관절(슬관절, Knee Joint)

무릎관절(knee joint)은 몸에서 가장 크고 얕은 곳에 있는 관절이다. 윤활관절(synovial joint) 중에서 굽힘과 폄을 일으키는 경첩관절(hinge joint)이지만, 구르고 미끄러지며(gliding) 수직축(vertical axis)을 기준으로 돌림운동(rotatory movement)도 가능하다. 비록 무릎관절은 구조적으로 잘 구성되어 있지만, 젖힘(과신전, hyperextension)이 일어나거나 접촉운동(예: 아이스하키나 미식축구 같은 몸 접촉 스포츠)을 할 때 기능손상이 흔하다.

무릎관절의 관절과 관절면 그리고 안정성 (articulations, articular surfaces, and stability of knee joint)

관절면을 포함한 뼈와 관련된 내용은 "다리뼈"에서 이미 다루었다. 무릎관절에 있는 관절면의 특징은 큰 크기와 복잡하고 부조화한 형태이다. 무릎관절은 3개의 관절로 이루어져 있다(그림 7.88과 7.89).

- 안쪽과 가쪽에서 넙다리뼈의 관절융기(condyle)와 정강뼈의 관절융기가 관절을 이루는 2개의 **가쪽넙다리정강관절(lateral femorotibial articulation)**과 **안쪽넙다리정강관절(medial femorotibial articulation)**이 있다.
- 가운데에 1개의 **넙다리무릎관절(femoropatellar articulation)**이 있다.

종아리뼈는 무릎관절의 형성에 기여하지 않는다.

무릎관절은 뒤틀린 책상 위에 놓여 있는 2개의 공에 비유되는데, 관절면이 서로 들어맞지 않기 때문에 기계적으로 약한 관절이다. 무릎관절의 안정성에 영향을 주는 인자는 (1) 관절의 주변에 있는 근육과 힘줄의 세기와 작용, (2) 넙다리뼈와 정강뼈를 잇는 인대이다. 이 둘 중에, 근육이 가장 중요하므로 적절한 조건과 훈련을 통해 많은 스포츠 손상을 예방할 수 있다.

무릎관절을 안정시키는 가장 중요한 근육은 큰 넓적다리네갈래근(대퇴사두근, *quadriceps femoris*)이며, 특히 안쪽넓은근(vastus medialis muscle)과 가쪽넓은근(vastus lateralis muscle)의 아래근육섬유(inferior fiber)가 중요한 역할을 한다(그림 7.90A). 넓적다리네갈래근이 잘 훈련되어 있으면, 인대의 삠이 있어도 무릎관절 기능은 놀랄만큼 정상으로 발휘될 수 있다.

직립자세(erect position)로 펴는 것은 무릎관절이 가장 안정되는 자세이다. 이 자세는 무릎관절의 접촉면을 최대로 높이므로 관절면의 조화가 가장 좋은 자세이며, 주요 무릎관절의 인대(곁인대와 십자인대)가 팽팽해지고 주변을 둘러싸고 있는 여러 힘줄이 부목과 같은 효과를 준다.

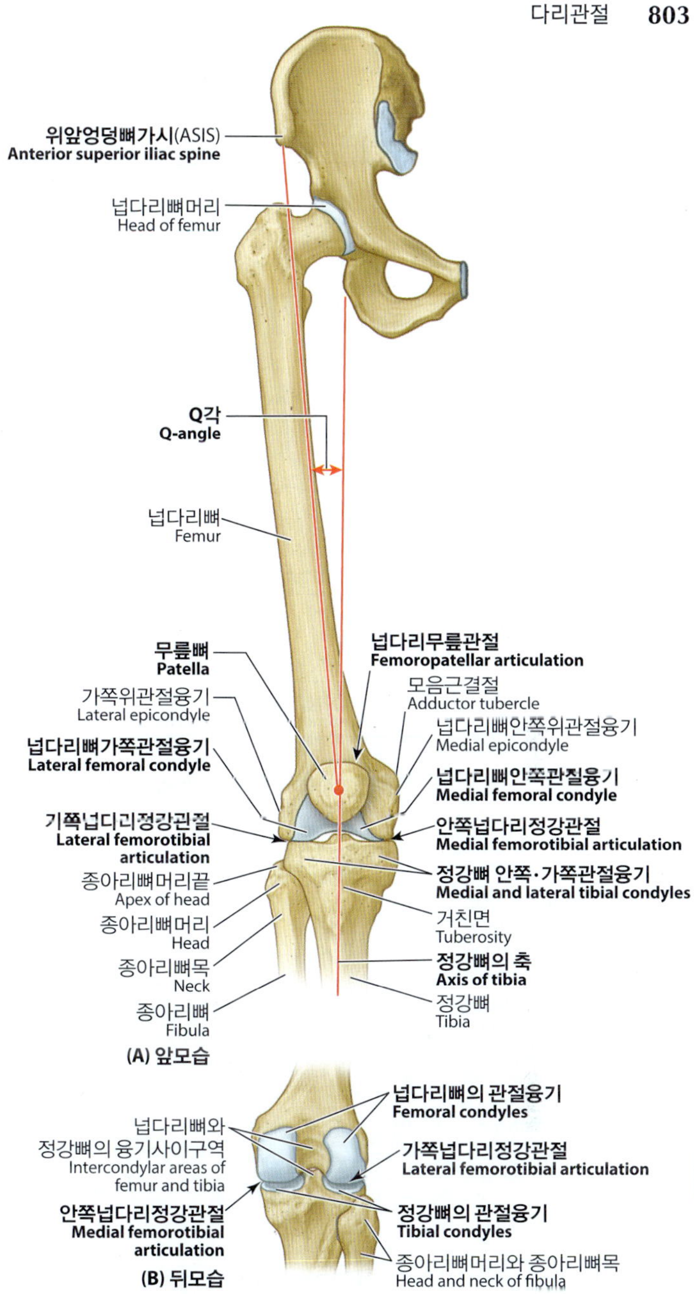

그림 7.88. 무릎관절의 뼈. A. 무릎관절 앞 주요 구조물. 볼기뼈와 몸쪽 넙다리뼈에 의해 이루어진 Q각은 신체검사에서 넙다리뼈와 정강뼈의 정렬(alignment)을 검사해서 결정하며, 무릎에서 가쪽휨(valgus)과 안쪽휨(varus)의 정도를 평가하는 것이다. **B.** 무릎관절 뒤 주요 구조물.

무릎관절의 관절주머니(joint capsule of knee joint)

무릎관절의 관절주머니(joint capsule of the knee joint)는 전형적인 바깥섬유막(external *fibrous layer*)과 속윤활막(internal *synovial membrane*)으로 되어 있으며, 속윤활막은 관절연골(articular cartilage)에 의해 덮이지 않은 모든 속면을 싸고 있다(그림 7.91B). 섬유막에는 몇 군데의 두꺼워진 부분이 있어 관절주머니인대(intrinsic ligament)를 형성하고 있지만, 나머지 주요 부분은 두께가 얇고 몇몇 부위는 불완전한 형태를 보인다(그림 7.90B). 섬유막은 관절융기(condyle)의 바로 몸쪽에 해당하는 넙다리뼈 위로 붙는다. 섬유막은

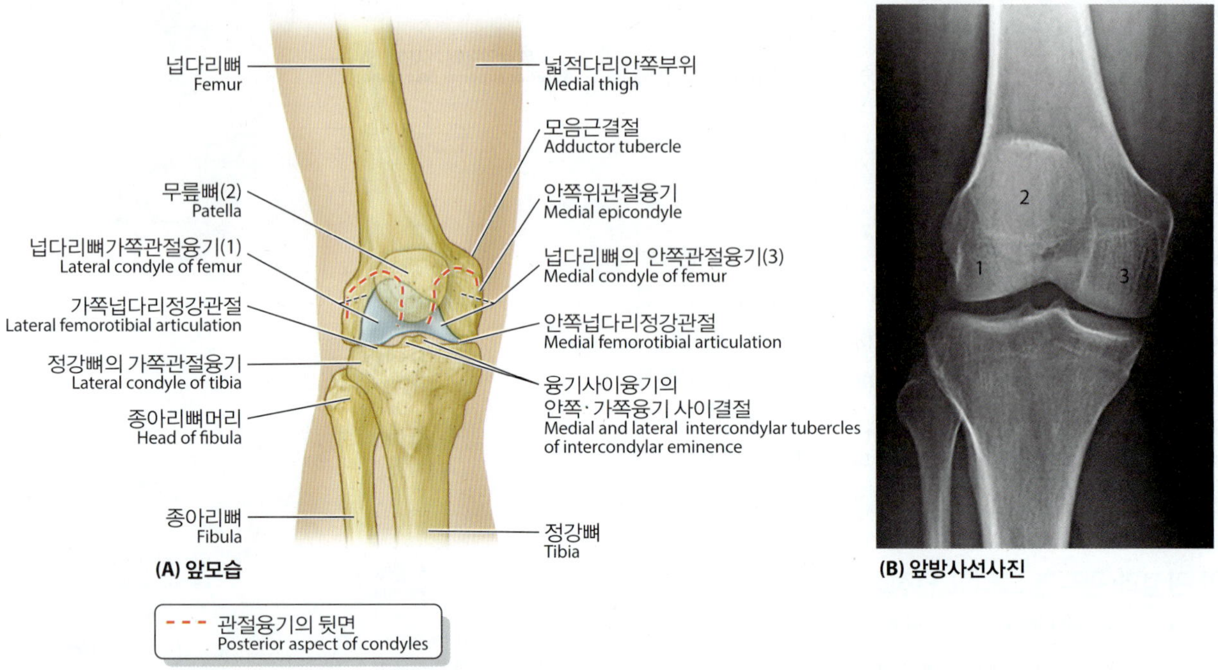

그림 7.89. 무릎관절의 방사선사진. A와 B. 도식적 그림은 오른쪽 무릎관절 앞뒤방향 방사선사진에서 볼 수 있는 구조물들을 보여준다.

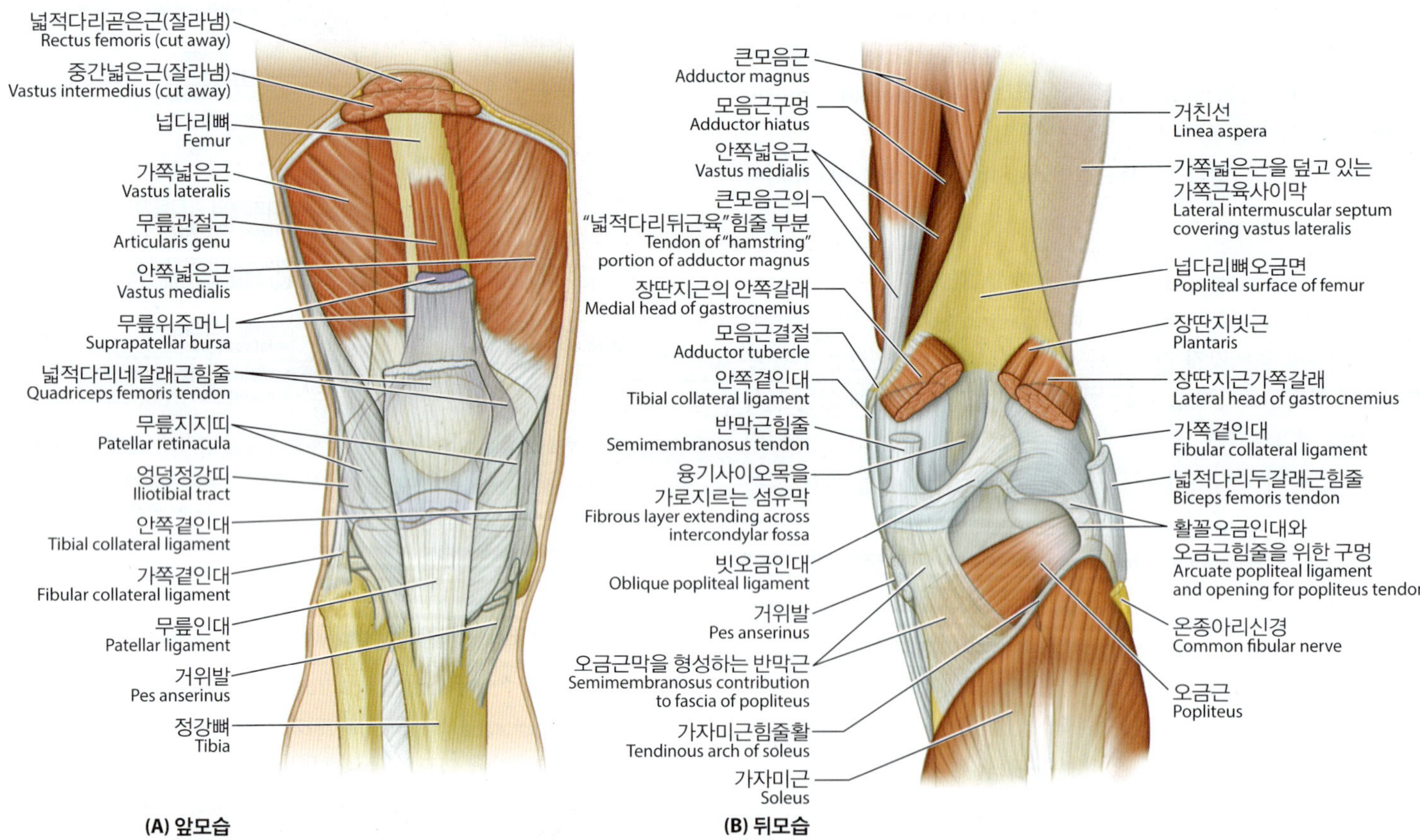

그림 7.90. 무릎 관절주머니. 관절주머니 섬유막에는 상대적으로 얇은 부분과, 관절주머니인대를 강화시키기 위해 형성된 두꺼운 부분이 있다. **A.** 앞쪽. 섬유막은 무릎지지띠를 포함하며, 무릎지지띠는 넓적다리네갈래근힘줄의 가쪽, 무릎뼈, 무릎인대에 붙어 있으며, 가쪽에서 엉덩정강띠, 안쪽에서 안쪽곁인대와 섞여 있다. **B.** 뒤쪽. 큰모음근, 가쪽근육사이막, 다리오금의 바닥이 보이도록, 넓적다리뒤근육, 장딴지근, 근육사이막을 잘라서 제거했다. 뒤로, 섬유막은 빗오금인대와 활꼴오금인대를 포함하며, 그리고 활꼴오금인대 아래에는 오금근힘줄의 통로가 되는 구멍이 있다.

뒤에서 관절융기와 **융기사이오목**(과간와, *intercondylar fossa*)을 둘러싸고 있다. 정강뼈 가쪽관절융기(lateral condyle) 뒤의 섬유막에는 구멍이나 틈이 있어, 오금근힘줄(슬와근건, popliteus tendon)이 이곳을 통해 관절을 빠져나와 정강뼈에 닿는다(그림 7.91B). 아래에서, 섬유막은 뼈를 가로지르는 오금근힘줄 부위를 제외한 정강뼈의 위관절면(superior articular surface) 모서리에 붙는다(그림 7.90A, B와 7.91B). 넓적다리네갈래근힘줄(quadriceps femoris tendon), 무릎뼈, 무릎인대(patellar ligament)가 앞에서 섬유막을 대신하는데, 다시 말해, 섬유막은 이 구조들의 안쪽과 가쪽모서리에서 연속되고, 이 구조들이 있는 부위는 어떤 별도의 섬유막도 없다(그림 7.90A와 7.91B).

넓은 **관절주머니의 윤활막**은 관절연골(articular cartilage)에 덮여 있는 곳을 제외한 관절안(관절강, articular cavity, 윤활액이 들어 있는 공간)과 이어진 모든 면을 덮는다(그림 7.91A, B). 따라서 윤활막은 넙다리뼈와 정강뼈 관절융기, 무릎뼈, **반달**(반월, *meniscus*) 모서리, 넙다리뼈와 정강뼈 관절면 사이의 섬유연골원반(fibrocartilaginous disc)을 덮는 관절연골의 가장자리에 붙는다. 윤활막은 가쪽과 안쪽에서 섬유막과 닿지만 가운데는 섬유막과 떨어져 있다.

무릎관절 뒤에서 윤활막은 앞으로 접혀 융기사이부위(intercondylar region)에 있으며, 이곳에서 윤활막이 십자인대(cruciate ligament)와 **무릎아래지방체(infrapatellar fat pad)**를 둘러싸므로 이 구조들은 관절안 구조에서 제외된다. 이로 인해 거의 융기사이부위 앞대부분을 둘러싸며, 무릎뼈 뒤로 접근하는 윤활막 세로주름인, 정중 **무릎아래윤활주름**(median **infrapatellar synovial fold**)이 형성된다. 따라서 무릎아래윤활주름은 무릎관절의 관절안을 오른·왼넓적다리정강뼈관절안(right & left femorotibial articular cavity)으로 나누며, 이것이 정형외과 의사가 관절경검사(arthroscopy)로 관절안을 볼때 기준이 된다. 지방으로 차 있는 **가쪽날개주름(lateral alar fold)**과 **안쪽날개주름(medial alar fold)**이 섬유막 안쪽에서 무릎인대 양쪽 공간을 차지하는 지방체 안쪽을 덮는다.

무릎뼈 위로, 무릎의 관절안이 중간넓은근(vastus intermedius) 아래로까지 확장되어 **무릎위주머니**(*suprapatellar bursa*)가 된다(그림 7.90A와 7.91A, B). 관절주머니의 윤활막은 무릎위주머니를 둘러싼 윤활막과 연속된다. 이 큰 윤활주머니는 대개 무릎뼈에서 약 5 cm 위까지 뻗지만, 넙다리뼈앞 반까지도 뻗을 수 있다. 중간넓은근 깊은 곳에는 근육띠인 **무릎관절근**(*articular muscle of knee*)이 있으며, 이 근육은 윤활막에 붙어 있어 무릎의 폄운동시 윤활주머니를 당기는 역할을 한다(그림 7.90A; 그림 7.25 참조).

무릎관절의 관절주머니바깥인대
(extracapsular ligaments of knee joint)

무릎관절의 관절주머니는 5개의 관절주머니바깥인대 또는 관절주머니인대[capsular (intrinsic) ligaments]에 의해 강화되는데, 이러한 구조로는 무릎인대(patellar ligament), 가쪽곁인대(fibular collateral ligament), 안쪽곁인대(tibial collateral ligament), 빗오금인대(oblique popliteal ligament), 활꼴오금인대(arcuate popliteal ligament)가 있다(그림 7.90A, B). 이 인대들은 십자인대(cruciate ligament)와 같은 관절속인대(internal ligament)와 구별하기 위하여 **관절바깥인대**(*external ligament*)라고 일컫기도 한다.

무릎인대(*patellar ligament*)는 넓적다리네갈래근힘줄(대퇴사두근건, quadriceps tendon)의 먼쪽부분에 있는 강하고 두꺼운 섬유띠로서, 무릎뼈끝(apex of patella)에서 일어나 인접한 무릎뼈 가장자리를 지나 정강뼈거친면(경골조면, tibial tuberosity)에 닿는다(그림 7.88A). 무릎인대는 무릎관절 앞에 있는 인대이다. 이 인대의 안쪽과 가쪽 경계에서, 각각 **안쪽무릎지지띠**(*medial patellar retinaculum*)와 **가쪽무릎지지띠**(*lateral patellar retinaculum*), 안쪽넓은근(vastus medialis muscle)과 가쪽넓은근(vastus lateralis muscle)의 널힘줄 및 깊은근막(deep fascia)이 닿는다. 무릎지지띠는 무릎뼈의 양쪽 옆면에서 관절주머니를 구성하며(그림 7.90A와 7.91B) 넙다리뼈의 무릎뼈 관절면에서 무릎뼈 위치를 유지하는 데 중요한 역할을 한다. 넙다리뼈의 비스듬한 위치 및 넓적다리네갈래근 수축방향의 선과 무릎인대 및 정강뼈가 이루는 축 사이의 각을 임상에서 Q각(*Q-angle*)이라고 하며, 무릎뼈의 가쪽 전위를 선호한다(그림 7.88).

무릎을 완전히 펴면 **무릎곁인대**(*collateral ligament of knee*)가 팽팽해지므로 서 있을 때 무릎관절 안정성을 높일 수 있다(그림 7.92A, D). 굽힘이 일어나면, 곁인대는 점차 느슨해지며, 이로 인해 무릎관절 돌림이 가능해지고, 또한 일정부분 돌림의 범위를 제한하는 제한인대로서의 역할도 수행한다.

가쪽곁인대(fibular collateral ligament, **FCL**; lateral collateral ligament)는 끈 모양의 강한 관절주머니바깥인대이다. 넙다리뼈의 가쪽위관절융기(lateral epicondyle)에서 일어나 종아리뼈머리(head of fibula)의 가쪽면에 닿는다(그림 7.92A, C). 오금근힘줄(tendon of popliteus)이 가쪽곁인대의 깊은곳으로 주행하면서 가쪽곁인대와 가쪽반달(lateral meniscus)을 분리시킨다. 넓적다리두갈래근힘줄(대퇴이두근건, biceps tendon)은 가쪽곁인대에 의해 2부분으로 나누어진다(그림 7.92A).

안쪽곁인대(tibial collateral ligament, **TCL**; medial collateral ligament)는 강하고 납작한 내인성(intrinsic) 띠로서, 넙다리뼈의 안쪽위관절융기(medial epicondyle)에서 일어나 정강뼈안쪽 윗부분에 닿는다(그림 7.92D, E). 그 중간에서, 안쪽곁인대의 깊은섬유가 안쪽반달(medial meniscus)에 단단히 붙어 있다. 안쪽곁인대는 가쪽곁인대보다 약해 더 자주 손상된다. 그 결과 축구나 아이스하키 같은 접촉성 스포츠에서, 안쪽곁인대와 여기에 붙은 안쪽반달이 함께 흔히 찢어진다.

빗오금인대(oblique popliteal ligament)는 반막근힘줄(semimembranosus tendon)의 되돌이확장(recurrent expansion)으로 융기사이오목(intercondylar fossa)에 걸쳐 있으므로 관절주머니 뒤를 보강한다(그림 7.88B). 이 인대는 정강뼈안쪽관절융기 뒤에서 일어나 위가쪽으로 주행하여 넙다리뼈가쪽관절융기에 닿으며, 그 중간은 관

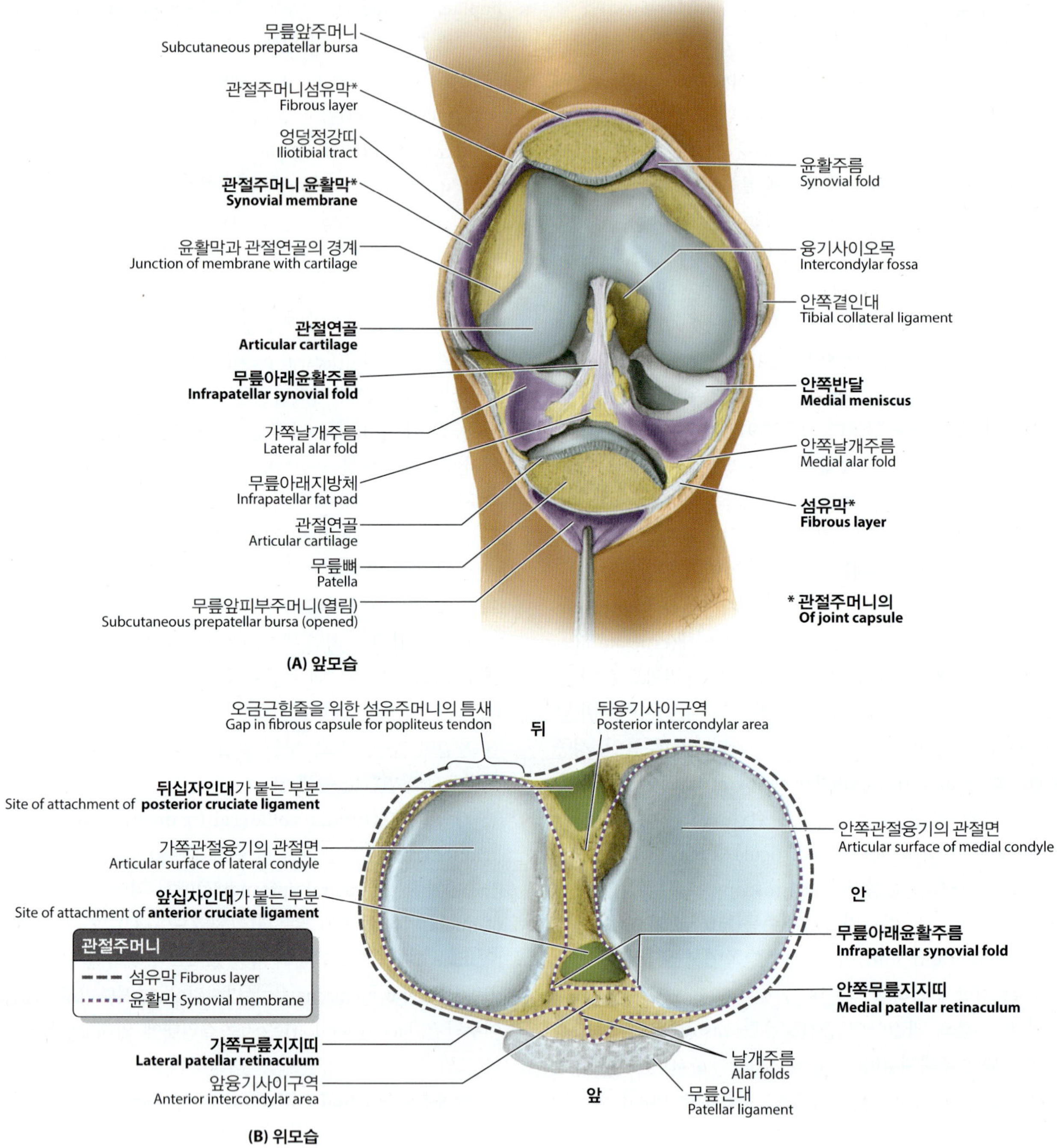

그림 7.91. 무릎관절 내부. A. 굽힌 무릎관절의 해부. 관절주머니를 가로로 절개하고, 무릎뼈는 톱으로 자른 후, 무릎을 굽혀 관절안을 열었다. 무릎아래윤활주름은 십자인대를 감싸 이들을 관절안에 포함되지 않는다. 관절연골로 덮여 있지 않거나 관절연골[반달(meniscus)의 경우에는 *파란색* 또는 *회색*으로 표시]이 아닌 모든 속면은 윤활막(대부분 *보라색*으로 표시, 넙다리뼈 관절면이 아닌 곳을 덮은 부분은 투명 또는 무색)에 덮여 있다. **B.** 정강뼈 위관절면. 정강뼈에 붙는 섬유막과 윤활막을 보여준다. 비록 섬유막과 윤활막은 각 면이 인접해 있지만, 융기사이구조와 무릎아래구조에 의해 무릎 가운데서 분리되어 있고, 무릎아래구조는 안쪽에 섬유막이 있는 주머니속(intracapsular)이지만, 윤활막에 의해 관절안과는 분리되어 관절밖(extra-articular)에 속한다.

절주머니 뒤에 있는 섬유와 서로 섞여 있다.

활꼴오금인대(arcuate popliteal ligament)도 관절주머니 뒤가쪽을 보강하는 역할을 한다. 종아리뼈머리의 뒤에서 일어나 위안쪽으로 주행해 오금근힘줄을 가로지른 다음, 무릎관절 뒤로 펼쳐진다. 활꼴오금인대는 **장딴지근갈래종자뼈**(*fabella*)의 존재, 크기와는 역관계인 것으로 보인다(임상적용 "장딴지근갈래종자뼈" 그림 B7.22 참조). 양쪽 모두 무릎관절의 뒤가쪽 안정성에 기여하는 구조로 여겨진다.

무릎관절의 관절속인대(intra-articular ligaments of knee joint)

무릎관절의 관절속인대로는 십자인대와 반달(menisci)이 있다. 오

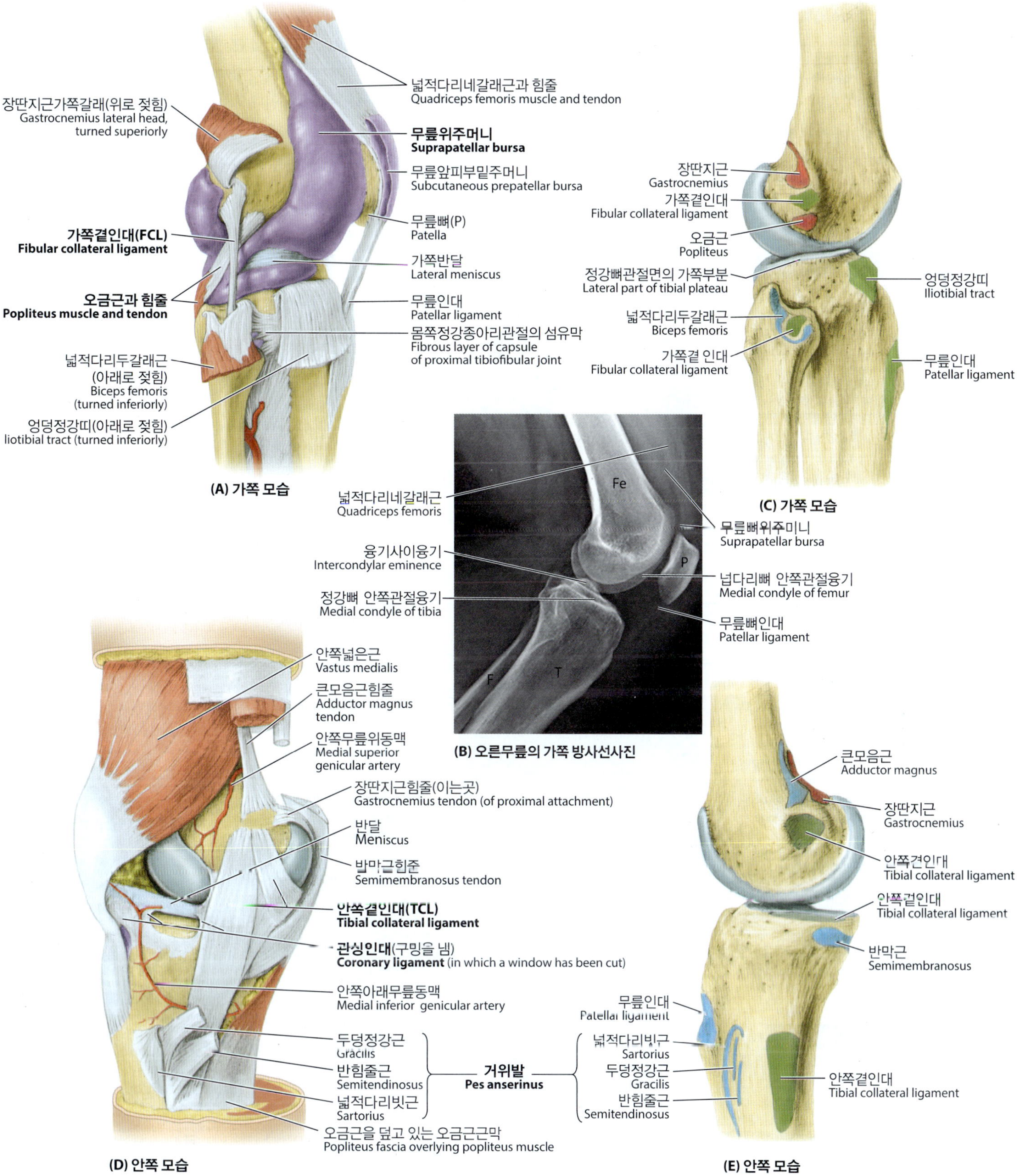

그림 7.92. 무릎관절 곁인대와 윤활주머니. A. 가쪽곁인대. 윤활막이 광범위하고 복잡하게 둘러싸는 것을 보이고자 관절안에 보라색 라텍스를 주입하였다. 관절안을 둘러싸는 윤활막이 넓적다리네갈래근의 깊은 곳까지 올라가서 무릎위주머니(suprapatellar bursa)를 형성한다. **B.** 약간 무릎을 굽힌 상태의 관절조영상. 무릎위주머니가 이산화탄소(CO_2)에 의해 부풀려져 있다. **C.** 인대와 근육의 가쪽 붙는곳. 가쪽곁인대(녹색)의 붙는곳과 이와 관련된 근육(이는곳, *빨간색*; 닿는곳, *파란색*). **D.** 안쪽곁인대(TCL). 관절주머니 일부에서, 섬유막으로부터 안쪽곁인대를 분리하였다. **E.** 인대와 근육이 붙는곳.

금근힘줄(popliteus tendon)의 경로 중 일부도 관절속 구조에 해당한다.

십자인대(cruciate ligament; 라틴어로 *crux*)는 관절주머니 안에 있는 십자 모양의 인대이지만 윤활공간(synovial cavity)에는 들어 있지 않다(그림 7.93A, B와 7.94). 십자인대는 관절 가운데에 있으며, X자 모양으로 서로 비스듬히 교차한다. 넙다리뼈에 대해 정강뼈가 안쪽돌림을 하는 동안, 십자인대끼리 서로 감으면서 운동을 제한해 가능한 안쪽돌림은 약 10° 정도로 제한된다. 가쪽돌림 동안은 감긴 인대가 풀리므로, 무릎을 약 90° 굽힌 상태에서 거의 40°까지 가쪽돌림이 가능하고, 결국에는 안쪽곁인대(tibial collateral ligament)에 의해 운동이 제한된다. 두 십자인대의 교차점은 무릎관절에서 회전축(pivot) 역할을 담당한다. 두 개의 십자인대가 서로 교차하며 비스듬히 주행하므로, 어떤 자세에도 하나의 인대 또는 부분적으로 한 개 혹은 두 개 인대에 긴장이 가해지게 된다. 무릎을 굽혔을 때, 넙다리

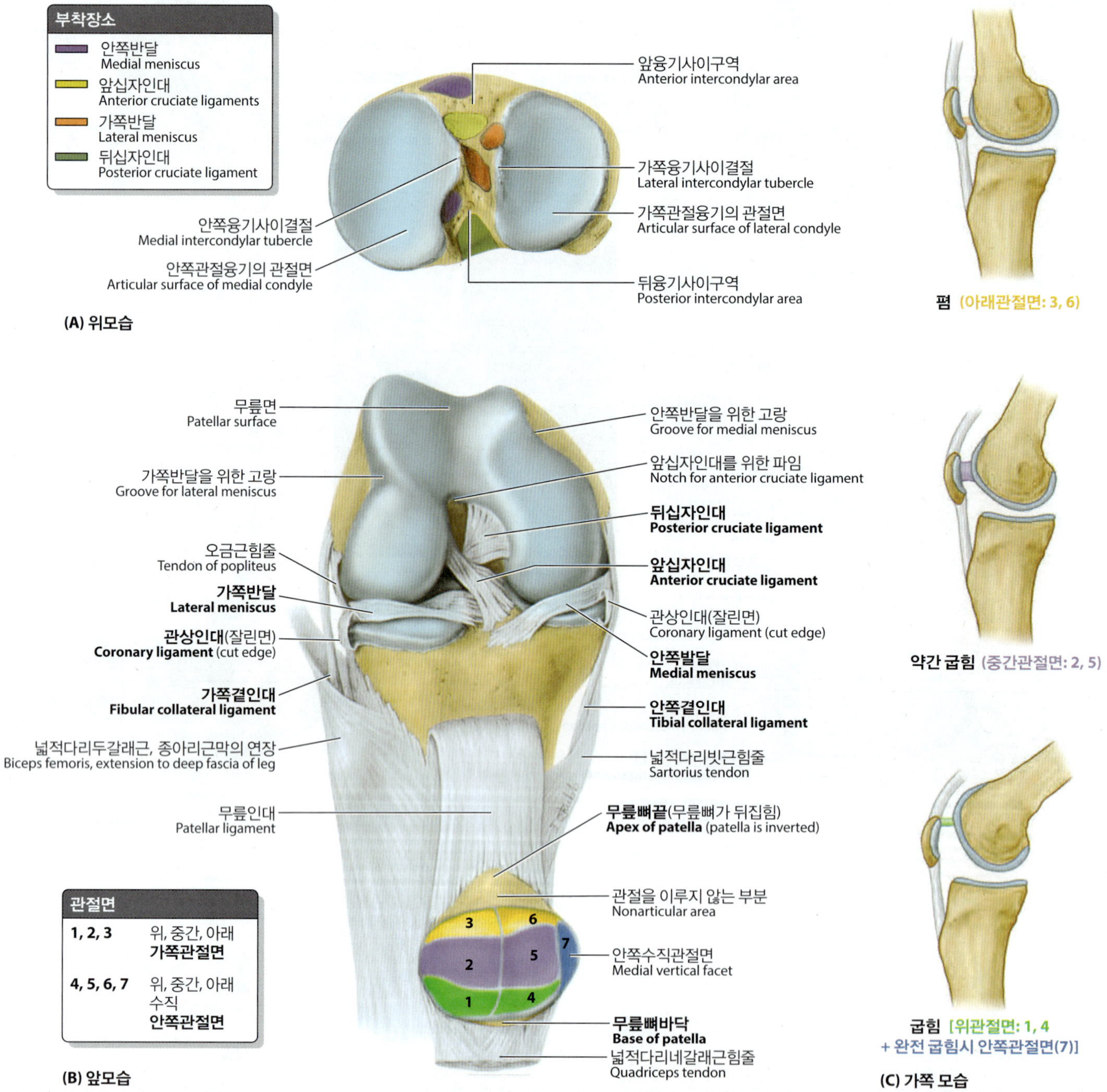

그림 7.93. 무릎관절의 관절면, 십자인대, 관절주머니. A. 십자인대와 반달(meniscus)의 붙는곳. 정강뼈 위관절면의 위쪽, 안쪽관절융기와 가쪽관절융기(관절면), 융기사이융기를 보여준다. 십자인대가 붙는곳은 *녹색* 또는 *노란색*으로, 안쪽반달은 *보라색*으로, 가쪽반달은 *주황색*으로 나타냈다. **B.** 십자인대 해부. 넓적다리네갈래근힘줄을 자른 다음, 무릎뼈(무릎인대와 연결됨)를 아래로 젖혔다. **C.** 넙다리뼈무릎뼈 관절. 무릎의 자세에 따라, 무릎뼈의 7면 가운데 2~3개 면 사이에서 접촉한다.

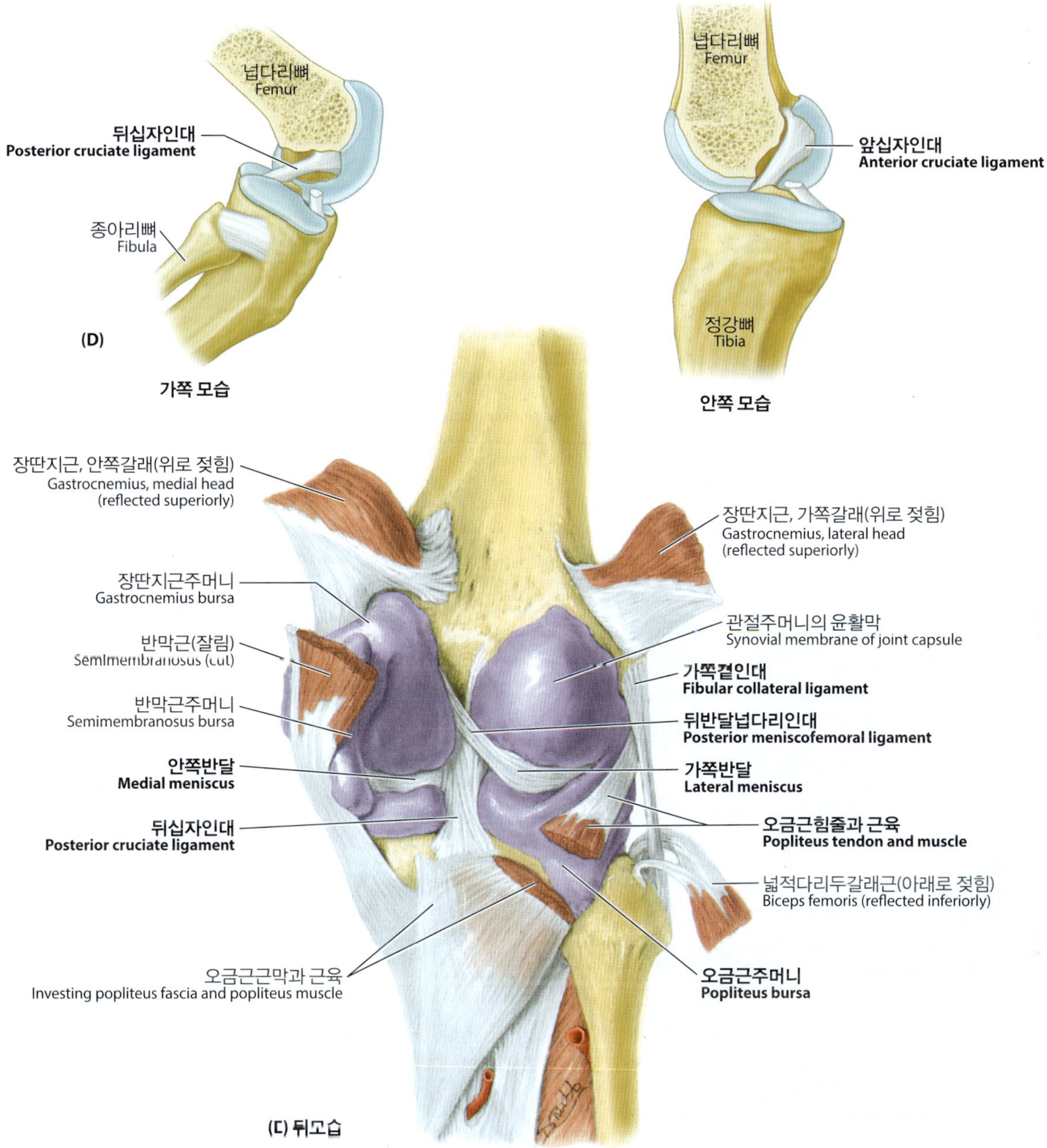

그림 7.93 **(계속). D.** 뒤 · 앞십자인대. 가쪽과 안쪽 모습에서, 넙다리뼈는 세로로 절단했고 붙어 있던 십자인대의 몸쪽부분 반을 잘라 제거했다. 가쪽 모습에서 정강뼈관절면 위에 놓여 있는 넙다리뼈가 앞으로 밀려나가는 것을 막는 뒤십자인대의 역할을 볼 수 있다. 안쪽 모습에서는 정강뼈관절면 위에 놓여 있는 넙다리뼈가 뒤로 밀려나가는 것을 막는 앞십자인대의 역할을 볼 수 있다. **E.** 무릎관절뒤 해부. 장딴지근 두 갈래는 위로 젖히고 넓적다리두갈래근은 아래로 젖혔다. 다양한 윤활주머니의 형태, 복잡한 윤활막의 접힘(reflection)과 붙는부분이 서로 연속된 것이 보이도록 관절안에 보라색 라텍스를 주입하여 부풀렸다.

뼈와 정강뼈의 관절면이 서로 닿도록 유지하는 것이 바로 십자인대이다.

앞십자인대[전십자인대, **anterior cruciate ligament** (**ACL**)]는 둘 중 더 약한 인대이며, 정강뼈의 앞융기사이구역(anterior intercondylar area), 안쪽반달(medial meniscus)이 붙는곳(attachment) 바로 뒤에서 일어난다(그림 7.93A, B). 앞십자인대는 위와 뒤, 가쪽으로 뻗어 넙다리뼈 가쪽관절융기 안쪽의 뒤에 붙는다(그림 7.93D). 이 인대는 무릎을 굽힐 때, 넙다리뼈의 관절융기가 정강뼈 위에서 뒤로 구르는(돌아 나가는) 것을 제한하면서, 구르려는 힘을 회전(제자리에서 도는)으로 변환시킨다. 또한 이 인대가 넙다리뼈가 정강뼈 위에서 뒤로 밀리는 것과 무릎관절의 젖힘(hyperextension)도 막아준다. 무릎관절을 직각으로 굽혔을 때, 정강뼈는 앞으로 더 당겨지지(서랍을 당기는 것처럼) 않는데 이것은 앞십자인대가 잡고 있기 때문이다. 앞십자인대는 상대적으로 빈약한 혈액공급을 받는다.

뒤십자인대[후십자인대, **posterior cruciate ligament** (**PCL**)]는 둘 중 더 강한 인대이며, 정강뼈의 뒤융기사이구역(posterior inter-

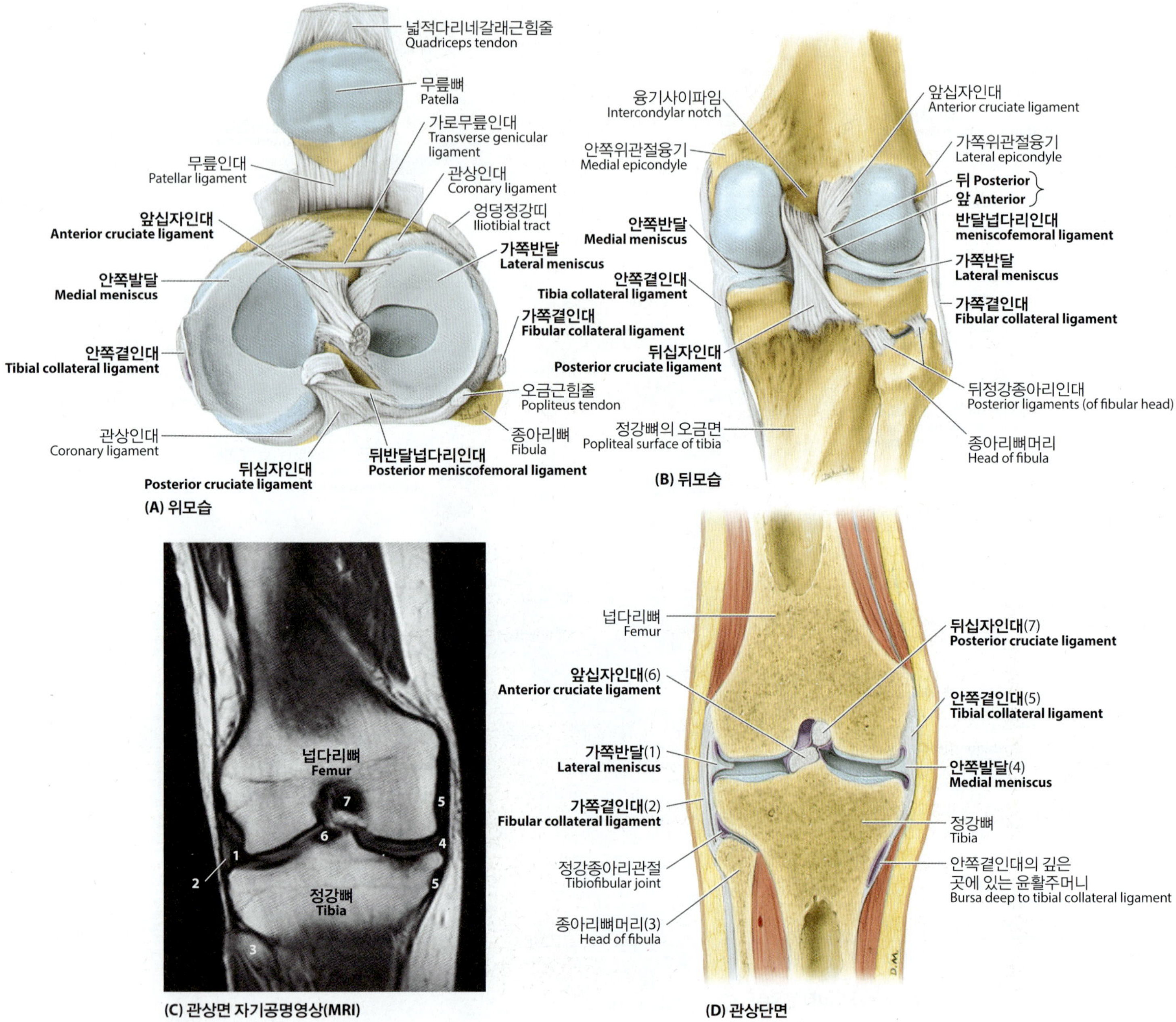

그림 7.94. 무릎관절 반달. A. 정강뼈의 안쪽반달과 가쪽반달. 넓적다리네갈래근힘줄을 자르고 무릎뼈와 무릎뼈인대는 아래앞으로 젖혔다. 정강뼈의 융기사이구역에 붙는 반달과 십자인대의 정강뼈 붙는곳을 보여준다. **B.** 인대와 반달을 보여주기 위한 무릎관절 뒤의 해부. 띠(band) 모양의 안쪽곁인대는 안쪽반달에 닿아 있다. 끈(cord) 모양의 가쪽곁인대는 가쪽반달에서 떨어져 있다. 뒤반달넓적다리인대는 가쪽반달에서 시작하여 넙다리뼈 안쪽관절융기(medial femoral condyle)에 닿는다. **C.** 반달과 인대를 보여주는 자기공명영상(MRI) 스캔. 자기공명영상(MRI)의 숫자는 해부관상단면 D에 표시된 숫자에 상응하는 구조물을 뜻한다. **D.** 무릎의 해부관상단면.

condylar area)에서 일어난다(그림 7.93A, E). 뒤십자인대는 앞십자인대의 안쪽면에서 위와 앞으로 주행하여 넙다리뼈안쪽관절융기의 가쪽 앞부분에 붙는다(그림 7.93B, D). 뒤십자인대는 무릎을 펼 때, 넙다리뼈가 정강뼈 위에서 앞으로 구르는 것을 제한해, 구르는 힘을 회전으로 변환시킨다. 또한 넙다리뼈가 정강뼈 위에서 앞으로 밀리는 것, 또는 정강뼈가 넙다리뼈 위에서 뒤로 밀리는 것을 막아주며, 무릎관절의 과다굽힘(hyperflexion)을 제한하는 데 도움을 준다. 체중이 실린 굽힌 무릎에서, 뒤십자인대는 넙다리뼈를 안정하게 고정시키는데 주된 역할을 한다(예: 내리막을 내려갈 때).

무릎관절 반달(meniscus of the knee joint)은 정강뼈 관절면에 있는 섬유연골(fibrocartilage)의 초승달 모양 판으로, 관절면을 깊게 하고 충격흡수 역할을 한다(그림 7.91와 7.92). 반달(meniscus; 그리스어로 *meniskos*)은 두꺼운 바깥모서리에서 가운데로 오며 점차 얇아지고, 관절 속면과 붙지 않는다. 가로단면에서 쐐기모양이며, 정강뼈의 융기사이구역(*intercondylar area*)에 단단히 고정되어 있다(그림 7.91A). 그 바깥모서리는 무릎 관절주머니에 붙어 있다. 관절주머니의 한 부분인 **관상인대(coronary ligament)**는 반달의 가장자리와 정강뼈 관절융기의 가장 가장자리 사이로 뻗어 있다(그림 7.93B와 7.94A). 가느다란 섬유띠인 **무릎가로인대(transverse ligament of knee)**는 양쪽 반달의 앞모서리를 연결하며(그림 7.10A 참조), 무릎 운동시, 양쪽 반달을 붙잡아 주는 역할을 한다.

안쪽반달(내측반월, **medial meniscus**)은 C자 모양으로, 앞보다 뒤가 더 넓다(그림 7.94A). 안쪽반달 앞끝은 정강뼈의 앞융기사이구역에서, 앞십자인대가 붙는곳 앞에 붙는다(그림 7.93A, B와 7.94A). 안쪽반달 뒤끝은 뒤융기사이구역에서 뒤십자인대가 붙는곳 앞에 붙는다(그림 7.93E). 안쪽반달은 안쪽곁인대의 깊은면과 단단히 붙어 있다(그림 7.92D와 7.94A~D). 안쪽반달은 가쪽으로 융기사이구역에 안쪽으로 안쪽곁인대에 넓게 붙어 있으므로, 안쪽반달은 정강뼈 위관절면에서 가쪽반달보다 운동성이 더 적다.

가쪽반달(외측반월, **lateral meniscus**)은 거의 원에 가까우며, 안쪽반달보다 더 작고, 더 움직임이 많다(그림 7.92A). **오금근힘줄(tendon of the popliteus)**은 몸쪽에서 두 부분으로 나누어진다. 하나는 넙다리뼈의 가쪽위관절융기에 붙은 다음, 가쪽반달과 오금근힘줄의 안쪽면에 있는 가쪽위관절융기의 아래로 주행하며, 이 위를 가쪽곁인대가 덮고 있다(그림 7.92A와 7.93B, E). 다른 하나는 오금근힘줄의 더 안쪽부분으로, 가쪽반달의 뒤다리(posterior limb)에 붙어 있다. 강한 힘줄 조각인, 뒤반달넓적다리인대(후반월대퇴인대, posterior meniscofemoral ligament)는 가쪽반달이 뒤십자인대와 넙다리뼈안쪽관절융기에 붙게 한다(그림 7.93D와 7.94A, B). 때론, 앞반달넓적다리인대(전반월대퇴인대, anterior meniscofemoral ligament) 또한 존재한다(그림 7.94B).

무릎관절의 운동(movements of knee joint)

굽힘과 폄은 주요 무릎 운동이며, 무릎을 굽힌 상태에서 어느 정도 돌림도 한다. 주요한 무릎관절의 운동은 그림 7.95에서 그림으로 보여주며, 이때 작용하는 근육과 관련된 자세한 내용은 표 7.16에 정리했다.

발을 땅에 놓고 무릎을 완전히 펴면, 정강뼈 위관절면에 있는 넙다리뼈관절융기에서 안쪽돌림이 일어나 무릎은 수동적으로 잠기게("lock") 된다. 이 자세는 다리를 단단한 기둥으로 만들어 주며 체중 전달에 효과적이다. 무릎이 잠기면 넓적다리와 종아리근육이 잠시 이완해도 무릎관절이 너무 불안정해지지 않는다. 잠긴 무릎을 풀려면, 오금근(popliteus muscle)이 수축해야 하며, 이를 통해 넙다리뼈가 정강뼈 위관절면에서 가쪽으로 약 5° 정도 돌면 무릎의 굽힘이 가능하다.

반달(반월, Menisci)의 운동. 비록 무릎관절 굽힘과 폄 동안, 넙다리뼈관절융기의 구르기(rolling) 운동이 십자인대에 제한(회전으로 전환)을 받지만, 완전히 억제되는 것은 아니다. 그리고 넙다리뼈와 정강뼈의 접촉점(point of contact)은 굽힘 때는 뒤로 이동하고, 펴면 앞으로 돌아온다. 더욱이, 십자인대를 회전축으로 무릎의 돌림운동 동안, 넙다리뼈의 한쪽 관절융기는 상응하는 정강뼈융기의 앞으로 이동하고, 반면에 다른 한쪽은 뒤로 이동하게 된다. 이때 반달은 넙다리뼈와 정강뼈의 접촉점의 변화에 따라 정강뼈 위관절면에서 이동할 수 있어야 한다.

무릎관절의 혈액공급(blood supply of knee joint)

무릎관절에 혈액을 공급하는 10개의 동맥이 모여 관절주위 **무릎관절그물(genicular anastomosis)**을 형성하는데, 이 동맥으로는 넓적다리동맥(femoral artery)과 오금동맥(popliteal artery)의 무릎가지(genicular branch), 앞정강되돌이동맥(anterior tibial recurrent artery)과 종아리휘돌이동맥(circumflex fibular artery)의 앞되돌이가지(anterior recurrent branch)와 뒤되돌이가지(posterior recurrent branch)가 있다(그림 7.96과 7.97B). 오금동맥의 중간무릎동맥(middle genicular artery)은 관절주머니 섬유막을 뚫고 들어가 십자인대, 윤활막, 반달 가장자리에 혈액을 공급한다.

무릎관절의 신경지배(innervation of knee joint)

힐튼의 법칙(Hilton's law)에 따르면, 무릎관절을 가로지르는 근육을 지배하는 신경이 무릎관절도 지배한다(그림 7.97D). 따라서, 넓적다리신경(femoral nerve), 정강신경(경골신경, tibial nerve), 온종아리신경(common fibular nerve)의 관절가지(articular branch)가 각각 무릎관절의 앞, 뒤, 가쪽을 지배한다. 그뿐 아니라, 두렁신경(복재신경, saphenous nerve, 피부신경)이 안쪽에 대한 추가적 무릎관절 가지를 공급한다.

무릎관절 주변 윤활주머니(bursae around knee joint)

대부분의 힘줄이 뼈와 평행하게 주행하며 무릎 움직임 동안 관절을 가로질러 세로로 당기므로 무릎관절 주변에는 최소 12개의 윤활주머니가 있다. 무릎의 주요 윤활주머니는 그림 7.98에 보여주며, 표 7.17에 정리하였다.

무릎앞피부밑주머니(subcutaneous prepatellar bursa)와 **무릎아래피부밑주머니(subcutaneous infrapatellar bursa)**는 피부가 자유롭게 움직일 수 있도록 관절의 볼록면에 위치해 있다(그림 7.91A와 7.92A).

무릎관절의 4개 윤활주머니는 윤활공간(synovial cavity)에 연결된 무릎위주머니(suprapatellar bursa), 넓적다리네갈래근의 아래에 있는 오금근주머니(popliteus bursa), 넓적다리빗근과 두덩정강근 및 반힘줄근이 닿는곳 아래에 있는 거위다리주머니(아족낭, anserine bursa), 장딴지근주머니(gastrocnemius bursa)이다(그림 7.92A와 7.93E). **무릎위주머니(suprapatellar bursa)**(그림 7.90A와 7.92A)는 크고 특히 중요한데, 이곳의 윤활공간에 생긴 염증이 무릎관절안(knee joint cavity)으로 퍼질 수 있기 때문이다. 무릎위주머니는 무릎관절과 독립적으로 발생하지만, 결국 서로 이어진다.

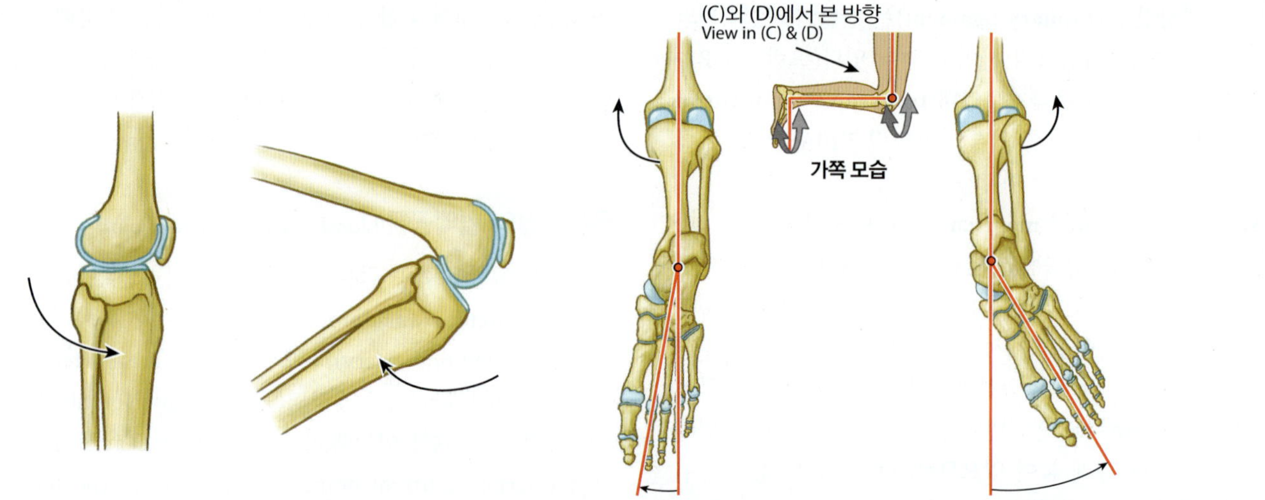

(A) 펌

(B) 굽힘

(C) 무릎관절을 10~90° 굽힌 상태에서 종아리의 안쪽돌림

(D) 무릎관절을 90°로 굽힌 상태(30~40°)에서 종아리의 가쪽돌림

그림 7.95. 무릎관절의 운동.

표 7.16. 무릎관절의 운동과 관련 근육

운동	가능한 정도	운동을 일으키는 근육		운동을 제한하는 요소	특이사항
		일차	이차		
펌 (extension)	정상 무릎은 0°까지 펌 (정강뼈와 넙다리뼈 축들의 곧은정렬)[a]	넓적다리네갈래근 (quadriceps femoris muscle)	약하게: 넓적다리근막긴장근	가쪽반달 앞모서리가 넙다리뼈 관절융기의 무릎면과 정강뼈 사이에 있는 얕은 고랑에 닿음; 앞십자인대가 융기사이오목에 있는 고랑에 닿음	넓적다리네갈래근의 펌은 엉덩관절을 편 상태일 때 가장 효과적임; 엉덩관절을 굽히면 그 효율이 떨어짐
굽힘 (flexion)	120°(엉덩관절을 폈을 때); 140°(엉덩관절을 굽혔을 때); 수동적으로는 160°	넓적다리뒤근육(반힘줄근, 반막근, 넓적다리두갈래근의 긴갈래); 넓적다리두갈래근의 짧은갈래	두덩정강근, 넓적다리빗근, 장딴지근, 오금근	종아리의 장딴지가 넓적다리에 닿음; 넓적다리뒤근육의 길이도 하나의 인자이므로, 엉덩관절을 굽히면 무릎관절 굽힘이 더 일어남; 엉덩관절을 펴면 무릎관절을 완전히 굽힐 수 없음	일반적으로 장딴지근의 역할은 크지 않으나, 관절융기위골절이 있으면 넙다리뼈의 먼쪽 조각을 돌리거나 굽힘
안쪽돌림 (medial rotation)	무릎을 굽힌 상태에서는 10°; 무릎을 편 상태에서 5°	무릎을 굽힌 상태에서는 반힘줄근과 반막근; 무릎을 편 상태로 체중이 실리지 않으면 오금근	두덩정강근, 넓적다리빗근	돌리지 않고 굽혔을 때는, 곁인대가 느슨해져 있다가, 돌림에 제한을 받으면 팽팽해짐	무릎을 편 상태로 체중이 실리면, 오금근이 넙다리뼈를 가쪽으로 돌림; 체중이 실리지 않으면, 오금근이 무릎뼈를 안쪽으로 돌림
가쪽돌림 (lateral rotation)	무릎을 90°까지 굽혔을 때 30°~40°	무릎을 굽혔을 때 넓적다리두갈래근		곁인대가 팽팽해짐; 앞십자인대가 뒤십자인대에 걸림	돌림의 끝에서 넓적다리근막긴장근이 자세유지를 도움

[a]넙다리뼈와 정강뼈 축들이 곧은정렬을 하면 0°이다; 정상 범위의 폄은 −3°까지[3°는 젖힘(hyperextension)]이다.

정강종아리관절(경비관절, Tibiofibular Joint)

정강뼈와 종아리뼈 정강종아리관절(*tibiofibular joint*)과 아래정강종아리관절(inferior tibiofibular joint)에 해당하는 정강종아리인대결합관절(경비인대결합, *tibiofibular syndesmosis joint*)의 2개 관절에 의해 연결된다. 또한, 뼈사이막(*interosseous membrane*)이 두 뼈의 몸통(체, shaft)을 연결하고 있다(그림 7.97A). 뼈사이막과 정강종아리관절에 있는 모든 인대의 섬유는 정강뼈에서 종아리뼈를 향해 아래로 주행한다. 즉 뼈사이막과 인대는 9개 중 8개의 근육이 붙어 있는 종아리뼈가 아래로 빠지지 않게 붙잡는 역할을 한다(그림 7.97C). 한편 발목이 발등굽힘을 할 때 목말뼈도르래(trochlea of talus)의 넓은 끝은 양쪽 복사(malleolus) 사이에 끼게 되므로 종아리뼈가 어느 정도 위로 올라가야 하며, 이를 뼈사이막과 인대가 가능하게 만든다. 위정강종아리관절은 정강종아리인대결합의 움직임 없이는 움직임이 불가능하다.

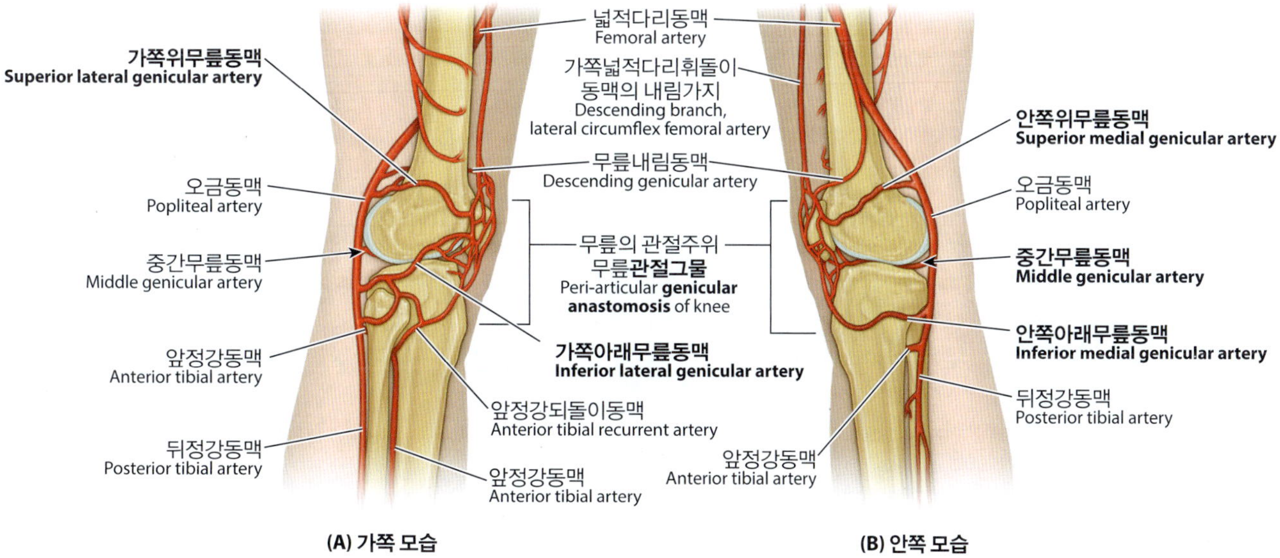

그림 7.96. 무릎주위의 동맥연결. 무릎관절그물의 무릎동맥은 곁순환을 제공할 뿐 아니라, 무릎관절 그 자체(예: 무릎관절 또는 관절주머니)와 관절을 둘러싸는 구조물에도 혈액을 공급한다.

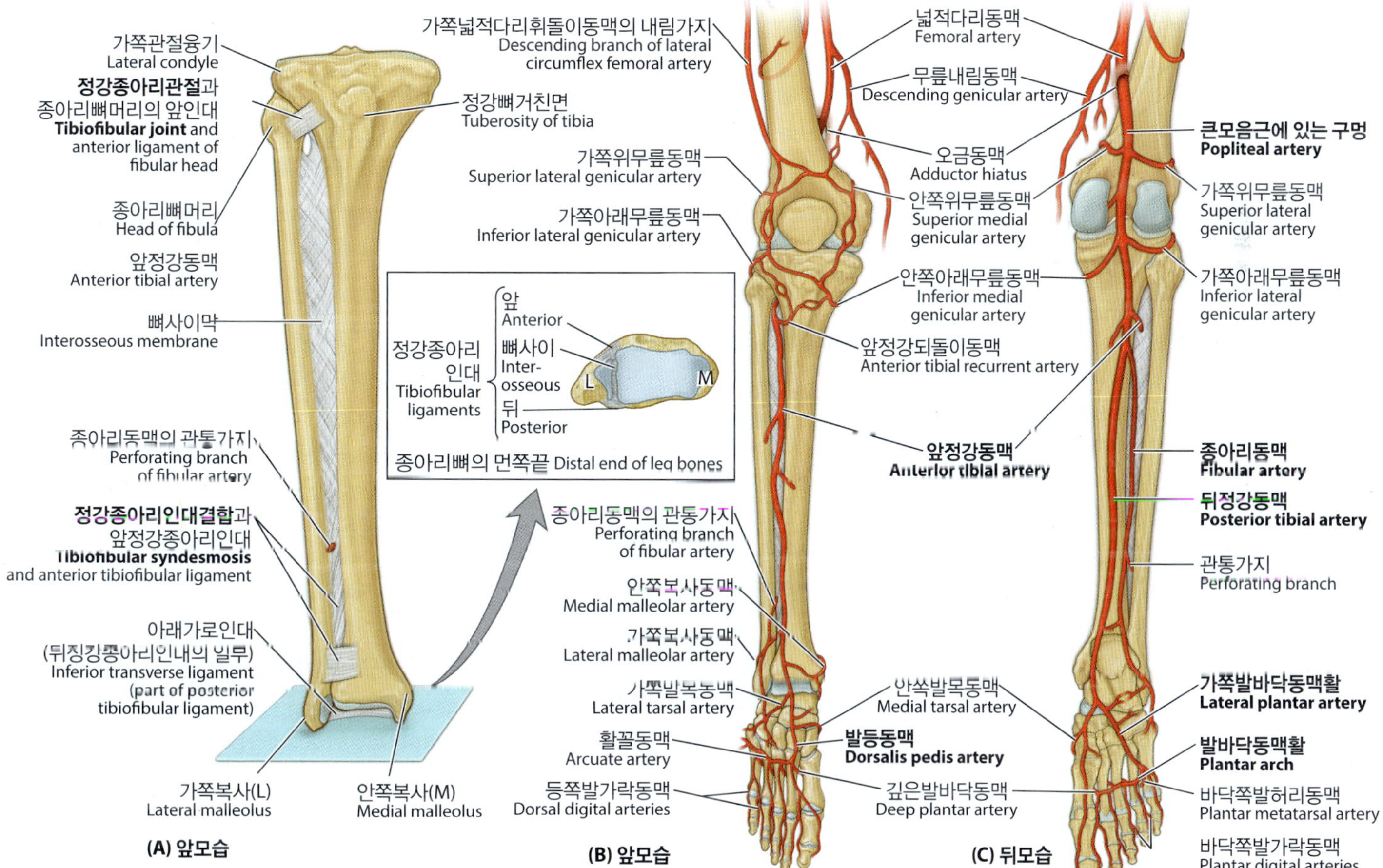

그림 7.97. 종아리와 발의 관절 및 신경혈관구조의 개요. A. 정강종아리관절. 이 관절은 윤활정강종아리관절과 정강종아리인대결합을 포함한다. 정강종아리인대결합은 종아리의 뼈사이막과 앞뒤정강종아리인대로 이루어져 있다. 뼈사이막은 주로 정강뼈에서 아래가쪽으로 향하는 비스듬한 방향의 섬유로 이루어져 있어, 종아리뼈를 위로 올리는 운동은 어느 정도 가능하지만 아래로 잡아당기는 것은 불가능하다. **B와 C.** 종아리와 발의 관절 동맥공급. 관절주위동맥연결이 무릎과 발목을 둘러싸고 있다.

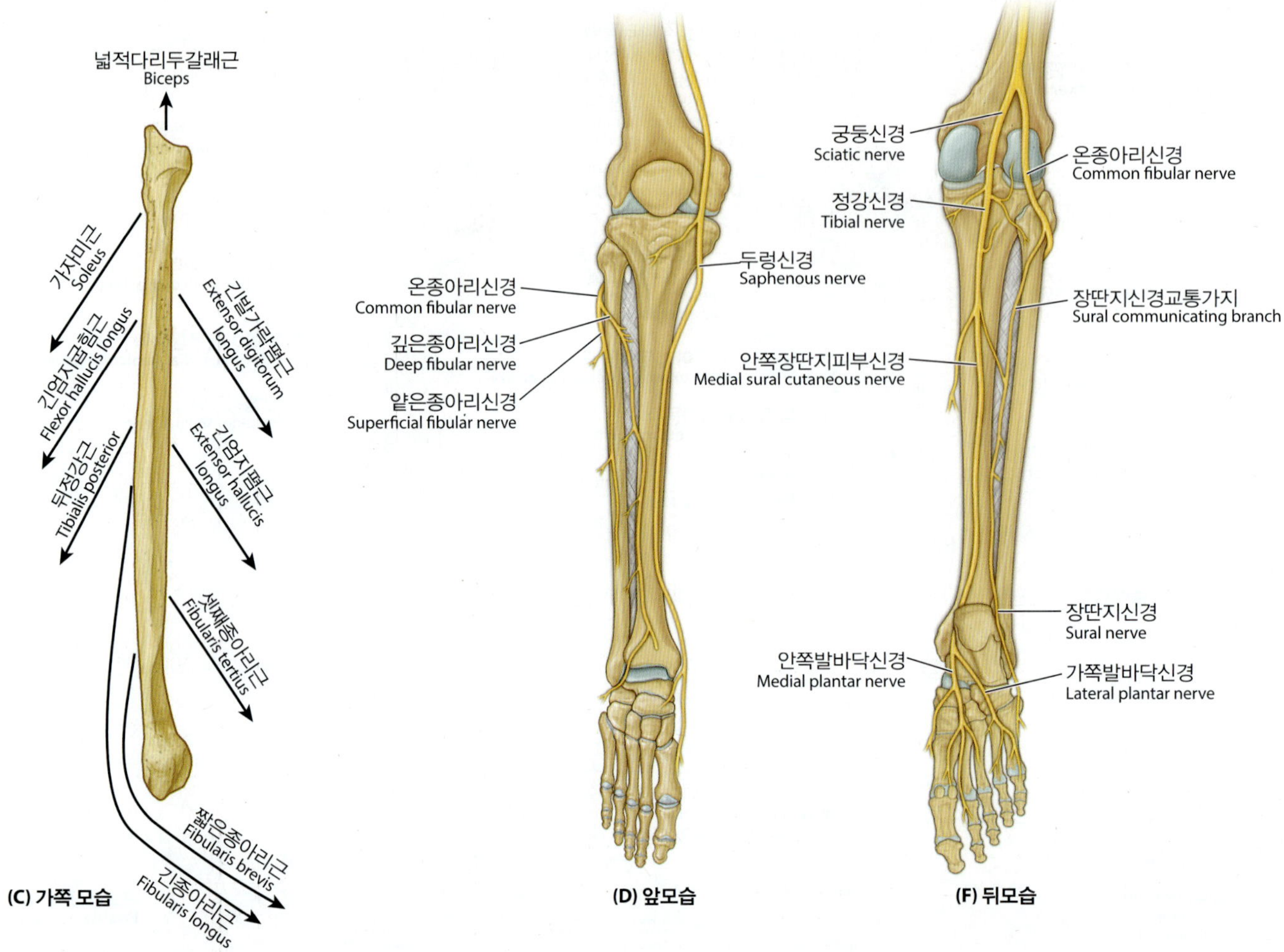

그림 7.97. **(계속). D.** 종아리뼈에 붙는 근육들의 당김 방향. 종아리뼈에 붙는 9개 근육 중 1개를 제외한 모든 근육은 종아리뼈를 아래로 당겨지게 한다. **E와 F.** 종아리와 발의 신경지배. 무릎에서 시작해 다리의 먼쪽으로 진행하면서, 피부신경이 관절의 신경지배에 점차 관여하게 되며, 특히 발과 발가락의 먼쪽부분에 있는 관절까지 완전히 분포한다.

앞정강혈관이 뼈사이막의 위끝에 있는 구멍(열공, hiatus)으로 빠져나온다(그림 7.97A, B). 뼈사이막의 아래끝에는 종아리동맥(비골동맥, fibular artery)의 관통가지가 지나갈 수 있는 작은 틈이 있다.

정강종아리관절(경비관절, tibiofibular joint)

정강종아리관절(**tibiofibular joint**, superior tibiofibular joint)은 종아리뼈머리(head of fibula)에 있는 편평한 관절면과 정강뼈가쪽관절융기 뒤가쪽의 상응하는 관절면 사이의 윤활관절(synovial joint)로서 평면관절(plane joint)에 속한다(그림 7.94B, D와 7.97A). 질긴 관절주머니(joint capsule)가 관절을 둘러싸고 있으며, 종아리뼈와 정강뼈의 관절면 가장자리에 붙어 있다. 관절주머니는 종아리뼈머리에서 정강뼈의 가쪽관절융기(lateral tibial condyle)를 향해 위안쪽으로 주행하는 **앞정강종아리인대**(전경비인대, *anterior tibiofibular ligament*)와 **뒤정강종아리인대**(후경비인대, *posterior tibiofibular ligament*)로 강화되어 있다(그림 7.94B). 이 관절의 뒤를 오금근힘줄(tendon of popliteus)이 관통한다. 무릎관절의 윤활주머니인 **오금주머니**(슬와낭, *popliteus bursa*)(그림 7.98; 표 7.17)는 오금근힘줄과 정강뼈의 가쪽관절융기 사이에 놓여 있다. 약 20%에서 오금주머니가 정강종아리관절의 윤활공간(synovial cavity)과 교통하고 있어서 무릎관절과 함께 이곳으로 염증이 퍼질 수 있다.

운동(Movement). 발의 발등굽힘 때, 목말뼈도르래(거골활차, trochlea of talus)가 양쪽 복사 사이에 끼면서 약간의 관절운동이 일어난다("발목관절의 관절면" 참조).

혈액공급(Blood Supply). 정강종아리관절에 혈액을 공급하는 동맥은 가쪽아래무릎동맥(inferior lateral genicular artery)과 앞정강되돌이동맥(anterior tibial recurrent artery)이다(그림 7.96A와 7.97B).

신경지배(Nerve Supply). 위정강종아리관절을 지배하는 신경은 온종아리신경(총비골신경, common fibular nerve)과 오금근신경(nerve to popliteus muscle)에서 나온다(그림 7.97D).

정강종아리인대결합(tibiofibular syndesmosis)

정강종아리인대결합(경비인대결합, **tibiofibular syndesmosis**)은 복합된 섬유관절(fibrous joint)이다. 두 뼈의 몸통은 **뼈사이막**(*interosseous

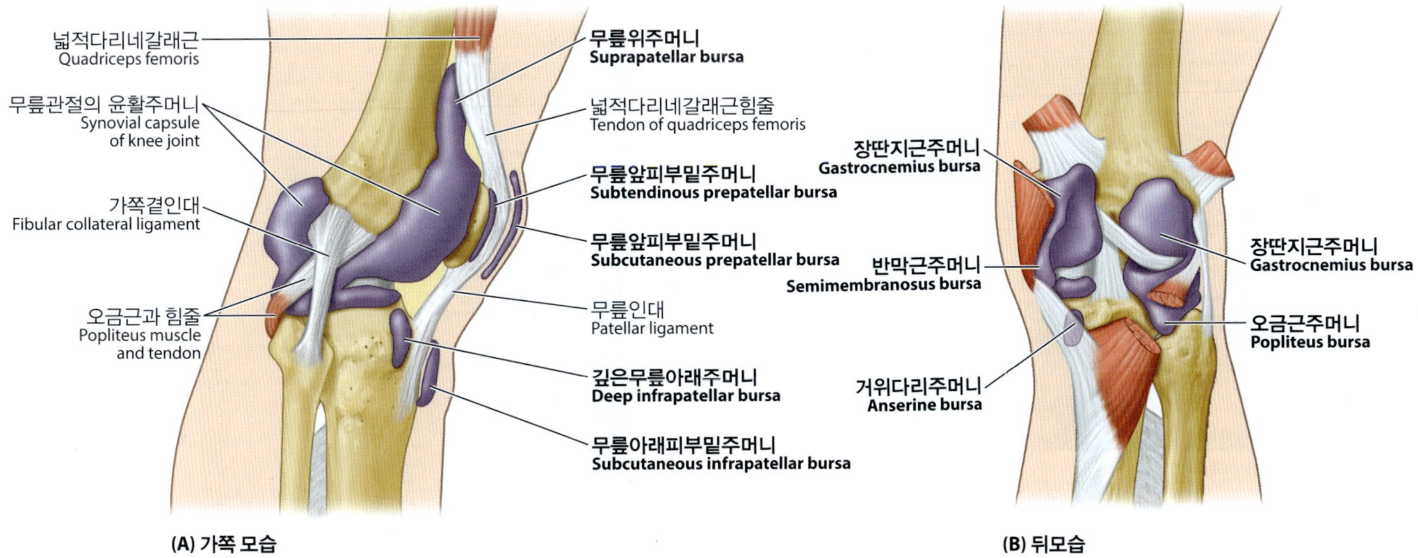

그림 7.98. 무릎관절 주변과 종아리 몸쪽의 윤활주머니.

표 7.17. 무릎관절 주변의 윤활주머니

윤활주머니	위치	특이사항
무릎위주머니(suprapatellar bursa)	넙다리뼈와 넓적다리네갈래근힘줄 사이	무릎의 관절근육에 의해 위치 고정됨; 위로 확징된 무릎관절의 관절안과 자유롭게 교통함
오금근주머니(popliteus bursa)	오금근힘줄과 정강뼈의 가쪽관절융기 사이	가쪽반달 아래에서 무릎관절의 윤활관절안으로 열림
거위다리주머니(anserine bursa)	넓적다리빗근, 두덩정강근, 반힘줄근의 힘줄을 정강뼈 및 안쪽곁인대로부터 분리시킴	이 근육의 힘줄들이 정강뼈에 닿는 구역; 거위발(라틴어로 *pes anserinus*)과 닮음
장딴지근주머니(gastrocnemius bursa)	장딴지근안쪽갈래의 이는곳의 깊은 곳	무릎관절주머니의 윤할막이 확장된 것임
반막근주머니(semimembranosus bursa)	장딴지근의 안쪽갈래와 반막근힘줄 사이	반막근의 닿는곳과 관련이 있음
무릎앞피부밑주머니 (subcutaneous prepatellar bursa)	피부와 무릎뼈의 앞면 사이	종아리를 움직일 때 무릎뼈 위의 피부가 자유롭게 움직이게 함
무릎아래피부밑주머니 (subcutaneous infrapatellar bursa)	피부와 정강뼈거친면 사이	무릎을 꿇을 때 무릎이 압력에 견딜 수 있도록 도와줌
깊은무릎아래주머니(deep infrapatellar bursa)	무릎인대와 정강뼈의 앞면 사이	무릎아래지방체에 의해 무릎관절과 분리되어 있음

membrane)을 통해 섬유성 결합을 이루고 있으며, 앞정강종아리인대(*anterior tibiofibular ligament*), 뼈사이정강종아리인대(*interosseous tibiofibular ligament*), 뒤정강종아리인대[*posterior tibiofibular ligament*; 두 뼈의 먼쪽끝을 연결해 **아래정강종아리관절(inferior tibiofibular joint)**을 구성]를 통해 연결되어 있다. 아래정강종아리관절의 결합은 가쪽복사(lateral malleolus)를 목말뼈(거골, talus) 가쪽에 단단히 고정시켜 주므로 발목관절 안정성의 유지에 필수적이다.

관절면과 인대. 종아리뼈 아래끝의 안쪽에 있는 거친 세모꼴 관절면은 정강뼈의 아래끝에 있는 관절면과 서로 관절한다(그림 7.97A와 7.99B). 강하고 깊이 위치한 **뼈사이정강종아리인대(interosseous tibiofibular ligament)**는 위로 뼈사이막과 이어져 있으며, 정강뼈와 종아리뼈를 연결하는 주요 인대이다. 아래정강종아리관절은 또한 앞과 뒤로 관절의 바깥에 있는 **앞정강종아리인대(anterior tibiofibular ligament)**와 **뒤정강종아리인대(posterior tibiofibular ligament)**에 의해 강화되어 있다. 뒤정강종아리인대의 먼쪽 깊은부분인 **아래가로인대[inferior transverse (tibiofibular) ligament]**는 안쪽복사와 가쪽복사 사이를 연결해 단단히 고정시키는 역할을 한다. 아래가로인대는 목말뼈와 닿아 있고, 목말뼈도르래(trochlea of talus)와 관절하는 **복사격자(malleolar mortise**; 3개의 깊은 벽과 얕거나 혹은 개방된 앞벽을 가짐)의 뒤벽을 구성한다. 복사격자의 가쪽벽과 안쪽벽은 각각의 복사가 담당한다(그림 7.99).

운동. 발의 발등굽힘 때, 목말뼈도르래의 넓은 끝이 양쪽 복사(malleolus) 사이에 끼게 되면서 약간의 관절운동이 일어난다.

혈액공급. 종아리동맥(fibular artery)의 관통가지와 앞·뒤정강동맥(anterior and posterior tibial arteries)의 안쪽복사동맥(medial malleolar artery)에서 나온 동맥이 혈액공급을 한다(그림 7.97B).

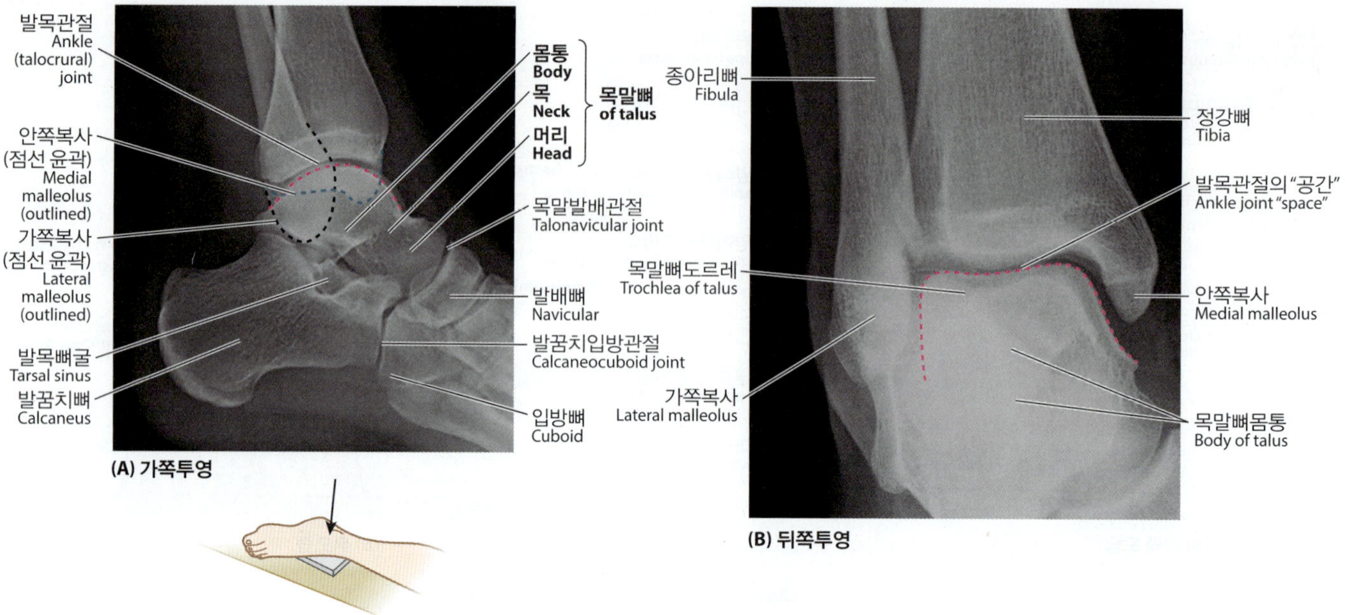

그림 7.99. 발목관절의 방사선사진. A. 가쪽투사 구조물들. **B.** 14세 소년의 발목관절. 이 나이에선 뼈끝연골판(epiphysial carilage plate)이 명확히 보인다.

신경지배. 정강종아리인대결합을 지배하는 신경은 깊은종아리신경(deep fibular nerve), 정강신경(tibial nerve), 두렁신경(복재신경, saphenous nerve)에서 나온다(그림 7.97D).

발목관절(Ankle Joint)

발목관절(족관절, **ankle joint**, talocrural articulation)은 윤활관절(synovial joint) 중에서 경첩관절(hinge joint)에 해당한다. 정강뼈와 종아리뼈의 먼쪽끝 및 목말뼈(거골, talus)의 윗부분 사이에 존재한다(그림 7.99와 7.100). 발목관절은 안쪽복사(medial malleolus) 끝에서 몸쪽으로 약 1 cm 떨어진, 약간 움푹 들어간 곳으로 발목 앞에 있는 힘줄들 사이에서 만져진다.

발목관절의 관절면(articular surfaces of ankle joint)

정강뼈와 종아리뼈의 먼쪽끝에는 뒤정강종아리인대의 아래가로인대[inferior transverse (tibiofibular) ligament](그림 7.97A)를 포함해 목말뼈도르래(*trochlea of talus*)에 들어맞게 형성된 **복사격자**(*malleolar mortise*)가 있다(그림 7.99B와 7.100). 목말뼈도르래는 목말뼈의 둥근 위관절면이다(그림 7.103C 참조). 가쪽복사(lateral malleolus) 안쪽은 목말뼈도르래 가쪽과 관절한다. 정강뼈는 목말뼈와 두 곳에서 관절한다.

1. 정강뼈 아래는 복사격자의 지붕을 형성하며, 목말뼈에 체중을 전달한다.
2. 정강뼈 안쪽복사(medial malleolus)는 목말뼈도르래 안쪽과 관절한다.

양쪽 복사는 관절의 움직임 동안, 복사격자에서 흔들릴 때 목말뼈를 단단히 붙잡는다. 목말뼈도르래 위에 있는 양쪽 복사는 발등굽힘 동안 최고로 조여지는데(가파른 경사를 내려오면서 "발꿈치로 땅을 찍을 때" 또는 줄다리기 할 때), 이는 목말뼈도르래의 넓은 앞부분이 뒤로 이동하면서 양쪽 복사의 사이를 벌려주기 때문이다. 특히 강한 정강종아리 뼈사이인대(골간인대, interosseous tibiofibular ligament)는 더 벌어지지 않게 단단히 붙잡아주며, 여기에 정강뼈와 종아리뼈 사이를 연결하는 앞정강종아리인대와 뒤정강종아리인대도 도움을 준다(그림 7.100과 7.101).

뼈사이인대(*interosseous ligament*)는 정강뼈와 종아리뼈 사이 깊은 곳에 위치해 있어, 그림 7.97A의 삽입그림에서 보듯이, 그 인대를 관찰하기 위해서는 가로절단을 하거나 인대를 잘라야 한다.

발목관절은 발바닥굽힘 동안에 상대적으로 불안정해지는데, 이는 목말뼈도르래 뒷부분이 좁아 상대적으로 복사격자가 느슨해지기 때문이다. 대부분 발목 손상이 많이 발생하는 것은 대개 갑작스런 예상치 않은 발의 안쪽번짐(inversion)으로 인해, 이를 저항하려 부적절한 발바닥굽힘을 하는 바로 그때이다.

발목관절의 관절주머니(joint capsule of ankle joint)

발목관절의 관절주머니(joint capsule of ankle joint)는 앞뒤가 얇지만, 양쪽 옆면은 강한 가쪽·안쪽곁인대(*lateral·medial* collateral *ligament*)에 의해 지지된다(그림 7.101과 7.102; 그림 7.101에서 관절주머니의 얇은 부분은 제거하고, 강화하는 부분인 인대와 윤활주름만 남김). 관절주머니 섬유막은 위로는 정강뼈와 복사(malleoli)의 관절면 가장자리에 붙어 있고, 아래로는 목말뼈(talus)에 붙어 있다. 윤활막(synovial membrane)은 성기고 관절주머니 섬유막의 안쪽을 싸고 있다. 윤활공간(synovial cavity)은 흔히 정강뼈와 종아리뼈 사이

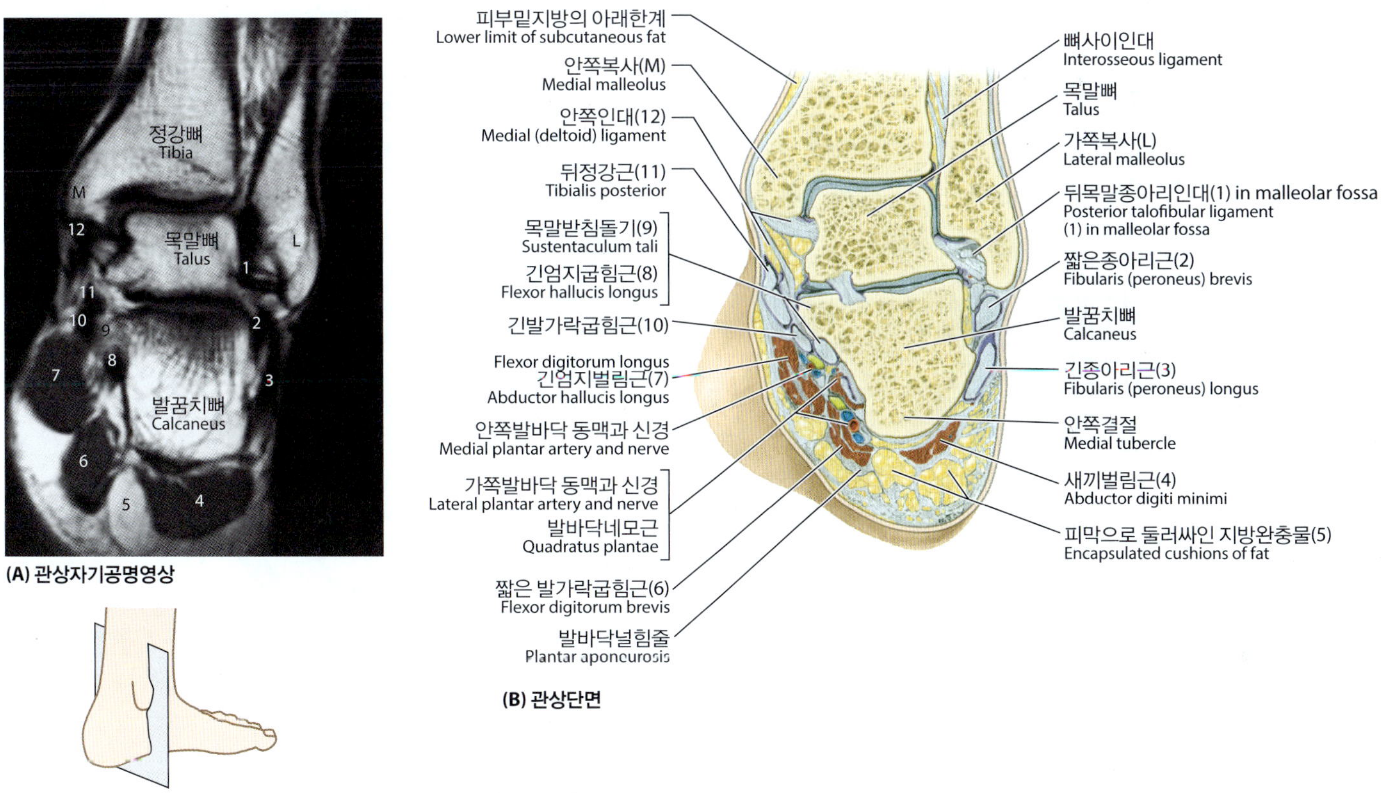

그림 7.100. 발목 부위 단면해부. A. 발목 부위 자기공명영상(MRI). 이 스캔 이미지는 발목의 자기공명영상(MRI)에서 볼 수 있는 구조물을 보여준다. **B.** 해부관상단면.

에 있는 뼈사이정강종아리인대(interosseous tibiofibular ligament)까지 위로 멀리 뻗어 있다.

발목관절의 인대(ligaments of ankle joint)

발목관절은 가쪽에 있는 **발목관절가쪽인대(lateral ligament of ankle joint)**에 의해 강화되어 있으며, 복잡한 구조를 이루며 완전히 독립된 3개 인대는 다음과 같다(그림 7.101A, B).

1. **앞목말종아리인대**(전거비인대, **anterior talofibular ligament**)는 납작하고, 약한 띠모양 인대로, 가쪽복사(lateral malleolus)에서 목말뼈머리(head of talus)를 향해 앞안쪽으로 주행한다.
2. **뒤목말종아리인대**(후거비인대, **posterior talofibular ligament**)는 두껍고, 강한 띠모양 인대로, 가쪽복사오목(malleolar fossa)에서 목말뼈의 가쪽결절(lateral tubercle)을 향해 안쪽으로 수평하게 그리고 약간 뒤로 주행한다(그림 7.100, 7.101B).
3. **발꿈치종아리인대**(종비인대, **calcaneofibular ligament**)는 둥근 끈모양 인대로, 가쪽복사(lateral malleolus) 끝에서 발꿈치뼈(종골, calcaneus) 가쪽을 향해 뒤아래로 주행한다(그림 7.101A, B).

관절주머니는 안쪽에서 크고 강한 **발목의 안쪽인대[medial (deltoid) ligament of the ankle]**로 강화되며, 안쪽복사(medial malleolus) 몸쪽에 붙어 있다(그림 7.102). 안쪽인대는 안쪽복사에서 부채꼴로 퍼져나가, 목말뼈와 발꿈치뼈 그리고 발배뼈(주상골, navicular)에 닿는데, 근처연속되는 4부분을 지나서 닿는다. 그 4부분은 **정강발배부분(tibionavicular part)**, **정강발꿈치부분(tibiocalcaneal part)**, **앞정강목말부분(anterior tibiotalar part)**, **뒤정강목말부분(posterior tibiotalar part)**이다. 안쪽인대는 가쪽번짐(eversion) 동안 발목관절을 안정화하고 관절의 부분탈구(아탈구, subluxation)를 막는다.

발목관절의 운동(movements of ankle joint)

발목관절의 주요 운동은 발의 발등굽힘(dorsiflexion)과 발바닥굽힘(plantarflexion)이며, 이는 목말뼈를 지나는 가로축(transverse axis)을 기준으로 일어난다(그림 7.103B). 목말뼈도르래의 뒷부분이 좁기 때문에 발바닥굽힘을 하면 양쪽 복사의 사이가 느슨해져 흔들거리고, 이 자세에서 약간의 벌림(abduction)과 모음(adduction), 안쪽번짐과 가쪽번짐이 가능해진다.

- 발목의 발등굽힘(*dorsiflexion of the ankle*)은 종아리앞칸(anterior compartment of leg) 근육에 의해 이루어진다(표 7.10 참조). 발등굽힘은 대개 종아리세갈래근(triceps surae)의 수동적 늘어짐(stretching)과 가쪽·안쪽인대(lateral and medial ligament)의 긴장(tension)에 의해 제한된다.
- 발목의 발바닥굽힘(*plantarflexion of the ankle*)은 종아리뒤칸(posterior compartment of leg)의 근육에 의해 이루어진다(표 7.13 참조). 발레리나의 발가락 춤을 예로 들면, 발등이 종아리앞면과 같은 선에 위치하게 된다.

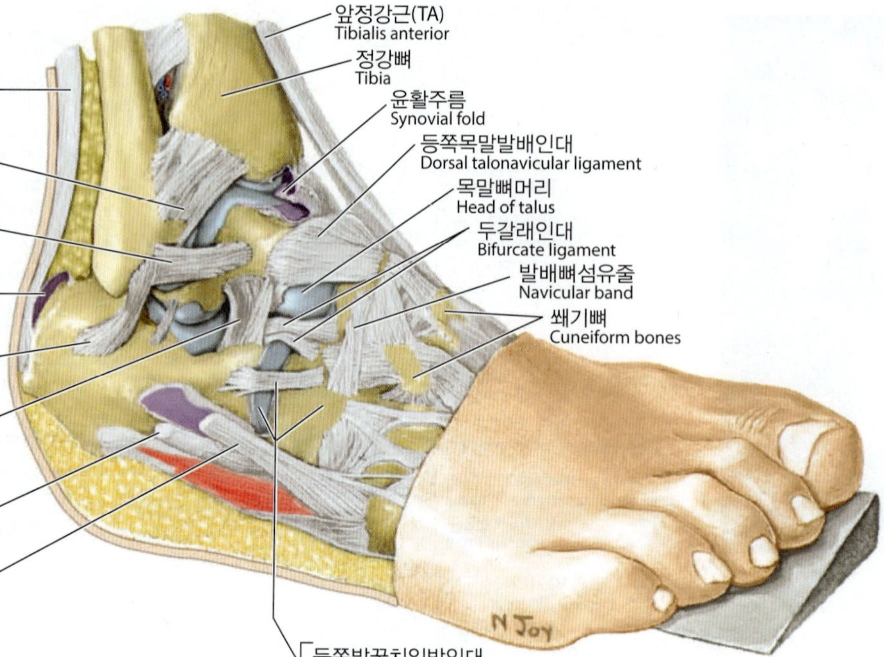

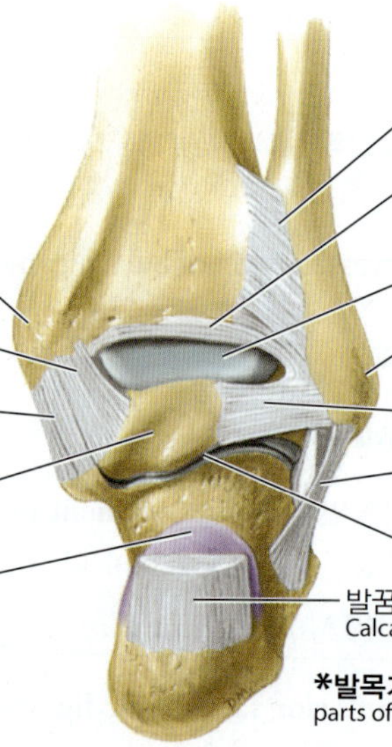

그림 7.101. 발목관절과 가쪽번짐(eversion)과 안쪽번짐(inversion) 관절의 해부. A. 해부. 관절면과 가쪽인대(lateral ligament)가 팽팽해지게 하기 위해 발을 안쪽번짐(발아래 놓은 쐐기를 밟고) 시켰다. **B.** 발목관절 뒤쪽 인대.

발목관절의 혈액공급(blood supply of ankle joint)

동맥의 혈액공급은 종아리동맥(비골동맥, fibular artery), 앞정강동맥(anterior tibial artery), 뒤정강동맥(posterior tibial artery)의 복사가지(malleolar branch)에서 받는다(그림 7.97B).

발목관절의 신경지배(nerve supply of ankle joint)

두렁신경, 정강신경(tibial nerve), 장딴지신경, 얕은·깊은종아리신경(superficial & deep fibular nerve)에서 나온 신경이 지배한다. 얕은·깊은종아리신경은 온종아리신경의 가지이다(그림 7.97D).

발관절(Foot Joints)

발의 많은 관절은 발목뼈(족근골, tarsal), 발허리뼈(중족골, metatarsal), 발가락뼈(족지골, phalanges)로 이루어져 있다(그림 7.103; 표 7.18). 중요한 발목뼈사이관절(intertarsal joint)로는 **목말밑관절** [*subtalar (talocalcaneal) joint*]과 **가로발목뼈관절**[*transverse tarsal joint*; **발꿈치입방관절**(*calcaneocuboid joint*), **목말발배관절**(*talona-*

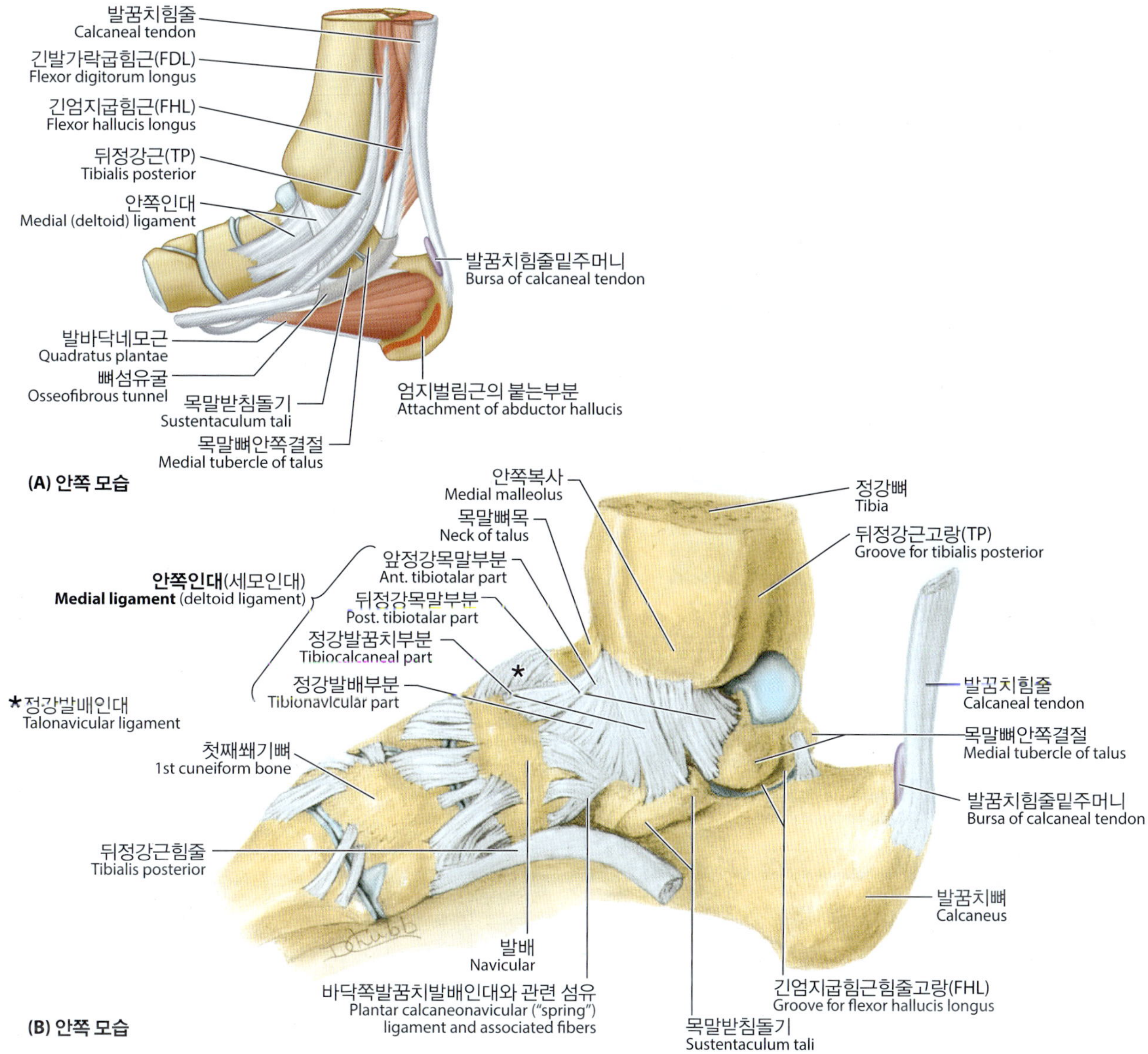

그림 7.102. 발목과 발의 안쪽 힘줄과 인대. A. 굽힘근힘줄과 안쪽복사, 목말받침돌기와의 관계. 굽힘근힘줄이 발목부위의 뒤가쪽면으로 내려와 발로 들어가는 것으로 보여준다. 긴엄지굽힘근에 매인 부위를 제외한 굽힘근지지띠는 제거하였다. **B.** 발목 안쪽인대(세모인대) 부분.

vicular joint)로 이루어짐]이 있다. 안쪽번짐과 가쪽번짐은 이 관절의 주요 움직임이다. 다른 발목뼈사이관절[예: 쐐기사이관절(설상골간관절, intercuneiform joint)], **발목발허리관절**(족근중족관절, *tarsometatarsal joint*), **발허리뼈사이관절**(중족간관절, *intermetatarsal joint*)은 상내석으로 삭고 인대로 단단히 고정되어 있어 이 사이에는 약간의 운동만 일어난다. 발은 발허리발가락관절(중족지절관절, metatarsophalangeal joint)과 발가락뼈사이관절(족지절간관절, interphalangeal joint)에서 앞발(forefoot)의 굽힘과 폄 운동을 할 수 있다(그림 7.104A, B; 표 7.19). 특히 엄지발가락과 둘째발가락 굽힘을 통해 안쪽번짐을 할 수 있고, 가쪽 4개 발가락의 폄을 통해 가쪽번짐을 할 수 있다. 발허리발가락관절의 몸쪽에 있는 발의 모든 뼈는 등쪽인대(dorsal ligament)와 바닥쪽인대(plantar ligament)로 고정되어 있다. 발허리발가락관절과 발가락뼈사이관절의 뼈는 가쪽곁인대(lateral collateral ligament)와 안쪽곁인대(medial collateral ligament)로 고정되어 있다.

목말밑관절(subtalar joint)은 목말뼈와 발꿈치뼈 사이의 관절이다. 해부목말밑관절(*anatomical subtalar joint*)은 목말뼈의 오목한 뒤발꿈치뼈관절면(posterior calcaneal articular surface)과 발꿈치뼈의 볼록한 뒤목말관절면(posterior talar articular surface) 사이에 있는 하나의 윤활관절이다(그림 7.100B와 7.101B). 관절주머니는 약하지만 안쪽목말발꿈치인대(medial talocalcaneal ligament), 가쪽목말발꿈치인대(lateral *talocalcaneal ligament*), 뒤목말발꿈치인대(posterior *talocalcaneal ligament*), 뼈사이목말발꿈치인대(interosseous *talocalcaneal ligament*)가 관절을 지지하고 있다(그림 7.100B와 7.101A).

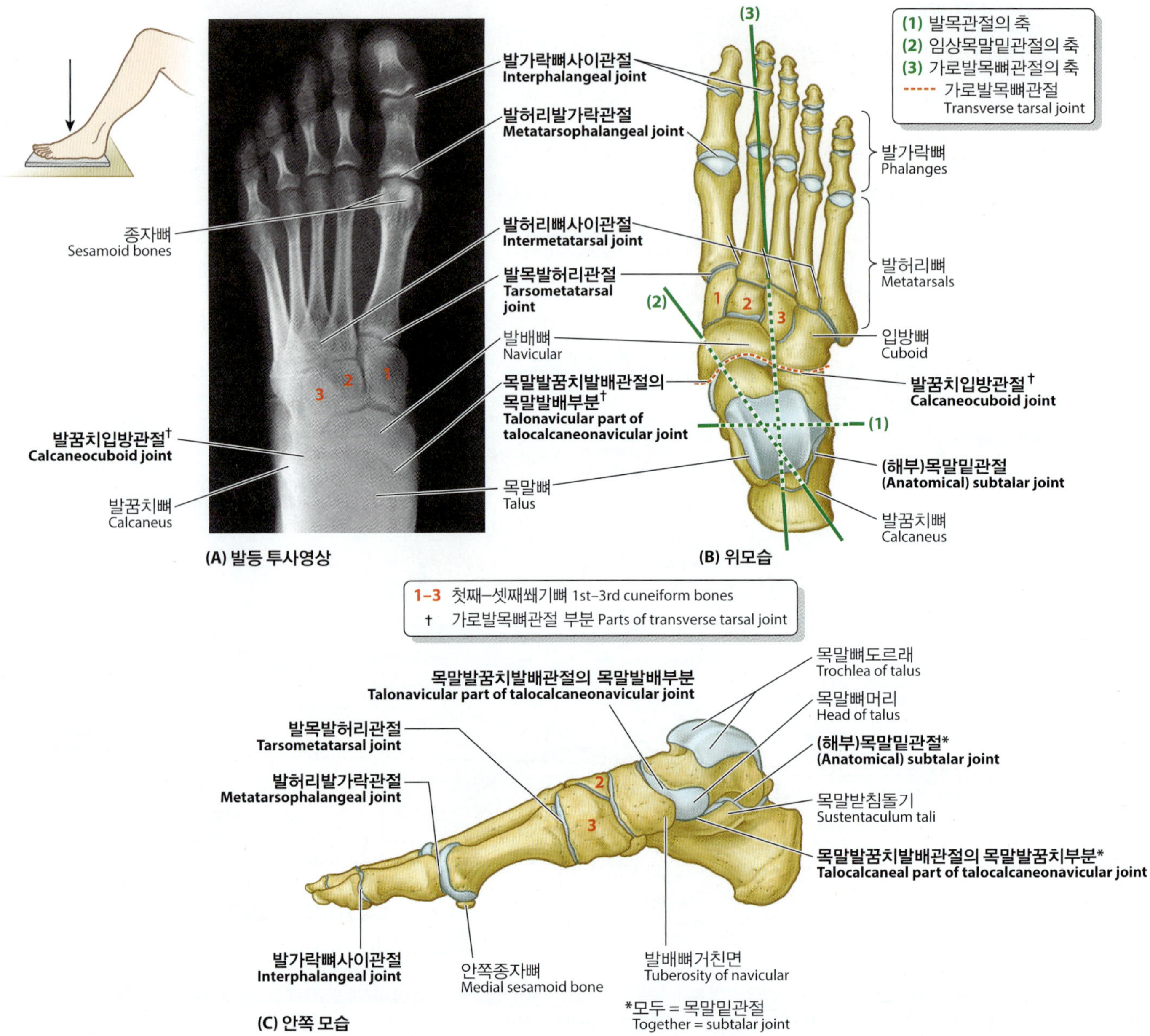

그림 7.103. 발의 관절.

뼈사이목말발꿈치인대(interosseous talocalcaneal ligament)는 발목뼈굴(족근동, *tarsal sinus*)에 있는 특히 강한 인대로, 목말밑관절과 목말발꿈치발배 관절을 분리시킨다. 정형외과 의사는 해부목말밑관절과 **목말발꿈치발배관절(talocalcaneonavicular joint)**의 **목말발꿈치부분(talocalcaneal part)**로 구성된 복합기능관절을 목말밑관절(*subtalar joint*)이라고 말한다. 임상목말밑관절(*clinical subtalar joint*)의 두 개별 관절은 목말발꿈치뼈사이인대에 걸터앉은 구조로 되어있다. 구조적으로, 해부목말밑관절은 독립된 관절주머니와 관절안을 가지고 있는 별개의 관절이므로 해부학적 정의가 논리적으로 맞는 말이다. 그러나 기능적으로는, 복합관절의 두 성분이 하나의 단위로 기능하며 이들이 독립적으로 기능하는 것은 불가능하므로 그 임상적 정의도 논리적이다. 목말밑관절은 그 비스듬한 축을 기준으로, 발의 안쪽번짐과 가쪽번짐이 일어나는 주요 관절임은 분명하다.

가로발목뼈관절(transverse tarsal joint)은 가로로 정열된 2개 개별 관절로 된 복합관절인데, 그 2개 관절은 **목말발꿈치발배관절의 목말발배부분(talonavicular part)**과 **발꿈치입방관절**(종입방관절, **calcaneocuboid joint**)이다(그림 7.103A, B). 이 관절에서, 앞발과 중간발(midfoot)이 한 단위로 긴축(longitudinal axis)을 중심으로 뒷발에 대한 회전이 가능하며, 임상목말밑관절에서 일어나는 안쪽번짐과 가쪽번짐을 상승시키는 역할을 한다. 가로발목뼈관절을 가로질러

표 7.18. 발의 관절

관절	유형	관절면	관절주머니	인대	운동	혈액공급	신경지배
목말밑관절 (subtalar, 목말발꿈치 부분, 해부목말밑관절)	평면윤활관절 (plane synovial joint)	목말뼈몸통 아랫면(발꿈치뒤 관절면)이 발꿈치뼈 윗면(목말뼈뒤 관절면)과 관절을 이룸	관절주머니의 섬유막이 관절면 모서리에 붙음	안쪽, 가쪽, 뒤목말발꿈치인대가 관절주머니를 지지함; 뼈사이목말발꿈치인대가 뼈들을 함께 붙잡아 줌	발의 안쪽번짐과 가쪽번짐	뒤정강동맥과 종아리동맥	발바닥면: 안쪽 또는 가쪽발바닥신경 등쪽면: 깊은종아리신경
목말발꿈치발배관절 (talocalcaneonavicular)	윤활관절; 목말발배부분은 절구관절(ball and socket)임	목말뼈머리가 발꿈치뼈, 발배뼈와 관절을 이룸	관절주머니가 불완전하게 관절을 둘러쌈	바닥쪽발꿈치발배인대가 목말뼈머리를 지지함	미끄러짐과 돌림 운동이 가능함	발등동맥의 가지인 가쪽발목동맥을 통한 앞정강동맥	
발꿈치입방관절 (calcaneocuboid)	평면윤활관절 (plane synovial joint)	발꿈치뼈의 앞끝이 입방뼈의 뒷면과 관절을 이룸	관절주머니가 관절을 둘러쌈	등쪽발꿈치입방인대, 바닥쪽발꿈치입방인대, 긴발바닥인대가 관절주머니를 지지함	발의 안쪽번짐과 가쪽번짐; 휘돌림		
쐐기발배관절 (cuneonavicular joint)		발배뼈의 앞이 쐐기뼈 뒤와 관절을 이룸	하나의 관절주머니가 여러 관절을 둘러쌈	등쪽, 바닥쪽쐐기발배인대	약간의 운동만 발생함		
발목발허리관절 (tarsometatarsal)		발목뼈의 앞이 발허리뼈바닥과 관절을 이룸	각각의 관절주머니가 각 관절을 둘러쌈	등쪽, 바닥쪽, 뼈사이 발목발허리인대가 뼈들을 함께 붙잡아줌	미끄러짐 또는 활주		깊은종아리신경; 안쪽 및 가쪽발바닥신경; 장딴지신경
발허리뼈 사이관절 (intermetatarsal)	평면윤활관절 (plane synovial joint)	발허리뼈바닥들이 서로 관절을 이룸	각각의 관절주머니가 각 관절을 둘러쌈	등쪽, 바닥쪽, 뼈사이 발허리사이인대가 가쪽 4개 발허리뼈를 함께 붙잡아줌	개별적인 움직임은 거의 일어나지 않음	가쪽발목동맥(발등동맥의 가지)	발가락신경
발허리발가락관절 (metatarsophalangeal)	타원윤활관절 (condyloid synovial joint)	발허리뼈머리가 첫마디뼈바닥과 관절을 이룸		곁인대가 양쪽 옆에서 관절주머니를 지지함; 바닥쪽인대가 관절주머니의 발바닥 부분을 지지함	굽힘, 폄, 약간의 벌림, 모음, 휘돌림		
발가락뼈사이관절 (interphalangeal)	경첩윤활관절 (hinge synovial joint)	하나의 발가락뼈머리가 먼쪽에 있는 발가락뼈바닥과 관절을 이룸		곁인대와 바닥쪽인대가 관절을 지지함	굽힘과 폄	발바닥동맥활의 발가락가지	

절단하는 것은 발의 외과적 절단(*surgical amputation*)의 표준방법이다.

발의 주요 인대(major ligaments of foot)

발바닥에 있는 주요 인대는 다음과 같다(그림 7.105).

- **바닥쪽발꿈치발배인대[plantar calcaneonavicular ligament**, 용수철인대(spring ligament)]는 목말받침돌기(재거돌기, talar shelf)와 발배뼈뒤관절면의 아래모서리 사이에 있는 쐐기모양의 틈을 메우며 가로지른다(그림 7.105A, B). 용수철인대는 목말뼈머리(거골두, head of talus)를 지지하며, 목말뼈에 전달된 체중을 분산시키고 세로발바닥활(longitudinal arch of foot)을 유지하는 데 가장 중요한 역할을 한다.
- **긴발바닥인대(long plantar ligament)**는 발꿈치뼈(종골, calcaneum)의 발바닥면에서 입방뼈(cuboid)에 있는 긴종아리근힘줄고랑(groove for tendon of fibularis longus)으로 주행한다. 일부

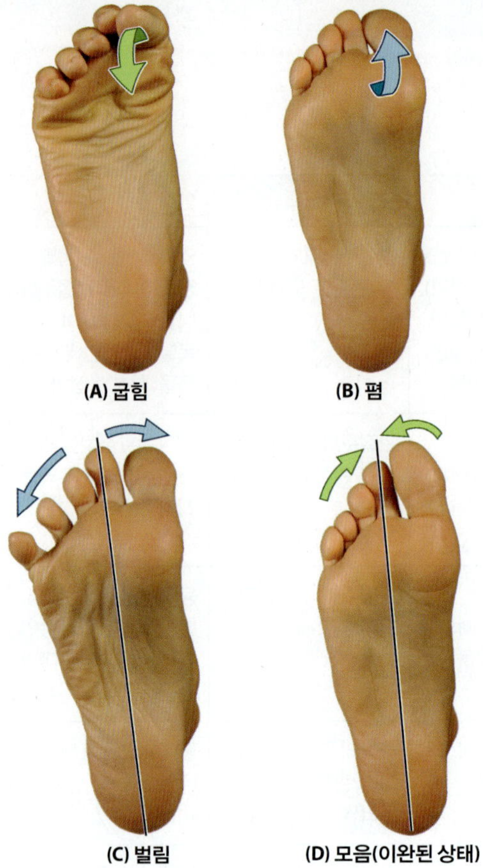

그림 7.104. 앞발관절의 운동.

표 7.19. 앞발관절의 운동과 관련 근육

운동(알파벳은 그림 7.104 참조)	근육[a]
발허리발가락관절(metatarsophalangeal joints)	
굽힘(flexion) (*A*)	**짧은발가락굽힘근(flexor digitorum brevis)** **벌레근(lumbricals)** **뼈사이근(interossei)** **짧은엄지굽힘근(flexor hallucis brevis)** **긴엄지굽힘근(flexor hallucis longus)** 짧은새끼굽힘근(flexor digiti minimi brevis) 긴발가락굽힘근(flexor digitorum longus)
폄(extension) (*B*)	**긴엄지폄근(extensor hallucis longus)** **긴발가락폄근(extensor digitorum longus)** **짧은발가락폄근(extensordigitorum brevis)**
벌림(abduction) (*C*)	**엄지벌림근(abductor hallucis)** **새끼벌림근(abductor digiti minimi)** **등쪽뼈사이근(dorsal interossei)**
모음(adduction) (*D*)	**엄지모음근(adductor hallucis)** **바닥쪽뼈사이근(plantar interossei)**
발가락뼈사이관절(interphalangeal joint)	
굽힘(flexion) (*A*)	**긴엄지굽힘근(flexor hallucis longus)** **긴발가락굽힘근(flexor digitorum longus)** **짧은발가락굽힘근(flexor digitorum brevis)** 발바닥네모근(quadratus plantae)
폄(extension) (B)	**긴엄지폄근(extensor hallucis longus)** **긴발가락폄근(extensor digitorum longus)** **짧은발가락폄근(extensor digitorum brevis)**

[a]굵게 표시한 근육이 움직임에 주로 사용하는 근육이며, 다른 근육은 돕는 역할을 한다.

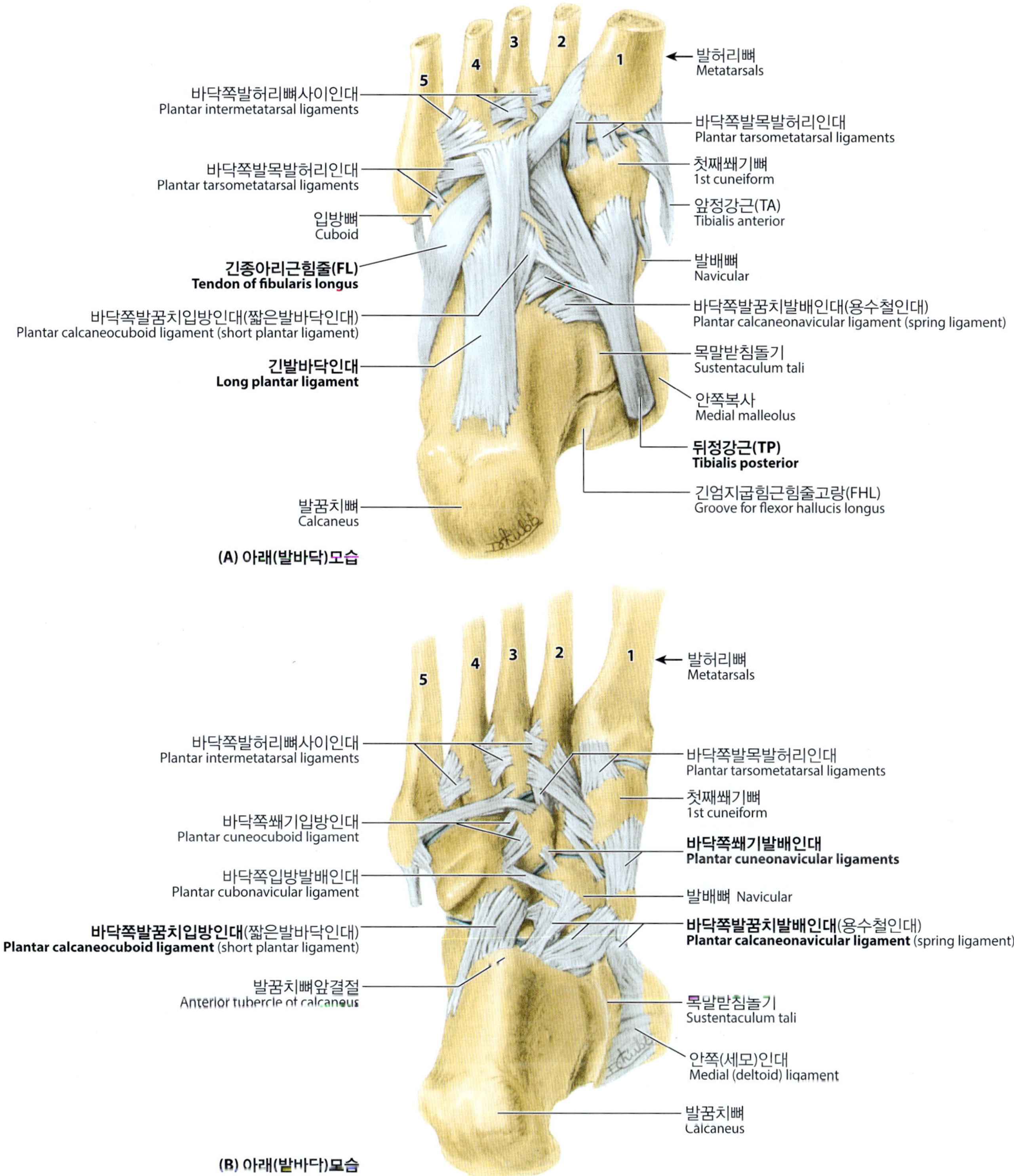

그림 7.105. 바닥쪽인대(plantar ligament). A. 얕은층 해부. **B.** 깊은층 해부.

7

섬유는 발허리뼈바닥(base of metatarsal)까지 뻗어서 긴종아리근 힘줄을 위한 굴(tunnel)을 형성한다(그림 7.105A). 긴발바닥인대는 세로발바닥활을 유지하는 데 중요한 역할을 한다.

- **바닥쪽발꿈치입방인대[plantar calcaneocuboid ligament**, 짧은 발바닥인대(short plantar ligament)]는 바닥쪽발꿈치발배인대와 긴발바닥인대 사이에 있다(그림 7.105B). 발꿈치뼈아래의 앞에서 입방뼈의 아래로 뻗어 있다. 바닥쪽발꿈치입방인대도 세로발바닥활을 유지하는 데 관여한다.

발의 활(arches of foot)

발이 딱딱한 구조로 이루어져 있다면 땅에 닿을 때마다 가해지는 충격이 그대로 뼈대에 전달될 것이다. 발은 많은 뼈와 인대로 이루어져 있어서 유연성(flexibility)이 상당히 높고 땅의 조건에 따라 그 형태를 변형시킬 수 있으며, 따라서 충격의 많은 부분을 흡수할 수 있다. 더욱이, 발목뼈(족근골, tarsal)와 발허리뼈(중족골, metatarsal)는 세로와 가로발바닥활(transverse arch)로 배열되어 수동적으로 지지되고, 체중을 감당할 수 있는 능력을 더하고 발의 탄력성(resiliency)을 증가시키는 유연한 힘줄에 의해 능동적으로 조절된다. 따라서 더 오랫동안, 훨씬 더 작은 힘이 뼈대계통을 통해 발로 전달한다.

바닥활은 발에 전달된 체중을 분산시키며 충격을 흡수할 뿐만 아니라, 걷고, 달리고, 점프할 때, 몸을 추진시키는 구름판(springboard)의 역할을 한다. 발바닥활의 탄력성은 땅바닥의 굴곡에 적응할 수 있게 해준다. 정강뼈에서 목말뼈로 이동된 체중은 뒤에 있는 발꿈치뼈와 앞에 있는 발볼(ball of foot)(첫째발허리뼈의 종자뼈와 둘째발허리뼈머리)에 전달되며, 균형과 편안함을 위하여 셋째-다섯째발허리뼈머리에도 골고루 전달된다(그림 7.106). 이렇게 체중이 직접 전달된 곳 사이에 상대적으로 탄력이 높은 발바닥활이 위치해 있는 것이며, 서 있을 때는 발바닥활이 어느 정도 편평하게 눌린다. 체중이 사라지면 발바닥활은 원래의 형태로 되돌아온다(되튐).

세로발바닥활(longitudinal arch of foot)은 안쪽부분과 가쪽부분으로 이루어져 있다(그림 7.107). 기능적으로, 두 부분 모두 가로발바닥활(transverse arch of foot)과 함께 작용해 체중을 모든 방향으로 분산시킨다. **안쪽세로발바닥활(medial longitudinal arch)**이 가쪽세로발바닥활보다 더 높고, 더 중요하다(그림 7.107A, B). 안쪽세로발바닥활은 발꿈치뼈, 목말뼈(거골, talus), 발배뼈(주상골, navicular), 3개의 쐐기뼈(설상골, cuneiform), 3개의 발허리뼈로 이루어져 있다. **목말뼈머리(*talar head*)는 안쪽발바닥활의 핵심이다.** 앞정강근(tibialis anterior)과 뒤정강근(tibialis posterior)도 인대의 부착을 통해 안쪽세로발바닥활을 지지하는 데 도움을 주며, 가쪽에서 안쪽으로 주행하는 긴종아리근힘줄(fibularis longus tendon)도 세로발바닥활을 지지하는 데 도움을 준다(그림 7.107C, E). **가쪽세로발바닥활(lateral longitudinal arch)**은 안쪽보다 더 편평하며 서 있을 때 땅에 닿는다(그림 7.107B, D). 가쪽세로발바닥활은 발꿈치뼈, 입방뼈, 가쪽 2개의 발허리뼈로 이루어져 있다.

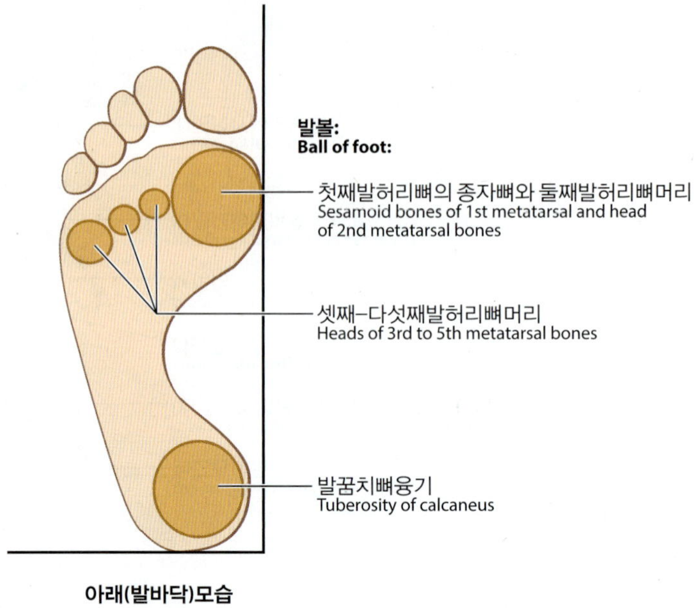

그림 7.106. 발에 체중이 실리는 부위. 체중은 뒤발(발꿈치)과 앞발(발허리뼈머리) 사이에 균등하게 분산된다. 앞발(forefoot)은 땅에 5부위가 닿는데, 첫째발허리뼈머리와 2개의 종자뼈(sesamoid bone)가 닿는 안쪽이 가장 크며, 그 다음 가쪽 4개 발허리뼈 머리가 땅에 닿는다. 첫째발허리뼈에 체중의 대부분이 실리며, 앞발의 가쪽은 균형을 유지하는 데 관여한다.

가로발바닥활(transverse arch of foot)은 발의 양쪽 옆면 사이에 놓여 있으며(그림 7.107C), 입방뼈, 쐐기뼈, 발허리뼈바닥으로 이루어져 있다. 세로발바닥활의 안쪽과 가쪽이 가로발바닥활의 기둥 역할을 한다. 긴종아리근힘줄과 뒤정강근힘줄(tendon of tibialis posterior muscle)이 등자(stirrup)처럼 발바닥을 가로지르며(그림 7.107C), 가로발바닥활을 유지하는 데 도움을 준다. 뼈로 이루어진 발바닥활은 수동적인 요소와 역동적인 지지를 통해 유지되는 것이다(그림 7.107E).

발바닥활을 형성하고 유지하는 수동적인 요소는 다음과 같다.

- 연결된 뼈의 형태(두 발바닥활, 특히 가로발바닥활)
- 세로발바닥활을 유지해주는 섬유조직의 4연속 층(얕은층에서 깊은층의 순서)
  1. 발바닥널힘줄(plantar aponeurosis)
  2. 긴발바닥인대(long plantar ligament)
  3. 바닥쪽발꿈치입방인대[plantar calcaneocuboid (short plantar) ligament]
  4. 바닥쪽발꿈치발배인대[plantar calcaneonavicular (spring) ligament]

발바닥활을 유지하는 역동적 지지는 다음과 같다.

- 발의 내인근육(intrinsic muscle of foot)의 활발한 (반사적) 긴장

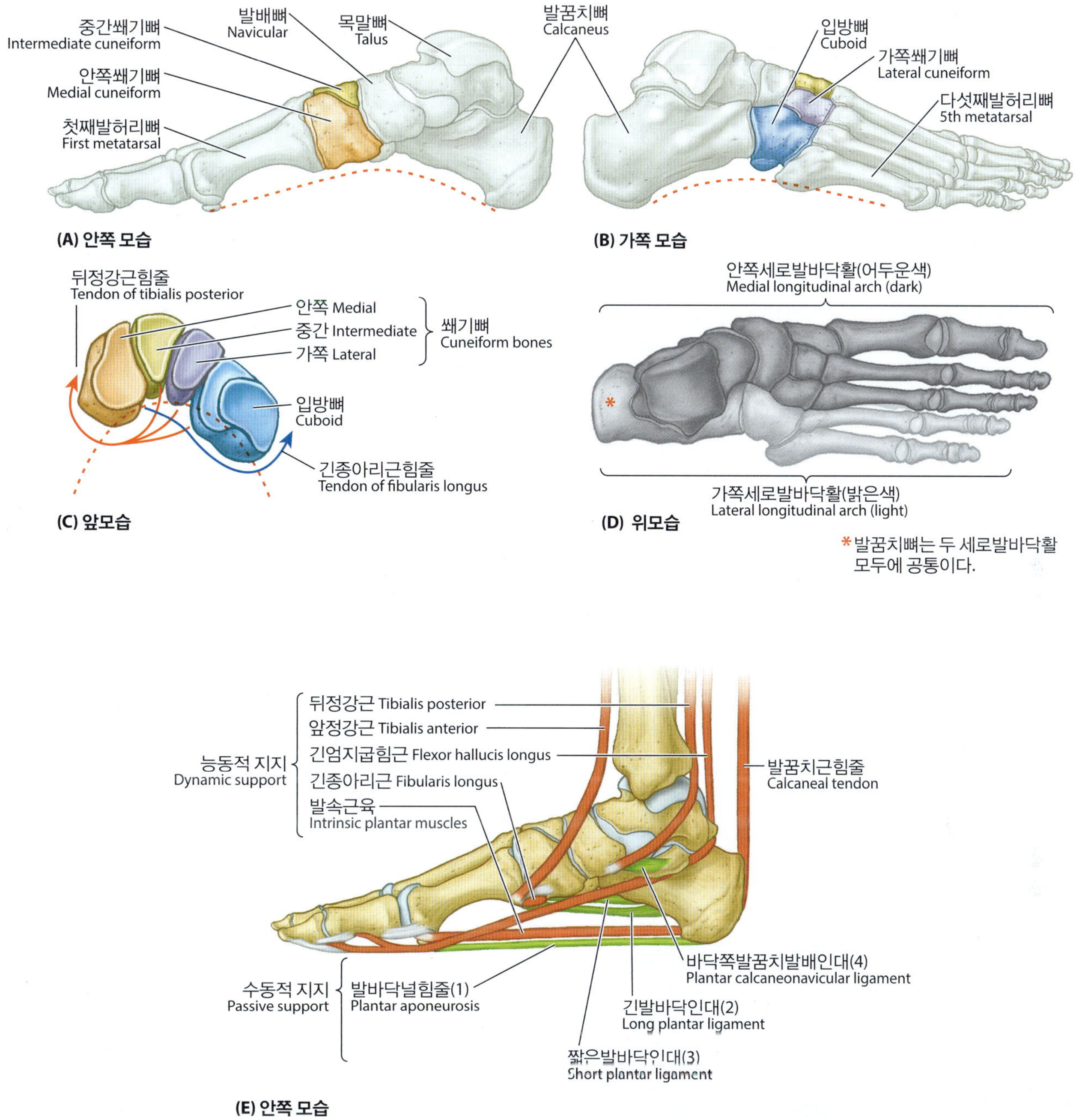

그림 7.107. 발의 활(궁, arch). A. 안쪽세로발바닥활. **B.** 가쪽세로발바닥활. 안쪽세로발바닥활은 가쪽세로발바닥활보다 더 높으며, 가쪽세로발바닥활은 똑바로 섰을 때 땅에 닿을 수 있다. **C.** 쐐기뼈 위치에서 가로발바닥활(transverse arch)을 나타냈으며, 주요 안쪽번짐근(invertor)인 뒤정강근과 주요 가쪽번짐근(evertor)인 긴종아리근에 의해 등자모양(stirrup like)의 지지를 받는다. **D.** 안쪽세로발바닥활(*어두운 회색*)과 가쪽세로발바닥활(*밝은 회색*)을 구성하는 뼈. 발꿈치뼈(*중간 회색*)는 두 세로발바닥활에 모두 연관되어 있다. 안쪽세로발바닥활은 주로 체중을 지탱하고 가쪽세로발바닥활은 균형을 제공한다. E. 세로발바닥활의 능동적(*붉은선*), 수동적(*회색*) 지지를 하는 구조를 보여준다. 4층의 수동적지지(*1–4*)가 있다. *붉은점선*, 발바닥활

력[세로발바닥활(longitudinal arch)]

- 발에 뻗어 있는 긴 힘줄을 통해 역동적 긴장수축(tonic contraction)을 하는 근육
  - 세로발바닥활을 위한 긴엄지굽힘근(flexor hallucis longus)과 긴발가락굽힘근(flexor digitorum longus)
  - 가로발바닥활을 위한 긴종아리근(fibularis longus)과 뒤정강근(tibialis posterior muscle)

이러한 구조물 중에서, 발바닥인대와 발바닥널힘줄이 가장 큰 스트레스를 받으며, 발바닥활을 유지하는 데 가장 중요한 구조이다.

무릎, 발목, 발관절의 표면해부학 (Surface Anatomy of Joints of Knee, Ankle, and Foot)

무릎부위(knee region)는 넓적다리와 종아리 사이에 있다(그림 7.108A). 무릎의 위는 가쪽넓은근과 안쪽넓은근에 의해 형성되는 큰 근육덩이가 있다. 무릎의 위가쪽은 엉덩정강띠가 있고, 이를 따라 아래로 가면, 앞가쪽정강뼈결절[*anterolateral tibial (Gerdy) tubercle*]에 닿는다. 쉽게 만져지며, 폄 동안 옆으로 움직이는 무릎뼈(*patella*)는 넙다리뼈관절융기(무릎뼈 중간에서 양쪽으로 잘 만져짐)의 앞에 놓인다. 무릎을 펴면, 무릎뼈끝(*apex of patella*)에서 무릎인대(*patellar ligament*)를 특히 야윈 사람에서 쉽게 만져볼 수 있으며, 두꺼운 띠처럼 돌출된 정강뼈거친면(*tibial tuberosity*)에 닿는다. 넙다리뼈관절융기와 정강뼈 사이의 관절면인 무릎관절면(*plane of knee joint*)은 무릎을 폈을 때, 무릎뼈끝과 무릎뼈인대가 합쳐지는 양쪽 각각에서 만져진다. 가쪽으로, 종아리뼈머리(*head of fibula*)는 넓적다리두갈래근힘줄의 아래를 따라가면 쉽게 확인된다. 이 힘줄은 무릎을 반만 굽히면 특히 두드러진다(그림 7.108B). 가쪽곁인대(*fibular collateral ligament*)는 무릎을 완전히 굽히면, 종아리뼈의 위, 넓적다리두갈래근의 앞에서 띠같은 구조물로 만져진다.

가쪽복사와 안쪽복사의 융기들은 대략적인 발목관절의 축(*axis of ankle joint*)을 이룬다(그림 7.108C~E). 발목이 발바닥굽힘을 하면 먼쪽끝에 있는 정강뼈의 앞경계를 안쪽복사의 위(몸쪽)에서 만질 수 있는데, 이곳은 발목관절의 관절면(joint plane)을 가리키는 부위이다. 목말받침돌기(*sustentaculum tali, talar shelf*)는 안쪽복사의 끝에서 먼쪽으로 대략 2 cm 정도 떨어져 있으며, 그 위를 지나가는 긴발가락굽힘근힘줄(*tendon of flexor digitorum longus*) 아래에서 가장 잘 만져지며, 이 힘줄에 의해 목말받침돌기는 다소 가려진다. 발이 안쪽번짐을 하면, ***발꿈치뼈앞*(anterior surface of calcaneus)**의 가쪽 경계가 드러나고 가쪽에서 만져진다. 이곳은 발꿈치입방관절(*calcaneocuboid joint*)이 위치하는 부위이다. 발이 발바닥굽힘을 하면, 목말뼈머리(*head of talus*)가 노출된다. 발목의 뒷면에서 발꿈치근힘줄(*calcaneal tendon*)은 쉽게 만져지며 힘줄을 따라가면 발꿈치거친면(*calcaneal tuberosity*)에 닿는다. 이 힘줄의 양옆에 있는 오목(depression)은 발목관절의 얕은층에 있다. 이 관절에 액체가 차게 되면, 이 오목들은 사라진다. 가로목말관절(*transversetarsal joint*)은 발배뼈거친면의 뒤쪽에서 가쪽복사와 5번째 발허리뼈거친면 사이의 가운데 지점을 연결한 선으로 알 수 있다.

첫째발허리뼈머리에 의해 만들어진 결절(knuckle)의 먼쪽에 있는 ***엄지발가락의 발허리발가락관절*(중족지절관절, metatarsophalangeal joint)**을 만져볼 수 있다. 퇴행성관절질환(degenerative joint disease)인 뼈관절염(*osteoarthritis*)과 마찬가지로 대사장애(metabolic disorder)인 통풍(*gout*)이 있으면 이 관절에 부종과 압통(tenderness)을 일으킬 수 있다. 첫째발허리발가락관절의 심한 통증을 엄지발가락통풍(*podagra*)이라고 한다. 첫째발허리발가락관절은 관절염이 처음 발생하는 곳이기도 하다.

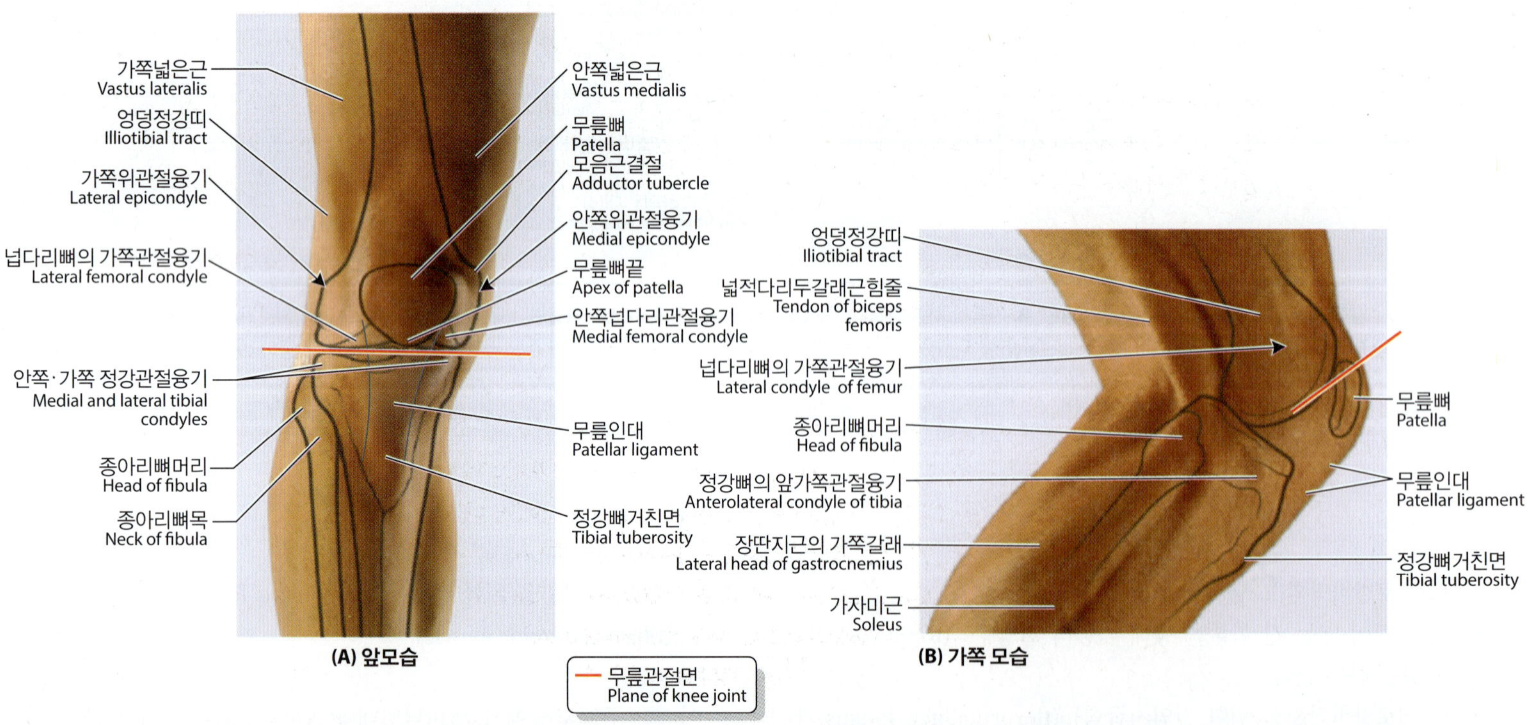

그림 7.108. 무릎, 종아리, 발목, 발관절의 표면해부학. A. 무릎을 편 앞쪽. **B.** 무릎을 반만 굽힌 가쪽.

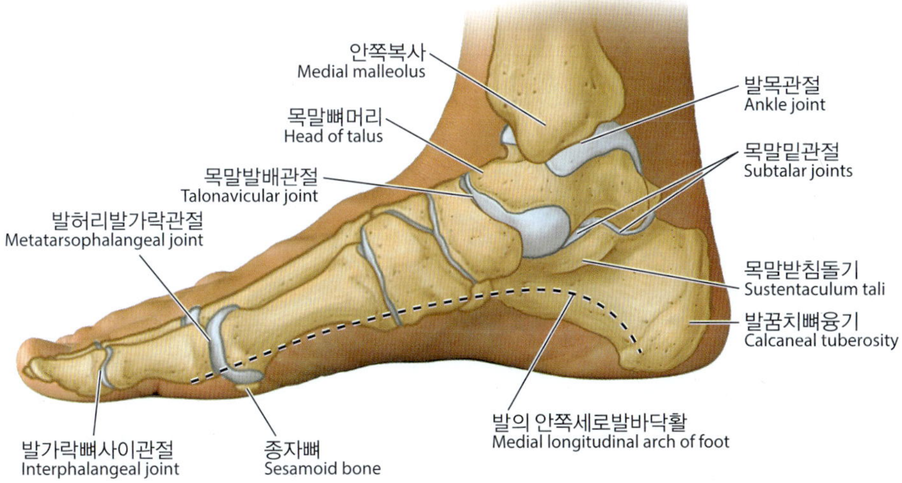

(C) 안쪽 모습

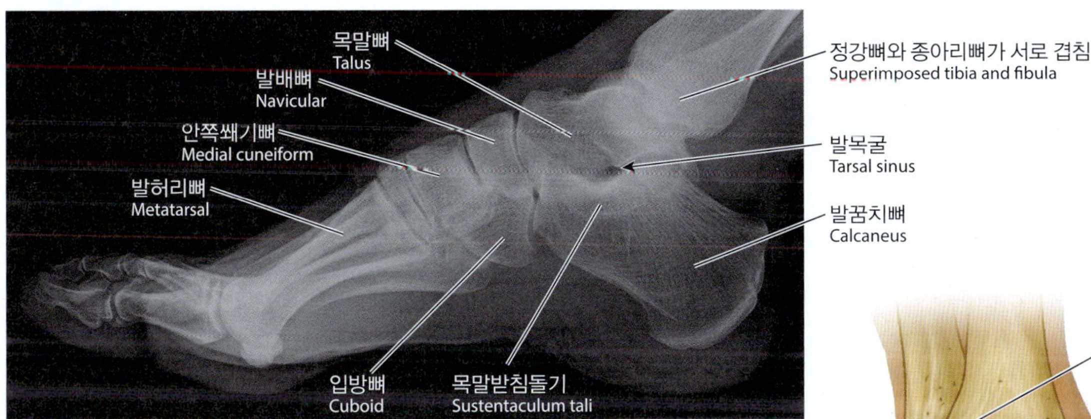

(D) 안쪽 방사선사진

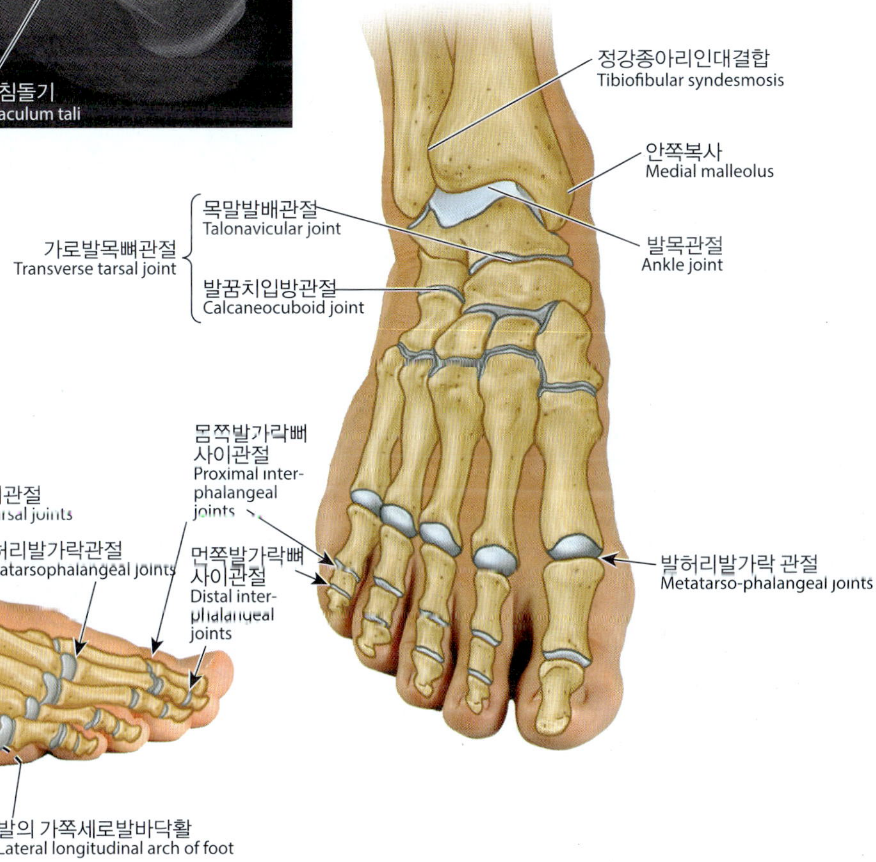

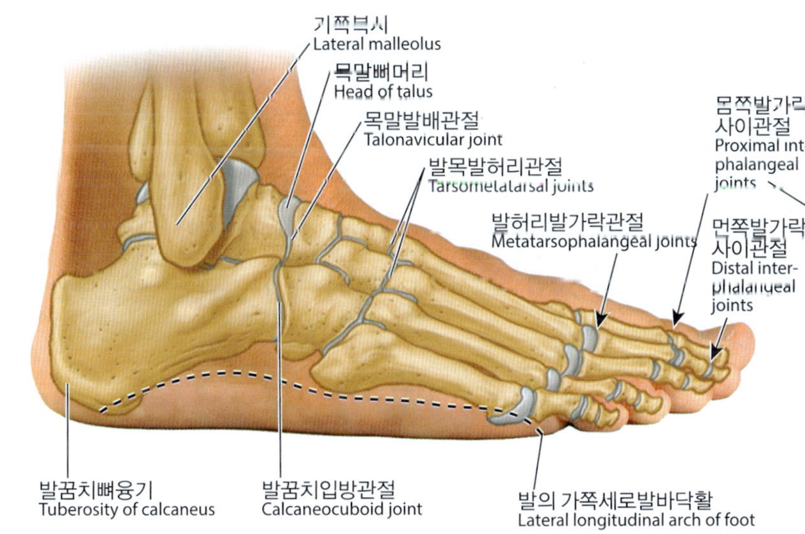

(E) 가쪽 모습

(F) 앞위모습

그림 7.108. (계속) C. 발안쪽 뼈. **D.** 가쪽 방사선영상의 안쪽면. **E.** 발가쪽 뼈. **F.** 발등 뼈.

임상적용 CLINICAL BOX

다리관절(JOINT OF LOWER LIMB)

두발보행 및 볼기뼈(관골)에 있는 관절면의 조화 (Bipedalism and Congruity of Articular Surfaces of Hip Joint)

사람의 절구(acetabulum)는 아래와 가쪽 그리고 앞을 향해 있다. 엉덩뼈(ilium)에서 체중이 실리는 절구가장자리(acetabular rim)는 넙다리뼈머리(대퇴골두, head of femur) 위에 놓여 있으며, 이는 서거나 걷는 직립자세(erect position)에서 넙다리뼈머리로 체중이 전달되는 데 매우 중요한 구조이다(그림 7.3과 7.83C 참조).

결론적으로, 이 자세는 일반적으로 생각하는 사람의 자세로, 예를 들면 사람이 무거운 물건을 들 때, 엉덩관절(hip joint)은 공학적으로 무게를 지탱하기에 가장 안정된 구조이다. 엉덩뼈가 넙다리뼈머리 위에 걸쳐 있는 정도가 줄어들면[방사선사진의 와이버그각(*angle of Wiberg*)을 통해 알 수 있음—그림 7.83C, D] 관절 불안정성도 증가한다.

앞에 있는 절구축(axis of acetabulum)과 뒤에 있는 넙다리뼈머리와 목의 축은 가쪽[앞에서 논의했던 비틀림각(torsion angle) 때문에]으로 뻗어, 그 축 사이의 각도는 약 30~40°이다(그림 B7.29). 결국, 직립자세에서 넙다리뼈머리와 절구 관절면은 완전히 서로 일치하지 않는다. 넙다리뼈머리의 앞부분은 절구에서 빠져나와 있고, 대부분이 관절주머니(joint capsule)와 닿는다(그림 7.83C 참조; 7.84; 7.85A, C; 7.88). 그럼에도, 어떤 자세를 취해도 관절가능한 넙다리뼈머리의 40% 이상은 절구면과 접촉하기 어렵다.

다른 관절에 비해 크기가 큰 엉덩관절임을 고려하면, 이 정도도 넓은 접촉면으로 관절 안정성에 상당히 기여할 수 있다.

넙다리뼈목 골절(Fractures of Femoral Neck)

넙다리뼈목 골절[볼기뼈 골절을 뜻하는 "골절 엉덩이(fractured hip)"로 잘못 표현되기도 함]은 접촉이 가장 많은 스포츠에서조차 드물게 발생하는데, 이는 선수들의 나이가 젊고 40세 이하의 넙다리뼈목은 매우 강하기 때문이다. 이 연령대에 이런 골절이 생긴다면 자동차, 스키, 트램펄린(trampoline), 낙마사고 등에서, 다리를 펴고 있을 때 강한 충격을 받으면, 그 충격이 관절에서 다소 떨어져 있어도, 엉덩관절에 전달되면서 젊은 연령에서도 이 골절이 발생할 수 있다. 예를 들면, 무릎이 끼인 채 발이 자동차 바닥에 단단히 고정된 상태거나, 대시보드에 무릎이 고정된 상태로 정면충돌하게 되면, 그 충격이 위로 전달되어 넙다리뼈목골절을 유발할 수 있다. 이 골절은 특히 60세 이상이나, **뼈엉성증**(*osteoporosis*)이 있는 여성에서 흔히 발생한다(그림 B7.30). 넙다리뼈목 골절은 흔히 관절주머니 안에서 발생하며 골절부위를 고정시키기 위해서는 뼈속고정(internal skeletal fixation)을 해야 한다.

넙다리뼈목 골절은 다리의 가쪽돌림(lateral rotation)을 일으킨다. 넙다리뼈목 골절이 발생하면 흔히 넙다리뼈머리 혈액공급에 장애가 생긴다. 이는 넙다리뼈머리와 목으로 가는 대부분의 혈액이 안쪽넓적다리휘돌이동맥(medial circumflex femoral artery)을 통해 공급되기 때문이다(그림 7.86). 넙다리뼈목 골절이 발생하거나 엉덩관절이 탈구되면, 이 동맥에서 갈라져 나오는 띠동맥(retinacular artery)이 파열되기 쉽다. 넙다리뼈목의 골절이 발생한 후, 몸쪽조각(proximal fragment)에 혈액을 공급하는 유일한 혈관은 넙다리뼈머리인대(ligament of head of femur)에 있는 동맥이다. 이 동맥은 넙다리뼈머리의 혈액공급을 유지하기에 때론 부족할 수 있으므로, 몸쪽조각에 무

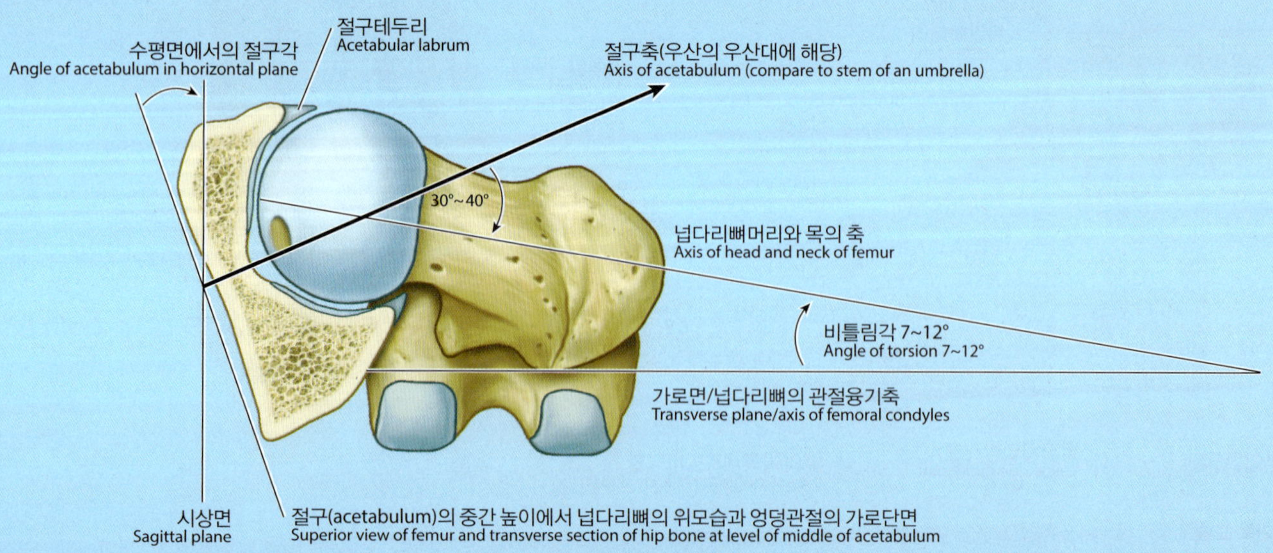

그림 B7.29. 볼기관절 관절면의 조화.

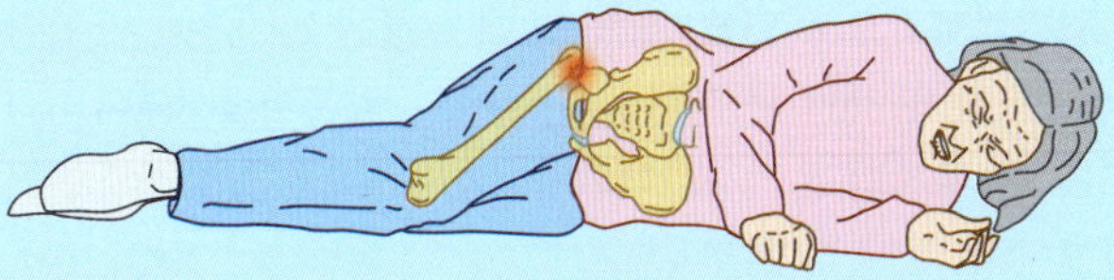

그림 B7.30. 넙다리뼈목 골절.

균혈관성괴사(*aseptic vascular necrosis*)가 발생할 수 있다.

외과적 엉덩관절치환술(Surgical Hip Replacement)

엉덩관절은 강하고 안정된 관절이지만, 심한 외상을 입거나 퇴행성질환(degenerative disease)이 발생할 수 있다. 엉덩관절의 뼈관절염(*osteoarthritis*)은 통증과 부종(edema) 및 운동의 제한과 관절연골의 까짐(미란, erosion)을 일으키는, 장애의 흔한 원인이다(그림 B7.31A). 엉덩관절치환술은 넙다리뼈머리와 목을 대체할 금속보철물(metal prosthesis)을 뼈시멘트(bone cement)로 부착하는 것이다(그림 B7.31B). 볼기뼈에는 절구(acetabulum)를 대신해 플라스틱 소켓을 장착한다.

소아에게 발생하는 넙다리뼈머리 괴사 (Necrosis of Femoral Head in Children)

소아에게 엉덩관절의 외상성 탈구가 발생하면 넙다리뼈머리로 가는 동맥(artery to head of femur)이 파열될 수 있다. 넙다리뼈 위끝이 분리되는(넙다리뼈머리와 목사이의 성장판) 골절도 또한 넙다리뼈머리의 혈액공급을 부족하게 하므로, 외상후 넙다리뼈머리 무혈관성괴사(*posttraumatic avascular necrosis*)가 일어날 수 있다. 그 결과, 엉덩관절의 불일치가 생기고, 뼈끝(epiphysis) 성장이 늦어진다. 이런 경우는 3~9세 소아에서 가장 흔하며, 엉덩관절 통증이 발생하고 무릎으로 방사될 수 있다.

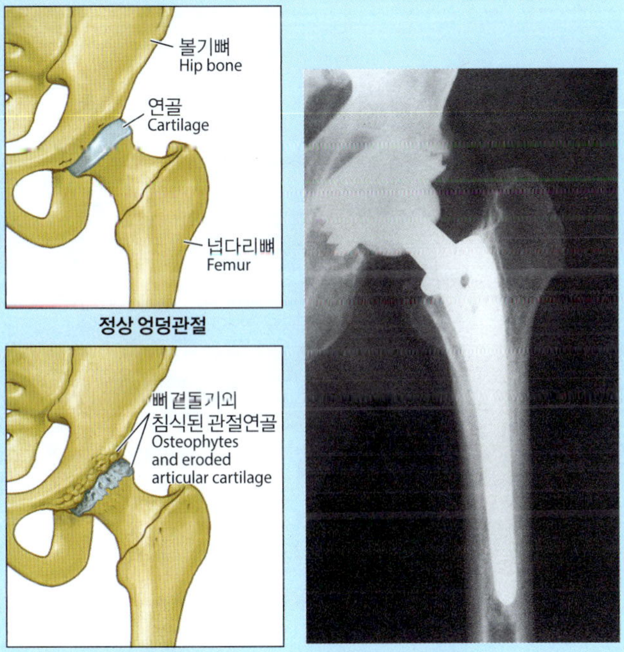

(A) 중등도 관절염을 가진 엉덩관절 (B) 엉덩관절 보철물

그림 B7.31. 넙다리뼈머리 괴사.

엉덩관절 탈구(Dislocation of Hip Joint)

엉덩관절 선천탈구(*congenital dislocation*)는 약 1,000명 중 1.5명의 신생아에게 발생할 수 있는 흔한 질환이다. 여아의 유병률이 남아보다 8배 이상 높다(Salter, 1999). 넙다리뼈머리가 절구에 제대로 자리 잡지 못하면 탈구가 발생한다. 넓적다리 벌림의 장애가 선천적 탈구의 특징이다. 더욱이, 탈구된 쪽의 넙다리뼈머리가 위로 이동하므로 질환이 있는 쪽의 다리가 더 짧아지며, 걸을 때는 한쪽 엉덩이가 아래로 내려가는 양성 **트렌델렌버그 징후**(*Trendelenburg sign*)가 나타나게 된다. 성인에서 발생하는 모든 엉덩관절 관절염 중 약 25%는 선천탈구의 잔존 결함에 의한 직접적 결과로 발생한다.

엉덩관절의 후천탈구(*acquired dislocation*)는 이 관절이 상당히 강하고 안정적이어서 드물다. 그런데도, 사람이 차에 탈 때 일반적 앉는 자세인 엉덩이를 굽히고 모은 채, 안쪽돌림을 했을 때, 차 사고가 나면 탈구가 발생할 수 있다.

엉덩관절의 뒤탈구(*posterior dislocation*)가 가장 흔하게 발생하는데, 정면충돌이 일어나면 무릎이 대시보드에 부딪치고 그 충격으로 넙다리뼈머리가 절구에서 빠져나오는 엉덩관절 탈구가 발생한다(그

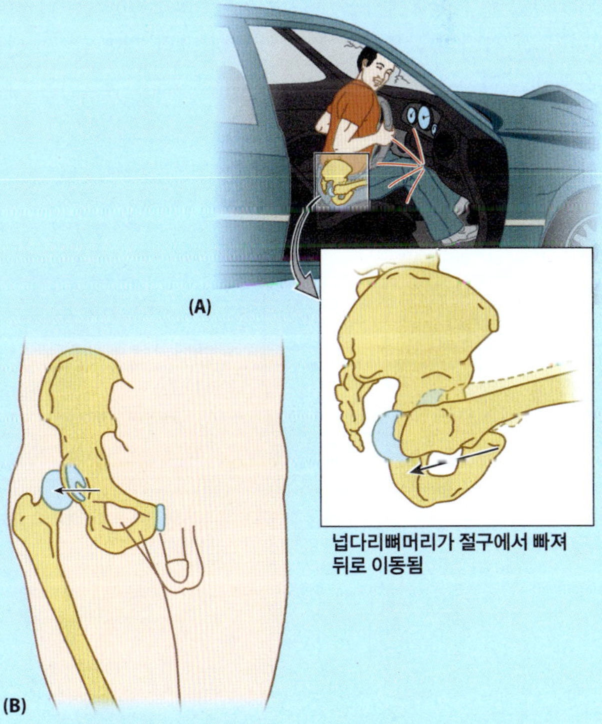

그림 B7.32. 엉덩관절 탈구.

림 B7.32A). 관절주머니 아래와 뒤가 찢어지고, 이곳을 통해 넙다리뼈머리가 빠져나가 엉덩뼈가쪽의 절구뒤모서리에 걸치게 되면, 다리는 짧아지고 안쪽돌림을 하게 된다(그림 B7.32B).

궁둥신경(좌골신경, *sciatic nerve*)과 엉덩관절의 근접한 위치 때문에(그림 7.84A 참조), 엉덩관절의 뒤탈구 또는 골절-탈구가 발생하면 궁둥신경이 손상받을(늘어나거나 눌리면서) 수 있다. 이 손상은 궁둥신경 지배를 받는 넓적다리뒤근육(hamstring muscle)과 무릎 먼쪽의 근육에 마비를 초래한다. 또한 궁둥신경 감각가지 손상으로 종아리(leg) 뒤가쪽과 발을 덮는 피부에 감각이상을 일으킬 수도 있다.

엉덩관절 앞탈구(*anterior dislocation*)는 엉덩관절을 펴고, 벌려 가쪽으로 돌리는 외력이 가해지면(예: 겨울스키를 타면서, 스키 끝을 잡으려 하면) 발생한다. 이 경우, 넙다리뼈머리는 절구 아래에 위치하게 된다. 종종, 절구가장자리가 골절되면 **엉덩관절의 골절-탈구**를 일으킬 수 있다. 이때, 절구의 골절조각이나 절구테두리(acetabular labrum)가 탈구된 넙다리뼈머리에 붙어 있을 수도 있다. 또한, 이런 손상은 뒤탈구(posterior dislocation)에서도 발생한다.

가쪽휜무릎(외반슬)과 안쪽휜무릎(내반슬)
(Genu Valgum and Genu Varum)

넙다리뼈가 넓적다리 안에서 대각선으로 놓이지만, 정강뼈는 거의 수직으로 놓여 있어서 무릎에서 두 뼈의 긴축(long axis) 사이는 각도가 생긴다(그림 B7.33A). 두 뼈 사이의 각을 임상에서 **Q각(Q-angle)**이라 하며, 이는 위앞엉덩뼈가시(상전장골극, anterior superior iliac spine)와 무릎뼈의 가운데를 잇는 선과, 무릎뼈와 정강뼈거친면(경골조면, tibial tuberosity) 가운데를 지나는 선 사이의 각도를 일컫는 것이다(그림 7.88 참조). Q각은 전형적으로 성인 여성의 골반이 더 넓어서 더 크다. 정상인은 넓적다리의 넙다리뼈각으로 인해 서 있을 때 무릎관절 가운데가 넙다리뼈머리(head of femur) 바로 아래에 놓이고, 체중전달선(weight-bearing line)은 무릎의 융기사이부위(intercondylar regjon)에 맞춰진다(그림 B7.33A).

넙다리뼈가 비정상적으로 수직이고 Q각이 작은 경우, 넓적다리에 대해 종아리는 비정상적으로 안쪽으로 휘는데, 이 장애를 **안쪽휜무릎**(내반슬, *genu varum*, bowleg)이라 하고, 체중전달선(line of weight bearing)이 무릎 가운데에서 안쪽으로 이동한다(그림 B7.33B). 무릎관절의 안쪽에 과도한 압력이 가해지면서, 무릎연골이 망가지는 **관절증**(*arthrosis*)이 일어나고, 가쪽곁인대(외측측부인대, fibular collateral ligament)가 과도하게 긴장된다(그림 B7.33D). 넓적다리에 대해 종아리가 가쪽으로 휘는 것(큰 Q각, 17° 이상)을 **가쪽휜무릎**(외반슬, *genu valgum*, knock-knee)이라고 한다(그림 B7.33C). 가쪽휜무릎에서는 체중전달선이 무릎의 가운데에서 가쪽으로 이동한다. 따라서 안쪽곁인대(tibial collateral ligament)가 과도하게 긴장되고, 가쪽반달(lateral meniscus)에 자극이 가해져, 넙다리뼈와 정강뼈의 가쪽관절융기(lateral condyle)에 있는 연골이 망가지기 쉽다. 정상적으로 무릎뼈는 가쪽넓은근힘줄(tendon of vastus lateralis muscle)이 가쪽으로 당겨주지만, 가쪽휜무릎에서는 종아리를 펴면 무릎뼈가 훨씬 더 가쪽으로 당겨져, 넙다리뼈와 무릎뼈의 관절이 비정상으로 된다.

걷기 시작하는 1~2세 소아에서 안쪽휜무릎의 형태를 흔히 볼 수 있고, 2~4세의 소아는 가쪽휜무릎의 형태를 흔히 보게 된다. 이러한 비정상 무릎의 각도가 소아 후반에도 지속되면, 선천변형(congenital deformity)을 의미하므로 교정이 필요하다. 관절의 변형이 있으면 결국 관절연골이 닳거나 찢어지고 퇴행관절변화[**뼈관절염**(*osteoarthritis*), **관절증**(*arthrosis*)]를 초래한다(그림 B7.33D).

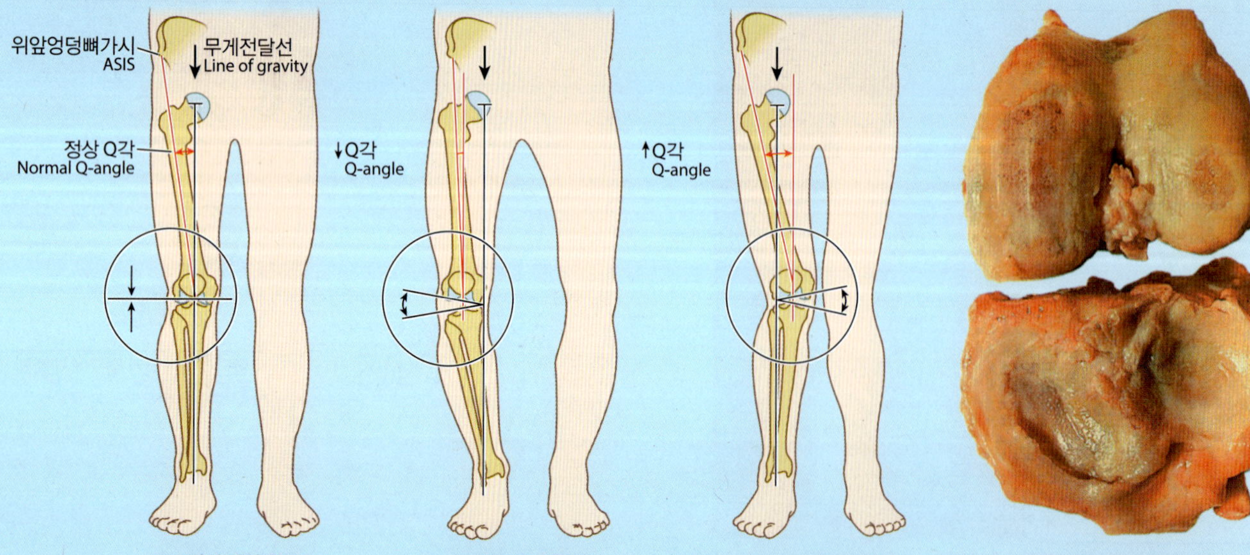

(A) 정상적인 정렬 **(B) 바깥굽이무릎** **(C) 안굽이무릎** **(D) 뼈관절염(관절증)**

그림 B7.33. 안쪽휜무릎(genu varum)과 가쪽휜무릎(genu valgum).

무릎뼈탈구(Patellar Dislocation)

무릎뼈가 탈구되면 거의 언제나 가쪽으로 탈구된다. **무릎뼈탈구**(*patellar dislocation*)는 여자가 더 흔한데, 이는 여자의 넙다리뼈가 더 기울어져 Q각이 더 클뿐 아니라, 무릎뼈와 정강뼈가 이루는 축에 대한 넓적다리네갈래근(대퇴사두근, quadriceps femoris)의 견인력도 더 큰 것을 뜻한다(실제로 Q각은 넓적다리네갈래근의 견인력에 대한 각도임). 무릎뼈가 가쪽으로 이동하는 경향은 안쪽에서 더 수평으로 당겨주는 강력한 안쪽넓은근(vastus medialis muscle)에 의해 상충되며 균형이 유지된다. 더욱이, 넙다리뼈 가쪽관절융기가 앞으로 더 튀어나와 있고, 더 큰 가쪽무릎뼈관절면 때문에 경사가 더 깊어, 가쪽 탈구가 구조적으로 억제된다. 가쪽당김과 구조적 저항 사이에 불균형이 초래되면 비록 실제 무릎뼈탈구가 일어나지 않더라도, 가쪽당김과 저항 기전의 불균형으로 무릎뼈고랑(patellar groove)에서 비정상적 무릎뼈당김과 만성무릎통증(chronic patellar pain)이 발생한다.

무릎넙다리증후군(Patellofemoral Syndrome)

특히 내리막을 내려갈 때, 격렬한 달리기는 무릎뼈 깊은 곳에서 통증이 자주 발생해 이 유형의 통증을 흔히 "경주자 무릎(runner's knee)"이라 한다. 이 통증은 넙다리뼈의 무릎면(patellar surface)에 대해 비정상적으로 무릎뼈가 잡아당겨져 반복적으로 미세한 외상이 발생하는 것으로, 이를 **무릎넙다리증후군**(*patellofemoral syndrome*)이라 한다. 이 증후군은 또한 무릎뼈에 타격이 직접 가해지고, **무릎넙다리칸**(*patellofemoral compartment*)의 **뼈관절염**(*osteoarthritis*, 관절연골이 퇴행성으로 닳거나 찢어짐)이 있는 경우에도 발생할 수 있다. 경우에 따라, 안쪽넓은근(vastus medialis muscle) 강화로 **무릎넙다리기능장애**(*patellofemoral dysfunction*)를 교정할 수 있다. 안쪽넓은근은 무릎뼈 안쪽에 붙어서 당기므로, 이 근육은 Q각에 의한 무릎뼈 가쪽탈구를 막아주는 경향이 있다. 따라서 안쪽넓은근이 약한 사람은 무릎넙다리기능장애나 무릎뼈탈구에 취약하다.

무릎관절(슬관절) 손상(Knee Joint Injuries)

무릎은 낮은 위치에 있고, 움직임이 많으며, 체중이 전달되는 관절이므로, 무릎관절 손상은 흔히 발생하며, 2개의 긴 지렛대(넓적다리와 종아리) 사이의 지렛대 중심점 역할을 한다. 무릎관절 안정성은 관련 인대와 둘러싸는 근육에 거의 전적으로 의존한다.

무릎관절은 서고, 걷고, 계단을 오르는 등 일상 행동과 밀접한 관련이 있다. 또한 달리고, 뛰어오르고, 차고, 방향을 바꾸는 스포츠에 필수적인 관절이다. 이런 운동을 하려면 무릎관절의 운동성이 좋아야 한다. 하지만 이런 운동성은 손상에 더 취약하게 한다.

접촉성 스포츠에서 발생하는 가장 흔한 무릎손상은 **인대삠**(인대염좌, *ligament sprain*)이며, 땅에 발이 고정되어 있을 때 발생한다(그림 B7.34A). 만약 발을 뺄 수 없는 상태에서 무릎에 외력이 가해지면, 인대 손상이 일어날 수 있다. 정상적으로 무릎관절의 양쪽 손상을 막는 안쪽곁인대(내측측부인대, tibial collateral ligament)와 가쪽곁인대(외측측부인대, fibular collateral ligament)는 무릎을 펴면, 팽팽하게 긴장한다.

안쪽곁인대가 안쪽반달(medial meniscus)과 단단히 붙어 있는 것은 상당한 임상적 중요성을 갖는데, 안쪽곁인대가 찢어지면 동시에 안쪽반달도 찢어지기 때문이다. 무릎을 편 상태에서 가쪽에 외력이

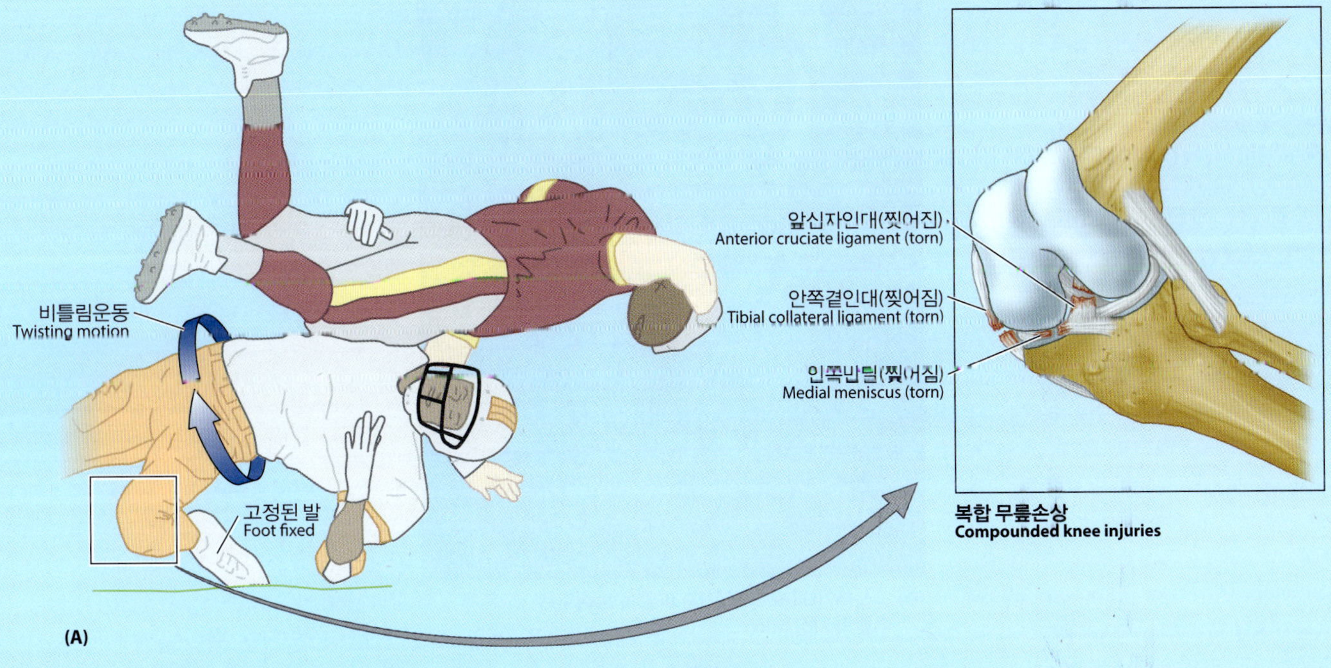

그림 B7.34. 무릎관절 손상.

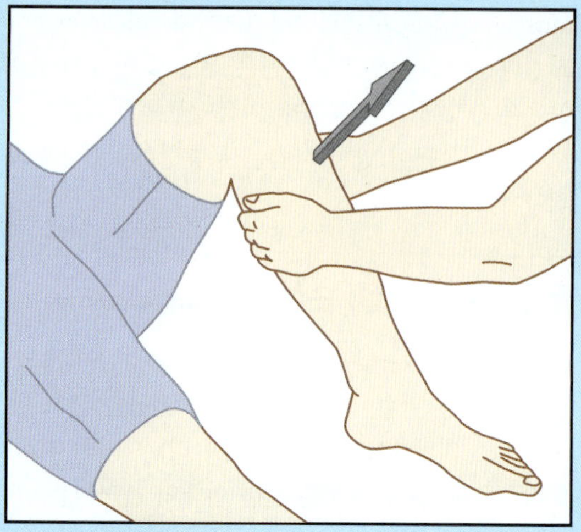

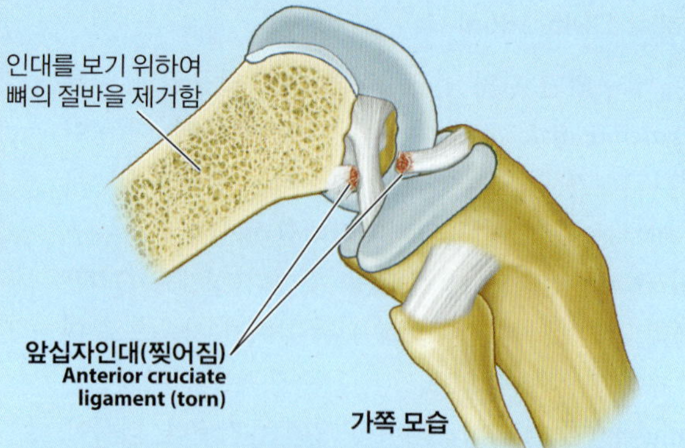

앞십자인대는 넙다리뼈가 정강뼈 위에서 뒤로 미끄러지는 것과 무릎의 젖힘(hyperextension)을 막아주며, 발이 땅에 닿은 상태에서 종아리를 굽힐 때 넙다리뼈의 안쪽돌림을 제한한다.

(B) 앞미끄러짐징후(ACL)

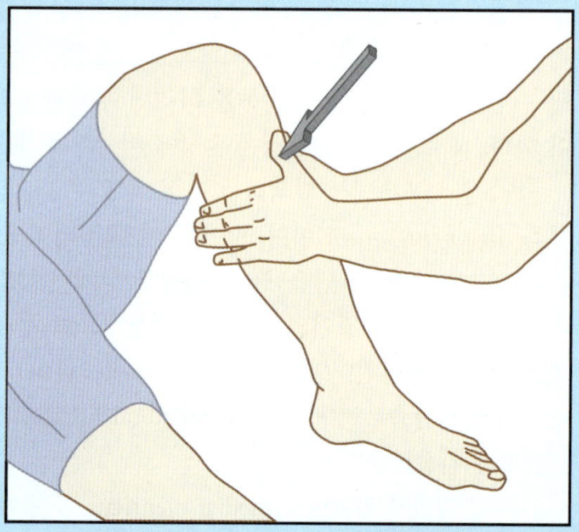

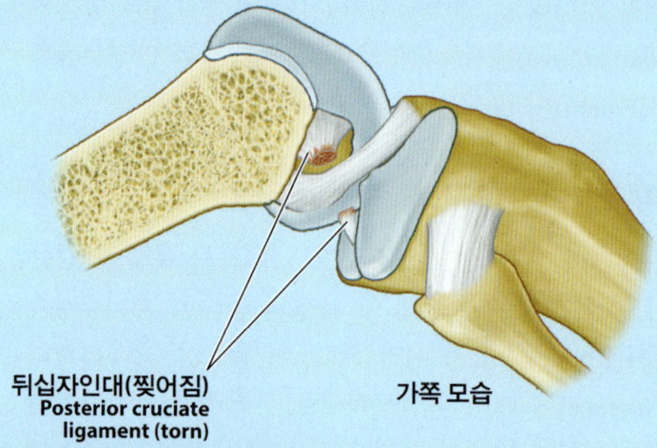

뒤십자인대는 특히 무릎을 굽힌 상태에서 넙다리뼈가 정강뼈 위에서 앞으로 미끄러지는 것을 막아준다.

(C) 뒤미끄러짐징후(PCL)

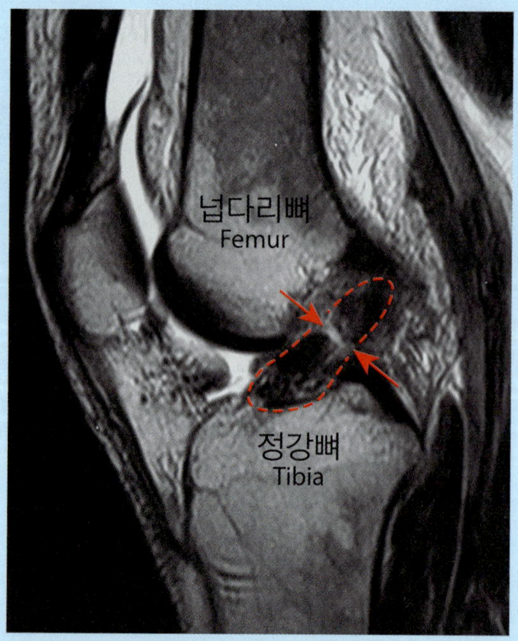

(D) 앞십자인대(ACL, *화살표*) 파열을 보여주는 무릎의 시상 MRI

그림 B7.34. (계속)

직접 가해지거나, 무릎을 굽힌 상태에서 과도하게 가쪽으로 비틀면, 안쪽곁인대와 안쪽반달이 같이 찢어지거나 관절주머니에서 떨어져 나간다(그림 B7.34A). 이런 손상은 달리다가 무릎을 굽힌 채, 갑자기 비트는 농구, 축구, 배구 등의 운동선수에서 흔하다. 무릎관절에서 회전운동의 축 역할을 하며, 무릎을 굽히면 팽팽해지는 앞십자인대(전십자인대, anterior cruciate ligament)도 안쪽곁인대 파열에 이어 찢어질 수 있는데, 이 모두를 무릎손상의 '불행한 세 징후(unhappy triad)'라 한다.

젖힘(hyperextension)이 발생하거나 무릎을 반쯤 굽힌 상태에서 넙다리뼈 앞쪽에 심한 외력이 가해지면 앞십자인대가 찢어질 수 있다. **앞십자인대 파열**은 또한 겨울스키 사고에서 흔히 발생한다. 이 손상은 넙다리뼈를 고정시킨 채, 정강뼈를 당기면 앞으로 자유롭게 미끄러지는 **앞당김징후**(*anterior drawer sign*; 그림 B7.34B)가 나타나므로, 임상에서 *Lachman test*를 통해 이를 검사한다. 앞십자인대는 넙다리뼈나 정강뼈에서 끊어질 수 있지만, 앞십자인대 중간에서 더 흔히 끊어진다.

뒤십자인대(후십자인대, *posterior cruciate ligament*)가 강하긴 하지만, 운동선수가 무릎을 굽힌 상태에서 정강뼈거친면(tibial tuberosity)이 땅에 닿으면 **뒤십자인대 파열**이 발생할 수 있다. 뒤십자인대 파열은 대개 안쪽곁인대나 가쪽곁인대의 동반 손상을 일으킨다. 이런 손상은 안전벨트를 매지 않은 상태에서 정면충돌(head-on collision)하는 자동차 사고가 났을 때 정강뼈 몸쪽 끝이 대시보드(dashboard)에 부딪혀 발생할 수도 있다. 뒤십자인대가 파열되면 넙다리뼈를 고정시킨 채, 정강뼈를 밀면 뒤로 자유롭게 미끄러지는데, 이를 **뒤당김징후**(*posterior drawer sign*)라 한다(그림 B7.34C).

반달찢김(*meniscal tears*)은 안쪽반달에서 일어난다. 가쪽반달은 운동성이 좋으므로 거의 찢어지지 않는다. **정강뼈 가쪽돌림 때 통증**이 유발되면 가쪽반달 손상을 의심하며(그림 B7.35A), **정강뼈 안쪽돌림 때 통증**이 유발되면 안쪽반달 손상을 의심한다(그림 B7.35B). 대부분의 반달찢김은 안쪽곁인대와 앞십자인대 손상을 동반한다. 반달 가장자리가 찢어졌을 때는 치료가 가능하거나, 또는 이곳에 혈액공급이 풍부해 자연적 치유가 될 수 있다. 찢김이 치유되지 않거나 치료되지 않으면, 수술로 반달을 제거한다[예: 관절경수술(arthroscopic surgery)]. 반달이 제거되어도 무릎관절 운동성은 아무런 제약을 받지 않지만, 무릎관절 안정성이 떨어지고 정강뼈 관절면에 염증반응이 흔히 발생한다(그림 B7.33D).

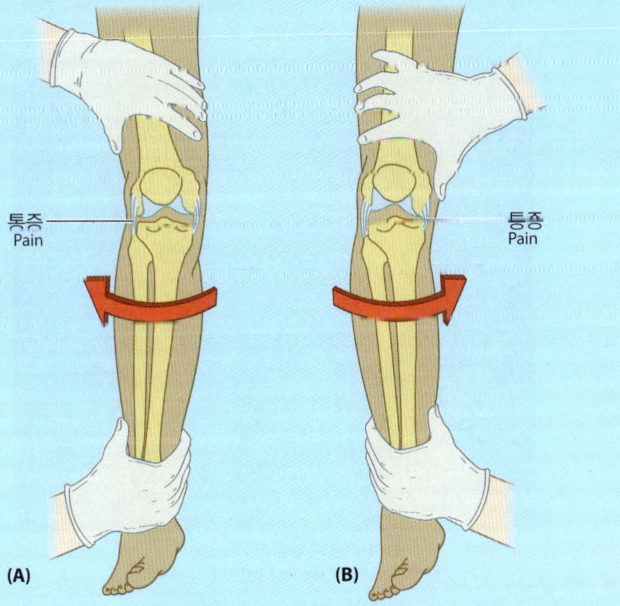

그림 B7.35. 반달찢김 검사.

무릎관절(슬관절) 관절경검사(Arthroscopy of Knee Joint)

관절경검사(*arthroscopy*)는 조직의 파괴를 최소화하면서 무릎관절안(knee joint cavity)을 볼 수 있는 내시경검사이다(그림 B7.36). 삽입구(*portals*)라 부르는 작은 절개부위로 관절경(arthrocope)과 하나 이상의 다른 관(canula)을 함께 넣는다. 두 번째 관은 특수한 기구[예: 더듬자(probe)나 집게(forceps)] 또는 장비[예: 마름질(trimming), 성형(shaping), 또는 손상된 조직을 제거하는 장비]가 드나드는 통로이다. 이를 통해 특정 진행성 관절염(arthritis) 환자에서 찢어진 반달(menisci)과 관절에서 떨어져 나간 조직(뼛조각)을 제거할 수 있고, 괴사된 관절연골 **조직절제**(죽은조직제거술, *débridement*)도 할 수 있다. 인대를 복구하거나 치환하

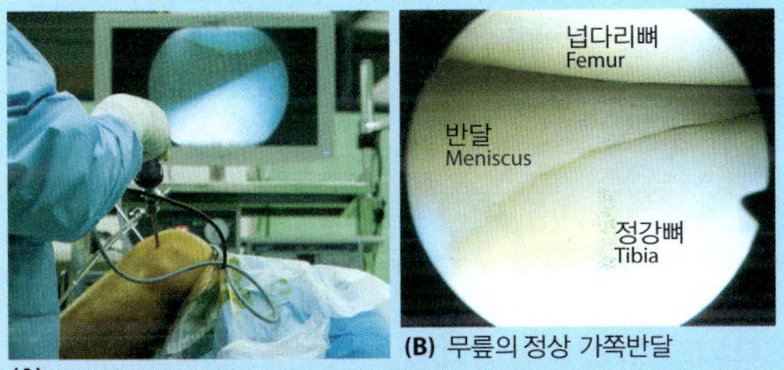

(A) (B) 무릎의 정상 가쪽반달

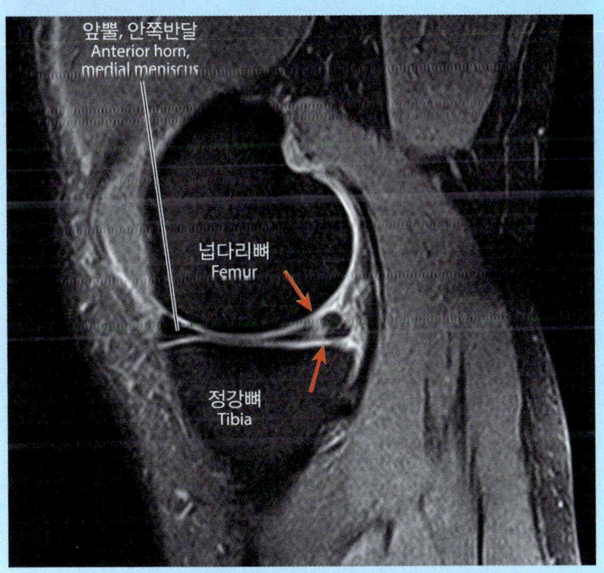

(C) 안쪽반달의 뒤뿔(*화살표*) 파열을 보여주는 무릎의 시상 MRI

그림 B7.36. 무릎관절 관절경검사.

7

는 수술도 관절경을 이용해 할 수 있다. 전신마취(general anesthesia)가 더 낫지만, 국소마취(local anesthesia) 또는 부위마취(regional anesthesia)를 통해서도 관절경검사를 할 수 있다. 관절경검사에서, 무릎관절안은 본질적으로 2개의 분리된 안쪽넙다리정강관절(medial femorotibial articulation)과 가쪽넙다리정강관절(lateral femorotibial articulation)로 치료해야 하는데, 이는 십자인대 주위로 윤활주름(활막주름, synovial fold)이 함께하기 때문이다.

무릎관절 흡인(Aspiration of Knee Joint)

넙다리뼈의 먼쪽끝이 골절되거나 넓적다리 앞부위에 찢긴 상처(laceration)가 있으면 무릎위주머니(suprapatellar bursa)에 염증이 발생할 수 있으며 이 염증은 무릎관절로 퍼질 수 있다. 무릎관절이 감염되거나 염증이 발생하면 윤활액(synovial fluid)의 양이 증가한다. **관절삼출물**(*joint effusion*)이 혈액이나 림프관에서 빠져나오는데, 이로 인해 관절안(joint cavity)의 윤활액이 증가한다. 무릎위주머니가 윤활공간(synovial cavity)과 자유롭게 이어지므로, 무릎위주머니가 있는 넓적다리부위에 충만함(fullness)이 느껴지면, 윤활액 증가를 의심할 수 있다. 이 무릎위주머니에서 윤활액을 검사하기 위해 흡인한다. **무릎관절에서 직접흡인**은 주로 환자를 책상에 앉히고, 무릎을 굽힌 상태에서 시행한다. 관절 가쪽으로 접근해서, 앞가쪽정강뼈결절[anterolateral tibial (Gerdy) tubercle], 넙다리뼈 가쪽위관절융기(lateral epicondyle), 무릎뼈끝(apex of patella) 등 3개를 바늘 삽입을 위한 기준점(landmark)으로 이용한다. 이 구역은 장액혈액성(serosanguineous) 윤활액 흡입의 경로가 될 뿐 아니라, 이 삼각구역(triangular area) 자체를 또한 무릎관절의 병치료를 위한 약물 주입에도 사용한다.

무릎부위의 윤활주머니염(Bursitis in Knee Region)

무릎앞주머니염(*prepatellar bursitis*)은 예를 들면, 무릎을 꿇고 일하는 직업에서, 피부와 무릎뼈 사이에 과도한 마찰이 있을 때 발생한다. 하지만, 직접적 타격 또는 무릎을 굽힌 채로 떨어졌을 때도 발생한다(그림 B7.37). 만약 만성염증이면, 윤활주머니가 윤활액으로 부풀어올라 무릎앞에 부종(swelling)을 유발한다.

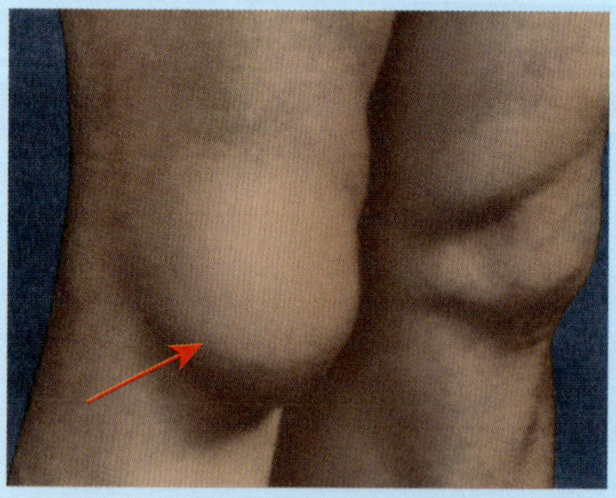

그림 B7.37. 무릎앞주머니염.

무릎아래피부밑주머니염(*subcutaneous infrapatellar bursitis*)은 피부와 정강뼈거친면(tibial tuberosity) 사이에 마찰이 심할 때 발생하며 정강뼈의 몸쪽끝에 부종(edema)을 일으킨다. 이전에는 한 쪽 무릎을 자주 꿇는 데서 유래해 '성직자 무릎(clergyman's knee)'이라 하지만, 지붕수리공이나 바닥타일공이 무릎보호대를 하지 않고 일하면 더 자주 발생한다. **깊은무릎아래주머니염**(*deep infrapatellar bursitis*)은 무릎인대(patellar ligament)와 정강뼈 사이에 부종을 일으킨다. 이 염증은 대개 무릎인대와 그 뒤 구조물들인, 무릎아래지방체(infrapatellar fat pad)와 정강뼈 사이의 과도한 사용과 이로 인한 마찰로 발생한다(Anderson & Parr, 2011). 깊은무릎아래주머니가 확장(enlargement)되면 종아리를 폈을 때, 무릎인대 양옆에 생기는 피부오목(skin dimple)이 사라진다(그림 7.108A 참조).

찰과상(abrasion) 또는 찔린상처(penetrating wound)는 **무릎위주머니염**(*suprapatellar bursitis*)을 일으킬 수 있으며, 찢어진 피부를 통해 세균이 윤활주머니 안으로 들어가 염증을 일으킨다(그림 7.98A 참조). 염증이 무릎관절안으로 퍼지면 국소 발적(redness), 다리오금림프절(popliteal lymph node)과 고샅림프절(inguinal lymph node) 비대를 유발할 수 있다.

오금낭(슬와낭, Popliteal Cyst)

오금낭(*popliteal cyst*, Baker cysts)은 다리오금(popliteal fossa)에 생기는 윤활막의 비정상 물혹이다. 오금낭은 무릎의 만성적 관절삼출물(joint effusion)을 거의 항상 동반한다. 오금낭은 장딴지근주머니(gastrocnemius bursa)나 반막근주머니(semimembranosus bursa)가 관절주머니의 섬유막을 통해 다리오금으로 탈출(herniation)한 것으로, 좁은 통로로 윤활공간과 연결된다(그림 B7.38). 윤활액이 무릎관절 또는 무릎 주변의 윤활주머니에서 빠져나와(*synovial effusion*) 다리오금에 축적될 수도 있다. 여기에,

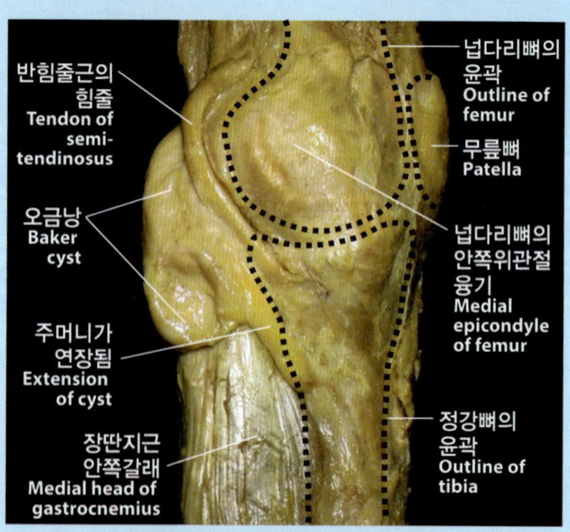

왼쪽무릎 해부한 안쪽 모습
Medial view of dissection of left knee

그림 B7.38. 오금낭.

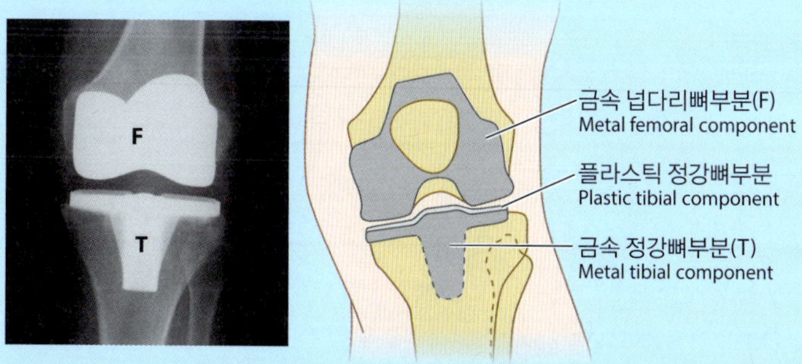

그림 B7.39. 무릎관절치환술.

새로이 윤활막으로 둘러싸인 물혹인 오금낭이 생긴다. 오금낭은 소아에게 흔하지만 거의 증상이 나타나지 않는다. 성인에서는 오금낭이 커져 중간장딴지(midcalf)까지 내려올 수 있으며, 무릎 운동을 방해할 수 있다.

무릎관절치환술(Knee Replacement)

뼈관절염(osteoarthritis) 등의 무릎 질환이 있는 환자는 인공무릎관절(artificial knee joint)로 치환할 수 있다(**완전무릎관절치환성형술**, *total knee replacement arthroplasty*)(그림 B7.39). 인공무릎관절은 플라스틱과 금속 성분으로 구성되며, 병소를 제거한 후 넙다리뼈와 정강뼈 끝에 붙인다. 금속과 플라스틱의 조합은 연골과 연골이 닿는 부드러움에 가장 근접하며, 적게 움직이고 주로 앉아서 생활하는 사람들에서 수술 결과가 좋다. 운동을 많이 하는 활동적인 사람(high-demand people)은 인공관절에 붙는 뼈가 부서져 인공무릎관절이 느슨해질 수 있다. 하지만, 생명공학과 수술기법 향상으로 결과는 점점 좋아진다.

발목손상(Ankle Injury)

발목은 몸에서 가장 손상이 많이 일어나는 중요 관절로, 인대섬유가 찢어지는 **발목삠**(족염좌, *ankle sprain*)이 가장 흔하다. 발목삠은 대부분 **안쪽번짐손상**(*inversion injury*)으로 발바닥굽힘(plantarflexion)을 한 발에, 체중이 실리면서 발목이 비틀어졌을 때 발생한다. 울퉁불퉁한 바닥을 걸으면 발이 강제로 안쪽번짐을 하거나, 수직점프를 한 후 안쪽번짐으로 착지하게 된다. **가쪽인대삠**(*lateral ligament sprain*)은 달리고 뛰는 운동, 특히 농구에서 자주 발생한다(선수들의 70~80%가 최소 한 번은 경험함). 가쪽인대가 손상되는 이유는 안쪽인대(medial ligament)보다 훨씬 약하고, 발목관절에서 안쪽번짐을 제한하는 인대이기 때문이다. 가쪽인대 중 하나인 **앞목말종아리인대**(전거비인대, *anterior talofibular ligament*)가 가장 취약하고 흔히 손상되며, 발목삠이 있을 때 부분적으로 또는 완전히 찢어져 발목관절의 불안정을 초래한다(그림 B7.40). **발꿈치종아리인대**(종비인대, *calcaneofibular ligament*)도 찢어질 수 있다. 발목을 심하게 삐면, 종아리뼈의 가쪽복사(lateral malleolus)가 골절될 수도 있다. **비틀림손상**(전단손상, *shearing injury*)은 발목관절 높이

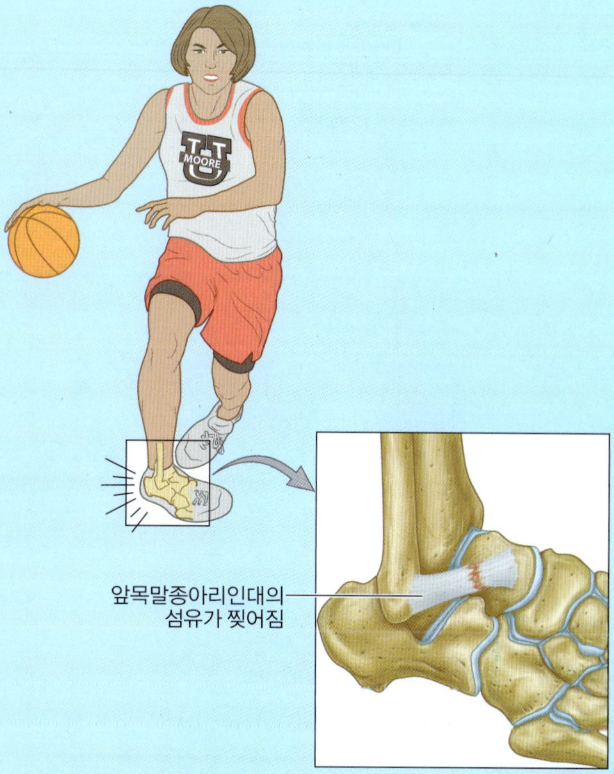

그림 B7.40. 앞목말종아리인대.

또는 그 위에서 **가쪽복사를 골절**시킨다. **찢김골절**(견열골절, *avulsion fracture*)은 발목관절 아래의 복사뼈를 골절시키며, 뼛조각은 붙어 있는 인대에 의해 아래로 당겨진다.

발이 심하게 가쪽번짐(eversion)되면, 발목의 **포트골절-탈구**(*Pott fracture-dislocation*)가 일어난다(그림 B7.41). 이 힘이 매우 강한 안쪽인대에 가해지면, 안쪽복사가 골절되어 떨어져 나간다. 이후, 목말뼈(talus)가 가쪽으로 이동하면 가쪽복사가 비틀리거나, 또는 더 자주, 정강종아리인대결합(tibiofibular syndesmosis) 보다 위의 종아리뼈가 골절된다. 만약 이 정강뼈가 앞으로 이동하면, 정강뼈 먼쪽끝 뒤모서리도 목말뼈에 부딪히면서 골절되어 "세복사골절(trimalleolar fracture)"이 유발된다. 이 용어를 이 손상에 쓰는 이유는 정강뼈 먼쪽끝 전부를 복사로 잘못 알고 있었기 때문이다.

정강신경(경골신경)의 죄임(Tibial Nerve Entrapment)

정강신경은 종아리뒤칸(posterior compartment of leg)에서 안쪽복사(medial malleolus)와 발꿈치뼈(종골, calcaneus) 사이에 있는 굽힘근지지띠(굴근지대, flexor retinaculum) 밑을 지나간다(그림 7.65B와 7.75A 참조). 발목에서 부종(edema)이 생기고 긴장이 종아리뒤칸 근육의 힘줄윤활집(활액초, synovial sheath)까지 가해지면, 정강신경의 죄임과 압박이 유발될 수 있다[**발목굴증후군**(*tarsal tunnel syndrome*)]. 침범 부위는 안쪽복사에서부터 발꿈치뼈까지이며, 굽힘근지지띠가 정강신경을 눌러 발꿈치통증이 발생한다.

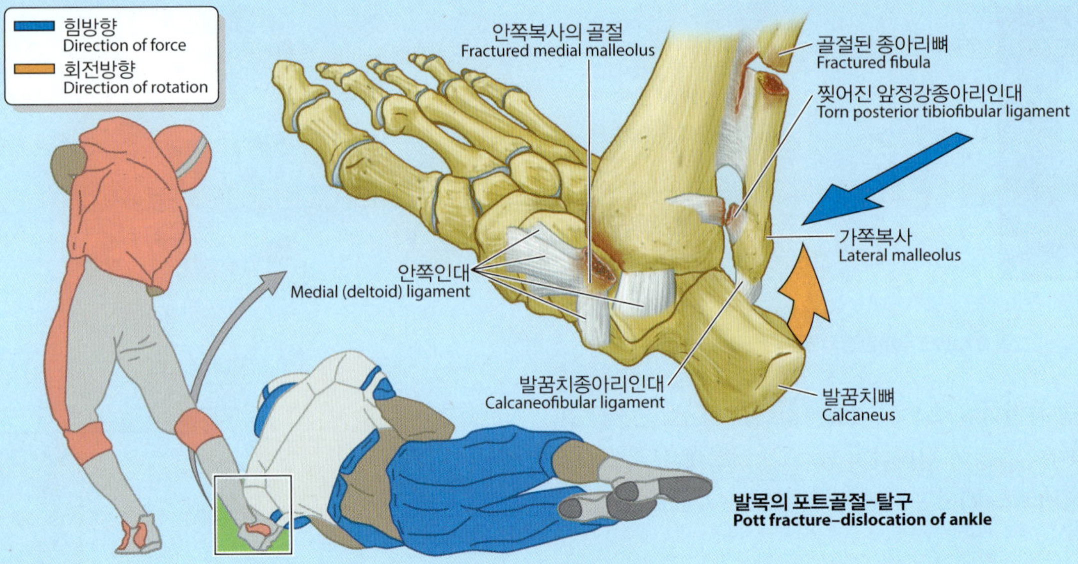

그림 B7.41. 발목손상.

엄지발가락가쪽휨증(Hallux Valgus)

엄지발가락가쪽휨증(*hallux valgus*)은 발에 생기는 변형(deformity)으로, 신발의 압박과 퇴행성관절질환(degenerative joint disease)으로 엄지발가락의 가쪽치우침이 발생한다(그림 B7.42). 영어 'valgus'에 있는 *L*은 가쪽치우침(*lateral deviation*)을 가리킨다. 어떤 사람은 휜 정도가 너무 심해 엄지발가락과 둘째발가락이 겹치는 경우도 있으며(그림 B7.42A), 안쪽세로발바닥활이 낮아진다. 이런 휨은 특히 여성에서 잘 일어나고, 빈도는 나이가 들수록 증가한다. 이런 환자는 첫째발허리뼈머리 아래의 종자뼈가 첫째발허리뼈머리와 둘째발허리뼈머리 사이로 옮겨져 있어 엄지발가락을 둘째발가락에서 떨어지게 할 수 없다(그림 B7.42B). 첫째발허리뼈는 안쪽으로 이동하고, 종자뼈는 가쪽으로 이동한 것이다. 흔히, 주변 조직이 붓고, 그 결과 신발에 눌리고 마찰되면 피부밑주머니(subcutaneous bursa)에 압통과 염증이 발생하는 엄지건막류(*bunion*)가 발생할 수 있다(그림 B7.42A). 종종 딱딱한 티눈(*corns*, 두꺼운 피부의 염증)이 생기는데, 특히 새끼발가락의 발가락뼈사이관절(interphalangeal joint)을 덮는 피부에 생길 수 있다.

망치발가락(Hammer Toe)

망치발가락(*hammer toe*)은 발허리발가락관절(중족지절관절, metatarsophalangeal joint)에서 첫마디뼈(기절골, proximal phalanx)가 영구적으로 심각하게 발등굽힘되어 있고, 몸쪽발가락뼈사이관절(proximal interphalangeal joint)에서 중간마디뼈(middle phalanx)가 강하게 발바닥굽힘되어 있는 발의 변형이다. 끝마디뼈(지절골, distal phalanx)도 대개 젖힘(과신전, hyperextension) 상태로 변형되어 있다. 이런 변형은 발가락(특히 둘째발가락)을 망치 모양으로 만든다(그림 B7.43A). 하나 또는 여러 발가락의 이런 변형은 발허리발가락관절을 굽히고 발가락뼈사이관절을 펴는 벌레근(충양근, lumbrical)과 뼈사이근(interosseous muscles)이 쇠약해지면서 나타나게 된다. 신발과 마찰되면서 피부의 각질층

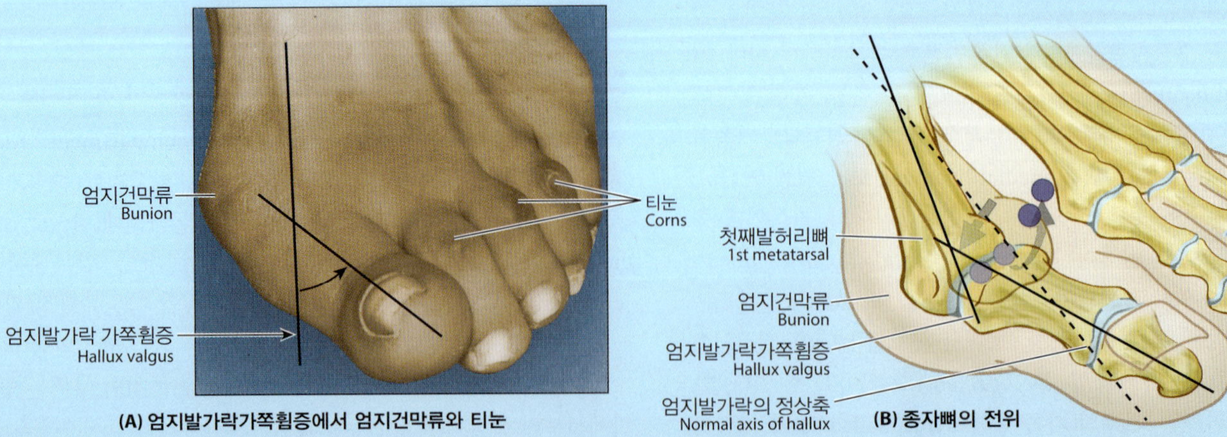

(A) 엄지발가락가쪽휨증에서 엄지건막류와 티눈　(B) 종자뼈의 전위

그림 B7.42. 엄지발가락가쪽휨증과 티눈.

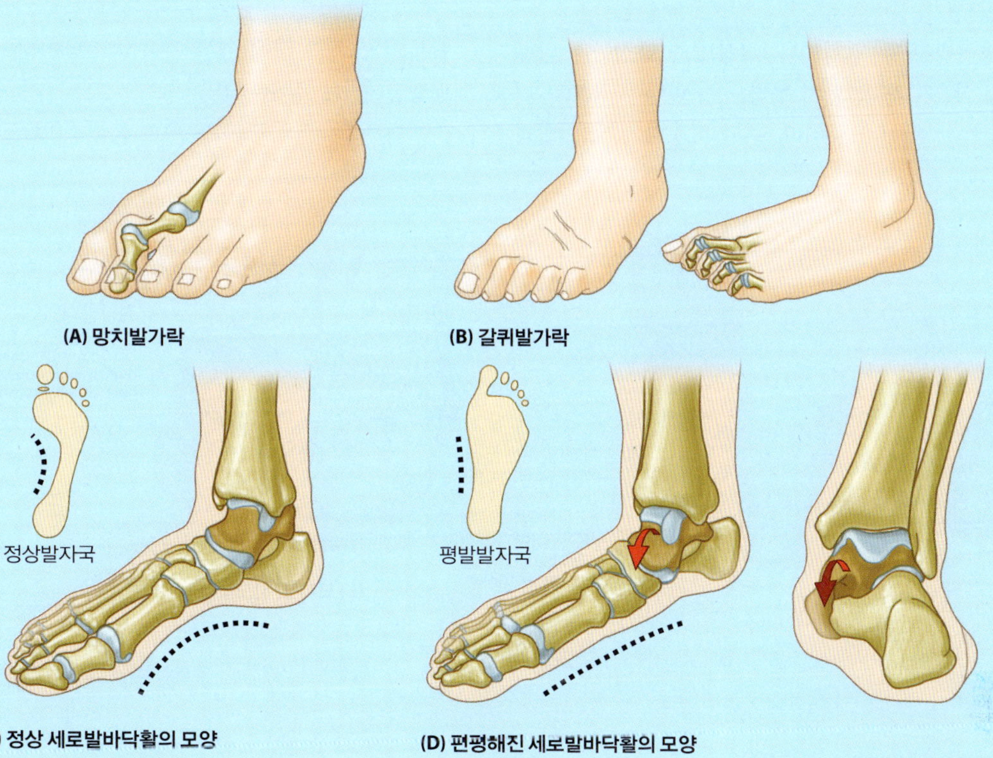

그림 B7.43. 발의 병리.

(keratin layer)이 두꺼워지는 굳은살(*callosity or callus*)은 발가락 발등면에 흔히 생긴다.

갈퀴발가락(Claw Toes)

갈퀴발가락(*claw toes*)은 발허리발가락관절(metatarsophalangeal joint)의 젖힘과 먼쪽발가락뼈사이관절(distal interphalangeal joint)의 굽힘이 특징적이다(그림 B7.43B). 대개 가쪽 4개 발가락이 관련된다. 신발에 눌려 발가락 발등면에 굳은살(callosity)이 발생한다. 굳은살이 발허리뼈머리의 발바닥과 발가락끝에도 형성될 수 있는데, 이는 갈퀴발가락이 있을 때 이곳에 여분의 체중을 싣기 때문이다.

편평발(Pes Planus, Flat Feet)

3세 이전에 발이 편평한 것은 정상이며 이는 발바닥이 피부밑지방체(subcutaneous fat pad)가 두껍기 때문이다. 아이가 자라 나이가 들면서, 지방이 감소해 안쪽세로발바닥활(medial longitudinal arch)이 보이게 된다(그림 B7.43C). 편평발은 체중이 실렸을 때는 안쪽세로발바닥활이 소실되나, 체중이 실리지 않으면 정상 형태를 나타내는 **유연편평발**(*flexible flat feet*)(그림 B7.43D)과, 체중과 관련없이 편평해 있는 **경직편평발**(*rigid flat feet*)로 나눌 수 있다. 좀 더 흔한 **유연편평발**은 발속인대(intrinsic ligament)가 느슨하거나 퇴행되었을 때(부적절한 수동적 활유지) 발생한다. 유연편평발은 소아에서 흔하지만, 나이가 들어 인대가 성숙해지면 없어질 수도 있다. 이따금 성인이 되어도 유연편평발이 지속되는 경우가 있는데, 이때 증상은 있을 수도 있고 없을 수도 있다.

경직편평발(*rigid flat feet*)은 인접한 발목뼈(tarsal bone)가 융합(fusion)되었을 때 같은 뼈변형으로 발생하며, 소아 때 시작된다. **후천편평발**(*acquired flat feet*)은 뒤정강근(tibialis posterior muscle)의 외상, 노화, 탈신경(denervation)에 의한 기능장애(dysfunction) 후 이차적으로 생길 수 있다. 정상 수동적 지지와 역동적 지지가 없으면, 바닥쪽발꿈치발배인대(plantar calcaneonavicular ligament)가 목말뼈머리(거골두, head of talus)를 지지할 수 없게 된다. 결과적으로, 목말뼈머리가 아래안쪽으로 이동해 튀어나온다(그림 B7.43D, ***빨강 화살표***). 그 결과, 앞발(forefoot)이 가쪽으로 치우치며, 안쪽세로발바닥활의 안쪽부분이 편평해지는 것이다. 편평발은 노인에게 흔하며, 이는 특히 올바른 자세로 서 있지 않거나 갑자기 체중이 늘게 되면 발바닥활을 지지하는 근육에 스트레스를 주고 인대에 긴장을 증가시키기 때문이다.

곤봉발(Clubfoot, Talipes Equinovarus)

곤봉발(*clubfoot*)이란 위치가 뒤틀린 발을 뜻한다. 몇 가지 유형이 있지만, 모두 **선천성**(출생시 존재)이다. **내반첨족**(*talipes equinovarus*)은 1,000명의 신생아 중 2명꼴로 발생하는 흔한 유형인데, 목말밑관절(subtalar joint)에 이상이 생기는 질환이며, 남아에서 발생 확률이 여아보다 2배 높다. 발은 안쪽번짐되고, 발목은 발바닥굽힘되어 있으며, 앞발은 모음 상태이다(비정상적으로 돌아서 정중선을 향함)(그림 B7.44A). 발이 말발굽처럼 생겼기 때문에 "equino(라틴어로 *equinus*는 말)"라는 접두사를 사용한다. 이 환자의 반 정도는, 양쪽발 모두 기형이다. 곤봉발을 교정하지 않은 사람은 발꿈치와 발바닥으로 땅을 딛지 못하므로, 앞발 가쪽으로 디뎌야만 한다. 따라서 걷는 것이 고통이다. 주된 비정상 형태는 발과 발목의 안쪽과 뒤에 있는 근육, 힘줄, 인대, 관절주머니의 짧아짐과 팽팽함이다(그림 B7.44B).

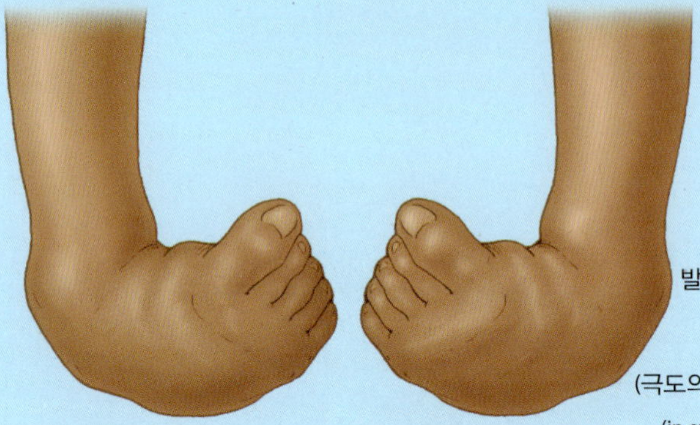

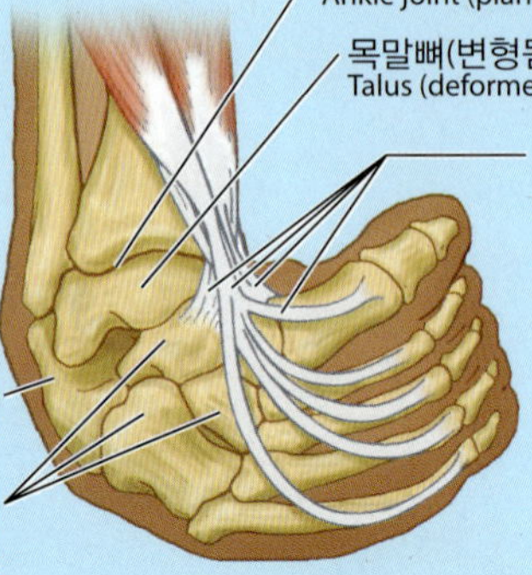

그림 B7.44. 곤봉발.

핵심정리: 다리관절(Joints of Lower Limb)

엉덩관절: 엉덩관절은 몸에서 가장 강하고 안정된 관절이다. ■ 엉덩관절의 안정성에 기여하는 인자로는 (1) 관절 접촉면을 넓혀주는, 절구관절 구조의 기계적 강도, (2) 강한 관절주머니, (3) 관절을 둘러싸는 많은 근육을 들 수 있다. ■ 그러나 넙다리뼈목 경사도와 이로 인한 넙다리뼈머리와 목에 혈액을 공급하는 혈관의 문제는, 특히 노인에서 여전히 취약하다. 따라서 골절이 생기면 넙다리뼈머리에 무혈관성괴사가 생길 수 있다. ■ 엉덩관절의 주요 운동은 굽힘과 폄이며, 넓은 범위에서 가능한, 벌림 및 안쪽돌림과 가쪽돌림은 정상적 두발보행에서 매 걸음마다 필수적이다.

무릎관절: 무릎은 운동의 범위(주로 굽힘과 폄이며, 굽힌 상태에서 돌림도 가능함)가 넓은 경첩관절이다. ■ 관절면이 부조화를 이루고 있으며, 두 긴 지렛대 사이에서 지렛대 받침의 역할을 하는 등 체중을 전달하기에 기계적 단점이 많으므로 몸에서 가장 취약한 관절이다. ■ 이를 보완하기 위한 몇 가지 구조로는, (1) 강력한 관절주머니인대와 관절주머니바깥인대 · 관절주머니속인대, (2) 엉덩정강띠를 포함해 무릎관절을 둘러싸고 있는 부목 같은 여러 힘줄들, (3) 무릎관절의 빈 공간을 채우고 관절면 운동성을 증가시키는 반달이 있다. ■ 특히 임상적으로 중요한 것은, (1) 무릎을 펴면 곁인대가 팽팽해지면서 운동을 제한하고 무릎을 굽히면 느슨해지면서 돌림이 가능해지는 것, (2) 십자인대가 관절의 굽힘을 유지해주고 돌림에 대한 회전축을 제공하는 것, (3) 안쪽반달이 안쪽곁인대에 붙어 있어서 손상이 잘 일어난다는 것이다.

정강종아리관절: 정강종아리관절에는 몸쪽 윤활관절(proximal synovial joint), 뼈사이막, 그리고 앞정강종아리인대, 뒤정강종아리인대, 뼈사이인대로 이뤄진 먼쪽 정강종아리인대결합이 있다. ■ 최대로 발목의 발등굽힘을 하는 동안, 복사격자는 강하게 가로로 벌어지므로, 이 관절들이 함께 종아리뼈가 약간 위로 움직이게 하는 보완체제를 만들었다. ■ 모든 섬유성 정강종아리 연결은 정강뼈에서 종아리뼈를 향해 아래방향으로 주행하며, 종아리뼈에 부착된 9개 근육 중 8개 근육의 수축으로 종아리뼈가 아래로 빠지는 것에 강하게 저항하면서 약간 위로 움직이는 것이 가능하다.

발목관절: 발목관절은 위복사격자로 이뤄져 있는데, 위복사격자는 체중이 전달되는 정강뼈 아랫면과 목말뼈도르래(trochlea of talus)와 만나는 2개의 복사에 의해 형성된다. ■ 발목관절은 발목안쪽의 강한 안쪽인대와 상대적으로 약한 가쪽인대에 의하여 유지된다. ■ 가쪽인대(특히, 앞목말종아리인대)는 몸에서 가장 손상이 잘 일어나는 인대이다. ■ 발바닥굽힘한 발에 체중이 실리면서 부적절한 안쪽번짐이 일어났을 때 주로 손상을 입는다. ■ 발목관절은 약 70°의 발등굽힘과 발바닥굽힘이 가능하며, 덜 안정적인 발바닥 굽힘에서는 약간의 흔들림 운동도 가능하다.

발의 관절: 기능적으로, 발에는 3개 복합관절이 있는데, (1) 목말뼈와 발꿈치뼈 사이에 있으면서 비스듬한 축을 통해 안쪽번짐과 가쪽번짐이 일어나는 임상목말밑관절, (2) 긴 축을 중심으로 앞발과 중간발의 회전이 일어나고 안쪽번짐과 가쪽번짐을 상승시키는 가로발목뼈관절, (3) 역동적인 세로발바닥활과 가로발바닥활을 형성해 페달 플랫폼을 쓸 수 있게 하는 발의 나머지 관절들이다. ■ 발바닥활은 걷거나 달리거나 뛰어오르는 데 필요한 탄력성을 제공하며, 4개의 섬유층에 의한 구조적인 지지와 발의 내인근육, 긴종아리근힘줄, 정강근힘줄, 굽힘근힘줄에 의한 역동적 지지를 받는다.

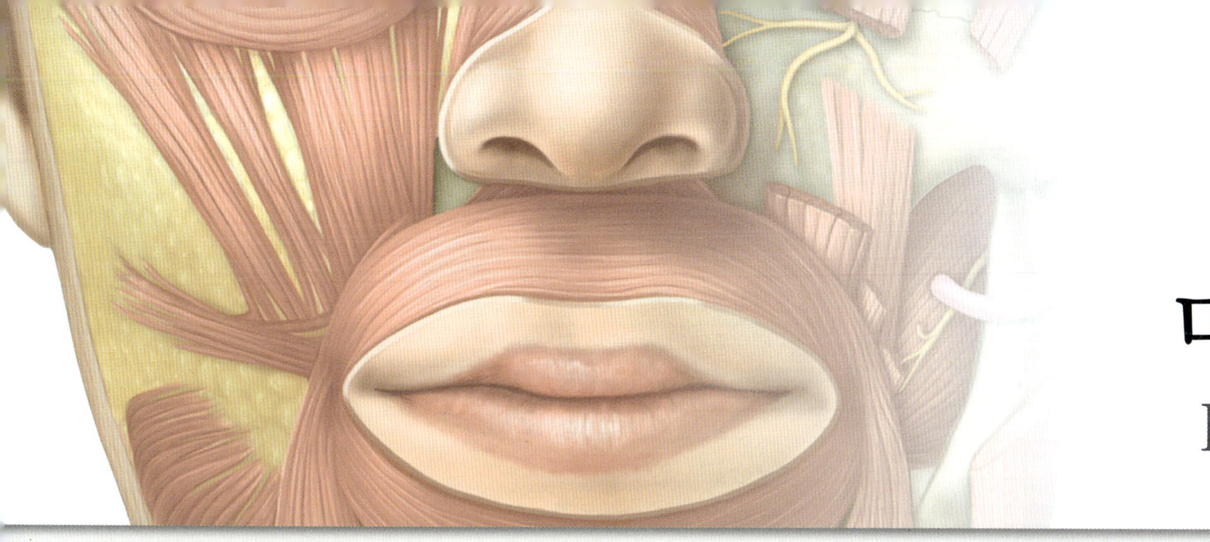

8

머리
Head

충북대학교 의과대학 해부학교실 **손 현 준**

인하대학교 의과대학 해부학교실 **김 대 중**

임상적용 아이콘

해부학적 변이 | 진단과정 | 인체 발달과정 | 수술과정 | 외상 | 병리학

머리의 개요(Overview of Head)

머리(head)는 목에 의해 몸통에 붙어 있는 몸의 윗부분으로 사령탑과 같은 조절(control)과 소통(communication)의 중추이다. 뇌를 담고 있는데; 그래서 아이디어, 창의성, 상상력, 반응, 의사결정, 기억 등과 같은 의식(consciousness)이 위치하는 곳이며, 특수감각수용기관(눈, 귀, 입, 코)을 포함하고, 소리와 표정을 나타낼 수 있는 표현장치를 포함하며, 에너지원이 되는 음식과 물, 산소를 섭취하고 이산화탄소를 방출하는 출입구를 포함한다.

머리는 뇌와 이를 보호하는 덮개 그리고 귀와 얼굴로 구성되어 있다. 얼굴에는 구멍과 통로가 있고 이를 윤활하는 샘(gland)과 닫을 수 있는 밸브 그리고 씹는 장치가 있으며 시각장치를 간수하는 눈확(orbit)이 포함된다. 얼굴은 우리에게 개인으로서의 정체성을 부여하고 있다. 머리와 관련된 질병이나 기형 또는 외상은 다음과 같은 여러 전공분야에서 다루고 있다. 치과(dentistry), 턱얼굴외과(악안면외과, maxillofacial surgery), 신경과(neurology), 신경방사선과(neuroradiology), 신경외과(neurosurgery), 안과(ophthalmology), 구강외과(oral surgery), 이과(otology), 비과(rhinology)와 정신의학(psychiatry) 등.

머리뼈(Cranium)

머리뼈(cranium, skull[1])는 머리의 뼈대이다(그림 8.1A). 머리뼈는 22개의 뼈들로 이루어져 있고, 일련의 뼈들이 머리뼈의 두 부분, 즉 뇌머리뼈와 얼굴머리뼈를 형성한다(그림 8.1B). **뇌머리뼈(neurocranium)**는 뼈로 된 뇌의 덮개인데, 막으로 된 덮개인 뇌막(meninges)과 뇌신경의 시작부분과 혈관들을 담고 있다. 성인의 뇌머리뼈는 8개의 뼈로 구성되는데, 정중선(midline)을 따라서 4개의 홑으로 된 뼈(이마뼈, 벌집뼈, 나비뼈, 뒤통수뼈)가 있고 양쪽에 있는 2개의 쌍으로 된 뼈(관자뼈, 마루뼈)가 있다(그림 8.1A, 8.2A, 8.3).

뇌머리뼈는 **머리덮개뼈(calvaria**, skullcap)라고 하는 돔 모양(dome-like)의 지붕과 **머리뼈바닥(basicranium, cranial base)**이라는 바닥으로 구성된다. 머리덮개뼈를 구성하는 뼈들은 주로 납작뼈(flat bone; 이마뼈, 마루뼈, 뒤통수뼈; 그림 8.8A 참조)인데 신경능선

---

[1]Skull(머리뼈)이 정확히 무엇을 의미하는지 혼동되는 경우가 있다. 이것은 cranium(아래턱뼈를 포함하는) 또는 아래턱뼈를 제외한 cranium을 의미하기도 한다. 간혹 neurocranium을 cranium이라고 하는 경우도 있어 더욱 혼란스럽다. 국제해부학용어위원회(Federative International Committee on Anatomical Terminology, FICAT)에서는 라틴어 cranium을 머리의 뼈(skeleton of head)라고 결정하였다.

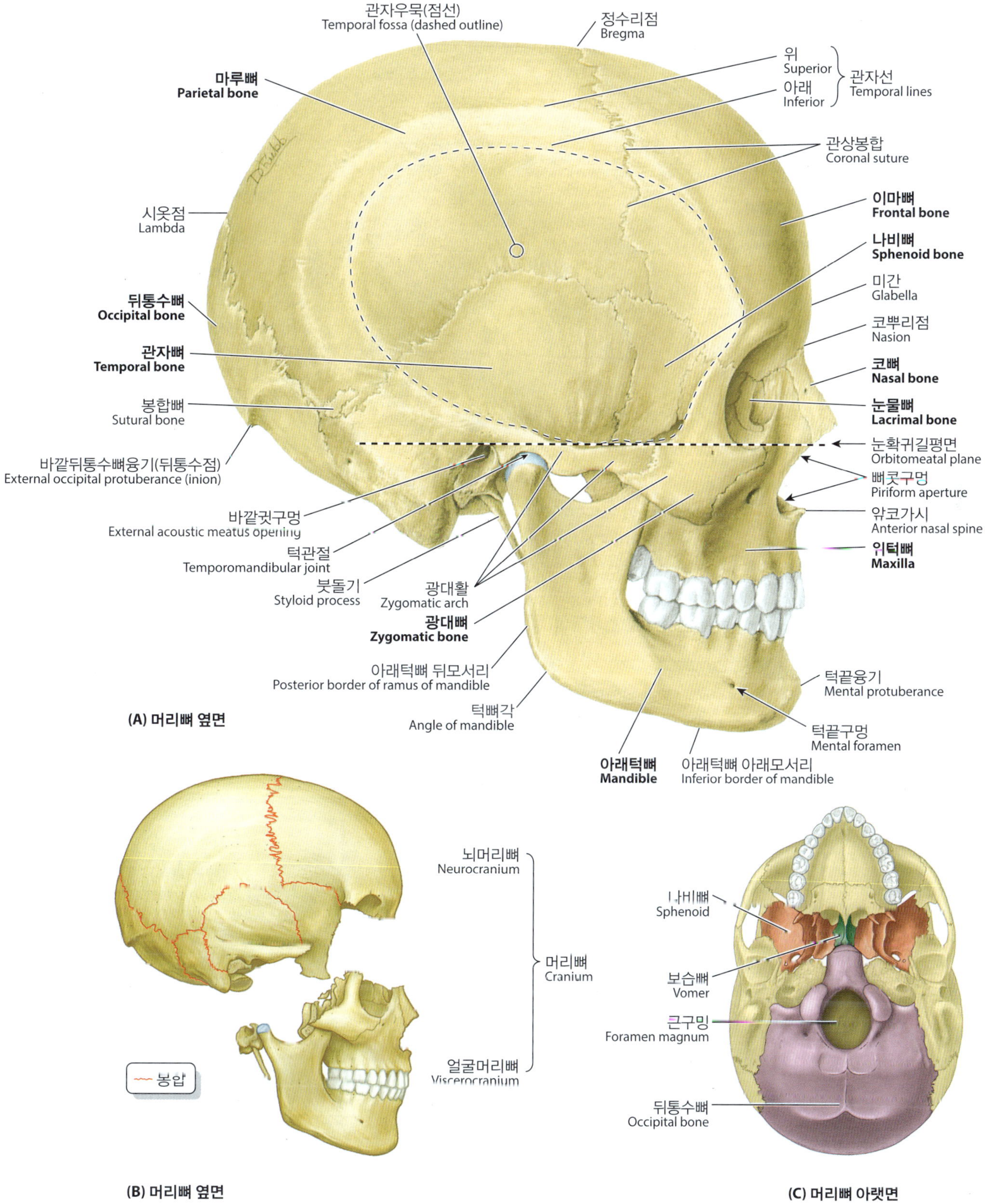

그림 8.1. 성인의 머리뼈 I: 가쪽과 아래쪽에서 본 모습. A. 특징. 머리뼈 계측에서 표준적 기준인 눈확귀길평면(orbitomeatal, Frankfurt horizontal plane)에 눈확의 아래모서리와 바깥귀길의 위모서리를 함께 놓으면 머리뼈의 해부학적 자세가 된다. **B.** 뇌머리뼈(neurocranium)와 얼굴머리뼈(viscerocranium). 머리뼈 옆면에서 보면 뇌를 수용하는 뇌머리뼈의 부피가 얼굴머리뼈의 약 두 배임을 알 수 있다. **C.** 머리뼈 아랫면에서 나비뼈(sphenoid)와 뒤통수뼈(occipital bone)의 위치. 척수는 뒤통수뼈바닥에 있는 큰구멍을 통해 뇌와 연결된다.

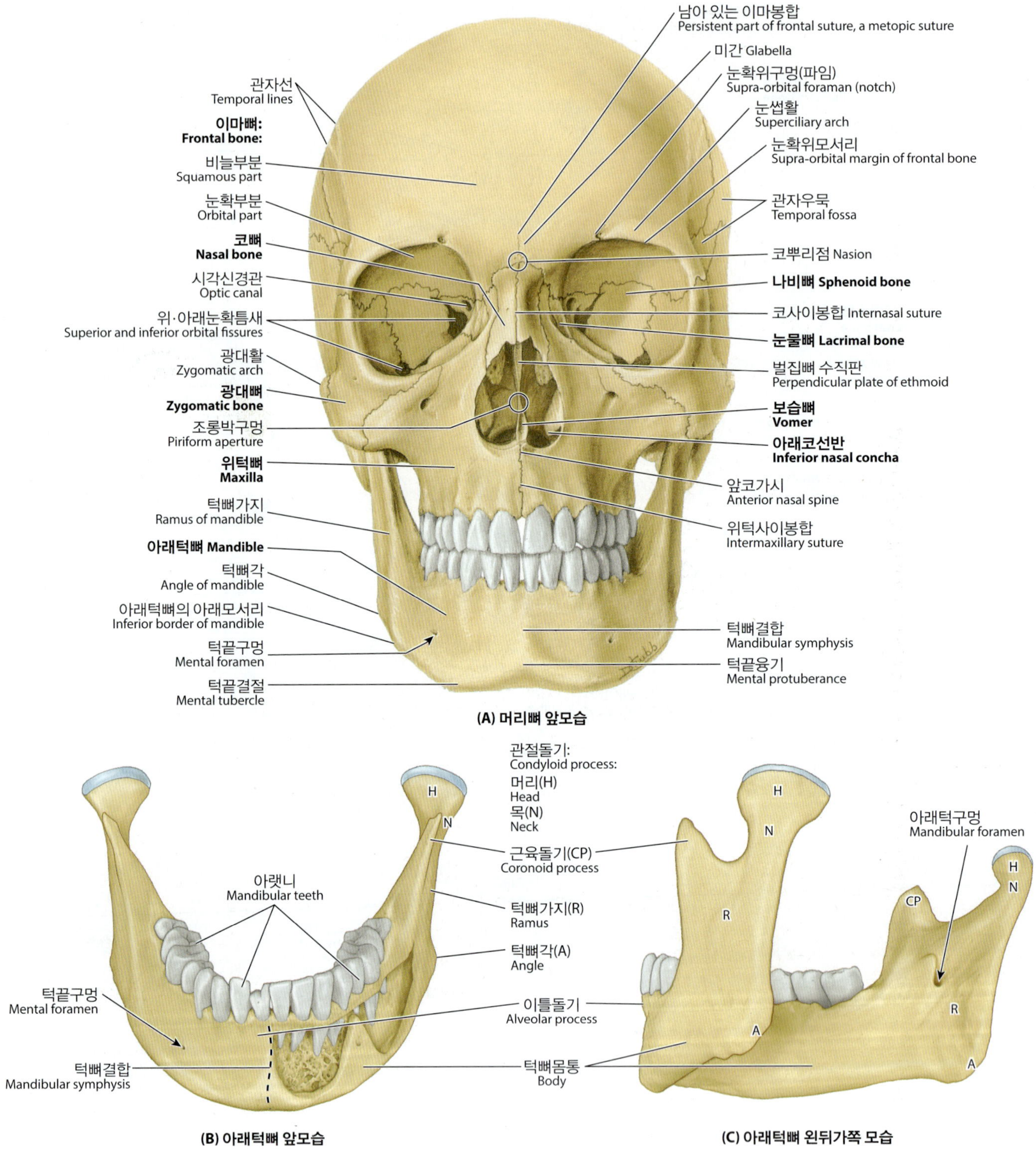

그림 8.2. 성인의 머리뼈 II: 머리뼈 앞면과 아래턱뼈. A. 특징. 내장머리뼈(viscerocranium)는 시각기관이 놓이는 자리와 코공간, 코곁굴과 입공간을 제공하는 부분으로서 머리뼈 앞면의 대부분을 차지한다. **B.** 아래턱뼈(mandible) 앞면 **C.** 아래턱뼈 뒷면. 아래턱뼈는 내장머리뼈의 주요 부분으로서 관자뼈와 관절하여 턱관절(TMJ)을 이룬다. 넓은 턱뼈가지와 근육돌기는 음식을 씹을 때 큰 힘을 발휘하는 강력한 근육이 부착하는 자리를 제공한다.

(neural crest)으로부터 온 머리형성중간엽의 막속뼈되기(intramembranous ossification)에 의해 만들어진다. 머리뼈바닥을 형성하는 뼈들은 많은 납작한 부위를 가진 불규칙뼈(irregular bone; 나비뼈, 관자뼈)인데 **연골**(연골머리뼈, *chondrocranium*)로부터 뼈가 되는 연골속뼈되기(enchondral ossification)에 의하거나 막속뼈되기 방법과 함께 만들어진다. **벌집뼈**(*ethmoid bone*)는 뇌머리뼈의 정중선 형성에

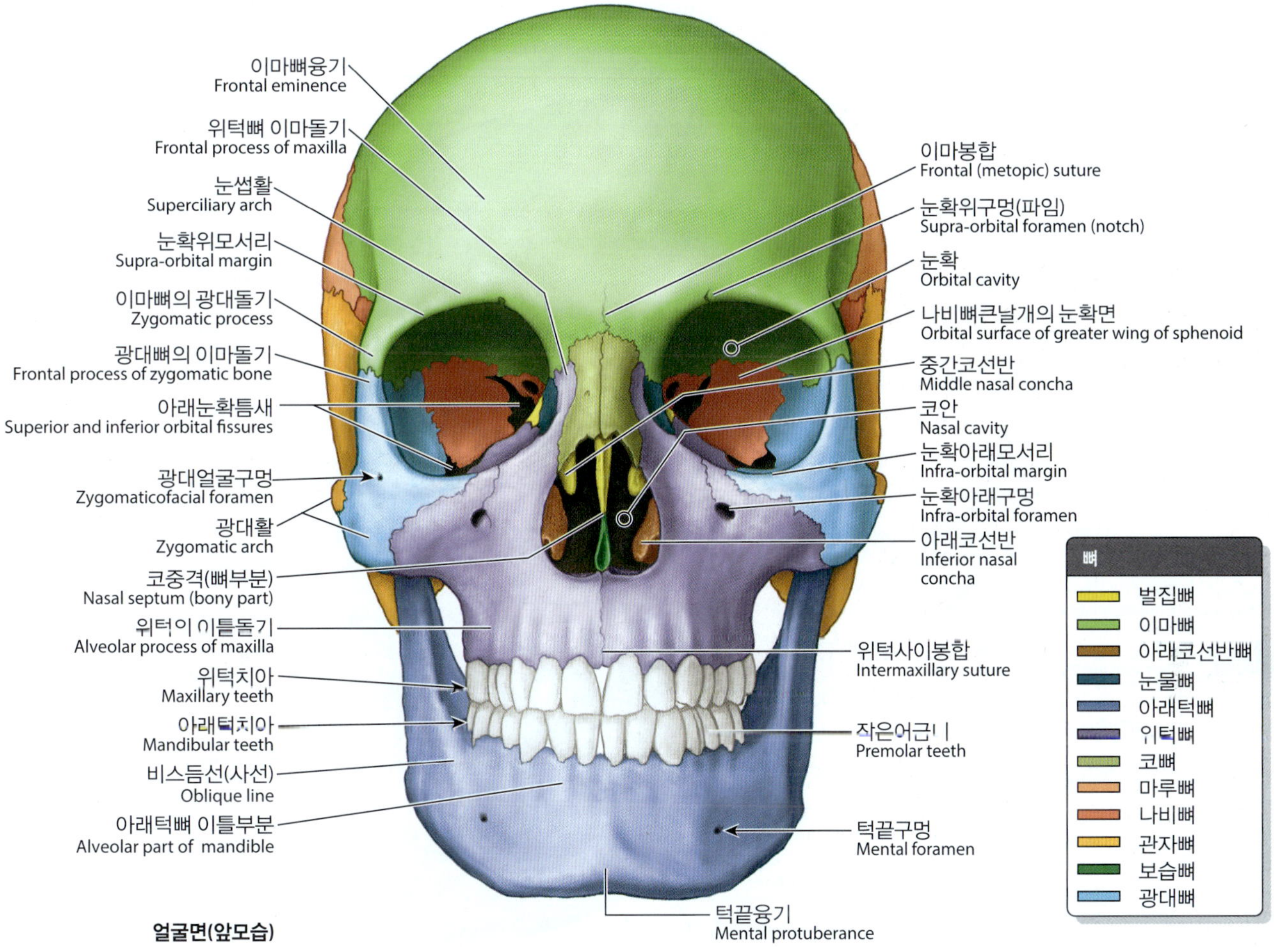

그림 8.3. 성인의 머리뼈의 뼈 III: 머리뼈 앞면. 뼈는 색으로 구분되어 있다. 눈확위구멍(파임), 눈확아래구멍, 턱끝구멍은 거의 수직선 위에 놓여 있는데 이들을 통하여 얼굴의 주요 감각신경을 통과한다.

약간의 기여를 하는 불규칙뼈이지만, 주로 얼굴머리뼈의 구성물로 취급된다(그림 8.12A 참조). 뇌머리뼈를 형성하는 납작뼈와 불규칙뼈의 납작한 부위들은 사실상 바깥쪽으로 볼록하고 안쪽으로 오목한 표면을 가지고 휘어져 있다(그림 8.2A, 8.3).

머리덮개뼈를 구성하는 뼈들은 서로 물리는 섬유성 **봉합**(fibrous interlocking **sutures**; 그림 8.1A, B; 제1장의 내용도 참조)으로 서로 결합되어 있다. 하지만 유아기 동안 일부의 뼈들(나비뼈, 뒤통수뼈)은 연골들끼리 연결되는 **유리연골결합**(*synchodrosis*)을 형성한다. 척수(spinal cord)는 머리뼈바닥의 **큰구멍**(*foramen magnum*)을 통해 뇌와 연결된다(그림 8.1C).

얼굴머리뼈(*facial skeleton*, **내장머리뼈**, **viscerocranium**)는 주로 배아 인두활(pharyngeal arch)의 중간엽으로부터 발생한다(Moore et al., 2020). 머리뼈의 앞부분을 형성하는 이 뼈들은 입주위의 뼈(위턱과 아래턱), 코 및 코안, 눈확 대부분의 뼈들로 구성된다(그림 8.2, 8.3).

얼굴머리뼈는 15개의 불규칙뼈—정중선에 위치한 3개의 홑으로 된 뼈(**아래턱뼈, 벌집뼈, 보습뼈**)와 양쪽에 위치한 6개의 쌍으로 된 뼈(**위턱뼈; 아래코선반, 광대뼈, 입천장뼈, 코뼈, 눈물뼈**)—로 구성된다(그림 8.1A, 8.4A). 위턱뼈와 아래턱뼈는 치아를 위한 소켓을 제공하고 지지한다. 위턱뼈(maxillae)는 얼굴 뼈대 윗부분의 구성에 가장 크게 기여하면서 위턱을 형성하고 머리뼈바닥에 고정되어 있다. 아래턱뼈(*mandible*)는 아래턱을 형성하고 머리뼈바닥에서 턱관절(*temporomandibular joint*, TMJ; 그림 8.1A, 8.2)을 이루고 있어 움직일 수 있다.

머리뼈의 일부(이마뼈, 관자뼈, 나비뼈, 벌집뼈)는 **공기공간**(**air spaces**, 벌집 *air cells* 또는 큰 뼈굴 *sinuses*)을 가진 **공기뼈**(함기골, **pneumatized bone**)로서 뼈의 무게를 줄이게 된다(그림 8.5). 공기로 찬 공간(air spaces, air cells/sinus)의 전체 부피는 나이가 들수록 늘어난다.

눈확의 아래모서리와 같은 수평면상에 양쪽의 바깥귀구멍의 위모서리가 놓이도록 하는 것이 머리뼈의 기준위치를 잡는 **해부학적자세**(*anatomical position*)이다(그림 8.1A). 이 표준머리뼈계측기준을

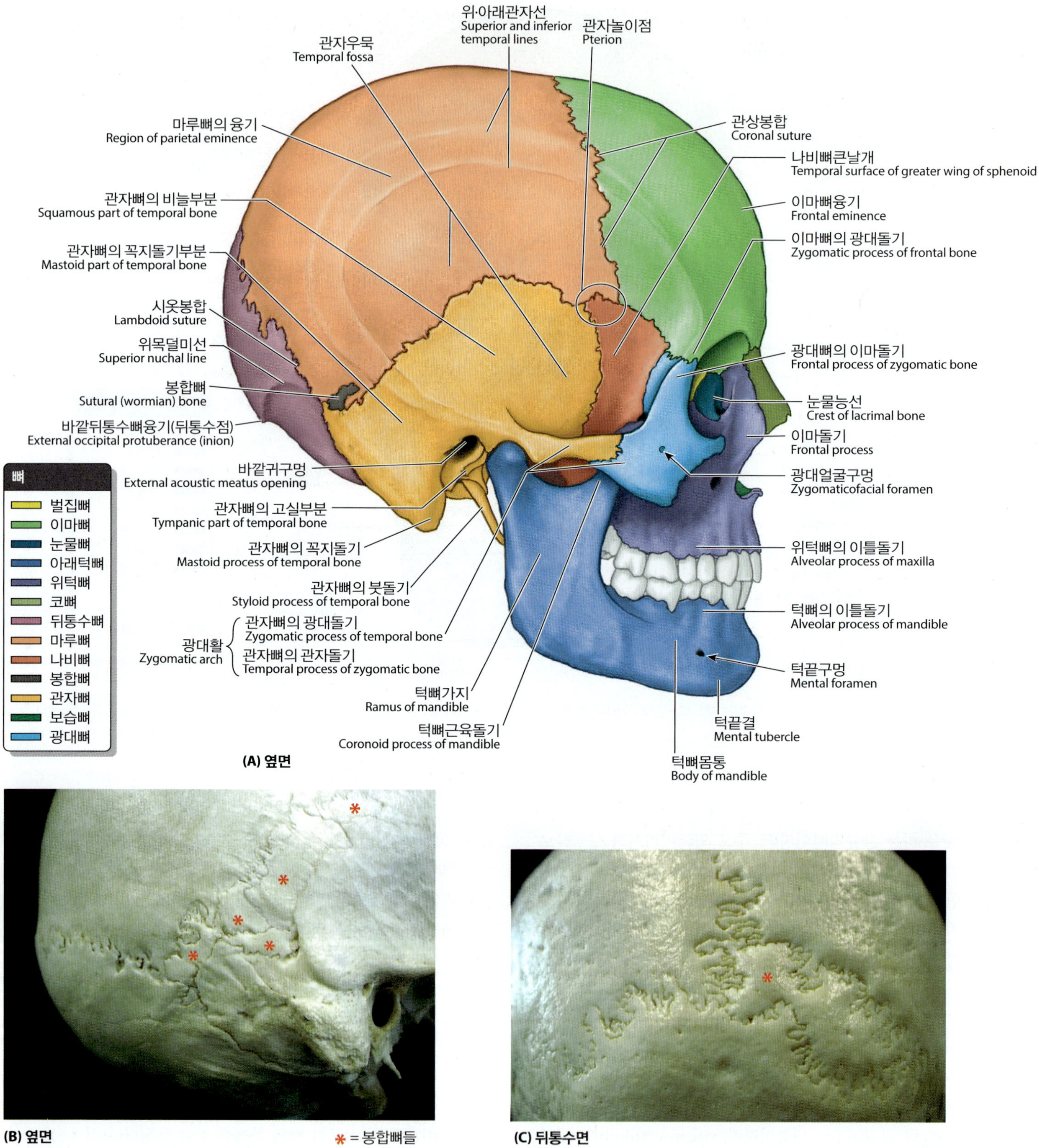

그림 8.4. 성인 머리뼈 IV: 옆면의 낱개뼈와 봉합뼈(sutural bone)들. A. 특징. 관자놀이점(pterion)은 머리뼈의 중요한 계측점(craniometric point)으로서 관자우묵 안에서 나비뼈의 큰날개, 관자뼈의 비늘, 이마뼈, 마루뼈가 만나는 곳에 위치한다. **B와 C.** 봉합뼈(sutural bone): 관자마루봉합(**B**)과 시옷봉합(**C**)을 따라 나타난다.

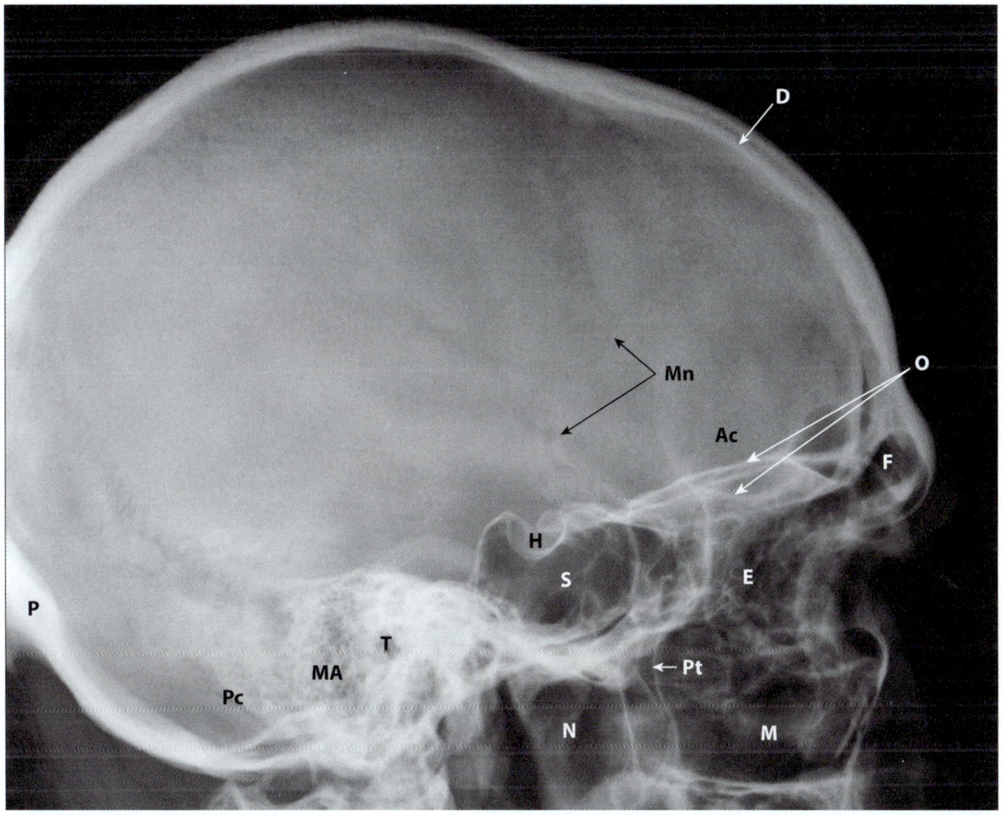

가쪽영상 Lateral radiograph

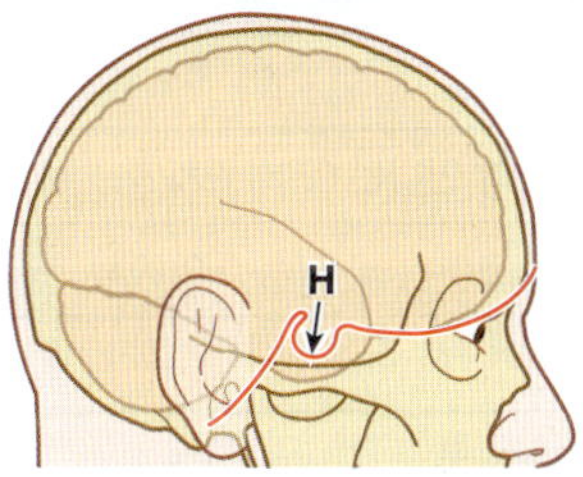

가쪽 모습

Ac	앞머리뼈우묵	**N**	코인두
D	판사이층	**O**	이마뼈의 눈확판
E	벌집뼈굴	**P**	속뒤통수뼈융기
F	이마굴	**Pc**	뒤머리뼈우묵
H	뇌하수체오목	**Pt**	날개입천장오목
M	위턱굴	**S**	나비굴
MA	꼭지방	**T**	관자뼈의 바위부분
Mn	중간뇌막혈관의 고랑		

그림 8.5. 머리뼈의 가쪽촬영방사선사진(lateral radiograph). 뼈굴 또는 벌집이 있어 공기가 찬 뼈들은 방사선투과성(radiolucency)으로 검게 보이며 해당 뼈의 이름을 가진다. 이마뼈의 오른쪽과 왼쪽 눈확부분은 완전히 중첩되지 못하므로 앞머리뼈우묵의 바닥이 두 개의 선(O)으로 보인다.

눈확귀길평면(orbitomeatal plane, Frankfurt horizontal plane)이라고 부른다.

머리뼈앞면(Anterior Aspect of Cranium)

머리뼈앞면[anterior (facial or frontal) **aspect of the cranium]**은 이마뼈, 광대뼈, 눈확, 코부위, 위턱뼈, 아래턱뼈로 구성된다(그림 8.2, 8.3).

이마뼈(frontal bone)의 납작한 **비늘부분(squamous part)**은 이마의 뼈대를 형성하며 그 아래로 코뼈와 광대뼈와 관절하고 있다. 성인의 일부에서 이마뼈의 봉합이 남아 있는 경우가 있는데 이 잔유물을 **이마봉합(metopic suture)**이라고 부른다. 양쪽 눈썹활 사이의 완만하게 함몰된 **미간(glabella)**의 정중선에서 볼 수 있다. 태아 머리뼈에서 **이마봉합(frontal suture)**은 이마뼈를 둘로 나눈다(이 장의 임상적용 "머리뼈의 발생" 참조).

이마뼈와 두 코뼈가 만나는 지점이 **코뿌리점(nasion**, 라틴어로 *nasus*는 코)인데 대부분의 사람에서 뚜렷하게 함몰된 부위(bridge of nose)에 해당한다(그림 8.1A, 8.2A). 코뿌리점은 수많은 **머리뼈계측점**(*craniometric points*) 중의 하나인데, 임상의학에서 방사선영상이나 체질인류학에서 마른머리뼈(dry crania)의 관찰을 통해 계측하고 비교하여 형태학적 특징을 기술하거나 해부학적변이를 찾아내는 연구에 유용하게 쓰인다(그림 8.6; 표 8.1). 이마뼈는 눈물뼈, 벌집뼈, 나비뼈와도 관절을 형성하고 있으며 뼈의 수평부분인 **눈확부분** (*orbital part*)은 눈확의 천장을 형성하며 머리안(cranial cavity) 앞부분의 바닥 일부를 형성한다(그림 8.3).

이마뼈의 비늘부분과 눈확부분 사이의 꺾어진 모서리에 해당되

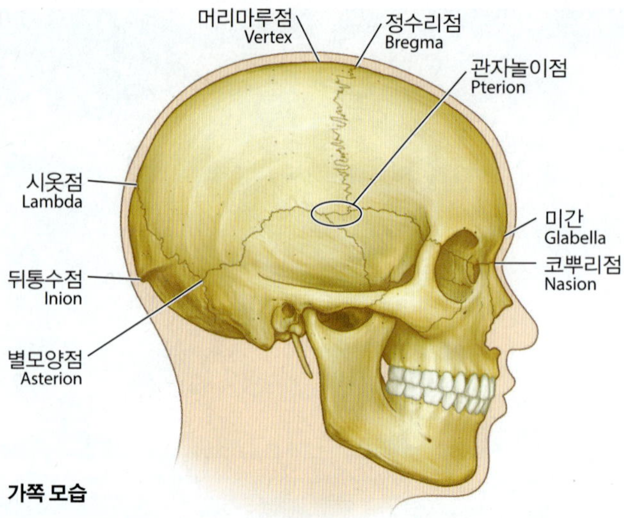

그림 8.6. **머리계측점(craniometric points).**

표 8.1. **머리뼈의 머리계측점(craniometric points)**

표지점(landmark)	모양과 위치
관자놀이점(pterion) (G., wing)	나비뼈의 큰날개, 관자뼈비늘, 이마뼈, 마루뼈가 만나는 부위. 머리뼈 속에서 중간뇌막동맥의 앞갈래가 주행하는 곳
시옷점(lambda) (G., letter *L*)	머리덮개뼈에서 시옷봉합과 시상봉합이 접합되는 곳에 위치
정수리점(bregma) (G., forepart of head)	머리덮개뼈에서 관상봉합과 시상봉합이 접합되는 곳에 위치
머리마루점(vertex) (L., whirl, whorl)	머리뼈의 해부학적 자세에서 뇌머리뼈의 가장 높은 점
별모양점(asterion) (G., *asterios* starry)	별 모양; 마루꼭지봉합, 뒤통수꼭지봉합, 시옷봉합이 만나는 곳에 위치
미간(glabella) (L., smooth, hairless)	매끄러운 융기; 남성에게서 두드러짐; 이마뼈에서 코뿌리의 위쪽; 이마에서 가장 앞으로 튀어나온 부분
뒤통수점(inion) (G., back of head)	바깥뒤통수융기의 가장 튀어나온 곳
코뿌리점(nasion) (L., nose)	머리뼈에서 이마코뼈봉합과 코뼈사이봉합이 만나는 곳

는 **눈확위모서리(supra-orbital margin)**에는 눈확위신경 및 혈관(supraorbital nerve & vessels)의 통로인 **눈확위구멍** 또는 **눈확위패임(supra-orbital foramen or notch)**이 있다. 눈확위모서리 바로 위에는 **눈썹활(superciliary arch)**이라는 능선이 미간 양쪽으로 뻗어 있다. 일반적으로 이 능선의 융기는 남성에서 더 뚜렷하다(그림 8.2A, 8.3). 눈확안에는 위눈확틈새, 아래눈확틈새, 시각신경관이 있다.

볼(cheek)의 융기를 형성하는 **광대뼈(zygomatic bone)**는 눈확의 아래가쪽면과 위턱뼈 사이에 있다. 눈확 앞가쪽의 모서리, 벽, 바닥 그리고 눈확아래모서리의 대부분이 마름모꼴의 광대뼈를 형성한다. **광대얼굴구멍(zygomaticofacial foramen)**이 이 뼈의 가쪽을 관통한다(그림 8.3, 8.4A). 광대뼈는 이마뼈, 나비뼈, 관자뼈, 위턱뼈와 관절한다.

코뼈의 아래에 서양배 모양의(pear-shaped) 뼈코구멍을 **조롱박구멍(piriform aperture)**이라 한다(그림 8.1A, 8.2A). 코안을 좌우로 나누어주는 뼈로 된 **코중격**(비중격, **bony nasal septum**)을 이 구멍을 통해 볼 수 있다. 코안의 양 가쪽벽에는 **코선반(nasal conchae)**이라는 뼈로 된 휘어진 판이 있다(그림 8.2A, 8.3).

위턱뼈(maxilla)는 위턱을 형성한다. 이 뼈에는 **이틀돌기(alveolar process)**가 있고 그 속에 이틀(alveoli = 치조 tooth sockets)이 있어서 **윗니(maxillary teeth)**를 지지한다. 두 위턱뼈는 정중면에서 **위턱뼈사이봉합(intermaxillary suture)**에 의해 연결되어 있다(그림 8.2A). 위턱뼈는 조롱박구멍의 대부분을 둘러싸며 안쪽으로 눈확아래모서리를 형성한다. 가쪽으로 광대뼈와 넓게 연결되어 있고 눈확아래에 눈확아래신경과 혈관의 통로인 **눈확아래구멍(infra-orbital foramen)**이 있다(그림 8.3).

아래턱뼈(mandible)는 U자 모양의 뼈인데, **아랫니(mandibular teeth)**를 지지하는 이틀부분(alveolar part)이 있다. 이 뼈는 수평부분인 **몸통(body)**과 수직부분인 **가지(ramus)**로 형성된다(그림 8.2B, C). 양쪽 둘째 작은어금니 아래에 턱끝신경 및 혈관을 위한 **턱끝구멍(mental foramina)**이 있다(그림 8.1A; 8.2A, B; 8.3). 턱끝에서 융기를 형성하는 **턱끝융기(mental protuberance)**는 영아의 아래턱뼈 두 부분이 합쳐지는 **턱뼈결합(mandibular symphysis**; 라틴어로 *symphysis menti*) 아래에 위치하는 삼각형 모양의 융기이다(그림 8.2A, B; 그림 B8.6A 참조).

머리뼈옆면(Lateral Aspect of Cranium)

머리뼈옆면(lateral aspect of cranium)은 뇌머리뼈(neurocranium)와 얼굴머리뼈(viscerocranium)로 나뉜다(그림 8.1A, B, 8.4A). 뇌머리뼈의 주요 구조물로는 **관자우묵**(*temporal fossa*), **바깥귀길**(*external acousitic meatus*), **관자뼈의 꼭지돌기**(*mastoid process of temporal bone*)가 있다. 얼굴머리뼈 부분의 주요 구조물로는 **관자아래우묵**(*infratemporal fossa*), **광대활**(*zygomatic arch*), 위턱뼈와 아래턱뼈의 가쪽면이 있다.

관자우묵(temporal fossa)은 위쪽과 뒤쪽이 **위관자선(superior temporal line)**과 **아래관자선(inferior temporal line)**으로 경계되어 있고 앞쪽으로는 이마와 광대뼈, 아래쪽으로는 광대활로 경계되어 있다(그림 8.1A, 8.4A). 광대활의 위모서리는 대뇌반구의 아래한계(inferior limit)에 해당한다. **광대활(zygomatic arch)**은 **광대뼈의 관자돌기(temporal process of zygomatic bone)**와 **관자뼈의 광대돌기(zygomatic process of temporal bone)**의 결합으로 형성된다.

광대활의 중심점으로부터 3~4 cm 위쪽의 관자우묵 앞부분은 임상적으로 중요한 뼈 이음부인 **관자놀이점(pterion**, 그리스 어원 *pteron*은 날개라는 뜻)이다(그림 8.4A, 8.6; 표 8.1). 이것은 일반적으로 이마뼈, 마루뼈, 나비뼈, 관자뼈를 연결하는 H 모양의 봉합으로 형성된다. 드물지만 이마뼈와 관자뼈가 관절하기도 하고; 매우 드물지만 어쩌다 4개의 뼈 모두가 한 지점에서 만나기도 한다.

바깥귀구멍(external acoustic meatus opening)은 고막(tympanic membrane)으로 유도되는 바깥귀길(*external acoustic meatus*, canal)의 입구이다(그림 8.4A). 관자뼈의 **꼭지돌기(mastoid process)**는 바깥귀구멍의 뒤아래쪽에 있다. 꼭지돌기의 앞안쪽에는 얇은 송곳 모양의 붓돌기(*styloid process*)가 있다. **관자아래우묵**(*infratemporal fossa*)은 위턱뼈 뒤쪽과 광대활보다 아래쪽, 아래턱뼈보다 깊은 곳에 위치한 불규칙한 공간이다(그림 8.69B 참조).

머리뼈뒤면(Occipital Aspect of Cranium)

머리뼈뒤면(posterior or **occipital aspect of cranium**)은 **뒤통수[occiput**; 라틴어로 머리의 뒤, 뒤쪽으로 볼록하게 튀어나온 부분, 즉 **뒤통수뼈의 비늘부분(squamous part of occipital bone)**을 의미함]와 마루뼈의 일부 및 관자뼈의 꼭지부분으로 이루어져 있다(그림 8.7A).

바깥뒤통수뼈융기(external occipital protuberance)는 뒤통수의 정중면에서 쉽게 촉지할 수 있다. 하지만 가끔(특히 여성에서) 뚜렷하지 않은 경우도 있다. 이 융기 끝에서 정의된 계측점이 **뒤통수점(inion**; 그리스어로 목의 목덜미)이다(그림 8.1A, 8.4A, 8.6; 표 8.1). **바깥뒤통수뼈능선(external occipital crest)**은 융기에서 시작하여 뒤통수뼈 바닥 부분의 **큰구멍**(*foramen magnum*)을 향해 달린다(그림 8.1C, 8.7A; 그림 8.9 참조).

목의 위쪽 경계에 해당하는 **위목덜미선(superior nuchal line)**은

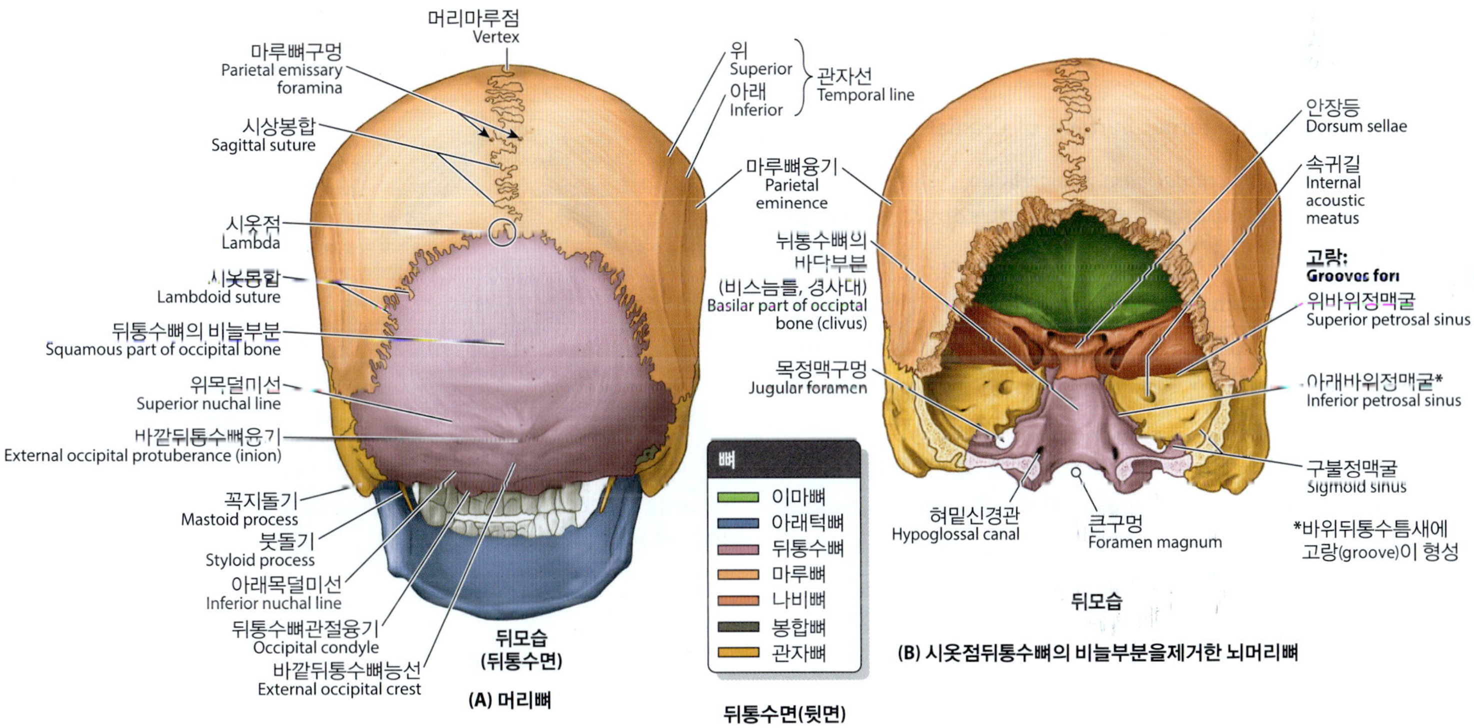

그림 8.7. 성인 머리뼈 V: 머리뼈뒤면. A. 특징과 뼈. 뇌머리뼈의 뒷면 또는 뒤통수는 마루뼈의 일부와 뒤통수뼈, 관자뼈의 꼭지돌기 부분으로 이루어져 있다. 시상봉합과 시옷봉합은 생체에서 함몰된 부위로 만져지는 시옷점에서 만난다. **B.** 뒤머리뼈우묵의 앞부분. 뒤통수뼈의 비늘부분을 제거하였다.

융기의 양쪽에서 가쪽으로 뻗어 있다. **아래목덜미선(infreior nuchal line)**은 덜 뚜렷하다. 뒤통수 중앙에 있는 **시옷점(lambda)**은 시상봉합(sagittal suture)과 시옷봉합(lambdoid suture)이 만나는 점이다(그림 8.1A, 8.6, 8.7A; 표 8.1). 시옷점은 가끔 함몰된 부분으로 느껴질 수 있다. 한 개 이상의 **봉합뼈(sutural bone)**들이 시옷점이나 꼭지돌기 근처에서 나타날 수 있다(그림 8.4B, C).

머리뼈위면(Superior Aspect of Cranium)

머리뼈위면(superior or **vertical aspect of the cranium)**은 일반적으로 타원형이며 **마루융기(parietal eminences)**에서 뒤가쪽으로 넓어진다(그림 8.8A). 어떤 사람에서는 **이마융기(frontal eminences)**가 뚜렷하여 머리덮개뼈가 거의 사각형으로 보이게 한다.

관상봉합(coronal suture)은 이마뼈와 마루뼈를 나누고(그림 8.8 A, B), **시상봉합(sagittal suture)**은 양쪽의 마루뼈 둘을 나누며, **시옷봉합(lambdoid suture)**은 마루뼈와 관자뼈를 뒤통수뼈로부터 분리한다(그림 8.8A, C). **정수리점(bregma)**은 시상봉합과 관상봉합이 만나서 이루어진 계측점이다(그림 8.6, 8.8A; 표 8.1). 머리덮개뼈의 가장 높은 곳에 위치하는 **머리마루점(vertex)**은 시상봉합의 중심점에 가깝게 위치한다(그림 8.6, 8.7A).

마루뼈구멍(parietal foramen)은 시상봉합 근처 마루뼈의 뒤에 있는 불규칙하게 존재하는 작은 구멍인데(그림 8.8A, C); 한 쌍으로 나타나기도 한다. 뇌머리뼈에 존재하는 가장 불규칙하고 변이가 심한 구멍은 이끌정맥(*emissary veins*)을 통과시키는 이끌정맥구멍(*emissary foramina*)이다. 이끌정맥은 머리덮개정맥을 경막의 정맥굴에 연결한다(이 장의 "머리덮개" 참조).

머리뼈바닥바깥면(External Surface of Cranial Base)

머리뼈바닥(두개기저부, *cranial base*, basicranium)은 뇌머리뼈의 아랫부분과 얼굴머리뼈에서 아래턱뼈를 제외한 부분이다(그림 8.9). **머리뼈바닥바깥면(external surface of cranial base)**의 특징은 **위턱뼈 이틀활(alveolar arch of maxillae**, 위턱뼈에서 치아를 지지하는 이틀돌기의 자유모서리); 위턱뼈의 입천장돌기(palatine processes of maxillae); 그리고 입천장뼈(palatine), 나비뼈(sphenoid), 보습뼈(vomer), 관자뼈(temporal), 뒤통수뼈(occipital bone)이다.

단단입천장(hard palate)은 앞쪽으로 **위턱뼈 입천장돌기(palatal processes of the maxillae)**, 뒤쪽으로는 **입천장뼈 수평판(horizontal plates of palatine bones)**에 의해 형성된다. 단단입천장의 뒤쪽 자유모서리에는 **뒤코가시(posterior nasal spine)**가 있어서 정중면 뒤쪽으로 돌출되어 있다. 안쪽앞니(중절치, central incisor)의 뒤쪽, 뼈입천장 정중선에 함몰된 **앞니오목(incisive fossa)**이 있고 그 속으로 앞니관(incisive canal)이 열린다.

좌우의 코입천장신경(nasopalatine nerve)은 복수의 앞니관 또는 앞니구멍들(대개 양쪽에 따로 있다가 하나의 구멍으로 모이게 됨)

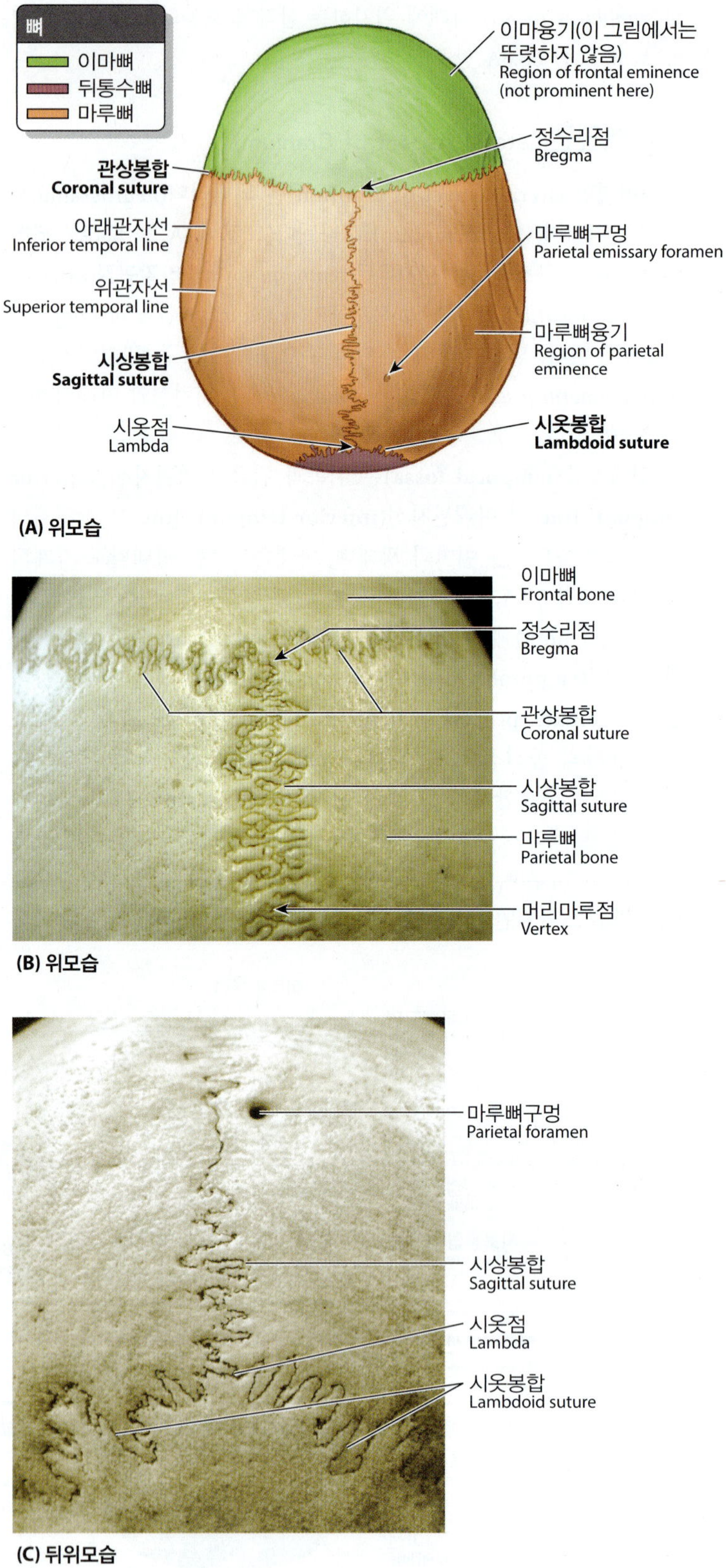

그림 8.8. 성인 머리뼈 VI: 윗면. A. 머리덮개뼈(calvaria). 이마뼈와 뒤통수뼈의 비늘 부분과 한 쌍의 마루뼈가 머리덮개뼈를 이룬다. **B.** 정수리점(bregma). 머리덮개뼈 앞부분 바깥면에 관상봉합과 시상봉합이 만나는 정수리점과 머리뼈에서 가장 높은 머리마루점(vertex)이 있다. **C.** 시옷점(lambda). 이 바깥면 사진은 한쪽에만 뚜렷하게 나타나는 마루뼈구멍을 보여준다. 이끌정맥구멍이 이곳에 흔히 나타나지만 변이가 많다.

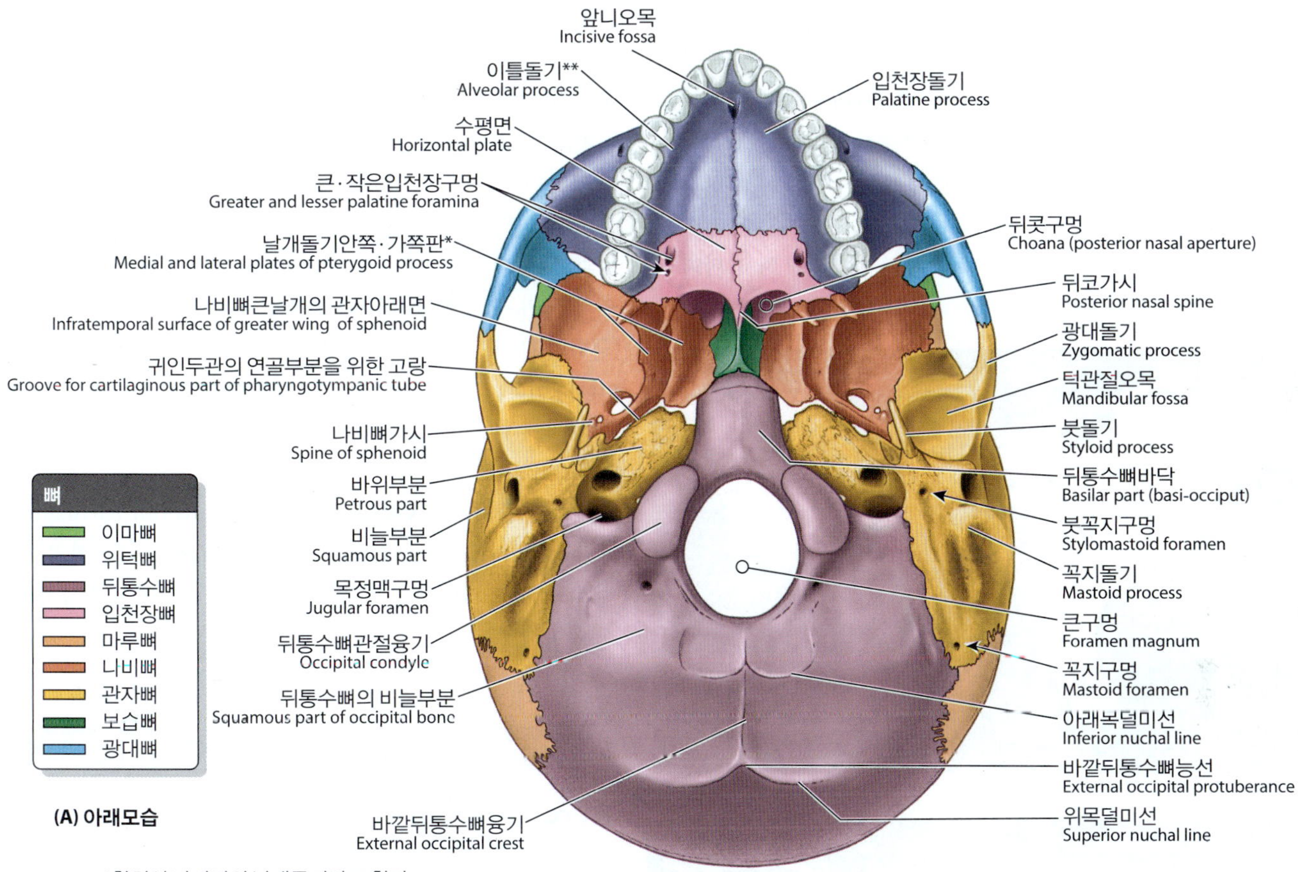

*합쳐서 나비뼈의 날개돌기라고 한다.
**좌우 위턱뼈 자유면의 이틀돌기에 의해 만들어지는 U자 모양 (이 그림에서는 거꾸로 보임)의 능선이 이틀활(alveolar arch)이다.

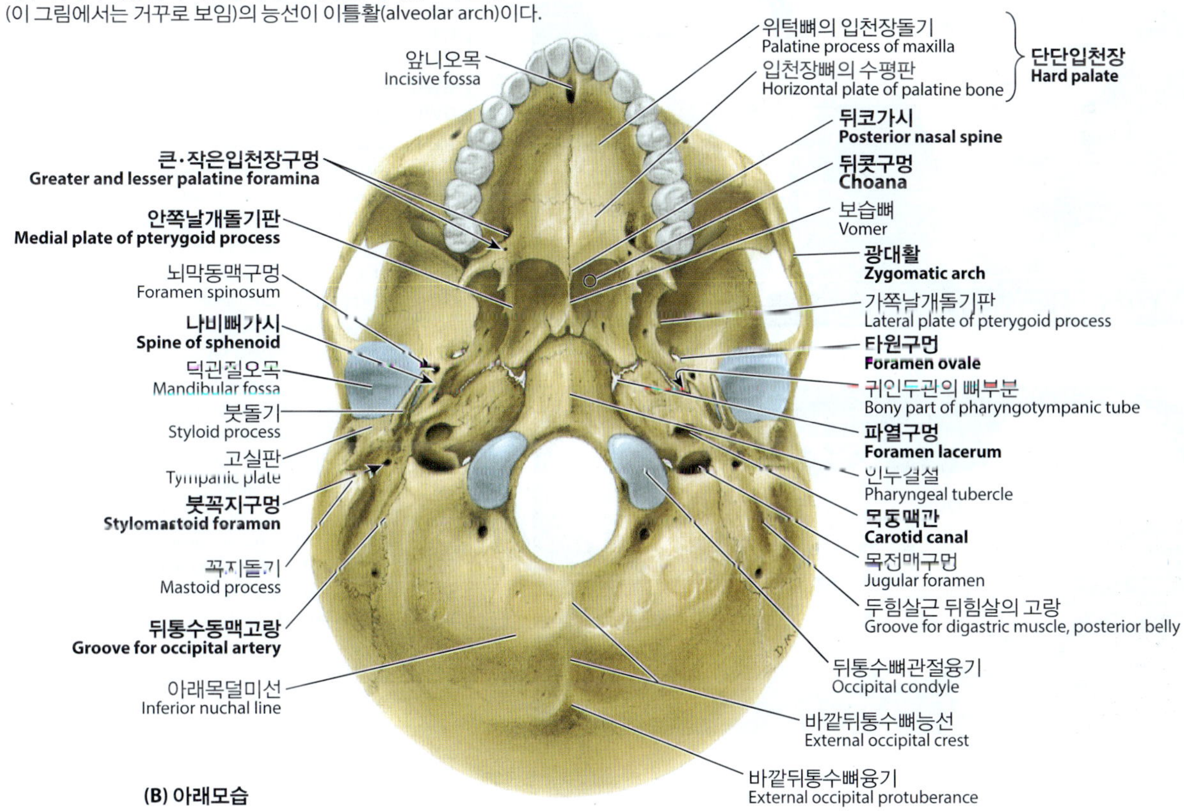

그림 8.9. 성인 머리뼈 VII: 머리뼈바닥 바깥면. A. 색상으로 구분된 뼈와 기능. 낱개뼈들이 다른 색으로 구분되었다. **B.** 특징. 큰구멍은 두 꼭지돌기 사이 한가운데에 같은 높이에 위치한다. 단단입천장은 입의 지붕과 비강의 바닥을 형성한다. 뒤콧구멍(choanae)은 보습뼈 양쪽에 있는 큰 공간으로 코안(nasal cavities)의 뒤로 난 입구이다.

8

을 통해 코를 지나간다. 뒤가쪽으로 **큰입천장구멍**과 **작은입천장구멍(greater** and **lesser palatine foramen)**이 있다. 입천장뼈의 뒤쪽모서리 위에는 두 개의 큰 구멍이 있어 **뒤콧구멍(choanae)**이라고 부른다. 이것은 뼈코중격(bony nasal septum)의 대부분을 이루는 납작한 삼각형의 **보습뼈(vomer**; L., plowshare)에 의해 양쪽으로 나뉜다(그림 8.9B).

이마뼈, 관자뼈, 뒤통수뼈 사이에 쐐기처럼 박혀 있는 뼈가 **나비뼈(sphenoid**; 라틴어로 "날개달린"이라는 뜻의 *pterygoid*와 동의어)이다. 이것은 몸통과 세 쌍의 돌기(큰날개, 작은날개, 날개돌기)로 이루어진 불규칙한 모양의 홑뼈(unpaired bone)이다(그림 8.10). **나비뼈의 큰날개**와 **작은날개(greater** and **lesser wings of the sphenoid)**는 **나비뼈 몸통(body of sphenoid)**의 가쪽면에서 가쪽으로 펼쳐 있다. 큰날개에는 눈확면, 관자면 그리고 관자아랫면이 있어 머리뼈의 앞면, 가쪽면 그리고 아랫면에서 확인(그림 8.3, 8.4A, 8.9A)할 수 있으며, 머리뼈바닥의 속면에서 대뇌면(cerebral surface)을 확인(그림 8.11)할 수 있다. **가쪽날개판**과 **안쪽날개판(lateral** and **medial pterygoid plates)**으로 구성된 **날개돌기(pterygoid process)**는 몸통 양쪽에 큰날개와 만나는 곳에서 아래쪽으로 뻗어 있다(그림 8.9A, 8.10A, B).

귀인두관의 연골부분을 위한 고랑[groove for cartilaginous part of the pharyngotympanic (auditory) tube]은 **나비뼈의 가시(spine of the sphenoid)** 안쪽에 놓여 있는데, 나비뼈 큰날개와 **관자뼈의 바**

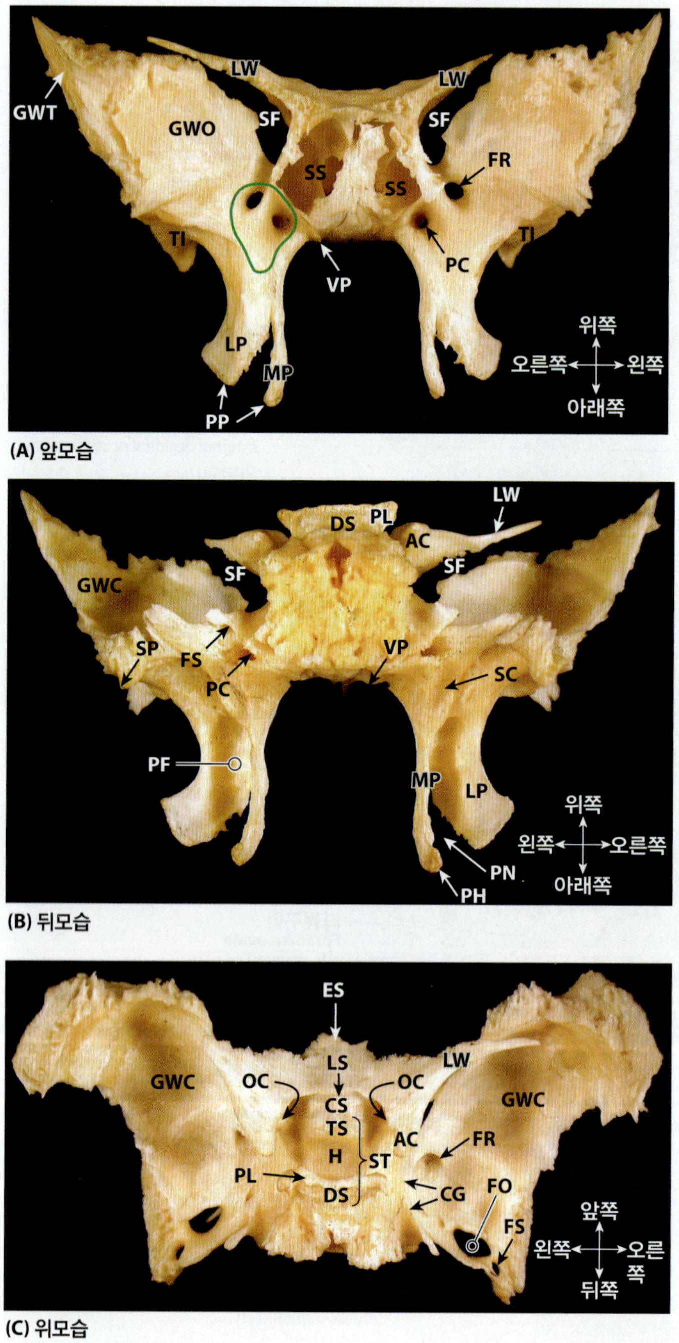

나비뼈의 구조물 Formations of sphenoid bone

AC	앞침대돌기 Anterior clinoid process
CG	목동맥고랑 Carotid sulcus
CS	시각교차앞고랑 Prechiasmatic sulcus
DS	안장등 Dorsum sellae
ES	벌집가시 Ethmoidal spine
FO	타원구멍 Foramen ovale
FR	원형구멍 Foramen rotundum
FS	뇌막동맥구멍 Foramen spinosum
GWC	큰날개(대뇌면) Greater wing (cerebral surface)
GWO	큰날개(눈확면) Greater wing (orbital surface)
GWT	큰날개(관자면) Greater wing (temporal surface)
H	뇌하수체오목 Hypophysial fossa
LP	가쪽날개판 Lateral pterygoid plate
LS	나비뼈가장자리 Limbus of sphenoid
LW	작은날개 Lesser wing
MP	안쪽날개판 Medial pterygoid plate
OC	시각신경관 Optic canal
PC	날개관 Pterygoid canal
PF	날개오목 Pterygoid fossa
PH	날개갈고리 Pterygoid hamulus
PL	뒤침대돌기 Posterior clinoid process
PN	날개파임 Pterygoid notch
PP	날개돌기 Pterygoid process
SC	배오목 Scaphoid fossa
SF	위눈확틈새 Superior orbital fissure
SP	나비뼈가시 Spine of sphenoid bone
SS	나비굴 Sphenoidal sinus (in body of sphenoid)
ST	안장 Sella turcica
TI	나비뼈큰날개 Greater wing of sphenoid (Infratemporal surface)
TS	안장결절 Tuberculum sellae
VP	칼집돌기 Vaginal process
(녹색 선)	날개입천장오목의 뒤벽 Posterior wall of pterygopalatine fossa

그림 8.10. 나비뼈. 홑뼈이고 불규칙한(unpaired irregular) 모양의 나비뼈는 공기뼈(pneumatic bone)이다. **A.** 앞모습. 좌우가 불균등하게 나누어지는 나비뼈굴을 드러내기 위하여 나비뼈 몸통의 얇은 앞쪽벽 부분은 뜯어내었다. **B.** 뒤모습. 위눈확틈새는 나비뼈의 큰날개와 작은날개 사이의 간격이다. 안쪽 및 가쪽날개판은 날개돌기를 구성한다. **C.** 위모습. 안장(sella turcica)의 세부구조로서, 뇌하수체오목을 감싸는 정중구조물이 보인다.

위부분[**petrous** (L., 바위 모양) **part of temporal bone**]이 만나는 곳 아래에 해당된다(그림 8.9B). **관자뼈 비늘부분[squamous** (L., 납작한 모양) **part of temporal bone**]의 함몰된 부위를 **턱관절오목(madibular fossae)**이라고 하는데, 입을 다물게 하는 아래턱뼈의 관절융기(관절돌기 condyle)와 관절을 이루는 곳이다.

뒤통수뼈(occipital bone)는 앞쪽으로 나비뼈와 관절하여 머리뼈바닥의 뒷부분을 이룬다. 뒤통수뼈의 네 부분은 머리뼈바닥에서 가장 현저한 특징인 **큰구멍**(*foramen magnum*) 주위에서 구분된다. 이 큰구멍을 통과하는 주된 구조물은 척수(뇌의 숨뇌와 연속되는), 뇌와 척수의 **뇌척수막**, **척추동맥**, 앞, 뒤척수동맥, 그리고 척수더부신경(CN XI)이 있다. 뒤통수뼈의 가쪽부분(lateral parts)에는 두 개의 큰 융기인 **뒤통수뼈관절융기**(후두과, **occipital condyles**)가 있는데, 이것에 의해 머리뼈는 척주와 관절한다.

뒤통수뼈와 관자뼈바위부분 사이의 큰 구멍을 **목정맥구멍(jugular foramen)**이라고 하는데 이곳에서 속목정맥(internal jugular vein)과 여러 개의 뇌신경(CN IX~CN XI)이 머리뼈를 통과한다(그림 8.9A, 8.11; 표 8.2). 목정맥구멍의 위가쪽에 얼굴신경(CN VII)과 속귀신경(CN VIII)이 지나는 속귀길(interanal acoustic meatus)이 있다. 속목동맥이 들어가는 목동맥관(*carotid canal*)의 입구는 목정맥구멍의 바로 앞에 있다(그림 8.9B). 꼭지돌기(*mastoid process*)는 근육이 붙는 곳이다. 얼굴신경(facial nerve, CN VII)과 붓꼭지동맥(stylomastoid artery)이 통과하는 **붓꼭지구멍(stylomastoid foramen)**은 붓돌기(styloid process) 뒤쪽에 위치한다.

머리뼈바닥속면(Internal Surface of Cranial Base)

머리뼈바닥속면(internal surface of the cranial base; 라틴어로 *basis cranii interna*)은 앞, 중간 그리고 뒤머리뼈우묵(*anterior*, *middle* and *posterior cranial fossae*)이 계단처럼 3개의 다른 높이로 함몰된 그릇 모양으로 **머리안(cranial cavity)**의 바닥을 형성하고 있는데, 이곳은 뇌머리뼈(neurocranium)에 둘러싸인 뇌(brain)가 차지하는 공간이다(그림 8.12). 앞머리뼈우묵이 가장 높이 있고, 뒤머리뼈우묵이 가장 낮게 위치한다.

앞머리뼈우묵(anterior cranial fossa)

뇌의 이마엽(전두엽, frontal lobe) 아래와 앞부분이 세 머리뼈우묵 중 가장 얕은 **앞머리뼈우묵(anterior cranial fossa)**을 차지하고 있다(그림 8.12B). 이 우묵 앞쪽으로는 이마뼈, 중간은 벌집뼈, 뒤쪽으로는 나비뼈의 몸통과 작은날개로 이루어져 있다. 뇌의 이마엽을 지지하고 눈확의 지붕을 형성하는 **이마뼈의 눈확부분(orbital part of frontal bone)**이 이 우묵의 큰부분을 형성하고 있다. 이 부분의 표면은 이마엽 눈확이랑(orbital gyri)의 굴곡이 반영된 흔적(impression, *brain markings*)을 보인다(그림 8.11).

이마뼈능선(frontal crest)은 이마뼈의 중앙선이 돌출된 부분인데 (그림 8.12A), 그 바닥에는 태아발달 때 혈관이 지나가다가 출생 후에는 중요성을 잃은 **이마뼈의 막구멍(foramen cecum)**이 있다. 막구멍의 뒤에는 벌집뼈 위에서 올라온 두꺼운 정중능선인 **볏돌기(crista galli**; 라틴어로 수탉의 볏)가 있다. 이 능선의 양쪽에는 체모양(sieve-like)의 벌집뼈 체판(cribriform plate of ethmoid bone)이 있다. 이것의 수많은 작은 구멍들이 코안의 후각구역으로부터 이 판 위에 놓인 뇌의 후각망울(olfactory bulb)로 후각신경(CN I)을 전달한다(그림 8.12A; 표 8.2).

중간머리뼈우묵(middle cranial fossa)

나비 모양의 **중간머리뼈우묵(middle cranial fossa)** 중심부분에는 나비뼈몸통에 놓여 있는 안장(*sella turcica*)이 있고 그 양쪽에 크게 함몰된 **가쪽부분**(*lateral parts*)이 있다(그림 8.12). 중간머리뼈우묵은 앞머리뼈우묵의 뒤아래에 있는데, 가쪽은 날카로운 **나비뼈능선**(*sphnoidal crests*)으로 구분되고, 가운데는 **나비뼈가장자리**(*sphenoidal limbus*)로 경계가 지워진다. **나비뼈가장자리(limbus of the sphenoid)**는 좌우 **시각신경관**(*optic canals*) 사이로 연장된 가로방향의 **시각교차고랑(prechiasmatic sulcus)** 앞모서리를 형성한다. **나비뼈능선(sphenoidal crest)**의 대부분은 우묵 가쪽부분의 앞을 감싸는 **나비뼈 작은날개**(*lesser wings of sphenoid bone*)의 날카로운 뒤모서리로 이루어진다. 나비뼈능선의 안쪽 끝에는 **앞침대돌기**(*anterior clinoid processes*)라는 두 개의 뚜렷한 뼈돌기가 있다.

우묵의 가쪽부분을 형성하는 뼈로는 가쪽에 나비뼈큰날개와 관자뼈비늘부분이 가쪽에 있고 관자뼈바위부분이 뒤쪽에 있다. 중간머리뼈우묵의 가쪽부분은 뇌의 관자엽(temporal lobe)을 지지한다. 중간머리뼈우묵과 뒤머리뼈우묵 사이의 경계는 **관자뼈 바위부분의 위모서리[superior border (crest) of petrous part of temporal bone]**가 가쪽에, **나비뼈의 안장등**(*dorsum sellae of sphenoid*)이라는 납작한 뼈판이 안쪽에 있다.

안장(sella turcica; 라틴어로 터키의 말안장)은 말안장 모양으로 나비뼈 윗면에 위치하며 **앞/뒤침대돌기(anterior/posterior clinoid processes)**로 둘러싸여 있다(그림 8.10C, 8.12A). *Clinoid*는 침대기둥(bedpost)이라는 뜻을 가지는데, 네 개의 침대기둥(앞2, 뒤2)이 있는 뇌하수체(pituitary gland)의 침대처럼 뇌하수체오목(hypophysial fossa)을 둘러싸고 있다. 안장은 다음 3부분으로 되어 있다.

1. **안장결절(tuberculum sellae**; 안장의 뿔): 뚜렷하지 않게 보일 수도 있는 **교차고랑**의 **뒤경계**와 뇌하수체오목의 앞경계를 형성한다.
2. **뇌하수체오목(hypophysial fossa**; pituitary fossa): 나비뼈 몸통 중심의 함몰된 부위(안장의 앉는 부분)로 **뇌하수체**(*pituitary gland*; 라틴어로 *hypophysis*)를 수용한다.
3. **안장등(dorsum sellae**, 안장의 뒷부분): 나비뼈의 **몸통**으로부터 위로 돌출된 사각형의 뼈판. 안장의 뒤경계를 형성하며, 돌출된

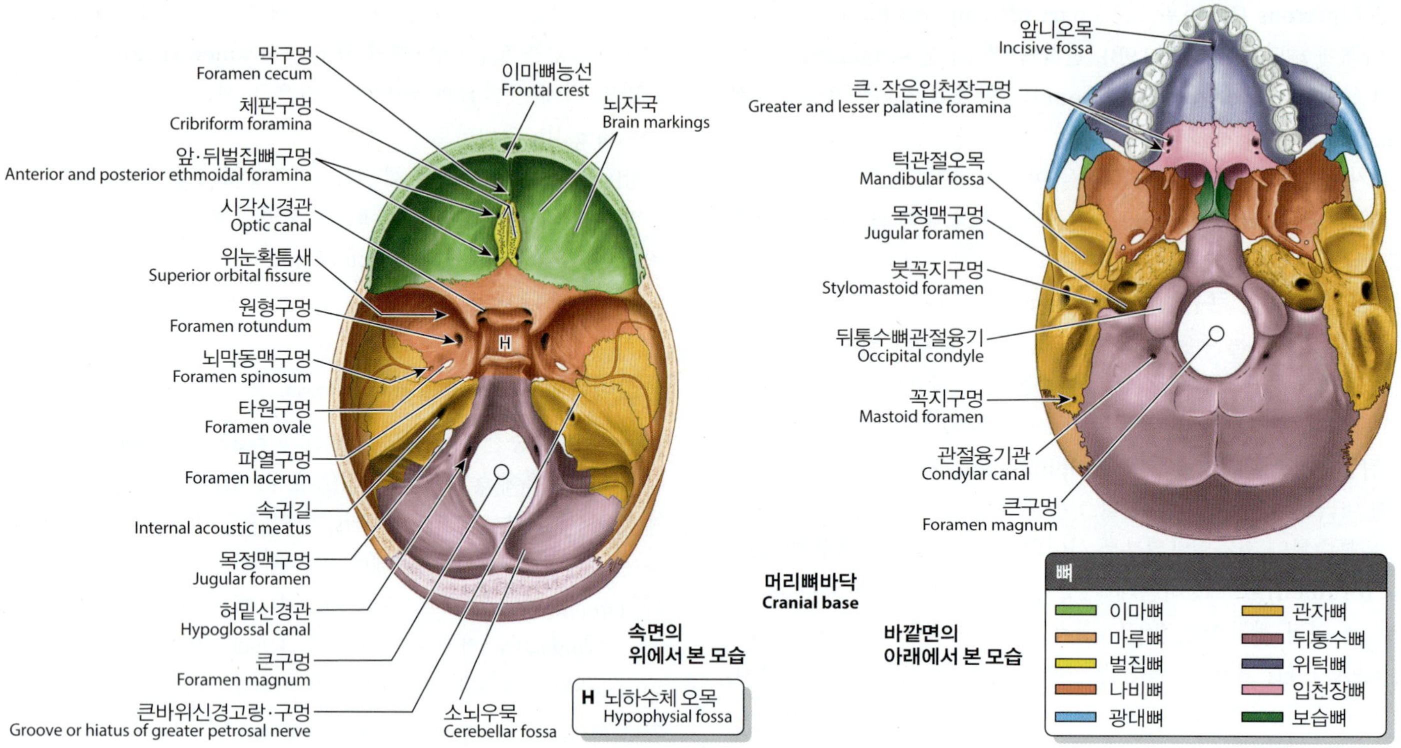

그림 8.11. 성인 머리뼈 VIII: 머리뼈의 구멍들.

표 8.2. 머리뼈우묵의 구멍과 그 내용물

구멍	내용물
앞머리뼈우묵(anterior cranial fossa)	
막구멍(foramen cecum)	코이끌정맥(인구의 1%)
체판의 체판구멍(cribriform foramina in cribriform plate)	후각신경(CN I)을 구성하는 후각상피의 후각세포의 축삭
앞/뒤벌집뼈구멍(anterior and posterior ethmoidal foramina)	같은 이름의 혈관과 신경
중간머리뼈우묵(middle cranial fossa)	
시각신경관(optic canals)	시각신경(CN II), 눈동맥
위눈확틈새(superior orbital fissure)	눈정맥; 눈신경(CN V_1); 뇌신경 CN III, IV, VI 그리고 교감신경섬유
원형구멍(foramen rotundum)	위턱신경(CN V_2)
타원구멍(foramen ovale)	아래턱신경(CN V_3), 덧뇌막동맥
뇌막동맥구멍(foramen spinosum)	중간뇌막동맥과 정맥, CN V_3의 뇌막가지
파열구멍(foramen lacerum)[a]	깊은바위신경과 뇌막동맥의 가지들, 작은정맥들
큰바위신경고랑 또는 큰바위신경관틈새 (groove or hiatus of greater petrosal nerve)	큰바위신경(CN VII), 중간뇌막동맥바위가지
뒤머리뼈우묵(posterior cranial fossa)	
큰구멍(foramen magnum)	숨뇌, 뇌막, 척추동맥, 척수더부신경(CN XI), 경막정맥, 앞/뒤척수동맥
목정맥구멍(jugular foramen)	혀인두신경, 미주신경, 척수더부신경(CN IX, X, XI), 속목정맥의 위팽대; 아래바위정맥굴, 구불정맥굴, 오름인두동맥과 뒤통수동맥의 뇌막가지
혀밑신경관(hypoglossal canal)	혀밑신경(CN XII)
관절융기관(condylar canal)	구불정맥굴에서 나와 목의 척추정맥으로 가는 이끌정맥
꼭지구멍(mastoid foramen)	구불정맥굴에서 나오는 꼭지이끌정맥, 뒤통수동맥의 뇌막가지

[a]속목동맥 그리고 그와 동행하는 교감신경과 정맥얼기는 실제로는 파열구멍 부위를 (수직으로 통과하는 것이 아니라) 수평으로 지나간다. 파열구멍은 생체에서는 연골로 막혀 있고, 마른뼈에서 구멍으로 보이는 것은 인공산물(artifact)이다.

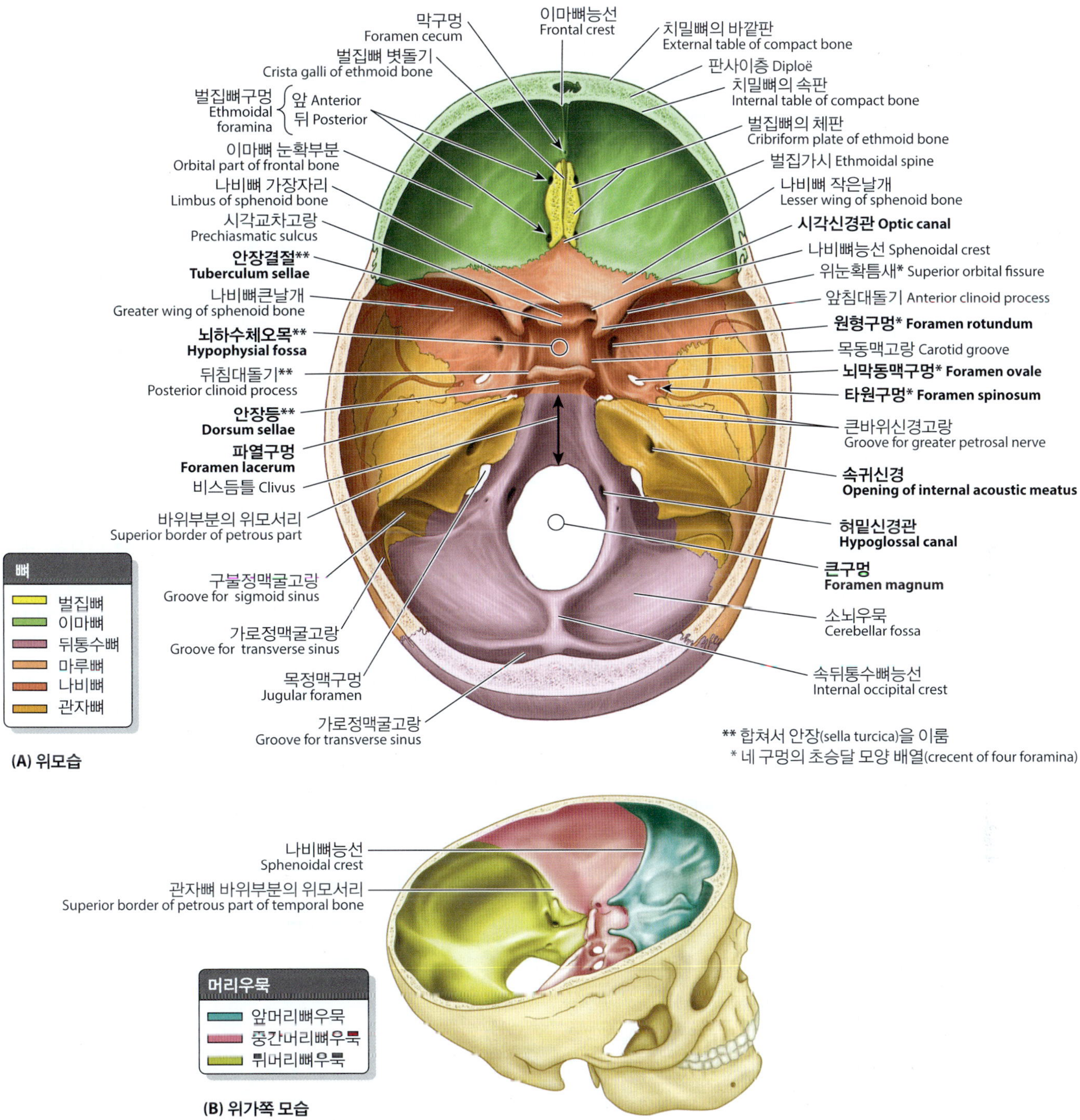

그림 8.12. 성인 머리뼈 IX: 머리뼈바닥 속면. A. 뼈와 특징. **B.** 앞, 중간, 뒤 머리뼈우묵으로 나누어진다.

위가쪽각(posterolateral angle)이 뒤 침대돌기를 형성한다.

나비뼈 몸통의 양쪽에는 초승달 모양으로 배열된 4개의 구멍(*cresent of 4 foramina*)이 있어 나비뼈큰날개의 뿌리를 관통하고 있는데(그림 8.10C, 8.11, 8.12A); 이 구멍을 통과하는 구조물은 표 8.2에 정리하였다.

1. **위눈확틈새(superior orbital fissure)**: 큰날개와 작은날개 사이에 위치하며, 눈확을 향하여 앞으로 열려 있다(그림 8.2A).
2. **원형구멍(foramen rotundum)**: 위눈확틈새의 안쪽끝보다 뒤에 위치하는데, 나비뼈 큰날개의 뿌리 앞면(그림 8.10A, 8.12A)으로부터 나비뼈, 위턱뼈, 입천장뼈 사이에서 형성되는 날개입천장오목(*pterygopalatine fossa*)을 향하여 수평으로 열린다.
3. **타원구멍(foramen ovale)**: 원형구멍의 뒤가쪽에 위치한 비교적 큰 구멍으로 관자아래우묵(infratemporal fossa)을 향하여 아래로

열린다(그림 8.9B)

4. **뇌막동맥구멍(foramen spinosum**, 가시구멍): 타원구멍의 뒤가쪽에 위치하며, 관자아래우묵으로 나비뼈가시(*spine of sphenoid*)에 가깝게 열린다. 이 구멍의 영어명칭은 나비뼈가시와 가깝게 위치하여 지어진 것이다(그림 8.11).

파열구멍(foramen lacerum)은 초승달배열구멍에 속하지는 않는다. 이 찢어진 모양의 구멍은 뇌하수체오목의 뒤가쪽에 위치하는 마른뼈(dry bone)의 인공산물(artifact)인데(그림 8.12A), 생체에서는 연골판으로 닫혀 있다. 일부 뇌막동맥가지와 작은 정맥들이 연골판을 뚫고 구멍을 수직으로 통과한다. 속목동맥과 함께 동반되는 교감신경 및 정맥얼기가 연골의 윗면을 지나가고, 일부 신경은 수평으로 구멍의 앞경계를 지난다.

파열구멍으로부터 뒤와 가쪽으로 관자뼈바위부분의 앞위면에 좁은 **큰바위신경고랑(groove for greater petrosal nerve)**이 뻗어 있다. **작은바위신경고랑(groove for lesser petrosal nerve)**도 인근에 위치한다.

뒤머리뼈우묵(posterior cranial fossa)

세 머리뼈우묵 중 가장 크고 깊은 **뒤머리뼈우묵(posterior cranial fossa)**이 소뇌, 다리뇌, 숨뇌를 수용한다(그림 8.12B). 뒤머리뼈우묵은 대부분 뒤통수뼈로 이루어져 있지만 나비뼈의 안장등(*dorsum sellae of the sphenoid*)이 중앙에서 앞경계를 표지하고(그림 8.12A), 관자뼈의 바위부분과 꼭지돌기부분이 앞가쪽 '벽(walls)'을 형성한다.

이 우묵의 앞부분에 안장등으로부터 큰구멍(*foramen magnum*)으로 향하면서 현저하게 경사진 곳을 **비스듬틀**(경사대, **clivus**)이라 한다. 큰구멍의 뒤에서 뒤머리뼈우묵은 **속뒤통수능선(internal occipital crest)**에 의해 양쪽으로 나뉘게 되는데 이를 **소뇌우묵(cerebellar fossae)**이라 한다. 속뒤통수능선은 경막정맥굴들이 모이는 정맥굴합류(*confluence of sinuses*)와의 관계에 의해 형성된 **속뒤통수뼈융기(internal occipital protuberance)**에서 끝난다.

넓은 고랑이 가로정맥굴(*transverse sinus*)과 S 모양의 구불정맥굴(*sigmoid sinus*)의 수평 경로를 보여준다. 관자뼈 바위능선의 바닥에 목정맥구멍(*jugular foramen*)이 있는데, 이 구멍이 뇌신경 몇 개와 함께 속목정맥(internal jugular vein, IJV)이 되어서 머리뼈를 빠져나가는 구불정맥굴의 출구이다(그림 8.11; 표 8.2). 목정맥구멍의 앞위쪽에는 얼굴신경(CN VII)과 속귀신경(CN VIII), 미로동맥(labyrinthine artery)을 위한 속귀길(*internal acoustic meatus*)이 있다. 혀밑신경(CN XII)을 위한 **혀밑신경관(hypoglossal canal)**은 큰구멍의 앞가쪽 모서리 위에 있다.

머리뼈우묵의 벽(Walls of Cranial Cavity)

머리뼈우묵의 벽 두께는 부위에 따라 다르지만, 일반적으로 여자가 남자보다 얇고 어린이와 노인에서는 더 얇다. 관자뼈비늘부분처럼 근육이 잘 덮고 있는 뼈에서 두께가 가장 얇다(그림 8.11). 마른뼈를 밝은 빛에 대어 보거나 방사선사진을 보면(그림 8.5) 뼈의 얇은 부분을 쉽게 알 수 있다.

머리덮개뼈의 대부분은 판사이층으로 나뉘어 있는 **치밀뼈의 속판과 바깥판(internal and external tables of compact bone)**으로 구성된다(그림 8.5, 8.11). **판사이층(diploë)**은 해면뼈(cancellous bone)로서 생체에서는 판사이정맥이 만든 길에 적색골수(red bone marrow)가 자리 잡은 것이다. 마른뼈의 판사이층에서는 단백질이 제거되었으므로 적색골수가 보이지 않는다. 뼈의 속판은 바깥판보다 얇으며 일부에서는 판사이층 없이 치밀뼈로 된 얇은판만 존재한다.

머리뼈의 뼈성분은 불균등하게 분포되어 있다. 상대적으로 얇으면서 대개 휘어진 납작뼈들이 공간을 형성하면서 내용물을 보호하는데 필요한 강도를 가진다. 뇌머리뼈(또는 그 돌기들)는 뇌를 수용하는 기능 외에도 아래턱뼈에 부착하는 강력한 씹기근육의 이는 곳을 제공한다. 결과적으로 근육이 위치한 코안과 눈확 사이에 강한 견인력(traction forces)이 발생한다. 그래서 두꺼워진 머리뼈 부분이 눈확과 코안을 비껴가는 힘에 대한 기둥과 **버팀벽** 역할을 한다(그림 8.13). 주된 버팀벽은 송곳니 부위에서부터 코안과 눈확 사이를 지나 이마뼈 중앙까지 확장되는 **이마코버팀벽(frontonasal buttress)**과 어금니부터 관자뼈와 가쪽 이마뼈까지 걸쳐 있는 **광대활–가쪽눈확모서리버팀벽(zygomatic arch–lateral orbital margin butterss)**이다. 비슷한 방법으로 **뒤통수버팀벽(occipital buttresses)**이 척주로부터 큰구멍의 가쪽으로 작용하는 힘을 전달한다. 이렇게 버팀벽에 필요한 높은 뼈밀도를 보상하기 위해 물리적 부하가 크지 않은 머리뼈 부위는 공기화(pneumatize, 공기가 차는 현상)된다.

머리의 부위(Regions of Head)

구조물의 위치, 손상 또는 병의 위치에 대한 명확한 의사전달을 위해

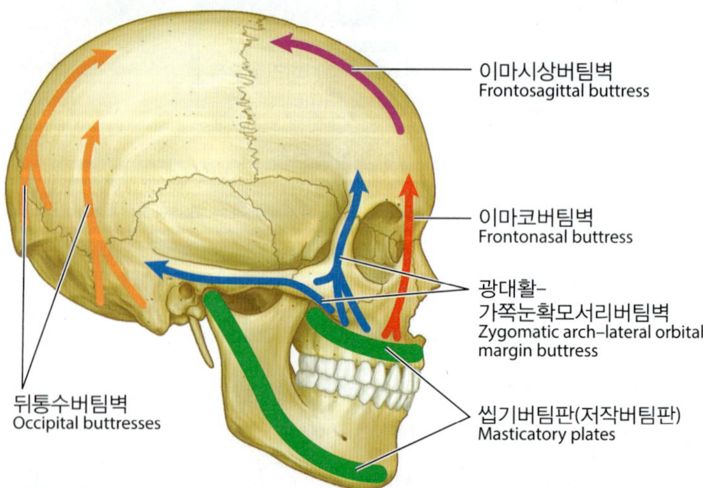

그림 8.13. 머리뼈의 버팀벽. 버팀벽은 머리뼈의 약한 부위 주위로 힘을 전달하는 두꺼운 부분이다.

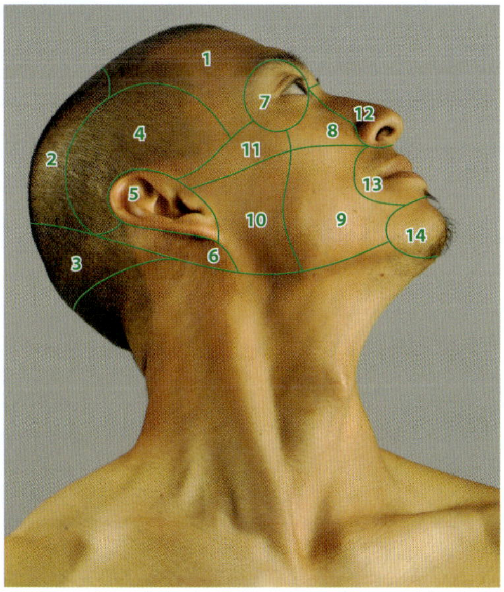

머리의 부위 Regions of Head

1 이마부위 Frontal region
2 마루부위 Parietal region
3 뒤통수부위 Occipital region
4 관자부위 Temporal region
5 귓바퀴부위 Auricular region
6 꼭지부위 Mastoid region
얼굴부위 Facial region:
7 눈확부위 Orbital region
8 눈확아래부위 Infra-orbital region
9 볼부위 Buccal region
10 귀밑샘부위 Parotid region
11 광대부위 Zygomatic region
12 코부위 Nasal region
13 입부위 Oral region
14 턱끝부위 Mental region

그림 8.14. 머리의 부위들(regions of head).

서 머리를 부위별로 나눈다(그림 8.14). 상대적으로 작은 얼굴 영역을 다시 8개의 부위로 나누는 것은 기능적으로 복잡하기도 하거니와 미용성형수술에 대한 지출의 중요성을 반영해서이다. 뇌머리뼈에 해당하는 머리에서 바깥귀를 포함하는 귓바퀴부위(auricular region)를 제외하고 다른 부위의 이름들은 속에 있는 뼈의 이름과 같다: 이마부위(frontal region), 마루부위(parietal region), 뒤통수부위(occipital region), 관자부위(temporal region), 그리고 꼭지부위(mastoid region).

얼굴머리뼈에 해당하는 얼굴부위(facial region)는 양쪽에 위치하는 5개 부위와 가운데 위치하는 3개 부위로 나누어지는데, 얕은부분인 입부위(oral region)와 볼부위(buccal region); 깊은 연조직부분인 귀밑샘부위(parotid region); 그리고 뼈대부위인 눈확부위(orbital region), 눈확아래부위(infraorbital region), 코부위(nasal region), 광대부위(zygomatic region), 그리고 턱끝부위(mental region)로 나눌 수도 있다. 이 장의 나머지부분은 이들 부위 일부와 표면에 나타나지 않는 깊은부위(예: 관자아래부위, 날개입천장오목)를 공부할 것이며 이들 부위의 표면 해부는 각각의 부위를 기술하면서 함께 언급할 것이다.

임상적용 CLINICAL BOX

머리뼈(CRANIUM)

머리손상(Head Injury)

머리손상은 사망과 장애의 주된 원인이다. 머리손상의 합병증에는 출혈, 감염 그리고 뇌와 뇌신경의 손상 등이 포함된다. 의식수준(level of consciousness, LOC)의 장애는 머리손상의 흔한 증상이다. 머리손상으로 인한 사망은 전체 사망의 10% 정도를 차지하고 있으며, 외상에 의한 사망의 절반 정도가 뇌손상과 관련이 있다(Louis et al., 2022). 머리손상은 대부분 15세에서 24세 사이의 젊은 사람에게서 일어난다. 뇌손상의 주된 원인은 다양하지만 자동차와 오토바이 사고가 현저히 많다. 이런 사고에서 높은 에너지가 가해지면 뇌 속의 신경로와 신경축삭이 비틀리게 되어 "광범위축삭손상(diffuse axonal injury)"이라고 하는 치료하기 어려운 상황을 초래한다.

두통과 얼굴통증(안면통)(Headaches and Facial Pain)

두통과 얼굴통증보다 더 흔히 호소하는 통증은 별로 없다. 비록 대부분이 양성(benign)이고 긴장(tension), 피로(fatigue)나 미열(mild fever) 증상이 동반되지만 간혹 두통은 뇌종양(brain tumor), 거미막밑출혈(subarachnoid hemorrhage), 뇌수막염(meningitis) 같은 심각한 머릿속 문제에 기인하기도 한다. **신경통**(*neuralgia*; 그리스어로 *algos*는 pain을 의미한다)은 신경을 따라 발생한 말이집탈락병터(demyelinating lesion)에 기인하며 심각한 박동성통증(throbbing pain)이나 찌름통증(stabbing pain)으로 나타나는데, 얼굴통증의 흔한 원인이 된다. **얼굴신경통**(*facial neuralgia*)은 비교적 넓은 범위로 확산되는 통증이고 국소 통증(local pain)은 **귀통증**(이통, *otalgia, earache*), **치통**(odontalgia, *toothache*)처럼 특별한 이름을 가진다. 머리에 대한 해부학지식은 두통과 얼굴통증의 원인을 이해하는 데 도움이 될 것이다.

눈썹활의 손상(Injury to the Superciliary Arches)

눈썹활은 상대적으로 날카로운 뼈 능선이므로(그림 8.3 참조) 가격당할(예를 들면, 권투에서) 경우 피부가 찢겨 출혈을 야기할 수 있다. 눈확 주위의 피부를 멍들게 하는 것은 조직액과 혈액을 주변의 결합조직에 축적되게 해서 위눈꺼풀과 눈 주변에 모이게 할 수 있다["멍든 눈(black eye)"; 그림 B8.12 참조].

뺨홍조(Malar Flush)

광대뼈는 뺨이라는 의미를 가진 malar bone으로 불리기도 하였다. 임상에서 **뺨홍조**(*malar flush*)라는 용어를 들을 것이다. 광대돌기를 덮고 있는 피부에 나타나는 이런 홍조는 결핵(*tuberculosis*)이나 여러 질병에서 나타나는 열에 의한 체온 상승과 관련이 있다. 자가면역질환인 **전신홍반루푸스**(*systemic lupus erythematosus*, SLE)에서 특징적인 나비모양발진(butterfly rash)이 광대부위에 나타나기도 한다.

위턱뼈와 주변뼈의 골절 (Fractures of the Maxillae and Associated Bones)

르포르 선생(Dr. Léon-Clement Le Fort; 파리의 외과의사이자 부인과의사, 1829~1893)은 위턱뼈의 흔한 골절을 3가지로 분류하였다(그림 B8.1):

- **Le Fort I 골절:** 위턱뼈 이틀돌기의 윗부분을 지나는(코중격을 지나고 나비뼈의 날개판을 지날 수도 있는) 여러 가지 수평골절.
- **Le Fort II 골절:** 위턱굴의 뒤가쪽 부분으로부터 위안쪽으로 콧등까지 눈확아래구멍, 눈물뼈, 벌집뼈를 통과한다. 결과적으로 단단입천장과 이틀돌기를 포함한 얼굴전체의 중심부분이 머리뼈로부터 분리된다.
- **Le Fort III 골절:** 위눈확틈새, 벌집뼈, 코뼈를 통과하는 수평골절로서 가쪽으로는 나비뼈의 큰날개와 이마광대봉합까지 연장된다. 광대활과 동시에 골절된 경우 위턱뼈와 광대뼈는 머리뼈의 나머지 부분과 분리된다.

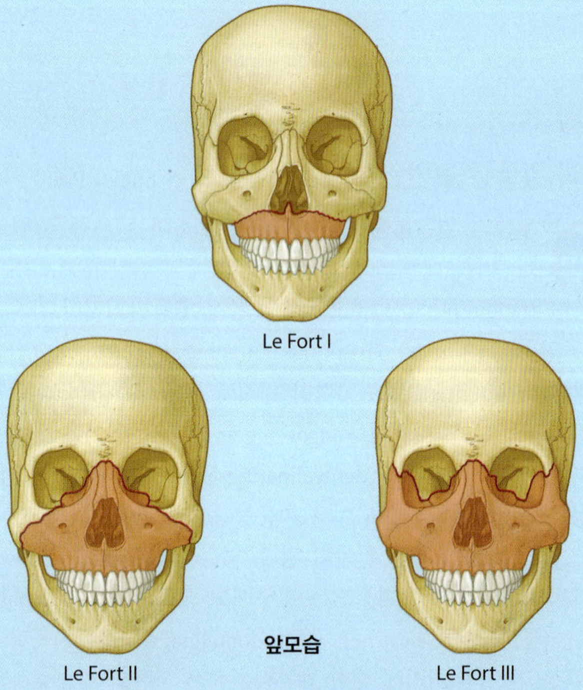

그림 B8.1. 르포르 골절(Le Fort fractures).

턱뼈골절(Fractures of Mandible)

턱뼈의 골절은 보통 반대쪽 부분의 골절과 동반되는 경우가 많다. 그래서 만약 한쪽에서 골절이 관찰되었다면 다른 쪽도 찾아봐야 한다. 예를 들어 턱에 가해진 강한 타격은 흔히 반대편 송곳니 부위의 턱뼈 몸통이나 턱뼈목에 골절을 일으킨다.

근육돌기(*coronoid process*)**의 골절**은 흔치 않으며 대개 한쪽만 일어난다(그림 B8.2). **턱뼈목**(*neck of mandible*)**의 골절**은 보통 가로(transverse)로 나타나고 같은 쪽 턱관절(TMJ)의 탈구와 동반될 수 있다. **턱뼈각**(*angle of mandible*)**의 골절**은 대부분 비스듬(oblique)하며 3번째 큰어금니(3rd molar tooth)와 그 이틀뼈(치조골, alveolar bone)까지 침범할 수 있다(그림 B8.2, *C*선). **턱뼈몸통**(*body of mandible*)**의 골절**은 보통 송곳니(canine)의 이틀뼈를 통과한다(그림 B8.2, *D*선).

이틀뼈의 흡수(Resorption of Alveolar Bone)

이를 뽑으면 그 자리의 이틀뼈가 흡수된다(그림 B8.3). 위턱뼈 치아의 완전 상실 또는 발치 후에 이틀(치조, alveolar socket)은 뼈로 차면서 이틀돌기는 흡수되기 시작한다. 이와 마찬가지로 아래턱뼈에서의 발치 경우에도 뼈가 흡수된다. 점진적으로 턱끝구멍(mental foramen)이 턱뼈몸통의 위모서리에 가까

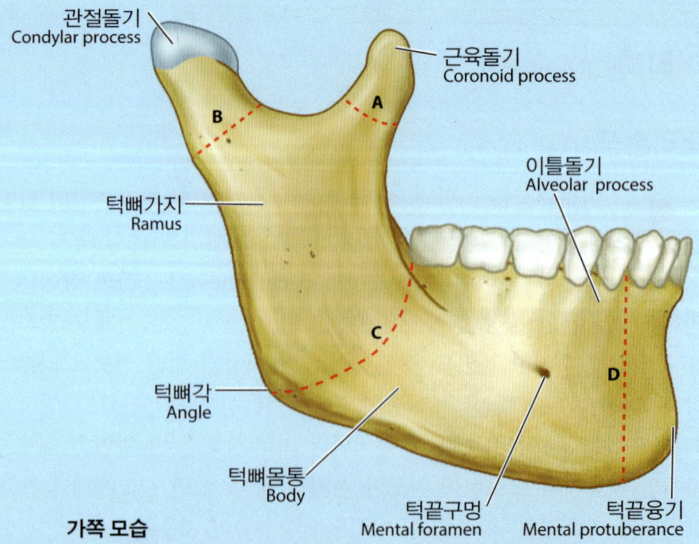

그림 B8.2. 턱아래턱뼈의 골절. *A선*, 근육돌기의 골절; *B선*, 턱뼈목의 골절; *C선*, 턱뼈각의 골절; *D선*, 턱뼈몸통의 골절.

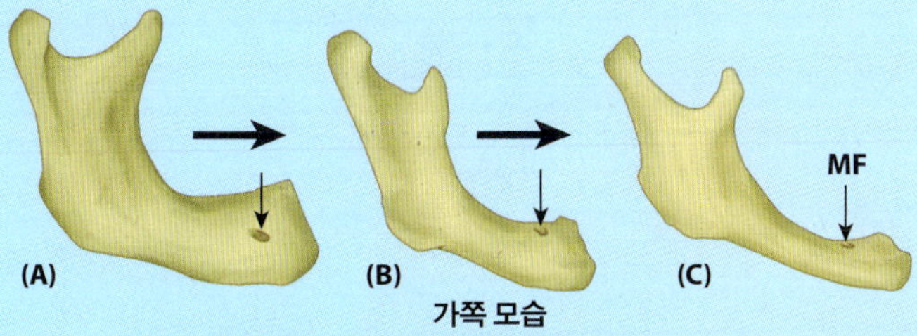

그림 B8.3. 이가 없는 이틀뼈의 흡수(resorption of alveolar bonel A~C) 단계.

워진다(그림 B8.3A~C). 심한 경우에는 턱끝구멍이 사라져서 노출된 턱끝신경이 손상될 수도 있다. **치과보철물의 압력**(*pressure from a dental prosthesis*; 예를 들면 드러난 턱끝신경 위에 틀니가 놓일 경우)은 음식을 섭취할 때 통증을 유발할 수 있다. 모든 치아의 상실은 얼굴의 길이를 짧게 하며 **턱나옴증**(*mandibular prognathism*)을 초래하고, 입꼬리로부터 뒤로 가는 깊은주름(deep creases)이 얼굴피부에 형성된다.

머리덮개뼈의 골절(Fractures of Calvaria)

머리덮개뼈의 볼록힘(convexity)은 머리에 내한 충격을 분산하여 충격 효과를 최소화시킨다. 하지만 머리덮개뼈의 얇은 부분에 대한 강한 충격은 **함몰골절**(*depressed fracture*)을 일으켜 뼈조각이 속으로 주저앉아서 뇌를 누르거나 손상을 입힐 수 있다(그림 B8.4). 가장 흔하게 볼 수 있는 **머리덮개뼈의 선골절**(*linear calvarial fracture*)은 충격을 받은 곳에서 나타나지만 골절선(fracture lines)은 보통 두 방향 또는 그 이상으로 퍼져나간다. **분쇄골절**(*comminuted fracture*)의 경우 뼈가 여러 조각으로 부서진다. 만약 충격을 받은 곳의 뼈가 두꺼울 경우 골절되지 않고 속으로 구부러질 수 있다. 하지만 직접 외상이 가해진 곳보다 조금 떨어진 얇은 뼈 부분에서 골절을 일으킬 수도 있다. **맞충격골절**(*contrecoup, counterblow fracture*)에서는 충격을 받은 곳에서는 골절이 없고 반대쪽 머리뼈에서 골절이 된다.

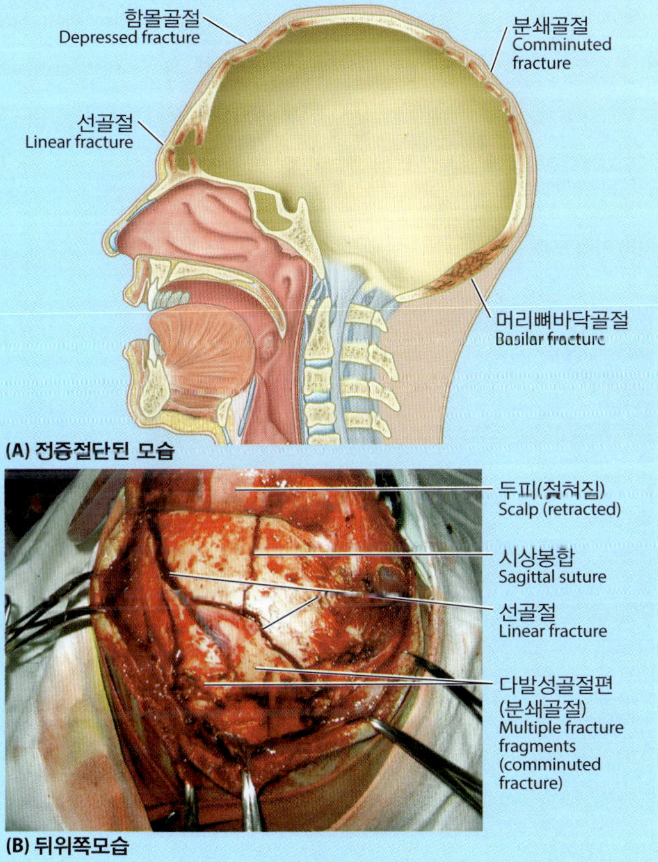

그림 B8.4. 머리덮개뼈의 골절.

머리안으로의 외과적 접근: 뼈피판 (Surgical Access to Cranial Cavity: Bone Flaps)

외과의사는 **머리뼈절개술**(*craniotomy*)을 시행하여 머리안으로 접근하게 되는데, 그 과정에서 뇌머리뼈를 자르고 뼈피판을 들어 올린다(그림 B8.5). 왜냐하면 성인의 머리뼈바깥막은 뼈형성(osteoginic) 능력이 약하기 때문에 뼈를 잃게 되면 (예를 들어 분쇄골절을 수복하는 과정에 뼈조각을 제거하게 되면) 잘 재생되지 않기 때문이다. 외과적으로 만들어진 뼈피판은 수술이 끝날 때 다시 제자리에 두고 인접한 뼈에 동여맨다. 그 위의 근육과 피부를 함께 잘라서 젖힌 뼈피판이 수술 중이나 다시 넣었을 때 혈액 공급을 유지해 주기 때문에 성공적으로 아물게 된다. 만약 뼈피판이 제자리에 복구될 수 없다면 금속이나 플라스틱 판으로 대체하게 되는데 이 경우에는 **머리뼈절제술**이라고 한다.

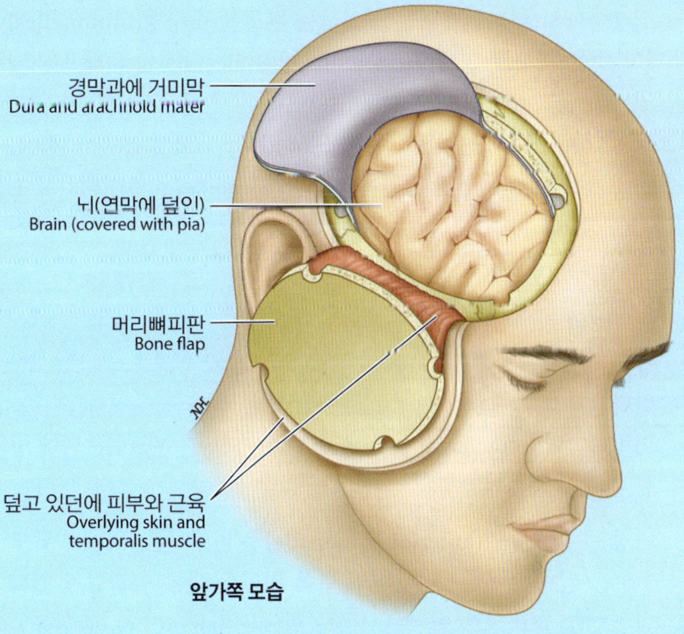

그림 B8.5. 머리뼈절개술(craniotomy).

머리뼈의 발생(Development of Cranium)

머리덮개뼈와 머리뼈바닥의 일부는 **막속뼈되기**(*intramembranous ossification*)로 형성되지만 대부분의 머리뼈바닥은 **연골속뼈되기**(*endochondral ossification*)로 형성된다. 태어날 때 머리덮개뼈는 부드러운 홑겹(unilaminar)으로 판사이층이 없다. 이마뼈와 마루뼈의 융기는 특별히 뚜렷하다(그림 B8.6). 신생아의 머리뼈는 다른 뼈대에 비해 불균형하게 크다. 머리덮개뼈와 비교할 때 얼굴은 매우 작은데, 머리뼈의 1/8을 차지할 정도이다. 어른에서는 얼굴뼈대(facial skeleton)가 머리뼈의 1/3을 형성한다. 영아의 커다란 머리덮개뼈의 크기는 뇌와 안구의 조숙한 성장에 의한 결과이다.

얼굴이 발달될 부위가 아직 보잘것없기 때문에 눈확이 상대적으로 크게 보인다(그림 B8.6A). 이렇게 얼굴이 작은 이유는 맹출된 치아가 없고, 위턱뼈와 아래턱뼈, 코곁굴(paranasal sinus: 공기가 찬 뼛속 공간), 코안이 아직 발달하지 않았기 때문이다.

신생아의 이마뼈의 양쪽 절반은 **이마봉합**(*frontal suture*)으로 분리되어 있다. 이마뼈와 마루뼈는 **관상봉합**(*coronal suture*)으로, 위턱뼈와 아래턱뼈는 각각 **위턱뼈사이봉합**(*intermaxillary suture*)과 **턱뼈결합**(*mandibular symphysis*)으로 분리되어 있다. 꼭지돌기나 붓돌기는 존재하지 않는다(그림 B8.6A, B). 태어날 때는 꼭지돌기가 없기 때문에 얼굴신경이 붓꼭지구멍(stylomastoid foramen)으로부터 나와 표면에 가깝게 위치한다. 따라서 난산의 경우에 사용되는 겸자(forcep)에 의해 신생아의 얼굴신경이 손상받을 수 있으며, 조금 더 커서는 꼭지돌기염이나 중간귀의 문제 때문에 귓바퀴 뒤쪽에 외과적 절개를 할 경우에 손상받을 수 있다. 꼭지돌기는 출생 후 1년 동안 목빗근(sternocleidomastoid)이 충분히 발달해서 관자뼈의 바위꼭지부분을 당길 때 점진적으로 발달하게 된다.

신생아에서 머리덮개뼈를 구성하는 뼈들은 **숫구멍(fontanelles)**이라고 하는 막으로 된 간격(membranous intervals)에 의해 분리되어 있는데 납작뼈들 사이의 각(angle)에서 가장 큰 것을 볼 수 있다(그림 B8.6A, B). 그것은 앞, **뒤숫구멍**(*anterior* and *posterior fontanelle*)과 쌍으로 이루어진 **앞가쪽숫구멍**(*sphenoidal fontanelle*)과 **뒤가쪽숫구멍**(*mastoid fontanelle*)이다. 유아기 때 앞, 뒤숫구멍을 촉진함으로써 의사는 다음 사항을 알 수 있다.

- 이마뼈와 마루뼈의 성장 진행과정
- 유아의 수분공급(hydration) 정도(함몰된 숫구멍은 탈수상태를 나타낸다.)
- 머릿속압력(intracranial pressure) 수준(팽창된 숫구멍은 뇌가 받는 압력이 증가되었음을 나타낸다.)

가장 큰 **앞숫구멍(anterior fontanelle)**은 다이아몬드 또는 별 모양인데 그 앞쪽 절반은 이마뼈에, 뒤쪽 절반은 마루뼈에 걸쳐 있다(그림 B8.6). 그러므로 이것은 시상봉합(sagittal suture), 관상봉합(coronal suture), 이마봉합(frontal suture)이 만나는 곳에 형성되어

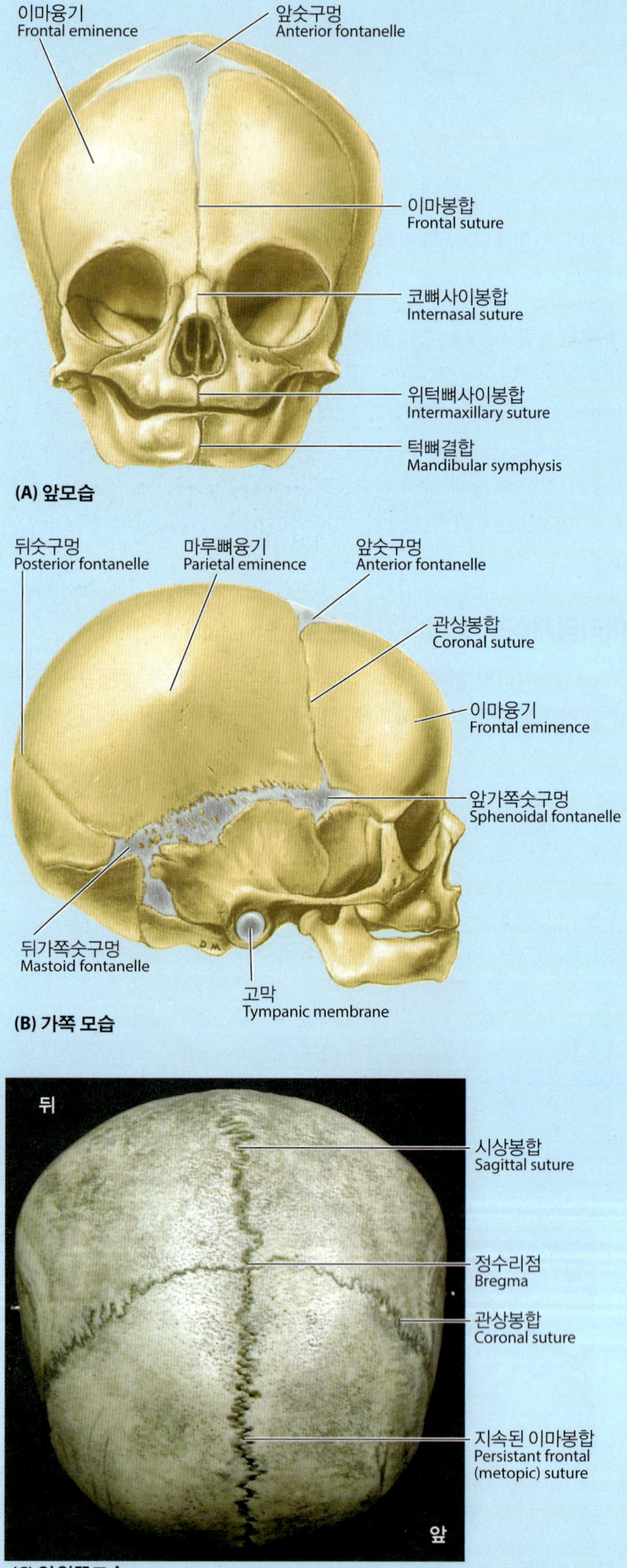

그림 B8.6. 머리뼈의 발달.

나중에 **정수리점**(*bregma*)이 된다(그림 8.6; 표 8.1). 유아가 18개월이 되면 주변의 뼈들이 융합하므로 앞숫구멍은 더 이상 임상적으로 촉진이 불가능하게 된다.

이마뼈의 양쪽 절반은 2세가 지나서 결합하기 시작한다. 대부분의 경우 8세가 되면 **이마봉합**은 사라진다. 하지만 약 8%의 사람에서는 이마봉합의 잔유물인 **이마봉합선(metopic suture)**이 존재하고(그림 8.2A, 8.3 참조), 더 드물게 이마봉합이 완전히 남아 있는 경우도 있다(그림 B8.6C). 이렇게 남아 있는 봉합을 방사선사진이나 다른 의학영상(예: CT scan)에서 골절로 오진하지 않도록 주의해야 한다.

뒤숫구멍(posterior fontanelle)은 삼각형 모양이고 앞쪽은 마루뼈에, 뒤쪽은 뒤통수뼈에 걸쳐 있다. 미래의 **시옷점**(*lambda*)이 될 이곳에서 시옷봉합과 시상봉합이 만난다(그림 8.7A, 8.8C 참조). 뒤숫구멍은 출생 후 몇 달 안에 닫히기 시작하여 만 1세가 될 무렵에는 더 이상 임상적으로 촉진할 수 없을 정도로 작아진다. 관자근(temporal muscle)이 덮고 있는(그림 8.16A 참조), **앞가쪽숫구멍(sphenoidal fontanelle)**과 **뒤가쪽숫구멍(mastoid fontanelle)**은 유아기 때 닫히게 되는데, 정중선숫구멍(midline fontanelles)보다 임상적으로 덜 중요하다. 아래턱뼈의 양쪽 절반은 만 2세 초기에 융합된다(그림 B8.6). 양쪽의 위턱뼈와 코뼈는 일반적으로 융합되지 않는다.

유아에서 머리뼈의 물렁한 성질과 함께 봉합과 숫구멍의 느슨한 결합은 태어날 때 머리덮개뼈의 모양이 변형(주형, molding)될 수 있게 한다(그림 B8.7). 태아가 출산길(산도, birth canal)을 지나갈 때 이마뼈의 두 절반이 납작해지고 뒤통수뼈는 튀어나오면서 두 마루뼈는 살짝 겹쳐지게 된다. 태어나서 며칠 안에 머리덮개뼈의 모양은 정상으로 돌아온다. 유아에서 볼 수 있는 이러한 머리뼈의 유연성은 어른이라면 골절을 일으킬 만한 힘을 이겨내게 한다. 머리덮개뼈의 섬유성 봉합은 유아기와 소아기 때 머리뼈가 커질 수 있게 해준다. 머리덮개뼈는 뇌의 발달이 가장 왕성한 출생 후 2살까지 빠르게 커진다. 머리덮개뼈의 용적은 일반적으로 15~16살까지 늘어나는데 대개 이 시기 이후 3~4년 동안은 뼈가 두꺼워지므로 머리덮개뼈의 크기가 조금 커진다.

나이에 따른 얼굴의 변화(Age Changes in Face)

크기와 모양, 그리고 포함하고 있는 치아의 수가 나이에 따라 현저한 변화를 보이기에 턱뼈는 인간의 뼈 중에서 가장 역동적이라고 한다. 신생아에서 아래턱뼈는 **턱뼈결합**(*mandibular symphysis*)이라는 연골결합에 의해 정중선에서 만나는 두 개의 반쪽으로 구성된다. 턱뼈 반쪽 사이는 섬유연골에 의하여 결합되는데, 1년 6개월 정도에 시작하여 2살에 융합이 완료된다. 신생아의 턱뼈몸통에는 이틀돌기도 없고, 한쪽에 5개의 젖니(deciduous teeth)를 속에 담고 있는 단순한 껍데기에 불과하다. 이 젖니들은 일반적으로 6개월 된 영아에게서 돋아나기 시작한다. 턱뼈몸통은 점차 길어지는데, 특히 턱끝구멍의 뒤쪽에서 현저하게 커져서(그림 B8.2) 8개 영구치의 자리를 만든다. 영구치 이돋이(eruption of permanent teeth)는 6살 무렵 시작하여(그림 B8.8) 성년기 초기를 지나서야 완료된다.

영아기와 유아기 초기 동안 얼굴의 빠른 성장은 젖니의 이돋이와 동시에 일어난다. 얼굴의 수직성장은 주로 치아이틀발달(dentoalveolar development)에 의한 변화인데, 이 변화는 영구치의 이돋이(맹출, eruption) 후에 더욱 두드러진다. 뼈속이 공기로 찬 코안의 연장된 특정 부분인 **코곁굴**(*paranasal sinuses*)의 성장에 의해 이마와 얼굴 부분의 머리뼈가 함께 성장한다(그림 B8.9). 대부분의 코곁굴은 출생 때 존재하지 않거나 흔적이 있는 정도이다. 코곁굴의 성장은 얼굴모양을 변화와 목소리의 공명을 더하는 데에 중요하다.

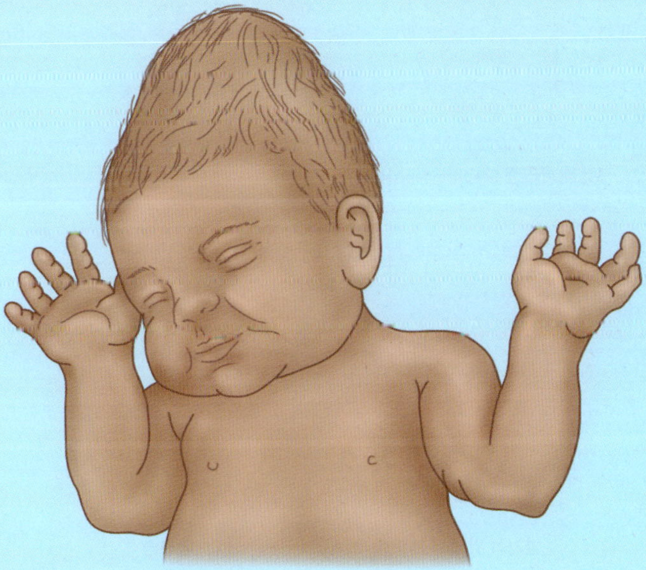

앞모습

그림 B8.7. 출생 때 머리덮개뼈가 주형(molding)된 모습.

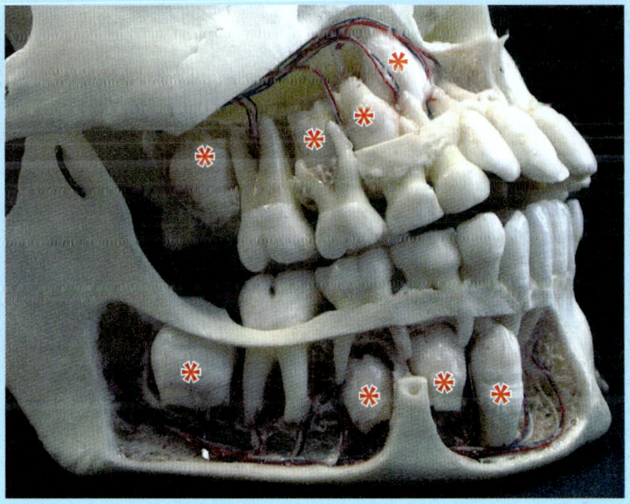

옆모습

그림 B8.8. 못솟은 영구치(unerupted permanent teeth)를 보여주는 치열(dentition). *붉은색 별표*로 표시.

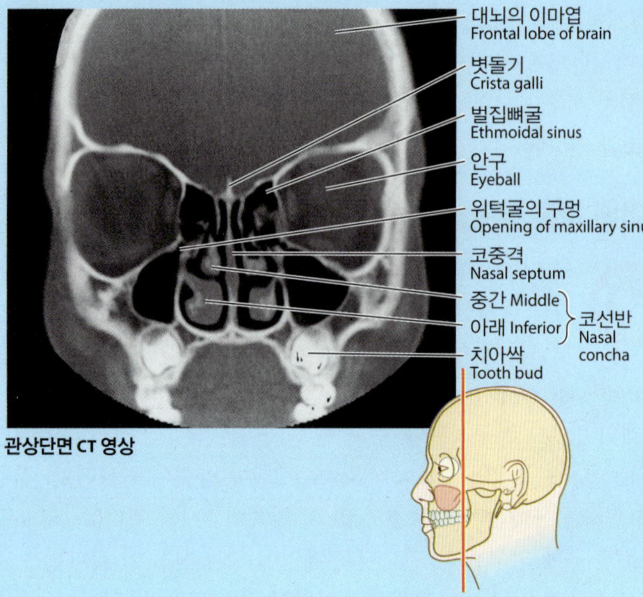

그림 B8.9. 소아 머리뼈의 코곁굴(paranasal sinuses).

머리뼈봉합의 폐쇄(Obliteration of the Cranial Suture)

머리덮개뼈를 구성하는 뼈들 사이의 봉합폐쇄는 대개 속면은 30~40대 사이에, 바깥면은 대략 10년 더 지나서 시작된다(그림 B8.10; 그림 8.8B와 비교). 봉합의 폐쇄는 일반적으로 정수리점에서부터 시작하고 시상봉합, 관상봉합, 시옷봉합 순으로 연속된다.

나이에 따른 머리뼈의 변화(Age Changes in Cranium)

사람은 대개 노화되면서 머리뼈가 급격하게 얇아지고 가벼워지면서 판사이층(diploë)이 점차 회색의 아교물질로 채워진다. 이런 경우 골수는 혈구와 지방을 잃어서 아교골수(gelatinous bone marrow)가 된다.

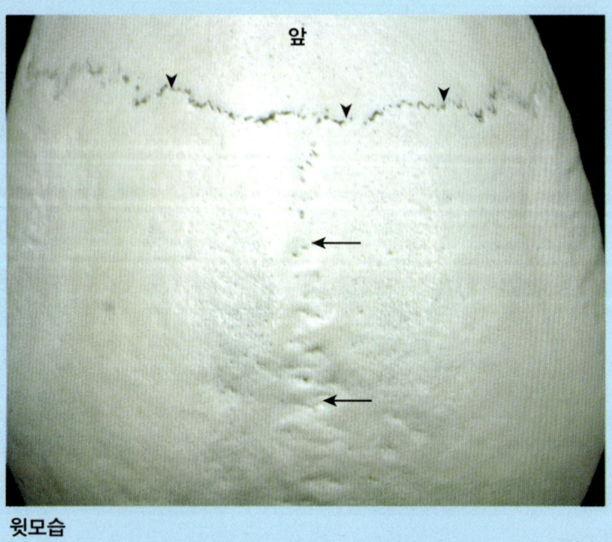

그림 B8.10. 머리뼈봉합의 폐쇄(뼈융합, synostosis). *긴 화살표*는 시상봉합, *짧은 화살표*는 관상봉합.

머리뼈붙음증과 머리뼈기형 (Craniosynostosis and Cranial Malformations)

머리뼈봉합이 일찍 닫히는 **원발성머리뼈붙음증**(*primary craniosynostosis*)은 여러 가지 머리뼈 기형을 초래한다(그림 B8.11) 원발성머리뼈붙음증의 발병률은 대략 2000명당 1명꼴이다(Kliegman et al., 2020). 머리뼈붙음증의 원인은 규명되지 않았지만 유전적 요인이 중요하다. 유력한 가설은 머리뼈바닥의 비정상적인 발달이 정상적인 머리뼈 봉합의 발달을 방해하는 과도한 힘을 **경막**(*dura mater*)에 작용하는 것이다. 이런 기형은 여성보다 남성에게서 더 흔하고 종종 다른 뼈대의 이상을 수반한다. 형성되는 머리뼈 기형의 종류는 어느 봉합이 미숙하게 닫히는가에 따라 결정된다.

앞숫구멍이 작거나 없을 경우 생기는 **시상봉합조기폐쇄**(*premature closure of the sagittal suture*)는 결과적으로 **배머리증**(*scaphocephaly*)이라는 길고 좁고 쐐기 모양의 머리뼈를 형성한다(그림 B8.11A). **관상봉합이나 시옷봉합의 조기폐쇄**(*premature closure of coronal* or *lambdoid suture*)는 한쪽에서만 생길 경우 **쏠린머리증**(*plagiocephaly*)이라는 머리뼈가 뒤틀리고 비대칭인 상태가 된다(그림 B8.11B). **관상봉합의 조기폐쇄**(*premature closure of coronal suture*)는 **뾰족머리증**(*oxycephaly, turricephaly*)이라는 탑처럼 높은 머리뼈를 만든다(그림 B8.11C). 뾰족머리증 같은 머리뼈 기형은 여성에게서 더 흔하다. 일찍 닫히는 봉합이 뇌의 발달에는 대개 영향을 미치지 않는다.

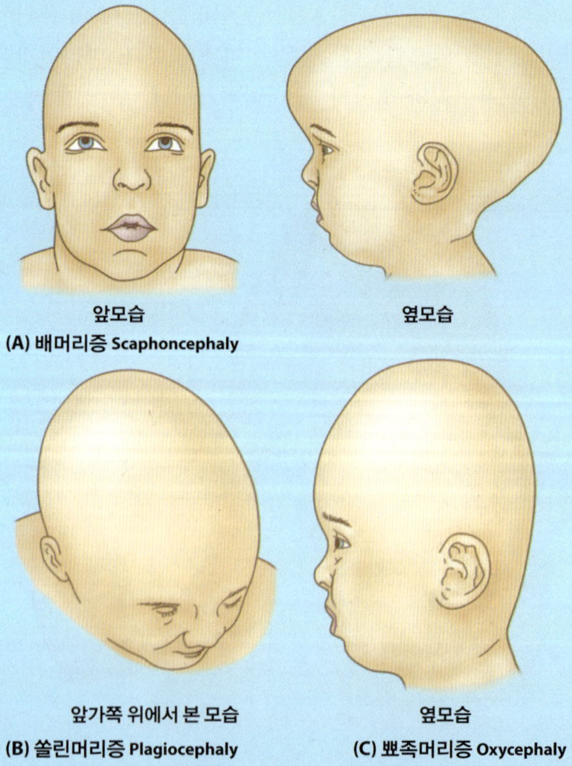

그림 B8.11. 머리뼈의 기형(cranial malformations).

핵심정리: 머리뼈(Cranium)

머리뼈는 여러 개의 기능적 구성물이 모여서 하나로 합병된 머리의 뼈대이다. ■ 기본적인 기능적 구성 요소는 뇌와 속귀의 용기 역할을 하는 *뇌머리뼈*(neurocranium), 눈확과 코안 그리고 입안의 치아를 수용하는 판을 제공하는 *얼굴머리뼈*(viscerocranium)이다. ■ 태어날 때는 머리뼈들 사이에 약간의 움직임이 필요하지만 이들은 결국 움직일 수 없는 관절인 봉합(sutures)에 의해 고정되므로 아래턱뼈(mandibule)만 자유롭게 움직일 수 있게 된다. ■ 많은 틈새(fissures)와 구멍(foramina)들이 기능적 요소들 사이로 신경과 혈관 같은 구조물이 통과할 수 있게 한다. ■ 머리뼈의 뼈성분은 불균등하게 분포되어 있다. 상대적으로 얇고 휘어진 납작뼈들이 공간을 형성하고 내용물을 보호하는 데 필요한 강도를 가진다. ■ 그러나 뇌머리뼈를 구성하는 뼈와 돌기들이 아래턱뼈에 닿는 씹기근육들의 이는곳을 제공한다. ■ 근육 부착부위와 눈확과 코안 사이에서 발생되는 강한 견인력을 버티기 위하여 두꺼워진 뼈가 기둥과 버팀벽 역할을 한다. ■ 눈에 보이고 촉지할 수 있는 표지점(landmark)의 대부분은 머리뼈의 얇은 표면에 위치한다.

머리뼈바닥의 속면은 이곳에 놓였던 뇌의 주요 구조물의 모양을 반영한 것이다. ■ 중심에 위치한 안장이나 뇌하수체 오목으로부터 방사되는 뼈능선은 머리뼈를 3개의 머리뼈우묵으로 나눈다. ■ 대뇌의 이마엽은 앞머리뼈우묵에 놓이고, ■ 관자엽은 중간머리뼈우묵에 놓인다. ■ 다리뇌(pons), 소뇌(cerebellum), 숨뇌(연수, medulla)로 구성된 마름뇌(후뇌, hindbrain)는 뒤머리뼈우묵을 차지한다. 숨뇌는 큰구멍을 통해 척수와 연속된다.

얼굴과 머리덮개(Face and Scalp)

얼굴(Face)

이마에서 턱까지, 한쪽 귀에서 다른 쪽 귀까지의 앞면을 **얼굴(face)**이라 하며 이는 개인의 정체성을 부여한다. 때문에 얼굴에 생긴 기형, 흉터, 질환이나 외상으로 생긴 변형은 그 자체가 가진 신체적 영향 이상의 의미를 가진다.

얼굴의 기본 모양은 기초를 이루는 뼈에 의해 결정되고, 얼굴의 개성은 주로 해부학적 변이에 의해 결정되는데, 머리뼈의 모양과 상대적으로 돌출된 특징; 지방조직의 축적; 위를 덮고 있는 피부색깔과 노화에 의한 영향; 얼굴과 머리덮개에 난 털의 정도와 위치에 따라 결정된다. 유아에서 상대적으로 큰 **볼지방덩이(buccal fat-pad)**는 유아들이 빨 때 볼이 꺼지지 않게 하고 볼이 토실토실해 보이는 귀여운 모습을 만들어 준다. 얼굴뼈의 성장은 머리덮개뼈보다 오래 걸려서 벌집뼈, 눈확안, 그리고 코안의 위쪽 부분은 보통 7살이 돼서야 거의 완성된다. 눈확이 확장되고 코중격(nasal septum)이 성장함에 따라 위턱뼈가 아래앞쪽으로 이동한다. 얼굴의 현저한 성장은 코곁굴이 발생하고 영구치가 맹출하는 아동기에서 나타난다.

얼굴은 의사소통에도 중요한 역할을 하고, 우리가 다른 사람 사이에서 발생하는 수많은 상호작용이 얼굴(귀 포함)을 통해 나타난다. 때문에 영어에서 상호작용이 일어나는 장소를 일컬어 "*interface*"라고 한다. 얼굴의 모양과 특징이 우리에게 정체성을 주지만 다른 사람들에게 영향을 끼치거나 그들이 우리를 어떻게 인식하는가는 우리가 얼굴근육을 어떻게 사용하여 얼굴표정을 나타내는 작은 특징을 바꾸느냐에 달려 있다.

머리덮개(Scalp)

머리덮개(두피, **scalp**)는 뒤통수뼈의 위목덜미선(superior nuchal line)에서부터 이마뼈의 눈확위모서리(supraorbital margin)까지의 뇌머리뼈를 포함하는 영역에 위치한 피부(정상적으로 머리털이 나 있는)와 피부밑조직(피하조직, subcutaneous tissue)으로 구성된다(그림 8.3, 8.4A 참조). 가쪽으로 머리덮개는 관자근막(temporal fascia)에서부터 광대활까지 걸쳐 있다.

머리덮개는 다섯 층으로 구성된다. 처음 세 층은 서로 밀착되어 있어 하나의 단위로 움직인다(예: 이마에 주름을 지게하고 머리덮개를 움직일 때). 단어 *scalp*의 각 글자는 머리덮개의 다섯 층을 외우는 데 도움이 된다(그림 8.15A):

1. Skin(피부): 얇은피부(thin skin)이고, 뒤통수부위를 제외하고는 땀샘(sweat gland)과 기름샘(sebaceous gland) 그리고 털집(털주머니, 모낭, hair follicle)이 풍부하다. 풍부한 동맥공급과 정맥 그리고 림프관이 있다.
2. Connective tissue(결합조직): 두껍고 치밀한 결합조직으로 피부 신경과 혈액공급이 풍부한 피부밑층(subcutaneous layer)을 형성한다.
3. Aponeurosis(널힘줄, **epicranial aponeurosis, 머리덮개널힘줄**): 넓고 강한 판모양 힘줄로서 머리덮개뼈를 덮으며, 이마와 뒤통수로부터 출발하는 **뒤통수이마근(occipitofrontalis muscle**; 그림 8.15B)과 양쪽 관자뼈에서 출발하는 **관자마루근(temporo-parietalis)** 및 **앞/위귓바퀴근(anterior** and **superior auricular muscles)**의 힘살(muscle belly)이 수렴되는 부착부위를 제공한다. 통합적으로 볼 때 이러한 구조는 근육과 널힘줄로 된 **머리덮개근**(musculo-aponeurotic **epicranius**)을 구성하게 되는 것이다.

8

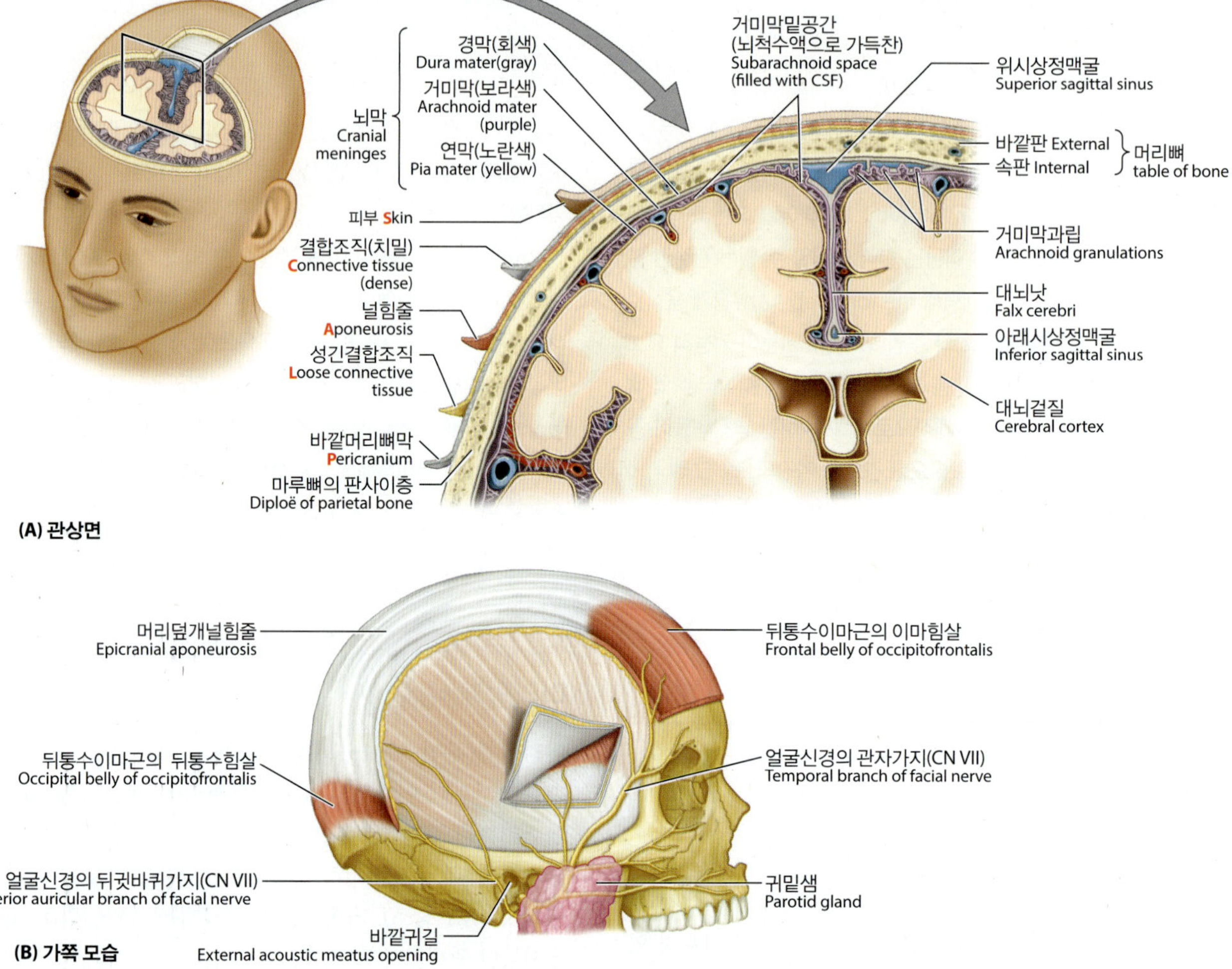

그림 8.15. 머리덮개, 머리뼈, 뇌막의 층들. A. 개요. 피부는 머리덮개널힘줄에 밀착해 있고 성긴결합조직이 중간에 있기 때문에 바깥머리뼈막 위에서 비교적 자유롭게 움직인다. *널힘줄*은 뒤통수이마근의 납작한 중간힘줄(intermediate tendon)이다. 뇌막과 거미막밑공간을 나타내었다. *CSF*, 뇌척수액. **B.** 뒤통수이마근. 두 힘살을 지배하는 얼굴신경의 뒤귓바퀴와 관자가지도 나타내었다.

뒤통수이마근의 이마힘살(*frontal belly of occipitofrontalis*)은 머리덮개를 앞쪽으로 당기거나 이마에 주름을 만들고 눈썹을 치켜 올릴 수 있으며, 뒤통수힘살(*occipital belly*)은 머리덮개를 뒤로 당기고 이마의 주름을 펴게 한다. 위귓바퀴근육(실제로는 관자마루근의 뒷부분이 특별히 발달된 것)은 귓바퀴를 올린다. 머리덮개근의 모든 부분은 얼굴신경에 의해 지배된다.

4. Loose areolar tissue(성긴결합조직): 스펀지 같은 층으로 손상이나 감염에 의해 체액이 누출될 경우 늘어날 수 있는 잠재적 공간(potential space)을 제공한다. 이 층이 있어서 머리덮개뼈 위에서 위의 3층, 즉 피부, 결합조직, 널힘줄에 해당하는 **고유머리덮개(scalp proper)**가 자유롭게 움직일 수 있다.
5. Pericranium(머리뼈바깥막): 뇌머리뼈의 바깥뼈막(external periosteum)을 형성하는 치밀결합조직. 이것은 단단히 붙어 있지만 뼈막이 머리뼈봉합과 연속된 부위를 제외하고는 머리뼈에서 비교적 쉽게 뜯어낼 수 있다.

얼굴과 머리덮개의 근육(Muscles of Face and Scalp)

얼굴근육(표정근육)은 앞과 뒤의 머리덮개, 얼굴 그리고 목의 피하조직에 위치하는데, 이 근육들은 기분을 전달하기 위해 피부를 움직여 얼굴표정을 바꾼다. 대부분의 근육은 뼈나 근막에 부착되어 있고 피부를 당겨 효과를 낸다. 머리덮개와 얼굴의 근육은 그림 8.16에 있으며 각 근육의 부착과 작용이 표 8.3에 정리되어 있다. 특정근육이나 근육군은 나중에 자세히 언급할 것이다.

얼굴표정에 관련된 모든 근육들은 둘째인두궁의 중배엽에서 발달한다. 배아가 발생하는 동안 인두궁신경(얼굴신경, CN VII)을 포함한 피부밑근육판(subcutaneous muscular sheet)이 형성되고 목과 얼굴로 퍼져 둘째인두궁에서 형성된 모든 근육의 신경지배를 담당한다(Moore et al., 2020). 근육판은 얼굴의 구멍들(입, 눈, 코)을 둘러싸는 근육으로 분화하여 얼굴표정을 만드는 조임과 확장 작용을 제공한다(그림 8.17). 넓은목근과 얼굴근육은 발생학적으로 동일한 기원이기 때문에 흔히 붙어 있고 이들의 근육섬유는 얽혀 있다.

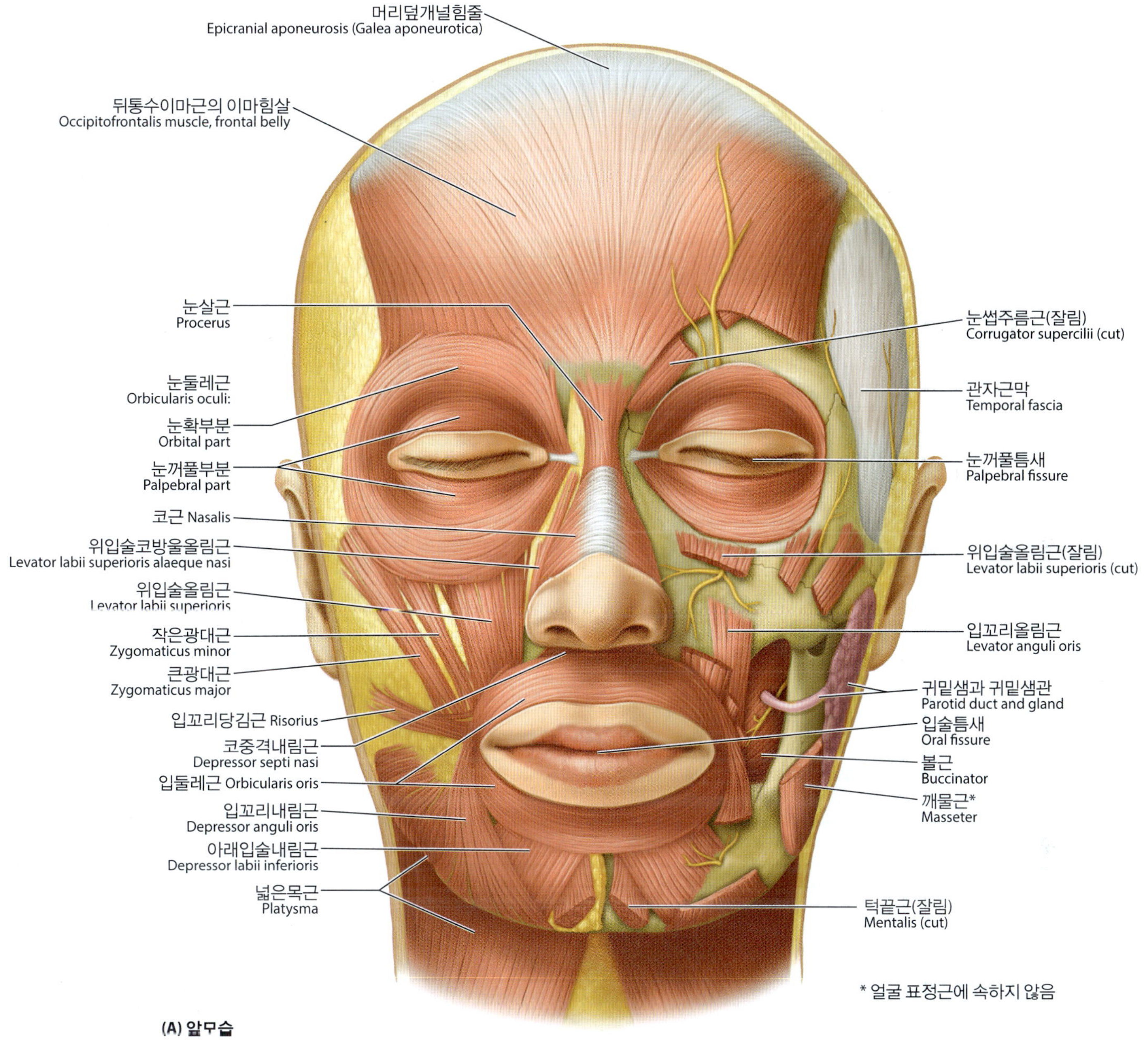

그림 8.16. 머리덮개와 얼굴의 근육.

8

표 8.3. 머리덮개와 얼굴의 근육

근육[a]	이는곳(origin)	닿는곳(insertion)	주요 작용
뒤통수이마근(occipitofrontalis)			
이마힘살[2] (frontal belly)	머리덮개널힘줄	눈썹과 이마의 피부와 피부밑조직	눈썹올림, 이마의 피부를 찡그림; 머리덮개를 내밈(놀람이나 호기심을 나타냄)
뒤통수힘살[1] (occipital belly)	위목덜미선의 가쪽 2/3	머리덮개널힘줄	머리덮개를 당김; 이마힘살의 작용 증진
눈둘레근(orbicularis oculi) (눈확조임근 orbital sphincter)[2,3]	눈확안쪽모서리; 안쪽눈꺼풀인대; 눈물뼈	눈확모서리의 피부위; 위, 아래눈꺼풀판	눈꺼풀 닫음: 눈꺼풀부분을 지긋하게 닫거나; 눈확 부분을 조임(찡그림)
눈썹주름근[2] (corrugator supercilli)	눈썹활의 안쪽끝	위눈확모서리의 중간 위쪽과 눈썹활의 피부	안쪽 또는 아래쪽으로 눈썹을 당김, 코 위로 수직 주름을 만듦(우려나 걱정을 나타냄)

표 8.3. 머리덮개와 얼굴의 근육 (계속)

근육[a]	이는곳(origin)	닿는곳(insertion)	주요 작용
눈살근과 코근의 가로부분[4] **(procerus plus transverse part of nasalis)**	코뼈를 덮는 근막널힘줄, 가쪽코연골	눈썹사이의 아래쪽 이마 피부	눈썹의 안쪽끝을 내림; 콧등의 피부를 찡그림(경멸이나 불쾌함을 나타냄)
위입술콧방울올림근과 코근의 방울부분[4] (**alar part of nasalis** plus **levator labi superioris alaeque nasi**)	위턱뼈의 이마돌기(눈확의 아래안쪽모서리)	큰콧방울연골	콧방울을 가쪽으로 내림, 콧구멍을 넓힘(분노 또는 헐떡거릴 때 콧구멍을 벌렁거림)
입둘레근(입조임근)[4] [**orbicularis oris** (oral sphincter)]	안쪽 위턱뼈와 아래턱뼈; 입주위 피부의 깊은면; 입꼬리(볼굴대)	입술의 점막	긴장성수축으로 입술틈새를 닫음; 위상성 수축이(입맞춤할 때처럼) 입술을 압박하여 내밀게 하거나, (입김을 불 때) 입술이 팽창되지 않게 저항함
위입술올림근[4] **(levator labi superioris)**	아래눈확모서리(위턱뼈)	위입술의 피부	입의 확장근에 속함; 위입술을 위로 올리거나 당기거나 뒤집음. 코입술고랑을 깊게 함(슬픔을 나타냄)
작은광대근[4] **(zygomaticus minor)**	광대뼈의 앞면		
볼근[4] [**buccinator** (cheek muscle)]	아래턱뼈, 위턱뼈와 아래턱뼈의 이틀돌기, 날개아래턱솔기	입꼬리 (볼굴대); 입둘레근	어금니에 대항하여 뺨을 누름; 혀와 함께 작용하여 음식을 교합면 사이 또는 입안뜰 밖에 둠, (입김을 불 때) 팽창되지 않게 저항함
큰광대근[4] **(zygomaticus major)**	광대뼈의 가쪽면	입꼬리(볼굴대)	입의 확장근에 속함; 입술교차를 올림. 양쪽근육 작용으로 (행복하게) 웃거나; 한쪽작용으로 비웃음(경멸을 나타냄)
입꼬리올림근[4] **(levator anguli oris)**	눈확아래 위턱뼈(송곳니오목)		입의 확장근에 속함; 웃을 때 입술틈새를 넓힘
입꼬리당김근[4] **(risorius)**	귀밑샘근막, 볼의 피부 (다양한 변이)		입의 확장근에 속함; 입꼬리를 양쪽으로 내려서 얼굴을 찌푸림(슬픔을 나타냄)
입꼬리내림근[5] **(depressor anguli oris)**	아래턱뼈의 앞가쪽바닥		
아래입술내림근[5] **(depressor labii inferioris)**	넓은목근, 아래턱뼈의 앞가쪽 몸통	아래입술의 피부	입의 확장근에 속함; 아래입술을 당기거나 내리며 뒤집음(입을 삐쭉낸 뿌루퉁한 표정, 슬픔)
턱끝근[5] **(mentalis)**	아래턱뼈의 몸통(아래앞니 뿌리의 앞쪽)	턱의 피부(턱끝입술고랑)	아래입술을 올리고 내밈; 턱피부의 올림(의심을 나타냄)
넓은목근[6] **(platysma)**	빗장뼈아래와 위의 피부밑조직	아래턱뼈의 바닥; 뺨과 아래입술의 피부; 입꼬리(볼굴대); 입둘레근	저항에 대항하여 아래턱뼈 내림; 아래얼굴과 목피부의 긴장(긴장과 스트레스를 나타냄)

[a]모든 표정근육은 얼굴신경(CN VII)이 지배하는데, 각 근육은 다음의 가지들, 즉 귀밑샘신경얼기의 뒤귓바퀴가지(*1*), 관자가지(*2*), 광대가지(*3*), 볼가지(*4*), 턱모서리가지(*5*), 목가지(*6*)에 의해 지배된다.

머리덮개, 이마, 눈썹의 근육 (muscles of scalp, forehead and eyebrows)

뒤통수이마근(occipitofrontalis)은 납작하며 두 힘살로 이루어진 근육인데, **뒤통수힘살(occipital bellies)**과 **이마힘살(frontal bellies)**이 **머리덮개널힘줄(epicranial aponeurosis)**이라는 같은 힘줄을 공유한다(그림 8.15, 8.16A, B; 표 8.3). 널힘줄은 머리덮개에 속하는 층인 까닭에 뒤통수힘살이 수축하면 머리덮개를 뒤로 당기게 되고, 이마힘살이 수축하면 머리덮개는 앞으로 당겨진다. 뒤통수힘살은 뼈에 부착(bony attachment)되어 있으며 뼈에 부착되지 않은 이마힘살의 협동근(synergistic muscle)으로 작용한다. 이 두 힘살이 함께 작용하면 눈썹을 올리고 이마에 가로주름을 만들어 놀란 표정을 짓게 한다.

입, 입술, 볼의 근육(muscles of mouth, lips and cheeks)

입술과 입의 모양이나 입을 벌리는 정도는 정확하게 말을 하는 데 중요하다. 더욱이 얼굴표정으로 우리의 음성을 통한 의사전달을 더욱 강조할 수 있다. 여러 근육들이 말할 때나 노래할 때, 휘파람을 불 때 입과 입술의 모양을 변화시키는데, 그 조절은 다음과 같은 복잡한 3차원 구조를 이루는 근육군에 의해 이루어진다(그림 8.16B, C; 표 8.3).

- 위입술의 올림근, 당김근, 그리고 외번근
- 아래입술의 내림근, 당김근 그리고 외번근
- 입둘레근 입주위의 조임근
- 볼의 볼근

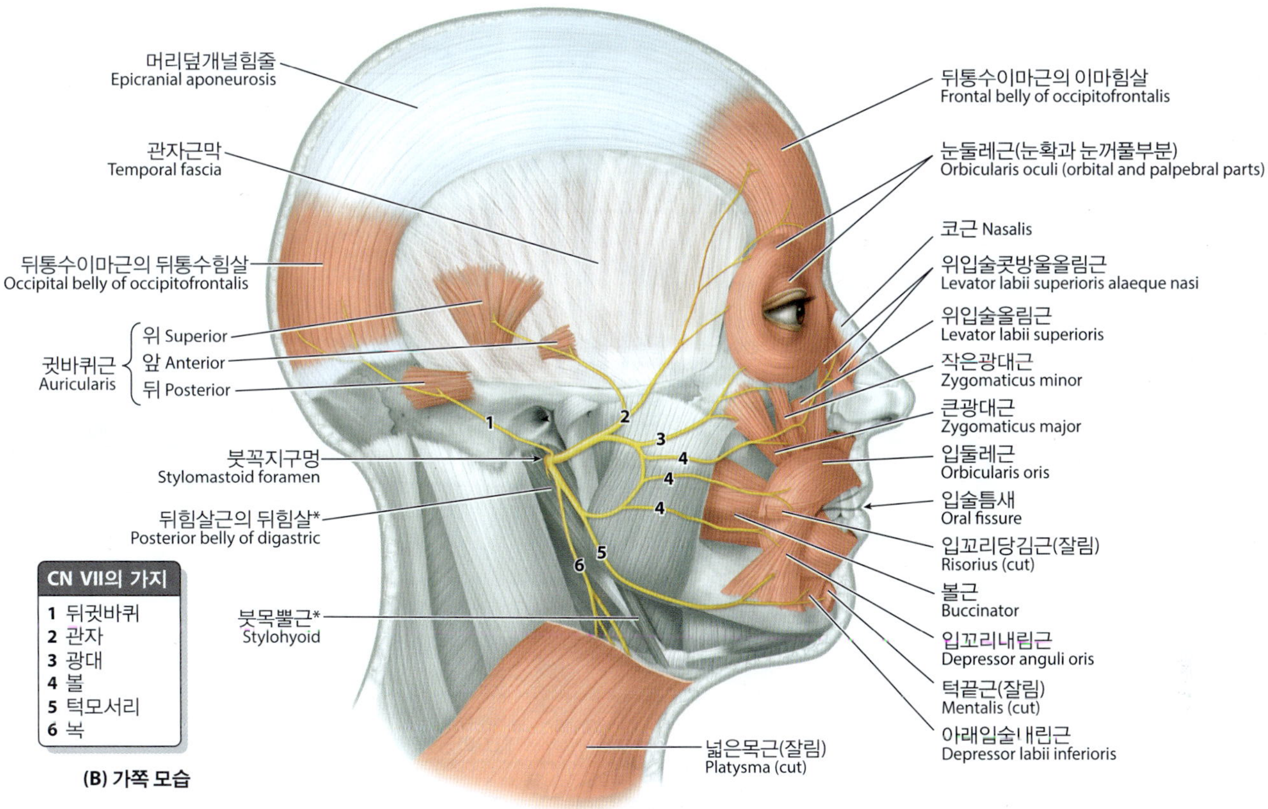

(B) 가쪽 모습

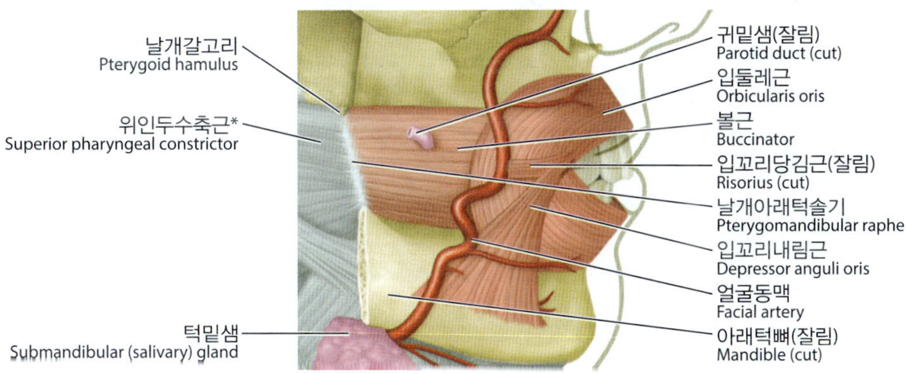

(C) 입과 뺨부위의 가쪽 모습

*얼굴 표정근이 아님

그림 8.16. (계속)

안정상태에서 입술은 살짝 붙어 있고 치아도 함께 닫혀 있다.

소화계통과 관련된 조임근 중 가장 먼저 작용하는 **입둘레근(orbicularis oris)**은 입술 속에서 입을 둘러싸고 있다. 이 근육은 **입술틈새(oral fissure**; 라틴어로 *rima oris*)를 통한 물질의 출입을 조절하며 말할 때 중요한 기능을 한다.

얇고 납작한 직사각형 모양의 **볼근[buccinator**; 라틴어로 나팔수(trumpeter)]은 큰어금니의 맞은편인, 위/아래턱뼈의 이틀부위의 가쪽과 **날개아래턱솔기(pterygomandibular raphe)**에 부착한다. 볼인두막(bucco-pharyngeal membrane)의 힘줄이 두꺼워져 생긴 날개아래턱솔기는 뒤쪽에서 위인두수축근을 나누고 이는곳을 제공한다. 볼근은 다른 얼굴근육보다 더 깊고 더 안쪽의 평면에 놓여서 아래턱을 깊게 통과하는 까닭에 얼굴 피부보다 볼의 점막과 가깝게 위치한다. 볼근은 웃을 때도 작용하지만 음식을 씹을 때도 볼이 접히지 않도록 팽팽하게 하여 손상을 방지한다.

앞쪽에서 볼근의 섬유들은 안쪽으로 입둘레근의 섬유들과 섞이는 까닭에 두 근육의 긴장이 볼과 입술로 하여금 치아와 잇몸을 압박하게 한다. 볼근과 입둘레근의 수축은 치아가 바깥쪽으로 기울려고 하는 힘에 대항하여 부드럽지만 지속되는 저항을 준다. 때문에 위입술이 짧은 경우나 저항력을 상쇄하는 작용이 있을 때 치아가 비뚤어지거나 튀어나오게 된다(뻐드렁니).

입둘레근(입술면에서)과 볼근(볼면에서)은 혀와 함께 작용하여 씹을 때 음식물을 치아의 교합면(occlusal surface) 사이에 위치시키

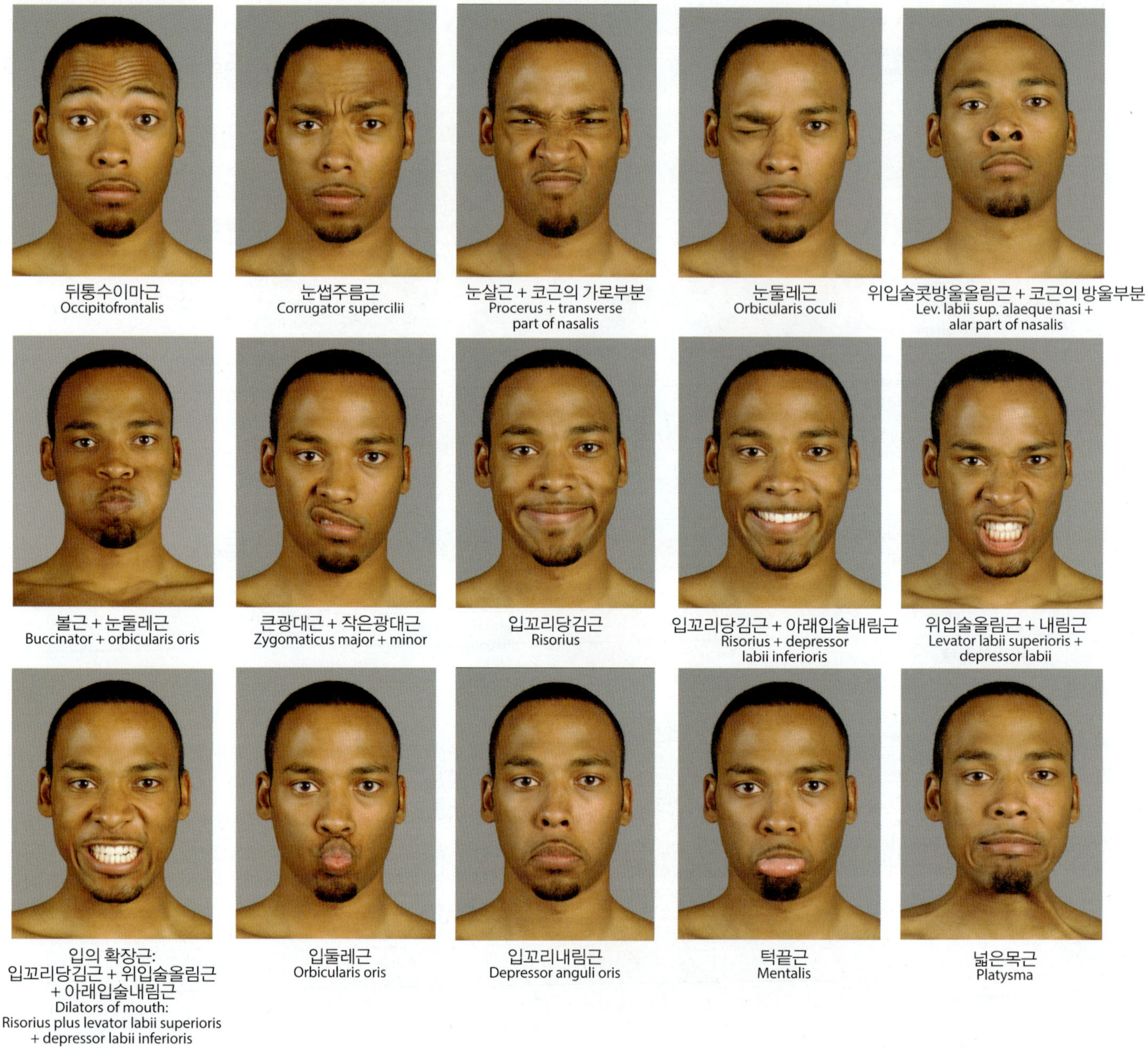

그림 8.17. 표정근육의 작용. 얕게 위치하는 이 근육들은 머리의 구멍들(orifices of the head)을 여닫는 조임근과 확장근이다. 얼굴신경(CN VII)에 의해 지배되는 모든 얼굴근육은 얼굴의 피부에 부착하여 피부를 움직이므로 다양한 얼굴표정을 나타낼 수 있다.

고 음식물이 입안뜰에 축적되지 않게 한다. 볼근도 휘파람을 불거나 음식물을 빨 때 생기는 힘에 저항하도록 도움을 주며 볼근의 어원은 무언가를 불 때(관악기 연주할 때) 볼(cheek; 라틴어로 *buccae*)을 압박하는 이유로 유래하였다. 트럼펫을 힘껏 부는 연주자들에서는 볼근과 볼의 다른 근육들을 과도하게 늘어나게 하여 볼이 풍선처럼 부푸는 모습을 볼 수 있다.

몇 개의 확장근(dilator muscles)은 입술과 입꼬리에서 부챗살(마차바퀴살)처럼 퍼져 있는데, 이들 근육군 또는 개별 근육이 수축하여 입술틈새(*oral fissure*)의 여러 경계면을 잡아당긴다. 입꼬리 또는 **입술교차(commissures of lips**, labial commissures; 위입술과 아래입술의 연결부) 가쪽에는 9개의 얼굴근육섬유가 다양하게 교차하거나 합쳐져서 **볼굴대(modiolus)**를 형성하고 이것이 보조개를 만들게 된다.

넓은목근[platysma; 그리스어로 얇은 판(flat plate)]은 목의 피하조직에 위치한 넓고 얇은 판처럼 생긴 근육이다(그림 8.16A, B; 표 8.3). 양쪽 근육의 앞쪽 경계는 턱에서 교차하여 얼굴근육과 합쳐진다. 넓은목근은 그 위쪽 부착지점에 작용하여 피부를 긴장시켜 수직의 피부 주름을 형성함으로써 심한 스트레스를 표현하고 얕은정맥에 걸리는 압력을 풀어준다. 넓은목근은 아래쪽 부착지점에 작용하여 아래턱의 내림 작용을 돕고 입의 구석을 아래로 당겨 잔뜩 찌푸린 표정을 만든다.

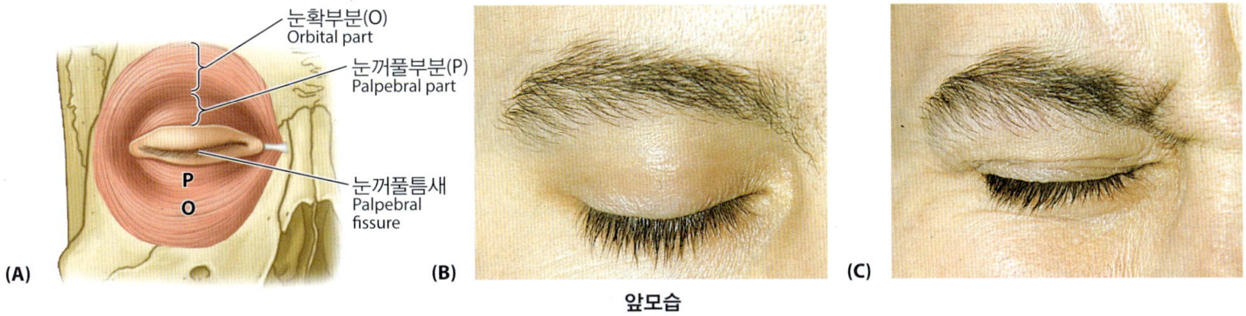

그림 8.18. 눈둘레근의 배열과 작용. A. 눈둘레근의 두 부분. **B.** 눈꺼풀부분. 눈꺼풀부분이 눈꺼풀을 자연스럽게 닫게 한다. **C.** 눈확부분. 눈확부분이 눈을 꽉 감게 한다.

눈확어귀의 근육들(muscles of orbital opening)

눈꺼풀(eyelids; 라틴어로 *palpebrae*)의 기능은 손상과 과도한 빛으로부터 안구를 보호할 뿐 아니라 분비된 눈물을 퍼지게 하여 각막을 촉촉하게 유지한다.

눈둘레근(orbicularis oculi)은 눈꺼풀을 닫고 이마에 수직으로 주름이 잡히게 하며(그림 8.16A, B, 8.18; 표 8.3), 그 섬유는 눈확모서리와 눈꺼풀에 동심원을 그리며 지나간다. 이 근육이 수축하면 **눈꺼풀틈새(palpebral fissure)**가 좁아지면서 눈물의 이동을 돕는데, 처음에는 눈꺼풀과 함께 눈물이 가쪽으로 이동하다가 가쪽에서 안쪽 방향으로 닫힌다. 눈둘레근은 세 부분으로 이루어져 있다.

1. 눈꺼풀부분(*palpebral part*): **안쪽눈꺼풀인대(medial palpebral ligament)**로부터 기시하여 눈꺼풀 전체에 위치하며 부드럽게 눈꺼풀을 닫아서(깜빡이거나 잠들 때처럼) 각막의 건조를 방지한다.
2. 눈물주머니부분(*lacrimal part*): **눈물주머니(*lacrimal sac*)** 뒤쪽으로 지나며 눈꺼풀을 안쪽으로 끌어 당겨 눈물의 배출을 돕는다.
3. 눈확부분(*orbital part*): 눈확테두리(orbital rim)를 덮고 안쪽으로 이마뼈와 위턱뼈에 부착한다. 눈꺼풀을 꽉 닫아서 눈부심과 먼지로부터 안구를 보호한다.

눈둘레근의 세 부위가 모두 수축하면 눈은 꽉 닫힌다(그림 8.17, 8.18C).

코와 귀의 근육(muscles of the nose and ears)

임상적용에서 다루는 "콧구멍 벌렁이기"에 기술된 바와 같이 코근육이 호흡에 기여한다는 근거가 있다. 사람과 달리 코끼리, 맥(tapir), 두더지와 일부의 수생포유류 같은 특정 포유류에서는 기능적으로 중요하지만 사람에서는 얼굴표정과 미용적인 성형수술을 제외하고는 상대적으로 그리 중요하지 않다. 귀의 근육은 동물의 경우 소리가 나는 방향으로 귀를 향하게 하는데 중요하지만 사람에게서는 코의 근육보다도 덜 중요하다.

얼굴과 머리덮개의 신경(Nerves of Face and Scalp)

얼굴의 피부와 머리덮개의 앞위쪽 부분의 감각신경 분포는 주로 삼차신경(CN V)이 담당하지만 얼굴근육의 운동신경지배는 **얼굴신경(CN VII)**이 담당한다.

얼굴과 머리덮개의 피부신경 (cutaneous nerves of face and scalp)

삼차신경(trigeminal nerve, CN V)은 다리뇌의 가쪽면에서 나온 두 개의 뿌리인 운동뿌리(motor root)와 감각뿌리(sensory root)에서 기원한다. 이 두 뿌리는 척수신경의 운동(앞)뿌리와 감각(뒤)뿌리에 해당하는데, 감각뿌리는 감각신경절(**삼차신경절, trigeminal ganglion**)에 있는 거짓홑극신경세포(pseudounipolar neuron)의 구심성돌기(central process)로 이루어진다. 이 감각신경절은 뿌리의 먼쪽 말단에 위치하며, 운동뿌리를 이루게 되는 뭇극신경세포의 축삭은 이 신경절을 통과한다. CN V는 얼굴의 감각신경인 동시에 모든 씹기근육과 작은 근육 몇 개의 운동을 담당하는 운동신경이다(그림 8.19).

삼차신경절 신경세포의 말초돌기는 세 갈래—**눈신경**(*ophthalmic nerve*, CN V_1), **위턱신경**(*maxillary nerve*, CN V_2), **아래턱신경**(*mandibular nerve*, CN V_3)—로 구성된다. 각 신경은 분포하는 부위—눈, 위턱, 아래턱—에 따라 명명되었다. 처음의 두 갈래(눈신경과 위턱신경)는 완전히 감각성분이며 아래턱신경도 대부분이 감각이지만 CN V의 운동뿌리로부터 주로 씹기근육과 관련된 섬유를 받는다. CN V에서 유래한 모든 피부신경이 그림 8.20에 있으며 그 기원, 주행, 분포가 표 8.4에 정리되어 있다.

목의 피부신경(cutaneous nerves of neck) 분포는 얼굴의 그것과 일부 중첩된다. 목의 피부신경은 **목신경얼기**(*cervical plexus*)로부터 기원하여 목의 뒷면과 머리덮개 위에 분포한다. **큰귓바퀴신경(great auricular nerve)**은 귓바퀴 아래쪽과 얼굴의 아래턱각(angle of jaw) 부위와 귀밑샘부위(parotid region)의 상당부분에 분포한다.

눈신경(ophthalmic nerve)

삼차신경의 위갈래인 **눈신경(ophthalmic nerve**, CN V_1)은 삼차신경의 세 갈래 중 가장 작다. 삼차신경절에서 감각신경으로만 나와 배아의 이마코융기(*frontonasal prominence*)에서 유래한 피부의 신경분포를 담당한다(Moore et al., 2020). CN V_1은 위눈확틈새(*superior*

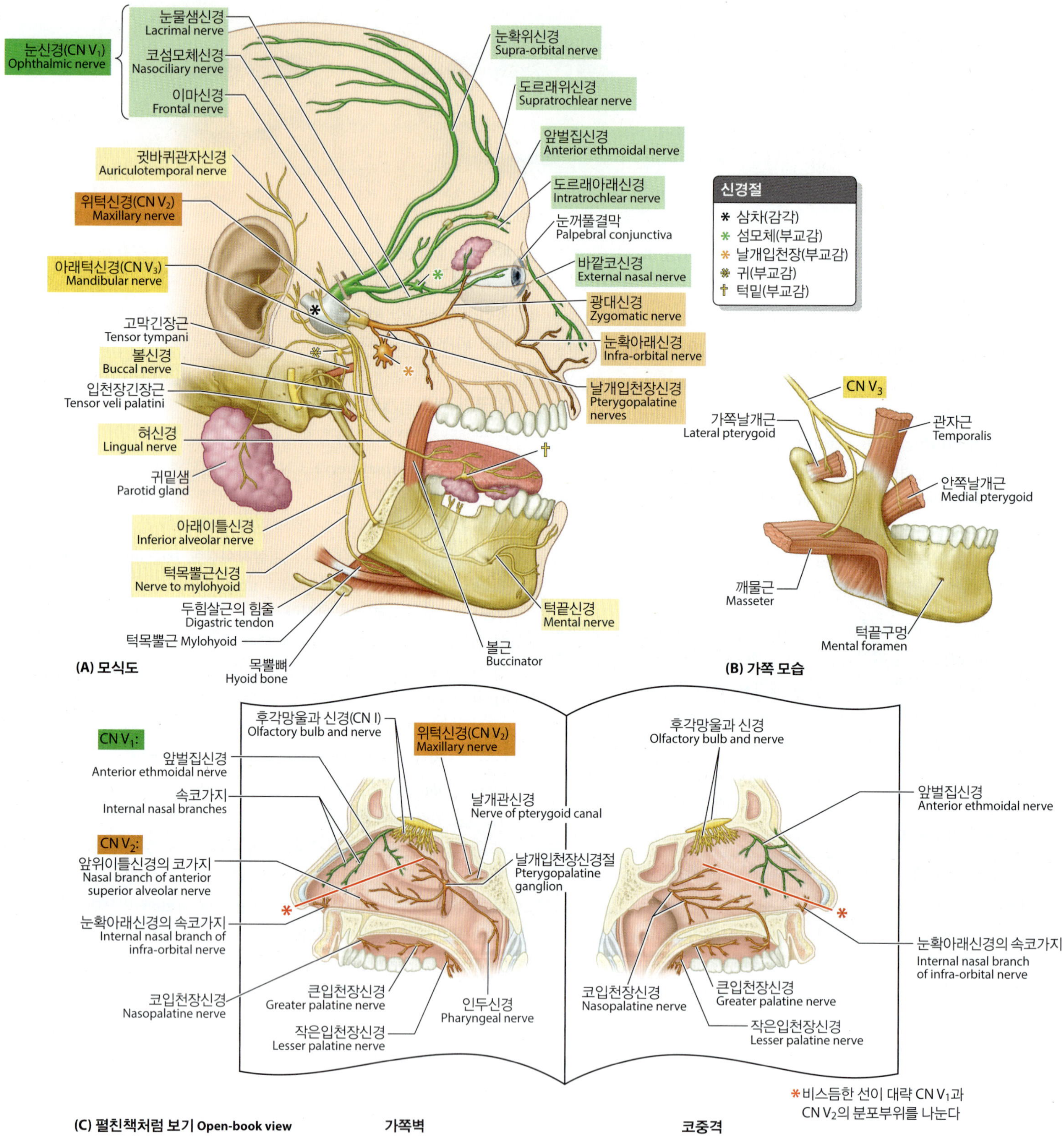

그림 8.19. 삼차신경(CN V)의 분포. A. 개요. 삼차신경의 세 갈래는 삼차신경절에서 일어난다. 삼차신경절에 더해서 감각신경절(척수신경의 척추신경절과 유사)과 네 개의 부교감신경절(이중 세 개는 여기에 나타냄)이 삼차신경의 가지들과 연관된다. **B.** 아래턱신경(CN V_3)의 가지들은 씹기근육으로 간다. **C.** 오른쪽 코안의 가쪽벽과 중격에서 CN V_1, CN V_2의 분포를 나타내었다.

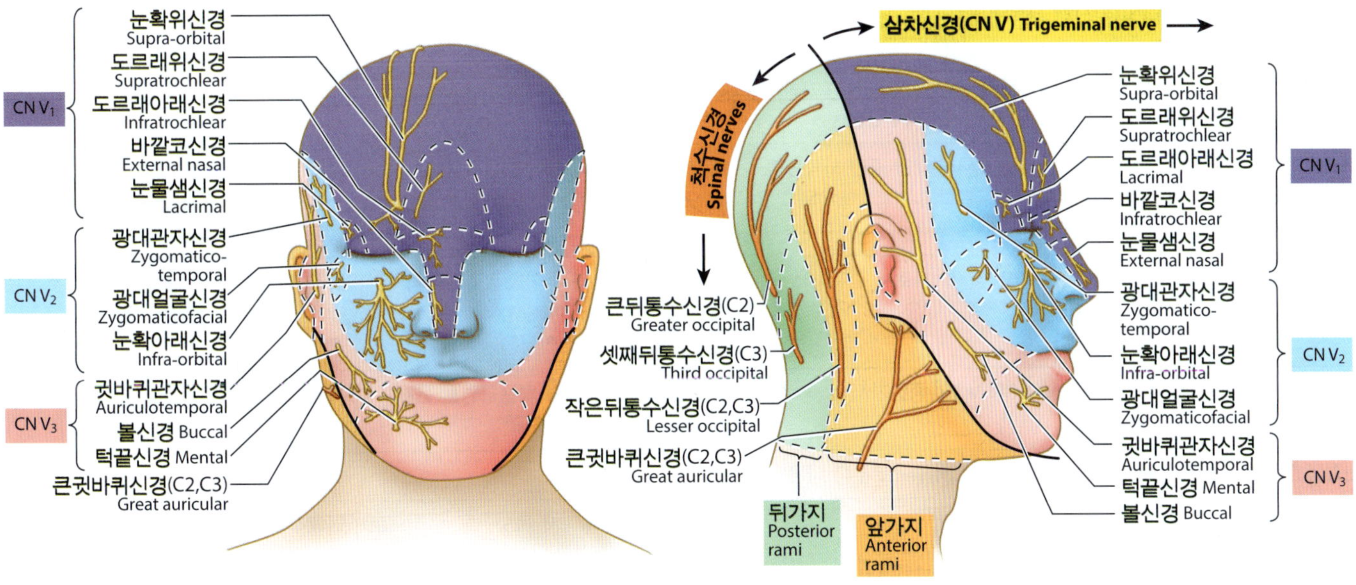

그림 8.20. 얼굴과 머리덮개의 피부신경.

표 8.4. 얼굴과 머리덮개의 피부신경

신경	기원	경로	분포
눈신경(ophthalmic nerve, CN V_1)으로부터 나온 피부신경			
눈확위신경 (supra-orbital)	눈확지붕의 중간쯤 위치한 *이마신경*의 두 갈림에서 가장 큰 가지	눈확지붕을 따라 앞쪽으로 진행, 눈확위패임/구멍을 통해 나옴, 가지를 내면서 이마를 오름	*이마굴*의 점막; *위눈꺼풀* 중간의 결막; *앞가쪽이마*와 정수리점까지의 *머리덮개*의 피부 및 뼈막
도르래위신경 (supratrochlear)	눈확지붕의 중간쯤 위치한 *이마신경*의 두 갈림에서 작은 가지	눈확지붕을 따라 앞안쪽으로 진행, 도르래의 가쪽을 지나 이마를 오름	*위눈꺼풀* 안쪽면의 피부와 결막; *앞안쪽이마*의 피부와 뼈막
눈물샘신경 (lacrimal)	위눈확틈새에 가까운 *눈신경*의 세 갈림에서 가장 작은 가지	눈확을 지나 위가쪽으로 달림, 광대관자신경으로부터 교통가지를 통해 분비촉진섬유를 받음	*눈물샘*(분비촉진신경섬유); *위눈꺼풀 가쪽부분*의 작은 피부 및 결막 영역
도르래아래신경 (infratrochlear)	(앞벌집신경과 함께) *코섬모체신경*의 종말가지	눈확의 안쪽벽을 따라 진행, 도르래 아래를 지남	*코뿌리*의 가쪽 피부; *안쪽눈구석, 눈물수머니, 눈물언덕* 근처 *눈꺼풀*의 피부 및 결막
바깥코신경 (external nasal)	*앞벌집신경*의 종말가지	코뼈와 가쪽코연골사이를 지나면서 코안에서 나옴	*콧방울, 코안뜰, 콧등, 코끝*의 피부
위턱신경(maxillary nerve, CN V_2)으로부터 나온 피부신경			
눈확아래신경 (infra-orbital)	아래눈확틈새를 지나 눈확으로 들어가는 입구에서 *위턱신경*의 먼쪽 연장	눈확바닥의 눈확아래고랑 및 구멍을 지나면서 위이틀가지를 내고; 눈확아래구멍을 나온 즉시 아래눈꺼풀가지, 속코가지 및 바깥코가지, 위입술가지로 나뉨	*위턱굴*의 점막; *위턱의 작은어금니, 송곳니, 앞니*; *아래눈꺼풀*의 피부와 결막; *뺨, 가쪽코, 앞아래쪽코중격*의 피부; *위입술*의 피부와 점막
광대얼굴신경 (zygomaticofacial)	(광대관자신경과 함께) *광대신경*의 작은 종말가지	눈확의 아래가쪽구석에서 광대뼈에 있는 광대얼굴관을 통과	*뺨*의 튀어나온 부분 피부
광대관자신경 (zygomaticotemporal)	(광대얼굴신경과 함께) *광대신경*의 큰 종말가지	눈확에서 눈물샘신경에 교통가지를 보낸 다음 광대뼈에 있는 광대관자관을 통해 관자우묵으로 진행	*관자우묵 앞쪽부분*의 머리카락이 없는 피부

8

표 8.4. 얼굴과 머리덮개의 피부신경 (계속)

신경	기원	경로	분포
아래턱신경(mandibular nerve, CN V_3)으로부터 나온 피부신경			
귓바퀴관자신경 (auriculotemporal)	CN V_3의 *뒤줄기*로부터 나와 *중간 뇌막동맥*을 감싸는 두 뿌리를 통해 관자아래우묵에서	뒤쪽으로 턱뼈가지보다 깊게 귀밑샘 위쪽 깊은 곳을 지나서 턱관절의 뒤로 나옴	귓바퀴의 앞쪽과 *관자부위* 뒤쪽 2/3의 피부; *귓바퀴*의 귀구슬과 인근 귀둘레의 피부; *바깥귀길* 지붕의 피부; *고막*의 위쪽 피부
볼신경 (buccal)	CN V_3 *앞줄기*의 감각가지로서 관자아래우묵 속에서	가쪽날개근 두 부분 사이를 지나, 아래턱가지와 깨물근의 덮개에서 앞쪽으로 나와서 얼굴신경의 볼가지와 합쳐짐	*뺨*의 피부와 입안점막(볼근 앞부분 깊은 곳 및 덮고 있는); 둘째와 셋째어금니 근처 *볼쪽 잇몸*
턱끝신경 (mental)	*아래이틀신경*(CN V_3)의 종말가지	턱뼈몸통의 앞가쪽면의 턱끝구멍을 통해 아래턱관으로부터 나옴	*턱끝*의 피부와 *아래입술*의 입안점막 및 피부
목신경의 앞가지(anterior rami of cervical spinal nerves)로부터 나온 피부신경			
큰귓바퀴신경 (greater auricular)	C_2, C_3의 척수신경이 목신경얼기를 통하여	바깥목정맥의 뒤쪽에서 목빗근을 수직으로 지나서 올라감	턱뼈각과 귓바퀴의 귓불을 덮는 피부; 귀밑샘집
작은뒤통수신경 (lesser occipital)		목빗근의 뒤모서리를 따라서 진행하다가 귓바퀴의 뒤쪽을 올라감	귓바퀴 뒤쪽의 머리덮개
목신경의 뒤가지(posterior rami of cervical spinal nerves)로부터 나온 피부신경			
큰뒤통수신경 (greater occipital)	C_2 척수신경 뒤가지의 안쪽가지로서	아래머리빗근과 고리뼈 사이로 나와 등세모근을 뚫음.	뒤통수부분의 머리덮개
셋째뒤통수신경 (third occipital)	C_3 척수신경의 뒤가지의 가쪽가지로서	등세모근을 뚫음	아래쪽 뒤통수와 뒤통수밑부위의 머리덮개

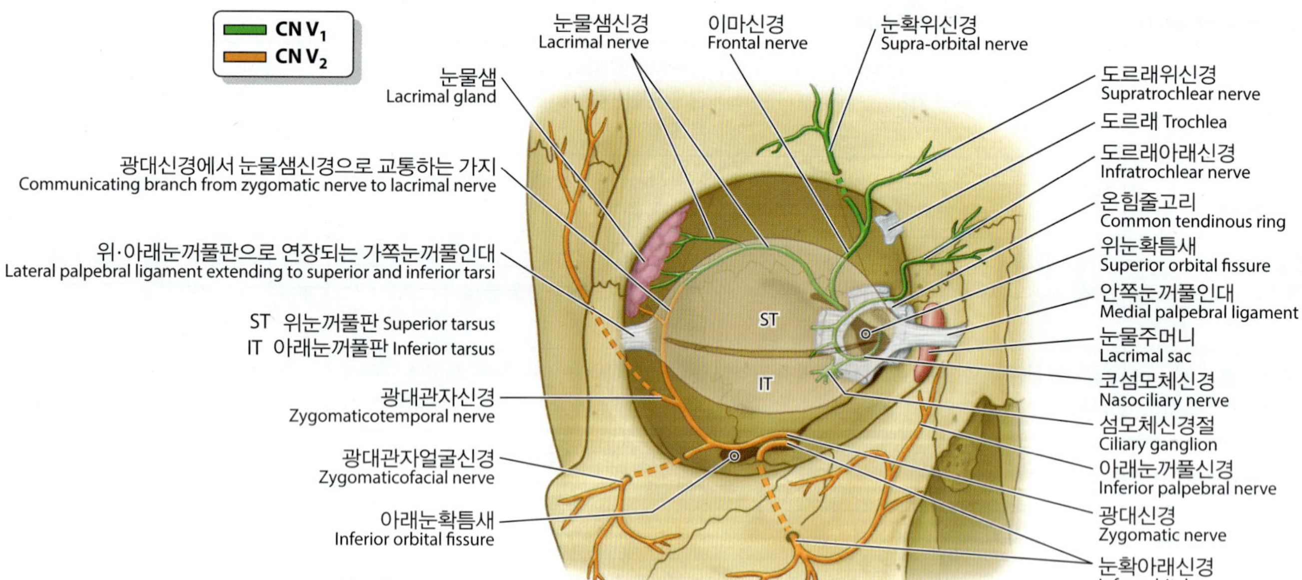

앞모습

그림 8.21. 눈확과 주변 부위의 피부신경. 눈확부위에 분포하는 피부신경이 눈확의 벽과 테두리 그리고 눈꺼풀의 섬유성 뼈대(fibrous skeleton of eyelid)와 함께 그려져 있다. 위눈꺼풀의 피부에는 눈신경(CN V_1)에서 나온 가지가 분포한다. 그러나 아래눈꺼풀에는 주로 위턱신경(CN V_2)이 분포한다.

orbital fissure)를 통해 눈확으로 들어가 이마신경(frontal nerve), 코섬모체신경(nasociliary nerve), 눈물샘신경(lacrimal nerve)으로 나뉜다(그림 8.19). 바깥코신경(external nasal nerve)을 제외한 나머지 CN V_1의 피부신경가지는 눈확열림(orbital opening = 눈확어귀, aditus orbitae)을 통해 피부에 도달한다(그림 8.21).

CN V_1의 가장 큰 가지인 **이마신경(frontal nerve)**은 눈확열림을 향해 눈확의 지붕을 따라 달리다가 중간지점쯤에서 **눈확위신경(supra-orbital nerve)**과 **도르래위신경(supratrochlear nerve)**으로

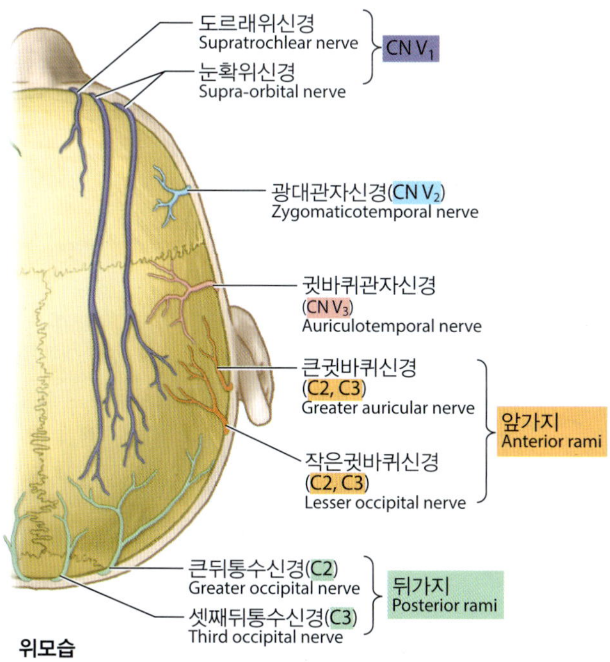

그림 8.22. 머리덮개의 신경. 신경들이 순서대로 나타난다: CN V_1, CN V_2, CN V_3, C2와 C3의 앞가지 그리고 C2와 C3의 뒤가지.

나뉘어 이마와 머리덮개로 분포한다(그림 8.21, 8.22).

CN V_1의 중간가지인 **코섬모체신경(nasociliary nerve)**은 안구에 가지를 내고 눈확안에서 뒤벌집신경과 앞벌집신경(*posterior* and *anterior ethmoidal nerve*) 그리고 도르래아래신경(infratrochlear nerve)으로 나뉜다(그림 8.19). 뒤벌집신경과 앞벌집신경은 눈확을 떠나고, 후자는 우회하여 머리안과 코안을 통과한다. 이것의 종말가지인 **바깥코신경(external nasal nerve)**은 바깥코에 분포하는 피부신경이다. **도르래아래신경(infratrochlear nerve)**은 코섬모체신경의 종말가지이자 주된 피부가지이다.

눈물샘신경(lacrimal nerve)은 CN V_1의 가장 작은 가지로 주로 피부가지이지만 눈물샘을 지배하기 위해 위턱신경의 신경절에서 나온 교통가지로부터 온 분비촉진신경섬유(secretomotor fibers)를 전달한다(그림 8.19, 8.20, 8.21).

위턱신경(maxillary nerve)

삼차신경의 중간갈래인 **위턱신경(maxillary nerve,** CN V_2) 역시 완전한 감각신경성분이다(그림 8.19A). CN V_2는 삼차신경절의 앞쪽으로 나와 나비뼈 큰날개 바닥에 있는 원형구멍(*foramen rotundum*)을 통해 머리뼈 밖으로 나간다. 이후 날개입천장오목(*pterygopalatine fossa*)으로 들어가 날개입천장신경절에 가지를 내고 앞쪽으로 달려 아래눈확틈새(*inferior orbital fissure*)를 통해 눈확으로 들어간다(그림 8.21). 광대신경을 내고 눈확아래신경(*infraorbital nerve*)이 되어 앞쪽으로 눈확아래고랑과 구멍(*infra-orbital groove and foramen*)을 지난다.

광대신경(zygomatic nerve)은 눈확의 가쪽벽으로 달리며 CN V_2의 피부신경 3개 중 2개인 **광대얼굴신경(zygomaticofacial nerve)**과 **광대관자신경(zygomaticotemporal nerve)**을 낸다. 후자는 눈물샘신경으로 눈물샘분비를 촉진하는 교통가지를 보낸다. **눈확아래신경(infra-orbital nerve)**은 얼굴로 진행하면서 입천장가지, 위턱굴의 점막으로 가는 가지, 중간과 앞의 위쪽 치아(middle and anterior upper teeth)로 가는 가지를 내고 위턱뼈의 눈확아랫면에 있는 **눈확아래구멍**을 통과하여 얼굴의 피부에 도달한다. 위턱신경의 3개의 피부가지들은 배아의 위턱융기(*maxillary prominence*)로부터 유래한 피부에 분포한다(그림 8.20; Moore et al., 2020).

아래턱신경(mandibular nerve)

아래턱신경(mandibular nerve, CN V_3)은 삼차신경 중에서 가장 큰 아래갈래인데(그림 8.19A), 감각신경절에서 온 감각섬유와 뇌줄기에서 나온 CN V의 운동뿌리가 합쳐져서 이루어지며 **타원구멍**(*foramen ovale*)을 통해 머리뼈 밖으로 나온다. CN V_3에는 배아의 아래턱융기(*mandibular prominence*)에서 유래한 피부를 담당하는 가지가 3개 있으며 씹기근육에 운동섬유를 내기도 한다(그림 8.19B). 오직 CN V_3만이 CN V의 갈래들 가운데 운동섬유를 포함하고 있다. CN V_3의 주된 피부가지는 **귓바퀴관자신경(auriculotemporal nerve), 볼신경(buccal nerve), 턱끝신경(mental nerve)**이며 피부로 가는 도중에 귓바퀴관자신경은 귀밑샘을 깊숙이 통과하는데, CN V_3와 연관된 신경절에서 온 분비촉진신경섬유를 이 샘에 전달한다(그림 8.19A).

머리덮개의 신경(nerves of scalp)

귓바퀴 앞쪽의 머리덮개에 대한 신경분포는 **삼차신경**의 3갈래 모두를 통하여 이루어지고(그림 8.20B, 8.22; 표 8.4) 귓바퀴 뒤쪽은 척수피부신경(C2와 C3)에서 나와 분포한다.

얼굴의 운동신경(motor nerves of face)

얼굴의 운동신경은 얼굴표정을 짓는 **얼굴신경**(*facial nerve*)과 씹기근육(깨물근, 관자근, 안쪽/가쪽날개근)으로 가는 **삼차신경 운동뿌리**, 즉 아래턱신경(*mandibular nerve*)을 말한다. 이 신경들은 더 깊이 위치하는 근육들을 지배하기도 한다(이 장의 뒤에 입, 중간귀, 목과 관련하여 기술된 것을 참조) (그림 8.19A).

얼굴신경(facial nerve)

얼굴신경(facial nerve, CN VII)은 운동뿌리와 감각/부교감뿌리를 모두 가지고 있다[후자는 **중간신경**(*intermediate nerve*)이라고 부르기도 한다]. **운동뿌리(motor root of CN VII)**는 얼굴의 표정근육과 목의 얇은근육(넓은목근, platysma), 귓바퀴근육(auricular muscles), 머리덮개근육(scalp muscles)과 배아의 둘째인두궁 중배엽에서 유래

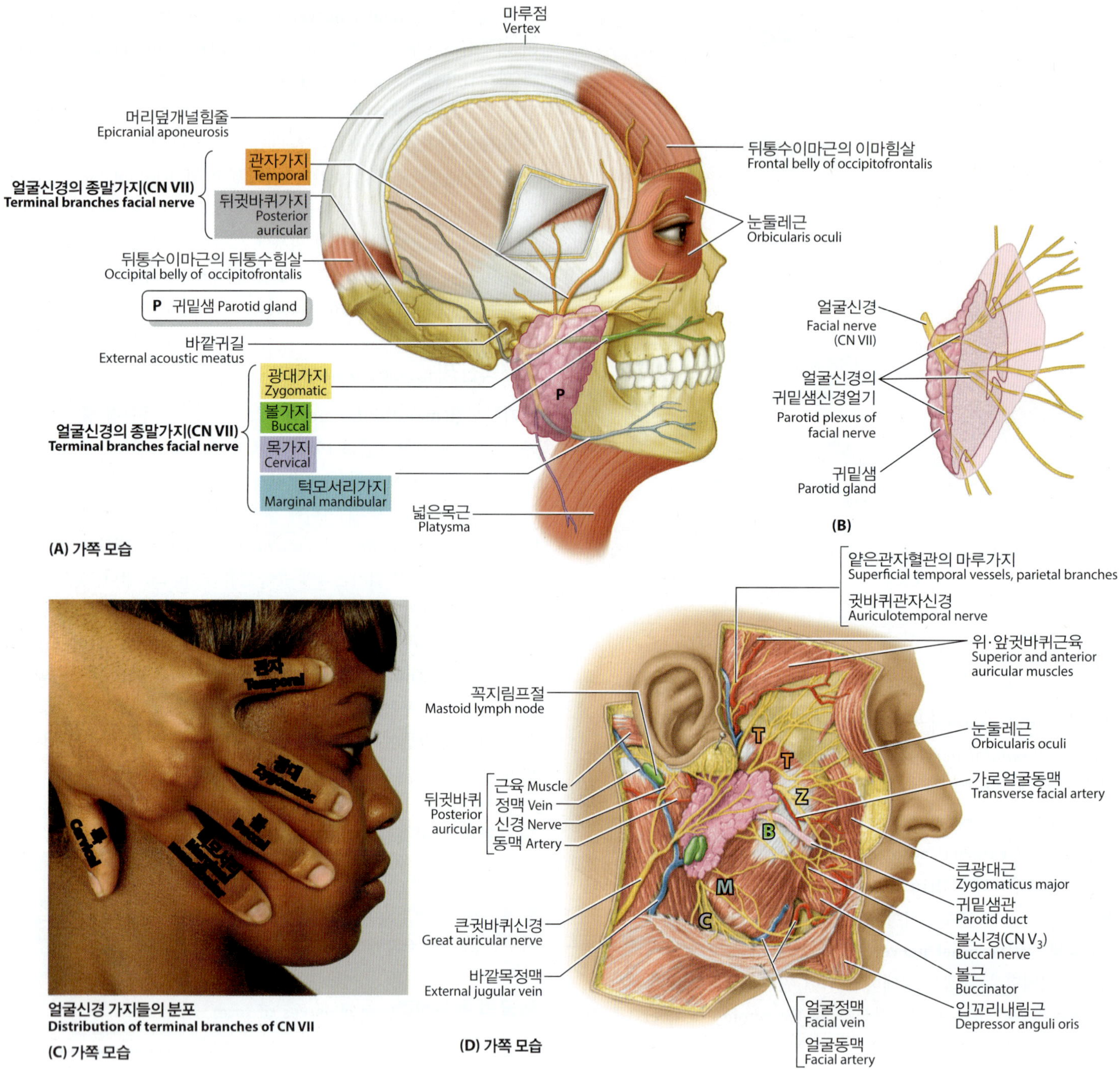

그림 8.23. 얼굴신경(CN VII)의 가지들. A. 개요. CN VII의 종말가지들은 귀밑샘에 덮여 있는 귀밑샘신경얼기에서 나온다. 이것들은 샘의 가쪽면으로 나와 주로 앞쪽으로 퍼진다. 비록 귀밑샘과 밀접하게 위치(얼굴신경의 아래쪽 가지들은 흔히 턱밑샘과도 접촉)하지만 CN VII은 침샘으로 신경섬유를 보내지 않는다. CN VII가 지배하는 가장 변두리에 위치한 두 근육인 뒤통수이마근과 넓은목근도 나타나 있다. **B.** 귀밑샘에 묻혀 있는 얼굴신경의 귀밑샘신경얼기. 귀밑샘이 관상면으로 절단되어 있다. **C.** CN VII의 종말가지의 주행을 기억하는 간단한 방법. **D.** 해부. 귀밑샘집과 턱뼈각 부위의 피부에 분포하는 큰귓바퀴신경(C2, 3)과 얼굴표정근육을 지배하는 얼굴신경의 종말가지를 나타내는 해부. *B*, 볼가지; *C*, 목가지; *M*, 턱모서리가지; *T*, 관자가지; *Z*, 광대가지.

한 다른 특정 근육을 지배한다(그림 8.23). CN VII는 관자뼈를 통과하여 꼭지돌기와 붓돌기 사이에 위치한 **붓꼭지구멍**(*stylomastoid foramen*)을 통해 머리뼈 밖으로 나온다(그림 8.9B, 8.11 참조). 그 후 바로 **뒤귓바퀴신경(posterior auricular nerve)**을 분지하는데 이 신경은 귓바퀴의 뒤위쪽을 지나 뒤통수이마근의 뒤귓바퀴근과 뒤통수힘살을 지배한다(그림 8.23A, C).

CN VII의 주된 줄기는 앞으로 달려 귀밑샘 안으로 들어가서 **귀밑샘신경얼기(parotid plexus)**를 만들고 얼굴신경의 5개 종말가지인 관자가지, 광대가지, 볼가지, 턱모서리가지, 목가지를 형성한다. 가지의 이름들은 이들이 지배하는 부위를 나타내며 그 지배 근육들은

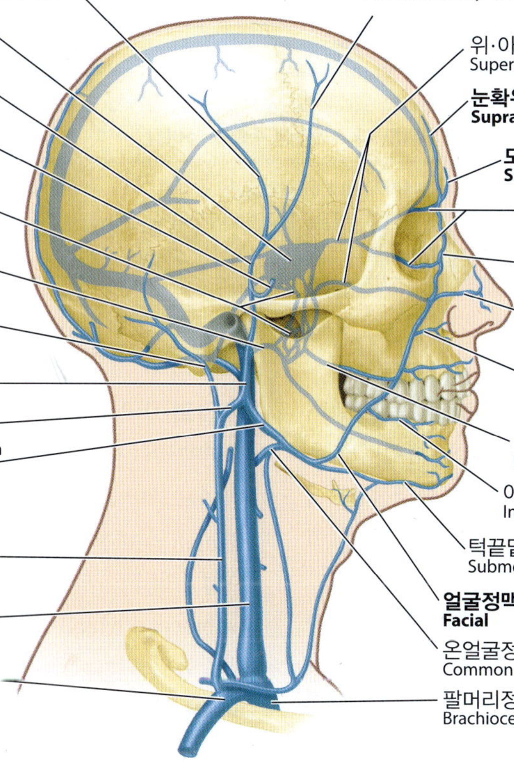

그림 8.25. 얼굴과 머리덮개의 정맥.

표 8.6. 얼굴과 머리덮개의 정맥

정맥	기원	경로	종말	배출부위
도르래위정맥 (supratrochlear)	이마와 머리덮개의 정맥얼기에서 시작, 이것을 통해 얕은관자정맥의 앞가지, 맞은편 같은 정맥, 눈확위정맥과 교통	이마의 정중선 근처에서 코의 뿌리를 향해 내려와 눈확위정맥과 합류	코뿌리의 눈구석정맥	머리덮개의 앞부분과 이마
눈확위정맥 (supra-orbital)	얕은관자정맥의 이마 지류와 문합하면서 이마에서 시작	눈확 위쪽에서 안쪽으로 진행; 도르래위정맥과 합류; 눈확위파임 쪽으로 가지를 내어 위눈정맥과 합류		
눈구석정맥 (angular)	도르래위정맥과 눈확위정맥이 코뿌리에서 합류하여 시작	눈확 아래모서리 쪽으로 코뿌리와 코가쪽을 따라 비스듬히 내려감	눈확아래모서리에서 얼굴정맥이 됨	머리덮개의 앞부분과 이마; 위/아래눈꺼풀과 결막; 해면정맥굴에서도 거두어질 수 있음
얼굴정맥 (facial)	눈확의 아래모서리를 지나서 계속되는 눈구석정맥의 연속	코의 가쪽 모서리를 따라 내려가, 바깥코정맥 및 아래눈꺼풀정맥을 받음; 얼굴을 비스듬히 진행하여 턱뼈의 아래모서리를 지남; 아래턱뒤정맥으로부터 교통가지를 받음(이후 온얼굴정맥이라고도 불림)	목뿔뼈 맞은편 또는 보다 아래 수준에서 속목정맥	머리덮개의 앞부분과 이마; 눈꺼풀; 바깥코; 볼의 앞쪽; 입술; 턱끝과 턱밑샘
깊은얼굴정맥 (deep facial)	날개근정맥얼기	볼근 위쪽 그리고 깨물근보다 깊은 곳에서 위턱 앞쪽으로 달려서 깨물근 앞모서리의 안쪽에서 나와 얼굴로 진행	얼굴정맥의 뒷면으로 들어감	관자아래우묵(위턱동맥에 의해 공급되는 대부분의 영역)

8

표 8.6. 얼굴과 머리덮개의 정맥 (계속)

정맥	기원	경로	종말	배출부위
얕은관자정맥 (superficial temporal)	가쪽 머리덮개에서 광대활 까지 넓게 분포된 정맥얼기로부터 시작	이마 및 마루지류들이 귓바퀴의 앞에서 합쳐짐; 광대활의 관자뿌리를 넘어 관자부위를 지나 귀밑샘 속으로 들어감	턱뼈목 뒤쪽의 위턱정맥에 합류하여 아래턱뒤정맥을 형성	머리덮개의 가쪽; 관자근의 얕은면; 바깥귀
아래턱뒤정맥 (retromandibular)	얕은관자정맥과 위턱 정맥이 귀앞에서 합쳐져서 형성	턱뼈가지보다 뒤쪽의 깊은 곳을 달려 귀밑샘의 실질을 통과함; 아래쪽 끝에서 얼굴정맥과 교통	뒤귓바퀴정맥과 합쳐져서 바깥목정맥을 형성	귀밑샘과 깨물근

다른 부위에 있는 정맥과 마찬가지로 얼굴의 바깥정맥들은 변이가 많고 문합을 풍부히 이루고 있어 일시적으로 압박을 받더라도 우회중계경로(alternate route)를 통해 배출될 수 있다. 우회중계경로에는 얕은경로(얼굴정맥, 아래턱뒤/바깥목정맥을 통한)와 깊은경로(해면정맥굴, 날개근정맥얼기 그리고 속목정맥을 통한 문합)가 있다.

얼굴동맥과 동행하거나 평행하게 달리는 **얼굴정맥(facial veins)**은 얼굴의 얕은곳배출(superficial drainage)을 담당하는 판막이 없는 정맥이다. 얼굴정맥의 지류에는 관자아래우묵의 **날개근정맥얼기** (*pterygoid venous plexus*)를 거두어주는 **깊은얼굴정맥(deep facial vein)**이 포함된다. 턱모서리 아래쪽에서 얼굴정맥은 아래턱뒤정맥의 앞교통가지에 연결된다. 얼굴정맥은 직간접적으로 속목정맥(IJV)으로 배출되고 눈 안쪽구석에서 얼굴정맥은 **해면정맥굴**(*cavernous sinus*)로 배출되는 **위눈정맥**(*superior ophthalmic vein*)과 교통한다.

얕은관자정맥과 위턱정맥이 합쳐져서 형성된 **아래턱뒤정맥(retromandibular vein)**은 깊은정맥이며 위턱정맥은 날개근정맥얼기를 거두어준다. 아래턱뒤정맥은 귀밑샘 속에서 바깥목동맥보다 얕게, 얼굴신경보다 깊게 위치하며 턱뼈가지 뒤쪽으로 달린다. 아래턱뒤정맥은 귀밑샘 아래극에서 나와 얼굴정맥과 합쳐지는 앞가지와 귀밑샘아래에서 뒤귓바퀴정맥과 합쳐져서 **바깥목정맥(external jugular vein)**을 형성하는 뒤가지로 나뉜다. 이 정맥은 목 아래쪽으로 얕게 진행하여 빗장밑정맥으로 배출한다.

머리덮개의 정맥(veins of scalp)

머리덮개 얕은부분에서의 정맥혈은 머리덮개동맥과 동행하는 **눈확위정맥(supra-orbital vein)**과 **도르래위정맥(supratrochlear vein)**으로 거두어진다. **얕은관자정맥(superficial temporal vein)**과 **뒤귓바퀴정맥(posterior auricular vein)**은 각각 귓바퀴의 앞과 뒤에 있는 머리덮개로부터 혈액을 거둔다. 뒤귓바퀴정맥은 흔히 경막정맥굴인 구불정맥굴에서 나온 **꼭지이끌정맥**(*mastoid emissary vein*)을 받는다(그림 8.33 참조). 뒤통수부위의 머리덮개에서 온 정맥혈액은 **뒤통수정맥(occipital vein)**으로 거두어진다. 관자부분 머리덮개 깊은곳의 정맥혈액은 날개근정맥얼기의 지류인 **깊은관자정맥(deep temporal vein)**으로 배출된다.

얼굴과 머리덮개의 림프배출 (lymphatic drainage of face and scalp)

귀밑샘부위와 볼부위를 제외하면 머리덮개와 얼굴에는 림프절(lymph node)이 없다. 머리덮개와 얼굴 그리고 목의 림프는 **얕은림프절고리**(*superficial ring of lymph nodes*)를 형성하는 턱끝밑림프절(submental lymph node), 턱밑림프절(submandibular lymph node), 귀밑샘림프절(parotid lymph node), 꼭지림프절(matoid lymph node) 그리고 뒤통수림프절(occipital lymph node)로 거두어지는데, 이 고리의 위치는 머리와 목의 연결부분이다(그림 8.26A). 얼굴의 림프관은 다른 얼굴혈관과 동행하는데 얕은림프관은 정맥을 동반하고 깊은림프관은 동맥을 동반한다. 머리와 목에서의 모든 림프관은 직간접적으로 속목정맥을 따라 존재하는 **깊은목림프절**(*deep cervical lymph nodes*)로 배출된다(그림 8.26B). 이들 깊은목림프절에서 나온 림프들은 **목림프관줄기(jugular lymphatic trunk)**를 지나 왼쪽부분은 **가슴림프관**(*thoracic duct*)과 합쳐지고 오른쪽은 속목정맥 또는 **팔머리정맥(brachiocephalic vein)**으로 거두어진다. 얼굴의 림프배출을 요약하면 다음과 같다.

- 눈꺼풀을 포함한 얼굴 가쪽과 머리덮개 가쪽부분의 림프는 얕은 **귀밑샘림프절(parotid lymph nodes)**로 배출된다.
- 깊은귀밑샘림프절에서 나온 림프는 **깊은목림프절(deep cervical lymph nodes)**로 배출된다.
- 위/아래입술 가쪽부위의 림프는 **턱밑림프절(submandibular lymph nodes)**로 배출된다.
- 턱끝과 아래입술의 중간부분의 림프는 **턱끝밑림프절(submental lymph nodes)**로 배출된다.

얼굴의 표면해부학(Surface Anatomy of Face)

개인 식별이 가능할 정도로 얼굴은 매우 다양하지만 그것이 가지는 특징은 일정하다(그림 8.27). **눈썹(eyebrows**; 라틴어로 *supercilia*)은 **위눈확모서리(supra-orbital margin)** 위를 따라 털이 자란 부위로 눈썹 사이에 털 없는 부위가 미간(*glabella*)이고, 눈썹 위에 가쪽으로 연장되어 돌출된 능선이 **눈썹활**(*superciliary arches*)이다.

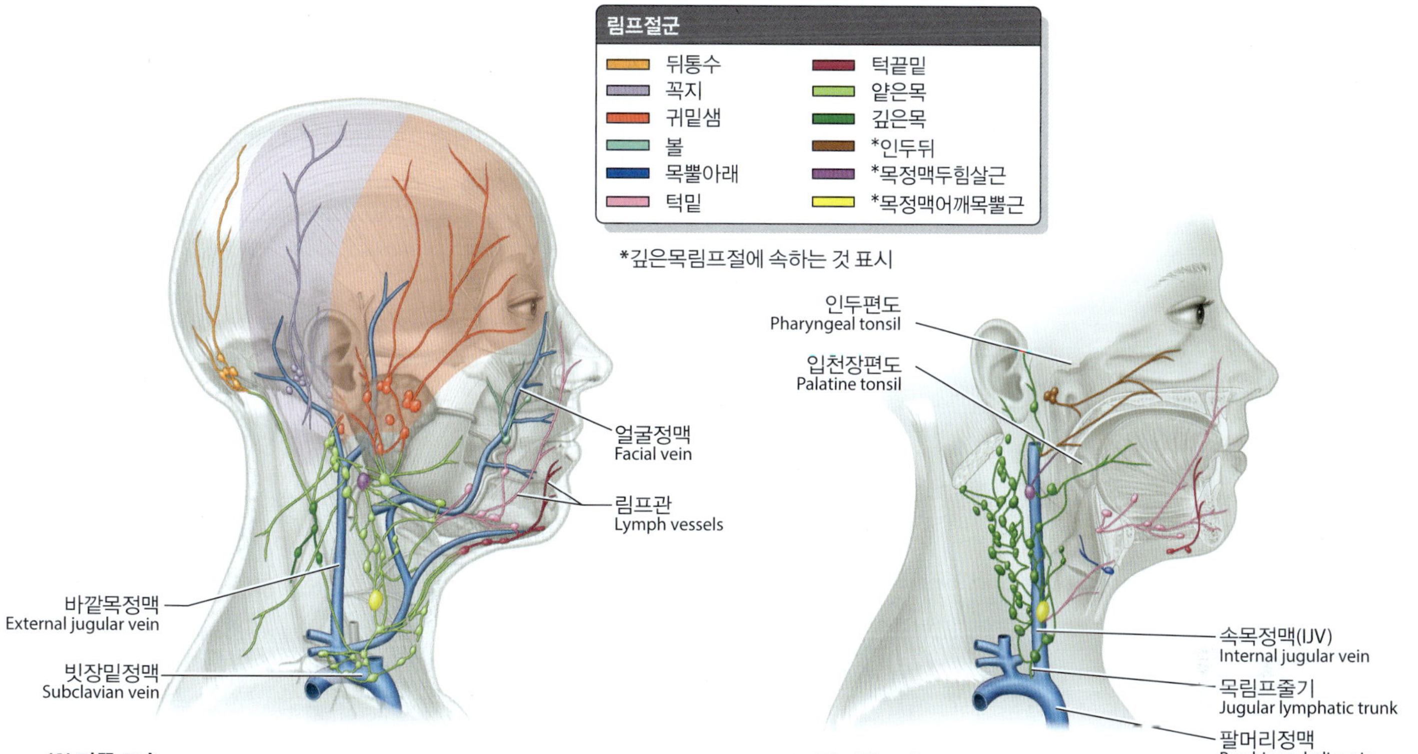

(A) 가쪽 모습 **(B) 가쪽 모습**

그림 8.26. 얼굴과 머리덮개의 림프배출. A. 얕은배출을 나타낸 그림. 머리와 목이 연결되는 부위에—턱끝밑림프절, 턱밑림프절, 귀밑샘림프절, 꼭지림프절, 뒤통수림프절에 의하여—얕은림프절고리가 형성된다. 이들 림프절이 얼굴과 머리덮개로부터 대부분의 림프 배출을 일차적으로 받는다. **B.** 깊은배출을 나타낸 그림. 머리와 목에서부터 나온 모든 림프관은—직접적으로 조직에서 나오거나 간접적으로 얕은층 림프절을 거쳐서—결국 깊은목림프절로 배출된다.

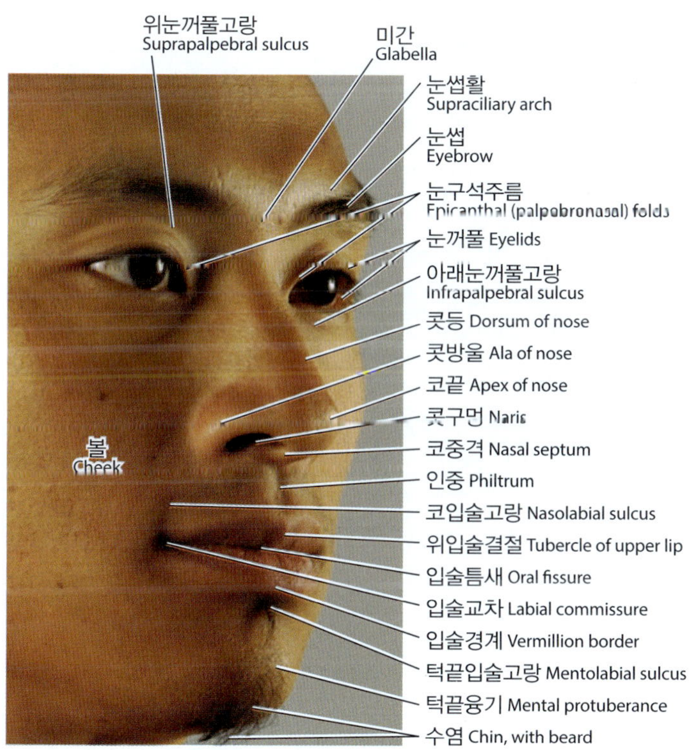

그림 8.27. 얼굴의 표면해부학.

눈꺼풀(eyelids; 라틴어로 *palpebrae*)은 안구를 덮고 있는 운동성이 좋은 근섬유성주름이다. 눈의 **안쪽/가쪽구석(medial** and **lateral angles**, canthi)에서 **눈꺼풀틈새(palpebral fissure)** 두 끝이 연결되어 있다. **눈구석주름(epicanthal fold, epicanthus)**은 안쪽눈구석을 덮는 피부의 주름으로 대부분의 동양인들에게 나타난다. 눈꺼풀의 위와 아래에 있는 움푹한 곳이 **눈꺼풀위고랑(suprapalpebral sulci)**과 **눈꺼풀아래고랑(infrapalpebral sulci)**이다.

코(nose)의 생김새에는 변이가 많다. 바깥코(external nose)는 돌출된 **코끝**(*apex*, tip)을 말하며 **코뿌리**(*root of nose*, bridge)에서 이마와 연결되어 있고, 코뿌리와 코끝 사이의 둥그런 앞모서리가 **콧등**(*dorsum of nose*)이다. 코끝 아래에서 **콧구멍**(*naris*, 복수형은 nares)이 양측 코안 앞으로 열리고 안쪽으로는 **코중격**(*nasal septum*)에 의해, 가쪽으로는 **콧방울**(*ala of the nose*, wing)에 의해 경계를 이루고 있다.

입이 열리는 부위를 **입술틈새**(*oral fissure*)라 하고 그 주위는 입술이 둘러싸고 있다. **입술경계(vermillion border**; 일반적으로 입술이라고 알고 있는 홍순)에서 피부와 입술점막의 이행이 시작되는데, 이 **이행부위(transitional zone)**의 피부는 털이 없고 얇아서 옆에 있는 피부보다 더 예민하고 색깔도 다르다(아래에 있는 모세혈관 때문

8

에 붉음). 입술의 가쪽경계가 **입술교차(labial commissure)**이고, 교차 안쪽에 있는 입이 열릴 때 커지고 닫힐 때 작아지는 것이 **입꼬리(angle of mouth)**이다.

위입술 정중부위에 **결절(tubercle)**이 있으며 이 위에는 얕은고랑인 **인중(philtrum**; 그리스어로 매력점, love charm)이 코중격까지 연장되어 있다. 입술의 근섬유주름은 볼근(buccinator muscle)과 볼지방덩이(buccal fat-pad)가 있는 **볼(cheek)**까지 가쪽으로 연속된다. 볼은 콧방울와 입꼬리 사이를 비스듬이 지나는 **코입술고랑(nasolabial sulcus)**에 의해 구분되는데, 이 고랑은 웃을 때 가장 쉽게 볼 수 있다. 아래입술은 **턱끝입술고랑(mentolabial sulcus)**에 의해 **턱끝융기(mental protuberance**, chin)로부터 분리되어 있으며 성숙한 남성의 경우 2차 성징으로 입술, 볼, 턱의 피부에 **수염(beard)**이 난다.

임상적용 CLINICAL BOX

얼굴과 머리덮개(FACE AND SCALP)

얼굴찢김과 절개(Facial Lacerations and Incisions)

얼굴에는 뚜렷한 깊은근막(deep fascia)이 없고 얼굴근육과 그 피부부착점(cutaneous attachment) 사이에 있는 피하조직이 느슨하기 때문에 얼굴찢김(얼굴열상, *facial lacerations*)이 생기면 상처가 벌어져서 흉터가 크게 남는 경향이 있다. 피부흉터를 방지하기 위해서는 주의 깊은 봉합이 요구된다. 타격을 받으면 체액과 혈액이 성긴결합조직에 모이게 되므로 쉽게 멍이 든다.

얼굴에 생긴 염증(inflammation) 역시 비슷한 이유로 상당한 부종을 유발하는데, 코뿌리 부위를 벌에 쏘이면 양쪽 눈이 모두 안떠질 정도가 된다. 나이가 듦에 따라 피부는 탄력성을 잃게 되는데, 그 결과로 근섬유의 수직방향으로 피부에 능선과 주름이 생긴다. 주름선을 따라서 피부절개를 할 경우 흉터를 최소화할 수 있다(제1장, 임상적용 "피부절개, 흉터" 참조).

머리덮개손상(Scalp Injury)

머리의 양쪽에서 오는 머리덮개동맥들은 치밀결합조직으로 잘 보호되어 있고 자유롭게 문합하기 때문에 일부가 분리된 머리덮개(*partially detached scalp*)의 경우에 혈액을 공급하는 혈관 중 하나만이라도 온전하다면 치유될 가능성이 높다. 부착머리뼈절개술(*attached craniotomy*: 머리안을 노출시키기 위해 외과적으로 머리덮개뼈의 일부를 연조직피판과 함께 절개하는)을 시행할 때 주로 머리 위쪽으로(그림 B8.5 참조) 절개를 가하여 얕은관자동맥을 피판에 포함시킨다.

임상적으로 머리덮개의 첫 3층을 고유머리덮개(*scalp proper*)라는 한 개의 층으로 간주하는데(그림 8.15A 참조) 이는 머리뼈절개술에서 머리덮개피판(scalp flap)으로 함께 붙어 있으며, (사고를 당해서) 머리덮개 일부가 벗겨질 경우에 한 층처럼 이탈되기 때문이다. 머리덮개의 신경과 혈관은 아래쪽에서 두 번째 층을 타고 올라와 피부에 분포한다. 결과적으로 머리덮개피판은 아래쪽이 붙어 있도록 해야 신경과 혈관을 보존할 수 있고 잘 치유된다.

머리덮개의 동맥은 머리덮개뼈에 소량의 혈액만 공급하고, 뼈의 대부분은 중간뇌막동맥에 의해 공급된다. 때문에 머리덮개가 제거되더라도 머리덮개뼈의 괴사(necrosis)는 일어나지 않는다.

머리덮개의 상처(Scalp Wounds)

머리덮개널힘줄(epicranial aponeurosis)은 임상적으로 중요하다. 널힘줄의 힘 때문에 머리덮개의 얕은상처(*superficial scalp wound*)는 벌어지지 않는다. 따라서 깊게 꿰매는 봉합(deep suture)은 필요 없다. 그러나 관상면에서 널힘줄까지 침범된 깊은상처(*deep scalp wound*)는 뒤통수이마근의 이마힘살과 뒤통수힘살이 서로 반대방향으로 당기기 때문에 (앞과 뒤로) 넓게 벌어진다.

머리덮개의 감염(Scalp Infections)

머리덮개의 성긴결합조직층(넷째층)은 고름이나 피가 쉽게 퍼질 수 있기 때문에 머리덮개의 위험한 지역(*danger area of the scalp*)이다. 이 층의 염증은 머리덮개뼈의 마루뼈구멍을 통과하는 이끌정맥(*emissary vein*)을 통해 머리뼈 속으로 들어가 뇌막 같은 머릿속 구조로 들어갈 수 있다(그림 8.8A, C). 염증이 목으로 퍼지지는 않는데, 그 이유는 뒤통수이마근의 뒤통수힘살이 뒤통수뼈와 관자뼈의 꼭지돌기부분에 부착되기 때문이다(그림 8.16A 참조). 또한 이 염증은 광대활을 넘어서 퍼질 수 없는데, 그 이유는 머리덮개널힘줄이 광대활에 붙어 있는 관자근막(temporal fascia)과 연결되어 있기 때문이다.

하지만 감염이나 체액(피나 고름 같은)이 눈꺼풀과 코의 뿌리로 퍼질 수 있는데, 그 이유는 뒤통수이마근이 뼈에 붙지 않고 피부와 피부밑조직에 닿기 때문이다(그림 8.16B 참조). 결과적으로 머리덮개나 이마의 손상에 의해 '검게 멍든 눈(black eye)'이 되는 것이다(그림 B8.12). 눈꺼풀의 피부는 우리 몸에서 가장 얇으며 섬세하고 민감하다. 눈꺼풀의 피부밑조직이 성글기 때문에 비교적 가벼운 손상이나 염증에서도 붓게 된다. 눈확주위를 가격당하면 딱딱하고 날카로운 모서리에 연조직이 짓이겨지는 손상이 초래된다. 눈꺼풀과

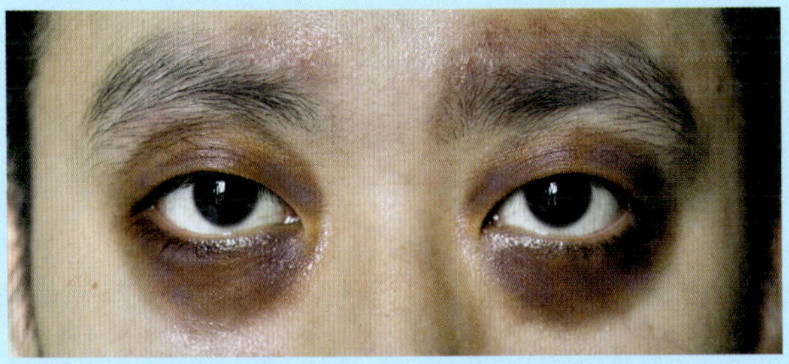

앞모습

그림 B8.12. 출혈반(ecchymosis) [혈액이 피부밑으로 혈관밖유출(extravasation)된 것].

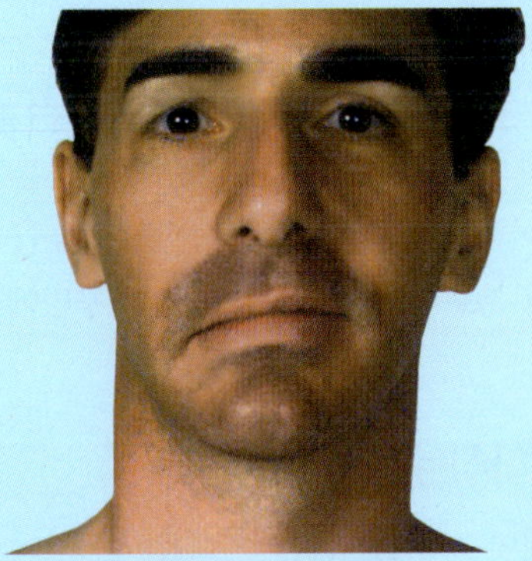

앞모습

그림 B8.13. 벨마비(Bell palsy).

주변의 피부밑조직이나 피부 속에서 혈액이 혈관밖유출(extravasation) 되었을 때 검푸른 **출혈반(ecchymosis)**이 나타난다.

피지낭(Sebaceous Cysts)

머리덮개의 털주머니에 있는 기름샘관이 막히고 분비물이 축적되면 **피지낭**(*sebaceous cyst*; 종기, wen)이 형성된다. 피지낭은 피부 속에 있기 때문에 머리덮개와 함께 움직인다.

머리혈종(Cephalhematoma)

난산(difficult birth)에 의해서 간혹 아기의 마루뼈 부위의 머리뼈바깥막(머리덮개의 다섯째층; 그림 8.15A 참조)과 머리덮개뼈 사이에 출혈이 생길 수 있다. 피는 이 구역에 갇혀서 **머리혈종**(*cephalohematoma*)을 형성한다. 이것은 비교적 흔히 볼 수 있는 양성상태(benign condition)의 출생외상(분만외상, birth trauma)으로서 머리덮개뼈를 구성하는 뼈들에게 영양을 공급하는 여러 개의 작은 뼈막동맥(periosteal artery)이 파열된 것이다.

콧구멍 벌렁이기(Flaring of the Nostrils)

코근육의 작용(그림 8.17 참조, 맨 윗줄의 중앙)에 대해서는 일반적으로 무시되지만 세심한 의사에게는 진단적 가치가 있다. 예를 들면 **고로 숨쉬는 사람**(*nasal breathers*)은 자신의 콧구멍을 뚜렷하게 벌렁일 수 있지만, 만성코막힘 때문에 습관적으로 **입으로 숨쉬는 사람**(*mouth breathers*)의 경우 콧구멍을 벌렁이는 능력이 줄어들거나 때로는 아예 없게 될 수도 있다. 치열은 입술이 닫히는 힘에 의해 영향을 받기 때문에, 만성적으로 입으로 호흡하는 어린이들에게 치아의 맞물림장애(부정교합, malocclusion)가 생길 수 있다. 코에 부착하여 콧구멍을 벌렁이게 해 주는 **코골이방지기구**(*antisnoring device*)가 개발되어 기도 확보에 도움이 되기도 한다.

얼굴근육의 마비(Paralysis of Facial Muscles)

얼굴신경(CN VII) 또는 그 가지의 손상은 얼굴근육을 전체적으로 또는 부분적으로 마비(벨마비, *Bell palsy*)시킨다. 마비된 부위는 처지고 얼굴표정이 소극적이거나 슬퍼 보이게 왜곡된다(그림 B8.13). 눈둘레근의 긴장이 소실되면 아래눈꺼풀이 외번(evert)된다. 때문에 눈물이 각막으로 퍼지지 않아 각막표면의 윤활(lubrication)이나 수분공급(hydration), 씻어내기(flushing)가 잘 안 된다.

이렇게 되면 각막에는 궤양(ulceration)이 쉽게 일어나며 그 결과 생긴 각막의 흉터는 시력장애를 가져올 수 있다. 볼근과 입둘레근이 약해지거나 마비될 경우 음식물이 입안뜰에 쌓여서 손가락으로 자꾸 꺼내주어야 한다. 입의 한쪽 조임근과 확장근이 마비될 경우 중력과 반대쪽 근육의 무경쟁적수축(unopposed contraction)에 의해 입이 한쪽으로 비뚤어지고 음식물과 침을 흘리며, 가만히 있는데도 슬픈 표정이나 일그러진 웃음으로 보인다. 약해진 입술근육은 발음에 영향을 주어 입술소리(순음, labial sound—*B*, *M*, *P*, *W* 등의 소리)를 내지 못하며 휘파람이나 관악기도 불지 못한다. 환자들은 주기적으로 손수건으로 눈과 입을 두드려 처진 눈꺼풀과 입에서 나오는 액체(눈물과 침)를 계속 닦아내야 하므로 국소적 피부 자극이 문제가 되기도 한다.

8

눈확아래신경의 차단마취(Infra-Orbital Nerve Block)

위입술과 볼의 상처나 주로 위턱 앞니손상을 치료하기 위하여 눈확아래신경을 마취제로 침윤시키는 얼굴 아래부위의 국소마취를 시행하게 된다. 위입술을 들어올리고 입안뜰 위쪽의 입안점막과 잇몸 연결부분으로 주사바늘을 통과시킨 후 눈확아래구멍 부위에 약물을 주입한다.

눈확아래신경이 나오는 부위를 찾기 위해 눈확아래구멍이 있는 위턱부분에 압력을 가하게 되는데, 신경에 너무 강한 압력이 가해지면 통증을 유발한다. 눈확아래혈관이 신경과 함께 눈확아래구멍으로 나오기 때문에 주사기로 흡인해보고 혈관으로 마취제가 주입되지 않도록 주의해야 한다. 주입하는 부위 바로 위에 눈확이 있으므로 부주의하게 시행할 경우 마취제가 눈확 속으로 들어가 바깥눈근육(안구근육, extra-ocular muscles)을 일시적으로 마비시킬 수도 있다.

턱끝신경 마취(Mental Nerve Block)

찢어진 입술이나 턱끝을 봉합하고자 할 때는 한쪽 아래입술의 피부와 점막 그리고 턱끝의 피부를 마취시킬 필요가 있다. 이때 턱끝구멍으로 마취제를 주입하게 되면 아래입술 피부와 점막에 분포하는 턱끝신경이 턱끝구멍에서 정중선까지 마취된다.

볼신경의 차단마취(Buccal Nerve Block)

칼에 베인 상처를 봉합하기 위해 볼의 피부와 점막을 마취한다면 어금니뒤오목(*retromolar fossa*)을 덮고 있는 점막에 마취제를 주사해야 한다. 이 오목은 아래턱 셋째어금니(3rd mandibular molar) 뒤에 턱뼈가지의 앞쪽모서리와 관자근능선[temporal crest, 아래턱뼈 근육돌기안쪽면(medial side of the coronoid process)] 사이에 위치하는 삼각형의 오목한 부분이다.

삼차신경통(Trigeminal Neuralgia)

삼차신경통(*trigeminal neuralgia* 또는 *tic douloureux*)은 CN V의 감각뿌리를 침범하는 감각이상으로 주로 중년과 노인에게 자주 발생한다. 갑자기 시작되는 번개처럼 찌르는 얼굴통증이 특징이다. 이런 발작적(*paroxysm*) 통증이 한 번 시작하면 15분 또는 그 이상 지속할 수 있다. 심한 통증으로 환자는 움찔거리기 때문에 불어에서 틱(*tic*; 경련, twitch)이라는 말을 쓰게 되었다. 통증이 너무 심하여 어떤 경우에는 심리적 변화를 동반하고 우울증이나 심지어 자살시도까지 진행될 수 있다.

삼차신경통은 CN V_2를 가장 많이 침범하고 CN V_3, CN V_1 순으로 자주 발생한다. 갑자기 찌르는 것 같은 통증발작은 보통 코끝이나 볼에 있는 민감한 유발부위(*trigger zone*)를 만졌을 때 시작하고 얼굴을 만지거나 이를 닦거나 면도 또는 마사지를 하거나 씹는 운동을 하면 없어지기도 한다(Haines & Mihailoff, 2018). 삼차신경통에서 감각뿌리의 축삭이 탈수초화(demyelination)되기도 한다. 원인의 대부분은 신경을 누르는 비정상적인 혈관 때문이다(Kiernan, 2014). 원인 동맥을 CN V 감각뿌리로부터 옮겨주면 증상은 사라진다. 또 다른 견해로는 삼차신경절 신경세포와 관련된 병리학적 과정이라는 설이 있다.

내과적 치료나 외과적 치료 단독 또는 병용으로 통증을 완화할 수 있는데, CN V_2를 침범한 경우 알코올을 사용하여 눈확아래구멍에서 눈확아래신경을 마비시키면 대개 통증이 일시적으로 사라진다. 가장 간단한 수술방법으로는 눈확아래구멍에서 신경가지를 자르거나 적출할 수 있다.

또 다른 방법으로는 바늘 전극을 볼에 찔러서 타원구멍으로 통과시킨 후 선택적 고주파삼차신경절부분절제술(*radiofrequency selective ablation of parts of the trigeminal ganglion*)로 치료할 수 있다. 통증의 완화를 위하여 감각뿌리를 아예 잘라야만 하는 경우도 있다. 신경섬유의 재생을 막기 위하여 삼차신경을 신경절과 뇌줄기 사이에서 감각뿌리를 부분적으로 자를 수 있다(신경뿌리절단술, *rhizotomy*). 축삭은 재생될 수 있지만 뇌줄기 속에서는 재생되지 않는다. 외과의사들은 통증과 관련된 CN V의 감각섬유만 선별하여 절제하려고 한다.

CN V의 척수로(spinal tract)를 잘라서(신경로절단술, *tractotomy*) 도 같은 치료결과를 얻을 수 있다. 수술 후에는 CN V가 분포하던 부위의 피부와 점막에 통증, 온도감각, 가벼운 촉각 등이 사라지므로 입술이나 볼에 음식물이 있는지를 알 수 없어서 환자가 불편할 수 있겠으나 극심한 통증에서 벗어날 수 있기에 선호하게 된다.

삼차신경의 병변(Lesions of Trigeminal Nerve)

삼차신경 전체의 병변은 아래와 같이 넓은 영역의 감각마비(무감각, anesthesia)를 초래하며, 씹기근육의 마비(pralysis)도 동반한다:

- 머리덮개의 앞쪽 절반
- 턱뼈각 주변을 제외한 얼굴, 각막과 결막
- 코와 입의 점막과 혀의 앞부분

삼차신경절의 대상포진감염
(Herpes Zoster Infection of Trigeminal Ganglion)

대상포진바이러스(*herpes zoster virus*)의 감염은 뇌신경절에 병변을 일으킬 수 있으며 삼차신경을 침범하는 경우는 20% 정도이다(Mukerji et al., 2022). 침범된 신경의 경로를 따라 특징적인 물집이 무리를 지어 돋아난다(예: 눈대상포진, *ophthalmic herpes zoster*). CN V의 모든 구획이 침범될 수 있으나 주로 눈갈래(ophthalmic division, CN V_1)가 흔히 침범되어 통증이 심한 각막궤양(*corneal ulcer*)을 일으키고 각막에 흉터(*scarring of cornea*)를 남길 수 있다.

CN V의 감각기능 검사(Testing Sensory Function of CN V)

피검자는 눈을 감고 촉각이 느껴질 때 반응하라고 지시를 받는다. 예를 들면 마른 거즈 한 조각을 부드럽게 얼굴 한 쪽 피부에 스치게 하고 반대쪽의 일치하는 부분에도 스치게 한다. 검사는 이마(CN V_1), 볼(CN V_2) 그리고 아래턱(CN V_3) 피부를 모두 시행할 때까지 반복하며 따뜻하거나 차가운 도구, 그리고 날카로운 핀으로 살짝 찌르는 것으로 반복할 수 있다(그림 B8.14A). CN V_1을 검사하는 특별한 방법으로 솜을 한가닥 말아서 각막에 대서 눈을 깜빡이게 하는 것이다(그림 B8.14B).

얼굴신경의 손상(Injuries of the Facial Nerve)

얼굴신경가지에 손상을 받으면 얼굴근육이 마비(벨마비, Bell palsy)된다. 이때 혀 앞 2/3의 맛감각이 소실되거나 눈물샘과 침샘의 분비장애를 동반할 수 있다(임상적용 "얼굴근육의 마비" 참조). CN VII이 시작되는 다리뇌나 큰바위신경이 사

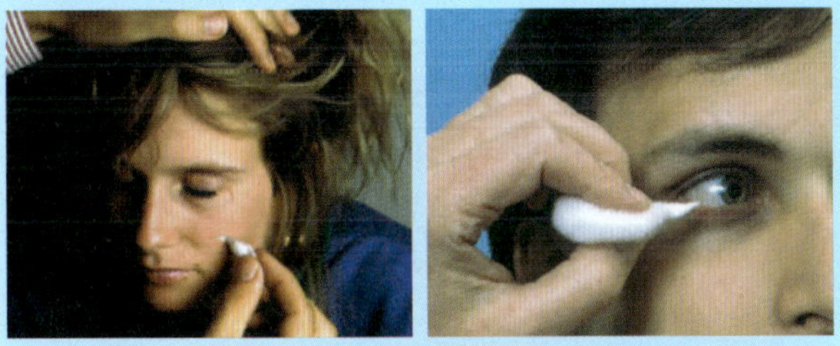

(A) 앞모습 (B) 앞모습

그림 B8.14. 삼차신경(CN V) 감각기능 검사.

작되는 부위(무릎신경절) 근처의 병변은 운동, 맛감각, 자율신경기능 마비를 초래한다. 무릎신경절에서 멀지만 고실끈신경이 시작하는 근처에서 병변이 생기면 눈물샘의 분비장애를 제외하고는 동일한 기능의 마비를 일으킨다. 붓꼭지구멍 근처의 병변은 운동기능의 소실만(얼굴마비)을 초래한다.

얼굴신경마비(*facial nerve palsy*)의 원인에는 여러 가지가 있는데, 외상을 동반하지 않는 얼굴마비의 가장 흔한 원인은 바이러스 감염에 의한 붓꼭지구멍 근처 **얼굴신경의 염증**으로 인해 부종(edema)을 일으켜 얼굴신경관 속 신경이 압박을 받는 것이다(그림 8.9A 참조). 얼굴신경의 손상은 가끔 **관자뼈가 골절**되면서 발생하는데 이러한 얼굴마비는 손상 후 즉시 나타난다. 만약 신경이 완전히 절단되었다면 완전한 회복이나 심지어 부분적인 회복이라도 쉽지는 않다. 머리를 둔기로 맞아 생긴 외상 때문에 신경손상이 일어났다면 근육의 움직임은 대부분 좋아지지만 회복이 완전하지 않을 수 있다(Higgins et al., 2022). 특발성(idiopathic) 얼굴신경마비는 원인을 알 수 없는 경우이지만 보통 창문을 열고 자동차를 타는 것처럼 차가운데 노출된 후 일어난다.

귀밑샘절제술(*parotidectomy*) 같은 수술의 후유증으로 얼굴마비가 일어날 수 있기 때문에 수술 중에 얼굴신경을 확인하는 것이 중요하다. 얼굴신경은 붓꼭지돌기구멍을 나올 때 가장 특징적인데 만약 필요하다면 전기자극을 주어서 확인한다. 얼굴마비는 치과시술, 예방접종, 임신, HIV 감염, 라임병(Lyme disease: 두통과 목의 경직을 일으키는 염증성 질병), 중간귀의 감염에 의해 일어날 수 있다: 얼굴신경의 가지는 표면에 존재하기 때문에 칼에 찔리거나 베어서 또는 총상이나 출생손상에 의해 일어날 수도 있다(그림 8.23):

- 광대가지(*zygomatic branch*)의 **병변**은 아래눈꺼풀 속 눈둘레근의 긴장소실을 포함하는 마비를 일으킨다.
- 볼가지(*buccal branch*)의 마비는 볼근과 입둘레근 위쪽부분, 위입술근육의 마비를 일으킨다.
- 턱모서리가지(*marginal mandibular branch*)의 마비는 턱뼈의 아래모서리를 절개(턱밑샘 부위로 접근하는 수술)할 때 손상될 수 있다. 이 손상은 입둘레근 아랫부분과 아래입술의 근육의 마비를 초래한다.

이런 마비의 결과는 임상적용 "얼굴근육의 마비"에 설명하였다.

얼굴동맥의 압박(Compression of Facial Artery)

얼굴동맥이 지나가는 아래턱 부위에 압력을 가하면 혈관을 막을 수 있다(그림 8.16C, 그림 8.24B 참조). 하지만 얼굴동맥의 가지와 다른 동맥들 사이에 많은 문합(anastomoses)이 있어서 얼굴동맥을 한쪽에서 압박하는 것으로는 얼굴동맥 또는 그 가지의 파열로 인한 출혈을 모두 막을 수 없다. 입술이 찢어진 경우 상처의 양쪽에 모두 압력을 가해야만 지혈할 수 있다. 일반적으로 얼굴에 상처가 생기면 피가 많이 나지만 빨리 치유된다.

얼굴과 머리덮개의 맥박 (Pulses of Arteries of Face and Scalp)

얕은관자동맥과 얼굴동맥의 맥박은 맥박수를 재는 데 이용될 수 있다. 예를 들면, 얕은관자동맥이 귓바퀴 바로 앞에서 광대돌기를 넘어가므로 마취과 의사들은 귓바퀴 앞에서 맥박을 촉진한다(**관자맥박**, *temporal pulse*, 그림 B8.15A). 이를 다물고 깨물근 바로 앞에서 턱뼈의 아래모서리를 지나는 얼굴동맥의 맥박(**얼굴맥박**, *facial pulse*)을 느껴보자(그림 B8.15B; 그림 8.70 참조).

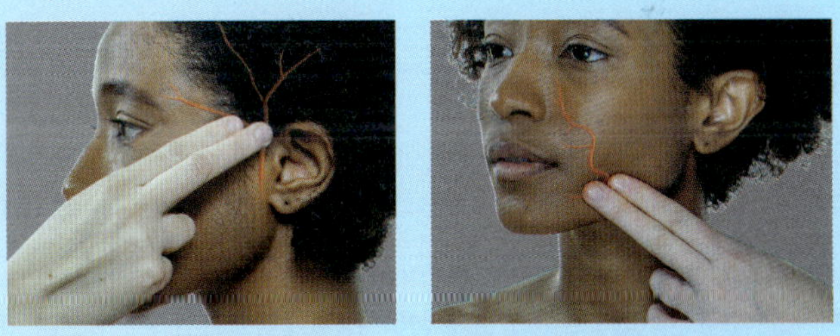

(A) 가쪽 모습, 얕은관자동맥의 맥박 (B) 앞가쪽 모습, 얼굴동맥의 맥박

그림 B8.15. 얼굴과 두피의 맥박 촉진.

8

속목동맥의 협착(Stenosis of Internal Cartid Artery)

눈의 안쪽구석에서는 바깥목동맥의 가지인 얼굴동맥과 속목동맥의 피부가지 사이에 문합이 일어난다. 나이가 들면서 동맥 속막(intima)의 죽상경화가 진행(atherosclerotic thickening)되어서 속목동맥은 좁아지게 된다. 이런 경우 동맥의 문합을 통해 뇌 같은 머릿속 구조물들이 얼굴동맥과 연결된 눈동맥의 콧등가지(dorsal nasal branch of ophthalmic artery)로부터 혈액을 받을 수 있다.

머리덮개찢김(두피열상, Scalp Laceration)

머리덮개찢김은 외과적 처치가 필요한 가장 흔한 머리손상이다. 풍부한 문합으로 연결된 동맥들이 상처 양쪽 끝에서 출혈을 일으키므로 대량 출혈이 일어난다. 찢긴 동맥들은 머리덮개 둘째층의 치밀결합조직에 의해 고정되어 열려 있기 때문에 수축하지 못한다. 뒤통수이마근의 수축으로 머리덮개의 상처는 더 벌어질 수 있다. 머리덮개찢김에서 봉합(sutures)같은 방법으로 출혈을 막지 않으면 치명적일 수 있다.

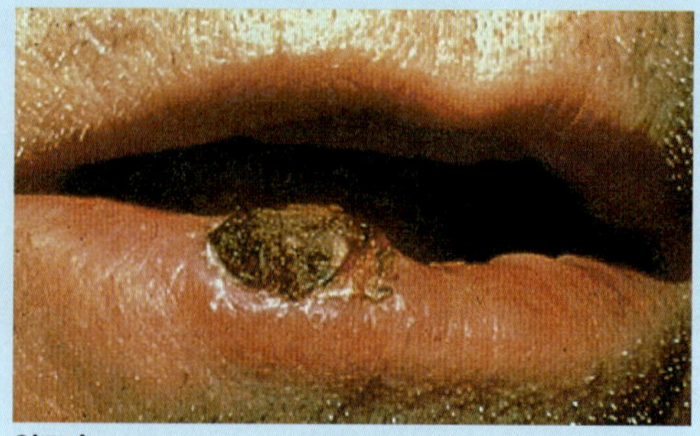

앞모습

그림 B8.16. 입술의 암(carcinoma of lip).

입술의 편평세포암종(Squamous Cell Carcinoma of Lip)

입술의 편평세포암은 대부분 아래입술에 생기는데(그림 B8.16), 여러 해에 걸쳐 햇빛에 과다 노출되는 것이 흔한 원인이고 파이프 담배의 흡연과 같은 만성자극 또한 원인이 된다. 아래입술의 중간부분, 입의 바닥, 그리고 혀끝에 생긴 암세포는 턱끝밑림프절(*submental lymph node*)로 퍼지며 아래입술 가쪽 부분에서 생긴 암세포는 턱밑림프절(*submandibular lymph node*)로 배출된다.

핵심정리: 얼굴과 머리덮개(Face and Scalp)

얼굴은 우리에게 개인으로서 정체성을 부여하므로 선천적 또는 후천적인 얼굴의 결함은 신체적인 영향 이상의 결과를 초래하게 된다. ■ 얼굴의 개성은 주로 해부학적 변이에 의한다. ■ 얼굴근육의 작용에 의해 인상이 변하는 것이 의사소통에 매우 중요하다. ■ 입술과 입의 모양은 말소리를 내기 위해서도 중요하지만 의미의 강조나 미묘한 변화는 얼굴의 표정으로 전달된다.

머리덮개의 구조: 머리덮개는 머리덮개뼈를 싸는 연조직외투막(soft tissue mantle)으로서 약간의 이동성을 가진다. ■ 머리덮개의 주된 피부밑구조물은 근육널힘줄머리덮개(musculoaponeurotic epicranius)인데, 그 위쪽에는 피부와 견고하게 붙어 있는 치밀결합조직이 있으며 그 아래쪽에는 뼈바깥막과 분리되는 성긴결합조직이 있다. ■ 성긴결합조직층은 머리덮개뼈 위에서 머리덮개가 움직일 수 있게 하며 머리덮개가 분리되는 외상을 초래하기도 한다. ■ 피부가 머리덮개널힘줄에 밀착해 있는 이유로 얕은상처를 입었을 때 창연(wound margin)이 벌어지지 않게 하기도 하지만 머리덮개널힘줄까지 절단된 깊은상처의 경우는 더 넓게 벌어지게 한다. ■ 머리손상으로 널힘줄보다 깊은 성긴결합조직 공간에 혈액이 고일 수 있다.

얼굴과 머리덮개의 근육: 얼굴근육은 소화계통, 호흡계통, 시각계통과 관련된 입안, 콧구멍, 눈꺼풀틈새에서 확장근과 조임근으로서 중요한 역할을 하고 물질의 출입을 조절한다. ■ 어떤 얼굴근육은 씹는 동안 음식물을 치아 사이 교합면에 위치시킴으로써 씹기근을 돕는다. ■ 눈꺼풀이나 볼은 눈확과 입안이라는 저장소에 역동적인 벽을 형성한다. ■ 얼굴근육은 모두 둘째인두궁에서 유래하므로 이 인두궁의 신경(얼굴신경, CN VII)지배를 받는다. ■ 얼굴근육은 피부밑에 위치하며 대개 이는곳은 뼈이고 닿는곳은 피부가 된다. ■ 얼굴에는 몸의 다른 부위에 존재하는 깊은근막이 존재하지 않는다.

얼굴과 머리덮개의 신경: 얼굴은 감각이 예민한 부위로서 삼차신경(CN V)의 세 갈래로부터 감각신경을 받는다. ■ 세 갈래의 주된 가지는 수직으로 배열된 3개의 구멍을 통해 얼굴양쪽의 피부밑조직에 도달한다. ■ 각 갈래의 삼차신경은 특정부분의 감각을 담당하므로 손상이 있을 경우 명백하고 한정된 부위에 감각이상이 일어난다. ■ CN V의 가지는 얼굴 피부만의 감각을 담당하는 것이 아니라 결막주머니, 각막, 코안, 코곁굴 그리고 입안과 입안뜰점막의 감각 또한 담당한다. ■ 턱뼈각을 둘러싸는 피부에는 목신경얼기의 가지인 큰귓바퀴신경이 분포한다. ■ 8개의 신경들이 머리덮개의 감각을 담당하는데 이들은 귓바퀴 앞쪽을 담당하는 삼차신경의 세 갈래에서 나온 가지들과 귓바퀴 뒤쪽을 담당하는 목척수신경에서 온 가지들이다. ■ 얼굴신경(CN VII)은 얼굴의 운동신경으로서 넓은목근 뒤통수이마근의 뒤통수힘살 그리고 얼굴이 아닌 귓바퀴근육 등 얼굴표정과 관련된 모든 근육을 지배한다. ■ 근육들은 주로 귀밑샘신경얼기에서 나오는 5개의 가지를 통해 신경지배를 받는다.

얼굴과 머리덮개의 혈관: 얼굴과 머리덮개에는 혈관이 매우 풍부하며, 특히 얼굴동맥의 종말가지들은 자유롭게 문합(정중선을 가로질러 반대편에 동맥과도 문합)한다. 따라서 얼굴이 찢어진 경우 잘린 혈관 양쪽 끝에서 피를 흘리게 되므로 출혈이 많다. ■ 얼굴에 분포하는 동맥의 대부분은 바깥

핵심정리 (계속)

목동맥에서 유래하는데, 속목동맥으로부터 온 혈액이 공급되는 이마만은 예외이다. ■ 얼굴의 주된 동맥은 얼굴동맥이다. ■ 머리덮개의 동맥은 머리덮개널힘줄 위에 존재하는 치밀결합조직 속에 단단히 고정되어 있어서 동맥이 찢어졌을 경우 혈관 수축이 안 되어 대량출혈을 일으킨다.

얼굴과 머리덮개의 정맥은 대부분 동맥과 함께 달리면서 일차적으로 얕은 곳의 혈액을 거둔다. ■ 하지만 이끌정맥이나 연결정맥을 통해 경막정맥굴과 연결되어 감염을 퍼트리는 경로가 될 수 있다. ■ 머리덮개에 있는 대부분의 신경과 혈관은 마루점을 향해 수직으로 달린다. 따라서 머리덮개가 수평으로 찢어질 경우 수직으로 찢어질 때보다 더 심한 신경과 혈관의 손상을 일으킬 수 있다.

얼굴 대부분에서 림프는 정맥혈액이 배출되는 순서를 따라 머리의 앞쪽 바닥 주변에 위치한 림프절들(아래턱, 귀밑, 그리고 얕은목)로 배출된다. ■ 입과 턱의 가운데 부분에서의 림프는 예외적으로 턱끝림프절로 일단 거두어진다. 위의 모든 림프절은 결국 깊은목림프절로 배출된다.

뇌막(Cranial Meninges)

뇌막(cranial meninges)은 머리뼈 속에서 뇌를 감싸고 있다(그림 8.28; 그림 8.15A 참조). 뇌막은 다음과 같은 역할을 한다.

- 뇌를 보호
- 동맥, 정맥, 정맥굴을 지지하는 구조물 형성
- 뇌의 기능에 중요한 액체가 찬 공간인 거미막밑공간을 밀봉

뇌막은 다음과 같은 세 층의 결합조직막으로 구성된다(그림 8.28 A, B, D):

1. 경막(*dura*): 두껍고 강한 바깥 섬유층
2. 거미막(*arachnoid*): 얇은 중간층
3. 연막(*pia*): 섬세한 속 혈관층

중간층과 속층(거미막과 연막)은 연속되는 막으로서 총칭하여 **연수막(leptomeninx**, G., 얇은 막)이라 한다(그림 8.28B). 거미막은 **뇌척수액(cerebrospinal fluid**, CSF)이 가득찬 **거미막밑공간(subarachnoid space, 연수막공간, leptomeningeal space)**에 의해 연막과 분리된다. 이 공간이 뇌의 세포외액 균형을 유지할 수 있게 도와준다. 뇌척수액은 투명한 액체로서 그 성분이 혈액과 유사하고 뇌에 영양을 공급하기도 하지만 단백질은 혈액보다 적으며 전해질의 농도에도 약간의 차이가 있다. 뇌척수액은 뇌 속에 있는 4개의 뇌실(ventricle)에 위치한 맥락얼기(choroid plexus)로부터 만들어진다(그림 8.28A). 이 액체는 뇌실을 떠나 거미막과 연막 사이의 거미막밑공간으로 들어가서 뇌의 완충 보호 및 영양공급 역할을 한다.

경막(Dura Mater)

경막(cranial dura mater)은 두 층으로 된 막으로 **경수막**(*pachymeninx*, 그리스어로 *pachy* 질긴 + *meninx* 막)이라고도 한다(그림 8.28A). 이것은 머리덮개뼈의 속판에 부착되어 있다. 경막의 두 층은 머리덮개뼈의 안쪽면을 덮는 뼈막이 형성하는 **바깥뼈막층**(*external periosteal layer*)과 척수를 싸고 있는 척수 경막과 큰구멍에서 연속되는 강한 섬유막인 **속뇌막층**(*internal meningeal layer*)이다.

경막의 **뼈막층**(*periosteal layer of dura mater*)은 머리뼈의 속면에 부착하는데, 머리뼈바닥과 봉합선을 따라 더욱 강하게 부착되어 있다(Haines & Mihailoff, 2018). 뼈막층은 머리뼈의 구멍들에서 머리덮개뼈 바깥면의 뼈막과 연속되어 있다(그림 8.28C). 이 바깥층은 뇌막층으로만 구성된 척수의 경막과 연속되지는 않는다.

경막정맥굴(*dural sinus*)과 **경막주름**(*dural infoldings*; 그림 8.28B)을 제외한 곳에서는 뇌막층이 뼈막층과 강하게 결합되어 있어서 분리할 수 없다(그림 8.28B, C). 단단히 결합된 경막의 바깥층과 속층 모두를 머리덮개뼈로부터 분리하는 일은 어렵지 않다. 하지만 머리뼈바닥에서는 경막 두 층이 뼈에 단단히 붙어 있어서 분리하기가 어렵다. 정상 생체에서 경막과 머리뼈가 분리되는 경우는 없으며, 혈액 같은 체액이 경막바깥공간으로 스며 나오는 병적 상태에서나 가능한 일이다.

경막주름(dural infoldings or reflections)

경막의 뇌막층(meningeal layer of dura mater)의 뼈막층으로부터 분리되고 접혀서 경막주름을 형성하는 버팀층이 된다(그림 8.28B, 8.29). 경막주름은 머리안에서 구획을 나누고 뇌의 특정 부위를 지지하는 부분적 칸막이 역할을 한다. 경막주름은 다음을 포함한다.

- 대뇌낫(*falx cerebri*, cerebral falx)
- 소뇌천막(*tentorium cerebelli*, cerebelar tentorium)
- 소뇌낫(*falx cerebelli*, cerebellar falx)
- 안장가로막(*diaphragma sellae*, sellar diaphragm)

경막주름 중에서 가장 큰 **대뇌낫(falx cerebri**; 라틴어로 *falx*는 낫모양)은 좌우 **대뇌반구**(*cerebral hemisphere*)를 나누는 **대뇌세로틈새(longitudinal cerebral fissure)**에 놓여 있다. 대뇌낫은 앞쪽으로 이마뼈의 이마뼈능선(*frontal crest of the frontal bone*)과 벌집뼈의 볏돌기(*crista galli of the ethmoid bone*)로부터 뒤쪽으로 속뒤통수뼈융

8

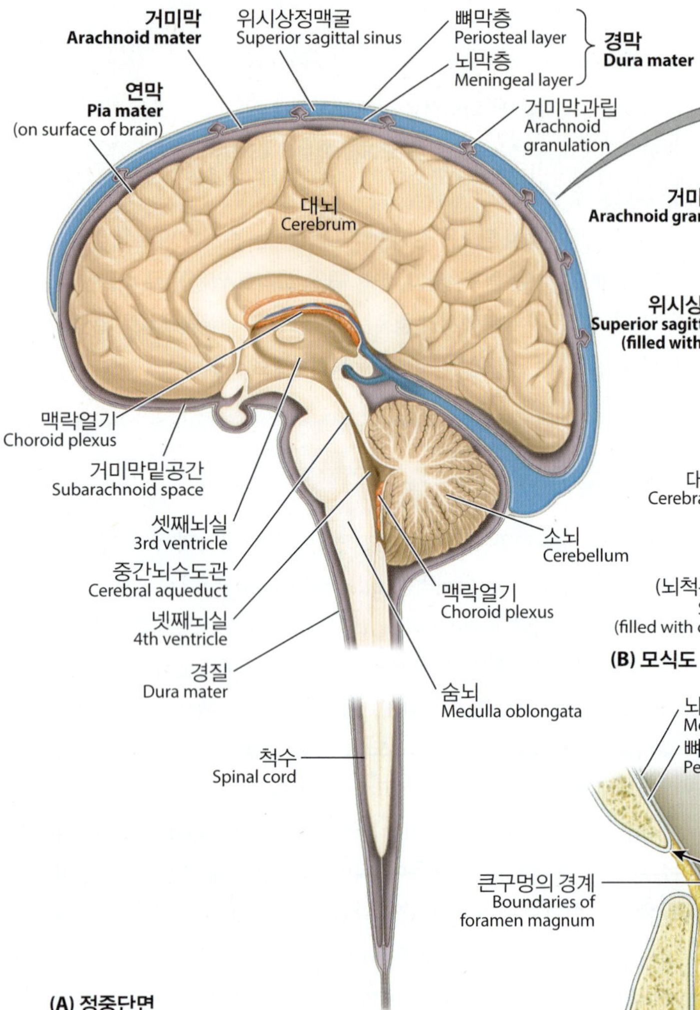

(A) 정중단면

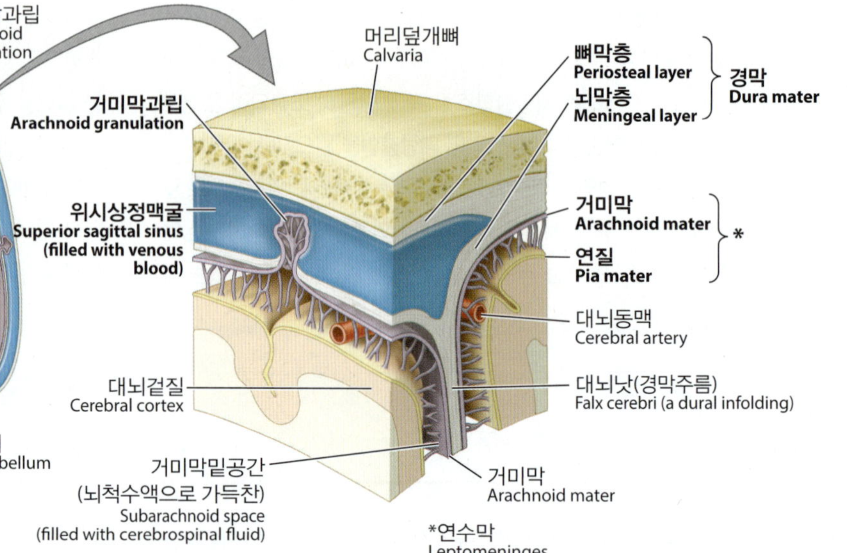

(B) 모식도

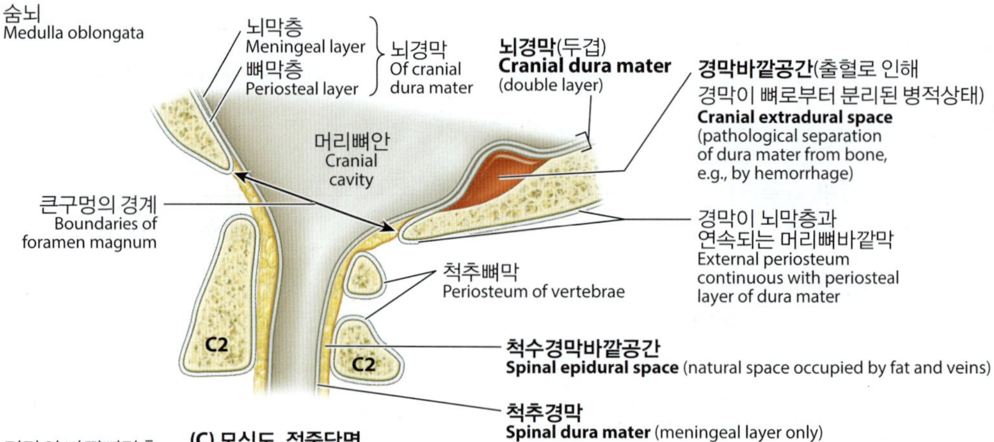

(C) 모식도, 정중단면

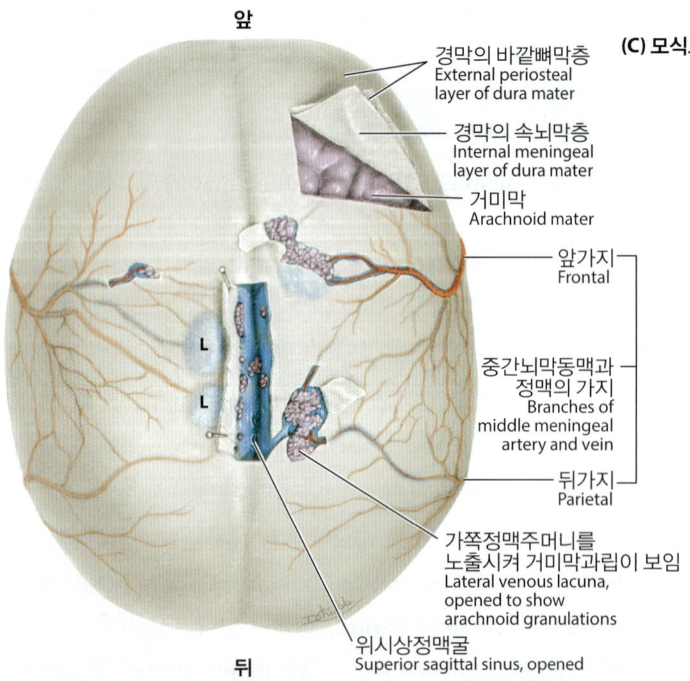

(D) 위모습

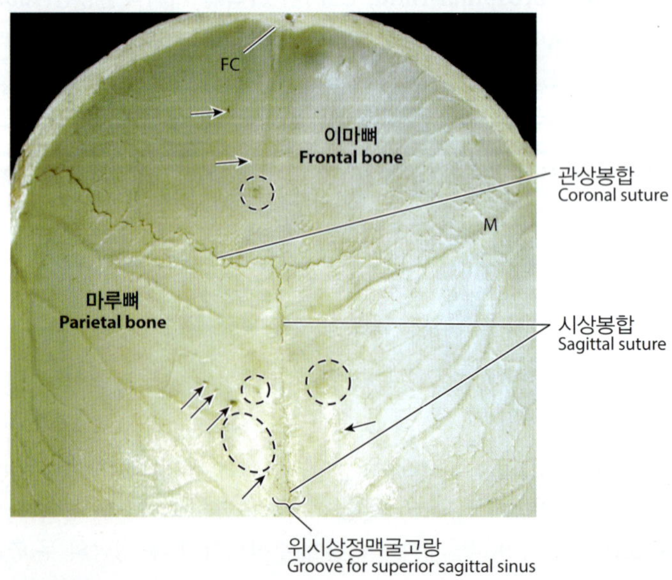

(E) 아래모습

기(*internal occipital protuberance*)까지 머리덮개뼈 속의 정중면에 붙는다(그림 8.29, 8.30). 이것은 소뇌천막과 연속되면서 끝난다.

소뇌천막(tentorium cerebelli)은 두 번째로 큰 경막주름으로서 넓은 초승달모양의 중격이며 대뇌반구의 뒤통수엽을 소뇌로부터 분리한다(그림 8.29A, 그림 8.31A, B). 소뇌천막은 입쪽으로 나비뼈의 침대돌기에 부착하고, 입쪽가쪽으로 관자뼈의 바위부분에 부착하며, 뒤가쪽으로 뒤통수뼈 속면과 마루뼈의 일부에 부착한다.

소뇌천막에는 대뇌낫이 부착하여 붙잡아주기 때문에 천막같은 모습(라틴어로 *tentorium*은 tent)을 하고 있다. 소뇌천막은 머리안을 **천막위**(*supratentorial*)와 **천막아래구획**(*infratentorial compartment*)으로 나눈다. 천막위구획은 대뇌낫에 의해 좌우 절반으로 나뉜다. 소뇌천막의 오목한 앞안쪽 자유모서리는 **천막파임(tentorial notch)**이라는 간격을 형성하는데, 이 간격으로 뇌줄기(중뇌, 다리뇌, 숨뇌)가 뒤머리뼈우묵에서 중간머리뼈우묵으로 걸쳐 있게 된다(그림 8.31A, B; 그림 B8.18 참조).

소뇌낫(falx cerebelli)은 수직 경막주름으로 뒤머리뼈우묵의 뒷부분에서 소뇌천막 아래에 놓여 있다(그림 8.29, 8.30). 이것은 속뒤통수능선에 붙어서 소뇌반구를 부분적으로 분리한다.

안장가로막(diaphragma sellae)은 가장 작은 경막주름으로서 침대돌기 사이에 걸쳐져 있는 둥근 경막 판으로 나비뼈의 뇌하수체오목에 부분적인 지붕을 형성한다(그림 8.31B, C). 안장가로막은 이 오목 안에서 뇌하수체를 덮고 있으며 깔때기(infundibulum)와 뇌하수체정맥(hypophyseal veins)을 위한 구멍이 나 있다.

경막정맥굴(dural venous sinuses)

경막정맥굴(dural venous sinuses)은 경막의 뼈막층과 뇌막층 사이에 내피(endothelium)가 덮인 공간이다. 이것들은 대뇌낫의 자유모서리를 따라 경막 중격이 부착된 곳이나 머리뼈 바닥에 근거해서 형성된다(그림 8.29, 8.31, 8.32). 뇌의 표면으로부터 큰정맥들이 이들 정맥굴로 배출되고 대부분의 뇌 혈액이 결과적으로 이곳을 통해 속목정맥(IJV)으로 배출된다. **위시상정맥굴(superior sagittal sinus)**은 대뇌낫이 볼록하게 붙은 모서리에 놓여 있다(그림 8.29). 이 정맥굴은 볏돌기에서 시작해서 속뒤통수융기(그림 8.30) 근처의 정맥굴합류에서 끝난다. 정맥굴합류(confluence of sinuses)는 위시상정맥굴, 곧은정맥굴, 뒤통수정맥굴, 가로정맥굴이 합류되는 곳이다(그림 8.32). 위시상정맥굴은 위대뇌정맥을 받고 있으며, 위시상정맥굴이 가쪽으로 확장된 **가쪽정맥주머니(lateral venous lacunae)**와 양쪽에서 틈새 같은 구멍으로 교통한다(그림 8.28D).

거미막과립(arachnoid granulation)은 거미막융모(arachnoid villi)의 집합체로서 실타래 같은 거미막의 연장이다. 이것은 경막의 뇌막층을 뚫고 경막정맥굴로 돌출되어 있으며 뇌척수액(CSF)을 정맥 혈류에 전달하는 역할을 한다(그림 8.28B, D; 그림 8.35 참조). 커진 거미막과립(인명어 *pacchionian bodies*로도 불림)은 뼈를 침식하여 머리덮개뼈에 **과립오목(granular foveolae)**을 형성한다(그림 8.28E). 이들은 보통 위시상정맥굴 근처에서 쉽게 볼 수 있지만 가로정맥굴이나 위바위정맥굴, 곧은정맥굴에서 나타나기도 한다. 거미막과립은 구조적으로 거미막밑공간에서부터 정맥계통으로 뇌척수액을 운반할 수 있게 만들어져 있다.

아래시상정맥굴(inferior sagittal sinus)은 위시상정맥굴보다 훨씬 작다(그림 8.29). 이것은 대뇌낫 아래 오목한 모양의 자유모서리를 지나 곧은정맥굴에서 끝난다. **곧은정맥굴(straight sinus**; 라틴어로 *sinus rectus*)은 아래시상정맥굴이 **큰대뇌정맥**(*great cerebral vein*)과 합쳐져서 형성된다. 이것은 대뇌낫이 소뇌천막에 부착되는 선의 아래뒤쪽을 달려서 정맥굴합류에 연결된다.

가로정맥굴(transverse sinuses)은 정맥굴합류에서 가쪽으로 출발하여 뒤통수뼈와 마루뼈의 뒤아래각에 고랑을 형성한다(그림 8.30~8.32). 가로정맥굴은 소뇌천막의 뒤가쪽 모서리를 지나 관자뼈의 바위부분 뒷면에 접근하면서 구불정맥굴이 된다. **정맥굴합류**(*confluence of sinuses*)에 도달한 혈액은 가로정맥굴에 의해 거두어진다. 대부분 왼쪽 정맥굴이 우세하다(더 큼).

구불정맥굴(sigmoid sinuses)은 뒤머리뼈우묵에서 S 모양으로 주행하며 관자뼈와 뒤통수뼈에 깊은 고랑을 형성한다. 구불정맥굴은 앞쪽으로 향하다가 아래로 꺾여서 목정맥구멍을 지나 속목정맥(IJV)으로 이어진다. **뒤통수정맥굴(occipital sinus)**은 소뇌낫이 부착된 모서리를 지나 위로 올라가서 정맥굴합류에서 끝난다(그림 8.29A, B). 뒤통수정맥굴은 아래로 속척추정맥얼기(*internal vertebral venous plexus*)와 교통한다(그림 8.29A, 8.33).

해면정맥굴(cavernous sinus)은 나비굴(접형동, sphenoid sinus)

8

그림 8.28. 뇌막과 머리덮개뼈, 뇌, 척수와의 관계. A. 개요. 경막과 거미막밑공간(*보라색*)은 뇌를 감싸고 척수 둘레의 경막과도 연결되어 있다. **B.** 뇌막. 경막의 두 층이 분리되어 위시상정맥굴 같은 경막정맥굴을 형성한다. 거미막과립은 경막의 뇌막층을 뚫고 경막정맥굴로 튀어나와 뇌척수액이 정맥계통으로 전달되게 한다. **C.** 뇌와 척수의 경막바깥공간. 정상적으로 지방과 정맥이 들어차 있는 척수경막바깥공간(spinal epidural space)은 잠재적 병적 공간인 뇌경막바깥공간(potential or pathological cranial epidural space)과 연결되어 있지 않다. 뇌경막은 두 층으로 되어 있는 반면, 척수경막은 한 층으로 되어 있다. **D.** 경막. 머리덮개뼈는 제거됨. 정중면에서 위시상정맥굴의 두꺼운 지붕의 일부를 절개하고 젖혔다. 가쪽으로 두 개의 가쪽정맥주머니(L)의 얇은 지붕을 젖혀서 뇌척수액을 흡수하는 거미막과립이 많이 있음을 볼 수 있다. 오른쪽에 경막의 피판(flap of dura)을 직각으로 절개하여 앞으로 젖혀서 거미막이 덮인 대뇌피질의 이랑을 나타내었다. **E.** 머리덮개뼈의 안쪽면. 이마뼈와 마루뼈의 오목(pits, granular foveola; *점선 표시*)은 크고 작은 거미막과립이 모여서(그림 **D**처럼) 형성된 것이다. 위시상정맥굴(superior sagittal sinus)과 판사이층(diploë)과 머리덮개(두피, scalp)의 정맥들을 연결하는 여러 개의 작은 이끌정맥(emissary veins)이 시상봉합 양쪽에 있는 이끌정맥구멍(emissary foramina, *화살표*)을 통과한다. 생체에서 해면뼈인 판사이층은 적색속질(적색골수, red marrow)을 가진다. 가쪽벽의 정맥굴고랑(sinuous vascular groove, *M*)은 중간뇌막동맥의 앞가지에 의해 형성된다. 경막의 짧은 돌기인 대뇌낫(cereral falx)은 이마뼈능선(frontal crest, *FC*)에 부착된다.

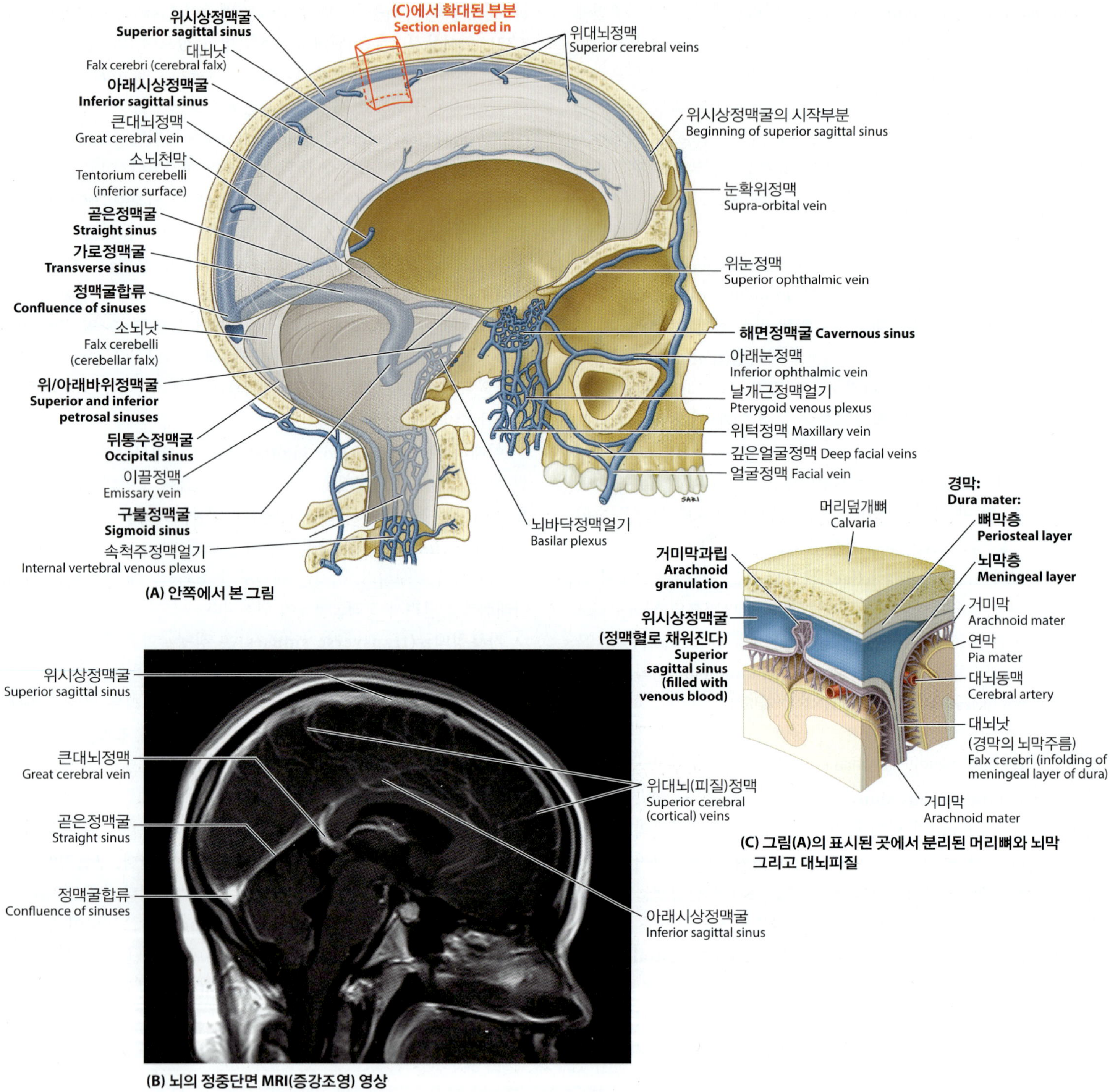

그림 8.29. 경막주름과 경막정맥굴. A. 개요. 두 개의 낫 모양 경막주름인 대뇌낫과 소뇌낫이 정중면에 수직으로 있다. 두 개의 지붕 같은 주름인 소뇌천막과 안장가로막이 수평으로 놓여 있다. **B.** 경막의 정맥굴과 이들의 교통을 보여주는 MRI 사진. **C.** 그림 **A**의 일부를 잘라서 확대한 그림. 경막의 뼈막층과 뇌막층이 분리되어 경막정맥굴과 경막주름을 형성한다.

을 지닌 나비뼈 몸통의 안장 양쪽에 있다(그림 8.29A, 8.31). 해면정맥굴은 정맥얼기로 구성되어 있다. 정맥얼기는 매우 얇은 벽을 가진 정맥으로 되어 있으며 이것은 앞쪽으로 위눈확틈새에서 뒤쪽으로 관자뼈의 바위부분의 바닥에까지 걸쳐 있다. 이것은 위/아래눈동맥, 얕은중간대뇌동맥 그리고 나비마루정맥굴로부터 혈액을 받는다. 양쪽 해면정맥굴은 뇌하수체줄기의 앞과 뒤로 **해면사이정맥굴(intercavernous sinus)**을 형성하여 서로 교통하며(그림 8.31A, B) 가끔은 뇌하수체 아래의 정맥을 통해서도 교통한다. 해면정맥굴은 뒤아래쪽으로 위/아래바위정맥굴과 이끌정맥을 통해 **뇌바닥정맥얼기**(*basilar plexus*) 또는 **날개근정맥얼기**(*pterygoid plexus*)로 혈액을 배출한다

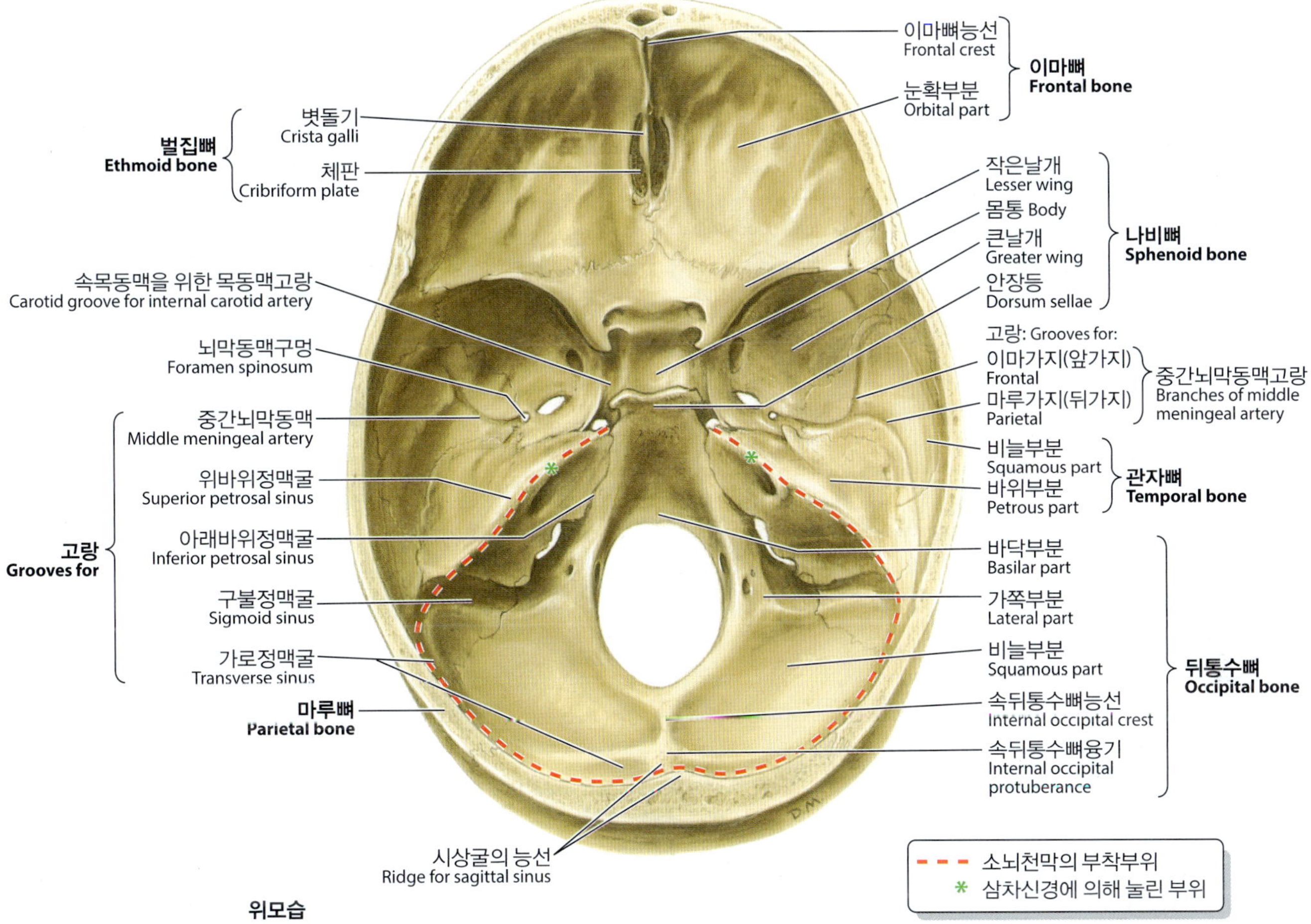

그림 8.30. 머리뼈바닥의 속면. 속뒤통수뼈융기가 정맥굴합류(그림 8.31A 참조)에 접해서 형성되듯이 구불정맥굴 등 여러 개의 경막정맥굴(dural venous sinuses)에 의하여 여러 고랑들이 머리뼈바닥에 형성된다. 소뇌천막은 가로정맥굴과 위바위정맥굴에 부착된다(*점선*).

(그림 8.29A).

해면정맥굴 속에는 **속목동맥(inernal carotid artery)**과 그 작은 가지들이 있으며 교감신경의 목동맥신경얼기와 갓돌림신경(CN VI)에 둘러싸여 있다(그림 8.31C). 눈돌림신경(CN III)과 도르래신경(CN IV) 그리고 삼차신경(CN V)의 3가지 중 2개가 해면정맥굴의 가쪽벽에 묻혀 있다. 몸의 중심부로부터 뜨거운 혈액을 운반하는 동맥이 몸의 주변부로부터 돌아와 식은 혈액으로 차 있는 정맥굴을 통과하면서 열교환이 이루어짐에 따라 에너지를 보존하고 동맥혈을 식힐 수 있다. 이것은 말이나 치타처럼 빨리 달리는 동물들에 비해 인간에게는 덜 중요한 것일 수 있다. 이런 동물에서는 속목동맥이 훨씬 더 길고 구불구불한 주행을 거치면서 혈액이 뇌에 공급되기 전에 더 잘 식혀준다. 해면정맥굴 속에서의 동맥 박동은 중력과 함께 정맥혈의 이동을 추진한다고 알려져 있다(Standring, 2021).

위바위정맥굴(superior petrosal sinuses)은 해면정맥굴을 구성하는 정맥의 뒤쪽 끝에서 출발하여 가로정맥굴이 아래로 굽어서 구불정맥굴을 형성하는 지점까지 달린다(그림 8.32B). 위바위정맥굴은 소뇌천막의 앞가쪽모서리가 관자뼈 바위부분의 위모서리에 붙어 있는 곳에 위치한다(그림 8.30).

아래바위정맥굴(inferior petrosal sinuses) 역시 해면정맥굴의 뒤끝에서 시작하는데 아래쪽에 위치한다(그림 8.31A, B). 아래바위정맥굴은 관자뼈의 바위부분과 뒤통수뼈의 바닥부분 사이의 고랑을 달린다(그림 8.30). 아래바위정맥굴은 가쪽해면정맥굴의 정맥을 속목정맥(IJV)의 시작 지점으로 직접 연결한다(그림 8.31B). **뇌바닥정맥얼기(basilar plexus)**는 아래바위정맥굴에 연결되고 아래쪽으로 속척주정맥얼기(*internal vertebral venous plexus*)와도 교통한다(그림 8.29B, 8.33). **이끌정맥(emissary veins)**은 경막정맥굴과 머리뼈 바깥의 정맥을 연결한다. 이들은 판막이 없어서 혈액이 양쪽방향으로 모두 흐를 수 있지만 이끌정맥은 보통 뇌에서부터 멀어지는 쪽으로 흐른다. 이끌정맥의 크기와 수에는 변이가 많고 작은 것들은 이름이 없다. **이마이끌정맥(frontal emissary vein)**은 소아와 일부 성인에 존재한다. 이것은 머리뼈의 막구멍(foramen cecum)을 통과하여 위시상정맥굴을 이마굴과 코안의 정맥으로 연결한다. 양쪽에 쌍으로 존재하는 **마루이끌정맥(parietal emissary vein)**은 머리덮개뼈의 마루구멍을 통과해서 위시상정맥굴을 바깥쪽 정맥(두피의 정맥)과 연

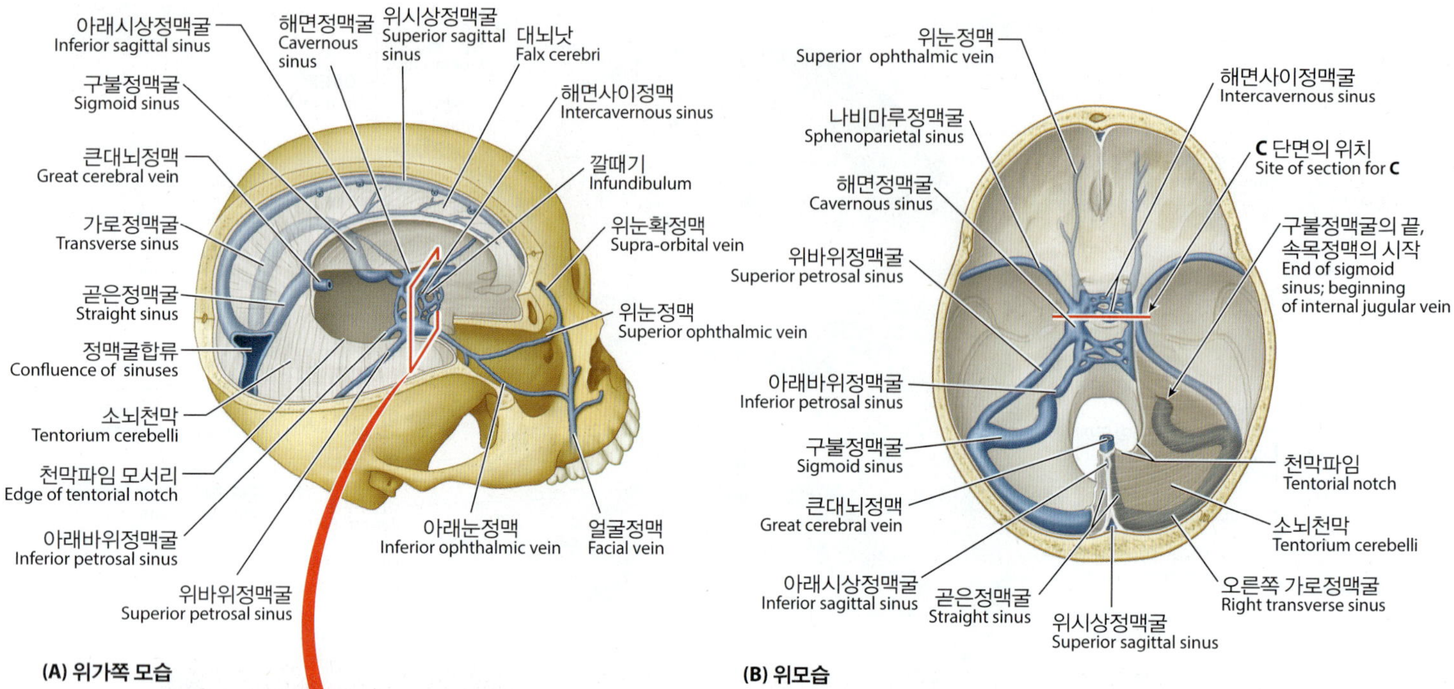

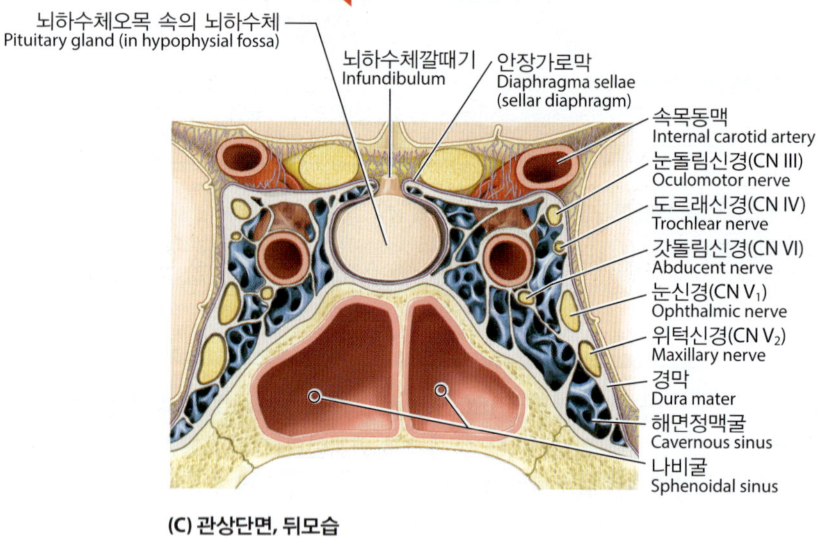

그림 8.31. 경막의 정맥굴. A. 소뇌천막과 대뇌낫에서 정맥굴의 관계. **B.** 해면정맥굴의 교통과 정맥굴합류의 배출. 눈정맥은 해면정맥굴로 배출된다. **C.** 해면정맥굴에서 신경혈관 구조의 관계. 해면정맥굴은 속이 빈 나비뼈의 몸통과 뇌하수체오목 양쪽 가쪽면에 위치한다. 이곳에서 속목동맥은 급하게 굽어지므로 2개의 단면이 보인다. 아래쪽의 속목동맥은 해면정맥굴을 통과하는 부분(cavernous part)인데, 속목동맥고랑을 지나 동맥이 급하게 굽은 부위로 향하는 곳에서 단면이 만들어진 것이다(방사선과에서는 이렇게 굽은 것을 가리켜 속목동맥사이폰이라고 한다). 위쪽의 동맥은 속목동맥의 대뇌부분(cerebral part)인데, 굽은 곳을 지나 대뇌동맥고리(cerebral arterial circle)를 향하는 곳에서 단면이 만들어졌다.

결한다(그림 8.8A, C 참조). **꼭지이끌정맥(mastoid emissary vein)**은 꼭지구멍을 통과하여 구불정맥굴을 **뒤통수정맥**(*occipital vein*)이나 뒤귓바퀴정맥(*posterior auricular vein*)과 연결한다(그림 8.33). **뒤관절융기이끌정맥(posterior condylar emissary vein)**도 존재하는 경우가 있는데, 관절융기관(condylar canal)을 통과하여 구불정맥굴을 뒤통수밑정맥얼기(*suboccipital venous plexus*)에 연결한다.

경막의 혈관구조(vasculature of dura mater)

경막의 동맥(arteries of the dura)은 경막보다 머리덮개뼈로 더 많은 피를 공급한다. 이중 가장 큰 혈관인 **중간뇌막동맥(middle meningeal artery)**은 위턱동맥의 가지이다(그림 8.28D). 이것은 **뇌막동맥구멍**(*foramen spinosum*; 그림 8.30)을 통해 중간머리뼈우묵의 바닥으로 들어와서 우묵의 가쪽을 지나 나비뼈의 큰날개에서 위앞쪽으로 향해서 가다가 앞/뒤가지로 나뉜다(그림 8.28D). **중간뇌막동맥의 이마가지(frontal branch of the middle meningeal artery)**는 관자놀이점(pterion)을 향해 위로 달리다가 머리뼈의 마루점(vertex)을 향해 뒤쪽으로 돌아 위로 올라간다. **중간뇌막동맥의 마루가지(parietal branch of the middle meningeal artery)**는 뒤위쪽으로 달리다가 머리뼈의 뒷면에서 분지한다. 경막의 작은 일부는 다른 혈관들에 의해 공급되는데: 눈동맥의 뇌막가지, 뒤통수동맥의 가지들, 척추동맥

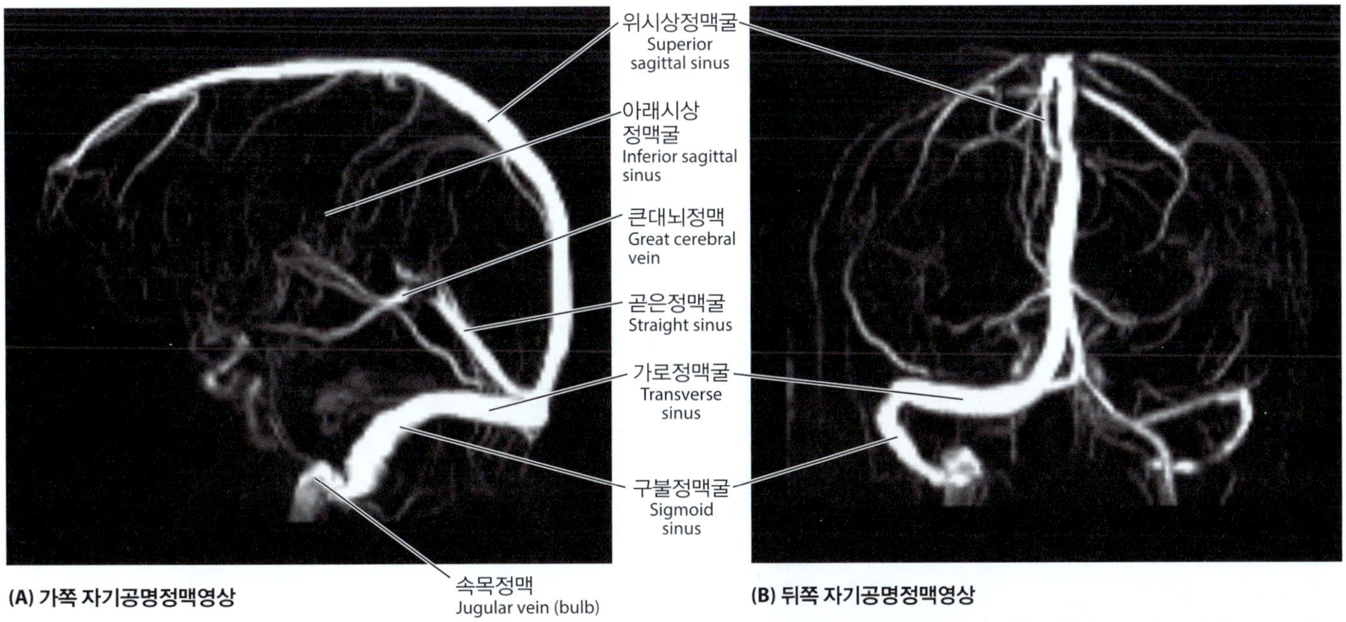

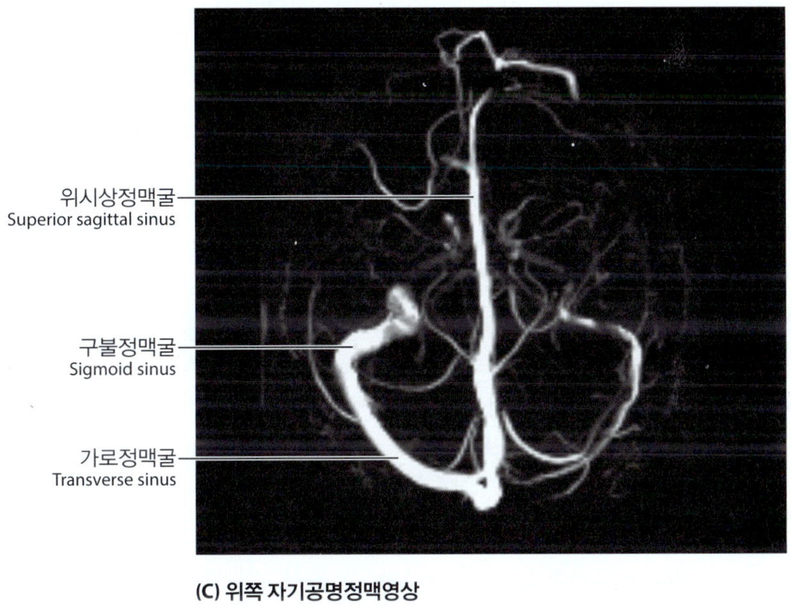

그림 8.32. **최대강도투사(maximum intensity projection, MIP) 기법으로 얻은 경막정맥굴과 대뇌정맥의 자기공명정맥영상.** 머릿속의 정맥혈전(intracranial venous thrombosis)이 의심된다면 조영제를 사용하지 않는 자기공명영상기술로 경막정맥굴과 대뇌정맥을 볼 수 있다. 밝은(*흰색*) 영상이 정맥굴과 정맥 속의 정맥혈이다. 정맥굴합류의 위쪽 배출이 우세함을 알 수 있다.

의 작은 가지들이 그것이다.

경막의 정맥(veins of the dura)은 보통 뇌막동맥과 동반하여 주행한다. **중간뇌막정맥(middle mengeal vein)**은 중간뇌막동맥을 동반해서 뇌막동맥구멍이나 타원구멍을 통해 머리안을 빠져나가 날개근정맥얼기(*pterygoid venous plexus*)로 배출된다(그림 8.29B).

경막의 신경분포(nerve supply of dura mater)

앞/중간머리뼈우묵의 바닥과 뒤머리뼈우묵의 지붕의 경막에는 직간접적으로 삼차신경(CN V)으로부터 나오는 뇌막가지가 분포한다(그림 8.34). CN V는 3개(CN V_1, CN V_2, CN V_3)로 나뉘는데 이들은 각각 하나 이상의 뇌막가지를 기여한다. **벌집신경의 앞뇌막가지(anterior meningeal branches of ethmoidal nerve**, CN V_1)와 **위턱신경의 뇌막가지(meningeal branches of macillary nerve**, CN V_2)와 **아래턱신경(mandibular nerve**, CN V_3)은 앞머리뼈우묵의 경막을 공급한다. 뒤에 기명된 두 신경은 중간머리뼈우묵의 경막도 공급(그림 8.34B)하는데, CN V_2와 CN V_3의 뇌막가지는 중간뇌막동맥의 가지들을 따라 동맥주위신경얼기(periarterial plexus)로서 동반한다(그림 8.34A, *삽입그림*).

뒤머리뼈우묵의 지붕을 형성하는 경막과 대뇌낫의 뒷부분은 **천막신경(tentorial nerve**, 눈신경 CN V_1의 가지)이 분포하고 앞쪽 대뇌낫은 앞뇌막가지의 오름가지가 분포한다(그림 8.34A). 뒤머리뼈우묵 바닥의 경막은 C2와 C3의 척수신경절로부터 감각신경섬유를 받는데, 이 척수신경들 또는 미주신경(CN X)과 혀밑신경(CN XII)을

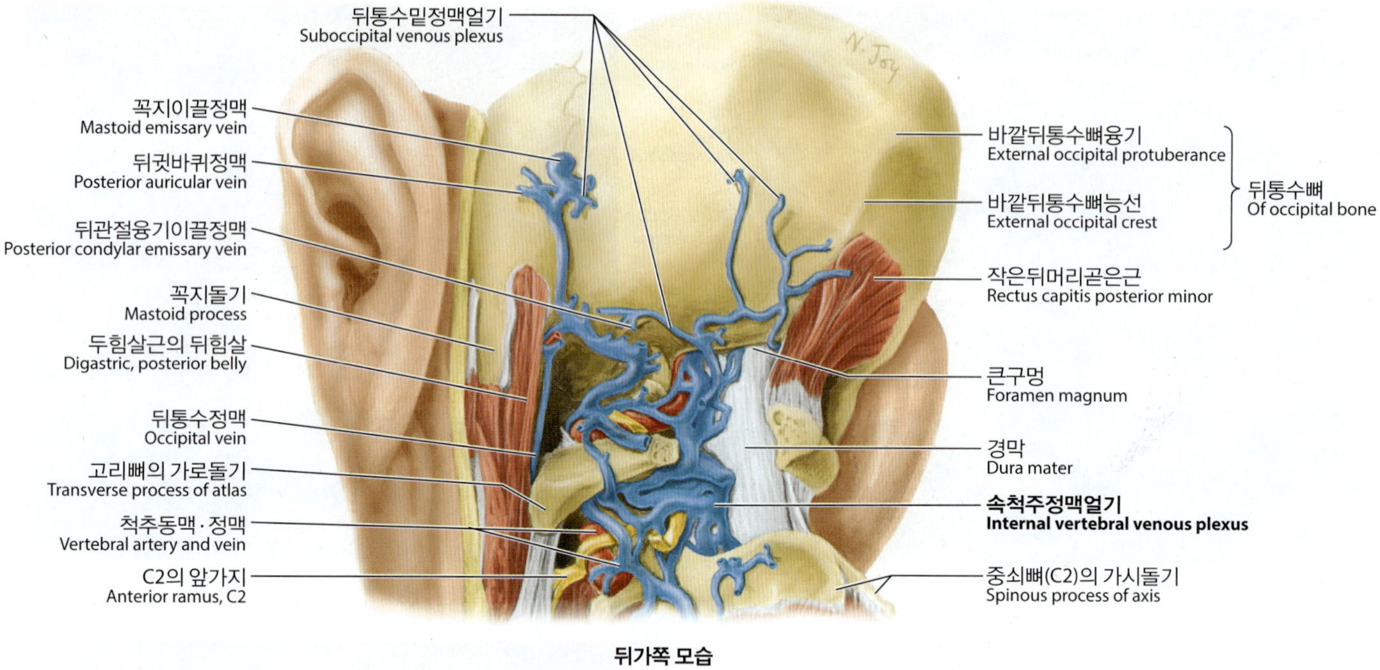

그림 8.33. 뒤통수밑부위의 깊은 해부. 바깥척주정맥계통은 무수한 교통과 연결을 가지고 있으며 일부는 이 그림에서 보인다. 이것은 위쪽으로 큰구멍, 꼭지구멍, 관절융기관을 통해 두피의 정맥과 머리속정맥굴과 교통한다. 앞안쪽으로는 판(lamina) 사이를 통과하여 척추사이구멍을 통해 속척주정맥얼기와 척추동맥 주변의 정맥과 교통한다.

타고 중추쪽으로 전달된다. 감각신경종말(sensory endings)은 위시상정맥굴 양쪽의 경막과 소뇌천막에 분포하는 것이 머리뼈바닥보다 훨씬 더 많다.

통각섬유는 동맥과 정맥이 경막을 지나는 곳에 가장 많다. 경막에서 일어나는 통증은 보통 연관통증(referred pain)인데, 일반적으로 해당 목신경이나 삼차신경의 가지가 분포하는 피부나 점막 부위에서 일어나는 두통으로 인지하게 된다.

거미막과 연막(Arachnoid Mater and Pia Mater)

거미막(*arachnoid mater*)과 연막(*pia mater*)을 통칭하여 연수막(leptomeninx)이라고도 하는데, 이들은 배아의 뇌를 둘러싸는 한 층의 중간엽이 발달하여 만들어진 것이다. 연수막은 벽쪽부분(parietal part, 거미막)과 장기쪽부분(visceral part, 연막)으로 발달한다(그림 8.35). 이 막 사이에 뇌척수액이 찬 공간들이 형성되고 하나로 합체되어 거미막밑공간(subarachnoid or leptomeningeal space)을 형성한다. 거미막과 연막이 하나의 배아층에서 기원한 것은 성인에서 거미막과 연막 사이를 연결하는 수많은 거미줄 같은 거미막잔기둥(*arachnoid trabeculae*)이 있음으로 짐작할 수 있다. 거미줄 같은 그 모양에서 거미막의 이름(그리스어로 *arachne*, spider, + *eidos*, resemblence)이 만들어졌다. 잔기둥은 거미막밑공간에 걸쳐 있는 납작한 불규칙한 모양의 섬유모세포(fibroblast)로 구성된다(Haines & Mihailoff, 2018). 거미막과 연막은 뇌신경이 경막을 뚫고 나가기 직전에 서로 연속된다. **거미막(arachnoid mater)**은 섬유모세포, 아교섬유, 탄력섬유로 구성된다. 비교적 얇지만 거미막은 집게로 잡을 수 있을 정도는 된다. 거미막에는 혈관이 없으며, 경막의 뇌막층 가까이에 위치하지만 붙어 있지는 않고 뇌척수액의 압력에 의해 경막 속면을 밀고 있는 것이다.

연막(pia mater)은 더 얇은 막으로 많은 미세한 혈관들이 그물처럼 분포해 있다. 연막은 직접 눈으로 확인할 수 없지만 뇌의 표면을 빛나게 해준다. 연막은 뇌의 모양을 따라 가며 표면에 단단히 부착되어 있다. 대뇌동맥이 대뇌피질을 관통할 때 연막이 짧은 거리 동안 혈관을 따라가면서 **연막외피(pial coat)**와 **동맥주위공간(peri-arterial space)**을 형성한다(그림 8.35).

뇌막공간(Meningeal Spaces)

뇌막과 관련되어 언급되는 3개의 공간 중에서 단 1개만이 병적상태가 아닐 때 공간으로 실제로 존재한다.

- 경막이 뼈에 붙어 있기 때문에 **경막-머리뼈경계(dura-cranial interface**; 경막바깥공간, 경막외공간, extradural or epidural space)는 머리뼈와 경막의 바깥뼈막층 사이에 정상적으로 존재하는 공간이 아니다. **경막바깥공간(extradural space)**은 찢어진 뇌막혈관에서 나온 혈액이 머리뼈로부터 뼈막을 밀어내는 병적 상태에서만 공간이 된다(그림 8.28C). 이러한 잠재적 또는 병적 머리경막바깥공간(potential or pathological epidural space)은 **척수경막바깥공간(spinal epidural space**; 원래 존재하는 경막바깥지방과 정맥얼기가 차지하는 공간)과 연속되지 않는다. 전자는 머리뼈에 있는 뼈막의 바깥에 있고 후자는 척추뼈를 감싸는 뼈막의

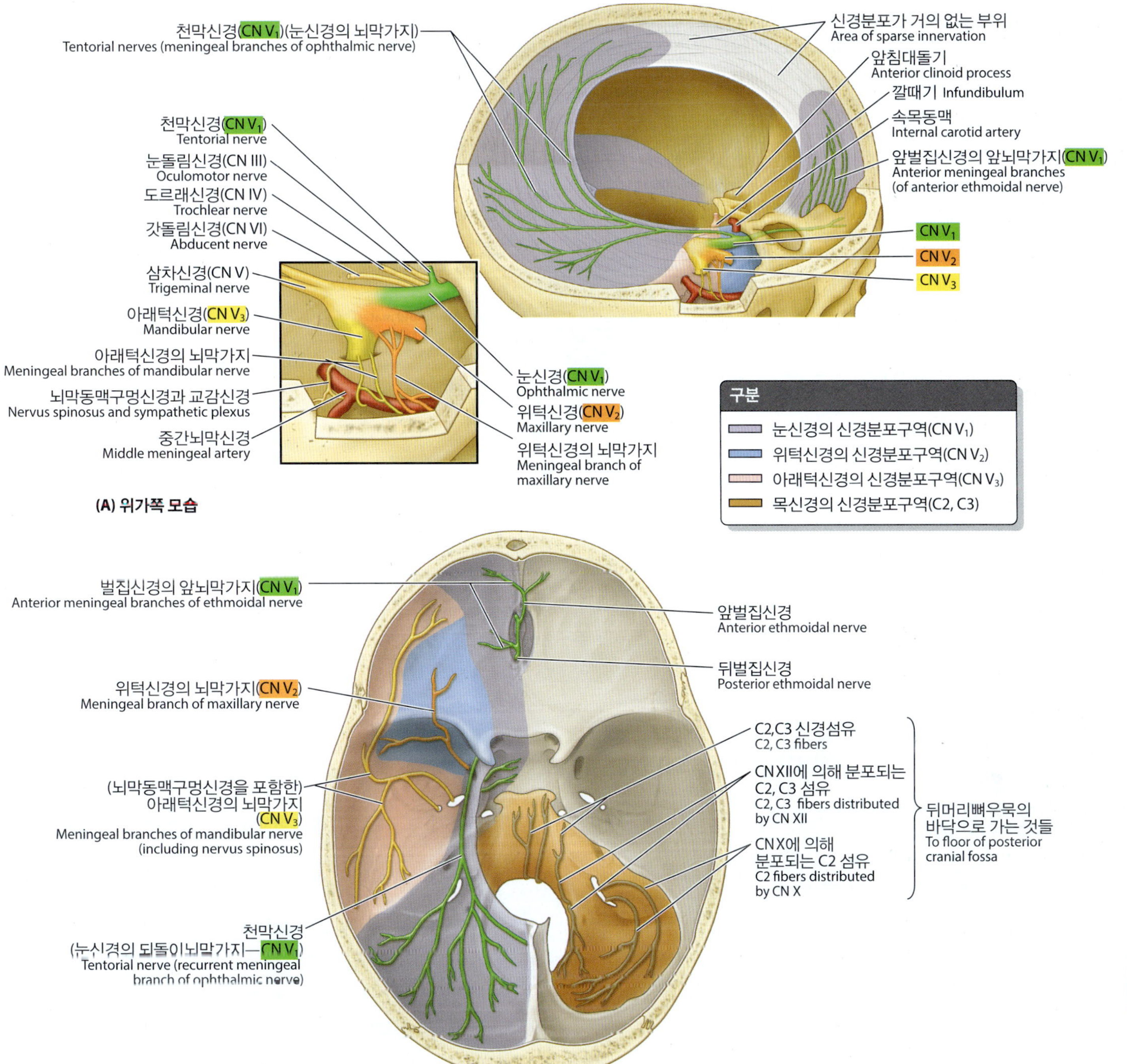

그림 8.34. 경막의 신경분포. A. 위턱신경(CN V_2)과 아래턱신경(CN V_3)의 뇌막가지. 앞/중간머리뼈우묵 가쪽부분의 경막에 분포하는데, 위목신경절로부터 오는 혈관운동성교감신경섬유(vasomotor sympathetic nerve fibers)와 함께 중간뇌막동맥의 가지를 따라 동반 주행한다(*삽입그림*). **B.** 삼차신경의 가지와 척수신경(C2, C3)의 감각섬유.

속에 있기 때문이다(그림 B8.19A와 제2장, 등 그림 2.31 참조).

- 경막–거미막경계(*dura–arachnoid interface*)도 역시 경막과 거미막 사이의 자연적인 공간이 아니다. 머리에 타격을 받는 외상에 의해 경막경계세포층(dural border cell layer)에서 경막밑공간(subdural space)이 생길 수 있다(Haines et al., 1993; Haines & Mihailoff, 2018).
- 거미막과 연막 사이의 거미막밑공간(*subarachnoid space*)은 뇌척수액, 거미막잔기둥의 세포, 동맥, 정맥을 포함하고 있는 실제로 존재하는 공간이다.

흔히 뇌가 뇌척수액 위에 떠 있다고 말하지만 뇌는 뇌척수액으로 차 있는 거미막밑공간에서 거미막잔기둥에 의해 떠 있는 것이다.

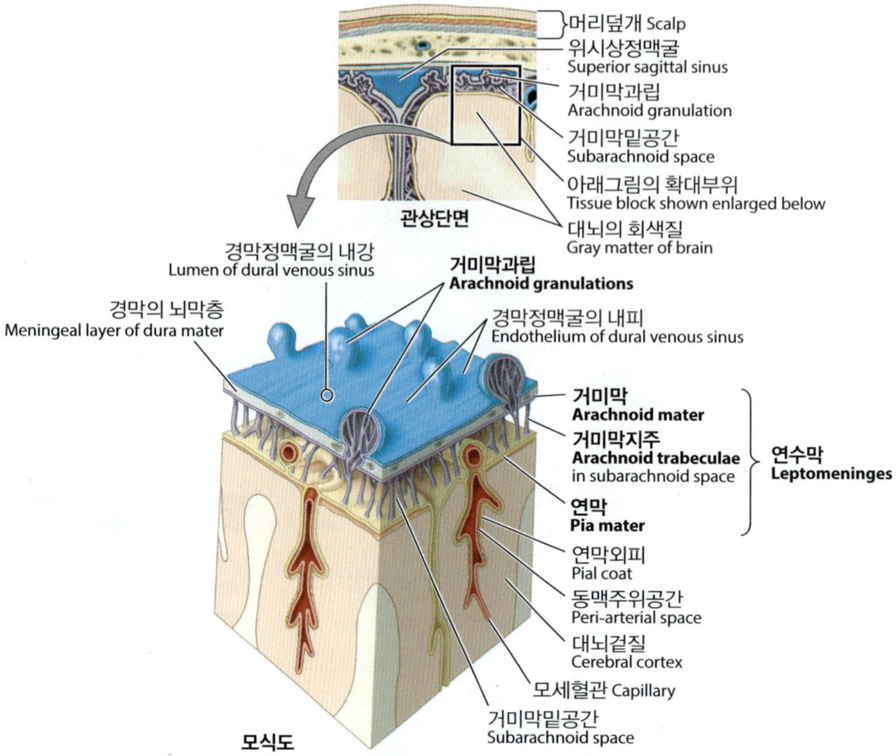

그림 8.35. 연수막(leptomeninges). 관상단면(*위* 그림)은 조직블록(*아래* 그림)의 위치를 나타낸다. 거미막밑공간은 연수막의 두 층—거미막과 연막—을 분리한다. 뇌척수액의 압력은 거미막을 경막의 뇌막층에 밀착시키게 된다. 뇌척수액이 정맥계통으로 흡수되는 주된 장소는 경막정맥굴, 특히 위시상정맥굴과 근처의 정맥주머니(그림 8.28D 참조)로 돌출된 거미막과립(arachnoid granulations)이다.

임상적용 CLINICAL BOX

뇌막(CRANIAL MENINGES)

관자놀이점의 골절(Fracture of Pterion)

관자놀이점의 골절은 이 부위에 중간뇌막동맥의 앞가지가 놓여 있어서 생명에 위협적이다. 이 동맥은 머리덮개뼈 가쪽벽의 속면에 놓여 있다(그림 8.30 참조). 관자놀이점은 광대활에서 두 손가락 폭 정도 위에 있고 광대뼈의 이마돌기에서 엄지손가락 폭 정도 뒤에 있다(그림 B8.17A). 머리 가쪽에 강한 타격(예: 복싱)을 받으면 관자놀이점을 형성하는 얇은 뼈가 골절되고(그림 8.4A 참조) 이곳을 지나는 중간뇌막동맥의 앞가지가 손상된다(그림 B8.17B). 그렇게 해서 생긴 혈종은 아래에 있는 대뇌겉질에 압력을 가한다(그림 8.19A 참조). 중간뇌막동맥출혈(*middle meningeal*

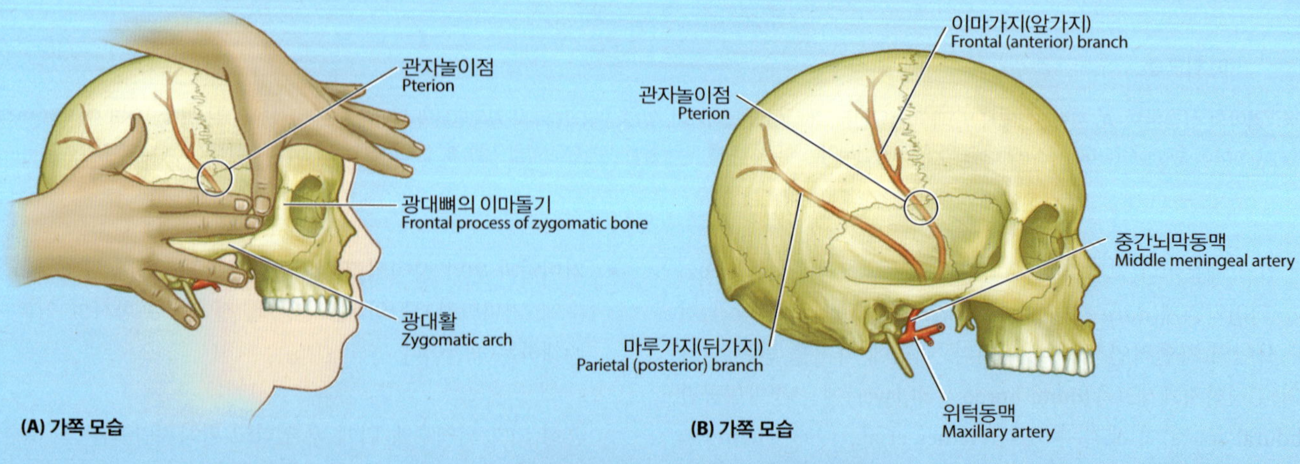

그림 B8.17. 관자놀이점의 위치와 주변 구조물과의 관계.

artery hemorrhage)은 치료하지 않을 경우 몇 시간 안에 죽음을 초래할 수 있다.

얼굴정맥의 혈전정맥염 (Thrombophlebitis of facial vein)

얼굴정맥은 임상적으로 중요한 연결을 가지고 있다. 위눈정맥을 통해서 경막정맥굴인 해면정맥굴과 연결되어 있으며, 아래눈정맥과 깊은얼굴정맥을 통해서 관자아래우묵에 위치한 작은정맥얼기인 날개근얼기 또한 얼굴정맥과 연결되어 있다(그림 8.25, 8.29A; 표 8.6 참조). 이러한 연결로 인해 얼굴에 생긴 감염이 해면정맥굴과 날개근정맥얼기로 전파될 수 있다.

안쪽눈구석, 코 그리고 입술에 있는 혈액은 얼굴정맥을 타고 아래로 거두어지는데 특히 선 자세에서 잘 된다. 얼굴정맥은 판막이 없으므로 혈액이 반대방향으로 흐를 수 있으므로 얼굴의 정맥혈액이 해면정맥굴로 들어갈 수 있는 것이다. **얼굴정맥에서 혈전정맥염**이 시작된 경우 2차 혈전을 형성하면서 얼굴정맥의 염증이 머릿속 정맥계통으로 파급되어 **해면정맥굴까지 혈전정맥염**을 일으킬 수 있다. 경막정맥굴로 퍼지는 얼굴정맥의 감염은 코가 찢어지거나 코의 가쪽 또는 위입술에서 여드름을 짜는 행동에 의해서도 일어날 수 있다. 때문에 위입술부터 코뿌리 부분까지의 삼각공간을 '**얼굴의 위험삼각**(*danger triangle of the face*)'이라고 부른다(그림 B8.18).

머리의 둔기외상(Blunt Trauma to the Head)

머리에 대한 타격은 머리뼈에 골절을 일으키지 않고 경막의 뼈막층을 머리덮개뼈에서 떼어낼 수 있다. 머리뼈바닥에는 두 층의 경막이 강하게 붙어 있어서 뼈로부터 분리하기 어렵다. 결과적으로 머리뼈바닥부위의 외상은 보통 경막을 찢어 뇌척수액이 유출되게 한다. 경막의 가장 아랫부분인 **경막경계세포층**(*dural border cell layer*)은 넓은 세포바깥공간에 의해 분리된 납작한 섬유모세포(fibroblast)로 구성되어 있다. 이 층이 경막-거미막 이음부의 구조적 약점이 된다(Haines & Mihailoff, 2018).

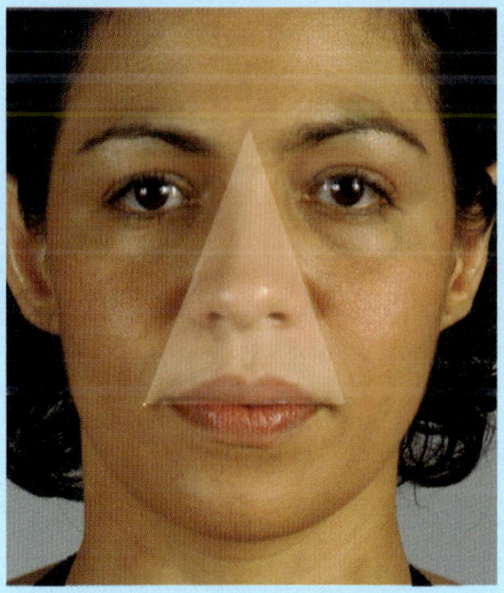

앞모습

그림 B8.18. 얼굴의 위험삼각(danger triangle).

천막뇌이탈(Tentorial Herniation)

천막파임은 뇌줄기가 지나가기 위한 소뇌천막의 공간이다. 이것은 중간뇌에 맞춘 필요공간보다 조금 더 크다(그림 B8.19). 따라서 천막위구획에 종양 같은 **공간점유병터**(*space-occupying lesions*)가 생겨서 뇌압이 증가하게 되면 인접한 뇌의 관자엽이 천막파임으로 이탈할 수 있다. **천막뇌이탈**이 진행되면서 관자엽이 질긴 소뇌천막에 의해 찢어질 수 있고 눈돌림신경(CN III)이 늘어나거나 압박되기도 하고 두 가지 모두 일어날 수 있다. 눈돌림신경의 **병터**(*oculomotor lesions*)는 CN III에 의해 지배되는 눈근육의 마비를 일으킬 수 있다. 마찬가지로, 간혹 머리뼈바닥이 정상적으로 발달되지 못하면(키아리기형, Chiari malformation), 뇌 조직에 가해진 압력 때문에 아래쪽의 척주관(spinal canal)으로 이탈된다.

안장가로막의 팽창(Bulging of the Diaphragma Sellae)

뇌하수체 종양(*pituitary tumor*)은 안장가로막의 구멍을 통하여 위쪽으로 확장되거나 안장가로막을 팽창시킬 수 있다(그림 B8.19). 이 종양은 흔히 안장가로막을 팽창시키는데, 일찍 또는 늦게(팽창 전이나 후에) 내분비기능에 이상을 보인

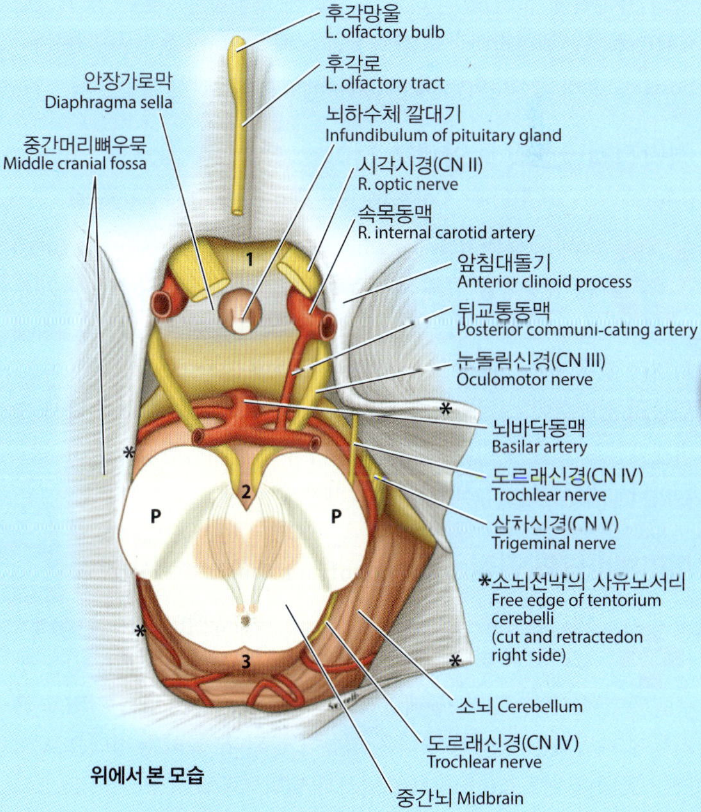

그림 B8.19. 천막파임(tentorial notch) 인근의 구조물과 위치관계. *1*, 시각교차수조(chiasmatic cistern); *2*, 다리사이수조(interpeduncular cistern); *3*, 네둔덕수조(genicular cistern); *P*, 대뇌다리(cerebral peduncle)

다. 위로 확대되는 종양은 시각신경다발이 교차하는 시각교차(optic chiasm)를 압박해서 시각 증상을 나타낼 수 있다(그림 8.37B, 8.42 참조).

대뇌정맥과 경막정맥굴의 막힘 (Occlusion of Cerebral Veins and Dural Venous Sinuses)

대뇌정맥과 경막정맥굴의 막힘(폐색, occlusion)은 혈전(thrombus; 응고, clot), 혈전정맥염(thrombophlebitis) 또는 수막종(meningeioma) 같은 종양(tumor)에 의해 일어날 수 있다. 혈전이 가장 잘 발생하는 경막정맥굴은 가로정맥굴과 위시상정맥굴이다(Frontera & Organek, 2022).

얼굴정맥(facial vein)은 위눈정맥(superior ophthalmic vein)을 통해 해면정맥굴과 임상적으로 중요한 연결을 가지고 있다(그림 8.29A 참조). **해면정맥굴혈전**(*cavernous sinus thromobisis*)은 보통 눈확, 코곁굴(nasal sinus) 그리고 얼굴 윗부분(위험삼각, danger triangle)의 감염에 의해 일어난다(그림 B8.18). **얼굴정맥**에 **혈전정맥염**이 발생된 사람은 감염된 혈전 조각들이 해면정맥굴들까지 전파되어서 **해면정맥굴의 혈전정맥염**(*thrombophlebitis*)을 일으킬 수 있다. 감염은 보통 초기에 한 정맥굴에 머물지만 해면사이정맥굴에 의해 반대쪽으로도 퍼질 수 있다. 해면정맥굴을 통과하는 이유로, 혈전정맥염은 갓돌림신경에 이상을 초래하기도 하며(제10장, 뇌신경 요약 참조), 정맥굴의 가쪽벽에 묻혀 있는 다른 신경들에 영향을 줄 수도 있다(그림 8.31C 참조). 해면정맥굴의 감염혈전증(패혈성혈전증, septic thrombosis)은 흔히 **급성수막염**(*acute meningitis*)을 유발한다.

경막정맥굴로의 종양세포 전이 (Metastasis of Tumor Cells to the Dural Venous Sinuses)

뇌바닥정맥굴(basilar sinus)과 뒤통수정맥굴(occipital sinus)은 큰구멍을 통해 속척주정맥얼기로 교통한다(그림 8.29A, 8.33 참조). 이들 정맥통로는 판막이 없어서 기침을 심하게 하거나 힘을 주는 경우에 가슴과 배, 골반에 압박이 가해져서 이 부위들의 정맥혈이 속척주정맥계통으로 들어가게 되고 거기서 다시 경막정맥굴로 흐르게 된다. 결국 이 부위의 고름집(농양, abscess)의 고름이나 종양세포들이 척주와 뇌로 퍼질 수 있다.

머리뼈바닥의 골절(Fractures of the Cranial Base)

머리뼈바닥이 골절되는 경우에 속목동맥이 정맥굴 속에서 찢어지면 **동정맥샛길**(**동정맥루**, *arteriovenous fistula*)을 형성할 수 있다. 동맥혈액이 해면정맥굴로 쏠려서 커지고 그 지류에 해당하는 정맥의 혈액은 역류하게 된다. 특히 눈정맥으로 피가 역류되어 **눈돌출**(*exophthalmos*)과 **결막부종**(*chemosis*)이 초래된다. 이때는 **박동성눈돌출**(*pulsating exophthalmos*)이라는 현상을 볼 수 있는데, 이는 돌출된 안구가 노동맥의 박동(radial pulse)과 동시에 박동하는 것이다. CN III, CN IV, CN V_1, CN V_2, CN VI가 해면정맥굴 인근을 지나므로 정맥굴에 이상이 있을 때 이들 신경도 영향을 받게 된다(그림 8.31C와 제10장 뇌신경요약의 그림 10.3 참조).

경막기원의 두통(Dural Origin of Headaches)

경막은 통증에 예민하고 특히 경막정맥굴과 뇌막동맥 부위는 더 예민하다(그림 8.31A, 8.34 참조). 결과적으로, 머리뼈바닥의 동맥 또는 경막을 관통하는 마루점(vertex) 근처의 정맥을 당기면 통증을 유발한다. 두피나 뇌막의 혈관 팽창이 두통을 일으키는 이유라고 믿어진다(Lipton, 2022). 뇌척수액을 채취하는 허리천자(lumbar spinal puncture, 제2장 등 참조) 후에 나타나는 두통에서처럼 많은 두통의 기원은 경막인 것으로 보인다. 이런 두통은 경막의 감각신경종말을 자극한 결과라고 생각된다. 뇌척수액을 채취하면 뇌가 약간 휘어지면서 경막을 당기게 되어 두통을 야기할 수 있다. 이런 이유 때문에 환자들은 허리천자 후에 머리를 숙이고 있는데, 경막의 당김을 줄이고 두통이 나타날 기회를 줄일 수 있다.

연수막염(Leptomeningitis)

연수막염은 연수막의 염증으로 병원성 미생물에 의해 초래된다. 감염과 염증은 보통 거미막밑공간과 거미막-연막에 국한된다(Boss, 2022). 세균은 혈액을 통해서(**패혈증**, *septicemia*) 들어오거나 심장, 폐 또는 다른 장기의 감염을 통해 거미막밑공간으로 들어올 수 있다. 미생물은 머리뼈의 복잡골절(compound cranial fracture)이나 코곁굴(nasal sinuses)의 골절을 통해 거미막밑공간으로 들어올 수 있다. 급성고름수막염(**급성화농성수막염**, *acute purulent meningitis*)은 대개 특정 병원성세균에 의해 초래될 수 있다[예: **수막알균수막염**, **수막구균성수막염**(*meningococcal meningitis*)].

머리외상과 머리속출혈 (Head Injuries and Intracranial Hemorrhage)

경막바깥출혈(*extradural* or *epidural hemorrhage*)의 기원은 동맥출혈이다. 찢어진 중간뇌막동맥의 가지에서 나오는 혈액이 경막의 바깥뼈막층과 머리덮개뼈 사이에 모인다. 이것은 보통 머리에 강한 타격을 받은 후에 일어나고 **경막바깥혈종**(*epidural hematoma*)을 형성한다(그림 B8.20A, B). 일반적으로 짧은 순간 동안 의식을 잃게 되고 몇 시간 동안 명료기간(lucid interval)이 있다. 그 후 졸음(기면, drowsiness)과 혼수(coma) 상태가 나타난다. 출혈량이 증가하면서 뇌의 압박이 시작되므로 혈액을 배출하고 출혈하는 혈관을 막아야 한다.

경막경계혈종(*dural border hematoma*)은 고전적으로 **경막밑혈종**(*subdural hematoma*)이라고 불리지만(그림 B8.20B), 엄밀하게 말하면 경막–거미막 경계에는 자연적 공간이 없기 때문에 잘못된 명칭이다. 이 경계에서의 **혈종**은 대부분 혈관 밖으로 나온 혈액(extravasated blood)이 경막경계세포층(dural border cell layer)을 분리시켜서 초

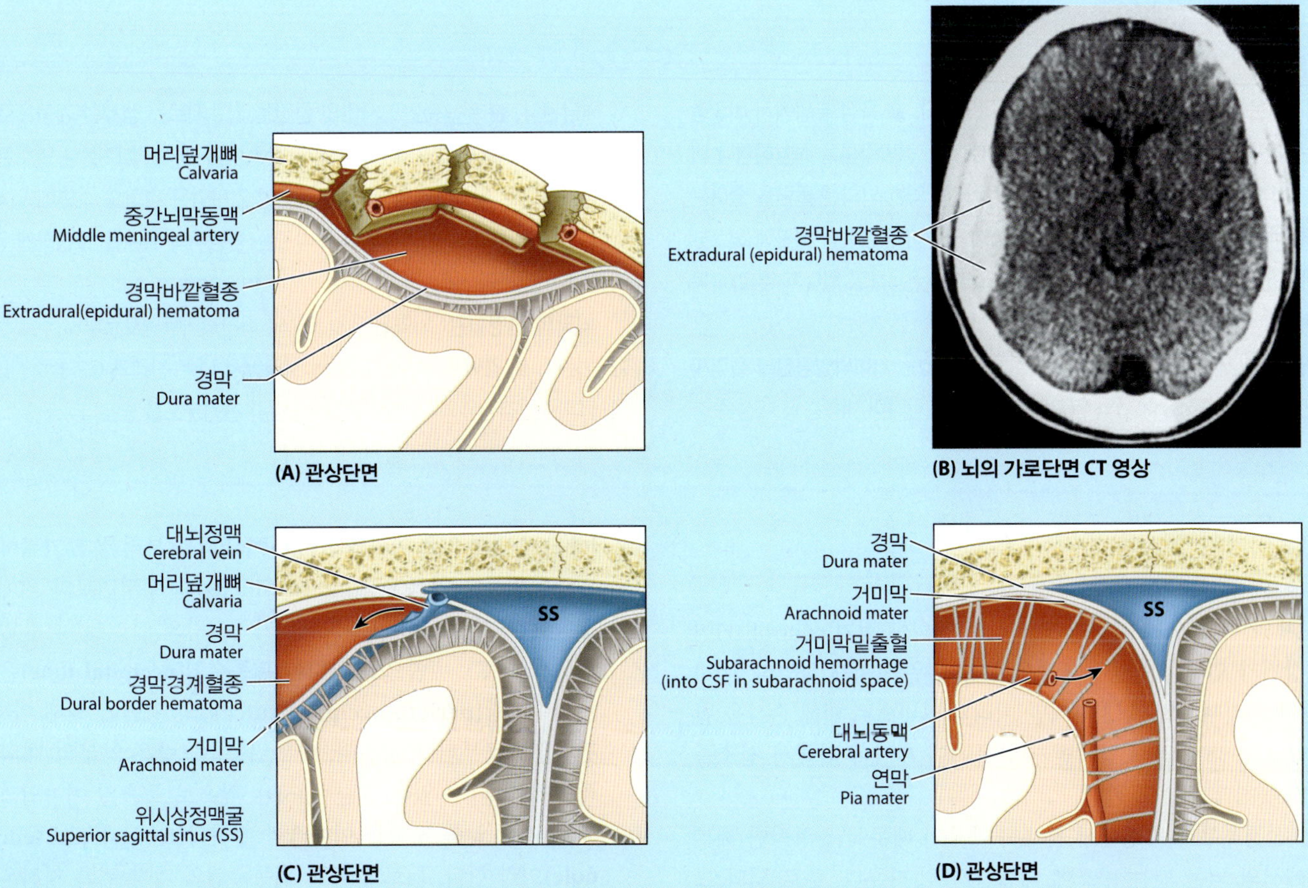

그림 B8.20. 머리속출혈(intracranial hemorrhages). A, B. 경막바깥출혈(extradural or epidural hemorrhage). **C.** 경막경계 또는 경막밑혈종(dural border or subdural hematoma). **D.** 거미막밑출혈(subarachnoid hemorrhage).

래된다(Haines & Mihailoff, 2018). 즉, 혈액이 이미 존재하는 공간으로 모이는 것이 아니라 경막-거미막 경계에 새로운 공간을 형성하는 것이다. 경막경계출혈(*dural border hemorrahge*)은 대개 머리뼈 속에서 뇌를 갑자기 강하게 흔들어서 손상을 입히는 머리의 타격(차량사고에서 계기판이나 앞유리에 부딪히는 것 같은)으로 유발된다. 그 출혈을 유발시킨 외상(precipitating trauma)은 사소한 것이어서 잊을 수도 있다. 경막경계출혈은 전형적인 정맥 출혈인데, 흔히 위시상정맥굴로 들어가는 위대뇌정맥이 찢어져서 발생한다(그림 8.29A, B 참조; Haines & Mihailoff, 2018).

거미막밑출혈(*subarachnoid hemorrhage*)은 대부분 동맥의 혈액이 거미막밑공간으로 유출되는 것이다(그림 B8.20D). 대부분의 거미막밑 출혈은 속목동맥의 동맥벽이 꽈리처럼 늘어난 주머니모양동맥류(*saccular aneurysm*)의 파열에 의한 것이다(임상적용 "뇌졸중" 참조).

일부 거미막밑공간출혈은 머리뼈 골절과 동반된 외상으로 뇌찢김(뇌열상, brain laceration)에 의해 발생할 수 있다. 거미막밑공간으로의 출혈은 심한 두통이나 목경직(stiff neck) 같은 수막자극증상(meningeal irritation)을 나타내게 되며, 의식상실(lose of consciousness)을 초래한다.

핵심정리: 뇌막(Cranial Meninges)

뇌막은 머리뼈 속에 3개의 층(intracranial layer)으로 이루어져 있다. 경막이라는 섬유성의 두겹으로 된 바깥층(fibrous bilaminar outer layer)과 거미막과 연막이라는 연결된 섬세한 두 개의 막으로 된 속층(membranous inner layer)으로 구성된다.

경막: 경막의 바깥층(뼈막층, periosteal lamina)은 머리뼈의 바깥뼈막과 연속되며 머리안의 표면에 밀착해 있다. ■ 속층(뇌막층, meningeal

핵심정리 (계속)

lamina)은 버팀층으로 뇌의 윤곽을 잘 나타낸다. ■ 특정 부위에서 바깥층과 분리되어 뇌 부분 사이의 큰 틈새에 끼워지는 경막주름을 형성하거나 머리안을 더 작은 구획으로 나눠줌으로써 관성에 의한 뇌의 흔들림을 줄여준다. ■ 뼈막층으로부터 분리되는 경막 속에 공간이 형성되어 이곳에 뇌로부터 배출되는 정맥을 받는 경막정맥굴(dural)을 수용하고 있다가 주로 속목정맥으로 배출한다.

연수막: 거미막과 연막은 뇌척수액으로 차 있는 거미막밑공간을 둘러싸는 연수막(leptomeninx)의 연결된 두 층인데, 각각이 벽쪽층과 내장쪽 층에 해당된다. ■ 두 층은 그 사이의 공간을 가로지르는 섬세한 기둥으로 연결되어 있다. ■ 머리안의 거미막밑공간은 척주관 속의 그것과 연결된다. ■ 정상적으로 뇌척수액의 압력에 의하여 거미막은 경막의 속면에 밀착해 있다. ■ 연막은 중추신경계통을 드나드는 신경이나 혈관을 밀접하게 감싸며 깊게 따라간다.

뇌막의 신경혈관: 뇌막은 위턱동맥의 중간뇌막동맥으로부터 주로 혈액을 받는다. ■ 경막은 삼차신경의 세 갈래에서 나온 신경과 C2 척수신경절에서 나온 신경섬유의 뇌막가지로부터 감각 신경분포를 받는다.

뇌(Brain)

뇌는 신체의 거의 모든 기능을 조절하는 몸의 조정기(controller)이다. 이 장기가 인류를 동물세계에서 정상에 우뚝 서게 하였다. 이것은 단단한 머리뼈 속에 위치하지만 머리의 타격으로 인해 손상을 받을 수 있고 종양에 의해 압박받거나 동맥이 새거나 막혀서 산소를 공급받지 못하게 되기도 한다.

뇌는 신경해부학 과정에서 자세히 배우기 때문에 전형적인 해부학과정에서의 뇌는 맨눈 구조에 대한 간단히 다룬다. 주로 뇌와 그 주변의 환경, 즉 뇌막, 뇌척수액이 차 있는 거미막밑공간, 뇌머리뼈 속의 특징을 알아야 한다.

뇌척수액을 생산하는 역할 때문에 뇌실과 맥락얼기에 대해서도 다루게 되며, 12개의 뇌신경 중에 뇌에서 일어나는 11개에 대해서 다룬다(제10장, 뇌신경 요약 참조).

뇌의 부분(Parts of Brain)

뇌(brain)는 대뇌, 소뇌, 뇌줄기로 구성되어 있다(그림 8.36). 머리덮개뼈와 경막을 제거하면 대뇌겉질의 **이랑(gyri)**, **고랑(sulci)**, **틈새(fissure)**가 섬세한 거미막-연막층을 통해서 보이게 된다. 이랑과 고랑에는 개인에 따라 많은 변이가 있지만 뇌의 전체 크기를 포함한 뇌의 다른 특징들은 놀라울 정도로 일정하다.

- **대뇌(cerebrum**; 라틴어로 *brain*)는 **대뇌반구(cerebral hemisphere)**와 바닥핵(basal ganglia)을 포함한다. **대뇌세로틈새(longitudinal cerebral fissure)** 속의 대뇌낫에 의해 나뉘는 대뇌반구는 뇌의 뚜렷한 특징이다(그림 8.36A~D). 각 대뇌반구는 4개의 엽(lobe)으로 나뉘는데 그 이름은 놓여 있는 뼈와 같지만 경계가 정확히 부합하는 것은 아니다. 위에서 봤을 때 대뇌는 대뇌세로틈새와 관상면의 **중심고랑(central sulcus)**에 의해 대략 4부분으로 나뉜다(그림 8.36B). 중심고랑은 뒤쪽으로 **마루엽(parietal lobe)**과 앞쪽으로 **이마엽(frontal lobe)**을 분리한다. 가쪽에서 보면, 이 엽들은 **가쪽고랑(lateral sulcus)**의 수평면보다 위에 놓여 있고 관자엽(temporal lobe)은 가쪽고랑의 아래에 놓여 있다(그림 8.36A, C). 뒤쪽으로 위치한 **뒤통수엽(occipital lobe)**은 **마루뒤통수고랑(parieto-occipital sulcus)**의 평면에 의해 마루엽과 관자엽으로부터 분리된다. 마루뒤통수고랑은 양분된 대뇌의 안쪽면에서 볼 수 있다(그림 8.36D). 앞으로 돌출된 이마엽과 관자엽의 가장 앞쪽 지점을 **이마극**과 **관자극(frontal** and **temporal pole)**이라 한다. 뒤로 돌출된 뒤통수엽의 가장 뒤쪽 지점은 **뒤통수극(occipital pole)**이다. 양쪽 대뇌반구는 천막위머리안(supratentorial cranial cavity) 전체를 차지한다(그림 8.31A, B, 그림 8.34 참조). 이마엽은 앞머리뼈우묵을, 관자엽은 중간머리뼈우묵의 가쪽부분을 차지하고, 뒤통수엽은 소뇌천막 위에서 뒤쪽으로 뻗어 있다.
- **사이뇌(diencephalon)**는 시상상부(epithalamus), 등쪽시상(dorsal thalamus), 시상하부(hypothalamus)로 구성되어 있으며 뇌의 중심핵(central core)을 형성한다(그림 8.36E).
- **중간뇌(midbrain)**는 뇌줄기의 입쪽부분(rostral part)으로서 중간머리뼈우묵과 뒤머리뼈우묵이 만나는 곳에 놓여 있다. CN III, IV 뇌신경이 중간뇌와 연결되어 있다.
- **다리뇌(pons)**는 입쪽으로 중간뇌와 꼬리쪽으로 숨뇌 사이에 있는 뇌줄기의 부분이다. 뒤머리뼈우묵의 앞부분에 놓여 있다. CN V 뇌신경이 다리뇌와 연결되어 있다(그림 8.36A, C, D).
- **숨뇌(medulla oblongata)**는 척수와 연결되어 있는 뇌줄기에서 가장 꼬리쪽부분이며 뒤머리뼈우묵에 위치한다. CN IX, X, XII 뇌신경이 숨뇌에 연결되어 있는데, CN VI부터 VIII까지의 뇌신경은 다리뇌와 숨뇌가 접하는 부위에 연결되어 있다.
- **소뇌(cerebellum)**는 다리뇌와 숨뇌의 뒤쪽에, 대뇌의 뒤쪽부분 아래에 놓여 있는 큰 덩어리이다(그림 8.36A, D, E). 뒤머리뼈우묵에 있는 소뇌천막의 아래에 위치한다. 가느다란 중간부분인 **벌레(vermis)**에 의해 연결된 두 개의 반구로 구성된다.

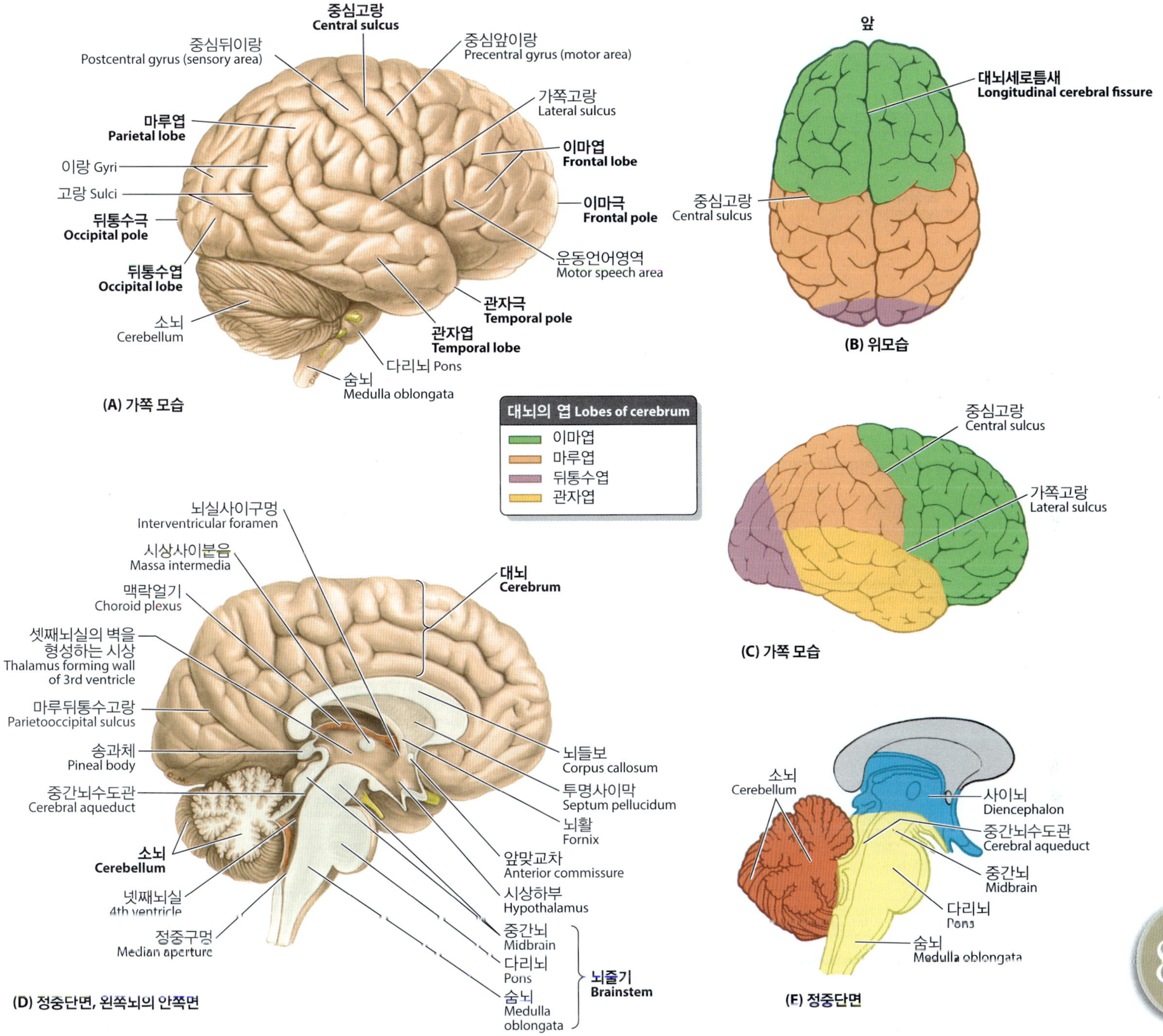

그림 8.36. 뇌의 구조. A. 대뇌 가쪽면의 특징. **B와 C.** 대뇌의 엽. 또렷한 중심고랑과 가쪽고랑은 대뇌의 이마엽 및 마루엽과 관자엽의 경계를 구분한다. 가쪽에서 볼 때 관자엽과 뒤통수엽의 구분은 덜 또렷하다. **D.** 대뇌 안쪽면의 특징. 대뇌의 안쪽면과 깊은부분(사이뇌, 뇌줄기)이 뇌를 양분한 후에 관찰된다. 마루뒤통수고랑이 마루엽과 뒤통수엽을 나누는 것을 대뇌의 안쪽면에서 볼 수 있다. **E.** 뇌줄기 부분.

뇌의 뇌실계통(Ventricular System of Brain)

뇌실계통은 두 개의 가쪽뇌실과 정중선상에 위치한 제3뇌실과 제4뇌실이 중간뇌수도관으로 연결되어 있다(그림 8.37, 8.38). 뇌실의 맥락얼기는 많은 양의 뇌척수액을 분비하여 거미막밑공간과 척수를 채운다.

뇌실(ventricles of the brain)

가쪽뇌실(lateral ventricle)로 불리는 제1뇌실 및 제2뇌실은 뇌실계통 중 가장 큰 공간으로 대뇌반구의 많은 공간을 차지한다. 가쪽뇌실은 각각 **뇌실사이구멍(interventricular foramen)**을 통해 **제3뇌실(3rd ventricle)**로 열린다. 틈새 같은 공간인 제3뇌실은 사이뇌의 좌

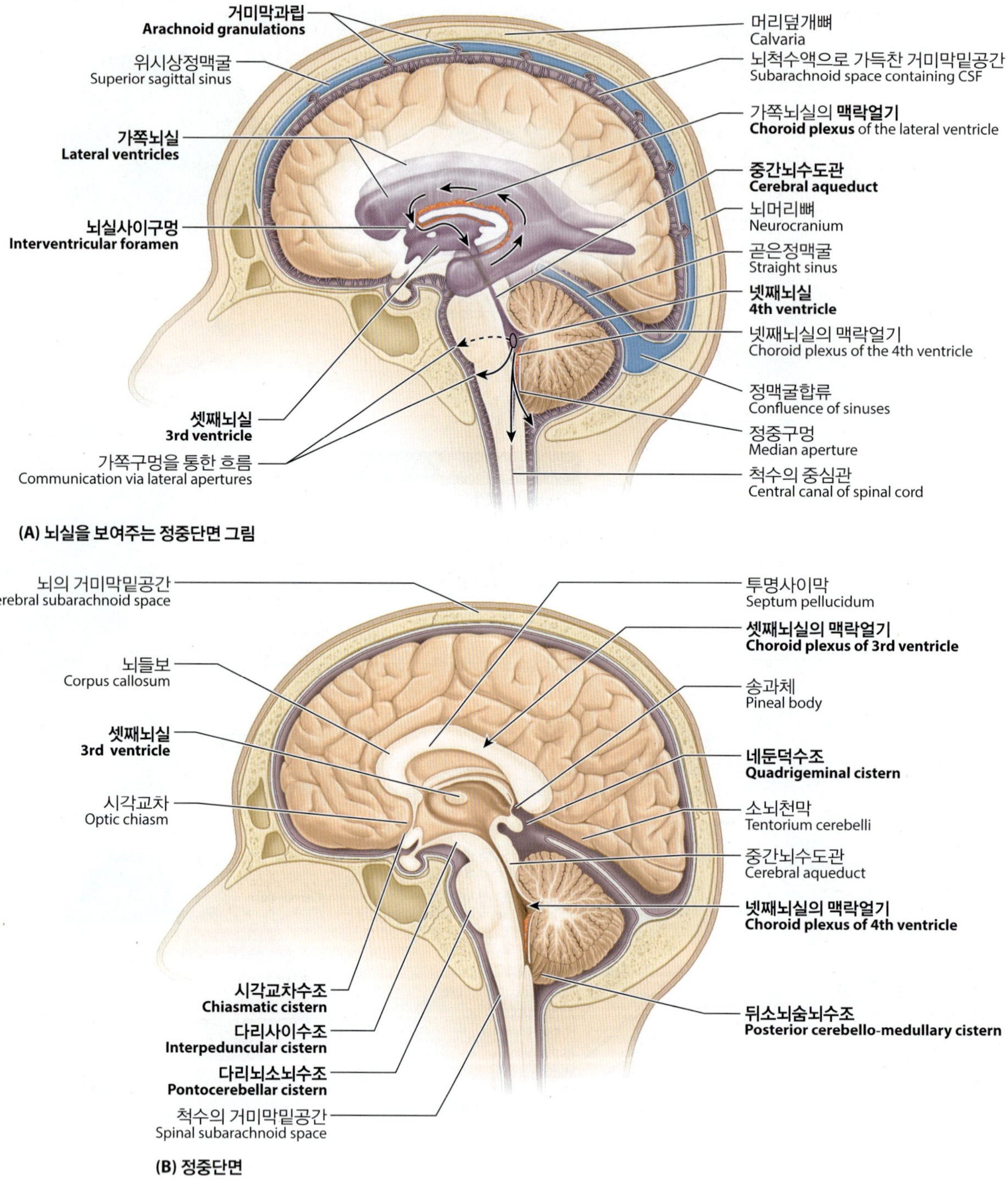

그림 8.37. 뇌실, 거미막밑공간 그리고 수조. A. 뇌실계통과 뇌척수액의 순환을 나타내었다. 뇌척수액은 가쪽뇌실, 제3뇌실, 제4뇌실의 맥락얼기에서 주로 만들어진다. 가쪽뇌실 맥락얼기가 가장 크고 중요하다. **B.** Subarachnoid cisterns. 거미막밑공간이 넓어진 부위인 거미막수조는 실제로 많은 양의 뇌척수액을 포함하고 있다.

우 절반 사이에 존재하고(그림 8.36E) 중간뇌에서 제3뇌실과 제4뇌실을 연결하는 좁은 통로인 **중간뇌수도관(cerebral aqueduct)**과 뒤아래방향으로 연속된다(그림 8.36D, 8.37A, B).

다리뇌와 숨뇌의 뒷부분에 존재하는 피라미드 모양의 **제4뇌실(4th ventricle)**은 아래뒤방향으로 연장되어 있다. 아래로 가면서 점점 더 가늘어지면서 척수 속으로 연속되는 통로인 중심관(central canal)을 형성한다(그림 8.37A). 뇌척수액은 한 개의 **정중구멍(median aperture)**과 한 쌍의 **가쪽구멍(lateral apertures)**을 통해 제4뇌실에서 거미막밑공간으로 나간다. 이러한 구멍들은 뇌척수액이 거미막밑공간으로 들어가는 유일한 통로로 만약 이 구멍들이 막히면, 뇌척수액은 축적되고 뇌실이 팽창하여 대뇌반구를 압박하게 된다.

거미막밑수조(subarachnoid cistern)

뇌척수액에 뇌가 떠 있다는 말이 정확하진 않지만 실제로 뇌는 뇌머

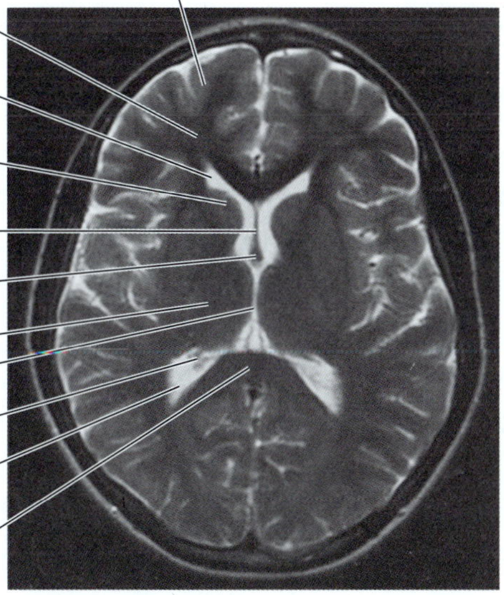

그림 8.38. 대뇌 좌우반구의 가로단면 MRI 영상. 뇌를 둘러싸는 뇌척수액은 고랑과 틈새로 퍼져서 뇌실을 채우고 사진상에 밝은 흰색으로 보인다.

리뼈에 최소한으로 접하고 있다. 뇌바닥의 특정 부위에서 거미막과 연막은 거미막수조에 의해 넓게 분리되어 있는데(그림 8.37B) 이 부위에는 거미막잔기둥이나 혈관 그리고 일부에서 뇌신경뿌리와 같이 뇌를 고정하는 연조직과 뇌척수액이 위치한다. 수조의 명칭은 대개 관련된 구조에 따라 지어졌다.

주요 머릿속 거미막수조는 다음과 같다.

- **소뇌숨뇌수조(cerebellomedullary cistern)**: 소뇌와 숨뇌 사이에 있는 가장 큰 거미막수조이며 제4뇌실의 구멍을 통해 뇌척수액이 들어온다. 이것은 **뒤소뇌숨뇌수조(posterior cerebellomedullary cistern**; cisterna magna)와 **가쪽소뇌숨뇌수조(lateral cerebello-medullary cistern)**로 나뉘진다.
- **다리뇌소뇌수조(pontocerebellar cistern**, pontine cistern): 다리뇌 베쪽에 있는 넓은 공간으로 척수거미막밑공간과 아래쪽으로 연속되어 있다.
- **다리사이수조(interpeduncular cistern**, basal cistern): 중간뇌의 대뇌다리(cerebral peduncle) 사이에 위치한 다리사이오목(interpeduncular fossa)에 위치한다(그림 8.18 참조).
- **시각교차수조(chiasmatic cistern**, cistern of optic chiasma): 시각신경섬유가 교차하는 지점인 시각교차(*optic chiasm*)의 아래, 앞쪽에 있다.
- **네둔덕수조(quadrigeminal cistern**, 큰대뇌정맥수조, cistern of great cerebral vein): 뇌들보 뒷부분과 소뇌 위표면 사이에 존재하며 큰대뇌정맥의 일부를 포함한다(그림 8.29, 8.31A, B 참조).
- **중간뇌주위수조**(cisterna ambiens; **ambient cistern**): 중간뇌의 가쪽면에 위치하고 뒤쪽으로 네둔덕수조와 연속되어 있다.

뇌척수액의 분비(secretion of cerebrospinal fluid)

뇌척수액은 가쪽뇌실, 제3뇌실, 제4뇌실 **맥락얼기(choroid plexuses)**의 맥락상피세포(분화된 뇌실막세포)에 의해 하루에 400~500 mL 분비된다(그림 8.36D, 8.37, 8.38). 맥락얼기는 입방상피세포로 덮인 연막의 혈관얼기로 구성되며 제3뇌실과 제4뇌실의 지붕, 가쪽뇌실 몸통바닥과 아래뿔에 함입되어 있다.

뇌척수액의 순환(circulation of cerebrospinal fluid)

뇌척수액(CSF)은 **뇌실사이구멍**(*interventricular foramina*)을 통해 가쪽뇌실에서 제3뇌실로 들어온 후 **중간뇌수도관**을 통해 제4뇌실로 흐른다(그림 8.37A). CSF의 일부는 **정중구멍**과 **가쪽구멍**을 통해 제4뇌실에서 척수주위와 소뇌의 뒤위쪽으로 연속된 **거미막밑공간**으로 나간다. 그러나 대부분의 뇌척수액은 다리사이수조와 네둔덕수조로 흐른다. CSF는 여러 개의 거미막밑수조로부터 대뇌반구의 안쪽과 뒤가쪽면에 있는 고랑과 틈새를 통해 위방향으로 흐른다. CSF는 또한 뇌신경을 둘러싸고 있는 거미막밑공간이 연장된 부분을 통과하는데 그 중 시각신경(CN II) 주위가 가장 중요하다.

뇌척수액의 흡수(absorption of cerebrospinal fluid)

뇌척수액이 정맥으로 흡수되는 주된 장소는 위시상정맥굴과 그 가쪽주머니 속으로 돌출된 **거미막과립(arachnoid granulations**; 그림 8.35, 8.37A)을 통해서이다(그림 8.37A; 그림 8.28D 참조). 뇌척수액이 들어 있는 거미막밑공간은 거미막과립의 중심까지 해당된다. 뇌척수액은 두 가지 경로를 통해 정맥계통으로 들어간다. (1) 대부분의 뇌척수액은 거미막과립의 세포를 통해 경막정맥굴로 들어간다. (2) 일부의 뇌척수액은 거미막과립을 구성하고 있는 세포 사이로 흐른다(Corbett & Haines, 2018).

뇌척수액의 기능(functions of cerebrospinal fluid)

머리덮개뼈와 뇌수막과 함께 뇌척수액은 머리에 타격을 받을 경우 쿠션 역할을 하여 뇌를 보호한다. 거미막밑공간에 존재하는 뇌척수액은 부력(buoyancy)을 제공하여 뇌의 무게 때문에 뇌신경과 혈관이 머리뼈속면에 눌리지 않도록 한다. 뇌가 뇌척수액보다 다소 무겁기 때문에 뇌바닥이 이랑은 사람이 서 있을 경우 머리뼈우묵의 바닥과 접하고 있다(그림 8.42 참조). 뇌바닥의 대부분에서 뇌막만이 뇌와 머리뼈 사이에 개입되어 있다. 서 있는 자세에서 뇌척수액은 뇌의 위쪽과 가쪽에 위치한 거미막밑수조와 고랑에 주로 존재하는데, 뇌척수액과 경막이 정상적으로 뇌의 윗부분을 머리덮개뼈와 분리하고 있는 것이다(그림 8.37A).

심장의 박동은 조금씩 빠르게 반복적으로 **머리속압력(두개내압, intracrainal pressure)**을 변화시키며; 원인을 알 수 없이 느리게 반복적으로 변화되기도 한다. 머리속압력의 순간적인 큰 변화는 기침이나 힘줄 때 또는 자세를 바꿀 때(서기, 눕기) 일어난다. 머리안의

8

내용물의 부피변화[뇌종양 또는 중간뇌수도관의 폐색으로 인한 뇌실액의 축적(그림 B8.21B 참조)이나 동맥류파열(ruptured aneurysm)에 의한 출혈(그림 B8.22 참조) 등]는 머리속압력의 변화를 초래하는데 이를 **몬로-켈리학설(Monro-Kellie doctrine)**이라 한다. 내용인즉, 머리안은 밀폐된 상자로서 머릿속 혈액량의 변화는 뇌척수액의 이동이나 치환에 의해서만 일어날 수 있다는 것이다.

뇌의 동맥혈액 공급(Arterial Blood Supply of the Brain)

뇌는 체중의 2.5%밖에 되지 않지만 안정기 심박출량의 1/6을 받으며 호흡하는 산소의 1/5을 소모한다. **뇌의 혈액공급**은 거미막밑공간에 있는 속목동맥과 척추동맥이 담당한다(그림 8.39). **정맥의 배출**은 대뇌와 소뇌정맥을 통해 주변의 경막정맥굴로 이루어진다(그림 8.29A, B 참조). 뇌정맥의 내용은 뒤에서 설명될 "뇌의 정맥 배출(Venous Drainage of Brain)"을 참조하라.

속목동맥(internal carotid arteries)

속목동맥(internal carotid arteries)은 목의 온목동맥으로부터 갈라져 나오는데(그림 8.39) 속목동맥의 목부분은 머리뼈바닥으로 가지를 내지 않고 수직으로 올라온다. 속목동맥은 관자뼈 바위부분의 **목동맥관(carotid canal)**을 통해 머리안으로 들어간다. 속목동맥의 머릿속 경로는 그림 8.40에서 그림으로 설명하였으며 그림 8.41에서 방사선사진을 제시하였다. 목동맥관에는 목동맥 이외에도 정맥얼기와 **목동맥교감신경얼기**(*carotid plexus of sympathetic nerve*)가 위치한다(그림 8.40). 속목동맥은 앞쪽으로 **해면정맥굴**(*cavernous sinus*)을 통과하면서 나비뼈몸통 가쪽면의 목동맥고랑(carotid groove)을 달리는데, 눈돌림신경(CN III)과 함께 진행하며 도르래신경(CN IV)과 갓돌림신경(CN VI)이 가까이 위치한다(그림 8.40; 그림 8.31C 참조). 속목동맥의 종말가지는 **앞대뇌동맥(anterior cerebral arteries)**과 **중간대뇌동맥(middle cerebral arteries)**이다(그림 8.41, 8.42).

임상적으로 흔히 속목동맥과 그 가지는 '**뇌의 앞쪽순환**(*anterior circulation of the brain*)'으로 간주된다. 양쪽 앞대뇌동맥은 **앞교통동맥(anterior communicating artery)**에 의해 연결된다. 속목동맥은 그 종말부 근처에서 뒤교통동맥(posterior communicating arteries)을 통해 **뒤대뇌동맥(posterior cerebral artery)**에 연결된다. 이리하여 대뇌다리와 중간뇌 아랫면 사이의 깊은 함몰부인 **다리사이오목**(*interpeduncular fossa*)을 둘러싸는 **대뇌동맥고리**(*cerebral arterial circle*)가 완성된다(그림 8.42, 8.43).

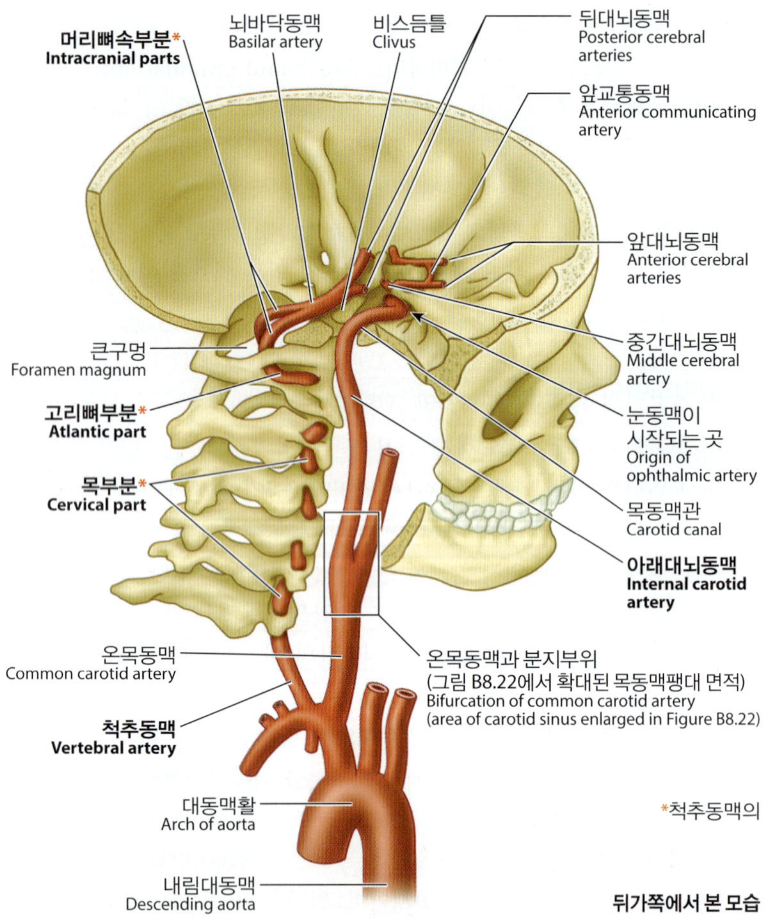

그림 8.39. 뇌의 동맥공급. 양쪽으로 한 쌍의 속목동맥과 척추동맥이 산소가 풍부한 혈액을 공급한다.

척추동맥(vertebral arteries)

척추동맥(vertebral arteries)은 빗장밑동맥 첫부분의 첫째가지로서 목의 뿌리부분에서 척추동맥의 척추뼈이전부분(prevertebral part)으로 시작한다(그림 8.39). 양쪽 척추동맥은 대개 크기가 같지 않으며 왼쪽이 오른쪽보다 더 크다. **척추동맥의 목부분(cervical part of vertebral artery)**은 위쪽 6개 목뼈의 **가로구멍**(*transverse foramina*)을 통해 위로 올라가고, **척추동맥의 고리뼈부분(atlantic part**: 고리뼈 즉 첫째목뼈를 지나는 부분)은 큰구멍을 통과해 경막과 거미막을 관통한다. **척추동맥의 머릿속부분(intracranial part)**은 다리뇌의 꼬리쪽 경계에서 양쪽이 합쳐져 뇌바닥동맥을 형성한다(그림 8.39, 8.42, 8.43C). 척추뇌바닥동맥(vertebrobasilar artery)계통과 그 가지들은 임상적으로 흔히 '**뇌의 뒤쪽순환**(*posterior circulation of the brain*)'으로 간주된다.

뇌바닥동맥(basilar artery)이 이런 이름으로 불린 이유는 머리뼈바닥과 매우 가깝게 접해 있기 때문이다. 안장에서 큰구멍까지 비탈진 면인 **비스듬틀**(경사대, *clivus*)을 올라가면서 다리뇌소뇌수조를 지나 다리뇌의 위쪽경계에 이르러 두 개의 **뒤대뇌동맥(posterior cerebral arteries)**으로 나뉘면서 끝난다.

대뇌동맥(cerebral arteries)

모든 대뇌동맥의 겉질가지(cortical branches)는 뇌의 더 깊은부분으로 가는 가지를 공급할 뿐 아니라 대뇌의 모든 표면과 극에도 혈액을 공급한다(그림 8.41, 8.43A, B; 표 8.7).

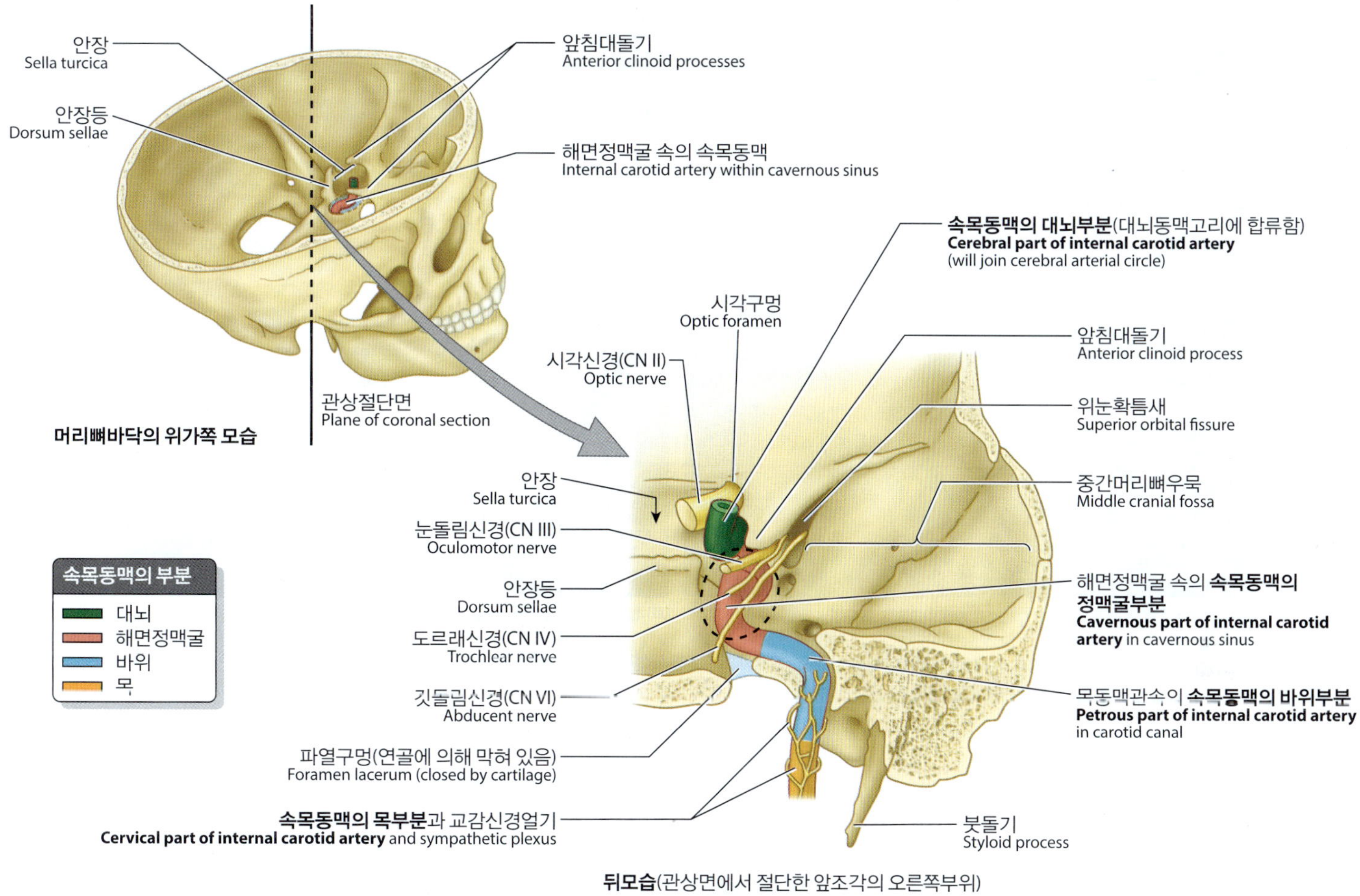

그림 8.40. 속목동맥의 경로. *왼쪽* 그림의 수직점선은 목동맥관(*오른쪽*)을 지나는 관상면을 나타낸다. 속목동맥의 목부분은 목을 수직으로 올라가 관자뼈 바위부분의 목동맥관 입구까지 간다. 동맥의 바위부분은 목동맥관에서 관자뼈바위부분 꼭대기를 향해 수평하게 안쪽으로 꺾인다. 파열구멍은 일생 동안 연골판으로 막혀 있는데 그 위로 목동맥관이 있어 속목동맥이 머리안으로 들어간다. 이 동맥은 연골판을 앞으로 지나 해면부분이 나비뼈 몸통 가쪽면의 목동맥고랑을 달리면서 해면정맥굴을 가로지른다. 앞침대돌기의 아랫부분에서 동맥은 180° 회전함으로써 속목동맥의 대뇌부분은 뒤쪽을 향하여 대뇌동맥고리에 합류한다.

다음과 같은 동맥의 겉질가지가 있다.

- **앞대뇌동맥(anterior cerebral arteries)**은 뇌의 안쪽과 윗면, 이마극(*frontal pole*) 대부분에 혈액을 공급한다.
- **중간대뇌동맥(middle cerebral arteries)**은 뇌의 가쪽면과 관자극에 혈액을 공급한다.
- **뒤대뇌동맥(posterior cerebral artery)**은 뇌의 아랫면과 뒤통수극에 혈액을 공급한다.

대뇌동맥고리(cerebral arterial circle)

윌리스(Willis)의 **대뇌동맥고리(cerebral arterial circle)**는 대략 오각형 모양의 고리로 뇌의 배쪽면에 존재하며 뇌바닥에서 뇌로 혈액을 공급하는 4개 동맥(2개의 척추동맥, 2개의 속목동맥) 사이의 중요한 문합(anastomosis)이다(그림 8.42, 8.43C; 표 8.7). 동맥고리는 앞에서 뒤쪽으로 순서대로 다음과 같은 혈관들에 의해 형성된다.

- 앞교통동맥(anterior communicating artery)
- 앞대뇌동맥(anterior cerebral arteries)
- 속목동맥(internal carotid arteries)
- 뒤교통동맥(posterior communicating arteries)
- 뒤대뇌동맥(posterior cerebral arteries)

대뇌동맥고리의 여러 구성성분이 뇌에 많은 작은 가지를 낸다.

뇌의 정맥 배출(Venous Drainage of Brain)

뇌에서 혈액을 배출시키는 벽이 얇고 판막이 없는 정맥들은 거미막과 경막의 수막층을 관통해서 인근의 경막정맥굴로 연결되고(그림 8.28A, 8.29~32 참조), 결국 속목정맥으로 대부분이 배출된다. 대뇌 위가쪽면의 **위대뇌정맥(superior cerebral veins)**은 위시상정맥굴로 혈액을 배출한다; 대뇌반구의 아래쪽, 뒤아래쪽 그리고 깊은 곳에서 거두어진 혈액은 **아래대뇌정맥(inferior cerebral veins)**, **얕은중간대뇌정맥(superficial middle cerebral veins)**을 통해 곧은정맥굴,

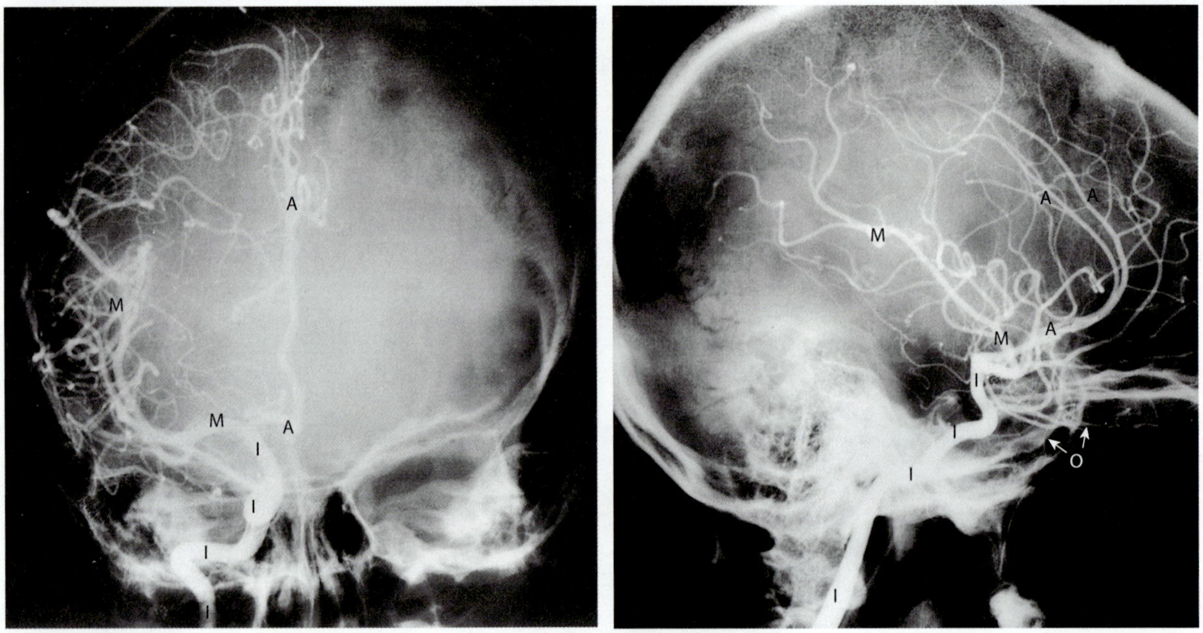

(A) 혈관조영술 중 앞모습 (B) 혈관조영술 중 가쪽 모습

그림 8.41. 속목동맥의 혈관조영상(carotid arteriogram). A, B. 이 사진을 찍기 전에 방사선비투과조영제를 속목동맥으로 주사하여 한쪽 뇌에 분포하는 속목동맥을 나타내었다. *A*, 앞대뇌동맥과 그 가지; *I*, 속목동맥의 4부분; *M*, 중간대뇌동맥과 그 가지; *O*, 눈동맥.

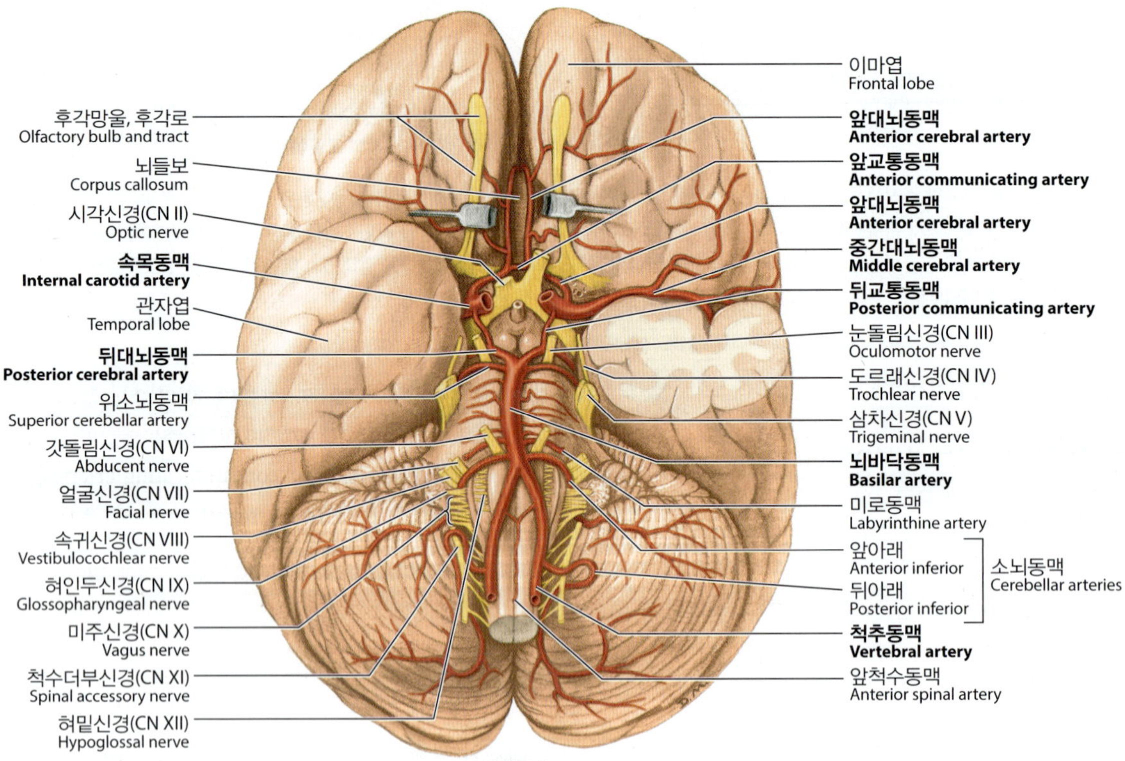

아래모습

그림 8.42. 대뇌동맥고리와 뇌바닥. 속목동맥과 뇌바닥동맥은 모였다가 나뉘고 문합하면서 윌리스뇌동맥고리(cerebral arterial circle of Willis)를 형성한다. 대뇌 가쪽고랑의 중간대뇌동맥을 드러내기 위하여 왼쪽 관자극을 제거하였으며, 앞대뇌동맥을 드러내기 위해 양쪽 전두엽을 벌렸다.

가로정맥굴, 위바위정맥굴로 배출한다. **큰대뇌정맥(great cerebral vein** of Galen)은 하나의 정중정맥으로 두 개의 속대뇌정맥이 합쳐져 형성되며, 아래시상정맥굴과 만나서 곧은정맥굴을 이루고 끝난다(그림 8.29A, B). 소뇌의 혈액은 **위소뇌정맥(superior cerebellar veins)**과 **아래소뇌정맥(inferior cerebellar veins)**에 의해 배출되며 각각 가로정맥굴과 구불정맥굴로 배출된다(그림 8.32 참조).

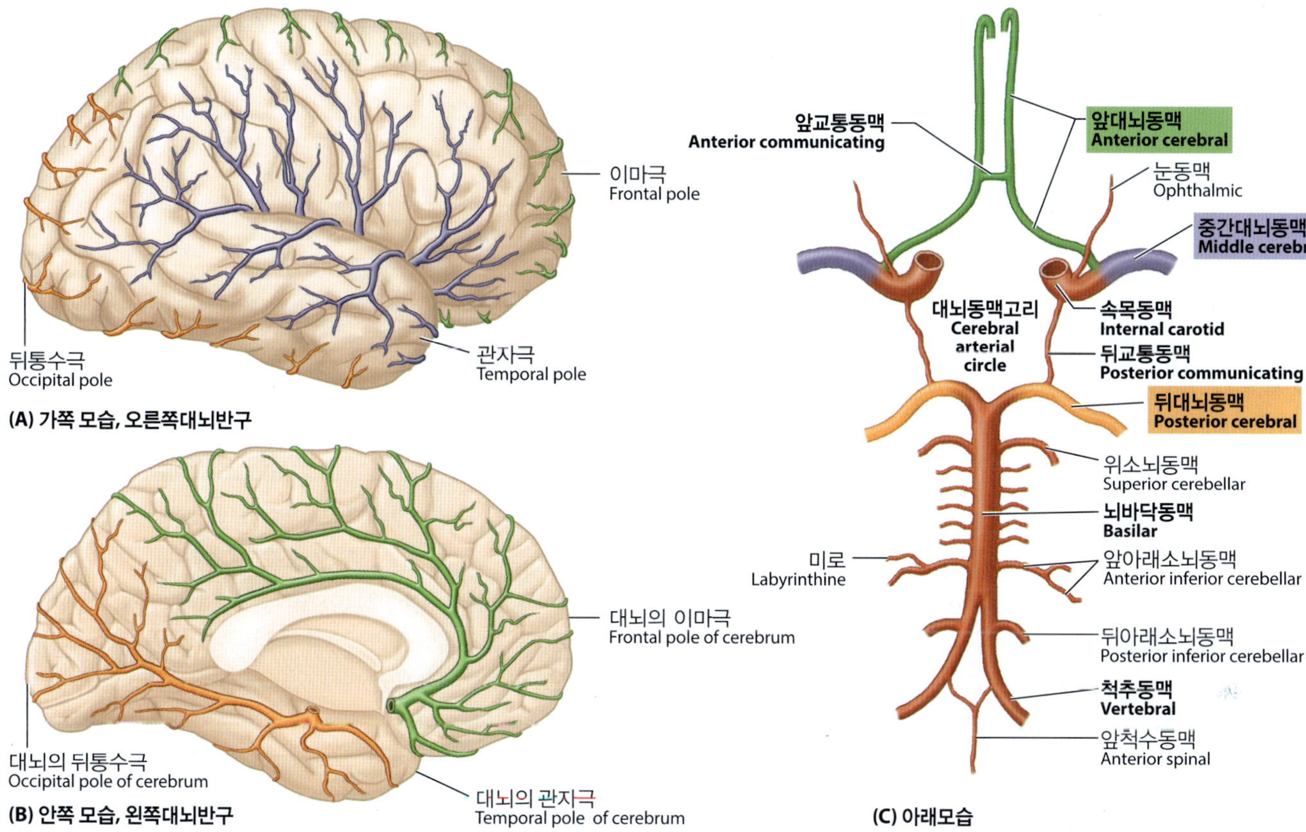

그림 8.43. 대뇌의 동맥공급.

표 8.7. 대뇌반구의 동맥공급

동맥	기원	분포
속목동맥:	방패연골 위모서리에 있는 온목동맥	해면정맥굴, 뇌하수체, 삼차신경절의 벽에 가지를 냄; 뇌의 주된 혈액공급
앞대뇌동맥	속목동맥	대뇌반구, 뒤통수엽 제외
앞교통동맥	앞대뇌동맥	대뇌동맥고리(윌리스고리, circle of Willis)
중간대뇌동맥	앞대뇌동맥이 나뉜 후 속목동맥의 연장	대뇌반구의 대부분의 가쪽면
척추동맥:	빗장밑동맥	뇌막과 소뇌
뇌바닥동맥	양쪽 척추동맥의 합쳐져서 형성	뇌줄기, 소뇌, 대뇌
뒤대뇌동맥	뇌바닥동맥의 종말가지	대뇌반구의 아랫면과 뒤통수엽
뒤교통동맥	뒤대뇌동맥	시각신경로, 대뇌다리, 속섬유막, 시상

8

임상적용 CLINICAL BOX

뇌(BRAIN)

뇌손상(Cerebral Injuries)

뇌진탕(*cerebral concussion*)은 머리외상 직후 갑자기 잠깐 동안 나타나는 의식의 소실을 말한다. 권투 중 녹다운(knockdown)되었을 때처럼 10초가량 의식을 잃게 된다. 오토바이 사고 같은 더 심한 외상일 경우, 몇 시간이나 하루 정도 의식을 잃을 수 있다. 6시간 안에 의식을 되찾으면 장기적으로 예후가 좋다(Louis et al., 2022). 만약 혼수(coma)가 6시간 이상 지속되는 경우는 대개 뇌조직이 손상된 것이다.

특히 프로 권투선수에게는 하지의 약화, 불안한 걸음걸이, 느린 근육운동, 손떨림, 어눌함 같은 느린 뇌활동이 특징인 **만성외상성 뇌병증**(*chronic traumatic encephalopathy*) 또는 '**펀치드렁크증후군**(*punchdrunk syndrom*)'의 위험이 있다. 이런 외상은 머리의 가속 또는 감속에 의해 축삭을 비틀거나 잡아당겨서 **광범위축삭손상**(*diffuse axonal injury*)을 초래한다. 움직이는 머리가 급하게 멈추게 되면 가만히 있는 머리뼈를 뇌가 갑자기 치게되는 결과는 낳는다. 간혹 의식의 소실을 동반하지 않는 뇌진탕도 있다. 의식을 잃지 않았다고 해서 뇌진탕이 심각하지 않음을 의미하는 것은 아니다. 가벼운 외상성뇌손상(경도외상성뇌손상, minor traumatic brain injuries)은 머리손상의 90% 이상을 차지한다.

뇌타박상(**뇌좌상**, *cerebral contusion*)은 외상에 의해 연막이 뇌표면에서 벗겨지거나 찢어져 발생하며 이로써 거미막밑공간으로 혈액이 들어오게 된다. 멍이 드는 것도 움직이고 있던 뇌가 갑자기 멈춘 머리뼈에 급하게 부딪히거나, 갑자기 움직이는 머리뼈가 그대로 멈춰 있던 뇌에 충격을 준 결과이다. 대뇌타박상은 계속되는 의식불명을 초래할 수 있지만, 광범위축삭손상, 뇌부종 또는 이차출혈이 있지 않으면 회복되기 쉽다(Louis et al., 2022).

대뇌찢김(**대뇌열상**, *cerebral lacerations*)은 보통 함몰된 머리뼈골절이나(그림 B8.4 참조) 총상과 관련되어 있다. 찢김은 혈관파열로 뇌와 거미막밑공간으로의 출혈을 초래하여 머릿속압력을 상승시키고 뇌를 압박하게 된다.

뇌압박(*cerebral compression*)의 원인은 다음과 같다.

- 머릿속에 혈액이 고이는 것
- 뇌척수액의 순환이나 흡수가 막히는 것
- 머릿속에 생긴 종양 또는 고름집
- **뇌부종**, 물과 나트륨의 양이 늘어나 뇌의 부피가 증가하는 것 (Mayer, 2022).

수조천자(Cisternal Puncture)

진단과 치료목적으로 뇌척수액을 **수조천자**(*cisternal puncture*)를 통해 뒤소뇌숨뇌수조에서 얻을 수 있다. 성인에서는 대부분 허리수조(lumbar cistern)가 선택(제2장 등, 그림 B2.25 참조)되지만 유아나 영아에서는 소뇌숨뇌수조(cerebellomedullary cistern)를 선택하게 되는데 이때는 조심스럽게 뒤고리뒤통수막(posterior atlanto-occipital membrane)을 통해 바늘을 삽입한다. 이렇게 하여 거미막밑공간이나 뇌실 속의 뇌척수액압력을 측정하거나 항생제 또는 의학영상을 얻기 위해 조영제(contrast media)를 주입할 수 있다.

물뇌증(수두증, Hydrocephalus)

뇌척수액이 과잉생산되거나 그 흐름이 막힐 때 또는 흡수가 방해를 받을 경우 뇌실에 과량의 뇌척수액이 축적되어 머리가 커지는데 이런 상태를 **폐쇄물뇌증**(*obstructive hydrocephalus*)이라 한다(그림 B8.21A). 과다한 뇌척수액은 뇌실을 확장시키고 대뇌피질을 얇게 만들며 유아에서 머리덮개뼈를 이루는 각각의 뼈들을 분리시킨다. 뇌척수액의 흐름이 막히는 경우는 어느 부위에서나 일어날 수 있지만 보통 중간뇌수도관이나 뇌실사이구멍에서 일어난다(그림 B8.21B). **수도관협착**(*aqueduct stenosis*: 좁아진 수도관)은 중간뇌 근처에 생긴 종양이나 뇌실속출혈로 유리된 세포조각 또는 중추신경계의 박테리아, 곰팡이 감염에 의해 발생한다(Corbett & Haines, 2018).

뇌척수액 순환이 막히면 막힌 지점 위쪽 뇌실을 확장시키고 대뇌반구를 압박한다. 이러한 상태는 뇌실액과 머리덮개뼈 사이에 위치한 뇌를 압박하는 것이다. 유아에서는 봉합과 숫구멍이 아직 열려 있기 때문에 내부압력에 의해 뇌와 머리덮개뼈가 확대된다. 인공적으로 배출구를 만들어 막힌 곳을 우회하여 뇌척수액이 빠져나가게끔 하면 뇌손상을 줄일 수 있다.

교통물뇌증(*communicating hydrocephalus*)에서는 뇌실과 거미막밑공간으로 뇌척수액이 흐르지 못하는 것은 아니지만 이 공간으로부터 정맥계통으로 뇌척수액을 거두는데 부분적 또는 완전한 저해가 있다. 이러한 문제는 선천적으로 거미막과립이 존재하지 않거나 거미막밑공간으로의 출혈로 인해 적혈구가 과립들을 막고 있기 때문에 초래된다(Corbett & Haines, 2018).

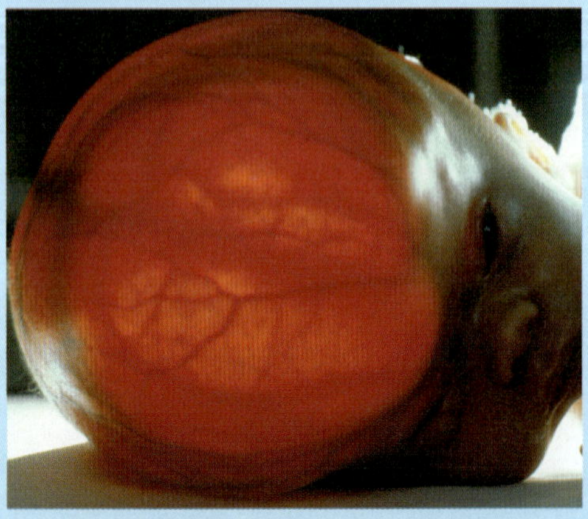

(A) 옆으로 누운 영아의 앞위쪽에서 본 투과조명

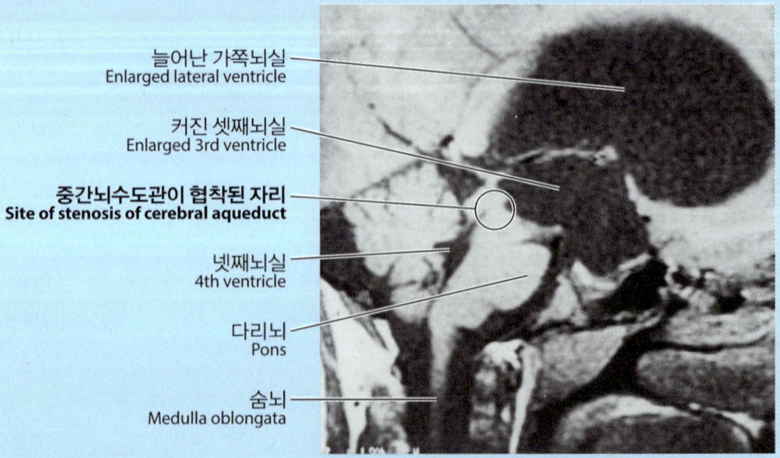

(B) MRI의 시상단면영상(그림 8.37과 비교)

그림 B8.21. 막힌 뇌척수액의 흐름. A. 물뇌증(hydrocephalus) **B.** 수도관협착(aqueductal stenosis).

뇌척수액의 누출(Leakage of Cerebrospinal Fluid)

중간머리뼈우묵 바닥의 골절로 인해 바깥귀길로 뇌척수액이 새어나올 수 있는데 이것은 중간귀 위쪽에 있던 뇌막이 찢어지고 고막이 파열되었음을 의미한다. 벌집뼈체판을 포함한 앞머리뼈우묵 바닥의 골절은 코를 통해 뇌척수액을 누출시킬 수 있다(그림 8.12A 참조). 뇌척수액은 그 속에 녹아 있는 포도당의 수치를 재어 점액과 구분할 수 있다(CSF의 포도당 농도는 혈액의 그 농도를 반영한다). **뇌척수액귓물** 또는 **콧물**(*CSF otorrhea/rhinorrhea*)은 머리뼈바닥골절을 우선적으로 지시하는 증상인데, 이때 귀 또는 코로부터 뇌막으로 감염이 퍼질 수 있으므로 수막염(뇌막염, meningitis)의 위험이 증가하게 된다(Louis et al., 2022).

뇌줄기로의 혈액공급 감소 (Reduced Blood Supply to the Brainstem)

척추동맥이 목뼈 가로돌기의 가로돌기구멍과 뒤통수아래삼각을 통과하면서 휘어지는데, 이것은 동맥경화증(arteriosclerosis)에서 혈액공급이 감소하므로 임상적으로 중요하다. 이런 상황에서 자동차를 후진할 때처럼 고개를 장시간 돌린 상태로 있으면 뇌줄기로의 혈액공급을 방해하여 어지러움, 현기증 및 기타 증상을 유발하게 된다.

대뇌동맥 문합과 대뇌색전증(Anastomoses of Cerebral Arteries and Cerebral Embolism)

뇌의 표면에서 3개의 대뇌동맥의 가지들이 서로 문합하지만, 만약 대뇌동맥이 혈전 같은 것에 의해 막히는 **대뇌색전증**(*cerebral embolism*)의 경우, 현미경으로나 관찰할 수 있는 작은 문합으로는 관련된 대뇌겉질부분에 충분한 혈액을 공급할 수 없게 된다. 결과적으로 **뇌허혈**(*cerebral ischemia*)과 **경색**(*infarction*)이 일어나고 괴사되는 부분이 생긴다. 큰 뇌색전이 주요 뇌혈관을 막을 경우 심각한 신경학적 문제를 야기하고 사망에 이르게 할 수도 있다.

대뇌동맥고리의 변이(Variations of the Cerebral Arterial Circle)

대뇌동맥고리를 형성하는 혈관 크기의 변이는 매우 흔하다. 어떤 사람에서는 뒤교통동맥이 없고 또 어떤 이는 앞교통동맥이 2개 있을 수도 있다. 대략 세 명 중 한 명에게서 한 개의 뒤대뇌동맥이 속목동맥의 주요 가지로 나온다. 한쪽의 앞대뇌동맥이 보통 크기보다 작게 나뉘기도 하는데 이런 사람에서는 앞교통동맥이 보통의 경우보다 크게 나타난다. 이러한 변이는 혈관의 이상이나 색전이 있을 경우에 임상적으로 중요하다.

뇌졸중(Strokes)

뇌졸중은 뇌의 정상 혈액공급이 갑자기 감소(저관류, hypoperfusion)되는 것으로 뇌기능 이상이나 사망에도 이를 수 있다. 뇌졸중은 미국에서 성인에게 이환되는 가장 흔한 신경학적 질환이며, 세계적으로 모든 사망의 약 10% 정도의 원인이 되는데(Elkind, 2022), 대부분 치명적이기보다는 장애를 남기게 된다. 전형적인 증상은 신경학적 증상(neurological symptom)이 갑자기 나타나는 것이다. 뇌졸중에는 두 가지 주된 유형이 있는데 혈액공급이 떨어지는 **허혈성**(*ischemic*)이거나 출혈에 의한 **출혈성**(*hemorrhagic*)이다.

허혈성뇌졸중이 더 흔한데, 국소적인 신경학적 결손(focal neurological deficit)이 뇌동맥의 **죽상동맥경화증**(*atherosclerosis*, 뒤에 이어지는 "뇌경색증" 참조)이나 **혈전색전증**(*thromboembolism*)에 의해 초래된다. **혈전**(*thrombus*)은 혈관 속에서 혈액이 응고되어 발생하고, **색전**(*embolus*)은 다른 곳에서 형성되었던 혈전이 이동해 와서 혈관을 막은 것이다.

대뇌동맥고리는 그것을 형성하는 주요 동맥 가운데 한 개가 점진적으로 막힐 경우 중요한 곁순환(collateral circulation)의 수단이 된다. 비록 부분적일지라도 급성 폐색은 신경학적 결손을 일으킨다. 노인에게서 큰동맥(속목동맥)이 서서히 막히더라도 동맥고리의 연결만으로는 충분하지 않으므로 약간의 기능손상은 불가피하다.

출혈성뇌졸중(*hemorrhagic stoke*)은 뇌속동맥이 새거나(leakage of intracerebral artery), 거미막밑의 동맥에서 동맥벽이 약한 부분이 늘어나서 꽈리 모양의 **동맥자루**(*saccular aneurysm*)가 파열되는 경우에 초래된다(그림 B8.22A). 가장 흔한 동맥자루의 유형은 대뇌동맥고리나 그 근처 뇌바닥의 중간크기동맥(medium artery)에 발생하는 **딸기동맥자루**(**딸기동맥류**, *berry aneurysm*)이다(그림 B8.22). 동맥자루는 뇌바닥동맥이 둘로 갈라져 뒤대뇌동맥으로 되는 곳에서도 생긴다. 특히 **고혈압**(*hypertension*) 환자인 경우 동맥자루벽의 약한 부분이 확장되어 파열되면 거미막밑공간으로 혈액이 유입된다(그림 B8.22). 갑작스러운 **동맥자루의 파열**은 참을 수 없을 정도로 심한 두통과 목경직을 일으키는데, 이 증상들은 거미막밑공간으로 많은 출혈이 일어나기 때문이다.

뇌졸중의 예방이나 회복을 위하여 생활습관의 개선이 필요한데, 혈압을 조절하고 담배를 끊고 혈당과 체중을 조절하는 건강한 식이요법과 운동 그리고 필요할 경우 항혈전약물을 복용하는 것이다.

뇌경색증(Brain Infarction)

온목동맥이 갈리는 곳처럼 동맥이 구부러지는 지점에 생긴 **죽상경화판**(*atherosclerotic plaque*)에 의해 동맥이 점점 좁아지면 신경학적 결손을 일으킨다(그림 B8.23). 죽상경화판에서 색전이 떨어져 나오면 이것이 통과하기 어려울 정도로 작은 머릿속혈관에 박힐 때까지 이동한다. 이러한 경우 갑자기 뇌의 특정 부위(예를 들면 왼쪽 마루엽)에 동맥공급이 막혀서 **급성겉질경색증**(*acute cortical infarction*)을 초래한다. 뇌에 혈액공급이 30초 이상 중단되면 뇌세포의 대사에 영향을 주고 1~2분이 지나면 신경 기능이 소실되고 5분 후에는 **산소부족**(*anoxia*)으로 돌이킬 수 없는 손상을 초래한다. 빠른 시간 안에 혈액공급을 재개하고 산소를 보내 주어

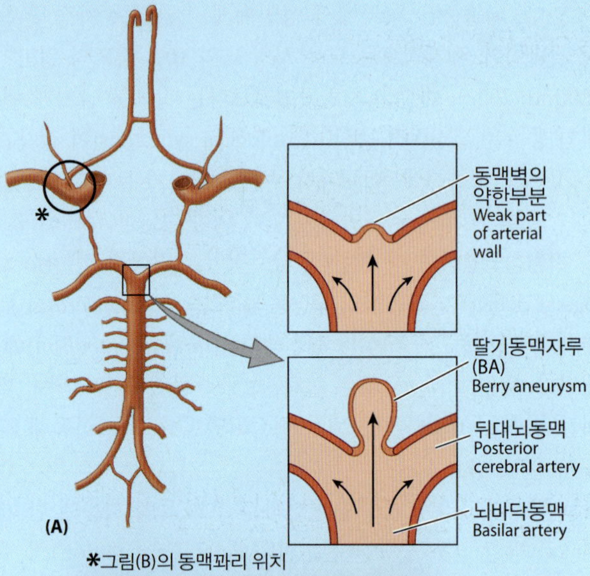

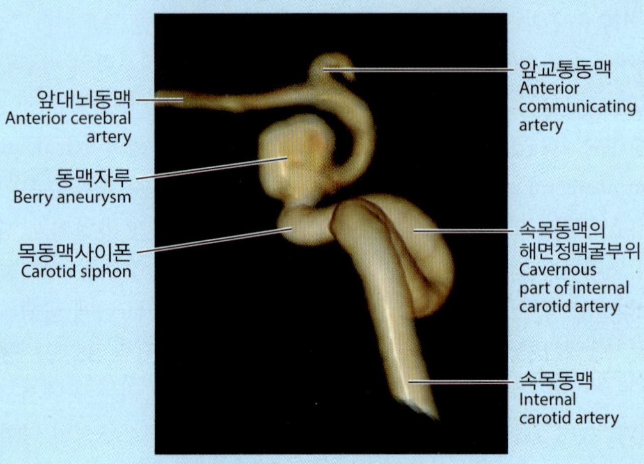

(B) 동맥자루의 CT 3차원 재구성 영상

그림 B8.22. 동맥자루.

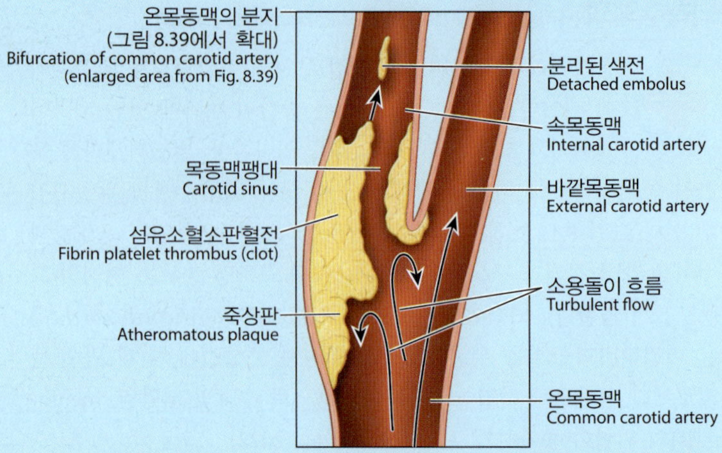

그림 B8.23. 죽상판(atheromatous plaque).

야 이런 손상으로부터 회복될 수 있다(Esenwa & Mayer, 2022).

일과성허혈발작(Transient Ischemic Attacks)

일과성허혈발작(*TIAs*)은 허혈에서 야기되는 일시적인 신경학적 증상이 짧게(24시간 미만) 지속되는 것이다. 대부분의 TIAs는 몇 분밖에 지속되지 않지만 어떤 경우는 1시간 동안도 지속될 수 있다. **속목동맥**이나 **척추뇌바닥동맥** 같은 큰동맥의 협착(동맥 내강이 좁아지는)이 동반될 경우 일과성허혈발작은 더 오래 지속되고 머릿속혈관의 말단부에 혈액공급이 감소된다. 일과성허혈발작은 비틀거림(staggering), 어지러움(dizziness), 정신이 아득해짐(lightheadedness), 실신(fainting), **감각이상**(*paresthesia*) 등과 같은 모호한 증상이 나타날 수 있다. 일과성허혈발작을 일으킨 사람들은 심근경색증(myocardial infarction)이나 허혈성뇌졸중에 걸릴 위험이 높아진다(Omran & Gutierrez, 2022).

핵심정리: 뇌(Brain)

뇌의 부분들: 대뇌낫으로 나누어진 대뇌피질의 두 반구는 사람뇌의 두드러진 특징이다. ■ 뇌마다 이랑과 고랑의 양상은 상당히 다르지만, 뇌전체의 크기나 다른 특징들은 매우 유사하다. ■ 각 대뇌반구는 설명을 위해 4개의 엽으로 나누고 각 엽 위를 덮고 있는 머리뼈와 같이 명명하지만 엽 사이의 경계는 머리뼈 사이의 그것과는 일치하지 않는다. ■ 사이뇌는 뇌의 중심을 이루고 중간뇌, 다리뇌, 숨뇌는 뇌줄기를 이루며 숨뇌는 척수와 연속된다. ■ 소뇌는 천막밑구조물로 뒤머리뼈우묵에 위치한다.

뇌실: 각 대뇌반구의 중심에는 가쪽뇌실이 위치한다. 이것을 제외한 다른 뇌실계통은 짝을 이루지 않고 정중선상에 존재하며 뇌와 척수를 감싸고 있는 거미막밑공간과 교통하고 있다. ■ 맥락얼기는 뇌실 속으로 뇌척수액을 분비하는데 이 뇌척수액은 뇌실 밖으로 나와 거미막밑공간으로 흐른다. ■ 뇌척수액은 정상적으로 생성되는 것과 동일한 속도로 위시상정맥굴에 연결된 거미막과립을 통해 정맥계통으로 흡수된다.

뇌의 동맥과 정맥: 뇌기능을 유지하려면 끊임없는 산소와 영양소의 공급이 필수적이다. ■ 뇌는 양쪽으로 쌍을 이룬 속목동맥과 척추동맥의 뇌가지로부터 이중으로 혈액을 공급받고 있다. ■ 이들 동맥 사이의 문합으로 대뇌동맥고리가 형성된다. ■ 혈관의 문합은 뇌표면에 있는 3개의 대뇌동맥에 의해서도 형성된다. ■ 성인에서 만약 혈액을 운반하는 4개의 동맥 중에 하나가 막힌다면 나머지 3개의 동맥은 충분한 곁순환을 제공하지 못하고 결과적으로 대뇌의 혈액순환이 감소되어 허혈성뇌졸중을 초래한다. ■ 뇌에서의 정맥배출은 경막정맥굴과 속목정맥을 통해서 이루어진다.

눈확, 안구와 부속 구조물 (Orbits, Eyeball, and Accessory Visual Structures)

눈(eye)은 시각기관으로서 안구(eyeball)와 시각신경(optic nerve)을 포함한다. **눈확**은 안구와 그 부속기를 담고 있다. 시각 부속 구조물(L. *adnexa oculi*)은 눈확 앞쪽에 위치하여 안구를 보호하고 뒤쪽으로 눈확 내에 위치하여 안구를 움직이고, 지지하며, 신경과 혈관을 분포시킨다. **눈부위(orbital region)**는 눈확과 안구를 덮는 얼굴의 부위로서 위아래눈꺼풀과 눈물기관을 포함한다(그림 8.14 참조).

눈확(Orbits)

눈확(orbits)은 얼굴뼈 안에 양쪽으로 위치한 뼈로 된 공간이다. 이것은 속이 비어 있는 사각 피라미드를 닮은 구조물로서 그 바닥(base)은 앞가쪽을 향하고 꼭지(꼭대기, 첨부, apex)는 뒤안쪽을 향하고 있다(그림 8.44A). 벌집뼈굴과 코안의 윗부분에 의해 분리되는 두 눈확의 안쪽벽은 서로 평행하지만, 가쪽벽은 거의 직각(90°)을 이루고 있다.

결과적으로, **눈확축**(*orbital axes*)은 약 45°로 발산(diverge)한다. 하지만 정면을 바라보는 해부학적자세(anatomical position)에서 안구는 **제일눈위치**(제일안위, **primary position**)가 되고 두 안구의 **광학축**(*optical axes*, 시선축, 시각의 방향선)은 서로 평행하게 된다. 눈확은 **안구(eyeballs)**와 **부속 구조물(accessory visual structures)**을 포함하고 보호한다(그림 8.45). 부속물은 아래와 같다:

- **눈꺼풀**(*eyelids*)은 눈확의 앞쪽에 위치하여, 안구 앞부분의 노출을 조절한다.
- **바깥눈근육**(안구근육, *extra-ocular muscles*)은 안구의 위치를 잡

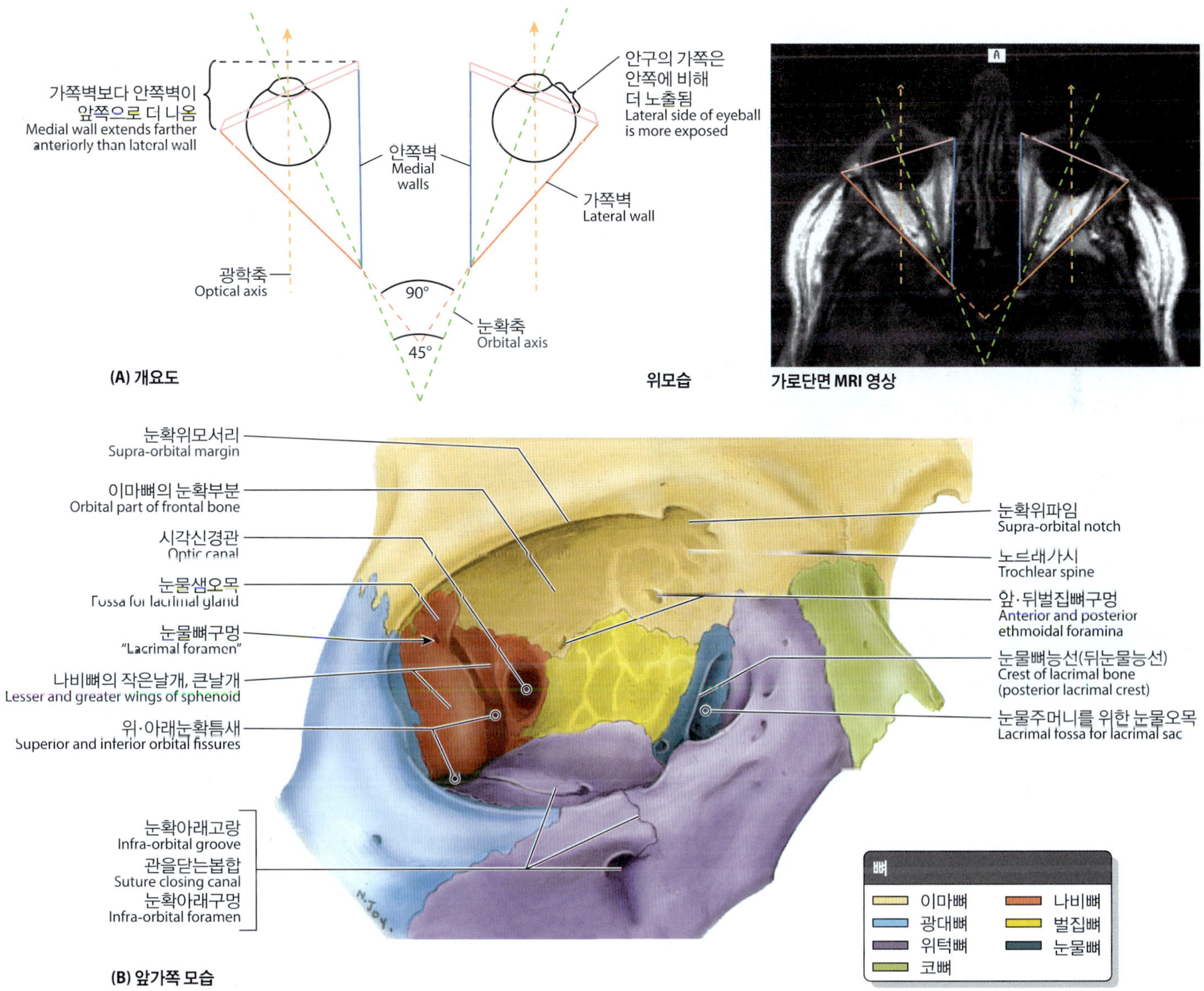

그림 8.44. 눈확과 그 속에 위치한 안구. A. 광학축(시선축, line of gaze)은 눈확축과 일치하지 않는다. 이것은 바깥눈근육의 움직임을 이해하는 데 매우 중요하다. 두 눈확은 벌집과 코안 윗부분과 코중격에 의해 나뉜다. **B.** 눈확의 벽을 구성하는 뼈. 정면에서는 잘 보이지 않지만 이렇게 앞가쪽에서 보면 눈확꼭지(orbital apex)가 잘 보인다.

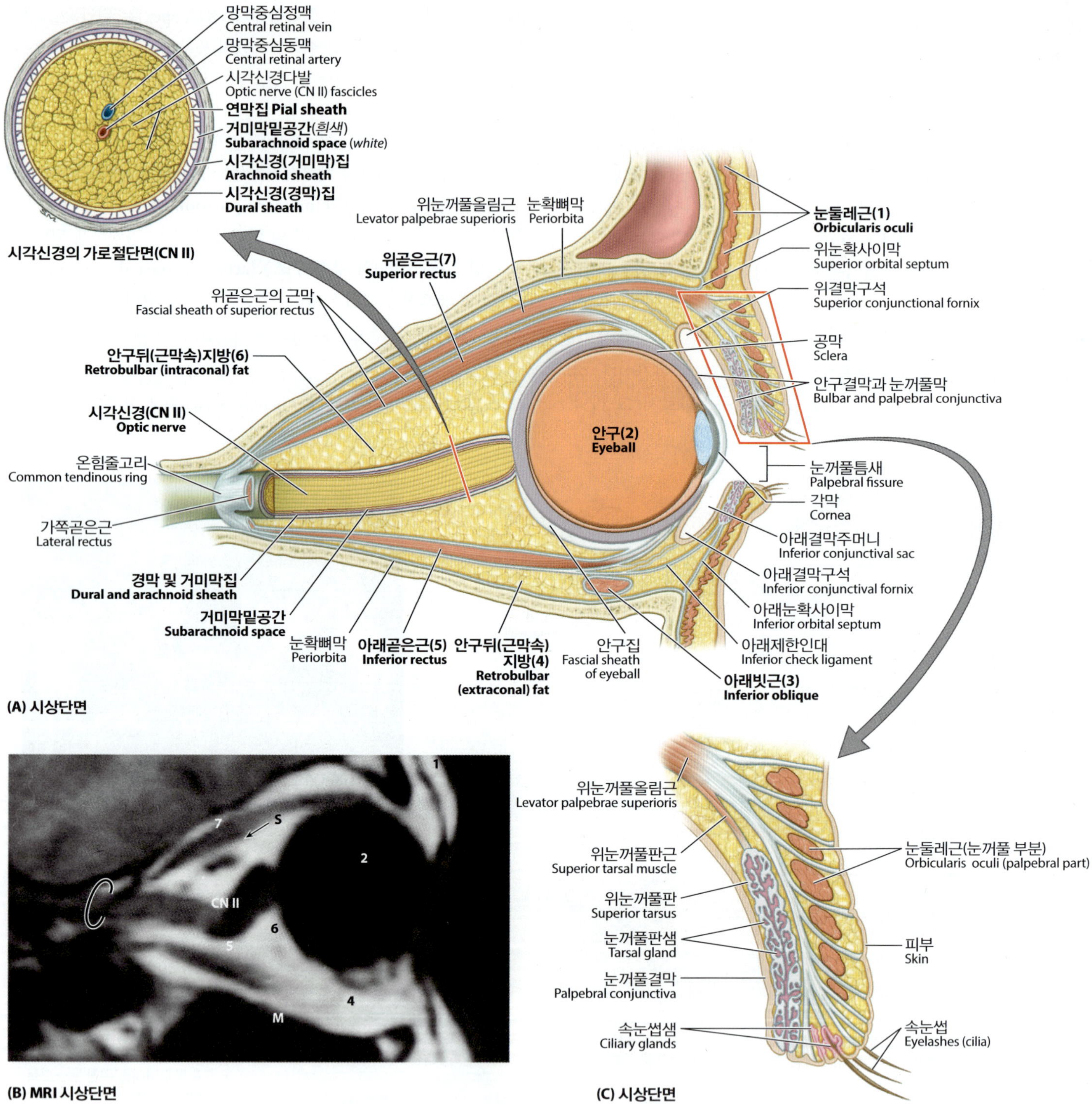

그림 8.45. 눈확, 안구와 눈꺼풀. A. 개요. *삽입그림*. 시각신경(CN II)의 가로절단면(cross-section). 시각신경주위에 있는 거미막밑공간은 뇌를 덮는 거미막과 연막 사이의 공간과 연속된다. 괄호안의 숫자는 **B**에서 번호로 표시한 구조물에 해당한다. **B.** 이 MRI 영상은 시각신경(CN II)과 안구를 가르는 시상단면을 보여준다. *M*, 위턱굴; *S*, 위눈정맥; *호*(*arc*), 시각신경관. **C.** 위눈꺼풀을 상세히 보여준다. 눈꺼풀판은 눈꺼풀의 골격을 형성하고 그 눈 속에 눈꺼풀판샘이 들어 있다.

아주며, 또한 위눈꺼풀을 들어올린다.

- 안구와 근육을 통과하는 신경과 혈관들(*nerves and vessels*)
- 안구와 근육들을 둘러싸는 눈확근막(*orbital fascia*)
- 눈꺼풀과 안구앞면을 덮고 있는 점막(*mucous membrane*, 결막 *conjunctiva*)과 이 부위를 윤활시켜주는 눈물기관(*lacrimal apparatus*)

위 구조물이 존재하지 않는 눈확 안의 모든 공간은 눈확지방(안와지방, orbital fat)으로 채워져 있다; 즉 지방은 눈확 속 구조물들이 파묻혀서 고정되는 기질(matrix)이 된다.

피라미드 형태의 **눈확(orbit)**은 1개의 바닥, 4개의 벽, 그리고 1개의 꼭지로 구성된다(그림 8.44B).

- **눈확열림(orbital opening)**의 테두리를 이루는 **눈확모서리(orbital margin)**가 **눈확의 바닥(base of the orbit)**에 해당된다. 눈확모서리를 이루는 뼈는 눈확의 내용물을 보호하게끔 튼튼하며, 불연속적인 섬유판인 **눈확사이막**(안와격막, *orbital septum*)이 뼈에 부착되고 눈꺼풀까지 연장된다.
- **위벽(superior wall**; 지붕, roof)은 대체로 수평을 이루며 눈확공간과 앞머리뼈우묵을 구분하고 있는 **이마뼈의 눈확부분**(*orbital part of frontal bone*)으로 대부분 이루어져 있다. 눈확꼭지 근처에서는 **나비뼈의 작은날개**가 위 벽을 이루게 된다. 앞가쪽으로 이마뼈의 눈확부분에 얕은 오목이 있는데, 이를 **눈물샘오목(lacrimal fossa)**이라 하며, 눈물샘이 위치하게 된다.
- 마주한 두 눈확의 **안쪽벽(medial walls)**은 평행하며 주로 **벌집뼈눈확판(orbital plate of ethmoid bone)**과 **위턱뼈의 이마돌기**(*frontal process of the maxilla*), **눈물뼈**와 **나비뼈**(*lacrimal and sphenoid bone*)에 의해 구성된다. 안쪽벽 앞쪽으로는 **눈물고랑(lacrimal groove)**과 **눈물주머니오목(fossa for the lacrimal sac)**이 있다. 안쪽벽을 이루는 뼈의 대부분은 종잇장처럼 얇다; 벌집뼈에는 공기로 채워진 많은 벌집(ethmoidal cells)이 있는데 마른머리뼈 속에서 밝은 빛을 비추면 볼 수 있다.
- **아래벽(inferior wall**; 바닥, floor)은 주로 **위턱뼈**로 구성되며 일부 광대뼈와 입천장뼈도 기여한다. 이 얇은 아래벽은 눈확과 위턱굴이 공유하고 있으며 눈확꼭지에서 아래쪽 눈확모서리를 향하여 약간 경사져 있다. 아래벽은 아래눈확틈새(inferior orbital fissure)에 의해 눈확의 가쪽벽과 구분된다.
- **가쪽벽(lateral wall)**은 **광대뼈의 이마돌기(frontal process of the zygomatic bone)**와 **나비뼈의 큰날개**(*greater wing of sphenoid*)로 이루어진다. 이 벽은 가장 단단하고 두꺼운 벽으로, 이러한 특성은 외부에 가장 많이 노출되고 직접적인 외상에 취약하기 때문에 중요하다. 가쪽벽 뒷부분은 눈확으로부터 관자우묵과 중간머리뼈우묵을 분리한다. 맞은편 눈확의 가쪽벽은 서로 거의 직각을 이룬다.
- **눈확꼭지(안와첨, orbital apex)**는 위눈확틈새(*superior orbital fissure*) 바로 안쪽에 있는 **나비뼈의 작은날개**로 이루어진 **시각신경관(optic canal)**에 해당한다.

눈확의 가장 넓은 부분은 안구의 앞극과 뒤극에서 같은 거리에 있는 가상선인 안구적도(equator of eyeball)에 해당된다(그림 8.45A). 눈확의 뼈막인 **눈확뼈막(periorbita)**은 눈확을 구성하는 뼈들을 덮고 있다. 이 눈확뼈막은 다음 구조물과 연속된다.

- 시각신경관과 위눈확틈새까지에서 경막의 뼈막층으로 연속
- 눈확모서리와 아래눈확틈새를 통하여 머리뼈 바깥면을 덮고 있는 뼈막(머리뼈바깥막, pericranium)으로 연속
- 눈확모서리에 있는 눈확사이막(orbital septa)과 연속
- 안구근육의 근막집과 연속
- 안구의 근막집(*fascial sheath of eyeball*)을 형성하는 눈확근막(orbital fascia)과 연속

앞시각부속기관(Anterior Accessory Visual Structures)

눈꺼풀과 함께 눈물샘에서 분비되는 눈물이 손상과 자극(예: 먼지와 작은 입자들)으로부터 각막과 안구를 보호한다.

눈꺼풀(eyelids)

눈꺼풀(eyelids)은 잘 움직이는 주름으로서 눈을 감을 때 안구의 앞을 덮어 손상이나 과도한 빛으로부터 안구를 보호해준다. 눈꺼풀은 또한 눈물을 넓게 퍼지게 하여 각막을 촉촉하게 유지한다(그림 8.46A). 눈꺼풀은 밖으로는 얇은 피부로, 안으로는 투명한 점막, 즉 **눈꺼풀결막(palpebral conjunctiva)**으로 덮여 있다(그림 8.45A, C, 8.46B). 눈꺼풀결막은 안구 표면으로 반전되어(reflected onto eyeball) 안구결막으로 연속된다. **안구결막(bulbar conjunctiva)**은 얇고 투명하며, 작은 혈관들을 포함하는데 공막(sclera, 보통 흰자라고 부르는 부분)이라고 하는 안구의 앞 표면에 느슨하게 붙어 있다가 각막(cornea)의 주변에서 단단하게 부착된다(그림 8.46B와 8.47; 그림 8.50 참조). 안구를 덮는 눈꺼풀결막의 접히는 선(line of reflection)에서 **위/아래결막구석(superior** and **inferior conjunctival fornices**; 단수형은 fornix)이라는 깊은오목(resesses)이 형성된다(그림 8.45A, 8.46).

결막주머니(conjunctival sac)는 눈꺼풀결막과 안구결막으로 둘러싸인 공간으로, 눈을 감을 때 닫힌 공간이고, 눈을 뜰 때(눈꺼풀을 떼었을 때) 앞쪽의 틈새, 즉 **눈꺼풀틈새**(*palpebral fissure*; 라틴어로 *rima palpebrae*, 눈꺼풀 사이의 간격)를 통해 열리게 된다(그림 8.45A). 결막주머니는 눈을 뜨고 감을 때, 눈꺼풀이 안구 표면 위로 자유롭게 움직이도록 하는 독특한 형태의 점막주머니(mucosal bursa)이다.

위/아래눈꺼풀판(superior and **inferior tarsi**; 단수형은 tarsus)이라는 눈꺼풀의 '뼈대 같은' 치밀결합조직으로 된 띠가 있어서 위/아래눈꺼풀을 지지하고 있다(그림 8.45C, 8.47A). 이 눈꺼풀판 표면에 있는 결합조직에는 **눈둘레근**(*orbicularis oculi*: 눈꺼풀틈새의 조임근)의 눈꺼풀부분 섬유들이 위치하고, 이보다 더 표층에는 눈꺼풀의 피부가 존재한다(그림 8.45C). 눈꺼풀판 속에 묻혀 있는 **눈꺼풀판샘(tarsal gland)**은 지질(lipid)을 분비하여 눈꺼풀의 가장자리를 도포하고 있어 눈을 감을 때 눈꺼풀이 서로 들러붙지 않도록 한다. 또한 분비된 지질은 일상정도 양의 눈물이 생성되었을 때 눈 밖으로 흘러나가지 못하도록 장벽을 형성하는데, 과도하게 많은 눈물이 만들어지면 이 장벽을 넘어 비로소 뺨으로 쏟아지게 되어 '눈물을 흘리게'

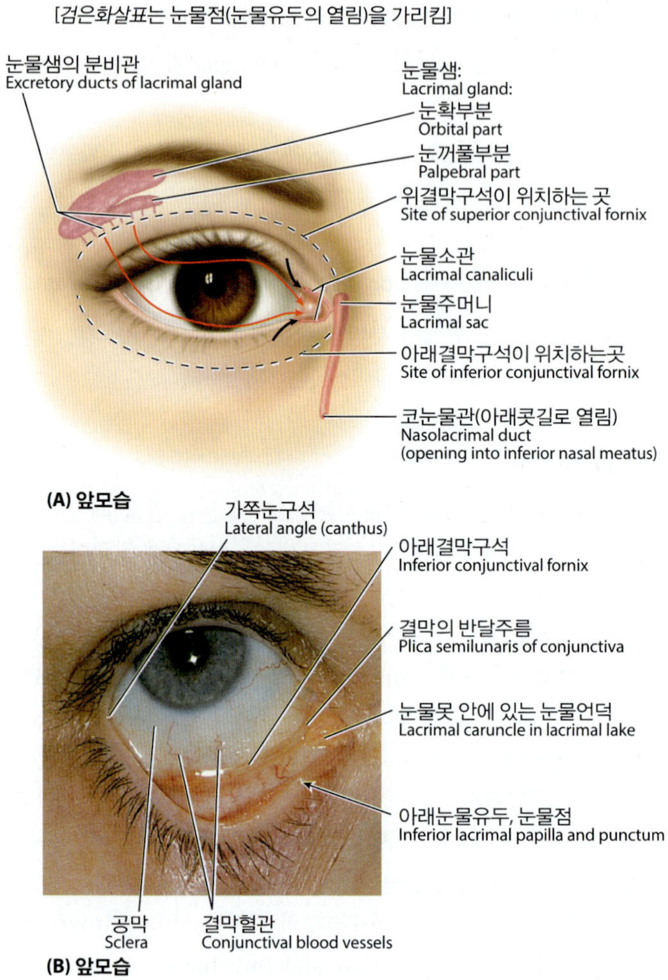

그림 8.46. 눈물기관과 안구 앞부분. A. 눈물기관의 구성. 결막주머니(*점선*)의 위쪽가쪽면에서 코안으로 눈물이 흘러들어가게 하는 눈물기관의 구성을 보여준다. **B.** 표면해부학. 안구의 섬유성 바깥막은 희고 질긴 공막과 투명한 각막으로 이루어져 있다. 이 각막을 통해 색소를 가진 홍채와 그것의 구멍인 동공을 볼 수 있다. 아래눈꺼풀을 뒤집으면 안구 앞면에서 눈꺼풀의 속면으로 돌아 나오는 결막을 관찰할 수 있다. 화살표, 눈물소관의 눈물점(구멍). 반달주름은 안쪽구석 근처 눈물언덕에 있는 결막의 수직 주름이다.

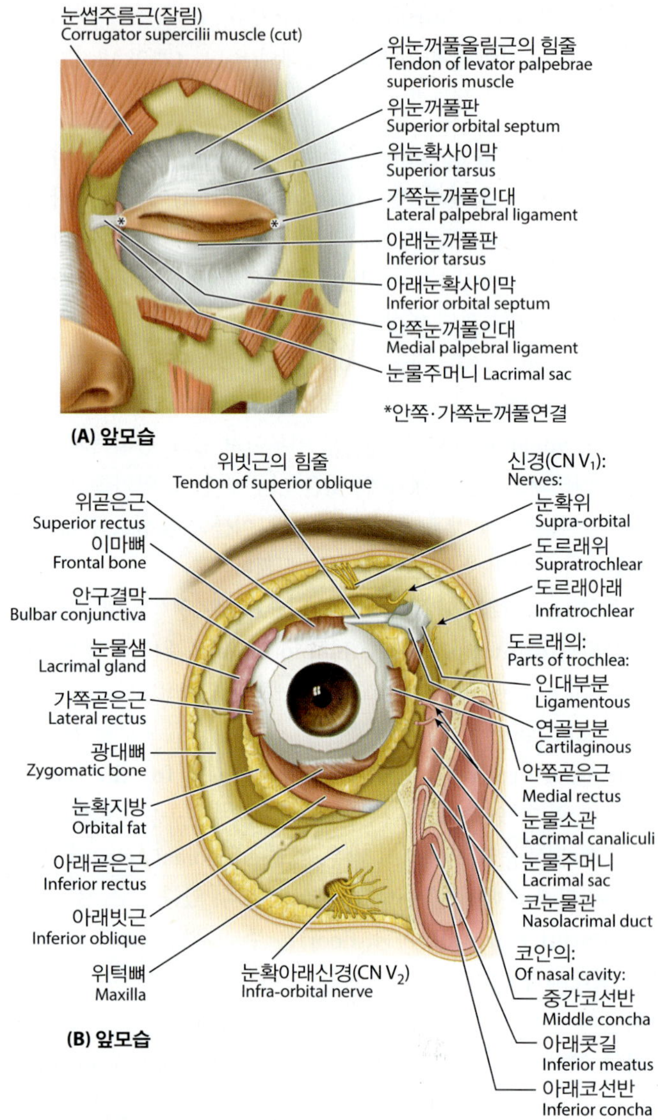

그림 8.47. 눈꺼풀의 뼈대(skeleton of eyelid)와 눈확 앞에서의 접근. A. 위, 아래 눈꺼풀판과 이것의 부착점을 보여준다. 속눈썹쪽 모서리는 자유롭지만 전체적으로 눈확사이막 변두리에 붙어 있다(눈꺼풀근막). **B.** 눈확, 눈꺼풀, 눈확사이막, 위눈꺼풀올림근의 해부. 일부 지방이 제거되었다. 눈물샘의 일부를 눈확벽과 안구 또는 가쪽곧은근 사이에서 볼 수 있다. 결막주머니로부터 눈물을 거두는 구조물들은 안쪽에 위치한다.

된다.

눈꺼풀의 가장자리에는 **속눈썹(eyelashes**; 라틴어로 *cilia*)이 있는데, 속눈썹에 있는 큰 기름샘을 **속눈썹샘(ciliary gland)**이라 한다. 위/아래눈꺼풀은 눈구석(canthus, corner of eye; 그리스어로 *kanthos*)을 만드는 **안쪽/가쪽눈꺼풀연결(medial** and **lateral palpebral commissures)**을 이루며 서로 만나게 된다. 즉, 각각의 눈에는 **안쪽눈구석**과 **가쪽눈구석(medial** and **lateral canthi)**이 있다(그림 8.46B, 8.47A).

코와 안쪽눈구석 사이에는 눈꺼풀판을 눈확의 안쪽모서리까지 연결하는 **안쪽눈꺼풀인대(medial palpebral ligament)**가 있어(그림 8.47A) 눈둘레근의 이는곳과 닿는곳을 제공한다. 이와 비슷한 **가쪽눈꺼풀인대(lateral palpebral ligament)**는 눈꺼풀판을 눈확의 가쪽모서리까지 이어주지만, 근육이 직접 부착되지는 않는다.

눈확사이막(orbital septum)은 눈꺼풀판에서 눈확모서리까지 연결되는 섬유성 막으로, 눈확모서리에서는 뼈막으로 이어지며(그림 8.45A, 8.47A), 눈확지방이 눈확 안에 머물도록 감싸고, 감염이 눈확으로 전파되거나 눈확 안의 감염이 밖으로 파급되는 것을 방지한다. 눈확사이막은 눈둘레근의 뒤쪽 근막을 구성한다.

눈물기관(lacrimal apparatus)

눈물기관(그림 8.46A, 8.47B)은 아래와 같이 구성된다.

- **눈물샘(lacrimal gland)**: 살균효소 라이소자임(lysozyme)을 함유하는 묽은 생리식염수(saline)인 **눈물(lacrimal fluid)**을 분비한

다. 이 액체는 결막과 각막 표면을 촉촉이 적시고 윤활하며, 각막에 영양분과 산소를 공급한다; 과량으로 만들어질 경우에는 흘리는 '눈물(tear)'이 된다.

- **눈물샘의 배출관(excretory ducts of lacrimal gland)**: 눈물샘에서 결막주머니까지 눈물을 운반한다(그림 8.46A).
- **눈물소관(lacrimal canaliculi**; 라틴어로 작은관, small canals): 안쪽눈구석 근처 **눈물유두(lacrimal papilla)** 위에 있는 **눈물점(lacrimal punctum**, opening)에서 시작하며, **눈물못(lacrimal lake**; 라틴어로 *lacus lacrimalis*: 눈물이 모이는 안쪽눈구석의 삼각형 모양의 공간)의 눈물을 **눈물주머니(lacrimal sac**; 코눈물관의 확장된 윗부분)로 빨아들인다(그림 8.46A, 8.47B).
- **코눈물관(nasolacrimal duct)**: 눈물을 아래콧길(하비도, *inferior nasal meatus*; 아래코선반보다 아래쪽의 코안의 부분)까지 운반한다.

아몬드 모양의 **눈물샘**은 각 눈확의 위가쪽 부분에 있는 **눈물샘오목**(*fossa for lacrimal gland*)에 위치하고 길이는 약 2 cm 정도된다(그림 8.44B, 8.46A, 8.47B). 이 샘은 위눈꺼풀올림근(*levator palpebrae superioris*) 힘줄의 가쪽팽창부(lateral expansion)에 의해 **눈확(위)부분**과 **눈꺼풀(아래)부분**으로 나누어진다(그림 8.46A). **덧눈물샘(accessory lacrimal gland)** 또한 존재하는데, 때로는 눈꺼풀의 중간부분이나 결막주머니의 위 또는 아래구석에 위치한다. 이 덧눈물샘은 아래눈꺼풀보다는 위눈꺼풀에 더 많다.

CN VII에서 오는 부교감신경 흥분이 눈물의 생성을 자극하며 이는 결막주머니에 있는 **위결막구석**의 가쪽부분에 개구한 8~12개의 **배출관**(*excretory duct*)을 통해 분비되고, 중력의 영향 때문에 아래방향, 즉 주머니 안으로 흐르게 된다. 각막이 건조할 경우 눈을 깜박이는데, 마치 자동차 앞유리를 와이퍼가 닦을 때처럼 눈꺼풀이 가쪽으로부터 안쪽 방향으로 닫히게 되면서 각막 위로 얇게 퍼진 액체를 밀어내게 된다. 이런 식으로, 먼지와 같은 이물질을 포함한 눈물은 안쪽눈구석 쪽으로 밀려나고 눈물못에 모인 후 모세관현상에 의해 눈물점과 눈물소관을 통해 눈물주머니로 흡수된다(그림 8.46A, B, 8.47B; Fernandez-Valencia & Gomez Pellico, 1990).

이곳에서 눈물은 코눈물관을 지나 코안의 아래콧길로 흐르고, 코안 바닥을 지나 뒤쪽으로 코인두까지 도달하여 마침내 목으로 삼킬 수 있게 된다. 눈물은 결막주머니에서 입자와 자극물을 제거할 뿐 아니라, 각막에 영양분과 산소를 공급한다.

교감신경과 부교감신경이 **눈물샘의 신경지배(nerve supply of the lacrimal gland)**를 담당하는데(그림 8.48), **신경절이전 부교감신경 분비촉진섬유**(*presynaptic parasympathetic secretomotor fiber*)는 얼굴신경에서 유래한 **큰바위신경**(*great petrosal nerve*)이 **날개관신경**(*nerve of pterygoid canal*)이 되는데, **날개입천장신경절**(*pterygopalatine ganglion*)에서 연접한 후에 신경절이후(postsynaptic fiber) 섬유가 된다. 혈관을 수축시키는 교감신경 신경절이후섬유는 **위목신경절**(*superior cervical ganglion*)에서 **속목신경얼기**(*internal carotid plexus*)와 깊은바위신경(deep petrosal nerve)을 통해 전달되는데, 부교감신경과 합쳐져 날개관신경(nerve of pterygoid canal)을 이루어

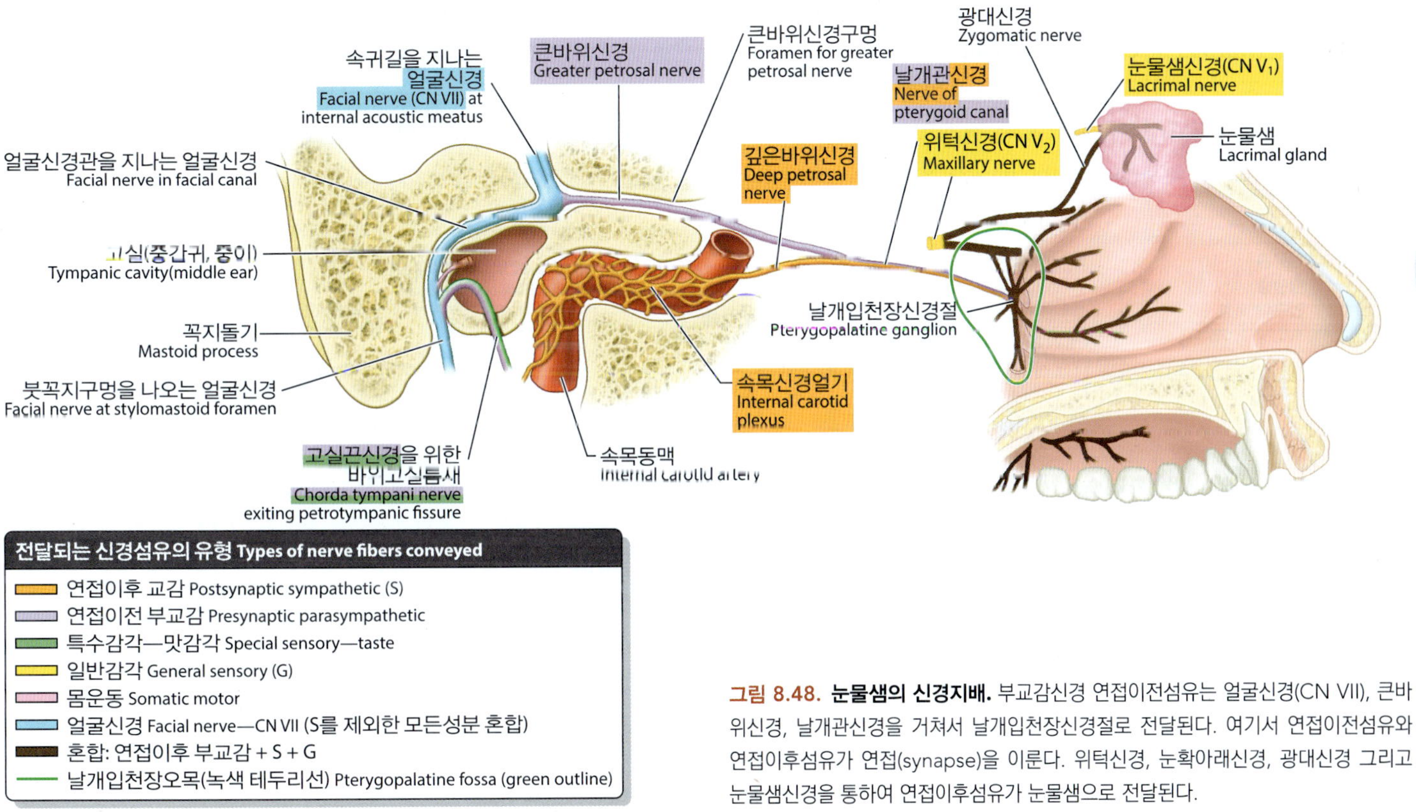

그림 8.48. 눈물샘의 신경지배. 부교감신경 연접이전섬유는 얼굴신경(CN VII), 큰바위신경, 날개관신경을 거쳐서 날개입천장신경절로 전달된다. 여기서 연접이전섬유와 연접이후섬유가 연접(synapse)을 이룬다. 위턱신경, 눈확아래신경, 광대신경 그리고 눈물샘신경을 통하여 연접이후섬유가 눈물샘으로 전달된다.

날개입천장신경절을 지나간다. 이 두 종류의 신경섬유는 광대신경(zygomatic nerve, 위턱신경에서 유래)을 타고 눈물샘으로 들어가는 눈신경의 눈물가지(lacrimal branch of ophthalmic nerve)로 전달된다(제10장, 뇌신경 요약 참조).

안구(Eyeball)

안구(eyeball)는 시각계통의 시각기관(optical apparatus)을 포함하고 있는데(그림 8.45A), 눈확 앞부분의 대부분을 차지하면서 운동을 담당하는 6개의 근육과 근막으로 된 **걸이장치**(fascial *suspensory apparatus*)에 매달려 있다. 안구의 직경은 약 25 mm인데, 그 안의 모든 해부학적 구조물은 공처럼 둥근 배열을 하고 있다. **고유안구**(*eyeball proper*)는 세 개의 층으로 되어 있지만, 안구 주위를 또 다른 결합조직층이 둘러싸면서 눈확안에서 지지하고 있다. 이 결합조직은 뒤쪽에서 안구를 담고 있는 진정한 소켓(true socket)을 형성하는 **안구집(fascial sheath of eyeball**, bulbar fascia, Tenon capsule)과 앞쪽의 안구결막이다. 안구집은 안구의 가장 튼튼한 지지 구조물이다. 안구의 바깥층과 안구집 사이에는 **공막바깥공간(episcleral space)**이라는 매우 성긴결합조직이 있어 안구집 속에서의 운동을 쉽게 해준다.

안구의 3층은 다음과 같다(그림 8.49):

1. 섬유층(*fibrous layer*, 바깥막): 공막과 결막으로 이루어짐
2. 혈관층(*vascular layer*, 중간막): 맥락막, 섬모체, 홍채로 이루어짐
3. 속층(*inner layer*, 속막): 망막의 시각부분과 비시각부분을 모두 포함

안구의 섬유층(fibrous layer of eyeball)

안구의 섬유층(fibrous layer of the eyeball)은 안구의 모양을 유지하고 짜부러지지 않는 저항을 제공하는 눈의 바깥섬유골격이다. 공막(sclera)은 안구의 뒤쪽 5/6를 덮고 있는 질기고 불투명한 섬유층으로(그림 8.49A, 8.50), 외재근(extrinsic muscle, 안구근육 extraocular m.)과 내재근(intrinsic muscle)이 눈에 부착할 수 있게 한다. 공막의 앞부분은 투명한 안구결막을 통해 볼 수 있으며 이를 "흰자위(white of the eye)"라 한다(그림 8.46B). **각막(cornea)**은 안구의 앞 1/6을 덮고 있는 투명한 섬유막이다(그림 8.49A, 8.50). 각막은 공막보다 돌출되어 있어서 가쪽에서 보면 안구로부터 튀어나온 일부로 보인다.

섬유층을 구성하는 이 두 부분은 아교섬유 구성의 규칙성이나 수분함량 정도에서 차이가 난다. 공막에는 혈관분포가 적은데, 각막에는 혈관분포가 아예 없다(completely avascular). 각막은 가장자리의 모세혈관바탕(capillary bed)으로부터, 또는 속면과 바깥면에서 접하는 **방수**(*aqueous humor*)나 **눈물**(*lacrimal fluid*)로부터 영양공급을 받는다. 눈물은 바깥 공기로부터 녹아든 산소를 전달한다.

각막은 촉각에 대단히 예민한데, 이 신경은 눈신경(CN V_1)으로부터 분포된 것이다. 먼지처럼 아주 작은 이물질이라도 닿으면 눈을 깜빡이고 눈물을 분비하고 간혹 심한 통증을 유발한다. 각막의 영양은 주변부위의 모세혈관과 **안구방수** 그리고 **눈물**에서 공급된다. 각막 표면이 건조되면 궤양(ulcer)을 초래할 수 있다.

각막가장자리(corneal limbus)는 공막과 각막이 만나서 각(angle)을 이루는 **각막공막이음부(corneoscleral junction**, 각막공막경계)이다. 이 경계는 각막에 영양을 공급하는 수많은 모세혈관고리(capillary loops)를 가진 약 1 mm의 너비의 투명한 회색의 원(circle)이다.

안구의 혈관층(vascular layer of eyeball)

포도막(uvea, uveal tract)이라고도 부르는 **안구의 혈관층(vascular layer of the eyeball)**은 맥락막, 섬모체, 홍채로 이루어진다(그림 8.49B). 공막과 망막 사이에 위치한 암적갈색을 띤 층인 **맥락막(choroid)**은 혈관층의 가장 넓은 부위를 형성하고 공막의 대부분을 싸고 있다(그림 8.50A). 이렇게 색소를 가진 치밀한 혈관바탕(vascular bed) 속에서 큰 혈관이 바깥쪽(공막 가까이)에 위치하게 된다. **맥락**

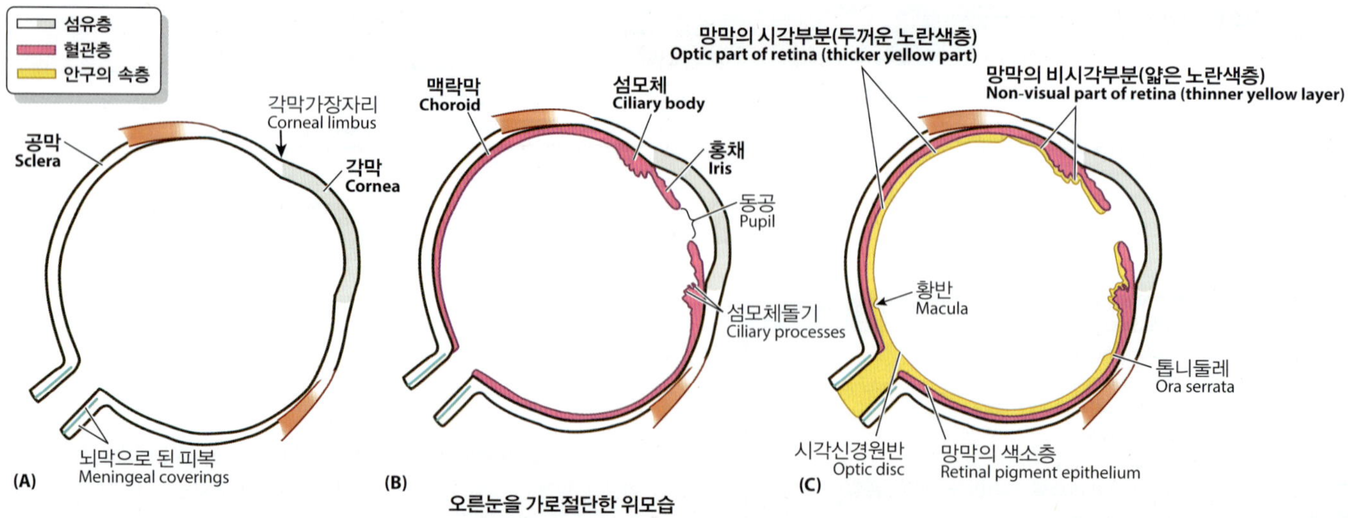

그림 8.49. 안구의 층. 세 층이 순서대로 추가되는 그림. **A.** 바깥섬유층. **B.** 중간혈관층. **C.** 속신경층(망막).

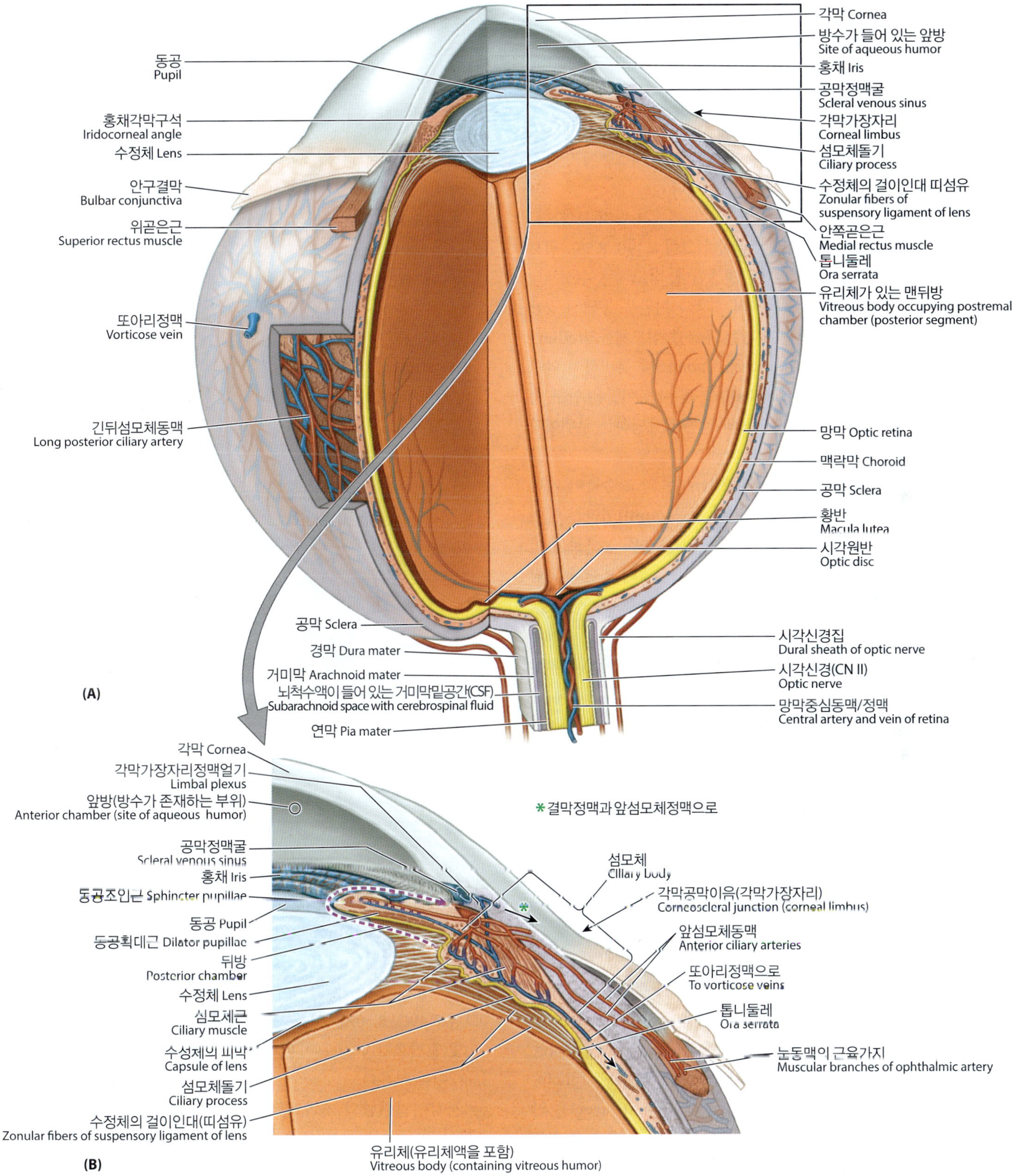

그림 8.50. 안구 속 구조(안구1/4을 잘라낸 그림). A. 안구의 구조. 망막중심동맥은 망막 시각부분의 속면에 혈액을 공급하는 반면, 빛감각세포가 위치하는 망막의 바깥면에는 맥락막의 모세혈관층에서 공급한다(그림 8.64B 참조). 망막중심동맥은 시각신경을 따라오다가 시각신경원반에서 위/아래 가지로 나뉜다. 망막중심동맥의 가지는 다른 어떤 혈관과도 문합하지 않는 끝동맥이다. **B.** 섬모체부위의 구조. 섬모체는 홍채와 마찬가지로 근육과 혈관이 모두 존재한다. 홍채에는 동공조임근과 동공확대근이 있다. 앞방에 있는 방수와 함께 이 부분의 정맥혈액은 공막정맥굴로 흡수된다.

막모세혈관층(capillary lamina of choroid, *choriocapillaris*)의 작은 혈관들은 가장 깊숙히 위치하면서 망막의 무혈관층인 빛감각층(avascular light sensitive layer) 가까이에 산소와 영양분을 공급한다. 혈액으로 충만한 이 층(우리 몸에서 혈액공급이 가장 풍부한 곳이다)에 사진기의 플레시가 반사되면 "빨간눈(red eye)"으로 보이게 된다. 맥락막은 앞쪽으로 섬모체와 연속되고 망막의 색소층에 단단히 고정되어 있으나, 공막으로부터는 쉽게 벗겨진다.

섬모체(ciliary body)는 각막공막이음부 뒤쪽에서 반지 모양으로 두꺼워진 근육과 혈관이 존재하는 부위이다(그림 8.49B, 8.50). 섬모체는 홍채의 테두리와 함께 맥락막에 연결된다. 섬모체는 수정체의 부착점을 제공하고, 섬모체 민무늬근의 수축과 이완을 통해 수정체의 두께를 조절한다. 섬모체 속면에 있는 주름을 **섬모체돌기(ciliary process)**라 하고, 이곳에서 **방수**(*aqueous humor*)를 분비하여 **안구의 앞구역(anterior segment of eyeball)**을 채운다. 이곳은 안구 속에서 수정체와 걸이인대 그리고 섬모체의 앞쪽에 해당하는 부위이다(그림 8.50B)

수정체 앞면 가까이에 위치하는 **홍채(iris)**는 얇고 수축이 가능한 근육막으로, 가운데에 빛을 통과시키는 **동공(pupil)**이라는 틈이 있다(그림 8.49B, 8.50, 8.51A). 사람이 깨어 있을 경우, 눈으로 들어오는 빛의 양을 조절하기 위해 동공의 크기는 끊임없이 변한다(그림 8.51B). 두 개의 불수의근이 동공의 크기를 조절하는데, 부교감신경의 자극을 받는 **동공조임근(sphincter papillae)**은 동공을 닫고(동공수축, *pupillary miosis*), 교감신경의 자극을 받는 **동공확대근(dilator pupillae)**은 동공을 연다. 동공반응의 특성은 역설적인데, 대개 교감신경에 대한 반응은 즉각적으로 일어나지만, 어두워진 극장에서와 같이 빛의 양이 적은 상태에 반응하여 동공이 확대되는 데에는 20분 정도 걸린다. 일반적으로 부교감신경의 반응은 교감신경보다 느리지만, 부교감신경 자극에 의한 동공수축은 즉각적으로 일어나는 것이 정상이다. 동공산대(**산동**, *mydriasis*), 즉 동공 확대가 지속되는 이상은 특정 질병이나 외상 또는 약물의 작용에 의하여 초래될 수 있다.

안구의 속층(inner layer of eyeball)

안구의 속층은 **망막(retina)**으로서 눈의 감각신경층이다(그림 8.49C, 8.50). 망막은 기능적으로나 위치로 볼 때 크게 두 가지 부분—시각부분과 비시각망막—으로 구분된다. 가시광선에 감수성이 있는 **망막의 시각부분(optic part of retina)**에는 신경층과 색소층이라는 두 개의 층이 존재한다. **신경층(neural layer)**에는 빛수용체(photoreceptor)가 있고, 단일세포층으로 된 **색소층(pigment layer)**은 안구 속에서 빛의 산란을 줄이기 위해 맥락막이 빛을 흡수하는 성질을 강화시킨다. **비시각망막(nonvisual retina)**은 색소세포층과 지지세포층이 앞쪽으로 연장된 것으로서, 섬모체를 덮고 있는 **망막의 섬모체부분(ciliary part of retina)**과 동공모서리(pupillary margin)까지 홍채의 뒷면을 덮고 있는 **망막의 홍채부분(iridal part of retina)**이 있다.

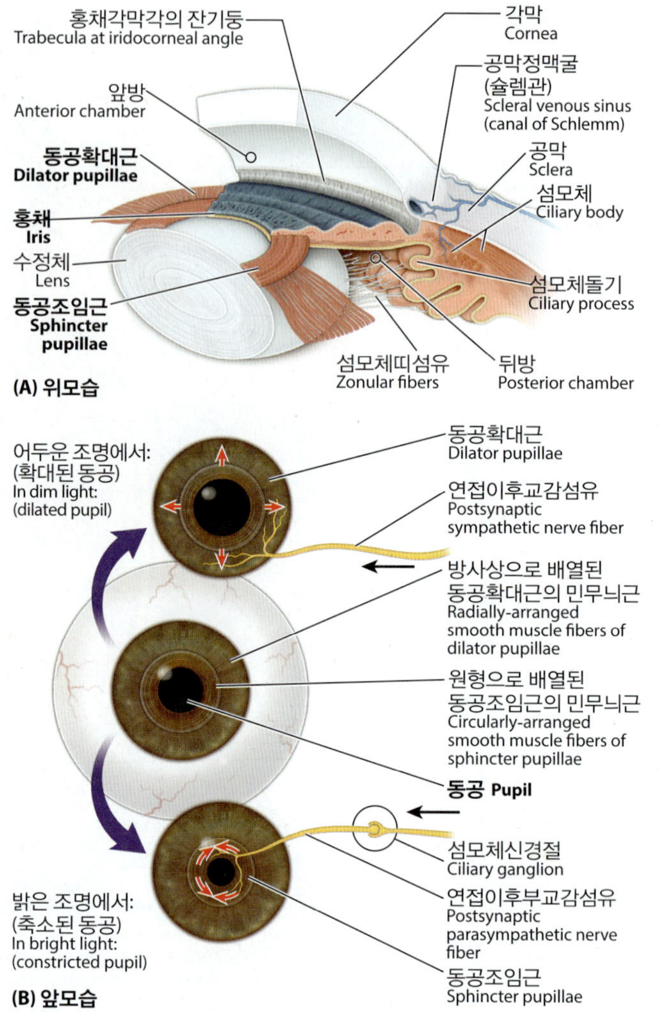

그림 8.51. **홍채의 구조와 기능. A.** 홍채를 제자리에서(in situ) 해부한 그림. 홍채는 눈의 앞부분(anterior segment)에서 앞방과 뒤방을 나누고 있으며, 동공의 둘레가 된다. **B.** 동공의 확대와 수축. 어두운 조명하에서는 교감신경섬유가 동공의 확대를 자극한다. 밝은 조명에서는 부교감신경섬유가 동공 수축을 자극한다.

임상적으로 빛이 들어가서 상을 맺게 되는 안구 뒷부분의 속면을 **눈바닥(ocular fundus, 안저)**이라 한다. 이곳에 뚜렷한 원으로 보이는 **시각신경원반(optic disc**; 시각신경유두, optic papilla)이 시각신경을 통해 오는 감각신경섬유와 혈관을 안구 속으로 들여 놓는다(그림 8.49C, 8.50A, 8.52A, B). 빛수용체가 없으므로 시각신경원반은 빛에 반응하지 않는다. 따라서 망막의 이 부분을 흔히 '맹점(*blind spot*)'이라 부른다.

시각신경원반의 가쪽 옆에는 **망막의 황반(macula of retina**, macula lutea; 라틴어로 노란색 반점, yellow spot)이 있는데, 황반의 노란색은 망막검사를 위하여 무적색광(red-free light)을 비추어줄 때 나타난다. 황반은 또렷한 시각이 맺히도록 특화된 원뿔세포(원추세포, photoreceptor cones)가 존재하는 망막의 작은 타원형 부위로서 보통의 검안경(*ophthalmoscope*)으로 구분하기는 어렵다. 황반에 가운데에는 옴폭 파여진 부분이 있는데 이곳이 바로 가장 정확한 시력

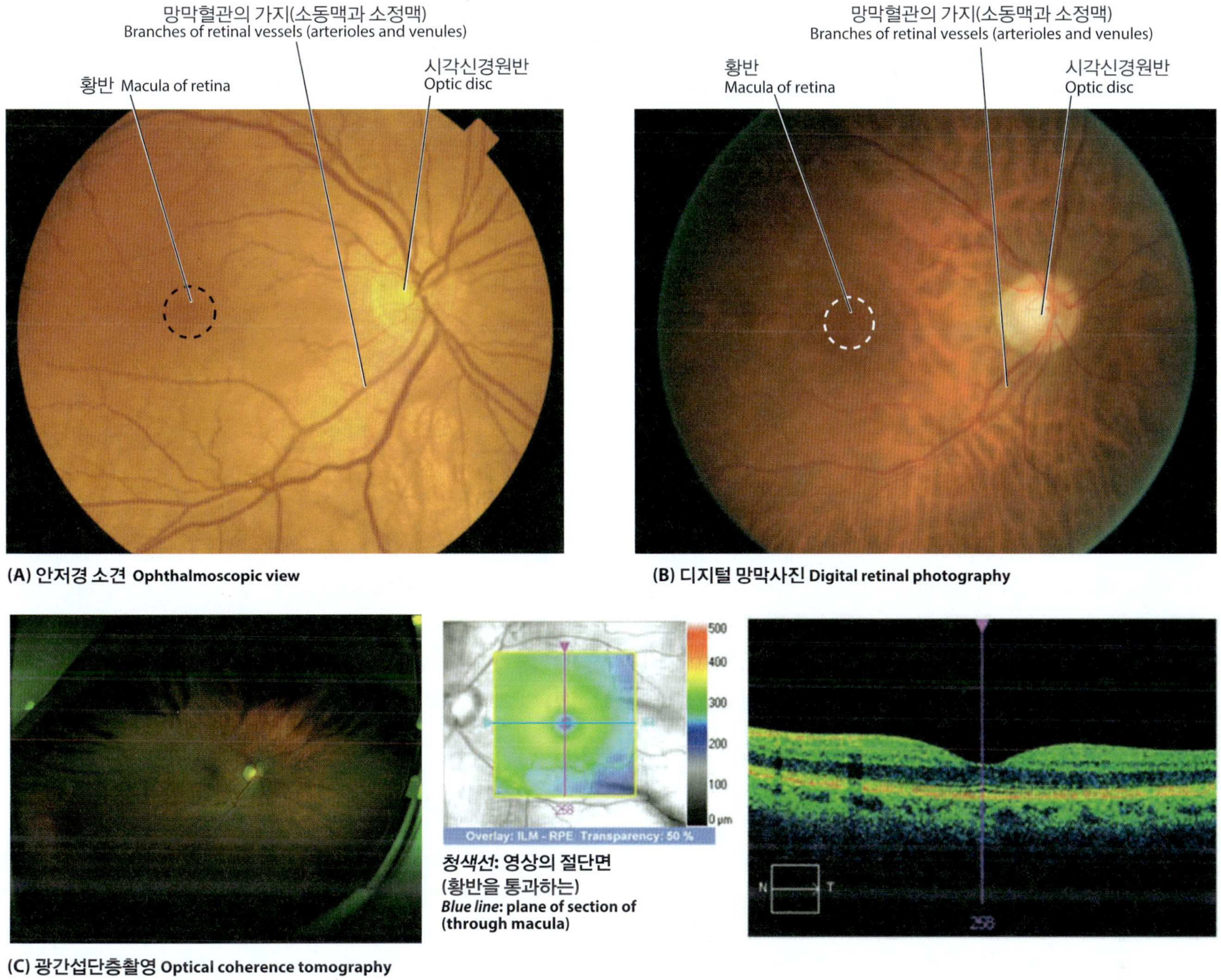

그림 8.52. 오른쪽 눈의 바닥(안저). A와 B. 망막소정맥(넓은 것)과 망막소동맥(좁은 것)이 시각신경원반의 중심으로부터 뻗어나간다. 시각신경원반의 가쪽에 있는 어두운 부위에 황반이 있다. 망막혈관의 가지들은 이곳으로 뻗어나가는데, 중심오목(fovea centralis)이라고 하는 가장 선명한 시각을 담당하는 황반의 중심부까지 닿지는 않는다. **C.** 광간섭단층촬영(optical coherence tomography)은 황반 두께를 측정하는데, 가장 선명한 시각을 담당하는 혈관이 없는 중심오목을 중요하게 보게 된다. 이 기술에 의해 오른쪽의 황반 단면 영상을 볼 수 있다

을 제공하는 **중심오목(fovea centralis**; 라틴어로 central pit)이다(그림 8.52C). 지름 약 1.5 mm인 오목의 가운데, **속오목(foveola)**에는 망막의 다른 곳에서 보이는 모세혈관그물이 존재하지 않는다.

시각기능이 있는 망막의 시각부분은 앞쪽으로 **톱니둘레(ora serrata**; 라틴어로 serrated edge)에서 끝나는데 섬모체 약간 뒤쪽에 불규칙한 경계를 가진, 이것은 망막의 빛수용부분(light receptive part)의 앞경계가 된다(그림 8.49C, 8.50A). 신경층의 원뿔세포와 막대세포를 제외한 망막의 층은 눈동맥(ophthalmic artery)의 가지인 **망막중심동맥**(*central retinal artery*)으로부터 혈액공급을 받는다. 바깥신경층(outer neural layer)의 원뿔세포와 막대세포는 **맥락막모세혈관층**(*capillary lamina of choroid*, choriocapillaris; "눈확의 혈관" 참조)으로부터 영양분을 받는다. 이곳에는 망막이 기대고 있는 맥락막 속면에 있는 가장 미세한 혈관이 있다. 망막정맥에 해당하는 혈관은 모여서 **망막중심정맥**(*central retinal vein*)을 이룬다.

안구 속의 굴절성매체 (refractive media and compartments of eyeball)

망막에 도달하는 과정에서 빛의 파장은 각막, 방수, 수정체 그리고 유리체액으로 이루어진 굴절매체를 통과한다(그림 8.50A). 각막(*cornea*)은 제1굴절매체(primary refractory medium)로서 눈으로 들어오는 빛이 가장 많이 굴절하여 역상(inverted image)을 눈바닥(*fundus of the eyeball*)에 전달한다.

방수(aqueous humor; 임상에서는 aqueous라고 줄여서 부름)는 눈의 **앞구역**(*anterior segment of the eyeball*)을 점유한다(그림 8.50B, 8.51A). 앞구획은 홍채와 동공에 의해 세분된다. **눈의 앞방(anterior chamber of the eye)**은 앞쪽으로 각막과 뒤쪽으로 홍채/동공 사이

에 존재하는 공간이고; **눈의 뒤방(posterior chamber of eye)**은 앞쪽으로 홍채/동공, 뒤쪽으로 수정체와 섬모체 사이에 존재하는 공간이다. 방수는 뒤방에 위치한 섬모체의 **섬모체돌기**에서 만들어진다. 이 맑고 묽은 용액은 혈관이 없는 각막과 수정체에 영양분을 공급한다. 동공을 통해 앞방으로 흘러간 방수는 **홍채각막각(iridocorneal angle)**에 있는 **공막정맥굴(scleral venous sinus**; 라틴어로 *sinus venosus sclerae*, 슐렘관 canal of Schlemm)로 들어간다(그림 8.51A). 여기서 다시 각막가장자리 근처의 공막정맥그물인 **가장자리정맥얼기(limbal plexus)**로 가고 마침내 또아리정맥과 앞섬모체정맥(*vorticose* and *anterior ciliary veins*)의 지류로 배출된다(그림 8.50B). 안구속압력[안구내압, intraocular pressure (IOP)]은 방수의 생산과 배출에 의해 균형을 유지한다.

수정체(lens)는 홍채의 뒤쪽과 **유리체**의 유리체액 앞쪽 사이에 존재하는 피막으로 둘러싸인 투명하고 양면이 볼록한 구조물이다(그림 8.50, 8.51A). **수정체피막(capsule of lens)**은 매우 탄력이 있고 **띠섬유[zonular fiber** = 섬모체띠(cillary zonule), 일괄적으로 **수정체걸이인대(suspensory ligament of lens)**라고 부름]에 의해 섬모체에 고정되며 섬모체돌기에 의해 둘레가 싸여 있다. 비록 각막에서 대부분의 빛 굴절(refraction)이 일어나지만, 수정체의 볼록함(convexity, 특히 앞면의)은 사물의 원근에 따른 초점을 망막에 맺히게 하기 위해 끊임없이 미세조정된다(그림 8.53). 어딘가에 붙어 있지 않고 독립된 수정체는 공에 가까운 모양을 유지할 수 있다. 다른 말로 바꾸면 외부로부터의 부착이나 당김이 없다면 수정체는 공처럼 유지될 것이다. 섬모체의 **섬모체근육(ciliary muscle)**은 수정체의 모양을 바꾼다. 신경자극이 없을 때, 이완된 근육고리(muscular ring)의 직경은 커진다. 고리 안에 위치한 수정체는 그 주변이 당겨지게 되어, 볼록함이 줄어(less convex)든다(얇아진다). 볼록함이 줄어든 수정체는 더 멀리 있는 물체에 초점이 맞게 된다(far vision). 눈돌림신경(CN III)을 통해서 전달되는 부교감신경자극은 섬모체근육을 조임근처럼 수축하게 하여 근육고리의 직경은 줄어들고 수정체에 가해지는 장력은 줄어든다. 결과적으로 수정체는 더 볼록해지고 가까운 물체에 초점이 맞게 된다(near vision). 가까운 물체를 보기 위해 수정체의 모양을 바꾸는 능동적인 과정을 **조절(accommodation)**이라고 한다. 수정체의 두께는 나이에 따라 증가하다가 40세 이후에는 조절능력이 제한된다.

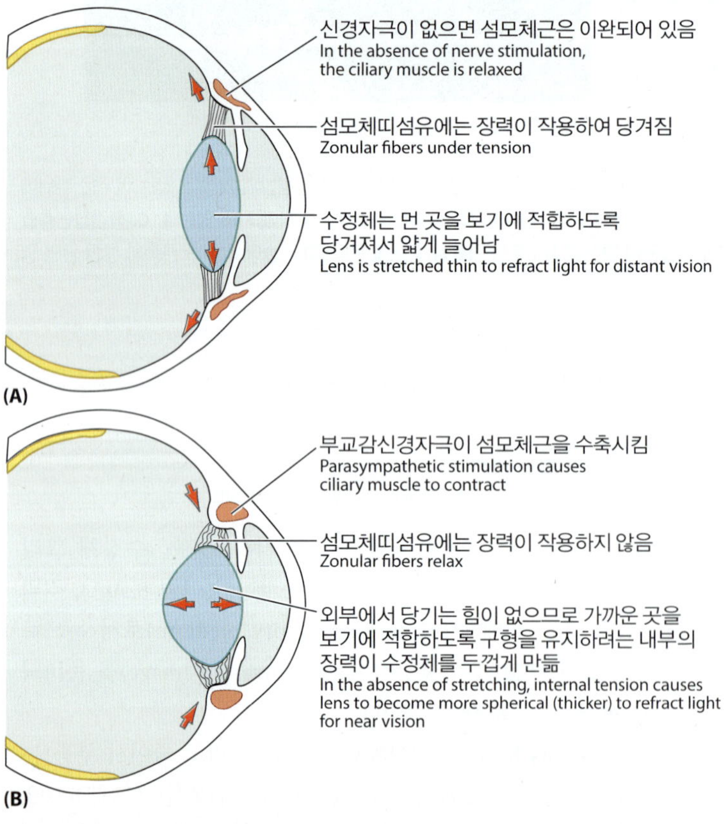

그림 8.53. 수정체의 두께 조절(accommodation). A. 먼 곳을 볼 때(distant vision). **B.** 가까운 곳을 볼 때(near vision).

유리체액(vitreous humor)은 묽은 액체로서 수정체의 뒤쪽, 눈의 **뒤구역(posterior segment)**, 즉 안구 뒤쪽 4/5에 해당하는 **유리체방**(*postremal* or *vitreous chamber*)에 존재하는 젤리 같은 투명한 물질인 **유리체(vitreous body)**에 에워싸여 있다(그림 8.50A). 이것은 빛을 통과시킬 뿐 아니라 망막을 제 위치에 붙어 있게 하고 수정체를 지지한다.

눈확의 안구근육(Extra-Ocular Muscles of Orbit)

눈확의 안구근육에는 위눈꺼풀올림근과 네 개의 곧은근(위, 아래, 안쪽, 가쪽)과 두 개의 빗근(위, 아래)이 있다. 이 근육들은 위눈꺼풀과 안구를 움직이는 데 함께 작용한다(그림 8.54 참조). 이 근육들은 그림 8.55~8.57에 제시하였으며(그림 8.45, 8.47 참조), 이 근육들의 이는곳, 닿는곳, 신경지배 그리고 **제일눈위치**(제일안위, *primary position of the eyeball*)에서 일어나는 주요 작용 등은 표 8.8과 그림 8.58에 정리하였다. 안구근육에 관한 더 자세한 내용은 다음 본문에 이어서 설명하였다.

위눈꺼풀올림근(levator palpebrae superioris)

위눈꺼풀올림근(levator palpebrae superioris)은 닿는곳에서 넓은 두 층의 널힘줄로 퍼진다. 얕은층은 위눈꺼풀의 피부에 닿고 깊은층은 위눈꺼풀판에 닿는다(그림 8.45, 8.47A 참조). 이 근육은 대부분의 시간 동안 중력에 역행하여 작용하며 눈꺼풀틈새의 조임근인 눈둘레근의 위쪽 절반에 대한 길항근으로 작용한다. 깊은층은 교감신경자극이 있는(예를 들면, 놀람반응, fright reaction) 동안 눈꺼풀틈새를 더욱 넓게 벌리는 민무늬근육 섬유로 된 **위눈꺼풀판근(superior tarsal muscle)**을 포함한다. 하지만 교감신경자극이 없을 때도 지속적으로 이 근육이 함께 작용하는 것으로 보이는데, 그 이유는 교감신경이 차단되면 지속적인 위눈꺼풀처짐증(superior eyelid droop; 안검하수증, *ptosis*; 이 장의 임상적용 "호르너증후군" 참조)을 초래하기 때문이다.

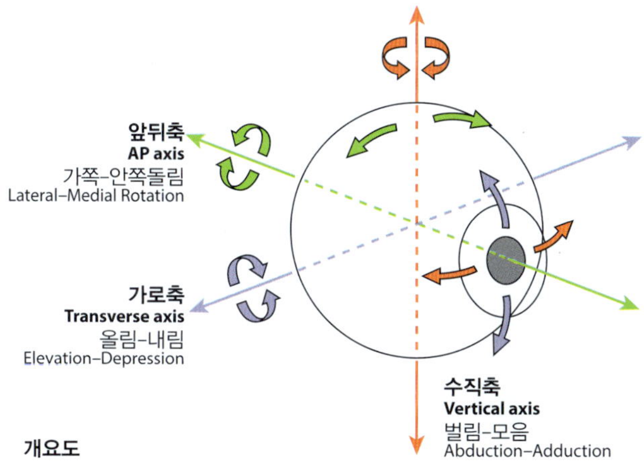

그림 8.54. 눈근육과 눈의 운동. 운동방향이 작용하는 안구의 축.

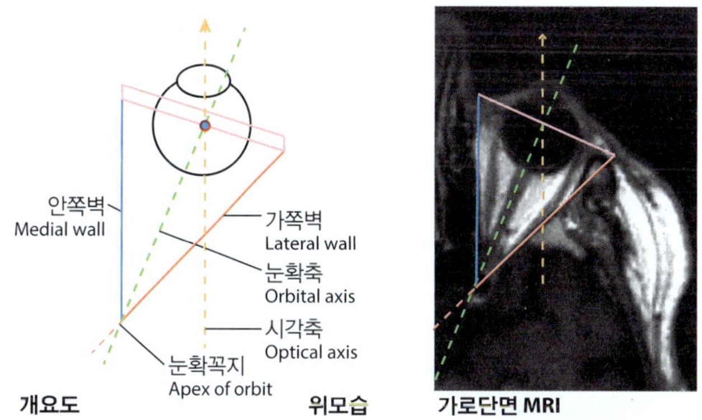

그림 8.56. 눈확축과 안구축 비교. 눈확꼭지(apex)가 안구의 안쪽과 뒤쪽에 위치하기 때문에 두 축이 일치하지 않게 되는데, 이로 인해 위곧은근과 아래곧은근 그리고 빗근의 이차적인 운동이 가능해진다.

안구의 운동(movements of eyeball)

안구의 운동은 3개의 축(수직, 수평, 앞뒤)을 기준으로 회전하는 운동인데(그림 8.54), 제일눈위치로부터 이동하는 동공(pupil) 또는 위극(superior pole)의 방향을 기준으로 설명한다. 수직축(vertical axis)을 기준으로 한 안구의 회전은 동공을 안쪽으로 움직이는 **보음(adduction**: 정중선을 향하는) 또는 동공을 가쪽으로 움직이는 **벌림(abduction**: 정중선에서 벗어나는) 운동이다. 수평축(transverse axis)을 기준으로 한 회전은 동공을 위로 움직이는 **올림(elevation)** 또는 동공을 아래로 움직이는 **내림(depression)** 운동이다. 앞뒤축(anteriorposterior axis, 제일위치에서의 시선축과 동일한)을 기준으로 한 회전은 위극이 안쪽으로 이동하는 **안쪽돌림(medial rotation**; 내회선, intorsion) 또는 위극이 가쪽으로 이동하는 **가쪽돌림(lateral rotation**; 외회선, extorsion) 운동이다(그림 8.57C). 이러한 회전운동은 머리를 숙일 때 변화를 조절한다. 신경손상으로 인하여 이 운동에 장애가 생기면 겹보임(복시, double vision)을 초래한다. 운동은 이 3가지 축에서 동시에 일어나므로 제일눈위치로부터의 운동을 기술하려면 3가지 용어를 함께 쓰게 된다(예: 동공이 올림, 모음, 안쪽돌림 됨).

곧은근과 빗근(recti and oblique muscles)

네 개의 **곧은근(relcti muscles**; 라틴어로 *rectos*는 곧다는 뜻)은 눈확꼭지에서 시각신경관과 위눈확틈새 일부를 둘러싸는 **온힘줄고리(common tendinous ring)**라는 섬유성소매(fibrous cuff)에서 일어나 앞으로 달려 안구에 닿는다(그림 8.55, 8.56, 8.57A, B). 시각신경관과 주변의 틈새를 통해 눈확안으로 들어오는 구조물은 맨 처음 곧은근들로 형성된 원뿔 안에 놓인다. 4개의 곧은근은 안구에 대한 상대적인 위치에 의하여 이름이 붙여졌다. 주로 앞으로 달려서 안구의 적도 앞쪽으로 위, 아래, 안쪽, 가쪽에 닿기 때문에 주된 작용이 올림, 내림, 모음, 벌림이라는 것은 직관적으로 알 수 있는 사실이다(그림 8.58; 표 8.8).

빗근(obliques)의 작용과 위/아래곧은근의 이차작용에 있어서 몇

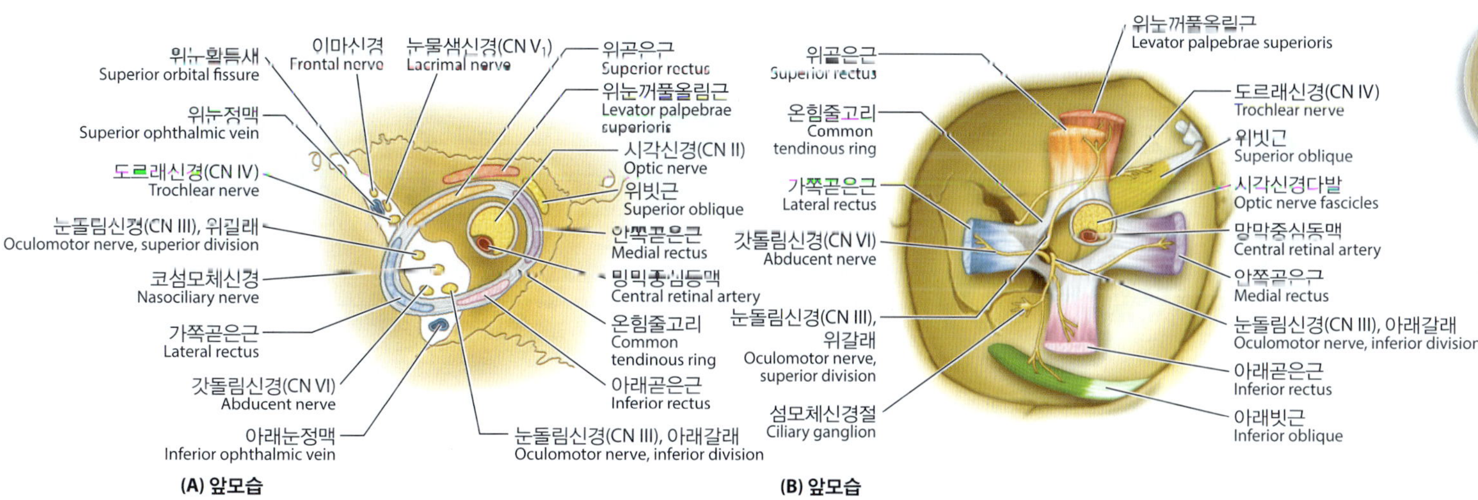

그림 8.55. 눈확 꼭지부위 구조물들의 위치관계. A. 온힘줄고리는 네 곧은근의 이는곳에서 형성되며, 시각신경(CN II)의 신경집과 눈돌림신경(CN III)의 위/아래 갈래, 코섬모체신경(CN V_1), 갓돌림신경(CN VI)을 둘러싼다. 안구근육을 지배하는 신경—눈돌림신경(CN III), 도르래신경(CN IV), 갓돌림신경(CN VI)—은 위눈확틈새를 통해 눈확으로 들어온다. **B.** 근육과 운동신경. 지방과 근막이 제거되었다.

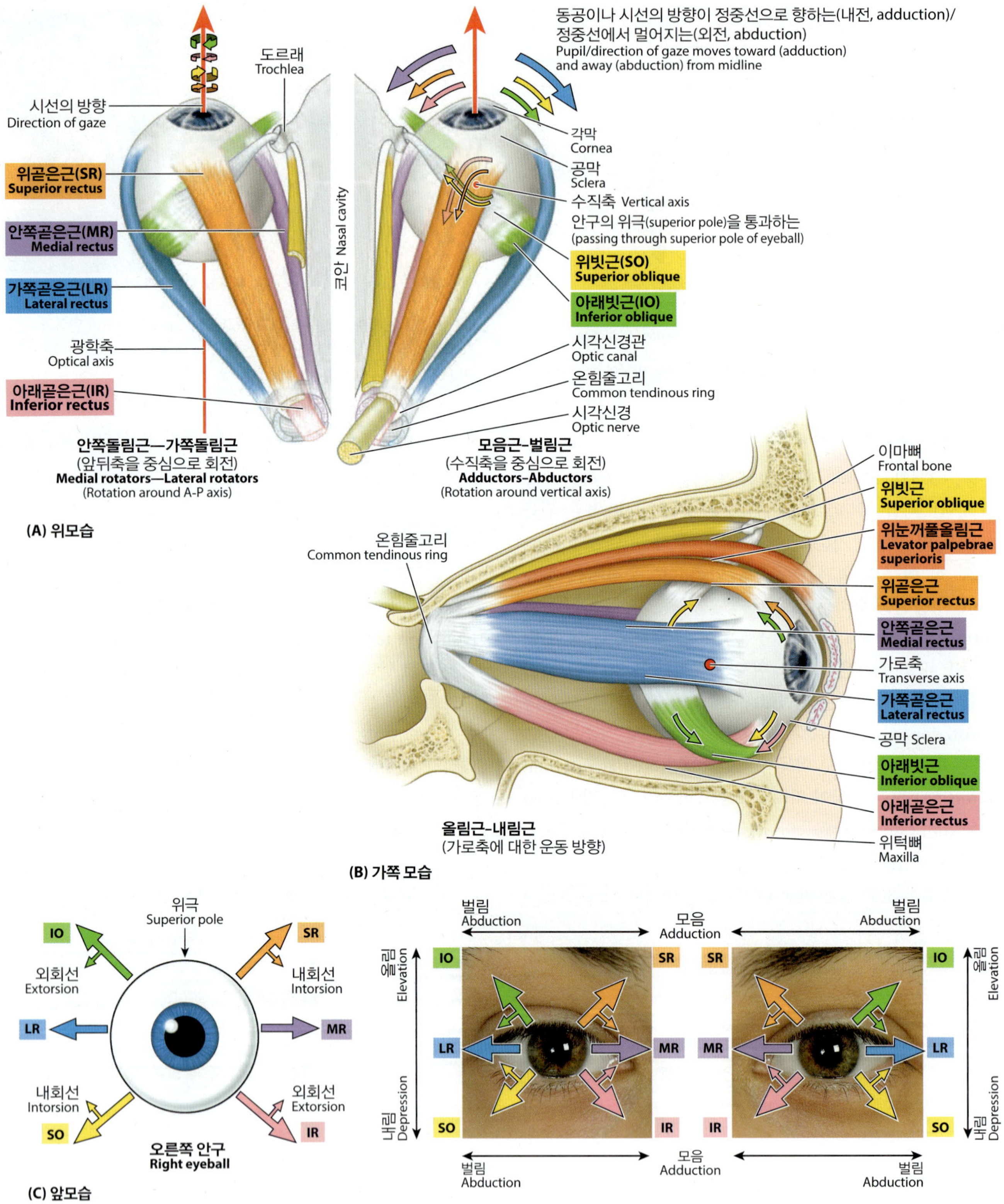

그림 8.57. 눈근육과 눈의 운동. A. 양쪽 눈확에 위치한 눈근육. *왼쪽 화살표*는 앞뒤축에서의 눈운동; *오른쪽 화살표*는 수직축에서의 눈운동을 나타내었다. 제일눈위치(primary position)에서 시작되는 근육의 운동을 이해하기 위해서는 운동이 일어나는 축과 근육이 당기는 위치와 방향과의 관계를 고려하는 것이 중요하다. **B.** 오른쪽 눈확에 위치한 근육들. *화살표*는 가로축에 대한 운동방향. **C.** 제일눈위치에서 일어나는 눈근육의 작용을 한쪽 눈과 양쪽 눈에서 나타내었다. *화살표*는 동공이 움직이는 방향이다. 약자로 표기된 근육이 여섯 가지 기본주시방향(*큰 화살표*)의 운동에서 주운동근(prime mover)이다. *큰 화살표* 사이의 운동방향에서는 인접한 두근육간의 협동작용이 필요하다. 예를 들면, 바로 올림 운동만 하려면 아래빗근과 위곧은근; 바로 내림 운동만을 하려면 위빗근과 아래곧은근의 협동작용이 필요하다. *작은 화살표*는 앞뒤축에서의 회전운동방향을 나타내었다. 두 눈으로 직시하기 위해서는 반대쪽의 동향근(contralateral yolk muscle)과의 협동작용이 필수적이다. 예를 들어 오른쪽으로 시선을 옮길 때 오른눈의 가쪽곧은근과 왼눈의 안쪽곧은근이 동향근(yoke muscles)이 된다.

표 8.8. 눈확의 눈근육(안구근육, 바깥눈근육, extra-oculaar muscle)

근육	이는곳	닿는곳	지배신경	주요 작용[a]
위눈꺼풀올림근	나비뼈의 작은날개, 시각신경관 위쪽과 앞쪽	위눈꺼풀판과 위눈꺼풀의 피부	눈돌림신경(CN III); 깊은층(위눈꺼풀판근)은 교감신경섬유가 지배한다.	위눈꺼풀올림
위빗근(SO)	나비뼈몸통	이 근육의 힘줄은 도르래의 섬유고리를 통과하면서 방향을 바꿔 위곧은근보다 깊은공막에 닿음	도르래신경(CN IV)	안구를 벌림, 내림, 그리고 안쪽으로 돌림
아래빗근(IO)	눈확바닥 앞부분	가쪽곧은근보다 깊은공막	눈돌림신경(CN III)	안구를 벌림, 올림, 그리고 가쪽으로 돌림
위곧은근(SR)	온힘줄고리	각막공막이음부 바로 뒤의 공막		안구를 올림, 모음, 그리고 안쪽으로 돌림
아래곧은근(IR)				안구를 내림, 모음, 그리고 안쪽으로 돌림
안쪽곧은근(MR)				안구를 모음
가쪽곧은근(LR)			갓돌림신경(CN VI)	안구를 벌림

[a]여기서는 제일눈위치(primary posigion, 정면을 응시하는)로부터 시작하는 단일 근육의 작용(action)에 대하여 기술하였다. 실제로는 근육이 독립적으로 작용하기보다 협동근과 대항근 그룹(synergistic antagonistic groups)을 이루어 함께 작용한다. 임상에서는 개별근육의 작용을 분리하여 검사하는 술기(maneuvers)를 요구한다. 제일눈위치에서 시작할 경우 단지 안쪽곧은근과 가쪽곧은근의 작용만을 검사하게 된다(그림 8.59E).

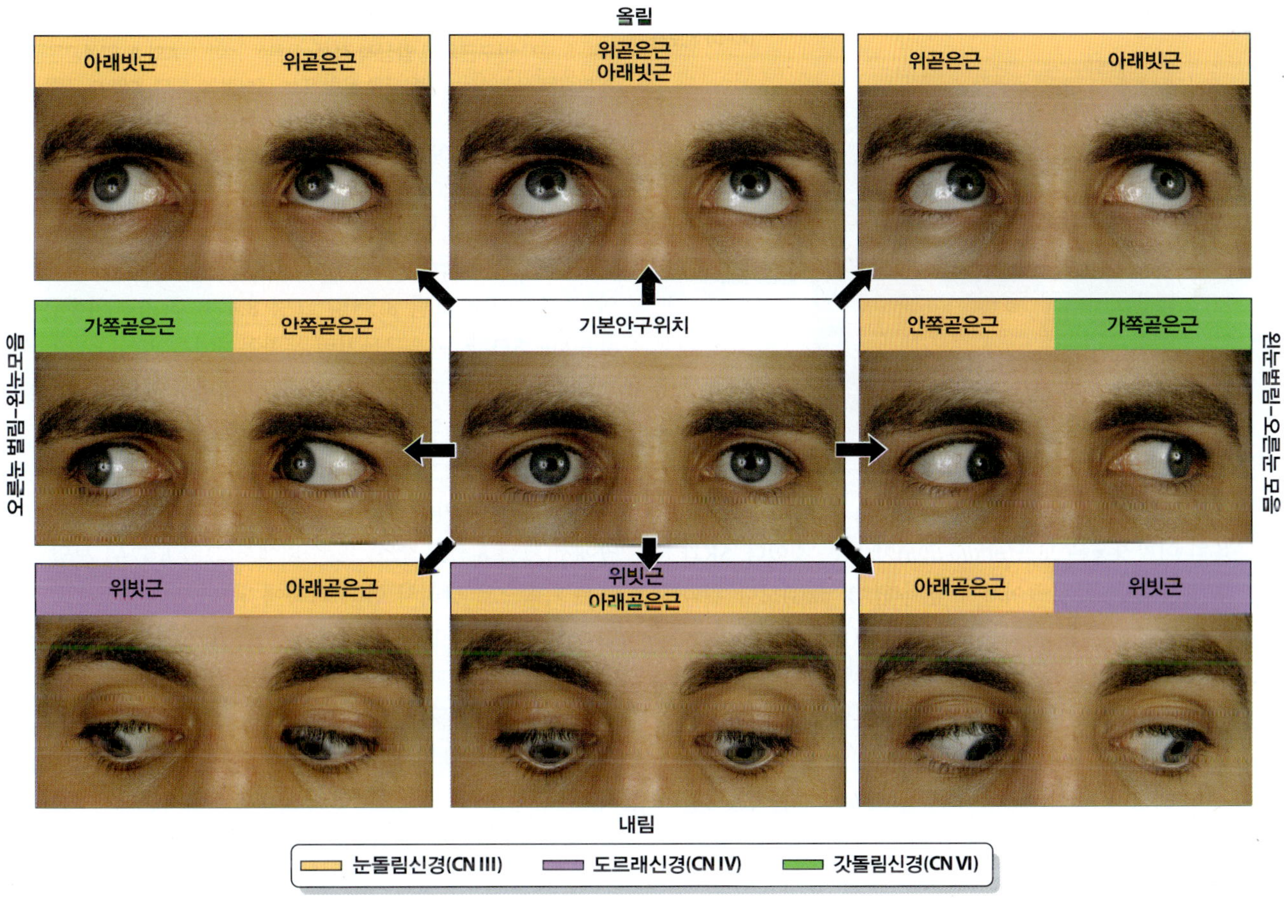

그림 8.58. 두 눈운동과 그 작용근육. 모든 운동은 제일눈위치(primary position)에서 시작되었다.

가지 요소가 이해를 어렵게 한다. 눈확의 꼭지(*apex of the orbit*)는 상대적으로 안쪽으로 치우쳐 있다. 따라서 눈확축(*axis of the orbit*)은 광학축(*optica axis*)과 일치하지 않는다(그림 8.56). 그러므로 제일눈위치에서 **위곧은근(superior rectus, SR)**과 **아래곧은근(inferior rectus, IR)**은 안쪽(medial)으로부터 안구로 접근하게 되며, 이들의 작용방향은 수직축보다 안쪽을 지난다(그림 8.57A 오른쪽). 이러한

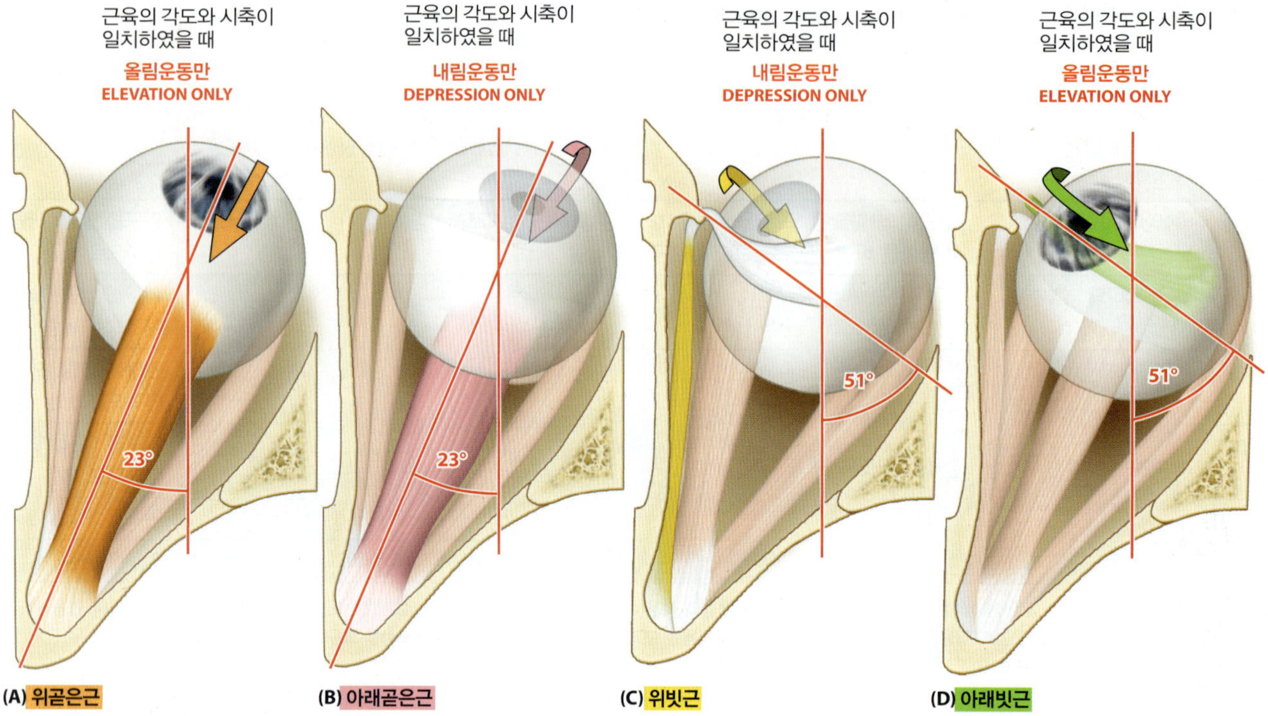

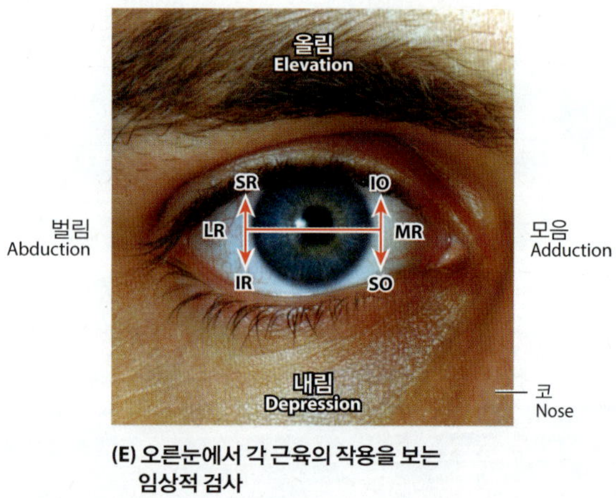

그림 8.59. 안구근육의 임상적 검사. 오른쪽 눈이다. **A와 B.** 안쪽곧은근에 의해 안구가 벌림된 상태에서는 곧은근만 올림 또는 내림할 수 있다. **C와 D.** 가쪽곧은근에 의해 안구가 모음된 상태에서는 빗근만 올림 또는 내림할 수 있다. **E.** 검사자의 손가락을 따라 동공이 H자 패턴으로 움직이게 하면서 개별 안구근육과 신경을 검사할 수 있다.

이유로 두 근육의 이차작용은 모음(*adduction*)이 되는 것이다. SR과 IR의 작용방향 또한 가쪽으로 뻗어가서 앞뒤축(AP axis)보다 위와 아래를 지나게 되므로 SR의 이차작용은 안쪽돌림(*medial rotation*, intorsion—안구위극이 코에 가까워짐)이 되고 IR의 이차작용은 가쪽돌림(*lateral rotation*, extorsion—안구위극이 코에서 멀어짐)이 된다(그림 8.57A 좌측, C).

만약 초기 주시 방향이 가쪽(*gaze first directed laterally*)이었다면 [**가쪽곧은근(lateral rectus, LR)**에 의해 벌림(abducted)되었다면] 시선은 IR과 SR의 평면에 일치하게 되므로 *SR*은 올림(*elevation*)만 하고[SR은 올림 운동을 하는 유일한 근육(그림 8.59A, 8.60)], *IR*은 내림(*depression*)만 하게 된다[IR은 내림 운동을 하는 유일한 근육이 됨(그림 8.59B)]. 의사가 진찰을 할 때, 가쪽으로 이동하는 손가락을 주시하게 하면서 (가쪽곧은근과 *CN VI*를 검사하고) 그대로 위쪽 또는 아래쪽으로 손가락을 이동시켜 *SR*과 *IR* 그리고 이 두 근육을 지배하는 *CN III*의 이상 여부를 검사할 수 있다(그림 8.59E, 8.60).

아래빗근(inferior oblique, IO)은 눈확 앞쪽에서 일어나는 유일한 근육이다(그림 8.55B; 그림 8.47B 참조). **위빗근(superior oblique, SO)**은 곧은근들처럼 눈확꼭지에서 일어나지만 온힘줄고리보다 위안쪽에서 따로 일어나게 되며(그림 8.55A), 그 힘줄은 눈확테두리의 위안쪽에 위치한 **도르래**(*trochlea*)를 지나면서 작용방향을 바꾸게 된다(그림 8.55B, 8.57B, C). 따라서 두 빗근이 닿게 되는 힘줄은 같은 경사를 가진 수직면에 놓인다. 제일눈위치에서 닿는 힘줄을 앞에서(그림 8.47B 참조) 또는 위에서(그림 8.57A) 보았을 때 두 빗근은 가쪽으로 달려서 안구 가쪽에 닿으면서 적도보다 뒤쪽에 닿고 있음을 알 수 있다. 두 근육은 앞뒤축의 아래쪽과 위쪽을 지나면서 가쪽으로 달리기 때문에 일차적으로 IO는 가쪽돌림근(lateral rotator)으로, SO는 안쪽돌림근(medial rotator)으로 작용한다. 그러나 이차적으로는 SO가 내림근(depressor)으로서, IO가 올림근(elevator)으로서, 두 근육 모두 벌림근(abductors)으로서 작용하게 되는데 그 이유는 제일눈위치에서 두 빗근은 안구의 수평축(그림 8.57B)과 수직축(그림 8.57C)보다 뒤쪽으로 가기 때문이다(그림 8.57B, C).

만약 초기 주시방향이 안쪽(*gaze first directed medially*)이었다면 [**안쪽곧은근(medial rectus, MR)**에 의해 모음(adducted)되었다면] 시선은 SO와 IO의 힘줄이 닿는 평면에 일치하게 되므로 *SO*는 내림만 하고[SO는 내림 운동을 하는 유일한 근육(그림 8.59C)], *IO*는 올림만 하게 된다[올림 운동을 하는 유일한 근육이 됨(그림 8.59D)]. 의

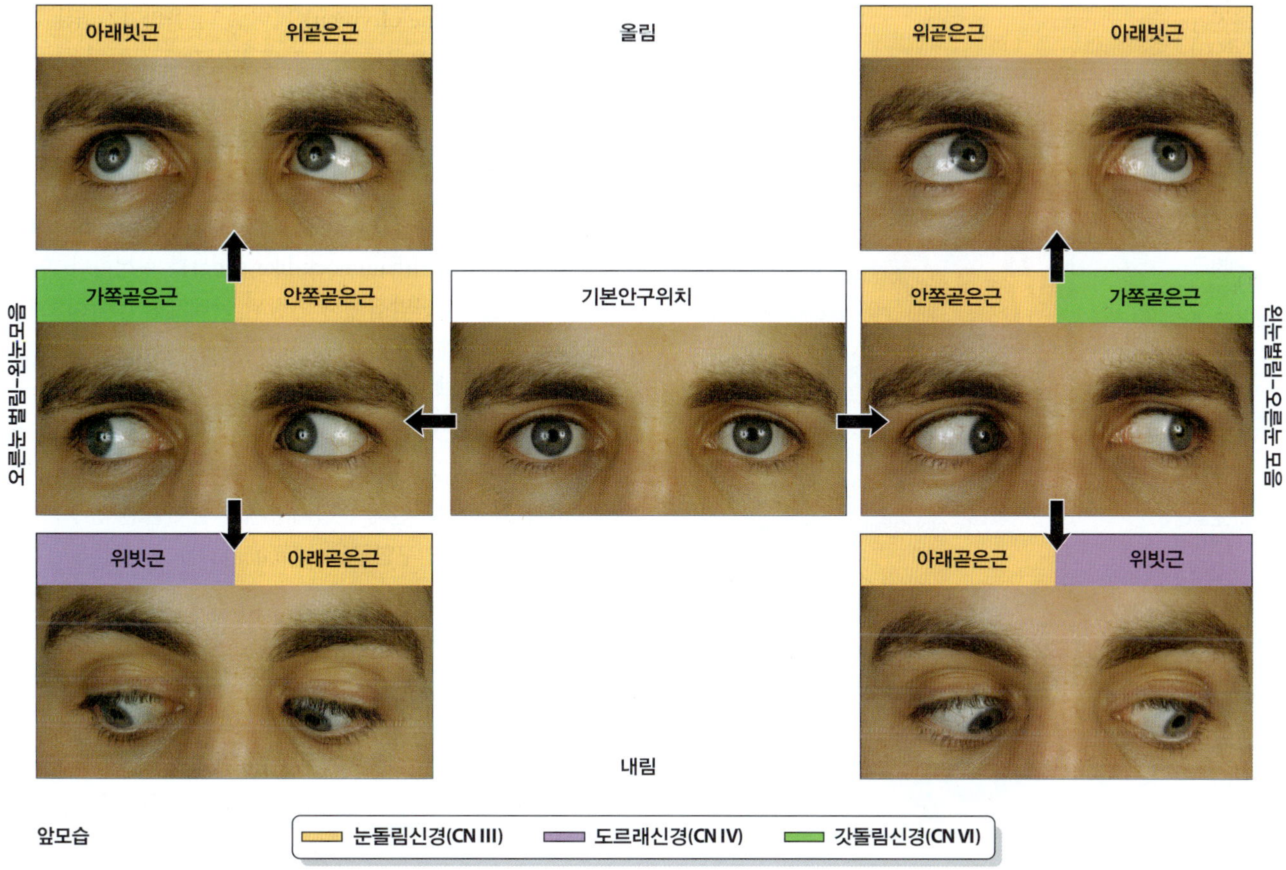

그림 8.60. 눈운동 임상검사: 왼쪽 또는 오른쪽을 보게 하고 올림과 내림 운동을 시킨다. 검사자의 손가락을 주시하게 하면서 동공을 H자 패턴으로 움직여 개별 안구근육과 신경의 기능을 검사한다.

사가 진찰을 할 때, 안쪽으로 움직이는 손가락을 주시하면서[안쪽곧은근과 *CN III*을 검사하고] 그대로 아래쪽 또는 위쪽으로 손가락을 이동시켜 *SO* 또는 *IO*를 각각 검사할 수 있고 *SO*를 지배하는 도르래신경(*CN IV*)과 *IO*를 지배하는 눈돌림신경(*CN III*)의 이상 여부 또한 검사할 수 있다(그림 8.59E와 8.60). 실제로:

- 위빗근의 주된 작용은 모음된 위치에서 동공의 내림이고(예: 책을 가까이에서 보면 눈이 모음되는데 이때 페이지 아래쪽으로 시선을 옮기는 운동)
- 아래빗근의 주된 작용은 모음된 위치에서 동공의 올림이다[예: **눈모음(convergence)** 상태로 책을 보다가 페이지 위쪽으로 시선을 옮기는 운동].

지금까지 바깥눈근육(extra-ocular muscles)의 작용을 개별적으로 살펴보았지만, 모든 운동에는 여러 개의 근육 작용이 관여하게 되는데, 협동근(synergist)으로 서로를 돕기도 하고 대항근(antagonist)으로 맞서기도 한다. 근육들은 한 가지 작용에 협동근이었다가 다른 작용에는 대항근이 되기도 한다. 예를 들면 제일눈위치에서 어떤 단일 근육의 작용으로든 동공을 올릴 수 없다(그림 8.57C). 두 올림근(SR와 IO)이 협동근으로 작용해야 가능한 운동이다. 그러나 이 두 근육은 돌림근(rotators)으로서는 대항근 관계이다. 따라서 동공을 올릴 때처럼 두 근육이 동시에 수축했을 때는 서로의 작용을 상쇄하여 돌림운동이 일어나지 않는다. 마찬가지로 어떤 단일 근육의 작용으로든 동공을 내릴 수가 없다. 두 내림근(IR와 SO)이 함께 작용하면 내림이 되지만 두 단일 근육의 작용은 모음과 벌림, 안쪽돌림과 가쪽돌림으로 서로 반대이다. SO와 IR이 동시에 작용하면 이들의 협동작용에 의해 동공을 내리면서 서로의 대항작용은 상쇄되므로 결과적으로 순수하게 내림만 되는 것이다.

똑바로 보기 위해서는 맞은편 **켤레근(동향근, yoke muscle)**이 한 쌍을 이루어 양쪽 눈 모두에 조화롭게 작용해야 한다(그림 8.57C 우측). 예컨대 오른쪽을 주시하기 위해서는 오른눈의 가쪽곧은근과 왼눈의 안쪽곧은근이 켤레근으로서 기능한다.

8

안구를 지지하는 구조물(supporting aparatus of eyeball)

안구집(*facial sheath of eyeball*)은 시각신경에서부터 각막공막이음부 근처까지 안구를 둘러싸서 안구를 위한 진정한 소켓을 형성한다(그림 8.61C; 그림 8.45A 참조). 안구근육의 힘줄이 컵 모양의 근막집을 뚫고 들어가며, 안구집은 안구근육으로 연속되어 대롱 모양으로 근육집(*muscle sheath*)을 형성하면서 나온다. 위눈꺼풀올림근과 위곧은근의 근육집은 융합되는데(그림 8.45A 참조); 이로써 위쪽을 볼 때

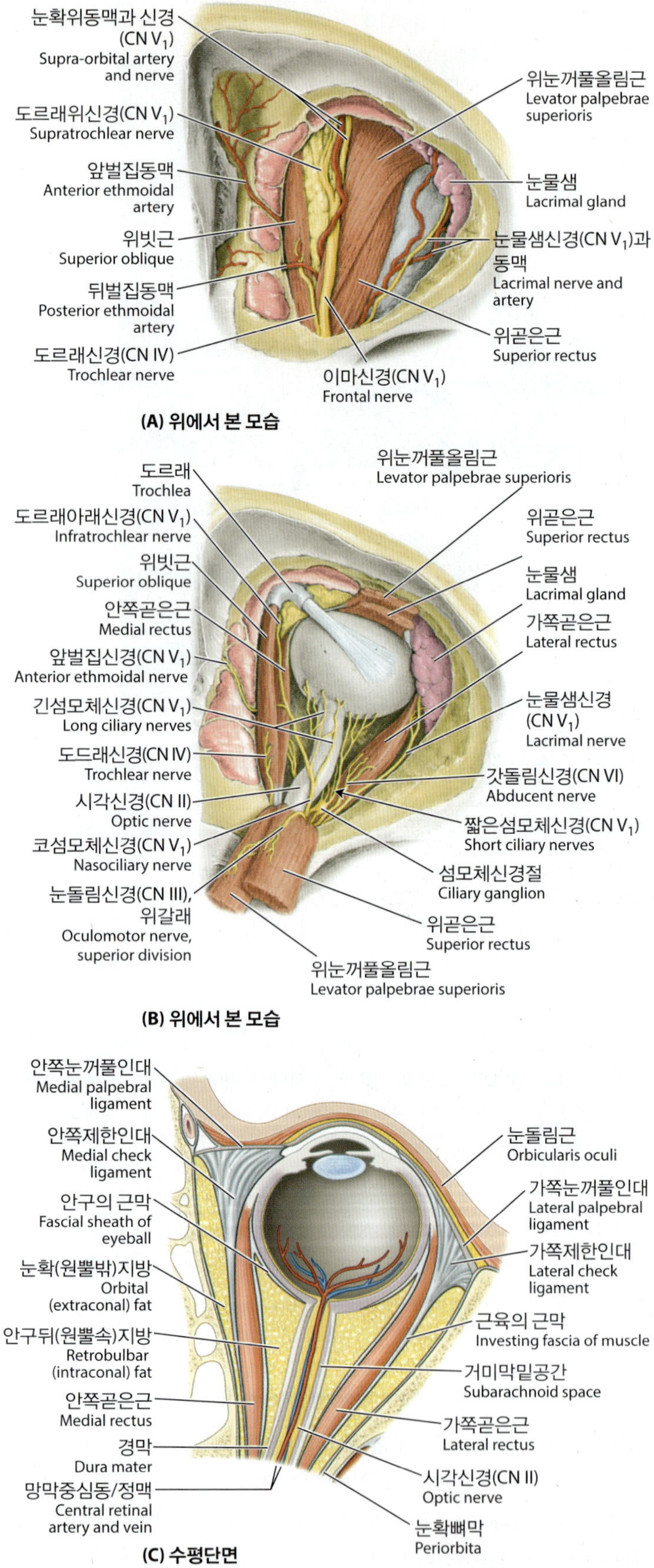

그림 8.61. 오른쪽 눈확의 해부. A. 눈확의 얕은층 해부. **B.** 눈확의 깊은층 해부. **C.** 안구의 막과 제한인대를 보여주는 그림.

위눈꺼풀이 시선(line of vision) 너머로 더 올라가게 되는 것이다. 안쪽곧은근과 가쪽곧은근의 근육집에서 연장된 삼각형 모양의 확장부를 **안쪽** 및 **가쪽제한인대(medial/lateral check ligament)**라 부르는데 이들은 각각 눈물뼈와 광대뼈에 부착한다(그림 8.61C). 이 인대는 벌림과 모음을 제한한다. 아래곧은근과 아래빗근의 근막이 제한인대와 섞여서 **안구걸이인대(suspensory ligament of eyeball)**라는 해먹 같은 걸이(hammock-like sling)를 형성한다. 이와 비슷하게, 아래곧은근의 근막집에서 연장된 **아래제한인대(inferior check ligament)**는 아래눈꺼풀판에 연결되어서 시선을 아래로 향했을 때 아래눈꺼풀을 아래로 잡아당긴다(그림 8.45A 참조). 집합적으로 제한인대는 두 빗근과 함께 작용하면서 **눈확지방체(retrobulbar fat)**와 함께 곧은근들이 안구를 뒤로 당기는 작용에 저항한다. 기아(starvation)나 질병으로 인해 눈확지방체가 줄어들면 안구는 눈확 속으로 들어가 보이는 **안구함몰**(*inophthalmos*)을 초래한다.

눈확의 신경(Nerves of Orbit)

큰 시각신경(optic nerve)에는 순수하게 감각신경만 있어서 시각자극을 전달한다(그림 8.45A, 8.50A 참조). 이 CN II는 일반적으로 뇌신경으로 취급되지만, 발생 때 앞뇌(forebrain) 양쪽에서 앞쪽으로 확장되어 발달한 부분이며, 신경섬유 또한 중추신경계통에서 볼 수 있는 이차신경세포(second order neuron)에서 나온 것이다. 시각신경은 **공막체판(lamina cribrosa of sclera)**에서 출발하는데 시각신경원반(*optic disc*) 뒤의 이곳에서 민말이집신경섬유가 공막을 뚫고 나가면서 말이집을 획득한다. 시각신경은 시각신경관을 통하여 눈확을 나온다. 시각신경의 눈확 속 전체 경로는 연장된 뇌막과 얇은 층의 *CSF*로 찬 거미막밑공간에 싸여 있다(그림 8.61C; 그림 8.45A, 그림 8.50A 참조). 눈확 속으로 연장된 뇌경막과 거미막은 **시각신경집(optic nerve sheath)**을 이루고 앞으로 가서 안구와 공막의 안구집(fascial sheath)으로 연속된다. 한 층의 연막이 신경집 속에서 시각신경의 표면을 덮는다.

눈확의 신경이란 시각신경(CN II)뿐 아니라 위눈확틈새(*superior orbital fissure*)를 통해 눈확으로 들어와서 안구근육을 지배하는 신경—**눈돌림신경**(CN III), **도르래신경**(CN IV), 그리고 **갓돌림신경**(CN VI)—을 모두 포함한다(그림 8.62; 그림 8.55 참조). 안구를 움직이는 안구근육의 신경지배를 쉽게 기억할 수 있는 화학식 형태의 암기법을 소개한다: $LR_6SO_4AO_3$(**l**ateral **r**ectus, CN **VI**; **s**uperior **o**blique, CN **IV**; **a**ll **o**thers, CN **III**). 도르래신경과 갓돌림신경은 직접 지배하는 단일 근육으로 진행한다. 눈돌림신경은 위/아래 갈래로 나뉜다. 위갈래는 위곧은근과 눈꺼풀올림근을 지배하고, 아래갈래는 안쪽곧은근과 아래곧은근 그리고 아래빗근을 지배하며 섬모체신경절로 보내는 연접이전부교감신경섬유를 포함하고 있다(그림 8.63). 안구운동은 눈돌림신경, 도르래신경, 그리고 갓돌림신경에 의해 자극되며 양쪽 눈확의 제일눈위치로부터 시작하여 두눈보기(양안시, binocular vision)가 가능해지는 것이다(그림 8.57C, 8.58; 표 8.8).

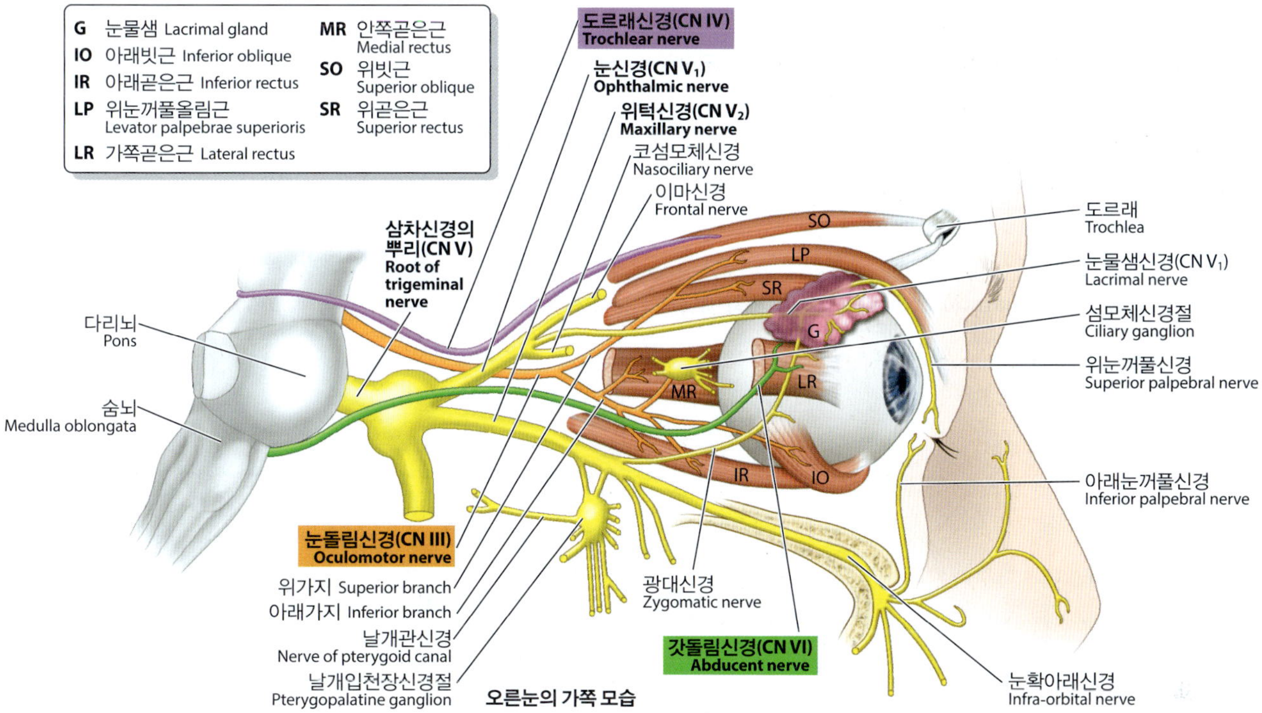

그림 8.62. 눈확의 신경. 세 개의 뇌신경, 즉 눈돌림신경(CN III), 도르래신경(CN IV), 그리고 갓돌림신경(CN VI)이 안구근육에 분포한다. 도르래신경(CN IV)은 위빗근에, 갓돌림신경(CN VI)은 가쪽곧은근에, 눈돌림신경(CN III)은 나머지 다섯 개의 근육에 분포한다. 또한 CN II는 섬모체신경절로 부교감신경연접이전섬유를 보내준다. 삼차신경(CN V)은 눈확과 눈확부위 안구에 감각섬유를 제공한다.

눈신경(CN V_1)의 종말가지 3개(눈물샘신경, 이마신경, 도르래아래신경—그림 8.61A)는 위눈확틈새를 통과해서 눈확 앞쪽부분(예: 눈물샘과 눈꺼풀), 얼굴, 두피와 관련된 구조물로 전달된다. CN V_1의 피부가지에 대하여 이 장 앞쪽의 "얼굴과 머리덮개의 피부신경"과 표 8.4에서 설명하였다.

섬모체신경절(ciliary ganglion)은 CN V_1와 관련된 신경절이후 부교감신경의 세포체가 모인 것으로 눈확의 뒤쪽에 시각신경과 가쪽곧은근 사이에 위치한다(그림 8.61B). 섬모체신경절은 다음과 같은 세 개의 신경섬유를 받는다(그림 8.63).

1. **섬모체신경절의 감각신경뿌리** 또는 **코섬모체신경뿌리**를 통한 CN V_1의 감각섬유
2. **섬모체신경절의 부교감신경뿌리인 눈돌림신경뿌리(parasympathetic or oculomotor root of ciliary ganglion)**를 통해 들어온 CN III의 신경절이전부교감신경섬유
3. **섬모체신경절의 교감신경뿌리(sympathetic root of ciliary ganglion)**를 통해 들어온 속목신경얼기(*internal carotid plexus*)의 신경절이후교감신경섬유

짧은섬모체신경(short ciliary nerves)은 섬모체신경절에서 시작하며 CN V_1의 가지로 취급된다(그림 8.61B, 8.63). 이 신경은 섬모체와 홍채에 부교감 및 교감신경섬유를 전달한다. 짧은섬모체신경은 섬모체신경절에서 유래한 부교감신경절이전섬유 그리고 신경절을 지나가는 코섬모체신경의 들섬유(구심성섬유, afferent fiber)와 신경절이후교감신경섬유로 구성된다. 섬모체신경절을 둘러서(bypass) 안구로 진행하는 코섬모체신경의 가지인 **긴섬모체신경(long ciliary nerves)**은 홍채와 각막에서 오는 감각신경섬유와 동공확대근으로 가는 신경절이후교감신경섬유를 전달한다.

눈확 속에서 일어나는 코섬모체신경의 가지인 앞/뒤벌집신경

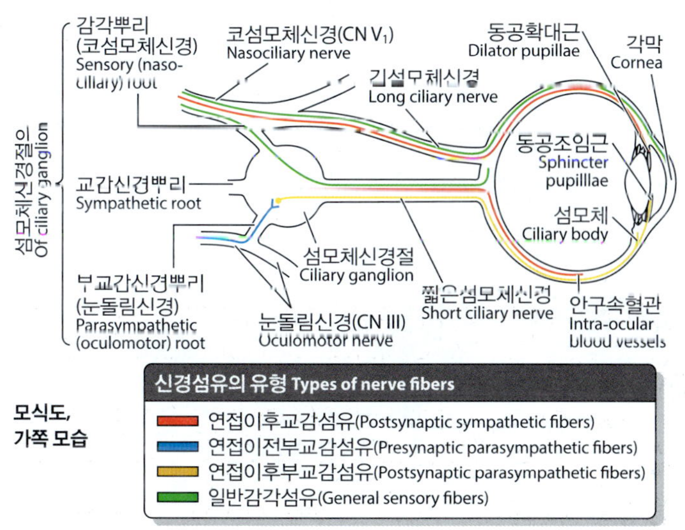

그림 8.63. 섬모체신경절과 안구로 가는 신경섬유. 섬모체신경절은 세 가지 다른 기원을 가진 세 종류의 신경섬유를 받는다. 모두 부교감신경인데, 안구로 가는 일부의 감각섬유나 교감신경섬유는 단지 이 신경절을 횡단하여 지나갈 뿐이다. 긴섬모체신경의 교감신경 및 감각신경섬유는 이 신경절을 우회한다.

(*anterior* and *posterior ethmoidal nerve*)은 가쪽벽의 구멍을 통해 눈확을 나가서 앞머리뼈우묵의 경막과 코안, 벌집뻐굴(사골동, ethmoidal sinus) 및 나비굴(접형동, sphenoidal sinus)의 점막에 분포한다.

눈확의 혈관(Vasculature of Orbit)

눈확의 동맥(arteries of orbit)

속목동맥의 가지인 **눈동맥(ophthalmic artery)**은 주로 눈확에 혈액을 공급하며, 바깥목동맥에서 유래한 **눈확아래동맥(infra-orbital artery)**도 눈확의 바닥과 관련된 구조물에 혈액을 공급한다(그림 8.64A; 표 8.9). 시각신경보다 아래에서 올라오는 눈동맥의 가지인 **망막중심동맥(central retinal artery)**은 시각신경집(sheath of optic nerve)을 뚫고 시각신경과 함께 안구 속으로 들어가서 시각신경원반에서 빠져나온다. 이 동맥의 가지는 망막 속면으로 퍼진다(그림 8.64B; 그림 8.52 참조). 종말가지는 망막 속면에 혈액을 공급하는 유일한 **끝동맥**(*end artery*; 세동맥, *arteriole*)이다.

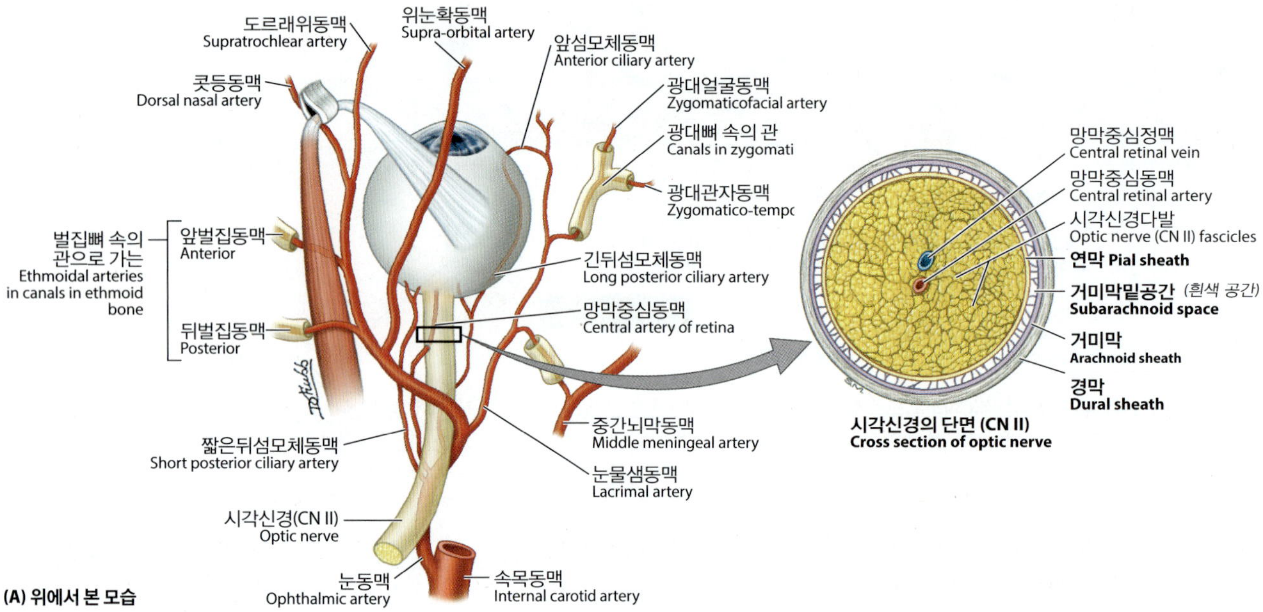

(A) 위에서 본 모습

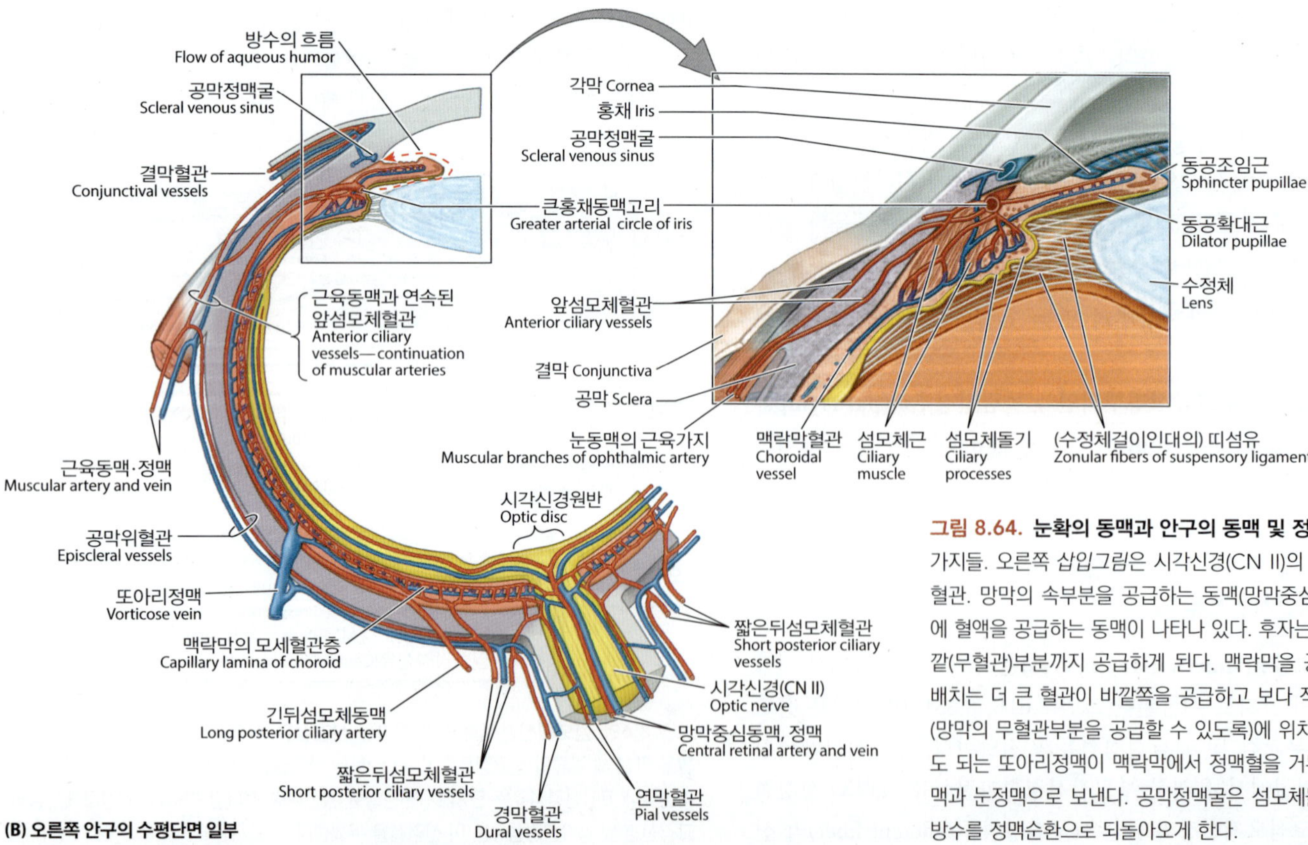

(B) 오른쪽 안구의 수평단면 일부

그림 8.64. 눈확의 동맥과 안구의 동맥 및 정맥. A. 눈동맥의 가지들. 오른쪽 *삽입그림*은 시각신경(CN II)의 단면. **B.** 안구의 혈관. 망막의 속부분을 공급하는 동맥(망막중심동맥)과 맥락막에 혈액을 공급하는 동맥이 나타나 있다. 후자는 결국 망막의 바깥(무혈관)부분까지 공급하게 된다. 맥락막을 공급하는 혈관의 배치는 더 큰 혈관이 바깥쪽을 공급하고 보다 작은 혈관이 속면(망막의 무혈관부분을 공급할 수 있도록)에 위치한다. 4, 5개 정도 되는 또아리정맥이 맥락막에서 정맥혈을 거두어 뒤섬모체정맥과 눈정맥으로 보낸다. 공막정맥굴은 섬모체돌기에서 분비한 방수를 정맥순환으로 되돌아오게 한다.

표 8.9. 눈확의 동맥

동맥	이는곳	경로와 분포
눈동맥	속목동맥	시각신경구멍을 지나 눈확안에 이름
망막중심동맥	눈동맥	시각신경집 속으로 달리다가 안구근처에서 시각신경을 뚫고 들어감; 망막(원뿔세포와 막대세포는 제외)에 혈액공급
눈확위동맥		눈확위구멍에서 위쪽과 뒤쪽으로 진행하여 이마와 두피에 혈액공급
도르래위동맥		눈확위모서리에서 이마와 두피로 진행
눈물샘동맥		가쪽곧은근의 위쪽 모서리를 따라가서 눈물샘, 결막, 그리고 눈꺼풀에 혈액공급
콧등동맥		콧등을 따라 진행하여 콧등표면에 혈액공급
짧은뒤섬모체동맥		시각신경말단에서 공막을 관통하고 맥락막에 혈액공급. 결국 망막의 빛감각세포(월뿔과 막대)층에 혈액전달
긴뒤섬모체동맥		공막을 뚫고 나와 섬모체와 홍채에 혈액공급
뒤벌집동맥		뒤벌집뼈구멍을 통과하여 뒤벌집까지 진행
앞벌집동맥		앞벌집뼈구멍을 통과하여 앞머리뼈우묵으로 진행; 앞/중간벌집, 이마굴, 코안, 그리고 콧등 피부에도 혈액공급
앞섬모체동맥	눈동맥의 곧은근가지	곧은근이 부착된 지점에서 공막을 뚫고나와 홍채와 섬모체에서 그물을 형성
눈확아래동맥	위턱동맥의 셋째부분	눈확아래고랑과 눈확아래구멍을 따라 얼굴로 진행

망막의 바깥면은 **맥락막모세혈관층**(*capillary lamina of choroid*, *choriocapillaris*라고도 불림)에 의해 혈액공급을 받는다. 8개 정도 되는 뒤섬모체동맥(*posterior ciliary artery*: 이 역시 눈동맥의 가지이다) 중에서 6개의 **짧은뒤섬모체동맥(short posterior ciliary artery)**이 맥락막에 직접 혈액공급을 하고 결국 망막의 무혈관층에도 공급된다. 안구의 양쪽에 따로 존재하는 두 개의 **긴뒤섬모체동맥(long posterior ciliary arteries)**은 공막과 맥락막 사이를 지나 **앞섬모체동맥**(**anterior ciliary arteries**: 곧은근으로 가는 **눈동맥 근육가지**가 연장된 동맥, continuations of **muscular branches of the ophthalmic artery**)과 문합을 이루어 섬모체얼기(ciliary plexus)에 혈액을 공급한다.

눈확의 정맥(veins of orbit)

눈확에서 정맥이 흡수되는 경로는 **위/아래눈정맥(superior/inferior ophthalmic vein)**을 통해 위눈확틈새를 지나 해면정맥굴로 들어가는 것이다(그림 8.65). **망막중심정맥(central retinal vein**; 그림 8.64A 삽입그림, B)은 해면정맥굴로 직접 들어가지만 눈정맥과 합류하기도 한다. 안구의 혈관층에서 거두어진 혈액은 **또아리정맥(vorticose veins)**으로 모여 아래눈정맥으로 이어진다. **공막정맥굴(scleral venous sinus)**은 안구의 앞방을 감싸는 혈관구조물인데 이곳을 통해 방수(aqueous humor)가 혈류로 돌아오게 된다.

안구와 눈물기관의 표면해부학 (Surface Anatomy of Eye and Lacrimal Apparatus)

눈꺼풀의 표면해부학에 관한 설명을 보려면 이 장 앞쪽의 "얼굴의 표면해부학"을 보기 바란다. 투명한 **안구결막**(*bulbar conjunctiva*)이 눈의 "흰자위"인 공막(sclera)의 앞부분을 덮고 있는데, 이곳에 미세하지만 또렷이 보이는 결막혈관이 존재한다(그림 8.66B). 안구결막이 자극을 받으면 혈관은 현저히 커지고 염증이 생기면 결막이 빨갛게 된다(충혈된 눈, red eyes). 정상적으로 질기고 불투명한 공막은 유아나 소아에서는 약간 푸르스름해 보이고 노인에서는 노란 빛깔을 띤다.

8

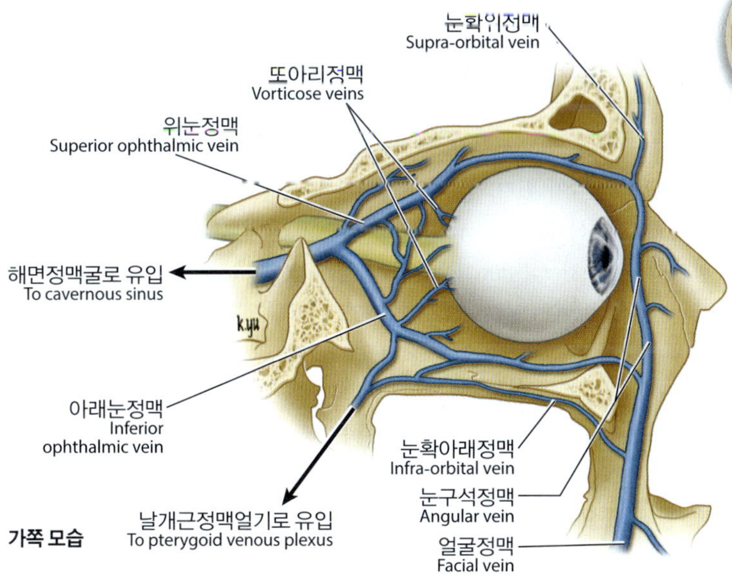

그림 8.65. 눈정맥. 위눈정맥은 해면정맥굴로 흐르고, 아래눈정맥은 날개근정맥얼기로 흐른다. 이들은 또 얼굴정맥, 눈확위정맥과 앞/뒤쪽으로 서로 교통한다. 위눈정맥은 눈동맥과 그 가지를 동반한다

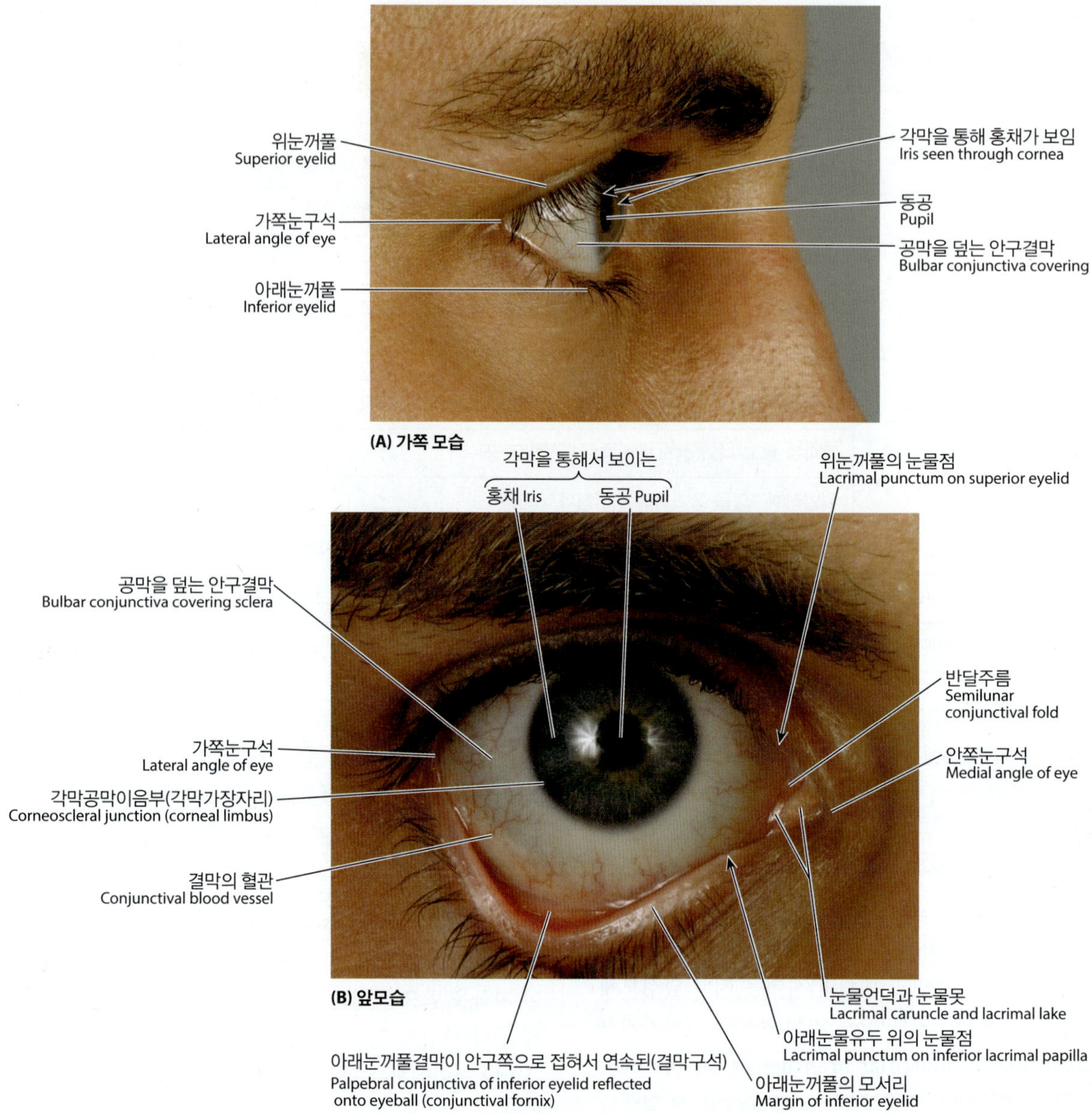

그림 8.66. 눈의 표면해부학. A. 주요 구조. **B.** 눈물기관.

눈 앞쪽의 투명한 부분을 **각막**(*cornea*)이라 하는데 경계부분에서는 공막으로 이어진다. 가쪽에서 봤을 때(그림 8.66A), 관찰되는 노출된 안구부분의 대부분은 **눈꺼풀틈새**(*palpebral fissure*)를 통해 앞쪽으로 돌출되어 있다. 공막으로 덮인 부분에 비해 확연하게 각막의 만곡도가 커서 볼록(convex)하다. 따라서 **각막공막이음부**[각막공막경계, *corneoscleral junction*(**각막가장자리**, *corneal limbus*)]에는 약간의 각(angle)이 생긴다(그림 8.66B). 이렇게 각막이 돌출되어 있기 때문에 눈을 감고서 안구를 움직이더라도 그 움직임이 드러나게 된다.

동공(*pupil*), 즉 빛이 안구로 들어오는 검고 동그란 통로는 색소가 풍부한 사이막인 **홍채**(*iris*, 복수형은 irides)로 둘러싸여서 형성된다. 동공과 홍채의 상대적인 크기는 들어오는 빛의 밝기에 따라 변화하는데 반대쪽 눈의 동공과 홍채의 크기도 같아진다.

정상적으로 눈을 뜨고 정면을 바라보면 각막과 홍채의 윗부분이 **위눈꺼풀**(*superior eyelid*)에 의해 가려지며, 각막과 홍채의 아랫부분은 **아래눈꺼풀**(*inferior eyelid*) 너머로 완전히 노출되고 공막의 좁은 일부만이 밖으로 드러나게 된다. 안구의 위치가 약간만 변하더라도 쉽게 알아차릴 수 있는데, 위눈꺼풀이 올라간 경우에는 얼굴표정이 바뀌어 놀란 모습이 된다[갑상선기능항진증에서 볼 수 있는 **안구돌출**(*exophthalmos*). 교감신경지배가 소실되는 호르너증후군에서는 위눈꺼풀이 처져서[**눈꺼풀처짐증**; **안검하수**(*ptosis*)] 졸린 모습으로 보인다.

눈꺼풀결막(*palpebral conjunctiva*)은 공막으로부터 **안구결막**(*bulbar conjunctiva*)이 연속되어 눈꺼풀의 깊은면으로 꺾여서 돌아나온 것이다. 눈꺼풀결막은 혈관이 많고 붉은색을 띠는데, 혈색소수치(hemoglobin level)를 판단하는 경험적 근거로 활용할 수 있다. 빈혈(*anemia*)의 경우 점막이 창백해질 수 있으므로 일반적으로 이것이 의심될 경우 의사는 유심히 관찰하게 된다. 위눈꺼풀을 뒤집어 보면 그 속에 싸여 있는 **위눈꺼풀판**(*superior tarsus*)의 크기를 가늠할 수 있으며, 약간 노르스름한 수직 줄무늬 모양의 **눈꺼풀판샘**(*tarsal glands*)을 눈꺼풀결막을 통해 구별할 수 있다. 자세히 살펴보면 2~3줄의 **속눈썹**(*eyelashes*) 뒤쪽으로 이 샘의 열리는 구멍을 볼 수 있다(눈꺼풀 하나당 약 20개 정도). 안구결막이 각막의 앞쪽상피와 눈꺼풀결막과 연속됨으로써 **결막주머니**(*conjunctival sac*)가 형성된다. 눈꺼풀틈새(palpebral fissure)는 결막주머니의 "입(mouth)" 또는 앞구멍(anterior aperture)이 된다.

안쪽눈구석(*medial angle of eye*)에서 눈물의 얕은 저장소인 **눈물못**(*lacrimal lake*)을 관찰할 수 있다. 이 눈물못 안에 촉촉하게 젖어 있는 작은 융기가 **눈물언덕**(*lacrimal caruncle*)이다. 눈물언덕의 가쪽에는 **결막반달주름**(*semilunar conjunctival fold*)이 있어서 안구를 살짝 덮는다. 결막반달주름은 조류나 파충류가 가진 깜빡이는 막이 퇴화된 흔적기관이다. 위/아래눈꺼풀의 안쪽부분 모서리를 뒤집어보면 **눈물점**(*lacrimal punctum*)이라는 작은 구멍을 **눈물유두**(*lacrimal papilla*)라는 작은융기의 정상에서 볼 수 있다.

임상적용 CLINICAL BOX

눈확, 안구와 부속 구조물(ORBITS, EYEBALL, AND ACCESSORY VISUAL STRUCTURES)

눈확의 골절(Fractures of Orbit)

눈확모서리는 눈확 속의 내용물을 보호하기 위하여 단단하지만, 강한 타격에 의해 충격이 직접 전해지면, 눈확가 장자리를 형성하는 뼈들 사이의 봉합에서 골절이 일어날 수 있다. 눈확의 안쪽벽과 아래벽은 가장 얇기 때문에 모서리는 멀쩡하더라도 눈확벽에 골절이 일어날 수 있다(그림 B8.24). 눈확벽을 제 위치에서 밀어내는 간접적인 외상을 "**파열골절**(*blowout fracture*)"이라 한다. 안쪽벽의 골절은 벌집뼈굴과 나비굴까지 이어질 수 있고, 아래벽의 골절은 위턱굴까지 이어질 수 있다.

위벽은 안쪽벽과 아래벽에 비해 튼튼하기는 하지만 빛이 통과할 정도로 얇고 쉽게 구멍이 난다. 때문에 날카로운 물체가 관통하여 뇌의 이마엽으로 들어갈 수 있다.[2]

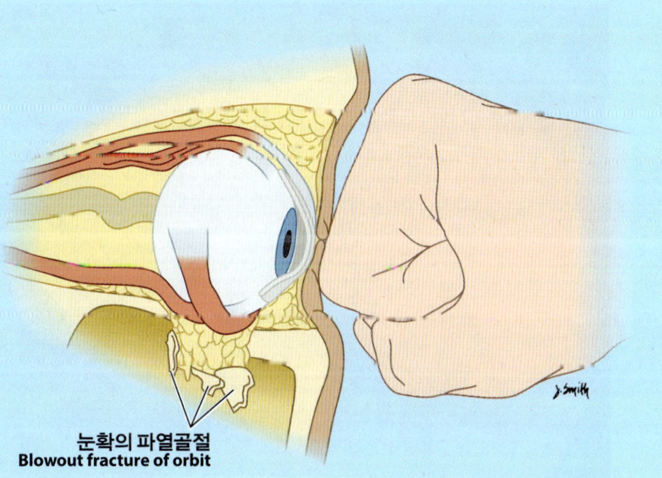

그림 B8.24. 눈확의 파열골절.

[2]이것은 의학사에 남은 눈확을 통한 앞이마엽절개술(transorbital prfefrontal lobotomy)이라는 정신수술(psychosurgery) 방법의 해부학적 기초이다. 이는 항정신병약물이 개발되기 이전에 있었던 의학의 역사에서 흥미로우나 가장 비극적인 사건이었다. https://britannica.com/topic/transorbital-lobotomy 참조.

눈확골절(orbital fractures)은 흔히 눈확속출혈(intra-orbital bleeding)을 일으키는데, 이러한 출혈이 안구에 압력을 주어 **안구돌출**(*exophthalmos*)을 유발한다. 눈에 대한 모든 외상은 주변 구조물에 영향을 미칠 수 있는데, 예를 들면 위턱굴 속으로 출혈이나 위턱뼈에 고정된 치아가 빠질 수도 있고 코뼈 골절에 의한 출혈과 기도폐쇄, 눈정맥을 통해 해면정맥굴로 파급되는 감염 등이 있다.

눈확 안의 종양(Orbital Tumor)

시각신경은 나비굴과 뒤벌집뼈굴에 근접해 있어서, 이 뼈굴 속에 악성종양이 생기면 뼈로 된 얇은 벽을 뚫고 시각신경과 눈확 속 구성물을 누르게 된다. 눈확에 생긴 종양은 **안구돌출**을 일으킨다. 중간머리뼈우묵에 생긴 종양이 눈확 안으로 들어올 수 있는 가장 쉬운 방법은 위눈확틈새를 통해서이다. 관자우묵과 관자아래우묵에 생긴 종양은 아래눈확틈새를 통해 눈확에 도달한다. 비록 눈확의 가쪽벽의 길이가 안쪽벽과 비슷하더라도 가쪽 앞쪽을 향하고 있기 때문에 시상면에 놓인 안쪽벽이 앞쪽으로 향한 거리만큼 가지 못한다(그림 8.44A). 때문에 동공을 최대한 안쪽으로 돌리면 안구가 약 2.5 cm 정도 노출되는데, 이러한 점에서 눈 수술 때 가쪽으로의 접근이 용이하게 된다.

8

눈꺼풀을 지배하는 신경의 손상(Injury to Nerves Supplying Eyelids)

눈돌림신경이 위눈꺼풀올림근(levator palpebrae superioris)을 지배하므로 신경이 손상되면 이 근육이 마비되어 위눈꺼풀처짐증(안검하수증, *ptosis*, superior eyelid droop)이 나타난다. 얼굴신경이 손상되면 눈둘레근이 마비되어 눈이 완전히 감기지 않는다. 눈을 보호하기 위하여 빠르게 깜박이는 정상적인 기능도 상실된다.

아래눈꺼풀의 근육 긴장이 소실되면 아래로 늘어져서 뒤집힌다. 그 결과 각막이 건조되며 먼지나 작은 입자들로부터 보호되기 어렵다. 따라서 무방비 상태의 안구가 계속 자극을 받기 때문에 비효율적으로 과량의 눈물이 분비된다. 눈물배출기관(lacrimal drainage apparatus)이 막혔을 때도 **과량의 눈물**(*excessive lacrimal fluid*)을 흘리게 된다. 때때로 사람들은 눈물을 닦아내기 위해 자신의 눈을 자주 문지르는데 이것은 오히려 더 자극하는 결과를 낳게 된다.

눈꺼풀샘의 염증(Inflammation of Palpebral Glands)

눈꺼풀에 있는 어떤 분비샘이라도 감염되거나 분비관이 막히면 염증이 일어나고 붓게 된다. 속눈썹샘(ciliary gland)의 분비관이 막히면 눈꺼풀에 통증을 일으키며 고름이 나고 붉게 붓는 다래끼(sty, *hordeolum*)가 된다. 속눈썹 **기름샘에 물혹**(*cysts of sebaceous glands*)이 생긴 것을 **산립종**(*chalazia*)이라 한다. 눈꺼풀판샘(tarsal gland)이 막혀서 생긴 염증을 **눈꺼풀판산립종**(*tarsal chalazia*)라고 하며 이것은 안구쪽으로 돌출되어 눈을 깜박일 때 마다 안구를 마찰한다. 일반적으로 산립종이 다래끼보다 더 아프다.

결막충혈(Hyperemia of Conjunctiva)

결막은 투명하지만 그 속의 혈관이 확장되거나 울혈되면 '핏발선 눈(bloodshot eyes)'이 된다. 국소자극(예: 먼지, 염소, 연기)은 결막에 충혈을 일으킨다. 눈에서 흔한 전염성 감염은 **결막염**(*conjunctivitis*, 'pinkeye')이다.

결막밑출혈(Subconjunctival Hemorrhages)

결막밑출혈은 안구결막의 속이나 더 깊은 곳에 밝거나 어두운 빨간색 반점을 나타내는 흔한 증상이다. 이러한 출혈은 다치거나 염증으로 일어날 수 있으며, 예컨대 눈을 맞았거나, 코를 심하게 맞았거나, 심한 기침이나 재채기로도 작은 결막밑모세혈관의 파열을 일으키고 출혈을 초래할 수 있다.

망막의 발생(Development of Retina)

망막과 시신경은 배아의 앞뇌(embryonic forebrain)에서 나온 **눈술잔(optic cup)**과 **눈소포(optic vesicle)**로부터 발생한다(그림 B8.25A). 앞뇌로부터 눈술잔돌출(안배돌출, optic evagination)이 진행되면서(그림 B8.25B), 눈소포는 발생과정의 뇌막을 함께 가지고 나온다. 따라서 뇌막과 거미막밑공간이 시각신경을 감싸면서 연속되는 것이다(그림 B8.25C). 망막중심동/정맥은 거미막밑공간을 넘어 시각신경의 말단 속으로 뚫고 들어가서 함께 달린다. 망막의 색소층은 눈술잔의 바깥층에서 자라나는 반면 신경층은 눈술잔의 속층에서 자라난다(Moore et al., 2020).

망막박리(Retinal Detachment)

배아의 발달하는 망막층은 **망막속공간**(*intraretinal space*)에 의해 나뉘는데(그림 B8.25B), 태아초기(early fetal period) 동안 이 층은 합쳐져서 공간이 사라진다. 색소세포층

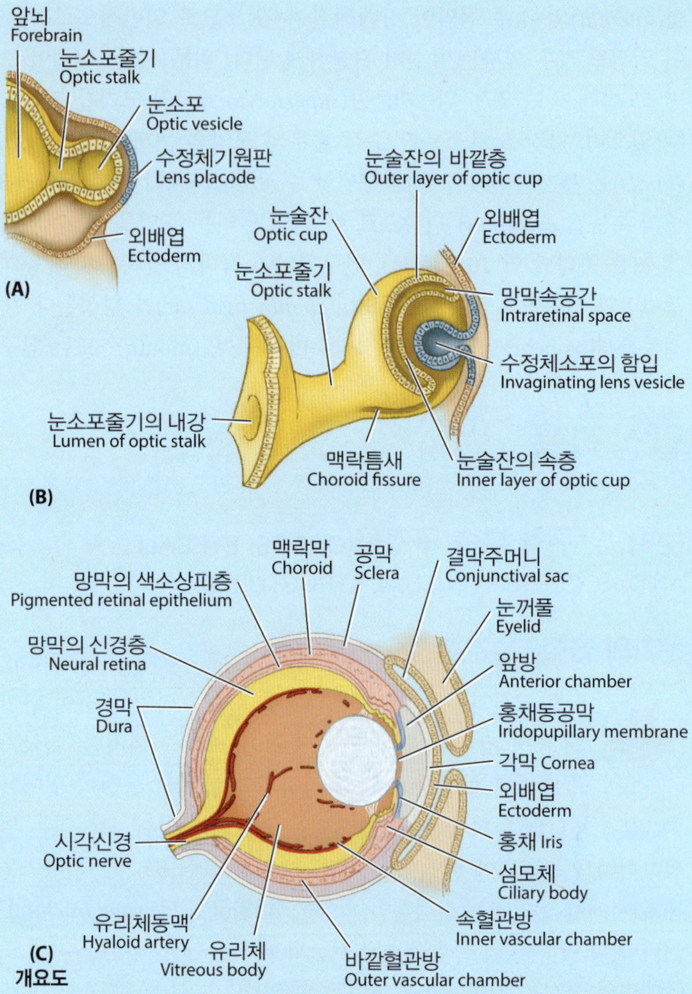

그림 B8.25. 망막의 발생.

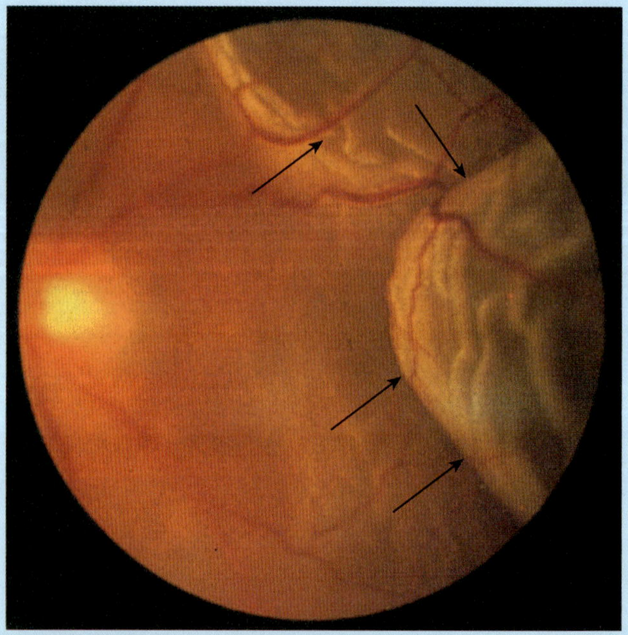

검안경 사진(*화살표*는 박리된 망막의 주름)

그림 B8.26. 망막박리.

이 맥락막에 단단히 고정되어 있지만, 신경층에 고정되는 것은 아니어서 그 결과 눈에 가격을 당했을 때 망막박리가 일어날 수 있다(그림 B8.26). 망막이 박리되는 것은 눈에 외상을 당한 후 수일에서 수주 걸리는데 망막의 신경층과 색소층 사이로 액체가 천천히 침투하기 때문이다. 망막박리 환자들은 눈앞에 번쩍이는 불빛이나 떠다니는 반점이 보인다고 호소하게 된다.

동공빛반사(Pupillary Light Reflex)

동공빛반사는 신경학적 검사과정에서 펜라이트(penlight)를 이용하여 시행한다. 이 반사는 CN II(들신경, afferent limb)와 CN III(날신경, efferent limb)의 기능과 관련된 빛에 대한 동공의 즉각적인 수축이다. 빛이 한쪽 눈으로 들어올 때 양쪽 동공이 모두 수축하는데 이는 각각의 망막이 시각로(optic tract) 양쪽으로 신경섬유를 보내기 때문이다. 동공조임근은 부교감신경 섬유가 지배하기 때문에 이 섬유의 신경전도가 방해를 받으면 교감신경이 지배하는 동공확대근의 무경쟁적 작용(unopposed action)에 의해 결국 동공이 확대된다. **눈돌림신경이 압박**(*compression*)**된** 경우 첫째 증상은 한쪽 눈의 빛에 대한 동공반응이 느려지는 것이다.

검안경(Ophthalmoscopy)

의사는 눈바닥(안저, fundus)을 보기 위해 **검안경**(눈보개, *ophthalmoscope*; 안저경, funduscope)을 사용한다(그림 8.52). 망막의 동맥과 정맥은 시각신경원반에서 나와 방사상으로 눈바닥에 퍼져나간다. 눈바닥의 안쪽에서 원반이 보이고 그 중심에서 사방으로 퍼져나가는 망막혈관이 시작된다. 망막동맥의 박동은 쉽게 볼 수 있다. 안구의 뒤극에 해당하는 중심부, 즉 황반(macula)은 붉게 보이는 망막 주변부보다 어둡게 보이는데 이는 맥락막과 색소세포층에 있는 검은색의 멜라닌 색소를 가려주는 모세혈관 혈액이 없기 때문이다.

유두부종(Papilledema)

뇌척수액(CSF)의 압력이 증가하여 망막으로부터의 정맥환류(venous return) 속도가 느려지게 되면 **망막의 부종**(*edema of the retina*)을 초래한다. 검안경으로 보면 시각신경원반이 부어 있는 상태, 즉 **유두부종**을 관찰할 수 있는데 정상상태에서 시각신경 원반은 납작하여 유두를 이루지 않는다. 머릿속압력(두개내압, intracranial pressure)이 증가하고, 시각신경 주위까지 연장된 거미막밑공간의 CSF 압력이 증가하면 유두부종을 초래한다(그림 8.50A 참조).

노안과 백내장(Presbyopia and Cataracts)

나이가 들수록 수정체는 단단해지고 편평해진다. 이러한 변화는 점점 수정체의 초첨조절능(focusing power)을 감소시키는데 이러한 상태를 **노안**(*presbyopia*; 그리스어로

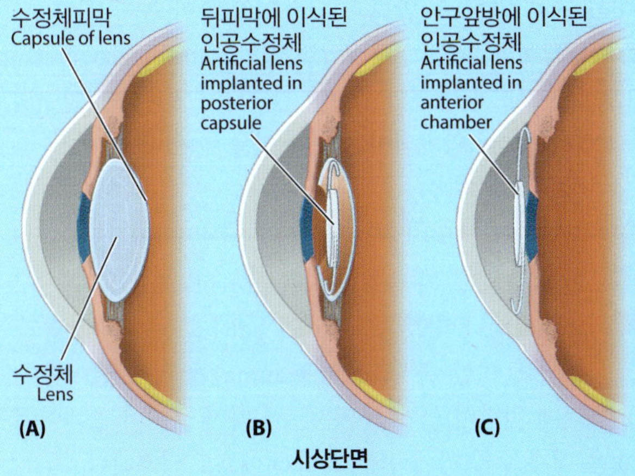

그림 B8.27. 인공수정체 삽입.

*presbyos*는 늙었다는 의미)이라 한다. 또 어떤 사람들은 수정체에 투명도(transparency)를 떨어뜨리는 흰색의 혼탁(opaqueness; **백내장** *cataract*)이 나타나기도 한다. **백내장적출술**(*cataract extraction*)과 **인공수정체삽입술**(*intra-ocular lens implant*)은 흔한 수술이다. 백내장낭외적출술(extracapsular cataract extraction)은 수정체를 제거하지만 수정체주머니를 남겨서 그 속에 인공수정체를 넣는 수술이다(그림 B8.27A, B). 백내장내적출술(intracapsular lens extraction)은 수정체와 수정체주머니를 모두 제거하고 인공수정체를 안구앞방(anterior chamber)에 넣는 수술이다(그림 B8.27C).

홍채결손(Coloboma of Iris)

맥락틈새(choriod fissure; 그림 B8.28)가 제대로 닫히지 못하는 선천적 결함이나(그림 B8.25B), 안구의 관통 또는 비관통외상(penetrating or nonpenetrating injury), 또는 홍채절제술(iridectomy)이라는 수술로 홍채 일부의 결손을 초래할 수 있다. 이렇게 홍채가 손상을 받으면 홍채의 틈새는 아물지 않는다.

녹내장(Glaucoma)

공막정맥굴을 통해 혈류로 기는 방수의 배출량(outflow of aqueous humor)은 방수의 생산량과 같아야 한다. 만약 배출경로가 막혔거나 해서(그림 B8.29) 배출량이 이 심각하

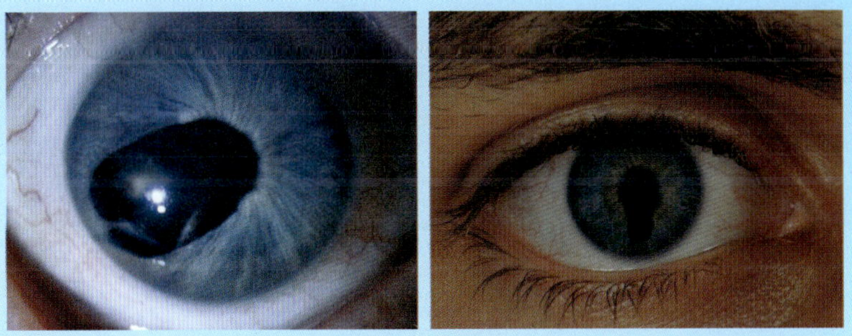

(A) 앞모습 (B) 앞모습

그림 B8.28. 홍채결손(coloboma of iris).

게 줄어들 경우 안구 속 앞방과 뒤방의 압력이 높아지는데 이러한 상태를 녹내장이라 한다. 안구속압력(안압, intra-ocular pressure)을 정상으로 유지하도록 방수의 생산이 감소하지 않는다면 안구의 속막(망막)과 망막동맥이 압박되어 시력을 잃을 수 있다.

앞방출혈(Hemorrhage into Anterior Chamber)

안구 앞방 속의 출혈[앞방출혈(*hyphema*)]은 눈에 스쿼시(squash)나 라켓볼(racquet ball) 또는 하키스틱과 같은 둔기에 의한 손상(blunt trauma)에 의해 일어난다(그림 B8.30). 초기에 앞방이 붉게 물드는 듯하다가 곧이어 혈액이 축적된다. 출혈은 대개 수일 만에 멈추고 대개 예후도 양호하다.

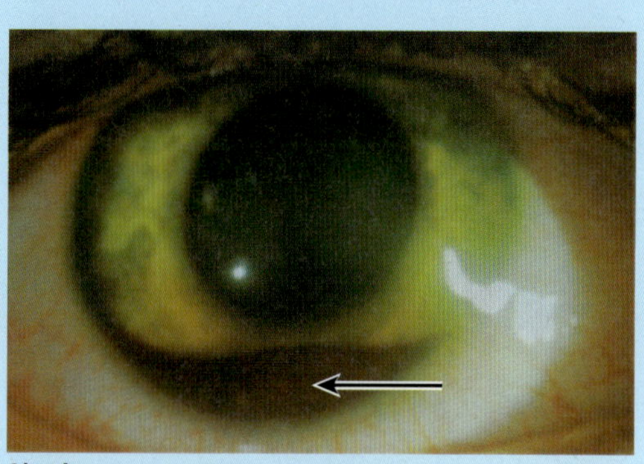
앞모습

그림 B8.30. **앞방출혈.** *화살표*, 앞방출혈(hyphema) 위치.

의안(Artificial Eye)

안구집(fascial sheath of eyeball)은 안구를 제거하여야 할 경우 의안을 집어넣을 수 있는 소켓이 된다. 눈적출수술(*enucleation*) 후에 안구근육이 눈확 속으로 깊게 말려들어가지 못하는데, 그 이유는 근육집이 안구집에 붙어 있기 때문이다. 따라서 잘 맞게 넣어준 의안은 안구근육에 의한 조화운동(coordinated movement)이 가능하다. 걸이인대(suspensory ligament)가 안구를 지지하고 있어서(그림 8.45와 8.61C) 눈확의 바닥에 해당하는 뼈를 제거하는 수술(예: 종양제거수술 동안)에서도 이것을 보존할 수 있다.

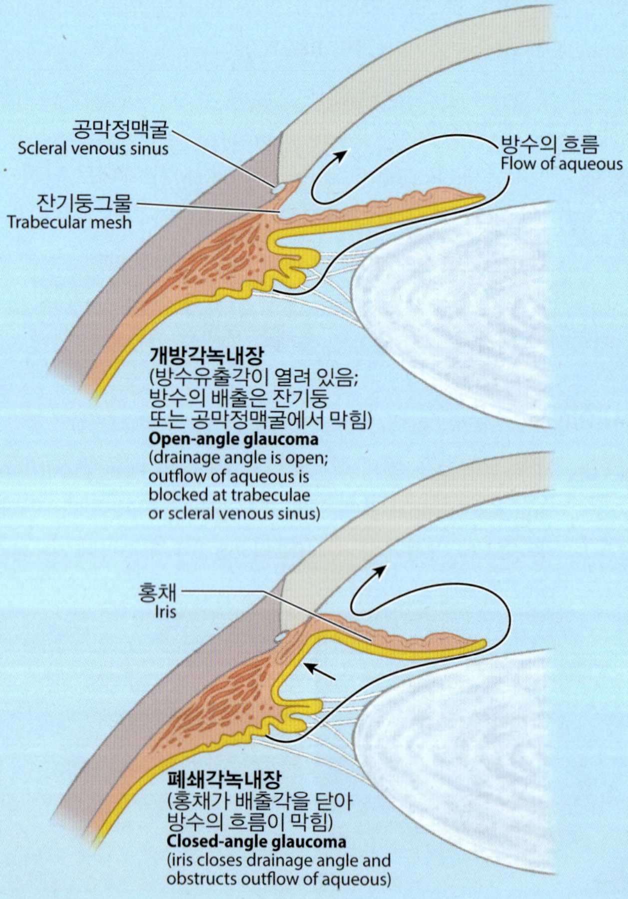

가로단면

그림 B8.29. **폐쇄각 대 개방각 녹내장.**

각막반사(Corneal Reflex)

신경학적 검사를 하는 동안 검사자는 피검자의 각막을 면봉으로 건드리는데(그림 B8.14B 참조), 정상반응(양성반응, positive reaction)은 눈을 깜빡이는 것이다. 눈을 깜빡이지 않는 경우 CN V_1의 손상을 시사한다. CN VII(눈둘레근의 운동신경)의 손상에서도 이 반사에 장애가 온다. 검사자는 반사를 일으키기 위해 건드리는 부분이 각막인지를 확인해야 한다. 콘택트렌즈를 착용한 경우 이 반사를 일으키기 어렵거나 아예 일어나지 않을 수도 있다.

각막의 찰과상과 열상(Corneal Abrasions and Lacerations)

모래와 금속가루 같은 이물질은 각막찰과상(*corneal abrasions*, 각막상피벗겨짐)을 일으키고 갑작스럽게 안구를 찌르는 듯한 통증을 일으키고 눈물이 나게 한다. 눈꺼풀을 떴다 감았다 하는 것조차 아프다. 각막 찢김(각막열상. *corneal lacerations*)은 손톱이나 책장 모서리와 같은 날카로운 물체에 의해 일어난다.

각막궤양과 각막이식(Corneal Ulcers and Transplants)

CN V_1에서 각막에 분포하는 감각신경이 손상될 경우 각막은 이물질에 의한 손상에 취약해진다. 각막에 흉터(반흔, scar)가 남거나 불투명하게 된 경우 공여자로부터 각막을 받아서 각막이식(*corneal ttransplants*)을 할 수 있다. 무반응성 플라스틱 재질로 된 각막 삽입물(implant)도 적용될 수 있다.

호르너증후군(Horner Syndrome)

호르너증후군은 목의 교감신경줄기의 신경전도가 차단되어 초래되는데, 동측의 머리에 교감신경자극에 대한 작용이 전혀 나타나지 않는 특징을 보인다. 이 증후군은 다음과 같은 증상을 보인다: 동공의 축소(축동, miosis), 위눈꺼풀처짐(안검하수, ptosis), 피부가 붉어지고 표면온도 상승(혈관확장, vasodilation), 땀분비 안됨(제한증, anhydrosis). 동공의 축소는 부교감신경이 자극하는 동공조임근의 무경쟁적작용에 의해 일어난다. 위눈꺼풀판근(superior tarsal muscle)은 위눈꺼풀올림근의 널힘줄과 얽혀 있는 민무늬근섬유인데, 안검하수는 교감신경지배를 받는 이 근육이 마비되어 나타나는 것이다.

안구근육마비/눈확의 신경마비 (Paralysis of Extra-Ocular Muscles/Palsies of Orbital Nerves)

뇌줄기의 질병이나 머리손상에 의해 한 개 혹은 그 이상의 안구근육이 마비되는 경우 복시(*diplopia*) 증상을 일으킨다. 한 근육이 마비되면 그 근육을 사용하고자 시도할 경우 운동의 제약이 뚜렷하게 드러나면서 영상이 둘로 보이게 되는 것이다.

눈돌림신경마비(Oculomotor Nerve Palsy)

눈돌림신경의 완전마비가 올 경우 안구근육, 위눈꺼풀올림근 그리고 동공조임근에 모두 영향을 준다. 위눈꺼풀은 아래로 처지는데, 눈둘레근(얼굴신경이 지배하는)의 무경쟁적작용(unopposed activity) 때문에 수의적으로 눈을 치켜뜰 수 없다(그림 B8.31A). 동공확대근의 무경쟁적작용에 의해 동공은 완전히 확대되어 반응하지 않는다. 가쪽곧은근과 위빗근의 무경쟁적작용으로 인해 동공의 방향은 완전히 벌림(abduct)되고 내림(depress)된다.

갓돌림신경마비(Abducent Nerve Palsy)

가쪽곧은근을 지배하는 갓돌림신경(CN VI)이 마비된 경우 환자는 마비된 쪽으로 벌림(abduct)이 불가능하다. 안쪽곧은근의 무경쟁적작용에 의해 동공의 방향은 완전하게 모음(adduct)된다(그림 B8.31B).

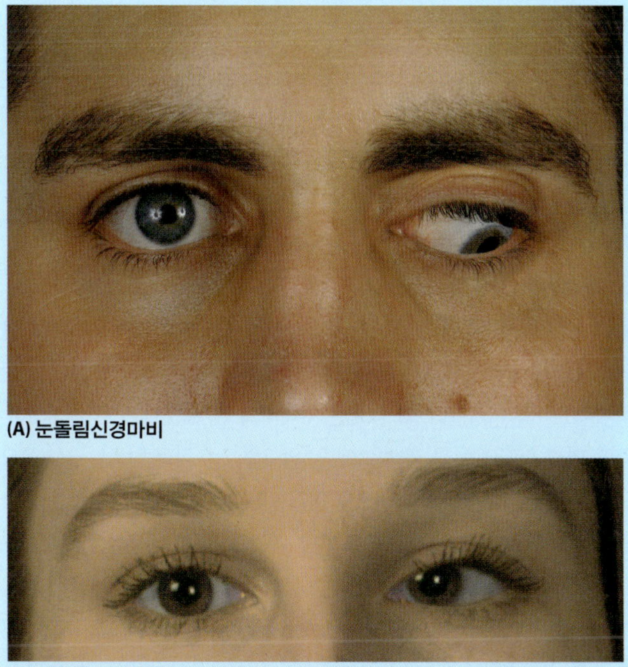

(A) 눈돌림신경마비

(B) 갓돌림신경마비

그림 B8.31. 눈확의 신경마비(orbital nerve palsies).

망막중심동맥 막힘(Blockage of Central Retinal Artery)

망막중심동맥의 종말가지는 끝동맥(end artery)이기 때문에 이곳이 색전으로 막히면 곧바로 시력을 잃게 된다. 이러한 상황은 노인들에게서 대개 일측성(unilateral)으로 나타난다.

망막중심정맥 막힘(Blockage of Central Retinal Vein)

망막중심정맥은 해면정맥굴로 들어가기 때문에 이 정맥굴의 혈전정맥염(*thrombophlebitis*)은 망막중심정맥으로 색전은 통과시켜서 작은 정맥 중에 하나를 막을 수 있다. 망막중심정맥의 한 가지가 막히면 아프지도 않고 천천히 시력을 잃게 된다.

핵심정리: 눈확, 안구와 부속 구조물(Orbits, Eyeball, and Accessory Visual Structures)

눈확: 눈확의 바닥은 앞쪽을 향하고 꼭지는 뒤쪽을 향하는 피라미드 모양의 공간으로 안구와 부속 구조물을 담고 있다. ■ 양쪽 눈확의 안쪽벽은 서로 평행하며, 가쪽벽은 서로 수직을 이룬다. ■ 직접적인 외상에 가장 빈번히 노출되는 눈확모서리와 눈확의 가쪽벽은 단단하다. ■ 위벽(지붕)과 아래벽(바닥)은 각각 앞머리뼈우묵과 위턱굴이 공유하고 있으며 종잇장처럼 얇은 안쪽벽에는 벌집(ethmoid cells)이 많이 존재한다. ■ 안쪽벽과 바닥은 코

핵심정리 (계속)

결굴로부터 질환이 전파되기 쉬우며, 눈확 내용물에 둔한 충격이 가해지거나 눈확안의 압력이 갑자기 올라가는 경우 순간적으로 파열골절(blowout fracture)되기도 한다. ■ 눈확꼭지에 있는 시각신경관과 위눈확틈새는 눈확으로 들고 나는 구조물들이 맨 처음 통과하는 길이다.

부속기관: 눈꺼풀과 눈물기관은 안구를 보호한다. ■ 결막주머니는 특별한 형태의 점막주머니(mucosal bursa)인데, 눈을 깜빡일 때 눈꺼풀이 안구표면에서 쉽게 움직일 수 있게 해주고 눈물을 얇게 펴서 주머니 안을 적셔주고 윤활시켜준다. ■ 액체는 주머니의 위가쪽천장으로 분비되어 중력에 의해 퍼지며 눈을 깜빡일 때 앞 안구를 가로질러 안쪽눈구석 쪽으로 밀려나면서 각막에 영양과 산소를 공급한다. ■ 눈물과 그 속에 포함된 자극물은 눈물못에 쌓이고 ■ 모세관현상에 의해 위/아래눈물점과 눈물소관으로 흡수되고 눈물주머니를 통과한다. ■ 눈물주머니는 코눈물관으로 연결되어 코안으로 배출하고, 뒤쪽으로 흘러간 액체는 결국 삼켜지게 된다. ■ 비록 결막주머니가 눈꺼풀틈새를 통해 앞쪽으로 열려 있지만, 슬퍼서 우는 경우처럼 눈물이 과량으로 분비되지 않는 한 눈꺼풀판샘이 이 틈새 경계로 분비한 지질장벽(lipid barrier)을 넘어 흐르지는 않는다.

안구: 안구는 시각계통의 시각기관(optical apparatus)을 담고 있다. ■ 안구는 3층으로 구성되는데 (1) 불투명한 공막과 앞쪽의 투명한 각막으로 이루어져 지지기능을 담당하는 바깥섬유층(outer fibrous layer), (2) 맥락막과 섬모체 그리고 홍채로 이루어진 중간혈관층(middle vascular layer), (3) 망막의 시각부분과 비시각부분으로 구성된 속층(inner layer)이 그것이다. ■ 각막은 수정체의 초점 조절과 함께 안구에서 주요 굴절매체이다.■ 부교감신경이 자극되면 섬모체가 수정체에 미치는 장력이 감소하고 수정체가 두꺼워져 가까운 곳을 볼 수 있다. ■ 부교감신경자극이 없는 상태에서 섬모체는 이완되면서 수정체를 늘어나게 하여 얇아지게 되므로 멀리 볼 수 있게 된다. ■ 부교감신경자극은 홍채의 조임근 또한 수축하게 하는데, 이리하여 밝은 빛에 대한 반응으로 동공이 닫히게 되는 것이다. ■ 홍채의 확대근을 교감신경이 자극하면 동공은 열리고 더 많은 빛이 들어오게 된다. ■ 안구의 앞구역은 뒤방에 있는 섬모체돌기에서 만들어진 방수로 채워진다. ■ 방수는 동공을 통해 앞방으로 나오고 공막정맥굴(scleral sinus)에서 정맥순환으로 흡수된다. ■ 안구의 뒤구역 또는 유리체방은 유리체액으로 채워지는데 이것이 눈의 모양을 유지하고, 빛을 통과시키며 맥락막에 망막이 붙어 있게 한다.

바깥눈근육: 안구근육은 모두 7개—4개의 곧은근, 2개의 빗근 그리고 위눈꺼풀올림근—로 구성된다. ■ 근육 6개는 눈확의 꼭지에서 기시하며 4개의 곧은근은 온힘줄고리에서 기시한다. ■ 아래빗근만 유일하게 이 눈확 앞쪽에서 기시한다. 위눈꺼풀올림근은 위눈꺼풀을 들어올린다. ■ 이와 관련된 민무늬근인 위눈꺼풀판근은 교감신경에 반응하는 동안 눈꺼풀틈새를 더욱 크게 벌리는데; 안검하수는 머리로 가는 교감신경지배가 소실된(호르너증후군) 결과로 나타난다. ■ 가까이 있는 책을 보기 위해 눈이 모음된(converged) 경우에는 위빗근과 아래빗근이 눈의 내림과 올림 작용을 수행하여 책의 위와 아래방향을 주시할 수 있다. ■ 양쪽 안구근육이 켤레근으로서 서로 협동해야만 특정 방향을 주시할 수 있다.

눈확의 신경: 눈확의 근육은 CN IV에 지배를 받는 위빗근과 CN VI가 지배하는 가쪽곧은근을 제외하고 모두 CN III가 지배한다. ■ 암기방법: $LR_6SO_4AO_3$.

눈확의 혈관: 눈바깥의 혈액순환은 눈동맥(속목동맥)과 눈확아래동맥(바깥목동맥)에 의해 공급되는데, 후자는 눈확바닥 근처의 구조물에 혈액을 공급한다. ■ 위/아래눈정맥은 앞쪽으로 얼굴정맥, 뒤쪽으로 해면정맥굴 그리고 아래로는 날개근정맥얼기와 연결된다. ■ 눈속의 혈액순환은 눈동맥이 홀로 담당하는데, 맥락막의 모세혈관층에서 혈액을 받는 망막의 빛감각층(원뿔세포, 막대세포)을 제외한 나머지 망막은 망막중심동맥이 혈액을 공급한다. ■ 섬모체-홍채 구조물은 앞섬모체동맥(눈동맥의 곧은근가지에서 유래)과 두 개의 긴뒤섬모체동맥으로부터 혈액을 받는다. ■ 짧은뒤섬모체동맥은 그 수가 많으며 맥락막에 혈액을 공급한다. ■ 위/아래 또아리정맥은 각자의 눈정맥으로 안구의 혈액을 거둔다.

귀밑샘부위와 관자부위, 관자아래우묵과 턱관절 (Parotid and Temporal Regions, Infratemporal Fossa, and Temporomandibular Joint)

귀밑샘부위(Parotid Region)

귀밑샘부위(parotid region)는 얼굴의 뒤가쪽부분으로 그 경계는 다음과 같다(그림 8.23A).

- 위쪽: 광대활
- 뒤쪽: 바깥귀와 목빗근 앞모서리
- 안쪽: 턱뼈가지
- 앞쪽: 깨물근 앞모서리
- 아래쪽: 턱뼈각과 턱뼈 아래모서리

귀밑샘부위에는 귀밑샘과 귀밑샘관, 얼굴신경(CN VII)의 귀밑샘신경얼기, 아래턱뒤정맥, 바깥목동맥과 깨물근이 위치한다.

귀밑샘(parotid gland)

귀밑샘(parotid gland)은 3쌍의 침샘 중 가장 큰 침샘이다. 기능적인 측면에서 보면 입쪽 해부학 부분에서 세개의 침샘을 같이 공부하는 것이 좋을 것이다. 그러나 해부 순서로 보면 얼굴신경을 노출시키는 단계 또는 얼굴의 해부가 끝난 직후에 귀밑샘을 확인하게 된다. 얼굴 바깥면을 해부하는 과정 중에 귀밑샘 속에 있는 얼굴신경 귀밑샘신경얼기(parotid plexus of facial nerve)에서 밖으로 나와 얼굴표정근으로 가는 신경가지들을 보게 된다. 이에 대하여는 이전 장에서 설명하였다. 귀밑샘 부위의 해부를 마치고 관자아래부위와 씹기근육, 목동맥삼각을 해부한다. 따라서 **턱밑샘**(*submandibular gland*)은 목의 턱밑삼각 해부 때 주로 배우게 되고 **혀밑샘**(*sublingual glands*)은 입의 바닥을 해부할 때 설명한다.

귀밑샘은 **귀밑샘집(parotid sheath)**이라는 질긴 막에 싸여 있다. 이 막은 **깊은목근막의 얕은층**(*investing layer of deep cervical fascia*)과 연속되어 있다(그림 8.67; 그림 9.4, 9.16 참조). 턱뼈가지와 꼭지돌기 사이에 바깥귀길이 있고, 이 바깥귀길 앞-아래쪽에 **귀밑샘면(parotid bed)**이 위치하고 있어 귀밑샘의 모양은 불규칙하다(그림 8.67; 그림 8.23A, D 참조) 귀밑샘은 그 속에 존재하는 지방조직 때문에 아래턱의 움직임에 따라 유연하게 크기가 달라진다. 귀밑샘 꼭대기(apex)는 턱뼈각의 뒤쪽에 있고 바닥(base)은 광대활에 위치하고 있다. 귀밑샘의 가쪽면은 피부밑에 있어 거의 편평하다.

귀밑샘관(parotid duct)은 샘의 앞쪽 끝을 수평으로 통과한다(그림 8.67). 깨물근의 앞모서리에서 안쪽으로 돌아 볼근을 뚫고 입안뜰로 들어가며, 위턱 둘째큰어금니 바깥쪽에 접한 작은 구멍에 연결된다. 귀밑샘 속의 구조물을 얕은 곳에서 깊은 곳의 순서로 보면 얼굴신경(CN VII)의 귀밑샘신경얼기와 그 가지(그림 8.67; 8.23A, B, D 참조), **아래턱뒤정맥**(*retromandibular vein*), **바깥목동맥**(*external carotid artery*)이 위치한다. **귀밑샘림프절**(*parotid lymph node*)은 귀밑샘집이나 귀밑샘 속에 위치한다.

귀밑샘과 주변 구조물의 신경분포
(innervation of parotid gland and related structures)

귀밑샘 속에 얼굴신경(CN VII)의 귀밑샘얼기가 위치하지만 이 샘에 신경지배를 하지는 않는다. 아래턱신경(CN V_3)의 가지인 **귓바퀴관자신경**(*auriculotemporal nerve*)이 귀밑샘 가깝게 접근하여, 얕은관자혈관(superficial temporal vessels)과 함께 귀밑샘의 위쪽을 지난다. 목신경얼기(C2, C3 척수신경섬유로 구성)의 가지인 **큰귓바퀴신경(great auricular nerve)**과 귓바퀴관자신경이 귀밑샘집(그림 8.67)과 그 위의 피부에 신경분포한다.

귀신경절(otic ganglion)에 도달하는 연접이전분비신경섬유는 **혀**

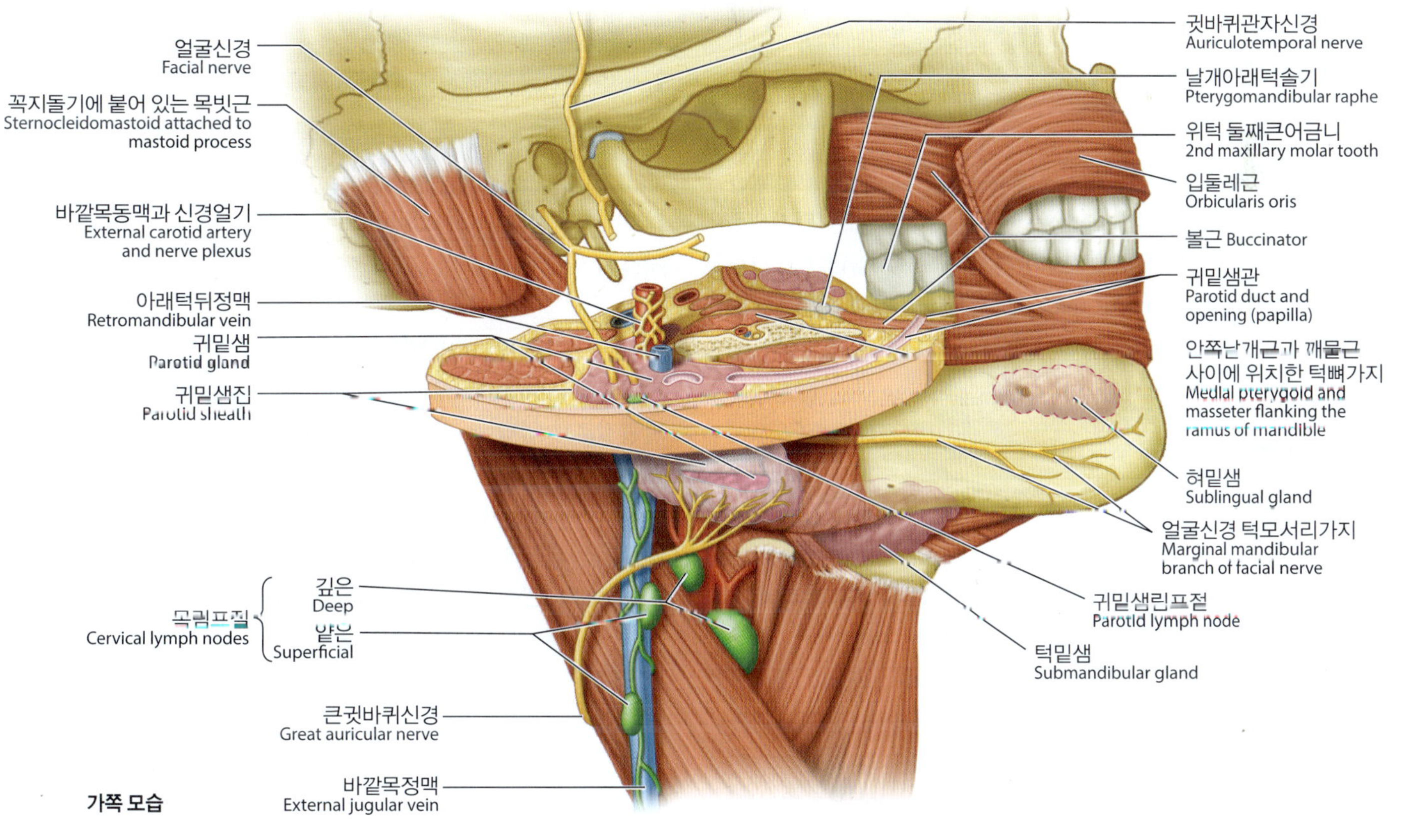

그림 8.67. 귀밑샘의 관계. 귀밑샘이 위치한 부분의 수평단면이며 샘과 주위 구조물과의 관계를 보여준다. 샘은 턱뼈가지 바깥쪽에 있고 앞쪽에 씹기근육, 뒤쪽에 꼭지돌기와 목빗근이 위치한다. 귀밑샘면(parotid bed)의 크기는 아래턱의 움직임에 따라 변한다. 바깥목동맥, 동맥주위신경얼기, 아래턱뒤정맥 및 얼굴신경(CN VII)의 귀밑샘얼기는 샘에 묻혀 있다. 귀밑샘관은 깨물근의 앞모서리에서 안쪽으로 들어가 볼근을 관통한다.

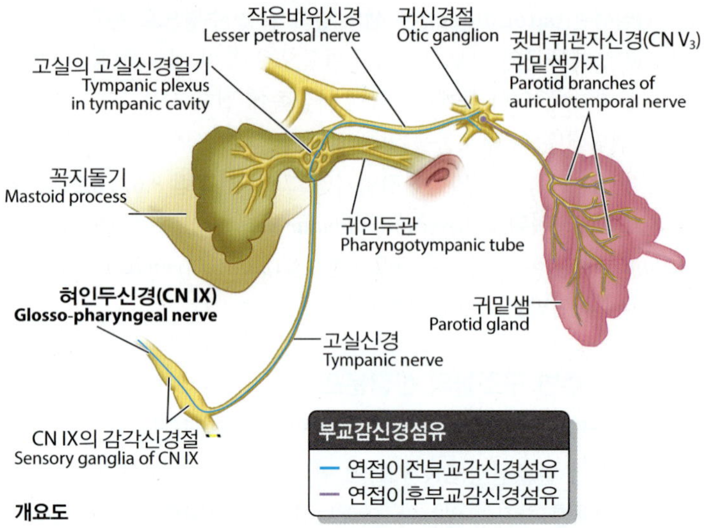

그림 8.68. 귀밑샘의 신경지배.

인두신경(**glossopharyngeal nerve**, CN IX)의 부교감신경섬유이다(그림 8.68). 이 신경절에서 나온 연접이후부교감신경섬유가 귓바퀴관자신경을 따라 샘에 도달한다. 부교감신경섬유가 자극되면 묽은 침이 많이 만들어진다. 교감신경은 위목신경절에서 나와 바깥목동맥을 따라가는 **바깥목신경얼기(external carotid nerve plexus)**에 의해 전달되는데(그림 8.67), 이 신경이 흥분하면 혈관수축을 일으켜 샘에서의 침 분비를 줄인다. 감각신경섬유는 큰귓바퀴신경과 귓바퀴관자신경을 통해 샘으로 전달된다.

관자부위(Temporal Region)

머리의 **관자부위(temporal region)**는 머리덮개 가쪽부분, 관자우묵을 덮는 조직들과 광대활 위쪽을 포함한다(그림 8.69A 삽입그림; 그림 8.14 참조). **관자우묵(temporal fossa)**에는 **관자근**(*temporal muscle*)이 위치하며 그 경계는 다음과 같다(그림 8.69A; 그림 8.1A 참조).

- 뒤쪽과 위쪽: 관자선(temporal line)
- 앞쪽: 이마뼈와 광대뼈
- 가쪽: 광대활
- 아래쪽: 관자아래능선(그림 8.69B)

관자우묵의 바닥(*floor of the temporal fossa*)은 4개의 뼈(이마뼈, 마루뼈, 관자뼈 및 나비뼈 큰날개)로 형성되며, 이들은 **관자놀이점**(*pterion*)을 형성한다. 부채 모양의 **관자근**(*temporal m.*)은 뼈바닥 및 **관자우묵의 지붕**(*roof of the temporal fossa*)을 형성하는 **관자근막(temporal fascia)**에서 기시한다(그림 8.70). 이 질긴 근막은 관자근을 덮으며 **위쪽 위관자선**(*superior temporal line*)에 부착되어 있다. 이 근막은 아래쪽에서 두 층으로 나뉘어서 광대활의 가쪽면과 안쪽면에 부착되고, 광대활을 위쪽으로 고정한다. 이 활의 아래 모서리에는 강력한 깨물근이 붙어 있다. 이 근이 수축하면 광대활을 강하게 아래방향으로 당기는데 이때 관자근막이 지탱해준다.

관자아래우묵(Infratemporal Fossa)

관자아래우묵(infratemporal fossa)은 광대활의 안쪽과 아래쪽, 턱뼈가지 안쪽, 위턱뼈 뒤에 위치한 불규칙한 모양의 공간이다(그림 8.69A, B). 이것은 광대활과 머리뼈 사이의 간격을 통해 관자우묵과 교통한다.

관자아래우묵의 경계(*boundaries of the infratemporal fossa*)는 다음과 같다(그림 8.69).

- 가쪽: 턱뼈가지
- 안쪽: 가쪽날개판
- 앞쪽: 위턱뼈의 뒷면
- 뒤쪽: 관자뼈의 고실판(tympanic plate), 꼭지돌기 및 붓돌기
- 위쪽: 나비뼈큰날개 아랫면(관자아랫면)
- 아래쪽: 턱뼈각 근처의 안쪽날개근이 붙는 곳(그림 8.74D 참조)

관자아래우묵에는 다음과 같은 구조물이 위치한다(그림 8.70~8.72).

- 관자근의 아랫부분
- 안쪽날개근, 가쪽날개근
- 위턱동맥
- 날개근정맥얼기
- 아래턱신경, 아래이틀신경, 혀신경, 볼신경과 고실끈신경
- 귀신경절(그림 8.77 참조)

귀밑, 관자부위 및 관자아래우묵에는 **턱관절**(*temporomandibular joint*)과 이를 움직이는 **씹기근육**(*muscles of mastication*)이 위치한다.

턱관절(temporomandibular joint)

턱관절(temporomandibular joint, TMJ)은 변형된 경첩(hinge)윤활관절로서 굽힘(올림), 벌림(내림)운동 외에도 미끄럼운동, 한정된 회전운동을 한다. 뼈관절면은 위쪽의 **관자뼈 턱관절오목**과 **관절결절**(*mandibular fossa and articular tubercle of the temporal bone*), 아래쪽의 **턱뼈머리**(*head of mandible*)로 형성된다(그림 8.71A~D; 그림 8.9B 참조). **관절주머니**(*joint capsule*)의 느슨한 **섬유층**이 관자뼈 위의 관절연골 가장자리와 턱뼈목 주위에 부착되어 있다(그림 8.71A, B, 8.72A, C). 두 개의 뼈관절면은 그 사이의 섬유연골인 관절원반(articular disc)에 의해 완전히 분리되어 있고, 관절원반은 섬유성관절주머니의 속면 가장자리에 부착되어 있다. 따라서 독립된 **위·아래 관절공간(supeior** and **inferior articular cavities)**이 형성되어 있으며, 그 속면도 독립된 **위·아래윤활막(supeior** and **inferior synovial membrane)**으로 덮여 있다(그림 8.71A, B, 8.72B, C)

내밈(protrusion)과 들임(retrusion) 같은 미끄럼운동(gliding

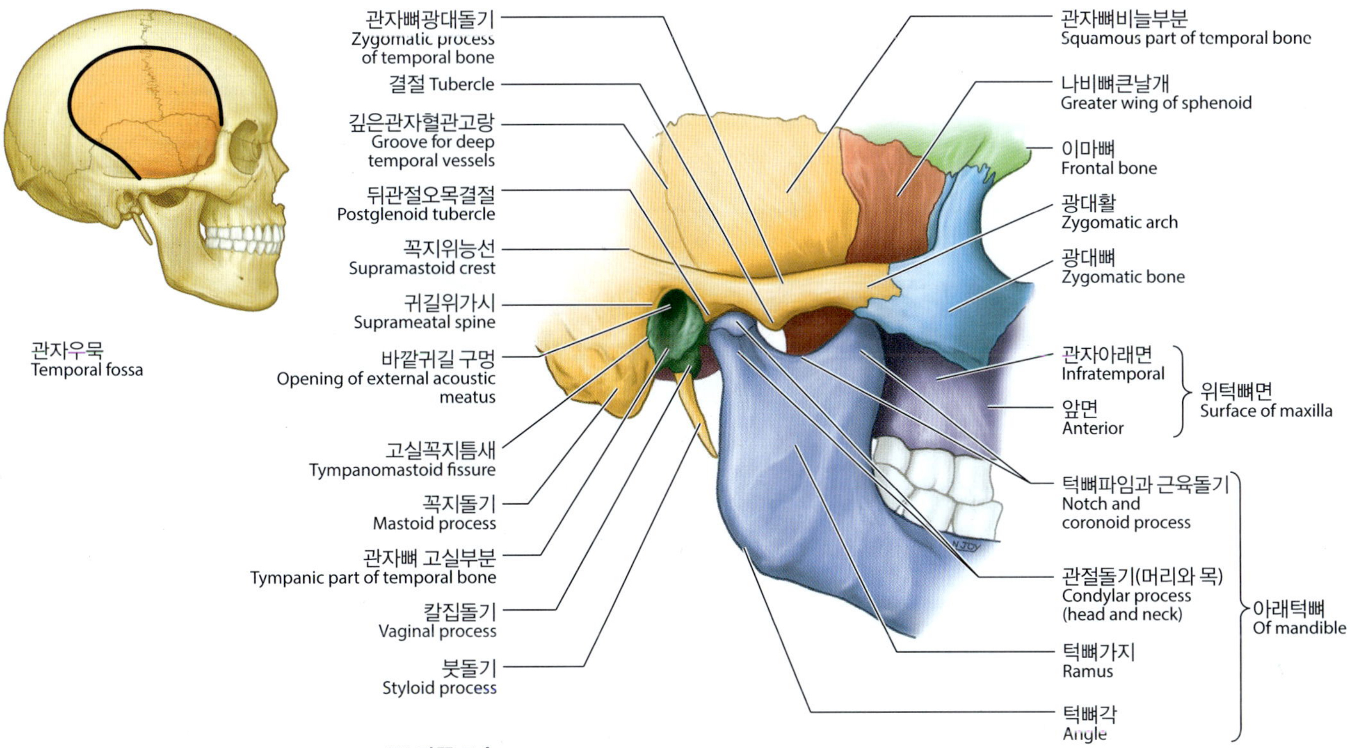

(A) 가쪽 모습

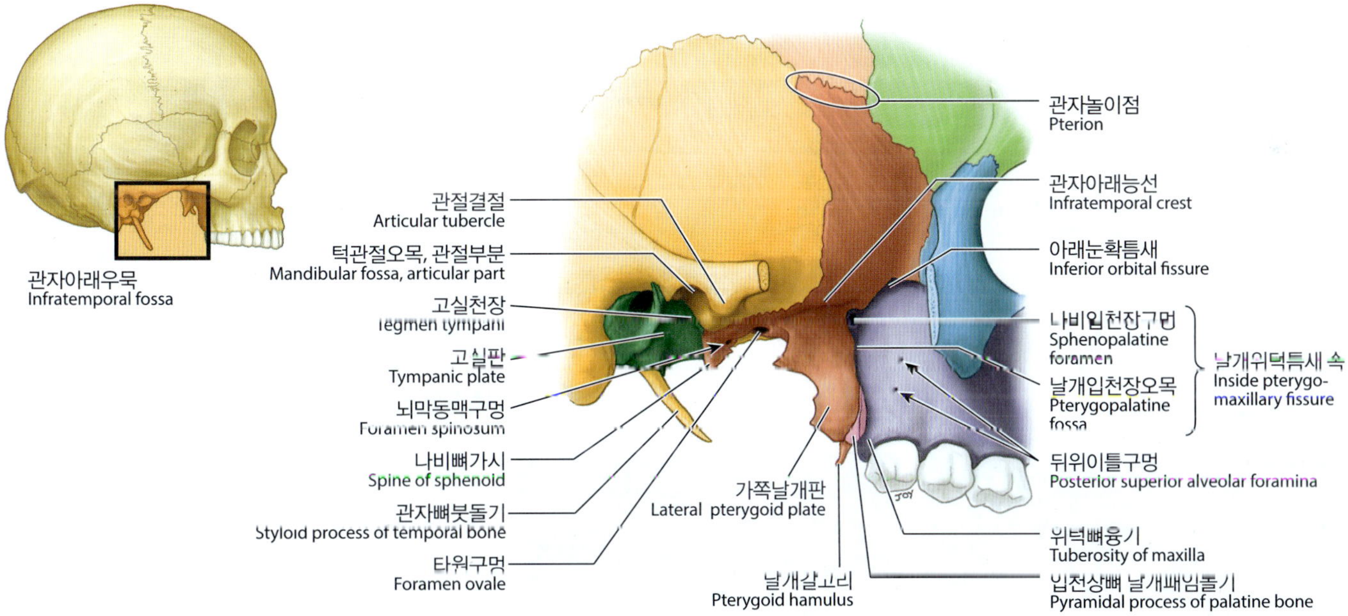

(B) 가쪽 모습

그림 8.69. 관자우묵과 관자아래우묵의 뼈경계. A. 관자우묵. 관자아래우묵의 가쪽벽은 턱뼈가지로 형성된다. 이 공간은 광대활보다 깊게 위치하고 관자근, 깊은관자신경 및 혈관이 가로지른다. 이 틈을 통해 관자우묵이 아래쪽 관자아래우묵과 교통한다. **B.** 관자아래우묵. 관자아래우묵의 지붕과 세 개의 벽이 보인다. 이 우묵은 위턱뼈(앞벽) 뒤에 존재하는 불규칙한 형태의 공간이다. 이 우묵의 지붕은 나비뼈 큰날개의 관자아랫면에 의해 형성된다. 안쪽벽은 가쪽날개판에 의해, 뒤벽은 관자뼈의 고실판(tymphanic plate), 붓돌기 및 꼭지돌기에 의해 형성된다. 관자아래우묵은 날개위턱틈새를 통해 날개입천장오목과 교통한다.

8

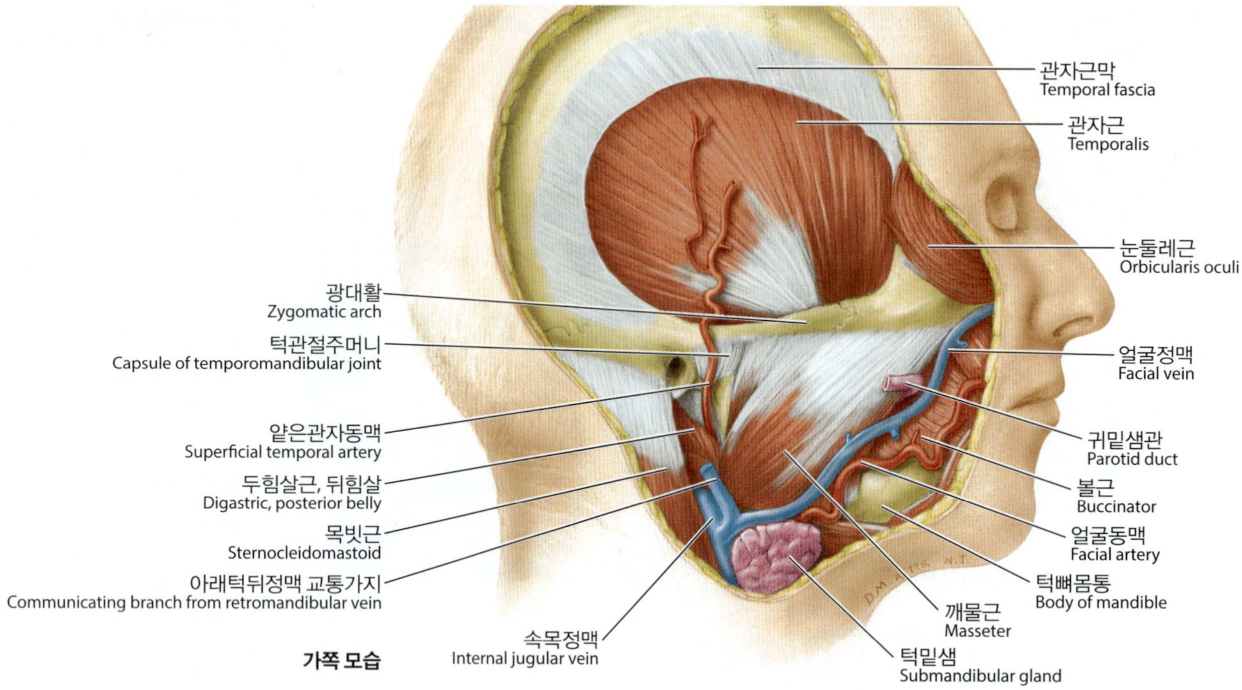

그림 8.70. 관자부위와 관자아래부위의 해부. 피부쪽 해부를 실시하여 머리뼈 옆의 표정 근육들, 귀밑샘 및 관자근막의 대부분을 제거하였다. 관자근과 깨물근은 모두 삼차신경(CN V)의 지배를 받아 턱을 닫는다. 얼굴동맥은 턱밑샘 안쪽을 지나가고, 얼굴정맥은 턱밑샘보다 얕게 지나간다.

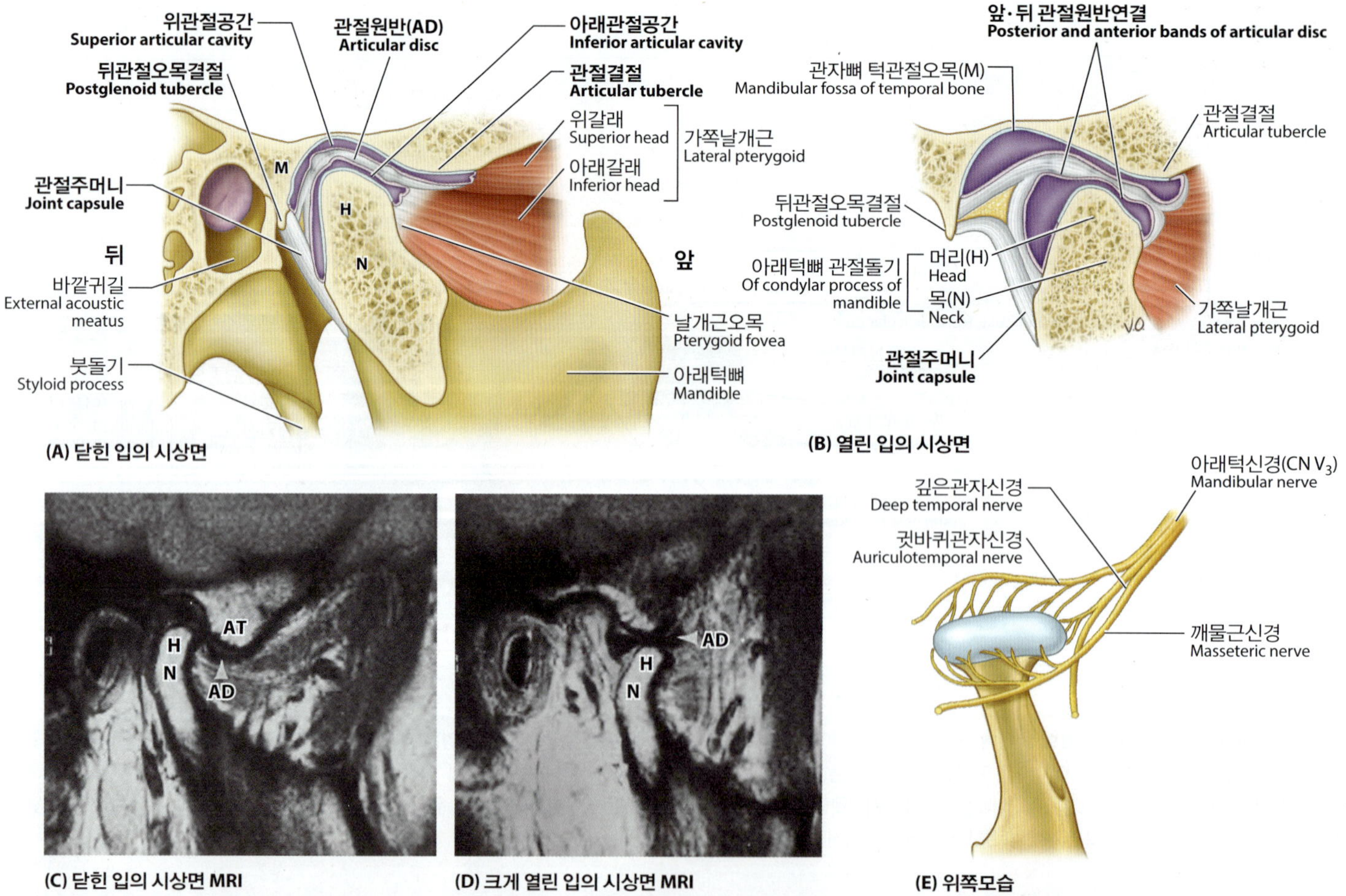

그림 8.71. 턱관절(TMJ). A~D. 턱관절에서 입이 닫히고 열린 상태의 해부학적 구조와 CT 영상. **E.** 턱관절의 신경지배.

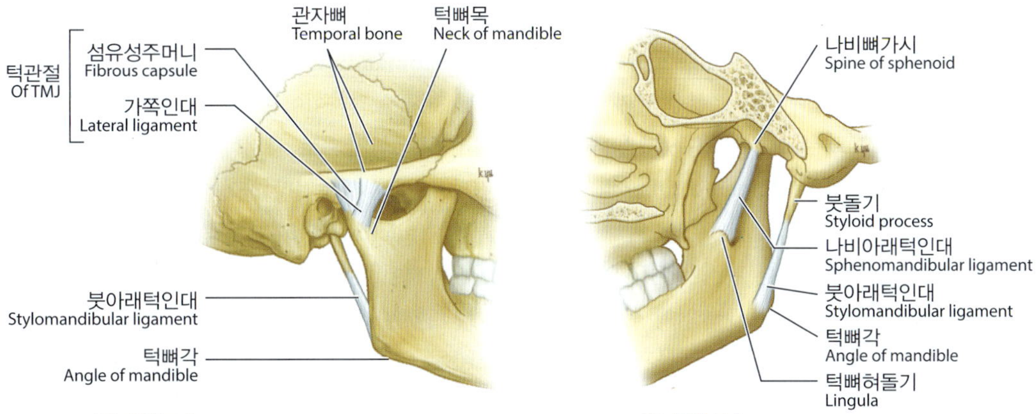

그림 8.71. (계속) F와 G. 붓아래턱인대, 나비아래턱인대. 나비아래턱인대는 수동적으로 아래턱을 지지하며, 움직이는 경첩기능을 하여 아래턱의 올림, 내림, 내밈, 들임운동이 가능하게 한다.

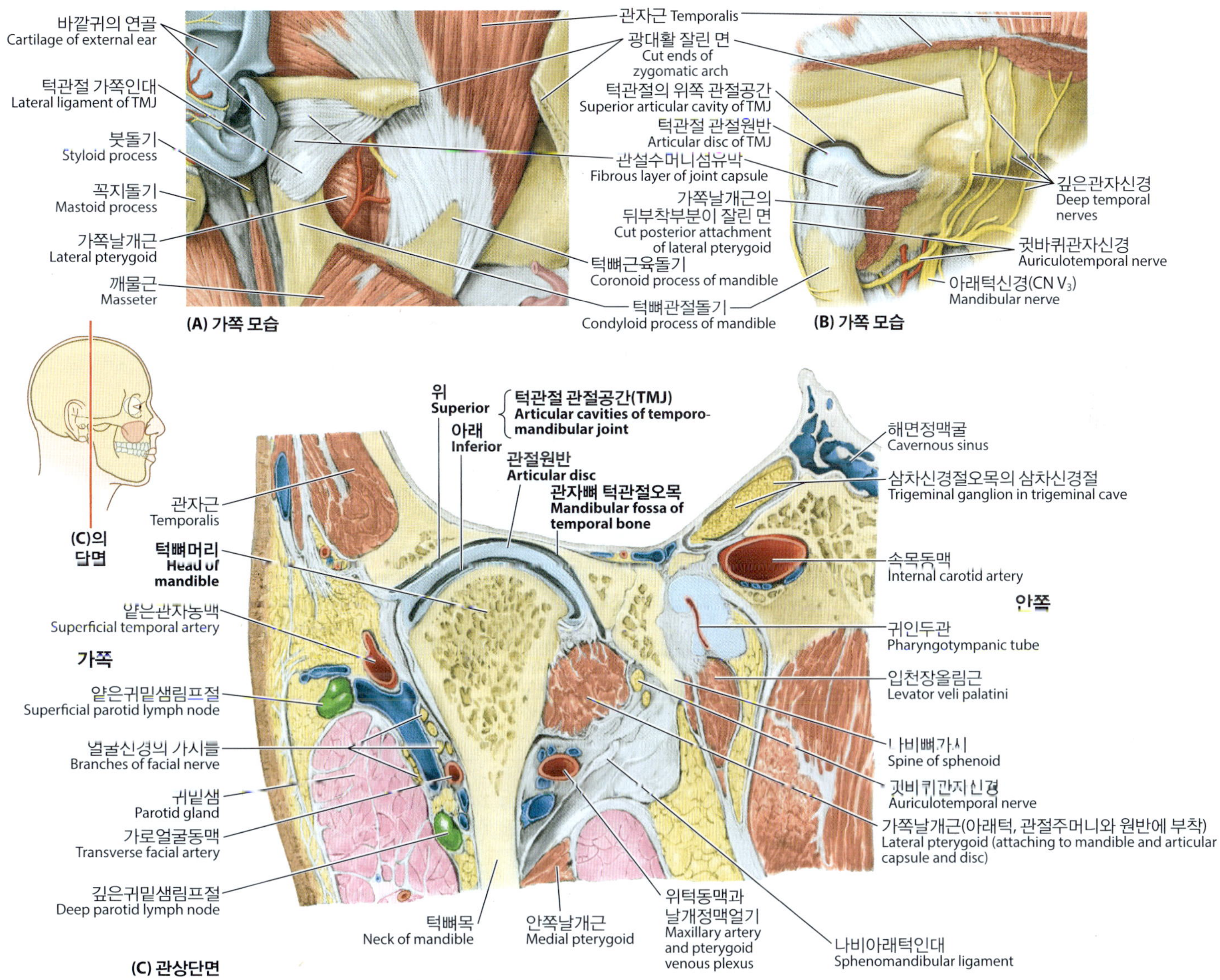

그림 8.72. 턱관절의 해부와 관상단면. A. 관절주머니 섬유막. 관절주머니의 섬유막이 두꺼워져 가쪽인대를 형성하며, 이는 뒤관절오목결절과 함께 턱뼈머리가 과도하게 뒤로 가는 것을 억제한다. **B.** 턱관절 관절원반. 관절주머니의 윗부분을 제거하여 턱관절오목과 관절원반 사이의 위쪽 턱관절구역이 보이고 있다. 귓바퀴관자신경이 관절가지를 분지한다. **C.** 오른쪽 턱관절의 관상면. 관절원반이 관절공간을 위구역과 아래구역으로 나누는 것을 볼 수 있다.

movement, translation)은 위쪽공간에서 일어나고(그림 8.73), 올림(elevation), 내림(depression), 회전 같은 경첩운동(hinge movement)은 아래 공간에서 일어난다. 관절주머니의 두터운 부분은 내재성 **가쪽인대(lateral ligament)**를 형성함으로써(그림 8.71F, 8.72A) 턱관절을 가쪽에서 보강하며, **뒤관절오목결절(postglenoid tubercle**; 그림 8.71A)과 함께 관절이 뒤쪽으로 탈구되는 것을 방지한다.

가쪽인대 및 안쪽의 2개 인대가 아래턱뼈를 머리뼈에 연결시킨다. **붓아래턱인대(stylomandibular ligament)**는 붓돌기에서 턱뼈각을 향해 달리는데(그림 8.71F, G), 실제로는 귀밑샘의 섬유피막이 두꺼워진 것으로 관절의 힘에 크게 기여하지는 못한다. **나비아래턱인대(sphenomandibular ligament)**는 나비뼈가시와 턱뼈혀돌기(lingula of mandible)를 이어준다(그림 8.71G, 8.72C). 이 인대는 단지 아래턱뼈를 수동적으로 지지할 뿐이며, 아래턱뼈의 하중은 씹기근육의 긴장에 의해 지탱된다. 또한 턱관절에서 아래턱뼈의 운동에 대한 지레받침(fulcrum)과 제한인대(check ligament)로서의 역할을 하면서 아래턱뼈에 "움직이는 경첩(swinging hinge)" 기능을 부여한다.

턱관절에서 아래턱뼈의 운동은 그림 8.73에, 그 운동근육은 표 8.10에 요약되어 있다. 휴식 중 입이 닫혀 있을 때는 턱뼈머리가 뒤

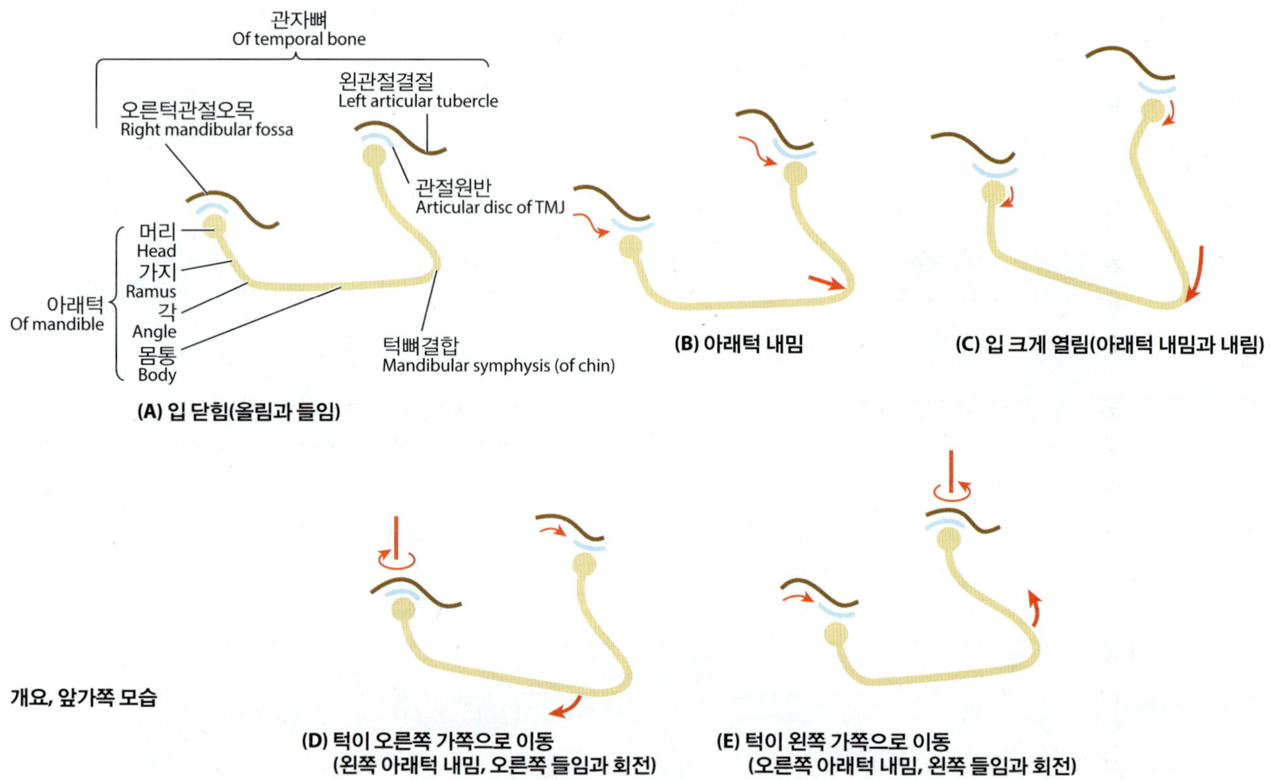

그림 8.73. 턱관절 운동에 따른 아래턱의 운동.

표 8.10. 턱관절의 운동

운동	근육
올림(elevation, 입을 닫음)	관자근, 깨물근, 안쪽날개근
내림(depression, 입을 벌림)	가쪽날개근, 목뿔위근육, 목뿔아래근육[a]
내밈(protrusion, 턱끝을 돌출)	가쪽날개근, 깨물근, 안쪽날개근[b]
들임(retrusion, 턱끝을 후퇴)	관자근(뒤쪽 빗·수평섬유)
가쪽운동(lateral movement, 빻기와 씹기)	같은쪽 관자근, 반대쪽 날개근, 깨물근

[a]평상시 주된 작용은 중력(gravity)이 한다. 이 근육들은 저항을 가지고 운동할 때 작용한다.
[b]여기서 주된 작용근(prime mover)은 가쪽날개근이며, 깨물근이나 안쪽날개근은 보조적인 작용을 한다.

쪽의 턱관절오목에 위치하고, 턱은 들임근과 올림근의 긴장에 의해 올려진다(그림 8.71A, C; 8.72B, C; 8.73A). 누워 자거나 앉은 자세(머리는 앞을 향함)에서 깊게 잠이 들면 근육이 이완되고 중력으로 인해 아래턱이 내려가게 된다(입 열림).

윗니와 아랫니가 자연스럽게 열리는 이상으로 입을 크게 벌리면 턱뼈머리와 관절원반이 관절면에서 앞쪽으로 움직여 관절결절 아래에 놓인다(그림 8.73B). 이런 경우 턱이 밑으로 내려가지 않으면 앞으로 내밀어진다. 대개 턱뼈머리와 관절원반이 관절결절로 미끄러지면 아래턱은 내림이 되는데(입 열림), 턱뼈머리와 관절원반이 완전히 내밀어지면 아래턱도 최대한 내려온다(그림 8.71B, D, 8.73C). 턱뼈머리와 관절원반이 한쪽만 내밀게 되면 반대쪽 턱뼈머리는 들임상태로서 관절원반 아래에서 회전하여 좌우로 씹는 운동(side to side chewing)과 좁은 범위의 빻기운동(grinding movement)이 가능하게 된다(그림 8.73D, E). 아래턱뼈의 내밈(protrusion)과 들임(retrusion)이 일어나는 동안 턱뼈머리와 관절원반은 관자뼈의 관절면에서 앞뒤로 미끄러지는데 양쪽이 함께 움직인다(그림 8.73A, B).

씹기근(muscles of mastication)

턱관절운동은 주로 **씹기근육(muscles of mastication); 관자근(temporal muscle), 깨물근(masseter muscle), 안쪽날개근(medial pterygoid muscle), 가쪽날개근(lateral pterygoid muscle)**에 의해 이루어진다. 이 근육들은 배아의 첫째인두활 중간엽에서 발달한다. 따라서 이 근육들은 아래턱신경(*mandibular nerve*)의 운동신경뿌리(*motor root of* CN V_3)에 의해 신경지배된다. 씹기근육은 그림 8.74에 따로 표시하였고, 그림 8.70과 8.76에서는 있는 위치에 표시하였다. 씹기근육의 부착점, 신경분포, 주요작용에 관한 내용은 표 8.11에서 기술하였다. 표에 기술된 운동 외에도, 가쪽날개근의 위갈래는 관자근의 뒤섬유에 의한 들임운동이 일어나는 동안에도 작용한다는 연구결과가 있다. 당기는 힘이 관절원반에 작용함으로써 후퇴하는 아래턱뼈가 더 이상 뒤로 밀려가지 않게 된다.

일반적으로 아래턱이 내려가는 것은 중력에 의한다. **목뿔위·아래근육**(*suprahyoid* and *infrahyoid muscles*)들은 목의 양쪽에 있는 띠(strap) 모양 근육으로서(그림 8.74E; 표 8.11), 삼키는 동안 목뿔뼈와 후두를 일차적으로 올리고 내리는 기능을 수행한다(제9장, 목 참조). 특히 갑자기 저항을 받으면서 입을 열 때 이 근육들은 아래턱뼈를 내리는 데에 간접적인 도움을 주며 넓은목근(platysma) 역시 이와 유사한 작용을 한다.

관자아래우묵의 신경과 혈관 (neurovasculature of infratemporal fossa)

위턱동맥(maxillary artery)은 바깥목동맥의 두 종말가지 중 더 큰 것이다. 이 동맥은 턱뼈목의 뒤쪽에서 시작하는데, 가쪽날개근과의 위치를 기준으로 세 부분으로 나눈다. 위턱동맥의 세 부분과 가지들에 대해 그림 8.75에 설명되어 있고, 경로와 분포는 표 8.12에 기술되어 있다. 위턱동맥과 그 가지들의 관계는 그림 8.76에 나타나 있다.

날개근정맥얼기(pterygoid venous plexus)는 관자근과 날개근 사이에 위치한다(그림 8.25 참조). 위턱동맥에 상응하는 정맥으로서, 위턱동맥가지와 동행하는 대부분의 정맥이 이 정맥얼기로 거두어진다. 이 정맥얼기는 앞쪽으로 깊은얼굴정맥을 통해 얼굴정맥과 연결되고 위쪽으로는 이끌정맥을 통해 해면정맥굴과 연결된다. 이 정맥얼기의 모양과 그 부피감은 시신에서는 관찰하기 힘든데 이는 혈액이 대부분 배출되었기 때문이다.

아래턱신경(mandibular nerve)은 중간머리뼈우묵의 삼차신경절에서 나와서 즉시 삼차신경 운동가지와 합쳐져 타원구멍을 통해 관자아래우묵으로 내려간다(그림 8.77). 아래턱신경가지(CN V_3)는 귓바퀴관자신경, 아래이틀신경, 혀신경, 볼신경이며, CN V_3가지가 4개의 씹기근육을 지배한다. 한편 볼근(buccinator)은 얼굴신경이 지배한다.

귓바퀴관자신경(auriculotemporal nerve)은 중간뇌막동맥을 둘러싸면서 많은 기지로 나뉜다. 그 중 가장 굵은 가지는 뒤쪽으로 턱뼈목의 안쪽을 지나 귓바퀴부위와 관자부위에 감각신경섬유를 낸다. 귓바퀴관자신경은 턱관절(TMJ)에 관절(감각)섬유를 보내며(그림 8.71E), 귀신경절(*otic ganglia*)에서 귀밑샘으로 가는 부교감 분비촉진섬유를 전달한다.

아래이틀신경(inferior alveolar nerve)은 턱뼈구멍으로 들어가 턱뼈관을 통과하면서 아래치아신경얼기(*inferior dental plexus*)를 형성하여 한쪽 편 모든 아래턱 치아에 가지를 보낸다. 신경얼기의 가지인 턱끝신경(*mental nerve*)은 턱끝구멍으로 나와 아래입술의 피부와 점막, 턱끝피부, 아래앞니의 안뜰쪽잇몸(vestibular gingiva)에 분포한다.

혀신경(lingual nerve)은 아래이틀신경의 앞쪽에 위치한다(그림 8.76). 이 신경은 혀 앞쪽 2/3, 입의 바닥 그리고 혀쪽잇몸(lingual gingiva)의 감각을 담당한다. 혀신경은 안쪽날개근과 턱뼈가지 사이에서 입으로 들어와 앞쪽으로 입점막(구강점막, oral mucosa) 아래를 지나 셋째큰어금니(third molar tooth) 바로 아래를 지나간다. **고실끈신경(chorda tympani nerve)**은 얼굴신경(CN VII)의 가지로서 혀앞 2/3의 맛을 전달하며 관자아래우묵에서 혀신경과 합쳐진다(그림 8.76B). 또한 이 신경은 턱밑샘과 혀밑샘에 분비촉진섬유를 전달한다.

귀신경절(otic ganglion, 부교감신경절)은 관자아래우묵, 즉 타원구멍 바로 아래쪽, CN V_3의 안쪽 및 안쪽날개근의 뒤쪽에 위치한다(그림 8.77). 연접이전부교감섬유는 대부분 혀인두신경에서 유래하며 귀신경절에서 연접을 이룬다(그림 8.68 참조). 귀밑샘 분비를 촉진하는 연접이후부교감신경섬유는 귀신경절에서 귓바퀴관자신경을 통해 이 침샘으로 간다.

8

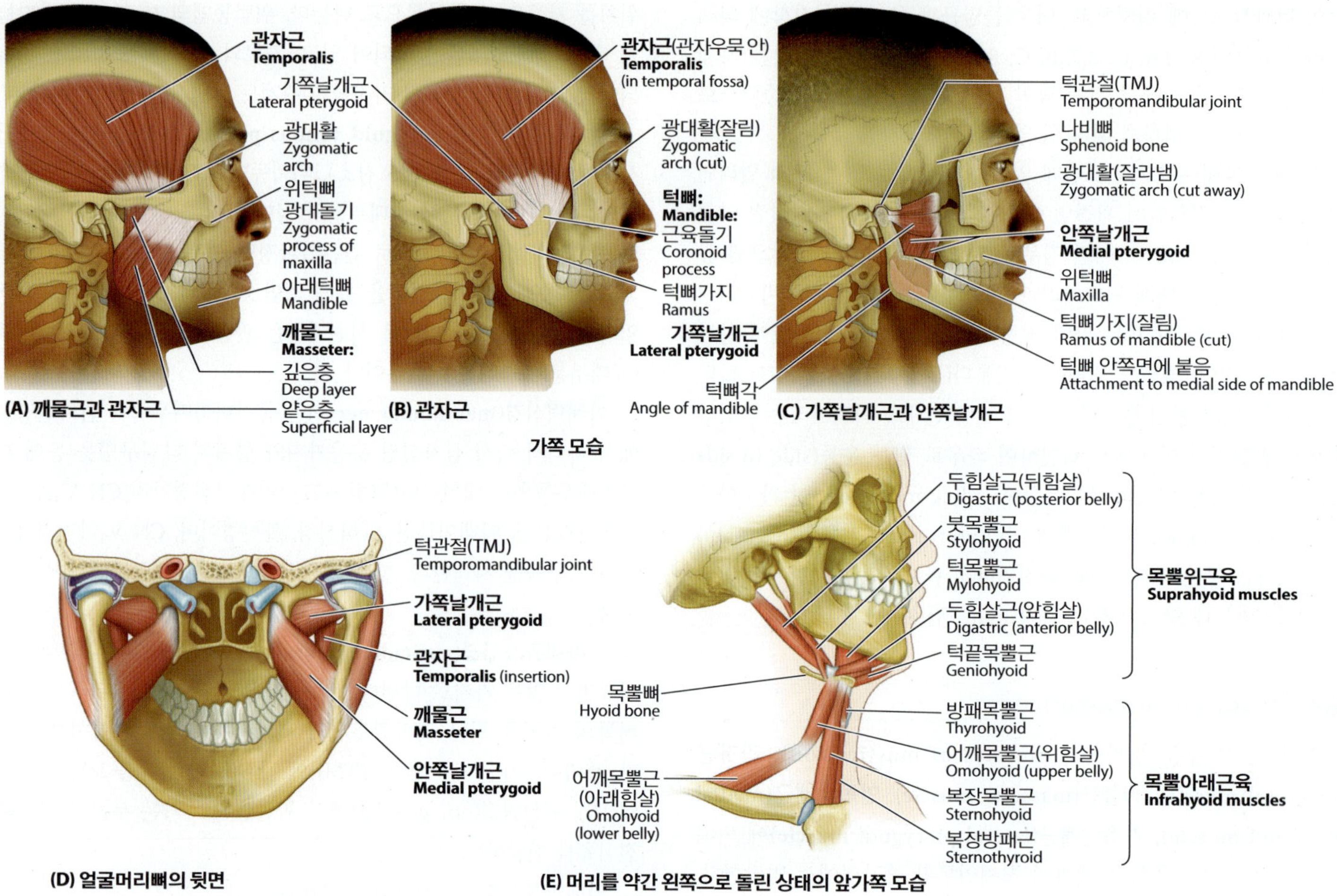

그림 8.74. 턱뼈와 턱관절(TMJ)에 작용하는 근육들.

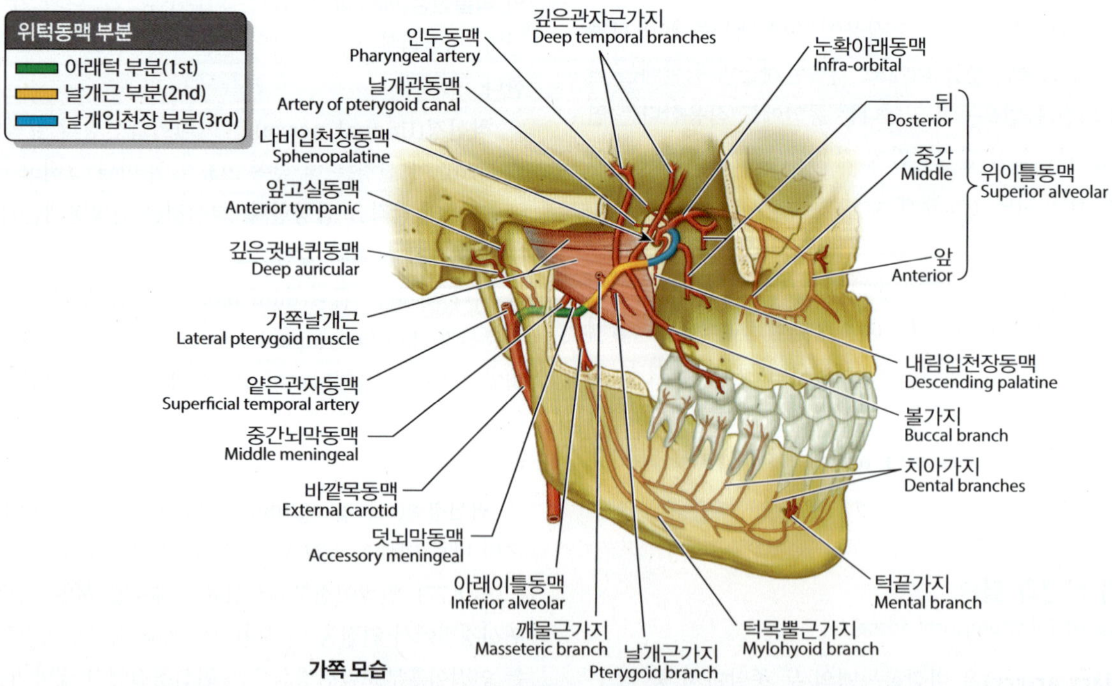

그림 8.75. 위턱동맥의 각 부분과 가지들.

표 8.11. 턱뼈와 턱관절(TMJ)에 작용하는 근육들

근육	이는곳	닿는곳	신경분포		턱뼈에 대한 작용
씹기근육(muscles of mastication)					
관자근 (temporalis)	삼각형 모양의 근육으로 관자우묵의 바닥과 관자근막의 깊은면에 넓게 붙어 있음	턱뼈근육돌기의 끝과 안쪽면, 턱뼈가지 앞모서리에 좁게 붙음	아래턱신경 (CN V_3)의 앞줄기	깊은관자 가지를 통해	턱뼈 올리고, 입 닫음. 뒤쪽의 수평섬유가 1° 뒤당김운동
깨물근 (masseter)	사각형 모양의 근육으로 광대뼈 위턱돌기 아래모서리와 안쪽면 및 광대활에 붙어 있음	턱뼈각과 턱뼈가지가쪽면		깨물근신경을 통해	턱뼈 올리고, 입 닫음. 얕은 섬유는 제한적으로 턱뼈 돌출 관여
가쪽날개근 (lateral pterygoid)	삼각형 모양의 두 갈래근육: (1) 관자아랫면과 나비뼈큰날개능선 (2) 가쪽날개판의 가쪽면	위갈래는 주로 관절주머니와 턱관절의 관절원반에 붙음. 아래갈래는 주로 턱뼈 관절돌기 목부분의 앞안쪽면에 있는 날개근오목에 붙음		가쪽날개근 신경을 통해	양쪽 근육의 작용으로 아래턱을 내밀고 턱끝을 내림. 한쪽근육의 작용은 턱을 맞은편으로 진자운동(swing). 한쪽씩 번갈아 작용하면 가쪽으로 좀 더 큰 가쪽씹기 운동을 일으킴
안쪽날개근 (medial pterygoid)	사각형 모양의 두 갈래근육: (1) 가쪽날개판 안쪽면과 입천장뼈 '날개피임돌기 (2) 위턱뼈융기	턱뼈가지안쪽면, 턱뼈구멍 아래. 즉, 턱뼈가지를 사이에 두고 같은쪽 깨물근과 '거울상'으로 위치함	아래턱신경 (CN V_3)의 중심줄기	안쪽날개근 신경을 통해	깨물근과 협동하여 턱뼈 올림; 내밈에 기여; 한쪽씩 번갈아 작용하여 작은 분쇄운동
목뿔위근육(suprahyoid muscles)					
두힘살근 (digastric)	머리뼈바닥	목뿔뼈	얼굴신경과 아래턱신경		목뿔아래근육이 목뿔뼈를 고정시키거나 내릴 때, 저항이 있는 상태에서 턱뼈 내림
붓목뿔근 (stylohyoid)	붓돌기		얼굴신경(CN VII)		
턱목뿔근 (mylohyoid)	턱뼈몸통 안쪽		아래턱신경(CN V_3)		
턱끝목뿔근 (geniohyoid)	턱뼈몸통 앞쪽		턱끝목뿔근으로 가는 목신경(C1–C2)		
목뿔아래근육(infrahyoid muscles)					
어깨목뿔근 (omohyoid)	어깨뼈	목뿔뼈	목신경얼기(C1–C3)에서 유래한 목신경고리		목뿔뼈를 고정시키거나 내림
복장목뿔근 (sternohyoid)	복장뼈자루				
복장방패근 (sternothyroid)		방패연골			
방패목뿔근 (thyrohyoid)	방패연골	목뿔뼈	C1 목신경(혀밑신경과 동행)		
표정근(muscle of facial expression)					
넓은목근 (platysma)	아래쪽 부착부위: 빗장아래와 빗장위부위의 피부밑조직	윗쪽 부착부위: 턱뼈바닥, 볼과 아래입술피부, 입꼬리(볼굴대) 및 입둘레근	얼굴신경(CN VII)의 목가지		저항이 있는 상태에서 턱뼈 내림

8

표 8.12. 위턱동맥의 부분과 가지들

부분	경로	가지	분포
첫째(턱뼈)부분 [first (mandibular)]	가쪽 날개근의 뒤; 수평진행, 턱뼈관절돌기목보다 깊게(안쪽), 붓아래턱인대 가쪽으로	깊은귓바퀴동맥 (deep auricular artery)	바깥귀길, 고막 바깥면과 턱관절 분포
		앞고실동맥 (anterior tympanic artery)	고막 안쪽면 분포
		중간뇌막동맥 (middle meningeal artery)	뇌막동맥구멍을 통해 머리안으로 들어감; 뼈막, 뼈, 적색골수, 뇌머리뼈 가쪽벽 · 머리덮개뼈의 경막, 삼차신경절, 얼굴신경, 무릎신경절, 고실, 고막긴장근 분포
		덧뇌막동맥 (accessory meningeal artery)	타원구멍을 통해 머리안으로 들어감; 주로 머리뼈 바깥의 관자아래우묵의 근육들, 나비뼈, 아래턱신경과 귀신경절 분포
		아랫니틀동맥 (inferior alveolar artery)	턱뼈구멍을 통해 턱뼈의 턱뼈관으로 들어가 내려감; 턱뼈치아, 턱끝, 턱목뿔근 분포
둘째(날개근)부분 [second (pterygoid)]	가쪽날개근(표면 또는 안쪽면), 앞위쪽으로 비스듬히 진행, 관자근 안쪽으로	깨물근동맥 (masseteric artery)	턱뼈파임을 가로질러 턱관절과 깨물근 분포
		깊은관자동맥 (deep temporal arteries)	관자근과 관자우묵뼈 사이로 앞 · 뒤동맥이 올라가 주로 근육분포
		날개근가지 (pterygoid branches)	그 수와 이는곳이 일정하지 않음. 날개근 분포
		볼동맥 (buccal artery)	볼신경과 함께 앞아래쪽으로 진행; 볼지방덩이, 볼근, 볼쪽 입점막 분포
셋째(날개입천장)부분 [third (pterygopalatine)]	가쪽날개근 앞안쪽, 가쪽날개근의 두갈래 사이를 지나 날개위턱틈새를 통해 날개입천장오목 안으로 들어감	뒤위이틀동맥 (posterior superior alveolar artery)	위턱뼈 관자아랫면을 따라 내려감, 이틀관을 가로지르는 가지들이 위턱큰어금니, 작은, 주변 잇몸, 위턱굴점막 분포
		눈확아래동맥 (infraorbital artery)	아래눈확틈새, 눈확아래고랑 · 관 · 구멍을 가로지름; 아래빗근, 곧은근들, 눈물주머니, 위턱 송곳니와 앞니, 위턱굴 점막, 눈확아래부위의 얼굴피부 분포
		날개관동맥 (artery of pterygoid canal)	날개관을 통해 뒤쪽으로 진행; 위쪽인두점막, 귀인두관, 고실분포
		인두가지 (pharyngeal branch)	입천장칼집관(palatovaginal canal)을 통해 진행; 코지붕의 점막, 코인두, 나비굴, 귀인두관 분포
		내림입천장동맥 (descending palatine artery)	입천장관(palatine canal)을 통해 내려감; 큰 · 작은입천장동맥으로 나뉘어 단단입천장과 물렁입천장의 점막과 샘에 분포
		나비입천장동맥 (sphenopalatine artery)	위턱동맥의 종말가지, 나비입천장구멍을 통과; 코안의 벽과 코중격, 이마굴, 벌집굴, 나비굴, 위턱굴, 앞쪽입천장 분포

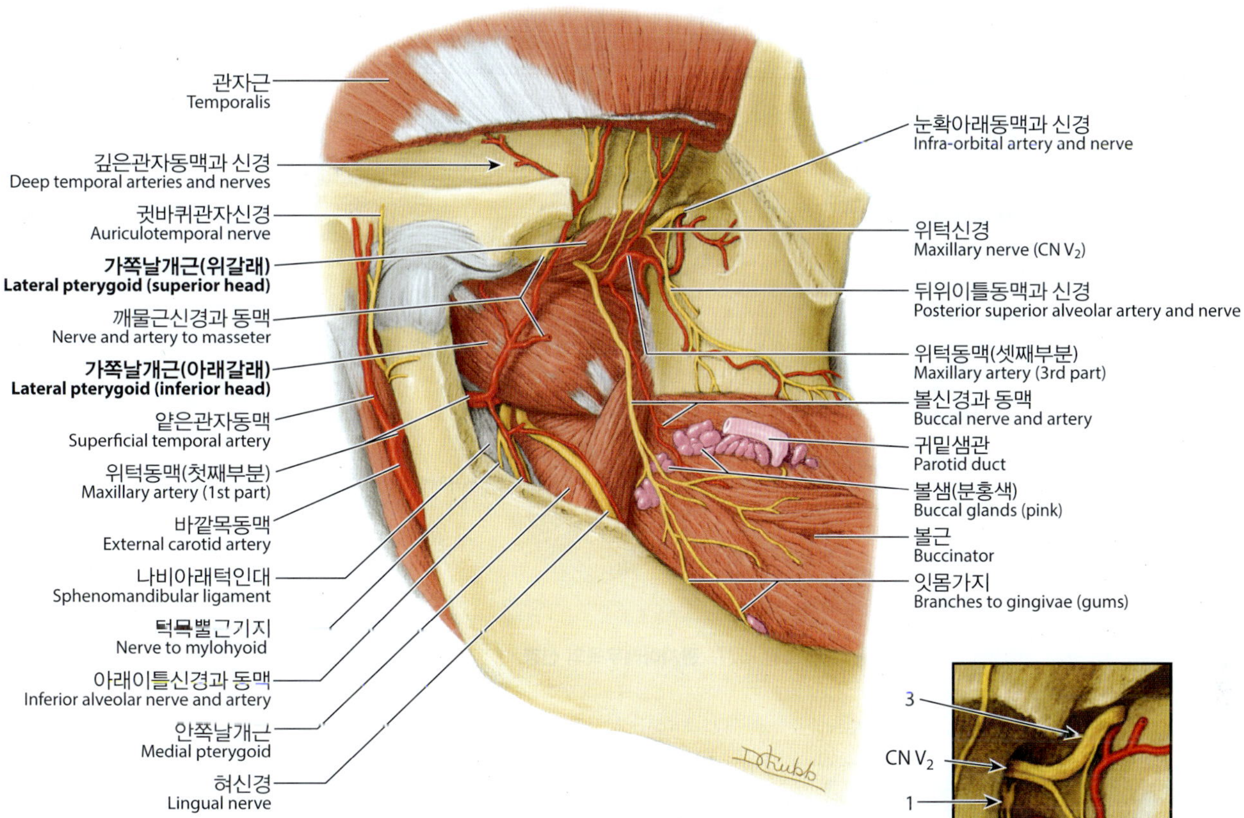

(A) 가쪽 모습

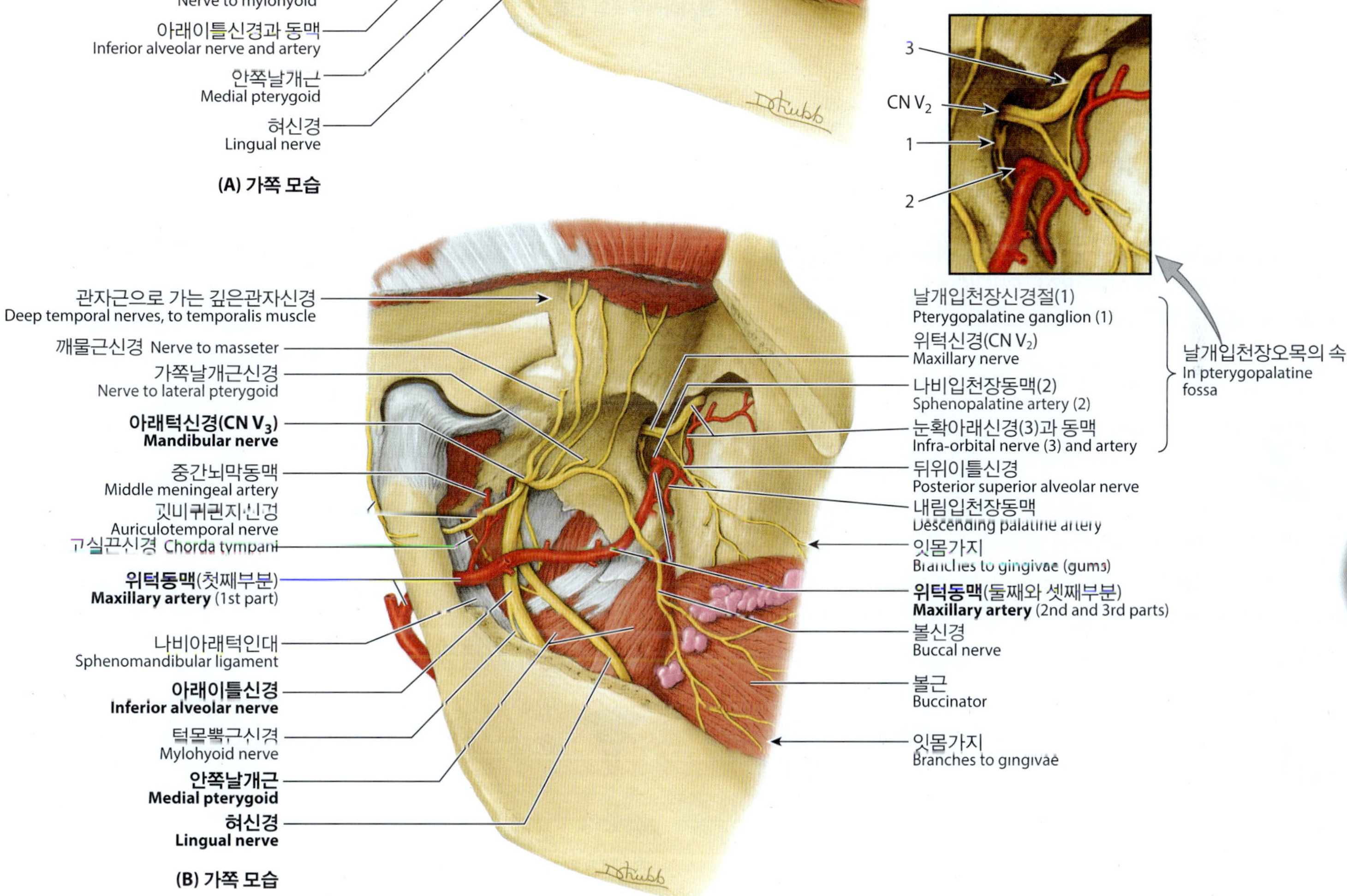

(B) 가쪽 모습

그림 8.76. 관자아랫부분의 해부. A. 관자아래 부위를 해부하여 대부분의 광대활과 이곳에 부착된 깨물근, 근육돌기와 턱뼈가지 주변부분 그리고 관자근의 아래 절반을 제거하였다. 바깥목동맥의 두 종말가지 중 보다 큰 가지인 위턱동맥에서 그 첫째부분은 앞으로 진행하여 턱뼈목 안쪽으로 들어가 가쪽날개근과 안쪽날개근 사이를 지난다. **B.** 관자아래 부위를 깊게 해부하여 더 많은 턱뼈가지와 가쪽날개근 그리고 위턱동맥의 대부분의 가지들을 제거하였다. 귓바퀴관자신경을 포함한 아래턱신경(CN V_3)의 가지들과 위턱동맥의 첫째부분은 나비아래턱인대와 턱뼈목 사이를 지난다.

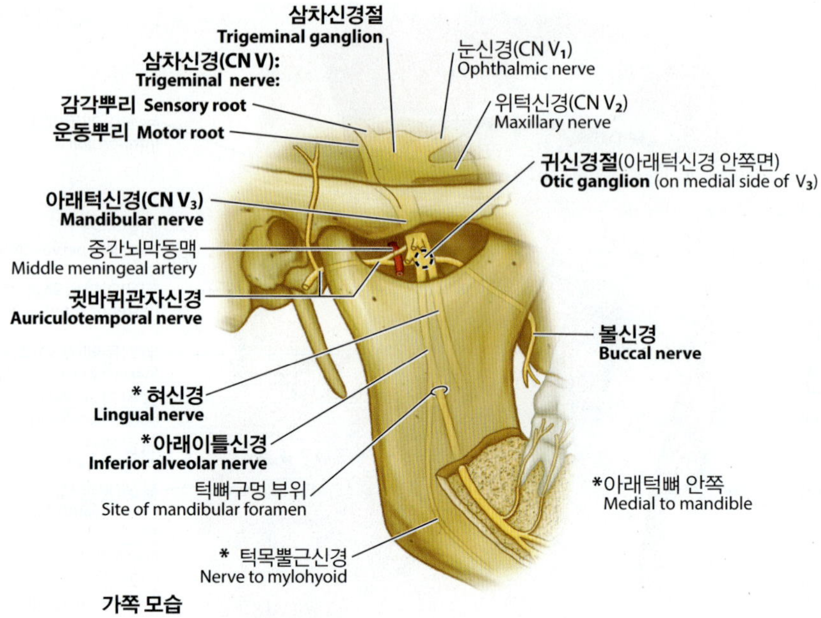

그림 8.77. 관자아래우묵의 신경.

임상적용 CLINICAL BOX

귀밑샘부위와 관자부위, 관자아래우묵과 턱관절 (PAROTID AND TEMPORAL REGIONS, INFRATEMPORAL FOSSA, AND TEMPOROMANDIBULAR JOINT)

귀밑샘절제술(Parotidectomy)

대부분의 귀밑샘종양은 양성이다. 대부분(80%)의 침샘종양은 귀밑샘에서 시작한다. 치료방법의 한 가지로 외과적 절제술이 자주 사용된다. 귀밑샘에는 얼굴신경(CN VII)의 귀밑샘신경얼기가 포함되어 있어 수술 도중 이 얼기와 여기서 유래한 신경가지들이 손상될 위험이 있다(그림 8.23A, B, D 참조). 귀밑샘절제술에서 중요한 단계는 귀밑샘을 식별, 절제, 분리하고 얼굴신경을 보존하는 것이다. 귀밑샘 얕은부분을 먼저 제거한 후에 귀밑샘신경얼기를 잡아당겨 귀밑샘의 깊은부분을 마저 절제하도록 한다. 귀밑샘은 얼굴의 뒤가쪽 윤곽에 상당한 기여를 하고 있는데 수술로 제거했을 때 그 정도가 여실히 드러난다. 얼굴신경의 손상에 대한 기능적인 문제는 임상적용 "얼굴근육의 마비"에 설명되어 있다.

귀밑샘의 감염(Infection of Parotid Gland)

급성 바이러스전염병인 볼거리(*mumps*)처럼, 혈관을 지나는 감염원에 의해 귀밑샘이 감염될 수 있다. 감염이 되면 염증이 유발되고 샘이 붓게 되는데 귀밑샘집이 부종을 제한하므로 심한 통증을 일으킨다. 커진 침샘은 턱뼈가지 뒤쪽모서리를 감싸고 있어 입을 벌리면 관자뼈 꼭지돌기에 눌려서 씹을 때 통증이 더 심해진다. 귀밑샘관은 입안뜰 위쪽으로 들어가 귀밑샘유두를 만드는데(그림 8.67 참조), 볼거리바이러스에 의한 **귀밑샘관 염증**(*inflammation of the parotid duct*)은 **귀밑샘유두 발적**(*redness of the parotid papilla*)을 일으킨다. 이 때문에 볼거리에 의한 통증인지, 단순한 치통인지 혼동될 경우, 감별진단으로서 이 유두의 발적을 확인하는 것이 중요하다.

귀밑샘의 질병은 흔히 귓바퀴, 바깥귀길, 관자부위, 턱관절부위에 통증을 일으킨다. 이는 귀밑샘과 귀밑샘집에 분포하는 귓바퀴관자신경과 큰귓바퀴신경이 관자우묵과 귓바퀴의 피부에 분포하기 때문이다.

귀밑샘 속의 고름집(Abscess in Parotid Gland)

귀밑샘의 국소적 박테리아 감염은 대부분의 경우 고름집을 만든다. 이는 불결한 입안 위생으로 인해 귀밑샘관을 통해 귀밑샘으로 감염된 결과일 수 있다. 의사, 치과의사들은 볼이 붓는 원인이 귀밑샘의 고름집인지, 치아에 생긴 감염인지 감별해야 한다.

귀밑샘관의 침샘조영술(Sialography of Parotid Duct)

볼 점막에 있는 귀밑샘관의 구멍에 관을 삽입하고 조영제를 주입한 후 귀밑샘의 방사선촬영술을 시행한다. 병변에 의해 침샘관계통의 위치가 바뀌거나 확장된 부위는 **귀밑샘**

조영술(*parotid sialogram*)로 쉽게 확인할 수 있다.

귀밑샘관의 막힘(Blockage of Parotid Duct)

귀밑샘관은 침돌(타석, *sialolith*)이나 칼슘 침착물에 의해 막힐 수 있다. 음식물 때문에 귀밑샘의 통증이 악화되는데, 이때 레몬 조각을 빨면 막힌 샘 근위부에 침이 축적되어 더 고통스럽다.

덧귀밑샘(Accessory Parotid Gland)

가끔 덧귀밑샘(*accessory parotid gland*)이 귀밑샘관과 광대활 사이에 있는 깨물근 가쪽에 놓여 있는데, 덧귀밑샘으로부터 여러 개의 관이 귀밑샘관으로 열린다.

아래턱신경 차단마취(Mandibular Nerve Block)

아래턱신경을 차단하기 위해 아래턱신경이 관자아래우묵 안으로 들어가는 부분에 마취제를 주사한다(그림 8.69B). 입밖에서 접근하는 방법은 바늘을 턱뼈가지의 턱뼈파임(mandibular notch)을 통해 관자아래우묵 속으로 넣는다. 이 주사로 대개 귓바퀴관자신경, 아래이틀신경, 혀신경 및 아래턱신경의 볼가지를 마취시킨다.

아래이틀신경 차단마취(Inferior Alveolar Nerve Block)

아래턱신경의 가지인 아래이틀신경을 차단하기 위해 마취제를 주사하는 부위는 턱뼈가지 안쪽면의 턱뼈관 입구인 턱뼈구멍(*mandibular foramen*) 주위이다(그림 8.77). 이 관으로 아래이틀 신경·동맥·정맥이 지나가는데, 이 신경이 성공적으로 차단되면 모든 아래턱치아는 정중면까지 마취된다. 즉, 아래입술의 피부와 점막, 입술쪽 이틀점막과 잇몸 그리고 턱끝의 피부 역시 마취되는데 아래 이틀신경의 가지인 턱끝신경이 이 부분에 분포하기 때문이다(그림 8.81A 참조). 또한 아랫니틀신경차단 시 인근의 귀밑샘이나 안쪽날개근 마취도 일어날 수 있어 아래턱운동에 영향을 줄 수 있다(날개근 입벌림장애, *pterygoid trismus*).

턱관절의 탈구(Dislocation of TMJ)

종종 하품을 하거나 크게 한 입 베어 물 때 가쪽날개근이 과도하게 수축하면 턱뼈머리가 앞쪽으로 탈구된다(관절결절보다 앞쪽으로 빠져나옴; 그림 B8.32). 이 위치에서는 아래턱뼈가 내려와서 입을 다물 수 없게 된다. 입을 벌린 채로 턱을 한쪽방향에서 주먹으로 가격당하면 충격을 받은 쪽의 턱관절이 쉽게 탈구된다. 또한 턱관절의 탈구는 아래턱뼈의 골절을 동반하기도 한다. 뒤쪽으로 탈구된 경우는 흔하지 않은데 뒤관절결절(postglenoid tubercle)과 강한 내재성 가쪽인대가 존재하여 이를 방지하고 있기 때문이다. 넘어지거나 턱에 직접 가격을 당할 경우 대개 탈구 이전에 턱뼈목의 골절이 먼저 일어난다. 턱관절로 가는 얼굴신경과 귓바퀴관자신경은 턱관절과 가까운 위치를 지나므로 수술을 시행하는 동안 턱관절 위로 지나가는 얼굴신경의 가지와 관절의 뒷부분으로 들어가는 귓바퀴관자신경의 관절가지 모두를 보존하는데 주의해야 한다. 탈구와 동시에 관절주머니와 가쪽인대가 함께 파열되어 턱관절에 분포하는 귓바퀴관자신경의 관절가지가 손상되면 턱관절의 이완(laxity)과 불안정을 초래한다.

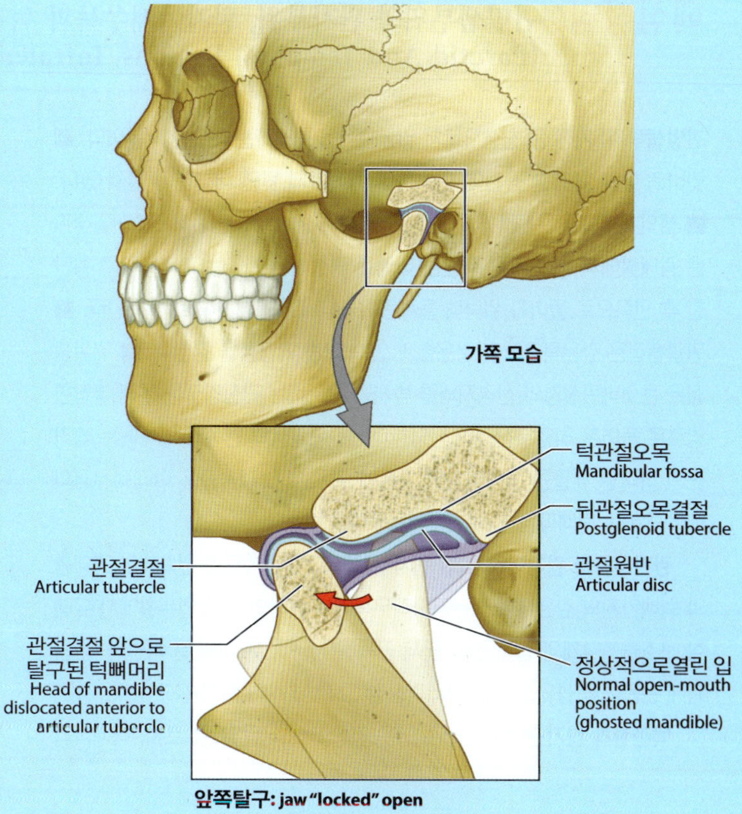

그림 B8.32. **턱관절의 탈구.**

턱관절의 관절염(Arthritis of TMJ)

예를 들면 퇴행성관절염으로 턱관절에 염증이 올 수 있다. 턱관절의 기능이상은 치아교합(dental occlusion)에 문제를 일으키거나 관절마찰음(joint clicking, *crepitus*)과 같은 구조적 문제를 일으키기도 한다. 딸각거리는 소리(crepitus)는 아래턱뼈가 오르내리는 동안 관절원반의 앞쪽 이동이 지연되는 결과로 생각된다.

핵심정리: 귀밑샘부위와 관자부위, 관자아래우묵과 턱관절 (Parotid And Temporal Regions, Infratemporal Fossa And Temporpmandibular Joint)

귀밑샘부위: 가장 큰 침샘으로서 얼굴윤곽을 형성하는 중요한 부분이다. ■ 귓바퀴 앞의 복잡한 공간에 위치하여 턱뼈가지 뒷면 대부분에 걸쳐 있다. ■ 샘의 지방조직은 턱뼈의 움직임을 위한 유연성을 제공한다. ■ 귀밑샘관은 광대활에서 한 손가락 폭만큼 아래로 평행하게 지나는데 깨물근을 횡단한 후 안쪽으로 들어가 위턱뼈 둘째큰어금니 맞은편 입안뜰로 들어간다. ■ 귀밑샘집은 깊은목근막의 얕은층과 연속되며, 귀밑샘을 감싼다. ■ 귀밑샘집은 큰귓바퀴신경의 신경지배를 받지만 침분비는 귀신경절을 통해 복잡한 경로로 들어온 혀인두신경이 담당한다. ■ 귀밑샘의 안쪽과 앞쪽에는 씹기근의 하나인 깨물근이 턱뼈가지 가쪽에 위치한다. 깨물근은 아래턱신경의 깨물근가지, 턱뼈파임을 지나는 위턱동맥을 받는다.

관자우묵과 관자아래우묵: 관자우묵과 그 아래쪽으로 연속되어 광대활과 턱뼈가지의 깊은부위인 관자아래우묵에는 배아의 첫째 인두활에서 유래한 구조물—4개의 씹기근육 중 세 근육(관자근과 두 개의 날개근)과 이 근육에 운동 신경섬유를 내는 아래턱신경(CN V_3)—이 자리 잡고 있다.

턱관절과 씹기근: 턱관절(TMJ)은 경첩(hinge)윤활관절로서, 턱뼈머리와 관자뼈의 관절면 사이에 위치한 관절원반에 의해 변형된 모양을 갖고 있다. ■ 턱관절오목과 관절돌기 사이의 미끄럼운동은 위쪽공간에서 일어나며 가쪽날개근(내밈)과 관자근 뒤섬유(들임)가 작용한다. ■ 아래턱이 완전히 열기 위해서는 앞으로 내밈상태가 되어야 한다. ■ 경첩 및 회전운동은 아래공간에서 일어나며 중력(내림), 4개 씹기근육 중 세 근육(올림)—씹기근, 안쪽날개근, 관자근 앞부분—이 작용한다.

관자아래우묵의 신경과 혈관: 관자아래우묵에 위턱동맥의 둘째부분과 날개근정맥얼기가 위치한다. ■ 주변의 머리뼈 구조물과 우묵이 교통하는데 뼈통로를 통해 신경과 혈관이 지나간다. (1) 타원구멍(아래턱신경이 중간머리뼈우묵에서 이 구멍을 통해 들어옴), (2) 뇌막동맥구멍(중간뇌막동맥이 들어가고 CN V_3의 뇌막가지가 이 구멍을 통해 중간머리뼈우묵으로 되돌아감), (3) 날개위턱틈새(위턱동맥이 이 구멍을 통해 날개입천장오목으로 들어가서 분지함), (4) 아래눈확틈새(아래눈정맥이 이곳을 통해 날개근정맥얼기로 배출됨), (5) 턱뼈구멍(아래이틀신경이 이 구멍을 통해 턱뼈관으로 지나가서 아래턱과 아랫니에 분포함).

입부위(Oral Region)

입부위(oral region)에는 입안, 치아, 잇몸, 혀, 입천장 및 목구멍편도가 포함된다. 입안은 음식을 위와 작은창자에서 소화시킬 수 있도록 준비하는 곳이다. 치아는 음식물을 씹고 침샘에서 분비된 침은 음식덩어리(*food bolus*; L., lump)를 만들기 쉽게 한다. 삼키기(*deglutiton*, swallowing)는 입안에서 수의적으로 시작된다. 수의기(voluntary phase) 동안 덩어리는 입안에서 인두(pharynx)로 넘어간다. 인두는 소화계통의 넓어진 부분으로서 불수의적 삼키기가 일어난다.

입안(Oral Cavity)

입안(oral cavity)은 입안뜰(*oral vestibule*)과 고유입안(*oral cavity proper*)의 두 부분으로 구성된다(그림 8.78). 입안은 음식물과 음료의 미각을 느끼고, 음식물 씹기와 혀가 작용하는 곳이다. 입안뜰은 치아, 볼쪽잇몸 입술 및 뺨 사이에 존재하는 틈 같은(slit like) 공간이다. **입안뜰(oral vestibule)**은 **입술틈새(oral fissure)**를 통해 바깥과 연결된다. 입술틈새의 크기는 입주위 근육들, 즉 입둘레근(입술틈새의 조임근), 볼근, 입꼬리당김근, 입꼬리내림근 및 입꼬리올림근(입술틈새의 확대근)에 의해 조절된다.

고유입안(oral cavity proper)은 위·아래 **이틀활(dental arch)** 안쪽 공간이다. 치아를 포함하여 위턱과 아래턱의 이틀활이 고유입안의 가쪽 및 앞쪽 경계를 이룬다. 입천장이 입안의 **지붕**(*roof of the oral cavity*)을 형성한다. 뒤쪽으로는 입안이 입인두(oropharynx: 인두의 입부분)와 교통한다. 입을 다물고 쉬고 있을 때는 혀가 고유입안공간을 거의 다 차지하고 있다.

입술, 뺨과 잇몸(Lips, Cheeks, and Gingivae)

입술과 뺨(lips and cheks)

입술(lips)은 입주위를 둘러싸는 운동성이 좋은 근육섬유성 주름이다. 위쪽에 **콧구멍**(*nares*), 가쪽에 **코입술고랑**(*nasolabial sulci*), 아래쪽에 **턱끝입술고랑**(*mentolabial sulcus*)이 위치한다(그림 8.79). 입술에는 입둘레근과 위·아래 입술근육(superior and inferior labial muscle), 혈관, 신경이 존재한다(그림 8.16 참조). 입술 바깥은 피부가, 속은 점막이 덮고 있다. 입술은 **입술틈새**(*oral fissure*)의 판막으로 기능하며 조임근(입둘레근, orbicularis oris)이 있어서, 입, 상부소화관 및 상기도(upper alimentary and respiratory tract)의 출입을 조절한다. 입술로 음식물을 잡고(grasping), 음료를 빨고(sucking), 입안뜰에 음식물을 넣으며, 말을 하고, 키스를 할 수 있다.

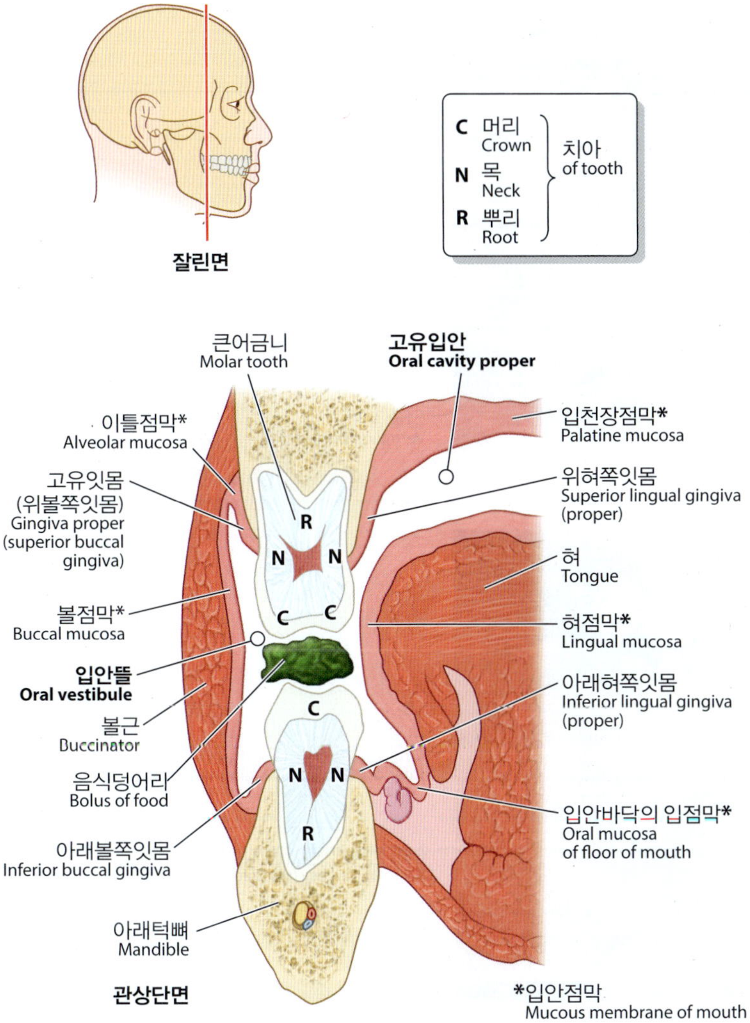

그림 8.78. 입부위의 관상단면. 빨간선은 단면의 위치를 나타낸다. 씹는 동안 혀(가운데), 볼근(가쪽)과 입둘레근(앞쪽)이 함께 작용하여 음식덩어리를 어금니의 교합면 사이로 넣는다.

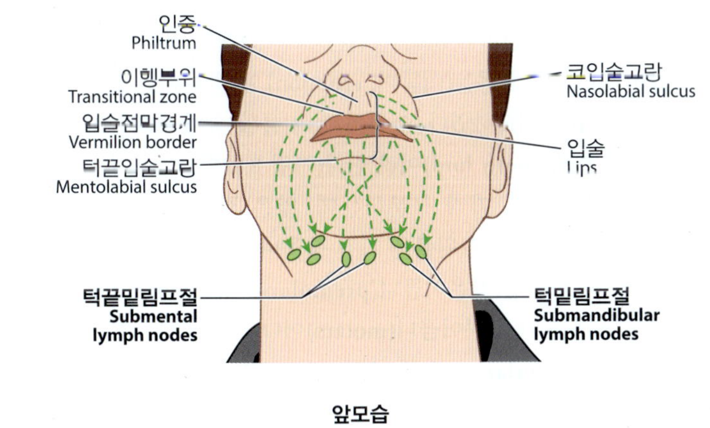

그림 8.79. 입술의 림프배출. 위입술과 아래입술의 가쪽부분에서 나온 림프는 턱밑림프절로 배출된다. 아래입술의 가운데 부분에서 나온 림프는 턱끝밑림프절로 배출된다.

입술의 이행부위(*transitional zones*; 보통 이것 자체를 입술로 여긴다)는 갈색과 붉은색 사이의 색깔을 띠며 점막(mucous membrane)으로 입안에 연속된다. 이 점막은 입안과 입술의 안뜰부분을 덮고 있다(그림 8.80). **입술주름띠(labial frenulum)**는 정중선 상에서 입안뜰의 잇몸에서 위입술 또는 아래입술의 점막으로 연결되는 점막주름(자유모서리를 가진)이다. 위입술로 연결되는 쪽이 더 크다. 가끔 좀 더 작은 주름띠가 가쪽의 작은어금니 안뜰부위에서 관찰된다.

위·아래입술동맥(superior and inferior labial arteries)은 얼굴동맥의 가지로서 입술에서 서로 문합을 이루어 동맥고리를 이룬다(그림 8.24 참조; 표 8.5). 이 동맥의 박동은 위입술 또는 아래입술을 엄지와 검지 사이에 가볍게 잡고 있으면 느낄 수 있다. 위입술은 얼굴동맥(*facial artery*)과 눈확아래동맥(*infra-orbital artery*)의 위입술가지(superior labial branches)로부터 혈액을 공급받는다. 아래입술은 얼굴동맥과 턱끝동맥(*mental artery*)의 아래입술가지로부터 혈액공급을 받는다.

감각신경은 위입술에는 눈확아래신경(CN V_2)의 위입술가지가, 아래입술에는 턱끝신경(CN V_3) 아래입술가지가 분포한다. 위입술과 아래입술 가쪽부분에서 유래한 림프는 주로 턱밑림프절(*submandibular lymph nodes*)로 가며(그림 8.79), 아래입술 정중부위에서 거두어진 림프는 주로 턱끝밑림프절(*submental lymph nodes*)로 간다.

볼(cheeks; 라틴어로 *buccae*)은 입술과 연결되어 있고 본질적으로 동일한 구조물이다. 볼은 입안에서 움직이는 벽을 형성한다. 해부학적으로 볼의 바깥면을 볼부위(*buccal region*)라 하며, 앞쪽경계는 입과 턱끝부위(입술과 턱끝), 위쪽경계는 광대부위, 뒤쪽경계는 귀밑샘부위, 아래쪽경계는 아래턱뼈 아래모서리가 형성한다(그림 8.14 참조). 볼융기(*prominence of cheek*)는 광대부위와 볼부위가 만나는 곳에서 생긴다. 이 융기 아래의 광대뼈와 뒤쪽으로 연결되어 있는 광대활을 볼뼈(협골, cheek bone)라고도 한다(그림 8.3 참조). 일반인은 광대부위와 귀밑샘부위 역시 뺨의 일부로 간주한다.

뺨의 주요 근육은 볼근으로(그림 8.78), 많은 작은 **볼샘(buccal glands)**이 점막과 볼근 사이에 존재한다(그림 8.76A). 볼근보다 얕은 부분에는 피막에 싸인 지방이 존재한다. 이 **볼지방덩이(*buccal fat-pad*)**는 유아에서 많이 존재하여 뺨을 보강하고 젖을 빨 때 뺨이 찌부러지지 않도록 해준다. 볼은 위턱동맥 볼가지에서 혈액을 공급받으며 아래턱신경 볼가지가 감각신경으로 분포한다.

잇몸(gingivae)

잇몸(gingivae, gums)은 점막으로 덮인 섬유조직이다. **고유잇몸(gingiva proper**: 이빨과 붙어 있는 잇몸)은 턱의 이틀돌기와 치아목에 단단히 고정되어 있다(그림 8.78, 8.80). 혀에 가까운 고유잇몸은 위·아래 혀쪽잇몸(superior and inferior lingual gingivae)이며, 입술과 볼에 가까운 것을 각각 **위턱·아래턱 입술쪽잇몸(maxillary and mandibular labial gingivae)** 또는 **볼쪽잇몸(buccal gingivae)**이라 한다. 고유잇몸은 평상시 분홍색이고 각질화되어 있다. **이틀점막**

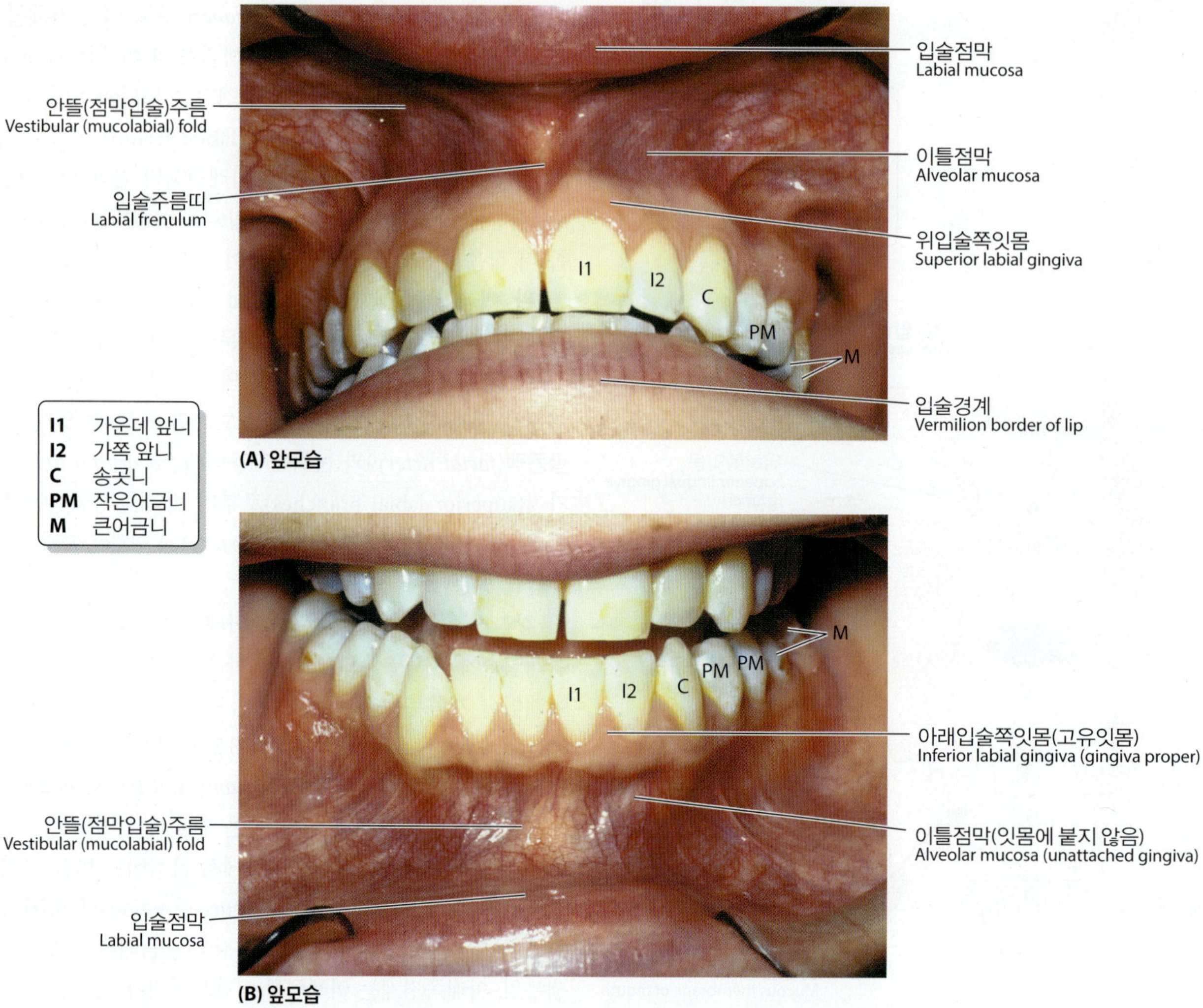

그림 8.80. 입안뜰과 잇몸. A. 위턱에 있는 안뜰과 잇몸이 보인다. **B.** 아래턱의 안뜰과 잇몸이 보인다. 이틀점막이 치아목에 가까워지면서 점막의 형태와 색깔이 변하여 고유잇몸이 된다.

(**alveolar mucosa**: 이빨과 떨어져 있는 잇몸)은 평상시 빛나는 붉은 색이며 각질화되어 있지 않다. 잇몸과 그 속의 이틀뼈, **치아주위조직**(*periodontium*)—치아의 뿌리 주변을 감싸고 치아확에 고정시키는—에 분포하는 신경과 혈관은 그림 8.81A, C에 정리하였다.

치아(Teeth)

치아의 주요 기능은 다음과 같다.

- 음식물을 자르고 작게 만들며 씹는 동안 침과 잘 섞이게 한다(씹기, chewing).
- 치아 지지 조직을 발달시키고 보호하여 치아가 고정되어 있는 치아확을 지탱한다.
- 소리내기(articulation: 또렷하게 이어지는 말소리)에 참여한다.

치아는 **치아확**(치조, *tooth socket*)에 고정되어 있고 씹기와 소리내기를 돕는다. 치아는 **젖니**(**deciduous**/일차), **간니**(**permanent**/이차), 치아의 형태, 입의 정중선 또는 앞쪽과 가까운 정도를 기준으로 분류한다(예: 안쪽앞니와 가쪽앞니; 첫째큰어금니는 둘째큰어금니 앞쪽에 위치한다).

유아는 20개의 젖니가 있고, 성인은 보통 32개의 간니가 있다(그림 8.82A, C). 치아가 돋는(이돋이, eruption) 평균 나이는 그림 8.83과 표 8.13A, B에 기술하였다. 이돋이 전 이틀활 속에 위치하여 발달하는 치아를 **이싹**(**tooth bud**)이라 한다(그림 8.82B).

치아는 그 특징에 따라 구분하는데, 얇은 절단면을 가진 **앞니**(**incisors**), 1개의 돌출된 원뿔을 가진 **송곳니**(**canines**), 2개의 융기된 교두(cusp)를 가진 **작은어금니**(**premolars**, bicuspids), 3개 또는 그 이상의 교두를 가진 **큰어금니**(**molars**)이다(그림 8.82A, C). 각 치아의 **안뜰면**(**vestibular surface**: 입술 또는 볼면)은 바깥을 향해 있고, **혀면**(**lingual surface**)은 안쪽을 향하고 있다(그림 8.81B). 치과 임상에서 사용하는 **안쪽면**(**mesial surface**)은 정중면의 앞니쪽을 향하는 것이다. **먼쪽면**(**distal surface**)은 이 면에서 멀어지는 방향이

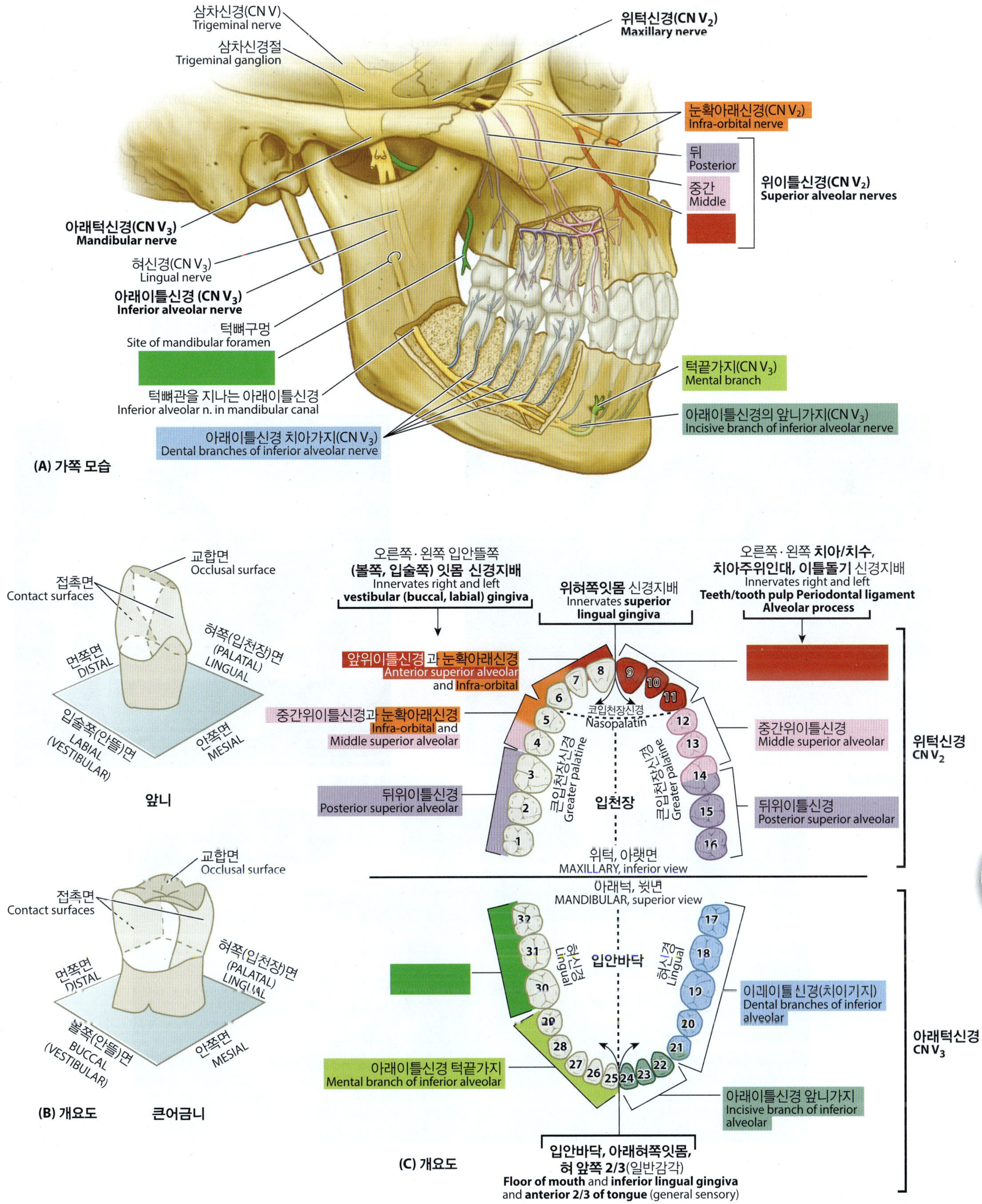

그림 8.81. 치아와 잇몸의 신경분포. A. 위와 아래이틀신경. **B.** 앞니와 큰어금니의 표면. (먼쪽면과 안쪽면, 오른쪽 아래턱이나 왼쪽 위턱 치아임) **C.** 입과 치아의 신경분포.

다. 안쪽면과 먼쪽면은 모두 인접 치아와 접촉하고 있는 **접촉면**(*contact surface*)이며, 씹는 면(masticatory surface)은 **교합면(occlusal surface)**이라고 한다.

치아의 각 부분과 구조(parts and structure of teeth)

치아는 치아머리, 목 및 뿌리로 되어 있다(그림 8.84). **치아머리(치아관, crown)**는 잇몸에서 돌출되어 있고, **목(neck)**은 치아머리와 뿌리 사이이다. **뿌리(root)**는 치아주위조직(*periodontium*)에 의해 치아확에 고정되어 있고 그 뿌리의 수는 다양하다. 대부분의 치아는 **상아질(dentine**; 라틴어로 *dentinium*)로 구성되며, 치아머리는 **사기질(enamel)**이, 뿌리는 **시멘트질(cement**; 라틴어로 *cementum*)로 덮여 있다. **치수공간(pulp cavity)**에는 결합조직, 혈관, 신경들이 있다. **치아뿌리관(root canal**, pulp canal)은 **치아뿌리끝구멍(apical foramen)**을 통해 치수공간을 드나드는 신경과 혈관을 전달한다.

치아확(dental alveoli, 치조, tooth sockets; 그림 8.83B, 8.84B)은 위턱뼈와 아래턱의 이틀돌기(*alveolar processes*) 속에 위치하고(그림 8.82A), 일생동안 큰 변화를 보인다(그림 8.83B~E). 인접한 치아확은 **이틀사이중격(interalveolar septa)**에 의해 분리되며 치아확 속은 한 개 이상의 **뿌리사이중격(interradicular septa)**에 의해 분리되어 있다(그림 8.83B, 8.84B). 치아확의 뼈는 얇은 겉질(cortex)을 가지는데, 다양한 양의 해면뼈(trabeculated bone)에 의해 입술쪽 겉질과 혀쪽 겉질로 분리된다. 치아확의 입술쪽 벽은 특히 앞니에서 얇은데, 반대로 큰어금니에서는 혀쪽벽이 더 얇다. 따라서 대부분 앞니를 뽑을 때는 입술쪽 벽이, 큰어금니를 뽑을 때는 혀쪽 벽이 손상된다.

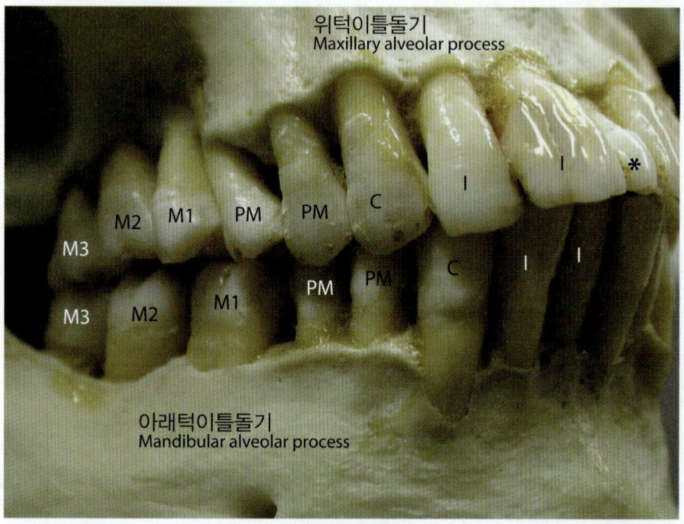

(A) 앞가쪽 모습

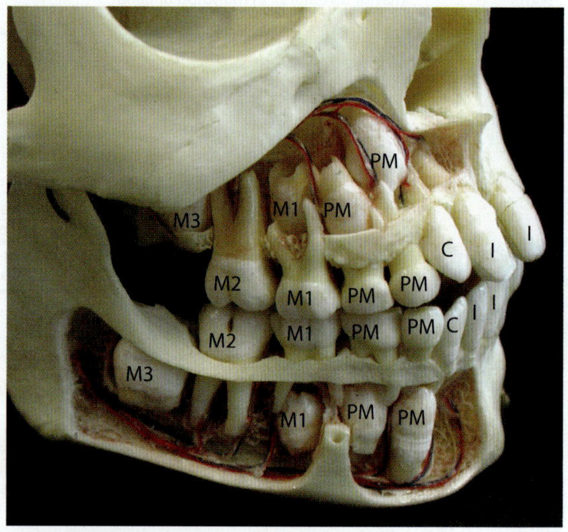

(B) 앞가쪽 모습

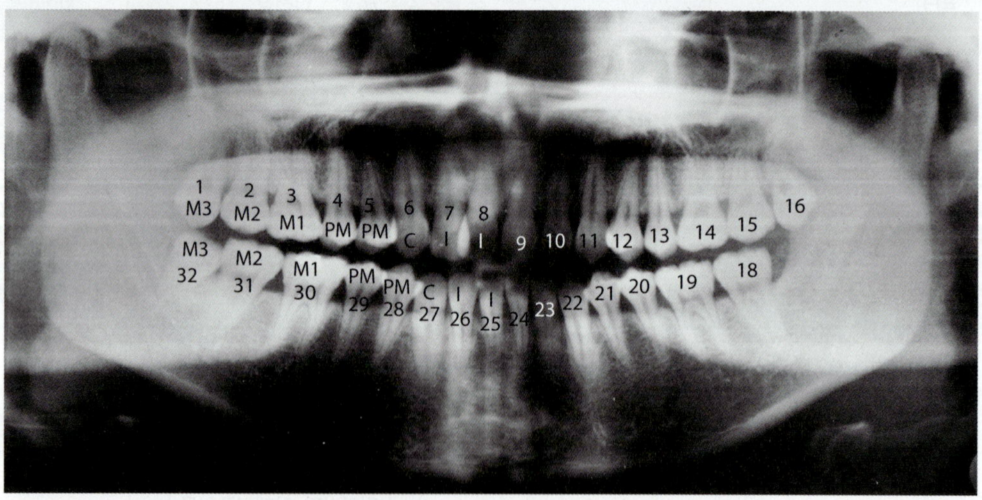

(C) 파노라마 사진

그림 8.82. 간니(secondary dentition). A. 교합된 치아를 보여주는 사진. 정중선상에 과잉치아(중치형, mesodont)가 한 개 있다(* *표시*). **B.** 간니(영구치)가 나온 아이의 위턱과 아래턱. 치아뿌리와 이싹(tooth bud)을 보여주기 위해 이틀돌기를 갈아 내었다. **C.** 성인 위턱과 아래턱의 파노라마 방사선사진. 왼쪽 아래 셋째큰어금니가 존재하지 않는다. *I*, 앞니; *C*, 송곳니; *PM*, 작은어금니; *M1, M2, M3*, 첫째, 둘째, 셋째큰어금니.

표 8.13A. 젖니(유치)

젖니	가운데앞니	가쪽앞니	송곳니	첫째큰어금니	둘째큰어금니
맹출(eruption)(개월)[a]	6~8	8~10	16~20	12~16	20~24
탈락(shedding)(년)	6~7	7~8	10~20	9~11	10~12

[a]정상 유아에서도 가끔 첫니(안쪽앞니)가 생후 12~13개월까지 맹출하지 않을 수 있다.

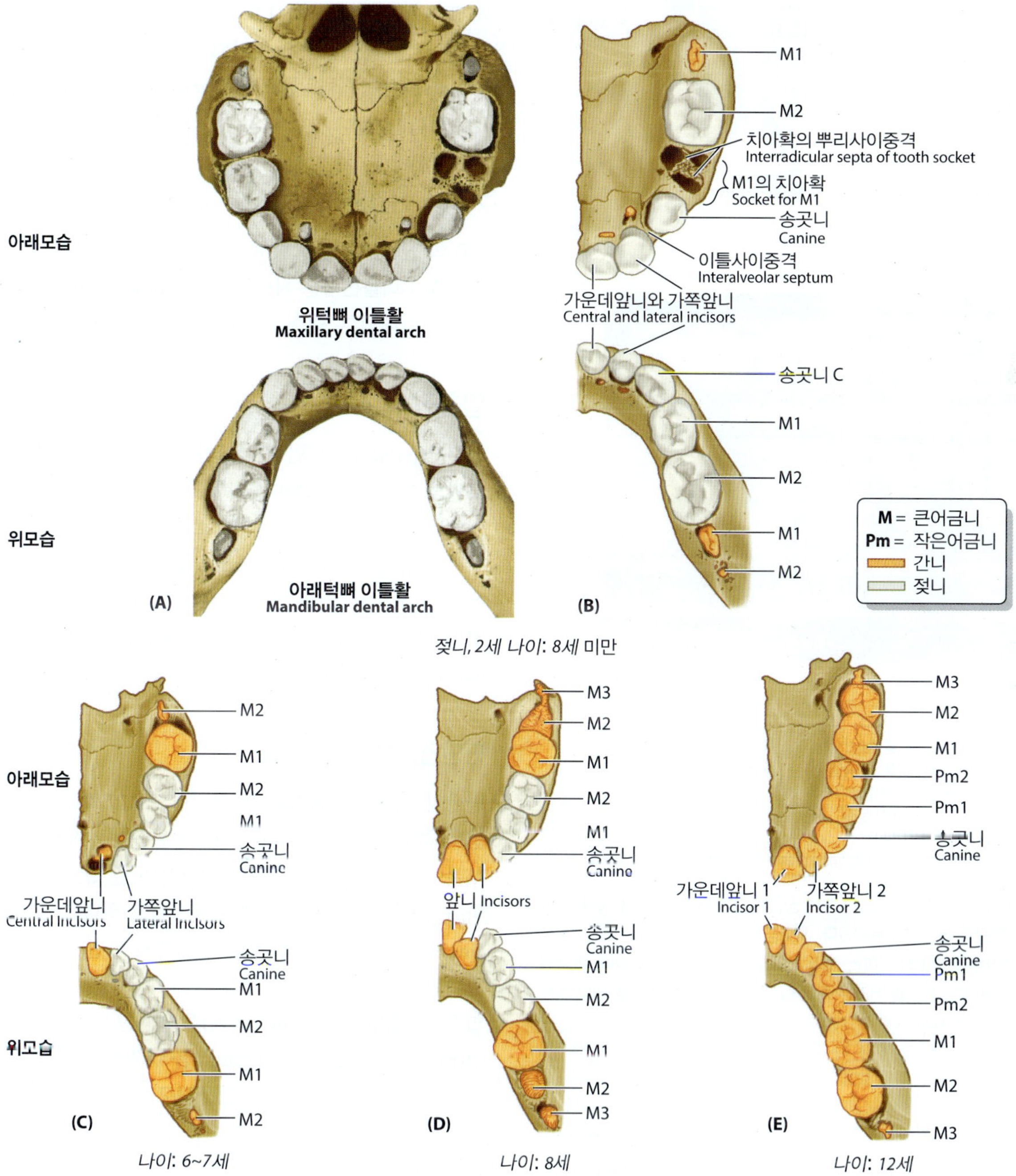

그림 8.83. 젖니(유치)와 간니(영구치)의 맹출.

표 8.13B. 간니(영구치)

젖니	가운데앞니	가쪽앞니	송곳니	첫째큰어금니	둘째큰어금니	첫째큰어금니	둘째큰어금니	셋째큰어금니
맹출(eruption)(년)	7~8	8~9	10~12	10~11	11~12	6~7	12	13~25

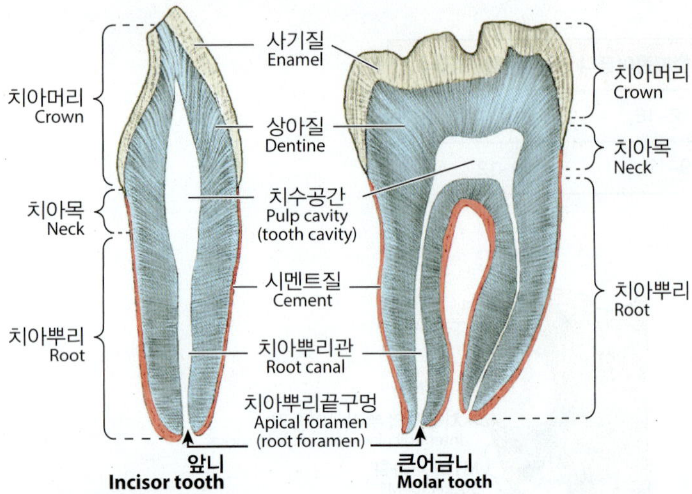

(A) 세로단면

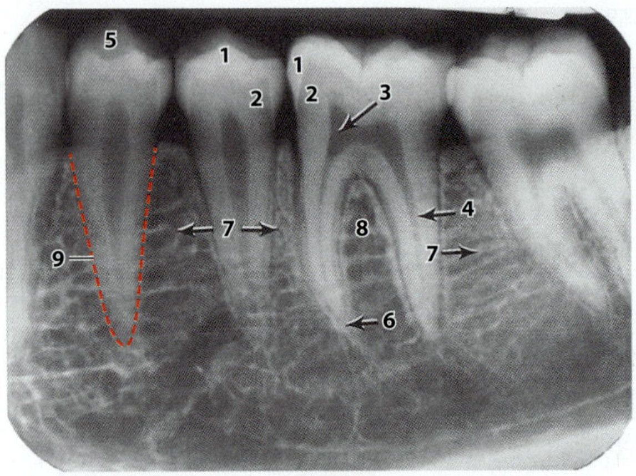

(B) 가쪽 방사선사진

1 사기질 **2** 상아질 **3** 치수공간
4 뿌리관 **5** 볼쪽돌기 **6** 뿌리끝
7 이틀사이중격(이틀뼈)
8 뿌리사이중격(이틀뼈)
9 치아이틀(빗금선)

그림 8.84. 치아단면. A. 앞니와 큰어금니. 치수공간은 치아머리와 치아목 속의 빈 공간으로서 결합조직, 혈관과 신경들이 위치한다. 치수공간은 뿌리가 한 개인 치아에서는 치아뿌리관으로 내려갈수록 좁아지고 여러 개의 뿌리를 가진 치아에서는 각각 한 개의 관마다 내려갈수록 좁아진다. 혈관과 신경은 치아뿌리끝구멍을 통과한다. **B.** 위턱 작은어금니와 큰어금니의 방사선사진.

치아뿌리는 특별한 형태의 섬유관절인 탄성 현가장치(springy suspension), 즉 **치아-이틀인대결합(dento-alveolar syndesmosis)** 또는 **못박이관절(gomphosis)**에 의해 이틀뼈에 연결된다. **치아주위조직(periodontium**; 치아뿌리막, periodontal membrane)은 뿌리의 시멘트질과 이틀의 뼈막 사이에 존재하는 아교섬유로 구성된다. 이 치아주위조직에는 풍부한 촉각 및 압력수용체, 모세림프관이 있고 특히 혈관이 풍부하여 씹을 때 발생하는 압력을 감당하는 물방석 (hydraulic cushion) 역할을 한다. **압력수용체 신경종말**(*pressoreceptive nerve endings*)이 자극되면 압력 변화를 감지한다.

치아의 혈관구조(vasculature of teeth)

위·아래이틀동맥(superior and **inferior alveolar arteries)**은 위턱동맥의 가지로서 위턱과 아래턱치아에 각각 혈액을 공급한다(그림 8.75, 8.76A 참조; 표 8.12). 같은 이름의 **이틀정맥(alveolar vein)**이 동맥과 함께 분포한다. 치아와 잇몸에서 유래한 **림프관(lymphatic vessels)**은 주로 턱밑림프절(*submandibular lymph nodes*)로 거두어진다(그림 8.79).

치아의 신경분포(innervation of teeth)

치아의 신경분포는 그림 8.81A에 표시되어 있다. 위(CN V_2)와 아래(CN V_3) 이틀신경은 **치아신경얼기(dental plexuses)**를 이루어 각각 위턱과 아래턱의 치아에 분포한다.

입천장(Palate)

입천장(palate)은 입안에서 아치 모양의 지붕(arched roof)을 이루며 코안의 바닥을 형성한다(그림 8.85). 따라서 입안을 코안과 코인두(물렁입천장 위쪽의 인두부분)로부터 분리해준다. 입천장의 코쪽 표면은 호흡점막(respiratory mucosa)으로 덮여 있고, 입쪽 표면은 많은 샘(glands)이 있는 입점막(구강점막, oral mucosa)으로 덮여 있다. 입천장은 앞쪽의 단단입천장(hard palate)과 뒤쪽의 물렁입천장(soft palate)의 두 부위로 구성된다.

단단입천장(hard palate)

단단입천장(hard palate)은 아치형으로 오목한(vaulted, concave) 모양을 하고 있으며, 휴식을 취하는 동안에는 입천장 아래의 공간 대부분에 혀가 위치하고 있다. 입천장의 앞 2/3는 위턱뼈 입천장돌기와 입천장뼈 수평판이 뼈대를 형성하고 있다(그림 8.86A). **앞니오목(incisive fossa)**은 가운데 앞니 뒤쪽의 입천장뼈 정중선에 존재하며 앞니관(incisive canal)들이 열리는 구멍이다. 코에서부터 시작한 코입천장신경(nasopalatine nerve)은 앞니오목으로 열리는 앞니관과 구멍(incisive canals and foramina)을 통과한다(그림 8.89B 참조).

셋째큰어금니 안쪽의 **큰입천장구멍**(*greater palatine foramen*)은 입천장뼈의 가쪽모서리를 관통한다(그림 8.86A). **큰입천장신경과 혈관**(*greater palatine vessels and nerve*)은 이 구멍에서 나와 입천장 앞쪽으로 달린다. **작은입천장구멍**(*lesser palatine foramina*)은 큰입천장구멍 뒤쪽에 위치하며 입천장뼈 날개패임돌기(pyramidal process)를 관통한다. 이 구멍은 **작은입천장신경과 혈관**(*lesser palatine nerves and vessels*)을 물렁입천장과 인접 구조물로 전달한다(그림 8.89 참조).

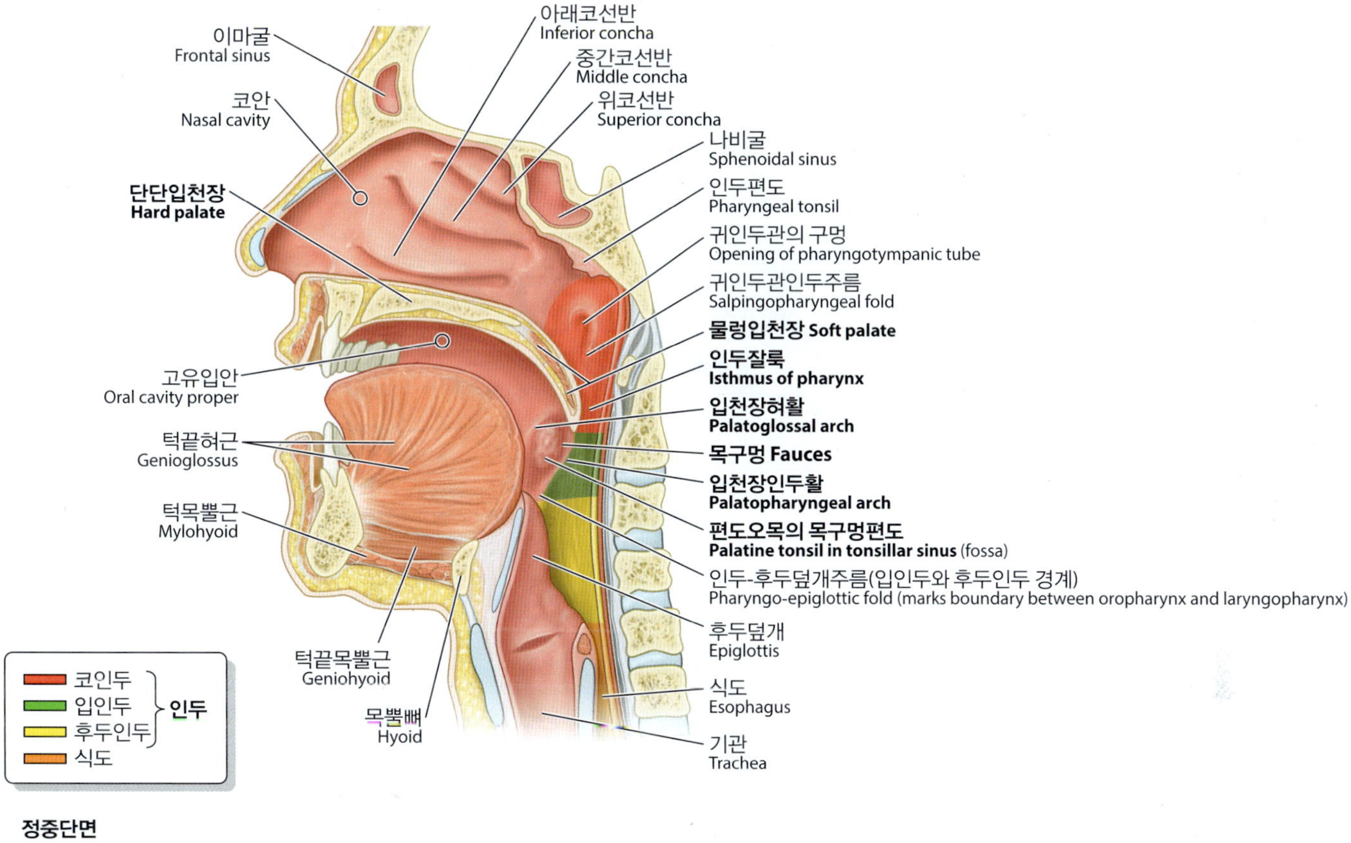

그림 8.85. 인두의 각 부분. 공기 통로와 음식물 통로가 인두에서 교차한다. 물렁입천장은 판막처럼 위로 올라가 코안/코인두와 입안/입인두를 연결하는 인두잘룩(pharyngeal isthmus)을 막는다.

물렁입천장(soft palate)

물렁입천장(soft palate)은 입천장의 뒤 1/3에 해당하는 움직일 수 있는 부분으로 단단입천장의 뒤쪽 모서리에서 연장된다(그림 8.85, 8.86B). 물렁입천장에는 뼈대가 없으나 앞쪽 널힘줄부분은 **입천장널힘줄(palatine aponeurosis)**에 의해 보강되어 있다. 이 널힘줄은 단단입천장의 뒤쪽모서리에 부착되어 있으며, 앞은 두껍고 뒤는 얇으면서 뒤쪽의 근육과 섞여 있다. 물렁입천장은 뒤아래쪽으로 자유모서리를 이루며 원뿔 모양의 돌기인 **목젖(uvula)**으로 연속된다.

음식을 삼킬 때는 물렁입천장이 일단 긴장하고 혀가 물렁입천장 쪽으로 누르면, 음식덩어리가 입안의 뒤쪽으로 압박되어 밀려 들어간다. 물렁입천장은 그 후에 인두벽을 향해 뒤위쪽으로 올라가 음식물이 코안으로 들어가는 것을 방지한다.

가쪽으로 물렁입천장은 인두벽과 연속되며, **입천장혀활(palatoglossal arch)**과 **입천장인두활(palatopharyngeal arch)**을 통해 각각 혀와 인두와 만난다(그림 8.85). 소수의 맛봉오리(taste bud)가 물렁입천장 입쪽표면, 입인두 뒤벽 및 후두덮개를 덮는 상피에 존재한다.

목구멍(fauces)은 입안과 인두 사이의 공간이다. 목구멍의 경계는 위쪽은 물렁입천장, 아래쪽은 혀뿌리, 가쪽은 **목구멍기둥(pillars of fauces)**인 입천장혀활과 입천장인두활이다. **목구멍잘룩(isthmus of fauces)**은 좁고 짧은 공간으로서 고유입안과 입인두 사이를 연결한다. 이 잘룩의 앞쪽경계는 입천장혀주름이고, 뒤쪽경계는 입천장인두주름이다. '편도(tonsils)'라 불리는 **목구멍편도(palatine tonsils)**는 림프조직의 덩어리로서 입인두 양쪽에 각각 1개씩 존재한다. 각각의 편도는 **편도굴(tonsilar sinus, fossa)**에 위치하며 입천장혀활과 입천장인두활 및 혀에 둘러싸여 있다.

입천장 표면의 특징(superficial features of palate)

단단입천장의 점막은 위에 있는 뼈와 단단히 붙어 있어(그림 8.87A), 이곳에 점막밑주사(submucous injection)를 하면 심한 통증이 유발된다. 치아의 혀쪽면과 이틀돌기를 덮고 있는 **위 혀쪽잇몸**은 입천장의 점막과 연속되기 때문에 마취제를 치아의 잇몸 속으로 주사할 경우 인접 입천장 점막까지 마취된다.

점막보다 깊은곳에는 점액을 분비하는 **입천장샘(palatine glands)**이 있다(그림 8.87B). 이 샘관의 구멍들(orifice) 때문에 입천장 점막이 오렌지 껍질처럼 얽은 모양으로 보인다. 정중선의 위턱 앞니 뒤쪽에 **앞니유두(incisive papilla)**가 있다. 이 융기는 앞니오목 바로 앞쪽에 존재한다(그림 8.86A).

8

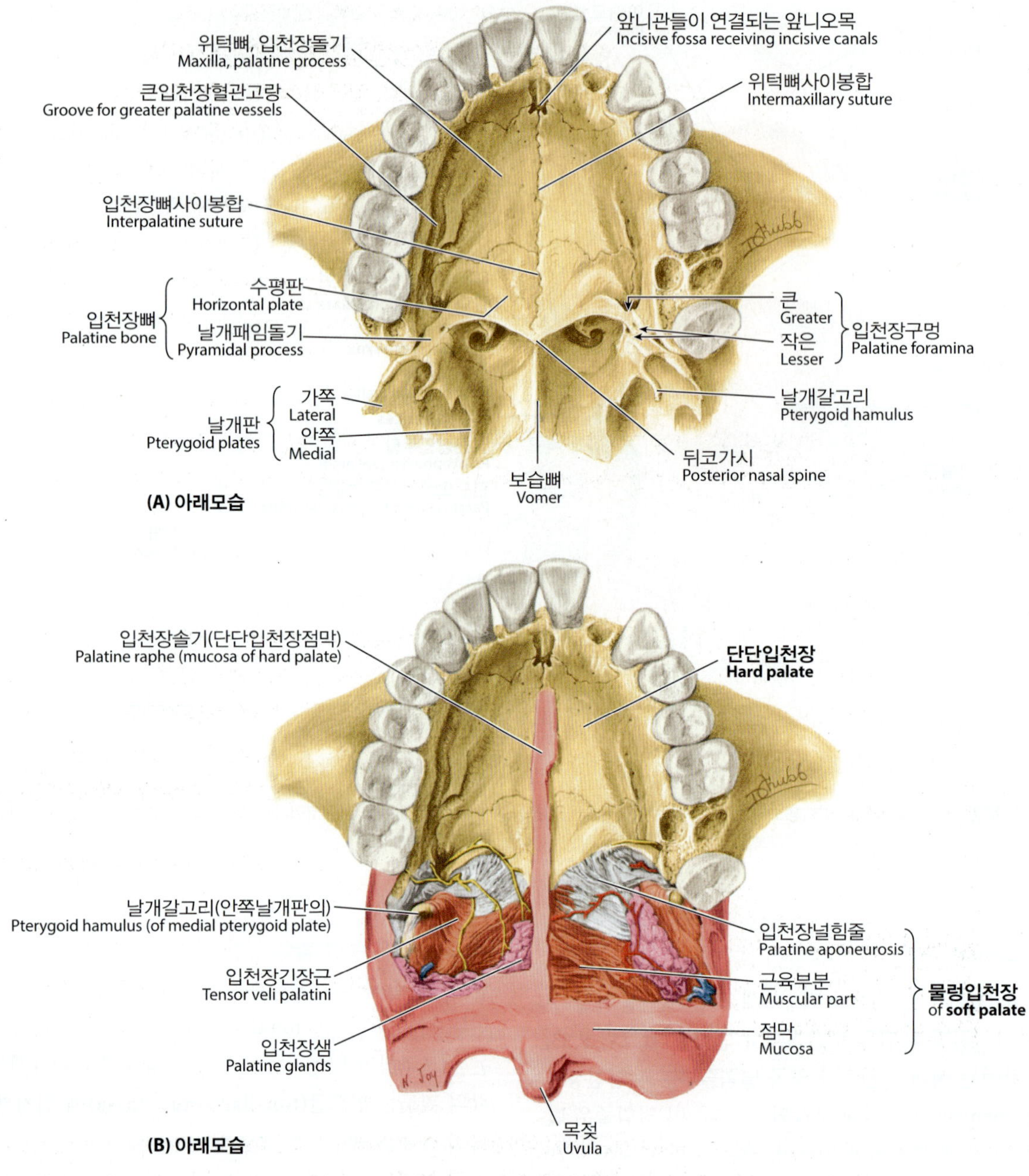

그림 8.86. 단단입천장과 물렁입천장. A. 단단입천장의 뼈와 구조. **B.** 물렁입천장. 입천장솔기 옆의 점막을 제거하였다. 양쪽 입천장긴장근의 편평한 힘줄이 융합하여 입천장널힘줄을 형성한다. 편평해지기 전에 각 힘줄이 날개갈고리를 도르래로 이용하여 90도 정도 방향이 꺾인다.

앞니유두에서부터 가쪽으로 뻗어나가는 평행한 몇 개의 **가로입천장주름(transverse palatine folds**, rugae)이 있다(그림 8.87A, B). 이 주름은 음식물을 씹는 동안 입안에서 음식물을 다루는 데 도움을 준다. 입천장 정중선에서 앞니유두로부터 뒤쪽으로 **입천장솔기(palatine raphe)**라는 좁은 흰색줄무늬가 존재한다. 이것은 앞쪽은 능선으로, 뒤쪽은 고랑처럼 보인다. 이 솔기는 배아의 입천장돌기(palatine process)인 입천장선반(palatal shelv)이 양쪽에서 들어와 융합된 흔적이다(Moore et al., 2020). 혀를 움직여 가로입천장주름과 입천장솔기를 느낄 수 있다.

물렁입천장의 근육(muscles of soft palate)

물렁입천장이 올라가면 인두의 뒤벽과 접촉할 수 있다. 이러면 인두잘록(*isthmus of the pharynx*)이 닫혀 입을 통해서 숨을 쉬어야 한다. 물렁입천장은 아래로 굽어져 혀의 뒷부분과 접촉할 수도 있다. 이러면 **목구멍잘록**(*isthmus of the fauces*)을 닫기 때문에 코를 통해 공기를 내보내며(비록 입을 열고 있어도), 입안에 있는 물질이 인두로 넘어가는 것을 막는다. 물렁입천장을 중간위치에서 긴장시켜 당기면 혀가 물렁입천장에 대항해 밀 수 있게 되어, 분쇄된음식물이 압착되어 인두로 들어가게 도와준다.

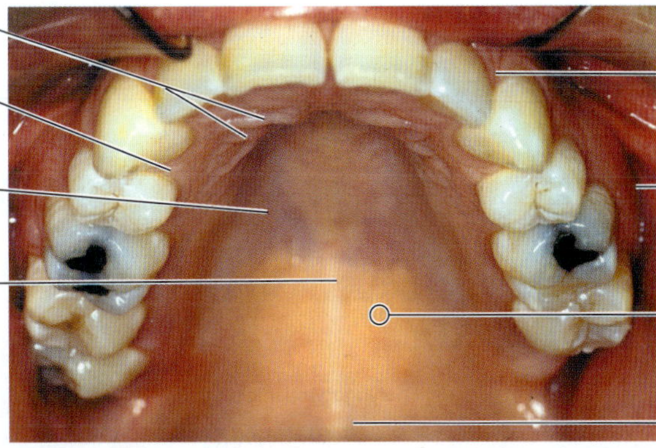

(A) 앞아래모습

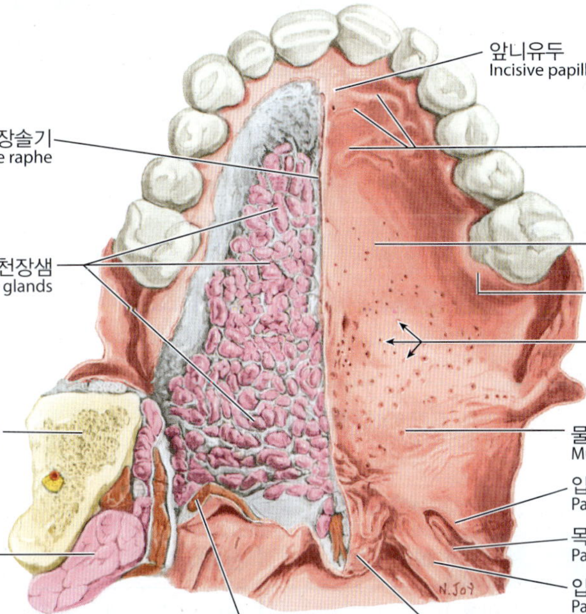

(B) 아래모습

그림 8.87. 위턱치아와 입천장. A. 표면 해부학. 성인의 위턱치아와 단단입천장을 덮고 있는 점막이다. **B.** 입천장점막과 샘들이 보인다. 입천장샘관의 구멍 때문에 점막이 오렌지 껍질처럼 보인다. 입천장샘은 물렁입천장에서 두꺼운 층을 형성하고 단단입천장에서는 얇은 층을 형성한다; 앞니오목 부위와 입천장솔기의 앞부분에는 존재하지 않는다.

물렁입천장에 존재하는 두 쌍의 근육은 머리뼈 바닥에서부터 기시하여 입천장으로 내려간다. 물렁입천장근육은 그림 8.86에 있고, 붙는 부분, 신경지배 및 작용은 표 8.14에 정리하였다. 입천장긴장근(*tensor veli palatini*)의 힘살을 잡아당기는 방향은 약 90°로 꺾이는데, 이것은 이 근육의 힘줄이 날개갈고리(pterygoid hamulus)를 도르래로 이용하여 널힘줄에 수평으로 당길 수 있게 하기 때문이다(그림 8.86B, 8.88).

입천장의 혈관과 신경분포(vasculature and innervation of palate)

입천장에는 혈액공급이 풍부한데, 주로 양쪽의 **큰입천장동맥(greater palatine artery)**에서 온다. 이는 내림입천장동맥(descending palatine artery)의 가지이다(그림 8.89). 큰입천장동맥은 큰입천장구멍을 통과해서 앞안쪽으로 달린다. 내림입천장동맥의 작은 가지인 **작은입천장동맥(lesser palatine artery)**은 작은입천장구멍을 통해 입천장으로 들어와 얼굴동맥의 가지인 **오름입천장동맥(ascending palatine artery)**과 문합한다(그림 8.89B). **입천장의 정맥(veins of palate)**은 날개근정맥얼기의 가지이다.

입천장의 감각은 날개입천장신경절을 관통해 내려온 위턱신경(CN V_2)의 가지가 담당한다(그림 8.89A). **큰입천장신경(greater palatine nerve)**은 잇몸, 점막, 단단입천장 속의 샘에 분포한다. 단단입천장 앞부분의 점막에는 **코입천장신경(nasopalatine nerve)**이 분포한다(그림 8.89B). **작은입천장신경(lesser palatine nerves)**은 물렁입천장에 분포한다. 입천장신경은 각각 큰입천장구멍과 작은입천장구멍을 통해 동맥과 동행한다. CN V_3의 지배를 받는 입천장긴장근을 제외하고, 물렁입천장의 모든 근육의 신경지배는 **인두신경얼기**(*pharyngeal nerve plexus*; 제9장, 목 참조)를 통해 받는다.

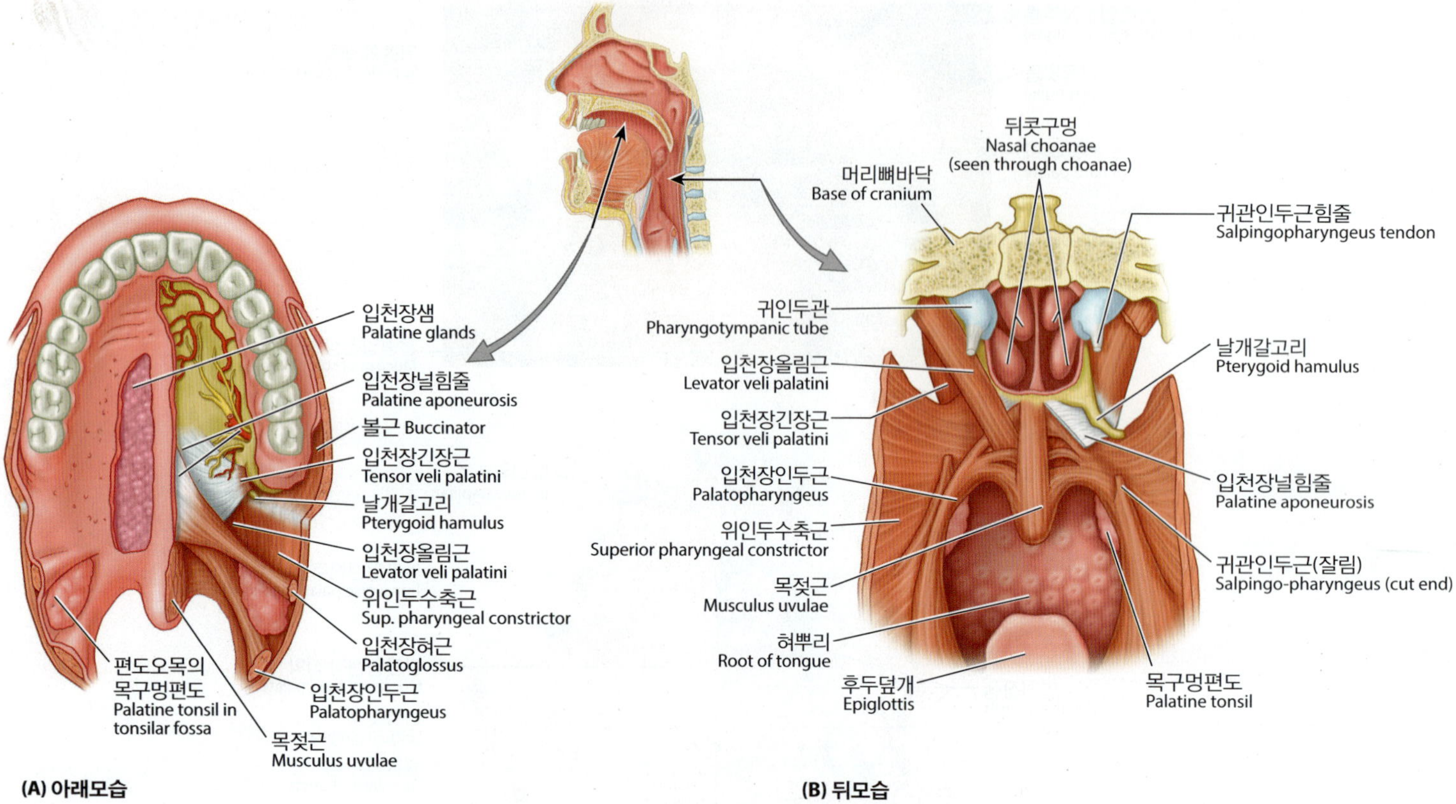

그림 8.88. 물렁입천장의 근육.

표 8.14. 물렁입천장 근육

근육	위쪽 붙는곳	아래쪽 붙는곳	신경지배	주요 작용
입천장긴장근 (tensor veli palatini muscle)	안쪽날개판의 배오목, 나비뼈 가시, 귀인두관의 연골	입천장널힘줄	귀신경절을 통과한 안쪽날개근신경(CN V_3의 가지)	삼키거나 하품하는 동안 물렁입천장을 긴장시키고 귀인두관의 구멍을 열어줌
입천장올림근 (levater veli palatini muscle)	귀인두관의 연골과 관자뼈바위부분		인두신경얼기를 거쳐 미주신경(CN X)의 인두가지	삼키거나 하품하는 동안 물렁입천장을 올림
입천장혀근 (palatoglossus muscle)	입천장널힘줄	혀의 옆면		혀 뒷부분을 올리고 물렁입천장을 혀위로 가까이 잡아당김
입천장인두근 (palatopharyngeus muscle)	단단입천장과 입천장널힘줄	인두의 가쪽벽		삼키는 동안 물렁입천장을 긴장시키고 인두의 벽을 위앞안쪽 방향으로 잡아당김
목젖근 (musculus uvulae muscle)	뒤코가시와 입천장널힘줄	목젖의 점막		목젖을 짧게 하면서 위쪽으로 잡아당김

혀(Tongue)

혀(tongue; 라틴어로 *lingua*; 그리스어로 *glossa*)는 움직일 수 있는 근육성 장기로, 다양한 모양과 위치를 구현할 수 있다. 부분적으로 입안과 입인두에 걸쳐 있다. 혀의 주된 기능은 말할 때 단어의 음절을 또렷하게 구성하고, 삼킬 때 입인두 안으로 음식물을 밀어 넣는(squeezing) 기능을 한다. 또한 혀는 씹기, 맛보기, 구강청소(oral cleansing) 등의 기능을 수행한다.

혀의 각 부분과 표면(parts and surfacs of tongue)

혀는 뿌리, 몸통, 혀끝으로 구성된다(그림 8.90A). **혀뿌리(root of the tongue)**는 입안의 바닥에 닿아 있는 부분으로 아래턱뼈, 목뿔뼈와 연결되며 대개 혀의 뒤 1/3에 해당한다. **혀몸통(body of the tongue)**은 혀의 앞 2/3로서 혀끝과 뿌리 사이이다. **혀끝(apex**, tip)은 몸통의 앞쪽 끝이고 앞니를 향하고 있다. 몸통과 혀끝은 운동성이 매우 크다.

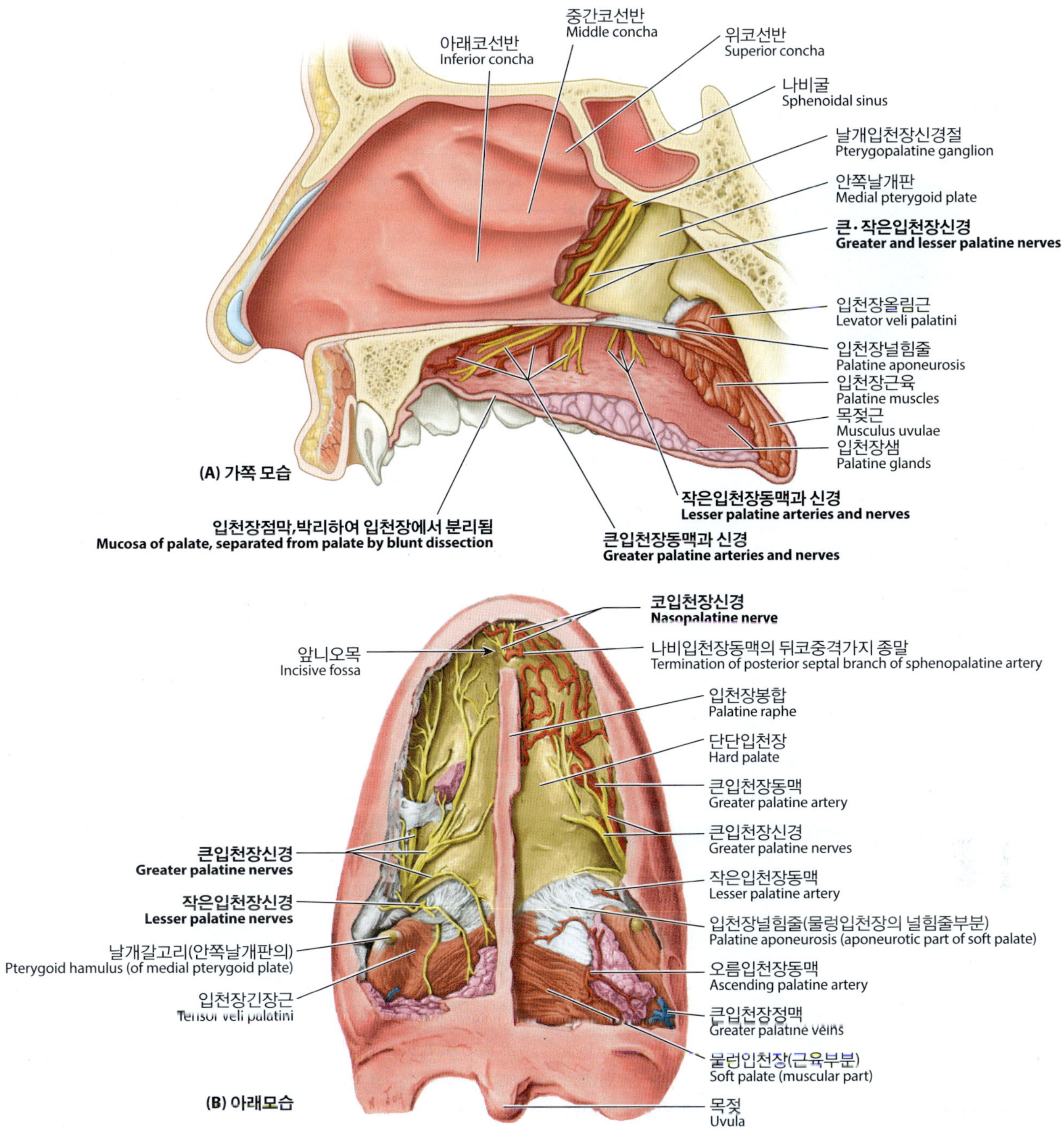

그림 8.89. 입천장의 신경과 혈관. A. 코안과 입천장의 가쪽벽 뒷부분을 해부한 상태에서 입천장의 단단부위와 물렁부위에서 박리(blunt dissection)하여 점액샘을 포함한 입천장의 점막을 분리하였다. 중간코선반과 아래코선반의 뒤끝은 제거하였다, 이들과 함께 점막뼈막(mucoperiosteum)을 안쪽날개판 뒤모서리까지 벗겨내었다. 입천장뼈의 수직판을 깨어서 날개입천장오목으로부터 아래로 내려가는 입천장신경과 혈관(입천장관 속에 있는)을 노출시켰다. **B.** 치아를 표시하지 않은 입천장의 신경과 혈관이 보인다. 입천장솔기 옆의 점막을 제거하여서 한쪽은 큰입천장신경을 다른 한쪽은 혈관을 보여준다. 4개의 입천장동맥이 있는데 2개는 단단입천장(큰입천장동맥과 나비입천장동맥 뒤코중격가지의 종말가지)에, 2개는 물렁입천장(작은입천장동맥과 오름인두동맥)에 분포한다.

혀는 2개 면을 갖고 있다. 보다 넓은 위쪽과 뒤쪽면을 혀등이라 한다. 혀아랫면(*inferior surface of tongue*)은 보통 입안바닥에 닿아 있다. 이 두 면을 나누는 혀모서리는 혀쪽잇몸과 가쪽 치아에 가까이 접해 있다(그림 8.92C 참조). **혀등(dorsum of tongue)**에는 V자형의 고랑인 **혀분계고랑(terminal sulcus of tongue)**이 있고 그 뒤쪽 끝은 **혀막구멍**(*foramen cecum*)을 가리키고 있다(그림 8.90B). 이 작은 오목은 배아의 갑상혀관(thyroglossal duct)의 시작부분이며 갑상샘이 발생한 흔적기관으로서 없는 경우가 많다. 분계고랑은 혀등을 고유입안에 위치한 **앞(입)부분**과 입인두에 위치한 **뒤(인두)부분**으로 나눈다.

8

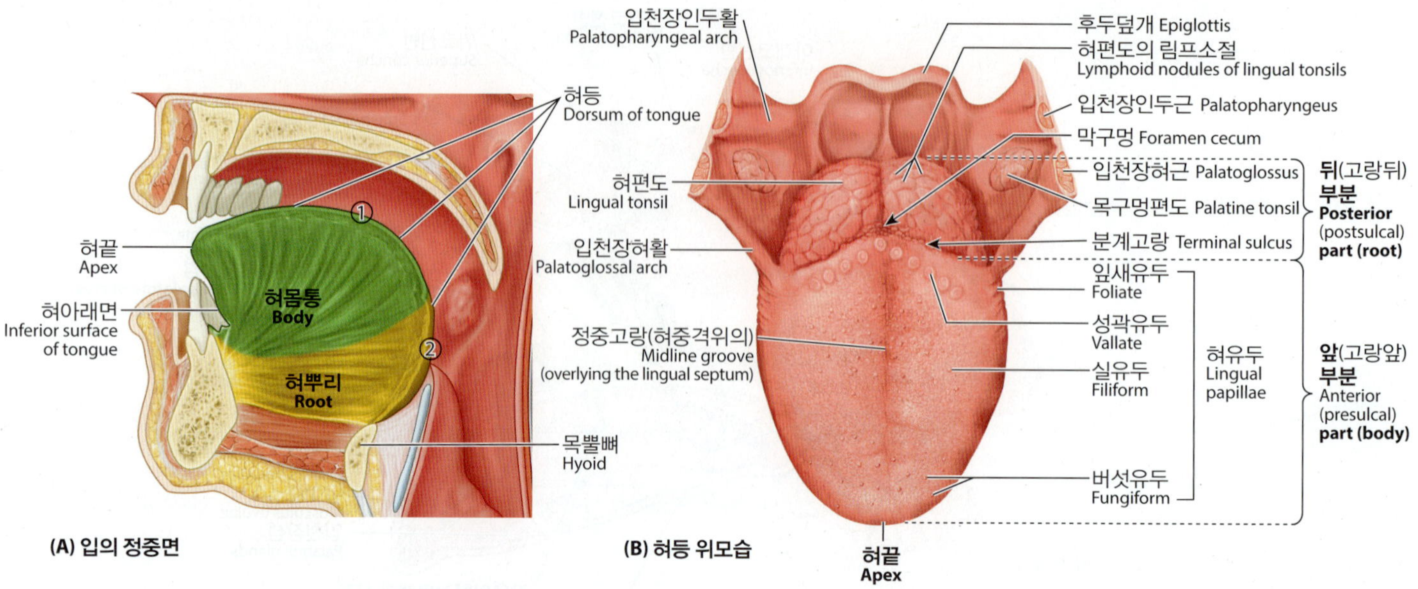

그림 8.90. 혀의 각 구조물. A. 혀몸통은 자유모서리를 포함한 혀의 큰 덩어리이다. 혀등(*1*)은 입안 혀몸통의 윗면이다. 혀뿌리(*2*)는 뒤쪽의 입인두면과 붙어 있는 부분이다. **B.** 혀등의 구조. 분계고랑과 막구멍은 혀등의 앞(2/3)과 뒤(1/3)의 경계를 형성한다. *Brackets*, indicate parts of the dorsum of the tongue and do not embrace specic labels.

정중고랑(midline groove)은 앞쪽 혀부분을 오른쪽과 왼쪽으로 나눈다. 앞쪽 혀의 점막은 비교적 얇고 아래의 근육에 밀접하게 붙어 있다. 많은 작은 **혀유두(lingual papillae)**가 있어 표면이 거칠다.

- **성곽유두(vallate papillae)**: 크고 꼭대기가 납작하며 분계고랑 바로 앞에 V자 모양을 이루며 한 줄로 배열되어 있다. 성곽을 둘러싸는 깊은 고랑이 있으며, 성곽의 벽에는 **맛봉오리**(미뢰, *taste buds*)가 묻혀 있다. 혀의 장액샘관(duct of serous gland)은 고랑으로 열린다.
- **잎새유두(foliate papillae)**: 혀가쪽 모서리의 작은 주름(lateral fold)으로서 사람에서는 발달이 미약하다.
- **실유두(filiform papillae)**: 길고 수가 많고 촉각에 민감한 들신경종말이 존재한다. 비늘 모양같이 원뿔형으로 돌출하고 있으며 분홍빛이 도는 회색을 띠고 있다. 분계고랑과 평행하게 V자 형태로 줄을 지어 배열되어 있으며, 혀끝에서는 가로로 배열되는 경향이 있다.
- **버섯유두(fungiform papillae)**: 버섯 모양을 하고 있으며, 분홍색 또는 붉은점으로 보인다. 실유두 사이에 흩어져 있지만 혀끝과 혀의 모서리에 가장 많다.

성곽유두, 잎새유두 및 대부분의 버섯유두는 맛봉오리와 맛감각수용체(미각수용기, taste receptor)를 가지고 있다.

혀 뒷부분의 점막은 두껍고 자유롭게 움직일 수 있다. 이곳에는 혀유두가 없는 반면, **림프소절(lymphoid nodules)**이 묻혀 있어 불규칙한 조약돌 모양을 보인다. 이 림프소절들을 전체적으로 **혀편도(lingual tonsil)**라 한다. 혀의 인두부분은 입인두의 앞쪽벽을 구성하는데, 거울을 통해서 보거나 설압자로 혀를 눌렀을 경우에만 볼 수 있다.

혀의 아랫면(inferior surface of tongue)은 얇고 투명한 점막으로 덮여 있다(그림 8.91). 이 면은 **혀주름띠(frenulum of tongue)**로 불리는 정중선상에 위치한 주름에 의해 입의 바닥과 연결된다. 주름띠는 혀 앞부분이 자유롭게 움직이게 해준다. 주름띠 좌우의 얇은 점막을 통해서 깊은혀정맥을 볼 수 있다. **혀밑언덕(sublingual caruncle)**은 혀주름띠의 좌우에 1개씩 있는데, 이곳에 턱밑샘에서 나온 턱밑샘관의 구멍이 있다.

혀의 근육(muscles of tongue)

혀는 그 자체가 근육 덩어리로서 대부분 점막으로 덮여 있다(그림 8.92; 표 8.15). 혀근육의 작용을 (1) 하나의 특정 근육은 하나의 작용만 한다. (2) 특정한 운동은 하나의 근육작용의 결과라고 기술할 수 있다. 그러나 이는 혀의 기능을 너무 단순화시킨 것이다. 혀의 근육은 개별적으로 작용하지 않으며, 몇몇 근육은 여러 가지 작용을 하기도 하고, 한 근육에 속한 부분들끼리도 독립적 또는 길항적으로 작용하기도 한다. 일반적으로는 바깥근육(외재근, *extrinsic muscle*)은 혀의 위치를 바꾸고 속근육(내재근, *intrinsic muscle*)은 혀의 모양을 바꾼다고 할 수 있다. 혀의 각 반쪽에 존재하는 4개의 속근육과 4개의 바깥근육은 정중선에 위치한 섬유성 **혀중격(lingual septum**; 그림 8.92C)에 의해 분리되는데, 이 중격은 혀의 뒤쪽에서 혀널힘줄(lingual aponeurosis, 혀점막 깊숙이 혀근육이 닿는 강하고 넓은 결합조직—그림 8.92B)과 융합한다.

혀의 바깥근육(Extrinsic Muscle of Tongue). 턱끝혀근(genioglossus), 목뿔혀근(hyoglossus), 붓혀근(styloglossus), 입천장혀근

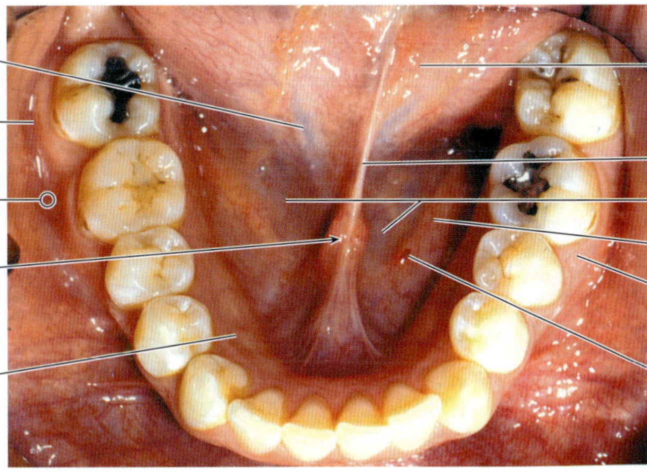

그림 8.91. 입의 바닥과 입안뜰. 혀를 위로 올리고 위쪽으로 당긴 모습.

(palatoglossus)은 **혀의 바깥근육(extrinsic muscles of tongue)**에서 기시하여 혀에 닿는다. 이 근육들은 주로 혀를 움직이지만, 혀의 모양도 바꿀 수 있다(그림 8.92). 근육의 모양, 위치, 붙는 부분 및 주요 작용은 표 8.15에 정리하였다.

혀의 속근육(Intrinsic Muscle of Tongue). 위·아래·세로·가로·수직 근육은 혀 속에 위치한다. 이 근육들의 붙는 부분은 전체적으로 혀 속이며 뼈에는 부착하지 않는다. 그림 8.92에 있고 근육의 모양, 위치, 붙는 부분 및 주요 작용은 표 8.15에 정리하였다. **위·아래세로근육(superior** and **inferior longitudinal muscle)**은 함께 작용하여 혀를 짧고 두껍게 만들고 또 내민 혀를 안으로 끌어들인다. **가로근육**과 **수직근육(transverse** and **vertical muscle)**은 동시에 작용하여 혀를 길고 가늘게 만들어 앞니를 향해 혀를 내밀거나 입을 벌린 상태에서 혀를 내밀 수 있게 한다(특히 턱끝혀근 뒤아랫부분과 함께 작용할 경우).

혀의 신경지배(innervation of tongue)

입천장혀근을 제외한 혀의 모든 근육은 **혀밑신경(hypoglossal nerve**, CN XII)의 지배를 받는다(그림 8.93). 입천장혀근은 인두신경얼기의 지배를 받는 입천장근육이다(제9장, 목 그림 9.47A 참조). 일반감각(촉각과 온도감각)은 혀의 앞 2/3 점막에는 CN V_3의 가지인 혀신경이 담당한다(그림 8.93; 그림 8.97, 8.98 참조). 특수감각(미각)은 성곽유두를 제외하고 얼굴신경(CN VII)의 가지인 **고실끈신경**이 담당한다. 고실끈신경은 관자아래오목에서 혀신경과 합쳐져 한 개의 집(sheath)을 형성하여 앞으로 달린다. 혀의 뒤 1/3의 점막과 성곽유두에는 **혀인두신경**(CN IX)의 가지인 혀가지에 의해 일반감각 및 특수감각 신경이 분포된다(그림 8.93). 후두덮개 바로 앞에 위치한 혀의 작은 부위에는 미주신경(CN X)의 가지인 **속후두신경(internal laryngeal nerve)**으로부터 일반감각과 약간의 특수감각 신경이 분포한다. 이러한 대부분의 감각신경은 또한 **부교감분비촉진섬유(parasympathetic secretomotor fibers)**를 혀에 있는 장액샘에 전달한다.

전통적으로 기본적인 네 가지 맛감각은 단맛, 짠맛, 신맛, 쓴맛으로 알려져 있다. 근래 5번째 맛감각으로서 글루탐산나트륨(monosidium glutamate)에 의해 느껴지는 **감칠맛**(*umami*)이 확인되었다. 그동안 혀의 부위에 따라 특정 맛의 감각 예민성이 다르다고 하였으나, 최근 연구에 의하면 혀의 영역에 관계없이 모든 맛을 감지한다고 한다. 미식가들이 표현하는 여러 다른 '맛'은 후각에 영향 받은 것이다(냄새와 향).

혀의 혈관구조(vasculature of tongue)

혀에는 **혀동맥(lingual artery)**이 분포하며, 이 동맥은 바깥목동맥에서 기시한다(그림 8.94). 혀로 들어오는 경로에서 혀동맥은 목뿔혀근 깊이 진행한다. **혀등동맥(dorsal lingual arteries)**은 혀의 뒷부분(뿌리)에, **깊은혀동맥(deep lingual arteries)**은 혀의 앞부분에 혈액을 공급한다. 혀끝 근처에서는 양쪽 깊은혀동맥이 서로 교통한다. 양쪽 혀등동맥은 **혀중격**(*lingual septum*)에 의해서 분리되어 서로 교통하지 못한다(그림 8.92C).

혀의 정맥은 **혀등정맥(dorsal lingual veins)**으로서, 혀동맥과 동행한다. **깊은혀정맥(deep lingual veins)**은 혀끝에서 시작하여 혀주름띠 옆을 지나 뒤쪽으로 가서 **혀밑정맥(sublingual vein)**과 합쳐진다(그림 8.95). 노인의 경우 혀밑정맥은 종종 정맥류(varicose vein)를 형성하여 확장되어 있으며 구불구불하다. 일부 또는 모든 혀의 정맥은 직접 속목정맥(IJV)으로 들어가거나 일부는 **혀정맥(lingual vein**; 혀동맥의 시작부위에서 동행함)을 형성하여 간접적으로 들어간다.

혀의 림프배출(lymphatic drainage of tongue)은 예외적이다. 대부분의 림프배출은 진행할수록 한곳으로 모이고, 정맥이 거두어지는 방향을 따라 흐르게 되는데 혀끝과 혀주름띠 그리고 아래입술 가운데부위에서 유래한 림프는 독립적인 경로를 갖는다(그림 8.96). 혀에서 오는 림프는 4개의 경로를 가진다.

8

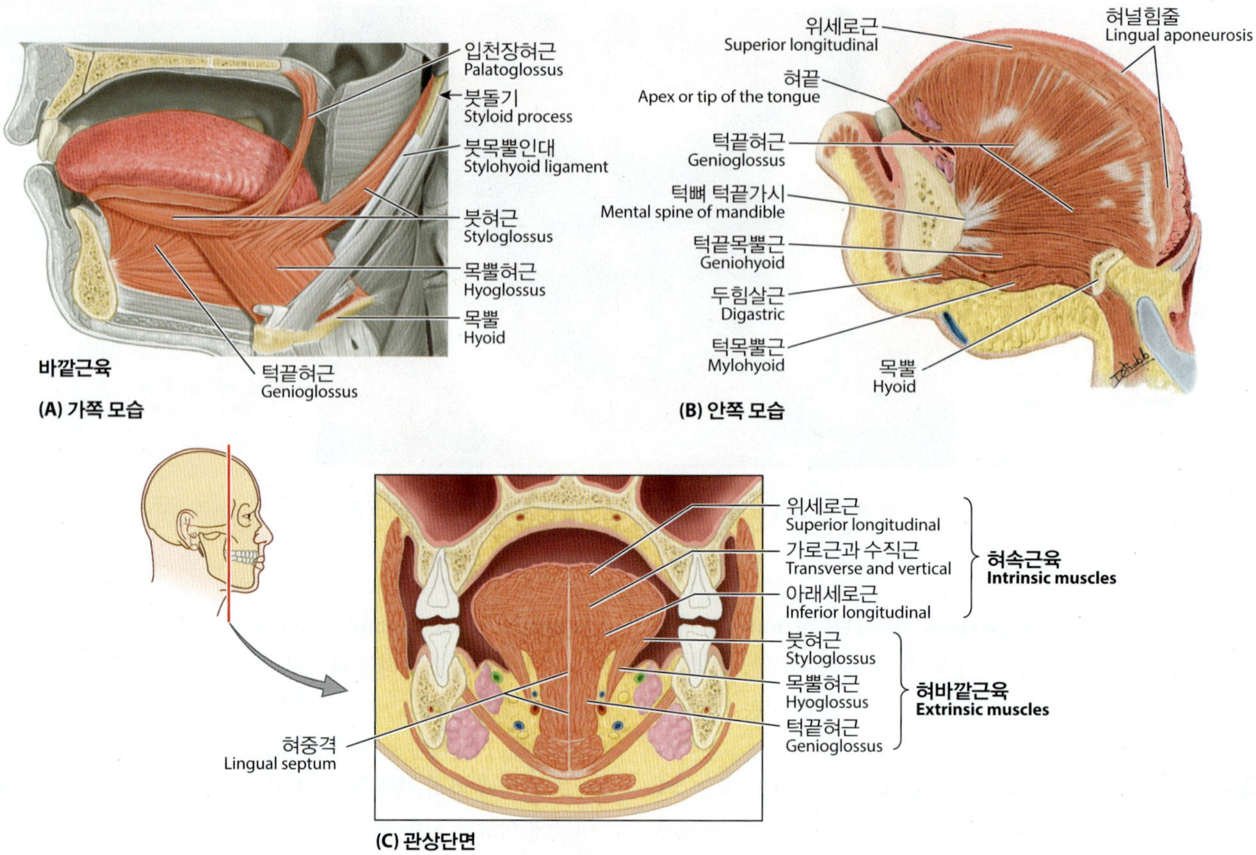

그림 8.92. 허근육.

1. 혀뿌리의 림프는 양쪽의 **위깊은목림프절(superior deep cervical lymph node)**로 배출된다.
2. 몸통 중앙부위의 림프는 양쪽으로 직접 **아래깊은목림프절(inferior deep cervical lymph node)**로 배출된다.
3. 오른쪽과 왼쪽의 몸통 가쪽 림프는 같은쪽에 있는 **턱밑림프절**로 배출된다.
4. 혀끝과 혀주름띠의 림프는 **턱끝밑림프절(submental lymph node)**로 가는데, 가운데 부분은 양쪽으로 배출된다.

표 8.15. 혀근육

근육	모양과 위치	이는곳	닿는곳	주요 작용
혀의 바깥근육(extrinsic muscles of the tongue)[a]				
턱끝혀근 (genioglossus muscle)	부채 모양의 근육, 혀부피의 대부분	턱뼈 턱끝가시의 윗부분에서 기시하는 짧은 힘줄을 통해	혀등 전체; 가장 아래쪽 또는 뒤쪽의 섬유는목뿔뼈 몸통에 붙음	혀 양쪽에 작용하여 혀 내림, 특히 정중앙 세로고랑 만듦; 뒷부분은 혀를 앞쪽 내밈; 가장 앞부분은 내밀어진 혀의 끝을 뒤당김; 한 쪽만 수축하면 혀를 반대쪽으로 치우침
목뿔혀근 (hyoglossus muscle)	얇은 사각형 근육	목뿔뼈 몸통과 큰뿔	혀 가쪽부분의 아랫면	혀 내림, 특히 가쪽을 아래로 당김. 혀를 짧게 하는데 기여
붓혀근 (styloglossus muscle)	작은 삼각형 근육	붓돌기 먼쪽의 앞모서리, 붓목뿔인대	혀 양쪽의 뒤쪽, 목뿔혀근과 깍지끼듯이 붙음	혀를 뒤당김하고 그 가쪽을 둥글게 감아올림, 삼킬 때 턱끝혀근과 함께 작용하여 중심부를 낮게 만듦
입천장혀근 (palatoglossus muscle)[b]	초승달 모양의 작은 입 천장근육, 목구멍잘룩의 뒤쪽기둥 형성	물렁입천장의 입천장널힘줄	혀 뒤가쪽으로 수평하게 들어감, 가로근육과 섞임	혀 뒷부분 올리거나 물렁입천장 내림; 특히 목구멍잘룩 조임

표 8.15. 허근육 (계속)

근육	모양과 위치	이는곳	닿는곳	주요 작용
허의 속근육(instrinsic muscles of tongue)[a]				
위세로근육(superior longitudinal muscle)	허등 점막 안의 얇은 근육	점막밑섬유층과 정중섬유중격	허모서리와 점막	허를 세로 방향으로 감아 올림, 허끝과 가쪽을 올림; 허를 짧게 함
아래세로근육(inferior longitudinal muscle)	좁은 띠 모양으로 아랫면에 밀접	허뿌리와 목뿔뼈 몸통	허끝	허를 세로 방향으로 감아 내림, 허끝 내림; 허를 짧게 함
가로근육 (transverse muscle)	위세로근보다 깊게 위치	정중섬유중격	허 가쪽모서리의 섬유조직	허를 좁히고 길게 함[c]
수직근육 (vertical muscle)	가로근육과 교차	허등의 점막밑섬유층	허 모서리의 아랫면	허를 평평하게 하고 넓힘[c]

[a]입천장허근 제외하고 허근육은 허밑신경의 지배를 받는다.
[b]입천장근으로서 입천장허근은 미주신경의 지배를 받는다.
[c]동시에 작용하여 허를 내민다.

허의 모든 림프는 결국 깊은목림프절(deep cervical lymph node)로 들어가, 목정맥줄기를 통해 양쪽 정맥각(venous angle)에서 정맥계로 환류된다.

침샘(Salivary Gland)

침샘(salivary glands)에는 귀밑샘과 턱밑샘 그리고 허밑샘이 있다(그림 8.97). 무색, 무미, 무향의 끈적이는 체액인 **침(saliva)**은 이들 침샘과 입안의 점액샘에서 분비된다.

- 입안의 점막을 축축하게 유지한다.
- 씹는 동안 음식물을 미끄럽게 해준다.
- 전분의 소화를 시작한다.
- 사체적 양치액(intrinsic mouthwash) 역할을 한다.
- 치아의 부식(tooth decay)을 방지하고 맛을 느끼는 데 있어 중요한 역할을 한다.

주요 침샘 외에도 작은 **덧침샘(accessory salivary gland)**들이 입천장, 입술, 볼, 편도 및 허에 흩어져 있다. 귀밑샘은 세 쌍의 침샘 중 가장 크며 이 장의 앞에서 설명하였다. 귀밑샘은 턱뼈가지와 깨물근의 가쪽 뒤쪽에 위치한다. 귀밑샘은 관을 통해 앞쪽으로 진행하여 위쪽 둘째큰어금니 앞의 입안뜰로 들어간다(그림 8.67 참조).

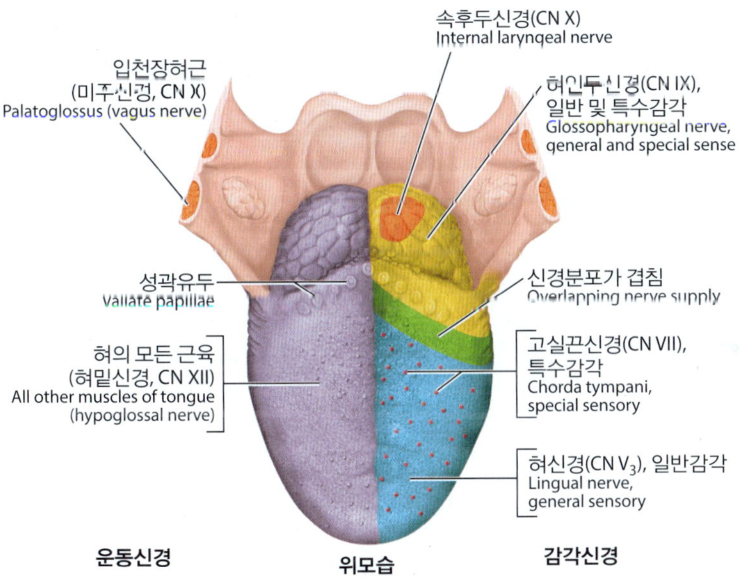

그림 8.93. 허 각 부분의 신경분포.

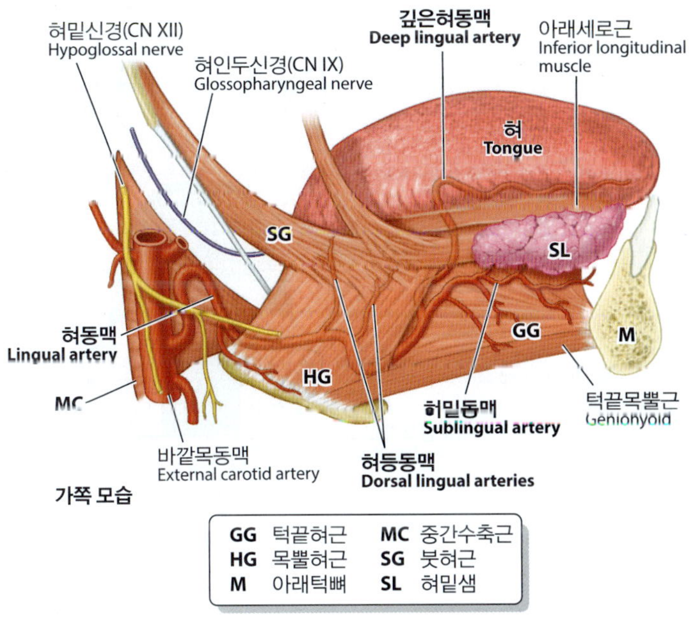

그림 8.94. 허의 동맥분포. 허의 주된 동맥은 바깥목동맥의 가지인 허동맥이다. 허등동맥은 허뿌리 및 목구멍편도에 분포하며, 깊은허동맥은 허몸통에 분포한다. 허밑동맥은 허밑샘을 포함한 입안바닥에 분포한다.

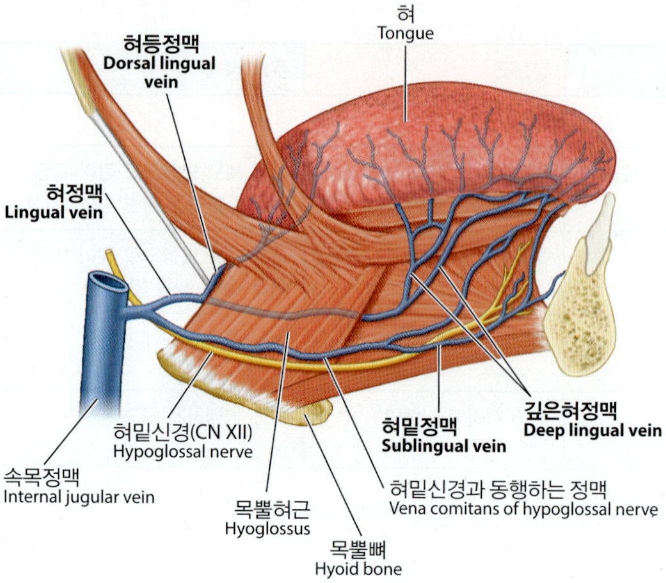

그림 8.95. 혀의 정맥혈관.

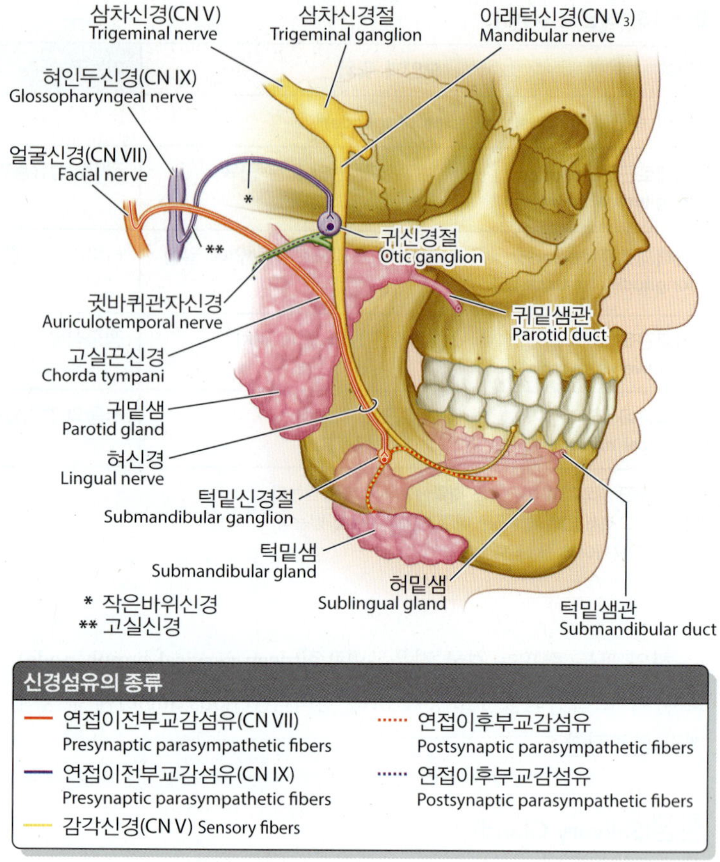

그림 8.97. 침샘의 신경지배.

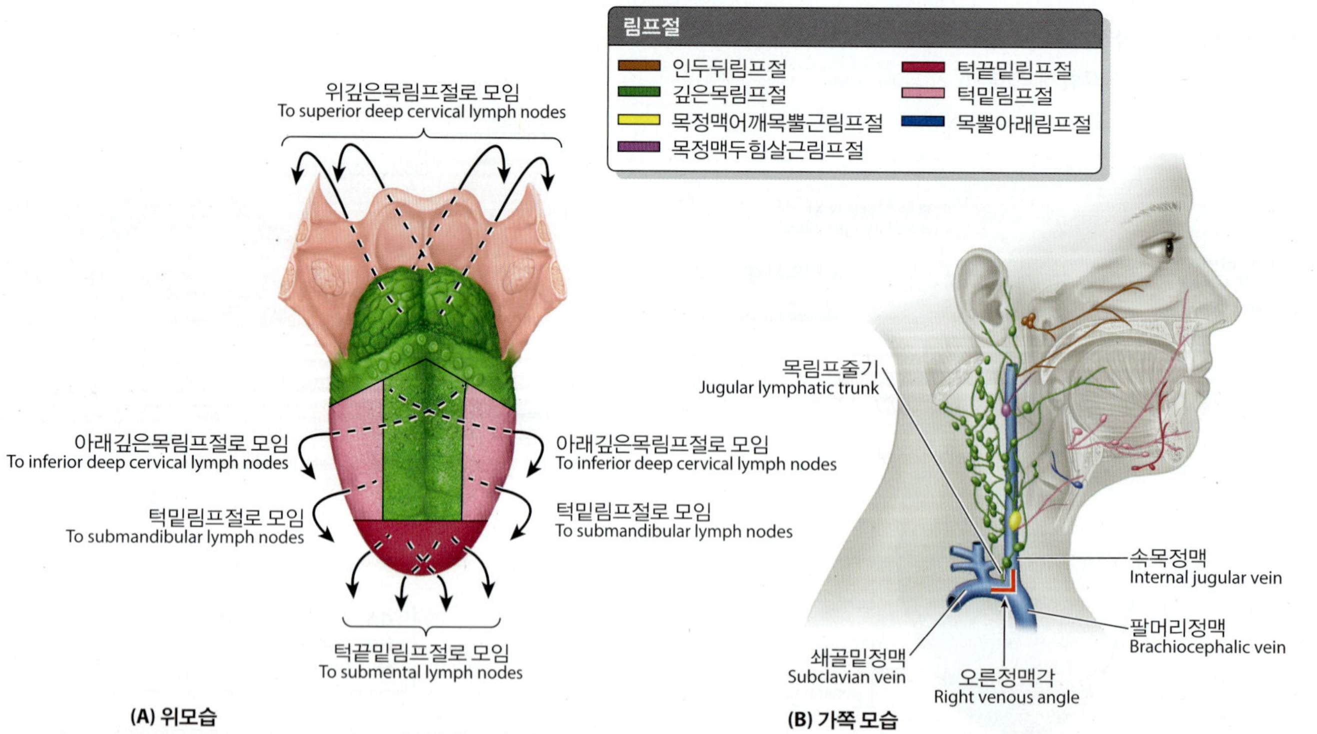

그림 8.96. 혀의 림프배출. **A.** 혀등. **B.** 개요. 림프는 턱끝밑림프절, 턱밑림프절, 위 · 아래깊은목림프절로 배출된다(목-두힘살근 림프절과 목-어깨목뿔근 림프절을 포함). 혀의 정중선을 통한 많은 림프교환이 일어난다.

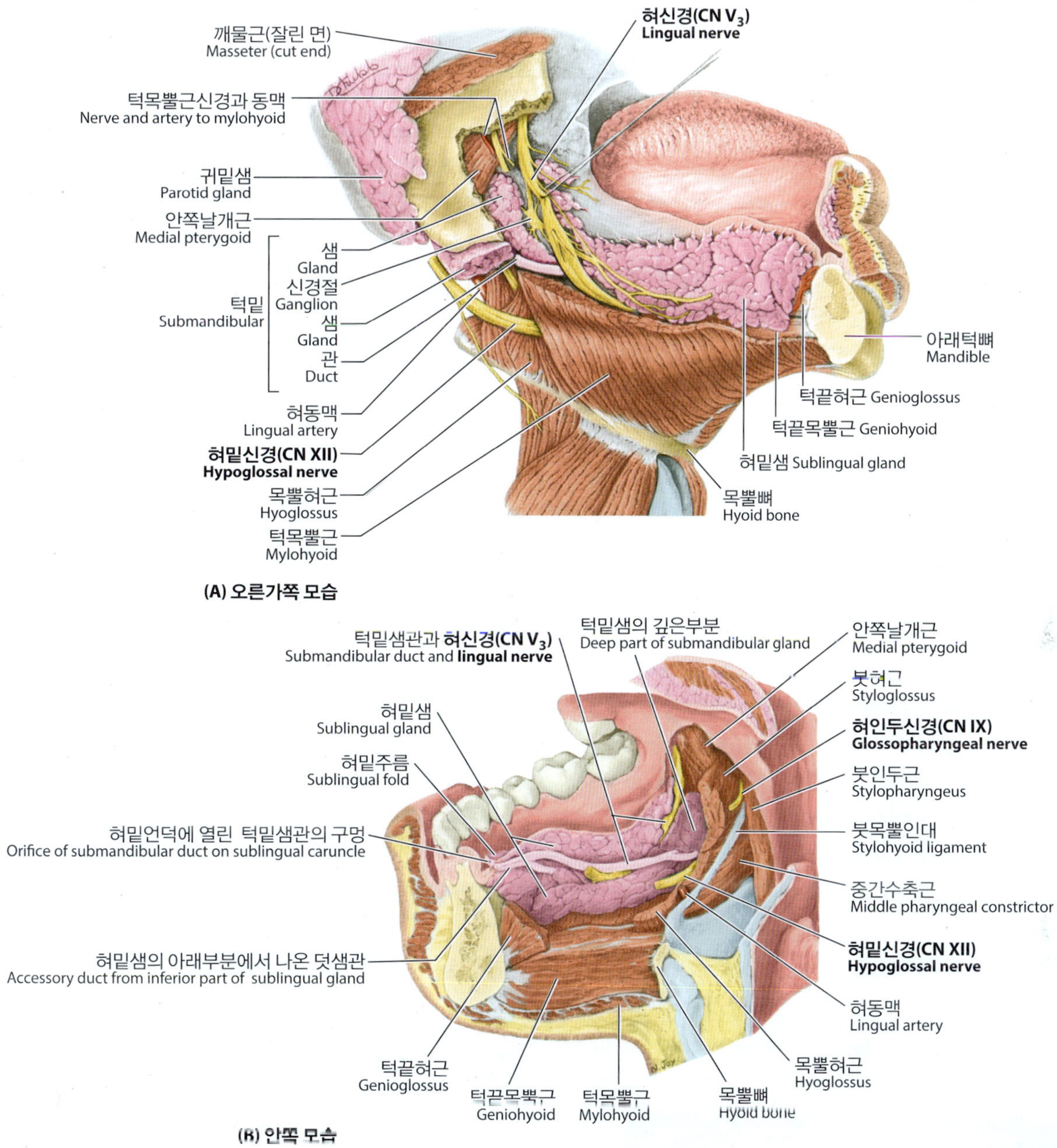

그림 8.98. 침샘. A. 귀밑샘, 턱밑샘과 혀밑샘. 턱뼈몸통과 가지 일부를 제거하였다. 귀밑샘은 뒤쪽에서 턱밑샘 깊은부분과 접촉한다. 혀밑샘의 위모서리에서 나온 작은 관은 혀밑주름에 열린다. **B.** 혀밑샘과, 턱밑샘과 입의 바닥. 혀는 제거되었다. 턱밑샘관의 구멍은 혀밑주름의 앞쪽 끝 근처에서 볼 수 있다. 턱밑샘관은 혀밑샘의 안쪽면에 붙어 있다. 이곳에서 가끔 턱밑샘관은 혀밑샘의 아랫부분에서 나온 큰 덧샘관을 받기도 한다. 혀밑언덕은 혀주름띠 양옆으로 돌출된 유두 모양 구조물로서 턱밑샘관이 열리는 곳이다.

턱밑샘(submandibular glands)

턱밑샘(submandibular glands)은 턱뼈몸통을 따라 위치하는데, 한 부분은 턱뼈의 뒤쪽 절반 위 또는 아래에 위치하며, 또 한 부분은 턱목뿔근(mylohyoid)보다 얕게 또는 깊게 위치한다(그림 8.98). 길이가 5 cm 정도되는 **턱밑샘관(submandibular duct)**은 턱목뿔근과 목뿔혀근 사이에서 기시한다. 가쪽에서 안쪽으로 진행하는 동안 혀신경(*lingual nerve*)이 턱밑샘관의 가쪽에서 아래를 휘감고 앞쪽으로 진행하여 혀주름띠의 바닥 양쪽 옆에 있는 작은 혀밑유두에 1~3개의 구멍으로 열린다(그림 8.98B). 턱밑샘관의 구멍은 눈으로 볼 수 있으며, 침이 이 구멍으로부터 나오는 것도 볼 수 있다. 하품하는 동안 이곳에서 입 밖으로 침이 나오는 것을 볼 수도 있다. **턱밑샘의 혈액공급(arterial supply of submandibular glands)**은 **턱끝밑동맥(submental arteries)**이 담당한다(그림 8.94). 이 동맥은 **정맥(vein)**을 동반한다. 샘의 **림프관(lymphatic vessels)**은 깊은목림프절, 특히 목정맥어깨목뿔근림프절(*jugulo-omohyoid node*)에서 끝난다(그림 8.96B).

턱밑샘의 연접이전부교감 분비촉진섬유는 얼굴신경으로부터 고실끈신경을 통해 혀신경으로 전달된다. 턱밑신경절에서 연접이후신경세포와 연접한다(그림 8.97). 연접이후신경섬유는 동맥과 동행하여 침샘에 도달한다. 이 동맥에는 위목신경절에서 나와 혈관수축기능을 하는 연접이후 교감신경이 동행한다.

혀밑샘(sublingual glands)

혀밑샘(sublingual glands)은 침샘 중에 가장 작고 깊숙이 위치한다(그림 8.98). 아몬드 모양의 이 샘은 아래턱뼈와 턱끝혀근 사이에서 입의 바닥에 놓인다. 좌우 혀밑샘은 정중면에서 서로 연결되어 혀주름띠를 에워싸는 말발굽 모양의 덩어리(horseshoe-shaped mass)를 형성한다. 수많은 작은 **혀밑샘관(sublingual ducts)**들이 혀밑주름(sublingual folds)을 따라 입의 바닥으로 열린다. **혀밑샘의 혈액공급(arterial supply of sublingual glands)**은 혀밑동맥(*sublingual artery*)과 **턱끝밑동맥**(*submental artery*)이 담당한다. 이 동맥들은 각각 혀동맥과 얼굴동맥의 가지이다(그림 8.94). **혀밑샘의 신경(nerves of glands)**은 턱밑샘을 지배하는 신경과 동일하다. 연접이전부교감신경 분비촉진섬유는 얼굴신경, 고실끈신경, 혀신경에 의해 턱밑신경절로 전달된다(그림 8.97).

임상적용 CLINICAL BOX

입부위(ORAL REGION)

입술갈림증(Cleft Lip)

입술갈림증(*cleft lip*)은 신생아 1,000명당 1명꼴로 생길 수 있는 선천성기형(주로 위입술)이다. 입술갈림증을 가진 영아의 60~80%가 남자아이다. 갈림(cleft)은 입술경계(vermilion border)의 작은 파임에서부터 입술을 통해 코까지 연장되는 큰 파임까지 다양하다(그림 B8.33). 심한 경우 갈림이 깊어서 입천장까지 연장되기도 한다. 입술갈림증은 한쪽 또는 양쪽에 생길 수 있다(Moore et al., 2020).

입술의 청색증(Cyanosis of Lips)

입술에는 손가락처럼 얕은층 혈류가 상대적으로 풍부하다. 때문에 추운 환경에 노출되었을 때, 체열의 불균형한 양적 손실을 초래하게 된다. 입술이나 손가락 모두 교감신경이 지배하는 동정맥문합(arteriovenous anastomoses)이 있어서 혈액의 상당 부분을 몸의 깊은곳으로 되돌려 보내 열손실을 줄이게 되는데, 이때 청색증(*cyanosis*)이 유발될 수 있다. 입술과 점막이 암청색 혹은 보랏빛 색깔을 띠게 되는 현상은 모세혈관 내 혈액의 산소가 부족해서 일어나며, 많은 병적 상태의 징후이다. 그러나 추위에 노출되었을 때도 입술이 파랗게 변색되는데 이것은 병적인 소견은 아니며 위·아래 입술동맥에서 모세혈관계에 보내주는 혈액공급이 감소하고 산소의 소모가 증가하기 때문이다. 단순히 따뜻하게 해주면 금방 원래의 색으로 돌아온다.

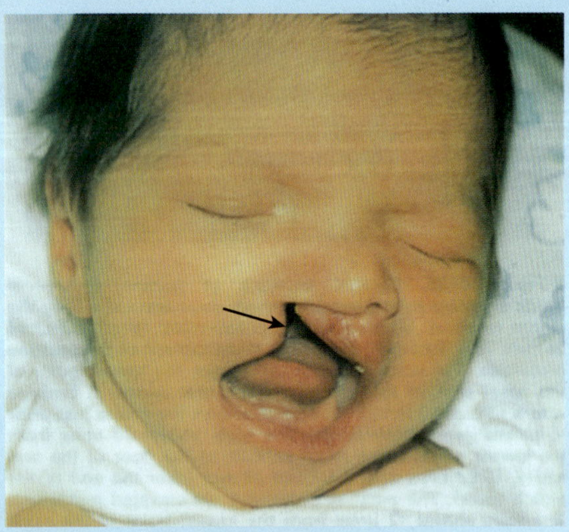

앞모습

그림 B8.33. 한쪽 입술갈림증.

큰입술주름띠(Large Labial Frenulum)

아이에게 지나치게 큰 위입술주름띠(superior labial frenulum)가 있을 경우 앞니 사이에 공간을 만들 수 있다. 주름띠와 그 아래 앞니 사이의 결합조직을 자르는 **주름띠절단술**(*frenulectomy*)을 하게 되면 앞니 사이가 가까워지지만, 심하면 치과교정장치(orthodontic appliance, brace)가 필요할 수도 있다. 성인에서 큰 아래입술주름띠는 입술쪽잇몸을 잡아당겨서 **잇몸뒤물림**(*gingival recession*)이 일어나 치아의 뿌리가 비정상적으로 노출될 수 있다.

잇몸염(Gingivitis)

구강위생을 소홀히 하면 치아와 잇몸틈새(gingival crevice)에 음식과 박테리아가 침착되고 잇몸에 **염증**(*gingivitis*)이 생긴다. 잇몸이 붓고 결과적으로 붉게 변한다. 치료하지 않으면 염증이 이틀뼈를 포함하는 다른 지지구조물까지 퍼져 **치주염**(*periodontitis*; 뼈와 치아주위조직의 염증과 손상)을 일으킨다. **치아이틀 고름집**(*dento-alveolar abscess*; 염증이 생긴 조직이 죽어서 생긴 고름)이 입안과 입술로 흘러나오기도 한다.

충치, 속질염, 치아고름집 (Dental Caries, Pulpitis, and Tooth Abscesses)

입안 박테리아에서 생긴 산, 효소 또는 두 가지 모두는 치아의 단단한 조직을 부식시킬 수 있다. 이 경우 **충치**(치아우식증, *dental caries*)가 생긴다(그림 B8.34A~C). 방치된 충치는 치수공간(pulp cavity)의 조직에 침입하여 염증을 일으킨다(그림 B8.34B, C). 충치가 깊어져서 속질(pulp)에 침범하면 감염과 조직의 자극으로 이어진다(**속질염**, *pulpitis*). 치수공간은 단단한 공간이기 때문에 조직이 부을 경우 상당한 통증을 일으킨다(**치통**, *toothache*). 방치할 경우 치아뿌리관의 작은 혈관들이 조직이 부어서 생긴 압력으로 인해 괴사될 수 있고, 치아뿌리관(apical canal)과 치아뿌리끝구멍(apical foramen)을 통해 치아주위조직 속으로 감염유발물질이 들어갈 수 있다(그림 B8.34C). 치료하지 않으면 **고름집**(*abscess, periapical disease*)만 남고 치아가 손실될 수 있다(그림 B8.34D). 치료는 부식된 조직을 제거하고 치과 재료로 치아의 구조를 복원시키는 것이다[보통 '채운다(filling)'라고 함; 그림 B8.34E].

위턱 큰어금니의 고름집에서 생긴 고름(pus)은 코안이나 위턱굴 속으로 전파될 수 있다. 위턱 큰어금니의 뿌리는 위턱굴바닥과 매우 근접해 있다. 치수공간의 감염은 결과적으로 코곁굴염(부비동염, sinusitis)을 초래할 수 있고, 코곁굴염도 치아로 들어가는 신경을 자극하여 치통을 유발할 수 있다. 아래턱뼈치아의 뿌리는 턱뼈관과 밀접해 있어(그림 B8.34E), 고름이 형성되면 신경을 압박하여 통증을 유발하고, 앞쪽 치아에서 연관통을 느낄 수 있다.

과잉치아(Supernumerary Teeth, Hyperdontia)

과잉치아란 정상적인 치아 개수보다 더 많이 존재하는 치아를 일컫는다. 한 개, 여러 개, 한쪽 또는 양쪽에, 맹출되었거나 잠복된 것들이 위턱 또는 아래턱치아활에서 나타날 수 있다(그림 B8.35). 젖니나 간니에서 다 나타나는데 주로 간니에서 많이 나타난다. 주로 위턱 앞쪽에서 한 개의 과잉치아가 잘 생긴다. 가장 일반적인 과잉치아는 *mesiodens*인데, 기형이 쐐기 모양인 치아가 위턱 가운데앞니 사이에 생긴다(그림 B8.35A). **과잉치아**는 치아 개수가 더 많을 뿐 크기, 모양, 위치 등은 정상과 유사하다. 그러나 덧니(*accessory tooth*)는 형태나 위치가 정상과 틀리다(그림 B8.35B).

입술·입천장갈림증, 머리뼈형성장애 등의 다른 질병이나 증상과 연관되지 않으면 여러 개의 과잉치아의 발생은 희귀하다. 과잉치아는 치아의 맹출과 정상적인 발생에 장애를 가져올 수 있어 보통 외과적으로 발치한다.

발치(Extraction of Teeth)

간혹 심하게 치아가 파괴된 경우 그 치아를 재건하는 것이 실용적이지 않은 경우가 있다. 이런 경우 남은 방법은 발치뿐이다. 치아는 외상으로 인해 혈액공급이 중단될 수 있다. 치아가 충격을 받으면 치아뿌리끝구멍을 드나드는 혈관이 파열된다. 이럴 경우 치아를 보존하는 일이 항상 가능하지는 않다. 과잉치아도 역시 발치한다.

혀신경(*lingual nerve*)은 셋째큰어금니 안쪽면에 밀접해 있다. 그러므로 발치시에 손상되지 않도록 조심해야 한다. 신경이 손상되면 같은쪽 혀의 감각에 이상이 생길 수 있다.

잠복한 셋째큰어금니(*unerupted 3rd molars*)는 가장 흔한 치과 문

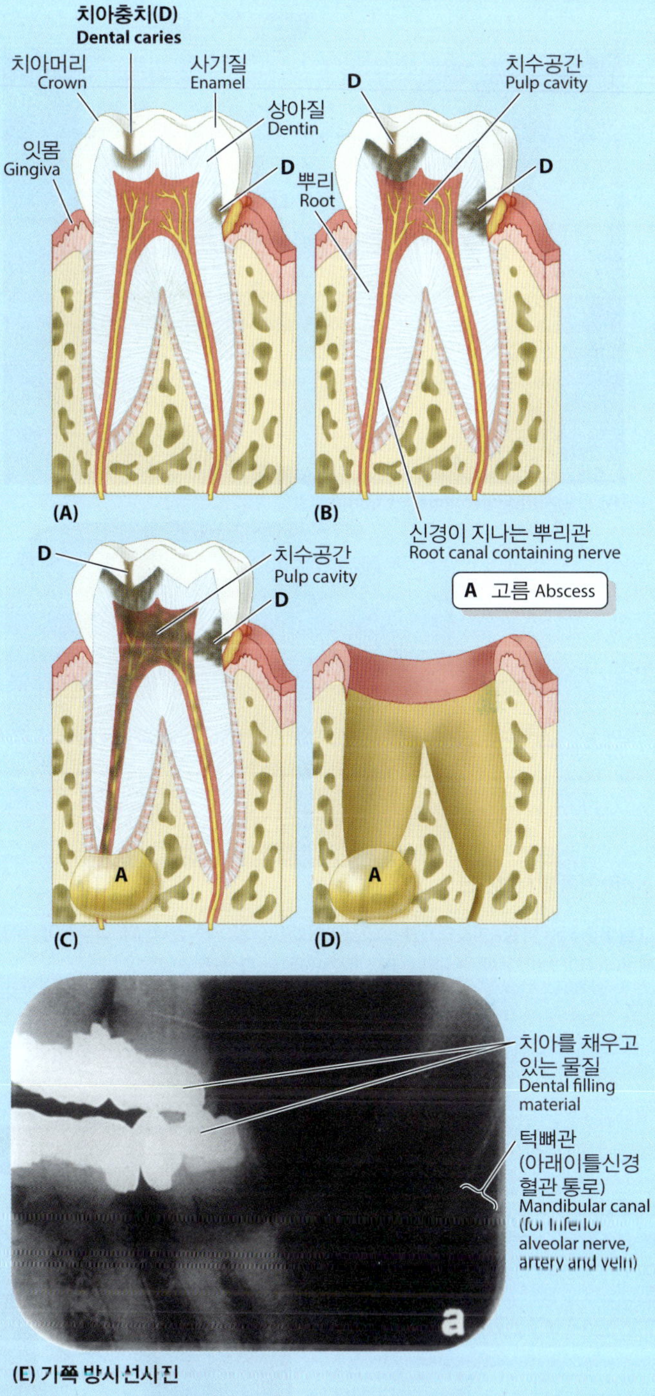

그림 B8.34. 충치 및 치아끝과 주위 질환.

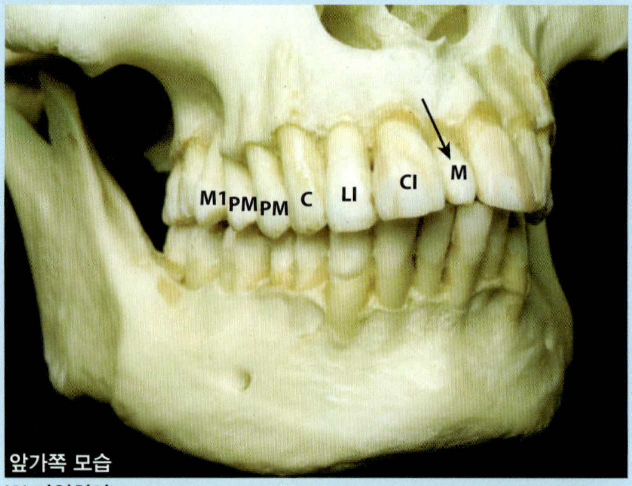

(A) 과잉치아(Supernumerary tooth)

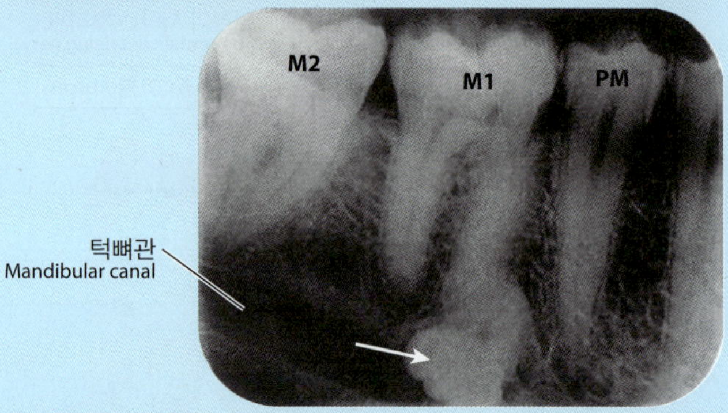

(B) 가쪽 방사선사진

그림 B8.35. **과잉치아.** *C*, 앞니; *CI*, 가운데앞니; *LI*, 가쪽앞니; *M*, 과다치아; *M1*, 첫째큰어금니; *M2*, 둘째큰어금니; *PM*, 작은어금니; *화살표*, 과잉치아.

제인데 10대 후반이나 20대 초에 마지막으로 맹출한다. 종종 이 큰어금니가 맹출할 공간이 충분치 않아서 둘째큰어금니 아래에 갇히거나 걸려서 제대로 나오지 못한다(매복치아, impacted tooth; 그림 B8.36 삽입그림). 셋째큰어금니가 매복되어 치통을 유발하면 대부분 발치를 해야 한다. 이 경우에 이틀신경이 손상되지 않도록 주의해야 한다(그림 8.81A, B8.34E 참조).

치아이식(Dental Implants)

치아발치 후 또는 치아목이 골절되면 금속치아뿌리(abutment)에 끼운 인공 치아머리(crown)를 금속소켓에 끼운다(그림 B8.37). 금속소켓을 이식하기 전에 송아지 또는 인체뼈로 이틀뼈를 보강하는 시술이 필요할 수 있다. 수개월이 지난 후 이식된 금속소켓 주위의 뼈가 자라면 인공치아머리와 금속치아뿌리를 끼운다.

코입천장신경의 차단마취(Nasopalatine Block)

코입천장신경은 단단입천장의 앞니오목 속에 마취제를 주사하여 차단한다. 주사바늘을 앞니유두 바로 뒤로 찔러 넣는다. 이렇게 하면 앞니오목 부위를 지나는 양쪽 신경 모두를 동시에 마취시키게 된다(그림 8.89B 참조). 마취되는 부분은 입천장점막, 혀쪽잇몸, 위턱 앞쪽 6개 치아 및 단단입천장이다.

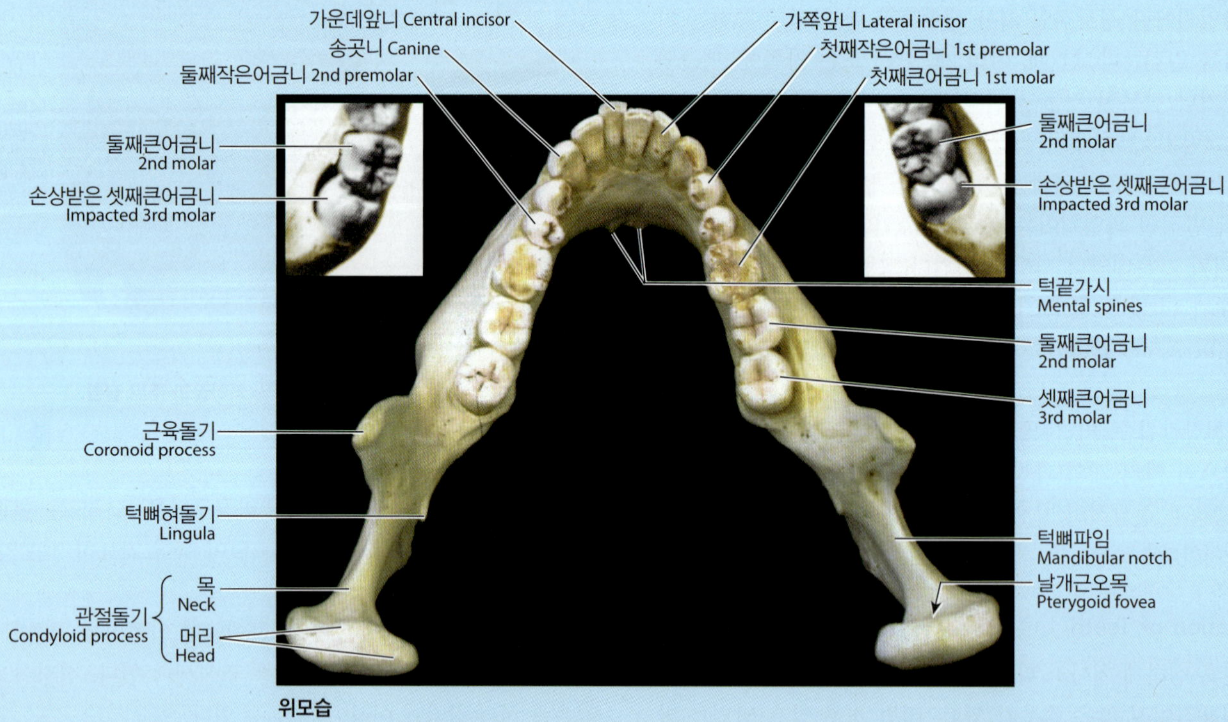

그림 B8.36. **치열을 모두 갖춘 성인의 아래턱뼈.** *삽입그림*, 매복된 셋째큰어금니.

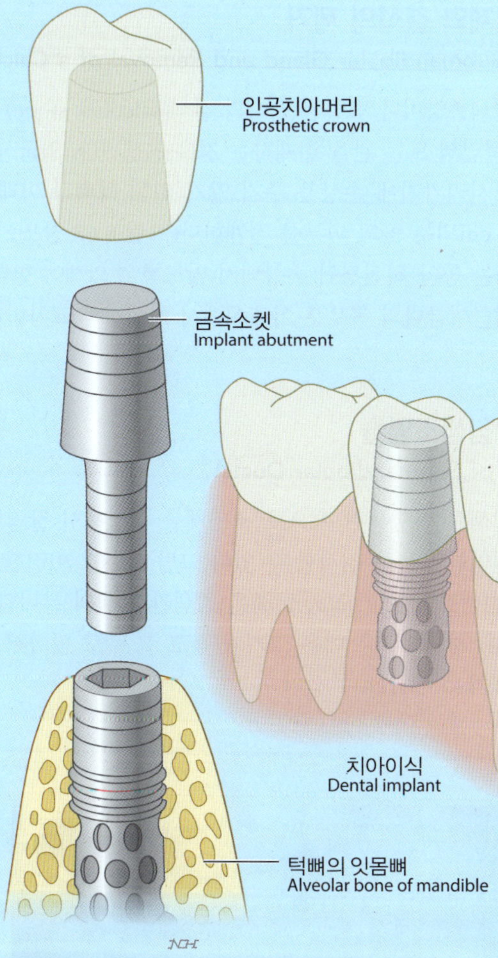

그림 B8.37. **치아이식.**

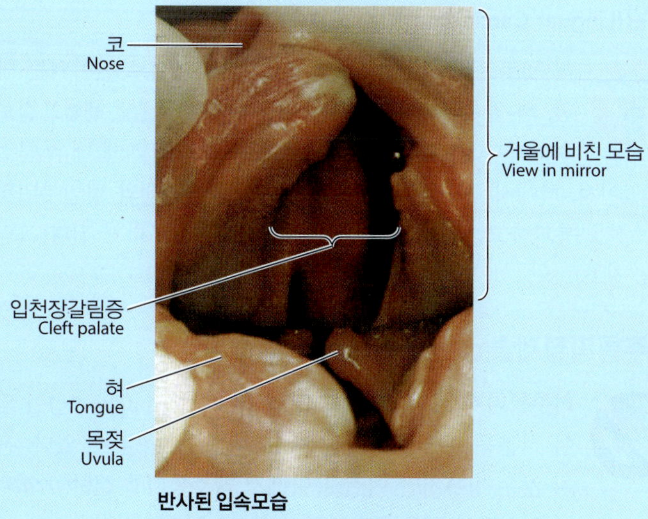

그림 B8.38. **양쪽입천장갈림증.**

큰입천장신경의 차단마취(Greater Palatine Block)

큰입천장신경은 큰입천장구멍으로 마취제를 주사하여 차단할 수 있다. 이 신경은 둘째와 셋째큰어금니 사이에서 나온다. 이 신경차단은 모든 입천장 점막과 위턱 송곳니 뒤쪽의 혀쪽잇몸 및 입천장뼈 전체를 마취시킨다. 시술할 때 큰입천장동맥의 가지를 피해야 한다. 마취제를 천천히 주사해야 단단입천장에서 점막이 박리되는 것을 막을 수 있다.

입천장갈림증(Cleft Palate)

입술갈림을 동반하거나 하지 않는 **입천장갈림증**은 신생아의 약 2,500명당 1명꼴로 나타나며 남자아이보다 여자아이에서 흔하다. 갈림이 목젖에만 한정되어 물고기꼬리(fishtail) 모양으로 나타날 수도 있고 물렁입천장이나 단단입천장까지 연장되기도 한다(그림 B8.38). 입술갈림증이 동반된 중증의 경우 입천장갈림증은 위턱의 이틀돌기와 양쪽 입술을 통과하면서 연장된다. 입천장갈림증의 발생학적 원인은 양쪽 가쪽입천장돌기의 중간엽 조직 융합실패, 코중격 및 정중입천장돌기 뒤쪽부위와의 융합이 실패했기 때문이다(Moore et al., 2020).

구역반사(Gag Reflex)

혀의 앞부분을 만지는 것은 불편한 느낌이 없지만, 뒷부분을 건드리면 구역질을 하게 된다. 혀인두신경(CN IX)과 미주신경(CN X)이 인두 양쪽의 근육을 수축시키기 때문이다. 구역반사 신경회로의 들신경 통로는 혀인두신경이다.

턱끝혀근의 마비(Paralysis of Genioglossus)

턱끝혀근이 마비되면 혀는 뒤쪽으로 넘어가려는 경향이 나타나고 기도를 막아 질식(suffoca tion)의 위험이 생긴다. 전신마취 중에 턱끝혀근이 완전히 이완되기 때문에 마취된 환자에서는 혀가 기도를 막지 못하도록 조치를 하여야 한다.

혀밑신경 손상(Injury to Hypoglossal Nerve)

턱뼈 골절과 같은 외상으로 혀밑신경(CN XII)이 손상되면 혀의 한쪽이 마비되고 위축된다. 혀를 내밀 때 마비된 쪽으로 기울어지게 되는데 그 이유는 반대쪽의 마비되지 않은 턱끝혀근이 작용하기 때문이다.

약물의 혀밑흡수(Sublingual Absorption of Drugs)

예컨대 **협심증**(*angina pectoris*) 환자에 사용되는 혈관확장제인 니트로글리세린(nitrogycerin)이라는 약물의 경우, 빠른 흡수를 위해 알약을 혀 밑에 놓거나 분무하면 여기서 약물이 녹아서 1분 이내에 깊은혀정맥 속으로 들어간다(그림 B8.39; 그림 8.91 참조).

8

혀암(Lingual Carcinoma)

혀 뒷부분의 혀암은 양쪽 위깊은목림프절로 전이되는 반면, 혀 앞부분의 경우 대개 말기까지 아래깊은목림프절로 전이되지 않는다. 이 림프절은 속목정맥(IJV)에 매우 근접해 있어서, 혀에서 전이가 일어나면 먼저 턱끝밑부위와 턱밑부위의 림프절을 통과하고 나서 속목정맥을 따라 넓게 분포하게 된다(그림 8.96 참조).

혀주름띠절제술(Lingual Frenectomy)

혀주름띠가 비정상적으로 크면 혀유착증(tongue tie)이 되어 혀운동을 방해하고 말하기에 영향을 끼칠 수 있다. 흔치 않은 경우지만 이런 유아에서 혀주름띠를 절단(*frenectomy*)해주면 정상적인 혀운동과 말하기가 가능해진다.

턱밑샘의 절제와 결석의 제거 (Excision of Submandibular Gland and Removal of a Calculus)

턱밑샘종양이나 턱밑샘관 속의 결석(calculus, stone) 때문에 턱밑샘 또는 관을 절제하는 경우가 생긴다. 얼굴신경의 턱모서리가지에 손상을 주지 않기 위해 턱뼈각 아래쪽으로 적어도 2.5 cm되는 곳의 피부를 절개한다(그림 8.67 참조). 턱밑샘관을 절개하는 동안 혀신경이 손상되지 않도록 주의해야 한다. 턱밑샘관은 셋째큰어금니의 목부분 아래쪽에서 혀신경과 교차한다(그림 8.98 참조).

턱밑샘관의 침샘조영술 (Sialography of Submandibular Ducts)

턱밑샘은 턱밑샘관 속으로 조영제를 주입해서 촬영한 방사선영상을 통해 검사할 수 있다(그림 B8.40). 이러한 특별한 **침샘조영사진**(*sialogram*)은 침샘관과 샘의 분비단위를 보여줄 수 있다. 혀밑샘관은 매우 크기가 작고 그 수도 많아서 보통 관 속으로 조영제를 주입할 수 없다.

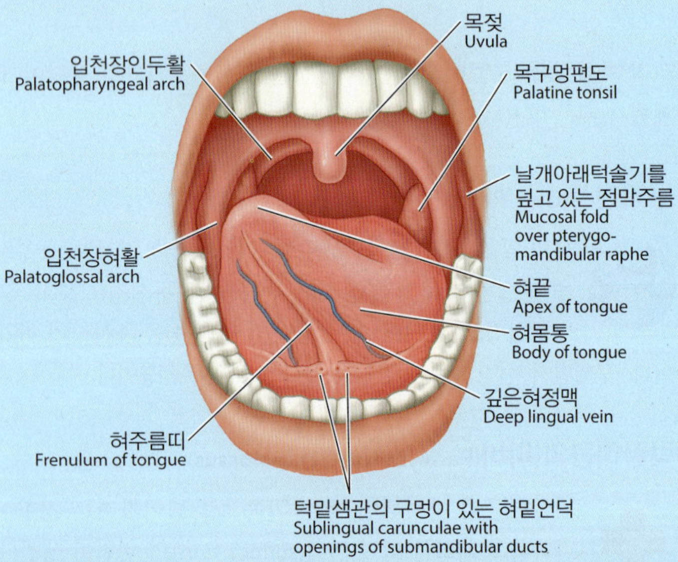

앞모습

그림 B8.39. 입안 바닥과 혀의 아랫면.

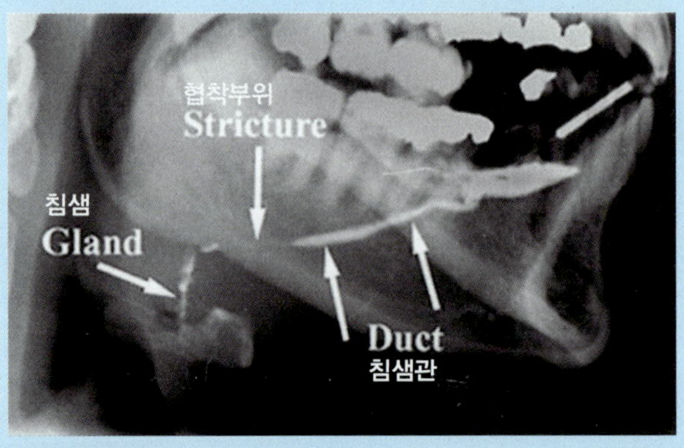

가쪽 조영사진

그림 B8.40. 턱밑샘과 턱밑샘관의 조영사진.

핵심정리: 입부위(Oral Region)

입안(Oral cavity): 입안은 일차적으로 소화기계의 중요 시작부위이며 둘째는 호흡기계의 시작부위로서 특히 말하기에 중요하다. ■ 입안은 입술틈새에서 입인두잘룩(oropharyngeal isthmus)까지의 공간이다. ■ 입안은 위턱, 아래턱 및 치아활에 의해 얕게 위치하는 입안뜰(입술/볼과 잇몸/치아 사이)과 깊게 위치하는 고유입안(턱과 치아활의 안쪽)으로 나뉜다. ■ 입안(특히 입안뜰)은 입술과 뺨으로 둘러싸이고 근육, 신경과 혈관 및 점액샘이 존재하는 유연하고 운동이 많은 근육섬유성 주름이다. 겉면은 피부로 덮여 있고 속면은 입점막으로 덮여 있다. ■ 볼에는 볼지방덩이가 존재한다.

치아(Teeth): 위턱뼈와 아래턱뼈의 단단한 이틀부분은 성장에 따라 두 벌의 치아(20개의 젖니와 32개의 간니)를 갖게 된다. ■ 치아머리는 잇몸으

핵심정리 (계속)

로부터 돌출되어 있고, 뿌리는 치아주위조직에 의해 치아확에 고정된다. ■ 위턱과 그 치아, 잇몸 그리고 인접한 안뜰에는 위턱신경(CN V_2)의 가지, 이틀 동맥과 동반정맥이 분포한다. ■ 아래턱에도 같은 부위에 아래턱신경(CN V_3)과 아래이틀 혈관이 분포한다.

입천장(Palate): 고유입안의 천장은 단단입천장(앞 2/3)과 물렁입천장(뒤 1/3)으로 형성되고, 물렁입천장은 코안과의 통로를 열고 닫는 조절판 역할을 한다. ■ 단단입천장의 점막에는 입천장샘이 풍부하다. ■ 위턱동맥(큰입천장동맥과 작은입천장동맥)과 얼굴동맥(오름입천장동맥)의 가지가 입천장에 혈액을 공급하고 이곳의 정맥혈액은 날개근정맥얼기로 배출된다. 입천장은 위턱신경(CN V_2)으로부터 감각신경을 받는다; 물렁입천장의 근육은 인두신경얼기(CN X) 및 아래턱신경(CN V_3)의 가지(입천장긴장근 지배)로부터 운동신경을 받는다.

혀(Tongue): 혀는 가로무늬근육으로 이루어진 덩어리로 혀밑신경(CN XII)의 신경지배를 받으며 혀유두에 의해 도드라진 점막으로 덮여 있다. ■ 입을 다물고 있을 경우 혀는 입안의 대부분을 차지한다. ■ 혀의 바깥근육은 주로 혀의 위치를 조절하고, 속근육은 씹거나 삼키거나 말하는 동안 혀의 모양을 조절한다. ■ 혀는 감각이 예민하며, 4개의 뇌신경이 감각신경섬유를 전달하고 있다. ■ 분계고랑을 기준으로 혀를 앞쪽 2/3와 뒤쪽 1/3로 나눌 수 있는데, 앞쪽은 혀신경(CN V_3)이 일반감각을, 얼굴신경(CN VII)이 맛감각을 담당하는 부위이며, 뒤쪽은 혀인두신경(CN IX)이 모든 감각을 담당한다. ■ 후두덮개 주위에는 미주신경(CN X)이 일반감각과 특수감각을 담당한다.

침샘(Salivary gland): 침샘은 침을 분비하여 씹고 삼키는 작용을 촉진한다. ■ 가장 큰 귀밑샘은 귀신경절을 통해 혀인두신경(CN IX)으로부터 부교감신경섬유를 받는다. ■ 턱밑샘과 혀밑샘은 고실끈신경과 혀신경 그리고 턱밑신경절을 경유하여 얼굴신경(CN VII)으로부터 부교감신경섬유를 받는다. 이들의 분비관은 혀 아래 입안으로 열린다.

날개입천장오목(Pterygopalatine Fossa)

날개입천장오목(pterygopalatine fossa)은 눈확꼭대기 아래쪽과 관자아래우묵 안쪽에 위치한 작은 피라미드 모양의 공간이다(그림 8.99). 이것은 뒤쪽의 나비뼈날개돌기와 앞쪽의 위턱뼈둥근 뒷면 사이에 존재한다. 얇은 입천장뼈 수직판이 날개입천장오목의 안쪽벽을 형성한다. 날개입천장오목의 불완전한 지붕(roof)은 나비뼈 큰날개 관자아래면의 안쪽에서 연속된 부분에 의하여 형성된다. 날개입천장오목의 바닥(floor)은 입천장뼈 날개패임돌기로 형성된다. 오목의 위쪽 큰 구멍은 아래눈확틈새로 열려 있다. 오목의 아래쪽 끝은 좁아지며 큰·작은입천장관으로 연속된다. 날개입천장오목은 많은 통로를 통해 내장머리뼈의 주요 구조물들과 신경과 혈관을 연결한다(그림 8.100A).

날개입천장오목의 내용물(contents of the pterygopalatine fossa)은 다음과 같다(그림 8.100B, C).

- 위턱동맥의 종말부분(날개입천장부분 혹은 셋째부분), 그 가지의 시작부분 및 동반정맥(날개근정맥얼기의 가지)
- 위턱신경, 날개입천장신경절과 관련된 구조물. 오목 안의 신경절에서 시작되는 가지는 위턱신경 가지로 간주한다.
- 남은 공간을 채우고 있는 혈관, 신경, 지방 등의 신경혈관집

위턱동맥의 날개입천장부분 (Pterygopalatine Part of Maxillary Artery)

바깥목동맥의 종말가지인 위턱동맥(*maxillary artery*)은 앞쪽으로 관자아래우묵을 지나간다. 이 동맥의 셋째부분인 위턱동맥의 **날개입천장부분(pterygopalatine part of maxillary artery)**은 날개위턱틈새(*pterygomaxillary fissure*)를 통해 날개입천장오목으로 들어온다(그림 8.100B, 8.101A). 이 동맥은 날개입천장신경절 앞에서 분지를 하는데, 오목 안에 존재하는 신경과 동행하며 같은 이름을 갖는다(표 8.12).

위턱신경(Maxillary Nerve)

위턱신경(maxillary nerve)은 오목 뒤부분의 원형구멍(*foramen rotundum*)을 통해 날개입천장오목으로 들어온다(그림 8.100C, 8.101B, 8.102C). 날개입천장오목 안에서 위턱신경은 광대신경(*zygomatic nerve*)을 내며, 이 신경은 다시 광대얼굴신경과 광대관자신경으로 나뉜다(그림 8.101B, 8.102A). 이 신경들은 광대뼈에서 나와 같은 이름의 머리뼈구멍을 통과해 뺨과 관자놀이 가쪽 부위의 일반감각을 담당한다. **광대관자신경(zygomaticotemporal nerve)**은 또한 눈물샘신경에 교통가지를 내어 눈물샘으로 가는 부교감 분비촉진섬유를 전달한다. 눈물샘신경은 CN V_1에서 나온 감각성신경이다(그림 8.102A, B).

위턱신경은 날개입천장오목에서 2개의 날개입천장신경절 가지를 낸다. 이 신경은 부교감신경성분인 **날개입천장신경절(pterygopalatine ganglion)**을 날개입천장오목 윗부분에 매달아 준다(그림 8.100C, 8.102A). 날개입천장신경은 위턱신경의 일반감각을 전달하는데 이 신경은 연접을 이루지 않고 날개입천장신경절을 지나 코, 입

8

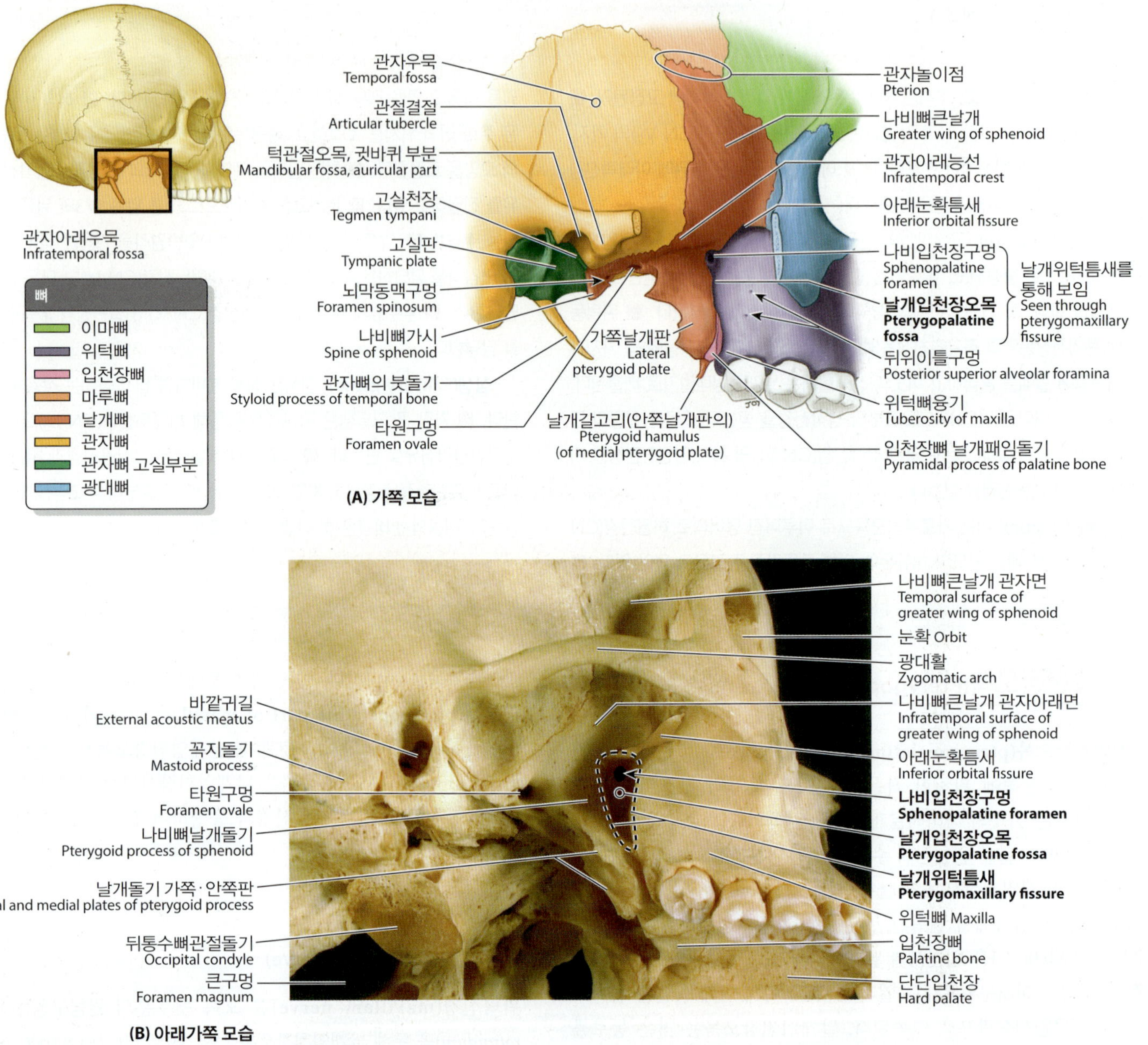

그림 8.99. **관자우묵, 관자아래우묵과 날개입천장오목. A.** 뼈. 관자활을 제거하였음. **B.** 날개입천장오목. 관자아래우묵 안쪽에 있어 날개돌기와 위턱뼈 사이의 날개위턱틈새를 통해 볼 수 있다. 나비입천장구멍은 입천장뼈의 앞쪽에 위치한 구멍을 통해 코안으로 열린다.

천장, 편도, 잇몸에 분포한다(그림 8.102C). 위턱신경은 아래눈확틈새를 통해 날개입천장오목을 빠져나온 후 눈확아래신경(*infraorbital nerve*)이 된다(그림 8.100C, 101B).

날개입천장신경절로 가는 부교감신경섬유(parasympathetic fibers to the pterygopalatine ganglion)는 얼굴신경의 첫째가지인 큰바위신경에서 나온다(그림 8.100C, 8.102A, B). 이 신경은 파열구멍을 통과하는 동안 깊은바위신경과 합쳐져 **날개관신경관(nerve of pterygoid canal)**이 되고 이 관의 앞쪽으로 진행하여 날개입천장오목에 도달한다. 큰바위신경의 부교감신경섬유는 날개입천장신경절에서 신경연접을 이룬다. **깊은바위신경(deep petrosal nerve)**은 속목동맥과 함께 목동맥관을 빠져나온 속목신경얼기에서 나온 교감신경이다(그림 8.100C, 8.102A, C). 이 신경은 위목교감신경절의 신경세포체에서부터 날개입천장신경절까지 교감신경섬유를 전달하기 위해 날개관신경에 합쳐진다. 이 신경섬유는 신경절에서 연접하지 않고 통과하면서 날개입천장신경절에서 기시하는 가지(CN V_2)로 따라 들어간다(그림 8.102C). 부교감과 교감신경의 신경절이후섬유는 눈물샘, 입천장샘 그리고 코안 및 위인두의 점막층에 있는 점액샘(mucosal gland)으로 간다.

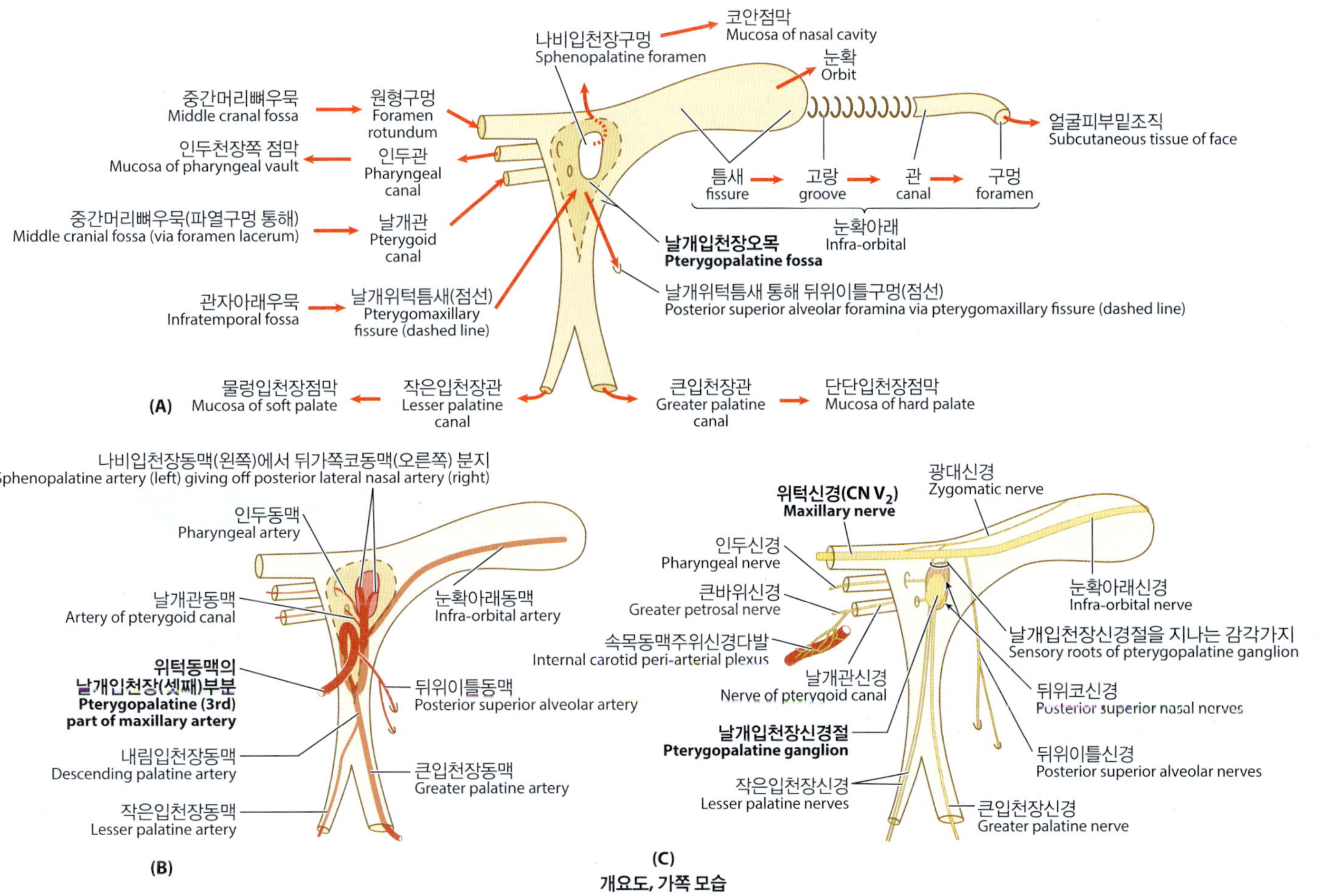

그림 8.100. 날개입천장오목—교통로와 내용물. A. 날개입천장오목을 출입하는 통로와 구조물. **B.** 위턱동맥의 날개입천장부분. **C.** 오목에 위치하는 위턱신경의 가지와 날개입천장-신경절.

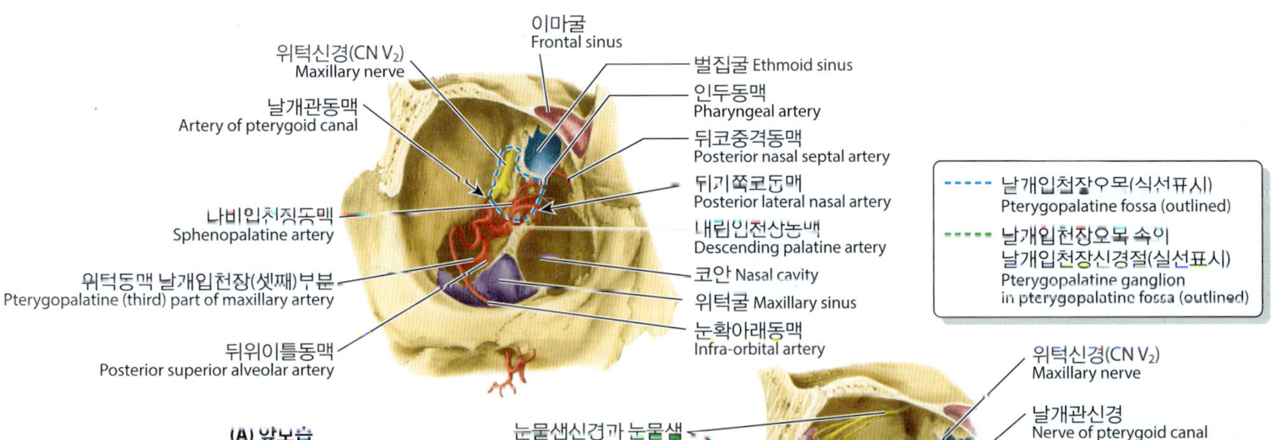

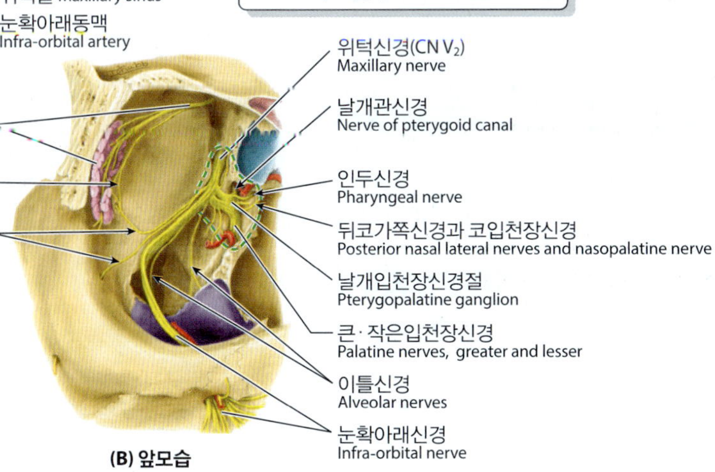

그림 8.101. 눈확에서 본 날개입천장오목의 내용물. A. 위턱동맥의 날개입천장(셋째)부분이 가쪽날개근의 앞에 있다(표 8.12 참조). 셋째부분의 가지들은 날개입천장오목 직전 또는 안에서 분지한다. **B.** 위턱신경(CN V_2)은 원형구멍을 통해 날개입천장오목의 뒤벽을 통과하며 오목 안의 날개입천장신경절에 두 개의 신경(뿌리)을 분지한다. 이 신경절에서 기시하는 가지들은 CN V_2의 가지들로 간주한다.

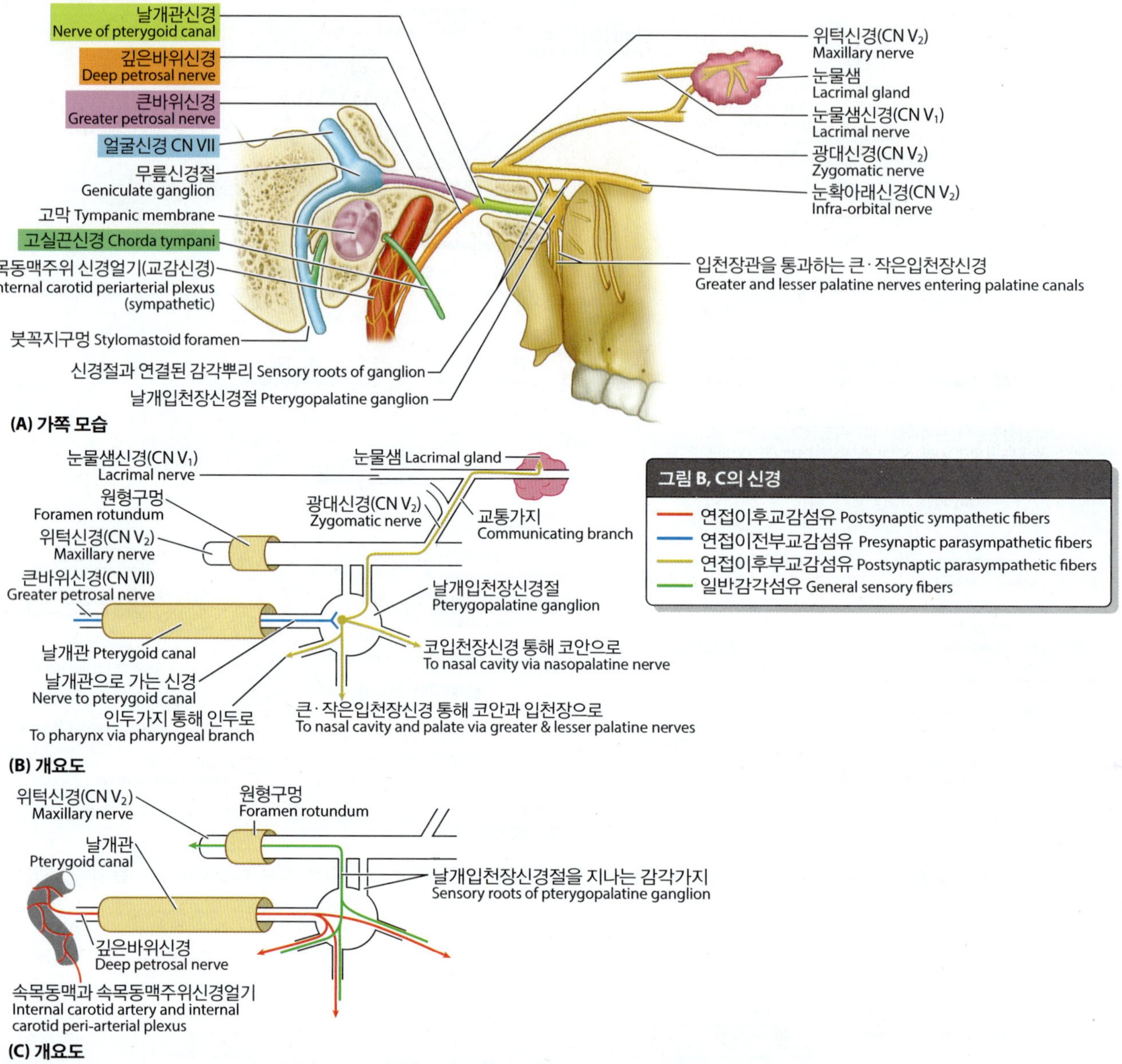

그림 8.102. 날개입천장신경절과 연결된 여러 신경섬유들. A. 이 부위 신경의 개요. **B.** 부교감신경섬유들. **C.** 교감신경과 일반감각 신경섬유들. 날개관신경은 얼굴신경으로부터 연접이전 부교감신경섬유를 전달하여(큰바위신경 경유), 이 신경절에서 연접이후 신경섬유와 신경연접을 한다. 또한 날개관신경은 속목신경얼기에서 신경절로 가는 교감신경 연접이후섬유를 전달한다(깊은바위신경 경유). 감각섬유는 위턱신경의 날개입천장가지를 통해 신경절에 도달한다. 분비촉진 연접이후부교감섬유와 혈관수축 연접이후교감섬유가 눈물샘, 코샘, 입천장샘, 인두샘에 분포한다. 역시 감각섬유도 코안, 입천장, 위쪽인두에 분포한다.

임상적용 CLINICAL BOX

날개입천장오목(PTERYGOPALATINE FOSSA)

위턱굴을 통한 날개입천장오목 접근
(Transantal Approach to Pterygopalatine Fossa)

외과적으로 깊게 위치한 날개입천장오목(pterygopalatine fossa)에 접근하기 위해 위턱굴을 통과한다. 위입술을 들어 올린 후 위턱 잇몸과 위턱굴 앞벽을 관통하여 위턱굴 속으로 진입한다. 위턱굴의 뒤벽을 필요한 만큼 깎아내어 날개입천장오목의 앞벽을 연다. 만성적 **비출혈**(코피, *epistaxis*)이 있을 때 출혈을 막기 위해 이 오목안에서 위턱동맥의 셋째부분을 결찰할 수 있다.

핵심정리: 날개입천장오목 (Pterygopalatine Fossa)

날개입천장오목은 위턱신경 가지와 위턱동맥 날개입천장부분(셋째 부분)이 분기하는 주요한 부위이다. ■ 이 오목은 관자아래우묵, 코안, 눈확, 중간머리뼈우묵, 인두천정, 위턱굴 및 입안(입천장) 사이에 위치하며 이들과 교통한다. ■ 내용물로는 위턱신경(CN V_2), 부교감 날개입천장신경절, 위턱동맥 셋째부분과 동반정맥 및 주변의 지방기질이 있다.

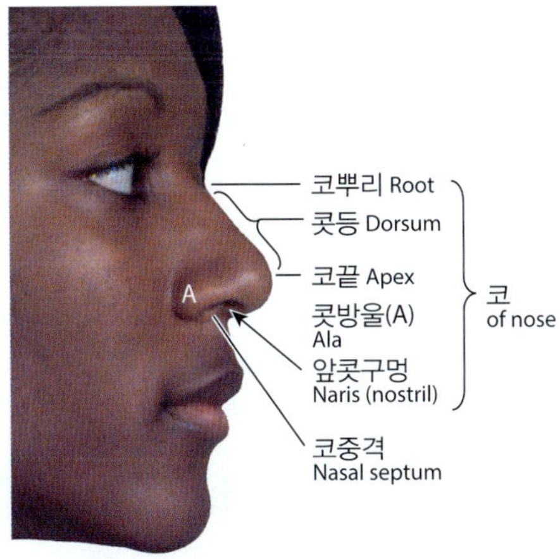

(A) 가쪽 모습

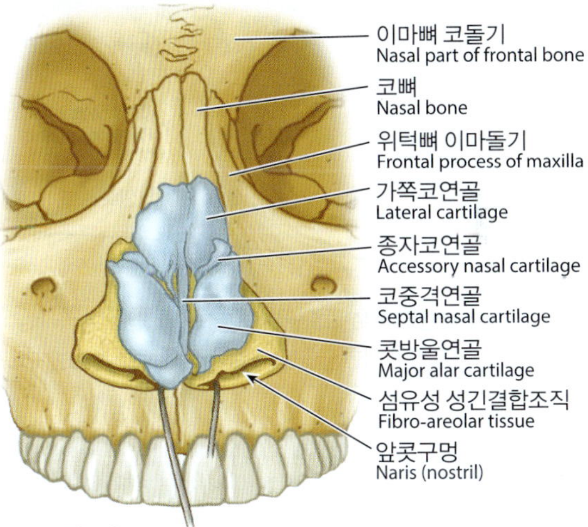

(B) 앞모습

그림 8.103. 바깥코. A. 코의 표면해부학. 코는 코뿌리에 의해 앞이마에 부착되어 있다. 콧등은 코끝과 코뿌리 사이의 굽은 모서리이다. **B.** 종자연골을 노출하기 위해 코의 연골들을 아래쪽으로 당겼음. 가쪽코연골은 봉합결합에 의해 코뼈에 고정되고, 코중격연골과 연속된다.

코(Nose)

코(nose)는 기도(respiratory tract)의 일부로서 단단입천장 위에 위치하며 후각을 담당하는 말초기관을 포함한다. 코는 바깥코와 코안으로 구성되고 후자는 **코중격**에 의해 오른쪽과 왼쪽공간으로 나뉜다(그림 8.103A). 코의 기능은 후각(냄새 맡기), 호흡(숨쉬기), 먼지 걸러내기, 흡입공기의 가습(humidification) 및 고결굴과 코눈물관의 분비물을 받고 제거하는 것이다.

바깥코(External Nose)

바깥코(external nose)는 얼굴에서 돌출되어 있어서 쉽게 볼 수 있는 부분으로서 이것의 뼈대는 주로 연골로 되어 있다(그림 8.103B). 코의 크기나 모양이 상당히 다양한 이유는 그 안에 있는 연골의 모양이 다르기 때문이다. **콧등(dorsum of nose)**은 **코뿌리(root of nose)**에서 **코끝(apex of nose, tip)**까지 이어져 있다. 코의 아랫면에는 두 개의 조롱박(piriform) 모양의 **콧구멍(nares;** nostril, 앞콧구멍)이 뚫려 있는데 이것의 가쪽 경계는 **콧방울(alae of nose)**이다. 코뿌리를 포함하여 뼈로 된 코의 윗부분은 얇은 피부로 덮여 있다.

코의 연골부분을 덮는 피부는 두껍고 기름샘이 많다. 피부는 **코안뜰(vestibule of nose)**까지 연장된다(그림 8.105A 참조). 이곳에는 많은 뻣뻣한 털(*vibrissae*)이 존재한다. 대부분 이 털들은 촉촉한 상태여서 공기와 함께 코안으로 들어온 먼지입자를 걸러낸다. 피부와 점막의 경계는 이 털이 존재하는 부위 다음에 있다.

바깥코의 뼈대(skeleton of external nose)

코를 지지하는 뼈대는 뼈와 유리연골로 구성된다. **코뼈부분(bony part of nose;** 그림 8.103B, 8.104)은 코뼈, 위턱뼈 이마돌기, 이마뼈 코부분과 코가시(*nasal part of frontal bone and its nasal spine*), 코중격 뼈부분이다. **코연골부분(cartilaginous part of nose)**은 5개의 연골: 2개의 가쪽코연골(lateral cartilage), 2개의 콧방울연골, 1개의 코중격연골로 구성된다. U자 형태의 **콧방울연골(alar cartilage)**은 잘 움직이며, 코에 작용하는 근육이 수축할 때 이 연골이 콧구멍을 넓히거나 좁혀준다.

코중격(nasal septum)

코중격은 코의 방(chamber)을 두 개의 코안(*nasal cavity*)으로 나누는데, 단단한 뼈부분과 부드럽고 움직여지는 연골부분으로 구성된다. 코중격을 이루는 주된 성분은 벌집뼈 수직판, 보습뼈 및 코중격연골이다. 얇은 **벌집뼈 수직판(perpendicular plate of ethmoid bone)**은 벌집뼈 체판(*cribriform plate*)에서 내려오면서 코중격의 윗부분을 형성한다. 체판 위쪽으로는 **볏돌기**(*crista galli*)로 연속되어 있다. 얇고 편평한 뼈인 **보습뼈(vomer)**가 주로 코중격의 뒤아랫부분을 형성하는데, 이곳에는 위턱뼈와 입천장뼈의 코능선(nasal crest of maxilla and palatine bone)도 일부 위치한다. **코중격연골(nasal septal cartilage)**은 뼈중격의 모서리와 홈이음(tongue-and-groove joint)으로 연결된다.

8

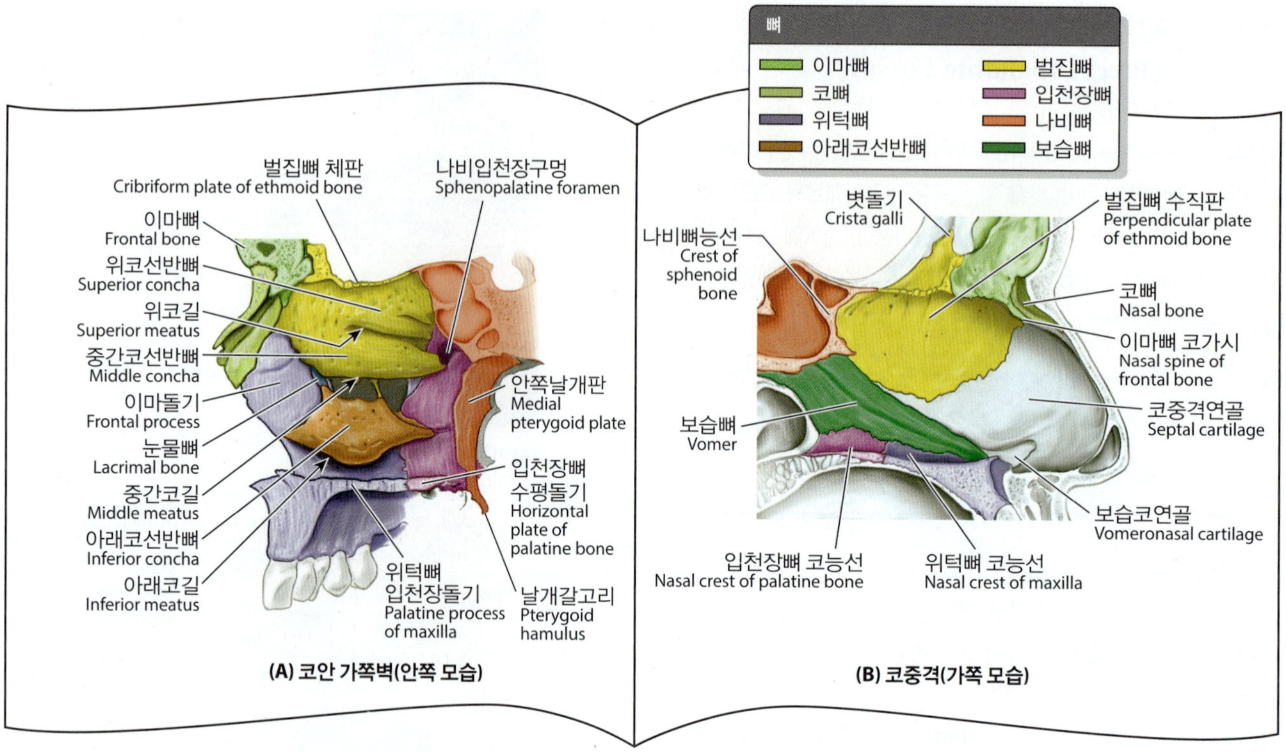

그림 8.104. 오른쪽 코안의 가쪽벽과 안쪽(코중격)벽. 마주보는 두 벽을 양쪽에 나타내었다. 안쪽에서 보는 모습은 코안의 가쪽벽을, 가쪽에서 보는 모습은 코중격의 오른쪽을 보여준다. 코중격은 깊게(뒤쪽) 위치한 단단한 부분(뼈)과, 앞쪽에 위치한 부드럽고 움직여지는 부분(연골)으로 구성된다. 뼈부분은 잘 보호되어 있고 연골부분은 손상받기 쉬운 바깥쪽이다.

코안(Nasal Cavities)

코안(*nasal cavity*)이라는 용어는 교재에 따라 전체 또는 한쪽 절반의 공간을 뜻한다. 코안은 앞쪽의 콧구멍을 통해 들어간다. 뒤쪽으로는 **뒤콧구멍**(*choanae*)을 통해 **코인두**(*nasopharynx*)로 열린다(그림 8.9 참조). 피부로 덮여 있는 **코안뜰**(*nasal vestibule*)을 제외한 나머지 코안은 점막으로 덮여 있다(그림 8.105A).

코점막(nasal mucosa)은 코를 지지하고 있는 뼈, 연골의 뼈막 및 연골막(perichondrium)에 단단히 붙어 있다. 코안과 교통하는 모든 방(뒤쪽으로 코인두, 위가쪽으로 코곁굴, 위쪽으로 눈물주머니와 결막)을 점막이 연속하여 덮고 있다. 코점막의 아래쪽 2/3는 호흡구역이며 위쪽 1/3은 후각구역이다(그림 8.108B 참조). **호흡구역(respiratory area)**을 지나가는 공기는 데워지고 가습되어 다음 상기도(upper respiratory tract)를 통과해 폐로 들어간다. **후각구역(olfactory area)**에는 후각말초기관이 위치한다. 킁킁거릴 때 공기가 이 부위로 들어온다.

코안의 경계(boundaries of nasal cavities)

코안에는 지붕, 바닥 및 안쪽벽과 가쪽벽이 있다.

- 코안의 **지붕**(*roof*)은 휘어 있고 폭이 좁다. 뒤끝은 속이 빈 나비뼈 몸통이 지붕을 형성한다. 지붕을 이루는 뼈이름에 따라 이마코(frontonasal), 벌집뼈(ethmoidal), 나비뼈(sphenoidal)부분으로 구분한다(그림 8.104).
- 코안의 **바닥**(*floor*)은 지붕보다 폭이 넓고 **위턱뼈 입천장돌기**와 **입천장뼈 수평판**으로 이루어진다.
- 코안의 **안쪽벽**(*medial wall*)은 코중격에 의해 형성된다.
- 코안의 **가쪽벽**(*lateral walls*)은 뼈로 된 3개의 판, **코선반뼈**(nasal conchae)가 지붕창처럼 아래로 돌출되어 있어 불규칙한 모양을 하고 있다(그림 8.104A, 8.105; 그림 8.110 참조).

코안의 특징(features of nasal cavities)

코선반(nasal conchae)(위, 중간, 아래)은 가쪽벽에서 아래안쪽으로 휘어져서 지붕창 또는 짧은 커튼처럼 매달려 있다. 많은 포유류(특히 잘 달리거나 극한 환경에서 사는 동물)의 코선반(conchae, turbinate)은 열 교환을 위한 넓은 면적을 갖기 위해 굽어진 두루마리(scroll) 같은 모양을 보인다. 단순한 코선반을 가진 사람과 복잡한 코선반을 가진 동물 모두 오목(recess) 또는 **콧길(nasal meatus**: 코안 속의 통로)이 각 뼈선반 아래에 위치한다. 코안은 다섯 개의 통로로도 구분할 수 있는데, 뒤위쪽에 위치한 **나비벌집오목**, 가쪽에 위치한 세 개의 **콧길**(위, 중간, 아래) 그리고 네 개의 가쪽 통로가 함께 열리는 안쪽의 **온콧길**(*common nasal meatus*)이 그것이다. **아래코선반(inferior conchae)**은 가장 길고 폭이 넓으며 같은 이름을 가진 하

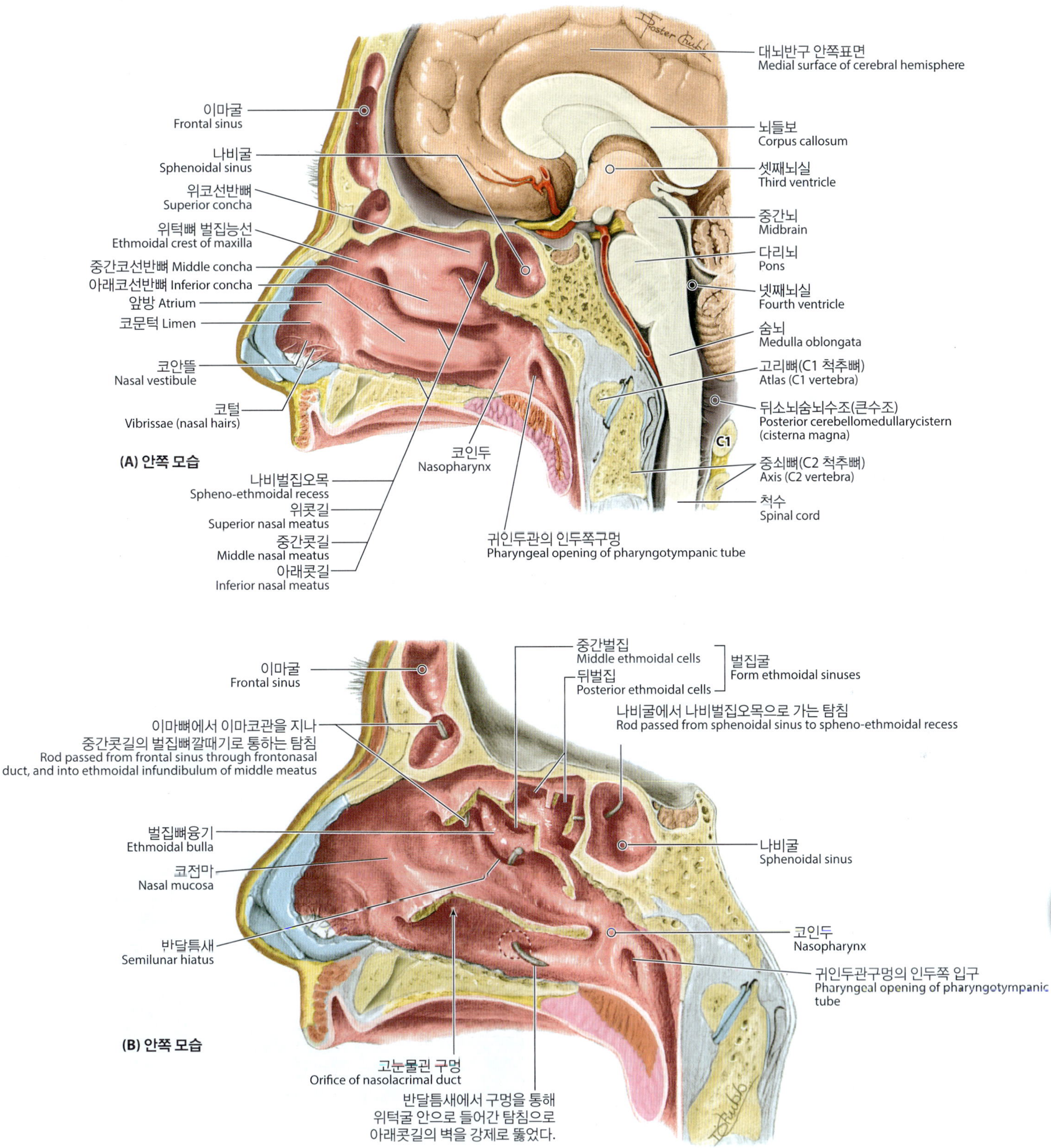

그림 8.105. 머리 오른쪽 절반의 코안 가쪽벽. A. 가쪽벽에서 돌출하여 안쪽과 아래쪽으로 휘어진 아래코선반뼈와 중간코선반뼈는 각각 이 벽을 거의 균등하게 세 부분으로 나누며 아래콧길과 중간콧길을 덮는다. 위코선반뼈는 작고 나비굴 앞에 위치하며, 중간코선반뼈는 아래모서리가 각이 져 있고 나비굴보다 아래에서 끝난다. 아래코선반뼈는 약간 휘어진 아래모서리를 가지며 중간코선반뼈보다 아래쪽에서 끝나는데, 이곳은 귀관인두구멍보다 약 1 cm 앞쪽(안쪽날개판의 폭과 비슷)이다. **B.** 코안의 가쪽벽과 교통하는 구조를 보여주기 위해 해부하였다. 위, 중간, 아래코선반뼈를 부분적으로 제거하였다. 나비굴이 나비뼈의 몸통을 채우고 있으며 나비굴 앞벽의 중간보다 위쪽에 나비굴 구멍이 있으며, 이 구멍은 나비벌집오목으로 개구한다. 뒤, 중간 및 앞 벌집의 구멍은 각각 위콧길, 중간콧길 및 반달틈새로 열린다.

나의 독립된 뼈이다. 이것을 덮고 있는 점막에는 확장 가능한 혈관공간(vascular space)이 있어 코안에서 넓이(caliber)를 조절할 수 있다. **중간** 및 **위선반(middle** and **superior conchae)**은 벌집뼈의 안쪽돌기이다. 감염되거나 자극을 받으면 선반을 덮고 있는 점막이 빠르게 부어올라 그 쪽의 코통로(nasal passage)를 막는다.

위코선반의 위뒤쪽에 위치한 **나비벌집오목(spheno-ethmoidal recess)**으로 나비굴의 입구가 열린다. 나비굴은 나비뼈몸통 속의 공기로 찬 공간이다. **위콧길(superior nasal meatus)**은 위와 중간코선반 사이의 좁은 통로로서 뒤벌집굴이 한 개 또는 그 이상의 구멍을 통해 열린다(그림 8.105A). 중간콧길(middle nasal meatus)은 위콧길보다 길고 깊다. 이 통로의 앞윗부분은 **벌집뼈깔때기(ethmoidal infundibulum)**라는 깔때기 모양의 입구로 이어지는데 이곳을 통해 이마굴과 교통한다(그림 8.106). 각 이마굴에서 아래쪽으로 깔때기에 이르는 통로는 이마코관(*frontonasal duct*)이다(그림 8.105B). **반달틈새(semilunar hiatus**; 라틴어로 *hiatus semilunaris*)는 반달 모양의 고랑으로 이마굴이 열린다. 반달틈새보다 위쪽에 있는 둥글게 융기된 부분인 벌집뼈융기(ethmoidal bulla; 라틴어로 bubble)는 코선반을 제거해야 볼 수 있다. 이 융기는 **벌집굴**을 이루는 중간벌집(middle ethmoidal cells)에 의해 형성된 것이다.

아래콧길(inferior nasal meatus)은 아래코선반의 아래가쪽에 위치하는 수평통로이다. 눈물주머니에서 거두어진 눈물을 배출하는 **코눈물관**이 이 콧길의 앞부분으로 열린다(그림 8.46A 참조). **온콧길**

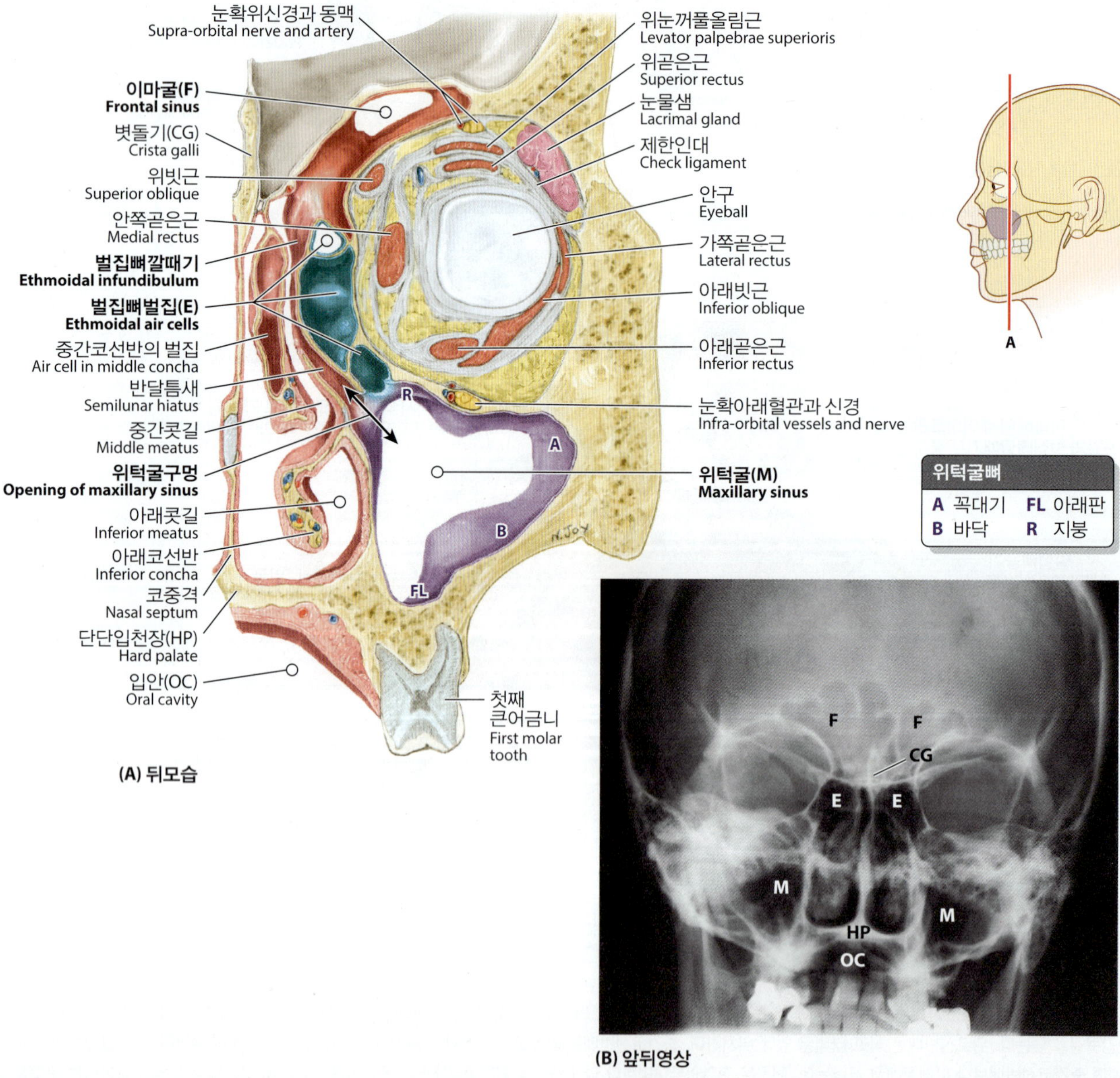

그림 8.106. 코안과 고결굴. A. 관상단면. 지시선은 절단면의 위치를 나타낸다. 눈확, 코안 그리고 코곁굴의 관계를 관찰하라. 네 개의 곧은근과 이들을 결합하는 근막을 포함한 눈확 내용물들은 안구 뒷부분을 둥글게 둘러싸고 있다(3차원으로 보면 원뿔 모양). **B.** 코안과 코옆굴을 보여주는 머리뼈 방사선사진(글자 이름은 **A** 참조).

(**common nasal meatus**)은 코선반과 코중격 사이에 존재하는 코안의 안쪽부분으로 가쪽오목들과 콧길이 이 공간으로 열린다.\

코의 혈관과 신경분포 (Vasculature and Innervation of Nose)

코안의 안쪽벽과 가쪽벽의 혈액공급은 다음 5개의 동맥이 담당한다(그림 8.107).

1. 앞벌집동맥(*anterior ethmoidal artery*): 눈동맥의 가지
2. 뒤벌집동맥(*posterior ethmoidal artery*): 눈동맥의 가지
3. 나비입천장동맥(*sphenopalatine artery*): 위턱동맥의 가지
4. 큰입천장동맥(*greater palatine artery*): 위턱동맥의 가지
5. 위입술동맥의 코중격가지(*septal branch of the superior labial artery*): 얼굴동맥의 가지

앞의 세 동맥은 가쪽가지와 안쪽가지(코중격)로 나뉜다. 큰입천장동맥은 단단입천장 앞쪽의 앞니구멍을 통해 중격에 닿는다. 코중격 앞부분에는 중격에 혈액을 공급하는 5개 동맥이 문합동맥얼기(anastomotic arterial plexus)를 형성하는 **키셀바하 구역**(*Kiesselbach area*)이 있다. 또한 바깥코는 위에서 언급한 첫 번째와 다섯 번째 동맥 외에도 눈확아래동맥의 코가지 및 얼굴동맥의 가쪽코가지에서 혈액을 공급받는다.

코점막 아래 깊숙이 잘 발달된 **점막밑정맥얼기(submucosal venous plexus)**는 나비입천장정맥, 얼굴정맥 및 눈정맥으로 배출된다. 이 정맥얼기는 체온조절에서 중요한 역할을 담당하는데 공기가 허파 속으로 들어가기 전에 열과 데워진 공기를 교환한다. 바깥코에서 나온 정맥혈액은 대부분 눈구석정맥과 가쪽코정맥을 통해 얼굴정맥으로 배출된다(그림 8.25 참조). 특히 이 정맥은 얼굴의 '위험 구역'에 위치하여 **해면정맥굴**과 교통하고 있음을 상기하자(임상적용 "얼굴정맥의 혈전정맥염" 참조).

신경분포(*nerve supply*)를 구분하기 위해, 앞코가시와 나비벌집오목을 잇는 비스듬한 선을 기준으로 코점막을 뒤아랫부분과 앞윗부분으로 구분할 수 있다(그림 8.108). 코점막의 뒤아랫부분의 신경분포는 주로 위턱신경(CN V_2)이 담당하고, 코중격은 **코입천장신경**(*nasopalatine nerve*)이, 가쪽벽은 **큰입천장신경**(*greater palatine nerve*)의 뒤위가쪽코가지와 아래가쪽코가지가 담당한다. 앞윗부분의 신경분포는 눈신경(CN V_1)이 담당하는데, 코섬모체신경의 가지인 **앞·뒤벌집신경(anterior** and **posterior ethmoidal nerves)**이 분포한다. 바깥코(콧등과 코끝)의 대부분 역시 눈신경(CN V_1)의 신경분포(눈확아래신경과 앞벌집신경의 바깥코가지)를 받으며, 콧방울(alae)은 눈확아래신경(CN V_2)의 코가지에서 받는다. 냄새를 맡는 데 관여하는 **후각신경(olfactory nerves)**은 코안의 가쪽벽과 코중격 벽의 윗부분에 존재하는 **후각상피(olfactory epithelium)** 속의 세포에서 유래한다. 이 세포들의 중추돌기가 후각신경을 형성하여 **체판**(*cribriform*

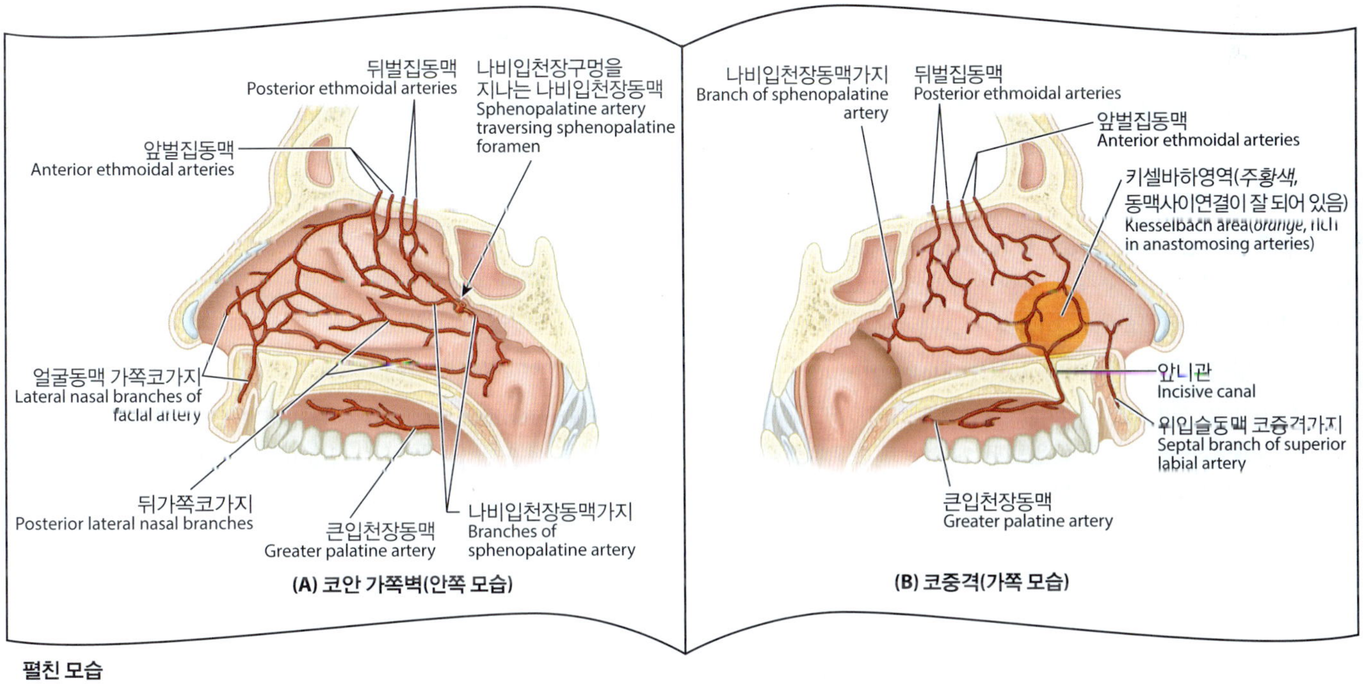

그림 8.107. 코안의 혈액공급. 오른쪽 코안의 가쪽벽과 안쪽벽을 양쪽으로 나타내었다. 왼쪽에 코안의 가쪽벽을 표시함. 나비입천장동맥(위턱동맥의 가지)과 앞벌집동맥(눈동맥의 가지)이 코안의 혈액공급에 가장 중요하다. 오른쪽에 코중격을 표시함. 이곳에 혈액을 공급하는 4~5개의 동맥들이 코중격의 앞아래부위(Kisselbach area, *주황색* 표시)에서 문합되며, 이곳에서 흔히 코피가 난다.

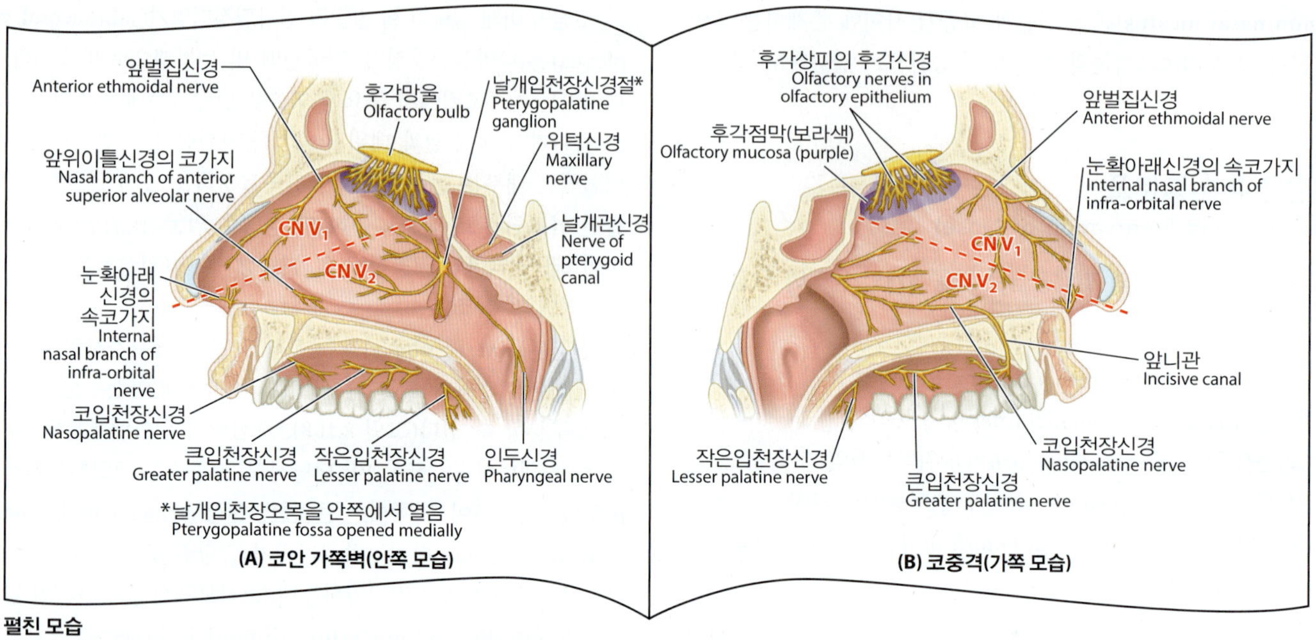

그림 8.108. 코안의 신경분포. 오른쪽 코안의 가쪽벽과 안쪽벽을 양쪽으로 나타내었다. 나비벌집오목부터 코끝까지 연결한 *점선*은 눈신경(CN V_1)과 위턱신경(CN V_2)이 담당하는 영역을 구분한다. 이 신경들은 양쪽 가쪽벽과 코중격에서 일반감각을 담당한다. 후각신경(CN I)은 가쪽벽과 코중격 양쪽에서 위코선반뼈보다 더 위쪽의 후각점막에 분포한다.

plate)을 통과하여 **후각로(olfactory tract)**의 앞쪽이 확장된 **후각망울(olfactory bulb)**로 들어간다(그림 8.104A).

코곁굴(Paranasal Sinuses)

코곁굴(부비동, **paranasal sinuses**)은 코안의 호흡부분이 이마뼈, 벌집뼈, 나비뼈 및 위턱뼈 속으로 확장되어 공기를 담고 있는 곳이다. 각 이름은 위치하는 뼈를 따라 명명하였다. 코곁굴은 주변의 뼈로 계속 확장되어 노인의 머리뼈에서 뚜렷하게 크다.

이마굴(frontal sinuses)

오른쪽과 왼쪽 이마굴(right and left frontal sinuses)은 이마뼈의 바깥판과 속판 사이에 있는데, 눈썹활의 뒷부분과 코지붕 사이에 위치한다(그림 8.105, 8.106, 8.109). 이마굴은 대개 7세 정도가 되면 관찰할 수 있다. 양쪽 굴은 각각 **이마코관(frontonasal duct)**을 통해 벌집뼈깔때기(*ethmoidal infundibulum*)로 배출되는데, 이 깔때기는 다시 중간콧길에 있는 반달틈새로 열린다. 이마굴은 눈확위신경(CN V_1)의 가지에서 신경분포를 받는다.

오른쪽과 왼쪽 이마굴은 크기가 거의 틀리며, 사이의 중격도 거의 정중면에 위치하지 않는다. 이마굴의 크기는 다양하여 5 mm부터 가쪽의 나비뼈큰날개까지 이르는 큰 공간을 가지기도 한다. 가끔 이마굴은 2개 부분, 즉 이마뼈 비늘부분의 수직부분과 이마뼈 눈확부분의 수평부분으로 구성되어 있다. 한쪽 또는 두 부분이 모두 크거나 작을 수 있다. 눈확윗부분이 큰 경우 이마굴의 지붕이 앞머리뼈우묵의 바닥을, 이마굴의 바닥이 눈확의 지붕을 형성한다.

벌집뼈벌집(ethmoidal cells)

벌집뼈벌집(ethmoidal cells)은 중간콧길과 위콧길의 점막이 코안과 눈확 사이에서 벌집뼈 속으로 함입된 것이다(그림 8.106, 8.109, 8.110). 대개 벌집은 2세 이전에는 일반 방사선촬영에서 볼 수 없고 컴퓨터단층촬영술(CT scan)을 통해 확인할 수 있다. **앞벌집(anterior ethmoidal cells)**은 직·간접적으로 벌집뼈깔때기를 통해 중간콧길로 배출된다. **중간벌집(middle ethmoidal cells)**은 직접 중간 콧길 속으로 열리는데 융기벌집(bullar cell)'이라고도 부른다. 반달틈새의 위모서리에서 **벌집뼈융기**(*ethmoidal bulla*)를 형성한다(그림 8.105B). **뒤벌집(posterior ethmoidal cells)**은 위콧길에 직접 열린다. 벌집은 코섬모체신경(*nasociliary nerves*, CN V_1)의 앞벌집가지와 뒤벌집가지에서 신경분포를 받는다(그림 8.108; 그림 8.19 참조).

나비굴(sphenoidal sinuses)

나비굴(sphenoidal sinuses)은 나비뼈 몸통에 위치하며 이 뼈의 날개 속으로 연장되기도 한다(그림 8.105, 8.109). 이 굴은 뼈중격에 의해 불균등하게 분리되어 있다. 벌집을 만들면서 공기가 들어 있어 나비뼈몸통은 부서지기 쉽다. 나비굴과 주요 구조물(시각신경, 시각교차, 뇌하수체, 속목동맥 및 해면정맥굴) 사이에는 얇은 뼈판이 위치한다. 나비굴은 뒤벌집에서 유래하며 약 2세쯤에 나비뼈를 침범하기 시작한다. 어떤 경우에는 여러 개의 뒤벌집이 나비뼈를 침범하여 다수의 나비굴을 형성하고 각각 따로 **나비벌집오목**(*sphenoethmoidal recess*)으로 열린다(그림 8.105A). 뒤벌집동맥과 이와 동행하는 신경이 나비굴에 분포한다(그림 8.107).

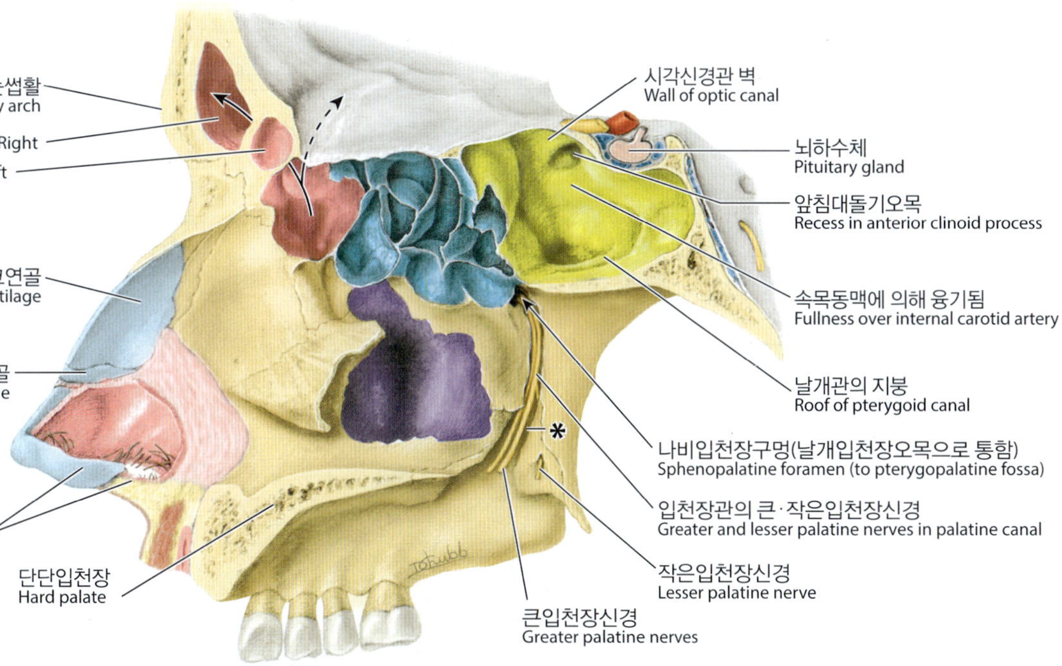

(A) 오른안쪽 모습

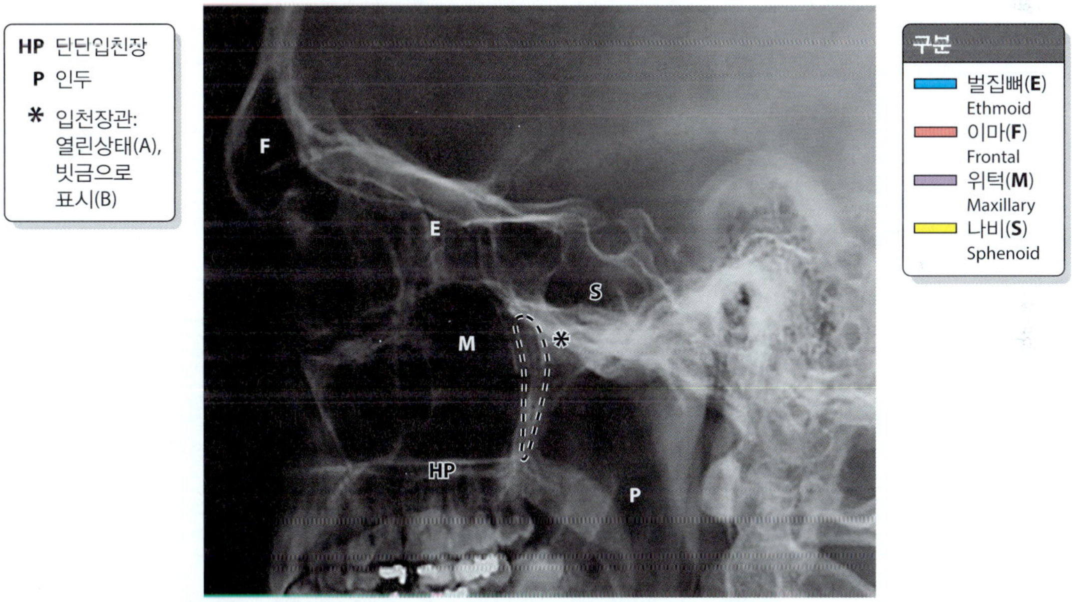

(B) 왼가쪽 방사선사진

그림 8.109. 코곁굴 I. A. 코안에서 나아가 오른쪽 코곁굴을 열고 색표시를 하였다. 앞벌집(*분홍색*)은 이마뼈의 판사이층으로 침범하여 이마굴을 형성한다. *점선 화살표*는 이미뼈의 눈확판을 표시하였다. 이 표본에서 나비굴은 상당히 확장하여 (1) 뒤쪽으로는 뇌하수체보다 아래쪽으로 경사대(clivus)까지 (2) 가쪽으로 시각신경(CN II) 아래쪽으로 앞침대돌기까지 (3) 날개돌기 아래로는 나비굴의 바닥에서 날개관이 능선을 형성한다. 위턱굴은 피라미드 모양이다. **B.** 코곁굴, 코안, 입안, 인두 부위에서 공기밀도를 보여주는 머리뼈 방사선사진(약지는 **A** 참고).

위턱굴(maxillary sinuses)

위턱굴(maxillary sinuses)은 코곁굴 중에서 가장 크다. 이것은 위턱뼈의 몸통을 차지하고 있고 중간콧길과 교통한다(그림 8.106, 8.109, 8.110).

- 위턱굴의 **꼭대기(apex)**는 광대뼈를 향해 있고, 흔히 그 속으로 확장되기도 한다.
- 위턱굴의 **바닥(base)**은 코안의 가쪽벽 아랫부분을 형성한다.
- 위턱굴의 **지붕(roof)**은 눈확의 바닥에 의해 형성된다.
- 위턱굴의 **아래판(floor)**은 위턱뼈의 이틀부분에 의해 형성된다. 위턱 치아의 뿌리 특히 앞쪽 두 개의 큰어금니는 흔히 위턱굴의 아래판에서 원뿔 모양의 융기를 형성한다.

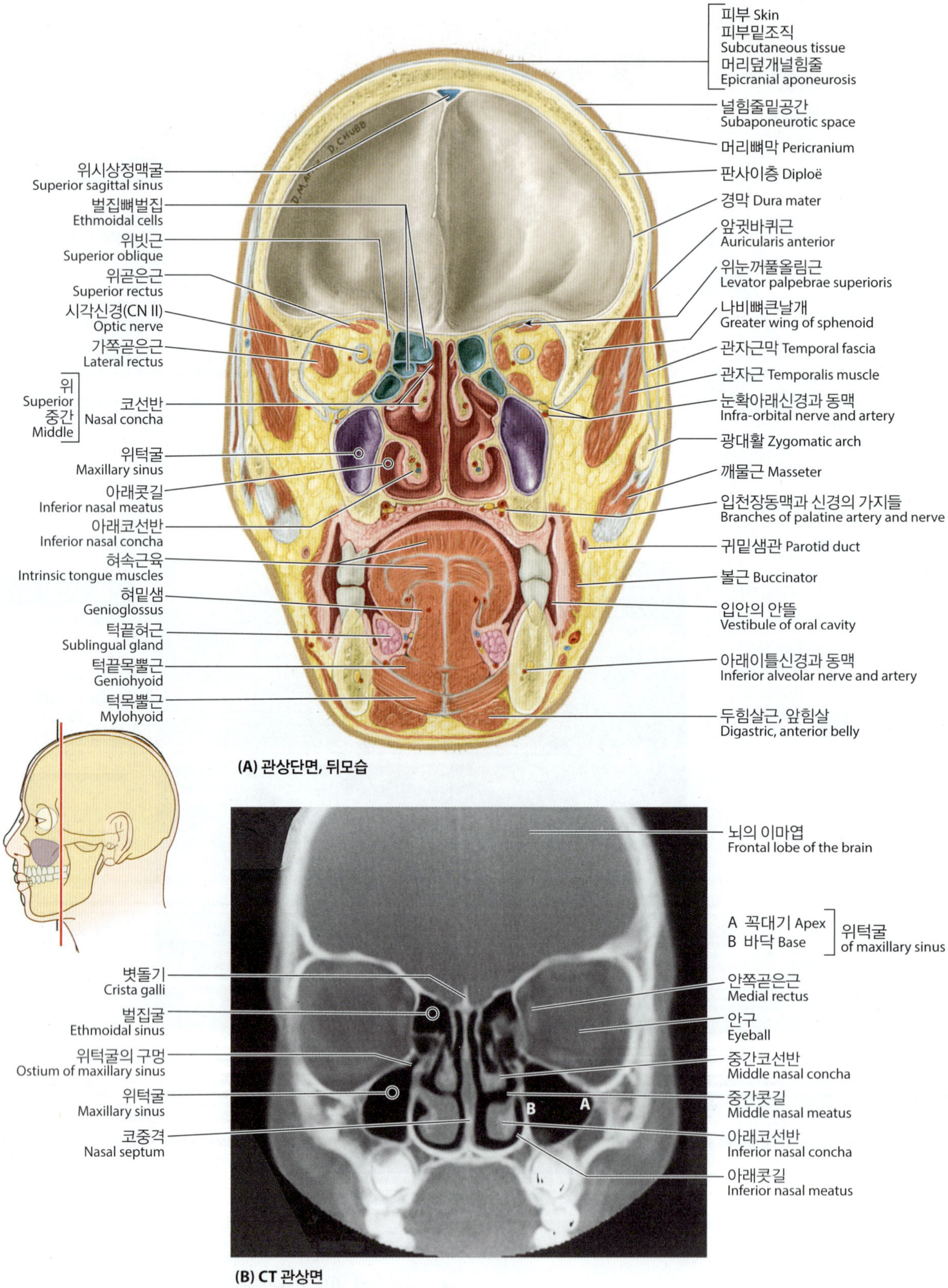

그림 8.110. 코곁굴 II. 빨간선은 두 그림의 절단면 위치를 나타낸다. **A.** 벌집뼈는 중앙부위를 점유하고 있다. 벌집뼈의 수평성분은 위쪽으로 앞머리뼈우묵의 가운데를 구성하며, 아래쪽으로 코안의 지붕을 형성한다. 벌집뼈는 위, 중간코선반을 부착하며 눈확의 안쪽벽 일부를 형성한다. 벌집뼈의 수직판은 코중격 일부를 형성한다. 위턱굴은 코 가쪽벽의 아랫부분을 형성하고 눈확과 공통의 벽을 공유한다. 중간코선반은 반달틈새를 보호하고 있으며 위턱굴구멍(maxillary ostium)이 반달틈새로 열린다. **B.** 공기가 있는 공간을 보여주는 CT 사진.

각각의 위턱굴은 한 개 혹은 그 이상의 구멍인 **위턱굴구멍(maxillary ostium**; 복수 ostia)을 통해 배출되는데, 반달틈새를 경유하여 중간콧길로 통한다.

위턱굴의 혈액공급(arterial supply of maxillary sinus)은 대부분 **위턱동맥(maxillary artery)**의 위이틀가지가 담당한다(그림 8.75 참조; 표 8.12). 그러나 위턱굴의 바닥(floor)은 **내림입천장동맥**(*descending palatine artery*)과 **큰입천장동맥**(*greater palatine artery*)의 가지가 혈액을 공급한다(그림 8.100B). **위턱굴의 신경분포(innervation of maxillary sinus)**는 위턱신경의 가지인 앞·중간·뒤 **위이틀신경(superior alveolar nerves)**이 담당한다(그림 8.81A 참조).

임상적용 CLINICAL BOX

코(NOSE)

코의 골절(Nasal Fractures)

코는 돌출되어 있기 때문에 코뼈의 골절은 자동차 사고나 스포츠 활동(얼굴 보호대를 착용하지 않는)에서 흔히 일어난다. 예를 들면, 팔꿈치에 의해 코의 가쪽에 힘이 가해질 경우 코 골절이 일어나고 코피가 난다. 심한 골절의 경우 뼈와 연골이 파괴되어 코의 변형을 초래한다. 직접적인 가격으로 손상을 당했을 경우 벌집뼈 체판까지도 골절될 수 있다.

코중격의 비뚤어짐(Deviation of Nasal Septum)

대개 코중격은 한쪽으로 치우쳐 있다(그림 B8.41). 출생 때의 손상에 의해 생기기도 하지만, 사춘기나 성인이 되어 외상으로 인해 비뚤어지는 경우가 더욱 흔하다(예: 주먹질 싸움). 간혹 심하게 코중격이 휘어서 코안의 가쪽벽과 맞닿게 되면 숨쉬기가 어렵고 코골이(snoring)를 악화시킨다. 이런 경우 외과적 수술로 교정할 수 있다.

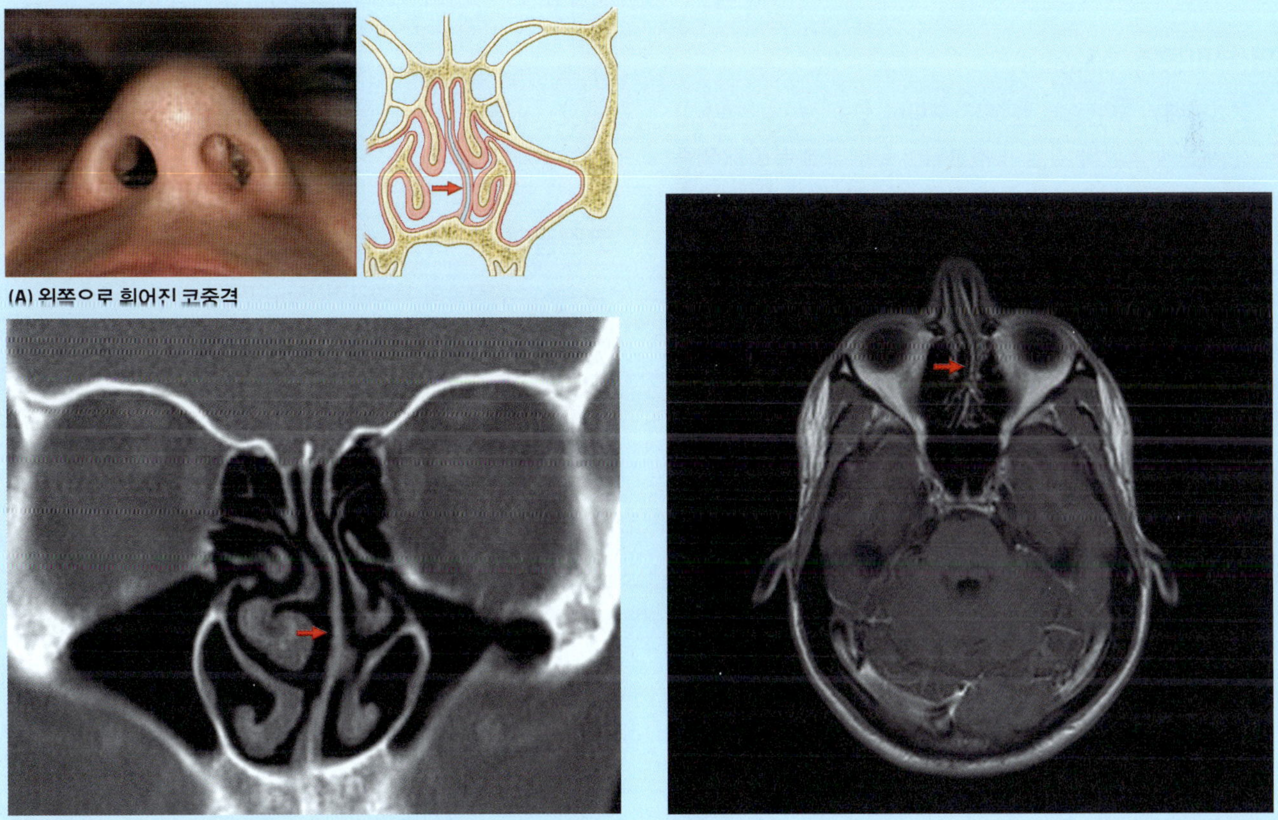

(A) 왼쪽으로 휘어진 코중격

(B) CT 사진

(C) MRI

그림 B8.41. 코중격 휘어짐.

코염(비염, Rhinitis)

심한 상기도감염과 알레르기 반응의 경우 코점막에 부종과 염증(비염)이 생긴다(예: 건초열, hay fever). 이곳의 혈관분포(vascularity)가 풍부하기 때문에 점막의 부종(swelling)은 빠르게 발생한다. 코안의 감염은 다음 구조물로 파급될 수 있다.

- 벌집체판을 통해 앞머리뼈우묵
- 코인두와 인두뒤 성긴조직(retropharyngeal soft tissue)
- 고실과 코인두를 연결하는 **귀인두관**(*pharyngotympanic tube*, auditory tube)을 통해 가운데귀
- 코곁굴
- 눈물기관(lacrimal apparatus)과 결막

코피(Epistaxis)

코점막에 혈액공급이 풍부하기 때문에 코피가 비교적 흔하다. 대부분의 경우 외상이 원인이고 코의 앞 1/3에서 출혈이 일어난다(Kiesselbach area; 그림 8.107B 참조). 코피는 감염이나 고혈압과 관련되기도 한다. 코에서 피가 쏟아져 나오는 것은 동맥파열이 원인이다. 경미한 코피는 코파기(nose picking)에 의해서 일어나기도 하는데 이는 코안뜰에 있는 정맥이 찢어진 것이다.

코곁굴염(부비동염, Sinusitis)

코곁굴에는 코안으로 통하는 구멍이 있고 코안과 연속되기 때문에 코안의 감염이 전파되어 굴점막에 부종과 **염증**(*sinusitis*)을 일으키고 국소 통증을 유발할 수 있다. 간혹 몇 개의 뼈굴이 염증을 일으키기도 하고(**온코곁굴염**, *pansinusitis*), 점막이 붓게 되어 뼈굴이 코안으로 통하는 1개 혹은 그 이상의 구멍이 막히기도 한다.

벌집뼈벌집 감염(Infection of Ethmoidal Cells)

벌집의 감염으로 코배출(nasal drainage)이 막히면 얇은 눈확의 안쪽벽을 뚫을 수 있다. 이러한 상태에서 심각한 감염에 이르게 되면 실명이 될 수도 있는데, 이는 몇몇 뒤쪽의 벌집이 시각신경과 눈동맥이 지나가는 시각신경관에 인접해 있기 때문이다. 이 벌집에서 시작된 감염이 시각신경을 감싸는 경막신경집(dural sheath)에 전파되면 **시각신경염**(*optic neuritis*)을 초래한다.

위턱굴 감염(Infection of Maxillary Sinuses)

위턱굴은 일반적으로 배출구멍이 작고 위안쪽벽에 높게 위치하고 있어 가장 흔하게 감염을 일으킨다. 이 굴의 점막이 울혈될 경우 위턱굴구멍이 쉽게 막히게 된다(그림 8.110 참조). 이 구멍이 높게 위치하고 있어 머리를 바로 세우고 있으면 위턱굴이 가득 차기 전까지 이곳에서 배출되기가 불가능하다. 왼쪽과 오른쪽의 구멍이 안쪽 방향으로 서로를 향하고 있어서 한쪽으로 누울 경우 위에 놓이게 되는 굴만 배출된다(예: 왼쪽으로 누울 때 오른쪽 굴이 배출). 감기나 알레르기로 인해 양쪽 굴 모두 영향을 받게 되면 굴에서 지속적으로 배출을 유도하려고 이쪽저쪽으로 뒤척이면서 자게 된다. 삽입관(cannula)을 콧구멍에서 위턱굴구멍을 통해 위턱굴 속으로 넣어서 배출시킬 수 있다.

위턱굴과 치아와의 관계 (Relationship of Teeth to Maxillary Sinus)

3개의 위턱 큰어금니는 위턱굴 바닥에 매우 근접해 있어서 잠재적으로 심각한 문제를 야기할 수 있다. 큰어금니를 발치하다가 뿌리가 부러질 수 있는데 이것을 잘 제거하지 못하면 뿌리조각이 위쪽으로 올라가 위턱굴 속으로 들어갈 수 있다. 결국 입안과 위턱굴 사이를 연결하는 통로가 형성되어 감염이 일어날 수 있다. 위이틀신경(위턱신경의 가지)이 위턱 치아와 위턱굴 점막 모두에 분포하기 때문에 이 굴 점막의 염증은 흔히 큰어금니 통증을 동반한다.

코곁굴의 투과조명(Transillumination of Sinuses)

위턱굴의 **투과조명**(*transillumination of the maxillary*)은 어두운 방에서 시행한다. 밝은 빛을 단단입천장의 한쪽 편에 놓으면(그림 B8.42A와 같이) 빛이 위턱굴을 통과해서 초승달 모양으로 눈확아래에 희미하게 밝아지면서 나타난다. 위턱굴 속에 체액이 많거나 종양 같은 덩어리나 점막이 두꺼워졌을 경우 빛은 감소한다. 이마굴 역시 눈썹 안쪽면에서 위쪽 방향으로 빛을 비추어 투과조명을 시행할 수 있다. 정상상태에서는 눈확 위쪽이 밝아진다(그림 B8.42B). 코곁굴의 성장과 발달에 많은 변이가 있으므로 조명의 양상과 범위가 사람마다 조금씩 다르다(Bickley, 2021).

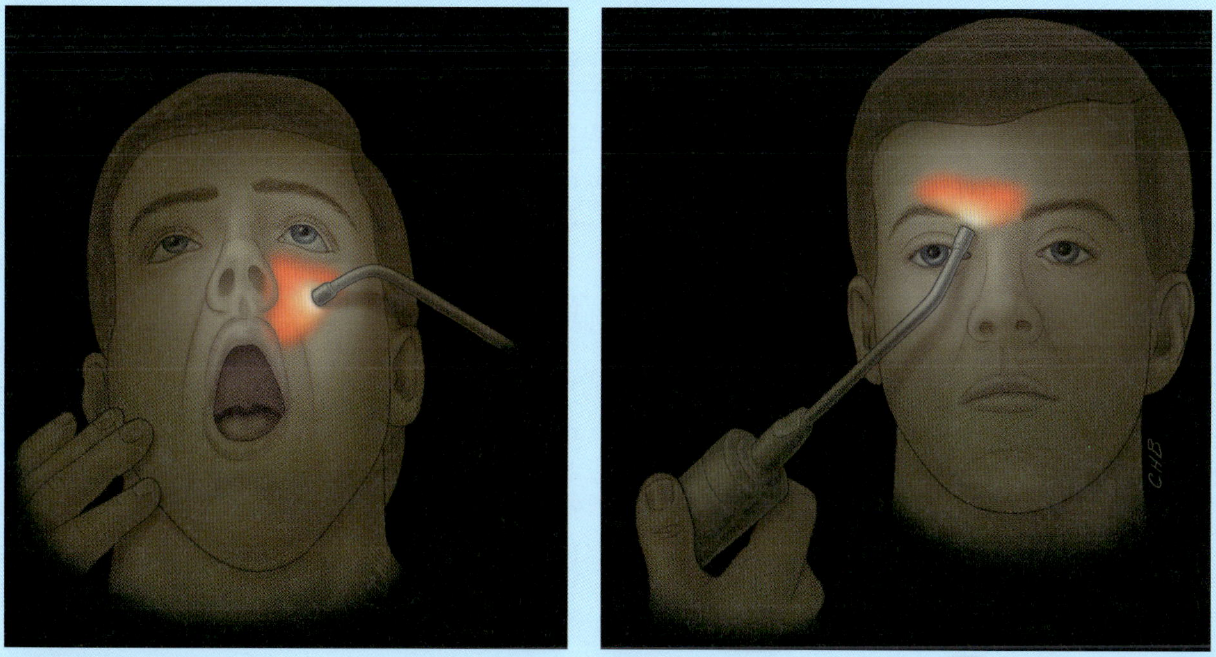

(A) 위턱굴의 투과조명

(B) 이마굴의 투과조명

그림 B8.42. 코곁굴의 투과조명.

핵심정리: 코(Nose)

코는 머리를 지나는 환기장치로서 외부환경과 허파 사이에서 공기의 흐름을 적절하게 유지한다. ■ 코를 통해 공기가 들어가면 그 속의 화학적인 성분이 감지되고(냄새, 풍미), 폐를 보호하기 위해 공기를 데우고, 습기를 주고, 불순물을 거른다. 공기가 배출되면 열과 습기가 함께 방출된다. ■ 코는 또한 점액과 눈물이 배출되는 통로가 된다.

코의 뼈(Skeleton of nose): 앞쪽으로 콧구멍을 통해 열려 있고 코안은 가운데 코중격에 의해 다시 나뉜다. ■ 밖으로 돌출한 바깥코와 앞쪽코중격은 연골로 되어 유연성을 가지며 골절의 가능성을 줄인다. ■ 코중격과 바닥을 제외한 코안의 벽에는 공기가 차 있는 코곁굴이 존재한다. 코안의 가쪽벽에는 코선반이 있다.

코안(Nasal cavities): 코곁굴과 코선반 모두 습기와 열을 교환할 수 있도록 분비 표면적이 크다. ■ 모든 표면은 두껍고 혈관이 풍부한 점막으로 덮여 있고 앞위쪽 부위는 눈동맥과 눈신경(CN V_1)이, 뒤아래 부위(위턱굴을 포함)는 위턱동맥과 위턱신경(CN V_2)이 분포한다. ■ 지붕의 점막과 인접한 벽과 코중격에는 후각을 담당하는 특수감각신경(CN I)이 분포한다 ■ 코안은 뒤쪽으로 코선반을 지나 코인두와 연속되며, 물렁입천장은 코쪽 통로(nasal pathway)로 드나드는 것을 조절하는 판막과 관문으로 작용한다. ■ 이 통로 가쪽벽의 뼈와 점막에는 코눈물관, 코곁굴 및 귀인두관구멍이 있다. ■ 나비입천장구멍은 뼈를 관통하여 코점막으로 신경과 혈관을 보내주는 통로를 제공한다.

코곁굴(Paranasal sinuses): 코곁굴 이름은 위치하는 뼈에 따라 붙여졌다. ■ 위턱굴은 가장 크다. ■ 대부분의 코곁굴은 중간콧길로 열려 있지만 나비굴은 나비벌집오목으로 열린다.

귀(Ear)

귀(ear)는 듣기와 평형유지를 담당하는 장기로서 바깥귀, 가운데귀, 속귀 부분으로 이루어진다(그림 8.111). 바깥귀와 가운데귀 부위는 속귀로 소리를 전달하는 역할을 한다. 속귀에는 소리를 듣기 위한 기관뿐 아니라 평형(균형이 잡힌 상태)을 유지하기 위한 기관도 존재한다. 고막(*tympanic membrane*)은 바깥귀와 가운데귀 사이에 위치한다. 귀인두관(인두고실관, *pharyngotympanic tube*)은 코인두와 가운데귀를 연결한다.

바깥귀(External Ear)

바깥귀(external ear)는 소리를 모으는 조가비 모양의 **귓바퀴**(*auricle*)와 고막에 소리를 전달하는 **바깥귀길**(*external acoustic meatus*)로 구성된다.

귓바퀴(auricle)

귓바퀴(라틴어로 *auris*)는 불규칙한 판 모양의 탄력연골 위에 얇은 피부가 덮인 것이다(그림 8.112). 귓바퀴에는 몇 개의 오목(depression)과 융기(elevation)가 존재하는데, **귀조가비(concha of auricle)**가 가장 깊은 오목이다. 귓바퀴에서 융기된 모서리는 **귀둘레(helix)**라 한다. 나머지 오목과 융기에 대한 설명은 그림 8.112에 있다. 연골이 없는 **귓불(lobule)**은 결합조직, 지방 및 혈관으로 구성된다. 이곳은 쉽게 뚫을 수 있어 소량의 혈액을 채취하거나 귀고리를 낄 수 있다. **귀구슬**(**tragus**; 그리스어로 *tragos*, 염소; 이곳에서 털이 염소 수염처럼 자란다)은 바깥귀길의 입구에 혀 모양으로 돌출된 부위이다. **귓바퀴의 혈액공급**은 주로 **뒤귓바퀴동맥**과 **얕은관자동맥**이 담당한다(그림 8.113A).

귓바퀴 피부에 분포하는 주요 신경은 큰귓바퀴신경과 귓바퀴관자신경이다. **큰귓바퀴신경(great auricular nerve)**은 머리뼈면(cranial surface: 흔히 '귀뒤면'이라 칭함)과 가쪽면(lateral surface)의 뒷부분(귀둘레, 맞둘레, 귓불)을 담당한다. 아래턱신경(CN V_3)의 가지인 귓바퀴관자신경은 바깥귀길보다 앞쪽의 귓바퀴 피부에 분포한다(그림 8.111, 8.113A). 귀조가비의 피부와 그 융기에 미주신경과 얼굴신경이 작게나마 분포한다는 사실은 발생학적으로 의미를 가진다.

귓바퀴의 **림프배출(lymphatic drainage)**은 귓바퀴의 위 절반 가쪽면에서 나오는 림프는 **얕은귀밑샘림프절**로 배출되고(그림 8.113B), 귓바퀴 위 절반의 머리뼈면에서 나오는 림프는 **꼭지림프절(mastoid lymph nodes)**과 **깊은목림프절**로 배출된다. 그리고 귓불을 포함한 귓바퀴의 나머지 부위에서 거두어진 림프는 **얕은목림프절(superficial cervical lymph nodes)**로 배출된다.

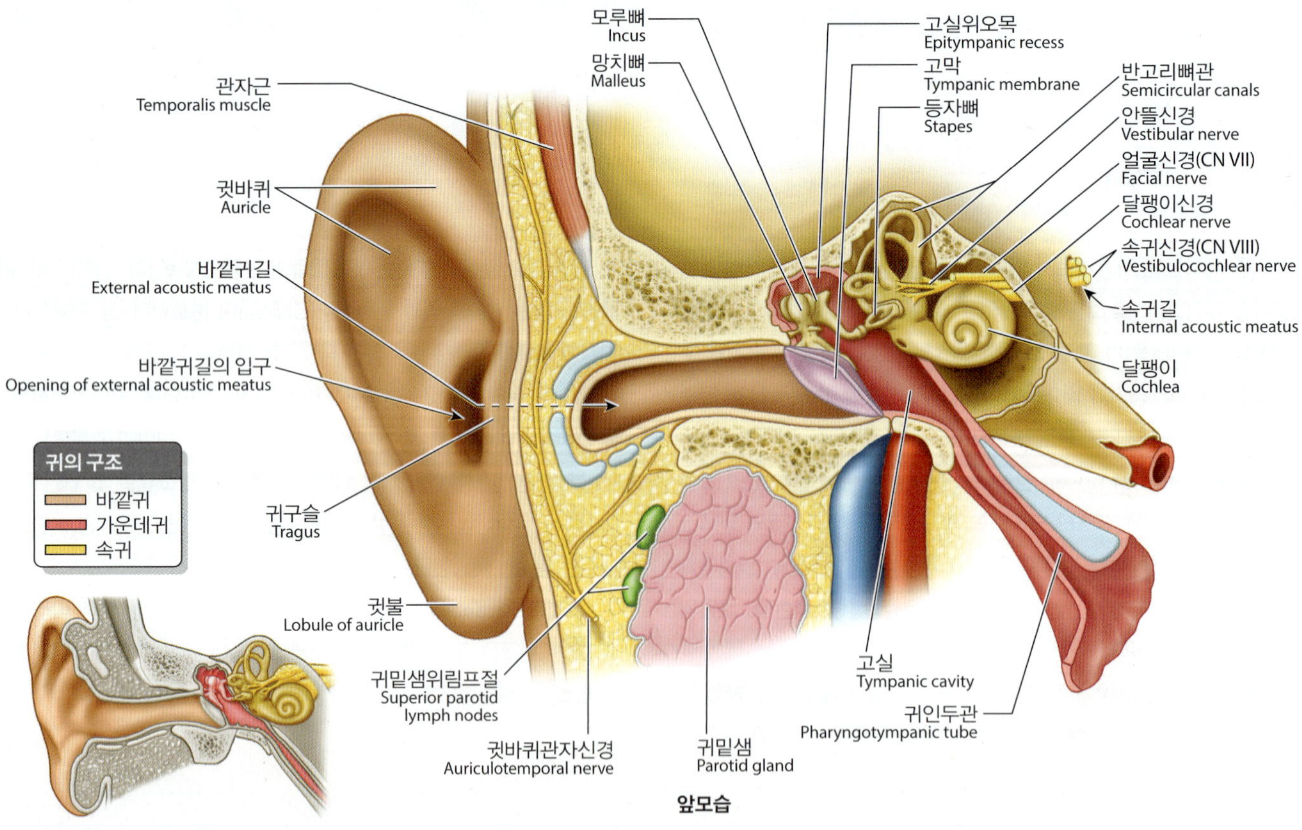

그림 8.111. 귀의 구조. 귀의 관상단면. 귀는 세 부분(바깥귀, 가운데귀, 속귀)으로 되어 있다. 바깥귀는 귓바퀴와 바깥귀길로 구성된다. 가운데귀는 귓속뼈가 위치하는 공간으로 공기가 채워져 있다. 속귀는 막미로를 포함하고 있으며 이곳의 주된 성분은 달팽이미로와 안뜰미로이다.

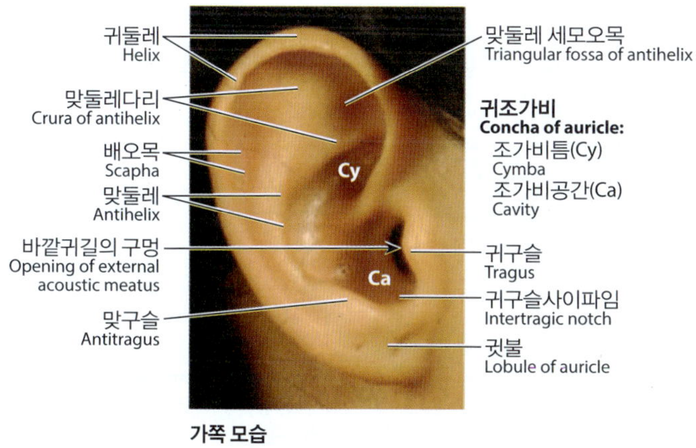

그림 8.112. 바깥귀. 임상에서 귓바퀴의 각 부분을 지칭하기 위해 흔히 사용하는 명칭이 적혀 있다. 바깥귀는 귓바퀴와 바깥귀길을 포함한다.

바깥귀길과 고막 (external acoustic meatus and tympanic membrane)

바깥귀길(external acoustic meatus)은 귓바퀴에서부터 고막까지의 길이 2~3 cm 정도(성인)의 관(canal)으로서 관자뼈 고실부분으로 들어가는 부분이다(그림 8.111). 가쪽 1/3은 약간 S자 모양을 가지며 연골로 구성되고, 그 피부는 귓바퀴 피부와 연속된다. 안쪽 2/3는 뼈로 형성된 관으로 얇은 피부로 덮여 있고, 그 피부는 고막의 바깥층으로 연속된다. 이 바깥귀길 연골부분의 피부밑조직에 위치한 귀지샘(ceruminous gland)과 기름샘(sebaceous gland)은 **귀지(earwax)**를 만든다.

고막(tympanic membrane)은 지름이 약 1 cm되는 타원형의 반투명한 얇은 막으로서 바깥귀길의 안쪽 끝에 위치한다(그림 8.111, 8.114). 고막은 바깥귀길과 가운데귀 고실을 나눈다. 고막의 바깥은 얇은 피부로 덮여 있고 속은 가운데귀의 점막으로 덮여 있다. 귀보개(이경, *otoscope*)를 통해 보면 고막은 바깥귀길을 향해 오목하다. 그 깊이는 얕고 가운데가 원뿔 모양으로 옴폭 들어가 있으며 그 가운데를 **고막배꼽(umbo)**이라 한다(그림 8.114A; 임상적용 "귀보개검사" 참조). 고막의 중심축(central axis)은 우산손잡이처럼 고막배꼽을 수직으로 지나 가쪽으로 갈수록 앞쪽과 아래쪽을 향한다. 때문에 고막은 작은 레이더 또는 인공위성 접시 모양을 하면서 정면과 머리 양쪽에서 오는 신호를 잘 받도록 방향을 잡고 있는 것이다.

망치뼈(*malleus*)의 가쪽돌기(lateral process) 위에 위치한 고막의 얇은 부분을 **이완부분(pars flaccida**, flaccid part)이라 하는데, 부챗살섬유와 돌림섬유(radial and circular fibers)가 없다. 이들 섬유는 **긴장부분(pars tensa**, tense part)이라 불리는 고막의 나머지 부분에 존재한다. 이완부분은 고실 속에 있는 고실위오목(superior recess)의 가쪽벽을 형성한다.

고막은 바깥귀길을 통해 들어온 공기의 진동에 반응하여 움직인다. 귓속뼈가 고막의 운동을 가운데귀를 통해 속귀로 전달한다(그림 8.111).

바깥귀길의 위쪽벽과 앞쪽벽 피부 및 고막 바깥면의 위-앞 2/3는 주로 CN V_3의 가지인 귓바퀴관자신경이 분포한다(그림 8.113A). 바깥귀길의 뒤쪽벽과 아래쪽벽 피부 및 고막 바깥면의 뒤-아래 1/3는 미주신경의 귀바퀴가지(*auricular branch of vagus nerve*)가 분포한다. 고막 안쪽면에는 혀인두신경(*glossopharyngeal nerve*, CN IX)이 분포한다.

가운데귀(Middle Ear)

가운데귀 공간(tympanic cavity or **cavity of middle ear)**은 관자뼈 바위부분 속에 있는 공기가 찬 좁은 방이다(그림 8.111, 8.115). 이 공간은 고막 바로 안쪽 공간인 **고유고실(tympanic cavity proper)**과 고막보다 위쪽의 공간인 **고실위오목(epitympanic recess)**의 두 부분으로 나뉜다. 고실은 앞안쪽으로 **귀인두관**에 의해 코인두와 연결되고 뒤위쪽으로 **꼭지방**(*mastoid antrum*)을 통해 **꼭지벌집**(*mastoid cell*)과 연결된다(그림 8.116). 고실을 덮는 점막은 귀인두관, 꼭지벌집 및 꼭지방에도 연속된다.

가운데귀의 내용물은 다음과 같다.

- 귓속뼈: 망치뼈(malleus), 모루뼈(incus), 등자뼈(stapes)
- 등자근(stapedius)과 고막긴장근(tensor tympani muscle)
- 얼굴신경(CN VII)의 가지인 고실끈신경(chorda tympanic nerve; 그림 8.116)
- 고실신경얼기(tympanic plexus of nerves)

고실의 벽(walls of tympanic cavity)

가운데귀는 마름모 모양 또는 오목면을 가진 좁은 상자처럼 생겼으며, 6개의 벽이 존재한다(그림 8.116B).

1. **천장벽(tegmental wall, 천장)**은 뼈로 된 얇은 판인 고실천장(tegmen tympani)으로 구성된다. 고실과 중간머리뼈우묵 바닥 위에 있는 정맥 사이에 위치한다(그림 8.116A).
2. **목정맥벽(jugular wall, 바닥)**은 고실과 속목정맥의 위팽대(superior bulb) 사이에 있는 한 층의 뼈로 구성된다(그림 8.116A, B).
3. **고막벽(membranous wall, 가쪽벽)**은 거의 전적으로 고막의 볼록한 속면에 의하여 구성된다. 위쪽은 고실위오목(*epitympanic recess*)의 뼈로된 가쪽벽에 의하여 형성된다. 망치뼈의 자루는 고막에 부착되어 있으며 망치뼈 머리는 고실위오목으로 뻗어 있다.
4. **미로벽(labyrinthine wall, 안쪽벽)**은 고실을 속귀와 분리한다. 또한 이 벽에는 달팽이의 시작부분(바닥회전: basal turn)에 의하여 형성된 고실곶(*promontory of labyrinth*)이 위치하며, 안뜰창(*oval window*)과 달팽이창(*round window*)도 존재한다. 건조된 머리뼈에서는 이 창들이 속귀와 교통하는 것을 볼 수 있다.
5. **꼭지벽(mastoid wall, 뒤벽)**은 윗부분에 특징적인 **꼭지방어귀(aditus to the mastoid antrum)**라는 구멍이 있다. 이곳을 통해 고실이 꼭지방의 꼭지벌집(mastoid cell)과 연결된다. 얼굴신경관

8

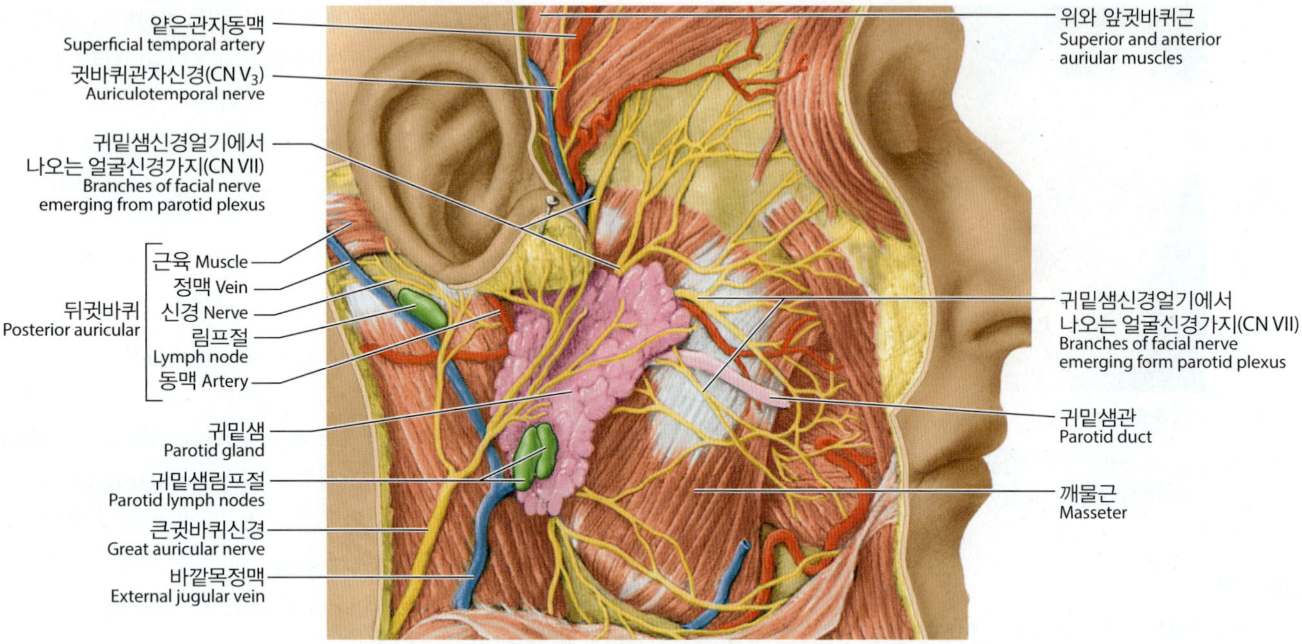

(A) 가쪽 모습

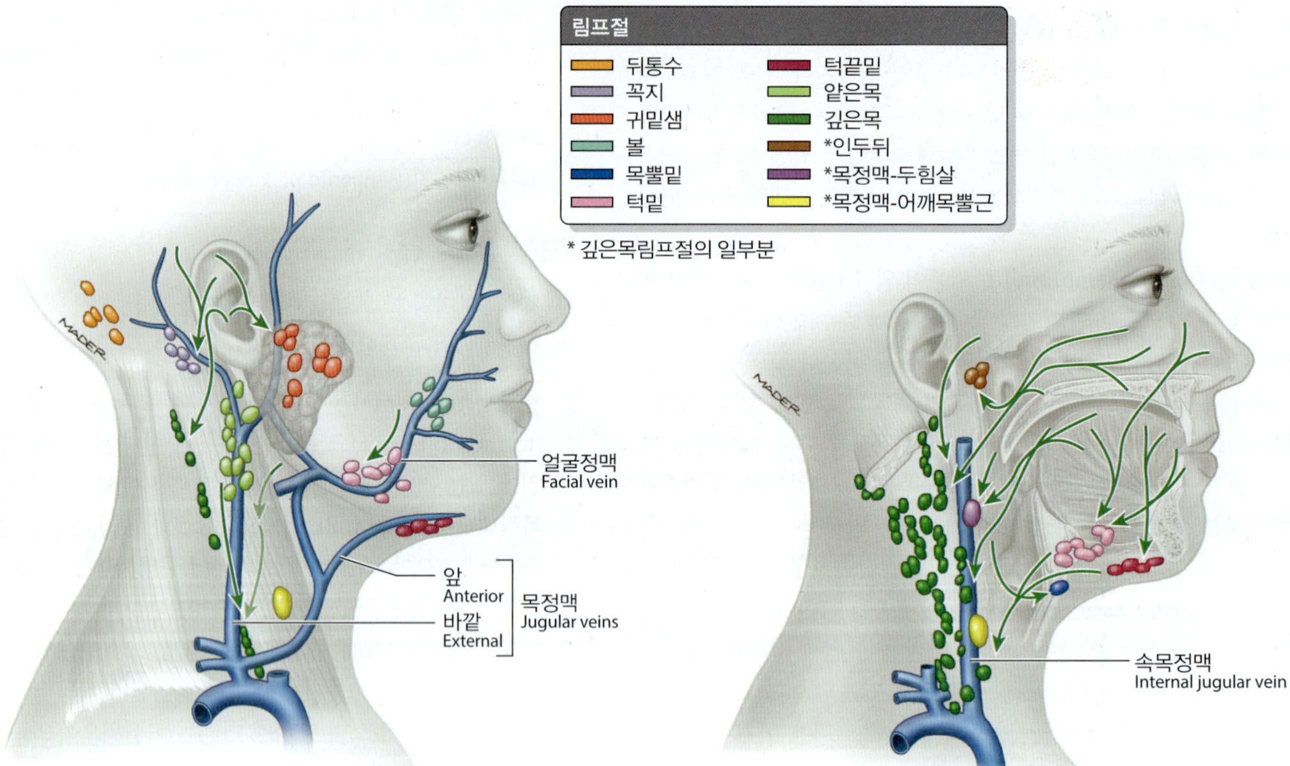

(B) **가쪽 모습**

그림 8.113. 얼굴과 머리의 림프배출. A. 얼굴해부. 뒤귓바퀴동 · 정맥과 얕은관자동 · 정맥 그리고 큰귓바퀴신경과 귓바퀴관자신경이 바깥귀의 혈액순환과 신경분포를 담당한다. **B.** 림프배출. 귀밑샘림프절과 꼭지림프절 및 얕은목림프절로 거두어지고 이들 모두는 깊은목림프절로 배출된다.

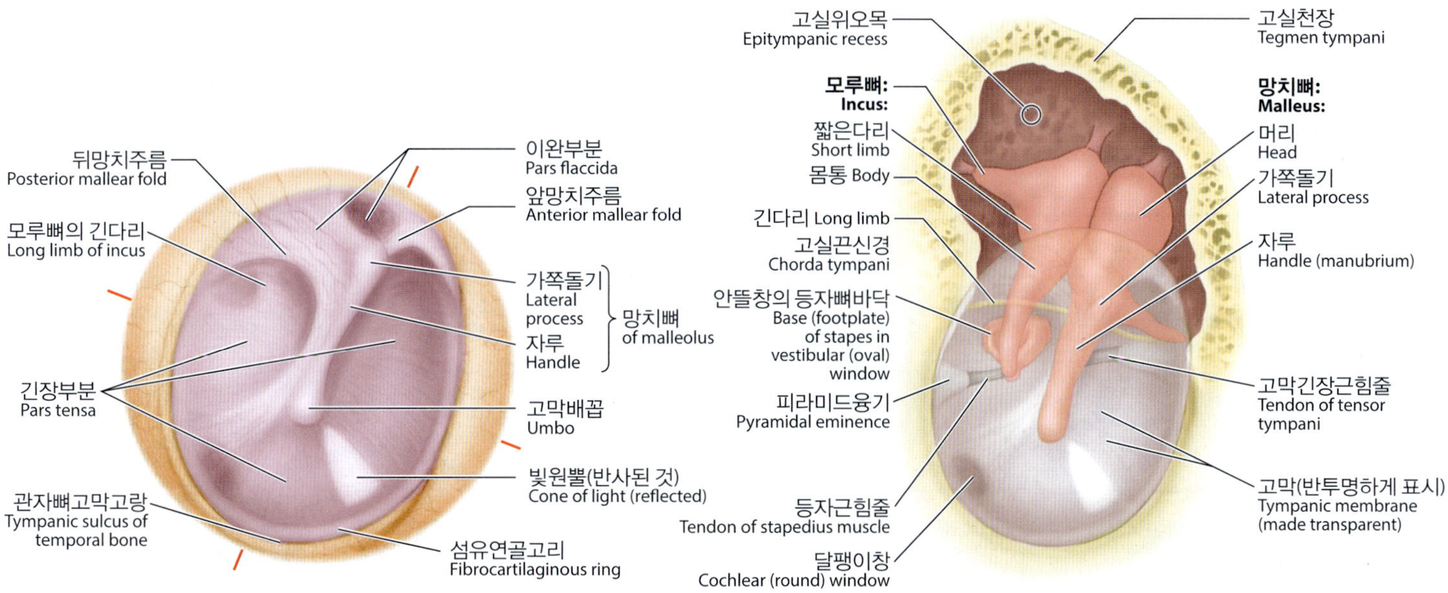

(A) 가쪽 모습 **(B) 가쪽 모습**

그림 8.114. 고막과 고실의 가쪽 모습. A. 귀보개를 통해 본 오른쪽고막을 보여준다. *빛원뿔*은 귀보개에서 나간 빛이 반사된 것이다. **B.** 고막을 불투명하게 처리하고 고실위오목의 가쪽벽을 제거하여 제 위치의 귓속뼈가 보이게 하였다.

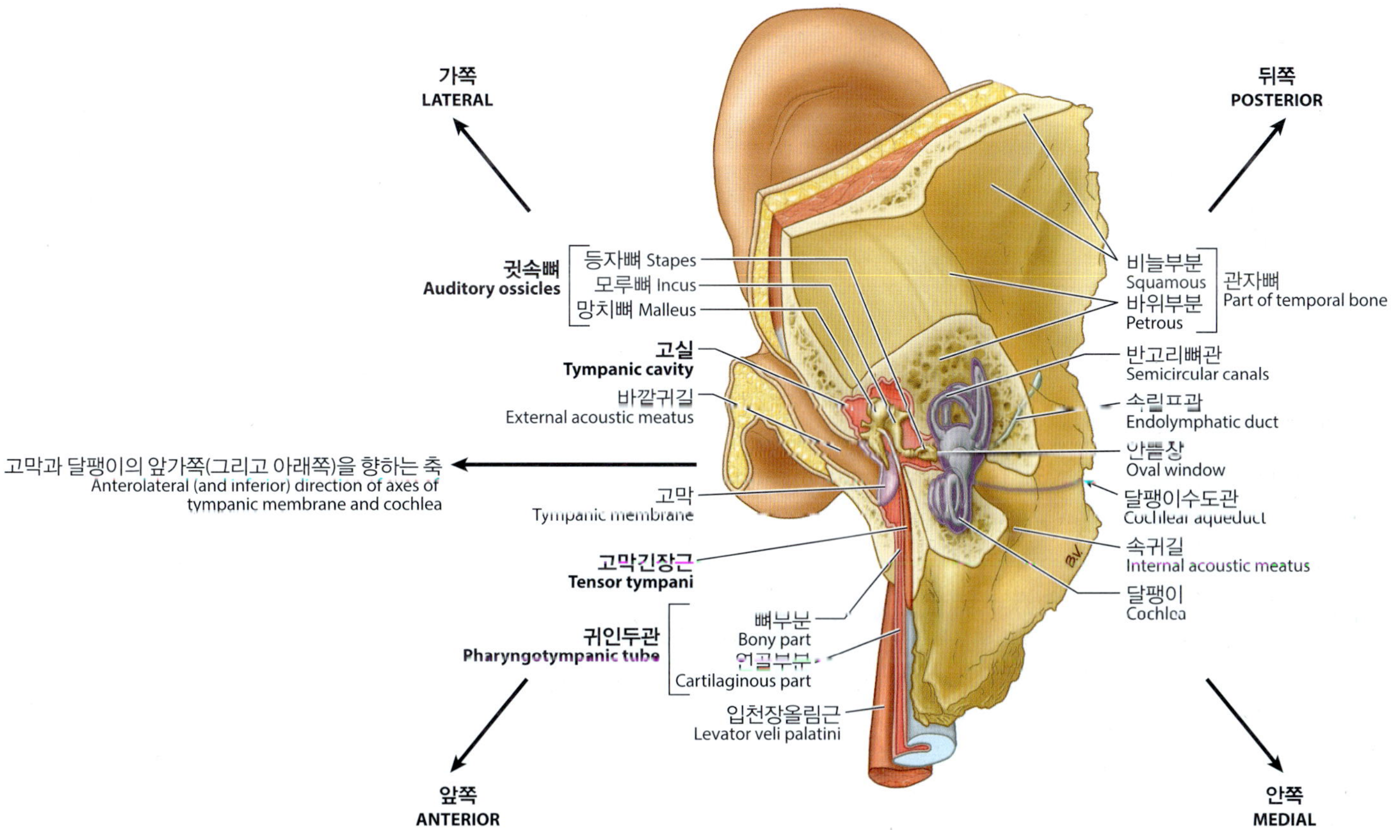

(A) 위안쪽 모습

그림 8.115. 귀의 전체 구조와 방향. A. 원위치의 귀를 전체적으로 보여주는 그림. 바깥귀길은 가쪽에서 안쪽으로 달린다. 고막의 축과 달팽이가 감기는 축은 가쪽으로 진행할수록 아래쪽, 앞쪽 방향을 향해 달린다. 뼈미로와 막미로, 귀인두관의 장축 그리고 서로 평행한 고막긴장근과 입천장올림근은 고막과 달팽이의 축에 수직으로 놓여 있다(즉, 이들은 안쪽으로 진행할수록 아래쪽, 앞쪽으로 달린다).

8

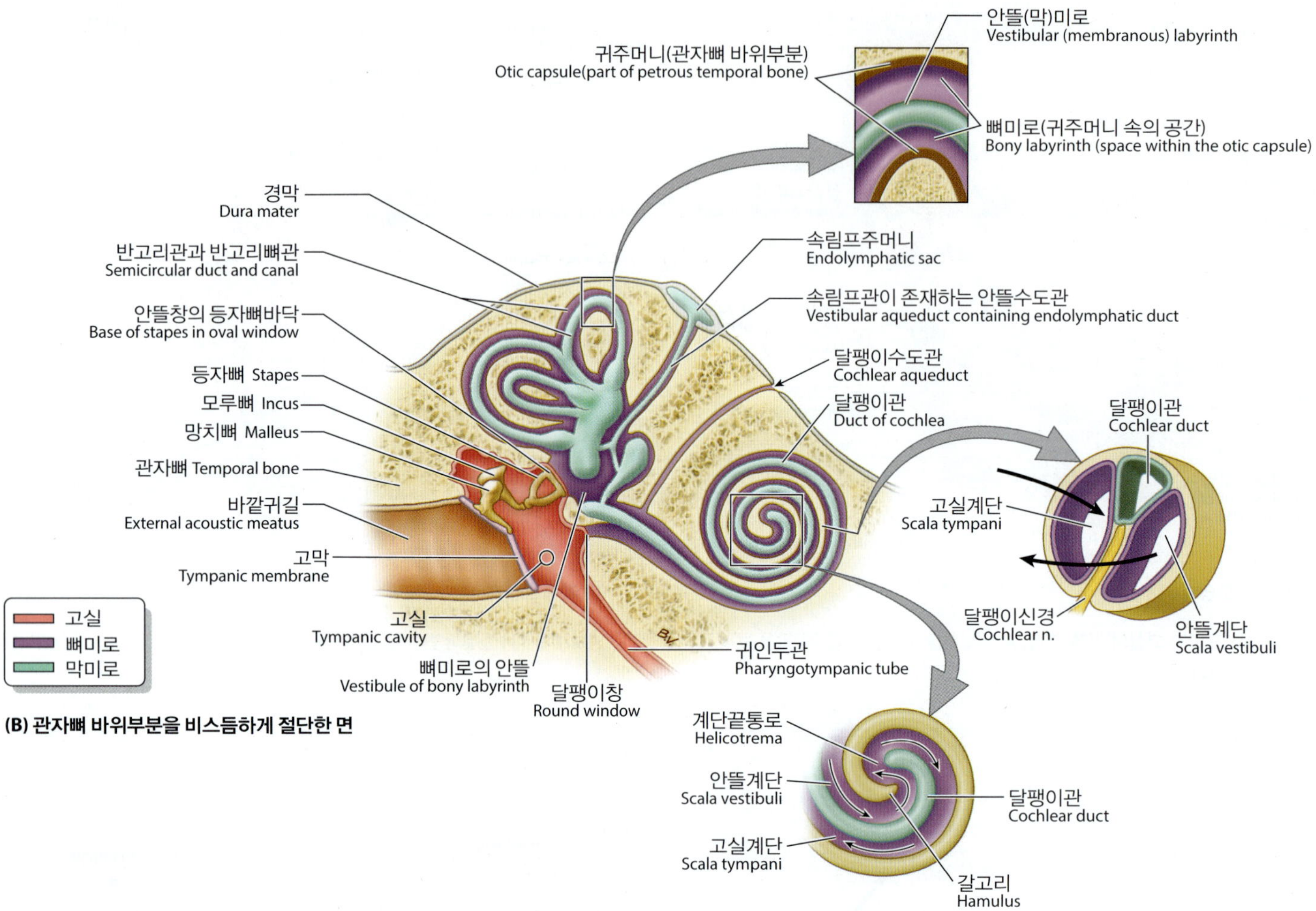

그림 8.115. (계속) B. 가운데귀와 속귀를 보여준다. 가운데귀는 고막과 속귀 사이에 놓여 있다. 세 개의 귓속뼈는 고실의 가쪽벽에서부터 안쪽벽까지 뻗어 있다. 귀인두관은 고실의 앞벽과 코인두의 가쪽벽 사이를 연결한다. 속귀는 막으로 된 관과 팽대부로 구성되는 밀폐된 계통, 즉 막미로이다. 막미로는 속림프(*파란색*)로 불리는 체액으로 차 있고 이 주변을 바깥림프(*보라색*)가 감싸고 있다.

은 꼭지방어귀의 안쪽에서 뒤쪽 벽과 꼭지방 사이로 내려간다.

6. **목동맥벽(carotid wall**, 앞벽)은 고실을 목동맥관(carotid canal)과 분리한다. 이 벽의 위쪽에는 **귀인두관(pharyngotympanic tube)**과 **고막긴장근관(canal for tensor tympani)**이 있다.
7. **꼭지방(mastoid antrum)**은 관자뼈의 꼭지돌기 속에 있는 공간이다(그림 8.116A). 꼭지방도 고실처럼 관자뼈 얇은 판인 **고실천장(tegmen tympani)**에 의해 중간머리뼈우묵과 분리된다. 이것은 고실의 천장벽을 형성하며, 또한 중간머리뼈우묵 가쪽부분의 바닥에 해당한다. 꼭지벌집(mastoid cell)은 꼭지방 속으로 개구한다. 꼭지방(antrum)과 꼭지벌집은 가운데귀를 덮는 점막이 연속하여 덮고 있다. 꼭지방의 앞아래 방향으로 얼굴신경관이 지나간다.

귀인두관(pharyngotympanic tube)

귀인두관(pharyngotympanic tube, auditory tube)은 고실과 코인두를 연결하며 코인두는 아래콧길 뒷부분에 개구한다(그림 8.115). 관의 뒤가쪽 1/3은 뼈로 구성되고 나머지 부분은 연골로 구성된다. 귀인두관은 점막으로 덮여 있고 이것은 앞뒤의 코인두와 고실로 연속된다.

귀인두관의 기능은 대기압과 가운데귀 안의 압력을 같게 만들어 고막이 자유롭게 움직이게 한다. 고실 속으로 공기가 드나들게 하여 고막 안팎으로 걸리는 압력의 균형을 잡는다. 연골로 된 관의 벽은 평상시에 맞붙어 있는 상태이기 때문에 능동적으로 열어야 한다. 입천장올림근(*levator veli palatini* muscle)이 수축하면 힘살이 굵어져서 귀인두관의 한쪽 벽을 누르고, 입천장긴장근(*tensor veli palatini* muscle)이 반대쪽 벽을 당겨 이 관이 열린다. 이 근육들은 물렁입천장의 근육이기 때문에 하품을 하거나 음식물을 삼킬 때에 동시에 고막에 걸리는 압력을 같게 해주는 작용이 일어난다.

귀인두관의 동맥은 바깥목동맥의 가지인 오름인두동맥과 위턱동맥의 가지인 중간뇌막동맥 및 날개관동맥이다(그림 8.117; 표 8.12).

귀인두관의 정맥은 날개근정맥얼기로 배출된다. **림프배출(lymp-**

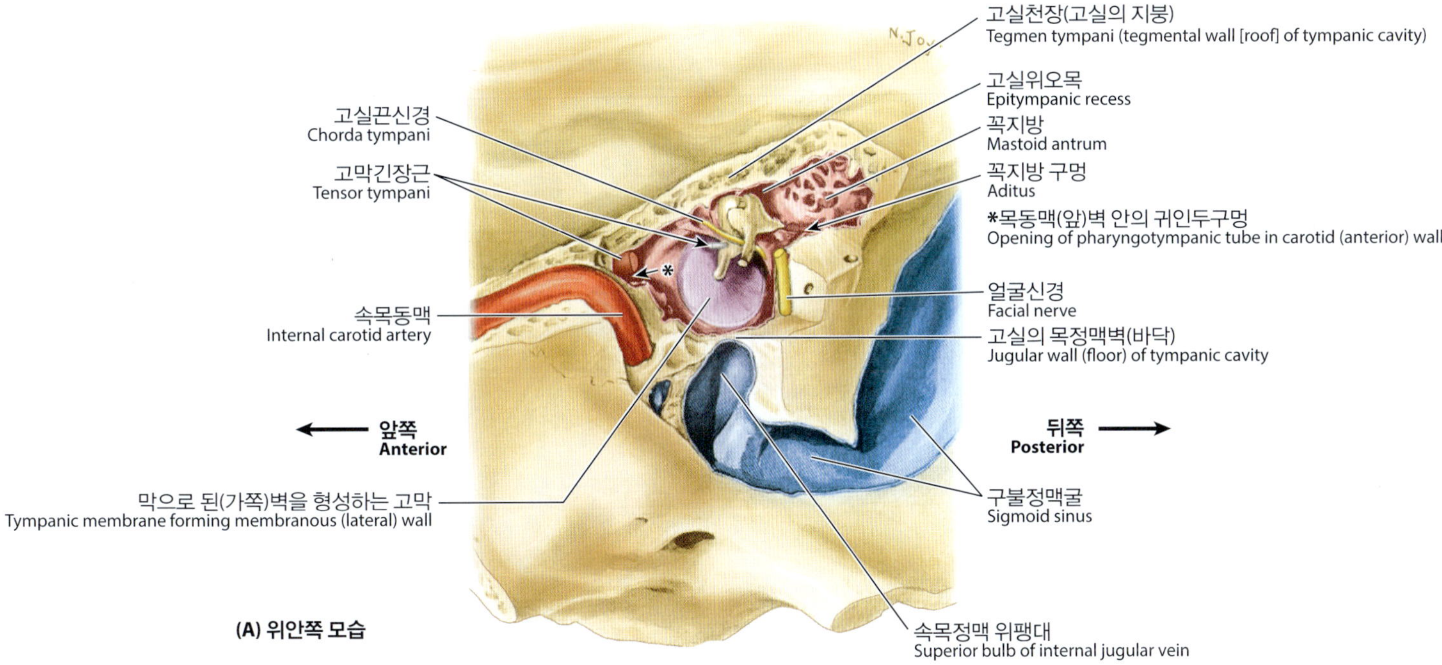

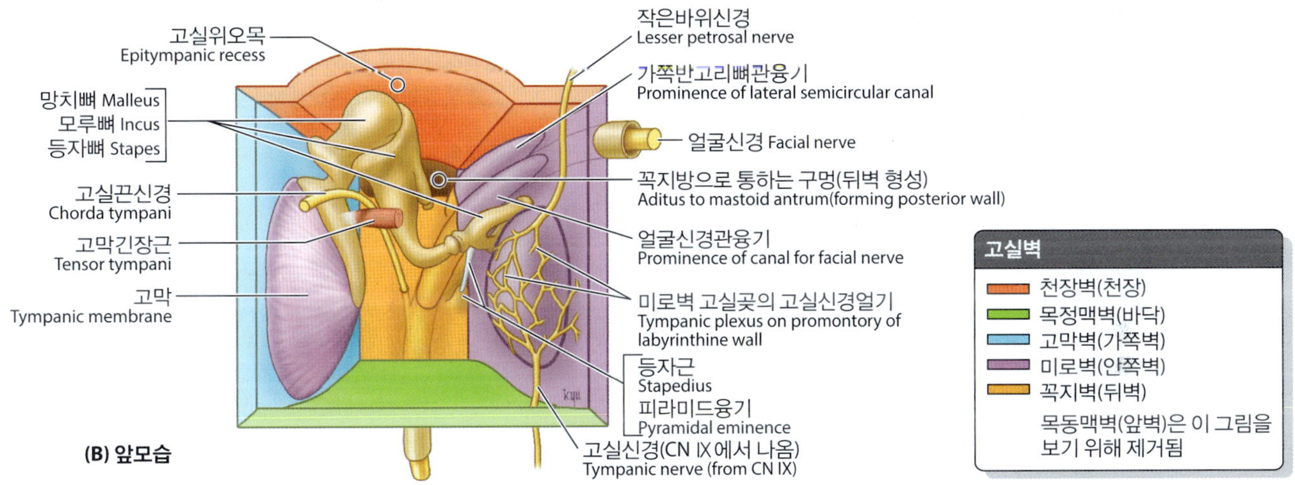

그림 8.116. 고실의 벽. A. 안쪽면을 해부함. *고실*의 지붕과 꼭지방을 형성하는 *고실천장*은 이 표본에서 상당히 두껍게 보이나 대개는 매우 얇다. 속목동맥은 앞벽에 주로 위치하고 속목정맥은 바닥에, 그리고 얼굴신경(CN VII)은 뒤벽에 위치한다. 고실끈신경은 망치뼈와 모루뼈 사이를 지난다. **B.** 그림 속의 가운데귀에서는 고실의 목동맥(앞)벽이 제거되었다. 고막은 막으로 된(가쪽) 벽의 대부분을 형성한다. 위쪽으로는 고실위오목이 있으며 그 속에 망치뼈와 모루뼈의 대부분이 놓여 있다. 고실신경얼기의 가지들은 가운데귀와 귀인두관 주변에 있는 점막의 신경분포를 담당한다. 특히 작은바위신경은 부교감신경 신경절이전섬유를 귀신경절에 전달해 귀밑샘의 분비를 촉진한다.

hatic drainage)은 깊은목림프절로 거두어진다(그림 8.113B).

귀인두관의 신경(nerves of the pharyngotympanic tube)은 혀인두신경(CN IX)의 섬유로 구성된 **고실신경얼기**(*tympanic plexus*; 그림 8.116B)에서 기시한다. 관의 앞쪽에는 날개입천장신경절에서 오는 신경섬유도 받는다(그림 8.108A 참조).

귓속뼈(auditory ossicles)

귓속뼈(auditory ossicles, 이소골)는 고막에서부터 **안뜰창(oval window**; 라틴어로 *fenestra vestibuli*)까지 고실을 가로지르는 작은 뼈들로서 움직이는 사슬을 형성한다. 안뜰창은 고실 미로벽에 위치한 타원형의 구멍으로서 **뼈미로 안뜰**(*vestibule of bony labyrinth*)에 열린다(그림 8.115B, 8.118A). 귓속뼈는 발생기에 가장 먼저 뼈되기(ossification)가 시작되어 태어날 때 이미 완성되어 있다. 처음 만들어질 때부터 예외적으로 단단하다. 귓속뼈는 고실의 점막으로 덮여 있지만 다른 뼈와는 달리 뼈모세포로 구성된 뼈형성뼈막(osteogenic periosteum)은 없다.

망치뼈(Malleus). **망치뼈**(추골; 라틴어로 hammer)는 고막에 부착되어 있다. **망치뼈머리(head of the malleus)**는 둥글고 고실위오

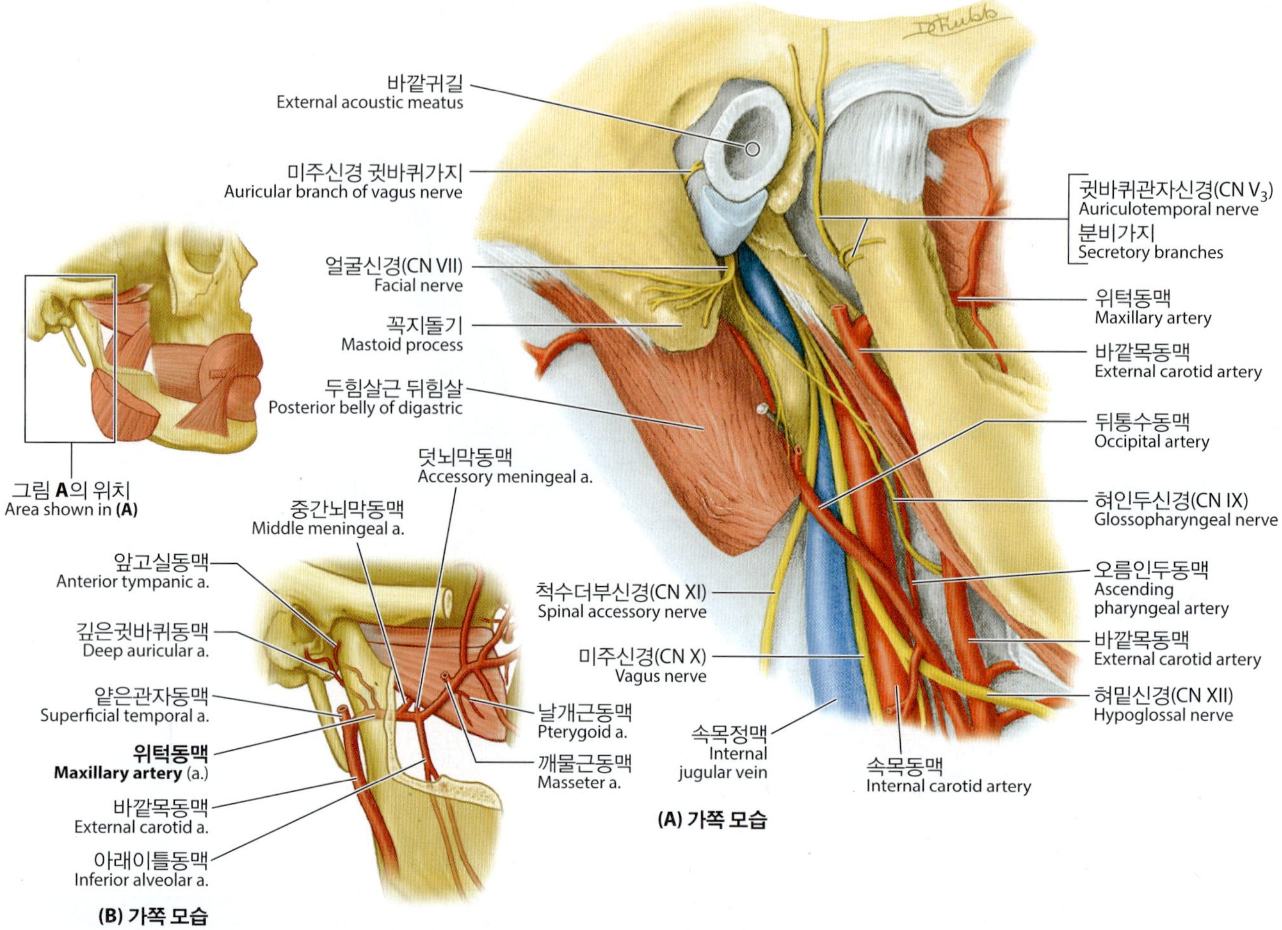

그림 8.117. 바깥귀와 가운데귀 주변의 신경혈관구조. A. 귀밑샘보다 깊게 해부한 그림으로서 얼굴신경(CN VII), 두힘살근의 뒤힘살 및 이 근육으로 가는 신경이 뒤당김 되었다. 깊게 위치한 오름인두동맥은 바깥목동맥에서 안쪽으로 분지하는 유일한 가지이다. 이 동맥은 머리안으로 종말가지인 뇌막가지(뒤뇌막동맥)를 보내기 전에 인두, 목구멍편도, 귀인두관 그리고 고실의 안쪽벽에 혈액을 공급한다. **B.** 위턱동맥과 그 가지들. 첫째부분(아래턱)에서 나오는 가지들은 바깥귀길과 고막에 혈액을 공급한다. 중간뇌막동맥은 뇌막동맥구멍을 통해 머리뼈로 들어가기 전에 인두관에 가지를 보낸다.

목에 위치한다(그림 8.118B). **망치뼈목(neck of the malleus)**은 고막의 이완부분에 맞서 있으며 **자루(handle of the malleus)**는 고막 속에 파묻혀 있고 자루의 끝은 고막배꼽(umbo)에 위치한다. 때문에 망치뼈는 고막과 함께 움직인다. 머리는 모루뼈와 관절하고, 고막긴장근의 힘줄은 목 가까이 망치뼈의 자루에 닿는다. **고실끈신경**은 망치뼈목의 안쪽면을 가로지른다. 망치뼈는 고막에 부착된 긴 두 개의 돌기와 자루가 있어 지렛대(lever) 역할을 한다.

모루뼈(Incus). **모루뼈**(**침골**; 라틴어로 anvil)는 망치뼈와 등자뼈 사이에 위치하여 이들과 관절한다. 모루뼈는 **몸통(body)**과 2개의 다리(limb)로 구성된다. 모루뼈의 몸통(body)은 고실위오목에 위치하여(그림 8.118A) 이곳에서 망치뼈의 머리와 관절한다(그림 8.118C). **긴다리(long limb)**는 망치뼈의 자루과 평형하게 있으며 안쪽 끝에 돌출된 **렌즈돌기(lenticular process)**가 등자뼈와 관절한다. **짧은다리(short limb)**는 인대에 의하여 고실의 뒤벽에 연결된다.

등자뼈(Stapes). **등자뼈**(**등골**; 라틴어로 stirrup)는 가장 작은 귓속뼈로 머리, 2개의 다리(crura)와 바닥으로 구성된다(그림 8.118D). 가쪽을 향하는 등자뼈의 머리(head)는 모루뼈와 관절한다(그림 8.118A). **바닥(base**, footplate)은 그 모양과 크기가 고실 안쪽벽에 있는 **안뜰창**에 딱 맞게 되어 있다. 난원형의 바닥은 안뜰창의 모서리에 부착한다. 이것은 고막에 비해 상당히 작은 크기이다. 그 결과 등자뼈가 진동하는 힘은 고막보다 10배 정도 증가한다. 즉 귓속뼈는 진동력(vibratory force)은 증가시키나 고막에서 전달하는 진폭(vibratory amplitude)은 감소시킨다(그림 8.122 참조).

귓속뼈와 관련된 근육(Muscles Associated with Auditory Ossicles). 2개의 근육이 귓속뼈의 운동을 완충하거나 저항한다. 그 중 한 근육은 고막의 운동(진동)도 완충시킨다. **고막긴장근(tensor tympani muscle)**은 짧은 근육으로서, 귀인두관 연골부분의 윗면, 나비뼈큰날개 및 관자뼈 바위부분에서 일어나서(그림 8.115A, 8.116) 망치뼈자루에 닿는다. 고막긴장근이 자루를 안쪽으로 잡아당겨 고막을 긴장시키고 고막 진동폭(amplitude of oscillation)을 줄인다. 이런

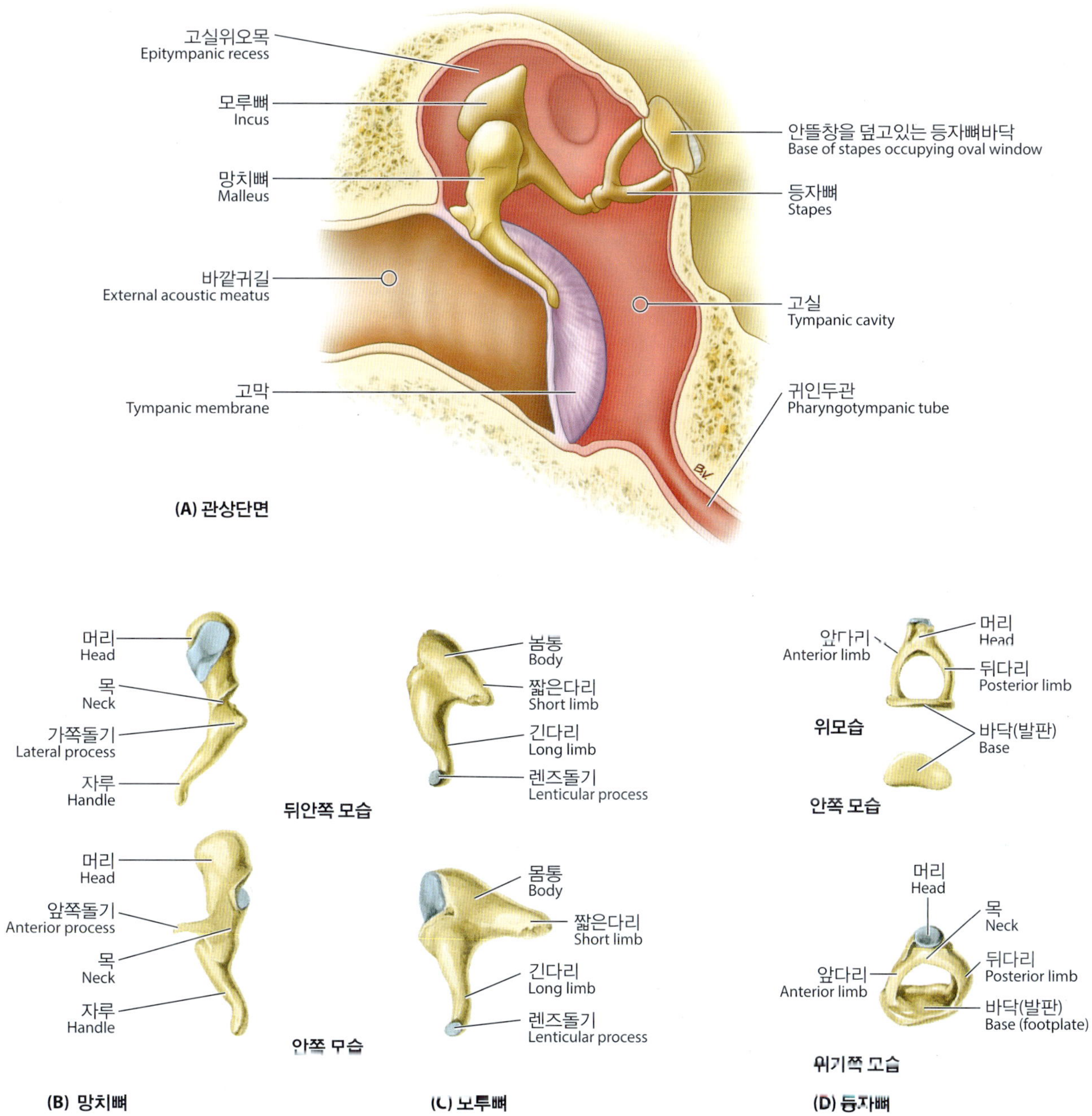

그림 8.118. 귓속뼈. A. 원래 위치의 귓속뼈 **B~D.** 분리된 귓속뼈

작용은 큰소리에 노출되었을 경우 속귀의 손상을 방지한다. 고막긴장근은 아래턱신경(CN V_3)이 지배한다.

등자근(stapedius muscle)은 가장 작은 뼈대근육이다. 이 근육은 고실뒤벽에 위치한 속이 빈 원뿔 모양을 한 **피라미드융기(pyramidal eminence**, pyramid) 속에 있다(그림 8.114B, 116B). 근육의 힘줄은 융기꼭지(eminence apex)의 바늘같이 작은 구멍에서 일어나서 고실로 들어와 등자뼈의 목에 닿는다. 등자근은 등자뼈를 뒤로 잡아당기고 **안뜰창** 속에 위치한 바닥을 기울여 등자둘레인대(anular ligament)를 긴장시킨다. 그 결과로 진동범위(oscillatory range)가 감소하여 등자뼈의 과도한 운동을 방지하게 된다. 등자근의 지배신경은 얼굴신경(CN VII)에서 온다.

속귀(Internal Ear)

속귀(internal ear, 내이)에는 소리를 감지하고 평형을 유지하는 데 관여하는 **안뜰달팽이기관(평형청각기관, vestibulocochlear organ)**이 존재한다. 관자뼈바위부분에 묻혀 있는(그림 8.115, 8.119A) 속귀는 막미로의 주머니와 관으로 구성된다. 속림프(*endolymph*)로 채

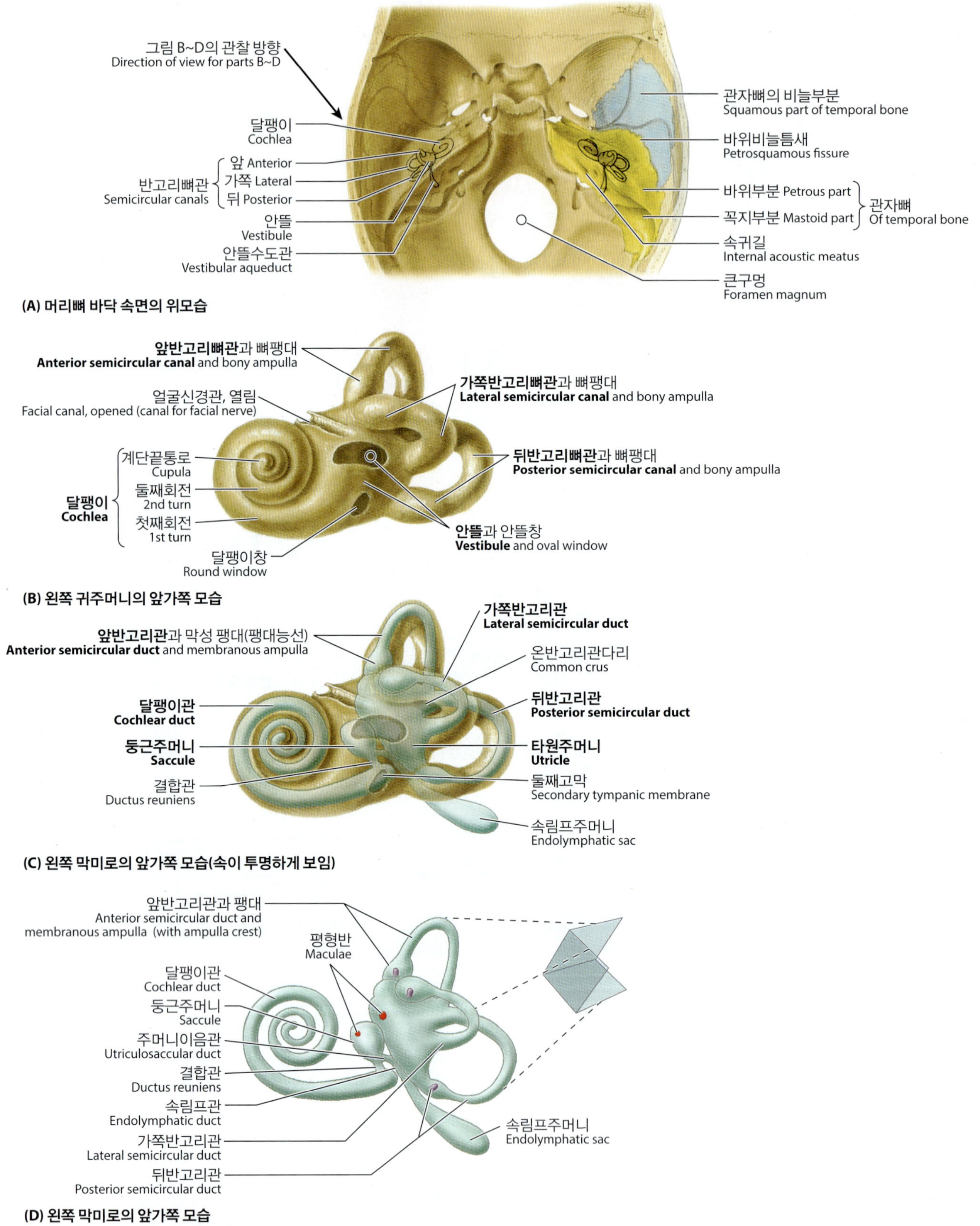

그림 8.119. 속귀 안의 뼈미로와 막미로. A. 머리뼈 바닥을 보여주는 이 그림에서 관자뼈와 뼈미로의 위치를 확인할 수 있다. **B.** 관자뼈 바위부분에서 파낸 뼈미로의 벽. **C.** 바깥림프로 채워져 있는 뼈미로와 막미로를 같은 방향에서 본 그림. **D.** 뼈미로를 제거한 뒤에 나타나는 막미로는 관과 방으로 이루어진 밀폐된 계통이다. 그 속은 속림프가 차 있고 자체는 바깥림프에 담겨져 있다. 이것은 세 부분으로 나누어진다: 달팽이를 차지하고 있는 달팽이관, 안뜰을 차지하고 있는 둥근주머니와 타원주머니, 반고리뼈관을 차지하고 있는 세 개의 반고리관. 타원주머니는 주머니이음관을 통해 둥근주머니와 서로 교통한다. 가쪽반고리관은 수평면상에 놓이는데 그림에서 보는 것보다 더 수평하다.

워져 있는 막미로(*membranous labyrinth*)는, 바깥림프(perilymph)로 채워져 있는 **뼈미로**(*bony labyrinth*) 속에 떠 있는데 섬세한 잔섬유(거미막밑공간의 거미막 잔섬유와 유사)와 튼튼한 나선인대(spiral ligament)에 의해 매달려 있다. 이들 액체는 평형감각과 청각을 담당하는 종말기관(end organ)을 자극하는 데 관여한다.

뼈미로(bony labyrinth)

뼈미로(bony labyrinth, 골성 미로)는 관자뼈바위부분의 귀주머니 속에 있는 공간(달팽이, 안뜰 및 반고리뼈관)이다(그림 8.115A, 8.119B). **귀주머니(otic capsule)**는 뼈로 구성되는데, 이 뼈는 관자뼈바위부분의 나머지 부분 보다 더 단단하기 때문에 치과 드릴을 이용하여 분리할 수 있다. 귀주머니를 흔히 뼈미로로 오해하는데, **뼈미로는 액체로 차 있는 공간**(*fluid-filled space*)이고 귀주머니는 그 주위를 감싸는 것이다. 귀주머니의 본(cast of otic capsule)을 뜨고 주변의 뼈를 제거하면 뼈미로의 정확한 모양을 볼 수 있다.

달팽이(Cochlea). 달팽이(와우)는 조가비 모양으로 생긴 뼈미로의 한 부분(그림 8.119C)으로서 **달팽이관(cochlear duct)**을 포함하며, 청각을 담당하는 속귀의 일부이다. 달팽이의 **달팽이나선관(spiral canal of cochlea)**은 안뜰에서 시작하여 고깔 모양의 해면뼈로 된 **달팽이축(와우축, modiolus)**을 중심으로 2.5바퀴 회전한다(그림 8.120). 이 축에는 혈관과 달팽이신경이 지나가는 관들이 있다. 고깔 모양 축의 꼭대기는 고막의 축과 마찬가지로 가쪽 및 아래앞쪽을 향한다. 달팽이가 크게 바닥회전(basal turn)을 하면서 고실의 미로벽에 고실곶(*promontory of labyrinthine wall*)을 형성한다(그림 8.116B). 이 바닥회전에서 뼈미로는 **달팽이수도관(cochlear aqueduct)**을 통해 목정맥구멍 위에 위치한 거미막밑공간과 교통한다(그림 8.115B). 또한 이곳에는 특징적으로 **둘째고막(secondary tympanic membrane)**으로 막혀 있는 **달팽이창(round window**; 라틴어로 *fenestra cochleae*)이 존재한다(그림 8.119B, C).

뼈미로의 안뜰(Vestibule of Bony Labyrinth). **뼈미로의 안뜰**은 작은 타원형 방(길이 5 mm 정도)인데, **타원주머니(utricle)**와 **둥근주머니(saccule)**를 포함하는 평형기관의 한 부분(안뜰미로, vestibular labyrinth)이다(그림 8.119C). 안뜰의 가쪽벽에는 등자뼈 바닥이 결합하는 안뜰창이 있다. 안뜰은 앞쪽으로는 뼈로 된 달팽이와, 뒤쪽으로는 반고리뼈관과, **안뜰수도관(vestibular aqueduct)**을 통해서는 뒤머리뼈우묵과 연속된다(그림 8.115B). 안뜰수도관은 관자뼈바위부분의 뒷면으로 뻗어가서 속귀길 아래가쪽에서 열린다(그림 8.119A). 안뜰수도관에는 속림프관(endolymphatic duct)(그림 8.115B, 8.119D)과 2개의 작은 혈관이 지나간다.

반고리뼈관(Semicircular Canals). **앞 · 뒤 · 가쪽반고리뼈관(골반규관)**은 뼈미로의 안뜰과 교통한다(그림 8.119B). 이들은 안뜰의 뒤위쪽에 위치하면서 안뜰 속으로 열린다. 반고리뼈관은 서로 직각을 이루며 공간적으로 3면을 차지한다. 각각의 반고리뼈관은 원의 2/3 정도이며, 반고리뼈관 **팽대(bony ampulla)**로 불리는 팽창된 끝부분을 제외하고는 그 지름이 1.5 mm 정도이다. 앞관과 뒤관이 1개의 다리(limb)를 공통으로 가지므로 안뜰 안에는 5개의 구멍만 존재한다. 반고리뼈관 속에 **반고리관**(*semicircular duct*)이 들어 있다(그림 8.119C, D).

막미로(membranous labyrinth)

막미로는 뼈미로 속에 매달려 있는 서로 연결된 주머니(sac)와 관(duct)으로 구성된다(그림 8.119C). 이 속에는 세포내액(intracellular fluid)의 조성과 유사한 묽은 액체인 **속림프(endolymph)**가 차 있으며 이는 주변에 있는 **바깥림프(perilymph**; 세포외액과 유사)와 조성이 다르다. 이 바깥림프는 뼈미로 속에서 나머지 부분을 채우고 있다. 막미로는 두 개의 기능적 구조로 되어 있다. 즉, (1) 안뜰미로 (2) 달팽이미로로 이루어져 있고 뼈미로보다 더 많은 구성 성분을 갖고 있다.

1. **안뜰미로(vestibular labyrinth)**: 평형감각과 관계
   - 타원주머니(utricle)와 둥근주머니(saccule): 서로 교통하는 2개의 작은 주머니로서 뼈미로의 안뜰 속에 위치
   - 주머니이음관(utriculosaccular duct): 타원주머니와 둥근주머니 연결
   - 세 반고리관(semicircular duct): 반고리뼈관(semicircular
   - canal) 속에 위치
   - 속림프관(endolymphatic duct): 속림프주머니(endolymphatic sac)로 끝남
2. **달팽이미로(cochlear labyrinth)**: 청각과 관계, 나선형 뼈인 달팽이(cochlea) 속에 달팽이관(cochlear duct)이 위치

막미로의 2개 구조는 둥근주머니와 달팽이관을 연결하는 **결합관 (ductus reuniens)**에 의해 연결된다.

반고리관(semicircular ducts)은 5개의 구멍을 통해 타원주머니(utricle) 속으로 열린다. 이는 그 바깥을 싸는 반고리뼈관이 뼈미로의 안뜰 속으로 열리는 양상과 같다. 타원주머니는 **속림프관**(*endolymphatic duct*)이 기시하는 **주머니이음관(utriculosaccular duct)**을 통해 둥근주머니와 교통한다(그림 8.119D).

타원주머니와 둥근주머니에는 **평형반(macula)**이라는 특별한 감각상피 구역이 있다. **타원주머니평형반(macula of utricle**; 라틴어로 *macula utriculi*)은 타원주머니의 바닥 속에 위치하고 머리뼈의 바닥과 평행하다. **둥근주머니평형반(macula of saccule**; 라틴어로 *macula sacculi*)은 둥근주머니의 안쪽벽에 세로로 위치한다. 평형반은 중력과 선형가속 및 감속에 민감하다. **평형반 털세포(hair cells in the maculae)**에는 속귀신경(vestibulocochlear nerve)의 **안뜰신경(vestibular nerve)**이 분포한다. 털세포는 기계수용기(mechanoreceptor)로서, 감각성 털 또는 부동섬모가 굽혀지면서 자극된다. 일차 감각신경세포체는 속귀길에 위치하는 **안뜰신경절(vestibular ganglia)**에

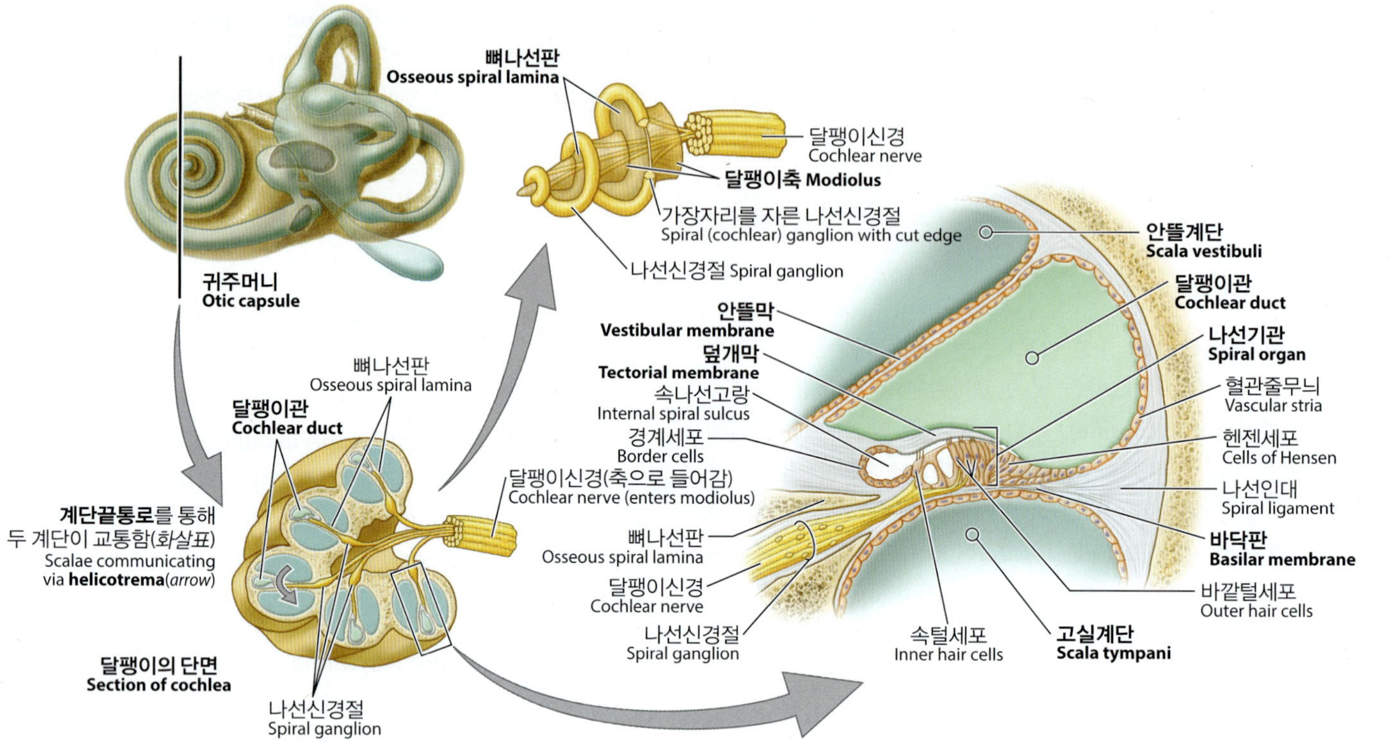

그림 8.120. 달팽이의 구조. 달팽이가 회전하는 축을 따라 달팽이를 절단하였다(*절단선* 참조). 달팽이의 회전부위를 반을 제거하고 축의 주위를 회전하는 나삿니(screw thread)처럼 생긴 나선판만 남겼다. 원뿔 모양의, 달팽이의 뼈 중심인 달팽이축(modiolus)이 보이게 하였다. 직사각형 안에 포함된 구조물을 자세히 볼 수 있도록 확대하였다.

있다(그림 8.121).

속림프관(*endolymphatic duct*)은 안뜰수도관(*vestibular aqueduct*)(그림 8.115B) 속을 지나 뒤머리뼈우묵의 뼈를 통과해서 열리는데, 이곳에서 **속림프주머니(endolymphatic sac)**라고 불리는 끝이 막힌 주머니로 확장된다(그림 8.115B, 8.119C, 8.121). 속림프주머니는 관자뼈바위부분의 뒷면을 덮는 경막 밑에 위치한다. 이 주머니는 속림프가 과량으로 만들어질 경우를 대비한 저장 창고의 역할을 한다. 속림프는 막미로의 모세혈관에서 생성된다.

나선인대(spiral ligament)는 달팽이뼈관의 뼈막층(periosteal lining of cochlear canal)이 나선형으로 두꺼워진 것으로서 달팽이관(*cochlear duct*)을 달팽이나선관(spiral canal of cochlear)에 고정시킨다(그림 8.120). 안뜰미로는 바깥림프 안을 가로지르는 미세섬유에 의해 고정된다.

반고리관(Semicircular Ducts). 각 반고리관의 한 쪽 끝에는 **팽**

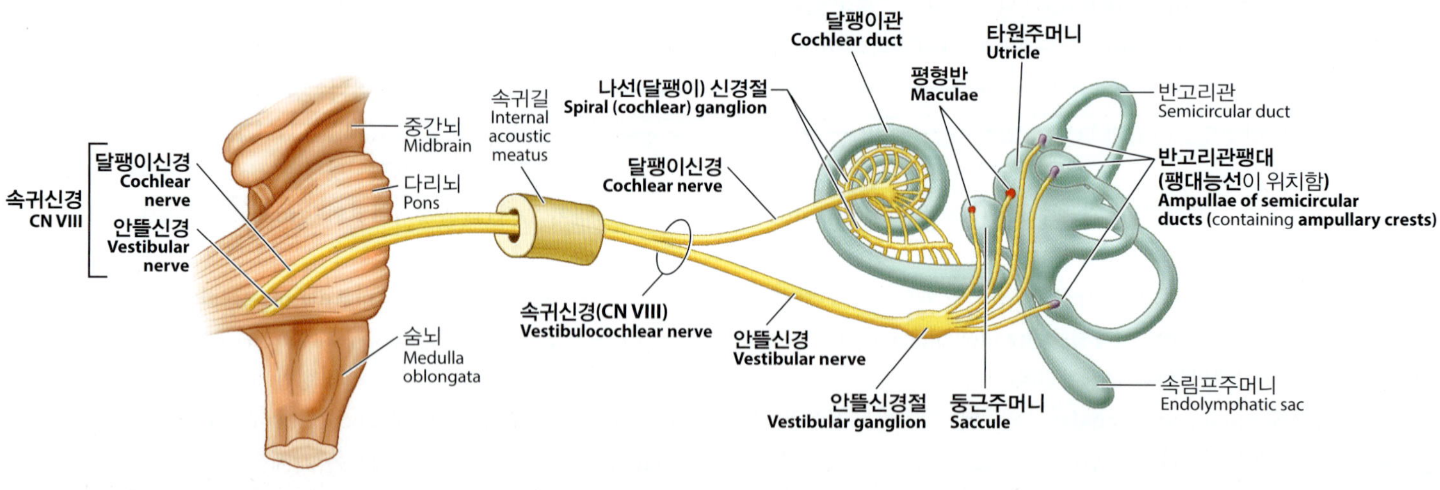

그림 8.121. 속귀신경. CN VIII는 두 부분으로 구성된다: 달팽이신경(청각신경)과 안뜰신경(평형신경). 이 두 부분을 구성하는 감각신경섬유의 세포체는 달팽이신경절과 안뜰신경절에 위치한다.

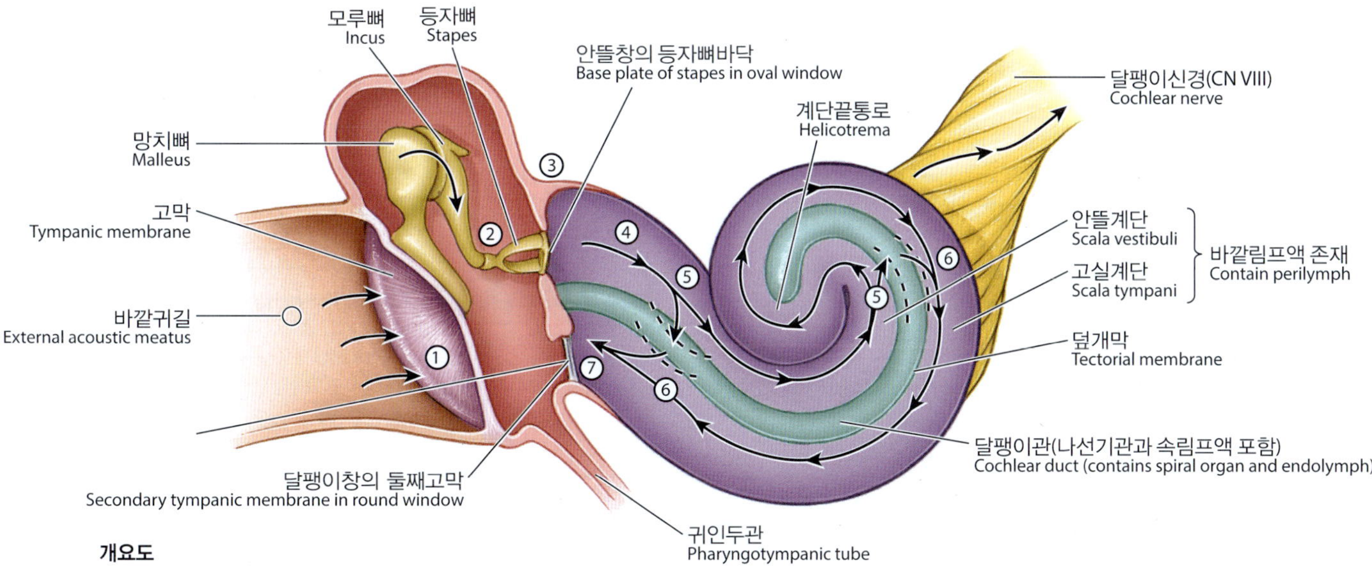

그림 8.122. 귀를 통한 음파의 전달. 소리자극이 귀로 전달되는 과정을 보이기 위해 달팽이는 한 번 회전한 것처럼 단순화하였다. *1*, 바깥귀길로 들어간 음파는 고막을 움직여 진동시킴 *2*, 고막에서 시작된 진동은 가운데귀의 귓속뼈와 그 사이의 관절운동을 통해 전달된다. *3*, 등자뼈바닥이 진동하여 안뜰창의 진동력은 증가시키고 진동폭은 감소시킨다. *4*, 등자뼈바닥의 진동은 안뜰계단 바깥림프액의 수압진동을 일으킨다. *5*, 안뜰계단의 수압진동은 달팽이관 바닥막을 변형시킨다. 짧은 파동은 안뜰창 가까이의, 긴파동은 보다 먼쪽, 즉 달팽이 꼭대기의 계단끝통로 가까이의 변형을 야기한다, 바닥판이 변형되면 나선기관 털세포를 굽힌다. 신경전달물질이 분비되어 달팽이신경에서 뇌로 운동전위가 나타나도록 자극한다. *6*, 진동은 달팽이관을 가로질러 고실계단의 바깥림프로 전달된다. *7*, 바깥림프의 압력파동은 달팽이창의 둘째고막에 의해 고실의 공기 중으로 소멸된다.

대(ampulla)가 있고 그 속에 **팽대능선(ampullary crest**; 라틴어로 *crista ampullari*)이라는 감각영역이 있다(그림 8.121). 머리가 회전하면 이 능선이 팽대 속 속림프의 운동을 감지한다. **능선의 털세포(hair cells of the crest)**는 평형반의 털세포와 마찬가지로 일차감각 신경세포를 자극한다. 그 세포체는 안뜰신경절에 있다.

달팽이관(Cochlear Duct). **달팽이관(cochlear duct)**은 한쪽 끝이 막힌 나선형관으로 그 단면은 삼각형이다. 이 관은 달팽이뼈관(그림 8.120)의 바깥벽에 있는 나선인대(*spiral ligament*)와 달팽이축(modiolus)에 위치한 **뼈나선판(osseous spiral lamina)** 사이에 단단히 매달리게 된다. 이러한 방식으로 속림프가 든 달팽이관이 달팽이 나선관(spiral canal)의 전장에 걸쳐 연속되면 바깥림프가 든 달팽이 나선관을 2개의 통로로 나눈다. 이 두 통로는 달팽이의 꼭대기에 위치한 반달 모양의 **계단끝통로(helicotrema**, 달팽이구멍)에서 서로 연결된다.

등자뼈바닥이 진동하면 안뜰의 바깥림프에 수압(hydraulic pressure)이 발생하고 그 파동(물결의 움직임)이 안뜰계단(scala vestibuli)으로 전달되어 달팽이 꼭대기(apex)까지 올라간다(그림 8.122). 파동은 이후 계단끝통로를 지나서 **고실계단(scala tympani)**이라는 연속된 통로를 통해 달팽이의 바닥회전부위로 내려간다. 마침내 **둘째고막**(*secondary tympanic membrane*)에 이르러서 수압파동은 다시 진동(vibration)으로 전환된다. 첫째고막에서 받은 에너지는 결국 고실 속의 공기 중으로 소멸되는 것이다.

달팽이관의 지붕은 **안뜰막(vestibular membrane)**이며, 바닥은 달팽이관 일부와 **바닥막(basilar membrane)**과 뼈나선판의 바깥모서리로 되어 있다. 소리를 감지하는 수용기는 바닥판에 위치한 **나선기관(spiral organ of Corti)**이며(그림 8.120), 그 위에 아교 같은 **덮개막(tectorial membrane)**이 얹어져 있다.

나선기관은 털세포를 포함하는데 그 끝은 덮개막 속에 파묻혀 있다. 바깥림프의 수압파동(hydraulic pressure wave)은 달팽이관을 변형시켜 나선기관을 자극하는 것이다. 바깥림프는 달팽이관을 감싸는 안뜰계단과 고실계단 속을 오르내린다. 나선기관 속의 털세포에는 속귀신경(vestibulocochlear nerve, CN VIII)의 **달팽이신경(cochlear nerve)**이 분포한다. 일차 감각신경세포체는 달팽이 나선형판에 위치하는 나선/달팽이신경절(spiral/cochlear ganglia)에 있다.

속귀길(internal acoustic meatus)

속귀길(internal acoustic meatus)은 폭이 좁은 관으로 관자뼈바위부분 속에서 1 cm 정도 가쪽으로 달린다(그림 8.119A). 귀길의 **속귀구멍(internal acoustic meatus opening)**은 이 뼈의 뒤안쪽부분 속에 있으며 바깥귀길과 일직선을 이룬다. 속귀길은 속귀와 속귀길을 나누는 얇은 구멍난 뼈판에 의해 가쪽 끝이 막혀 있다. 얼굴신경(CN VII), 속귀신경(CN VIII)의 두 갈래 및 혈관들은 이 판을 관통해서 지나간다. 속귀신경은 속귀길의 가쪽 끝 근처에서 달팽이신경과 안뜰신경 두 갈래로 나뉜다(그림 8.121).

8

임상적용 CLINICAL BOX

귀(EAR)

바깥귀 손상(External Ear Injury)

외상으로 인한 귓바퀴 속의 출혈은 **귓바퀴 혈종**(*auricular hematoma*)을 일으킬 수 있다. 연골막과 귓바퀴 연골 사이에 국소적으로 피가 모이게 되면 귓바퀴의 윤곽이 변형된다. 혈종이 커지면 연골로 가는 혈액공급에 영향을 주게 된다. 만약 치료(예: 피를 뽑아냄)하지 않을 경우 피부의 섬유화(fibrosis: 섬유조직이 형성됨)가 진행되어 귓바퀴의 변형을 초래한다(예: 양배추 모양 귀; cauliflower ear: 복싱 및 레슬링선수의 귀).

귀보개검사(Otoscopic Examination)

고막을 검사하기 위해서는 바깥귀길을 일직선으로 펴는 것이 우선이다. 성인의 경우 귀둘레를 잡고 뒤·위쪽으로(위로, 밖으로, 뒤로) 잡아당긴다. 이렇게 함으로써 바깥귀길의 굴곡이 감소하게 되어 **귀보개**(이경)를 쉽게 삽입할 수 있다(그림 B8.43A). 유아에서 귀길은 상대적으로 짧기 때문에 고막에 손상을 주지 않도록 더 주의해야 한다. 유아의 귀길은 귓바퀴를 아래·뒤쪽으로 잡아당기면 곧게 펴진다. 이 검사를 통해 귓바퀴와 귀길의 염증이 의심되는 통증에 대한 단서를 발견할 수 있다.

고막은 평상시 반투명한 진주빛의 회색을 띤다(그림 B8.43B). 망치뼈의 자루(handle)는 대개 고막 가운데(배꼽) 근처에서 볼 수 있다. 귀보개에서 빛을 비추는 경우 자루(handle)의 아래쪽 끝에서부터 밝은 빛의 **빛원뿔**(*cone of light*)이 반사되어 나온다. 이 **빛반사**(*light reflex*)는 건강한 귀에서 앞아래 방향을 향한다.

급성 외이도염(Acute Otitis Externa)

급성 외이도염(*otitis externa*)은 바깥귀길에 생긴 염증을 말한다. 흔히 수영을 마친 후 귀 길을 말리지 않거나 귀 물약(ear drop)을 사용한 경우에 발생한다. 귀길을 덮고 있는 피부의 세균감염으로 인해 발생하기도 한다. 환자들은 바깥귀가 가렵고 아프다고 호소한다. 귓바퀴를 잡아당기거나 귀구슬에 압력을 가하면 통증이 증가한다.

중이염(Otitis Media)

귀가 아프고 고막이 붉게 부어오르는 경우는 가운데귀 속에 고름이나 체액이 존재함을 뜻하며 **중이염**의 증상이다(그림 B8.44A). 가운데귀의 감염은 흔히 상기도감염에 속발한다. 고실을 덮는 점막에 염증과 부종이 생기면 귀인두관이 부분적으로 혹은 완전히 막힌다(그림 8.111 참조). 고막은 붉게 변하고 부풀어 오르며, 환자는 'ear popping(귀속이 터질 정도로 아픔)'을 호소한다. 고막을 통해 호박색의 핏빛 액체(amber-colored bloody fluid)가 관찰되기도 하는데 치료하지 않을 경우 귓속뼈에 흉터가 남아 소리에 반응하는 움직임이 제한되어 청각장애를 초래할 수 있다.

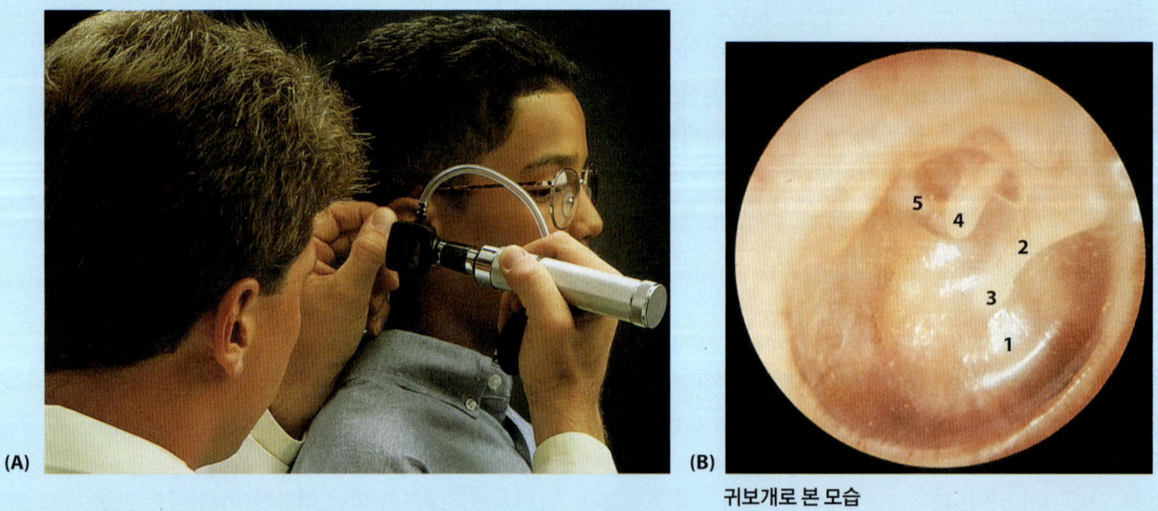

그림 B8.43. 귀보개검사. A. 귀보개검사. **B.** 정상고막. *1,* 빛원뿔; *2,* 망치뼈 자루; *3,* 고막배꼽; *4,* 모루뼈 긴다리; *5,* 등자뼈 뒤다리.

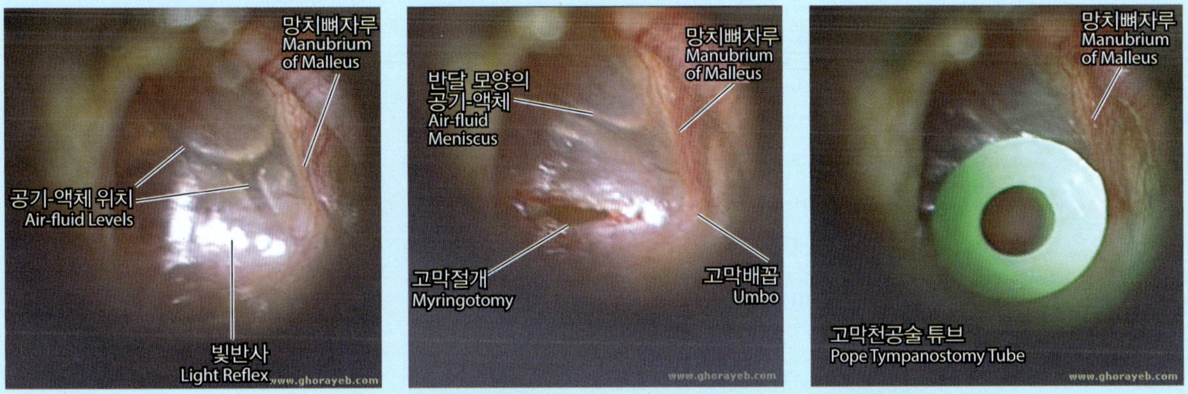

(A) 중이염 **(B) 고막절개술** **(C) 고막천공술**

(A~C) 귀보개로 본 모습

그림 B8.44. 중이염과 외과적 수술.

고막천공(Perforation of Tympanic Membrane)

고막천공(고막파열, "ruptured eardrum")은 중이염으로 일어날 수 있고, 가운데귀 난청(middle ear deafness)의 원인 중 하나이다. 바깥귀길을 통해 들어온 이물질, 외상 또는 높은 압력(예: 스쿠버다이빙) 등이 천공의 원인이 될 수 있다. 고막이 미세하게 파열되면 대부분 저절로 치유되지만 큰 파열은 수술을 해야 한다. 고막의 위쪽 절반은 아래 절반보다 혈관분포가 풍부하다. 따라서 가운데귀에서 고름을 배출시키기 위해 절개할 경우(*myringotomy*), 고막의 아래 절반(뒤아래쪽)을 선택하게 된다(그림 B8.44B). 절개할 때는 고실끈신경과 귓속뼈(auditory ossicle)를 손상시키지 않도록 주의해야 한다. 만성중이염 환자에서 고막절개 후 **고막절개술**(*tympanostomy*) 또는 **압력-균등튜브**[*pressure-equalization* (PE) *tube*]를 넣어 삼출물을 배출시키고 압력을 조절한다(그림 B8.44C).

꼭지염(Mastoiditis)

중이염이 원인이 되어 꼭지방(mastoid antrum)과 꼭지벌집(mastoid cell)에 감염이 전파되면 꼭지돌기의 염증을 초래한다(그림 B8.45). 소아에서 감염은 바위비늘틈새(petrosquamous fissure)를 통해 위쪽으로 퍼져 중간머리뼈우묵으로 침범하여 고실천장에 **골수염**(*osteomyelitis*; 뼈에 감염)을 초래할 수 있다. 항생제가 출현한 이후로 꼭지염(유양돌기염)은 흔하지 않다. 꼭지염을 수술하는 동안 얼굴신경이 주행하는 것을 주의 깊게 살펴 손상하지 않도록 한다. 고실로 접근하는 방법 중 꼭지방을 통과하는 방법이 있는데 소아에서는 고실을 노출시키기 위해 꼭지방의 기쪽 벽으로부터 뼈의 얇은판을 제거하면 되지만 성인의 경우는 뼈를 15 mm 또는 그 이상으로 관통해야 한다. 요즘에는 대부분의 꼭지돌기 절제술(mastoidectomy)을 귓속으로(endaural) 한다(바깥귀길의 뒤벽을 통해 수술함).

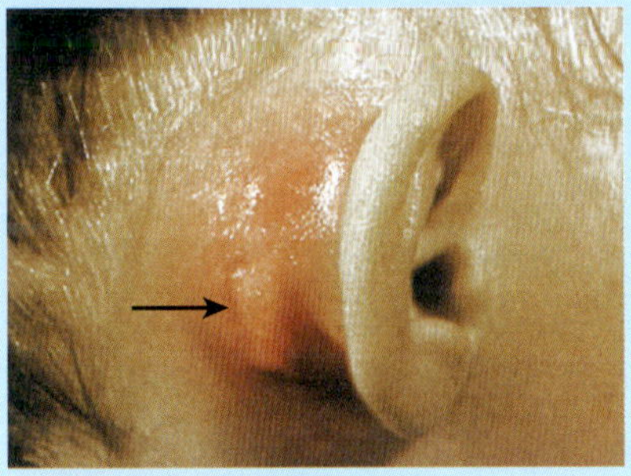

뒤가쪽 모습

그림 B8.45. 중이염(귓바퀴 뒤쪽 염증이 터짐).

귀인두관의 차단마취(Blockage of Pharyngotympanic Tube)

귀인두관은 코인두에서 고실로 염증이 파급되는 경로를 형성한다. 가벼운 감염(예: 감기)에도 막힐 정도로 관의 점막에 부종이 생기면 쉽게 막히는데 이는 귀인두관에 연골로 된 벽이 평상시 맞붙어 있기 때문이다. 이곳이 막히면 고실에 남아 있는 공기가 대부분 점막의 혈관으로 흡수되어 결국 고실의 압력이 낮아지고, 고막이 당겨져 잘 움직이지 못하게 한다. 결과적으로 청각 기능에 영향을 받는다.

등자근의 마비(Paralysis of Stapedius)

고실근육(tympanic muscle)은 큰소리로 인해 전달되는 과도한 진동을 완충하여 귀를 보호한다. 등자근이 마비되면(예: 얼굴신경 손상의 결과) 소리가 과도하게 날카롭게 늘려 **청각과민**(*hyperacusis, hyperacusia*) 증상을 초래한다. 이러한 상태는 등자뼈의 운동을 억제하지 못하기 때문이다.

멀미(Motion Sickness)

막미로의 평형반은 일차 정적평형기관(primary static organ)으로서 털세포 위에 작은 고밀도입자(**평형모래**, *otolith*)가 묻어 있다. 중력의 영향으로 평형모래가 털세포를 구부리면 안뜰신경이 자극되어 공간에서의 머리 위치를 감지할 수 있다. 털세포는 또한 빠르게 기울어지는 운동(quick tilt movement)이나 선형가속(linear acceleration) 또는 감속운동(deceleration)에 반응한다. 멀미(*motion sickness*)는 안뜰자극과 시각자극 사이의 부조화로 유발된다.

어지럼증과 청력소실(Dizziness and Hearing Loss)

말초청각계통(peripheral auditory system)이 손상되면 다음의 세 가지 주요 증상을 야기한다. 즉 **청력소실**(대개 전도난청 conductive hearing loss), 반고리관이 함께 손상받은 경우의 **어지럼증**(*vertigo*; 현기, *dizziness*) 및 달팽이관 안에 국한된 손상일 경우의 **귀울림**(이명, *tinnitus*)이다. 귀울림과 청력소실은 말초 또는 중추에서 청각이 전달되는 경로 중 어느 한 곳이 손상되더라도 일어날 수 있다. 두 가지 형태의 청력소실은 다음과 같다.

- 전도난청(*conductive hearing loss*): 바깥귀 또는 가운데귀에서 안뜰창(oval window) 또는 달팽이창(round window)으로 소리나 운동의 전달이 손상되기 때문에 생긴다. 이러한 청력소실이 있는 환자는 자신의 목소리가 주변 소리보다 크게 들리기 때문에 흔히 작은 소리로 이야기한다. 이런 형태의 청각소실은 외과적 수술이나 보청기 사용으로 좋아질 수 있다.
- 감각신경난청(*sensorineural hearing loss*): 달팽이, 달팽이신경, 뇌줄기 또는 대뇌피질 사이의 연결에 결함이 있으면 유발된다. 나선기관의 털세포가 손상을 받은 경우에는 **달팽이 이식**(*cochlear implants*)으로 소리의 인식을 회복시킬 수 있다(그림 B8.46). 작은 바깥 마이크로 들어온 소리는 이식된 감수기(receiver)로 들어가 전기자극을 달팽이에 주어 달팽이신경을 자극한다. 소리는 비교적 거칠게 들리지만 소리의 리듬과 강도는 인식할 수 있다.

메니에르증후군(Ménière Syndrome)

메니에르증후군은 과다한 속림프액의 생성 또는 **속림프관** 막힘에 의해 일어나며(그림 8.115B 참조) 귀울림, 청력소실, 어지럼이 갑작스럽게 재발하는 특징이 있다. 이러한 증후군은 귀안에 충만감이 들고, 소리의 왜곡 및 소리에 민감해지는 증상을 동반한다(Storper, 2022). 특징적인 징후는 속림프의 부피가 증가해서 달팽이관, 타원주머니 및 둥근주머니가 부풀어 오르는 것이다.

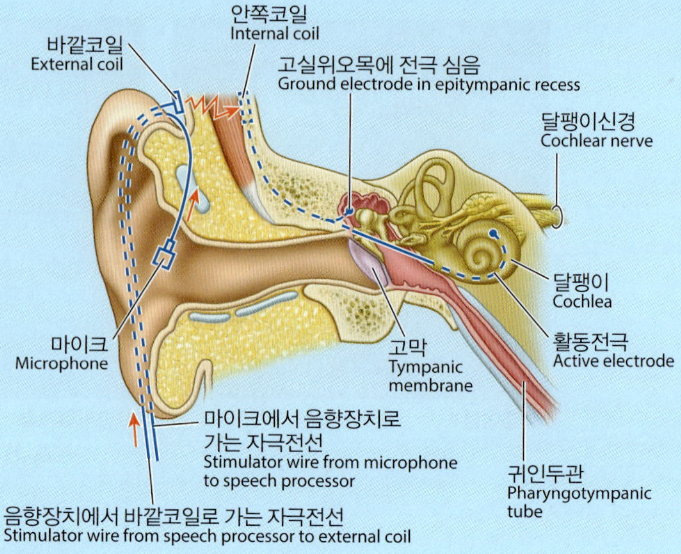

그림 B8.46. 달팽이 이식.

고음난청(High-Tone Deafness)

지나치게 큰 소리에 지속적으로 노출되면 나선기관에 퇴행성 변화가 일어나 고음난청이 유발된다. 이러한 형태의 난청은 큰 소음 속에서 근무하면서 귀마개를 끼지 않고 일하는 근로자에게 흔히 나타난다(예: 제트엔진 주위에서 장시간 일하는 사람들).

귀의 압력손상(Otic Barotrauma)

주변 공기와 가운데귀 속의 공기 사이의 압력차에 의해 귀에 손상이 온 경우를 **귀의 압력손상**이라 한다. 이러한 형태의 손상은 비행기 조종사와 다이버들에게 흔하다.

핵심정리: 귀(Ear)

귀는 바깥귀, 가운데귀, 속귀 부분으로 나뉜다. ■ 이 세 부분 모두 청각과 관련 있으나 속귀는 평형을 유지하는 기능도 함께 가진다. ■ 바깥귀는 깔때기 같은 통로로서 공기 중의 음파를 가운데귀로 전달해준다. ■ 돌출된 귓바퀴와 바깥귀길의 가쪽부분은 유연한 탄력연골로 되어 있다. ■ 바깥귀의 주된 감각신경은 삼차신경의 큰귓바퀴신경이며, 얼굴신경과 미주신경의 작은 감각가지가 일부 분포한다. ■ 고막은 공기를 통해 들어온 음파에 반응하여 이것을 진동으로 변환시킨다. 이 진동은 가운데귀에 있는 귓속뼈라는 고체 매질에 의해 전달된다. ■ 가운데귀의 가쪽벽 전체는 얇은 막으로 형성되기 때문에 가운데귀(고실)는 압력을 감지하는 공간이 된다. 이 공간의 공기는 귀인두관을 통해 환기된다. ■ 가운데귀공간(cavity)과 관(tube)

핵심정리 (계속)

을 덮는 점막에는 혀인두신경(CN IX)이 분포한다. ■ 고체 매질인 귓속뼈의 진동은 가운데귀와 속귀 사이에 위치한 안뜰창을 통해 액체를 통한 수중음파(sonar wave)로 전환된다. ■ 속귀는 속림프(세포내액)이 차 있는 섬세하고 복잡한 막미로로 구성된다. 이 막미로는 바깥림프(세포외액)가 찬 뼈미로 속에 매달려 있다. ■ 이 뼈미로는 막미로에 비해 더 크고 덜 복잡하지만 막미로의 구조를 반영한다. ■ 뼈미로 뒷부분에는 3개의 반고리뼈관과 반고리관이 있다. 각 관의 팽대는 머리의 운동을 감지하는 팽대능선을 가진다. ■ 가운데 위치한 뼈로 된 안뜰은 막으로 된 타원주머니와 둥근주머니를 포함하는데, 이들 각각에는 평형반이 있어 중력방향을 기준으로 상대적인 머리의 위치를 알려준다. ■ 신경상피로 된 능선과 평형반에는 속귀신경(CN VIII)의 안뜰부분이 분포한다. ■ 속귀의 앞부분에는 막으로 된 달팽이관이 위치한다. 이 관은 바깥림프에서 전달된 파동이 연속적으로 지나가는 두 통로 사이에 매달려 있다. 달팽이관과 바깥림프통로(perilymphatic channel)는 뼈로 된 달팽이가 2.5바퀴를 나선형으로 회전한다. ■ 파동(수중음파, sonar wave)에 의해 달팽이관 속에 있는 나선기관이 변형되면 속귀신경(CN VIII)의 달팽이신경에 의해 그 자극이 전달되어 소리를 감지하게 된다.

9

목
Neck

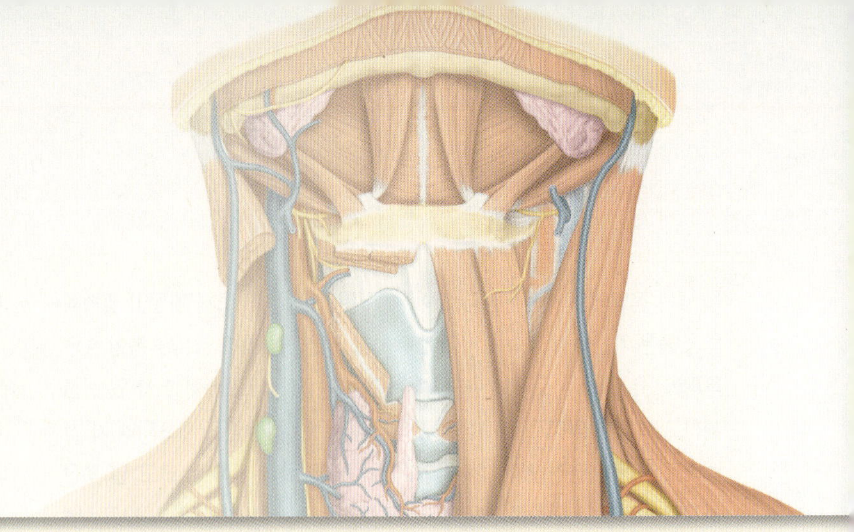

고려대학교 의과대학 해부학교실 **엄 창 섭**

임상적용 아이콘

해부학적 변이 | 진단과정 | 인체 발달과정 | 수술과정 | 외상 | 병리학

개요(Overview)

목(neck)은 위의 머리뼈바닥(cranial base)과 아래의 빗장뼈(clavicle) 사이에 있는 부위이다. 목은 머리(head)를 몸통(trunk) 및 팔다리(limbs)와 이어주며 두 부위 사이에 걸쳐 존재하는 구조물들이 통과하는 주된 통로이다. 또 목에는 후두(larynx), 갑상샘(thyroid gland), 부갑상샘(parathyroid gland) 등 고유한 기능을 수행하는 여러 중요한 기관들이 있다.

목은 비교적 가늘어서 유연하게 움직일 수 있는데 이는 머리의 위치를 조절함으로써 머리에 있는 감각기관(주로 안구를 말하는 것이지만 귀, 입, 코도 포함함)이 최대한 효율적으로 작용하게 해준다. 목은 공간이 좁아서 근육(muscles), 샘(glands), 동맥(arteries), 정맥(veins), 신경(nerves), 림프관(lymphatics), 기관(trachea), 식도(esophagus), 척추뼈(vertebrae) 등 여러 가지 중요한 구조물이 밀집되어 있다. 이러한 구조적 특징 때문에 목은 쉽게 손상을 받는 곳으로 알려져 있다. 또 기관, 식도, 갑상샘 등이 속한 계통은 생명 유지에 필수적이기 때문에 다른 부위에서는 뼈대가 보호하고 있는데, 목에만 이들 장기를 보호하는 뼈대가 없다.

머리와 목으로 오가는 혈액의 주요 통로인 **목동맥**(*carotid artery*)과 **목정맥**(*jugular vein*)은 목의 앞가쪽에 있다(그림 9.1). 이들 혈관은 목의 관통창(penetrating wound)에서 쉽게 손상받는 주요 구조물이다. **팔신경얼기**(*brachial plexus*)는 목에서 만들어져 아래가쪽으로 가서 겨드랑(axilla)을 지나 팔에 이르며, 팔의 신경분포를 담당한다.

후두연골(laryngeal cartilage)과 기관연골(tracheal cartilage) 중 가장 큰 **방패연골**(*thyroid cartilage*)은 목의 앞쪽 가운데에 있다. 머리와 목에 있는 구조물에서 오는 림프는 목림프절(cervical lymph node)로 유입된다.

목의 뼈(Bones of Neck)

목의 뼈대에는 목뼈(목척추뼈, cervical vertebra), 목뿔뼈(hyoid bone), 복장뼈자루(manubrium of sternum) 및 빗장뼈가 있다(그림 9.2, 9.3). 이중 빗장뼈만 팔다리뼈대(appendicular skeleton)의 일부이고 나머지는 모두 몸통뼈대(axial skeleton)이다.

목뼈(Cervical Vertebrae)

7개의 **목뼈**(*cervical vertebrae*)는 척주(vertebral column)의 목부분을 형성하며 척수(spinal cord)와 뇌척수막(수막, meninges)을 감싸고 있다. 차곡차곡 쌓인 척추뼈몸통(vertebral body)은 목의 중앙부에 위치하며 머리를 받치고 있다. 척추사이관절[intervertebral (IV) articulation], 특히 위쪽 끝의 머리척추뼈관절(craniovertebral joint)은 머리가 적절한 위치를 잡게 할 정도로 유연하다.

목뼈, 목뼈사이관절과 척주 목부분의 운동은 등부분에서 설명하였으므로(제2장, 등) 여기에서는 간단하게만 설명하려고 한다.

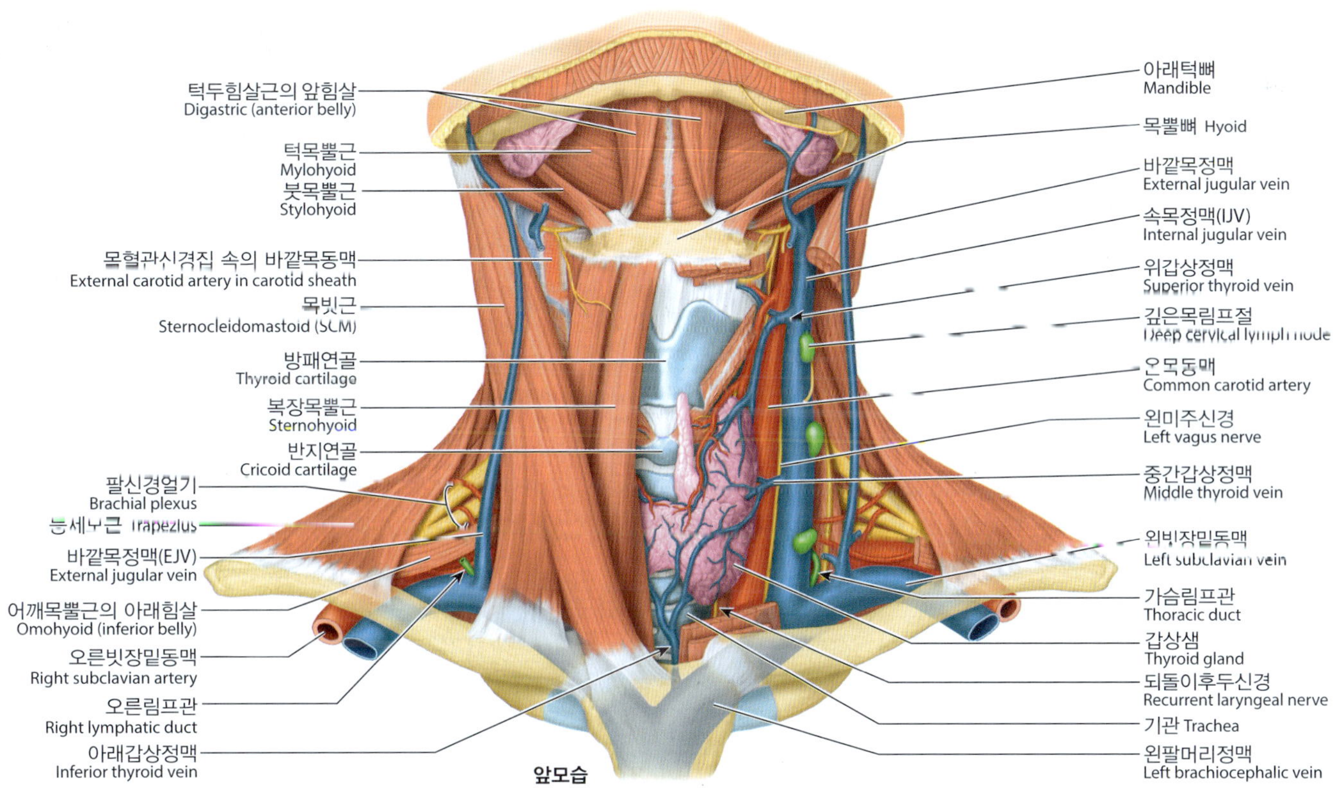

그림 9.1. 목 앞부분의 해부. 목의 근막을 제거하고 왼쪽에 있는 근육을 제껴 목뿔뼈, 갑상샘과 목혈관신경집과 관련된 구조인 목동맥, 속목정맥(IJV), 미주신경(CN X) 및 깊은목림프절을 노출하였다.

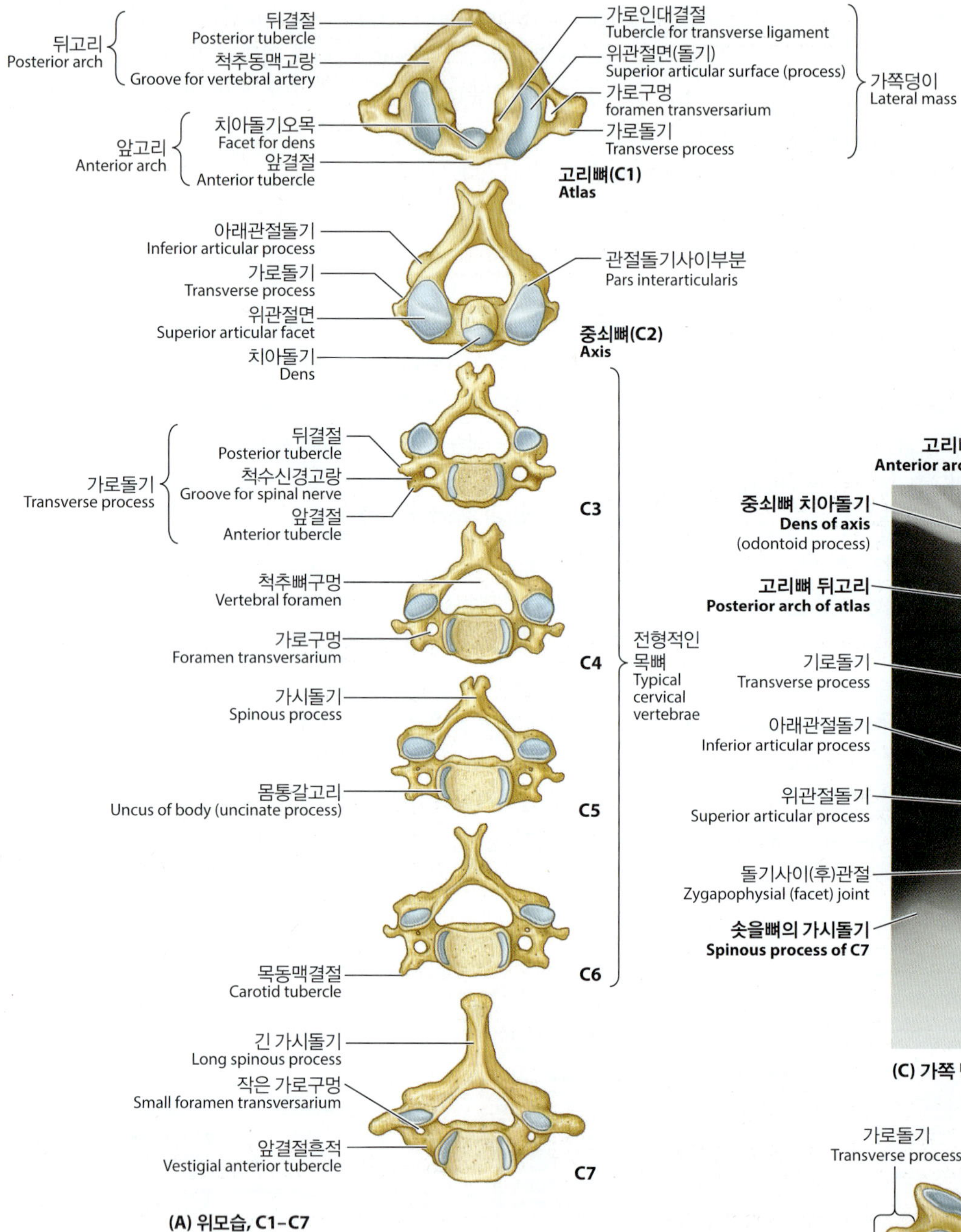

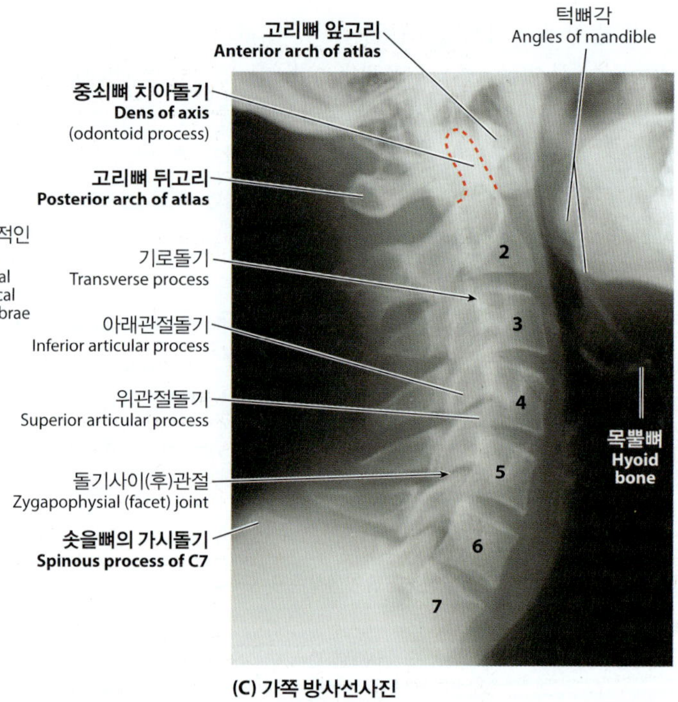

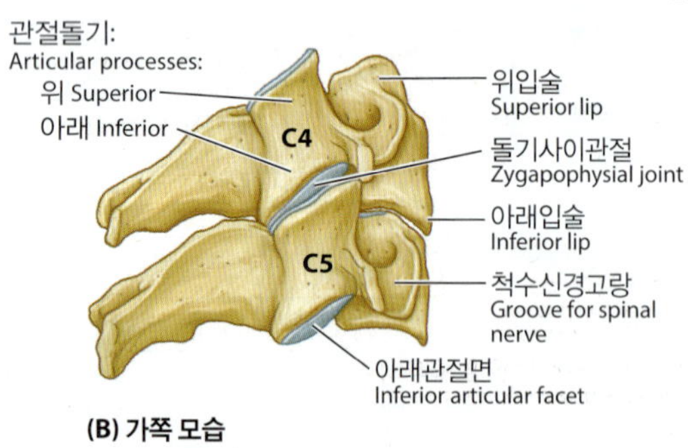

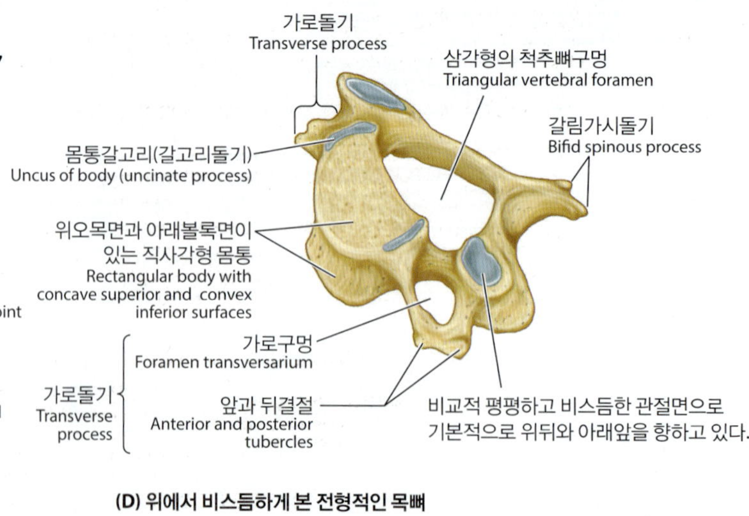

그림 9.2. 목뼈. A. 전형적목뼈와 비정형적목뼈. 셋째목뼈부터 여섯째목뼈는 "전형적" 목뼈이고, 첫째목뼈, 둘째목뼈, 일곱째목뼈는 "비정형적" 목뼈이다. **B.** 관절을 이루고 있는 전형적목뼈. **C.** 목뼈가시의 방사선사진. **D.** 전형적목뼈. 전형적목뼈에서는 가쪽에 몸통갈고리(갈고리돌기)가 있는 직사각형 몸통, 삼각형 척추뼈구멍, 갈림가시돌기 및 가로구멍을 관찰할 수 있다.

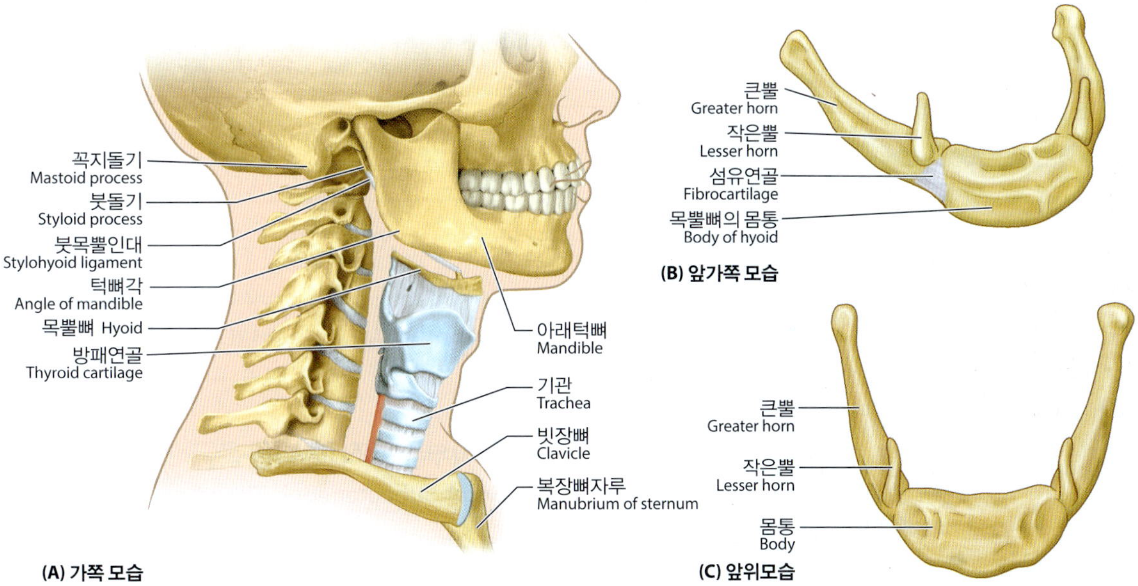

그림 9.3. 목의 뼈와 연골. A. 개요. 목에서 사용할 수 있는 뼈나 연골의 기준점은 척추뼈, 꼭지돌기, 붓돌기, 턱뼈각, 목뿔뼈, 방패연골, 빗장뼈 및 복장뼈자루 등이다. **B와 C.** 목뿔뼈의 특징.

4개의 **전형적목뼈**(*typical cervical vertebrae*; *C3–C6*)의 특징은 다음과 같다(그림 9.2A, D).

- 척추뼈몸통(vertebral body)은 작고 앞뒤길이보다 좌우길이가 더 길다; 윗면은 오목하고, 아랫면은 볼록하다.
- 척추뼈구멍(척추구멍, vertebral foramen)은 크고 삼각형이다.
- 모든 목뼈(전형적 및 비정형적)의 가로돌기에는 척추정맥(vertebral vein)과 척추동맥(vertebral artery; 단, 일곱째목뼈(C7)에는 척추동맥이 지나지 않음)이 지나는 **가로구멍(foramina transversaria)**이 있다.
- 위관절면(superior articular facet)은 위뒤쪽을 향하고 있고, 아래관절면(inferior articular facet)은 앞아래를 향하고 있다.
- 가시돌기(spinous process)는 짧고, 끝이 두 갈래로 갈라져 있다(bifid: 갈림가시돌기).

비정형적목뼈(*atypical vertebrae*: *C1*, *C2*, *C7*)는 다음 3개이다(그림 9.2A).

1. 첫째목뼈(*C1 vertebra*) 혹은 **고리뼈**(*atlas*)는 고리 혹은 콩팥 모양의 뼈로 가시돌기와 몸통이 없다. 양쪽에 2개의 가쪽덩이(lateral mass)가 있고, 앞고리(anterior arch)와 뒤고리(posterior arch)가 두 덩이를 이어주고 있다. 위관절면은 오목하며 뒤통수뼈관절융기(occipital condyle)와 관절을 이룬다.
2. 둘째목뼈(*C2 vertebra*) 혹은 **중쇠뼈**(*axis*)는 쐐기 모양의 **치아돌기**(*dens*, odontoid process)가 척추뼈몸통에서 위로 돌출되어 있다.
3. 일곱째목뼈(*C7 vertebra*)는 가시돌기가 길어서 솟을뼈(*vertebra prominens*)라고도 부른다. 다른 목뼈와 달리 가시돌기 끝이 두갈래로 갈라져 있지 않다. 가로돌기는 크지만 가로구멍은 작다.

목뿔뼈(Hyoid Bone)

목뿔뼈[hyoid bone, 간단히 **목뿔(hyoid)**]는 움직이는 뼈로 셋째목뼈 또는 넷째목뼈 높이의 목 앞부위, 구체적으로는 아래턱뼈(mandible)와 방패연골이 이루는 각진 부위에 있다(그림 9.3). 목뿔뼈는 근육에 매달려 아래턱뼈, 붓돌기(styloid process), 방패연골, 복장뼈자루 및 어깨뼈(scapulae)와 연결되어 있다.

목뿔뼈는 몸의 어떤 뼈와도 직접 연결되어 있지 않은 독특한 뼈이다. 목뿔뼈의 이름은 그리스어 '*hyoeidçs*'에서 유래되었는데, 그리스 알파벳의 20번째 문자인 'upsilon'과 비슷한 *U*자 형태를 하고 있다는 의미이다. 목뿔뼈는 다른 어떤 뼈와도 관절을 형성하지 않는다. 목뿔뼈는 **붓목뿔인대**(*stylohyoid ligament*)에 의해 관자뼈(temporal bone)의 붓돌기(styloid process)에 매달려 있고(그림 9.3A) 방패연골에 단단하게 붙어 있다. 목뿔뼈는 목뿔뼈몸통(body of the hyoid)과 큰뿔(greater horn) 및 작은뿔(lesser horn; 라틴어로 *cornua*)로 구성되어 있다. 기능적으로 목뿔뼈는 앞목근육(anterior neck muscles)이 부착하는 지점이 되며, 기도를 열린 상태로 유지하는 버팀목 역할을 한다.

목뿔뼈몸통(body of the hyoid)은 너비 2.5 cm, 두께 1 cm 정도인 중간부분으로 앞을 향하고 있다(그림 9.3B, C). 앞면은 볼록하며 앞위쪽으로 돌출되어 있고, 오목한 뒷면은 뒤아래쪽을 향하고 있다. 몸통의 양 끝에는 몸통에서 위뒤쪽 및 가쪽으로 튀어나온 **큰뿔(greater horn)**이 있다. 보통 젊은이들의 큰뿔은 섬유연골(fibrocartilage)에 의해, 나이가 든 사람은 뼈에 의해 몸통에 붙어 있다. **작은뿔(lesser horn)**은 큰뿔과 몸통이 연결되는 부위 근처의 몸통의 윗부분에서 튀어나온 작은 뼈돌기이다. 작은뿔은 섬유조직에 의해 몸통과 연결되어 있는데 가끔 큰뿔과 윤활관절(움직관절, synovial joint)을 이루기도 한다. 작은뿔은 위뒤쪽으로 돌출되어 붓돌기를 향

임상적용 CLINICAL BOX

목의 뼈(BONES OF NECK)

목통증(Cervical Pain)

목통증(경부통, *cervical pain*; neck pain)은 림프절의 염증, 근육강직(muscle strain), 척추사이원반(척추원반, intervertebral disc) 돌출 등 여러 원인에 의해 유발된다. 커진 목림프절은 머리나 목의 머리덮개(scalp)나 물렁조직(연조직, soft tissue)에서 발생한 악성 종양(malignant tumor)을 암시하기도 한다. 그러나 목이 머리와 몸통을 이어주는 부위이기 때문에 원발암(primary cancer)이 폐암이나 유방암과 같이 가슴 혹은 배에 있는 것일 수도 있다. 예를 들어, 폐암은 목을 통해 머리뼈로 전이될 수 있다. 만성목통증의 대부분은 뼈의 이상(예를 들면, **목뼈관절염**, *cervical osteoarthritis*) 혹은 외상(trauma)에 의한 것이다. 목통증은 보통 머리와 목의 움직임에 의해 영향을 받으며 기침 혹은 재채기 중에 더 심해질 수도 있다.

척주 목부분의 손상(Injuries of Cervical Vertebral Column)

목뼈의 골절(*fracture*)과 어긋남(탈구, *dislocation*)은 척수(spinal cord)나 가로돌기구멍을 통과하는 척추동맥과 교감신경다발(sympathetic plexus)을 각각 혹은 동시에 손상시킬 수 있다. 제2장 등(Back)의 임상적용 "목뼈의 어긋남(Dislocation of Cervical Vertebrae)", "고리뼈의 골절과 어긋남(Fracture and Dislocation of Atlas)", "중쇠뼈의 골절과 어긋남(Fracture and Dislocation of Axis)" 부분을 참조하라.

목뿔뼈골절(Fracture of the hyoid)

목뿔뼈골절(*fracture of the hyoid*) 혹은 관자뼈붓돌기골절(제8장, 머리 참조)은 손으로 인후를 누르면서 목을 조를 때 발생한다. 목뿔뼈나 붓돌기가 골절되면 목뿔뼈몸통이 방패연골 쪽으로 눌리게 된다. 결과적으로 목뿔뼈을 들어올려 앞쪽에 있는 혀밑으로 옮기지 못하게 되므로 음식물을 삼키기 어렵게 된다. 아울러, 소화기관과 호흡기관을 분리한 채로 유지하지 못하여 **흡인폐렴**(*aspiration pneumonia*)이 발생될 수 있다.

하고 있다. 일부 성인에서는 작은뿔 전체 혹은 일부가 연골인 경우도 있다.

목의 근막(Fascia of Neck)

목에 있는 구조들은 피부밑조직(subcutaneous tissue)인 얕은근막(superficial fascia)으로 둘러싸여 있으며, 깊은목근막(deep cervical fascia)이 여러 구획으로 나누고 있다. 근막의 배열 상태가 목 부위에서 감염이 번지는 방향을 결정한다.

목의 피부밑조직과 넓은목근 (Cervical Subcutaneous Tissue and Platysma)

얕은목근막(superficial cervical fascia)이라고 부르는 **목의 피부밑조직(cervical subcutaneous tissue)**은 피부의 진피와 깊은근막 얕은층(investing layer) 사이에 있는 지방결합조직이다(그림 9.4A). 목의 피부밑조직은 보통 다른 부위보다 얇은데 특히 앞부분이 더 얇다. 목의 피부밑조직에는 피부신경, 혈관, 림프관, 얕은림프절 및 다양한 양의 지방이 있다. 넓은목근(platysma)은 목의 앞가쪽 피부밑조직에 있다(그림 9.4B).

넓은목근(platysma)

넓은목근(platysma; 그리스어로 '얇은 판'이라는 뜻)은 목의 피부밑조직에 있는 넓고 얇은 판상 근육이다(그림 9.4B와 9.5). 얼굴이나 머리덮개(scalp)에 있는 다른 근육처럼 넓은목근도 배아의 둘째인두활(second pharyngeal arch)에 있는 중간엽에서 기원한 연속된 근육판에서 발생하며, 얼굴신경(facial nerve, CN VII)의 가지가 신경지배를 한다. 바깥목정맥(EJV)은 턱뼈각(angle of mandible)으로부터 빗장뼈의 중간부위까지 내려간다(그림 9.1 참조). 목의 주요 피부신경은 넓은목근보다 깊게 위치한다.

넓은목근은 목의 앞가쪽을 덮고 있다. 근육섬유는 어깨세모근(deltoid muscle)과 큰가슴근(pectoralis major muscle)의 윗부분을 덮는 깊은근막에서 시작하여 빗장뼈를 훑으며 넘어 위안쪽으로 올라가 아래턱뼈의 아래모서리까지 간다. 양쪽의 두 근육은 턱앞에서 서

핵심정리: 목의 뼈(Bones of Neck)

목뼈(Cervical vertebrae): 목은 몸통뼈대가 분절화되어 있는 움직일 수 "연결줄기(connecting stalk)"이다. ■ 중심부에 차곡차곡 쌓여 있는 척추뼈몸통은 머리를 지탱한다. ■ 척추사이결합 중에서 특히 목의 위쪽 끝에 있는 머리척추뼈관절은 유연하게 움직여 머리에 있는 감각기관이 최대한 효율적으로 기능할 수 있도록 머리 위치를 자유자재로 조절한다. ■ 척추뼈의 여러 돌기는 머리를 움직이거나 머리의 위치를 유지하는 데 필요한 부착 부위를 제공하고 지렛대 역할을 한다. ■ 목뼈의 구멍은 척수와 척추동맥이 손상당하지 않고 통과할 수 있도록 보호하는 통로 역할을 하며, 척추동맥은 뼈에 영양분을 공급하고 뇌에 혈액을 보내는 주요 공급원이다. ■ 척추뼈는 목에 있는 다른 구조를 보호하는 기능은 거의 하지 않는다.

목뿔뼈: U자 형태의 목뿔뼈는 위로는 아래턱뼈몸통과 아래로는 복장뼈자루 사이에 매달려 있는데, 독특하게도 인체의 뼈 중 유일하게 다른 뼈대들과 이어져 있지 않다. ■ 목뿔뼈는 혀의 움직이는 바닥으로 인두의 중간 부분에 붙어 있다. ■ 목뿔뼈는 또 인두를 개방된 상태로 유지하는데, 이는 음식물을 삼키거나 숨 쉴 때 필요하다.

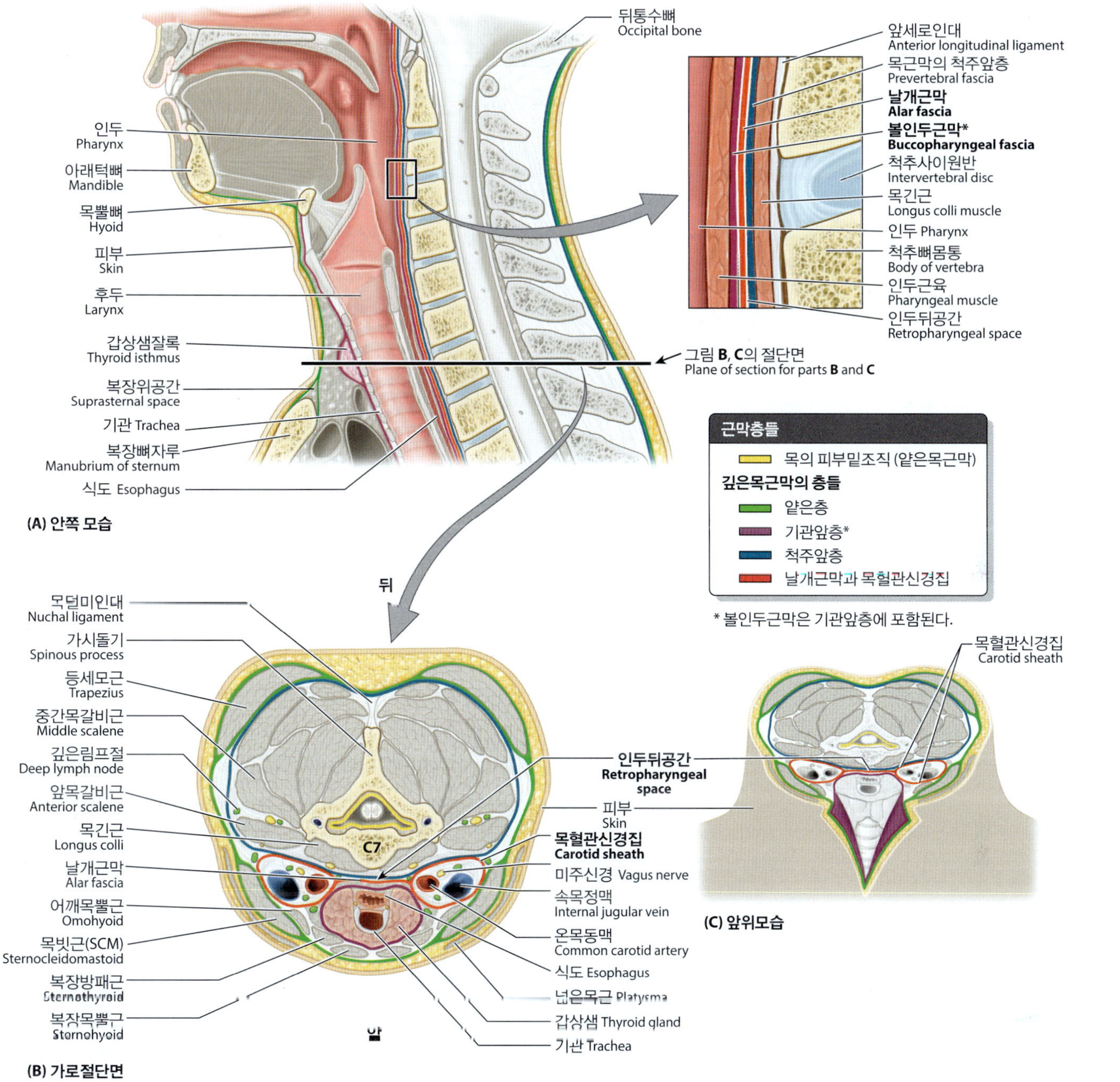

그림 9.4. 목근막을 노출한 머리와 목의 단면. A. 정중면에서 절단한 표본의 목근막. *삽입그림*에서 인두뒤부위(retropharyngeal region)의 근막을 관찰할 수 있다. **B.** 그림 **A**에 표시한 것 같이 일곱째목뼈 높이의 갑상샘잘록(isthmus of thyroid gland)을 지나는 가로단면. 깊은목근막의 가장 바깥층인 얕은층은 목의 네 귀퉁이에서 두 층으로 갈라져 등세모근(trapezius)과 목빗근(sternocleidomastoid, SCM)을 감싼다. 얕은층과 그 속에 박혀있는 근육은 2개의 중요한 근막기둥(fascial column)을 둘러싼다. 기관앞층(pretracheal layer; 내장층 visceral layer)은 목의 앞부분에 있는 근육과 내장들을 감싸고, 척주앞층(prevertebral layer: 근육뼈대층 musculoskeletal layer)은 척주(vertebral column) 및 척주와 관련된 근육을 둘러싸고 있다. 목혈관신경집(carotid sheath)은 이 두 근막기둥, 즉 기관앞층과 척주앞층 사이에 있는 신경혈관이 지나가는 도관이다. **C.** 목의 근막구획(fascial compartment). 갑상샘 앞중간선접근법(anterior midline approach)으로 갑상샘에 접근하는 경로이다. 비록 목의 정중앙에서 후두, 기관 및 갑상샘이 거의 피부밑에 있지만, 이들 구조물에 도달하기 위해서는 깊은목근막의 두 층(얕은층과 기관앞층)을 반드시 절개해야만 한다.

로 교차하여 얼굴근육(facial muscle)과 섞이게 된다. 넓은목근의 아랫부분은 양쪽으로 벌어지기 때문에 후두와 기관의 앞쪽에 틈이 생긴다(그림 9.5). 넓은목근은 종종 분리된 긴 조각처럼 보이기도 하는데 이는 근육섬유의 배열에 차이가 심해 온전한(연속된) 근육층판을 만들지 못했기 때문이다. 넓은목근은 얼굴신경(CN VII)의 목가지로부터 신경지배를 받는다.

넓은목근 중 아래턱뼈에 붙어 있는 윗부분이 작용하면 **피부를 긴장시켜**(*tenses the skin*) 수직방향으로 피부주름을 만들고 얕은정맥

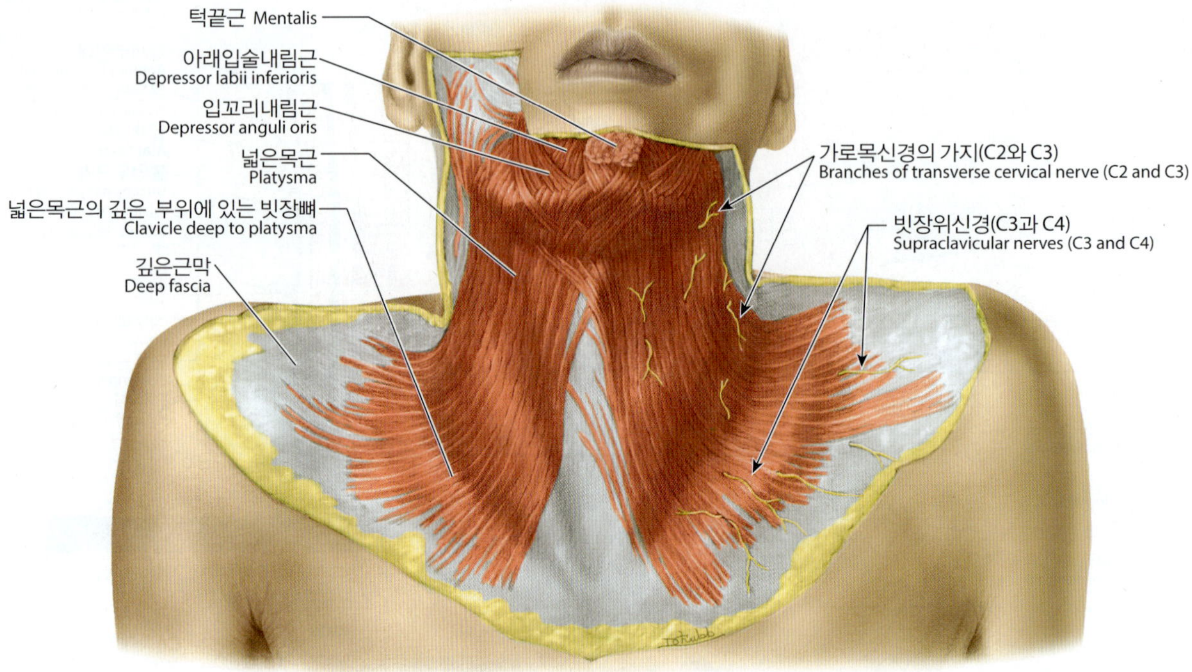

그림 9.5. 넓은목근. 얇은 넓은목근은 피부밑조직에 판처럼 펼쳐져 있는데, 빗장뼈를 감고 넘어가며, 피부신경들이 관통한다. 넓은목근이 연속된 온전한 근육판을 이루는가 하는 측면에서 보면 그 정도가 매우 다양하다.

(superficial vein)에 가해지는 압력을 낮춘다(표 9.2 참조). 남자들은 목 부위를 면도할 때나 목에 꽉 끼는 옷깃을 느슨하게 할 때 넓은목근의 이 작용을 자주 이용한다. 넓은목근의 아랫부분이 부착된 부위에 작용하면 얼굴을 찡그릴 때처럼 아래턱뼈를 누르고 입꼬리를 아래로 잡아당긴다. 넓은목근은 얼굴표정근(muscle of facial expression)의 일종으로 긴장이나 스트레스를 표현하기도 한다.

깊은목근막(Deep Cervical Fascia)

깊은목근막(deep cervical fascia)은 **얕은층**(*investing layer*), **기관앞층**(*pretracheal layer*), **척주앞층**(*prevertebral layer*)의 3층으로 구성되어 있다(그림 9.4A, B). 이러한 층들은 갑상샘과 같은 목내장(cervical viscera), 근육, 혈관 및 깊은림프절을 지탱하고 있다. 깊은목근막은 온목동맥, 속목정맥 및 미주신경 주변에서 두꺼워져 **목혈관신경집**(*carotid sheath*)을 형성한다(그림 9.4B, C).

이들 세겹의 근막층은 수술 중에 조직들을 분리하는 자연적인 분할면을 이루기도 하고, 감염으로 인해 발생된 고름집(abscess: 농양, 고름이 모인 것)이 퍼지지 않도록 제한하기도 한다. 또한 깊은목근막층은 음식물을 삼키거나, 머리와 목을 돌릴 때 목에 있는 구조물이 잘 움직이게 하고, 서로 방해하지 않도록 부드럽게 해준다.

깊은목근막 얕은층(investing layer of deep cervical fascia)

깊은목근막 얕은층(investing layer of deep cervical fascia)은 깊은근막 중 가장 표면에 가까이 존재하는 부위로 피부와 피부밑조직보다 깊은 곳에서 목 전체를 둘러싼다. 목의 '네 모서리'에서 얕은층과 깊은층으로 분리되어 **등세모근**(*trapezius muscle*)과 **목빗근**(*sternocleidomastoid muscle, SCM*)을 감싼다(그림 9.4B, C). 이 근육들은 배아의 같은 근육판에서 발생하기 때문에 같은 척수더부신경(CN XI)의 지배를 받는다. 얕은층과 근육들은 위로 머리뼈바닥에 거의 연속되어 붙어 있고, 아래로는 어깨뼈가시(scapular spine), 어깨뼈봉우리(acromion) 및 빗장뼈에 붙는다.

얕은층의 위부착부는 다음과 같다.

- 뒤통수뼈 위목덜미선(superior nuchal lines of the occipital bone)
- 관자뼈 꼭지돌기(mastoid processes of the temporal bones)
- 광대활(zygomatic arches)
- 아래턱뼈 아래모서리(inferior border of the mandible)
- 목뿔뼈(hyoid bone)
- 목뼈 가시돌기(spinous processes of the cervical vertebrae)

깊은목근막 얕은층은 아래턱뼈에 붙는 부위 바로 아래에서 갈라져 턱밑샘(submandibular gland)을 감싸고, 아래턱뼈 뒤쪽에서는 갈라져서 귀밑샘(parotid gland)의 섬유피막(fibrous capsule)을 형성한다. 붓아래턱인대(*stylomandibular ligament*)는 얕은층이 두껍게 변형된 구조이다(그림 8.71F, G 참조).

깊은목근막 얕은층은 아래쪽에서 복장뼈자루(manubrium of the sternum), 빗장뼈, 어깨뼈봉우리 및 어깨뼈가시에 부착한다. 깊은목근막 얕은층의 뒷부분은 일곱째목뼈 가시돌기를 덮고 있는 뼈막과 목덜미인대(*nuchal ligament*; 라틴어로 *ligamentum nuchae*)에 이어져 있다. 목덜미인대는 목의 양쪽에 있는 근육 사이에 있는 정중섬유사이막(median fibrous septum)을 만드는 삼각형 모양의 막이다(그림 9.4B).

아래쪽으로 목빗근의 복장갈래(sternal head)와 복장뼈자루의 바로 윗부분 사이에서도 깊은목근막 얕은층은 복장뼈의 앞과 뒤에 각각 붙는 두 층으로 나누어져 있는데, 그 사이에 목빗근이 들어 있다. 이 두 층 사이를 **복장위공간(suprasternal space)**이라고 하는데(그림 9.4A), 앞목정맥의 아랫부분, **목정맥활**(*jugular venous arch*), 지방 그리고 몇 개의 깊은림프절이 들어 있다.

깊은목근막 기관앞층(pretracheal layer of deep cervical fascia)

깊은목근막 기관앞층(pretracheal layer of deep cervical fascia)은 목의 앞부분에만 존재하는 얇은 막이다(그림 9.4). 기관앞층은 목뿔뼈에서 시작하여 아래쪽으로 가슴 속까지 이어져 심장을 덮고 있는 섬유심장막(fibrous pericardium)과 섞인다. 기관앞층에는 목뿔아래근육(infrahyoid muscle)들을 감싸는 얇은 **근육부분**(*muscular part*)과 갑상샘, 기관, 식도 등을 감싸는 **내장부분**(*visceral part*)이 있다. 기관앞층은 뒤쪽과 위쪽에서 인두(pharynx)의 **볼인두근막(buccopharyngeal fascia)**으로 이어지며, 가쪽에서는 목혈관신경집과 섞인다. 목뿔뼈 위에서는 기관앞층이 두꺼워져 도르래를 만들어 도르래를 통과하는 **턱두힘살근**(*digastric muscle*) **중간힘줄**(*intermediate tendon*)이 목뿔뼈를 매달고 있게 한다. 또 기관앞층은 두힘살근육(two-bellied muscle)인 **어깨목뿔근**(*omohyoid muscle*) 중간힘줄의 가쪽 경계를 감싸 잡고 있어 두 힘살 사이에서 근육의 주행 방향을 바꾸어준다.

깊은목근막 척주앞층(prevertebral layer of deep cervical fascia)

깊은목근막 척주앞층(prevertebral layer of deep cervical fascia)은 척주(vertebral column)의 앞쪽의 **목긴근**(*longus colli muscle*) 및 **머리긴근**(*longus capitis muscle*), 가쪽의 목갈비근(scalene muscle)들, 뒤쪽의 **깊은목근육**(*deep cervical muscles*)과 같이 척주와 관련 있는 근육을 감싸는 관 모양의 집(sheath)을 형성한다(그림 9.4A, B).

깊은근막 척주앞층은 위는 머리뼈 바닥에 고정되어 있고, 아래는 가장사리에서 **가슴속근막**(*endothoracic fascia*)과 섞이고, 셋째등뼈 높이에서는 중앙부의 **앞세로인대**(*anterior longitudinal ligament*)와 섞인다(제2장, 등 참조; 그림 9.4A). 척주앞층의 가쪽은 겨드랑혈관(axillary vessel)과 팔신경얼기(brachial plexus)를 감싸는 **겨드랑집**(*axillary sheath*; 제3장, 팔 참조)으로 이어진다. 교감신경줄기(sympathetic truck) 목부분은 깊은목근막 척주앞층 속에 박혀 있다.

목혈관신경집. **목혈관신경집(carotid sheath)**은 머리뼈바닥(cranial base)에서 목뿌리(root of neck)까지 이어져 있는 관 모양의 근막 싸개이다. 목혈관신경집은 앞쪽으로는 얕은층과 기관앞층, 뒤쪽으로는 척주앞층과 섞인다(그림 9.4B, C와 9.6). 목혈관신경집 속에 들어 있는 구조물은 다음과 같다.

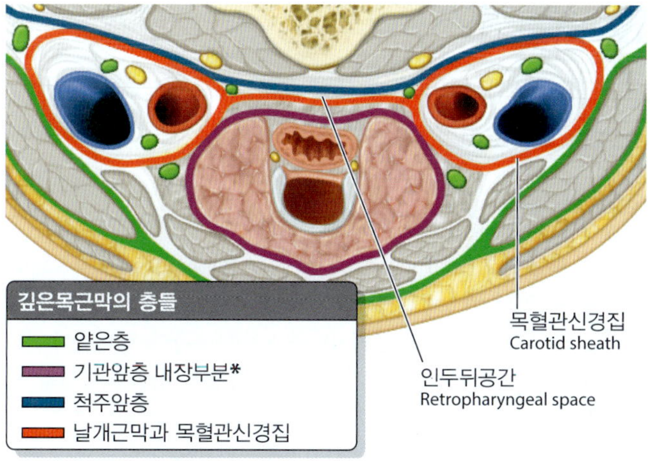

그림 9.6. 목혈관신경집.

- 온목동맥(common carotid artery)과 속목동맥(internal carotid artery)
- 속목정맥(internal jugular vein)
- 미주신경(vagus nerve, CN X)
- 깊은목림프절 일부(some deep cervical lymph nodes)
- 목동맥팽대신경(carotid sinus nerve)
- 교감신경섬유(sympathetic nerve fibers; 목동맥주위신경얼기, carotid peri-arterial plexus)

목혈관신경집은 아래쪽에서 가슴세로칸과 연결되고, 위쪽으로는 머리뼈바닥(basiocciput)까지 뻗어 있다. 목혈관신경집은 감염이나 혈관이 손상을 받았을 때 출혈된 피가 퍼져나가는 잠재적 경로이다.

인두뒤공간. **인두뒤공간(retropharyngeal space)**은 목에 있는 근막사이공간 중 가장 크고 가장 중요하다(그림 9.6). 인두뒤공간은 깊은목근막 척주앞층의 윗부분과 인두를 표면쪽에서 둘러싸고 있는 볼인두근막(buccopharyngeal fascia) 사이에 존재하는 성긴결합조직으로 채워진 잠재적 공간이다. 볼인두근막은 아래쪽에서 깊은목근막 기관앞층으로 이어진다.

날개근막(alar fascia)은 인두뒤공간을 더 잘게 나누어준다. 날개근막은 머리뼈에서 일곱째목뼈까지 볼인두근막의 중앙을 따라 부착되어 있는 얇은 층이다. 날개근막은 중앙의 부착부로부터 가쪽으로 연장되어 목혈관신경집에서 끝난다. 인두뒤공간은 음식물을 삼킬 때 인두, 식도, 후두 및 기관이 인접한 척주보다 잘 움직일 수 있도록 한다. 인두뒤공간은 위쪽으로는 머리뼈바닥으로 막혀있고, 양쪽 가쪽은 목혈관신경집에 의해 막혀 있다. 아래쪽은 막히지 않고 위가슴세로칸으로 이어진다(제4장, 가슴 참조).

9

임상적용 CLINICAL BOX

목근막(CERVICAL FASCIA)

넓은목근의 마비(Paralysis of Platysma)

얼굴신경(facial nerve) 목가지(cervical branch, 그림 8.16B 참조)의 손상으로 넓은목근이 마비(*paralysis of the platysma*)되면 피부가 목에서 떨어져나와 느슨한 주름을 형성한다. 이 때문에 목부위를 수술할 때는 얼굴신경 목가지를 보존하기 위해 더욱 세심한 주의를 기울여야 한다. 목의 상처를 봉합할 때는 피부와 넓은목근의 가장자리를 주의 깊게 봉합해야 한다. 만약 그렇지 않으면 넓은목근이 수축하여 피부의 상처를 다른 방향으로 당겨 흉한 흉터를 남길 수 있다.

목의 감염 확산(Spread of Infections in Neck)

깊은목근막 얕은층은 조직손상으로 생긴 **농양**(*abscess*)의 확산(**화농성 감염**, *purulent infection*)을 막는 데 도움이 된다. 만일 깊은근막 얕은층과 목뿔아래근육을 감싸는 기관앞층의 근육부분 사이에 감염이 발생하였다면 감염이 빗장뼈자루의 위쪽모서리를 넘어 퍼지는 경우는 거의 없다. 그러나 감염이 깊은목근막 얕은층과 기관앞층의 내장층 사이에 발생한다면 감염은 섬유심장막(pericardium) 앞쪽의 가슴안(흉강)까지 퍼질 수도 있다.

깊은근막의 척주앞층 뒤에 생긴 농양의 고름(pus)은 목의 가쪽으로 확산되어 목빗근의 뒤쪽으로 튀어나온 종창(swelling)을 형성하는 때도 있다. 고름이 깊은근막의 척주앞층을 뚫고 인두뒤공간으로 들어가 인두 속으로 튀어나온 돌출물을 만들 수도 있는데(**인두뒤농양**, *retropharyngeal abscess*), 이렇게 되면 음식물을 삼키기 어려워하거나(**삼킴곤란**, *dysphagia*) 말을 잘하지 못하게 될(**조음장애**, *dysarthria*) 수도 있다.

머리의 감염은 식도의 뒤쪽에서 아래로 퍼져서 뒤가슴세로칸으로 확산되거나, 기관 앞으로 퍼져서 앞가슴세로칸으로 확산될 수 있다. 또한 인두뒤공간 속의 감염이 아래쪽으로 확산되면 위가슴세로칸으로 퍼질 수도 있다. 마찬가지로 기관, 기관지 혹은 식도가 파열되어 새어나온 공기(**세로칸공기증**, **종격동기증**, *pneumomediastinum*)는 목에서 위쪽으로 이동할 수도 있다.

핵심정리: 목의 근막(Fascia of Neck)

목의 피부밑조직과 넓은목근(Cervical subcutaneous tissue and platysma): 목의 피부밑조직(얕은목근막)은 보통 몸의 다른 부위보다 얇은데 특히 앞부분에서 또렷하게 차이가 난다. ■ 피부밑조직에는 얼굴표정근의 일종인 넓은목근이 있다.

깊은목근막(Deep cervical fascia): 다른 부위와 마찬가지로 깊은목근막도 (1) 다양한 강도의 근막구획을 만들어 속에 근육과 내장이 자리하게 하고, (2) 인접한 구조들이 서로 유연하게 어긋날 수 있도록 미끄러운 상태를 제공하며, (3) 신경혈관구조가 지나가는 통로의 역할을 한다. ■ 인두뒤공간(retropharyngeal space)은 2개의 근막으로 이루어진 중요한 구획을 분리하고 있다. ■ 앞에서는 기관앞층(pretracheal fascia)이 목내장 및 내장과 관련된 바깥기원근육들(extrinsic musculature; 목뿔위 및 목뿔아래근육들 suprahyoid and infrahyoid muscles)을 둘러싸고 있다. ■ 뒤에서는 척주앞층(prevertebral fascia)이 목뼈들(cervical vertebrae)을 포함한 목의 근육과 뼈대들을 둘러싸고 있다. ■ 이들 2개의 근막구획(fascial compartement)은 깊은목근막의 가장 표층에 위치하고 있으며 등세모근(trapezius)과 목빗근(SCM)을 싸고 있는 3번째 층인 깊은근막 얕은층(investing layer)의 일부이다. ■ 깊은근막 얕은층은 위로는 머리뼈(cranium)에 붙어 있고, 아래는 팔이음뼈(pectoral girdle)에 붙어 있다. ■ 이들 3층의 근막이 모두 같이 만나는 부위 앞가쪽에 주요 신경혈관구조들이 통과하는 목혈관신경집(carotid sheath)이 있다. ■ 이러한 근막층, 구획 및 근막 사이공간들이 위 및 아래에서 이루는 경계와 어떻게 연결되어 있는가를 알아야 감염, 체액, 가스 및 종양이 번져 나가는 경로를 이해할 수 있다.

목의 얕은층 구조물: 목부위 (Superficial Structures of Neck: Cervical Regions)

목에 있는 여러 구조물의 위치, 손상, 혹은 병에 관해 명확하게 소통을 하기 위해 목을 몇 개의 부위(region)로 구분한다(그림 9.7; 표 9.1). 머리뼈[앞쪽의 턱뼈(mandible)로부터 뒤쪽의 뒤통수뼈(occipital bone)까지]와 빗장뼈 사이의 목은 보통 잘 보이고 만질 수 있는 목빗근(SCM)과 등세모근(trapezius)의 가장자리를 기준으로 4부위로 나눈다. 이들 근육은 깊은목근막의 가장 겉층인 얕은층(investing layer)에 싸여 있어 다른 구조물보다 상대적으로 표층에 위치한다.

목빗근부위(Sternocleidomastoid Region)

목빗근[**sternocleidomastoid (SCM) muscle**]은 **목빗근부위**(**sternocleidomastoid region**)를 정할 때 목에서 지표로 사용하는 가장 중요한 근육이다. 목빗근을 기준으로 양쪽에 있는 목을 **앞목부위**(*anterior cervical region*)인 앞목삼각(anterior triangle)과 **가쪽목부위**(*lateral cervical region*)인 뒤목삼각(posterior triangle)으로 나눈다. 목빗근은 넓은 띠 모양의 근육으로 두 개의 갈래가 있다. **복장갈래**

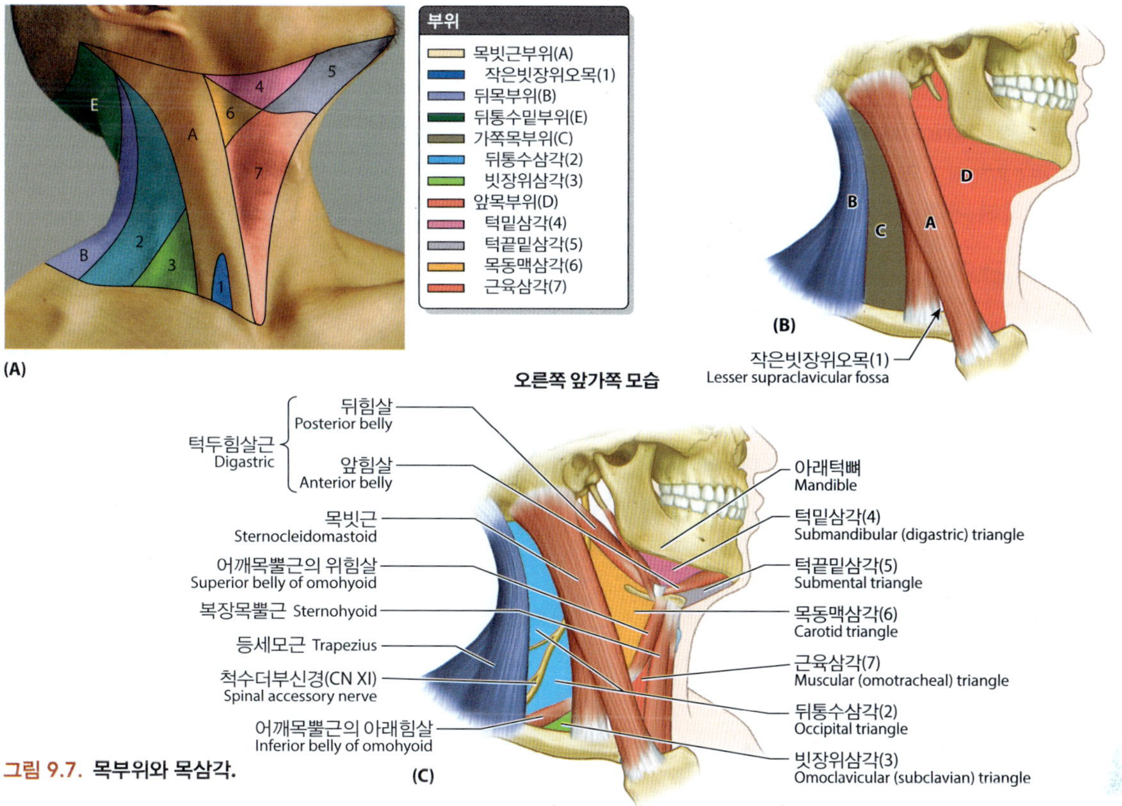

그림 9.7. 목부위와 목삼각.

표 9.1. 목부위/목삼각과 주요 내용물

목부위[a]	주요 내용물과 바닥을 이루는 구조물(Main Contents and Underlying Structures)
목빗근부위(sternocleidomastoid region) (A)	목빗근(sternocleidomastoid muscle), 바깥목정맥(external jugular vein)의 윗부분, 큰귓바퀴신경(greater auricular nerve), 가로목신경(transverse cervical nerve)
작은빗장위오목(lesser supraclavicular fossa) (1)	속목정맥(internal jugular vein)의 아랫부분
뒤목부위(posterior cervical region; 목덜미부위 nuchal region) (B)	등세모근(trapezius muscle), 목신경 뒤가지(posterior rami of cervical spinal nerves)에서 나오는 피부가지(cutaneous branches), 뒤통수밑부위[suboccipital region or triangle(E)]는 뒤목부위 윗부분의 깊은 부위에 위치
가쪽목부위[lateral cervical region, 뒤목삼각(posterior triangle of neck)] (C)	
뒤통수삼각(occipital triangle) (2)	바깥목정맥 일부, 목신경얼기(cervical plexus of nerves)의 뒤가지(posterior branches), 척수더부신경(spinal accessory nerve; CN XI)[b], 목등동맥(cervicodorsal trunk), 목림프절(cervical lymph node)
빗장위삼각[omoclavicular (subclavian; supraclavicular) triangle] (3)	빗장밑동맥(subclavian artery 세번째 부위), 팔신경얼기 줄기(trunks of brachial plexus); 빗장밑정맥(subclavian vein) 일부(경우에 따라), 어깨위동맥(suprascapular artery), 빗장위림프절(supraclavicular lymph nodes) *빗장위삼각 중 어깨목뿔근 아래힘살(inferior belly of the omohyoid muscle) 바로 아래 부위의 표면이 옴폭 들어가 있는데, 이곳을 큰빗장위삼각(greater supraclavicular fossa)이라 함.
앞목부위[anterior cervical region, 앞목삼각(anterior triangle of neck)] (D)	
턱밑삼각[submandibular (digastric) triangle] (4)	턱밑샘(submandibular gland, 턱밑삼각을 거의 채움), 턱밑림프절(submandibular lymph nodes), 혀밑신경(hypoglossal nerve; CN XII), 턱목뿔근신경(mylohyoid nerve), 얼굴동맥(facial artery)과 얼굴정맥(facial vein) 일부
턱끝밑삼각(submental triangle) (5)	턱끝밑림프절(submental lymph nodes), 작은 정맥들[합류되어 앞목정맥(anterior jugular vein)을 형성함]
목동맥삼각(carotid triangle) (6)	온목동맥(common carotid artery)과 온목동맥의 분지가 들어 있는 목혈관신경집(carotid sheath), 속목정맥(internal jugular vein)과 속목정맥으로 들어가는 가지, 미주신경(vagus nerve), 바깥목동맥(external carotid artery)과 분지 일부, 혀밑신경(hypoglossal nerve; CN XII)과 목신경고리의 위뿌리(superior root of ansa cervicalis), 척수더부신경(spinal accessory nerve; CN XI)[b] 갑상샘(thyroid gland), 후두와 인두(pharynx), 깊은목림프절(deep cervical lymph nodes), 목신경얼기(cervical plexus) 가지
근육삼각[muscular (omotracheal) triangle] (7)	복장방패근(sternothyroid muscle), 복장목뿔근(sternohyoid muscle), 갑상샘(thyroid gland), 부갑상샘(parathyroid gland)

[a]괄호 속의 글자와 숫자는 그림 9.7A와 B에 표시한 부분이다.

[b]척수더부신경(spinal accessory nerve, CN XI)은 전통적으로 "척수더부신경의 척수뿌리(spinal root of CN XI)"라고 부르던 것이다. 한편 과거에 "척수더부신경의 뇌뿌리(cranial root of CN XI)"라고 부르던 부분은 요즈음 미주신경(CN X)의 일부로 분류한다(Lachman et al., 2002).

(sternal head)의 둥근 힘줄은 복장뼈자루(manubrium)에 붙고, 근육으로 된 두꺼운 **빗장갈래(clavicular head)**는 빗장뼈의 안쪽 1/3 윗면에 붙는다(그림 9.7과 9.8; 표 9.2).

목빗근의 2갈래가 갈라진 아래쪽의 표면부는 작은 삼각형 모양으로 함몰되어 있는데, 이 부위를 **작은빗장위오목(lesser supraclavicular fossa)**이라 한다(그림 9.7B). 목빗근의 두 갈래는 머리뼈를 향해 비스듬히 올라가면서 서로 합쳐져 하나가 된다. 목빗근의 위쪽은 관자뼈의 꼭지돌기(mastoid process of the temporal bone), 뒤통수뼈

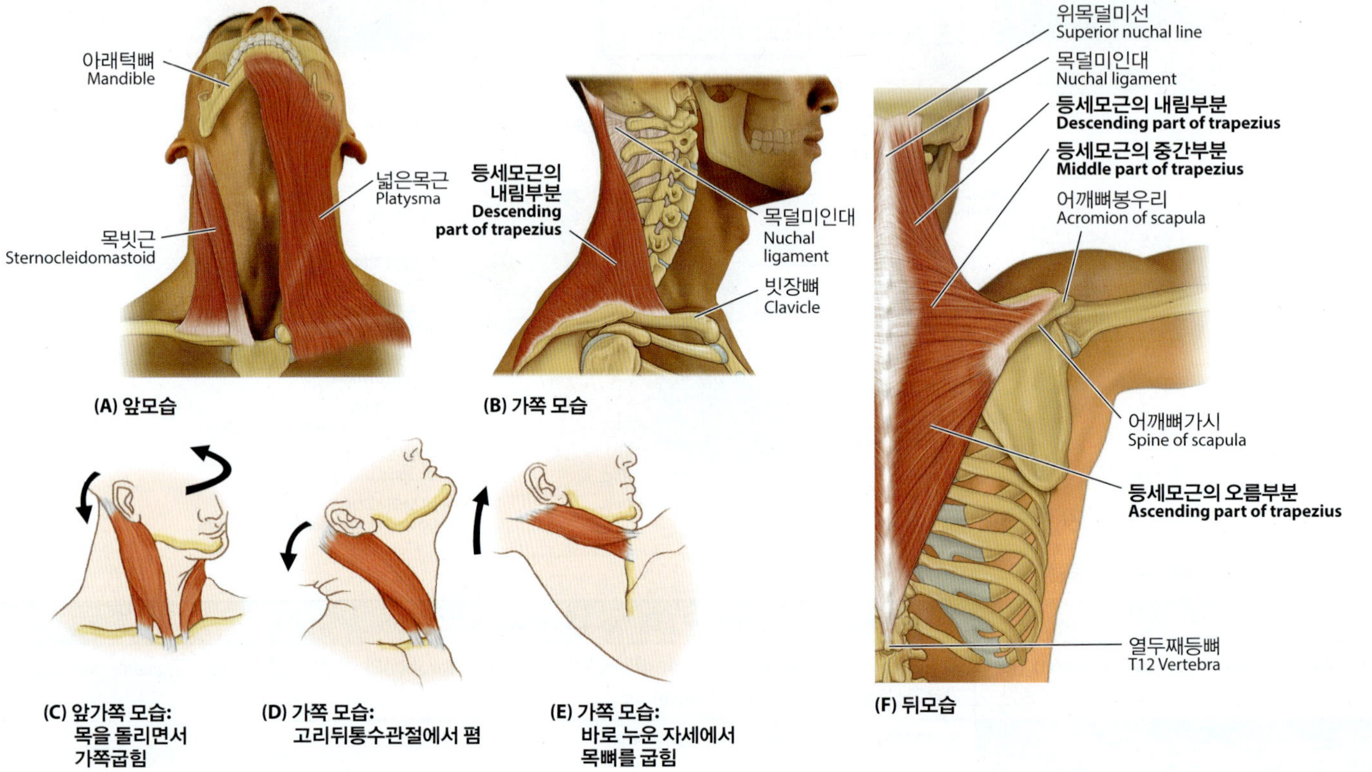

그림 9.8. 목의 근육.

표 9.2. 목의 피부밑조직과 얕은층에 위치한 근육

근육	위/안쪽 붙는곳	아래/가쪽 붙는곳	신경분포	주요 작용
넓은목근 (platysma)	아래턱뼈(mandible)의 아래모서리, 얼굴 아랫부분(lower face)의 피부와 피부밑조직	큰가슴근(pectorialis major)과 어깨세모근(deltoid) 윗부분을 덮고 있는 근막	얼굴신경(CN VII, facial nerve)의 목가지(cervical branch)	슬프거나 놀랐을 때처럼 입술꼬리를 아래로 당기거나 벌림. 이를 악물었을 때 목의 피부를 위로 당김.
목빗근 (sternocleidomastoid muscle, SCM)	관자뼈 꼭지돌기(mastoid process of temporal bone)의 가쪽면과 위목덜미선(superior nuchal line)의 가쪽 1/2	*복장갈래(sternal head)*: 복장뼈자루(manubrium of sternum)의 앞면 *빗장갈래(clavicular head)*: 빗장뼈의 안쪽 1/3의 윗면	운동: 척수더부신경(CN XI, spinal accessory nerve) 통증과 고유감각: 둘째와 셋째 목신경(C3, C4)	*한쪽만 수축*: 같은쪽으로 머리를 기울이고(즉 목을 가쪽으로 굽힘) 돌려 얼굴을 반대쪽 위를 향하게 함(그림 9.8C). *양쪽 수축*: (1) 고리뒤통수관절(atlantooccipital joint)에서 목을 폄(그림 9.8D), (2) 목뼈를 굽혀서 턱을 복장뼈에 붙임(그림 9.8E), (3) 아래목뼈를 굽히고 위목뼈를 펴면 머리 높이를 유지하면서 턱을 앞으로 내밈. 목뼈를 고정한 상태에서 복장뼈자루와 빗장뼈 안쪽을 위로 당김으로써 깊은 호흡 때 가슴벽을 아래위로 움직이는 동작을 도움(제4장, 가슴 참조)
등세모근 (trapezius muscle)	위목덜미선(superior nuchal line) 안쪽 1/3, 바깥뒤통수뼈융기(external occipital protuberance), 목덜미인대(nuchal ligament), 일곱째목뼈와 모든 등뼈(C7–T12)의 가시돌기(spinous processes)	빗장뼈의 가쪽 1/3, 어깨뼈봉우리(acromion), 어깨뼈가시(spine of scapula)	운동: 척수더부신경(CN XI) 통증과 고유감각: 둘째와 셋째목신경(C3, C4)	어깨뼈를 올림, 들임 및 위로 돌림 *내림(위)섬유*: 어깨 혹은 어깨뼈를 위로 올림; 중력이나 저항 등의 힘에 맞서 어깨의 높이를 유지함 *가로(중간)섬유*: 어깨뼈를 들임 *오름(아래)섬유*: 어깨 혹은 어깨뼈를 아래로 내림 *내림섬유와 오름섬유가 함께*: 어깨뼈 가시돌기를 위로 돌림 어깨를 고정한 상태에서 *양쪽이 수축하면* 목을 펴고, *한쪽이 수축하면* 같은쪽으로 가쪽굽힘

의 위목덜미선(superior nuchal line of the occipital bone)에 붙는다. 깊은근막 얕은층은 두 층으로 나뉘어 목빗근을 감싼다(그림 9.4B).

목빗근은 머리척추뼈관절(craniovertebral joints)과 목척추사이결합(cervical intervertebral joints) 혹은 두 관절 모두에서 운동이 일어나게 한다(그림 9.8; 표 9.2). 목빗근이 머리뼈에 부착되는 지점은 고리뒤통수관절[atlanto-occipital (AO) joint] 축의 뒤쪽이다. 근육들이 긴장성 수축을 하여 목척주의 위치를 유지하고 있는 해부학적 자세에서 양쪽의 목빗근, 특히 좀 더 뒤쪽에 있는 섬유들이 수축하면 고리뒤통수관절에서 머리를 펴게 하고 턱을 위로 올린다(그림 9.8D).

또 양쪽의 목빗근이 **함께 수축하면**(*acting bilaterally*) 2가지 다른 방식으로 목을 굽힐 수 있다.

1. 만약 처음에 고리뒤통수관절에서 머리가 앞으로 굽어진 상태라면(척주앞근육이나 목뿔위 혹은 목뿔아래근육이 따로따로 혹은 같이 저항을 받으며 작용한 경우) 목빗근, 특히 앞쪽 섬유는 목척주 전체를 굽혀 턱을 복장뼈자루에 가까워지게 한다(그림 9.8E). 그렇지만 똑바로 서 있을 때라면 중력이 목척주를 굽히는 주된 역할을 한다.
2. 양쪽의 목빗근을 동시에 수축시키면서 길항적으로 목의 폄근(extensors) 즉, 깊은목근육들(deep cervical muscles)을 수축시키면, 목의 아랫부분은 굽혀지지만 고리뒤통수관절과 목 윗부분은 제한적으로 펴지게 되므로 머리의 위치는 유지하면서 턱을 앞으로 내밀 수 있게 한다. 이러한 굽힘운동은 바로누운 자세에서 머리를 땅으로부터 들려고 할 때도 일어나는데, 이런 경우에는 깊은목근육 대신 중력이 목을 굽히지 못하도록 방해한다.

목을 굽히거나 펴기 시작하는 것은 대부분, 작은 협동근(synergistic muscle)과 신장성 수축(eccentric contraction; 근육의 이완을 조절하면서 중력에 저항하는 방식의 수축)에 의해 일어나지만 일단 운동이 시작되면 그 힘과 범위는 목빗근에 의해 결정된다.

한쪽의 목빗근만 수축(*acting unilaterally*)하는 경우, 목빗근은 목을 가쪽으로 굽히면서, 기는 같은쪽 어깨와 가까워지고, 턱은 반대편 위를 향해 돌아가도록 머리를 돌리게 한다. 만일 머리와 목을 고정한 상태에서 **양쪽의 목빗근이 수축**(*bilateral contraction* of SCM)하면 빗장뼈, 복장뼈자루를 위로 끌어올리게 되므로 결과적으로 앞쪽의 갈비뼈를 위로 당기게 된다. 이러한 방식으로 목빗근은 가슴벽을 위아래로 움직이는 운동(pump-handle movement)을 도와주는 호흡도움근육으로 작용한다.

목빗근을 검사하려면(*to test the SCM*) 턱에 손을 대고 밀어 저항을 주면서 반대 방향으로 머리를 돌리게 하면 된다. 만약 목빗근이 정상적으로 작용하고 있다면 근육이 잘 보일 것이고 만질 수 있을 것이다.

뒤목부위(Posterior Cervical Region)

등세모근(trapezius muscle)의 앞모서리의 뒤, 즉 등세모근이 차지하고 있는 부위를 **뒤목부위(posterior cervical region)**라고 한다(그림 9.7; 표 9.1). 뒤목부위 위쪽의 깊은 곳을 **뒤통수밑부위**(*suboccipital region*)이라 한다(그림 9.8). **등세모근(trapezius)**은 크고 평평한 삼각형의 근육으로 목과 가슴의 뒤가쪽 부분을 감싸고 있다(그림 9.8F).

- 등세모근은 등의 얕은근육이다(제2장, 등 참조).
- 뒤쪽 몸통뼈대와 팔다리뼈대를 연결하는 근육으로 팔이음뼈에 작용한다(제3장, 팔 참조).
- 목근육으로서 머리뼈를 움직인다.

등세모근은 팔이음뼈를 머리뼈와 척주에 부착시켜 매달려 있게 도와준다. 등세모근이 붙는곳, 신경분포와 주요 작용은 표 9.2에 기술하였다. 뒤목부위의 피부는 분절형식으로 분포하는 목척수신경 뒤가지에 의해 신경지배를 받는다. 이 신경은 등세모근을 뚫고 지나가지만, 등세모근을 지배하지는 않는다(그림 2.33 참조).

등세모근의 기능을 검사하려면(*to test the trapezius*), 어깨를 내리누르는 상태에서 어깨를 위로 올리게 하면 된다. 만약 근육이 정상적으로 작용한다면 등세모근의 위쪽모서리를 볼 수 있고 또 만질 수 있다. 만약 등세모근이 마비되었다면 어깨가 아래로 처질 것이다. 그러나 어깨올림근(levator scapulae muscle)과 앞톱니근(serratus anterior muscle)의 위쪽 섬유(superior fiber)가 같이 협력하여 어깨가 처지지 않도록 도와주기 때문에 등세모근의 마비를 어느 정도는 보정할 수 있다(제3장, 팔 참조).

가쪽목부위(Lateral Cervical Region)

가쪽목부위(lateral cervical region; 뒤목삼각, posterior triangle of neck)의 경계는 다음과 같다(그림 9.7과 9.9)

- 앞: 목빗근의 뒤모서리
- 뒤: 등세모근의 앞모서리
- 아래: 등세모근과 목빗근 사이에 있는 빗장뼈 중간 1/3
- 꼭대기(*apex*): 목빗근과 등세모근이 뒤통수뼈의 위목덜미선과 만나는 지점
- **천정**(*roof*): 깊은목근막의 얕은층
- 바닥(*floor*): 깊은목근막의 척주앞층이 덮고 있는 근육

가쪽목부위는 목의 가쪽면을 둥글게 감싸고 있는 형태를 하고 있는데, 넓은목근이 들어 있는 피부와 피부밑조직으로 덮여 있다.

9

가쪽목부위의 근육(muscles in lateral cervical region)

가쪽목부위의 바닥은 4개의 근육을 덮고 있는 척주앞층으로 이루어져 있다(그림 9.9와 9.10). 이들 4개의 근육은 머리널판근(splenius capitis), 어깨올림근(levator scapulae), 중간목갈비근(middle scalene; 라틴어로 *scalenus medius*)과 뒤목갈비근(posterior scalene; 라틴어로 *scalenus posterior*) 등이다. 가끔 앞목갈비근(anterior scalene; 라틴어로 *scalenus anterior*)의 아랫부분이 가쪽목부위의 아래안쪽 모

서리에서 관찰되기도 하는데 이 부위는 보통은 목빗근이 가리고 있다. 앞목갈비근에서 가끔 갈라져나오는 분지인 **최소목갈비근**(*smallest scalene*; 라틴어로 *scalenus minimus*)이 빗장밑동맥의 뒤쪽을 지나 첫째갈비뼈에 부착하기도 한다(Agur & Dalley, 2021).

가쪽목부위에 있는 구조들의 위치를 좀 더 자세히 기술하기 위하여 가쪽목부위를 **어깨목뿔근의 아래힘살**(*inferior belly of omohyoid muscle*)보다 위에 있는 큰 뒤통수삼각(occipital triangle)과 아래쪽의 작은 빗장위삼각(omoclavicular triangle)으로 구분한다(그림 9.7; 표 9.1).

- **뒤통수삼각(occipital triangle)**이란 이름은 이 부위의 꼭대기에서 **뒤통수동맥**(*occipital artery*)이 관찰되기 때문에 붙여진 이름이다(그림 9.9와 9.10; 그림 9.13 참조). **척수더부신경**(*spinal acces-*

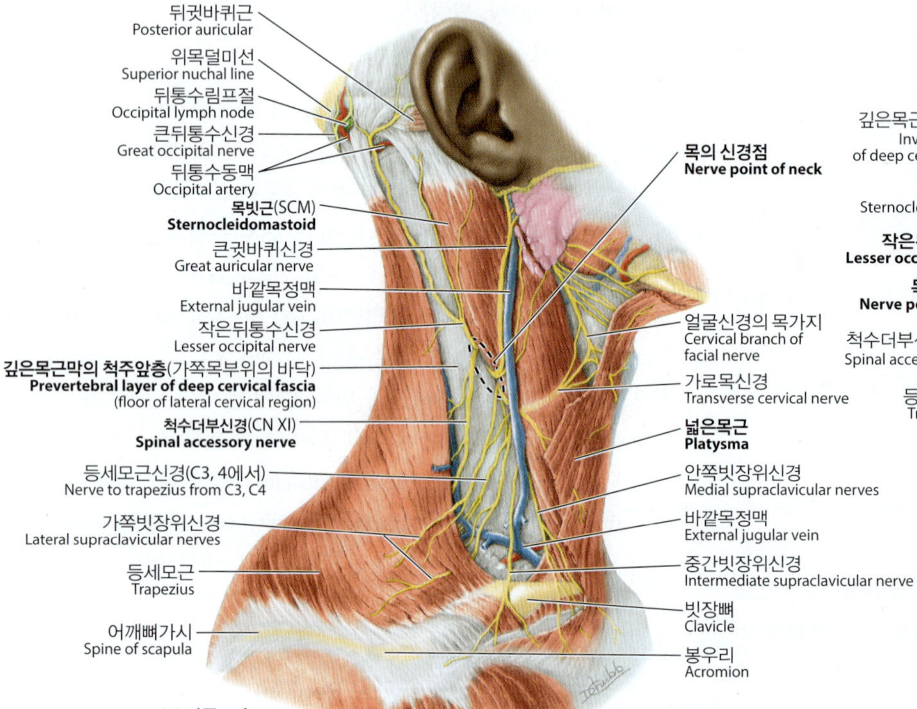

(A) 가쪽 모습

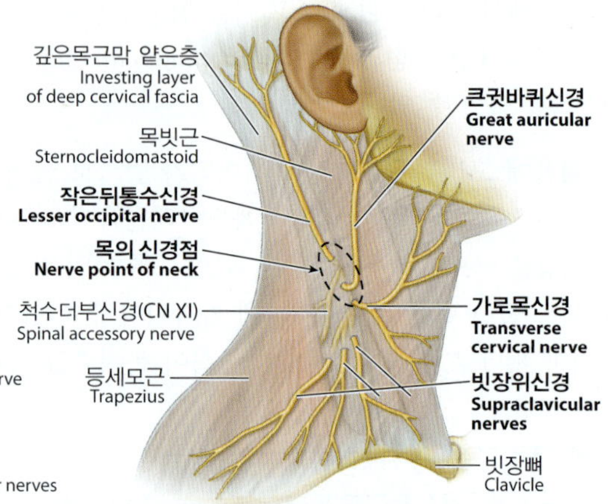

(B) 가쪽 모습

그림 9.9. 가쪽목부위의 얕은층 해부. 피부밑조직과 깊은근막의 얕은층을 제거하였으나, 넓은목근과 피부신경의 대부분은 제거하지 않고 보존하였다. 뒤목부위의 등세모근과 목빗근 사이에 있는 깊은목근막 척주앞층은 가쪽목부위의 바닥을 이룬다. 척수더부신경(CN XI)은 척주앞층보다 더 얕게 존재하는 유일한 운동신경이다.

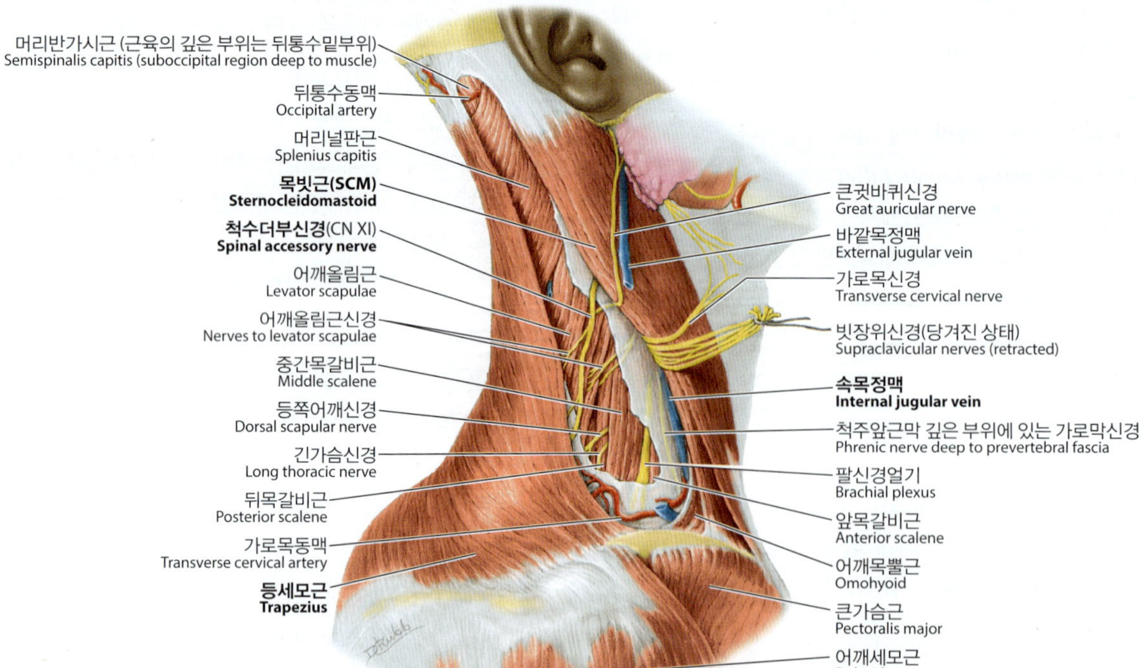

가쪽 모습

그림 9.10. 가쪽목부위의 깊은층 해부. 깊은목근막의 얕은층을 제거하였다. 척수더부신경(CN XI)은 얕은층보다 더 얕은 곳에 있지만, 팔신경얼기와 목신경얼기의 운동신경들은 목삼각의 바닥을 덮고 있는 깊은목근막 척주앞층보다 깊은 곳에 위치한다.

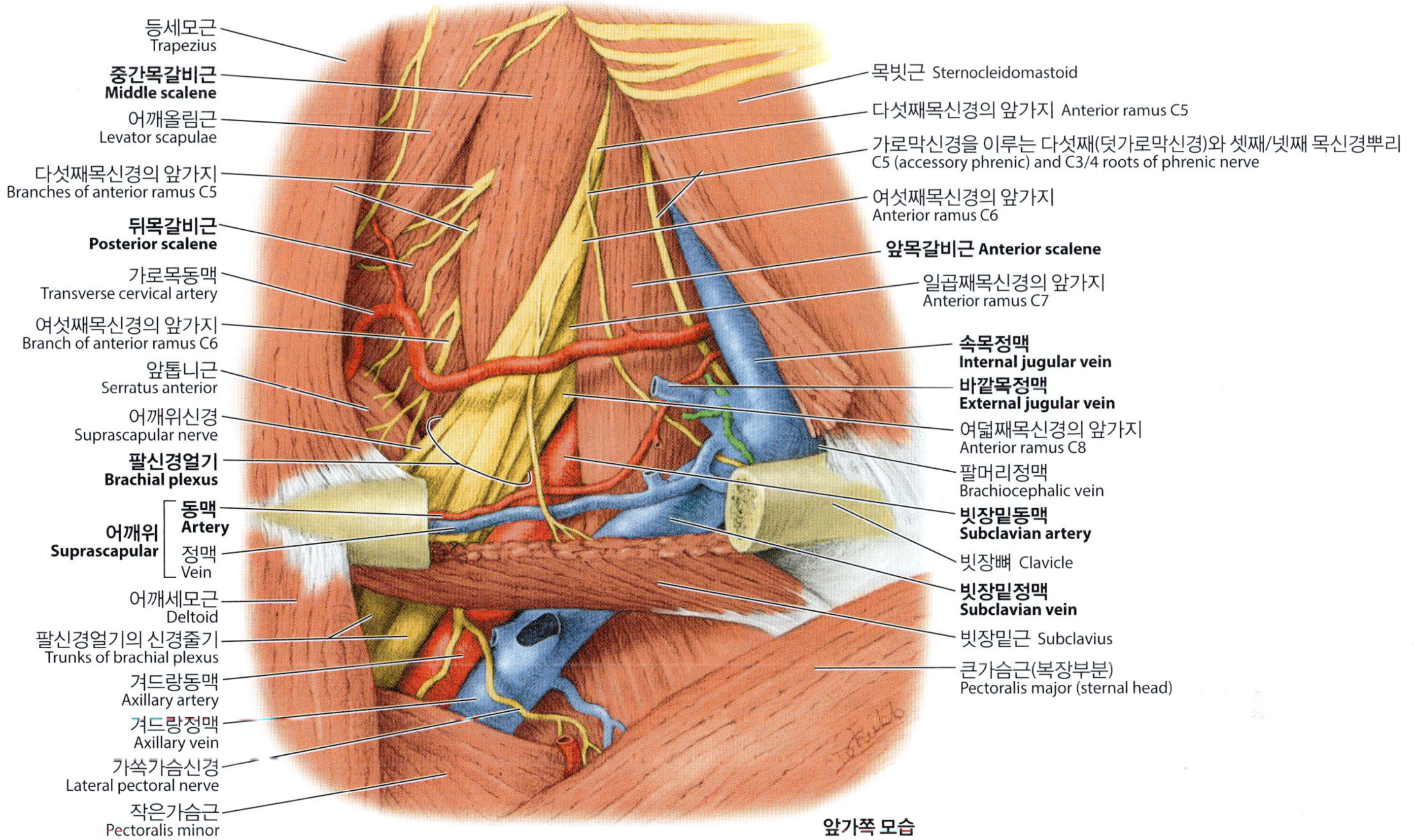

그림 9.11. 가쪽목부위 아랫부분의 더 깊은층 해부. 모든 근막과 어깨목뿔근(omohyoid muscle) 및 큰가슴근(pectoralis major muscle)의 빗장갈래(clavicular head)를 제거하여 빗장밑동맥(subclavian artery)의 셋째부분과 빗장밑정맥(subclavian vein)을 노출하였다. 목빗근의 깊은 부위에 위치한 속목정맥(internal jugular vien)은 가쪽목부위를 지나가지는 않으나 가까이 위치한다. 팔신경얼기와 빗장밑혈관들은 팔까지 이어진다. 빗장밑혈관은 빗장뼈의 아래 부분에서는 *겨드랑*혈관이라고 부르는데, 이름이 바뀌는 곳은 첫째갈비뼈의 바깥모서리 부위이다.

sory nerve, CN XI)은 뒤통수삼각을 가로지르는 가장 중요한 신경이다.

- **빗장위삼각(omoclavicular triangle)**은 목 표면에 빗장위오목(*supraclavicular fossa*)이 있는 곳이다. 빗장위삼각의 얕은 부위로 바깥목정맥(EJV, external jugular vein)의 아랫부분이 가로질러 지나간다. 한편, **빗장밑동맥**(*subclavian artery*)은 빗장위삼각의 깊은 곳에 위치하고 있다(그림 9.11; 그림 9.13 참조). 이 두 혈관 사이에는 깊은근막이 얕은층이 존재한다. 빗장밑동맥이 셋째부분이 있어서 빗장위삼각을 종종 빗장밑삼각(subclavian triangle)이라고도 부른다(그림 9.7).

가쪽목부위의 동맥(arteries in lateral cervical region)

가쪽목부위에 있는 동맥에는 갑상목동맥(*thyrocervical trunk*)의 가쪽 가지, 빗장밑동맥(subclavian artery)의 셋째부분, 그리고 뒤통수동맥의 일부분 등이 있다(그림 9.10, 9.11과 9.12). **갑상목동맥**은 빗장밑동맥의 첫째부분에서 시작하는 분지로, 이곳에서 직접 혹은 간접적으로 분지되는 가장 흔한 동맥에는 어깨위동맥(suprascapular artery), 등쪽어깨동맥(dorsal scapular artery), 그리고 얕은목동맥(superficial cervical artery) 등이 있다. 갑상목동맥의 종말가지는 오름목동맥(ascending cervical artery)과 아래갑상동맥(inferior thyroid artery)이다.

어깨위동맥(suprascapular artery)은 앞목갈비근과 가로막신경을 가로질러 아래가쪽으로 주행하다가(그림 9.11) 빗장밑동맥의 셋째부분과 팔신경얼기의 신경다발을 가로지르고, 빗장뼈 뒤쪽을 지나 어깨뼈의 뒷부분에 위치한 근육에 혈액을 공급한다. 간혹 어깨위동맥이 빗장밑동맥의 셋째부분에서 직접 시작하기도 한다.

얕은목동맥(*superficial cervical artery*)과 **등쪽어깨동맥**(*dorsal scapular artery*)이 갑상목동맥이나 빗장밑동맥의 셋째부분에서 직접 분지하거나 **가로목동맥(transverse cervical artery)**라고 부르는 공통 줄기를 통해 시작하기도 한다. 얕은목동맥과 등쪽어깨동맥은 빗장뼈 위 2~3 cm의 얕은 부위에서 가로막신경과 앞목갈비근을 가로질러 가쪽으로 주행한다. 이어서 **팔신경얼기의 신경줄기**(*trunks of the brachial plexus*)를 가로지르거나 통과한다. 이때 신경혈관(*vasa nervorum*; 신경에 혈액을 공급하는 혈관)이 될 가지를 낸다. **얕은목동맥(superficial cervical artery)**은 척수더부신경과 함께 등세모근보다 깊은 곳(앞쪽)을 지난다. 등쪽어깨동맥이 빗장밑동맥에서 시작된 경우에는 팔신경얼기의 줄기를 통과하여 중간목갈비근의 앞쪽에서 가쪽으로 주행한다. 어디에서 시작되었든 **등쪽어깨동맥(dorsal**

9

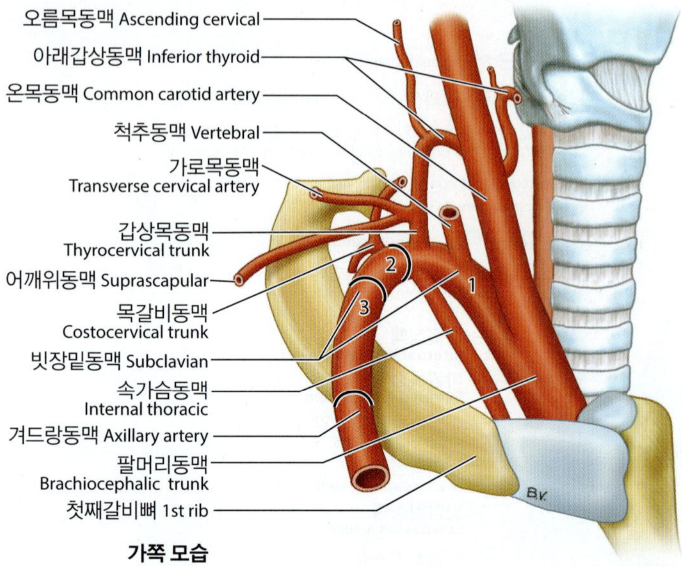

그림 9.12. 빗장밑동맥의 부위 구분과 가지들. 빗장밑동맥은 앞목갈비근을 기준으로 안쪽(*1*), 뒤쪽(*2*), 그리고 가쪽(*3*)의 세 부분으로 나눈다. 목등동맥(cervicodorsal trunk; 가로목동맥, transverse cervical artery)과 어깨위동맥(supraclavicular artery)은 일반적으로 갑상목동맥(thyrocervical trunk)에서 직접 갈라져 나오는데, 가끔 빗장밑동맥의 둘째 혹은 셋째 부분에서 분지하기도 한다. 분지하는 위치와 상관없이 이들 혈관은 공통 줄기를 통해 갈라지기도 하고 각각 따로 분지하기도 한다. 이 그림에서는 갑상목동맥에서 공통 줄기를 통해 갈라져 나오는 예를 보여주고 있다.

scapular artery)은 어깨올림근(levator scapulae)과 마름모근(rhomboid)보다 깊은층을 지나면서 두 근육에 혈액을 공급하고 어깨뼈 주위의 동맥연결(arterial anastomosis)을 구성한다(제3장, 팔 참조). 뒤통수동맥(*occipital artery*)은 바깥목동맥(external carotid artery)의 가지인데, 가쪽목부위의 꼭대기 부위에서 가쪽목부위로 들어와서 머리로 올라가서 머리덮개(scalp)의 뒷부분 절반에 혈액을 공급한다(그림 9.10).

빗장밑동맥(subclavian artery)은 팔에 혈액을 공급한다. 빗장밑동맥의 셋째부분은 빗장뼈에서 손가락 하나 너비 정도 위쪽에서 앞목갈비근의 가쪽모서리와 만나는 곳에서 시작된다. 가쪽목부위의 아랫부분에서는 빗장밑정맥의 위뒤쪽에 숨겨져 있다. 셋째부분은 빗장밑동맥 중 가장 길고 가장 얕게 위치하고 있는데, 첫째갈비뼈에 얹혀 있는 부위에서는 빗장위삼각을 지긋이 누르면 맥박을 느낄 수 있다. 앞목갈비근의 뒤를 지나는 곳에서는 첫째갈비뼈와 직접 접촉하고 있기 때문에 빗장밑동맥을 첫째갈비뼈에 대고 압박하면 팔에서 진행되는 출혈을 조절할 수 있다. 팔신경얼기의 아래신경줄기는 빗장밑동맥의 셋째부분 바로 뒤에 있다. 간혹 빗장밑동맥의 셋째부분에서 시작하는 분지들은 갑상목동맥에서 직접 혹은 간접적으로 기시하는 혈관의 변형된 형태이다.

가쪽목부위의 정맥(veins in lateral cervical region)

바깥목정맥(external jugular vein, EJV)은 턱뼈각 근처(귓바퀴 바로 밑)에서 아래턱뒤정맥(*retromandibular vein*)의 뒤가지와 뒤귓바퀴정맥(*posterior auricular vein*)이 합하여져 시작된다(그림 9.13). 바깥목정맥은 넓은목근보다 깊은 곳에서 목빗근을 비스듬하게 가로질러 가쪽목부위의 앞아랫부분으로 들어가(그림 9.8) 목빗근의 뒤모서리에서 깊은목근막의 얕은층을 관통한다. 이 얕은층은 가쪽목부위의 천장을 이루고 있다. 바깥목정맥은 가쪽목부위의 아랫부분으로 내려가서 빗장밑정맥(subclavian vein)과 합쳐진다(그림 9.11과 9.13). 바깥목정맥은 머리덮개의 대부분과 얼굴 옆면의 정맥피를 운반한다.

빗장밑정맥(subclavian vein)은 팔의 정맥혈을 운반하는 주된 경로로 가쪽목부위의 아랫부분을 휘어서 지나간다. 빗장밑정맥은 앞목갈비근과 가로막신경의 앞쪽을 지나 앞목갈비근의 안쪽모서리 부위의 빗장뼈 안쪽 끝부분 뒤에서 속목정맥과 합쳐져 **팔머리정맥(brachiocephalic vein)**을 형성한다. 바깥목정맥은 빗장뼈 바로 위쪽에서 목등정맥(*cervicodorsal vein*), 어깨위정맥(*suprascapular vein*)과 앞목정맥(*anterior jugular vein*) 등으로부터 정맥피를 받는다.

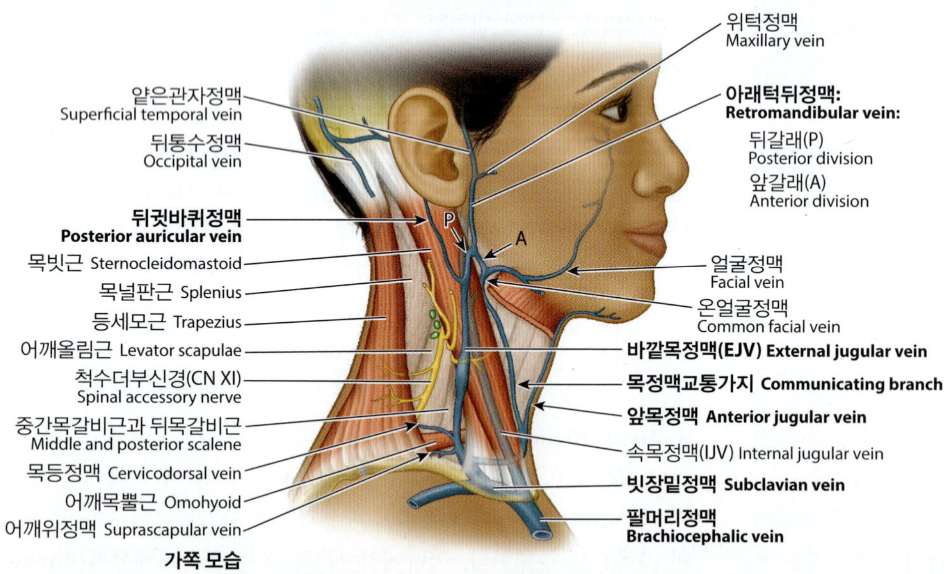

그림 9.13. 목의 얕은정맥. 얕은관자정맥(superficial temporal vien)과 위턱정맥(maxillary vein)이 합쳐져 아래턱뒤정맥(retromandibular vein)이 된다. 아래턱뒤정맥의 뒤가지는 뒤귓바퀴정맥(posterior auricular vein)과 합쳐져 바깥목정맥(external jugular vein, EJV)이 된다. 얼굴정맥은 아래턱뒤정맥의 앞가지로부터 혈액을 받아서 목빗근의 깊은 곳에 있는 속목정맥(internal jugular vein, IJV)으로 전달한다. 앞목정맥은 깊은 목근막의 얕은층보다 얕은 부위 혹은 깊은 부위 어디에나 있을 수 있다.

가쪽목부위의 신경(nerves of lateral cervical region)

척수더부신경(spinal accessory nerve, CN XI)은 목빗근보다 깊은 곳을 지나면서 목빗근을 지배하는 신경을 공급하고, 목빗근 뒤모서리의 위 1/3과 중간 1/3이 만나는 지점이나 아래 부분에서 가쪽목부위로 들어간다(그림 9.9, 9.10). 척수더부신경은 깊은목근막의 얕은층 속이나 혹은 얕은층보다 깊은 부위에서 뒤아래 방향으로 주행한다. 이때 척수더부신경은 어깨올림근 표면을 따라 가는데, 어깨올림근과는 척주앞층으로 분리되어 있다. 이후 척수더부신경은 등세모근의 위 2/3와 아래 1/3의 경계지점에 해당하는 앞모서리 뒤로 사라진다.

팔신경얼기의 뿌리(roots of the brachial plexus; C5–C8과 T1의 앞가지)는 앞목갈비근과 중간목갈비근 사이로 나온다(그림 9.11). 5개 척수신경의 앞가지(anterior rami)는 합쳐져서 **팔신경얼기의 3개의 줄기**(*three trunks of the brachial plexus*)를 형성한다. 이 줄기들은 가쪽목부위를 지나 아래가쪽으로 내려간다. 이후 팔신경얼기는 첫째갈비뼈, 빗장뼈, 어깨뼈의 위모서리 사이(**목겨드랑관**, *cervicoaxillary canal*)를 지나 겨드랑으로 들어가서 팔의 대부분에 신경을 공급한다(제3장, 팔 참조).

어깨위신경(suprascapular nerve)은 팔신경얼기(*brachial plexus*, 목신경얼기가 아님)의 위줄기에서 시작하여 가쪽목부위를 가로질러 가쪽으로 주행하여 어깨뼈의 뒷면에 있는 가시위근(supraspinatus muscle)과 가시아래근(infraspinatus muscle)에 신경을 공급한다. 또 어깨관절(glenohumeral joint)로 가는 관절가지(articular branch)를 낸다.

첫째에서 넷째목신경의 앞가지(*anterior rami of C1–C4*)는 **목신경얼기의 뿌리(roots of the cervical plexus)**를 형성한다(그림 9.14). **목신경얼기(cervical plexus)**는 불규칙한 일련의 (일차)신경고리와 신경고리에서 시작하는 분지로 이루어져 있다. 첫째목신경의 앞가지를 제외한 각각의 가지는 오름과 내림 분지로 나뉘어지고, 인접한 척수신경의 분지와 합쳐져 신경고리를 형성한다. 목신경얼기는 어깨올림근과 중간목갈비근의 앞안쪽에 있는데, 목빗근보다 깊은 곳에 위치한다. 목신경얼기에서 처음 뒤쪽으로 가는 얕은 가지들은 피부(감각)가지이다(그림 9.14A, C, D). 앞안쪽으로 주행하는 깊은 가지는 운동가지로 가로막으로 가는 가로막신경의 뿌리(*roots of the phrenic nerve*)와 목신경고리(*ansa cervicalis*) 등이 이에 속한다(그림 9.14A, B).

목신경고리 위뿌리(superior root of the ansa cervicalis)는 첫째 및 둘째목신경(C1과 C2 척수신경)에서 나온 섬유들을 포함하고 있으며, 혀밑신경(hypoglossal nerve, CN XII)과 짧은 부분 합쳐졌다가 가쪽목부위를 지나면서 혀밑신경에서 분리되어 아래를 향해 주행한다(그림 9.14A, B). **목신경고리 아래뿌리(inferior root of the ansa cervicalis)**는 둘째목신경과 셋째목신경의 분지가 형성한 고리에서 시작된다. **목신경고리(ansa cervicalis)**는 목신경고리의 위뿌리와 아래뿌리가 합하여져 만들어진 이차고리이다. 따라서 목신경고리 속에는 C1–C3 척수신경에서 나온 신경섬유가 들어 있다. 목신경고리에서 분리된 가지들은 어깨목뿔근(*omohyoid muscle*), 복장방패근(*sternothyroid muscle*) 및 복장목뿔근(*sternohyoid muscle*)과 같은 목뿔아래근육(infrahyoid muscle)을 지배한다(그림 9.14A, 9.15A와 9.16). 네 번째 목뿔아래근인 **방패목뿔근**(*thyrohyoid muscle*)은 첫째목신경으로부터 신경섬유를 받는데, 목신경고리의 위뿌리가 생기는 곳보다 먼쪽에서 위뿌리와는 독립적으로 혀밑신경에서 분리되어 아래로 주행한다(**방패목뿔근신경, nerve to thyrohyoid**)(그림 9.14A, B와 9.15B).

목신경얼기 피부가지(cutaneous branches of the cervical plexus)는 **목의 신경점(nerve point of neck)**(그림 9.9)이라고 부르는 목빗근의 뒤모서리 중간부분을 감싸고 겉으로 나와 목의 피부, 위가쪽 가슴벽, 귓바퀴와 바깥뒤통수뼈융기(external occipital protuberance) 사이의 머리덮개에 분포한다(그림 9.14A, C, D). 신경이 시작되는 부위 근처에서 목신경얼기의 뿌리는 회색교통가지(gray rami communicantes)를 받는데, 이들 대부분은 목의 윗부분에 있는 **큰위목신경절**(*superior cervical ganglion*)에서 내려온다.

둘째와 셋째목신경의 앞가지가 형성한 신경고리에서 시작하는 **목신경얼기의 분지(branches of cervical plexus)**는 다음과 같다.

- **작은뒤통수신경(lesser occipital nerve**; C2)은 목과 귓바퀴의 뒤위쪽의 머리덮개 피부에 분포한다.
- **큰귓바퀴신경(great auricular nerve**; C2, C3)은 비스듬하게 위치한 목빗근을 가로질러 귀밑샘의 아래끝을 향해 올라가서 여러 가지로 나누어져 귀밑샘 부위의 피부와 귀밑샘을 싸고 있는 피막, 꼭지돌기, 그리고 귓바퀴의 양쪽 면과 턱뼈각에서 꼭지돌기에 이르는 부위의 피부에 분포한다.
- **가로목신경(transverse cervical nerve**; C2, C3)은 앞목부위를 덮고있는 피부에 분포한다. 큰귓바퀴신경보다 아래 부위의 목빗근 뒤모서리 중간부분을 감싸고 돈 후, 바깥목정맥과 넓은목근보다 깊은 층에서 수평하게 앞쪽으로 주행한 후 위와 아래 분지로 갈라진다.

셋째와 넷째목신경의 앞가지가 형성한 신경고리에서 시작하는 목신경얼기의 분지는 다음과 같다.

- **빗장위신경(supraclavicular nerve**; C3, C4)은 목빗근으로 덮여 있는 부위에서 공통 줄기의 형태로 시작하여 목의 피부로 작은 가지들을 보내는데, 이 신경은 빗장뼈를 가로질러 어깨 부위 피부에 분포한다.

목신경얼기 고리에서는 목신경고리와 가로막신경에 더하여 **깊은 운동가지들(deep motor branches of the cervical plexus)**을 낸다. 여기에는 뿌리에서 분지하여 마름모근에 분포하는 등쪽어깨신경(dorsal scapular nerve; C4, 5), 앞톱니근(serratus anterior muscle)에 분포하는 긴가슴신경(long thoracic nerve; C5–C7)과 주위의 척주앞근육에 분포하는 운동가지들이 있다.

가로막신경(phrenic nerve)은 주로 넷째목신경에서 기시하지만,

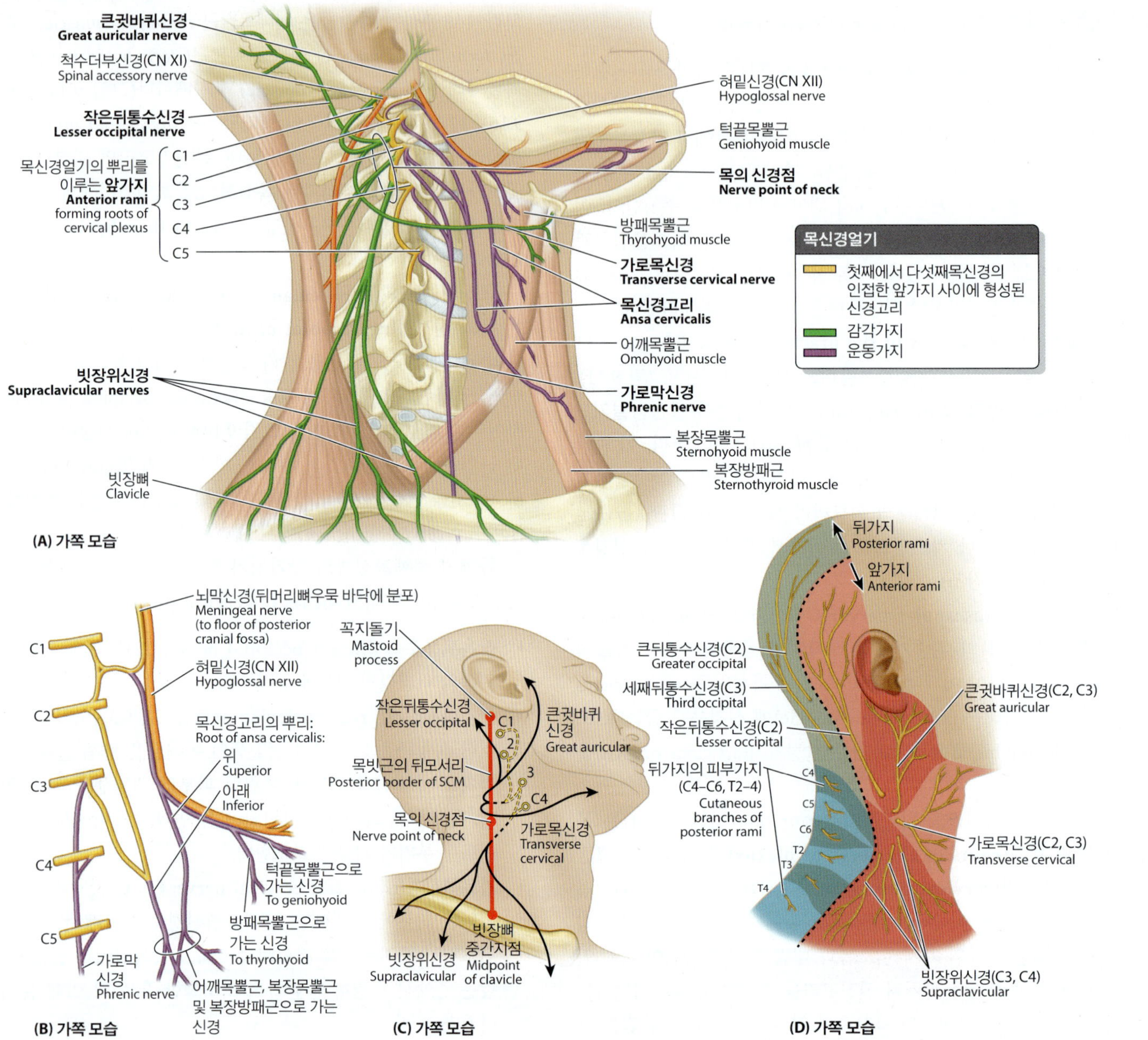

그림 9.14. 목신경얼기. A. 개요. **B.** 목신경얼기의 운동신경. **C.** 목신경얼기의 감각신경. **D.** 감각신경 분포. 앞가지에서 유래한 목신경얼기의 감각(피부)신경과 목신경의 뒤가지가 분포하는 피부의 영역.

셋째와 다섯째목신경에서 오는 신경섬유도 일부 포함하고 있다(그림 9.11과 9.14A, B). 가로막신경에는 운동, 감각, 그리고 교감신경섬유가 포함되어 있다. 가로막신경은 가로막에 분포하는 유일한 운동신경이며 가로막의 중심부의 감각을 담당하는 신경이다. 각 가로막신경은 가슴에서 세로칸가슴막(mediastinal pleura)과 심장막(pericardium)에 신경을 공급한다(제4장, 가슴 참조). 가로막신경은 목에서 목교감신경절 또는 신경절의 가지로부터 다양한 교통 신경섬유를 받는다. 각 가로막신경은 방패연골의 위모서리 높이의 앞목갈비근 가쪽모서리의 윗부분에서 형성된다. 가로막신경은 처음에는 깊은목근막의 척주앞층보다 깊이 위치하였는데, 속목정맥과 함께 앞목갈비근을 비스듬하게 가로질러 내려오고, 그 후에는 목등동맥(cervicodorsal trunk)과 어깨위동맥(suprascapular artery)보다 깊은 부위를 지난다.

왼가로막신경(*left* phrenic nerve)은 빗장밑동맥의 첫째부분 앞을 가로지르고, 오른쪽의 가로막신경(*right* phrenic nerve)은 앞목갈비근에 놓여 있으며, 빗장밑동맥의 둘째부분 앞쪽을 가로질러 지나간다. 양쪽의 가로막신경이 가슴으로 들어갈 때는 빗장밑정맥의 뒤쪽과 속가슴동맥(internal thoracic artery)의 앞쪽을 통과한다.

다섯째목신경에서 가로막신경으로 가는 신경섬유는 **덧가로막신경(accessory phrenic nerve)**을 통해 전달될 수도 있다(그림 9.11). 흔히 덧가로막신경은 빗장밑근으로 가는 신경가지인데, 있는 경우 가로막신경의 가쪽에 위치하면서 빗장밑정맥의 뒤쪽으로 내려오지만 간혹 빗장밑정맥의 앞쪽에 있는 경우도 있다. 덧가로막신경은 목뿌리 혹은 가슴에서 가로막신경과 합쳐진다.

가쪽목부위의 림프절(lymph nodes in lateral cervical region)

가쪽목부위의 얕은층 조직에서 기원한 림프는 목빗근보다 얕은 부위에서 바깥목정맥을 따라 위치한 **얕은목림프절(superficial cervical lymph node)**로 들어간다. 얕은목림프절의 날림프관은 목혈관신경집의 근막에 싸여 있는 속목정맥을 따라 림프사슬(chain)을 형성하고 있는 **깊은목림프절(deep cervical lymph node)**로 림프를 보낸다(그림 9.15A; 그림 9.4B 참조).

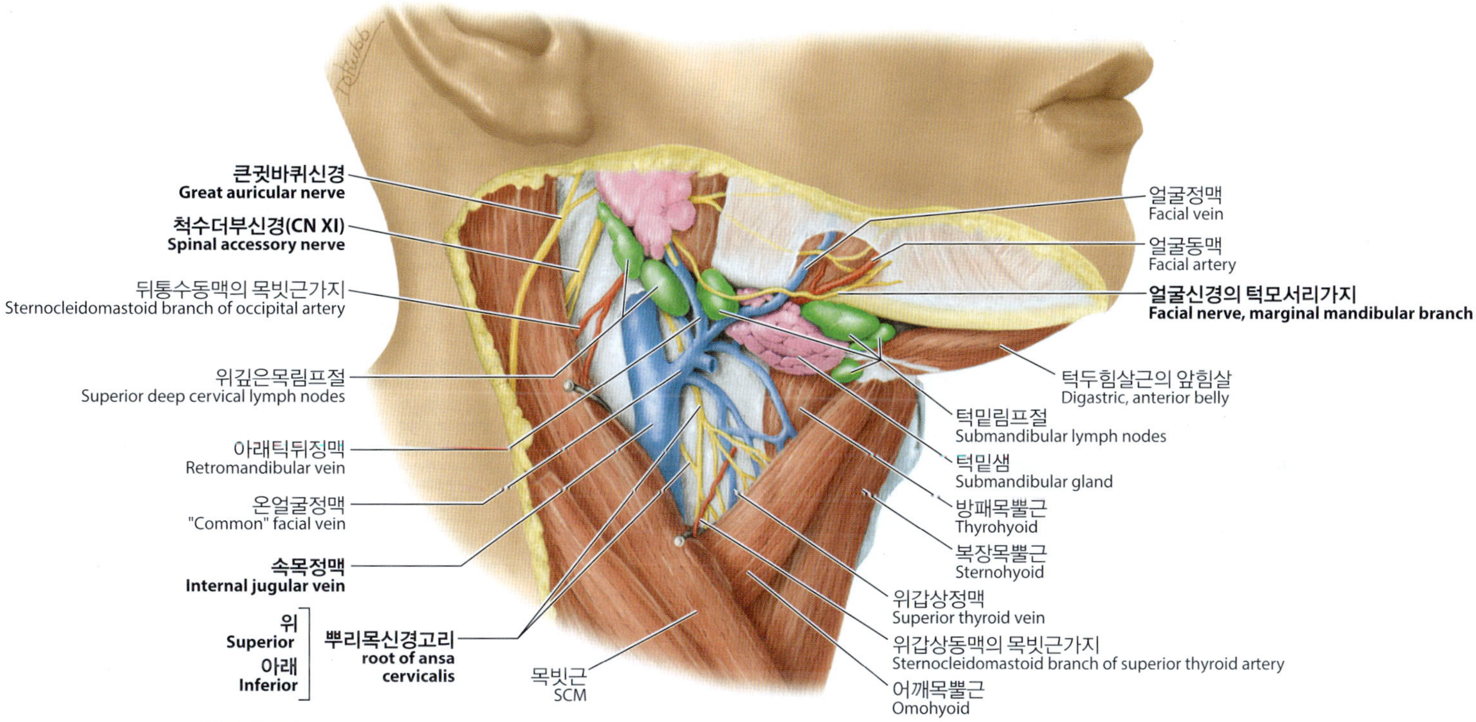

(A) 가쪽 모습

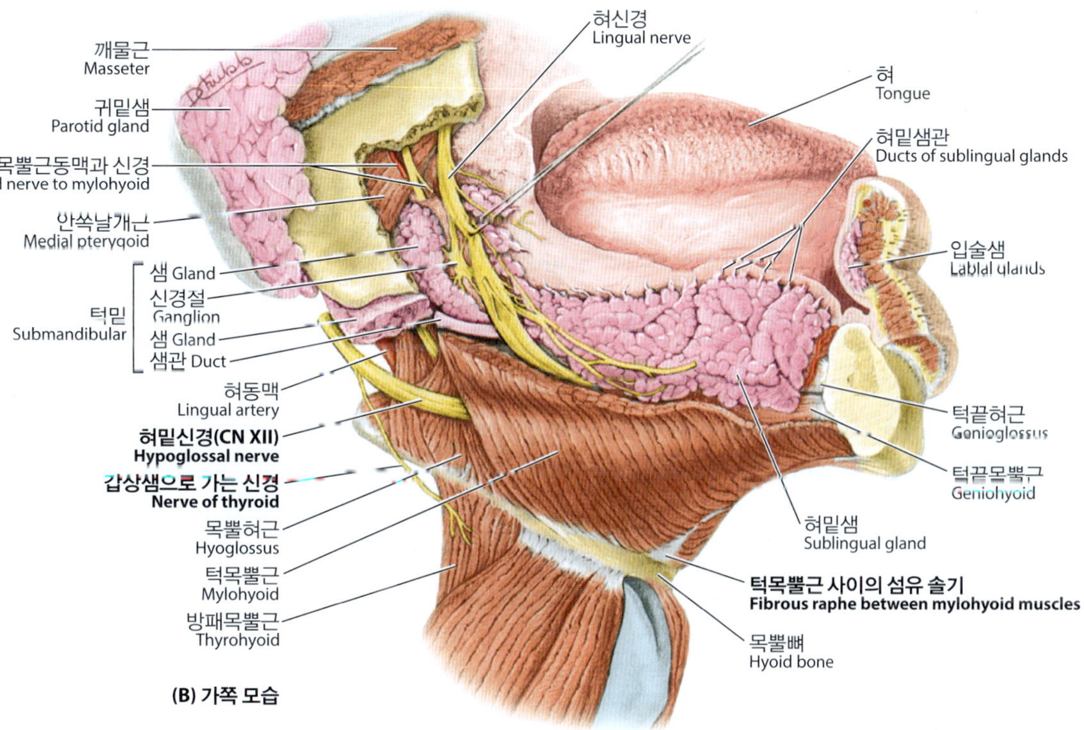

(B) 가쪽 모습

그림 9.15. 앞목부위와 목뿔위부위의 해부. A. 앞목부위. 이 부위의 얕은층을 해부하여 턱밑샘과 림프절을 노출시켰다. **B.** 목뿔위부위. 아래턱뼈의 오른쪽 절반과 턱목뿔근의 윗부분을 제거하였다. 턱목뿔근의 잘린 면은 앞쪽으로 올수록 점차 얇아진다.

9

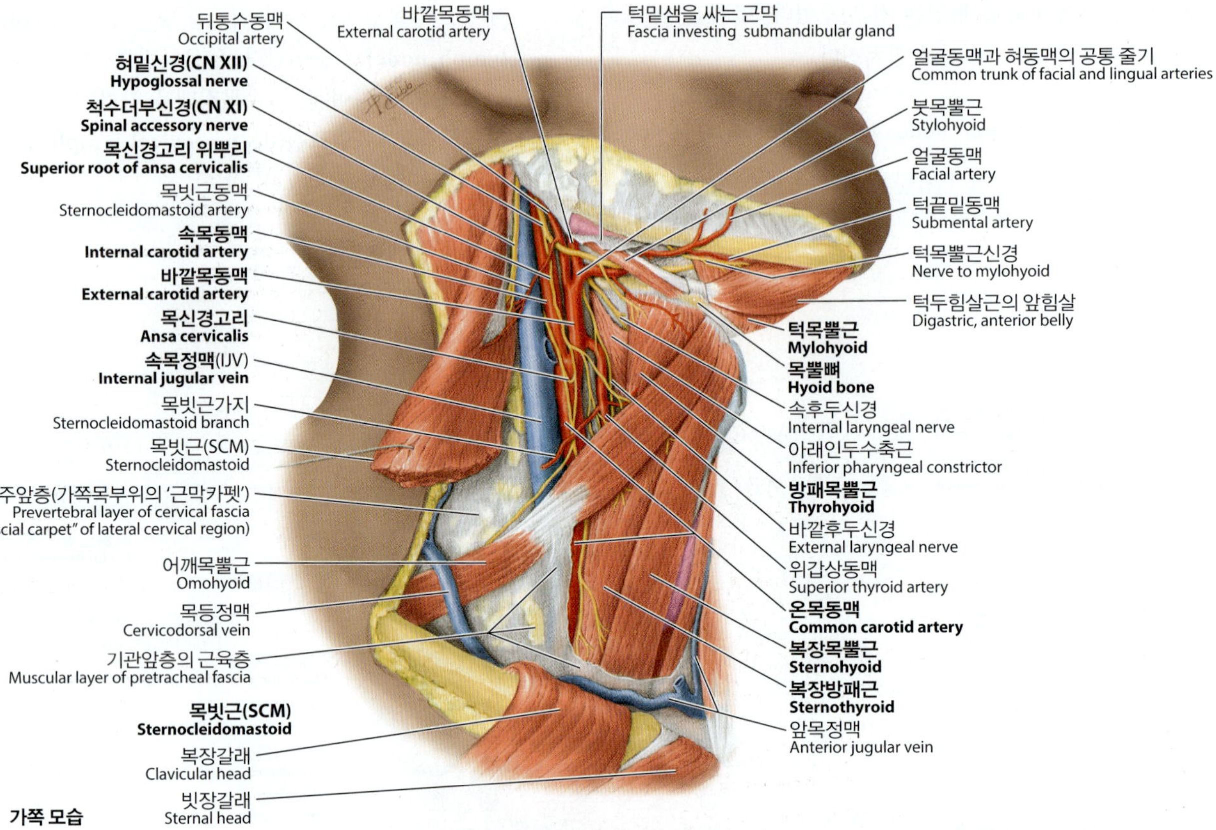

그림 9.16. 앞목부위의 깊은층 해부. 온얼굴정맥과 온얼굴정맥에 합류하는 가지들을 제거하고 목신경고리와 목신경고리에서 목뿔아래근육으로 가는 신경을 포함한 동맥과 신경을 노출하였다. 그림에 표현한 사람의 경우는 얼굴동맥과 혀동맥이 공통 가지로 시작하여, 붓목뿔근과 턱두힘살근보다 깊은 곳으로 주행하여 턱밑삼각으로 들어간다.

앞목부위(Anterior Cervical Region)

앞목부위(anterior cervical region; 앞목삼각, anterior triangle of neck)의 경계는 다음과 같다(표 9.1 참조).

- 앞(*anterior*): 목의 정중선
- 뒤(*posterior*): 목빗근의 앞모서리
- 위(*superior*): 아래턱뼈의 아래모서리
- 꼭대기(*apex*): 복장뼈자루의 목아래패임(jugular notch)
- 천장(*roof*): 넓은목근을 포함한 피부밑조직
- 바닥(*floor*): 인두, 후두 및 갑상샘

구조물들의 위치를 더 정확하게 설명하기 위해 앞목부위를 턱두힘살근(digastric muscle)과 어깨목뿔근(omohyoid muscle)을 기준으로 하나의 턱끝밑삼각과 3개의 쌍으로 존재하는 턱밑삼각, 목동맥삼각, 근육삼각 등 4개의 작은 삼각형 구획으로 세분한다.

턱끝밑삼각(submental triangle)은 턱의 아래에 있는 목뿔뼈위부위(suprahyoid area)로 아래 경계는 목뿔뼈몸통이고, 가쪽은 좌우의 턱두힘살근 앞힘살이 경계를 짓고 있다. 턱끝밑삼각의 바닥은 정중섬유솔기(median **fibrous raphe**)에서 만나는 두 개의 턱목뿔근(mylohyoid muscle)이 이루고 있다(그림 9.15B). 턱끝밑삼각의 꼭대기는 **턱뼈결합**(*mandibular symphysis*)인데 이는 유아기에 좌우의 아래턱뼈가 융합된 흔적이다. 바닥은 목뿔뼈에 의해 형성된다(그림 9.17). 턱끝밑삼각에는 여러 개의 작은 **턱끝밑림프절(submental lymph node)**과 **앞목정맥**(*anterior jugular vein*)으로 합쳐지는 작은 정맥들이 있다(그림 9.17).

턱밑삼각(submandibular triangle)은 아래턱뼈의 아래모서리와 턱두힘살근의 앞힘살과 뒤힘살 사이에 위치하는 샘영역(glandular area)이다(그림 9.7A, C와 그림 9.12 참조). 턱밑삼각의 바닥은 턱목뿔근, 목뿔혀근(hyoglossus muscle)과 중간인두수축근(middle constrictor muscle of pharynx)으로 이루어져 있다. **턱밑샘(submandibular gland)**은 턱밑삼각의 거의 대부분을 채우고 있다(그림 9.15A). (턱밑샘은 입의 바닥과 해부학적으로 연관되어 있고, 입과는 기능적으로 연관되어 있기 때문에 8장 머리에서 설명한다.)

턱밑림프절(submandibular lymph node)은 턱밑샘의 양쪽과 아래턱뼈의 아래모서리를 따라 위치한다(그림 9.15A). **혀밑신경**(*hypoglossal nerve*, CN XII)은 혀의 자체근육(intrinsic muscle)과 바깥기원근육(extrinsic muscle)에 분포하는 운동신경으로 턱밑삼각의 구성요소이다. 턱밑삼각에 있는 다른 구조물로는 **턱목뿔근신경**(*nerve to mylohyoid*; 아래턱신경(CN V_3)의 가지로 턱두힘살근의 앞힘살도 지배한다), **얼굴동맥**(*facial artery*)과 얼굴정맥의 일부, **턱끝밑동맥**(*submental artery*; 얼굴동맥의 가지) 등이 있다(그림 9.15와 9.16).

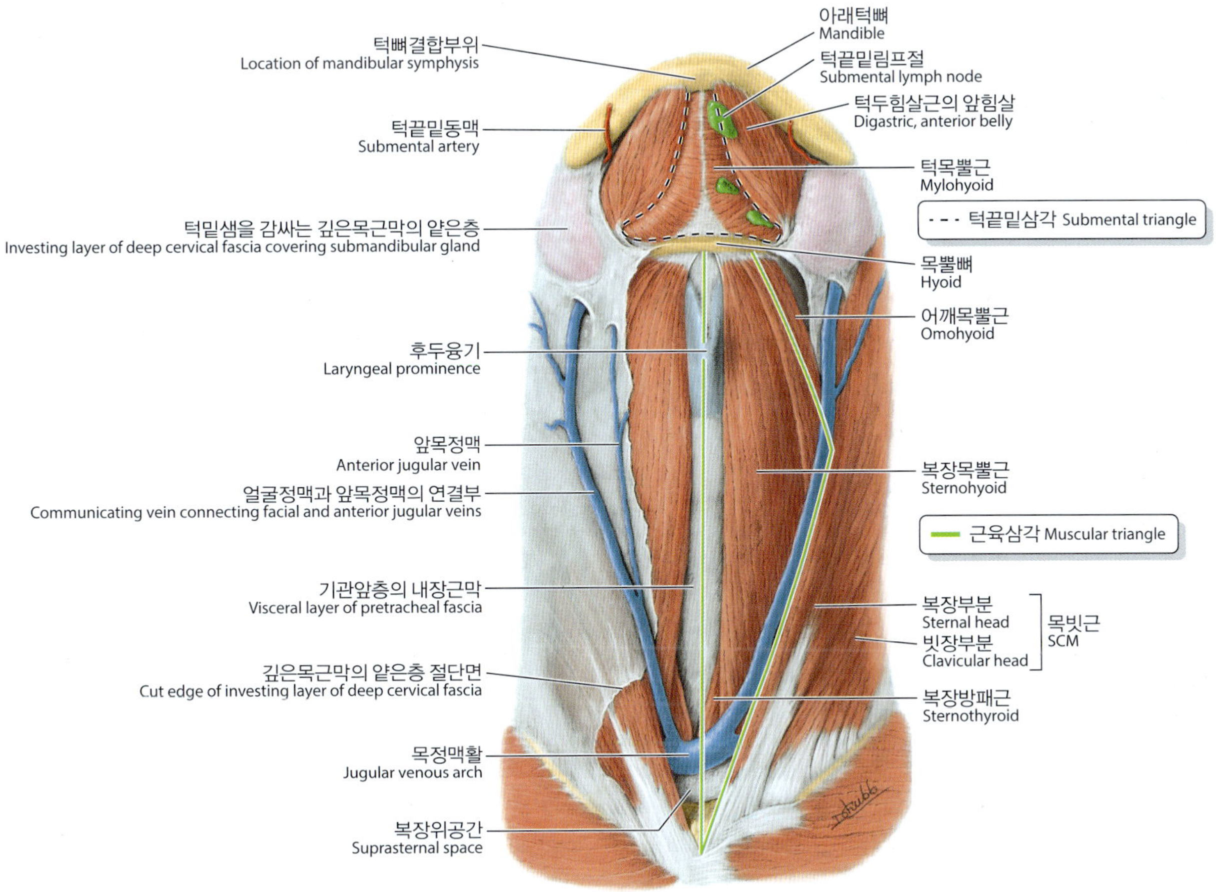

그림 9.17. 앞목부위의 얕은층 해부. 턱끝밑삼각의 아래쪽은 목뿔뼈몸통, 가쪽은 오른쪽과 왼쪽의 턱두힘살근 앞힘살이 경계를 이룬다. 턱끝밑삼각의 바닥은 2개의 턱목뿔근과 이들 사이에 형성된 솔기(이 그림에서는 분명하지 않다. 그림 9.15B 참조)로 이루어져 있다. 근육삼각의 경계는 어깨목뿔근의 위갈래, 목빗근의 앞쪽 경계, 그리고 정중선이다.

목동맥삼각(carotid triangle)은 어깨목뿔근의 위힘살, 턱두힘살근의 뒤힘살과 목빗근의 앞모서리를 경계로 하는 혈관영역(vascular area)이다(그림 9.15A와 9.16; 그림 9.7 참조). 목동맥삼각이 중요한 이유는 이곳으로 **온목동맥**(*common carotid artery*)이 올라오기 때문이다. 목뼈의 가로돌기가 있는 부위에 있는 온목동맥을 가볍게 누르면 맥박을 청진하거나 촉진할 수 있다. 방패연골의 위모서리 높이에서 온목동맥은 **속목동맥**(*internal carotid artery*)과 **바깥목동맥**(*external carotid artery*)으로 갈라진다(그림 9.16과 9.18; 그림 9.20 참조). 목동맥삼각 내의 구조물에는 다음과 같은 것들이 있다.

- **목동맥팽대(carotid sinus)**: 속목동맥 시작 부위에 있는 팽대부(그림 9.18)로 온목동맥의 일부가 같이 팽대되는 경우도 있다. 혀인두신경(glossopharyngeal nerve, CN IX)의 분지인 **목동맥팽대신경(carotid sinus nerve)**과 미주신경(vagus nerve, CN X)가 신경지배를 하고 있다. 목동맥팽대는 동맥의 혈압 변화에 반응하는 **압력수용기**(*baroreceptor*, pressoreceptor)이다.
- **목동맥토리(carotid body)**: 온목동맥이 갈라지는 부위의 안쪽에 있는 사이막에 위치한 작고 붉은 갈색의 타원형 소체로 목동맥팽대와 인접하여 있다. 주된 신경지배는 목동맥팽대신경과 미주신경이며 혈액내 산소농도를 감지하는 **화학수용기**(*chemoreceptor*)이다. 목동맥토리는 낮은 산소농도에 자극을 받아 호흡의 속도와 깊이, 심박동수 및 혈압을 증가시키는 반사작용을 시작한다.

목동맥삼각에 있는 신경혈관구조들은 **목혈관신경집**(*carotid*

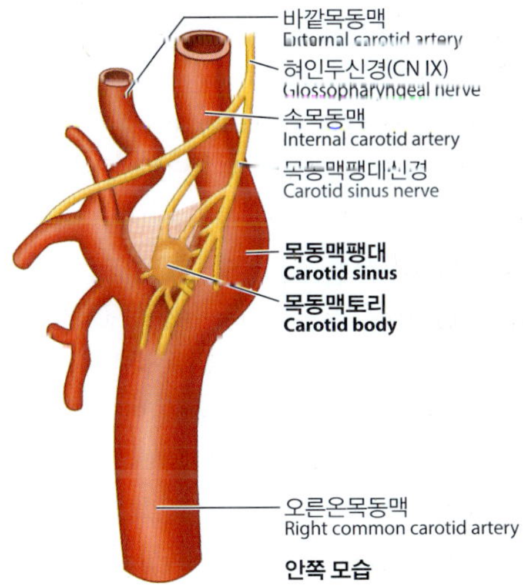

그림 9.18. 목동맥토리와 목동맥팽대. 목동맥토리는 온목동맥이 갈라지는 부위에서 관찰되는 작은 타원형 구조물이다. 목동맥팽대와 목동맥팽대와 관련된 혀인두신경(CN IX)의 감각신경얼기도 관찰할 수 있다.

sheath)으로 싸여 있는데, 목동맥(carotid artery)은 안쪽에, **속목정맥**(*internal jugular vein*)은 가쪽에, **미주신경**(*vagus nerve*)은 뒤쪽에 있다(그림 9.4B, C). 위쪽에서는 속목동맥이 온목동맥의 위치에 있다. **목신경고리**(*ansa cervicalis*)는 주로 목혈관신경집의 앞가쪽에 붙어서 존재하거나 목혈관신경집 속에 위치한다(그림 9.16), 목혈관신경집과 속목정맥을 따라 **깊은목림프절**(*deep cervical lymph nodes*)이 많이 존재한다.

근육삼각(muscular triangle)은 어깨목뿔근 위힘살과 목빗근의 앞모서리, 목의 정중면에 의해 형성된다(그림 9.17; 그림 9.7 참조). 근육삼각에는 **목뿔아래근육**(*infrahyoid muscle*)들과 갑상샘, 부갑상샘과 같은 목내장기관이 있다.

앞목부위의 근육(muscles in anterior cervical region)

목의 앞가쪽에서 **목뿔뼈**(*hyoid*)의 윗부분에는 목뿔위근육(suprahyoid muscle)이, 아랫부분에는 목뿔아래근육(infrahyoid muscle)이 붙어 있다. **목뿔뼈근육(hyoid muscle)**은 목뿔뼈와 후두를 고정시키거나 움직인다(그림 9.16, 9.17과 9.19). 목뿔뼈근육을 설명하기 위해 목뿔위근육과 목뿔아래근육으로 구분하고, 각 근육의 이는곳과 닿는곳, 신경분포와 주요 작용을 표 9.3에 정리하였다.

목뿔위근육(suprahyoid muscle)은 목뿔뼈의 위에 있는 근육 집단으로 목뿔뼈를 머리뼈에 연결한다(그림 9.15A, 9.16, 9.17과 9.19; 표 9.3). 목뿔위근육에는 **턱목뿔근**(*mylohyoid muscle*), **턱끝목뿔근**(*geniohyoid muscle*), **붓목뿔근**(*stylohyoid muscle*)과 **턱두힘살근**(*digastric muscle*) 등이 있다. 이 근육집단은 입바닥을 이루는 구성성분들이며, 목뿔뼈를 지탱하여 혀가 기능하는 기반을 제공하고, 음식물을 삼키거나 목소리를 낼 때 목뿔뼈와 후두를 들어 올린다. **턱두힘살근(digastric muscle)**은 목뿔뼈 쪽으로 내려오는 2개의 힘살이 **중간힘줄(intermediate tendon)**에 의해 연결되어 있다. 깊은목근막의 기관앞층에서 기원한 **섬유걸이(fibrous sling)**는 중간힘줄을 목뿔뼈 몸통 및 큰뿔과 연결시켜 주기 때문에 중간힘줄이 앞뒤로 미끄러지도록 한다.

턱두힘살근의 앞힘살(anterior belly)과 뒤힘살(posterior belly)에는 다른 신경이 분포하고 있는데, 이는 각각이 첫째인두굽이(pharyngeal arch)와 둘째인두굽이에서 발생하기 때문이다. 삼차신경(CN V)은 첫째인두굽이에서 유래된 구조물에 분포하고, 얼굴신경(CN VII)은 둘째인두굽이에서 만들어진 것들에 신경을 공급한다.

목뿔아래근육(infrahyoid muscle)은 목뿔뼈 아래에 리본처럼 길게 늘어져 있어서 흔히 **띠근육**(*strap muscle*)이라고 부른다(그림 9.16과 9.19; 표 9.3). 이들 4개의 근육은 목뿔뼈, 복장뼈, 빗장뼈, 어깨뼈에 연결되어 있으며, 음식물을 삼키거나 말하는 중에 목뿔뼈와 후두를 아래로 잡아당긴다. 또한 목뿔위근육들과 같이 작용하여 목뿔뼈가 움직이지 않도록 잡아줌으로써 혀의 단단한 기초가 되게 한다. 목뿔아래근육 집단은 두 층으로 배열되어 있다. **얕은층**(*superficial plane*)은 복장목뿔근(sternohyoid muscle)과 어깨목뿔근(omohyoid muscle)으로 이루어지고, **깊은층**(*deep plane*)은 복장방패근과 방패목뿔근으로 되어 있다.

턱두힘살근처럼 어깨목뿔근도 위·아래의 2개의 힘살이 **중간힘줄**(*intermediate tendon*)로 이어진 구조를 하고 있다. 중간힘줄을 당기는 근막띠는 빗장뼈에 연결되어 있다.

복장방패근(sternothyroid muscle)은 더 겉에 있는 **복장목뿔근(sternohyoid muscle)**보다 더 넓다. 복장방패근은 갑상샘의 가쪽엽을 덮고, 갑상샘의 위쪽 끝 바로 위에 있는 방패연골판의 빗선(*oblique line* of the lamina of the thyroid cartilage)에 부착되어 있다. 이 때문에 갑상샘이 커지더라도 위쪽으로는 올라가지 못한다(이 장의 뒷부분에 있는 임상적용에서 설명한 "갑상샘의 비대" 참조). **방패목뿔근(thyrohyoid muscle)**은 복장방패근이 방패연골의 빗선에서 목뿔뼈까지 이어진 것처럼 보인다.

앞목부위의 동맥(arteries in anterior cervical region)

앞목부위에는 **목동맥계통(carotid system of artery)**이 있다. 목동맥계통은 온목동맥(common carotid artery), 그 종말가지인 속목동맥(internal carotid artery)과 바깥목동맥(external carotid artery) 등으로 구성된다. 앞목부위에는 이 외에도 속목정맥(internal jugular vein)과 속목정맥의 지류정맥(triburary)들, 그리고 앞목정맥(anterior jugular vein)도 있다(그림 9.20과 9.21). 온목동맥과 종말가지 중 하나인 **바깥목동맥**(*external carotid artery*)은 목동맥삼각에 존재하는 가장 주된 동맥이다. 바깥목동맥은 목동맥삼각(carotid triangle)에서 분지들(예: 위갑상동맥 superior thyroid artery)을 내기 시작된다. 각 **온목동맥**(*common carotid artery*)은 속목정맥, 미주신경과 함께 **목혈관신경집**(*carotid sheath*)에 싸여 위로 올라가 방패연골의 위모서리 높이에서 속목동맥과 바깥목동맥으로 갈라지며 끝난다. 목에서 바깥목동맥이 여러 개의 분지를 내는 것과 달리, **속목동맥**(*internal carotid artery*)은 목에서 가지를 내지 않는다.

오른온목동맥(right common carotid artery)은 팔머리동맥(*brachiocephalic trunk*)이 갈라지는 부위에서 시작된다. 팔머리동맥의 또 다른 분지로는 오른빗장밑동맥(right subclavian artery)이 있다. **왼온목동맥(left common carotid artery)**은 대동맥활에서 기시하여 목으로 올라간다. 이 때문에 목에 들어가기 전 약 2 cm 정도는 위가슴세로칸(superior mediastinum)을 통과한다.

속목동맥(internal carotid artery)은 방패연골 위모서리 높이에서 온목동맥으로부터 바깥목동맥이 분리된 이후에 직접 이어진 온목동맥의 부분이다. **목동맥팽대**(*carotid sinus*)는 각 속목동맥이 시작되는 부위(그림 9.18과 9.20)에 있다. **목동맥토리**(*carotid body*)는 속목동맥과 바깥목동맥 사이 틈에 끼어 있다. 속목동맥은 관자뼈 바위부분(petrous part of temporal bone)의 **목동맥관**(*carotid canal*)을 통해 머리 속으로 들어가서 뇌와 눈확(orbit) 속에 있는 구조물들을 공급하는 주된 동맥이 된다(제8장, 머리 참조). 목에서 속목동맥으로부터는 이름을 붙일만한 동맥이 분지하지 않는다.

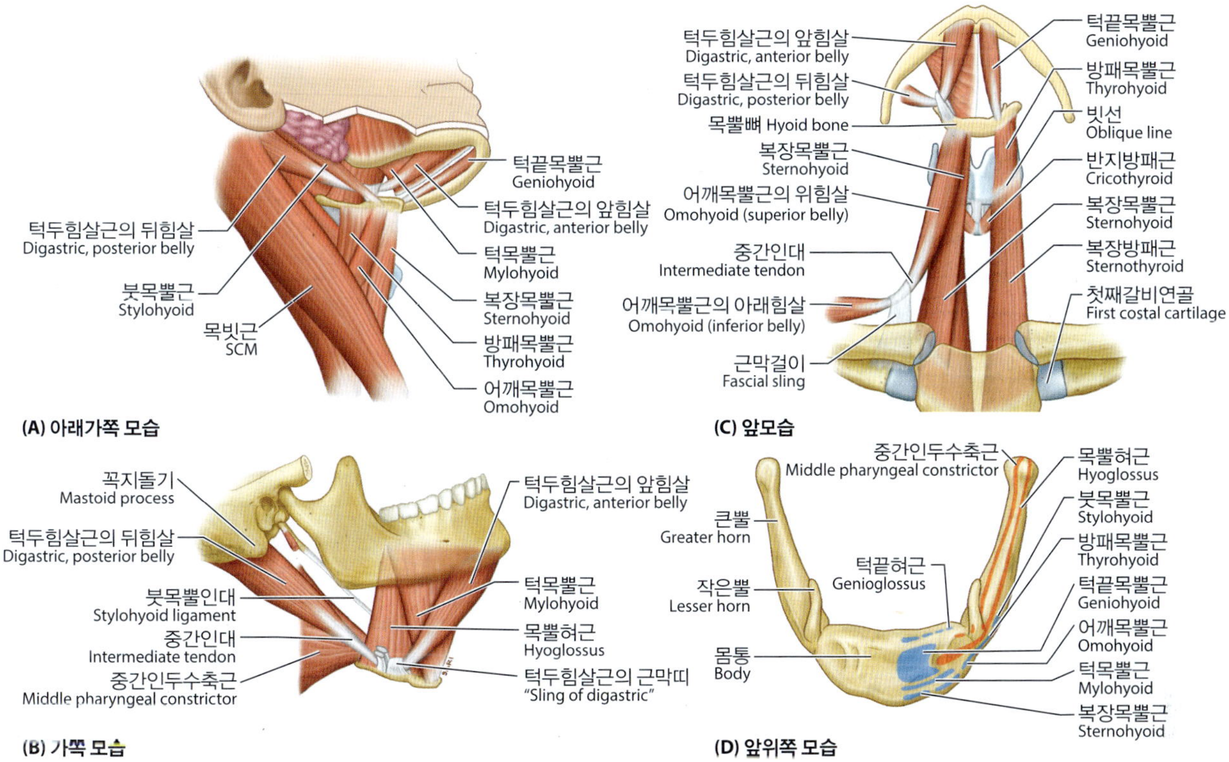

그림 9.19. 앞목부위의 근육.

표 9.3. 앞목부위의 근육(후두의 바깥기원근육)

근육	이는곳	닿는곳	신경분포	주요 작용
목뿔위근육(suprahyoid muscle)				
턱목뿔근 (mylohyoid muscle)	아래턱뼈(mandible)의 턱목뿔근선(mylohyoid line)	턱목뿔근솔기(mylohyoid raphe)와 목뿔뼈몸통(body of hyoid)	아래턱신경(mandibular nerve, CN V_3)에서 나오는 아래이틀신경(inferior alveolar nerve)의 턱목뿔근신경(nerve to mylohyoid)	음식을 삼키거나 말할 때 목뿔뼈, 입바닥과 혀를 올림
턱끝목뿔근 (geniohyoid muscle)	아래턱뼈의 아래턱끝가시(inferior mental spine)	목뿔뼈몸통	혀밑신경(hypoglossal nerve, CN XII)을 통해 분포하는 첫째목신경(C1), 턱끝목뿔근신경(nerve to geniohyoid)	목뿔뼈를 앞위로 당김; 입바닥을 짧게 함; 인두를 넓힘
붓목뿔근 (stylohyoid Muscle)	관자뼈(temporal bone) 붓돌기(styloid process)		얼굴신경(facial nerve, CN VII)의 붓목뿔근가지(stylohyoid branch) (갑상샘앞)	목뿔뼈를 올리고 뒤로 당김, 결과적으로 입바닥을 길게함
턱두힘살근 (digastric muscle)	*앞힘살*: 아래턱뼈 두힘살근오목(digastric fossa) *뒤힘살*: 관자뼈 꼭지패임(mastoid notch)	목뿔뼈몸통과 큰뿔(greater horn of hyoid) 사이로 이어지는 중간힘줄(intermediate tendon)	아래이틀신경의 가지인 턱목뿔근신경(nerve to mylohyoid) 얼굴신경의 턱두힘살근가지(digastric branch)(갑상샘앞)	목뿔아래근육 집단과 함께 저항을 거스르면서 아래턱뼈를 아래로 내림; 음식을 삼키거나 말할 때 목뿔뼈를 위로 올려 고정시킴
목뿔아래근육(infrahyoid muscle)				
복장목뿔근 (sternohyoid muscle)	복장뼈자루(manubrium of sternum), 빗장뼈의 안쪽끝	목뿔뼈몸통	목신경고리(ansa cervicalis)의 가지를 통해 분포하는 첫째목신경–셋째목신경(C1–C3)	음식을 삼킬 때 올라간 목뿔뼈를 내림
어깨목뿔근 (omohyoid muscle)	어깨위패임(suprascapular notch) 근처의 어깨뼈위모서리	목뿔뼈의 아래모서리		목뿔뼈를 내리고, 뒤로 당기고, 고정시킴
복장방패근 (sternothyroid muscle)	복장뼈자루의 뒷면	방패연골(thyroid cartilage)의 빗선(oblique line)	목신경고리의 가지를 통해 분포하는 둘째목신경과 셋째목신경(C2, C3)	목뿔뼈와 후두를 내림
방패목뿔근 (thyrohyoid muscle)	방패연골의 빗선	목뿔뼈몸통과 큰뿔의 아래모서리	혀밑신경(hypoglossal nerve, CN XII)과 방패목뿔근(nerve to thyrohyoid muscle)을 통해 분포하는 첫째목신경(C1)	목뿔뼈를 내리고 후두를 올림

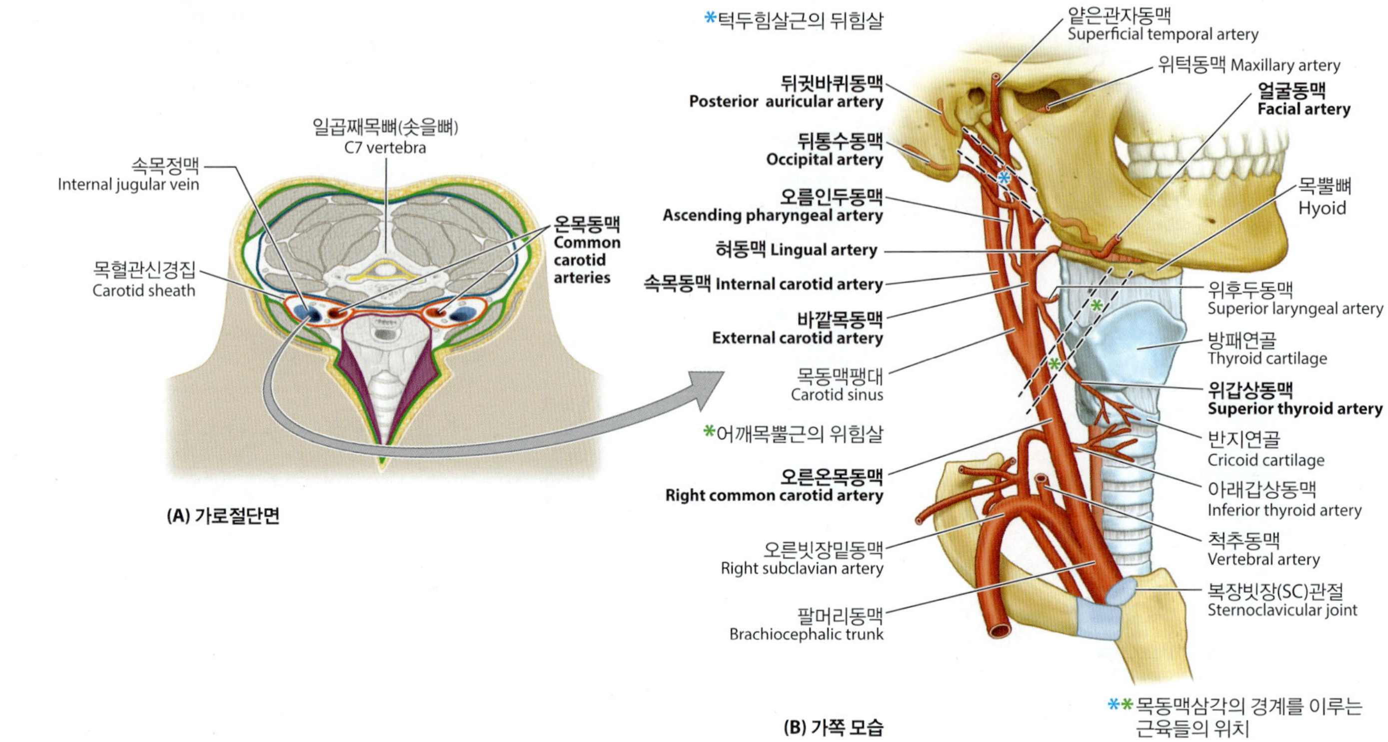

그림 9.20. 빗장밑동맥과 목동맥 그리고 가지들. A. 목혈관신경집(carotid sheath). **B.** 개요. 목삼각의 위 경계는 턱두힘살근의 뒤힘살이고, 아래 경계는 어깨목뿔근이다.

바깥목동맥(external carotid artery)은 머리뼈 바깥에 있는 구조 대부분에 혈액을 공급하지만 눈확위동맥(supraorbital artery)이 혈액을 공급하는 눈확, 이마와 머리덮개의 일부는 바깥목동맥이 혈액을 공급하지 않는 주요 예외적인 부위이다. 바깥목동맥은 머리뼈 바깥뿐 아니라 머리의 깊은 부위 일부에도 혈액을 공급하기도 한다[예: 중간뇌막동맥(middle meningeal artery)을 통해]. 각 바깥목동맥은 위뒤쪽으로 주행하여 턱뼈목과 귓불 사이에서 귀밑샘 속으로 들어가고, 귀밑샘 속에서 **위턱동맥**(*maxillary artery*)과 **얕은관자동맥**(*superficial temporal artery*)으로 갈라져 끝난다(그림 9.20). 바깥목동맥이 2개의 종말가지로 나누어지기 전까지 6개의 혈관이 분지된다.

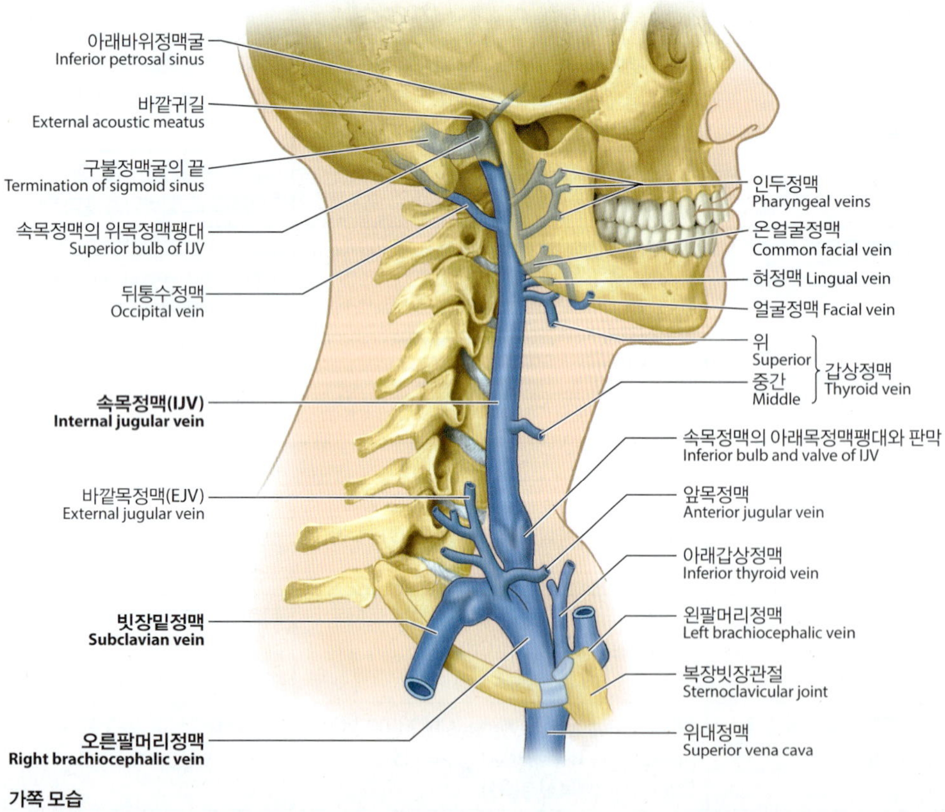

1. **오름인두동맥(ascending pharyngeal artery)**: 바깥목동맥에서 첫번째 혹은 두번째로 갈라지는 동맥으로 바깥목동맥의 가지 중 유일하게 안쪽으로 갈라지는 분지이다. 오름인두동맥은 속목동맥의 안쪽(깊은쪽)으로 올라가 인두, 척주앞근육, 가운데귀, 및 뇌막으로 가는 가지를 낸다.

그림 9.21. 속목정맥(Internal jugular vein). 속목정맥은 목의 주요 정맥으로 S자 모양의 구불정맥굴[sigmoid sinus (뇌경막의 정맥)]에서 시작한다. 목에서 아래로 내려올 때는 목혈관신경집에 싸여 있다. 첫째등뼈 높이, 즉 복장빗장관절보다 위에서 빗장밑정맥과 합쳐져서 팔머리정맥이 된다. 끝부분에 있는 큰 판막은 혈류가 역류하여 정맥으로 흐르지 못하도록 한다.

2. **뒤통수동맥(occipital artery)**: 얼굴동맥이 기시하는 부분보다 위의 바깥동맥 뒤쪽에서 시작한다. 뒤통수동맥은 관자뼈의 **뒤통수동맥고랑(occipital groove)** 속에서 턱두힘살근 뒤힘살의 부착부 바로 안쪽으로 턱두힘살근의 부착부과 평행하게 뒤로 주행하여, 머리덮개의 뒷부분에서 여러 개의 분지로 갈라지며 끝난다. 이 과정에서 뒤통수동맥은 속목정맥과 혀인두신경(CN IX), 미주신경(CN X) 및 척수더부신경(CN XI)보다 얕은층으로 지나간다.
3. **뒤귓바퀴동맥(posterior auricular artery)**: 바깥목동맥의 뒤쪽으로 나오는 작은 분지로 보통 종말가지로 나누어지기 직전에 갈라지는 분지이다. 뒤귓바퀴동맥은 바깥귀길(external acoustic meatus)과 꼭지돌기 사이로 뒤쪽으로 올라가며 주변의 근육, 귀밑샘, 얼굴신경 등과 관자뼈, 귓바퀴 및 머리덮개에 있는 구조물에 혈액을 공급한다.
4. **위갑상동맥(superior thyroid artery)**: 바깥목동맥의 앞쪽으로 분지하는 세 앞분지 중 가장 아래에 위치한 동맥으로, 목뿔아래근육보다 깊은 부위에서 앞아래 방향으로 주행하여 갑상샘에 이른다. 위갑상동맥은 갑상샘에 혈액을 공급하는 외에 목뿔아래근육과 목빗근으로 가는 가지를 내며 **위후두동맥**(*superior laryngeal artery*)을 분지하여 후두에도 혈액을 공급한다.
5. **혀동맥(lingual artery)**: 인두의 중간수축근 높이의 바깥목동맥 앞면에서 기시한다. 혀동맥은 위앞쪽으로 휘어 혀밑신경(hypoglossal nerve, CN XII), 붓목뿔근, 턱두힘살근 뒤힘살보다 깊은 곳을 따라 주행한다. 혀동맥은 혀의 뒷부분에 가지를 내면서 목뿔혀근보다 깊은 곳으로 사라진다. 이어서 목뿔혀근의 앞모서리에서 위로 방향을 틀어 깊은혀동맥(deep lingual artery)과 혀밑동맥(sublingual artery)으로 갈라진다.
6. **얼굴동맥(facial artery)**: 바깥목동맥의 앞쪽에서 혀동맥과 함께 혹은 혀동맥의 바로 윗부분에서 기시한다(그림 9.16과 9.20). 얼굴동맥은 **오름입천장동맥**(*ascending palatine artery*)과 **편도동맥**(*tonsillar artery*)을 분기한 후, 턱두힘살근, 붓목뿔근, 턱뼈각보다 깊은 곳을 지나 위로 올라가 앞쪽으로 꺾어 턱밑샘(submandibular gland)에 있는 깊은 고랑으로 들어가 턱밑샘에 혈액을 공급한다. 이후 입바닥으로 가는 **턱끝밑동맥**(*submental artery*)을 내고, 아래턱뼈의 아래모서리의 중간부를 감고 돌아 얼굴로 들어간다.

바깥목동맥의 6개 분지는 "1, 2, 3"이라는 요령으로 쉽게 기억할 수 있다(*Memory device for the six branches of the external carotid artery*). 1, 2, 3은 각각 안쪽(오름인두동맥), 뒤쪽(뒤통수동맥, 뒤귓바퀴동맥), 그리고 앞쪽(위갑상동맥, 혀동맥, 얼굴동맥)에서 기시하는 분지의 숫자이다.

앞목부위의 정맥(veins in anterior cervical region)

앞목부위에 위치한 대부분의 정맥은 목의 가장 큰 대표적인 정맥인 속목정맥(internal jugular vein, IJV)의 지류들이다(그림 9.16과 9.21). 속목정맥은 뇌, 얼굴 앞면, 목의 장기, 목의 깊은 근육으로부터 오는 피를 운반한다. 속목정맥은 뒤머리뼈우묵(posterior cranial fossa)에 있는 **목정맥구멍**(*jugular foramen*)에서 구불정맥굴(sigmoid sinus)이 바로 이어진 혈관으로 시작한다(제8장, 머리 참조).

속목정맥의 시작 부위에 있는 팽대부, 즉 **위속목정맥팽대(superior bulb of internal jugular vein)**로부터 속목정맥은 미주신경과 함께 **목혈관신경집**(*carotid sheath*)에 싸인 채(그림 9.20A) 아래로 내려간다. 이때 이들은 위로 올라가는 목동맥과 동반하고 있다. 이들 목동맥은 목동맥갈림(carotid bifurcation) 위쪽에서는 속목동맥, 목동맥갈림 아래에서는 온목동맥이다(그림 9.26 참조). 목혈관신경집 안에서 속목정맥은 목동맥의 가쪽에 있으며, 미주신경은 속목정맥의 뒤에 위치한다.

목교감신경줄기(*cervical sympathetic trunk*)는 목혈관신경집과 아주 밀접하게 존재하지만 목혈관신경집 속이 아닌 뒤쪽에 있는 깊은 목근막 척주앞층에 파묻혀 있다. 속목정맥은 목빗근의 깊은 곳을 지나 앞목부위에서 나간다. 속목정맥의 아래끝부분은 목빗근의 복장갈래와 빗장갈래 사이에 있는 틈보다 깊게 통과한다. 이후 빗장뼈 복장끝부분 뒤쪽에서 속목정맥은 빗장밑정맥(subclavian vein)과 합쳐져 **팔머리정맥**(*brachiocephalic vein*)이 된다(그림 9.21). 속목정맥의 아래 끝부분은 팽대되어 **아래목정맥팽대(inferior bulb of jugular vein)**를 형성한다. 이 팽대에는 이엽판막(bicuspid valve)이 있어 혈류가 정맥 쪽으로 역행하지 않고 심장 쪽으로 흐르도록 한다. 이런 현상은, 예를 들면, 물구나무를 선다거나 가슴속 압력이 높아지는 경우에 생길 수 있다.

속목정맥으로 혈액을 공급하는 지류정맥에는 아래바위정맥굴(inferior petrosal sinus), 얼굴정맥(facial vien)과 혀정맥(lingual vein), (이 두 정맥은 종종 하나의 가지로 합쳐지기도 함), 인두정맥, 위갑상정맥과 중간갑상정맥 등이 있다. **뒤통수정맥(occipital vein)**은 보통 깊은목정맥(deep cervical vein)과 척추정맥(vertebral vein)이 합쳐지는 **뒤통수밑정맥얼기**(*suboccipital venous plexus*)로 합류되나 속목정맥으로 합류하기도 한다.

아래바위정맥굴(inferior petrosal sinus)은 목정맥구멍(jugular foramen)을 통해 머리뼈를 떠나 속목정맥의 위목정맥팽대로 들어간다. **얼굴정맥**(*facial vein*)은 목뿔뼈 높이 혹은 목뿔뼈 바로 아래에서 속목정맥으로 피를 전한다. 얼굴정맥은 위갑상정맥, 혀정맥 및 혀밑정맥들로부터 혈액을 받기도 한다. **혀정맥**(*lingual vein*)은 혀에서 나오는 유일한 정맥으로 혀동맥이 시작되는 부위에서 속목정맥으로 합류된다. **인두정맥**(*pharyngeal vein*)은 인두벽의 정맥얼기에서 시작하여 턱뼈각 높이에서 속목정맥으로 합류한다. 위갑상정맥과 아래갑상정맥은 갑상샘에서 시작하여 속목정맥으로 합류한다.

앞목부위의 신경(nerves in anterior cervical region)

앞목부위에는 뇌신경의 가지들을 포함하여 여러 신경들이 분포한다.

- **가로목신경(transverse cervical nerve**, C2, C3): 앞목부위의 피

9

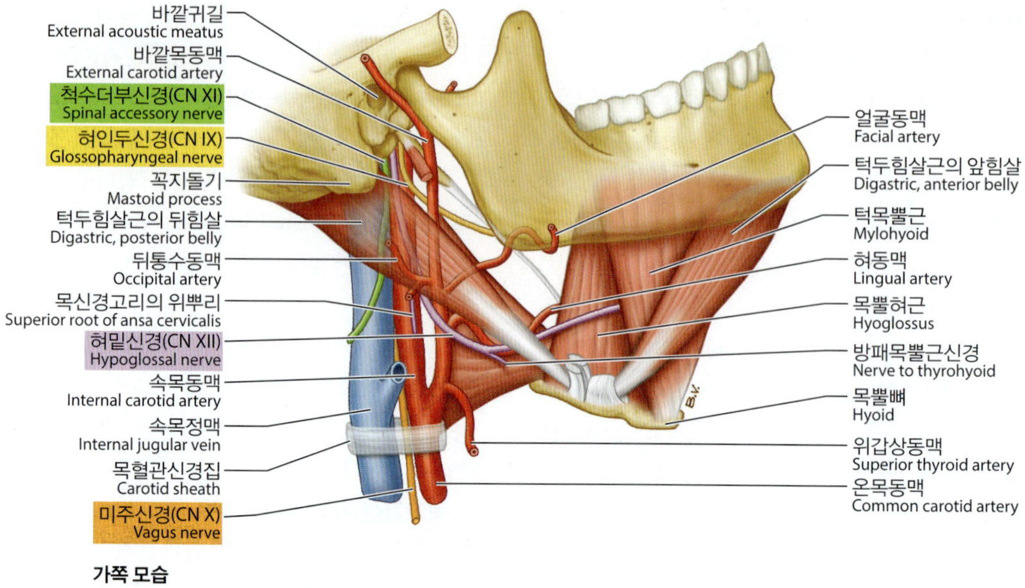

그림 9.22. 앞목부위에서 목뿔위근육과 신경 및 혈관의 관계. 꼭지돌기에서 목뿔뼈까지 이어진 턱두힘살근의 뒤힘살은 목의 얕은부위에서 중요한 위치를 차지하고 있다.

부에 분포하는 신경으로 이 장의 앞부분에서 목신경얼기(cervical plexus)와 같이 설명하였다(그림 9.9와 9.14A, C, D 참조).

- **혀밑신경(hypoglossal nerve**, CN XII): 혀의 운동신경으로 턱두힘살근 뒤힘살보다 깊은 부위를 지나 턱밑삼각(submandibular triangle)으로 들어가 혀의 자체근육(intrinsic muscle)과 5개의 바깥기원근육(extrinsic muscle) 중 4개에 분포한다(그림 9.14A, 9.16과 9.22). 이 신경은 바깥목동맥과 목정맥 사이로 지나가면서 목신경고리의 위뿌리에 가지를 내고 이어서 턱끝목뿔근으로 가는 가지를 낸다(그림 9.14). 이 두 신경은 혀밑신경이 시작하는 곳에서 혀밑신경과 합쳐지지만, 첫째목신경(C1 spinal nerve)에서 기원한 신경섬유로만 이루어져 있고, 혀밑신경의 섬유는 포함하고 있지 않다(자세한 내용은 제10장, 뇌신경 요약 참조).
- **혀인두신경(glossopharyngeal nerve**, CN IX)과 **미주신경(vagus nerve**, CN X): 턱밑삼각과 목동맥삼각에서의 가지들(그림 9.18과 9.22). 혀인두신경은 기본적으로 혀와 인두와 관련되어 있고, 미주신경은 목에서 인두, 후두 및 심장분지를 낸다.

목부위와 목삼각의 표면해부학(Surface Anatomy of Cervical Regions and Triangles of Neck)

목의 피부는 얇고 유연하다. 피부밑조직에는 **넓은목근**(*platysma*)이 있는데 이 근육은 얼굴까지 올라가는 얇은 판상의 가로무늬근이다(그림 9.23A; 그림 9.5 참조). 넓은목근의 섬유는 특히 마른 사람에게 (예를 들어, 바짝 조인 옷깃을 느슨하게 풀려고 할 때처럼) 넓은목근을 수축시켜보라고 하면 관찰할 수 있다.

목빗근(*SCM*)은 목의 중요한 지표로 활용되는 근육이다. 목빗근은 **목빗근부위**(*sternocleidomastoid region*)를 정의하는 기준이 되며, 목을 앞목부위와 가쪽목부위로 나누는 기준이다(그림 9.23B). 목빗근은 **복장뼈**(*sternum*)와 **빗장뼈**(*clavicle*)에서 위가쪽으로 올라가는 전체에서 넓고 불룩하게 불거져 있어서 쉽게 관찰하고 만져볼 수 있다. **꼭지돌기**(*mastoid process*)에 붙는 위쪽 부위는 귓불 뒤에서 만질 수 있다. 목빗근은 얼굴을 반대편으로 돌리면서 턱을 올려보라고 하면 두드러져 보이는데, 이렇게 수축한 상태에서는 근육의 앞모서리와 뒤모서리를 확실하게 구분할 수 있다.

복장뼈자루의 **목아래패임**(*jugular notch*)은 양쪽 목빗근의 복장갈래 사이에 형성된 오목한 부위의 아래 경계이다(그림 9.23C, D). **복장위공간**(*suprasternal space*)과 **목정맥활**(*jugular venous arch*)은 아래목패임의 위쪽에 있다(그림 9.17; 그림 9.4A 참조). **작은빗장위오목**(*lesser supraclavicular fossa*)은 목빗근의 복장갈래와 빗장갈래 사이를 말한다. 이 부위는 속목정맥의 아래쪽 끝부분을 덮고 있어(그림 9.23B, D), 주사바늘이나 카테터를 삽입할 수 있는 부위이다(이 장의 임상적용 "속목정맥천자" 참조).

바깥목정맥(*external jugular vein*)은 목빗근을 가로질러 **턱뼈각**(*angle of mandible*)을 향해 수직으로 주행한다(그림 9.23D). 바깥목정맥이 잘 보이도록 돌출시키려면 숨을 깊이 들이쉬고 멈추게 한 후 저항이 있는 상태에서 숨을 내쉬게 하거나(**발살바요법**, *Valsalva maneuver*), 혹은 바깥목정맥의 아랫부분을 가볍게 누르면 된다. 이러한 행위들은 심장의 오른쪽으로 정맥피가 유입되는 것을 막는 방법들이다. 아이들이나 중년 여성은 남성보다 피부밑조직이 두꺼워 바깥목정맥이 덜 뚜렷하게 보인다.

큰귓바퀴신경(great auricular nerve)은 바깥목정맥 뒤로 손가락 하나 정도 떨어진 곳에서 정맥과 나란히 주행한다. 목빗근의 위쪽 반의 깊은 부위에는 목신경얼기가 있으며, 아래쪽 반의 깊은 곳에는 목혈관신경집으로 싸인 속목정맥, 온목동맥, 미주신경이 존재한다.

등세모근(*trapezius*)은 **뒤목부위**(*posterior cervical region*)를 구

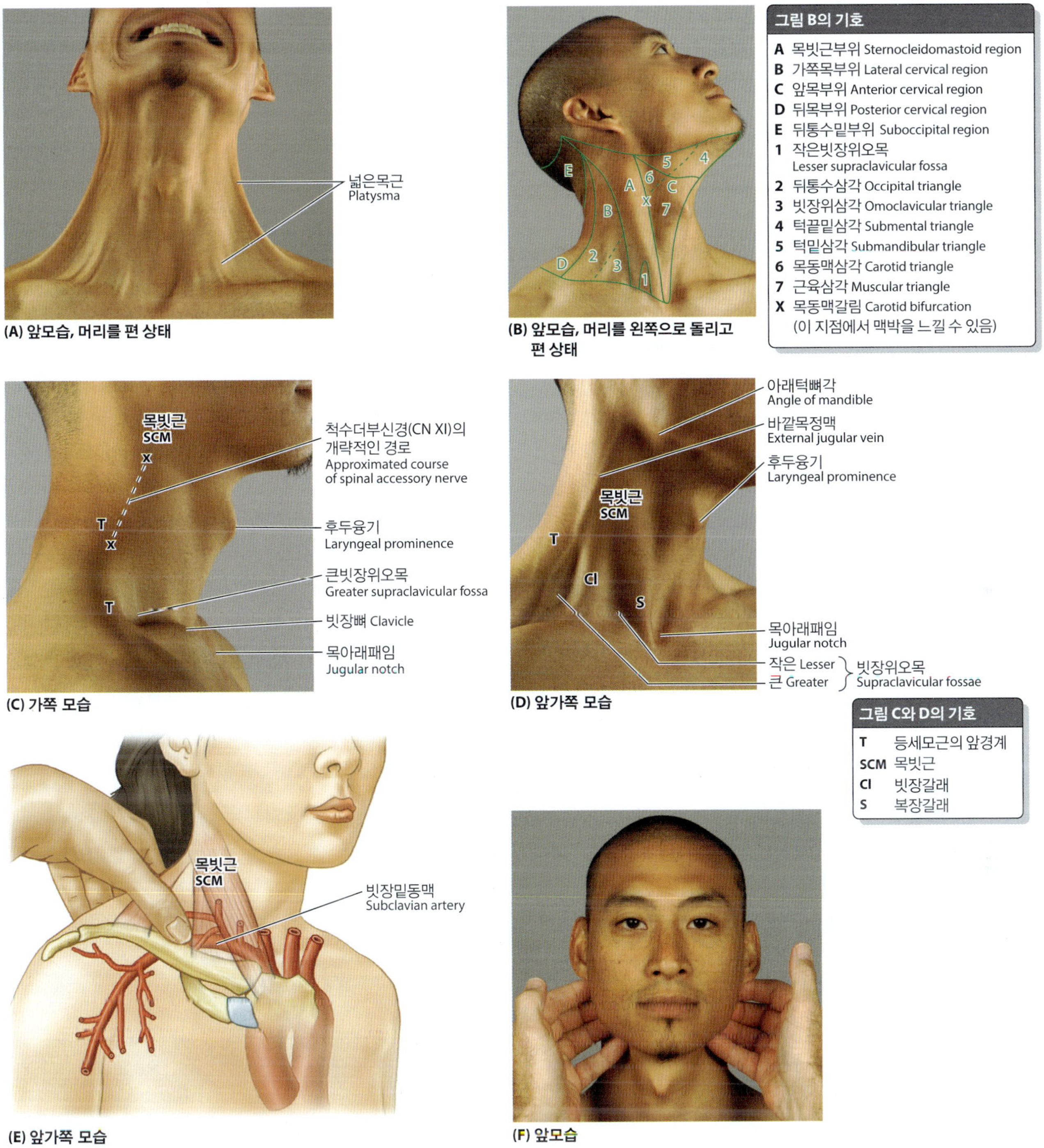

그림 9.23. 목의 표면해부학. A. 넓은목근이 수축한 상태. **B.** 목부위(*A~E*)와 목삼각(*2~7*)들. **C.** 척수더부신경(CN XI)의 주행 경로. **D.** 앞가쪽 목에서 관찰할 수 있는 표지들. **E.** 빗장밑동맥의 맥박 검사. **F.** 턱밑샘림프절의 촉진.

분하는 근육으로, 저항을 준 상태에서 어깨를 들어 올려보라고 하면 잘 볼 수 있고, 만질 수 있다(그림 9.23B~D). 위쪽 **뒤통수뼈융기**(*external occipital protuberance*)에 부착된 곳 아래에서는 **뒤통수밑부위**(*suboccipital region*)를 덮고 있다(그림 2.42 참조).

어깨목뿔근(*omohyoid muscle*)의 아래힘살은 **가쪽목부위**(*lateral cervical region*)의 아랫부분을 가로질러 위안쪽으로 주행하는 곳에서 겨우 보거나 만져볼 수 있다. 말할 때 어깨목뿔근이 수축하는 것을 자주 관찰할 수 있는데 특히 마른 사람에게서 가장 보기 쉽다.

어깨목뿔근 아래힘살의 바로 아랫부분에 **큰빗장위오목**(*greater supraclavicular fossa*)이 있는데, **빗장위삼각**[*omoclavicular (subclavian) triangle*]의 겉을 덮고 있는 부위이다(그림 9.23C, D). 빗장밑동맥의 셋째부분은 빗장위삼각을 지나 빗장뼈 뒤를 거쳐 첫째갈비뼈를 가로지른다. 큰빗장위오목은 대부분의 사람에서 **빗장밑동맥의 맥박**(**subclavian arterial pulsation**)을 촉진할 수 있는 지점이어서 임상적으로 중요하다. 목에서 **빗장밑동맥**(*subclavian artery*)의 경로는 **복장빗장관절**(*sternoclavicular joint*)에서 빗장뼈의 중간지점까지 이어지는 휘어진 선과 일치한다. 빗장밑동맥의 맥박을 느끼려면 빗장뼈의 안쪽 1/3과 중간 1/3이 만나는 지점 바로 뒤를 아래뒤쪽으로 누르면 된다(그림 9.23E). 이곳이 빗장밑동맥의 압점(pressure point)이다. 팔의 먼쪽에서 출혈이 될 경우 압점부위에서 빗장밑동맥을 첫째갈비뼈에 대고 단단히 누르면 빗장밑동맥을 통한 혈류를 차단할 수 있다.

어깨목뿔근의 위쪽에 위치한 커다란 **뒤통수삼각**(*occipital triangle*)의 주요 구조물에는 척수더부신경(CN XI), 둘째, 셋째 및 넷째목신경의 피부가지들과 목림프절 등이 있다. 척수더부신경은 손상받기 쉽고, 특히 의인성 손상(iatrogenic injury)이 자주 발생하기 때문에 가쪽목부위에서 척수더부신경이 어디쯤에 위치하는지 추정하는 것은 중요하다. 척수더부신경은 개략적으로 목빗근의 뒤모서리 위 1/3과 중간 1/3의 교차점에서 등세모근의 앞모서리 중간 1/3과 아래 1/3의 교차점을 잇는 선상을 지난다(그림 9.23C).

수술을 할 때 목내장기관, 목동맥과 그 분지들은 목빗근의 앞모서리와 정중선 사이의 **앞목부위**(*anterior cervical region*)를 통해 접근한다(그림 9.23B). 앞목부위를 세분한 4개의 작은 삼각 부위 중에서 턱밑삼각과 목동맥삼각은 특히 임상적으로 중요하다.

턱밑샘(*submandibular gland*)은 **턱밑삼각**(*submandibular triangle*)의 거의 대부분을 채우고 있다. 턱밑샘은 아래턱뼈의 몸통 아래에서 부드러운 덩어리로 만져지는데, 특히 혀끝을 위앞니(maxillary incisor)에 대고 힘을 주어 앞으로 밀 때 잘 만져진다. **턱밑샘림프절**(*submandibular lymph node*)은 턱밑샘보다 얕은부위에 있다(그림 9.15A). 이 림프절은 눈아래 부위의 얼굴과 입으로부터 림프를 받는다. 만약 이 림프절이 커지면 턱밑의 턱뼈각에서 아래모서리를 따라 손가락을 움직이면서 만질 수 있다(그림 9.23D, F). 양쪽에서 손가락을 턱끝쪽으로 이동시켜 턱끝 밑에서 만나게 하면 **턱끝밑삼각**(*submental triangle*)에 있는 커진 **턱끝밑림프절**(*submental lymph node*)을 만질 수 있다(그림 9.23B).

목동맥계통은 **목동맥삼각**(*carotid triangle*)에 위치한다. 이 부위는 수술을 하기 위해 온목동맥, 속목정맥 및 미주신경을 싸고 있는 목혈관신경집으로 접근할 때 중요한 곳이다(그림 9.16과 9.22). 목동맥삼각에는 이외에 혀밑신경(hypogrosal nerve; CN XII)과 목교감신경줄기(cervical sympathetic trunk)도 존재한다. **목혈관신경집**(*carotid sheath*)의 위치는 복장빗장관절에서 꼭지돌기와 턱뼈각 사이의 중간지점을 이은 선으로 표시할 수 있다. **목동맥 맥박(carotid pulse)**은 방패연골에 둘째와 셋째 손가락을 대고 기관과 목빗근 사이로 뒤가쪽을 향하게 하면 확인할 수 있다. 목동맥 맥박은 목빗근의 바로 안쪽에서 촉진할 수 있다. 목동맥의 맥박을 촉진할 때 주의할 것은 **목동맥팽대**(*carotid sinus*)를 누르지 않도록 목의 아래에서 시행해야 한다는 것이다. 왜냐하면 목동맥팽대를 자극시키게 되면 혈압과 심박동이 반사적으로 떨어질 수 있기 때문이다(그림 9.18과 9.23B).

임상적용 CLINICAL BOX

목의 얕은층 구조물: 목부위(SUPERFICIAL STRUCTURES OF NECK: CERVICAL REGIONS)

선천기운목(선천사경, Congenital Torticollis)

기운목(*torticollis*; 라틴어로 *tortus*, 뒤틀린 + 라틴어로 *collum*, 목)은 목근육이 수축하거나 짧아져서 목이 비틀어지고 머리가 비스듬하게 기울어지는 상태를 말한다. 가장 흔한 형태의 기운목(wry neck)은 출생 전이나 출생 직후에 목빗근에 **섬유종**(*fibrous tissue tumor*; 라틴어로 *fibromatosis colli*)이 생겨서 발생한다. 이러한 병변은, 한쪽 목빗근이 수축할 때처럼, 병변이 있는 쪽으로 머리가 기울어지게 하고, 얼굴은 반대편으로 돌리게 한다(그림 B9.1). 출생 전에 기운목이 생기면 비정상적으로 위치한 태아 머리 때문에 대체적으로 볼기분만(혹은 둔위분만; breech delivery)을 하게 된다.

때로는 난산 중 태아 머리를 과도하게 잡아당겨 목빗근의 근섬유가 파열되는 손상을 받기도 한다. 이런 경우를 **근육기운목**(*muscular torticollis*) (Kliegman et al., 2020)이라 한다. 또 혈관 밖으로 새어 나온 혈액이 국소적으로 모여 덩어리를 만든 **혈종**(*hematoma*)에서 섬유성결절(fibrotic mass)로 변하는 경우가 있는데, 이때 척수더부신경(CN XI)이 결절에 끼어 눌리게 되면 목빗근의 일부가 신경지배를 받지 못하게 될 수도 있다. 이렇게 되면 목빗근이 섬유화되고 길이가 짧아져 목이 뻣뻣해지고 비틀리게 된다. 이런 환자가 정상적으로 머리를 들거나 돌릴 수 있도록 하기 위해서는 복장뼈와 빗장뼈에 부착되는 목빗근의 아래쪽 부착 부위, 척수더부신경이 있는 높이보다 아래를 수술적으로 절단하여

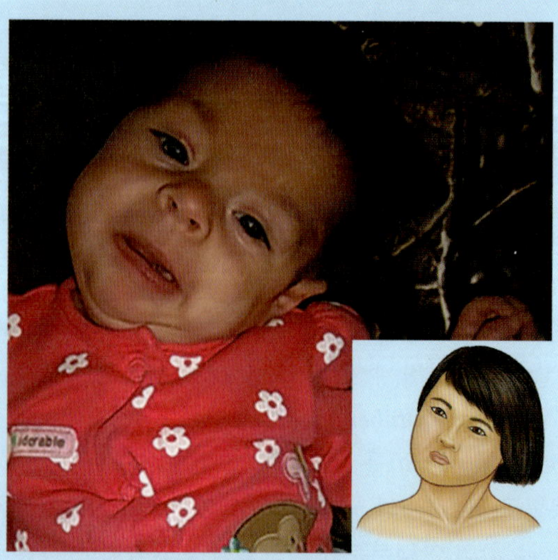

그림 B9.1. 선천기운목.

목빗근을 방출시킬 필요가 있을 수도 있다.

연축기운목(연축사경, Spasmodic Torticollis)

목근육의 비정상적인 긴장성(tonicity)을 의미하는 **목근육긴장이상**(*cervical dystonia*)은 흔히 **연축기운목**이라고 알려져 있는데 보통 성인에게서 발생한다. 연축기운목은 양쪽의 가쪽목근육의 어떤 조합으로도 발생할 수 있는데, 특히 목빗근과 등세모근의 연축에 의해 발생한다. 이 장애의 특징은 지속적으로 목을 돌리거나 기울이거나 굽히거나 편 상태를 유지하는 것이다. 의도하지 않았는데도 머리를 가쪽 혹은 앞쪽으로 기울이는 경우도 생길 수 있다(Jinnah, 2022). 어깨는 보통 턱이 돌아가는 쪽을 향해 올라가고 앞으로 내민 상태가 된다.

빗장밑정맥 천자(Subclavian Vein Puncture)

오른빗장밑정맥 혹은 왼빗장밑정맥은 허파동맥카테터[pulmonary artery catheter, PAC; 스완간즈카테터(Swan-Ganz catheter) 혹은 오른심장카테터(right heart catheter)라고도 부름]와 같은 **중심정맥관삽입술**(*central line placement*)을 위하여 정맥계통으로 들어가는 입구로 자주 사용된다. 중심정맥(central line)은 비경구적으로 (정맥을 통하여 영양분이 있는) 수액이나 약물을 수입하거나 중심정맥압(central venous pressure)을 측정하기 위해 삽입한다. 빗장 아래에서 빗장밑정맥으로 접근하기 위해서는 빗장뼈의 중간부분에 한손의 엄지손가락을 대고 복장뼈자루의 목아래패임에 둘째손가락을 놓는다(그림 B9.2). 주사기의 바늘을 엄지손가락 아래(빗장뼈의 중간부위)의 피부를 뚫고 안쪽으로 이동시켜 둘째손가락(목아래패임, jugular notch) 끝을 향해 전진시켜 바늘의 끝이 복장빗장관절(sternoclavicular joint) 뒤에 있는 오른정맥각(right venous angle)까지 이동시킨다. 이 부위에서 속목정맥과 빗장밑정맥이 합쳐져서 팔머리정맥을 형성한다. 주사바늘을 삽입할 때 조심하지 않으면 가슴막이나 허파를 뚫어 공기가슴증(**기흉**, *pneumothorax*)가 생길 수 있다. 또 바늘을 너무 뒤쪽까지 찔러 넣으면 빗장밑동맥 속으로 들어갈 수도 있다. 바늘이 제 위치에 올바르게 삽입되면 삽입된 바늘을 가이드로 삼아 부드럽고 잘 휘는 카테터를 빗장밑정맥 속에 삽입한다.

오른심장도관 삽입(Right Cardiac Catheterization)

심장의 오른쪽에 있는 방실의 압력을 측정하기 위해 **오른심장에 도관을 삽입**(*right cardiac catheterization*)할 때는 속목정맥을 천자(puncture)하여 오른팔머리정맥(right brachicephalic trunk)에서 위대정맥(superior vena cava)과 오른심장으로 도관을 삽입할 수 있다. 우선적으로 사용하는 경로는 속목정맥이나 빗장밑정맥을 통하는 것이지만, 일부 환자에게는 바깥목정맥을 사용해야만 하는 경우도 있다. 그렇지만 바깥목정맥과 빗장밑정맥이 만나는 각도 때문에 카테터를 통과시키기 어려워서 바깥목정맥을 천자하는 데 사용하는 것은 이상적이지 않다.

바깥목정맥 두드러짐(Prominence of External Jugular Vein)

바깥목정맥은 내부의 압력을 짐작하는 "내부 압력계(internal barometer)"로서 활용할 수도 있다. 정맥압이 정상범위에 있을 때, 바깥목정맥을 빗장뼈 위에서 관찰할 수 있는 시간은 아주 짧다. 그러나 심부전(heart failure)에서와 같이 정맥압이 증가한 경우에는 목의 양쪽 옆에서 바깥목정맥의 전체가 두드러지게 튀어나와 있는 것을 볼 수 있다. 결과적으로 환자의 신체를 검사할 때 바깥목정맥을 일상적으로 관찰함으로써 심부전, 위대정맥 폐쇄, 빗장위림프절의 비대 및 가슴속 압력의 증가 등을 의심할 수 있는 진단징후를 찾아낼 수도 있다.

바깥목정맥 절단(Severance of External Jugular Vein)

만일 **바깥목정맥**이 목빗근의 뒤모서리, 즉 바깥목정맥이 가쪽목부위의 천정을 뚫고 지나가는 부위를 따라 절단된다면 (예를 들면, 칼로 베었을 때) (*external jugular vein is severed*)

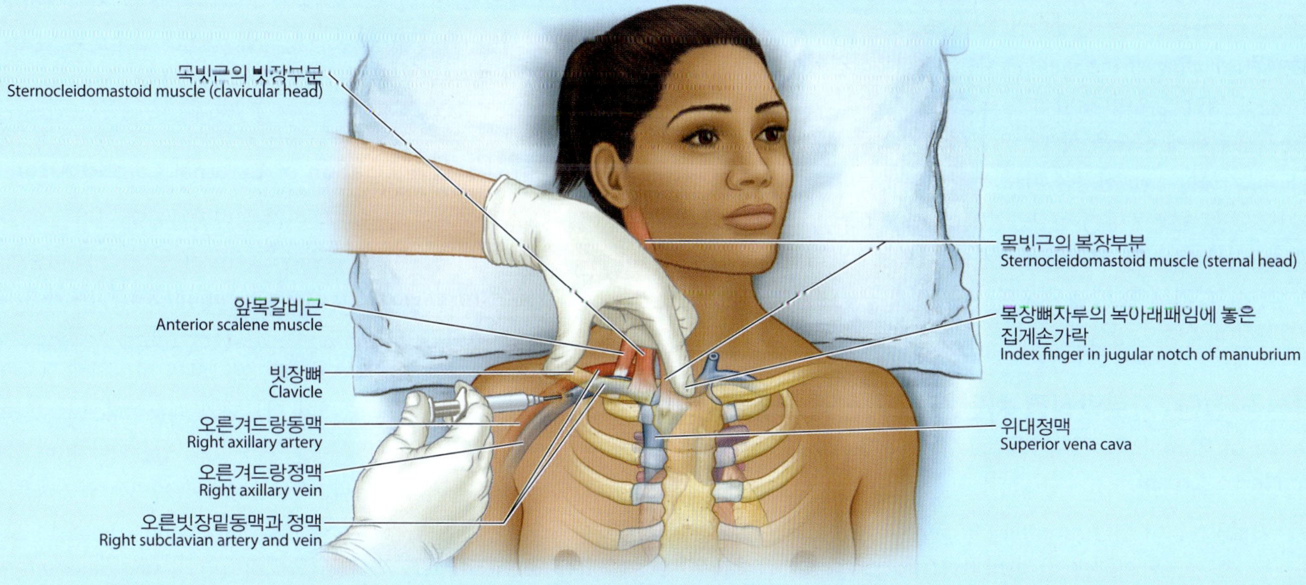

그림 B9.2. 빗장밑정맥천자.

깊은목근막의 질긴 얕은층 때문에 바깥목정맥의 속공간은 열린 채로 유지되고, 가슴 속의 음압 때문에 공기가 정맥 속으로 빨려 들어간다. 이런 현상은 가슴 속에서 물이 소용돌이치는 듯한 소음과 청색증(cyanosis; 혈액 속의 환원혈색소(reduced hemoglobin)가 과도하게 농축되어 피부나 점막이 파랗게 변하는 현상)을 유발한다. 이렇게 생긴 **정맥공기색전증**(*venous air embolism*)은 오른심장 부위를 거품으로 채워 심장을 통한 혈류를 거의 차단하게 되어 결국 **호흡곤란**(*dyspnea*, 숨을 쉬기 어려운 현상)을 초래한다. 혈관을 봉합할 수 있을 때까지 절단된 목정맥에 견고한(firm) 압력을 가하면 출혈과 혈류 속으로 공기가 유입되는 것을 막을 수 있다.

척수더부신경의 손상(Lesions of Spinal Accessory Nerve)

척수더부신경(CN XI)의 손상(*lesions of the spinal accessory nerve*)은 흔하지 않으나, 다음과 같은 경우에 발생할 수도 있다.

- 찔린상처(stab wound, 자상)나 총상(bullet wound) 등과 같은 관통상(penetrating trauma)
- 가쪽목부위의 수술
- 머리뼈바닥의 종양 혹은 종양이 전이한 목림프절
- 척수더부신경이 머리뼈에서 빠져나오는 부위인 목정맥구멍(jugular foramen)의 골절(fracture)

한쪽 목빗근이 수축하면 머리를 그쪽으로 돌리게 되지만, 한쪽 척수더부신경이 손상된 경우에는 보통 머리가 비정상적인 자세를 하게 되지는 않는다. 그러나 척수더부신경이 손상된 사람들은 보통 머리를 반대방향으로 돌리는 힘이 약해져 있는데, 머리를 돌리지 못하도록 힘을 가할 때 두드러지게 나타난다. 척수더부신경이 손상되면 등세모근이 약해지고 위축되어 목운동에 장애가 생긴다.

환자가 어깨를 들어 올리거나 뒤로 당길 수 없고, 팔을 수평면 이상으로 들어올리기 어려워하면 **한쪽의 등세모근이 마비된 것**(*unilateral paralysis of the trapezius*)을 명확하게 알 수 있다. 또 등세모근 때문에 목부위가 튀어나와 있는 정상적인 융기부도 낮아진다. **어깨가 아래로 처지는 것**(*drooping of the shoulder*)은 척수더부신경이 손상되었음을 보여주는 분명한 징후이다. 암성 림프절을 제거할 때와 같이 가쪽목부위에서 광범위하게 수술을 할 때, 외과의들은 척수더부신경을 손상하지 않도록, 가능하다면, 신경을 따로 분리시켜 놓는다. 척수더부신경 손상의 가장 흔한 원인은 의인신경손상(iatrogenic nerve injury; 그리스어 *iatros*, 의사 혹은 외과의)이기 때문에 가쪽목부위의 얕은부위에서 어떤 시술을 하려고 할 때는 척수더부신경이 얕은부위의 어느 곳에 있는지 정확히 파악하고 있어야 한다.

가로막신경 절단, 가로막신경 차단, 가로막신경 으깸손상 (Severance of Phrenic Nerve, Phrenic Nerve Block, Phrenic Nerve Crush)

가로막신경이 절단(*severance of phrenic nerve*)되면 손상받은 쪽 가로막의 절반이 마비된다(제4장, 가슴의 임상적용 "가로막 마비" 참조). (폐수술을 할 때와 같은 경우) **가로막신경 차단**(*phrenic nerve block*)을 시행하면, 한쪽 가로막을 짧은 기간 마비시킨다. 가로막신경을 차단하기 위해서는 앞목갈비근 중간 1/3 지점의 앞면에 놓여 있는 신경의 주변에 마취약을 주사한다. 수술 중의 **신경압궤**(신경으깸, *nerve crush*: 예를 들면, 신경이 손상될 정도로 세게 핀셋으로 신경을 잡는 경우)는 더 긴 기간 동안 가로막을 마비시킨다. [예를 들면, 가로막탈장(diaphragmatic hernia)을 수술로 복구한 후 수 주 동안 마비가 지속되는 수도 있다.] 만약 덧가로막신경(accessory phrenic nerve)이 있는 경우라면 이 신경도 동시에 압궤손상을 받아야 가로막의 절반이 완전히 마비된다.

가쪽목부위의 신경차단 (Nerve Blocks in Lateral Cervical Region)

목수술을 하기 전 국소마취를 위해 **목신경얼기차단**(*cervical plexus block*)을 시행하여 신경자극전도를 억제한다. 마취제는 목빗근의 뒤모서리를 따라 여러 곳에 주사하는데 주로 **목의 신경점**(*the nerve point of the neck*)인 목빗근의 위 1/3과 중간 1/3의 경계부위에 주입한다(그림 9.9와 9.14A 참조). 목신경얼기차단을 하면 차단되는 신경들 속에 가로막신경이 포함되기 때문에 보통 가로막의 반이 마비된다. 따라서 호흡기질환 혹은 심장질환이 있는 환자에게는 시행하지 않는다. 팔을 마취하기 위해서 **빗장뼈위팔신경얼기차단**(*supraclavicular brachial plexus block*)을 시행할 때는 팔신경얼기의 빗장위부분 주변에 마취제를 주사한다. 주요 주사 위치는 빗장뼈의 중간 윗부분이다.

어깨위신경 손상(Injury to Suprascapular Nerve)

빗장뼈의 중간 1/3 부분이 골절되었을 때 어깨위신경이 쉽게 손상된다. **어깨위신경이 손상**(*injury to suprascapular nerve*)되면 어깨관절(glenohumeral joint)에서 위팔뼈(humerus)를 가쪽으로 돌리지(가쪽돌림 lateral rotation) 못하게 한다. 그 결과 이완된 상태의 팔이 안쪽으로 돌아가 **웨이터의 팁 자세**(*waiter's tip position*)를 취하게 된다(제3장, 팔; 그림 B3.13B 참조). 또 팔을 벌리기(abduction 벌림) 시작하는 능력도 지장을 받는다.

바깥목동맥의 결찰(Ligation of External Carotid Artery)

상대적으로 접근하기 어려운 바깥목동맥 가지들 중 어느 하나에서 일어나는 출혈을 조절하기 위해 간혹 **바깥목동맥을 결찰**(*ligation of an external carotid artery*)해야 할 필요가 있을 수 있다. 이러한 시술은 동맥과 그 가지를 통해 흐르는 혈류를 줄여주지만 완전히 차단하지는 못한다. 왜냐하면 반대편에 있는 바깥목동맥으로부터 중앙선을 넘어 피가 역류되기 때문이다. 이는 양쪽 바깥목동맥 가지들을 서로 이어주는 교통가지(예: 얼굴이나 머리덮개에 분포하는 가지)를 통해 일어난다. 바깥목정맥 혹은 빗장밑동맥을 결찰하면, 뒤통수동맥의 내림가지가 척추동맥(vertebral artery) 및 깊은목동맥(deep cervical artery)과 연결(동맥사이연결, anastomosis)하여 중요한 곁순환(collateral circulation)의 통로를 제공한다.

목동맥삼각의 수술(Surgical Dissection of Carotid Triangle)

목동맥삼각은 목동맥계통 혈관의 수술을 위한 접근 통로로 중요한 부위이다. 또 이 부위는 속목정맥, 미주신경, 혀밑신경 및 목교감신경줄기로 접근하는 통로이기도 하다. **목동맥삼각 부위를 수술**(*surgical dissection of the carotid triangle*)할 때 미주신경 혹은 되돌이후두신경(recurrent laryngeal nerve)을 누르거나 손상시키면 목소리가 변할 수 있다. 왜냐하면 이들 신경이 후두근육을 지배하기 때문이다.

목동맥폐색과 동맥내막절제술 (Carotid Occlusion and Endarterectomy)

속목동맥 속막이 죽(상)경화로 두꺼워지면(*atherosclerotic thickening of the intima of the internal carotid artery*) 혈류의 흐름을 막을 수 있다. 이런 경우 발생하는 증상은 폐색 정도와 곁순환을 통해 뇌와 눈확 속의 구조로 공급되는 혈액의 양에 따라 결정된다. 속목동맥의 부분적인 폐색은 **일과성허혈발작**(*transient ischemic attack*, TIA)을 유발한다. TIA는 갑작스럽게 국소적인 신경기능의 장애(예: 어지러움, 혼미) 등의 증상이 나타났다가 24시간 내에 사라지는 현상을 말한다. 동맥폐색은 또 미약한 **뇌졸중**(*minor stroke*)을 유발할 수 있는데, 몸의 한쪽에 국한된 근육기능의 약화 및 감각소실 등의 신경기능 장애가 24시간 이상 지속된다. 미약한 뇌졸중에서 나타나는 신경기능장애는 3주 이내에 소실된다.

혈류의 차단은 **도플러색혈류검사**(*Doppler color study*)를 통해 관찰할 수 있다(그림 B9.3A). 도플러는 발사한 초음파가 흐르는 혈액과 움직이지 않는 주변조직의 액체에서 반사되어 오는 차이를 감지하여 혈압, 혈류속도 및 와류(turbulent flow) 등에 관한 정보를 제공하는 진단기기이다. 다른 증상 없이 건강한 사람에게서 **목동맥폐색**(*carotid occlusion*)으로 인한 협착증(stenosis)이 생기면, 목동맥이 시작되는 부위에서 동맥을 절개하여 속막에 형성된 동맥경화판(atherosclerotic plaque)을 제거하는 방법으로 폐색 문제를 해결할 수 있다(그림 B9.3B). 이러한 시술을 **목동맥속막절제술**(*carotid endarterectomy*)이라 한다. 수술 후에는 내피세포가 완전히 재생될 때까지 혈액응고를 방지하는 약을 복용해야 한다. 수술을 할 때에는 속목동맥과 인접하여 있는 혀인두신경, 미주신경(혹은 그 가지인 위후두신경), 척수더부신경 및 혀밑신경과 같은 뇌신경 중 하나 혹은 여럿을 손상시킬 위험이 있다(그림 9.22).

목동맥 맥박(Carotid Pulse)

목동맥 맥박(*carotid pulse*)은 목 가쪽의 기관과 목빗아래근육 사이에 있는 고랑 부위에서 온목동맥을 촉진함으로써 쉽게 느낄 수 있다(그림 9.16 참조). 목동맥 맥박은 보통 방패연골의 위모서리 높이에서 목빗근의 앞모서리를 깊게 누르면 쉽게 촉진할 수 있다. **심폐소생술**(*cardiopulmonary resuscitation*, CPR) 중에는 일상적으로 목동맥 맥박을 확인해야 하는데, 목동맥 맥박이 없는 경우는 심장정지(cardiac arrest)를 의미한다.

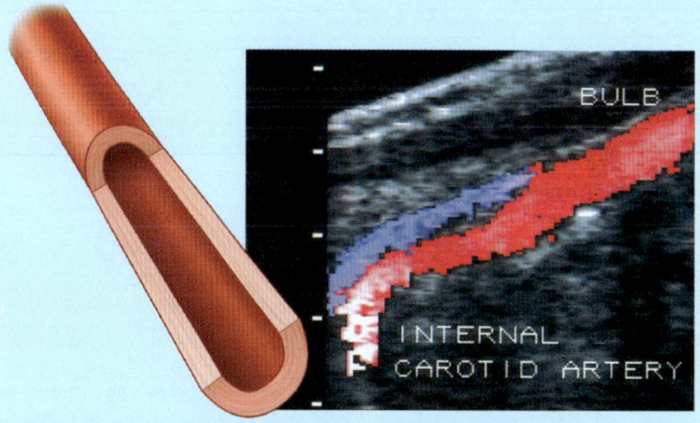

(A) 정상 속목동맥의 도플러색혈류검사 소견

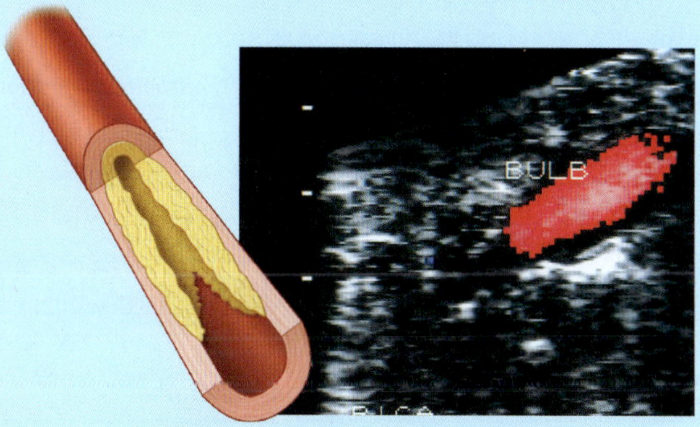

(B) 막혀 있는 목동맥의 도플러색혈류검사 소견

그림 B9.3. 도플러를 이용한 목동맥의 혈류 검사.

목동맥팽대 과민반응(Carotid Sinus Hypersensitivity)

목동맥팽대 과민반응(*carotid sinus hypersensitivity*, 여러 종류의 혈관질환에서 보이는 목동맥팽대의 예외적인 반응)이 있는 사람에게서, 목동맥에 외부에서 압력이 가해지면 심장박동수는 느려지고 혈압이 감소하여 심장허혈이 생겨 **실신**(*syncope*)을 초래할 수도 있다. 모든 형태의 실신에서 증상은 대뇌로 가는 혈류(cerebral perfusion)가 갑자기 치명적일 정도로 감소할 때 나타난다(Shih, 2022). 따라서 심장질환이나 혈관질환이 있는 환자에게는 목동맥 맥박을 측정하는 방법을 추천하지 않는다. 목동맥팽대 과민반응을 보이는 환자에게서는 손목의 노동맥(radial artery)과 같은 다른 부위에서 맥박을 측정해야 한다.

목동맥토리의 역할(Role of Carotid Bodies)

목동맥토리(*carotid body*)는 혈액이 뇌에 도달하기 전에 혈액 속의 산소 농도를 측정할 수 있는 이상적인 위치에 있다(그림 9.18 참조). 높은 고도에 있거나 폐질환을 앓고 있는 경우에서와 같이 산소의 분압이 낮아지면 대동맥과 목동맥의 화학감지기를 활성화시켜서 폐포환기(alveolar ventilation)를 증가시킨다. 목동맥토리는 혈액 속의 이산화탄소압이나 유리 수소이온의 증가에도 반응한다. 혀인두신경(미주신경도 관여할 것으로 추정됨)은 이들 정보를 중추로 보내어 반사적으로 뇌의 호흡중추를 자극시켜 호흡의 깊이와 수를 증가시킨다. 동시에 맥박수(pulse rate)와 혈압도 증가된다. 환기와

9

순환이 늘어나면서 더 많은 산소가 들어오고 그에 따라 이산화탄소 농도가 낮아진다.

속목정맥 맥박(Internal Jugular Pulse)

맥박은 동맥과 관련이 있는 것이 가장 흔한데, **속목정맥의 맥박**(*pulsation of the IJV*)에서 심전도(ECG) 기록이나 오른심방압(right atrial pressure) 등에 해당하는 심장활동 정보를 알아낼 수 있다. 속목정맥의 맥박은 동맥압과 같은 방식으로는 촉진할 수는 없다. 속목정맥의 맥박은 주변조직을 통해 전해지기 때문에 빗장뼈 안쪽끝 위에 있는 목빗근 밑에서 촉진할 수 있다.

팔머리정맥이나 위대정맥에는 판막이 없으므로, 수축파는 속목정맥을 따라 위로 전해져 아래목정맥팽대까지 전달된다. 맥박은 머리가 다리보다 낮은 위치에 있는 **트렌델렌버그자세**(*Trendelenberg position*)를 취할 때 특히 잘 관찰된다. 속목정맥의 맥박은 승모판막 질환(mitral valve disease)과 같은 상태에서 상당히 많이 증가하는데(제4장, 가슴 참조), 이는 폐순환과 오른쪽 심장의 압력을 올리기 때문이다. 오른속목정맥은 왼속목정맥에 비해 더욱 곧은 경로로 오른심방을 향해 가기 때문에 주로 오른쪽속목정맥에서 맥박을 측정한다(Bickley, 2021).

속목정맥 천자(Internal Jugular Vein Puncture)

진단 혹은 치료 목적으로 속목정맥에 바늘이나 도관을 삽입할 수 있다. 오른속목정맥이 보통 더 크고 곧기 때문에 속목정맥 천자는 주로 오른속목동맥에서 시행한다. 우선 온목동맥을 촉진하고 온목동맥 바로 가쪽에 있는 속목정맥에 바늘을 삽입하는데, 목빗근의 복장갈래와 빗장갈래 사이의 삼각꼭지점 부위인 작은빗장위오목(lesser supraclavicular fossa)을 향하여 30° 각도로 삽입한다(그림 B9.4). 이후 같은쪽에 있는 젖꼭지를 향해 아래가쪽으로 바늘을 진행시킨다.

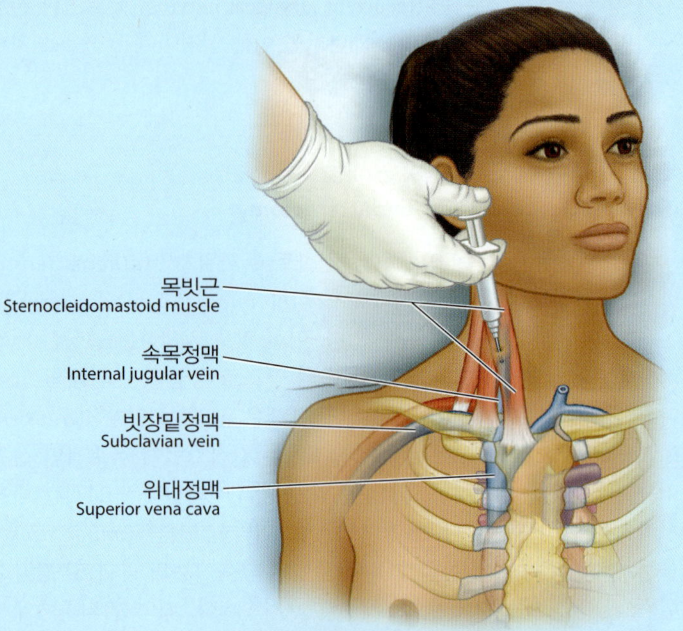

그림 B9.4. **속목정맥 천자.**

핵심정리: 목의 얕은층 구조물: 목부위(Superficial Structures of Neck: Cervical Regions)

목빗근(Sternocleidomastoid, SCM)과 등세모근(trapezius): 목빗근과 등세모근은 발생학적 기원이 같고, 같은 척수더부신경의 지배를 받으며, 깊은목근막의 얕은층에 같이 싸여 있으며, 위로는 머리뼈바닥에, 아래로는 팔이음뼈에 일렬로 붙어 있다. ■ 얕은 층에 근육덩어리가 있고 모서리도 만질 수 있어 이를 기준으로 목부위를 구분한다. ■ 목빗근은 머리와 목을 다양하게 움직이게 한다. ■ 세모근은 어깨뼈를 다양하게 움직이게 하는데, 근육이 한쪽 혹은 양쪽에서 작용하는지, 다른 근육들과 상관없이 독립적으로 수축하는지, 다른 근육들과 동심수축(concentric contraction) 또는 편측수축(eccentric contraction)을 하는지 등에 따라 달라진다.

가쪽목부위(Lateral cervical region): 가쪽목부위는 목빗근, 등세모근, 그리고 빗장뼈의 중간 1/3로 둘러싸인 부위로 가쪽깊은목근육들이 바닥을 형성한다. ■ 가쪽목부위는 비스듬하게 놓여 있는 어깨목뿔근 아래힘살에 의해 더 작은 구획으로 세분된다. ■ 위뒤통수삼각(superior occipital triangle) 안에서 가장 두드러진 구조물은 바깥목정맥의 아래 1/2이다. ■ 얕은층에 위치한 척수더부신경이 임상적으로 가장 중요하다. ■ 아랫부분에 위치한 훨씬 크기가 작은 빗장위삼각(omoclavicular triangle)에서는 중간목갈비근과 앞목갈비근 사이에서 팔신경얼기가 출현하며, 앞목갈비근 앞으로 가로막신경이 가로질러 통과한다. ■ 목신경얼기는 팔신경얼기와 같은 층에서 팔신경얼기보다 위쪽에 있다. ■ 목신경얼기의 피부가지들은 목빗근의 뒤모서리 중간지점에서 출현하여 머리덮개, 귓바퀴, 앞목과 어깨를 향해 퍼져나간다.

앞목부위(Anterior cervical region): 앞목부위는 아래턱뼈 몸통의 아래에 있는 부분으로, 목빗근에서 중앙을 향해 앞쪽으로 이어져 있다. ■ 턱두힘살근의 힘살들과, 어깨목뿔근의 앞힘살 그리고 목뿔뼈를 기준으로 앞목부위를 더 작은 삼각형부위로 세분한다. ■ 턱끝밑삼각(submental triangle)은 입바닥보다 얕게 위치하는 부위이다. ■ 턱밑삼각(submandibular triangle)은 턱두힘살근의 힘살 위쪽에 위치하며 턱밑샘과 턱밑샘림프절이 차지하고 있다. ■ 얼굴동맥(facial artery)은 턱밑삼각을 지나가는데, 턱밑삼각에서 빠져나와 아래턱뼈 몸통을 가로지르는 곳에서 만져진다. ■ 목동맥삼각(carotid triangle)은 턱두힘살근 뒤힘살과 어깨목뿔근 위힘살, 그리고 목빗근 사이에 있는 부위로 이곳에는 목혈관신경집(carotid sheath), 목혈관신경집과 연관된 온목동맥의 갈라지는 부위, 목동맥팽대와 목동맥토리, 바깥목동맥의 시작 부위에 있는 가지들의 상당부분이 존재한다. ■ 근육삼각(muscular triangle)은 목뿔아래근육에 의해 형성되며 이들 근육이 존재하는 곳이다.

목의 깊은 구조물(Deep Structures of Neck)

목의 깊은 구조물(deep structures of the neck)은 목내장의 뒷부분과 목척주(cervical vertebral column)의 앞가쪽에 위치한 척주앞근육(prevertebral muscle), 그리고 위가슴문(superior thoracic aperture)을 통과하여 목의 가장 아랫부분인 목뿌리(*root of the neck*)까지 뻗어 있는 내장들을 말한다.

척주앞근육(Prevertebral Muscles)

앞척주근육(anterior vertebral muscle)과 가쪽척주근육(lateral vertebral muscle)을 통칭하는 **척주앞근육(prevertebral muscle)**은 깊은목근막 척주앞층보다 더 깊이 위치한다. **앞척주근육(anterior vertebral muscle)**은 목긴근(longus colli muscle), 머리긴근(longus capitis muscle), 앞머리곧은근(rectus capitis anterior muscle), 앞목갈비근(anterior scalene muscle)으로 구성되고(그림 9.24A와 9.25B) 인두뒤공간(*retropharyngeal space*)의 바로 뒤쪽(그림 9.5A, B 참조)에 목신경얼기, 팔신경얼기 및 빗장밑동맥 등이 있는 신경혈관층 안쪽에 위치한다. **가쪽척주근육(lateral vertebral muscle)**은 가쪽머리곧은근(rectus capitis lateralis muscle), 머리널판근(splenius capitis muscle), 어깨올림근(levator scapulae muscle), 중간목갈비근(middle scalene muscle) 및 뒤목갈비근(posterior scalene muscle)으로 구성된다. 이들 근육 중 높은 곳에 있는 가쪽머리곧은근을 제외한 나머지는 신경혈관층의 뒤쪽에 있으면서 가쪽목부위의 바닥을 형성한다. 이 근육들은 그림 9.24와 9.25에서 확인할 수 있으며, 표 9.4에 붙는 곳, 신경지배와 주요 작용을 정리해 두었다.

목뿌리(Root of Neck)

목뿌리(root of the neck)는 가슴과 목의 경계를 이루는 부위이다(그림 9.25A). 목뿌리는 위가슴문(*superior thoracic aperture*)의 목쪽

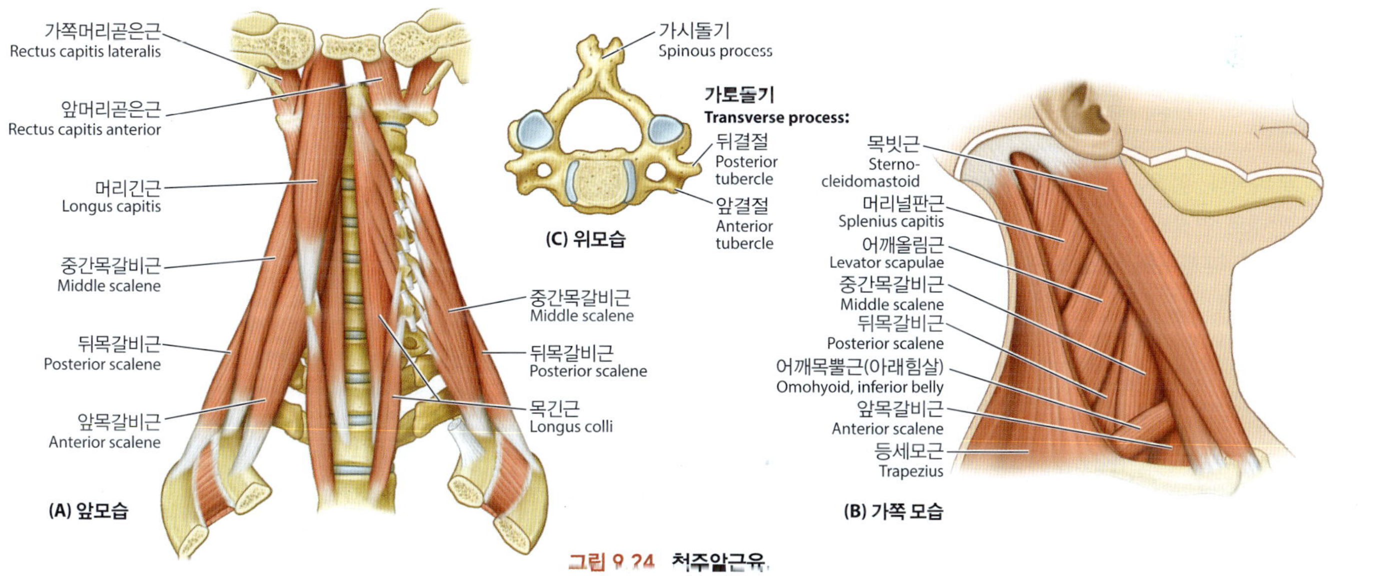

그림 9.24 척주앞근육.

표 9.4. 척주앞근육

근육	위쪽 붙는곳	아래쪽 붙는곳	신경지배	주요 작용
앞척주근육(anterior vertebral muscles)				
목긴근 (longus colli muscle)	첫째목뼈(C1 vertebra, 고리뼈, atlas)의 앞결절(anterior tubercle); 첫째–셋째목뼈의 몸통과 셋째–여섯째목뼈의 가로돌기(transverse proces)	다섯째목뼈–셋째등뼈(T3 vertebra)의 몸통; 셋째–다섯째 목뼈의 가로돌기	둘째–여섯째목신경(C2–C6 spinal nerve)의 앞가지(anterior rami)	한쪽만 수축할 경우에는 목을 반대편으로 돌리면서(비틀면서) 굽힘[a]
머리긴근(longus capitis muscle)	뒤통수뼈(occipital bone) 아랫면(basilar part)	셋째–여섯째목뼈가로돌기의 앞결절	첫째–셋째목신경 앞가지	머리를 굽힘[b]
앞머리곧은근(rectus capitis anterior muscle)	뒤통수뼈관절융기(occipital condyle) 바로 앞의 머리뼈바닥	고리뼈(첫째목뼈) 가쪽덩이(lateral mass)의 앞면	첫째 및 둘째목신경 사이의 고리에서 나온 분지	
앞목갈비근(anterior scalene muscle)	셋째–여섯째목뼈의 가로돌기	첫째갈비뼈(1st rib)	넷째–여섯째목신경	목을 가쪽으로 굽힘; 강제들숨(forced inspiration) 중 첫째갈비뼈를 올림[a]

9

표 9.4. 척주앞근육 (계속)

근육	위쪽 붙는곳	아래쪽 붙는곳	신경지배	주요 작용
가쪽척주근육(lateral vertebral muscles)				
가쪽머리곧은근(rectus capitis lateralis muscle)	뒤통수뼈의 목정맥구멍돌기(jugular process)	고리뼈(첫번째목뼈)의 가로돌기	첫째 및 둘째목신경 사이의 고리에서 나온 분지	머리를 굽히고 고정시키도록 도와줌[b]
머리널판근 (splenius capitis muscle)	꼭지돌기(mastoid process)의 가쪽면과 위목덜미선(superior nuchal line)의 가쪽 1/3	목덜미인대(nuchal ligament)의 아래 1/2과 위 여섯 개의 등뼈(thoracic vertebra)의 가시돌기(spinous process)	중간목신경(middle cervical spinal nerve)의 뒤가지(posteior rami)	머리와 목을 같은쪽의 가쪽으로 굽히고 돌림: 양쪽에서 작용하면 머리와 목을 폄[c]
어깨올림근 (levator scapulae muscle)	둘째–여섯째목뼈 가로돌기의 뒤결절(posterior tubercle)	어깨뼈(scapula)의 안쪽모서리 윗부분	등쪽어깨신경(dorsal scapular nerve, 다섯째목신경)과 셋째·넷째목신경	어깨뼈를 아래쪽으로 회전시키고, 어깨뼈를 회전시켜 접시오목(glenoid cavity)을 아래방향으로 기울임
중간목갈비근 (middle scalene muscle)	다섯째–일곱째목뼈 가로돌기의 뒤결절	첫째갈비뼈 윗면: 빗장밑동맥고랑(groove for subcalvian artery)의 뒤쪽	목신경들의 앞가지	목을 가쪽으로 굽힘: 강제들숨 중 첫째 갈비뼈를 올림[a]
뒤목갈비근 (posterior scalene muscle)		둘째갈비뼈의 바깥가장자리	일곱째와 여덟째 목신경의 앞가지	목을 가쪽으로 굽힘: 강제들숨 중 둘째 갈비뼈를 올림[a]

[a]목의 굽힘(flexion of neck) = 둘째–일곱째목뼈가 앞쪽(혹은 가쪽)으로 굽힘.
[b]머리의 굽힘(flexion of head) = 고리뒤통수관절(atlanto-occipital joint)에서 척주에 대해 머리가 앞쪽(혹은 가쪽)으로 굽힘.
[c]머리의 돌림(rotation of head)은 고리중쇠관절(atlanto-axial joint)에서 일어난다.

에 있는 부위이다. 위가슴문으로는 가슴에서 머리 혹은 팔로 연결되거나, 그 반대로 연결되는 모든 구조물이 지나간다(그림 9.25A; 그림 4.7A, B 참조). 목뿌리의 아래 경계는 위가슴문이다. 위가슴문의 경계는 가쪽은 양쪽의 첫째갈비뼈와 갈비연골, 앞쪽은 복장뼈자루, 뒤쪽은 첫째등뼈의 몸통이다. 목뿌리에 있는 내장은 "목내장"에서 기술하고, 여기서는 목뿌리에 있는 신경과 혈관에 대하여만 설명한다.

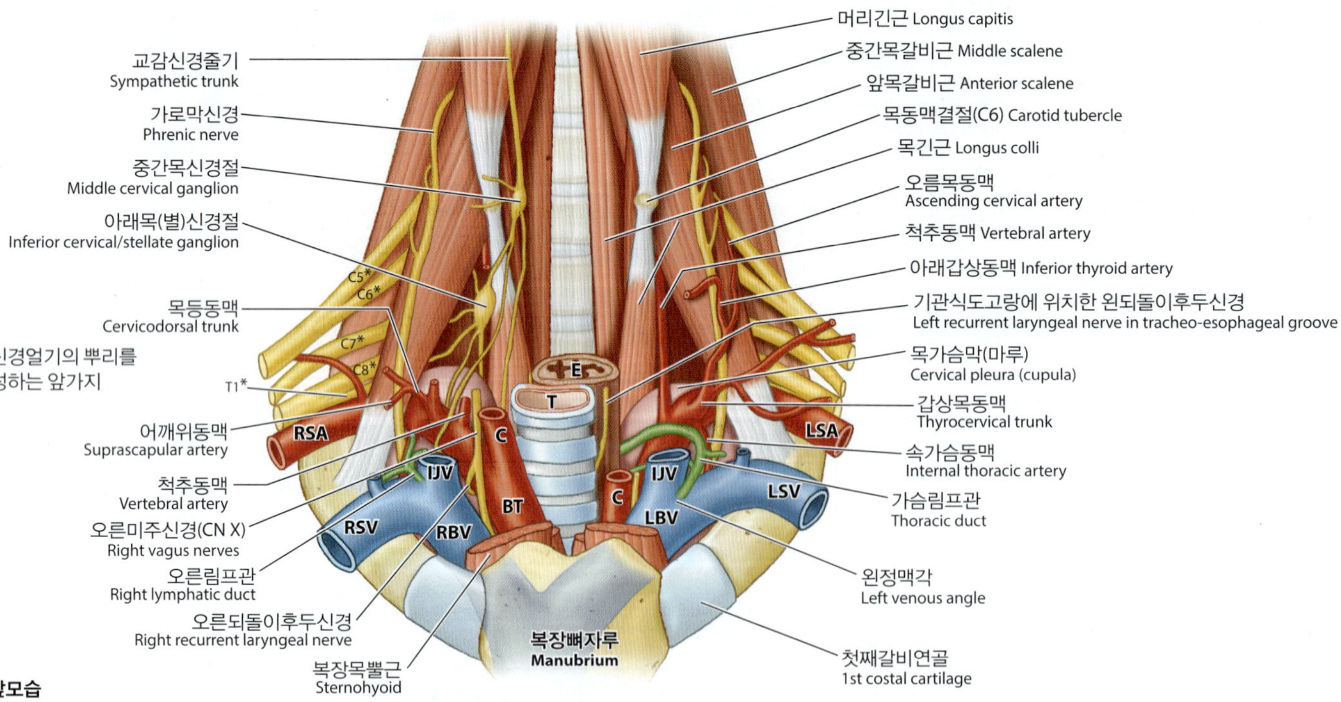

(A) 앞모습

그림 9.25. 목뿌리와 척주앞부위. A. 목뿌리의 해부. 앞목갈비근과 중간목갈비근 사이를 통해 팔신경얼기와 빗장밑동맥의 셋째부위가 나온다. 팔머리정맥, 빗장밑동맥의 첫째부분, 빗장밑동맥의 가지인 속가슴동맥이 가슴막꼭대기(cervical pleura, cupula)와 인접해 있다. 가슴림프관(thoracic duct)은 왼정맥각(left venous angle)으로 들어가면서 목뿌리에서 끝난다. *BT*, 팔머리동맥; *C*, 온목동맥; *E*, 식도; *IJV*, 속목정맥; *LBV*, 왼팔머리정맥; *LSA*, 왼빗장밑동맥; *LSV*, 왼빗장밑정맥; *RBV*, 오른팔머리정맥; *RSA*, 오른빗장밑동맥; *RSV*, 오른빗장밑정맥; *T*, 기관.

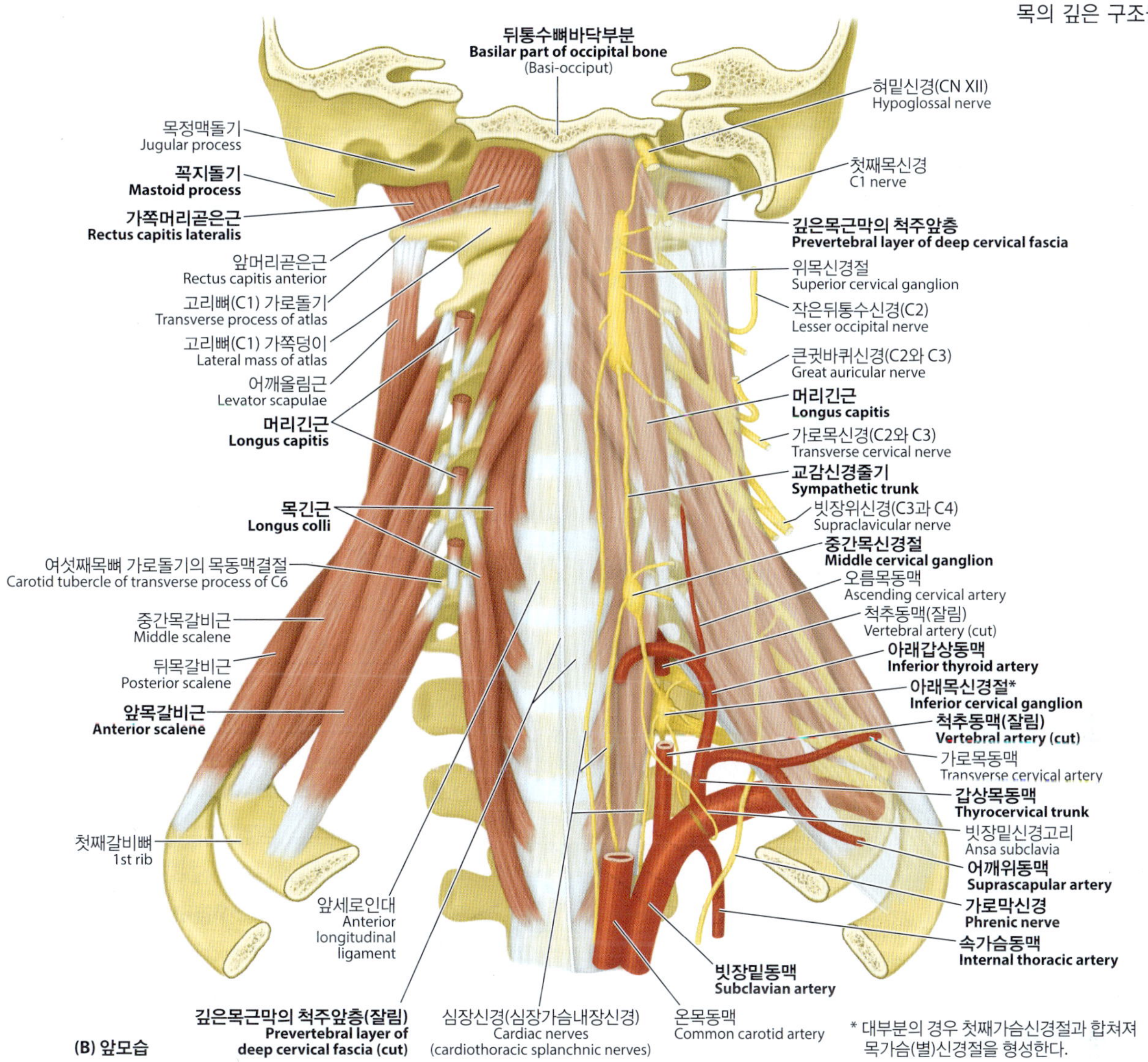

그림 9.25. **(계속) B.** 척주앞부위와 목뿌리의 해부. 오른쪽에서 깊은목근막의 척주앞층과 동맥, 신경을 제거하고, 머리긴근도 절단하였다. 왼쪽에서 첫째–넷째목신경 앞가지에서 시작하는 목신경얼기와, 다섯째–여덟째목신경과 첫째등신경 앞가지에서 시작하는 팔신경얼기, 빗장밑동맥의 가지들을 관찰할 수 있다.

목뿌리의 동맥(arteries in root of neck)

팔머리동맥(*brachiocephalic trunk*)은 대동맥활에서 시작하는 가지 중에서 가장 큰 가지로, 오른복장목뿔근(right sternohyoid muscle)과 복장방패근(sternothyroid muscle)이 앞부분을 덮고 있다(그림 9.25A와 9.26C). 팔머리동맥은 대동맥활의 시작부위로부터 분지하는데, 위치는 정중선 부위의 복장뼈자루 뒤이다. 팔머리동맥은 오른쪽 위가쪽으로 주행한 후 오른복장빗장관절(right sternoclavicular joint) 뒤에서 오른온목동맥과 오른빗장밑동맥으로 갈라진다. 팔머리동맥에는 보통 종말이전가지(preterminal branches)가 없다.

빗장밑동맥(subclavian artery)은 팔에 혈액을 공급하고 목과 뇌로도 혈액을 공급한다(그림 9.25와 9.26; 그림 9.20B 참조). **오른빗장밑동맥(right subclavian artery)**은 팔머리동맥에서 갈라져 나오지만, **왼빗장밑동맥(left subclavian artery)**은 대동맥활에서 직접 갈라져 나온다. 왼빗장밑동맥은 왼온목동맥이 시작하는 곳에서 먼쪽으로 약 1 cm 떨어진 부위에서 시작한다. **왼미주신경(left vagus nerve)**은 왼빗장밑동맥의 첫째부분과 평행으로 주행한다(그림 9.25A). 양쪽 빗장밑동맥이 시작하는 곳은 서로 다르지만, 목에서의 경로는 각각의 복장빗장관절 뒤에서 위가슴문을 지나 목뿌리로 들어가면서 시작된다.

빗장밑동맥은 위가쪽으로 휘어져 앞목갈비근(*anterior scalene muscle*)의 뒤쪽에서 가장 높은 곳에 이른 후 아래로 내려가기 시작한다. 빗장밑동맥이 내려갈 때는 빗장뼈의 중앙 뒷부분을 지난다. 빗장밑동맥이 첫째갈비뼈의 바깥모서리와 교차할 때부터, 혈관 이름을 겨드랑동맥(axillary artery)으로 바꾸어 부른다. 각 빗장밑동맥은 앞목갈비근보다 안쪽인 첫째부분, 뒤에 있는 둘째부분, 가쪽인 셋째부분 등 세 부분으로 구분한다(그림 9.25와 9.26B, C; 그림 9.12 참조). 가슴막꼭대기(cervical pleura), 허파꼭대기와 교감신경줄기는 빗장밑동맥 첫째부분의 뒤에 있다. 셋째부분은 이미 앞에서 설명하였다.

빗장밑동맥의 분지는 다음과 같다.

- 첫째부분: 척추동맥(*vertebral artery*), 속가슴동맥(*internal thoracic*

artery), 갑상목동맥(*thyrocervical trunk*)

- 둘째부분: 목갈비동맥(*costocervical trunk*)
- 셋째부분: 딴곳어깨위동맥(*aberrant suprascapular artery*), 등쪽어깨동맥(*dorsal scapular artery*), 그리고 얕은어깨동맥(*superficial scapular artery*), 마지막 두 개의 동맥은 공통 줄기인 딴곳가로목동맥(*aberrant transverse cervical artery*)에서 동통 줄기로 시작하는 경우도 있음.

척추동맥의 목부분(cervical part of vertebral artery)은 빗장밑동맥의 첫째부분에서 시작하여 목갈비근(scalene muscles)과 목긴근(longis colli msucle) 및 머리긴근(longis capitis) 사이에 형성된 피라미드 형태의 공간을 지나 위로 올라간다(그림 9.25). 이 공간의 꼭대기에서 여섯째목뼈에서 첫째목뼈의 가로돌기구멍을 지나는데(그림 9.26C), 이 부분이 **척추동맥의 척추부분(vertebral part of vertebral artery)**이다. 간혹 척추동맥은 여섯째목뼈보다 더 위에 있는 목뼈의 구멍으로 들어가기도 한다. 약 5%의 사람에서 왼척추동맥이 대동맥활에서 기시한다.

척추동맥의 고리뼈부분(atlantic part of vertebral artery)은 고리뼈뒤고리에 있는 척추동맥고랑을 지나 큰구멍(foramen magnum)을 통하여 머리뼈 속으로 들어간다. **척추동맥의 머리뼈안부분(intracranial part of vertebral artery)**은 숨뇌(medulla), 척수, 소뇌 일부와 뒤머리뼈우묵(posterior cranial fossa)의 뇌막에 혈액을 공급한다. 뇌줄기의 다리뇌(pons) 아래모서리에서 양쪽의 척추동맥은 합쳐져 **뇌바닥동맥**(*basilar artery*)이 되는데 이 혈관은 대뇌동맥고리(cerebral arterial circle)를 만드는데 관여한다(제8장, 머리 참조).

속가슴동맥(internal thoracic artery)은 빗장밑동맥의 앞아랫면에서 시작하여 아래안쪽으로 주행하여 가슴속으로 들어간다. 속가슴동맥은 목부분에서는 가지를 내지 않는다. 속가슴동맥의 가슴 속 분포에 대하여는 제4장 가슴에서 설명하였다(그림 4.14와 4.15A 참조).

갑상목동맥(thyrocervical trunk)은 빗장밑동맥 첫째부분의 앞윗면, 앞목갈비근의 안쪽모서리 근처에서 시작한다(그림 9.25와 9.26). 갑상목동맥에서 시작하는 혈관은 많은 변이가 관찰되기 때문에 분지 형태에 따라서 갑상목동맥에서 직접 시작하는 혈관에게 다른 이름을 붙여 놓은 경우도 있을 수 있다(그림 9.26D~G). 갑상목동맥은 3개 혹은 4개의 분지를 가지고 있는데, 가장 크고 가장 중요한 것이 **아래갑상동맥(inferior thyroid artery)**이다. 아래갑상동맥은 목내장, 즉 후두, 기관, 식도, 갑상샘, 부갑상샘과 주위의 근육 등으로 혈액을 공급하는 일차적인 내장동맥이다(그림 9.26B, C; 그림 9.27B 참조). 갑상목동맥에서 기시하는 다른 가지에는 어깨위동맥(suprascaplar artery), 등쪽어깨동맥(dorsal scapular artery), 얕은목동맥(superficial cervical artery), 그리고 앞에서 가쪽목부위와 함께 설명한 오름목동맥(ascending cervical artery) 등이 있다. 어깨위동맥, 등쪽어깨동맥, 그리고 얕은목동맥은 종종 공통 줄기를 이루어 갑상목동맥에서 기시하기 때문에 이들 혈관의 이름은 혈관의 시작 부위와 가지에 따라 달라진다(Weiglein et al., 1995)(그림 9.26D~G).

갑상목동맥의 마지막 가지는 아래갑상동맥과 오름목동맥이다. 오름목동맥은 목의 윗부분에 있는 가쪽근육에 혈액을 공급하는 작은 근육가지들과 척추사이구멍 속으로 들어가는 척수가지들을 낸다.

목갈비동맥(costocervical trunk)은 빗장밑동맥 둘째부분의 뒷면[오른쪽에서는 앞목갈비근의 뒤(그림 9.12 참조), 왼쪽에서는 보통 앞목갈비근의 바로 안쪽]에서 시작하여, 뒤위쪽으로 주행한 후 맨위갈비사이동맥(supreme intercostal artery)과 깊은목동맥(deep cervical artery)으로 나뉘어 각각 처음 두 개(첫째 및 둘째)의 갈비사이공간과 깊은목근육의 뒷부분에 분포한다.

목뿌리의 정맥(veins in root of neck)

목뿌리에서 끝나는 2개의 큰정맥은 머리덮개와 얼굴의 대부분으로부터 혈액을 받아서 전달하는 바깥목정맥과 목정맥들 중 가장 작고 다양한 형태를 가진 **앞목정맥(anterior jugular vein, AJV)**이다(그림 9.16과 9.21 참조). 앞목정맥은 전형적으로 목뿔뼈 근처에 있는 얕은턱밑정맥합류(confluence of superficial submandibular vein)에서 시작되며 앞정중선과 목빗근의 앞모서리 사이에서 피부밑조직 속을 통해서 혹은 깊은목근막 얕은층보다 깊은 곳으로 내려간다. 목뿌리에서 앞목정맥은 가쪽으로 방향을 틀어 목빗근의 뒤쪽에서 바깥목정맥 혹은 빗장밑정맥으로 합류한다. 흔히 복장뼈자루의 위쪽에 있는 복장위공간(suprasternal space)에서 양쪽의 앞목정맥이 정중앙을 가로질러 서로 합쳐져 **목정맥활(jugular venous arch)**을 형성한다(그림 9.17 참조).

겨드랑정맥의 연속인 **빗장밑정맥(subclavian vein)**은 첫째갈비뼈의 가쪽모서리에서 시작하여 속목정맥과 합쳐지면서 끝난다(그림 9.25A). 빗장밑정맥은 앞목갈비근결절(scalene tubercle) 앞쪽에서 첫째갈비뼈를 가로질러 주행한다. 이때 빗장밑정맥은 빗장밑동맥과 평행하게 주행하는데 두 혈관 사이에는 앞목갈비근이 끼어 있어 서로 분리되어 있다. 바깥목정맥은 빗장밑정맥으로 유입되는 이름이 붙여진 유일한 정맥이다(그림 9.21).

속목정맥은 빗장뼈 안쪽끝의 뒤에서 빗장밑정맥과 합쳐져서 팔머리정맥을 만들면서 끝난다. 이 합류 부위를 흔히 **정맥각(venous angle)**이라고 부르는데, 몸 전체에서 모인 림프가 왼쪽의 가슴림프관(*thoracic duct*)과 오른쪽의 오른림프관(*right lymphatic trunk*)을 통해 정맥 흐름 속으로 유입되는 곳이다(그림 9.51 참조). 속목정맥은 처음부터 종말가지 목혈관신경집(*carotid sheath*)으로 싸여 있다(그림 9.22).

목뿌리의 신경(nerves in root of neck)

목뿌리에는 (1) 미주신경, (2) 가로막신경, (3) 목교감신경줄기 등 3쌍의 주요 신경이 있다.

미주신경(Vagus Nerves, CN X). 목정맥구멍(jugular foramen)을 통해 나온 각 미주신경은 목혈관신경집 속에서 목의 아래 방향으로 내려간다. 이때 미주신경은 속목정맥과 온목동맥 사이의 뒷부분에 위치한다(그림 9.22와 9.26A, B). **오른미주신경(right vagus**

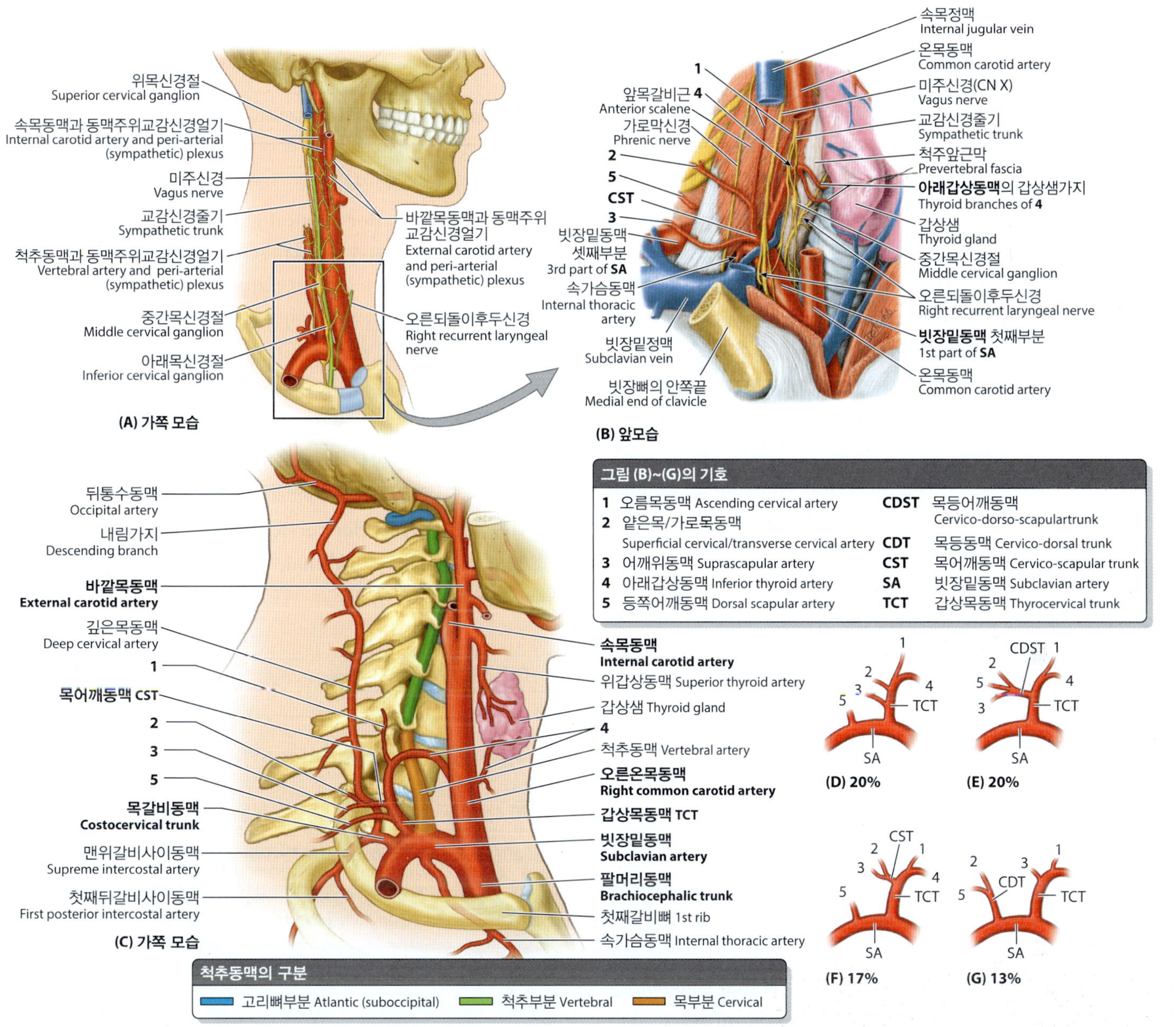

그림 9.26. 목에 있는 신경과 동맥. A. 목교감신경줄기와 신경절, 동맥을 둘러싸고 있는 동맥주위교감신경얼기. **B.** 신경과 혈관의 해부. 이 그림에서 보이는 목뿌리는 빗장뼈를 제거하고, 온목동맥과 속목정맥이 일부를 제거한 것이다. 갑상샘의 엽을 뒤로 당겨 오른되돌이후두신경과 중간목(교감)신경절을 노출시켰다. **C.** 목의 동맥. 척추동맥(vertebral artery)의 일부를 색으로 표시하고, 빗장밑동맥(subcalvian artery)의 부분에 번호를 붙였다. **D~G.** 갑상목동맥(thyrocervical trunk)의 분지에서 관찰되는 변이와 빗장밑동맥에서 기시하는 동맥들의 비정형적인 시작부위.

nerve)은 빗장밑동맥 첫째부분의 앞과 팔머리정맥과 복장빗장관절의 뒤를 지나 가슴으로 들어간다. **왼미주신경(left vagus nerve)**은 왼온목동맥과 왼빗장밑동맥 사이로 내려와 복장빗장관절의 뒤를 지나 가슴으로 들어간다.

되돌이후두신경(recurrent laryngeal nerve)은 미주신경에서 기시한다. 그러나 양쪽의 신경은 각각 다른 높이에서 다른 구조를 감고 돌아 올라간다. **오른되돌이후두신경(right recurrent laryngeal nerve)**은 대체적으로 첫째-둘째등뼈 높이에서 오른빗장밑동맥의 아래로 감고 올라가며, **왼되돌이후두신경(left recurrent laryngeal nerve)**은 대략 넷째-다섯째등뼈 높이에서 대동맥활을 아래로 감고 올라간다(그림 4.63 참조). 고리를 형성한 이후 양쪽의 되돌이후두신경은 갑상샘의 뒤안쪽을 향해 위로 올라가(그림 9.25, 9.26B, 9.27B와 9.28), 기관식도고랑(*tracheo-esophageal groove*)의 속으로 위로 올라가면서 기관, 식도 그리고 반지방패근(cricothyroid)을 제외한 모든 후두의 자체근육에 분포한다. 왼되돌이후두신경이 더 낮은 높이에서 시작되기 때문에, 후두로 올라가는 동안 기관과 식도에 더 많이 분포한다.

미주신경의 심장가지(cardiac branches of CN X)는 가슴뿐 아니라 목(그림 4.63 참조)에서도 시작하며 신경절이전부교감신경(presynaptic parasympathetic nerve)과 내장들신경섬유(visceral afferent fiber)를 심장신경얼기(cardiac plexus of nerves)로 보낸다(제4장, 가슴과 그림 4.68C 참조).

가로막신경(Phrenic Nerves). 가로막신경은 앞목갈비근의 가쪽 모서리에서(그림 9.25A와 9.26B), 넷째목신경의 가지가 중심을 이루고 셋째 및 다섯째목신경의 가지를 받아 형성된다. 가로막신경은 앞목갈비근의 앞, 속목정맥과 목빗근보다 깊은 곳에서 아래로 내려간다. 가로막신경은 깊은목근막의 척주앞층보다 깊은 부위를 지난 후, 빗장밑동맥과 정맥 사이로 나와, 가슴으로 내려가 가로막에 분포한다. 가로막신경은 가로막의 감각을 담당하는 것에 더하여, 가로막 반쪽의 운동을 지배하는 유일한 신경이기 때문에 매우 중요하다(자세한 내용은 제4장, 가슴 참조).

목교감신경줄기(Sympathetic Trunks). **교감신경줄기의 목부분(cervical portion of the sympathetic trunk)**은 척주의 앞가쪽에 위치하는데 위쪽으로는 첫째목뼈 혹은 머리뼈바닥까지 이른다(그림 9.25B와 9.26). 목에 있는 교감신경줄기는 백색교통가지(white rami communicantes)를 받지 않는다. (백색교통가지는 첫째가슴신경–둘째 혹은 셋째허리신경에만 있다는 사실을 상기하라.) 교감신경줄기의 목부분에는 3쌍의 **목교감신경절(cervical sympathetic ganglia)**이 있는데 각각 위목신경절, 중간목신경절 및 아래목신경절이라 한다. 이들 신경절로 전달된 연접이전섬유는 위쪽 가슴척수신경 및 이들 신경과 이어진 백색교통가지를 통해 교감신경줄기로 전달된 후, 교감신경줄기를 통해 위로 올라와 교감신경절까지 이른 것들이다. 목교감신경절에 있는 연접이후신경세포와 연접한 후 연접이후섬유는 다음 구조물에 분포한다.

1. 목신경—회색교통가지(*gray rami communicantes*)를 통해
2. 가슴 속 내장—심장허파내장신경(*cardiopulmonary splanchnic nerves*)을 통해
3. 머리와 목의 내장—뇌동맥가지(*cephalic arterial branches*)를 통해

후자의 경우 특히 척추동맥, 속목동맥 및 바깥목동맥 주위에 동맥주위교감신경얼기(*sympathetic periarterial nerve plexus*)를 형성하여 동맥을 따라간다(그림 9.26).

약 80%의 사람에서 **아래목신경절(inferior cervical ganglion)**은 첫째가슴신경절과 합쳐져서 큰 **목가슴신경절(cervicothoracic ganglion; 별모양신경절, stellate ganglion)**을 형성한다. 이 별모양(라틴어 *stella*, 별)을 하고 있는 신경절은 일곱째목뼈의 가로돌기 앞에 위치하는데, 양옆은 첫째갈비뼈 목의 바로 윗부분이고 척추동맥이 시작하는 곳의 뒤다(그림 9.25B). 신경절에서 나오는 일부 연접이후섬유는 회색교통가지를 통해 일곱째와 여덟째목신경의 앞가지로 가고(팔신경얼기 뿌리, roots of brachial plexus), 일부는 아래목심장가지(*inferior cervical cardiac nerve*; 심장허파내장신경, cardiopulmonary splanchnic nerve)를 통해 심장으로 간다. 아랫목심장가지는 기관을 따라 주행하여 깊은심장얼기로 이어진다. 다른 신경섬유는 동맥가지를 통해 척추동맥을 감싸고 있는 동맥주위교감신경얼기로 전달되어 머릿속으로 들어간다(그림 9.26A).

중간목신경절(middle cervical ganglion)은 3개의 신경절 중 가장 작은데 간혹 없는 경우도 있다. 중간목신경절은 아래갑상동맥의 앞쪽에 있는데, 흔히 반지연골과 여섯째목뼈의 가로돌기 높이에 있는 척추동맥의 바로 앞에 해당한다(그림 9.26과 9.28). 연접이후섬유는 신경절에서 나와 회색교통가지를 통해 다섯째와 여섯째목척수신경의 앞가지로 이어지거나 혹은 중간목심장신경(middle cervical cardiac nerve; 심장허파내장신경, cardiopulmonary splanchnic nerve)을 통해 심장으로 가고, 동맥가지를 통해 동맥주위신경얼기로 전달되어 갑상샘으로 간다.

위목신경절(superior cervical ganglion)은 첫째와 둘째목뼈 높이에 있다(그림 9.25B와 9.26A). 크기가 크기 때문에 교감신경줄기를 찾는 훌륭한 지표가 된다. 그렇지만, 미주신경의 큰 감각신경절인 결절신경절(nodose ganglion)이 있는 경우에는 이것과 구별해야 할 필요가 있을 수 있다. 연접이후섬유는 위목신경절에서 머리동맥가지(cephalic arterial branch)를 내어 속목교감신경얼기(internal carotid sympathetic plexus)를 형성하고, 이후 머리 속으로 들어간다(그림 9.26). 이 신경절은 바깥목동맥으로도 동맥가지를 내고, 위쪽 4개의 목신경 앞가지로 이어지는 회색교통가지를 낸다. 다른 연접이후섬유는 **위목심장신경(superior cervical cardiac nerve**; 심장허파내장신경, cardiopulmonary splanchnic nerve)을 통해 심장신경얼기로 전달된다(제4장, 가슴 참조).

임상적용 CLINICAL BOX

목의 깊은 구조물(DEEP STRUCTURES OF NECK)

목가슴신경절 차단(Cervicothoracic Ganglion Block)

커다란 목가슴신경절 주변에 마취제를 주사하면 목신경절과 위가슴신경절을 통한 신경전달을 차단한다. 이러한 신경절 차단(*ganglion block*)으로 뇌와 팔에서의 혈관연축(vascular spasm)을 완화시킬 수 있다. 또 팔에서 과도한 혈관수축을 보이거나 손바닥에서 땀을 과다하게 흘리는 땀과다증(hyperhidrosis)을 보이는 환자를 치료하기 위해 같은 쪽 신경절을 제거하는 수술이 효과가 있을지 결정해야 할 때 유용하다(Singh & Ramsaroop, 2007).

목교감신경줄기의 손상 (Lesion of Cervical Sympathetic Trunk)

목에서 교감신경줄기가 손상(*A lesion of a cervical sympathetic trunk*)되면 '호너증후군(*Horner syndrome*)'이라고 하는 교감신경 장애가 발생한다. 호너증후군의 특징과 원인은 다음과 같다.

- 동공의 수축(*miosis*): 동공확대근(dilator pupillae muscle)의 마비(제8장, 머리 참조)
- 위눈꺼풀의 눈꺼풀처짐(*ptosis*): 가로무늬근육인 눈꺼풀올림근(levator palpebrae superioris muscle)과 섞여 있는 민무늬근육인 눈꺼풀판근(tarsal muscle)의 마비
- 안구함몰(*enophthalmos*): 눈확바닥에 흔적으로 남아 있는 민무늬근육인 눈확근(orbital muscle)의 마비(일 것으로 추정)
- 얼굴과 목에서 혈관이 확장되고 땀 분비가 안 되는 무발한증(*anhydrosis*): 혈관과 땀샘에 분포하는 교감(혈관수축)신경의 차단

핵심정리: 목의 깊은 구조물(Deep Structures of Neck)

척주앞근육(Prevertebral muscle): 척주앞근육은 깊은목근막 척주앞층보다 깊은 곳에 위치하는데 목신경얼기 및 팔신경얼기와 빗장밑동맥이 존재하는 신경혈관면에 의해 앞척주근육과 가쪽척주근육으로 나뉜다. ■ 앞척주근육(anterior vertebral muscle)은 머리와 목을 굽히는 근육이지만 굽힘운동은 보통 중력이 목의 폄근육들의 편심수축(eccentric contraction)의 도움을 받아 일어난다. ■ 그러므로 저항을 받으며 목을 굽히려 할 때, 예를 들면 목빗근을 수축시켜 목을 굽히려고 할 때와 같은 경우에 주로 앞척주근육이 작용한다. ■ 가쪽척주근육(lateral vertebral muscle)은 목을 가쪽으로 굽히거나, 목을 돌릴 때, 그리고 강제들숨(forced inspiration) 중 가장 위쪽에 있는 갈비뼈들을 고정시키거나 들어 올리는 데에 관여한다.

목뿌리(Root of the neck): 대동맥활의 가지들은 두 가지로 갈라지거나/갈라지지 않은 채로 목뿌리를 지나가는데, 빗장밑동맥의 가지들도 같이 주행한다. ■ 속목정맥과 빗장밑정맥은 목뿌리에서 합쳐져 팔머리정맥(brachiocephalic vein)이 된다. ■ 주요 림프줄기인 가슴림프관과 오른림프관은 이 정맥들이 합쳐지는 부위에 형성된 정맥각(venous angle)으로 들어간다. ■ 가로막신경과 미주신경은 빗장밑동맥의 앞쪽, 팔머리정맥의 뒤쪽을 지나 가슴속으로 들어간다. ■ 교감신경줄기와 되돌이후두신경은 내장기관(기관과 식도)과 마찬가지로 목뿌리에 있는 동맥들의 뒤로 목뿌리를 지나간다. ■ 교감신경줄기의 목부분에는 3개의 목교감신경절(아래, 중간, 위)이 있는데, 이들 신경절에서 척수의 위가슴부위에서 나오는 연접이전섬유가 연접이후신경과 연접한다. ■ 이들 신경은 회색교통가지를 통해 목신경으로 신경섬유를 보내고, 또 머리동맥가지와 동맥주위교감신경얼기를 통해 머리와 목내장으로, 심장(심장허파내장)신경을 통해 가슴내장으로 신경섬유를 보낸다.

목내장(Viscera of Neck)

목내장은 세 층으로 배열되어 있는데, 각 층에서 수행하는 주된 기능에 따라 이름을 붙인다(그림 9.27). 얕은층으로부터 깊은층으로 배열된 세 층은 다음과 같다.

1. 내분비층(*endocrine layer*): 갑상샘과 부갑상샘
2. 호흡기층(*respiratory layer*): 후두와 기관
3. 소화기층(*alimentary layer*): 인두와 식도

목내장의 내분비층(Endocrine Layer of Cervical Viscera)

내분비층(endocrine layer)에 있는 내장들은 도관없이 호르몬을 분비하는 샘으로 내분비계의 일부이다. **갑상샘**(*thyroid gland*)은 몸에서 가장 큰 내분비샘으로 대사율을 조절하는 **갑상샘호르본**(*thyroid hormone*)과 칼슘대사를 조절하는 호르몬인 **칼시토닌**(*calcitonin*)을 생성한다. 갑상샘은 갑상샘 자체, 지라, 고환 및 자궁을 제외한 인체 모든 부위에 영향을 미친다. **부갑상샘**(*parathyroid gland*)에서 분비하는 호르몬은 혈중 인과 칼슘 대사를 조절하는 **부갑상샘호르몬**(*parathormone*, PTH)이다. 부갑상샘호르몬은 뼈대, 콩팥, 장자에 작용한다.

갑상샘(thyroid gland)

갑상샘(thyroid gland)은 복장방패근과 복장목뿔근보다 깊은 층에 있는데, 다섯째목뼈(C5)로부터 첫째등뼈(T1) 사이 높이의 목의 앞쪽에 위치한다(그림 9.27). 갑상샘은 기본적으로 후두와 기관의 앞가쪽에 있는 오른**엽**과 왼**엽(lobes)**으로 이루어져 있다. 엽보다 상대적으로 얇은 **갑상샘잘록(isthmus)**이 보통 둘째와 셋째기관연골고리 앞에서 기관을 가로질러 두 엽을 연결하고 있다. 갑상샘은 얇은 **섬유피막(fibrous capsule)**으로 싸여 있는데, 섬유피막으로부터 샘의 내부 깊은 곳으로 격막이 뻗어 들어간다. 치밀결합조직은 섬유피막을 반지연골과 위쪽의 기관연골고리에 부착시킨다. 섬유피막의 바깥에는 깊은목근막 기관앞층의 내장부분에 해당하는 성긴 피막(loose sheath)이 있다.

갑상샘의 동맥(Arteries of Thyroid Gland). 혈관이 많은 갑상샘으로 오는 혈관은 위갑상동맥과 아래갑상동맥(*thyroid artery*)으로부터 온다(그림 9.27B와 9.28). 이 혈관들은 섬유피막과 성긴 피막 사이에 있다. **위갑상동맥(superior thyroid artery)**은 보통 바깥목동맥에서 분지하는 첫 가지로 **갑상샘의 위극(superior poles)**으로 내려와서 깊은목근막의 기관앞층을 관통한 후 앞가지와 뒤가지로 나뉘어 주로 갑상샘의 앞위부분에 혈액을 공급한다.

아래갑상동맥(inferior thyroid artery)은 빗장밑동맥에서 기시하는 갑상목동맥의 가장 큰 분지로, 목혈관신경집의 뒤쪽에서 위안쪽으로 주행하여 갑상샘(*thyroid gland*)의 뒤쪽에 도달한다. 그곳에서 여러 분지로 갈라져, 깊은목근막 기관앞층을 관통하여 **갑상샘의 아래극(inferior poles)**을 포함한 갑상샘의 뒤아래 부분에 혈액을 공급한다. 오른쪽과 왼쪽의 위갑상동맥과 아래갑상동맥은 갑상샘 속에서 광범위하게 서로 연결되어 있는데, 이는 빗장밑동맥과 바깥목동맥 사이의 잠재적인 곁순환을 형성한다.

맨아래갑상동맥(thyroid ima artery; 라틴어로 *arteria thyroidea ima*)은 팔머리동맥에서 시작하는 단독으로 존재하는 작은 혈관으로 약 10%의 사람에게 존재한다(임상적용 "맨아래갑상동맥" 참조). 간혹 대동맥활, 오른온목동맥, 빗장밑동맥 혹은 속가슴동맥에서 기시

9

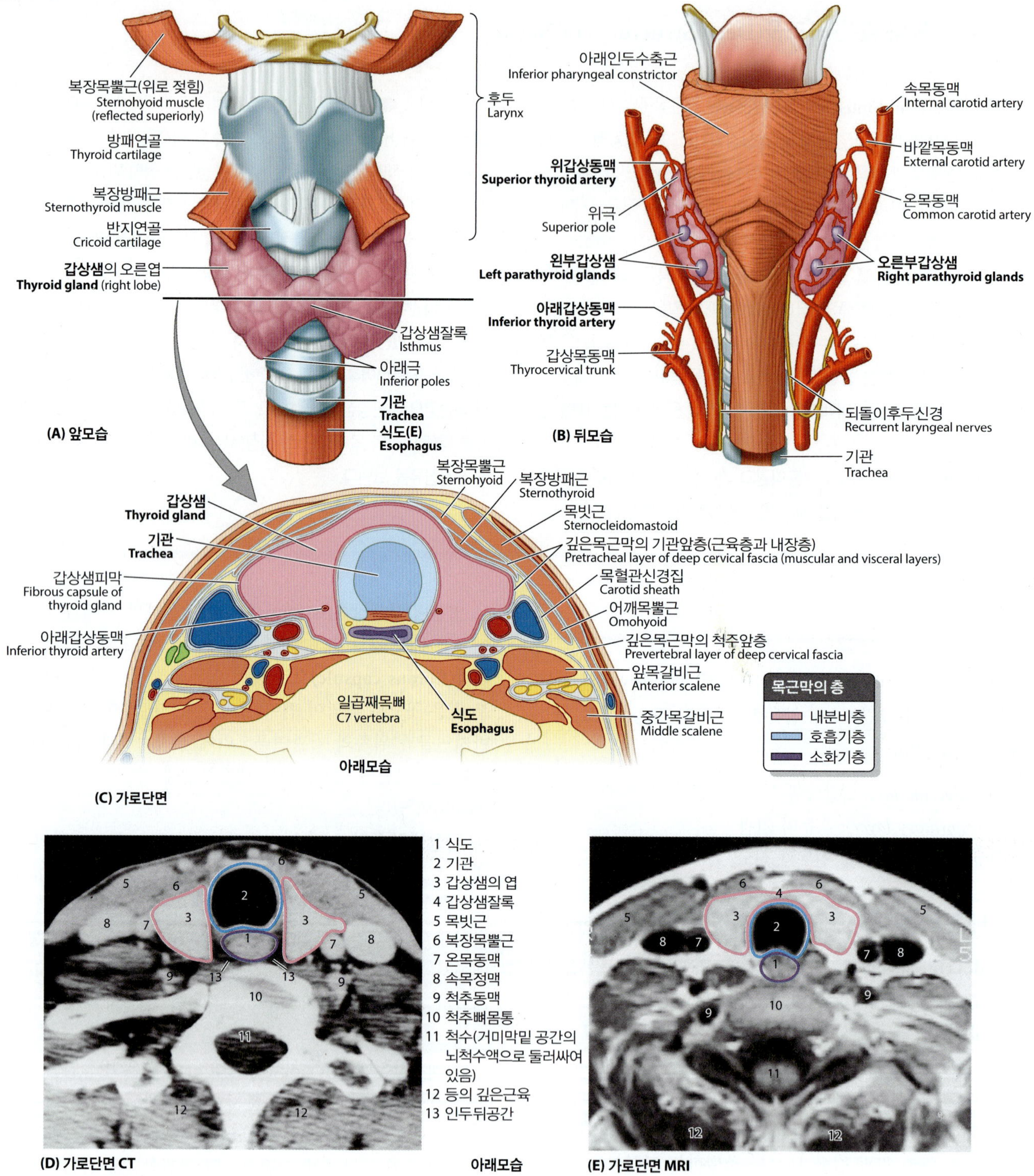

그림 9.27. 갑상샘의 주변구조물. A. 갑상샘의 엽. 복장방패근을 잘라 정상 갑상샘의 엽들을 노출시켰다. 갑상샘잘록은 둘째와 셋째 기관고리 앞에 위치한다. **B.** 부갑상샘. 부갑상샘은 보통 갑상샘의 뒷면을 덮고 있는 섬유피막 속에 묻혀 있다. **C.** 갑상샘잘록을 지나는 가로절단. **D.** 갑상샘의 엽을 통과하는 CT 영상. **E.** 갑상샘잘록을 지나는 MRI 영상.

하기도 한다. 이 혈관이 있는 경우, 기관의 앞면을 따라 올라가면서 기관에 분포하는 작은 가지들을 내고, 갑상샘잘록까지 계속 올라가서 여러 가지로 갈라져 갑상샘잘록에 분포한다.

갑상샘의 정맥(Veins of Thyroid Gland). 세 쌍의 갑상샘정맥이 갑상샘의 앞면과 기관 앞쪽에서 **갑상샘정맥얼기(thyroid plexus of veins)**를 형성한다(그림 9.28과 9.29). **위갑상정맥(superior thyroid veins)**은 위갑상동맥과 함께 주행한다. 위갑상정맥은 갑상샘의 **위극(superior poles** of the thyroid gland) 부분으로부터 정맥피를 받아 운반한다. **중간갑상정맥(middle thyroid veins)**은 아래갑상동맥과 함께 주행하지 않으나 기본적으로는 평행하게 주행하며, 갑상

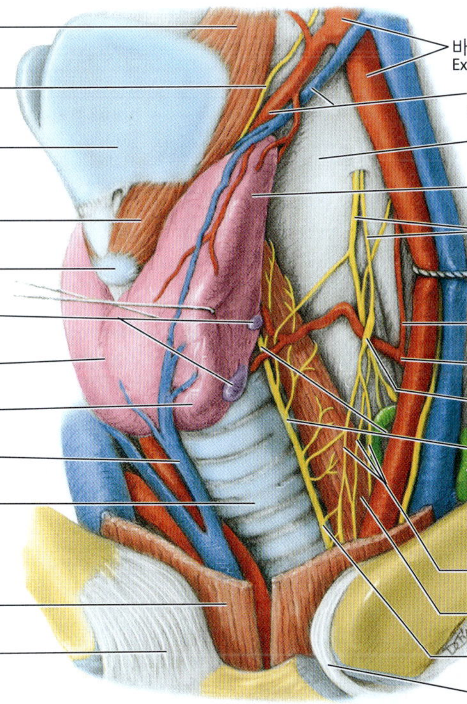

그림 9.28. 목뿌리 왼쪽의 해부. 갑상샘과 기관, 식도 등의 내장을 오른쪽으로 당기고, 왼쪽 목혈관신경집 속에 들어 있는 내용물을 왼쪽으로 당겼다. 중간갑상정맥은 구조물을 잡아당기기 쉽게 하기 위해 잘라내었기 때문에 뚜렷하게 관찰할 수 없다. 갑상샘 왼엽의 뒷면에 있는 왼부갑상샘을 노출시켰다. 되돌이후두신경은 기관의 옆, 즉 기관과 식도 사이의 각진 부위를 따라 올라간다. 가슴림프관은 목혈관신경집 내용물의 뒤쪽에 위치하면서 가쪽으로 주행한다. 한편 갑상목동맥은 안쪽으로 주행한다.

샘의 중간엽으로부터 혈액을 운반한다. 보통 따로 존재하는 **아래갑상정맥(inferior thyroid veins)**은 갑상샘의 아래극으로부터 혈액을 받는다. 위 및 중간갑상정맥들은 속목정맥으로 연결되며, 아래갑상정맥은 복장뼈자루의 뒤쪽에 있는 팔머리정맥으로 이어진다.

갑상샘의 림프배출(Lymphatic Drainage of Thyroid Gland). 갑상샘의 림프관은 소엽사이결합조직(interlobular connective tissue) 속으로 지나는데 주로 동맥 근처에 있다. 이들은 림프관 피막그물과 연결되어 있다. 피막그물로부터 림프관은 처음에는 **후두앞림프절(prelaryngeal lymph node)**, **기관앞림프절(pretracheal lymph node)**, **기관옆림프절(paratracheal lymph node)**로 연결된다. 후두앞림프절은 다시 위깊은목림프절(superior deep cervical lymph node)로 합류되고 기관앞림프절과 기관옆림프절은 아래깊은목림프절(inferior deep cervical lymph node)로 이어진다(그림 9.30). 가쪽에서 위갑상정맥을 따라 존재하는 림프관은 직접 아래깊은목림프절로 유입된다. 일부 림프관은 팔머리림프절(*brachiocephalic lymph node*)이나 가슴림프관(*thoracic duct*)으로 유입되기도 한다(그림 9.28).

갑상샘의 신경(Nerves of Thyroid Gland). 갑상샘의 신경은 교감신경계의 위목신경절(*superior cervical ganglia*), 중간목신경절(*middle cervical ganglia*) 및 아래목신경절(*inferior cervical ganglial*)에서 시작한 것들이다(그림 9.26과 9.28). 이 신경들은 갑상동맥을 따라가는 심장신경얼기(*cardiac plexus*), 위갑상동맥주위신경얼기(*superior thyroid peri-arterial plexuses*) 및 아래갑상동맥주위신경얼기(*inferior thyroid peri-arterial plexuses*)를 통해 갑상샘에 도달한다. 이들 신경의 신경섬유는 혈관운동(vasomotor) 기능을 하는 것이어서 혈관을 수축시킨다. 그리고 이들 신경섬유는 분비운동(secremotor) 기능을 가지고 있지 않다. 갑상샘의 내분비는 뇌하수체가 분비하는 호르몬에 의해 조절된다.

부갑상샘(parathyroid glands)

작고 납작한 타원형 형태의 **부갑상샘(parathyroid gland)**은 별도의 피막(sheath)에 싸여 보통 갑상샘 각 엽의 뒷면 안쪽 반 정도 되는 곳의 갑상샘피막(thyroid capsule)보다 바깥에 위치한다(그림 9.27B, 9.28과 9.31A). **위부갑상샘(superior parathyroid gland)**은 일반적으로, 아래갑상동맥이 갑상샘으로 들어가는 지점에서 1 cm보다 약간 위쪽에 위치한다. 이와 반대로 **아래부갑상샘(inferior parathyroid gland)**은 아래갑상동맥이 유입되는 지점보다 1 cm보다 약간 아래에 위치한다(Skandalakis, 2021). 대부분의 사람은 부갑상샘을 4개 가지고 있다. 약 5%의 사람은 4개보다 더 가지고 있으며, 일부 사람은 2개밖에 없는 경우도 있다. 위부갑상샘의 위치는 아래부갑상샘보다 더 일정한 편으로 보통 반지연골의 아래모서리 근처에 있다. 아래부갑상샘은 보통 갑상샘의 아래극 근처에 위치하지만, 실제로 있는 곳은 다양하다(그림 9.31B). 아래부갑상샘은 심장막(pericardium)이 있는 가슴세로칸의 낮은 곳에도 있을 수 있다(Bobanga &

9

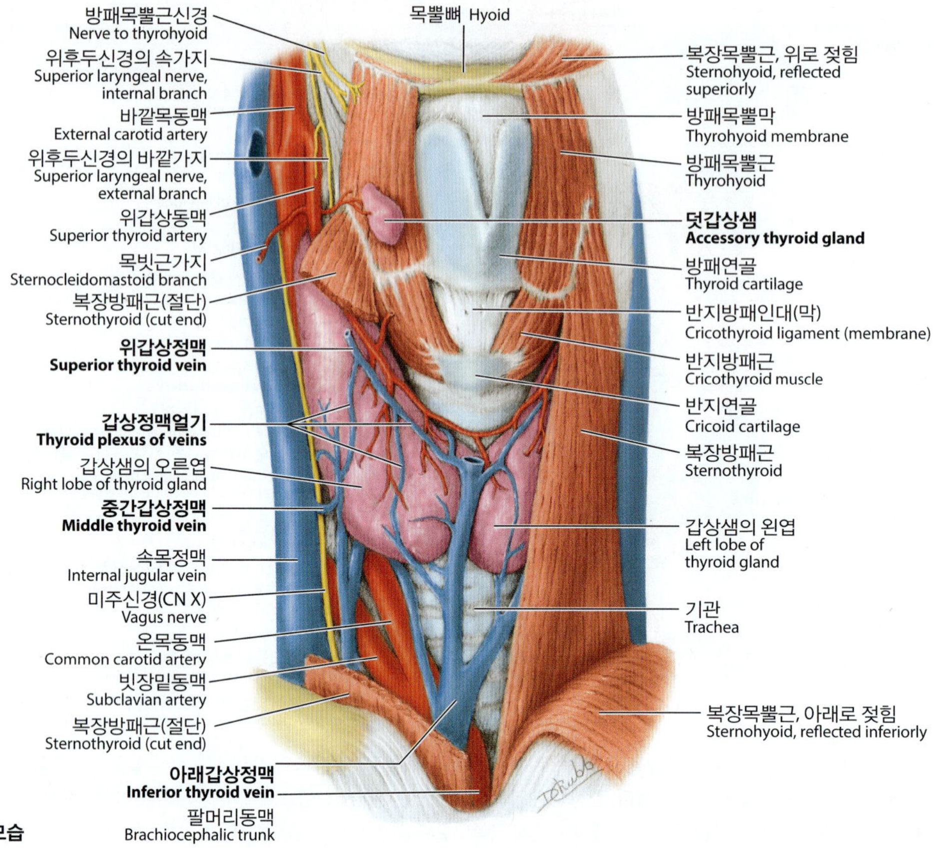

그림 9.29. 갑상샘. 목의 앞면을 해부한 상태이다. 이 표본의 오른쪽에서는 작은 덧갑상샘이 방패연골의 가쪽에 있는 방패목뿔근 곁에 놓여 있는 것을 관찰할 수 있다. 위갑상동맥은 기본적으로 갑상샘의 앞쪽 윗부분에 분포한다.

McHenry, 2022).

부갑상샘의 혈관(Vessels of Parathyroid Glands). 아래갑상동맥(*inferior thyroid artery*)이 부갑상샘이 위치한 갑상샘의 뒷면에 혈액을 공급하는 주된 혈관이기 때문에 보통 이 혈관의 가지들이 부갑상샘에 혈액을 공급한다(그림 9.27B와 9.31A). 그러나 위갑상동맥, 맨아래갑상동맥; 혹은 후두동맥, 기관동맥 및 식도동맥의 가지로부터도 혈액 공급을 받을 수도 있다. **부갑상정맥(parathyroid veins)**은 갑상샘과 기관 주위에 형성된 **갑상정맥얼기**(*thyroid plexus of veins*)로 연결된다(그림 9.29). 부갑상샘의 **림프관**(*lymphatic vessels*)은 갑상샘의 림프와 함께 깊은목림프절와 기관옆림프절로 배출된다(그림 9.30).

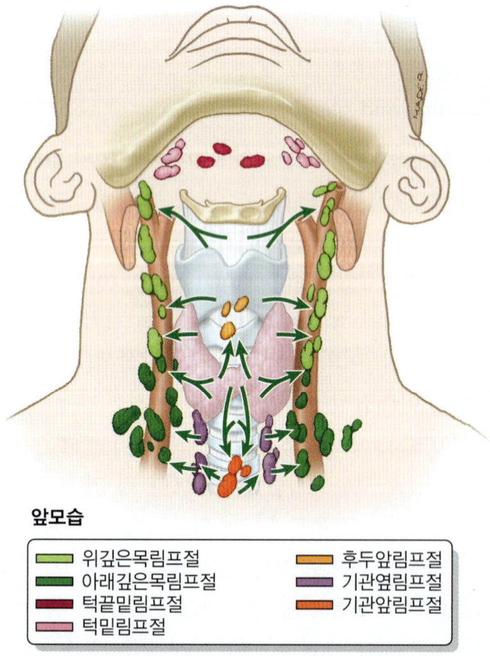

그림 9.30. 갑상샘, 후두와 기관의 림프 배출. *화살표*는 림프가 흐르는 방향이다.

부갑상샘의 신경(Nerves of Parathyroid Glands). 부갑상샘에는 풍족하게 신경이 분포하고 있따. 이들 신경은 목교감신경절의 방패가지(thyroid branch)를 통해 공급된다(그림 9.26). 부갑상샘도 호르몬에 의해 조절되는 장기여서, 갑상샘에 분포하는 신경처럼 분비운동 기능은 없고, 혈관운동 기능을 수행한다.

목내장의 호흡기층(Respiratory Layer of Cervical Viscera)

호흡기층(respiratory layer)의 내장인 후두(*larynx*)와 기관(*trachea*)은 인체의 호흡을 담당하고 있다. 목에 있는 호흡기관의 주요 기능은 다음과 같다.

- 공기와 음식물을 각각 기도와 식도로 갈라 보낸다.
- 기도를 개방된 상태[개방기도(patent airway)]로 유지하고, 일시

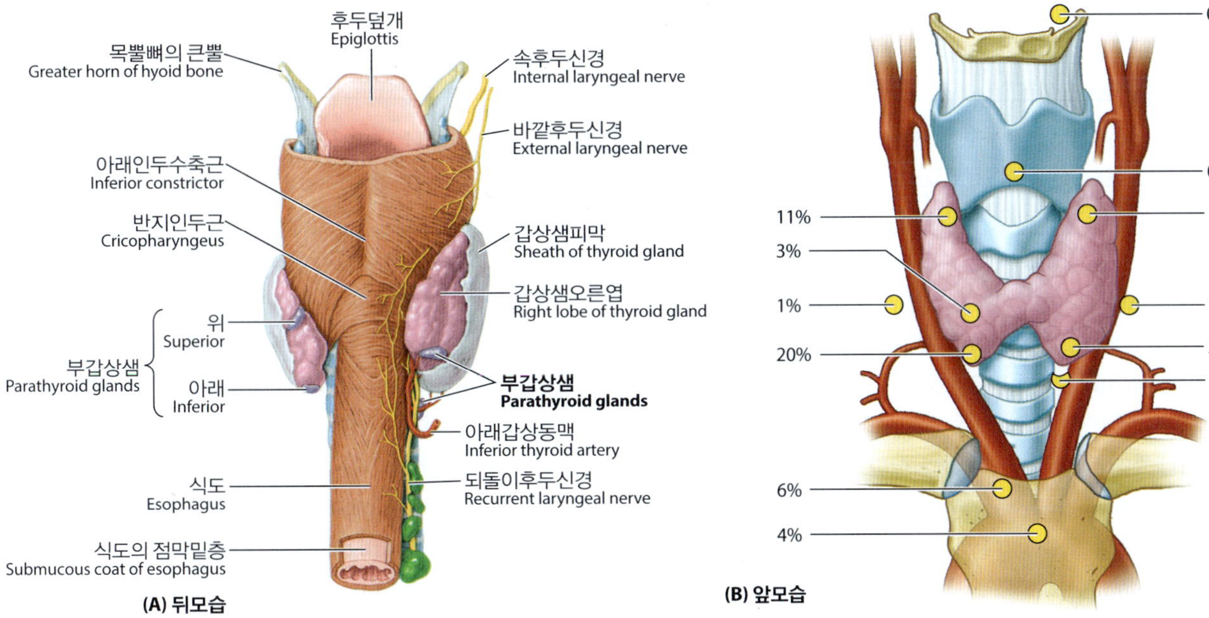

그림 9.31. 갑상샘과 부갑상샘. A. 해부. 갑상샘 뒷면의 피막을 벗겨 피막 속에 있는 3개의 부갑상샘을 노출하였다. 오른쪽에 있는 두 개의 부갑상샘이 왼쪽에 있는 것보다 더 낮게 위치하며 아래부갑상샘은 갑상샘보다 아래에 위치한다. **B.** 딴곳부갑상샘 조직이 있는 곳과 빈도이다.

적으로 기도를 막는다("판막").

- 목소리를 낸다.

후두(larynx)

후두(larynx)는 목소리를 만들어내는 복잡한 기관(영어로는 'voice box'라 함)으로 9개의 연골이 막과 인대로 연결되어 있으며 성대주름(*vocal folds*, "cords")을 갖고 있다. 후두는 셋째목뼈에서 여섯째목뼈 사이의 척추뼈몸통 높이의 목 앞부분에 위치한다(그림 9.32). 후두는 인두의 아랫부분(입인두)과 기관을 연결한다. 후두하면 제일 먼저 목소리를 생성하는 발성기능이 떠오르지만, 실제 후두가 수행하는 가장 중요한 작용은 기도를 보호하는 역할이다. 특히 음식물을 삼킬 때는 하기도(lower respiratory tract)의 "조임근"이나 "판막"의 역할을 하여 기도를 개방된 상태로 유지한다.

후두뼈대(Laryngeal Skeleton). 후두뼈대(laryngeal skeleton)는 9개의 연골(*nine cartilages*)로 구성되어 있다. 이 중 방패연골(thyroid cartilage), 반지연골(cricoid cartilage), 후두덮개연골(epiglottic cartilage)등 세 종류는 각각 하나씩 있으며, 모뿔연골(arytenoid cartilage), 잔뿔연골(corniculate cartilage), 쐐기연골(cuneiform cartilage)

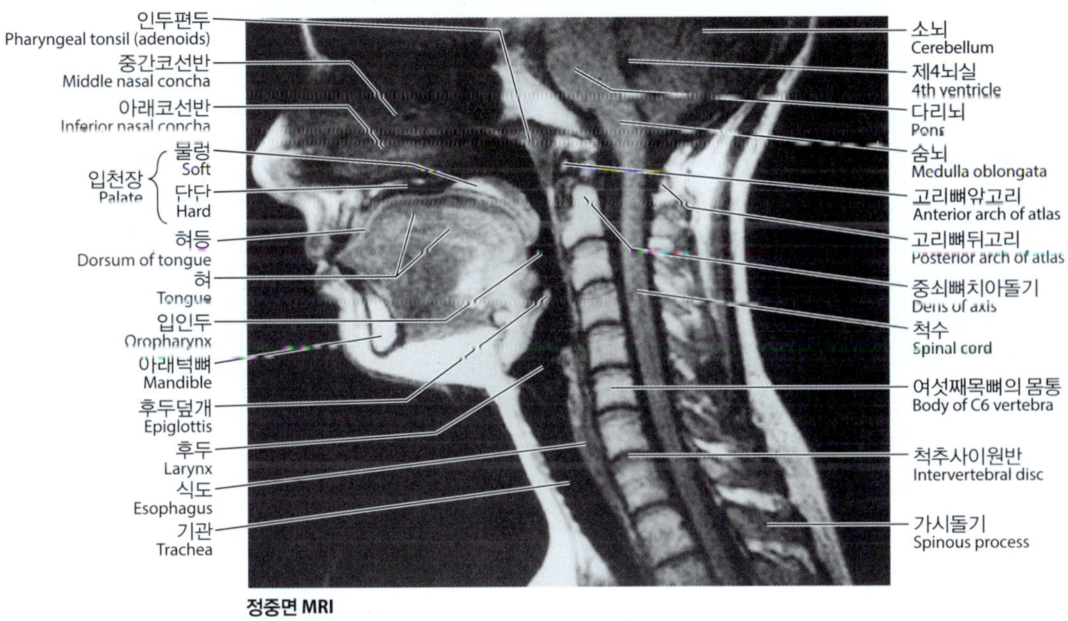

그림 9.32. 머리와 목의 정중면 MRI. 공기와 음식물은 모두 입인두를 통로로 사용하고 있어서, 음식과 공기가 기관(앞)과 식도(뒤)로 이동되기 전에 반드시 분리하여야 한다.

9

의 세 종류는 쌍을 이루고 있다(그림 9.33A, B).

방패연골(thyroid cartilage)은 후두연골 중 가장 크며 위쪽모서리는 넷째목뼈 높이에 놓여 있다. 양쪽에 있는 2개 **판(lamina)**은 아래 2/3가 정중앙에서 융합되어 **후두융기(laryngeal prominence)**를 형성한다(그림 9.33A, D). "후두융기(Adam's apple)"는 성인 남자에게서 잘 보이지만, 여성에게서는 잘 관찰되지 않는다. 후두융기의 위쪽에서 양쪽 판이 V자 모양으로 갈라지는데 이 부위를 **위방패패임(superior thyroid notch)**이라 한다. 방패연골의 아래모서리 중앙부에 잘 보이지 않을 정도로 얕게 들어간 부위가 있는데 이곳을 **아래방패패임(inferior thyroid notch)**이라 한다.

각 판의 뒤모서리에서 위, 아래로 돌출된 구조를 각각 **위뿔(superior horn)**과 **아래뿔(inferior horn)**이라 한다. 위모서리와 위뿔은 **방패목뿔막(thyrohyoid membrane)**에 의해 목뿔뼈에 붙어 있다(그림 9.33A, B). 방패목뿔막의 중앙부는 두터워 **정중방패목뿔인대(median thyrohyoid ligament)**라 하고, 가쪽 부분은 **가쪽방패목뿔인대(lateral thyrohyoid ligament)**라 한다.

아래뿔은 반지연골의 가쪽면과 **반지방패관절(cricothyroid joint)**을 이룬다(그림 9.33B). 이 관절에서 일어나는 주된 운동은 방패연골의 돌림 혹은 미끄러짐 운동인데, 그 결과 성대주름의 길이를 변화시킨다. **반지연골(cricoid cartilage)**은 띠가 앞을 향한 도장반지(signet ring) 형태로, 반지형태의 연골 구멍은 보통 크기의 손가락이 끼어질 정도이다. 반지연골의 뒷부분(도장부분)을 반지**연골판**(cricoid **lamina**)이라 하고, 앞부분(띠부분)은 반지**연골활**(cricoid **arch**)이라 한다(그림 9.33A). 반지연골은 방패연골보다 크기가 훨씬 작지만 더 두껍고 강하며, 기도에 존재하는 연골 중 유일하게 온전한 원의 형태를 이루고 있다. 반지연골은 **정중반지방패인대(median cricothyroid ligament)**에 의해 방패연골의 아래모서리에 붙어 있고, **반지기관인대(cricotracheal ligament)**에 의해 기관의 첫째기관고리에 붙어 있다. 후두가 피부에 가장 가까이 있고, 가장 접근하기 쉬운 곳에 있는 정중반지방패인대는 방패연골 아래 부위를 촉진할 때 부드러운 지점으로 촉진할 수 있다.

모뿔연골(aryteroid cartilage)은 한 쌍으로 존재한다. 이 연골은 세 면을 가진 피라미드 형태로 반지연골판의 위모서리 가쪽과 관절을 이루고 있다(그림 9.33B). 각 모뿔연골의 위쪽은 **모뿔연골끝(apex)**이며, 앞쪽에는 **성대돌기(vocal process)**, 가쪽에는 바닥면에서 튀어나온 큰 근육돌기(muscular process)가 있다. 모뿔연골끝 위에는 잔뿔연골이 놓여 있으며 모뿔덮개주름(aryepiglottic fold)에 붙어 있다. **성대돌기(vocal process)**에는 성대인대(vocal ligament)의 뒤쪽이 부착되어 있고, 근육돌기는 뒤반지모뿔근과 가쪽반지모뿔근이 붙는 지렛대 역할을 한다. **반지모뿔관절(crico-arytenoid joint)**은 모뿔연골의 바닥과 반지연골판의 위가쪽면 사이에 위치하는데(그림 9.33B, E), 이 관절에서는 모뿔연골이 미끄러져 서로 가까워지거나 멀어지도록 하고, 앞뒤로 기울게 하고, 또 회전시키는 등의 운동이 일어난다. 이들 운동은 성대주름을 서로 가까이 당기고, 긴장시키고, 이완시키는 데 중요하다.

탄성이 높은 **성대인대(vocal ligament)**는 앞쪽에서는 방패연골판이 만나는 곳으로부터 뒤쪽으로 모뿔연골의 성대돌기까지 연결되어 있다(그림 9.33E). 성대인대는 성대주름의 점막밑뼈대에 해당한다. 성대인대는 **탄력원뿔(conus elasticus)** 혹은 **반지성대막(cricovocal membrane)**의 자유모서리인 두터운 위모서리인데 다른 구조물이 붙어 있지 않다. 성대주름과 반지연골의 위모서리 사이에서 가쪽으로 연장된 막의 일부를 **가쪽반지방패인대(lateral cricothyroid ligament)**라 한다. 섬유탄력성조직인 탄력원뿔은 앞쪽에서는 **정중반지방패인대**(*median cricothyroid ligament*)와 섞인다. 탄력원뿔과 원뿔을 덮고 있는 점막은 중앙부의 **성대틈새(rima glottidis**; 성대주름 사이의 열린 곳)를 제외한 기관입구를 막고 있다.

후두덮개연골(epiglottic cartilage)은 탄력연골로 이루어져 있는데 이 때문에 **후두덮개(epiglottis)**가 유연(flexibility)한 탄력성을 가지고 있다. 후두덮개인대는 심장모양의 연골로 점막으로 덮여있다(그림 9.33B, E와 9.35). 혀뿌리와 목뿔뼈의 뒤쪽, **후두어귀(laryngeal inlet)**의 앞쪽에 위치한 후두덮개연골은 후두어귀의 앞벽 윗부분과 위모서리를 형성한다. 후두덮개연골의 넓은 윗부분에는 붙어 있는 구조물이 없으나, 뾰족한 아래끝 즉, **후두덮개꼭지(stalk of the epiglottis)**라 부르는 부분은 **방패덮개인대(thyro-epiglottic ligament)**에 의해 방패연골판이 만나 이루는 각에 부착한다(그림 9.33E). **목뿔덮개인대(hyo-epiglottic ligament)**는 후두덮개연골의 앞면을 목뿔뼈에 부착시킨다(그림 9.34). **네모막(quadrangular membrane)**(그림 9.33B와 9.35)은 얇은 점막밑결합조직층으로 모뿔연골과 후두덮개연골의 가쪽 사이로 뻗어 있다. 아래에 있는 자유모서리는 **안뜰인대(vestibular ligament)**인데, 겉을 점막이 느슨하게 덮어 **안뜰주름(vestibular fold)**을 이룬다(그림 9.35). 이 안뜰주름은 성대주름의 위쪽에 있으며 방패연골에서 모뿔연골까지 이어져 있다. 네모막의 위쪽 자유모서리는 **모뿔덮개인대(aryepiglottic ligament)**를 이루는데 점막으로 덮여 **모뿔덮개주름(aryepiglottic fold)**이 된다. **잔뿔연골(corniculate cartilage)**과 **쐐기연골(cuneiform cartilage)**은 모뿔덮개주름의 뒤쪽에 작은 결절의 형태로 존재한다. 잔뿔연골은 모뿔연골끝에 붙어 있지만 쐐기연골은 다른 연골과 직접 닿아 있지 않다. 네모막과 탄력원뿔은 각각 후두의 점막밑 **섬유탄력막(fibro-elastic membrane of the larynx)**의 위와 아랫부분이다.

후두의 속구조(Interior of Larynx). **후두안(laryngeal cavity)**은 후두인두(*laryngopharynx*)와 연결되는 **후두어귀**(*laryngeal inlet*)로부터 반지연골의 아래모서리까지 뻗어 있다. 그곳에서 후두안은 기관안으로 이어진다(그림 9.35와 9.36A, B). 후두안에는 다음과 같은 구조가 있다.

- **후두안뜰(laryngeal vestibule)**: 후두어귀와 안뜰주름 사이
- **후두안 중간부(middle part of laryngeal cavity)**: 안뜰주름과 성대주름 사이의 중앙에 있는 공간(기도)
- **후두실(laryngeal ventricle)**: 안뜰주름과 성대주름 사이로 후두안

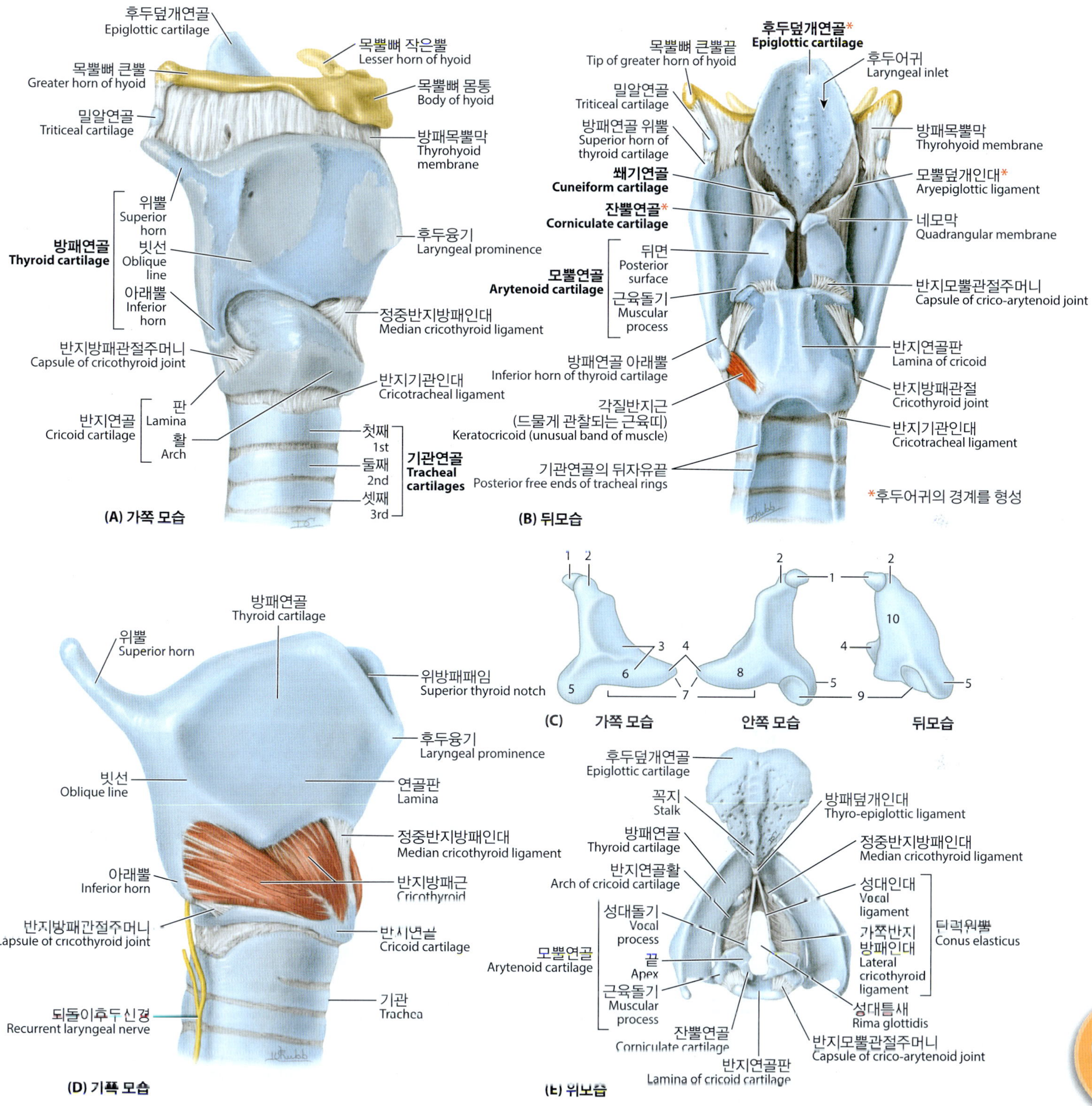

그림 9.33. 후두 뼈대(skeleton of larynx). A. 후두연골과 막의 가쪽면. 목뿔뼈는 후두와 단단히 결합되어 있지만 후두의 일부는 아니다. 후두는 심장 모양으로 생긴 후두덮개의 꼭대기에서 반지연골의 아래모서리까지 수직으로 뻗어 있다. **B.** 후두연골과 막의 뒷면. 방패연골은 후두의 더 작은 연골들을 가리고 있으며, 목뿔뼈는 후두덮개연골의 윗부분을 가리고 있다. **C.** 분리된 모뿔연골. *1*, 잔뿔연골; *2*, 모뿔연골끝; *3*, 앞가쪽면; *4*, 성대돌기[vocal process(앞으로 돌출되어 있으며 성대인대가 부착함)]; *5*, 근육돌기[muscular process(가쪽으로 돌출되어 있으며 뒤반지모뿔근과 가쪽반지모뿔근이 부착함)]; *6*, 타원오목[oblong fovea(방패모뿔근이 부착함)]; *7*, 바닥: *8*, 안쪽면; *9*, 관절면; *10*, 뒤면. **D.** 방패연골, 반지연골과 반지방패근. 이 근육은 반지방패관절을 움직여 성대인대의 장력(tension)을 높여 결과적으로 음의 높낮이(음고저, voice pitch)를 높인다. **E.** 성대인대. 후두덮개연골의 표면은 점액샘 때문에 작은 구멍들이 뚫려 있는 것처럼 보인다. 줄기는 방패덮개인대에 의해 성대인대보다 위에 있는 방패연골각에 부착되어 있다. 성대주름의 뼈대를 형성하는 성대인대는 모뿔연골의 성대돌기에서 방패연골각까지 뻗어 있는데, 그곳에서 방패덮개인대의 아래에서 반대편 성대인대와 서로 만난다.

9

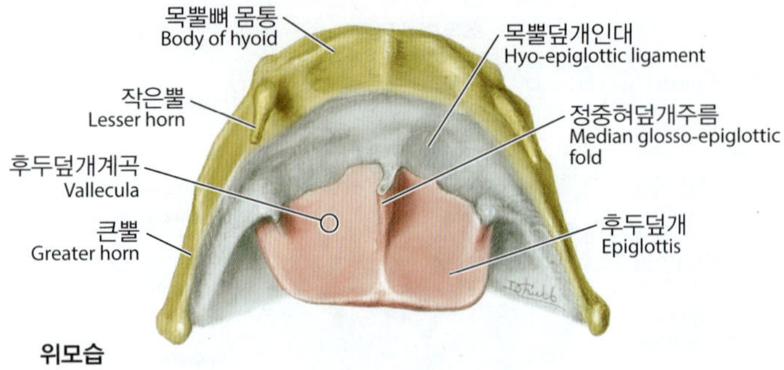

그림 9.34. 후두덮개와 목뿔덮개인대. 후두덮개는 나뭇잎 모양의 탄력섬유연골판으로 점막(*분홍색*)으로 덮여 있다. 앞은 목뿔덮개인대(*회색*)에 의해 목뿔뼈에 연결되어 있다. 후두덮개는 음식물을 삼킬 때 후두의 위입구를 덮는 방향전환용 판막으로 작용한다.

중간부가 가쪽으로 확장된 오목한 부분. **후두실주머니(laryngeal saccule)**는 각 후두실로 열려 있는 막힌 주머니로 점막샘으로 덮여 있음.

- **성대문아래공간(infraglottic cavity)**: 성대주름과 반지연골의 아래모서리 사이에 있는 후두의 아래공간으로 기관속과 이어짐.

성대주름(vocal fold)은 목소리 내는 것을 조절한다(그림 9.36과 9.37). 쐐기 모양으로 생긴 각 성대주름의 꼭대기는 후두안에서 안쪽으로 돌출되어 있다. 각 성대주름에는 다음과 같은 구조물이 있다.

- 성대인대(*vocal ligament*)는 탄력원뿔의 안쪽 자유모서리로 두꺼운 탄력조직으로 이루어져 있다(그림 9.33E, 9.35와 9.36A).
- 성대근(*vocalis muscle*)은 성대인대의 전체에 닿는 매우 섬세한 근육섬유이다. 성대근은 성대인대의 가쪽에 일정한 간격으로 닿는다(그림 9.36A).

성대주름은 모서리가 예리한 점막 주름으로 속에 들어 있는 성대인대와 방패모뿔근육을 덮고 있다. 이들은 후두에서 만들어지는 목소리(음, tone)의 원천이다. 발성 중에 성대주름의 자유모서리들이 가까이 그러나 꽉 붙지 않을 정도로 접근하게 되면, 공기를 간헐적으로 강하게 내쉬게 되는데, 이때 이 주름들로부터 사람이 들을 수 있는 진동이 생긴다(그림 9.37C). 또 성대주름은 단단히 닫혔을 때 후두의 중요한 들숨조임근으로 작용한다. 성대주름이 완전히 모이면 공기가 들어오지 못하도록 막는 효과적인 조임근이 된다.

성대문(glottis)은 후두의 발성기관으로 성대주름과 성대돌기, 그리고 성대주름 사이의 틈새인 **성대틈새(rima glottidis)**로 구성된다(그림 9.36C). 성대틈새(라틴어로 slit)의 모양은 성대주름의 위치에 따라 다양하다(그림 9.37). 보통의 숨쉬기 중에는 성대틈새가 좁고 쐐기 모양을 하고 있는데, 힘있게 숨을 쉴 때는 성대틈새가 넓고 마름모 형태가 된다. 발성 중에 성대주름이 서로 가까워졌을 때는 틈새 같은 형태를 띤다. 성대주름의 긴장도와 길이, 성대틈새의 너비, 그리고 숨을 내쉬는 강도에 따라 목소리의 높낮이가 변한다. 사춘기 이후 남자의 목소리 높이가 낮아지는 것은 성대주름이 더 길어진 때문이다.

방패연골과 모뿔연골 사이에 있는 안뜰주름(*vestibular fold*) (그

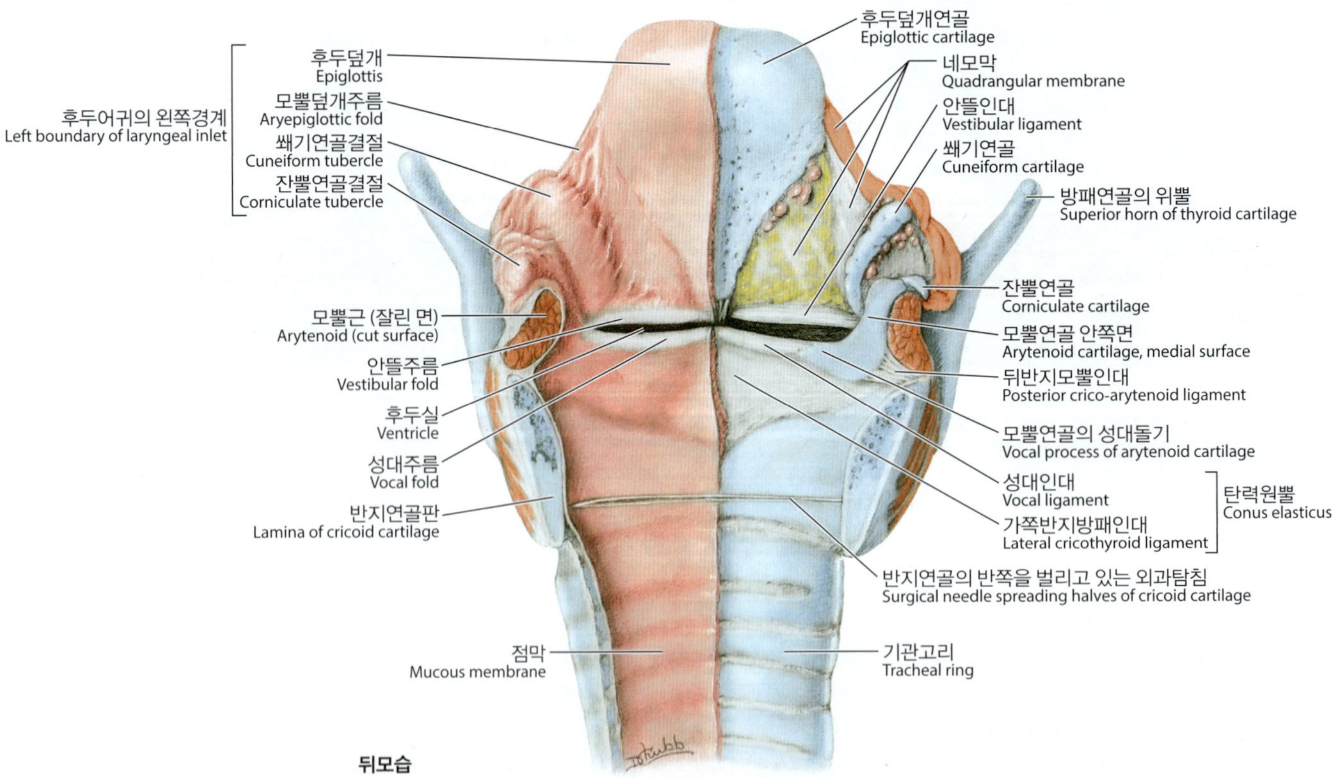

그림 9.35. 후두의 속. 후두의 뒤벽을 정중면에서 잘라 양쪽으로 벌려서 수술용 바늘을 사용하여 고정하였다. 왼쪽에서는 점막을 해부하지 않고 보존하였다. 오른쪽에서는 점막과 점막밑조직층(mucous and submucous coats)을 벗겨내어 연골, 인대, 섬유탄력막 등으로 이루어진 뼈대층(skeletal coat)을 노출시켰다.

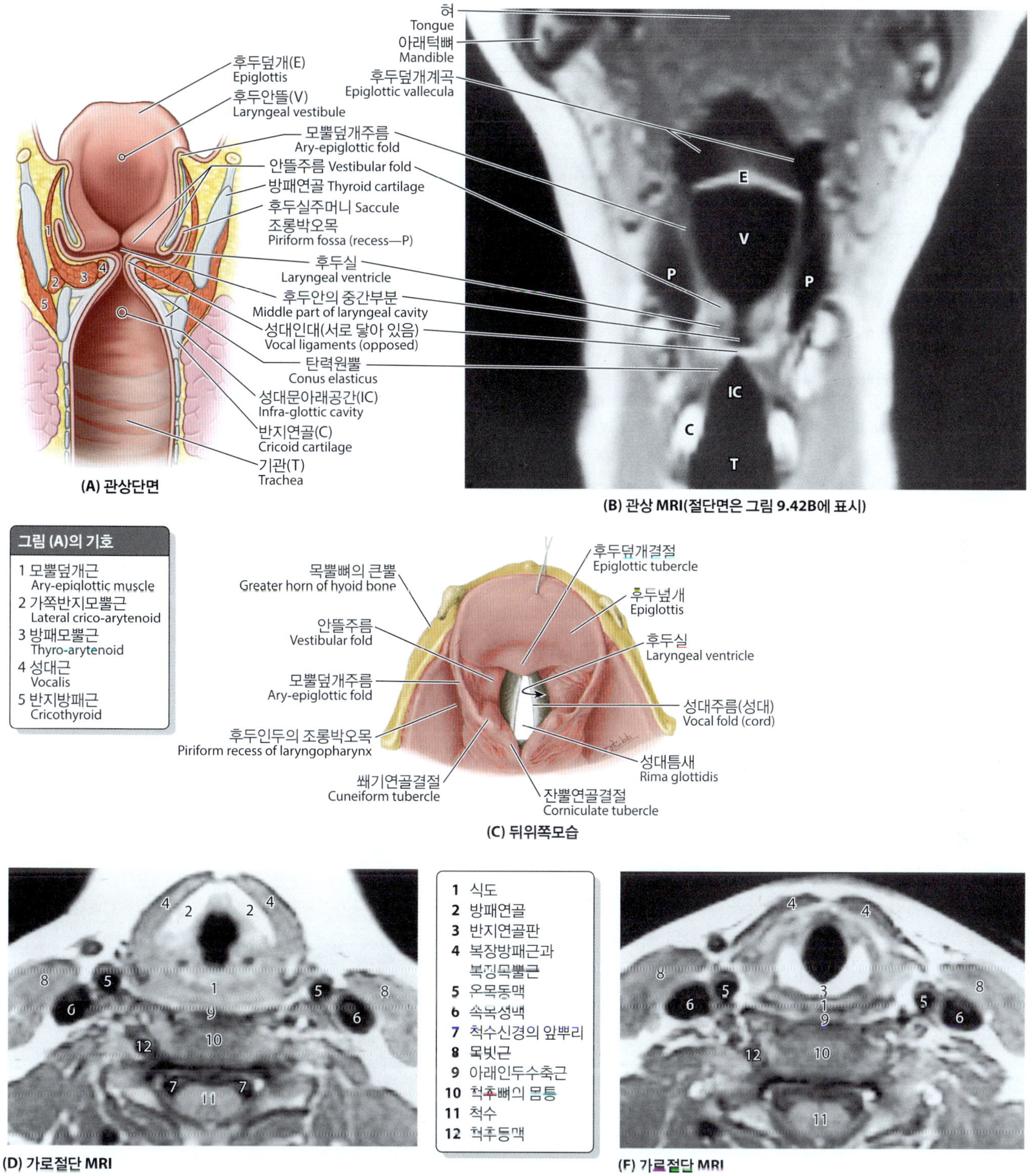

그림 9.36. 후두의 주름과 구획. A. 도식화한 관상단면. 후두의 구획, 즉 안뜰, 왼쪽과 오른쪽 후두실로 구성된 중간부분, 성대문아래공간을 관찰할 수 있다. **B.** 입인두의 후두덮개계곡, 후두인두의 조롱박오목, 후두의 안뜰주름과 성대주름이 보인다. **C.** 성대틈새와 후두안뜰. 성대틈새(성대주름 사이의 공간)가 후두어귀와 안뜰을 통해 보인다. 후두어귀의 경계는 (1) 앞은 후두덮개의 휘어진 자유모서리, (2) 뒤는 모뿔연골과 모뿔연골을 덮고 있는 잔뿔연골, 그리고 이들을 서로 이어주는 모뿔사이주름, 그리고 (3) 양쪽은 쐐기연골의 위끝을 싸고 있는 모뿔덮개주름이다. **D.** 성대틈새 위의 가로 절단 MRI 영상. **E.** 성대틈새 아래의 가로절단 MRI 영상.

림 9.35와 9.36)은 발성과는 별로 상관이 없으며 주로 보호 기능을 한다. 안뜰주름은 안뜰인대(*vestibular ligament*)를 감싸고 있는 두꺼운 2개의 점막 주름이다. 안뜰인대 사이의 공간을 **안뜰틈새(rima vestibuli)**라 한다. 성대주름과 안뜰주름 사이에 있는 가쪽 오목을 후두실(*laryngeal ventricles*)이라 한다.

후두근육(Laryngeal Muscle). 후두근육(laryngeal muscles)은

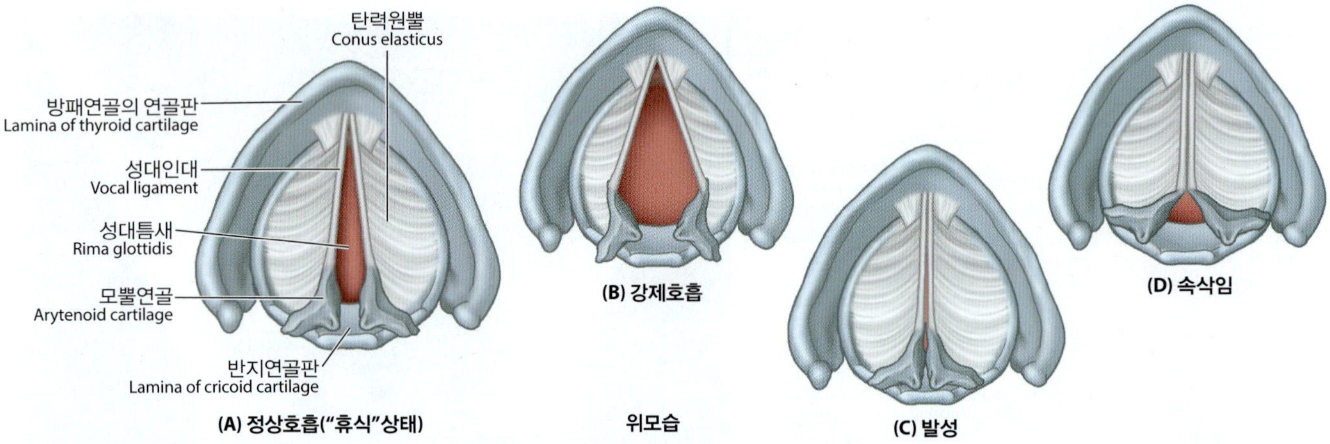

그림 9.37. 성대틈새 모양의 변화. A. 성대주름 사이의 구멍인 성대틈새의 모양은 성대주름의 위치에 따라 다양하게 변한다. 정상적인 호흡 중에는 후두근육이 이완되어 성대틈새는 좁은 틈새 형태를 한다. **B.** 깊이 숨을 들이쉴 때에는 뒤반지모뿔근이 수축하여 성대인대를 벌리게 되고, 성대틈새는 활짝 열려서 거꾸로 놓은 연모양을 한다. **C.** 발성 중에는 모뿔근육이 모뿔연골을 안으로 모이게 하는데 동시에 가쪽반지모뿔근도 약간 안쪽으로 모아진다. 안으로 모아진 성대인대 사이를 공기가 힘들여 지나면서 목소리를 만든다. 이 근육들이 더 강하게 수축하면 성대틈새가 닫히게 된다(Valsalva maneuver). **D.** 속삭이는 중에는 가쪽반지모뿔근이 강하게 수축하여 성대인대를 안쪽으로 모으고, 모뿔근은 이완되어 모뿔연골 사이(성대틈새의 연골사이부분)로 공기가 지나가게 되므로 음색이 없는 목소리로 변한다.

바깥기원근육과 자체근육으로 구분한다.

- **후두바깥기원근육(extrinsic laryngeal muscle)**은 후두 전체를 한 덩어리로 움직이는(*move the larynx as a whole*) 근육이다(그림 9.19 참조; 표 9.3 참조). **목뿔아래근육**(*infrahyoid muscle*)은 목뿔뼈와 후두를 아래로 잡아내리고, **목뿔위근육**(*suprahyoid muscle*) [그리고 이 장의 뒤에서 설명하는 인두근육인 **붓인두근**(*stylopharyngeus*)]은 목뿔뼈와 후두를 위로 끌어올린다.
- **후두자체근육(internal laryngeal muscle)**은 후두의 일부를 움직여서(*move the laryngeal component*) 성대주름의 길이와 긴장도를 조절하며 성대틈새의 크기와 모양을 변화시킨다(그림 9.37). 반지방패근을 제외한 후두의 자체근육은 모두 미주신경의 분지인 **되돌이후두신경**(*recurrent laryngeal nerve*)의 지배를 받는다(그림 9.38; 그림 9.40, 9.41 참조). 반지방패근은 **위후두신경**(*superior laryngeal nerve*)의 마지막 두 개의 가지 중 하나인 바깥후두신경의 지배를 받는다.

후두자체근육의 작용은 모음근(adductor muscle), 벌림근(abductor muscle), 조임근(sphincter muscle), 긴장근(tensor muscle) 및 이완근(relaxor muscle)과 같이 기능에 따른 집단으로 구분하면 이해하기가 쉽다. 그림 9.36A, 9.38 그리고 그림 9.39 등의 그림에서는 후두자체근육을 제 위치에 둔 상태로 묘사하였다. 이들 근육의 붙는곳, 신경지배 및 주요 작용은 표 9.5에 요약하였다.

- 모음근(*adductors*)과 벌림근(*abductors*): 이들 근육은 성대주름을 움직여서 성대틈새를 열고 닫는다. 가장 중요한 모음근은 **가쪽반지모뿔근(lateral crico-arytenoid muscle)**으로 모뿔연골의 근육돌기를 앞쪽으로 당김으로써 모뿔연골을 돌려 성대돌기를 안쪽으로 확 움직이게 한다. 만일 **가로모뿔근(transverse arytenoid muscle)** 및 **빗모뿔근(oblique arytenoid muscle)**과 같이 작용하면 모뿔연골을 함께 당기게 되고, 공기가 성대틈새를 통해 강제로 통과하게 되어, 성대인대의 진동을 일으킨다(발성, phonation). 성대인대가 안으로 모아진 상태지만 가로모뿔근이 작용하지 않을 때는 모뿔연골이 떨어져 있는 상태가 되어 공기가 성대인대를 진동시키지 않고 그냥 지나가게 된다. 이러한 상태를 귓속말(속삭

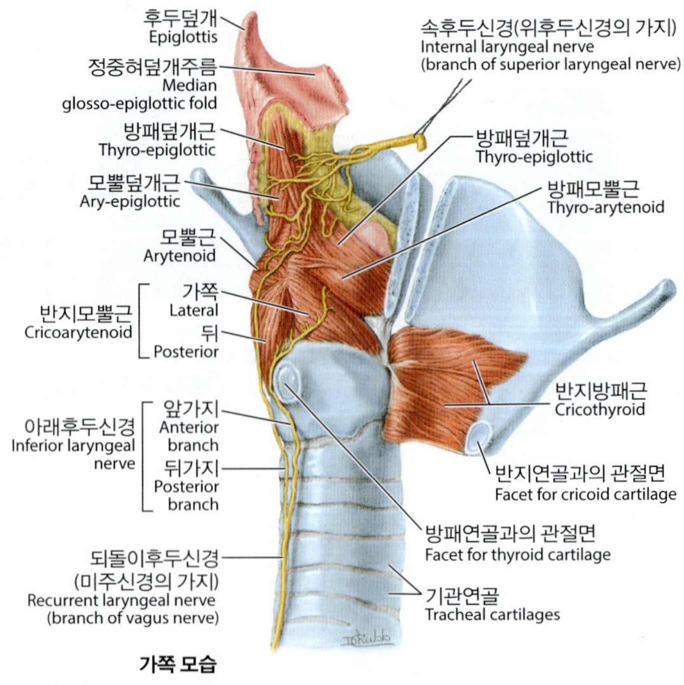

그림 9.38. 후두와 반지방패관절의 근육 및 신경. 정중면의 오른쪽을 지나도록 방패연골을 잘랐고, 반지방패관절을 분리하여 오른방패연골판을 (책을 여는 것처럼) 앞으로 젖히고, 반지방패근육을 제거하여 반지연골고리를 노출시켰다.

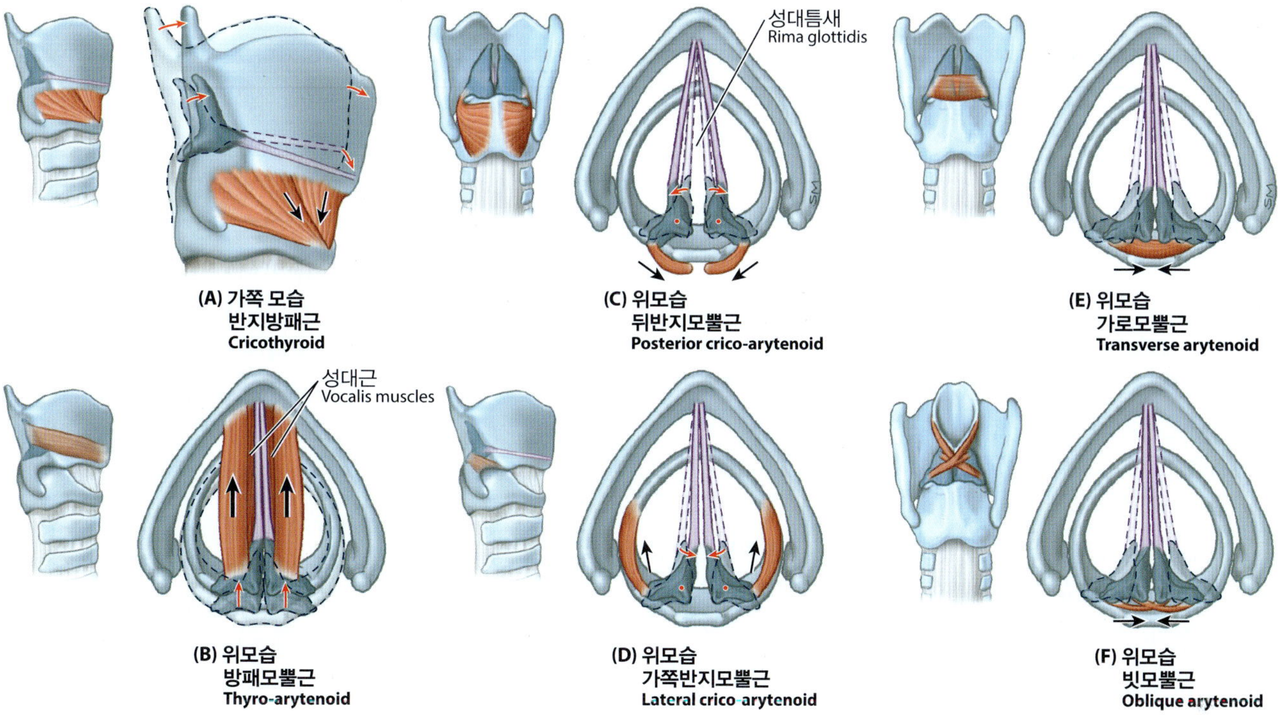

그림 9.39. 후두의 근육.

표 9.5. 후두의 근육

근육	이는곳	닿는곳	신경분포	주요 작용
반지방패근 (cricothyroid muscle)	반지연골(cricoid cartilage)의 앞가쪽 부위	방패연골(thyroid cartilage)의 아래모서리와 아래뿔(inferior horn)	바깥후두신경(external laryngeal nerve, CN X로부터)	성대인대(vocal ligament)를 당기고 긴장시킴
방패모뿔근 (thyro-arytenoid muscle)[a]	방패연골판각(angle of thyroid laminae)과 반지방패인대(cricothyroid ligament)의 뒷면 아래1/2	모뿔연골(arytenoid cartilage)의 앞가쪽면	아래후두신경[inferior laryngeal nerve, CN X로부터 나온 되돌이후두신경(recurrent laryngeal nerve)의 종말가지—그림 9.38 참조]	성대인대를 이완시킴
뒤반지모뿔근(posterior crico-arytenoid muscle)	반지연골판(lamina of cricoid cartilage)의 뒷면	모뿔연골의 근육돌기(muscular process)		성대주름을 폄
가쪽반지모뿔근(lateral crico-arytenoid muscle)	반지연골활(arch of cricoid cartilage)			성대주름을 모음(인대사이 부분)
가로모뿔근 및 빗모뿔근 (transverse and oblique arytenoid muscle)[b]	한쪽 모뿔연골	반대쪽 모뿔연골		모뿔연골을 모음[성대주름(vocal fold)의 연골사이부분을 모음, 뒤성대틈새(posterior rima glottidis)를 닫음]
성대근 (vocalis muscle)[c]	모뿔연골의 성대돌기(vocal process) 가쪽면	같은쪽 성대인대		성대인대 앞부분의 긴장을 유지(또는 증가)하면서 뒷부분을 이완시킴

[a]방패모뿔근의 위섬유는 모뿔덮개주름(aryepiglottic fold) 속으로 들어가고, 그중 일부는 후두덮개연골에 부착한다. 이들 근섬유들은 방패덮개근(thyro-epiglottic muscle)이라 하는데 후두어귀를 넓힌다.
[b]빗모뿔근의 일부 섬유는 모뿔덮개근으로 이어진다(그림 9.40).
[c]이 근육은 방패모뿔근의 안쪽에 있는 가느다란 근육가닥으로 방패모뿔근 섬유보다 더 가늘다.

임, whispering) 위치라고 하는데, 음색(tone)이 없이 호흡 자체가 목소리로 바뀌게 된다. 유일한 벌림근은 **뒤반지목뿔근(posterior crico-arytenoid muscle)**인데, 근육돌기를 뒤로 당겨 성대돌기를 가쪽으로 회전시켜 성대틈새를 넓힌다.

- 조임근(*sphincters*): 후두어귀에 있는 근육들 대부분이 같이 연합하여 작용하면 음식물을 삼킬 때 후두를 보호하는 작용으로 후두어귀를 닫는 경우와 같이 조임근의 역할을 한다. **가쪽반지모뿔근**(*lateral crico-arytenoid muscle*), **가로모뿔근**(*transverse arytenoid*

9

muscle)과 빗모뿔근(*oblique arythenoid muscle*), 그리고 **모뿔덮개근**(*aryepiglottic muscle*)이 수축하면 모뿔덮개주름(aryepiglottic fold)이 서로 가까워지고 후두덮개를 향해 모뿔연골을 잡아당긴다. 이 작용은 후두안뜰 속에 액체나 이물질이 있을 때 반사적으로 일어난다. 이 반사는 아마도 우리 몸에서 일어나는 반사 중 가장 강한 반사로 물에 빠졌을 때와 같이 의식이 소실된 상태에서만 감소한다.

- 긴장근(*tensors*): 가장 중요한 긴장근인 **반지방패근(cricothyroid muscle)**은 방패연골 후두융기 혹은 방패연골각을 반지연골활을 향해 앞쪽과 아래쪽으로 기울이거나 당긴다. 이렇게 되면 후두융기와 모뿔연골 사이의 거리가 길어진다. 성대인대의 앞쪽 끝이 후두융기의 뒷면에 부착되어 있어서 성대인대는 길어지고 팽팽해져 고음을 내게 된다.
- 이완근(*relaxers*): 이 집단에 속하는 대표적인 근육은 **방패모뿔근(thyro-arytenoid muscle)**으로 모뿔연골을 방패각(후두융기)을 향해 앞으로 당기므로 성대인대가 이완되어 저음을 내게 된다.

성대근(vocalis muscle)은 방패모뿔근의 안쪽 그리고 성대주름 안에 있는 성대인대의 가쪽에 있다. 성대근은 성대인대를 미세하게 조절하여 활기에 차 연설을 하거나 노래를 부르는 동안 선택적으로 성대주름의 앞부분이나 뒷부분을 긴장시키고 이완시킨다.

후두의 동맥(Arteries of Larynx). 후두에 분포하는 동맥들은 위갑상동맥과 아래갑상동맥의 가지들이다(그림 9.40). **위후두동맥(superior laryngeal artery)**은 위후두신경의 속가지와 함께 방패목뿔막(thyrohyoid membrane)을 뚫고 후두 속으로 들어가 후두 속면을 지배하는 가지를 낸다. 위갑상동맥의 작은 분지인 **반지방패동맥(cricothyroid artery)**은 반지방패근에 혈액을 공급한다. 아래갑상동맥의 분지인 **아래후두동맥(inferior laryngeal artery)**은 아래후두신경(*inferior laryngeal nerve*, 되돌이후두신경의 종말가지)과 동행하며 후두 아랫부분의 점막과 근육에 혈액을 공급한다.

후두의 정맥(Veins of Larynx). 후두의 정맥은 후두동맥과 함께 주행한다. **위후두정맥(superior laryngeal vein)**은 보통 위갑상정맥과 합쳐진 후 속목정맥(IJV)으로 합류된다(그림 9.40). **아래후두정맥(inferior laryngeal vein)**은 아래갑상정맥 혹은 기관의 앞면에 있는 정맥얼기로 이어지는데, 이들은 왼팔머리정맥으로 유입된다.

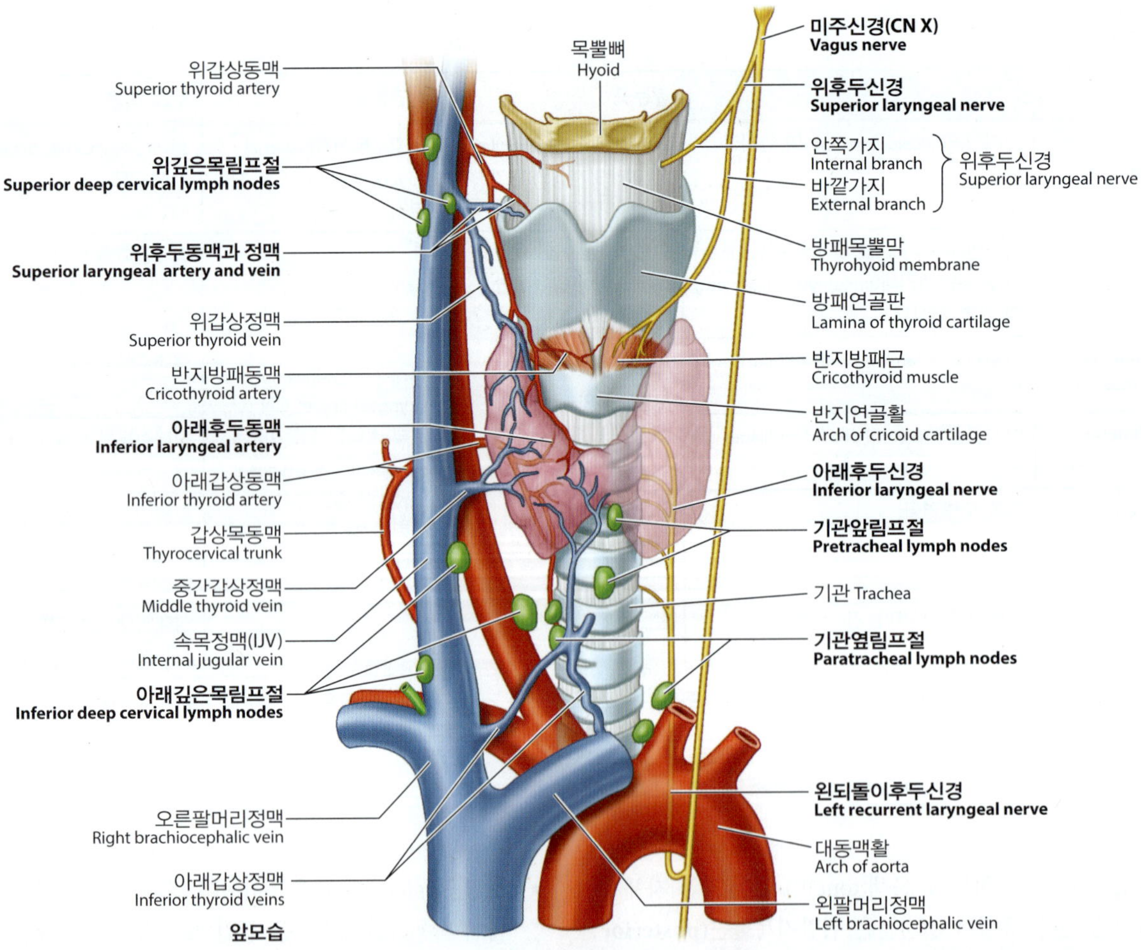

그림 9.40. 후두의 혈관, 신경, 림프절들. 위갑상동맥과 아래갑상동맥에서 각각 위후두동맥과 아래후두동맥이 나오는데 이들은 서로 연결되어 있다. 후두의 신경에는 미주신경(CN X)으로부터 시작되는 위후두신경의 속가지 및 바깥가지, 그리고 되돌이후두신경의 가지인 아래후두신경가지 등이 있다. 왼되돌이후두신경은 대동맥활의 아래를 지난다.

후두의 림프관(Lymphatics of Larynx). 성대주름 위쪽에 분포하는 후두림프관은 위후두동맥과 함께 방패목뿔막을 통과하여 **위깊은목림프절(superior deep cervical lymph node)**로 유입된다. 성대주름 아래에 분포하는 후두림프관은 기관앞림프절(*pretracheal lymph nodes*) 혹은 기관옆림프절(*paratracheal lymph nodes*)로 이어지고, 이어서 **아래깊은목림프절(inferior deep cervical lymph node)**로 유입된다(그림 9.40).

후두의 신경(Nerves of Larynx). 후두에 분포하는 신경은 미주신경(CN X)의 가지인 위후두신경 혹은 아래후두신경이다. **위후두신경(superior laryngeal nerve)**은 목동맥삼각의 위쪽 끝에 있는 **아래미주신경절(inferior vagal ganglion)**에서 시작된다(그림 9.40과 9.41). 이 신경은 목혈관신경집 내에서 속후두신경(감각, 자율)과 바깥후두신경(운동)의 2개의 종말가지로 나뉜다.

속후두신경(internal laryngeal nerve)은 위후두가지의 종말가지 중 더 큰 분지로, 위후두동맥과 함께 방패목뿔막을 뚫고 주행하여 성대주름 윗면을 포함한 후두실과 중간후두안을 덮고 있는 후두점막에 감각신경을 공급한다. **바깥후두신경(external laryngeal nerve)**은 위후두신경의 종말가지 중 더 작은 분지로 위갑상동맥과 함께 복장방패근의 뒤쪽을 지나 내려간다. 바깥후두신경은 먼저 아래인두수축근과 접촉하고 있다가, 이 근육을 뚫고 나오면서 근육에 [인두신경얼기(pharyngeal plexus)와 함께] 신경을 공급하고, 계속해서 반지방패근에 신경섬유를 공급한다.

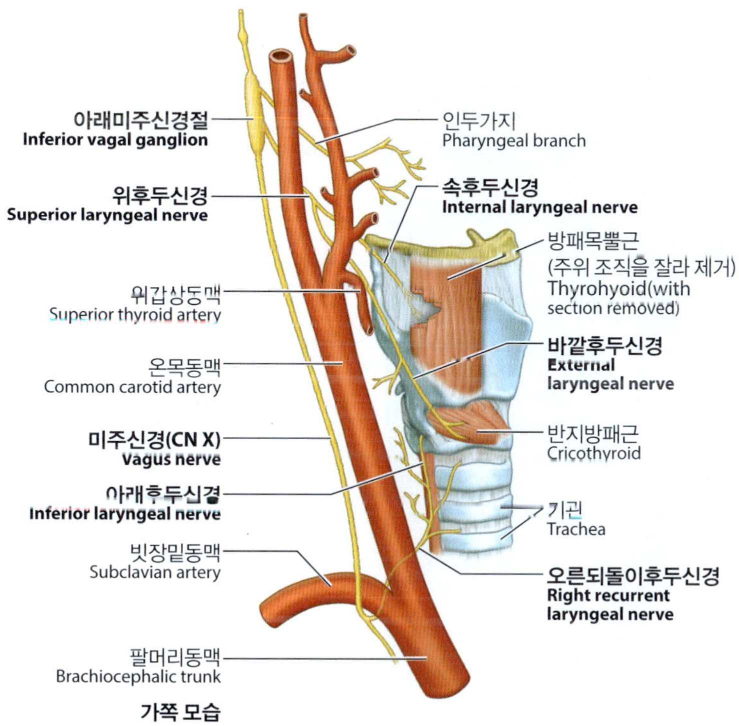

그림 9.41. 오른미주신경(CN X)의 후두가지. 후두의 신경은 위후두신경의 속가지와 바깥가지가 있고, 되돌이후두신경에서 나오는 아래후두신경이 있다. 오른되돌이후두신경은 오른빗장밑동맥의 아래를 지난다.

아래후두신경(inferior laryngeal nerve)은 되돌이후두신경(미주신경의 가지)의 연속으로 아래인두수축근의 아래모서리와 방패연골판의 안쪽으로 깊이 주행하여 후두로 들어간다(그림 9.38, 9.40과 9.41). 아래후두신경은 앞가지와 뒤가지로 나뉘어져 아래후두동맥과 같이 후두 속으로 들어간다. 앞가지는 가쪽반지모뿔근(lateral crico-arytenoid muscle), 방패모뿔근(thyro-arytenoid muscle), 성대근(vocalis), 모뿔덮개근(aryepiglottic muscle), 방패덮개근(thyro-epiglottic muscle) 등을 지배하며, 뒤가지는 뒤반지모뿔근(posterior crico-arytenoid muscle), 가로모뿔근(transverse arytenoid muscle) 및 빗모뿔근(oblique arytenoid muscle) 등을 지배한다. 아래후두신경은 반지방패근을 제외한 모든 후두자체근육을 지배하기 때문에 후두의 일차적인 운동신경이다. 그렇지만 성대문아래공간의 점막에 분포하는 감각신경섬유도 포함하고 있다.

기관(trachea)

기관(trachea)은 후두에서 가슴속까지 뻗어 있으며, 오른기관지와 왼기관지로 나뉘면서 끝난다. 기관은 허파로 공기가 들락거리는 통로이고, 상피조직은 조직파편들이 포함된 점액을 인두로 이동시켜 입으로 뱉어내게 한다. 기관은 목의 정중앙에 위치하는데, 불완전한 연골성 **기관연골**고리(**tracheal cartilages** rings)에 의해 지지되는 섬유연골관이다(그림 9.38). 기관연골은 기관속을 개방된 상태로 유지하게 하는데, 식도와 붙어 있는 뒤쪽에는 없다. 기관연골이 없는 뒤쪽 틈은 의식적으로 움직일 수 없는 민무늬근인 **기관근(trachealis muscle)**이 걸쳐 있으면서 기관고리의 양끝을 연결하고 있다(그림 9.42). 그러므로 기관의 뒤벽은 평평하다.

성인에서 기관의 지름은 약 2.5 cm 정도인데 유아의 경우에는 연필 두께 정도 밖에 되지 않는다. 기관은 후두의 아래끝에서 여섯째목뼈까지 뻗어 있는데, 복장뼈각(sternal angle) 혹은 넷째등뼈와 다섯째등뼈(T4–T5) 사이의 척추사이원반 위치에서 양쪽의 기관지로 분지된다(제4장, 가슴 참조).

기관의 가쪽에는 온목동맥과 갑상샘의 엽들이 있다(그림 9.40). 갑상샘잘록보다 아래부위에는 목정맥활(jugular venous arch)과 아래갑상정맥이 있다(그림 9.17과 9.29 참조). 목뿌리에서 기관의 오른쪽에는 팔머리동맥이 있다. 기관이 정중앙에서 한쪽으로 빗겨 있는 것이 몸의 표면에서 뚜렷하게 확인될 수 있거나 방사선검사에서 관찰되는 경우라면 병적 상태가 있음을 의심해야 한다. 기관손상(tracheal trauma)은 종종 가까이 붙어 있는 식도에도 영향을 미친다.

목내장의 소화기층(Alimentary Layer of Cervical Viscera)

소화기층(alimentary layer)에 있는 목내장은 몸의 소화기능에 관여한다. 비록 인두는 후두, 기관 및 폐로 공기를 전도하는 통로이지만, 인두수축근은 음식물이 식도로 갈 수 있도록 안내한다. [이 과정에서 후두덮개(*epiglottis*)는 음식물의 진행 방향을 바꾼다.] 아울러 음식물

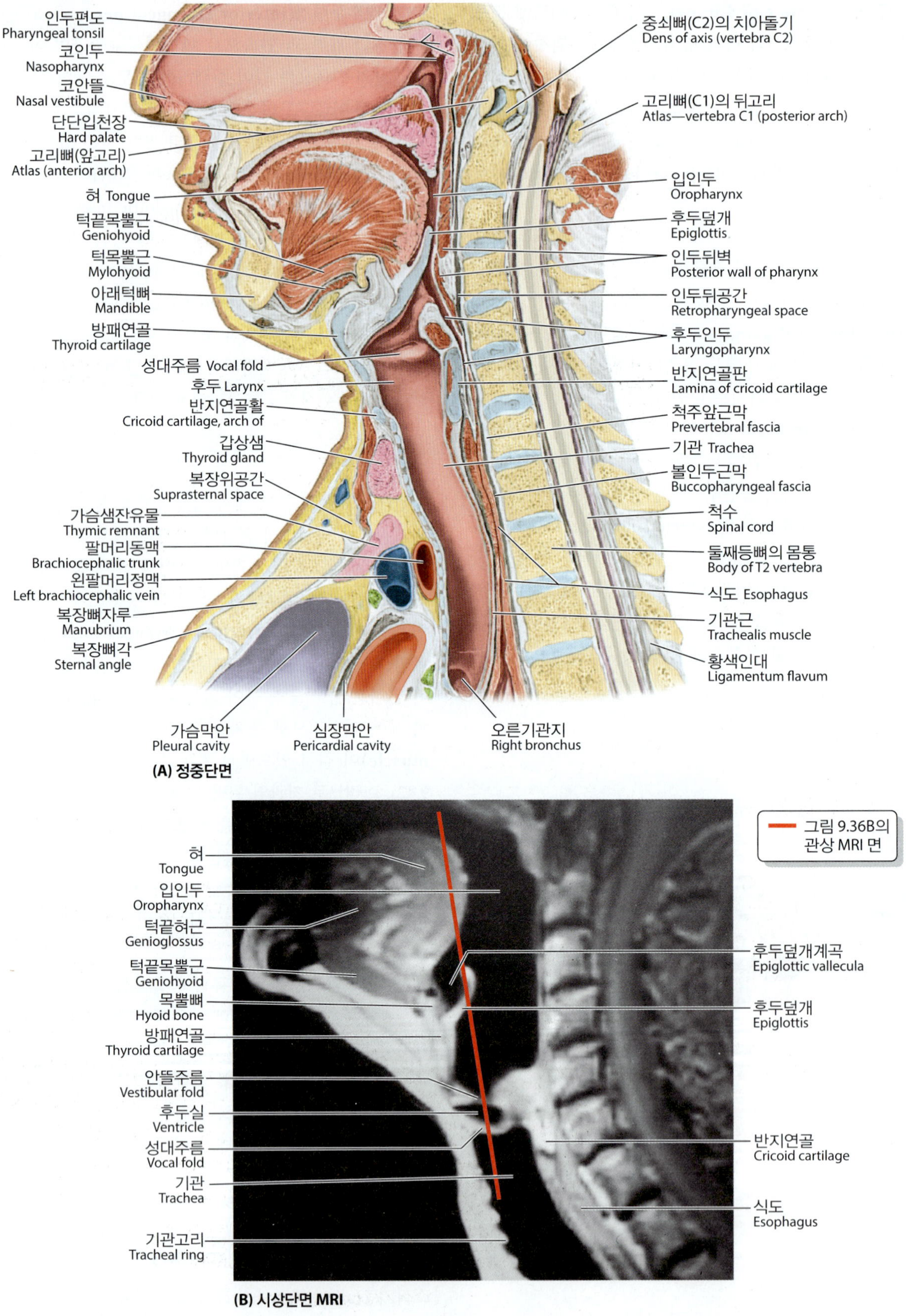

그림 9.42. 머리와 목의 정중단면과 인접한 시상단면. A. 정중단면. 인두가 두개바닥에서 식도로 이어지는 반지연골 높이(여섯째목뼈몸통 혹은 이 그림에서와 같이 여섯째와 일곱째목뼈 사이의 척추사이원반 높이)까지 뻗어 있다. **B.** 시상단면. 연한입천장을 들어 올려 코인두를 막았다. 단면은 후두실(laryngeal ventricle)의 경계인 안뜰주름과 성대주름을 지나고 있다.

을 앞으로 빠르게 이동시키는 데 관여하는 식도는 **소화관**(*alimentary canal*)이 시작되는 곳이다.

인두(pharynx)

인두(pharynx)는 코안과 입안의 뒤에 위치한 소화관계통의 팽대된 윗부분으로 후두를 지나 아래로 연장되어 있다(그림 9.42, 9.43과 9.44A). 인두는 **머리뼈바닥**(*cranial base*)로부터 앞쪽으로는 반지연골의 아래모서리와 뒤쪽으로는 여섯째목뼈 아래모서리까지 뻗어 있다. 인두가 가장 넓은 곳은 목뿔뼈를 대하고 있는 높이(약 5 cm)이고, 가장 좁은 곳은 식도로 이어지는 아래끝(약 1.5 cm) 부분이다. 인두의 평평한 뒷벽은 깊은목근막의 척주앞층과 접하고 있다.

인두속(Interior of Pharynx). 인두는 세 부분으로 구분한다.

1. 코인두(*nasopharynx*): 물렁입천장 위쪽의 코의 뒤
2. 입인두(*oropharynx*): 입의 뒤
3. 후두인두(*laryngopharynx*): 후두의 뒤

코인두(nasopharynx)는 코안이 뒤쪽으로 연장된 공간으로 호흡기능을 가지고 있다(그림 9.42, 9.43과 9.44). 코는 2개의 **뒤콧구멍**(**choanae**: 코안과 코인두 사이에 있는 한 쌍의 구멍)을 통해 코인두로 연결된다. 코인두의 천장과 뒷벽의 표면은 나비뼈몸통과 뒤통수뼈 바닥부분을 덮고 있는 표면과 연속되어 있다(그림 9.43과 9.44A).

인두에 있는 풍부한 림프조직은 인두의 윗부분 주위를 불완전하게, 둘러싼 **편도고리**(*tonsillar ring*)를 이루고 있다(그림 9.49 참조). 림프조직은 특정 지역에 모여 편도라고 부르는 덩어리를 형성한다. **인두편도[pharyngeal tonsil**; 비대해졌을 때 흔히 아데노이드(adenoid)라고 부름]는 코인두의 천장과 뒷벽의 점막에 있다(그림 9.42A와 9.44). 귀인두관(pharyngotympanic tube)의 안쪽끝으로부터 아래로 연장되면서 만든 수직으로 위치한 점막주름을 **귀관인두주름(salpingopharyngeal fold)**이라고 한다(그림 9.43과 9.44B). 귀관인두주름은 귀관인두근(salpingopharyngeus muscle)을 덮고 있는데, 이 근육은 음식물을 삼킬 때 귀인두관의 인두어귀를 연다. 귀인두관이 코인두에서 열리는 부위 근처의 점막밑조직에 모여있는 림프조직을

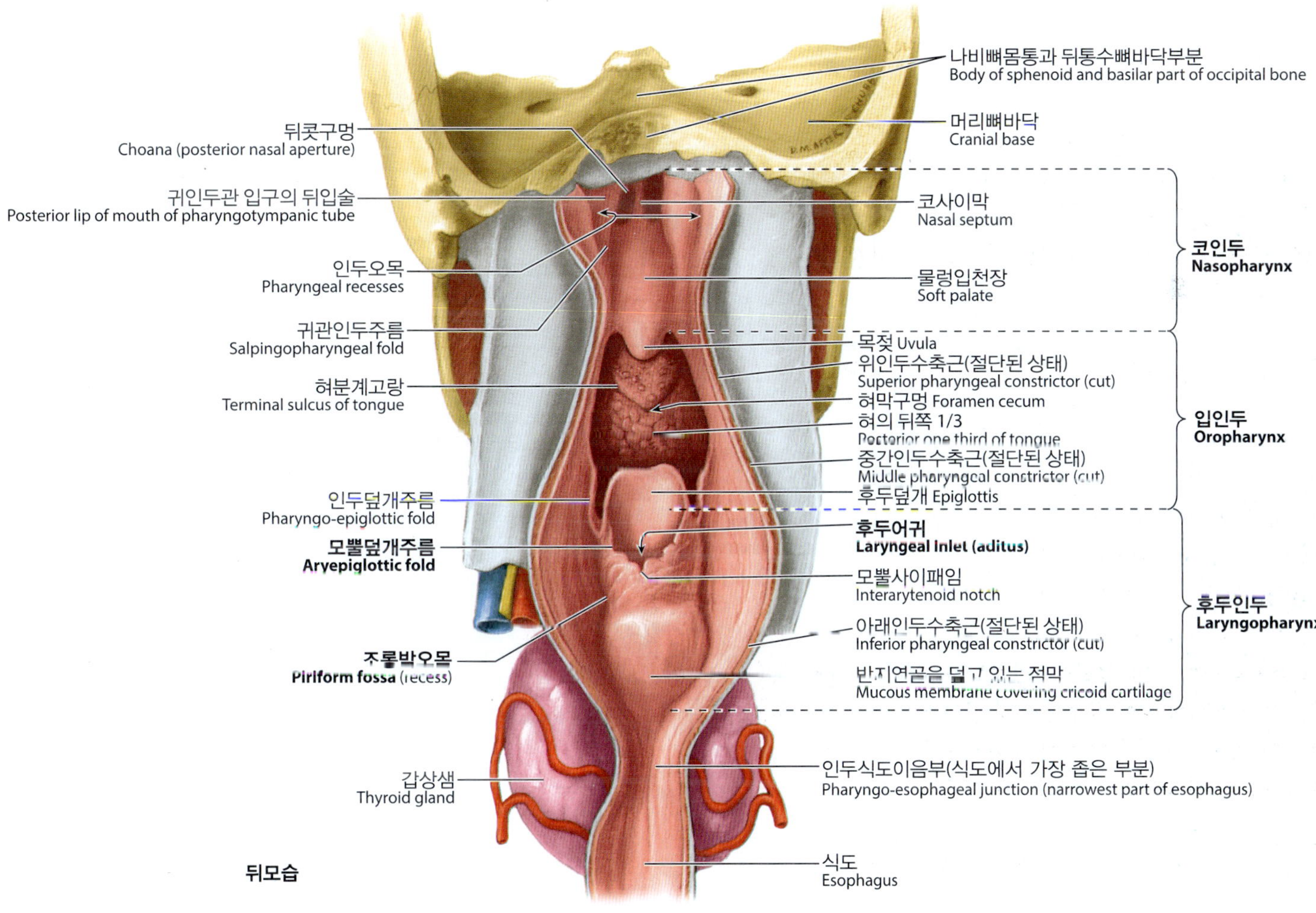

그림 9.43. 인두의 앞벽. 이 해부도에서는 중앙선을 따라 인두뒤벽을 절개하여 양쪽으로 벌려놓았다. 앞벽에 있는 구멍은 코안, 입안 및 후두안과 연결된다. 후두어귀의 양쪽에는, 후두인두의 유벽 속으로 후두가 함입되어 만들어진 조롱박오목이 있다. 조롱박오목은 모뿔덮개주름에 의해 후두어귀와 분리되어 있다.

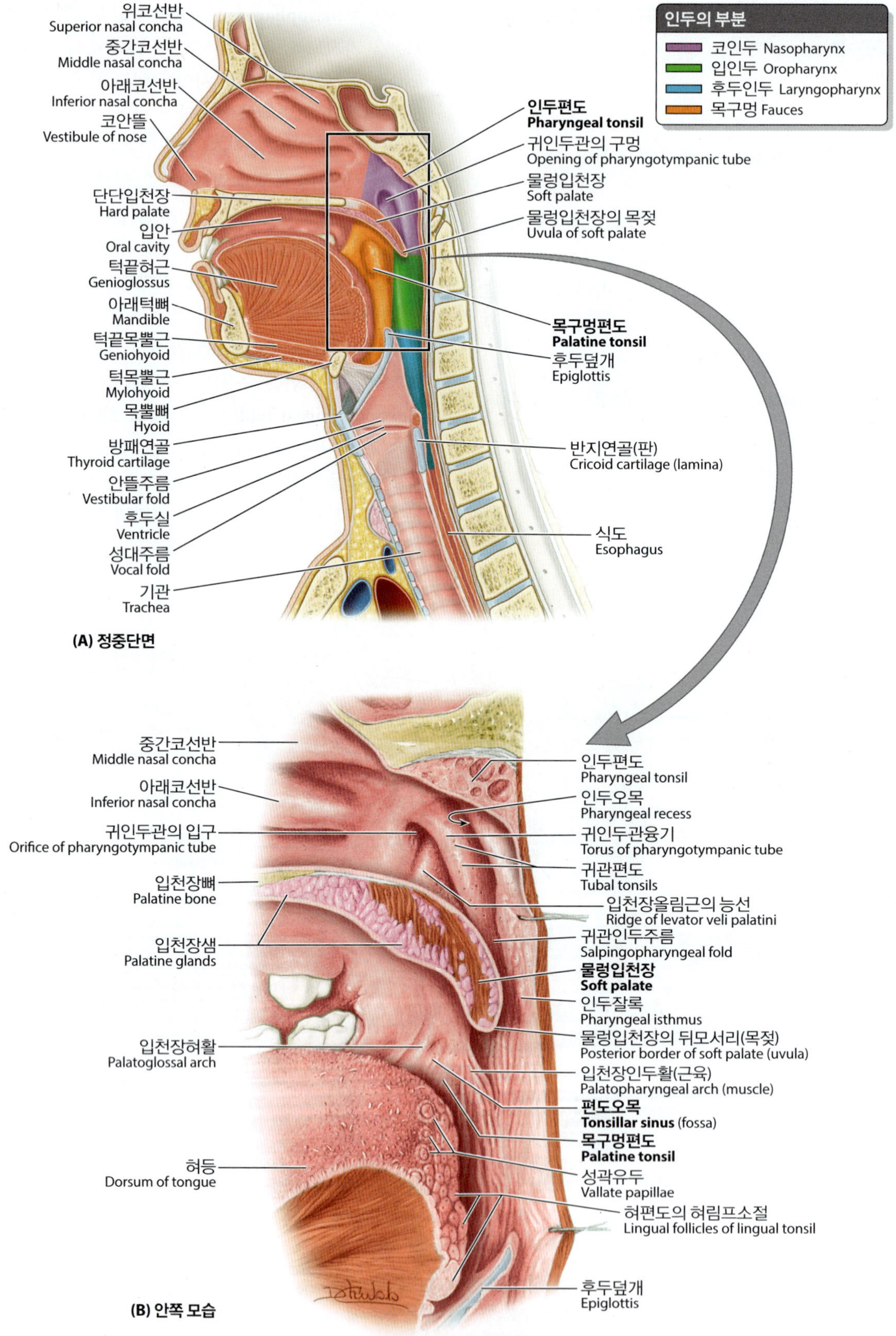

그림 9.44. 인두 가쪽벽의 속 모습. A. 머리와 목을 반으로 절단한 모식도. 절단한 오른쪽 절반에서 상기도와 소화관을 노출하였다. *직사각형(rectangle)*으로 표시한 부분은 **B**에 해당하는 절단 부위이다. **B.** 코인두와 입인두의 가쪽벽. 물렁입천장의 뒤모서리가 인두잘록의 앞가장자리를 이룬다. 인두잘록을 통해 두 인두공간이 연결된다.

귀관편도(tubal tonsil)라 한다(그림 9.44B). **귀인두관융기(torus of pharyngotympanic tube)**와 귀관인두주름의 뒤에는 인두가 틈새처럼 가쪽으로 뻗어 있는 부분이 있는데, 이를 **인두오목(pharyngeal recess)**이라 한다. 인두오목은 가쪽과 뒤쪽으로 연장되어 있다.

입인두(oropharynx)는 소화기능을 담당한다. 입인두의 경계는 위로는 물렁입천장, 아래로는 혀바닥, 가쪽으로는 입천장혀활(palatoglossal arch)과 입천장인두활(palatopharyngeal arch)이다(그림 9.44와 9.45A). 입인두는 물렁입천장에서 후두덮개의 위모서리까지의 공간이다.

연하(deglutition; 삼키기, swallowing)는 음식물 덩어리를 입에서 인두와 식도를 통해 위 속으로 이동시키는 복잡한 과정이다. 단단한 음식물은 씹고 침과 섞어 삼키기 쉬운 부드러운 덩어리로 만든다. 연하는 세 단계로 일어난다.

- **1단계(Stage 1)**: 의식적인(voluntary) 과정. 음식물 덩어리를 입천장에 대고 누르며, 입에서 입인두 속으로 밀어보낸다. 이 과정은 주로 혀와 물렁입천장의 근육 운동에 의해 진행된다(그림 9.46A, B).
- **2단계(Stage 2)**: 무의식적(involuntary)으로 일어나는 빠른 과정. 물렁입천장이 올라가 코인두를 막아 입인두와 후두인두로부터 격리한다(그림 9.46C). 목뿔위근육과 세로인두근육이 수축하면서 후두를 위로 잡아당김에 따라 인두의 공간이 넓어지고 길이가 짧아져 음식물을 받아들인다.
- **3단계(Stage 3)**: 무의식적인 과정. 인두의 세 수축근이 연속적으로 수축하면서 꿈틀운동능선을 만든다. 꿈틀운동능선의 힘에 의해 음식물 덩어리가 아래에 있는 식도 속으로 이동한다(그림 9.46B~D).

목구멍편도(palatine tonsil)는 입인두의 양쪽 가에 모여있는 림프조직으로 입천장혀활(palatoglossal arch)과 입천장인두활(palatopharyngeal arch) 사이의 공간인 **편도굴(tonsillar sinus)** 혹은 편도오목(tonsilar fossa)에 위치한다(그림 9.44와 9.45A). 성인의 경우 목구멍편도가 편도굴은 완전히 채우고 있지는 않다. 목구멍편도는 편도굴 부위의 점막밑조직인 점막밑**편도침대**(submucosal **tonsilar bed**) 속에 들어 있다(그림 9.45B). 편도침대는 위인두수축근(superior pharyngeal constrictor)과 얇은 섬유성 막인 **인두결절근막(pharyn-**

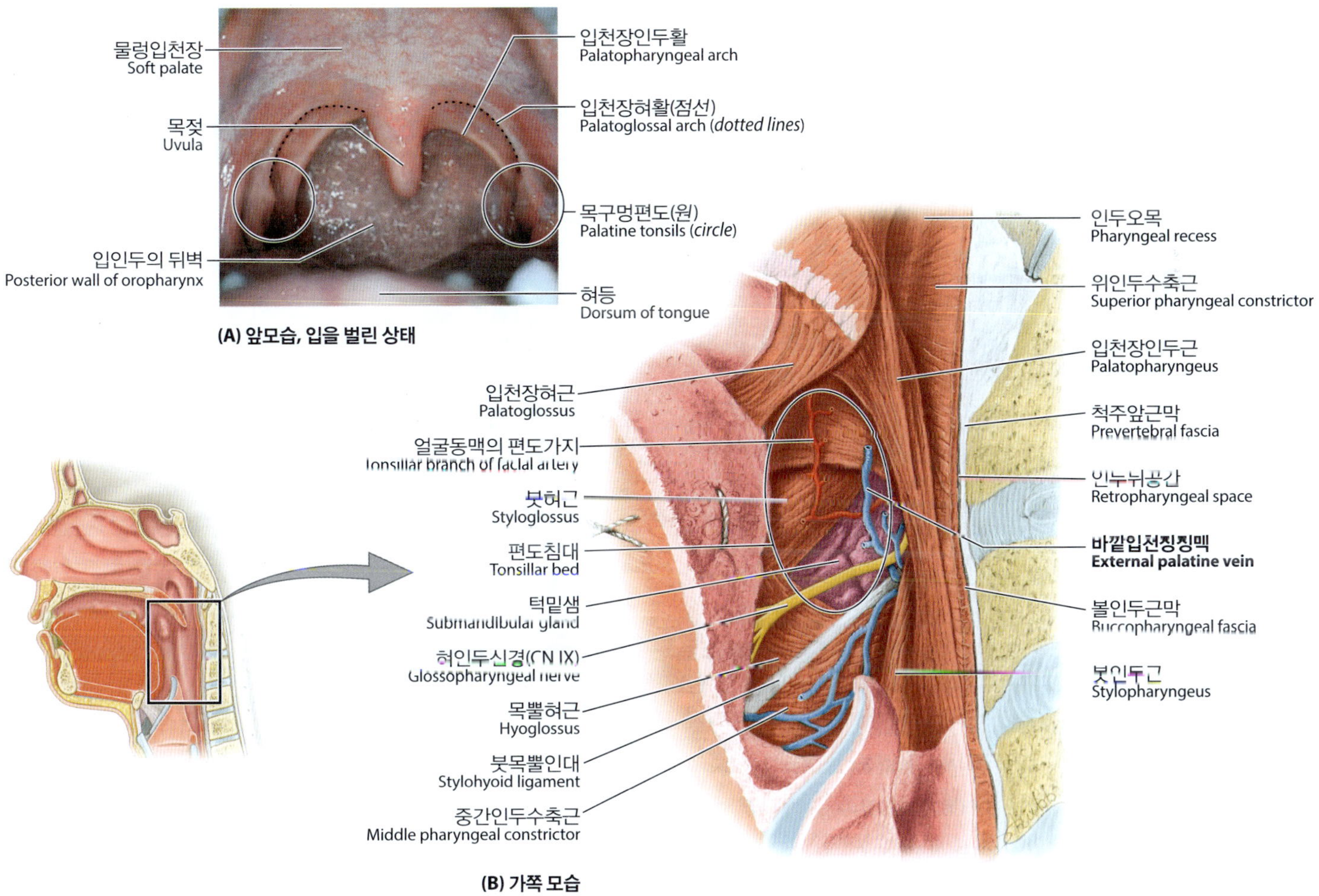

그림 9.45. 입안과 편도침대. A. 소아의 입안과 목구멍편도의 표면해부학적 소견. 입을 크게 벌리고 혀를 최대한 내민 상태. 목젖은 물렁입천장의 뒤모서리에서 돌출한 근육성 돌기이다. **B.** 편도침대 부위를 깊게 해부한 모양. 목구멍편도를 제거하고, 혀를 앞으로 잡아당긴 상태에서 위인두수축근의 아래쪽 붙는곳 즉, 혀에 붙는 곳을 절단하여 제거하였다.

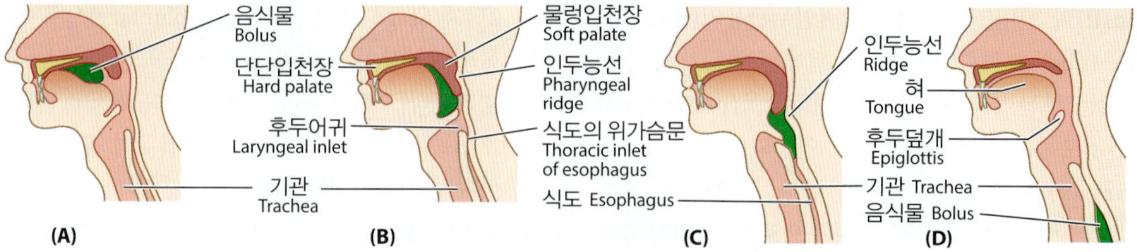

그림 9.46. 연하(deglutition; 삼키기, swallowing). A. 혀를 입천장으로 밀어붙여 음식물 덩어리를 쥐어짜듯 입의 뒤쪽으로 밀어낸다. **B.** 코인두가 막히고 후두가 올라가면서 인두가 커져 음식물을 받아들인다. **C.** 인두수축근들이 차례로 수축하여 "꿈틀운동능선(peristaltic ridge)"을 만들면서 음식물을 식도로 쥐어짜 넣는다. 후두덮개가 후두와 기관의 입구를 막지 않으면서도 음식물 덩어리의 방향을 바꾸어 후두와 기관으로 들어가지 못하게 한다. **D.** 음식물 덩어리는 꿈틀운동에 의해 식도의 아래쪽으로 이동한다.

gobasilar fascia)으로 이루어져 있다(그림 9.47A, B). 인두결절근막은 머리뼈바닥의 뼈막과 섞인다. 인두결절근막은 인두벽의 위쪽경계를 정하는 기준이다.

후두인두(laryngopharynx)는 후두의 뒤에 위치하며(그림 9.42A와 9.44A), 후두덮개의 위모서리와 인두덮개주름(pharyngoepiglottic fold)에서 반지연골의 아래모서리까지 이어진 부분이다. 후두인두는 이후 좁아져 식도로 이어진다. 뒤쪽에서 후두인두는 넷째에서 여섯째 목뼈의 몸통과 접해 있다. 후두인두의 뒷벽과 가쪽벽은 중간인두수축근(*middle pharyngeal constrictor muscle*)과 아래인두수축근(*inferior pharyngeal constrictor muscles*)에 의해 형성된다(그림 9.47A, B). 인두의 안에서 보면, 후두인두의 벽은 입천장인두근(*palatopharyngeus muscle*)과 붓인두근(*stylopharyngeus muscle*)으로 만들어진다. 후두인두는 앞벽에 있는 **후두어귀(laryngeal inlet)**를 통해 후두와 연결된다(그림 9.43 참조).

조롱박오목(piriform fossa 혹은 piriform recess)는 후두인두안이 후두어귀 양옆으로 작게 파인 곳을 말한다. 조롱박오목은 점막으

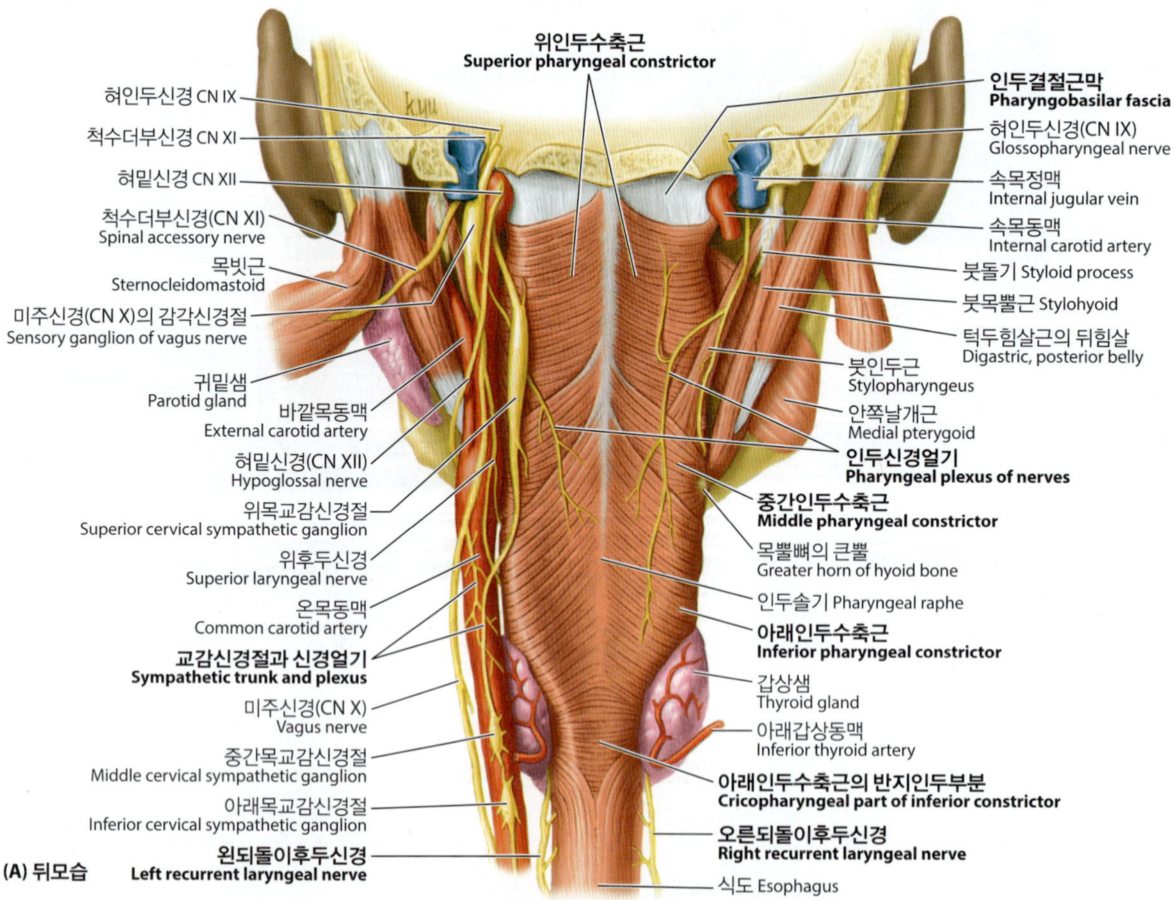

그림 9.47. 인두와 뇌신경들. A. 인두의 뒷면과 관련된 구조물의 해부. 볼인두근막(buccopharyngeal fascia)은 제거하였다. 3개의 인두수축근 중에서 아래수축근은 중간수축근과 겹쳐 있고, 중간수축근은 위수축근과 겹쳐 있다. 이들 세 근육 모두가 뒤쪽에서 정중인두솔기를 만든다.

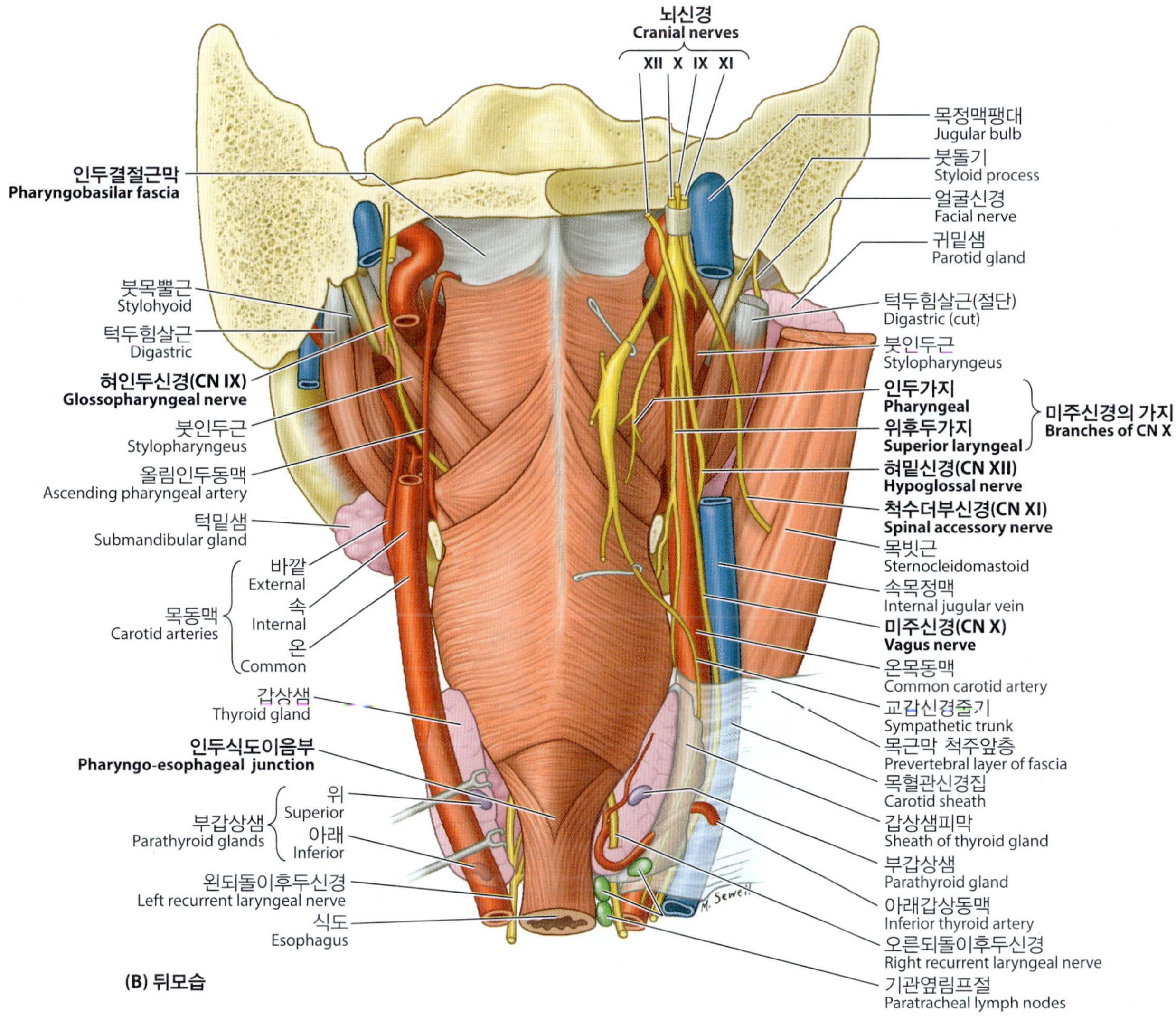

그림 9.47. **(계속) B.** 인두수축근과 신경혈관 구조의 관계. 소화관에서 가장 좁고 잘 늘어나지 않는 곳은 후두인두가 식도로 바뀌는 인두식도이음부(pharyngo-esophageal junction)이다.

로 덮여 있으며 후두어귀와의 사이에는 **모뿔덮개주름(aryepiglottic fold)**이 있다. 조롱박오목의 가쪽 경계는 방패연골의 안쪽면과 방패목뿔막(*thyrohyoid membrane*)의 안쪽면이다(그림 9.40 참조). 속후두신경과 되돌이후두신경의 가지들은 조롱박오목 점막 깊숙이 위치하기 때문에 조롱박오목에 이물질이 끼는 경우 손상되기 쉽다.

인두근육(Pharyngeal Muscles). 인두벽은 근육층 전체가 맘대로근(*vountary muscle*)으로 이루어져 있고, 세로층이 돌림층 안쪽에 배열되어 있어 소화관으로서는 예외적이라고 할 수 있다. 대부분의 소화관의 근육은 민무늬근으로 이루어져 있으며 돌림층 바깥에 세로층이 배열되어 있다. 인두근육(pharyngeal muscles)의 바깥 돌림층은 **위, 중간, 아래인두수축근(superior, middle,** and **inferior pharyngeal constrictor)**의 세 인두수축근으로 이루어져 있다(그림 9.45B; 9.47A, B; 9.48). 속세로층은 **입천장인두근(palatopharyngeus muscle), 붓인두근(stylopharyngeus muscle), 귀관인두근(salpingopharyngeus muscle)**으로 구성되어 있다. 이 근육들은 음식물을 삼키거나 말을 할 때 후두를 위로 올리고 인두를 짧게 만든다. 인두근육은 그림 9.48의 그림에서 관찰할 수 있고, 이들 근육이 붙는곳, 신경분포 및 작용은 표 9.6에 정리하였다.

인두수축근 안쪽은 인두결질근막(*pharyngobasilar fascia*)이라고 부르는 두꺼운 근막으로 덮여있다(그림 9.47B). 인두수축근이 바깥에는 얇은 근막인 볼인두근막(*buccopharyngeal fascia*)이 있는데(그림 9.42A), 볼인두근막의 아래 부분은 깊은목근막(*deep cervical fascia*)의 기관앞층과 섞인다. 인두수축근은 우리 의사와 상관없이 위에서 아래쪽으로 순서대로 수축하여 음식물을 식도로 이동시킨다. 3개의 수축근은 모두 미주신경과 혀인두신경의 인두가지들로 이루어진 인두신경얼기(*pharyngeal plexus of nerves*)와 위목신경절에서 시작한 교감신경의 지배를 받는다(그림 9.47A 참조; 표 9.6). 인두신경얼기는 인두의 가쪽벽, 특히 중간인두수축근 부위에 위치한다.

인두수축근들은 서로 겹쳐서 존재하는데 겹쳐진 인두수축근들 사이에 있는 4개의 틈을 통해 인두로 들고나는 구조물이 지난다(그

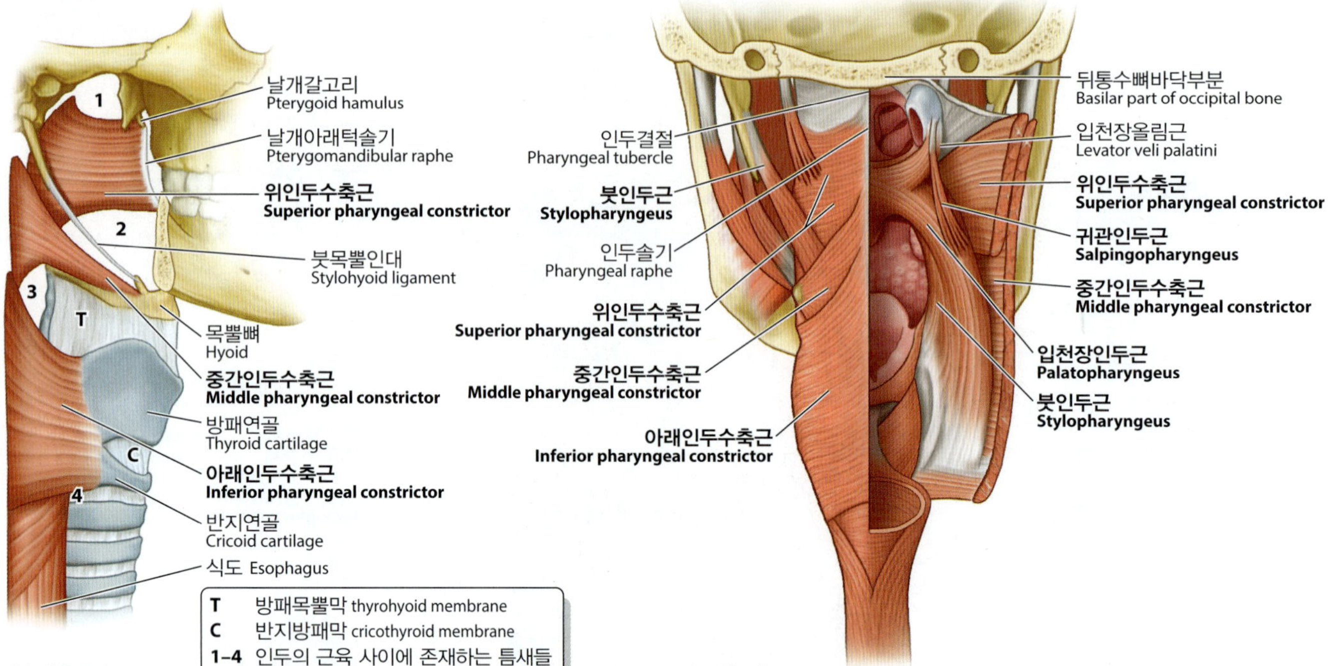

(A) 가쪽 모습 **(B) 뒤모습**

그림 9.48. **인두근육.**

표 9.6. **인두근육**

근육	이는곳	닿는곳	신경분포	주요 작용
바깥층(external layer)				
위인두수축근 (superior pharyngeal constrictor muscle)	날개갈고리(pterygoid hamulus), 날개아래턱솔기(pteryo-mandibular raphe), 아래턱뼈(mandible)의 턱목뿔근선(mylohyoid line) 뒤쪽 끝, 혀의 옆면	뒤통수뼈바닥부분(basilar part of occipital bone)에 있는 인두결절(pharyngeal tubercle)	미주신경(CN X) 인두가지와 인두신경얼기(pharyngeal plexus)	음식물 삼킬 때 인두벽을 수축시킴
중간인두수축근 (middle pharyngeal constrictor muscle)	붓목뿔인대(stylohyoid ligament), 목뿔뼈(hyoid)의 큰뿔(greater horn)과 작은뿔(lesser horn)	인두솔기(pharyngeal raphe)	미주신경(CN X) 인두가지와 인두신경얼기, 미주신경의 바깥후두신경(external laryngeal nerve)과 되돌이후두신경 (recurrent laryngeal nerve)	
아래인두수축근 (inferior pharyngeal constrictor muscle)	방패연골(thyroid cartilage)의 빗선(oblique line)과 반지연골(cricoid cartilage)의 옆면	반지인두부위는 솔기를 형성하지 않고 인두식도이음부 (pharyngo-esophageal junction)를 감쌈		
속층(internal layer)				
입천장인두근 (palatopharyngeus muscle)	단단입천장(hard palate)과 입천장널힘줄(palatine aponeurosis)	방패연골판(lamina of thyroid cartilage)의 뒤모서리, 인두와 식도의 옆면	미주신경(CN X) 인두가지와 인두신경얼기	음식을 삼킬 때와 말할 때 인두와 후두를 올림 (짧고 넓게 함)
귀관인두근 (salpingopharyngeus muscle)	귀인두관(pharyngotympanic tube)의 연골부위	입천장인두근(palatopharyngeus muscle)과 섞임		
붓인두근 (stylopharyngeus muscle)	관자뼈(temporal bone)의 붓돌기 (styloid process)	입천장인두근과 함께 방패연골의 뒤모서리와 위모서리	혀인두신경(CN IX)	

림 9.48A).

1. 위인두수축근 위, 즉 위인두수축근과 머리뼈 사이의 틈새(*gap between the superior pharyngeal constrictor and the cranium*)로는 입천장올림근(levator veli palatini muscle), 귀인두관, 오름입천장동맥 등이 통과한다. 이곳은 인두결절근막이 볼인두근막과 섞여 점막과 함께 인두오목(pharyngeal recess)의 얇은 벽을 이루는 곳이다(그림 9.43 참조).

2. 위인두수축근과 중간인두수축근 사이의 틈새(*gap between the supe-*

rior and middle pharyngeal constrictors)로는 붓인두근, 혀인두신경, 붓목뿔인대(stylohyoid ligament) 등이 인두벽 속면으로 들어간다(그림 9.48).

3. 중간인두수축근과 아래인두수축근 사이의 틈새(*gap between the middle and inferior pharyngeal constrictors*)는 속후두신경과 위후두동맥 및 정맥이 통과하여 후두로 들어가는 곳이다.
4. 아래인두수축근 아래에 있는 틈새(*gap inferior to the inferior pharyngeal constrictor*)는 되돌이후두신경과 아래후두동맥이 지나는데 이들은 위로 올라가 후두로 들어간다.

인두의 혈관(Vessels of Pharynx). 얼굴동맥의 분지인 **편도가지(tonsillar branch)**(그림 9.45B 참조)는 위인두수축근을 뚫고 지나 목구멍편도의 아래끝으로 들어간다. 목구멍편도는 오름입천장동맥(ascending palatine artery), 혀동맥(lingual artery), 내림입천장동맥(descending palatine artery), 오름인두동맥(ascending pharyngeal artery) 등으로부터 오는 동맥가지도 받고 있다. 커다란 **바깥입천장정맥(external palatine vein**; 편도옆정맥, paratonsillar vein)은 물렁입천장에서 아래로 내려갈 때 편도의 가쪽면에 가깝게 붙어 시난나. 바깥입천장정맥은 인두정맥얼기로 합쳐진다.

편도림프관(tonsillar lymphatic vessels)은 가쪽으로 또 아래쪽으로 주행하여 턱뼈각 근처에 위치한 림프절과 **목정맥턱두힘살근림프절(jugulodigastric node)**로 유입된다. 목정맥턱두힘살근림프절은 편도에 염증이 있는 경우(**편도염**, *tonsillitis*)에 잘 커지기 때문에 **편도림프절**(*tonsillar node*)이라고도 한다(그림 9.51 참조). 목구멍편도(palatine tonsil), 혀편도(lingual tonsil) 및 인두편도(pharyngeal tonsil)는 인두의 위쪽을 불완전하게 둘러싸고 있는 **인두편도고리[pharyngeal lymphatic** (tonsillar) **ring**]를 형성한다(그림 9.49). 인두편도고리의 앞아랫부분은 혀의 뒤쪽에 있는 **혀편도**(*lingual tonsil*), 가쪽은 목구멍편도와 귀관편도, 그리고 뒤쪽과 위쪽은 인두편도로 이루어져 있다.

인두신경(Pharyngeal Nerves). 인두에 분포하는 운동신경과 대부분의 감각신경은 **인두신경얼기(pharyngeal plexus of nerves)**에서 오는 것들이다(그림 9.47A 참조). 인두신경얼기에 있는 운동섬유는 미주신경(CN X)의 인두가지(들)로부터 유래하는 것으로 인두와 물렁입천장에 있는 거의 모든 근육에 분포한다. 미주신경의 지배를 받지 않는 것은 혀인두신경(CN IX)의 지배를 받는 붓인두근(stylopharyngeus muscle)과 삼차신경의 아래턱신경(CN V_3)의 지배를 받는 입천장긴장근(tensor veli palatini muscle)뿐이다. 아래인두수축근은 이에 더하여 미주신경의 바깥 및 되돌이후두신경으로부터 온 약간의 운동신경섬유를 받고 있다. 인두신경얼기에 있는 감각섬유는 혀인두신경에서 유래된 것으로 인두의 세 부분 모두에 분포한다. 게다가 코인두의 앞부분과 윗부분에 있는 점막에는 위턱신경(CN V_2)으로부터 온 신경섬유가 분포한다. **편도신경(tonsillar nerve)**은 혀인두신경과 미주신경의 가지들로 만들어진 **편도신경얼기**(*tonsillar plexus of nerve*)에서 유래한다.

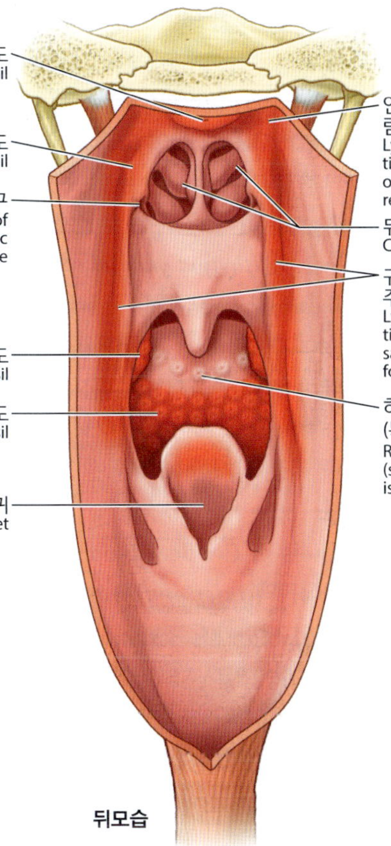

그림 9.49. 혀와 인두의 림프조직. 인두 윗부분에 있는 인두림프고리[편도고리; tonsillar ring(*분홍색*)]는 인두편도, 귀관편도, 목구멍편도 및 혀편도 등으로 이루어져 있다.

식도(esophagus)

식도(*esophagus*)는 인두와 위를 이어주는 근육성 관이다. 식도는 목의 **인두식도이음부(pharyngo-esophageal junction)**에서 후두인두와 이어지면서 시작된다(그림 9.43과 9.47B 참조). 식도의 위 1/3은 가로무늬근(맘대로근)으로, 아래 1/3은 민무늬근(불수의근, 제대로근)으로 되어 있고, 중간 1/3은 가로무늬근과 민무늬근 두 종류가 섞여 있다.

첫째 부분인 **목식도(cervical esophagus)**는 의지로 조절이 가능한 위 1/3의 일부로 정중면에서 반지연골의 아래모서리 바로 뒤에서 시작한다. 높이는 여섯째목뼈에 해당한다.

외부에서 보면 인두식도이음부는 **아래인두수축근(inferior pharyngeal constrictor muscle)**의 **반지인두부분(cricopharyngeal part)**, 즉 위식도조임근(superior esophageal sphincter)이 수축하여 만든 협착부로 보인다. 인도식도이음부는 식도에서 가장 좁은 부위이다. 목식도는 내려가면서 약간 왼쪽으로 기울어져 위가슴구멍을 지나 위가슴세로칸으로 들어가서 가슴식도(thoracic esophagus)가 된다.

식도가 비었을 때, 식도의 속공간은 틈새와 같은 형태를 하고 있

9

다. 음식물 덩어리가 식도를 통해 내려갈 때는 속공간이 팽창되면서 식도의 아래 2/3 부위에서 반사적으로 꿈틀운동(peristalsis)을 일으킨다. 목식도는 기관과 목척주 사이에 위치하는데(그림 9.42와 9.44A 참조) 성긴결합조직에 의해 기관에 붙어 있다. **되돌이후두신경**(*recurrent laryngeal nerve*)은 기관과 식도의 사이에 있는 **기관식도고랑(tracheo-esophageal groove)**의 속 혹은 부근에 있다(그림 9.47 참조). 식도의 오른쪽은 **갑상샘**(*thyroid gland*)의 오른엽과 오른**목혈관신경집**(right *carotid sheath*)과 그 내용물이 있다.

목뿌리에서 식도는 목가슴막(cervical pleura)과 접해 있다. 식도의 왼쪽에는 갑상샘의 왼엽과 왼목혈관신경집이 있다. 가슴림프관(thoracic duct)은 가슴막과 식도 사이에서 식도의 왼쪽에 붙어 있다. 식도의 가슴 부분과 배 부분에 대한 자세한 설명은 제4장 가슴과 제5장 배를 참조하라.

목식도의 혈관(Vessels of Cervical Esophagus). 목식도에 분포하는 동맥은 **아래갑상동맥**(*inferior thyroid artery*)의 분지들이다. 각 동맥은 오름가지와 내림가지로 나눠지는데 서로 이어져 있고(anastomose) 정중앙을 넘어 반대편의 동맥과도 연결되어 있다. 목식도의 정맥은 **아래갑상정맥**(*inferior thyroid vein*)의 지류들이다. 식도 목 부분의 림프관은 기관옆림프절(*paratracheal lymph node*)과 **아래깊은목림프절**(*inferior deep cervical lymph node*)로 유입된다(그림 9.51 참조).

목식도의 신경(Nerves of Cervical Esophagus). 목식도의 위 반에는 몸운동신경과 몸감각신경이 분포하고, 아래 반에는 부교감신경(미주신경)과 교감신경, 내장감각신경이 분포한다. 목식도로 가는 몸신경섬유(somatic fiber)는 **되돌이후두신경**(*recurrent laryngeal nerve*)에서 나오는 가지를 통해 가고, 혈관운동섬유(vasomotor fiber)는 아래갑상동맥 주변에서 신경얼기를 형성하는 **목교감신경줄기**(*cervical sympathetic trunk*)로부터 공급된다(그림 9.47 참조).

목내장의 내분비층과 호흡기층의 표면해부학 (Surface Anatomy of Endocrine and Respiratory Layers of Cervical Viscera)

유아들의 목은 짧다. 그러므로 유아들에서 목의 내장기관들은 어른보다 더 위쪽에 위치한다. 목내장은 7살이 지난 후에나 최종 위치에 도달한다. 목이 길어지면서 성장에 따른 피부의 변화도 같이 일어난다. 결과적으로 유아의 목 아랫부분에서 정중절개를 시행하였다면 어린아이로 성장했을 때 흉터는 복장뼈 윗부분을 덮는 피부에 남아 있다.

U자 모양의 **목뿔뼈**(*hyoid bone*)는 목의 앞부분에 있는데, 위치는 아래턱뼈와 방패연골 사이의 깊게 각진 부위로 셋째목뼈 높이이다(그림 9.50 참조). 턱과 앞목 사이의 굽어진 부위를 손가락으로 잡고 침을 삼키면 목뿔뼈가 움직이는 것을 느낄 수 있다. 목뿔뼈 한쪽의 큰뿔은 반대편의 큰뿔을 움직이지 않도록 고정한 경우에만 만질 수 있다.

후두융기(*laryngeal prominence*)는 앞정중선에서 방패연골판이 날카로운 각을 이루며 서로 만나 만들어진 것이다. **방패연골각**(*thyroid angle*)이라 하는 후두융기는 사춘기를 지난 남성에게서 가장 뚜렷하며 "아담의 사과(Adam's apple)"라는 별명을 가지고 있다. 후두융기는 만져지는 구조물로 흔히 눈으로도 확인할 수 있다. 음식을 삼키면서 후두융기를 만지면 후두융기가 천천히 움직이는 것을 느낄 수 있다. 성대주름은 후두융기의 중간 높이에 있다.

반지연골(*cricoid cartilage*)은 후두융기 아래에서 만질 수 있는데 여섯째목뼈 높이에 해당한다. 목을 최대한 뒤로 젖히고, 목의 후두융기에 손가락을 댄 후 서서히 아래로 움직이면 **반지방패인대**(*cricothyroid ligament*)를 느낄 수 있다. 이 부위는 바늘**반지방패막절개술**(needle *cricothyrotomy*) 혹은 **원추인대절개술**(*coniotomy*)을 시행하는 곳이다(임상적용 "이물질 흡입과 하임리히 요법" 참조). 손가락이 반지연골활을 넘어가면 손가락끝이 갑자기 쑥 들어가는 느낌을 받게 된다. 그 이유는 반지연골활이 기관고리(tracheal rings)보다 더 앞으로 돌출되어 있기 때문이다. 반지연골은 목에서 여러 곳을 확인할 수 있는 중요한 지표이다.

- 여섯째목뼈 높이
- 여섯째목뼈의 가로돌기에 대고 목동맥을 누를 수 있는 곳
- 후두와 기관의 이음부
- 인두와 식도의 이음부
- 되돌이후두신경이 후두로 들어가는 곳
- 갑상샘잘록보다 대략 3 cm 위

첫째기관연골(first tracheal cartilage)은 다른 기관연골보다 넓고 만져진다(그림 9.33A 참조). 둘째에서 넷째기관연골은 갑상샘의 왼엽과 오른엽을 이어주는 갑상샘잘록이 덮고 있어 만져지지 않는다.

갑상샘(*thyroid gland*)은 환자의 앞쪽이나 뒤쪽(즉, 환자의 앞이나 뒤에 서서) 접근법으로 만질 수 있다. 기관의 앞이나 바로 옆에 손가락을 대고 음식물을 삼키게 하면 기관 앞에서는 갑상샘잘록을, 기관 바로 옆에서는 갑상샘의 엽을 만질 수 있다(자세한 내용은 Bickley, 2021 참조). 갑상샘 검사에는 앞쪽 혹은 뒤쪽접근법 모두가 사용되지만 뒤쪽에서 접근하는 경우에 갑상샘을 더 잘 만질 수 있다. 그러나 앞으로 접근하는 경우에는 갑상샘을 관찰할 수 있다. 여성의 경우 생리 중이거나 임신 중인 경우를 제외하고는 완전히 정상인 갑상샘을 만지거나 관찰하기는 쉽지 않다. 정상적인 갑상샘은 근육조직을 만지는 것과 비슷한 느낌을 받는다.

갑상샘잘록(*isthmus of the thyroid gland*)은 반지연골의 바로 아래에 있는데, 정중앙에서 양쪽으로 약 1.25 cm 정도 연장되어 있다. 반지연골활의 중앙부 아래에 한 손의 손가락 끝을 대고 침을 삼키게 하면 갑상샘잘록이 오르내리는 것을 느낄 수 있다. 각 **갑상샘엽**(*lobe of thyroid gland*)의 꼭대기는 방패연골판의 중간 정도까지 위로 올라가 있다(그림 9.50).

목 뒷부분의 표면해부학에 대해서는 제2장 등에서 설명하였다. 중요한 내용은 다음과 같다.

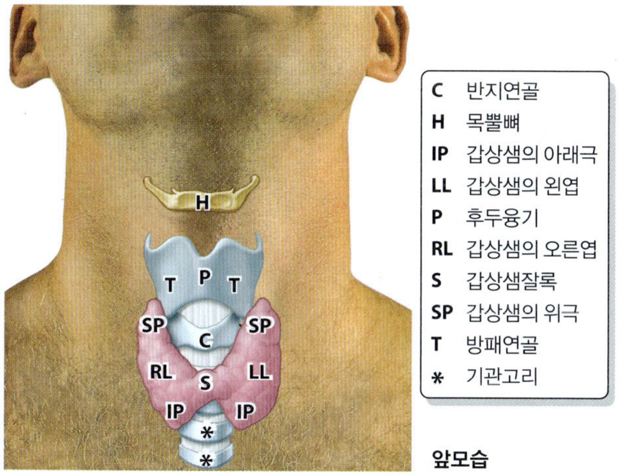

그림 9.50. **목의 내분비층과 호흡기층에 있는 구조물의 표면 투사.**

- 여섯째목뼈와 일곱째목뼈의 가시돌기(*spinous processes of the C6 and C7 vertebrae*)는 만지거나 관찰할 수 있는데, 목을 굽혔을 때 더 잘 만져진다.
- 첫째, 여섯째 및 일곱째목뼈의 가로돌기(*transverse processes of the C1, C6, and C7 vertebrae*)는 만질 수 있다.
- 첫째목뼈의 결절(*tubercles of the C1 vertebra*)은 꼭지돌기 끝의 뒤아래를 깊게 누르면 만질 수 있다.

목의 림프관(Lymphatics of Neck)

목의 얕은층 대부분의 림프관은 바깥목정맥을 따라 존재하는 **얕은목림프절(superficial cervical lymph node)**로 유입된다. 얕은목림프절의 림프도 머리와 목의 모든 부위에서 오는 림프처럼 **아래깊은목림프절(inferior deep cervical lymph node)**로 이어진다(그림 9.51과 9.52). 얕은목림프절과 이어진 아래깊은목림프절의 특정 집단은 척수더부신경(CN XI)과 함께 가쪽목부위를 가로질러 내려간다.

6~8개의 림프절에서 모인 대부분의 림프는 목등동맥(cervicodorsal trunk)을 따라 존재하는 **빗장위림프절무리**(*supraclavicular group of node*)로 유입된다. 깊은목림프절의 주요 무리는 목빗근으로 덮여 있

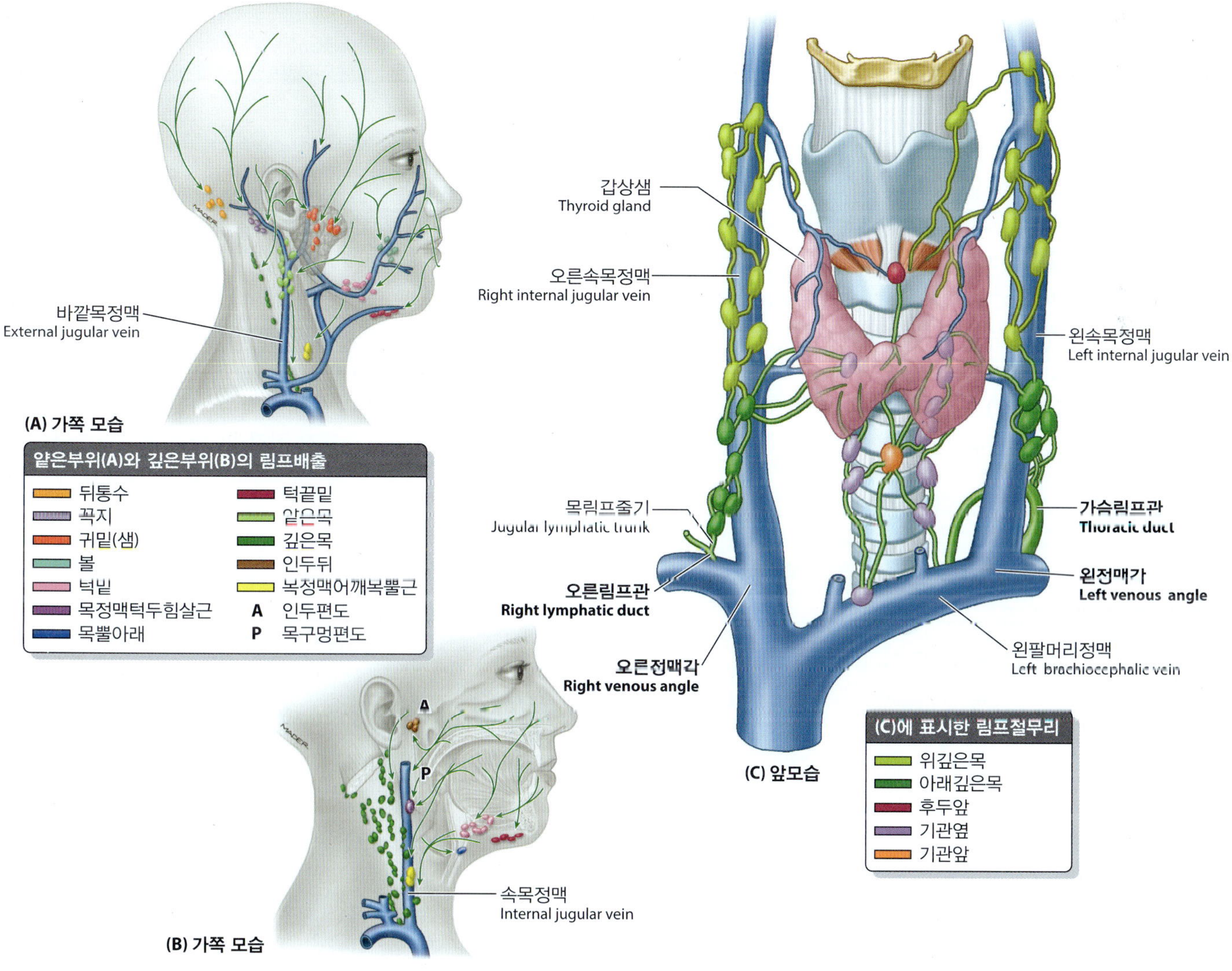

그림 9.51. **머리와 목의 림프 배출. A.** 얕은부위의 림프 배출 경로. **B.** 깊은부위의 림프 배출. **C.** 림프절, 림프줄기, 및 가슴림프관.

9

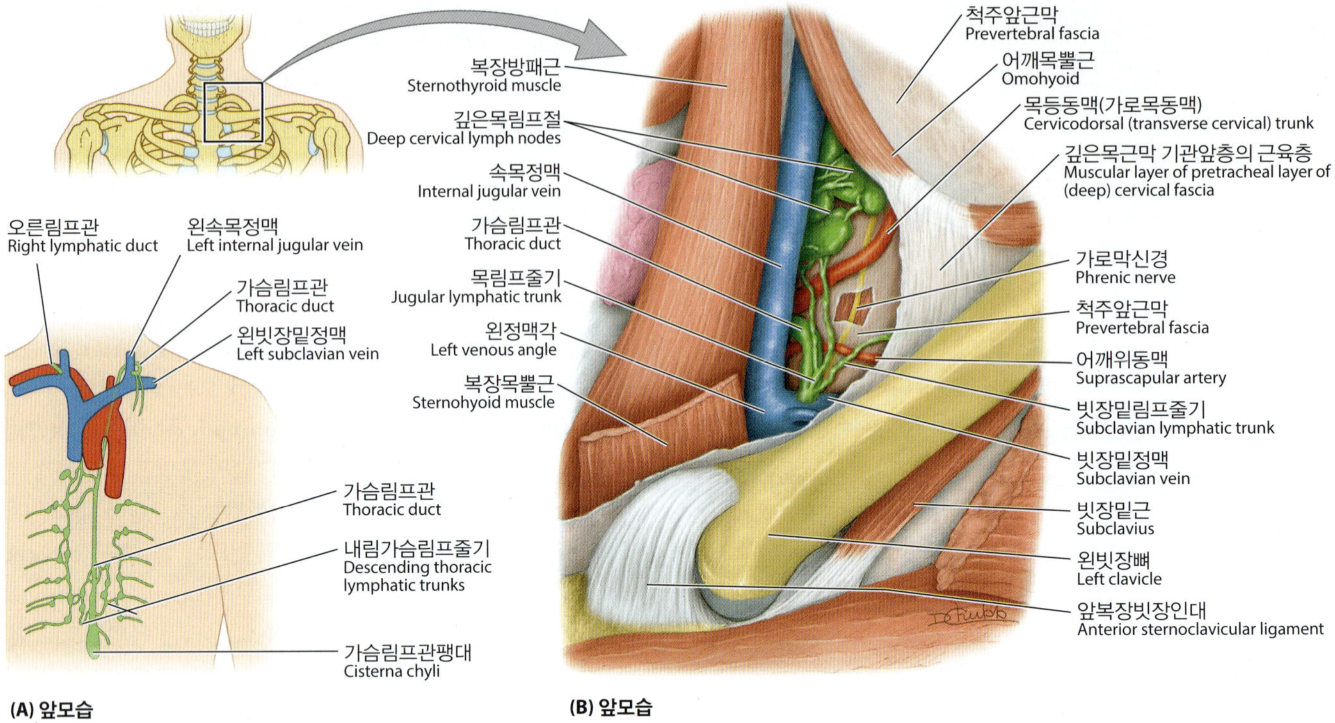

그림 9.52. 목뿌리의 림프관. A. 개관. 가슴림프관의 주행경로와 가슴림프관 및 오른림프관이 끝나는 곳을 관찰할 수 있다. **B.** 깊은목림프절 그리고 빗장밑정맥과 속목정맥이 만나는 부위(왼정맥각)에서 끝나는 가슴림프관을 관찰할 수 있다. 목등동맥은 흔히 가로목동맥이라고도 부른다.

는 속목정맥을 따라 림프절사슬(chain)을 형성한다. 다른 깊은목림프절에는 후두앞림프절, 기관앞림프절, 기관옆림프절 및 인두뒤림프절 등이 있다. 깊은목림프절에서 나오는 림프관들은 합쳐져 **목림프줄기(jugular lymphatic trunk)**를 형성한다. 목림프줄기는 보통 왼쪽에서는 가슴림프관과 합쳐져, 오른쪽에서는 직접 혹은 오른림프관을 통해 속목정맥과 빗장밑정맥이 만나는 곳(정맥각)으로 이어진다.

가슴림프관(thoracic duct)은 식도의 왼모서리를 따라 위가슴문을 통해 위로 올라가다가 목뿌리에 이르면 가쪽으로 휘어서 목혈관신경집의 뒤와 교감신경줄기, 척추동맥 및 빗장밑동맥의 앞으로 주행한다(그림 9.52B). 가슴림프관은 빗장밑정맥과 속목정맥이 만나는 지점인 **왼정맥각**(*left venous angle*)에서 왼팔머리정맥으로 유입된다. 오른목림프줄기(right jugular trunk), 빗장밑줄기(subclavian trunk) 및 기관지세로칸림프줄기(bronchomediastinal lymphatic trunk)는 서로 합쳐져 **오른림프관**(right *lymphatic duct*)을 이루어 오른정맥각으로 들어간다(그림 9.52A). 그러나 간혹 이들 림프줄기가 오른정맥각 부위에서 합쳐지지 않고 각각 정맥계로 유입되기도 한다.

임상적용 CLINICAL BOX

목내장과 림프관 (VISCERA AND LYMPHATICS OF NECK)

맨아래갑상동맥(Thyroid Ima Artery)

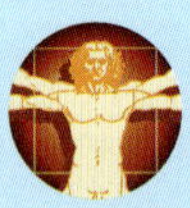

약 10%의 사람들의 경우, 팔머리동맥에서 시작하는 작은, 쌍을 이루지 않은 **맨아래갑상동맥**(*thyroid ima artery*, 라틴어 *arteria thyroidea ima*)이 존재한다(그림 B9.5). 그러나 이 동맥은 대동맥활, 오른온목동맥, 빗장밑동맥 혹은 속가슴동맥에서 시작하기도 한다. 이 작은 맨아래갑상동맥은 기관의 앞면을 따라 기관과 갑상샘잘록까지 올라가서 이들 구조물에 혈액을 공급한다. 목의 정중선 특히 갑상샘잘록 아래 부위에서 시술해야 할 때에는 출혈 가능성이 있으므로 맨아래갑상동맥이 존재할 가능성을 염두에 두어야 한다(이 장의 임상적용 "기관절개술" 참조).

갑상혀관낭(Thyroglossal Duct Cysts)

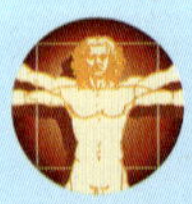

갑상샘의 발생은 태아의 인두바닥에서 시작된다(제8장, 머리 참조). 갑상샘이 발생하기 시작한 곳은 출생 후에 혀의 뒷면(dorsum)에서 관찰되는 작은 오목(pit)인 **혀막구멍**(*foramen cecum*)에 해당하는 곳이다. 그 뒤에 발생 중인 갑상샘은 혀에서 목뿔뼈와 방패연골의 앞을 지나 목으로 내려와서 기관의 위쪽 부분의 앞가의 최종 위치로 이동한다(Moore et al., 2020). 갑상샘이 위치를 바꾸는 하강 도중에도 갑상샘은 **갑상혀관(thyroglossal**

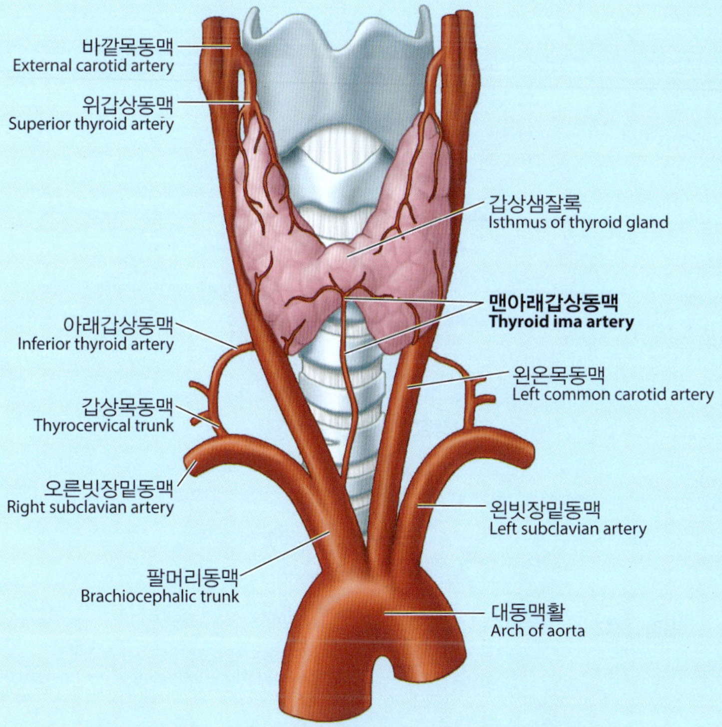

그림 B9.5. **맨아래갑상동맥.**

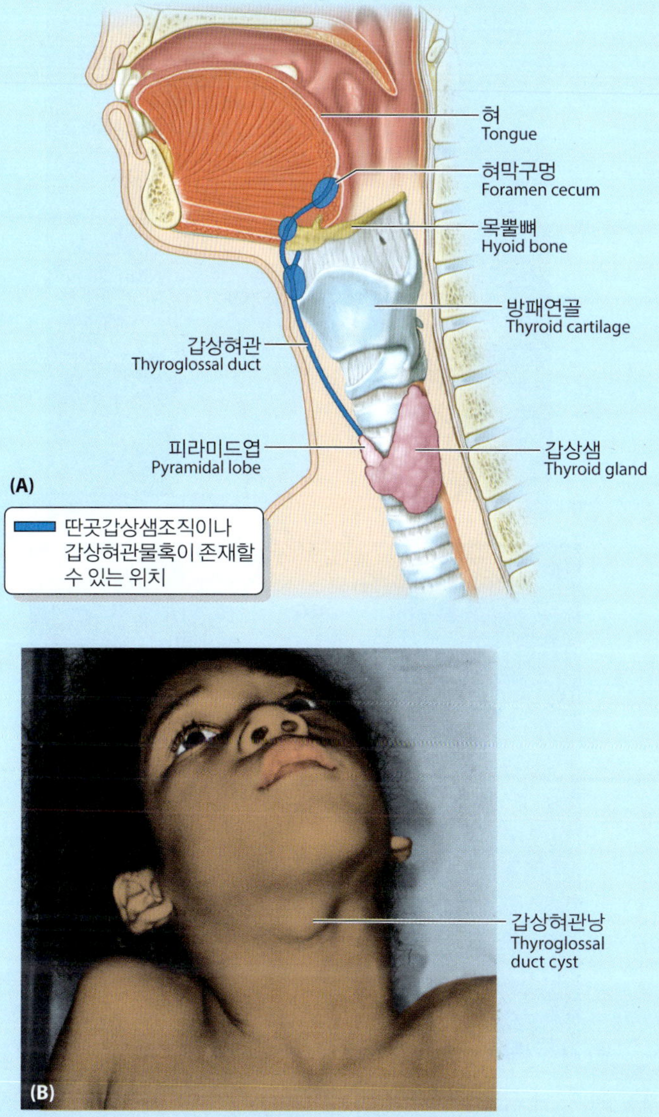

그림 B9.6. **갑상혀관의 흔적기관. A.** 갑상혀관의 흔적이 있는 곳과 갑상혀관낭이 발생할 수 있는 가능성이 있는 곳. **B.** 갑상혀관낭을 가지고 있는 어린이.

duct)에 의해 혀막구멍과 연결되어 있다. 갑상혀관은 없어지는 것이 정상인데, 상피조직의 일부가 남아 갑상샘의 하강 경로를 따라 **갑상혀관낭**(*thyroglossal duct cyst*)을 형성하기도 한다(그림 B9.6A). 갑상혀관낭은 보통 목뿔뼈 몸통 근처 혹은 바로 아래 부위의 목에 위치하며, 목의 앞부분의 부어 있는 덩어리로 관찰된다. 갑상혀관낭은 수술적으로 제거해야 할 필요가 있는 경우도 있다. 대부분의 갑상혀관낭은 목뿔뼈몸통과 아주 가까운 곳 혹은 목뿔뼈몸통의 바로 아래 부위의 목에 위치한다(그림 B9.6B).

딴곳갑상샘(Aberrant Thyroid Gland)

딴곳에 위치한 **갑상샘 조직**(*aberrant thyroid glandular tissue*)은 태아에서 갑상혀관이 지나는 경로를 따라 어느 곳에나 있을 수 있다. 흔하지는 않지만 먼쪽에 갑상샘 형성 조직을 끌고 이동하는 갑상혀관이 목에 있는 최종 위치로 이동하여 자리를 잡지 못하는 경우도 있다. 딴곳갑상샘조직은 혀막구멍의 바로 뒷부분인 혀뿌리에 있을 수도 있는데 이 경우를 **혀갑상샘**(**lingual thyroid gland**)이라고 한다. 또 목이나, 목뿔뼈 바로 아래에서 발견되기도 한다(그림 B9.7A). 방사선동위원소 스캐닝을 해보면 물혹 형태의 갑상혀관도 내려가지 못하고 남은 갑상샘으로부터 분화하였을 가능성을 알 수 있다(그림 B9.7B). 일반적으로 목의 정중면에 딴곳갑상샘이 존재하는 경우 그것이 존재하는 유일한 갑상샘조직이다. 간혹 갑상샘조직이 갑상혀관낭과 같이 있는 경우도 있다. 그러므로 낭상 구조물을 절제할 때 딴곳갑상샘인지 갑상혀관낭인지를 구별하는 것은 중요하다. 만일 이를 구분하지 않고 절제를 한 경우, **전체 갑상샘절제술**(*total thyroidectomy*)을 한 결과가 되어 환자가 살아 있는 동안 계속해서 갑상샘호르몬 약물치료를 받아야 할 수도 있기 때문이다(Leung et al., 1995).

덧갑상샘조직(Accessory Thyroid Glandular Tissue)

갑상혀관의 일부는 계속 남아서 갑상샘조직을 만들기도 한다. 덧갑상샘조직(*accessory thyroid glandular tissue*)은 태아기에 갑상혀관이 발생되는 경로를 따라 어디에서나 존재할 수 있다(예를 들면, 갑상샘 아래의 가슴샘 안이나 가슴안). 덧갑상샘(*accessory thyroid gland*)은 목에서 방패연골의 가쪽부위에 생길 수 있는데, 보통 방패목뿔근에 놓여 있다(그림 9.29 참조). 덧갑상샘조직이 기능을 할 수도 있지만, 갑상샘을 제거했을 때 정상적인 기능을 유지할 정도로 크지 않은 경우가 대부분이다.

9

(A)

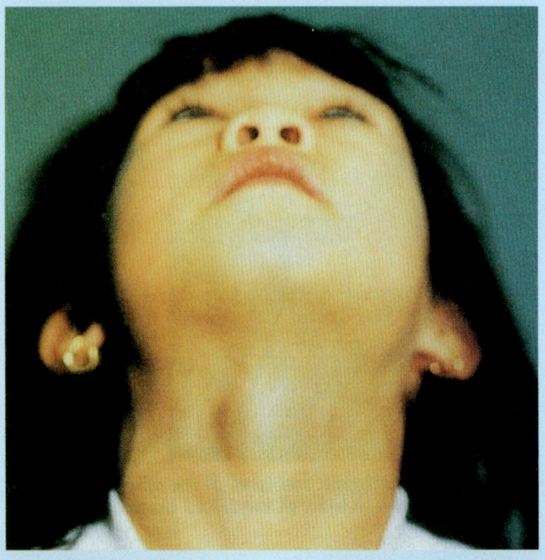

(B)

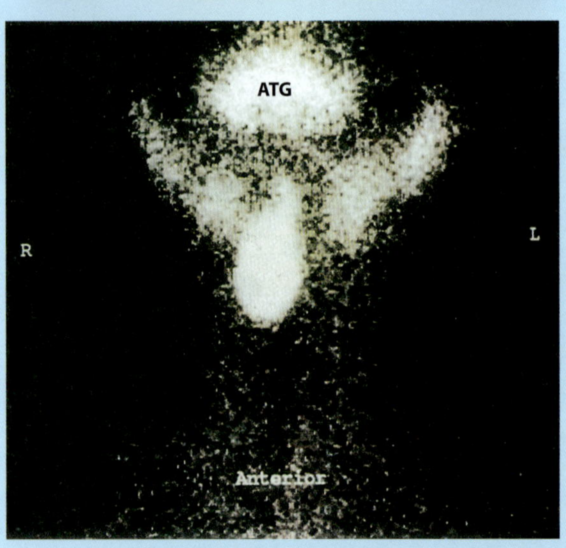

그림 B9.7. **딴곳갑상샘 조직(aberrant thyroid glandular tissue). A.** 목뿔근 아래에 있는 딴곳갑상샘 조직. **B.** 방사선동위원소 영상을 이용하면 딴곳갑상샘조직(*ATG*)의 존재를 확인할 수 있다. 전형적인 위치에 있는 샘조직은 끝이 뾰족해지는 작은 엽들과 큰 갑상샘잘록으로 구성된 불규칙한 형태의 덩어리 형태를 하고 있다.

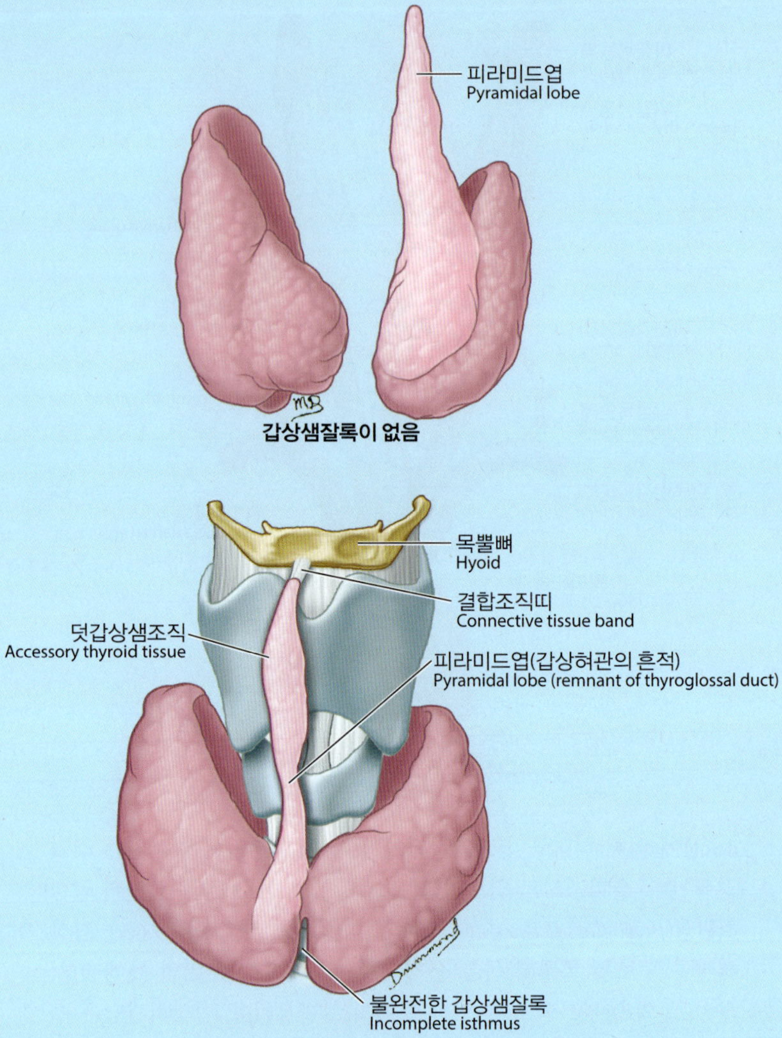

그림 B9.8. **갑상샘 피라미드엽.**

갑상샘 피라미드엽(Pyramidal Lobe of Thyroid Gland)

갑상샘의 약 50%는 피라미드엽(*pyramidal lobe*)을 가지고 있다. 이 엽은 크기가 다양하고 갑상샘잘록에서 위쪽으로 뻗어 올라가는데, 보통 정중면의 왼쪽으로 올라간다. 피라미드엽이 있는 경우 갑상샘잘록은 불완전하거나 없다(그림 B9.8). 결합조직띠가 피라미드엽의 꼭대기에서 목뿔뼈까지 이어져 있을 수 있는데, 이 결합조직은 종종 덧갑상샘을 포함한다. 이 좁은 엽과 결합조직띠는 갑상혀관의 상피조직과 결합조직의 잔유물로부터 발생한다.

갑상샘비대(Enlargement of Thyroid Gland)

생리나 임신 중에 다양한 정도로 갑상샘이 커지는 것 외에 나타나는 비종양성, 비염증성 **갑상샘비대**(*enlargement of the thyroid gland*)를 **갑상샘종**(*goiter*)이라 한다. 갑상샘종은 요오드가 부족할 때 발생하기 때문에 토양이나 물에 요오드가 부족한 나라에서 흔하게 발생한다. 갑상샘이 커지면 목에 부어 있는 덩어리를 만들기 때문에 기관, 식도, 되돌이후두신경 등을 압박할 수 있다(그림 B9.9). 갑상샘은 목의 앞, 뒤, 아래 혹은 가쪽 등 어느 쪽으로나 커질 수 있으나 갑상샘의 겉에 있는 복장방패근과 복장목뿔근의 위붙는곳 때문에 위로는 커질 수 없다(표 9.3 참조). 갑상샘종이 복장뼈 아래로 커지는 경우도 흔하다.

갑상샘절제술(Thyroidectomy)

갑상샘의 악성 종양을 적출하거나 혹은 다른 수술과정에서 갑상샘의 일부 혹은 전부를 제거[**갑상샘반절제술**(*hemithyroidectomy*) 혹은 **갑상샘절제술**(*thyroidectomy*)]해야 할 때가 있다. 갑상샘항진증(hyperthyroidism)을 수술로 치료하려는 경우, 보통 커진 갑상샘엽의 뒤쪽을 보존하는 **갑상샘아전절제술**(*near-total thyroidectomy*)을 시행하여 되돌이후두신경과 위후두신경을 보호하고 부갑상샘을 보존한다. 갑상샘 수술 후 출혈이 되면 기관을 압박하여 숨쉬기가 어려워질 수 있다. 이때 출혈된 피는 갑상샘

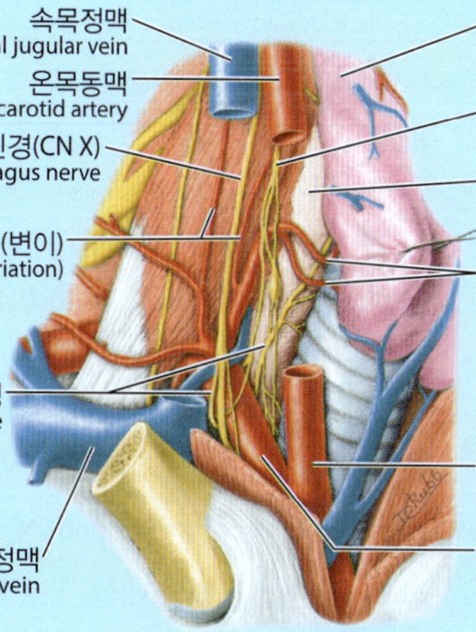

그림 B9.10. 오른되돌이후두신경 손상과 관련있는 해부학적 구조.

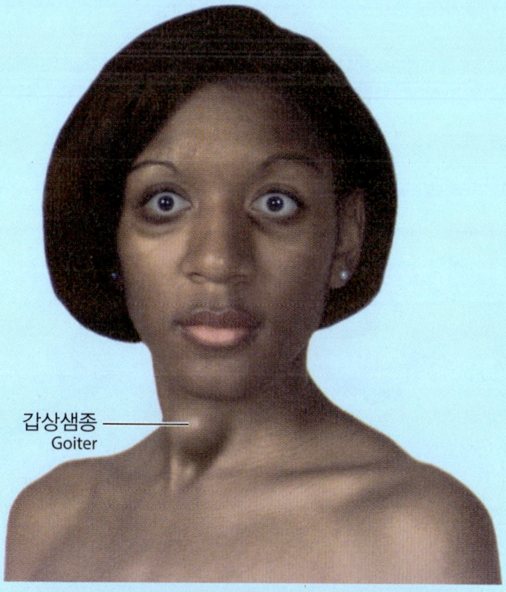

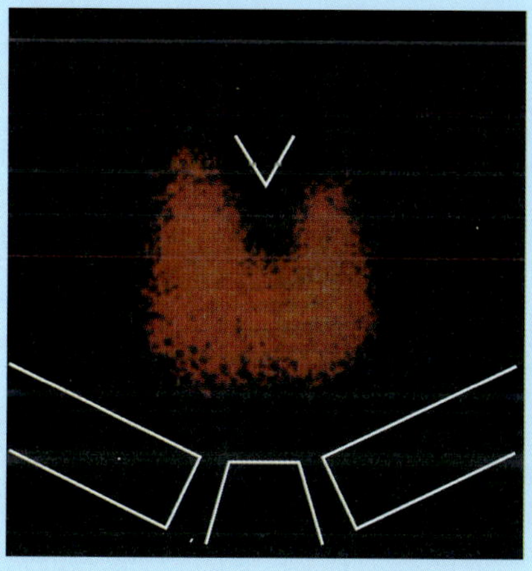

그림 B9.9. 커진 갑상샘. A. 갑상샘종이 있는 사람. **B.** 넓게 커져 있는 갑상샘을 보여 주는 섬광도(scintigram).

이 섬유피막 내에 차게 된다.

되돌이후두신경 손상(Injury to Recurrent Laryngeal Nerves)

목부위를 수술하는 도중 되돌이후두신경에 손상(*injury to the recurrent laryngeal nervers*)이 가해질 위험은 항상 존재한다. 갑상샘의 아래극 근처에서 오른되돌이후두신경은 아래갑상동맥 및 아래갑상동맥의 가지들과 밀접하게 관련되어 있다(그림 B9.10). 이 신경은 아래갑상동맥 분지의 앞이나 뒤를 가로지르거나 분지들의 사이로 지나가기도 한다. 이렇게 구조적으로 밀접하게 연관되어 있기 때문에 아래갑상동맥을 결찰할 때는 갑상샘의 가쪽으로 멀리 떨어진 곳, 즉 동맥과 신경이 가까이 있지 않은 곳에서 시술을 한다. 왼되돌이후두신경은 위가슴세로칸에서 더 수직으로 올라오기 때문에 수술 중에 손상될 위험이 오른쪽보다 크지는 않지만, 갑상샘의 아래극 근처에 오면 오른쪽과 마찬가지로 동맥과 신경이 근접해 있다(그림 9.28 참조). 목소리가 쉬면(쉰목소리; hoarseness) 보통 한쪽 되돌이후두신경이 손상되었음을 의심하게 한다. 그러나 되돌이후두신경이 손상되었을 때 일시적으로 **발성불능**(*aphonia*), 발성장애 및 후두연축(laryngeal spasm) 등의 증상을 보일 수도 있다. 이들 증상은 보통 수술 중 되돌이후두신경이 타박상을 입거나 수술 후 고인 피나 장액성 삼출물(serous exudation)에 눌려서 나타난다.

부주의에 의한 부갑상샘 제거
(Inadvertent removal of Parathyroid Glands)

부갑상샘의 위치, 특히 아래부갑상샘의 위치가 일정하지 않아 목부위에서 외과적 시술을 하는 중 손상을 입거나 제거될 위험성이 높다. 위부갑상샘은 방패연골 높이 정도까지 위에 있기도 하고, 아래부갑상샘은 위가슴세로칸에 이를 정도로 아래에 위치하기도 한다(그림 9.31B 참조). **부갑상샘항진증**(*hyperparathyroidism*)은 일으키는 일반적인 양성 종양인 **부갑상샘선종**(*parathyroid adenoma*)과 같은 질환을 치료할 때에는 부갑상샘이 정상적으로 있어야 할 부위에서 벗어나 다른 곳에 있는지 확인해야 한다.

부갑상샘이 **퇴화**(*atrophy*)되거나 수술 중 부주의로 부갑상샘을 모두 제거(*inadvertent surgical removal of all the parathyroid glands*)하게 되면, 근육이 단일수축(twitch)되거나, 경련(cramp)을 일으키는 심각한 신경질환인 **강축증**(*tetany*)이 발생한다. 온몸에서 연축(spasm)이 생기는 이유는 혈청 내 칼슘 농도가 낮아지기 때문이다. 이 때문에 생기는 연축은 후두근과 호흡근에서도 발생하기 때문에 즉시 적절한 치료를 하지 않으면 사망할 수도 있다. 갑상샘절제술 도중 부갑상샘을 안전하게 보호하기 위해 외과의사들은 보통 갑상샘엽의 뒷부분을 절제하지 않고 보존하기도 하고, 만일 갑상샘엽전절제술(total thyroid lobectomy)을 필요로 하는 경우라면 부갑상샘과 신경을 보존하기 위하여 충분한 주의를 기울인다.

갑상샘을 모두 제거해야만 하는 경우(예를 들면, 악성 질환 때문

9

에), 부갑상샘과 부갑상샘에 분포하는 혈관을 조심스럽게 먼저 안전하게 분리해 놓고 갑상샘을 절제한다. 부갑상샘조직을 몸의 다른 곳, 보통은 팔로 이식해 이어 시행하는 수술이나 방사선치료로부터 손상받지 않도록 할 수도 있다.

후두뼈대 골절(Fractures of Laryngeal Skeleton)

후두골절(*laryngeal fracture*)은 킥복싱이나 하키와 같은 운동 중에 타격을 받거나 자동차 사고 때 안전벨트에 눌리는 경우 등에 발생할 수 있다. 이런 종류의 사고가 자주 발생하기 때문에 대부분의 아이스하키 골키퍼나 야구 포수들은 후두를 보호할 수 있도록 목까지 드리워진 보호대를 착용한다. 후두골절은 점막밑출혈과 부종, 호흡기폐색, 쉰목소리 등을 일으키는데, 가끔은 일시적으로 말을 하지 못하는 때도 있다.

후두경검사법(Laryngoscopy)

후두경검사는 후두의 속 구조를 검사하기 위해 시행하는 검사법이다. 후두를 눈으로 검사하려면 후두거울을 사용하는 **간접후두경검사법**(*indirect laryngoscopy*)을 사용할 수 있다(그림 B9.11A). 이때는 혀의 앞부분을 조심스럽게 입 밖으로 잡아당겨 혀의 뒷부분이 후두덮개와 후두어귀를 덮고 있는 부위를 최소화한다. 정상적으로 숨을 쉬는 동안에는 안뜰틈새가 성대틈새보다 크기 때문에 후두경검사에서 안뜰주름과 성대주름을 관찰할 수 있다(그림 B9.11B). 후두는 또 **직접후두경검사법**(*direct laryngoscopy*)으로도 관찰할 수도 있다. 이 방법은 내시경인 후두경을 사용하는 검사법이다. **후두경**(*laryngoscope*)은 관이나 잘 구부러지는 광학섬유로 된 내시경으로 전기조명 장치가 달려있어 입을 통해 집어넣어 후두의 내부를 검사하거나 수술할 수 있다. 보통 정상적인 상태의 안뜰주름은 분홍색을 띠나 성대주름은 진주 같은 백색을 띠고 있다.

발살바 요법(Valsalva Maneuver)

안뜰주름과 성대주름의 조임 작용은 **발살바 요법**(*Valsalva maneuver*)를 시행하는 중 중요하다. 발살바 요법이란 기침이나 재채기할 때, 배변을 하거나 역기를 들어 올리려고 힘을 준 상태 등과 같이 공기의 통로가 닫힌 상태에서 힘을 써서 숨을 내쉬는 것을 말한다. 숨을 깊게 들이쉴 때는 허파가 팽창함에 따라 안뜰주름과 성대주름이 넓게 벌어진다. 발살바 요법을 할 때는 숨을 깊게 들이쉰 마지막 단계에서 안뜰주름과 성대주름이 반대로 단단히 모아진다. 이 상태에서 앞가쪽의 배근육이 강하게 수축하여 가슴안과 배안의 압력을 증가시킨다. 증가된 배와 골반안의 압력은 이완된 가로막을 통해 수동적으로 가슴안으로 전달된다. 이렇게 올라간 가슴안의 압력은 오른심방으로 정맥혈이 유입되는 것을 방해한다. 이런 근거로 말초정맥압이 올라가거나 심장으로 혈액이 채워지지 않거나 심장에서 방출되는 양이 줄어들 때 심혈관계에 미치는 효과에 대한 연구에 발살바 요법을 사용한다.

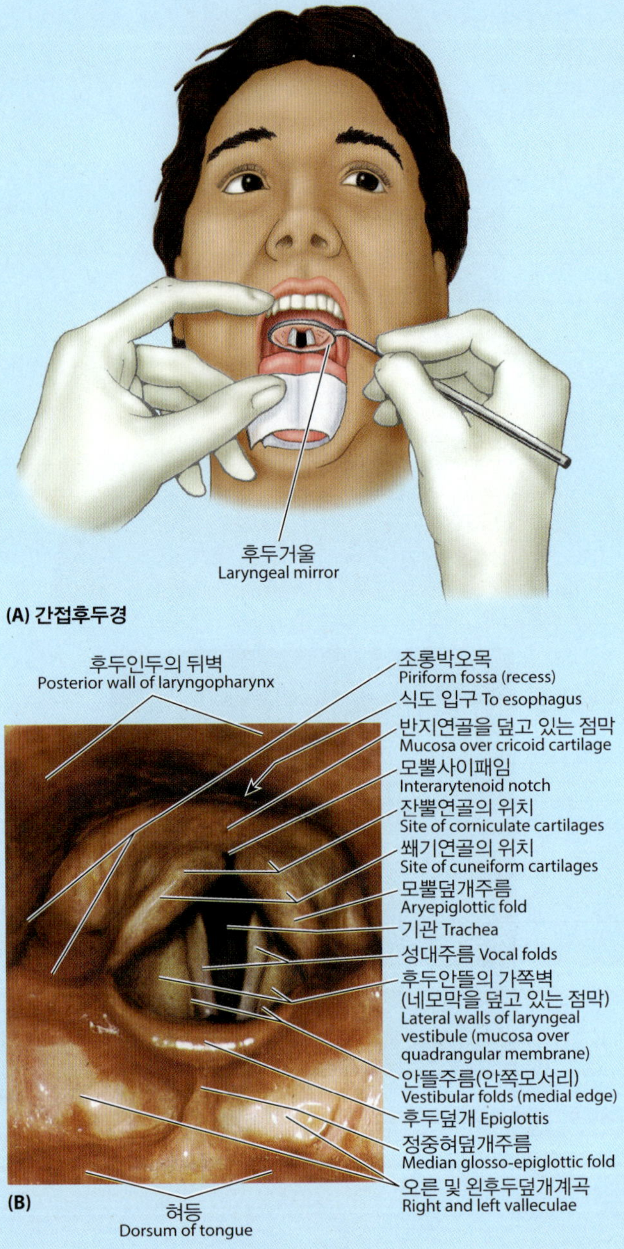

그림 B9.11. 후두경검사.

이물질 흡입과 하임리히 요법 (Aspiration of Foreign Bodies and Heimlich Maneuver)

고기 조각과 같은 이물질이 사고로 후두어귀를 통해 후두안뜰로 **흡입되는**(*aspirate*) 경우가 있다. 후두안뜰로 흡입된 이물질은 안뜰주름 위쪽에 걸려 있게 된다. 이물질이 후두안뜰로 들어가면 후두근육들이 연축을 일으켜 성대주름을 긴장시킨다. 그 결과 성대틈새가 닫혀 공기가 기관으로 들어가지 않게 된다. 결과적으로 후두의 통로가 완전히 막혀(**후두폐쇄**, *laryngeal obstruction*) 숨이 막히는 질식(choke) 상태가 되고, 말도 할 수 없게 된다. **질식**(*asphyxiation*)이 발생한 후에 후두의 막힌 상태가 해결되지 않아 산소의 공급이 차단된 상태가 5분 이상 지속되면 사망하게 된다.

숨이 막힌 상태의 사람은 기침을 하여 이물질을 뱉어내려고 한다. 안뜰주름은 후두를 차단하는 보호 기전의 일부이다. 후두안뜰의 점막은 음식물과 같은 이물질에 민감하다. 이물질이 후두어귀를 통해 이동하여 후두안뜰의 상피에 닿으면 심하게 기침을 하게 된다. 이런 상황에서는 기도를 확보하기 위해 응급 처치를 해야 한다. 응급 처치의 방법은 환자의 상태와 사용 가능한 시설 및 응급 처치를 하는 사람의 경험에 따라 달라질 수 있다.

이런 상태에서도 허파 속에는 공기가 들어 있으므로, 배에 갑작스런 압박을 가하면(**하임리히 요법**, *Heimlich maneuver*) 가로막을 밀어 올려 폐를 압박하게 되므로 기관에서 후두로 공기를 밀어내게 된다. 이 요법을 시행하면 보통 후두에 걸린 음식물이나 다른 이물질이 떨어진다. 하임리히 요법에서 응급처치를 시행하는 사람은 가로막보다 아래 부위에서 배를 압박(subdiaphragmatic abdominal thrust)하여 후두의 이물질을 뱉어내도록 한다. 먼저 손바닥이 안쪽으로 향하게 쥔 주먹을 환자의 배꼽과 복장뼈 칼돌기(xiphoid process) 사이의 배에 놓는다(그림 B9.12). 반대편 손으로 주먹을 감싼 후 양손을 강하게 안쪽 위 방향으로 잡아당겨 배를 눌러 가로막을 위로 밀어붙인다. 이런 행동은 허파에서 강제로 공기를 내보내 인위적으로 기침을 유발하게 되는데 보통 기침을 하면서 이물질이 떨어져 나간다. 후두가 막힌 상태를 제거하려면 수차례 배에 힘을 가해야 할 수도 있다.

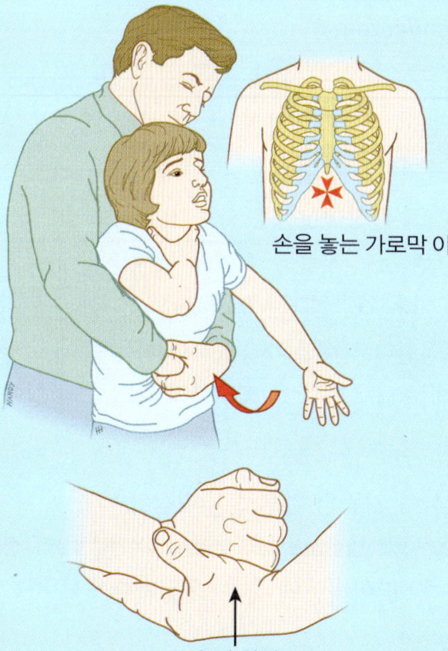

그림 B9.12. 하임리히 요법.

반지방패연골절개(술)(Cricothyrotomy)

목구멍을 통해 관을 삽입하지 못할 정도로 아주 심한 응급 상황(즉, 심한 기도폐쇄, 얼굴이나 목의 심한 외상이나 혈관부종 등)에는 숙련된 사람들(예를 들면, 의사나 응급구조사 등)이 반지방패막/인대(그림 9.29 참조)를 통해 기도 속으로 굵은 주사바늘을 삽입하여 공기가 빨리 통하도록 해야 한다[**바늘 반지방패연골절개술**(*needle cricothyrotomy*) 혹은 "원뿔꼴인대절개술(coniotomy)"]. 이후 수술로 피부와 반지방패막을 절개하고 **작은 기관절개관**(*small tracheostomy tube*)을 기관 속으로 삽입하는 **수술 반지방패연골절개술**(*surgical cricothyrotomy*; 아래후두절개술, inferior laryngotomy)을 시행할 수도 있다(그림 B9.13). 반지방패연골절개술은 기관절개술(tracheostomy)보다 임시방편적인 방법이지만 보통 목뼈를 조작할 필요가 없다. 만일 장기간의 삽관이 필요할 것으로 예측된다면, 반지연골협착(cricoid stenosis)이 부작용으로 발생하는 것을 예방하기 위하여 반지방패연골절개술을 보다 공식적인 기관절개술로 바꿀 수도 있다.

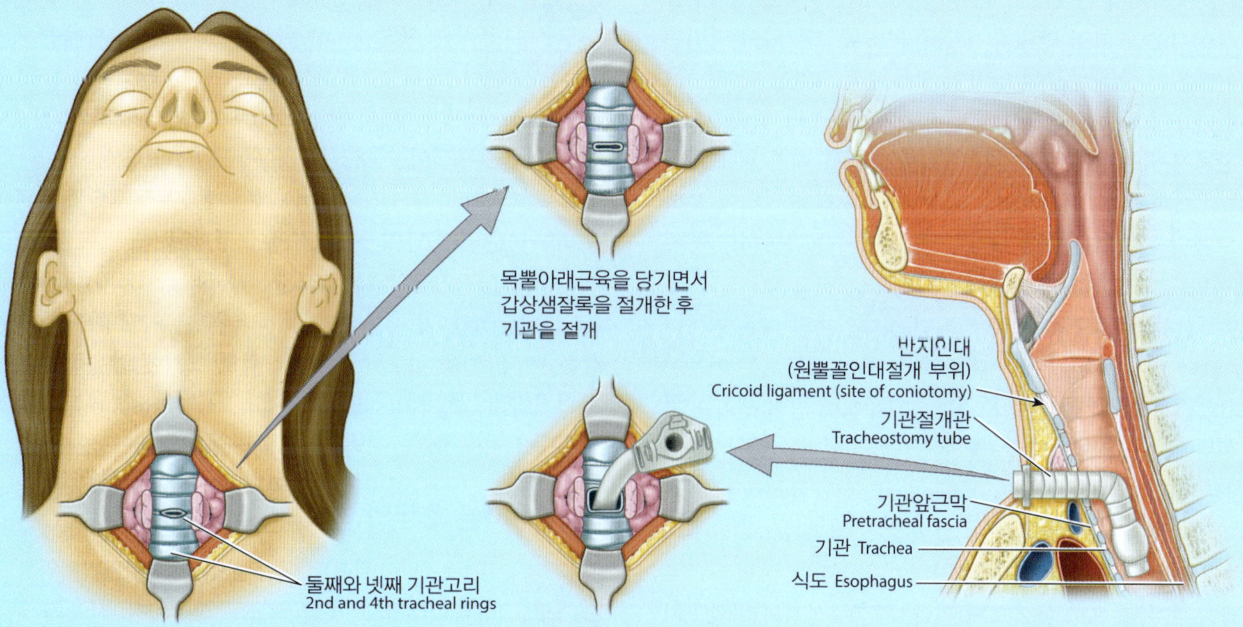

그림 B9.13. 기관절개술.

9

기관절개술(Tracheostomy)

목의 피부와 기관의 앞벽을 가로로 절단하는 **기관절개술**(*tracheostomy*)을 시행하면 상기도폐쇄 혹은 호흡부전 환자에게서 공기통로를 확보할 수 있다(그림 B9.13). 목뿔아래근육을 가쪽으로 당기고 갑상샘잘록은 자르거나 위로 잡아당긴 후 첫째와 둘째기관연골고리 사이 혹은 둘째에서 넷째 기관연골고리에 이르는 구멍을 만든다. 이후 **기관절개관**(*tracheostomy tube*)을 기관에 삽입한 후 안전하게 고정한다. 기관절개술을 시행하는 중에 합병증이 발생하지 않도록 하는데는 다음과 같은 해부학적 관계를 잘 알아야 한다.

- **아래갑상정맥**(*inferior thyroid vein*)은 갑상샘의 표면에 있는 정맥얼기에서 시작하여 기관의 앞으로 내려간다.
- 작은 **맨아래갑상동맥**(*thyroid ima artery*)은 약 10% 정도의 사람에게 존재하는데, 팔머리동맥 혹은 대동맥활에서 시작되어 갑상샘잘록으로 올라간다.
- 특히 영아나 소아에서는 **왼팔머리정맥**(*left brachicephalic vein*), 목정맥활 및 가슴막과 만날 수 있다.
- 영아나 소아에서는 **가슴샘**(*thymus*)이 기관의 아랫부분을 덮는다.
- 영아의 기관은 작고, 쉽게 움직이며, 부드럽기 때문에 쉽게 뒤벽까지 잘라 식도를 손상시킬 수 있다.

후두신경손상(Injury to Laryngeal Nerves)

되돌이후두신경의 연장인 아래후두신경이 성대주름을 움직이는 근육을 지배하기 때문에, **후두신경들이 손상**(후두신경손상, *injury to laryngeal nerve*)되면 성대주름이 마비(**성대주름마비**, *paralysis of the vocal fold*)된다. 마비된 성대주름은 모음 작용을 하지 못하므로 정상인 성대주름과 만날 수 없게 되므로 처음에는 발성이 잘되지 않는다. 그러나 몇 주 내에 정상인 성대주름의 근육이 보상작용을 하여 반대쪽 성대주름이 중앙을 넘어 마비된 쪽에 위치하게 된다. 성대주름의 양쪽이 모두 마비되었을 때에는 목소리가 거의 나오지 않는데 이는 중립적인 호흡상태보다 성대주름이 조금 좁은 상태에서 움직이지 않기 때문이다. 소리를 내기 위해 성대주름을 모으지 못하고, 호흡량을 늘리기 위해 펴는 작용도 하지 못하기 때문에 고음의 시끄러운 호흡음인 **천명**(*stridor*)을 유발하고 종종 천식발작에서와 같이 불안해 한다.

되돌이후두신경이 점진적으로 손상되면 성대인대의 펴는 기능이 모으는 기능보다 먼저 소실된다. 반대로 회복 중에는 모으는 기능이 펴는 기능보다 먼저 회복된다. 쉰목소리는 성대주름에 암이 생기는 경우와 같이 후두에 심한 질병이 있는 경우에 흔히 나타나는 증상이다.

위후두신경이 마비(위후두신경마비, *paralysis of the superior laryngeal nerve*)되면 위후두점막의 감각이 없어진다. 결과적으로 후두에 이물질이 들어오지 못하도록 하는 보호기전이 작동하지 않게 되므로 이물질이 쉽게 후두 속으로 들어오게 된다. 위후두신경의 바깥가지가 손상되면 단조로운 목소리를 내는데, 이는 바깥가지의 지배를 받는 반지방패근육이 마비되어 성대주름의 길이와 긴장상태를 조절할 수 없기 때문이다(표 9.5 참조). 이런 손상은 목소리를 사용할 때 음색을 다양하게 사용하지 않는 사람들의 경우에는 잘 모르고 지나가기도 하지만, 가수나 대중 연설가들에게는 치명적일 수 있다.

(예를 들어, 갑상샘절제술 중에) 위후두신경의 바깥분지의 손상을 피하기 위해서는 갑상샘보다 더 높은 곳, 즉 위갑상동맥이 위후두신경과 가까이 위치하지 않는 곳에서 위갑상동맥을 결찰하고, 결찰한 곳보다 더 위쪽에서 갑상샘을 절제한다. 또는 반대로 할 수 있다. 즉, 신경을 손상하지 않도록 갑상샘에 접하는 곳에 바짝 붙여서 동맥을 묶고 자른다. 갑상샘이 커지면(갑상샘종, goiter) 그 자체로 후두신경을 압박하여 후두의 신경지배에 이상을 초래하므로 이 부위를 수술할 때는, 수술 전에 후두경을 통해 성대주름을 검사해야 한다. 이런 방법으로 후두 혹은 후두신경의 손상이 수술 도중 사고로 다친 것인지 신경압박으로 수술 전에 이미 존재하였던 신경손상인지 구분할 수 있다.

위후두신경차단(Superior Laryngeal Nerve Block)

위후두신경차단(*superior laryngeal nerve block*)은 의식이 있는 환자에게 기관내삽관(endotracheal intubation)을 할 때 종종 시행한다. 또 경구내시경검사(peroral endoscopy), 식도경유심장초음파검사(transesophageal echocardiography) 그리고 후두나 식도에 장치를 설치할 때 사용한다. 주사바늘을 방패연골과 목뿔뼈 사이 중간지점에서 목뿔뼈큰뿔의 앞쪽 1~5 cm 지점에 삽입한다. 주사바늘은 방패목뿔막을 뚫고 지나가며, 마취제는 위후두신경의 큰 종말가지인 속후두신경이 있는 부위를 적시도록 투여한다. 마취되는 후두점막은 성대주름의 윗면을 포함하여 성대주름보다 윗부분이다.

후두암(Cancer of Larynx)

후두암(*cancer of the larynx*)은 흡연자나 씹는 담배를 애용하는 사람에게서 더 많이 발생한다. 대부분 사람들에게서 나타나는 증상은 지속적인 쉰목소리로, 종종 귀통증(이아픔, *otalgia*)이나 **삼킴곤란**(*dysphagia*)을 동반한다. 기관앞림프절 혹은 기관옆림프절이 커져있는 경우 후두암을 의심해야 한다. **부분후두절제술**(partial *laryngectomy*) 혹은 **전후두절제술**(complete *laryngectomy*)은 후두암이 심한 경우에 시행할 수 있다. 목소리의 재활에는 기관식도인공삽입물(tracheo-esophageal prosthesis), 전기후두(electrolarynx), 및 식도발성(esophageal speech, 들이마신 공기의 역류) 등의 방법을 시도할 수 있다. 만일 초기에 암을 발견하였다면 덜 근치적인 수술방법(less radical surgical procedure)을 [종종 방사선요법(radiation therapy)과 병합하여] 시도할 수도 있다.

나이에 따른 후두의 변화(Age Changes in the Larynx)

후두는 약 3세까지 꾸준히 성장하며 그 후 약 12세까지는 거의 인지하지 못할 정도로 성장한다. 사춘기 전에는 남성과 여성의 후두에 큰 차이가 없다. 남자의 경우 사춘기에 테스토스테론이 분비되면서 후두벽이 강해지고 후두안이 커진다. 반면 대부분 여성의 후두는 크기만 약간 커질 뿐이다. 소년들의 경우 모든 후두연골이 커지고 대부분의 남성에서 후두융기가 뚜렷해진다. 남성들은 성대틈새의 앞뒤 지름이 사춘기 전에 비해 두 배가량 증가되고 성대주름은 이러한 변화에 비례해서 갑자기 길어지고 두꺼워진다. 이러한 성장이 남자의 목소리가 변화되는 이유인데, 목소리의 음높이가 한 옥타브 정도 낮아지게 된다.

고환이 발달하지 않은 남성(*agonadal male*)인 고자(*eunuch*)이거나 혹은 (예를 들어, 고환암 등으로) 수술적으로 고환을 제거한 사람의 경우, 일부러 남성호르몬을 투여하지 않는다면, 저음이 생기지 않는다. 방패연골, 반지연골 및 모뿔연골의 대부분은 종종 나이가 들수록 뼈로 변화된다. 방패연골의 경우는 약 25세에 골화가 시작된다. 이렇게 골화가 된 연골들은 65세가 될 때까지 방사선검사에서 자주 관찰된다.

후두인두의 이물질(Foreign Bodies in Laryngopharynx)

음식물을 삼키는 중 음식물이 인두후두를 통과할 때 일부 음식물은 조롱박오목으로 들어가기 때문에, 닭뼈나 생선뼈와 같은 **인두로 들어온 이물질**(*foreign bodies entering the pharynx*)이 조롱박오목에 걸리는 수가 있다. 만약 이물질이 날카로운 것이라면 점막을 뚫고 속후두신경을 손상시킬 수 있다.

도구를 사용하여 이물질을 제거할 때 만일 사용한 도구가 실수로 점막을 뚫는 경우에는 위후두신경과 후두 속으로 들어가는 분지들도 손상될 수 있다. 이 신경들이 손상되면 후두점막이 마비될 수 있는데, 마비되는 부위는 성대주름이 있는 아래까지 이를 수 있다. 어린아이들은 다양한 물건들을 삼키는데 대부분은 큰 문제를 일으키지 않고 위장을 지나 소화관을 통과한다. 간혹 이물질이 후두인두의 가장 좁은 부분인 아래 끝에 걸릴 수도 있다. 이런 경우, 방사선 혹은 CT와 같은 의료 영상을 살펴보면 방사선이 투과하지 않는(비투과성, radiopaque) 이물질이 있는지 확인할 수 있다. 인두에 있는 이물질은 흔히 인두경(pharyngoscope)으로 직접 보면서 제거할 수 있다.

편도절제술(Tonsillectomy)

편도절제술(*tonsillectomy*, 편도를 제거함)은 편도오목에서 구개편도를 잘라내거나 기요틴수술(guillotine operation) 혹은 올가미수술(snare operation)로 시행한다. 이 시술들은 편도와 주위의 결합조직을 제거하는 방법이다(그림 B9.14). 편도에는 혈액이 풍부하게 공급되고 있기 때문에 큰 **바깥구개정맥**(*external palatine vein*)의 출혈이 종종 발생하며(그림 9.45B), 간혹 이보다는 드물지만 편도동맥 혹은 다른 동맥분지에서도 출혈이 생길 수 있다. 혀인두신경(CN IX)은 인두 가쪽벽에서 편도동맥과 함께 주행하는데, 인두의 가쪽벽이 얇기 때문에 신경이 손상되기 쉽다. 속목동맥은 구불구불하고 편도의 가쪽에 바짝 붙어 있을 때 특히 손상되기 쉽다(그림 9.47B 참조).

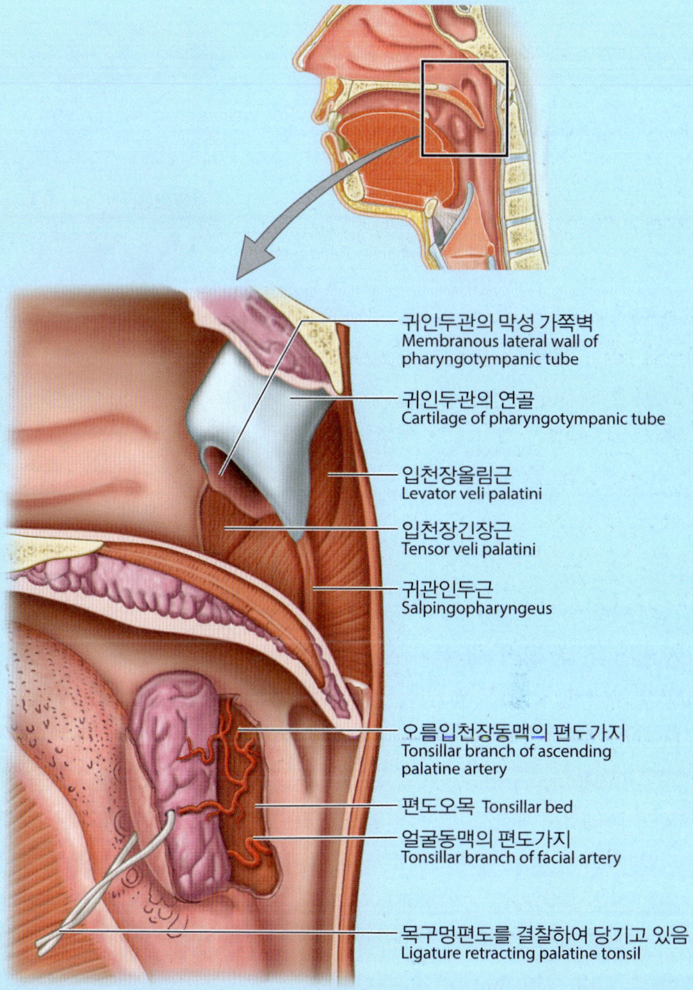

그림 B9.14. 편도절제술.

아데노이드염(Adenoiditis)

인두편도(아데노이드, adenoid)에 염증이 생기는 경우를 아데노이드염(*adenoiditis*)이라 하는데(그림 9.44 참조) 코안으로부터 뒤콧구멍을 통해 코인두로 들어가는 공기의 흐름을 막을 수 있기 때문에, 입으로 숨을 쉬어야 할 수도 있다. 비대해진 인두편도의 감염이 귀관편도에까지 퍼질 수도 있는데, 이렇게 되면 귀인두관이 붓고 막히게 된다. 코가 막히고 귀인두관이 폐쇄되면 소리를 듣는데 장애가 생길 수도 있다. 감염이 코인두에서 중이로 퍼지면 **중이염**(*otitis media*)이 되어 일시적으로 혹은 영구히 청각을 잃게 될 수도 있다. 때때로 구개편도와 인두편도를 동시에 제거하기도 한다. 이러한 수술을 **편도절제와 아데노이드절제를 동시에 시행하는 절제술**(*tonsillectomy and adenoidectomy*, T&A)이라 한다.

목샛길(목누공, Branchial Fistula)

목샛길(*branchial fistula*)은 안으로는 편도굴(tonsillar sinus 혹은 편도오목, tonsillar fossa)과 이어져 있고, 밖으로는 목의 옆으로 열리는 비정상적인 관이다(그림 B9.15A).

9

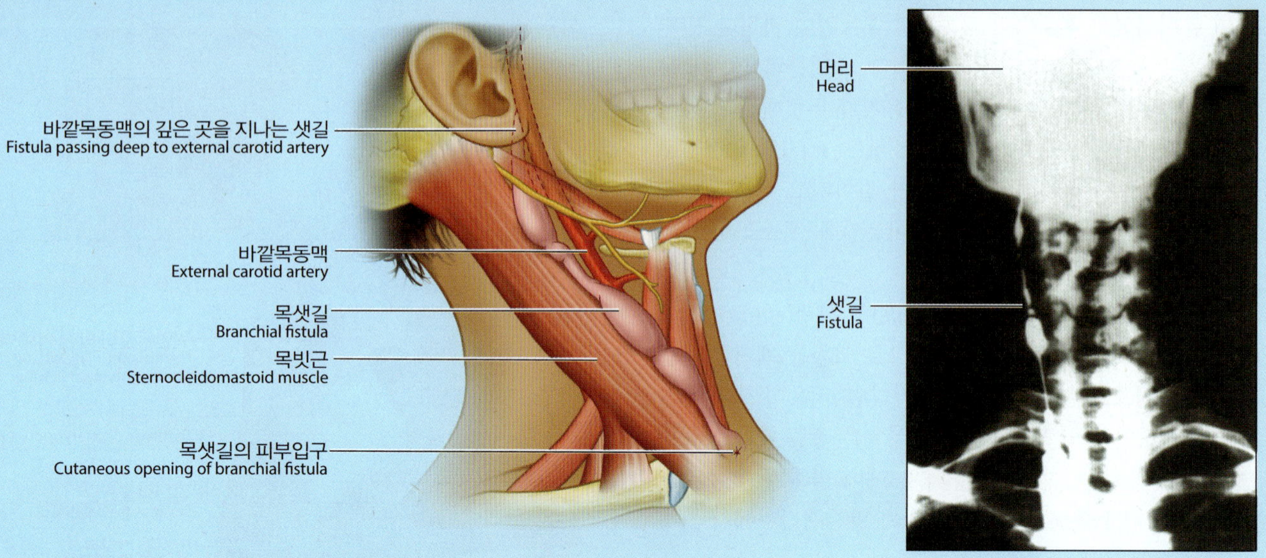

(A) (B)

그림 B9.15. 목샛길(목누공).

샛길을 통해 침이 새어 나오거나 감염이 될 수도 있다. 이 흔하지 않은 비정상적인 목에 있는 관은 제2인두주머니(2nd pharyngeal pouch)와 제2인두고랑(2nd pharyngeal groove)의 일부가 남아서 형성된다(Moore et al., 2020). 목샛길은 목에 있는 구멍에서 시작하여 목의 아래 1/3에서 목빗근의 앞모서리를 따라 올라가는데 피부밑조직을 처음에 뚫고 순차적으로 넓은목근, 목의 근막을 지나 목혈관신경집으로 들어간다. 그 후에는 속목동맥과 바깥목동맥 사이를 지나 편도굴에 있는 구멍으로 이어진다. 이 경로는 방사선촬영으로 확인할 수 있다(그림 B9.15B).

아가미굴과 아가미낭(Branchial Sinuses and Cysts)

태아의 목굴(embryonic cervical sinus)이 발생과정에서 없어지지 않으면 목의 가쪽 표면과 좁은 관으로 연결되어 있을 수 있는데 이 관을 아가미굴(*branchial sinus*)이라고 한다. 아가미굴의 입구는 목빗근의 앞모서리를 따라 어느 곳에나 있을 수 있다(그림 B9.16). 만약 목굴의 잔유물이 표면과 연결되어 있지 않는 경우에는 보통 턱뼈각 아랫부분에서 아가미낭(*branchial cyst*) 혹은 가쪽목낭(lateral cervical cyst)을 만들 수 있다. 유아나 소아에서는 아가미낭이 있다고 하더라도 젊은 성인이 될 때까지는 커지지 않아서 눈에 보이지 않을 수도 있다. 아가미굴과 아가미낭은 보통 잘라낸다. 아가미낭은 혀밑신경, 혀인두신경, 그리고 척수더부신경의 근처를 지난다(그림 9.47A 참조). 그러므로 아가미낭을 제거할 때는 이들 신경들을 손상시키지 않도록 조심해야 한다.

식도손상(Esophageal Injuries)

식도손상(*esophageal injury*)은 목의 관통상 중에서 가장 드물지만, 목숨을 위협하는 손상이며, 수술이나 다른 처치 후에 가장 많은 합병증을 일으킨다. 대부분의 식도손상은 의인성(의료행위로 인해 발생함; 50~75%)으로 내시경검사(endoscopy), 식도확장술(esophageal dilation), 방사선치료나 암으로 인한 협착을 포함하는 시술이나 기도손상과 함께 발생한다. 기도손상이 발생하는 이유는 기도가 식도의 앞에 위치하면서 식도를 보호하는 역할을 일부 수행하기 때문이다. 식도손상은 종종 두드러지지 않고 숨어 있기 특히 때문에 다른 손상이 동반되지 않으면 알아내기 어렵다. 식도의 천공을 발견하지 못하면, 수술적 처치를 받지 않은 거의 모든 환자(예를 들면, 구토, 뵈르하베 증후군; Boerhaave syndrome)와 의인성으로 발생한 경우의 약 20%, 그리고 외상으로 인한 천공의 7%에서 사망에 이를 수 있다(Ezenkwele & Long, 2016).

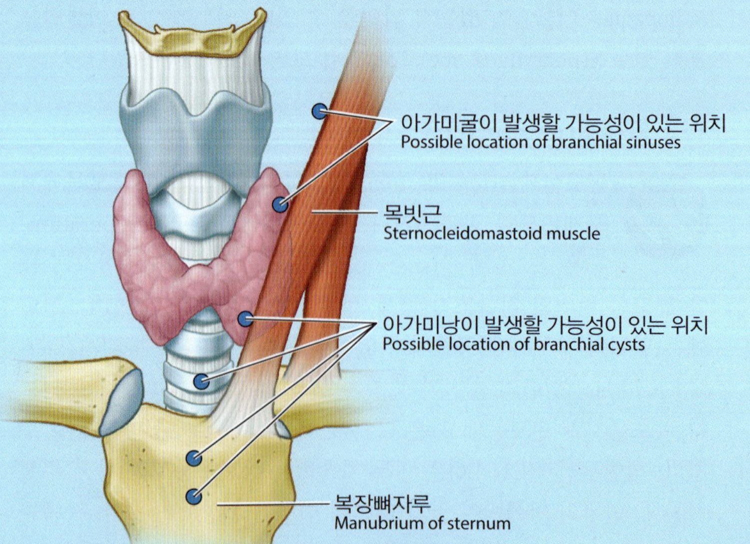

그림 B9.16. 아가미굴.

기관식도샛길(기관식도루, Tracheo-Esophageal Fistula)

출생시 존재하는 식도결손 중 가장 흔한 형태는 **기관식도샛길**[*tracheo-esophageal fistula* (*TEF*)]로 보통 다양한 형태의 식도폐쇄증(esophageal atresia)과 같이 나타난다. 기관식도샛길의 가장 일반적인 형태(전체의 약 90%)는 식도가 둘로 나누어져 윗부분의 아래끝은 막힌주머니(blind pouch)를 이루고, 아랫부분은 기관과 연결되어 있는 것이다(그림 B9.17A). 이 경우, 막힌주머니는 점액으로 차게 되는데 영아가 이를 흡인(aspiration)할 수도 있다. 다른 경우에는 식도의 윗부분이 기관과 연결되고, 아래의 식도는 위장과 연결된다(그림 B9.17C). 그러나 때로는 식도폐쇄를 동반하지 않고 기관식도샛길이 발생하는 경우도 있다(그림 B9.17B). 기관식도샛길은 식도와 기관이 분리되지 못하여 발생한다(Moore et al., 2020).

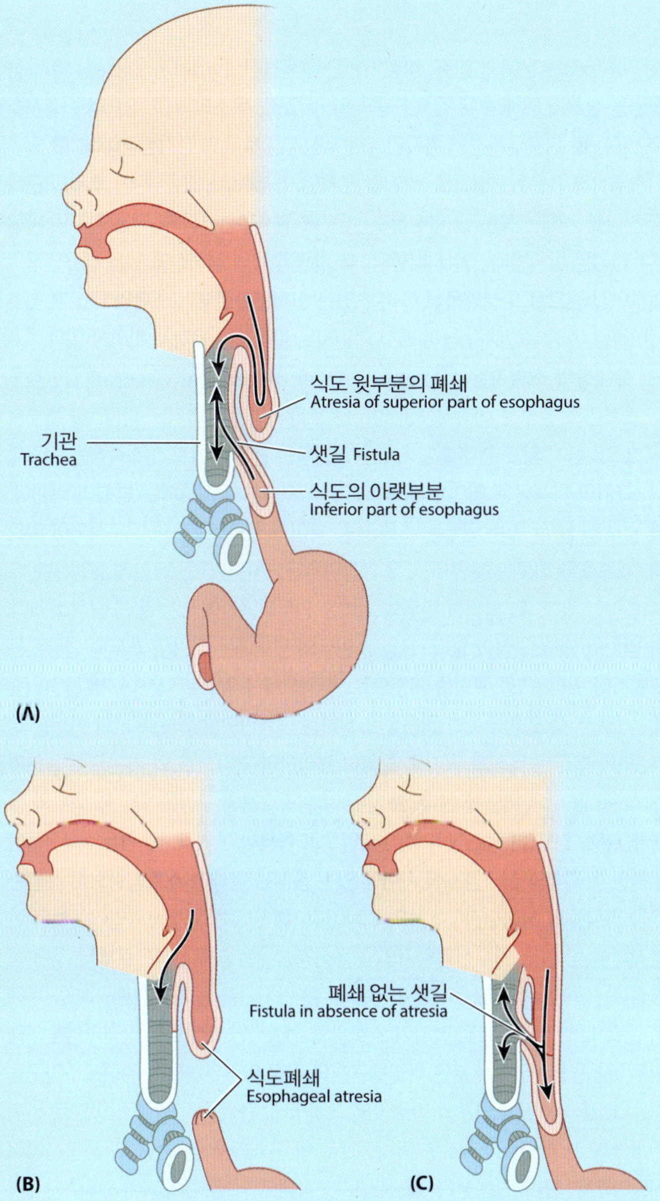

그림 B9.17. 기관식도샛길(TEF).

식도암(Esophageal Cancer)

식도암(*esophageal cancer*)에서 가장 일반적으로 호소하는 증상은 삼킴곤란(연하곤란, *dysphagia*), 즉 음식물을 삼키기 힘든 것인데, 보통 식도의 속공간이 30~50% 이상 줄어들기 전에는 음식물을 삼키기 힘들다는 것을 느끼지 못한다. **식도경**(*esophagoscopy*)은 식도암을 검사할 때 사용하는 일반적인 진단법이다. 환자가 음식을 삼킬 때 아프다면 종양이 식도 주변 조직까지 퍼졌음을 의미한다. 아래깊은목림프절이 커지는 경우에도 **식도암**(*esophageal cancer*)을 의심해 볼 수 있다. 식도암이 되돌이후두신경을 누르게 되면 목소리가 쉬게 된다.

목 관통상의 구역(Zones of Penetrating Neck Trauma)

목의 외상이 얼마나 심한가를 평가하기 위해 흔히 사용되는 임상지표로 세 구역(three zone)이라는 개념이 있다(그림 B9.18). 이들 구역은 의사들이 목의 관통상을 대할 때 손상되었을 가능성이 많은 구조물을 이해하는 데 도움이 된다.

- **1구역(zone I)**: 목뿌리를 포함하며, 빗장뼈와 복장뼈자루에서 반지연골의 아래모서리까지를 말한다. 손상되기 쉬운 구조물로는 목가슴막, 허파꼭대기, 갑상샘과 부갑상샘, 기관, 식도, 온목동맥, 목정맥과 척주의 목부분 등이 있다.
- **2구역(zone II)**: 반지연골로부터 턱뼈각에 이르는 부위이다. 손상되기 쉬운 구조물로는 갑상샘의 위극, 방패연골과 반지연골, 후두, 후두인두, 목동맥, 목정맥, 식도 및 척주의 목부분 등이다.
- **3구역(zone III)**: 턱뼈각보다 더 위에 해당하는 곳으로 침샘, 입안, 코안, 입인두 및 코인두 등이 다치기 쉽다.

1구역과 3구역의 손상은 기도를 막고, 손상된 부위를 눈으로 직접 관찰하기 어려워, 적절히 치료하거나 혈관 손상 등에도 적절히 대

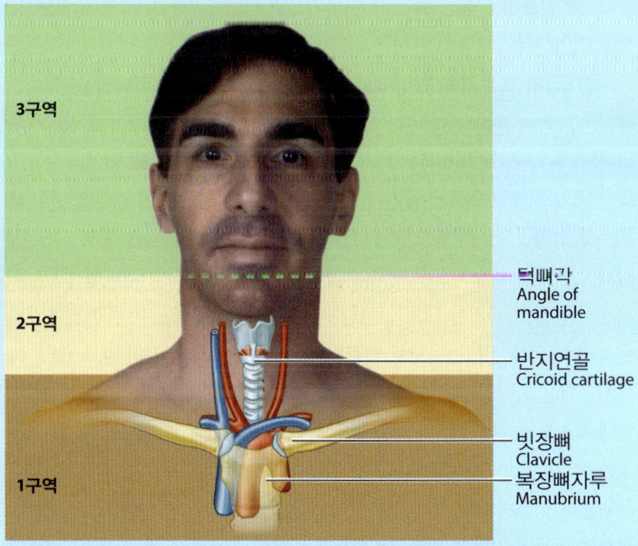

그림 B9.18. 목관통상 때 구조물의 손상 위험에 따른 목의 구역.

응하기 어렵기 때문에 **이환율(morbidity**: 외과적 처치 및 다른 치료에 따른 합병증)과 **사망률(mortality**: 환자가 사망하는 경우)의 위험이 가장 높다. 2구역에서의 손상이 가장 흔하지만 이환율과 사망률은 더 낮다. 이는 혈관이 손상되어도 직접 압박을 가하여 조절할 수 있고, 다른 구역의 손상에 비해 외과의사가 손상부위를 노출시켜 놓고 치료하기 쉽기 때문이다.

근치목수술(Radical Neck Dissections)

근치목수술(*radical neck dissection*)은 암세포가 목림프관을 침범하였을 때 시행한다. 근치목수술을 할 때는 깊은목림프절과 그 주위의 조직을 가능하면 완전히 제거해야 한다. 주요 동맥, 팔신경얼기, 미주신경 및 가로막신경은 보존하지만, 목신경얼기에서 기원한 대부분의 피부신경은 제거한다. 이런 근치목수술의 목적은 림프절을 포함하고 있는 모든 조직을 한 덩어리로 제거하는 것이다. 특히 깊은목림프절 특히 가로목동맥을 따라 있는 림프절들은 가슴과 배로부터 암세포를 퍼뜨리는 데 관여할 수 있다. 이 부위의 림프절이 커져 있다면 암이 발생했음을 나타내는 첫 암시가 되기 때문에 이들 림프절을 때로 **목전초림프절**(*cervical sentinel lymph node*)이라고 부르기도 한다.

핵심정리: 목내장(Viscera of Neck)

목내장의 내분비층(Endocrine layer of cervical viscera): 발생학적 기원은 서로 다르지만 내분비기관인 갑상샘과 부갑상샘은 밀접한 관련이 있다. ■ 전형적으로 갑상샘은 왼엽과 오른엽이 가운데의 얇은 잘록이 잇고 있어 대충 H자 모양을 하고 있다. ■ 갑상샘은 둘째-넷째기관연골고리 높이에서 기관의 앞면과 가쪽면을 감싸고 있으며, 갑상샘잘록은 둘째와 셋째고리의 앞에 위치한다. ■ 전형적으로 4개(위 2개 및 아래 2개)의 부갑상샘이 갑상샘의 섬유막 혹은 갑상샘 자체 속에 존재한다. ■ 갑상샘의 내분비 기능을 수행하기에 필수적인 풍부한 혈액 공급은 오른쪽과 왼쪽 위갑상동맥 및 아래갑상동맥 사이에 형성된 네 방향 동맥연결을 통해 이루어진다. 아래갑상동맥은 부갑상샘에도 가지를 보낸다. ■ 위갑상정맥은 같은 이름의 동맥과 함께 주행하며 동맥이 혈액을 공급한 부위로부터 혈액을 받는다. ■ 중간갑상정맥과 아래갑상정맥은 동맥을 동반하지 않고 단독으로 존재하며 갑상샘의 아랫부분으로부터 혈액을 제거한다. 위갑상정맥과 중간갑상정맥은 속목정맥으로 합류하는 반면, 아래갑상정맥은 보통 쌍을 이루지 않으며 왼팔머리정맥에 합류된다. ■ 혈관운동신경은 동맥을 따라 주행하지만 갑상샘은 분비운동신경섬유보다는 호르몬에 의해 조절된다. ■ 림프관은 직접 혹은 후두나 기관과 관련된 림프절을 통해 깊은목림프절로 이어진다.

목내장의 호흡기층(Respiratory layer of cervical viscera): 후두는 아래기도(lower respiratory tract)의 위 끝에 해당하는 부분으로, 아래기도로의 공기 출입을 조절하거나 차단하기 위해 변형되어 있다. ■ 또한 후두는 목소리를 내기 위해 기도에서 공기가 나가는 것을 조절하도록 변형되어 있다. ■ 후두는 가로막과 함께 작용하여 공기를 정체시키거나 호흡기를 통해 갑작스럽게 강제로 공기를 내보냄으로써 배속의 압력을 조절할 수 있다(예를 들어, 기침, 재채기와 같이 공기를 내보내는 경우). ■ 후두는 관절을 이루고 있는 연골로 된 뼈대가 인대, 막, 근육으로 연결되어 있고, 그 겉을 점막이 덮고 있다. ■ 뒤반지방패근 하나를 제외한 모든 후두근육은 성대틈새를 닫는 작용을 한다. ■ 성대틈새를 능동적으로 여는 것은 깊게 숨을 들이쉴 때만 필요하다. ■ 다른 경우에 성대틈새는 공기가 파도치듯 흐름에 따라 피동적으로 열린다. 이때 다른 근육들이 성대틈새에 가해지는 저항의 강도와 양상을 조절함으로써 목소리의 음색과 고저를 만들게 된다. ■ 후두를 이루고 있는 구조들 사이에서 자체적으로 이루어지는 운동과 함께, 바깥기원근육(목뿔근; hyoid muscles) 역시 음식물을 삼키기 위해 후두 전체를 움직일 수 있고, 목소리의 고저를 더 변형시킬 수 있다. ■ 위후두신경의 가지인 속후두신경은 후두의 감각신경이다. ■ 되돌이후두신경은 운동신경으로 (마지막 분지인 아래후두신경을 통해) 후두의 근육 중 하나를 제외한 모든 근육에 분포한다. ■ 위후두신경의 더 작은 가지인 바깥후두신경은 반지방패근을 지배한다. ■ 기관은 목의 정중선에 있는 섬유연골로 이루어진 관으로 여섯째목뼈 높이에 있는 반지연골로부터 넷째와 다섯째 척추사이원반 높이(복장뼈각 높이)에서 기관지로 갈라지는 곳까지 이어져 있다.

목내장의 소화기층(Alimentary layer of cervical viscera): 일반적으로 소화관의 일부로 생각하지만 인두는 호흡기의 일부이기도 하다. ■ 윗부분의 쪼그라들지 않고 형태를 유지하는 코인두는 온전히 호흡기에 속하는 구조이다. 공기와 음식물은 입인두와 후두인두를 지나면서 지나가는 방향이 바뀐다. ■ 수축을 할 수 있는 인두는 소화관 중 특이하게 맘대로근으로 구성되어 있으며, 세로층을 이루는 붓인두근, 입천장인두근, 귀관인두근 바깥에 돌림층(인두수축근)이 있다. ■ 평평한 인두의 뒤벽은 인두뒤공간에 있는 목의 근육과 뼈대가 받치고 있어 구멍이 없다. 그러나 인두의 앞벽에는 코, 입, 후두와 연결되는 구멍들이 있다. 이들 구멍을 기준으로 인두를 세 구역으로 나눈다. ■ 물렁입천장은 코인두와 입인두로의 접근을 조절하는 덮개판막(flap valve)의 기능을 하는 반면, 후두는 음식과 공기를 확실히 분리하여 각각 식도와 기관으로 들어가게 하는 '판막'의 역할을 한다. ■ 인두의 위쪽 2개의 구멍은 인두를 외부와 통하게 하며, 림프(편도)조직이 고리 모양으로 둘러싸고 있다. ■ 인두수축근들이 부착한 가쪽벽의 점막밑조직 사이에 있는 틈새를 통해서 세로방향으로 배열된 근육 가닥들과 신경혈관구조들이 지나간다. ■ 인두는 인두신경얼기로부터 신경지배를 받는다. 인두신경얼기의 운동신경섬유는 미주신경으로부터, 감각신경섬유는 혀인두신경으로부터 기인한다. ■ 반지연골 높이(여섯째목뼈 높이)에서 근육의 배열은 비교적 갑자기 소화관의 전형적인 패턴으로 바뀐다. ■ 아래인두수축근 반지인두부분은 바깥돌림층의 가장 아랫부분으로 위식도조임근을 만든다. ■ 위식도조임근의 바로 아래에서 바깥 근육층이 세로 방향으로 바뀌면서 식도가 시작된다. ■ 또 대체적으로 이 근처에서 감각신경과 운동신경이 되돌이후두신경으로 바뀐다. ■ 목식도는 맘대로근으로 구성되어 있다.

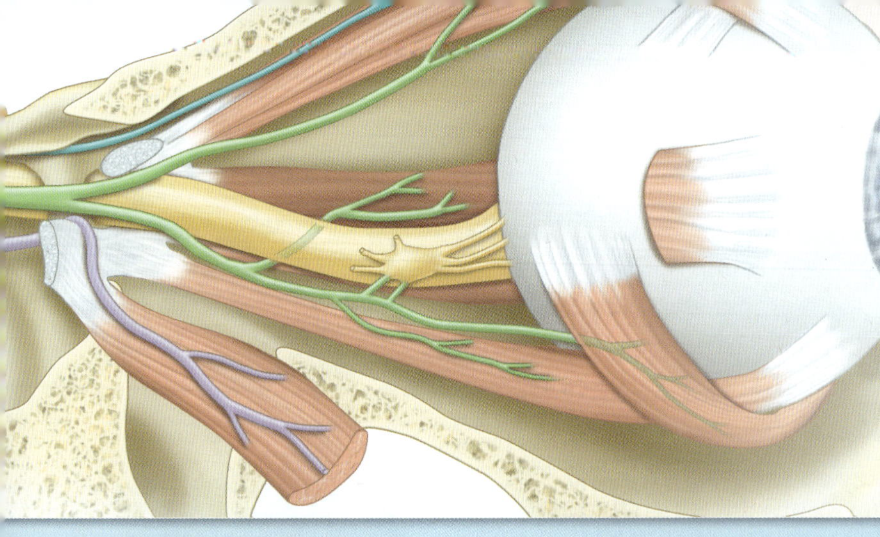

10

뇌신경 요약

Summary of Cranial Nerves

인하대학교 의과대학 해부학교실 **김 대 중**

임상적용 아이콘

해부학적 변이 | 진단과정 | 인체 발달과정 | 수술과정 | 외상 | 병리학

이전 장의 머리와 목에서 뇌신경의 국소적 분포에 대해 설명하였다. 이 장에서는 주로 그림과 표를 이용하여 전체 뇌신경을 설명한다. 그림 10.2~10.4, 표 10.1과 10.2에는 각 뇌신경의 특징을 요약하였다. 그림 10.5와 표 10.3에는 뇌신경의 부교감신경절과 위치, 부교감과 교감신경 경로 및 주요 분포를 설명하였다.

개요(Overview)

뇌신경(cranial nerves)은 척수신경과 마찬가지로 감각, 운동 또는 혼합신경 섬유다발로 구성되어 있어, 근육과 분비샘을 신경지배하고 감각수용체에서 오는 신호를 전달한다. 이 신경은 머리뼈에 있는 구멍과 틈새를 통해 나오기 때문에 뇌신경이라 부르며(그림 10.1) 뇌막에서 연속되는 대롱 모양의 신경집에 싸여 있다. CN I에서 XII까지의 뇌신경 12쌍은 위쪽에서 아래쪽으로 번호가 붙여진다(그림 10.1~10.4). 뇌신경의 이름은 각 신경의 일반적인 분포부위와 기능을 나타내고 있다.

뇌신경은 다음 5개의 주요 기능적 성분 중 하나 또는 그 이상의 성분을 포함한다(그림 10.2, 10.4; 표 10.1, 10.2).

- 운동(날)섬유(motor, efferent fibers)
  1. 수의근육(가로무늬근)으로 가는 운동섬유. 몸운동(somatic motor, 일반몸날섬유 general somatic efferent)섬유이다. 발생학적으로 머리와 목[1]의 근육 분류시 일부 가로무늬근육에 가는 신경은 뇌신경과 동행한다. 전통적으로 이 신경을 특수내장(special visceral)신경으로 분류하기도 한다. 그러나 정확히 분류하면 이 신경들은 몸(인두활) 운동신경으로서 배아 인두활에서 발생한 근육(예: 씹기근)에 분포한다.
  2. 불수의근육(민무늬근) 또는 분비샘으로 가는 운동섬유. 내장운동(visceral motor, 일반내장날 general visceral efferent)섬유로서 자율신경계(autonomic nervous system, ANS)의 부교감신경계 중 뇌쪽 성분을 구성한다. 뇌에서 나온 연접이전(신경절이전)섬유는 중추신경계(CNS) 바깥에 위치한 부교감신경절에서 신경연접을 형성한다(그림 10.5; 표 10.3). 연접이후(신경절이후)섬유는 계속 진행하여 민무늬근육과 분비샘(예: 동공조임근, 눈물샘)을 지배한다.
- 감각(들신경)섬유(sensory, afferent fibers)
  3. 피부와 점막에서 오는 일반감각(촉각, 압력, 열, 차가움 등)섬유. 몸감각(general sensory, 일반몸들 general somatic afferent)섬유들이 이에 해당하며 주로 CN V, 그 외에도 CN VII, CN IX, CN X을 따라간다(그림 10.4; 표 10.1, 10.2).
  4. 내장에서 오는 감각섬유. 내장감각(general sensory, 일반내장들 general visceral afferent)섬유로서 목동맥토리(carotid body), 목동맥팽대(carotid sinus)(제9장 목, 그림 9.18 참조), 인두, 후두, 기관, 기관지, 폐, 심장, 위장관에서 오는 내장감각을 전달한다.
  5. 특수감각을 전달하는 섬유. 특수감각(special sensory)섬유로서 미각과 후각을 전달하는 특수내장들(special visceral afferent) 섬유와 시각, 청각, 평형감각을 전달하는 특수몸들(special somatic afferent)섬유가 있다.

[1] 전통적으로 목빗근과 등세모근은 인두활에서 발생한 것으로 분류하기도 함. 학생들은 다른 참고 문헌에서 이를 확인할 수 있을 것임.

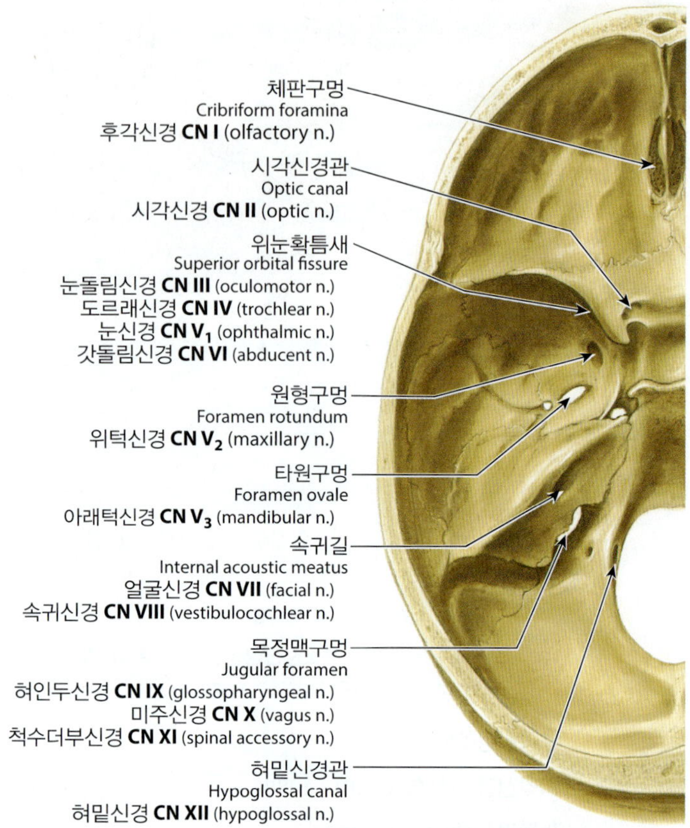

그림 10.1. 머리뼈 안쪽 바닥에서 뇌신경이 지나가는 통로.

뇌신경은 순수한 감각신경과 운동신경 또는 이들이 혼합된 신경으로 구성되어 있다. CN III, CN IV, CN VI, CN XI, CN XII와 CN V의 운동뿌리는 순수한 운동신경섬유로서 발생 초기에 앞뿌리(primordial anterior root)에서 발생한 것이다. 또한 이 신경들에는 고유감각(눈을 감은 채로 운동과 위치를 인식)섬유가 혼재되어 있으며, 고유감각 신경세포체는 삼차신경 중간뇌핵(mesencephalic nucleus of CN V)에 존재한다. 삼차신경의 감각뿌리는 순수한 몸(일반)감각신경이다. 4개의 뇌신경(CN III, CN VII, CN IX, CN X)은 뇌줄기에서 나올 때 연접이전부교감(내장운동)섬유를 동반한다(그림 10.5; 표 10.3). CN V, CN VII, CN IX, CN X은 혼합신경으로서 몸(인두활)운동신경과 일반 몸감각신경 성분을 모두 갖고 있다. 각 신경들은 해당 인두활에서 유래한 구조물에 고유한 신경지배를 하고 있다(그림 10.4; 표 10.2).

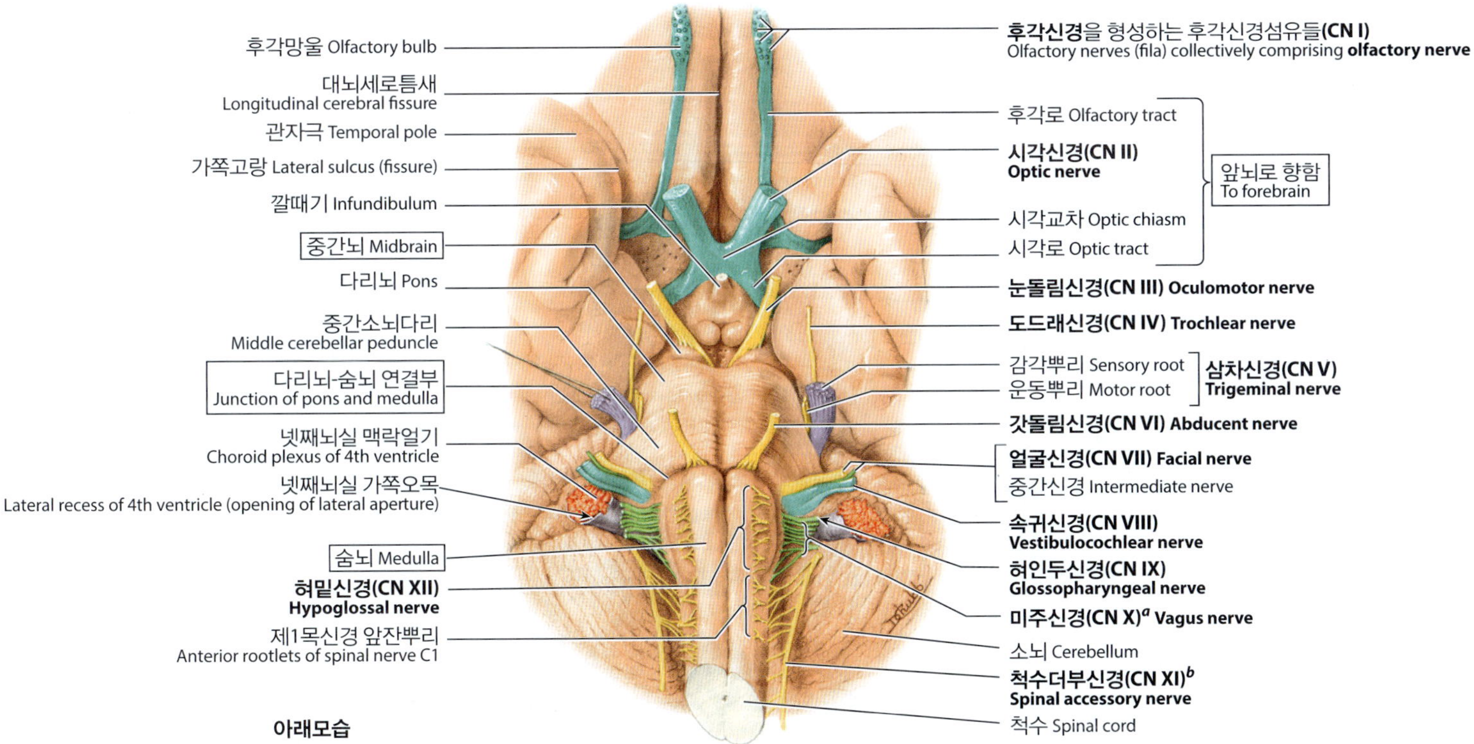

그림 10.2. 뇌와 척수에서 나오는 뇌신경의 시작부위. 도르래신경은 중간뇌의 뒷면에서 나온다. [a]예전의 구분에 따른 "더부신경의 뇌뿌리"는 이곳에서는 미주신경의 일부로 구분하였다. [b]기존의 "더부신경의 척수뿌리"만 "척수더부신경"으로 표시하였다.

표 10.1. 뇌신경: 뇌의 연결부위, 일반적 기능 및 분포

뇌신경						
번호	이름	신경이 출입하는 중추신경계 부위		신경섬유의 기능적 성분[a]		일반적인 신경분포
I	후각신경(olfactory)	앞뇌 (forebrain)	끝뇌(telencephalon)	특수감각신경(special sensory)		코후각점막(olfactory mucosa of nose)
II	시각신경(optic)		사이뇌(diencephalon)			눈망막(retina of eye)
III	눈돌림신경(oculomotor)	중간뇌(midbrain)		운동신경[b](motor)		4개 안구바깥근육(four extraocular muscles)과 안구속근육
IV	도르래신경(trochlear)					위빗근(superioe oblique muscle)
V	삼차신경(trigeminal)	뇌줄기 (brainstem)	다리뇌(pons)	혼합신경 (mixed)	운동뿌리(motor root)	이마코돌기와 첫째 인두활 구조물(derivative of frontonasal process and 1st pharyngeal arch)
					감각뿌리(sensory root)	
VI	갓돌림신경(abducent)		다리뇌-숨뇌 연결부 (junction between pons and medulla)	운동신경[b] (motor)		가쪽곧은근(lateral rectus muscle)
VII	얼굴신경(facial)			혼합신경 (mixed)	운동뿌리(motor root)	둘째 인두활 구조물(derivatives of 2nd pharyngeal arch)
					중간뿌리 (intermediate root)	
VIII	속귀신경 (vestibulocochlear)			특수감각신경[c](special sensory)		속귀(inner ear)
IX	혀인두신경 (glossopharyngeal)		숨뇌(medulla)	혼합신경(mixed)		셋째 인두활 구조물(derivatives of 3rd pharyngeal arch)
X	미주신경(vagus)					넷째 인두활 구조물(derivatives of 4th pharyngeal arch)
XI	척수더부신경 (spinal accessory)	위쪽 척수(superior spinal cord)		운동신경[d](motor)		목의 겉층(superficial layer of neck)
XII	혀밑신경(hypoglossal)	뇌줄기 (brainstem)	숨뇌(medulla)	운동신경[e](motor)		혀근육(muscles of tongue)

[a]이 칸의 색깔은 그림 10.2의 신경색깔과 일치한다.
[b]안구바깥근육으로 가는 고유(proprioceptive) 감각가지의 존재 및 기능은 확실하지 않음.
[c]속귀신경의 달팽이부분은 실제로 감각민감도를 조절하는 운동섬유를 갖고 있지만 순수감각신경으로 간주한다.
[d]척수더부신경이 뇌를 나올 때는 순수 운동신경이지만 목뒤삼각 가쪽목부위에 있는 목신경얼기에서 통증 및 고유감각섬유를 받는다.
[e]혀밑신경은 뇌를 나올 때는 순수 운동신경이다. 혀의 고유감각 경로는 확실히 밝혀지지 않았지만, 혀신경, 혀인두신경, 목척수신경과 교통할 것이다.

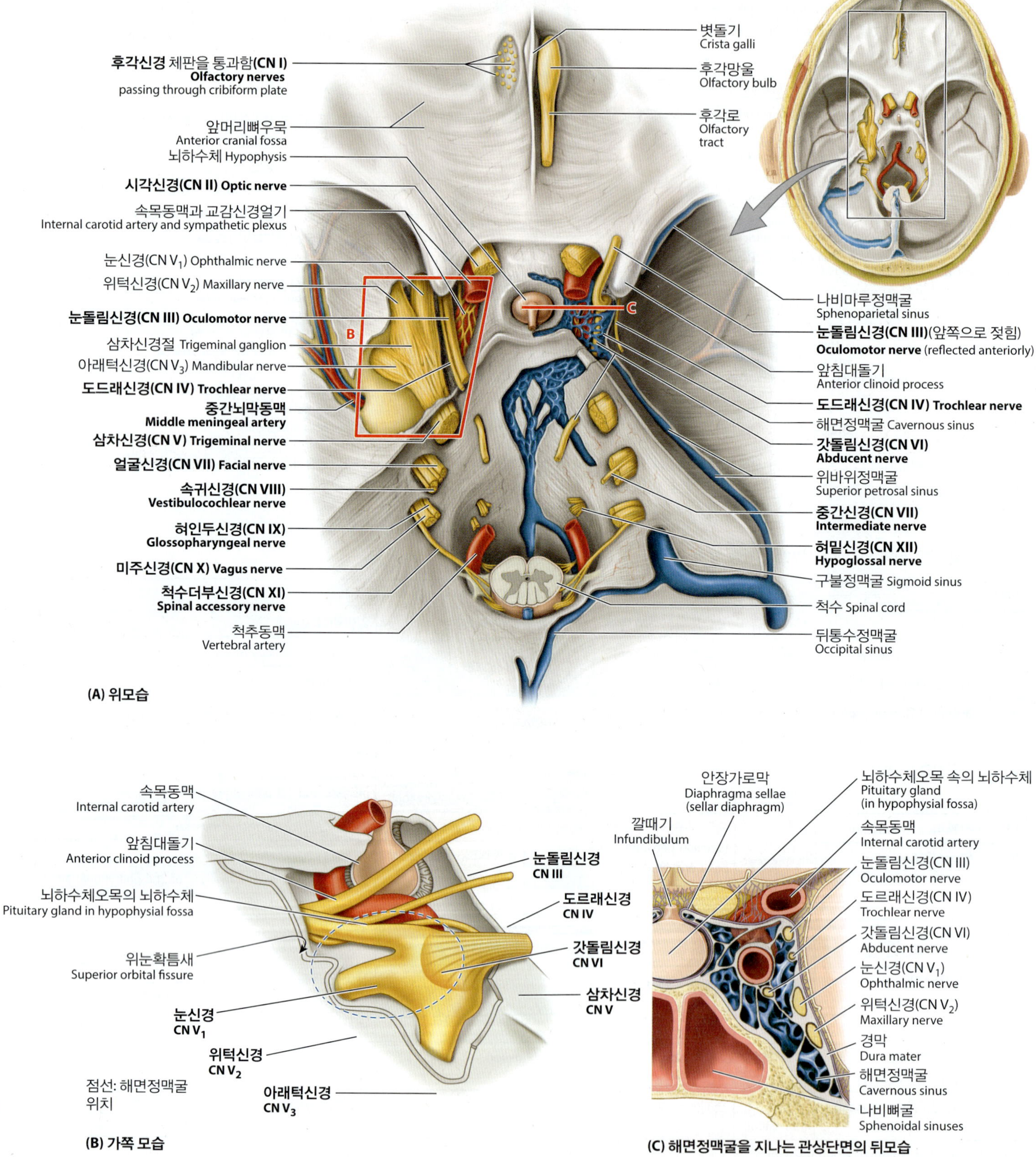

그림 10.3. 뇌신경과 머리뼈 안쪽 바닥면과 뇌경막의 관계. A. 소뇌천막을 제거하고 오른쪽 정맥굴이 열린 모습. 그림 왼쪽부분은 삼차신경절오목을 덮는 경막을 제거하였고 해면정맥굴 가쪽벽을 제거하여 CN V_1, CN III, CN IV를 노출시켰다. **B. (A)**의 *빨간* 박스 부분을 가쪽에서 본 그림. 경막을 제거하여 삼차신경절오목, 해면정맥굴, 뇌하수체 오목을 노출시켰다. 뇌신경, 속목동맥, 뇌하수체가 보인다. **C. (A)**의 *C선*을 따라 자른 해면정맥굴의 관상단면.

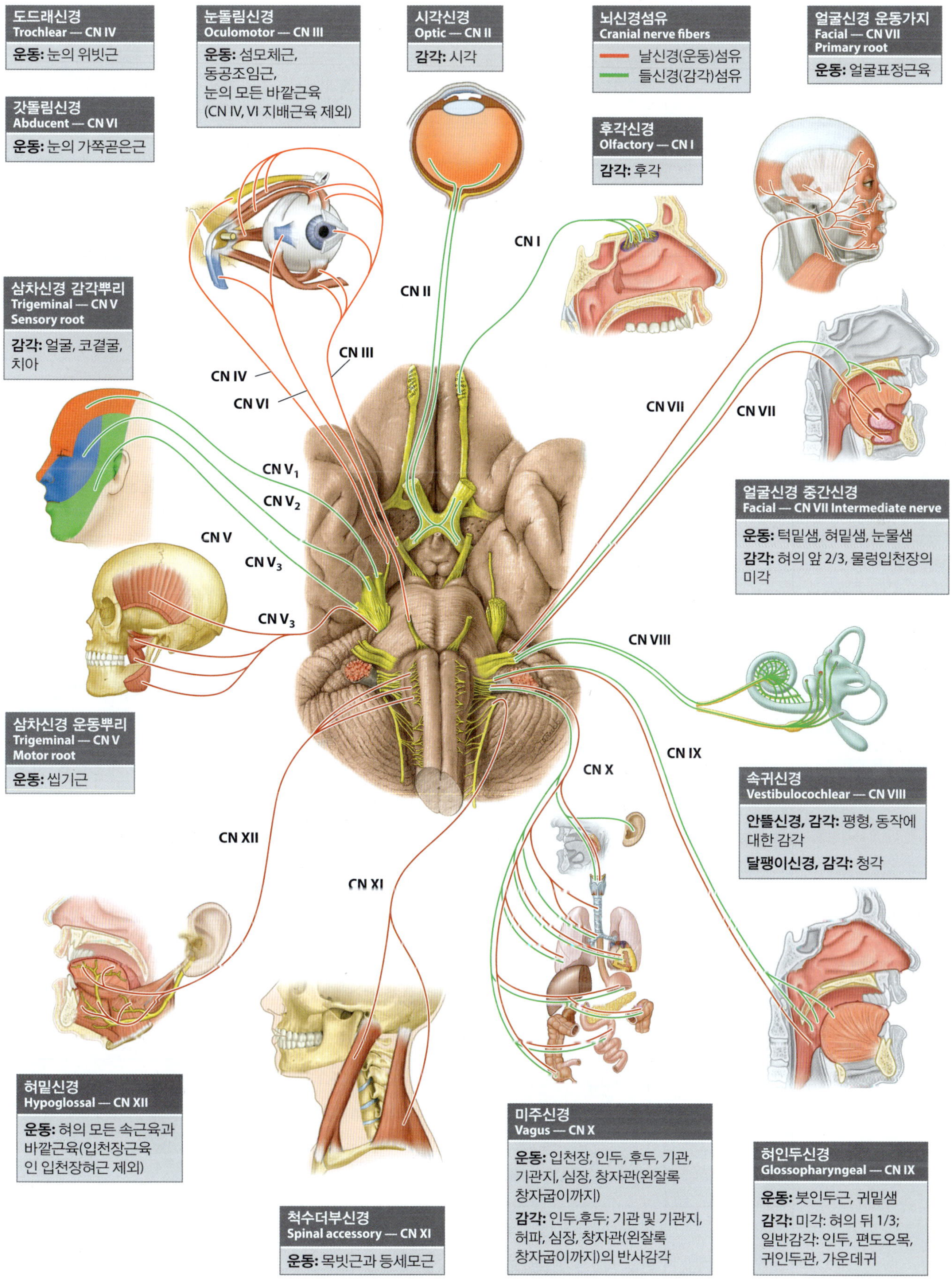
도드래신경
Trochlear — CN IV
운동: 눈의 위빗근
갓돌림신경
Abducent — CN VI
운동: 눈의 가쪽곧은근
눈돌림신경
Oculomotor — CN III
운동: 섬모체근,
동공조임근,
눈의 모든 바깥근육
(CN IV, VI 지배근육 제외)
시각신경
Optic — CN II
감각: 시각
뇌신경섬유
Cranial nerve fibers
날신경(운동)섬유
들신경(감각)섬유
얼굴신경 운동가지
Facial — CN VII
Primary root
운동: 얼굴표정근육
후각신경
Olfactory — CN I
감각: 후각
CN I
CN II
CN III
CN IV
CN VI
삼차신경 감각뿌리
Trigeminal — CN V
Sensory root
감각: 얼굴, 코곁굴,
치아
CN V_1
CN V_2
CN V
CN V_3
CN V_3
CN VII
CN VII
얼굴신경 중간신경
Facial — CN VII Intermediate nerve
운동: 턱밑샘, 혀밑샘, 눈물샘
감각: 혀의 앞 2/3, 물렁입천장의
미각
CN VIII
삼차신경 운동뿌리
Trigeminal — CN V
Motor root
운동: 씹기근
CN IX
CN X
속귀신경
Vestibulocochlear — CN VIII
안뜰신경, 감각: 평형, 동작에
대한 감각
달팽이신경, 감각: 청각
CN XII
CN XI
허밑신경
Hypoglossal — CN XII
운동: 혀의 모든 속근육과
바깥근육(입천장근육
인 입천장혀근 제외)
미주신경
Vagus — CN X
운동: 입천장, 인두, 후두, 기관,
기관지, 심장, 창자관(왼잘록
창자굽이까지)
감각: 인두,후두; 기관 및 기관지,
허파, 심장, 창자관(왼잘록
창자굽이까지)의 반사감각
허인두신경
Glossopharyngeal — CN IX
운동: 붓인두근, 귀밑샘
감각: 미각: 혀의 뒤 1/3;
일반감각: 인두, 편도오목,
귀인두관, 가운데귀
척수더부신경
Spinal accessory — CN XI
운동: 목빗근과 등세모근

그림 10.4. 뇌신경 요약.

표 10.2. 뇌신경 요약

신경	성분	신경세포체의 위치와 신경연접부위	머리뼈 통과부위	기능
후각신경(olfactory, CN I)	특수감각(후각)	후각상피 신경연접: 후각신경세포	벌집뼈 체판의 구멍들	코안 천장, 코사이막의 윗부분, 위코선반의 코점막에서 냄새감각
시각신경(optic, CN II)	특수감각(시각)	망막 신경연접: 신경절세포	시각신경관	망막에서 시각 감지
눈돌림신경 (oculomotor, CN III)	몸운동	중간뇌 신경연접 (눈돌림신경핵)	위눈확틈새	위곧은근, 아래곧은근, 안쪽곧은근, 아래빗근의 운동: 눈을 위, 아래, 안쪽으로 당김 위눈꺼풀올림근의 운동: 위눈꺼풀 올림
	내장운동	*연접이전*: 중간뇌(에딩거-베스트팔핵) *연접이후*: 섬모체신경절		동공조임근과 섬모체근의 부교감신경; 동공 수축과 수정체 조절
도르래신경(trochlear, CN IV)	몸운동	중간뇌 신경연접: 도르래신경핵		위빗근의 운동: 눈을 아래가쪽으로 당김 (눈이 모인 경우 아래로 내림)
삼차신경(trigeminal) **눈신경(ophthalmic, CN V_1)**	몸(일반)감각	삼차신경절 신경연접: CN V 감각핵		각막, 이마, 두피, 눈꺼풀, 코의 피부, 코안과 코곁굴 점막의 감각
위턱신경(maxillary, CN V_2)			원형구멍	위입술을 포함한 위턱부위 피부, 윗니, 코점막, 위턱뼈동굴, 입천장 점막의 감각
아래턱신경 (mandibular, CN V_3)			타원구멍	아래입술, 머리의 옆면을 포함한 아래턱 부위의 피부, 아랫니, 턱관절, 입안과 혀의 앞 2/3 점막의 감각
	몸(인두활)운동	다리뇌 신경연접: CN V 운동핵		씹기근육, 턱목뿔근, 두힘살근의 앞힘살, 입천장긴장근, 고막긴장근의 운동
갓돌림신경(abducent, CN VI)	몸운동	다리뇌 신경연접: 갓돌림신경핵	위눈확틈새	눈을 가쪽으로 벌리는 가쪽곧은근의 운동
얼굴신경(facial, CN VII)	몸(인두활)운동	다리뇌 신경연접: 얼굴신경 운동핵	속귀길(내이도), 얼굴신경관, 붓꼭지구멍	얼굴 표정근육과 머리덮개근육의 운동: 가운데귀 등자근, 붓목뿔근, 두힘살근의 뒤힘살 운동
	특수감각(미각)	무릎신경절 신경연접: 고립로핵		혀의 앞 2/3, 입천장의 미각
	몸(일반)감각	무릎신경절 신경연접: CN V 감각핵		귓바퀴 양쪽면 피부의 일반감각
	내장운동	*연접이전*: 다리뇌 위침분비핵 *연접이후*: 날개입천장신경절과 턱밑신경절		턱밑샘과 혀밑샘, 눈물샘, 코안과 입천장 분비샘의 부교감신경

표 10.2. 뇌신경 요약 (계속)

신경	성분	신경세포체의 위치와 신경연접부위	머리뼈 통과부위	기능
속귀신경 (vestibulocochlear, CN VIII)				
안뜰신경(vestibular)	특수감각(평형)	안뜰신경절 신경연접: 안뜰신경핵	속귀길	반고리관, 타원주머니, 둥근주머니에서 머리의 자세와 움직임에 관련된 평형감각
달팽이신경(cochlear)	특수감각(청각)	나선신경절 신경연접: 달팽이신경핵		나선기관으로부터 청각 감지
혀인두신경 (glossopharyngeal, CN IX)	몸(인두활)운동	숨뇌 신경연접: 의문핵	목정맥구멍	삼킴운동을 돕는 붓인두근의 운동
	내장운동	*연접이전*: 숨뇌 아래침분비핵 *연접이후*: 귀신경절		귀밑샘의 부교감신경
	특수감각(미각)	아래감각신경절 신경연접: 고립로핵		혀의 뒤 1/3과 인두의 미각
	몸(일반)감각	위감각신경절 신경연접: CN V 감각핵		혀의 뒤 1/3, 물렁입천장, 입인두, 코인두
		아래감각신경절 신경연접: CN V 감각핵		고실, 고막, 귀인두관, 꼭지벌집
	내장감각	아래감각신경절 신경연접: 고립로핵		목동맥토리(화학감수기), 목동맥팽대(혈압감수기)
미주신경 (vagus, CN X)	몸(인두활)운동	숨뇌 신경연접: 의문핵		인두수축근(붓인두근 제외), 후두의 속근육, 입천장의 근육(입천장긴장근 제외), 식도의 위 2/3 가로무늬근 운동
	내장운동	*연접이전*: 숨뇌 *연접이후*: 내장의 속, 겉, 근처의 신경절		기관, 기관지, 소화관의 민무늬근과 분비샘 및 관상동맥, 심장근육에 대한 부교감신경
	내장감각	아래신경절 신경연접: 고립로핵		기관, 기관지, 심장, 식도, 위, 창자의 내장감각
	특수감각(미각)	아래신경절 신경연접: 고립로핵		후두덮개와 입천장의 미각
	몸(일반)감각	위신경절 신경연접: CN V 감각핵		뒤귓바퀴, 귀구슬, 바깥귀길, 혀뒤쪽, 인두, 후두
척수더부신경 (spinal accessory, CN XI)	몸운동	척수 목분절		목빗근과 등세모근의 운동
혀밑신경 (hypoglossal, CN XII)	몸운동	숨뇌	혀밑신경관	혀의 속근육과 바깥근육 운동(입천장혀근 제외)

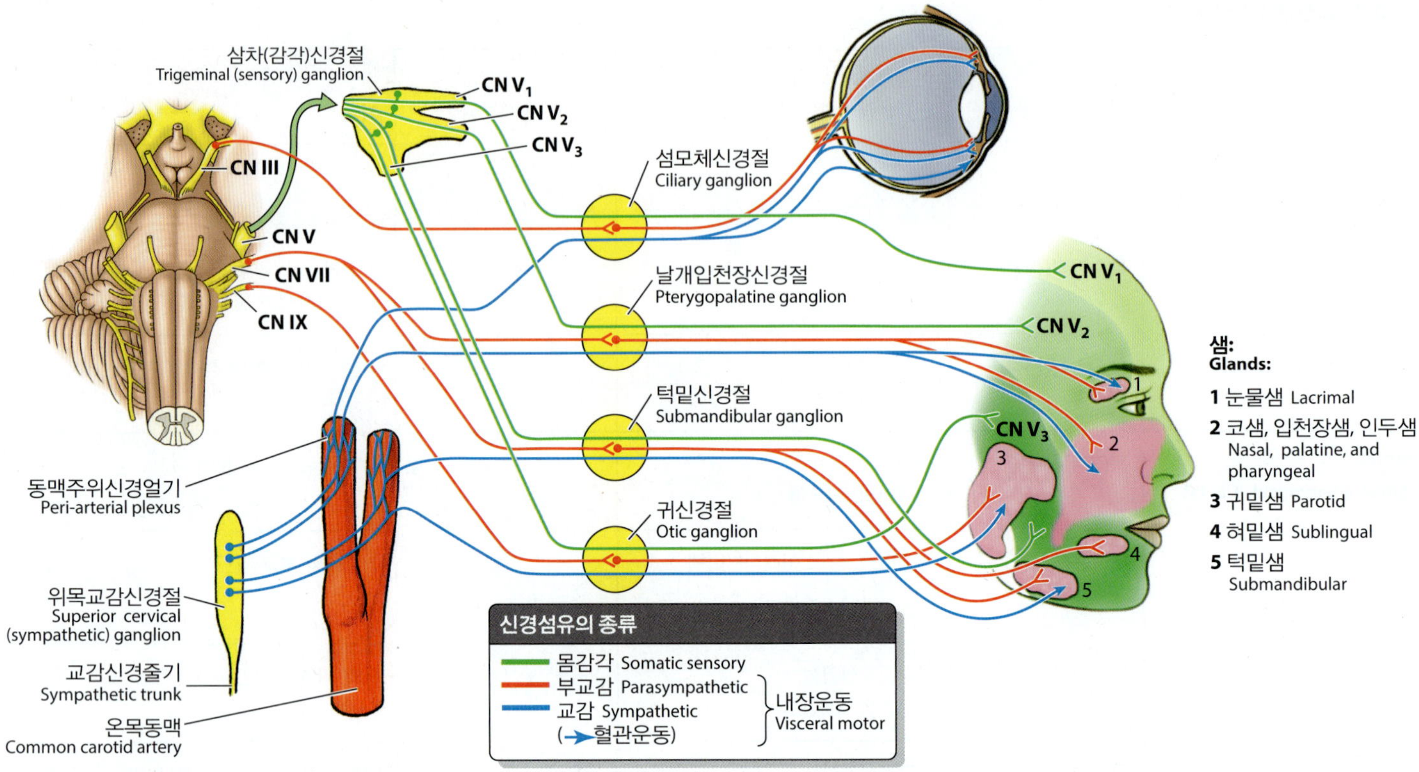

그림 10.5. 뇌신경의 부교감신경절 및 이와 연결된 내장운동/내장감각 신경섬유의 분포. 뇌에서 나오는 CN III, VII, IX에는 연접이전부교감신경섬유가 포함되어 있다. CN V가 뇌에서 나올 때는 자율신경섬유를 갖고 있지 않다. 그러나 CN V의 종말가지에 연접이후부교감신경섬유(부교감신경절에서 나온)가 합류하여 각 장기에 분포한다.

표 10.3. 뇌신경의 부교감신경절: 위치, 부교감과 교감신경 경로 및 주요 분포

신경절	위치 및 연결된 감각뿌리	부교감신경 경로	교감신경 경로	주요 분포
섬모체신경절 (ciliary)	시각신경과 가쪽곧은근 사이, 코섬모체신경의 감각섬유로 연결됨	눈돌림신경(CN III)의 아래가지	해면정맥굴 속의 속목신경얼기로부터 시작된 가지	섬모체신경절에서 시작된 연접이후부교감섬유가 섬모체근과 홍채 동공조임근에 분포; 위목신경절에서 시작된 연접이후교감섬유가 동공확대근과 눈의 혈관에 분포
날개입천장신경절 (pterygopalatine)	날개입천장오목에서 위턱신경(CN V_2)의 날개입천장가지(날개입천장신경절의 감각뿌리)에 매달려 있음, 날개관구멍의 바로 앞과 위턱신경의 아래	얼굴신경(CN VII)의 큰바위신경이 날개관신경 경유	속목신경얼기(위목신경절의 연접이후신경섬유가 형성)에서 나온 깊은바위신경, 날개입천장신경절을 통과한 후에 위턱신경(CN V_2)가지에 합류	날개입천장신경절에서 시작된 연접이후부교감섬유가 위턱신경(CN V_2)의 광대가지를 거쳐 눈물샘에 분포; 위목신경절에서 시작된 연접이후교감섬유가 날개입천장신경의 가지들과 함께 코안, 입천장, 인두 윗부분의 혈관에 분포
귀신경절 (otic)	아래턱신경(CN V_3) 줄기의 안쪽면에서 입천장긴장근과의 사이, 나비뼈 타원구멍의 아래	혀인두신경(CN IX)의 고실신경, 고실신경얼기를 지난 후 작은 바위신경으로 연속	위목신경절로부터 시작된 신경섬유가 중간뇌막동맥의 신경얼기를 거쳐 들어옴	귀신경절에서 시작된 연접이후부교감섬유가 아래턱신경(CN V_3)의 가지인 귓바퀴관자신경을 거쳐 귀밑샘에 분포; 위목신경절에서 시작된 연접이후교감섬유가 귀밑샘으로 가서 혈관에 분포
턱밑신경절 (submandibular)	2개의 신경절가지(감각뿌리)에 의하여 혀신경에 매달려 있음, 턱밑샘관 아래에서 목뿔혀근의 겉면	부교감섬유가 얼굴신경(CN VII)에서 나와 고실끈신경을 거쳐 혀신경에 합류	위목신경절에서 시작된 교감섬유가 얼굴동맥의 신경얼기를 거쳐 들어옴	턱밑신경절에서 시작된 연접이후부교감(분비 촉진) 섬유가 턱밑샘과 혀밑샘에 분포; 연접이후교감섬유가 혀밑샘과 턱밑샘에 분포

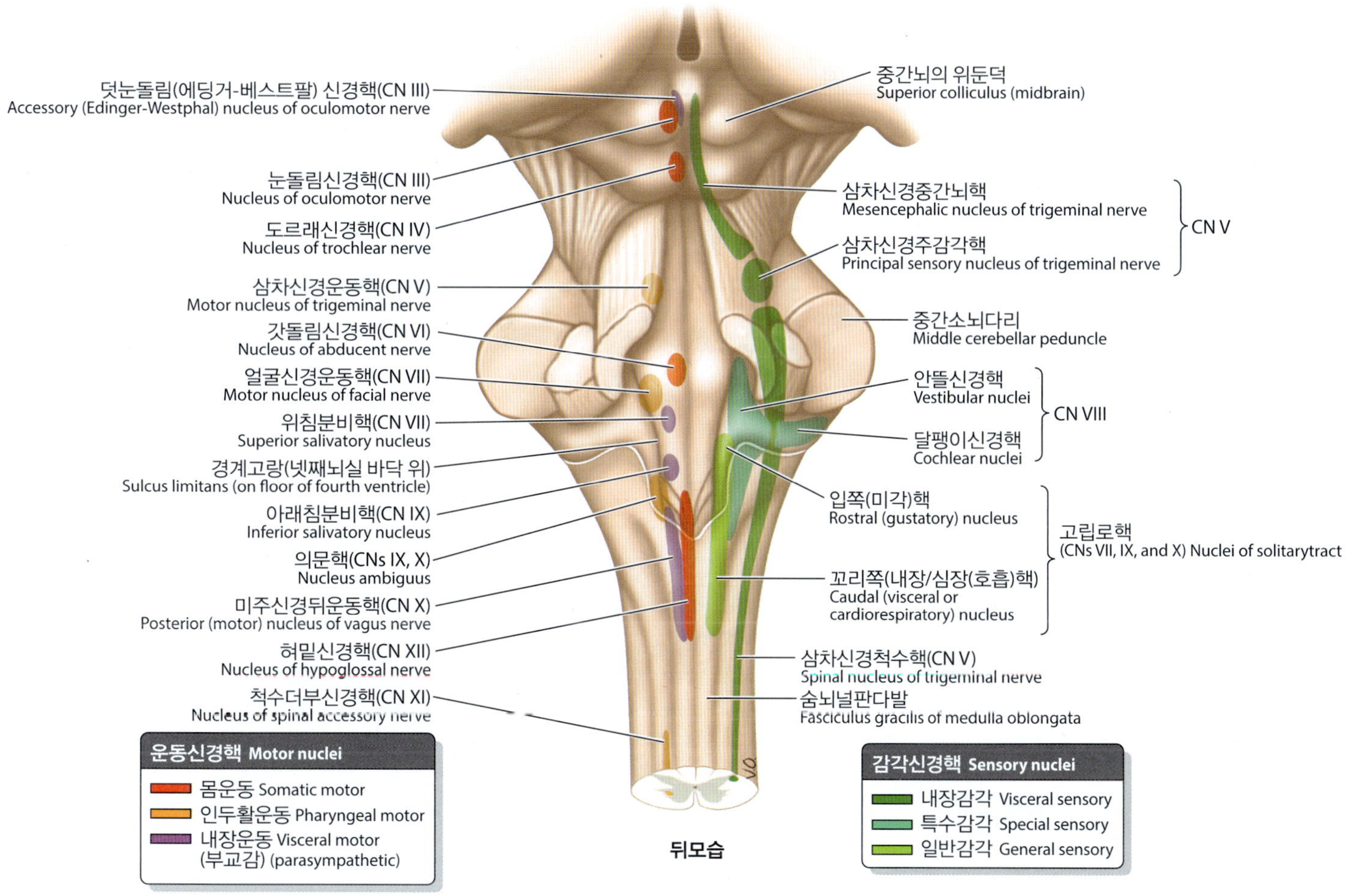

그림 10.6. 뇌신경핵. 운동신경핵은 뇌줄기의 왼쪽에, 감각신경핵은 오른쪽에 표시함. 감각/운동신경핵은 뇌줄기의 양쪽에 위치함.

뇌신경섬유들은 뇌줄기 속의 **뇌신경핵(cranial nerve nuclei)**에 연결되어 있다. 이것은 신경세포체 집단으로서 이로부터 운동섬유가 시작되거나, 말초에서 들어오는 감각섬유와 신경연접을 형성한다(그림 10.6). 앞뇌(forebrain)의 일부가 연장된 시각신경(CN I)과 후각신경(CN II)을 제외한 나머지 뇌신경핵들은 뇌줄기에 있다. 기능적으로 유사한 뇌신경핵(예: 일반 몸운동 또는 내장운동, 일반 몸감각 또는 내장감각 등)들은 뇌줄기 속에서 신경세포기둥(column)을 형성하여 서로 연결되어 있다.

후각신경(Olfactory Nerve, CN I)

기능: 특수감각(special sensory, 특수내장들 special visceral afferent) 섬유로서 공기 안의 기화된 물질로부터 냄새를 감지(후각, *olfaction*)한다"(Simpson, 2018).

후각수용체 신경세포의 세포체는 **후각기관(olfactory organ)**인 코안 천장, 사이막과 위코선반 안쪽벽의 코점막에 존재한다(그림 10.7). **후각수용체 신경세포(olfactory receptor neuron)**는 수용체이면서 동시에 후각전달 기능을 갖고 있다. 신경세포의 꼭대기에는 미세한 **후각섬모(olfactory cilia)**들이 있어 상피의 **후각샘(olfactory gland)**에서 분비되는 점액에 싸여 있다. 이 후각섬모들은 점액에 녹아 있는 냄새 발생물질에 의해 자극을 받게 된다.

코안에서 두극(bipolar) 후각수용체 신경세포의 바닥쪽으로 나간 중추돌기는 20여 개의 **후각신경섬유(olfactory nerve**; 라틴어로 *fila olfactoria*)를 형성하며, 이들 섬유를 총칭하여 오른쪽 또는 왼쪽 **후각신경(olfactory nerve, CN I)**이라 한다. 이 신경섬유는 벌집뼈체판(*cribriform plate*)에 있는 작은 구멍을 통과하여, 경막과 거미막에 싸인 채로 앞머리뼈우묵(anterior cranial fossa)에 위치한 **후각망울(olfactory bulb)**로 들어간다(그림 10.1~10.3). 후각망울은 대뇌반구 이마엽의 아랫면(눈확면)과 접하고 있다. 후각신경섬유는 후각망울의 **승모세포(mitral cell)**와 연접하며, 이 신경세포의 축삭은 **후각로(olfactory tract)**를 형성한다. 후각망울과 후각로는 앞뇌가 앞쪽으로 연장된 것이라 할 수 있다.

각 후각로는 가쪽과 안쪽 **후각섬유줄(olfactory striae)**로 확연히 구분되게 나누어진다. 가쪽 후각섬유줄은 관자엽의 앞쪽부위인 조롱박겉질(piriform cortex)로 들어가며, 안쪽 후각섬유줄은 앞맞교차

10

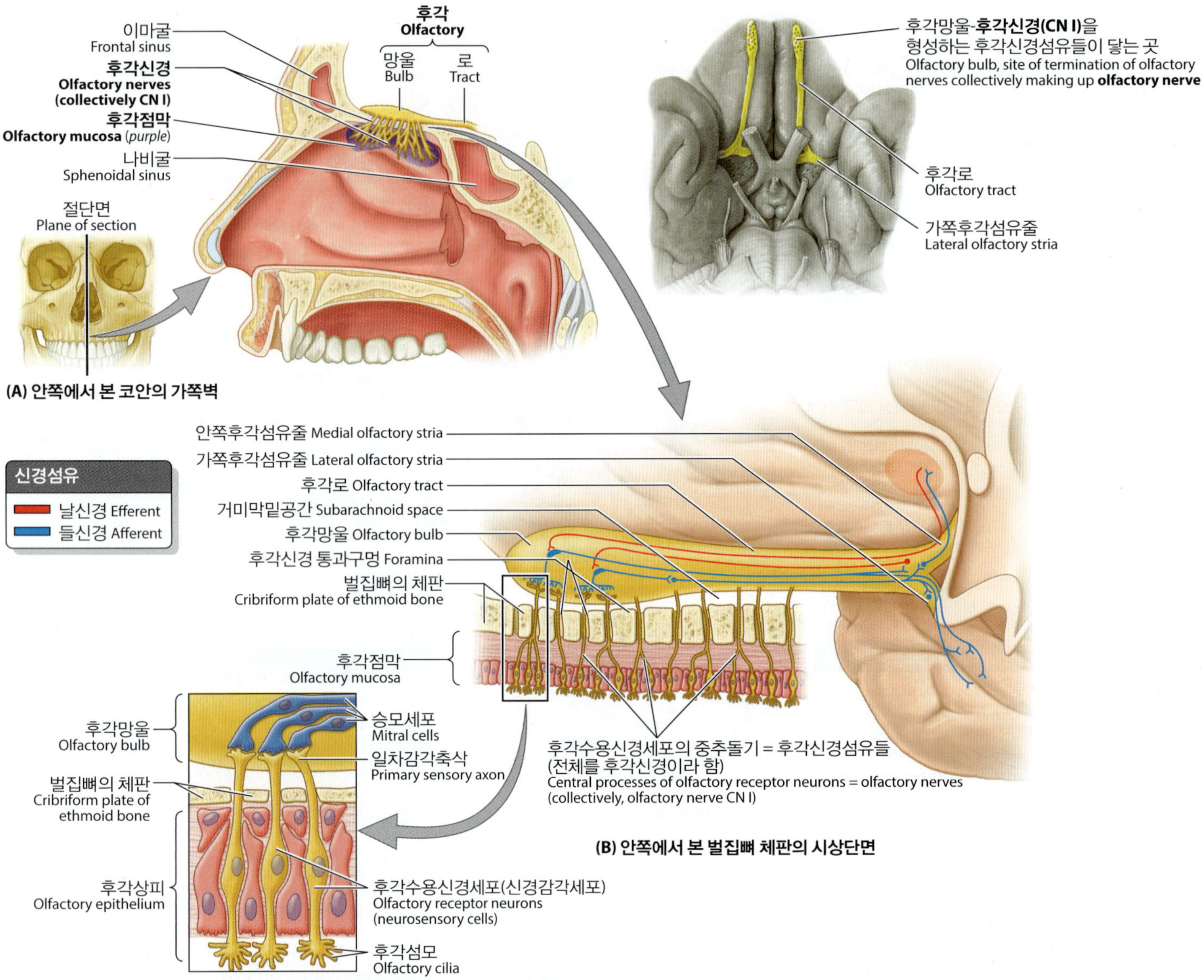

그림 10.7. 후각신경계통. A. 코안의 시상단면으로서 후각점막과 후각망울의 관계를 보여주고 있다. **B.** 모식도는 벌집뼈 체판의 시상단면임. 후각수용신경의 세포체는 후각상피에 위치한다. 이 축삭다발을 전체적으로 후각신경(CN I)이라 한다.

(anterior commissure)를 통해 반대쪽 후각망울로 들어간다. 후각신경은 뇌신경 중 유일하게 시상을 거치지 않고 직접 대뇌로 들어간다.

핵심정리: 후각신경(Olfactory Nerve)

■ 후각신경(CN I)은 특수감각인 냄새를 맡는 감각신경이다. ■ 후각수용체 신경세포는 코안 천장의 후각상피(후각점막)에 있다. ■ 후각수용체 신경세포의 중추돌기는 위로 향하여 벌집뼈 체판구멍을 지나 앞머리뼈우묵의 후각망울로 들어가 신경세포와 신경연접을 한다. 연접이후신경섬유들은 후각로를 따라 대뇌의 후각영역과 연합영역으로 들어간다.

시각신경(시신경, Optic Nerve, CN II)

기능: 특수감각(special sensory, 특수몸들 special somatic afferent)섬유로서 시각을 감지.

시각신경(optic nerve, CN II)은 통상적으로 신경으로 부르지만 다른 뇌신경과는 다르게 발생한다. 즉, 시각정보를 받아 전달하는 구조물들(시각섬유, 망막, 안구의 색소상피)은 사이뇌(diencephalon)가 밖으로 돌출되어 발생한 것이다. 양쪽 시각신경은 앞뇌의 사이뇌가 양 가쪽으로 돌출되어 만들어진 중추신경계 신경섬유로서, **망막 신경절세포(retinal ganglion cell)**의 축삭으로 구성되어 있다(Moore et al., 2020). 망막신경절세포는 셋째 신경세포(third order neuron)로서 세포체는 망막 속에 위치한다(그림 10.8B).

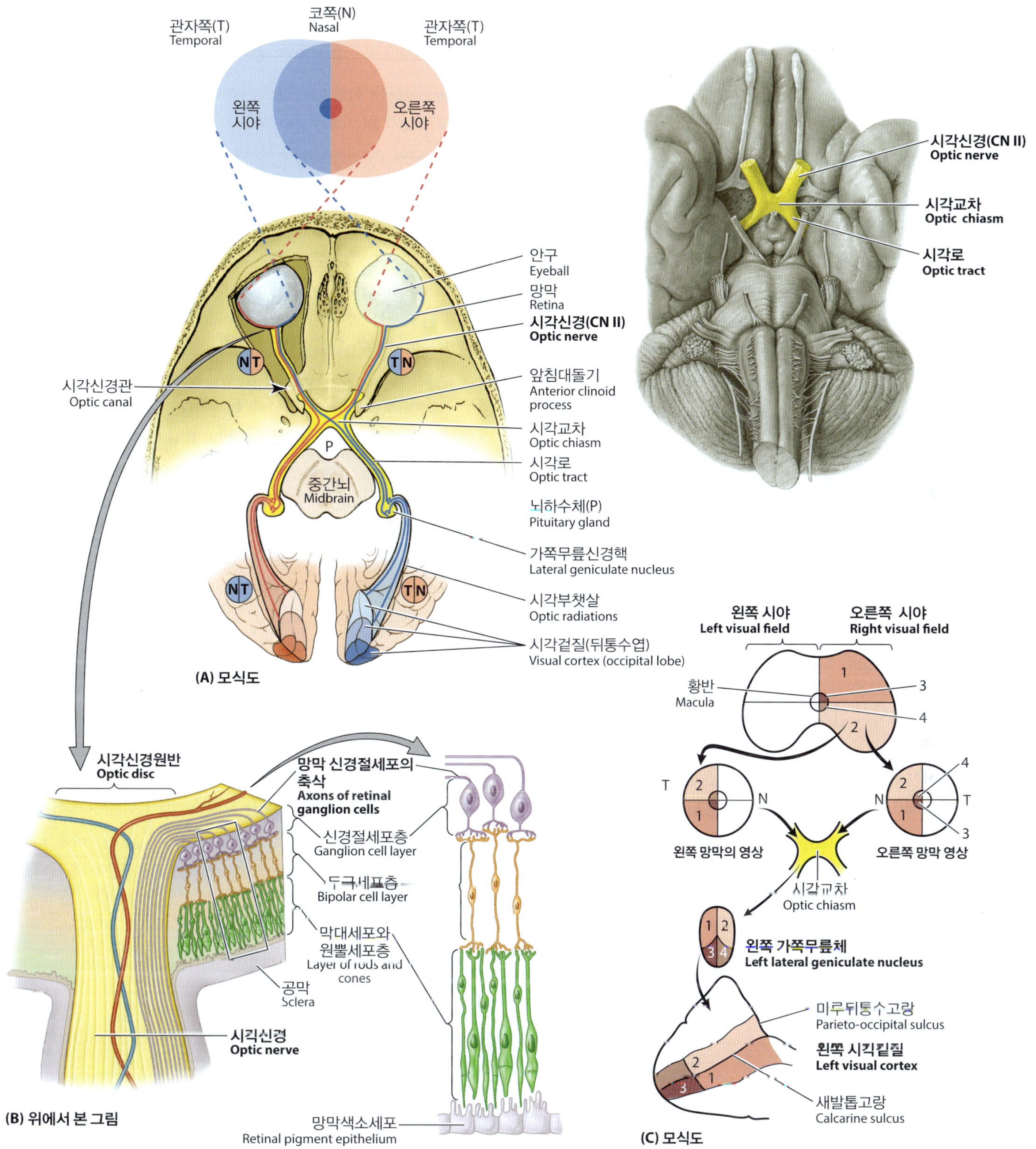

그림 10.8. 시각계통. A. 시각경로의 이는곳, 진행 및 분포를 보여주고 있다. 시각정보는 망막신경절세포의 축삭에서 시작하여 시각신경(CN II)과 시각로를 따라 시상의 가쪽무릎체로 전달된다. 가쪽무릎체에서 나온 신경섬유는 뒤통수엽의 시각겉질로 투사된다. 망막의 코쪽 절반부위에서 시작된 축삭은 시각교차에서 서로 교차하는데, 관자쪽 절반부위에서 온 축삭은 교차하지 않는다. **B.** 시각경로는 망막의 빛수용세포(막대세포와 원뿔세포)에서 시작된다. 그 반응은 두극세포를 경유하여 망막의 신경절세포층에 있는 신경절세포로 전달된다. 이 셋째 신경세포의 중추돌기가 시각신경을 형성한다. **C.** 오른쪽 시야 정보는 망막, 왼쪽 가쪽무릎핵, 왼쪽 시각겉질로 간다.

시각신경은 뇌척수액(cerebrospinal fluid, CSF)이 들어 있는 거미막밑공간과 뇌막에 싸여 있다. 시각신경을 싸는 뇌막은 안구 직전까지 감싸고 있다. 망막중심동맥과 정맥은 뇌막을 뚫고 시각신경 속으로 들어가 망막까지 진행한다. 망막신경절세포에서 나온 민말이집신경섬유(unmyelinated nerve fiber)는 공막(안구 바깥층의 불투명한 섬유성 막)을 관통하여 **시각신경원반**(*optic disc*) 깊숙한 곳에 이르러 말이집신경섬유로 바뀐다.

시각신경은 눈확의 뒤안쪽으로 향하여 **시각신경관**(*optic canal*)을 통해 중간머리뼈우묵으로 들어가 **시각교차(optic chiasm)**를 형성한다(그림 10.2, 10.8A). 양쪽의 코쪽(안쪽)망막에서 시작된 신경섬유는 시각교차에서 교차하며, 관자쪽망막에서 시작한 신경섬유(교차하지 않음)와 합쳐져 **시각로(optic tract)**를 형성한다.

신경섬유가 시각교차에서 부분적으로 교차하기 때문에 두눈보기가 가능해져 시야의 깊이(삼차원적 시각)를 인식할 수 있다. 양쪽 망막의 오른쪽 반에서 온 신경섬유는 오른쪽 시각로로 들어간다. 시각신경이 절반씩 교차함으로써 오른쪽 시각로는 왼쪽 시야에서 온 신경신호를 전달하게 된다. **시야(visual field)**란 양쪽 눈을 크게 뜨고 앞쪽을 주시할 때 보이는 부분이다. 대부분의 시각로 신경섬유는 시상의 **가쪽무릎체(lateral geniculate body)**에서 끝난다. 가쪽무릎체 신경핵에서 나온 축삭은 대뇌 뒤통수엽의 시각겉질로 연결된다.

눈돌림신경은 다음의 성분을 갖는다(그림 10.9).

- 4개의 안구근육(위곧은근, 안쪽곧은근, 아래곧은근, 아래빗근)과 위눈꺼풀(위눈꺼풀올림근)로 가는 운동섬유
- 섬모체신경절(ciliary ganglia)을 거쳐 민무늬근육인 동공조임근(sphincter pupillae m.)과 섬모체근(ciliary m.)으로 가는 부교감섬유. 가까운 곳을 볼 때 동공을 수축시키며 수정체를 두껍게 조절한다(*accommodation*).

눈돌림신경(*CN III*)은 **안구속근육**(*ocular muscle*)과 **안구바깥근육**(*extraocular muscle*)의 **주된 운동신경이다**. 중간뇌에서 나온 후 뇌하수체를 덮고 있는 안장가로막(sella diaphragm)의 가쪽 경막을 뚫고 들어가 **해면정맥굴**(*cavernous sinus*)의 천장과 가쪽벽을 따라 진행한다. **위눈확틈새**(*superior orbital fissure*)를 통해 머리뼈공간에서 눈확으로 들어간다. 이 틈새부위에서 **위가지(superior division**: 위곧은근과 위눈꺼풀올림근에 분포)와 **아래가지(inferior division**: 아래곧은곧, 안쪽곧은근, 아래빗근에 분포)로 나누어진다. 아래가지는 **섬모체신경절**(*ciliary ganglion*)로 가는 연접이전(presynaptic)부교감섬유를 포함한다(그림 10.5; 표 10.3). 이 신경절에서 나온 연접이후신경섬유(postsynaptic)는 **짧은섬모체신경**(*short ciliary nerves*)을 거쳐 안구로 들어가 섬모체근과 동공조임근을 신경지배한다(제8장 머리, 그림 8.51 참조).

핵심정리: 시각신경(Optic Nerve)

■ 시각신경(CN II)은 특수감각인 시각정보를 전달한다. ■ 신경섬유는 망막의 신경절세포에서 시작된다. ■ 시각신경관을 통해 눈확을 떠난 후 망막의 코쪽 반에서 온 신경섬유는 시각교차에서 반대쪽으로 교차한다. ■ 시각로를 따라 시상의 가쪽무릎체로 들어가 신경연접을 한다. 이곳에서 시작된 신경섬유는 시각부챗살(optic radiation)을 형성하여 뒤통수엽의 일차 시각겉질로 들어간다.

핵심정리: 눈돌림신경(Oculomotor Nerve)

■ 눈돌림신경(CN III)은 몸운동신경으로서 대부분의 안구바깥근육(위빗근과 가쪽곧은근 제외)에 분포한다. ■ 또한 연접이전(presynaptic) 부교감섬유를 포함하고 있어 섬모체신경절(ciliary ganglion)에 도달한 후 섬모체근과 동공조임근에 분포한다. ■ 눈돌림신경은 뇌줄기의 대뇌다리 안쪽에서 나와 해면정맥굴의 가쪽벽을 따라 진행한다. ■ 위눈확틈새를 따라 눈확 속으로 들어가 위가지와 아래가지로 나누어진다.

눈돌림신경(Oculomotor Nerve, CN III)

기능: 몸운동(somatic motor, 일반몸날 general somatic efferent)섬유와 내장운동(visceral motor, 일반내장날–부교감 general visceral efferent–parasympathetic)섬유.

신경핵: 2개의 눈돌림신경핵이 각기 하나씩의 기능을 담당한다. **눈돌림신경의 몸운동핵**은 중간뇌에 있으며(그림 10.6), 부교감신경핵인 **내장운동핵(Edinger-Westphal nucleus)**은 몸운동핵의 머리쪽 2/3 부위 등쪽에 있다(Heines & Mihailoff, 2018).

도르래신경(Trochlear Nerve, CN IV)

기능: 몸운동(somatic motor, 일반몸날 general somatic efferent)섬유로서 안구바깥근육인 위빗근 지배.

신경핵: 도르래신경핵(nucleus of trochlear nerve)은 중간뇌에서 눈돌림신경핵의 바로 아래쪽에 위치한다(그림 10.6).

도르래신경(trochlear nerve)은 가장 작은 뇌신경이다. 뇌신경 중 유일하게 중간뇌 뒷면(등쪽)에서 나오며 뇌줄기를 돌아 앞쪽으로 진행한다(뇌신경 중 머리뼈속에서 거미막밑공간을 가장 길게 진행한

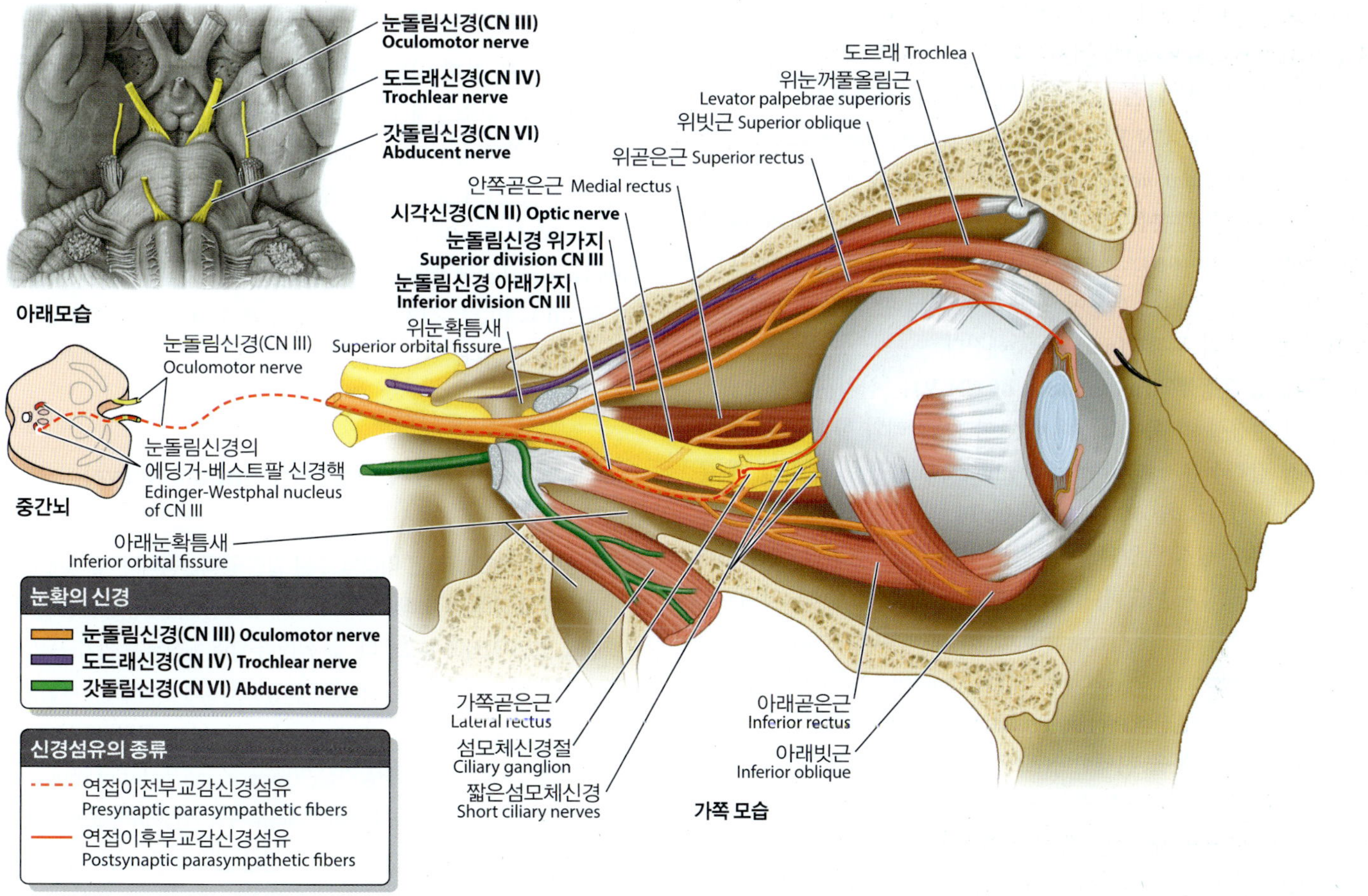

그림 10.9. 눈돌림신경(CN III), 도드래신경(CN IV), 갓돌림신경(CN VI)의 분포. 도드래신경은 위빗근에, 갓돌림신경은 가쪽곧은근에, 눈돌림신경은 5개의 가로무늬근인 안구바깥근육(위눈꺼풀올림근, 위곧은근, 안쪽곧은근, 아래곧은근, 아래빗근)과 2개의 안구속근육(제8장 머리 참조, 섬모체근과 동공조임근)에 분포한다.

다). 소뇌천막(cerebellar tentorium)의 모서리 부위에서 경막을 뚫고 나와 해면정맥굴의 가쪽벽을 따라 앞으로 진행한다(그림 10.3A~C). 위눈확틈새를 지나 눈확 안으로 들어가 위빗근에 분포한다. 위빗근은 안구바깥근육 중 유일하게 그 운동 방향을 바꾸기 위해 중간에 도르래(활차, trochlea)를 거친다(도르래신경이라는 이름이 붙여진 이유임)(그림 10.9).

핵심정리: 도르래신경(Trochlear Nerve)

■ 도르래신경(CN IV)은 위빗근에 분포하는 몸운동신경으로서 동공의 가쪽벌림, 아래내림, 안쪽돌림 기능을 한다. ■ 뇌줄기의 뒷면에서 나온다. ■ 머리뼈속에서 길게 진행을 하는데, 뇌줄기를 돌아 뒤침대돌기 가까이의 소뇌천막 자유모서리에서 경막 안으로 들어간다. ■ 해면정맥굴의 가쪽벽을 따라 앞으로 진행하여 위눈확틈새를 통해 눈확으로 들어간다.

삼차신경(Trigeminal Nerve, CN V)

기능: 몸감각(somatic sensory, 일반몸들 general somatic afferent) 섬유 및 첫째 인두활에서 유래한 근육을 지배하는 몸(인두환)운동(somatic pharyngeal motor)섬유

신경핵: 4개 신경핵(그림 10.6)—1개의 운동핵(**삼차신경운동핵, motor nucleus of trigeminal nerve**)과 3개의 감각핵[**삼차신경중간뇌핵(mesencephalic nuclei of trigeminal nerve), 삼차신경으뜸감각핵(principal sensory nuclei of trigeminal nerve), 삼차신경척수핵(spinal nuclei of trigeminal nerve)**]

삼차신경(trigeminal nerve, CN V)은 가장 큰 뇌신경이다(중추신경계로 간주되는 시각신경 제외). 다리뇌의 가쪽에서 큰 감각뿌리와 작은 운동뿌리가 나온다(그림 10.2~10.4). 삼차신경의 뿌리는 척수신경의 앞/뒤 뿌리에 비유될 수 있다. 삼차신경은 머리(얼굴, 치아, 입, 코안, 경막)의 주된 몸(일반)감각신경이다. **감각뿌리(sensory root of CN V)**는 매우 크며, 감각성 **삼차신경절(trigeminal ganglion)**을 형성하는 거짓홑극신경세포의 중추돌기로 구성되어 있다(그림 10.10). 이 신경절은 납작하고 초승달 모양이라 반월신경절(semilunar ganglion)이라고도 하며, 해면정맥굴의 가쪽에 있는 오목한 **삼차신경절공간(trigeminal cave)**에 위치한다.

신경절세포에서 나온 말초돌기들이 3개의 신경가지, 즉 눈신경(*ophthalmic nerve*, CN V_1), **위턱신경**(*maxillary nerve*, CN V_2), **아래턱신경**(*mandibular nerve*, CN V_3)의 감각성분을 이룬다. 이들 3개 신경의 피부감각 부분은 척수신경에 의한 피부분절(dermatome)과 유사하다(그림 10.10A). 그러나 척수신경 피부분절과 달리 삼차신경 피부감각영역은 겹치는 부분이 거의 없어 어느 한 신경에 병터가 생기면 특정 부위가 무감각(numbness)해진다.

삼차신경 운동뿌리(motor root of CN V)는 삼차신경절에 근접 관통하여 신경절 먼 쪽에서 삼차신경 아래턱갈래와 합류한다. 즉, 아래턱신경 감각섬유가 타원구멍(foramen ovale)을 통해 나갈 때 운동섬유와 만난다(그림 10.1, 10.3A~C, 10.4). 이는 척수신경의 앞뿌리가 척수 감각신경절 앞을 지나 척수사이구멍을 통과할 때 뒤뿌리와 합류하는 모양과 비슷하다(제1장 총론, 그림 1.41 참조). 아래턱신경의 운동신경섬유는 씹기근육들(muscles of mastication), 턱목뿔근(mylohyoid muscle), 두힘살근의 앞힘살(anterior belly of digastric muscle), 입천장긴장근(tensor veli palatini muscle), 고막긴장근(tensor tympani muscle) 등을 지배한다(제8장 머리, 그림 8.76 참조). 이 근육들은 첫째 인두활에서 유래한 것들이다.

삼차신경이 CNS에서 나올 때는 부교감섬유를 갖고 있지 않지만, 그 말초가지들은 4개의 부교감신경절과 각각 연결이 된다. 즉 신경절에서 나온 연접이후부교감섬유가 삼차신경의 감각가지들을 통해 목표 장기로 가게 된다(그림 10.5; 표 10.3).

눈신경(Ophthalmic Nerve, CN V_1)

다른 2개의 삼차신경 가지와 달리 눈신경은 인두활신경이 아니다. 따라서 인두활에서 유래한 구조물에는 분포하지 않으며, 대신 배아 이마코돌기(frontonasal process)의 축옆중배엽(paraxial mesoderm)에서 유래한 구조물에 분포한다. 이후 발달 과정에서 눈신경은 삼차신경의 다른 가지와 만나게 된다. 눈신경의 몸(일반)감각섬유는 머리와 코 앞 부위의 피부, 점막과 결막에 분포한다(그림 10.10).

눈신경(*CN* V_1)시험: 각막반사(corneal reflex)로 검사한다. 결막은 눈신경지배를 받고 있어 솜으로 각막을 자극할 때 이 신경이 정상이면 눈을 깜박이게 된다(표 10.4; 그림 B8.14B 참조).

위턱신경(Maxillary Nerve, CN V_2)

위턱신경은 첫째 인두활의 위턱돌기(maxillary prominence)에서 유래한 구조물에 분포한다. 원형구멍을 통해 나와 몸(일반)감각섬유로서 위턱부위의 피부와 점막에 분포한다. 날개입천장신경절(pterygopalatine ganglion)이 위턱신경에 연결되어 눈물샘과, 코와 입천장의 샘분비에 관여한다(그림 10.5; 표 10.3).

아래턱신경(Mandibular Nerve, CN V_3)

아래턱신경은 첫째 인두활의 아래턱돌기(mandibular prominence)에서 유래한 구조물에 분포한다. 아래턱신경은 삼차신경 중 유일하게 몸(인두활)운동섬유(somatic pharyngeal motor)를 포함하고 있으며, 아래턱돌기의 중배엽에서 발생한 가로무늬근인 씹기근에 분포한다. 부교감신경절인 귀신경절(otic ganglia)과 턱밑신경절(submandibular ganglia)에 연결되어 침샘의 분비에도 관여한다.

표 10.1~10.3은 삼차신경 전체를, 표 10.4는 삼차신경의 3개 가지를 요약한 것이다.

핵심정리: 삼차신경(Trigeminal Nerve)

■ 삼차신경(CN V)은 머리의 주된 일반 감각신경이다. ■ 3개 감각신경을 통해 앞/중간 머리뼈우묵의 경막, 얼굴피부, 치아, 잇몸과 코안, 코곁굴, 입의 점막에 분포한다. ■ 몸(인두활)운동섬유는 씹기근육(muscles of mastication), 턱목뿔근(mylohyoid muscle), 두힘살근의 앞힘살(anterior belly of digastric muscle), 고막긴장근(tensor tympani muscle), 입천장긴장근(tensor veli palatini muscle) 등에 분포한다. ■ 또한 삼차신경은 머리부위의 연접이후부교감신경을 목표 장기까지 전달해 준다. ■ 삼차신경은 감각과 운동 2개의 신경뿌리가 다리뇌 가쪽에서 나온다. ■ 이 뿌리들은 관자뼈 바위부분의 능선 안쪽을 지나 나비뼈몸통과 해면정맥굴 가쪽에 위치하는 삼차신경절공간(trigeminal cave)으로 들어간다. ■ 감각뿌리는 삼차신경절로 들어가고, 운동뿌리는 감각뿌리와 평행하게 옆으로 진행하여 신경절 옆을 지나 아래턱신경(CN V_3)의 일부가 된다.

갓돌림신경(Abducent Nerve, CN VI)

기능: 몸운동(somatic motor, 일반몸날 general somatic efferent)섬유로서 안구바깥근육인 **가쪽곧은근**(*lateral rectus*)에 분포.

신경핵: 갓돌림신경핵(abducent nucleus)은 다리뇌 속에서 정중선 가까이에 위치한다(그림 10.6).

갓돌림신경(abducent nerve, CN VI)은 다리뇌와 숨뇌 사이의 뇌줄기에서 나와 거미막밑공간인 다리뇌수조(pontine cistern)를 통과하며, 뇌바닥동맥(basilar artery) 옆으로 주행한다(그림 10.3A; 제8장 머리, 그림 8.42 참조). 경막을 뚫고 들어가 **경막속**(*intradural*)을 따라 진행하는데, 뇌신경 중 머리뼈속에서 가장 긴 경로—비스듬틀(clivus) 부위에서 경막으로 들어가 위눈확틈새를 통해 머리뼈 밖으로 나옴—를 갖는다. 경막 속을 진행할 때 관자뼈 바위부분 능선에서 급격하게 굽어진 후 해면정맥굴로 들어간다. 속목동맥처럼 정맥

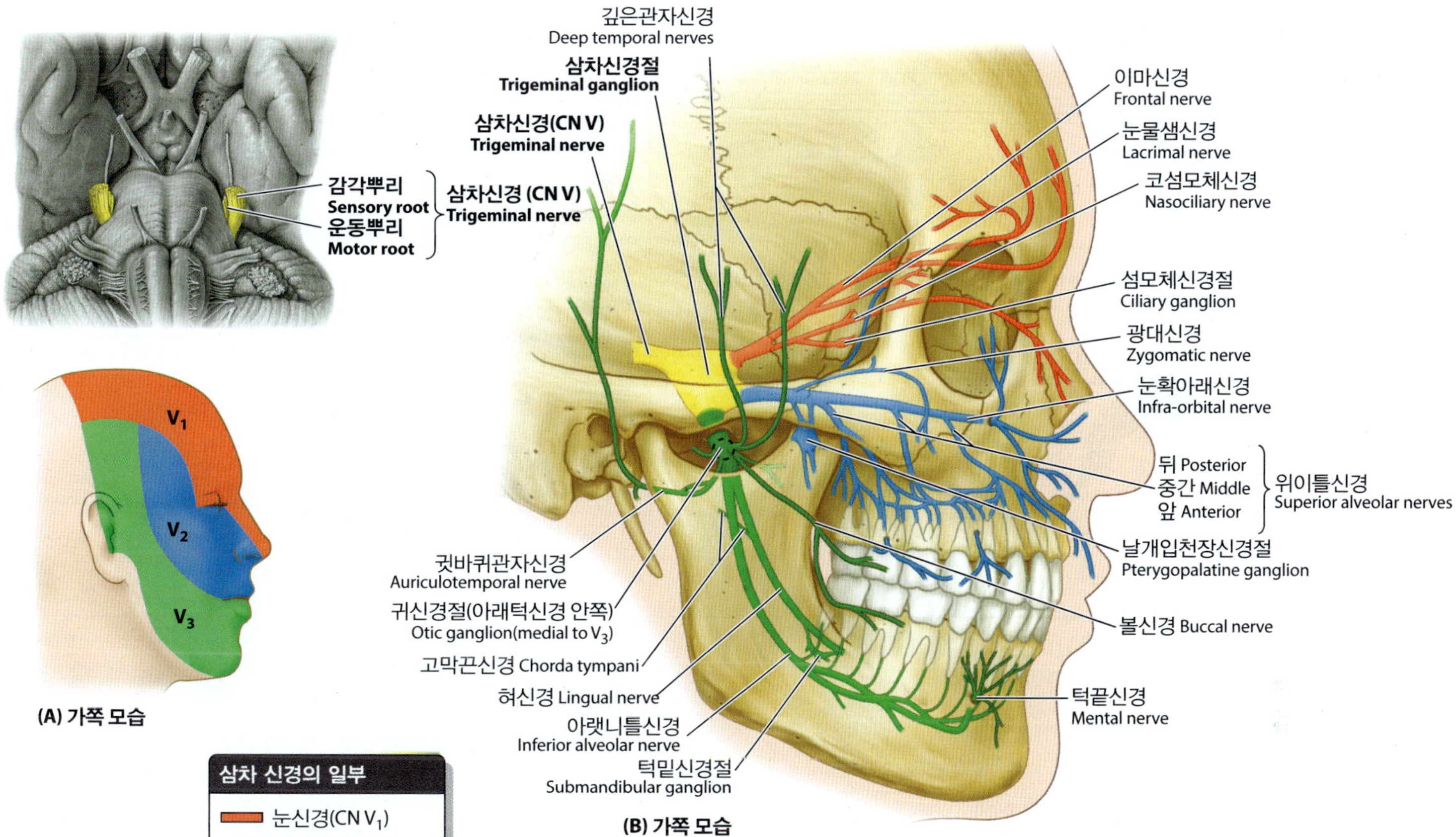

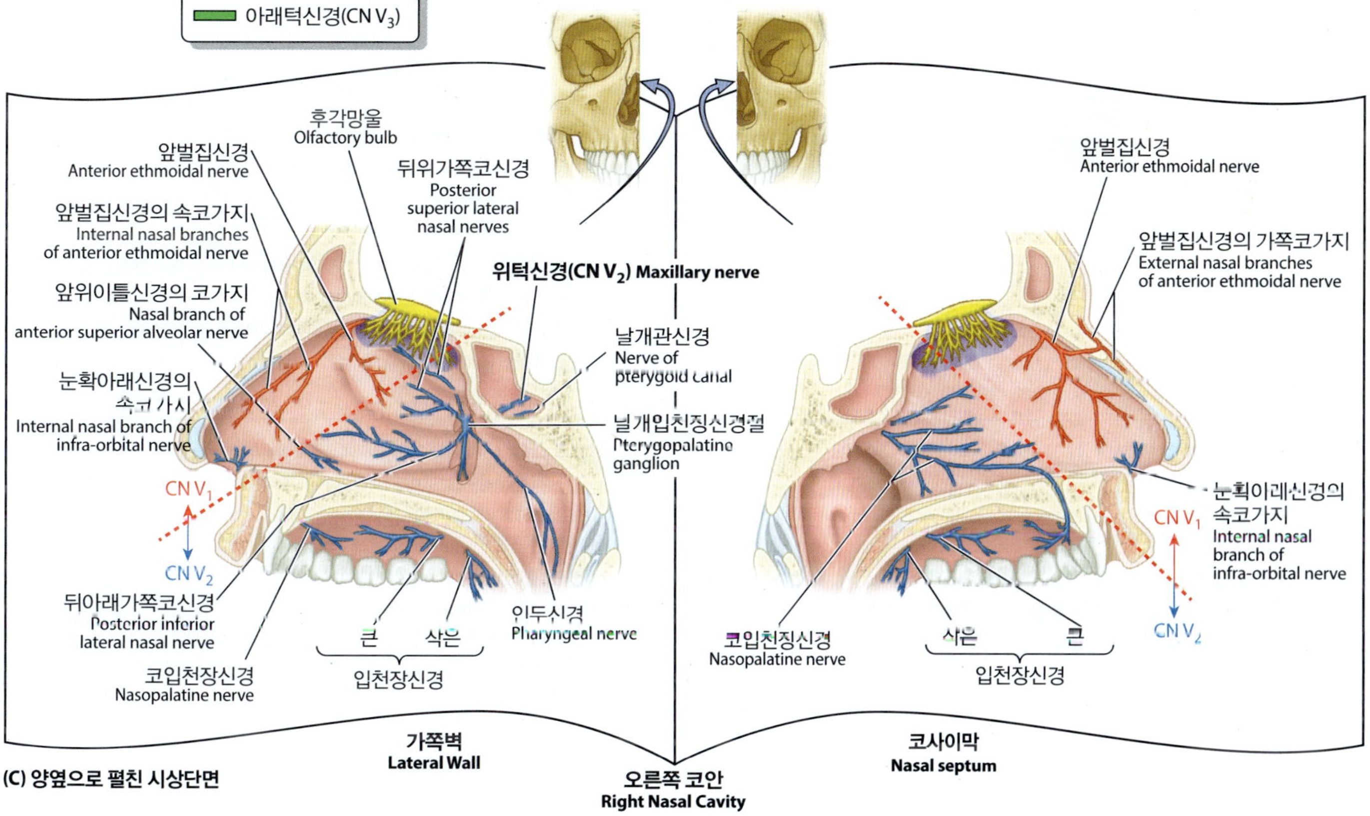

그림 10.10. 삼차신경(CN V)의 분포. A. 얼굴 피부(감각)영역에 삼차신경의 3가지가 분포한다. **B.** 개요. 각 삼차신경의 가지들은 피부, 점막 및 경막에 분포하고, 하나 또는 두 개의 부교감신경절과 연결되어 이들 신경절로부터 연접이후부교감신경섬유를 전달한다: 눈신경(CN V_1)은 섬모체신경절을, 위턱신경(CN V_2)은 날개입천장신경절을, 아래턱신경(CN V_3)은 턱밑신경절과 귀신경절을 각각 지난다. **C.** 코안의 가쪽벽과 사이막 및 입천장의 신경분포를 보여주고 있다. 눈신경은 코안의 앞-위쪽 부분에, 위턱신경은 코안 뒤-아래쪽 부분과 입천장에 분포한다.

표 10.4. 삼차신경(CN V)가지 요약

가지/분포	가지
눈신경(ophthalmic n., CN V_1) 감각신경 눈확의 위눈확틈새 통과 각막, 위쪽 결막, 앞위쪽 코안, 이마굴, 벌집굴 및 나비굴의 점막, 천막위 경막, 바깥콧등, 위눈꺼풀, 앞이마, 앞쪽머리덮개의 피부 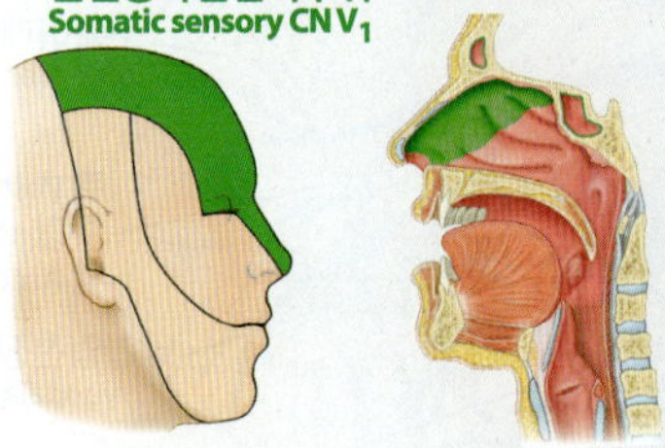	천막신경(뇌막가지) [tentorial nerve (a meningeal branch)] 눈물샘신경(lacrimal nerve) 관자신경으로부터의 연결가지(communicating branch form zygomatic nerve) 이마신경(frontal nerve) 눈확위신경(supra-orbital nerve) 도르래위신경(supratrochlear nerve) 코섬모체신경(nasociliary nerve) 섬모체신경절의 감각뿌리(sensory root of ciliary ganglion) 짧은섬모체신경(short ciliary nerves) 긴섬모체신경(long ciliary nerves) 앞과 뒤벌집신경(anterior and posterior ethmoidal nerves) 도르래아래신경(infratrochlear nerves)
위턱신경(maxillary n., CN V_2) 감각신경 원형구멍 통과하여 날개입천장오목으로 들어감 중간머리뼈우묵의 앞부분 경막, 아래눈꺼풀 결막, 코안 뒤아랫부분, 위턱굴, 입천장, 위입안뜰의 앞부분의 점막, 윗니, 가쪽 바깥코, 아래눈꺼풀, 앞볼, 위입술의 피부 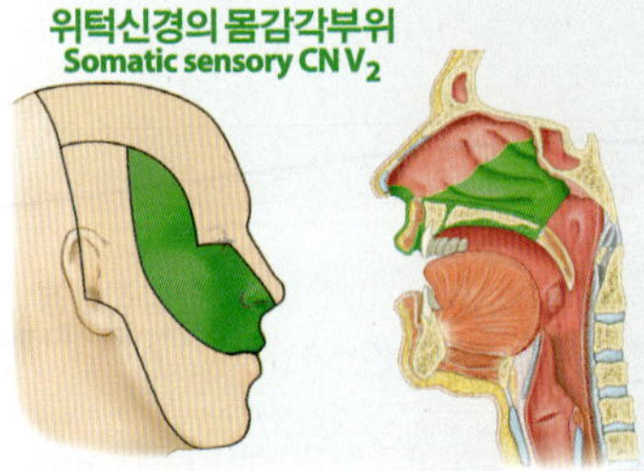	뇌막가지(meningeal branch) 광대신경(zygomatic nerve) 광대얼굴가지(zygomaticofacial branch) 광대관자가지(zygomaticotemporal branch) 눈물샘신경으로 가는 연결가지(communicating branch to lacrimal nerve) 날개입천장신경절로 가는 신경절가지(감각뿌리) [ganglionic branches to (sensory root of) pterygopalatine ganglion] 뒤위이틀가지들(posterior superior alveolar branches) 눈확아래신경(infraorbital nerve) 앞과 중간위이틀신경(anterior and middle superior alveolar branches) 위입술가지(superior labial branches) 아래눈꺼풀가지(inferior palpebral branches) 바깥코가지(external nasal branches) 큰입천장신경(greater palatine nerves) 뒤아래가쪽코신경(posterior inferior lateral nasal nerves) 작은입천장신경(lesser palatine nerves) 뒤위가쪽코가지(posterior superior lateral nasal branches) 코입천장신경(nasopalatine nerve) 인두신경(pharyngeal nerve)
아래턱신경(mandibular n., CN V_3) 운동, 감각신경 타원구멍 통과하여 관자아래오목으로 들어감 감각신경은 혀의 앞 2/3, 입안 바닥, 뒤와 앞아래쪽 입안뜰의 점막, 아랫니, 아래입술, 볼, 귀밑샘, 관자부위, 바깥귀(귓바퀴, 위쪽 바깥귀길, 고막)에 분포 운동신경은 4개 씹기근, 턱목뿔근, 두힘살근의 앞힘살, 입천장긴장근, 고막긴장근에 분포 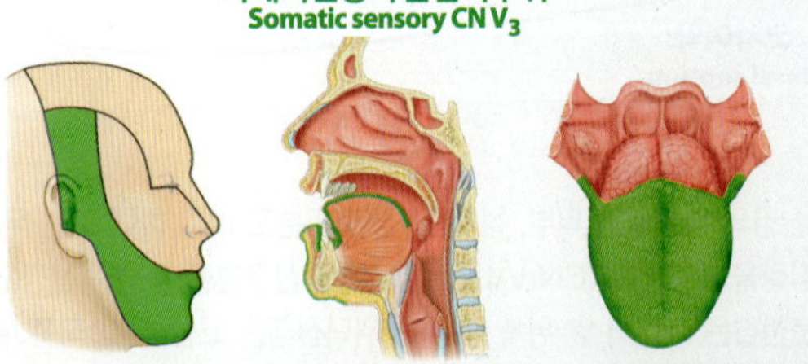 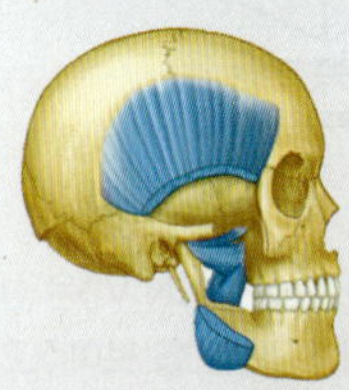	*일반몸감각가지(general somatic sensory branches)* 뇌막가지(뇌막동맥구멍신경)(meningeal branch-nervus spinosum) 볼신경(buccal nerve) 귓바퀴관자신경(auriculotemporal nerve) 혀신경(lingual nerve) 아래이틀신경(inferior alveolar nerve) 아래치아신경얼기(inferior dental plexus) 턱끝신경(mental nerve) *인두활운동가지(pharyngeal motor branches)* 깨물근신경(masseteric nerves) 깊은관자신경(deep temproal nerves) 안쪽/가쪽날개근신경(nerves to medial and lateral pterygoid) 턱목뿔근과 두힘살근앞힘살 신경[nerves to mylohyoid (and anterior belly of digastric)] 입천장긴장근신경(nerve to tensor veli palatini) 고막긴장근신경(nerve to tensor tympani)

혈액으로 둘러싸여 있으며, 이 동맥과 평행하게 해면정맥굴을 통과한다(그림 10.3A~C). 갓돌림신경은 온힘줄고리(common tendinous ring; 라틴어로 *anulus tendinous communis*)를 통과해 눈확으로 들어간 후(제8장 머리, 그림 8.55 참조), 위쪽으로 진행하여 가쪽곧은근의 안쪽면으로 뚫고 들어가서 안구를 벌리는(abduct) 기능을 한다(그림 10.9).

핵심정리: 갓돌림신경(Abducent Nerve)

■ 갓돌림신경(CN VI)은 눈의 가쪽곧은근에 분포하는 몸운동신경이다.

■ 다리뇌에서 나와 비스듬틀의 경막을 뚫고 들어가 해면정맥굴과 위눈확틈새를 통과해 눈확으로 들어간다.

얼굴신경(Facial Nerve, CN VII)

기능: 감각—특수감각(special sensory, 미각 taste)과 몸감각(general somatic afferent)섬유. 운동—몸(인두활)운동(somatic pharyngeal motor) 및 내장(부교감)운동(visceral, parasympathetic motor)섬유. 지배근육으로부터 오는 고유감각(proprioception)섬유도 전달한다. 얼굴 표정근육은 비교적 근육방추(muscle spindle, 근육이완 기계수용체) 수가 적어 다른 운동신경에 비해 적은 고유감각신경을 갖고 있다(Haines & Mihailoff, 2018)

신경핵: 얼굴신경 운동핵(motor nucleus of the facial nerve)은 몸(인두활)운동핵으로서 다리뇌의 앞가쪽 부분에 위치한다(그림 10.6). 한편, 감각신경의 세포체는 무릎신경절(geniculate ganglion)에 있다(그림 10.11). 여기서 나온 중추돌기 중 미각 전달섬유는 숨뇌의 고립로핵(nucleus of solitary tract)으로, 일반감각(통증, 촉각, 온도) 전달섬유는 **삼차신경 척수핵**(*spinal nucleus of trigeminal nerve*)으로 들어간다(그림 10.5).

얼굴신경(facial nerve, CN VII)은 다리뇌-숨뇌 연결부에서 일차뿌리와 중간신경의 두 갈래가 나온다(그림 10.2; 표 10.1). 굵은 **운동뿌리(primary root**, facial nerve proper)는 얼굴표정근에 분포하며, 가는 **중간신경(intermediate nerve**; 라틴어로 *nervus intermedius*)은 미각, 부교감, 몸감각섬유를 전달한다. 얼굴신경은 관자뼈의 뒤머리뼈우묵, 속귀길(internal acoustic meatus), 얼굴신경관(facial canal), 붓꼭지구멍(stylomastoid foramen)과 귀밑샘(parotid gland)을 통과한다(그림 10.11A, B). 속귀길을 통과한 후 관자뼈 속에서 앞으로 약간 진행한 후 급격히 뒤로 돌아 고실(tympanic cavity)의 안쪽벽을 따라 진행한다. 이 신경이 꺾이는 곳을 **얼굴신경무릎(geniculum of the facial nerve**; 라틴어로 *genu*, 무릎)이라 하고, 얼굴신경의 감각신경절인 **무릎신경절(geniculate ganglion)**이 위치한다. 관자뼈 속의 얼굴신경관을 통과하며(그림 10.11A; 제8장 머리, 그림 8.116B 참조) 다음의 가지들을 낸다.

- 큰바위신경(greater petrosal nerve)
- 등자근신경(nerve to the stapedius muscle)
- 고실끈신경(chorda tympani nerve)

그 후, 얼굴신경은 뇌신경 중 **가장 길게 뼈속통로를 진행한 후, 붓꼭지구멍**을 통해 머리뼈로부터 나온다(그림 8.16B 참조). 뒤귓바퀴가지(posterior auricular branch)를 내고, 귀밑샘 속에서 **귀밑샘신경얼기**(*parotid plexus*)를 형성한 후 5개의 종말 운동가지를 낸다: 관자가지(temporal branch), 광대가지(zygomatic branch), 볼가지(buccal branch), 턱모서리가지(marginal mandibular branch), 목가지(cervical branch)(제8장 머리, 그림 8.16 참조).

몸(인두활)운동(Somatic Paryngeal Motor)

얼굴신경은 배아의 둘째 인두활(pharyngeal arch)을 신경지배하기 때문에, 그 중간엽에서 발생한 가로무늬근, 즉 얼굴표정근육과 귓바퀴근육에 분포한다. 또한 두힘살근 뒤힘살(posterior belly of digastric muscle), 붓목뿔근(stylohyoid muscle), 등자근(stapedius muscle)에도 분포한다.

내장(부교감)운동(Visceral, Parasymphathetic Motor)

얼굴신경의 내장(부교감)운동섬유의 분포가 그림 10.11B~D에 설명되어 있다. 얼굴신경의 연접이전부교감신경섬유는 **날개입천장신경절**(*pterygopalatine ganglion*)을 통해 눈물샘에, 턱밑신경절(*submandibular ganglion*)을 통해 **턱밑샘**(*submandibuiar gland*)과 혀밑샘(sublingual gland)에 분포한다. 날개입천장신경절의 연접이후섬유는 위턱신경(CN V_2)을, 턱밑신경절의 연접이후섬유는 아래턱신경(CN V_3)을 통해 전달된다. 얼굴신경과 기타 뇌신경의 부교감신경절의 주요 양상은 그림 10.5와 표 10.3에 요약되어 있다. 부교감신경섬유들은 신경절에서 신경연접을 형성하지만 교감신경섬유와 기타 신경섬유들은 단지 통과해 갈 뿐이다.

몸(일반)감각(General Somatic Sensory)

무릎신경절에서 나온 일부 감각섬유가 미주신경의 귓바퀴가지와 동행하여 귓바퀴 양쪽면 일부, 귀조가비, 바깥귀길 입구 피부 영역에 삭게 분포한다.

특수감각(미각)(Special Sensory, Taste)

무릎신경절의 감각신경세포 말초신경섬유가 고실끈신경(chorda tympani nerve)을 통해 전달된다. 이 신경섬유는 관자아래오목에서 CN V_3의 혀신경(*lingual nerve*)과 결합되어 혀의 앞 2/3와 물렁입천장의 미각세포를 신경지배한다(그림 10.11B). 이 신경세포의 중추성 섬유는 중간신경(intermediate nerve)을 통해 뇌줄기로 전달된다.

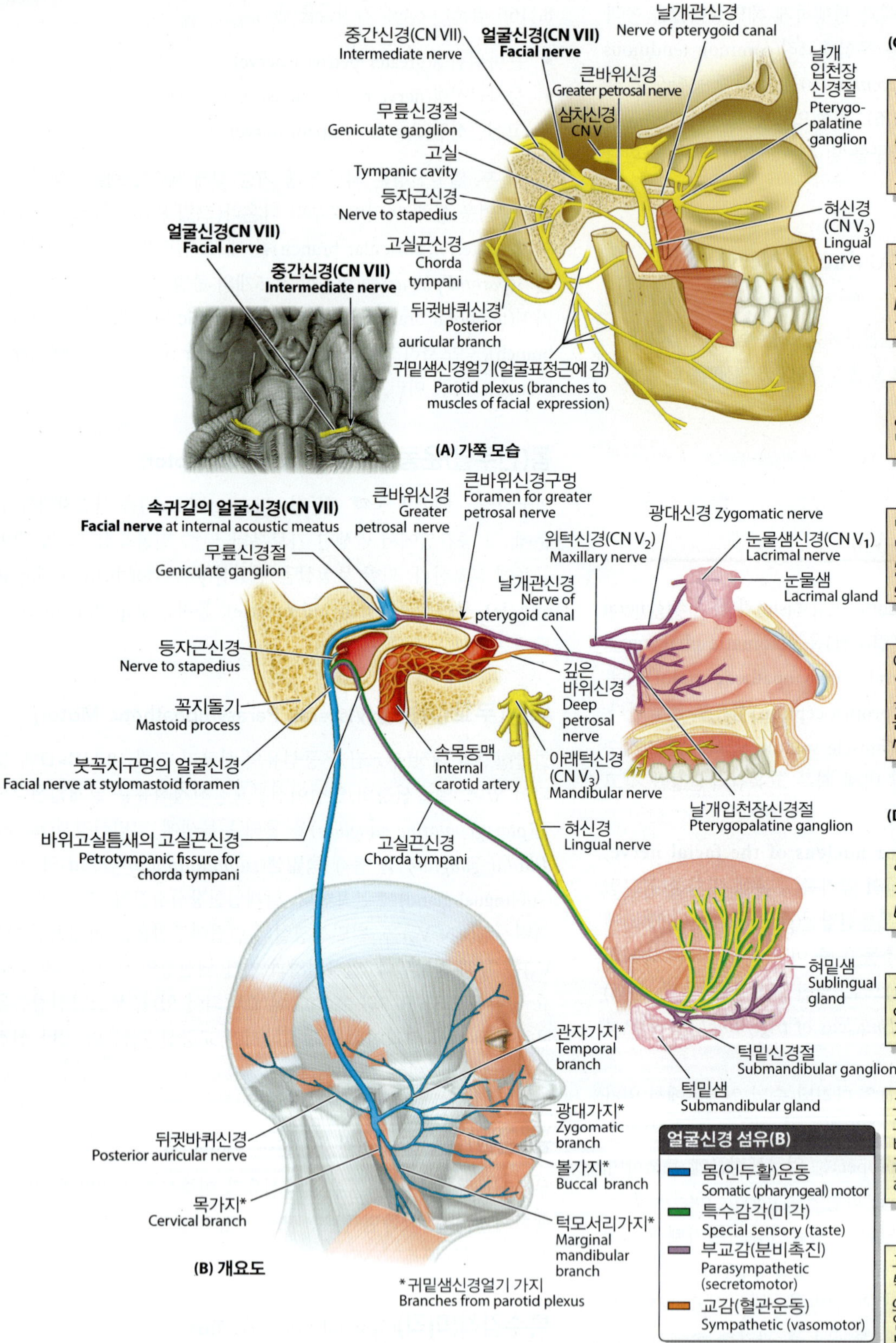

(C) 눈물샘으로 가는 부교감(내장운동)신경

얼굴신경의 무릎신경절에서 *큰바위신경(greater petrosal nerve)*이 나와 관자뼈 바위부분 윗면으로 나와 중간머리 뼈우묵으로 간다.

↓

파열구멍 부위에서 큰바위신경이 교감신경인 *깊은바위신경(deep petrosal nerve)*과 합쳐져서 날개관신경이 된다.

↓

*날개관신경(nerve of pterygoid canal)*은 날개관을 통과한 후에 날개입천장오목으로 들어간다.

↓

날개입천장오목에 들어간 후 날개관신경의 부교감섬유는 *날개입천장신경절(pterygopalatine ganglion)*에서 신경 연접한다.

↓

이 신경절로부터 시작된 연접이후부교감섬유는 위턱신경의 *광대가지(zygomatic branch)*와 눈신경의 *눈물샘신경(lacrimal nerve)*을 거쳐 눈물샘에 분포한다.

(D) 턱밑샘과 혀밑샘으로 가는 부교감(내장운동)신경

얼굴신경이 붓꼭지구멍을 나가기 전에 *고실끈신경(chorda tympani branch)*을 분지한다.

↓

고실끈신경이 망치뼈자루(handle of malleus)의 안쪽을 따라 고실을 가로지른다.

↓

고실끈신경이 관자뼈의 고실부분과 바위부분 사이의 바위고실틈새를 통해 나온 후에 관자아래우묵에서 *혀신경(CN V_3)*과 합쳐진다.

↓

고실끈신경의 부교감섬유가 *턱밑신경절(submandibular ganglion)*에서 연접한다. 연접이후섬유가 동맥을 따라 분비샘에 도달한다.

그림 10.11. 얼굴신경(CN VII)의 분포. A. 머리뼈속 통로를 지나가는 얼굴신경의 가지들이 보인다. **B.** 얼굴신경가지의 분포를 나타낸 그림. 얼굴신경의 가지는 다음과 같다. (1) 몸(인두활)운동섬유는 둘째 인두활 유래 구조물(얼굴표정근육, 귓바퀴근육, 뒤통수이마근, 등자근, 두힘살근 뒤힘살과 붓목뿔근)에 분포; (2) 특수감각(미각)섬유와 연접이전부교감신경섬유(분비촉진, 녹색)는 고실끈신경과 턱밑신경절을 경유하여 앞쪽 혀에 분포; (3) 연접이전부교감신경섬유(분비촉진)는 큰바위신경을 통해 날개입천장신경절로 가서 눈물샘에 분포. **C.** 눈물샘의 신경분포 경로. **D.** 턱밑샘과 혀밑샘의 신경분포 경로.

핵심정리: 얼굴신경(Facial Nerve)

■ 얼굴신경(CN VII)은 등자근, 두힘살근 뒤힘살(posterior belly of digastric muscle), 붓목뿔근(stylohyoid muscle), 얼굴표정근육과 머리덮개근육에 분포한다. ■ 연접이전부교감신경섬유는 중간신경(얼굴신경의 작은 뿌리)을 통해 나와 큰바위신경과 고실끈신경을 경유하여 각각 날개입천장신경절과 턱밑신경절로 간다. ■ 얼굴신경의 감각섬유는 중간신경을 통해 바깥귀길의 일부 피부에 분포하고 또한 혀의 앞 2/3와 물렁입천장에 미각신경섬유를 낸다. ■ 얼굴신경은 다리뇌의 아래쪽 경계에서 나와 관자뼈 바위부분의 속귀길(internal acoustic meatus)과 얼굴신경관(facial canal)으로 진행한다. ■ 그 후 붓꼭지구멍(stylomastoid foramen)을 통해 나오며 큰 줄기가 귀밑샘속신경얼기(intraparotid nerve plexus)를 형성한다.

속귀신경(Vestibulocochlear Nerve, CN VIII)

기능: 특수감각(special sensory, 특수몸들 special somatic afferent), 즉 청각, 평형감각, 움직임(가속 및 감속)을 감지하는 특수감각.

신경핵: 안뜰핵(vestibular nuclei)은 다리뇌-숨뇌 연결부에서 넷째뇌실 바닥의 가쪽에 있으며, 2개의 **달팽이핵(cochlear nuclei)**, 즉 앞달팽이핵과 뒤달팽이핵은 숨뇌에 위치한다(그림 10.6).

속귀신경(vestibulocochlear nerve, CN VIII)은 다리뇌-숨뇌 연결부에서 나와 속귀길(*internal acoustic meatus*)로 들어간다(그림 10.2, 10.3A, 10.4와 10.12). 이곳에서 안뜰신경과 달팽이신경으로 나누어진다.

- **안뜰신경(vestibular nerve)**은 **안뜰신경절(vestibular ganglion)**의 두극신경세포 중추돌기에 의해 형성된다. 말초돌기는 타원 및 둥근주머니 평형반(*maculae of the utricle and saccule*: 머리의 위치와 관계되는 선형가속과 중력당김에 민감)과 반고리관팽대(ampullae of the semicircular ducts: 회전가속에 민감)에 연결된다.
- **달팽이신경(cochlear nerve)**은 **나선신경절(spiral ganglion)**의 두극신경세포 중추돌기에 의해 형성된다. 말초돌기는 청각을 담당하는 나선기관(spiral organ)에 연결된다.

속귀길 안에서 속귀신경의 두 갈래는 얼굴신경의 운동뿌리와 중간신경, 미로동맥(labyrinthine artery)과 같이 진행한다(그림 10.3A; 제8장 머리, 그림 8.42, 8.43 참조).

핵심정리: 속귀신경(Vestibulocochlear Nerve)

■ 속귀신경(CN VIII)은 청각, 평형감각, 움직임 감지의 특수감각을 담당하고 있다. ■ 속귀신경은 다리뇌-숨뇌 연결부위에서 나온다. ■ 이후 속귀길을 지나면서 달팽이신경과 안뜰신경으로 나누어진다. ■ 달팽이신경은 나선기관에 분포하는 청각섬유다. ■ 안뜰신경은 반고리관 팽대능선과 타원/둥근주머니 평형반에 분포하여 평형 및 움직임 감각을 담당한다.

혀인두신경(Glossopharyngeal Nerve, CN IX)

기능: 감각—몸(일반)감각(general somatic sensory), 특수감각(special sensory, 미각 taste), 내장감각(visceral sensory). **운동**—몸(인두활)운동(pharyngeal motor)섬유로서 셋째 인두활 유래 구조물 지배. 내장(부교감)운동(visceral motor)섬유.

신경핵: 숨뇌의 4개 신경핵이 혀인두신경을 통해 신경을 보내고 받는다. 운동신경핵인 **의문핵**(*nucleus ambiguus*)과 **아래침분비핵(inferior salivary nucleus)**과 감각신경핵인 **삼차신경감각핵**(*sensory nucleus of trigeminal nerve*)과 **고립로핵**(*nuclei of the solitary tract*)이 숨뇌에 위치한다. 이것 중 3개 신경핵(이탤릭체로 표시)은 미주신경과 공유하고 있다(그림 10.6).

혀인두신경(glossopharyngeal nerve)은 숨뇌의 가쪽면에서 나와 앞가쪽으로 진행하여 **목정맥구멍**(*jugular foramen*)의 앞쪽부분을 통해 머리뼈 밖으로 나온다(그림 10.13, 10.14). 이 목정맥구멍 부위에 **위/아래신경절(superior** and **inferior ganglia of CN IX)**이 위치하며 이곳에 감각성분인 거짓홑극신경세포체(pseudounipolar cell bodies)가 위치하고 있다. 혀인두신경은 유일하게 지배하는 **붓인두근**(*stylopharyngeus*)을 따라 진행하다가 위/중간 인두수축근(superior and middle constrictor muscle) 사이로 들어가 입인두와 혀에 도달한다. 이 신경은 **인두신경얼기**(*pharyngeal plexus of nerves*)의 감각성분을 이룬다. 혀인두신경은 혀와 인두에서 오는 감각신경과 붓인두근(stylopharyngeus)과 귀밑샘(parotid gland)의 운동신경이다.

몸(인두활)운동(Somatic, Pharyngeal Motor)

운동섬유는 오직 붓인두근(stylopharyngeal muscle)에만 분포한다. 이 근육은 셋째 인두활에서 유래한 것이다.

내장(부교감)운동(Visceral, Parasympathetic Motor)

연접이전부교감신경섬유는 고실신경(tympanic nerve)에 포함되어

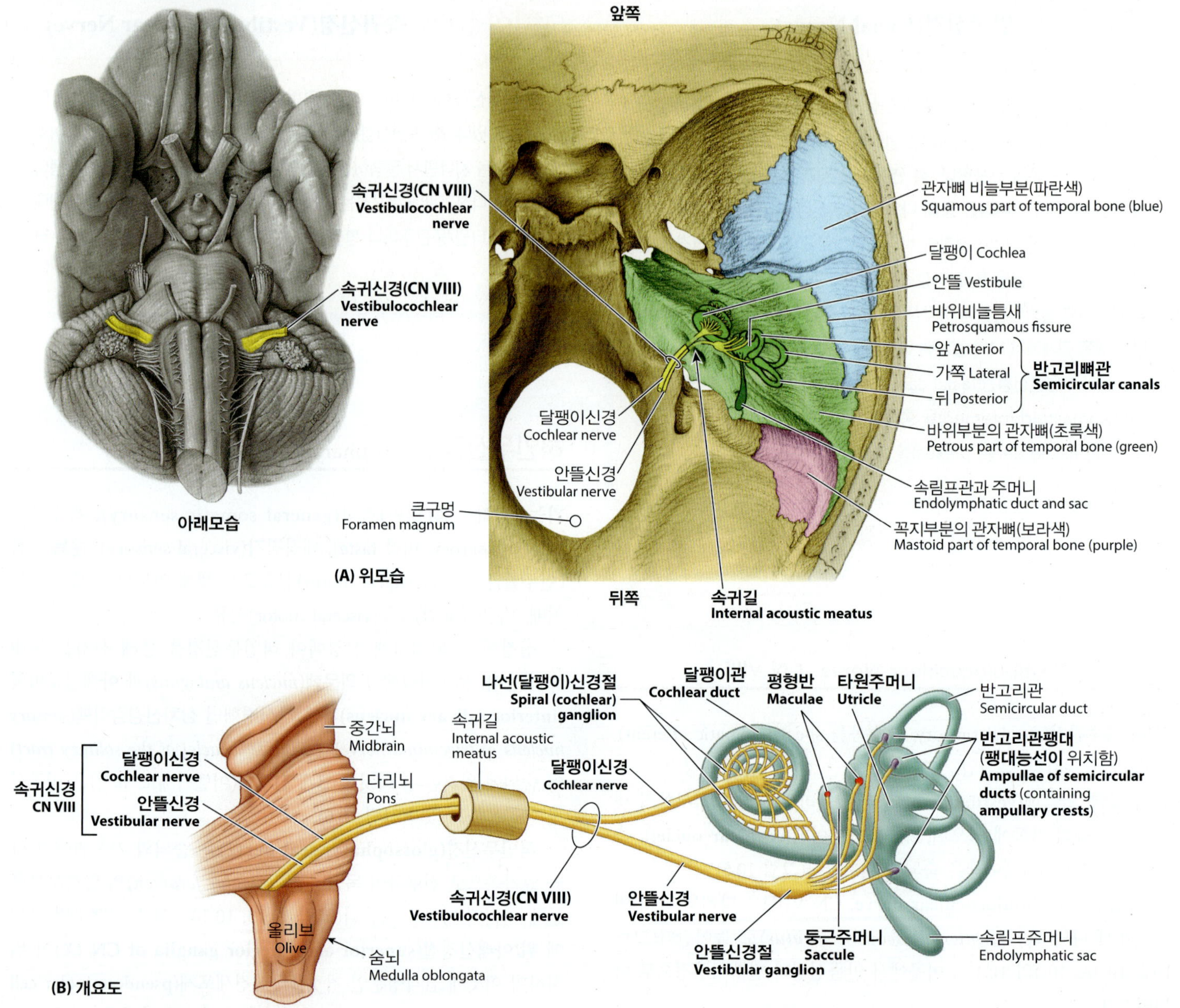

그림 10.12. 속귀신경(CN VIII). A. 머리뼈바닥의 속면으로서 관자뼈 속귀의 뼈미로 위치를 보여준다. **B.** 달팽이의 신경지배. 달팽이신경은 청각 감각을 관여한다. 안뜰신경은 안뜰기관에 분포하여 평형과 움직임을 감각한다.

진행하며, 귀신경절(*otic ganglia*)로 가서 귀밑샘에 분포한다(그림 10.15). 귀신경절에서 나온 연접이후부교감신경섬유는 아래턱신경의 가지에 연결되어 귀밑샘으로 간다.

몸(일반)감각(Somatic Sensory, General)

혀인두신경의 일반감각가지는 다음과 같다(그림 10.13).

- 고실신경(*tympanic nerve*)은 목동맥관과 목정맥구멍 사이의 고실소관(tymphanic canaliculus)을 지나 고실안에서 고실신경얼기(tymphanic plexus)를 형성한다. 이 신경얼기는 고실점막, 꼭지벌집방, 귀인두관의 뒤가쪽부위에 감각섬유를 보낸다.
- 인두(*pharyngeal*), 편도(*tonsillar*), 혀(*lingual*)가지는 목구멍 편도, 물렁입천장, 혀의 뒤 1/3 부위의 입인두와 목구멍 잘록의 점막에 분포한다. 일반감각(촉각, 통증, 온도) 외에도 접촉자극을 느껴 **구역반사(gag reflex)** 또는 구토를 하게 한다. 정상인의 약 37%는 구역반사를 하지 않는다(Davies et al., 1995). 이 반사회로에서 감각부분은 CN IX가, 운동부분은 CN X이 담당하고 있다.

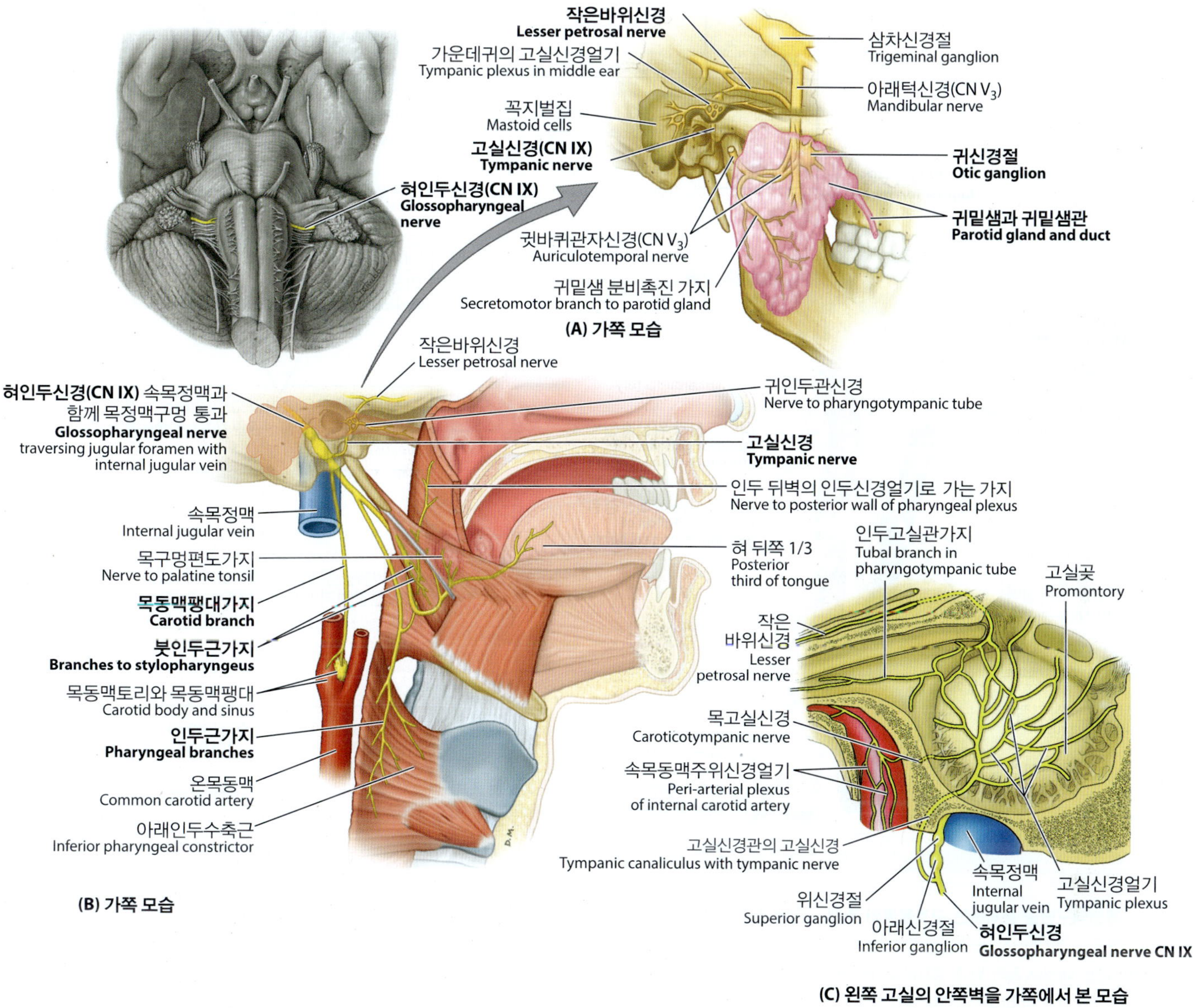

그림 10.13. 혀인두신경(CN IX)의 분포. A. 혀인두신경의 부교감성분. 귀밑신경절로 연접이전 분비신경섬유를 보낸다. 연접이후신경섬유는 귓바퀴관자신경(VN V_3)을 경유해 귀밑샘으로 들어간다. **B.** 혀인두신경은 가로무늬근인 붓인두근에만 운동가지를 낸다. 혈압과 혈액 내 가스 수준을 감지하는 신경섬유는 목동맥팽대와 목동맥토리에, 일반감각섬유는 속귀, 인두, 목구멍에, 미각섬유는 혀 뒷부분에 분포된다. **C.** 가운데귀(고실과 귀인두관)의 혀인두신경의 위/아래신경절.

특수감각(미각)(Special Sensory, Taste)

미각섬유는 혀의 뒤 1/3 부분에서 나와 감각신경절(아래혀인두신경절)에 연결된다(그림 10.14). 혀인두신경의 자세한 분포는 그림 10.13에 표시되어 있다.

내장감각(Visceral Sensory)

목동맥팽대가지(*carotid branch*)는 혈압의 변화를 감지하는 목동맥팽대(*carotid sinus*)와, 혈액 내 가스(산소와 이산화탄소 수준)를 감지하는 화학감수체인 목동맥토리(*carotid body*)에 분포한다.

핵심정리: 혀인두신경(Glossopharyngeal Nerve)

■ 혀인두신경(CN IX)은 몸(인두활)운동섬유를 붓인두근으로 보내고, 부교감신경섬유를 귀신경절로 보내어 귀밑샘에 분포한다. ■ 또한 혀의 뒤 1/3 부분(미각 포함), 인두, 가운데귀, 귀인두관, 목동맥토리, 목동맥팽대에 감각섬유를 보낸다. ■ 혀인두신경은 숨뇌의 위쪽 끝에서 나와 목정맥구멍(jugular foramen)을 통해 머리뼈 밖으로 나온다. ■ 위와 중간 인두수축근 사이로 들어가 편도와 혀의 뒤 1/3부분에 도달한다.

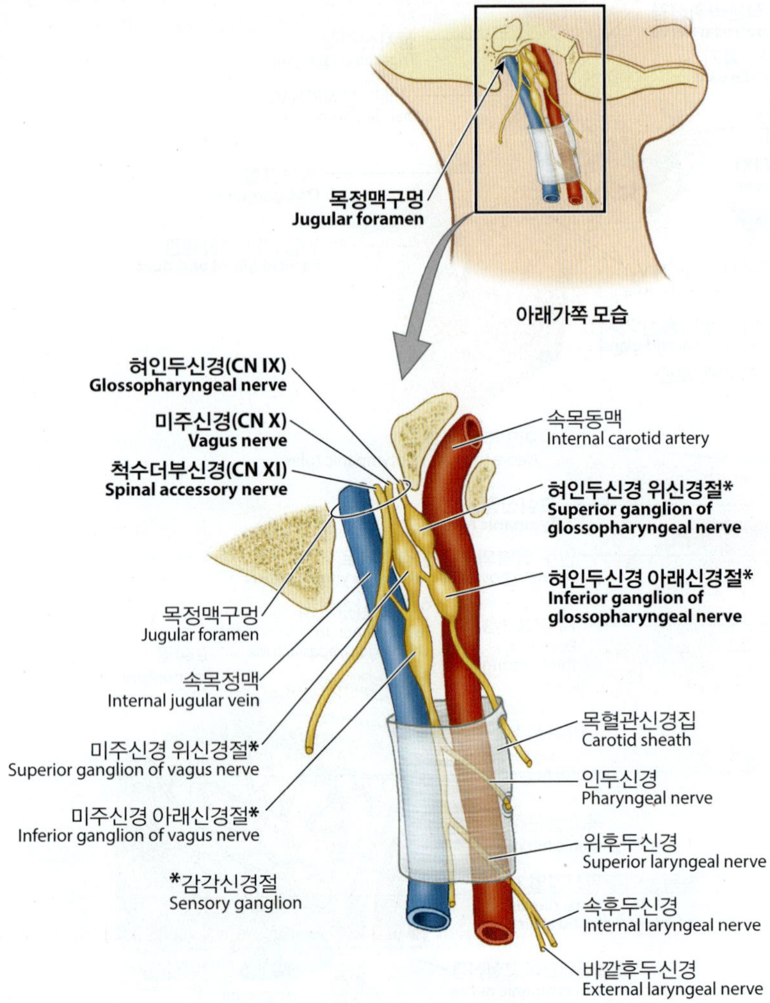

그림 10.14. 목정맥구멍을 통과하는 구조물들의 관계. 구멍을 통과할 때 속목정맥의 앞쪽으로 혀인두신경(CN IX), 미주신경(CN X), 척수더부신경(CN XI)이 순서대로 나온다. 신경이 나올 때 속목동맥 뒤에 위치한다. 목정맥구멍 바로 아래에서 혀인두신경과 미주신경이 두꺼워져 위/아래신경절을 형성한다.

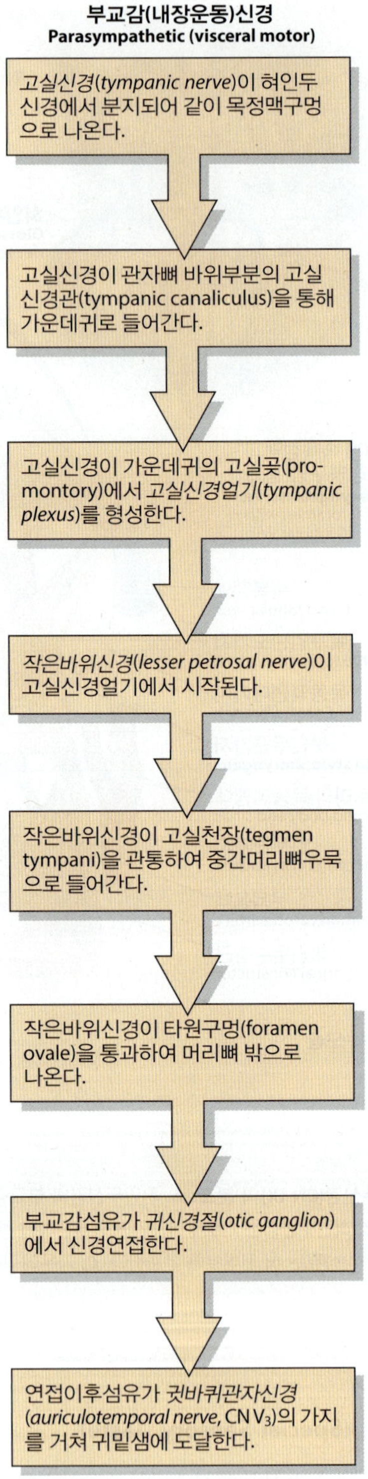

그림 10.15. 혀인두신경(CN IX)의 부교감신경 지배. 혀인두신경에서 나온 연접이전 부교감(분비자극)신경섬유는 굽은 경로를 통하여 귀신경절로 간다. 이 신경절에서 나온 연접이후신경섬유는 귓바퀴관자신경을 통해 귀밑샘에 도달한다(그림 10.13B).

미주신경(Vagus Nerve, CN X)

기능: 감각—몸(일반)감각(general somatic sensory), 특수감각(미각)(special sensory, taste), 내장감각(visceral sensory). 운동—몸(인두활)운동(somatic pharyngeal motor)섬유와 내장(부교감)운동(visceral motor)섬유.

- 뒤귓바퀴, 귀구술, 바깥귀길, 혀뒤쪽, 아래쪽 인두와 후두에서 오는 몸(일반)감각. 미주신경은 **기침반사(cough reflex)**의 감각회로를 담당하여 이물질에 의한 흡인성 감염을 방지한다.
- 가슴과 배의 장기에서 오는 내장감각
- 혀뿌리와 후두덮개 맛봉오리에서 오는 미각과 몸(일반)감각. 속후두신경(미주신경 가지)의 가지는 좁게 분포하는데 대부분은 몸(일반)감각을 담당하며 일부 특수감각(미각)을 담당한다.

- 물렁입천장, 인두, 속후두근육(발성), 입천장혀근(혀의 바깥근육이지만 발생과정과 신경지배에 따라 입천장근육임)으로 가는 몸(인두활)운동
- 위에 열거한 근육에서 오는 고유감각
- 가슴과 배의 내장(부교감)운동

신경핵: 감각—삼차신경감각핵(몸감각), 고립로핵(nuclei of the solitary tract, 미각과 내장감각). 운동—의문핵[nucleus ambiguus, 몸(인두활)운동핵], **미주신경등쪽핵[dorsal vagal nucleus**, 내장(부교감)운동](그림 10.6).

미주신경(vagus nerve, CN X)은 뇌신경 중 가장 긴 경로를 갖고 가장 넓게 분포한다. 대부분은 머리의 아래쪽에 분포하고 있다. 미주(*vagus*)라는 용어는 '방황(wandering)'의 뜻을 갖는 라틴어인 *vagary*에서 유래한 것으로, 넓은 범위에 걸쳐 분포하기 때문에 '미주신경'이라는 이름을 갖게 되었다(표 10.5). 숨뇌 가쪽면의 잔뿌리들에서 나와 모인 후 혀인두신경과 척수더부신경 사이를 따라 목정맥구멍(*jugular foramen*)을 통해 머리뼈 바깥으로 나온다(그림 10.14, 10.16).

이전에 '더부신경의 뇌뿌리(cranial root of the accessory nerve)'로 불렸던 것은 실제로는 미주신경의 일부이다(그림 10.17). 위신경절(*superior ganglion*)이 목정맥구멍 부위에 위치하며 대개 일반감각 신경성분과 관계가 된다. 구멍 아래에는 내장 및 특수감각성분과 관계되는 아래신경절(*inferior ganglion*)이 위치한다(그림 10.14). 위신경절에서 나온 신경섬유가 혀인두신경, 위목교감신경절과 연결을 이룬다. 미주신경은 아래쪽으로 향하고, 목혈관신경집(*carotid sheath*)에 싸인 채로 목 뿌리부분까지 진행하면서(제9장 참조) 입천장, 인두, 후두에 분포한다(그림 10.16; 표 10.5).

가슴에서 미주신경은 좌우가 비대칭인 경로를 갖는데 이는 발생과정에서 중간창자가 회전하기 때문이다(제4장 가슴과 제5장 배 참조). 미주신경의 가지들이 심장, 기관지, 허파에 분포한다. 식도를 싸는 식도신경얼기(*esophageal plexus*)는 교감신경줄기의 가지들과 합쳐져 **앞/뒤미주신경줄기(anterior and posterior vagal trunk**)로 연속된다. 미주신경얼기는 식도를 따라 가로막을 관통하여 아래 뱃속에 도달한 후 여러 가지로 갈라져 위와 왼쪽 잘록창자굽이(left colic flexure)까지의 창자관에 분포한다.

핵심정리: 미주신경(Vagus Nerve)

■ 미주신경(CN X)의 운동신경섬유는 후두와 위쪽 식도의 수의근에 분포한다. ■ 또한 내장운동(연접이전부교감신경)섬유가 불수의근과 분비샘에 분포한다: (1) 폐신경얼기와 식도신경얼기를 통해 기관지나무(tracheobronchial tree), (2) 심장신경얼기를 통해 심장, (3) 미주신경줄기를 통해 왼잘록창자굽이까지의 소화관. ■ 또한 인두와 후두에 감각섬유를 보내고, 이곳에서 오는 반사 들신경섬유를 받는다. ■ 미주신경은 숨뇌 가쪽면에서 나오는 8~10개의 잔뿌리들에서 시작된 것이다. 목혈관신경집을 따라 내려와 복장쇄골관절(sternoclavicular joint)과 팔머리정맥(brachiocephalic vein)의 뒤를 지나 위쪽 세로칸(mediastinum)으로 들어간다. ■ 진행과정에서 오른쪽과 왼쪽으로 되돌이후두신경을 내며 식도신경얼기를 형성하고, 앞과 뒤 미주신경줄기로 되어 배안으로 진행한다.

척수더부신경(Spinal Accessory Nerve, CN XI)

기능: 몸운동(somatic motor)섬유로서 가로무늬근인 목빗근(sternocleidomastoideus muscle)과 등세모근(trapezius muscle) 지배.

신경핵: 척수더부신경핵(nucleus of the spinal accessory nerve)은 위쪽 5~6개의 목척수분절 속에 있는 앞뿔의 운동신경 세포기둥이다(그림 10.6).

그동안 척수더부신경의 일부로 분류했던 '뇌뿌리(cranial root)'는 실제로는 미주신경의 일부이다(Lachman et al., 2002). 이 부분은 단지 짧은 거리만 **척수더부신경(spinal accessory nerve**, CN XI)과 동행할 뿐이다(그림 10.17). 척수더부신경은 1~5(6)번째 목척수분절에서 나오는 잔뿌리들이 합쳐진 것이다. 척수더부신경은 목정맥구멍(*jugular foramen*)을 통과할 때 미주신경과 일시 합쳐졌다가 구멍을 나가며 다시 갈라진다(그림 10.14). 척수더부신경은 속목동맥을 따라 내려와 목빗근을 관통하며 신경지배한 후, 목빗근 중간부위의 뒤쪽 경계면으로 나온다. 목의 뒷부분을 지나 등세모근의 위쪽 경계면으로 깊이 들어가 여러 갈래로 분포한다. C2–C4 척수신경에서 나와 감각섬유를 전달하는 목신경얼기의 가지들이 목의 뒷부분에서 척수더부신경과 합쳐져 통각과 고유감각을 전달한다.

핵심정리: 척수더부신경(Spinal Accessory Nerve)

■ 척수더부신경(CN XI)은 몸운동신경으로서 목빗근(sternocleidomastoid m.)과 등세모근(trapezius m.)에 분포한다. ■ 척수에서 위쪽 5~6개의 목척수분절에서 잔뿌리로 나온다. ■ 큰구멍(foramen magnum)을 통해 머리뼈 속으로 들어간 후 목정맥구멍을 통해 나와 목의 가쪽부분을 가로질러 진행한다. 이곳에서 목신경얼기에서 나온 통각 및 고유감각 신경섬유를 받는다.

표 10.5. 미주신경(CN X) 요약

분포	가지
뇌부분(cranial) 숨뇌에서 일련의 잔뿌리들로부터 시작(기존의 CN XI의 뇌뿌리 포함)	경막에 분포하는 뇌막가지(감각섬유; 실제로는 C2 척수신경절의 신경으로서 미주신경에 합류됨) 귓바퀴가지(auricular branch)
목부분(cervical) 목정맥구멍을 통해 머리뼈 밖으로 나와 목으로 들어감. 오른, 왼미주신경이 목혈관신경집에 들어가 목뿌리까지 내려감.	인두신경얼기로 가는 인두가지(운동) 목심장가지(부교감, 내장날섬유) 위후두신경(혼합신경) 속(감각)가지와 바깥(운동)가지 오른쪽 되돌이후두신경(혼합신경)
가슴부분(thoracic) 위가슴입구(superior thoracic inlet)를 통해 가슴으로 들어감. 왼미주신경이 앞식도신경얼기를, 오른미주신경이 뒤식도신경얼기 형성, 앞과 뒤미주신경줄기 형성	왼쪽 되돌이후두신경(혼합신경; 부교감섬유와 반사회로의 내장들섬유) 가슴쪽 심장가지(thoracic cardiac branches) 허파가지(pulmonary branches) 식도신경얼기(esophageal plexus)
배부분(abdominal) 앞뒤 미주신경줄기가 가로막 식도구멍을 통해 배안으로 들어감. 비대칭적으로 분포	식도가지(esophageal branches) 위가지(gastric branches) 간가지(hepatic branches) 복강가지(뒤미주신경줄기가 형성) 날문가지(앞미주신경줄기가 형성) 콩팥가지(renal branches) 창자가지(왼잘록창자굽이까지)

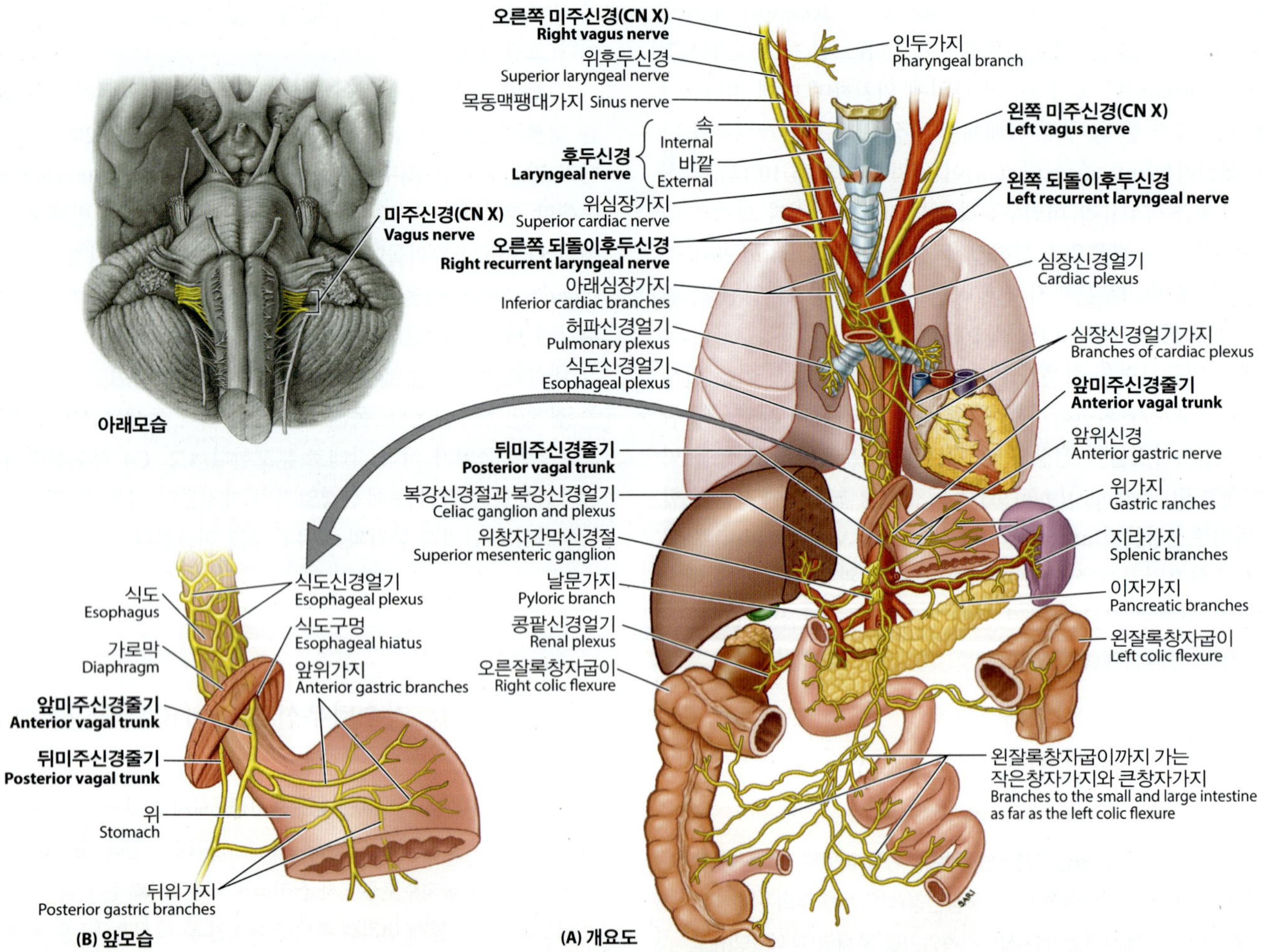

그림 10.16. 미주신경(CN X)의 분포. A. 개요. 미주신경은 입천장, 인두, 후두에 분포하는 가지를 내고 가슴쪽으로 내려온다. 되돌이후두신경은 후두로 다시 올라가는데, 왼쪽이 더 아래쪽으로부터 돌아 올라간다. 배에서 앞, 뒤미주신경줄기는 비대칭적으로 진행하여, 식도, 위, 창자(왼잘록창자굽이까지)에 분포한다. **B.** 아래식도신경얼기는 앞 및 뒤 미주신경줄기로 연결된다.

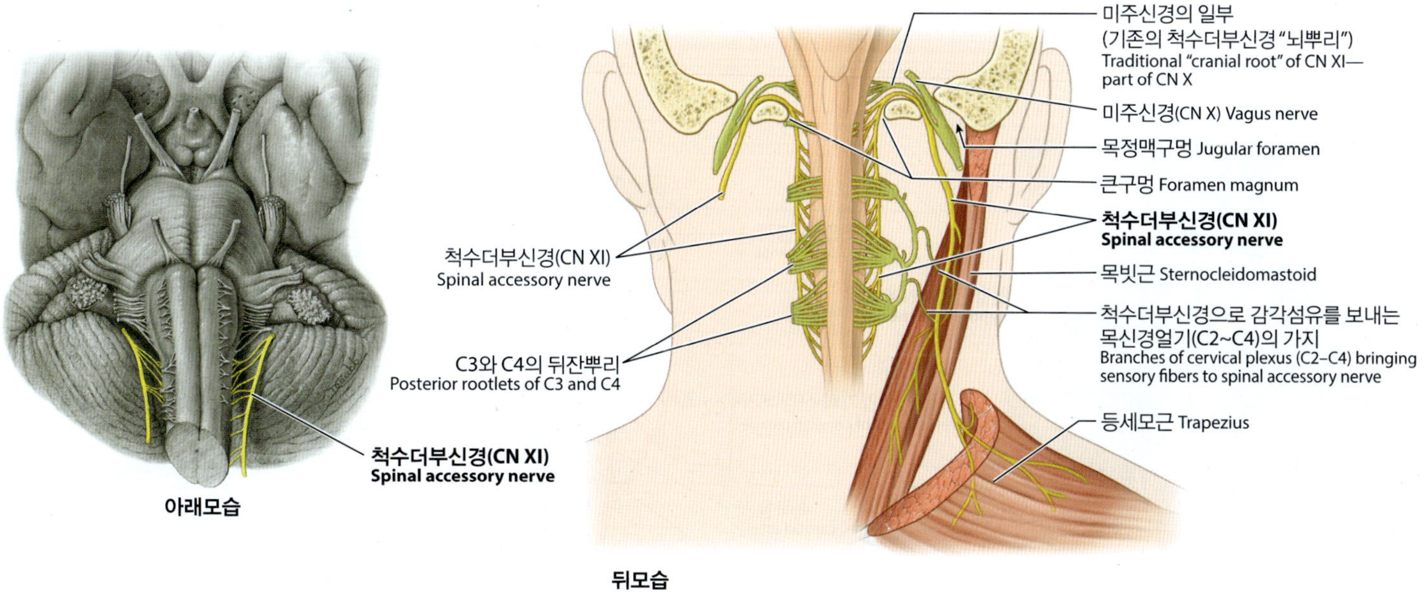

그림 10.17. **척수더부신경(CN XI)의 분포.**

혀밑신경(Hypoglossal Nerve, CN XII)

기능: 몸운동(somatic motor)섬유로서 혀(그리스어로 *glossa*)의 속 및 바깥근육(붓혀근, 목뿔혀근, 턱끝혀근) 운동.

혀밑신경(hypoglossal nerve, CN XII)은 숨뇌에서 나온 잔뿌리로 구성된 순수운동신경으로서 혀밑신경관(*hypoglossal canal*)을 지나 머리뼈 밖으로 나온다(그림 10.2, 10.3). 그 후 혀밑신경은 목신경얼기의 가지와 합쳐진다. 목신경얼기는 C1~C2 목척수신경의 일반몸운동섬유와 C2 목척수신경절에서 나온 몸(일반)감각신경이 형성한 것이다(그림 10.18). 이들 척수신경은 혀밑신경을 타고 목뿔근에 도달한다. 일부 감각섬유는 뒤로 돌아가 뒤머리뼈우묵의 경막에 분포한다(제8장 머리, 그림 8.34B 참조). 혀밑신경은 턱뼈각(angle of mandible)의 안쪽에서 아래로 진행한 후, 앞쪽으로 돌아 혀로 들어간다(그림 10.18).

혀밑신경은 여러 가지로 갈라져 입천장혀근(입천장근육 일부)을 제외한 바깥혀근에 분포한다. 혀밑신경의 가지 및 혀밑신경과 관련되어 일시적으로 동행하는 가지는 다음과 같다.

- **뇌막가지(meningeal branch):** 혀밑신경관을 통해 머리뼈 속으로 다시 들어가 뒤머리뼈우묵의 바닥과 뒤쪽벽의 경막에 분포한다. 그러나 이 가지는 혀밑신경섬유는 아니며 C2 목척수신경의 감각섬유를 전달한다.
- **목신경고리의 위뿌리(superior root of ansa cervicalis):** 혀밑신경에서 갈라져 내려와 목뿔아래근육(복장목뿔근, 복장방패근, 어깨목뿔근)에 분포한다. 이 가지들은 오직 머리뼈 바깥에서 합쳐진 목신경얼기(C1과 C2의 앞가지가 만든 신경고리)에서 내려온 신경섬유로서 혀밑신경에서 온 것이 아니다(그림 10.18). 일부 신경섬유는 내림가지에서 계속 내려가 방패목뿔근에 도달한다.
- 종말 **혀가지(lingual branch):** 붓혀근, 목뿔혀근, 턱끝혀근과 혀의 속근육에 분포한다.

핵심정리: 혀밑신경(Hypoglossal Nerve)

■ 혀밑신경(CN XII)은 몸운동신경으로서 혀의 속과 바깥근육(입천장근육인 입천장혀근 제외)에 분포한다. ■ 숨뇌의 피라미드와 올리브 사이에서 나오는 잔뿌리에서 시작된다. ■ 혀밑신경관(hypoglossal canal)을 지나 아래 앞쪽으로 진행하여 턱뼈각(angle of mandible)의 안쪽을 지난 후 턱목뿔근과 목뿔혀근 사이를 통과해 혀로 들어간다.

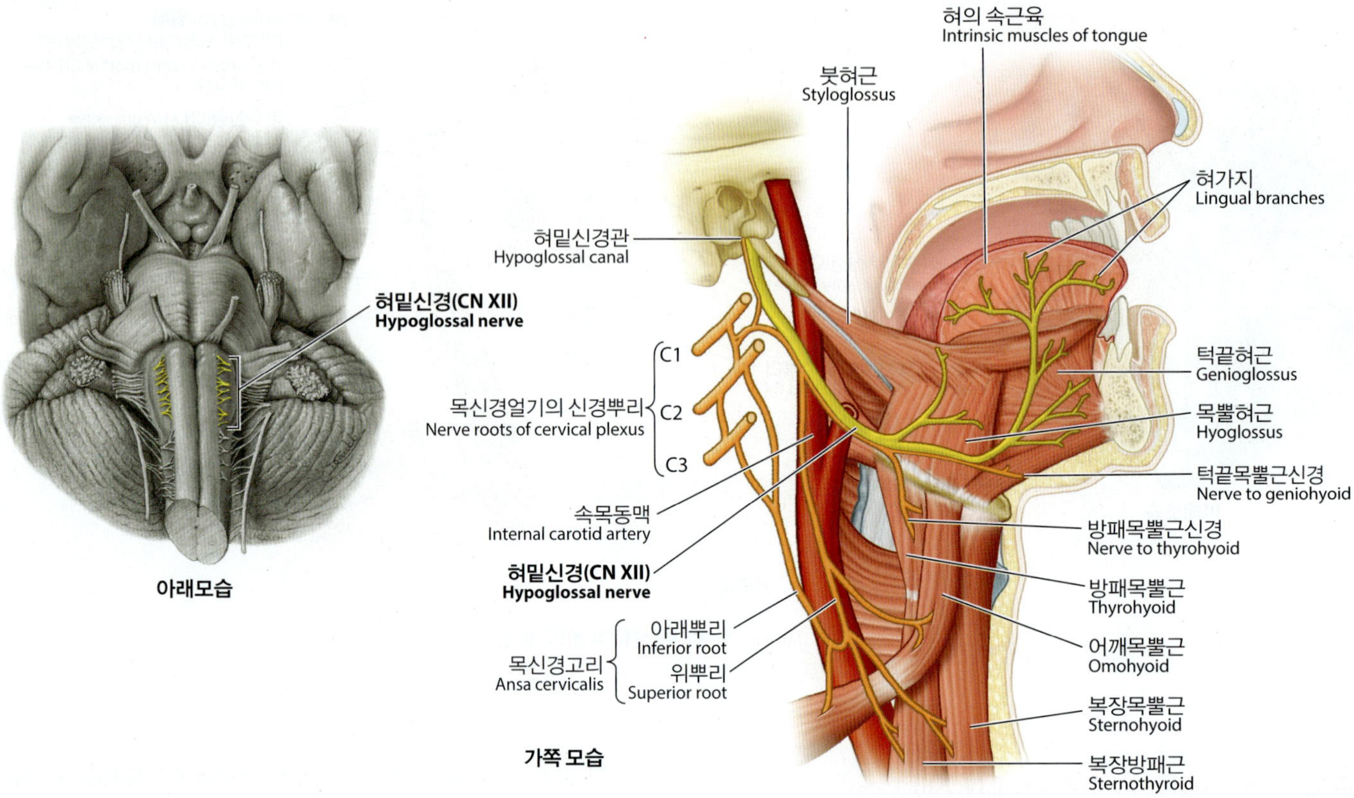

그림 10.18. 혀밑신경(CN XII)의 분포. 혀밑신경은 혀밑신경관을 통해 머리뼈를 빠져나와 턱뼈각 깊숙이 혀 속으로 들어가 혀속근육과 바깥근육에 분포한다(입천장혀근 제외). 혀밑신경은 혀밑신경관 바로 바깥 부위에서 목신경얼기의 첫째와 둘째 목신경에서 온 신경섬유와 연결된다. 이들 신경섬유는 혀밑신경을 타고 내려오다가 갈라져 목신경고리의 위가지가 되어 일부는 방패목뿔근에 분포한다. 목척수신경의 가지(혀밑신경이 아님)가 목뿔아래근육에 분포한다.

임상적용 CLINICAL BOX

뇌신경(CRANIAL NERVE)

뇌신경의 손상(Cranial Nerve Injuries)

표 10.6에 대표적인 뇌신경 손상질환을 병터의 종류, 위치, 비정상 소견과 함께 정리하였다. 머리뼈바닥에 골절이 생기면 뇌신경에 손상이 흔하게 온다. 머리뼈속에서 뇌가 과도하게 움직이면 뇌신경섬유가 찢어지거나 상처가 나는데 특히 시각신경(CN I)에서 잘 발생한다. 어떤 경우에는 외상에 의한 마비상태가 며칠 동안 명확히 나타나지 않을 수 있다. 더구나, 뇌신경손상은 뇌외상과 동반되기 때문에 진단과 시술이 늦어질 수 있다(Higgins et al., 2022). 또한 뇌신경 주변 구조에 대한 수술 시에 뇌신경 손상이 올 수 있다.

몇 뇌신경의 머리뼈속 부분(cranial portion)은 한정된 머리뼈속 공간 안에서 위치가 고정되어 있고, 뼈와 혈관 계통에 밀접해 있기 때문에 종양이나 동맥자루(aneurysm)에 의해 압박을 받을 가능성이 있다. 그러한 경우에 증상이 대개 서서히 나타나며 압박 정도에 따라 다르게 나타난다. CN III, CN IV, CN V_1과 특히 CN VI은 해면정맥굴(cavernous sinus)과 밀접하게 위치하여 정맥굴의 병적상태(감염, 혈전정맥염)에 따라 압박이나 손상을 받을 수 있다.

후각신경(OLFACTORY NERVE, CN I)

무후각증: 후각상실(Anosomia: Loss of Smell)

후각상실(anosmia)은 대개 위쪽기도 감염, 뼈굴의 질환, 머리외상 등과 관련이 있다. 나이가 들면 후각신경섬유에 손상이 오는 경우가 잦다. 또한 후각상피의 후각수용체 신경세포의 수가 점차 감소하여 결과적으로 노인들의 냄새감각 정확성이 떨어진다. 무후각증의 주된 증상은 미각을 못 느끼거나 미각이 바뀌는 것이다. 임상연구에 의하면, 그 중 적은 수만이 후각계통의 기능 이상으로 밝혀졌다(Simpson, 2018). 그 이유는 대부분의 사람들이 맛감각과 향기를 혼동하기 때문이다. 일시적인 후각장애는 바이러스성 또는 **알레르기성 비염**(*allergic rhinitis*: 코점막의 부종) 때문

표 10.6. 뇌신경 병터 요약

신경	병터의 형태와 위치	임상 증상
CN I	벌집뼈 체판의 골절	무후각증(anosmia); 뇌척수액콧물증(CSF rhinorrhea)
CN II	눈확이나 안구의 직접적 외상, 시각신경관 골절	동공수축이 안 됨
	시각신경로의 압박, 대뇌 관자엽, 마루엽, 뒤통수엽 열상 또는 대뇌속 혈괴	시야 손실. 그림 B10.1 참조.
CN III	갈고리이랑 이탈 시 신경압박, 해면정맥굴 관련 골절, 동맥자루(aneurysm)	동공확대, 눈꺼풀내림증, 동공이 '아래-바깥쪽'으로 향함. 병터쪽의 동공반사 소실. 제8장 머리, 그림 B8.31A 참조.
CN IV	뇌줄기 주변에서 신경이 늘어남, 눈확 골절	눈을 모았을 때 내려다보기 곤란함
CN V	위턱굴 천장에서 종말가지 손상(특히 CN V_2), 삼차신경절이 관련된 병적 진행	통증과 촉각의 소실, 감각이상, 깨물근과 관자근 수축불능, 입을 벌렸을 때 아래턱이 병터쪽으로 치우침
CN VI	뇌바닥 또는 해면정맥굴과 눈확 관련 골절	눈 가쪽 벌림 장애, 가쪽을 볼 때 겹쳐 보임(diplopia). 제8장 머리, 그림 B8.31B 참조.
CN VII	귀밑샘 부분의 열상 또는 타박상	얼굴근육 마비, 눈꺼풀 열림, 입꼬리 처짐, 이마주름 형성 안 됨
	관자뼈 골절	위의 증상과 더불어 달팽이신경과 고실끈신경 관련 증상, 각막 건조, 혀의 앞 2/3 미각 상실
	머리뼈속 혈종('뇌졸중')	이마근 수축 정상(양쪽에서 신경지배 받음), 손상부위 반대쪽 얼굴근육의 마비
CN VIII	신경 종양(속귀신경종)	한쪽 진행성 청각 소실, 귀울림(tinnitus)
CN IX	뇌줄기 병터 또는 목의 깊은 열상	혀의 뒤 1/3 미각상실, 병터쪽 물렁입천장 감각 소실
CN X	뇌줄기 병터 또는 목의 깊은 열상	물렁입천장 늘어남, 목젖이 정상 쪽으로 비뚤어짐, 성대주름 마비로 인한 쉰 목소리
CN XI	목 열상	목빗근과 등세모근 내림근섬유(descending fiber) 마비, 어깨 처짐
CN XII	목 열상, 머리뼈바닥 골절	혀를 내밀면 병터쪽으로 향함, 완만한 말더듬증(disturbance of articulation). 그림 B10.2 참조.

에 생기기도 한다.

냄새감각을 시험할 때는 환자의 눈을 감게 하고 일반적인 냄새, 예를 들면 금방 갈은 커피를 콧구멍 가까이 대어 냄새를 맡게 한다. 일반적으로 무후각증은 한쪽에만 오기 때문에 양쪽 콧구멍을 따로 시험한다. 만약 어느 한쪽에 냄새감각의 손상이 있다면 그쪽에서만 냄새를 인식하지 못할 것이다.

코점막, 후각신경섬유, 후각망울 또는 후각로에 손상이 오면 냄새감각이 저하된다. 심한 머리 손상 시 후각망울이 후각신경으로부터 떨어지거나 일부 신경섬유들이 **골절된 체판**(*fractured cribriform plate*)을 통과할 때 절단될 수 있다. 한쪽 신경다발이 모두 절단되면 그쪽에 완전한 무후각증이 나타난다. 따라서 무후각증이 머리뼈바닥의 골절이나 뇌척수액 **콧물증**(cerebrospinal fluid *rhinorrhea*: 뇌척수액이 코를 통해 흘러나옴)의 단서가 될 수 있다.

이마엽에 종양이나 고름집(농양)이 생기거나 **수막종**(*meningioma*)이 발생하면 후각망울과 후각로를 압박하여 무후각증이 나타날 수 있다(D'Amico & Sisti, 2022).

냄새환각(Olfactory Hallucinations)

대뇌관자엽이 손상되면 **냄새환각**(*olfactory hallucination*)이 자주 나타날 수 있다. 가쪽 후각영역(갈고리이랑 속)을 자극하는 병터가 생기면 **관자엽 간질**(*temporal lobe epilepsy*)이나 '갈고리이랑 발작(uncinate fit)'이 발생하여 상상으로 불쾌한 냄새를 느끼고 입술과 혀에서 불수의적 운동이 나타난다.

시각신경(OPTIC NERVE, CN II)

말이집탈락병과 시각신경 (Demyelinating Diseases and Optic Nerves)

시각신경은 실제로는 CNS 신경로이다. 따라서 공막 관통 부위에서 뇌까지 시각신경의 말이집은 희소돌기아교세포(oligodendrocyte)에 의해 형성된다. 한편 말초신경계의 다른 뇌신경과 척수신경의 말이집은 신경집세포(Schwann's cell)에 의해 만들어진다. 따라서 시각신경은 CNS의 말이집탈락(*demyelinating diseases*) 현상인 **다발경화증**(*multiple sclerosis*, MS)이 일어날 가능성이 더 많다. 이 병은 다른 말초신경계의 신경들에는 영향을 미치지 않는다.

시각신경염(Optic Neuritis)

시각신경염(*optic neuritis*)이 생기면 시각신경이 손상되어 시력이 떨어지게 된다. 이때 시야 주변부는 정상상태를 유지하거나 변화가 올 수 있다(Moss, 2022). 시각신경염은 부종, 변성, 말이집탈락, 독성물질 등에 의해 발생할 수 있다. 검안경 검사를 하면 시각신경원반(optic disc)이 창백하게 보이며 정상보다 작아 보인다. 여러 독성물질(예: 메탄올, 에탄올, 담배, 납, 수은 등)이 시각신경에 손상을 줄 수 있다.

시야결손(Visual Field Defects)

시각경로의 각 부분에 병터가 생기면 **시야결손**(*visual field defects*)이 생긴다. 결손의 형태는 어느 부분이 차단되느냐에 따라 결정된다(그림 B10.1).

- 한쪽 시각신경이 완전히 절단되면 같은 쪽 눈의 관자쪽(*T*)과 코쪽(*N*) 시야가 모두 안 보이게 된다(검은색 표시).
- 시각교차가 정중절단이 되면 주변부의 시야가 감소하고 **양쪽 관자쪽 반맹**(*bitemporal hemianopsia*)이 되어 양쪽 눈에서 시야 반쪽씩이 안 보이게 된다.
- 오른쪽 시각로가 중간에서 절단되면 왼눈의 관자쪽 시야와 오른눈의 코쪽 시야가 결손된다. 즉 오른쪽 또는 왼쪽 시각로에 병터가 생기면 양쪽에서 유사한 시야 상실이 나타나는 반대쪽 같은반맹(controlateral homonymous hemianopsia)이 일어난다. 이 증상은 시야 손상의 가장 흔한 형태로 뇌졸중(stroke) 환자에게서 흔히 관찰된다(Swartz, 2021).

뇌하수체에 종양이 생기거나, 속목동맥이나 앞대뇌동맥의 앞맞교차 부위에 딸기동맥자루(berry aneurysm)가 생기면 시각경로가 압박을 받아 시각 결손이 나타난다(제8장 머리 참조). 위에서 설명한 시각경로가 완전히 절단된 경우에 비해, 이러한 결손은 부분적인 시각 손상만 올 수 있다. 시각경로에 영향을 주는 손상은 천천히 진행되기 때문에, 이러한 병이 상당히 진행될 때까지는 시야의 변화를 인식하지 못할 수도 있다.

눈돌림신경(OCULOMOTOR NERVE, CN III)

눈돌림신경 손상(Injury to Oculomotor Nerve)

눈돌림신경 손상 시 같은쪽 **눈돌림신경마비**(*ipsilateral oculomotor palsy*)가 나타나 동공은 확대되고 안구는 벌려지며 아래로 처진다. 표 10.6에 요약되어 있고, 제8장 머리, 임상적용 "안구근육마비/눈확의 신경마비"에 자세히 설명되어 있다.

눈돌림신경 압박(Compression of Oculomotor Nerve)

경막 바깥혈종(extradural hematoma) 등으로 머리뼈속의 압력이 급격히 높아지면 눈돌림신경이 관자뼈 바위부분(petrous part)의 능선쪽으로 압박을 받게 된다. 부교감신경섬유가 눈돌림신경(CN III)의 겉층에 위치하기 때문에 영향을 먼저 받게 되어, 같은 쪽에서 동공확대가 서서히 나타나게 된다. 결과

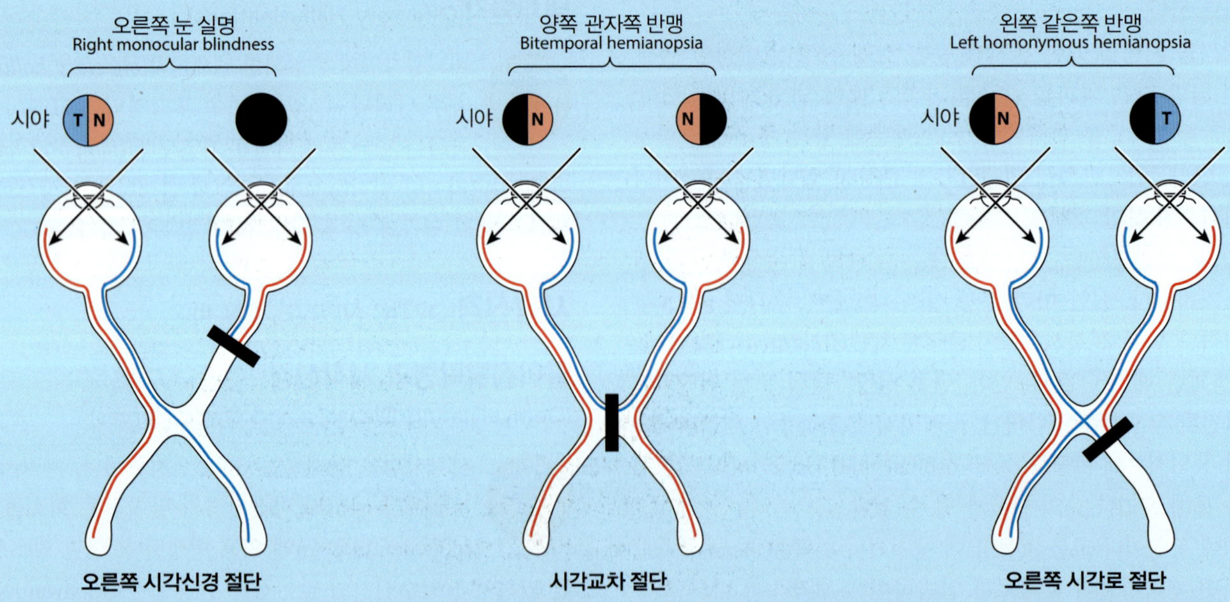

그림 B10.1. **시야결손.** *T*, temporal; *N*, nasal.

적으로 눈돌림신경압박(*CN III compression*)의 첫째 증상은 같은쪽 눈에서 빛에 대한 동공반사가 느려지는 것이다.

뒤대뇌동맥 또는 위소뇌동맥의 동맥자루(Aneurysm of Posterior Cerebral or Superior Cerebellar Artery)

뒤대뇌동맥(*posterior cerebral artery*) 또는 위소뇌동맥(*superior cerebellar artery*)에 동맥자루(*aneurysm*)가 생기면 눈돌림신경이 이들 혈관 사이를 지날 때 압박을 받게 된다. 그 압박 정도에 따라 증상에 차이가 난다. 해면정맥굴의 가쪽벽에 눈돌림신경이 위치하기 때문에 이곳에 상처나 감염이 생기면 눈돌림신경에 손상을 준다.

도르래신경(TROCHLEAR NERVE, CN IV)

도르래신경이 단독으로 마비되는 경우는 드물다. 이 신경이나 신경핵에 병터가 생기면 위빗근이 마비되어 안구를 아래가쪽으로 돌릴 수 없다. 이 신경은 머리뼈속 경로가 길기 때문에 심한 머리 손상 시 파열될 수 있다. 도르래신경이 손상되면 특징적인 증상으로 아래를 내려다볼 때(층계를 내려가는 경우) 겹보임(복시, *diplopia*)이 나타난다. 시선을 아래로 향하면 위빗근이 아래곧은근과 함께 동공을 아래로 내리는데, 이때 동공이 안쪽으로 모여 겹보임이 일어난다. 또한 위빗근이 안구를 안쪽으로 돌려주는 주된 근육인데, 이 근육이 마비되면 대응하는 아래빗근의 기능으로 인해 안구의 바깥돌림이 나타난다. 따라서 내려다볼 때(특히 아래안쪽을 볼 때), 두 눈에서 시선의 방향과 안구의 앞뒤축에 대한 운동방향이 다르다. 이때는 머리를 앞으로 기울인 채 정상인 눈 쪽으로 돌리면 겹보임이 보상된다.

삼차신경(TRIGEMINAL NERVE, CN V)

삼차신경의 손상(Injury to Trigeminal Nerve)

삼차신경(CN V)은 외상, 종양, 동맥자루, 뇌막감염 등에 의해 손상받을 수 있다(Cioroiu & Brannagan., 2022). 회색질척수염(poliomyelitis)과 다발신경병증(polyneuropathy: 여러 신경이 연관된 병) 발병 시에도 손상받을 수 있다. 다리뇌와 숨뇌의 감각과 운동신경핵은 숨뇌속 종양이나 혈관성 병터가 생기면 파괴될 수 있다. 다발성 경화증(multiple sclerosis) 시 척수삼차신경로에 한정된 병터가 나타날 수 있다. 삼차신경이 손상되면 다음 증상이 나타난다.

- 씹기근육이 마비되고 아래턱뼈가 병터쪽으로 비뚤어진다(표 10.6).
- 얼굴 피부에서 부드러운 촉각, 온도감각, 통증감각이 마비된다.
- 각막반사(corneal reflex: 각막 접촉 시 눈을 깜박임)와 재채기반사(sneezing reflex: 자극물질이 호흡기 통로를 자극하면 재채기하여 내보냄)가 없어진다.

치아의 외상, 안구대상포진(*herpes zoster opthalmicus*), 머리외상, 머리와 목 종양, 머리속 종양, 특발삼차신경병증(idiopathic trigeminal neuropathy: 이유를 모르는 신경병)이 발생하면 얼굴 무감각증(facial numbness)이 나타난다.

삼차신경통(*trigeminal neuralgia*)은 삼차신경의 감각뿌리에 나타나는 주된 질병으로서 위턱신경이나 아래턱신경이 분포하는 부위에 심하고 발작적인 통증이 발생한다. (이 경우에 대해서는 제8장 머리, 임상적용 "삼차신경통"에 자세히 설명하였다.)

치아 마취(Dental Anesthesia)

치아치료 시 통증을 막기 위해 자주 마취제를 주사한다. 삼차신경은 머리, 치아, 입안점막의 감각신경이기 때문에 치과 시술 시 매우 중요한 신경이다. 위이틀신경(superior alveolar nerve: 위턱신경의 가지)은 접근이 불가능하기 때문에 위턱 치아의 경우는 마취제를 치아뿌리 주변 조직에 주사하여 뿌리로 들어가는 최종 신경가지에 흡수되게 한다. 반면에 아래이틀신경(inferior alveolar nerve: 아래턱신경의 가지)은 접근이 쉬워 어느 신경보다도 자주 마취에 이용된다. 이 시술방법은 제8장 머리, 임상적용의 "아래이틀신경 차단마취"에 설명되어 있다.

갓돌림신경(ABDUCENT NERVE, CN VI)

갓돌림신경은 머리뼈속에서 가장 긴 경로를 갖고 있고, 경막속으로 들어간 후 급격히 휘어져 관자뼈 바위부분 능선을 넘어가기 때문에 머리속 압력이 증가하면 늘어나는 경우가 많다. 뇌종양과 같이 부피가 늘어나는 병터가 생기면 갓돌림신경이 압박을 받아 가쪽곧은근의 마비가 올 수 있다. 갓돌림신경이 완전 마비가 되면 눈을 바깥으로 벌리지 못하게 되며, 이때 안쪽곧은근의 작용에 의해 손상받은 눈이 안쪽으로 편향된다. 안구를 어느 쪽으로 돌려도 겹보임(*diplopia*)이 나타나지만, 병터 반대쪽을 볼 때는 정상적으로 보인다. 갓돌림신경의 마비에는 다음과 같은 원인이 있다.

- 대뇌동맥고리의 동맥자루(뇌의 바닥에서)(제8장 머리, 임상적용 "뇌졸중" 딸기동맥자루 그림설명 참조.)
- 해면정맥굴속의 속목동맥 동맥경화증에 의한 압력(갓돌림신경이 이 동맥과 밀접하게 위치함)[제8장, 임상적용 "뇌경색증" 죽상경화판(atheromatous plaque)의 그림설명 참조]
- 코안과 코곁굴의 감염에 의한 해면정맥굴의 부패성 혈전증(septic thrombosis) (제8장 머리, 임상적용 "얼굴정맥의 혈전정맥염" 참조).

얼굴신경(FACIAL NERVE, CN VII)

뇌신경의 운동신경 중 얼굴신경(CN VII)의 손상이 가장 흔하다. 이 경우 얼굴근육이 마비가 될 수 있으며, 손상된 부위에 따라 혀 앞 2/3 부위의 미각 손실이나 눈물샘, 침샘의 분비장애는 나타나지 않을 수도 있다.

얼굴신경의 시작 부위 또는 무릎신경절 근처에서 병터가 생기면 운동, 미각감각, 부교감신경기능에 손실이 온다. 이때 운동마비는 병터쪽의 위쪽과 아래쪽 얼굴근육에 모두 나타난다.

얼굴신경의 뇌속 경로에 병터(*lesion of CNS*)가 생기면 위쪽 얼굴은 양쪽에서 내려오는 뇌신경섬유를 받기 때문에 이마에 주름살을 짓는 기능은 이상이 없다. 그러나 아래쪽 얼굴은 한쪽에서만 내려오는 뇌신경섬유를 받기 때문에 반대편 아래쪽 얼굴근육에 마비가 온다. 무릎신경절과 고실끈신경 시작 부위의 사이에서 병터가 발생하면 신경절 가까이의 병터에서와 같은 증상이 보이지만 눈물샘 분비는 영향을 받지 않는다. 얼굴신경은 관자뼈 속의 얼굴신경관을 통과하기 때문에 바이러스 감염에 의한 염증(바이러스 신경염)과 부종이 생기면 붓꼭지구멍을 나오기 직전 위치에서 압박을 받기 쉽다.

얼굴신경의 가지는 얕은층에 위치하기 때문에 칼, 총상, 절단, 출산 등에 의해 손상을 받기 쉽다. 관자뼈가 골절되면 얼굴신경에 손상이 잘 오며, 이는 손상 후 바로 알 수 있게 된다. 뇌와 머리뼈 종양, 동맥자루, 뇌막 감염, 헤르페스 바이러스 등에 의해 손상받을 수도 있다. 얼굴신경이 손상되면 얼굴근육의 마비가 오지만 귓바퀴 뒤 안쪽 면이나 바깥귀길입구 근처의 작은 피부영역에 감각 이상이 오는 경우는 드물다. 마찬가지로 청각도 대개 영향을 받지 않지만 등자근(등자뼈의 진동을 감소, 얼굴신경 분포)에 마비가 오면 저음(low tone)에 더욱 민감해진다(제8장 머리 참조).

벨마비(*Bell palsy*)는 얼굴신경에 병터가 생겨 갑자기 얼굴 한쪽에 마비가 나타난 것이다. 이 증상은 제8장 머리, 임상적용 "얼굴근육의 마비"에 자세히 설명되어 있다.

속귀신경(VESTIBULOCOCHLEAR NERVEC, CN VIII)

속귀신경의 손상(Injuries to Vestibulocochlear Nerve)

안뜰신경과 달팽이신경은 별개의 신경이지만, 밀접하게 붙어 있기 때문에 말초에 병터가 생기면 동시에 두 신경에 임상적인 문제가 나타난다. 따라서 **속귀신경에 병터가 생기면** 귀울림(이명, *tinnitus*), 어지럼(현기증, *vertigo*), 청각장애나 소실이 나타날 수 있다. 중추성 병터가 생긴 경우에는 달팽이신경이나 안뜰신경 중 어느 한곳과 연관된 증상이 나타날 수 있다.

난청(Deafness)

두 종류의 난청이 있다. **전도성 난청**(*conductive deafness*)은 바깥귀와 가운데귀가 관련된다(제8장 머리, 임상적용 "중이염" 참조). **감각신경 난청**(*sensorineural deafness*; damage to the hair cells in the inner ear)은 달팽이(cochlea) 또는 달팽이에서 뇌까지의 경로에 이상이 있어 속귀 털세포가 손상된 것이다.

속귀신경집종(Acoustic Neuroma)

속귀신경집종(*acoustic neuroma*)은 천천히 자라는 양성 신경집(neurolemma, Schwann cell) 종양이다. 속귀길 안의 안뜰신경에서 종양이 형성되기 시작되지만 초기 증상으로 청각소실이 먼저 나타난다. 환자의 약 70%에서 평형이상(dysequilibrium)과 귀울림(tinnitus) 증상이 나타난다(D'Amico & Sisti, 2022).

외상과 어지럼증(Trauma and Vertigo)

머리에 외상이 생기면 자주 두통, 현기증, 어지럼 등을 경험한다. **어지럼증**(*vertigo*)은 사람이나 주변 환경이 움직이는 환각을 느끼는 것이다(Roberts, 2022). 회전감각을 앞뒤로의 움직임이나 넘어지는 것으로 느낄 수 있다. 이러한 증상은 말초성 안뜰신경의 병터가 관련된 것으로, 보통 매스꺼움이나 구토증상이 동반된다.

혀인두신경(GLOSSOPHARYNGEAL NERVE, CN IX)

혀인두신경 병터(Lesions of Glossopharyngeal Nerve)

혀인두신경이나 신경핵에만 국한된 **병터**는 잘 발생하지 않으며, 장애가 명확하게 나타나지 않는다(Higgins et al., 2022). 대부분 이 신경의 손상은 의료진의 실수(예: 편도제거 수술 시 신경 손상)에 의해 발생한다. 혀뒤 1/3 부분의 미각이 소실되고, 병터에서 구역반사가 없어진다. 병터쪽이 약화되어 음식을 삼키는 데도 어려움을 느끼게 된다.

감염이나 종양에 의해 혀인두신경이 손상되면 인접한 뇌신경에도 연관된 증상이 나타난다. 혀인두신경, 미주신경, 척수더부신경이 함께 목정맥구멍을 통과하기 때문에 이 부분에 종양이 생기면 복합 뇌신경 마비인 **목정맥구멍 증후군**(*jugular foramen syndrome*)이 생긴다. *Vernet* **증후군으로서 삼킴곤란과 발성곤란이** 잘 나타난다. 구역반사(gag reflex) 시 물렁입천장과 인두 뒤벽이 손상된 반대쪽으로 치우치게 된다(curtain sign; 그림 B10.2). 목에 종양이 생기면 혀인두신경 분포 부위에 통증이 생길 수 있다.

혀인두신경통(Glossopharyngeal Neuralgia)

혀인두신경통은 드물게 일어나며 그 원인도 잘 알려지지 않았다. 갑자기 오는 강한 통증은 불에 데거나 압정에 찔린 듯하게 느껴진다. 음식물을 삼키거나 혀를 내밀거나 말

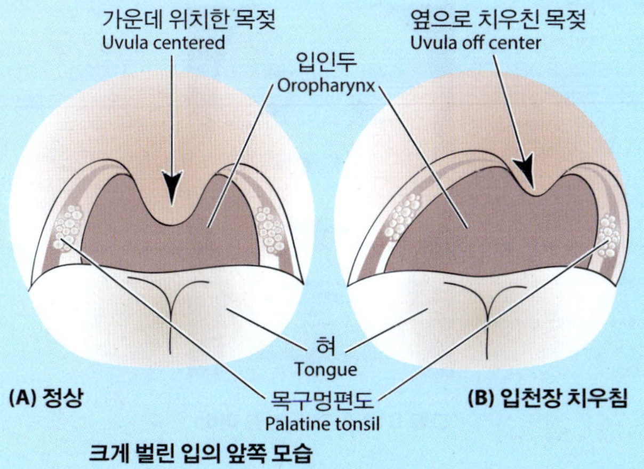

그림 B10.2. 구역반사(gag reflex). A. 정상. **B.** 입천장 치우침. 구역반사 시 입천장과 인두 뒤벽이 왼쪽으로 치우쳐있다. 이 치우침증상(curtain sign)은 오른쪽 CN IX/X의 손상 때문이다.

할 때, 또한 목구멍편도가 접촉되면 이러한 통증 발작(*paroxysms*)이 시작된다(Mathew & Bajwa, 2022). 음식물을 넉다가 유발부위가 자극되어 동증 발작이 나타난다.

미주신경(VAGUS NERVE, CN X)

미주신경에만 단독으로 병터가 생기는 경우는 드물다. 미주신경의 인두가지가 손상되면 삼킴곤란(*dysphagia*)이 나타난다. 위인두신경에 병터가 생기면 위쪽 후두가 무감각해지고 반지방패근(cricothyroid muscle)이 마비된다. (제9장 목, 임상적용 "후두신경 손상" 참조). 목소리는 약해지며 쉽게 피곤해진다. 대동맥활에 동맥자루가 생기거나 목 수술과정 중에 되돌이후두신경이 손상받기 쉽다. 이 신경이 손상 받으면 성대(vocal fold)가 마비되어 목이 쉬고 발성곤란(*dysphonia*)이 된다. 양쪽의 되돌이후두신경이 마비되면 소리못냄증(*aphonia*), 들숨그렁거림(*inspiratory stridor*: 거칠고 높은 피치의 호흡 소리남)이 나타난다. 후두와 갑상샘의 암이나 갑상샘, 목, 식도, 심장, 폐의 수술로 인해 되돌이후두신경에 마비가 올 수 있다. 왼쪽 되돌이후두신경이 오른쪽보다 길기 때문에 더 자주 병터가 생긴다. 미주신경의 시작부위에 병터가 생기면 인두가지와 위후두신경이 침범되어 삼키고 말하는 것이 어려워진다.

척추더부신경(SPINAL ACCESSORY NERVES, CN XI)

척수더부신경은 목 뒷부분에서 피부 밑의 얕은 층을 지나기 때문에 림프절 생검, 속목정맥 삽관시술, 동맥내막절제술(*endarterectomy*)과 같은 수술 시에 의인성 손상(*iatrogenic injury*)을 받기 쉽다(Higgins et al., 2022). 드물지만 위쪽에서 이 신경 손상 시 같은쪽 목빗근이 마비되어 손상된 쪽으로 머리를 돌리지 못하게 된다(그림 B10.3A). 등세모근이 마비 시에는 한쪽 어깨를 올리지 못하거나(그림 B10.3B), 평상시에 날개어깨뼈(winging scapula) 모양을 보인다. 보통은 아래쪽에서 손상을 많이 받아 등세모근이 영향을 받는다. (제9장 목, 임상적용 "척수더부신경의 손상" 참조.)

혀밑신경(HYPOGLOSSAL NERVE, CN XII)

혀밑신경의 외상은 대개 의인성이다(예: 속목정맥 삽관시술, 기관내 튜브삽입 등 기도 내에 장치 시술 시 손상). 붓돌기(styloid process)가 안쪽으로 휘거나 길어진 경우 또는 붓목뿔인대가 골화(ossification)되는 경우 머리를 돌릴 때 CN XII가 압박을 받는다(Eagle syndrome). 혀밑신경이 손상되면 혀의 같은쪽 절반이 마비되어 조음장애(*dysar-*

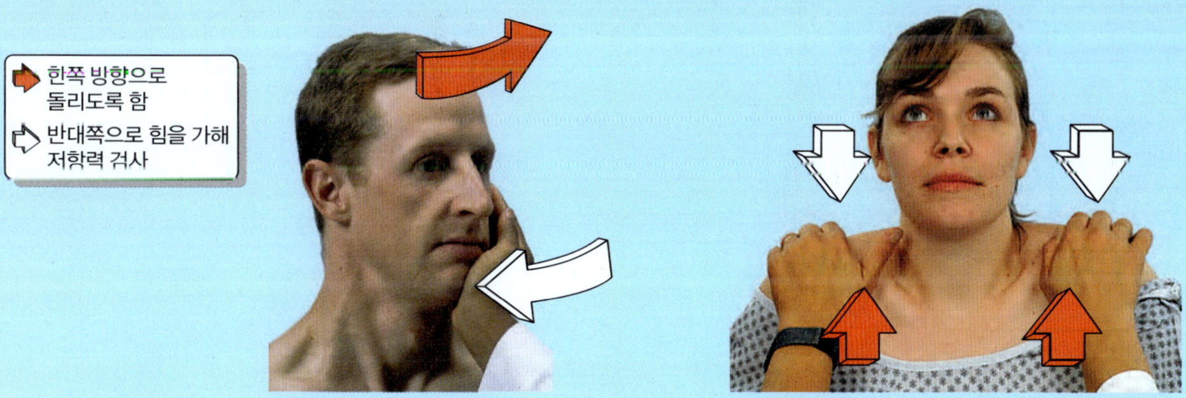

(A) 목빗근 기능검사 **(B) 등삼각근 기능검사**

그림 B10.3. 목빗근, 등세모근의 기능과 척수더부신경의 시험.

thria)가 유발된다. 시간이 지나면 혀가 위축되어 오므라들고 주름이 접힌다(Higgins et al., 2022). 혀를 앞으로 내밀었을 때 혀끝은 혀밑신경이 마비된 쪽으로 치우치게 된다. 이는 마비된 쪽의 턱끝혀근과 혀속근이 정상쪽과 동시에 수축하지 못하기 때문이다(그림 B10.4).

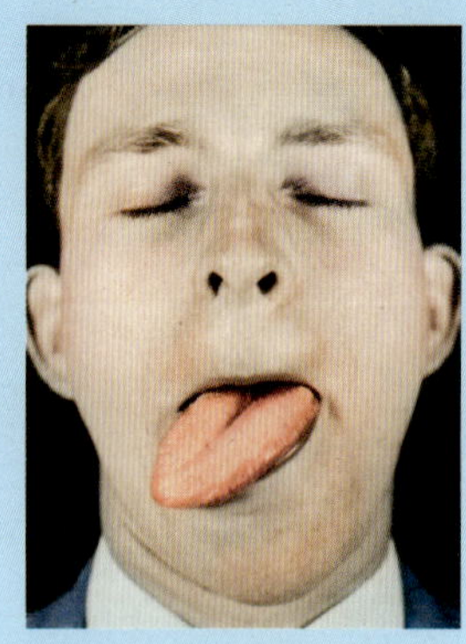

그림 B10.4. **혀밑신경 마비.**

찾아보기

한글 찾아보기

ㄱ

ㄴ

ㄹ

ㅁ

ㅇ

ㅈ

ㅊ

영문 찾아보기

A

B

C

D

E

F

M

N

O

P

Q

R

S

T

U

V

W

X~Z

기타